高级卫生专业技术资格考试指导用书

检验医学高级教程

（第 2 版）

主　编　丛玉隆　尹一兵　陈　瑜
副主编　（以姓氏笔画为序）
　　　　马筱玲　王兰兰　王昌富　王学锋
　　　　王惠民　邓新立　仲人前　李　萍
　　　　李绵洋　郑　芳　胡晓波　钱士匀
　　　　徐元宏　黄　彬　熊立凡

科学出版社
北　京

内 容 简 介

全书共分七篇,包括医学实验室质量管理;临床检验基础;临床血液学和血液学检验;临床生物化学与分子诊断检验;临床微生物学和微生物检验等内容。此次再版,在前一版的基础上,对每一篇检验项目和临床应用进行了全面删改,与时俱进,增加了学科新的检验理论知识和新的检验技术等,删减了部分不实用的内容。

本书具有权威性、先进性和实用性,是高年资检验人员必备案头书。

图书在版编目(CIP)数据

检验医学高级教程/丛玉隆,尹一兵,陈瑜主编. —2版. —北京:科学出版社,2017.4
ISBN 978-7-03-052548-2

Ⅰ.检… Ⅱ.①丛… ②尹… ③陈… Ⅲ.医学检验—资格考试—教材 Ⅳ.R446

中国版本图书馆 CIP 数据核字(2017)第 065344 号

责任编辑:郝文娜 徐卓立／责任校对:何艳萍 张小霞
责任印制:赵 博／封面设计:吴朝洪

版权所有,违者必究,未经本社许可,数字图书馆不得使用

科学出版社 出版
北京东黄城根北街 16 号
邮政编码:100717
http://www.sciencep.com
北京中科印刷有限公司印刷
科学出版社发行　各地新华书店经销

*

2010 年 9 月第 一 版　开本:889×1194　1/16
2017 年 4 月第 二 版　印张:80
2025 年 5 月第七次印刷　字数:2 587 000

定价:398.00元
(如有印装质量问题,我社负责调换)

主编简介

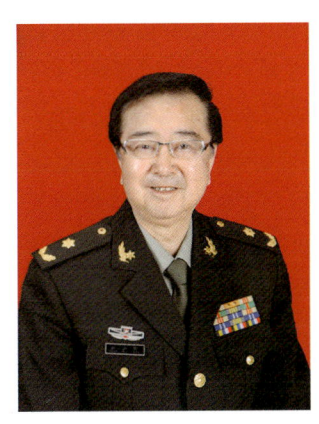

丛玉隆 主任医师、教授、博士研究生导师,解放军总医院检验中心主任、全军检验医学质量控制中心主任。中央保健委员会会诊专家。1993年起享受国务院政府特殊津贴。

先后任中华医学会理事,检验分会第五、六届主任委员;中国医师协会检验医师分会第一、二届会长;《中华医学检验杂志》第四、五届编委会总编辑;解放军检验医学专业委员会第七、八届主任委员,解放军医学计量委员会标准物质委员会第一届主任委员,全国医学实验室及体外诊断系统标准化委员会第三、四、五届主任委员;中国认证、认可协会医学分技术委员会第一、二届主任委员;中国医学装备协会临床检验专业技术委员会主任委员;中国老年医学学会检验分会主任委员。

自1967年起从事医学检验工作50年(至今仍为解放军总医院在编人员),在医疗、科研、教学、保健等方面做出了突出的贡献。2005年5月其所在科室成为首家通过国内ISO15189认证的单位。丛玉隆教授在进行医、教、研的同时,注重经验的积累,以第一主编撰写图书30余部,其中《实用血液分析技术与临床》《医学实验室管理学》《疑难病血细胞形态学诊断》深受读者欢迎。《实用检验医学》获得"十一五"精品图书,2016年《临床检验装备大全》(四卷五册近900万字)获国家新闻出版总署"十三五"重点图书。发表各类文章270余篇。

先后获得北京医科大学和原解放军总后勤部优秀教师、中华国际医学教育奖、中央保健委员会的保健工作先进个人、中国医师奖。

曾获得中华医学科技二、三等奖,解放军科技、医疗、教学二、三等奖,北京市及省级科技成果一、二等奖等共17项。荣立个人三等功3次。

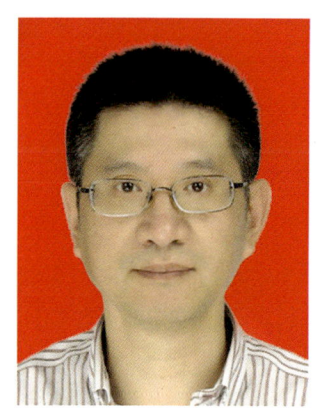

尹一兵 教授,博士生导师。1982年毕业于重庆医科大学临床医学系(77级),1989年获医学硕士学位(临床检验诊断学),1991~1994年美国Rockefeller大学分子传染病实验室助理研究员,现任重庆医科大学儿童医院检验科主任,临床检验诊断学教育部重点实验室主任。

临床检验诊断学国家重点学科带头人。教育部医学检验技术教学指导委员会副主任委员,全国高等学校医学检验技术专业教材编审委员会主任委员,全国高等检验医学教育校际协作会前任理事长,中华医学会重庆市医学检验专委会名誉主任委员。

主要从事临床检验的教学、医疗与科学研究,先后承担过本科、研究生的临床生物化学、分子诊断学、检验与临床等课程。主、参编专著、教材20余部。荣获教育部国家教学成果二等奖。从事细菌的致病性及感染免疫的研究,主持国家自然科学基金7项。招收培养博、硕士研究生60名。以通讯作者或共同通讯作者在 *American Journal of Respiratory and Critical Care Medicine*,*EMBO Mol Med*,*Infection and Immunity* 等期刊发表SCI论文40余篇,获得重庆市自然科学奖二等奖1项,授权国家发明专利2项。

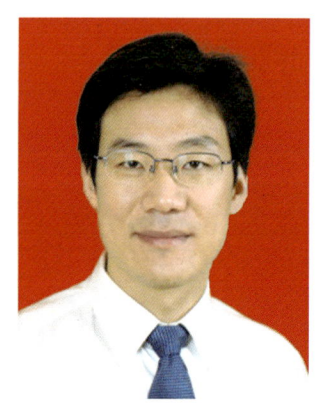

陈 瑜 教授,博士生导师,浙江大学医学院附属第一医院检验中心主任,中心实验室主任,浙江省临床体外诊断技术研究重点实验室主任,传染病诊治国家重点实验室副主任。中国医师协会检验医师分会常委,中华医学会检验分会委员,中国研究型医院学会检验分委会副主任委员,浙江省检验学会候任主任委员,卫计委临床检验标准化委员会委员,卫计委疾病控制专家委员会委员,《中华检验医学杂志》等编委。2013年入选国家中青年科技创新领军人才,2016年入选中组部"万人计划"领军人才。主要研究方向:感染性疾病发病机制研究及新型实验诊断技术研发。主持国家"十二五"重大专项,承担国家973、863以及国家自然基金等课题,获国家科技进步奖一等奖等5项。在 *Lancet* 等发表SCI论文70余篇,获国家发明专利11项,主编参编专著12部。

高级卫生专业技术资格考试指导用书
检验医学高级教程
编委会

主　　编	丛玉隆　尹一兵　陈　瑜
副 主 编	（以姓氏笔画为序）

马筱玲　王兰兰　王昌富　王学锋　王惠民　邓新立
仲人前　李　萍　李绵洋　郑　芳　胡晓波　钱士匀
徐元宏　黄　彬　熊立凡

编　　委（以姓氏笔画为序）

马筱玲	安徽医科大学附属安徽省立医院
王小中	南昌大学第二附属医院
王玉明	昆明医科大学第二附属医院
王兰兰	四川大学华西临床医学院
王昌富	上海兰卫医学检验所
王念跃	东南大学医学院附属南京第二医院
王学锋	上海交通大学医学院附属瑞金医院
王鸿利	上海交通大学医学院附属瑞金医院
王惠民	南通大学附属医院
尹一兵	重庆医科大学检验医学院
邓少丽	第三军医大学附属大坪医院
邓明凤	华中科技大学同济医学院荆州医院
邓新立	中国人民解放军总医院
丛玉隆	中国人民解放军总医院
冯　娟	上海兰卫医学检验所
朱名安	湖北医药学院属太和医院
仲人前	第二军医大学附属长征医院
刘北忠	重庆医科大学附属永州医院
刘成玉	青岛大学医学部
刘松梅	武汉大学中南医院检验科
孙自镛	华中科技大学同济医学院附属同济医院
李　健	中国人民解放军总医院
李　萍	原四川大学华西临床医学院
李水军	上海市徐汇区中心医院

李会强	天津医科大学医学检验学院
李园园	浙江大学医学院附属第一医院
李贵星	四川大学华西临床医学院
李绵洋	中国人民解放军总医院
李琳芸	华中科技大学同济医学院荆州医院
吴晓蔓	广州医科大学附属第二医院
何於娟	重庆医科大学检验医学院
沈立松	上海交通大学医学院附属新华医院
张　葵	南京大学医学院附属鼓楼医院
张　璘	北京大学人民医院
张时民	北京协和医学院
张利铭	华中科技大学同济医学院荆州医院
张莉萍	重庆医科大学附属第一医院
陈　丽	华中科技大学同济医学院附属同济医院
陈　鸣	第三军医大学附属大坪医院
陈　敏	南京军区福州总医院
陈　瑜	浙江大学医学院附属第一医院
陈永玲	华中科技大学同济医学院荆州医院
陈保德	浙江大学医学院附属第一医院
陈筱菲	温州医科大学附属第一医院
金大鸣	上海市临床检验中心
周小棉	广州市第一人民医院
郑　芳	武汉大学中南医院
赵　辉	首都医科大学北京地坛医院
胡志东	天津医科大学总医院
胡晓波	上海中医药大学附属龙华医院
姜旭淦	江苏大学医学院
费　阳	华中科技大学同济医学院附属同济医院
秦　雪	广西医科大学第一附属医院
耿　娟	上海交通大学医学院附属儿童医学中心
钱士匀	海南医学院
徐元宏	安徽医科大学第一附属医院
唐　中	川北医学院附属医院
唐元艳	华中科技大学同济医学院荆州医院
陶志华	浙江大学医学院附属第二医院
黄　俊	华中科技大学同济医学院荆州医院
黄　彬	中山大学附属第一医院
彭志英	四川大学华西临床医学院
粟　军	四川大学华西临床医学院
褚云卓	中国医科大学附属第一医院

	蔡 蓓	四川大学华西临床医学院
	熊立凡	上海交通大学医学院附属仁济医院
	潘世扬	南京医科大学第一临床学院
	鞠少卿	南通大学附属医院
编写秘书	龚美亮　刘北忠　陈保德	

前　言

《检验医学高级教程》自 2010 年出版以来受到我国广大检验医学工作者的厚爱，给予了很高赞誉和支持，使我们这些编撰者深感欣慰。该书先后多次印刷并出版了同书的精装珍藏版，对提高检验从业人员的学术水平，特别是对参加中高级卫生专业技术职称考试的人员全面复习、掌握本学科的专业知识起到了有益的促进作用。

然而，此书出版已经整整 7 年，其间检验科学日新月异不断创新，该书的部分内容已经不能跟上时代的步伐了。本着对广大读者负责任的态度和不断打造精品的理念，我们决定对第一版内容进行修订。主要的修订出发点如下：

1.随着第四次工业革命的风暴席卷，大数据、云技术、互联网+、3D 打印、智能机器人等新技术的应用风起云涌，催生了个性化医疗、精准医疗、智慧医疗、移动医疗许多新模式，使得检验医学无论从理念上、技术上、学科建设上都出现了许多新变化，因此，要求从业者的知识结构也要随之更新。

2.当前构建全民"大健康"的理念已确立为我国基本的医疗卫生国策，政府把卫生与健康放在优先发展的战略地位，努力加强三级医疗网络建设，这为检验医学如何在这一形势下实现飞跃提出了新课题，促使我们必须深入思考该怎样进一步提高检验实验室的智能化水平，提高检验结果的标准化和与国际标准同步接轨，提高普及检验结果（特别是形态学检查）的远程会诊等一系列业内问题。

3.2012 年国际标准化组织颁布了第三版 ISO15189，对原 2007 年版做了很大修订并补充了不少内容，特别是有关实验室信息化、智能化建设的有关条款，对我们检验医学的实验室开展全程质量管理体系和进一步设计优化智能化建设提供了参照的规范标准，这是我们刻不容缓要在工作实践中大力推广和严格践行的。

4.该书出版 7 年间，国际上还有许多标准或专家共识出台，如细菌药敏试验标准每年都有更新，内容需要及时介绍给国内同仁；一些陈旧的试验方法已经或正在被先进的技术所取代，这些变化也应该让检验同仁们知道，不要做井底之蛙。

本次修订我们继续秉承第一版出版的基本宗旨和框架，即根据国家卫生专业技术高级资格考试指导大纲，针对国内检验医学行业的知识需求及存在的共性问题，力争涵盖当今检验学科临床应用的经典方法和新进展，也满足检验医学现今医师、技师队伍准备高级专业资格考试的学习需求。修订后的新版书在此基础上将上述 4 点修订初衷渗透其间，以体现出该书的与时俱进性。为了使修订工作尽快有序进行，本次修订的编写队伍除了基本沿用第一版阵容强大的全部编委外，还充实了一批活跃在检验第一线的年轻副主编及编委，增加了队伍的活力。为了保证将新理念、新知识、新技术补充到书中而又不增加本版的篇幅，在各位责任副主编的努力下，经精心策划、周密讨论、反复润色，虽然各章节的内容均做了不同程度的修改补充，但新一版的总字数已较上一版减少多达 15% 以上；其中有关医学实验室规范化、标准化、国际化的内容，根据 2012 年版 ISO15189、最近发布的 TC136 文件以及与认监委合作编制的具体实施细则进行了大幅度的改动，还增加了寄生虫、检验医学现状与发展趋势两个章节，对"微流控"、纳米材料、各种组学的新技术等也做了简明扼要的介绍。

现在新版的《检验医学高级教程》与大家见面了,这是所有编委辛勤努力的结晶,在此我要向全体编委表示衷心的感谢！由于检验医学知识领域非常宽泛,更新速度又快,加上编者本身的专业局限性,尽管编写过程中大家已经尽量认真和努力,但新版书中仍难免存在不足或遗憾,望各位读者阅读后不吝赐教,多提宝贵意见,以保证本书在大家的关爱下不断完善,成为检验行业名副其实的受欢迎的精品之作。

2017 年 3 月

目　录

第一篇　医学实验室质量管理

第1章　ISO 15189 的主要内容 ··· 丛玉隆　邓新立(2)
 第一节　管理要求 ·· (2)
  一、组织和管理 ·· (2)
  二、质量管理体系 ··· (4)
  三、文件控制 ··· (5)
  四、服务协议 ··· (6)
  五、委托实验室的检验 ··· (6)
  六、外部服务和供应 ·· (7)
  七、咨询服务 ··· (7)
  八、投诉的解决 ·· (7)
  九、不符合项的识别与控制 ·· (8)
  十、纠正措施 ··· (8)
  十一、预防措施 ·· (8)
  十二、持续改进 ·· (9)
  十三、记录控制 ·· (9)
  十四、评估和审核 ·· (10)
  十五、管理评审 ··· (11)
 第二节　技术要求 ··· (12)
  一、人员 ·· (12)
  二、设施和环境条件 ··· (13)
  三、实验室设备、试剂和耗材 ··· (13)
  四、检验前过程 ··· (15)
  五、检测程序 ·· (16)
  六、检验结果质量保证 ·· (16)
  七、检验后过程 ··· (17)
  八、结果报告 ·· (17)
  九、结果发布 ·· (17)
  十、实验室信息管理 ··· (18)

第2章　医学实验室质量管理 ··· 邓新立　丛玉隆(19)
 第一节　医学实验室质量管理体系的概念和组成 ·· (19)
  一、质量管理体系的概念 ·· (19)

二、质量体系的构成 …………………………………………………………………… (19)
三、组织结构的确定和资源配置 ………………………………………………………… (20)

第二节 医学实验室质量管理体系的建立 ………………………………………………… (21)
一、医学实验室质量管理体系建立的依据及基本要求 ………………………………… (21)
二、质量管理体系的策划与准备 ………………………………………………………… (21)
三、过程分析与过程管理 ………………………………………………………………… (22)
四、质量体系文件的编制 ………………………………………………………………… (24)
五、质量管理体系文件的管理 …………………………………………………………… (26)

第三节 临床检验的操作规程 ……………………………………………………………… (27)
一、临床实验室操作规程的作用和意义 ………………………………………………… (27)
二、操作规程的分类 ……………………………………………………………………… (27)
三、操作规程的编写和要求 ……………………………………………………………… (27)
四、操作规程编写的具体内容 …………………………………………………………… (27)

第四节 质量管理体系的运行 ……………………………………………………………… (28)
一、质量管理体系的运行 ………………………………………………………………… (28)
二、质量管理体系运行的影响因素 ……………………………………………………… (28)

第五节 质量管理体系的持续改进 ………………………………………………………… (29)
一、收集外部信息,识别需改进的领域 ………………………………………………… (29)
二、实验室的自身评审及相应的质量改进 ……………………………………………… (30)

第3章 医学检验的质量过程控制 …………………………………………………… 丛玉隆(33)

第一节 医学实验室分析前质量管理 ……………………………………………………… (33)
一、生物学因素的影响及其控制 ………………………………………………………… (33)
二、采血因素的影响及其控制 …………………………………………………………… (34)
三、血液标本的运输、存储及预处理 …………………………………………………… (37)

第二节 分析阶段质量控制 ………………………………………………………………… (38)
一、质控品的选择和应用 ………………………………………………………………… (38)
二、质控图的选择和应用 ………………………………………………………………… (40)
三、室内质控方法的设计和质量评价 …………………………………………………… (41)
四、质控规则 ……………………………………………………………………………… (43)
五、失控后的处理 ………………………………………………………………………… (44)
六、室内质控数据的管理 ………………………………………………………………… (46)
七、室间质量评价 ………………………………………………………………………… (46)

第三节 分析后质量管理 …………………………………………………………………… (48)
一、分析后质量保证的概念 ……………………………………………………………… (49)
二、检验结果确认的原则 ………………………………………………………………… (49)
三、结果的审核与发出 …………………………………………………………………… (49)
四、检验后标本的储存 …………………………………………………………………… (51)
五、咨询服务与抱怨的处理 ……………………………………………………………… (51)
六、实验室与临床科室的沟通 …………………………………………………………… (51)

第4章 循证医学与循证检验医学 …………………………………………… 李 萍 丛玉隆(53)

第一节 循证医学的基本概念 (53)
　一、循证医学的定义 (53)
　二、循证医学的产生和发展 (53)
第二节 循证检验医学与方法 (54)
　一、循证检验医学的概念及研究范围 (54)
　二、循证检验医学的研究方法 (54)
　三、循证检验医学与诊断性试验 (56)
　四、循证检验医学与系统评价 (59)
　五、循证检验医学指南 (61)

第5章 临床检验量值溯源　陈文祥　丛玉隆(62)

第一节 主要术语定义及有关概念 (62)
　一、量和量值及有关概念 (62)
　二、准确度、正确度和精密度及有关概念 (63)
　三、测量方法和程序及有关概念 (63)
　四、溯源性和不确定度及有关概念 (63)
　五、参考测量系统及有关概念 (64)
　六、互换性和基质效应及有关概念 (64)
第二节 溯源性的建立 (65)
第三节 临床检验参考系统现状及其应用 (67)

第6章 医学实验室生物安全管理　赵　辉(71)

第一节 生物安全管理要求 (71)
　一、生物安全管理组织 (71)
　二、生物安全管理制度 (72)
　三、制定安全手册 (73)
　四、制定标准操作程序 (73)
第二节 生物污染与生物安全防护 (73)
　一、生物因子危害程度分级 (73)
　二、生物安全实验室分级及适用范围 (74)
　三、风险评估及风险控制 (75)
　四、实验室各种危害警示标识 (76)
第三节 医学实验室生物安全 (78)
　一、生物污染的原因、种类和获得性感染的途径 (78)
　二、生物安全防护 (80)
　三、消毒与灭菌 (85)
　四、废物处理 (86)
　五、应急事故处理 (87)
第四节 实验室生物安全法律、法规建设 (88)
　一、国际发展概况 (88)
　二、我国生物安全的法律、法规和标准 (89)

第二篇 临床检验基础

第7章 概述 ··· 熊立凡 胡晓波 金大鸣(91)
 第一节 临床检验基础的发展、现状及其特点 ··· (91)
 第二节 临床检验基础全程质量保证 ·· (92)
 第三节 临床检验基础复习重点 ·· (92)

第8章 标本采集与处理 ·· (94)
 第一节 血液标本采集 ·· 刘成玉 金大鸣(94)
  一、一般要求 ·· (94)
  二、标本类型 ·· (95)
  三、采集方法 ·· (95)
  四、标本抗凝 ·· (97)
  五、质量保证 ·· (97)
 第二节 尿液标本采集 ·· 张时民 金大鸣(99)
  一、一般要求 ·· (99)
  二、采集容器 ··· (100)
  三、采集方法 ··· (100)
  四、质量保证 ··· (100)
 第三节 粪便标本采集 ··· 粟 军 金大鸣(101)
 第四节 体液标本采集 ··· 粟 军 金大鸣(102)

第9章 血液一般检验 ·· (103)
 第一节 红细胞检验 ··· (103)
  一、红细胞计数 ·· 吴晓蔓 金大鸣(103)
  二、血红蛋白测定 ··· (105)
  三、血细胞比容测定 ·· (106)
  四、红细胞平均指数 ··· 吴晓蔓 金大鸣(107)
  五、网织红细胞计数 ··· 胡晓波 金大鸣(109)
  六、红细胞形态检查 ··· 刘成玉 金大鸣(110)
  七、红细胞沉降率测定 ·· 吴晓蔓 金大鸣(113)
 第二节 白细胞和血小板检验 ··· 刘成玉 金大鸣(115)
  一、白细胞计数 ·· (115)
  二、血涂片制备 ·· (116)
  三、血涂片染色 ·· (117)
  四、白细胞分类计数 ··· (118)
  五、血小板计数 ·· (123)
  六、白细胞形态学检查 ·· (125)
  七、血小板形态检查 ··· (127)
 第三节 输血检验 ··· 吴晓蔓 金大鸣(128)
  一、红细胞血型检查 ··· (128)
  二、白细胞血型检查 ··· (132)

第10章 血液分析仪检验 ·· 熊立凡 胡晓波 金大鸣(134)

第一节 检测原理和参数 ·· (134)
一、基本检测原理 ·· (134)
二、检测原理组合应用 ·· (135)
三、检测参数结果显示 ·· (136)

第二节 质量保证 ·· (136)
一、检验前质量保证 ·· (137)
二、检验中质量保证 ·· (137)
三、检验后质量保证 ·· (141)

第三节 临床应用与评价 ·· (143)
一、红细胞系列新参数 ·· (143)
二、血小板系列新参数 ·· (143)
三、白细胞系列新参数 ·· (143)

第11章 尿液一般检验 ·· 张时民 金大鸣(144)

第一节 尿液理化检查 ·· (144)
一、理学检查 ·· (144)
二、比重和尿渗量 ·· (146)
三、酸碱度 ·· (147)
四、蛋白质 ·· (148)
五、葡萄糖 ·· (149)
六、酮体 ·· (150)
七、胆红素和尿胆原 ·· (151)
八、血红蛋白和肌红蛋白 ·· (152)
九、白细胞酯酶 ·· (153)
十、亚硝酸盐 ·· (154)
十一、维生素 C ··· (154)
十二、人绒毛膜促性腺激素 ·· (155)
十三、本-周蛋白 ·· (156)
十四、尿微量清蛋白 ·· (157)
十五、脂肪尿和乳糜尿 ·· (158)

第二节 尿有形成分显微镜检查 ·· (158)

第12章 尿液分析仪检验 ·· 粟 军 金大鸣(163)

第一节 检测原理和参数 ·· (163)
一、尿干化学分析仪 ·· (163)
二、尿有形成分分析仪 ·· (165)

第二节 质量管理 ·· (167)
一、尿干化学分析仪 ·· (167)
二、尿有形成分分析仪 ·· (169)

第三节 临床应用 ·· (170)
一、尿干化学分析仪 ·· (170)

二、尿有形成分分析仪 …………………………………………………………………………(170)
　　三、联合应用 ……………………………………………………………………………………(170)
第13章　体液一般检验 ……………………………………………………………………………(171)
　第一节　粪便一般检查 …………………………………………………………粟　军　金大鸣(171)
　　一、理学检查 ……………………………………………………………………………………(171)
　　二、隐血试验 ……………………………………………………………………………………(172)
　　三、显微镜检查 …………………………………………………………………………………(173)
　第二节　脑脊液检查 ……………………………………………………………粟　军　金大鸣(174)
　　一、理学检查 ……………………………………………………………………………………(175)
　　二、化学检查 ……………………………………………………………………………………(176)
　　三、显微镜检查 …………………………………………………………………………………(177)
　第三节　浆膜腔积液检查 ………………………………………………………胡晓波　金大鸣(180)
　　一、检测方法和原理 ……………………………………………………………………………(181)
　　二、质量管理 ……………………………………………………………………………………(182)
　　三、临床应用 ……………………………………………………………………………………(183)
　第四节　精液和前列腺液检查 …………………………………………………………………(184)
　　一、精液检验 ……………………………………………………………………………………(184)
　　二、前列腺液检查 ………………………………………………………………………………(186)
　第五节　阴道分泌物检查 ………………………………………………………胡晓波　金大鸣(187)
第14章　临床寄生虫检验 ………………………………………………费　阳　陈　丽　孙自镛(190)
　第一节　临床常见寄生虫病 ……………………………………………………………………(190)
　　一、医学原虫 ……………………………………………………………………………………(190)
　　二、医学蠕虫 ……………………………………………………………………………………(190)
　　三、医学节肢动物 ………………………………………………………………………………(191)
　第二节　临床常见寄生虫病实验室诊断 ………………………………………………………(191)
　　一、标本采集与处理 ……………………………………………………………………………(192)
　　二、病原学检查 …………………………………………………………………………………(192)
　　三、免疫学检查 …………………………………………………………………………………(195)
　　四、分子生物学检查 ……………………………………………………………………………(196)

第三篇　临床血液学和血液学检验

第15章　概述 ……………………………………………………………………………王鸿利(198)
　第一节　血液学检验简史 ………………………………………………………………………(198)
　第二节　血液学检验现状 ………………………………………………………………………(199)
　第三节　血液学检验展望 ………………………………………………………………………(200)
　第四节　血液学检验的应用 ……………………………………………………………………(201)
　第五节　血液学检验的评价 ……………………………………………………………………(203)
　第六节　学习血液学检验的方法 ………………………………………………………………(204)
第16章　红细胞系统疾病的实验室诊断 ………………………………丛玉隆　李绵洋　康慧姣(206)

第一节 红细胞生理 ……………………………………………………………………… (206)
一、红细胞膜的结构与功能 ………………………………………………………… (206)
二、血红蛋白的合成及其特性 ……………………………………………………… (208)
三、红细胞能量代谢与酶 …………………………………………………………… (211)
四、铁代谢 …………………………………………………………………………… (211)
五、叶酸和维生素B_{12}的代谢 ……………………………………………………… (213)
六、红细胞衰老与血红蛋白降解 …………………………………………………… (215)

第二节 贫血实验室诊断概论 ………………………………………………………… (216)
一、贫血的概念 ……………………………………………………………………… (216)
二、贫血的分类 ……………………………………………………………………… (216)
三、贫血的病理生理 ………………………………………………………………… (217)
四、贫血的临床表现 ………………………………………………………………… (218)
五、贫血的诊断原则 ………………………………………………………………… (218)

第三节 贫血诊断的一般实验技术 …………………………………………………… (219)
一、血细胞分析仪检测红细胞系统 ………………………………………………… (219)
二、网织红细胞计数及自动化分析技术 …………………………………………… (226)
三、红细胞形态检查 ………………………………………………………………… (229)
四、溶血性贫血的一般检验 ………………………………………………………… (233)

第四节 贫血的特殊检验与实验室诊断 ……………………………………………… (239)
一、缺铁性贫血 ……………………………………………………………………… (239)
二、巨幼细胞性贫血 ………………………………………………………………… (242)
三、再生障碍性贫血 ………………………………………………………………… (245)
四、纯红细胞再生障碍性贫血 ……………………………………………………… (250)
五、阵发性睡眠性血红蛋白尿症 …………………………………………………… (251)
六、温抗体型自身免疫性溶血性贫血 ……………………………………………… (255)
七、冷凝集素综合征 ………………………………………………………………… (258)
八、阵发性寒冷性血红蛋白尿症 …………………………………………………… (259)
九、药物诱发的免疫性溶血性贫血 ………………………………………………… (261)
十、微血管病性溶血性贫血 ………………………………………………………… (262)
十一、遗传性球形红细胞增多症 …………………………………………………… (263)
十二、红细胞葡萄糖-6-磷酸脱氢酶缺乏症 ………………………………………… (265)
十三、珠蛋白合成异常疾病 ………………………………………………………… (267)

第五节 红细胞增多症 ………………………………………………………………… (271)

第六节 贫血实验室检查的质量管理 ………………………………………………… (273)
一、血液分析仪检测全面质量管理 ………………………………………………… (273)
二、血液分析仪检测与显微镜细胞形态检查的关系 ……………………………… (276)

第17章 造血与骨髓增殖性疾病的检验 ………… 张利铭 李琳芸 王昌富 冯 娟(280)

第一节 基本理论 ……………………………………………………………………… (280)
一、造血器官 ………………………………………………………………………… (280)
二、造血细胞 ………………………………………………………………………… (282)

三、细胞增殖动力学 …… (284)
　　四、造血细胞的凋亡 …… (286)
第二节　实验诊断 …… (287)
　　一、慢性粒细胞白血病 …… (287)
　　二、骨髓纤维化 …… (289)
　　三、真性红细胞增多症 …… (290)
　　四、原发性血小板增多症 …… (292)
第三节　检测技术 …… (293)
　　一、造血细胞培养 …… (293)
　　二、细胞因子检测 …… (296)
　　三、细胞增殖检测 …… (298)
　　四、细胞凋亡检测 …… (300)
　　五、MPN相关基因及检测 …… (303)

第18章　白血病与淋巴瘤的检验 …… 唐元艳　邓明凤　黄　俊　王昌富(307)
第一节　基本理论 …… (307)
　　一、细胞与分子遗传学 …… (307)
　　二、血细胞免疫表型 …… (309)
　　三、血液系统肿瘤的分类 …… (311)
第二节　实验诊断 …… (315)
　　一、急性白血病 …… (315)
　　二、骨髓增生异常综合征 …… (319)
　　三、淋巴瘤 …… (321)
　　四、浆细胞肿瘤 …… (322)
第三节　检测技术 …… (323)
　　一、骨髓细胞和组织的获取方法 …… (324)
　　二、光学显微镜检测 …… (326)
　　三、电子显微镜观察 …… (331)
　　四、细胞化学染色 …… (334)
　　五、免疫化学检测 …… (339)
　　六、细胞遗传学和分子诊断学检测 …… (342)

第19章　与机体防御和代谢相关的白细胞疾病的检验 …… 陈永玲　王昌富(347)
第一节　基本理论 …… (347)
　　一、白细胞的发育与成熟 …… (347)
　　二、成熟白细胞的代谢和功能 …… (349)
第二节　实验诊断 …… (354)
　　一、类白血病反应 …… (354)
　　二、嗜酸粒细胞增多症 …… (356)
　　三、传染性单核细胞增多症 …… (357)
　　四、白细胞减少症与粒细胞缺乏症 …… (358)
　　五、脾功能亢进 …… (360)

六、朗格汉斯细胞组织细胞增生症 (360)
七、类脂质沉积病 (362)
第三节 检测技术 (364)
一、中性粒细胞和吞噬细胞代谢及功能的检测 (364)
二、淋巴细胞代谢与功能检测 (368)

第20章 出血病与血栓病的诊断 ………… 王学锋 李 健(373)
第一节 基本理论 (373)
一、血管壁的止血作用 (373)
二、血小板的止血作用 (374)
三、血液凝固机制 (376)
四、抗血液凝固系统 (379)
五、纤维蛋白溶解(纤溶)系统 (382)
第二节 血栓性疾病与出血性疾病的检测 (384)
一、血栓性疾病的检测 (384)
二、出血性疾病的检测 (386)
三、对出血、血栓性疾病检测的评价 (387)
第三节 常见的出血与血栓性疾病的检测 (388)
一、血友病出血的检测 (388)
二、血管性血友病出血的检测 (389)
三、维生素K缺乏引起出血的检测 (391)
四、肝病出血的检测 (392)
五、遗传性易栓症的检测 (394)
六、弥散性血管内凝血 (398)

第四篇 临床生物化学与分子诊断

第21章 概述 ………… 尹一兵(403)
第一节 研究范畴与发展简史 (403)
第二节 研究现状与发展趋势 (404)
一、改进现有的检测方法和检测技术 (404)
二、寻找高特异性和高灵敏度的诊断标志物 (404)
三、分子诊断学的崛起 (404)
四、治疗药物监测 (405)
五、全程质量管理 (405)
六、床旁检验 (405)
七、循证检验医学 (405)
八、检验与临床的沟通 (405)
九、个性化诊断和治疗 (406)
第三节 本篇概要 (406)

第22章 光谱分析技术 ………… 姜旭淦(407)

第一节　光谱分析技术概述 (407)
　　一、光的基本性质 (407)
　　二、光谱分析技术的分类 (407)
第二节　吸收光谱分析 (408)
　　一、光的选择吸收与物质颜色的关系 (408)
　　二、吸收光谱 (408)
　　三、可见-紫外分光光度法 (408)
　　四、原子吸收分光光度法 (410)
第三节　发射光谱分析 (411)
　　一、发射光谱分析法定性、定量分析的依据 (411)
　　二、火焰发射光谱法 (411)
　　三、荧光分析法 (412)
　　四、化学发光分析法 (413)
第四节　散射光谱分析 (414)
　　一、散射比浊法 (414)
　　二、透射比浊法 (415)
　　三、散射光谱分析的应用 (416)

第23章　色谱分析技术　　邓少丽(417)

第一节　色谱法概述 (417)
　　一、色谱法分类 (417)
　　二、色谱法的基本原理 (418)
　　三、色谱法的理论基础 (418)
　　四、色谱图 (418)
第二节　薄层层析法 (419)
　　一、薄层色谱法的原理 (419)
　　二、固定相和流动相及操作技术 (420)
　　三、薄层色谱法的特点及在医学检验中的应用 (420)
第三节　高效液相色谱法 (421)
　　一、高效液相色谱法的分类及原理 (421)
　　二、高效液相色谱法的特点 (422)
　　三、高效液相色谱法在医学检验中的应用 (422)
第四节　气相色谱法 (422)
　　一、气相色谱法的分类 (422)
　　二、气相色谱法的分析流程 (422)
　　三、气相色谱法的特点 (423)
　　四、气相色谱定性定量分析 (423)
　　五、气相色谱法的应用 (424)

第24章　生物质谱技术　　周小棉　李水军(425)

第一节　概述 (425)
第二节　质谱仪器 (425)

一、质谱仪的组成与分类 (425)
　　二、质谱分析的基本原理 (426)
　　三、离子源 (426)
　　四、质量分析器 (428)
　　五、检测器 (430)
　　六、真空系统 (430)
第三节　质谱联用技术 (430)
　　一、气相色谱-质谱联用仪 (430)
　　二、液相色谱-质谱联用仪 (431)
　　三、串联质谱法 (431)
第四节　质谱仪性能指标 (432)
　　一、灵敏度 (432)
　　二、分辨率 (432)
　　三、质量范围 (432)
　　四、质量稳定性和质量精度 (433)
　　五、选择质谱分析时注意事项 (433)
第五节　质谱解析基础知识 (433)
　　一、分子离子 (433)
　　二、碎片离子 (433)
　　三、同位素离子 (434)
　　四、重排离子 (434)
　　五、质谱解释 (434)
第六节　质谱技术在生物领域中的应用 (434)
　　一、蛋白质分析 (434)
　　二、核酸研究 (435)
　　三、临床检验 (435)
　　四、展望 (435)

第25章　电泳技术　　　　钱士匀　涂建成　周小棉 (436)

第一节　电泳技术的基本原理和分类 (436)
　　一、电泳技术的基本原理 (436)
　　二、电泳技术的分类 (437)
第二节　影响电泳迁移率的因素 (437)
第三节　常用电泳分析方法 (438)
　　一、醋酸纤维素薄膜电泳 (438)
　　二、凝胶电泳 (438)
　　三、等电聚焦电泳技术 (439)
　　四、双向电泳法 (439)
　　五、变性梯度凝胶电泳 (439)
　　六、温度梯度凝胶电泳 (439)
　　七、脉冲场电泳 (440)

八、等速电泳 ··· (440)
　　九、其他电泳技术 ··· (440)
 第四节　在检验医学中的应用 ·· (442)
　　一、常规电泳的临床应用 ·· (442)
　　二、高效毛细管电泳的临床应用 ·· (443)
　　三、芯片电泳的临床应用 ·· (444)

第26章　临床酶学技术···王玉明(446)

 第一节　酶的概念和分类 ·· (446)
　　一、酶是生物催化剂 ·· (446)
　　二、酶的重要性 ·· (446)
　　三、酶的命名与分类 ·· (447)
　　四、酶的分子结构 ··· (447)
 第二节　酶促反应的特点与机制 ··· (448)
　　一、酶促反应的特点 ·· (448)
　　二、酶促反应的机制 ·· (448)
 第三节　酶促反应的动力学 ··· (449)
　　一、底物浓度对酶促反应速度的影响 ·· (449)
　　二、酶浓度对酶促反应速度的影响 ··· (450)
　　三、pH对酶促反应速度的影响 ··· (450)
　　四、温度对酶促反应速度的影响 ·· (450)
　　五、抑制剂对酶促反应速度的影响 ··· (451)
　　六、激活剂对酶促反应速度的影响 ··· (451)
 第四节　酶活性的测定 ··· (451)
　　一、酶活性浓度的单位 ··· (451)
　　二、酶活性的测定方法 ··· (452)
 第五节　同工酶测定 ·· (454)
　　一、电泳测定法 ·· (454)
　　二、免疫化学测定法 ·· (454)
　　三、层析分离测定法 ·· (454)
　　四、动力学分析法 ··· (454)
 第六节　临床医学中的几种重要酶测定 ·· (455)
　　一、酶的代谢 ··· (455)
　　二、生物学因素和干扰因素对酶活性的影响 ··· (455)
　　三、血清常用酶的测定 ··· (456)

第27章　临床生物化学自动化分析技术···钱士匀(461)

 第一节　自动生化分析仪发展概况 ·· (461)
 第二节　自动生化分析仪工作原理 ·· (461)
　　一、自动生化分析仪的分类 ··· (461)
　　二、自动生化分析仪的基本结构 ·· (463)
　　三、自动生化分析的基本原理 ·· (464)

四、自动生化分析的基本测定方法 …………………………………………………… (466)
　第三节　自动生化分析仪性能及评价 ………………………………………………… (469)
　　一、自动生化分析仪性能评价指标 …………………………………………………… (469)
　　二、自动生化分析仪的选择与应用 …………………………………………………… (469)
　第四节　干化学分析技术 ……………………………………………………………… (470)
　　一、干化学仪器的类型及特点 ………………………………………………………… (470)
　　二、干化学试剂载体的基本结构 ……………………………………………………… (470)
　　三、干化学测定的基本原理 …………………………………………………………… (472)
　　四、干化学分析的应用及发展前景 …………………………………………………… (472)
　第五节　实验室信息系统与全实验室自动化 ………………………………………… (472)
　　一、实验室信息系统 …………………………………………………………………… (472)
　　二、全实验室自动化 …………………………………………………………………… (473)

第28章　生物传感器技术 …………………………………………………… 陈　鸣(475)
　第一节　概述 …………………………………………………………………………… (475)
　第二节　电化学生物传感器 …………………………………………………………… (477)
　　一、电化学生物传感器的检测原理 …………………………………………………… (477)
　　二、电化学传感器的分类 ……………………………………………………………… (477)
　　三、电化学生物传感器在医学检验领域的应用 ……………………………………… (479)
　第三节　质量敏感型生物传感器 ……………………………………………………… (479)
　　一、QCM 的检测原理 ………………………………………………………………… (479)
　　二、SAW 生物传感器的检测原理 …………………………………………………… (479)
　　三、质量敏感型生物传感器在医学检验领域的应用 ………………………………… (479)
　第四节　光学生物传感器 ……………………………………………………………… (480)
　　一、SPR 生物传感器的检测原理 ……………………………………………………… (480)
　　二、SPR 生物传感器在医学检验领域的应用 ………………………………………… (480)
　第五节　热生物传感器 ………………………………………………………………… (481)
　　一、热生物传感器的检测原理 ………………………………………………………… (481)
　　二、热生物传感器在医学检验领域的应用 …………………………………………… (481)
　第六节　未来生物传感器的发展趋势 ………………………………………………… (481)
　　一、微型化、集成化 …………………………………………………………………… (481)
　　二、智能化 ……………………………………………………………………………… (482)
　　三、功能多样化 ………………………………………………………………………… (482)
　　四、低成本、高灵敏度、高稳定性和高寿命 ………………………………………… (482)

第29章　糖代谢紊乱的检验技术 …………………………………………… 陈筱菲(484)
　第一节　体液葡萄糖的检测 …………………………………………………………… (484)
　　一、标本及其稳定性 …………………………………………………………………… (484)
　　二、葡萄糖测定方法 …………………………………………………………………… (484)
　第二节　糖尿病急性并发症检验指标的检测 ………………………………………… (485)
　　一、酮体的检测 ………………………………………………………………………… (485)
　　二、血液乳酸测定 ……………………………………………………………………… (486)

三、丙酮酸测定 …………………………………………………………………………………（487）

第三节　血液糖化蛋白和尿清蛋白的检测 ……………………………………………………（487）
一、糖化血红蛋白测定 …………………………………………………………………………（487）
二、糖化白蛋白测定 ……………………………………………………………………………（488）
三、尿白蛋白测定 ………………………………………………………………………………（488）

第四节　血糖调节激素的检测 …………………………………………………………………（488）
一、胰岛素测定 …………………………………………………………………………………（488）
二、C肽测定 ……………………………………………………………………………………（489）
三、胰岛素原测定 ………………………………………………………………………………（489）
四、胰高血糖素测定 ……………………………………………………………………………（489）
五、胰岛组织自身抗体检测 ……………………………………………………………………（489）

第30章　血脂分析技术　　朱名安（490）

第一节　概述 ……………………………………………………………………………………（490）
一、血脂的组成 …………………………………………………………………………………（490）
二、血浆脂蛋白 …………………………………………………………………………………（490）
三、脂蛋白受体 …………………………………………………………………………………（493）
四、脂代谢相关的酶与蛋白 ……………………………………………………………………（493）
五、血脂、脂蛋白的检测指标 …………………………………………………………………（493）
五、标本采集与处理 ……………………………………………………………………………（494）

第二节　血清总胆固醇检验 ……………………………………………………………………（494）
一、酶法测定胆固醇 ……………………………………………………………………………（495）
二、正己烷抽提L-B反应显色法测定胆固醇 …………………………………………………（495）

第三节　血清三酰甘油检验 ……………………………………………………………………（495）
一、酶法测定三酰甘油 …………………………………………………………………………（495）
二、变色酸显色法测定三酰甘油 ………………………………………………………………（496）

第四节　血清高密度脂蛋白胆固醇检查 ………………………………………………………（497）
一、磷钨酸——镁沉淀法 ………………………………………………………………………（497）
二、硫酸葡聚糖-Mg沉淀法 ……………………………………………………………………（497）
三、匀相测定法 …………………………………………………………………………………（497）

第五节　血清低密度脂蛋白胆固醇检验 ………………………………………………………（498）
一、聚乙烯硫酸沉淀法 …………………………………………………………………………（498）
二、匀相测定法 …………………………………………………………………………………（499）
三、Friedewald公式计算法 ……………………………………………………………………（499）

第六节　血清载脂蛋白检验 ……………………………………………………………………（499）

第七节　脂蛋白(a)检验与血清脂蛋白电泳 …………………………………………………（500）
一、脂蛋白(a)[Lp(a)]检验 ……………………………………………………………………（500）
二、脂蛋白电泳 …………………………………………………………………………………（500）

第八节　血浆脂代谢相关蛋白与酶的测定 ……………………………………………………（501）
一、血清（浆）LPL测定 …………………………………………………………………………（501）
二、血浆LCAT测定 ……………………………………………………………………………（501）

三、血浆 CETP 测定 …………………………………………………………………… (501)

第31章 质量控制与方法学性能评价 ………………… 王惠民　何於娟　李　萍(502)

第一节　术语与基本概念 …………………………………………………… (502)
一、测量正确度 …………………………………………………………………… (502)
二、测量精密度 …………………………………………………………………… (502)
三、测量准确度 …………………………………………………………………… (503)
四、验证与确认 …………………………………………………………………… (503)
五、参考测量系统 ………………………………………………………………… (503)
六、量值溯源 ……………………………………………………………………… (504)
七、测量不确定度 ………………………………………………………………… (504)

第二节　室内质量控制 ……………………………………………………… (505)
一、室内质量控制的意义 ………………………………………………………… (505)
二、总误差与允许总误差 ………………………………………………………… (505)
三、质控物 ………………………………………………………………………… (505)
四、质控图 ………………………………………………………………………… (506)
五、质控规则 ……………………………………………………………………… (506)
六、室内质量控制的应用 ………………………………………………………… (508)

第三节　室间质量评价 ……………………………………………………… (509)
一、基本概念 ……………………………………………………………………… (509)
二、室间质量评价计划 …………………………………………………………… (509)
三、我国室间质量评价活动的方式 ……………………………………………… (509)
四、室间质量评价的成绩要求 …………………………………………………… (510)
五、正确度验证室间质量评价计划 ……………………………………………… (510)

第四节　方法学性能评价 …………………………………………………… (510)
一、精密度评价 …………………………………………………………………… (510)
二、正确度评价 …………………………………………………………………… (512)
三、检出限评价 …………………………………………………………………… (512)
四、可报告范围评价 ……………………………………………………………… (515)
五、测量不确定度评定 …………………………………………………………… (515)

第32章　DNA重组技术 …………………………………………………………… 张莉萍(517)

第一节　DNA重组技术中常用的工具酶 ……………………………………… (517)
一、限制性核酸内切酶 …………………………………………………………… (517)
二、DNA连接酶 …………………………………………………………………… (519)
三、DNA聚合酶 …………………………………………………………………… (519)
四、其他常用的工具酶 …………………………………………………………… (520)

第二节　重组DNA技术常用的载体 …………………………………………… (521)
一、质粒载体 ……………………………………………………………………… (521)
二、噬菌体载体 …………………………………………………………………… (522)
三、柯斯质粒 ……………………………………………………………………… (523)
四、其他常用载体 ………………………………………………………………… (523)

第三节　DNA重组和鉴定 ……………………………………………………………… (524)
　一、目的基因的来源和制备 ……………………………………………………………… (524)
　二、载体的选择 ……………………………………………………………………………… (525)
　三、DNA分子的体外连接 ………………………………………………………………… (525)
　四、重组DNA导入宿主细胞 ……………………………………………………………… (527)
　五、重组子的筛选和鉴定 …………………………………………………………………… (528)
　六、外源基因的表达系统 …………………………………………………………………… (528)

第四节　DNA重组技术的应用 ………………………………………………………… (529)
　一、基因诊断和基因治疗 …………………………………………………………………… (529)
　二、基因工程药物、疫苗和抗体 …………………………………………………………… (529)
　三、转基因和基因敲除技术 ………………………………………………………………… (529)

第33章　分子杂交技术 …………………………………………………… 张莉萍(531)

第一节　分子杂交的基本原理 ………………………………………………………… (531)
　一、核酸的分子组成和结构 ………………………………………………………………… (531)
　二、核酸的变性与复性 ……………………………………………………………………… (532)
　三、分子杂交技术的基本原理 ……………………………………………………………… (533)

第二节　核酸探针的标记和检测 ……………………………………………………… (533)
　一、核酸探针的种类 ………………………………………………………………………… (533)
　二、核酸探针的标记和纯化 ………………………………………………………………… (534)
　三、核酸探针信号的检测 …………………………………………………………………… (538)

第三节　分子杂交技术的分类及应用 ………………………………………………… (539)
　一、滤膜分子杂交 …………………………………………………………………………… (539)
　二、原位分子杂交 …………………………………………………………………………… (540)
　三、液相分子杂交 …………………………………………………………………………… (542)

第34章　PCR技术 ………………………………………………………… 王小中(543)

第一节　DNA聚合酶链反应 …………………………………………………………… (543)
　一、PCR的基本原理和反应动力学 ……………………………………………………… (543)
　二、PCR反应体系和扩增条件 …………………………………………………………… (544)
　三、PCR扩增产物的检测和分析 ………………………………………………………… (546)
　四、PCR技术的扩展 ……………………………………………………………………… (547)

第二节　荧光定量PCR ………………………………………………………………… (548)
　一、荧光定量PCR的基本原理 …………………………………………………………… (549)
　二、荧光定量PCR的定量参数和方法 …………………………………………………… (550)
　三、荧光定量PCR引物和探针的特点 …………………………………………………… (551)

第三节　PCR检测技术的临床应用 …………………………………………………… (553)
　一、PCR在病原微生物检测中的应用 …………………………………………………… (553)
　二、PCR在遗传性疾病个体化诊疗的应用 ……………………………………………… (553)
　三、PCR在肿瘤个体化医疗中的应用 …………………………………………………… (553)

第35章　DNA测序技术 …………………………………………… 刘北忠　徐　婷(555)

第一节　DNA测序技术的发展简史与序列分析策略 ………………………………… (555)

一、DNA 测序技术的发展简史 …………………………………………………………………… (555)
二、DNA 序列的分析策略 ………………………………………………………………………… (555)

第二节　链末端终止法 ……………………………………………………………………………… (556)
一、测序原理 ……………………………………………………………………………………… (556)
二、测序体系 ……………………………………………………………………………………… (556)
三、方法特点 ……………………………………………………………………………………… (558)

第三节　化学降解法 ………………………………………………………………………………… (558)
一、测序原理 ……………………………………………………………………………………… (558)
二、测序体系 ……………………………………………………………………………………… (559)
三、方法特点 ……………………………………………………………………………………… (559)

第四节　自动化测序 ………………………………………………………………………………… (559)
一、基于单一荧光染料标记的自动化测序系统 ………………………………………………… (560)
二、基于多种荧光染料标记的自动化测序系统 ………………………………………………… (560)

第五节　其他测序新技术 …………………………………………………………………………… (561)
一、基质辅助激光解吸电离飞行时间质谱法 …………………………………………………… (561)
二、杂交测序法 …………………………………………………………………………………… (561)
三、焦磷酸测序技术 ……………………………………………………………………………… (561)
四、原子探针显微镜法 …………………………………………………………………………… (562)
五、单分子测序技术 ……………………………………………………………………………… (562)
六、纳米孔 DNA 测序技术 ……………………………………………………………………… (562)

第36章　生物芯片技术 ………………………………………………………………… 刘松梅(564)

第一节　生物芯片的发展 …………………………………………………………………………… (564)
一、生物芯片的产生 ……………………………………………………………………………… (564)
二、生物芯片的特点及一般分析过程 …………………………………………………………… (564)
三、生物芯片的种类 ……………………………………………………………………………… (565)

第二节　DNA 芯片 …………………………………………………………………………………… (565)
一、DNA 芯片的载体 ……………………………………………………………………………… (565)
二、DNA 芯片的探针设计 ………………………………………………………………………… (566)
三、DNA 芯片的制备 ……………………………………………………………………………… (567)
四、靶基因的标记 ………………………………………………………………………………… (567)
五、杂交反应 ……………………………………………………………………………………… (567)
六、杂交信号的检测与数据处理 ………………………………………………………………… (568)
七、DNA 芯片的应用 ……………………………………………………………………………… (568)

第三节　蛋白质芯片 ………………………………………………………………………………… (569)
一、蛋白质微阵列的特点及其面临的困难 ……………………………………………………… (569)
二、蛋白质芯片制备 ……………………………………………………………………………… (570)
三、样品制备 ……………………………………………………………………………………… (570)
四、杂交与结果分析 ……………………………………………………………………………… (570)
五、蛋白质芯片技术在医学中的应用 …………………………………………………………… (570)

第37章　生物信息学 …………………………………………………………………… 陈　鸣(572)

第一节　概述 ……………………………………………………………………………………… (572)
　一、生物信息学的定义 ……………………………………………………………………… (572)
　二、生物信息学主要研究内容 ……………………………………………………………… (572)
第二节　生物信息数据库 ………………………………………………………………………… (573)
　一、国际著名生物信息中心 ………………………………………………………………… (573)
　二、数据库检索工具 ………………………………………………………………………… (575)
第三节　核酸数据分析 …………………………………………………………………………… (575)
　一、核酸序列的基础分析 …………………………………………………………………… (575)
　二、开放阅读框分析 ………………………………………………………………………… (575)
　三、序列比对分析和功能预测 ……………………………………………………………… (575)
第四节　蛋白质数据分析 ………………………………………………………………………… (576)
　一、蛋白质基本性质分析 …………………………………………………………………… (576)
　二、蛋白质功能预测 ………………………………………………………………………… (577)
　三、蛋白质结构预测 ………………………………………………………………………… (578)
第五节　非编码RNA的分析 ……………………………………………………………………… (578)
　一、microRNA分析 ………………………………………………………………………… (578)
　二、lncRNA分析 …………………………………………………………………………… (579)
第六节　生物信息学的发展趋势 ………………………………………………………………… (579)

第38章　分子诊断实验室的质量管理及标准化 ……………………………………… 王小中(581)
第一节　分子诊断实验室的质量管理 …………………………………………………………… (581)
　一、分析前阶段 ……………………………………………………………………………… (582)
　二、分析阶段 ………………………………………………………………………………… (585)
　三、分析后阶段 ……………………………………………………………………………… (588)
第二节　分子诊断的标准化 ……………………………………………………………………… (589)
　一、临床标本采集、运送和保存的标准化 ………………………………………………… (589)
　二、临床标本制备处理和核酸提取方法的标准化 ………………………………………… (589)
　三、检测试剂和方法的标准化 ……………………………………………………………… (589)
　四、检测结果分析的标准化 ………………………………………………………………… (590)
　五、标准品和质控品的应用 ………………………………………………………………… (590)
　六、标准化的组织实施机构 ………………………………………………………………… (590)

第39章　糖代谢紊乱的实验室诊断 …………………………………………………… 陈筱菲(592)
第一节　血糖及血糖浓度的调节 ………………………………………………………………… (592)
　一、血糖的来源及去路 ……………………………………………………………………… (592)
　二、血糖浓度的调节 ………………………………………………………………………… (592)
第二节　各型糖尿病及其发病机制 ……………………………………………………………… (594)
　一、糖尿病的定义和分型 …………………………………………………………………… (594)
　二、不同类型DM的特点和发病机制 ……………………………………………………… (595)
第三节　代谢综合征及糖尿病的代谢紊乱 ……………………………………………………… (597)
　一、代谢综合征的确定标准及其发生机制 ………………………………………………… (597)
　二、糖尿病的代谢紊乱 ……………………………………………………………………… (598)

第四节 糖尿病的诊断和检验指标 …… (600)
一、糖尿病诊断标准 …… (600)
二、血糖 …… (600)
三、尿糖 …… (601)
四、糖尿病急性并发症的检验指标 …… (601)
五、糖化蛋白 …… (602)
六、尿清蛋白排泄率 …… (602)
七、血糖调节激素 …… (602)
八、胰岛组织自身抗体 …… (603)
九、糖尿病检验指标的应用 …… (604)

第五节 低血糖症 …… (604)
一、新生儿及婴儿低血糖症 …… (605)
二、成年人空腹低血糖症 …… (605)
三、餐后低血糖症 …… (605)

第40章 脂代谢疾病与血脂改变 …… 朱名安(607)

第一节 高脂血症与动脉粥样硬化 …… (607)
一、高脂血症概念 …… (607)
二、高脂血症的分型 …… (607)
三、高脂血症的分类 …… (608)
四、高脂血症与动脉粥样硬化 …… (608)

第二节 高脂血症与冠心病 …… (610)
一、三酰甘油血症与冠心病 …… (610)
二、餐后高脂血症与冠心病 …… (610)
三、小而密的低密度脂蛋白胆固醇与冠心病 …… (611)
四、高密度脂蛋白胆固醇与冠心病 …… (611)

第三节 脂代谢异常与代谢综合征 …… (611)

第四节 糖尿病的脂代谢异常 …… (611)
一、1型糖尿病脂代谢异常的特征 …… (611)
二、2型糖尿病脂代谢异常的特征 …… (612)

第五节 血脂异常与肾病综合征 …… (612)
一、肾病综合征患者血脂变化 …… (612)
二、实验室检查 …… (612)

第六节 高脂血症与血栓形成 …… (613)
一、血脂对动脉粥样硬化的影响 …… (613)
二、动脉硬化与血栓形成 …… (613)

第七节 阿尔茨海默病与ApoE基因的多态性 …… (613)
一、AD的病因可能与多种因素有关 …… (613)
二、AD可能是遗传学上异源性疾病 …… (614)

第41章 蛋白质与核酸代谢相关检验 …… 秦 雪(615)

第一节 血浆蛋白质及其代谢 …… (615)

一、血浆蛋白质种类和功能 ……………………………………………………………（615）
　　二、主要血浆蛋白质及病理变化 ………………………………………………………（617）
　　三、血清蛋白质的电泳分析 ……………………………………………………………（621）

第二节　体液蛋白质的检测 …………………………………………………………………（621）
　　一、血浆总蛋白的检测 …………………………………………………………………（621）
　　二、血浆清蛋白的检测 …………………………………………………………………（622）
　　三、血浆特种蛋白质的检测 ……………………………………………………………（622）
　　四、蛋白质电泳检测技术 ………………………………………………………………（622）

第三节　氨基酸代谢及其紊乱 ………………………………………………………………（623）
　　一、苯丙氨酸代谢 ………………………………………………………………………（623）
　　二、酪氨酸代谢 …………………………………………………………………………（625）
　　三、含硫氨基酸代谢 ……………………………………………………………………（625）
　　四、继发性氨基酸代谢紊乱 ……………………………………………………………（626）
　　五、氨基酸的生物化学检验 ……………………………………………………………（627）

第四节　核酸代谢及其紊乱 …………………………………………………………………（627）
　　一、嘌呤核苷酸的代谢 …………………………………………………………………（627）
　　二、嘧啶核苷酸的代谢 …………………………………………………………………（629）

第42章　水、电解质和酸碱平衡紊乱检验 ……………………………………………李园园（630）

第一节　水、电解质平衡紊乱 ………………………………………………………………（630）
　　一、水平衡及其紊乱 ……………………………………………………………………（630）
　　二、电解质平衡紊乱 ……………………………………………………………………（631）

第二节　酸碱平衡紊乱 ………………………………………………………………………（632）
　　一、血液中的气体及运输 ………………………………………………………………（632）
　　二、血气分析常用指标及临床意义 ……………………………………………………（632）
　　三、酸碱平衡及其紊乱 …………………………………………………………………（636）
　　四、酸碱平衡紊乱的判断和病例分析 …………………………………………………（639）

第三节　钾、钠、氯检测技术 ………………………………………………………………（641）
　　一、常用电解质检测技术原理 …………………………………………………………（641）
　　二、渗透压检测技术及原理 ……………………………………………………………（642）
　　三、电解质和渗透压检测的质量控制 …………………………………………………（643）

第四节　血气酸碱分析技术 …………………………………………………………………（643）
　　一、血气分析仪的基本结构 ……………………………………………………………（643）
　　二、血气标本的采集、运输和保存 ……………………………………………………（644）
　　三、血气酸碱分析的影响因素 …………………………………………………………（644）

第43章　矿物质及骨代谢紊乱检验 ……………………………………………………彭志英（646）

第一节　钙、磷、镁的代谢及调节 …………………………………………………………（646）
　　一、钙、磷、镁的代谢 …………………………………………………………………（646）
　　二、钙、磷、镁的生理功能 ……………………………………………………………（647）
　　三、钙、磷、镁的激素调节 ……………………………………………………………（648）

第二节　钙、磷、镁的代谢紊乱 ……………………………………………………………（650）

一、钙代谢紊乱 …………………………………………………………………………………… (650)
　　二、磷代谢紊乱 …………………………………………………………………………………… (650)
　　三、镁代谢紊乱 …………………………………………………………………………………… (651)
第三节　骨代谢异常的临床生物化学 ………………………………………………………………… (651)
　　一、骨的组成、代谢与调节 ……………………………………………………………………… (651)
　　二、骨代谢标志物 ………………………………………………………………………………… (652)
　　三、代谢性骨病 …………………………………………………………………………………… (654)
第四节　骨代谢相关指标的实验室检测 ……………………………………………………………… (655)
　　一、钙、磷和镁的检测 …………………………………………………………………………… (655)
　　二、骨代谢调节激素的检测 ……………………………………………………………………… (656)
　　三、骨代谢标志物的检测 ………………………………………………………………………… (657)

第44章　肝胆疾病检验 ……………………………………………………………… 王念跃(658)

第一节　肝的结构及功能概述 ………………………………………………………………………… (658)
　　一、肝的结构特点 ………………………………………………………………………………… (658)
　　二、肝的主要功能 ………………………………………………………………………………… (658)
第二节　慢性肝炎 ……………………………………………………………………………………… (660)
　　一、慢性病毒性肝炎 ……………………………………………………………………………… (660)
　　二、自身免疫性肝炎 ……………………………………………………………………………… (661)
第三节　肝纤维化与肝硬化 …………………………………………………………………………… (662)
　　一、病因及发病机制 ……………………………………………………………………………… (662)
　　二、临床表现 ……………………………………………………………………………………… (662)
　　三、实验室检查 …………………………………………………………………………………… (663)
第四节　酒精性肝病 …………………………………………………………………………………… (663)
　　一、病因及发病机制 ……………………………………………………………………………… (663)
　　二、临床表现 ……………………………………………………………………………………… (664)
　　三、实验室检查 …………………………………………………………………………………… (664)
第五节　原发性肝癌 …………………………………………………………………………………… (665)
　　一、病因及发病机制 ……………………………………………………………………………… (665)
　　二、临床表现 ……………………………………………………………………………………… (665)
　　三、实验室检查 …………………………………………………………………………………… (665)
　　四、诊断标准 ……………………………………………………………………………………… (666)
第六节　肝性脑病 ……………………………………………………………………………………… (666)
　　一、病因及发病机制 ……………………………………………………………………………… (667)
　　二、实验室检查 …………………………………………………………………………………… (667)
第七节　高胆红素血症 ………………………………………………………………………………… (667)
　　一、黄疸的概念 …………………………………………………………………………………… (667)
　　二、黄疸的成因与发生机制 ……………………………………………………………………… (667)
　　三、黄疸的实验室检查 …………………………………………………………………………… (668)
第八节　胆汁酸代谢紊乱性疾病 ……………………………………………………………………… (669)
　　一、胆汁酸代谢紊乱 ……………………………………………………………………………… (669)

二、胆汁酸的实验室检测 …………………………………………………………………（670）

　第九节　肝胆疾病的肝功能实验室检查及评价 ………………………………………………（670）

　　一、肝功能实验室检查的目的 …………………………………………………………………（671）

　　二、肝胆疾病的肝功能实验室检查 ……………………………………………………………（671）

第45章　胃、肠、胰疾病检验 …………………………………………… 鞠少卿（672）

　第一节　胃、肠、胰结构与功能概述 …………………………………………………………（672）

　　一、胃的结构与功能 ……………………………………………………………………………（672）

　　二、肠的结构与功能 ……………………………………………………………………………（672）

　　三、胰腺的结构与功能 …………………………………………………………………………（673）

　　四、胃肠激素 ……………………………………………………………………………………（674）

　第二节　胃、肠、胰疾病的相关实验室检验 …………………………………………………（675）

　　一、胃疾病常用的生物化学检验 ………………………………………………………………（675）

　　二、胰腺疾病常用的生物化学检验 ……………………………………………………………（676）

　第三节　常见胃、肠、胰疾病的实验室检验 …………………………………………………（677）

　　一、胃炎 …………………………………………………………………………………………（677）

　　二、消化性溃疡 …………………………………………………………………………………（678）

　　三、胰腺炎 ………………………………………………………………………………………（679）

　　四、胰腺癌 ………………………………………………………………………………………（681）

第46章　肾疾病检验 …………………………………………………… 王惠民（683）

　第一节　概述 ……………………………………………………………………………………（683）

　　一、肾的基本结构 ………………………………………………………………………………（683）

　　二、肾的生理功能 ………………………………………………………………………………（683）

　第二节　肾功能的生化检验 ……………………………………………………………………（684）

　　一、血清肌酐及内生肌酐清除率测定 …………………………………………………………（684）

　　二、血清尿素测定 ………………………………………………………………………………（685）

　　三、血清胱抑素C测定 …………………………………………………………………………（686）

　　四、血清尿酸测定 ………………………………………………………………………………（686）

　　五、尿蛋白选择性指数测定 ……………………………………………………………………（686）

　　六、尿渗量及自由水清除率测定 ………………………………………………………………（687）

　第三节　肾小球肾炎 ……………………………………………………………………………（687）

　　一、急性肾小球肾炎 ……………………………………………………………………………（687）

　　二、急进性肾小球肾炎 …………………………………………………………………………（688）

　　三、慢性肾小球肾炎 ……………………………………………………………………………（688）

　　四、无症状性血尿或（和）蛋白尿 ……………………………………………………………（688）

　第四节　肾病综合征 ……………………………………………………………………………（689）

　　一、病因与发病机制 ……………………………………………………………………………（689）

　　二、实验室检查 …………………………………………………………………………………（689）

　第五节　肾小管性酸中毒 ………………………………………………………………………（690）

　　一、低血钾型远端肾小管RTA（Ⅰ型） ………………………………………………………（690）

　　二、近端肾小管RTA（Ⅱ型） …………………………………………………………………（690）

三、高血钾型远端肾小管RTA（Ⅳ型） ………………………………………………………………… (690)

第六节　急性肾损伤 ……………………………………………………………………………………… (691)

一、病因与发病机制 ………………………………………………………………………………… (691)

二、实验室检查 ……………………………………………………………………………………… (691)

第七节　慢性肾病 ………………………………………………………………………………………… (691)

一、病因与发病机制 ………………………………………………………………………………… (691)

二、实验室检查 ……………………………………………………………………………………… (692)

第八节　尿路感染 ………………………………………………………………………………………… (692)

一、病因与发病机制 ………………………………………………………………………………… (692)

二、实验室检查 ……………………………………………………………………………………… (692)

第47章　心血管系统疾病检验 …………………………………………………………… 张　葵 (693)

第一节　动脉粥样硬化和冠状动脉粥样硬化性心脏病 ……………………………………………… (693)

一、动脉粥样硬化 …………………………………………………………………………………… (693)

二、冠状动脉粥样硬化性心脏病 …………………………………………………………………… (696)

三、心肌损伤标志物的临床应用及原则 …………………………………………………………… (699)

第二节　高血压 …………………………………………………………………………………………… (699)

一、病因与发病机制 ………………………………………………………………………………… (699)

二、临床表现与分类 ………………………………………………………………………………… (700)

三、实验室检查 ……………………………………………………………………………………… (700)

第三节　心力衰竭 ………………………………………………………………………………………… (700)

一、病因 ……………………………………………………………………………………………… (701)

二、临床表现 ………………………………………………………………………………………… (701)

三、实验室检查 ……………………………………………………………………………………… (701)

第48章　内分泌疾病检验 ………………………………………………………………… 耿　娟 (703)

第一节　概述 ……………………………………………………………………………………………… (703)

一、内分泌及其调控 ………………………………………………………………………………… (703)

二、内分泌疾病的常用生物化学检验 ……………………………………………………………… (704)

第二节　下丘脑-垂体内分泌功能紊乱的生物化学检验 …………………………………………… (704)

一、下丘脑-垂体内分泌功能及其调节 …………………………………………………………… (704)

二、下丘脑-垂体内分泌功能紊乱的生物化学检验 ……………………………………………… (705)

第三节　甲状腺功能紊乱的生物化学检验 …………………………………………………………… (706)

一、甲状腺激素及分泌调节 ………………………………………………………………………… (706)

二、甲状腺功能紊乱的生物化学检验 ……………………………………………………………… (707)

第四节　肾上腺功能紊乱的生物化学检验 …………………………………………………………… (708)

一、肾上腺皮质激素的生理、生化及分泌调节 …………………………………………………… (708)

二、肾上腺髓质激素的生理、生化及分泌调节 …………………………………………………… (709)

三、肾上腺功能紊乱的生物化学检验 ……………………………………………………………… (709)

第五节　性激素紊乱的生物化学检验 ………………………………………………………………… (712)

一、性激素的生理、生化及分泌调节 ……………………………………………………………… (712)

二、性激素紊乱的生物化学检验 …………………………………………………………………… (713)

第49章 治疗药物监测······李贵星(715)

第一节 药物在体内的过程······(715)
一、药物吸收······(715)
二、药物分布······(715)
三、药物代谢······(716)
四、药物排泄······(716)

第二节 血药浓度与药物效应······(716)

第三节 药物代谢动力学······(717)
一、药动学模型······(717)
二、单室模型一级消除动力学······(717)
三、多剂重复用药的消除动力学······(719)
四、非线性动力学消除······(719)

第四节 治疗药物浓度监测与临床应用······(720)
一、治疗药物浓度监测依据······(720)
二、治疗药物监测的临床应用······(721)
三、个体化给药方案的调整······(721)

第五节 治疗药物监测标本及预处理······(721)
一、常用标本······(721)
二、取样时间······(721)
三、样品预处理······(722)

第六节 需要浓度监测的主要药物······(722)
一、地高辛······(722)
二、抗癫痫药······(723)
三、免疫抑制药······(724)
四、茶碱······(724)
五、氨基糖苷类抗生素······(725)

第50章 妊娠与营养状况检验······张 璘(726)

第一节 妊娠的生物化学检验······(726)
一、妊娠及生物化学特征······(726)
二、正常及异常妊娠的生物化学检验······(729)

第二节 孕妇和胎儿的健康和营养状况评价······(730)
一、妊娠期的母体疾病······(730)
二、妊娠中的胎儿疾病······(732)
三、胎儿肺成熟度评价试验······(732)
四、胎儿的先天性缺陷······(733)
五、胎儿脏器功能的评价······(734)

第三节 妊娠相关检验······(735)
一、新生儿代谢特点······(735)
二、新生儿疾病筛查······(736)

第51章 感染性疾病的分子诊断······黄 彬(738)

第一节 概述 ………………………………………………………………………… (738)
第二节 病毒的基因检测 …………………………………………………………… (739)
  一、乙型肝炎病毒 ………………………………………………………………… (739)
  二、丙型肝炎病毒 ………………………………………………………………… (741)
  三、人乳头瘤病毒 ………………………………………………………………… (743)
  四、巨细胞病毒 …………………………………………………………………… (744)
第三节 细菌的基因检测 …………………………………………………………… (745)
  一、结核分枝杆菌 ………………………………………………………………… (745)
  二、淋病奈瑟菌 …………………………………………………………………… (746)
第四节 真菌的基因检测 …………………………………………………………… (747)
  一、真菌的基因组结构 …………………………………………………………… (747)
  二、常用的分子诊断方法 ………………………………………………………… (748)
  三、临床意义 ……………………………………………………………………… (748)
第五节 其他常见病原体的基因检测 ……………………………………………… (749)
  一、沙眼衣原体 …………………………………………………………………… (749)
  二、解脲脲原体 …………………………………………………………………… (750)

第52章 遗传性疾病的分子诊断 …………………………………… 郑 芳(752)

第一节 单基因遗传病的分子诊断 ………………………………………………… (752)
  一、单基因遗传病的遗传特点 …………………………………………………… (752)
  二、遗传标记的概念及其分类 …………………………………………………… (756)
  三、单核苷酸多态性 ……………………………………………………………… (758)
  四、单基因遗传病的分子诊断策略 ……………………………………………… (760)
第二节 染色体病的分子诊断 ……………………………………………………… (763)
  一、常见的染色体病 ……………………………………………………………… (763)
  二、常见染色体病的无创产前筛查 ……………………………………………… (763)
  三、NIPT技术的临床应用 ………………………………………………………… (764)

第53章 复杂性疾病的分子诊断 …………………………………… 潘世扬(765)

第一节 复杂性疾病的分子诊断策略 ……………………………………………… (765)
  一、复杂性疾病分子诊断 ………………………………………………………… (765)
  二、复杂性疾病分子诊断常用的检测标本 ……………………………………… (765)
  三、分子诊断的常用方法与思路 ………………………………………………… (766)
第二节 肿瘤的分子诊断 …………………………………………………………… (766)
  一、肿瘤的发病机制 ……………………………………………………………… (766)
  二、早期分子诊断及预后 ………………………………………………………… (767)
  三、分子检测在肿瘤个体化治疗中的应用 ……………………………………… (768)
  四、分子检测在肿瘤筛查中的应用 ……………………………………………… (768)
  五、肿瘤微小残留病的分子检测 ………………………………………………… (769)
第三节 原发性高血压 ……………………………………………………………… (769)
  一、原发性高血压的分子遗传 …………………………………………………… (769)
  二、原发性高血压的分子诊断 …………………………………………………… (770)

第四节 糖尿病 ……………………………………………………………………………………… (770)
　　一、1型糖尿病 ……………………………………………………………………………………… (770)
　　二、2型糖尿病 ……………………………………………………………………………………… (771)

第54章 分子诊断的其他应用 ………………………………………………………… 黄　彬(772)
　第一节 分子诊断在移植配型中的应用 ……………………………………………………………… (772)
　　一、HLA 与器官移植 ………………………………………………………………………………… (772)
　　二、组织配型中的 DNA 分型技术 …………………………………………………………………… (773)
　　三、组织配型在器官移植中的应用 …………………………………………………………………… (775)
　第二节 分子诊断在法医学鉴定中的应用 ……………………………………………………………… (775)
　　一、亲子鉴定 …………………………………………………………………………………………… (775)
　　二、个人识别 …………………………………………………………………………………………… (777)
　　三、性别鉴定与 Y 基因检测 ………………………………………………………………………… (778)
　　四、线粒体 DNA 分析 ……………………………………………………………………………… (778)
　第三节 分子诊断在医院感染控制中的应用 ………………………………………………………… (779)

第五篇　临床微生物学和微生物检验

第55章 概论 …………………………………………………………………… 孔海深　陈　瑜(782)
　第一节 临床微生物学基本理论和重要任务 …………………………………………………………… (782)
　　一、微生物、微生物学、医学微生物学 …………………………………………………………… (782)
　　二、临床微生物学检验的主要任务 ………………………………………………………………… (783)
　　三、临床微生物学关注的热点 ……………………………………………………………………… (783)
　第二节 临床微生物学与微生物学检验进展 …………………………………………………………… (785)
　　一、临床微生物学的发展及微生物学对医学的贡献 ……………………………………………… (785)
　　二、微生物学检验的发展 …………………………………………………………………………… (786)

第56章 临床微生物学及其检验的基本技术 ……………………………………………………… (788)
　第一节 细菌感染及其检验技术 …………………………………………………… 李智山　孙自镛(788)
　　一、细菌的形态结构与生理特征 ……………………………………………………………………… (788)
　　二、细菌的感染与免疫 ………………………………………………………………………………… (790)
　　三、细菌的基本检验技术 ……………………………………………………………………………… (790)
　第二节 真菌感染及其检验技术 …………………………………………………… 简　翠　孙自镛(793)
　　一、真菌的形态结构与生理特征 ……………………………………………………………………… (793)
　　二、真菌的感染与免疫 ………………………………………………………………………………… (794)
　　三、真菌的基本检验技术 ……………………………………………………………………………… (795)
　第三节 病毒感染及其检验技术 …………………………………………………… 甄　燕　孙自镛(798)
　　一、病毒的结构与增殖 ………………………………………………………………………………… (798)
　　二、病毒的感染与免疫 ………………………………………………………………………………… (799)
　　三、病毒的基本检测技术 ……………………………………………………………………………… (801)
　第四节 分子生物学技术在临床微生物检验中的应用 …………………………… 甄　燕　孙自镛(805)
　　一、临床微生物检验中常用的分子生物学技术 …………………………………………………… (805)

二、临床微生物检验中分子生物学技术的质量保证 …………………………………………………(806)
　　三、分子生物学技术反质谱技术在临床微生物检验中的应用 ………………………………………(808)
　第五节　细菌的自动化检验技术 ………………………………………………… 李智山　孙自镛(809)
　　一、自动化血培养系统 …………………………………………………………………………………(809)
　　二、自动化细菌鉴定系统 ………………………………………………………………………………(810)
　　三、自动化药敏试验系统 ………………………………………………………………………………(812)
　第六节　抗微生物药物耐药性监测 ……………………………………………………………………(814)
　　一、抗微生物药物敏感性试验 …………………………………………………………………………(814)
　　二、临床重要的耐药菌及其检测 ………………………………………………………………………(820)
　第七节　医院感染控制及其检测技术 ………………………………………………………… 孙自镛(825)
　　一、医院感染的定义及流行病学特征 …………………………………………………………………(825)
　　二、医院感染诊断方法和检测 …………………………………………………………………………(827)
　　三、医院感染的预防和控制 ……………………………………………………………………………(830)

第57章　临床细菌学检验 ……………………………………………………………………………(832)
　第一节　革兰阳性球菌 ………………………………………………………………………… 马筱玲(832)
　　一、葡萄球菌属 …………………………………………………………………………………………(832)
　　二、链球菌属 ……………………………………………………………………………………………(835)
　　三、肠球菌属 ……………………………………………………………………………………………(838)
　第二节　革兰阴性球菌 ………………………………………………………………………… 马筱玲(839)
　　奈瑟菌属 …………………………………………………………………………………………………(839)
　第三节　肠杆菌科细菌 ………………………………………………………………………… 马筱玲(841)
　　一、概述 …………………………………………………………………………………………………(841)
　　二、埃希菌属 ……………………………………………………………………………………………(843)
　　三、志贺菌属 ……………………………………………………………………………………………(845)
　　四、沙门菌属 ……………………………………………………………………………………………(846)
　　五、耶尔森菌属 …………………………………………………………………………………………(848)
　　六、枸橼酸杆菌属 ………………………………………………………………………………………(849)
　　七、克雷伯菌属和柔特勒菌属 …………………………………………………………………………(849)
　　八、肠杆菌属 ……………………………………………………………………………………………(850)
　　九、沙雷菌属 ……………………………………………………………………………………………(850)
　　十、变形杆菌属 …………………………………………………………………………………………(851)
　　十一、普罗威登斯菌属和摩根菌属 ……………………………………………………………………(851)
　　十二、邻单胞菌属 ………………………………………………………………………………………(851)
　第四节　不发酵糖的革兰阴性杆菌 …………………………………………………………… 马筱玲(852)
　　一、概述 …………………………………………………………………………………………………(852)
　　二、假单胞菌属 …………………………………………………………………………………………(853)
　　三、不动杆菌属 …………………………………………………………………………………………(855)
　　四、产碱杆菌属和无色杆菌属 …………………………………………………………………………(855)
　　五、金黄杆菌属 …………………………………………………………………………………………(856)
　　六、窄食单胞菌属 ………………………………………………………………………………………(856)

七、伯克霍尔德菌属 …………………………………………………………………………（857）
　　八、莫拉菌属 ……………………………………………………………………………………（858）
　　九、军团菌属 ……………………………………………………………………………………（858）

第58章　临床病毒学检验 …………………………………………………………………………（860）
第一节　肠道感染病毒检验 …………………………………………………崔大伟　陈　瑜（860）
　　一、脊髓灰质炎病毒 ……………………………………………………………………………（861）
　　二、柯萨奇病毒和艾柯病毒 ……………………………………………………………………（862）
　　三、手足口疫病毒 ………………………………………………………………………………（862）

第二节　呼吸道感染病毒检验 …………………………………………………李雪芬　陈　瑜（866）
　　一、流行性感冒病毒 ……………………………………………………………………………（866）
　　二、禽流感病毒 …………………………………………………………………………………（868）
　　三、SARS 冠状病毒 ……………………………………………………………………………（869）
　　四、副黏病毒 ……………………………………………………………………………………（871）
　　五、其他呼吸道病毒 ……………………………………………………………………………（873）

第三节　肝炎病毒检验 …………………………………………………………李雪芬　陈　瑜（875）
　　一、甲型肝炎病毒 ………………………………………………………………………………（875）
　　二、乙型肝炎病毒 ………………………………………………………………………………（876）
　　三、丙型肝炎病毒 ………………………………………………………………………………（879）
　　四、丁型肝炎病毒 ………………………………………………………………………………（880）
　　五、戊型肝炎病毒 ………………………………………………………………………………（882）

第四节　疱疹病毒检验 …………………………………………………………毛卫林　陈　瑜（883）
　　一、巨细胞病毒 …………………………………………………………………………………（883）
　　二、单纯疱疹病毒 ………………………………………………………………………………（885）
　　三、水痘-带状疱疹病毒 ………………………………………………………………………（885）
　　四、EB 病毒 ……………………………………………………………………………………（886）

第五节　HIV 病毒检验——人类免疫缺陷病毒 ………………………………叶　波　陈　瑜（887）
　　一、概况 …………………………………………………………………………………………（887）
　　二、病毒特性 ……………………………………………………………………………………（887）
　　三、致病机制 ……………………………………………………………………………………（889）
　　四、临床意义 ……………………………………………………………………………………（890）
　　五、实验室检查 …………………………………………………………………………………（890）
　　六、防治和治疗 …………………………………………………………………………………（891）

第六节　人乳头瘤病毒检验——人乳头状病毒 …………………楼　滨　陈保德　陈　瑜（892）

第59章　临床真菌学检验 ………………………………………………………杨　青　陈　瑜（895）
第一节　酵母样真菌检验 ………………………………………………………………………（895）
　　一、念珠菌属 ……………………………………………………………………………………（895）
　　二、隐球菌属 ……………………………………………………………………………………（897）
　　三、毛孢子菌属 …………………………………………………………………………………（900）

第二节　丝状真菌 ………………………………………………………………………………（901）
　　一、曲霉菌属 ……………………………………………………………………………………（901）

二、青霉菌属 ……………………………………………………………………………………(903)
　　三、镰刀菌属 ……………………………………………………………………………………(904)
　　四、赛多孢菌属 …………………………………………………………………………………(905)
　　五、接合菌 ………………………………………………………………………………………(906)
　第三节　卡氏肺孢子虫 ………………………………………………………………………………(907)
第60章　临床微生物不同类型感染标本的细菌学检验 ……………………………… 褚云卓(909)
　第一节　血液 …………………………………………………………………………………………(909)
　　一、标本中常见的病原体 ………………………………………………………………………(909)
　　二、标本的采集和运送 …………………………………………………………………………(910)
　　三、标本的接种和培养 …………………………………………………………………………(911)
　　四、细菌学检验和报告 …………………………………………………………………………(912)
　第二节　脑脊液 ………………………………………………………………………………………(913)
　　一、标本中常见的病原体 ………………………………………………………………………(913)
　　二、标本的采集和运送 …………………………………………………………………………(913)
　　三、标本的接种和培养 …………………………………………………………………………(914)
　　四、细菌学检验和报告 …………………………………………………………………………(914)
　第三节　尿液 …………………………………………………………………………………………(915)
　　一、标本中常见的病原体 ………………………………………………………………………(915)
　　二、标本的采集和运送 …………………………………………………………………………(915)
　　三、标本的接种和培养 …………………………………………………………………………(915)
　　四、细菌学检验和报告 …………………………………………………………………………(916)
　第四节　痰液 …………………………………………………………………………………………(917)
　　一、标本中常见的病原体 ………………………………………………………………………(917)
　　二、标本的采集和运送 …………………………………………………………………………(918)
　　三、标本的接种和培养 …………………………………………………………………………(918)
　　四、细菌学检验和报告 …………………………………………………………………………(919)
　第五节　脓液、穿刺液和引流液 ……………………………………………………………………(921)
　　一、标本中常见的病原体 ………………………………………………………………………(921)
　　二、标本的采集和运送 …………………………………………………………………………(922)
　　三、标本的接种和培养 …………………………………………………………………………(922)
　　四、细菌学检验和报告 …………………………………………………………………………(922)
　第六节　粪便 …………………………………………………………………………………………(924)
　　一、标本中常见的病原体 ………………………………………………………………………(924)
　　二、标本的采集和运送 …………………………………………………………………………(924)
　　三、标本的接种和培养 …………………………………………………………………………(924)
　　四、细菌学检验和报告 …………………………………………………………………………(925)
　第七节　生殖道标本 …………………………………………………………………………………(928)
　　一、标本中常见的病原体 ………………………………………………………………………(928)
　　二、标本的采集和运送 …………………………………………………………………………(928)
　　三、标本的接种和培养 …………………………………………………………………………(928)

	四、细菌学检验和报告	(928)

第61章　临床微生物学实验室管理、生物安全及质量保证 ············ 孔海深　陈　瑜(930)

- 第一节　临床微生物学实验室管理 ·· (930)
  - 一、临床微生物学实验室的管理要求 ·· (930)
  - 二、临床微生物学实验室的设施设备要求 ·· (930)
  - 三、临床微生物学实验室的管理制度 ·· (931)
  - 四、微生物检验的质量管理和措施 ·· (931)
  - 五、临床微生物实验室生物安全管理 ·· (932)
  - 六、微生物实验室信息管理 ·· (932)
- 第二节　临床微生物实验室生物安全 ·· (933)
  - 一、生物安全水平和要求 ·· (933)
  - 二、生物安全保障 ·· (935)
  - 三、生物安全技术 ·· (936)
- 第三节　临床微生物检验的质量控制 ·· (937)
  - 一、分析前质量保证 ·· (937)
  - 二、分析中质量保证 ·· (937)
  - 三、分析后质量保证 ·· (942)

第六篇　临床免疫学和免疫检验

第62章　概论 ·· 杨再兴　仲人前(943)

- 第一节　免疫学基本理论和重要概念 ·· (943)
  - 一、免疫器官 ·· (943)
  - 二、免疫细胞 ·· (944)
  - 三、免疫分子 ·· (946)
- 第二节　抗原抗体反应原理和特点 ·· (948)
  - 一、抗原抗体反应基本原理 ·· (948)
  - 二、抗原抗体反应的特点 ·· (949)
  - 三、抗原抗体反应的影响因素 ·· (949)
- 第三节　临床免疫检验的质量保证 ·· (949)
  - 一、分析前质量保证 ·· (949)
  - 二、分析中质量保证 ·· (950)
  - 三、分析后质量保证 ·· (950)

第63章　免疫分析技术及应用 ·· 蔡　蓓　王兰兰(952)

- 第一节　酶免疫技术及应用 ·· (952)
  - 一、酶免疫技术的基本原理 ·· (953)
  - 二、酶免疫技术分类 ·· (954)
  - 三、酶免疫测定方法的评价 ·· (955)
- 第二节　生物素-亲和素放大技术及应用 ·· (956)
  - 一、生物素-亲和素免疫放大技术的基本原理 ·· (956)

二、生物素-亲和素标记的基本类型及技术特点 ……………………………………………… (956)
三、生物素-亲和素放大技术的应用评价 ……………………………………………………… (957)
第三节 放射免疫技术及应用 ……………………………………………………………… (958)
一、放射免疫技术概述 ………………………………………………………………………… (958)
二、放射免疫分析 ……………………………………………………………………………… (958)
三、免疫放射分析 ……………………………………………………………………………… (958)
四、放射免疫分析技术的质量控制 ……………………………………………………………… (958)
五、放射免疫分析技术的应用 …………………………………………………………………… (959)
第四节 荧光免疫技术及应用 ……………………………………………………………… (959)
一、荧光免疫技术基本原理 …………………………………………………………………… (959)
二、技术要点 …………………………………………………………………………………… (959)
三、方法学评价 ………………………………………………………………………………… (960)
四、荧光免疫技术质量保证 …………………………………………………………………… (960)
五、荧光免疫技术的临床应用 ………………………………………………………………… (960)
第五节 金标记免疫技术及应用 …………………………………………………………… (960)
一、免疫胶体金标记的原理 …………………………………………………………………… (961)
二、免疫胶体金标记技术特点 ………………………………………………………………… (961)
三、金标记免疫技术的应用 …………………………………………………………………… (961)
第六节 自动化免疫分析技术 ……………………………………………………………… (962)
一、自动化免疫比浊分析技术 ………………………………………………………………… (962)
二、化学发光自动免疫分析 …………………………………………………………………… (964)
三、荧光免疫自动化分析 ……………………………………………………………………… (967)
四、发光免疫分析技术的质量保证 …………………………………………………………… (968)
第七节 流式细胞分析术原理及应用 ……………………………………………………… (969)
一、流式细胞仪的分析和分选原理 …………………………………………………………… (969)
二、流式细胞术的技术参数 …………………………………………………………………… (971)
三、流式细胞仪分析的技术要求 ……………………………………………………………… (972)
四、流式细胞术的应用评价 …………………………………………………………………… (976)
五、流式细胞术在免疫学检查中的应用 ……………………………………………………… (976)
第八节 免疫组织化学技术 ………………………………………………………………… (979)
一、免疫组织化学技术的基本原理 …………………………………………………………… (979)
二、酶免疫组织化学技术 ……………………………………………………………………… (980)
三、亲和组织化学染色 ………………………………………………………………………… (981)
四、荧光免疫组织化学技术 …………………………………………………………………… (981)
五、免疫金(银)组织化学技术 ………………………………………………………………… (982)
六、免疫标记电镜技术 ………………………………………………………………………… (982)
七、激光扫描共聚焦显微镜技术 ……………………………………………………………… (982)
八、免疫组织化学技术的应用 ………………………………………………………………… (983)
第64章 体液免疫检验 ……………………………………………… 耿红莲 仲人前(985)
第一节 免疫球蛋白检测 …………………………………………………………………… (985)

一、IgG、IgA、IgM 测定 ……………………………………………………………………（985）
二、血清 IgD 测定 ……………………………………………………………………（987）
三、血清 IgE 测定 ……………………………………………………………………（988）
四、轻链测定 …………………………………………………………………………（988）
五、M 蛋白的检测与鉴定 ……………………………………………………………（988）

第二节　补体检测 …………………………………………………………………………（990）
一、总补体溶血活性测定 ……………………………………………………………（990）
二、旁路途径的溶血活性测定（AP-CH$_{50}$） ……………………………………（991）
三、单个补体成分的测定 ……………………………………………………………（991）

第三节　特定蛋白检测 ……………………………………………………………………（993）
一、C 反应蛋白 ………………………………………………………………………（993）
二、铜蓝蛋白 …………………………………………………………………………（993）
三、α_1 酸性糖蛋白 …………………………………………………………（994）
四、抗链球菌溶血素"O" ……………………………………………………………（994）
五、类风湿因子 ………………………………………………………………………（994）
六、转铁蛋白 …………………………………………………………………………（995）
七、触珠蛋白 …………………………………………………………………………（995）
八、α_2-巨球蛋白 ……………………………………………………………（996）
九、α_1-抗胰蛋白酶 …………………………………………………………（996）
十、尿微量清蛋白 ……………………………………………………………………（997）
十一、α_1-微球蛋白 …………………………………………………………（997）
十二、β_2-微球蛋白 ……………………………………………………………（998）

第 65 章　细胞免疫检验及应用 ………………………………………………………………（999）
第一节　免疫细胞表面标志检测及应用 …………………………………… 袁向亮　沈立松（999）
一、T 淋巴细胞表面标志的检测 ……………………………………………………（1000）
二、B 淋巴细胞表面标志的检测 ……………………………………………………（1001）
三、自然杀伤细胞表面标志的检测 …………………………………………………（1003）

第二节　免疫细胞功能检测及应用 ………………………………………… 王　剑　沈立松（1004）
一、淋巴细胞功能的检测 ……………………………………………………………（1004）
二、免疫细胞检测的临床意义 ………………………………………………………（1007）

第三节　细胞因子与细胞黏附分子检测及应用 …………………………… 李美星　沈立松（1008）
一、细胞因子 …………………………………………………………………………（1008）
二、细胞黏附分子 ……………………………………………………………………（1013）

第 66 章　感染性疾病的免疫学检验 ………………………………………… 陈保德　胡志东（1018）
第一节　肝炎病毒的免疫学检验 …………………………………………………………（1018）
一、甲型肝炎病毒 ……………………………………………………………………（1018）
二、乙型肝炎病毒 ……………………………………………………………………（1019）
三、丙型肝炎病毒 ……………………………………………………………………（1022）
四、丁型肝炎病毒 ……………………………………………………………………（1024）
五、戊型肝炎病毒 ……………………………………………………………………（1025）

六、庚型肝炎病毒 …… (1025)
　　七、输血传播病毒 …… (1025)
第二节　HIV免疫学检测 …… (1026)
　　一、HIV感染导致的人体变化 …… (1026)
　　二、HIV感染的三种临床结局 …… (1027)
　　三、HIV血清学检测 …… (1027)
第三节　TORCH的免疫学检验 …… (1030)
　　一、弓形虫感染 …… (1030)
　　二、风疹病毒感染 …… (1031)
　　三、巨细胞病毒感染 …… (1032)
　　四、单纯疱疹病毒感染 …… (1034)
第四节　其他病原体的免疫学检验 …… (1034)
　　一、沙眼衣原体感染 …… (1034)
　　二、轮状病毒感染 …… (1036)
　　三、腺病毒感染 …… (1036)
　　四、肺炎衣原体感染 …… (1036)
　　五、肺炎支原体感染 …… (1037)
　　六、梅毒螺旋体感染 …… (1037)

第67章　变态反应的免疫学检验　　　李会强(1040)

第一节　变态反应的基础 …… (1040)
　　一、Ⅰ型变态反应的发生机制 …… (1040)
　　二、Ⅱ型变态反应的发生机制 …… (1041)
　　三、Ⅲ型变态反应的发生机制 …… (1041)
　　四、Ⅳ型变态反应的发生机制 …… (1041)
第二节　Ⅰ型变态反应性疾病及其相关检验 …… (1042)
　　一、Ⅰ型变态反应性疾病 …… (1042)
　　二、Ⅰ型变态反应性疾病的相关检验 …… (1042)
第三节　Ⅱ型变态反应性疾病及其相关检验 …… (1046)
　　一、Ⅱ型变态反应性疾病 …… (1046)
　　二、Ⅱ型变态反应性疾病的相关检验 …… (1047)
第四节　Ⅲ型变态反应性疾病及其相关检验 …… (1049)
　　一、Ⅲ型变态反应性疾病 …… (1049)
　　二、Ⅲ型变态反应性疾病的相关检验 …… (1049)
第五节　Ⅳ型变态反应性疾病及其相关检验 …… (1051)
　　一、Ⅳ型变态反应性疾病 …… (1051)
　　二、Ⅳ型变态反应性疾病的相关检验 …… (1051)

第68章　自身免疫性疾病的免疫学检验 …… (1053)

第一节　自身免疫性疾病的基础　　　梁　艳　仲人前(1053)
　　一、发病机制 …… (1053)
　　二、分类 …… (1054)

三、检测方法与项目 …………………………………………………………………………… (1054)
第二节　系统性自身免疫性疾病 ………………………………………………… 梁　艳　仲人前(1055)
一、系统性红斑狼疮 …………………………………………………………………………… (1055)
二、干燥综合征 ………………………………………………………………………………… (1056)
三、类风湿关节炎 ……………………………………………………………………………… (1056)
四、系统性血管炎 ……………………………………………………………………………… (1057)
五、抗磷脂综合征 ……………………………………………………………………………… (1059)
六、系统性硬化 ………………………………………………………………………………… (1059)
七、多发性肌炎和皮肌炎 ……………………………………………………………………… (1060)
八、混合性结缔组织病 ………………………………………………………………………… (1061)
第三节　消化系统自身免疫性疾病 ……………………………………………… 梁　艳　仲人前(1061)
一、自身免疫性胃炎 …………………………………………………………………………… (1061)
二、自身免疫性肝炎 …………………………………………………………………………… (1062)
三、原发性胆汁性胆管炎 ……………………………………………………………………… (1063)
四、原发性硬化性胆管炎 ……………………………………………………………………… (1064)
五、炎性肠病 …………………………………………………………………………………… (1064)
第四节　血液系统自身免疫性疾病 ……………………………………………… 邓　琳　沈立松(1066)
一、自身免疫溶血性贫血 ……………………………………………………………………… (1066)
二、特发性血小板减少性紫癜 ………………………………………………………………… (1068)
三、特发性中性粒细胞减少症 ………………………………………………………………… (1069)
四、恶性贫血 …………………………………………………………………………………… (1070)
第五节　心血管系统自身免疫性疾病 …………………………………………… 邓　琳　沈立松(1071)
一、自身免疫性心肌炎 ………………………………………………………………………… (1071)
二、扩张型心肌病 ……………………………………………………………………………… (1072)
第六节　神经系统自身免疫性疾病 ……………………………………………… 周韵斓　沈立松(1073)
一、重症肌无力 ………………………………………………………………………………… (1073)
二、多发性硬化 ………………………………………………………………………………… (1073)
三、急性炎性脱髓鞘性多发性神经病 ………………………………………………………… (1074)
四、副肿瘤综合征 ……………………………………………………………………………… (1074)
第七节　内分泌系统自身免疫性疾病 …………………………………………… 周韵斓　沈立松(1075)
一、Graves病 …………………………………………………………………………………… (1075)
二、慢性淋巴细胞性甲状腺炎 ………………………………………………………………… (1077)
三、1型糖尿病 ………………………………………………………………………………… (1078)
四、Addison病 ………………………………………………………………………………… (1079)
五、自身免疫性多内分泌腺综合征 …………………………………………………………… (1079)
第八节　生殖系统自身免疫性疾病 ……………………………………………… 潘秀军　沈立松(1080)
一、免疫性不育 ………………………………………………………………………………… (1080)
二、免疫性流产 ………………………………………………………………………………… (1081)
第九节　皮肤自身免疫性疾病 …………………………………………………… 潘秀军　沈立松(1081)
一、天疱疮 ……………………………………………………………………………………… (1081)

二、类天疱疮 …………………………………………………………………………… (1082)

第69章 免疫增殖性疾病的免疫学检验 …………………………………… 唐 中(1085)

第一节 免疫增殖性疾病的概述 ………………………………………………… (1085)
一、免疫增殖病的发病机制 …………………………………………………… (1085)
二、免疫增殖病的免疫损伤机制 ……………………………………………… (1085)
三、免疫增殖病的分类 ………………………………………………………… (1086)
四、免疫增殖病的检测方法与项目 …………………………………………… (1086)

第二节 多发性骨髓瘤 …………………………………………………………… (1090)
一、疾病概况 …………………………………………………………………… (1090)
二、发病机制 …………………………………………………………………… (1090)
三、临床特征 …………………………………………………………………… (1090)
四、实验室检测与分析 ………………………………………………………… (1090)

第三节 意义未明单克隆丙种球蛋白病 ………………………………………… (1097)
一、疾病概况 …………………………………………………………………… (1097)
二、发病机制 …………………………………………………………………… (1097)
三、临床特征 …………………………………………………………………… (1097)
四、实验室检测与分析 ………………………………………………………… (1097)

第四节 巨球蛋白血症 …………………………………………………………… (1098)
一、疾病概况 …………………………………………………………………… (1098)
二、发病机制 …………………………………………………………………… (1098)
三、临床特征 …………………………………………………………………… (1098)
四、实验室检测与分析 ………………………………………………………… (1098)

第五节 慢性淋巴细胞性白血病 ………………………………………………… (1099)
一、疾病概况 …………………………………………………………………… (1099)
二、发病机制 …………………………………………………………………… (1100)
三、临床特征 …………………………………………………………………… (1100)
四、实验室检测与分析 ………………………………………………………… (1100)

第六节 霍奇金病 ………………………………………………………………… (1101)
一、疾病概况 …………………………………………………………………… (1101)
二、发病机制 …………………………………………………………………… (1101)
三、临床特征 …………………………………………………………………… (1101)
四、实验室检测与分析 ………………………………………………………… (1101)

第七节 非霍奇金淋巴瘤 ………………………………………………………… (1102)
一、疾病概况 …………………………………………………………………… (1102)
二、发病机制 …………………………………………………………………… (1102)
三、临床特征 …………………………………………………………………… (1102)
四、实验室检测与分析 ………………………………………………………… (1103)

第70章 免疫缺陷性疾病的免疫学检测 …………………………………… 唐 中(1105)

第一节 免疫缺陷性疾病概述 …………………………………………………… (1105)
一、免疫缺陷性疾病的分类 …………………………………………………… (1105)

二、免疫缺陷性疾病的共同临床特征 …………………………………………………… (1105)
三、免疫缺陷性疾病的检验 ……………………………………………………………… (1106)

第二节 原发性B细胞免疫缺陷病 …………………………………………………………… (1106)
一、X连锁无丙种球蛋白血症 …………………………………………………………… (1106)
二、选择性IgA缺陷 ……………………………………………………………………… (1106)
三、X性连锁高IgM综合征 ……………………………………………………………… (1106)
四、实验室检测与分析 …………………………………………………………………… (1107)

第三节 原发性T细胞免疫缺陷病 …………………………………………………………… (1108)
一、先天性胸腺发育不全 ………………………………………………………………… (1108)
二、X连锁淋巴组织增生病 ……………………………………………………………… (1108)
三、T细胞活化和功能缺陷 ……………………………………………………………… (1108)
四、实验室检测与分析 …………………………………………………………………… (1108)

第四节 原发性联合免疫缺陷病 ……………………………………………………………… (1109)
一、重症联合免疫缺陷病 ………………………………………………………………… (1109)
二、毛细血管扩张共济失调综合征 ……………………………………………………… (1110)
三、伴湿疹血小板减少的免疫缺陷病 …………………………………………………… (1110)
四、实验室检测与分析 …………………………………………………………………… (1110)

第五节 原发性吞噬细胞缺陷病 ……………………………………………………………… (1110)
一、中性粒细胞数量减少 ………………………………………………………………… (1110)
二、白细胞黏附缺陷 ……………………………………………………………………… (1110)
三、慢性肉芽肿病 ………………………………………………………………………… (1111)
四、实验室检测与分析 …………………………………………………………………… (1111)

第六节 原发性补体系统缺陷病 ……………………………………………………………… (1111)
一、遗传性血管神经性水肿 ……………………………………………………………… (1111)
二、阵发性夜间血红蛋白尿 ……………………………………………………………… (1111)
三、实验室检测与分析 …………………………………………………………………… (1112)

第71章 肿瘤标志物检验与临床 …………………………………………………… 陶志华 陈 敏(1113)
第一节 肿瘤标志物的基础 …………………………………………………………………… (1113)
一、肿瘤标志物概念 ……………………………………………………………………… (1113)
二、肿瘤标志物的分类 …………………………………………………………………… (1114)

第二节 胚胎抗原类肿瘤标志物 ……………………………………………………………… (1114)
一、甲胎蛋白 ……………………………………………………………………………… (1114)
二、癌胚抗原 ……………………………………………………………………………… (1115)
三、胰胚胎抗原 …………………………………………………………………………… (1116)
四、胚胎硫糖蛋白抗原 …………………………………………………………………… (1116)

第三节 糖类抗原肿瘤标志物 ………………………………………………………………… (1116)
一、糖类抗原125 ………………………………………………………………………… (1117)
二、糖类抗原15-3 ………………………………………………………………………… (1118)
三、糖类抗原19-9 ………………………………………………………………………… (1118)
四、糖类抗原50 …………………………………………………………………………… (1118)

五、糖类抗原72-4 ………………………………………………………………………………（1119）
　　六、糖类抗原242 …………………………………………………………………………………（1119）
　　七、糖类抗原549 …………………………………………………………………………………（1120）
　　八、糖类抗原27-29 ………………………………………………………………………………（1120）
　　九、鳞状细胞癌抗原 ………………………………………………………………………………（1120）
　　十、DU-PAN-2 ……………………………………………………………………………………（1121）
第四节　酶类肿瘤标志物 ………………………………………………………………………………（1121）
　　一、前列腺特异性抗原 ……………………………………………………………………………（1121）
　　二、前列腺酸性磷酸酶 ……………………………………………………………………………（1122）
　　三、α-L-岩藻糖苷酶 ………………………………………………………………………………（1122）
　　四、神经元特异性烯醇化酶 ………………………………………………………………………（1122）
　　五、基质金属蛋白酶 ………………………………………………………………………………（1123）
第五节　激素类肿瘤标志物 ……………………………………………………………………………（1123）
　　一、人绒毛膜促性腺激素 …………………………………………………………………………（1123）
　　二、促肾上腺皮质激素 ……………………………………………………………………………（1124）
　　三、降钙素 …………………………………………………………………………………………（1124）
　　四、儿茶酚胺类 ……………………………………………………………………………………（1124）
　　五、催乳素 …………………………………………………………………………………………（1125）
第六节　蛋白质类肿瘤标志物 …………………………………………………………………………（1125）
　　一、铁蛋白 …………………………………………………………………………………………（1125）
　　二、β_2-微球蛋白 ……………………………………………………………………………（1125）
　　三、细胞角蛋白19片断 ……………………………………………………………………………（1126）
　　四、组织多肽抗原 …………………………………………………………………………………（1126）
　　五、组织特异性多肽抗原 …………………………………………………………………………（1127）
　　六、胃蛋白酶原 ……………………………………………………………………………………（1127）
　　七、核基质蛋白22 …………………………………………………………………………………（1127）
第七节　受体类肿瘤标志物 ……………………………………………………………………………（1128）
　　一、雌激素受体和孕激素受体 ……………………………………………………………………（1128）
　　二、表皮生长因子受体 ……………………………………………………………………………（1129）
　　三、erbB-2受体 ……………………………………………………………………………………（1129）
　　四、转铁蛋白受体 …………………………………………………………………………………（1129）
第八节　基因类肿瘤标志物 ……………………………………………………………………………（1130）
　　一、ras基因 …………………………………………………………………………………………（1130）
　　二、myc基因 ………………………………………………………………………………………（1130）
　　三、C-erbB-2基因 …………………………………………………………………………………（1131）
　　四、表皮生长因子受体基因 ………………………………………………………………………（1131）
　　五、Rb基因 …………………………………………………………………………………………（1131）
　　六、p53基因 ………………………………………………………………………………………（1131）
　　七、前列腺癌抗原3 …………………………………………………………………………………（1132）
　　八、端粒酶 …………………………………………………………………………………………（1132）

第九节　肿瘤标志物的临床应用及其注意事项 (1133)
　　一、肿瘤标志物在常见肿瘤中的临床应用 (1133)
　　二、肿瘤标志物应用的注意事项 (1136)

第72章　移植免疫学检验　　范　剑　陈　瑜(1139)
　第一节　移植免疫和组织配型基础 (1139)
　　一、主要组织相容性抗原 (1140)
　　二、次要组织相容性抗原 (1141)
　　三、其他相容性抗原 (1141)
　第二节　组织配型与器官移植 (1142)
　　一、组织配型与肾移植 (1142)
　　二、组织配型与肝移植 (1142)
　　三、组织配型与心脏移植及心肺联合移植 (1143)
　　四、内皮细胞特异性抗原与移植 (1143)
　　五、器官移植的免疫检验技术 (1143)
　第三节　组织配型与骨髓移植 (1145)
　　一、组织配型与骨髓移植 (1145)
　　二、组织配型与干细胞移植 (1145)
　　三、骨髓特异性抗原 (1146)
　第四节　移植药物检验 (1146)
　　一、化学免疫抑制药 (1146)
　　二、生物免疫抑制药 (1147)
　　三、免疫抑制药体内药物浓度检测的临床意义 (1147)

第七篇　展　望

第73章　检验医学现状与发展趋势 (1148)
　第一节　医学检验技术 (1148)
　　一、自动化检测　　丛玉隆　向代军　马筱玲　仲人前　王昌富(1148)
　　二、即时即地检测　　丛玉隆　李文美　王昌富(1152)
　第二节　分子诊断技术 (1153)
　　一、纳米材料和纳米技术　　丛玉隆　蒋兴宇　王昌富(1154)
　　二、微流控技术及其检测应用　　孙佳姝　丛玉隆(1154)
　　三、基因组学的基本技术　　丛玉隆　戴立忠　王昌富(1156)
　　四、其他组学的基本技术　　丛玉隆　陈　瑜　王昌富(1158)
　第三节　检验医学诊断 (1160)
　　一、循证医学与个体化精准医疗　　丛玉隆　王昌富(1160)
　　二、生物标本库有助于大数据荟萃分析　　丛玉隆　潘世扬　王昌富(1163)
　　三、借助互联网和云技术构建智慧实验室　　丛玉隆　陈　悦　王昌富(1164)
　第四节　检验医学学科管理与文化　　丛玉隆　王昌富(1166)
　　一、国际化质量管理和现代化人文服务 (1166)

二、"大检验"视界 …………………………………………………………………… (1167)

三、开拓创新与理性发展 ……………………………………………………………… (1168)

索引 …………………………………………………………………………………………… (1170)

附件一　卫生系列高级专业技术资格考试（临床医学检验）
　　　　检验医师系列考试大纲 …………………………………………………… (1192)

　　大纲 A　卫生系列高级专业技术资格考试（临床医学检验）
　　　　　　临床基础检验专业考试大纲（正高） ……………………………… (1192)

　　大纲 B　卫生系列高级专业技术资格考试（临床医学检验）
　　　　　　临床基础检验专业考试大纲（副高） ……………………………… (1194)

　　大纲 C　卫生系列高级专业技术资格考试（临床医学检验）
　　　　　　临床血液学专业考试大纲（正高） ………………………………… (1195)

　　大纲 D　卫生系列高级专业技术资格考试（临床医学检验）
　　　　　　临床血液学专业考试大纲（副高） ………………………………… (1197)

　　大纲 E　卫生系列高级专业技术资格考试（临床医学检验）
　　　　　　临床生化专业考试大纲（正高） …………………………………… (1199)

　　大纲 F　卫生系列高级专业技术资格考试（临床医学检验）
　　　　　　临床生化专业考试大纲（副高） …………………………………… (1201)

　　大纲 G　卫生系列高级专业技术资格考试（临床医学检验）
　　　　　　临床微生物专业考试大纲（正高） ………………………………… (1203)

　　大纲 H　卫生系列高级专业技术资格考试（临床医学检验）
　　　　　　临床微生物专业考试大纲（副高） ………………………………… (1205)

　　大纲 I　卫生系列高级专业技术资格考试（临床医学检验）
　　　　　　临床免疫学专业考试大纲（正高） ………………………………… (1207)

　　大纲 J　卫生系列高级专业技术资格考试（临床医学检验）
　　　　　　临床免疫学专业考试大纲（副高） ………………………………… (1208)

附件二　卫生系列高级专业技术资格考试（临床医学检验）
　　　　检验技师系列考试大纲 …………………………………………………… (1209)

　　大纲 K　卫生系列高级专业技术资格考试（临床医学检验）
　　　　　　临床医学检验专业综合考试大纲（正高） ………………………… (1209)

　　大纲 L　卫生系列高级专业技术资格考试（临床医学检验）
　　　　　　临床医学检验专业综合考试大纲（副高） ………………………… (1211)

　　大纲 M　卫生系列高级专业技术资格考试（临床医学检验）
　　　　　　临床基础检验专业考试大纲（正高） ……………………………… (1213)

　　大纲 N　卫生系列高级专业技术资格考试（临床医学检验）
　　　　　　临床基础检验专业考试大纲（副高） ……………………………… (1214)

　　大纲 O　卫生系列高级专业技术资格考试（临床医学检验）
　　　　　　临床血液学专业考试大纲（正高） ………………………………… (1215)

　　大纲 P　卫生系列高级专业技术资格考试（临床医学检验）
　　　　　　临床血液学专业考试大纲（副高） ………………………………… (1217)

大纲 Q　卫生系列高级专业技术资格考试(临床医学检验)
　　　　临床生化专业考试大纲(正高) …………………………………………………(1219)

大纲 R　卫生系列高级专业技术资格考试(临床医学检验)
　　　　临床生化专业考试大纲(副高) …………………………………………………(1221)

大纲 S　卫生系列高级专业技术资格考试(临床医学检验)
　　　　临床微生物专业考试大纲(正高) ………………………………………………(1223)

大纲 T　卫生系列高级专业技术资格考试(临床医学检验)
　　　　临床微生物专业考试大纲(副高) ………………………………………………(1225)

大纲 U　卫生系列高级专业技术资格考试(临床医学检验)
　　　　临床免疫技术专业考试大纲(正高) ……………………………………………(1227)

大纲 V　卫生系列高级专业技术资格考试(临床医学检验)
　　　　临床免疫技术专业考试大纲(副高) ……………………………………………(1228)

第一篇　医学实验室质量管理

质量是科室的生命,质量是学科建设的根本,质量管理是医学实验室管理的重要内容,为了保证检验结果准确,规范化、标准化操作程序,加强质量管理,ISO 在 2003 年颁布了《医学实验室质量和能力的专用要求》即 ISO 15189,它既是国际医学实验室质量认可的重要依据,也是医学实验室管理者的必修课,更是医学实验室质量管理的方法和指南。

第1章

ISO 15189 的主要内容

> **大　纲**
>
> **熟悉** ISO15189 的基本结构和主要内容。
> **掌握** ISO15189 中关于不符合项、纠正措施、评估和审核、管理评审、检测系统校准、检测系统性能评价、室内质控、检测系统间比对、室间质评、危急值报告等的规定。

自 2003 年国际标准化组织颁布了 ISO 15189-2003（E）（Medical laboratories-Particular requirements for quality and competence），其中文全称为《医学实验室质量和能力的专用要求》以来。正如标准的名称，它是对医学实验室质量的要求，同时，也是对能力的要求，质量和能力的要求是紧密联系在一起的。ISO 15189 蕴含了有关医学实验室的国际先进质量管理理念，其颁布为我国医学实验室工作者提供了一个非常好的学习机会。实践 ISO 15189，医学实验室可使其质量管理标准化、国际化，有利于提高检验质量。

标准 ISO 15189 共分为 5 个部分：前言、引言、标准正文、附录、参考文献。其中标准正文又分为范围、引用标准、术语和定义、管理要求、技术要求 5 个部分，核心部分为管理要求和技术要求，这 2 个要求基本上对应了标准所规定的质量和能力的要求，该节主要介绍这两方面的内容。

标准在其引言中对医学实验室的服务范围进行了规定。首先，它应满足所有患者及负责患者医疗保健的临床人员之需求。医学实验室的服务包括受理申请，患者准备，患者识别，样品采集、运送、保存，临床样品的处理和检验及结果的确认、解释、报告及提出建议。其次，医学实验室还应考虑工作的安全性和伦理学问题。

下面笔者将按标准条款，依次介绍标准正文中的管理要求和技术要求。

第一节　管　理　要　求

一、组织和管理

（一）组织

1. **法律地位**　医学实验室或其所在组织应具有明确的法律地位。在我国，从法律上讲，实验室可分为两种情况：一种是实验室本身就是一个独立的法人单位，比如，目前在国内逐步开设的私营医学实验室、外资或合资的医学实验中心等；另外一种是，大多数情况下，我国医学实验室本身不是独立的法人单位，而是某个母体组织（大多数为医院，部分为研究所、院校等）的一部分，这一母体组织必须是一个独立法人单位，而且母体组织的法定代表人必须正式书面授权实验室，为医学实验室提供的服务活动承担法律责任。能满足以上两种情况之一，并能提供书面的有效法律证据，则可认为满足了标准的要求。

2. **实验室场所**　医学实验室在其固定机构之外开展由其负责的工作时，均应遵守本标准中的相关规定。固定机构之外的场所主要包括：离开其固定设施的场所（例如远离实验室本部的郊外开阔场试验基地）、相关的临时设施（例如该设施在时间上是临时的，过一定时间后该设施将被拆除或更换，如检验科派出的体检队)、相关的移动设施(如巡诊医疗队中的移动车辆中的检验设施)等。

3. 实验室遵循伦理规范　实验室管理层应做出安排以确保:不卷入任何可能降低实验室在能力、公正性、判断力或运作诚信性等方面的可信度的活动;管理层和员工不受任何可能对其工作质量产生不利的、不正当的商业、财务或其他方面的压力和影响;对可能存在的、与各竞争方的潜在冲突公开、适宜地进行声明;有合适的程序确保员工按照相关法规要求处理人类样品、组织或剩余材料;维护保密信息。

医学实验室应制定机密信息的保护程序和政策,这其中包括与患者和临床工作人员利益相关机密信息,也包括与实验室本身利益相关的机密信息。具体地说,大致可包括(但不局限)以下几个方面:患者的个人信息,包括临床资料和非临床资料,检验结果发放的规定;实验室的所有记录;实验室检验、质控、校准的数据;实验室的电子数据及其传输过程(特别存在实验室内部计算机实行联网,或医院等母体机构计算机实行联网的情况);其他法律法规规定应保密的信息;临床部门、供应商和认可第三方要求保密的信息。

4. 标准还对实验室负责人或其指定人员的职责进行了规定　实验室应由一名或多名有能力的且对实验室所提供的服务负责的人员领导。实验室负责人无须亲自行使上述全部职能,可以指派其他实验室成员代理管理某个方面的事物,但是放权不放责,实验室负责人对于整个机构的运行及管理负有全部责任。

总体而言是负责与该实验室所提供的服务相关包括专业、学术、顾问或咨询、组织、管理及教育的事务。实验室主任的职能和责任应文件化。

实验室主任(或指定职能的指定人员)应具有必需的能力、权利和资源:根据所在机构赋予的职能范围,对医学实验室服务实行有效领导,包括预算策划和财务管理;需要时,与相应的认可和管理部门、相关的行政管理人员、卫生保健团体、接受服务的患者人群及正式的协议方等各方有效联系并开展工作;确保有合适数量的,具备所需的教育、培训和能力的员工,以提供满足患者需求和要求的医学实验室服务;确保质量方针的实施;建立符合良好规范和适用要求的安全的实验室环境;适用且适当时,为所服务机构的医务人员的贡献成员;确保提供试验选择、利用实验室服务及检验结果解释等临床意见的条件;选择和监控实验室服务提供者;选择委托实验室并监控其服务质量;为实验室员工提供专业发展计划,以及参与专业实验室组织的科学和其他活动的机会;制定、实施并监控医学实验室服务表现的标准和质量改进;监控实验室开展的全部工作以确定输出临床相关信息;处理实验室员工和(或)实验室服务用户的投诉、要求或建议;设计和实施应急计划以确保实验室服务条件有限或不可获得时等紧急或其他情况时可提供必要服务;适当时,策划和指导研发工作。

(二)管理责任

1. 管理承诺　实验室管理层应提供设计、实施质量管理体系并改进其有效性的承诺的证据;告之实验室员工满足用户要求和需求,以及法规和认可要求的重要性;建立质量方针;确保建立质量目标和策划;明确所有人员的责任、权利和相互关系;建立沟通过程;指定一名质量主管(或其他称谓);实施管理评审;确保所有人员有能力承担指定工作;确保有充分资源以正确开展检验前、检验和检验后工作。

2. 用户需求　实验室管理层应确保实验室服务,包括适当的解释和咨询服务,能满足患者及实验室服务使用方的需求。

3. 质量方针　质量方针是由实验室的最高管理者正式发布的该实验室总的质量宗旨和质量方向,它是指引实验室开展质量管理的大纲,是建立质量管理体系的出发点。标准中要求的质量方针包括的内容较多,但应尽可能简明扼要,因为它是以"口号"的形式来表述的。当然,为了便于员工理解,可以在质量手册中加以适度的解释说明。

实验室管理层应在质量方针中规定质量管理体系的内容。实验室管理层应确保质量方针满足如下要求:与组织的宗旨相适应;包含对良好职业行为、检验适合预期目的、符合本标准的要求,以及持续改进实验室服务的承诺;提供建立和评审质量目标的框架;在组织内进行沟通并理解;持续适用性得到评审。

4. 质量目标和策划　实验室管理层应在组织相关职能和层面上建立质量目标,包括满足患者需求的目标。实验室管理层应确保实施质量管理体系的策划以满足要求和质量目标。实验室管理层应确保策划并实施对质量管理体系的改变时,维持质量管理体系的完整性。

质量目标是质量方针的具体化,为在一定的时间范围内或限定的范围内,实验室所规定的与质量有关的预期应达到的具体要求、标准或结果。质量目标要符合实验室的实际情况,不可过高或过低,是实验室预期能达到的,且能反映实验室的能力;质量目标是与质量有关的目标,它是围绕质量方针来展开的,与质量无关的实验室目标不应写进质量目标中;质量目标的时间范围多为3～5年;质量目标应尽量量化,具有可测量性。

5. **职责、权利和相互关系** 实验室管理层应确保对职责、权利和相互关系进行规定、文件化,并在实验室组织内进行沟通。应规定每个实验室职能的负责人,指定关键管理和技术人员的代理人。须认识到,在小型实验室一人可能会同时承担多项职责,对每项职责指定一位代理人不切实际。

管理层应为实验室所有人员提供履行其职责所需的适当的权力和资源。实验室成员要履行好自己的职责,必须拥有一定的权利和资源。实验室应明确各个组成部分(部门),并对各个部分(部门)的隶属、管理关系进行清晰的描述。标准还要求明确实验室的隶属关系,例如,医院所属的实验室,要接受所在医院人事、财务、器材等部门的管理。除此之外,医学实验室还可能与其他机构发生关系,例如,国家或地方规定的实验室质量控制部门、计量校准部门,如实验室与这些机构发生关系,就应对这种关系进行明确规定。

医学实验室应对内部所有成员关系进行规定。这就要求对所有实验室成员进行岗位描述,这种描述层次可从上至下进行,如先描述质量主管,然后再描述质量管理小组各成员;先描述专业实验室长,再描述专业实验室成员。各岗位职责描述,要求简单明确地指出该岗位的工作内容、职责和权利、与组织中其他部门和职务的关系。这里要着重指出的是,岗位不能漏人,即实验室设立了该岗位,却没有相应的人员设置。当然,一个人可同时负责多个岗位。

其次,实验室应该规定各岗位的任职条件,如岗位要求的基本素质、技术知识、工作经验等条件。并对成员的资质进行评定,没有一定的资质就不能委任相应的职务。

6. **沟通** 实验室管理层应建立与员工进行沟通的有效方法。应保留沟通和会议中讨论事项的记录。实验室管理层应确保在实验室内及与相关利益方建立适宜的沟通程序,并就实验室检验前、检验、检验后过程及质量管理体系的有效性进行沟通。

7. **质量主管** 实验室管理层应任命一名质量主管(也可以采用其他名称)。质量主管应有明确的职责和权利,拥有一定的实验室资源,以确保建立、实施并维持质量管理体系要求的过程;就质量管理体系运行情况和改进需求向负责实验室方针、目标和资源决策的实验室管理层报告;确保在实验室组织内推进对用户需求和要求的理解。

二、质量管理体系

实验室应按照本标准的要求建立、文件化、实施,并维持质量管理体系及持续改进其有效性。质量管理体系应具备并协调满足其质量方针和目标要求并满足用户需求和要求的所有过程。实验室应确定质量管理体系所需的过程并确保在整个实验室内应用;确定过程的顺序和相互关系;确定确保过程的运行和控制有效的标准和方法;确保具备所需的资源和信息以支持过程的运行和监控;监控和评价过程;实施必要措施以达到预期结果并持续改进过程。

标准要求建立起来的实验室质量管理体系是文件化的管理体系,实验室的政策、过程、计划、程序和指导书均应形成文件。标准中提出文件要传达到相关人员,并不要求所有文件传达到所有的人。

质量管理体系文件应包括:质量方针声明和质量目标;质量手册;本标准要求的程序和记录;实验室为确保有效策划、运行并控制其过程而规定的文件和记录;适用的法规、标准及其他规范文件。一般而言,实验室质量体系的文件可分为三个层次:质量手册、程序文件、作业指导书,质量手册位于质量体系文件的顶层。它是阐明实验室的质量方针并描述其整个质量体系的文件,是全部质量体系文件的核心,是质量体系建立和运行的纲领。质量手册还应描述整个质量管理体系文件的结构,使读者能清楚地了解全部质量管理体系文件的名称、内容及相互关系。

标准对质量手册的内容进行规定:质量方针或将其作为引用文件;质量管理体系范围的描述;实验室组织和管理结构及其在母体组织中的位置;确保符合本标准的实验室管理层(包括实验室主任和质量主管)的作用和职责;质量管理体系中使用的文件的结构和相互关系;对质量管理体系进行规定的文件化政策并说明支持这些政策的管理和技术

活动。所有实验室员工应能够获取质量手册及其引用的文件并接受培训,以使用和应用这些文件。

三、文件控制

准则要求对质量管理体系文件的审核、批准、识别、发布、发放、使用、修改、评审、废止、保留等进行控制,确保质量管理体系文件现行有效。

文件是指信息及其承载媒体,其概念外延较大,例如,它包括政策声明、使用说明、流程图、程序、规程、表格、校准表、生物参考区间及其来源、图表、海报、公告、备忘录、软件、画图、计划书、协议和外源性文件如法规、标准和提供检验程序的教科书等。

记录也是一种文件,其概念见"本节三、记录控制"。

文件的种类较多,涉及一些概念,包括内部文件、外源性文件、受控文件、非受控文件、电子文件等。

所谓内部文件,是指对组织系统进行了规定并在实验室内部运行的文件,如实验室的质量手册、程序文件、作业性文件和记录性文件等。外源性文件,是指源自组织外的、实验室须遵守、引用或参考的文件,如上级组织颁发的规范性文件、仪器制造商的说明书。

受控文件指按照发放范围登记、分发或独立存档管控,并能保证收回的文件。在实际运行中受控文件是指文件管理部门能控制,并且想控制的文件,可以按自己的想法对文件进行更改、回收、作废等;而非受控文件,是指文件管理部门不能控制或不想控制、不必控制的文件。受控文件,之所以需要"受控",是因为其重要性、标准性和责任性。所以,需要制定相关的管理制度,并由文件控制部门进行管控监督,防止被非正规修改,或对文件不重视、随意损坏或丢失。质量手册、程序文件、作业性文件为受控文件。记录格式和编号应进行规范。适用的法律法规为外来文件,也应受到控制。不是所有文件都要受控,仅是质量管理体系所要求的文件才需要且必须纳入受控范围。有些文件,随着版本或时间的不同而发生变化,准则建议对这些文件进行控制。而对于某些文件,例如经授权人批准、发放到实验室外部的(如国家认可委、上级部门、医生、护理部门、患者)的文件,实验室根本不可能再对其进行控制,就成为非受控文件;或者是一些文件不重要,比如一些通知、告示、公告等,公布出后,就不必再进行控制,也成为非受控文件。

电子文件是指以数码形式存储于磁带、磁盘、光盘等载体,依赖计算机等数字设备阅读、处理,并可在通讯网络上传送的文件。实验室应对其审核、批准、识别、发布、发放、使用、修改、评审、废止、保留等进行控制,特别要注意其安全性。

虽然记录也是一种文件,其详细规定见"十三、记录控制"。

实验室对文件的控制,应制定程序文件加以规定,并满足以下要求:

1. 质量管理体系在用文件,必须经过审核和批准两个过程;谁负责审核、谁负责批准,必须有明确规定。

2. 文件标识应包括以下全部内容:文件的标题、每页均有唯一识别号、当前版本的日期和(或)版本号、页码和总页数、授权发布。

3. 实验室应编制受控文件清单(能识别文件的更改和当前的修订状态,证明其现行有效)和文件分发的控制清单(便于查找)和(或)等效的文件控制措施。

4. 在使用地点只有适用文件的现行授权版本。为了防止误用(意指非预期使用)无效或作废文件,实验室应及时地从所有使用现场或发放场所撤除这些文件。

5. 关于文件的手写修改。"手写修改"往往是一种暂时性修改,由于有些文件再版所需周期较长,导致实验室的文件控制系统允许文件再版之前对其进行暂时性修改。因此,如实验室允许对文件进行手写修改,这种"暂时性修改"的规则应涉及:①明确修改的程序和权限;②修改之处应有清晰的标注、签名缩写并注明日期;③修订的文件应在规定期限内发布。

6. 文件的修改可识别。文件修改后标识应清楚,以区别旧的文件,通常以修订号来标识。

7. 文件易读。文件的内容应清楚易懂,文件管理者和使用者应准确一致掌握文件内容。

8. 定期评审并按期更新文件以确保其仍然适用。实验室应定期审查文件,必要时进行修订。对外来文件(特别是技术标准规范和或相关法规),要建立跟踪查新渠道,定期审查文件的现行有效性;对于内部制定的文件,当定期评审发现不适宜或不满足使用要求时应及时修订。为做好此项工作,实验室应就定期审查文件的职责予以明确,应对审查时机做出规定,审查情况和结果应有记录。

9. 对受控的废止文件标注日期并标记为废止。废止文件可以分为受控和非受控两种,受控的废止文件必须明确标识,至少要标明是废止文件及废止的日期。

10. 在规定期限或按照适用的规定要求,至少保留一份受控的废止文件。在某些情况下,废止的文件是实验室前期运行的证据,这些文件虽已废止,但仍需保留。何种废止文件需要保留及其保留的期限,实验室应有明确规定。保留的废止文件应受控。

四、服务协议

1. **建立服务协议** 实验室应制定文件化程序用于建立提供医学实验室服务的协议并对其进行评审。实验室收到的每份检验申请均应视为协议。医学实验室服务协议应考虑申请、检验和报告。协议应规定申请所需的信息以确保适宜的检验和结果解释。

实验室执行医学实验室服务协议时应满足如下要求:实验室应建立和运行服务协议评审程序,对所有服务协议在签订前和运行中进行评审,以保证所签订的服务协议合理、合法,具有可执行性,并使双方的责任得到明确。如果经过服务协议评审,某服务协议要发生改变,要注意以下问题:要清楚阐明服务协议中要变更的双方的要求(包括为达到新的要求所采用的方法),易于被服务协议各方的相关人员理解,其变更的内容应形成文件;实验室应对满足这些要求的能力和资源进行评审,以证实实验室具备必要的物力、人力和信息资源,以及实验室成员具有相应的专业技能,以满足所从事检验项目的性能要求;在满足服务协议要求的同时,要充分考虑所服务对象和实验室的具体情况选择合适的检验程序,既能满足临床和患者的需要,又要避免浪费实验室资源。

客户和用户可包括临床医师、卫生保健机构、第三方付费组织或机构、制药公司和患者。当患者是客户时(例如,患者有能力直接申请检验),宜在实验室报告和解释性信息中说明协议的变更。当协议可诱发检验委托或患者委托或影响执业者对患者最佳利益的独立评价时,实验室不应卷入委托执业者或基金机构的财务安排。

2. **服务协议的评审** 对医学实验室服务协议的评审应包括协议的所有内容。评审记录应包括任何对协议的修改和相关讨论。如在执行协议的过程中,实验室发现需修改协议,实验室应严格执行协议修改和评审程序,并将所有修改内容通知所有相关方。例如实验室常规在4h内发布"血液常规检验"的检验报告,但由于特殊原因,实验室此后不能保证在4h内发布结果,只能保证在24h内发布检验结果,实验室就应该对这一修改内容进行重新评审,并将此内容通知临床、患者等与此有关的部门和个人。

五、委托实验室的检验

1. **委托实验室** 实验室在自己不能完成某些检验项目或需要其他实验室的检验结果作为参考而委托其他实验室进行检验时,此实验室称为委托实验室,因此,需对被委托实验室进行评审。首先实验室应建立相应的选择和评审程序,在征求用户意见的基础上,对委托实验室的能力和资源进行评审,并对其检验过程实行监控,以保证所委托检验的质量。

2. **严格评审** 上述这种委托可以是长期的,也可是短期的、暂时的,如签定了合同,就应严格按照合同评审程序定期对之进行严格评审。这种合同要求:对整个委托检验过程(包括检验前和检验后)中对双方的要求都明确规定,并形成文件,且能使双方都准确理解;委托实验室应有能力满足被委托的检验的各方面要求。合同应符合双方的利益,合同中不应出现存在双方利益冲突的内容;对委托出去的检验项目选择合适的检验程序,以便能满足向实验室申请检验的部门和个人的要求,达到相应的效果;合同中应明确规定检验结果的解释责任。

3. **标准规定**

(1)实验室对所委托的实验室进行登记,登记的内容可包括实验室的名称、地址、所属机构、所委托的检验项目和时间。

(2)实验室应对送达委托实验室的样品进行登记,登记内容可包括样品的来源、样品量、样品收集的时间、样品运送人员姓名、样品接收人员及时间、样品质量一般性描述等。

(3)实验室应将对检验结果负责的实验室的名称和地址提供给实验室服务的用户,对检验结果负责的实验室可以是本实验室或委托实验室,依委托合同中的规定而定。

(4)检验报告应留有副本,保存于实验室的永久性档案或患者的病历中。

4. **检验结果的报告** 标准做出了如下规定:

(1)本实验室而不是委托实验室,负责向实验室服务的用户发布报告。

(2)检验报告可由委托实验室或本实验室填写。如报告由本实验室出具报告,则报告中应包括由委托实验室报告结果的所有必需要素,不得做出任何可能影响临床解释的更动。

(3)实验室在依据委托实验室的报告出具检验报告时,不要求原字原样地抄写,除非国家/地方法规有此规定。

(4)实验室的负责人可根据患者的具体情况及地方的医疗环境,选择性地对检验结果做出附加的解释性评论。如果报告中有上述评论,应有评论人的签名。

六、外部服务和供应

包括实验室外部提供给实验室的服务行为和物资产品两个方面。

1. 实验室应制定外部服务和供应的政策、程序和标准 凡是可能影响实验室服务质量的外部服务和供应,实验室管理人员应对其选择、使用制定政策、程序,形成文件,并记录归档;实验室所购买的各项物品应符合实验室质量的要求,同时要考虑质量与价格比;对采用外部服务和供应的全过程所采取的措施,包括选择、评价、验证、监控、再评价等,形成记录,并按照国家、地区或当地的要求保存记录;对于一般消耗品,实验室要制定检查、接受/拒收和储存的程序,也要制定出相应的评价标准,如何种消耗品可以接受,何种消耗品必须拒收。

2. 设备及消耗品的验证和验收 对可能影响实验室服务质量的设备及消耗品,在使用前,要验证其标准规格(量的概念)和是否达到相应的规程中所制定的标准(质的概念),质和量中只要有一方面不符合规定就不能使用。验证供应品的质量,可通过检验质控样品并验证结果的可接受性来做出决定。这里指的"可接受性",可依据权威部门的数据和本实验室的具体情况而定。验证过程中还可利用供应商对质量管理体系的符合性声明,即供应商通过的质量认可情况作为依据。如仪器或试剂有无国家权威机构颁发的许可证。

3. 实验室应建立一套供货清单控制系统 它是对外部服务和供应的质量记录,这种记录应一定的时间内保存。记录的内容至少应包括全部相关试剂、质控材料及校准品的批号、实验室接收日期及这些材料投入使用的日期。实验室管理评审要对所有这些质量记录进行评审。

4. 外部服务和供应的再评价 评价包括三个方面,第一是供应机构的情况,包括其声誉、质量状况等;第二是对实验室的供应品的质与量;第三是服务情况,包括送货的快慢、售后服务等。对外部服务和供应的再评价要形成记录并保存;对核准的继续采用和不采用的供方及其服务、产品形成记录并保存。

七、咨询服务

实验室中适当的专业人员应就选择何种检验及服务提供建议,包括检验重复的次数及所需的样品类型等。适当情况下,还应提供对检验结果的解释。

有关专业人员应定期与临床医生交流,讨论如何利用实验室服务,并就学术问题进行咨询,这些交流应记录归档。有关专业人员应参与临床查房,对总体和个体病例的疗效发表意见。

八、投诉的解决

准则要求医学实验室制定文件化程序用于处理投诉,并对相关过程进行记录。

投诉是指任何机构或个人向医学实验室表达的希望得到答复的对医学实验室的不满。

投诉可来自客户(患者或临床医师、卫生保健机构、健康保险公司等),也可来自实验室员工及其他方面(如知情者或利益相关方)的其他反馈意见(正面和负面的反馈信息)。实验室应指定投诉的接受和处理[如登记、立项、报告、调查、判断、处置(纠正及纠正措施)、记录和保存]的责任部门,明确各环节(尤其是记录)的要求。

客户的投诉不管是书面的,还是口头的,不管是直接的,还是间接的,都应认为是允许的、应该的。所以不管投诉是否成立,医学实验室都应接受从其服务的用户获取正面和负面的反馈信息(最好采用系统化的方式),因为它有利于实验室的持续改进。但由于情况各异,不一定受理。一旦受理,就必须有后续措施。若调查结果证实是实验室的责任,即投诉成立,应跟进"纠正"。经评估,需要时,分析产生的根本原因,采取纠正措施,书面通知客户,必要时承担赔偿损失的责任。若是客户方面的原因,即投诉不成立,应向客户做耐心细致地解释,并答复客户。投诉全过程(包括接受投诉、调查、纠正措施)的记录应予以保存。

九、不符合项的识别与控制

1. 医学实验室的不符合项 通常指未能满足其质量管理体系的要求或所服务对象协定的要求，它通常包括不符合其制定的程序的检验过程的任何步骤、不符合其质量管理体系的要求、不符合申请检验的临床医师的要求。

实验室管理层应该制定政策和程序，保证不符合项能够得到识别与控制。这些规定应满足以下要求：

(1)在发生不符合项时，实验室管理层应指定专人负责解决问题。指定的人员可以是不符合项所发生环节的管理人员。

(2)负责人在经过调查后，要制定对不符合项进行纠正的措施。

(3)如果检验不符合项有可能误导患者的诊断和治疗并导致一定临床后果，实验室应通知申请检验的临床医师。

(4)如有必要，可终止存在不符合项的检验程序，不发报告，以免不符合项的再次发生。特别是在检验系统出现问题又无法立即解决时，应终止检验。

(5)要立即采取纠正措施，对导致不符合项的原因和操作进行纠正。

(6)如果不符合项的检验结果已经发布，则应在必要时收回，或以适当方式进行标记。

(7)某检验程序出现不符合项并采取纠正措施后，要恢复检验程序的操作，必须得到授权。实验室管理层应对这一授权有明确规定。

(8)所有的不符合项及其处理过程和措施均应形成记录并归档保存，实验室管理层应定期评审这些记录，以发现趋势，并启动预防措施。

2. 不符合项的出现的因素 有时是人为的因素，有时是不可避免的外界环境造成的，也有可能是实验室制定的程序和政策本身存在问题。在对不合格项的处理过程中，如果在现有条件下不符合规定的检验会再次出现，或对于实验室是否能够遵守其自身制定的质量手册中的政策程序有疑问时，就应对产生不合格项的根本原因进行认真的分析，并采取相应的对策，以达到消除不合格项的目的。

实验室应制定程序对上述分析原因、采取对策的过程进行规定，并对原因和对策进行记录。

3. 不符合检验结果的发出 有可能误导患者的诊断和治疗。实验室应制定并实施有关程序，对不符合检验项结果审核、发布及解释说明等做出详细规定。这些处理过程应予以记录。

十、纠正措施

实验室应建立纠正措施控制程序，以保证能及时对不符合项进行原因分析，并采取有效的纠正措施。

(1)纠正措施程序应从调查确定问题的根本原因开始，根本原因调查分析是该程序中最关键也是最困难的部分。原因调查分析工作的质量直接影响纠正措施的有效性，若没有发现问题的根本原因，而仅对表面原因进行纠正，则可能无法保证消除问题并防止问题再次发生，也就达不到纠正措施的真正目的。纠正措施程序应包括一个调查过程以确定问题产生的根本原因或潜在原因。

如果在现有条件下问题会再次出现，且无法从根本上消除其原因，那就应采取相应的预防措施。

标准中提到纠正措施应与问题的严重性及其带来的风险的大小相适应，一方面是强调纠正措施的采取必须能达到解决问题的目的，另一方面主要是防止出现矫枉过正。

(2)如果纠正措施，涉及对操作程序进行改动，实验室管理层应将这些改动形成文件并执行。

(3)纠正措施采取以后，不一定能达到预期的目的，实验室管理层应监控每一纠正措施所产生的结果，以确定这些措施可以有效地解决识别出的问题。

(4)如果在对不符合项识别或对纠正措施调查的过程中，怀疑其原因是由于实验室相关政策、程序或质量管理体系存在缺陷，那就需要实验室管理人员按持续改进条款中的规定对可能存在缺陷的方面进行审核，再采取相应的措施。

纠正措施的结果应提交给实验室管理层进行评审，它是管理评审中所必须进行的内容。

十一、预防措施

相对已出现的问题所采取的纠正措施而言，预防措施是为消除潜在不符合或其他潜在的不期望的情况的原因所采取的措施，是事先主动识别改进可能性而采取的措施，而不是对已发现的问题或抱怨的反应。它与纠正措施区别的关键在于问题发生没有，若问题已经发生，则采取的对策就是纠正措施；若问题尚未发生，但存在发生的趋势和风险，则采取的措施就是预防措施。

1. 预防措施采取的前提是对不符合项的潜在来源的分析，其原因可能是多方面的，可能是检验程序及其所关联的技术方面的，也可能来自质量管理体系，在采取预防措施前这种原因的分析应该是全面和准确的。在确定不符合项的潜在来源的基础上，决定采取相应的预防措施。如需采取预防措施，应制订、执行和监控这些措施计划，使预防措施有序地进行，避免在此过程中再出现不符合项。预防措施的目的是减少不符合项发生的可能性，并借机对检验程序和质量管理体系加以改进。

2. 实验室应制定预防措施程序，该程序应包括两个方面，一方面是预防措施的启动或者准备，在此阶段不但要对相关的运行程序进行分析、评审，也要对若不采取预防措施可能导致的趋势和风险进行分析，还要对包括外部质量评价在内的相关资料进行分析，以保证预防措施是足够和有效的。另一方面预防措施的实施和监控，预防措施有可能达不到预期效果，所以实验室在采取预防措施后还要进行验证和评价。

十二、持续改进

实验室应通过实施管理评审，对实验室在评审活动、纠正措施和预防措施中显示的实验室实际表现与其质量方针和质量目标中规定的预期进行比较，以持续改进质量管理体系（包括检验前、检验和检验后过程）的有效性。改进活动应针对风险分析得出的重点领域。适用时，应制定、文件化并实施改进措施方案。应通过针对性评审或审核相关范围的方式确定采取措施的有效性。

实验室管理层应确保医学实验室参加覆盖相关范围及与患者医护结果有关的持续改进活动。

如持续改进方案识别出持续改进机会，则无论为何处，实验室管理层均应着手解决。实验室管理层应就改进计划和相关目标与员工进行沟通。

实验室持续改进的途径是多方面的。标准中提到的质量指示系统，可包括多个方面，如实验室面向患者和临床部门的实验室服务质量问卷调查、内部质量控制、参加的外部质量评价、参加的实验室间的比对等。

十三、记录控制

记录定义：阐明所取得的结果或提供所完成活动的证据的文件。记录可用于文件的可追溯性活动，并为验证、预防措施和纠正措施提供证据。记录也是一种文件；但记录格式文件，如用于记录的表格，经常需要控制版本。当记录格式文件填写了数据，就形成了记录。

准则要求医学实验室对质量和技术记录识别、收集、索引、获取、存放、维护、修改及安全处置进行控制，持续为质量管理体系的运行提供证据、确保可追溯。

实验室应制定文件化程序用于对质量和技术记录进行识别、收集、索引、获取、存放、维护、修改及安全处置。实验室在制定控制记录的程序文件时，应有上述各个环节，缺一不可。

应在对影响检验质量的每一项活动产生结果的同时进行记录。影响检验质量的活动是质量管理体系要控制的重要活动，其活动的结果应记录，以保证其可追溯，为持续改进提供依据。此类活动的结果应在产生的当时予以记录，以保证记录的及时、准确、客观。

只要易于获取且可防篡改，可采用任何形式或类型的媒介进行记录。

如果要对记录进行修改，应记录此次修改的修改人员及修改日期，必要时要记录修改时间。

实验室应规定与质量管理体系（包括检验前、检验和检验后过程）相关的各种记录的保存时间。记录保存期限可以不同，但报告的结果应能在医学相关或法规要求的期限内进行检索。从法律责任角度考虑，某些类型的程序（如组织学检验、基因检验、儿科检验等）的记录可能需要比其他记录保存更长时间。记录保存期限应根据法律法规、客户、法定管理机构、认可机构和认可准则规定的要求及记录的使用价值，以及实验室的具体情况做出明确的规定。例如：所有技术人员的档案和设备档案应长期保存（除非已从实验室调离或消失）；重要的质量记录（如：内部质量控制记录和外部质量控制记录及纠正措施和预防措施等的记录，包括医学实验室内部质量体系审核记录和管理评审记录）至少不短于行业行政管理部门和认可机构的要求。

应提供适宜的记录存放环境。某些记录，特别是电子存储的记录，最安全的存放方式可能是用安全媒介和异地储存。记录的储存、保管方式随记录信息的承载介质不同，记录的储存保管设施环境要求也会不一样。应有防火、防水、防霉、防盗、防蛀等措施，其目的是防止记录损坏、变质和丢失。除此之外，还应有防止未经授权的侵入。当国家、区域和地方法规适用时，还应符合其要求（如：医学实验室所在地的行政管理部门或行业法规有要求时)。

电子记录也是一种电子文件,具体内涵见"本节三、文件控制"。电子记录文件可包括多种形式的文件,从仪器产生的数据到可打印的报告,如pdf,office系列文档,最后形成的报告中还应该能包含审查跟踪的信息。在数据的整个生命周期中,都必须保证其正确性和可检索性。对此一般的解决办法是将数据集中存放在一台中央服务器上,并采用数据库管理系统进行规范化管理,通过系统管理员管理服务端的方法对用户访问验证方式及口令的更新频率进行控制。为用户分配相应的角色及权限,包括对数据资源的访问权限和对系统功能的使用权限两方面。对用户的所有操作,服务端应能够如实、安全地记录,如日期、时间、用户的操作活动(增、删、改)甚至需要强制性地要求给出相应操作的原因,形成安全的日志文件供日后追踪(该文件一般也应存放在服务器上)。

对于一些开放的电子记录系统,则应更注意其安全性。如签名的方法可表示为:签名者的名字、签名日期和时间、签名的理由,该签名最终可形成pdf文档以供阅读。电子签名必须与其相应的电子文档相对应,以免被复制,或转移至其他电子文档。一般的解决办法是将该电子签名作为该文档的一部分。所有的电子签名仅属于一个人,不可被任何其他人重用和重分配,且签名之前必须有严格的身份验证方法(如口令、生物识别)。

实验室至少应维持准则在此条款中所要求的记录,记录应至少在最近的一次管理评审周期内妥善保存,以供管理评审使用。

标准中列出了需要记录的内容,但应强调,标准其他部分要求记录的内容也一定要形成记录。标准列出的记录内容为:检验申请表(在其用作检验申请表时,还包括患者的表格或病历);检验结果和报告;仪器打印出的结果;检验程序;实验室工作记录簿/记录单;查阅记录;校准函数和换算因子;质量控制记录;投诉及所采取的措施;内部及外部审核记录;外部质量评审记录/实验室间的比对;质量改进记录;仪器维护记录,包括内部及外部的校准记录;批次记录文档;供应品的证书,包装嵌入物;差错/事故记录及应对措施;人员培训及能力记录。

十四、评估和审核

实验室应策划和实施评估和内部审核过程,来证实检验前、检验、检验后及支持性过程按照满足用户要求的方式实施;且确保符合质量管理体系要求;并持续改进质量管理体系的有效性。评估和改进活动的结果应输入到管理评审。

1. 要对检验申请、程序和样品要求适宜性进行定期评审。授权人员应定期评审实验室提供的检验以确保其适合接收到申请所需的临床要求。适用时,实验室应定期评审血液、尿液、其他体液、组织和其他类型样品的样品量、采集器械及保存剂要求,以确保采样量既不会不足也不会过多,并且按照被测量的要求进行正确采集。

2. 要对用户的反馈进行评审。实验室应就服务是否满足用户需求和要求征求用户反馈信息。反馈信息的获取和使用方式应包括,与用户或其代表合作对实验室表现进行监督,前提是实验室确保对其他用户保密。应保存收集的信息及采取措施的记录。

3. 要对员工的建议进行评估。实验室管理层应鼓励员工对实验室服务任何方面的改进提出建议。应评估并合理实施这些建议,并向员工反馈。应保存建议及实验室管理层采取措施的记录。

4. 内部审核。审核的定义为:为获得审核证据并对其进行客观的评价,确定满足审核准则的程度所进行的系统的、独立的并形成文件的过程。内部审核,也称为第一方审核,用于内部目的,有组织自己或以组织的名义进行,可作为组织自我合格声明的基础;外部审核包括第二方审核和第三方审核,第二方审核由组织的相关方(如顾客)或由其他人员以相关方的名义进行,第三方审核由外部独立的组织进行,如国家实验室认可委员会组织的对某实验室的认可。

内部审核是对实验室的质量管理体系中管理及技术的所有要素进行的全面审核,应定期进行。内部审核虽是全面审核,但也要注意重点,特别是对患者护理有重要影响的方面。

实验室应制定内部审核程序并形成文件,对以下方面进行规定:内部审核的负责人通常是质量主管,也可以由实验室管理层指定其他有资格的人员负责。负责人负责策划、组织并实施内部审核,一般由负责人组织内部审核小组并负责管理。员工不得审核自身的工作,特别是内部审核负责人或内部审核小组成员所担任的工作,应由其他成员进行审核。应对审核类型、频次、方法及所需的相关文件进行详细规定。针对内部审核发现的问题,实验室应采取适当的纠正或预防措施,并将这些措施形成文件,经讨论后在约定的时间内实施。

正常情况下,刚刚建立质量管理体系后,应进行一次全面的内部审核,以后可每年一次或半年一次,依据质量管理体系的运行情况而定,但每年必须有一次。

内部审核的结果应提交实验室管理进行评审,它也是管理评审所必须进行的内容。

5. 实验室应对风险进行评估,并对风险进行管理。实验室应评估工作过程的影响及影响患者安全的检验结果的潜在失败,并应修改过程以减轻或消除识别出的风险,并记录采取的决定和措施。

6. 质量指标。质量指标是指一组内在特征满足要求的程度的衡量指标。衡量指标可有多种表示方式,例如,表示为良好百分数(在规定要求内的百分数)、缺陷百分数(在规定要求外的百分数)、每百万机会缺陷数(DPMO)等,或用六西格玛级别表示。质量指标可衡量一个机构满足用户需求的程度和所有运行过程的质量。例如。若要求实验室接收的所有尿液样品未被污染,则收到的污染尿液样品占收到的所有尿液样品的百分数是此过程质量的一个衡量指标。

实验室应建立质量指标以监测和评估检验前、检验和检验后过程关键环节的表现。例如:不接受样品的数量,受理时和(或)接收时错误的数量,修改报告的数量。应制定监测质量指标的过程,包括建立目标、方法、解释、限制、措施计划和测量间隔。应定期评审质量指标以确保其持续适宜。监测非检验程序的质量指标,如实验室安全和环境,设备和人员记录的完整性,以及文件控制系统的有效性等,可以提供重要的管理信息。实验室应建立质量指标用于系统监测和评估实验室对患者医护的贡献。实验室在咨询检验申请者后,应为每项检验确定满足临床需要的检验周期。实验室应定期评审是否满足其确定的检验周期。

7. 实验室会接受一定频次的外部机构评审,如认可评审、监督部门的检查,以及卫生和安全检查等。如果外部机构的评审识别出实验室存在不符合或潜在不符合,实验室应及时采取适宜的应急措施、纠正措施或预防措施以持续符合本标准的要求。应保存评审及采取的纠正措施和预防措施的记录。

十五、管 理 评 审

实验室管理层应定期评审质量管理体系以确保其持续适宜性、充分性和有效性并支持患者医护。管理评审是针对实验室质量管理体系及实验室全部的医疗服务(包括检验及咨询工作)的,其目的是确保在患者医疗护理工作中保持稳定的服务质量,并及时进行必要的变动或改进。

管理评审的输入至少应包括:申请、程序和样品要求适宜性的定期评审;用户反馈的评审;员工建议;内部审核;风险管理;质量指标;外部机构的评审;参加实验室间比对计划(PT/EQA)的结果;投诉的监测和解决;供应商表现;不符合的识别和控制;持续改进的结果(包括纠正措施和预防措施的状态);前期管理评审的后续措施;承担的工作量、范围及影响质量管理体系的条件的变化;包括技术要求在内的改进建议。

应记录管理评审的输出,包括管理评审做出的决定和采取的措施:质量管理体系及其过程改进的效果;客户服务的改进;需要的资源。管理评审的结果应形成文件,这一文件应包括实验室下一阶段的目标及相应的计划和措施,以及对已出现问题或可能出现问题的环节进行改进的目标及相应的计划和措施。

管理评审的典型周期为每年一次。但是,如果实验室发生重大变化或出现重要情况,则应随时进行管理评审。

标准中列出了管理评审应考虑的内容。在建立质量体系的初期,管理评审间隔应稍微短一些,以保证一旦发现该质量管理体系或其他活动有需要改进之处时,能够及早采取应对措施。

应尽可能地监控并对实验室在患者医疗护理工作中所提供的服务质量和适宜性做出客观评价,其主要途径是增加与患者及临床医疗护理工作人员的交流,从中收集意见和建议。

管理评审的结果及应采取的措施是实验室管理方面重要的材料,它对指导实验室下一步工作具有重要意义,所以应将它们记录归档,也应向实验室人员通报。

第二节 技术要求

一、人　员

实验室应有文件化的程序,进行人员管理和维持所有人员满足要求的记录。实验室管理层应该做三方面工作,第一确定组织规划,即设立各种职权部门和岗位;第二要制定人事政策,包括人员的资质评定、任用及奖惩制度等;第三是对所有人员的工作内容、职责和权利、与组织中其他部门和职务的关系进行规定。做好了这三方面的工作,实验室所有人员资格和责任就得到了确定。

实验室管理层应将每一个岗位的人员资质要求文件化。资质应反映出与员工承担工作相适应且必需的合适的教育、培训、经历和表现出的技能。实验室要有足够的人力资源,同时强调的是质和量两个方面,即必须有一定数量的人员满足实验室所必需的工作岗位,且人人都能胜任其岗位工作。实验室人员不仅要满足实验室工作的需要,也要能满足质量管理体系方面工作的需要。

负责对检验结果做专业判断者应具备适当的理论及实践背景。专业判断的形式可为意见、解释、预测、模拟、模型及数值,应符合国家、区域和地方法规的要求。负责对检验结果做出专业判断的工作人员,如检验报告的签发者、实验室专门向临床部门和患者提供解释和咨询的人员等,这类工作人员具体的工作形式可包括对检验结果发表意见(包括对检验过程和结果做出评价,如表明某检验过程是正确的、结果是可靠的)、解释说明检验结果的应用价值和应用范围、对患者的疾病的发展做一定的预测、对患者疾病的诊断进行模拟假设、解释说明此检验结果与正常参考区间的关系等。由于此类工作涉及的知识面较广,所以要求其具备相应的理论及实践背景并有近期从事相关工作的经验。如果国家、地区及当地法规对此类人员的执业有规定,那就必须遵守。

实验室应有程序对加入组织的新员工进行岗前培训,包括员工工作的部门或区域、聘用的条件和期限、公用设施、健康和安全要求(包括火灾和应急事件)、职业保健。

实验室应为所有员工提供培训,实验室工作人员的培训可包括多个方面,但质量保证及质量管理方面的培训是必不可少的。培训应包括以下内容:质量管理体系;所分派工作的过程和程序;适用的实验室信息系统;健康与安全,包括防止事故发生及控制事故后果恶化;道德规范;患者信息的保密。经过培训的人员应始终接受监督。应定期评审培训程序的效果。

实验室应定期对员工进行能力评价。合适的培训后,实验室应根据已制定的标准,评价每一位员工执行所指派管理或技术性工作的能力。应定期进行重新评价。必要时,应再培训。实验室人员能力的评价,在与平常工作环境相同的条件下,可采用下列方法的全部和任何组合:直接观察常规工作过程和程序,包括所有适用的安全措施;直接观察设备维护和功能检查;监测检验结果报告和记录;评审工作记录;评价解决问题的技能;特定样品的检验,如先前已检测样品、实验室间对比物质或分装的样品。专业判断的能力评价,应专门设定并适合其目的。

除技术能力评价外,实验室应确保人员绩效的评审符合实验室和个体的需要,以保持和提高提供给用户的服务的质量和激励创造性的工作关系。

工作人员定期参加专业发展或其他的学术交流活动,对实验室人员素质的提高、实验室的进一步发展具有十分重要的意义。应有针对从事管理性和技术性工作的人员的继续教育程序。员工应参加继续教育。应定期评审继续教育程序的效果。员工应参加常规的职业发展活动或其他的学术交流。

应维持全体员工相关教育和专业资质、培训、经历和能力评价的记录。实验室管理层应建立并保存全部人员档案,其内容包括相关教育背景、专业资格、培训、工作经历及能力的记录,具体可包括如下内容:证书或执照;如果实验室成员以前在另外的工作单位工作过,那就要记录此单位对他的评价;工作描述:工作内容、职责和权利、与组织中其他部门和职务的关系;继续教育及成绩的记录;能力评估记录;差错或事故报告的记录。这种实验室成员的档案保存,既要具有保密性,也要方便授权人员获取和查阅。档案中有关工作人员健康状况的其他记录(包括接触职业危害的记录和免疫接种的情况),具有一定的保密性,只有经授权的人员才可以查看。以上所列记录,不要求储存在实验室,可保存在其他特定地方,但如需要时可以获得。

二、设施和环境条件

实验室工作是在一定的空间内完成的,空间必须是足够的,实验室空间的确定和分配由实验室负责人负责。要在实验室分配的空间开展工作,确保提供给用户的服务的质量及服务的安全和有效,确保实验室工作人员、患者和来访者的健康和安全。实验室空间也应合理分配,实验室应对工作空间的充分性和适宜性进行评估和测定。如可行,对标本采集和实验室主体外的地点的检验,例如,实验室管理下的床旁检验,也应制定同样的规定。

实验室和相关的办公设施应有合适的环境同所开展的工作相适应,如相关,应确保以下条件。

1. 进入影响检验质量的区域被控制。实验室管理层应具体分析,如果某区域存在影响检验质量的潜在可能,就应控制人员进入或使用。入口控制应考虑安全、保密、质量和一般惯例。

2. 医疗信息、患者样本、实验室资源应安全保护防止未授权者访问。

3. 检验设施应虑及检验的正确操作。包括能源、照明、通风、噪声、水、废物处理和环境条件。

4. 大多数实验室,特别是大型实验室,均使用计算机及其文件载体(如光盘、软盘、移动存储等)进行信息交流,这时,计算机及其文件载体的数量应与实验室的规模、复杂性相适应,满足通信的要求、保证信息的有效传输。当然,实验室有可能使用其他的通信系统,此时也应符合上述规定。

5. 提供安全设施和设备,并规范性地校验其功能。例如应急疏散的运转,冷藏室或人可进入的冷冻器中的对讲机和警报系统,应急淋浴和洗眼的易达性等。

实验室应提供相应的存储空间和条件以确保样品物质、文件、设备、试剂、消耗品、记录、结果和其他影响检验结果质量的物件的持续完整性。用于检验过程的临床样本和材料应以防交叉污染的方式储存。危险品的储存和处置设施应同物品的危险性相适应,并按可遵循的要求执行。

实验室应有合适的通道进入淋浴室、饮水供应点和储存私人防护装备和衣服的设施。如可能,实验室应提供空间供人员活动,如会议、安静地学习、休息的区域。

如果要在本实验室采集原始样品,采集样品的空间、环境、设施除能保证样品采集的质量外,还要尽量使患者感到舒适。患者样本采集设施应有独立的接待、等候和采集区。应考虑适应患者的隐私,舒适度及需求(如残疾通道、梳洗装置),并适应采集期间适当的陪伴人员(如监护人或翻译)。执行采集患者样品程序(如采血)的设施不应使结果失效或对任何测量的质量有不利影响。样本采集设施,应为患者和工作人员备有并维持好合适的急救设备。某些设施可能需要合适的复苏设备。当地法规适用。

实验室应根据其功能保持必要的条件。工作区应洁净并很好地维持。当有相关的规定要求,或它们可能影响样品、结果和(或)工作人员的健康时,实验室应监测、控制和记录环境条件。应注意光、无菌、灰尘、有害或危险的气体、电磁干扰、辐射、湿度、电力供应、温度、声音和振动水平和后勤工作,必要时,应采取措施,防止这些因素使结果无效或对任何检验的质量要求产生不利影响。相邻实验室部门之间如有不相容的业务活动,应有效分隔。在检验程序可产生危害或不隔离工作可能影响或改变的地方,应制定程序防止交叉污染。在必需的地点,实验室应提供安静和不受干扰的工作环境。例如,安静和不受干扰的工作区包括,细胞病理学影像、血细胞和微生物显微镜分类、排序反应的数据分析、分子突变结果评审。

三、实验室设备、试剂和耗材

在标准中,实验室设备包括仪器的硬件和软件,测量系统和实验室信息系统。试剂包括参考物质、校准品和质控品;耗材包括培养基、移液器吸头、载玻片等。所有上述物质均应遵守标准的规定。

1. 设备 实验室应建立设备选择、购买和管理的文件化程序。实验室应配置足够的设备,满足原始样品采集、制备、处理、检验和存放等过程及服务的需要。如果实验室需要使用非永久控制的设备,如暂时借用的仪器,那么在使用期间应确保其符合标准的要求。必要时,实验室应更换设备以保证检测结果质量。

设备验收测试:实验室应在设备安装和使用前核实其能够达到必要的性能,并符合相关检测的要求。要求适用于实验室使用的设备,也适用于借贷设备或由实验室授权使用的相关设备或移动设施。

实验室每件设备均应具有唯一标识,例如唯一性标签、标记或其他识别方式,特别是在实验室拥有多个同一型号的设备时。

实验室管理层应对设备的使用进行授权,只有经过培训和授权的人员才可以操作设备。设备的使用、安全和维护说明,包括由设备生产者提供的相关使用手册和指南,应当便于取阅。实验室管理层应保证设备的使用人员拥有由制造商提供的关于设备使用及维护的指导书(包括设备制造商提供的所有相关的使用手册和指导书),并能及时更新。

实验室应有设备安全操作、运输、存储和使用的程序,以防止污染或变质。实验室建立保持设备清洁的程序,采取合理措施在设备投入使用、修理或退役之前将其去污染,以保证使用人员、维修人员和环境的安全。特别要指出的是,去污染不仅仅是去除灰尘,还包括去除生物污染、有毒有害物质,特别是仪器的内部管道有可能存在生物污染、有毒有害物质时,更要注意清除。

实验室设备的校准和计量学溯源是非常重要的,从某些方面来看,它是检验过程质量管理的基础。对直接或间接影响检测结果的设备校准,实验室应有文件化程序,内容包括:使用条件和生产者使用手册;记录校准品的计量学溯源性和设备的可溯源校准项目;在规定间隔内,验证要求的测量准确度和测量系统功能;记录校准状态和再校准日期;当校准给出校正因子时,应保证之前的校准因子得到正确的更新;预防可致检测结果失效的调整和干预的安全措施。

计量学溯源性应追溯至可获得的较高计量学级别的参考物质或参考方法。只要使用的检测系统和校准程序未经过修改,校准溯源至高级别参考物质或参考方法的文件可以由检测系统的生产者提供。当以上不可能或不相关时,可通过其他方式提供结果的可信度,包括但不限于以下方法:使用有证参考物质;经另一方法检测或校准;明确建立、规定、性能特征和各有关方协商一致的协议标准或方法。

实验室设备的维护与维修也是非常重要的。实验室应制定(预防性)维护程序,该程序至少应满足制造商说明书的要求。设备应处于安全的工作环境和秩序下,包括用电安全检查、紧急停机,由有资质人员安全操作和处理化学品,放射性物质和生物材料。至少应使用制造商计划或说明书。

当发现设备有缺陷时,应停止使用并清晰标识。实验室应确保不使用有缺陷的设备,直到其被修复并验证表明其可满足规定的验收标准。实验室应检查设备缺陷对之前检测的影响,并采取立即行动或纠正措施。

在进行设备保养、维修或停止使用之前,实验室应采取恰当措施排除设备污染,提供适宜空间以利维修,并提供适当的个人防护设备。当设备脱离实验室的直接控制时,实验室应保证在其返回实验室使用之前,其性能经过验证。

由设备直接引起的不良事件和事故,应进行调查并按要求报告给生产商和行政管理部门。

实验室应保存影响检测性能的每台设备的记录,包括但不限于以下内容:设备识别;生产商、型号和系列号或其他唯一标识;供应商或生产商的联系方式;接收日期和开始使用日期;放置地点;接收时的状态(如新设备、二手或翻新设备);厂家说明书;证明实验室所用设备初始可接受性的记录;保养操作和定期检修;设备运行记录,以确认设备持续使用的可接受性;设备的损坏、故障、改动和修理。设备的运行记录应包括全部校准和(或)验证的报告/证书复印件,包含日期、时间、结果、调整、接受标准、下次校准和(或)验证日期,以满足本要求的部分或全部。设备记录应在设备使用期或更长时期内保存并易于获得,详见实验室记录控制程序。

2. 试剂和消耗品　实验室应有试剂和消耗品的接收、储存、验收试验和库存管理的程序文件。实验室应按生产商说明书的描述来保存收到的试剂和消耗品。当实验室不是接收单位时,应核实接收地点是否具有适当的保存和处理能力,以保证购买的货物不损坏或变质。

实验室应对试剂和消耗品进行验收试验。例如,新购置的试剂要注意其有效期,使用前观察其是否出现明显的变质,在使用过程中要观察其质量是否能符合检验过程及结果的要求,与标准试剂相比是否存在影响检验质量的差距。对试剂组分或实验过程改变的试剂盒新配方,或新批号或批次,应在使用前进行性能验证。影响检测质量的消耗品应在使用前进行性能验证。

实验室应建立试剂和消耗品的库存管理系统,应能将未经检查和不合格的试剂、消耗品与合格的产品相区分。试剂和消耗品的使用说明,包括生产商提供的说明书,应易于获取。对由试剂或消耗品直接引起的不良事件和事故,应进行调查并按需要报告厂家和行政管理部门。

对影响检测性能的试剂和消耗品应保存其记

录,记录包括但不限于以下内容:试剂或消耗品的识别;生产商和批号;供应商和生产商的联系方式;接收日期、失效期、使用日期和(适用时)停用日期;接收时的状态(如:合格或损坏);生产商说明书;试剂或消耗品最初使用合格的记录;证实试剂或消耗品使用的持续可接受性的运行记录。当实验室使用配制试剂或自制试剂时,记录除以上内容外,还应包括制备人和制备日期。

四、检验前过程

检验前过程的质量管理是医学实验室质量管理的重点和难点,标准用了较大的篇幅进行规定。

标准规定实验室应将保证检验结果有效的检验前活动的程序和信息文件化,这实际上也指出了,管理的重点是影响检验结果的检验前活动。

1. **实验室应提供给患者和用户的信息** 信息至少应包括:实验室地址;实验室提供的临床服务的种类,包括委托检验的内容;实验室工作时间;实验室提供的检验,至少包括如下信息:样品获取、标本体积、特殊注意事项、检验周期,(也可能包括在总的目录中或检验组中)、生物参考区间、临床决定水平;检验申请的指导说明;患者准备的说明;患者收集标本的说明;标本运送的说明,包括所需的任何特殊处理;患者知情同意的要求(例如,公开与专业医疗保健有关临床信息和家族史的知情同意);实验室接受和废弃样本的标准;对检验或结果解释有重要影响的因素的清单;应在检验项目选择和检验结果解释方面,提供临床建议;实验室保护私人信息的政策;实验室处理投诉的程序。

实验室应通过各种途径将这些信息告知患者和用户,如医护交流会等。

2. **检验申请表信息** 标准对检验申请表中的内容进行了规定,如:患者的唯一标识、检验申请者的唯一标识、检验申请单必须有最终检验报告送达的地址、原始样品的类型和原始解剖部位(适当时)、申请的检验项目、患者的性别和出生日期、原始样品采集日期和时间、实验室收到样品的日期和时间等。

申请表的格式(电子或书面的)及申请表送达实验室的方式应在与实验室服务的客户讨论后决定。实验室应有针对口头申请检验的文件化的程序,包括在特定的时间范围内提供检验申请表或电子申请表以确认。

3. **原始样品采集和处理** 实验室应有正确采集和处理原始样品的文件化程序。文件化程序应可供负责原始样品采集者或不是采集者的实验室工作人员使用。其内容包含了与原始样品采集有关的患者的准备、申请者的指导、申请单的填写、采集方法及注意事项、原始样品的保存等一系列内容。标准对原始样品采集的内容进行了详细规定,实验室在编制文件时一定要重视。

4. **样品运送** 实验室对采集后活动的指导说明应包括运送样品的包装。实验室应制定文件化程序监控样品运送,确保样品运送符合时限、样品完整、安全的要求。

5. **样品接收** 原始样品应可追溯到具体的个体,通常通过检验申请单和标识来进行,如前所述"患者唯一标识"的内容。

实验室应制定原始样品接受或拒收的准则并形成文件。对样品接受的过程、原则及样品拒收的原则、过程、处理进行详细规定。如果实验室接受了不合格的原始样品,并对之进行了检验,那就应该在检验报告中说明问题的性质,在解释检验结果阐明具体情况,同时也应明确此过程中的责任。

如患者或样品识别有问题,由于延迟运送或不合适的容器导致的样品不稳定,样品量不足,或样品临床危急或不可替代,实验室选择处理样品,应在最终报告中说明问题的性质,如果需要,在解释结果时也应说明。

所有样品接收应被记录在登记本、工作单、计算机或其他匹配系统。应记录样品接收和(或)登记的日期和时间。如可能,也应记录样品接收者的标识。

实验室应对标识"急"字样的原始样品的接收、标识、处理和报告过程制定相应程序,以保证满足临床和患者的需要。实验室要对急诊项目的检验申请表、原始样品进行特殊标识,并向患者、医师等相关部门和个人详细说明这些特殊标识;实验室要规定急诊的原始样品的运送方式;实验室还要建立急诊检验样品的快速处理程序和特殊的检验结果报告标准。

实验室应制定措施保证取自原始样品的部分样品可以追溯至最初的原始样品,例如,对原始样品全血来说,取自其中的血浆则为部分样品,实验室应保证能识别所有的血浆样品出自哪一个全血样品。

6. **检验前处理、准备和储存** 实验室应有保护患者样品的程序和合适的设施,避免样品在检验前活动和处理、准备、储存期间发生变质、遗失或损坏。实验室应有程序规定同一原始样品申请附加检验或进一步检验的时限。

五、检 测 程 序

1. 检测程序的选择、验证和确认　实验室应选择确认过用途的检测程序,首选体外医疗设备使用指南中规定的程序,或公认的/权威的教课书,经同行评议的书刊或杂志,或国际协议标准或指南,或国家、地区的规定中要求的程序。对检测程序的规定要求(操作性能)应符合其预期用途。

确认的检测程序应用时无须修改,但在常规使用之前,实验室应进行独立验证。实验室应将验证程序文件化,并记录验证结果。应由适当的授权人员审核验证结果并记录。对于定量的检验项目,大多要求验证正确度、精密度和可报告范围。

如实验室采用非标方法、实验室自行设计或建立的方法、超预期范围使用的标准方法、修改过的确认方法,实验室应对检测程序进行确认。

实验室应为每一个用于报告病人样本中被测物量值的测量程序的检测过程确定测量不确定度。

2. 生物参考区间或临床决定值　实验室应规定生物参考区间或临床决定值,当改动检测程序或分析前程序、不再适用服务的人群时,实验室应审核相关的参考区间和临床决定值。

3. 检测程序文件　标准对检测程序的内容进行详细规定。检测程序应文件化,即"作业指导书"。由于它也是实验室重要的文件,所以实验室应对它的制定、批准、唯一识别、发布、使用、保存、修订、废止等进行详细规定,严格遵循文件控制程序。检验程序文件应方便相关工作人员随时查阅,例如,每个工作岗位上均放置一份相应检验程序文件的复印件。检验程序文件的制定过程中要充分征求使用者的意见,保证所有的使用者都能准确理解。

由于检验程序文件内容丰富,有着较大的篇幅,为了方便工作人员使用,实验室往往将其主要内容、关键信息制成卡片或其他简单的形式放置在工作台上,但此时也应备有完整的操作手册供检索。卡片文件或类似的系统应与完整的检验程序文件的内容相对应,不得出现不一致的内容。包括卡片文件在内的任何节略性程序都应该作为文件控制系统的一部分,严格遵循实验室的文件控制程序。

如果实验室拟改变现有的检测程序,这样检验结果或它们的解释可能明显不同,在确认程序后,应对实验室报务的用户解释其影响。

六、检验结果质量保证

检验结果的质量保证在医学实验室的质量管理中非常重要,2012版标准也较前一版进行了更为详细的规定。

标准规定,实验室应在规定条件下进行检验并保证检验质量。标准还强调了质量保证应贯穿整个检验前、检验中和检验后过程。

1. 质量控制　实验室应设计质量控制程序,以验证预期结果质量的实现。

实验室应使用合适的质控物,一般要求每检测日都做质控。如出现失控,应采取纠正措施,并评价对检验结果的影响。

2. 实验室间比对　实验室应积极参加实验室间的比对活动,例如由外部质量评审计划组织的活动,如果某项检测有相应的外部质量评价活动,实验室就应参加。实验室管理层对参加外部质量评审的结果进行监控,如果实验室检测结果达不到控制标准,则管理层还应参与制定和监督实施纠正措施。

当无实验室间比对可用时,实验室应建立其他方式并提供客观证据证明检验结果的可接受性。这些机制应尽量利用适宜物质:有证标准物质;以前检验过的样品;细胞或组织库中的物质;与其他实验室的交换样品;实验室间比对计划中日常测试的控制样品。

3. 检验结果可比性　如果实验室用不同的程序、设备进行同一项目的检验,或同一项目的检验在不同地点进行,或以上各项均不同时,实验室应该建立明确的机制来判断在整个临床适用区间内检验结果的可比性。应有规定的比较程序、设备和方法及建立临床适宜区间内病人样品结果可比性的方法,这适用于相同或不同程序、设备,不同地点,或所有这些情况。这里的"整个临床适用区间"是指某检验结果的数值有临床意义的变化范围,例如某检验项目结果的变化范围为5~10,那么在对不同的程序、不同设备、不同检测地点进行对比时,就应该观察检验结果为5~10时的差异,不能仅观察5~6或7~8等范围的差异。这种验证过程应根据程序及仪器设备的具体情况定期进行,以保证其检验结果的可比性。实验室应整理、记录所进行比较的结果,必要时及时采取相应行动。对发现的问题或不足,应采取措施并保存措施记录。

七、检验后过程

1. 检验程序完成后,实验室应检验结果进行系统性评审,例如,检验结果是否可信、质控结果是否在允许范围、与患者相关临床信息是否一致,等等。检验结果系统性评审的人员、发布检验结果的人员必须得到实验室管理层的授权。

2. 实验室应制定原始样品及其他实验室样品保存的规章制度,对保存时间、保存条件进行详细规定,有关人员必须遵守。

3. 不再用于检验的样品应进行安全处理,处理方法应符合当地关于废弃物处置的法规或推荐方法。

八、结 果 报 告

检验结果应清晰易懂,文字表述正确,以确保查阅者和使用者能准确理解和正确使用。一般而言,实验室应首先草拟检验报告单的格式,大致确定检验结果报告书中应填写的内容,然后征求实验室服务对象的意见,在此基础上,实验室管理层最终审定报告单的格式。报告单的格式可以多种多样,可以是电子的,也可以是书面的。本条款中提到的与实验室的联系方式,主要是指与发布检验结果报告有关的、实验室与经授权的可以接收检验结果的人员的联系方式,如电话问询等。报告应包括必要的解释检验结果的信息。当检验被延误时,实验室应有通知检验要求者的过程以妥善处理患者和医护。

标准对检验结果报告进行了规定:清晰明确的检验标识,必要时还包括测量方法;发布报告的实验室的标识;患者的唯一性标识和地点,如可能,注明报告的送达地;检验申请者的姓名或其他唯一性标识和申请者的地址;原始样品采集的日期和时间,当可行并与患者医疗护理有关时,还应注明实验室接收样品的时间;报告发布的日期和时间,如果没有在报告中注明,也应保证在需要时可以随时查到;原始样品的来源和系统(或原始样品的类型);以 SI 单位或可以溯源至 SI 单位的单位报告的结果(如适用);生物参考区间(如适用);结果的解释(如需要);其他注释(例如,可能影响检验结果的原始样品的质或量;委托实验室的检验结果/解释;新方法的使用);报告中应区别出作为开发新方法的、其测量性能还没有完全确定的那部分检验,需要时,应有检出限和测量不确定度资料供查询;报告授权发布人的标识;相关时,应提供原始结果和修正后的结果;如可能,应有审核并发布报告的授权人的签名;页码数及总页码数(例如,第 1 页共 5 页、第 2 页共 5 页等)。

九、结 果 发 布

实验室应建立发布检验结果的文件化程序,包括结果由谁发布及发给何人的详细规定。程序应保证满足以下条件:如果所收到的原始样品质量不适于检验或可能影响检验结果,应在报告中说明;当关键指标的检验结果处于规定的"警告"或"危急"区间内时,应立即通知有关医师,应保持采取措施的记录,包括日期、时间、实验室责任人、通知的人员及检验结果及在通知时遇到的任何困难;结果抄写清晰无误,并报告给授权接受和使用信息的人;若检验结果以临时报告形式传送,还应向检验申请者送交最终报告;应有过程以确保经电话或其他电子方式发布的检验结果只能送达被授权接收者;口头报告检验结果后应随后提供书面报告,应有所有口头结果的记录。

如果实验室运行自动选择和报告结果的系统,则实验室应建立文件化的程序以保证:自动选择和报告的标准应被定义清楚、并经批准、可被工作人员直接获取并理解;使用前应确认标准能正确执行功能并在系统发生有可能影响功能的变化后进行验证;有显示可能对结果产生影响的样品干扰(如溶血、黄疸、脂血)的过程;适用时,有将来自仪器的分析警告信息包含在自动选择和报告的标准中的过程;自动选择报告的结果在发出前审核时应能被识别,并包括日期和时间的选择;应有快速中止自动选择和报告的过程。

当原始报告被修改后,应有关于修改的书面指南。以便清晰地识别出修改后的报告,包括提及原报告的日期和患者身份;使用者能识别修改后的报告;修改记录显示出更改的时间、日期及负责更改者的姓名;当(报告)被修改后,原始报告应保留在记录中;已用于临床决策的检验结果应与对其的修改一同保留在随后的累积报告中,并可清楚地识别出其已被修改;如果报告系统不能发现修改、变更或更正,应保留这样的记录。

十、实验室信息管理

实验室应能访问数据和信息以提供满足用户需要和要求的服务。实验室应有文件化的程序以保证始终能保持病人信息的保密性。标准对信息系统管理的权力和责任、数据的安全等进行了规定。

（丛玉隆　邓新立）

第2章

医学实验室质量管理

> **大纲**
> **掌握** 质量管理体系的组成及建立、临床检验操作规程的内容要求。
> **熟悉** 质量管理体系的运行、质量管理体系的持续改进。

第一节 医学实验室质量管理体系的概念和组成

一、质量管理体系的概念

GB/T19001-2000《质量管理体系标准》对质量管理体系进行了定义:"在质量方面指挥和控制组织的管理体系",它对管理体系的定义是:"建立方针和目标并实现这些目标的体系",它对体系的定义是:"相互关联或相互作用的一组要素",综合起来,医学实验室质量管理体系是指挥和控制实验室建立质量方针和质量目标并实现质量目标的相互关联或相互作用的一组要素。GB/T15481-2000《检测和校准实验室能力的通用要求》对质量体系进行了定义:"为实施质量管理所需的组织结构、程序、过程和资源。"当然对医学实验室而言,两者的含义是一致的,前者着重于质量管理体系的精确含义,而后者更侧重于质量管理体系的组成。

医学实验室,主要工作是为临床诊断和治疗提供实验数据,最终成果主要体现在检验报告上,因此,能否向临床提供高质量(准确、可靠、及时)的检验报告,得到患者和临床的信赖与认可,满足患者和临床的要求,始终是医学实验室质量管理体系的核心问题。

二、质量体系的构成

按照GB/T15481-2000《检测和校准实验室能力的通用要求》对质量体系的定义,质量体系由组织结构、程序、过程和资源四部分组成。

(一)组织结构

组织结构是指一个组织为行使其职能,按某种方式建立的职责权限及其相互关系。组织结构的本质是实验室职工的分工协作关系,目的是为实现质量方针、目标,内涵是实验室职工在职、责、权方面的结构体系。组织结构对实验室所有从事对质量有影响的人员明确规定其责任、权限的关系,从整体的角度正确处理实验室上下级和同级之间的职权关系,把质量职权合理分配到各个层次及部门,明确规定不同部门、不同人员的具体职权,建立起集中统一、步调一致、协调配合的质量职权结构。

(二)程序

程序为进行某项活动所规定的途径称之为程序。实验室为了保证组织结构能按预定要求正常进行,除了要进行纵横向的协调设计外,程序或管理标准的设计也非常必要。程序性文件是实验室人员工作的行为规范和准则。明确规定从事与某一程序文件对应的工作应由哪个部门去做,由谁去做,怎样做,使用何种设备,需要何种环境条件下去做等。凡是形成文件的程序,称之为"书面程序"或"文件化程序"。编制一份书面的或文件化的程序,其内容通常包括目的、范围、职责、工作流程、引用文件和所使用的记录、表格等。建立程序文件时,应实事求是,不要照搬其他实验室的文件,必须能客观反映本实验室的现实和整体素质。程序性文件既然作为客观工作的反映,就应对实验室的人员有约束力,任何涉及某一工作领域的人员均不能违反相应的程序。

(三)过程

将输入转化为输出的一组彼此相关的资源和活动。从过程的定义可以理解为,任何一个过程都有输入和输出,输入是实施过程的依据或基础,输出是完成过程的结果,完成过程必须投入适当的资源和活动。过程是一个重要的概念,有关实验室认可的ISO标准或导则都是建立在"所有工作是通过过程来完成的"这样一种认识的基础之上的。

(四)资源

资源包括人员、设备、设施、资金、技术和方法。衡量一个实验室的资源保障,主要反映在是否具有满足检验工作所需的各种仪器、设备、设施和一批具有丰富经验、有资历的技术人员和管理人员,这是保证具有高质量检验报告的必要条件。检验科为了维持、发展和提高学术素质与技术水平必须做好6个方面工作,即全面管理、人才培养、仪器装备、全面质量保证、创新和特色建设及临床意识(即不断地将实验室与临床工作相结合)。

前已述及,质量体系分为组织结构、程序、过程和资源,彼此间是相对独立的,但其间又有互相依存的内在联系。

三、组织结构的确定和资源配置

(一)组织结构的确定

实验室应明确各个组成部分(部门),并对各个部分(部门)的隶属、管理关系进行清晰的描述。例如,某医学实验室由若干个专业实验室构成,各个专业实验室负责各自专业领域的检验;实验室还设有技术管理层和质量管理层,那各个专业实验室应接受这两个部门的管理;技术管理层和质量管理层也存在协调统一的关系;等等。实验室上述组织结构可以用结构图并辅以文字说明来描述。在图中,可用方框表示各种管理职务或相应部门,用箭头表示权利的指向,通过箭头线将各方框连接,可标明各种管理职务或部门在组织结构中的地位以及它们之间的关系,下级(箭头指向)必须服从上级(箭头发出)领导。在这里要着重指出的是,实验室的组织结构应能满足服务的全过程的需要,也就是说从样品采集前到检验结果报告发出后的全过程,以及相关的技术管理、质量管理、器材采购、培训再教育等过程,均应有相应的机构对之负责。

1. 确实验室隶属关系

例如,医院所属的实验室,要接受所在医院人事、财务、器材等部门的管理。这种关系也可以用结构图来进行描述。要求结构图能确定实验室在母体组织(如医院)中的地位,描述清楚实验室与母体组织中各个机构的关系。如果结构图不能完整描述,就应辅以文字说明。除此之外,医学实验室还可能与其他机构发生关系,例如,国家或地方规定的实验室质量控制部门、计量校准部门,如实验室与这些机构发生关系,就应对这种关系进行明确规定。

2. 内部成员管理规定 这就要求对所有实验室成员进行岗位描述,这种描述层次可从上至下进行,如先描述质量主管,然后再描述质量管理小组各成员;先描述专业实验室组长,再描述专业实验室成员。各岗位职责描述,要求简单明确地指出该岗位的工作内容、职责和权利、与组织中其他部门和职务的关系。这里要着重指出的是,岗位不能漏人,即实验室设立了该岗位,却没有相应的人员设置。当然,一个人可同时负责多个岗位。当然,实验室应该规定各岗位的任职条件,如岗位要求的基本素质、技术知识、工作经验等条件。并对成员的资质进行评定,没有一定的资质就不能委任相应的职务。

另外依据国家实验室认可的准则《医学实验室质量和能力的专用要求》,实验室还必须(非全部)设置的职能单位有:

(1)应设立负责培训及其监督的管理者(或机构)。实验室成员的培训在此标准中占有十分重要地位。负责成员培训和监督的人员应具备相当的资质。标准规定他们应熟悉相关检验目的、程序和检验结果评价。

(2)应设立技术管理层。技术管理层应该由多名在实验室某个专业领域内基本知识、基本技能、学术研究等方面领先的人员组成。他们的主要职责是对实验室的运作和发展进行技术指导,并提供相应的资源。

(3)实验室管理层应任命一名质量主管(也可以采用其他名称)。质量主管应有明确的职责和权利,拥有一定的实验室资源,以保证他能监督实验室整个质量管理体系的有效运行;质量主管直接对实验室管理层(者)负责,其工作不受实验室内其他机构和个人的干扰。

(二)资源配置

资源包括人员、设备、设施、资金、技术和方法。

资源是实验室建立质量管理体系的必要条件。例如，医学实验室要建立血常规分析管理体系，管理者就应该配备有能力进行血常规分析的人员和相应的仪器设备，提供一定的设施和环境以保证血常规分析能正常运行，还应给予一定的资金支持，此外，血常规分析还必须有符合标准的技术和方法。但是资源的配置以满足要求为目的，不可造成浪费。

第二节　医学实验室质量管理体系的建立

医学实验室建立质量管理体系首先是一种自我认识、自我评价的过程，然后才是引进国际先进管理经验、提高管理水平、不断发展的过程。

一、医学实验室质量管理体系建立的依据及基本要求

（一）医学实验室质量管理体系建立的依据

医学实验室质量管理体系建立的依据应该是相应的国家或国际标准，国际标准ISO15189（2012版）《医学实验室质量和能力的专用要求》对管理要求和技术要求均做出了详细的规定，医学实验室可遵照执行。

（二）医学实验室建立质量管理体系的基本要求

1. **注重质量策划**　策划是一个组织对今后工作的构思和安排。没有好的策划，建立质量管理体系是不可能的；有效的质量管理体系也不是偶然能达到的，往往需要经过精心的策划和周密的计划安排。事实上，质量管理体系的任何一项活动，要取得成功，第一步就是要做好质量策划。

2. **注重整体优化**　质量管理体系是一种体系，是相互关联或相互作用的一组要素组成的整体。研究体系的方法是系统工程，系统工程的核心是整体优化。实验室在建立、运行和改进质量管理体系的各个阶段，包括质量管理体系的策划、质量管理体系文件的编制、协调各部门和各要素质量活动之间的接口，都必须树立总体优化的思想。

3. **强调预防为主**　预防为主，就是将质量管理的重点从管理"结果"向管理"因素"转移，不是等出现不合格才去采取措施，而是恰当地使用来自各方面的信息，分析针对潜在的不合格因素，将不合格消灭在形成过程中，做到防患于未然。

4. **一切以满足患者和临床医护部门的要求为中心**　满足患者和临床医护部门的要求是医学实验室建立质量管理体系的核心，所建立的质量管理体系是否有效，最终应体现在能否满足患者和临床医护部门的要求上。

5. **强调过程概念**　将活动和相关的资源作为过程进行管理，可以更高效地得到期望的结果。任何利用资源并通过管理，将输入转化为输出的活动，都可视为过程。

6. **重视质量和效益的统一**　质量是医学实验室生存的目的，效益是实验室生存的基础。一个有效的医学实验室质量管理体系，既要能满足患者和临床医护部门的要求，也要能充分实现实验室本身的利益。实验室应在考虑利益、成本和风险的基础上使质量最佳化。

7. **强调持续的质量改进**　所有有关质量管理体系的国家或国际标准都特别重视质量改进，不能得到持续改进的质量管理体系不能长期维持。当然，持续改进也是实验室生存、发展的内在要求。

8. **强调全员参与**　员工是医学实验室的基础。实验室的质量管理不仅需要管理者的正确领导，还有赖于全员的参与。在质量管理体系中，要特别强调团队精神。

二、质量管理体系的策划与准备

质量管理体系的策划与准备是成功建立质量管理体系的关键，尤其在我国现阶段，质量管理体系对大多数医学实验室来说是新事物，从管理层到一般工作人员对质量管理体系的概念、依据、方法，甚至目的都缺乏了解，更没有建立质量管理体系的经验，所以医学实验室质量体系建立过程中的策划与准备就显得尤为重要。

首先要对实验室全员进行教育培训。让每个成员对质量管理体系的概念、目的、方法、所依据的原理和国际标准都有充分的认识，同时要让他们认识到实验室的质量管理现状和与先进管理模式之间的差异，认识到建立先进质量管理体系的意义。对决策层，要在对有关质量管理体系国际标准的充分认识上，明确建立、完善质量体系的迫切性和重要性，明确决策层在质量体系建设中的关键地位和主导作用；对管理层，要让他们全面了解质量管理体系的内容；对于执行层，主要培训与本岗位质量活动有关的内容。

质量方针是由实验室的最高管理者正式发布的该实验室总的质量宗旨和质量方向，它是指引实验室开展质量管理的大纲，是建立质量管理体系的出发点。质量方针是实验室质量管理文件中必不可少的部分。标准规定，质量方针应涵盖以下内容：实验室计划提供的服务范围，如检验、咨询等；实验室管理层制定的服务标准及相应的向服务对象的承诺；质量管理体系的中长期目标，一般为3～5年（年度目标属短期目标，可不在质量手册中出现，而在年度计划中出现）；所有的实验室成员熟悉并遵守该实验室质量管理体系文件规定的承诺；实验室保证具有良好的职业规范、合格的检验质量及所有活动符合质量管理体系规定的承诺；等等。如上所述，质量方针包括的内容较多，但应尽可能简明扼要，因为它是以"口号"的形式来表述的。当然，为了便于员工理解，可以在质量手册中加以适度的解释说明。所有实验室成员必须熟记质量方针，并落实到自己的本职岗位上。

质量目标是质量方针的具体化，为在一定的时间范围内或限定的范围内，实验室所规定的与质量有关的预期应达到的具体要求、标准或结果。质量目标是与质量有关的目标，它是围绕质量方针来展开的，与质量无关的实验室目标不应写进质量目标中；质量目标应尽量量化，具有可测量性。

质量管理体系都有其方针和目标，但每个实验室的具体情况不同，质量方针和目标也不同，质量目标要符合实验室的实际情况，不可过高或过低，是实验室预期能达到的，且能反映实验室的能力。依据国际标准建立的质量管理体系最终受益的将是三方：实验室本身、服务对象及实验室资源供应方。不同的医学实验室，应根据自己的具体情况，也就是根据与自己相关的以上三方的具体情况，来制定质量管理体系。质量管理体系方针和目标的制定应考虑以下四个方面的内容①实验室的服务对象和任务：以检测为主，还是以校准为主；以服务临床病人为主，还是科研为主；综合性医院的实验室还是专科医院实验室；是否服务疑难危重病人；是否服务特殊病人等。一般而言，科研的医学实验室要求实验结果的准确性和精确性，临床实验室还应考虑病人的满意度；综合大医院要求实验项目齐全，社区小医院则具备一般实验项目即可。实验室的服务对象和任务不同，其质量方针和目标肯定不同。②实验室的人力资源、物质资源及资源供应方情况。不同规模、不同实力的实验室所能达到的质量是不一样的，质量方针和质量目标既不可偏高，也不可偏低。③要与上级组织保持一致，实验室的质量方针和目标应是上级组织的质量方针和目标的细化和补充，绝对不能偏离。④各个实验室成员能否理解和坚决执行，不能理解和执行的方针和目标是毫无意义的。

质量管理体系的建立来源于对实验室的现状调查和分析，调查分析的目的是为了合理地选择质量体系的要素。调查和分析的具体内容包括：实验室已有的质量体系情况、检测结果要达到何种要求、实验室组织结构、检测设备、人力资源等。经过调查和分析后，确定要素和控制程序时要注意：是否符合有关质量体系的国际标准；是否适合本实验室检测/校准的特点；是否适合本实验室实施要素的能力；是否符合相关法规的规定。

三、过程分析与过程管理

系统地识别和管理实验室所有的过程，特别是这些过程之间的相互作用，就是"过程方法"；识别出过程中的各个环节及其相互作用，即为过程分析，它是质量管理考虑问题的一种基本思路，是过程管理的前提。质量管理体系是通过一系列过程来实现的，质量策划就是要通过识别过程，确定输入和输出，确定将输入转为输出所需的各项活动、职责和义务，所需的资源、活动间的接口等。

在检验科所进行的每一项标本的检查或分析过程就是一组相互关联的与实施检测有关的资源、活动和影响量。资源包括检测人员、仪器（包括试剂）、程序（包括各项规章制度和操作手册）、检测方法等。影响量是指由环境引起的，对测量结果有影响的各种因素。检测过程的输入是被测样品，在一个测量过程中，通常由检测人员根据选定的方法，校准的仪器，经过溯源的标准进行分析，检测过程的输出为测量结果，即向临床发出的检验报告。我们用测量结果和其不确定度是否符合预先规定的要求来衡量测量过程的质量。根据过程的大小不同，一个过程可能包含多个纵向（直接）过程，也可能涉及多个横向（间接）过程，当逐步或同时完成这些过程时才能完成一个全过程。在检验科日常工作中，每一项检验报告都要经历：医生申请检查项目、标本采集与运送、标本编号、检测、记录、发生报告、实验数据准确地运用于临床等多个过程，这些过程的集合形成全过程。上一过程质量控制完成后即作为下一过程的输入，下一过程得到上一过程的输入结果,经过质量控制再将结果输入给它的下一过程。如此传递,并涉及过程相关的横向过程,从而形成完成检验报告的全过程。在医学检验中,经常将这一过程分为3个阶段,即分析前质量控制、分析中质量控制和分析后质量控制。分析前质量控制主要包括两个过程,第一是医生能否根据患者的临床表现和体征,为了明确诊断和治疗,从循征医学的角度选择最直接、最合理、最有效、最经济的项目或项目组合申请检测。第二是标本在采集过程、保存与运送方向的质量控制措施,这一点非常重要。如果医护人员不能及时送检标本,标本还没有检测,已经就有了使实验结果不准确的因素了。分析中的质量控制主要涉及人员素质、仪器校准、量值溯源、方法选择、试剂匹配等多方面因素。这些都需实验室有完整的质量体系和标准化、规范化管理为基础的。分析后质量控制方面涉及实验结果的再分析、再确认,保证合格报告的生成及保证实验结果发给临床,临床医生能合理地分析报告,正确的运用数据,用于诊断和治疗。这就需要检验科经常与临床科室进行信息交流和学术往来。可以看出在这个全过程中,只有每个过程的输出均能满足下一个过程的质量要求时,才能确保全过程输出的质量要求。因此,在检验报告形式的全过程中,任何一个小过程或相关过程的输出质量都会影响全过程的最终输出结果。所以要对所有质量活动过程进行全面控制,即全面质量管理体系。

过程分析一般采用先主干后分支的方法来进行,如实验室对试剂的管理先可分析成以下主干(图2-1)。

当然,在进行过程分析时,会遇到一些困惑,如人员管理,多数人认为人员管理是一件事,并非一个过程。这就要求过程分析人员树立一个观念,即任何事物均有一个发展的过程,事物的发展过程即为"过程",所以质量管理体系中各要素均可分析为一个过程。如人员管理可分析(图2-2)。

然后对主干中各分支进行分析,还可能对分支的分支进行分析,如岗前培训(图2-2)可分为:初次上岗、长期离岗、转岗等情况;转岗又可分为专业内转岗和专业间转岗。当然,从事新的岗位前,必须经过相对应的专业技能培训和质量管理培训。上述的专业内转岗,在医学实验室也比较常见,例如,某位员工原先在免疫实验室从事检测工作,但现在要从事检验结果的确认和检验报告的审核工作,这

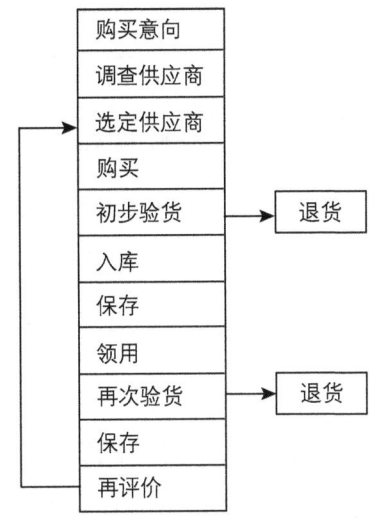

图2-1 试剂管理过程

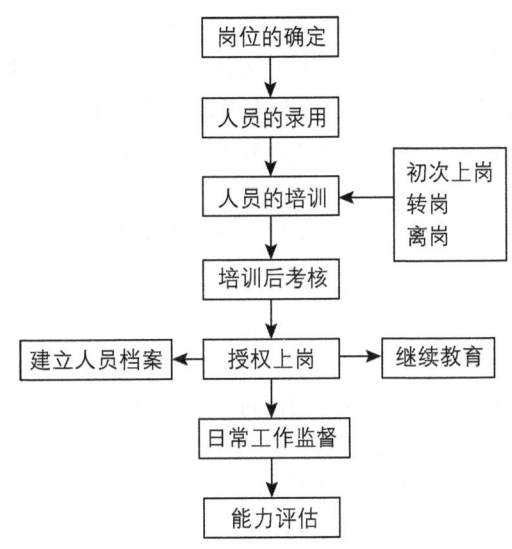

图2-2 人员管理过程

种情况下,也应经过培训。

对过程进行详细的分析后,得出主干、分支中的各环节、各要素,然后对各环节、各要素进行规定。环节、要素的规定要满足四个条件:什么人负责或做这件事,怎么做这件事,在什么时限内做这件事,做完这件事后要留下什么记录。如图2-3中,在对检验结果修改这一环节进行分析时,可分析出检验结果修改可发生在检测完毕后、数据传输或输入、确认结果后、检验报告发出后、回顾性分析的几个时段;在各个时段修改检验结果要明确修改的权限、如何修改、修改完后要留下何种记录等。

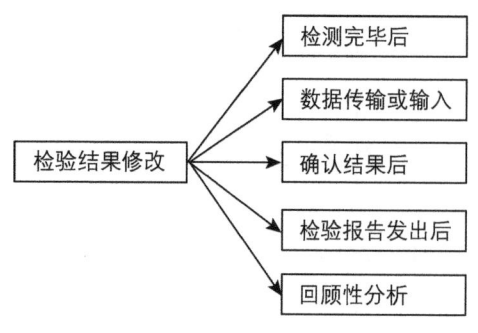

图 2-3 检验结果修改各环节分析

四、质量体系文件的编制

编制质量体系文件,是建立标准化的质量管理体系的过程中的一项重要工作。质量体系文件是质量体系存在的基础和依据,也是体系评价、改进、持续发展的依据。

质量体系文件一般分为三个层次:质量手册、质量体系程序、其他质量文件(表格、报告、作业指导书等)。质量手册是指按规定的质量方针和目标以及适用的国际标准描述质量体系;质量体系程序是指描述为实施质量体系要素所涉及的各职能部门的活动;其他质量文件是指详细的作业文件。

质量体系文件具体包括:质量手册、质量计划、质量体系程序文件、详细作业文件、质量记录。

质量体系文件的编制过程中应注意以下问题:①文件应具有系统性。质量体系文件应反映一个实验室质量体系的系统特征,是全面的,各种文件之间的关系是协调的,任何片面的、相互矛盾的规定都不应在文件体系中存在。②文件应具有法规性。文件经最高管理者批准后,对实验室的每个成员而言,它是必须执行的法规文件。③文件应具有增值效用。文件的建立应达到改善和促进质量管理的目的,它不应是夸夸其谈的实验室装饰品。④文件应具有见证性。编制好的质量体系文件应可作为实验室质量体系有效运行的客观证据,这也是文件的重要作用之一。⑤文件应具有适应性。质量体系决定文件,而不是文件决定质量体系,质量体系发生变化,文件也应做相应变化。

体系文件编制的基本步骤如下。

1. 根据准则确定适用的质量管理体系文件要求。

2. 通过各种手段,如问卷调查和面谈,收集有关现有质量管理体系和过程的数据。

3. 列出现有适用的质量管理体系文件,分析这些文件以确定其可用性。

4. 对参与文件编制人员进行文件编制及适用的质量管理体系标准或选择的其他准则的培训。

5. 从运作部门寻求并获得的其他源文件或引用文件。

6. 确定拟编制文件的结构和格式。

7. 编制覆盖质量管理体系范围中所有过程的流程图。

8. 对流程图进行分析以识别可能的改进并实施这些改进。

9. 通过试运行,确认这些文件。

10. 在实验室内使用其他适宜的方法完成质量管理体系文件。

11. 在发布前对文件评审和批准。

以下分别介绍各种质量体系文件的具体含义及编制要领。

(一)质量手册

质量手册的核心是质量方针目标、组织机构及质量体系要素描述。质量手册中"质量方针目标"章节,应规定实验室的质量方针,明确实验室对质量的承诺,概述质量目标。还应证明该质量方针如何为所有员工熟悉和理解,并加以贯彻和保持。"组织机构"章节应明确实验室内部的机构设置,可详细阐明影响到质量的各管理、执行和验证职能部门的职责、权限及其接口和联系方式。"质量体系要素"章节应明确规定质量体系由哪些要素组成,并分别描述这些要素。

质量手册通常应包括如下内容:封面、批准页、修订页、目录、前言、主题内容及适用范围、定义、质量手册管理、质量方针目标、组织机构、质量体系要素描述、支持性资料附录。国家实验室认可标准中给出了质量手册的详细内容,以供参考。

质量手册内容

(1)标题、引言和范围:通常情况下,实验室的质量管理体系如未涉及某些专业,则应在适用范围内说明,如"本质量管理体系不适用分子生物学专业"。

(2)目次。

(3)评审、批准和修订:即质量手册的文件控制信息。

(4)授权书:包括实验室母体组织法人对实验室负责人的授权书。

(5)医学实验室简介,资源及主要任务。

(6)实验室公正性声明:包括实验室保证员工公正、诚实的声明以及遵守有关标准、准则的声明。

(7)质量方针和质量目标。

(8)组织、职责和权限。

(9)质量管理体系的描述。

(10)质量管理体系文件构架的描述。

(11)附录:支持性文件附录、程序文件汇总表、作业文件汇总表、检验项目一览表、记录汇总表、其他。

(二)质量体系程序文件

质量体系程序文件是对完成各项质量活动的方法所作的规定。其含义可从如下方面加以理解:①对影响质量的活动进行全面策划和管理,规定的对象是"影响质量的活动"。②包括质量体系的一个逻辑上独立的部分。③不涉及纯技术性的细节,这些细节应在作业指导书中加以规定。④不是工作程序文件,是质量管理的程序文件。程序文件是质量手册的核心内容,是质量手册的支持性文件,是质量手册中原则性要求的展开与落实。因此,编写程序文件时,必须以手册为依据,符合手册的规定和要求。程序文件应具有承上启下的功能,上接质量手册,下接作业指导书,控制作业文件,并把手册纲要性的规定具体落实到作业文件中,从而为实现对报告/证书的有效控制创造条件。

质量体系程序文件一般包括:文件的编号和标题、目的和适用范围、相关文件和术语、职责、工作流程、报告和记录表格。其中工作流程是其核心内容。具体地说,程序文件的结构和内容应遵循"5W+1H"原则。

why(目的):即执行程序文件的目的、执行程序文件要达到什么目的。

what(做何事):即程序的主要内容,执行程序文件要做什么事。

who(何人做):规定哪些人为程序的执行者。

when(何时做):规定程序的执行时间或时间顺序。

where(何地做):规定程序的执行地点或空间顺序。

how(如何做):规定程序的具体执行过程。

1. 程序文件的结构设计　每个程序文件在编写前应先进行结构的设计,设计的方法是:

(1)列出每个程序中涉及的活动对应的要求。

(2)按活动的逻辑顺序展开。

(3)将实验室的具体活动方法进行分析,并写入相应的结构内容中。

(4)考虑运作程序时应保存的记录。

2. 程序文件编写的基本方法

(1)根据类似的程序文件结构的流程图进行展开。

(2)流程图中内容作为文件中主要考虑的大构架即大条款。

(3)根据构架增加具体的内容细则即结构内容,将结构内容作为大条款中的分条款。

(4)结构内容中应主要描述谁实施这些工作,如何实施的步骤及实施后应保存的记录等。

3. 程序文件的内容

(1)标题:标题应能明确识别程序文件。

(2)目的:程序文件应规定其目的,说明为什么开展该项活动,即为什么做(why)。

(3)范围:程序文件应描述其适用范围,活动涉及的产品、项目、过程、活动等,包括适用和不适用的情况。

(4)职责和权限:程序文件应明确人员和(或)实验室职能部门的职责和权限,即谁、做什么(who和what)。

(5)活动的描述:对活动描述的详略程度取决于活动的复杂程度、使用的方法及从事活动的人员所必需的技能和培训的水平。不论其详略程度如何,适用时,对活动的描述应考虑以下方面。

1)明确实验室及顾客和供方的需要。

2)具有与所要求的活动相关的文字描述和(或)流程图的方式描述过程。

3)明确做什么、由谁或哪个职能部门做、为什么、何时、何地及如何做。

4)描述过程控制以及对已识别的活动的控制,即描述影响质量的因素的控制:人、机器、材料、方法、测试、环境、信息、溯源、抽样、样品等。

5)明确完成活动所需的资源(人员、培训、设备和材料)。

6)明确与要求的活动有关的文件。

7)明确过程的输入和输出。

8)明确要进行的测量。

实验室可以决定将上述部分内容在作业指导书中加以描述是否更为适宜。

(6)记录:在程序文件中的该部分或其他相关部分应规定所涉及活动的记录,适用时应明确这些记录所使用的表格,应规定记录的填写、归档及保存的方法。

(7)附录:在程序文件中可包括附录,其中包含一些支持性的信息,如图表、流程图和表格等。

(8)评审、批准和修订:应明确程序文件的评审和批准及修订的状态和日期。

(三)表格和记录

制定和保持表格是为了记录有关的数据,以证实满足了质量管理体系的要求。表格包括标题、标识号、修订的状态和日期。表格应被引用或附在质量手册、程序文件和(或)作业指导书中。表格要具有自明性,用填空、选择方式或有填写说明,即不用看程序、作业文件等也可操作填写;表格还要具有简便性,能画勾的就不写数字,能写数字的就不写字母,能写字母的就不写汉字,能写汉字的就不做简答题,能做简答题的就不做论述题,简洁为上。宜用电子记录。

记录是质量管理的一项重要基础工作,是质量体系中的一个关键要素。记录的定义是:阐明所取得的结果或提供所完成活动的证据的文件。它为可追溯性提供文件,它是实验室活动结果的表达方式之一,是活动已经发生及其效果的证据性文件。如实验室对所有仪器进行了校准并形成记录,那么仪器校准这一活动的结果就可在记录上表达出来,仪器校准这一活动就可追溯,如果没有记录,所有活动的可追溯性就无从谈起。它是记载过程状态和过程结果的文件,是一种客观证据,可证实实验室的质量保证。它可为采取预防措施和纠正措施提供依据。实验室采取纠正措施、预防措施,此过程如何、达到何种效果,都可以通过相应的记录得到验证。记录还是信息管理的重要内容,离开及时、真实的质量记录,信息管理就没有实际意义。

实验室不但要建立足够和符合要求的记录,而且要对记录进行严格的管理。实验室应建立记录管理程序,对下述方面进行规范:记录应有唯一标识,便于识别;记录的采集,即如何进行记录,应包括记录的方式与形式(实验室有各种各样的活动,产生各种各样的结果,记录的方式和形式自然有所不同);实验室应对记录有统一管理,建立记录目录或索引;规定记录查取的方式和权限;规定记录保存的方式、责任人及持续时间;记录的维护及安全处理,如记录出现破损怎么办,如何防止记录的丢失、盗用等。

记录应清晰,不能字迹模糊;记录的内容和表达要明确,不得模棱两可,以便于检索者查阅和准确理解。记录的存放形式,特别是实验室中有重要意义的医疗记录,要符合国家、地区或当地法规的要求。记录的存放要注意安全,防止丢失或被人盗用;要有一个适宜的环境,以防损毁、破坏。

(四)作业指导书

详细的叙述见下一节。

五、质量管理体系文件的管理

1. 实验室应建立文件控制程序,对文件的制定、批准、唯一识别、发布、使用、保存、修订、废止等进行详细规定。实验室应对制定质量文件所依据的文件和信息(内源性和外源性信息)进行控制,以保证文件的正确性和有效性。例如,实验室在制定红细胞计数的作业指导书时,可能要参考某些标准和科研资料,那么,在引用时,就要对这些标准和科研资料进行详细的审核,以保证正确引用。所有文件均应有副本。文件的原版在交付使用部门使用后,副本用于保存。实验室负责人应规定每一文件副本的保存时限。文件保存的时限、方式要遵循国家、地区的相关规定。

2. 文件的管理过程中注意事项:

(1)文件在发布前,必须由获授权人员对之进行审核并签字批准后方可投入使用,以保证现行文件的权威性和有效性。

(2)记录文件现行版本的有效性是指标明文件的审核人、批准人及批准时间;文件的发行情况时是指文件的发布部门、已发布到哪些部门、发布时间、接收文件者的姓名等。编制文件控制记录,目的是便于查阅、管理,避免使用失效或作废的文件。

(3)在使用部门的文件应是现行的、经审核和签字批准的文件版本,禁止使用未经批准的、废止的或已过文件使用时限的文件版本。

(4)实验室应根据各种文件的内容和具体情况,定期对文件进行评审、修订,修订后的文件须经被授权人签字批准后方可再投入使用。

(5)无效或废止的文件不可再存放在所有使用部门,任何部门和个人不得使用无效或废止的文件。

(6)保留或存档的被废止文件必须有明显标志,如标有"作废"字样。

(7)文件的手写修改需注意以下问题:①实验室的文件控制程序允许对该文件进行手写修改,并经被授权人签字后可有效使用;②实验室的文件控制规定中有该文件手写修改的程序和授权;③手写修改之处必须有签字和日期,修改的内容必须书写清楚(不得字迹潦草,难以辨认);④实验室应尽快对已手写修改的文件进行再版重新发布,不应长期使用手写修改的文件。

(8)计算机系统中运行的文件的更改和控制具有一定的特殊性,实验室应制定程序对之进行控制。如设置计算机中文件成可供所有实验室成员浏览、仅可被授权者修改,等等。

3. 文件的唯一标识,其标识内容应包括标题、版本号(如已修订,应加上修订号)、发布日期(如修订,应加上修订号)、总页数及每页的页码、文件发布部门、来源的标识。

第三节 临床检验的操作规程

操作规程是一种作业指导书,规定某项工作的具体操作程序的文件。也就是检验科室常用的"操作手册"。

一、临床实验室操作规程的作用和意义

操作规程是指导保证过程质量的最基础的文件和为开展纯技术性质量活动提供指导,也是质量体系程序文件的支持性文件。

二、操作规程的分类

医学实验室的操作规程大致可以分为四类:方法类、设备类、样品类、数据类。

(一)按发布形式分

书面操作规程、口述操作规程。

(二)按内容分

1. 用于操作、检验、安装等具体过程的作业指导书。

2. 用于指导具体管理工作的各种工作细则、计划和规章制度等。

3. 用于指导自动化程度高而操作相对独立的标准操作规范。

三、操作规程的编写和要求

(一)基本要求

1. 内容

(1)满足5W1H原则,任何操作规程都须用不同的方式表达出:在哪里使用此操作规程;什么样的人使用该操作规程;此项操作的名称及内容是什么;此项操作的目的是干什么;如何按步骤完成操作。

(2)"最好,最实际"原则:最科学、最有效的方法;良好的可操作性和良好的综合效果。

2. 数量

(1)不一定每一个工位,每一项工作都需要成文的操作规程。

(2)"没有操作规程就不能保证质量时"才用。

(3)描述质量体系的质量手册之中究竟要引用多少个程序文件和操作规程,就根据各组织的要求来确定。

(4)培训充分有效时,操作规程可适量减少。

3. 格式应满足 以满足培训要求为目的,不拘一格;简单、明了、可获唯一理解;美观、实用。

(二)编写步骤

1. 操作规程的编写任务一般由具体部门承担。

2. 明确编写目的是编写操作规程的首要环节。

3. 当操作规程涉及其他过程(或工作)时,要认真处理好接口。

4. 编写操作规程时应吸收操作人员参与,并使他们清楚操作规程的内容。

(三)操作规程的管理

1. 操作规程的批准 操作规程应按规定的程序批准后才执行,一般由部门负责人批准;未经批准的操作规程不能生效。

2. 操作规程是受控文件 经批准后只能在规定的场合使用;严禁执行作废的操作规程;按规定的程序进行更改和更新。

四、操作规程编写的具体内容

(一)标本采集作业指导书

标本采集作业指导书是对原始样品采集进行规定的一类重要文件,ISO15189对其内容进行了详细的规定,主要包括两部分内容。

1. 实验室对采集前活动的指导应包括以下内容:

(1)申请单或电子申请单的填写。

(2)患者准备(例如:为护理人员、采血者、样品采集者或患者提供的指导)。

(3)原始样品采集的类型和量,原始样品采集所用容器及必需添加物。

(4)特殊采集时机(需要时)。

(5)影响样品采集、检验或结果解释,或与其相关的临床资料(如用药史)。

2.实验室对采集活动的指导应包括以下内容:

(1)接受原始样品采集的患者身份的确认。

(2)确认患者符合检验前要求,例如:禁食,用药情况(最后服药时间,停药时间)、在预先规定的时间或时间间隔采集样品等。

(3)血液和非血液原始样品的采集说明、原始样品容器及必需添加物的说明。

(4)当原始样品采集作为临床操作的一部分时,应确认与原始样品容器、必需添加物、必需的处理、样品运输条件等相关的信息和说明,并告知适当的临床工作人员。

(5)可明确追溯到被采集患者的原始样品标记方式的说明。

(6)原始样品采集者身份及采集日期的记录,以及采集时间的记录(必要时)。

(7)采集的样品运送到实验室之前的正确储存条件的说明。

(8)采样物品使用后的安全处置。

(二)检验程序文件

检验程序文件的内容应包括以下内容:

1. 检验目的。
2. 检验程序的原理和方法。
3. 性能特征。
4. 样品类型(如:血浆、血清、尿液)。
5. 患者准备。
6. 容器和添加剂类型。
7. 所需的仪器和试剂。
8. 环境和安全控制。
9. 校准程序(计量学溯源)。
10. 程序性步骤。
11. 质量控制程序。
12. 干扰(如:脂血、溶血、黄疸、药物)和交叉反应。
13. 结果计算程序的原理,包括被测量值的测量不确定度(相关时)。
14. 生物参考区间或临床决定值。
15. 检验结果的可报告区间。
16. 当结果超出测量区间时,对如何确定定量结果的说明。
17. 警示或危急值(适当时)。
18. 实验室临床解释。
19. 变异的潜在来源。
20. 参考文献。

当实验室拟改变现有的检验程序,而导致检验结果或其解释可能明显不同时,在对程序进行确认后,应向实验室服务的用户解释改变所产生的影响。

实验室负责人应负责保证检验程序内容的完整和现行有效,并定期进行全面评审。

第四节 质量管理体系的运行

质量管理体系运行的准则为质量管理体系建立所依据的国际或国家标准。由于质量体系文件是组织根据相关国际或国家标准和组织本身的具体情况编制而成,所以质量体系文件应是质量管理体系运行的依据。当然,在质量管理体系的运行过程中,有时需要随时根据具体情况对文件进行修改,特别是在质量管理体系运行的初期。

一、质量管理体系的运行

质量管理体系运行的第一步是质量管理层对所有成员进行质量体系文件的宣贯。由于质量管理体系文件是质量管理体系运行的依据,所以实验室成员必须熟悉并准确理解与自己有关的所有文件。如前所述,质量体系文件具体包括质量手册、质量计划、质量体系程序文件、详细作业文件、质量记录等。质量手册是质量方针目标、组织机构及质量体系所有要素的描述,所以所有的成员都必须认真学习,掌握实验室质量管理体系的基本构成,并准确理解实验室的质量方针和质量目标。对于程序文件,因为它是"为进行某项活动或过程所规定的途径",它可能与实验室所有成员有关,也可能仅与部分或个别实验室成员有关,其宣贯针对有关部门和人员进行即可。作业指导书主要与具体的操作者有关,其宣贯针对全部操作者即可。质量记录是一类源于上述文件执行过程中的文件,所以在上述文件的宣贯过程,附加宣贯即可。

二、质量管理体系运行的影响因素

质量管理体系的运行要注意以下几个问题。首先,要充分注意实验室的具体实际情况。实验室质量管理体系建立所依据的国际或国家标准是通用标准,实验室在执行过程中符合其要求即可,而满足其要求的形式可以是多种多样的。例如ISO 15189《医学实验室质量和能力的专用要求》在 5.4.1 a)中规定检验申请表中患者应具有唯一标识,但患者的唯一标识可采用多种形式,例如,患者所住医院名称加上患者所住病房的名称,再加上患者在此病房的床号,即可构成患者的唯一标识(因为在一定时刻,某医院某病房的某病床上只可能有一个病人);患者的身份证号码;患者所在医院的名称及其门诊号;患者所在医院的名称及其住院号等。其次,运行过程中要准确及时地收集反馈信息。任何一件事情的成功都需要经过反复实践,质量管理体系的成功运行也不例外。质量管理体系文件通过试运行必然会出现问题,实验室管理层应根据出现的问题进行全面分析,及时提出纠正措施,使质量管理体系得以逐步完善。再次,质量管理体系的运行过程中要注意协调各方面、各部门的工作。质量管理体系是一个系统,各方面的工作是相互关联的,某个方面出现问题有可能跟多个方面、多个部门有关,所以,要注意综合处理问题。最后,要加强监督作用。因为质量管理体系运行初期,实验室成员往往根据以往的工作经验,有许多不自觉地违背质量管理体系文件的行为,实验室管理层应严格进行监督,并及时纠正。

质量管理体系运行一段时间后,要及时进行内部评审、检验程序评审、管理评审,并采取预防措施、纠正措施,使质量管理体系能成功运作。

第五节　质量管理体系的持续改进

依据国家、国际标准建立质量管理体系是实验室提高管理水平的一种有效途径,但仅仅建立是不够的,还要保证它有效运行,并使质量管理体系得到持续改进。所以质量改进在质量管理体系的运行中占据重要地位。

GB/T19001-2000《质量管理体系标准》对持续质量改进活动进行了描述,大致如下。

1. 分析和评价组织的现状,识别需改进的领域。
2. 确定改进目标。
3. 寻找可能达到质量改进目标的解决办法。
4. 评价这些解决方法并做出选择。
5. 实施选定的解决方法。
6. 测量、验证、分析和评价实施的结果,确定质量改进目标是否实现。
7. 正式采纳质量改进的措施。

上述途径可以大致概括为找到需要改进的领域、寻找并确定改进方法加以实施、对实施结果进行评价并确定改进措施。以下,笔者将按照GB/T19001-2008《质量管理体系标准》和实验室认可的国家标准的有关规定,重点介绍与医学实验室的质量改进有关的活动。

一、收集外部信息,识别需改进的领域

要能识别实验室质量管理体系中需改进的领域,收集相关的信息是至关重要的。实验室认可的国家标准4.12.4条款规定:"实验室管理层应建立质量指标,用于系统性监控、评价实验室在患者医疗护理方面的功效。"标准中提到的质量指示系统,可包括多个方面,既包括内部的信息,也包括外部的信息。前者如质量体系的内部审核、实验室检验程序的全面评审、管理评审等,后者如实验室面向患者和临床部门的实验室服务质量问卷调查、参加的外部质量评价、参加的实验室间的比对等,这样的系统是非常有利于实验室发现质量改进的机会的。现针对我国医学实验室的情况,对有关质量改进的外部信息的收集进行简单介绍。

1. 实验室可以建立与外部交流的程序,规范、加强实验室和患者、临床医护部门、供应商等进行的交流,收集关于实验室的意见与建议,提高服务质量。

我国医学实验室在日常工作中接触最频繁的是临床医护部门及其有关人员,因此,实验室应定期召开与临床医护部门的交流会议,会议内容可包括实验室服务中涉及临床医护部门的全部内容,例如检测项目的应用范围是否合适、检测项目是否出现新的局限性、检验申请单的书写格式是否需要变动、检测项目所需样品的采集方式是否合适、样品运送中存在的问题、检测结果的报告方式是否合适、检验报告的发放时间、检测结果的正常参考区间是否合适、检测方法的干扰因素、检验过程的安全性等。当然,实验室与临床医护部门的交流方式还有很多,如实验室参与的查房、病例讨论、临床医护部门直接向上级组织反映的关于实验室的意见

和建议等，实验室可以通过这些交流，从临床医护部门那里获取质量改进的信息。

实验室与患者交流的方式也多种多样。但在我国，大多数实验室与患者交流的方式多是被动接受患者的抱怨，这很重要，但远远不够。实验室应更主动地从患者那里获取有关质量改进的信息，如对一定群体的患者进行问卷调查、在医疗服务过程中征求患者的建议、在提供解释咨询服务中征求患者的建议等。

实验室可以建立与供应商的交流沟通机制，从供应商那里获取新产品、新技术的信息，要求供应商提供更好的服务，从供应商那里获取仪器、试剂使用的经验和技术支持，等等。

2. 实验室可以建立满意度监测的程序，及时掌握实验室的服务质量情况。由质量管理小组定期进行调查，调查内容可包括：工作人员的服务态度、工作人员医德医风表现、患者的就诊环境是否合适、实验室检测结果与患者的临床情况的符合度、医师和患者对实验室提供的医疗咨询是否满意、检验报告单的书写是否正确规范、检测报告单发放是否及时、检测报告单是否存在丢失现象、不满意的人和事、满意的人和事以及对科室的建议等。

这种针对实验室满意度的调查，范围要广，应覆盖所有的服务对象。质量管理小组应对调查结果进行集中统计，上报管理层。

3. 外部组织对实验室质量的评价。这种评价对实验室的质量改进是至关重要的。这种评价可包括多个方面，例如第三方对实验室质量体系的评审、实验室参加的权威实验室组织的室间质量评价活动等。这种外部组织的评价不但能直接指出实验室问题的所在，且往往带有指导意义。

值得指出的是，实验室收集的外部信息，也是通过实验室的自身评审并制定相应措施来进行质量改进。

二、实验室的自身评审及相应的质量改进

实验室认可的国家标准 4.12.1 条款规定："实验室管理层应根据质量管理体系的规定，定期对所有的运行程序进行系统评审，以识别任何潜在的不符合项来源，或质量管理体系或技术操作的改进机会。"从外部获取质量改进的信息往往是有限的，实验室持续改进的主要途径是通过定期对所有运行程序进行的系统评审。这种评审是全面的，既包括质量管理体系所有的程序，也包括检验程序等技术方面的内容。现简单介绍实验室认可的国家标准中强调的三大评审活动质量体系内部审核（以下简称内部审核）和管理评审。

（一）内部审核

内部审核对实验室质量管理体系的改进和服务质量的提高都具有重要的作用。内部审核的依据一般应包括实验室的质量管理体系文件、认可准则及其认可准则在特殊领域的应用说明、国家实验室认可委员会的其他认可要求等。实验室也可以根据审核的目的的不同，来决定审核的依据。

实验室管理者应认真研究如何建立内部审核的组织机构，确定其职责和制定其工作方针，其中最重要的是任命负责内部审核的管理者代表，或称内部审核组组长。内部审核组组长负责组建内部审核小组，建立内部审核的组织和程序，培训人员，制订计划，实施内部审核和审批审核报告。内部审核需要一批合格、称职的审核员，因此培训审核员是一项重要的工作。内审员应有一定的数量，足以应付例行的和特殊的内部审核任务，还要尽量保证其独立于被审核的部门和活动，即内审员应与受审部门和活动没有责任关系，以确保内部审核的独立性和公正性。

实验室应建立并保持实验室内部审核的书面程序。内部审核程序是实验室内审核各项活动总的指导和规定，其内容通常包括：目的、范围、职责、内部审核的组织、内部审核的基本要求、内审员的确定与职责、内部审核计划、内部审核的基本步骤、方法和要求、内部审核结果的分析与记录、内部审核报告的编写、跟踪审核等。

1. **审核策划** 内部质量审核应在质量体系建立并试运行一段时间之后进行。质量管理小组负责策划和制订年度内部质量体系审核计划。该计划需规定审核的准则、范围、频次和方法等，应确保覆盖全科质量体系的内部质量审核每年不少于一次，两次审核的间隔不超过 12 个月。该计划经内部审核小组组长审核、实验室管理者批准后实施。

各专业实验室内部质量体系审核：各专业实验室在与全科内部质量体系审核年度计划不冲突的前提下，可根据本实验室质量情况、工作状况等，自行策划和制订审核计划，并经各实验室负责人批准后，自行组织实施。

2. **审核准备**

（1）编制实施计划：内部质量体系审核组组长

指定其成员制订具体的《内部质量体系审核实施计划》,并对其审批,质量管理小组备案。该计划内容应包括:审核的目的、范围、依据、类型和方法、审核组成员分工、审核日程安排等内容,经质量主管批准后发至受审单位。审核员不能审核本单位的工作。

(2)编写检查表:内部质量体系审核组成员在审核实施前,应熟悉相关文件和资料,对照标准和质量管理体系文件的要求,结合受审核部门的特点,编制被审核部门的《内部质量体系审核检查表》。

(3)通知受审核部门:内部质量体系审核组应在审核实施3天前,与受审核部门负责人沟通,确定审核具体事宜,包括审核的具体时间、受审核部门的陪同人员。

3. 审核实施

(1)首次会议:由审核组组长主持召开首次会议,审核组成员、受审核部门负责人及质量管理小组等相关人员参加。会议内容应包括:介绍审核组成员,重申审核的范围和目的,介绍实施审核的程序、方法和时间安排,确立审核组和被审核方的正式联系,确认审核工作所需设备、资源已齐备,确认审核期间会议安排,澄清审核计划中不明确的内容等。会议应有专人负责记录,并存档保存。

(2)现场审核:审核组组长控制审核全过程,即控制审核计划、进度、气氛和审核结果等,严格执行纪律,确保审核客观公正。审核人员按照《内部质量体系审核实施计划》以及《内部质量体系审核检查表》对受审核部门实施现场审核,并做好审核记录。

现场审核注意事项:首先抽样要做到随机、分层、均衡;其次证据的收集要做到问、听、看相结合,现场观察和文件、记录的查阅相结合。要确保证据的真实性、客观性、可追溯性,要认真做好记录。

(3)填写不合格报告:审核员发现不合格后,应做好记录。经审核组确定的不合格项,由主审核员填写《内部质量体系审核不合格报告》。

(4)审核结果汇总分析:审核组长召开审核组全体会议,依据审核员提交的《内部质量体系审核不合格报告》,进行汇总分析,评价受审核部门质量体系的符合性和有效性,拟定审核结论。审核组要在末次会议前,与受审核部门负责人就不合格项进行沟通、确认,以达成共识。如争论确实难以协调,应提请实验室管理者解决。

(5)末次会议:现场审核结束后,召开末次会议,由审核组组长主持,审核组全体成员、受审核部门负责人或其委派的代表以及质量管理小组相关人员参加,必要时可扩大参加人员的范围。

末次会议上,审核组组长报告审核结论,审核结论应包括受审核部门在确保整个组织的质量体系的有效运行、实现总的质量目标和部门质量目标的有效性、该部门质量工作的优缺点等方面做出客观公正的评价。然后,按重要程度依次宣布不合格报告的数量和分类,要求受审核部门负责人在不合格报告上签名认可,并在规定期限内制订出措施、计划。审核组组长还应澄清或回答受审核部门提出的问题,并告知审核报告发送的日期。会议由专人负责记录,并存档保存。

(6)审核报告的编写与发放:内部质量体系审核后,由审核组组长编写《内部质量体系审核报告》,向实验室管理者报告,并由内部审核小组发至受审单位。

审核报告的内容应包括:审核的目的和范围,审核组成员、受审核部门名称及其负责人、审核日期,审核的依据文件,不合格项的观察结果(全部不合格报告作为附件),审核结论,审核报告的发放清单。

《内部质量体系审核报告》及其附件等应存档保存。

4. 纠正、预防和改进措施　措施的制定:内审中提出的不合格项,由受审核部门调查分析原因,有针对性地提出措施,以及完成纠正措施的期限。措施提出后应进行评价,目的是确保措施实施的有效性。措施应满足以下要求:针对性强,具体可操作,时间、分工要合理、明确;便于实施,能经济有效地解决问题,不会产生其他负面效应;解决问题有一定深度,能较好地消除和预防问题的发生。

5. 跟踪审核　跟踪审核是对被审核方采取的纠正、预防和改进措施进行评审、验证,并对措施的有效性和实施情况进行判断和记录。审核组进行跟踪审核,如纠正措施不落实,及时与受审核部门负责人沟通,并向审核组长报告。纠正措施完成后,审核组应及时验证,验证内容包括各项纠正措施落实情况、完成时限及纠正效果。纠正、预防和改进措施的验证应形成记录并保存。

(二)管理评审

管理评审是一项重要的质量活动,是实验室最高层次的对质量体系的全面检查。GB/T19001-

2008《质量管理体系标准》对管理评审进行了定义："由最高管理者就质量方针和目标,对质量体系的现状和适应性进行的正式评价。"它与内部审核不同,是针对实验室质量管理体系及实验室全部的医疗服务(包括检验及咨询工作)而言的,内部审核是针对实验室整个质量管理体系而言,内部审核的结果是管理评审的内容之一。GB/T19001-2000《质量管理体系标准》、实验室认可的国家标准都要求实验室建立内部审核的书面程序,但对管理评审却不作要求,因为管理评审可能涉及质量体系以外的内容。

1. 评审的依据　一般应包括实验室的质量管理体系文件、认可准则及其认可准则在特殊领域的应用说明、国家实验室认可委员会的其他认可要求、有关的行业标准和法规、临床和病人的需求。

2. 评审频次　管理评审至少每年进行1次,如实验室质量体系发生重大变化或出现重要情况可随时增加管理评审的次数。

3. 评审内容　上次管理评审的执行情况;质量方针和质量目标的实施情况,质量方针是否适宜,质量目标是否适宜、实际;质量管理体系是否适宜、充分并有效实施;实验室的组织结构是否合适,各部门及人员的职责是否明确;实验室的人员、设备、设施、资金、技术和方法配置是否充分;满意度情况及病人投诉处理情况;纠正和预防措施的实施情况;质量管理体系是否有改进的机会和变更的需要;管理人员或监督人员的报告;近期内部审核的结果;外部机构的评审结果;实验室间比对的结果;用于监测实验室在患者保健工作中的服务质量指示系统是否有效;不符合项;检验周期监控;持续改进过程的结果;对供应商的评价。

4. 管理评审会议　管理评审以会议的形式进行,由实验室管理者负责制定管理评审计划,明确评审会议的时间、议程、参加人员和各实验室应准备的评审资料、计划。

会议由实验室管理者主持,参加人员包括科室部门领导、各实验室负责人、质量管理小组成员、技术管理层人员、教育与培训管理层人员、安全管理人员等。

参加会议的人员根据会议议程对评审内容进行评审,对出现的问题制定相应的纠正、预防和改进措施,并形成会议记录。

5. 管理评审报告　实验室管理者根据会议记录组织编写《管理评审报告》,然后发至各部门执行。管理评审报告应妥善保存。管理评审报告中决定的事项,由各有关部门负责实施。实验室管理层负责组织监督检查和验证,直到符合要求。

当然,实验室质量改进可能还有更多的方法和途径,实验室管理者应致力于经常寻找改进的机会,不断使实验室质量体系更加完善。

(邓新立　丛玉隆)

第 3 章

医学检验的质量过程控制

> **大　纲**
>
> **熟悉** 医学检验的各过程需要控制的要素。
> **掌握** 主要的控制影响医学检验质量的过程要素的途径和方法。
> **了解** 医学检验各过程的特点。

全面质量管理的实质是过程控制,所谓过程控制就是利用系统学的原理分析每一试验的全过程,找出影响试验结果质量的环节和要素,制定相应的措施加以控制。根据 ISO 15189 的内涵,通常将过程控制分成:分析前质量管理,分析中质量管理,分析后质量管理。

第一节　医学实验室分析前质量管理

一、生物学因素的影响及其控制

(一)生物属性

1. 年龄　人在出生后,青春期和老年等不同的人生阶段,有些实验室检验的结果也是不同的。新生儿的红细胞记数和血红素含量比成人高很多,刚出生的几天里,血氧的生高刺激红细胞降解,从而造成血液中胆红素的生高。新生儿的肝功能尚未健全,不能将生高的胆红素全部代谢,因此新生儿血中的胆红素水平较高。

新生儿的尿酸水平和成人接近,但是出生后的头几天,其尿酸水平会有突降,均值由大于 $300\mu mol/L$ 降至 $100\mu mol/L$ 左右。碱性磷酸酶的含量提示骨细胞活性,在生长旺盛的青春期会有一个高峰,由 500U/L 左右升至 750U/L 左右,18 岁以后降至 200U/L 左右以下,而随着年龄的增长,胆固醇和低密度脂蛋白-胆固醇含量逐渐增长,55 岁时二者的水平比 15 岁时高 1.5 倍。

2. 人种　因为美国黑种人粒细胞含量比美国白种人低,其白细胞记数也明显比白种人低。相反,血红蛋白、血细胞比容及淋巴细胞记数二者相同。黑种人 ATP 肌酸磷酸酶转移酶水平明显比白种人或黄种人高,这种差异不是由于年龄,身高或体重造成的,这种差异或许可以部分解释黑种人的运动天赋。其他具有显著人种差异的还有维生素 B_{12}(黑种人比白种人高 3.5 倍),Lp(a)(黑种人比白种人高)等。

3. 性别　除了大体性征和性别特异激素的差异外,性别的差异还表现在多种血液学和生化指标上。因为男性的肌肉组织比例较高,所以其与肌肉组织有关的指标都比男性高。由高至低,男性比女性高的常见指标有:三酰甘油、ATP 肌酸磷转移酶、胆红素、转氨酶、肌酸酐、肌红蛋白、尿酸、尿素、氨、天冬氨酸氨基转移酶、血红蛋白、酸性磷酸酶、红细胞计数、氨基酸、碱性磷酸酶、胆碱酯酶、铁、葡萄糖、低密度脂蛋白-胆固醇、白蛋白、IgG 胆固醇和总蛋白等。由高至低,女性比男性高的常见指标有:高密度脂蛋白-胆固醇,铜,阿朴脂蛋白和网织红细胞等。

4. 妊娠　妊娠期由于胎儿生长发育的需要,在胎盘产生激素的参与下,母体各系统发生一系列适应性生理变化。主要变化指标如表 3-1。

建议:以上这些生物学影响因素是不可避免的,医生在评价病人检验结果时,一定要结合病人年龄、人种、性别等生物学特征;对于妊娠病人一定要考虑其孕周。

(二)起居习惯

1. **饮食** 饮食可影响很多生化指标。一顿标准餐后,三酰甘油增加50%,天冬氨酸氨基转移酶增加20%,胆红素,无机磷和糖增加15%,丙氨酸转氨酶和钾增加10%,尿酸、总蛋白、白蛋白、尿素、钙、钠和胆固醇增加5%左右。其他一些指标的变化在5%以下,没有多少临床意义,采血时无须严格要求禁食。饮食结构的不同,对上述指标的影响也是不同的。高脂肪饮食会使三酰甘油大幅度升高,高蛋白饮食会使氨,尿酸和尿素值升高较多。

2. **运动** 运动时由于出汗和剧烈呼吸,体液的量及分布都发生了改变。运动消耗体内储存ATP及通过有氧和无氧代谢产生ATP,同时通过神经体液的调节,人体处于与静止时完全不同的状态。举一个极端的例子,比较马拉松运动员跑完一个马拉松全程5min后及比赛前一天的血样,发现钾、钠、钙、碱性磷酸酶、白蛋白、糖、无机盐、尿酸、尿素、胆红素、天冬氨酸氨基转移酶均升高1倍以上,ATP肌酸磷酸转移酶升高4倍以上。

建议:为了避免对实验室检验结果的误读,将避免剧烈运动,禁食12h后的采血作为标准。

(三)刺激物和成瘾性药物

刺激物和成瘾性药物通过各种复杂机制对人体产生多种影响,表现为多种实验室检验指标的升高或降低(表3-2)。

建议:医生应嘱咐病人采血前4h勿喝茶或咖啡,勿吸烟饮酒;尽量了解病人对刺激物(烟、酒、茶或咖啡)和成瘾性药物的接触史,供评价其检验结果时参考。

表3-1 妊娠期主要血浆变化指标及其机制

机 制	变 化
血浆运输蛋白增加	甲状腺素,脂类,铜和血浆铜蓝蛋白含量升高
血液稀释	总蛋白,白蛋白含量减低
体重及代谢增加	肾小球滤过率,肌酐清除率上升
凝血系统功能亢进	凝血因子活性增强,PT、APTT缩短,纤维蛋白含量增高
需要增加造成的相对缺乏	铁,转铁蛋白缺乏
急性反应期蛋白增高	红细胞沉降率升高

表3-2 刺激物和成瘾性药物对一些血浆检验指标的影响

刺激物或药物	影 响
咖啡因	升高:血糖,脂肪酸血管紧张素,儿茶酚胺
烟草有效成分	升高:一氧化碳结合血红蛋白,硫氰酸盐,脂肪酸,肾上腺素,甘油,醛固酮,肾上腺皮质激素
酒精	升高:乳酸,尿酸,乙酸,醛固酮,肾上腺素,去甲肾上腺素
	降低:血糖,低密度脂蛋白-胆固醇
安非他命	升高:游离脂肪酸
吗啡	升高:淀粉酶,脂肪酶,AST,ALT,胆红素,碱性磷酸酶,胃泌素,TSH,催乳素
	降低:胰岛素,去甲肾上腺素,神经紧张素,胰多肽
	升高:PCOT 胆固醇,钾
海洛因	降低:PO 白蛋白
	升高:钠,钾,氯,尿素,胰岛素
大麻	降低:肌酐,血糖,尿酸

二、采血因素的影响及其控制

(一)采血时间

生物周期影响:时间对人的影响可以大致分为线性和周期性两种。最主要的线性时间影响是年龄(具体讨论见前),主要的周期性时间影响有季节循环,月经周期和昼夜节律。季节循环对人的影响在实验室检验中通常是可以忽略的。但是有报道,

T_3 夏天比冬天低 20%；而 25-羟基维生素 D_3 夏天比冬天高。月经周期对有些指标也有一定影响，醛固酮在排卵期比卵泡期高，血管紧张素在排卵前也有升高；而胆固醇、无机磷和铁含量在经期下降。很多指标受昼夜节律影响，医生应有所了解(表 3-3)。

表 3-3　检验指标的昼夜变化

检验指标	峰值期	低值期	增加幅度(%)
ACTH	6~10	0~4	150~200
肾上腺皮质激素	5~8	21~3	180~200
睾酮	2~4	20~24	30~50
TSH	20~2	7~13	5~15
T_4	8~12	23~3	10~20
催乳素	5~7	10~12	80~100
醛固酮	2~4	12~14	60~80
血管紧张素	0~6	10~12	120~140
肾上腺素	9~12	2~5	30~50
去甲肾上腺素	9~12	2~5	50~120
血红素	6~18	22~24	8~15
嗜酸细胞	4~6	18~20	30~40
铁	14~18	2~4	50~70
钾	14~16	23~1	5~10
磷酸盐	2~4	8~12	30~40

(二)采血与进餐及诊治手段的时间的安排

饮食对检验指标有很大影响，而一些检验项目和治疗方法也对检验指标有影响，如手术、输液、输血、穿刺、活检、透析、放疗等。有些药物的治疗浓度与中毒浓度很接近，使用这些药物时要进行治疗药物监测，由于血药浓度根据一定曲线规律衰减，为进行药物监测而采血时，应遵循以下两条原则：①要了解药物的长期效应，应在药物的稳定期采血，各种药物的稳定期不同(参见有关药物手册)，但通常都在药物 5 个半衰期左右；②要了解药物的峰值效应，应在药物分布期结束以后监测，通常在药物输液结束 1~2h 后采血(地高辛和洋地黄毒苷要 6~8h 后)。

建议：

(1)采血尽可能在上午 9 时进行。如果不得不在其他时间急查一些项目，评价检验结果时应注意上述昼夜节律影响。

(2)采血前病人应禁食 12h。

(3)采血尽量安排在其他检查和治疗之前进行。

(4)药物监测时，要根据药物浓度峰值期和稳定期采血。

(5)一定要在化验单上注明采血时间。

(三)采血姿势和止血带的作用

对于有些检验指标来说，卧位采血与坐、立位采血结果是有区别的。坐、立位与卧位相比，静脉渗透压增加，一部分水从心血管系统转移到间质中去。正常人直立时血浆总量比卧位减少 12% 左右。血液中体积>4nm 的成分不能通过血管壁转移到间质中去，使血浆含量升高 5%~15%。常见的指标有：血红蛋白、白细胞记数、红细胞记数、血细胞比容；总钙、天冬氨酸氨基转移酶、碱性磷酸酶、IgM、甲状腺素、IgG、IgA、白蛋白、总蛋白、阿朴蛋白 B、胆固醇，低密度脂蛋白-胆固醇，三酰甘油，阿朴蛋白 AIO 静脉压的改变又进一步导致血管活性物质的释放，直立位时，醛固酮、肾上腺素、血管紧张素和去甲肾上腺素都有不同程度的升高。

止血带的使用也会改变静脉压力，从而引起与体位改变类似的检验指标改变。文献表明，使用止血带 1min 以内，血样中各检验指标(包括凝血因子)没有明显变化。当患者浅表静脉不明显时，医护人员往往鼓励患者反复攥拳以运动上臂，使静脉暴露更明显。在检验血钾值时，这种习惯是应该禁止的。文献表明，比起静脉采血，这种运动会使血钾值上升 0.8mmol/L。如果运动强度很大或从深静脉采血时，上升幅度会更大。实验证实，止血带压力过大或止血时间长，可使血管内皮细胞释放 T-PA，使纤溶活性增强或加速血小板的激活及 PF4 的增加。

建议：

(1)采血时，应尽量统一采血姿势；比较检验结果时，要考虑到姿势的影响。

(2)应尽量早使用止血带 1min 内采血；采血时，勿让患者做反复攥拳运动；看见回血，马上解开止血带。

(3)当需要重复使用止血带时，应使用另一上臂。

(四)避免溶血

血液由血浆和细胞成分组成。很多指标在血细胞中的浓度比在血浆中高很多，特别乳酸酸脱氢酶，血红蛋白，转氨酶和钾等；而在配血试验中，血样溶血严重干扰对结果的测定，无法肯定溶血是抗体-抗原反应还是血样本身造成的。为了得到可靠的检验结果，必须尽量避免发生溶血。

溶血通常被定义为"血细胞成分释放到血浆或

血清中"。溶血常常是由于血样离心后,出现或深或浅的红颜色而被发现的,这种红色是由红细胞中的血红蛋白释放出来造成的,这种溶血称显性溶血。通常血红蛋白只有等于或大于300mg/L时才能被肉眼看见,而血小板和白细胞溶解时并没有血红蛋白释放,这些肉眼不可见的溶血称非显性溶血。

溶血对于检验结果的影响很复杂,可以大致分为三类。

(1)血细胞成分的释放。血细胞成分的释放可以发生在体内,采血时,以及检验前的各个阶段,而很多指标在血细胞中的浓度比在血浆中高很多。

(2)血红蛋白的颜色造成的光学影响。影响的方向和程度与溶血的程度,使用的波长、标准品及试剂有关。

(3)血细胞成分对检验方法的影响。血细胞成分可能对检验过程产生化学、生化及免疫学的各种影响。如从血细胞释放出的腺苷酸激酶几乎影响所有ATP肌酸磷酸转移酶标准检验方法。

实验室发现显性溶血标本后,应与病人的主管医生联系,结合临床情况和(或)对触珠蛋白等敏感标记物的检测,排除体内溶血的可能。如果排除了体内溶血,应将溶血标本弃置,建议重新采血。如果不可能重新采血,应在检验报告中注明"标本发生溶血",以及溶血对此项检验可能产生的影响。当肉眼未见溶血,但是乳酸脱氢酶,血红蛋白,转氨酶或钾等值异常增高时,也应警惕是否发生了非显性溶血。

采血时的一些不良习惯和传统采血器具的限制会造成溶血,如:将血从注射器中推到试管中,血细胞受外力而溶血;采血时定位或进针不准,针尖在静脉中探来探去,造成血肿和学样溶血;混匀含添加剂的试管时用力过猛,或运输时动作过大;从一根已有血肿的静脉采血,血样可能含有已溶血的细胞;相对试管中的添加剂来说采血量不足,由于渗透压的改变发生溶血;静脉穿刺处用乙醇消毒,乙醇未干即开始采血,可以发生溶血;注射器和针头连接不紧,采血时空气进入,产生泡沫,发生溶血;皮肤穿刺时,为增加血流而挤压穿刺部位或从皮肤上直接吸血,都可以造成溶血;盛血的试管质量粗糙,运输过程中挤压血细胞造成溶血。

建议:已发生溶血的标本不能使用;为了避免溶血,应规范采血步骤,改正一些可能造成溶血的不良习惯;为避免溶血,推荐使用真空采血系统。

(五)采血量

多数情况下,静脉血样的质量取决于血液和抗凝剂的比例,但是使用针头-注射器-试管,采血抗凝剂的配制、添加及采血的多少都很难严格控制,所以血液和抗凝剂的比例也很难准确。血液和抗凝剂的比例过高或过低都会影响血样的质量。

血液比例过高时,由于抗凝剂相对不足,血浆中出现微凝血块的可能性增加。微凝血块可能阻塞检验仪器,影响一些检验指标。采血相对过多时,试管里空间少,采血后混匀血液和抗凝剂变得更加困难;而充分混匀血样,使之达到均匀一致是得到准确血液学检验结果的前提。传统采血,使用针头-注射器-试管,试管通常不配管盖,系统后开放,采血多的试管几乎无法保证混匀血液和抗凝剂,必然影响很多检验指标。

血液比例过低,抗凝剂相对过剩,就对很多检验会造成严重影响。对于血液凝固试验来说,当血液和0.129mol/L或0.105mol/L枸橼酸钠的比例由9:1降至7:1时,APTT试验的结果就会有显著的延长;降至4.5:1时,PT试验结果就会有显著变化。

用含有EDTA的管子采血后,白细胞的形态会发生改变,这种改变和时间及EDTA浓度有关。EDTA的最佳浓度是1.5mg/ml,如果血少,EDTA的浓度达到2.5mg/ml,中性粒细胞肿胀、分叶消失,血小板肿胀、崩解、产生正常血小板大小的碎片,这些改变都会使血常规检验和血细胞记数得出错误结果。这一点在用自动血细胞分析仪时尤为重要。对于血培养而言,采血过少可降低培养的阳性率。

建议:推荐使用真空采血系统。其预先定量添加抗凝剂,利用真空控制采血量,保证了血液和抗凝剂的最佳比例。

(六)采血部位

可以从静脉、动脉、毛细血管和静脉导管等不同部位进行采血。具体操作请按NCCLS等有关规定。

(1)静脉采血:通常,人们习惯在双侧前臂窝附近的头静脉、贵要静脉或正中静脉中选择一根比较明显的做静脉穿刺。如果这几根静脉都不明显,可以考虑用带翼采血器在手臂静脉采血。但是在有些情况下问题没有这么简单,比如重症监护病房中垂危病人的采血。

重症监护病房中的病人通常手臂上有一个或多个静脉输液装置。应首先考虑是在静脉输液装置的对侧采血,这样,血样受静脉输液稀释的影响最小。如果双臂都有静脉输液装置或静脉输液装置的对侧不适合穿刺(血管太细或有血肿)可以从静脉输液装置的远端采血,这样可以减少血样被稀释的可能。而且也应注意避免采血部位距离静脉输液装置太近。如果采血部位与静脉输液装置同在一条手臂并且靠近它,那么血样会被稀释,检测指标(特别是电解质)将受影响。而且还会出现一些别的问题:绑止血带的位置与静脉输液装置离得太近,造成静脉压过大,可能会形成血肿。

但是对于某些病人找到一个适合静脉穿刺,并且在输液装置远端的位置常常是很困难的。一些人认为,应提倡从足采血,因为静脉输液装置通常不会在足上。但是只有征求病人主管医生同意后,才能在病人足或踝部采血。危重病人常常四肢血供不足。足或踝部采血可造成危险后果,如糖尿病病人会发生严重的伤口感染,也可能形成血栓,造成肢端循环不良。

建议:决不能在输液装置的近心端采血。

(2)动脉和导管采血:有些情况下(如做血气分析时)需要从动脉采血。常用于采血的动脉有股动脉、肱动脉和桡动脉。对于婴儿,可以从头皮动脉采血;24~28h的新生儿,可以从脐动脉采血。采血后,马上使动脉血与空气隔离,阻止血气交换。

血样也可以通过留置在体内的静脉或动脉导管采取。应保证导管腔内无凝块,多次采样中间用肝素冲管。有文献表明,从导管采血,发生溶血的可能比从静脉采血高4倍左右。溶血的发生与导管直径相关,直径越大,溶血越少。

建议:为了防止抗凝剂污染,从导管采血时,相当于导管1~2倍体积的前几毫升血液应弃之。

(3)毛细血管采血:对于儿童,严重烧伤患者,极度肥胖患者,出血倾向严重的患者和癌症晚期静脉必须为治疗保留的患者,不宜或不能进行静脉采血,可以考虑从手指和足部的毛细血管采血,进行血生化和血气分析。随着医学科技的进步,医学界关于毛细血管采血的要点逐渐统一,各大医疗器械公司也先后推出了自己的一次性使用毛细血管采血 BD 公司 MICROTAINER 安全流动系统为例,它有 2.5mm,1.9mm,1.4mm 三种不同长度的一次用无菌刀片,可以根据不同的采血量选用;刀片安装在穿刺器上,穿刺器可以方便地按键式操作,穿刺后放松按键,刀片自动收回。采血部位通常取手指第一指骨的掌面或足跟内外两侧。

如此毛细血管采血得到的血样实际上是多种成分组成的:如动脉血、静脉血、毛细血管血、组织间液和细胞内液。但是很多文献表明,除 TSH 值等少数指标外,使用毛细血管采血的血样进行生化和血气分析,所得结果与使用静脉血样没有显著性差异。

但是,绝大多数专家建议,血常规检验时特别是应用血细胞分析仪,使用静脉血取代仍在有些医院流行的手指血标本。有研究表明,手指血和静脉血的血常规检验结果有显著差异,手指尖血样的准确性和可重复性差:白细胞计数明显升高(+8%)而血小板计数明显低(-9%)。白细胞的增高可能与刺破小动脉导致的血液流变学因素有关,血小板的降低可能与吸附于皮肤穿刺处形成微血块有关。另外,使用静脉血做血常规还可以很大程度上避免交叉传染、医源感染、减轻患者的痛苦,减少微血块阻塞机器等血细胞分析仪故障。

建议:为了避免伤及骨骼,禁止从婴儿手指进行毛细血管采血;为了防止足底骨骼损伤,在足底进行毛细血管采血时,穿刺深度严禁超过 2.4mm;应用全自动血细胞分析仪检验血常规时,推荐尽可能使用静脉血,而不用指头血。

三、血液标本的运输、存储及预处理

1. **血样运输** 采血完成后,应尽量减少运输和储存时间,尽快处理,尽快检验,时间耽搁得越少,检验结果的准确性越高。很多过程影响标本质量,如:血细胞的代谢活动,蒸发作用和升华作用,化学反应,微生物降解,渗透作用,光学作用,气体扩散等。

如果实验室就在附近,血样的运输并不构成很大困难。但是血样是具有生物危险性的物品,即使是从病房或门诊运送血样到检验科,也应该小心血样外溅。试管往往没有管盖,使用传统针头-注射器-试管采血的医疗机构更应该注意运送中的危险。

如果血样必须送到原处的实验室,也应该在采血后 1h 内离心,制成血浆或血清;血涂片必须在采血后 2h 内准备。运送血清或血浆时,应严格按照有关规定严密包装,特别是标本需要邮寄时。较长距离运输血液标本的原则是:运输时间越短,运输时标本温度越低,标本到达时的质量越好。注意:血钾例外。由于在室温下 Na^+,K^+-ATP 酶的活性低,所以从红细胞中、释放钾入血浆的效应小;温度低于 4℃ 或高于 30℃ 时,Na^+,K^+-ATP 酶的活性增强,血钾可假性升高。

建议:为了减少血液运送过程中的危险,建议使用封闭的真空采血系统。

2. 血样储存　当必须储存血样时,应遵循以下原则:

(1)为了防止蒸发,血样应储存在封闭的容器中。即使储存在冰箱里,蒸发的危险性依然存在。

(2)血样储存的温度越低,血样保存的时间越长。注意,对于有些检验指标,血样不能深冷冻。如:做血液形态学检验的 EDTA 抗凝全血,做脂蛋白电泳的血清或血浆,测阿朴蛋白 AI 及 B,脂蛋白 X 及低密度脂蛋白-胆固醇的血清或血浆。纤维蛋白单体阳性血浆等。

(3)惰性分离介质能够提高血清和血浆的产量,而且可以让血清保留在原管中。

(4)血样保存时应竖直放置,以加快凝血。

(5)避免晃动血样,产生溶血。

(6)储存中应避光,尽量隔绝空气。

(7)血样深冷冻再溶解后,应重新混匀几次,防止检测物质分布不均。

(8)推荐储存期限:生化检验,冰箱储存 1 周;免疫学检验,冰箱储存 1 周;血液学检验室,室温 2d;血液凝固检验,冰箱储存 1d;毒理检验,冰箱储存 6 周。

3. 血样预处理　通常未加抗凝剂的血液在 30~60min 凝血,析出血清。血凝完全后,应在 1000~1200r 下离心 10~15min。对于血液凝固检验,应在 2 000r 下离心 15min。制成的血清或血浆不可以再次离心,毛细血管血样可以用微量离心机离心,通常在 6000~15 000r 下离心 90s 即可。

血样离心后,理想情况下,分析仪的探针直接刺入管子的管盖,吸取血样,从而最大限度上减少了被血液污染的危险(如 BD 公司 SST 管内含惰性胶体,离心后在血细胞后血清间形成隔离层,可以直接上机,实现一管操作)。但是,多数实验室还必须将血清或血浆分到其他管中,这时应注意血源性感染的危险。

建议:

(1)由于血液的潜在危险性,尽量减少血清或血浆从一个容器到另一个容器的移动。凝血因子和血小板功能检查的血液标本的采集、保存、运输等要求更高,其质量好坏对实验结果影响更明显,有关此方面的质量控制将在其他章节有较详细的论述,本节不再赘述。

(2)研究表明,检验前阶段所占时间占全部时间的 57.3%。从取得标本到标本送达实验室,检验前阶段的质量控制是整个检验质量控制中一个容易被忽视却非常重要的环节。

(3)必须慎重、认真对待每一个环节。如同一个链条的强度取决于它最脆弱的一环,一项检验的最终质量取决于误差最大的那个环节,标本从患者到实验室,环节众多,头绪繁复,必须步步谨慎。

(4)应树立"以人为本"的原则。以人为本,要求临床医生熟悉患者的各种情况(病情、年龄、性别、嗜好等),要求检验人员对各种影响检验的因素全面系统的了解,要求采血人员操作规范化,完善制度,使用安全性更好的用品,保护医疗工作者和患者的安全。只有这样,才能保证高质量的标本,高质量的检验和对检验结果的准确评价。这些是任何先进仪器所不能替代的。

在"以人为本"的前提下,尽可能完善设备。不只是购买先进的大型自动化检验仪器,还有使用先进的采血用品,提高血液标本的质量和采血的安全。

第二节　分析阶段质量控制

分析阶段指的是从标本合格验收到分析测定完毕的全过程。这个阶段应该做好标本的验收和预处理,建立稳定可靠的测定系统,实施完善的室内质控和室间质评程序。为此还要做好大量的质量管理层面和技术管理层面的准备工作。

一、质控品的选择和应用

(一)质控品的定义和种类

国际临床化学学会(IFCC)对质控品的定义为:专门用于质量控制目的的标本或溶液,不能用作校准。选择什么类型的质控品是质控工作首先要解决的问题。质控品有多种分类方法,若根据血清物理性状可分为冻干质控血清、液体质控血清和冷冻混合血清;根据有无靶值可分为定值质控血清和非定值质控血清;根据血清基质的来源可分为含人血清基质的质控血清、动物血清基质的质控血清、人造基质的质控血清等。市场上有各种进口或国产的质控品可供挑选,实验室可根据自己的实际情况认真选择。

(二)质控品选择使用时应注意的几个问题

1. 质控品的基质效应 在对某一分析物进行检验时,处于该分析物周围的其他成分的组合,是该分析物的基质。由于这些组合成分的存在,对分析物的检验可产生"基质效应"。质控品一般为来自人或动物的血清经过处理,添加了无机或有机化学品、生物体的提取物、防腐剂等制备而成。它对分析来说,就是"基质",能产生"基质效应"。

(1)理想的情况下,质控品应与患者标本具有相同的基质状态,这样,质控品与患者标本具有相同的表现。若从基质差异考虑,强调用人血清。从价格和来源考虑,则选用动物血清。而从检验人员自身防护免受来自质控品内传染性病原体的危害考虑,近来又重视使用动物血清。

(2)质控品的生产加工处理过程可以改变基质的性质:如为了达到特定的浓度而加入的添加物的来源和性质与人血清标本的差异,添加的稳定剂本身也是改变基质的原因之一,将产品制备成冷冻或冻干状态又使质控品在物理和化学表现上发生变化。

(3)某些检验方法可影响对质控品的选择:例如用染料结合法测定人血清清蛋白,无论是溴甲酚绿或溴甲酚紫,都对人白蛋白有强烈的特异性,但与牛血清清蛋白结合却很差,特别是溴甲酚紫。因此,使用溴甲酚紫的实验室就不能选用牛血清为基质的质控品。

2. 质控品的稳定性 严格地讲,任何质控品都会有变化,是不稳定的。所谓不变化、稳定只是相对的。认为质控品很稳定,是因为它的变化很缓慢,甚至用检验手段无法反映出其变化。认为其不稳定,是因为它的变化太快。生产定值质控品的厂商在其产品说明书上提供的预期范围很宽,其实是包含了质控品的缓慢变化使实测值有偏离初始均值的倾向。好的质控品应该在规定的保存条件下,至少稳定1~2年。

3. 质控品定值与非定值

(1)正规的定值质控品在其说明书中有被定值的各分析物在不同检测系统下的均值和预期值范围,用户可从中选择与自己相同检测系统的定值作为参考。但须注意不能误将其预期值范围当作控制的允许范围。

(2)不定值质控品的质量与定值质控品并无不同,只是生产厂商没有邀请一些实验室为其产品作定值。从用户的角度讲,不定值质控品要比定值质控品便宜许多。

(3)不论是定值还是不定值质控品,在使用时,用户必须用自己的检测系统确定自己的均值与标准差。只是定值质控品有一个预期范围供用户参考,但即使用户的均值与厂商提供的均值相似,并不说明用户的检测结果准确,不相似也不说明用户的准确度有问题。

4. 质控品的瓶间差

(1)日常工作中,质控品检验结果的变异是检测不精密度和更换各瓶质控品间差异的综合反映。只有将瓶间差异控制到最小,才能使检验结果间的变异真正反映日常检验操作中的不精密度。

(2)良好的质控品在生产时极其注意均匀混合,并用称量法控制分装时的重复性。用户对冻干质控品复溶时要严格控制操作的标准化,尽可能避免和减少操作不当造成的瓶间差。

(3)已有市售的液体质控品,它消除了分装和复溶时引入的瓶间差。只是这类产品价格较高,且含有防腐剂类添加物,可能对某些检验方法会引起基质差异的误差。但液体质控品的稳定期长,消除了瓶间差和复溶时的操作误差,已为不少实验室采用。

5. 质控品的分析物水平(浓度) 日常工作中若只做一个水平的质控品检测,其反映的质量是整个可报告范围中的"一点"的表现,只说明在该控制值附近的患者标本检验结果符合要求,难以反映较高或较低分析物水平的患者标本是否也符合要求。若能同时做2个或更多水平的质控品检测,则所反映的质量是一个范围内的水平,其效果更好。因此,在选择质控品时,应该有2个或更多水平的控制物。通常挑选的是医学决定水平的、可报告范围的上下限值的质控品浓度。

(三)质控品应具备的特性

作为理想的生化检验质控品,至少应具备以下特性。

1. 人血清基质。

2. 无传染性。

3. 添加剂和抑菌剂(防腐剂)的含量尽可能少。

4. 瓶间变异小,酶类项目的瓶间CV应小于2%,其他分析物CV应小于1%。

5. 冻干品复溶后的稳定性,2~8℃时不少于24h,-20℃时不少于20d。某些不稳定成分(如胆红素、碱性磷酸酶)在复溶后的前4h的变异应小于2%。

6. 到达实验室的有效期应在1年以上。

(四)质控品的正确使用与保存

有了合格的质控品,在使用时应注意以下几点。

1. 严格按质控品说明书操作。

2. 冻干质控品复溶时要确保溶剂(试剂水)的质量。

3. 冻干质控品复溶时,所加溶剂的量要准确,并尽量保持每次加入量的一致性。

4. 冻干质控品复溶时应轻轻地摇匀,使内容物完全溶解呈均一态,切忌剧烈振摇。有些质控品瓶塞不紧,为防止瓶口泄漏,也不宜颠倒混匀。

5. 冻干质控品复溶后宜在室温放置半小时,待其内容物稳定后再开始使用。

6. 质控品应严格按使用说明书规定的方法保存,不能使用超过保质期的质控品。

7. 质控品应与患者标本在相同的条件下进行测定。

二、质控图的选择和应用

室内质控的目的是监测测定过程中出现误差时,能有适当的质控方法警告检验人员。通常采用的方法是将质控品与患者标本放在一起测定,将质控品测定结果标在质控图上,然后观察质控品测定结果是否超过质控限来判断该批患者标本的结果是在控还是失控。可供应用的质控图有多种,如Levey-Jennings质控图、Z-分数图、Youden图、Westgard质控图、Monica质控图、累计法质控图等,可根据需要选用。这里分别介绍常用的5种质控图。

(一)Levey-Jennings质控图

此图即通常所称的常规质控图、$\bar{x}$-s 质控图。20世纪50年代由Levey和Jennings引入临床检验中,60年代以后被普遍应用。其方法是建立在单个质控品做双份测定值的均值($\bar{x}$)和极差(R)的基础上。此图的优点是可以观察批内误差(R)和批间误差($\bar{x}$的变化)。在问题出现以前去发现预示性迹象,便于尽早采取措施以防止发生误差。目前大家所熟悉的Levey-Jennings质控图是经Henry和Segalove修改了的图。它以20次单份质控品的测定结果计算均值和标准差,定出质控限(以$\bar{x}\pm 2s$为警告限,$\bar{x}\pm 3s$为失控限),每天随患者标本测定质控品1次,将所得的质控品测定结果标在质控图上。这个经过修改的图就是单值质控图。制作方法如下。

1. *数据收集和处理* 选择合格的质控品,测定其在最佳状态下的变异(OCV)和常规条件下的变异(RCV)。以RCV所得均值、标准差制图。目前生化实验室广泛应用自动分析仪,因而OCV与RCV的区别已经不明显。目前的做法是,对新批号的质控品,在常规条件下测定20d或更多天(批),做统计处理,剔除超过3s的数据后得均值和标准差。此均值作为暂定均值,也即为质控图上的中心线(暂定中心线)。暂定均值和标准差作为下1个月室内质控图的均值和标准差进行室内质控,1个月结束后将该月在控结果与前20个质控品测定结果收集在一起,重新计算均值和标准差,此为累积均值和标准差,以此累积均值和标准差作为下1个月的质控图的数据。重复上述操作,连续3~5个月。这3~5个月的累积均值和标准差即可作为质控品有效期内的常规均值(常规中心线)和标准差。并以此作为有效期内室内质控图中的数据。对个别在质控品有效期内其浓度水平容易变异的项目,则需视具体情况对均值进行多次的调整。准备更换新批号质控品时,应在旧批号质控品用完之前,将新批号与旧批号质控品同时进行测定,重复上述过程,建立新批号质控品均值和标准差。在确定均值和标准差后,如果测定方法处于稳定状态,就能对其后的观察值(患者标本测定值)的范围作出统计学上的预测。"稳定"是指均值和标准差保持基本恒定。若均值偏移或标准差增大,就可能来源于额外的测定误差,说明实际测定已偏离了原有的稳定状态。质控方法应该能够检出这些额外的测定误差。质控品预期值范围的确定建立在置信区间概念的基础上。假定均值代表质控品的"真值",标准差可用来表示实际测定值的正态分布,可接受的预期值范围可用均值加减标准差的若干倍数的方式表示。通常规定95%或99%(实际上应为95.45%或99.73%)作为统计学上的可接受置信区间,相当于质控测定值应落在$\bar{x}\pm 2s$或$\bar{x}\pm 3s$的范围内。在此范围内,则应认为该批测定在控。

2. *制图* 取一张Levey-Jenings质控图,在图上方的各项目中填上单位、日期、试验项目、测定方法等有关内容,仔细填上均值(或靶值)、标准差,同时在图的纵坐标$\bar{x}$及$\pm 1s$、$2s$、$3s$等处标上相应具体的数值。用蓝笔在$\bar{x}\pm 2s$处画线,为警告线;用红笔在$\bar{x}\pm 3s$处画线,为失控线。

3. *应用* 质控图制好后,可以开始将日常工作中质控品每天(批)测定结果值点于图中,并将相邻的点用线连接。画上连线是增强视觉效果,便于观察,容易发现问题。在图的下方逐日记录日期、校准液吸光度、质控血清吸光度和操作者标志,如有特殊情况可记录在备注栏中。每个项目只做一个数据,并逐日将各个质控点以直线相连,形成质控曲线图。应每天及时将质控数据点到图上,而且要注意观察有无发生失控的情况,如果质控结果提示有失控的情况,即应进入处理失控的程序,并正确处理临床检测结果报告单的签发。在1个月末,应及时对本月的质控情况作出小结,统计出当月的$\bar{x}$、s和CV,对本月的质控情况做一简要明确的回顾,分析与记录所有值得重视的情况,对失控及采取的措施、采取措施后的效果等情况也应在小结中记录。

(二)Z-分数图

日常工作中如果每天使用高低不同浓度水平的几个质控品,要在同一个质控图上点出这些质控品的测定结果就有所不便。可采用各个质控品测定值的"Z-分数"的方法解决这个问题。某质控品的"Z-分数"是该质控品的某次测定值与其均值之差,除以该质控品的标准差:

$$Z-分数 = \frac{x_i - \bar{x}}{s}$$

例如,某质控品均值为140,标准差为5,某次测定值为145,则Z-分数=(145-140)÷5=+1;若测定结果为130,则Z-分数=(130-140)÷5=-2。因此,Z-分数质控图中的值和正负号表示的是质控品值偏离其均值的标准差的倍数和方向。Z-分数质控图的刻度一般从-4到+4,其间为±1、±2、±3的质控限。

(三)Youden图

1967年Youden提出了此质控图。这是双值质控图,同时测定低值及高值两个质控品,将结果点入图内,可以区分系统误差和随机误差,也可以应用于室间质量评价的统计分析。

(四)Westgard质控图

Westgard质控图的图形本身基本上和Levey-Jennings质控图十分相似,不同之处,主要在于Levey-Jennings质控图仅在图上考虑"单个"质控规则,而Westgard质控图考虑的是"多个"质控规则(详见Westgard多规则质控程序)。

(五)Monica质控图

Monica质控图是另一类被许多实验室常用的质控图,采用定值质控血清和以选定变异系数(choose coefficient variance,CCV)为控制线。因此Monicac质控图制作方便,启用新批号质控品时可以立即开始进入质控程序,平行重复的2个质控值可以反映操作的精密度,又因使用定值质控血清,一般认为也可反映准确度。原来认为还有另一个优点是本法使用CCV为控制限,所以可以将室内质控的情况与室间质量评估联系起来。但目前认为CCV的性质是反映众多实验室在室间调查时所有结果的离散度与评价准确度的指标,将CCV作为室内质控中的允许误差显然是不妥的。以定值质控品的定值数据直接作为室内质控的靶值,不经过实验室自己定值,也不太适宜。

三、室内质控方法的设计和质量评价

室内质控(IQC)不单纯是操作方法,也是质量管理中的一个内容,临床实验室要保证质量,应该实施总体质量管理(TQM)原则。开展室内质控先要有一个质量计划,定出一个试验的质量要求,在确定分析方法的不精密度和不准确度的同时,确定质控方法(规则),以保证达到预期的质量要求。实验室采用何种质控方法不是随意决定的,应使质控有效,能真正达到控制的目的,而且所用的质控方法是最经济的。

所有不同的分析项目由于其方法的不精密度与不准确度不同,若采用同一种质控规则,所起到的控制作用不一致,即所达到的控制质量不同。从质量管理要求来说,这个新的观点更加全面,将方法的不精密度和不准确度都与质量控制(QC)相联系,全面考虑这三个关键因素的相互关系。

质控方法本身也应有质量指标。评价质控方法质量的指标主要为误差检出概率和假失控概率,这也是选择质控方法或规则时的依据,或是预先确定的质量目标。

因此,检测项目选择质控方法不能随意决定,要有一定依据,事先经过仔细地选择,并经常对质控方法进行质量评价。每个项目的质控方法或控制规则不一定都是统一的,而应该在简便适用、确保质量的基础上实施个案化的质控方法。

功效函数图和操作过程规范图是室内质控方法设计和评价的工具,两者相比,后者简化了设计质控方法的过程,不需要计算临界误差并减少了不必要的操作,只要将测定方法的不精密度和不准确度标记在操作过程规范图上,就能直接选择合适的质控方法,保证质控工作的质量。下面介绍操作过程规范图。

(一)操作过程规范图的简介

操作过程规范(operational process specifications,OPSpecs)图的基础概念是对某项操作不仅应知道做什么,还要知道做得好不好。OPSpeces图可用于证实当前所用的统计质控方法是否合适,或选择新的控制方法是否能达到分析质量要求。

一张OPSpecs图包含了质量要求类型、实际质量要求、不同质控方法所允许的不精密度和不准确度等信息,还包括控制规则及质控测定数目,以及质控方法的误差检出率和假失控率等信息。

1. 标题 表明本项目的分析质量要求是:以医学决定水平的10%为允许的总误差(TEa),能达到90%的误差检出率P_{ed}作为分析质量保证(AQA)。

2. 坐标轴 ①y轴是允许的不准确度,以偏差%表示;②x轴是允许的不精密度,以标准差(s)%表示,等同于变异系数CV。"操作点"表示一种测定方法的实际操作,根据方法的偏差和CV定出坐标。

3. 控制线 表示不同质控方法的控制限:①图中最高的斜线表示测定方法非常稳定时的控制限,相当于以$bias+2s$为总误差,方法的初次评价或确认时常以此作为可接受的标准;②其他的线对应一定的控制规则和质控测定的数目。

4. 右边方框列出各个质控方法的细节 方框中的第一列是控制规则,缩写为A_L,A是规则符号或控制测定的数目,L是控制限。第二列是假失控概率P_{fr},这一指标如小于0.05是理想的,使质控的假报警降至最小。N是每一分析批次中质控测定的总数,N=2可以是一个质控测定2次,也可以是2个不同质控物各测定1次。R是应用控制规则的批次的数目,一般是1批,但在多规则质控中有的规则如4_{1s}和$10_{\bar{x}}$分别要在连续几个批次中应用。

(二)OPSpecs图的应用步骤

以胆固醇测定为例。

1. 确定质量目标 这是设计质控方法的起点。质量目标可以用允许总误差(TEa)表示。根据美国CLIA'88能力验证计划的评价限,概括了常用检验项目的允许总误差、不精密度、不准确度,供设计过程中应用(表3-4)。表中胆固醇的TEa为10%。

2. 确定质控的质量要求 即误差检出能力,一般选用90% AQA,并先要选用N数较小的质控方法,使质控成本降低。

3. 根据方法实际的不精密度和不准确度,在图上标出操作点 即以标准差或CV%为x坐标,以偏差%为y坐标。标准差或CV的数据可来源于室内质控或RCV,偏差的数据可来源于室间质评。

4. 确定实验室的首选质控方案 在操作点上方的控制线所代表的质控方法均可以采用,选一种最简便有效的。

如果所有的线均在操作点的下方,说明这些质控方案均不能满足质量要求,应该选另外的OPSpecs图,有较高的N或较低的误差检出率[如50%AQA(SE)],或改用其他精密度和准确度更好

表3-4 常用检验项目的允许总误差、分析不精密度、不准确度

项 目	单 位	允许总误差(%)(TEa)	不精密度(CV%)	不准确度(Bias%)
葡萄糖	mmol/L	10	1.29	0.68
尿素	mmol/L	9	2.01	0.09
尿酸	mmol/L	17	1.32	0.61
肌酐	μmol/L	15	2.12	3.83
总蛋白	g/L	10	0.84	0.01
白蛋白	g/L	10	1.19	2.91
钙	mmol/L	7.5	2.09	0.03
胆固醇	mmol/L	10	1.82	0.25
三酰甘油	mmol/L	25	2.74	1.42
ALT	U/L	20	2.16	1.66
AST	U/L	20	2.39	0.04
LD	U/L	20	2.20	4.50
CK	U/L	30	1.68	1.19

的方法,重新定操作点。

如果应用 OPSpecs 图软件,上述操作就十分方便,输入有关的数据后,自动生成 OPSpecs 图,随意选择质控规则用来观察和比较。

(三) OPSpecs 图评估分析质量改进的作用

每当测定方法改变后都应重新检查质控计划,如果方法改进了,就有可能减少质控测定数目,采用较简便的质控方法,如果方法恶化,就有必要增强质控,或是增加 N 数,或是改变质控的规则,采用多规则质控。

在上面胆固醇测定的例子中,如果偏差从 2.0% 降低为 0.0%,CV 仍为 2.0%,在 OPSpecs 图上画出新的操作点,可以看到由于准确度的提高,可以采用 N 数为 2(原来 N=4)的 $1_{2.5s}$ 单规则质控,或 $1_{3s}/2_{2s}/R_{4s}$ 的多规则质控。

如果 OPSpecs 图表明现有的质控方法可以达到 90% 误差检出率,实验室只要严格执行统计学质控就可以保证质控的效率。如现有的方法只能达到 50% 误差检出率的目标,则同时还需加强非统计学质控的方法,包括仪器的维护、操作人员的培训等,即通过加强全面质量管理,保证检验的质量。

四、质 控 规 则

(一) Levey-Jennings 质控图的质控规则

1. **一般将 ±2s 线作为警告线,±3s 线作为失控线** 因为质控测定值的分布是符合正态分布规律的,所以有 95% 的结果应落在 $\bar{x}\pm 2s$ 范围内,有 5% 的结果可在 $\bar{x}\pm 2s$ 外,但在 $\bar{x}\pm 3s$ 内,不应有数值落在 $\bar{x}\pm 3s$ 以外。因此当质控值超过 ±2s 但 <±3s 时要引起注意,但不作为失控处理。质控值超过 ±3s 提示失控,暂时不能发出临床检测结果报告,进入失控处理程序。本规则主要是发现随机误差。

2. **当质控图形出现某种规律性或趋势性情况时,应分析是否发生了系统误差** 因为在正态分布中均值两侧的数据分布几乎相同,不应有连续 5 次以上结果在均值的同一侧,或 5 次以上数值渐升或渐降,不应有连续 2 次结果在 $\bar{x}\pm 2s$ 以外。如质控曲线出现向上或向下的"漂移"现象(有明显分界的位移),则提示存在系统误差,准确度发生了突然的向上或向下的改变;出现渐进性的走高或走低(向上或向下的趋向)的趋势性变化,表明检测的准确度发生了逐渐的变化。出现上述情况时,纵使质控值还在 ±3s 的范围之内,也应引起注意,分析原因,采取正确的措施,使质控值回复到符合统计原理的随机分布状态。

3. **如采用以 ±2s 为失控线** 虽然提高误差检出概率,但假失控概率亦较大,需要经过仔细评价。若以 ±2.5s 为控制线常可获得较好的控制效果。

4. **室内质控主要是控制精密度** 所以如果采用的是定值质控血清,并且 $\bar{x}$ 与该定值(靶值)有较大差异时,应以本室的 $\bar{x}$ 标图,对质控效果不会有不良影响。否则可能会出现质控值分布在均值线一边的情况。

5. **按照 Levey-Jennings 质控图的原意** 使用 2 个控制品时以 1_{3s} 为失控规则,只要有质控值超出 $\bar{x}\pm 3s$ 的,就定为失控;使用 1 个控制品时,以 1_{2s} 为失控规则,只要有质控值超出 $\bar{x}\pm 2s$ 的,就定为失控。若仅以 1_{3s} 为控制规则,对误差识别的灵敏度不够;因此,这 2 种规则无论单独使用或联合使用时,均应小心判断。

6. **R_{4s}** 只用于每批做 2 个或 2 个以上水平质控品时。在一批内,一个质控品的测定值超出了 $\bar{x}+2s$ 限值;另 1 个质控品测定值超出了 $\bar{x}-2s$ 限值,是失控规则。这个"范围"规则对分布宽度的变化很敏感,所以对检测系统的精密度变化或随机误差的增大,有很好的指示作用。

(二) Westgard 多规则质控程序

临床检验中最简单和最常用的是 Levey-Jennings 质控方法,其质控规则主要为单独的 1_{2s} 或 1_{3s}(即以 $\bar{x}\pm 2s$ 或 $\bar{x}\pm 3s$ 作为控制限)来判断该批测定在控或失控。它方便易行,却相对较简单粗糙。生化检验进入自动化阶段后,面对众多控制结果,原先的手工绘图和单规则质控方法显得落后了。Westgard 于 1980 年提出的多规则程序是针对各个控制规则的特性,将它们组合起来,以计算机做逻辑检索,借此提高控制效率的一种质控方法。Westgard 多规则控制程序(以下简称多规则)要求受控项目每次使用 2 个水平的质控品。1 个水平的质控品亦可以,但观察误差的敏感性就差。手工绘制多规则质控图的基础仍是 Levey-Jenings 质控图,只是控制的规则变了。Westgard 多规则的主要特点是:①它在 Levey-Jennings 方法的基础上发展起来,很容易与 Levey-Jennings 质控图进行比较并涵盖了 Levey-Jennings 图的结果;②具有低的假失控或假报警概率;③失控发生时能确定产生失控的测定误差的类型,以帮助确定失控的原因,便于寻找解决问题的办法。也可以认为 Westgard 多规则是第二代的质控方法。常说的 Westgard 多规

则即 1_{2s}、1_{3s}、2_{2s}、R_{4s}、4_{1s}、$10_{\bar{x}}$ 共 6 个质控规则,用 $1_{2s}/1_{3s}/2_{2s}/R_{4s}/4_{1s}/10_{\bar{x}}$ 表达。分述如下:

1. 1_{2s} 为警告规则,不是失控规则。若本批控制结果没有超出±2s 限值线,表示本批结果没有问题,在控,可以发出报告。若本批检验有一个控制结果超出(不包括正好在限值线上的结果)±2s,表示本批结果可能有问题,是一个警告,但不能肯定是失控,需要做进一步分析,若再符合以下任何一条规则,才能判为失控。

2. 1_{3s} 如这个控制值不仅超出±2s 限值线,还超出了 3s 控制线,判为失控。

3. 2_{2s} 可有 2 种表现,同批 2 个质控品结果同方向超出+2s 限值;或同一控制品连续 2 次控制结果同方向超出-2s 限值。后者要将连续 2 次的质控结果结合分析。这一条属系统误差失控。

4. R_{4s} 在同一批测定中,两个控制结果极差超出 4s 范围,例如其中有一个超出了+2s 限值,另一个超出-2s 限值,或一个超出了+2.5s,另一个超出了-1.5s 时,属随机误差过大,属失控。

5. 4_{1s} 有 2 种表现:①同一质控品连续前 3 次结果和本次结果在同方向超出 1s 范围;②2 个质控品的前 1 次结果和本次结果,均同方向超出+1s 或-1s 范围。属系统误差表现,失控。

6. $10_{\bar{x}}$ 本次结果与前 4 次结果连续分析,2 个质控品 5 次结果连续在均值的同一侧。或一个质控品连续 10 次结果在均值的同一侧。属系统误差表现,失控。但是,若出现 1_{2s} 警告结果的这个控制品,仅是这一次在均值的某一侧,正好另一个控制品有连续 9 次结果在均值的同一侧,这不是 $10_{\bar{x}}$ 的表现;若出现 1_{2s} 警告结果的这个控制品,连续共有 9 次在均值的某一侧,另一个控制品这一次也在同侧,但前一次在另一侧。这亦不是 $10_{\bar{x}}$ 的表现。

上述由 6 个规则组合的多规则,是 1980 年 Westgard 提出的经典的 Westgard 多规则。其他常用的规则还有如 $8_{\bar{x}}$ 规则、$12_{\bar{x}}$ 规则、$2/3_{2s}$ 规则、$6_{\bar{x}}$ 规则、$9_{\bar{x}}$ 规则、7_T 规则等。

7. 多规则质控检索逻辑 以 1_{2s} 规则作为警告规则启动 $1_{3s}/2_{2s}/R_{4s}/4_{1s}/10_{\bar{x}}$ 系列质控规则的逻辑示意图。如果没有质控数据超过 $\bar{x}±2s$ 控制限,则判该批结果在控,可以报告该批患者检测的结果。如果一个质控测定值超过 $\bar{x}±2s$,则由 1_{3s}、2_{2s}、R_{4s}、4_{1s}、和 $10_{\bar{x}}$ 质控规则来进一步检验质控数据。如果没有违背这些规则,表示这次 1_{2s} 的出现也许是属于正常的波动,不是失控,不要作任何失控处理,可以报告患者结果。如果违背其中任何规则,说明确实为失控,拒发患者报告。在实践中 1_{3s} 或 R_{4s} 规则常检出随机误差,而 2_{2s}、4_{1s}、$10_{\bar{x}}$ 质控规则是检出系统误差。当系统误差非常大时,也可由 1_{3s} 质控规则检出。

(三)真失控和假失控

研究质量控制方法的性能时着重在两个方面,即真失控检出的可能性和假失控误报的可能性。每个控制规则都有检出 2 种误差的可能性。对真失控检出的可能性大了,假失控误报的可能性也增加了;反之,真失控检出的可能性减小了,假失控误报的可能性也小了。只是每个质控规则的真失控检出可能性和假失控误报可能性可随规则而变化,所以在使用单个控制规则做质量控制时,更要注意对控制规则的选择。各实验室应重视和熟悉各个质控规则的特性,结合实验室自身要求或临床的允许误差要求,制订出自己的分析过程的控制方案,即设计本实验室的质控方法,并不断提高质控效率。

五、失控后的处理

对失控情况采取正确的措施也是质控工作的一项重要内容。分析阶段质量控制的工作流程,是在患者标本检测前和检测中测定质控品,记录控制值绘制于质控图中。控制值在控,患者标本可以检测和报告;控制值失控,停止患者标本的检测,拒发检验报告,寻找原因,解决问题。再重新开始检测,并对失控时的患者标本重做。目前不少实验室的质量控制常常不遵守这个流程。先前对失控(即出现失控信号)时的纠正措施指导意见常常建议先重做质控品或再试一个新的质控品,以查明是否人为误差或偶然误差,或者查明是否"质控品坏了"。新近有观点认为失控后简单地重测质控品或再试一个新的质控品以判断究竟是否失控或失控是否因为质控品的问题,是不正确的做法。因为不分析误差的原因就机械地重测质控品,无论测定的结果是在控还是继续失控实际上对失控的判别意义不大,反而可能延误了解决误差的时机,把问题留给了以后。问题既有可能是因假失控概率加大而表现的失控,也有可能因降低误差检出概率而使得严重的系统误差情况均不能检出。所以不应提倡在分析失控原因之前就复测质控品,而应先分析失控原因。对失控原因的分析和排除是质控程序中最关键的,但又没有固定的模式,大概的方法参阅下面所述。

(一) 失控处理程序

发生失控情况后,立即向专业组长、科室和质量负责人报告,该分析批的患者标本结果报告暂时不发,根据失控表现仔细分析原因并做纠正和排除后,再复测质控品直至回到控制状态,必要时复测部分或全部待测标本,然后发出正确的检验报告。以上整个过程应有详细文字记录并保存。

(二) 失控原因分析和排除

失控信号的出现受多种因素的影响,这些因素包括操作上的失误,试剂、校准物、质控品的失效,仪器维护不良及采用的质控规则、控制限范围、一次测定的质控标本数等。失控信号一旦出现就意味着同批测定的患者标本检验结果可能作废,但也可能没有发生真正的误差而仅是一种假失控。因此,首先要尽量查明导致失控的原因,采取适当措施,消除后,再随机挑选出一定比例(如5%或10%)的待测标本进行重新测定,最后根据既定标准判断先前的测定结果是否可接受,对失控做出恰当的判断。如判断为真失控,应该对相应的所有失控待测标本和质控标本进行重新测定,并且质控标本结果应该在控。如失控信号被判断为假失控时,常规测定报告可以按原先测定结果发出,不必重做。无论是真失控或假失控都应该记录分析原因的全过程。一般可以采用如下步骤寻找原因。

1. **检查质控图或控制规则以确定误差类型** 区分是随机误差还是系统误差,不同的控制规则有不同的检测误差类型的能力(敏感度)。例如 1_{3s} 和 R_{4s} 规则通常指示随机误差,2_{2s}、4_{1s} 和 $10_{\bar{x}}$ 规则通常指示系统误差,检查质控图上的质控点的分布情况也可提供类似的信息,质控曲线的突然变化或较大幅度的波动应多考虑随机误差,而趋向性的现象多为系统误差。

2. **认识与误差类型有关的一些因素** 由于随机误差和系统误差有不同的原因,因此从不同的误差类型较易追查有关误差来源的线索。导致系统误差的因素比引起随机误差的因素多见,一般也较容易解决。引起系统误差常见原因有:试剂批号改变、校准物批号改变、校准物定值错误、不适当配制试剂、试剂变质、校准物变质、试剂或校准物的不适当储存、由于移液管的误调或未校准引起标本或试剂的体积变化、孵育箱和反应盒的温度变化、分光光度计的光源老化及操作人员的更换等。

随机误差的常见原因有:试剂和试剂通道中的气泡、混合试剂不恰当、温度和孵育不稳定、不稳定的电压以及在吸量、定时方面的个体操作变异等因素。

3. **对于手工法操作的项目** 应认真回顾操作的全过程,有无换人,有无操作及结果计算上的失误,然后依次确认标准品、试剂、反应温度、比色计等是否正常。

4. **对于生化自动分析仪测定者** 首先应该分析在质控品失控之前有无改变分析系统的状态,如分析仪硬件的更改(包括光路部件的更换),化学反应参数的更改,标准品的变更、试剂的变更,质控品变更等。对于更改过的部分应仔细确认其更改的正确性。同时区分是个别项目质控品失控还是多数项目失控。个别项目失控,可以基本确定分析仪工作是正常的。重点确认该项目的试剂有无受污染、久置变质、位置错位,确认校准品是否正常,确认质控品中该项目是否分解失效,如葡萄糖、某些不稳定的酶、胆红素等。多项目失控,处理问题的步骤首先应针对这些试验的共同因素,如都是一些脱氢酶反应的项目(丙氨酸氨基转移酶、己糖激酶法葡萄糖测定等)失控,共同的特点是都以340nm为测定波长,就很有可能比色灯泡340nm光能量明显下降或该波长滤色片损坏;如都是一些氧化酶反应的项目(葡萄糖、三酰甘油、总胆固醇、尿酸等)失控,则最有可能受到维生素C、胆红素等物质的污染和干扰,或是500nm光路有异常。找不出明显共同因素的多项目甚至是全部项目的失控,很可能是仪器的故障、质控品变质等所致。

5. **分析与新近的改变有关的原因** 系统误差大多数常与试剂或校准问题有关。突然漂移通常由更换试剂、新的校准或校准品批号改变所引起。当查找漂移的原因时,操作者应检查试剂、校准,并且做好记录,以便为解决问题提供线索。

趋向性的问题可能比单纯的漂移难解决,因为趋向性发生与发展的过程较长,常见的原因有试剂逐渐变质、校正值漂移、仪器温度改变、滤光片或灯泡老化等,查找时应逐个分析确认。

查找和解决导致随机误差增加的问题更为困难,因为随机误差不易分析或量化。

如果上述几个步骤均未能得到在控结果,可能是仪器或试剂的内在原因,只有与仪器试剂厂家联系,请求他们的技术支援。

6. **解决问题并记录处理结果** 检查出问题的原因后,针对这个原因采取纠正措施,这时可以重新测试所有的质控品,一旦在控,应将失控批次的待测标本部分或全部重新测定。另外,应该将失控事件以及具体的处理过程详细记录下来。

六、室内质控数据的管理

室内质控是长期的日常工作,要将每天累积下来的大量数据,除了在每月结束时做小结和分析外,应该作为实验室重要的资料予以长期妥善的保存。

(一)每月室内质控数据统计处理

1. 每月结束时,应将各个分析项目的质控数据做回顾分析,观察每一张质控图的总体情况是否正常,所有的异常情况尤其是数据连续分布在均值一侧、渐进趋向性的现象等是否已做处理等。也要注意质控图的细节,如操作者的标志是否完整,数据点的标记是否规范,所有发生的事件的记录是否完整等。在回顾性分析质控图中发现的问题也应做记录,并告知有关的人员,或在科室业务讨论中通报,以期不断地提高全科的质控意识和工作质量。

2. 统计计算每张质控图的当月 x、s 和 CV,并与以前的数据做比较,尤其是与本室的 OCV 与 RCV 做比较。如整个控制系统没有大的变动,这三个数据也应呈一定的稳定性,任何一个数据出现明显的波动一定是有原因的,一定要仔细分析。

3. 室内质控应用电脑越来越普遍,每月的统计小结可由电脑自动完成,但上述两点中的分析和讨论不能省去。

(二)每月室内质控数据的保存

1. 每月的室内质控数据和资料,包括质控图、失控情况记录、失控处理措施、每月分析小结等,都应装订成册,加上标志明显的封面,由质控负责人归档保存。

2. 应用电脑的实验室,可以将上述室内质控数据和资料以电子档案的形式备份,备份可以放在专用电脑的硬盘中,也可以光盘或其他电子存储介质保存,可以适当加密以保证资料保存的可靠性。

3. 地区临检中心有要求时,可随时将每月的质控资料上报给临检中心。

4. 关于质控数据的取舍与修改问题:室内质控是监测日常工作质量的一种手段,出现失控情况完全是正常的,质控图有时不很漂亮也不能据此认为质控做得不好,实验室如果为了追求形式上的效果,将失控的数据不做记录,或将数据进行人为地修饰,拿出无可挑剔的质控图,是毫无意义的,对室内质控工作只有害处而无任何帮助。重要的是使质控真正发挥控制的作用,切实起到促进和提高实

验室技术和管理水平的效能。

七、室间质量评价

在临床实验室质量管理体系中,室间质量评价(简称室间质评,EQA)是重要的组成部分。室间质量评价是由多家实验室测定同一个样品并由外部独立机构收集和反馈各参与实验室上报的测定结果,来评价实验室检测水平的过程。室间质量评价也被称作能力验证,根据 ISO/IEC 导则 43:1997 的定义,能力验证是通过实验室间的比对,判定实验室的校准/检测能力的活动。它是为确定某个实验室某些特定校准/检测能力及监控其持续能力而进行的一种实验室间比对。

国际上实验室间的质量评价可以追溯到 20 世纪 30 年代,我国的室间质评则起始于 20 世纪 70 年代末。经过 20 多年的发展,已在全国范围内形成一个临床检验质控网络,为推动我国检验医学的进步和发展做出了贡献。

(一)室间质评的目的和作用

室间质评作为质量控制的手段可帮助参与实验室提高质量、改进工作、减少差错、避免可能出现的医疗纠纷和法律诉讼,建立各实验室间检验结果的可比性,最终使参与实验室能做出准确的检验结果。

1. 识别实验室间差异,评价实验室检测能力 室间质量评价报告可以帮助实验室发现其与其他实验室检测水平的差异,客观地反映该实验室的检测能力。

2. 识别问题并采取相应改进措施 室间质评结果可帮助实验室发现问题和采取相应措施。如果本实验室结果与靶值有显著差异,就需要认真分析找出原因并加以改进。常见的原因如检测仪器未经校准或缺少维护、试剂质量不稳定、检验人员能力不能达到要求、未做室内质控或室内质控失控、对调查样品处理不当、调查样品本身存在质量问题、上报检验结果时计算或抄写错误或者质评组织者确定靶值不准等。

3. 改进分析能力和实验方法 如果实验室拟改变实验方法和选购新仪器时,可以通过室间质评的资料的综合分析找到更准确、更可靠、更稳定或者更适合本实验室的实验方法或仪器。

4. 实验室质量的客观证据 室间质评结果可以作为实验室质量稳定与否的客观证据。新的医疗事故处理条例实施后,实验室可以以获得满意的成绩证明自己检测系统的可靠性。即使成绩不理

想,但已根据质评结果找出原因,有了改进并有文字记录,也可以作为质量保证举证的有利证据。

5. **增加实验室用户的信心** 多次满意的室间质评成绩可以鼓励实验室(实验数据)的用户即医生和患者充分信任实验室提供的数据信息,应用于诊断和治疗。

6. **支持实验室认可** 室间评价结果可以作为实验室认可的重要依据,ISO 15189,IDT《临床实验室——质量和能力的专用要求》提到的"能力验证"就包括室间评价。

7. **实验室质量保证的外部监督工具** 我国虽然尚未出台类似美国CLIA'88的相关法律,但室间质评成绩可作为卫生行政主管部门和医院管理者对实验室质量实施监督管理的重要工具。

8. **确定重点投入和培训需要** 室间质评可以帮助实验室确定哪个项目需要重点投入和加强培训。如哪些项目、哪些环节的成绩不理想,问题较多,就需要医院和实验室给予更多的关注和投入,以期尽快扭转局面。

(二)室间质评调查样品的检测

1. 室间调查样品必须按实验室常规工作,与待测患者样品同样的方式,用实验室常规检验方法,由进行常规工作的检验人员检验。

2. 检测调查样品的次数必须与检测患者样品的次数一样。

3. 在规定回报调查样品检测结果给质评组织机构截止日期之前,不得进行关于调查样品检测结果的实验室之间的交流。

4. 不能将调查样品或样品的一部分送到另一实验室进行检测。

5. 实验室对调查样品进行检测时,应将处理、准备、方法、审核、检验的每一个步骤和结果报告及有关人员签字等做好完整记录,形成文件化格式,并妥善保存。

(三)室间质评成绩评价方法

1. **调查样品的定值** 确定调查样品的定值非常重要。定值准确才能对各参与实验室提高准确度起指导作用,如果定值不当反会影响全局。目前确定靶值常用两种方法。

(1)由各个参考实验室用参考方法将调查样品的各种成分进行定值,作为靶值,参考实验室可在质评活动中发现和培育。

(2)将所有参与实验室的结果按测定方法不同算出总均值,反复剔除$>\pm 3s$的数据后再算出方法均值($\bar{x}_m$)作为靶值。参与的实验室越多,所得结果越趋向于正态分布,则$\bar{x}_m$也越接近真值。

2. **变异指数得分法评价** 变异指数得分(VIS)是目前常采用的方法,由Whitehead教授提出,并被WHO推荐。计算方法:

$$V=\frac{|x-T|}{T}\times 100$$

式中:V为测定值与靶值偏离百分数(变异百分率)。

x为实验室测定值。

T为靶值,若x=T,则V=0。

再计算变异指数(VI):

$$VI=\frac{V}{CCV}\times 100$$

式中:CCV为选定的变异系数。

1985年,卫生部临床检验中心召开的质控会议确定将上述公式修改为:

$$V=\frac{x-D}{D}\times 100$$

式中:D为靶值。

$$VI=\frac{V}{CCV}\times 100$$

当VI≤400时,VIS=VI;当VI>400时,VIS=400,主要目的是防止出现因个别过大的偶然误差造成对检测水平全面评价的假象。VIS在计算时只计整数,且不带正负符号。

我国的评分标准:VIS≤80为优秀,VIS≤150为及格,一般认为VIS>200,表明结果中有临床上不允许的误差。

表3-5为卫生部临检中心选用的部分生化检验项目的CCV值。

表3-5 卫生部临床检验中心选用的CCV值

测定项目	CCV(%)	测定项目	CCV(%)
钾	2.9	谷草转氨酶	12.5
钠	1.6	碱性磷酸酶	15.5
氯	2.2	淀粉酶	11.5
钙	4.0	肌酸激酶	18.5
磷	7.8	乳酸脱氢酶	13.2
葡萄糖	7.7	胆固醇	7.6
尿素氮	5.7	三酰甘油	10.0
肌酐	8.9	胆红素	12.0
尿酸	7.7	谷丙转氨酶	17.3
总蛋白	3.9	高密度脂蛋白胆固醇	10.0
白蛋白	7.5		

3. 偏差%评分方法评价 以测定结果偏离靶值的距离确定每一分析项目的正确结果,即对每一项目确定了靶值后,通过使用基于偏离靶值的百分偏倚的固定准则或标准差进行评价。卫生部临床检验中心推荐使用的准则是美国CCIA'88中的能力比对试验(PT)对分析质量的要求(表3-6)。

表3-6 美国CLIA'88能力比对检验的分析质量要求

分析物或试验	可接受范围
常规临床化学检测项目	
丙氨酸氨基转移酶	靶值±20%
白蛋白	靶值±10%
碱性磷酸酶	靶值±30%
淀粉酶	靶值±30%
天冬氨酸氨基转移酶	靶值±20%
胆红素	靶值±20%或靶值±6.84μmol/L(取大者)
血气 PO_2	靶值±3s
血气 PCO_2	靶值±8%或靶值±5mmHg(取大者)
血气 pH	靶值±0.04
钙	靶值±0.25mmol/L
氯	靶值±5%
胆固醇	靶值±10%
高密度脂蛋白胆固醇	靶值±30%
肌酸激酶	靶值±30%
肌酸激酶同工酶	CK-MB升高(存在或不存在)或靶值±3s
肌酐	靶值±26.5μmol/L 或±15%(取大者)
葡萄糖	靶值±0.33mmol/L 或±10%(取大者)
铁	靶值±20%
乳酸脱氢酶	靶值±20%
乳酸脱氢酶同工酶	LD1/LD2(+或-)或靶值±30%
镁	靶值±25%
钾	靶值±0.5mmol/L
钠	靶值±4mmol/L
总蛋白	靶值±10%
三酰甘油	靶值±25%
尿素氮	靶值±0.71mmol/L 尿素或靶值±9%(取大者)
尿酸	靶值±17%

具体地说,某项目的测定值距离靶值的偏倚百分率若在可接受范围内,则PT得分为100,若超出可接受范围,则PT得分为0。

第三节 分析后质量管理

分析后质量管理是全面质量控制的进一步完善和检验工作服务于临床的延伸。主要指的是患者标本分析后检验结果的发出直至临床应用这一阶段,这一阶段的质量保证主要有两个方面:①检验结果的正确发出。②咨询服务,即检验结果合理解释及其为临床医师应用的过程。

一、分析后质量保证的概念

在完成样本检测后,为使检验数据(或检验报告)准确、真实、无误并转化为临床能直接采用的疾病诊疗信息而确定的质量控制措施和方法称分析后质量保证,顾名思义,分析后质量保证就是指全面质量控制过程中的最后质量把关和提升检验数据在临床上的有效利用。这一环节的疏漏将有可能使前期的分析前、分析中质量保证有始无终,甚至前功尽弃。

二、检验结果确认的原则

随着临床实验室管理的日益规范,加之对过去所发生的差错或事故的不断反思和总结,我们可以通过对检验全过程每一环节的质控分析,从而确认和保证检验结果的真实性和可靠性。还必须做到:一要有强烈的责任感;二要有扎实的理论基础和过硬的检测技术。这样才能提高检验人员的自信心,其检验报告也会获得医生和患者的信任。应该说明的是室内质控和(或)室间质评成绩不能完全代表该实验室所有检测结果都真实可靠,质控工作只是手段,目的仍然是归结于保证用于疾病诊疗的样本检测结果的准确性。

1. 首先被检测样本的采集和送检合乎要求,否则其结果无意义也无必要加以确认。在某些特殊情况下,样本不符合要求而又进行了检测,则必须加以说明,不管结果正常与否,原则上仍应将样本退回重新采集。

2. 样本处理得当,没有干扰测试的因素,否则会影响检验结果,如血细胞分析时血液未充分混匀,血清分离时纤维蛋白去除不彻底等。

3. 分析仪器运转正常,检测系统的不确定度确定且在可接受范围内,同时应对仪器进行定期校准,以发现系统误差及其漂移并加以修正,校准时应注意量值的溯源性。

4. 检测试剂无质量问题,且在效期内。

5. 检验人员技术熟练,操作正规无差错,没有其他突发干扰因素。

6. 该批次检测的室内质控"在控",结果计算准确无误。

在上述各点均得到肯定时,则基本上可以确认该批/次检测结果是准确可靠的。

三、结果的审核与发出

检验结果是临床医师开展诊疗活动的重要信息,而检验报告就是这些信息的传递载体,所以必须重视这一环节的质量保证。检验结果通常通过以下形式报告给临床医师:发送检验报告单或通过医院内计算机网络系统将结果发送给临床医生。由于后一种形式可以提高效率和减少传递差错,现已成为各大医院检测结果发送的主要形式。无论何种形式,发出的检验报告必须保证"完整、准确、及时"。

(一)正确判断检验结果是否可以发出

除了保证报告单的基本信息符合要求外,判断检验结果是否可以发出的重要依据是室内质控是否合格。如室内质控结果"在控"时,报告可发出;"失控"时必须寻找原因,结果不宜发出。但它是总体上的判断,并不能完全代替某一出现异常结果样本或特殊样本的复核或复查。检验医师在应用室内质控结果来解释患者结果是否准确时,必须充分注意这一点。

(二)建立制度保证检验结果的正确审核

1. **严格的报告单签发、审核制度** 一份完整的检验报告应包含以下内容:医院名称、实验室名称、报告题目、患者姓名、出生日期(年龄)、性别、科室、病床号、申请医生姓名、样本种类、样本采集时间、实验室接收时间、报告时间、检测项目、检测结果(包括单位)、参考区间及异常提示。检验报告单发出前,除操作人员签字外,还应由另一位有资格的检验人员核查并签名,最好由本专业室负责人核查签名。但在危急情况下或单独一人值班时(如夜班)除外。审核的基本内容有:临床医师所申请的检测项目是否已全部检测、是否漏项;检验结果填写清楚、正确;有无异常的、难以解释的结果;决定是否需要复查等。

2. **异常结果、危重疑难患者等检验结果的复核或复查制度** 检验科应规定哪些情况下的检测结果应与以前的检测结果进行比较,观察当前检测的结果及其变化是否符合规律,可否解释,必要时可与临床医生取得联系。建立实验室信息系统(LIS)时,软件应有自动对历史结果的回顾与提示功能。

3. **建立危急值(critical value)紧急报告制度** 实验室应规定危急值的报告制度,其中含结果的复核、结果报告的方式(电话报告、病房来取,通过

LIS系统报告,向主管医生发手机短信等)及规定结果报告时间;因为一些检测项目,如血钾、钙、糖、血气(血pH、PO_2、PCO_2等)结果过高、过低,都可能危及患者生命(表3-7)。实验室必须迅速将结果报告临床,并记录报告时间、报告人及结果接收者。

4. 特殊项目的检验报告及一些关系重大的检验报告 如抗HIV抗体阳性的报告单、诊断为白血病及恶性肿瘤的报告单、发现罕见病原体的报告单等,需检验科主任或由科主任授权的人员,复核无误并签名后尽早把结果发给临床。

5. 建立检验报告单发送的签收制度 医院应建立这方面的规章制度,患者取报告单应有相应的凭据,一方面可以避免错拿报告单,另一方面可以保护患者的隐私。同时加强医护人员责任心,防止检验报告单的丢失或错发科室。

6. 检验数据管理 实验室应管理好检验相关数据,所有检验报告和原始记录应保存一段时间。通常检验申请单应至少保存2年,检验结果数据至少保存2年,质控和能力验证记录至少保存2年,仪器维修和状态记录保留到仪器使用终身。实验室信息系统的数据要拷贝至少3份并保存在不同地方,以防火灾等灾难性事件带来损失。以上所有数据在特殊情况下,应提供以便于临床查找及核对。

表3-7 临床常用检验项目危急值

试验名称	检验项目	临床危急值
全血细胞分析	白细胞计数	$<2.5\times10^9$/L 或 $>30\times10^9$/L
	血红蛋白含量	<50g/L 或 >200g/L
		新生儿:<95g/L 或 >223g/L
	血细胞比容	<0.15L/L 或 >0.60L/L
		新生儿:<0.33L/L 或 >0.71L/L
	血小板计数	$<50\times10^9$/L 或 $>1000\times10^9$/L
凝血试验	凝血酶原时间	>60s
		抗凝治疗者:INR>6.0
	活化部分凝血活酶时间	>100s
	纤维蛋白原定量	<1g/L
血气分析	酸碱度	<7.25 或 >7.55
	二氧化碳分压	<20mmHg 或 >60mmHg
	碳酸氢根	<15mmol/L 或 >40mmol/L
	氧分压	<40mmHg
	血氧饱和度	$\leqslant75\%$
	剩余碱	±3.0mmol/L 以外
生化检验	钾	<2.5mmol/L 或 >6.5mmol/L
	钠	<120mmol/L 或 >160mmol/L
	氯	<80mmol/L 或 >115mmol/L
	钙	<1.6mmol/L 或 >3.5mmol/L
	磷	<0.3mmol/L 或 >1.5mmol/L
	镁	<0.5mmol/L 或 >3mmol/L
	葡萄糖	女性及婴儿:<2.2mmol/L 或 >22.2mmol/L
		男性:<2.7mmol/L 或 >22.2mmol/L
		新生儿:<1.6mmol/L 或 >16.6mmol/L
	尿素	>36mmol/L
	肌酐	>0.352mmol/L
	尿酸	>0.72mmol/L
	淀粉酶	>300U/L
	总胆红素	新生儿:$>340\mu$mol/L
	三酰甘油	>4.5mmol/L

四、检验后标本的储存

标本的储存是指对检测完毕后的样本进行必要的一定时间的备查性保留。分析前,样本保存时间要尽可能短;分析后,根据样本种类及检测指标的不同保存时间可长可短,其原则是保存后的样本检测结果与初次检测结果仍有可比性。

1. *样本储存的目的* 临床上对每一个标本的检测项目只做一次测定,所以样本储存的最主要目的就是备查。检测结果也只能代表该次样本的某项指标水平,换言之,每份检测报告仅对送检样本负责。所以,当临床对检测结果提出疑问时,只有对原始样本进行复检,才能说明初次检测是否有误。此外,样本储存也有利于在科研工作中开展回顾调查。

2. *样本储存的原则* 首先应有样本储存的专门规章制度,最好专人专管,敏感或重要样本可加锁保管;其次在样本储存前要进行必要的收集和处理,如分离血清、添加防腐剂等。另外,应做好标志并有规律存放,最好将样本的原始标志一并保存。最后,对储存样本要定期清理,以减少不必要的资源消耗。

3. *储存样本的种类及条件* 临床检验样本虽多种多样,但最常见的仍以血液、尿液、粪便为主。尿液及粪便除有必要外很少进行保存,且保存价值亦不大。血液的保存又由检验内容的不同,其保存条件,保存时间会各不相同。而作为细胞学分析的骨髓片、各种积液细胞涂片样本等,则需要以档案片的形式进行长期保存和(或)电子版保存。

五、咨询服务与抱怨的处理

临床检验除了尽可能满足临床需要,及时、准确、经济地提供检验信息外,对于检验人员尤其是检验医师来说还应全方位地面向临床医师和患者提供检验医学咨询服务。这种咨询不仅仅是在医师或患者得到检验之后被提出来,也可以是在检验开始之前或不做检验仅为了解检验医学动态或常识而提出咨询,这就对检验人员提出了更高的要求。通过检验咨询服务,可以大大提高临床实验室的总体服务水平,充分发挥检验医学在疾病诊治中的巨大作用。

(一)咨询服务

咨询服务的主题是检验结果的解释及临床处理意见或建议。这是目前检验人员回答最多的问题,这种咨询主要来自患者,也来自其他医护人员。分析后对检验结果的解释及其相应的咨询服务非常重要,它关系到检验数据能否被临床有效利用,但是也要注意几个问题。

1. *标本质量问题* 当检测结果异常或检测结果与临床不符时,应考虑标本质量问题,应检查标本采集、保存、送检情况,有无溶血、乳糜血、还应考虑药物影响,如有这种可能,应暂停药或排除这些原因后再进行复查。

2. *传染性疾病"窗口期"(window phase)的问题* 在病毒性感染的疾病中比较明显,即使感染了某种病毒,其标志物的检测在一定时间内可能还是阴性,遇此情况,要注意一下病程,并可采取间隔一定时间后再进行复查予以核实。

3. *采取标本时间及患者状态* 如输液后立即抽血检查血糖及 K^+、Na^+、Cl^- 等电解质显然是不适当的。

4. *患者检验结果的解释* 常遇到的另一个问题是这次检验结果与上次结果有差异时如何判断;在除外标本采集错误或不合格的情况下,主要考虑有两种情况:①病情确实有了变化;②实验误差引起。室内质控的 Delta 检查在区分这两种情况会有所帮助,但有时仅凭二次检查很难区别,可以多次检查后,从检验结果变化趋势做出判断。

(二)抱怨的处理

1. *临床检验的抱怨* 通常是指临床医师、患者或其他方面对实验室的服务不满意时所做出的各种形式的表述,包括投诉或质询等。在实际工作中,最常见的抱怨是来自患者和送检医生的投诉。

2. *抱怨的内容* 无论是来自临床医师的抱怨还是患者的投诉,其主要内容不外两个方面,一是服务态度的问题,二是服务质量的问题,这里主要讨论因检验质量问题而引起的抱怨及其处理。

3. *对抱怨的处理* 在医学检验的质量保证体系中,抱怨的处理应是一个重要的组成部分。因为抱怨在所难免,通过正确的抱怨处理可以帮助检验人员查找导致质量问题的原因或影响因素,在整改的过程中不断积累经验,从而改进和提高检验质量,同时也就不断地减少抱怨。

六、实验室与临床科室的沟通

实验室与临床科室的信息沟通在分析后的质量保证中具有重要作用。从严格意义上讲,检验报告所提供的结果绝大多数属于数据资料,而非信息,信息是经过解释的数据,即数据经过分类、整理、分析才成为信息。

1. 信息沟通的内容　一方面检验人员应将实验室所开设项目的相关信息主动告之临床,这些信息包括检验项目的临床意义,检测方法的影响因素和不精密度,检测值的正常参考区间,以及需要临床配合的患者准备、样本采集、运送要求和注意事项等。其至包括该项目检测的成本核算、收费标准。在分析后的质量保证中,来自临床的信息主要是检验质量的反馈信息,这对实验室来说非常重要,因为无论实验室质控工作做得有多好,最终仍要看是否满足了临床需要,尽管这种反馈信息有时是以质量投诉的形式出现,实验室也必须正确对待。

2. 信息沟通的途径和方式　最常用的沟通方式就是电话联系,召开医技-临床对话会是一种较好的方式,或者是全院性的工作会议交流,即使是提意见也是一种沟通。其实方式方法也可是多种多样的,例如开展检验医学专题讲座、编印检验信息发放到临床科室、实验人员到临床参与查房或会诊、通过医院信息管理系统(HIS)在网上进行实验室与临床的信息交流等。

3. 临床咨询应注意的问题　样本的质量是检验报告准确的关键,检验人员首先要检查样本采集、保存、运送过程中是否存在影响检验质量的因素;对于感染性疾病需要考虑病程的变化,如病毒性感染的"窗口期";两次检验结果差异较大时,除外分析前影响因素后,主要考虑室内质量控制情况,检查室内质量控制是否符合要求。此外检验人员应掌握循证检验医学的规律,正确评价诊断性试验,对检验项目的方法学及临床应用进行评估,优选所应用的检验项目,为临床咨询积累必要的资料。

(丛玉隆)

第4章

循证医学与循证检验医学

大　纲

了解　循证医学的定义；了解循证医学的产生和发展；循证检验医学的概念及研究范围。
熟悉　循证检验医学的研究方法；循证检验医学与诊断性试验；循证检验医学与系统评价。

第一节　循证医学的基本概念

一、循证医学的定义

循证医学(evidence based medicine,EBM)是遵循现代最佳医学研究的证据(成果)，将其应用于临床对患者进行科学诊治决策的一门学问，其目的在于不断地提高临床医疗质量、医学人才的素质、促进临床医学的发展，从而更有效地为患者服务、保障人民的健康。

David Sackette 将循证医学定义为"慎重、准确、明智地应用所能获得的最佳研究证据来确定患者的治疗措施"。其实质是临床医师在获得了患者准确临床依据的前提下，根据自己的经验和技能，分析找出患者的主要临床问题(诊断、治疗、预后、康复等)，应用最佳、最新的科学证据做出对患者的诊治决策。按照循证医学的理念，任何临床医疗决策的制定都应建立在客观的科学研究证据的基础上。忽视临床医疗实践经验，不可能用好最好的证据；而如果缺乏最好、最新的外部证据，即使有充分的临床医疗实践经验，也不可能制定出明智的符合患者状况的医疗决策。经验医学和循证医学二者差异见表4-1。

循证医学是应用新近的最佳证据来指导临床实践，证据质量分为六级：Ⅰ级，相关随机对照试验的系统评价或Meta-分析；Ⅱ级，至少有一个设计合理的随机对照试验；Ⅲ-1级，设计合理的随机对照试验；Ⅲ-2级，非随机同期临床对照试验、队列研究、病例对照研究；Ⅲ-3 历史性对照研究；Ⅳ专家意见。

表 4-1　经验医学与循证医学的差异

	经验医学	循证医学
证据来源	实验室研究	临床试验
收集证据	不系统、不全面	系统全面
评价证据	不重视	重视
判效指标	中间指标	终点指标
治疗依据	基础研究	最佳临床研究证据
医疗模式	疾病/医生为中心	患者为中心

二、循证医学的产生和发展

20世纪90年代以来，循证医学的新概念被逐渐引入临床医学领域，近10年来已发展成为一种临床医学实践的新模式和制定医疗决策的新思维。随着循证医学的普及和不断发展，其正在逐渐地融入整个医疗体系中，并丰富和完善了医学的相关理论和知识及方法，影响、促进和推动着医学的进步和发展，成为国际临床医学界倡导的学科发展方向和世界医学领域关注的热点。以循证医学的理念为基础而形成的循证医疗（evidence-based health care）、循证诊断（evidence-based diagnosis）、循证决策（evidence-based desision-making）、循证购买（evidence-based purchashing），以及循证心脏病学（evidence-based cariology）、循证外科学（evidence-based surgery）、循证内科学（evidence-based internal medicine）、循证护理学（evidence-based nursing）、循证检验医学（evidence-based laboratory medicine，EBLM）等，预示着循证医学已广泛应用于医疗卫生的各个领域，使循证医学的发展进入了一个崭新的阶段。

第二节　循证检验医学与方法

一、循证检验医学的概念及研究范围

循证检验医学（evidence-based laboratory medicine；EBLM）是循证医学（EBM）的一个分支，它是一种求证医学、实证医学，一种寻求和应用最好证据的医学，包括证据的查询和新证据的探索。因此，EBLM 可以定义为：根据临床应用的经验和研究的现今最佳证据，结合每个病人的表现和疾病，谨慎而明确地应用检验结果。按照循证医学的理论，制定临床医学和检验医学的指南，以便于医生对病人诊治做出最佳决策。申请诊断实验本身即为医疗决策的一部分，使用诊断实验也即为采取一种干预措施；通过实验室检查，拥有了临床信息的一手资料；需要经过严格评价的证据来确切反映实验室服务质量和评价检验结果对患者健康的影响；实验室研究证据，特别是新的实验研究及诊断实验需要在实践中不断地更新发展。在1998年美国临床化学协会（AACC）和1999年国际临床化学联合会（IFCC）大会上都有专题讨论 EBLM，目前 EBLM 已经成为国际关注的热点。

循证检验医学的研究范围包括诊断实验的设计、研究、评价及应用；诊断实验的应用所带来的效果、效益和病人功能恢复及生活质量改善的研究；卫生技术评估（health technology assessment，HTA），即对诊断实验和诊断技术进行系统的评价，为决策者提供合理选择卫生技术的科学信息和决策依据。

随着临床流行病学、随机对照试验及 Meta 分析、卫生经济学、医学统计学和计算机网络技术的发展和应用，使得证据更易获得、高质量的证据不断增加及证据更科学。现已逐步形成了一些临床医学和检验医学的指南，以便于医生应用最佳方案于病人的诊治。

二、循证检验医学的研究方法

实验检查只能用于回答临床问题才体现出其价值，因此首先要明确回答此问题需要进行正式研究（证据供者，doer），还是临床实践（证据使用者，user）。循证检验医学的研究遵循循证医学同样的方法和路径，即：提出问题；设计研究（前瞻性研究），或检索有关的文献（回顾性研究）；实施研究；无论是初次研究还是系统评价，都需要确定证据，对证据进行严格评价，当证实其真实可靠及实用后，此研究成果（最佳证据）即可用于临床实践；在临床实践过程中，进行后效评价；如果证据（可能出现在临床诊治的方案中）未正确应用，要适当修订方案，再次培训人员、应用证据、评价实施效果。可见，证据的应用是连续不断的过程，是提高质量的核心活动。

循证检验医学的研究遵循循证医学同样的方法和路径，见图4-1。

1. **基本过程**　实验检查只能用于回答临床问题才体现出其价值，因此首先要明确回答此问题需要进行正式研究（证据供者，doer），还是临床实践（证据使用者，user）。对于正式研究，无论是初次研究还是系统评价，都需要确定证据，对证据进行

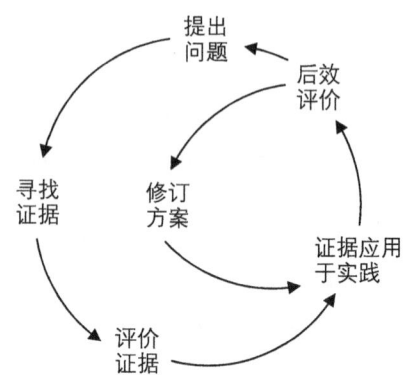

图4-1　循证检验医学的实践方法

严格评价,当证实其真实可靠及实用后,此研究成果(最佳证据)即可用于临床实践。在临床实践过程中,进行后效评价。如果证据(可能出现在临床诊治的方案中)未正确应用,要适当修订方案,再次培训人员、应用证据、评价实施效果。可见,证据的应用是连续不断的过程,是提高质量的核心活动。

(1) 提出问题:在临床实践中常遇到的用传统理论知识和经验不易解决的却又需弄清楚的问题,否则有碍于疾病的诊治。因此,医务工作者需根据病人的病史、体征、实验结果提出有关疾病病因、诊断、预后、生存质量等问题,根据某实验检查的技术性能、诊断性能、临床影响、经济效果等评价其有效性,占有可靠的一手资料,经过仔细分析论证后,准确地确定需解决的问题。

(2) 检索有关的文献:根据提出的问题,确定有关的"关键词",应用电子检索系统和期刊系统检索相关文献,从中找出与问题关系密切的资料,作为分析评价之用。Cochrane 图书馆是最佳的信息来源。因为,Cochrane 图书馆是系统评价资料库和系统评价方法学数据库,是疗效评价文摘库,是临床对照试验和中心管理的资料库。

(3) 严格评价文献,得出最佳结论:将收集到的资料,应用临床流行病学及循证医学质量评价的标准从证据质量的真实性、可靠性、临床价值、适用性及经济效益等方面作出具体的评价,可采用系统评价(systematic analysis)和荟萃分析(Meta-analysis),得出确切的结论以指导临床决策。

2. 评价标准 研究、评价诊断性试验的临床诊断价值,最基本的方法是确定金标准,选择研究对象,进行盲法比较,具体方法如下。

(1) 确定金标准:诊断性试验的金标准(gold standard)是指当前临床医师公认的诊断疾病最可靠的方法,也称为标准诊断。应用金标准可以正确区分"有病"或"无病"。通常的金标准包括活检、手术发现、细菌培养、尸检、特殊检查和影像诊断,以及长期随访的结果。

(2) 选择研究对象:诊断性试验的研究对象包括两组,一组是用金标准确诊"有病"的病例组,另一组是用金标准证实为"无病"的患者,称为对照组。需注意,所谓"无病"的患者,是指没有金标准诊断的目标疾病,而不是完全无病的正常人。病例组应包括各型病例:如典型和不典型的,早、中与晚期病例,轻、中与重型的,有和无并发症者,要具有代表性,以便使诊断性试验的结果更具有临床实用价值,否则样本资料得出的结论不能适用于所研究的群体。典型的例子是癌胚抗原(CEA)在结肠癌诊断中的价值。最初的报道是测定36例晚期结肠、直肠癌病人的CEA,发现35例(97.2%)升高,对照组是没有患结肠癌的其他病人,他们大多数CEA水平较低,因此笔者认为CEA是一项筛选结肠癌的有用试验。而以后将试验对象用于包括早期结肠癌及有其他胃肠道疾病对象时,发现CEA检查结果并不正确,不能将早期结肠癌病人与其他胃肠病鉴别开来,所以如今,CEA诊断价值明显降低。对照组可选用金标准证实没有目标疾病的其他病例,特别是与该病容易混淆的病例,以期明确其鉴别诊断价值,正常人一般不宜纳入对照组。

(3) 盲法比较诊断性试验与金标准的结果:评价诊断性试验时,采用盲法比较具有十分重要的意义。即要求判断试验结果的人,不能预先知道该病例用金标准划分为"有病"还是"无病",以免发生疑诊偏倚。新的诊断性试验,对疾病的诊断结果应当与金标准诊断的结果进行同步对比,并且列出四格表,以便进一步评估。

(4) 样本量的估算:新的诊断性试验是否具有临床意义,必须与金标准的诊断做对比,每个诊断性试验的敏感度及特异度均是稳定的指标,因此,可按照估计总体率的样本含量估算方法,分别计算"有病"组样本含量 n_1;"无病组"的样本含量 n_2;Δ 为容许误差。

公式:$n_1 = \dfrac{Z\alpha_2 \text{Sen}(1-\text{Sen})}{\Delta_2}, n_2 = \dfrac{Z\beta_2 \text{Spe}(1-\text{Spe})}{\Delta_2}$

3. 证据质量的评价 循证医学是应用新近的最佳证据来指导临床实践,并非本身去创造最佳证据。为获得最佳的临床研究证据,除了研究设计外,还需应用正确的分析和评价的方法及其评价的标准,对医学研究文献或成果进行严格的评价。如前所述,证据质量分为六级:Ⅰ级,相关随机对照试验的系统评价或 Meta-分析;Ⅱ级,至少有一个设计合理的随机对照试验;Ⅲ-1级,设计合理的随机对照试验;Ⅲ-2级,非随机同期临床对照试验、队列研究、病例对照研究;Ⅲ-3级历史性对照研究;Ⅳ级专家意见。例如要回答平均红细胞容积(MCV)在维生素 B_{12} 缺乏症检测中的诊断价值问题,通过检索得到相关文献3500份,按等级划分只有37份原著含荟萃分析的有用数据,综合现有的最佳证据得出 MCV 增高诊断 B_{12} 缺乏症敏感性为30%~75%。从而得出 MCV 对 B_{12} 缺乏症的诊断价值太低的结论,认为临床上 MCV 检查只能作为 B_{12} 缺乏症的初筛试验,真正确诊要做进一步检查。

4. 卫生技术评估(health technology assessment) 系统地评价支持临床决策的卫生技术,为决策者提供合理选择卫生技术的科学信息和决策依据。诊断技术评估通常包括以下内容。

(1)技术性能:方法性能对临床应用的有效性有很大作用,如:某抗体的特异性、某方法的稳定性、生物学变异等是严格评价的参数。

(2)诊断性能:某方法具有好的敏感性和特异性是被采用的先决条件。

(3)临床效应:评价该技术是否提高诊断、治疗和预防策略,得到最佳的健康服务的结果。如评价尿微量蛋白分析的作用可早期检测糖尿病肾病,更好地治疗糖尿病和并发症,减少肾衰竭的发生。

(4)经济效益:某实验检查,虽然技术和诊断性能好,具有好的临床效应,但所需费用使病人及政府都难以接受,也降低了其实用性。

三、循证检验医学与诊断性试验

(一)循证诊断

循证诊断是指临床上选用何种诊断试验、采用何种诊断标准用于诊断,都必须建立在当前最佳研究结果所获得的证据和最佳临床专业知识基础上,使患者获得最大的利益。

医疗水平的不断提高,临床诊断项目成倍增长,临床医师必然面临如何选择最佳诊断项目;另一方面,日益上涨的医疗费用中临床检验和影像学诊断的费用占相当比例,且和临床诊断效益的提高不成比例,所以采用循证诊断是解决上述两个问题的有效途径。对疾病的正确诊断是临床工作中最为重要的一个环节,社会和病人都期望临床医师能根据他们的临床表现做出正确的诊断和医疗决策。在诊断过程中,选择最佳的诊断性试验(diagnostic test)是实施诊断过程的第一步。

(二)诊断性试验

诊断性试验是对疾病进行诊断的试验方法,临床医生通过询问病史、查体、实验室检查、影像诊断及病理诊断等诊断方法来获取病人的信息以发现病因的过程。例如:在对一个糖尿病酮症酸中毒的病人进行治疗时,ICU 医生需要测定 pH、电解质和葡萄糖的结果来检测病人对治疗的反应以及确定是否产生了新的紊乱。其次是对疾病做出诊断,也即判断某人是否患有某种疾病。例如:对某糖尿病酮症酸中毒的病人由于其空腹葡萄糖高于 127mg/L(7.0mmol/L),做出了糖尿病的诊断。诊断性试验通常包括:①病史和体检所获得的临床资料;②各种实验室检查,如生化、血液学、细菌学、病毒学、免疫学、病理学及遗传学等;③影像学检查如 X 线诊断、超声诊断、CT、磁共振成像及放射性核素检查等;④各种器械诊断如心电图、纤维内镜等;⑤各种诊断标准,如诊断急性风湿热的 Jones 诊断标准、诊断系统性红斑狼疮的 ARA 诊断标准等。对诊断试验进行科学研究和评价是正确认识该诊断试验的临床应用价值、合理选用各种诊断试验、科学解释各种诊断试验的基础。

(三)诊断性试验证据的评价原则

任何诊断性试验在广泛应用于临床之前或杂志上发表有关诊断性试验的证据,一定要经过科学的评价。应用 EBM 方法对诊断试验进行客观评价有国际通用的评价原则,1981 年 Dr. Sackett 等第一次提出了诊断性试验的 8 项评价原则,2000 年 Dr. Sackett 等再次提出了 3 项 9 条原则。这些原则的实施不但是提高临床诊断试验研究科学性的关键措施,也有助于临床医生客观评价论文结论的可靠性,帮助他们选择正确的诊断方法,科学地解释诊断试验的结果,从而提高诊断水平,撰写出高质量的诊断性试验评价论文。现将原则分述如下。

1. 诊断性试验证据的真实性评价

(1)与金标准进行了同步盲法比较:诊断性试验必须与金标准比较,才能确定研究结果的真实、可靠。诊断性试验的金标准(gold standard)是指当前临床医师公认的诊断疾病最可靠的方法,也称为标准诊断。应用金标准可以正确区分"有病"或"无病"。拟评价的诊断性试验对疾病的诊断,必须有金标准为依据,通常的金标准包括活检、手术发现、细菌培养、尸检、特殊检查和影像诊断,以及长期随访的结果。为了消除人为主观因素带入的偏倚,应在同步盲法情况下进行比较。评价诊断性试验时,采用盲法具有十分重要的意义,即要求判断试验结果的人,不能预先知道该病例用金标准划分为"有病"还是"无病",以免发生疑诊偏倚。

(2)研究对象的代表性:病例组是否包含了各型病例(轻、重、治疗、未治疗)?对照组是否包括极易混淆的其他疾病患者?是否说明研究对象的来源?纳入标准过于严格导致病例组的代表性差,使诊断性试验研究结果可信度下降。不同级别和性质的医院病人来源往往不同,可能导致某一种疾病的患病率不同,从而直接影响结果的阳性预测值。

(3)诊断标准的使用:在诊断性试验中诊断标准必须确切可靠,不受新开展的诊断性试验结果的影响。

(4)诊断性试验的重复性及测量变异:对于诊断性试验真实性的判断,应首先知道该试验的重复性和变异,即多次测定同一标本的结果接近,则测定数据稳定。如果试验的变异很大,则不适合临床应用。

2. 诊断性试验判断特定疾病的能力

(1)诊断性试验评价指标计算和解释:根据试验四格表数据(表4-2),应该准确计算敏感度和特异度,并做出合理的解释,否则将影响诊断性试验论文的质量以及临床医生对疾病的诊断与鉴别诊断。

(2)分层似然比的计算:根据分层数据的原始资料所做的分层似然比能明确计算验后概率。

3. 诊断性试验的推广应用

(1)诊断性试验可以在常规实验室开展:明确叙述操作步骤和方法、检测对象及试验的正确性、可行性和经济效益。

(2)临床上能合理地估算病人的验前概率:正确估算验前概率必须要求临床医生掌握以下3个要素:第一是临床医生本人的临床经验和积累的临床数据;第二是该病在当地的患病率;第三是诊断性试验所检测的病人是否与临床的病例相同。

(3)得到的验后概率有助于对病人的处理:验后概率没有跨过诊断阈值,则不需要做诊断试验,不需治疗;跨过诊断阈值而没有跨过诊断治疗阈值,则需要进行诊断性试验并做相应治疗;已跨过诊断治疗阈值,则不需要再做诊断试验,只需要恰当合理治疗。

(四)诊断试验的评价指标

诊断性试验评价的标准方法是对金标准诊断结果为患者和非患者,采用某种试验方法所测得其阳性和阴性结果,列入如表4-2,再进行各种分析。

据此表格可计算得诊断性试验中常用的评价指标。

1. 敏感度(sensitivity,SEN)、真阳性率(true positive rate,TPR)　在金标准诊断为"有病"的病例中,而某诊断性试验检测为阳性例数的比例,真阳性例数愈多,则敏感度愈高,漏诊病例(漏诊率)愈少,其计算公式为:

$$SEN(TPR) = \frac{a}{a+c}$$

1-敏感度(1-SEN)又称假阴性率(false negative rate,FNR),其计算公式为:

$$1-SEN(TPR) = \frac{c}{a+c}$$

2. 特异度(specificity,SPE)、真阴性率(true negative rate,TNR)　在金标准诊断为"无病"的例数中,某诊断性试验结果为阴性的比例,真阴性例数愈多,则特异度愈高,误诊病例(误诊率)愈少,其计算公式为:

$$SPE = \frac{d}{b+d}$$

1-特异度(1-SPE)又称假阳性率(false positive rate,FPR),其计算公式为:

$$1-SPE(FPR) = \frac{b}{b+d}$$

3. 阳性似然比(positive likelihood ratio)　在诊断性试验中,真阳率(TPR)与假阳性率(FPR)的比值即为阳性似然比,可用以描述诊断性试验阳性时,患病与不患病的概率比。若该比值大于1,则随比值的增大,患病的概率也增大;若其比值小于1,则患病的概率较小。其阳性似然比的计算公式为:

$$+LR = \frac{TPR}{FPR} = \frac{a}{a+c} / \frac{b}{b+d} = \frac{Sen}{1-Spe}$$

表4-2　单个诊断性试验的四格表

		金标准(标准诊断)		合计
		有病	无病	
诊断性试验	+	a 真阳性(TP)	b 假阳性(FP)	a+b
	-	c 假阴性(FN)	d 真阴性(TN)	c+d
	合计	a+c=n_1	b+d=n_2	N

a. 为真阳性(true positive,TP)数;b. 为假阳性(false positive FP)数;c. 为假阴性(false negative,FN)数;d. 为真阴性(true negative,TN)数

4. 阴性似然比(negative likelihood ratio) 在诊断性试验中,假阴性率(FNR)与真阴性率(TNR)的比值即为阳性似然比。可用以描述诊断性试验阴性时,患病与不患病的概率比。其比值愈大,则患病的概率愈小,其比值愈小,则患病的概率愈大。其阴性似然比的计算公式为:

$$-LR = \frac{FNR}{TNP} = \frac{c}{a+c} / \frac{d}{b+d} = \frac{1-Sen}{Spe}$$

5. 阳性预测值(positive predictive value) 诊断性试验检测的全部阳性例数中,"有病"患者(真阳性)所占的比例:

阳性预测值计算公式:$+PV = \frac{a}{a+b}$

6. 阴性预测值(negative predictive value) 经诊断性试验检测的全部阴性的例数中,"无病"者(真阴性)所占的比例:

阴性预测值计算公式:$-PV = \frac{d}{b+d}$

7. 准确度(accuracy,ACC) 诊断性试验检测为真阳性和真阴性在总检例数中的比例:

准确度计算公式:$ACC = \frac{a+d}{a+b+c+d}$

8. 患病率(prevalence,PREV) 经诊断性试验检测的全部病例中,真正"有病"患者所占的比例。在级别不同的医院中,某种疾病的患者集中程度不同,故患病率差别大,从而影响阳性及阴性预测值的结果。

患病率计算公式:$PREV = \frac{a+c}{a+b+c+d}$

(五)ROC 曲线

1. ROC 曲线的定义 受试者工作特征曲线(receiver operating characteristic curve, ROC 曲线),或又称相对工作曲线(relative operating characteristic curve)。该曲线研究起源于 20 世纪 50 年代的统计决策理论,目前,在临床诊断性试验中,用于正常值临界点的合理选择,这对临床实验室工作甚为重要。

绘制 ROC 曲线时,是以某试验的敏感度(真阳性率,TPR)为纵坐标,以 1-特异度(假阳性率,FPR)为横坐标,依照连续分组测定的数据,分别计算 TPR 及 FPR,将给出各点联成曲线,即为 ROC 曲线,距左上角最近的一点,即为正常值的最佳临界值,这一点下的曲线面积最大。用该点数值区分正常与异常,其敏感度及特异度都比较高,而误诊及漏诊例数之和最小。做 ROC 曲线不能只靠一、二次试验结果找到正确的临界点,一般要求最少有五组连续分组测定数据用以制图。

2. ROC 曲线的应用

(1)确定临界值:应用 ROC 曲线可某诊断的临界值。典型例子如下:某医院采用餐后 2h 血糖测定,对确诊糖尿病患者及一般患者进行检查,结果如表 4-3,试确定糖尿病诊断的临界值。

表 4-3 餐后 2h 血糖测定及其 SEN 与 SPE

血糖(mmol/L)	SEN(%)	SPE(%)	1-SPE
3.88	98.6	8.8	91.2
4.44	97.1	25.5	74.5
4.99	94.3	47.6	52.4
5.55	88.6	69.8	30.2
6.10	85.7	84.1	15.9
6.66	71.4	92.5	7.5
7.21	64.3	96.9	3.1
7.77	57.1	99.4	0.6
8.33	50.0	99.6	0.4

表中 SEN 及 1-SPE 的数据,分别在纵坐标及横坐标上绘出连成曲线,见图 4-2。

ROC 曲线,离左上角距离最短的一点,血糖测定值为 6.10mmol/L(图 4-3),该点即为临界值。

(2)诊断性能比较:ROC 曲线还可以用来比较两种或两种以上诊断性试验的诊断价值。

例:与血清肌酐(SCr)、肌酐清除率(Ccr)比较,评价血清半胱氨酸蛋白酶抑制药 C(Cystatin C)在 2 型糖尿病患者肾小球滤过功能改变中的临床应用价值,以 ^{99m}Tc-DTPA 清除率测得的肾小球滤过率(GFR)作为诊断评价的金指标,用受试者工作特

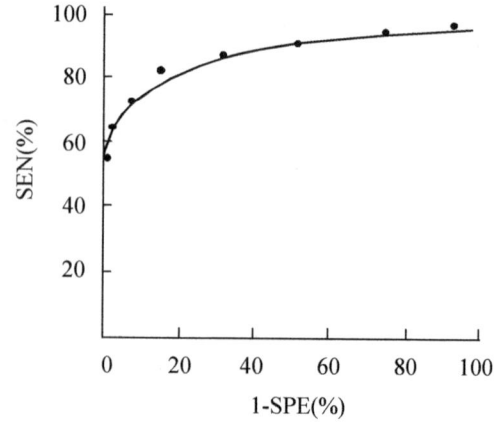

图 4-2 餐后 2h 血糖值诊断糖尿病的 ROC 曲线

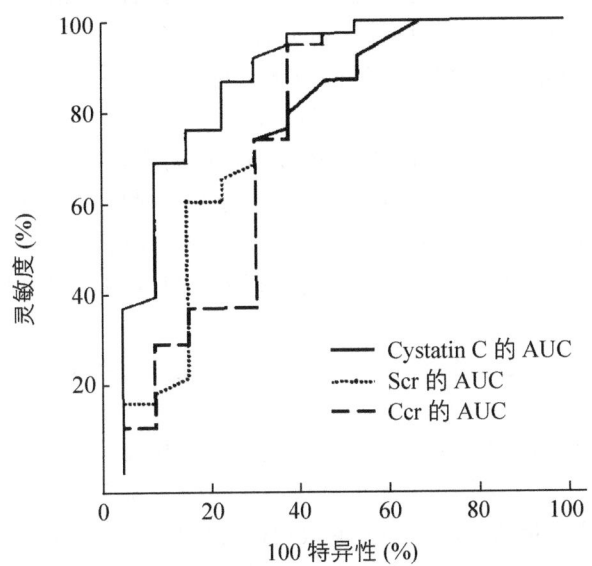

图 4-3 Cystatin C、Scr 和 Ccr 诊断肾功能减退的 ROC 曲线分析

征曲线(ROC)评价上述指标检测肾小球滤过功能的准确性。ROC 曲线阈值移动发现血清 Cystatin C 判定肾小球滤过功能减退的最佳诊断界值(cut off 值)为 1.02 mg/L,此时诊断的灵敏度和特异性分别为 92.3%、68.4%。而以 Scr 参考值上限(133 μmol/L)和 Ccr 的参考值下限(80ml/min)为 cut off 值,则不能同时得到理想的诊断灵敏度和特异性。Cystatin C 评价 GFR 的综合效能较 Scr、Ccr 好。

(3)sROC 曲线及其实践:诊断性试验中,若有多个独立的同类诊断性试验结果,可将其合并成 sROC 曲线(summary ROC curve,sROC),该法与 Meta 分析方法的原理相同,故又称诊断性试验的 Meta 分析。Meta 分析的目的是对多个同类独立研究的结果进行汇总和合并分析,以达到增大样本含量,提高实验效能的目的,尤其是当多个研究结果不一致或都无统计学意义时,用 Meta 分析可得到更加接近真实情况的统计分析结果。

四、循证检验医学与系统评价

系统评价(systematic review)是循证医学研究的基础,系统评价的结果就是循证医学的证据,对诊断试验进行系统评价是循证检验医学的关键环节。检验医学以诊断性试验为基础,以提供检验结果为直接证据来源。因此检验医学的目标之一就是获得准确的检验结果,以不断提高临床医师的诊断和预防水平。要求检验人员必须对检验方法、检验结果精确度以及结果的实用性进行系统评价,即对相关领域的诊断性研究进行系统评价,这也是循证检验医学的目标。系统评价在循证检验医学中具有重要的研究意义:它最大限度地收集实验室信息、减少有偏倚的实验数据、限制偏倚作用、提高实验结果的可信度、找出实验方法缺陷、缩短新研究发现和实践应用之间的距离、明确新的研究课题等。

(一)诊断试验系统评价信息来源

就目前来说,Cochrane 数据诊断试验的系统评价的信息来源主要有以下几个数据库:MEDLINE 数据库、DARE 数据库、国际临床化学家联合会循证检验医学委员会数据库、ScHARR 数据库(ScHARR database)、PubMed;期刊有:ACP Journal Club 和 Evidence-Based Medicine。目前,对于诊断试验的系统评价数量较少,原始研究设计和执行方法上的缺陷及资料的异质性,使得系统评价的产生是一个复杂、昂贵的过程。实际上较多研究未能满足高质量系统评价所必需的高标准,且大多数的文献没有提供全面的关于研究设计、试验方法重现性等更多的有效性信息,因此,这些不合格的文献不能产生高质量的系统评价,高质量的系统评价依赖于完整和准确的报告。

(二)检验医学中系统评价的步骤

1. 提出明确的临床问题并详细阐述 问题的明确提出是任何系统评价的中心,也是系统评价过程所必要的。系统评价要解决的问题相对专一。一个好的问题应包括四个关键要素①研究的设计方案:如试验的类型、选择何种参考试验等;②研究对象:包括研究人群的特征以及疾病的类型;③研究的干预措施或暴露因素:如某项诊断试验等;④研究的结果:包括结果的类型和所有重要的结果。这些要素对指导检索、筛选和评价原始研究,收集、分析数据及结果的最终解释十分重要,必须清楚、准确地予以描述。

(1)试验的类型:首先拟评价的诊断试验应当与当前的临床实践具有相关性,且在同一评价中,通常将新试验与其他老的试验进行对比。

(2)参考试验的类型:在进行新诊断试验的评价时,选定"金标准"至关重要,这里的"金标准"就是检验医学中常用的参考试验或参考方法。

(3)疾病的类型:试验的选择与诊断疾病的类型密切相关,同样的试验当用于不同的疾病诊断时,其诊断效果就不一样。例如,C反应蛋白对心内膜炎的诊断有用,但对阑尾炎的诊断就具有局限性。因此重要的是评估者不仅仅要明确拟评价的诊断试验的类型,也要关注它所用于诊断的疾病类型。

(4)病人的类型:明确所研究人群的特征及人群所处的周围环境也非常重要。人群的特征年龄、性别分布等;人群所处的环境包括病人是否生活在社会中,或在护理病房中。

(5)研究设计的类型:针对所需回答的问题,选择最佳设计类型。如涉及疗效的评价问题,随机对照试验被认为是最佳设计方案。所有随机对照试验的系统评价或荟萃分析是第一级临床研究证据,其可靠性是最高的。

2. **全面、系统搜集原始文献** 尽可能全面地搜集所有相关的原始文献是进行系统评价最基本的步骤。在进行文献的搜集时,应尽量避免文献的"发表偏倚"(publication bias)和其他报道偏倚。一般来说,可采用计算机检索和人工检索。人工检索包括在核心期刊、教科书等逐篇翻阅。计算机检索,如 The Cochrane Library、MEDLINE、EMBASE 及中文医学文献计算机检索数据库等(如 CMB)中进行检索。

3. **研究的选择** 根据提出的问题设计一个详细的选择标准和选择程序,并应用此标准对诊断性试验进行筛选。从检索到的所有原始文献中挑选出符合标准的文献资料,提高原始研究所采用的研究方法的均质性。纳入标准和排除标准主要是依据研究问题及其构成要素(设计方案、研究对象、干预措施、主要研究结果)。选择文献可以分三步进行。

(1)初筛:根据题目和摘要去除明显不合格的文献,对可能合格的文献应该查出全文再进行筛选。

(2)阅读全文:逐一阅读和分析可能合格的文献,确定是否合格。

(3)与作者联系:如果文献中提供的信息不全面或者有疑问时,应该与作者联系,在获得相关信息后再进一步评价以决定文献的取舍。由于在决定纳入或去除文献时难免具有一定的主观性,所以应该有两个人对文献分别进行筛选,并通过讨论或请第三方审核的方法解决分歧。

4. **研究质量的评估** 评估各纳入试验的质量很重要,否则质量不同可能导致结果不同,越严格的试验其结果越接近真实。一个试验的"质量"可定义为:该试验的设计和实施方式可能防止系统误差(偏倚)的程度。目前尚无金标准或统一的量表可用于各试验方法学的质量评估,但以下4个方面的评估是最基本的:①选择偏倚的防止,即入选的患者是否真正随机分配到了治疗组或对照组,保证观察者和患者在分配前都不知道患者将分在哪一组。②是否除所要研究的干预措施以外,其他处理措施两组一致(无混杂因素)。③是否存在排除偏倚,即受试者退出试验的情况两组是否有系统的差异,是否有过多的失访病例。④是否存在测量偏倚,如是否采用了双盲法或盲法判定疗效。

5. **分析数据和报告结果** 系统评价采用定性或定量的方法对提取的数据进行分析,获得相应的结果。报告的结果包括:①提供一项试验在给定条件下的诊断准确性和实用性的总结;②研究在不同条件下其效果是否一样;③探讨不同研究差异的原因及解释。

6. **解释系统评价的结果** 解释系统评价的结果应该包括以下几个方面的内容。

(1)该系统评价的局限性:包括原始研究的发表偏倚和其他相关的偏倚。

(2)该系统评价的论证强度:取决于原始研究的质量是否存在重大缺陷、合成效应值的大小和方向、是否存在剂量-效应关系等。

(3)该系统评价的实用性:在确定系统评价结果的应用价值时,首先应该评价干预措施对患者的利弊,其次应考虑纳入系统评价的研究对象在生物特征、社会文化背景、依从性、基础危险度和病情等方面是否与你的患者存在差异,是否可以将结果推广到其他人群。

(4)该系统评价的经济学意义:对于干预措施的利弊和费用进行卫生经济学分析。

(5)该系统评价对未来医学研究的意义:对临床医学和卫生政策的研究方向具有指导意义。

7. **系统评价的改进与更新** 系统评价的更新是指在系统评价发表以后定期收集新的原始研究,按上述步骤重新进行分析评价,及时补充新的信息,使系统评价更加完善。

例:在众多的血清生化指标中,报道最早、最多、诊断最敏感的生化指标是透明质酸。但研究血清透明质酸诊断肝纤维化文献的质量如何?产生的偏倚和变异从何而来?血清透明质酸对诊断慢性病毒性肝炎所致早期肝硬化、肝纤维化的准确性如何？血清透明质酸对慢性病毒性肝炎肝纤维化诊断价值的系统评价，采用计算机和手工检索全面收集当前研究血清透明质酸对慢性病毒性肝炎所致肝纤维化的诊断性试验文献，选择肝穿刺活检作为诊断肝纤维化的"金标准"并根据 QUADAS(quality assessment of diagnostic accuracy studies)质量评价标准评价符合纳入标准的文献的质量，用 Meta-disc 软件对敏感性、特异性、阳性似然比(+LR)、阴性似然比(-LR)、诊断性试验比值比等进行合并分析和异质性检验，对无异质性的文献用 DPS2005 软件绘制 sROC 曲线。最后纳入标准的文献 24 篇，其中中、英文文献各占一半。在合并分析中，放射免疫法诊断肝硬化文献，以及区分有无肝纤维化的文献合并 +LR 分别为 7.029、3.608；合并 -LR 分别为 0.198、0.319。酶联免疫法中，诊断肝硬化的文献、鉴别轻、重度肝纤维化的文献、区分有无肝纤维化的文献的合并 +LR 分别为 6.093、9.806 和 4.308；合并 -LR 分别为 0.354、0.347 和 0.563。该系统评价所纳入 24 篇文献的偏倚主要来自参考标准判读时未实施盲法，存在变异的可能性较大，报告质量较差。放射免疫法和酶联免疫法血清透明质酸对肝硬化具有较好的诊断价值，对有无肝纤维化的判别价值也可认可，但该两种检测方法在鉴别轻、重度肝纤维化的诊断价值尚需进一步研究。

五、循证检验医学指南

制定临床实践指南的目的在于通过推荐有效的干预措施和建议，去除无益的、无效或者有害的干预措施，从而提高医疗的效果。指南把科学的证据和病人选择、临床医生的经验和医疗资源的有效性结合在一起，其目的是：在系统评价科学证据的基础上宣传最佳的临床实践；降低临床实践变更；通过标准化规范提高医疗决策的可靠性；减少病人的伤害、专业人员操作不规范导致的失误和诉讼案件；增加医疗的清晰性、透明度及病人信息和自由选择的权利，因此促进了伦理学上的发展；帮助医务人员了解未研究领域；向决策者、资金提供者以及管理者报告；减少成本和提高成本效用。

(李　萍　丛玉隆)

第5章

临床检验量值溯源

> **大 纲**
>
> **了解** 量和量值及有关概念;准确度、正确度和精密度及有关概念;测量方法和程序及有关概念;溯源性和不确定度及有关概念;参考测量系统及有关概念;互换性和基质效应及有关概念;溯源性的建立;临床检验参考系统现状及其应用。

目前临床检验普遍采用商品常规方法,方法原理、品种多种多样。不可能也不应该要求所有实验室使用同一方法进行临床检验,实现检验结果准确可比的有效手段是建立和保证不同方法结果的计量学溯源性,其过程可称为量值溯源。在临床检验领域,量值溯源可简单理解为使常规检验结果与更准确的方法(参考方法)结果或符合特定要求的经认证的某种物质(有证参考物质)的定值一致的过程。

溯源性用于临床检验结果的质量描述并在国际上受到广泛重视,主要是由于欧盟于1998年签署体外诊断器具的指令(Directive 98/79/EC)(法律文件,2003年生效),该指令要求"体外诊断器具的校准物质和(或)质控物质定值必须通过参考测量程序或参考物质保证溯源性"。为实施此指令,方便和规范临床检验量值溯源,欧洲标准化委员会1999年起草有关标准,后被国际标准化组织(ISO)采用,于2002—2003年出版。这些标准包括,ISO 17511(2003)"体外诊断医学器具——生物样本中量的测量——校准物质和质控物质定值的计量学溯源",ISO 18153(2003)"体外诊断医学器具——生物样本中量的测量——酶催化浓度校准物质和质控物质定值的计量学溯源",ISO 15193(2002)"体外诊断医学器具——生物样本中量的测量——参考测量程序的表述",ISO 15194(2002)"体外诊断医学器具——生物样本中量的测量——参考物质的描述"和ISO 15195(2003)"临床检验医学——参考测量实验室要求"。我国有关标准委员会近年进行上述标准的转化工作,部分已作为行业标准或国家标准出版。

临床检验量值溯源的另外一个推动因素是实验室认可。实验室认可近年来在临床检验领域逐渐受到重视,作为国际实验室认可准则的 ISO 17025(1999)"检测和校准实验室的通用要求"和 ISO 15189(2003)"医学实验室——质量和能力的具体要求"均提出溯源性要求。我国实验室认可机构已等同采用上述标准并已开始进行临床检验实验室认可工作。

量值溯源作为提高和保证检验结果准确性的重要手段,已逐渐被广泛接受,检验结果的溯源性将成为检验试剂生产和临床实验室检验中的重要质量指标。

第一节 主要术语定义及有关概念

临床检验量值溯源理论中的若干术语和概念,有些在临床检验领域不常使用,有些是新出现的。本节介绍主要有关术语的定义并作简单解释,以便有关溯源理论的学习和理解。

一、量和量值及有关概念

"量"(quantity)是一个重要的计量学概念,它的定义为,现象、物体或物质可定性区别和定量确定的属性。量可分为"广义量"(quantity in a general sense)和"特定量"(particular quantity)。广义量在化学(包括临床化学)界常称"量类"(kind-of-quantity),未规定条件的量类只是量的种类,是不可测量的,如质量、物质量、体积分数等。而规定了一定条件的量类称为特定量,是可以测量的,故又称"可测量的量"(measurable quantity),很多情况下简称为量。特定量(可测量的量)的描述原则上需要三要素,即系统(system)、组分(component)和量类。"系统"在临床检验领域可简单理解为样品物质,如血液、血清、尿液等;"组分"指样品中的被测物质成分。如"24h 尿液(系统)中葡萄糖(组分)的物质量(量类)"是一个特定量。待测的特定量称为"被测量"(被测量的量)(measurand),被测量中的组分称"分析物"(analyte),如上例中的整个短语为一被测量,其中的葡萄糖为分析物。

值得指出的是上述"物质量"(amount of substance)是一个重要的基本量类[国际单位制(SI)七个基本量中的一个],其单位是 mol,目前凡是化学定义明确的物质的多少都建议用物质量这一基本量类表示,因此目前许多小分子临床检验项目都用 mol/L 或其十进分数单位(如 mmol/L)表示其结果。以 mol/L 或其十进分数单位表示的量称物质量浓度(amount-of-substance concentration),在不致造成混淆时可简化为物质浓度或浓度。

"量值"(value of a quantity)是指一般由一个数乘以测量单位表示的特定量的大小,量值常可简称为"值"(value)。"测量结果"(result of a measurement)是通过测量得到的赋予被测量的值。"真值"(true value)是与给定的特定量的定义一致的值。理论上真值只有通过完美的测量才能获得,现实中很难获得。在实际工作中经常使用的是"约定真值"(conventional true value),它是一个特定量的赋予值,对于给定的目的具有适当的不确定度,因而被接受为真值。通常约定真值是用不确定度符合要求的测量程序多次测量的平均值。约定真值有时也称为定值或赋值(assigned value)、最佳估计值(best estimate of the value)、约定值(conventional value)或参考值(reference value)。

二、准确度、正确度和精密度及有关概念

"准确度"(accuracy)和"精密度"(precision)是常用术语,但近年 ISO 对准确度重新定义,并提出一个新的术语"正确度"(trueness)。它们的定义如下。准确度是一次测量的结果与被测量真值的接近程度,而正确度是大量测量的均值与真值的接近程度,精密度是在规定条件下获得的独立测量结果之间的接近程度。可见准确度涵盖正确度和精密度,即正确又精密的结果才是准确的,而过去常用准确度表示现在的正确度概念。上述三个概念都不能用数字表示其优劣,只能用"良好""不足"等词汇描述。可以用数字表示的是其反义概念,如用"偏倚"(bias)(均值与真值之差)表示不正确度,用标准差(SD)或变异系数(CV)表示不精密度;不准确度用偏差(deviation)(单次测量值与真值之差)表示。

三、测量方法和程序及有关概念

方法和程序是不同的概念。"测量方法"(method of measurement)是一般描述的测量操作逻辑次序,"测量程序"(measurement procedure)则是用于特定测量的、根据给定的测量方法具体描述的一组操作。一般一个测量程序可使操作者直接进行相应特定量的测量,无须提供另外的说明,测量方法则不能。测量方法,由于它是一般描述的,不具备具体的性能参数;而测量程序则对测量操作的每一个细节进行了规定,因此它有相对固定的性能指标。一个测量程序一般只是在一种情况下,针对一个特定量,而一个测量方法则可以产生出多个测量程序,每个测量程序的性能也可能有所不同。测量程序有时也称为"分析方案"(analytical protocol)或"标准操作程序"(standard operating procedure,SOP)。

四、溯源性和不确定度及有关概念

"溯源性"(traceability)的定义是,测量结果或标准的值通过连续的比较链与一定的参考标准相联系的属性,参考标准通常是国家或国际标准,比较链中的每一步比较都有给定的不确定度。首先,溯源性是测量结果(标准的值一般也是测量结果)的属性,不应用于描述测量、测量方法或测量程序。连续的比较链在物理测量工作中较易理解,在临床检验等化学测量中,它是指计量学级别由低到高的、交替出现的测量程序和校准物。比较链又称"溯源链"(traceability chain)。"一定的参考标准"在检验医学领域可简单理解为参考物质或参考测量程序。溯源链可长可短,但理论上溯源链应尽可能短,因溯源链越长,测量不确定度往往越大。

"不确定度"(uncertainty)的定义是,与测量结果相关的参数,表征可合理地赋予被测量的值的分

散性。测量不确定度是一个代表测量结果质量的参数,其基本含义是对测量结果的"怀疑"。测量结果的不确定度一般包括多种组成部分(分量),不确定度分量可通过实验进行评定,称"A 类评定"(Type A evaluation);亦可根据其他来源的信息或数据进行评定,称"B 类评定"(Type B evaluation)。将不确定度各分量合并得"合成不确定度"(combined uncertainty)。不确定度一般用标准差表示,称标准不确定度(standard uncertainty)。将合成标准不确定度乘以一定系数(包含因子)(coverage factor)得出一定置信水平下的"扩展不确定度"(expanded uncertainty)。

五、参考测量系统及有关概念

"参考测量系统"(reference measurement system),有时简称为"参考系统"(reference system),是由"参考物质"(reference material)、"参考测量程序"(reference measurement procedure)和"参考测量实验室"(reference measurement laboratory)组成的测量系统。参考系统是建立溯源性的基础。

参考物质是一种材料或物质,其一种或多种特性值足够均匀并被良好确定,用于校准测量系统、评价测量程序或为材料赋值。参考物质包括"校准物质"(calibration material)和"正确性控制物质"(trueness control material)。校准物质又称"校准物"(calibrator),是在校准函数中其值被用作自变量的参考物质(校准测量系统或为材料赋值),正确性质控物质是用于评价一种测量系统的测量偏差的参考物质。可见参考物质有校准和评价测量系统两个主要功能。一种参考物质在一个测量程序或测量系统中即可以用作校准物质,也可以用作正确性质控物质,但不可以同时用作校准物质和正确性质控物质。

参考物质是一个较宽的概念,一级校准物是参考物质,试剂盒中的校准物也是参考物质,但一般情况下参考物质是指较高级别的参考物质,是"有证参考物质"(certified reference material)。有证参考物质是附有证书的参考物质,其一种或多种特性值用可建立溯源性的程序确定,使之可溯源至准确复现的表示该特性值的测量单位,每种确定的特性值都有给定置信水平的不确定度。

参考测量程序,有时简称参考方法(方法和程序有不同含义,见上文),是经过充分研究的测量程序,给出的值的测量不确定度适合其预期用途,尤其是评价测量相同量的其他测量程序的正确性和鉴定参考物质方面的用途。

在有的国家,将高度准确的、经充分论证的参考测量程序称为决定方法(definitive method)。在有的国家的临床检验标准化中,还有一类起参考方法作用的方法,称为指定比对方法(designated comparison method,DCM),主要用于尚无公认参考方法或参考方法过于复杂的检验指标的标准化。

参考测量实验室,可简称为参考实验室,是运行参考测量程序、提供有给定不确定度的测量结果的实验室。参考实验室有很高的技术和管理要求,往往需要通过特定的程序才能成为参考实验室。对于同一检验指标,参考实验室最好形成国际网络,并定期进行测量比对,以保证参考测量的有效性。目前国际上有参考实验室网络的检验指标有胆固醇、酶催化活性、糖化血红蛋白等。

六、互换性和基质效应及有关概念

互换性(Commutability)是参考物质的重要属性,指用不同测量程序测量该物质时,各测量程序所得的测量结果之间的数字关系,与用这些测量程序测量实际临床样品时测量结果的数字关系的一致程度。可见互换性是指参考物质物学理化性质与实际临床样品的接近程度。造成互换性问题的原因是制备参考物质时,出于调整浓度、便于储存和运输等目的,对原料所进行的成分调整(如添加外源性的替代被测物等)和加工(如冻干等)。

包括我国在内的有些国家过去常用"基质效应"一词描述上述参考物质与新鲜样品的性质差异,但近年 ISO 标准中用互换性表示参考物质与病人样品的性质接近程度,对基质效应(matrix effect)的定义则是,被测量以外的某种样品特性对测量因而对被测量的值的影响,如用火焰发射分光光度法测量人血浆钙离子物质量浓度时,样品中的磷酸盐浓度和样品黏度可能会影响测量结果。一种明确的基质效应的起因是一种"影响量"(influence quantity),即被测量外的影响测量的量。可见基质效应主要是非特异性问题,是使参考物质缺乏互换性的原因之一。

第二节 溯源性的建立

溯源性是检验结果的属性,检验结果由检验程序获得,故检验程序的建立者负责溯源性的建立。目前绝大多数临床检验常规检验程序(体现为试剂、校准物、仪器、操作参数等)由厂家建立,故临床检验结果的溯源性主要由厂家建立。上述关于体外诊断器具的欧盟指令及关于临床检验计量学溯源的 ISO 标准(ISO 17511 和 ISO 18153)所针对的对象也主要是厂家。

在建立溯源链之前,需首先定义被测量。定义内容包括,被测量在医学决定中的预期用途,生物样品系统(如人血清)和任何有关组分(如钠离子),量类(如物质量浓度)及测量单位。量的定义是计量学的重要问题,定义不足,可以造成溯源困难,也是测量不确定度的重要来源。这一问题对于临床检验可能尤为突出,因有些检验项目高度复杂,有时可能很难明确定义。这时出于标准化的需要,可能需要必要的国际约定。

根据 ISO 17511,常规检验结果的溯源性通过不间断的交替出现的测量程序和测量标准(校准物)而建立,这些程序和校准物通常具有不断降低的测量不确定度。计量学溯源链应以相反方向的降序校准等级描述,即从最高计量学参考到最终用户结果。涵盖各种可能情况的广泛的临床检验量值溯源链的结构如图 5-1 所示。

SI 单位是计量学溯源的理想终点,计量学溯源性应尽量指向 SI 测量单位(基本或导出单位)。溯源链的下一级是一级参考测量程序。一级参考测量程序是基于特异、不需同量校准物而能溯源至 SI 单位、低不确定度的测量程序。一级参考测量程序一般由国际或国家计量机构或国际科学组织批准,

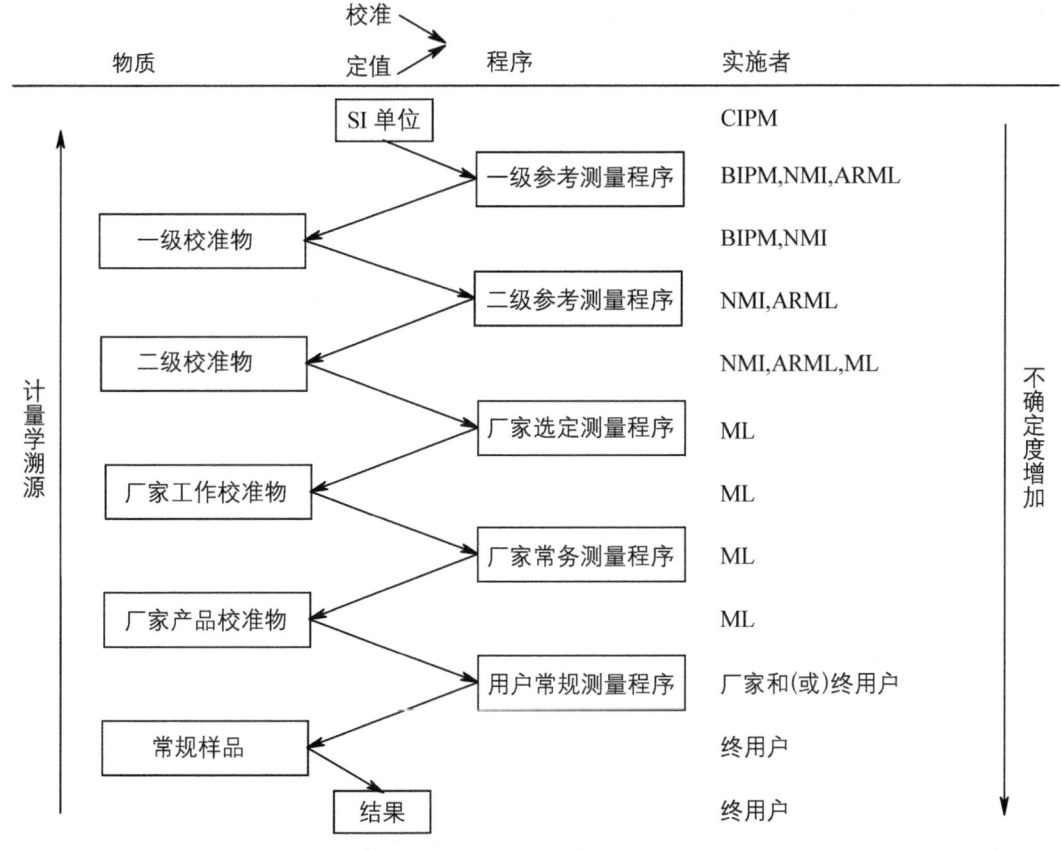

图 5-1 广泛的临床检验计量学溯源

注:ARML. 经认可的参考测量实验室(可以是独立的或厂家的实验室);BIPM. 国际计量局;CIPM. 国际计量大会;ML. 厂家实验室;NMI. 国家计量机构

不应发展国家一级参考测量程序。一级参考测量程序一般在国际或国家计量机构或经认可的校准实验室内运行。一级参考测量程序的作用是鉴定一级校准物或为一级校准物定值。一级校准物是测量单位的实物体现,具有最可能小的测量不确定度。一级校准物应直接用一级参考测量程序定值,或通过用适当的分析方法测定物质杂质间接定值。一级校准物一般是高度纯化的被测物质,一般是有证参考物质。一级校准物的鉴定通常在具有最高计量学能力的实验室内进行,如国际或国家计量机构。一级校准物主要用于二级参考测量程序的校准。二级参考测量程序是由一级校准物校准的可靠测量程序。二级参考测量程序一般在国家计量机构或经认可的参考测量实验室内建立和运行。二级校准物按一种或多种二级参考测量程序定值,通常附有证书。二级校准物可以是基质与常规测量程序所测量的人源样品相似的物质。厂家选定测量程序是由一种或多种可获得的一级或二级校准物校准的测量程序,可以是一个二级参考测量程序。厂家工作校准物应按一种或多种厂家选定测量程序定值。厂家常务测量程序是由一种或多种厂家工作校准物或更高级别的校准物校准的测量程序,可以是原理与常规测量程序相同的测量程序,但需有较低的不确定度。厂家产品校准物应按厂家的常务测量程序定值,用于最终用户常规测量程序的校准。用户常规测量程序是通常由厂家提供的、由一种或多种厂家产品校准物校准的测量系统。

如上所述,溯源链中较高级别的测量程序和校准物(参考物质)及从事参考测量的实验室称为参考系统。ISO 15193,15194 和 15195 分别对临床检验参考测量程序、参考物质和参考测量实验室做出说明和要求。显然,参考系统是临床检验量值溯源的基础。

计量学溯源的前提是较低级别的测量程序具有足够的分析特异性,所测量的量与参考测量程序所测量的量一致。分析特异性问题是免疫分析程序中典型问题,不同测量程序中所用的抗体可能对被测抗原表型的反应活性不同,或作为试剂的抗原可能对被测抗体的反应活性不同。对于某些临床检验项目的测定,同时实现简便和特异尚十分困难,分析特异性仍是目前常规检验中比较突出的问题。

临床检验量值溯源中的另一个重要问题是校准物的互换性,各级别校准物必须对于两个有关测量程序具有互换性。检验互换性的方法是用两种程序同时测定此校准物和一定数量的实际样品。

建立的溯源性需经过确认。确认的方法是用常规测量程序和参考测量程序同时足够数量的、有代表性的、分别取自不同个体的实际新鲜样品,而且对每份样品要进行重复测量,用线性回归的方法分析两种方法所得结果的接近程度是否可以接受。溯源性是指全测量范围内的溯源性,而不是"单点"溯源性;是测量范围内各点的溯源性,而不是平均值的溯源性。

不同检验指标的计量学溯源水平取决于计量学可能性。目前临床检验项目至少有数百种,不是所有项目都已有参考系统,有参考系统的项目,其计量学级别又有不同。量值溯源的理想情况是可溯源至国际单位制(SI)单位。要溯源至 SI 单位,须有一级参考测量程序。目前能满足这一条件的检验指标有 25～30 种定义明确的小分子化合物,如某些电解质、代谢产物和底物类、甾体激素、甲状腺激素等。

测量结果不能溯源到 SI 的情况目前有以下几种。第一种是有国际约定参考测量程序(非一级参考测量程序)和一种或多种用此参考测量程序定值的国际约定校准物质,如糖化血红蛋白。第二种情况是有一种国际约定参考测量程序,无国际约定校准物质,约 30 种检验指标属于这种情况,如某些凝血因子、血细胞、高密度脂蛋白胆固醇等。第三种情况是有一种或多种国际约定校准物质(用作校准物)及定值方案,但无国际约定参考测量程序,约 300 多种指标属于这种情况,如某些蛋白激素、抗体和肿瘤标记物等。最后一种情况是即无参考测量程序,也无用于校准的参考物质,厂家建立"内部"测量程序和校准物为其产品校准物定值,像某些肿瘤标记物和抗体等的大约 300 种量属于这种情况。

酶催化浓度测量是临床检验中的一种较特殊的情况,它是活性测量,不是物质测量,测量结果依赖于测量程序,因此酶催化浓度不能单用数字和单位描述,还需指明测量程序。关于酶催化浓度检验量值溯源问题 ISO 18153 做出具体说明,其溯源链与图 5-1 相似,规定 SI 导出单位"摩尔每秒立方米"$[mol/(s \cdot m^3)]$或 kat/m^3 为溯源链的最高等级,要求一级参考测量程序的各步骤都有明确的定义和描述,能给出标准不确定度。一级参考物质用一级参考测量程序由国际参考实验室网络定值。近几年 IFCC 组织多家国际实验室合作,对过去的 IFCC 酶催化浓度测量程序进行了修改和优化(包括丙氨酸氨基转移酶、天冬氨酸氨基转移酶、淀粉酶、肌酸激酶、谷氨酰基转移酶、乳酸脱氢酶、脂肪酶、胆碱酯酶等),并对原参考物质重新定值,已取得令人满意的结果。这些测量程序和参考物质将很可能成为国际一级参考测量过程和一级参考物质。

第三节 临床检验参考系统现状及其应用

如上所述,参考系统是临床检验量值溯源的基础,欧盟指令也要求"校准物和(或)质控物的定值,必须通过现有的较高级别的参考测量程序和(或)参考物质保证其溯源性"。一个重要的问题就是哪些参考测量程序和参考物质是国际公认的"较高级别的参考测量程序和参考物质"。为此,国际计量委员会(CIPM)、国际临床化学与检验医学联合会(IFCC)和国际实验室认可合作组织(ILAC)成立检验医学溯源联合委员会(JCTLM),其秘书处设在国际计量局(BIPM)。

JCTLM 设立两个工作组(WG-1 和 WG-2),WG-1 的任务是,建立程序,按一定标准(ISO 15193 和 ISO 15194)对现有参考测量程序和参考物质进行鉴别和评审,并公布符合要求的参考测量程序和参考物质。WG-2 的主要任务是,收集现有候选参考测量实验室信息,鼓励和促进按检验项目分类的参考测量实验室网络的形成,按 ISO 15195 评审并公布参考测量实验室。

WG-1 已开展多轮参考测量程序和参考物质评审工作,并于 2004 年 4 月开始公布已获通过的参考测量程序和参考物质,详细列表见 BIPM 网站(http://www.bipm.org/jctlm/)。这些项目主要是化学定义明确或由国际公认参考测量程序定义的检验项目,JCTLM 称之为列表Ⅰ,包括电解质类、酶类、药物类、代谢产物和底物类、非肽激素类和部分蛋白质类检验项目。不能溯源至 SI 单位,也无国际公认参考测量程序的检验项目的参考物质,包括凝血因子类、核酸类和另外一部分部分蛋白质类检验项目,被称为列表Ⅱ。

WG-2 的参考测量实验室评审工作仍在进行中,目前认为参考实验室需满足 3 个要求:①使用 JCTLM 公布的参考测量程序;②通过 ISO 17025 校准实验室认可和 ISO 15195 医学参考测量实验室认可;③参加国际参考实验室外部质量评价计划。国际参考实验室外部质量评价计划已由 IFCC 和德国临床化学与检验医学学会(DGKL)于 2003 年建立,每年进行一次,详细信息见 DGKL 网站(http://www.dgkl-rfb.de:81/index.shtml)。

JCTLM WG-2 根据溯源需要归纳提出检验医学校准与测量等级框架,如图 5-2 所示。该框架从计量学角度将检验医学校准与测量有关实验室分国家计量机构、参考实验室和常规实验室三级,并对各级实验室应具备的能力及主要服务职能做出说明。

临床检验量值溯源的一般原理如前述。实际上,临床检验量值溯源可简单理解为参考系统应用过程,即参考方法或参考物质的应用过程。对于化学定义明确的检验项目,亦即有参考方法的检验项目,即可以应用参考方法,也可应用参考物质。应用参考物质相对比较方便,参考物质也更容易获得,但应用参考物质需对参考物质种类、性质和作用有足够了解。目前定义明确的检验项目的国际现有参考物质,如上述 JCTLM 列表中的参考物质,可大致分为两类,即一级参考物质(纯物质参考物质)和二级参考物质(基质参考物质)。基质参考物质又大致分为冻干物质和冷冻物质,其中大部分为冻干物质。冷冻参考物质的多数是个别水平(多数为 1 水平或 2 水平)的混合物质(来自多个体的生物物质的混合物),极少数是血清组参考物质(分别来自不同个体的多水平血清组)。出现上述不同参考物质,一方面是由于不同的预期应用,另一方面是出于制备、鉴定、储存和运输的方便。

在考虑应用参考物质时需充分考虑参考物质的互换性。目前认为,未添加人工物质的新鲜冷冻血清对于多数常规方法一般具有足够的互换性,纯物质(一级参考物质)溶液和冻干血清的互换性可能会因方法和检验项目而异,存在互换性问题的可能性较大,除非经过论证,一般不宜直接用于常规方法的校准或准确性判断。对于现有参考物质的应用,目前较一致的意见是,一级参考物质(纯物质参考物质)主要用于参考方法校准,二级参考物质(尤其冻干基质参考物质)主要用于参考方法的质量控制。

除互换性问题外,多数现有基质参考物质还有

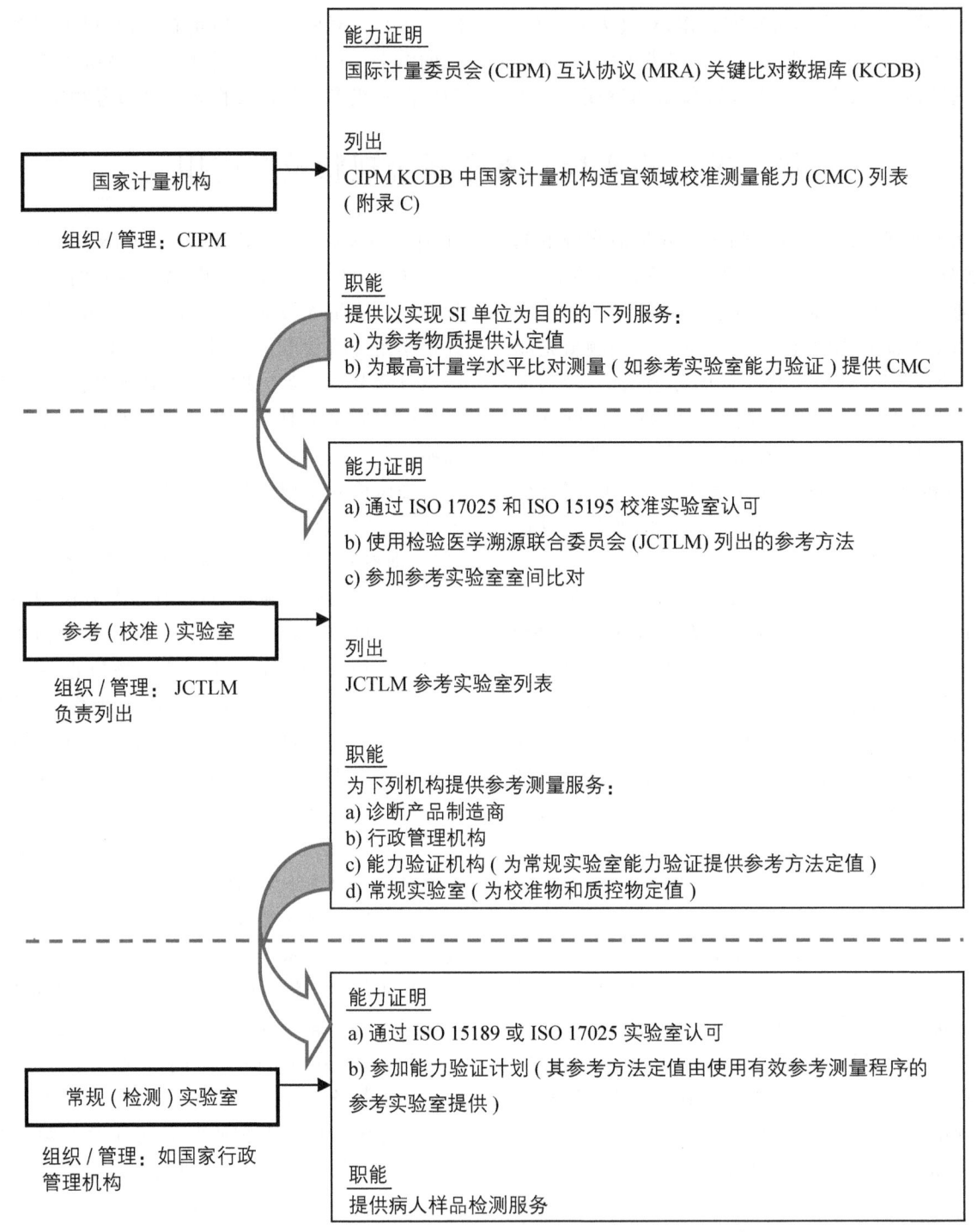

图 5-2 临床检验校准与测量等级框架

另外一个局限性，即其浓度水平和其他代表性有限，应用这些参考物质仅能解决校准问题，不能论证或揭示方法的特异性和测量范围等其他分析质量问题。

理想的临床检验基质参考物质是浓度覆盖特定范围、来自不同个体、不添加任何人工物质、足够数量的新鲜（冷冻）样品组，但目前这样的参考物质仅限个别检验项目。应用这种参考物质与应用参考方法十分接近。

应用参考方法是一种更有效、可靠的溯源方式，也是目前阶段临床检验量值溯源或标准化工作的主要方式。其基本做法是"分割样品对比"，取一组足够数量的、有代表性的实际新鲜样品,将每个样品一分为二,分别用参考方法和常规方法进行分析,可用线性回归进行结果判断。若两方法结果一致(在一定置信水平下斜率与"1"及截距与"0"无显著差异),常规方法结果的准确性或溯源性得以验证或确认;若两方法结果不一致,可能会有不同情况,一种情况是两方法结果关系密切,无明显截距,但斜率与"1"的偏离不能接受,此种情况说明常规方法有足够的特异性,但存在校准偏差,可通过调整校准使常规方法结果准确;另一种情况可以是两方法结果的关系过于分散,此种情况的出现往往是由于常规方法存在特异性问题。当然常规方法的特异性问题还会有其他表现,如两方法关系呈明显截距等。常规方法测量范围不足也会在与参考方法对比中得以发现。两方法结果的比较,除用上述线性回归方法外,还可用其他统计方法,如用两方法结果之差对浓度作图等。

应用参考方法方式的优点是不存在互换性或基质效应问题,而且在解决校准问题的同时可以鉴定特异性、测量范围等其他分析质量问题。目前国际影响较大的临床检验标准化计划均采用这种校准或溯源模式,ISO 17511 中的溯源性确认也采用这种方式。

值得指出的是,还有许多检验项目目前尚无参考方法,只有参考物质。除上述 JCTLM 列表 II 列出的参考物质外,世界卫生组织(WHO)多年来制备许多生物物质国际参考制剂,其中有些可以用于临床检验参考物质。对于这些检验项目也只有参考物质可用。

显然,临床检验参考系统及其应用是动态的、发展的。随着人们对溯源性的逐渐重视,将会出现更多临床检验参考系统,参考系统应用也会出现新的发展。

在国际形势及国内最新法规要求和行业发展需求的推动下,近年我国积极开展临床检验参考系统研究和建立工作。已建立并运行国际承认的血脂、血细胞计数和酶学等检验指标的参考方法,有关血脂测量实验室目前是美国疾病控制预防中心胆固醇参考方法实验室网络成员,血细胞计数实验室已通过 ISO 17025 校准实验室认可,两者均已参加国际比对并开始向厂家或临床实验室提供溯源或校准服务;酶学参考实验室已初步形成适当规模实验室网络并已开始参加国际比对;已研制多种血脂及肝炎病毒核酸参考物质,被有关部门批准为国家一级或二级标准物质。国家有关政府部门最近批准研究计划,支持我国重要常规检验项目参考系统建立,预计我国临床检验参考系统将在近年得到较快发展。

临床检验量值溯源是临床检验分析质量保证的重要组成部分。除厂家或检验程序建立者外,临床实验室(检验程序使用者)是临床检验质量保证的另一个主要环节。

对于临床实验室,作为通用实验室认可准则的 ISO 17025(2005)(中国合格评定国家认可委员会 CNAS-CL01)在 5.6 节中要求,设备校准计划的制定和实施应确保实验室所进行的校准和测量可溯源到国际单位制(SI)。某些校准目前尚不能严格按照 SI 单位进行,这种情况下,校准应通过建立对适当测量标准的溯源来提供测量的可信度,例如使用有证标准物质或使用规定的被有关各方接受的方法或协议标准。

医学实验室认可准则 ISO 15189(2003)(中国合格评定国家认可委员会 CNAS-CL02)在 5.5(检验程序)和 5.6(检验程序的质量保证)中提出有关准确性或溯源性要求。准则要求,实验室应使用经确认的检验程序,其性能能满足预期用途,用前应对程序进行评估或验证,证实可给出满意结果(5.5.2)。

所谓经确认的程序是指经过充分方法学研究有明确性能指标的程序。性能指标包括准确度、精密度、特异性、检测限和定量限、测量范围等,其中准确度应包括溯源情况。准确度不是独立的方法性能指标,除溯源或校准情况外,准确度和特异性、定量限(分析灵敏度)、精密度等有密切关系。目前临床实验室多使用商品检验程序,取得产品注册进入市场的程序理论上应是经过确认的程序。

临床实验室选用性能能满足本实验室要求的程序。在引入新的检验程序时需对程序的主要性能指标进行评估或验证。对验证内容和方式,ISO 15189 未作规定,可作参考的是美国法律"临床实验室改进修正案"(CLIA)及其实施细则[联邦法律各州操作手册(SOM)之附录 C]。CLIA 规定,临床实验室引入未做修改的经注册或批准的分析系统,在用于报告病人结果前须验证准确度、精密度、可报告范围和参考区间;若实验室修改经批准的分析体统,使用自己发展的方法,或使用经批准的方法,但制造商未能提供明确的性能指标,实验室除须验证上述指标外还须验证分析特异性、分析灵敏度及其他必要的性能指标。

对于准确度验证,SOM 附录 C 提出 3 种验证方式:

(1)分析参考物质。

(2)将本实验室结果与参考方法结果进行比较。

(3)与已证明临床有效的其他方法进行分割样品对比。

在准确性验证中一个重要问题是准确性标准,即需达到的准确程度。任何测量都无法实现零误差,准确是指误差在规定的范围内。临床检验所允许的误差范围国际上尚无一致意见,目前常用的有政府或室间质评机构规定的误差范围(总误差及由总误差衍生的系统误差和随机误差),根据生物学变异计算的误差范围(总误差、系统误差和随机误差)及专业组织提出的误差范围(总误差、系统误差和随机误差)。在应用这些范围时需注意区分总误差和系统误差,两者所允许的范围往往有较大区别。

上述三种准确性验证方式中,与参考方法对比应是理想的方式,但成本高,目前更受到可利用的参考方法资源的限制。分析有证参考物质是一种简便、有效的方式,但目前可互换的有证参考物质还十分有限。与在临床上已证明有效的其他常规方法对比可能是目前较为可行的方式。

在常规方法对比中可能需考虑与谁比、与何种方法比、需达到的一致程度、出现明显差异如何处理等问题。对比的中心目的是验证方法的可信性,应可采用多种方式,可在自己实验室内比,也可与其他实验室比;可与公认可靠的方法比,也可与自己以前长期使用已被证明临床有效的方法比。常规方法对比所允许的差异程度是一个较复杂的问题,上述允许误差范围理论上是针对相对于"真值"的误差而言,适用于使用参考方法或有证参考物质的情况,对于常规方法对比,理论上两者结果不应有明显差异,出现明显差异,则需尽量找出原因。然而,目前检验方法间的差异对于某些检验项目仍是客观存在,常规方法间所能实现的一致性及常规方法对比所能解决的问题都存在局限性。有效的准确性验证还有赖于参考系统的建立。

可能还需指出的是,上述评估或验证针对的是新引入的检验程序,对已长期使用的程序,室间质评和室内质控结果及临床应用情况应证明程序的有效性和可信性。

准则还要求,实验室应设计并实施测量系统校准和正确度验证计划,以保证结果可溯源至 SI 单位,或可参比至自然常数或其他规定的标准,如无法实现或不适用,应用其他方式保证结果的可信度(5.6.3)。显然,此项要求不是孤立的,与上述检验程序确认和验证关系密切。校准计划亦即何时(频率)、用何校准物对测量系统进行校准的计划,显然所用校准物的定值的可靠性是关系检验结果溯源性的重要因素;正确度验证计划应是定期进行的正确度验证活动的计划,正确度验证与上述准确性验证同义,有效的方式是与参考方法对比或分析有证参考物质,无法实现或不适用时采用其他方式,如室间质评计划、与其他常规方法对比等。

关于临床检验量值溯源可能需作如下说明。临床检验有多种类型,大致可分为定性检验、半定量检验和定量检验,溯源性主要适用定量检验;定量检验又根据被测量定义情况有不同计量学水平的溯源终点,对于某些检验项目,实现真正意义的溯源尚存在技术困难,包括某些理论上可溯源至 SI 的检验项目(如某些非肽激素);溯源性以特异性等其他方法属性为前提,未实现足够特异、精密、灵敏情况下的溯源性不是有效的溯源性,无标准化意义;分析质量不是检验质量的全部,检验质量还包括分析前和分析后因素;目前参考系统资源有限,现有的参考系统也存在应用局限性(参考方法或物质的可获得性、参考物质的互换性等)。

总之,建立和保证检验结果的溯源性是临床检验分析质量改进的重要手段,溯源工作的有效开展尚有赖于对溯源理论的全面认识和参考系统的建立。

(陈文祥　丛玉隆)

第 6 章

医学实验室生物安全管理

> **大　纲**
>
> **了解** 实验室生物安全管理要求;我国生物安全相关的法律法规。
> **熟悉** 医学实验室生物安全基本知识;实验室生物安全防护设施;生物安全柜的原理及其应用范围。
> **掌握** 医学实验室防护要求、运行规范及安全操作规范;生物安全柜的使用要求。

从事临床诊断的实验室会涉及各种已知或未知的病原微生物,工作人员会受到潜在致病微生物感染的威胁,如果病原微生物从实验室泄露,还可在实验室及其周围,甚至更广的范围内造成疾病传播或流行,因此加强实验室的生物安全是传染病预防和控制的需要,是医院感染控制的需要,是病原微生物安全研究的需要,也是生物国防的需要。也是生物国防需要本章重点阐述医学实验室生物安全管理。

第一节 生物安全管理要求

一、生物安全管理组织

1. 医学实验室(包括独立医学检测实验室)或其医疗机构应有明确的法律地位和从事相关活动的资格。

2. 医学实验室所在的医疗机构应设立生物安全委员会,负责咨询、指导、评估、监督实验室的生物安全相关事宜。医学实验室负责人应至少是所在机构生物安全委员会有职权的成员。

3. 医学实验室管理层应负责安全管理体系的设计、实施、维持和改进,应负责:

(1)为医学实验室所有人员提供履行其职责所需的适当权力和资源。

(2)制定涉及生物安全机密信息泄漏的防范政策和程序。

(3)明确医学实验室的组织和管理结构,包括与其他相关部门的关系。

(4)规定所有人员的职责、权力和相互关系。

(5)安排有能力的人员,依据医学实验室人员的经验和职责对其进行必要的培训和监督。

(6)指定一名安全负责人,赋予其监督所有活动的职责和权力,包括制定、维持、监督医学实验室安全计划的责任,阻止不安全行为或活动的权力,直接向决定医学实验室政策和资源的管理层报告的权力。

(7)指定各专业组的安全负责人,其负责制订并向医学实验室管理层提交生物安全防护计划、风险评估报告、安全及应急措施、专业组人员培训及健康监督计划、安全保障及资源要求。

(8)指定所有关键职位的代理人。

4. 医学实验室安全管理体系应与实验室规模、实验室活动的复杂程度和风险相适应。

5. 医学实验室生物安全的政策、过程、计划、程序和指导书等均应形成文件并传达至所有相关人员。医学实验室管理层应保证这些文件易于理解并可以实施。

6. 生物安全管理体系文件通常包括管理手册、程序文件、安全手册及操作规程、记录等文件，应有供现场工作人员快速使用的安全手册。

7. 应指导所有人员使用和应用与其相关的安全管理体系文件及其实施要求，并评估其理解和运用的能力。

二、生物安全管理制度

1. **人员培训制度** 所有在实验室工作的人员都会经常遇到一些高危操作，人为的失误和不规范的操作会极大地影响所采取的安全措施对实验室人员的防护效果。因此，熟悉如何识别与控制实验室危害、有安全意识的工作人员，是预防实验室感染、差错和事故的关键，不断对工作人员进行安全措施方面的在职培训非常必要。实验室相关人员在上岗前都必须经过相应的培训。要制订培训计划，并有完整的培训记录。应对所有培训人员进行考核和评估，经考核合格的人员方能上岗。

2. **实验室准入制度** 只有告知潜在风险并符合进入实验室条件特殊要求（如经过免疫接种）的人，才能进入实验室。在开展涉及有关病原微生物的工作时，实验室主任应禁止或限制人员进入实验室。一般情况下，准入制度应包括以下内容。

(1)准入目的：通过实施人员准入制度，避免不符合要求的人员进入实验室或承担相关工作，造成生物安全危害或事故。

(2)准入条件：①具有相关教育的背景（专业、生物安全、法规）；②具有从事相关专业工作的经历；③熟练掌握本专业的技术操作；④具有生物安全意外事件和事故的应急处理能力；⑤具有较强的工作责任心等。

(3)准入规定：①在符合准入条件的前提下，了解潜在的风险，自愿从事相关专业活动；②经负责人批准；③特殊情况的报告与批准，如：身体出现开放性损伤、患发热性疾病、呼吸道感染或其他导致抵抗力下降的情况、正在使用免疫抑制药或免疫耐受、妊娠、已经在实验室控制区域内连续工作 6h 以上或其他原因造成的疲劳状态等。

3. **健康监护制度** 实验机构有责任通过实验室主任来确保实验室全体工作人员接受适当的健康监测。通过体检、医学监测、免疫接种及预防性服药等健康监护手段，预防和控制实验室感染，确保实验室人员的健康和生命安全。

(1)体检制度：①应开展上岗前体检、临时性体检和应急体检工作；②应制订体检的年度计划；③建立实验室人员的本底血清库，从事高致病性病原微生物检验的工作人员必须保留本底血清，必要时进行对照检测；④对工作人员进行职业健康评估；⑤将个人健康情况报告相关部门（如医务科/处）；⑥利用体检结果开展工作；⑦选择适宜的医疗部门或科室签订协议，确保得到及时有效的救治；⑧建立实验室人员健康监护档案。

(2)免疫预防制度：①制订年度免疫预防计划；②根据岗位需要进行免疫接种或预防性服药，要考虑适应证、禁忌证及过敏反应；③免疫接种和预防服药情况应记入健康监护档案。

(3)发生实验室感染或安全事故的管理制度：①一旦发生实验室感染或意外事故，要及时处理或救治；②及时进行免疫接种或预防性服药；③必要时进行医学观察；④调离岗位人员重新上岗前进行体检；⑤记入健康监护档案。

4. **安全计划审核制度** 每年应由实验室负责人对安全计划至少审核和检查一次，主要包括下列要素：

(1)健康监护。

(2)安全手册及书面的工作程序等。

(3)继续教育及培训。

(4)安全检查。

(5)安全事故及调查。

(6)急救物资及急救服务。

(7)应急预案等。

(8)记录及统计等。

5. **安全检查制度** 实验室负责人有责任确保安全检查的执行。每年应对工作场所至少检查 1 次，以保证：

(1)应急装备、警报体系和撤离程序功能及状态正常。

(2)用于危险物质泄露控制的程序和物品状态，包括紧急淋浴。

(3)对可燃易燃性、可传染性、放射性和有毒物质的存放进行适当的防护和控制。

(4)污染和废弃物处理程序的状态。

(5)实验室设施、设备和人员的状态。

6. **事件、伤害、事故和职业性疾病报告制度** 实验室应有安全事件、伤害、事故、职业性疾病及潜在危险的报告程序。报告应包括事件的详细描述、原因评估、预防类似事件发生的建议及采取的措施等。所有报告应形成文件，并经高层管理者、安全委员会或实验室安全负责人评审。

7. 危险标识制度

(1)应有序而清晰地标识出危险区域,危险区的标记要与有关的危险相一致。在某些情况下,用标记和隔挡屏障这两种方式标识出危险区更为合适。

(2)清楚地标明在实验室内或实验室设备上使用的具体危险材料,通向工作区的所有进口和出口都应表明内有危险品的标志,尤其应注意火险及易燃、有毒、放射性、有害物品和生物有害物品。实验室管理者应负责定期检查和修改危险标记体系,以确保其与现存的危险品一致。

(3)应对相关维护人员、合同方和分包方进行培训,确保其知道可能遇到的任何危险。

(4)应对实验室人员进行应急操作规程培训,使他们熟悉应急操作规程,并持有具体的书面指导说明。

(5)应标识和评审对孕妇健康和易感人员的潜在危险。

8. 检查制度 应对实验室所发生的任何涉及安全的事件和活动进行及时的记录。包括:

(1)职业性疾病,伤害和不利事件记录:对职业性疾病、伤害、不利事件或事故及所采取的相应行动应建立报告和记录制度,同时应尊重个人隐私。

(2)危害评估记录:应有正式的危害评估体系。可利用安全检查表对危害评估过程记录及文件化。

(3)危险废弃物处理和处置记录:应对危险废弃物进行分类并对其处理和处置进行记录,记录包括危险废弃物名称、所在实验室、处理和处置时间、处置数量、处置人等,同时对该项工作的安全调查进行记录并保存。

三、制定安全手册

应在实验室工作区内准备安全手册,所有员工可随时阅读。安全手册应当为实验室专用手册,主要内容包括但不限于以下几个方面:①生物危险;②消防;③电气安全;④化学品安全;⑤辐射;⑥危险废弃物处理和处置等。安全手册应对从工作区撤离和事件处理规程有详细说明。应组织工作人员学习安全手册,实验室负责人应至少每年对安全手册进行审核,必要时更新。实验室中其他有用的信息来源还包括(但不限于)实验室涉及的所有材料的安全数据单、教科书和权威性期刊文章等参考资料。

四、制定标准操作程序

应根据实验对象、生物危害程度评估、研究内容、设施和设备特点具体制定相应的标准操作程序,实验室的标准操作程序应当包括对所设计的任何危险进行的详尽说明,以及如何在风险最小的情况下开展工作。实验室安全管理负责人每年应对这些程序至少评审和更新1次。SOP应包含以下内容:

1. 实施危害评估,记录结果及采取措施的安排。

2. 化学品及其他危险物品的确认(包括适当的标识要求)、安全存放与处置及监控程序。

3. 操作有害材料的安全行为的程序。

4. 防止高风险和污染材料失窃的程序。

5. 确认培训需求和材料的方法。

6. 获得、维持和分发实验室所有使用材料的安全数据单的程序。

7. 实验室设备安全去污染和维护的程序。

8. 紧急程序,包括漏出处理程序。

9. 事件记录、报告及调查。

10. 废弃物处理和处置等。

第二节 生物污染与生物安全防护

实验室生物安全(laboratory biosafety)是指从事病原微生物实验活动的实验室,采取措施避免病原微生物对工作人员和相关人员造成危害,对环境造成污染和对公众造成伤害,保证实验研究的科学性并保护被实验因子免受污染。

一、生物因子危害程度分级

GB17981-2005/ISO15190:2003《医学实验室安全应用指南》中根据生物因子对个体和群体的危害程度将其分为4级。

1. 危害等级Ⅰ（低个体危害，低群体危害）不会导致健康工作者和动物致病的细菌、真菌、病毒和寄生虫等生物因子。

2. 危害等级Ⅱ（中等个体危害，有限群体危害） 能引起人或动物发病，但一般情况下对健康工作者、群体、家畜或环境不会引起严重危险的病原体。实验室感染不导致严重疾病，具备有效治疗和预防措施，并且传播风险有限。

3. 危害等级Ⅲ（高个体危害，低群体危害）能引起人或动物严重疾病或造成严重经济损失，但通常不能因偶然接触而在个体间传播或使用抗生素、抗寄生虫药治疗的病原体。

4. 危害等级Ⅳ（高个体危害，高群体危害）能引起人或动物非常严重的疾病，一般不能治愈，容易直接、间接或因偶然接触在人与人、或动物与人、或人与动物、或动物与动物间传播的病原体。

以上所列的生物因子风险程度分级仅考虑了生物因子对个体风险和群体风险的特性，与国家相关主管部门发布的病原微生物危害管理分类不同；为控制特定的生物危害，国家、地区可提高对特定生物因子的防护等级。

二、生物安全实验室分级及适用范围

根据所操作的生物因子采取的防护措施，将实验室生物安全防护水平（biosafety level，BSL）分为四级，一级防护水平最低，四级防护水平最高。分别以 BSL-1、BSL-2、BSL-3、BSL-4 表示，与危害程度等级相对应的生物安全水平、操作和设备选择见表 6-1。

1. BSL-1 实验室 实验室结构和设施、安全操作规程、安全设备适用于对健康成年人已知无致病作用的微生物，如用于教学用的普通微生物实验室等。BSL-1 适合于非常熟悉的致病因子，对实验人员和环境潜在危险小。实验室没有必要和建筑物中的一般行走区分开，对外人的进入不特别禁止。一般按照标准的操作规程，在开放的实验台面上开展工作。不要求，一般也不适用特殊的安全设备和设施，不需使用生物安全柜。

2. BSL-2 实验室 实验室结构和设施、安全操作规程、安全设备适用于对人或环境具有中等潜在危害的微生物，适合于对任何环境中度潜在危险的致病因子。与 BSL-1 的区别在于：实验人员均接受过致病因子处理方面的特殊培训，并由有资格的工作人员指导；进行实验时，限制进入实验室；对于污染的锐器，要特别注意；某些可能产生传染性气溶胶或飞溅物的过程，应在生物安全柜中进行。作为医学实验室，其主要工作为接受、处理和检测各种临床样本，临床样本均具有不同程度的潜在传染性。一般情况下，针对血液途径传播的病原体的操作（如 HIV、HBV、HCV 等），建议在 BSL-2 实验室进行。可能发生液体溅洒、溢出的操作及可能产生感染性气溶胶的操作（如结核分枝杆菌），应在生物安全柜中进行。如果涉及化学致癌物质、放射性物质和挥发性溶剂，应在Ⅰ级、Ⅱ级 B 型生物安全柜中进行。此外，BSL-2 实验室还应配置高温消毒灭菌装置。

3. BSL-3 实验室 实验室结构和设施、安全操作规程、安全设备用于主要通过呼吸途径使人传染上严重的甚至是可导致生命危害的致病微生物及其毒素，通常已有预防传染的疫苗。艾滋病病毒的研究（血清学实验除外）应在三级生物安全防护实验室中进行。BSL-3 应用于临床、诊断、教学、研究或者生产设施，在该级别中开展有关内源性和外源性致病因子的工作，若因暴露而吸入该致病因

表 6-1 与风险等级相对应的生物安全水平、操作和设备

危害等级	生物安全水平	实验室类型	实验室操作	安全设施
Ⅰ级	BSL-1	基础教学、研究	微生物学操作技术规范（GMT）	不需要；开放实验台
Ⅱ级	BSL-2	初级卫生服务、诊断、研究Ⅱ级	微生物学操作技术规范（GMT）、防护服、生物危害标志	开放实验台，此外需要 BSC 用于防护可能生成的气溶胶
Ⅲ级	BSL-3	特殊的诊断、研究	在二级生物安全防护水平上增加特殊防护服、进入制度、定向气流	BSC 和（或）其他所有实验室工作所需要的基本设备
Ⅳ级	BSL-4	危险病原体研究	在三级生物安全防护水平上增加气锁入口、出口淋浴、污染物品的特殊处理	Ⅲ级 BSC 或Ⅱ级 BSC 并穿着正压服、双开门高压灭菌器（穿过墙体）、经过滤的空气

子,会引发严重的、可能致死的疾病。实验人员应在处理致病性的和可能使人致死的致病因子方面受过专业训练,并由对该致病因子工作有经验的、有资格的工作人员监督。实验室由有双重门或气闸室与外部隔离的实验区域组成,非实验室工作人员禁止入内。必须配置生物安全柜、高温灭菌锅等设备。实验室的送风必须经过三级过滤,室内空气也必须经过粗、中、高三级过滤后高空排放到室外大气中,禁止使用循环回风。实验室的排风必须独立设置,并采取有效措施保证风系统的平衡,保证各个实验区域之间的负压要求。

4. BSL-4 实验室 实验室结构和设施、安全操作规程、安全设备适用于对人体具有高度的危险性,通过气溶胶途径传播或传播途径不明,目前尚无有效的疫苗或治疗方法的致病微生物及其毒素。与上述情况类似的不明微生物,也必须在四级生物安全防护实验室中进行。有些危险的外源性致病因子,具备因气溶胶传播而致实验室感染和导致生命危险疾病的高度个体风险,有关工作应在 BSL-4 实验室中开展。和 BSL-4 致病因子有相近或特定抗原关系的致病因子,也应在该级别中开展工作。实验室成员应在处理特别危险的传染源方面受过特殊和全面的训练,应了解标准和特殊操作中生物安全柜的作用、安全设备、实验室设计性能。实验在有关致病因子方面受过训练,并由有工作经验的及有资格的工作人员监督。实验室负责人严格控制人员进入,非实验室工作人员禁止入内。实验室采用独立的建筑物或建筑物内独立的隔离区域,不得设在城市商业区或居民小区内,应远离公共场所。根据相应的隔离等级使室内保持负压,实验操作应在Ⅱ级 B2 型生物安全柜或在Ⅲ级生物安全柜中进行。对于某些实验,工作人员必须穿着特制的正压防护服。

三、风险评估及风险控制

风险评估是指评估风险大小及确定是否可容许的全过程。

1. 医学实验室应建立并维持实验室风险评估和风险控制程序,持续进行危险识别、风险评估和实施必要的控制措施。

2. 当实验室活动涉及致病性生物因子时,实验室应进行生物风险评估。风险评估应至少包括(但不限于)下列内容:

(1)生物因子已知或未知的特性,如生物因子的种类、来源、传染性、传播途径、易感性、潜伏期、剂量-效应(反应)关系、致病性(包括急性与远期效应)、变异性、在环境中的稳定性、与其他生物和环境的交互作用、相关实验数据、流行病学资料、预防和治疗方案。

(2)适用时,实验室本身或相关实验室已发生的事故分析。

(3)实验室常规活动和非常规活动过程中的风险(不限于生物因素),包括所有进入工作场所的人员和可能涉及的人员(如合同方人员)的活动。

(4)设施、设备等相关的风险。

(5)适用时,实验动物相关的风险。

(6)人员相关的风险,如身体状况、能力、可能影响工作的压力等。

(7)意外事件、事故带来的风险。

(8)被误用和恶意使用的风险。

(9)风险的范围、性质和时限性。

(10)危险发生的概率评估。

(11)可能产生的危害及后果分析。

(12)确定可容许的风险。

(13)适用时,消除、减少或控制风险的管理措施和技术措施,及采取措施后残余风险或新带来风险的评估。

(14)适用时,运行经验和所采取的风险控制措施的适应程度评估。

(15)适用时,应急措施及预期效果评估。

(16)适用时,为确定设施/设备要求、识别培训需求、开展运行控制提供的输入信息。

(17)适用时,降低风险和控制危害所需资料、资源(包括外部资源)的评估。

(18)对风险、需求、资源、可行性、实用性等的综合评估。

3. 自然灾害等的风险进行评估。

4. 风险评估应由具有经验的专业人员(不限于本机构内部的人员)进行。

5. 应记录风险评估过程,风险评估报告应注明时间、编写人员和依据的法规、标准、研究报告、权威资料、数据等。

6. 应定期进行风险评估或对风险评估报告进行复审,评估周期可根据医学实验室活动和风险特征而确定。

7. 开展新的医学实验室活动,或欲改变经过评估的医学实验室活动(包括相关的设施、设备、人员、活动范围、管理等),应事先或重新进行风险评估。

8. 操作超常规量或从事特殊活动时，医学实验室应进行风险评估，以确定其生物安全防护要求，适用时，应经过相关主管部门的批准。

9. 当发生事件、事故等时应重新进行风险评估。

10. 当出现原因未明的突发性、传染性公共卫生事件且有必要时，医学实验室应根据临床资料、流行病学资料和其他可获得的有关资料进行紧急风险评估。

11. 当相关政策、法规、标准等发生改变时应重新进行风险评估。

12. 采取风险控制措施时，宜首先考虑消除危险源（如果可行），然后再考虑降低风险（降低潜在危害发生的可能性或严重程度），最后考虑采用个体防护装备。

13. 危险识别、风险评估和风险控制的过程不仅适用于医学实验室、设施设备的常规运行，而且适用于对医学实验室、设施设备进行清洁、维护或关停期间。

14. 除考虑医学实验室自身活动的风险外，还应考虑外部人员活动、使用外部提供的物品或服务带来的风险。

15. 医学实验室应有机制监控其所要求的活动，以确保相关要求及时并有效地得以实施。

16. 医学实验室风险评估和风险控制活动的复杂程度取决于实验室所存在风险的特性，适用时，医学实验室不一定需要复杂的风险评估和风险控制活动。

17. 风险评估报告是医学实验室采取风险控制措施，建立安全管理体系和制定安全操作规程的依据。

18. 风险评估所依据的数据及拟采取的风险控制措施、安全操作规程等应以国家主管部门和世界卫生组织、世界动物卫生组织、国际标准化组织等机构或行业权威机构发布的指南、标准等为依据；任何新技术在使用前应经过充分论证，适用时，应得到相关主管部门的批准。

19. 风险评估报告应得到医学实验室所在机构生物安全主管部门的批准；对未列入国家相关主管部门发布的病原微生物名录的生物因子的风险评估报告，适用时，应得到相关主管部门的批准。

四、实验室各种危害警示标识

医学实验室中存在着感染性物质、危险化学品、电离辐射等潜在的危害，通过对于各种危害采取加贴警示标识的形式进行危险性识别，从而向实验室工作人员传递安全信息。实验室管理者应负责定期评审和更新危险标识系统，以确保其适用现有已知的危险。另外，应使实验室范畴以外的维护人员、合同方、分包方知道其可能遇到的任何危险。员工应接受培训，熟悉各种警示标识的作用并严格遵守，以预防和减少各种危害的发生，达到保障安全和健康的目的。

（一）生物危害标识

为国际通用的生物危害警告标示，见图6-1，其使用如下：

（1）实验室入口：在处理危险度2级或更高危险度级别的微生物时，在实验室的入口处应贴有生物危害警告标识。

（2）生物安全设备：在生物安全柜、离心机等生物安全设备外面，也应贴有生物危害标识。

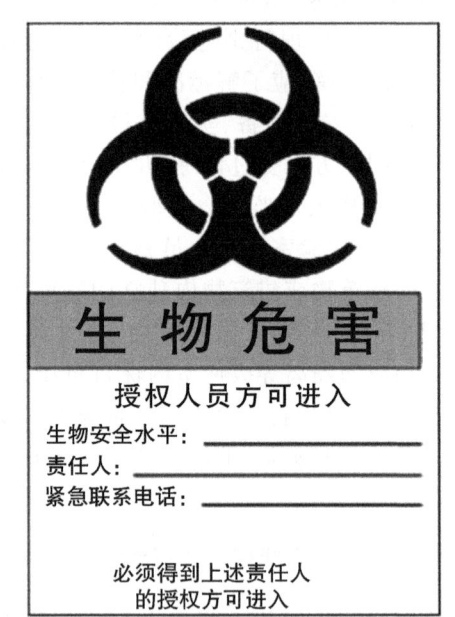

图6-1　生物危害警告标识

（二）感染性物品标识

在保存、运输、处理含有感染性物质的物品外包装上应贴有感染性物品标识，见图6-2。

图6-2　感染性物品标识

(三)电离辐射标识

实验室区域存在电离辐射危险时,应在门上贴有"当心电离辐射"警示标识(见图6-3)。

图6-3　当心电离辐射标识

(四)危险化学品警示标识

除了感染性物质,医学实验室的工作人员还随时可能受到危险化学品的侵害,因此应将这些化学品进行分类并通过标识来了解其危险性,严格执行化学品操作规程,杜绝因使用危险化学品而造成的实验室事故。在医学实验室中遇到的危险化学品(图6-4)主要有:

1. 爆炸品　凡在外界作用下(如受热、受压、撞击)能发生剧烈的化学反应,瞬时产生大量的气体和热量,使周围压力急剧上升,发生爆炸。如叠氮钠(NaN_3)等。

2. 压缩气体或液化气体　在一定温度下加压变为液化后充装在钢瓶里的气体叫作压缩气体。分为易燃气体、不燃气体、有毒气体等。常见有氨气、一氧化碳、氧气、氮气等。

3. 易燃液体　是指在常温下容易燃烧的液态物质,凡是闪点在45℃下的液态物质属于易燃液体。如乙醛、丙酮、苯、甲醇、环辛烷、氯苯、苯甲醚等。

4. 氧化剂　如氯酸铵、高锰酸钾等。

5. 腐蚀品　包括酸性腐蚀品,如硫酸、硝酸、盐酸等;碱性腐蚀品,如氢氧化钠等。

6. 剧毒化学品　是指具有非常剧烈毒性危害的化学品,包括人工合成的化学品及其混合物(含农药)和天然毒素。如氰化物等。

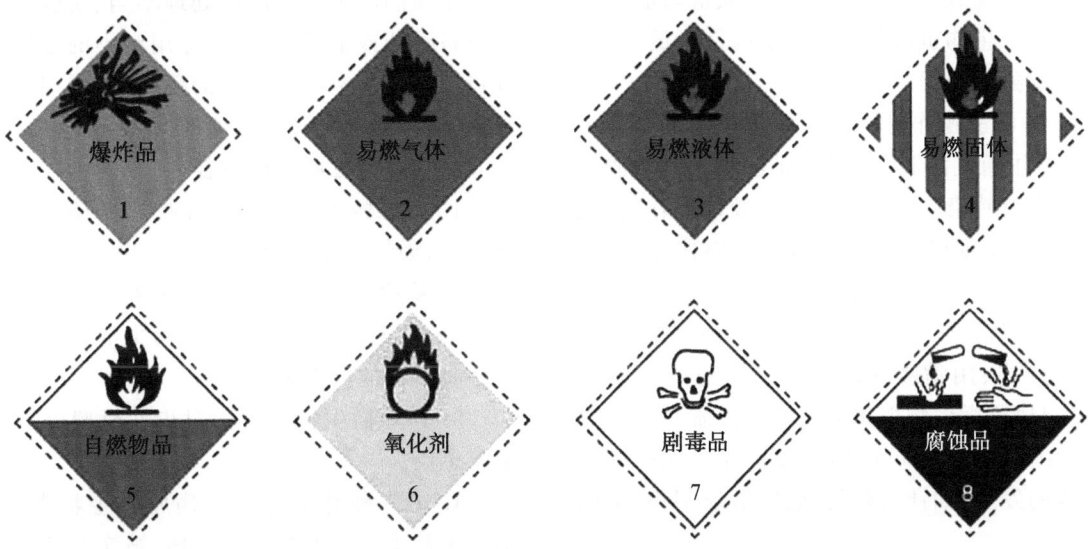

图6-4　危险化学品标识

第三节 医学实验室生物安全

医学实验室的特殊环境通常会造成一定程度的生物污染,包括对实验室内工作人员和环境的污染,这些污染通常主要由处理感染性物质时操作不当造成。因此,应采取包括强化工作和管理人员生物安全意识,建立规范化、法制化和日常化的管理体系,加强工作人员培训,配备必要的物理、生物防护设备,掌握规范的微生物操作技术和方法等措施来确保工作人员、实验室及周边环境的安全。根据国务院《病原微生物实验室生物安全管理条例》和卫生部《人间传染的病原微生物名录》的有关要求,为保障防病治病工作的正常开展,医疗卫生机构应配置相应的生物安全实验室,其中二级生物安全实验室是基本配置,医学实验室属于生物安全二级实验室。本节重点介绍医学实验室的生物安全防护要求。

一、生物污染的原因、种类和获得性感染的途径

医学实验室的生物污染可由不同种属的致病因子造成,包括细菌、病毒、真菌及寄生虫等。这些由实验室病原微生物引起的实验室人员感染称为实验室感染。自19世纪中叶人类认识到细菌的致病性以来,发现从事病原微生物的实验室人员感染病原微生物的危险性明显高于普通人群,同时,实验室的病原微生物也可能感染非实验室人员。

(一)感染的原因

1. 多种实验操作可使含病原微生物的液体形成气溶胶,并随气溶胶而扩散,通过吸入气溶胶引起实验室人员感染。容易产生气溶胶的操作有,使用接种环、划线接种琼脂平板、移液、制作涂片、打开培养物、采集血液样本、离心等。

2. 在实验室内进餐、吸烟、将污染的物品或手指放入口腔内、用嘴吸移液管及液体意外入口腔等,可引起病原微生物消化道途径的传播。

3. 实验室工作人员因粗心或操作错误引起的意外事故的发生,如针尖刺伤、破碎玻璃割伤、动物咬伤等。

4. 处理血液以及其他有潜在感染性的材料及感染性材料的清除污染和处理不当造成的人员感染。

(二)生物污染的种类

根据生物污染的对象可将医学实验室的生物污染分为空气污染、水污染、人体感染及物体表面污染等。

1. 空气污染 实验室平面布局及气流方向不合理、实验区内死空间过大等因素可导致实验室内空气污染。在医学实验室的工作中,不可能完全避免气溶胶的产生,当气溶胶不能被安全有效地限定在一定范围内时,便可导致实验室内空气污染。

2. 水污染 在临床实验过程中会产生大量污水,污水中可能不同程度的含有细菌、病毒和寄生虫卵等致病微生物。实验过程中产生的污水必须经过严格的消毒灭活处理,达到排污标准后方可进行排放。如不经处理或处理不彻底而直接排入江河、池塘或直接用于灌溉,可严重污染环境和水源。当人们接触或是食用了含有致病因子的污水污染的水或食物时,就可能使人致病或引起传染病的暴发流行。

3. 人体感染 病原微生物可通过呼吸道、消化道和皮肤黏膜进入人体而引起感染。主要见于工作接触、气溶胶的吸入及实验室意外事故。

4. 物体表面污染 在医学实验室活动中,感染性物质的溢出和溅出后处理不当、实验室内及仪器设备清洁或消毒不彻底、穿用污染的工作服和鞋等可造成实验室物体表面的污染,包括墙壁、地面、台面、仪器和其他物体表面的污染。

(三)获得性感染的途径

1. 病原微生物可通过呼吸道途径进入人体引起感染,如气溶胶的吸入。

2. 病原微生物可通过消化道途径进入人体引起感染,常见于进食、吸烟、将污染的物品放入口腔等一些不良的习惯和操作等。

3. 病原微生物还可通过皮肤黏膜进入人体而引起感染。

4. 另一种感染途径是病原微生物直接接种,多见于针头和玻璃等锐器误伤、被实验动物或昆虫咬伤等。

病原微生物相关感染途径见表6-2。

表 6-2 病原微生物实验室相关感染的途径

病原微生物	皮肤接触或黏膜接触	吸入	食入	接触动物
细菌				
炭疽杆菌	+	+	?	+
百日咳杆菌	+	+	?	?
疏螺旋体属	+			+
布鲁杆菌属	+	+	?	+
弯曲菌属	+		+	
衣原体属	+	+	?	?
伯纳特立克次体	+	+		+
土拉弗菌	+	+	+	+
钩端螺旋体属	+	+	+	
结核分枝杆菌	+	+		
类鼻疽假单胞菌	+			
立克次体属	+	+		+
伤寒杆菌	+		+	
沙门菌属其他菌	+		+	+
梅毒螺旋体	+		+	
霍乱弧菌	+		+	
弧菌属其他菌	+		+	+
鼠疫杆菌	+	+	+	+
病毒				
汉坦病毒	+	+	+	+
肝炎病毒(乙、丙肝)	+			
单纯疱疹病毒	+			
猴疱疹病毒	+			+
人类免疫缺陷病毒	+			
拉沙病毒	+	+	+	+
淋巴细胞性脉络丛脑膜炎病毒	+	+		+
马尔堡病毒	+			+
埃博拉病毒	+			+
细小病毒属	+			
狂犬病毒	+			
委内瑞拉马脑炎病毒	+	+		+
水疱性口炎病毒	+	+		+
真菌				
皮炎牙生菌	+	?		
厌酷球孢子菌	+	+		
新型隐球菌	+	?		
荚膜组织胞浆菌	+	+		
分枝孢菌	+			−
皮真菌	+			+
寄生虫				
利士曼(原)虫属	+			+
疟原虫属	+			
鼠弓形体	+		+	+
锥虫属	+	+		

二、生物安全防护

医学实验室生物安全防护的内容包括安全设备、个体防护装置和措施（一级防护屏障），实验室的特殊设计和建设要求（二级防护屏障），严格的管理制度和标准化的操作规程。

（一）安全设备

1. 生物安全柜　生物安全柜（biological safety cabinet，BSC）是为操作原代培养物、菌毒株及诊断性样本等具有感染性的实验材料时，用来保护操作者本人、实验室环境及实验材料，使其避免暴露于上述操作过程中可能产生的感染性气溶胶和溅出物而设计的，根据气流及隔离屏障设计结构分为Ⅰ、Ⅱ、Ⅲ三个等级。对于直径 $0.3\mu m$ 的颗粒，其高效空气粒子过滤器（high efficiency particulate air filter，HEPA）可以截留 99.97%，而对于更大或更小的颗粒则可以截留 99.99%。表6-3中列出了各种安全柜所能提供的保护。

注：水平和垂直方向流出气流的工作柜（超净工作台）不属于生物安全柜，也不能应用于生物安全操作。

表6-3　不同保护类型生物安全柜的选择

保护类型	生物安全柜的选择
个体防护，针对危险度1~3级微生物	Ⅰ级、Ⅱ级、Ⅲ级生物安全柜
个体防护，针对危险度4级微生物，手套箱型实验室	Ⅲ级生物安全柜
个体防护，针对危险度4级微生物，防护服型实验室	Ⅰ级、Ⅱ级生物安全柜
实验对象保护	Ⅱ级生物安全柜，柜内气流是层流的Ⅲ级生物安全柜
少量挥发性放射性核素/化学品的防护	Ⅱ级B1型生物安全柜，外排风式Ⅱ级A2型生物安全柜
挥发性放射性核素/化学品的防护	Ⅰ级、Ⅱ级B2型、Ⅲ级生物安全柜

（1）Ⅰ级生物安全柜（图6-5）：室内空气通过前窗操作口流过工作台表面，并且通过排风管排出。操作者的手臂可从生物安全柜的前门伸到柜子里，并且通过观察窗观察工作台面，窗子可完全抬起，以便清理工作台。从生物安全柜排出的气体通过一个HEPA过滤器后：①进入实验室，然后通过建筑物的排风系统排到建筑物外面；②通过建筑物的排风系统排到建筑物外面；③直接排到外面。Ⅰ级BSC可提供对人员及环境的保护，不对产品进行保护，保证对危险度1级、2级和3级的生物因子操作的生物安全，也能应用于放射性核和挥发性有毒的化学药品。

（2）Ⅱ级生物安全柜：Ⅱ级BSC分为A1、A2、B1、B2共四种类型，其进风的方式是只允许HEPA过滤过的（无菌的）空气流经工作台表面。用于操作危险度1级、2级和3级的生物因子，如病毒繁殖的细胞培养和组织培养及其他用途的培养，在有正压服的情况下，也可用于操作危险度4级的传染性因子。可对人员和环境提供保护，也可保护工作台面的材料免受室内空气的污染。

Ⅱ级A1型生物安全柜（图6-6）：内置的风扇通过前窗操作口吸入室内空气到达前面的进风网栅，气流在前窗操作口的流速至少应达到 0.40 m/s，进来的空气先通过一个HEPA进风过滤器，然后向下流向工作台。下降气流为安全柜的部分流入气流和部分下降气流的混合气体，经过高效过滤器过滤送至工作区。工作台面上产生的任何气溶胶都立即被向下流的气流所捕捉，带到前面或后面的排风网栅，提供最高级别的产品保护。70%的空

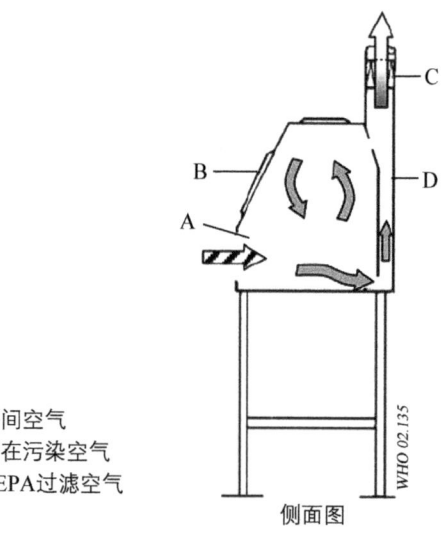

图6-5　Ⅰ级生物安全柜示意图
A. 前开口；B. 窗口；C. 排风 HEPA 过滤器；D. 压力排风系统

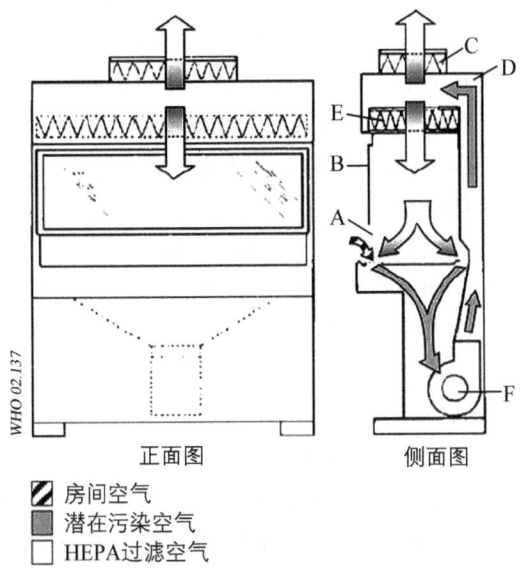

图 6-6　Ⅱ 级 A1 型生物安全柜示意图
A. 前开口；B. 窗口；C. 排风 HEPA 过滤器；
D. 后面的压力排风系统；E. 供风 HEPA 过滤器；
F. 风机

气通过进风过滤器再循环回工作区,30% 流经排风过滤器进入房间或排到外面。A1 型 BSC 用于操作危险度 1 级、2 级和 3 级的生物因子,不能用于挥发性有毒化学品和挥发性放射性核素的实验。

Ⅱ 级 A2 型生物安全柜:气流在前窗操作口的流速至少应达到 0.50 m/s,下降气流为部分流入气流和部分下降气流的混合气体,经过 HEPA 过滤器后送至工作区。所有废气必须经 HEPA 过滤器过滤后排出室外。安全柜内所有污染部位均处于负压状态或者被负压通道和压力通风系统环绕。A2 型 BSC 用于操作危险度 1 级、2 级和 3 级的生物因子,也可用于进行以少量挥发性有毒化学品和痕量放射性核素为辅助剂的微生物实验,但必须连接功能合适的排气罩。

Ⅱ 级 B1 型生物安全柜:气流在前窗操作口的最低平均流速为 0.50 m/s,下降气流大部分由流入气流循环提供,经过 HEPA 过滤器过滤后送至工作区。经 HEPA 过滤器过滤后的 70% 的垂直气流通过专用风道排出室外。安全柜内所有污染部位均处于负压状态或者被负压通道和压力通风系统包围。B1 型 BSC 用于操作危险度 1 级、2 级和 3 级的生物因子,可用于操作有微量挥发性有毒的化学物质或痕量放射性核素,但对这些化学性物质或放射性核素的处理应在安全柜的垂直排风区内,或

者当垂直气流循环时(图 6-7)。

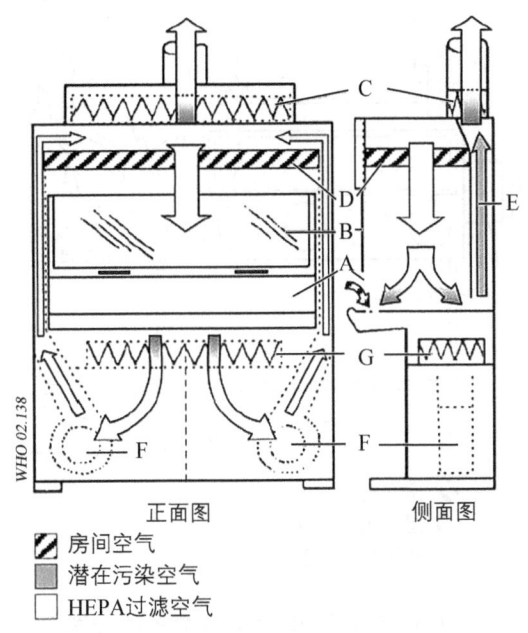

图 6-7　Ⅱ 级 B1 型生物安全柜示意图
A. 前开口；B. 窗口；C. 排风 HEPA 过滤器；
D. 供风 HEPA 过滤器；E. 负压压力排风系统；F. 风机；G. 送风 HEPA 过滤器。安全柜需要有与建筑物排风系统相连接的排风接口

Ⅱ 级 B2 型生物安全柜:气流在前窗操作口的最低平均流速为 0.50 m/s,下降气流来自实验室或室外空气(即安全柜排出的气体不再循环使用)。所有的吸入气流和垂直气流经 HEPA 过滤器过滤后排入大气,不再进入安全柜循环或返回实验室。所有污染部位均处于负压状态或者被直接排气(不在工作区循环)的负压通道和压力通风系统包围。B2 型 BSC 用于危险度 1 级、2 级、3 级的生物因子的操作,可用于操作有挥发性有毒化学物质和痕量放射性核素为辅助剂的微生物实验。

(3) Ⅲ 级生物安全柜(图 6-8)所有可渗漏部位都密封成"气密"型,是完全密闭的、不露气的通风安全柜。进风是经过 HEPA 过滤器的,排风要经过两个 HEPA 过滤器。人员通过与安全柜连接的密闭手套实施操作。安全柜内对实验室的负压应不低于 120 Pa。下降气流应经 HEPA 过滤器过滤后进入微生物安全柜内。排出气流应经两道 HEPA 过滤器过滤或通过高效过滤器过滤再经焚烧或化学灭活处理。当连接的手套脱落时,与柜体连接口气流流速不低于 0.70 m/s。Ⅲ 级 BSC 有一个附属的通道盒,可灭菌且排风经 HEPA 过滤。

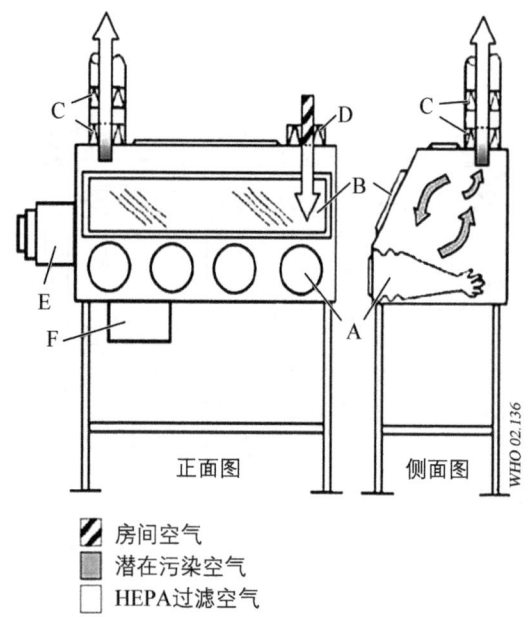

图 6-8　Ⅲ级生物安全柜(手套箱)示意图
A. 用于连接等臂长手套的舱孔；B. 窗口；C. 两个排风 HEPA 过滤器；D. 送风 HEPA 过滤器；E. 双开门高压灭菌器或传递箱；F. 化学浸泡槽。安全柜需要有与独立的建筑物排风系统相连接的排风接口

也可连接到一个双开门的高压灭菌器,用于净化拿入或拿出 BSC 的所有物品。Ⅲ级 BSC 适用于三级和四级生物安全防护实验室,提供最高级别的个体防护,用于操作危险度1级、2级、3级、4级的生物因子。

2. 生物安全柜使用要求

(1)操作准备

1)每次使用前应检查生物安全柜的相关指标,如风速、气流量和负压等,这些指标均应在正常范围内。若出现异常应停止使用,进行检修工作。

2)使用生物安全柜时,不要打开玻璃观察窗。

3)开始工作之前,要准备一张实验室工作所需要的材料清单,先将工作所需物品放入,这样可以避免双臂在操作中频繁横向穿过气幕而破坏气流。放入生物安全柜的物品表面应用70%乙醇进行消毒,以去除污染。

4)打开风机 5～10min,待安全柜内的空气得到净化并且气流稳定后再开始操作。开始操作前,要先调整好凳子或椅子的高度,以确保操作者的脸部在工作窗口之上。然后将双臂伸入安全柜静止至少1min,使安全柜内气流稳定后再开始操作。

5)生物安全柜上装有窗式报警器和气流报警器两种警报器。当窗式报警器发出警报时,表明操作者将滑动窗移到了不当的位置,应将滑动窗移到适宜的位置；当气流报警器报警时,表明安全柜的正常气流模式受到了干扰,操作者或物品处于危险状态,应立即停止工作,通知实验室主管,并采取相应的处理措施。

(2)物品摆放与污染预防措施

1)生物安全柜内尽量少放仪器和物品,只摆放本次工作需要的物品。

2)摆放物品不要阻塞后面气口处的空气流通。所有物品应尽量放在工作台后面靠近工作台后缘的位置,尤其是容易产生气溶胶的仪器,如离心机、漩涡振荡器等,应尽量往安全柜后面放置。要注意生物安全柜前面的空气格栅不要被吸管或其他材料挡住,因为这样会干扰气流的正常流动,可能造成物品的污染和操作者的暴露。

3)操作时废物袋及盛放废弃吸管的容器等必须放在安全柜内而不应放在安全柜之外,因其体积较大可放在一侧,但要注意体积不要太大,以免影响气流。污染的吸管、容器等应先放于安全柜中装有消毒液的容器中消毒 1h 以上,方可转入医疗废物专用垃圾袋中进行高压灭菌器等处理。

4)洁净物品和使用过的污染物品要分开放在不同区域,工作台面上的操作应按照从清洁区到污染区的方向进行,以免造成交叉污染。为吸收可能溅出液滴,可在台面上铺一消毒剂浸湿的毛巾或纱布,但要注意不要盖住生物安全柜格栅。

5)在柜内的所有工作都要在工作台中央或后部进行,并且通过观察窗能够看见柜内的操作。操作者不要频繁移动及挥动手臂以免破坏定向气流。

6)工作用纸不允许放在生物安全柜内。

7)尽量减少操作者背后人员的走动及快速开关房间的门,以防止对生物安全柜的气流造成影响。

(3)明火的使用:禁止在生物安全柜内使用本生灯,它产生的热量会改变气流方向,也可能破坏滤板。可使用微型的电烧灼器进行细菌接种,但最好使用无菌的一次性接种环。一般情况下,生物安全柜内形成几乎没有微生物的环境,因此一般不使用酒精灯,以免对气流产生影响。

(4)消毒和灭菌:在操作结束后,应使用适宜的消毒剂(如70%乙醇)擦拭生物安全柜的台面和内壁(不包括送风滤器的扩散板)。紫外灯对于生物安全柜不是必需的,实际上紫外灯的存在反而会阻挡生物安全柜内的气流。如果用紫外灯,室内有人时紫外灯应关闭,以防皮肤和眼睛无意中暴露在紫外线受到的损伤。

3. 生物安全柜的维护

(1)一般要求:大多数生物安全柜允许24h连续工作。实际上连续工作有助于控制实验室中灰尘和颗粒的水平。向房间中排风或通过套管接口与专门排风管连接的Ⅱ级A1型生物安全柜和Ⅱ级A2型生物安全柜,在不使用时可以关闭。其他Ⅱ级B1型生物安全柜和Ⅱ级B2型生物安全柜必须与房间通风系统连动,以维持房间空气的平衡。在工作完成后,应至少让生物安全柜继续工作5min来完成"净化"的过程,亦即应留出将污染的空气排出生物安全柜的时间。生物安全柜的所有维修工作应由相应资质的专业人员来进行。在生物安全柜操作中出现的任何故障都应该报告,并应在再次使用生物安全柜之前进行修理。

(2)紫外灯:生物安全柜中不需要紫外灯。如果使用紫外灯,应每周进行清洁以除去可能影响其杀菌效果的灰尘和污垢。在生物安全柜重新性能认证时,要检查紫外线的强度以确保适当的光发射量。

(3)溢洒:医学实验室中要张贴处理溢洒物的实验室操作规程,每一位使用实验室的成员应阅读并理解这些规程。一旦在生物安全柜中发生生物危害物品溢洒时,应在处理过程中尽量减少气溶胶的生成。所有接触溢洒物品的材料都要进行消毒和(或)高压灭菌。

(4)清洁和消毒:实验结束时,应将包括仪器设备在内的生物安全柜内所有物品进行表面消毒后移出生物安全柜。在每次使用前后,应对生物安全柜的内表面进行消毒。工作台面和内壁应用消毒剂进行擦拭,所用的消毒剂应能够杀死生物安全柜里可能发现的任何微生物。在每天实验结束时,最终的表面消毒处理应包括擦拭工作台面、四周及玻璃的内侧灯部位。在对目标生物体有效时,可采用漂白剂溶液或70%的乙醇。在使用如漂白剂等腐蚀性消毒剂时,还应用无菌水再次进行擦拭。推荐将生物安全柜维持在运行状态。如果要关掉的话,则应在关机前运行5min以净化内部的气体。生物安全柜在移动及更换过滤器之前,应进行消毒。最通常的消毒方法是采用甲醛蒸气熏蒸。应由有资质的专业人员来进行生物安全柜的消毒。

(5)警报:目前,有两种警报器,可选择一种来装备生物安全柜。在维护保养过程中需要对警报器功能状态进行检查。生产商的说明手册中将提供较详细的资料供参考,在生物安全柜的使用培训中应包括这方面的内容。

4. 生物安全柜的校验 在安装时及以后每隔一定时间,应由有资质的专业人员按照生产商的说明对每一台生物安全柜的整体运行性能进行认证,以检查其是否符合国家及国际的性能标准。生物安全柜防护效果的评估应该包括对生物安全柜的整体、HEPA过滤器的泄漏、空气向下流动的速率、进口空气的速率、负压、换气次数、气流的稳定性(烟雾特征)及警报和互锁系统进行测试。还可选择进行漏电、照度、紫外线强度、噪声水平及震动性的测试。在进行这些测试时,测试人员应经过专门的培训,采用专门的技术和仪器设备,并强调应由有资质的专业人员来进行。

5. 其他常用安全设备

(1)高压灭菌器:设计需经批准,具有有效的加热灭菌功能,应确保感染性物质在废弃或重复使用时的安全。

(2)离心机:应带有防气溶胶的密封盖或在安全罩里使用。

(3)移液辅助器:实验室进行吸取操作时通常使用移液辅助器,采用移液器可以避免操作人员吸入病原体。选择移液器的原则应满足其设计和使用不应该产生其他的感染性危害,同时易于灭菌和清洁。在生物安全柜中操作可以防止吸入产生的气溶胶。

(4)超声清洗器:要求在密闭设备里操作,清洗效率高,噪声小。

(5)匀浆器、摇床、搅拌器和超声处理器:应该使用专为实验室设计的、结构上可以最大限度地减少或避免气溶胶释放的仪器设备。当用匀浆器处理危险度3级的微生物时,通常应该在生物安全柜中进行装样及重新开启。

超声处理器可能释放气溶胶,应该在生物安全柜中进行操作,或者在使用期间用防护罩盖住。在使用后应该清除护罩和超声处理器的外部污染。

(6)微型加热器、微型接种环、一次性接种环:微型加热器配有硼硅酸玻璃或陶瓷保护罩,从而减少接种环灭菌时感染性物质的飞溅和散布,但由于微型加热器会扰乱气流,因此应置于生物安全柜中靠近工作表面后缘的地方。一次性接种环可在生物安全柜中使用,无须灭菌,使用后应置于消毒剂中,按照医疗废弃物进行处理。

(二)个体防护

个体防护内容应包括防护用品和防护操作程序。所有实验人员必须经过个人防护培训并考核合格后方可进入实验室工作,实验操作应严格遵守个人防护原则。

1. 个人防护用品 个人防护设备是减少操作人员暴露于气溶胶、喷溅物及意外接种等危险的一个屏障。实验室所用任何个人防护装备应符合国家有关标准的要求。在危害评估的基础上,按不同级别的防护要求选择适当的个人防护装备。个人防护设备主要有:①实验室防护服。②护目镜、安全眼镜和面罩。③手套。④鞋。⑤呼吸装置。⑥急救设备。⑦洗眼装置。⑧紧急喷淋装置等。

2. 人员防护要求

(1)在实验室工作时,任何时候都必须穿着连体衣、隔离服或工作服。

(2)在进行可能直接或意外接触到血液、体液及其他具有潜在感染性的材料或感染性动物的操作时,应戴上合适的手套。手套用完后,应先消毒再摘除,随后必须洗手。

(3)在处理完感染性实验材料和动物后,以及在离开实验室工作区域前,都必须洗手。

(4)为了防止眼睛或面部受到泼溅物、碰撞物或人工紫外线辐射的伤害,可戴安全眼镜、面罩(面具)或其他防护设备。

(5)严禁穿着实验室防护服离开实验室(如去餐厅、咖啡厅、办公室、图书馆、员工休息室和卫生间)。

(6)不得在实验室内穿露足趾的鞋子。

(7)禁止在实验室工作区域进食、饮水、吸烟、化妆和处理隐形眼镜。

(8)禁止在实验室工作区域储存食品和饮料。

(9)在实验室内用过的防护服不得和日常服装放在同一柜子内。

(三)医学实验室设计要求

在考虑新建实验室或计划对已建的实验室进行结构改造时,应达到《医学实验室生物安全指南》(WS/T 442-2014)中的设计原则及基本要求。

1. 医学实验室选址、设计和建造应符合国家和地方的规划、环境保护、卫生和建设主管部门的规定和要求。

2. 医学实验室的防火和安全通道设置应符合国家的消防规定和要求,同时应考虑生物安全的特殊要求;必要时,应事先征询消防主管部门的建议。

3. 医学实验室的安全保卫应符合国家相关部门对该类设施的安全管理规定和要求。

4. 医学实验室的建筑材料和设备等应符合国家相关部门对该类产品生产、销售和使用的规定和要求。

5. 医学实验室的设计应保证对生物、化学、辐射和物理等危险源的防护水平控制在经过评估的可接受程度内,并防止对关联的办公区和邻近的公共空间造成危害。

6. 医学实验室的走廊和通道应不妨碍人员和物品通过。

7. 应设计紧急撤离路线,紧急出口应有明显的标识。

8. 房间的门根据需要安装门锁,遇紧急情况时门锁应能快速打开。

9. 需要时(如正当操作危险材料时),房间的入口处应有警示和进入限制。

10. 应评估生物材料、样本、药品、化学品和机密资料等被误用、被偷盗和被不正当使用的风险,并采取相应的物理防范措施。

11. 应有专门设计以确保存储、转运、收集、处理和处置危险物料的安全措施,应有健全的安全防护制度、标识和安全防护物品。

12. 医学实验室内通风、温度、湿度、照度、噪声和洁净度等室内环境参数应符合工作要求和卫生等相关要求。

13. 医学实验室设计应考虑节能、环保及舒适性要求,应符合职业卫生要求和人机工效学要求。

14. 医学实验室应有防止节肢动物和啮齿动物进入的措施。

15. 医学实验室应参照二级生物安全实验室实现分区及分流。

(四)医学实验室安全操作规范

1. 建立并执行医学实验室准入制度。

2. 进入医学实验室实验应进行洗手、淋浴(适用时)等个人日常清洁和消毒。

3. 在医学实验室工作区不得饮食、吸烟、处理隐形眼镜、使用化妆品、存放食品等。

4. 正确使用适当个体防护装备,如手套、护目镜、防护服、口罩、帽子、鞋等。

5. 戴手套工作。每当污染、破损或戴一定时间后,更换手套;每当操作危险性材料的工作结束时,除去手套并洗手;离开实验间前,除去手套并洗手。严格遵守洗手的规程。不要清洗或重复使用一次性手套。

6. 如果微生物或其他有害物质有可能溅出，佩戴防护眼镜。

7. 存在空气传播的风险时需要进行呼吸防护，用于呼吸防护的口罩在使用前要进行适配性试验。

8. 工作时穿防护服。在处理生物危险材料时，穿着适用的指定防护服。离开医学实验室前按程序脱下防护服。用完的防护服要消毒后再洗涤。工作用鞋要防水、防滑、耐扎、舒适。

9. 安全使用移液管，应使用机械移液装置。

10. 配备降低锐器损伤风险的装置和建立操作规程。在使用锐器时应注意：

(1) 不应试图弯曲、截断、破坏针头等锐器，不应试图从一次性注射器上取下针头或套上针头护套。必要时，使用专用的工具操作。

(2) 使用过的锐器要置于医用利器盒中，不要超过规定的盛放容量。

(3) 重复利用的锐器要置于专用的耐扎容器中，采用适当的方式消毒和清洁处理。

(4) 不应试图直接用手处理打破的玻璃器具等，尽量避免使用易碎的器具。

11. 按规程小心操作，避免发生溢洒或产生气溶胶，如不正确的离心操作、移液操作等。

12. 工作结束或发生危险材料溢洒后，要及时使用适当的消毒剂对工作表面和被污染处进行处理。

13. 建立良好的内务规程。

14. 医学实验室内不应放或养与工作无关的动植物。

15. 所有生物危险废物在处置前应可靠的消毒。需要运出医学实验室进行消毒的材料，应置于专用的防漏容器中运送。

16. 从医学实验室内运走的危险材料，应按照国家和地方的有关要求进行包装。

17. 在医学实验室入口处设置生物危险标识。

18. 采取有效的防昆虫和啮齿类动物的措施，如防虫纱网、挡鼠板等。

19. 员工的上岗培训和能力评估与确认。需要时，员工要接受再培训，如长期未工作、操作规程或有关政策发生变化等。

20. 对个人健康状况监督、职业禁忌证、易感人群的政策。必要时，为员工提供免疫计划、医学咨询或指导。

三、消毒与灭菌

实验室清除污染应根据实验工作类型及所操作的感染性物质的特性来决定。

(一) 清除局部环境的污染

需要联合应用液体和气体消毒剂来清除实验室空间、用具和设备的污染。清除表面污染时可以使用次氯酸钠溶液；含有1%有效氯的溶液适于普通的环境卫生设备，但是当处理高危环境时，建议使用高浓度(5g/L)溶液。用于清除环境污染时，含有3%过氧化氢的溶液也可以作为漂白剂的代用品。

可以通过加热多聚甲醛或煮沸甲醛所产生的甲醛蒸气熏蒸来清除房间和仪器的污染。这是一项需要由专门培训过的专业人员来进行的、非常危险的操作。产生甲醛蒸气前，房间的所有开口(如门窗等)都应用密封带或类似物加以密封。熏蒸应当在室温不低于21℃且相对湿度70%的条件下进行。

清除污染时气体需要与物体表面至少接触8h。熏蒸后，该区域必须彻底通风后才能允许人员进入。在通风之前需要进入房间时，必须佩戴适当的防毒面具。可以采用气态的碳酸氢铵来中和甲醛。

采用过氧化氢溶液对小空间进行气雾熏蒸同样有效，但需要专门的蒸气发生设备。

(二) 清除生物安全柜的污染

清除Ⅰ级和Ⅱ级生物安全柜的污染时，要使用能让甲醛气体独立发生、循环和中和的设备。应当将适量的多聚甲醛(空气中的终浓度达到0.8%)放在电热板上面的长柄平锅中(在生物安全柜外进行控制)。然后将含有比多聚甲醛多10%的碳酸氢铵置于另一个长柄平锅中(在生物安全柜外进行控制)。在柜外将该平锅放置到第二个加热板上，在安全柜外将电热板接上插头通电，以便需要时在柜外通过开关电源插头控制盘子的操作。如果相对湿度低于70%，在使用强力胶带(如管道胶带)密封前部封闭板前，还要在安全柜内部放置一个开口的盛有热水的容器。如果前部没有封闭板，则可以用大块塑料布粘贴覆盖在前部开口和排气口以保证气体不发生泄漏进入房间。同时供电线穿过前封闭板的穿透孔需用管道胶带密封。

将放有多聚甲醛平锅的加热板插上插头接通

电源。在多聚甲醛完全蒸发时拔掉插头以断电,使生物安全柜静置6h以上。然后将放置第二个平锅的加热板插上插头通电,使碳酸氢铵蒸发。然后拔掉电插头,接通生物安全柜电源两次,每次启动大约2s让碳酸氢铵气体循环。在移去前封闭板(或塑料布)和排气口罩单前,应使生物安全柜静置30min。使用前应擦掉生物安全柜表面上的残渣。

(三)洗手/清除手部污染

处理生物危害性材料时,只要可能均必须戴合适的手套。但是这并不能代替实验室人员需要经常地、彻底地洗手。处理完生物危害性材料和动物后以及离开实验室前均必须洗手。大多数情况下,用普通的肥皂和水彻底冲洗对于清除手部污染就足够了。但在高度危险的情况下,建议使用杀菌肥皂。手要完全抹上肥皂,搓洗至少10s,用干净水冲洗后再用干净的纸巾或毛巾擦干(如果有条件,可以使用暖风干手器)。

推荐使用足控或肘控式的水龙头。如果没有安装,应使用纸巾或毛巾来关上水龙头,以防止再度污染洗净的手。如果没有条件彻底洗手或洗手不方便,应该用乙醇擦手来清除双手的轻度污染。

(四)热力消毒和灭菌

加热是最常用的清除病原体污染的物理手段。"干"热没有腐蚀性,可用来处理实验器材中许多可耐受160℃或更高温度2~4h的物品。燃烧或焚化也是一种干热方式。高压灭菌的湿热法则最为有效。

煮沸并不一定能杀死所有的微生物或病原体,如果其他方法(化学杀菌、清除污染、高压灭菌)不可行或没有条件时,也可以作为一种最起码的消毒措施。灭菌后的物品必须小心操作并保存,以保证在使用之前不再被污染。

(五)高压灭菌

压力饱和蒸汽灭菌(高压灭菌)是对实验材料进行灭菌的最有效和最可靠的方法。对于大多数目的,下列组合可以确保正确装载的高压灭菌器的灭菌效果:① 134℃、3min;② 126℃、10min;③ 121℃、15min;④ 115℃、25min。具体操作要求如下:

1. 应由受过良好培训的人员负责高压灭菌器的操作和日常维护。

2. 预防性的维护程序应包括:由有资质人员定期检查灭菌器柜腔、门的密封性以及所有的仪表和控制器。

3. 应使用饱和蒸汽,并且其中不含腐蚀性抑制剂或其他化学品,这些物质可能污染正在灭菌的物品。

4. 所有要高压灭菌的物品都应放在空气能够排出并具有良好热渗透性的容器中;灭菌器柜腔装载要松散,以便蒸汽可以均匀作用于装载物。

5. 当灭菌器内部加压时,互锁安全装置可以防止门被打开,而没有互锁装置的高压灭菌器,应当关闭主蒸汽阀并待温度下降到80℃以下时再打开门。

6. 当高压灭菌液体时,由于取出液体时可能因过热而沸腾,故应采用慢排式设置。

7. 即使温度下降到80℃以下,操作者打开门时也应当戴适当的手套和面罩来进行防护。

8. 在进行高压灭菌效果的常规监测中,生物指示剂或热电偶计应置于每件高压灭菌物品的中心。最好在"最大"装载时用热偶计和记录仪进行定时监测,以确定灭菌程序是否恰当。

9. 灭菌器的排水过滤器(如果有)应当每天拆下清洗。

10. 应当注意保证高压灭菌器的安全阀没有被高压灭菌物品中的纸等堵塞。

(六)焚烧

在处理那些经过或事先未经清除污染的动物尸体以及解剖组织或其他实验室废弃物时,焚烧是一种有效的方法。只有在实验室可以控制焚烧炉的条件下,才能用焚烧代替高压灭菌来处理感染性物质。需要焚烧的材料(即使事先已清除污染)应当用袋子运送到焚烧室,最好使用塑料袋。负责焚烧的工作人员应当接受关于如何装载和控制温度等的正确指导。

没有焚烧炉的医疗机构,应将需要焚烧的材料按要求运输到指定的地点进行焚烧处理。

四、废物处理

医学实验室废弃物处理应符合国务院颁布的《医疗废物管理条例》及卫生部颁布的《医疗卫生机构医疗废物管理办法》的相关规定。实验室废物管理的目的:一是将操作、收集、运输、处理废物的危险减至最低;二是将其对环境的有害作用减至最小。具体要求:

1. 所有不再需要的样本、培养物和其他生物材料应弃置于专门设计的、专用的带有标记的用于处置危险废物的容器内。生物废物容器的装量不能超过其设计容量。

2. 利器（包括针头、小刀、金属和玻璃）应直接弃置于耐扎的容器内。

3. 实验室管理者应确保由经过适当培训的人员采用适当的个人防护装备处理危险废物。

4. 不允许积存垃圾和实验室废物。已装满的容器应定期从工作区运走。在去污染或最终处置之前，应存放在指定的安全地方，通常在实验室区内。未被试剂或体液污染的实验室垃圾和日常纸类废物可按非危险废物操作和处理。每天至少适当且安全地处置一次。

5. 所有弃置的实验室微生物样本、培养物和被污染的废物从实验室取走之前，应使其本质上达到生物学安全（可通过高压消毒处理或其他被批准的技术或包装在适当的容器内实现）。

6. 只要包装和运输方式符合相应法规要求，可允许运送未处理的废物至指定机构。

7. 对已知未受污染的实验室废物可按非危险废物操作并处理。

五、应急事故处理

由于存在仪器设备或设施出现意外故障或操作人员出现疏忽和错误的可能性，医学实验室发生意外事件是难以避免的。每个实验室应结合本单位实际，建立处置意外事件的应急方案并体现在实验室生物安全手册中，使所有工作人员熟知，并不断修订，使之满足实际工作的需要。在制定意外事故应对方案时应考虑以下几方面问题：

(1)高危险度等级微生物的鉴定。

(2)高危险区域的地点，如实验室、储藏室和动物房。

(3)明确处于危险的个体和人群。

(4)明确责任人员及其责任，如生物安全官员、安全人员、地方卫生部门、临床医生、微生物学家、兽医学家、流行病学家及消防和警察部门。

(5)列出能接受暴露或感染人员进行治疗和隔离的单位。

(6)暴露或感染人员的转移。

(7)列出免疫血清、疫苗、药品、特殊仪器和物资的来源。

(8)应急装备的供应，如防护服、消毒剂、化学和生物学的溢出处理盒、清除污染的器材物品。

下面简要介绍医学实验室容易发生的应急事故的处理方法。

(一)刺伤、切割伤或擦伤

1. 受伤人员应当脱下防护服，清洗双手和受伤部位，使用适当的皮肤消毒剂，必要时进行医学处理。

2. 要记录受伤原因和相关的微生物，并应保留完整适当的医疗记录。

(二)潜在感染性物质的食入

应脱下受害人的防护服并进行医学处理。要报告食入材料的鉴定和事故发生的细节，并保留完整适当的医疗记录。

(三)潜在危害性气溶胶的释放(在生物安全柜以外)

1. 所有人员必须立即撤离相关区域，任何暴露人员都应接受医学咨询。

2. 应当立即通知实验室负责人和生物安全员。

3. 为了使气溶胶排出和使较大的粒子沉降，在一定时间内(例如 1h 内)严禁人员入内。如果实验室没有中央通风系统，则应推迟进入实验室(例如 24h)。

4. 应张贴"禁止进入"的标志，过了相应时间后，在生物安全员的指导下来清除污染。

5. 应穿戴适当的防护服和呼吸保护装备。

(四)容器破碎及感染性物质的溢出

1. 应当立即用布或纸巾覆盖受感染性物质污染或受感染性物质溢洒的破碎物品。在上面倒上消毒剂，并使其作用适当时间。

2. 然后将布、纸巾以及破碎物品清理掉；玻璃碎片应用镊子清理。

3. 用消毒剂擦拭污染区域。如果用簸箕清理破碎物，应当对它们进行高压灭菌或放在有效的消毒液内浸泡。用于清理的布、纸巾和抹布等应当放在盛放污染性废弃物的容器内。

4. 所有这些操作过程中都应戴手套。如果实验表格或其他打印或手写材料被污染，应将这些信息复制，并将原件置于盛放污染性废弃物的容器内。

(五)未装可封闭离心桶的离心机内盛有潜在感染性物质的离心管发生破裂

1. 如果机器正在运行时发生破裂或怀疑发生破裂，应关闭机器电源，让机器密闭 30min 使气溶胶沉积。

2. 如果机器停止后发现破裂，应立即将盖子盖上,并密闭 30min。

3. 发生这两种情况时都应通知生物安全员。随后的所有操作都应戴结实的手套(如厚橡胶手套),必要时可在外面戴适当的一次性手套。

4. 当清理玻璃碎片时应当使用镊子,或用镊子夹着的棉花来进行。所有破碎的离心管、玻璃碎片、离心桶、十字轴和转子都应放在无腐蚀性的、已知对相关微生物具有杀灭活性的消毒剂内。未破损的带盖离心管应放在另一个有消毒剂的容器中,然后回收。

5. 离心机内腔应用适当浓度的同种消毒剂擦拭,并再次擦拭,然后用水冲洗并干燥。

6. 清理时所使用的全部材料都应按感染性废弃物处理。

(六)在可封闭的离心桶(安全杯)内离心管发生破裂

1. 所有密封离心桶都应在生物安全柜内装卸。

2. 如果怀疑在安全杯内发生破损,应该松开安全杯盖子并将离心桶高压灭菌。另一种方法是,安全杯可以采用化学消毒。

(七)火灾和自然灾害

在制定的应急预案中应包括消防人员和其他服务人员。应事先告知他们哪些房间有潜在的感染性物质。要安排这些人员参观实验室,让他们熟悉实验室的布局和设备,这都是十分有益的。发生自然灾害时,应就实验室建筑内和(或)附近建筑物的潜在危险向当地或国家紧急救助人员提出警告。只有在受过训练的实验室工作人员的陪同下,他们才能进入这些地区。感染性物质应收集在防漏的盒子内或结实的一次性袋子中。由生物安全人员依据规定决定继续利用或是最终丢弃。

(八)紧急救助:联系对象

应在实验室内显著位置张贴以下电话号码及地址:

1. 实验室。
2. 研究所所长。
3. 实验室负责人。
4. 生物安全员。
5. 医院/急救机构/医务人员[如果可能,提供各个诊所、科室和(或)医务人员的名称]。
6. 警察。
7. 工程技术人员。
8. 水、气和电的维修部门。

(九)急救装备

实验室应配备以下紧急装备以备应急使用:

1. 急救箱,包括常用的和特殊的解毒剂。
2. 合适的灭火器和灭火毯。
3. 全套防护服(连体防护服、手套和头套——用于涉及危险度 3 级和 4 级微生物的事故)。
4. 有效防护化学物质和颗粒的滤毒罐的全面罩式防毒面具(full-face respirator)。
5. 房间消毒设备,如喷雾器和甲醛熏蒸器。
6. 担架。
7. 工具,如锤子、斧子、扳手、螺丝刀、梯子和绳子。
8. 划分危险区域界限的器材和警告标示。

第四节 实验室生物安全法律、法规建设

实验室生物安全在我国一直处在较落后的状态。近年来,我国政府已逐渐意识到实验室生物安全的重要性,从 2002 年起,相继颁布了有关生物安全的法律、法规及国家标准,这些法律法规的颁布,对于进一步加强实验室生物安全管理,指导实验室工作人员在实验活动中采取有效的防护措施,进一步规范实验操作行为,避免和减少实验活动或其他相关活动中感染性或潜在感染性生物因子对工作人员、环境和公众造成危害等具有十分重要的意义。

一、国际发展概况

20 世纪 50—60 年代欧美国家开始关注实验室生物安全问题,主要针对实验室意外事故感染所采取的对策。世界卫生组织(World Health organization,WHO)认为生物安全是一个重要的国际性问题,为了指导实验室生物安全,减少实验室事故的发生,在 1983 年出版了《实验室生物安全手册》(第 1 版),鼓励各国接受和执行生物安全基本概念,指导病原微生物实验室制定生物安全操作规范,并于 1993 年出版了该手册的第 2 版,由 7 个国家(美国、加拿大、俄罗斯、瑞典、英国、澳大利亚、苏格兰)和 WHO 的生物安全专家和官员编写。2004 年 WHO 正式发布了《实验室生物安全手册》(第 3 版),继续发挥其在国际生物安全领域的指导作用,全面阐述了我们所面临的生物安全和生物安全保

障问题,始终强调工作人员个人责任心的重要性,并在第2版的基础上,增加了危险度评估、实验室生物安全的保障、重组DNA技术的安全利用及感染性物质运输等方面的内容。

二、我国生物安全的法律、法规和标准

我国生物安全的法律、法规的建立落后于欧美国家20年的时间。20世纪90年代后期,国内一些专家开始建议制定我国实验室的生物安全准则或规范,终于在2002年12月,经卫生部批准颁布了中华人民共和国卫生行业标准《微生物和生物医学实验室生物安全通用准则》(WS233-2002),开创了我国生物安全领域的新篇章。

(一)我国有关生物安全的法律法规

1.《中华人民共和国传染病防治法》 该法于1989年2月21日公布,同年9月1日开始施行,2004年8月28日被修订。本法规定我国流行的传染病分为甲类、乙类和丙类三种并实行分类管理,修订后的法律增加了防止传染病病原体扩散、加强病原微生物菌(毒)种的管理及加强卫生监督等有关生物安全的管理要求。

2.《病原微生物实验室生物安全管理条例》 本条例对于中华人民共和国境内从事病原微生物的实验室及其相关实验活动的生物安全管理做了明确规定,同时,也明确了国务院卫生主管部门、国务院兽医主管部门及其他有关部门的生物安全监督职责。该条例2004年11月12日开始施行。

3.《医疗废物管理条例》 本条例对医疗卫生机构和医疗废物集中处置单位建立健全医疗废物管理责任制、加强从事医疗废物工作的人员培训和管理、加强医疗废物的登记管理及防止医疗废物的扩散和泄露等方面进行了明确规定,目的在于加强医疗废物的安全管理,保护环境和公众健康。该条例于2003年6月4日开始施行。

(二)我国有关实验室生物安全的标准和规范

1. 中华人民共和国国家标准《实验室-生物安全通用要求》(GB19489-2004) 此标准是我们国家实验室生物安全强制执行的标准,对不同级别生物安全实验室或动物实验室的布局、设施要求、安全设备要求、个人防护、实验室生物安全标准操作规程及实验室其他安全等做了详细的描述。

2. 中华人民共和国国家标准《医学实验室——安全要求》(GB19781-2005/ISO 15190:2003) 本标准规定了在医学实验室建立并维持安全工作环境的要求,主要包括医学实验室的管理、安全设计、实验室标准操作程序、职业性疾病及意外事故的报告、职工培训、个人责任、防护设备及医学实验室其他安全要求等,适用于目前已知的医学实验室服务领域。

3. 中华人民共和国国家标准《生物安全实验室建设技术规范》(GB50346-2004) 主要规定了生物安全实验室建筑平面、装修和结构的技术要求;实验室的基本技术指标的要求;空气调节和空气净化、给水排水、气体供应、配电、自动控制和消防设施配置的原则;施工、验收和检测的原则等,为我国生物安全实验室的改造和建设提供技术依据。

4. 中华人民共和国卫生行业标准《微生物和生物医学实验室生物安全通用准则》(WS233-2002) 该标准主要参考了美国疾病预防控制中心/国立卫生研究院(Centers for Disease Control and Prevention/National Institutes of Health, CDC/NIH)的《微生物和生物医学实验室的生物安全》(第4版)并结合国内的经验而制定。主要包括生物安全防护的基本原则、实验室的分类和分级、生物安全实验室的基本要求、三级和四级生物安全实验室的检测和验收等,是我国生物安全领域具有开拓性的行业标准,在2003年传染性非典型肺炎疫情的控制中发挥了积极的作用。

5. 中华人民共和国卫生部《人间传染的病原微生物名录》 于2006年1月11日印发并施行。名录中对已知的380种病原微生物的危害程度及运输包装进行了分类,明确了其实验活动所需的生物安全实验室级别,可作为实验室从事相应实验活动的依据。

6. 中华人民共和国卫生部令《可感染人类的高致病性病原微生物菌(毒)种或样本运输管理规定》(第45号) 于2005年12月28日发布,并于2006年2月1日起施行,适用于可感染人类的高致病性病原微生物菌(毒)种或样本的运输管理。

7. 国家环境保护总局令《病原微生物实验室生物安全环境管理办法》(第32号) 于2006年3月8日发布,并于2006年5月1日起施行。本办法适用于中华人民共和国境内的实验室及其从事实验活动的生物安全环境管理。

一次性接种环:微型加热器配有硼硅酸玻璃或陶瓷保护罩,从而减少接种环灭菌时感染性物质的

飞溅和散布,但由于微型加热器会扰乱气流,因此应置于生物安全柜中靠近工作表面后缘的地方。一次性接种环可在生物安全柜中使用,无须灭菌,使用后应置于消毒剂中,按照医疗废弃物进行处理。

(赵 辉)

■ 参考文献

丛玉隆,秦小玲,邓新立.2005.现代医学实验室管理与实践.北京:人民军医出版社.

国家标准局信息分类编码研究所. 2002. WS 233-2002 微生物和生物医学实验室生物安全通用准则.北京:中国标准出版社.

国家标准局信息分类编码研究所. 2005.GB 19781-2005/ISO15190:2003 医学实验室——安全要求.北京:中国标准出版社.

国家标准局信息分类编码研究所.2004. GB 19489-2004 实验室生物安全通用要求.北京:中国标准出版社.

国家标准局信息分类编码研究所.2005. JG 170—2005 生物安全柜.北京:中国标准出版社.

国家环境保护总局污染控制司-中华人民共和国卫生部医.医疗废物管理国家法规与标准.2004.北京:化学工业出版社.

祁国明.2006.病原微生物实验室生物安全.第 2 版.北京:人民卫生出版社.

世界卫生组织.2005.实验室生物安全手册.第 3 版.北京:人民卫生出版社.

第二篇 临床检验基础

第7章

概述

"临床检验"在广义上指为临床疾病诊断或辅助诊断的全部实验室检验。此处"临床检验基础"主要指筛查或确诊临床疾病最常用、最频繁的实验室检验。目前,一方面,临床实验室主要运用检验仪器筛查疾病,特点是自动化、电脑化、信息化和便捷化;另一方面,一些仪器不能完全替代的检验项目,如血液、尿液和体液细胞、病原体等有形物质的检验,不但继续使用手工显微镜检验方法作为确诊特定疾病的"金标准",而且还是临床仪器检测、校准和质量控制程序的重要组成部分。与临床检验其他专业相比,临床检验基础更强调手工检验与仪器检验的有机结合,以确保临床常规检验结果达到高质量。

第一节 临床检验基础的发展、现状及其特点

临床检验基础的项目,主要对来源于血液、尿液、体液(粪便、脑脊液、浆膜腔积液等)多种标本的进行常规理学、化学和显微镜形态学检查。

1. 临床常规检验发展简史 血液检验始于显微镜的发明。1590年荷兰人Hans Jansen设计制造最原始显微镜,1658年意大利人Malpighi应用最原始显微镜首先观察到红细胞,1665年英国科学家Robert Hooke用显微镜观察软木树皮结构,将观察到的"孔隙"称为"细胞",出版《显微镜学》(Micrographies),改进了显微镜采光法,1673年荷兰人Antonie van Leeuwenhoek是微生物学开山鼻祖,改进了原始显微镜,观察到"细胞"等微观生物世界。1855年,发明了血细胞计数板。1932年Zernike F发明了相差显微镜。1946年美国Becton Dickinson公司推出Vacutainer真空采集管,使采血更准确更安全。1953年Coulter WH发明了第一台血细胞计数仪,Coulter原理成为现代血液分析仪细胞计数的理论和技术之一。从20世纪70年代起,血液分析仪先后增加了血小板计数、血红蛋白检测、白细胞分类、网织红细胞计数、有核红细胞计数、未成熟粒细胞计数、未成熟血小板分数等检测功能。2001年作为显微镜形态学筛查的全自动血细胞形态学分析系统问世,推动了细胞形态学数字图像分析的进程。

尿液一般检验是人类最早涉及的医学检验技术,在有文字记录出现之前就已经出现了表示尿液特殊符号,认识到尿液颜色、黏稠度和尿量变化可能与疾病有关。公元前400年希腊名医希波克拉底(Hippocrates)注意到发热时尿液颜色和气味的变化。公元1000年波斯名医伊斯梅尔(Ismail)描述了尿液7种变化(颜色、黏稠度、尿量、透明度、沉淀物、臭味和泡沫)与疾病的关系,这与目前尿液理学检查内容非常接近。16-19世纪,开始用科学方法检查尿液,1841年特莫(Trommer)第1次用氧化铜还原法测定尿糖,1920年美国大学生班尼迪克(Benedict)建立著名班氏尿糖测定法,19世纪布赖特(Bright)等用显微镜观察尿液有形成分。20世纪的50年代,出现现代尿液分析技术;1956年起

美国开发和推出尿糖、尿白蛋白、隐血和多联尿试带法试纸;20世纪70年代,半自动尿液干化学法分析仪器开始问世;20世纪80年代,推出尿沉渣检查工作站。20世纪90年代中期至今,全自动流式细胞术尿液有形成分分析仪、多种影像处理技术尿有形成分分析仪均相继或同时问世。

2. 临床常规检验的现状　在临床常规检验中,现代检验仪器已经部分替代了手工操作,常规检验项目主要用于对健康人标本的筛检,而对于患者标本的异常检测结果,常仍需人工进一步复核。临床常规检验的现状特点见表7-1。

表7-1　临床常规仪器检验特点

特　点	评　价
速度快	手工白细胞分类计数,从制片、染色到显微镜计数结束,一般需8~15min。血液分析仪作白细胞分类计数,常≤60s。仪器检测满足了临床疾病诊断时间要求
精度高	仪器法白细胞分类计数的重复性好,变异系数明显低于手工法,有利于对患者疾病过程的监测和诊治决策
操作易	手工法检测尿液蛋白质、葡萄糖、尿胆原等,必须分别配制试剂,不但流程繁杂,且还可能用错试剂。尿液干化学分析仪检测,只需1条试带,1次浸渍尿标本,在60s内,就能得到10项左右尿液化学检查的结果
参数多	手工检验,1次操作,1份标本常常只能完成1项检验。血液分析仪检验,1次操作、1份标本可同时完成>20项测定和计算参数的检测
质控易	手工检验的质量控制难度大,而仪器配有相应的校准品,质控品,实施质控简便、稳定性强,可自动记录、储存、比较结果
信息大	手工记录储存检验结果,费事费力,而检验储存仪器检测数据,轻松自如、信息量大、可作纵向或横向的检验结果比较

第二节　临床检验基础全程质量保证

2003年,国际标准化组织(ISO)发布医学实验认可文件"ISO 15189 医学实验室质量和能力特殊要求",2007年和2012年进行了2次更新。2008年,我国将"ISO 15189:2007"版转为国家标准《医学实验室质量和能力的专用要求》(GB/T 22576-2008)。2012年,中国合格评定国家认可委员会(CNAS)发布了"CNAS-CL02:2012 医学实验室质量和能力认可准则",强调医学实验室须在管理和技术上满足临床和患者对检验质量的需求。

1. 临床检验全程质量保证　临床检验的目的是向临床提供准确的检验结果。对于离体的检验标本,影响检测的变化因素有众多环节。

检验前质量保证涉及患者、医师、护士、标本转运人员、检验人员。如严格规范操作可降低70%以上的检验差错率。

检验中质量保证包括室内质量控制和参与室间质评活动,目的是保证检验质量的可靠性和准确性。

检验后质量保证主要复核检验结果,向临床发送准确检验报告的最一关。

2. 临床检验需合格人员和标准化检验程序　培训合格检验人员是保证检验质量的首要条件。在操作血液和尿液分析仪前,操作人员须接受培训,满足正确操作仪器和判断检验结果的能力要求。

第三节　临床检验基础复习重点

本篇每章开始处,列出了有关检验项目所需"了解"(方法和原理)、"熟悉"(临床应用)和"掌握"(质量管理)的层次。

1. 关于检验"方法和原理"　不同检验方法原理不一,检验人员在初、中级职称阶段应"掌握和熟悉"而在高级职称阶段则"降格"为"了解"。

2. 关于"临床应用" 如今,医学检验已转为"检验医学",此在理念上和实践上已发生了质的变化。任何一个检验项目的价值,最终评价的准绳就是看其在临床实践中的应用价值。高级职称检验人员,须"熟悉"检验项目的"临床应用",有责任担负起检验为临床服务的桥梁,不仅在总体上要熟悉检验项目的临床意义,而且应以循证检验医学原则为指导,对正确评价检验项目的临床应用价值。

高级职称检验人员应在检验技术性能达标的基础上,向临床推荐经科学评价、诊断灵敏度和特异性达到最佳的检验项目,使患者得到最好的诊疗结局;还应主动与临床沟通,共同分析异常检测结果的原因和做出符合临床实际的合理解释。

3. 关于"质量管理" 临床检验始终将提高检验质量作为工作的生命线。"质量管理"除质量控制(室内质控)外,还应特别关注检验前"干扰因素"和检验"方法学"比较和准确性评价(室间质评)。高级职称检验人员,须"掌握"质量管理"的全部原则和必要细节,才能把好检验质量的关键环节。

(熊立凡 胡晓波 金大鸣)

第 8 章

标本采集与处理

大　纲

了解　血液标本采集的一般要求、标本类型；尿液标本采集一般要求、采集容器要求。
熟悉　血液、尿液、粪便、体液标本采集方法；血液标本抗凝要求。
掌握　血液、尿液、粪便、体液标本采集质量保证。

临床一般检验标本主要来源于血液、尿液、粪便及其他体液等。正确的标本采集是获得准确、可靠检验结果的关键，尤其是在自动化检验仪器普遍应用的现代临床检验科，检验前质量管理是全面质量管理的重点。按(ISO 15189:2012)文件的规定，《医学实验室质量和能力要求》实验室应制定便于使用的正确标本采集和处理规程，且应有标本接受或拒收的规定，需定期评审标本采集量，以保证采样量既不会过少也不会过多。

第一节　血液标本采集

临床一般检验标本主要来源于血液、尿液、粪便及其他体液等。正确的标本采集是获得准确、可靠检验结果的关键，尤其是在自动化检验仪器普遍应用的现代临床检验科，分析前质量管理是全面质量管理的重点。

一、一般要求

(一)检验申请单

纸质检验申请单或电子申请单中应包括患者和申请者基本信息，如门诊号、住院号、床号、日期等，同时应提供相关的临床信息，如姓名、性别、年龄等，以备解读检验结果之用。

(二)标本采集和处理具体要求

实验室管理文件应向负责采集标本的人员提供标本采集和处理具体要求。这些要求应包括在标本采集手册中(表 8-1)。

(三)标本信息完整性

标本应通过检验申请单溯源到特定个体，实验室不应接收或处理缺少适当标识的检验申请单。对缺少适当标识或不应接受的标本的处理方法见表 8-2。

表 8-1　正确采集和处理标本具体要求

具体要求细目
(1)患者告知：向患者提供在标本采集前应做准备的信息和说明
(2)患者准备说明书：如提供给护士和抽血人员的说明书
(3)标本采集：说明血液、尿液和其他体液标本容器和添加物
(4)标本采集类别和数量

(续 表)

具体要求细目
(5)标本采集日期和时间,包括特定采集时间
(6)标本处理要求:从标本采集至实验室接收之间(运送、冷冻、保温、立即送检等)的处理要求
(7)标本采集人员:记录身份信息
(8)标本采集器材和安全处理

表 8-2 缺少适当标识或不应接收的标本处理方法

项 目	处 理
标识不明确或标本不稳定	可先处理标本,但不发送检验报告,直至申请检验医师或标本采集人员承担标本鉴别和接收的责任,或提供适当的信息
规定的时间	根据申请检验项目的特性及实验室的相关规定,标本应在一定时间范围内送检。急症或危重患者的标本要特别注明和标识
规定的温度	标本应保持在一定的温度范围内,并含规定的防腐剂,以确保标本完整性
标本记录	应在登记本、工作表、计算机或类似系统中,记录所有接收的标本,包括接收的日期、时间、人员、姓名或代号等

(四)标本拒收

实验室应制定标本接收和拒收的标准文件。因不同检验项目对标本的要求不同,故应分别制定拒收标准。因不可预计意外因素而接收的不合格的标本,其检验报告上应注明标本存在的问题,在解释结果时必须特别说明。

二、标本类型

1. 全血:静脉全血、动脉全血和毛细血管全血。
2. 血浆:全血抗凝离心后除去血细胞成分为血浆,用于血浆化学成分测定和凝血试验。
3. 血清:是血液离体后自然凝固后分离出来的液体,除血凝系统成分外,其他化学成分与血浆多无差异。血清主要用于临床化学和免疫学等检测。
4. 分离或浓缩血细胞成分:有些特殊检验项目需用特定的细胞作为标本。
5. 分离胶处理。

三、采集方法

血液标本的采集按部位分为皮肤采血、静脉采血、动脉采血;按采血方式又可以分普通采血法和真空采血法。

(一)皮肤采血法

皮肤采血法主要用于需要微量血液的检验项目。所获得的末梢血不单纯是毛细血管血,而是微动脉、微静脉和毛细血管的混合血,并依采血时挤压的力度不同可含有少量细胞间质和细胞内液等。

WHO推荐的采血部位是左手环指指端内侧。婴幼儿因手指太小,可选用拇指或足跟部位采血。对严重烧伤患者,则应选择皮肤完整处采血。凡局部有水肿、炎症、发绀或冻疮等均不可作为穿刺部位。由于末梢血与静脉血的成分有差异,因此,有条件时尽可能采集静脉血。

皮肤采血法的注意事项①采血时须注意严格消毒和生物安全防范,须严格实行一人一针一管。②取血时可稍加挤压,但切忌用力过大,以免使过多组织液混入血液中。③采血要迅速,防止流出的血液发生凝固。④采用手工法进行多项常规检验时,血液标本采集顺序为血小板计数、红细胞计数、血红蛋白测定、白细胞计数及白细胞分类计数。

(二)静脉采血法

1. 普通采血法 指的是传统的采血方法,静脉采血法的注意事项:①根据检查项目、所需采血量选择试管。②严格执行无菌操作,严禁在输液、输血的针头或皮管内抽取血标本。③抽血时切忌将针栓回推,以免注射器中气泡进入血管形成气栓。④抽血不宜过于用力,以免产生泡沫而溶血。

2. 真空采血法 又称为负压采血法,主要原理是将有胶塞头盖的采血管抽成不同的真空度,利用针头、针筒和试管组合成全封闭的真空采血系统,实现自动定量采血。

真空采血管管盖的颜色,代表采血管的不同用途(表8-3)。如使用血量较大或检验项目较多时,只要更换负压采血管就可实现连续采血。真空采血法具有计量准确、传送方便、封闭无菌、标识醒目和容易保存等优点。

真空采血法注意事项:①检查胶塞头盖:使用前切勿松动采血管头盖,以免改变采血管负压、影响采血量。②胶塞穿刺针软橡皮到乳胶套作用:包裹、封闭穿刺针针头、当针头刺入采血管后,乳胶套卷起。采血完毕。去除采血管,乳胶套弹性回复,封闭穿刺针针头,防止导管内血液继续流出而污染环境。

静脉采血多管采血顺序:血培养管→凝血试验枸橼酸钠管→血清管(有或无促 凝胶分离剂)→肝素管(有或无凝胶)→乙二胺四乙酸(EDTA)管→糖酵解抑制管。

表8-3 负压采血管种类和用途

采血管	用途	标本	操作步骤	添加剂	作用机制
红色	生化/血清学检验	血清	采血后无须混匀,静置1h	无,内壁涂有硅酮	无
橘红色	快速生化检验	血清	采血后即颠倒混匀8次,静置5min	促凝剂	促进血液凝固
绿色	快速生化检验	血浆	采血后即颠倒混匀8次	抗凝剂:肝素钠、肝素锂	抑制血液凝固
金黄色	快速生化检验	血清	采血后即颠倒混匀5次,静置30min	惰性分离胶,促凝剂	促进血液凝固
浅绿色	快速生化检验	血浆	采血后即颠倒混匀5次	惰性分离胶,肝素锂	抑制凝血
紫色	血常规检验	全血	采血后即颠倒混匀8次;检测前再混匀	$EDTA-K_3$ 或 K_2(液体或干粉)	螯合钙离子
黄色	微生物培养	血清	无须混匀,静置1h	无菌,聚茴香脑磺酸钠	抑制补体、巨噬细胞和某些抗生素作用
灰色	血糖检验	血浆	采血后即颠倒混匀8次	氟化钠和碘乙酸锂	抑制葡萄糖分解
浅蓝色	凝血检验	血浆	采血后即颠倒混匀8次;检测前离心取血浆检测	枸橼酸钠:血液=1:9	结合钙离子
黑色	红细胞沉降率	全血	采血后即颠倒混匀8次;检测前再混匀	枸橼酸钠:血液=1:4	结合钙离子

(三)动脉采血法

动脉采血法主要用于血气分析检验,通常采用桡动脉作为采血部位,也可采用肘动脉或股动脉。动脉采血法的注意事项:①隔绝空气:用于血气分析的标本,采集后立即封闭针头斜面,再混匀标本。②立即送检:标本采集后应立即送检,否则应将标本置于2~6℃保存,但保存时间不应超过2h。③防止血肿:采血完毕,拔出针头后,用无菌干棉签用力按压采血处止血,以防形成血肿。

(四)方法学评价

不同采血方法的评价见表8-4,静脉采血法的方法学评价见表8-5。

表8-4 不同采血方法评价

方法	优点	缺点
皮肤采血法	价廉、快速、操作简便,采血量少,用于用血量小的项目或预稀释血的血细胞分析仪检验	代表性差,易混入组织液,使血液稀释或凝固,局部炎症可影响检验结果,不可重复或追加检验项目
静脉采血法	代表性好,无组织液混入,可重复或追加检验项目,用于用血量大的项目或全血的血细胞分析仪检验	但添加剂可改变血液性质,影响血细胞形态

表 8-5　静脉采血法方法学评价

方法	评价
普通静脉采血法	1. 操作环节多，丢弃的注射器和转运血液过程中可能造成环境污染 2. 血液和抗凝剂不能立即混合 3. 血标本暴露
负压采血法	1. 在静脉穿刺到血液标本转运的整个过程中，血液标本均不与外界接触 2. 有利于标本的收集、转运和保存 3. 有利于防止医院内血源性交叉感染和保护环境

四、标本抗凝

使用全血和血浆标本时，通常需要应用抗凝剂。抗凝就是采用物理或化学方法除去或抑制某种凝血因子的活性，以阻止血液凝固。这种阻止血液凝固的物质称为抗凝剂或抗凝物质。常用血液标本添加剂的用途与特点见表 8-6。

1. **化学抗凝剂**　用物理或化学方法除去或抑制血液中某些凝血因子的活性，使凝血过程被阻断称为抗凝。能够阻止血液凝固的化学物质称为抗凝剂。

2. **促凝剂**　促凝剂是采用非活性硅石等非生理性促凝成分，经特殊加工制成。常用的促凝剂有凝血酶、蛇毒、硅石粉和硅碳素等。

3. **分离胶**　血清分离胶是一种具有化学惰性和稳定性的高分子物质，不溶于水，具有抗氧化、耐高温、抗低温、高稳定性的特性，其比重介于血清与血细胞之间，在 1100~1500g 离心力作用下液化移动到试管中央，离心后固化形成屏障，使血清和血细胞完全分离。

表 8-6　常用添加剂的用途与特点

添加剂	作用	用途	注意事项
乙二胺四乙酸盐	与血液 Ca^{2+} 结合成螯合物	全血细胞计数，离心法 HCT 测定	抗凝剂用量和血液的比例，采血后须立即混匀
枸橼酸钠	与血液 Ca^{2+} 结合	血沉、凝血试验、血液保养液	抗凝能力相对较弱，抗凝剂浓度和体积与血液比例非常重要
肝素	加强抗凝血酶灭活丝氨酸蛋白酶，阻止凝血酶形成	血浆的生化、免疫项目，如血气分析；肝素钠适用于红细胞渗透脆性试验、微量离心法 HCT 测定	电极法测血钾与血清结果有差异；不适合血常规检查
草酸盐	草酸盐与血液 Ca^{2+} 形成草酸钙沉淀	草酸钾干粉常用于血浆标本抗凝	容易造成钾离子污染其他检测项目；现应用已减少
促凝剂	促进激活凝血机制，加速血液凝固	缩短血清分离时间，特别适用于急诊生化检验	常用促凝剂有凝血酶、蛇毒、硅石粉、硅碳素等
分离胶	高黏度凝胶在血清和血块间形成隔层，以分离血细胞和血清	能快速分离出血清标本；有利于标本的冷藏保存	分离胶的质量影响分离效果和检验结果；分离胶试管成本高

五、质量保证

标本采集是检验前质量管理的主要内容，检验前工作是由患者、医生、护士、运送人员及检验人员在实验室以外的空间完成。因此，临床反馈不满意检验结果，大多最终可溯源到标本质量不合要求。为了准确地反映检验结果，临床医护人员和检验人员，应了解标本采集前患者的状态和影响结果的因素，并将要求和注意事项告知患者，要求给予配合，使所采集的标本尽可能少受非疾病因素影响。

(一)采血服务

1. **环境要求**

(1)空间：临床实验室(尤其是门、急诊实验室)的采血环境应该是人性化设置，空间宽敞，光线明亮,通风良好,采血台面高低和宽度适宜,座椅舒适、可转动或斜躺。

(2)窗口:有足够采血窗口和工作人员,保证在患者最多的时刻,使患者排队等候采血的时间排队人数不超过院内规定时间。采血等候处,最好设置指示采血顺序、叫号设备系统等。窗口之间最好相互隔开,保护患者隐私和避免窗口之间的相互干扰。

2. 生物安全

(1)防止交叉感染:采血过程尽可能采用一次性用品,包括压脉带、清洁纸垫和消毒用品。采血废弃物品按照医疗垃圾统一处理。

(2)履行环境消毒:采血处用紫外线灯定时对周边环境和空气消毒,用消毒液擦拭台面消毒。

(二)患者状态要求

在标本采集过程中,应注意患者的生理状态、饮食和药物对检验结果的影响。

1. 生理状态和饮食影响　患者生理和饮食状态对临床基础检验结果影响见表8-7。

2. 药物对检验结果的影响　药物干扰检验结果主要有4条途径:①影响反应系统待测成分物理性质。②参与检验化学反应。③影响机体组织器官生理功能和(或)细胞活动中的物质代谢。④对器官的药理活性和毒性作用。

(三)采血操作对检验结果的影响

采血操作对检验结果的影响因素与评价见表8-8。

(四)血液标本运送、保存与处理

临床实验室工作人员对血液标本的处理应特别注意:①要视所有的血液标本都有传染性,对"高危"标本,如乙型肝炎、艾滋病患者血液标本等,要注明标识。②把每一份标本都看作是无法重新获得、唯一的标本,须小心地采集、保存、运送、检测和报告。③严禁直接用口吸取标本,防止标本与皮肤接触、污染器材外部和实验台。④检验完毕,标本必须消毒处理,标本容器要高压消毒、毁型、焚烧等。

表8-7　患者生理、饮食状态对临床基础检验结果的影响

影响因素	评价
年龄	新生儿红细胞计数和血红蛋白量较成人高
性别	男性血红蛋白、红细胞计数较女性高,而女性网织红细胞较男性高
妊娠	妊娠末期可使白细胞计数结果增高,使血细胞比容、红细胞计数、血红蛋白等结果减低
饥饿	长期饥饿可使血红蛋白、血细胞比容等结果减低
运动	马拉松运动可使白细胞计数、中性粒细胞计数、血小板计数、D-二聚体等结果增高,使血红蛋白、血细胞比容、PT、aPTT、纤维蛋白原等结果减低
海拔	高海拔可使血细胞比容、血红蛋白等结果增高
吸烟	吸烟者血细胞比容、MCV、纤维蛋白原、单核细胞、淋巴细胞、中性粒细胞较非吸烟者高
饮酒	长期饮酒可使MCV结果增高
生物钟	血红蛋白量在6～18h最高,在22～24h最低;嗜酸性粒细胞在4～6h最高,18～20h最低
精神	精神紧张可使纤维蛋白原结果增高
体位	坐位可使血红蛋白、白细胞计数、血细胞比容、红细胞计数等结果增高
压脉带	结扎压脉带超过6min可使红细胞、血红蛋白、血细胞比容等结果增高,使白细胞计数结果减低

1. 血液标本运送　血液标本运送可采用人工运送、轨道传送或气压管道运送等。无论何种运送方式,都应该坚持以下3个原则(表8-9)。

2. 标本拒收　在检验前,对确认不符合血液采集规定要求的标本,应拒绝接收。标本拒收原因有:①溶血、抗凝标本出现凝固;②血液采集容器不当;③采血量不足或错误;④转运条件不当;⑤申请和标本标签不一致;⑥标本污染、容器破漏等。标本拒收不但可造成检验费用增高和时间耗费,还可影响疾病的诊断与治疗。因此,对所有涉及标本采集的工作人员,都必须在标本采集、转运和处理各个环节进行全面的培训,确保标本采集准确无误。

3. 血液检验前预处理

(1)分离血清或血浆:需要血浆的检验项目,可通过离心抗凝血获得血浆。但在分离血浆时由于血液未凝固,要防止混入血细胞成分。未加抗凝剂

的正常血液会在 30~60min 凝固,并析出血清。

(2) 预温血浆或血清:有些检验项目,如凝血检验要求检验前 37℃ 预温血浆。冷冻或冷藏标本检测前,应复温至所需温度。深低温冷冻的血浆或血清再溶解,测定前应充分混匀,以防止被测成分分布不均。

(3) 分离细胞:对于需要特定细胞的项目,应根据要求采用不同的细胞分离液或分离技术分离细胞,同时尽量避免混入其他细胞。

4. 血液标本保存　应在规定时间内、确保标本特性稳定的条件下,按要求分为室温保存、冷藏保存、冷冻保存。血液标本的保存与评价见表 8-10。

5. 检验后血液标本处理　根据国家标准《实验室生物安全通用要求》(GB19489-2008) 和《医疗废物管理条例》处理检验后血液标本。实验室废弃物管理要求:①将操作、采集、运输、处理及处理废弃物的危险减至最小。②将其对环境的有害作用减至最小。因此,检验后废弃标本应专人负责处理,用专用的容器或袋子包装,由专人送到指定的消毒地点,一般由(专门机构)采用焚烧的办法处理。

表 8-8　采血操作对检验结果的影响因素与评价

影响因素	评价
采血时间	尽可能空腹、在其他检查和治疗前进行;药物浓度检测应在峰值期和稳定期进行;在检验申请单上注明采血时间
采血部位	应选择恰当的采血部位;采血不畅易激活凝血和纤溶
压脉带使用	一般应<1min;采血时,勿嘱患者反复握、放拳动作;不宜在同侧重复采血
输液	避免在输液过程中采血;如需,则应在另一侧手臂采血
溶血、凝血	血细胞内、外各种成分有梯度差,在分析前应尽量避免溶血、凝血等

表 8-9　血液标本运送的原则与评价

原则	评价
唯一标识	血标本应唯一标识,除编号之外,还包括患者姓名基本信息。目前,解决唯一标识最好方式是应用条形码系统
生物安全	应使用可反复消毒的专用容器运送;特殊标本应有特殊标识(如剧毒、烈性传染等)的盒子密封运送
尽快运送	标本应尽快检验,以符合质量要求和满足临床诊治要求,运送过程中应避免剧烈振荡

表 8-10　血液标本保存与评价

标本	保存与评价
分离后标本	①不能及时检验或需保留以备复查时,一般应将标本置于 4℃ 冰箱内保存。②需保存 1 个月的标本,放置于 -20℃ 冰箱内保存。③需要保存 3 个月以上的标本,分离后置于 -70℃ 冰箱保存。④标本存放时需要密封,以免水分挥发而使标本浓缩。⑤避免标本反复冻融
立即送检标本	如血氨(密封送检)、红细胞沉降率、血气分析(密封送检)、酸性磷酸酶、乳酸等标本
检验后标本	检验后标本不能立即处理时,应按标本性质和要求和规定的时间保存,以备复查。急诊标本、非急诊标本须妥善保存,在需要重新测定时,确保标本检索快速有效。保存原则是在有效的保存期内确保被检查物质不会发生明显改变
标本信息保存	保存检验标本时应包括标本信息,且与血浆、血清或细胞标本相对应

(刘成玉　金大鸣)

第二节　尿液标本采集

尿液检验标本的采集将直接影响检验结果的准确性,并将进一步影响对疾病诊断、治疗和预后判断。

一、一般要求

1. 患者告知　医生、护士和实验室工作人员有责任告知患者关于尿液标本检验的内容、目的、标本留取时间和要求。可给患者提供尿液标本留取指南等书面性文字说明,帮助和指导患者正确留取尿液标本。

2. 标本标识　临床医生开具的检验申请单应包括患者姓名、性别、年龄、病案号或 ID 号等患者唯一标识、科别和病区、临床诊断、尿留取日期和时间等内容。目前许多实验室均采用条形码和实验信息系统,所有患者信息均来自医院 HIS 系统,其中包括采样时间与送检时间,检验科接受标本时间等内容。条形码非常方便使用,特别是自动化仪器的自动识别,双向通讯非常有用。

二、采集容器

应有下列特点：①清洁、干燥、一次性、有盖、不渗漏；惰性材料不与尿液成分发生反应。②容量 50～100ml,口径 4～5cm,平底,盖可密封,有刻度及粘贴标签和条形码位置。③尿培养容器还应预先消毒或无菌处理,封口处标识"已消毒"字样。在使用前不能随意开启密封盖。④儿科患者专用的采集袋,应清洁柔软。⑤采集时段尿或大容量尿标本时(如 12h 或 24h 尿),应采用 2～3L 广口容器。

三、采集方法

尿标本采集的具体要求应取决于实验要求,应根据不同实验要求和标本类别选择不同的样本采集方法和容器。

(一)尿标本类别和用途

除晨尿和随机尿外,其他尿标本属于计时尿标本。各种尿标本类别、留取方法、标本特点和主要用途见表 8-11。

(二)采集方法

1. 晨尿　清洁外阴和周围皮肤,留取中段尿,在 2h 内送检。第 2 次晨尿指留取首次晨尿以后,2～4h 的第 2 次尿液标本。

2. 随机尿　患者无须准备,不受时间限制,能随时留取的尿标本。

3. 计时尿　按规定时间(段)留取一次或全部尿标本。如需使用防腐剂,应预先在容器中添加,然后将每次排出的尿液放入容器中,轻摇混匀后保存,在采集完全部尿液后,尽快送检。或记录全部尿量后取 30～50ml,尽快送检。

4. 尿培养标本　先清洗外阴,再用消毒液消毒尿道口,在连续排尿过程中,弃去前、后段尿液,以无菌容器留中段尿 5～10ml,立即密封盖好,尽快送检。做结核杆菌培养时,可留取 24h 尿或晨尿,通常需连续送检 3 次。

四、质量保证

尿液标本采集和处理,直接影响到尿液分析结果,应制定详细的尿液标本采集程序和指南等,对标本采集过程中所涉及的影响因素予以充分考虑和解释,加强对临床医师、护士和患者的宣教,以提高检验前质量管理。

(一)尿液标本采集前的影响因素

性别、年龄、生活习惯、生理状况、药物等因素都可影响尿液检查(表 8-12)。

表 8-11　不同类别尿标本特点和主要用途

类　别	标本特点	主要用途
晨尿	各种成分较浓缩,偏酸性。但对有形成分的数量和形态会有一定影响	尿常规、尿 HCG,细菌涂片和培养、细胞学检查
随机尿	标本比较新鲜,对尿中有形成分形态干扰最小	门急诊患者尿常规、红细胞形态检查
3h 尿	留尿时间短暂,易保持细胞形态和数量	1h 尿细胞定量计数检查
12h 尿	标本留取时间较长,要求较高,需限制饮食和饮水	12h 尿细胞定量检查
24h 尿	某些成分昼夜内排出量有明显差异	尿中化学成分、激素等的定量,如肌酐清除率、儿茶酚胺、17-羟类固醇、总蛋白、电解质等
餐后尿	尿胆原、餐后尿糖排出的最大时段	用于检出病理性尿胆原,尿糖和尿蛋白

表 8-12　不同因素对尿液检验的影响

因素	示例
年龄	50岁以上者肌酐清除率会随肌肉量减少而降低
性别	女性尿中白细胞数量常高于男性
月经	尿中红细胞数量会升高
妊娠	前7d难以检出,随后会明显增加。在妊娠后期可使尿白细胞酯酶结果假阳性
情绪	尿儿茶酚胺分泌增加,严重时可出现生理性蛋白尿
饮食	高蛋白饮食可使血尿素、尿酸增高;高核酸食物(如动物内脏)可导致尿酸明显增加;多食香蕉、菠萝、甜瓜等可造成餐后尿糖增加
饥饿	可造成尿酸、尿酮体增加
运动	可造成尿蛋白增加;长途跋涉后可造成肌红蛋白增加
饮酒	长期饮啤酒者尿酸增高
性生活	无论男性或女性患者尿液中会检出精子;会造成尿蛋白测定假阳性
药物	如磺胺类药物结晶、造影剂、青霉素等会影响尿蛋白测定;大量维生素C影响尿糖、胆红素和红细胞等

(二)尿标本采集中的影响因素

1. 晨尿和随机尿　应采集中段尿标本,防止尿道口分泌物的污染;女性患者应在月经周期3～5d前后留取尿标本进行尿液检查;儿科患者特别是新生儿可使用小型、特殊的专用小儿尿液采集袋采集尿液标本,防止粪便污染。

2. 首次晨尿　标本因在膀胱中潴留时间较长,且从留取到检验的时间过程偏长,易使部分有形成分形态改变和数量减少,故也有推荐使用第2次晨尿标本。

3. 随机尿　标本易受饮食、饮水、药物、活动或时间的差异等因素影响,病理成分含量常不稳定,会使低含量或临界含量的某些成分漏检。

4. 标本存放　温度升高和时间延长都会使尿中红细胞、白细胞、管型数量减少,使细菌和结晶数量增加。

(张时民　金大鸣)

第三节　粪便标本采集

采集粪便标本最重要的原则是所采集的标本应尽可能含异常成分或检测中能得到阳性结果或能找到有临床诊断价值的病原体(表8-13)。

标本加盖后用密闭的运输箱进行运送。采集后应将粪便、纸类、塑料或各类器材等按照医疗废弃物处理方法进行处理。目前推荐使用一次性容器。

表 8-13　粪便标本采集要求和方法

检查目的	采集要求和方法
常规检查	有便排出:新鲜、含黏液或脓血等成分;应多部位多点取样;无便排出:直肠指检、采便管拭取标本
寄生虫检查	阿米巴滋养体:采集脓血和稀软部分,立即保温送检;血吸虫孵化毛蚴:标本量最低要求30g;如虫体、虫卵计数,需24h粪便;蛲虫卵:于晚12时或晨排便前自肛门皱襞处生理盐水棉签或透明薄膜拭子拭取;其他虫卵、原虫:原虫和某些周期性排卵蠕虫卵的检查,应连续采集3d
隐血试验	化学法试验前3d禁食肉类、动物血和部分蔬菜,禁服铁剂、维生素C等物质
脂肪定量	脂肪膳食50～150g/d,连续6d,从第3天起开始采集72h内粪便,混合称量,取约60g送检。简易法是正常膳食下采集24h粪便,混合后取约60g送检
粪胆原定量	连续采集3d,每天混匀称重,取约20g送检

(粟　军　金大鸣)

第四节 体液标本采集

体液标本的获得多由临床医师行特殊穿刺操作获得。检验项目原始样品采集手册中,应包括患者告知、标本类型、采集类别和数量、采集器材、转运、处理、保存等内容。具体内容见表8-14。

表8-14 体液标本采集要求、转运、处理和保存

标本类型	采集	转运、标本处理、保存
脑脊液	国内现状:第1管做细菌学检查(尽可能在治疗前或治疗结束后36h采集),第2管做化学、免疫学检查,第3管做常规或细胞学检查。CLSI H56-A(2006):第1管做化学和免疫学蛋白质、葡萄糖等检查(如疑血液污染,则不应做蛋白质分析,可改做细胞计数);第2管做微生物革兰染色和培养(第1管易受皮肤细菌污染,现不采用);第3管做细胞计数和分类,此为CSF检验主要目的;第4管做细胞学检查(疑恶性肿瘤时加此管标本)	应采用密闭容器。室温及时(<1h)送检。必要时4~8℃短期储存;-20℃长期储存;储存标本只适于蛋白质和RNA分析。微生物检验标本转运前后不应冷藏
浆膜腔积液	无菌试管(瓶)采集中段液体。常规及细胞学检查用EDTA-K2抗凝、生化检查用肝素抗凝,不加抗凝剂标本用于观察凝固性	应采用密闭容器。及时送检,生化≤2h,常规≤4h。必要时,2~4℃保存。用于细胞计数的分类可达24h
精液	以手淫法采集,应禁欲2~5d,20~35℃保存。将一次射出全部精液盛入洁净有盖容器。应标识采集方法、容器种类、禁欲天数、采集日期和时间等	立即保温≤1h内送检
前列腺液	检查前3d禁欲。量少时可直接涂片,量多时弃去第1滴,采集于无菌洁净干燥试管内	立即送检
阴道分泌物	将分泌物浸入含生理盐水1~2ml的洁净和(或)无菌试管	立即送检。滴虫检查应注意标本保温37℃

(粟 军 金大鸣)

第9章

血液一般检验

大　纲

了解　红细胞计数、血红蛋白测定、血细胞比容测定、红细胞平均指数、网织红细胞计数、红细胞形态检查、红细胞沉降率测定、白细胞计数、血涂片制备、血涂片染色、白细胞分类计数、白细胞形态检查、血小板计数、血小板形态检查、红细胞血型检查、白细胞血型检测方法和原理。

熟悉　上述各项检测项目的临床应用。

掌握　上述各项检测项目的质量管理。

血液一般检验指血液检验项目中最基础及最常用的检验，主要包括血细胞计数及相关参数测定、血细胞形态学检查、血型鉴定和交叉配血等。

第一节　红细胞检验

一、红细胞计数

红细胞是血液中数量最多的有形成分，主要生理功能是携氧或二氧化碳和维持酸碱平衡等。红细胞计数(RBC)是血液一般检验的基本项目，常作为诊断贫血及红细胞增高的主要指标之一。

(一)检测方法和原理

1. 显微镜计数法　用等渗稀释液将血液以一定倍数稀释并充入计数池，在高倍镜下计数中央大方格内4角和正中共5个中方格内的红细胞数(N)，经换算求出每升血液中的红细胞数量。计算公式如下：

$$红细胞数/L = N \times \frac{25}{5} \times 10 \times 200 \times 10^6 = N \times 10^{10} = \frac{N}{100} \times 10^{12}$$

2. 血液分析仪法　多采用电阻抗法、激光法，详见"血液分析仪检验"章。

(二)质量管理

1. 质量控制

(1)血细胞计数误差：来源于技术误差、设备误差和分布误差，可通过消除或减少误差进行RBC的质量控制(表9-1)。

(2)改良牛鲍计数板鉴定：计数板在启用后，每隔1年都要鉴定1次，内容是：①盖玻片检查：包括厚度和平整度。厚度检查使用千分尺，最少测9个区，每区测2点，要求区域间厚度差<2μm；平整度

表9-1　血细胞计数误差的种类及消除方式

误差种类	原　因	误差减少方法
技术误差	采血部位不当、稀释倍数不准、充液不当、血液凝固、器材处理及使用不当和细胞识别错误等	规范操作、正确使用器材、提高操作技能
设备误差	器材(计数板、盖片、吸管等)不准确、不精密等	校正各种器材
分布误差	血细胞在计数池分布不均匀等	扩大计数范围和(或)数量

检查使用平面平晶仪,检测盖玻片两表面的干涉条纹,要求其条纹细密均匀或轻度弯曲。②计数池深度检查:使用千分尺,多点测定计数池高度,误差在±2%内。③计数室画线:采用严格校正的目镜测微计测量计数室的边长,每户大方格边长的误差应<1%。

(3)红细胞计数干扰校正:通常 RBC 计数时已包含白细胞,白细胞数量在正常范围时,对红细胞的影响可忽略不计,但如白细胞计数过高(>100×10⁹/L),则应对 RBC 结果进行校正。校正公式:实际 RBC=测得 RBC－WBC。

红细胞计数稀释液应是等渗溶液,推荐浓度为 1.5～2.2mg/ml。

2. **干扰因素** 干扰 RBC 计数因素见表 9-2。
3. **方法学比较** 见表 9-3。

(三)临床应用

1. **参考区间** ①成年:男性$(4.09～5.74)×10^{12}/L$,女性$(3.68～5.13)×10^{12}/L$。②新生儿$(5.2～6.4)×10^{12}/L$。
2. **临床意义**

(1)增高:红细胞增高的临床意义见表 9-4。

(2)减少:见于各种原因贫血(定义为 RBC、Hb 或 Hct 低于参考区间下限)。按病因可将贫血分为 3 大类(表 9-5)。

表 9-2 干扰红细胞计数结果的因素

	干扰因素
生理性	增高:①高海拔,昼夜变异(早晨高),心理性应激,吸烟,压脉带(使用>6min,增高 3%);②抗甲状腺药,红细胞生成素,糖皮质激素。减低:①铅,蘑菇中毒,亚硝酸盐,妊娠,X 线治疗引发再生障碍性贫血;②对乙酰氨基酚对氨基水杨酸,阿司匹林
分析性	增高:冷球蛋白。减低:冷凝集素,冷冻会溶解(液氮冷冻仅损失 2%～3%)

分析性干扰因素,指年龄、性别、时间、食物、药物等因素对该项目的检测方法所产生的干扰;生理性干扰因素,指上述各因素引起的体内代谢变化导致该项目的结果受到干扰。"①"指非药物因素,"②"指药物因素。无①、②标识的,指非药物因素或药物因素的其中一种。"增高"指非疾病因素引起的假性增高/假阳性;"减低"指非疾病因素引起的假性减低/假阴性。全书中其他同类表格的含义依此类推

表 9-3 红细胞计数法的方法学比较

方 法	特 点	适用范围
显微镜计数法	传统方法、设备简单、价廉,但费时费力、精密度低	血液分析仪异常检查结果复核
血液分析仪法	操作简便、易于标准化、精密度高,但价格昂贵、环境要求较高	大批量标本筛检

表 9-4 红细胞病理性增高和机制

增 高		常见疾病和机制
相对性增高		暂时性血液浓缩:呕吐、高热、腹泻、多尿、多汗、大面积烧伤等
绝对性增高	继发性	红细胞生成素(Epo)代偿性增高:严重慢性心肺疾病、发绀性先天性心脏病、携氧力低异常 Hb 病等;Epo 非代偿性增高:肾癌、肝癌、卵巢癌、肾积水、多囊肾、肾移植后等
	原发性	真性红细胞增高症、良性家族性红细胞增高症等

表 9-5 贫血病因学分类

类型	疾病
红细胞生成减少	
—骨髓功能衰竭	再生障碍性贫血,急性造血功能停滞,单纯红细胞再生障碍性贫血,先天性红细胞生成障碍性贫血
—造血物质缺乏或利用障碍	肾性贫血,内分泌紊乱所致贫血,缺铁性贫血,铁粒幼细胞贫血,炎症/感染所致慢性病贫血,先天性运铁蛋白缺乏症,缺铜性贫血,叶酸、维生素 B_{12} 缺乏性巨幼贫与其他巨幼贫
红细胞破坏过多	
—红细胞内在缺陷	遗传性球形红细胞增高症,遗传性椭圆形红细胞增高症,遗传性口形红细胞增高症,遗传性棘形红细胞增高症,遗传性红细胞 G6PD 缺乏症,遗传性红细胞丙酮酸激酶缺乏症,糖无氧酵解、戊糖旁路及谷胱甘肽代谢中其他酶缺乏所致溶血性贫血,珠蛋白生成障碍性贫血,镰状细胞贫血,HbC、HbD、HbE 病,不稳定 HGB 所致溶血性贫血,阵发性睡眠性 HGB 尿症
—红细胞外在异常	温抗体型自身免疫性溶血性贫血,冷凝集综合征,新生儿 ABO 溶血病,新生儿 Rh 溶血病,血型不合输血后溶血病,药物性免疫性溶血性贫血,细胞破碎综合征,行军性血红蛋白尿症,灼伤所致溶血性贫血,药物、化学毒物所致溶血性贫血,疟疾,多种细菌所致溶贫,脾亢所致溶血性贫血
红细胞丢失(失血)	
	急性失血性贫血,慢性失血所致缺铁性贫血

(吴晓蔓 金大鸣)

二、血红蛋白测定

血红蛋白(Hb)是在人体有核红细胞、网织红细胞内合成的一种含色素辅基的结合蛋白质,可结合 O_2 和 CO_2。生理条件下,99% Hb 的铁呈 Fe^{2+} 状态,称为还原血红蛋白;亚铁状态的 Hb 与氧结合称氧合血红蛋白;1% Hb 的铁呈 Fe^{3+} 状态,称为高铁血红蛋白(Hi)。如血红素第 6 个配位键被 CO、S 等占据,可形成碳氧血红蛋白(HbCO)或硫化血红蛋白(SHb)。

(一)检测方法和原理

1. 检测方法　Hb 测定大致分为 4 类(表 9-6)。常用比色法有氰化高铁血红蛋白(HiCN)测定法、十二烷基硫酸钠血红蛋白(SDS-Hb)测定法、碱羟血红蛋白(AHD_{575})测定法、叠氮高铁血红蛋白(HiN_3)测定法、溴代十六烷基三甲胺(CTAB)血红蛋白测定法等。

表 9-6 Hb 测定方法和基本原理

测定方法	测定原理
比色法	Hb 衍生物光谱特点
全血铁法	Hb 分子组成
比重法、折射仪法	血液物理特性
血气分析法	Hb 与 O_2 可逆性结合的特性

2. 氰化高铁血红蛋白(HiCN)测定法　HiCN 法是 WHO 和 ICSH 推荐参考方法。HGB 分子中的亚铁离子(Fe^{2+})在溶液中被高铁氰化钾氧化为高铁离子(Fe^{3+})形成高铁血红蛋白(Hi),其后又与氰离子(CN^-)反应生成 HiCN。HiCN 在波长 540nm 处有最大吸收峰,HiCN 吸光度严格遵循朗伯-比尔定律,即 HiCN 在波长 540nm 的吸光度值与 HiCN 浓度成正比,HGB 浓度可由分光光度计所测得的吸光度值计算得出。

(二)质量管理

1. 质量控制

(1)分光光度计:应经计量部门检定合格,宽度误差≤±2nm,比色杯光径(1.000±0.002)cm。

(2)HiCN 转化液:试剂应储存在棕色有塞玻璃瓶中,置 4℃ 冰箱内保存。应保持新鲜,至少每月配制 1 次。

(3)HiCN 参考液:以试剂作空白,分别在 504nm、540nm 和 750nm 波长下,读取 HiCN 溶液吸光度值。参考液纯度 540nm/504nm 吸光度比率应为 1.59~1.63;用 HiCN 试剂作空白,波长 750nm 处,比色杯光径 1.000cm 时,吸光度应≤0.003。

2. 干扰因素　见表 9-7。

HiCN 转化液遇到白细胞过多或异常球蛋白

增高的血液标本,会出现浑浊。若因白细胞过多引起的浑浊,可离心后取上清液比色;若因球蛋白异常增高(如肝硬化者)引起的浑浊,可向转化液中加入少许氯化钠(约0.25g)或碳酸钾(约0.1g),混匀后可使溶液澄清。HbCO 转化为 HiCN 的速度缓慢,可延长转化时间或加大试剂中 $K_3Fe(CN)_6$ 的用量。

3. 方法学比较　见表9-8。

(三)临床应用

1. 参考区间

(1)参考区间①成年:男性 131～172g/L;女性 113～151g/L。②新生儿 180～190 g/L。

表 9-7　干扰血红蛋白测定结果的因素

	干扰因素
生理性	增高:①高海拔,昼夜变异(早晨高),心理性应激,吸烟,使用压脉带(>6min);②地塞米松,红细胞生成素,右旋糖酐铁。减低:①亚硝酸盐,蘑菇中毒,妊娠,月经,急性感染,饮食缺铁。②别嘌醇,对氨基水杨酸,吲哚美辛
分析性	增高:①胆红素,冷球蛋白,EDTA 过度充盈真空采血管,高脂血症,高白细胞;②氨基酸。减低:液氮冷冻减低 2%～3%

表 9-8　血红蛋白测定方法学比较

测定方法	优 点	缺 点
HiCN 法	参考方法、操作简单、反应速度快、可检测除 SHb 外所有 Hb、产物稳定易控	氰化钾有剧毒、高白细胞/高球蛋白血症标本可致浑浊、对 HbCO 的反应慢、不能测定 SHb
SDS-Hb 法	次选方法、操作简单、呈色稳定、试剂无毒、准确性和重复性好	SDS 质量差异大、消光系数待定、易破坏白细胞,不适于同时白细胞计数

(2)贫血诊断标准:通常按单位容积血液内 Hb 量低于 95%参考区间的下限,作为贫血的诊断依据。国内标准:新生儿<10d Hb<145g/L,10d 至 3 个月 Hb<100g/L,3 个月至 6 岁 Hb<110g/L,6～14 岁 Hb<120g/L,男性成人 Hb<120g/L(海平面地区)或 125g/L,女性成人 Hb<100g/L。

(3)划分贫血严重程度标准:成人 Hb,≤30g/L 为极严重,31～60g/L 为重度,61～90g/L 为中度,>90g/L为轻度。儿童,Hb<30g/L 和 RBC<1×10^{12}/L 为极严重,Hb 30～59g/L 和 RBC(1～2)×10^{12}/L 为重度,Hb 60～89g/L 和 RBC(2～3)×10^{12}/L 为中度,Hb>90g/L 和 RBC(3～4)×10^{12}/L 为轻度。

2. 临床意义　血红蛋白测定的临床意义与红细胞计数相似,但判断贫血程度优于红细胞计数。应注意:

(1)某些贫血,红细胞和血红蛋白减少程度可不一致,同时测定 RBC 和 Hb 以作比较,对诊断更有意义。

(2)影响检验结果的因素:①血液总容量改变。如大量失血早期主要变化是全身血容量减少,此时血液浓度改变很少,单从 RBC 和 Hb 数值来看,很难反映贫血的存在。②全身血浆容量改变。如各种原因引起的失水或水潴留,使血浆容量减少或增加,造成血液浓缩或稀释,均可使 RBC 和 Hb 数值增加或减少。

三、血细胞比容测定

血细胞比容(HCT/PCV)是指一定体积的全血(毛细血管或静脉血)中红细胞所占体积的相对比例。HCT 的高低与红细胞数量及平均体积、血浆量有关,主要用于贫血、真性红细胞增高症和红细胞增高的诊断、血液稀释和血液浓缩变化的测定、计算红细胞平均体积和红细胞平均血红蛋白浓度等。

(一)检测方法和原理

1. 离心沉淀法　常用微量法和温氏(Wintrobe)法,检测原理基本相同。定量的抗凝血在一定的速度和时间离心(微量法用高速离心,温氏法用常量中速离心)后,血液各种不同成分互相分离,计算压实红细胞占全血的比值。

2. 血液分析仪法　由测定红细胞计数和红细胞平均体积后导出,HCT=红细胞计数×红细胞平均体积。

(二)质量管理

1. 质量控制 操作规范化,避免操作误差,如抗凝量不准、混匀不充分、离心速度不一等。

2. 干扰因素 见表9-9。

3. 方法学比较 见表9-10。

表9-9 干扰血细胞比容测定结果的因素

	干扰因素
生理性	增高:①高海拔,昼夜变异(早晨高),心理性应激,吸烟,使用压脉带;②红细胞生成素,口服避孕药,雄激素。减低:①急性感染,月经,亚硝酸盐,妊娠,静脉输注处采血;②氨基比林,阿司匹林,头孢西丁
分析性	增高:动脉血,血液凝固,白细胞极端增多,网织红细胞,标本24h后结果增高7%;减低:自身凝集,冷凝集素,冠状动脉旁路移植术,EDTA浓度过高,体外溶血

表9-10 血细胞比容检测方法学比较

方法	优点	缺点
温氏法	应用广泛,无须特殊仪器	难以排除残留血浆(可达2%~3%)、单独采血,用血量大,已渐被微量法取代
微量法	WHO推荐为常规方法,CLSI推荐为参考方法。标本用量少、相对离心力高、结果准确、快速、重复性好	需微量高速专用离心机
微量离心计算法	ICSH推荐替代参考方法,可常规用于HCT测定的校准,HCT=全血Hb/压积红细胞Hb	需用参考方法测定全血Hb和压积红细胞Hb浓度
血液分析仪法	无须单独采血、快速、重复性好	准确性不及微量法、需定期校正仪器
放射性核素法	ICSH曾推荐为参考方法、准确性高	方法烦琐,不适用于常规检查

(三)临床应用

1. 参考区间

(1)参考区间:男性0.38~0.51;女性0.34~0.45。

(2)贫血诊断标准:男性<0.40;女性<0.35。

2. 临床意义 与RBC相似。HCT减低是诊断贫血的指标,若红细胞数量正常,血浆量增加,为假性贫血;HCT增加可因红细胞数量绝对增加或血浆量减少所致。HCT的主要应用价值如下。

(1)临床补液量参考:各种原因导致脱水时,HCT都会增高,补液时可监测HCT,HCT恢复正常表示血容量得到纠正。

(2)真性红细胞增高症诊断指标:当HCT>0.70、RBC为$(7\sim10)\times10^{12}$/L、Hb>180g/L时,即可诊断。

(3)用于红细胞平均指数计算:可用于贫血的形态学分类。

(4)血液流变学指标:HCT增高表明红细胞数量偏高,可导致全血黏度增加,严重者表现为高黏滞综合征,易引起微循环障碍、组织缺氧。HCT与其他血液流变学指标联合应用,可对一些血栓前状态进行监测。

(5)胰腺坏死:血细胞比容临界值为43%~47%时:阴性预测值为58%~96%,阳性预测值为24%~87%,灵敏度为34%~94%,特异度为45%~91%。

四、红细胞平均指数

红细胞平均指数包括红细胞平均体积(MCV)、平均红细胞血红蛋白含量(MCH)和平均红细胞血红蛋白浓度(MCHC)。红细胞平均指数有助于深入认识红细胞特征,为贫血的鉴别诊断提供线索。

(一)检测方法和原理

1. 手工法 红细胞平均指数根据RBC、Hb、HCT测定结果计算出来(表9-11)。

2. 血液分析仪法 MCV由血液分析仪直接测定导出;由仪器测定HGB、RBC可计算出MCH=HGB/RBC;MCHC=HGB/(RBC×MCV)。

(二)质量管理

1. 患者数据室内质控法 又称为浮动均值法或X_B分析法。在大型医院或每日标本量超过100份的单位,患者红细胞平均指数(MCV、MCH和

MCHC)每日或每周之间结果不会发生明显变化,本法适用于使用自动血液分析仪的检验科,同样也可进行人工计算,以20位患者数据作为一批,计算均值(具体公式详见《血液分析仪检验》章),并将数据点在质控图上,此时仅需制作MCHC质控图。

2. 干扰因素　见表9-12。

表9-11　红细胞平均指数的计算

指数	含义	计算公式	单位
MCV	全部红细胞体积的平均值	$HCV = \dfrac{Hct}{RBC(\times/L)} \times 10^{15}$	飞升(fl)
MCH	全部红细胞血红蛋白含量的平均值	$MCH = \dfrac{Hb(g/L)}{RBC(\times/L)} \times 10^{12}$	皮克(pg)
MCHC	全部红细胞血红蛋白浓度的平均值	$MCHC = \dfrac{Hb(g/L)}{Hct}$	g/L

表9-12　干扰红细胞平均指数测定结果的因素

	干扰因素
MCV 生理性	增高:①胃手术,年龄增高,妊娠,≥65岁男性高于女性,吸烟;②对氨基水杨酸,阿司匹林,多种维生素。减低:①肥胖,心理性应激,季节(8月低),输液侧采血;②红细胞生成素,华法林,呋喃妥因
MCV 分析性	增高:冷凝集素,标本室温4d增4.5%,标本运送室温4d后
MCH 生理性	增高:①个体内变异,≥65岁男性高于女性;②口服避孕药,培高利特。减低:①运动,体能训练,季节(8月低);②阿司匹林
MCH 分析性	增高:冷凝集素
MCHC 生理性	增高:①运动,个体内变异,心理性应激;②口服避孕药,阿昔洛韦,羟基脲。减低:①直立,运动,铅,体能训练,苯乙烯;②多种维生素,青霉胺
MCHC 分析性	增高:冷凝集素,标本室温24h增7%。减低:标本运送室温4d

(三)临床应用

1. 参考区间　见表9-13。

表9-13　MCV、MCH、MCHC 参考值

人群	MCV(fl)	MCH(pg)	MCHC(g/L)
成年	80~100	27~34	320~360
1~3岁	79~104	25~32	280~350
新生儿	86~120	27~36	250~370

2. 临床意义

(1)红细胞平均指数可用于贫血形态学分类(表9-14)及提示贫血的可能原因。在大多数贫血中,MCH 与 MCV 相关;小细胞贫血与低色素相关,正细胞与正色素相关,很少有 MCH 增高而 MCV 不增高的情况;MCHC 反映了红细胞中血红蛋白的浓度,在许多造血系统疾病中,MCHC 仍保持恒定。

(2)MCV 和 RDW 用于红细胞疾病分类(表9-15)。

(3)小细胞低色素贫血鉴别诊断(表9-16)。

表9-14　贫血形态学分类及临床意义

贫血分类	MCV	MCH	MCHC	临床意义
正细胞性	80~100	27~34	320~360	急性失血、溶血性贫血、再生障碍性贫血、白血病、慢性炎症等
大细胞性	>100	>34	320~360	叶酸、维生素 B_{12} 缺乏、吸收障碍等
单纯小细胞性	<80	<27	320~360	大多贫血,主要为铁、铜、维生素 B_6 缺乏等
小细胞低色素性	<80	<27	<320	铁、维生素 B_6 缺乏、珠蛋白生成障碍性贫血、慢性失血等

表 9-15　红细胞疾病分类及临床意义

		MCV		
		减低	正常	增高
RDW	减低	轻型珠蛋白生成障碍性贫血	正常	再生障碍性贫血
	正常	慢性病贫血	慢性病贫血、遗传性球形红细胞增高症、某些轻型 Hb 病	骨髓增生异常综合征（MDS）
	增高	缺铁性贫血、HbH 病、β 珠蛋白生成障碍性贫血、RBC 碎片、轻型 Hb 病、某些慢性病贫血、G6PD 缺乏症	铁、维生素 B_{12}、叶酸缺乏早期、镰状细胞病、HbSC 病	维生素 B_{12}、叶酸缺乏、免疫性溶血性贫血、冷凝集素、酗酒

表 9-16　小细胞低色素贫血鉴别诊断

原因	RBC 数量	RDW	大小不一	嗜碱性点彩	骨髓铁染色
缺铁性贫血	减低	增加	可见	无	减低
轻型珠蛋白生成障碍性贫血	正常或增加	正常	无	可见	增加
先天性铁粒幼细胞性贫血	减低	不定	不定	可见	环铁粒幼细胞增加
获得性铁粒幼细胞性贫血	减低	双相	可见	可见	环铁粒幼细胞增加
慢性病贫血	减低	不定	不定	无	铁粒幼细胞减低

（吴晓蔓　金大鸣）

五、网织红细胞计数

网织红细胞（Ret）是残存 RNA 的未成熟红细胞，经活体染料（如天青 B、煌焦油蓝、新亚甲蓝）染色后呈现蓝色或紫色的点粒状或丝网状沉淀物。Ret 释放到外周血后 1~2d 后成为成熟红细胞。Ret 分为 4 型（表 9-17）。

(一)检测方法和原理

1. 手工法　1998 年，ICSH 推荐网织红细胞/红细胞比率作为网织红细胞计数的参考方法。其中，试管法要求制片后在油镜下计数 1 000 个 RBC 内 RET 数量。如 RET 数量＜10%，应提高计数量。Miller 窥盘法因能快速估计红细胞数量，故在大格内计数网织红细胞，小格内计数红细胞，并需至少计数 300 个小格内红细胞。

2. 仪器法　包括流式细胞仪法和血液分析仪法。用于自动白细胞分类的方法均可用于自动网织红细胞计数。仪器检测经染料（如新亚甲蓝、噁嗪、金胺 O、聚甲炔或噻唑橙等）染色、与 RNA 结合的 RET，可得出 RET♯、RET%、未成熟网织红细胞分数等相关参数（见"血液分析仪检验"章节）。

(二)质量保证

1. 质量控制

(1)染料选择：常用染料和评价见表 9-18。

(2)正确识别 Ret：Ret 形态学定义是指无核红细胞内含 2 个或 2 个以上蓝色颗粒状物质。外周血涂片上各种红细胞包涵体的区别见表 9-19。仪器法需通过设置不同的荧光强度和颗粒大小来区

表 9-17　网织红细胞分型及特征

分型	RBC 内网织物形态特征	正常存在部位
Ⅰ型（丝球形）	致密成堆	仅存于骨髓
Ⅱ型（网形）	花环状或网状	大量存于骨髓，外周血难见
Ⅲ型（破网形）	破裂花环状网织物	少量存于外周血
Ⅳ型（点粒形）	颗粒状，2 个以上	主要存于外周血

表9-18 手工法网织红细胞活体染色染料评价

染料	评价
新亚甲蓝	WHO、ICSH和CLSI推荐；染色深且均匀，不易产生染料沉淀
煌焦油蓝	染色力不如新亚甲蓝，溶解度低，易黏附红细胞
天青B	染色深且均匀，不产生染料沉淀

分Ret和其他有核细胞。

(3)质量控制：室内质控品可选用3个浓度(低值、正常和高值)，常能稳定数月。室间质评常采用稳定质控品或4℃保存不超过48h的新鲜血。

(4)变异来源：因RET实际数量很少，手工法RET抽样误差相对较大。检测结果的95%可信区间为$RET\pm\sqrt[2]{[RET(100-RET)/N]}$（其中，RET为RET%，N为红细胞估计值），如RET 1%，95%可信区间为0.4%~1.6%。

2. 干扰因素　EDTA抗凝血Ret在室温(20~25℃)或冷藏(4~8℃)中可保存1d。亦可使用肝素抗凝血。干扰Ret计数因素见表9-20。

表9-19 活体染色后各种红细胞包涵体鉴别

红细胞类型	本质	外观
网织红细胞	RNA	网状物或散在小颗粒状
Pappenheimer小体	铁颗粒	细胞外周有1个或多个颗粒，较Ret染色深
Heinz小体	变性Hb	较Pappenheimer小体大，形态不规则，突起状，淡蓝色
Howell-Jolly小体	DNA	较Pappenheimer小体大，形态规则，淡蓝色
HbH包涵体	变性HbH	呈多个、球形、淡蓝绿色颗粒；外观似高尔夫球样

表9-20 干扰网织红细胞计数结果的因素

干扰因素	
生理性	增高：①酒精戒断，自体输血，运动，荧光素，白介素-3，铅(引起溶血)；②阿司匹林，促肾上腺皮质激素，青霉素。减低：①使用压脉带；②庆大霉素、氯磺丙脲、长春碱

(三)临床应用与评价

1. 参考区间

(1)手工法①Ret百分率(%)：成人和儿童，0.5%~2.5%；新生儿，2%~5%。②Ret绝对数(#)：成人和儿童，$(50\sim100)\times10^9$/L。

(2)仪器法①Ret百分率：成人和儿童，1.0%~5.0%；新生儿(0~14)d，1.5%~8.0%。②Ret绝对值：成人和儿童，$(45\sim160)\times10^9$/L，新生儿(0~14)d，$(240\sim400)\times10^9$/L。

2. 临床意义

Ret计数：Ret%是评价骨髓红系造血增生活跃或减低最简单有效的方法，Ret#能更准确反映红系造血。

(1)评价骨髓增生能力，判断贫血类型①增高：表示骨髓造血功能旺盛。②减少：表示骨髓衰竭或红细胞无效造血。

(2)评价疗效：①贫血疗效。Ret是贫血治疗随访检验项目之一。IDA、巨幼贫经有效治疗后，2~3d后Ret开始上升，提示骨髓红细胞造血功能良好，抗贫血药物治疗有效。循证医学研究证明，静脉输注不含葡聚糖铁剂治疗IDA更有利于患者Hb/Hct纠正。②骨髓移植疗效：若移植成功，骨髓造血功能恢复，首先表现为HFR和MFR上升，然后Ret计数上升。

3. 放疗和化疗监测

(1)观察Ret动态变化，指导临床适时调整治疗方案，避免造成严重骨髓抑制。如出现骨髓抑制，首先表现为HFR和MFR下降，然后Ret计数下降，此时应停止放化疗。

(2)网织红细胞生成指数(RPI)　①>3提示溶血性贫血或急性失血性贫血。②<1提示骨髓增生低下或红系成熟障碍所致贫血。

(3)网织红细胞成熟指数(RMI)　①增高：见于溶血性贫血、ITP和白血病等；②降低：表示骨髓衰竭或红细胞无效造血，见于巨幼贫。

(胡晓波　金大鸣)

六、红细胞形态检查

红细胞形态检查是通过显微镜检查染色后的血片，观察其中的红细胞大小、形状、内含物和染色情况,做出红细胞形态的描述和评判,以辅助诊断疾病。

(一)检测方法和原理

对血涂片进行染色后,不同形态的细胞,由于化学成分和化学性质的不同,对酸性和碱性染料的亲和作用、吸附作用就不一样,因而使不同形态的细胞呈现出各自的染色特点。利用光学显微镜可直接观察到正常红细胞的形态,并识别异常红细胞形态。有显微镜和计算机图像分析法。

(二)质量管理

1. 红细胞形态检查的质量管理　见表 9-21,人为原因造成的红细胞形态异常见表 9-22。
2. 方法学评价　见表 9-23。

(三)临床应用

1. 正常红细胞形态　正常红细胞呈双凹圆盘形,细胞大小均一,平均直径 7.2μm(6.7～7.7μm);瑞氏染色后为淡粉红色,血红蛋白充盈良好,呈正常色素性,向心性淡染,中央部位为生理性淡染区,大小约为直径的 1/3;胞质内无异常结构。

2. 异常红细胞形态　在排除人为因素后,若血涂片中出现异常形态红细胞且数量增高,往往提示病理性改变。常见红细胞异常形态传统上可分为红细胞大小、形状、血红蛋白含量、结构和排列异常(表 9-24～表 9-27)。

表 9-21　红细胞形态检查的质量管理

项目	要求
有合格的检验人员	经严格培训、有理论有实践经验的检验人员是细胞形态学检查质量管理的前提
选择理想的区域进行镜检	理想红细胞均匀分布区域是红细胞之间相近排列而不重叠
注意完整规范的检查顺序	应先在低倍镜下检查血涂片,观察细胞分布和染色情况,再用油镜观察血膜体尾交界处的细胞形态,同时浏览是否存在其他异常细胞,如幼稚细胞、有核红细胞等
减少人为影响因素	应认真浏览全片,排除人为因素影响。一般真正的异形红细胞均匀分布于全片,而假性异形红细胞常局限于个别区域

表 9-22　人为原因造成红细胞形态异常

人为原因	红细胞形态异常
涂片不当	棘形红细胞、皱缩红细胞、红细胞缗钱状形成
使用非疏水性玻片	口形红细胞
染色不当	嗜多色红细胞
抗凝剂 EDTA 浓度过高、疑时间放置血液	锯齿状红细胞
涂片干燥过慢、固定液中混有少许水分	面包圈形红细胞
涂片末端附近	与涂片长轴方向一致的假椭圆形红细胞

表 9-23　红细胞形态检查方法学评价

方法	评价
显微镜分析法	红细胞形态识别主要方法,特别是鉴别异常红细胞形态,也是仪器法校准参考方法和检测的复核方法
计算机图像分析	基于计算机图像处理技术,对红细胞形态和图像特征进行分析,建立红细胞形态变化特征分布统计模型,实现红细胞形态特征的自动统计分类;能快速自动以正常红细胞形态为参比、按红细胞形态特征做出类型和比例统计分析,可用于与红细胞形态变化相关疾病的辅助诊断
血液分析仪法	能提供红细胞数量及其他相关参数,并对异常结果予以报警提示,但不能直接提供红细胞形态改变的确切信息,需用镜检血涂片核实

表 9-24 红细胞大小异常的机制及临床意义

异常红细胞	可能机制	临床意义
小红细胞	中央染色过浅；Hb合成障碍、中央淡染区消失（球形红细胞）	缺铁性贫血、珠蛋白生成障碍性贫血、遗传性球形细胞增高症
大红细胞	早期脱核年轻RBC；叶酸、维生素B_{12}缺乏、胞膜胆固醇/磷脂酰胆碱比值增高	RBC生成加速、巨幼细胞性贫血、溶血性贫血、肝病、脾切除后
巨红细胞	同上	巨幼细胞性贫血、肝病
细胞大小不均	骨髓造血功能紊乱、造血调控功能减弱、推片不当	严重增生性贫血（尤为巨幼细胞性贫血）、人为推片破坏

表 9-25 红细胞形状异常的机制及临床意义

异常红细胞	可能机制	临床意义
球形红细胞	RBC膜先天性或后天性异常而部分丢失、表面积/体积比值减小	遗传性球形红细胞增高症（>20%）、自身免疫性溶血性贫血、异常Hb病
椭圆形红细胞	与细胞骨架蛋白异常有关	遗传性椭圆形红细胞增高症（>25%）、各种溶血性贫血
靶形红细胞	Hb组合和结构变异、脂质异常	各种低色素性贫血，尤其珠蛋白生成障碍性贫血、阻塞性黄疸、脾切除后、肝病
口形红细胞	细胞膜先天性缺陷，Na^+通道异常，细胞内钠显著增高	遗传性口形红细胞增高症（>10%）、溶血性贫血、肝病
镰形红细胞	缺氧时，HbS溶解度降低，形成长形/尖形结晶体，使胞膜变形	镰状细胞性贫血
棘红细胞	磷脂代谢异常；胞膜胆固醇/磷脂酰胆碱比值增高	严重肝细胞疾病、先天性β-脂蛋白缺乏症、脾切除术后、慢性饥饿、神经性厌食
锯齿状红细胞	制片不当、高渗等；可能膜脂质异常	制片不当、高渗、尿毒症、丙酮酸激酶缺乏症、红细胞内低钾、胃癌、出血性溃疡
泪滴形细胞	RBC含有Heinz小体或包涵体、RBC膜某点粘连拉长、制片不当	骨髓纤维化（多见）、其他贫血（少见）、骨髓病性贫血、制片不当
新月形红细胞	蒸馏水；RBC内渗透压高，水分吸入使体积胀大，推片时细胞破裂	某些溶血性贫血，如PNH
裂片红细胞	因RBC通过阻塞而管腔狭小的微血管所致	微血管病性溶血性贫血、严重烧伤
红细胞形态不整	可能与化学因素或物理因素有关	某些感染或严重贫血，如巨幼细胞性贫血

表 9-26 红细胞血红蛋白含量异常的机制及临床意义

异常红细胞	可能机制	临床意义
低色素性	Hb含量明显减少	缺铁性贫血、珠蛋白生成障碍性贫血、铁粒幼细胞性贫血、某些血红蛋白病
高色素性	Hb含量增高	巨幼细胞性贫血、溶血性贫血
嗜多色性	胞质内少量RNA与Hb并存，提示骨髓造血功能活跃，人为染色不当	各种增生性贫血、涂片过厚或陈旧、染液过浓
细胞着色不一	Hb充盈度偏离较大	铁粒幼细胞性贫血

表 9-27　红细胞异常结构发生机制及临床意义

异常红细胞	可能机制	临床意义
豪焦小体	核碎裂或溶解后所剩残余部分,与卡波环同时存在	脾切除、无脾症、脾萎缩、脾功能减退、红白血病、巨幼细胞性贫血
卡波环	核膜的残余物或纺锤体的残余物,胞质中脂蛋白变性	恶性贫血、溶血性贫血、铅中毒、白血病、巨幼血性贫血、增生性贫血、脾切除后
嗜碱性点彩红细胞	金属损伤 RBC 膜,使嗜碱性物质凝集、变性,Hb 合成时原卟啉与亚铁结合受阻	铅中毒、珠蛋白生成障碍性贫血
有核红细胞	代偿性释放或释放功能紊乱	溶血性贫血、白血病、严重缺氧、骨髓转移性肿瘤
缗钱状形成	血浆中纤维蛋白原和球蛋白含量增高,减弱了 RBC 间相互排斥力,人为涂片不当	多发性骨髓瘤、巨球蛋白症、涂片过厚
红细胞自凝	冷凝集素或免疫性因素等	冷凝集素综合征、自身免疫性溶血性贫血
寄生虫感染	疟原虫、刚地弓形虫、克氏锥虫、微丝蚴	疟疾、弓形虫病、鞭毛虫病、丝虫病
Pappenheimer 小体	铁与 Hb 结合缺陷所致	铁粒幼细胞贫血、珠蛋白生成障碍性贫血、铅中毒、吡哆醇反应性或不反应性贫血

(刘成玉　金大鸣)

七、红细胞沉降率测定

红细胞沉降率(ESR)简称血沉,指在规定条件下,离体抗凝全血中的红细胞自然下沉的速率。ESR 是传统且应用较广的指标,用于诊断疾病虽然缺乏特异性,但操作简便,具有动态观察病情疗效的实用价值。

(一)检测方法和原理

1. 魏氏(Westergren)法　将一定量的枸橼酸钠抗凝全血置于特制血沉管中,直立于血沉架上。由于红细胞比重大于血浆,在离体抗凝血中能克服血浆阻力而下沉。1h 后读取上层血浆高度的毫米数,即为红细胞沉降率。血沉测定实际上是测量单位时间内红细胞下沉后血浆段的高度,而并非真正红细胞下降速度,因此,IFCC、国际纯粹和应用化学联盟(IUPAC)重新定义 ESR 为血液沉降反应长度(LSRB)。

2. 自动血沉仪法　动态红细胞下沉分为 3 个阶段:①红细胞缗钱样聚集期,约 10min。②红细胞快速沉降期,聚集逐渐减弱,细胞以恒定速度下沉,约 40min。③细胞堆积期,约 10min,此期红细胞缓慢减低,细胞逐步向试管底部聚集。全自动血沉仪根据红细胞下沉过程中血浆浊度的改变,采用光电比浊、红外线扫描或摄影法动态分析红细胞下沉各个时段血浆的透光度,以电脑记录并打印结果。

(二)质量管理

1. 质量控制

(1)参考方法:常作为常规试验的质控方法。方法:选择 1 份 HCT 在 0.30~0.35 的血液标本,同时做常规和参考方法,对未稀释标本采用纠正公式得到纠正 ESR。如果常规方法与 ICSH 参考方法结果之间的差异在限定范围内,说明试验在控。血液标本通常采用替代的稳定化全血控制品,作为各种自动化系统的每日质控,也可使用 3~4 份 4℃保存的 EDTA 抗凝全血。

(2)计算每天累积均值:每天至少 100 份临床标本,CV 变化在 15% 以内,可认为试验在控,仪器性能良好。

(3)患者标本做质控:患者标本应满足以下条件:EDTA 抗凝,HCT 为 0.35 左右,ESR 在 15~105 mm/h 范围,检测前颠倒混匀 16 次。

2. 干扰因素　任何 ESR 测量方法,当 HCT 在 0.30~0.40 时,ESR 对血浆蛋白的改变最敏感。应在室温(18℃~25℃)下操作 ESR。抗凝血标本须在采集后 4h 内完成检测,枸橼酸钠抗凝血 4℃保存可延迟到 6h,EDTA 抗凝血 4℃保存可延迟到 24h,否则,ESRs 可假性减低。如标本冷藏,测定前应达室温 15min 后并至少颠倒混匀 8 次。测定管内气泡、不洁和血液溶血均可影响 ESR 测定结果(表 9-28)。

3. 方法学比较　魏氏法为传统方法。ICSH、CLSI、WHO 均有 ESR 检测的标准化文件。ICSH 方法(1993)及 CLSI H2-A4(2011)的方法均以魏氏法为基础,规定了从采样至报告结果的各个环节。

ESR 测定迄今仍未建立确定性方法,目前首选为参考方法,其次为标准化方法,再次为选择性方法(工作方法或常规方法)。ESR 测定参考法或标准化方法突出的优点是可采用 EDTA 抗凝,可与血液分析仪共用 1 份抗凝静脉血标本,并在分析结果时易于综合白细胞变化进行判断。ESR 测定的方法学比较见表 9-29。

(三)临床应用

1. 参考区间　ESR 随年龄增高逐渐增高①<50 岁:男性<15mm/h;女性<20mm/h。②>50 岁:男性<20mm/h;女性<30mm/h。③>85 岁:男性<30mm/h;女性<42mm/h。④儿童<10mm/h。

2. 临床意义　ESR 虽特异性差,但对疾病的鉴别和动态观察具有一定的参考价值。目前,C 反应蛋白评价疾病的特异性胜于 ESR,故 ESR 应用减少。

(1)病理性 ESR 增快:见表 9-30。

(2)血沉减慢:见于真性红细胞增高症、低纤维蛋白原血症、充血性心力衰竭、红细胞形态异常(如异形红细胞、球形红细胞、镰形红细胞)。

表 9-28　干扰红细胞沉降率测定结果的因素

	干扰因素
生理性	增高:①急性时相反应,心血管意外危险因素,胆固醇,纤维蛋白原,球蛋白,妊娠;②头孢匹林,引哚美辛,口服避孕药。减低:①免疫球蛋白 IgG,磷脂;②阿司匹林,促肾上腺皮质激素,脱氢皮质(甾)醇
分析性	减低:氟化钠,草酸。增高:抗凝浓度增高、肝素抗凝、血沉管倾斜 3°可加快 30%

表 9-29　红细胞沉降率测定的方法学比较

方法	优点	缺点
魏氏法	国内参考方法。对操作器材、条件和方法有严格规定	一次性血沉管成本较高,质量难以保证
自动血沉仪法	可记录红细胞沉降全过程;自动化、微量化、快速化	测定结果应与"参考方法"比较,制定参考区间

表 9-30　红细胞沉降率病理性增快的常见疾病及可能机制

	常见疾病	可能机制
炎症疾病	急性细菌感染(如临界值为 20mm/h 时,对急性阑尾炎的诊断灵敏度为 23%,特异度为 86%。)	血中急性时相反应蛋白迅速增高
	风湿病活动期、风湿性关节炎等	抗原抗体复合物增加
	结核病活动期、风湿热活动期等	纤维蛋白原大幅度增高
组织损伤	严重创伤、大手术后、心肌梗死后 3~4d	血中急性时相反应蛋白迅速增高
恶性肿瘤	恶性肿瘤	良性肿瘤:ESR 大致正常;肿瘤组织坏死、继发感染、贫血、纤维蛋白原增高时,ESR 加快;肿瘤术后化疗、放疗有效时,ESR 趋于正常时;肿瘤复发或转移时,ESR 升高
自身免疫病	某些结缔组织疾病	ESR 与 CRP、RF、抗核抗体等具有相似的敏感性
高球蛋白血症	多发性骨髓瘤、巨球蛋白血症、系统性红斑狼疮、肝硬化、慢性肾炎等	血中免疫球蛋白增高
高胆固醇血症	动脉粥样硬化、糖尿病、黏液性水肿、原发性家族性高胆固醇血症等	血中高胆固醇增高

(吴晓蔓　金大鸣)

第二节 白细胞和血小板检验

一、白细胞计数

白细胞计数（WBC）是指测定单位容积的外周血各种白细胞的总数。

(一)检测方法和原理

1. 显微镜计数法 用白细胞稀释液将血液稀释一定的倍数，同时破坏红细胞。将稀释的血液注入血细胞计数板，在低倍镜下计数4角4个大方格内的白细胞数，经换算求出每升血液中的白细胞数量。计算公式如下：

$$白细胞数/L = \frac{N}{4} \times 10 \times 20 \times 10^6 = \frac{N}{20} \times 10^9$$

2. 血液分析仪法 多采用电阻抗法、激光法，详见"血液分析仪检验"章节。

(二)质量管理

1. 计数误差

(1)技术误差：可通过规范、熟练的操作，仪器的校正、试剂的标准化和操作人员责任心的增强得以减小和控制。

1)器材：均须清洁、干燥，并经过严格的校准，采用合格检测试剂。

2)标本：血液分析仪检测的标本要求及质量管理见表9-31。

3)操作过程的质量管理与评价见表9-32。

表9-31 标本要求的质量管理

要 求	质量控制
标本种类	新鲜静脉血，血液与抗凝剂应立即充分混匀，无肉眼可见溶血或小凝块
抗凝剂	$EDTA·K_2$作为抗凝剂，浓度为3.7～5.4mmol/ml血(1.5～2.2mg/ml血)
采血速度	快捷而避免血液凝固，不能过度挤压，以免组织液混入
稀释与混匀	稀释液应无菌、无毒、适用于检测系统的缓冲盐溶液，过滤以免杂质、微粒干扰；采血量、稀释倍数准确
容器和条件	符合要求的塑料注射器、真空采血系统；置入标本后试管应有足够剩余空间，以便血标本混匀；检测温度18～22℃；从标本采集到检测，间隔≤4h；检测前标本试管轻轻颠倒(颠倒次数按相关要求)、充分混匀

表9-32 操作过程质量管理项目与评价

项 目	评 价
加血盖片	加血盖片方式可影响充液的高度，进而影响计数结果。WHO推荐采用"推式"法，此法较"盖式"法更能保证充液体积的高度为0.01mm
充液	①充液前应适当用力、快速振荡30s，以充分混匀白细胞悬液。但应避免产生过多气泡影响充液和准确计数。②充液时应避免充液过多、过少和断续充液，避免气泡及充液后移动或触碰血盖片。③充液后需静置2～3min以便细胞下沉；注意保湿，放置时间过长会造成稀释液挥发
细胞分布要均匀	白细胞总数在正常范围时，各大方格间的细胞数不得相差8个以上。2次重复计数误差不超过10%，否则应重新充池计数
计数原则	计数压线细胞时，应遵循数上不数下、数左不数右的原则

4)有核红细胞影响：由于白细胞稀释液不能破坏有核红细胞，若外周血出现有核红细胞，可使WBC结果偏高。因此，WBC计数结果必须校正(去除分类100个白细胞时所见的有核红细胞数)。

$$校正后白细胞数/L = \frac{100}{100 + 有核红细胞数} \times 校正前白细胞数$$

(2)固有误差：主要指计数域误差，是因每次充池后血细胞在计数室内分布不可能完全相同所造成的误差，属于偶然误差。计数域误差变异系数(CV%)可随计数的细胞数量增高而减小。因此，可通过增加计数室计数区域或计数更多的细胞来减少计数域误差。

1)当白细胞数量太少时($<3 \times 10^9/L$)，可扩大

计数范围(计数8个大方格内的白细胞数)或缩小稀释倍数(如采集40μl血液)。

2)当白细胞数量太多时(>15×10^9/L),可适当减少血量(如采集10μl血液)或增加稀释倍数(如取0.78ml稀释液)。

2. 室内质量控制　详见"红细胞计数"内容。

3. 方法学评价　见表9-33。

(三)临床应用

1. 参考区间

(1)参考区间:成人:(4~10)×10^9/L;儿童:(15~20)×10^9/L;6个月至2岁:(11~12)×10^9/L;新生儿:(15~20)×10^9/L。

表9-33　白细胞计数的方法学评价

方法	要点	评价
显微镜计数法	适用范围	适用于每天标本量甚少的基层医疗单位和分散检测
	优点	WHO推荐的WBC参考方法。设备简单、费用低廉、简便易行。在严格规范条件下,可用于校准血细胞分析仪、血细胞分析仪计数结果异常复核
	缺点	费时,受微量吸管和计数板的质量、细胞分布状态以及操作者技术水平等因素影响,精密度和准确性相对较低
血细胞分析仪法	适用范围	适用于大规模健康人群普查,是目前临床常规采用的筛检方法
	优点	标本用量少,操作便捷,计数细胞数量多,易于标准化;经校准后,在严格规范条件下,精密度和准确性高
	缺点	仪器昂贵,某些检验前人为或病理因素可干扰计数,如抗凝不充分、外周血液出现NRBC、巨大血小板、血小板凝集等

(2)白细胞减少症:国内,成人<4×10^9/L,10~12岁儿童<4.5×10^9/L,<10岁儿童<5.0×10^9/L。

(3)白细胞增高:WBC>10×10^9/L。

2. 临床意义　外周血白细胞数量的变化受生理状态和许多病理因素的影响,其改变的临床意义见"白细胞分类计数"节。

二、血涂片制备

血涂片制备是显微镜细胞形态学检查的前提,良好的血涂片是准确描述细胞形态的基础,故掌握血涂片制备技术是血细胞学检查的必备条件。

(一)检测方法和原理

取血液标本1滴置于载玻片的一端近1/3处,用边缘平滑推片一端,从血滴前方接触血液,使血液沿推片呈线状散开,推片与载玻片成30°~45°夹角,平稳地向前推动,血液即在载玻片上形成血膜。除手工涂片之外,临床上已使用自动涂片机或带涂片功能的血细胞分析仪,其制备涂片方式和动作均模仿手工制备法。

(二)质量管理

1. 薄血膜法涂片的质量要求　血涂片厚薄与血滴大小、推片与载玻片之间的角度、推片时速度及HCT有关。血滴大、角度大、速度快则血膜厚;反之则血膜薄。

一张良好的血涂片的特点是:厚薄适宜、头体尾分明、细胞分布均匀、两侧留有空隙、血膜边缘整齐。

2. 血涂片质量问题及可能原因　见表9-34。

3. 方法学评价　良好血涂片是染色后血液形态学检查的前提(表9-35)。

表9-34　血涂片制备不佳的类型及可能原因

类型	可能原因
不规则间断和尾部太长	推片速度不均匀、载玻片被污染
空泡	载玻片污染油脂
太长或太短	推片角度和速度不正确
无尾部	血滴太大
太短	血滴太小、推片速度太快
边缘无空隙	推片太宽
细胞退变现象	抗凝血放置时间过长,血膜固定延迟或太短,固定剂甲醇被污染
太厚	血滴大、血黏度高、推片角度大、推片速度快

表 9-35 血涂片制备方法学评价

涂片方法	评价
薄血膜法	用血量少、操作简单,应用最广泛。某些抗凝剂可使血细胞形态发生变化
厚血膜法	检查疟原虫、微丝蚴阳性率高
旋转器法	细胞分布均匀、形态完好,但尚未普遍推广

三、血涂片染色

制备良好的血涂片染色是显微镜下准确识别和鉴别各系列、各阶段血细胞形态的前提,故掌握血涂片染色技术是血细胞学检查的必备条件和基本技能。

(一)检测方法和原理

血涂片染色包括固定和染色2个过程。固定是使细胞蛋白质和多糖等成分迅速交联凝固,以保持细胞原有形态结构不发生变化。染色是不同性质的细胞成分和结构对染料的物理吸附、化学亲和而出现色彩的过程。常用的染色方法有Wright染色法、Giemsa染色法和Wright-Giemsa复合染色法等。染色常采用手工操作,近几年出现了自动染色方式,在自动涂片机制备血涂片之后进行自动染色。

1. **染料** 不同染料的成分与评价见表9-36。

(1)碱性染料:为阳离子染料,如亚甲蓝、天青、苏木素等,能接受质子,与细胞内酸性成分,如DNA、特异性中性颗粒基质、某些胞质蛋白等结合,主要用于细胞核染色。

(2)酸性染料:为阴离子染料,如伊红Y、伊红B等,能释放质子,与细胞内碱性成分,如血红蛋白、嗜酸性颗粒、某些胞质蛋白等结合,主要用于细胞质染色。

(3)复合染料:同时具有阴、阳离子型的染料,如Wright、Giemsa染料。

2. **染色方法**

(1)Wright染色法:Wright染液由酸性染料伊红和碱性染料亚甲蓝溶解于甲醇而成。由于不同细胞所含成分不同,对各种染料的亲和力也不一样(表9-37)。

(2)Giemsa染色法:与Wright染色法基本相同。Giemsa染色法提高了噻嗪染料的质量,加强了天青的作用,本法对细胞核和寄生虫着色较好,

表 9-36 不同染料成分与评价

染料	评价
碱性染料	阳离子染料,如亚甲蓝、天青、苏木素等,能接受质子,与细胞内酸性成分,如DNA、特异性中性颗粒基质、某些胞质蛋白等结合,主要用于细胞核染色
酸性染料	阴离子染料,如伊红Y、伊红B等,能释放质子,与细胞内碱性成分,如血红蛋白、嗜酸性颗粒、某些胞质蛋白等结合,主要用于细胞质染色
复合染料	同时具有阴、阳离子型的染料,如Wright、Giemsa染料

表 9-37 血细胞染色反应效果

成分	染色反应
碱性物质	在pH6.4~6.8条件下细胞内一些物质带正电荷,如血红蛋白及嗜酸性粒细胞颗粒,与带负电荷的染料伊红(E^-)结合染成橙红色、粉红色或橘黄色,该物质在Wright染色中称碱性物质,又称为嗜酸性物质
酸性物质	在pH6.4~6.8条件下细胞内一些物质带负电荷,如淋巴细胞胞质、嗜碱性粒细胞的颗粒、DNA、RNA,与带正电荷染料亚甲蓝(M^+)结合而染成蓝紫色,该物质在Wright染色中称酸性物质,又称为嗜碱性物质
中性颗粒	在pH6.4~6.8条件下细胞内一些质呈等电状态,与伊红、亚甲蓝均结合,染成淡紫红色,称为中性物质
细胞核	主要由DNA和碱性的组蛋白等组成,前者主要与亚甲蓝(M^+)作用染成蓝色,后者主要与伊红(E^-)结合染成红色,故细胞核被染成紫红色
红细胞	1. 原始红细胞和早幼红细胞胞质含有较丰富的RNA,与亚甲蓝(M^+)亲和力强,故染成较浓厚的蓝色 2. 晚幼红细胞和网织红细胞胞质既含有RNA,与亚甲蓝(M^+)结合,又含有较多血红蛋白,因此和伊红(E^-)同时结合,故染成红蓝色或灰红色(嗜多色) 3. 成熟红细胞的RNA完全消失,只有血红蛋白与伊红(E^-)结合,则染成橙红色

结构显示更清晰,而胞质和中性颗粒则着色较差。

(二)质量管理

1. Wright 染色的质量管理　Wright 染色的质量管理见表 9-38。血涂片染色不佳的原因及纠正措施见表 9-39。

2. 方法学评价　血涂片染色的方法学评价见表 9-40。

表 9-38　染液和染色过程质量控制

要　求	评　价
染液质量	新配制的 Wright 染液、Wright-Giemsa 染液偏碱性,染色效果不太理想,需在室温放置一段时间,使其中的亚甲蓝逐渐转变为天青 B。在密封条件下,染料储存时间愈久,转化的天青 B 愈多,染色效果愈好
染色时间和染液用量	染色时间与染液浓度、室温、血细胞数量有关。染液浓度低、室温低、血细胞多,则染色时间要长;反之,染色时间要短。但染液用量不可过少,以防染液中的甲醇挥发使染料渣沉着于血膜上,造成冲洗困难
冲洗程序	以流水冲洗染液,冲洗前不可先将染液倒掉,以免染料渣沉着于血膜上
保护血膜的尾部和边缘	体积大的异常细胞常集中于血膜的尾部和边缘,做标记和染色时要保护血膜的尾部、边缘,且要使全部血膜充分着色,并防止遗漏和破坏观察视野
处理染色过深、过浅的血涂片	染色过深、过浅与血涂片中细胞数量、血膜厚度、染色时间、染液浓度、pH 密切相关。为获得理想的染色效果可采用先试染的方法,根据试染的效果调整第 2 次染色条件

表 9-39　血涂片染色不佳原因及纠正措施

效　果	原　因	改进措施
偏碱	涂片太厚、冲洗用水 pH 太高、染色时间太长、储存染液暴露于阳光等	用含 1% 硼酸的 95% 乙醇溶液冲洗 2 次,再用中性水冲洗,待干镜检
偏酸	冲洗用水 pH 太低、储存染液质量不佳、涂片干燥前加封片	规范操作,新鲜配制中性水,保证染液质量
太淡	染色时间太短、冲洗时间太长	复染。应先加缓冲液,后加染液;或加染液与缓冲液的混合液,不可先加染液
染料沉淀	染料沉淀、染液未过滤、涂片太脏	用甲醇冲洗 2 次,并立即用水冲掉甲醇,待干燥后复染
蓝色背景	固定不当、涂片未固定储存过久、使用肝素抗凝剂	注意涂片的固定,使用 EDTA 抗凝血

表 9-40　血涂片染色的方法学评价

方　法	评　价
Wright 染色法	血细胞分析最常用染色法,尤其对于细胞质成分及中性颗粒等染色,可获得很好的染色效果,但对细胞核的染色不如 Giemsa 染液
Giemsa 染色法	对细胞核和寄生虫着色较好,结构更清晰,而胞质和中性颗粒则着色较差
Wright-Giemsa 染色法	临床上广泛使用的方法。所用缓冲液与 Wright 染色法相同。对细胞核、细胞质和细胞内颗粒均着色鲜艳,对比鲜明

四、白细胞分类计数

白细胞分类计数(DC)是在显微镜下观察染色后的血涂片上白细胞的形态,并进行分类计数,求得各种白细胞的比值(百分率)和绝对值。血涂片白细胞分类计数的目的:在计数各类白细胞百分率的同时,还要观察白细胞、红细胞和血小板的形态变化,并估计各类细胞的数量。白细胞分类计数主要有助于白细胞变化的疾病(白细胞增高如白血病,或减少的疾病如感染、中毒、恶性肿瘤等)的诊断。

(一)检测方法和原理

1. **显微镜分类计数法** 在油镜下观察经 Wright 染色后的血涂片,根据各类细胞形态特点和颜色差异将白细胞区别并进行计数(计数 100~200 个白细胞),计算得出各种白细胞百分率(%)。根据白细胞计数的结果,求得每升血液中各种白细胞绝对值(绝对值=白细胞计数值×该类型白细胞百分率)。

2. **血液分析仪法** 多采用电阻抗法、激光法,详见"血液分析仪检验"章。

(二)质量管理

1. **计数误差**

(1)白细胞分类计数的计数误差见表 9-41。1983 年,全国临床检验方法学学术研讨会推荐的白细胞分类计数的方案见表 9-42。

(2)注意事项:白细胞分类计数的注意事项见表 9-43。

2. **质量考核与评价** 由于手工制备的血涂片细胞分布不均匀,分类计数结果变化大,很难对每张血涂片进行严格的质量控制。目前亦缺乏统一的质控方法,关键在于熟练操作技术,严格控制各个操作环节,尽量减少误差。可采用 CLSI 的《白细胞分类计数参考方法和仪器评价方法》或国内《白细胞分类计数参考方法》要求进行质量考核,通常采用 Rumke 算式得到某一类型白细胞百分率的标准误,计算公式如下。如结果在控,则某一类型白细胞百分率应在 95% 可信区间内($p \pm 1.96 \times SE_p$),若超出此范围,应考虑存在样本处理过程、操作过程的误差。

3. **方法学评价** 白细胞分类计数的方法学评价见表 9-44。

(三)临床应用

1. **参考范围**

(1)成人白细胞分类计数参考值:见表 9-45。

(2)中性粒细胞:中性粒细胞增高指外周血中性粒细胞绝对值>$7.0 \times 10^9/L$。中性粒细胞减少

表 9-41 白细胞分类计数误差与评价

项目	评价
涂片制备	普遍采用传统的楔形法制备血涂片,即合格的涂片为楔形,约 3cm×2cm,表面光滑,两边留有小于 0.3cm 的空隙,中间有恰当大小(1.0~1.5cm)的阅片区
涂片染色	显示各类细胞特有的鲜明色彩,细胞核结构和细胞质颗粒清楚
观察部位	体部:体积较小、密度较大的淋巴细胞为主;尾部和两侧:体积较大、密度较小的粒细胞和单核细胞为主;尾部:异常大的细胞为主。应选择细胞分布均匀、染色效果好的部位(一般在体尾交界处)进行分类
视野移动	分类时应有规律地移动视野,一般以城垛式进行,避免重复、遗漏、主观选择视野。因血涂片边缘大细胞偏多,缺乏代表性,故应避免在血涂片边缘分类细胞
细胞数量	白细胞分类精确性与分类细胞数量有关,被计数的白细胞占总白细胞数的比例越大,误差越小。为兼顾临床工作效率,分类计数白细胞数量依白细胞总数而定

表 9-42 白细胞分类数量与白细胞总数的关系

白细胞总数(×10⁹/L)	应分类白细胞数(个)
3~15	100(1 张血涂片)
>15	200(1 张血涂片)
<3	50~100(2 张血涂片)

表 9-43 白细胞分类计数注意事项

项目	评价
观察全片	应用低倍镜观察血涂片染色质量及细胞分布情况,注意血涂片边缘及尾部有无巨大的异常细胞及寄生虫等
幼稚细胞	分类计数中若发现异常或幼稚白细胞,应逐个分类计数和报告,并包括在白细胞分类百分率中;分类计数中见到幼稚红细胞,应逐个计数,但不计入 100 个白细胞内,而以分类 100 个白细胞时见到幼稚红细胞的数量来报告(××个 RBC/100 个 WBC),并注明其所属阶段
其他细胞	注意观察成熟红细胞和血小板的形态、染色及其分布情况,估计各自的数量

表9-44 白细胞分类计数方法学评价

方法	优点	缺点
显微镜分类计数法	白细胞分类计数参考方法。分类较准确、及时发现各种细胞形态病理变化	费时,受血涂片质量和体验人员经验等影响,精密度较差
血细胞分析仪法	是DC和筛检首选方法。检测速度快,分析细胞多,重复性好,易于标准化	不能准确识别细胞类别和病理变化,异常标本须显微镜复检

表9-45 成人白细胞分类计数参考值

细胞	比值	百分率(%)	绝对值($\times 10^9$/L)
中性杆状核粒细胞(Nst)	0.01~0.05	1~5	0.04~0.50
中性分叶核粒细胞(Nsg)	0.50~0.70	50~70	2.00~7.00
嗜酸性粒细胞(E)	0.005~0.050	0.5~5	0.05~0.50
嗜碱性粒细胞(B)	0.00~0.01	0~1	0~0.10
淋巴细胞(L)	0.20~0.40	20~40	0.80~4.00
单核细胞(M)	0.03~0.08	3~8	0.12~0.80

症:国内,成人中性粒细胞绝对值<2.0×10^9/L,10~12岁儿童<1.8×10^9/L,<10岁儿童<1.5×10^9/L。

(3)嗜酸性粒细胞增高症:增高指外周血绝对值>0.5×10^9/L。轻度增高$(0.5~1.5)\times 10^9$/L,中度增高$(1.5~5.0)\times 10^9$/L,重度增高>5.0×10^9/L。减低指外周绝对值<0.05×10^9/L。

(4)嗜碱性粒细胞:增高指外周血绝对值>0.1×10^9/L。

(5)淋巴细胞:增高指外周血绝对值增高,成人>4.0×10^9/L;>4岁儿童>7.2×10^9/L,<4岁儿童>9.0×10^9/L。减低指外周血绝对值减低(成人<1.0×10^9/L)。

(6)单核细胞:增高指成人外周血绝对值>0.8×10^9/L。

2. 临床意义 白细胞总数与中性粒细胞:在外周血中,由于中性粒细胞占白细胞总数的50%~70%,故其数量的增高或减少可直接影响白细胞总数的变化。因此,白细胞总数变化的临床意义与中性粒细胞数量变化的临床意义基本一致。但是,淋巴细胞、嗜酸性粒细胞等数量上的改变也会引起白细胞总数的变化。因此,如白细胞总数与中性粒细胞的数量关系不一致,还应具体分析。

(1)中性粒细胞增高:中性粒细胞病理性增高的原因很多,大致上可归纳为两大类:反应性增高和异常增生性增高。

1)反应性增高:是机体对各种病理因素刺激产生应激反应,动员骨髓储存池的粒细胞释放和(或)边缘池的粒细胞进入循环池所致。因此,增高的粒细胞大多为成熟的分叶核粒细胞或较为成熟的杆状核粒细胞。反应性白细胞(中性粒细胞)增高的原因与评价见表9-46。急性感染及炎症是中性粒细胞增高最常见的原因,增高的程度与病原体的种类、感染的部位、范围和严重程度及机体的反应性有关(表9-47)。绝大多数细菌感染的白细胞为$(10~30)\times 10^9$/L,白细胞超过30×10^9/L提示深部感染或腹膜炎,超过50×10^9/L时提示感染严重。如:白细胞计数临界值为11×10^9/L、12×10^9/L、13×10^9/L时,诊断急性阑尾炎的阳性预测值分别为52%、52%和60%,灵敏度分别为100%、90%和82%,特异度分别为28%、40%和57%。当中性粒细胞百分率临界值为75%、80%和85%时,诊断急性阑尾炎的阳性预测值分别为40%、50%、37%;灵敏度分别为55%、55%和27%。

2)异常增生性增高:系造血干细胞克隆性疾病,为造血组织中粒细胞大量异常增生并释放到外周血所致,增高的粒细胞主要是病理性粒细胞或未成熟粒细胞,常伴其他系细胞改变,如红细胞或血小板增高或减少。异常增生性增高主要见于:白血病、骨髓增殖性疾病(MPD)。

(2)中性粒细胞减少:引起中性粒细胞减少的病因很多(表9-48),在理化因素损伤中,药物诱导性中性粒细胞减少最常见,年发病率为$3~4/10^6$,儿童及年轻患者约占10%,老年患者约占50%。

3. 嗜酸性粒细胞

(1)嗜酸性粒细胞增高:原因和机制见表9-49

表 9-46 白细胞(中性粒细胞)反应性增高病因与评价

类别	病因	说明
急性感染	细菌、某些病毒、真菌、螺旋体、立克次体及寄生虫感染等	白细胞增高最常见的原因
炎症	风湿性关节炎、支气管炎、肾炎、结肠炎、胰腺炎、甲状腺炎、皮炎等	
组织损伤	严重外伤、大手术、大面积烧伤、急性心肌梗死	急性心肌梗死后1~2d,WBC常增高,并可持续1周,借此,可与心绞痛鉴别
血细胞破坏	严重血管内溶血	红细胞破坏产物吸引骨髓释放
急性失血	消化道大出血、脾破裂、宫外孕破裂	血管收缩及脾释放存血,Hb、RBC尚未减低,WBC为早期诊断内出血重要指标
恶性肿瘤	非造血系统恶性肿瘤,尤消化道恶性肿瘤(如肝癌、胃癌)和肺癌等	与肿瘤坏死产物刺激骨髓释放、肿瘤细胞产生促粒细胞生成素及肿瘤骨髓转移有关
急性中毒	代谢性、化学、药物、生物毒素中毒	与趋化因子增高有关

表 9-47 感染程度与白细胞变化关系

严重程度	白细胞	中性粒细胞	原因
局部轻微感染	可正常	略增高	
中等感染	增高	增高伴轻度核左移及毒性改变	机体反应性良好,骨髓细胞释放入血
严重感染	显著增高	增高伴明显核左移及毒性改变	机体反应性良好,骨髓细胞释放入血
极重感染	减低	减低明显核左移及毒性改变	WBC大量聚集于内脏血管及炎症局部,预后差

表 9-48 中性粒细胞减少原因及机制

类别	原因	机制
感染	病毒、革兰阴性杆菌(伤寒)、某些原虫感染等,病毒感染(是最常见的原因)	病毒、细菌内毒素和异体蛋白使大量粒细胞转至边缘池及抑制骨髓释放粒细胞,亦与抗感染消耗增高有关
血液病	再生障碍性贫血、PNH、非白血性白血病、骨髓转移癌、巨幼贫	造血干细胞功能障碍、粒细胞增殖异常或营养缺乏导致骨髓粒细胞生成、成熟障碍或无效生成
理化损伤	放射线、苯、铅、汞及化学药物等	直接损伤造血干细胞或抑制骨髓粒细胞有丝分裂,直接或通过抗原或抗原抗体复合物破坏白细胞
脾功能亢进	脾淋巴瘤、脾血管瘤、肝硬化、门静脉或脾静脉栓塞、心力衰竭、类脂质沉积	脾脏滞留、吞噬粒细胞并产生某些体液因子抑制骨髓造血或加速血细胞破坏
自身免疫疾病	ITP、AIHA、新生儿同种免疫性粒细胞减少症、SLE、类风湿关节炎	与机体可能存在白细胞的自身抗体导致破坏增高有关

临床意义。

(2)嗜酸性粒细胞减低:主要见于以下几种情况。

1)传染病急性期:一般病原体急性感染期,机体处于应激状态,肾上腺皮质激素分泌增加,嗜酸性粒细胞随之减少,恢复期嗜酸性粒细胞又重新出现并逐渐增高。倘若临床症状严重,而嗜酸性粒细胞不减少,说明肾上腺皮质功能衰竭;若嗜酸性粒细胞持续下降,其至消失,说明病情严重。因此,嗜酸性粒细胞计数可用于观察急性传染病的病情及预后判断。

2)严重组织损伤:如手术后4h,嗜酸性粒细胞常显著降低,24~48h后逐渐增高,增高的速度与病情变化基本一致。大面积烧伤患者,数小时后嗜酸性粒细胞完全消失,并持续较长时间。若大手术或大面积烧伤后,嗜酸性粒细胞不减低或减低很少,表明预后不良。因此可用嗜酸性粒细胞计数作为预后观察的指标。

3)其他:长期应用肾上腺皮质激素、垂体或肾上腺皮质功能亢进时,可使嗜酸性粒细胞减低。故通过观察垂体或肾上腺皮质刺激试验前后的嗜酸性粒细胞数量的变化,可判断垂体或肾上腺皮质的功能,但此法现临床很少应用。

4. 嗜碱性粒细胞

(1)嗜碱性粒细胞增高:临床意义见表9-50。

(2)嗜碱性粒细胞减少:嗜碱性粒细胞数量很少,其减少与否难以察觉,多无临床意义。减少可见于过敏性休克、促肾上腺皮质激素或糖皮质激素应用过量及应激反应等。

5. 淋巴细胞

(1)淋巴细胞增高:①生理因素,如午后和晚上比早晨高;出生1周后婴儿淋巴细胞可达50%以上,可持续至6~7岁,后逐渐降至成人水平。②淋巴细胞病理性增高的原因和意义见表9-51。

(2)淋巴细胞减低:凡中性粒细胞显著增高的各种病因均可导致淋巴细胞相对减少。淋巴细胞减少的原因及意义见表9-52。

6. 单核细胞 正常儿童外周血单核细胞可较成人稍高,平均为9%;2周内的婴儿可达15%或更多;妊娠中、晚期及分娩亦可增高,均为生理性增高。单核细胞病理性增高的原因和意义见表9-53。单核细胞减低意义不大。

表9-49 嗜酸性粒细胞增高原因及机制

分 类	常见疾病	机 制
过敏性疾病	支气管哮喘、荨麻疹、风疹、血管神经性水肿、过敏性脉管炎、花粉病、食物过敏、药物过敏、血清病	肥大细胞和嗜碱性粒细胞致敏,释放嗜酸性粒细胞趋化因子,导致反应性增高
寄生虫病	肠道、肠外组织寄生虫,如钩虫、蛔虫、血吸虫、肺吸虫	嗜酸性粒细胞趋化因子增多;与相应抗体结合激活补体,引起反应性增多
皮肤病	天疱疮、疱疹样皮炎、湿疹、银屑病、多形性红斑	变应性因素导致反应性增高
感染性疾病	猩红热的感染期,急性传染病恢复期	引起反应性增多
血液病	骨髓增殖性疾病、恶性淋巴瘤、多发性骨髓瘤、CML、嗜酸性粒细胞白血病	造血干细胞克隆异常,嗜酸性粒细胞异常增殖、细胞周期及在血中时间延长
恶性肿瘤	肺癌、胃癌、结肠癌	淋巴因子及肿瘤因子所介导
嗜酸性粒细胞增多综合征	过敏性肉芽肿、嗜酸性粒细胞心内膜炎、弥散性嗜酸性粒细胞性胶原病	
其他	脾切除、脑垂体前叶功能减低症、肾上腺皮质功能减低症,应用IL-2、GM-CSF、磺胺药类、头孢类、青霉素类	嗜酸性粒细胞清除减少、骨髓释放嗜酸性粒细胞增多

表9-50 嗜碱性粒细胞增高临床意义

类 别	临床意义
过敏性和炎症性疾病	食物、药物、吸入性过敏性反应;溃疡性结肠炎、荨麻疹、红皮病、风湿性关节炎等,可伴有白细胞或中性粒增高
嗜碱性粒细胞白血病	少见的急性白血病类型。WBC可正常或增高,嗜碱性粒细胞可达30%~80%,伴幼稚型增高
骨髓增殖性疾病	慢粒、真性红细胞增高症、原发性骨髓纤维化、原发性血小板增高症等。嗜碱性粒细胞轻度增高,为骨髓增殖性疾病一个早期征象。外周血嗜碱性粒细胞达10%~20%,是慢粒特征之一;若嗜碱性粒细胞突然>20%,预示病情恶化
内分泌疾病	糖尿病、甲状腺功能减退、雌激素治疗等
其他	重金属(如铅、汞、铬等)中毒、系统性肥大细胞增高症、放射线照射,反应性感染性疾病(如水痘、结核病)等

表 9-51 淋巴细胞病理性增高原因和意义

疾病	意义
感染性疾病	典型急性细菌感染恢复期,某些病毒所致急性传染病,某些慢性感染如结核病恢复期或慢性期等
肿瘤性疾病	1. 以原始及幼稚淋巴细胞增多为主,见于 ALL、CLL 急性变 2. 以成熟淋巴细胞增多为主,见于 CLL、淋巴细胞性淋巴肉瘤等
组织移植术后	排斥前期淋巴细胞绝对值即增高,可作为监测组织或器官移植排异反应的指标之一
其他	再生障碍性贫血、粒细胞减少症及粒细胞缺乏症时淋巴细胞相对增高

表 9-52 淋巴细胞减少原因及意义

原因或疾病	意义
流行性感冒	流行性感冒病毒感染恢复期,出现典型淋巴细胞减少
HIV 感染	可选择性地破坏 $CD4^+$ 细胞,致其明显减少,$CD4^+/CD8^+$ 比例倒置
结核病	早期淋巴细胞,伴 $CD4^+$ 细胞明显减少;若治疗有效,淋巴细胞可正常
药物治疗	烷化剂(环磷酰胺等)可引起 WBC 重度减少,伴淋巴细胞明显减低。停止治疗后,淋巴细胞减少可持续数年
放疗	可破坏淋巴细胞,每天低剂量放疗比每周 2 次大剂量放疗产生的破坏力更强
免疫性疾病	系统性红斑狼疮、类风湿关节炎、混合性结缔组织病、多发性肌炎患者,因机体产生抗淋巴细胞抗体导致淋巴细胞破坏,数量减少。其减少程度与抗体滴度相关
先天性免疫缺陷症	各类重症联合免疫缺陷症、运动性毛细血管扩张症、营养不良或锌缺乏,可引起不同程度的淋巴细胞减少

表 9-53 单核细胞病理性增高的原因和意义

分类	意义
感染	急性感染恢复期、慢性感染,如巨细胞病毒、疱疹病毒、结核菌、布鲁杆菌等感染,亚急性细菌性心内膜炎、伤寒、严重的浸润性和粟粒性肺结核
结缔组织病	系统性红斑狼疮、类风湿关节炎、混合性结缔组织病、多发性肌炎、结节性动脉炎
血液病	急性、慢性单核细胞或粒-单核细胞白血病、淋巴瘤、多发性骨髓瘤、慢淋、MDS、恶性组织细胞病、组织细胞增高症、溶贫、粒细胞缺乏症恢复期、ITP
恶性疾病	胃癌、肺癌、结肠癌、胰腺癌
胃肠道疾病	酒精性肝硬化、局限性回肠炎、溃疡性结肠炎、口炎性腹泻
其他	化疗后骨髓恢复、骨髓移植后、粒细胞-巨噬细胞集落刺激因子(GM-CSF)治疗、药物反应、烷化剂中毒

五、血小板计数

血小板具有维持血管内皮完整性的功能和黏附、聚集、释放、促凝和血块收缩功能。血小板计数(PLT)是测定全血中血小板的浓度,是止血凝血检查最常用的试验之一。

(一)检测方法和原理

1. 显微镜计数法 血液经稀释液按一定比例稀释和破坏红细胞后,滴入血细胞计数板内,在高倍镜下计数中央大方格内 4 角和正中 5 个中方格内的血小板数,经换算求出每升血液中的血小板数量。

$$血小板数/L = N \times 5 \times 10 \times 20 \times 10^6 = N \times 10^9$$

2. 仪器法 多采用电阻抗法或激光法的血液分析仪,详见"血液分析仪检验"内容。亦可使用流式细胞仪。PLT 计数原理见表 9-54。

(二)质量管理

1. 检测过程质量管理 因血小板计数误差较大,故须严格遵守操作规程,尽量减少误差(表 9-55)。

表 9-54 血小板计数原理

方法	原理
显微镜直接计数法	普通光学显微镜计数法:与红细胞和白细胞计数相同。可分为破坏红细胞稀释法(溶血法)和不破坏红细胞稀释法
	相差显微镜计数法:利用光线通过物体时产生的相位差而转化为光强差,增强被检测物体立体感的原理,从而识别并计数血小板
血细胞分析仪法	血细胞分析仪计数血细胞(血小板)的原理有电阻抗法、光散射法,参见血细胞分析仪法
流式细胞仪法	采用特定荧光素标记的血小板特异性单克隆抗体标记血小板,并由流式细胞仪根据荧光强度和散射光强度等信号检测血小板

表 9-55 血小板计数检测过程的质量管理

项目	质量管理
检测前	采血是否顺利(血流不畅可破坏血小板,使 PLT 假性减低);抗凝剂是否合适(肝素抗凝血不能用于 PLT; EDTA 钾盐抗凝血标本取血后 1h 内结果不稳定,1h 后趋向平稳,可引起血小板聚集);储存时间是否适当(PLT 标本应保存于室温,低温可激活血小板,储存时间过久可导致 PLT 偏低)
检测中	手工法 PLT 应定期检查稀释液质量,先做稀释液空白计数,以确认稀释液是否存在细菌污染或其他杂质。仪器法必须先达到背景计数和质控合格
检测后	由经验丰富的检验人员及时核准血小板计数结果。①用同 1 份血标本制备好的血涂片,观察血小板数量、形态和分布情况,进行核准。②用血小板计数的参考方法核准计数结果。③每份标本最好做 2 次计数,如 2 次计数误差小于 10%,取其均值报告;如计数误差大于 10%,应做第 3 次计数,取 2 次相近结果的均值报告

2. 方法学评价 血小板普通显微镜计数法的方法学评价见表 9-56。其他血小板计数法的方法学评价见表 9-57。

(三)临床应用

1. 参考范围 $(100 \sim 300) \times 10^9 / L$。
2. 临床意义 血小板减低是引起出血常见原因。当血小板在 $(20 \sim 50) \times 10^9 / L$ 时,可有轻度出血或手术后出血;低于 $20 \times 10^9 / L$,可有较严重的出血;低于 $5 \times 10^9 / L$ 时,可导致严重出血。PLT 超过 $400 \times 10^9 / L$ 为血小板增高。病理性血小板减少和增高的原因及意义见表 9-58。

表 9-56 血小板普通显微镜计数法方法学评价

方法	优点	缺点
草酸铵溶血法	对红细胞破坏力强,血小板形态及视野清楚;稀释倍数小,故计数误差较小,为常规计数方法,草酸铵为首选稀释液	
复方尿素溶血法	稀释后血小板肿大易辨认	尿素易分解,不能完全破坏红细胞
高铁氰化钾溶血法	试剂稳定易于攻期保存	不能完全破坏红细胞
复方碘稀释法		不能破坏红细胞,试剂易于细菌生长,干扰计数,已被淘汰

表 9-57　其他血小板计数法方法学评价

方法	优点	缺点
相差显微镜计数法	血小板易于识别,计数准确性高,可于照相后核对计数结果,1988年WHO推荐草酸铵-相差显微镜计数法为血小板计数手工参考方法	仪器较贵,临床上未普及
血细胞分析仪法	计数简便、快速、重复性好,并可同时测定血小板、MPV及PDW等多个指标,是目前常规筛检PLT的方法,已广泛用于临床	不能完全区分血小板与其他类似大小的颗粒,计数误差较大,有时仍需用显微镜直接计数法、复检血涂片等方法进行校正
流式细胞仪法	目前推荐的参考方法,准确性高,利于血小板减少症的血小板准确计数。2001年ICSH推荐此法,现为我国卫生行业标准	仪器较贵,临床上未普及

表 9-58　病理性血小板减少和增高原因及意义

状态	原因	临床意义
血小板减少	生成障碍	急性白血病、再生障碍性贫血、骨髓肿瘤、放射性损伤、巨幼贫等
	破坏过多	原发性血小板减少性紫癜、脾功能亢进、系统性红斑狼疮等
	消耗过多	DIC、血栓性血小板减少性紫癜等
	分布异常	脾肿大、血液被稀释(输入大量库存血和血浆)等
	先天性	新生儿血小板减少症、巨大血小板综合征等
血小板增高	原发性	慢粒、原发性血小板增高症、真性红细胞增高症等
	反应性	急性化脓性感染、大出血、急性溶血、肿瘤等
	其他	外科手术后、脾切除等

六、白细胞形态学检查

白细胞形态学检查主要是显微镜检查法。白细胞的形态变化对鉴别异常形态白细胞有重要价值。现代自动图像分析仪虽然正在发展,但还未能取代显微镜检查法。血液分析仪能提供血细胞数量和其他相关参数,但不能直接提供血细胞形态变化的确切信息,不具备镜检法确诊血细胞形态的功能;血液分析仪对异常结果报警后,仍需用镜检法复核血片,以提供确切细胞形态学检查的结果。

(一)正常白细胞形态

1. **外周血正常白细胞**　包括形态正常的中性杆状核/分叶核粒细胞、嗜酸性粒细胞、嗜碱性粒细胞、大/小淋巴细胞和单核细胞。

2. **中性粒细胞核形界定**　分叶核粒细胞的核分叶之间,外观以染色较深的一丝实线相连,因只有核膜组成,故其内无染色质,这是中性粒细胞分叶核与杆状核鉴别的基础,当杆状核与分叶核鉴别困难时,可将其归类于分叶核。

3. **粒细胞胞质内颗粒**　中性粒细胞的胞质内颗粒分为嗜天青颗粒(占20%)和特殊颗粒(占80%)。粒细胞胞质内的颗粒比较见表9-59。

(二)异常白细胞形态

1. **中性粒细胞毒性变化**　在严重的化脓性感染、败血症、恶性肿瘤、急性中毒、大面积烧伤等病理情况下,中性粒细胞可发生大小不均、中毒颗粒、空泡形成、杜勒小体(Döhle body)、退行性变等形态改变(表9-59)。这些形态变化对判断预后有一定意义。

2. **棒状小体(Auer body)**　白细胞胞质中出现的红色细杆状物质,1个或数个,长1~6μm,称为棒状小体,是初级嗜天青颗粒结晶化的形态。如白细胞内出现数个呈束状排列的棒状小体,称为faggot细胞。棒状小体对鉴别急性白血病类型有重要价值,主要见于急性粒细胞白血病(多见)和急性单核细胞白血病(少见),而急性淋巴细胞白血病则为阴性。

3. **中性粒细胞核象变化**　核象标志着中性粒细胞从新生细胞至衰老细胞的发育阶段。正常情况下,外周血中性粒细胞以分叶核为主,胞核常分为2~5叶,杆状核较少,分叶核与杆状核中性粒细胞比值为13:1。病理情况下,中性粒细胞的核象可

表 9-59 中性粒细胞毒性变化与特征

毒性变化	特 征
大小不均	体积大小相差悬殊，不均一性增大，与内毒素等因素作用于骨髓内早期中性粒细胞，使其发生不规则分裂、增殖有关
毒性颗粒	胞质中出现比正常中性颗粒粗大、大小不均、随机分布的紫黑色或深紫褐色颗粒，与特殊颗粒生成过程受阻或颗粒变性有关。用 G-CSF 可呈药物性颗粒增粗现象
空泡	胞质内出现1个或数个空泡，也可在细胞核上出现，是细胞发生脂肪变性的结果
Döhle 小体	胞质有毒性变的嗜碱性区域，呈圆形、梨形或云雾状，天蓝或灰蓝色，直径 1~2μm，与正常染色区域界限模糊，是胞质局部不成熟（核浆发育不平衡）表现
退行性变、核变性	细胞发生胞体肿大、结构模糊、边缘不清晰、核固缩、核肿胀和核溶解（染色质模糊、疏松）等现象，常见于衰老和病变的细胞

发生核左移或核右移。

（1）核左移：外周血中性杆状核粒细胞增高和（或）出现晚幼粒、中幼粒甚至早幼粒细胞的现象称为核左移。核左移是机体的一种反应性改变，常见于化脓性感染、急性溶血及应用细胞因子等，并伴有中毒颗粒、空泡、退行性变等毒性变化。核左移常伴有白细胞总数增高，但白细胞总数也可正常甚至减低。

核左移分为轻、中、重度，与感染严重程度和机体抵抗力相关（表 9-60）。

（2）核右移：外周血中性分叶核粒细胞增高、5叶核＞3%时，称为核右移。

核右移常见于巨幼细胞性贫血、内因子缺乏所致的恶性贫血、感染、尿毒症或骨髓异常综合征等，应用抗代谢药物治疗肿瘤时也会出现核右移。在炎症恢复期，一过性核右移是正常现象，但在进展期突然出现核右移是预后不良的征兆。

4. 中性粒细胞胞核形异常 其分类和临床意义见表 9-61。

5. 与遗传因素相关的中性粒细胞畸形 其临床意义见表 9-62。

6. 中性粒细胞异常形态新分类 中性粒细胞胞质内颗粒减少见于 MDS、先天性乳铁蛋白缺乏症等；颗粒增加见于中毒颗粒相关病变、GM-CSF 治疗、再生障碍性贫血、高嗜酸性粒细胞综合征、Alder-Reilly 畸形、慢粒和 MDS 等；异常颗粒见于 Chediak-Higashi 综合征和相关病变、Alder-Reilly 畸形、急性髓细胞白血病和 MDS 等（表 9-63）。

表 9-60 核左移类型及临床意义

类型	杆状核	细胞类型	临床意义
轻度	＞5%	仅有中性杆状核粒细胞	感染轻，抵抗力强
中度	＞10%	杆状核，少量中性晚幼粒、中幼粒细胞	感染严重，抵抗力较强
重度	＞25%	杆状核，更幼稚早幼粒细胞，甚至原粒细胞	类白血病反应

表 9-61 核形异常中性粒细胞分类和临床意义

细 胞	临床意义
多分叶核中性粒细胞	巨幼细胞性贫血、缺铁性贫血、尿毒症、感染和遗传性中性粒细胞分叶过多等
少分叶核中性粒细胞	Pelger-Huet 畸形、获得性或假性 Pelger-Huet 畸形等
巨杆状核中性粒细胞	巨幼细胞性贫血、恶性贫血、MDS 和白血病等
巨多分叶核中性粒细胞	巨幼细胞性贫血、恶性贫血、MDS 和白血病等
双核粒细胞	MDS、粒细胞白血病和巨幼细胞性贫血等
环形杆状核粒细胞	慢粒、急性髓细胞白血病、巨幼细胞性贫血等

表 9-62 遗传因素相关性中性粒细胞畸形形态特点和临床意义

畸形	特点	临床意义
Chediak-Higashi 畸形	胞质中含有几个至数十个直径为 2~5μm 的包涵体,呈异常巨大的紫色或淡灰色块状物	Chediak-Higashi 综合征。可影响粒细胞功能,易出现严重感染
Alder-Reilly 畸形	胞质含巨大深染嗜天青颗粒(呈深红或紫色包涵体),但不伴有白细胞增多和核左移、空泡等;有时似 Döhle 小体	为常染色体隐性遗传,但不影响粒细胞功能,常伴有骨或软骨畸形疾病
May-Hegglin 畸形	粒细胞终身含有无定形的淡蓝色包涵体,与严重感染、中毒时出现的 Döhle 小体相同,但大而圆	为常染色体隐性遗传,良性畸形
Pelger-Hüet 畸形	成熟中性粒细胞核分叶能力减退,核常呈杆状、肾形、眼镜形、哑铃形或少分叶(两大叶),但染色质致密、深染,聚集成小块或条索状,其间有空白间隙	为常染色体显性遗传性疾病,又称家族性粒细胞异常。继发于严重感染的核分叶能力减退称假性 Pelger-Hüet 畸形

表 9-63 中性粒细胞异常形态新分类

形态分类	具体内容
核异常	中性粒细胞杆状核形成和核左移、中性粒细胞分叶核计数和核右移、中性粒细胞鼓槌小体和核突起、其他异常(核分叶过多、核分叶减少、环状核、葡萄簇状核)
质异常	颗粒减少、颗粒增加、颗粒异常(Chediak-Higashi、Alder-Reilly、May-Hegglin 和 Auer 小体)、空泡、Döhle 小体和类似包涵体、外源性中性粒细胞包涵体(微生物、冷球蛋白、疟色素)
细胞异常	巨大多分叶核白细胞、中性粒细胞凋亡、中性粒细胞聚集、中性粒细胞碎片

7. 淋巴细胞的形态异常

(1) 异型淋巴细胞:在病毒、原虫感染,药物反应,结缔组织疾病或过敏原等因素刺激下,淋巴细胞增生并发生形态上的变化,表现为胞体增大、胞质量增高、嗜碱性增强、细胞核母细胞化,称异型淋巴细胞或反应性淋巴细胞。异型淋巴细胞按形态特征分为 3 型:Ⅰ型(空泡型)又称泡沫型或浆细胞型,Ⅱ型(不规则型)又称单核细胞型,Ⅲ型(幼稚型)又称未成熟细胞型或幼淋巴细胞型。

正常人外周血偶见异型淋巴细胞。异型淋巴细胞增高主要见于传染性单核细胞增高症(IM)、病毒性肝炎、流行性出血热、湿疹等病毒性疾病和过敏性疾病。另外,E-B 病毒、巨细胞病毒、艾滋病病毒、β-链球菌、梅毒螺旋体、弓形虫等感染和接种疫苗也可引起外周血异型淋巴细胞增高。

(2) 卫星核淋巴细胞:淋巴细胞主核旁有 1 个游离的卫星小核。因染色体损伤,丧失着丝点的染色单体或其片段在有丝分裂末期未进入子代细胞遗传物质体系内而形成。常见于接受较大剂量电离辐射、核辐射之后或其他理化因素、抗癌药物等造成的细胞损伤。卫星核淋巴细胞常作为致畸、致突变的客观指标之一。

七、血小板形态检查

(一) 正常血小板形态

正常血小板呈两面微凸的圆盘状,直径为 1.5~3μm,新生血小板体积大,成熟者体积小。在血涂片上往往散在或成簇分布,其形态多数为圆形、椭圆形或略欠规则;胞质呈淡蓝或淡红色,中心部位有细小、分布均匀而相聚或分散于胞质中的紫红色颗粒。

(二) 异常血小板形态

血小板的形态异常见表 9-64。

表 9-64 血小板形态异常

分类	变化	评价
大小异常	大血小板	原发性血小板减少性紫癜(ITP)、粒细胞白血病、血小板无力症、巨大血小板综合征、MDS 和脾切除后等
	小血小板	缺铁性贫血、再生障碍性贫血等
形态异常	不规则和畸形	杆状、逗点状、蝌蚪状、蛇形和丝状突起等血小板,正常人偶见(少于 2%),超过 10% 有临床意义
	颗粒减少	MDS,偶见于 EDTA 抗凝血
	卫星现象	血小板黏附、围绕于中性粒细胞(或黏附于单核细胞)的现象,有时可见血小板吞噬现象,偶见于 EDTA 抗凝血
	"黏附"红细胞	"黏附"于红细胞表面,形成血小板位于红细胞之内的假形态,可被误认为是红细胞内的"包涵体"或"寄生虫"
聚集性和分布异常	血小板增高	原发性血小板增高症(ET)、血小板增高的慢粒
	血小板减少	再生障碍性贫血、ITP
	功能异常	血小板无力症、EDTA 抗凝血、或诱发的血小板聚集现象

(刘成玉　金大鸣)

第三节　输血检验

血型是人类血液以血型抗原为表现形式的遗传性状,血型由血型基因决定,是血细胞的主要特征之一。ABO 血型系统和 Rh 血型系统是红细胞的两大血型抗原抗体系统,在临床输血和血液遗传学研究上有重要意义。血型鉴定和交叉配血是保证输血安全的主要措施。

一、红细胞血型检查

(一) ABO 血型系统

人 ABO 血型由红细胞抗原和血清抗体共同决定,依据红细胞上是否存在 A、B 抗原,血清中是否存在抗 A、抗 B 抗体,ABO 血型系统可分为 A、B、O 及 AB 四种血型,见表 9-65。

表 9-65　人类 ABO 血型系统

血型	红细胞膜抗原	血清中抗体	基因型
A	A	抗 B	A/A 或 A/O
B	B	抗 A	B/B 或 B/O
AB	A,B	无	A/B
O	O	抗 A,抗 B	O/O

1. ABO 血型系统抗原

(1) ABO 血型系统抗原的组成和遗传:ABO 血型系统抗原是存在于红细胞膜上的一种糖蛋白,由多肽和糖链组成。每个个体自父母处获得 ABO 和 H 血型基因,调控血型抗原的合成。O 基因为无效基因,即无相应表达产物。H 基因产生 L-岩藻糖基转移酶,酶将糖基转移到红细胞膜上的前体物质上,生成 H 抗原。A 基因产生 N-乙酰半乳糖胺基转移酶,酶将糖基转移到 H 上,生成 A 抗原。B 基因产生 D-半乳糖基转移酶,酶将糖基转移到 H 上,生成 B 抗原。因此,ABH 基因并不直接编码 ABH 抗原,而是编码产生糖基转移酶。表型即所检测到的红细胞血型;A 和 B 基因是显性基因,O 基因则是隐性基因。妊娠 5~6 周的胎儿红细胞已能测出 ABO 血型抗原。新生儿 ABO 血型的抗原性较弱,约为成人的 20%,以后随年龄的增长而不断增强,20 岁左右到达高峰,进入老年期逐渐减低。人的 ABO 血型抗原一般终身不变。

(2) ABO 血型系统抗原的分布:A、B、H 抗原主要存在于红细胞膜上,也分布在白细胞、血小板及其他组织细胞上。组织细胞合成并分泌的水溶性 A、B、H 血型抗原多为半抗原,称为血型物质。血型物质广泛存在于人体的各种体液和分泌物中,以唾液中含量最高,其次是血清、尿液、精液、羊水等。体液中含有血型物质者为分泌型,体液中不含血型物质者为非分泌型。血型物质具有与相应抗体反应的性质,测定唾液血型物质可协助鉴定

ABO血型,检查羊水血型物质可以预测胎儿血型。

2. ABO血型系统抗体　按其来源可分为天然抗体和免疫性抗体。天然抗体主要由自然界中具有与A、B血型抗原结构相同的物质刺激机体的免疫系统产生,主要为IgM型免疫球蛋白。免疫性抗体则来自母婴血型不合的妊娠或血型不合的输血,新生儿血清中的抗体通常是来自母体的IgG型免疫球蛋白。抗体在出生后3～6个月开始出现,青春期达到高峰,持续终身,但其效价随年龄增长而逐步降低。

3. ABO血型系统亚型　根据红细胞上A抗原位点数的多少及与抗A1血清的凝集反应,A亚型有A1、A2、A3、Ax、Am、Aint、Aend、Ay、Ael。我国汉族人A2型占0.44%,A2B型占0.25%,而白种人约20%的A型为A2型,20%的AB型为A2B型。A1和A2是血型血清学方法确定的最重要的A型红细胞亚型。一般认为有两种A型抗原:A和A1,A1型人红细胞上有这两种抗原,A2型人红细胞只有A抗原,B型人血清中会有两种抗体:抗-A和抗-A1。A1型人红细胞与这两种抗体反应,A2型红细胞则只与抗-A反应,血清中还有少量抗-A1。B亚型较少见,临床意义不大。检查亚型的目的是防止误定血型,定型时如将弱A亚型患者误定为O型,给其输入O型血,不会有太大问题。但是如把弱A亚型献血员误定为O型,并输给O型血的人,则受血者的抗A抗体就可能与输入的弱A亚型的红细胞起反应,引起血管内溶血性输血反应。ABO亚型抗原抗体及抗原与抗血清的反应见表9-66。

【检测方法和原理】

在反应介质中形成红细胞和相应血型抗体结合的免疫复合物,出现肉眼可见的凝集现象。用已知的特异性标准血清检查红细胞的未知血型抗原称为正向定型,用已知血型的标准红细胞检查标本中的未知血型抗体称为反向定型。

1. 盐水凝集法　ABO血型抗体以IgM为主,IgM抗体克服红细胞表面排斥作用能力强,同时分子量较大在生理盐水中与含有相应ABO血型抗原的红细胞结合,出现肉眼可见的凝集现象,有玻片法和试管法。ABO血型正反定型和结果判断见表9-67和表9-68。

2. 凝胶微柱法　利用凝胶分子筛作用和亲和效应,以凝胶微柱为反应介质,反应在透明塑料卡上的凝胶管中进行。结果可用肉眼观察或血型分析仪分析。

【质量管理】

1. 血型正/反定型常见问题及解决方法　见表9-69～表9-71。

2. 方法学比较　见表9-72。

表9-66　ABO亚型抗原抗体及抗原与抗血清的反应

血型	红细胞表面A、B抗原	血清中抗A、抗B抗体	与抗血清反应		
			抗A	抗B	抗A_1
A_1	A_1和A	抗B,抗H	+	−	+
A_2	A	抗B和抗A_1(1%～2%)	+	−	−
A_1B	A_1、A和B	抗H	+	+	+
A_2B	A和B	抗A_1(25%)	+	+	−
B	B	抗A,抗A_1	−	+	−
O	无	抗A,抗B和抗A_1	−	−	−

表9-67　ABO血型正、反定型及结果判断

正向定型			反向定型			结果判断
(标准血清+被检者红细胞)			(标准红细胞+被检者血清)			
抗A	抗B	抗AB(O型血清)	A型红细胞	B型红细胞	O型红细胞	
+	−	+	−	+	−	A型
−	+	+	+	−	−	B型
+	+	+	−	−	−	AB型
−	−	−	+	+	−	O型

表 9-68　红细胞凝集强度判断标准

凝集程度	判断标准
4+	红细胞凝集成一大块,血清清晰透明
3+	红细胞凝集成数小块,血清尚清晰
2+	红细胞凝块分散成许多小块,周围可见到游离红细胞
1+	肉眼可见大颗粒,周围有较多的游离红细胞
±	镜下可见数个红细胞凝集在一起,周围有很多游离红细胞
混合凝集外观	镜下可见少数红细胞凝集,而绝大多数红细胞仍呈分散分布
阴性	镜下未见细胞凝集,红细胞均匀分布

表 9-69　血型正、反定型常见问题及解决方法

	可能原因	后果	解决方法
人为原因	标本搞错、未加入或使用失效试剂、操作者不能正确识别和解释试验结果、人为书写错误	假阴性/假阳性	重新采血、更换试剂、重复试验、提高素质
技术原因	标准血清效价太低,亲和力不强,红细胞悬液过浓或过淡、抗原抗体比例不当、离心速度、时间不够、忽略溶血现象	假阴性	严格执行操作规程、重复试验
	离心速度过高或离心时间过长、使用了受到细菌污染的抗体试剂和盐水、使用不干净的实验器材	假阳性	重复试验、更换试剂、器材

表 9-70　血型正定型常见问题及解决方法

问题	可能原因	解决方法
不凝集或呈混合外观	被检红细胞抗原性减弱:如某些 A_2 型、A_2B 型等亚型,老年人、新生儿等,白血病、恶性肿瘤等	用试管法鉴定血型、正定型和反定型结果相对照、加用 O 型血清、用吸收洗脱试验鉴定
假凝集	疾病影响:自身免疫性溶贫患者红细胞表面吸附温性自身抗体	用递增温度的盐水洗涤红细胞
	红细胞受到细菌污染:表面的 T 抗原被激活,与多数人正常血清中含有的抗 T 抗体反应	用多份 AB 型血清加以鉴定、血培养、重抽血
误判为 B 型或 AB 型	肠道疾病的 O 型或 A 型患者:红细胞表面获得类 B 抗原	加做放散试验、检查血型物质
假阴性	被检者血清中的血型物质过多:中和相应抗体	洗涤红细胞

表 9-71　血型反定型常见问题及解决方法

后果	可能原因	解决方法
不凝或弱凝集	婴儿、老年人 ABO 抗体很弱	用试管法鉴定血型
	丙种球蛋白缺乏症血清中缺乏应有抗 A、抗 B	
假凝集	某些肝病、多发性骨髓瘤等血清球蛋白增高,心肌梗死、感染、外伤等血清纤维蛋白原增高,自身免疫性溶贫等血清中存在温性自身抗体,能凝集自身和其他型红细胞	做自身对照及进一步试验
	血清受细菌污染后,可出现抗 H 抗体,与各型红细胞表面都含有的 H 抗原发生反应	用多个 O 型人红细胞鉴定、重抽血
干扰定型	治疗措施影响:近期输注含高浓度 ABO 凝集素血浆、大量血浆置换者,血清中可能出现意外抗体	做自身对照及进一步的试验

表9-72 ABO血型鉴定方法学比较

方　法	评　价
盐水凝集法	
玻片法	操作简便、无须离心,适用于血型普查;反应时间长,灵敏度差,凝集较弱时易导致定型错误;血清抗体效价低时不易出现凝集,不适于反向定型
试管法	操作简便、需要离心、所需时间短,适用于急诊定型;可发现较弱的凝集现象,有助于检出亚型,为常用血型鉴定方法
凝胶微柱法	重复性好,特异性和灵敏度高,结果准确;有助于促进红细胞特异性凝集;试剂、标本定量加样;可用手工、半自动、全自动操作;自动仪器分析可减少人为误差;试剂成本较高,需用离心设备

【临床应用】

1. 输血　血型鉴定是临床输血的首要步骤,输血前必须准确鉴定受血者及供血者的血型,选择同型血源,经交叉配血相符后才能实施输血。

2. 器官移植　应力求受体和供体间ABO血型一致,否则供体中的血型抗体可作用于移植物血管内皮表面的ABO血型抗原发生超急性排斥反应,导致移植失败。

3. 新生儿溶血病　母子ABO血型不合的妊娠后期,由于局部胎盘破裂造成少量胎儿红细胞进入母亲的血液循环,刺激母体免疫系统产生针对胎儿红细胞的IgG型血型抗体,当抗体效价大于1∶64时,胎儿发生溶血病的概率增高。

4. 其他　ABO血型检查还可用于法医学鉴定及某些疾病的相关调查。

(二)Rh血型系统

1. Rh血型系统　Rh血型系统有3种命名方式,即Fisher-Race命名法(CDE命名法)、Winer假说和Rosenfield的基因数字表达。CDE命名法简明易懂,为临床常用。国际输血协会(ISBT)红细胞抗原命名专业组以Rosenfield的基因数字表达为基础,规范了Rh血型系统的字母/数字表达方式。

根据CDE命名法,人类红细胞的Rh抗原理论上应有C、D、E和c、d、e共6种,由于尚未发现d抗体和d抗原,因此,现有5种Rh抗原,相应有5种Rh抗清,其中D抗原最为重要。根据红细胞上有无D抗原将红细胞分为Rh阳性和Rh阴性,红细胞膜上有D抗原者为Rh阳性,红细胞膜上无D抗原者为Rh阴性。中国人约99.6%为Rh阳性,0.4%为Rh阴性。

2. Rh血型系统抗原及抗体

(1)Rh血型系统抗原:Rh血型系统抗原强度仅次于ABO血型系统的A抗原及B抗原。目前已发现的Rh抗原有45种,其中与人类关系最为密切的是D、E、C、c、e 5种,其中以D抗原的抗原性最强,依次是E、C、c、e。

(2)Rh血型系统抗体:天然Rh抗体极少,绝大多数Rh抗体由输血或妊娠刺激机体免疫系统产生的IgG型免疫性抗体。主要Rh血型抗体有抗D、抗E、抗C、抗c、抗e 5种。其中抗D最为常见。

【检测方法和原理】

临床上常用抗D血清检查有无D抗原以确定被检者Rh血型。当有特殊需要如家系调查、父权鉴定、配血不合等情况才采用抗C、抗c、抗E、抗e等标准血清做全部表型测定。

1. 酶介质法　红细胞表面的唾液酸带负电荷,使用木瓜酶或菠萝蛋白酶破坏红细胞表面的唾液酸,降低红细胞表面的负电荷,减少细胞间的排斥力,促进Rh抗原与相应抗体间的结合从而产生红细胞凝集。

2. 抗球蛋白试验　即Coombs试验,是检测红细胞上不完全抗体的经典方法。不完全抗体与其相应的红细胞结合,在盐水介质中不出现凝集反应。Coombs试验利用抗球蛋白抗体作为第2抗体,通过连接致敏红细胞表面的特异性Rh抗体,使致敏红细胞出现特异性凝集。

3. 盐水介质法　"IgM" Rh抗体在盐水介质中与相应红细胞发生凝集,可用于Rh血型的快速鉴定。

【质量管理】

1. Rh血型假阳性和假阴性的原因

(1)假阳性:①受检细胞已被免疫球蛋白致敏,或标本血清中含有引起红细胞凝集的因子。②受检细胞与抗血清孵育时间过长,含高蛋白的定型试剂会引起缗钱状形成。③标本抗凝不当,受检过程中出现凝血或小的纤维蛋白凝块。④定性血清中含有事先未被检测的其他特异性抗体。⑤多凝集细胞。⑥检定用器材或抗血清被污染。

(2)假阴性:①受检细胞悬液浓度太高,与抗血清比例失调。②漏加或错加定型血清。③定型血清的使用方法错误,未按说明书进行。④离心后重悬细胞时,摇动用力过度,摇散微弱的凝集。⑤抗血清失效。⑥某些弱D抗原需通过抗球蛋白试验、吸收放射试验或基因分型才能检出。

2. 方法学比较　Rh血型鉴定的方法学评价见表9-73。

【临床应用】

1. Rh血型鉴定及交叉配血　一般正常人血清中不存在Rh抗体,但鉴于临床情况的复杂性,提倡输血前均须同时进行ABO和Rh血型鉴定,以确保输血安全。

2. 新生儿溶血病诊断　如母体血液中含有针对胎儿红细胞的IgG类Rh抗体,由于IgG类抗体可以通过胎盘,破坏胎儿红细胞,引起新生儿溶血病。因此检测母体Rh(D)抗体,可以尽早发现和避免新生儿溶血病。

(三) 交叉配血

交叉配血试验是检测受血者和供血者血液间是否有相应的抗原、抗体的存在。

【检测方法和原理】

交叉配血试验分两管:主侧管,为受血者血清与供血者红细胞;次侧管,为受血者红细胞与供血者血清。常用盐水配血试验,酶介质试验、抗球蛋白试验、凝聚胺试验及微柱凝胶试验。

【质量管理】

1. 注意事项　①缗钱状形成:血清在室温和37℃中,使红细胞出现假凝集,造成配血错误,常见于多发性骨髓瘤、巨球蛋白血症、霍奇金病及其他表现为血沉加速的病例。②交叉配血试验结果不相溶,显示有未检明的同种抗体的存在。③在室温反应中,显示有自身抗体。④抗球蛋白试验显示有自身抗体。⑤抗体筛选试验阴性和交叉配血结果阳性提示可能有未检明的抗体的存在。⑥离心力不当造成假阴性和假阳性。⑦水浴箱温度不正确。⑧蒸馏水中某些离子造成错误结果。⑨红细胞不正确的洗涤和悬浮,使抗球蛋白试验假阴性。⑩血清中含有溶血性抗体,溶解红细胞。

2. 方法学比较　临床常用的几种交叉配血试验的方法学评价见表9-74。

表9-73　Rh血型鉴定方法学评价

方法	评价
酶介质法	灵敏度高,直接法简单,间接法较复杂
抗球蛋白法	经典方法,灵敏度高,试管法操作较复杂,凝胶法简单,常用于Rh血型鉴定和交叉配血
盐水介质法	操作简单、快速,特异性和灵敏度均高

表9-74　交叉配血试验方法学评价

配血方法	评价
盐水配血试验	简单、快速,不需要特殊条件;ABO血型交叉配血最常用方法;不能检出不相配的IgG血型抗体
酶介质配血法	简便、经济、灵敏;可做配血筛查试验,主要检测Rh系统不相合的免疫性抗体;准确性、稳定性相对较差
抗球蛋白试验	灵敏,结果准确可靠,检查不完全抗体最可靠方法;操作复杂、费时、试剂较贵
凝聚胺法	快速、灵敏,结果准确可靠、应用广泛,能检出完全抗体和不完全抗体;需要特殊试剂、特殊器材
微柱凝胶法	项目齐全、客观、灵敏、特异、重复性好,结果可保存,可自动化操作,应用广泛;需特殊试剂、器材,成本较高

【临床应用】

在血型鉴定的基础上,通过交叉配血试验进一步证实受血者和供血者之间不存在血型不合的抗原抗体反应,以保证受血者的输血安全。交叉配血是确定能否输血的重要依据,两侧均不凝集可输血。交叉配血应同时检测IgM和IgG抗体,避免血型不合引起的输血反应。

二、白细胞血型检查

白细胞膜上的抗原包括红细胞血型抗原、白细胞本身所特有的血型抗原和人类白细胞抗原(HLA)。HLA系统即人类主要组织相容性抗原系统,它受控于主要组织相容性复合物(MHC)。HLA参与免疫细胞的相互作用,在机体的免疫中起着十分重要的作用。

【检测原理和方法】

1. HLA血清学技术　用已知的抗HLA抗原的标准分型血清来检测未知淋巴细胞表面的HLA抗原型别。微量淋巴细胞毒试验即补体依赖的微量淋巴细胞毒试验是研究HLA系统的基本血清学鉴定方法。

2. HLA 的分子生物学检测　为近年开展的检测技术,采用方法有:PCR 序列特异性引物(PCR-SSP)、PCR 序列特异性寡核苷酸探针(PCR-SSO)、聚合酶链反应-限制性片段长度多态性(PCR-RFLP)和 PCR-直接测序分型(PCR-SBT)。

【质量管理】

HLA 系统的交叉反应是造成 HLA 血清学错综复杂的主要原因。

1. HLA 抗血清　①HLA 抗血清中若存在纤维蛋白或其他杂质,则可影响反应和读数;②抗血清多次冻融、冻存,冻存时间偏长,运输温度过高等引起抗血清效价降低,反应结果难以判断。

2. 淋巴细胞　①淋巴细胞活性下降易发生假阳性反应;②淋巴细胞悬液污染严重时可造成判断和读数上困难;③淋巴细胞数量过多或过少,易造成假阴性或假阳性;④部分白血病患者 HLA 抗原可减弱或缺失,少数患者可能出现抗原增高现象,可能引起 HLA 分型错误。

3. 操作因素　①孵育:时间不足或过长,可产生假阴性或假阳性反应;②补体:活性偏低易出现弱反应或假阴性结果;③伊红染色:染色时间长使活细胞死亡而着色。

【临床应用】

HLA 检测技术应用于 HLA 多态性的研究、移植前供受者组织相容性配型、亲子鉴定、HLA 与某些疾病的关联及遗传学等方面。

(吴晓蔓　金大鸣)

第10章

血液分析仪检验

大　纲

了解　血液分析仪检测原理和结果显示。
熟悉　血液分析仪；红细胞、血小板、白细胞系列新参数临床应用与评价。
掌握　血液分析仪分析前、中、后质量保证。

血液分析仪是临床检验最常用检验仪器之一。自1953年，美国Coulter研发第1台电子血细胞计数仪后，现代血液分析仪已能检测外周血血细胞数十项参数，并具备对可疑检测结果的多种报警功能。

第一节　检测原理和参数

一、基本检测原理

现代血液分析仪主要组合应用了电学和光学两大基本检测原理。

（一）电学原理

1. 电阻抗法　即库尔特原理，是早期三分群血液分析仪主要检测原理，也是现代多参数血液分析仪检测原理之一，即：悬浮在电解质溶液中血细胞相对于电解质溶液为非导电颗粒，其电阻抗比电解质溶液大；当不同体积大小的血细胞或类似颗粒通过计数小孔时，小孔内外电流或脉冲电压发生变化，此差异间接反映了不同种类血细胞群及其相应的数量。

2. 射频法　此法利用高频电流能穿透细胞的特性，测定细胞导电性，反映细胞内化学成分、细胞核和细胞质（如比例）、颗粒成分（如大小和密度）等特征性信息，可鉴别体积虽相同、但内部结构性质不同的细胞或颗粒。

（二）光学原理

1. 光散射法

（1）检测原理：流式细胞术光散射理论应用Mie同质性球体光散射理论分析细胞：当细胞或颗粒悬液注入鞘流液，单个细胞或颗粒整齐排列，在以恒定流速通过激光束时，因本身体积大小、染色程度、胞质成分浓度或胞核密度等不同，使激光束方向改变，继而产生与细胞或颗粒特征相应的各种角度的散射光，后者由置于不同角度的光电倍增管信号检测器接受，由此反映各类细胞或颗粒的特征。光散射角度极小为前向散射光，可近似反映细胞大小；光散射成直角或低角度为侧向散射光，可反映核分叶、胞质颗粒等复杂结构。

（2）光散射法系统基本组成，见表10-1。

2. 分光光度法　用于测定血红蛋白（HGB）。原理是：稀释液和溶血剂溶解红细胞释放HGB，后者与溶血剂结合形成稳定的HGB衍生物，在特定波长（530～550nm）范围下比色，溶液吸光度变化与HGB浓度成正比。仪器分光光度法系统主要由单色光源、检测池、比色容器和光检测器组成。溶血剂主要有两大类：①含氰化物稀释液：国际血液学标准化委员会（ICSH）建议氰化高铁血红蛋白（HiCN）为标准液，测定波长540nm；手工HiCN法多用于校准血液分析仪。②不含氰化物稀释液：如十二烷基硫酸钠（SLS）-HGB测定法，测定波长555nm。

表 10-1 光散射法系统基本组成

名称	组成及评价
光源	气体(氦-氖、氩气等)激光或固体(半导体)激光(单色光);钨光源(多色光)
鞘流	维持颗粒于液流中央,顺序、单个、恒速向前流动,即流体动力学聚焦
细胞悬液	被检测细胞(颗粒)的悬液,由气压导入流动池
光检测器	接受来自各种角度的散射光或吸收光信号,并转换成相应特征的电信号

二、检测原理组合应用

现代血液分析仪虽有不同类型,但多为组合应用各种检测技术(表10-2)分析白细胞(WBC)、红细胞(RBC)、血小板(PLT)、网织红细胞(RET)和有核红细胞(NRBC)计数等参数。

表 10-2 血液分析仪血细胞系列分析原理和技术组合

类型	电阻抗	电导	光散射	其他主要应用技术
			白细胞系列	
1	+	+	+	
2	+	+	+	核酸荧光染色,嗜碱性粒细胞专用通道,未成熟粒细胞硫化氨基酸染色
3	−	−	+	过氧化物酶染色,苯二酸,强酸性表面活性剂稀释液
4	−	−	+	碘化丙啶染色,CD3/4 和 CD3/8 单抗荧光染色
5	+	−	+	双鞘流动力连续系统,嗜碱性粒细胞专用染色,单核细胞、嗜酸性粒细胞和中性粒细胞氯唑黑 E 染色
			成熟红细胞系列	
1	+	−	−	
1	+	−	−	核酸染色计数对照
2	+	−	+	
3	−	−	+	十二烷基硫酸钠,戊二醛固定,二维散点图
4	+	−	+	电阻抗法(首次计数)和光散射法(二次计数)
			血小板系列	
1	+	−	−	3 次计数、扫流技术、拟合曲线
2	+	+	+	核酸荧光染色技术对照
3	−	−	+	戊二醛固定,二维散点图
4	+	−	+	CD61 单抗荧光染色,光散射法(首次计数)和电阻抗法(二次计数)
			网织红细胞系列	
1	+	+	+	新亚甲蓝染色
2	−	−	+	聚次甲基 RNA 荧光染色,噁嗪 DNA 荧光染色
3	−	−	+	氧氮杂芑 750 RNA 染色
4	−	−	+	非对称菁染 RNA/DNA 染色
5	−	−	+	噻唑橙 RNA 染色,双鞘流术
			有核红细胞系列	
1	+	+	+	智能微数技术
2	−	−	+	聚次甲基荧光染色
3	−	−	+	碘化丙啶染色
4	−	−	+	过氧化物酶染色/嗜碱性粒细胞染色通道
5	+	−	+	噻唑橙荧光染色

"1~5"指目前血液分析仪主要类型;"+"表示已采用的技术;"−"表示未采用的技术

三、检测参数结果显示

血液分析仪检测结果显示主要包括：临床报告参数和异常报警。

结果显示有两大意义：一是直接筛检和报告检验结果（包括正常标本检测结果和符合仪器认定范围内的异常标本检测结果）；二是在出现超出仪器设定外的异常检验结果时，发出报警。结果显示通常有：数据、图形（直方图和散点图）和报警（图示、符号或文字）3类形式。

（一）数据

一般以检验报告单的形式显示结果，如结果超出参考区间等；同时在检测结果右侧通常显示相应参考区间。

（二）图形

1. 直方图

（1）白细胞直方图：小细胞峰左侧区域异常可能有血小板聚集、巨大血小板、有核红细胞、未溶解红细胞、白细胞碎片、蛋白质或脂类颗粒。中间细胞峰异常可能有异型淋巴细胞、浆细胞、原始细胞、嗜酸性粒细胞、嗜碱性粒细胞增多核左移。大细胞峰异常：可能中性粒细胞增多。

（2）红细胞直方图：如异常可提示：小红细胞且大小不均、巨红细胞且大小不均、巨幼细胞性贫血治疗有效（呈双峰直方图）。

（3）血小板直方图：如异常，常反映存在大血小板、小红细胞、红细胞碎片、血小板聚集、红细胞残骸等。

2. 散点图　有白细胞、红细胞和血小板散点图。不同型号血液分析仪因检测原理组合不同，散点图表达形式也有明显差别。平面散点图只显示二维（X、Y轴）图像，X、Y轴分别表示一种检测技术或检测角度，在坐标中任何位置的一个散点可反映（细胞或颗粒的性质）而三维（X、Y、Z轴）图则显示立体图像。

（三）报警

1. 概念　当检测结果有细胞数量、质量或分布异常，或超出仪器定义的范围时，可激发报警。报警最重要意义是：仪器"告知"检验人员其已无能力确定检验结果是否准确，须人工复核结果并解决各种报警疑点后才能报告结果。

2. 来源　主要来自检测结果超出预先设定的参考区间或复检标准，须特别注意来自WBC、白细胞分类计数（DC）、RBC、PLT、NRBC、RET及相关参数异常。

3. 形式　主要有图示（异常直方图和散点图）、符号（增高或减低等）或文字（可疑小红细胞、原始细胞、巨血小板等）显示提醒。

4. 内容　各类血液分析仪常见报警共同的内容见表10-3。

表10-3　血液分析仪常见报警内容

类　别	报警内容
红细胞系	红细胞大小不均、高色素细胞、低色素细胞、大红细胞、小红细胞、有核红细胞、红细胞碎片、影红细胞、红细胞凝聚、红细胞异常分布、红细胞不溶解、红细胞聚集、网织红细胞异常散点图、血红蛋白分布宽度异常、血红蛋白缺乏或干扰等
白细胞系	杆状核细胞、异型淋巴细胞、非典型淋巴细胞、未成熟粒细胞、杆状核细胞、过氧化物酶染色异常、异常散点图、核左移、未成熟粒细胞等
血小板系	血小板凝聚、大血小板、血小板异常分布等
骨髓造血	原始细胞、非典型未染色大有核细胞、幼稚细胞等
检测操作	吸样凝块、标本量不足、标本凝集、标本浑浊等

第二节　质量保证

血液分析仪检测结果的准确性有赖于检验前、中、后的质量保证。此质量保证，始于临床医生申请，途经护士或技术人员标本采集、运输人员标本转运、检验人员标本接受、仪器检测、复核确认、打印结果、发出报告，止于临床接受检验报告。国内外权威的临床检验监管、认可和专业组织均发布了有关血液分析仪检测结果质量保证要求的指南，如国际血液学标准化委员会（ICSH）的"2014版血液分析仪评价指南"、中国合格评定国家认可委员会（CNAS）的"2015版CNAS-CL43医学实验室质量和能力认可准则在临床血液学检验领域的应用说明"、国家卫计委的"WS/T 347-2011 血细胞分析的校准指南""WS/T 405-2012 血细胞分析参考区间"和"WS/T 406-2012 临床血液学检验常规项目分析质量要求"。

一、检验前质量保证

检验前质量保证是血液分析仪质量保证的前提条件。

检验前质量保证环节

至少包括5个要素:检验环境、检验人员、血液分析仪、各类试剂和检测标本。

1. 检验人员 应培训能力合格的血液分析仪操作人员。

2. 检测标本 检测结果有许多影响因素。操作人员应熟悉一般不易改变的长期因素如年龄性别等,应尽可能控制并及时纠正短期的影响因素(表10-4)。

(1)标本容器:使用合格的塑料采血试管以减轻或避免细胞黏附试管。

(2)标本抗凝:应使用 K_2-EDTA 或 K_3-EDTA 抗凝全血标本。

二、检验中质量保证

血液分析仪检验中的质量保证是血液分析仪质量保证的必要条件,包括仪器性能、试剂质量和仪器运行的质量控制。检验中质量保证包括:仪器启动前全面检查电源、试剂等各种设备的连接;须先做室内质控,在确认在控后,才可继续检测患者标本;每一标本检测时,应再次确保无肉眼可见的血凝块、溶血和再次充分混匀标本;保持仪器清洁,特别是吸样针孔的清洁和畅通。

(一)仪器评价

在检测患者标本前须先做好仪器性能评价。ISO 15189(2012)"医学实验室质量和能力要求"将此内容归入"检验程序"。

血液分析仪性能评价的主要依据有 ISO 15189(2012)、ICSH、临床和实验室标准协会(CLSI)、中国卫计委行业标准等文件。厂商须做确认性评价,包括仪器进样模式、批内批间精密度、携带污染、线性、标本稳定性、参考区间、准确性和可比性;并推荐:评价白细胞分类计数(DC)用流式细胞术和(或)数字成像技术(在实践中,推荐与手工分类400个白细胞的结果进行比较),评价 NRBC 计数、未成

表10-4 影响血细胞检测结果因素和纠正措施

	原因	纠正措施
患者生理和环境	年龄、性别、种族、妊娠、吸烟、日间变异、高纬度、运动、紧张、化疗	熟悉预期因素的各种变异
患者识别	患者标本识别错误	遵循循序渐进合适程序
标本采集	充盈量不足或过量	采集允许范围的血量
	混匀不充分	遵循厂商说明操作
	标识不当或不正确	遵循循序渐进合适程序
	标本凝块	拒收标本,重新采集
转运时间	延长	尽快检测标本
转运温度	转运时极端温度:高或低	冷却温度
标本混匀	开始检验即刻标本未充分混匀	遵循厂商说明或颠倒试管混匀20次
仪器校准	不准确	遵循厂商说明操作
	质控失控	遵循适当程序操作
标本干扰	血脂增高	置换血浆
	胆红素增高	置换血浆
	冷球蛋白、冷凝集素	尽可能接近体温运送;37℃孵育10~15min
	胞质碎片	合适时,报告血涂片估计的血小板计数
	体外溶血	置换血浆或采集新标本
	血小板凝块	采集枸橼酸钠抗凝血标本
	白细胞凝块	合适时,报告估计的血涂片白细胞数并说明

熟粒细胞计数(IG)采用流式细胞免疫表型参考方法。临床实验室须至少对仪器部分性能进行验证。血液分析仪性能评价要点如下。

1. 建立文件化仪器评价计划和程序

(1)初步信息:应来自仪器制造商。应以最新文献为依据,建立适合本实验室的仪器评价计划和程序,确认所用评价方法、原理和步骤。

(2)评价准备

1)仪器基本准备:按操作手册检查仪器基本状态,清洗内部通道及检测室。

2)确定校准项目:主要项目是 WBC、RBC、HGB、PLT、血细胞比容(HCT)/红细胞平均体积(MCV)。

3)确定校准频率:常规检测实验室应每半年至少做1次校准。其他须校准的主要情况有:①仪器新安装或重新启用时;②仪器维修更换部件后;③仪器搬动后;④在排除仪器故障和试剂影响因素后,室内质控显示系统有漂移时;⑤比对结果超出允许范围;⑥校准其他相关设备时。

4)完成人员培训:培训内容覆盖仪器测定原理、操作、维护和故障处理。

5)确定校准品选择、准备和结果判断:首选制造商推荐的有溯源性的配套校准品;如使用校准实验室提供的定值新鲜血,要求定值溯源至参考方法。

校准品准备:冷藏的校准品应在室温复温后使用;轻轻颠倒、充分混匀校准品,分为2管,一管用于检测校准品,另一管用于验证校准结果。

新鲜血校准品:采集新鲜血分装于3管。一管用标准检测系统连续检测11次,计算第2~11次检测结果均值,为新鲜血定值。另两管为定值校准品,用于校准仪器及验证校准结果。

判断结果:将上述均值与校准品定值比较,以判别是否需要调整仪器。计算各参数均值与定值差的百分数(不计正负号)。如各参数均值与定值的差全部符合仪器校准判定标准,则无须调整仪器;如各参数均值与定值的差大于判定标准时,则需仪器维修人员检查原因并进行处理;如各参数均值与定值的差在判定标准所列数值范围之间,则需按要求调整仪器校准系数。

临床实验室的验证校准结果的方法和结果判断标准同上。

6)规范标本采集和处理:使用 K2-EDTA 或 K3-EDTA 抗凝血,并记录抗凝剂浓度;确定检测所需血量;待测标本浓度应涵盖整个临床可报告范围,包括临床实验室所遇见的异常程度最严重的标本如脂肪、高胆红素、溶血等。应弃用肉眼可见凝块的标本,但应接受有血小板凝块、红细胞凝集及镜下检出凝块的标本,以评估仪器"血小板聚集"等报警功能。应有 1/3~1/2 为健康个体的评价标本。真空抗凝血管至少颠倒混匀8次;非标准采血试管,则颠倒混匀的次数需更多。

7)制备合格血涂片:按实验室标准操作程序每份标本至少制备2张血涂片。应选择有经验的细胞形态学家进行观察。

8)规定检测时限:一般应在 4h 内完成静脉血标本检测。

9)记录、分析和保存结果:应在工作表或电子表格中准确记录和保存所有性能评价结果,包括仪器停机、故障原因、服务响应时间和维护计划;应使用操作日志记录所遇任何问题、试剂和质控品的批号和失效期、操作者姓名和专业水平。应选择合适的统计学工具,并撰写评估报告。

(3)确定不同吸样模式比对:如闭盖自动进样、手工开盖或预稀释进样的校准,评价其精密度、携带污染、线性和可比性(至少30份标本)。

(4)确定仪器性能验证内容:至少应包括精密度、正确度、可报告范围等。

(5)确定仪器背景计数:应满足规定要求。

2. 携带污染率 指前一标本对紧接其后标本分析的污染。评价高值标本对低值标本的携带污染做法是:检测高值标本(标本 A)3次,得 A1、A2 和 A3,随后检测低值标本(标本 B)3次,得 B1、B2 和 B3;计算携带污染率(%)=(B1−B3)×100/(A3−B3)。对 WBC、PLT、RET、HGB 和 NRBC,应至少测定3次。

3. 精密度 反映检测系统的随机误差,用不精密度标准差(s)和变异系数(CV)表示。不同检测参数可用高、中、低3种浓度的新鲜血或血制品检测精密度。①新鲜血:低值标本,可用标本自身血浆稀释后获得;高值标本,可将标本于离心管置 45°沉淀 2h,去除 1/2 血浆后重新混合后可获得。对非依赖浓度的参数如 MCV、红细胞平均血红蛋白量(MCH)、红细胞平均血红蛋白浓度(MCHC)、红细胞体积分布宽度(RDW)、血小板平均体积(MPV)等,需用特定血标本。②血制品:按血液分析仪操作手册中建议操作。③评估基线不精密度:不精密度可用 s 或 95% 可信度表示;实验室不精密度不应大于厂商。

批内精密度:可从单次运行测量同1份标本20

次的结果获得。WBC、HGB和PLT应获取临床实验室遇见过的、参考区间内的正常值和超出参考区间上下限的异常低值和异常高值的标本,如化疗、红细胞增多症或未治疗的白血病患者标本。如仪器报告RET或NRBC,则应检测临床决定值附近的标本。

批间精密度:可从同一标本每天测定1次、重复测定20~30d的结果得到。如合适,应包括异常低和异常高的WBC、HGB、PLT、RET和NRBC标本。

4. 线性 应选择从最高值到最低值整个分析测量范围的稀释度。如临床实验室曾遇到极低浓度WBC和PLT时,最好进行独立评价。如取PLT $50×10^9/L$ 做系列稀释到 $5×10^9/L$,取 WBC $2.0×10^9/L$ 做系列稀释到 $0.2×10^9/L$,即使是空白浓度(如从100%到0,则以10%为递减量)也应重复测定标本得到相应结果。精密度评价最好先于线性评价,从精密度和线性测定及仪器的偏移可得到空白限(LOB)和检测限(LOD),此对检测标本浓度极低的WBC、RBC、PLT更为重要。WBC、RBC、HGB和PLT的线性范围应满足规定要求。

5. 正确度 指大量测定的均值与真值的接近程度。至少应用10份检测结果在参考区间内的新鲜血标本,每份标本检测2次,计算20次以上检测结果的均值,以校准实验室定值或临床实验室内部规范操作检测系统(使用配套试剂、配套校准品定期仪器校准、仪器性能良好、规范开展室内质控、参加室间质评成绩优良、检测程序规范、人员培训良好)的测定均值为标准,计算偏倚。

6. 可比性 在比较待评价仪器与目前常规仪器的测定结果时,应尽可能使用正常标本(应占1/2~1/3)和异常标本(含干扰物质)。完整验证可比性所需总标本量至少为250~300份。所有标本应制备血涂片,并做显微镜检查。对有些仅在一种类型仪器上能检测的参数,如网织红细胞血红蛋白量(RET-He)或未成熟血小板分数(IPF),虽无法与另一种方法进行对比,但也应评估其与患者诊断和临床情况是否一致且适当。表10-5为血液分析仪可比性评价应含的异常标本。

(1)同一台血液分析仪不同吸样模式结果可比性:应分别用不同模式检测5份临床标本各2次,计算不同吸样模式下检测结果均值间的相对差异。

(2)实验室内结果可比性:以相对偏差为评价指标。应符合规定的可比性验证允许偏差及比对标本浓度的要求。

新仪器使用前:配套检测系统,至少用20份临床标本(WBC、RBC、PLT、HGB需有不同浓度),分别用室内规范操作检测系统和被比对仪器检测每份标本,以计算相对偏差,每个检测项目符合相对偏差的比例应≥80%。非配套检测系统:与配套检测系统进行比对,至少用40份临床标本,计算相对偏差,每个检测项目符合相对偏差的比例应≥80%。

表10-5 血液分析仪评价所含异常标本

WBC	RBC	血小板	干扰物质
极度白细胞增多	镰状红细胞	巨大血小板	溶血
极度白细胞减少	靶形红细胞	血小板聚集	冷球蛋白
中性粒细胞增多	红细胞碎片	未成熟血小板	异常蛋白
淋巴细胞增多	小红细胞	CD61标记血小板	高胆红素
单核细胞增多	巨大红细胞		脂血
嗜酸性粒细胞增多	球形红细胞		
嗜碱性粒细胞增多	极度红细胞增多		
原始细胞	极度贫血		
非典型淋巴细胞	有核红细胞		
涂抹细胞	网织红细胞增多		
未成熟粒细胞	未成熟网织红细胞分数		
左移/杆状核中性粒细胞	网织红细胞血红蛋白量低下		
CD3/CD4/CD8淋巴细胞	Howell-Jolly小体		
	Heinz小体		
	Pappenheimer小体		
	疟原虫		

常规检测仪器:至少使用 20 份临床标本(WBC、RBC、PLT、HGB 需有不同浓度;其他检测参数应含 50%正常、50%异常浓度标本),定期(至少半年)比对 1 次,每个检测参数符合相对偏差的比例应≥80%。

以下情况可按 WS/T 407-2012 医疗机构内定量检验结果的可比性检验指南的方法和要求进行比对:室内质控结果有漂移趋势、室间质评结果不合格采取纠正措施后、更换试剂批号(必要时)、更换重要部件或重大维修后、软件程序变更后、临床医生对结果的可比性有疑问时、患者投诉对结果可比性有疑问(需确认)时、需提高周期性比对频率时(如每季度或每月 1 次)。

7. 准确度 指检测结果与已知真值之间的一致程度。血液分析仪能正确估计的参数有 HGB、HCT、RBC、WBC、PLT、RET 和 DC。HGB 的参考方法是氰化高铁血红蛋白法;RET 的参考方法是流式细胞术法,手工计数法虽不精密,但仍是可接受的参考方法;DC 的参考方法是手工显微镜分类 2×200 个白细胞,推荐由 2 位有血细胞形态学经验的人员,如检查结果不一致时,则应由第 3 位检验人员复查。

准确度以总误差为评价指标,用相对偏倚表示;至少使用 5 份质评物或定值临床标本分别进行单次检测,计算每份标本检测结果与靶值(公议值或参考值)的相对偏倚,每个检测项目的相对偏倚要求的比例应≥80%。

真值概念并不适用于血液分析仪其他一些参数,如红细胞分布宽度(RDW)、未成熟网织红细胞分数(IRF)、未成熟网织血小板分数(IRP)和平均血小板体积(MPV)等,因无参考物质、也无参考程序。

8. 标本稳定性 指在规定条件下储存的标本在规定时段内,维持检测结果一致性的能力。采用 5 份正常标本和 5 份非同系列细胞有异常的患者标本。在采集血标本即刻(零点)进行检测;之后,将血标本分装成 2 组,每组 6 瓶。一组储存于室温,另一组冷藏于 4℃;分别于 4h、8、12h、24h、48h 和 72h 时检测。注意,冷藏 4℃ 的标本须恢复室温后检测。

9. 参考区间 建立参考区间至少需检测每组 120 份(男、女各 60 份)明显健康的参考个体标本(静脉采血后 4h 内完成);验证已知参考区间至少需检测每组 20 份明显健康的参考个体标本。计算每组均值(m)、标准差(s)和 95%可信区间(CI)。如组内数据呈正态分布,统计参考区间即为(均值－2s)的下限到(均值＋2s)上限。如组内数据呈非正态分布,则采用 Mann－Whitney U 检验,用百分位数和可信限来表示参考区间。

建立或验证参考区间时,应规定以下 5 类因素:①参考人群年龄、性别、种族、遗传因素和社会经济因素;②纳入或排除参考个体的标准;③参考人群的生理和环境条件,包括采样时间和日期、进食和用药、采血姿势、吸烟量、肥胖程度、阶段和月经期阶段;④标本采集程序,采血前等候静坐时间(至少 10min)、压脉带使用时间,最大限度减少直立位和(或)运动对体液转移的影响;⑤分析方法的精密度和准确度。

(1)参考个体标准和数据采集:通过问卷调查、体格检查、实验室检查、影像检查检查筛选参考个体,健康个体应满足以下要求:①自觉健康;②无血液系统疾病、变态反应性疾病、呼吸系统疾病、泌尿系统疾病、消化系统疾病、风湿性疾病、甲状腺疾病、寄生虫感染、恶性肿瘤和遗传性疾病、高血压;③近期未曾手术、未服用药物、未献血、输血或大量失血;④无消瘦、营养不良;⑤无酗酒、嗜烟;⑥近期无剧烈运动或重体力劳动;⑦无慢性理化损伤或长期接触化学物质;⑧女性无月经量过多、未处于妊娠期或哺乳期。

(2)检测结果处理:需合理剔除各组离群值,并重新补充测定,满足参考区间所需参考个体最低数量要求。

(3)分组判断:结合临床,判断各组检测结果是否需按性别、年龄、地区等分组;如无须分组,则合并统计结果。

(4)建立参考限和参考区间:采用中间 95%区间值做参考区间。用非参数方法计算各实际参考标本测定值的 2.5 个百分位数和 97.5 个百分位数和 95%置信区间,根据临床意见适当取整,最后确定参考区间。

10. 血液分析仪地区性确认/转移 与全面评价相比,此法只需较少标本。CLSIH20-A2 白细胞分类参考方法规定仪器评价至少应有 200 个(1/2 正常、1/2 异常)标本。我国规定,手工和仪器分类使用的标本量至少为 50～100 例(1/3～1/2 为正常标本,其余为异常标本)。

(二)室内质控

每批患者标本检测前,须先做好室内质控。血液分析仪检验质控品复杂,稳定时间较短。转运和储存条件不当可致全血质控品变质,故最低限度要验证制造商每个新质控品检测值。

1. 用血制品质控　血液质控品除赋值不同外,应与校准品相似。宜选用配套质控品,否则应评价非配套质控品的质量和适用性;至少使用可反映可报告范围的正常和异常2个浓度质控品;质控频率应不少于监管或认证机构指定的次数。我国目前规定,质控频率应根据检测量和仪器漂移特征的经验而定,至少在检测当天质控1次。ICSH建议在24h开放的实验室,质控至少应每8小时运行1次;在10～12h开放的实验室,质控应在仪器投入运行之前做1次,然后5～6h做1次。应平行检测新批号和使用中批号的质控品,以确立不同批号定值间的比值。

(1) 确定质控图中心线:应在每天不同时段至少检测3天,使用至少10个检测结果均值作为质控图中心线。

(2) 分析质控数据:使用Levey-Jennings质控图或类似质控记录的信息应包含仪器/方法名称、质控品名称、浓度、批号、有效期和检测时间范围、质控图中心线和控制界线,检测试剂名称和批号,每个数据点日期和操作人员。质控数据应按质控品批次或每月统计1次,至少保存2年;实验室负责人或指定人员应至少每月对室内质控记录进行审查并签字。

(3) 失控分析和报告:全血细胞计数至少使用1_{3s}和2_{2s}规则。失控报告应包括失控情况的描述、原因分析、纠正措施及其效果评价等。目前有关指南认为,血液分析仪分析标准差(s)已较小,故可接受3s的偏移,可用±2.5s(99%限)和±3.5s(99.97%限)质控限。

2. 用患者全血标本质控　有Bull的加权浮动均值法(XB);XB法基于人群红细胞平均指数接近正态分布、持续稳定的特性,适用于内置XB质控的血液分析仪;但XB法不用于每日全血细胞计数少于100份标本量的的实验室和生理变异较大的WBC和PLT计数的过程控制。XB质控限定义为$(1±0.03)×$稳定平均指数,即如Bull均值超过常规值3%,表明系统存在分析问题或足以引起红细胞指数改变的患者群。Bull建议应由血细胞形态学家复核所有明显异常的血涂片,用电脑追踪技术人员识别各细胞类型频率并与实验室均值比对。

(三) 室内比对

实验室应至少每6个月进行1次室内比对,每次至少有5份临床标本,并做形态学检验人员的结果比对、考核和记录;应定期进行仪器方法间正常标本DC结果的比对;比对记录应由实验室负责人审核和签字,至少保留2年。

(四) 室间质评

室间质评是评价实验室之间同类血液分析仪检测准确性的独立方法。实验室应参加地区性、全国性或国际性室间质评/能力验证,可有效监测血液分析仪检测性能和质量高低,并为持续质量改进奠定依据。质控品评价符合要求的结果应≥80%。还应与已获认可、使用相同方法系统的其他实验室比对,至少有5份包括正常和异常浓度的标本,每年至少比对2次,比对符合要求的结果应≥80%。

三、检验后质量保证

检验后质量保证是血液分析仪质量保证的重要条件。

(一) 检验结果复核

血液分析仪检验结果如有数据、图形异常或报警,或同一患者最近两次检测结果的差值(delta值)超出允许范围时,均须进行复核,经确认后才能发出检验结果。检测结果可出现假阳性或假阴性,而正常结果也不排除遗传性或获得性血液或其他疾病的可能;用显微镜复查血涂片可澄清仪器某些检测结果的真伪。

2005年,国际实验血液学会(ISLH)为全球临床实验室开发、验证和发布了国际共识小组对血液分析仪检验结果实施复核的41条规则。临床实验室应根据其原则,制定适合本实验室血液分析仪检验后包括显微镜复检的规则,要求仪器检测假阴性率≤5%。推荐使用软件实施复检并至少保留复检涂片和记录2周。

(二) 结果复核相关问题

1. 综合分析相互关联的检测参数　如RBC、HCT、HGB与MCHC、MCV、MCH之间的因果关系,WBC与白细胞分类各亚群计数或百分率之间的关系,RDW与镜检涂片红细胞形态一致性的关系等。如果失去了相互间关联的一般规律,可提示仪器检测失常。

2. 显微镜复核标本内容要求　血涂片复核时,应全面检查红细胞、白细胞和血小板的形态,估算细胞分布良好区域的细胞数量,有助于对仪器细胞计数准确性的印证。还须注意可能存在的异常细胞和血液寄生虫等。

3. 结合临床情况综合分析　在排除各种干扰血液、分析仪因素后,应结合患者临床资料合理解释结果。血液分析仪常用分析参数的标本干扰因素见表10-6。

4. 异常细胞报警诊断性能　当WBC、RBC和PLT形态异常时,多数仪器会发出报警。应计算和评价每类与细胞有关的仪器报警诊断性能,包括灵敏度(S)、特异度(Sp)、阳性预期值(PPV)、阴性预期值(NPV)和准确度;所有标本均须做血涂片检查。S示仪器检出异常标本阳性结果的能力,Sp示仪器排除非异常标本阴性结果的能力。从表10-7血细胞形态分类诊断性能4格表可计算诊断性能。

表10-6　血液分析仪分析参数常见标本干扰因素

白细胞计数
假性增高:血小板聚集;大血小板;有核红细胞;难溶性红细胞(新生儿、血红蛋白C患者、化疗、尿毒症、肝病);冷球蛋白(报警为"吸样不足";标本37℃加温至少30min,立即分析,此异常可消失,或重新采集标本37℃保温计数)、冷纤维蛋白原(标本37℃加温至少30min,立即分析,此异常可消失);免疫球蛋白;脂血;微生物(细菌聚集);创伤性股静脉穿刺所致脂肪组织;真空管标本充盈过度致标本混匀不充分;真菌;有核红细胞增多(与特定类型仪器有关)
假性减低:中性粒细胞凝集(EDTA相关,虽与病理或特定疾病无直接关联,但可见于急慢性炎症、肝脏疾病或产生冷凝集素的情况,可改用毛细血管采血并立即稀释标本);淋巴细胞、淋巴瘤细胞,白血病原始细胞凝集(可用毛细血管采血并立即稀释标本加以预防);K_3-EDTA抗凝剂过量;标本凝血
红细胞计数
假性增高:白细胞计数增高($>100×10^9$/L);巨血小板
假性减低:冷凝集素(标本37℃加温后立即检测,参数异常消失,标本再冷却到4℃,参数异常又出现,可支持冷凝集素诊断)、温凝集素;极小红细胞;冷球蛋白(血液流动性减低致吸样不足);体外溶血(致极低红细胞、异常HGB和红细胞指数);标本凝血;真空管采血充盈过量(致混匀不充分)
血小板计数
假性增高:红细胞碎片(裂细胞、严重缺铁贫血、烧伤);有核细胞(白血病、淋巴瘤细胞)胞质碎片;冷球蛋白、冷纤维蛋白原;细菌、真菌(念珠菌);脂质;Pappenheimer小体(与特定仪器类型有关);分析中空气泡、试剂污染和碎片
假性减低:血小板卫星现象(主要EDTA抗凝血,血小板黏附于成熟中性粒细胞(偶为其他细胞),多数情况下,此现象无关任何特定疾病);血小板凝集(EDTA依赖性,是血小板纤维蛋白原受体糖蛋白GPIIb/IIIa与EDTA抗凝血血小板相互作用引起,仪器可报警为血小板聚集、大血小板、巨血小板等;患者最重要特点是无任何出血症状或征象;假性血小板减少可掩盖真性血小板减少或血小板增多症,如疑EDTA依赖性血小板减少时,应检查血涂片证实,并用枸橼酸钠抗凝血重做血小板计数);血小板中性粒细胞凝集(主要EDTA抗凝血大凝块,仪器血小板通道检测不到,在白细胞分类通道可伴随报警,故对明显WBC减少未知原因的标本须做血涂片低倍镜检查,证明有无凝块;巨、大血小板(仪器可漏计巨、大血小板);血小板计数的准确性对血小板减少症患者出血诊治至关重要,建议用免疫荧光流式细胞仪计数血小板;标本凝血;真空管采血充盈过量(致混匀不充分)
血红蛋白浓度
假性增高:脂血;高白细胞计数;免疫球蛋白(和冷球蛋白);体外溶血;碳氧HGB增高;胆红素$>425～515\mu mol$/L
假性减低:标本凝血;真空管采血充盈过量(致混匀不充分);近输液处采血;硫化HGB
红细胞平均体积
假性增高:高白细胞计数伴大红细胞贫血;严重高血糖(近静脉输注葡萄糖处采血);高浓度K_2EDTA;EDTA抗凝血标本室温储存$>24h$;巨血小板增多;冷凝集、自凝集、冷球蛋白
网织红细胞计数
巨血小板、血小板聚集、异常白细胞、异常白细胞计数、白细胞碎片、豪焦小体、有核红细胞、Pappenheimer小体、Heinz小体、镰形细胞、球形红细胞、红蛋白H包涵体、嗜碱性点彩颗粒、红细胞内疟原虫、巴贝虫、冷凝集素、红细胞自荧光(卟啉症、药物)、静脉诊断荧光染料、高异常蛋白、溶血

表 10-7　血细胞形态分类诊断性能 4 格表

		参考方法结果	
		阳性(异常)	阴性(正常)
检测方法结果	阳性(异常)	TP(真阳性)	FP(假阳性)
	阴性(正常)	FN(假阴性)	TN(真阴性)

S=TP/(TP+FN);Sp=TN/(TN+FP);PPV=TP/(TP+FP);NPV=TN/(TN+FN);准确度=(TP+TN)/(TP+FP+TN+FN)

5. 定期征求临床对检验结果的评价　检验结果准确与否,最权威的评价来自临床。检验人员要遵循循证检验医学的原则,定期向临床征求意见,及时发现和纠正血液分析仪检测结果的差错,保证检验质量的持续改进。

6. 记录和报告难以解释检测结果　对难以解释的异常检测结果病例,须记录、报告临床并进行原因分析,这将有助于发现新的临床病例或临床意义。

第三节　临床应用与评价

血液分析仪 RBC、WBC、PLT、DC、MCV、RDW 等常用检测参数的临床意义与"第 9 章血液一般检验"相同。血液分析仪有重要临床意义的新参数选择介绍如下。

一、红细胞系列新参数

血液分析仪检测红细胞的新参数有:NRBC、球形细胞平均体积(MSCV)、IRF、单个红细胞平均 HGB 浓度(CHCM)、单个红细胞 HGB 量分布宽度(HDW)、网织红细胞平均 HGB 量(CHr)。CHr 临床应用价值较大;健康人 CHr 在网织红细胞整个生命周期中是恒定的,可反映网织红细胞发育过程中体内铁的储备状态,故检测 CHr 可实时评价骨髓红系造血的功能;铁缺乏时 CHr 减低变化快速,可直接反映新生红细胞 HGB 合成水平。CHr 可反映体内铁储备状态,故是评价缺铁性贫血(IDA)患者铁剂治疗反应灵敏可靠的早期指标,也是评价单纯铁缺乏状态早期如诊断妇女早期铁缺乏的有用指标。

二、血小板系列新参数

血液分析仪检测血小板的新参数有:IPF、血小板体积分布宽度(PDW)、MPV、大血小板比率(P-LCR)、血小板比容(PCT)、CD61 单抗免疫标记 PLT 等。除 CD61 PLT 计数用于验证常规 PLT 计数的准确性外,IPF 的临床应用价值已较明确。与正常血小板相比,IPF 含少量 mRNA,体积较大,活性较强。在血小板成熟过程中 mRNA 逐渐消失而体积变小。IPF 类似 IRF,可反映骨髓增生状态、血小板更新速度和细胞动力学变化。如骨髓造血功能良好而外周血 PLT 破坏增多时,则 IPF 增高;如骨髓造血功能抑制,则 IPF 减低;故 IPF 有助于鉴别诊断血小板减少症。

三、白细胞系列新参数

血液分析仪检测白细胞的新参数有:IG、造血祖细胞(HPC)、未成熟单核细胞、未成熟淋巴细胞、大型未染色细胞、CD3/4/8 T 细胞。IG 包括早幼粒细胞、中幼粒细胞、晚幼粒细胞等,但不包括原始粒细胞。IG 有助于筛检、监测白血病反应、严重或慢性感染、炎症、肿瘤、骨髓异常增生性疾病、组织坏死等。IG 与严重感染和败血症有很好相关性,可作为感染和血培养阳性的预测指标;与 WBC 和中性粒细胞计数相比,感染者和血培养阳性者的 IG 明显高于非感染者和阴性者。仪器 IG 报警时,常提示外周血可能存在 IG,一般应行显微镜复检。

(熊立凡　胡晓波　金大鸣)

第11章

尿液一般检验

> **大　纲**
>
> **了解**　尿液理学检查、酸碱度、蛋白质、葡萄糖、酮体、胆红素和尿胆原、血红蛋白和肌红蛋白、白细胞酯酶、亚硝酸盐、维生素C、人绒毛膜促性腺激素、尿本-周蛋白、尿微量清蛋白、脂肪尿和乳糜尿、尿有形成分显微镜检查方法和原理。
>
> **熟悉**　上述各项检测项目的临床应用。
>
> **掌握**　上述各项检测项目的质量管理。

尿液一般检验又称为尿液分析,主要包括理学、化学、显微镜检查。尿液分析是诊断泌尿系统疾病的重要指标之一,通过理学、化学、显微镜检查可观察尿液物理性状和化学成分的变化,这些检查资料对肾和尿路疾病的诊断和鉴别诊断、治疗监测和预后判断,有极重要意义。

第一节　尿液理化检查

一、理学检查

尿液理学检查包括尿量、外观(颜色和清晰度)、比重、渗透量、气味、电导性等,也称为尿液一般性状检查。

(一)检测方法和原理

1. 尿量　是指24h或每小时尿液由体内排出体外的量。尿量多少主要取决于肾脏生成尿液的能力和肾脏的浓缩与稀释功能。

2. 颜色和透明度　尿色与尿色素、尿胆素、尿胆原及尿卟啉有关,还与饮水、食物、药物及尿液浓缩程度有关。尿液透明度或浑浊程度与尿所含混悬物质的类别和量有关。一般用肉眼观察法描述,某些尿分析仪具有判定尿色和透明度的能力。

(二)质量管理

1. 尿量　干扰尿量测定结果的因素见表11-1。

2. 颜色和透明度　干扰尿颜色和透明度测定结果的因素见表11-2。

(三)临床应用

1. 参考区间

(1)尿量:成人:1000～2000ml/24h;1～6岁儿童:300～1000ml/24h;7～12岁儿童:500～1500ml/24h;小儿按千克体重计算,较成人多3～4倍。

表11-1　干扰尿量测定结果因素

	干扰因素
生理性	增高:①昼夜变异(晨2～6时最高),月经期,妊娠,饥饿,仰卧位;②氯化铵,阿司匹林,右旋糖酐。减低:①直立,运动,组胺,疼痛,腰麻;②醋氨酚,卡那霉素,抗利尿激素

表 11-2　干扰尿液颜色深浅因素

	干扰因素
生理性	色加深:苯乙哌啶酮,利福平,苯偶氮吡胺
分析性	色加深:①细菌,胆红素,血液,浓缩尿,血红蛋白;②醋氨酚,氨基比林,左旋多巴。色变浅:稀释尿

(2) 尿色和透明度:正常尿液呈淡黄色或黄色,清晰透明状。

2. 临床意义

(1) 多尿:当 24h 尿量多于 2500ml 时称为多尿。当肾脏功能正常时,可因食用含水分较多的水果和食物,以及饮水过多、静脉输液过多、精神紧张等因素造成生理性多尿。病理性多尿常见于慢性肾炎、慢性肾盂肾炎、急性肾衰竭多尿期、慢性肾衰竭早期、尿崩症、糖尿病、甲亢等疾病。

(2) 少尿和无尿:当尿量少于 400ml/24h 或持续少于 17ml/h 时称为少尿。当尿量少于 100ml/24h 时称为无尿。病理性少尿临床意义见表 11-3。

(3) 尿色和透明度:尿液颜色和浊度改变原因、特点和临床意义见表 11-4。

表 11-3　少尿临床意义

分 类	机 制	临床疾病
肾前性	肾缺血、血容量减低、血液浓缩或应激状态等造成肾血流量不足,肾小球滤过率减低	休克、失血过多、严重脱水、心力衰竭
肾性	肾实质病变引起肾小球和肾小管功能损伤	急性肾小球肾炎、尿毒症、急性肾小管坏死、肾皮质或髓质坏死
肾后性	各种原因导致尿路梗阻	肿瘤、结石、尿路狭窄等所致尿路梗阻,前列腺肥大或神经源性尿潴留

表 11-4　尿液颜色和浊度临床意义

尿 色	原 因	特 点	临床意义
无色/淡黄色	稀释尿	无气味	多尿、糖尿病、尿崩症
深黄色	浓缩尿、尿胆素增高、药物	泡沫无色	发热、脱水
浓茶色	胆红素增高	泡沫黄色	肝细胞性/阻塞性黄疸
红色	肉眼血尿	隐血阳性、浑浊、可有凝块、红细胞可下沉	结石、泌尿道感染、月经血污染等
红褐色	血红蛋白尿,肌红蛋白尿	隐血阳性、透明、无细胞下沉	溶血性疾病、肌损伤性疾病、输血反应、挤压伤
紫红色	卟啉尿、药物	隐血阴性	卟啉病、药物
棕黑色	高铁血红蛋白尿、血尿、血红蛋白尿、肌红蛋白尿、黑色素、黑尿酸、药物	标本久置、碱化尿	标本放置过久、黑色素瘤、药物
黄白色	脓尿或结晶尿	浑浊,含丝状悬浮物,可沉淀	泌尿系统感染
绿蓝色	胆绿素、细菌尿、尿蓝母	标本久置、黄绿色、碱化尿、加热褪色	肝胆系疾病
乳白色/乳样浑浊	乳糜尿、脂肪尿	乳糜试验阳性	丝虫病、淋巴管破裂

续表

尿　色	原　因	特　点	临床意义
絮状浑浊	脓尿、黏液、凝块、黏蛋白等	放置后有沉淀物	细菌感染
云雾状浑浊	①磷酸盐、碳酸盐;②尿酸盐;③草酸盐;④红细胞;⑤白细胞、脓细胞	①加酸后溶解,后者产生气泡;②加热至60℃,加碱后溶解;③加酸后浑浊消失;④加酸后溶解;⑤加酸后不破坏,可显出白细胞核形	①易发生尿路结石;②易发生尿路结石;③易发生尿路结石;④血尿;⑤尿路感染
膜状物	蛋白质、血细胞、上皮细胞等混合的凝固物		流行性出血热低血压期

二、比重和尿渗量

尿比重是尿液在4℃时与同体积纯水重量之比,也称尿比密。尿比重测定是尿液中所含溶质浓度的衡量指标之一,可相对表示出肾脏的浓缩和稀释功能。

尿渗量也称尿渗透压,是反映溶解在尿中的具有渗透作用的溶质颗粒(分子或离子)数量,是表示肾脏排泄到尿中所有溶质颗粒总量。除高浓度尿糖和蛋白质外,电解质和尿素在尿渗量变化中起决定作用。尿渗量测定能更确切的反映肾脏浓缩和稀释功能,因此是评价肾脏浓缩功能较好的指标。

(一)检测方法和原理

1. 比重　测定方法有比重计法、折射计法、试带法等。

(1)比重计法:尿所含溶质越多,尿比重越高;相反则会减低。

(2)折射计法:入射角为90°的光线进入另一介质时,被折射的角度称为临界角,在终端观察时依折射临界角的大小,可见明暗视物的改变,进而求出相对折射率。折射率与溶液密度有关,密度越高则折射率越高。

(3)试带法:为多聚电解质离子解离法,详见第12章。

2. 尿渗量　多采用冰点减低法测定。是根据溶液冰点下降(由液体转换到固体状态)的原理计算出液体的渗量,采用冰点渗透压计进行测定。因为1渗量(Osm)溶液可使1kg水的冰点下降1.858℃,所以,尿渗量计算公式为:Osm/(kg·H_2O)=冰点下降温度/1.858。

(二)质量管理

1. 干扰因素　见表11-5。
2. 方法学比较　见表11-6。

表11-5　干扰尿比重测定结果因素

	干扰因素
生理性	增高:①昼夜变异;②羟乙基淀粉、异维A酸。减低:①运动、饥饿;②头孢地尼、多黏菌素E、锂盐
分析性	增高:①清蛋白、甲醛、蛋白质、温度(尿比重计法);②氯己定、右旋糖酐、放射造影剂(泛影葡胺)。减低:pH(≥6.5),标本稳定性(20~25℃)

表11-6　尿比重测定方法评价

	比重计法	折射计法
操作性	操作略复杂,标本量约100ml	操作简便快速,1滴尿可测定
灵敏度	略差,肉眼观察易产生误差	较好
测量范围	窄	较高
精密度	以0.002刻度表达结果,精度较高	以0.001梯度表达结果,精度高
适用性	常规方法;受温度、葡萄糖、蛋白质、尿素、脂类、放射造影剂影响;比重计不易进行校正	为常规方法和参考方法,适用于婴儿比重测定;适用温度为15~38℃,可通过温度补偿方法进行校正;有专用校正溶液

(三)临床应用

1. 参考区间

(1)尿比重:成人晨尿:1.015～1.025;随机尿:1.003～1.030;新生儿尿:1.002～1.004。

(2)尿渗量:600～1000mOsm·H_2O/24h尿;最大波动范围40～1400mOsm·H_2O/24h尿;尿渗量/血浆渗量之比:(3.0～4.7):1。

2. 临床意义

(1)尿比重①增高:尿量少而比重增高,见于急性肾炎、高热、心功能不全、脱水等;尿量多而比重增高,见于糖尿病。②减低:见于慢性肾小球肾炎、肾功能不全、间质性肾炎、肾衰竭影响尿液浓缩功能、尿崩症等。③固定:当多次测量尿比重固定在1.010左右,称为等渗尿,提示肾实质严重损害。

(2)尿渗量:尿渗量测定主要用于肾脏浓缩和稀释功能的评价。①减低:见于肾小球肾炎伴有肾小管和肾间质病变;尿渗量＜300 mOsm/(kg·H_2O)时多见于肾脏浓缩功能不全。②明显减低:见于肾小管、肾间质结构和功能受损所致的肾脏浓缩功能障碍者,如慢性肾盂肾炎、多囊肾、阻塞性肾病等。慢性间质性肾病患者,尿渗量/血清(血浆)渗量比可明显减低;急性肾小管功能障碍时,尿渗量减低,尿/血清(血浆)渗量比值等于或小于1。③测定尿渗量的同时测定血清/渗量,可得到自由水清除率,是较理想的肾脏浓缩功能评价试验。在急性肾衰竭早期,自由水清除率趋于零,而且先于临床症状出现前2～3d,是判断急性肾衰竭的早期指标,能反映肾脏功能恢复或恶化程度。自由水清除率还可作为观察严重创伤、大手术后低血压、少尿、休克患者髓质功能损害程度的指标。

三、酸 碱 度

尿pH是反映肾脏调节机体内环境体液酸碱平衡的重要指标之一。一般指尿中所有能解离的氢离子浓度,通常用氢离子浓度的负对数pH来表达。

(一)检测方法和原理

pH测定方法有:广泛pH试纸法、试带法、pH计法则少用。

1. 广泛pH试纸法　含甲基红(pH4.2～6.2)、溴甲酚绿(pH3.6～5.4)和百里酚蓝(pH6.7～7.5)三种酸碱指示剂,可反映pH1～14的变色范围。

2. 试带法　为酸碱指示剂法,详见第12章。

(二)质量管理

1. 干扰因素　见表11-7。

2. 方法学比较　尿pH测定方法学比较和评价见表11-8。

(三)临床应用

1. 参考区间　正常人新鲜尿偏酸性,pH 5.5～6.5,均值6.0;随机尿:pH 4.5～8.0。

2. 临床意义

(1)病理性酸性尿:见于酸中毒、高热、脱水、痛风等患者。低钾性代谢性碱中毒患者排酸性尿是其特征之一。

表11-7　干扰尿酸碱度测定结果因素

	干扰因素
生理性	增高:①醛固酮,卧床休息,枸橼酸盐,食物摄入后,甲苯,钒;②两性霉素B,西咪替丁,磺胺米隆 减低:①镉暴露,昼夜变异(午后最低),肝素,铅暴露,汞暴露;②氯化铵,维生素C,烟酸
分析性	任何温度下pH均不稳定

表11-8　pH测定方法学比较

	广泛pH试纸法	pH计法
操作	简便	需专用设备,复杂
精密度	较低,以pH 1为1个梯度	较高,以pH 0.1为1个梯度
测定范围	pH 1～14	pH 1～14
校准方法	无	有,并对测定温度有严格要求
适用范围	临床常规使用	用于肾小管性酸中毒定位诊断、分型、鉴别诊断

(2)病理性碱性尿:见于碱中毒、尿潴留、膀胱炎、呕吐、肾小管酸中毒(Ⅰ、Ⅱ、Ⅲ型)等患者。

(3)用于药物干预:溶血反应时,口服碳酸氢钠以碱化尿液,可促进溶解和排泄血红蛋白,还能促进酸性药物从尿中排泄,有利于氨基糖甘类、头孢菌素类、大环内酯类、氯霉素等抗生素对泌尿系统感染治疗。用氯化铵酸化尿液可促进碱性药物从尿中排泄,有利于四环素类、异噁唑类半合成青霉素和呋喃妥因对泌尿系统感染治疗。

四、蛋 白 质

正常情况下尿中极少有蛋白质出现,因肾小球滤过膜的屏障作用使清蛋白、球蛋白等中大分子量蛋白质不能通过滤过膜,而微球蛋白等小分子量蛋白质虽能通过肾小球滤过膜,但均被肾小管重吸收回血液,因此,终尿中蛋白质含量一般在30～130mg/24h,随机尿中为0～80mg/L,定性试验为阴性。

(一)检测方法和原理

1. 磺基水杨酸法　在略低于蛋白质等电点的酸性条件下,磺基水杨酸的酸根阴离子可与蛋白质氨基酸阳离子结合,生成不溶性蛋白盐而呈现浊度变化,其浊度变化与蛋白含量成正比,肉眼观察可判断尿蛋白质的大致含量。

2. 加热乙酸法　根据蛋白质受热变性凝固原理。加入稀乙酸是使尿pH降低并接近蛋白质等电点(pH4.7),同时使变性凝固的蛋白质在含有适量无机盐条件下沉淀。此方法为传统的经典方法。

3. 试带法　为pH指示剂蛋白质误差法,详见"尿液分析仪检验"章。

(二)质量管理

1. 质控方法

(1)标本因素:①若尿液浑浊,应先离心后用上清液做定性试验。②强碱性尿(pH>9)应滴加少量冰醋酸调整pH至5～6后测定,以免产生假阳性结果。强酸性尿(pH<3)应适当滴加NaOH调整pH后测定,以免产生假阴性结果。③尿中含有高浓度尿酸或草酸盐时,可导致假阳性结果,应加热使其消失后再测定。④晨尿比较浓缩,有利于蛋白质等成分检查。因餐后胃肠道负载加重,减低了对尿蛋白和糖的肾阈值,故餐后2h尿有利于检出尿蛋白。

(2)器材和试剂因素:采用人工判断结果的方式,在不同操作者间会有一定的判断差异。使用仪器测定,应考虑血尿、血红蛋白尿、黄疸尿等会影响结果判别。

(3)检测后质量管理:如出现与临床不符的结果,应调查了解实验过程中的问题,了解与实验相关的各种影响因素,及时复查。如剧烈运动、寒冷刺激、精神紧张、过度兴奋等,可出现暂时性尿蛋白阳性,2～3d后自然消失。偶然性蛋白尿可出现于标本受白带、月经、精液、前列腺液等污染所致。

2. 干扰因素　见表11-9和表11-10。

3. 方法学比较　尿蛋白定性测定方法学比较见表11-11。

表11-9　干扰尿蛋白测定结果因素

	干扰因素
生理性	增高:①月经,蘑菇中毒,妊娠,精液,X线治疗;②醋氨酚,两性霉素B,阿司匹林。减低:①血浆置换;②阿替洛尔,环磷酰胺,泼尼松
分析性	增高:①清蛋白,碱性尿,细菌尿,胆红素,血红蛋白,标本室温保存(3d增10%);②对氨基水杨酸,维生素C,阿司匹林。减低:碱性尿,硼酸,冷冻,次氯酸,镁

表11-10　干扰尿清蛋白测定结果因素

	干扰因素
生理性	增高:①肥胖,胆固醇,运动,妊娠,吸烟;②卡马西平,二氮嗪,庆大霉素。减低:①老年人,素食者;②阿替洛尔,双嘧达莫,利尿药
分析性	减低:冻融循环,酸性pH,-20℃储存1周,室温解冻

表 11-11 尿蛋白测定方法学比较

	磺基水杨酸法	加热乙酸法
操作	简单快速,操作者间判断差异较大	略复杂,操作者间判断差异较大
敏感度	50mg/L	150mg/L
蛋白种类	清蛋白、球蛋白、本-周蛋白	清蛋白、球蛋白、本-周蛋白
适用性	为试带法参考方法,尿蛋白质确证方法	特异性较强,干扰因素少

(三)临床应用

1. 参考区间　定性法:阴性。

2. 临床意义

(1)生理性蛋白尿:是机体内、外环境等因素引起的生理反应性增加而产生的蛋白尿,多数为暂时性、一过性轻度蛋白尿,定性一般不超过"＋",定量不超过0.5g/24h,多见于青少年。

(2)体位性蛋白尿:特点是卧位时尿蛋白阴性,起床活动或站立过久后出现蛋白尿,也称为直立性蛋白尿,多见于瘦高体型青少年。其发生机制与直立体位时前凸的脊柱压迫肾静脉,或直立过久肾脏下移,或肾静脉扭曲造成肾静脉淤血,淋巴液回流受阻有关。

(3)病理性蛋白尿:见于各种肾脏及肾外疾病所致的肾小球性蛋白尿、肾小管性蛋白尿、混合性蛋白尿、组织性蛋白尿、溢出性蛋白尿等。如各种急慢性肾炎、肾病综合征、肾盂肾炎、肾移植排异反应、重金属中毒、药物反应、糖尿病肾病、狼疮性肾病晚期、多发性骨髓瘤、巨球蛋白血症、高血压、妊娠高血压综合征、血红蛋白尿和肌红蛋白尿等。

五、葡　萄　糖

糖尿一般指尿中所含葡萄糖,但偶然也会有乳糖、半乳糖、果糖和戊糖等。定性试验为阴性,定量常<2.8mmol/L(0.5g/L)。

(一)检测方法和原理

尿糖测定有试带法和班氏法(Benedict法)等。

1. 试带法　为葡萄糖氧化酶-过氧化物酶法,详见第12章。

2. 班氏法　含有醛基的葡萄糖在高热、碱性溶液中能将班氏试剂溶液中蓝色的硫酸铜还原为黄色的氢氧化亚铜,进而形成砖红色的氧化亚铜(Cu_2O)沉淀。

(二)质量管理

1. 质控方法

(1)检测前质量管理:①新鲜晨尿或餐后2h尿有助于尿糖定性实验结果的可靠性和准确性。②使用清洁干燥的一次性容器收集尿液。③尿标本存放时间延长会导致细菌繁殖加快,消耗尿中的葡萄糖,使结果减低或出现假阴性。④进食过多含有葡萄糖、乳糖、半乳糖、果糖等食物,会在尿中排出相应的物质,容易造成阳性结果。

(2)检测中质量管理:①班氏法应严格操作规程,严格掌握判断结果时间。②班氏法测定时尿液与试剂的比例应控制在1:10条件下。注意防止试剂过期变质或被污染,试验前可先将班氏试剂煮沸,若出现变色,考虑试剂变质或被污染。③注意防止试剂过期变质,使用完毕后应防潮和密闭保存。

(3)检测后质量管理:①建立完善的报告审核制度,结合临床诊断签发报告。②如有条件核对患者以往结果,出现结果不符时应及时查找检测前和检测中的各种影响因素,必要时复查。③建立与临床沟通机制,加强联系,及时协调检验过程中出现的各种问题。

2. 干扰因素　见表11-12。

干扰班氏法葡萄糖检测的因素:水合氯醛、氨基比林、阿司匹林、青霉素、链霉素、维生素C、异烟肼等可使尿葡萄糖检测结果呈假阳性反应。

3. 方法学比较　班氏法操作略复杂,半定量,适用于糖尿病筛查与监测、非葡萄糖性糖尿筛查和遗传性疾病筛查;其检测灵敏度为>8.33mmol/L(>1.5g/L),可与各种还原糖反应,如葡萄糖、半乳糖、果糖、乳糖。

(三)临床应用

1. 参考区间　阴性。

2. 临床意义　尿中出现葡萄糖与血糖浓度、肾血流量和肾糖阈有密切关系,尿糖定性试验阳性称为糖尿,一般指葡萄糖尿。

(1)血糖增高性糖尿:①代谢性糖尿,因内分泌激素分泌失常,使糖代谢紊乱而引起高血糖所致,如糖尿病。②内分泌性糖,因内分泌系统疾病或功能亢进而引起,如甲亢、肾上腺皮质功能亢进、肢端肥大症、嗜铬细胞瘤、巨人症等。

表 11-12　干扰尿试带法葡萄糖检测结果因素

	干扰因素
生理性	增高：①镉暴露,胰高血糖素,铅暴露,汞暴露,妊娠；②安替比林,对氨基水杨酸,苯妥英。减低：①高浓度单不饱和脂肪酸饮食,肠外营养,睡眠剥夺；②阿司匹林,胰岛素,考来烯胺
分析性	增高：①暴露空气,低比重尿,麦芽糖,戊糖,过氧化物；②环青霉素,头孢氨苄,磺胺类药。减低：①冰乙酸,细菌污染,高比重尿,氯酸盐,标本(−20℃2d；4~8℃,2h)；②氨苄西林,阿司匹林,维生素C

(2)血糖正常性糖尿：也称肾性糖尿,因肾小管重吸收葡萄糖能力降低、肾糖阈降低所致,如慢性肾小球肾炎、肾病综合征、间质性肾病、家族性糖尿病、妊娠性糖尿、新生儿糖尿等。

(3)暂时性糖尿：非病理因素所致一过性糖尿,如进食大量糖类、输注葡萄糖。应激性糖尿见于情绪激动、脑血管意外、颅脑外伤、脑出血、急性心肌梗死等,延髓血糖中枢受刺激或肾上腺素、胰高血糖素分泌过多,可呈一过性高血糖和尿糖阳性。

六、酮　　体

酮体(KET)是乙酰乙酸(约占20%)、β-羟丁酸(约占78%)和丙酮(约占2%)三种物质总称,是糖代谢发生障碍、脂肪分解增加时,酮体产生速度超过机体组织利用的速度,酮体在血液中浓度超过肾阈值,即可从尿中排出,产生酮尿。

(一)检测方法和原理

1. 改良罗瑟拉(Rothera)法　在碱性环境下,亚硝基铁氰化钠与尿中乙酰乙酸及丙酮反应,产生紫色化合物。

2. 试带法　为亚硝基铁氰化钠法,详见第12章。

(二)质量管理

1. 质控方法

(1)检测前质量管理：①嘱患者留取新鲜尿标本并尽快送检,因丙酮和乙酰乙酸具有挥发性,最好在采集后30min内测定。②试带应在有效期内使用,并注意防潮避光保存；酮体粉试剂应保存在干燥棕色试剂瓶内,防止受潮和阳光照射变性。③陈旧尿及细菌污染尿标本可导致假阴性。当尿中含有大量非晶形尿酸盐、肌酐或含有吲哚类物质时,可干扰试验结果。④饮食中缺乏糖类或长期大量食用高脂肪类食物者,可出现尿酮体阳性。

(2)检测中质量管理：严格按操作程序进行测定,室内质控程序或阴性与阳性标本的对照,可提高检验质量。

(3)检测后质量管理：注意不同酮体成分、不同检测方法、不同病程情况下,不同的检测灵敏度和特异性,加强与临床的联系和沟通,合理解释、分析和应用检验结果。

2. 干扰因素　见表11-13和表11-14。

3. 方法学比较　两种方法都不与β-羟丁酸起反应,在糖尿病酮症酸中毒早期,因尿中排出的β-羟丁酸占酮体总量的78%,所以两种方法对早期酮症检查不敏感,会导致对总酮体量估计不足。当糖尿病酮症酸中毒症状缓解后,β-羟丁酸可转变为乙酰乙酸,使乙酰乙酸含量比急性期早期增高,此时易造成对病情估计过重。

改良Rothera法试剂稳定,易配制,操作简便,价格低廉,检测灵敏度乙酰乙酸为>80mg/L,丙酮为>1000mg/L。

表 11-13　干扰尿乙酰乙酸测定结果的因素

	干扰因素
生理性	增高：①禁食48h,饥饿；②阿司匹林(酸中毒反应)
分析性	增高：①乙酸,氰酸盐(干扰Gerhardt法)；②安替比林,阿司匹林(干扰Gerhardt法),吩噻嗪

表 11-14　干扰尿丙酮测定结果因素

	干扰因素
生理性	增高：①禁食48h,异丙醇,妊娠；②阿维A酯,乙醚麻醉,双胍类降糖药、胰岛素。减低：阿司匹林
分析性	增高：①乙醛,乙酰乙酸,胱氨酸,尿肌酐、肌酸；②阿司匹林,左旋多巴,对氨基水杨酸。减低：苯偶氮吡胺

(三) 临床应用

1. 参考区间 阴性。
2. 临床意义

(1) 糖尿病酮症酸中毒：尿酮体阳性是早期诊断和治疗监测手段。

(2) 非糖尿病酮症：如应激状态、剧烈运动、饥饿、禁食过久、感染性疾病(如肺炎、伤寒、败血症、结核等发热期)、严重腹泻、呕吐、妊娠反应、中毒(如氯仿、乙醚麻醉后、有机磷等)也可使尿酮体阳性。新生儿尿酮体强阳性结果应考虑为遗传性疾病。

七、胆红素和尿胆原

正常人血液中结合胆红素含量很低，因此滤出量极低，尿中几乎检测不到。但如血液中结合胆红素增加，超过肾阈值时就会经尿液排出，尿胆红素试验可呈阳性反应。结合胆红素进入肠道后转化为尿胆原，从粪便中排出。大部分尿胆原从肠道重吸收，经肝脏转化为结合胆红素再排入肠腔，小部分尿胆原从肾脏排出。尿中尿胆原经空气氧化、光线照射后可转变为黄色的尿胆素。

(一) 检测方法和原理

1. 胆红素

(1) 哈里森(Harrison)法：是一种氧化法。胆红素被氯化钡吸附后，与三氯化铁试剂反应，被氧化后生成胆青素、胆绿素和胆黄素复合物，在沉淀物表面可呈现蓝绿色、绿色或黄绿色颜色改变。

(2) 试带法：为偶氮法反应，详见第12章。

2. 尿胆原

(1) 改良Ehrlich法：酸性溶液中，尿胆原与试剂中对二甲氨基苯甲醛反应，呈樱桃红色，颜色深浅与尿胆原含量成正比。

(2) 试带法：为醛反应或偶氮反应法，详见第12章。

(二) 质量管理

1. 质控方法

(1) 检测前质量保证：①胆红素在强光照射下易变为胆绿素，因此需要使用避光容器转送标本；胆红素1h后可下降约30%，因此需要尽快送检和测定。②尿蓝母呈橘红色或红色可干扰尿胆红素测定，水杨酸盐、阿司匹林、牛黄等使尿呈紫色，也会干扰反应结果。③碱性尿可使氧化法尿胆红素测定灵敏度减低。④新鲜尿标本，时间过长可导致尿胆原分解氧化为尿胆素；同时应嘱患者口服少量小苏打($NaHCO_3$)碱化尿液，最好留取午餐后2~4h尿。⑤尿中含有大量胆红素可干扰尿胆原测定，应使用吸附胆红素方法排除干扰。⑥内源性物质如卟胆原、吲哚类化合物等可与Ehrlich醛试剂作用而显红色，引起假阳性，可用氯仿抽提方法鉴别和确认。

(2) 检测中质量管理：①严格按操作规程进行操作，使用试带和仪器时，应进行每日质量控制。②应用改良Ehrlich法时，试剂和尿液的比例应控制在10:1为宜。③如尿胆红素干化学法反应颜色不典型、尿本身颜色异常(如血尿)时可改用Harrison法确认。④如尿胆原测定因标本放置时间过长而导致阴性，可增加尿胆素定性试验。⑤Harrison法测定尿胆红素时，尿中应该有充足的硫酸根离子，当加入$FeCl_3$后未见足够的$BaCl_2$沉淀，可适当增加硫酸铵，促使沉淀产生。对服用小苏打的患者，测定前需先将乙酸调整pH至弱酸性后再进行尿胆原测定。

(3) 检测后质量管理：充分结合尿胆红素和尿胆原的测定结果进行临床分析和应用。了解各种可能对这两项实验造成影响的因素，并合理的分析和向临床解释结果。

2. 干扰因素 见表11-15和表11-16。

表11-15 干扰尿胆红素测定结果因素

分类	干扰因素
生理性	增高：丙咪嗪，甲基多巴，磺胺二甲氧嘧啶
分析性	增高：①尿蓝母(假阳性)；②对氨基水杨酸，氯丙嗪，依托度酸。减低：①陈旧尿标本(假阴性)；②氯己定，维生素C，磺胺类

表11-16 干扰尿胆原测定结果因素

分类	干扰因素
生理性	增高：昼夜变异，溶血，铅；减低：①氨，腰麻；②抗生素，口服避孕药，普马嗪(丙嗪)
分析性	增高：①丙酮，胆红素，胆绿素，蛋白尿；②普鲁卡因，氯丙嗪，泛影葡胺，磺胺类药。减低：胆红素，甲醛，光照

3. 方法学比较

(1)胆红素测定:①Harrison法操作略为复杂,但敏感性可达 0.9μmol/L。②商品化 Ictotest 片剂确诊试剂,是一种操作简便的尿胆红素测定方法,其敏感性为 0.8μmol/L。

(2)尿胆原测定:改良 Ehrlich 法操作较复杂,阳性时需对标本进行稀释后测定,并以最高稀释度报告结果。

(三)临床应用

1. 参考区间　尿胆红素定性:阴性;尿胆原定性:阴性或1:20 阴性、或<4mg/L。

2. 临床意义

(1)先天性高胆红素血症、Dubin-Johnson 综合征和 Rotor 综合征尿胆红素为阳性,Gilbert 综合征和 Crigler-Najjar 综合征尿胆红素为阴性。

(2)尿胆原在生理情况下仅有微量出现,在饥饿、饭后、运动等情况时稍有增加。尿胆原增多见于肝功能受损,如肝病、心力衰竭等,体内胆红素生成亢进且胆管畅通者,如内出血、各种溶血性贫血等,从肠道回吸收尿胆原增加,如顽固性便秘、肠梗阻等。

(3)尿胆红素和尿胆原测定可对不同类型黄疸进行鉴别诊断,见表 11-17。

表 11-17　黄疸疾病的鉴别诊断

	尿胆原	尿胆红素
正常人	阴性、1:20 阴性、<4mg/L	阴性
溶血性黄疸	强阳性	阴性
肝细胞性黄疸	阳性	阳性
阻塞性黄疸	阴性	阳性

八、血红蛋白和肌红蛋白

血红蛋白是红细胞内所含的血红素。正常人血浆中可有 50mg/L 游离 Hb,但是尿中无游离 Hb。当出现血管内溶血时,Hb 可从红细胞内大量释出,当超过结合珠蛋白结合能力时,血液中游离 Hb 可从肾小球滤过,说明 Hb 含量超过 1.00~1.35g/L,形成血红蛋白尿。尿中血红蛋白的检测就是尿隐血试验。

肌红蛋白是横纹肌和心肌细胞内的一种含亚铁血红素的蛋白质,其结构和特性与 Hb 类似,但仅有一条肽链,MW 为 1.6 万~1.75 万。当肌肉损伤时,肌红蛋白释放进入血液,易从肾小球滤过,形成肌红蛋白尿。

(一)检测方法和原理

尿 Hb 测定方法众多,目前应用广泛和简易方法是试带法,还有单抗胶体金法、湿化学法等。各种方法既能与完整红细胞反应,也能与游离 Hb 反应,一般认为 Hb 0.3mg/L 相当于 RBC 数为 5~10 个/μl。

1. 免疫法　采用胶体金标记抗人血红蛋白单抗,用双抗夹心酶联免疫法测定标本 Hb,对人血红蛋白抗原具有特异性反应。

2. 试带法　为血红蛋白亚铁血红素过氧化物酶法,详见第 12 章。

3. 肌红蛋白饱和硫酸铵法测定　在 80% 饱和硫酸铵浓度下,Mb 被溶解,Hb 和其他蛋白沉淀,用上清液进行隐血试验,若结果阳性,表明是肌红蛋白尿。

(二)质量管理

1. 质控方法

(1)检测前质量管理:①尿标本必须新鲜,不被污染和应用任何防腐剂。②如怀疑尿中有过氧化物酶或其他易热性触酶,可将其加热煮沸 2min 破坏。③试带法或单抗胶体金试纸在未使用前应处于密封防潮避光容器中保存,并在有效期内使用。④氧合 Mb 放置过久可被还原,应用硫酸铵 Mb 溶解试验时可沉淀而引起假阴性,因此须使用新鲜尿液。⑤如尿中含有过量 Hb,抗原过剩出现后带现象会造成单抗胶体金法假阴性,此时应将标本进行 50~100 倍稀释,重新试验。

(2)检测中质量管理:①推荐常规筛检中使用仪器分析尿隐血,对阳性结果应进行显微镜复检。②尿试带或单抗胶体金试纸应在有效期内使用。③试带法目测时,应按规定时间判读结果,随时间延长其反应颜色会加深,影响正确判断结果。

(3)检测后质量管理:正确理解和分析血尿与血红蛋白尿的不同临床意义。及时与临床沟通,对异常结果和不能准确解释结果应该选择验证方法进行试验。

2. 干扰因素　免疫法尿隐血试验干扰因素少。试带法尿隐血试验干扰因素见表 11-18。

3. 方法学比较

(1)免疫法 Hb 测定的灵敏度为 0.1~0.2μg/ml。方法的特异性强,只与人 Hb 反应,不受动物血和辣根过氧化物酶影响。操作简便快速,以阴、阳性表达结果,费用较高,适用于排除干扰的验证

表 11-18 干扰试带法尿隐血试验结果因素

	干扰因素
生理性	增高:①输血,碎石术,扁桃酸,吸烟,胰蛋白酶;②氨基比林,对氨基水杨酸,阿司匹林、EDTA。减低:非那司提,拉莫三嗪
分析性	增高:①红细胞溶解(试带法阳性)、次氯酸盐、肌红蛋白、过氧化物酶、菌尿;②溴化物镇静药,碘化物。减低:①红细胞溶解(镜检假阴性)、高比重尿、空气暴露,碱化尿,标本保存(>1d,Hb免疫反应性损失80%);②维生素C、大量亚硝酸盐、四环素

试验。

(2)湿化学法 Hb 测定有邻甲苯胺法、氨基比林(匹拉米洞)法等,虽然方法简便,但试剂稳定性差,特异性低,干扰物质多,常规工作中已逐渐被试带法取代。

(3)硫酸铵法 Mb 溶解试验操作较麻烦。也可利用正铁 Hb 与正铁 Mb 在 580～600nm 处吸收光谱不同而鉴别尿中 Hb 和 Mb,但灵敏度较差。目前已有抗 Mb 单抗试剂,其灵敏度和特异性比较好。

(三)临床应用

1. 参考区间 尿血红蛋白测定:阴性。尿肌红蛋白测定:阴性。

2. 临床意义

(1)Hb 尿外观可呈浓茶色、红葡萄酒色或酱油色。如红细胞导致尿 Hb 试验阳性,则等同于尿沉渣中出现红细胞的临床意义。若尿沉渣中无红细胞,而尿 Hb 结果阳性,应考虑为血红蛋白尿。

Hb 尿是血管内溶血的证据,有助于血管内溶血性疾病的诊断。引起溶血性疾病的病因主要有①红细胞破坏:如心脏瓣膜修补术、大面积烧伤、剧烈运动、急行军、严重肌肉外伤和血管组织损伤;②微生物:疟疾、梭状芽胞杆菌中毒;③中毒:如蛇毒、蜂毒、毒蕈等;④微血管病性溶贫:如 DIC;⑤免疫因素:如血栓性血小板减少性紫癜、阵发性寒冷性血红蛋白尿、血型不合输血反应;⑥服用氧化剂药物:如伯氨喹、阿司匹林、磺胺、非那西汀等。

(2)Mb 尿外观可呈深红色、酱油色、深褐色等,镜检无红细胞,常见于:①阵发性肌红蛋白尿;②创伤:挤压综合征、子弹伤、大面积烧伤、电击伤、大手术创伤等;③组织局部缺血:如心肌梗死早期、动脉血管阻塞缺血;④代谢性肌红蛋白尿:酒精中毒、砷化氢或一氧化碳中毒、巴比妥中毒、肌糖原累积症等;⑤原发性(遗传性)肌病:如皮肌炎、多发性肌炎、肌肉营养不良等;⑥过度运动或长期行军,尿中排出 Mb,即行军性 Mb 尿。

九、白细胞酯酶

白细胞酯酶是粒细胞本身的特异性酯酶,这种酯酶在红细胞、淋巴细胞、血小板、血清、肾脏及尿液中均不存在。

(一)检测方法和原理

试带法,采用粒细胞酯酶法,详见"尿液分析仪检验"。

(二)质量管理

1. 检验前 标本应新鲜,尽快在 2h 内进行测定,时间延长会导致白细胞分解和破坏。保证所用试带质量可靠,防止受潮或污染,应在有效期内使用。

2. 检验中 一般应用尿干化学分析仪进行测定,严格按操作规程进行操作。应做好室内质控和室间质评。不可随意调整仪器敏感性。

3. 检测后 ①制订尿沉渣筛检标准,对阳性结果进行镜检复核。②需要注意的是,尿中溶解和破坏的粒细胞,也会出现阳性反应,但镜下可能看不到白细胞或数量明显少。应综合分析粒细胞酯酶法测定、亚硝酸盐测定和显微镜检查的结果。③淋巴细胞和单核细胞增加不会导致酯酶反应出现阳性,但镜检可见此类白细胞。必要时进行染色。

4. 干扰因素 假阳性:阴道分泌物污染,甲醛污染,酸性尿中呈红色或橙色干扰成分如高浓度胆红素、非那吡啶等。假阴性:尿蛋白≥5g/L,葡萄糖≥30g/L,高比重尿,高浓度维生素 C、庆大霉素、头孢菌素等。

(三)临床应用

1. 参考区间 阴性。

2. 临床意义 白细胞尿以中性粒细胞为主,也可见嗜酸性粒细胞。试带亚硝酸盐和白细胞酯酶试验同时阴性,对较大儿童和成人尿路感染的阴性预测值较高。

(1)中性粒细胞增高：见于①肾脏原发性或继发性感染，特别是细菌性感染，如急、慢性肾盂肾炎，肾脓肿等；②泌尿生殖系统感染：如膀胱炎、尿道炎、前列腺炎、阴道炎、淋病等；③泌尿生殖道周围器官和组织的疾病，如肾周围炎、尿道旁脓肿、阑尾周围炎等；④其他系统疾病：如尿道梗阻、泌尿道结石等。

(2)嗜酸性粒细胞增高：称为嗜酸性粒细胞尿，见于某些急性间质性肾炎、药物所致变态反应、过敏性炎症等。

十、亚硝酸盐

亚硝酸盐(NIT)主要来自病原菌对尿硝酸盐的还原反应；其次来源于体内一氧化氮(NO)。体液中内皮细胞、巨噬细胞、粒细胞等使精氨酸在酶作用下生成 NO，而 NO 极易在体内有氧条件下，氧化成亚硝酸盐和硝酸盐。

(一)检测方法和原理
试带法采用亚硝酸盐还原原理。

(二)质量管理
1. 质控方法 亚硝酸盐阳性取决于3个条件：①尿中致病菌是否存在硝酸盐还原酶；②尿在膀胱中是否停留足够时间(4h以上)；③尿中是否存在适量硝酸盐。所以尿标本必须新鲜，无外界污染，并及时送检，尽快测定。必要时进行镜检、革兰染色和培养确认，提高尿路感染诊断的可靠性。

2. 干扰因素 见表 11-19。

表 11-19 干扰尿液亚硝酸盐测定结果因素

干扰因素	
分析性	增高：滑石粉，标本保存室温 24～48h，无防腐剂尿。减低：①高比重尿；②维生素 C

(三)临床应用
1. 参考区间 新鲜尿液：阴性。

2. 临床意义 尿亚硝酸盐定性试验主要用于尿路感染快速筛查，包括有症状或无症状尿路感染。尿亚硝酸盐阳性，致病菌主要有大肠埃希菌属、克雷伯杆菌属、变形杆菌属、葡萄球菌属、假单胞菌属等，阳性结果与大肠埃希菌感染符合率较高，可达到80%，但并非所有阳性结果都可诊断为尿路感染，阴性结果并不能排除尿路感染。在判断泌尿道感染时仍需参考白细胞酯酶、沉渣镜检结果，如综合尿亚硝酸盐、白细胞酯酶、镜检三者进行筛查，将明显提高尿路感染诊断灵敏度和特异性。必要时需进行细菌涂片染色检查和培养，而培养仍作为尿路感染的确证实验。菌尿/脓尿不同检测方法的诊断性能比较见表 11-20。

表 11-20 菌尿/脓尿不同检测方法诊断性能比较

检测方法	阴性预测值(%)	阳性预测值(%)	灵敏度(%)	特异度(%)
白细胞酯酶和亚硝酸盐	84	95	67	98
明显菌尿	98.3	84	84	98.3
离心尿镜检	89	87	79	93
Uriscreen 培养	95	83	92	89
脓尿亚甲蓝染色	80	97	60	99
菌尿革兰染色	80	59	65	75
脓尿革兰染色	75	76	93	93
当中性粒细胞临界值≥5个/视野时，白细胞酯酶法				
感染	92	40	36	93
尿道炎	78	90	31	98

十一、维 生 素 C

维生素 C 又称抗坏血酸，在尿化学分析中，会对部分项目产生干扰，所以有必要进行检测和判断影响程度。

(一)检测方法和原理
试带法检测，采用还原法原理。

(二)质量管理
1. 质控方法 ①检测前：采集新鲜尿液并尽快测定。②检测中：认真进行质控测定，应有阴性和阳性两个水平的质控物。③检测后：仔细审核结果,综合分析和判断维生素 C 出现阳性时,是否对尿隐血/红细胞、尿胆红素、尿葡萄糖、亚硝酸盐、白细胞酯酶等项目产生影响。某些品牌试带本身具有抗维生素 C 干扰能力,因此对这些项目检测的干扰性不大。

2. 干扰因素　见表 11-21。

维生素 C 阳性结果对其他尿液干化学测定项目的影响详见表 11-22。

表 11-21　干扰维生素 C 测定结果因素

分类	干扰因素
生理性	增高:①昼夜变异(首次晨尿最高),果汁,妊娠期;②维生素 C,阿司匹林,促肾上腺皮质激素减低。减低:口服避孕药
分析性	减低:标本保存 20℃,每小时减少 50%

表 11-22　维生素 C 对其他尿液干化学测定项目影响

	尿抗坏血酸浓度(mg/L)	反应物
隐血	≥90	试剂模块浸渍的 H_2O_2
胆红素	≥250	试剂模块浸渍的重氮盐
亚硝酸盐	≥250	反应过程中产生的重氮盐
葡萄糖	≥500	反应过程中产生的 H_2O_2

(三)临床应用

1. 参考区间　阴性。

2. 临床意义　人体内必含维生素 C,而且也可通过饮食或口服、输注等摄入维生素 C,因此维生素 C 测定一般无临床意义。当尿中含量增高时,需注意对隐血、葡萄糖、亚硝酸盐和胆红素等检测项目的干扰,因此具有质量保证作用。

十二、人绒毛膜促性腺激素

人绒毛膜促性腺激素(hCG)是由胎盘合体滋养细胞分泌的一种具有促进性腺发育的糖蛋白激素,MW 为 47 000。妊娠 1 周后血 hCG 在 5~50IU/L,尿 hCG 在第 8~10 周达到高峰,持续 1~2 周后迅速减低,以后逐渐下降,直至分娩。hCG 可通过孕妇血循环而排泄到尿中,血清 hCG 浓度略高于尿,且呈平行关系。

(一)检测方法和原理

1. 单抗胶体金法　尿中 hCG 先与试纸中胶体金标记的 β-hCG 单抗结合,形成双抗夹心式复合物,在检测线处显示紫红色条带。而胶体金标记鼠 IgG 随尿上行至与羊抗鼠 IgG 抗体时,形成抗原抗体复合物,在质控线处呈紫红色带作为质控对照带。测定时,将试带浸入尿中,在规定时间内取出和查看结果,当出现两条平行的红色条带才可判定为阳性结果。

2. 其他方法　有酶联免疫吸附试验(ELISA)、发光免疫试验等。

(二)质量管理

1. 质控方法

(1)检测前质量管理:推荐使用首次晨尿,因标本较浓缩,hCG 含量较高。过量饮水后可造成尿稀释,hCG 含量过低,易出现假阴性。

(2)检测中质量管理:应使用合格且在有效期内单抗胶体金试纸,试纸每批号产品在应用前应做阴性和阳性对照。还可进行双份测定,即同时测定原浓度和 2 倍稀释浓度,若 2 种浓度尿 hCG 均阳性时,可视为真阳性,而原浓度阳性,稀释尿阴性时,可能为弱阳性或促黄体生成素(LH)增高等所致假阳性反应。测定试纸浸入尿时不应超过标志线,并在规定时间内判断结果。

(3)检测后质量管理:了解患者病况和初步诊断,认真判断和审核结果。注意排查可能的影响因素。

2. 干扰因素　吸烟可使 hCG 减低。

3. 方法学比较　尿 hCG 方法学比较和评价见表 11-23。

(三)临床应用

1. 参考区间　①非孕妇正常健康人:阴性。②正常妊娠妇女:阳性。③半定量:<2ng/L。

2. 临床意义

(1)诊断早孕:妊娠后尿 hCG 浓度增高,一般妊娠后 35~40d 时,hCG 浓度可达到 200ng/L 以上。

(2)滋养层细胞肿瘤:如葡萄胎、恶性葡萄胎、绒癌患者尿中 hCG 含量明显高于正常;滋养层细胞肿瘤治疗后,尿 hCG 含量明显下降。

(3)流产诊断和监察:自然或非自然原因终止妊娠后,检测结果仍提示弱阳性,为先兆流产和不全流产,完全流产则呈阴性。

表 11-23 尿 hCG 测定的方法学性能比较

方　法	评　价
单抗胶体金法	操作简便快速、无须设备、试带商品化、定性检查、结果可靠、特异性高、灵敏度 0.8~2.0ng/L、可家庭检测等特点,是早期妊娠诊断的首选方法
酶联免疫吸附试验	操作简便,灵敏度为 1.6~4.0ng/L,与黄体生成素、卵泡刺激素无交叉反应,特异性高,可半定量,是妊娠早期筛查试验
化学发光法	操作方便、快速,灵敏度甚至高于放免法,可定量测定,对人工授精或药物促排卵者需更早做出诊断时,可选择该法
放免法	灵敏度高,可达 0.16ng/L,但操作复杂,有放射性污染,不易常规应用
乳胶凝集抑制试验	操作简单,但灵敏度低,特异性差,不可定量,目前应用较少

(4) 诊断异位妊娠和宫外孕：异位妊娠和宫外孕患者尿 hCG 多阳性,宫外孕破裂后大部分患者转为阴性。

(5) 非滋养层肿瘤：如畸胎瘤、睾丸间质细胞癌、卵巢癌、宫颈癌、乳腺癌、肝癌、胃癌、肺癌等也会引起 hCG 浓度增高,因此检测结果必须由医生结合临床症状、其他检验结果进行综合分析。

十三、本-周蛋白

骨髓瘤细胞所合成的异常免疫球蛋白,其轻链与重链合成不平衡,因轻链产生过多,使游离免疫球蛋白轻链过剩。轻链能自由通过肾小球滤过膜,当浓度超过近曲小管重吸收能力时从尿中排出,即本-周蛋白(BJP)。BJP 轻链有 κ 和 λ 两种,单体分子量为 2.3 万,二聚体分子量为 4.6 万。BJP 在 pH4.9±0.1 条件下,加热至 40~60℃可出现凝固现象,继续加热至 90~100℃再溶解,温度再减低到 40~60℃时又重新凝固特点,又称为凝溶蛋白,是 BJP 的重要特性之一。

(一) 检测方法和原理

本-周蛋白定性或定量实验方法众多,原理各异,有①热沉淀-溶解法：基于 BJP 凝溶特性而测定；②对-甲苯磺酸法(TSA)；③乙酸纤维素膜蛋白电泳和 SDS-PAG 电泳法；④基于区带电泳原理和免疫学特异性抗原抗体反应的免疫电泳法(IEP)；⑤免疫固定电泳(IFE)；⑥基于可溶性抗原-抗体反应,形成不溶性抗原-抗体复合物的免疫散射浊度法。

(二) 质量管理

1. 质控方法

(1) 检验前质量管理：应使用新鲜尿标本,尿浑浊时应离心处理,取上清液。应用热沉淀-溶解法测定时,如出现蛋白尿,需用加热乙酸法沉淀普通蛋白,然后趁热过滤,取上清液测定。若使用电泳法或免疫法测定时,如 BJP 含量低,需预先将尿浓缩 10~50 倍。

(2) 检验中质量管理：热沉淀-溶解法需严格控制尿 pH 在 4.5~5.5,最佳 pH 为 4.9±0.1。使用电泳法时,应在测定患者标本的同时做正常人对照,以便正确判断区带位置。

(3) 检验后质量管理：认真审核检测结果,及时与临床沟通。如方法的敏感性和特异性差,或存在干扰时,应采用免疫电泳、免疫散射浊度法等确认。

2. 干扰因素　假阳性：服用四环素,尿血红蛋白加热时。

3. 方法学比较　BJP 测定方法的性能比较和评价见表 11-24。

(三) 临床应用

1. 参考区间　阴性。

2. 临床意义　尿 BJP 检测主要用于多发性骨髓瘤(MM)、原发性淀粉样变性、巨球蛋白血症及其他恶性淋巴增殖性疾病的诊断和鉴别诊断。

(1) 多发性骨髓瘤：99% MM 患者在诊断时有血清 M-蛋白或尿 M-蛋白,κ:λ 比率为 2:1。早期患者,尿中 BJP 可间歇性排出,50% 患者每日排出量大于 4g。

(2) 巨球蛋白血症：80% 患者尿中有单克隆轻链。

(3) 原发性淀粉样变性：80%~90% 患者血清和浓缩尿中可出现单克隆轻链。

(4) 其他疾病：①约 2/3 的 μ 重链病患者尿中会出现 BJP。②恶性淋巴瘤、慢淋、转移癌、慢性肾炎、肾盂肾炎、肾癌等患者尿中也可出现 BJP。③20% 的"良性"单克隆免疫球蛋白血症患者可查

表 11-24 本-周蛋白测定的方法学评价

方　法	评　价
热沉淀-溶解法	简便,不需复杂仪器设备,灵敏度低(0.3~2.0g/L),假阴性率高,标本用量大,目前已经很少应用
对-甲苯磺酸法	简便,灵敏度较高(3mg/L),适用于筛查,不与尿清蛋白反应,但球蛋白>5g/L时,可出现假阳性
蛋白电泳法	阳性检出率可达97%,肌红蛋白、溶菌酶、游离重链、运铁蛋白、脂蛋白、细菌等也会出现类似"M"区带,需采用免疫电泳法鉴别
免疫电泳	简便,标本用量少,在抗原抗体比例最佳时,分辨率高,特异性强
免疫固定电泳	用特异抗体鉴别区带电泳分离的蛋白,比蛋白电泳和免疫电泳更灵敏、特异
免疫散射浊度法	在抗原-抗体反应的最高峰测定其复合物形成量,能定量检测 κ、λ 轻链,检测速度快、灵敏度和精确度高、稳定性好

出 BJP,但尿中含量低,多数小于 60mg/L。

十四、尿微量清蛋白

微量清蛋白尿是指尿液中清蛋白(白蛋白)超过正常水平(30mg/24h),但常规筛查方法阴性(如试带法、磺基水杨酸法)的微量清蛋白尿,不能诊断为临床蛋白尿。此时患者尿中清蛋白为 30~300mg/24h,为早期糖尿病肾病的主要征象。

(一)检测方法和原理

1. 放免法(RIA) 以放射性核素标记的免疫分析法,基本原理是标记抗原和非标记抗原对特异性抗体的竞争结合反应。

2. 酶联免疫吸附法(ELISA) 先将抗原或抗体结合到某种固相载体表面,并保持其免疫活性,然后使抗原或抗体与某种酶连接成酶标抗原或抗体。加入酶反应底物后,底物被酶催化成有色产物。产物量与标本中受检物质量直接相关,因此可根据呈色反应深浅进行定性或定量分析。

3. 免疫比浊法 抗原和抗体在特殊缓冲液中快速形成抗原抗体复合物,反应液出现浊度变化。当保持反应液中抗体过量时,形成的复合物随抗原量增高而增高,反应液浊度也随之增高,其结果与一系列标准品对照,经过计算得出受检物含量。

(二)质量管理

1. 质控方法

(1)检验前:剧烈运动后尿中清蛋白排出量增高,因此,最好采集新鲜晨尿,及时送检和测定;定时尿应准确测量所测定时间段尿量。

(2)检验中:应用放免法应注意核素半衰期,试剂盒有效期,应在有效期内使用。严格按操作程序进行。

(3)检验后:磺基水杨酸法、加热乙酸法、试带法一般不能检出尿中微量清蛋白,不可因其阴性而认定微量清蛋白阴性,必须采用专用方法进行测定。某些品牌试带已能检测尿中微量清蛋白,但仅限于过筛。

2. 干扰因素 糖尿病肾病危险因素。

3. 方法学比较 尿微量清蛋白测定方法学比较见表 11-25。

(三)临床应用

1. 参考区间 微量清蛋白测定依据标本收集方法不同,报告方式也有不同。定时尿法需计算出单位时间内的排出率(μg/min 尿,或 mg/24h 尿);随机尿法需用肌酐比值报告尿清蛋白排泄率(mg/mmol Cr 或 mg/g Cr);晨尿法需报告每升尿中微量清蛋白排出量(mg/L)。推荐以 24h 尿清蛋白排

表 11-25 尿液微量清蛋白测定方法学性能比较

	放免法	ELISA 法	免疫比浊法
性能	灵敏度高、精密度高、特异性好、准确性高、回收率近100%	灵敏度高、特异性好、标记试剂稳定	灵敏度高、精密度高、稳定性好
应用性	适宜的定量方法,操作较复杂	可测定所有可溶性抗原抗体系统	操作简便,测定快,能在仪器上分析
放射性	有	无	无

泄总量,即尿清蛋白排泄率(UAE)表示。

参考区间为成人(1.27 ± 0.78)mg/mmol Cr 或(11.21 ± 6.93)mg/g Cr。

2. **临床意义** 用于早期肾损害诊断,特别是当尿清蛋白排泄率持续超过$20\mu g/min$时,常作为糖尿病、系统性红斑狼疮等全身性疾病的早期肾损害的敏感指标。大多数肾小球疾病、狼疮性肾炎、肾小管间质疾病、妊娠子痫前期、自身免疫性疾病、多发性骨髓瘤的肾衰竭、充血性心力衰竭、肝癌、肝硬化、高血压、肥胖、高脂血症、吸烟、剧烈运动与饮酒等也可出现微量清蛋白尿。

十五、脂肪尿和乳糜尿

从肠道吸收的乳糜液未经正常的淋巴道引流入血而逆流至泌尿系淋巴管中,引起该处淋巴管内压力增高、曲张破裂,乳糜液流入尿中所致。乳糜尿由呈胶体状的乳糜微粒和蛋白质组成,乳糜微粒主要是三酰甘油、卵磷脂、胆固醇、脂肪酸盐等构成,蛋白质有纤维蛋白原和清蛋白等。尿中出现脂肪小滴称为脂肪尿。尿中含淋巴液,外观呈牛奶样乳白色称乳糜尿。

(一)检测方法和原理

1. **苏丹Ⅲ染色法** 根据脂肪特性用有机溶剂乙醚抽提乳糜微粒和脂肪小滴,再用脂溶性染料苏丹Ⅲ对乙醚提取物进行染色,这种脂肪滴易被苏丹Ⅲ染料染成橘红色,为乳糜试验阳性反应。

2. **三酰甘油酶法** 乳糜微粒中三酰甘油占$80\%\sim95\%$,采用三酰甘油酶法测定测定尿中乳糜,也具有极好的效果。此方法可定性分析,也可定量分析。

(二)质量管理

1. **质控方法** ①检验前:临床应该及时送检乳糜尿标本。②检验中:苏丹Ⅲ染色法必须使用玻璃试管,塑料试管有可能被乙醚试剂溶解。乳糜尿与乙醚比例应为1:1。乳糜标本加乙醚澄清后,用玻璃吸管吸取两液交界处标本,不要再次将标本重新混合。尽管加乙醚后标本已经澄清,但最好经苏丹Ⅲ染色后,在显微镜下来确认阳性结果。③检验后:认真审核结果,及时将结果回报给临床,及时沟通,必要时复查。

2. **乳糜尿与脂肪尿区别** 乳糜尿中乳糜微粒如未发生球状结合,镜下不能见到,而脂肪尿中脂肪小滴可见到,呈圆形并具有很强折光性。在偏光镜下,中性脂肪小滴如三酰甘油不能引起光的偏振,但能被脂溶性染料着色;胆固醇酯能引起光的偏振,产生双折射,镜下可见含Maltese十字形的小球形体,但不被脂溶性染料着色。

3. **方法学评价** ①苏丹Ⅲ染色法操作简便实用,无须特殊仪器设备,灵敏度和特异性低,仅用于定性分析,可初步用于鉴别乳糜尿、脓尿和结晶尿,此法也可用于胸腹腔积液的乳糜定性试验。②三酰甘油酶法具有操作简便,适用于仪器分析,可进行质量控制,灵敏度高,特异性强,也可用于胸腹腔积液标本,可定量分析等。

(三)临床应用

1. **参考区间** 阴性。

2. **临床意义**

(1)累及淋巴系统疾病辅助诊断:如先天性淋巴管畸形、腹腔结核、肿瘤压迫或阻塞腹腔淋巴管或胸导管,胸、腹创伤或手术损伤腹腔淋巴管或胸导管。

(2)**丝虫病**:丝虫在淋巴系统中引起炎症反复发作,大量纤维组织增生,使腹部淋巴管或胸导管广泛阻塞,致使较为脆弱的肾盂及输尿管处淋巴管破裂,出现乳糜尿。

(3)其他:过度疲劳、妊娠及分娩后、糖尿病脂血症、肾盂肾炎、棘球蚴病、疟疾等。

第二节 尿有形成分显微镜检查

尿有形成分检查是一项传统的检验项目,理学检查、化学检查共同构成尿常规分析的全部内容。尿中有形成分可分为有机成分和无机成分两大类。尿有形成分类别见表11-26。

(一)检测方法和原理

尿有形成分检查方法有定性法、定量法、染色法和自动化仪器法等。本节仅介绍显微镜法。

1. **离心镜检法** 尿经离心后,将沉淀物放在载玻片上,在镜下观察。

2. **定量计数法** 包括1h尿细胞定量计数、常规定量计数等。采用离心或非离心法,将标本滴于计数板上,按计数板上分布情况分别计数各类细胞和管型,以 μl 为单位分别报告各种有形成分数量。

3. **染色镜检法** 将尿沉渣标本做 SM 或 S 染色,再做镜检定性或定量计数。

(二) **质量管理**

1. **质控方法**

(1)检验前质量管理:通过强化标准化操作程序和尿有形成分形态学教育等手段来提高检验质量和水平。

进行尿液分析时,应结合临床需求或实验室要求制定相应镜检规则,基本内容是:①凡临床医生提出显微镜检查要求的;②患有肾脏或泌尿系统疾病、糖尿病、妊娠妇女、应用免疫抑制药治疗的;③尿液外观明显异常的;④尿试带法检查中红细胞、白细胞、蛋白质和亚硝酸盐 4 个项目中任何 1 项出现阳性结果的标本。

应详细告知患者留取标本的方法和要求,采集足够量的新鲜尿,置于清洁干燥的专用容器并及时送检。在收到标本后应立即检验,最好在 2h 内完成检验。时间的延长会使尿中有形成分发生破坏、溶解、变形等,标本放置时间过久还会导致尿 pH 偏碱性,使尿中细胞和管型成分破坏。

尿标本酸碱度、渗透量对尿中有形成分也会产生影响(表 11-27)。

(2)检验中质量管理:严格按操作程序进行操作。①操作方面:如离心法要求离心机为水平式离心机,相对离心力为 400g;离心时间 5min。采用特制离心管,载玻片上应加盖 18mm×18mm 盖片等。②镜检:应先用低倍镜观察全片,注意查找管型等较大成分,再用高倍镜仔细观察、鉴别和计数。③统一报告方法:细胞采用最低至最高/HPF(或平均值/HPF);管型采用最低至最高/LPF(或平均值/LPF);结晶采用半定量方法,占视野 1/4 为 1+,1/2 为 2+,3/4 为 3+,满视野为 4+。如需准确定量尿中有形成分,应推荐采用定量尿有形成分分析法,以单位体积内尿中有形成分绝对值报告。

(3)检验后质量管理:应结合理学检查、化学检查和镜检结果,正确分析和评价检验结果,签发检验报告。了解检验过程的各种影响因素,各种方法的原理、特点和局限性,综合分析结果。如试带法与镜检法结果不一致时,需要检验人员根据相关检验方法特性和局限性进行认真分析,并采用确证实验进行复核,进一步了解临床诊断、用药和治疗情况,及时与临床医生进行沟通,给临床提出具体建议,对临床反馈的意见认真研究。

2. **干扰因素** 见表 11-28。

3. **方法学比较** 目前,镜检仍是尿有形成分检查的金标准,尚无任何仪器和方法能完全替代。尿有形成分检查方法众多,特点各异,常用测定方法的特点和评价见表 11-29。

表 11-26 尿液中各种有形成分分类表

分 类		具 体 内 容
有机成分	细胞类	红细胞、白细胞、上皮细胞、病毒包涵体细胞、肿瘤细胞等
	管型类	透明管型、颗粒管型、蜡样管型、红细胞管型、白细胞管型、肾小管上皮细胞管型、脂肪管型、宽大管型、混合管型、血红蛋白管型等
	其他	脂肪滴、黏液丝、细菌、真菌、寄生虫、精子、前列腺混入物、外界混入物、类管型等
无机成分	结晶	生理性结晶:草酸盐类结晶、磷酸盐类结晶、尿酸盐类结晶、尿酸氨结晶、马尿酸结晶等
		病理性结晶:胆红素结晶、胆固醇结晶、胱氨酸结晶、酪氨酸结晶、亮氨酸结晶等
		药物结晶:磺胺类药物结晶、解热镇痛类、造影剂等

表 11-27 酸碱度和渗透压对尿中主要有形成分的影响

	红细胞	白细胞	管型
高渗尿	体积变小,呈星形或桑葚状	体积缩小	可保持不变
低渗尿	体积变大,不定型,颜色减淡	膨胀,容易破坏	易崩裂
酸性尿	可存在一定时间,体积缩小	可存在一定时间,体积缩小	可保持较长时间
碱性尿	破裂,形成褐色颗粒	膨胀,形成块状结构	溶解、崩解

表 11-28　干扰尿有形成分显微镜检查结果因素

	干扰因素
生理性	增多:①剧烈运动(尿上皮细胞,红细胞);四氟硫安定(尿上皮细胞);海洛因,煤油,妊娠,胰蛋白酶(红细胞);别嘌醇,青霉素,吲哚美辛(白细胞);②醋氨酚,阿司匹林,庆大霉素(尿细胞);甲氧苯青霉素,青霉素,环丙沙星(嗜酸性粒细胞)
分析性	增高:EDTA(上皮细胞);甲醛,标本4～8℃能保存1d(白细胞)。①减低:冷冻,高比重,草酸盐;②维生素C,四环素,头孢氨苄

表 11-29　常用尿液有形成分检查方法学评价

	直接镜检法	离心镜检法	定量计数法	染色法
优点	简便、快速、成本低、不影响有形成分形态	简便、快速、成本较低、重复性好,浓缩标本提高阳性检出率	定量分析、易于标准化、易于对患者疗效观察、对有形成分形态和数量影响少	有利于对各种有形成分的识别,明显提高阳性检出率
缺点	易漏检、差异大、半定量	离心可破坏和影响细胞形态	Addis法操作计数复杂,结果不稳定,已很少使用。计数板成本略高	染色效果受pH和时间影响
敏感性	较差	较好	较好	很好
应用性	适合有形成分含量较多的标本	适用于筛检,作为化学分析的对照试验	用于肾脏疾病的治疗检测和辅助诊断	用于有形成分的鉴别诊断

(三)临床应用

1. 形态学特征

(1)红细胞:尿中正常红细胞与血中类似,但受尿本身的渗透压、pH、放置时间等因素影响,可出现形态变化,如涨大、皱缩、细胞膜畸形、血红蛋白流失、裂解和破坏等现象。尿中红细胞形态异常有以下类型。

1)体积大小改变。有大红细胞、小红细胞和红细胞大小不等。

2)外观改变。①棘形红细胞:又称为G1形红细胞,胞质常向外或内侧出现一个至多个芽胞样突起;②锯齿形红细胞:因高渗尿等因素,细胞表面出现数量多、排列整齐、高低大小近似的齿状突起,需与棘形红细胞鉴别;③皱缩形红细胞:红细胞因脱水而形成颜色较深的皱缩状球体,直径变小,厚度增加,高渗尿和酸性尿中常见;④泪滴形红细胞:形似泪滴或梨形。

3)血红蛋白含量改变。①面包圈样红细胞(环形红细胞):Hb流失或胞质凝聚于细胞膜周围,形成类似面包圈空心环状,低渗尿和碱性尿中常见;②古币样红细胞:细胞内Hb丢失,中央呈四方形或三角形,似古钱币;③颗粒形红细胞:胞质部分血红蛋白丢失,可见细胞内有颗粒状沉积出现;④淡影红细胞:细胞内Hb严重丢失,形如空环淡影状,低渗尿中易出现。

4)破碎红细胞。①半月形:红细胞破裂,部分碎片呈半月形;②三角形:细胞破坏后其外缘呈三角形;③星形:多边多角小星形碎片;④其他不规则形红细胞碎片。

5)血尿来源。根据红细胞形态可将血尿分为3种类型。①均一性血尿:尿中红细胞数量>8000个/ml,其中70%以上红细胞外形、大小较正常、细胞内血红蛋白含量正常、细胞膜完整,多为非肾小球性血尿,源于肾小球以外的泌尿道毛细管破裂出血或炎症。②非均一性血尿:尿中红细胞数量增多,形态发生明显改变,至少有两种以上异常形态红细胞。一般可表现为细胞大小不等、形态异常、血红蛋白含量变化等。其中G1型红细胞数量超过5%时,具有明确的诊断价值,多数为肾小球性血尿。③混合性血尿:均一性和非均一性红细胞同时存在,两类细胞比例接近。

(2)白细胞:尿中白细胞以中性粒细胞为主,不染色时细胞核模糊,需加1%冰乙酸处理后可见清晰的细胞核。在低渗或碱性尿中,细胞体积可胀大,并在2h内约50%白细胞会溶解;在高渗或酸性尿中,细胞体积可缩小。脓细胞是破坏、变性或坏死的中性粒细胞。有时,可见淋巴细胞,经1%冰乙酸处理后可见明显的胞核。

(3) 上皮细胞:尿中脱落的上皮细胞多来自泌尿系统的肾小管、肾盂、输尿管、膀胱、尿道等处,阴道脱落的鳞状上皮细胞亦可混入尿液中。

1) 肾小管上皮细胞:来自肾小管远曲小管和近曲小管立方上皮脱落的细胞,形似白细胞,体积约为WBC的1.5倍,形态不一,且在尿中容易变形,呈不规则形,有时,胞质内可见小空泡或脂肪小滴,是鉴别肾小管上皮细胞的典型特征。

2) 移行上皮细胞:由肾盂、输尿管、膀胱和尿道近膀胱段等处的移行上皮组织脱落而来。由于来源不同,移行上皮细胞形态随脱落时器官缩张状态而不同,常分为表层移行上皮细胞、中层移行上皮细胞和底层移行上皮细胞3种类型。

3) 鳞状上皮细胞:主要来自输尿管下部、膀胱、尿道、阴道表层,是尿路上皮细胞中体积最大细胞,形状多不规则形,胞核很小是上皮细胞中最小者。

(4) 管型:管型是有机物或无机物,如蛋白、细胞或盐类结晶等成分,在肾小管(远曲小管)和集合管内凝固聚合而形成,呈直或弯曲的圆柱体,长短粗细不一,两边多平行,末端多钝圆。因管型在肾小管或集合管内形成,其外形长短和粗细基本反映了肾小管和集合管内腔形状。管型包括:透明管型、颗粒管型、细胞管型、蜡样管型及其他管型。

1) 透明管型:由T-H蛋白和少量清蛋白构成,管型呈规则圆柱体状,但有时也有少许颗粒或细胞黏附在管型上。透明管型折光性较差,镜下观察时应将视野调暗,或采用相差显微镜,或染色法检查,否则易漏检。

2) 颗粒管型:管型基质内含大小不等的颗粒,含量超过管型容积的1/3以上。颗粒来自于崩解变性的细胞残渣、血浆蛋白及其他物质。

3) 细胞管型:管型基质内含有细胞成分,且含量超过管型容积的1/3以上。根据管型内所含细胞不同分为红细胞管型、白细胞管型、肾小管上皮细胞管型。①红细胞管型:管型内红细胞形态正常时易于识别,也可出现变性和破坏的细胞碎片,还可溶解破坏而形成血液管型或血红蛋白管型。②白细胞管型:管型内含白细胞或脓细胞,多退化变性或坏死。③肾小管上皮细胞管型:管型内含肾小管上皮细胞,典型形态是细胞呈瓦片状排列,可充满管型。

4) 蜡样管型:是一类不含任何细胞和颗粒成分的、表面光滑,折光度高,均匀蜡质感的管型。多数源自于颗粒管型、细胞管型的继续破碎、或淀粉样变性的上皮细胞、或透明管型在肾小管内停留时间较长演变而成。

5) 宽大管型:一般形成于较宽大的肾小管内,主要在破损扩张肾小管、集合管或乳头管内形成。提示肾脏病变严重、肾脏功能严重受损。管型宽度通常是一般管型的2~6倍。多数来自于颗粒管型和蜡样管型,有时因含有各种物质而称为透明宽大管型、颗粒宽大管型、细胞宽大管型和蜡样宽大管型。

(5) 结晶

1) 生理性结晶。①草酸钙结晶:其典型结构为无色方形的八面体结构,或信封样并有2条对角交叉线,还有哑铃形和椭圆形结构。②尿酸结晶:多为黄色,棕黄色,有哑铃形,三棱形,蝴蝶形,四边形,不规则形等多种形态。③非结晶性尿酸盐:主要为尿酸钠、尿酸钙、尿酸钾等的混合物,外观呈黄色非晶形颗粒状沉淀物。④磷酸盐结晶:磷酸铵镁结晶为无色,有方柱形、信封状、羽毛状等形态,折光性强。非晶形磷酸盐为白色颗粒状。磷酸钙结晶有非晶形、三棱形、颗粒形,常排列成星状或束状。⑤尿酸铵结晶:多为黄色不透明状,有球形、哑铃形、树根状等多种形态,是碱性尿中唯一出现的尿酸盐结晶,陈旧尿中常见。⑥碳酸钙结晶:无色、球形或哑铃形、非晶形颗粒,常与磷酸盐结晶同时出现。

2) 病理性结晶。①胆红素结晶:为成束的针状或小块、橘红色结晶,常聚集于白细胞周围或被白细胞吞噬在内。②胆固醇结晶:多为缺角的长方形或几何形,常浮于尿液表面。③胱氨酸结晶:无色、六边形,边缘清晰,折光性强的薄片状结晶体。④亮氨酸结晶:呈淡黄色或褐色小球状或油滴状,并有密集辐射状条纹,折光性强,多与胱氨酸结晶同时出现。⑤酪氨酸结晶:略带黑色的细针状结晶,多呈束状或羽毛状。⑥含铁血黄素颗粒:为黄色或褐色小颗粒,散在或出现在肾小管上皮细胞内,普鲁士蓝反应为阳性。

3) 药物结晶和造影剂结晶。①药物结晶常见的有磺胺甲基异噁唑结晶、磺胺嘧啶结晶、吡哌酸结晶等。②造影剂结晶常见的有泛影酸、碘番酸、泛影葡胺等,多见于实施放射造影术后的患者尿中。

2. **参考区间** 尿有形成分的检验方法不同,

参考区间有所不同见表11-30。

3. 临床意义

(1)白细胞:泌尿系统各种化脓性炎症、肾脏疾病如肾盂肾炎、肾结核、尿路感染等均可使尿中白细胞明显增加,特别是以中性粒细胞增加为主。前列腺炎、精囊炎、阴道炎等也会导致白细胞增加。肾移植术排异反应、淋巴细胞白血病患者尿中多以淋巴细胞为主。

(2)红细胞:尿中红细胞数量、形态和计数,主要用于肾脏疾病的诊断,还可用于区分肾小球性及非肾小球性血尿。

1)均一性血尿:以正常形态的红细胞增加为主,尿蛋白不增加或轻度增加。①暂时性血尿:一般为生理性,健康人可见,特别是青少年在剧烈运动、急行军、冷水浴、站立时间过长、重体力劳动后、产后。女性应注意月经血污染。②泌尿系统疾病:见于泌尿系统疾病,如炎症、肿瘤、结核、结石、创伤、先天性畸形等。③泌尿系统邻近器官疾病:如前列腺炎或脓肿、增生、前列腺癌、精囊炎、阴道炎、盆腔炎、尿道炎等。④其他系统疾病:各种出血性疾病、血小板减少性紫癜、血友病、再障、白血病、DIC、动脉硬化、高热等。

2)非均一性血尿:以异常形态红细胞增多为主,同时伴有尿蛋白增多和病理性管型等。见于原发性肾小球疾病,如急、慢性肾小球肾炎,肾盂肾炎、肾病综合征、IgA肾病等,以及继发性肾小球疾病,如紫癜性肾炎、狼疮性肾炎、糖尿病肾病、肾淀粉样变等。

3)混合性血尿:同时兼有来自肾小球性和非肾小球以下部位出血,见于IgA肾病、肾静脉血栓形成、肾栓塞等。

(3)管型:①透明管型,在正常人尿中偶见,当肾功能有轻度改变时可见少量透明管型。②颗粒管型,在肾实质性病变时,如肾小球肾炎、肾盂肾炎、肾移植术后排异反应时可见。③红细胞管型:出现常提示急性肾小球肾炎、急性肾小管坏死,还可见于系统性红斑狼疮及胶原病。④白细胞管型:出现提示肾脏感染,见于肾盂肾炎、肾小球肾炎。⑤蜡样管型:多见于重症肾小球肾炎或淀粉样变性。⑥脂肪管型:多见于类脂性肾病及慢性肾小球肾炎。⑦肾小管上皮细胞管型:见于急性肾小管坏死、急性肾小球肾炎、间质性肾炎、肾病综合征、子痫、肾淀粉样变、慢性肾炎晚期及重金属中毒、药物中毒等。

(4)结晶:大多数生理性结晶如磷酸盐类、尿酸盐类、草酸盐类结晶出现无明显临床意义,但含钙结晶出现可能与尿路结石有关。某些病理性结晶出现需要引起注意:①胆红素结晶,见于阻塞性和肝细胞性黄疸患者;②酪氨酸和亮氨酸结晶,见于急性重型肝炎、白血病、急性磷中毒、糖尿病昏迷;③胱氨酸结晶,见于遗传性胱氨酸尿症;④胆固醇结晶,见于肾淀粉样变、尿路感染、乳糜尿;⑤药物结晶:如磺胺类药物结晶,提示肾小管损伤,说明应停用该类药物。

表11-30 常用尿液有形成分方法和参考区间

项目	直接镜检	离心镜检	1h定量计数	Fast Read10定量计数板
红细胞	0~偶见/HPF	0~3/HPF	成人:男<3万个/h,女<4万个/h;2~7岁儿童:<8.2万个/h	男:0~4/μl,女:0~9/μl
白细胞	0~3/HPF	0~5/HPF	成人:男<7万个/h,女<14万个/h;2~7岁儿童:<8.7万个/h	男:0~5/μl,女:0~12/μl
透明管型	0至偶见/LPF	0~1/LPF	成人:<3400个/h	

(张时民 金大鸣)

第12章

尿液分析仪检验

> **大　纲**
> **了解**　尿干化学分析仪、尿有形成分分析仪的检测原理和参数。
> **熟悉**　尿干化学分析仪、尿有形成分分析仪各自临床应用和联合应用。
> **掌握**　尿干化学分析仪、尿有形成分分析仪的质量管理。

目前,尿液分析仪检查包括两大类检测仪器,一类是干化学分析仪,一类是有形成分自动分析仪。

第一节　检测原理和参数

一、尿干化学分析仪

(一)仪器组成

通常由机械系统、光学系统、电学系统组成,见表12-1。

(二)分析试带

单项试带是基本结构形式,以滤纸为载体,将各种试剂成分浸渍后干燥作为试剂层,再在表面覆盖一层纤维膜,作为反射层。多联试带是将多种检测项目的试剂块,按一定间隔、顺序固定在同一条带上,间隔可防止各试剂块之间相互渗漏。试带试剂块浸入尿后发生反应,产生颜色变化。多联试带多层膜结构的作用见表12-2。

干化学分析仪使用配套试剂带,且试剂带应在有效期内,并注意:避光、防潮、低温、干燥、原始包装筒内储存,使用时,每次按需取出少量试带,用后

表12-1　尿干化学分析仪组成及作用

组成	主要作用
机械系统	在微电脑控制下将待测试带传送到预定检测位置,并最终传送至废物盒。可以是齿轮、胶带、机械臂、吸样针等
光学系统	含光源、单色处理、光电转换三部分,作用是捕获光信号并将其转变为电信号
电学系统	将电信号放大,经模/数转换后送CPU处理和计算,并输出检测结果

表12-2　尿干化学试带多层膜结构及作用

层次	膜结构	主要作用
第一层	尼龙膜	保护作用,防止大分子物质污染被测物质
第二层	绒制层	含两层:碘酸盐层破坏维生素C等干扰物质,试剂层与被测物质化学反应
第三层	吸水层	使尿均匀、快速地浸入,并防止尿散流到相邻反应区
底层	支持层	为不透水塑料片,起支撑作用

紧闭筒盖；避免手接触试带的反应模块；更换新批号试带时，应与原批号进行比对验证。尿干化学分析仪判读，不可随意调整仪器检测敏感度。

(三) 仪器检测原理

尿液中相应的化学成分，使试带上相应试剂模块发生颜色反应，颜色深浅除与光的吸收和反射有关外，还与尿液中相应检验成分的浓度成比例关系。吸收光值越大，反射光值越小，反射率越低，被检验的成分浓度越高。反射率计算公式：

$$R(\%) = \frac{Tm \cdot Cs}{Ts \cdot Cm} \times 100\%$$

公式中，R 为反射率，Tm 为测量波长反射强度，Ts 为参考波长反射强度，Cm 为标准块对测定波长的反射强度，Cs 为标准块对参考波长的反射强度。

尿液分析仪通过计算各测试块的反射率，并与预先设置的标准曲线进行比较，得出定性或半定量结果。

测定波长是被检测试剂块的灵敏特征波长，蛋白质、葡萄糖、pH、隐血为620nm，胆红素、尿胆原、亚硝酸盐、酮体为550nm。各试剂块的参考波长均为720nm。采用双波长（测定波长和参考波长），既可以检测试剂块的颜色变化，也可以消除背景光和其他杂散光的影响。

(四) 检测参数及反应原理

1. 参数应用　常用尿试带测试参数有10项，分别为pH、蛋白质、葡萄糖、酮体、胆红素、尿胆原、隐血、亚硝酸盐、白细胞酯酶、尿比重。

如有条件，可以根据需要使用组合型试带，对已确诊疾病进行疗效观察，参数主要有①肾病型四联试带：pH、蛋白质、隐血、比重；②糖尿病型五联试带：pH、蛋白质、葡萄糖、酮体、比重；③肝脏型二联试带：胆红素、尿胆原。

2. 参数原理　尿干化学分析检测参数和反应原理见表12-3。

(1) 酸碱度：由甲基红、溴麝香草酚蓝组成，成色范围为pH5.0～9.0。

(2) 尿比重：经预处理的高分子电解质，与尿中各种离子结合使电离常数负对数（pKa）发生变化。指示剂随尿中氢离子浓度增加颜色发生改变而显示相应pH。

(3) 蛋白质：在pH3.2条件下，由于蛋白质离子对带相反电荷指示剂离子吸引而造成溶液中指示剂进一步电离，使指示剂发生颜色改变。

(4) 葡萄糖：葡萄糖氧化酶先催化尿中葡萄糖生成葡萄糖酸和过氧化氢，过氧化物酶进一步催化过氧化氢分解，氧化色素原而产生颜色变化，根据颜色的深浅判断尿中葡萄糖含量。

(5) 胆红素：试带上含有重氮盐试剂，在强酸介质中可与尿中胆红素发生耦联反应，生成红色化合物，颜色深浅与胆红素含量成正比。

(6) 尿胆原：利用尿胆原与重氮盐化合物产生耦联反应，根据所呈现红色深浅判断尿胆原含量。

(7) 酮体：试带中亚硝基铁氰化钠试剂，与尿中丙酮或乙酰乙酸接触后，可产生浅紫色到深紫色颜色改变。

(8) 隐血或红细胞：利用Hb中亚铁血红素具有过氧化物酶样作用，可催化过氧化氢作为电子受体，使色素原指示剂氧化并发生颜色改变，其颜色深浅与标本中Hb量成正比。

表 12-3　尿试带分析参数的反应原理和参考区间

项目	缩写	反应原理	参考区间
酸碱度	pH	酸碱指示剂法	随机尿：pH4.5～8.0
比重	SG	多聚电解质离子解离法	1.015～1.025
蛋白质	PRO	pH指示剂蛋白质误差法	阴性
葡萄糖	GLU	葡萄糖氧化酶-过氧化物酶法	阴性
胆红素	BIL	偶氮法反应法	阴性
尿胆原	URO	醛反应、偶氮反应法	阴性或弱阳性
酮体	KET	亚硝基铁氰化钠法	阴性
隐血或红细胞	BLD	血红蛋白亚铁血红素过氧化物酶法	阴性
亚硝酸盐	NIT	亚硝酸盐还原法	阴性
白细胞酯酶	LEU	酯酶法	阴性
维生素C	维生素C	还原法	阴性

(9)白细胞酯酶：利用中性粒细胞酯酶能将吲哚酚羟基酸酯转变为吲哚酚,后者与重氮盐形成紫色缩合物,其颜色深浅与尿中酯酶含量成正比,从而间接判断中性粒细胞数量。

(10)亚硝酸盐：尿中亚硝酸盐在酸性环境中,先与对氨基苯磺酸反应形成重氮盐,再与 α-萘胺结合形成粉红色偶氮化合物。

二、尿有形成分分析仪

随着影像处理技术、层流图像比对技术、激光流式细胞核酸荧光染色等技术的不断发展,具有检测速度快、误差小、精密度高、安全等优点的各类尿沉渣分析仪相继问世。目前,主要有流式细胞术和数字影像分析2大类尿有形成分分析仪。

(一)流式细胞术尿有形成分分析仪

流式细胞术尿有形成分分析仪集半导体激光技术、鞘流技术和核酸荧光染色技术于一体,通过设置的沉渣检测通道和细菌检测通道来分析尿液有形成分,如白细胞、红细胞、上皮细胞、管型和细菌等,并通过收集、储存和处理数据,进行多参数定量分析。具有检测快速、操作方便、结果定量、图形直观、精密度高、人为偏差小和使用安全等优点。

1. 仪器组成

(1)光学系统：由红色半导体激光(波长635 nm)、流动池、聚光器和检测仪组成。通常采用具有稳定波长、高能量和高度方向性的激光束作为光源。经双色反射镜、聚光透镜形成射束点,并聚焦于流动池的中央。标本流经流动池时,其中的细胞被激光光束照射,产生光信号,并经双色过滤器区分出荧光和散射光,检测器收集光信号后将其转变为电信号。

光信号主要有：荧光强度(FL),指从染色尿液细胞发出的荧光,主要反映细胞 RNA/DNA 染色程度；前向散射光强度(FSC),反映细胞大小/高度和折射率；侧向散射光强度(SSC),反映细胞内部复杂性信息；前向散射光脉冲宽度(FSCW),主要反映细胞的长度；荧光脉冲宽度(FLW),主要反映细胞内荧光染色区域的信号宽度。

(2)液压系统：是指鞘流液路。定量吸入的尿液标本经稀释、加温和染色后,依靠液压作用喷射入鞘液流动池。染色是指尿液有形成分与特异的荧光染料反应。鞘流液路能使细胞以单个纵列的排列方式快速通过半导体激光检测区,并接受激光光束照射。

(3)阻抗系统：包括测定细胞体积的电阻抗系统和测定尿液电导率的传导系统。当尿液有形成分通过有2个电极维持恒定的小孔时,在电极之间引起电阻变化,使得电压发生变化。电压变化幅度主要取决于细胞体积,脉冲信号数量与有形成分数量。因此,从电压变化的脉冲信号中可获得有形成分体积和数量。

(4)电子系统：细胞流经检测区域时,接受半导体激光照射时,发出 FL、FSC、SSC、FSCW 和 FLW 信号,经光电二极管转化、光电倍增管增强的电信号,经波形处理器整理,最终传输给微处理器汇总和处理。微处理器分析传感器和细胞波形信号,计算相应细胞的大小、长度、体积、表面状态、染色特性和染色长度等信息并综合识别,绘出有形成分直方图和散点图,从而得出各种有形成分的数量和形态信息,如红细胞、白细胞、细菌和管型等散点图报告及定量报告。

2. 检测参数　流式细胞术尿沉渣分析仪可提供分析参数5个,标记参数6个,红细胞信息4项,研究参数7外,还可提供研究信息3项,同时,还提供相应散点图和直方图,临床上广泛应用的是分析参数和标记参数(表 12-4)。

表 12-4　流式细胞术尿有形成分分析仪检测参数

分类	参数
分析参数(5个)	红细胞(RBC)、白细胞(WBC)、上皮细胞(EC)、管型(CAST)、细菌(BACT)
标记参数(6个)	结晶(X'TAL)、类酵母细胞(YLC)、小圆上皮细胞(SRC)、病理性管型(P.CAST)、黏液(MUCUS)、精子(SPERM)
研究参数(定量参数,7个)	结晶(X'TAL)、类酵母细胞(YLC)、小圆上皮细胞(SRC)、病理性管型(P.CAST)、黏液(MUCUS)、精子(SPERM)、电导率(Cond.)
研究信息	红细胞信息(RBC-Info)、电导率信息(Cond-Info)、尿路感染信息(UTI-Info)

(二)数字影像分析尿有形成分分析仪

数字影像分析尿有形成分分析仪以鞘流技术、电荷耦合器件(CCD)数码成像和自动模式识别(APR)智能软件为核心技术。

根据影像拍摄方式,又分流动式和静止式两种类型。流动式数字影像分析仪,其基本原理是:被分析的尿液随鞘流液通过数字摄影装置,在运动过程中被拍摄数字图像,然后由软件系统对图像进行分析。而静止式数字影像分析仪,被分析的尿液需流动进入各种规格的计数板,当其沉淀或处于静止状态后,更换不同倍率的显微镜物镜,拍摄成数字图像,然后对图像进行分析。

1. 仪器组成　通常由进样器、显微镜模块和结果/分析处理器三部分组成。

系统采样器能帮助采样针定量采集尿液,自动进行清洗,避免标本间交叉污染。显微镜物镜可将尿有形成分放大。系统中光学平台,提供拍摄处于流动池内尿液有形成分光源,特殊设计的流动池使有形成分被鞘液包围而呈平铺不重叠状态,以便被CCD照相机拍摄,再将拍到的照片传至电脑中进行分析处理。

2. 检测原理

(1)流式细胞原理(平面):鞘液是一种含专用流动稳定剂及防腐剂的等渗液体。运用平面流式细胞技术(鞘流),将尿液有形成分送入流动细胞计数池,使其处于鞘液中心,并恰好处在显微镜镜头焦距范围内。有形成分在双层鞘液的作用下以单层和扩散方式拉开相互间距离,并进行姿态调整,可有效避免重叠现象发生。

(2)显微镜数码成像:连接在显微镜镜头前的CCD相机,对处于鞘液中心、并同时处在显微镜镜头焦距范围内的有形成分进行拍摄。层压原理使焦距范围内的有形成分面对显微镜头,鞘流原理使不均匀粒子的最大剖面朝向图像捕获方向(姿态调整),使得CCD相机能拍摄到其最大平面。高频频闪光源照亮检测区尿液,并以每秒数十次的高频频闪光束通过聚光镜照亮拍摄区域,同时高速CCD相机以同频率的拍摄帧率将有形成分成像拍摄,有的仪器设置为对每份标本拍摄并捕获500张照片,以期获得足够的有形成分数量,提高检测精度。

(3)图像形态学分析自动模式识别软件(APR):拍摄照片被输送至结果/分析处理器,APR软件对每张照片中的有形成分进行分割。提取有形成分大小、形状、质地、灰度、纹理、频域信息等多种特征,每种特征经过一系列规则或算法被转换成数值,如均值、方差、圆形度、轮廓纤曲度、等效半径、对比度、熵、高低频分量等,组成一个描述有形成分的特征向量。再与数据库里的特征数据(超过26 000个数据)比对,达到对有形成分的识别和分类。此即神经网络自动识别系统。根据尿液标本的微粒数量和体积来计算有形成分的浓度。

3. 检测参数　某些影像式尿有形成分分析仪可以提供报告参数39项,包括自动分类12项和需人工确认进一步分类参数27项,见表12-5。

表12-5　影像式尿有形成分分析仪检测参数

分类	参数
自动分类参数	红细胞(RBC)、白细胞(WBC)、白细胞团(WBCC)、鳞状上皮细胞(SQEP)、非鳞状上皮细胞(NSE)、透明管型(HYAL)、未分类管型(UNCC)、细菌(BACT)、精子(SPERM)、黏液(MUCS)、结晶(UNCX)、酵母菌(BYST)
未分类结晶体	草酸钙结晶(CAOX)、三联磷酸盐(磷酸铵镁)结晶(TPO4)、磷酸钙结晶(CAPH)、亮氨酸结晶(LEUC)、尿酸结晶(URIC)、碳酸钙结晶(CACB)、胱氨酸结晶(CYST)、酪氨酸结晶(TYRO)、无定形盐类结晶(AMOR)
未分类管型	红细胞管型(RBCT)、白细胞管型(WBCT)、细胞管型(CELL)、颗粒管型(GRAN)、脂肪管型(FATC)、蜡样管型(WAXY)、上皮细胞管型(EPIC)、宽大管型(BROAD)
上皮细胞	肾上皮细胞(REEP)、移行上皮细胞(TREP)
酵母	假菌丝(HYST)、芽殖酵母(BYST)
其他	毛滴虫(TRCH)、脂肪滴(FAT)、卵圆形脂肪小体(OVFB)、红细胞凝块(RBCC)
未分类	异形红细胞(DRBC)

第二节 质量管理

一、尿干化学分析仪

(一)质控方法

1. 试带质量 主要是注意按厂商说明实施规范化储存和使用。要点有:防潮防热;储存于阴凉干燥处;使用前检查试带是否变色,变色提示失去反应性,应弃用;保持试带容器盖紧密;核查每一批号试带操作说明是否有变化;取适量检测用试带后应重新盖紧容器。

2. 操作质量 新鲜尿标本于室温及时检测;检测前充分混合标本;手不要触摸试带检测区;不要在有挥发性酸碱烟雾存在时使用试带;试带浸入尿液时间一般不要超过 1s;检测时排干或吸水纸吸取试带边缘多余尿液;不要让试带重叠;不要将试带直接置于工作台面;遵循建议的准确检测时间;目视试带比色应在良好光线下靠近色卡和读取结果;熟悉试带每项检测的误差来源、灵敏度和特异性。

3. 室内质控 目前基本使用商品化质控品。对鉴定合格和定期校准的尿干化学分析仪,每天使用"正常"和"异常"2 种浓度质控品进行室内质控。任一个试剂模块测定结果与期望"靶值"允许有 1 个定性等级的差异。超出或结果在"正常"与"异常"之间变化均视为失控。

4. 室间质评 至少每半年参加一次省级或国家级质评机构的室间质量评价,也可同时参加国际权威机构或仪器生产厂家组织的能力比对,结果应符合比对要求或达到合格水平。

如失控,要有详细的失控记录,内容包括失控情况描述、核查方法、原因分析、纠正措施、纠正结果等。所有质控结果记录保存至少 2 年。

(二)干扰因素

有多方面干扰因素如标本、理化、病原菌、操作和试剂因素等(表 12-6)。

(三)方法学评价

尿干化学检测参数的方法学性能见表 12-7。

表 12-6 尿试带产生假阳性、假阴性的常见干扰因素

项目	假 阳 性	假 阴 性
pH	与食物、放置时间过久有关	试带浸尿过长、室温久置细菌生长
SG	蛋白质、糖增高、电解质、碱性尿	尿素>10g/L,pH<6.5
PRO	pH>8;摄入过多蔬菜水果;奎宁、嘧啶、聚乙烯吡咯酮、磷酸盐、季胺类消毒剂等;已浸入尿试带久置后比色	pH<4;球蛋白、BJP、摄入过多肉类;大剂量青霉素、庆大霉素、磺胺、含碘造影剂等;试带进入尿时间过短或过长
GLU	H_2O_2 污染、强氧化清洁剂、过氧化物酶	标本久置、尿酮体浓度过高;高比重尿、pH 酸性;L-多巴、水杨酸盐、维生素 C>500mg/L、氟化钠、尿酮体>0.4g/L
KET	高色素尿、高浓度结晶尿、菌尿、酞、羟哇啉、L-多巴代谢物、甲基多巴、阿司匹林、非那西丁	陈旧尿、酮症早期、试带潮解
BIL	尿兰母、酚噻嗪类、吩嗪类	光照、维生素 C>500mg/L、亚硝酸盐、氯丙嗪、盐酸苯偶氮吡啶
URO	胆色素原、吲哚、吩噻嗪类、维生素 K、磺胺	光照、对氨基水杨酸、亚硝酸盐>50mg/L、甲醛>2000mg/L
NIT	高比重尿、陈旧尿、偶氮剂污染尿、进食过多富含硝酸盐食物	尿胆原、pH<6、尿量过多、膀胱中尿储存<4h、食物含硝酸盐太少、非硝酸盐还原酶细菌感染、大量维生素 C、非那吡啶
ERY	肌红蛋白、菌尿、氧化剂、不耐热触酶	蛋白质、糖尿、维生素 C>0.1g/L、甲醛、亚硝酸盐

续表

项目	假阳性	假阴性
LEU	阴道分泌物污染、甲醛污染、氧化剂污染、高浓度胆红素、毛滴虫属感染、非那吡啶、苯重氮吡啶、呋喃妥因	pH≤4.4、WBC<10～25个/L、蛋白质≥5g/L、糖≥30g/L、高比重尿、维生素C、庆大霉素、先锋霉素、头孢氨苄
维生素C	内源性酚、胱氨酸、龙胆酸、L-多巴、半胱氨酸、硫代硫酸	碱性尿

表 12-7　尿干化学检测参数项目方法学评价

项 目	灵敏度	方法学评价
酸碱度	4.5～9.0	操作简便快速;精密度较低,以pH 0.5～1.0为1个梯度;适用于常规筛查
尿比重	1.010～1.030	操作简便快速;不受高浓度葡萄糖、尿素、放射造影剂影响;灵敏度、精密度不高,按0.005梯度表达结果,测定范围窄;仅适宜筛查,不适于小儿及肾脏浓缩稀释功能严重减低者使用
蛋白	清蛋白70～100mg/L、球蛋白不敏感	操作简便快速,易于标准化;仅检测清蛋白;适用于常规筛查
葡萄糖	1.67～2.78mmol/L	操作简便快速;灵敏度高、特异性强(仅与尿中葡萄糖反应,不与乳糖、半乳糖、果糖、还原性物质反应);可半定量测定;适用于常规筛查和糖尿病患者监测
胆红素	5mg/L或7～14μmol/L	为筛查试验,若反应不典型,可用Harrison法确认
尿胆原	1～10mg/L	醛法,适用于定性或定量检查;偶氮法不受胆红素干扰,对尿胆原较为特异
酮体	乙酰乙酸50～100mg/L;丙酮400～700mg/L	操作简便快速;不与β-羟丁酸反应;适用于常规筛查和糖尿病患者监测
隐血或红细胞	RBC<5～10个/μl;Hb 0.15～0.5mg/L	操作简便快速,与各种游离Hb反应,包括动物Hb,也与完整RBC和Mb反应;在高蛋白、高比重尿中,RBC不溶解,此时只反映Hb量;可半定量测定;适用于常规筛查和血红蛋白尿筛查
亚硝酸盐	0.3～0.6mg/L	操作简便快速;配合尿中白细胞检查,可作为快速尿路感染过筛手段
白细胞酯酶	5～15个/μl	只对粒细胞敏感,不与淋巴细胞、单核细胞反应
维生素C	50～100mg/L	仅检测还原型抗坏血酸(左旋)

(四)验证试验

干化学分析仪受多种因素干扰和影响,不可避免地出现假阳性、假阴性问题,必要时须进行验证或确证。尿蛋白确证方法为磺基水杨酸法,尿葡萄糖确证方法为葡萄糖氧化酶定量法,尿胆红素确证方法为Harrison法,尿WBC、RBC确证方法为显微镜检查。CLSI建议尿液比重参考方法折射计法。

(五)镜检复核

1. 尿干化学分析的不足　①对白细胞、管型和结晶的检测属于间接检测。②不能判断尿红细胞形态特征。③测定尿蛋白以清蛋白为主,对球蛋白不敏感,故不适用于非选择性蛋白尿患者。④易受方法学局限和诸多干扰因素的影响,造成对某些化学成分真实含量估计偏差,引起检测结果的错误,出现假阳性或假阴性。⑤亚硝酸盐检查只能检出有硝酸盐还原酶的细菌。

2. 复检原则　在干化学尿试带质量合格、尿液分析仪运转正常情况下,试验结果中白细胞、红细胞、蛋白及亚硝酸盐全部为阴性时,可以不进行显微镜检查。需复检的情形:①医生提出了显微镜检查要求。②来自泌尿外科、肾病科、糖尿病、应用免疫抑制药患者、妊娠期妇女等。③尿液白细胞、隐血、蛋白质、亚硝酸盐4项结果中任意1项结果异常。④以镜检有形成分(如结石、结晶等)结果作为主要诊断依据和观察疗效指标时。

二、尿有形成分分析仪

(一)质控方法

1. 室内质控　检测分析前,认真检查仪器工作状态、试剂状况。严格、规范、正确按标准化操作规程进行仪器操作。对鉴定合格和定期校准的尿有形成分分析仪,每天使用至少2种浓度的质控液进行室内质控。质控分析和评价与定量检测项目基本相同。流式细胞术尿有形成分分析仪的低、高浓度质控品,均包含基本参数,如RBC、WBC、EC、CAST和BACT。此外,高浓度质控品还提供研究参数电导率,同时提供一些光学信号参数,用于对仪器的调整。

某些影像式有形成分分析仪,其配套质控品,除有形成分阳性、阴性外,还有专门的焦点校准品,用于对摄影装置的调校和日常质控。

2. 室间质评　至少每6个月参加一次省级或国家级质评机构的室间质量评价,也可同时参加国际权威机构或仪器生产厂家自主进行的能力比对,结果应符合比对要求或达到合格水平。

对于失控情况要有失控报告记录,内容包括失控情况描述、核查方法、原因分析、纠正措施、纠正结果等。所有质控结果记录保存至少2年。

(二)干扰因素

见表12-8。

(三)方法学评价

1. 流式细胞术尿有形成分分析仪

(1)主要优点:①尿液不需离心,可自动进样。②检测速度快、检测参数多、交叉污染率低、结果报告定量。③报告范围大。④计数细胞数量多,精密度、明显高于显微镜检法。

(2)主要缺点:①对异常细胞的鉴别仍需显微镜确认。②大量细菌、酵母菌会干扰计数,对影红细胞容易漏检。③管型检测虽能分为病理性和非病理性,但不能给出明确分类。④不能检出滴虫、胱氨酸、脂肪滴或药物结晶。⑤有关细菌计数和定性的数据,仅做参考,应通过细菌培养鉴定方法来确认最终结果。

2. 影像式尿有形成分分析仪

(1)主要优点:①运用形态识别软件自动识别和分类较多的有形成分。②可通过计算机对存储图像进行人工重新判定,或任意选取可疑成分进行人工复核,能对系统错判和误判部分进行人工核对与纠正。③与普通光镜法相比,无污染、定量、简便、高效、精密度高。

(2)主要缺点:①对含杂质多的标本因图像模糊,准确辨认较为困难,假阳性率高,有些结晶和真菌易被误认为红细胞;非鳞状上皮细胞、结晶、管型等还需依靠传统镜检。②对少见或罕见有形成分,数据库缺少相关资料。③尚不能有效区分各种管型、结晶和异常红细胞形态。④对易于变化、破损的某些有形成分,常鉴别错误或不能识别。⑤尚不能识别具有运动能力的原虫。⑥有关细菌计数和定性的数据,仅做参考,最终结果应通过细菌培养鉴定方法来确认。

(四)镜检复核

无论何种型号、何种原理的尿液有形成分自动化分析仪,其智能性尚未达到准确识别尿沉渣数十种有形成分的程度,因此,显微镜复核不可替代。下列情况应进行显微镜检查:①医生提出显微镜检查要求。②泌尿系统疾病、糖尿病、应用免疫抑制药和妊娠妇女等。③尿液任何一项理学、化学检查异常。④仪器标明出现病理管型。⑤其他提示性信息,如上皮细胞明显增多,出现小圆上皮细胞等。

表12-8　尿有形成分分析仪干扰因素与评价

参　数	干扰因素	评　价
红细胞	结晶(草酸钙)、真菌、细菌	其数量增多时,因其检测参数与红细胞参数相重叠,可被误认为红细胞
白细胞	大量上皮细胞、真菌、滴虫、脂肪滴	可使白细胞计数不同程度增高
上皮细胞	大量白细胞、滴虫	检测参数与上皮细胞重叠
管型	黏液丝	类管型异物

第三节 临床应用

一、尿干化学分析仪

尿干化学分析仪的临床应用见表12-9。

二、尿有形成分分析仪

目前,已有多种类型尿有形成分分析仪应用于临床,但尚无有关尿有形成分分析仪检测的质量评价共识性指南文件。

1. 流式细胞术尿有形成分分析仪　临床应用见表12-10。

2. 影像式尿有形成分分析仪　主要应用:作为尿有形成分显微镜人工识别的初步筛查,图像可放大供多人分析;可储存各种尿有形成分形态信息。

表12-9　尿干化学分析仪检查的临床应用

项目	临床应用
酸碱度	了解体内的酸碱平衡,监测pH变化,检测pH变化对试剂带其他模块反应的影响
比重	了解尿中可溶性固体物质的浓度,连续检测可判断肾的浓缩和稀释功能
尿糖	尿糖检测,监测糖尿病患者尿糖变化
蛋白质	肾脏疾病及其他相关疾病的诊断治疗和预后判断等
酮体	监测糖尿病酮症酸中毒和其他酮症的情况
胆红素/尿胆原	肝脏、胆道疾病及其他相关的诊疗监测,鉴别黄疸,可作为对肝脏有毒的化学药品中毒的检验项目
隐血	肾脏、泌尿道疾病及其他相关疾病的诊疗
亚硝酸盐	尿亚硝酸盐检测是尿路细菌感染的快速筛检试验
白细胞酯酶	用于泌尿系统感染的监测

表12-10　尿有形成分分析仪的临床应用

项目	临床应用
红细胞	仪器提供的红细胞形态相关信息,对鉴别血尿来源价值重大;非均一性红细胞参数指标为肾小球性血尿诊断依据;血尿如伴菌尿,尿渗量≤700mOsm/L,pH≥7.0或久置,提示均一性红细胞有可能向非均一性红细胞转变
白细胞	是尿路感染的重要诊断依据,WBC-MFse能帮助鉴别白细胞状态,存活白细胞,前向散射光强、前向荧光弱;受损或死亡白细胞,前向散射光弱、前向荧光强
细菌	能提示球、杆菌信息,提供临床合理使用抗生素依据。与白细胞组合分析,对泌尿系统感染的诊断意义重大
上皮细胞	可标记小圆上皮细胞,但不能准确区分肾小管上皮细胞、中层或底层上皮细胞。当上皮细胞数量明显增多时,须镜检
管型	能区分透明管型和病理管型,当提示病理管型时,须镜检

三、联合应用

全自动尿有形成分分析仪与尿干化学分析联合检测,较之单一使用一种分析仪意义更大。①尿液有形成分分析仪不仅能检出不含硝酸盐还原酶的细菌,而且能通过散点图提示杆、球菌信息,组合干化学 NIT、LEU 项目和有形成分 WBC、BACT 项目,被称为现代尿液常规尿路感染实验室诊断指标,当然,进一步的确证实验还是金标准的细菌培养。②尿液干化学隐血试验结果配合尿液有形成分分析仪红细胞的定量计数,可帮助判断出血状况和性质,提示血尿来源的初步判断。③尿液有形成分分析仪对尿中所有白细胞进行分析,弥补了尿干化学检查只对粒细胞敏感,与淋巴细胞、单核细胞不反应的不足。

(粟　军　金大鸣)

第13章

体液一般检验

> **大　纲**
>
> **了解**　粪便理学检查、粪便隐血试验、脑脊液理学检查、脑脊液化学检查、脑脊液显微镜检查、浆膜腔积液检查、精液检验、前列腺液检验、阴道分泌物检测方法和原理。
>
> **熟悉**　粪便显微镜检查、粪便隐血试验、脑脊液化学检查、脑脊液显微镜检查、浆膜腔积液检查、精液检验、前列腺液检验、阴道分泌物检查的临床应用。
>
> **掌握**　粪便隐血试验、脑脊液化学检查、脑脊液显微镜检查、浆膜腔积液检查、精液检验、前列腺液检验、阴道分泌物检查的质量管理。

体液检验主要包括粪便、脑脊液、浆膜腔积液、精液、阴道分泌物等检查。

第一节　粪便一般检查

一、理学检查

1. **粪便量**　粪便量的多少与进食食物种类、食量及消化器官的功能状态有关。进食精细粮食及偏肉食者，粪便量少；进食粗糙粮食及偏纤维素多的蔬菜、水果者，粪便量较多。健康成人排便次数多数为每天1次，也可隔天1次或每天2次，排便量为100～250g(干重25～50g)。当胃肠、胰腺存在炎症或功能紊乱时，粪便的量和排便次数均会有程度不同的增加。

2. **颜色**　正常成人粪便因含粪胆素而呈黄褐色；婴儿粪便多呈黄绿色或金黄色糊状。粪便颜色常受食物、药物和病理等因素影响，临床意义见表13-1。

表13-1　粪便颜色变化的临床意义

颜　色	临床意义
淡黄色	乳儿便；服用大黄、山道年；病理情况下因胆红素未被氧化而呈现
绿色	食用大量绿色蔬菜、甘汞；乳儿肠炎；胆绿素(因肠蠕动极度加速致其未能及时转变为粪胆素)
白色、灰白色	服用硫酸钡(肠道检查)；胆道阻塞(无胆汁排出致粪便内缺乏粪胆素、阻塞性黄疸)；胰腺病；食过量脂肪、服用大量金霉素
红色	食番茄、西瓜、红辣椒等；直肠癌、肛裂、痔疮出血
果酱色	食用大量咖啡、巧克力、可可、樱桃、桑葚等；阿米巴痢疾、肠套叠
黑色、柏油色	上消化道出血，常见于溃疡出血、食管静脉曲张破裂及消化道肿瘤，粪便黑色有光泽。服用铁剂、药用炭、枸橼酸铋钾，食用动物血或肝脏等，粪便黑色无光泽

3. 性状 常指粪便的形状和软硬程度。正常成人的粪便为成形、条柱状、软便。一般情况下，进食的食物种类与粪便性状有一定关系，但更为重要的是某些病理情况下其性状会发生明显改变，其变化关系和临床意义见表13-2。

4. 寄生虫 如果粪便中存在如蛔虫、蛲虫、绦虫等或其片段等虫体较大的肠道寄生蠕虫时，肉眼即可分辨；钩虫虫体，则须粪便筛洗后才能发现。

表13-2 粪便性状变化的临床意义

性状	临床意义
细条状、扁片状	食入矿物油、结肠紧张亢进、直肠和肛门狭窄（提示肿物存在）
粗棒状、球状便	便秘、巨结肠症（多为儿童），因粪便在结肠内停留过久，水分过度吸收而排出羊粪样、球样、条状硬便
白色黏液便	大肠病变黏液较集中且非均匀分布；直肠炎常附着于粪便表面；痉挛性便秘、黏液性肠炎，可见透明胶冻样黏液附于粪便表面
脓血便	常见于下消化道病变，如各类肠炎、细胞性痢疾、阿米巴痢疾、急性血吸虫病、结肠癌、慢性溃疡性结肠炎、肠结核等。阿米巴痢疾以红细胞为主，细菌性痢疾以黏液和脓细胞为主
鲜血便	结肠癌、直肠息肉、肛裂等，鲜血常附于粪便表面，便后鲜血滴落多见于痔疮
溏便	粪便呈粥样且内含物粗糙，多见于消化不良、慢性胃炎、胃窦潴留等
胨状便	于腹部绞痛后排出的黏胨状、膜状或纽带状粪便，多见于过敏性肠炎及慢性菌痢，痉挛性便秘时可见粪便表面少量黏胨物
稀糊状稀汁样便	大量黄绿色稀汁样便并含有膜状物时多为假膜性肠炎，副溶血性弧菌食物中毒时可见洗肉水样稀便，出血性小肠炎为红豆汤样稀便，肠道隐孢子虫感染也排出稀汁便
米泔样便	白色淘米水样，含较多黏液，脓细胞较少，见于霍乱、副霍乱
乳凝块便	有肉眼可见的白色、黄色或绿色的乳凝块或蛋花样物，为脂肪或酪蛋白消化不全，见于婴儿消化不良、婴儿腹泻

二、隐血试验

上消化道出血量小于5ml，粪便中未有肉眼觉察的血液；红细胞破坏，粪便涂片镜检也未能发现红细胞，只有通过化学法、免疫法等试验方法才能证实的出血，称为隐血，此类试验称粪便隐血试验。

（一）检测方法和原理

1. 化学法 血红蛋白中的亚铁血红素有过氧化物酶样作用，能催化过氧化氢作为电子受体使色素原氧化呈色，其颜色深浅与血红蛋白含量成正比。这类方法较多，如愈创木酯法（国际上多用）、邻联甲苯胺法、邻甲苯胺法等。

2. 免疫法 主要用于下消化道（如结肠）出血的肠癌筛查。目前多采用单克隆抗体免疫胶体金法。胶体金是由氯化金和枸橼酸合成的胶体物质，呈紫红色。将血红蛋白作为抗原与免疫标记的抗血红蛋白单克隆抗体发生抗原抗体反应，来判断是否存在出血。由于免疫法的影响因素少，具有特异性与准确性高的特点。

（二）质量管理

1. 质控方法 无论选择何种方法进行粪便隐血试验，均需进行室内质控。不应采集直肠指检标本，因直肠黏膜常损伤所致FOBT假阳性。化学法要定期检测试剂有效性，设阳性、阴性对照；免疫法选择适宜的质控液，含3~4个血红蛋白浓度，同时设阴性浓度。

2. 干扰因素 粪便隐血试验化学法：干扰因素见表13-3。

3. 方法学比较

（1）化学法：限于手工法虽操作简易，缺乏特异性和准确性。使用的色素原不同，其方法灵敏度和特异性不同；同时，灵敏度还与试剂类型、粪便血红蛋白浓度、过氧化物酶浓度及显色物质有关。宜采用中度灵敏度方法，也有建议联合使用高、低灵敏度2种方法。化学法需控制饮食、药物，摄入维生素C、血红蛋白分解可致假阴性。国内外尚无统一公认的标准方法，美国胃肠病学学会推荐免疫法或愈创木酯法。粪便隐血试验化学法比较见表13-4。

表13-3 粪便隐血试验化学法干扰因素

	干扰因素
生理性	增高:①酸类,细菌繁殖,运动,组胺,亚硝酸盐;②乙酰水杨酸,乙醇,阿司匹林。减低:阴性(含药碘)
分析性	增高:①鱼,铅,肉,聚维酮碘;②西咪替丁,铁,硫酸亚铁。减低:维生素C

表13-4 不同化学法粪便隐血试验比较

方法	灵敏度(HGB最小检出量)	检出血量(ml)	临床应用
邻联甲苯胺法	高(0.2~1mg/L)	1~5	易出现假阳性
邻甲苯胺法	高(0.2~1mg/L)	1~5	易出现假阳性
愈创木酯法	低(6~10mg/L)	20	假阳性极少,假阴性较高

(2)免疫法:胶体金性质稳定,呈色、与单克隆抗体结合稳定性好、可定性或半定量,结果判断准确、灵敏度、特异性均高、使用便捷等诸多优点,是目前使用最为广泛的粪便隐血试验。优点是对人血红蛋白具有高度特异性,因不受动物血红蛋白和辣根过氧化酶等干扰,故无须饮食或药物限制(如铁剂、维生素C)且易于自动化检测。缺点是如血红蛋白分解或血量过多可致假阴性。

(三)临床应用

1. 参考区间 阴性。

2. 临床意义

(1)诊断消化道出血的价值较高。阳性结果常见于消化道溃疡、药物致胃黏膜损伤(如阿司匹林、吲哚美辛、糖皮质激素等)、溃疡性结肠炎、肠结核、结肠息肉、克罗恩病、胃病(胃溃疡、各种胃炎)、钩虫病、结肠癌等消化道恶性肿瘤等。

(2)对消化道出血鉴别诊断意义重大。隐血试验对消化道溃疡的阳性诊断率为40%~70%,呈间断性阳性;消化道恶性肿瘤阳性率早期为20%,晚期可达95%,且呈持续性阳性。

(3)是消化道恶性肿瘤的筛选指标之一。现认为免疫法隐血试验普查结直肠癌最适宜方法、对上消化道出血不敏感,因珠蛋白在小肠已遭破坏。中国临床研究认为>50岁成人应为FOBT筛检对象,采用连续FOBT检测对早期筛检结直肠癌有可靠性。目前,筛查结直肠癌新方法是检测粪便DNA标志物(APC、MUTYH、KRAS、NRAS、BRAF基因),特异性和灵敏度明显超过化学法FOBT。

三、显微镜检查

盐水涂片法为最常用的显微镜检查方法。如怀疑细菌感染,常做革兰染色;疑淀粉颗粒、脂肪小滴时,用碘染色和苏丹Ⅲ染色;疑癌细胞须浓缩后进行巴氏染色。

(一)细胞

粪便中常见细胞的临床意义见表13-5。

表13-5 粪便中常见细胞的临床意义

细胞	意义
白细胞、脓细胞	正常粪便中无或偶见白细胞。肠炎时,白细胞一般<15个/HP,分散存在;细菌性痢疾、溃疡性结肠炎时,可见大量白细胞或成堆出现的脓细胞,以及吞有异物的小巨噬细胞;肠易激综合征、肠道寄生虫病(尤其是钩虫病及阿米巴痢疾)时,可见较多的嗜酸性粒细胞,可伴有夏科-莱登结晶
红细胞	正常粪便中无红细胞。下消化道炎症或出血时可见数量不等的红细胞,如痢疾、溃疡性结肠炎、结肠癌、直肠息肉、痔疮、急性血吸虫病等。细菌性痢疾,红细胞多分散存在且形态正常,数量少于白细胞;阿米巴痢疾,红细胞多粘连成堆并残碎,数量多于白细胞
巨噬细胞	正常粪便中无大巨噬细胞。粪便中出现巨噬细胞,见于急性细菌性痢疾、急性出血性肠炎,偶见于溃疡性肠炎
上皮细胞	肠道的上皮细胞多为柱状上皮,只有直肠段被覆复层鳞状上皮例外。少量上皮细胞脱落很快被破坏,故很难发现。增多见于结肠炎症、假膜性肠炎

(二)食物残渣和结晶

1. 食物残渣

(1)脂肪:粪便中脂肪用苏丹Ⅲ染色后可分为中性脂肪、游离脂肪酸和结合脂肪酸3种。正常人食入脂肪经胰腺脂肪酶消化后大多被吸收,故粪便中偶见。当胰腺分泌功能不全如急慢性胰腺炎、胰头癌、吸收不良综合征、小儿腹泻时,中性脂肪即脂肪小滴明显增多。呈大小不一、圆形、折光性强的小球状,苏丹Ⅲ染色呈朱红色或橘红色。游离脂肪酸呈片状、针束状结晶,加热后即熔化;片状者苏丹Ⅲ染成橘黄色,而针状者不着色。结合脂肪酸是脂肪酸与钙、镁等结合形成的不溶性物质;呈黄色、不规则块状或片状,加热不溶解,不被苏丹Ⅲ染色。

(2)淀粉颗粒:外形为圆形、椭圆形或多角形颗粒,大小不等,在盐水涂片中一般可见同心形的折光条纹,无色,具有一定折光性,滴加碘液后呈黑蓝色,若部分水解为红糊精者则呈棕红色。

(3)肌纤维:为淡黄色条状、片状、或柱状,有不清楚纤细横纹。

(4)植物细胞及植物纤维:呈螺旋小管或蜂窝状,可见形态繁多的植物细胞:圆形、长圆形、多角形,双层细胞壁,细胞内有叶绿素小体。

2. 结晶　粪便内出现少量磷酸盐、草酸钙、碳酸钙结晶,一般无临床意义。病理性结晶有夏科-莱登结晶和血红素结晶。夏科-莱登结晶为菱形无色透明,其两端尖长、大小不等、折光性强,是嗜酸性粒细胞破裂后嗜酸性颗粒相互融合而成。多见于阿米巴痢疾及过敏性肠炎。血红素结晶为斜方形,棕黄色,不溶于氢氧化钾溶液,遇硝酸呈青色,见于胃肠道出血后。

(三)病原学检查

1. 寄生虫卵和原虫　粪便检验是诊断肠道寄生虫感染最直接和最可靠的方法。线虫类虫卵有蛔虫卵、钩虫卵、鞭虫卵、蛲虫卵;吸虫类有华支睾吸虫卵、血吸虫卵、姜片虫卵;绦虫只能见妊娠节片;原虫有阿米巴原虫及滋养体、包囊体、隐孢子虫及其包囊体、鞭毛虫和纤毛虫及包囊体等(详见"第14章临床寄生虫检验")。

2. 微生物

(1)细菌:成人粪便中主要的菌群是大肠埃希菌、肠球菌和厌氧菌,约占80%,还有少量的产气杆菌、变形杆菌、芽胞菌及真菌等。健康婴幼儿粪便中主要是双歧杆菌、拟杆菌、肠杆菌、肠球菌、葡萄球菌等。粪便中球菌和杆菌的比例大约为1:10。成人粪便中菌量与菌谱处于相对稳定状态,保持着细菌与宿主之间的生态平衡。如长期应用抗生素或免疫抑制药,菌量和菌谱可发生改变,临床上称为肠道菌群失调症。

霍乱患者粪便或呕吐物中可检出霍乱弧菌,常用悬滴法和涂片染色法检查。

(2)真菌:正常粪便中极少见。粪便中可能见到的真菌多为酵母菌,卵圆形,其排列因芽生增殖呈出芽或短链状。

(3)病毒:引起胃肠道炎的病毒有轮状病毒、腺病毒,这两种病毒可引起呕吐、腹泻、发热等,婴幼儿发病率较高,往往为暴发性流行。

(粟　军　金大鸣)

第二节　脑脊液检查

脑脊液是存在于脑室及蛛网膜下腔中的无色透明液体。正常成人总量为120～180ml,平均150ml,其中3/4存在于蛛网膜下腔,1/4存在于脑室系统。

脑脊液的主要功能　①保存作用:保护脑及脊髓免受外力震荡损伤。②调节作用:调节颅内压力,调节碱贮量维持中枢神经系统pH稳定;通过转运生物胺类物质,参与神经内分泌调节。③运输作用:为中枢神经系统提供营养物质、转运代谢产物。

由于脉络丛上皮细胞对血浆中各种物质的选择性分泌和超滤作用,血浆中各种成分对血-脑屏障的通透性不尽相同。其中,最易通过血-脑屏障的是氯、钠、镁离子及乙醇;其次为清蛋白、葡萄糖、钙离子、乳酸、氨基酸、尿素和肌酐;极难或不能通过的为纤维蛋白原、补体、抗体、某些药物、胆红素、胆固醇等。病理情况下,因脉络丛上皮细胞通透性发生改变,一些正常情况下不易透过血-脑屏障的物质可以进入到脑脊液,使得脑脊液的容量和成分发生改变。

CSF检验对诊断和鉴别诊断中枢神经系统感染性疾病、脑血管病和脱髓鞘病有重要价值,对脑肿瘤也有辅助诊断价值。

脑脊液检查项目分为常规和特殊检查项目两

大类,常规项目包括:脑脊液压力测定(采集标本时由临床医师测定)、一般理学检查、细胞总数(红细胞和白细胞)、涂片染色细胞分类、脑脊液/血浆葡萄糖比值、氯化物、总蛋白等。

一、理学检查

(一)颜色

1. 无色　水样清晰透明,为正常脑脊液,也可见于病毒性脑炎、轻型结核性脑膜炎、脊髓灰质炎、神经梅毒。

2. 红色　主要见于脑及蛛网膜下腔出血或由穿刺损伤引起。脑及蛛网膜下腔出血多为陈旧性出血,而穿刺损伤引起的出血,多为新鲜出血。实验室可通过标本抽取时依次分装3支试管,观察颜色、外观清晰程度、易凝性、离心后上清液颜色、红细胞形态、隐血试验等综合考虑,见表13-6。

3. 黄色　见于①脑及蛛网膜下腔陈旧性出血。②蛛网膜下腔梗阻:如脊柱外伤、结核性脑膜炎、椎间盘突出、硬膜外脓肿或血肿、蛛网膜粘连、椎管梗阻(髓外肿瘤、吉兰-巴雷综合征)、神经纤维瘤及脊髓胶质瘤等,此时由于脑脊液长期滞留,蛋白质含量高于1.5g/L。通常情况下,蛋白质含量高于此值,颜色变黄,且黄色深度与脑脊液中蛋白质含量成正比。当蛋白质达30～50g/L时,脑脊液即可自凝而呈黄色胶冻状。③重症黄疸:黄疸型传染性肝炎、脑硬化、胆道阻塞、新生儿溶血等疾病,因血清游离胆红素明显升高致脑脊液中胆红素增高而呈黄色。

4. 乳白色或灰白色　因脑脊液中白细胞增多所致,常见于化脓性脑膜炎。

5. 棕褐色或灰黑色　由色素增多引起,见于脑膜黑色素瘤。

6. 绿色　由脓性分泌物增多所致,见于铜绿假单胞菌性脑膜炎、急性肺炎双球菌脑膜炎及甲型链球菌性脑膜炎等。

(二)透明度

正常脑脊液无色水样,清晰透明。出现浑浊,主要是由于感染或出血导致细胞成分增多所致,其浑浊的程度与细胞数量相关(当细胞数大于300×10^6/L即可出现浑浊)。蛋白质含量增加、含有大量微生物也是出现浑浊的原因。病毒性脑炎、神经梅毒的脑脊液外观透明,结核性脑膜炎常呈毛玻璃样轻度浑浊,化脓性脑膜炎为明显浑浊。

实验室检查透明度的方法为:腰椎穿刺1h后取脑脊液3～5ml,置无色透明玻璃试管内,在自然光线下进行观察,并用"清晰透明""微浊""浑浊"描述报告。

(三)凝固性

正常脑脊液静置12～24h不形成薄膜、不凝集、不沉淀。实验室检查方法为:腰椎穿刺1h后取脑脊液3～5ml,置无色透明玻璃试管内,垂直静置12～24h,观察脑脊液有无凝固和薄膜形成,用"无凝块""有凝块""有薄膜"进行文字性描述报告。

炎症情况下,脑脊液中蛋白质(包括纤维蛋白原)含量增高。当蛋白质含量高于10g/L时,即可形成凝块。化脓性脑膜炎的脑脊液静置1～2h可形成凝块或出现沉淀物。结核性脑膜炎的脑脊液静置12～24h后,标本表面有纤细的网膜形成,取此网膜做结核杆菌检查,可获得较高的阳性率。蛛网膜下腔梗阻时,由于脑脊液循环受阻,梗阻远端脑脊液蛋白质含量可高达15g/L,此时脑脊液可呈黄色胶冻状。神经梅毒患者的脑脊液可出现小絮状凝块而不形成薄膜。

表13-6　病理性出血与穿刺损伤出血的鉴别

检查内容	新鲜性出血(穿刺损伤出血)	陈旧性出血(脑及蛛网膜下腔出血)
标本红色改变	第1、2、3管红色逐渐变淡	3管颜色均一
外观清晰度	浑浊	清亮、透明
易凝性	易凝	不易凝
离心后上清液	无色透明	淡红色、黄褐色、柠檬色
红细胞形态	无变化	皱缩
上清液隐血试验	多为阴性	阳性
白细胞计数	不增高	继发性或反应性增高

二、化 学 检 查

(一)蛋白质检查

生理状态下,脑脊液中蛋白质仅微量存在,含量不到血浆蛋白的 1%。在中枢神经系统发生病变时,脑脊液中蛋白质含量可有不同程度的增高。

【检测方法和原理】

1. 蛋白质定性试验　传统蛋白质定性试验如潘迪(Pandy)试验(测定 CSF 总蛋白质)、罗-琼(Ross-Jone)试验(主要检测 CSF 球蛋白)等手工方法临床已很少应用。

2. 蛋白质定量试验　利用比浊法、染料结合比色法(如双缩脲法)和免疫法检测 CSF 蛋白质含量。常用的方法为磺基水杨酸-硫酸钠比浊法。磺基水杨酸为生物碱试剂,能沉淀蛋白质并产生一定的浊度,从而得到定量的蛋白浓度。

目前,国际上检测 CSF 蛋白质的定量项目主要有:

(1)CSF 总蛋白和 CSF/血清白蛋白商(Q_{alb})测定。

(2)鞘内免疫球蛋白(Ig)合成定量 IgG 指数($QIgG/Q_{alb}$)测定:即 CSF－血清 IgG 浓度商(QIgG)与 Q_{alb} 比值。

(3)CSF 抗体指数(AI)测定。

$$AI = 抗体比率/IgG 比率$$
$$= (CSF 抗体浓度/血清抗体浓度)/(CSF IgG 浓度/血清 IgG 浓度)$$
$$= (CSF 抗体浓度 \times 血清 IgG 浓度)/(血清抗体浓度 \times CSF IgG 浓度)$$

(4)等电聚焦电泳(IEF)鞘内免疫球蛋白(Ig)合成试验:可用于诊断多发性硬化症。

【质量管理】

1. 质控方法

(1)定性试验:传统的定性试验无理想的质控方法,实验室可以通过其他方式定期判断检验程序和结果的可接受性,如与定量试验进行比对,或与不少于 5 个实验室进行样本交换进行比对,或与权威实验室进行比对,比对频率为至少每 6 个月 1 次。

(2)定量试验:参见临床生物化学或临床免疫具体试验质量控制。CSF Q_{alb} 应用相同方法平行检测 CSF 和血清标本蛋白质,以减少变异;Q_{alb} 受体重、性别、下背部退行性疾病、甲状腺功能减退、乙醇消耗量和吸烟影响;卧床者,CSF 蛋白体位性增高。

2. 干扰因素　见表 13-7。

【临床应用】

1. 参考区间　成人 GSF 蛋白浓度随年龄增长而增加。正常 GSF 蛋白浓度与腰穿部位有关(新生儿和 60 岁后浓度较高)正常脑脊液球蛋白含量很低,各种定性试验方法均为阴性。定量:0.2～0.4g/L(腰椎穿刺)或 0.1～0.25g/L(小脑延髓池穿刺)或 0.05～0.15g/L(侧脑室穿刺)。

2. 临床意义　脑脊液蛋白质含量随着年龄的增长而升高。在新生儿,由于血-脑屏障发育尚不完善,脑脊液蛋白质相对较高,6 个月后逐步降至成人水平。含量增高见于以下情况。

(1)神经系统感染性疾病:脑部感染性疾病时,脑膜和脉络丛毛细血管通透性增加,血-脑屏障受损,使蛋白质容易进入 CSF,清蛋白先增高,随后球蛋白和纤维蛋白增高,如化脓性脑膜炎、结核性脑膜炎明显增高,病毒性脑膜炎、流行性乙型脑炎、肠道病毒性脑炎、疱疹病毒性脑炎轻度增高。总蛋白和 Q_{alb} 浓度增高,主要支持细菌性,隐球菌性和核性脑膜炎及软脑膜转移性肿瘤诊断。

(2)颅内和蛛网膜下腔出血:血性脑脊液可使蛋白质含量增高,常见于高血压合并动脉硬化、脑血管畸形、动脉瘤、血液病(白血病、再障等)、脑动脉炎有脑肿瘤等。

(3)椎管内梗阻:脑与蛛网膜下腔互不相通,血浆蛋白由脊髓静脉渗出,使蛋白质含量显著增高,如脊髓肿瘤、转移癌、粘连性蛛网膜炎等。当蛋白质含量增高到 10g/L 以上时,脑脊液外观呈黄色胶胨状,且有蛋白-细胞分离现象(Froin 综合征),是蛛网膜下腔梗阻的脑脊液特征。

表 13-7　干扰脑脊液蛋白质测定结果的因素

分类	干扰因素
生理性	增高:①铅毒性;②奋乃静,布洛芬,三氟啦嗪。减低:头孢噻肟,地塞米松
分析性	增高:①胆红素(影响浊度法蛋白质测定),球蛋白,血红蛋白,溶血,浑浊;②对氨基水杨酸,氨苄西林,阿司匹林。减低:①清蛋白,胆红素;②醋氨酚,阿糖胞苷

(4)多发性硬化症(MS):鞘内免疫球蛋白(Ig)合成增高支持诊断。就诊断灵敏度和特异性而言,检测寡克隆IgG带优于测定IgG指数。CSF等电聚焦电泳(IEF)可预测和诊断MS,并可支持诊断其他非CNS感染性炎症性疾病。CSF抗体指数(AI)可估算CSF鞘内特异抗体合成,AI>1为阳性。

(二)葡萄糖测定

正常情况下,受血浆葡萄糖浓度、血-脑屏障通透性及脑脊液中葡萄糖酵解程度等因素影响,脑脊液葡萄糖含量仅约为血糖浓度的60%。

【检测方法和原理】

1. 葡萄糖氧化酶法 葡萄糖氧化酶催化葡萄糖与氧作用,形成葡萄糖酸和过氧化氢,后者与色原性氧受体在过氧化物酶作用下,产生有色化合物,颜色深浅与葡萄糖浓度成正比,比色测定。

2. 己糖激酶法 在有己糖激酶和Mg^{2+}存在下,葡萄糖被ATP磷酸化为6-磷酸葡萄糖。在$NADP^+$参与下,葡萄糖-6-磷酸脱氢酶将6-磷酸葡萄糖氧化为6-磷酸葡萄糖酸,同时$NADP^+$转变为$NADPH+H^+$。NADPH生成量与标本中葡萄糖含量成正比,在340nm比色测定。

【质量管理】

1. 质控方法 葡萄糖氧化酶法和己糖激酶法均为生化定量试验方法。应同时检测CSF和血浆葡萄糖,CSF葡萄糖易降解,须立即测定。

2. 干扰因素 地塞米松可引起脑脊液葡萄糖生理性增高。

3. 方法学比较 见表13-8。

【临床应用】

1. 参考区间 2.5~4.4mmol/L(腰椎穿刺);2.8~4.2mmol/L(小脑延髓池穿刺);3.0~4.4mmol/L(脑室穿刺)。

2. 临床意义 CSF/血浆GLU<0.4~0.5应考虑病理性,减低常见于如下情况。

(1)中枢神经系统感染性疾病:包括化脓性脑膜炎、结核性脑膜炎、真菌性脑膜炎等。在细菌、真菌或破坏的细胞释放出的葡萄糖酵解酶的作用下,脑脊液中葡萄糖含量降低,以化脓性脑膜炎早期降低最为明显,疾病高峰期可为零;结核性、真菌性脑膜炎葡萄糖含量降低多发生在疾病中晚期,葡萄糖含量降低越明显,预后越差。

(2)中枢神经系统肿瘤:因脑膜肿瘤可阻止葡萄糖通过血-脑屏障,且癌细胞可分解葡萄糖,故脑脊液葡萄糖减低,常见于髓母细胞瘤、多形性胶质母细胞瘤、星形细胞瘤、脑膜瘤及脑膜肉瘤等,严重时可为零。

CSFGLU增高无特异性,常与血浆GLU增高如糖尿病相关。

(三)乳酸测定

【检测方法和原理】

生化酶法。

【质量管理】

1. 质控方法 须冰浴采集标本、冷冻储存和转运和离心移去细胞物质。稳定性:冷藏2周,冷冻1个月。

2. 干扰因素 抗生素治疗后可使CSF乳酸浓度减低。

【临床应用】

1. 参考区间 ≤15岁:0.5~2.8mmol/L;>15岁:1.2~2.6mmol/L。

2. 临床意义 CSF乳酸增高可早于CSF葡萄糖减低。CSF乳酸测定重要性类似CSF/血浆葡萄糖比率,但不依赖于血浓度,两者呈负相关。在中枢神经系统脑膜炎:细菌性时轻度至明显增高,在病毒性时正常至轻度增高,在真菌性和结核性时轻度至中度增高。有助于确定与细菌性脑膜炎、脑梗死、脑动脉硬化、颅内出血、脑积水、脑外伤、脑水肿、癫痫等有关的糖酵解增加或缺氧状态。

三、显微镜检查

(一)细胞计数

脑脊液细胞根据其结构和生物学特性,分免疫活性细胞、单核吞噬细胞、多形核白细胞、腔壁细胞和肿瘤细胞等多种,表13-9为正常和异常脑脊液中常见细胞。

表13-8 脑脊液葡萄糖定量方法评价

方法	评价
葡萄糖氧化酶法	特异性高,但某些还原性物质可产生竞争性抑制,使结果偏低、反应特异性减低
己糖激酶法	特异性、准确性、精密度均高,不受溶血、维生素C、抗凝药(肝素、EDTA和草酸盐)及药物干扰

表 13-9 正常和异常脑脊液中常见细胞

细胞类别	组成	评价
免疫活性细胞	小淋巴细胞、转化型淋巴细胞、淋巴样细胞、浆细胞	提示免疫反应参与了疾病过程
单核-吞噬细胞	单核样细胞、激活型单核细胞、吞噬细胞	巨噬细胞内可见被吞噬的脂粒、红细胞、含铁血黄素等
多形核白细胞	中性粒细胞、嗜酸性粒细胞、嗜碱性粒细胞	中枢神经系统疾病急性炎症渗出期,中性粒细胞明显增多
腔壁细胞	脉络丛细胞、室管膜细胞、蛛网膜细胞	正常脑脊液中偶见此脱落细胞
肿瘤细胞	中枢神经系统原发性肿瘤细胞、转移性肿瘤细胞、白血病细胞、淋巴瘤细胞	对中枢神经系统肿瘤有确诊价值
污染细胞	骨髓细胞、红细胞	提示脑脊液中混有其他来源细胞
其他细胞	退化细胞、皮肤细胞、裸核细胞、神经元细胞及神经胶质细胞	退化细胞形态结构发生明显变异,不易识别

【检测方法和原理】

1. 细胞总数计数 ①直接计数:用滴管吸取脑脊液少许,直接滴入细胞计数板充池,计数 10 个大方格内细胞数,此即为 1μl 脑脊液中细胞总数。②稀释计数:如细胞数过多,可用红细胞稀释液先行稀释,再重复直接计数法操作,通过计算可以得到每升脑脊液中细胞总数。③仪器计数:对于血性标本、混浊标本,在确定没有凝固前提下,置计数仪上测定,红细胞数与白细胞数总和即为细胞总数。

2. 白细胞计数 ①直接计数:对非血性标本,用吸管吸取冰乙酸后全部吹出,然后用同一吸管取少量脑脊液,滴入计数板充池,余下同细胞总数直接计数法。②稀释计数:如白细胞过多,可用白细胞稀释液稀释后再计数。

脑脊液的外观颜色、透明度,能间接提示细胞数量的多或少,据此初步选择直接计数或稀释计数方法。

【质量管理】

1. 质控方法 目前用于血细胞计数板计数的室内质控物还不成熟,可以通过与不少于 5 个实验室进行样本交换进行比对,或与权威实验室进行比对,或参加有此项目的室间质评等,比对时限为至少每 6 个月 1 次。

疑恶性肿瘤,应对整个涂片染色和镜检评估细胞形态学;疑室管膜细胞,应行免疫组化或免疫表型检查;疑细胞异常增多或疑软脑膜转移或病理性出血。

细胞分类计数应选用细胞离心法形成单层细胞;手工细胞计数,宜用 Fuchs-Rosenthal 血细胞计数盘;细胞学检查最好在 30min 内完成;如疑 CNS 出血,而细胞学检查又无法确定时,推荐在患者发病 2 周后测定胆红素。

恶性细胞检查:炎症细胞、外周血污染可致假阳性结果。提高恶性细胞检出率方法:CSF 至少 10.5ml;如第 1 次细胞学检查结果阴性时,须第 2 次重检可提高检出率,但更多次检查并不明显增高检出率。

2. 注意事项 见表 13-10。

表 13-10 脑脊液计数注意事项

	注意事项
检测及时性	计数应在标本采集后 1h 内完成,放置过久,细胞破坏、纤维蛋白凝集致细胞计数不准结果减低
标本混匀程度	混匀不充分,可使计数结果差异极大(细胞沉淀部分结果增高,反之减低)
血性标本	对白细胞计数结果有影响,须进行计算来校正
有形成分鉴别	在显微镜下有时对红细胞、淋巴细胞与新型隐球菌识别不清,可采取措施帮助确认。滴加乙酸后,有"出芽"的隐球菌保持原形,红细胞溶解消失,淋巴细胞胞核、胞质更加清晰。滴加墨汁后,新型隐球菌有荚膜不着色

(二)白细胞分类计数

【检测方法和原理】

1. 直接分类 白细胞计数后将显微镜转为高倍镜进行白细胞直接分类。根据白细胞体积和细胞核形态分为单个核白细胞和多个核白细胞。单个核白细胞一般为单核细胞、淋巴细胞,多个核细胞则多为中性粒细胞。此法不易观察细胞细微结构。

2. 染色分类 脑脊液经细胞离心机离心,沉淀物涂片干燥后行瑞氏染色,油镜下分类,结果以百分率表示,如有内皮细胞则进行文字描述。

【质量管理】

直接分类简便、直观,但细胞识别能力低,只能粗略归类为单个核和多个核两种细胞类别。染色分类法相对操作复杂、费时,但细胞形态观察较为清楚,提高了识别率。

(三)细胞学检查

【检测方法和原理】

常采用玻片离心沉淀法、细胞室沉淀法、薄膜过滤法、纤维蛋白网细胞捕获法等收集细胞,并进行染色。常用的染色方法有 May-Grunwald-Giemsa 染色法、PAS 染色法、过氧化酶染色法、脂类染色法、硝基四氮唑蓝(NBT)染色法和吖啶橙荧光染色法等,重点检查 CSF 腔壁细胞、肿瘤细胞和污染细胞。

CSF 细胞学检查临床意义见表 13-11。

【质量管理】

努力提高检验者对脑脊液细胞学形态识别能力、保证所有检验者对形态学观察一致性,方法包括:经常性参照图谱对照学习;经常性回顾特殊病例保存标本;在专家指导下使用多人共览显微镜共同读片;参加有形态评价项目的室间质评或能力对比;参与权威机构多种形式的病例讨论、分析和继续教育培训。

【临床应用】

1. 参考区间 细胞计数:①无红细胞。②白细胞:成人$(0\sim10)\times10^6/L$;儿童$(0\sim15)\times10^6/L$;新生儿$(0\sim30)\times10^6/L$。

白细胞分类:主要为淋巴细胞及单核细胞,两者约为7:3;可含极少数中性粒细胞。偶见内皮细胞、室管膜细胞、脉络膜细胞、软脑膜和蛛网膜细胞。

2. 临床意义 脑脊液细胞增多见于中枢神经系统病变,其数量增多程度、出现细胞种类与疾病相关,也与病变性质、病程进展、病情恢复等有关。如化脓性脑膜炎经有效的抗生素治疗后,细胞总数迅速下降;结核性脑膜炎早期以中性粒细胞为主,后期则以淋巴细胞为主。脑脊液白细胞数达$(10\sim50)\times10^6/L$为轻度增高,$(50\sim100)\times10^6/L$为中度增高,$200\times10^6/L$以上为显著增高。

(1)中枢神经系统感染性疾病:急性炎症渗出期呈粒细胞反应;亚急性增殖期呈激活淋巴细胞或单核巨噬细胞反应;修复期呈淋巴细胞反应。中枢神经系统疾病细胞数增高临床意义见表 13-12,中枢神经系统疾病临床意义见表 13-13。

(2)蛛网膜下腔出血:早期表现为均匀血性脑脊液,可见大量红细胞和明显中性粒细胞增高。出血 2~3d 后,可发现含铁血黄素巨噬细胞。

(3)中枢神经系统肿瘤:细胞数正常或稍高,以淋巴细胞为主。采用玻片细胞离心仪收集细胞,可提高脑脊液肿瘤细胞检出率。找到白血病细胞是白血病脑膜转移的重要证据。

表 13-11 脑脊液细胞学检查的临床意义

细 胞	细胞类型	临床意义
腔壁细胞	脉络丛室管膜细胞	脑积水、脑室穿刺、气脑、脑造影或椎管内给药
	蛛网膜细胞	脑室造影或椎管穿刺后,多为蛛网膜机械性损伤所致
肿瘤细胞	恶性细胞	原发性肿瘤、转移性肿瘤、白血病和淋巴瘤
污染细胞	骨髓细胞	穿刺损伤将其带入脑脊液中所致
	红细胞	穿刺损伤脊膜管所致
原始细胞	白血病细胞	提示白血病细胞脑膜转移

表 13-12 中枢神经系统疾病临床意义

疾病	细胞数增高程度	主要细胞	评价
化脓性脑膜炎	显著,可高达数千×10^6/L以上	中性粒细胞	表现为典型的急性炎症渗出期改变且持续时间长
结核性脑膜炎	中度,多不超过500×10^6/L	初期中性粒细胞,数天后转变为淋巴细胞	中性粒细胞、淋巴细胞及浆细胞同时存在
病毒性脑炎、脑膜炎	轻度	淋巴细胞	亚急性增殖期出现较早且持续时间较长
新型隐球菌性脑膜炎	中度	淋巴细胞	查到新型隐球菌

表 13-13 常见中枢神经系统疾病的脑脊液特点

	外观	蛋白质	葡萄糖	氯化物	细胞	细胞分类	细菌
化脓性脑膜炎	浑浊、脓性、有凝块	显著增加	明显减少	稍低	显著增加	N为主	可见致病菌
结核性脑膜炎	雾状微浑,薄膜形成	增加	减少	显著减少	增加	早期:N为主;后期:L为主	结核菌培养阳性
病毒性脑膜炎	清晰或微浑	增加	正常	正常	增加	L为主	无
流行性乙型脑炎	清晰或微浑	轻度增加	正常	正常	增加	早期:N为主;后期:L为主	无
新型隐球菌脑膜炎	清晰或微浑	轻度增加	减少	减少	增加	L为主	新型隐球菌
脑脊髓梅毒	清晰	轻度增加	正常	正常	增加	L为主	无
脑肿瘤	清晰	轻度增加	正常	正常	增加	L为主	无
脑室及蛛网膜下腔出血	血性	增加	轻度增加	正常	增加	以红细胞为主	无

N. 为中性粒细胞;L. 为淋巴细胞

随着影像诊断学,特别是CT、磁共振成像技术的发展与应用,对颅内出血、梗阻和占位性病变的检出效能越来越高,因此,许多情况下CSF检验并非首选。但它对中枢神经系统感染性疾病的诊断仍具有重要价值,如诊断化脓性脑膜炎、结核性脑膜炎、真菌性脑膜炎,就具有高灵敏度和高特异度。当然,一般常规检验可能并不能满足临床需要,须结合临床表现选择恰当的微生物、生化、细胞学等检验指标,方能做出准确诊断。

(粟 军 金大鸣)

第三节 浆膜腔积液检查

人体肺脏、心脏和腹腔器官均由一层连续的薄浆膜包裹,浆膜的空隙内充满液体,包裹肺脏的为胸腔,包裹心脏的为心包腔,包裹腹部器官的为腹腔。浆膜由单层扁平间皮细胞和结缔组织组成。因胸腔、心包腔、腹腔内液体形成和吸收动力学异常,如毛细血管通透性、静水压、胶体压和淋巴系统改变,导致各体腔内液体积聚形成积液,为病理性变化。积液形成与各种原因的淋巴阻塞、毛细血管通透性增加、血浆胶体渗透压减低、毛细血管静脉压力增加和胸腔内负压增加等有关(表13-14)。

浆膜腔积液标本由临床医师经胸腔穿刺术、腹腔穿刺术和心包腔穿刺术采集。

表 13-14 胸腔、心包腔、腹腔积液形成机制

类　　型	疾病	机制
漏出液:导致血管内外静水压或渗透压不平衡	充血性心力衰竭	↑HP
	肝硬化	↓LyD ↑HP ↓COP
	肾病综合征	↓COP
渗出液:感染、炎症、肿瘤时细胞从血管流出导致的病理过程	胰腺炎	↑CP
	胆汁性腹膜炎	↑CP
	类风湿病	↑CP
	SLE	↑CP
	感染	↑CP
	肿瘤	↑CP ↓LyD
乳糜性浆膜腔积液:淋巴管内物质直接漏至血管外	创伤,肿瘤	↓LyD

CP. 毛细血管渗透性;COP. 胶体渗透压;HP. 静水压;LyD. 淋巴引流

一、检测方法和原理

(一) 积液检验推荐项目

见表 13-15。

(二) 理学检查

正常胸腔、腹腔和心包腔内均有少量的液体。病理情况下液体增多,其量与病变部位和病情严重程度有关,可由数毫升至上千毫升。

浑浊性积液常提示出现大量白细胞或其他细胞、乳糜和脂肪等。如乳糜性积液呈乳白色,提示淋巴系统损伤或阻塞,而某些慢性病性积液(如类风湿关节炎、结核病、黏液水肿等)也可呈乳白色,提示出现细胞碎片和胆固醇含量增高,称为假乳糜性积液。通常乳糜性积液中三酰甘油含量超过 1100mg/L,并出现乳糜微粒,而假乳糜性积液中三酰甘油含量低于 1100mg/L,无乳糜微粒。

(三) 显微镜检查

1. 细胞计数和分类　细胞计数常采用血细胞计数板法,细胞计数的鉴别诊断价值较小,也不能仅使用白细胞计数来区别渗出液和漏出液。

宜采用染色法进行细胞分类计数,涂片染色检查可识别中性粒细胞、嗜酸性粒细胞、淋巴细胞、单核细胞和巨噬细胞、浆细胞、间皮细胞和恶性细胞等。大多数细胞容易鉴别,但其结果提供的诊断价值也有限。

2. 细胞学检查　当怀疑恶性疾病时,需浓缩标本增加细胞量,制成细胞块和细胞涂片。细胞学检查能用于判断原发性或转移性肿瘤。积液肿瘤原发性极少,大多为转移性肿瘤。积液中间皮细胞和反应性间皮细胞,有时很难与恶性细胞和巨噬细

表 13-15 胸腔积液和腹水检验推荐项目分级

	胸　水	腹　水
常规项目	大体检查,胸腔积液/血清蛋白比值,胸腔积液/血清 LD 比值,染色涂片检查(恶性细胞、LE 细胞)	
大多数患者有用检验项目	微生物染色和培养,细胞学	大体检查,细胞学,微生物染色和培养,血清-腹水白蛋白梯度
选择性患者有用检验项目	胸腔积液胆固醇,胸腔积液/血清胆固醇比值,白蛋白梯度,pH,乳酸,酶(腺苷脱氨酶、淀粉酶、乳酸脱氢酶),γ干扰素,C反应蛋白,脂质分析,肿瘤标志物,免疫学研究,结核硬脂酸,胸膜活检	白细胞计数和分类计数,红细胞计数(灌洗液),胆红素,肌酐/尿素,酶(腺苷脱氨酶、碱性磷酸酶、淀粉酶、乳酸脱氢酶、端粒酶),乳酸,胆固醇(恶性积液),肿瘤标志物(CEA、PSA、CA19-9、CA15-3、CA-125)、免疫细胞学/流式细胞术和结核硬脂酸

胞鉴别。恶性细胞常具有下列特征：①常成堆出现；②核膜常不规则；③核染色质分布不均匀；④含有明显的、多个核仁；⑤通常核质比增高。

3. 自动细胞计数和分类法　自动体液计数方法比手工法能计数更多的细胞，提高了精密度。可进行体液细胞计数的仪器类型和检测方法很多，包括电阻抗、数字成像流式细胞术、流式细胞术、光散射、染色、荧光、核酸荧光标记，或联合运用这些技术。制造商应声明仪器的预期用途，明确何种类型的体液已获监管机构批准，可用仪器检测。

(1) 流式细胞术法：目前，多种型号血液分析仪能对体液细胞进行自动计数，虽能提高检测的精密度和缩短周转时间，但也有不少问题。如体液基质不同于血液，大细胞（如间皮细胞、巨噬细胞、肿瘤细胞）或非细胞颗粒（细菌、隐球菌）会干扰检测。基于电阻抗技术的血液分析仪背景计数很高，对体液（如 CSF）中少量细胞的计数结果准确度不高。当细胞数量小于 $10\times10^6/L$ 时，仪器就不能进一步分类。

在 CSF 细胞计数时，能提供总有核细胞数(TNC)、WBC 计数和 RBC 计数，有的还能提供 WBC 部分分类，即单个核细胞（淋巴细胞和单核胞）和多个核细胞（中性粒细胞、嗜酸性粒细胞、嗜碱性粒细胞），并提供计数结果和散点图。也可用于胸腔积液、腹水、透析液和心包腔积液细胞计数。

(2) 数字成像分析法：与血液分析仪测定原理比较，自动显微镜分析仪既可用于尿液细胞和颗粒分析，也可用于脑脊液、胸腔积液、腹水、透析液、腹腔灌洗液、心包腔积液和关节腔积液等体液细胞计数。与尿液分析相同的数字流式细胞影像技术能显示数字结果和细胞数字影像，并由人工进行编辑，无须预先清洁或标本处理，可随时分析体液标本。

(四) 微生物检查

微生物检查包括离心涂片做革兰染色、抗酸染色和其他染色，如标本凝固，通常涂片检查很难查到微生物。其中，革兰染色仅能检出 30%～50%细菌性积液，抗酸染色仅能检出 10%～30%结核性积液。对浓缩积液的需氧或厌氧菌培养，约 80%细菌性积液培养阳性，50%～70%结核性腹水培养阳性，30%结核性胸腔积液培养阳性。

二、质量管理

1. 检验前　标本送检须及时，收到标本后应立即检查，以免积液凝固或细胞破坏使结果不准确。收到标本后应及时检查，如不能立即检查，应在标本内加入 10% 乙醇置冰箱保存，但常规检查不要超过标本采集后 4h。

2. 检验中　标本须混匀，否则影响计数结果。因穿刺损伤血管，引起血性浆膜腔积液，白细胞计数结果须校正，以剔除因出血而带来的白细胞。涂片染色分类法计数时，离心速度不能太快，否则细胞形态受影响，宜用玻片离心沉淀法收集细胞。涂片固定时间不能太长，更不能高温固定，以免细胞皱缩。

3. 自动细胞计数和分类仪性能验证　2014 年 ICSH 发布了体液细胞自动计数仪性能和验证指南的文件。指南要求在仪器投入临床体液标本检测前，每台仪器都应做验证。建议验证制造商声明的各项参数，包括如下几项。

(1) 正确度：可用两种不同方法进行验证：①使用分割标本进行比对试验，至少有 40 例覆盖分析测量范围的患者体液标本。结果与实验室定义的限值进行比较，以判断差异有无显著性。若以手工计数为比较方法，则难度较大。②使用定值参考物质，如商品化质控品预期回收值。

(2) 重复精密度：建议检测≥2 个浓度标本，如采用 1 个高浓度和 1 个低浓度标本，包括医学决定水平。所有标本应至少重复测定 10 次。当完成 10 次有困难时，应视可用标本量决定测定次数，但有效统计应至少检测 5 次。

(3) 相关性：应按实验室可接受程序和制造商建议方法（通常是手工计数法）来处理和检测标本。至少检测 40 例标本，且应覆盖分析测量范围。每一类型体液都应做相关性验证。如参考方法是手工计数法，则建议对同一标本计数 2 次，以提高手工计数精密度。考虑标本储存的稳定性，应在 2h 内检测完毕。

(4) 携带污染：对 CSF 标本来说，要确保高浓度标本不会对随后标本造成正偏倚，从而导致假阳性结果。实验时，应先检测高值标本 3 次，再计数低值标本 3 次，计算携带污染率。建议在临床上检测体液标本前先做空白测试，同时要确保此做法不会因预稀释而导致假阴性结果。

(5) 检测下限：对 CSF 细胞计数来说，可能是最关键的验证步骤之一。制造商应规定总有核细胞数和红细胞计数下限。实验室应对所有检测的体液类型做检测下限验证，以证明标本基质效应。

(6) 分析特异性：体液中干扰物可以是小凝块、

结晶等任何物质,实验室应查出这些干扰物对检验结果的影响。研究应预先考虑有干扰物的体液和来自各种疾病的患者体液。此项研究可纳入患者的相关性研究。

(7)分析测量范围:实验室应对所有检测的体液类型做线性验证。实验室应按制造商确定的分析测量范围进行验证,制备 5~7 个浓度标本,包括医学决定值、最高浓度和检测下限值的细胞浓度,每个标本重复测定 3 次。

三、临床应用

1. 胸腔积液检查
(1)渗出性胸腔积液实验室诊断标准:见表 13-16。
(2)胸腔积液细胞分类的临床应用:见表 13-17。

2. 腹水检查 渗出性腹水实验室诊断标准见表 13-18。

表 13-16 胸腔渗出液确定标准

项目	渗出液	灵敏度(%)	特异性(%)
Light 标准(3 项中任 1 项及更多项)		98	77
-胸腔积液/血清总蛋白比值	≥0.5	91	89
-胸腔积液/血清乳酸脱氢酶比值	≥0.6	93	82
-胸腔积液乳酸脱氢酶	≥2/3 血清参考值上限	66	100
胸腔积液胆固醇	≥600mg/L	54	92
	≥430mg/L	75	80
胸腔积液/血清胆固醇比值	≥0.3	89	71
(血清-胸腔积液)蛋白差值	≤31g/L	87	92

表 13-17 胸腔积液细胞分类意义

细胞类型	意义
中性粒细胞增多(>50%)	急性炎性过程(如类肺炎性胸腔积液)
嗜酸性粒细胞增多(>10%)	气胸、肺栓塞、外伤性血胸、胸管免疫变态反应、寄生虫病、变应性肉芽肿性血管炎
淋巴细胞增多(>50%)	漏出液、结核、肿瘤、冠状动脉旁路移植术、淋巴增殖性疾病、乳糜性积液
单核细胞/巨噬细胞	意义有限,噬红细胞和噬铁细胞区分病理性积液与穿刺创伤
原始细胞	造血系统恶性肿瘤
浆细胞	反应性浆细胞增多、浆细胞骨髓瘤(罕见)
间皮细胞	正常细胞(≥5%)、结核性胸腔积液时会显著减低(≤0.1%)。须与肿瘤细胞区分
实体瘤中肿瘤细胞	转移癌
LE 细胞	系统性红斑狼疮
R-S 细胞	淋巴瘤
巨核细胞	骨髓增殖性疾病

表 13-18 腹腔渗出液确定标准

项目	渗出液	准确度(%)
(血清-腹水)白蛋白梯度	≤11g/L	81.5
腹水/血清胆红素比值	≥0.6	84
Light 标准		80.2
-腹水/血清总蛋白比值	≥0.5	
-腹水/血清乳酸脱氢酶比值	≥0.6	
-腹水乳酸脱氢酶	≥2/3 血清参考值上限	

(胡晓波 金大鸣)

第四节 精液和前列腺液检查

一、精液检验

精液是运送精子的复合液,主要为睾丸、附睾、精囊、前列腺、尿道球腺分泌的液体。精子由睾丸产生,是生殖细胞经一系列有丝分裂形成的,在附睾中未成熟精子最终形成有动力的成熟精子,整个过程约需70d。睾丸支持细胞提供了精子发生所需营养物质、激素等。精子由附睾运送到射精管的运输介质由精囊和前列腺等附属腺体产生,精囊液内含有高浓度黄素、果糖和各种促凝蛋白质,前列腺液内含高浓度枸橼酸、酸性磷酸酶和蛋白水解酶等。

精液分析主要用于:①评估不育症;②输精管切除术后效果;③捐精的质量;④法医学研究(如精液DNA分析)。

正常精液中精子浓度变化较大,在评价男性生育功能时,需做2次或多次精液分析,以便做出正确判断。标本采集以手淫法为宜。将一次射出的全部精液收集在干净广口无菌容器内;容器应加盖、标明标本采集日期和时间。采集微生物培养标本须无菌操作。采集后标本应注意保温(20~40℃)在1h内送检。

【检测方法和原理】

(一)理学检查

1. 外观和液化时间　正常精液液化后应呈均质、灰白色外观。如精子密度很低,精液可透明些;如有红细胞,精液可呈红褐色;如有黄疸或服用某些维生素,精液可呈黄色。

精液射入容器后立即形成半透明凝块,通常在室温下数分钟内,精液开始液化(变稀),此时可见精液中有不均匀凝块。随不断液化,精液将变成均匀水样物,最后形成很小的凝块,室温下15min内通常能完全液化,很少超过60min。精液不液化或液化延迟,使精液分析不易进行,需用机械混匀或酶消化法处理。

2. 量　精液体积的精确测量对精液分析非常重要,否则影响精子总数和非精子细胞计数。最佳办法是采集标本容器称重法。

3. 黏稠度　正常液化后精液,液滴呈不间断下落,异常时黏液丝长超过2cm。

(二)显微镜检查

显微镜检查包括测定精子的活动力、密度、形态和存活率等,需采用标准化的操作和计数才能获得精确和可靠的结果。

1. 活动力和存活率　精子活力与妊娠率有关,评估应在精液液化后尽快进行(最好30min内),务必在射精后1h内进行。防止时间过长,因脱水、pH及温度变化而影响结果。

检查精子细胞膜完整性可完成精子存活率评估,通常每个精子都可评估存活率。当极活跃精子比例<40%时,评估精子存活率就非常重要。精子存活率评估可检验精子活力评估的正确性,因死精子比例不应超过完全不动精子比例,活精子比例应超过运动精子比例。常用评估精子细胞膜完整程度方法是染料拒染法或低渗肿胀法。

2. 精子总数和精子密度　每次射精时精子总数和精子浓度与妊娠时间和妊娠率有关,可预测受孕情况,该结论已为生殖率与精子总数间关系的资料证明。

同时,宜计算和报告精液中精子密度。虽精子密度与睾丸功能无关,但与受精率和妊娠率有关。精子密度由精子总数除计数精子所在的精液体积和稀释倍数乘积所得。

通常采用血细胞计数板法(WHO推荐方法)进行精子计数,也可采用其他方法,如Makler、Horwell、CellVu、Microcell和Leja等计数板法,但这些方法并不比血细胞计数板法的准确性高。

3. 精子形态　WHO推荐精子形态学检查需制备精液涂片,待干燥后,固定和染色。在低倍视野下观察涂片,计数200个精子,并区分正常或异常形态精子。

推荐正常/异常简单分类法。其中,正常形态精子包括头部、颈部、中段、主段和尾段正常。光镜下很难见到尾段,可认为精子由头部(含颈部)和尾部(含中段和主段)构成,只要有头部和尾部都正常,才可认为精子是正常的。所有临界形态都可认为是异常的。其中①头部:外形上是平滑、弧度规则、大体上呈椭圆形。顶体部分边界清晰,且占头部面积40%~70%。顶体区域应没有大空泡,小空泡不超过2个,空泡面积不超过精子头部20%,顶体后区没有任何空泡。②中段:是纤细规则的,长度与头部相同。中段主轴应与精子头部主轴相连。胞质残余体过多时(超过精子头部 1/3)才认为是异常的。③主段:直径一致,比中段细,长度约为 $45\mu m$(约为精子头部长度的 10 倍),可有自然弯曲,且无成角弯折(有成角弯折提示鞭毛破损)。

(三)化学检查

1. 酸碱度　精液 pH 反映了不同附属腺分泌物,主要是碱性的精囊分泌物和酸性的前列腺分泌物 pH 间的平衡。正常标本,应使用 pH 6.0~10.0 试纸。黏滞标本,可用测量黏滞溶液设计的 pH 计测量。

2. 果糖　基于 Karvonen 和 Malm 方法,改良后检测灵敏度为 $74\mu mol/L$。参考区间下限是 $13\mu mol$/每次射精。

3. 其他　如精子出现凝集(如活动精子互相头粘头,尾粘尾或混合方式出现),可能存在精子抗体。有精子抗体不一定出现精子凝集;同样,凝集也可由其他因素引起。仅有精子抗体不足以诊断精子自身免疫。有必要证明抗体严重干扰精子功能,通常做精子黏液穿透试验。

(四)自动化精液分析

目前,已有计算机辅助精液分析(computer aids sperm analysis,CASA)系统能检测精子活力和精子动力学参数;部分能检测精子浓度;部分带半自动形态识别模块。CASA 能测定精子活动力、浓度和形态,与手工方法相比有两个优点:高精密度和提供精子动力学参数定量数据(前向运动和超活化运动,活动精子特征参数)。研究表明,CASA 检测精子浓度和前向运动精子特征的结果,与体内、外受精率和受孕所需时间显著相关。

1. 精子运动性评估　当 CASA 检测精子运动性时,活动力数据估算不可靠,因其取决于不动精子数量,细胞碎片可能会与不动精子混淆。分析精子运动参数时,每个精液标本至少应分析 200 个活动精子轨迹。如有可能,最好检测 400 个活动精子轨迹。

2. 精子浓度测定　CASA 使用荧光 DNA 染色可正确测量活精子浓度和活精子百分率,但须严格遵循技术规范,CASA 可直接测量精子浓度在 $2\times10^6/ml$ 和 $50\times10^6/ml$ 之间标本,当浓度高于 $50\times10^6/ml$ 时需稀释标本。

3. 精子形态分析　正常形态精子能有效预示体外受精率和妊娠。在低生育力夫妻,精子头部透明带(%)和精子直线速度(VSL)与自然受孕率显著且独立相关。

自动图像分析可实现精子形态评价的精确化和客观化。仪器常把精子头部和中段分为正常或异常,或头部和中段大小、头部椭圆率和规则,或依染色测量顶体区域中位数。但染色背景的差别可导致分类不正确或无法识别,引起结果偏移。

【临床应用】

(一)参考区间

正常精液标本的理学、化学和显微镜检查 WHO 参考值见表 13-19。

(二)临床意义

按 WHO 定义,男性不育症指夫妇未采用任何避孕措施、同居生活>1 年,因男方因素造成女方不孕者。临床上,男性不育症评估需对男女双方进行病史询问、体格检查;男性除精液分析外,还要检测促卵泡激素、Y 染色体(Yq)微缺失、受损精子染色体核型分析、囊性纤维化基因突变及睾丸活检、阴囊探查、超声检查等。

1. 睾丸缺失　为原发性生精障碍,是非下丘脑-垂体疾病和男性生殖道梗阻的原因所致,此为最常见男性生育力减低。睾丸缺失可能有不同病因,是目前临床严重的少-弱-畸精子症或非梗阻性无精子症。其中,非梗阻性无精子症精液分析显示精液量正常,而离心后的精液中未见精子。

2. 梗阻性无精子症　因双侧输精管梗阻所致,精液和射精后尿液缺乏精子和生精细胞。通常精液量<1.5ml,pH 酸性和果糖低浓度提示射精管梗阻或先天性双侧输精管缺失。当精液量低下时,须检查射精后尿液中精子,如有精子,证实射精障碍。如精液涂片中缺乏精子和未成熟生殖细胞,则提示输精管近端或远端完全梗阻。

3. 男性附属性腺感染　男性泌尿生殖道感染是男性不育症可治愈病因。WHO 认为,尿道炎、前列腺炎、睾丸炎、附睾炎是男性附属性腺感染。但尚无具体证据表明这些疾病对精子质量和男性生育有负面影响。

【质量管理】

1. 质控方法

(1)检验前:应向患者解释精液标本采集方法、禁欲时间(2~5d)、排尿等。最好在实验室附近采集标本,温度控制在 20~35℃。必要时也可使用专用的避孕套。

(2)检验中:精子活动力检查应在射精后 2h 内完成,标本应注意保暖,宜在保温载物台上进行观察。测定精液 pH 应在射精 1h 内完成,放置时间过长会影响测定结果,因二氧化碳丢失使 pH 增高,或因乳酸积聚使 pH 减低。细菌污染可以使精液 pH 呈碱性。

2. 干扰因素　见表 13-20。

表 13-19　WHO 精液分析参考值

项目	参考值
射精量(ml)	≥1.5
pH	7.2
精子计数(10^6/ml)	≥15
总精子数/射精(10^6/次)	≥39
精子形态(%)	正常≥4
精子存活率(%)	55～63
精子活力(%)	前向运动(PR)+非前向运动(NP)≥40,PR≥32
精子凝集	程度 1～4 级,黏附部位 A～E 级
非精子细胞(10^6/ml)	PMN0.5～1.0 或 WBC1,圆细胞
抗精子抗体(ASAs)(%)	<50
精液果糖(μmol/L)	≥13
精浆锌(μmol/次射精)	≥2.4
精浆葡萄糖苷酶(mU/次射精)	≥20
精子-宫颈黏液相互作用	体内、外实验、简化玻片试验、毛细管试验
无透明带仓鼠卵子穿透试验	阳性
低渗肿胀精子存活率试验(%)	55～63
体外顶体反应	阳性
精子染色质评价	正常

表 13-20　干扰精液检验结果的因素

检验项目	干扰因素
精液量	增高:季节(4～5 月份)。减低:普伐他汀
精子计数	生理性:增高①季节(4～5 月份);②克罗米酚,他莫昔芬。减低①不育,放射,铅,热辐射,季节(夏天低),吸烟。②白消安,西咪替丁,普伐他汀
精子活动力	生理性:增高:如己酮可可碱,他莫昔芬。减低:①循环冻融,不育,铅暴露,季节(夏天低),吸烟。②棉酚,苯妥英钠,肿瘤坏死因子
精子形态	生理性减低:吸烟
精子抗体	生理性增高:输精管结扎

二、前列腺液检查

前列腺液是由前列腺分泌的不透明的、淡乳白色液体,约占精液 25%,主要成分包括枸橼酸、酸性磷酸酶、蛋白水解酶、蛋白质和锌等。高浓度酸性磷酸酶活性表明此液体为精液。前列腺液中蛋白质和某些酶有促进凝固作用,而蛋白水解酶具有液化作用。精液中锌源自前列腺液,锌含量降低提示前列腺有病变。

前列腺液标本由临床医师行前列腺按摩术后采集。量少时可直接涂于载玻片上,量多时弃去第 1 滴前列腺液后,收集于洁净干燥容器中。若标本用于细菌培养,应无菌采集并立即送检。

【检测方法和原理】

前列腺液除观察外观和颜色外,常采用非染色直接涂片法进行显微镜检查,或采用染色法进行检查,寻找病原微生物。

(一)湿片法检查

1. 卵磷脂小体　为磷脂酰胆碱成分,呈圆形或卵圆形,折光性强,大小不均,形似血小板但略大。

2. 前列腺颗粒细胞　体积较大,可能为吞噬卵磷脂小体的巨噬细胞。

3. 淀粉样小体　呈圆形或卵圆形,形似淀粉样颗粒。小体中央常含有碳酸钙沉淀物,具有同心圆线纹的层状结构,呈褐色或微黄色。

(二)染色法检查

当湿片法查见畸形、巨大疑似肿瘤细胞时,应做巴氏染色或苏木素 G-伊红染色,有助于前列腺肿瘤的诊断;如 Wright 染色发现嗜酸性粒细胞增多,有助于变态反应性或过敏性前列腺炎的诊断。

【质量管理】

1. 检验前　应掌握前列腺按摩禁忌证,如疑有前列腺结核、肿瘤或急性炎症且有明显压痛者,应禁忌或慎重采集标本。检查前3d患者应禁止性生活,以免白细胞数量增加。

2. 检验中　①涂片:厚薄要适宜。②显微镜检查:首先用低倍镜观察全片,然后用高倍镜检查,至少观察 10 个以上视野并记录结果。对有形成分较少或标本量较少的标本,应扩大观察视野。③统一报告方式:卵磷脂小体数量较多,高倍镜下满视野分布均匀可报告为 4+;占视野的 3/4 为 3+;占视野的 1/2 为 2+;数量显著减少,分布不均占视野的 1/4 为+。

【临床应用与评价】

(一)参考区间

1. 理学检查　正常前列腺液为数滴至 2ml 左右,呈乳白色、稀薄、不透明而有光泽的液体,pH 为 6.3~6.5。

2. 显微镜检查　卵磷脂小体:多量,均匀分布满视野;前列腺颗粒细胞:少于 1 个/HPF;红细胞:偶见,少于 5 个/HPF;白细胞:少于 10 个/HPF。

(二)临床意义

前列腺常见疾病有良性前列腺增生、前列腺炎、前列腺结石、前列腺癌。目前,前列腺液检验很少涉及前列腺结石、前列腺癌和良性前列腺增生诊断。

前列腺炎有传统分类和新分类两种方法:①Meares-Stamey"四杯法":是第一个规范前列腺炎分类法,前列腺炎按初始尿液(VB1)、中段尿液(VB2)、前列腺按摩液(EPS)、前列腺按摩后尿液(VB3)4 杯标本中白细胞数和细菌培养结果分为:急性细菌性前列腺炎、慢性细菌性前列腺炎、慢性非细菌性前列腺炎和前列腺痛。②美国国立卫生院(NIH,1995 年)新分类法:依前列腺炎基础和临床研究结果,将前列腺炎分为:Ⅰ型,急性前列腺炎;Ⅱ型:慢性细菌性前列腺炎;Ⅲ型,慢性前列腺炎/慢性盆腔疼痛综合征,此型又为ⅢA(炎症性 CPPS)和ⅢB 型(非炎症性 CPPS)两种亚型;Ⅳ型:无症状性前列腺炎,见表 13-21。

表 13-21　"四杯法"诊断前列腺炎结果分析

		VB1	VB2	EPS	VB3
Ⅱ型	白细胞数(WBC)	−	±	+	+
	细菌培养	−	±	+	+
ⅢA型	白细胞数(WBC)	−	−	+	+
	细菌培养	−	−	−	−
ⅢB型	白细胞数(WBC)	−	−	−	−
	细菌培养	−	−	−	−

第五节　阴道分泌物检查

阴道分泌物是女性生殖系统分泌的液体,主要由阴道黏膜、宫颈腺体、前庭大腺、子宫内膜的分泌物混合而成。阴道分泌物检查常用于判断女性生殖系统炎症,如细菌性阴道病、真菌性阴道炎和滴虫阴道炎。

阴道分泌物由妇产科医师采集,恰当的采集技术才能保证获得需检测的相应成分。一般采用消毒刮板、吸管、棉拭子自阴道深部或穹窿后部、宫颈管口等部位采集分泌物。根据不同的检查目的开展检验项目有:直接湿片检查、KOH 涂片检查、氨试验和革兰染色等。尽管上述操作简便,但只有经过学习、培训、实践、积累经验才能获得准确结果。

【检测方法和原理】

(一)pH 检查

采用 pH 试纸法测定。阴道分泌物多呈酸性,是由大量乳酸杆菌及其代谢产物乳酸来维持的,部分乳酸杆菌也能产生过氧化氢,以进一步维持阴道酸性环境,阻止某些病原微生物,如阴道加德纳菌的生长。若 pH>4 多提示细菌性阴道病、滴虫阴道炎和萎缩性阴道炎。

(二)显微镜检查

应尽快进行,以便观察阴道滴虫的动力。检查内容有直接湿片法、10%KOH 涂片法和氨试验,有时需做革兰染色。并要求采用清洁的载玻片。

1. 直接湿片检查法　一般将采集的阴道分泌物拭子直接置于 0.5~1.0ml 无菌生理盐水(0.9% NaCl)中,取出适量涂片,进行镜检。或将取 1 滴无菌生理盐水置于载玻片上,将阴道分泌物拭子涂抹制片后镜检。可用亮视野显微镜或相差显微镜在低倍镜(100×)和高倍镜(400×)下观察。低倍镜是用于标本成分总体筛检评价,如评估上皮细胞参数有细胞数、细胞类型、是否有聚集现象。按表 13-22 所列镜检分类原则,用高倍镜对标本成分进行鉴别计数。通常,湿片直接镜检可见:红细胞、白细胞、细菌大致形态、酵母菌、菌丝/假菌丝、毛滴虫、线索细胞、副底层细胞、基底层细胞和鳞状上皮细胞等。

2. KOH 涂片法和氨试验　KOH 涂片和氨试验是将 1 滴阴道分泌物加在载玻片上,然后加 1 滴 10%KOH 溶液,立即检查有无鱼腥味释出。若出现明显的腐臭味提示存在三甲胺,即氨试验结果阳性。三甲胺是多胺在碱性条件下的挥发产物,在细菌性阴道病患者,阴道菌群发生改变,使多胺产生增加。加入 KOH 溶液还能溶解上皮细胞、血细胞,有助于真菌和红细胞的鉴别,易于发现真菌孢子和假菌丝。

3. 滴虫快速试验　采用免疫光谱毛细浸片术,将阴道分泌物拭子与缓冲液混合,将试带浸入混合液,10min 后观察结果,显示红色线条为阳性。与显微镜检查、滴虫培养法比较,该法诊断灵敏度为 83.3%,特异度为 98.8%,而显微镜法灵敏度为 55%~60%,培养法为灵敏度>90%。

(三)质量管理

1. 检验前　标本采集前,患者应停用干扰检查药物;月经期间不宜进行阴道分泌物检查;检查前 24h 内禁止盆浴、性交、局部用药及阴道灌洗等。采集容器和器材应清洁干燥,不含任何化学药品或润滑剂。用于微生物检查标本,应无菌操作。检查滴虫时,应注意标本保温(37℃)立即送检。载玻片和盖片必须干净防止污染。

2. 检验中　涂片应均匀平铺,不能聚集成滴状。先用低倍镜观察全片,选择适宜或异常区域,用高倍镜观察和确认异常,观察视野数不少于 10 个。

3. 检验后　不同检验人员之间应采用一致的结果判断和报告方式(表 13-22)。对可疑或与临床诊断不符的标本应进行复查。

表 13-22　显微镜检查分类报告原则

结果	有形成分数量	观察区域数
罕见	<10	每张涂片
偶见	<1	每 10 个高倍视野
1+	<1	每高倍视野
2+	1~5	每高倍视野
3+	6~30	每高倍视野
4+	>30	每高倍视野

(四)临床应用

健康人阴道分泌物 pH 为 3.8~4.5。最常见阴道疾病有 3 种,分别是细菌阴道病,由过度生长厌氧菌包括动弯弧菌属、衣原体、解脲支原体、阴道加德纳菌等替换阴道菌群引起;滴虫性阴道炎,由阴道毛滴虫引起;念珠菌阴道炎,常由白色念珠菌引起。这些疾病临床特点和实验室检查结果见表 13-23。

表 13-23　常见阴道疾病临床和实验室特点

	健康/正常	念珠菌病	细菌性阴道病	滴虫阴道炎	萎缩性阴道炎
主诉	—	外阴瘙痒并疼痛,尿痛,性交疼痛	分泌物恶臭	外阴疼痛,分泌物恶臭,尿痛,性交疼痛	阴道干涩,性交疼痛
分泌物特点	—	白色,豆腐渣样	恶臭,稀薄,灰色,均质,附着黏膜组织	大量黄绿色泡沫状,可能有恶臭,附着黏膜组织	—

续表

	健康/正常	念珠菌病	细菌性阴道病	滴虫阴道炎	萎缩性阴道炎
pH	3.8～4.5	3.8～4.5	>4.5	5.0～6.0	5.0～7.0
湿片直接镜检	主要乳酸杆菌	主要乳酸杆菌	革兰染色不定的球杆菌，乳酸杆菌少见或无	各类菌群	乳酸杆菌减少，革兰阳性球菌和革兰阴性杆菌增多
白细胞	罕见～2+	3+～4+	罕见	2+～4+	3+～4+
其他	—	孢子、假菌丝	线索细胞	活动毛滴虫(60%)	红细胞：1+甚至更多，可见副底层细胞
KOH镜检	阴性	孢子、假菌丝	阴性	阴性	阴性
胺试验	阴性	阴性	阳性	有时阳性	阴性
其他	—	如镜检阴性，可行培养或DNA探针分析	如结果不确定，可行DNA探针分析；培养无意义	如镜检阴性，可行培养或DNA探针分析	—

（胡晓波　金大鸣）

第14章

临床寄生虫检验

大　纲

了解　寄生虫检验标本采集和处理方法。
熟悉　寄生虫检验方法评价和质量保证。
掌握　寄生虫检验临床应用。

寄生虫是一类致病性低等真核生物。寄生虫病对人类的危害,尤其是对热带和亚热带地区人民健康的危害十分严重,是发展中国家社会经济发展的障碍,与社会经济和文化的落后互为因果。在发达国家,由于人口的流动、器官移植及免疫抑制药的应用等,寄生虫病也是一个重要的公共卫生问题。我国幅员辽阔,自然条件和人们生活习惯差异大,寄生虫病种类多,分布广。寄生虫检验的目的是根据寄生虫的形态、生活史、致病特点、流行规律和免疫遗传特征等,利用各种检测技术,对寄生虫感染进行病原学或辅助诊断,使患者得到及时治疗。

第一节　临床常见寄生虫病

寄生虫的生物学性状是遗传基因与环境相互作用的产物,医学寄生虫包括医学原虫、蠕虫和节肢动物。

一、医学原虫

医学原虫是指寄生在人体并致病的单细胞真核生物。与人类健康相关的原虫主要有:

1. **疟原虫**　疟疾的病原体,寄生人体者仅有4种,即间日疟原虫、恶性疟原虫、三日疟原虫和卵形疟原虫,分别引起间日疟、恶性疟、三日疟和卵形疟,统称"疟疾"。

2. **蓝氏贾第鞭毛虫**　主要寄生于人和某些哺乳动物的小肠,引起贾第虫病,表现为腹泻、营养不良等症状,为人体常见的肠道寄生虫。

3. **溶组织内阿米巴**　为阿米巴病的病原体,主要寄生于结肠,引起阿米巴痢疾,也可引起肠外型阿米巴病。溶组织内阿米巴为致病型的阿米巴,全球每年约有10万人因阿米巴病死亡。

4. **刚地弓形虫**　可引起人兽共患的弓形虫,广泛寄生于人和多种动物有核细胞内,是一种重要的机会致病原虫,当宿主免疫力低下时,可致严重后果。临床分为先天性和获得性两类。胎儿在孕期经胎盘传播感染虫体,引起先天性弓形虫病。获得性弓形虫病为出生后获得的感染,多无特异的临床表现。机体免疫功能受损时,隐性感染可活化,转变为重症弓形虫病。

5. **阴道毛滴虫**　主要寄生于女性阴道、尿道以及男性尿道、前列腺内,可引起滴虫阴道炎、尿道炎和前列腺炎。

二、医学蠕虫

医学蠕虫是指寄生在人体并致病的多细胞软体动物,借身体肌肉的伸缩做蠕形运动。与人类健康相关的蠕虫主要有:

1. 似蚓蛔线虫　简称蛔虫，是人体内最常见寄生虫之一。蛔虫致病由幼虫在体内移行和成虫对宿主的损害所致，表现为机械性损伤、超敏反应、营养不良及宿主肠道功能障碍。

2. 毛首鞭形线虫　简称鞭虫，是人体常见的寄生线虫之一。成虫主要寄生于人体盲肠，引起鞭虫病。鞭虫致病主要为虫体的机械性损伤和分泌物的刺激作用。

3. 蠕形住肠线虫　又称蛲虫，成虫寄生于人体回盲部，雌虫夜间爬行到宿主肛门处产卵，引起肛周及会阴部皮肤炎症、瘙痒。蛲虫的异位寄生则主要形成以虫体或虫卵为中心的肉芽肿病变，包括蛲虫性阑尾炎，蛲虫性泌尿生殖系统和盆腔炎，偶可见哮喘和肺部损害。

4. 钩虫　寄生在人体小肠，钩虫幼虫简称钩蚴，分为杆状蚴和丝状蚴两个阶段。丝状蚴为感染期蚴，与人体皮肤接触后感染。幼虫所致病变主要有钩蚴性皮炎和呼吸道症状，成虫主要引起宿主慢性失血而产生低色素小细胞性贫血。

5. 班氏丝虫和马来丝虫　是淋巴丝虫病的病原之一。发病过程主要分为急性期过敏和炎症反应，慢性期阻塞性病变。

6. 旋毛形线虫　简称旋毛虫，多种动物和人可作为本虫宿主。旋毛虫的致病过程分为三期：①侵入期（肠型期）；②幼虫寄生期（肌型期）；③囊包形成期。

7. 华支睾吸虫　又称肝吸虫，成虫寄生于人体的肝胆管内，可引起华支睾吸虫病，主要危害是肝脏受损。

8. 布氏姜片吸虫　又称姜片虫，寄生在人体小肠内，导致姜片虫病。姜片虫成虫的致病作用包括机械性损伤及虫体代谢产物被宿主吸收引起的变态反应。

9. 卫氏并殖吸虫　可引起肺型并殖吸虫病，致病主要是童虫或成虫在人体组织与器官内移行、寄居造成的机械性损伤，及其代谢物等引起的免疫病理反应。临床上根据主要损伤部位可分：胸肺型、脑型、肝型、皮肤型及亚临床型等。

10. 日本血吸虫　日本血吸虫尾蚴入侵人体及其生长发育过程中的童虫、成虫和虫卵4个阶段均可对宿主造成不同程度的损害。尾蚴主要导致一过性尾蚴性皮炎。童虫移行过程中可引起所经脏器的病变，以肺部病变较为明显。成虫一般无明显致病作用，少数可引起轻微机械性损伤，如静脉内膜炎或周围炎；但成虫代谢产物能诱发Ⅲ型超敏反应，导致宿主损害。虫卵则主要引起虫卵肉芽肿（Ⅳ型超敏反应），导致肝纤维化。

11. 链状带绦虫　也称猪带绦虫，成虫寄生于人体肠道，幼虫主要寄生于猪，也可寄生于人体皮下、肌肉或内脏。成虫致病主要表现在夺取营养，头节的顶突和小钩及虫体表面的微绒毛对肠壁的损伤，代谢物对机体的刺激作用，患者一般无显著症状。囊尾蚴致病作用远大于成虫，可引起组织炎症和占位性病变，其危害程度取决于囊尾蚴的数量和寄生部位。

12. 肥胖带绦虫　又称牛带绦虫，人是唯一终宿主。致病情况与猪带绦虫相似，症状多不明显，仅有腹部不适、腹痛或体重减轻等表现，由于其孕节能从肛门逸出，故患者常有节片排出和肛门瘙痒等症状。

13. 细粒棘球绦虫　幼虫（棘球蚴）寄生于人和多种食草类家畜及其他动物，引起严重人畜共患病。棘球蚴病俗称包虫病，棘球蚴对人体危害以机械损害为主。

三、医学节肢动物

医学节肢动物指与人类健康有关的昆虫及其他节肢动物。它们或传播疾病，或直接致病，或作为变应原引起超敏反应。

第二节　临床常见寄生虫病实验室诊断

寄生虫感染实验室诊断（laboratory diagnosis of parasitic infectious disease）应用各种实验方法在人体体表、体内及分泌物中检查出寄生虫的某一发育阶段或其代谢产物及分泌物或其核酸，以确认寄生虫感染的存在。寄生虫感染实验室检测方法有：①病原学检查。即检查寄生虫自身或其某一发育阶段，包括粪便检查、肛周检查、虫体鉴定、血液检查、体液和其他分泌物检查及活组织检查。②免疫学检验。即用免疫学方法检查寄生虫的代谢产物和分泌物等抗原物质及其刺激机体产生的相应免疫标志物,包括寄生虫在体内各发育期的抗原及相应的抗体检查。③分子生物学检查。即寄生虫的各发育阶段的核酸检查。

一、标本采集与处理

寄生虫实验诊断的关键是标本采集与处理:①寄生虫病原体的来源与寄生虫寄生部位、移行和离体途径紧密相关,在寄生虫感染的病原学诊断过程中采集标本的方法及对标本进行适当处理与诊断结果密切相关;②在采集标本时要做好详细的记录(标本名称、采集地点、时间、标本来源、寄生部位、宿主和采集人姓名等);③要注意标本的完整性,进行规范性、良好保存,不要破坏标本构造;④在进行采集和保存标本之前,首先要了解或掌握寄生虫形态结构、生活史特点、虫体寄生部位、生活习性等必需的知识,这样才能从患者的血液、组织液、排泄物、分泌物或活体组织中采集到寄生虫的某一发育阶段的虫体,为临床做出正确的病原学诊断提供依据。

二、病原学检查

1. 粪便标本　消化道寄生虫的某些发育阶段可随粪便排出体外,如原虫滋养体、包囊、卵囊或孢子囊,蠕虫卵、幼虫、成虫或节片。某些非肠道寄生虫的某一发育阶段可通过一定的途径进入肠道,随粪便排出。所以,采用粪便检查或肛门周围检查寄生虫是对消化道寄生虫检查的主要手段。

(1)标本采集、运送和保存:为保证粪便标本检查的准确性,必须注意:①保证粪便新鲜,送检时间一般不超过24h;尤对原虫滋养体,须在排便后半小时内检查或暂存于35～37℃待查。②新鲜粪便标本应置于清洁、干燥广口容器内,容器避免水、尿液、粉尘污染。③容器外需贴标签,含检验目的且患者唯一标识。④粪便量一般为5～10g,如要求粪便自然沉淀或血吸虫毛蚴孵化,则不少于30g,检查成虫或绦虫节片则留检一日内全部粪便。⑤某些物质和药物会影响肠道原虫的检测,包括钡剂、矿物油、铋、抗菌药物(甲硝唑、四环素)、抗疟药物及无法吸收的抗腹泻制剂。当服用了以上药物或制剂后,可能在一周或数周内无法检获寄生虫。

如粪便标本排出后不能及时检查,则要考虑使用保存剂。为了保持原虫的形态及阻止蠕虫虫卵和幼虫的继续发育,在粪便排出后可在标本中立刻加入保存剂,充分混匀后置于室温。可供选择的保存剂有福尔马林、乙酸钠-醋酸-甲醛(sodium acetate-acetic acid-formalin,SAF)、肖氏液(Schaudinn's fluid)和聚乙烯醇(polyvinyl alcohol,PVA)等。

(2)常用检验方法:粪便标本是实验室诊断寄生虫感染的最常见标本,可采用生理盐水直接涂片法、厚涂片透明法、定量透明法、饱和盐水浮聚法、自然沉淀法、乙醚沉淀法、涂片染色法、钩蚴培养法、毛蚴孵化法、肛门拭子法及粪便虫体检查法对标本进行检查。直接涂片法要求新鲜粪便,可以检获活动的原虫滋养体、原虫包囊、蠕虫虫卵和幼虫;饱和盐水浮聚法和自然沉淀法可提高原虫包囊、球虫卵囊、微孢子虫孢子及蠕虫虫卵和幼虫的检出率。

1)生理盐水直接涂片法:在洁净载玻片中央加1滴生理盐水,用竹签挑取绿豆大小粪便,于生理盐水中涂抹均匀;涂片厚度以透过涂片粪膜可隐约辨认书上的字迹为宜。一般先在低倍镜下检查,如发现可疑虫卵转用高倍镜观察。应注意虫卵具有一定形状、大小、颜色和结构,应与粪便中异物鉴别。本法适用于检查蠕虫卵、原虫包囊和滋养体,简便易行,为最常用的检查法,特别适用于检查产卵量大的蛔虫卵。

方法评价与质量保证:①直接涂片法操作简便,但易漏诊,每份标本应做3张涂片以提高检出率。②虫卵鉴定的依据包括形状、大小、颜色、卵壳、内含物及有无卵肩、小钩、小棘等特殊结构,要与粪便残渣、食入的酵母菌、花粉、植物纤维等区别。③检查滋养体:涂片方法同上,涂片宜薄;粪便应在排出后立即送检,注意保温;黏液血便中虫体较多,观察滋养体伪足或鞭毛活动。

2)厚涂片透明法(又称改良加藤法):利用特制定量板制备较厚的粪膜,以增加视野中虫卵数,做虫卵定量检查。经甘油和孔雀绿处理,使粪膜透明,粪渣与虫卵产生鲜明对比,便于光线透过和镜检,适于各种蠕虫卵定性与定量检查。

方法评价与质量保证:①厚涂片透明法,操作简单,操作过程中虫卵不会散失,且粪便透明,视野光线柔和,因此应用广泛;②本法要注意掌握粪膜合适厚度和透明时间,如粪膜过厚、透明时间短,则难以发现虫卵,如透明时间过长则虫卵变形,也不易辨认。检查钩虫卵时,透明时间一般不超过30min。

3)定量透明法:在厚涂片透明法基础上,定量刮取粪便,并计数粪内全部虫卵。用改良聚苯乙烯作定量板,将浸透甘油-孔雀绿溶液的玻璃纸覆盖在定量板粪样上,用胶塞轻轻加压,25℃经1~2h粪便透明后,观察并记录粪样中全部虫卵数。将虫卵数乘以24,再乘以粪便性状系数(成形便1、半成形便1.5、软湿便2、粥样便3、水泻便4),即为每克粪便虫卵数(eggs per gram,EPG)。

方法评价与质量保证:①适用于粪便内各种蠕虫卵检查及计数,可测定人体内蠕虫感染程度(虫荷),也可判断药物驱虫效果;②保证粪样新鲜、足量;③掌握粪膜厚度和透明时间,对辨认虫卵非常重要,钩虫卵不宜透明过久,一般不超过30min。

4)饱和盐水浮聚法:利用某些蠕虫卵比重小于饱和盐水(比重1.180~1.200)可浮于水面的原理集卵。用竹签取黄豆大小粪便置于浮聚瓶中,加入少量饱和盐水调匀,再慢慢加入饱和盐水至液面略高于瓶口,以不溢出为止。此时在瓶口覆盖一洁净载玻片,静置15min后,提起载玻片并迅速翻转和镜检。

方法评价与质量保证:①适于检查线虫卵、带绦虫卵及微小膜壳绦虫卵,以检查钩虫卵效果最好,不适于检查吸虫卵和原虫包囊。硫酸锌浮聚法主要用于检查原虫包囊、球虫卵囊、线虫卵和微小膜壳绦虫卵。②使用饱和盐水浮聚法时,大而重的蠕虫卵(如未受精蛔虫卵)或有卵盖虫卵(吸虫卵和某些绦虫卵)在比重小于1.35的漂浮液中达不到最佳漂浮效果,此时,表面层和沉淀物均应检查。

5)自然沉淀法和醛醚沉淀法:自然沉淀法利用比重较水大的蠕虫卵和原虫包囊可沉集于水底的原理,以提高检出率。醛醚沉淀法则利用甲醛和乙醚比重与虫卵不同来集卵。

方法评价与质量保证:①主要用于蠕虫卵检查,对比重较小的钩虫卵效果较差,对比重大的原虫包囊也可用此法;②醛醚沉淀法浓集效果好,不损伤包囊和虫卵,易于观察和鉴定,主要用于肝吸虫卵检查,但对布氏嗜碘阿米巴包囊、贾第鞭毛虫包囊及微小膜壳绦虫卵等的效果较差。

6)涂片染色法:可用于确认及鉴定湿片检查发现的可疑物。有多种染色方法,最常用的是铁苏木素染色法、三色染色法和改良抗酸染色法。

方法评价与质量保证:①用于质控的粪便标本可以是含有已知原虫的固定粪便标本或是用PVA保存的加入棕黄层(buffy coat细胞或巨噬细胞)的阴性粪便标本。②用阳性PVA标本制备的质控涂片或含有棕黄层细胞的PVA标本制备的涂片进行室内质控。新配染液或每周至少进行1次室内质控。③如二甲苯变成云雾状或装有二甲苯的容器底有水积聚应弃去旧试剂,清洗容器,充分干燥,并更换新的无水乙醇和二甲苯。④所有染色缸应加盖,防止试剂蒸发。⑤铁-苏木素染色法和三色染色法不易识别隐孢子虫和环孢子虫卵囊,故建议用抗酸染色或免疫测定试剂盒检查。

7)钩蚴培养法:又称试管滤纸培养法。根据钩虫卵在适宜条件下可在短时间内孵出幼虫的原理而设计。

方法评价与质量保证:①检出率为直接涂片法的7倍;因用饱和盐水浮聚法,孵出的丝状蚴可做虫种鉴定。②因培养物中有存在感染性丝状蚴的可能性,故操作时需非常小心,应有必要的防护措施。③此法亦可用于分离消化道内各种阿米巴滋养体和肠道滴虫滋养体,检出率较高,但每管粪便量需1.0g,培养2~4d。

8)毛蚴孵化法:依据血吸虫卵内的毛蚴在适宜温度的清水中,短时间内可孵出的特性而设计,适用于早期血吸虫病患者的粪便检查。血吸虫病患者粪便中虫卵较少,直接涂片法不易检出,毛蚴孵化法最常与自然沉淀法或尼龙筛集卵法联用于血吸虫感染的诊断。

方法评价与质量保证:①标本不能加保存剂,不能冷冻;②夏季室温高时,在自然沉淀过程中可能有部分毛蚴孵出,并在换水时流失,此时需用1.2%盐水或冰水替代清水以抑制毛蚴孵出,最后1次才改用室温清水;③毛蚴孵化法的优点在于检出率高于浓集法,可根据孵化幼虫形态的特点鉴定种属,获取大量幼虫用于研究,但操作相对复杂而耗时,目前临床实验室一般很少采用。

9)肛门拭子法:雌性蛲虫在人体肛门周围及会阴部皮肤产卵,带绦虫孕节从肛门排出或主动逸出过程中破裂、虫卵黏附于肛门周围皮肤上,肛门拭子法对这两种虫体的检出率远比粪便检查法高,常用方法有透明胶纸法和棉签拭子法。

方法评价与质量保证:①清晨起床后在未排便之前检查。②胶纸与玻片之间有许多气泡时,镜检前可揭起胶纸,滴少量生理盐水后将胶纸平铺再镜检;棉签拭子法与透明胶带法相同,检出率相近,但操作较烦琐。③肛门擦拭虫卵检查一般在清晨醒后或午睡后,便前、洗澡前进行,如首次检查阴性,可连续检查2~3d。④两种方法以透明胶纸法效果较好,操作简便。

10)粪便标本成虫检查:某些肠道寄生虫可自然排出或在服用驱虫药物后随粪便排出,检查和鉴定排出的虫体可作为诊断和疗效考核的依据。常用淘虫检查法和带绦虫孕节检查法。

肉眼可见大型蠕虫或蝇蛆:可直接用镊子或竹签挑出置大平皿内,清水洗净后置生理盐水中观察。小型蠕虫:可用水洗过筛方法。收集患者24~72h的粪便,加适量水搅拌成糊状,倒入40目铜筛中过滤,用清水轻轻地反复冲洗筛上粪渣,直至流下的水澄清为止。将铜筛内粪渣倒入大玻璃皿内,加少许生理盐水,其下衬以黑纸,用肉眼或放大镜检查有无虫体,也可染色后再进行鉴定。

猪带绦虫和牛带绦虫孕节:置于两张载玻片之间,压平,对光观察其子宫分支情况后鉴定虫种;也可用注射器从孕节后端正中部子宫孔注入碳素墨水或卡红染液,待子宫分支显现后计数鉴定。

2. **血液标本** 血液检查是诊断疟疾、丝虫病、巴贝虫病和锥虫病的基本方法。

(1)标本采集和处理要求:用EDTA-K_2抗凝管采集外周血。检查间日疟和三日疟的采血时间宜在疾病发作后数小时至10余小时,检查恶性疟应在发作开始时采血。微丝蚴有夜现周期性,故应在晚9时至次日晨2时之间采血。及时送检。

(2)标本制备:薄血膜和厚血膜血涂片法是诊断疟疾的常用方法。血片经瑞氏-吉姆萨染色后镜检。诊断丝虫病除血涂片法外还可用鲜血滴法、血离心浓集法和薄膜过滤浓集法。血离心浓集法:肝素或枸橼酸钠抗凝血1~3ml,加9倍体积蒸馏水溶血,离心沉淀,取沉渣镜检。

(3)方法评价与质量保证:吉姆萨(Giemsa)染色效果稳定,保存时间较久,但染色需时较长。瑞氏(Wright)染色操作简便,适用于临床诊断,但甲醇蒸发极快,掌握不恰当时血片上染液易沉淀,并较易褪色,多用于临时性检查。

厚血膜:制备时标本用量大,检出率高,但鉴定疟原虫虫种,要求技术水平较高。厚血膜厚薄应均匀,勿过厚;血片须充分晾干再染色,否则易掉片;厚血膜固定前须先行溶血;厚血片通常需检查大约100个油镜视野,如发现疑似物,则需在薄血片上增加检查的视野数。

薄血膜:更易观察寄生虫形态特征,适用于虫种鉴定。薄血膜制作时推片速度应适宜,不宜太快或太慢,推片与载玻片夹角不大于45°;理想的薄血膜要求红细胞均匀地铺成一层,无空隙,其末端呈扫帚状凸出。薄血片常需检查≥300个油镜视野。

3. **痰液标本** 痰液及肺部病变组织抽出液中可能查见肺吸虫卵、粪类圆线虫幼虫、蛔虫幼虫、钩虫幼虫、溶组织内阿米巴大滋养体、细粒棘球蚴头节或游离的小钩、粉螨和螨卵,有时也可见卡氏肺孢子虫包囊。

(1)标本采集、运送和保存:痰标本应来自下呼吸道的深部痰。取患者清晨醒来后用力咳出气管深处的痰液送检,勿混入唾液。如患者不易咳出痰,可吸入水蒸气数分钟以利咳痰,或由临床医务人员用喷雾法来收集诱导痰。挑取含血液、黏液部分的标本送检。如送检时间延迟,可加痰标本固定剂如5%或10%福尔马林,以保存蠕虫卵和幼虫,或用PVA固定以便染色检查原虫。

(2)常用检验方法

1)直接涂片法:取带脓血痰液制成薄膜,加盖玻片,显微镜观察。

方法评价和质量保证:①适于检查卫氏并殖吸虫卵及溶组织阿米巴大滋养体;②检查肺吸虫卵时,镜下未见虫卵只有夏科-莱登晶体,仍提示有肺吸虫感染可能,应多次检查或改用浓集法;③如主要目的是检查阿米巴大滋养体,则应滴加温暖的生理盐水进行涂片,在镜下观察有无做伪足运动的原虫,要注意与白细胞及巨噬细胞区别。

2)消化沉淀法(浓集法):收集患者24h痰液,加等量10%NaOH,37℃消化数小时,离心取沉渣镜检。

方法评价和质量保证:此法适于检查肺吸虫卵、细粒棘球蚴头节、蛔蚴、钩蚴、粪类圆线虫幼虫及粉螨等。

4. **十二指肠引流液** 十二指肠引流液通常指十二指肠液(D液)、胆总管液(A液)、胆囊液(B液)和肝胆管液(C液)的总称,十二指肠引流液中可查见的常见寄生虫有:蓝氏贾第鞭毛虫,华支睾吸虫卵,肝片形吸虫卵,布氏姜片虫卵,粪类圆线虫幼虫和隐孢子虫等。

(1)标本采集、运送和保存:将导管插入十二指肠,抽取十二指肠液标本。对肝胆系统寄生虫病有诊断意义的是来自胆囊的胆液(B液),呈深黄绿色。如无法在2h内完成检查,则标本应保存于5%~10%甲醛中;如标本做染色,则推荐用肖氏液、PVA或SAF;也可采用肠检胶囊法,取线上的黏附物镜检。

(2) 常用检验方法

1) 十二指肠引流液检查：将各部分十二指肠引流液分别滴于载玻片上，加盖玻片后镜检。

方法评价和质量保证：①适于蓝氏贾第鞭毛虫滋养体、肝片形吸虫卵、姜片虫卵、蛔虫卵、粪类圆线虫幼虫等；②为提高检出率，也可用离心法浓集后再镜检；③如引流液过于黏稠，可加10%NaOH溶液消化后再离心，但可影响原虫滋养体的检查；④本法往往在临床症状可疑而粪便检查阴性时采用。

2) 肠检胶囊法：让受检者吞入含尼龙线的胶囊，线的游离端固定于口外侧皮肤，3～8h后拉出尼龙线，取线上黏附物镜检。此法主要适于检查蓝氏贾第鞭毛虫滋养体。

5. 泌尿生殖道标本　阴道、尿道分泌物及前列腺分泌物或尿沉淀湿片观察可检出阴道毛滴虫；某些丝虫感染需检查尿液沉淀物；尿标本离心可浓集埃及血吸虫卵；在尿中可也可检获微孢子虫。

(1) 标本采集和运送①尿液：收集晨尿或单次自然排出的全部尿液，服用药物海群生能提高尿中微丝蚴的检出率；②阴道分泌物：用无菌棉签拭子取阴道后穹窿、子宫颈及阴道壁分泌物；③前列腺液：进行前列腺按摩采集标本于洁净干燥的试管内。标本采集后应立即送检并注意保温。

(2) 常用检验方法

1) 尿液检查：一般可用尿液离心法取沉渣涂片镜检。乳糜尿需加等量乙醚，用力振摇使脂肪溶于乙醚，吸去上层脂肪层，加水10倍稀释后再离心，取沉渣镜检。如尿中蛋白含量高，可先加抗凝剂，再加水稀释后离心。

2) 阴道分泌物及前列腺液检查：可将标本滴于载玻片上的生理盐水中制成混悬液镜检。调低显微镜视野亮度在低倍镜下可观察是否有活动的虫体；可在高倍镜下观察波动膜的波动。主要用于检查阴道毛滴虫，偶可查见蛲虫成虫或虫卵、溶组织内阿米巴大滋养体及蝇蛆。也可待涂片晾干后用甲醇固定，瑞氏或姬氏染色后镜检，但可出现假阳性和假阴性。

方法评价和质量保证：①直接涂片法冬季检查要注意保温，以增加阴道毛滴虫活动力，使其易与其他细胞鉴别。②涂片染色法除观察阴道毛滴虫外，还可判定阴道清洁度。

6. 脑脊液标本　脑脊液中可查见的寄生虫有阿米巴滋养体、致病性自由生活阿米巴及棘球蚴的原头蚴或小钩、粪类圆线虫幼虫、棘颚口线虫幼虫、广州管圆线虫幼虫、弓形虫、肺吸虫卵和异位寄生的血吸虫卵等。

(1) 标本采集和运送：脑脊液标本由临床医生腰椎穿刺采集置无菌试管中立即运送并及时检查。

(2) 常用检验方法：脑脊液离心取沉渣镜检：取脑脊液2ml，2000r/min离心5min，吸取沉渣做涂片镜检。

方法评价与质量保证：①因寄生于脑脊液中虫量非常少，故病原检查阴性不等于无该种寄生虫感染。②检查阿米巴滋养体，不宜用离心沉渣镜检法，可在自然沉淀后吸取沉渣镜检。③检查弓形虫和致病性自由生活阿米巴需做涂片，经固定、染色后用油镜检查。

三、免疫学检查

免疫学检验是通过检测患者体内的特异性抗体、抗原或免疫复合物，协助诊断。最常用标本为血清，此外全血、各种体液及排泄分泌物等也可用于检查。寄生虫免疫学检验的结果不具有确诊价值，但此类方法也有其自身优点。免疫学方法适用于感染早期或轻度感染，病原体检查为阴性者；深部组织感染，病原体检查标本不易获得；血清流行病学调查。目前常用免疫学方法主要有：

1. 酶联免疫吸附试验（enzyme-linked immunosorbent assay, ELISA）　ELISA是免疫学试验中应用最普遍、适用范围最广的免疫酶标记检测技术，用于多种寄生虫的免疫诊断、流行病学调查、疗效考核和监测。标本种类多种多样，如血清、脑脊液、尿液等。ELISA法已实现试剂标准化、操作规范化和自动化。

2. 免疫胶体金技术（immune colloidal gold technique）　是以胶体金作为示踪标志物应用于抗原抗体的一种新型免疫标记技术。本法操作便捷在15min内可完成反应，适用基层和现场使用；成本低，无须特殊仪器设备；标记物稳定，信号衰减缓慢；胶体金本身为红色，无须加显色试剂，对人体无毒害。

3. 环卵沉淀试验（circumoval precipitin test, COPT）　COPT操作烦琐，不易标准化，已有许多改进方法，如PVF抗原片法、酶联环卵沉淀反应等。COPT具有较高灵敏度和特异性。主要用于血吸虫病辅助诊断、疗效考核、流行病学调查及疫情监测。

4. 免疫酶染色试验(immnoenzymatic staining test, IEST)　免疫酶技术结合免疫反应高度特异性和酶促反应的高效性，特异性和灵敏度高。适于血吸虫病、丝虫病、肝吸虫病、猪囊尾蚴病、肺吸虫病、旋毛虫病等实验室诊断和流行病学调查。本法稳定性好，简便易行，抗原片置-20℃可长期保存。所用抗原及操作方法尚需标准化。虽冷冻切片抗原优于石蜡切片，但在试验洗涤过程中易脱片。

5. 染色试验　是诊断弓形虫病独特的免疫学方法，除肉孢子虫外与其他寄生虫无交叉反应，但本法难以标准化，且用新鲜活虫体作抗原有一定的实验室感染风险，限制了该方法的推广。

6. 间接荧光抗体试验(indirect fluorescent antibody test, IFA)　是一种免疫标记技术，具有免疫学反应的特异性和荧光技术的敏感性。操作简便，特异性、灵敏度和重现性好，可用于多种寄生虫诊断，是诊断疟疾最常用方法之一，且能用于疗效考核；对弓形虫病诊断价值与染色试验相似，灵敏度低于ELISA和IEST法；诊断杜氏利什曼原虫的灵敏度和特异性均高，但患者治愈后抗体阴转率很低，因此无疗效考核价值；对阿米巴肝脓肿检出率高，但对肠阿米巴病检出率低，不宜作为肠阿米巴病的辅助诊断；对血吸虫病诊断灵敏度与ELISA和IEST相似，高于COPT法。本法局限性在于必须具备荧光显微镜，结果判断有主观性且荧光强度随时间衰减等。

7. 环蚴沉淀试验(circumlarval precipitin test, CPT)　是旋毛虫病特有血清学试验，具有较高的灵敏度和特异性，与常见线虫病无交叉反应。因活幼虫抗原材料分离较烦琐，保存有困难，有实验室感染潜在风险，故应用受限制。用冻干幼虫和空气干燥幼虫作试验，效果也很理想，且操作简便，无须特殊仪器设备，适于基层应用。

8. 间接血凝试验(indirect haemagglutination test, IHA)　本法用于血吸虫病、弓形虫病、利什曼原虫病等多种寄生虫病的辅助诊断和流行病学调查。近年来，由于抗原纯化技术和冰冻干燥技术发展，在致敏血细胞制备和保存方面有了新进展，为血凝试验标准化提供了条件。IHA方法简便，可用肉眼观察，不需特殊设备，对日本血吸虫病、肝吸虫病、猪囊尾蚴病和弓形虫病的诊断灵敏度和特异性均较高，但对疟疾诊断效果不稳定，原因之一是缺乏纯化抗原。本法可能出现非特异性凝集现象，应注意鉴别。

四、分子生物学检查

传统的病原学检查或免疫学检查可诊断大多数寄生虫感染，因此，分子生物学方法在寄生虫诊断中应用较少。主要方法有：

1. 聚合酶链式反应(polymerase chain reaction, PCR)　PCR具有极高的灵敏度，即使污染极微量DNA均可造成假阳性，故反应体系须绝对无污染；各种引物模板系统所需最适 $MgCl_2$ 浓度不同，因此，须进行预试验确定；热循环温度、引物设计及模板纯度和量对结果均有影响。检测寄生虫病尤其是原虫病PCR是最敏感和特异的分子生物学检测技术，PCR阳性表明被检者体内存在寄生虫病原体，但不能区分是隐性感染、带虫或现症患者。PCR衍生技术包括反转录PCR、锚式PCR、差异显示PCR、免疫PCR和PCR-ELISA等。

2. 生物芯片技术　生物芯片包括基因芯片、蛋白质芯片、多糖芯片、细胞芯片等。生物芯片制作因需大量准确的DNA、cDNA片段序列和蛋白质信息，精密的加工工艺，结果检测和分析需强大的信息处理系统，故制作成本高，目前尚未普及。生物芯片技术发展迅猛，具有微型化和大规模分析、处理生物信息的功能，已引起生命科学领域的广泛关注。

(费　阳　陈　丽　孙自镛)

参考文献

曹励民.2011.寄生虫学检验.第3版.北京：人民卫生出版社.

丛玉隆,尹一兵,陈瑜.2010.检验医学高级教程.北京：人民军医出版社,136-147.

胡晓波,宋颖,王青,等.2014.2014版ICSH血液分析仪评价指南介绍(上).检验医学,29(12):1201-1206.

胡晓波,宋颖,王青,等.2014.2014版ICSH血液分析仪评价指南介绍(下).检验医学,30(1):1-6.

胡晓波,姚怡婷,王青,等.2015.2014版ICSH体液细胞自动计数仪性能和验证指南介绍.检验医学,30(3):209-213.

罗恩杰.2006.医学寄生虫学与寄生虫检验.北京：人民军医出版社.

罗恩杰.2011.病原生物学.第4版.北京：科学出版社.

沈继龙.2007.临床寄生虫学与检验.第3版.北京：人民卫生出版社.

吴观陵.2005.人体寄生虫学.第3版.北京：人民卫生出版社.

中国泌尿外科疾病诊断治疗指南编写委员会.2014.2014中国泌尿外科疾病诊断治疗指南,436-454.

中华人民共和国国家卫生和计划生育委员会.WS/T 347-2011 血细胞分析的校准指南.[2016-12-02].http://www.nhfpc.gov.cn/zwgkzt/s9492/201110/53169/files/9af11feb324d42e789de9dd9c18645f5.pdf.

中华人民共和国国家卫生和计划生育委员会.WS/T 405-2012 血细胞分析参考区间.[2016-12-02].http://www.nhfpc.gov.cn/ewebeditor/uploadfile/2013/01/20130109171100186.pdf.

中华人民共和国国家卫生和计划生育委员会.WS/T 406-2012 临床血液学检验常规项目分析质量要求.[2016-12-02].http://www.nhfpc.gov.cn/ewebeditor/uploadfile/2013/01/20130109171159194.pdf.

中华人民共和国卫生部.WS/T245-2005 红细胞和白细胞计数参考方法.

中华人民共和国卫生部.WS/T341-2011 血红蛋白测定参考方法.

中华人民共和国卫生部.WS/T342-2011 红细胞比容测定参考方法.

中华人民共和国卫生部.WS/T343-2011 红细胞沉降率测定参考方法.

中华医学会内镜学分会,中国抗癌协会肿瘤内镜学专业委员会.2015.中国早期结直肠癌筛查及内镜诊治指南(2014,北京)[J].中华医学杂志,95(28):2235-2252.

Bourner G, Salle, BDL. Geogre T. et al.2014. ICSH guidelines for the verification and performance of automated cell counters for body fluids[J]. Int Jnl Lab Hem, 36:598-612.

CellaVision.Annual report 2015.[2016-12-20]. http://hugin. info/132164/R/2002962/739277. pdf.

Clinical and Laboratory Standards Institute. 2006. Analysis of body fluids in clinical chemistry: C49-A[M], Wayne: Clinical and Laboratory Standards Institute, 2007.

Clinical and Laboratory Standards Institute.Body fliud analysis for cellular compositon. CLSI H56-A[M], Wayne: Clinical and Laboratory Standards Institute.

CLSI. H26-A2 Validation, Verification, and Quality Assurance of Automated Hematology Analyzers, 2nd Edition.2010.[2016-12-04].http://shop.clsi.org/s.nl?sc=7&category=67&search=H26-A2.

CNAS.CNAS-CL43 医学实验室质量和能力认可准则在临床血液学检验领域的应用说明.(2015-11-11).[2016-12-02]. https://www.cnas.org.cn/images/rkgf/sysrk/rkyyzz/2015/12/21/986F1FD1A836AFC4C278277BCEFAD751.pdf.

Deisenhammer F, Bartos A, Egg R, et al.2011. Chapter1 Routine cerebrospinal fluid (CSF) analysis[M].//Gilhus NE, Barnes MP, Brainin M. European Handbook of Neurological Management: Volume 1, 2nd ed.Massachusetts:Blackwell Publishing Ltd,5-17.

Jungwirth A, Diemer T, Dohle G.R, et al.2013. Guidelines on male infertility.European Association of Urology(pp.60),9-40.

Kottke-Marchant K, Davis BH. 2012. Laboratory Hematology Practice.Hoboken: Wiley-Blackwell,3-102.

McPherson RA, Pincus MR. 2017. Henry's clinical diagnosis and management by laboratory methods, 23rd.Missouri: Elsevier.

McPherson RA, Pincus MR.2017.Henry's Clinical Diagnosis and Management by Laboratory Methods.23e, St.Louis:ELSEVIER.

第三篇 临床血液学和血液学检验

第 15 章

概 述

> **大 纲**
>
> 本章简述临床血液学和血液学检验的概况。
> **掌握** 血液学检验的基础理论和临床应用。
> **熟悉** 血液学检验的质量控制和评价指标。
> **了解** 血液学检验的发展简史和现状,为全面了解和深入学习临床血液学和血液学检验奠定基础。

血液学(hematology)是研究造血组织和血液的生理学、生化学、免疫学、遗传学、细胞生物学、分子生物学、蛋白质学组和代谢学组等的一门独立学科。临床血液学(clinical hematology)是研究造血组织和血液疾病的学科,如红细胞疾病、白细胞疾病、出血性疾病、血栓性疾病、其他血液相关疾病及非血液疾病所致继发性血液病的病因和发病机制、临床诊断和治疗等。血液学检验(hematologic examinations)是以血液学的理论为基础,以检验学技术、方法为手段,以临床血液病患者为对象的检验医学,为血液病的诊断、治疗、预防和康复提供可靠的检验信息。本章就临床血液学和血液学检验作一概述。

第一节 血液学检验简史

自 1673 年 Leeuwenhook 发明显微镜以来,使血液细胞形态学有了革命性的发展。

(一)对血细胞计数的认识

1855 年出现红细胞计数(RBC)测定,1878—1895 年应用血红蛋白(Hb)测定,1877—1902 年有了血细胞分类计数(DC)的方法。1953 年,美国人 Coulter 发明了血细胞计数仪,从此开启了用仪器计数血细胞的历史;20 世纪 80 年代后,自动化仪器发展迅速,开拓了自动化血细胞计数的时代。

(二)对红细胞的认识

1900 年发现红细胞有血型物质,并出现了血型鉴定,1900—1930 年确定了红细胞有携氧功能,1953 年发现红细胞中含碳酸酐酶,1967 年发现红细胞内有 2,3-二磷酸甘油醛,为研究红细胞结构、代谢和功能开拓了新的途径。

(三)对白细胞的认识

1892—1930 年,发现中性粒细胞有趋化、吞噬、杀菌等功能;1910 年发现单核细胞有吞噬功能;1924 年提出"网状内皮系统(reticuloendothelial system,RES)",1976 年改名为"单核-吞噬细胞系统(mononuclear-phagocyte system,MPS)";1959 年对淋巴细胞免疫功能有所认识,提出 B 细胞产生抗体,T细胞有杀伤、辅助、抑制和诱导作用。

(四)对血栓与止血的认识

1842年,发现血小板(PLT);1923年发现血小板有聚集功能。1963年提出血液凝固的"瀑布学说"。20世纪80年代后,先后发现蛋白C(protein C,PC)、蛋白S(protein S,PS)和组织因子途径抑制物(tissue factor pathway inhibitor,TFPI);20世纪90年代发现凝血酶激活的纤溶抑制物(thrombin activable fibrinolysis inhibitor,TAFI)和蛋白Z(protein Z,PZ)等,大大地丰富了血栓与止血的理论和实践。

(五)对造血干细胞及其调控的认识

1958年发现人类白细胞抗原(HLA);1961年发现造血干细胞(hematopoietic stem cell,HSC);1979年体外培养祖细胞成功。20世纪末先后对造血调控有了新的认识,尤其对各系统血细胞的调节因子(SCF、G-CSF、GM-CSF、EPO、TPO、IL等)以及造血微循环[基质细胞、细胞外基质细胞(ECM)、细胞黏附分子(CAM)等]有了更深入的认识和发展。

此后,关于血液学和血液学检验继续向更深更高的方向发展。

第二节 血液学检验现状

近30年来,血液学检验随着科学技术的进步有了突飞猛进的发展,体现在以下几方面。

(一)仪器的自动化

现今约有80%以上的检验项目均使用自动化仪器,仪器的特点是自动化、多功能、多参数、微量化、高速度、智能化和检验结果的高准确度。例如,全自动血细胞分析仪、血小板功能分析仪、血小板聚集仪、血液凝固分析仪、血液流变仪、流式细胞仪、血栓弹力图仪、凝血酶生成仪及研究分子生物学的仪器(PCR扩增仪、DNA测序仪、核酸合成仪、生物分子图像分析仪、生物/基因芯片仪)等。

(二)试剂的多样规范化

现今约有90%以上的检验项目均使用特定研制的试剂,试剂的特点是大规模高科技生产的试剂盒。试剂有专业化、多样化、商品化、高质量、高灵敏度、高特异性的特点,多与仪器匹配,多有质量控制,多为国家标准化委员会批准。

例如,血细胞染色和细胞化学染色试剂盒,血细胞免疫(化学)检验试剂盒,干/祖细胞培养试剂盒,凝血因子检测试剂盒,纤溶功能检测试剂盒等。

(三)方法的标准化

由于检测项目的不同,大体上可选用理化检测法、功能检测法、免疫检测法、基因检测法等进行实验检测,这些方法可用国际/国内推荐的方法进行检测。

例如,WHO推荐的凝血酶原(PT)-国际正常化比值(INR)作为监测口服抗凝剂的方法,Clauss法测定血浆纤维蛋白原含量;用凝固法或发色底物法测定凝血因子和抗凝因子活性,用ELISA法或放射免疫法测定凝血因子和抗凝因子抗原含量等。

(四)全面质量管理

通过常规应用室内质控(IQC)和室间质评(EQA)对实验室检验过程进行(分析)前、中、后全过程的质量管理。有条件的单位应将国际标准化组织(ISO)发布的ISO15189《医学实验室质量和能力的专用要求(2007)》作为临床实验室质量保证的准则。我国国家标准(GB-T22576.2008)是严格根据该标准制订的,是有效保证检验结果准确度和临床应用可靠性的权威文件。ISO15189主要内容有。

(1)管理要求:以文件作为载体,制订各种检验服务的规范,要求实验室为临床和患者服务,有效控制检验流程中的不符合事件,并采取纠正和预防措施;

(2)技术要求:在人力和设备具备的条件下,严格按照国内外各种标准/规范要求在检验过程中执行检验操作,并及时向临床提供准确可靠的检验结果。

(五)技术人员合格化

当今临床实验室都注重技术人员的自我建设,要求学历层次高、技术合格、操作规范。要求检验操作人员在上岗前必须接受仪器操作培训,要熟悉相关检验理论和仪器工作原理,要掌握操作方法或技术,能进行室内和室间的质量控制,能判断和分析失控的原因,能进行基本的仪器清洁和维护。此外,技术人员还必须掌握检验结果的分析和临床意义,为临床诊治提供参考建议;技术人员还必须主动地与患者/患者家属及医师/护士进行密切地沟通以缓解医患矛盾和协助临床诊治。

第三节 血液学检验展望

(一)检验理念的转化

当今,人们对检验认识的增强,促进了检验医学的发展。众所周知,临床检验实验室是由检验技术人员、仪器、试剂和技术方法对标本(血液、体液)进行检测,得出结果提供给临床。随着科技的进步和学科的发展,医学检验向检验医学转化。检验医学的发展及其水平提高必须依赖体外诊断产业(in-vitro,diagnostics,IVD)为临床检验提供信息和产品(仪器和试剂);然而,临床检验经过质量管理后,所得到准确、可靠的结果,可以渗入到检验诊断、实验诊断、疗效观察、预后判断、健康普查、遗传咨询等的工作。

(二)循证检验医学

循证检验医学(evidence based laboratory medicine,EBLM)是临床循证医学(evidence based medicine,EBM)的一部分。EBM 的核心是证据,故又称"实证医学""求证医学"。包括查询、探索和应用证据,是最新、最佳、最经济和最科学的医学证据。循证检验的步骤是:

(1)在实践中提出要解决的问题。

(2)系统地查阅有价值的文献。

(3)严格评价、荟萃分析得到资料的真实性和可靠性。

(4)确定解决问题的最佳方案且在临床实践中实施。

(5)发现新的问题,在实践中再作评价以指导临床实践。在这种循证实践基础上得出的结论才能作为诊断和治疗决策的最直接、最准确、最有价值和最经济的依据。

(三)体外诊断的发展

体外诊断体系(产业)(in-vitro-diagnostics IVD),包括仪器诊断和试剂诊断两部分。随着 IVD 的突飞猛进的发展,为检验医学提供了新仪器、新试剂和新技术,促进了检验医学的发展和学术水平的提高。例如,血液系统常用的仪器和试剂有:全自动血细胞分析仪、流式细胞仪、凝血因子分析仪、自动生化分析和化学发光免疫分析仪等,上述常用仪器匹配或不匹配的试剂。此外,临床常用分子诊断仪器和试剂有核酸提取仪、PCR 扩增仪、DNA 测序仪、电泳仪、芯片分析仪和试剂。

(四)适宜技术的开展

随着科技和 IVD 的发展,医学检验工作也必须根据临床应用的要求,从实验方法学、卫生经济学、临床应用价值等方面,遵循循证医学原则选择适宜技术。

适宜技术是指在满足临床基本要求的前提下,能最有效、最快速、最便捷、最经济的一组技术。例如,血液细胞形态识别技术、血液凝固技术、生物化学技术、免疫学技术等。又如,临床分子诊断技术常用的定性检测技术、等位基因特异性 PCR 检测技术、多重 PCR 检测技术、长距离反向 PCR 检测技术、实时荧光 PCR 技术、PCR-限制性片段长度多态性分析分析、PCR 核酸序列分析技术、PCR 芯片杂交技术/原位杂交技术、膜上杂交技术、单链构象多态性、DNA 甲基化分析技术等。

(五)检验医学的未来

随着转化医学的深入发展,大大推动了检验医学的发展。如互联网+、远程会诊的应用,将显微镜下不能正确辨识的骨髓象细胞、病理组织的图像转换出来,经云端传输给病理学专家的手机或电脑上,即时传递,即时辨认,还可以视频面对面交流、讨论,对正确诊断有极大的帮助和指导意义。

转化医学(translational medicine)核心是将基础研究成果转化为临床应用,服务于临床,造福于病人。是当今医学发展的热点。例如,将血友病 A、B 患者产前诊断基因的研究成果,经转化制成基因芯片或试剂盒,再应用于临床。使这种研究成果得到推广应用。

个体化医疗(personalized medicine)是以个体基因信息为疾病诊疗基础,这种"精准"模式的诊治更加精准和高效。分子诊断(PCR、DNA 测序、芯片技术、蛋白组学分析)就是个体化医疗的基石和核心技术,已广泛应用于个体化医疗中。目前约有 3000 项基因检测在美国国立卫生研究院登记注册,已在 500 多家 CAP 认证实验室开展分子生物学检测;我国的个体化医疗特别是在药理学、遗传学和肿瘤学上也在迅速的开展。

精准医疗(precision medicine)是以个体化医疗为基础,通过医学前沿技术,对大样本人群和特定疾病的生物标记物进行分析和鉴定,寻找疾病的病因和治疗的靶点。医学前沿技术是指发展中的基因、蛋白质、代谢、药物等组学技术,是精准医疗的基本技术和核心技术。目前国内主要应用于肿瘤治疗的药物选择研究。

(六)即时即地检验的普及

即时检验(point-of-care testing,POCT)曾称床边检验(bedside testing)、诊断检验(physicians-office testing)和家用检验(home use testing)等,而POCT这一概念是在1994年国际急救护理医学协会举办的学术会议上由一组多学科专家和管理人员共同确定的,这里采用即时即地检验(POCT)可能更确切。

POCT包含三大特点:

(1)即时是快速检验,最快只需1min,最慢不超过30min。

(2)即地是在采样现场可移动性检测。

(3)优点操作便捷,从放标本到出结果,一键完成,操作者可是非专业技术人员。因此,POCT可以即地如急诊室、监护室、手术室、病房、家庭、现场、救护车上等。采用POCT的相应技术如干化学技术、免疫层析技术、免疫荧光技术、电化学技术、生物传感技术、生物芯片技术、微流控技术等,对血糖、血气、电解质、酸碱平衡、妊娠、心脏损伤标志物、肿瘤标志物、内分泌代谢性疾病、感染性疾病、食品安全、毒品药物、应急救灾、检验免疫、法医物证等进行检测。

POCT也存在有待解决的问题,其在质量控制和临床管理特别在标本采集和准备、试剂的储备和使用、仪器的校准和治疗控制、操作人员的提高和培训、行政管理和规章制度等方面,需要不断深化教育,以提高POCT的质量和推动临床应用。展望未来POCT有广阔的发展前景,特别是蛋白芯片/DNA芯片技术的发展对POCT在诊断中的应用、病原体快速诊断和遗传性疾病筛查等起到了推动作用;红外光谱分析技术的非创伤性经皮检测可能是POCT的更大发展方向;小型化的自身保健检测的POCT产品对家庭保健也有重要保证作用。

第四节 血液学检验的应用

血液学检验广泛应用于血液病的临床诊断和鉴别诊断、疗效观察和预后判断、健康普查和遗传咨询、指导血制品的临床应用,也用于基础研究和临床研究等。

(一)临床诊断和鉴别诊断

血液病的诊断和鉴别诊断很大程度上需依赖实验室检查。例如,对造血和淋巴组织疾病的诊断和鉴别诊断,除病史和临床表现外,实验室诊断需包括:①血象(含血涂片);②骨髓象和细胞化学染色;③骨髓病理切片和电镜检查;④细胞免疫标记;⑤细胞遗传学和分子遗传学;⑥分子生物学检查等。通过上述系列检查,可以正确做出临床诊断、分型诊断、临床分期和鉴别诊断,基本上不会有漏诊和误诊(图15-1)。

(二)疗效观察和预后判断

在患者治疗过程中,需用实验检查作为疗效观察和预后判断的客观指标。例如:

1. 急性髓系白血病(AML)

(1)完全缓解(CR):①临床无白血病细胞浸润的症状和体征,生活正常或接近正常;②血象:Hb≥100g/L(男性)或≥90g/L(女性或儿童),中性粒细胞绝对值≥1.5×10^9/L,白细胞分类中无白血病细胞,PLT≥100×10^9/L;③骨髓(BM)象:原

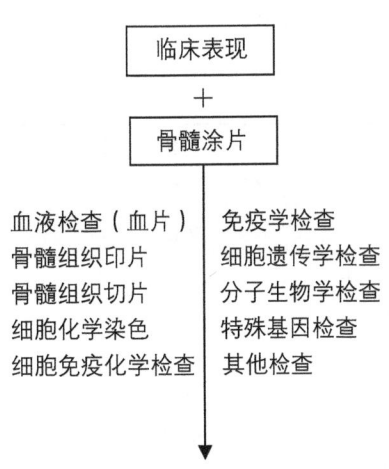

图15-1 造血和淋巴组织疾病的诊断和鉴别诊断

始细胞(原粒Ⅰ型+Ⅱ型,原单+幼单,或原淋+幼淋)≤5%,红系和巨核系正常。

(2)部分缓解(PR):BM象中原始细胞>5%而≤20%,或临床/血象2项中有1项未达CR标准。

(3)白血病复发:有以下3项之一者即为复发:①骨髓原始细胞>5%但≤20%,经有效抗白血病治疗一个疗程未能达到骨髓象完全缓解标准者;②骨髓原始细胞>20%;③髓外白血病细胞浸润。

(4) 持续完全缓解(CCR)：达到 CR 之日算起，其间无白血病复发达 3～5 年者。

(5) 长期存活：确诊白血病之日起，存活时间≥5 年。

(6) 临床治愈：停止化疗 5 年或无病生存(DFS)≥10 年。

2. 预后判断　如 AML 的预后因素(表 15-1)。

(三) 健康普查和遗传咨询

1. 健康普查　随着生活水平的提高，国家施行健康普查制度。每个职工除做临床普查外，还应做实验室普查，如血、尿、粪常规、肝、肾功能、血糖、血脂、肿瘤、肝炎标志物等检查。此外还应做超声、X 线胸片、心电图等检查。发现亚健康状态，及时采取干预措施，预防疾病的发生或发展。

2. 遗传咨询　对于遗传性疾病，如血友病，根据患者及其家族史，进行携带者和产前基因诊断。发现有病胎儿，在家属知情的情况下，采取措施防止其出生，是目前预防血友病发生的有效措施，对提高民族健康水平具有重要的现实意义。上海交通大学医学院附属瑞金医院，近年来对 450 个血友病家系做携带者和产前诊断，迄今准确率达 100%，未见漏诊和误诊现象。

(四) 指导血制品的临床应用

根据临床需求和相关血液学检查决定血制品的临床应用，例如：

1. 血小板输注　对于无出血的血小板减少患者，预防性血小板输注的适应证大多定义为血小板数<10×10^9/L，输注后使血小板维持在>20×10^9/L；在有出血症状或存在出血风险情况下，预防性血小板输注的适应证可放宽至($20\sim30$)×10^9/L。在血小板减少，血小板功能缺陷患者接受创伤性操作或手术时，可根据病情的需要输注血小板。轻微创伤者血小板数>20×10^9/L、穿刺者>50×10^9/L、拔牙者≥50×10^9/L、小手术≥50×10^9/L、大手术≥80×10^9/L，正常分娩≥50×10^9/L、剖宫产≥80×10^9/L。

2. 凝血酶原复合物(PCC)的应用　PCC 由于含凝血因子Ⅱ、Ⅶ、Ⅸ、Ⅹ，故临床上多用于血友病 B(因子Ⅸ缺乏症)、存在抑制物的血友病 A(因子Ⅷ缺乏症)、依赖维生素 K 凝血因子缺乏症、重症肝病/肝移植、弥散性血管内出血(DIC)和少见的遗传性凝血因子Ⅱ、Ⅶ、Ⅹ缺乏症等。例如对于血友病 B 患者出血(表 15-2)和手术(表 15-3)时 PCC 的应用。

表 15-1　AML 的预后因素

	预后良好	预后不良
年龄(岁)	<50	>60
白血病	初治	继发/复治
WBC($\times10^9$/L)	<25	≥100
Auer 小体	有	无
髓外病变	无	有
白血病类型	M_2、M_3、M_4EO	M_0、M_1、M_5、M_6、M_7
达 CR 需疗程	1～2 次	多个
髓外病态造血	无	3 个
纤维化	无	有
细胞遗传学	正常，t(15;17),inv(16),t(8;21)	5、7、8 染色体异常,11q23 异常,t(9;22),复合异常
免疫表型	$CD34^+$、$mdr-1^-$、bcl-2 低表达	$CD34^-$、$mdr-1^+$、bcl-2 高表达

表 15-2　血友病 B 患者出血 PCC 的应用

出血严重程度	所需 FⅨ:C 水平(%)	单次剂量(U/kg)	每日应用次数	疗程(d)
严重(颅内、大创伤等)	40～50	30～40	2	7～10
中度(关节、肌肉、泌尿道、胃肠道)	30～40	20～30	1～2	5～7
轻度(皮下、鼻、牙龈等)	20～30	15～20	1	3～4

表 15-3　血友病患者手术 PCC 的应用

手术类型	PCC 的剂量(U/kg)			
	术前 12h、术日、术后 1d	术后 2~3d	术后 4~7d	术后 8~14d
大型(颅脑、开胸、剖腹等)	40~50	30~40	20~30	10~20
中型(阑尾、血肿清除、关节等)	30~40	20~30	10~20	
小型(拔牙、包皮、关节抽血等)	20~30	10~20	5~10	

在围治疗期,必须用监测 APTT 和 FIX:C 水平作为制定和调节给药剂量、每日次数和疗程的依据。

(五)基础研究和临床研究

在白血病细胞形态学、免疫学和细胞遗传学(MIC)分型中,细胞遗传学检查不能肯定的或不能发现的基因异常,可进一步通过分子生物学检查予以明确。如急性髓系细胞白血病(AML)-M_3 型的 t(15;17)(q^{22};q^{21})易位及其 PML/RARα 融合基因等;若 PML/RARα 融合基因阴性(约占 M_3 型的 10%),则可再进一步检查 RARα 伙伴基因所形成的融合基因,它们构成受累基因网络白血病(图 15-2)。

目前,已有基因组学(genomics)即从生物体单个基因到整体基因组的结构与功能;发展到蛋白质组学(proteomics)即功能基因组学,是研究细胞内全部蛋白质的组成和其功能,发展到细胞信号转导(signal transduction),是针对细胞外信号所产生的细胞应答反应的全过程;发展到后遗传学(epigenetics)或表观遗传学,是研究 DNA-染色质机构改变与基因调控相互关系的分子生物学分支;目前也发展到代谢组学等。

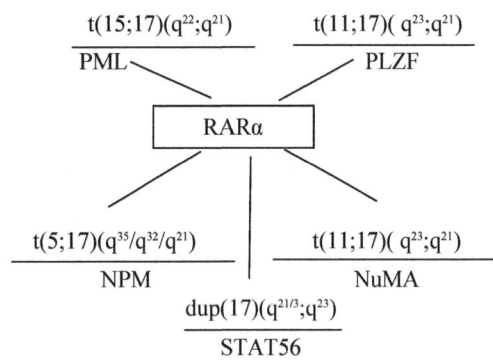

图 15-2　RARα 受累基因网络与 AML-3 型白血病

第五节　血液学检验的评价

(一)全面质量控制

全面质量控制:包括分析实验前、分析实验中、分析实验后 3 个环节(图 15-3)。

1. 分析(实验)前质量控制　实验的准确性受下列因素干扰/影响:①生理因素,性别、年龄、饮食、运动等;②标本因素,全血、血浆、血清、体液等;③标本运送,人工运送、交通运送、管道运送等;④试剂因素,准确度、精密度、稳定性、抗干扰性能力等;⑤仪器,各种不同品牌、型号、类型、原理、功能的仪器等。

2. 分析(实验)中质量控制　工作环境、人员素质、室内质控、室间质评、仪器设备、试剂准备、质控物及方法及质控结果分析、处理、特殊因素等。

3. 分析(实验)后质量控制　临床医生仔细分析实验结果与临床需求的吻合度/符合率。

若基本符合/完全符合,具有准确性/可靠度;若不符合,应寻找原因:药物/治疗干扰、病情病程变化干扰、实验技术干扰等。

(二)血液学检验的局限性

实验诊断所提供的结果或数据是反映整个病程中一瞬间的实情,检验结果对动态变化和人体状态有一定局限性。所以临床医生必须结合临床病情进行分析和判断,对临床诊断、鉴别诊断、疗效观察和预后判断才有帮助(图 15-4)。

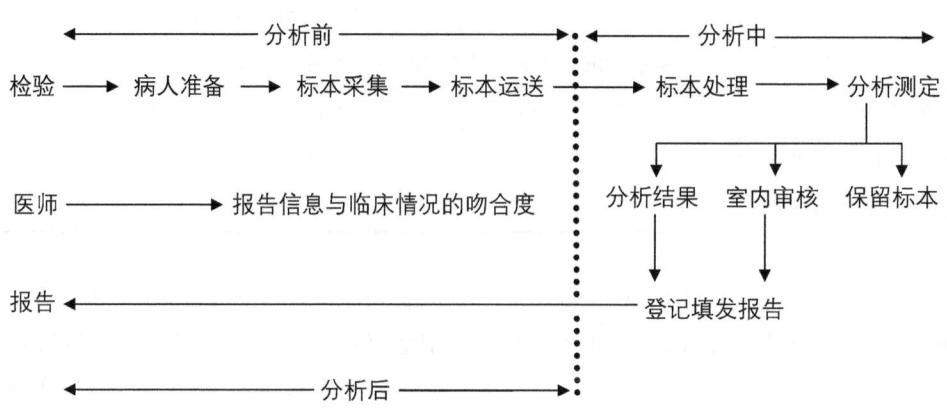

图 15-3 全面质量控制图

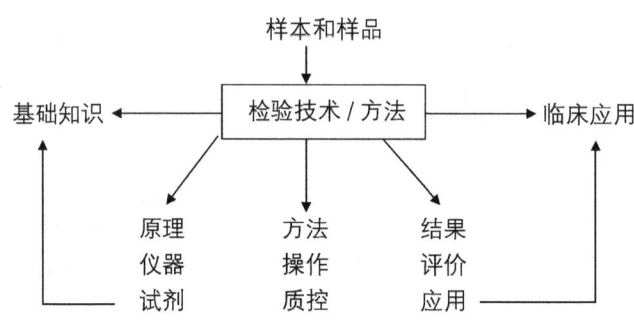

图 15-4 学习血液学检验的方法

第六节 学习血液学检验的方法

(一)掌握与血液学检验相关的基础理论

在全面、扎实地掌握血液学基础理论的基础上,对于实验检验原理,包括理论原理和操作原理两方面,临床医师、检验医师必须掌握理论原理,检验技师必须熟悉操作原理。只有在原理的指导下,才能理解检验的结果和临床的应用。

(二)掌握与血液病相关的临床意义

某一实验都是针对某一物质(代谢物)或某一病理过程中的某一环节,用这一实验的检测结果,来解释临床表现、发病机制和病因。①实验结果与临床符合:反映实验的准确性、可靠性。②实验结果与临床不符合:寻找原因、病情变化、药物/治疗干预、实验误差。

对于临床医师、检验医师,必须掌握与疾病相关的临床意义;对于检验技师,必须熟悉与疾病相关的临床意义。只有在熟悉临床意义的基础上,才能将检验结果科学地应用于临床诊断、鉴别诊断、观察疗效和判别预后,发挥检验的作用。

(三)掌握与血液学检验相关的主要参数

对于临床医师、检验医师和检验技师都必须掌握下列与检验相关的主要参数。

1. 参考值(reference value)、参考区间(reference range)或参考区限(reference interval)

参考值是指对健康人群的个体进行某项目检验所得的值;参考区间是指参考值下限与参考值上限之间的范围,且以95%的参考个体测定值的范围作为参考区间。

2. 临界值(cut off value) 是指健康人群与患者人群接受同一项目检验时所得检验结果的分界值。临床上常以参考区间的上限值或下限值作为分界值。

3. 受试者工作特性曲线（receiver operator characteristic curve，ROC） 是对某实验的临床灵敏度、特异度做图，即为ROC。通过ROC可以选取实验的最佳临界值，使其具有更高的临床敏感度和特异度。

4. 试验的评价指标　主要有①敏感度（Sen）或真阳性率（Tpr）：在"金标准"诊断"有病"的病例中，某试验检测为阳性病例数的比例；②特异度（Spe）或真阴性率（Tnr）：在"金标准"诊断"无病"的病例中，某试验检测为阴性病例数的比例；③准确度（Acc）：经某试验检测为真阳性和真阴性在总检测例数中的比例；④阳性预测值（PPV）：经某试验检测阳性病例中（真阳性和假阳性），真阳性所占的比例；⑤阴性预测值（NPV）：经某试验检测阴性病例中（真阴性和假阴性），真阴性所占的比例等。

(四) 掌握检验项目的选择原则

对于临床医师、检验医师必须掌握检验项目的选择原则。

1. 选择原则　①满足临床诊断、治疗和预防的需求；②符合循证实验医学与检验项目优化组合的要求；③减轻患者的负担。

2. 选择次序　①筛查试验；②诊断试验；③监测试验；④必要的基因诊断试验。

（王鸿利）

■ 参考文献

丛玉隆,尹一兵,陈瑜.2015.检验医学高级教程[M].北京：人民军医出版社.

林果为,欧阳仁荣,陈珊珊,等.2013.现代临床血液学[M].上海：复旦大学出版社. 尚红,王兰兰.2015.实验诊断学[M]，第三版.北京：人民卫生出版社.

王鸿利,丛玉隆,王建祥.2013.临床实验诊断学[M].上海：上海科学技术出版社.

第16章

红细胞系统疾病的实验室诊断

> **大 纲**
>
> **了解** 红细胞发生、成熟和功能的基本理论。
>
> **熟悉** 血红蛋白的结构、功能及代谢过程。铁、叶酸、维生素 B_{12} 代谢及与贫血发生的关系,贫血的临床表现和体征。
>
> **掌握** 贫血的分类,贫血的诊断标准、各类贫血的实验诊断方法设计的原理、试验的全面质量管理,检验结果的分析及临床意义。

检验医师:熟悉红细胞发生、成熟和功能的基本理论。各类贫血的实验诊断方法设计的原理、试验的全面质量管理。掌握血红蛋白的结构、功能及代谢过程。铁、叶酸、维生素 B_{12} 代谢与贫血发生的关系,贫血的临床表现和体征。掌握贫血的分类,贫血的诊断标准、检验结果的分析及临床意义,根据临床资料(患者的家族史、遗传史、用药史、临床表现和体征)选择试验项目,贫血的诊断和治疗。

红细胞疾病可划分成贫血和红细胞增多症两大类。这种划分是以红细胞数量上的改变,即红细胞减少或增多为依据的。部分红细胞疾病主要在于红细胞的质有所改变。贫血使血液的携氧能力减低,其直接后果便是组织缺氧。红细胞增多症产生的不良后果则与血液的黏度及血容量增大有关。红细胞质的改变同时常伴有贫血。血红蛋白由铁、卟啉和珠蛋白结合而成,任一成分异常都可以影响血红蛋白或红细胞的正常功能而产生疾病。红细胞疾病可以是造血系统的原发性疾病,也可继发于其他系统的疾病或外来因素。

本章节对红细胞疾病的相关基础理论,特别对各种用于诊断和鉴别诊断实验室检查临床价值及其质量管理进行介绍。

第一节 红细胞生理

人的成熟红细胞结构比较简单,无细胞核,缺乏合成蛋白质、脂质的能力,其活动所需能量依靠葡萄糖酵解来供给。红细胞具有多种重要的生理功能,除携带氧气和运输二氧化碳外,对维持体内平衡起重要作用。红细胞膜不但起维持红细胞正常双凹盘形形态作用,而且生命现象中许多基本问题,如物质转运、信息传递、细胞免疫、细胞衰亡等都离不开膜系结构。

一、红细胞膜的结构与功能

(一) 红细胞膜组成

人的红细胞膜由蛋白质、脂质、糖类及无机离子等组成。其中蛋白质占49.3%、脂质42%、糖类8%,蛋白质与脂质的比约为1:1。膜中蛋白质和脂类的比值变化常与膜的功能密切相关。

1. 膜糖类 红细胞膜上的糖类很多,其组成除中性糖(葡萄糖、半乳糖、甘露糖)外,含量较多的是氨基糖类,包括半乳糖胺(Gal NH2)、葡糖胺(Glu NH2)和乙酰氨基糖类,包括乙酰葡糖胺(Glu NAc)和N-乙酰半乳糖胺(Gal NAc),此外还有岩藻糖(Fuc)和N-乙酰神经氨酸(NANA);膜上的糖都与蛋白质或脂质结合以糖蛋白或糖脂形式存在,这些糖大多数存在于伸展在膜外多肽链的两侧,与多种功能有关,如受体反应、抗原性、红细胞老化和信息传递等。

2. 膜脂质　与其他细胞相比,红细胞膜含脂质较多,膜脂包括3种成分:磷脂、胆固醇和糖脂。

磷脂:膜磷脂可分为两大类:甘油磷脂及鞘磷脂。甘油磷脂包括甘油骨架,两个脂肪酸及磷酸化的醇,分别称为磷脂酰丝氨酸(PS)、磷脂酰乙醇胺(PE)、磷脂酰胆碱(PC)和磷脂酰肌醇(PI)。鞘磷脂(SM)不含甘油,代之为鞘氨醇。

磷脂的特性是双性物质,一个分子内有极性和非极性两种基团,磷脂的双性在脂质双层形成中起主要作用。膜磷脂含量变化与某些血液病有关,如再生障碍性贫血红细胞膜 PE 减少,SM 和 PC 增加;珠蛋白生成障碍性贫血和葡糖-6-磷酸脱氢酶缺乏症的红细胞 PE 含量均减少。

胆固醇:红细胞膜含游离胆固醇较多,胆固醇脂较少。胆固醇在膜中可能起调节脂质物理状态的作用。可保持膜的流动性。加强膜脂双层的稳定性。

糖脂:糖脂由糖及脂质组成,糖脂主要分两类:糖鞘氨脂和糖甘油酯。红细胞膜上的糖脂属糖鞘氨脂,由鞘氨醇、脂肪酸及糖组成。

红细胞膜上糖脂种类很多,功能也很多,红细胞膜抗原性,许多毒素、干扰素及激素的受体也是糖脂。细胞表面的黏附,细胞与细胞间的相互作用均与糖脂有关。

3. 膜蛋白　是膜功能的主要担负者,红细胞膜上的蛋白质,大多数是与脂质或糖结合在一起的脂蛋白或糖蛋白。这些蛋白质既有维持红细胞结构的作用,又有一定的功能,按蛋白质在膜中存在的位置和是否容易与膜分离,通常把膜蛋白质分为外在蛋白和内在蛋白两类。

(1)外在蛋白(extrinsic protein):又称外周蛋白(peripheral protein),是一类亲水性蛋白,主要通过离子键等非共价键与内在蛋白或脂质双层中脂类的亲水基团相结合。这种结合比较疏松,易从膜上分离,显示水溶性,不会相互结合。红细胞外在蛋白占膜蛋白的1/2主要构成细胞骨架结构,在维持细胞形态和调节膜功能过程中起重要作用。

(2)内在蛋白(intrinsic protein):由于其分子内部亲水性和疏水性氨基酸残基分布不均一,使分子内形成亲水和疏水的区域。从膜中分离这种蛋白比较困难,必须使用较剧烈的方法如加表面活性剂或有机溶剂等,而且一旦除去表面活性剂或有机溶剂,则又重新聚合成不溶性状态。

(3)带3蛋白(band 3 protein):是红细胞膜中含量最多的一种含糖内在蛋白,带3蛋白由于能转运阴离子(Cl^-,HCO_3^-),所以又称"阴离子通道",带3蛋白还具有转运单糖、水、乳酸和丙酮酸等多种物质的功能,带3蛋白构象的改变可使红细胞膜抗原性发生改变。

(4)血型糖蛋白(glycophorin,GP):血型糖蛋白在红细胞膜中含量很多,主要有4种,分别称为GPA、GPB、GPC和GPD。GPA 含量最高,结构可分为3部分:膜外区与血型抗原相关,跨膜区镶嵌于脂质双层中,胞质区富含亲水性氨基酸残基,伸向膜的内侧表面,是与外在蛋白结合的部位。

(二)红细胞膜的结构

根据"流动镶嵌学说"的基本论点,红细胞膜以脂质双层构成膜的支架,内外两层脂类分子分布是不对称的;蛋白质镶嵌在脂质双层,也表现出分布的不对称性,即有的蛋白质嵌入其内,有的贯穿整个脂质双层。膜的脂质双层构成液晶态的基质,具有流动性。膜的结构成分不是静止的,而是动态的,膜蛋白和脂质在脂双层内部可自由侧向扩散。

1. 红细胞膜的不对称性　红细胞膜的不对称性是指红细胞膜脂双层中的内外两层脂类分布的不均一及其物理性质的不同;膜蛋白在膜内外两侧分布的不对称性。

(1)膜脂质分布的不对称性:膜脂质的不对称分布与膜的结构功能密切相关,不对称分布是维持红细胞正常形态的基础。如 PS 是凝血酶原的激活剂,一旦翻转到膜的外层,就能促进血液凝固。

(2)膜蛋白分布的不对称性:膜蛋白结构上两侧的不对称性保证了膜方向性的功能。血型糖蛋白和带3蛋白是露出红细胞膜外表面的两种蛋白,与它们发挥功能密切相关。如血型糖蛋白,由于其寡糖链末端糖基组成的不同,因而决定了不同的血型。此外,这些露出膜外表面含糖基的蛋白对细胞膜起保护作用。红细胞膜外在蛋白大多位于膜的内表面,组成膜的骨架网络,膜骨架在维持红细胞正常的形态和功能中起重要作用。

2. 膜流动性　膜的流动性是指膜内部分子运动性,主要是脂质和蛋白质的运动。生理条件下生物膜一般处于液晶态,膜脂总是处于流动状态。影响膜脂流动性因素除了温度、pH、离子强度、药物等外,主要是膜脂组成成分的影响。

膜脂的脂肪酸链不饱和键可降低膜脂分子间

排列的有序性,增加膜脂流动性。脂肪酸链长度也与流动性有关。短链可降低脂肪酸链尾部彼此相互作用的倾向,在相变温度以下不易凝集,链增长可使流动性降低。

膜脂质流动性与红细胞形态和功能密切相关,如去除胆固醇或降低C/P比值,膜流动性升高,此时红细胞形态转为口形。膜脂流动性还能影响红细胞一些酶和受体活性。

3. 红细胞膜骨架　膜骨架蛋白在膜胞质侧表面相互连接构成一层具有五边或六边形网格的网络状结构。

膜骨架对维持红细胞正常形态、变形性、稳定性和膜脂流动性起重要作用。如果膜骨架有异常,红细胞容易破溶。某些溶血性贫血如遗传性球形红细胞增多症、椭圆形红细胞增多症等红细胞膜骨架蛋白缺失或有异常,导致膜骨架稳定性被破坏、红细胞形态发生改变、膜变形性降低、膜脆性增加和红细胞寿命缩短。

(三)红细胞膜的功能

红细胞膜在红细胞生活过程中起重要作用,除了维持红细胞的正常形态,红细胞还与外界环境发生一切联系和反应,如物质运输、免疫、信息传递和药物的作用等。

1. 物质运输　红细胞内外物质交换需要通过膜,红细胞内外无机离子、糖等浓度差别很大,许多物质的转运都有各自的机制。红细胞膜对于不同物质的通透率各不相同,Na^+及K^+等离子的通透率只有水的$1/10^9$,Cl^-的$1/10^2$。现已证实膜带3蛋白是阴离子通道,有转运阴离子、水和葡萄糖等代谢物质的作用。带3蛋白对阴离子转运是不需能过程,红细胞膜上还存在Na^+/K^+ ATP酶和血Ca^{2+}/Mg^{2+}-ATP酶,起着主动转运的作用。红细胞依赖这些ATP酶的作用以维持细胞内、外渗透压的平衡,使红细胞不致破溶。

2. 红细胞膜抗原性　红细胞膜上的抗原性物质是由遗传基因决定的,ABO抗原之间的差别,只在于寡糖链末端糖基组成的不同。

3. 红细胞膜变形性　红细胞膜变形性与红细胞的功能与寿命密切相关,正常红细胞通过时形态从盘状变为细长条状,因而得以通过。红细胞的变形性有助于机体对异常红细胞的清除。衰老或有病变的红细胞变形能力均下降,在通过微血管时受挤压而破溶,或是被脾窦巨噬细胞吞噬清除。膜变形性也有利于防止未成熟红细胞进入血液循环,而未成熟的幼红细胞变形性差,不易通过。膜变形性还可影响血黏度。

4. 红细胞的免疫功能　主要包括清除免疫复合物、淋巴细胞调控、调节巨噬细胞、调节补体活性等作用。

二、血红蛋白的合成及其特性

血红蛋白(Hb)是一种结合蛋白,约65%的血红蛋白合成于有核红细胞期,约有35%合成于网织红细胞阶段。正常血红蛋白由珠蛋白(两对珠蛋白肽链形成的四聚体)和亚铁血红素构成。血红蛋白的合成受铁的供应、原卟啉(血红素的前身)和珠蛋白合成的影响。

(一)血红蛋白合成

1. 血红素　血红素也称亚铁血红素,化学命名为亚铁原卟啉Ⅸ,它是血红蛋白的辅基,血红素由原卟啉Ⅸ和亚铁原子组成,是含铁卟啉的衍生物。血红素是许多蛋白诸如肌红蛋白、血红蛋白、过氧化氢酶、过氧化物酶及细胞色素C等的辅基。

血红素在体内可以与一种阻遏蛋白结合,形成有活性的阻遏蛋白,对ALA合成酶的合成起负调控作用。此外血红素本身也具有直接的负反馈调整作用。铁原子本身也可能是活跃的调节因子。亚铁原子位于卟啉环的中心,第六配位为氧结合部位。当Hb没有与O_2结合时,第六配位位置是空着的,发生氧合时,此位置为被O_2占有,从而体现血红蛋白的生理功能,所以血红素亚铁原子的第六配位位置是很重要的,它被O_2占据与否,或被任何种物质占有,对Hb的运氧功能影响极大。例如一氧化碳(CO)中毒,就是由于CO与第六配位键结合(其结合力比与O_2结合力强约200倍)而严重影响Hb携带O_2功能的结果。

血红素合成后离开线粒体,在胞质内与珠蛋白肽链结合(图16-1)。

2. 珠蛋白　目前已将人类的珠蛋白肽链定名为α、β、γ、ε、ζ链,这些肽链按四级结构形成Hb。

一级结构,指肽链中氨基酸结构和排列的顺序。二级结构,指肽链的卷曲,成螺旋状空间排列。三级结构,指二级结构肽链形成的折叠的三级空间结构球形分子,血红素位于螺旋段E与F间血红素袋内,肽段的氨基酸有亲水与疏水端。四级结构,指由不同三级结构的肽链二聚体($α_1β_1$)形成的四聚体。对血氧饱和度起重要的调节作用。

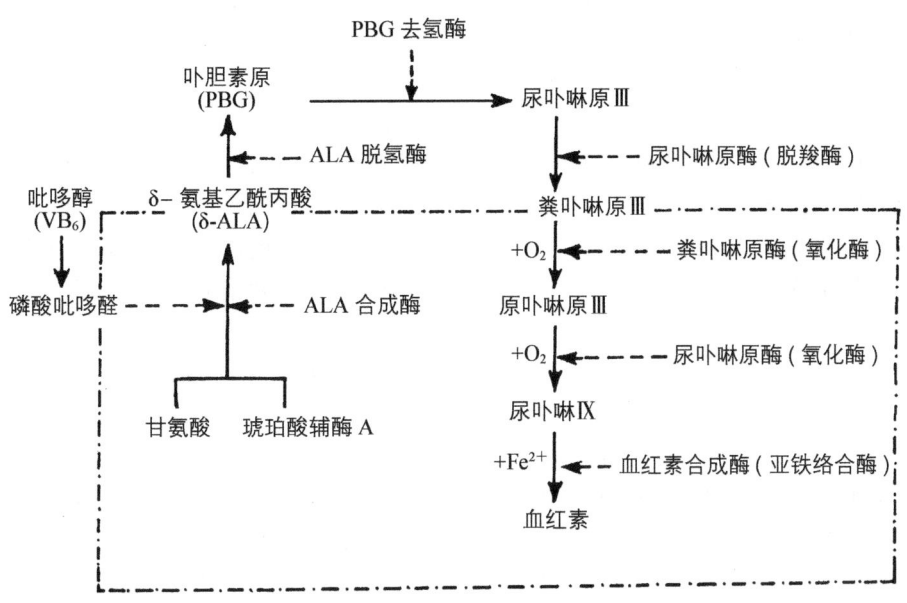

图 16-1 血红素合成过程

注：—·—·—为线粒体范围

(二)生理性血红蛋白种类

正常生理性血红蛋白在胎儿时期和出生后有明显的不同,肽链的结构和 Hb 定名、含量、发育时期见表 16-1。成人 α 类珠蛋白基因与 β 类珠蛋白基因的表达始终保持一定平衡,如果这一平衡被打破就会导致 α 珠蛋白生成障碍性贫血或 β 珠蛋白生成障碍性贫血。

1. 血红蛋白 A(HbA)　是成人中主要的血红蛋白,由一对 α 链和一对 β 链组成,在新生儿中 HbA 占所有血红蛋白的 20% 左右,出生后快速增加,出生 6 个月后成为血红蛋白中的主要成分,占所有血红蛋白总量的 90% 以上。

2. 血红蛋白 A_2(HbA_2)　是正常人血红蛋白中的次要成分,它由一对 α 链和一对 δ 链组成。在抗原性方面,HbA_2 比 HbA 强,但是 HbA_2 的氧亲和力,与 1,3-二磷酸甘油酸(1,3-DPG)的结合能力等与 HbA 没有显著差异。

3. 血红蛋白 F(HbF)　又称胎儿血红蛋白,由一对 α 链和一对 γ 链组成($α_2γ_2$),是胎儿第 3 个月后和新生儿血液中主要血红蛋白。组成 HbF 的 γ 链有 4 个异亮氨酸,而 HbA 和 HbA_2 中不含这种氨基酸。HbF 有明显的抗碱性和抗酸性。HbF 的另一个重要性质在于它在生理条件下对氧的亲和性明显高于 HbA,这就意味着任何一定的氧分压情况下,HbA 趋向放出氧到 HbF 上,将氧从母体转移到胎儿的环境中,很清楚,这对处在低氧紧张时期的胎儿是有益的。

4. 胚胎时期其他血红蛋白　在胚胎时期,最早出现的血红蛋白是 Hb Gower Ⅰ 和 Hb Gower Ⅱ,随后出现 Hb Portland,其含量甚微。

(三)血红蛋白的功能

血液的主要功能之一是从肺把 O_2 带到组织,从组织把 CO_2 带到肺进行气体交换。而在血液运输的全部 O_2 和 CO_2 中,只有少于 5% 是由简单的物理溶解,其余均由血红蛋白携带,这是一种可逆的化学反应过程。

1. O_2 的运输　Hb 在红细胞中的浓度高达 28%。Hb 分子有两对多肽链,每链结合一个血红素分子,所以一个 Hb 分子能结合 4 个 O_2 分子。Hb 对 O_2 的运输具有下面 3 个特点。

表 16-1　人体发育期血红蛋白的组成

发育阶段	Hb 种类	分子组成
成人期	HbA	$α_2β_2$
	HbA2	$α_2δ_2$
胎儿期	HbF	$α_2γ_2$
	HbA	$α_2β_2$
胚胎期	Hb Gower Ⅰ	$ζ_2ε_2$
	Hb Gower Ⅱ	$α_2ε_2$
	Hb Portland	$ζ_2γ_2$

(1) Hb 的氧亲和力随 O_2 分压(pO_2,kPa)的升高而增加：Hb 在动脉端结合的 O_2 比静脉端多，从肺来的血液经过组织则将氧释放。氧亲和力一般以 p-50 表示，p-50 值小表示氧亲和力大，p-50 值大表示氧亲和力小。从氧亲和力-pO_2 S 形关系的氧解离曲线看出此特点(图 16-2)。

(2) 血红蛋白间的协同作用：即氧合作用可改变氧亲和力，这种作用依赖于氧合时多肽链相互间位置的重排。脱氧 Hb(HHb)和氧合 Hb(HbO_2)是配位 Hb 的两种构型。Hb 与 O_2 的结合表现出变构效应：第一个 O_2 分子与 Hb 的结合很困难，一旦结合结构就松懈了，第二个 O_2 容易结合，直到 4 个 O_2 都结合，这叫特性氧合构型。这种现象称血红蛋白间协同相互作用，是与氧解离曲线相关的。曲线陡的部分包括在组织氧压范围内，生理重要性大。氧压稍有改变就会引起氧的解离，组织容易得到氧的供应。曲线上段是平的，说明 p-O_2 在比较高时 Hb 已被 O_2 所饱和，对在高山或较低 p-O_2 处工作有利。曲线下段不陡也不平成一角度上升，对改善贫血患者的缺氧有利，因为在 p-O_2 低的情况下氧的亲和力小。

HHb 显示较高的 pH，比 HbO_2 能结合更多的 H^+，即在高 pH 时有利于 Hb 与 O_2 的结合，曲线左移；在低 pH 时 HHb 结合 H^+，曲线右移，有利于释放氧，这就是所谓 Bohr 效应。

2. 影响血红蛋白携氧的因素　CO_2、H^+ 和 2,3-DPG 都能与 Hb 进行可逆性的结合。虽然这三种配体的结合点都远离血红素的 Fe 原子，但受 Fe 原子结合 O_2 的影响。三者结合点之间也互有影响。

(1) 当 p-CO_2 升高（即 pH 下降）时，O_2 解离曲线右移。此外，CO_2 还直接与珠蛋白 N 端 α-氨基形成氨甲酰化合物，同时解离出 H^+，使 O_2 解离曲线左移。氧亲和力增加，促使 CO_2 在肺内释放；相反，p-CO_2 增加，pH 下降，O_2 平衡曲线右移，氧亲和力减弱，有利于 O_2 在组织内的释放。

(2) 温度升高血红蛋白的氧解离曲线右移，有利于 O_2 在组织内的释放。

(3) 2,3-DPG 是另一调节 O_2 释放的因素，在生理条件下与 HbO_2 几乎不能结合。2,3-DPG 浓度增大有利于 O_2 的释放，O_2 压增大反应向右。O_2 和 DPG 都能与 Hb 结合，可视为竞争对象。2,3-DPG 和 O_2 与 Hb 的结合是一种变构效应物。

在生理上，当 2,3-DPG 在红细胞中含量降低时，Hb 就升高；Hb 降低时，2,3-DPG 就升高。这是缺氧的一种代偿性机制。

3. CO_2 的转输　标准状况下静脉血含 CO_2 530ml/L，2/3 在血浆，1/3 在红细胞内。氨甲酰的形成和 Bohr 效应是 Hb 转输 CO_2 的主要形式，也是通过 Hb 的构形改变而起作用的。

红细胞转运 CO_2 与转运 O_2 不同，CO_2 不直接结合血红蛋白，CO_2 在红细胞中可自由扩散，$H_2CO_3 \rightarrow H^+ + HCO_3^-$ 也是自由扩散出膜换来 Cl^-，这种转移是服从 Bohr 平衡规律的。红细胞的 CO_2 解离曲线与 O_2 解离曲线相似而不相同，它不是S形曲线而是直线，尤其在生理条件下。由于

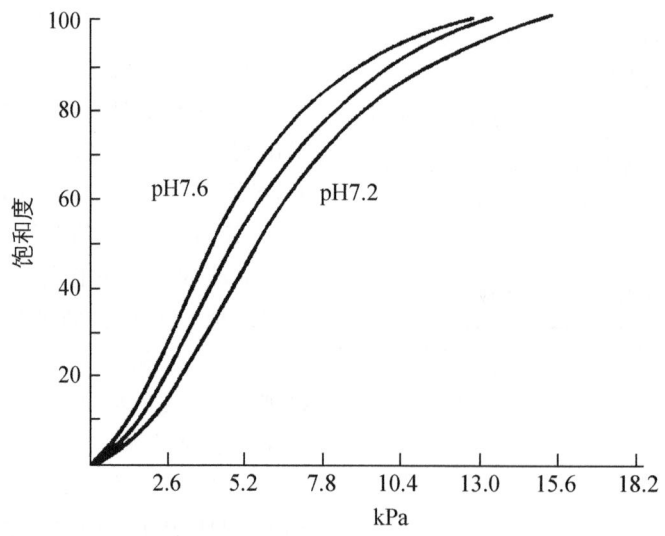

图 16-2　pH 与血红蛋白氧解离曲线的关系

Bohr效应,含HHb的血与CO_2亲和性较强,亦即在同一$p-CO_2$情况下静脉血CO_2含量转高。$HHbO_2$和$HHbO_2$的CO_2解离曲线的互异称为Haldane效应。

三、红细胞能量代谢与酶

红细胞在体内能维持120 d左右的寿命,主要是靠葡萄糖的无氧代谢所产生的高能化合物来维持其生命活动:①血红蛋白二价铁的维持;②保持红细胞的Na^+-K^+泵作用;③保持血红蛋白-SH基的还原状态;④维持红细胞的双凹形态。红细胞正常能量代谢主要依靠多种酶,完成其能量代谢,其中最重要的是与糖代谢有关的酶。

(一)红细胞的能量代谢

红细胞的能量代谢主要通过下面两个途径:①葡萄糖酵解途径(EMP),其作用是合成ATP,保证代谢所需能量的供应,合成2,3-DPG控制氧在静脉端的释放和血红蛋白二价铁的维持以利氧的运输;②戊糖磷酸途径(PPP),其作用是消除氧化剂对红细胞的损害以及代谢的修复。

1. 红细胞无氧酵解:无氧糖酵解是红细胞获得能量的唯一途径,由葡萄糖开始,最后依赖丙酮酸激酶变成乳酸,95%左右的葡萄糖经过此途径。红细胞的无氧酵解活动受己糖激酶(HK)和磷酸果糖激酶(PFK)的限制。

对红细胞酵解有影响的因素很多,有的是激活性的,有的是抑制性的。金属离子Mg^{2+}、K^+是许多激酶的激活剂,pH是控制酵解的强有力因素。ATP是F6P的底物又是变构抑制药,代谢产物也可成为催化该反应的酶的抑制物,即所谓反馈抑制。

2. 戊糖磷酸途径 在红细胞中并不是全部葡萄糖的代谢都经过EMP途径,有5%～10%的葡萄糖经氧化途径。该代谢主要作用是保证红细胞不受氧化反应所损害。是红细胞存活所必不可少的。

红细胞经常接触高氧压,容易被氧化。PPP是抗氧化基地和修复途径。通过多级氧化还原系统的耦联,使一些被氧化的化合物重新还原,以恢复其生理利用。

(二)红细胞酶的功能改变与酶缺陷

随着循环中的红细胞逐渐衰老,各种酶消耗无法再生,活性逐渐下降,高铁血红蛋白浓度也逐渐增加,K^+浓度下降,Na^+浓度增加,机械脆性增加,红细胞内Hb和基质蛋白质易被氧化剂引起变性。

红细胞酶缺陷多系遗传性,酶缺乏者常有程度不等的溶血,多表现为慢性非球形红细胞溶血性贫血,部分对多种氧化型药物敏感,其中以G6PD和PK较常见。

1. 无氧酵解途径酶缺乏 有己糖激酶(HK)、磷酸葡萄糖异构酶(PGI)、磷酸丙糖异构酶(TPI)、磷酸果糖激酶(PFK)、磷酸甘油醛脱氢酶(GAPD)、三磷酸腺苷酶(ATPase)和丙酮酸激酶PK,后者只影响红细胞,其他组织和细胞因含有PK,因而不受影响。

红细胞缺乏PGK、TPI和PFK除了会导致溶血性贫血外,若多个组织酶同时缺陷,则出现神经、精神和肌肉症状,智力、语言发育障碍和步行困难。

2. 戊糖旁路酶缺陷 最常见有葡萄糖6-磷酸脱氢酶(G6PD),G6PD是PPP代谢控制酶,其基因在性染色体上,为伴性不完全显性遗传。

3. 核苷酸代谢酶缺乏 有嘧啶5′核苷酸酶(P5′N)、腺苷酸激酶(AK)、腺苷脱氨酶(AD)增多或缺乏,后者活性过高引起可代偿性溶血性贫血。

4. 酶缺陷不引起溶血 有乳酸脱氢酶(LDH),LDH有5种同工酶,LDH1、LDH4、LDH-5是在肝合成的同工酶,红细胞缺乏的是LDH1,它呈常染色体显性遗传,其酶活性不足正常人的10%,无溶血发生。

四、铁 代 谢

铁是人体必需的最重要的微量元素之一,存在于所有生存的细胞内。铁在人体内除主要参与血红蛋白的合成外,还参加多种生物化学活动。如铁缺乏,将影响细胞及组织的氧化还原功能,会造成多方面的功能紊乱。

(一)铁的分布

体内总铁量正常人体内铁的总量为3～5g,其中近2/3为血红蛋白铁。分为:

1. 储存铁 包括铁蛋白和含铁血黄素。铁蛋白为水溶的氢氧化铁磷酸化合物与去铁铁蛋白结合而成,含铁血黄素是变性式聚合的铁蛋白,主要在单核-巨噬细胞中存在。在病理情况时,可大量堆积于体内所有的组织内。

2. 肌红蛋白铁 肌红蛋白铁的结构类似血红蛋白,但为单体。见于所有的骨骼肌和心肌。

3. 易变池铁 易变池铁指铁离开血浆进入组织或细胞间,结合于细胞膜或细胞间蛋白的短暂期间的铁容量。

4. 组织铁　组织内铁包括细胞色素和不同酶中的铁,是维持生命所需,对人体很重要。

5. 转运铁　转运中的铁是全身最少的也是最活跃的部分。每天24h内至少转运约10次。人血浆中所有运铁蛋白结合位点构成血浆总铁结合力(TIBC),正常情况下,仅1/3运铁蛋白的铁结合点被占据。

(二)铁代谢过程

1. 铁的吸收　每天的膳食,特别是红色肉类、人乳、动物血、肝脏及蔬菜、水果、铁强化食品、黄豆等都有丰富的铁,从中可获得铁10~30mg,但只有约10%的铁(即1mg)被吸收。铁主要是在消化道的十二指肠和空肠上段肠黏膜吸收。

2. 铁的转运　铁原子在体内呈封闭式循环。从血浆到骨髓,骨髓中的原红细胞参与合成血红蛋白,以后随成熟的红细胞进入血液循环。约在4个月后随衰老的红细胞进入巨噬细胞,在巨噬细胞内铁自血红蛋白释放回血浆,再度被吸收。在此过程中,血浆中铁的运输是其中心。

进入血浆中的铁,与运铁蛋白结合,被带到骨髓及其他组织中去铁,当运铁蛋白在pH条件改变成酸性(pH=5)时,再度还原成Fe^{2+}与运铁蛋白分离。运铁蛋白回到血浆后可再度行使转运铁的功能。

当红细胞衰老后,被肝、脾及骨髓中的单核-巨噬细胞吞噬。血红蛋白被氧化为高铁血红蛋白,血红素与珠蛋白解离。从衰老红细胞中释放出来的铁80%以上被重新再利用。

3. 铁的储存　铁以铁蛋白和含铁血黄素的形式储存在骨髓、肝和脾的单核-巨噬细胞中。正常情况下,血清铁蛋白浓度与体内储存铁量有密切的关系。当体内铁负荷过多时,则以含铁血黄素的形式存在。含铁血黄素内的铁则是以缓慢而不规则的方式重新返回铁代谢循环。

4. 铁的丢失和排泄　每天主要随胃肠道上皮细胞、胆汁等排出,泌尿生殖道及皮肤、汗液、脱落细胞仅丢失极少量的铁,总量约1mg。通常每天丢失的铁量与吸收量应是平衡的。

铁代谢整个过程如图16-3所示。

(三)铁的功能

1. 合成血红蛋白　亚铁与原卟啉络合形成血红素,与两种成对多肽链组合成珠蛋白,各条肽链通过组氨酸残基与一个血红素分子相连接,构成红细胞的血红蛋白,运输氧和二氧化碳,使人体的能量代谢正常进行。

2. 合成含铁酶　已知多种酶含铁,在氧化还原反应中都有铁的参与,是铁最活跃的功能之一。

3. 参与重要代谢　如儿茶酚胺的代谢、线粒体内氧化还原反应中酶系的电子传递和DNA的合成。

4. 储存铁　以铁蛋白和含铁血黄素为主。约占全铁量的25%。铁蛋白更易调用,保持与血浆铁的动态平衡。

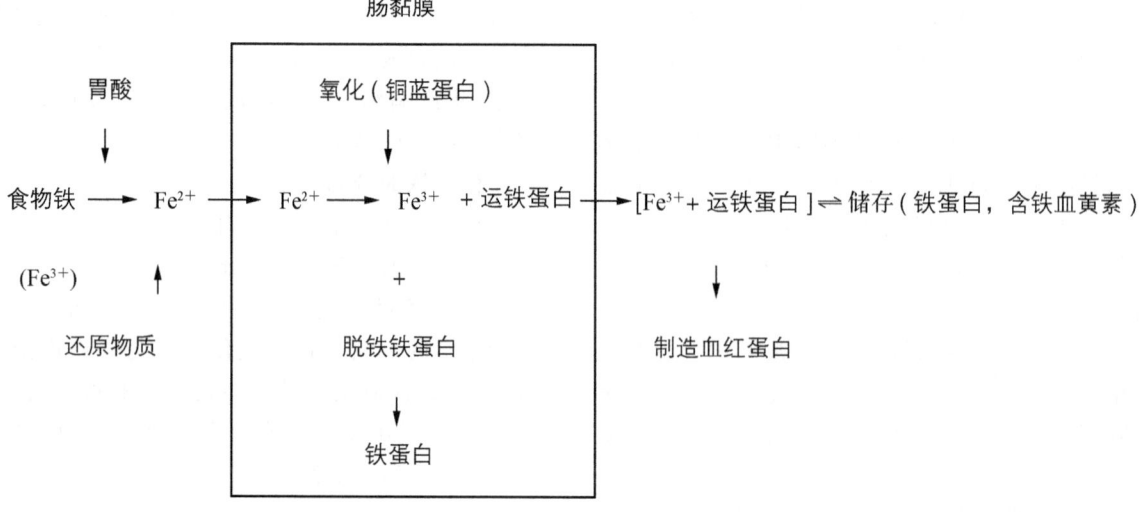

图16-3　铁代谢过程

5. 合成肌红蛋白　肌红蛋白为肌肉的携氧蛋白,含铁量为136~140mg,占全铁量的4.15%。

(四)铁代谢障碍

铁的摄入和排泄、利用和损耗靠自身进行动态调节与平衡,任何因素破坏其动态平衡过程,则发生铁的代谢障碍。

当铁的摄入不足或需要增加时最容易发生缺铁。青少年期、妇女月经期铁的丧失及妊娠期胎儿的生长和分娩与哺乳的需要,以及高原居民铁代谢旺盛都容易出现补充不足,对铁的需要增加。

植物性食物含铁量虽然丰富,但同时含有草酸、凝酸、磷酸、植酸,形成的铁盐不易被吸收。茶中鞣酸与铁形成不溶解的铁盐,常引起铁吸收障碍,抑制铁的吸收。肠道寄生虫病如钩虫病引起的失血性贫血在农村常见,可导致铁的缺乏。急性或慢性溶血亦可引起继发性缺铁。先天性无转铁蛋白血症患者,从肠道吸收的铁大量储存于肝、脾、胰和其他内脏,发展成小细胞低色素性贫血。转铁蛋白系由肝制造,也可由淋巴组织、乳腺、卵巢、睾丸制造,这些器官疾病影响其合成,引起铁的代谢紊乱。红细胞在体内破坏,如肺含铁血黄素沉着症和进行性肾小球性肾炎,二者都有肺出血与含铁血黄素沉着,后者尚有肾炎,亦可引发铁的代谢紊乱。遗传性铁粒幼细胞贫血系因红细胞内的吡哆醇代谢或ALA合成酶有缺陷引起血红蛋白合成障碍。当肠黏膜吸收铁的调节功能失常,每日吸收的铁可达3~5mg,体内积累大量的铁,以含铁血黄素形式沉着,即血色病。

五、叶酸和维生素 B_{12} 的代谢

叶酸亦称蝶酰谷氨酸,是由蝶啶、对氨基苯甲酸和谷氨酸组成,属水溶性B族维生素。叶酸性质极不稳定,容易被光及热分解。叶酸的最主要作用是参与嘌呤核酸的代谢。维生素 B_{12},又名钴胺或钴胺素(cobalamin,Cbl),由咕啉环、钴原子和一个核苷酸组成,亦属水溶性B族维生素,钴原子能与-CH_3、-CN、-OH和5-脱氧腺苷基团结合,生成4种化合物,其中维生素 B_{12} 和甲基钴胺是参加核苷酸代谢的重要形式。

(一)来源

叶酸广泛分布于植物和动物制品中,绿叶蔬菜中含量尤为丰富。正常人每天约需叶酸200μg,体内叶酸的总量为5~20mg,仅可供人体4个月之用,故如补充不足,容易导致叶酸缺乏。维生素 B_{12} 仅由某些微生物合成。人类获得维生素 B_{12} 主要是来自动物制品,肝、肾、肉类、蛋类、牛奶及海洋生物中含量丰富。成人需要量为2~5μg/d,体内含量4~5mg,可供3~5年之用,故一般情况下不会有维生素 B_{12} 缺乏。

(二)吸收和转运

天然食物中的叶酸溶解度较低,叶酸的吸收有主动吸收和被动运送两种。叶酸结合蛋白(FBP)对于叶酸的吸收、转运和储存具有重要的意义。目前已知叶酸结合蛋白分为可溶性叶酸结合蛋白(sFBP)及膜叶酸结合蛋白(mFBP)两大类,存在于血清、乳汁、脑脊液、尿液和唾液中的称为可溶性叶酸结合蛋白,这类叶酸结合蛋白的功能可能是:①转运叶酸至各靶细胞;②储存叶酸;③与叶酸的清除有关。存在于各类细胞膜上的叶酸结合蛋白称为膜性叶酸结合蛋白,对叶酸进入细胞及储存起着重要的调节作用。

食物中的维生素 B_{12} 在胃内与结合的蛋白质分离后先与胃内来自唾液的R-蛋白在酸性环境中结合。到十二指肠后,在胰蛋白酶的参与下,与胃壁细胞分泌的内因子(intrinsic factor,IF)结合成维生素 B_{12}。通过胞饮作用进入肠上皮细胞,以后进入肝门静脉,被运送到其他组织中,其中一半存于肝细胞内。

影响维生素 B_{12} 吸收和转运的因素是有:

(1)维生素 B_{12} 的肠胆循环,每天有5~10μg钴胺素随胆汁排入肠腔,这些胆汁中的维生素 B_{12} 几乎90%可被重新再吸收。

(2)胃酸及胃蛋白酶的影响,老年人及部分胃切除患者由于胃酸及胃蛋白酶分泌减少,不能将食物中与蛋白结合的维生素 B_{12} 释放,影响其吸收。

(3)内因子的影响,内因子由胃底黏膜壁细胞分泌,与维生素 B_{12} 结合后可提高维生素 B_{12} 的吸收率且不易被蛋白酶水解。在全胃切除或恶性贫血患者内因子完全缺乏时,对维生素 B_{12} 的吸收影响较大,另外,内因子抗体的存在也影响维生素 B_{12} 的吸收。目前已知有两种抗内因子抗体:①阻断抗体,也称Ⅰ型抗体,能阻碍内因子与维生素 B_{12} 的结合,影响维生素 B_{12} 的吸收。②结合抗体,也称Ⅱ型抗体,能与内因子-维生素 B_{12} 结合,影响其在回肠末端的吸收。

(4)促进维生素 B_{12} 吸收的因子,胰腺外分泌中有促进维生素 B_{12} 吸收的因子,如缺乏无法将R-蛋白-钴胺素复合物降解,也会影响维生素 B_{12} 的吸收。

(三)功能

1. 叶酸的功能　叶酸通过一碳基团的转运参与体内许多生化反应,在其中充当辅酶。在叶酸参加的各种生化反应中,最主要的是胸腺核苷的合成和组氨酸分解。

(1)胸腺核苷的合成。脱氧尿苷酸(dUMP)需在叶酸(N5,N10-亚甲 THF)的参与下转变为脱氧胸苷酸(dTMP)(图16-4)。缺乏叶酸,可影响脱氧胸苷酸(dTMP)的形成,进而影响 DNA 的形成。

(2)组氨酸分解。在组氨酸转变为谷氨酸的反应中需要 THF 参加,当叶酸缺乏时,其中间产物亚胺甲基谷氨酸增多,人尿中的排泄量亦增多,故曾经临床上常用组氨酸负荷试验作为叶酸缺乏的诊断。

2. 维生素 B_{12} 的功能

(1)腺钴胺素参与多种分子间的氢离子转移。与人体关系密切的是使甲基丙二酰辅酶 A 与琥珀酰辅酶 A 的转换。如果腺钴胺素缺乏,可影响鞘磷脂的形成,造成神经的脱髓鞘改变,出现各种神经系统的症状。

(2)甲基钴胺素在高半胱氨酸转变成甲硫氨酸过程中提供甲基。

(3)氰钴胺素在组织中利用 ATP 参与,得到 5'-脱氧 5'腺苷酸而转变成腺钴胺。除参与体内的生化反应外,氰钴胺素还可参与体内的氰化物的代谢。

(四)排泄

叶酸及其代谢产物主要由肾脏排泄。排出量的多少与口服剂量有关。胆汁及粪便中可有少量的叶酸排出。胆汁中的叶酸浓度常为血中浓度的 2~10 倍,自胆汁排出后,大部分可由空肠再吸收。此外在涎液、泪液及乳汁中排泄少量。经过胆汁排泄入肠的维生素 B_{12} 约 90% 可被再吸收。

(五)叶酸和维生素 B_{12} 代谢的障碍

1. 叶酸缺乏,四氢叶酸不能形成,DNA 的合成会受到影响,细胞形成巨幼改变。发生的机制是因为叶酸缺乏时,参加正常 DNA 合成需要的脱氧腺苷三磷酸(dTTP)被 dUTP 代替。机体为了修复这种异常的 DNA 而增加合成 DNA 片段,造成 DNA 复制的起点多,易受机械损伤及酶的破坏,促成染色体断裂。细胞染色质出现疏松、断裂等改变,胞核发育停滞,而胞质仍继续发育成熟,造成细胞的核、质发育不平衡、细胞体积增大的改变,红细胞 MCV 增大,粒细胞过度分叶,巨型杆状核、骨髓内红系巨幼细胞呈系列增生,原位溶血,巨核细胞核过多分叶,血小板生成障碍。维生素 C 有促进四氢叶酸合成作用,当其缺乏时可加重巨幼细胞性贫血。部分镇静药与抗癌药如甲氨蝶呤可抑制叶酸还原为四氢叶酸,亦可引发巨幼细胞性贫血。

2. 维生素 B_{12} 缺乏,导致非生理性脂肪酸形成,神经髓鞘磷脂形成障碍,影响神经兴奋的传递,引起脊髓后侧束亚急性联合变性,出现神经、精神症状,这是维生素 B_{12} 缺乏所致巨幼细胞性贫血的突出特点。

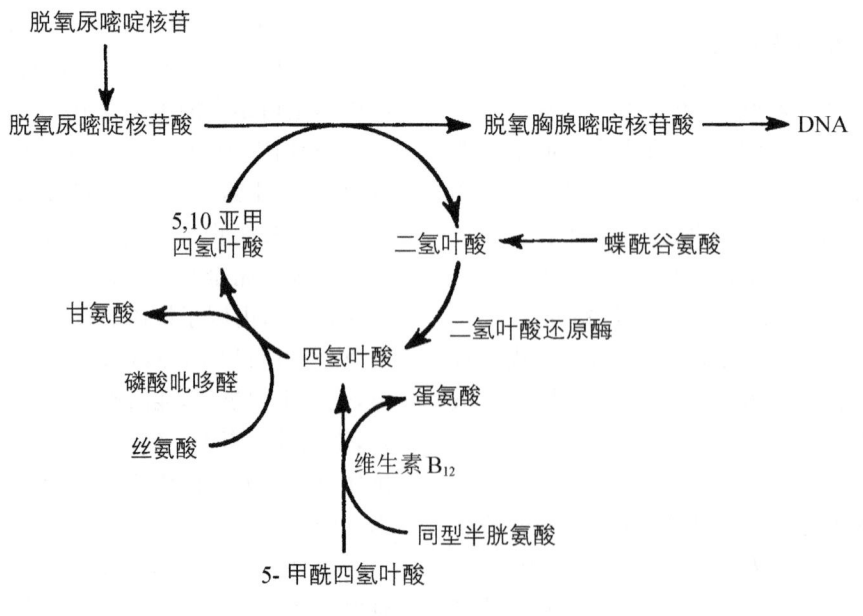

图 16-4　叶酸对 DNA 合成的影响

六、红细胞衰老与血红蛋白降解

正常人体内红细胞不断地更新,平均红细胞寿命约为120d,衰老红细胞被单核-巨噬细胞系统识别并吞噬,或在微血管内挤撞而碎裂,释放出血红蛋白,血红蛋白分子降解为珠蛋白和血红素,血红蛋白中大部分铁再次参与铁的代谢。卟啉为体内未结合胆红素的重要来源。

(一)衰老红细胞的特点及破坏机制

1. 衰老过程中红细胞特性变化 衰老的红细胞形状趋于球形化,发生机制系红细胞脂质及膜蛋白的丢失导致细胞膜密度增加和红细胞体积减小。球形化的红细胞增加了其在循环血流中被选择性清除的机会。

随着红细胞的老化,膜特性发生改变。血红蛋白和非血红蛋白性蛋白质进行性增加。糖化血红蛋白浓度增高。体外实验显示 Ca^{2+} 调控的骨架蛋白的交联可改变红细胞膜弹性。如红细胞日龄超过80d,表现出渗透压溶血敏感性增加,这与膜骨架蛋白网络结构的完整性受到破坏有关。红细胞衰老过程中,酶的代谢也出现某些变化。某些红细胞酶活性取决于红细胞日龄。这类"日龄依赖性酶活性"变化随时间而改变。

2. 衰老红细胞的识别 在正常状态下,当 IgG 和 RBC 膜结合,与白细胞接触时 RBC 变为球形,并黏附到来自脾脏和腹膜的单核细胞、巨噬细胞。衰老 RBC 易被吞噬。单核-巨噬细胞系统欲辨认衰老红细胞,需要自身的 IgG 结合到红细胞膜上隐蔽的抗原部位。变性血红蛋白与带3蛋白形成的复合物,系自身抗体识别的膜表面标志之一。

3. 红细胞破坏部位 衰老红细胞主要在肝、脾和骨髓中破坏,并由单核-巨噬细胞清除。脾是破坏衰老红细胞,清除受损伤红细胞,制约网织红细胞的重要器官。由于正常个体在切除脾后,并不引起红细胞存活时间显著延长,故骨髓与肝也被认为是清除红细胞的主要器官。

(二)红细胞的有效和无效造血

1. 有效红细胞生成,大部分生成的红细胞具有生活能力——表现出健康的生存潜力和正常的生命周期。

欲估计红系造血的有效性,最简单的方法是测定网织红细胞。该计数可以表达为网织红细胞的百分率;也可表达为每升全血中,循环网织红细胞的总数目(网织红细胞百分率×红细胞数)。

2. 红细胞在造血组织骨髓内成熟过程中,由于营养因素或先天性膜、酶、血红蛋白结构异常等因素,于有核红细胞阶段或释放入周围血循环中立刻破裂或溶血,从而使骨髓向外周循环中输出成熟红细胞减少的现象,称为原位溶血或无效造血(ineffective erythropoieses)。

当骨髓检查表现红系增生活跃,而外周血网织红细胞计数正常或仅轻度增高,则应考虑有否红系无效造血。有研究已证实在恶性贫血、珠蛋白生成障碍性贫血、铁粒幼细胞性贫血状态,骨髓的无效造血占总体红系造血的大部分。随着人们对骨髓增生异常综合征(MDS)的深入研究,已证明骨髓无效造血系 MDS 的主要特征之一。MDS 的贫血特点是大红细胞性贫血,网织红细胞增加或减低,贫血主要由红系无效造血所致。

3. 髓外造血(extramedullary hematopoiesis),当急、慢性失血、贫血或其他原因时,骨髓外器官如脾、肝、淋巴结执行代偿性造血功能。多见于婴幼儿时期,亦可见于成人,并常见于珠蛋白生成障碍性贫血、遗传性非球形红细胞贫血及骨髓纤维化等。

(三)血红蛋白的降解

1. 珠蛋白降解 血红蛋白的分解与珠蛋白部分在体内水解过程和其他组织蛋白降解相似,是由一系列蛋白酶和肽酶完成的。由于红细胞中不含溶酶体,故珠蛋白降解主要通过依赖 ATP-泛素途径进行的。珠蛋白降解过程中,泛素蛋白质通过三步反应与被降解的珠蛋白形成共价连接,从而使后者激活。

2. 血红蛋白的分解 胆绿蛋白和胆红素是血红蛋白分解的中间产物。

血红蛋白在上述单核-巨噬系统细胞微粒的血红蛋白加氧酶作用下,形成胆绿素,在胆绿素还原酶作用下,还原成胆红素Ⅸ,青肿伤痕变色正是这些降解反应的表现,肉眼很易看到。

在生理 pH 条件,胆红素呈现亲脂、疏水性质,所以在单核-巨噬细胞系统细胞内生成的胆红素(间接胆红素或游离胆红素)透出细胞,进入血液后即与血浆蛋白结合成复合物,被运输到肝脏,因胆红素有两个自由羧基,故可和两个分子葡萄糖醛酸结合后,主要生成胆红素葡萄糖醛酸二酯,其溶解度增加,这种胆红素称为直接胆红素或结合胆红素,被分泌入胆汁。

直接胆红素比间接胆红素脂溶性弱而水溶性强,故能通过肾脏随尿排出。由于直接胆红素脂溶性弱,可随胆汁排出,进入十二指肠后进入回肠,在肠道细菌的作用下,再逐步被还原成无色的胆素原族化合物即粪胆素原及尿胆素原等。大部分胆素原族化合物随粪便排出体外称为粪胆素原。一小部分可被肠道回吸收入肝脏,再随胆汁排出,称胆素原的肠肝循环。胆汁中的胆素原有一小部分则逸入大循环自尿中排出,称尿胆素原。粪胆素原与尿胆素原与空气接触后,可被氧化生成粪胆素和尿胆素。尿中胆红素、尿胆素原与尿胆素临床上称为尿三胆。正常人尿中不应出现胆红素,若出现则是黄疸,表明胆色素代谢有了障碍。血清胆红素增高称为高胆红素血症,其产生的主要原因是胆红素来源增多如(大量红细胞破坏)、去路不畅(胆结石或胆道阻塞)或肝脏疾病(肝炎,肝硬化或肝癌),此3种不同原因引起血胆红素浓度增高,临床上分别称为溶血性黄疸、阻塞性黄疸和肝细胞性黄疸,与红细胞系统有关的主要是溶血性黄疸。

第二节 贫血实验室诊断概论

红细胞疾病相当复杂,它包含着许多种疾病,其原因不同,其临床表现也多种多样,不过,其中最多的表现是贫血。

一、贫血的概念

贫血是一种症状,它可以发生于许多种疾病,例如:恶性肿瘤可引起贫血;心脏手术置换瓣膜可引起溶血性贫血;消化道溃疡慢性失血可引起缺铁性贫血;肝肾的慢性疾病可引起肝性或肾性贫血;妇女妊娠期、哺乳期可引起营养性贫血;妇女生殖器疾病慢性失血可引起缺铁性贫血;内分泌疾病如甲状腺、肾上腺疾病可引起贫血;代谢中毒、放射损伤、外科急性创伤、儿童生长发育期间都可引起贫血。贫血是全身循环血液中红细胞的总容量减少至正常范围以下,但红细胞总容量测定比较复杂、费时,故这一定义虽然正确,但不大切合实际。从临床实际工作出发,通常都以测定血液的浓度来决定贫血之有无和程度。凡是循环血液单位体积中红细胞总数、血红蛋白和(或)红细胞比容低于正常值时即称为贫血(anemia)。

在某些病理情况下,血红蛋白和红细胞的浓度不一定能正确反映全身红细胞总容量的多少。当血液总容量或血浆容量发生改变时,检查血浓度以估计贫血,要防止得出错误的结论。大量失血时,在有足够液体补充入循环血液前,最主要的变化是血容量的缩小,但此时血浓度变化很少,以致从血红蛋白浓度等数值来看,很难反映出贫血的存在。当体内发生水潴留时,血浆容量增大,此时即使红细胞容量是正常的,但血液浓度低,因此从表面看来,似乎有贫血存在。相反,失水时,血浆容量缩小,血液浓度偏高,红细胞容量即使是减少的,但根据血红蛋白浓度等数值,贫血可以不明显。

二、贫血的分类

贫血分类可多个角度进行:①按产生贫血的原因分类。②按骨髓的病理形态分类。③按红细胞系统生成的过程分类。④按红细胞系统的病理变化分类。⑤按血循环中成熟红细胞的大小分类。当然,由于分类角度不同,同一种贫血可有多种不同的名称。

(一)按产生贫血的原因分类

1. 红细胞生成不足

(1)造血原料的缺乏。①铁或维生素 B_6 缺乏。②缺乏叶酸、维生素 B_{12} 等。

(2)骨髓造血功能衰竭。①原发性再生障碍性贫血。②继发性再生障碍性贫血,由于物理、化学、生物等因素所致。

(3)继发性贫血。①慢性肝脏疾病。②慢性肾脏疾病,如肾性贫血、缺乏红细胞生成素(EPO)的贫血。③恶性肿瘤,如各种白血病、恶性肿瘤有(或)无骨髓转移。④内分泌疾病,如垂体、肾上腺、甲状腺等疾病。⑤慢性感染、炎症等。

2. 红细胞消耗过多

(1)丢失过多。①急性失血,血容量减少。②慢性失血,多为缺铁性贫血。

(2)破坏过多,又称溶血性贫血(hemolytic anemia),包括:①红细胞内在缺陷,如遗传性球形红细胞增多症、红细胞酶缺乏的贫血、珠蛋白生成障碍性贫血、异常血红蛋白病、阵发性睡眠性血红蛋白尿症等;②红细胞外来因素,如免疫性溶血性贫血、机械性溶血性贫血。其他因素引起的溶血性贫血等。

(二)按骨髓的病理形态分类

1. 增生性贫血,如缺铁性贫血、急慢性失血性贫血、溶血性贫血、继发性贫血。

2. 巨幼细胞贫血,如缺乏叶酸、维生素 B_{12}；某些无效性红细胞生成伴有巨幼样红细胞贫血。

3. 增生不良性贫血,如原发及继发再生障碍性贫血。

(三) 按红细胞系统的病理变化分类

1. 红细胞膜异常,多为溶血性贫血,多有形态的异常,如遗传性球形红细胞增多症、遗传性椭圆形红细胞增多症。

2. 红细胞胞质异常

(1) 铁代谢异常,如缺铁性贫血。

(2) 血红蛋白的异常,如高铁血红蛋白血症、硫化血红蛋白血症。

(3) 珠蛋白合成异常,如珠蛋白生成障碍性贫血、异常血红蛋白病。

(4) 酶的异常,如丙酮酸激酶缺乏症、葡萄糖6-磷酸脱氢酶缺乏症,多为溶血性贫血。

3. 红细胞核的异常

(1) 叶酸、维生素 B_{12} 缺乏,导致巨幼细胞贫血。

(2) 病态红细胞生成,多核红细胞,且为奇数核,一个红细胞内的多个核大小不均,成熟程度不同,巨大红细胞等,表明 DNA 复制紊乱,多见于恶性疾病,如骨髓增生异常综合征(MDS)、各种白血病。

(四) 按血循环中成熟红细胞的大小与形态分类

现代血细胞分析仪可以同时给出红细胞平均体积(MCV)、红细胞平均血红蛋白(MCH)、红细胞平均血红蛋白浓度(MCHC)及红细胞分布宽度(RDW),按这几个指标及红细胞的形态可以将贫血分为不同的类型。

1. 根据红细胞大小分类,如表16-2。

2. 根据 MCV 和 RDW 的密切关系,用 MCV 和 RDW 来确定贫血的类型,见表16-3。

3. 根据红细胞的形态确定贫血的类型。制备完整的染色良好的血涂片,镜下认真观察红细胞的形态,并做相应的计数,可判断出贫血的类型,见表16-4。

三、贫血的病理生理

红细胞是携氧的工具,其功能是将肺毛细血管内的氧输送至全身组织的毛细血管,并将组织中代谢产生的二氧化碳输送至肺。故贫血可视为血液输送氧能力的减低。贫血造成的直接后果是组织缺氧,体征是身体对缺氧的代偿功能的表现。身体对缺氧状态有如下多种代偿作用。

1. 组织增加氧的摄取　在组织缺氧时,组织增加氧的摄取,并非简单地直接多吸收一些氧。在大多数贫血时,血红蛋白的氧解离曲线右移,氧的亲和力减低,这样使得组织在氧分压降低的情况下能摄取更多氧。贫血时在促使氧合血红蛋白解离方面起重要调节作用与脱氧血红蛋白的珠蛋白链结合时能减低血红蛋白对氧的亲和力,使血红蛋白在不增加氧分压的条件下能释放出更多的氧供组织摄取利用。

表 16-2　根据成熟红细胞的大小的贫血分类

贫血的类型	MCV(fl)	MCH(pg)	MCHC	病因
正细胞贫血	80~94	26~32		失血、急性溶血、再生障碍性贫血、白血病
小细胞低色素贫血	<80	<26	<31	缺铁性贫血、慢性失血
单纯小细胞贫血	<80	<26	31~35	感染、中毒、尿毒症
大细胞贫血	>94	>32	32~36	维生素 B_{12}、叶酸缺乏

表 16-3　根据 MCV 和 RDW 的贫血分类

RDW（参考值 11.5%~14.5%）	MCV(fl)		
	[增高、大细胞(>94)]	正常(80~94)	[降低、小细胞(<80)]
增加	巨幼细胞贫血 铁粒幼细胞贫血 骨髓增生异常综合征 化疗后	早期缺铁 免疫性溶血 骨髓病性贫血 混合型贫血	缺铁性贫血 红细胞碎片
正常	骨髓增生异常综合征 再生障碍性贫血 肝脏病	急性失血 酶缺陷 急性溶血	骨髓增生低下 珠蛋白生成障碍性贫血

表 16-4　根据红细胞的形态确定贫血的类型

形态异常	主要疾病	其他疾病
小细胞低色素红细胞	缺铁、珠蛋白生成障碍性贫血	慢性病贫血、铁粒幼细胞贫血
大红细胞	叶酸及维生素 B_{12} 缺乏	骨髓纤维化、自身免疫性溶血
粒细胞分叶过多症	叶酸及维生素 B_{12} 缺乏	肾功能衰竭、缺铁、慢粒、先天性粒细胞分叶过多症
泪滴状红细胞(有核)	骨髓纤维化	肿瘤骨髓转移、巨幼细胞贫血、重型珠蛋白生成障碍性贫血
小球形红细胞	自身免疫性溶血、遗传性球形红细胞增多症	微血管性溶血性贫血、低磷酸盐血症
靶形红细胞	珠蛋白生成障碍性贫血、HbC 危病、肝脏病	缺铁、脾切除术后
椭圆形红细胞	遗传性椭圆形红细胞增多症	缺铁、骨髓纤维化、巨幼细胞性贫血
棘形红细胞	肾衰竭	丙酮酸激酶缺陷

2. 器官、组织中血液的重新分布　慢性贫血时，为了保证氧需要量高的重要器官的血液供应，身体能自动减少氧需要量较低的器官或组织的血液供应。

3. 心血管的代偿功能　贫血时心跳加速、心排血量增加使血液循环加速，不过这种代偿功能本身要消耗能量，正常的心肌能耐受较长时间持续的过高活动，但如贫血太严重，持续时间过久或本来就有冠状动脉病的，以致冠状动脉供氧不足，则可以出现高排血量的心力衰竭及心绞痛。心力衰竭时，血浆量增加，这又加重心脏的负担而使心力衰竭更加严重。

4. 肺的代偿功能　贫血患者在体力活动时常有呼吸加快加深的现象，但增加呼吸并不能使患者得到更多的氧。

5. 红细胞生成功能的增强　EPO 有促进骨髓生成红细胞的作用，主要由肾脏分泌。除肾脏疾病者外，一般贫血患者的红细胞生成素的产生和释放都是增多的，其释放量常与红细胞总量和血红蛋白浓度成反比。如果骨髓功能本来是正常的，骨髓能加速红细胞的生成。这是身体对贫血最直接而适宜的代偿作用。

四、贫血的临床表现

贫血症状的有无及其轻重决定于：①产生贫血的原因及原发病。②贫血发生的快慢。③血容量有无减少。④血红蛋白减少的程度。⑤心血管代偿的能力（老年人心血管功能差，症状比年轻人重）等。

1. 一般表现，如皮肤、黏膜、指甲苍白。有的患者毛发干燥、脱落，自觉全身无力。严重贫血时患者有低热，体温一般不超过 38℃，输血后可使体温降至正常。

2. 呼吸循环系统，呼吸加速加深，心率加快，患者感觉心悸、气短、活动时尤甚。

3. 神经系统，头痛、眩晕、晕厥、耳鸣及眼前闪金花，尤以体位变换时为甚；思想不易集中且易激怒。

4. 消化系统，食欲缺乏、恶心、呕吐、腹胀、消化不良、腹泻或便秘。营养不良性贫血时患者舌乳头萎缩，发炎且觉舌痛。缺铁性贫血吞咽时可沿食管疼痛。

5. 泌尿生殖系统，患者尿中偶有蛋白，女性月经出血过多或过少，不规则，或停经。

6. 缺铁性贫血时有反甲，指甲干燥、脆裂；营养不良性贫血时皮肤有水肿；溶血性贫血时常有黄疸、脾肿大，急性溶血性贫血时可有高热、循环衰竭、急性肾功能不全、黄疸、血红蛋白血症、血红蛋白尿等。

五、贫血的诊断原则

贫血诊断的过程中，必须遵循：①确定有无贫血；②贫血的严重程度；③确定贫血的类型和原因。对任何贫血患者的诊断，病因学诊断尤为重要，贫血的严重性主要决定于引起贫血的基本疾病，其重要意义远超过贫血的程度。

1. 确定有无贫血　通常根据 RBC、Hb 和 Hct 以确定有无贫血，其中又以 Hb 和 Hct 最常用，并应参照公认的贫血诊断标准。

成人诊断标准：男性成人 Hb＜120g/L 或 125g/L；女性成人 Hb＜100g/L 或 110g/L，孕妇 Hb＜100g/L 或 105g/L。同成年男性 Hct＜41%，成年女性 Hct＜35%，可作为诊断贫血的标准。

小儿诊断标准：因为出生 10d 内新生儿 Hb＜145g/L，10d 至 3 个月婴儿因生理贫血等因素影响，贫血难以确定,建议暂以3个月至6岁小儿Hb<110g/L,6~14岁<120g/L作为诊断贫血的标准。

2. 确定贫血的严重程度

(1)成人贫血严重程度标准:极重度<30 g/L;重度30~60 g/L;中度60~90 g/L;轻度90~120 g/L。

(2)小儿贫血严重程度的标准:极重度Hb<30g/L,红细胞<$1×10^{12}$/L;重度Hb 30~60 g/L,红细胞$(1~2)×10^{12}$/L;中度Hb 60~90 g/L,红细胞$(2~3)×10^{12}$/L;轻度Hb 90~120g/L(6岁以上)。

3. 确定贫血的类型 根据RBC计数、Hct、Hb计算出红细胞指数MCV、MCH及MCHC,结合RDW及红细胞形态确定贫血的类型。

4. 寻找贫血的病因

(1)深入了解病史和仔细体格检查,包括饮食习惯史、药物史、血红蛋白尿史、输血史、家庭成员贫血史、地区流行性疾病(甲状腺功能低下、蚕豆病、疟疾史)等,体征中注意肝、脾、淋巴结肿大、紫癜、黄疸等。

(2)根据MCV、MCH、MCHC和RDW等指数,结合血涂片中血细胞的形态学改变,可得出诊断的线索。结合病史,多数贫血诊断并不困难。

(3)骨髓检验对了解贫血发生的原因和机制很有必要,如骨髓造血功能状况是增生或下降,各系统有核细胞百分率、粒红比例是否正常,有核细胞是否减少,淋巴细胞、组织细胞、浆细胞、嗜酸或嗜碱性粒细胞百分率正常与否,有无异常细胞出现等。除骨小粒涂片外,最好从骨髓不同部位同时取病理活检,并根据需要做特殊组织化学染色。

(4)特殊检测,根据需要选择某些确诊试验,如了解铁的储存,血清铁蛋白检测和骨髓涂片做铁粒染色较为重要。诊断珠蛋白生成障碍性贫血可选用Hb电泳检测,但要分析病理基因,则应选择分子生物学方法;怀疑自身免疫性溶血性贫血应选择抗人球蛋白试验等。

(5)其他检查,贫血常可有非血液系统疾病,需要结合其他检查综合分析。

第三节 贫血诊断的一般实验技术

一、血细胞分析仪检测红细胞系统

红细胞系检测是血液分析仪重要的组成部分。血液分析仪主要采用两种计数方法:即电阻抗法和光散射法。不同测试原理、不同档次的仪器检测的参数也不尽相同。总的说来,可为临床提供红细胞计数(red blood cell count,RBC)、人血红蛋白测定(Hemoglobin,Hb)、血细胞比容(Hematocrit,Hct)、平均红细胞容积(mean corpuscular volume,MCV)、平均红细胞血红蛋白含量(mean corpuscular hemoglobin,MCH)、平均红细胞血红蛋白浓度(mean corpuscular hemoglobin concentration,MCHC)、红细胞体积分布宽度(red blood cell volume distribution width,RDW)、红细胞体积分布直方图(red blood cell volume histogram)、红细胞血红蛋白分布宽度(Hemoglobin distribution width,HDW)、红细胞血红蛋白分布直方图(red blood cell hemoglobin histogram)、红细胞体积与血红蛋白综合分析细胞图(cytogram)等多项指标。这些参数对于贫血的诊断、鉴别诊断及疗效观察均有重要的临床价值。

(一)电阻抗法检测红细胞各项参数原理

1. 红细胞数和红细胞比容 20世纪50年代初,美国的库尔特先生(W. H. Coulter)发明并申请了粒子计数技术的设计专利,其原理是根据血细胞非传导性的性质,以对电解质溶液中悬浮颗粒在通过计数小孔时引起的电阻变化进行检测为基础。这一原理的应用实现了血细胞计数的自动化,至今世界上使用的绝大多数血液分析仪仍采用电阻抗法(Electrical Impedance)来进行血细胞计数和体积测定,这种方法也被称为库尔特原理(Coulter Principle),如图16-5所示。

把用等渗电解质溶液(被称为稀释液,Diluent)稀释的细胞悬液倒入一个不导电的容器中,将小孔管(板),也称为传感器(transducer)插到细胞悬液中。小孔是电阻抗法细胞计数的一个重要成分,其内侧充满了稀释液,并有一个内电极,其外侧细胞悬液中有一个外电极。检测期间,当电流接通后,位于小孔两侧的电极产生稳定的电流,稀释液通过有固定直径和厚度的小孔向小孔内部流动,计数孔直径一般<$100\mu m$,厚度为$75\mu m$左右。因为小孔周围充满了具有传导性的液体,其电子脉冲是稳定的。如果供给的电流I和阻抗Z是稳定的,根据欧

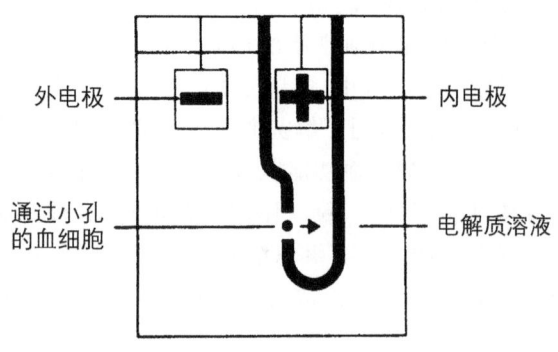

图 16-5 细胞计数电阻抗原理

姆定律通过小孔的电压 E 也是不变的（这时 E=IZ）。当一个细胞通过小孔时，由于血细胞有极小的传导性，细胞的导电性质比等渗的稀释液要低，在电路中小孔感应区内电阻增加，于瞬间引起了电压变化而出现一个脉冲信号，这被称为通过脉冲。电压增加的程度取决于非传导性的细胞占据小孔感应区的体积，即其大小取决于细胞体积，细胞体积越大引起的电压变化越大，产生的脉冲振幅越高。通过对脉冲大小的测量可以测定出细胞体积，记录脉冲的数目可以得到细胞计数的结果；经过对各种细胞所产生脉冲大小的电子选择，可以区分出不同种类的细胞，并进行分析。下图显示血细胞计数仪应用电阻抗原理进行细胞计数及体积分析的方法及过程（图 16-6）。

绝大多数血液分析仪使用电阻抗法进行红细胞计数和血细胞比容测定，脉冲高度叠加经换算即可得血细胞的比容（有的仪器，先以单个脉冲高度计算 MCV，再乘以红细胞数得血细胞比容）。在某些病理情况下，如白血病，白细胞数明显增高而又伴严重贫血时，均可使所得各项参数产生明显误差，对于这样病人的标本，应该从红细胞计数中减去白细胞计数结果，方可得到正确的报告。

2. 血红蛋白含量测定　任何类型、档次的血液分析仪，血红蛋白测定原理是相同的。被稀释的血液加入溶血剂后，红细胞溶解，释放血红蛋白，后者与溶血剂结合形成血红蛋白衍生物，进入血红蛋白测试系统，在特定波长（一般在 530～550nm）下比色，吸光度的变化与液体中 Hb 含量成比例，仪器便可显示 Hb 浓度。ICSH 推荐的氰化高铁法，HICN 最大吸收在 540nm。校正仪器必须以 HICN 值为标准。大多数系列血液分析仪溶血剂内均含有氰化钾，与血红蛋白作用后形成

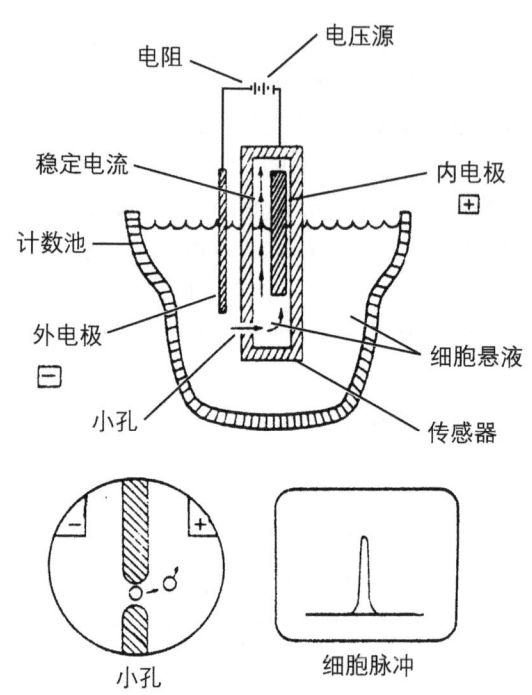

图 16-6　电阻抗测定方法

氰化血红蛋白（注意不是氰化高铁血红蛋白），其特点是显色稳定，最大吸收接近 540μm，但吸收光谱与 HICN 有明显不同，此点在仪器校正时应十分注意。

为了减少溶血剂的毒性，避免含氰的血红蛋白衍生物检测后的特殊污物处理，使用非氰化溶血剂，实验证明，形成的衍生物（SLS-Hb）与 HICN 吸收光谱相似，实验结果的精确性、准确性达到含有氰化物溶血剂同样水平。既保证了实验质量，又避免了试剂对分析人员的毒性和环境污染。

3. 各项红细胞指数检测原理　同手工法一样，平均红细胞体积（MCV）、平均红细胞血红蛋白含量（MCH）、平均红细胞血红蛋白浓度（MCHC）、红细胞体积分布宽度（RDW），均是根据仪器检测的红细胞数、血细胞比容和血红蛋白含量实验数据，经仪器内存程序换算出来的。计算公式分别为：

MCV(fl)＝每升血液中血细胞比容/每升血液中红细胞个数

＝Hct$\times 10^3 \times 10^{12}$/(RBC/L)

MCH(pg)＝每升血液中血红蛋白含量/每升血液中红细胞个数

＝Hb(g/L)$\times 10^{12}$/(RBC/L)

MCHC(g/L) = 每升血液中血红蛋白含量/每升血液中血细胞比容

RDW 由血细胞分析仪测量获得,是反映周围血红细胞体积异质性的参数。简言之,是反映红细胞大小不等的客观指标。当红细胞通过小孔的一瞬间,计数电路得到一个相应大小的脉冲,不同大小的脉冲信号分别储存在仪器内装计算机的不同通道,计算出相应的体积及细胞数,统计处理而得 RDW。由于 RDW 来自十几秒内近万个红细胞的检测数据,不但可以克服测量红细胞直径时人为制片条件和主观因素的影响,还比 P-J 曲线更能直接、客观地反映红细胞大小不等的程度,对贫血的诊断有重要意义。多数仪器用所测红细胞体积大小的变异系数表示即 RDW-CV,也有的仪器采用 RDW-SD 报告方式。

(二)光散射法检测红细胞原理

屡有文献报道电阻法测量的 MCH、MCHC 不能反映疾病的实际情况。由于 MCHC 数据来源于 MCV 的测量结果,而后者测量受细胞体积以外诸因素影响,最终造成 MCHC 的误差。电阻法不能探测单个红细胞内的结构,所得 MCH 仅是群体红细胞溶解后释放的血红蛋白含量与群体红细胞数计算所得。另外电阻法测量红细胞体积,放大的脉冲不仅决定于体积大小,也决定其形状。通过小孔时都经受一定的形态变化,因为血红蛋白含量决定细胞质黏度,后者可影响红细胞形态,因此红细胞内血红蛋白浓度本身可影响红细胞形态,因此红细胞内血红蛋白浓度本身也影响 MCV 及 MCHC 的准确性。

光散射法(图 16-7)与电阻法不同,在测试系统中,血液先经特殊液体稀释,使自然状态下双凹盘状扁平圆形的红细胞成为球形并经戊二醛固定,其目的是使红细胞无论以何种方位通过测试区时,被激光束照射后所得实验信号是相同的。此种处理并不影响 MCV 的检测。以氦氖激光灯为光源,射出激光束以低角度前向光散射和高角度散射二个测量系统同时测量同一个红细胞,根据前向角转换能量大小,测量单个红细胞体积与总数,根据激光束散射角,得出单个红细胞血红蛋白浓度,可准确得出 MCV、MCH、MCHC 测定值,并绘出红细胞体积及红细胞内 Hb 含量的直方图及求出 RDW、HDW 等参数。

(三)红细胞系统各项参数的参考值

1996 年,北京市 7 家大医院应用电阻抗法血细胞分析仪联合对 2013 例(男 1013;女 1000)北京市区健康成人抗凝静脉血血细胞参数进行了检测,包括红系在内的全血细胞参考值见表 16-5。

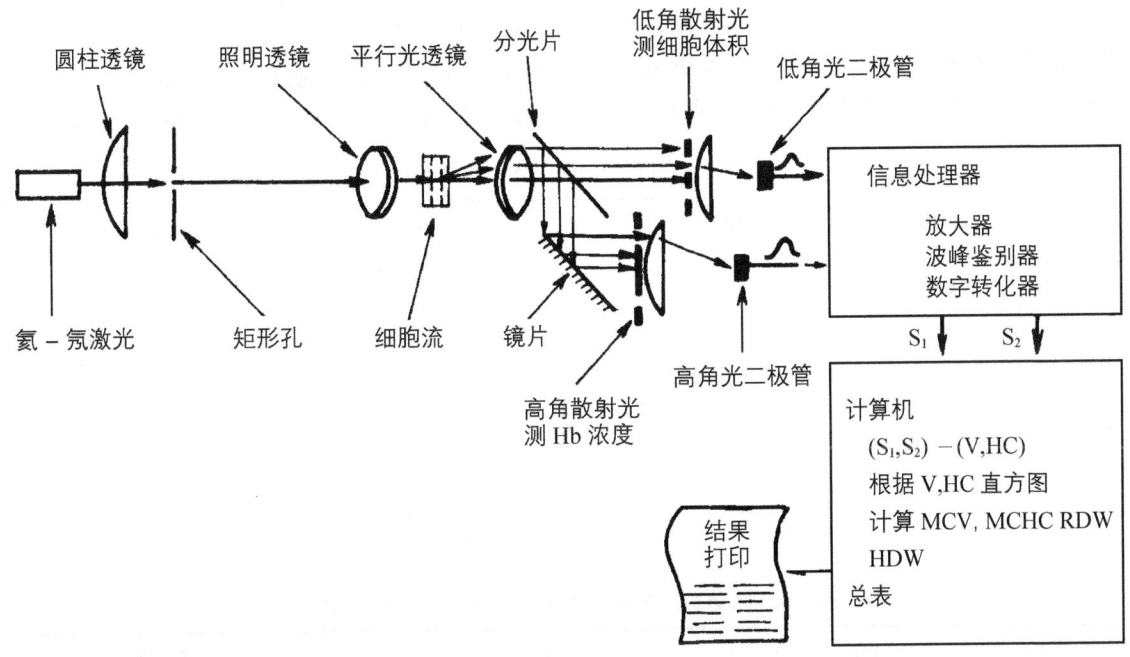

图 16-7 光散射法检测红细胞的原理

表 16-5 北京市区健康人群抗凝静脉血血细胞参考值($\bar{X}\pm s$)

测定项目	男	女
WBC($\times 10^9$/L)	6.84±1.57	
RBC($\times 10^{12}$/L)	5.08±0.40	4.47±0.36
HGB(g/L)	158.32±10.77	136.23±10.01
HCT(L/L)	0.459±0.030	0.397±0.039
MCV(fl)	89.05±4.52	
MCH(pg)	30.83±1.81	
MCHC(g/L)	344.85±7.76	
RDW(%)	13.12±1.13	
PLT($\times 10^9$/L)	200.8±52.1	
MPV(fl)	10.4±1.4	
PCT	0.20±0.01	
PDW(%)	16.0±0.6	

对于 RDW 参考区间,文献中也有各种相近的报道,如表 16-6。

血细胞分析仪正常参考值应用时应注意的几个问题:

(1)注意静脉血与末梢血白细胞的正常参考值不同,见表 16-7。

(2)注意传统手工法与仪器法某些参数的正常参考值的不同。

Hb:男:140~180g/L(手工法:120~160g/L);
女:115~155g/L(手工法:110~150g/L);
MCV:80~100fl(手工法:82~90fl);
MCH:27~34pg(手工法:27~31pg)。

(四)红细胞系统各项指标检测的临床意义

红细胞检查主要用于贫血的诊断,前面内容述及贫血的病理变化与细胞形态存在着密切关系,反之红细胞各项检查指标有助于贫血的诊断与鉴别诊断。

1. 红细胞计数与血红蛋白测定的临床意义

(1)红细胞增多。①相对性增多:因脱水血液浓缩所致。常见于剧烈呕吐、严重腹泻、大面积烧伤、大量出汗、多尿和水的摄入量显著不足的患者。②绝对性增高:与组织缺氧有关。可引起继发性红细胞增多,如慢性肺源性心脏病、发绀性先天性心脏病,慢性一氧化碳中毒,登山病等。③真性红细胞增多症,以红细胞增多、面色砖红、肝脾增大为特征,红细胞可达(7~10)$\times 10^{12}$/L。

(2)红细胞减少。①生理性贫血:妊娠期因血浆量相对增多,故红细胞相对减少。3个月的婴儿至 15 岁的儿童,因生长发育迅速而致造血原料相对不足,红细胞和血红蛋白可较正常人低 10%~20%。老年人由于骨髓造血功能逐渐减低,均可导致红细胞和血红蛋白含量减少。②病理性减少:红细胞减少所致的贫血,一是因骨髓造血功能衰竭,如再生障碍性贫血、骨髓纤维化等伴发的贫血;二是因造血物质缺乏或利用障碍引起的贫血,如缺铁性贫血、铁粒幼细胞性贫血、叶酸及维生素 B_{12} 缺乏所致的巨幼细胞性贫血。因红细胞膜、酶遗传性的缺陷或外来因素造成红细胞破坏过多导致的贫血,如遗传性球形红细胞增多症、珠蛋白生成障碍性贫血、阵发性睡眠性血红蛋白尿、异常血红蛋白病、免疫性溶血性贫血、心脏体外循环的大手术及一些化学、生物因素等引起的溶血性贫血。失血,急性失

表 16-6 RDW 参考值范围

作者	例数	RDW($\bar{X}$+1.64s)	使用仪器	报告时间(年)
Bassman	229	<13.9	Coulter S-Senior	
Mc Clure	90	<14.8		1985
Robert	29	<12.1	Coulter S-plus	1985
Marti	61	<48(RCSDW)	Sysmex E-500	1987
丛玉隆	81(儿童)	<14.6	Cell-Dyn 1500	1990
	70(成年)	<14.0		
	60(老年)	<13.8		
丛玉隆等	2 013	<14.9	Coulter JT 等	1996

表 16-7 51 名献血员 3 个部位血样 WBC、RBC、Hb 测定结果

采血部位	WBC($\times 10^9$/L)	RBC($\times 10^{12}$/L)	HGB(g/L)
耳垂血	9.36±2.49	5.15±0.48	148.4±22.5
手指血	7.84±1.69	4.90±0.52	147.2±24.0
静脉血	6.98±1.67	4.92±0.47	147.3±24.7

血或消化道溃疡、钩虫病等慢性失血所致贫血。

血红蛋白的增减临床意义大致与红细胞的增减意义相似,但血红蛋白更准确反映贫血的程度。血红蛋白的减少与红细胞的减少程度不一定呈正比例,一是在小红细胞贫血时,由于单个红细胞血红蛋白的含量少于正常,所以血红蛋白减少的程度较红细胞减少的程度更为明显;二是在大红细胞性贫血时,红细胞减少的程度较血红蛋白更为严重;三是在大出血时,血红蛋白减少的程度基本上与红细胞减少相一致。

2. MCV、MCH 及 MCHC 的临床意义　红细胞的病理状态,可使红细胞产生形态的变化。反之,检查红细胞形态特点就可协助临床寻找病因,为治疗提供依据。MCV、MCH、MCHC 可从不同侧面反映红细胞病理变化,这就是其在贫血鉴别诊断中临床意义所在。根据在同一病例中,3 个指数的变化,可将贫血分为大细胞性贫血、正常细胞性贫血、小细胞低色素性贫血及单纯小细胞性贫血,其标准参见前文贫血分类。

3. 红细胞体积分布宽度的临床意义

(1)用于缺铁性贫血与轻型珠蛋白生成障碍性贫血的鉴别诊断:小细胞低色素性贫血按病因学分类,包括缺铁性贫血、铁粒幼细胞性贫血、珠蛋白生成障碍性贫血。鉴别诊断这 3 种贫血有重要治疗意义。早在 1979 年,Bessman 试图通过红细胞大小的变异程度鉴别这两种贫血。测量各种红细胞指标,并观察血涂片红细胞形态变化,并分别计算出 DF' 值及 MCV/RBC 值。(DF' 值及 MCV/RBC 值鉴别诊断的指标,一般认为 $DF' > 0$ 多是缺铁性贫血,$DF' < 0$ 则可能是珠蛋白生成障碍性贫血;相似 MCV/RBC>130 或<130,分别认为可能是缺铁性贫血或珠蛋白生成障碍性贫血)。根据同时进行血清铁、血清铁饱和度及血红蛋白电泳的结果,作用将 85 例患者分为 3 组,并得出下表的实验结果(表 16-8)。

表 16-8　RDW 等参数在鉴别诊断小细胞低色素性贫血中的应用

	RDW			DF'			MCV/RBC			血片描述	
	>14	<14	符合率	>0	<0	符合率	>130	<130	符合率	大小不等	小细胞增多
缺铁性贫血	53/53		100%	49/53		92%	42/53		79%	38/53	50/53
轻型 β 珠蛋白生成障碍性贫血		22/25	88%		18/25	72%		19/25	76%	11/25	21/25
轻型 α 珠蛋白生成障碍性贫血		5/7	71.4%		5/7	71.4%		5/7	71.4%	3/7	5/7

从上述的结果可以看出:①RDW 在缺铁性贫血和珠蛋白生成障碍性贫血的符合率分别为 100% 和 88%,较 DF'(92%)、MCV/RBC(79%)指标符合率有显著性差异。可以认为 RDW 是初步鉴别两组贫血的敏感指标。②RDW 较观察血涂片判定红细胞大小变化,不但有量的客观指标,而且更为敏感(RDW>14%,100%;血片描述仅为 71%)。③β珠蛋白生成障碍性贫血的 RDW 与血片描述的矛盾结果说明,实际描述的"大小不等"可能是反映异形红细胞增多。如果常规检查中发现血涂片"红细胞大小不等"而 RDW 正常时,应提醒医生做诊断珠蛋白生成障碍性贫血的实验以明确诊断。

(2)用于缺铁性贫血的早期诊断:由于各种原因造成机体内铁缺乏,导致 Hb 合成障碍而引起的小细胞低色素性贫血,其病程可分为隐性缺铁前期、隐性缺铁期及 IDA 3 个阶段。Uchida 对 1 648 例学生进行了各项指标的观察,结果显示正常人为 MCV(89±4)fl,RDW(12.7±0.7)%;隐性缺铁前期分别为 MCV(89±4)fl,RDW(13.2±0.7)%;隐性缺铁期分别为 MCV(86±6)fl,RDW(14.0±1.5)%;IDA 患者为 MCV 79fl,RDW(15.6±1.7)%。

在缺铁状态高发生率、海洋性贫血低发生率的国家,RDW 可作为隐性缺铁的筛选指标。鉴于 RDW 对小细胞贫血中 IDA 诊断有较高敏感性、较高特异性,丛玉隆等认为 RDW 只能作为 IDA 筛选指标,即 RDW 升高不应排除其他贫血的可能,但 RDW 正常者 IDA 的可能性不大(尤其是小细胞低色素性贫血)。分析 IDA 发病过程不难看出,从铁蛋白开始缺乏到 MCV、RDW 明显变化,是红细胞形态从量变到质变的过程,因此少数隐性缺铁患者可表现细胞体积异质性变化。

(3)RDW 对缺铁性贫血疗效观察的意义:服药后首先 Hb 恢复正常,MCV、MCHC 次之,RDW 最晚。这与 IDA 的病程相一致。RDW 的动态变化实际反映了治疗中红细胞形态变化。治疗前，RDW 高于正常是由于 IDA 产生的红细胞体积异质性变化。服药 1 周后，骨髓红细胞增生，外周血少量新生正常细胞和网织红细胞增加，RDW 也随之增加，但 MCV、MCHC 变化不明显。3 周后，由于铁的补充，大量正常红细胞群释放入外周血，而病态红细胞（小细胞低色素）仍有部分残存，使血中出现两群红细胞，即 RDW 明显升高，此后由于病态红细胞逐步地消失，RDW 逐渐减低。但直至服药 3 个月后，Hb、MCV、MCHC 已稳定正常范围 1 个月时，RDW 仍未降至正常水平，可能是由于骨髓储存铁还没得到完全补充（尽管此时血清铁蛋白已恢复正常）。图 16-8 是其中一例直方图动态特点。

（4）各类贫血 RDW 的变化：Bassman 进行了 RDW 分析，结果显示轻型珠蛋白生成障碍性贫血红细胞体积小于正常并有轻度贫血，但 RDW 大多数在正常范围内。珠蛋白生成障碍性贫血有明显 RDW 异常。所有镰形细胞贫血均有 RDW 增高，并与贫血的严重程度呈相关性。

RDW 增高更见于"外源性"因素。慢性胃和十二指肠溃疡，恶性病可轻度增高，与贫血程度无相关。铁、叶酸、维生素 B_{12} 缺乏几乎均呈明显 RDW 增高。红细胞大小变异程度与 Hb 负相关，反映了造血过程细胞体积的异质性。

Rebert 报告网织红细胞（RC）增多可引起 RDW 明显变化。并提出，在贫血治疗时，RDW 可反映 RC 的变化。Sassier 认为 RC 与 RDW 虽无明显相关性，但 IDA 或巨幼贫治疗时，如果对药物有反应，在 Hb 明显上升前，可有 30% 以上正常细胞入血使 RDW 升高。因此如果连续观察病人，在给药后有 RDW 升高，可能表示有骨髓反应。如果 RC 与 RDW 都升高，是骨髓造血活跃的指征。

（5）用于贫血的形态学分类：Bassmen 提出了 MCV/RDW 分类法（1983 年），根据 MCV 和 RDW 二个参数实验结果，将贫血分为 6 类（表 16-9），不少文献报道了其临床实用价值。丛玉隆等对此法也进行了探讨，实验结果显示此分类法对缺铁性贫血的诊断及某些慢性病贫血的病因学分类分析有一定临床意义。

4. **红细胞体积分布直方图** 红细胞体积分布直方图分析对于贫血的鉴别诊断与疗效分析有重要意义，从以下病理中可以看出其临床价值。

（1）缺铁性贫血的直方图（图 16-9）：其特点为曲线波峰左移，峰底变宽，显示小细胞不均一性。

（2）轻型 β 珠蛋白生成障碍性贫血直方图（图 16-10）：图形表现为小峰左移，峰底变窄，典型的小细胞均一性贫血。

（3）铁粒幼细胞性贫血（图 16-11）：显示红细胞呈典型"双型"性改变（即同时存在着两种类型的红细胞，一种是低色素性红细胞），多见于铁粒幼性贫血，在缺铁性贫血经治疗有效时，也可出现类似的图形，但底要更宽些。

（4）大细胞再生障碍性贫血的直方图（图 16-12）：红细胞体积分布曲线峰值右移，但峰底宽度正常或稍宽，显示大细胞均一性。在严重溶血性贫血，末梢网织红细胞明显增高时（遗传性球形红细胞增多症可高达 50%～80%），也可出现类似图形且峰底宽或峰的右部拖尾更明显。

（5）叶酸缺乏引起的巨幼细胞贫血治疗前与治疗后的直方图（图 16-14）：治疗前直方图波峰右移，波底增宽，显示明显的大细胞不均一性，是叶酸或 B_{12} 缺乏引起巨幼细胞性贫血的重要直方图特征。给予叶酸或 B_{12} 后，幼稚细胞分化成熟正常，正常细胞群逐步释放入血液，而病理细胞并未完全消亡，检测时即再现双峰形，说明治疗有效。

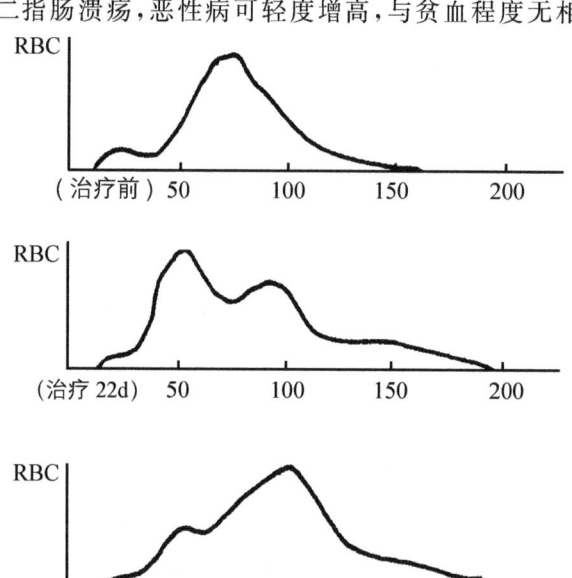

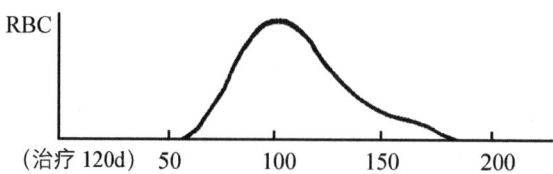

图 16-8　IDA 治疗重红细胞体积直方图的动态变化

表 16-9　红细胞体积分布宽度的临床意义

RDW＼MCV	减 低	正 常	增 高
正常	小细胞均一性	正细胞均一性	大细胞均一性
增高	小细胞不均一性	小细胞不均一性	小细胞不均一性

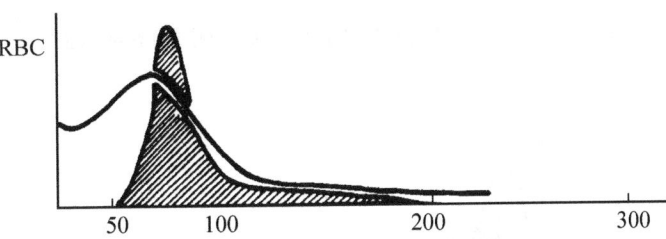

图 16-9　缺铁性贫血的红细胞直方图

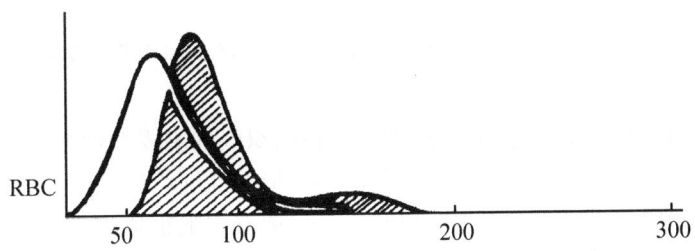

图 16-10　轻型 β 珠蛋白生成障碍性贫血红细胞直方图

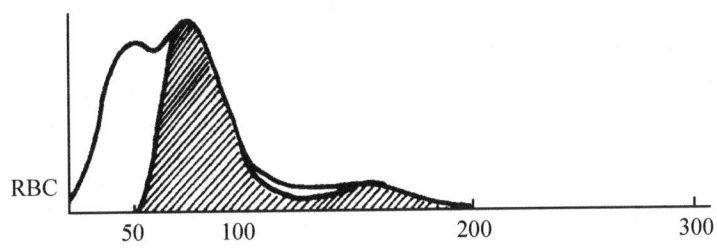

图 16-11　铁粒幼红细胞贫血红细胞直方图

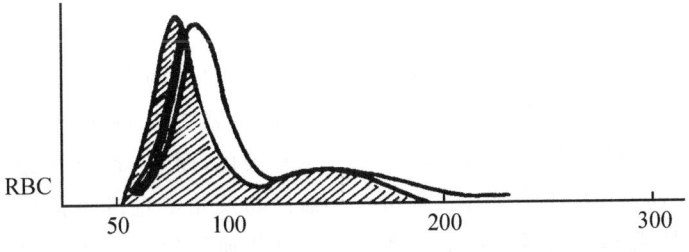

图 16-12　大红细胞再生障碍性贫血红细胞直方图

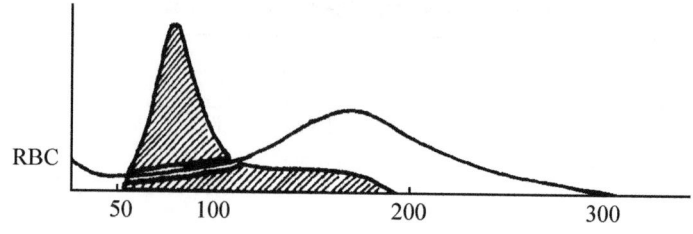

图 16-13 叶酸缺乏引起巨幼细胞性贫血(治疗前)红细胞直方图

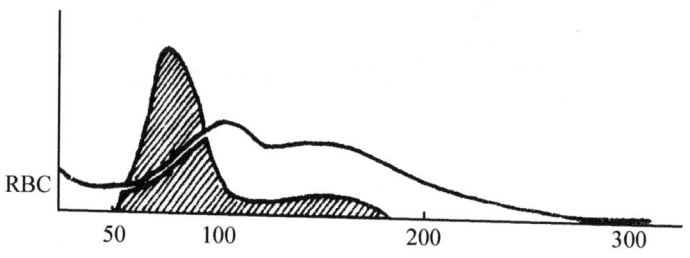

图 16-14 叶酸缺乏引起巨幼细胞贫血(治疗后)红细胞直方图

(6)输血后红细胞体积直方图变化:不同病因导致贫血细胞形态不同,输入大量正常血液后,可显示不同的直方图。一般在原来图形基础上,出现正常细胞群峰。总之,输血后的直方图没有特异的图形特征。

二、网织红细胞计数及自动化分析技术

网织红细胞计数是反映骨髓造血功能的重要指标,近年来,使用自动分析仪分析网织红细胞代替目测法,无论从方法学还是临床应用,均取得了良好效果。

(一)流式细胞仪在网织红细胞计数的应用

网织红细胞是晚幼红细胞脱核后到完全成熟之间的过渡细胞,由于其胞质中尚残存嗜碱性物质,在活体染色时可被煌焦油蓝染成蓝色颗粒或网状物而得名。流式细胞仪(flow cytometer,FCM)的问世,为网织红细胞计数提供了快速、准确的测试手段,已知在红细胞发育过程中,RNA 含量有明显规律性变化,即由原始阶段较为丰富逐渐减低至细胞完全成熟后消失或接近消失。网织红细胞为成熟红细胞前阶段,通过 FCM 检测 RNA 可精确表示网织红细胞占成熟红细胞的百分率(RET%)。FCM 法较目测法测量精确度明显提高。

另外,由于 FCM 可进行 RNA 定量,因而可获得网织红细胞成熟度指数。虽与 RET% 无明显相关,但对红细胞增殖能力的判断有一定意义。近年来,屡有文献报道噻唑橙(TO)在 FACS 法网织红细胞计数的应用。TO 是可渗透膜荧光素,可与核苷酸结合形成复合物,在 53nm 发射荧光。Fergnson 的实验结果表明,此法精确度高,平均 CV 为 4.3%(范围 1.7%~6.6%),而同组目测法 CV 达 22.4%(范围 8.3%~44.2%),RET% 在 1.8%~30.1% 时,测量呈良好线性关系($r = 0.99$)。除了上述指标,Van 观察了 FACS 法的敏感度,用两法监测化疗后骨髓恢复期的病人,显示流式法较目测法实验结果波动小,被检测的网织红细胞较目测法早 1~2d 有明显回升。

(二)网织红细胞计数仪的应用

20 世纪 80 年代末期日本东亚电器公司设计和生产的用于网织红细胞计数的新型流式细胞仪 Sysmex R-1000。该类仪器与前述的流式细胞仪方法比,主要有两个优点:①FCM 以派若宁-Y、丫啶橙、硫黄素 T 或 DioC1 为染料,计数前,标本需要固定和染色,而 Sysmex-R 系列网织红细胞计数仪在血液与荧光素直接结合后即可测量。②sysmex-R 系列用血量少,一管样本可分别进行自动血液分析仪和流式细胞仪网红计数,仪器同时测量前向角光散射密度(Forward scatter)和侧荧光强度(Slide scatter fluorescence),前者提供细胞大小的资料,

后者显示胞内 RNA 的浓度,将它们分别作为 Y 和 X 两个变量就构成一个二维图像,并由此划分 PLT、RBC 和 RET 的分布(见图 16-15,图 16-16)。

由于大小和 RNA 含量显著不同,血小板首先从成熟红细胞和网织红细胞的区域被区分出来;进而成熟 RBC 和网织红细胞也被分为两个区域,并且网织红细胞百分比和绝对值也计算出来了。计算机的运算曲线是适合荧光强度直方图测定网织红细胞的。荧光强度反映出成熟 RBC 与网织红细胞混合物中后者的细胞总数。仪器显示出的散点图可以反映网织红细胞的成熟阶段,根据荧光强度,还可将网织红细胞分成低荧光强度网织红细胞(low fluorescent reticulocyte,LFR)、中荧光强度网织红细胞(middle fluorescent reticulocyt,MFR)和高荧光强度网织红细胞(high fluorescent reticulocyte,HFR)3 部分,幼稚的网红显示最强的荧光,反之成熟红细胞极少或没有荧光。

近年来对 R 系列网织红细胞计数仪的评价文献屡有报道。Tichell 等较全面探讨了其性能,证实其检测精确度高:在正常或高值的网织红细胞病例中网织红细胞和红细胞测量 CV 分别小于 5% 和 1.5%,但在低比例网红值中,其 CV 可达 14.4%。研究不同成熟度网织红细胞分布及检测准确度结果表明:①正常或低比例的网织红细胞病例,LFR 的 CV 值很低,但 HFR 的 CV 很高。在高值网织红细胞病例中,HFR 的 CV 可降到 5% 以下。②线性:不同浓度稀释的高值和正常范围同红标本测量呈极好的线性关系,r 值分别为 0.997 和 0.999。③相关性:相关性分析表明 R-1000 与目测法、R-3000 与 Technicon H.1 法的 r 值分别为 0.966 6 和 0.965。不同网织红细胞范围的 R-1000 与目测法回归分析结果:网织红细胞在 <0.9%、1%~2.9%、3%~28% 者,r 值分别为 0.72、0.503、0.973。John 也报道:RET%=9% 时流式法 CV 5.8%,而手工法 CV 27.2%;RET%=1% 时,流式法 CV=6.45,而手工法 CV=47.3%。

化疗引起骨髓功能抑制患者,网织红细胞值减低,但荧光强度稍增高。肾透析患者网织红细胞百分比及 HFR 增高但同红绝对值减低。老年患者与青年对照组实验结果差异无显著意义。

(三)全自动血液分析仪检测网织红细胞

1993 年以来,可进行网织红细胞计数的血细胞分析仪相继问世,使血细胞分析仪应用进入了新阶段。Coulter 型采用了两种试剂,一为新亚甲蓝着染红细胞内的 RNA,另一为"透明"剂使红细胞内血红蛋白溢出,成为"影细胞"减少测试的干扰。处理后的血液在仪器上通过 VCS(电导、射频、激光)的原理进行网织红细胞的检测,该仪器不但能检测有关白细胞、红细胞、血小板的 18 项测量参数,还可得出网织红细胞绝对数(RET#)、网织红细胞百分率(RET%)、平均网织红细胞体积(MCVr)和网织红细胞成熟指数(MI)。实验证明其测试结果与 FCM 法呈高度相关($r=0.961$)。

Technicon H.3 测试网织红细胞采用另一种原理,先将 3μl 血液加入已标准化的染液中孵育 15min,将仪器转换到网织红细胞计数程序进行检测,即可得到网织红细胞的实验参数,包括 RET#、

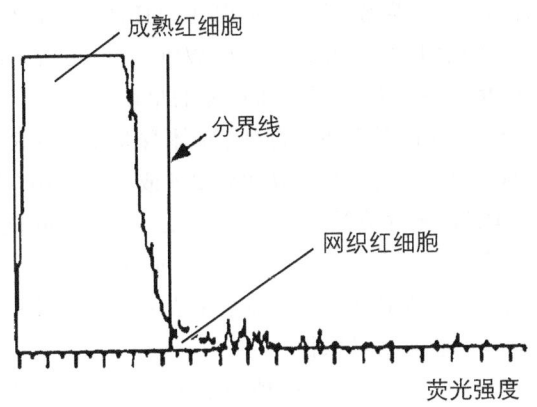

图 16-15 散点分类原理

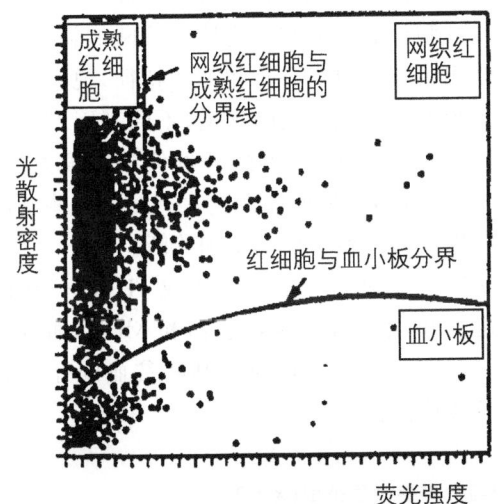

图 16-16 细胞散点分布模式图

RET%、MCVr、网织红细胞体积分布宽度（RDWr）、网织红细胞内血红蛋白分布宽度（HDWr）及网织红细胞分类。根据荧光强度，可将网织红细胞分成低、中、高荧光强度网织红细胞。

1999年，拜耳公司又推出了ADVIA 120自动血细胞分析仪，该仪器在Technicon H.3的基础上进行了改进。测试网织红细胞不用在机外孵育，而是随白细胞、红细胞及血小板一起检测。即测定前不经预处理，由仪器直接吸入标本后计数。它以低角度光散射和高角度散射二个测量系统同时测量一个网织红细胞，根据低角度（2°~3°）光散射转换能量大小，测量单个红细胞体积与总数；根据高角度（5°~15°）光散射得出单个网织红细胞内血红蛋白浓度，可准确得出MCVr、网织红细胞内血红蛋白浓度（CHCMr）、网织红细胞内血红蛋白含量（CHr）的测定值，并绘出网织红细胞散射图、单个网织红细胞体积及网织红细胞内Hb含量的直方图及求出RDWr、HDWr等参数。同时在仪器测量时染色后的网织红细胞发出特定颜色的荧光，根据荧光的强弱进行RNA定量检测。

2002年，解放军总医院乐家新等用Bayer Advia 120血细胞分析仪调查了北京市655例健康成年人网织红细胞的正常参考值范围，结果见表16-10。

（四）网织红细胞参数的临床意义

近年来仪器法进行网织红细胞计数的临床应用简述如下。

1. 骨髓移植 网织红细胞计数是一个独立监测骨髓造血恢复的参数。移植第21天，RET数>$15×10^9$/L，常与移植并发症无相关，且感染和输血也不会影响网织红细胞计数的趋势；但若<$15×10^9$/L并伴随中性粒细胞和血小板的部分上升，可能提示骨髓移植失败。

Lazaruss等分析了骨髓移植后细胞动力学的变化，动态观察了23例自体、异体移植患者血小板、中性粒细胞、白细胞、网织红细胞及网织红计数（目测法）移植后恢复的天数，分别为16.4d、16.8d、16.2d、13.7d、14.8d。显而易见，网织红细胞计数对骨髓移植恢复的估计有一定价值。丛玉隆观察了5例自体移植网织红细胞数与白细胞数动态变化，结果表明5例移植后网织红细胞均较白细胞提前3~4d恢复。

骨髓移植后细胞动力学的变化，动态观察移植后RET绝对值和RET%产生的波动，并不能完全说明骨髓功能的变化，用R-3000/R-2000很难在外周血中查见HFR这样的幼稚网织红细胞，但造血受到刺激时，较多的不成熟细胞从骨髓释入外周血，因此HFR的增长暗示着RBC生成的开始，即HFR变化较网织红细胞总数变化具有更重要的意义。

Batjer JD等就此得出了深入的结论，他们用R-1000观察了30例异体骨髓移植病人移植后44d内各项血液参数变化，发现了MFR＋HFR在13.3d均值开始回升，其次为WBC（14.8d），MFR＋HFR是估计移植后造血恢复的早期指标。

J. Kanold等发现，自体、异体移植后HFR的出现（至少2次成功计数达到2%或$0.1×10^9$/L）早于RET绝对值达到$20×10^9$/L，也早于单核细胞达到$0.05×10^9$/L，以及中性粒细胞。

所以评估BMT后红细胞生成的情况，HFR计数提供了早期测量依据。

2. 贫血 对骨髓移植患者的研究证实，HFR和LFR可能是反映造血功能的关键新参数。Kojima等在贫血患者也得出同样的结论，与贫血组相似，血液透析组HGB为100g/L或更低，HFR上升，LFR下降，但是RET数不升高。因此，可将网织红细胞计数及分类作为鉴别诊断的初筛指标。老年健康组与健康组具有相似的特征，说明这些参数无年龄差异。也有文献报道，不同基因型珠蛋白生成障碍性贫血患者，网红分群值差别很大，提示LFR、MFR和HFR的比例变化有助于某些基因型珠蛋白生成障碍性贫血的鉴别诊断。

缺铁性贫血治疗后，HFR或HFR＋MFR比例迅速上升，不仅早于血红蛋白和MCV，而且也早于网织红细胞总数。这对于判断贫血的疗效有重要的参考价值。

表16-10 北京市健康成年人网织红细胞计数与分群参考值范围（$\bar{X}±2s$）

性别	例数	RET(%)	RET#（$×10^9$/L）	LFR(%)	MFR(%)	HFR(%)
男性	342	1.45(0.59~2.31)	71.86(26.4~117.3)	88.06(81.2~94.9)	9.88(4.2~15.6)	2.06(0~4.9)
女性	313	1.22(0.40~2.04)	55.36(14.9~95.8)	88.71(80.9~96.6)	9.18(3.7~15.7)	2.11(0~4.9)

3. 珠蛋白生成障碍性贫血　Paterakis 等的研究显示，珠蛋白生成障碍性杂合体 RET％和 RET♯明显高于正常对照，所以建立 RET％参考值时应注意排除 Hb 正常的杂合体。正常者 RET％及网织红细胞分类（HFR、MFR、LFR）无性别差异。正常人与杂合体贫血的 HFR、MFR、LFR 也无显著差异，故建立参考值时不必排除后者。

众所周知，珠蛋白生成障碍性贫血以无效造血和红细胞寿命缩短为特点，网织红细胞计数与 HGB 水平变化相反。轻度贫血或非贫血病人，网织红细胞增长可能非常细微以至手工计数察觉不到，而使用精确的自动计数技术就明显多了。

4. 骨髓增生异常综合征（MDS）　一般说来，MFR 在 HFR 之前进入循环，暗示红细胞生成规律性恢复的开始。K. Kuse 认为少量 MFR 可以作为 MDS 化疗后红系恢复的早期指标，且比 RET 绝对值更敏感。

细胞抑制剂治疗后一定时期内 RET（由 LFR 组成）降至最低点（$< 0.01 \times 10^{12}/L$），16d 后，MFR（均值 8％）最先出现，HFR（均值 4％）通常在此后 1d 出现。12～14d 后，RET 绝对值才达到正常范围。

5. 放疗与化疗　流式仪法网织红细胞分析，可获得骨髓增生特别是红系增生及放疗与化疗的细胞毒副作用的信息。在造血反应中（如叶酸和维生素 B_{12}）治疗或化疗后，造血恢复中可见网织红细胞短暂、迅速的增高。

当 HGB 下降、组织氧化受阻时，EPO 增加，HFR 也增多，并伴有网织红细胞的增多。化疗后骨髓 EPO 功能恢复早期，HFR 增多比网织红细胞总数恢复早，这样反应时间的不同体现了 EPO 与 HFR 之间的密切关系。

另有实验表明，长期接受 Cisplatin 化疗的卵巢癌患者网织红细胞计数往往在 HGB 减少之前上升。Mugurama 等应用 Sysmex R-1000 系统观察了 27 例白血病和淋巴瘤患者化疗期间网织红细胞亚群的变化，幼稚网织红细胞变化是造血系统肿瘤化疗时，骨髓受到抑制和恢复较敏感的指标。

6. 网织红细胞成熟指数（RMI）　其计算公式为 RMI＝(MFR＋HFR)/LFR×100％，与 RET 绝对值、RET％、RBC 计数和 HGB 浓度不甚相关，故认为是独立变化的指标。其参考值见表 16-11。

RMI 与年龄相关性很小，女性略呈负相关。高 RMI 可见于溶血性贫血、特发性血小板减少性紫癜（ITP）、慢性淋巴细胞白血病（CLL）和一些急性白血病患者；真性红细胞增多症、再生障碍性贫血和骨髓增生异常综合征（MDS）患者 RMI 稍有增高。急性白血病、CLL、恶性淋巴瘤、MDS、溶血性贫血、再生障碍性贫血、ITP 和真性红细胞增多症患者 RMI 值范围较宽，上限接近正常者，强抗癌化疗过程中 RMI 降低。如急性白血病化疗前 RET 绝对值正常而 RMI 较高；化疗中则 RET 绝对值和 RMI 都低；溶血性贫血出现溶血危相时 RET 绝对值和 RMI 都高；真性红细胞增多症 RET 绝对值和 RMI 都低；ITP 则 RET 绝对值正常，RMI 增高。总之，两指数交叉分析有助于判断红细胞活动度。RMI 增高与骨髓移植、慢性溶血性贫血、近期出血或疗效反应相关。RMI 降低通常与骨髓衰竭或无效造血有关，如巨幼红细胞性贫血。

三、红细胞形态检查

外周血红细胞形态在贫血的检查中具有重要的作用，甚至有时可以是诊断的关键。在实际工作中有时制片或染色等因素可造成人工假性的红细胞病理形态，需要注意鉴别。

（一）正常红细胞

在制片、染色良好的血涂片上，正常红细胞形态较为一致，直径 6.7～7.7μm，染成淡红色，中央着色较边缘淡（图 16-17）。

（二）异常红细胞

各种病因作用于红细胞生理过程的不同阶段引起相应的病理变化，导致某些类型贫血的红细胞产生特殊的形态变化，可以从染色的血涂片上红细胞的大小、形态、染色等方面反映出来。

1. 红细胞大小异常

表 16-11　网织红细胞成熟指数正常参考值

性别	RET 绝对值（10 000/μl）	RET％	RMI（％）
男性	3.17～7.69	0.65～1.69	9.1～32.2
女性	2.57～7.50	0.64～1.52	12.8～33.7
总体	2.87～7.50	0.67～1.55	10.3～34.0

(1) 小红细胞(mocrocytes)：直径小于 6μm，正常人偶见。如果血涂片中出现较多染色过浅的小红细胞，提示血红蛋白合成障碍，可能由于缺铁引起，或者珠蛋白异常引起的血红蛋白病。遗传性球形红细胞增多症的小红细胞，其血红蛋白充盈良好，生理性中心浅染区消失(图 16-18)。

(2) 大红细胞(macrocytes)：指直径大于 10μm 的红细胞，见于溶血性贫血及巨幼细胞性贫血(图 16-19)。

(3) 巨红细胞(megalocytes)直径大于 15μm，最常见于维生素 B_{12} 及叶酸缺乏所致的巨幼细胞性贫血。幼稚红细胞内DNA合成不足，导致其不能按时分裂所致。当这种幼稚红细胞脱核之后，便成为巨红细胞(图 16-20)。

(4) 红细胞大小不均(anisocytosis)：是红细胞直径之间相差 1 倍以上而言。常见于严重的增生性贫血，而在巨幼细胞性贫血时特别明显，这与骨髓粗制滥造红细胞有关(图 16-21)。

2. 红细胞形态异常

(1) 球形红细胞(spherocytes)：球形红细胞直径小于正常，厚度稍增加大于 2μm，无中心浅染区，形似球形。细胞中心区血红蛋白含量较正常红细胞多，常见于遗传性球形红细胞增多症、自身免疫性溶贫、异常血红蛋白病(HbS、Hb 病等)(图 16-22)。

(2) 椭圆形红细胞(elliptocytes)：椭圆形红细胞呈卵圆形、杆形，长度可大于宽度的 3～4 倍，最大直径可达 12.5μm，横径为 2.5μm。此种红细胞置于高渗、低渗、等渗溶液或正常人血清中，其椭圆形可保持不变。多见于：①遗传形椭圆形红细胞增多症，该种红细胞大于 25%～50% 才有诊断意义；②大细胞性贫血，可达 25%(图 16-23)。

(3) 靶形红细胞(target cell)：靶形红细胞直径比正常红细胞大，厚度变薄，中心部位染色较深，其

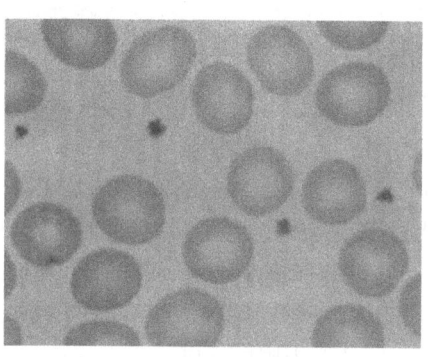

图 16-17　正常红细胞

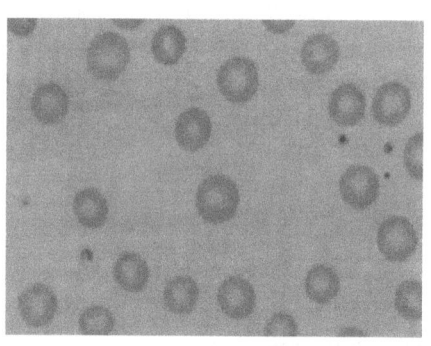

图 16-18　小红细胞

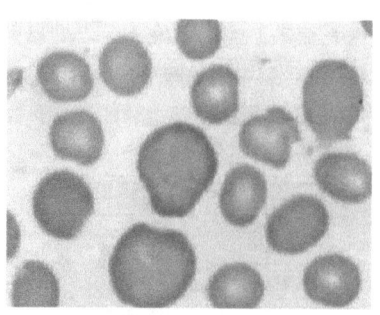

图 16-19　大红细胞

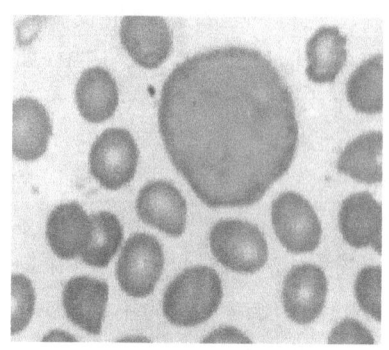

图 16-20　巨红细胞

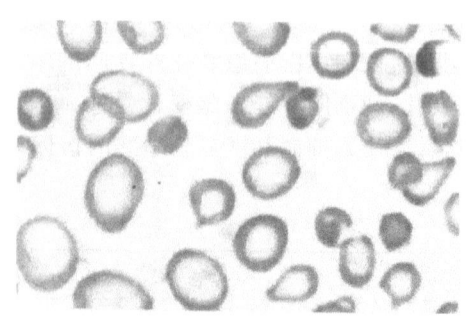

图 16-21　红细胞大小不均

外周为苍白区域,细胞边缘又深染,形如射出之靶。靶形红细胞常见于:①珠蛋白生成障碍性贫血及严重缺铁性贫血;②一些血红蛋白病(如 HbC、D、E 病等);③肝病、脾切除后及阻塞性黄疸等(图 16-24)。

(4)镰形红细胞(sickle cell):形如镰刀形,这是由于红细胞内存在着异常血红蛋白 S(HbS)所致,在缺氧情况下也可以出现这类红细胞。主要见于 HbS 病(图 16-25)。

(5)口形红细胞(stomatocyte):红细胞中央有裂缝,中心苍白区呈扁平状,周围深染,犹如一个微张开口的嘴形或鱼口,正常人偶见(图 16-26)。增高见于:①遗传性口形红细胞增多症;②急性乙醇中毒;③少量见于弥散性血管内凝血。

(6)棘形红细胞(acanthocyte):一种带棘状的红细胞,棘呈针刺状或尖刺状,其长短及大小不一(图 16-27)。见于:①棘细胞增多症(遗传性血浆 β 脂蛋白缺乏症),可高达 70%～80%;②严重肝病或制片不当。

(7)皱缩红细胞(echinocyte):周边呈锯齿状,排列紧密,大小相等,外端较尖。可见于干燥太慢的血片,也见于急性铅中毒、尿毒症等病人的血片

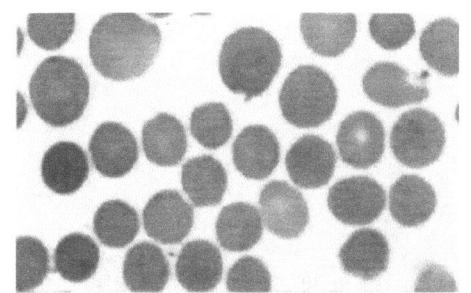

图 16-22　球形红细胞

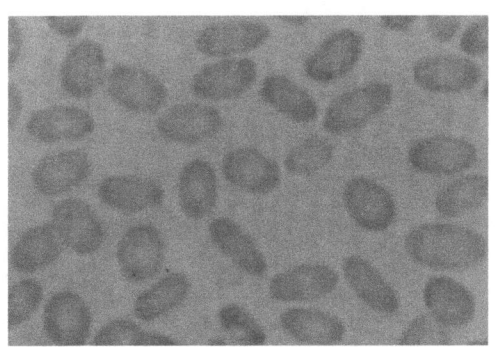

图 16-23　椭圆形红细胞

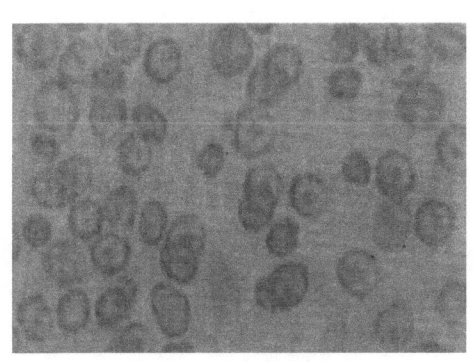

图 16-24　靶形红细胞

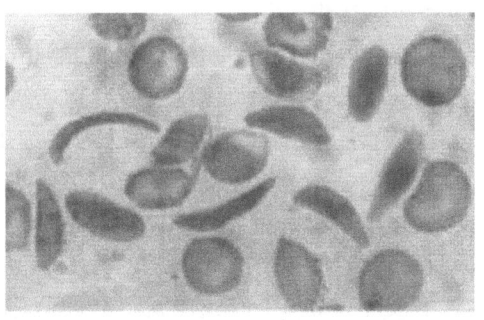

图 16-25　镰形红细胞

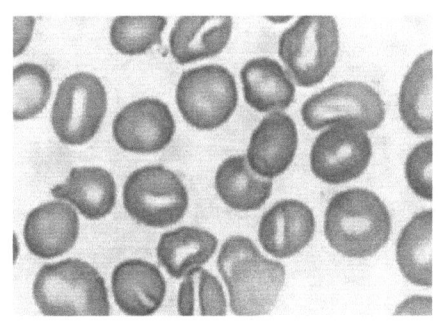

图 16-26　口形红细胞

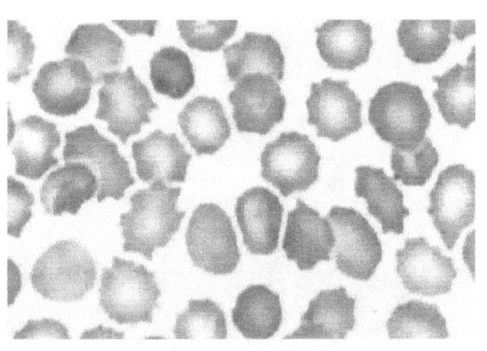

图 16-27　棘形红细胞

中,需要与棘形红细胞鉴别(图16-28)。

(8)锯齿红细胞:也称刺毛细胞,形态和皱缩红细胞相似,主要见于尿毒症、微血管病性溶血性贫血、丙酮酸激酶缺乏症、PNH等。

(9)裂片红细胞(schistocyte):为红细胞碎片或不完整的红细胞,大小不一,外形不规则,有各种形态,如棘形、盔形、三角形、扭转形等(图16-29)。正常人血片中裂片细胞小于2%。增多见于DIC、微血管病性溶血性贫血和心源性溶血性贫血等红细胞破碎综合征,其他见于化学中毒、肾功能不全、血栓性血小板减少性紫癜等。

3. 红细胞结构异常

(1)嗜碱性点彩红细胞(basophilic stippling cell):指在瑞氏染色条件下,胞质内存在嗜碱性蓝黑色颗粒的红细胞,属于未完全成熟的红细胞,其颗粒大小不等、多少不均(图16-30)。正常人血片中少见到,在铅、铋、汞、锌中毒时增多,常作为铅中毒的诊断筛选指标。

(2)卡波环(cabot's ring):成熟红细胞胞质内有染成紫红色的细线性环,呈圆形或扭曲的8字形,可能是残留核膜所致(图16-31),见于恶性贫血、溶血性贫血、铅中毒等。

(3)豪-周氏小体(Howell-Jolly's body):位于成熟或幼稚细胞的胞质中,呈圆形,有1~2μm大小,染紫红色,可一至数个(图16-32),有可能是残留的核染色质微粒。见于增生性贫血、脾切除后、巨幼细胞性贫血、恶性贫血等。

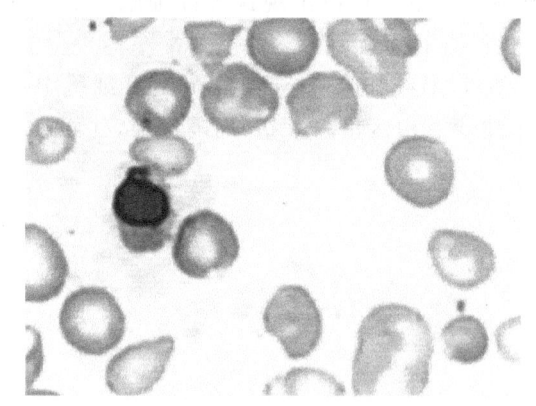

图16-30 嗜碱性点彩红细胞

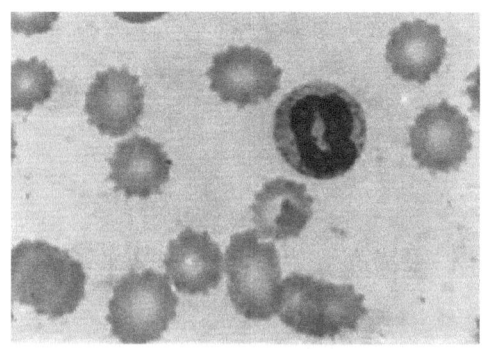

图16-28 皱缩红细胞

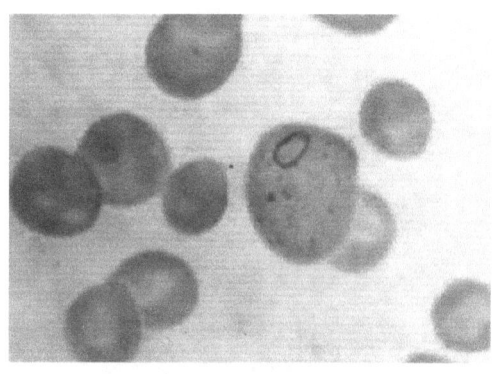

图16-31 卡波环

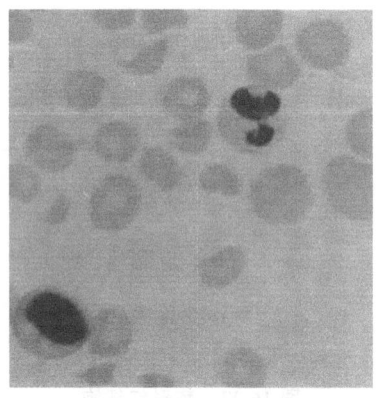

图16-29 裂片红细胞

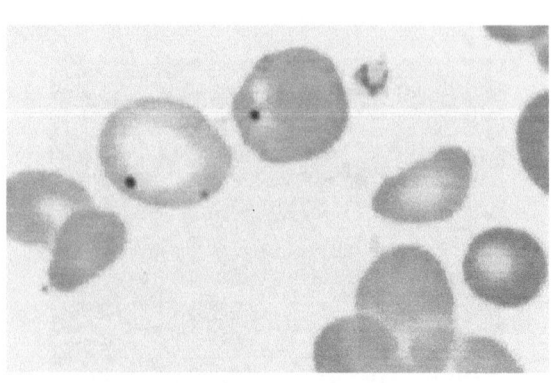

图16-32 豪-周氏小体

(4)有核红细胞(nucleated erythrocyte)：即幼稚红细胞，正常存在于骨髓中，外周血中不能见到。在溶血性贫血、急慢性白血病、红白血病时常见到(图16-33)。

4. 红细胞内血红蛋白含量异常

(1)正常色素性红细胞(normochromic)：正常红细胞在瑞氏染色的血片中为淡红色圆盘状，中央有生理性淡染区，通常称正色素性。除见于正常外，还见于急性失血、再生障碍性贫血和白血病等(图16-34)。

(2)低色素性红细胞(hypochromic)：红细胞的生理性中央浅染区扩大，甚至成为环圈形红细胞，提示其血红蛋白含量明显减少，常见于缺铁性贫血、珠蛋白生成障碍性贫血、铁粒幼细胞性贫血，某些血红蛋白病也常见到(图16-35)。

(3)高色素性红细胞(hyperchromic)：指红细胞内生理性中央浅染区消失，整个红细胞均染成红色，而且胞体也大，其平均红细胞血红蛋白含量增高，但就其平均血红蛋白浓度仍多属正常。最常见于巨幼细胞性贫血，也可见于球形红细胞增多症(图16-36)。

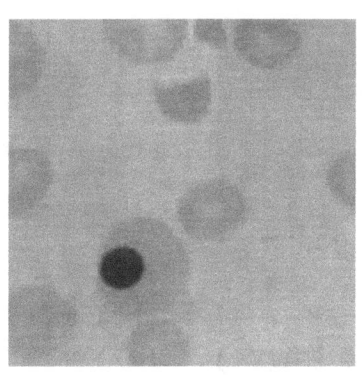

图 15-33　有核红细胞

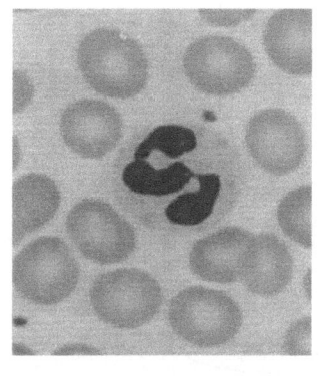

图 15-34　正常色素性红细胞

(4)嗜多色性红细胞(polychromatic)：属于尚未完全成熟的红细胞，故细胞较大。由于胞质中含有多少不等的碱性物质RNA而被染成灰蓝色。嗜多色性红细胞增多提示骨髓造血功能活跃，在增生性贫血时尤其是溶血性贫血时最为多见(图16-37)。

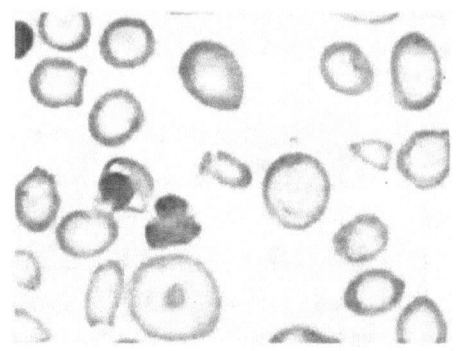

图 16-35　低色素性红细胞

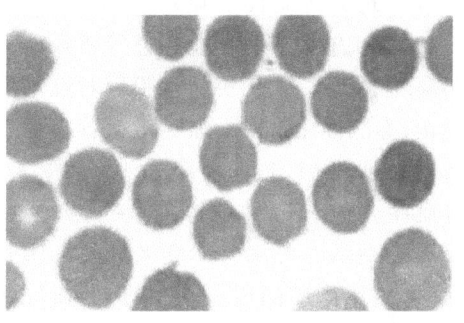

图 16-36　高色素性红细胞

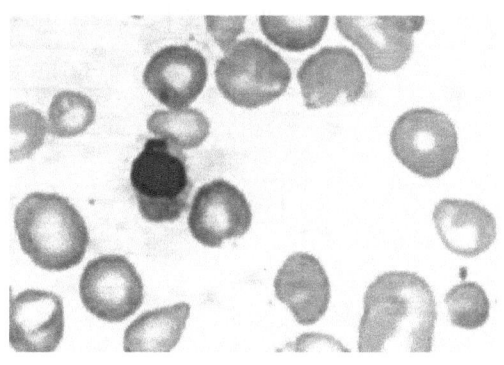

图 16-37　嗜多色性红细胞

四、溶血性贫血的一般检验

溶血性贫血是由于某些原因使红细胞寿命缩短，破坏过多，超过了骨髓代偿能力所引起的一类贫血。正常情况下，骨髓有强大的代偿功能，在强烈刺激下,骨髓造血功能可增到正常的6~8倍,因此红细胞寿命缩短到15~20d时,仍可以不表现出贫血,为代偿性溶血性贫血。

(一)溶血的病理生理

1. 溶血性贫血发生的原因

(1)红细胞内在缺陷:此类缺陷是红细胞在骨髓内生成时本身即有缺陷,容易被正常的机体功能所破坏。将患者的红细胞输给正常人后,其寿命比受血者红细胞短,正常人红细胞输给患者后,仍保持其正常寿命。此类溶血性贫血除阵发性睡眠性血红蛋白尿之外,均属于先天性(遗传性)缺陷,包括膜缺陷、酶缺陷和珠蛋白合成异常所致溶血性贫血。

(2)红细胞外在异常:此类异常是红细胞本身无缺陷,由于血浆或其他异常因素从外部作用于红细胞,以致红细胞破坏加速。将正常人红细胞输给患者后,其寿命与患者本身的红细胞相同(寿命缩短),患者红细胞制成悬液输给正常人后,其寿命仍保持正常。此类溶血性贫血均属后天性,包括免疫、物理、化学、感染或脾功能亢进等所致溶血性贫血。如病理性瓣膜、人工机械瓣膜等对红细胞的机械性损伤;弥散性血管内凝血在微血管内形成纤维蛋白条索引起机械性损伤而溶血,临床称为微血管病性溶血性贫血。

2. 红细胞破坏的机制　衰老的红细胞达到正常寿命时,其细胞膜的成分、细胞内的血红蛋白浓度和各种酶活性都有改变或减低,最后在脾脏内被识别、扣押、破坏。未衰老的红细胞过早被破坏与下列机制有关。

(1)红细胞表面积与体积比(S/V减低):球形红细胞及流经脾脏丢失表面积的红细胞在通过微循环时不能迅速改变形状而缩短寿命。红细胞骨架某些成分变化、能量代谢障碍、物质代谢障碍、膜通透性变化等均可使红细胞体积增大而过早破坏。

(2)红细胞膜构造改变:膜脂质改变,导致微黏滞性增加;膜蛋白改变,导致弹性减低;膜改变,如膜上附着IgG等不完全抗体,附着C3或附着膜蛋白氧化物等,可被单核-巨噬细胞系统识出;膜的完整性遭到破坏,如补体、磷脂酶、循环中的创伤、微血管病等对红细胞膜的破坏。

(3)红细胞内黏滞性增高:红细胞内黏滞性增高可由于血红蛋白聚集,如Hb-S;血红蛋白浓度过高,如红细胞脱水;血红蛋白沉淀,形成Heinz体。

(4)脾功能亢进:正常脾脏只破坏已衰老的红细胞。各种原因所致的肿大脾对正常未衰老的红细胞亦进行扣押和吞噬,或通过免疫作用破坏红细胞、也可以通过体液因子抑制骨髓造血细胞的成熟和释放。

3. 游离血红蛋白清除的途径(图16-38)

(1)与血清结合珠蛋白结合:正常血浆仅有微量的游离血红蛋白。当大量溶血时,1分子的游离

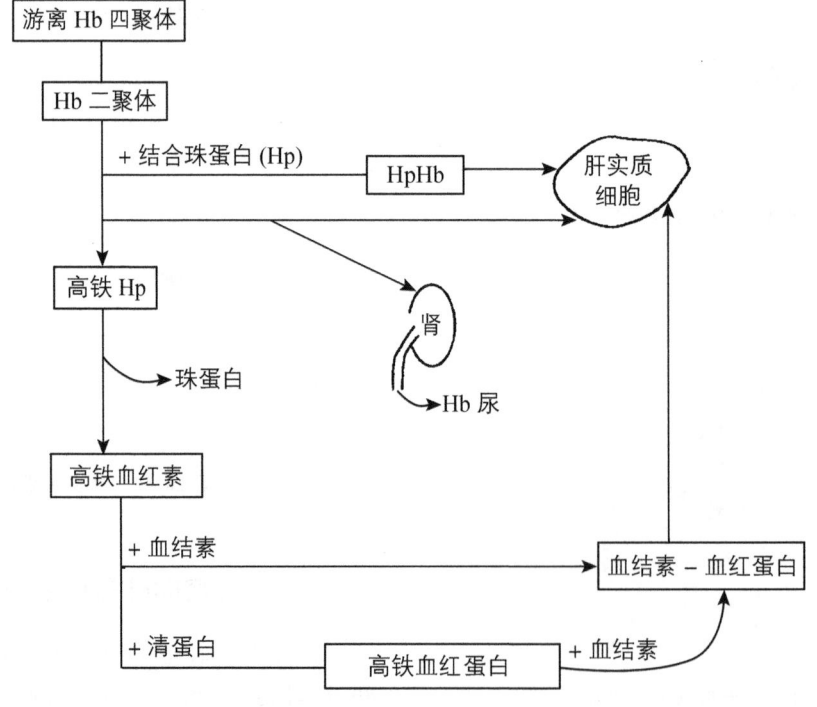

图16-38　血浆游离血红蛋白清除的途径

血红蛋白可与1分子的结合珠蛋白结合,这种结合体很快从血中被肝实质细胞所清除。

（2）形成血红蛋白尿：当血浆中游离血红蛋白超过结合珠蛋白所能结合的量,多余的血红蛋白即可从肾小球滤出。经肾小球滤出的游离血红蛋白,在近端肾小管中可被重吸收。所谓血红蛋白的"肾阈",实际上代表结合珠蛋白结合血红蛋白的能力和肾小管重吸收功能的综合。一般血浆中游离血红蛋白量大于1300mg时,临床出现血红蛋白尿。

（3）形成含铁血黄素尿：被肾小管重吸收的游离血红蛋白,在肾曲小管上皮细胞内被分解为卟啉、铁及珠蛋白。超过肾小管上皮细胞所能输送的铁,以铁蛋白或含铁血素形式沉积在上皮细胞内。当细胞脱落随尿排出,即成为含铁血黄素尿。

(二) 溶血性贫血的分类

溶血性贫血有多种分类方法,根据起病的缓急和病程的长短分为急性型和慢性型；根据溶血发生的场所分为血管内溶血性贫血和血管外溶血性贫血；根据病因及发病机制分为先天性和后天性溶血性贫血。

1. 按先天性、获得性和发病机制分类　溶血性贫血按病因及发病机制分类见表16-12。

2. 按溶血发生的部位分类　根据溶血发生的部位,分为血管内溶血和血管外溶血。血管内溶血系红细胞在血管内（血液循环中）直接破坏,释放出血红蛋白到血浆中形成血红蛋白血症。多为获得性,常呈急性发作,患者常无脾大。血管外溶血系红细胞在脾脏等单核-巨噬细胞系统被吞噬破坏,之后血红蛋白就地分解代谢,不形成血红蛋白血症。多为先天性,常呈慢性发作,患者常有脾大。有些溶血性疾病兼有血管内和血管外两种溶血机制,如自身免疫性溶血性贫血。两种溶血的区别如表16-13。

3. 按溶血性发生的急慢分类　按照溶血的临床病程将溶血分为急性溶血和慢性溶血。急性溶血起病急骤,如异型输血。短期大量溶血可有严重的腰背及四肢酸痛,伴头痛、呕吐、寒战,随后高热、面色苍白和黄疸。红细胞数和血红蛋白量急剧下降、血红蛋白血症和血红蛋白尿症。发作12h后发生黄疸。更严重者可有周围循环衰竭,发生休克。由于溶血引起肾小管细胞坏死和管腔阻塞,最终导致急性肾衰竭。在急性溶血过程中尚可突然发生急性骨髓功能衰竭,表现为网织红细胞减少、贫血急剧加重,称再生障碍危象,可能与感染、中毒有关。慢性溶血起病缓慢,除代偿性者无明显表现外,常出现贫血、黄疸和脾肿大三大特征。慢性溶血性贫血患者由于长期的高胆红素血症可发生胆石症、肝功能损害、慢性腿部溃疡和骨骼异常等表现。在慢性溶血性贫血中,红细胞的过度破坏和增生加速达到了脆弱的平衡,一旦这种平衡被打破后即导致血红蛋白的急剧下降,出现再生障碍危象。

再生障碍危象表现为患者突然出现急性造血功能停滞（急性骨髓衰竭）、网织红细胞及全血细胞减少。最常见的危象是由于人类微小病毒B19（HPVB19）引起一过性造血衰竭引起的再生障碍危象。再生障碍性贫血危象多发生于镰状细胞贫血、β珠蛋白生成障碍性贫血、丙酮酸激酶缺陷和球形红细胞增多症。中度慢性溶血性贫血感染HPVB19后极易发生再生障碍性贫血危象。有些溶血危象较轻微,不被察觉,但血清学检查发现有HPVB19感染的证据。HPVB19感染造成的再生障碍性贫血危象以非特异性表现起病,如发热、寒战、嗜睡、乏力。常见症状有咽痛、咳嗽、腹痛、腹泻和呕吐等,1/4患者发生晕厥、斑丘疹,2～17d（平均4d）后出现血液学异常,血红蛋白可下降20～60g/L,甚至达致命水平,网织红细胞迅速下降,常少于1%。危象的严重程度视溶血程度而定。通常不累及白细胞和血小板,但也有白细胞和血小板严重减少病例。骨髓中红细胞再生低下,幼红细胞消失,可见原红细胞。危象持续6～8d,恢复前出现网织红细胞增多、体温下降、白细胞和血小板增多。血清中HPVB19 IgM为近期感染的标志,以后被IgG替代,持续数年。另外还可发生溶血危象和巨幼细胞危象,前者是由于脾功能亢进导致的红细胞破坏急剧增加,此时黄疸加深、网织红细胞增加、脾脏增大；后者是因合并叶酸缺乏导致的巨幼细胞危象,易发生于慢性溶血的患者,巨幼细胞危象起病较慢,与合并感染无关。

(三) 溶血性贫血的一般检验

溶血性贫血的实验室检查可以分为3类,一是反映红细胞过度破坏的指标。二是反映代偿性红细胞生成加速的指标。三是用于确诊和鉴别诊断的特殊实验室指标,后者将在下一节各个疾病的诊断中介绍。

1. 细胞形态学检验　溶血性贫血外周血象特征为血红细胞数及血红蛋白量减少,网织红细胞明显增多,常至5%～25%,重者可达75%以上。因网织红细胞比成熟红细胞大,故MCV增高。血片上可出现幼红细胞嗜多染性或嗜碱性红细胞等。

表 16-12　溶血性贫血的病因及发病学分类

先天遗传性溶血性贫血	后天获得性溶血性贫血
A 红细胞膜异常 　1. 遗传性球形红细胞增多症 　2. 遗传性椭圆形红细胞增多症 　　(1)轻型(普通型) 　　(2)纯合子型 　　(3)遗传性热异形红细胞增多症 　　(4)球形红细胞型 　　(5)西南亚卵圆形红细胞增多症 　3. 棘形红细胞增多症 　4. 卵磷脂-胆固醇乙酰转移酶(LCAT)缺乏症 　5. 高磷脂酰胆碱所致的溶血性贫血 　6. Rh null 疾病 B 红细胞酶异常 　1. 丙酮酸激酶缺乏 　2. 磷酸葡萄糖异构酶缺乏 　3. 磷酸果糖激酶缺乏 　4. 磷酸丙糖异构酶缺乏 　5. 己糖磷酸激酶缺乏 　6. 磷酸甘油酸激酶缺乏 　7. 果糖二磷酸醛缩酶缺乏 　8. 二磷酸甘油酸变位酶缺乏 C 红细胞核苷酶代谢异常 　1. 嘧啶 5′-核苷酸激酶缺乏 　2. 腺苷激酶过量 　3. 三磷腺苷缺乏 　4. 腺苷酸激酶缺乏 D 戊糖磷酸途径和谷胱甘肽代谢中的酶缺乏 　1. 葡萄糖 6-磷酸脱氢酶缺乏 　2. 谷胺酰-半胱氨酸合成酶缺乏 　3. 谷胱甘肽合成酶缺乏 　4. 谷胱甘肽还原酶缺乏 E 蛋白结构和合成缺陷 　1. 不稳定血红蛋白病 　2. 镰状细胞性贫血 　3. 其他纯合子血红蛋白病(CC、DD、EE) 　4. 珠蛋白生成障碍性贫血 　5. 血红蛋白 H 病 　6. 双杂合子病(如血红蛋白 SC 病)	A 免疫性溶血性贫血 　1. 血型不合输血所致溶血性贫血 　2. 新生儿溶血症 　3. 温抗体型自身免疫性溶血性贫血 　　(1)特发性 　　(2)继发性 　　　①病毒和支原体感染 　　　②淋巴瘤、慢淋 　　　③其他恶性疾病(浆细胞病等) 　　　④免疫缺陷状态 　　　⑤系统性红斑狼疮和其他自身免疫性疾病 　4. 冷抗体型自身免疫性溶血性贫血 　　(1)冷凝集素病 　　　①特发性 　　　②继发性 　　(2)阵发性寒冷性血红蛋白尿 B 创伤和微血管病性溶血性贫血 　1. 人工瓣膜和其他心脏异常 　2. 溶血-尿毒症综合征 　3. 血栓性血小板减少性紫癜 　4. 弥散性血管内凝血(DIC) 　5. 肿瘤 　6. Naked stint 综合征 C 感染因素所致的溶血性贫血 　1. 原虫感染如疟原虫 　2. 细菌感染如伤寒杆菌、溶血性链球菌 D 化学、药物和动物毒素引起的溶血性贫血 　1. 氧化剂 　2. 非氧化剂 　3. 与血液透析和尿毒症有关的溶血性贫血 　4. 动物毒液 E 物理因素所致的溶血性贫血 　　热损伤 F 低磷酸血症 G 阵发性睡眠性血红蛋白尿、行军性血红蛋白尿 H 肝脏疾病中的棘形红细胞性溶血性贫血 I 脾功能亢进 J 新生儿维生素 E 缺乏症

表 16-13　血管内溶血与血管外溶血的鉴别

特征	血管内溶血	血管外溶血
病因	红细胞内缺陷,外因素	红细胞内缺陷,外因素
	后天多见	遗传性多见
红细胞破坏场所	血管内	单核吞噬细胞系统
病程	急性多见	常为慢性,也可急性发作
贫血、黄疸	常见	常见
肝、脾大	少见	常见
红细胞形态学改变	少见	常见
红细胞脆性改变	变化小	多有改变
血红蛋白血症	4~100mg/dl	轻度增高
血红蛋白尿	常见	无或轻微
尿含铁血黄素	慢性可见	一般阴性
骨髓再生障碍危象	少见	急性加重时可见
LDH	增高	轻度增高

骨髓象表现为增生性特征,以红系显著增生,粒红比值减低。红系增生以中幼红和晚幼红细胞为主,原红和早幼红细胞亦增多。幼红细胞比正常同阶段者稍大,此点与缺铁性贫血不同,但无巨幼红细胞。再生障碍危象者骨髓增生低下,全血细胞减少。

2.血红蛋白的释放检验　血红蛋白释放入血浆是血管内溶血的结果,出现以下改变。

(1)血红蛋白血症:红细胞在血管内破坏后,释放出的血红蛋白游离于血浆中,血浆呈粉红色,血浆游离血红蛋白定量增高。

血浆游离血红蛋白的测定

原理:游离血红蛋白在酸性(pH5.6左右)条件下能够具有过氧化酶样活性,催化联苯胺接受H_2O_2的氧化发生颜色改变,绿-蓝-紫红。于波长530nm处测光密度,与已知血红蛋白浓度标本比色。

正常参考值:1~5mg/dl(<50mg/dl)。

临床意义:血管内溶血时血浆游离血红蛋白增高,如阵发性睡眠性血红蛋白尿、阵发性寒冷性血红蛋白尿、冷凝集素综合征、温抗体型自身免疫性溶血性贫血、行军性血红蛋白尿、微血管病性溶血性贫血、黑尿热等。血管外溶血时血浆游离血红蛋白正常,如遗传性球形红细胞增多症。

(2)血清结合珠蛋白减低:Hp减低是一个很敏感的血管内溶血的指标。血浆中一旦出现游离血红蛋白,立即与Hp结合成Hp-Hb复合物,急性溶血时Hp暂时(3~5d)减低,慢性溶血时Hp持续减低。

血清结合珠蛋白测定

原理:电泳法,血清结合珠蛋白(Hp)与待检血清与Hb溶液混合后,醋酸纤维膜电泳分别测定415nm光密度,经计算得出Hp-Hb的Hb量,用以代表Hp含量。比色法,在酸性条件下,Hp-Hb具有比Hb更强的过氧化酶样活性,光密度与Hp量成平等关系。免疫电泳法,利用Hp抗血清,按电泳免疫扩散方法测定。

正常参考值:70~150mg/dl(200~1900mgHb/L)。

临床意义:各种溶血都有血清Hp减低,严重者甚至测不出。肝病、传染性单核细胞增多症、先天性无结合珠蛋白血症等亦有Hp减低。感染、创伤、肿瘤、红斑性狼疮、类固醇治疗、肝外梗阻性黄疸等可有Hp升高,此时如Hp正常,不能排除溶血。

(3)高铁血红素白蛋白血症:与Hp结合后血浆中剩余的游离血红蛋白可转变为高铁血红蛋白(MHb)。MHb再分解为高铁血红蛋白和珠蛋白,前者与血浆白蛋白结合形成高铁血红蛋白白蛋白(MhbA1b)。血中的MhbA1b是血管内溶血后在血浆中停留最久的来自血红蛋白的色素,持续存在数日,最后由肝细胞摄取、消除。它的出现表示严重的血管内溶血,只在Hp消失后出现。

血浆高铁血红蛋白白蛋白试验

原理:生化法,高铁血红蛋白白蛋白(MhbA1b)能与硫化铵形成铵血色原,在558nm处有一吸收光带。电泳法,同Hp电泳法,在Hp-Hb区带之前出现一条MhbA1b区带。

正常结果：阴性。

临床意义：阳性表示严重血管内溶血，此时 Hp 已消耗殆尽。

(4) 血浆血红素结合蛋白减低：血红素结合蛋白(Hx)是一种 β_1 球蛋白，由肝脏合成，可与溶血后形成的 MHb 结合成 Hx-血红素复合物，结果使 Hx 减低。其清除速度比 Hp-Hb 慢。

(5) 血红蛋白尿：如血浆中的游离血红蛋白超过肾阈(1.3g/L)，Hb 可出现于尿中，形成血红蛋白尿。血红蛋白尿通常只见于急性血管内溶血发作后首 1～2 次尿中。尿镜检不见红细胞，但隐血试验阳性。

(6) 含铁血黄素尿：血浆中的游离血红蛋白经过肾小管时被再吸收，在肾小管上皮细胞内分解成为含铁血黄素，尿沉渣内含有三价铁的含铁血黄素颗粒的上皮细胞，可由普鲁士蓝反应查出。它是慢性血管内溶血的有力证据。

尿含铁血黄素试验

原理：本试验亦称 Rous 试验，应用普鲁士蓝反应，使含铁血黄素的铁在酸性条件下与亚铁氰化钾形成蓝色的亚铁氰化铁。

正常结果：阴性。

临床意义：血管内溶血，特别是慢性血管内溶血出现阳性，并持续数周。阴性不能排除血管内溶血；含有含铁血黄素的颗粒的上皮细胞需要一个衰老脱落的过程，因此溶血初期可阴性。

3. 胆红素代谢异常

(1) 血清胆红素增高：红细胞被破坏后，血红蛋白经单核-巨噬细胞系统摄入，降解成珠蛋白和血红素，血红素再降解为一氧化碳、铁和胆绿素，后者再还原为胆红素，进入血液。胆红素与白蛋白结合成胆红素-白蛋白复合体，此即未结合胆红素，或称间接胆红素。此种胆红素不能从肾脏排出，不出现于尿中，呈凡登伯间接反应。当未结合胆红素流经肝脏时，被肝细胞摄取，复合体分离，胆红素部分与葡萄糖醛酸等结合成为葡萄糖醛酸胆红素，此即结合胆红素，亦称直接胆红素。此种胆红素经胆道排入肠中，如因胆道或肝内梗阻而反流入血，则呈凡登伯直接反应。

急性溶血时血清胆红素增高，凡登伯间接反应强阳性；慢性溶血时肝脏可以充分处理胆红素，胆红素增高不如急性明显或不增高。因此，血清胆红素增高不是溶血性贫血的敏感指标，不增高不能排除溶血。

(2) 粪、尿中的尿胆原、尿胆素增高。直接胆红素经胆道进入肠道，还原为尿胆原。尿胆原大部分由粪便排出（每日 67～472μmol，即 40～280mg)，尿胆原小部分再吸收入血后，一部分经肝脏处理（肠肝循环）；另一部分由尿排出（每日 0～6μmol，即 0～3.5mg)。尿胆原无色，与空气接触氧化后变为橘黄色的尿胆素。

急性溶血时由粪、尿排出的尿胆原增多（可达 5～10 倍或更多）；慢性溶血时肝脏可以充分处理再吸收入血的尿胆原，以致尿中尿胆原不增高。粪中的尿胆原的增高要比尿中尿胆原增高为早，且较为恒定。

4. 其他一般检查表现

(1) 红细胞寿命缩短：正常红细胞寿命为120d，用放射性铬(^{51}Cr)标记红细胞的半衰期($t_{1/2}$)为 22～30d。溶血性贫血的 ^{51}Cr $t_{1/2}$＜14d。

(2) 血浆乳酸脱氢酶增高：红细胞破坏时，红细胞内的 LDH1、LDH2 释放入血，使血浆乳酸脱氢酶增高。

(3) 红细胞参数及形态改变：血红蛋白测定、红细胞计数、网织红细胞计数等红细胞参数在前文已详细地介绍。而某些溶血性贫血在血涂片可见到特定的红细胞形态学改变（球形红细胞、靶形红细胞、破碎红细胞等）。

(四) 溶血性贫血的诊断与鉴别诊断原则

1. 确定有无溶血性贫血　先天性溶血性贫血者红细胞本身膜、酶和血红蛋白有缺陷，引起红细胞破坏；获得性溶血性贫血者是由于红细胞外在因素如免疫性、药物性、生物性和阵发性睡眠性血红蛋白尿等所致红细胞破坏。

2. 确定血管内或血管外溶血　二者鉴别有时相当困难，严重的溶血二者常同时存在，血管外溶血比血管内溶血更为常见。

3. 寻找溶血的原因　病史要注意病人的性别、年龄、种族、职业、病史、饮食和药物史、家族遗传病史、妊娠史、旅行史等。体检中注意贫血的程度、黄疸及肝、脾的大小等。

第四节 贫血的特殊检验与实验室诊断

在贫血实验室诊断过程中,首先必须确定有无贫血及其严重程度,但是对贫血的类型和原因诊断更为重要,只有纠正或治疗引起贫血的基本疾病,才能真正纠正贫血。在以下内容中,按照具体疾病介绍用于确诊和鉴别诊断的各种特殊实验室指标。

一、缺铁性贫血

缺铁性贫血(iron deficiency anemia,IDA)是由于多种原因造成人体铁的缺乏,发展到一定程度时就会影响血红蛋白的合成,使红细胞生成障碍而导致的一种小细胞低色素性贫血。可出现一般慢性贫血症状,如皮肤和黏膜苍白、头晕、乏力等。由于组织缺铁、含铁酶的缺乏,临床上可出现消化系统症状如食欲缺乏、舌乳头萎缩、胃酸缺乏及神经系统症状,严重者可出现反甲。缺铁性贫血是贫血疾病中最常见的一种,在婴幼儿、孕妇及育龄妇女中尤为多见。

(一)病因及发病机制

1. 病因

(1)铁摄入不足或需求量增加:见于哺乳期婴儿、生长发育期儿童和青少年,妊娠妇女及由于月经失血过多的青年妇女,如果长期食物中含铁不足,亦可发病。

(2)铁吸收不良:见于胃肠切除手术、胃酸缺乏或长期严重腹泻者。因肠道对铁吸收障碍而发生缺铁性贫血者,最多见于胃切除患者包括胃全部切除。

(3)铁丢失过多:失血,尤其是长期慢性失血是缺铁性贫血最多见、最重要的原因,见于各种原因造成的消化道慢性失血、月经过多及血红蛋白尿等。

胃肠道出血是成年男性缺铁性贫血最常见病因,月经量过多是月经期妇女引起缺铁性贫血最主要原因。血红蛋白尿可造成慢性失铁,如阵发性睡眠性血红蛋白尿症患者。

2. 发病机制 缺铁性贫血是体内慢性渐进性缺铁的发展结果。体内的这种慢性缺铁称为铁缺乏症,按病程可以分为3个阶段:①缺铁初期,此时仅有储存铁减少,血红蛋白和血清铁正常;②缺铁潜伏期,随着缺铁加重,骨髓、肝、脾等储铁器官中的铁蛋白和含铁血黄素消失,血清铁开始下降,转铁蛋白饱和度降低,但无贫血;③缺铁性贫血,骨髓幼红细胞可利用铁减少,红细胞数下降,开始多呈正细胞正色素性贫血,表现为轻度贫血,为早期缺铁性贫血。随着骨髓幼红细胞可利用铁缺乏,红细胞及血红蛋白进一步下降,同时骨髓代偿性增生,出现明显的小细胞低色素性贫血,即典型的缺铁性贫血,此时血清铁明显降低,甚至缺如,转铁蛋白饱和度也明显下降。

(二)临床表现

缺铁性贫血患者的症状取决于引起缺铁和贫血的原发性疾病、贫血本身症状、组织中含铁酶和铁依赖酶活性降低等细胞功能紊乱所致。

早期缺铁性贫血常无症状或有一些非特异性症状如容易疲劳、乏力。这些非特异性症状不一定和贫血程度相平行。

(三)实验室检查

1. 血象 患者贫血的程度不一,轻者为正细胞正色素性贫血,重者呈典型的小细胞低色素性贫血,MCV、MCH、MCHC均下降,且血红蛋白浓度的减少更为明显。血涂片染色检查,红细胞体积偏小,大小不均,着色较浅,中心浅染区扩大,贫血严重者仅见红细胞胞质边缘一圈红色,呈环形;可以见到椭圆形红细胞、靶形红细胞及形状不规则的红细胞,有人认为是血红蛋白合成减少和幼红细胞的异常额外分裂所致。而红细胞大小不均及形态异常在缺铁性贫血早期正细胞正色素性贫血时即可出现。需要注意的是所用玻片不清洁或制片技术或染色原因等可能造成人为的中心浅染区扩大,其特点是中心浅染或空白区与边缘粉红色之间有明显的界限,像刀切一般;而缺铁性贫血中心浅染区扩大是从细胞中央向边缘逐渐加深,无明显界限可分。网织红细胞值正常或减低,急性失血造成的缺铁性贫血可轻度升高;铁剂治疗有效,网织红细胞计数可迅速升高,常于1周左右达高峰,平均升高6%~8%,一般<6%,这种反应只出现于IDA患者。

红细胞容积分布宽度(RDW)是反映红细胞的大小不均一性的指标,可以用于缺铁性贫血的诊断、鉴别诊断及疗效观察。绝大多数缺铁性贫血患者的RDW结果异常,一般认为,小细胞低色素性贫血而RDW正常的患者,缺铁性贫血诊断成立的可能性很小,发病率较低的珠蛋白生成障碍性贫血也表现为小细胞低色素性,但RDW基本正常,有人认为这可以作为与缺铁性贫血相鉴别的指标。在对缺铁性贫血患者进行铁剂治疗过程中,RDW先增高,而后逐渐下降至正常水平,并且增高早于MCV。MCH、MCHC的变化,下降至正常则晚于后者,与储存铁恢复正常的时间基本一致。所以RDW对缺铁性贫血患者诊断和疗效观察均敏感于MCV、MCH、MCHC。RDW可以较客观、定量地反映红细胞大小不均的程度,可以排除肉眼观察的主观性,但也应注意到RDW是一项非特异性的指标。另外红细胞分布直方图可以直观地显示红细胞大小分布情况,与MCV临床意义相似。可根据RDW结合MCV诊断缺铁性贫血。

2. **骨髓检查** 缺铁性贫血患者呈增生性贫血骨髓象,红细胞系统增生活跃,幼红细胞体积偏小,边缘不整,核浆"发育不平行"呈"核老质幼"型,以中晚幼阶段为主。白细胞系统、巨核细胞系统形态及各阶段比例大致正常。

3. **铁代谢检查**

(1)骨髓铁染色:缺铁性贫血患者骨髓单核-巨噬系统细胞的含铁血黄素多少可表明储存铁的状况,骨髓穿刺后的骨髓渣(骨髓小粒)经普鲁士蓝染色染成蓝色颗粒,为细胞外铁,一般认为它是判断铁缺乏症的上佳标准。缺铁性贫血患者绝大多数细胞外铁表现为阴性,有核红细胞内蓝色铁颗粒为细胞内铁,缺铁性贫血患者细胞内铁明显减少或缺如,这种含铁颗粒的铁粒幼红细胞内铁颗粒数目其少,体积较小。骨髓铁染色是诊断缺铁性贫血一种直接而可靠的实验室检查方法。

骨髓铁染色

原理:细胞外含铁血黄素和幼红细胞内的铁与酸性亚铁氰化钾发生普鲁士蓝反应,形成蓝色的亚铁氰化铁沉淀,定位于含铁的部位。

$$4Fe_3^+ + 3K_4[Fe(CN)_6] \longrightarrow Fe_4([Fe(CN)_6])_3^+ + 12K$$

①细胞外铁:细胞外铁呈蓝色的颗粒状、小珠状或团块状,主要存在于巨噬细胞的胞质内,有时也见于巨噬细胞外。②细胞内铁:胞质内出现蓝色颗粒的幼红细胞称为铁粒幼红细胞;当幼红细胞质内的蓝色铁颗粒6个以上,并围绕于核周排列成环形者称为环铁粒幼红细胞。③铁粒红细胞:含有蓝色铁颗粒的成熟红细胞称为铁粒红细胞。

参考值

细胞外铁:(+)~(++);

细胞外铁:铁粒幼红细胞19%~44%。

临床意义:①缺铁性贫血时,骨髓细胞外铁明显减低,甚至消失;铁粒幼红细胞的百分率减低。经有效铁剂治疗后,细胞外铁增多。有人认为骨髓铁染色是缺铁性贫血诊断的金标准。②铁粒幼细胞性贫血时,出现较多环铁粒幼红细胞,铁粒幼红细胞也增多,其所含铁颗粒的数目也较多,颗粒也粗大,有时还可见铁粒红细胞。③骨髓增生异常综合征时,铁粒幼红细胞的百分比可增高,其所含铁颗粒的数目可增多,环铁粒幼红细胞常见。在铁粒幼细胞难治性贫血,环铁粒幼红细胞在15%以上。④非缺铁性贫血如溶血性贫血、营养性巨幼细胞性贫血、再生障碍性贫血和白血病,细胞外铁正常或增高,细胞内铁正常或增高。⑤感染、肝硬化、慢性肾炎或尿毒症、血色病及多次输血后,骨髓细胞外铁增加。

(2)血清铁蛋白(SF):SF含量也能准确反映体内储存铁情况,与骨髓细胞外铁染色具有良好的相关性,甚至SF反映体内储存铁可能比后者更准确。SF减少只发生于铁缺乏症,单纯缺铁性贫血患者的SF一般在10~20pg/ml或以下,而伴有慢性感染、活动性肝病、恶性肿瘤、组织破坏、甲状腺功能亢进或铁剂治疗后SF可正常或增高。SF的测定是诊断缺铁性贫血最敏感、可靠的方法。

血清铁蛋白检测

原理:铁蛋白的检测常采用固相放射免疫法,利用兔抗人铁蛋白抗体与铁蛋白相结合,再用^{125}I标记兔抗人铁蛋白抗体与固相上结合的铁蛋白相结合,除去未结合的过多的放免标记物,洗脱结合放免标记的铁蛋白,用γ计数器与标准曲线比较。现在一般采用免疫透射比浊法或化学发光法测定。

参考值:正常成人为14~300μg/L,小儿低于成人,青春期至中年,男性高于女性。

临床意义:①降低见于缺铁性贫血早期、失血、营养缺乏和慢性贫血等;②增高见于肝脏疾病、血色病、急性感染和恶性肿瘤等。

(3)红细胞碱性铁蛋白(EF):EF是幼红细胞合成血红蛋白后残留的微量的铁蛋白,与铁粒幼红细胞数量呈良好的平行关系。EF对缺铁性贫血敏感性低于血清铁蛋白,但EF较少受某些疾病因素的影响。缺铁性贫血患者伴发慢性感染时血清铁蛋白正常或增高,而 EF 则明显降低。

(4) 血清铁(SI)、总铁结合力(TIBC)及转铁蛋白饱和度(TS):缺铁性贫血患者的 SI 明显减少,总铁结合力增高,TS 减低。SI、TS 其敏感性、特异性均低于血清铁蛋白;总铁结合力较为稳定,但反映储存铁变化的敏感性也低于血清铁蛋白。临床上这 3 项指标同时检测,对鉴别缺铁性贫血、慢性疾病引起的贫血和其他储铁增多的贫血仍有价值。

血清铁测定

原理:ICSH 推荐的血清铁检测方法是在三氯醋酸存在的条件下,加少量硫脲,通过抗坏血酸的还原作用,与转铁蛋白结合的 Fe^{3+} 变为 Fe^{2+},并与显色剂如菲咯嗪生成红色化合物,同时作标准对照,于 562nm 比色,计算出血清铁量。

参考值:成年男性为 11~30μmol/L,女性:9~27μmol/L。

临床意义:①血清铁均值为 20μmol/L,上限为 32μmol/L。出生 1 个月为 22μmol/L,比成人略高;1 岁后小儿时期约 12μmol/L。②血清铁降低见于缺铁性贫血、失血、营养缺乏、感染和慢性病。③血清铁增高见于肝脏疾病、造血不良、无效性增生、慢性溶血、反复输血和铁负荷过重。

血清总铁结合力检测

原理:总铁结合力(total iron binding capacity,TIBC)需先测血清铁,再于血清内加入已知过量铁溶液,使其与未饱和的转铁蛋白结合,再加入吸附剂如轻质碳酸镁除去多余的铁。按此法检测总铁结合力,再减血清铁,则为未饱和铁结合力(UIBC)。

参考值:血清总铁结合力 48.3~68.0μmol/L。

临床意义:①增高见于缺铁性贫血、红细胞增多症。②降低或正常见于肝脏疾病、恶性肿瘤、感染性贫血、血色病和溶血性贫血,显著降低者见于肾病综合征。

转铁蛋白饱和度检测

原理:转铁蛋白饱和度简称铁饱和度,可由计算得出。

计算

转铁蛋白饱和度(TS)(%)=(血清铁/总铁结合力)×100

参考值:20%~55%(均值男性 34%,女性 33%)。

临床意义:①降低见于缺铁性贫血(TS 小于 15%)、炎症等。②增高见于铁利用障碍,如铁粒幼细胞性贫血、再生障碍性贫血;铁负荷过重,如血色病早期,储存铁增加不显著,但血清铁已增加。

转铁蛋白检测

原理:转铁蛋白(serum transferrrin)检测可采用多种方法,如免疫散射比浊测定法、放射免疫测定法和电泳免疫扩散法。免疫散射比浊测定法利用抗人转铁蛋白血清与待检测的转铁蛋白结合形成抗原抗体复合物,其光吸收和散射浊度增加,与标准曲线比较,可计算出转铁蛋白值。

参考值:免疫比浊法 28.6~51μmol/L。

临床意义:①增高见于缺铁性贫血、妊娠。②降低见于肾病综合征、肝硬化、恶性肿瘤、炎症等。

(5) 红细胞游离原卟啉(FEP),缺铁性贫血患者由于铁缺乏,血红蛋白合成减少,造成红细胞内 FEP 的蓄积,所以 FEP 可以间接反映铁的缺乏。FEP 对缺铁性贫血敏感性仅次于血清铁蛋白和 EF,而红细胞游离原卟啉/血红蛋白的比值变化对诊断缺铁性贫血的敏感性比红细胞游离原卟啉高。

红细胞游离原卟啉与锌离子结合生成锌原卟啉(ZPP),缺铁性贫血患者锌原卟啉增高。

红细胞内游离原卟啉检测

原理:红细胞内的原卟啉络合铁形成血红素,分离红细胞,用酸提取原卟啉。利用荧光光度计检测其所发荧光峰值,计算出红细胞内游离原卟啉(FEP)含量。红细胞内绝大部分原卟啉与锌离子络合成锌原卟啉(ZPP),测定时 ZPP 可变成 FEP,两者意义相同。

参考值

男性:FEP(0.78±0.22)μmol/L 红细胞。

女性:(1.0±0.32)μmol/L 红细胞。

临床意义:①FEP 或 ZPP 增高见于缺铁性贫血、铁粒幼细胞性贫血,特别是铅中毒时增高显著,另见于先天性铁络合酶缺陷症、无效造血和吡多醇缺乏症。②FEP/Hb 比值更敏感,可作为鉴别参考。缺铁性贫血时 FEP/Hb 大于 4.5sμg/gHb;铅中毒时 FEP/Hb 更高。

(6) 红细胞寿命测定,本实验测定较为烦琐,且影响因素较多,故实际应用较少。缺铁性贫血患者的红细胞寿命缩短。

(四) 诊断标准

缺铁性贫血的诊断应包括确定贫血是否是因缺铁引起的和查找缺铁的原因。根据病史、临床症状、体征及相关的检验,缺铁性贫血诊断并不困难。总的一条原则就是患者为小细胞低色素性贫血,又有铁缺乏的证据,即可诊断缺铁性贫血。

1. 国内诊断标准　以患者存在缺铁因素和临床小细胞低色素贫血为主。

(1)小细胞低色素性贫血:男性 Hb<120g/L,女性 Hb<110g/L,孕妇 Hb<100g/L;MCV<80fl,MCH<26pg,MCHC<310g/L;红细胞形态可有明显小细胞低色素性的表现。

(2)铁缺乏因素:患者铁摄入量不足,主要是乳制品、动物蛋白和蛋类食品的缺乏;铁需要量增加,主要发生在学龄前儿童、孕妇、哺乳期妇女;铁吸收障碍,消化道慢性炎症和转铁蛋白异常;铁丢失过多,常发生于消化道慢性失血患者和月经量过多的妇女。

(3)临床表现:患者一般仅有乏力、食欲缺乏、吞咽困难、舌萎缩;较严重的患者可出现反甲、头晕,儿童患者则可能出现精神症状或智力发育迟缓。

(4)铁代谢检查异常:患者主要呈现骨髓细胞外铁阴性,细胞内铁明显减少;血清铁蛋白<14μg/L(女性<10μg/L);血清铁<10μmol/L(女性<8μmol/L);血清总铁结合力>70μmol/L(女性>80μmol/L);转铁蛋白饱和度<15%;游离原卟啉>0.9μmol/L。

(5)铁剂治疗有效:临床上对怀疑为缺铁性贫血的患者可用硫酸亚铁诊断性治疗,一般为每次0.2~0.3g,每日3次口服,3d后网织红细胞计数百分比即可上升,治疗5~10d时,网织红细胞百分比最高,平均为6%~8%,但很快网织红细胞计数又可降至正常水平。这是缺铁性贫血的特异性反应,对缺铁性贫血的诊断是可靠且简便的方法。

符合上述(1)和(2)~(5)中任2条以上者可诊断为缺铁性贫血。临床工作中常采用血象、骨髓、两种以上铁指标联合检查,以提高诊断的准确率。

2. 国外诊断标准　患者为低色素性贫血,且伴有缺铁因素和符合下述铁代谢指标中的任何3项者即可诊断为缺铁性贫血:①血清铁<8.95μmol/L;②转铁蛋白饱和度<0.15;③血清铁蛋白<12U/L;④红细胞游离原卟啉>1.26μmol/L;⑤RDW≥0.14,MCV<80fl。

(五)鉴别诊断

缺铁性贫血需与下列疾病相鉴别。

1. 慢性感染性贫血　患者多为小细胞正色素性贫血,骨髓或血涂片粒细胞有感染中毒改变,骨髓铁染色增高,血清铁蛋白正常或增高,血清铁、转铁蛋白饱和度降低,总铁结合力正常或降低。

2. 铁粒幼细胞性贫血　因患者血红素不能正常合成导致铁利用障碍,血涂片中可见特征性的双形红细胞,骨髓内见多量环铁粒幼红细胞。血清铁蛋白升高,血清铁升高,总铁结合力降低。

3. 珠蛋白生成障碍性贫血　患者血红蛋白电泳异常,血涂片中可见多量靶形红细胞,RDW多在正常水平,骨髓铁染色增高。

4. 巨幼细胞性贫血　缺铁性贫血患者同时有叶酸或维生素 B_{12} 缺乏者,可合并巨幼细胞贫血,此时具有两种贫血的特点,可掩盖缺铁性贫血的血涂片和骨髓片细胞典型形态,可借助骨髓铁染色和血清铁蛋白鉴别之。

二、巨幼细胞性贫血

巨幼细胞性贫血(megaloblastic anemia,MgA)是指叶酸、维生素 B_{12} 缺乏或其他原因引起DNA合成障碍所致的一类贫血。该病以患者骨髓中出现巨幼细胞为共同特点,外周血表现为大细胞性贫血,平均红细胞体积(MCV)及平均红细胞血红蛋白(MCH)均高于正常。

(一)病因及发病机制

前面详细介绍了叶酸、维生素 B_{12} 的代谢与DNA的合成的关系,叶酸必须由食物中获得,在小肠中被吸收,维生素 B_{12} 也主要是从食物中获取,其吸收有赖于胃底壁细胞分泌的内因子和回肠特异性受体。二者均为DNA合成的必需物质。

1. 病因

(1)叶酸缺乏的巨幼细胞贫血:叶酸缺乏的原因有①摄入量不足,多与营养不良、偏食、婴儿喂养不当、食物热处理过度等有关;②需要量增加或消耗过多,如妊娠、哺乳期妇女、婴幼儿、慢性溶血性贫血、恶性肿瘤;③吸收不良,胃、小肠切除术后及乳糜泻;④药物原因,如叶酸拮抗剂、抗惊厥药物、抗疟药、抗结核药物等。

(2)维生素 B_{12} 缺乏的巨幼细胞贫血:维生素 B_{12} 的缺乏多与胃肠道功能紊乱有关,其原因为:①内因子缺乏,如恶性贫血、胃切除术后;②肠黏膜吸收功能障碍;③寄生虫或细菌的竞争。此外长期素食者偶尔也可发生本病。

(3)叶酸及维生素 B_{12} 治疗无效的巨幼细胞贫血:一部分巨幼细胞性贫血对叶酸及维生素 B_{12} 治疗均不发生反应,血清中叶酸及维生素 B_{12} 水平正常或偏高,患者巨幼细胞形态也不像叶酸、维生素

B_{12}缺乏者典型,有人称之为"类巨幼样变"。大致分三类:①抗代谢药物诱发的巨幼细胞增生症,如流基嘌呤、5-氟-2′去氧尿嘧啶、阿糖胞苷、羟基脲等;②骨髓增生异常综合征和红白血病、红血病;③先天性代谢障碍,如遗传性乳清酸尿症。

2. 发病机制　四氢叶酸和维生素B_{12}都是DNA合成过程中的辅酶,叶酸缺乏使脱氧胸腺嘧啶核苷酸(dTMP)生成减少,使DNA合成受阻;维生素B_{12}缺乏使四氢叶酸生成不足,琥珀酰辅酶A,缺乏减慢了DNA合成速度,S期延长,细胞核内DNA的含量虽多于正常,但未能达到倍增程度,导致细胞核增大而不能迅速分裂,使链呈松螺旋及解链状态,表现为光镜下的疏松网状结构。因蛋白质及RNA合成相对较好,致使核质发育不平衡,呈"核幼质老"型。这种改变几乎发生在人体所有细胞和组织,但以造血组织最为严重,骨髓中出现典型改变的巨幼红细胞。由于叶酸、维生素B_{12}缺乏时合成的DNA存在结构上的缺陷,使细胞未能成熟就已被破坏,造成无效性造血,所以部分患者可发生轻度溶血、黄疸。维生素B_{12}缺乏时,可形成异常脂肪酸,进入髓磷脂使神经系统受累,引起后侧束亚急性联合病变,出现神经、精神症状。

(二)临床表现

1. 血液系统表现　起病一般缓慢,逐渐发生贫血的症状。由于无效性造血及成熟的红细胞寿命缩短,可有黄染。叶酸缺乏的患者,如未能及时诊治,后期病情将发展迅速。

2. 消化道表现　如上所述,DNA合成的障碍也影响到增生旺盛的上皮细胞,如口腔黏膜、舌乳突及胃肠道的黏膜上皮细胞,使之发生萎缩,出现一系列的表现,如舌乳突萎缩,舌面呈苍白光滑或红而光滑称为"牛肉样舌",急性者可有舌痛;食欲下降、恶心,严重者甚至呕吐。叶酸缺乏者常有腹胀、腹泻,粪便量多稀糊状,为吸收不良的表现。维生素B_{12}缺乏时可有便秘。脾脏可轻度增大,经B超探测肿大者约占1/3,但临床仅约10%脾可触及。

3. 神经精神的异常表现

(1)叶酸缺乏时可有易激动、易怒、精神不振,缺乏程度严重时,甚至出现妄想狂等精神症状。

(2)维生素B_{12}缺乏时由于髓鞘质合成障碍,末梢神经、脊髓以及脑部均可遭到损害。侵及脊髓后索及侧索即称为脊髓联合变,患者可发生下列神经系异常:对称性的感觉异常并有本体感觉(尤其是振动感)、触觉及痛觉的障碍,以及味觉、嗅觉障碍。共济失调,步态不稳。肌腱反射初可减低,当肌痉挛、肌张力增加时,肌腱反射即亢进,肌力减弱。可有大、小便失禁。视力可下降,视神经萎缩。精神状态的异常可有以下的表现:易倦,善忘,举止迟钝,定向力障碍,精神抑郁、忧心忡忡、躁动不安、失眠,喜怒无常、谵妄、幻觉症、迫害狂、躁狂、妄想痴呆,恐慌症。维生素B_{12}缺乏时所发生的神经精神的异常可发生在贫血的症状出现之前,而易导致延误诊断。经注射维生素B_{12}后,精神症状好转快,但神经损伤的恢复则较慢,因为髓鞘质合成障碍后神经元轴突遭到破坏,其恢复很慢,尤其在疾病晚期,神经已遭到严重的损伤,其恢复更慢,甚至不能完全恢复而终身致残。

4. 其他　免疫力下降,易患感染。叶酸缺乏时常有明显的体重下降;维生素B_{12}缺乏时可有皮肤色素改变等。

(三)实验室检查

1. 血象　患者贫血程度不等,多较严重。属大细胞正色素型贫血,平均红细胞体积(MCV)大,平均红细胞血红蛋白(MCH)升高,而平均红细胞血红蛋白浓度(MCHC)可正常;血涂片红细胞大小明显不均,且形态不规则,以椭圆形大细胞居多,着色较深,嗜多色性、嗜碱点彩红细胞增多,可见少量有核红细胞及Howell-Jolly小体。网织红细胞绝对值减少,百分率偏低,但亦可正常或略偏高。白细胞及血小板常有轻度减少。中性分叶核粒细胞胞体偏大,分叶过多,5叶以上者>3%,多者可达6~9叶或以上,偶见中、晚幼粒细胞。血小板亦可轻度减少,可见巨大血小板。

2. 骨髓象　骨髓增生明显活跃,幼红细胞大小不等,以大为主,核浆"发育不平行"呈"老浆幼核"现象,细胞形态呈典型的巨幼改变,粒细胞系统、巨核细胞系统形态呈巨幼性改变。成熟红细胞、粒细胞、血小板形态变化与血象相同。

3. 叶酸及维生素B_{12}的检验

(1)叶酸测定:对巨幼细胞贫血患者的叶酸测定方法有生物学法和放射免疫法,后者操作简便,时间短,影响因素少,更适合临床应用。但现在更多用免疫比浊法或化学发光免疫分析法制定。

必须注意的是要同时测定血清和红细胞的叶酸,因为红细胞叶酸不受当时叶酸摄入情况的影响,能反映机体叶酸的总体水平及组织的叶酸水平。

血清(红细胞)叶酸检测

原理:放射免疫法用核素与叶酸结合,产生-γ

放射碘叶酸化合物,放射活性与受检血清(红细胞)叶酸含量成反比,与已知标准管对照,换算出叶酸含量。

参考值:血清叶酸 6~21ng/ml,红细胞叶酸 100~600ng/ml。

临床意义:①身体组织内叶酸已缺乏但尚未发生巨幼红细胞贫血时,红细胞叶酸测定对于判断叶酸缺乏与否,尤其有价值。②在维生素 B_{12} 缺乏时,红细胞叶酸亦降低。

(2)维生素 B_{12} 测定:维生素 B_{12} 测定方法与叶酸相似,常用竞争放射免疫法。血清维生素 B_{12} 测定影响因素较多,其特异性不及叶酸测定。

血清维生素 B_{12} 检测

原理:放射免疫法用已知量有放射活性的维生素 B_{12},加受检者无放射活性 B_{12} 血清稀释,与结合蛋白结合,检测其放射活性,其量与受检血清 B_{12} 含量成反比,与标准管作对照,换算出维生素血清 B_{12} 的含量。

参考值:100~1000pg/ml。

临床意义:血清维生素 B_{12} 小于 100~140Pg/ml,见于巨幼细胞性贫血、脊髓侧束变性、髓鞘障碍症。

(3)诊断性治疗试验:对不具备进行叶酸、维生素 B_{12} 测定的单位可用以判断叶酸或维生素 B_{12} 的缺乏情况,从而达到诊断巨幼细胞贫血的目的。方法是给患者小剂量叶酸或维生素 B_{12} 使用 7~10d,观察疗效反应,若 4~6d 后网织红细胞上升,应考虑为相应的物质缺乏。

小剂量叶酸对维生素 B_{12} 缺乏的巨幼细胞性贫血无效,而用药理剂量的叶酸亦可有效,但同时可加重患者神经系统症状,因为此时增加了造血系统对维生素 B_{12} 的利用,使维生素 B_{12} 更加缺乏。因此本实验不仅可用于诊断叶酸缺乏,还可与维生素 B_{12} 缺乏作鉴别。

(4)甲基丙二酸测定:维生素 B_{12} 缺乏患者,血清和尿内该物质水平增高。

尿甲基丙二酸排泄试验

原理:D-甲基丙二酰辅酶 A 转变为琥珀酰辅酶 A 的异构化过程中需要辅酶维生素 B_{12},当维生素 B_{12} 缺乏时,D-甲基丙二酰辅酶 A 增高,水解后成为甲基丙二酸。口服缬氨酸 10g,收集 24h 尿测定甲基丙二酸盐的排出量。

参考值:正常人 0~3.4mg/24h。

临床意义:在维生素 B_{12} 缺乏早期,骨髓细胞出现巨幼变之前,本试验可出现阳性,甲基丙二酸盐的排出量增高,可达 300mg/24h。

(5)组氨酸负荷试验

原理:叶酸缺乏时,组氨酸转变为谷氨酸的过程受阻,代谢中间产物亚氨甲基谷氨酸(formino-glutamate,FIGlu)产生增加,大量从尿中排出。受检查者口服组氨酸 20g,测定 24h 尿中 FIGlu。

参考值:正常人约 5mg/24h。

临床意义:叶酸缺乏的巨幼细胞贫血者尿中有大量 FIGlu 排出,大于 1g/24h。

4. 胆红素测定　巨幼细胞性贫血可因无效造血伴发溶血,血清间接胆红素可轻度增高。

其他还有胃液分析,胃液量减少,游离酸减少,组氨酸负荷试验、血清半脱氨酸测定水平升高;血清内因子阻断抗体试验呈阳性;内因子测定水平下降等。

(四)诊断标准

巨幼细胞性贫血的诊断一般并不困难,根据典型的血象和骨髓中的巨幼细胞,诊断即可成立。然后要明确其原因,是叶酸的缺乏还是维生素 B_{12} 的缺乏所致,是单纯的营养缺乏还是继发于其他基础疾病,这些都与治疗及预后有关。单纯用形态学检验是无从区分的,若根据病史、体征及某些实验室检查及小剂量诊断性治疗试验的结果,加以综合分析,两者是可以鉴别的,其中叶酸、维生素 B_{12} 测定有重要鉴别价值,而小剂量诊断性治疗试验也很方便实用。

1. 国内诊断标准

(1)临床表现:①一般有慢性贫血症状;②有消化道症状,食欲缺乏或消化不良,舌痛、舌红、舌乳头萎缩较常见;③神经系统症状,多见于维生素 B_{12} 缺乏者,恶性贫血者本症状典型。

(2)实验室检查:①大细胞性贫血,平均红细胞体积(MCV)>100fl,多数红细胞为大的椭圆形。②白细胞和血小板可减少,中性分叶核分叶过多。③骨髓呈巨幼细胞形态改变。④叶酸测定,血清叶酸<6.91nmol/L,红细胞叶酸<227nmol/L。⑤血清维生素 B_{12} 测定<74~103pmol/L,红细胞叶酸<227nmol/L。⑥血清维生素 B_{12} 测定<19.6pmol/L。⑦血清内因子阻断抗体阳性。⑧放射性维生素 B_{12} 吸收试验,24h 尿中排出量<4%,加内因子后可恢复正常(>7%);用放射性核素双标记维生素 B_{12} 进行吸收试验,24h 维生素 B_{12} 排出量<10%。

具备上述(1)的①或②,和(2)的①、③或②、④

者诊断为叶酸缺乏的巨幼细胞性贫血;具备上述(1)的①或②,和(2)的①、③或②、⑤者诊断为维生素 B_{12} 缺乏的巨幼细胞性贫血;具备上述(1)的①、②、③,和(2)的①、③、⑥、⑦者怀疑有恶性贫血,⑧为确诊试验。

2. **国外诊断标准** 国外标准与国内标准基本相同,另外增加一些特殊试验。

(1)叶酸缺乏的巨幼细胞性贫血:①红细胞叶酸测定$<317.8\sim363.2$nmol/L;②血清半胱氨酸增高;③脱氧尿嘧啶核苷抑制试验异常,可被叶酸纠正;④叶酸诊断性治疗有效。

(2)维生素 B_{12} 缺乏的巨幼细胞性贫血:①血清维生素 B_{12} 测定$<111\sim148$pmol/L;②血清甲基丙二酸增高;③脱氧尿嘧啶核苷抑制试验异常,可被维生素 B_{12} 纠正;④维生素 B_{12} 诊断性治疗有效。

(3)恶性贫血:胃液内因子测定<200 U/h。

(五)鉴别诊断

由于巨幼细胞性贫血是 DNA 合成障碍所致,骨髓可有两系血细胞或三系血细胞受累,全身其他系统亦可出现相应临床症状,所以本病常需与下列有相似特征的疾病相鉴别。

1. **全血细胞减少性疾病** 部分巨幼细胞性贫血患者可表现有明显的全血细胞减少,应与再生障碍性贫血等病相鉴别,骨髓常规检查两者有明显区别。

2. **消化系统疾病** 消化道症状明显的或继发于消化系统疾病的巨幼细胞性贫血应与消化系统疾病相鉴别,鉴别方法主要是骨髓检查。

3. **神经系统疾病** 维生素 B_{12} 缺乏的巨幼细胞性贫血因有明显的神经症状,易误诊为神经系统疾病,可以血清维生素 B_{12} 水平测定相鉴别。

4. **骨髓增生异常综合征(MDS)及急性红白血病(AML-M6)** 这两种疾病患者细胞也可出现巨幼样变,分叶核细胞分叶过多等特征,但其红细胞巨幼样改变一般没有巨幼细胞性贫血的明显;骨髓增生异常综合征和急性红白血病还有髓系原始细胞增多、细胞形态畸形等改变,对叶酸、维生素 B_{12} 治疗无效等特征。

5. **无巨幼细胞增多的大细胞性贫血** 如网织红细胞增多症、部分肝脏疾病、酒精中毒、骨髓增殖性疾病、部分骨髓增生异常综合征等,这些疾病除有其自身特点外,大红细胞一般不如巨幼细胞贫血明显,且呈圆形而非卵圆形,中性粒细胞无分叶过多现象,也不累及其他血细胞。

6. **溶血性贫血** 巨幼细胞性贫血因无效造血出现溶血黄疸等症状,但溶血性贫血一般黄疸较重,网织红细胞升高明显,骨髓检查及其他溶血试验可与巨幼细胞性贫血相鉴别。

三、再生障碍性贫血

再生障碍性贫血(aplastic anemia,AA),简称再障,是由多种原因引起的骨髓造血干细胞及造血微环境的损伤,以致骨髓造血组织被脂肪代替引起造血功能衰竭的一类贫血。其特征是全血细胞减少,进行性贫血、出血和继发感染,患者以青壮年居多,男性多于女性。

(一)病因

再生障碍性贫血是表示骨髓造血功能衰竭的一组综合征,可分为体质性(先天性)再生障碍性贫血和获得性再生障碍性贫血。通常所说的再生障碍性贫血是指后者,又可分为原发性再生障碍性贫血(未能查明原因的再生障碍性贫血或现在还未被人们认识到),继发性再生障碍性贫血(指有某些化学物质和药物),电离辐射、生物因素以及妊娠、阵发性睡眠性血红蛋白尿症(PNH)等。

(二)发病机制

再生障碍性贫血是再生障碍性贫血致病因素作用于人体而导致的,其机制复杂,往往是多方面作用的结果,目前公认的有造血干细胞缺乏、造血微环境的缺陷、免疫机制异常等。

1. **造血干细胞受损** 再生障碍性贫血患者的造血干细胞数量减少,或者有分化成熟障碍。用培养的方法证明再生障碍性贫血患者骨髓和血中粒细胞-单核细胞集落生成单位(CFU-GM)、红细胞集落生成单位(CFU-E)、巨核细胞集落生成单位(CFU-Meg)都减少;再生障碍性贫血的骨髓增生减低及淋巴组织萎缩,全身的淋巴细胞系也是减少的,这也很可能是由于多能干细胞的减少之故。从治疗的角度看,输入同种异基因骨髓亦即输入干细胞可使患者造血功能恢复,也证实再生障碍性贫血时干细胞的缺乏。

2. **造血微环境的缺陷** 少数再生障碍性贫血患者骨髓体外细胞培养生长良好,但移植得到的干细胞却不能很好增殖,对这种患者进行骨髓基质移植能使患者骨髓生长,据此认为这些患者有造血微环境的缺陷。

3. **体液因素调节异常** 再生障碍性贫血患者血清中造血调节因子活性增加,有学者认为这是患者的继发性代偿反应。少数患者造血负调控因子水平增高。

4. 细胞免疫机制异常　部分患者存在T淋巴细胞介导的免疫抑制。一部分患者抑制性T淋巴细胞活性增强，抑制自身或正常人骨髓造血细胞的增殖，再生障碍性贫血患者CD4/CD8细胞比例无明显失衡，其骨髓抑制作用主要与活化的细胞毒性T淋巴细胞(TCL)有关。用免疫抑制药或ATG治疗可取得较好疗效。获得性再生障碍性贫血的发病机制普遍认为与T淋巴细胞功能亢进分泌大量造血负调控因子，如IFN-γ、IL-2、TNF-α等，从而引起造血组织损伤。

5. 基因异常　端粒酶基因突变和端粒酶活性异常是现今再生障碍性贫血发病机制的又一研究热点。此外，近来有研究报道再生障碍性贫血的免疫治疗及骨髓微环境造血调控与HLA等位基因多态性及GATA-2基因异常表达密切相关。但这些异常不具特异性，不能成为诊断再生障碍性贫血的直接证据。

(三) 病理生理

再生障碍性贫血的主要病变包括造血功能障碍、止血机制异常及免疫功能降低3个方面。

1. 造血功能障碍

(1) 造血组织的病变：骨髓增生减低，长管状骨多完全变为脂肪髓而呈蜡黄色油陈状，严重病例扁平骨亦变为脂肪髓。有的在脂肪髓中散在一些造血灶，造血灶中包括不同比例的造血细胞成分，但仍可见有较多的淋巴细胞及浆细胞，其增生程度可接近或超过正常。

(2) 无效性红细胞生成和无效性血红素合成：慢性再生障碍性贫血骨髓虽有代偿性增生的部位，但此部位可能有无效性红细胞生成。

(3) 其他如肾上腺皮质萎缩，重量减轻，皮质细胞内的脂肪、脂质及胆固醇含量均较多。肾上腺皮质分泌增加，但储备能力降低。患者血浆及血细胞的CAMP含量降低。男性患者睾丸萎缩，血清睾酮减低，雌二醇增加，这更不利于造血。

2. 止血机制异常　部分患者凝血时间延长，凝血活酶生成障碍，少数患者血中出现类肝素抗凝物质。蛋白C含量及抗凝血酶活性增高。血小板除数量减少外，其体积变小，形态不规则，突起少，胞质透明，颗粒减少或消失，其黏附性、聚集性及血小板因子Ⅲ明显低于正常。

3. 免疫功能降低　患者的粒细胞减少，其碱性磷酸酶阳性率和阳性指数增加，可能和细胞衰老有关。淋巴细胞绝对值减少，T细胞、B细胞均减少，T8增加，T4/T8减少，甚至倒置。血清总蛋白与白蛋白含量均较正常减低，淋巴因子IL-2、IL-2受体、干扰素γ及肿瘤坏死因子增加，自然杀伤细胞减少。表明患者的体液及细胞免疫功能都有异常。

(四) 临床表现及分型

再生障碍性贫血的主要的临床表现为贫血、出血、发热和感染。由于这些症状发生的快慢、严重性及病变的广泛程度不同，临床表现亦各异。国外根据病程分为急性再生障碍性贫血(<6个月)、亚急性再生障碍性贫血(6个月至1年)、慢性再生障碍性贫血(长于1年)3类，后又提出重型再生障碍性贫血(SAA)。我国根据其发病原因、病程、病情、血象、骨髓象、转归等方面特点，将再生障碍性贫血分为慢性再生障碍性贫血(SAA)和急性再生障碍性贫血(AAA)(表16-14)。

表16-14　急、慢性再生障碍性贫血的主要区别

区别点	急性型	慢性型
起病	多急骤，贫血进行性加剧	多缓渐
出血症状	部位多，程度重，内脏出血多见	部位少，程度较，多限于体表
感染	多见，且较严重，多合并败血症	少见，且较轻
血象	全血细胞减少严重，网织红细胞<1%，中性粒细胞<0.5×10⁹/L，血小板降低	白细胞减少较轻，网织红细胞>1%、中性粒细胞、血小板较高
骨髓象	多部位增生减低，非造血细胞增加	有的部位增生活跃，有的部位增生减低，非造血细胞增加不明显
预后	病程短，经多种治疗，约半数病例缓解，少数病例存较长	病程较长，早期治疗者可治愈或缓解，部分病例进步，部分迁延不愈，少数死亡

1. 急性再生障碍性贫血　发病年龄4～47岁,多小于12岁,但各种年龄、性别都可发病。约50%病例发病急骤,50%病例发病缓渐。约50%病例以贫血发病,50%病例以出血发病,少数病例以发热发病,出血趋势十分严重,不仅有皮肤、黏膜等外部出血,且有多处内脏出血,包括消化道(便血)、泌尿生殖器(血尿、子宫出血)及中枢神经系出血。失血量较多。有的患者眼底出血致影响视力。发热及感染也较严重,体温多在39℃以上,严重的感染常加重出血趋势,出血又易继发感染,而出血及感染都可加重贫血。

(1)血象:全血细胞减少,程度十分严重,血红蛋白可降至30g/L左右,白细胞降至$1.0×10^9$/L左右,中性粒细胞极度减少可至10%,血小板可少于$10×10^9$/L,网织红细胞多数少于1%,可降为0。红细胞、粒细胞形态大致正常。

(2)骨髓象:绝大多数病例多部位骨髓穿刺示增生不良,分类计数示粒、红系细胞减少,淋巴细胞、浆细胞、组织嗜碱性细胞及网状细胞增多,骨髓涂片中不易找到巨核细胞。可见非造血细胞团。

此型相当于国外的重型再生障碍性贫血(SAA),为与重型慢性再生障碍性贫血区别,称之为SAA-Ⅰ。

2. 慢性再生障碍性贫血　发病年龄2～46岁,但以50～60岁发病率高,男多于女。发病多缓渐,多以贫血发病,以出血或发热发病者甚为少见。

(1)血象:全血细胞减少程度较轻,血红蛋白多在50g/L左右,白细胞多在$2×10^9$/L左右,中性粒细胞多在25%左右,血小板降至$(10～20)×10^9$/L,网织红细胞多大于1%。

(2)骨髓象:胸骨和脊突增生活跃,骨骼多增生减低。分类计数:增生活跃的部位红细胞系增多,且晚幼红细胞增多,巨核细胞减少;增生减低部位粒、红系都减少,多找不到巨核细胞,淋巴细胞百分率增多,片尾有较多脂肪细胞,骨髓小粒造血细胞所占的面积比率少于50%。肉眼观察骨髓液有较多油滴。

如病程中病情恶化,临床、血象及骨髓象与急性型相似,称重型再生障碍性贫血Ⅱ型(SAA-Ⅱ)。

(五)检验项目

1. 血象　再生障碍性贫血全血细胞减少为最主要特点,但早期红细胞、血细胞、血小板三者不一定同时出现减少,并且减少的程度也不一定呈平行关系。急性再生障碍性贫血属正色素正细胞性贫血,Hb、网织红细胞明显减低,白细胞减少,主要为中性粒细胞减少,而淋巴细胞比例相对增高。血小板减少,体积偏小,突起和颗粒减少,形态可不规则。慢性再生障碍性贫血各指标均要好于急性再生障碍性贫血。全血细胞减少程度较轻,血红蛋白多在50g/L左右,白细胞多在$2×10^9$/L左右,中性粒细胞多在25%左右,血小板降至$(10～20)×10^9$/L,网织红细胞多大于1%。

2. 骨髓象　再生障碍性贫血患者的骨髓象特点为增生低下,造血细胞减少,脂肪多,穿刺涂片时见较多量的油滴,以致片膜不易干燥。必要时需结合骨髓活检考虑。急性型绝大多数病例多部位骨髓穿刺示增生不良,分类计数示粒、红系细胞减少,淋巴细胞、浆细胞、组织嗜碱性细胞及网状细胞增多,骨髓涂片中不易找到巨核细胞。可见非造血细胞团。慢性型胸骨和脊突增生活跃,骨骼多增生减低。分类计数:增生活跃的部位红细胞系增多,且晚幼红细胞增多,巨核细胞减少;增生减低部位粒、红系都减少,多找不到巨核细胞,淋巴细胞百分率增多,片尾有较多脂肪细胞,骨髓小粒造血细胞所占的面积比率少于50%。肉眼观察骨髓液有较多油滴,如病程中病情恶化,临床、血象及骨髓象与急性型相似,称重型再生障碍性贫血Ⅱ型(SAA-Ⅱ)。

3. 细胞化学染色　常用于再生障碍性贫血检验的化学染色是中性粒细胞碱性磷酸酶(NAP),再生障碍性贫血患者NAP值升高,随病情改善而下降。另外过碘酸-雪夫反应(PAS)、骨髓铁染色也可用于再生障碍性贫血的检验,再生障碍性贫血患者中性粒细胞PAS反应比正常人显著增强,骨髓铁染色显示铁储存量偏高,常在＋＋～＋＋＋以上。

中性粒细胞碱性磷酸酶染色

原理:有钙-钴法和偶氮耦联法两种。血细胞的碱性磷酸酶(alkaline phosphatase,ALP)在碱性条件下将基质液中的β甘油磷酸钠水解,形成不溶性磷酸钙。磷酸钙与硝酸钴发生反应,形成磷酸钴,磷酸钴与硫化铵发生反应,形成不溶性棕黑色的硫化钴沉淀,定位于酶活性之处。

参考值:正常情况下碱性磷酸酶主要存在于成熟中性粒细胞,除巨噬细胞可呈阳性反应外,其他血细胞均呈阴性反应。成熟中性粒细胞碱性磷酸酶(NAP)的积分值为7～51分。

临床意义:NAP有年龄、性别以及月经周期、妊娠期、应激状态等生理变化。在临床中 NAP 染色主要用于：细菌性感染升高，而病毒性感染时一般无明显变，因而可有助于鉴别感染；慢性粒细胞白血病的诊断与鉴别诊断，CML 的 NAP 明显降低，甚至到 0；再生障碍性贫血的 NAP 积分值增高。

4. 造血髓总容量　用放射性核素扫描技术，放射性核素进入患者体内，被骨髓单核-巨噬系统细胞吞噬而成像，证实再生障碍性贫血患者的造血髓总容量减少。

5. 骨髓细胞培养　再生障碍性贫血属于造血干细胞异常疾病，通过粒细胞、巨噬细胞集落形成单位(CFU-GM)、红细胞集落形成单位(CFU-E、BFU-E)、T 淋巴细胞集落形成单位(CFU-TL)等培养来观察干细胞的异常。

(1)再生障碍性贫血患者的 CFU-GM 集落数明显减少或为零，丛形成亦减少，但丛/集落比值明显高于正常。暴式红细胞集落形成单位 BFU-E 和 CFU-E 培养集落形成都减少甚至为零。所以细胞培养可作为诊断再生障碍性贫血的重要方法。

(2)再生障碍性贫血集落数减少的程度与病情严重性较一致，病情好转时集落数上升，因此细胞培养可作为病情判断和疗效观察的重要方法。

(3)CFU-TL 的培养有助于研究再生障碍性贫血发病免疫机制。再生障碍性贫血的发病机制不同，细胞培养的结果也不同，因此细胞培养对研究再生障碍性贫血的发病机制和指导临床治疗有重要价值。

6. 免疫功能检验

(1)T 细胞检验：对再生障碍性贫血患者的免疫功能检验有 E 玫瑰花环形成试验、淋巴细胞转化试验、T 细胞亚群测定，淋巴因子 γIFN、IL-2 可增高，IL-1 减少等。

(2)B 细胞检验：患者 B 细胞膜表面免疫球蛋白(SmIg)标记明显减低，血清免疫球蛋白可减低，循环免疫复合物(CIC)可增高等。

随着流式细胞仪的广泛应用，利用单克隆抗体直接分析再生障碍性贫血患者血液或骨髓的淋巴细胞各亚群的数量和功能。

(3)单核细胞减少：再生障碍性贫血患者外周血单核细胞比例减低或仍维持正常范围，但绝对数一定减少。

7. 其他检验

(1)染色体，再生障碍性贫血患者淋巴细胞姐妹染色单体互换(sister chrommatid exchange, SCE)率可用于了解细胞 DNA 的损伤和修复。正常人 SCE 率较低，而再生障碍性贫血患者 SCE 率增高，提示染色体 DNA 的损伤。

(2)红细胞生成素(EPO)，慢性再生障碍性患者红细胞生成素显著升高，但多数贫血患者红细胞生成素也升高。

(3)血小板平均容积(MPV)，正常人血小板数与 MPV 呈非线性负相关，血小板数愈低，MPV 愈大，而再生障碍性贫血患者血小板数越低，MPV 越小。在再生障碍性贫血患者治疗过程中 MPV 明显增大，待病情稳定后 MPV 又逐渐变小，并且 MPV 增大的出现比骨髓及血象恢复早。所以 MPV 是预示骨髓恢复的指标，MPV 大小还可以预示有无出血倾向。

(4)血红蛋白 F 测定，慢性再生障碍性贫血贫血患者血红蛋白 F 升高，一般认为血红蛋白 F 升高的再生障碍性贫血患者预后较好。

(六)诊断标准

当患者血液表现为全血细胞减少，特别是伴有出血、发热、感染时，而脾不大，均应考虑再生障碍性贫血的可能。再生障碍性贫血的诊断要考虑：①全血细胞减少，有一些不典型的再生障碍性贫血有 1 系、2 系血细胞先后或同时减少，最后发展为全血细胞减少。②骨髓多增生低下，慢性再生障碍性贫血或不典型再生障碍性贫血的增生灶处可呈骨髓增生活跃。疑为再生障碍性贫血患者，应做骨髓活检。③确诊再生障碍性贫血后进一步确定其类型，并尽可能查明原因。

1. 国内标准　①全血细胞减少，网织红细胞绝对值减少；②一般无肝脾肿大；③骨髓至少有一个部位增生减少或不良；④排除其他伴有全血细胞减少的疾病；⑤一般抗贫血治疗无效。

2. 急性再生障碍性贫血诊断标准　综合国内外文献，做如下总结。

(1)有急性再生障碍性贫血临床表现：发病急，贫血进行性加剧，常伴有严重感染、内脏出血。

(2)血象：血红蛋白下降较快，并具备下述两条：①网织红细胞<0.01，绝对值<15×10^9/L；②白细胞数明显减少，中性粒细胞绝对值<0.5×10^9/L；③血小板<20×10^9/L。

(3)有急性再生障碍性贫血骨髓象表现：①多部位增生减低，三系造血细胞明显减少；②非造血细胞增多，淋巴细胞比例明显增高。

3. 慢性再生障碍性贫血诊断标准 须符合下述3项标准。

(1) 有慢性再生障碍性贫血临床表现：发病慢，贫血、感染、出血较轻，可出现病情恶化。

(2) 血象：慢性再生障碍性贫血患者血红蛋白下降较慢，网织红细胞、白细胞数及血小板比急性再生障碍性贫血高。

(3) 骨髓象：慢性再生障碍性贫血患者骨髓有三系或两系血细胞减少，至少一个部位增生不良，可见有核红细胞，巨核细胞明显减少，非造血细胞增加。

4. 国外标准 参照美国标准，并结合近年的国外文献作如下综述。

(1) 标准型再生障碍性贫血：①粒细胞<$0.5\times10^9/L$；②血小板计数<$20\times10^9/L$；③网织红细胞<0.01(以上3项中符合2项)；④骨髓增生中至重度减低，非造血细胞>0.70；⑤除外其他全血细胞减少性疾病。

(2) 轻型再生障碍性贫血：①骨髓增生减低；②全血细胞减少。

(七) 鉴别诊断

1. 阵发性睡眠性血红蛋白尿症(PNH) 该症是再生障碍性贫血患者首要鉴别的疾病。此症伴全血细胞减少，且再生障碍性贫血患者中偶尔也可出现对补体敏感的红细胞，因此这两种病可混淆。但PNH是溶血性贫血，患者有黄疸，网织红细胞轻度增高，酸溶血试验阳性，发作时有血红蛋白尿，骨髓红系增生活跃等，再生障碍性贫血患者多没有这些特点。

再生障碍性贫血与PNH均属于造血干细胞发育异常疾病，少数病例可相互转化，即先表现为再生障碍性贫血后出现PNH的实验室检查特征，或先表现为PNH后出现慢性骨髓造血功能低下，称为AA-PNH综合征。有人认为一部分再生障碍性贫血的本质是PNH前期状态，而AA-PNH综合征只是这些病例的发展过程。

2. 骨髓增生异常综合征(MDS) MDS的血象和临床症状，有时与再生障碍性贫血很相似。对于增生度较活跃的患者，是MDS无效造血，还是再生障碍性贫血增生灶或再生障碍性贫血对治疗的反应；还有低增生的MDS也要与再生障碍性贫血相鉴别。MDS患者除可有原始细胞不同程度的增多，主要是其细胞形态的畸形，巨核细胞多不减少，可有小巨核细胞，骨髓病理检查有助于鉴别。此外NAP也有助于鉴别。

3. 急性白血病 低增生性白血病可表现为全血细胞减少，尤其外周血中原始细胞很少时，容易与再生障碍性贫血混淆，骨髓检查即可鉴别。但有些低增生性白血病与再生障碍性贫血鉴别就较为困难，此时应多部位复查或做骨髓活检。

4. 肝炎后再生障碍性贫血 肝炎患者可有一过性血细胞减少，一般可恢复；少数患者可发生严重的再生障碍性贫血，预后较差。

5. 其他 还要与营养性巨幼细胞贫血、原发性血小板减少性紫癜(ITP)、脾功能亢进、粒细胞缺乏症、骨髓病性贫血等相鉴别。

(八) 其他造血功能障碍性贫血

1. 先天性再生障碍性贫血(congenital aplastic anemia) 又名先天性全血细胞减少综合征或范科尼贫血(Fanconi's anemia)。本病有家族性，呈常染色体隐性遗传，淋巴细胞或成纤维母细胞培养出较多的断裂。临床上常见自幼贫血，智力低下，常伴先天畸形(包括指、趾、尺桡骨、眼、肾及生殖器官发育畸形)和先天性心脏病。

该病血象呈正细胞正色素性贫血，可见靶形和巨幼红细胞，全血细胞减少，中性粒细胞有中毒颗粒，HbF常增加。骨髓象主要呈现再生障碍或不良，造血细胞减少，脂肪细胞增多。

2. 急性造血停滞(acute arrest of hemopoieses, AAH) 也称急性再生障碍危象(acute aplasia crisis)。本病常在原有慢性贫血病或其他疾病的基础上，在某些诱因作用下，促使造血功能紊乱和代偿失调，血细胞暂时性减少或缺如，一旦诱因除去，危象可随之消失。

常见的原发病有各种遗传性慢性溶血性贫血、营养性贫血，或在其他原发病基础上，又患感染(如某些病毒或细菌感染)、多种营养素缺乏和免疫调节紊乱。也可因服用某些直接损害血细胞膜的药物，影响DNA合成而致发病。

该病的贫血比原有疾病严重，Hb常低至15～20g/L，网织红细胞减低，淋巴细胞占绝对多数，中性粒细胞有中毒颗粒。除去诱因后，血象可逐渐恢复，先是网织红细胞和粒细胞上升，Hb则恢复较慢。骨髓象多数增生活跃，但有的减低，尤其红细胞系受到抑制，粒红比例增大。在涂片周边部位出现巨大原始红细胞是本病的突出特点，胞体呈圆形或椭圆形，20～50μm，有少量灰蓝色胞质内含天青胺蓝色颗粒，出现空泡及中毒颗粒，胞核圆形或多核分裂型,核仁1~2个,核染色质呈疏网状。部分患者有粒系和巨核细胞系成熟障碍。治疗后各系的成熟障碍会逐渐恢复。

3. 纯红细胞再生障碍性贫血　见下述内容。

四、纯红细胞再生障碍性贫血

纯红细胞再生障碍性贫血(pure red blood cell aplasia,PRCA),简称纯红再生障碍性贫血,是指因红细胞系统祖细胞受损衰竭而致骨髓中单纯红细胞减少或缺如的红细胞系统造血功能障碍性贫血。本病分为先天性和获得性两类,前者病例可伴有先天性畸形并有家族史,患儿出生后出现症状者称Diamond-Blakfan综合征,有遗传基因的异常。骨髓红系发育障碍停止在定向干细胞和早期原红细胞阶段,因此幼红细胞极度减少,其他二系均正常。获得性者有不同病因。

(一)病因学分类

1. 先天性纯红细胞再生障碍性贫血　先天性纯红再生障碍性贫血又称Diamond-Blakfan贫血,是一种罕见的慢性贫血。婴幼儿时期发病,部分患儿合并先天畸形。本病可能为遗传性疾病,患者有免疫机制障碍。近年研究表明,红细胞系统细胞生成障碍是因为:①一些患者造血多能干细胞向红细胞系统祖细胞分化有障碍;②红细胞系统祖细胞对红细胞生成素EPO敏感性明显下降。有人还认为血清中存在抑制血红素生成的物质。

2. 获得性纯红细胞再生障碍性贫血

(1)原发性获得性纯红细胞再生障碍性贫血　大部分病例已证实系自身免疫性疾病,血浆中存在IgG型抗幼红细胞抗体,可抑制幼红细胞生成和破坏已生成的幼红细胞。

(2)继发性获得性纯红细胞再生障碍性贫血　胸腺瘤是继发性获得性纯红细胞再生障碍性贫血最常见的原因,亦可合并或继发于其他肿瘤、自身免疫病、病毒感染(微小病毒)等。

少数患者红细胞生成素水平很低,并且存在红细胞生成素抗体或抑制物,但大多数原发性纯红再障的红细胞生成素增高;也有人认为与细胞免疫异常有关,患者抑制性T细胞增多。

(二)发病机制

本病某些病例合并胸腺瘤提示免疫作用在病因和发病中占有重要地位。胸腺增生不良时与免疫缺陷病有关,胸腺过度增生或胸腺瘤常被偶然发现,且常无症状。但有些胸腺瘤又合并重症肌无力,低γ球蛋白血症和类风湿关节炎等。这些提示纯红再障可能是因对红系细胞的免疫排斥而发生。肾上腺皮质激素及免疫抑制药治疗有效也支持这种论点。

有时淋巴系统增殖性疾病(慢淋或淋巴瘤)合并PRCA,此时Tr细胞有直接抑制CFU-E发育的作用。合并胸腺瘤的纯红再障的发病机制还未明确,此种患者的血清在体外并不抑制红细胞生成,但去除骨髓的T细胞后红系祖细胞的集落增加,表明患者的T细胞有抑制作用。

(三)临床表现

贫血是PRCA唯一的症状和体征。如合并胸腺瘤,瘤体也较小,不易从物理检查时查知。

(四)实验室检验

1. 血象　贫血呈正细胞正色素性,血红蛋白呈进行性下降,网织红细胞减少或为0,白细胞及血小板正常或轻度减少。

2. 骨髓象　主要呈单纯红系增生不良。

3. 骨髓细胞培养　患者BFU-E及CFU-E减少。

4. 其他检验　骨髓基质内广泛的含铁血黄素沉积,铁染色试验呈强阳性和血清铁增高,血及尿中红细胞生成素增多,IgG可增高,抗核抗体阳性或有狼疮细胞,还可出现冷凝集素、冷溶血素、温凝集素、嗜异性抗体阳性等。

(五)诊断标准

1. 国内标准　纯红细胞再生障碍性贫血是一种少见的疾病,对于无法解释的单纯贫血要考虑本病的可能。诊断主要是血象和骨髓象红细胞系统明显减少。

(1)临床表现:①有贫血症状;②无出血、发热及肝脾增大。

(2)血象:正细胞正色素性贫血,白细胞和血小板一般正常。

(3)骨髓象:单纯红细胞系统增生低下,一般无病态造血。

(4)其他:做溶血检查以除外溶血性贫血;注意发病年龄、有无畸形以除外先天性纯红再生障碍性贫血;注意有无原发病或诱因以确定是否为继发性纯红细胞再生障碍性贫血。

2. 国外标准　国外诊断纯红细胞再生障碍性贫血,其临床表现、血象、骨髓象基本与国内一致,另外还有一些诊断条件:①骨髓细胞培养示BFU-E及CFU-E减少;②微小病毒B19检测阳性;③血清红细胞生成素升高;④血清中有涉及自身免疫性疾病的多种抗体。

(六)鉴别诊断

原发性纯红细胞再生障碍性贫血的先天畸形须注意与Fanconi贫血相鉴别,获得性纯红细胞再生障碍性贫血应注意其原发病的特殊临床表现。有些纯红细胞再生障碍性贫血最终可向白血病转化;还有少数骨髓增生异常综合征以纯红细胞再生障碍性贫血形式出现,但是纯红细胞再生障碍性贫血不具备骨髓增生异常综合征病态造血的形态异常。

五、阵发性睡眠性血红蛋白尿症

阵发性睡眠性血红蛋白尿症(paroxysmal nocturnal hemoglobinuria,PNH),又称阵发性夜间血红蛋白尿症。该症的特殊表现为慢性溶血性贫血,可有大量血管内溶血的发作,引起血红蛋白尿,常于睡眠时加重。发病特点为:患者男性多于女性,常有轻、中度出血;腹痛者较少,腹痛多与血红蛋白尿有关,而非因栓塞引起;全血细胞减少者多见,白细胞及血小板减少较显著;血管栓塞发生率并不很低,但发生较晚,主要表现在浅表静脉,较少累及内脏;主要死因为感染而非栓塞所致。

(一)病因及发病机制

阵发性睡眠性血红蛋白尿症通常被认为是一种溶血性疾病,但实际上它是一种获得性造血干细胞(HSC)病,也是异常克隆扩增的结果。患者异常克隆和正常造血同时存在,可能由于基因突变所致。成熟血细胞因有膜病变,对补体异常敏感而被破坏,引起血管内溶血,常于睡眠后阵发性血红蛋白尿发作并加重。睡眠诱发溶血的机制可能是由于睡眠时呼吸中枢敏感性降低、酸代谢产物堆积pH下降的缘故。

1. 克隆性干细胞病学说 PNH血细胞的异常不限于红细胞,还有粒细胞和血小板。患者的粒细胞对补体的敏感性增高5~10倍,血小板计数增高10~32倍。PNH患者血小板在酸化血清中或离子强度弱的介质中也容易溶解。虽然PNH患者粒细胞及血小板(偶尔还有一部分淋巴细胞)的寿命正常,但也明显缺乏红细胞膜蛋白衰变因子(decay-accelerating factor,DAF),由此可以推测,PNH细胞的缺陷在HSC阶段已经存在。

由于同一PNH患者的红细胞对激活补体的敏感性有显著不同,提示对补体敏感性正常、中度敏感和显著敏感的细胞群来自不同的克隆。PNH患者血液发生补体溶血的红细胞在体外试验中都显示不含乙酰胆碱酯酶活性,而不发生溶血的红细胞则含有这种酶的活性,说明PNH患者红细胞与正常红细胞分属于不同的克隆。在PNH患者骨髓细胞培养研究中证实,红细胞系统集落有两种,正常细胞及PNH细胞。

2. 红细胞的膜缺陷 PNH患者血细胞膜蛋白异常,特别是补体调节蛋白的缺陷导致细胞对补体的异常敏感。PNH患者血细胞缺乏经糖化肌醇磷脂(GPI)锚定在膜上的蛋白,这类膜蛋白包括以下几种。

(1)乙酰胆碱酯酶(AchE):PNH患者红细胞膜异常是缺乏AchE,其缺乏程度与溶血严重程度相关。

(2)衰变加速因子(DAF,CD55):DAF是存在于正常红细胞、白细胞及血小板膜上的一种糖蛋白,保护细胞免受自身补体的攻击。PNH Ⅱ型及PNH Ⅲ型红细胞已证实缺乏DAF,导致膜上形成更多的C3b/C5b,这是造成PNH细胞补体敏感的原因之一。

(3)C8结合蛋白(C8Bp),其功能是与自身或同种异体的C8分子结合,封闭C5b-8的C9结合位点,从而抑制膜攻击复合物(MAC)的形成。PNH患者红细胞膜上缺乏C8结合蛋白。

(4)同种限制蛋白(HRP),HRP与C8结合蛋白可能是同一蛋白。HRP可与C9结合,阻止C9的聚合。PN患者红细胞缺少这种膜蛋白,故易遭受补体损伤。每个PNH患者红细胞掺入1000个HRP可使C5b-9引起的溶血趋于正常。

(5)膜反应性溶破抑制物(MIRL,CD59),MIRL是一种膜蛋白,其作用是抑制结合在细胞膜上的C5b-7再与C7结合,从而抑制MAC的形成。PNH Ⅲ型红细胞能被眼镜蛇毒因子(CoF)激活的补体溶解,Ⅰ型、Ⅱ型及正常红细胞则不被溶解,说明后3种细胞有一种抑制眼镜蛇毒诱发溶血的膜成分。

(6)PNH红细胞膜的区带蛋白减少。

3. 补体作用 补体的激活可由于pH的降低(如酸溶血试验)、离子强度减低(糖水溶血试验)、蛇毒(蛇毒因子溶血试验)、Mg^{2+}浓度增高或存在抗体而发生。Rosse发现PNH患者红细胞存在3种细胞群:Ⅰ型为细胞的补体敏感性正常或接近正常;Ⅱ型为中度敏感细胞,补体敏感性是正常的3~

5倍;Ⅲ型为高度敏感细胞,补体敏感性是正常的25～30倍。三类细胞所占比例决定患者溶血的程度和频度,其中起决定性作用的是Ⅰ型细胞的数量。

4.PNH患者红细胞对补体敏感的机制　C3转化酶和C5转化酶都不稳定,正常红细胞膜上的DAF对其活性起抑制作用。由于PNH患者红细胞缺乏DAF,因而比正常红细胞的C3转化酶更稳定,能产生大量的C3b结合于PNH细胞。Ⅲ型红细胞对补体的敏感性更为显著的原因有以下几点:①在DAF缺乏程度方面Ⅲ型和Ⅱ型细胞有明显差异,Ⅱ型为部分缺乏,Ⅲ型为完全缺乏。②同样多的C3b结合到Ⅱ型细胞和Ⅲ型细胞上,后者的溶血敏感性比前者高4～6倍。1985年Rosse等证明,Ⅲ型细胞并不比Ⅱ型细胞结合的C3b多,但却能结合更多的终末段补体复合物(MAC),而且溶解Ⅲ型细胞所需的MAC少。③大多数PNH患者的溶血是由于反应性溶血反应,即补体在液相中激活或是在红细胞外激活,产生C5b-7,然后结合到红细胞膜上,再与C8及C9作用,产生MAC所致。PNHⅢ型细胞比Ⅱ型细胞更容易结合C5b-7,其原因可能与C5b-9的抑制物与蛋白有关。④PNHⅢ型细胞上组成的C5b-8比较稳定,C9有更多的时间和机会在其失活前与之结合成MAC。⑤一般情况下补体不能有效地溶解同种红细胞,而PNH患者红细胞可被自身补体溶解,这与几种补体调节蛋白的异常有关,缺乏DAF。但DAF缺乏并非是Ⅲ型细胞易遭到自身补体溶解的关键因子,C8结合蛋白或HRP与自身补体对Ⅲ型细胞的溶解有密切关系。

5.PNH患者体内红细胞溶解的机制　有些PNH病例可因下列原因使溶血发作或加重:细菌感染、体温升高、感冒、输血、劳累过度、情绪波动、药物(如铁剂、阿司匹林、肝浸膏、氯化铵、苯巴比妥、青霉素、左旋咪唑、呋喃妥因、氯丙嗪、乙酰吡唑胺、羚翘解毒丸、速效感冒胶囊等)、受寒、饮酒过多、某些食品(酸性食物、浓茶)、月经、妊娠、手术、预防接种等。

补体被激活是PNH患者溶血的重要机制,许多因素可通过激活补体使本症溶血加重。在体外试验中虽然已充分证明PNH患者红细胞对补体敏感,但还没有足够的直接证据说明患者体内红细胞总是由补体的作用才发生溶血。

6.红细胞抗氧化性损伤能力的减低　PNH患者红细胞经6%H_2O_2处理后,产生的膜脂质过氧化产物丙二醛(MDA)显著高于正常人及其他贫血患者的量。MDA可使红细胞膜蛋白聚合,血红蛋白氧化变性,PNH患者红细胞的自氧化作用比正常红细胞高,氧合血红蛋白的减低和高铁血红蛋白的增加均比正常红细胞明显,受超氧化物阴离子(O_2^-)氧化前,PNH患者红细胞的MDA含量比正常红细胞高,受氧化后MDA增高更显著,并且在受氧化后PNH患者红细胞高铁血红蛋白的增高比正常红细胞更为显著。

7.其他

(1)红细胞形态异常:在扫描电镜下可见患者正常的光滑双凹盘形红细胞显著减少,而球口形、碗形、陷窝形和环形红细胞增多。有些细胞表面有波纹或皱缩,部分细胞有小坑或隆起。

(2)膜脂质异常:曾报道PNH患者红细胞膜中的花生四烯酸、戊酸增多,甘油酸、棕榈酸减少。

(3)钙泵和钠泵:有人报道PNH患者红细胞膜上的Ca^{2+}-Mg^{2+}-ATP酶活性增高;Na^+-K^+-ATP酶活性增高。

(二)临床表现

本病患者发病大多缓慢,以贫血症状为首发表现;但也有少数病例因急性溶血,突然发生酱油色尿而被发现。自觉症状中以乏力、头晕。面色苍黄、劳累后心悸、气短等贫血症状为最多见。贫血程度随血红蛋白尿发作频率与骨髓造血功能而不同,有的患者虽有血红蛋白尿发作但骨髓造血功能代偿性增加。

心脏可有代偿性扩大,肝大者较脾大者多,肿大程度均不严重,约有半数病例肝、脾不大。

(三)实验室检查

1.血象　患者血红蛋白尿每发作一次,血红蛋白可下降20～40g/L。白细胞(中性粒细胞减少亦较明显)减少。不发作PNH者血小板减少机会最低,偶发PNH者次之,频发PNH者最高。网织红细胞计数大多轻度增高,少数正常或减低,它与患者骨髓增生程度及溶血程度有关。

PNH患者红细胞在扫描电镜下显示正常的光滑双凹盘形红细胞明显减少,口型及中心浅染等红细胞显著增多。

2.骨髓象　大多数PNH患者骨髓增生活跃或明显活跃,多呈溶血性贫血骨髓象。

3.血液生化检查　PNH患者血浆游离血红蛋白可增高;血清结合珠蛋白(Hp)减低,血红蛋白减低与 HP 值呈正相关。

4. 血管内溶血试验

(1) 尿隐血：患者尿隐血试验阳性是血红蛋白尿的直接证据，但需与血尿或尿中有红细胞溶解而使尿隐血阳性者相鉴别，并排除假阳性结果。

(2) Rous 试验：尿含铁血黄素试验呈阳性，反映患者近期内曾有血红蛋白尿。

5. 补体敏感性增高试验

酸化血清溶血试验

原理：酸化血清溶血试验（acidified-serum hemolysis test）又称 Ham 试验，是诊断 PNH 的最基本试验。患者红细胞在 37℃ 与正常或自身的酸化后的血清（pH 6.5～7.0）作用，发生溶血，血清中补体致敏的患者红细胞能被酸化后血清所溶解，特异性强。

结果：正常人呈阴性。

临床意义：

(1) 只有酸化血清溶血试验阳性 PNH 的诊断才能成立，具有特异性，是国内外公认的 PNH 的确诊试验。但会产生假阴性，应强调方法标准化，要与阴性对照。

(2) 红细胞生成障碍性贫血（CDA 型）可有酸化血清溶血试验阳性。溶血的原因是因为酸化血清情况下，多数红细胞膜上有与抗原和补体相结合的 IgM 抗体。

(3) 球形红细胞在酸化血清内可呈假阳性。

蔗糖溶血试验

原理：蔗糖溶血试验（sucrose lysis test）为简易重要的筛查试验，选用等渗的蔗糖溶液，加入与 PNH 患者同血型的新鲜血清和患者的红细胞混悬液，经孵育后，患者红细胞膜存在缺陷，容易被补体激活，蔗糖溶液加强补体与红细胞结合，发生程度不同的溶血（溶血率 10%～80%）。

结果：正常人呈阴性。

临床意义：PNH 患者试验为阳性。本试验对 PNH 的敏感性最高，但特异性稍差，白血病、骨髓硬化也可出现假阳性。溶血度＞10% 才肯定属阳性。

热溶血试验

原理：同酸溶血实验，利用患者自身血清中的补体和葡萄糖，经孵育使糖分解酸化，使补体敏感细胞溶解。

正常结果：阴性。

临床意义：阳性见于 PNH。但本试验敏感性较差，且缺乏特异性，除 PNH 患者外，酶缺乏性溶血性贫血和遗传性球形红细胞增多症患者亦可为阳性，故该试验可作为 PNH 的初筛试验。

蛇毒溶血试验

原理：蛇毒因子通过某种血清因子可在液相激活中经替代途径激活补体。蛇毒溶血试验（venom hemolysis test）多采用纯化眼镜蛇毒。阵发性睡眠性血红蛋白尿患者的红细胞补体系统经蛇毒激活后，促使溶血发生，出现阳性结果。可作为筛检试验。

结果：正常人呈阴性。

临床意义：本试验的阳性率与酸化血清溶血试验结果近似，在一定程度上更能反映 PNH Ⅲ 型细胞的多少。本试验阳性率与 Ham 试验相似，为 78%～80%。

补体溶血敏感试验：观察患者红细胞被溶解所需要的补体量，从而测得受检红细胞对补体的敏感程度，并进行 PNH 红细胞分群研究。周凤兰等先后报道正常人红细胞补体溶血敏感性（CLS）为 6.3～8.3，并认为观察 Ⅰ 型细胞与 Ⅱ 型或 Ⅲ 型细胞的 CLS 比值更有意义。

1989 年，杨天楹等进一步将每型红细胞所占百分比与 CLS 试验结果结合考虑，提出补体溶血敏感性分值（CLSS）的计算公式，并按 CLSS 的多少将 PNH 分为三组：第一组 CLSS＞300 分，全部是频发型与偶发型；第二组 CLSS 为 200～300 分，多为偶发型，也有少数频发型；第三组 CLSS＜200 分，均为不发型。CLSS 可作为患者血红蛋白尿发作情况及病情的观察指标，也可作为药物治疗的疗效评价。

6. 造血祖细胞培养　部分 PNH 患者的骨髓红细胞爆式集落形成单位（BFU-E）、红细胞集落形成单位（CFU-E）及粒细胞-巨噬细胞集落形成单位（CFU-GM）减少，不同患者可有很大差异。细胞丛与集落均明显低于正常值，但丛与集落的比值高于正常。同时患者粒细胞绝对值亦低于正常。PNH 患者溶血（血红蛋白尿）发作频率与 CFU-GM 和外周血粒细胞绝对值的关系为：不发组和偶发组的结果均低于频发组。PNH 患者的粒单祖细胞的生成有缺陷或障碍；溶血可能刺激骨髓粒单祖细胞的分化增殖能力代偿性增高。

7. 免疫学标记　PNH 患者细胞的主要缺陷是 PI 连接蛋白的缺失，可用特异性强的抗体（常是单克隆抗体）与之结合。现多用荧光标记，可直接检测这类胰蛋白的多少,也有助于诊断方法的改进,如用流式细胞仪分析 CD55、CD59。

PNH 患者对补体最敏感的Ⅲ型细胞膜蛋白缺失最严重或完全缺失,补体敏感性接近正常的Ⅰ型细胞则膜蛋白没有明显减少,补体敏感性介乎中间的Ⅱ型细胞的膜蛋白量居中。本法是更为敏感的检测手段。应用本法需注意的是:①PI 连接蛋白的缺失不一定总是与补体敏感性同步的;②红细胞的 DAF 在正常情况下也为数不多,因此,若抗体不强,则不易区分是 DAF 正常还是减少(特别是轻度减少);③有个别 PNH 患者的红细胞及中性粒细胞上的 DAF 及 AchE 均正常。故应用本法时,最好能检测几种 PI 连接蛋白,特别要包括 MIRI 及淋巴细胞因子抗原-3(LFA-3)。

除红细胞外,测定中性粒细胞的 PI 连接蛋白,包括 DAF、Ⅲ型 Fc 受体(FcRⅢ,CD16)、CD24、CD67、LFA-3(CD58)等,发现全部受检的 PNH 患者的中性粒细胞均有 PI 连接蛋白的缺失,少数再生障碍性贫血患者的部分中性粒细胞也缺乏(这些患者的酸化血清溶血试验均阴性),而正常人及其他贫血患者则不缺。因此,认为检测中性粒细胞的 PI 连接蛋白是有助 PNH 诊断的特异性及敏感性都较高的诊断方法。

8. 其他检验　α_1AT 减少的程度与贫血程度的轻重呈正相关,与血浆游离血红蛋白及网织红细胞的升高呈负相关。本机制尚未明确,①最可能的是患者因溶血而释放的凝血活酶或磷脂激活凝血系统,消耗了 α_1AT,使血清 α_1AT 减少。②抗凝血酶Ⅲ(AT-Ⅲ),PNH 患者 AT-Ⅲ低于正常对照值。③α_2 巨球蛋白(α_2M),PNH 患者低于正常对照值。在溶血较重的 PNH 病例中,α_2M 及 α_1AT 减少尤为显著。可能因发挥抗凝作用而消耗。④α_2 微球蛋白(α_2M),PNH 患者 α_2M 低于正常对照值,减少程度的、随溶血程度的轻、中、重而逐渐明显。⑤纤维结合蛋白(Fn),PNH 患者 Fn 显著减低。Fn 与血红蛋白、结合珠蛋白呈正相关,而与血浆游离血红蛋白呈负相关,提示本病 Fn 的下降与溶血有关,其下降幅度与溶血严重度呈平行关系。⑥血清及红细胞锌、铜水平,PNH 患者血清锌及红细胞锌明显减低,PNH 患者血清和红细胞锌低于自身免疫性溶血性贫血患者,提示 PNH 患者以血管内溶血为主,自身免疫性溶血性贫血患者以血管外溶血为主,前者的锌排出相对较重。溶血性贫血时,溶血还可造成血清锌测出值假性升高,而红细胞锌则不受影响。本病红细胞过氧化物歧化酶(SOD)降低,SOD 是一种锌依赖酶。适量补充锌制剂可能会提高红细胞 SOD 活性,减少溶血的发生。⑦尿铁,PNH 患者尿铁排泄量增高。游离红细胞原卟啉(FEP)急性发作期均较发作期以前的数值增高。

(四)诊断标准

1. 国内标准

(1)临床表现:患者临床表现符合 PNH 病症,如贫血、血管内溶血、全血细胞减少,伴或不伴血栓形成等。

(2)实验室检查:酸化血清溶血试验、糖水溶血试验、蛇毒因子溶血试验、尿隐血(或含铁血黄素)等几项实验中凡符合下述任何一种情况,即可诊断为 PNH:①两项以上的阳性;②一项阳性,但须具备下列条件:该项试验 2 次以上均阳性,或一次阳性,但操作正规、有阴性对照、结果可靠,即使重复试验仍阳性者;③有溶血的其他直接或间接证据,或有肯定的血红蛋白尿发作。能排除其他溶血,特别是遗传性球形红细胞增多症、自身免疫性溶血性贫血、G6PD 缺乏症所致溶血和阵发性寒冷性血红蛋白尿症等。

2. 国外标准　国外诊断本病的主要要求是能证明有对补体敏感的红细胞。赖以确诊者仍为 Ham 试验。研究认为要求 2 次或 2 次以上重复阳性;试验方法要标准化,要有正常人阴性对照。至少要做到三管法,即第一、二、三管各加 10 份 ABO 血型相配的正常人新鲜血清(含足够补体),各加一份 0.2mol/L 的盐酸,然后各加一份 50% 经生理盐水洗涤的患者红细胞悬液,置于 37℃ 温水浴孵育 60min,拿出混匀后再离心,观察上清液有无溶血,若第一管为溶血,第二、三管均无溶血,方可确认本试验为阳性。对先天性红细胞系统造血异常性贫血Ⅱ型,即酸化血清试验阳性的遗传性有红细胞多核症,因患者的红细胞在酸化的自身血清中不溶,可用自身血清。遗传性球形红细胞增多症患者的球形红细胞在酸性条件下也易溶解,但不需补体。另外,患者血清加正常红细胞若发生溶血,则可能患者血清中有溶血素,而非 PNH。

(五)鉴别诊断

1. 再生障碍性贫血(AA)－PNH 综合征

(1)AA→PNH:指原有肯定的 AA 表现(缺少能诊断 PNH 的早期依据),转为确定的 PNH 表现,AA 的表现已不明显。

(2) PNH→AA：指原有肯定的 PNH 表现（与下述第 4 类不同），转为明确的 AA 表现，PNH 的表现已不明显。

(3) PNH 伴有 AA 特征：指临床及实验室检查资料均说明病情仍以 PNH 表现为主，但伴有一个或一个以上部位的骨髓增生低下，巨核细胞减少，网织红细胞不增高等 AA 表现者。

(4) AA 伴有 PNH 特征：指临床及实验室检查资料均说明病情仍以 AA 为主，但伴有 PNH 的有关化验结果阳性者。

2. 再生障碍性贫血　PNH 与 AA 在许多阳性指征的有无、程度和频度上有所不同，如 AA 患者淋巴细胞比例增高，骨髓非造血细胞比例增高，常有较严重出血，感染多见，无巩膜黄染，无含铁血黄素尿，网织红细胞绝对值低（百分率多数亦低），酸溶血试验阴性（很少数为阳性），血浆及红细胞 AchE 活性正常，中性粒细胞碱性磷酸酶（NAP）活性增高，24h 尿铁排出量 $<2mg$（PNH$>3mg$），PNH 患者以上情况则相反或显著不同。

3. 缺铁性贫血　PNH 患者每日从尿中排出一定量的铁，即使不发作时铁排出量亦不减少，故可并发缺铁性贫血。即不能因服铁而被完全纠正，且常量铁剂治疗有可能诱发血红蛋白尿。

4. 营养性巨幼细胞性贫血　由于溶血使 PNH 患者骨髓红细胞系统高度增生，致叶酸消耗过多，患者可有血清叶酸减少，少数可发生骨髓红细胞系统巨幼样变，在使用叶酸治疗后贫血仍得不到明显改善，而营养性巨幼细胞贫血则对叶酸治疗反应良好。

5. 自身免疫性溶血性贫血（autoimmune hemolytic aemia）　PNH 患者在血红蛋白尿发作前和发作中抗人球蛋白试验有时可呈阳性；AIHA 患者偶尔也出现糖水溶血试验阳性。但这两种试验在两种疾病中的阳性率和阳性程度显著不同。

六、温抗体型自身免疫性溶血性贫血

（一）免疫性溶血性贫血

由抗体参与的溶血反应所致的贫血，称为免疫性溶血性贫血。这种特异性免疫反应，即称为第 Ⅱ 型过敏反应，是由于红细胞本身抗原与外来抗原（包括如药物等的半抗原）接合，与相应的抗体（大多是 IgG 或 IgM）作用后，在有或无补体的参与下，引起红细胞的聚集和溶解而发生溶血；吸附有抗体的红细胞也可通过脾或肝内巨噬细胞的吞噬作用而破坏。根据其病因学，免疫性溶血性贫血可分为以下三类。

(1) 同种免疫：红细胞（抗原）或针对患者红细胞的抗体从他人转移给患者而发生溶血，例如输不合型血引起的反应或母婴血型不合所引起的溶血病。

(2) 自身免疫：由于人体免疫反应发生变异而产生了自身抗体和（或）补体，结合于红细胞表面，导致破坏增速而发生贫血。抗人球蛋白试验大多数阳性。

(3) 药物免疫：药物性免疫，导致有抗体参与的溶血反应，除自身抗体型外尚有免疫复合体型及半抗原型。

（二）自身免疫性溶血

1. 病因　自身免疫性溶血性贫血的自身抗体根据其作用于红细胞时所需温度可分为温抗体和冷抗体两大类。温抗体一般在 37℃ 时作用最活跃，可分为温性不完全抗体及温性自身溶血素。温性不完全抗体约占所有自身抗体的 68.9%，主要是 IgG，其次为非凝集性 IgM、IgA 很罕见。IgG 性温性不完全抗体又可分为多种亚型，主要为 IgG1 及 IgG2，IgG3 及 IgG4 均少见。

冷性抗体在 20℃ 以下作用最活跃，凝集素性 IgM 较多见于冷凝集素综合征，可直接在血循环中发生凝集反应，所以是完全抗体。在阵发性寒冷性血红蛋白尿所见的为一种特殊冷抗体，在 20℃ 时吸附在红细胞上，当温度升高后即与细胞分离，称为冷热抗体（即 Donath landsteiner antibody，D-L 抗体）。

无论温抗体或冷抗体型，按其病因均可分为原因不明性（原发性）及继发性两大类。温抗体型自身免疫性溶血性贫血中原发疾病有造血系统肿瘤（如白血病、淋巴瘤、骨髓瘤和巨球蛋白血症），结缔组织病（如系统性红斑狼疮、硬皮病、类风湿关节炎等），感染性疾病特别是儿童病毒感染、免疫性疾病（如低丙种球蛋白血症、异常球蛋白血症、免疫缺陷综合征），胃肠系统疾病（如溃疡性结肠炎）以及良性肿瘤（如卵巢皮样囊肿）。伴自身免疫性溶血性贫血还有硬化性胆管炎及甲状腺功能亢进症、肾移植后、肝坏死、卵巢癌、肺癌、骨髓增生异常综合征、甲状腺功能亢进应用免疫抑制药后、蕈样肉芽肿应用干扰素 α 治疗后、血卟啉病、甲状腺功能亢进伴有周期性麻痹症、慢性粒细胞白血病和戈谢病等。

冷凝集素综合征可继发于各种感染，尤其是支原体性肺炎及传染性单核细胞增多症；也可继发于淋巴网状系统疾病。阵发性寒冷性血红蛋白尿可继发于病毒或梅毒感染。近年报道恶性组织细胞病以冷凝集素综合征起病,类风湿关节炎类及原发性子宫颈淋巴瘤伴有冷抗体型自身免疫性溶血性贫血。

2. **发病机制** 抗红细胞自身抗体的产生机制尚未阐明,可能因素有以下几个方面:①病毒感染可激活多克隆B细胞或化学物与红细胞膜相结合,改变其抗原性等均可能导致自身抗体。②淋巴组织感染或肿瘤、胸腺疾病及免疫缺陷等因素,使机体失去免疫监视功能,无法识别自身细胞,有利于自身抗体产生。③T细胞平衡失调,使相应B细胞反应过剩而发生自身免疫性溶血性贫血。

(三)温抗体型自身免疫性溶血性贫血

温抗体型自身免疫性溶血性贫血(warm autoimmune hemolytic anemia,WAIHA),占自身免疫性溶血性贫血的极大多数,女性多于男性发病年龄多数>40岁,既可以是原发,也可继发于其他疾病。WAIH通常出现血管外溶血,且主要发生在脾。其溶血可以是急性(血红蛋白<70g/L)或亚急性的。本病可隐性发病,也可急性发作。

免疫调节紊乱是诱发本病的重要因素:①免疫器官在某些因素,如淋巴组织的感染或恶性病变、遗传基因突变、胸腺疾病等的影响下,对自身红细胞失去识别能力而产生自身抗体;②药物、病毒、肿瘤、酶及其他致病因子作用于红细胞膜,对红细胞膜造成损伤,改变膜的抗原性,免疫监视系统将其视为异己抗原而产生抗自身红细胞抗体。

温抗体型免疫性溶血性贫血主要引起血管外溶血,抗体是IgG,与红细胞抗原反应的最适温度是37℃。单独由温抗体IgG致敏的红细胞,溶血主要发生在脾,即红细胞上IgG的Fc部分与脾内巨噬细胞的IgG-Fc受体结合,导致红细胞的破坏。若红细胞仅为IgG所致敏,则溶血并不严重,因血浆中存在大量正常IgG,可与致敏红细胞上的抗体竞争巨噬细胞的IgG-Fc受体而抵消巨噬细胞的作用。若红细胞仅为补体C_3所致敏,则溶血一般较轻微,因为此时致敏红细胞仅附着在巨噬细胞表面,不被摄入吞噬。若IgG和C_3同时存在于红细胞膜上,则会发生严重溶血,因为此时两者的协同作用,明显加重了巨噬细胞的吞噬效应,溶血主要发生在血流丰富的肝脏。

(四)实验室检查

1. **抗人球蛋白试验(coombs试验)** 温抗体型自身免疫性溶血性贫血患者血清用多抗性抗人球蛋白抗体进行抗人球蛋白试验。

原理:抗人球蛋白试验是诊断自身免疫性溶血性贫血最重要的试验。抗人球蛋白试验分为直接试验(直接反应)和间接试验(间接反应)。直接试验的目的是检查红细胞表面的完全抗体。表面附有相应抗原的红细胞与不完全抗体结合之后称为致敏红细胞。加入抗人球蛋白血清后出现凝集,此即抗人球蛋白直接试验阳性。图16-39是抗人球蛋白抗体与结合自身抗体的红细胞结合的示意图。

间接试验目的是检查血清中存在游离的不完全抗体。先用Rho(D)阳性O型(或与被检者ABO同型)的正常人红细胞吸附血清中存在的游离不完全抗体(亦称致敏),致敏红细胞经盐水洗涤后加入抗人球蛋白血清,如出现凝集即为抗人球蛋白间接试验阳性。

抗人球蛋白血清现在用提纯的IgG或C_3、C_4免疫加工,特异性、敏感性更高。正常人AB血清作阴性对照血清。抗D血清中有这种免疫球蛋白,能吸附在正常Rho(D)阳性O型红细胞上,能与抗人球蛋白血清作用发生凝集,供作阳性对照血清。

正常结果:直接、间接试验均阴性。

临床意义:抗人球蛋白直接试验阳性证明红细胞上有不完全抗体或补体,间接试验阳性证明血清中存在不完全抗体或补体。抗人球蛋白试验阳性见于自身免疫性溶血性贫血,药物免疫性溶血性贫血及同种免疫性溶血性贫血。

对于自身免疫性溶血性贫血,用特异性抗体,IgG和C_3d都出现阳性的病例有67%,单独IgG或

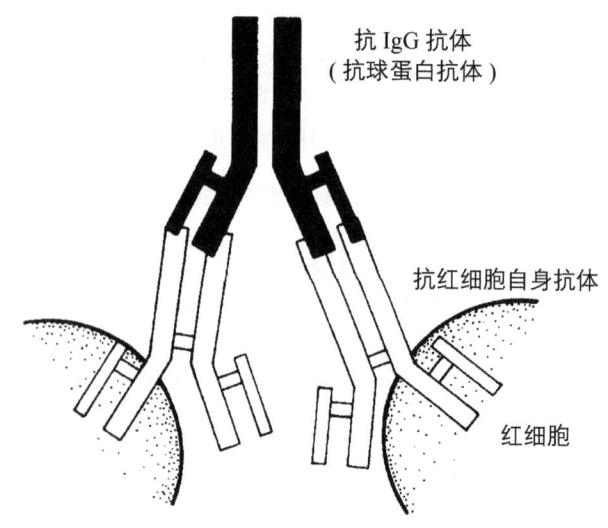

图16-39 抗人球蛋白抗体与自身抗体结合

C_3d 出现阳性的病例分别有 20% 或 13%。本病患者的血清常有低滴度的游离抗体,其中 80% 的免疫球蛋白是 IgG。补体和免疫球蛋白一起协同作用,引起红细胞溶解。溶血的严重程度同补体和 IgG 的浓度直接相关。本病的血清学检查还存在着许多问题,例如,被自身抗体包被的患者红细胞,可受到来自自身抗原表达的干扰;血清中的自身抗体可能被误认为是一种基本的异常抗体。

抗人球蛋白试验的半定量测定(自身抗体的滴度积分)是红细胞致敏程度的半定量指标。它与疾病的严重程度的关系,在个体间无比较意义,但在同一个体随访中有自身对照价值,可作为随访病情变化的参考指标。

间接抗人球蛋白试验检测患者血清中有无游离抗体或补体,可以间接估计体内抗红细胞抗体或补体的数量,似与预后有关。应用胰蛋白酶或菠萝蛋白酶处理正常人"O"型红细胞,再与患者血清进行凝集试验,可提高阳性率。

实际上,直接试验阳性并有溶血者其间接试验有可能是阴性,这可能由于抗体与红细胞亲和力强,无多余的抗体游离于血清中。直接试验阳性者不一定发生溶血,这是由于抗体数量少,不足以引起溶血。

2. 血象检查 血红蛋白和红细胞计数,主要视溶血的严重程度而定。血涂片中可见巨大红细胞,伴有嗜多色性与多形性,常有相当数量的小球形红细胞,后者需注意与遗传性球形红细胞增多症鉴别。还常可见到有核红细胞。

3. 溶血实验检查 由于溶血的存在,未结合胆红素升高,尿中的尿胆原也可升高。若溶血较为严重,血中的结合珠蛋白可减少或缺如,而血中的血红蛋白可轻微的升高。若发生急性的严重溶血,可出现血红蛋白血症和血红蛋白尿。另外也可见乳酸脱氢酶升高,红细胞渗透脆性增加等。

(五)诊断标准

1. 临床表现 本病患者临床表现变化多样,轻重不一。一般起病慢,数月后才发现贫血,表现为全身虚弱及头晕。以发热和溶血为起始症状者相对较少,各约有 1/3 患者皮肤黏膜苍白及黄疸,50% 以上有脾大,一般为轻至中度肿大,质较硬,无压痛。

2. 实验室检查

(1)贫血:患者程度不一,有时很严重,可暴发急性溶血现象。

(2)骨髓涂片:患者骨髓呈幼红细胞增生象,偶见红细胞系统轻度巨幼样变。

(3)再生危象:患者网织红细胞极度减少,骨髓象呈细胞再生障碍,血象呈全血细胞减少。

(4)抗人球蛋白试验:患者直接试验为阳性,主要为抗 IgG 和抗 C3 型。

3. 诊断依据 ①患者近 4 个月内无输血或特殊药物服用史,若直接抗人球蛋白试验为阳性,结合临床表现和实验室检查,可诊断为温抗体型自身免疫性溶血性贫血;②若患者抗人球蛋白试验为阴性,但临床表现较符合本病症状,肾上腺皮质激素或切脾术有效,除外其他溶血性贫血(特别是遗传性球形细胞增多症)可诊断为抗人球蛋白试验阴性的温抗体型自身免疫性溶血性贫血。

(六)鉴别诊断

温抗体型自身免疫性溶血性贫血的血片中可出现一定数量的球形红细胞,因此对于本病的诊断,一方面要注意是否是继发于其他疾病,如慢淋或淋巴瘤等淋巴系统增殖性疾病,另一方面要与遗传性球形红细胞增多症相鉴别(表 16-15)。

表 16-15 温抗体型 AIHA 与遗传性球形红细胞增多症鉴别点

	温抗体 AIHA	遗传性球形红细胞增多症
家族史	阴性	阳性
年龄	任何年龄	多<30 岁前发病
发热	多见	无
伴发疾病	感染、肿瘤、SLE 等	无,急性发作前常有感染
贫血程度	大多中度-重度	轻度至中度,危象时加重
Coombs 试验	(+)	(-)
渗透脆性试验	增高不明显	增高明显
自溶血试验(加葡萄糖)	溶血不被纠正	溶血可被纠正
抗免疫药治疗	多数有效	无效
脾切除效果	有效率约 50%	有效率>90%

七、冷凝集素综合征

冷凝集素综合征(cold agglomeration syndrome,CAS),又称冷凝集素病,是IgM冷抗体引起的一种自体免疫疾病。当体表温度较低时,这种冷抗体能作用于自身红细胞抗原而发生可逆性的红细胞凝集。凝集的红细胞阻塞微循环而发绀,可伴有较轻的溶血。当温度回升后抗体与抗原解离,症状很快消失。冷凝集素综合征是AIHA的少见类型,在中年和老年人中较多,儿童病例罕见。

(一)病因分类

冷凝集素综合征分原发性和继发性两类,原发性冷凝集素综合征病例原因不明。继发性者相对多见于支原体肺炎及传染性单核细胞增多症(infectious mononucleosis,IM)恢复期,患者的血浆中出现IgM冷凝集素,但多数不出现临床表现。偶见于慢性淋巴细胞白血病、淋巴瘤、系统性红斑狼疮、慢性肝病、肿瘤、巨球蛋白血症、Kaposi肉瘤、锥虫病、疟疾及流行性感冒等。自身抗体多为19s的IgM冷凝集素,由于分子大,能直接凝集红细胞,故是完全抗体。它能作用于所有成人红细胞表面的i抗原,但与新生儿红细胞(i抗原)和少数成人无抗原的红细胞都无反应。此抗体在37℃时对红细胞抗原无作用,在31℃以下时出现凝集活性,最适温度为4℃。

继发于传染性单核细胞增多症和部分淋巴瘤病例的抗体是抗I抗原的,能凝集脐带血的红细胞,但对成人红细胞作用微弱。原发及继发于支原体肺炎的自身抗体,能作用于所有成人红细胞表面的I抗原,而与有I抗原的新生儿及无I抗原的少数成人红细胞无反应。

正常人及感染所致冷凝集素综合征的冷凝集素为多克隆性,原发性及淋巴增殖性疾病所致冷凝集素综合征的冷凝集素为单克隆性。传染性单核细胞增多症引起的继发性病例的抗I抗体也是IgM,是多克隆性的。

正常人血中存在生理性低效价的IgM抗I冷凝集素,在4℃时效价为1:32,温度>20℃即失去活性。而病理性冷凝集素一般效价很高,有溶血者效价常在1:1000以上,其效价的高低一般与溶血程度呈正相关。异常冷凝集素具有的高热幅度为其特征,作用的温度谱广,少数在37℃仍有活性。例如在4℃效价为1:16,在37℃可为1:1(低效价CAS),但多数在31℃以下作用于自身红细胞抗原而发生可逆性凝集,而补体(C_3、C_4)在细胞膜上固定的最适温度亦恰好在10~15℃或以上。

冷凝集素综合征的溶血主要发生在血循环及单核-巨噬细胞系统(如肝脏),这是IgM抗体与补体结合的结果。红细胞膜上的I/i抗原糖蛋白结构随温度变化有所改变,而冷凝集素与白蛋白的结合也是容易出现凝集的原因。在体表温度较低的微血管内,IgM将补体结合于红细胞表面,多数情况下大部分补体停留于C_3b阶段,如果浓度很高,多数细胞在肝脏内被吞噬、破坏;浓度较低时在脾内破坏较多。在较少的情况下,红细胞表面的补体自C_1~C_9依次被激活,而发生血管内溶血。

冷凝集素综合征贫血的另一原因是冷凝集素作用于骨髓中红细胞系统早期细胞,发生无效性红细胞生成所致。

(二)临床表现

原因不明性的冷凝集素综合征较为稳定,进展很慢。仅个别患者在冬季有血红蛋白尿,但并不伴有寒战,发热及肾功能不全,与阵发性寒冷性血红蛋白尿及温抗体型自身免疫性溶血性贫血不同。大多数患者在寒冷环境中表现有耳郭、鼻尖、手指及足趾的发绀,甚至发生冻疮,但一经加温即见消失。随着环境温度降低,流向皮肤及皮下组织血液中的冷抗体作用活跃,致使红细胞凝集并与补体相结合。红细胞凝集导致局部血流滞缓,与雷诺征(Raynaud)不同,所有手指都可受累,指甲光转为暗灰色,低温暴露时间较久者对变白色。患者体征很少,除贫血和黄疸外,肝、脾、淋巴结肿大都不明显。

(三)实验室检查

1. 血象 患者多数有稳定的轻至中度贫血,贫血程度与接触寒冷密切与否有关。网织红细胞轻度增高,球形红细胞多不明显或仅为少数,渗透脆性增加,在酸性血清中易遭破坏,因此部分患者酸溶血实验为阳性。

患者采血时常有自凝现象,此时应考虑此病的可能性。

2. 冷凝集素试验

原理:冷凝集素综合征患者血清中存在冷凝集素(IgM),在低温(0~4℃)时使自身红细胞、O型红细胞或受检者同型红细胞发生凝集,当温度上升(37℃)后凝集现象消失。

方法:对本病患者用温暖注射器采血,立即放于37℃温箱待凝,析出血清后迅速离心分离血清,以免冷凝集素吸附于红细胞而降低其在血清中的效价,这种可逆性的冷凝集现象可以多次反复观察到。患者血清或血浆加同型或"O"型红细胞,在31℃以下可见红细胞凝集,4℃最明显。当温度回升至37℃或31℃以上时,凝集消失。由于抗体IgM与之发生反应的I或i血型抗原在不同个体的红细胞上多少不一,故重复冷凝集素试验时,每次最好都用同一正常人的红细胞作抗原。

结果与意义:稀释血清在4℃观察凝集效价,正常人效价一般为1:8~1:16,效价<1:64。冷凝集素的效价大多很高,常>1:1000,可高达1:100 000以上。原发性和继发于慢性淋巴细胞白血病、淋巴瘤、系统性红斑狼疮等冷凝集素综合征患者的冷凝集素效价可高达1:500 000,甚至更高。支原体肺炎并发者的效价常较低,最高不超过1000~4000。正常血清的冷凝集效价一般<40。对有明显红细胞冷凝集和溶血而冷凝集素效价较低者,应做不同温度(4℃、室温、32℃、37℃等)下的凝集效价测定。低效价本病患者血清在较高温度甚至37℃仍有凝集红细胞作用。

3. 抗人球蛋白试验 对本病患者用广谱抗血清(抗IgG+抗C3)或单抗补体(抗C3或C4)的抗血清直接抗人球蛋白试验(DAGT)结果均呈阳性,以单抗IgG的DAGT试验,则为阴性。单抗IgM的DAGT试验亦为阴性,因为在制备患者的红细胞悬液时,先要在37℃温育30min,再用生理盐水洗涤3次,在此过程中,红细胞表面的IgM抗体已与红细胞分离并洗去。

本病患者Coombs间接试验结果为阴性,但试验必须在37℃下进行,如果试验时温度下降则可得阳性结果。

4. 其他 冷凝集素综合征患者可有轻度高胆红素血症,少数有酸溶血试验及糖水溶血试验阳性。少数因冷凝集素作用于红细胞系统早期细胞而致无效红细胞生成,骨髓红细胞系统增生明显亢进而网织红细胞减低。此外,血管内溶血者血浆游离血红蛋白增高,尿呈酱油色,隐血试验为阳性。本病即使无血红蛋白尿,尿含铁血黄素亦可能呈阳性。

(四)诊断标准

国外对冷凝集素综合征无统一诊断标准,国内诊断标准如下:

1. 临床表现 以中老年患者为多,寒冷环境使患者耳郭、鼻尖、手指发绀,但一经加温即见消失。除贫血和黄疸外,其他体征很少。

2. 实验室检查 患者呈慢性轻至中度贫血,外周血中无红细胞畸形,可有轻度高胆红素血症,反复发作者可有含铁血黄素尿。冷凝集素试验呈阳性,4℃时效价高至1:1000甚至1:16 000,30℃时在白蛋白或生理盐水内凝集素效价仍很高者有诊断意义。抗人球蛋白试验(直接)呈阳性,几乎均为C3型。总之患者冷凝集素阳性,效价较高(>1:10),结合临床表现和其他实验室检查,可诊断冷凝集素综合征。

(五)鉴别诊断

1. 患者的手指发绀与肢端动脉痉挛的雷诺现象容易混淆,但后者发绀的出现不一定在寒冷季节,肢端发绀出现之前先有苍白,鼻尖和耳郭不发绀,冷凝集素试验和Coombs试验均为阴性。

2. 冷球蛋白血症也可引起指端发绀,与冷凝集素综合征的症状很相似。冷球蛋白是一种不正常的血浆蛋白,大多是IgM,但也可以是IgG、本-周蛋白,偶尔是IgA,可见于多种疾病,较多见的是多发性骨髓瘤。冷球蛋白在低温时慢慢发生沉淀,引起末梢血管的阻塞,但不使红细胞发生凝集,故冷凝集试验和Coombs试验均为阴性。

3. 冷凝集素综合征如果溶血和贫血较明显,须与温抗体型自身免疫性溶血性贫血及阵发性寒冷性血红蛋白尿相鉴别。这两种病的冷凝集素试验都是阴性。此外,阵发性寒冷性血红蛋白尿症的冷溶血素试验(D-L)为阳性而冷凝集素综合征呈阴性。

八、阵发性寒冷性血红蛋白尿症

阵发性寒冷性血红蛋白尿症(paroxysmal cold hemoglobinuria,PCH)是一种罕见的冷反应性自身抗体引起的免疫性溶血性贫血,以全身或局部受寒冷刺激后突然发生大量血管内溶血和血红蛋白尿为特征。本症患者血清内存在一种补体结合性自身抗体(Donath-Landstainer,D-L抗体),在低温时有溶血作用。该抗体后被称为D-L冷溶血素。

(一)病因及发病机制

阵发性寒冷性血红蛋白尿症分原发性和继发性两类,原发性发病者极为罕见。继发性主要由梅毒特别是先天性梅毒及晚期梅毒静止期所引起,现在此病大多出现于某些病毒感染,如麻疹、流行性腮腺炎、流行性感冒、水痘、传染性单核细胞增多症等传染病之后，患者以儿童居多。原发性病因不明，各种年龄的男女均可得病。

D-L冷溶血素是一种IgG冷反应性抗体，能结合于几乎所有正常人红细胞均有的P血型抗原，而与I或i抗原无关，是一种冷温双相温度的冷溶血素，具有强烈的溶血作用，D-L冷溶血素产生的原因现在还不清楚，它在体外最适反应温度为0～4℃，当温度降至20℃以下时，冷抗体即结合于红细胞表面，补体可加快其结合并被激活，但在15℃以下补体成分不能按序最终激活，故不发生补体溶血，当温度回升至37℃时，抗体虽与红细胞解离，但已结合在红细胞上的补体却依次激活，导致溶血，与此同时，巨噬细胞对红细胞的吞噬亦显著增强。

(二)临床表现

诱发因素多为受寒，少数不明显。急性发作表现为寒战、发热(可高达40℃)，全身无力，腹部不适，背及下肢肌肉疼痛，恶心呕吐，随后第一次尿液为血红蛋白尿。受寒病史至血红蛋白尿发作约数分钟至8h；急性全身反应及血红蛋白尿可在数小时消失，但也可持续数日。患者可有脾大及高胆红素血症；本症反复发作后可有含铁血黄素尿。全身症状较冷凝集素综合征显著为重。梅毒引起患者可有雷诺征。个别患者以冷性荨麻疹为前驱症状。

(三)实验室检查

1. **血象及血液生化检查** 患者的贫血、网织红细胞增多、高胆红素血症和血红蛋白血症的程度，因发作的轻重和频度而有很大差异。多数患者贫血由于发作时间短而不很严重。但溶血严重的病例血红蛋白可突然明显下降，出现高铁血红素白蛋白和游离血红蛋白。周围血液可见红细胞大小不一及畸形，并有球形细胞、红细胞碎片、嗜碱点彩及多染性红细胞，甚至发现幼红细胞。白细胞计数在本症发作时减低，发作后常增高；血片中可看到红细胞被单核细胞吞噬的现象。尿液中因有血红蛋白及高铁血红蛋白，呈暗红或酱油色。

2. **冷热溶血试验(D-L试验)**

原理：阵发性寒冷性血红蛋白尿患者血清中存在一种冷反应性抗体(D-L抗体)，属IgG。在37℃时不能与红细胞牢固结合发生作用，当温度降低至20℃以下时并有补体存在的条件下，此抗体结合与红细胞表面，但不发生溶血；当温度上升至37℃时补体按顺序完成激活，发生溶血。

方法：以血型相同的正常人红细胞加入新鲜的豚鼠血清(供给补体)和患者血清(抗人以正常血清为对照)，先置于冰水中(0～4℃)约30min，再置于37℃水浴中2h。若发生溶血表示有D-L抗体存在，正常对照者不溶血。

正常结果：阴性。

临床意义：阳性见于阵发性寒冷性血红蛋白尿，本试验是确诊该病的依据。

3. **Coombs试验** 在本症患者溶血发作或发作后短时间内，用广谱的Coombs试剂(抗IgG+抗补体)或单纯抗补体的试剂(抗C3或C4)做Coobs直接试验，结果均为阳性。在溶血发作后，此试验即转为阴性。这现象可解释为固有补体结合的红细胞大部分已被破坏，且在37℃温度下D-L抗体与红细胞抗原解离，已不能再激活补体使之结合于红细胞上而发生阳性反应。Coombs间接试验通常为阴性，但如果试验是在低温下进行的则为阳性。

(四)诊断标准

本病患者特点是受冷后血红蛋白尿并不立刻发生，而是在回到温暖的环境中后才发生。D-L冷溶血试验为阳性是最重要的诊断依据。国内诊断标准如下：

1. **临床表现** 患者多数受寒后即有急性发作，表现为寒战、发热(体温可高达40℃)，全身无力及腰背痛，随后即有血红蛋白尿，多数持续几小时，偶有几天者。

2. **实验室检查** ①发作时贫血严重，进展迅速，外周血有红细胞大小不一及畸形，并有球形红细胞、红细胞碎片、嗜碱性点彩细胞及幼红细胞；②反复发作者有含铁血黄素尿；③冷热溶血试验阳性；④抗人球蛋白试验阳性者为C3型。

(五)鉴别诊断

1. **阵发性睡眠性血红蛋白尿症** 此症患者也有血红蛋白尿，但最多发生于睡眠时，与寒冷无关。冷热溶血试验为阴性而酸化血清溶血试验及糖水溶血试验为阳性。

2. **行军性血红蛋白尿** 患者也有短暂的血红蛋白尿，发生于长途步行或跑步后，与寒冷无关，冷热溶血试验亦为阴性。

3. **冷凝集素综合征** 患者虽然于受冷后也可发生溶血性贫血和血红蛋白尿，但主要的症状是指端、鼻尖、耳郭等处发绀，冷凝集试验强阳性而溶血试验为阴性。

九、药物诱发的免疫性溶血性贫血

药物的使用可引起各种血液学变化,其中就包括免疫性溶血性贫血。药物引起的免疫性溶血性贫血可占溶血性贫血的12%。其主要特征是近期内具有相关的服药史。

(一)病因及发病机制

1. 甲基多巴诱导机制 甲基多巴诱导引起的免疫性贫血是药物性溶血性贫血的最常见的一种类型,约占药物性溶血性贫血的70%。通过这种机制发生的免疫性溶血性贫血较难诊断,因为它极像温抗体型自身免疫性溶血性贫血,其机制现在还不清楚,接受α-甲基多巴治疗的患者中有12%~15%可发生直接抗人球蛋白试验阳性,少数发生溶血性贫血,这种患者产生的抗体对检测细胞的反应较微弱,而且表现出来的特征同WAIHA患者的抗体非常相似。在直接抗人球蛋白试验中,如用抗IgG,则呈强阳性反应,如用抗C3,则呈阴性反应。患者停药后,这种血清学反应还可持续2年。

2. 药物吸附机制 第二种常见的药物诱导的免疫溶血是药物吸附导致的,这类药物的代表是青霉素。吸附机制需要有两个过程:首先,药物非特异地吸附到患者的红细胞表面,而且这种结合比较牢固;其次,能立即诱导体内产生相应的抗体,这种抗体通常是IgG,而且只与吸附有药物的红细胞反应。大剂量的静脉滴注青霉素(1000万U/24h)可诱发这种免疫反应。3%的大剂量静脉滴注青霉素的患者产生抗体,并导致直接抗人球蛋白反应呈阳性,但这些患者中只有5%的人发生急性溶血。患者的实验室检查呈血管外溶血表现,而且可持续7~10d。患者抗IgG的直接抗人球蛋白试验为阳性,而抗C3的该试验为阴性。

3. 免疫复合物机制 第三种类型的药物诱导的免疫性溶血为免疫复合物型。最有代表的药物为奎尼丁。药物进入患者体内后,体内产生抗药物的抗体,并同药物相结合,形成药物同抗体的免疫复合物,这种免疫复合物被吸附到红细胞表面,并激活补体。这种免疫复合物仅被吸附到红细胞表面,并非牢固结合,脱落后的免疫复合物仍可激活补体,因此,小数量的药物就可诱发这种溶血反应。实验室检查除血管外溶血的表现外,还可出现高血红蛋白血症和血红蛋白尿。在直接抗人球蛋白试验中仅加入补体,患者的该试验也可出现阳性。

4. 膜改变机制 在这类药物诱发的免疫性溶血中,药物可以改变红细胞膜的结构而导致正常的血浆蛋白非特异性地吸附到红细胞表面。红细胞表面可包被各种各样的血浆蛋白,如白蛋白、纤维蛋白原和球蛋白,由于红细胞表面吸附有非特异性的蛋白,约3%患者DAGT可呈阳性反应,但这种情况下,患者一般不发生溶血反应。

以上是药物诱发免疫性溶血性贫血的4种类型,但近来的研究表明,有些药物可通过多种机制诱发溶血。甚至有人认为,以上药物都是通过单一机制来诱发溶血的。

(二)实验室检查

药物引起的溶血性贫血,其临床表现与自身免疫性溶血性贫血相类似,其发病机制也不外乎半抗原吸附、三重复合物、诱发自身抗体造成红细胞的破坏,因此,药物免疫性溶血性贫血与一般溶血检查和温抗体、冷抗体、溶血性贫血存在很多共性。通常可表现出红细胞计数、血细胞比容下降;网织红细胞计数明显增高。患者中因药物、红细胞、免疫球蛋白组成的三重复合物引起的溶血(多见于奎尼丁类药物)可造成白细胞和血小板计数的减少,并出现IgM型的直接抗人球蛋白试验阳性;而青霉素类药物造成的半抗原吸附作用导致的溶血性贫血患者,常出现IgG型或较少见的补体C3d型直接抗人球蛋白试验阳性。另外,血红蛋白尿和血红蛋白血症在药物免疫性溶血性贫血中也是很常见的。

相关的检验项目参见其他免疫性溶血性贫血内容。

(三)诊断标准

1. 服药史 近期内有应用以下各种药物的病史,如对氨基水杨酸钠、异烟肼、利福平、奎尼丁、奎宁、非那西丁、氨基比林、磺胺药、青霉素、氨苄西林、头孢噻啶、甲基多巴、左旋多巴、甲芬那酸(甲灭酸)、安他唑啉(安他心)、氯丙嗪、氯磺丙脲及胰岛素等。可根据诱发溶血所需剂量及诱发时期的不同来判断溶血的类型。

2. 临床表现和实验室检查 具有诊断意义的临床表现和实验室检查见表16-16。

表 16-16 药物诱发的免疫性溶血的比较

	代表药物	Ig 类型	DAT	溶血表现
免疫复合物型	利福平、奎尼丁、奎宁、非那西丁	IgM 或 IgG	C3 阴性 IgG 阴性 IGAT 阴性	小剂量的药物就可诱发急性的血管内溶血，可出现低血红蛋白血症，血红蛋白尿和肾衰竭
药物吸附型	青霉素，红霉素，四环素	IgG	IgG 强阳性 C3 阴性 IGAT 阴性	大剂量用药时 3%~4% 的患者出现血管外溶血
膜改变型	头孢菌素	血浆蛋白	阳性	不发生溶血，3% 的患者 DAGT 呈阳性
自身免疫型	甲基多巴	IgG	IgG 阳性 C3 阴性 IGAT 阳性	0.8% 的患者发生溶血，15% 的患者 DAGT 呈阳性

十、微血管病性溶血性贫血

微血管病性溶血性贫血（microangiopathic hemolytic anemia，MHA）主要是红细胞在病变的微血管中通过时被机械性损伤而导致的溶血性贫血。此病常见于血栓性血小板减少性紫癜（TTP）、溶血尿毒症综合征（HUS）及弥散性血管内凝血（DIC）等。其主要特征是红细胞形态发生改变，血片中出现盔形、三角形红细胞及红细胞碎片。

（一）病因及发病机制

微血管病性溶血性贫血发生的共同机制都是微血管病变，但其原发病可以多种多样，现将常见的 3 种原发疾病的发病机制简述如下：

1. 血栓性血小板减少性紫癜（TTP）　TTP 是一种少见的微血管血栓-出血综合征，既可是原发性的，也可继发于药物过敏、免疫性疾病、产后、化学治疗、使用避孕药及感染等。发病机制尚未明确，有两种学说：①体内前列环素（PGI2）活性降低，血小板易于聚集；②免疫损伤引起血管病变。患者一般都有贫血，约 1/3 患者 Hb 在 60g/L 以下，血片中均有盔形、三角形等裂片红细胞，并可见球形红细胞。骨髓中红细胞系统显著增生，巨核细胞正常或增多，多数为幼巨核细胞，呈成熟障碍。轻度胆红素血症占绝大多数，血内游离 Hb 增多，结合珠蛋白减低，乳酸脱氢酶增高，约 1/4 病例有类似 DIC 的实验室发现，血浆纤维蛋白降解产物（FDP）试验常阳性。临床特征表现为急性微血管病性溶血性贫血、血小板减少及急性肾衰竭三联征。

2. 溶血尿毒症综合征（HUS）　HUS 也可发生微血管病性急性溶血性贫血，原发病变主要限于肾脏，多见于婴儿和儿童，成人少见，且 2/3 以上为女性。病因未明，可能与病毒感染及遗传有关，可继发于硬皮病、癌肿转移、恶性高血压、肾移植排异反应。HUS 发病机制多认为是免疫机制的原因，与病毒有关的免疫复合物可能起主要作用，免疫损伤内皮细胞可引起 PGI2 形成减少，导致血小板聚集。本病急性溶血性贫血是因为小血管内纤维蛋白沉积及微血栓形成所致，贫血严重，有轻度黄疸，血小板减少是由于其聚集或黏附于肾小球毛细血管损伤部位及凝血过程中消耗所致。肾功能损伤是本病的突出表现，表现为少尿或尿闭。血压显著升高者可出现高血压脑病表现，如惊厥和昏迷。血象及骨髓象呈溶血性贫血表现，血片中有红细胞碎片。血浆游离血红蛋白及血清间接胆红素升高。尿中有蛋白、红细胞、白细胞及管型，有血红蛋白尿。

根据红细胞形态特点，结合急性肾衰竭、血小板减少和出血症状，以及患者的年龄特点，可做出诊断。

3. 弥散性血管内凝血　DIC 患者的微循环中发生广泛的纤维蛋白沉积和血小板聚集，形成微血栓或纤维蛋白条束，在血流冲击下，红细胞强行通过微血栓中的纤维蛋白条束网孔时，受到机械性的牵拉、挤压，红细胞附着或悬挂于纤维条束上，又不断遭到血流的冲击，造成红细胞变形、破裂，发生机械性破坏。

（二）实验室检查

1. 血象　患者一般属正常细胞正色素型贫血，嗜多色性和网织红细胞常增高。血片内可见许多碎裂畸形红细胞，主要以带有 1~3 个尖角（2 个尖角者居多)的裂片细胞或角细胞多见。白细胞数常轻至中度升高。血小板计数降低。

2. 骨髓检查　患者骨髓有核细胞多数呈增生活跃或明显活跃，且以红细胞系与巨核细胞系增生为主。

3. 其他试验　患者有血管内溶血的证据，血浆游离血红蛋白升高，血浆结合珠蛋白降低或消失，可有血红蛋白尿和尿含铁血黄素阳性。

(三)国内诊断标准

1. 临床表现　符合下述典型临床表现中的两项可认为证实微血管病性溶血性贫血的临床诊断。

(1)出血：伴有不同程度皮肤、黏膜出血。

(2)溶血：溶血多可突然加重而出现发热、黄疸和贫血。

(3)肾脏病变：患者以蛋白尿、血尿、管型尿为主，有不同程度氮质血症，甚至出现急性肾衰竭表现。

(4)神经系统症状：患者头痛、嗜睡、心理、感觉、行为、运动障碍，严重时可出现失语、癫痫发作等。

(5)发热：25%的MHA患者可出现不同程度发热，对激素和抗生素治疗的反应可各不相同。

2. 实验室检查　实验室的诊断标准包括下述第一项及其他任何两项指标，即可诊断为微血管病性溶血性贫血：①患者外周血涂片出现较多碎裂红细胞(3%以上)，可呈盔形、三角形、锯齿形等；②血浆游离血红蛋白常可>50mg/L；③血小板计数明显减少；④溶血严重者外周血可出现有核红细胞和多染红细胞，骨髓红细胞系统增生明显活跃；⑤网织红细胞常增多；⑥间接胆红素增高；⑦结合珠蛋白降低；⑧血红蛋白尿；⑨慢性病例可有含铁血黄素尿。

(四)国外诊断标准

主要根据漆崎一郎诊断条件，并参考国外其他资料综合如下：

1. 外周血碎裂红细胞　碎裂红细胞在3%~5%或以上。

2. 临床表现　①贫血、黄疸、血红蛋白尿；②网织红细胞增多；③红细胞寿命缩短；④高血蛋白血症；⑤含铁血黄素尿。

患者凡符合第一项再加第二项中任何2条，即可诊断微血管病性溶血性贫血。

十一、遗传性球形红细胞增多症

红细胞膜缺陷主要是膜成分或膜支架结构异常易于破裂。膜成分的异常主要是脂质的异常，胆固醇的有序排列和含量与膜的变形性有密切关系，磷脂与胆固醇比值和内外双层磷脂含量的变动都会引起溶血。膜支架结构的异常主要是收缩蛋白、肌动蛋白及区带蛋白的磷酸化或相互结合障碍，不能形成牢固的膜骨骼，形成变形的红细胞。

红细胞膜缺陷性病主要包括遗传性球形红细胞增多症、遗传性椭圆形红细胞增多症、遗传性口形红细胞增多症等，以下主要介绍遗传性球形红细胞增多症。

遗传性球形红细胞增多症(hereditary spherocytosis,HS)是一种家族遗传性溶血性疾病，多数呈常染色体显性遗传。临床特点为程度不一的溶血性贫血和脾大，外周血中可见到许多小球形红细胞，红细胞渗透脆性增高，脾切除能显著改善症状。而常染色体隐性遗传的HS临床表现一般较重。

(一)发病机制

1. HS的分子病变　HS的基本病变是红细胞膜蛋白基因异常，主要分子病变涉及血影蛋白(spectrin,膜收缩蛋白)、锚蛋白(ankyrin)、4.2蛋白(protein 4.2)和带3(band 3)蛋白。

(1)锚蛋白缺乏：其特点是同时有血影蛋白的缺乏，锚蛋白缺乏是原发的，主要由于基因突变导致锚蛋白合成障碍，而血影蛋白的缺乏属于继发，由于没有足够的锚蛋白将它连接到带3蛋白，从中导致血影蛋白的丢失。锚蛋白及血影蛋白缺乏的程度与球形红细胞的形成率、红细胞渗透脆性的增高幅度、溶血的严重度及对脾切除的反应性呈正相关。

(2)带3蛋白缺乏：带3蛋白缺乏仅见显性遗传，特点是带3蛋白轻度缺乏，仅引起轻度的溶血。带3蛋白缺乏所致HS最显著的特征是血片中可见到蘑菇状红细胞。

(3)血影蛋白缺乏：原发性血影蛋白缺乏少见。

(4)4.2蛋白缺乏：4.2缺乏所致HS较罕见。

2. HS红细胞球形化的机制　红细胞膜脂质逐渐丢失，细胞表面积减少，最后形成球形。正常红细胞膜的内表面60%由膜骨架衬托，具有稳定膜脂双层的作用。HS红细胞由于膜骨架蛋白和细胞膜之间的垂直连接存在缺陷，导致双层脂质不稳定，膜脂质的损失引起红细胞表面积减少，细胞遂变成球形。

3. 溶血机制　脾脏是HS红细胞破坏的主要

场所。HS红细胞破坏的2个基本条件是：①红细胞内在缺陷使膜面积减少而成球形。②脾脏结构的完整。脾脏对HS红细胞的作用有二：①加速球形细胞的形成。②扣留并破坏球形细胞。脾脏促进球形细胞形成的机制不清，推测可能与滞留于脾脏中的红细胞内外环境的改变如葡萄糖利用受限、ATP减少、乳酸积聚，pH下降等有关。

(二)临床表现

贫血、黄疸和脾大是HS最常见的临床症状，三者可同时存在，也可单一发生。HS在任何年龄均可发病，临床表现轻重不一。25%的HS症状轻微，虽然有溶血，但由于骨髓红系代偿性增生，可无明显症状，约2/3的HS具有轻、中度贫血，中度脾大和间歇性黄疸。极少数的HS发生持续的严重溶血，需要定期输血，生长发育和骨骼发育也受影响。

根据不同的临床表现，可分为4型：典型HS，轻型HS，无症状携带者和重型HS。

1. 典型HS　主要的临床特征为幼年发病，轻度贫血，间歇性黄疸，脾大和明显的家族史。

2. 轻型HS　临床症状轻微，常无贫血，血清胆红素和网织红细胞计数轻度增高，外周血球形细胞少见。

3. 无症状携带者　临床无溶血征象，但红细胞渗透脆性可增高，有HS的基因病变，后代可发生HS。

4. 重型HS　多见于常染色体隐性遗传，严重溶血可危及生命，需要定期输血，脾切除可部分缓解溶血，一般有血影蛋白及锚蛋白的严重缺乏。

(三)实验室检查

1. 血象　血红蛋白和红细胞常或轻度降低，白细胞和血小板正常。网织红细胞计数增高，最高可达90%，一般为5%～20%。发生再生障碍性贫血危象时，外周血三系均减少，网织红细胞计数降低。50%HS患者的MCHC增高，正常或降低，MCH的变化与MCV相一致。

典型的红细胞形态为体积小、失去正常的双凹而呈球形，细胞中央浓密而缺乏苍白区，细胞直径变短(6.2～7.0μm)，但厚度增加(2.2～3.4μm)，球形细胞形态与大小比较均一致。球形细胞仅见于成熟红细胞，有核红细胞和网织红细胞形态正常。整个血片中红细胞形态大小不均。20%～25%的HS缺乏典型的球形细胞。在重型HS，除大量球形细胞外，尚有许多棘红细胞。蘑菇形红细胞主要见于区带3蛋白缺乏的HS。

2. 红细胞渗透脆性试验(osmotic fragility test)

原理：渗透脆性试验是测定红细胞在不同浓度的低渗盐水溶液内所能承受的吸水膨胀能力，主要受红细胞表面积与体积比值的影响。溶血百分率反映红细胞表面积与体积比值，比值愈大，抵抗力愈大，脆性降低，反之则增高。

参考值：正常红细胞开始溶血的盐水浓度为0.42%～0.44%，完全溶血为0.32%～0.34%(NaCl溶液)。与正常对照相差(提高)0.4g/L(NaCl)以上即为阳性，表示渗透脆性增大。

临床意义：HS的红细胞表面积/体积比值低，因此，渗透脆性增高。HS的红细胞开始溶血的浓度多为0.52%～0.72%。典型的HS球形红细胞的渗透脆性增高，但20%～25%的HS没有大量的典型球形红细胞，渗透脆性试验可以正常或只轻度增加。另外，观察渗透脆性曲线形态也有帮助，HS红细胞常呈曲线左移或曲线出现拖尾现象。

细胞渗透脆性的增高程度与球形红细胞的数量成正比，与血红蛋白浓度无关。再生障碍性贫血危象或合并缺铁时，脆性也相应降低。渗透脆性增高也见于椭圆形红细胞增多症。而脆性降低见于阻塞性黄疸、珠蛋白生成障碍性贫血、靶形红细胞增多症、缺铁性贫血和脾切除术后。

3. 红细胞渗透脆性孵育试验

原理：渗透脆性试验相似，但以磷酸盐缓冲系配成pH 7.4系列低渗盐水溶液。所用血液标本量少(血：试剂＝1:100)，以减少血液对渗透压和离子强度的影响，并经37℃孵育24h，以消耗红细胞的ATP和能量。此后再与系列低渗盐水混合，经定温、定时后，选540nm光电比色，绘制曲线，得出中间脆性(50%溶血度)。

参考值：曲线呈乙字形，上下对称。中间脆性为0.465%～0.590%(4.65～5.90g/L NaCl溶液)。

临床意义：红细胞经孵育后再做渗透脆性试验可以提高敏感性。

(1)遗传性球形红细胞增多症和椭圆形红细胞增多症中间脆性增加在6.0g/L以上。本法较敏感，结合自身溶血试验对轻型者尤有价值。

(2)丙酮酸激酶缺乏症等酶缺陷性溶血性贫血者孵育脆性亦增加。

4. 酸化甘油溶血试验

原理：当甘油存在于低渗溶液氯化钠磷酸盐缓

冲液时,酸化甘油溶血试验(acidified glycerol lysis test)可延迟水分子进入红细胞出现溶血的时间。与渗透脆性试验相同,溶血率容易被测定,系按光密度减至50%所需时间(AGLT50)计算,正常与球形红细胞易于区别。

参考值:正常成年人、新生儿和脐血 AGLT50 大于 30min。

临床意义

(1)遗传性球形红细胞增多症 AGLT50 为 25~150s。

(2)肾衰竭、慢性白血病、自身免疫性溶血性贫血或妊娠期妇女 AGLT50 亦出现减少。

5.自身溶血试验及其纠正试验

原理:本试验原理与孵育试验相似,常作为溶血性贫血的筛选试验。不加低渗盐水,观察加纠正物和不加纠正物(以生理盐水代替)的红细胞在自身血浆中的溶血度。红细胞对阳离子的转运常需能量,经孵育后的红细胞消耗能量,ATP 储备量减少,钠离子在细胞内储积,细胞体积增大而易于破裂。

参考值:48h 内不加纠正物的溶血度小于 3.5%,加葡萄糖溶血度为小于 1.0%,加 ATP 的溶血度小于 1.0%。

临床意义:

(1)正常血液 37℃ 孵育 24~48h,无溶血或甚少溶血,但有膜缺陷患者糖代谢消耗增加,钠离子经细胞膜而积聚,除非加纠正物,自身溶血增加。

(2)戊糖旁路代谢缺陷如 G6PD 缺乏症者血标本不加葡萄糖,自身溶血仅轻度增加,并能被葡萄糖纠正。

(3)获得性溶血性贫血或自身溶血试验的结果常各有不同,对诊断无多大帮助。自身免疫性溶血性贫血标本未加葡萄糖,自身溶血轻度增加,加葡萄糖无预示价值。阵发性睡眠性血红蛋白尿本试验通常在正常范围。

(4)在药物中毒或红细胞代谢有还原缺陷时,Heinz 小体或高铁血红蛋白增加,自身溶血试验可出现阳性结果,正常红细胞孵育 48h 产生高铁血红蛋白低于 4%,无 Heinz 小体出现,但不稳定血红蛋白症高铁血红蛋白和 Heinz 小体都增加。

红细胞自身溶血及纠正(加糖或 ATP)试验既往被认为是诊断 HS 的一个敏感方法,现在认为它并不比孵育渗透脆性试验敏感。其他的试验如酸化甘油溶解试验等目前临床也均少用。

6.其他检查 血清间接胆红素增高,多数在 27.36μmol/L±18.81μmol/L。血清结合珠蛋白下降、乳酸脱氢酶增高。抗球蛋白试验阴性。骨髓象红系细胞增生活跃,幼红细胞增高。血清叶酸水平一般降低。红细胞膜蛋白 SDS-PAGE 电泳分析可粗略发现膜蛋白缺陷。红细胞膜蛋白定量测定,目前可采用放射免疫法或 ELISA 直接测定每个红细胞的血影蛋白等的含量。应用现代分子生物学技术可在基因水平检出膜蛋白基因缺陷。

(四)诊断和鉴别诊断

诊断 HS 要结合病史、临床表现和实验室检查,进行综合分析。大多数 HS 根据慢性溶血的症状和体征、血象中网织红细胞和 MCHC 增高、外周血中多量的小球形红细胞、红细胞渗透脆性尤其是孵育渗透脆性增高及阳性家族史,可做出明确诊断。青少年原因不明的脾大和胆石症,在感染尤其是微小病毒 B19 感染、传染性单核细胞增多症或在妊娠过程中出现不明原因的溶血性贫血时,应怀疑 HS,需做进一步检查。

虽然外周血出现小球形红细胞和红细胞渗透脆性增高是 HS 的两大特征,但数量不等的小球形红细胞也可见于其他疾病如温抗体型自身免疫性溶血性贫血,新生儿 ABO 血型不相容性贫血,G6PD 缺乏症、不稳定血红蛋白病、Rh 抗原缺乏症,红细胞受机械、生物、化学损伤等。因此,HS 仍需与其他疾病相鉴别。一般而言,HS 外周血仅有小球形红细胞,其他形态异常的细胞少见,且球形细胞形态大小比较均匀一致,而其他溶血性疾病外周血除见到少量球形细胞之外,常能见到其他形态异常的细胞,且球形细胞大小不一。HS 与自身免疫性溶血性贫血(尤其抗球蛋白试验阴性者)的鉴别常较困难,后者在临床更常见,反复的抗球蛋白试验和对肾上腺皮质激素的治疗反应有时有助于两者的鉴别,必要时可做红细胞膜蛋白的分析或其他检查。

十二、红细胞葡萄糖-6-磷酸脱氢酶缺乏症

红细胞酶缺乏所致溶血性贫血称红细胞酶缺乏症或红细胞酶病,是指参与红细胞代谢(主要是糖代谢)的酶由于基因突变导致酶活性或性质改变所致的溶血性疾病。维持成熟红细胞正常的代谢活动,需要葡萄糖的无氧糖酵解途径生成的 ATP 提供能量,以及戊糖磷酸途径生成的 NADPH 提供还原力。在此代谢途径中,任何能引起 ATP 或

NADPH 生成障碍的红细胞酶缺乏,均可导致该病。目前已发现有近 20 种糖代谢的酶与溶血有关,其中红细胞 G6PD 缺乏症是遗传性红细胞酶病中最常见的一种。

红细胞葡萄糖-6-磷酸脱氢酶缺乏症(erythrocyte glucose-6-phosphated hehydrogenase deficiency)是指红细胞 G6PD 活性降低或性质改变导致以溶血为主要表现的疾病。临床可表现为先天性非球形红细胞性溶血性贫血、新生儿黄疸、蚕豆病、药物性溶血、感染诱发溶血等。

(一)病因

红细胞 G6PD 缺乏症是由于 G6PD 基因突变导致下列几种情况造成的:①G6PD 合成量降低。②G6PD 合成不减少,但酶的稳定性降低。③G6PD 对底物 G6P 或 NADP 的亲和性显著降低,因此此酶功能不足。④G6PD 对 NADPH 的抑制作用特别敏感。由于基因发生突变的部位和性质不同,因此产生的变异 G6PD 在活性、理化性质、电泳速率和动力学参数等方面都各异。

(二)发病机制

红细胞 G6PD 缺乏引起溶血的机制可概述如下:由于 G6PD 缺乏,NADP 不能转变成 NADPH,这是 G6PD 缺乏引起溶血的关键因素。NADPH 不足,则体内的两个主要抗氧化损伤物质 GSH 及 Cat 不足,因此血红蛋白和红细胞膜均易于发生氧化性损伤。导致 Heinz 小体及高铁血红素生成及膜脂质和膜蛋白疏基的氧化。上述改变均可通过红细胞膜的损伤导致溶血。红细胞膜损伤的结果包括:①红细胞膜通透性增加,Na 及水进入细胞内导致溶血。②红细胞变形性降低,脂质过氧化增加膜磷脂双层僵硬度,所产生的脂质自由基还可氧化膜骨架蛋白上的疏基,使之产生经由二硫键的交联,脂质过氧化的终产物 MDA 也可促使膜蛋白(血影蛋白和带 3 蛋白)发生交联,造成红细胞膜变形性降低。③红细胞膜抗原性改变,Heinz 小体覆盖到细胞膜及细胞膜脂质过氧化均能增强红细胞表面的抗原性,使红细胞易被单核细胞所吞噬。由于 G6PD 缺乏红细胞本身对氧化性损伤的影响,故在任何氧化性刺激下,均可产生溶血。

(三)临床表现

大多数红细胞 G6PD 缺乏者无临床表现,有溶血的患者与一般溶血性疾病的临床表现大致相同。G6PD 缺乏所致溶血性贫血有以下 5 类。

1. 蚕豆病(favism) 本病是遗传性葡萄糖-6-磷酸脱氢酶缺陷症的常见病。蚕豆中含有蚕豆嘧啶糖苷、多巴糖苷等,具强氧化作用,可引起溶血,常见于南方农村,男性为主。有数小时至 10 个月内进食生、熟蚕豆史,经一定潜伏期发病,有发热、黄疸、血红蛋白尿、休克和程度不等的贫血症状,重者出现弥散性血管内凝血、肺、脑梗死和肾衰竭,病死率约占 1%。

2. 药物致溶血性贫血 已肯定引起溶血的药物有抗疟药乙酸苯胺、磺胺类、矾类等。

3. 感染诱发溶血 已肯定的有伤寒、大叶肺炎、肝炎、沙门菌属感染、流感、传染性单核细胞增多症、大肠埃希菌、变形杆菌、β 链球菌、结核杆菌和立次体感染等。

4. 新生儿高胆红素血症生后 1 周内出现,并进行性加重,其血清总胆红素在 205.2μmol/L 以上,早产儿更高,在 256μmol/L(15mg%)以上,以间接胆红素为主。还有其他溶血和 G6PD 缺陷的实验证据。

5. 遗传性非球形红细胞溶血性贫血(congenital nonspherocytlc hemolytlc anemia,CNSHA)。已知至少 80 多种变异型与本型有关,表现为慢性溶血过程,黄疸,肝、脾大三大特征,贫血轻重不一,各种诱因可加重溶血,G6PD 严重缺乏。

(四)实验室检查

1. 高铁血红蛋白还原试验

原理:亚硝酸盐作用于红细胞可使血红蛋白变成高铁血红蛋白(MetHb),MetHb 在 NADPH 作用下通过亚甲蓝的递氢作用还原为亚铁血红蛋白(红色)。G6PD 缺乏的红细胞由于 NADPH 生成减少,MetHb 不被还原或还原速度显著减慢,仍保持 MetHb 的褐色。通过颜色的变化来反映红细胞 G6PD 活性。

结果判断:G6PD 活性正常,还原率在 75% 以上(脐血在 78% 以上);中间缺乏值,74%～31%(脐血为 77%～41%);严重缺乏值:30% 以下(脐血为 40% 以下)。

此试验简单易行,筛查 G6PD 缺乏较敏感。但特异性稍差,如果存在血红蛋白 H、不稳定血红蛋白病、NADH-MetHb 还原酶缺乏、高脂血症、巨球蛋白血症或标本不新鲜等可出现假阳性结果。

2. 荧光斑点试验

原理:G6PD 在催化 G-6-P 成 6-PGA 的同时,使 NADP 转变为 NADPH,反应形成的 NADPH 在长波紫外光下可发出可见的荧光,G6PD 缺乏时则上述反应速率减慢或不能进行,NADPH 生成量减少或缺如,因此出现荧光延迟或不出现荧光。

结果判断:G6PD活性正常:10min内出现荧光;中间缺乏值:10~30min出现荧光;严重缺乏值:30min仍不出现荧光。此方法是国际血液学标准化委员会(ICS)推荐用于筛查G6PD缺乏的方法,具有较好的敏感性和特异性。缺点是对试剂的要求较高,目前国内已有试剂盒供应。

3. 氮蓝四唑纸片法

原理:NADPH通过1-甲氧吩嗪二甲基硫酸盐(M-PMS)的递氢作用,使浅黄色的氮蓝四唑(NBT)还原成紫色的物质。G6PD缺乏的红细胞由于NADPH生成不足,NBT不能还原,故可根据颜色的变化,判断G6PD活性。

结果判断:G6PD活性正常:滤纸片呈紫蓝色;中间缺乏值:滤纸片呈淡紫蓝色;严重缺乏值:滤纸片仍为红色。此法的敏感性和特异性也较好,且试剂易得,但靠肉眼辨色判断结果,影响因素较多。

4. 细胞化学染色法　原理与NBT纸片法相同。将细胞染色后在油镜下检查,计数500个红细胞,求出阴性细胞(未染色细胞)的百分率。结果判断:G6PD活性正常,阴性细胞<20%;G6PD中间缺乏值,阴性细胞为40%~60%;G6PD严重缺乏值,阴性细胞为78%~96%。如严格操作则其结果较为可靠。

5. 红细胞G6PD活性定量测定

(1) WHO推荐的Zinkham法

原理:通过测定NDAP还原为NADPH的速率,可换算出G6PD的活性。由于G6PD催化所生成的6-PGA在6-PGD催化的反应中被进一步氧化,使未被还原的NADP进一步被还原。此法又有所谓"一步法"之称,即此法并非仅仅测定G6PD本身的活性,它同时还包括了6-PGD活性,因此,此法测定的G6PD结果同时受6-PGD的影响,但由于遗传性6-PGD极罕见,测出的结果基本上可代表G6PD活性,故临床上仍可应用此法检测G6PD活性。

正常值:37℃,(12.11±2.09)U/g Hb。

(2) ICSH推荐的Glock与McLean法:此法又有"二步法"之称,原理与WHO推荐方法大致相同,与"一步法"不同的是,同时测定总酶活性及6-PGD活性。G6PD活性是通过总酶活性减去G6PD活性后得到,是真正的G6PD活性。但此法也有缺点,如果患者的G6PD活性极低,则"二步法"就不如"一步法"。

正常值:37℃,(8.34±1.59)U/g Hb。

实际在检测红细胞G6PD活性时,经常碰到的一个问题是急性溶血期由于年轻红细胞增多,G6PD活性可能有假性增加,而不能真实地反映红细胞的G6PD活性。在急性溶血期,如G6PD活性正常而高度怀疑为G6PD缺乏所致,应采用下列方法以确定有无G6PD缺乏:①全血高速离心沉淀后,取底层红细胞测G6PD活性,如受检者底层红细胞G6PD活性明显低于正常对照的底层红细胞,则可诊断为G6PD缺乏。②低渗处理红细胞,测低渗处理后的溶血液G6PD活性,如明显降低,亦可诊断为G6PD缺乏。③急性溶血后2~3个月复查G6PD活性,反映患者真实的G6PD活性,如在急性溶血期G6PD活性正常,而在溶血后2~3个月复查G6PD活性降低,亦可诊断为G6PD缺乏。

6. 变性珠蛋白小体(Heinz小体)试验　G6PD缺乏红细胞易氧化变性,变性珠蛋白在红细胞内沉淀,用结晶紫活体染色或相位差显微镜检查,可见红细胞上有蓝色颗粒。正常人红细胞一般不具有Heinz小体,但Heinz小体对G6PD缺乏的诊断并不具特异性,它也可见于其他原因引起的溶血。

(五) 诊断

红细胞G6PD缺乏症的诊断主要依靠检测红细胞G6PD活性的实验室检查,在有G6PD缺乏所致的临床类型任何一项的基础上,加上以下各条中任何一条均可做出诊断。①1项筛选试验活性属严重缺乏值。②1项筛选试验活性属中间缺乏值,加上Heinz体试验阳性(要有40%的红细胞含Heinz小体,每个红细胞有5个或5个以上的Heinz体),并排除其他溶血的病因。③1项筛选试验活性属中间缺乏值,伴有明确的家族史。④2项筛选试验活性均为中间缺乏值。⑤1项G6PD活性定量测定其活性较正常平均值降低40%以上。

十三、珠蛋白合成异常疾病

珠蛋白合成数量和质量的异常导致珠蛋白生成障碍性贫血和血红蛋白病。

(一) 珠蛋白生成障碍性贫血

珠蛋白生成障碍性贫血,又名地中海贫血(thalassemia),是一组遗传性疾病,南方发病率比北方高,本病有种族或家族史。

珠蛋白生成障碍性贫血是由于珠蛋白基因的缺失或缺陷,引起血红蛋白珠蛋白肽链中一种或几种合成不平衡所致,β链合成不足称β地中海贫血。

β珠蛋白基因位于11号染色体上,包括2个内含子(intron)和3个外显子(exon),总长约1.7kb。β珠蛋白生成障碍性贫血因其基因发生突变,其中某个碱基被替代、嵌入或缺失,则β链mRNA生成缺陷,β链合成减少或受阻,多余的α链聚集沉着于红细胞膜,并分别与γ链和δ链结合形成过多的Hb及HbA2。α链合成不足称α地中海贫血,正常人二倍体细胞中每条16号染色体上,有两对联锁共4个α基因,根据缺失基因不同,类型不同,本病轻重不一,伴有黄疸和肝、脾大,呈小细胞低色素性贫血,靶形红细胞增多,甚至高达15%,盐水渗透脆性试验降低。

按肽链合成减少的程度分为全无肽链合成的$α^0$、$β^0$及部分合成的$α^+$、$β^+$。还可分为α、β、δβ、γδβ(罕见)和δ珠蛋白生成障碍性贫血。

1.α珠蛋白生成障碍性贫血 也称α地中海贫血(α-thalassemia),是由于α珠蛋白基因的缺失或缺陷,使α珠蛋白链合成受到抑制,则β和γ链自身形成四聚体(β4或γ4)。缺失一个α基因(-α/αα或α-/αα)者称为$α^+$珠蛋白生成障碍性贫血静止型,缺失2个α基因($α^+/α^+$即-/αα或-α/-α)时称为α珠蛋白生成障碍性贫血标准型,缺失3个α基因($α^+/α^0$即α-/-或-α/-α)双重杂合子称为HbH病,缺失4个α基因纯合子称为Hb Barts病。

(1)珠蛋白生成障碍性贫血轻型(α-thalassemia minor):轻型α珠蛋白生成障碍性贫血分为静止型和标准型。静止型患者平常无症状,血象无特殊异常,仅在出生8个月时Hb电泳发现Hb Barts轻度增加(小于2%),后消失。标准型患者症状轻,红细胞包涵体试验阳性,盐水渗透脆性下降,Hb电泳Hb Barts增高(3%~15%)。

(2)血红蛋白H病(hemoglobin H disease,HbH):属重型α珠蛋白生成障碍性贫血,缺失3个α基因,任何年龄均可发病。α链合成少,β、γ链合成增多,且形成四聚体。HbH系不稳定血红蛋白,与氧亲和力为HbA的10倍,氧不易被释放出。有轻度至中度贫血,感染或药物中毒时贫血和黄疸加重,肝、脾大,靶形红细胞增多,MCV和MCH降低。Hb电泳出现HbH及Bart带,分别高达5%~30%和5%~18%,包涵体试验、热不稳定试验和异丙醇试验均可呈阳性,红细胞生命期缩短。

(3)血红蛋白Barts病(hemoglobin Barts disease,Hb Barts):又名胎儿水肿症(hydrops fetalis),缺失4个α基因,胎儿常死于宫内,或流产或早产,出生后数小时死亡,胎儿全身水肿,皮肤苍白、黄疸,肝脾大,母亲有流产或死产史。Hb明显下降,红细胞中心淡染,异形、靶形和有核红细胞增多,血红蛋白电泳在阳极出现Hb Barts大于90%,可见少量的HbH和Hb Portland,抗碱血红蛋白增加。

2.β珠蛋白生成障碍性贫血 又称β地中海贫血(β thalassemia),临床分为轻型、微型、中间型、重型,也可按纯合子和杂合子区分。纯合子型β珠蛋白生成障碍性贫血又可分为$β^0/β^0$型及$β^0/β^+$型,后者系双重杂合子。杂合子型再分为$β^0/β$及$β^+/β$型。$β^0/β^0$患者父母各有一个$β^0$基因,$β^+/β^+$型患者父母至少各有一个$β^+$基因,即$β^+/β×$即$β^+/β$,其余类推。

(1)β珠蛋白生成障碍性贫血轻型(β thalassemia minor):是珠蛋白生成障碍性贫血的杂合子型($β^-/β^0$及$β^+/β^0$),仅有轻度乏力,肝、脾轻度增大,轻度小细胞低色素性贫血,靶形红细胞和网织红细胞增多,可见嗜碱性点彩。Hb电泳,HbA2明显增高是其特点,HbF正常或轻度增加。微型是$β^+$杂合子,症状轻微。

(2)β珠蛋白生成障碍性贫血重型(β thalassernia major):是β珠蛋白生成障碍性贫血纯合子型($β^0/β^0$、$β^+/β^+$、$β^0/β^+$),父母有轻度贫血史,患者出生6个月后症状逐渐突出,贫血、黄疸、肝、脾大、精神萎靡、发育迟缓、特殊面容、头颅大、鼻骨发育不良。血象靶形红细胞多达10%~35%,网织红细胞增生,HbF增高大于30%,骨髓红系增生过度,细胞内外铁增多,脆性试验显著降低,X线检查颅骨有放射状骨刺改变,容易合并心肌病、胆结石和下肢溃疡性损害。患者容易夭折。

(3)β珠蛋白生成障碍性贫血中间型(β thalassemia intermedia):是β珠蛋白生成障碍性贫血$β^+$纯合子或$β^0/β^+$双重合子型,症状介于轻、重两型之间,实验室检验与重型类似。

珠蛋白生成障碍性贫血患者贫血轻重不等,红细胞大小不均,异形、靶形红细胞增多常大于10%,β珠蛋白生成障碍性贫血病者HbF和HbA增加。α珠蛋白生成障碍性贫血有HbH或Hb Barts增加,红细胞脆性降低。其骨髓象红细胞系极度增生表现。特殊检查包括采用体外珠蛋白速率分析,有重要的诊断参考价值。近来已采用聚合酶链反应或等位基因-特异性寡核苷酸探针,能检查出珠蛋白生成障碍性贫血基因的突变类型,更有利于婚前指导、遗传咨询、产前检查、骨髓移植和基因治疗的研究。

(二)血红蛋白病

血红蛋白病是由于生成血红蛋白的珠蛋白肽链(α、β、γ、δ)的结构改变,从而引起功能异常所致。血红蛋白病多有遗传特征,是因控制遗传的珠蛋白基因发生突变。

1. 异常血红蛋白病 异常血红蛋白多数呈常染色体显性遗传,患者可继承双亲不同的异常血红蛋白基因,成为杂合子型,此型可无临床症状或仅于实验时检出轻型或疾病基因携带者。纯合子型可因多系统受累死于宫内胎儿期或儿童期,由于产前及早期诊断,正确的支持疗法,不少患者成年期可维持一般生活。我国已鉴定出 50 余种异常血红蛋白。

异常血红蛋白的检查主要采用血红蛋白醋酸纤维膜电泳,并配合其他试验,如氧亲和力和吸收光谱分析等,则异常血红蛋白多数可筛检出。近年来还采用等电聚焦技术、肽链分析、分子杂交、限制性内切酶长度片段多态性和聚合酶链反应等,已能查明异常血红蛋白基因缺陷型和肽链氨基酸被取代的突变点。

2. 血红蛋白(HbS)病 镰状细胞贫血(sickle cell anemia)主要见于黑色人种。因 HbA 的 β 链上第 6 个氨基酸谷氨酸被缬氨酸替代形成 HbS,当血氧过低时,红细胞镰变,引起溶血。病者出现轻至重度小细胞或大细胞贫血,颅骨发育畸形,肝、脾大;溶血危象出现后有腹痛、腿痛,容易合并小腿溃疡、胆结石、肺梗死及肝、肾功能不全;髋骨无菌性坏死,容易合并肺、骨、胃肠感染。

镰状细胞贫血的检查特点是小细胞、大细胞、球形细胞、靶形红细胞及网织红细胞增加,特殊检查包括红细胞镰变试验阳性,Hb 溶解度试验阳性。Hb 电泳发现 HbS 带在 HbA 与 HbA2 间。

3. 高铁血红蛋白血症(HbM methemoglobinemia) 是由于血红蛋白肽链中 α87、β92、α58、β63 位的组氨酸被酪氨酸取代,酪氨酸酚侧链上的羟基(-OH)与二价铁离子结合,形成稳定的高铁血红蛋白(MetHb),失去携氧功能,出现没有气急的发绀。本病临床有两型,α 链异常血红蛋白 M 病,出生后发绀;β 链异常血红蛋白 M 病,出生后 6 个月才出现发绀,合并有轻度溶血。临床应与发绀型先天性心脏病鉴别。

血液呈紫色,试管内通氧不变鲜红,pH7.1 缓冲液血红蛋白电泳 HbM 与 HbA 分离较开,溶血液氰化后吸收高峰消失,部分 HbM 热变性试验呈阳性。

4. 不稳定血红蛋白病(unstable hemoglobin syndrome) 是由于控制血红蛋白肽链的基因突变,维持稳定性的有关的氨基酸被取代或缺失,如血红素周围的疏水性氨基酸被亲水性氨基酸取代,水分子进入红细胞内,稳定性改变。再有 α₁β₁ 或 α 螺旋段上氨基酸被取代,Hb 分子易于降解为单体或因螺旋结构改变,形成变性珠蛋白小体(Heinz body)。不稳定血红蛋白病呈常染色体共显性遗传,有少数病人无家族史,系由基因突变引起。现在已发现 130 余种。

本病变性珠蛋白小体、热变性试验和异丙醇沉淀试验阳性。

5. 遗传性胎儿血红蛋白持续症(heriditary persistence of fetal hemoglobin) 是常染色体显性遗传,杂合体多见,αδ 链合成障碍,γ 链持续合成过多,临床可无症状。

血细胞计数及血片细胞形态正常,2 岁后红细胞内 HbF 高达 15%~40%,HbF 持续存在至成年。血红蛋白电泳杂合子 HbFF 大于 15%,纯合体 HbF 占 100%。酸洗脱试验红细胞全部呈均匀淡红色。

(三)珠蛋白合成异常检查

1. 血红蛋白电泳检测

原理:血红蛋白电泳(hemoglobin electrophresis)是利用各种血红蛋白(包括正常和异常 Hb)等电点不同的原理,在一定 pH 缓冲液中各带不同电荷及总电荷,缓冲液 pH 大于等电点则 Hb 带负电荷,反之则带正电荷。将除去杂质(细胞膜、基质蛋白及脂溶性物质)的 Hb 液点于浸在特定缓冲液中的支持介质上,置电泳仪内,经一定电压和时间电泳。各种 Hb 的泳动方向和速度不同,有可能分出各自的区带。采用不同的缓冲液、支持介质、电泳仪和方法的分辨力不同。

参考值和临床意义:

(1)pH 8.5 TEB 缓冲液醋酸纤维膜电泳:适合检出 HbA、HbA2、HbS、HbC,HbF 不易与 HbA 分开,Hb H 与 Hb Bart 快速泳向阳极,应再选择 pH 6.5 缓冲液醋酸纤维膜电泳鉴别。在 pH 8.6~9.0 碱性缓冲液电泳中,泳速快的 Hb 带在前,泳向从阴极向阳极。正常人参考值 HbA 96%~98%,HbA2 1.2%~3.5%,HbF 1%~2%。

(2)pH 6.5 磷酸盐缓冲液醋酸纤维膜电泳:特

别适合用以分离 HbA 与 Hb Barts 和 Hb H。现常用 pH 6.0～6.2 枸橼酸盐缓冲液琼脂电泳,可以区分 HbS 与 HbD 和 HbG,HbC 与 HbE 和 OArab。

2. 抗碱血红蛋白检测

原理:抗碱血红蛋白检测又称碱变性试验(alkali denaturation test),胎儿血红蛋白(HbF)具有抗碱和抗酸作用。待检的溶血液与 NaOH 溶液混合,加半饱和硫酸铵,过滤除去变性血红蛋白,取上清液于 540nm 处检测 HbF 浓度,并计算其百分率。

参考值:2 岁以后至成人小于 2.5%。

临床意义:

(1)珠蛋白生成障碍性贫血 HbF 增加,持续性胎儿血红蛋白症 HbF 高至 100%。

(2)某些疾病时 HbF 相对增加,包括恶性疾病有放射疗法后骨髓纤维化、恶性肿瘤骨髓转移、急性或慢性白血病、浆细胞瘤、再生障碍性贫血、纯红细胞再生障碍性贫血、PNH、未治疗恶性贫血等。

(3)孕妇和新生儿期 HbF 增加是生理性的。

3. HbF 酸洗脱法检测

原理:胎儿血红蛋白具有抗碱和抗酸作用,其他 Hb 则不能。将血片与酸性缓冲液孵育 5min,流水冲洗,待干后,用 0.5% 伊红液染色,含 HbF 的红细胞呈红色,含其他血红蛋白的红细胞呈苍白色,计数 500 个红细胞中染成红色细胞的百分率。

参考值:成人含 HbF 的红细胞约占 1%,新生儿占 80%～90%。

临床意义:

(1)重型珠蛋白生成障碍性贫血大多数红细胞染红色、轻则只有少数。

(2)胎儿向母亲输血,母血中含 HbF 的红细胞增多。

(3)遗传性胎儿血红蛋白持续综合征染成红色的细胞占 100%。

4. 异丙醇沉淀试验

原理:在含有异丙醇(isopropanol)的 0.1mol/L 的 tris/HCl pH 7.4 缓冲液中,不稳定血红蛋白珠蛋白肽链容易解裂,不稳定血红蛋白则在 10min 内出现混浊,20min 开始出现绒毛状沉淀,同时做对照试验。

结果:正常人呈阴性。

临床意义:不稳定血红蛋白(包括 HbH)于 20min 内沉淀逐渐增加,甚至成絮状或粗颗粒状,但血液中含有 HbF 和 HbE 可出现假阳性。

5. 热变性试验

原理:又名热不稳定试验(heat instabilty test),用以检测不稳定血红蛋白。先洗涤红细胞,制备溶血液,于磷酸盐缓冲液中 50℃ 孵育约 1h,不稳定血红蛋白容易裂解沉淀,计算其沉淀率,同时作对照。

参考值:正常小于 1%。

临床意义:同异丙醇试验。

6. 红细胞包涵体试验

原理:红细胞包涵体试验(heinz body forming test)用以检测不稳定 Hb,其变性珠蛋白肽链沉淀成包涵体。血片用 1% 甲基紫或 1% 煌焦油蓝染色,在 37℃ 孵育 2h,计算含包涵体红细胞数。包涵体散布在红细胞膜上,分别似紫红色或蓝绿色小点。

结果:正常人呈阴性。

临床意义:

(1)不稳定 Hb 的变性珠蛋白肽链沉淀成包涵体,在多数红细胞中查见。

(2)Hb H 病的 α 珠蛋白肽链合成不足,β 珠蛋白肽链形成四聚体沉淀成包涵体,30% 以上红细胞可查出。包涵体还见于因 α 珠蛋白肽链形成体的重型 β 珠蛋白生成障碍性贫血、G6PD 缺陷和化学药物中毒病者。

7. HbA2 微柱层析试验

原理:Hb 有不同的等电点,在 pH 7.0 中性溶液中,Hb 带正电荷,被微柱的阴离子交换树脂 DEAE 纤维素吸附,利用不同的洗脱液对不同的 Hb 组分依次洗脱。不同的 pH、离子强度洗脱液、柱体交换剂、样品的容积、微柱的尺寸、流速都会影响分辨结果。目前常用 Tris/HCl 缓冲系统和甘氨酸缓冲系统。

参考值:HbA2 占 1.2%～3.5%。

临床意义:

(1)轻型 β 珠蛋白生成障碍性贫血 HbA2 常增高,HbA2 微柱层析法比光密度法、电泳洗脱法准确,醋酸纤维膜电泳法和微柱层析不能分辨 HbC 与 HbA2,当出现珠蛋白生成障碍性贫血时,要采用不同的缓冲液系统电泳,或特别的层析分离技术。

(2)利用层析法可提纯某种 Hb。

8. 肽链分析

原理:Hb 珠蛋白肽链经尿素或对氯汞苯甲酸(PCMB)能破坏 Hb 的空间结构,前者可使 Hb 中的二硫键还原,后者与珠蛋白肽链中半脱氨酸的-

SH 基结合，裂解成肽链亚单位，通过电泳分别查出不同肽链。

参考值：HbA 裂解后有 4 条带，可泳出 4 条带，分别为的 β、HbA、HbA2、α 带。

临床意义：

(1) 若有异常血红蛋白，则出现异常 Hb 和异常肽链。

(2) 肽链合成速率检测对珠蛋白生成障碍性贫血诊断有参考有价值。

(3) 肽链结构分析用酶法裂解肽段，经层析或高压电泳得出肽图，与正常对照，用氨基酸自动分析仪测定其氨基酸序列。

(4) 限制性内切酶片段长度多态性(RFLP)从患者白细胞、妊娠 8～10 周绒毛滋养细胞或羊水细胞中提取 DNA，用一种或几种限制性内切酶消化，与核素探针杂交自显录，取得 RFLP 图谱，发现其变异。

(5) 聚合酶链反应(PCR)扩增结合等位特异寡核苷酸(ASO)探针杂交诊断法是目前采用的最常用的诊断 α 珠蛋白生成障碍性贫血或 β 珠蛋白生成障碍性贫血的方法。

9. 红细胞镰变试验

原理：红细胞镰变试验(sickling test)，取偏重亚硫酸溶液 1～2 滴，加患者静脉血 1 滴于载玻片上，混匀，加盖玻片，10～30min 后，于高倍镜下观察，镰状细胞贫血者红细胞呈镰形。

结果：正常人阴性，无镰变细胞。

临床意义：

(1) 阳性见于镰状细胞贫血(HbS 病)，纯合子镰状红细胞可达 100%，杂合子可达 50%。

(2) 某些异常 Hb 如 Hb Barts、Hb I 病亦可查见少量的镰状红细胞。

10. 镰状细胞溶解度试验

原理：镰状细胞溶解度试验(sickle cell solubility test)，取受检血 4 滴放置于含有皂素、连二亚硫酸钠的磷酸盐缓冲液中，由于含有 HbS 红细胞溶解度下降，上层溶液呈红色混浊状为阳性(HbS 存在)，清亮为阴性。

结果：正常人为阴性。

临床意义：HbS 病本试验呈阳性。

第五节　红细胞增多症

红细胞增多症(erythrocytosis)是指单位体积的外周血液中红细胞数、血红蛋白与血细胞比容高于正常，但不包含白细胞和血小板数的多少。红细胞增多症是一组症状。凡是任何原因可以使红细胞增多的，均属此症。它与贫血一样，并不是一个诊断性疾病名称。

(一) 红细胞增多症的分类

红细胞增多症大致可分为相对性与绝对性两大类。前者是血浆容量减少，使红细胞容量相对增加，因而单位体积的红细胞数增多，而全身红细胞总容量并无明显改变。可使血浆容量减少，而不以红细胞容量减少的情况，如多次腹泻、连续呕吐、出汗过多、烧伤、休克等血液浓缩均属此范围。此外还有一些因素与情绪激动、肥胖、高血压、吸烟、饮酒等因素引起相对性血细胞容量增多，血浆容易减少，称为"应激性"红细胞增多症。

绝对红细胞增多症是由于红细胞生成增多，红细胞容量增多，总血容量也增多。这又可分为继发性与原发性两种。

(1) 继发性：①组织缺氧。新生儿红细胞增多症，高原性红细胞增多症，慢性肺脏疾病(肺气肿、支气管扩张、慢性支气管炎、支气管哮喘、肺源型心脏病、Ayerza 综合征等)，肺换气不良综合征，心血管疾病(先天性发绀型心脏病、动静脉瘘、血红蛋白病)等。②肾脏疾病。肾盂积水、多囊肾、肾动脉狭窄、肾移植等。③肿瘤。肾癌、Wilms 瘤、小脑性血管细胞瘤、子宫肌瘤、嗜铬细胞瘤等。④家族性红细胞增多症。

(2) 原发性：真性红细胞增多症。

(二) 真性红细胞增多症的概念

真性红细胞增多症(polycythemia，PV)是一种获得性克隆性多能干细胞的骨髓增殖性疾病，常伴以造血细胞一系以上的异常，其红细胞生成素减低或正常，伴内源性红细胞系集落不依赖红细胞生成素。其临床特点是发病缓慢、病程较长、红细胞明显增多、全血容量增多，常伴以白细胞总数及血小板数增多，皮肤及黏膜红紫色，脾大等特征。

(三) 病因及发病机制

本病的病因仍不清楚。过去认为本病是由于骨髓缺氧引起代偿性红细胞增多，直接测量骨髓的氧饱和度正常，血清与尿中的红细胞生成素水平减少或正常。现认为可能是因为病毒或其他因素使干细胞发生异常,或使干细胞对红细胞生成素的敏感性增高,以致使红细胞过度增生。实验也证实本病是造血多能干细胞克隆起源。

患者的骨髓及外周血单个核细胞进行体外红细胞集落生成单位(CFU-E)培养,不加红细胞生成素也可形成红细胞集落,提示 PV 的红细胞生成调节异常,是一种非控制的肿瘤性增生或自主性红细胞增生。但 PV 与急性白血病(AL)相比病程缓慢,不侵袭其他器官,但有些患者呈 PV-MDS-AL 渐进过程。

(四)病理改变

患者全血细胞容量增加,血液黏度增高,血液循环减慢,全身皮肤、颜面及黏膜充血,血管充盈。血流显著减慢尤其伴有血小板增多时,可有血栓形成、梗死或静脉炎。骨髓中度或明显增生,肉眼可见长骨中的脂肪髓被红髓所取代,粒、红、巨核三系细胞均增生,但以红系及巨核细胞系增生多见,巨核细胞形态呈多样性。网状纤维在疾病后期可有中度或高度增生。脾脏轻度或中度大,充血,表面光滑,切面暗红、镜下见脾窦扩张,后期病例大都有髓外化生,显示疾病发展为骨髓纤维化。肝大,也可不大,表面光滑,呈暗红色,镜下见肝窦扩张、淤血,可有髓外化生,也可有肝硬化的表现。

(五)临床表现

患者起病缓慢,有的病例在血常规检查时才发现,有的出现了合并症,进一步检查时才诊断。

常见的症状有头晕、头胀、疲乏、心慌、眼花、怕热、出汗等。由于血管扩张出血、血管内膜损伤,组织缺氧及血小板质和量的异常,患者可有各种不同部位的出血,以皮肤瘀斑及牙龈出血为最多。由于红细胞容量增多,血液黏度增加,血流缓慢,而致各部位栓塞。消化系可因肝、脾大而有上腹部发胀、饱满感,有的可合并胃及(或)十二指肠溃疡。神经肌肉系统中最常见的为头痛、头晕、失眠,有时可有手指麻木、肢体疼痛、视力障碍、眩晕等。有的患者可有皮肤发痒,可能与组胺增多有关。

体征方面最显著的是皮肤,特别是面颊部、鼻尖、耳、四肢末端(指、趾、掌)呈红紫色,黏膜(口、唇、舌、眼结合膜)红紫色并有血管扩张、充血等,心脏可稍扩大,肝、脾增大。

(六)实验室检查

1. 血象 患者血液呈暗紫色、黏稠,红细胞增多为$(7.0 \sim 10.0) \times 10^{12}/L$,血红蛋白增高为$170 \sim 250 g/L$,血细胞比容(HCT)明显增高,在$60\% \sim 80\%$,网织红细胞计数正常。血涂片红细胞形态基本正常,嗜多色性及点彩红细胞增多,白细胞中度增高,为$(10 \sim 30) \times 10^9/L$,有核左移表现,血涂片中可见中晚幼粒细胞。血小板增高,为$(330 \sim 1000) \times 10^9/L$,有巨型及畸形血小板。

2. 骨髓象 骨髓细胞增生明显活跃,尤以红系及巨核细胞系为显著,在晚期,网状纤维增生明显,可使骨髓"干抽",需行骨髓活检。

3. 血容量测定 血总容量增多,可达到正常人的$1.5 \sim 3$倍,其中主要是红细胞容量绝对增加。

4. 中性粒细胞碱性磷酸酶活性 无发热、感染因素情况下,中性粒细胞碱性磷酸酶(NAP)活性明显增高。

5. 其他检验 血液黏度比正常高$5 \sim 8$倍。血沉明显缓慢。动脉血氧饱和度正常,血浆铁正常或降低,血浆铁更新率增加,红细胞寿命正常。血红蛋白生成率为正常的2.5倍。粒细胞循环池正常或大于正常,粒细胞更新率增加,血小板生成率为正常的$2 \sim 13$倍。血清维生素B_{12}正常或稍增加,血液尿酸及组胺增加。

6. 基因检测 真性红细胞增多症属于骨髓增殖性肿瘤(MPN),MPN常见的具诊断性价值的分子指标包括 BCR-ABL 融合基因、JAK2 突变、CALR突变、MPL突变等。其中,几乎所有真性红细胞增多症患者均有IAK2基因突变,且JAK2等位基因负荷与预后、转化相关。

(七)诊断标准

1. 国内标准 国内对真性红细胞增多症的诊断需符合下述各项标准。

(1)临床表现:患者起病缓慢。因血液黏度增加,微循环发生障碍,皮肤、黏膜呈绛红色;可伴有神经系统症状,严重者可发生血栓或栓塞。肝、脾大常见,血压常增高。

(2)血象:患者多次测定,血红蛋白$>180g/L$(男)或$>170g/L$(女),红细胞数$>6.5 \times 10^9/L$(男),或$>6.0 \times 10^9/L$(女);血细胞比容>0.54(男),或>0.50(女);白细胞数$>11.0 \times 10^9/L$;血小板$>300 \times 10^9/L$。

(3)骨髓象:患者骨髓增生明显活跃,尤以红细胞系统显著。

(4)NAP活性增高:中性粒细胞碱性磷酸酶活性积分>100。

(5)红细胞容量绝对值增加:患者红细胞绝对值$>32ml/kg$(体重),同时血液相对密度和全血容量增加。

(6) 除外继发性和相对性红细胞增多症：高原居民，慢性肺源性心脏病，血红蛋白病和某些肿瘤等。

2. 国外标准　国外对真性红细胞增多症诊断在基本与国内标准一致的基础上，特别看重以下指标。

(1) 红细胞增多相关改变：①红细胞容量增加；②动脉血氧饱和度正常；③脾大。

(2) 其他血细胞反应：①血小板计数 $>400\times 10^9/L$；②白细胞数 $>12\times 10^9/L$（无感染和发热）；③NAP 积分 >100；④血清维生素 B_{12} 增高。

符合(1)的①②③，或(1)的①②加上(2)的任2项，则可诊断。

上述标准中红细胞容量绝对增加是真性红细胞增多症确诊的主要依据之一，绝对增加又可分为原发性红细胞增加和继发性红细胞增加，因此单纯根据血象或红细胞容量来诊断真性红细胞增多症都是不够的，需要结合上述各种检查综合分析。若不能进行红细胞容量测定，则应在诊断中提高血红蛋白的标准。

(八) 鉴别诊断

真性红细胞增多症需同继发性和相对性红细胞增多症相鉴别，对于无肝脾增大或白细胞、血小板不增高甚至减低，维生素 B_{12} 正常者，诊断应慎重，需严密观察。

第六节　贫血实验室检查的质量管理

贫血的实验室检查按技术特点可分三类：细胞形态学检查；手工法的化学和免疫学分析；仪器法血细胞参数分析。

细胞形态学检查受人工主观因素较多，难于标准化。保证结果准确的方法决定于检验者的技术素质(形态学的功底，血液病的临床知识及诊断能力)和严格执行检验程序(如患者识别、标本登记、涂片编号、结果确认、资料保存等)；手工各种方法质量管理已在各自的章节里做了阐述。本节重点介绍仪器法血液学检查。

一、血液分析仪检测全面质量管理

全面质量管理，是指从临床医生申请实验开始至实验完成检测，包括登记和发出报告的全过程中一系列实验质量的方法和措施。全面质量管理包括分析前质量控制、分析中质量控制和分析后质量控制。

(一) 分析前质量管理

1. 做好操作人员上岗前的培训

(1) 上岗前：应仔细阅读仪器说明书或接受良好的培训。要对仪器的原理、操作规程、使用注意事项、细胞分布直方图的意义、异常报警的含义、引起实验误差的因素及仪器维护有充分的了解，掌握用 ICSH 推荐的标准方法校正仪器的每一个测试参数。

(2) 分析前、中、后：注意病人生理或病理因素给实验造成的误差或服用药物的干扰作用，随时监控仪器的工作状态，注意工作环境的电压变化和磁场、声波的干扰。能根据质控图的变化及时进行仪器的调试。测试后要根据临床诊断、直方图变化、各项参数的关系进行分析，确认无误后方能发出报告。

(3) 人员责任性：检验人员必须具有高度的责任心和事业心。

2. 选择符合仪器安装要求的环境　血液分析仪系精密电子仪器，因测量电压低，易受各种干扰。为了确保仪器的正常工作，必须将仪器安放在一个远离电磁干扰源、热源的位置，放置仪器的工作台要稳固，工作环境要清洁、通风好，能防潮、防阳光直射。室内温度应在 $15\sim 25\text{℃}$，相对湿度应 $<80\%$。为了安全和抗干扰，仪器应用电子稳压器并妥善接地。

3. 做好仪器鉴定工作　仪器安装或每次维修后，必须按照 ICSH 公布的血液分析仪的评价方案对仪器的技术性能进行测试、评价。

4. 做好仪器校正和管理工作　在安装好一台血液分析仪后，仪器检测结果中的全部或某一项不准确，需要进行校正；或在日常工作中，因多种原因，检测结果会逐渐产生漂移现象，也需要对仪器的一些指标进行重新校正。

5. 标本采集和运送

(1) 血液标本：一般要求用抗凝的静脉血，尽可能不用皮肤穿刺采血，因为不同部位皮肤穿刺血的细胞成分和细胞与血浆的比例常不一致，与静脉血差别则更大。从技术角度讲，毛细血管采血较少，特别对一些全自动的仪器，不易采到足够量，更不能在有疑问时重复核查。因此,除了少数不易取得静脉血的病例均应用静脉血检测。

(2) 采血容器:为采用真空采血系统,既可使血液分析达到自动化又可进行质量控制和保证操作者安全。

(3) 抗凝剂:ICSH 推荐用 EDTA-K_2,其含量规定为 1.5~2mg/ml 血。此抗凝剂不影响白细胞数目及体积大小,对红细胞形态的影响也最小,而且可抑制血小板的聚集,EDTA 盐抗凝血在采血 1h 内,MPV 较即刻检查有明显增高,几乎成为一条直线。动态观察 MPV 变化时应予以注意。EDTA-Na_2 对 CBC 检查与 EDTA-K_2 抗凝血相比无明显变化,且试剂价格低廉,但其溶解度较低,用指血在小试管抗凝时,EDTA-Na_2 不易得到满意效果。

(4) 血液储存:上述抗凝血在室温下,WBC、RBC、PLT 可稳定 24h,白细胞分类可稳定 6~8h,血红蛋白可稳定数日,但 2h 后粒细胞形态即有变化,故需做镜检下分类者,应及早推血片。4℃条件可延长血液储存期,WBC、RBC、PLT 稳定 48h,白细胞分类可稳定 8~10h。因此,当血标本不能及时检验时,应将其放在温度较低的环境下保存。

(5) 血液稀释:在使用半自动血液分析仪时,血液需经预稀释后方能检验,此时应特别注意稀释溶血现象。故稀释血液后应尽快测定,否则红细胞计数则不准,进而又可影响 HCT、MCV、MCH 及 MCHC 的测定。

(6) 做好血液分析仪检验标本的采集和仪器操作的程序性文件:国际标准化组织制定的《医学检验室——质量和能力特殊要求》(ISO 15189)文件中明确提出对每个检测项目均有标本采集的文件以保证分析前质量控制。

6. 注意受检者生理状态对检测结果的影响 避免因生理状态不同引起的偏差是质量控制的重要环节。比如,妊娠 5 个月以上或新生儿白细胞总数明显增多;暴热和严寒常出现一过性白细胞总数增高;大量吸烟,血内 HbCO 增高,患者 Hb 会明显增高,每日不同时间白细胞总数也有一定差别。因此,非急诊患者最好固定在某一时间检查,这对于动态观察指标的病例非常重要。

(二) 分析中质量管理

1. 试剂要求

(1) 血细胞分析中试剂的作用及合格标准:目前,国内使用的血液分析仪基本上是进口产品且绝大部分采用电阻抗法。其原理是基于细胞在测试系统中产生的脉冲大小与仪器内设定的阈值比较而得出的数据,每个细胞检测时显示的脉冲大小除与细胞本身的大小有关外(如粒细胞者最大,淋巴细胞最小),还与溶血剂的种类、浓度,稀释液的渗透压、离子强度、电导率以及仪器出厂时,仪器内固定的孔电流和脉冲增益等因素有关(图 16-40)。上述任一参数的变化,均可导致脉冲的变化,致使细胞计数和分类计数的错误。因此,原则上应使用原仪器的配套试剂。应符合以下几个条件。

脉冲和直方图:同一份血液在配套试剂体系(稀释液+溶血剂)与自制试剂中细胞产生的脉冲信号应是相同的,与白细胞分类直方图应是相符的,白细胞分类结果应一致。

血细胞参数:在血细胞/血小板测试系统中,平均红细胞体积(MCV)、平均血小板体积(MPV)在两种试剂中所得结果应是相同的(如仪器的计数阈值是可调的,至少应在允许的变异范围之内),空白计数应符合仪器的标准。

溶血剂性能:溶血剂溶解血细胞的程度、速度以及血红蛋白与溶血剂作用后的吸收光谱与 HiCN 应相似,吸收峰最好在 540nm。

组成成分:自制试剂的成分不应损坏仪器的部件或影响其使用寿命。

(2) 试剂应用需注意问题

温度:测试时试剂的温度对结果的影响:血液分析仪细胞计数最适温度为 18~22℃,低于 15℃,高于 30℃,均对结果有影响。

溶血剂:全自动化仪器因机内自动加入溶血剂并定时检测,可避免溶血剂用量及溶血时间变异,使用半自动仪器进行血细胞计数时,要在血液稀释后加入溶血剂,溶血后进行血细胞计数和分类计数,因此,溶血剂用量及溶血时间至关重要。加溶血剂剂量不足或加溶血剂后放置时间过短,致使溶血不完全;或放置时间太久,白细胞明显变形,发生计数误差,甚至仪器不能进行分类计数。

2. 标本要求 血样要符合实验要求,采血管清洁,便于血液混匀,血液无凝块,仪器吸样前,标本要充分混匀。目前,仪器都配有旋转混匀器,半自动仪器使用的一次性吸血管要经严格鉴定产品是否合格。自动稀释器要定期校正。

3. 分析病理因素

(1) 血浆因素:因多发性骨髓瘤、巨球蛋白血症、淋巴系统增殖性疾病、转移瘤、自身免疫性疾病、感染及某些原因不明疾病血中含有冷球蛋白或

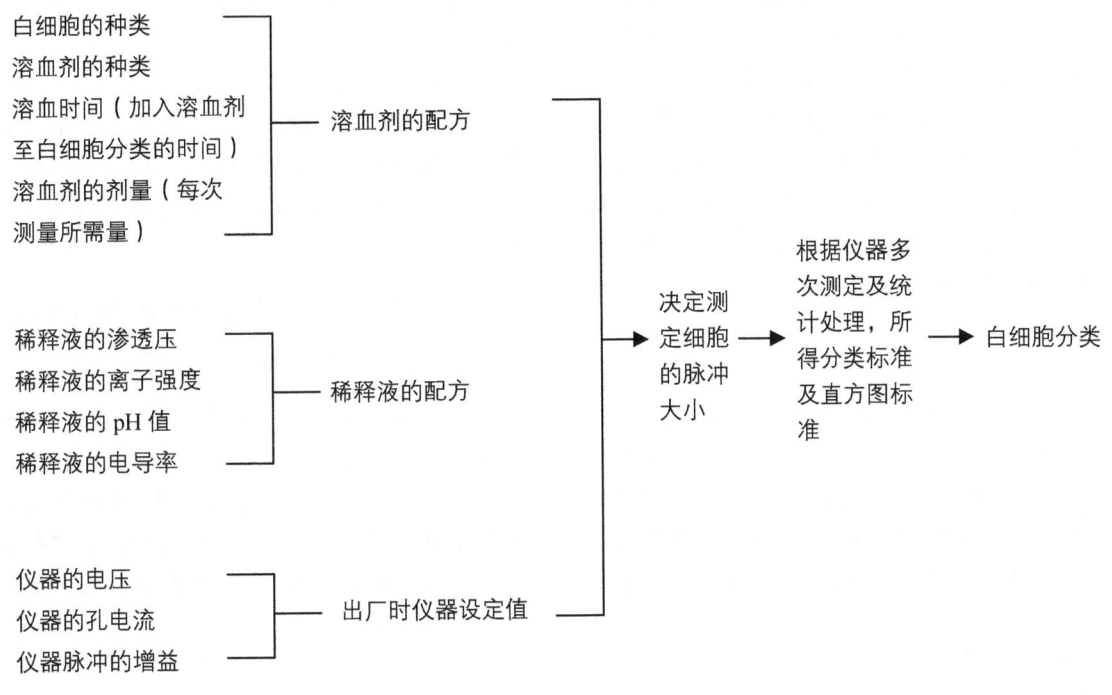

图 16-40 试剂与白细胞分类的关系

骨髓瘤、癌症、白血病、妊娠、血栓疾病、糖尿病患者血中存在有冷纤维蛋白,可使血液中非晶体物质聚集,因而导致白细胞、血小板计数值假性增高。此时将标本放在37℃水浴,30min后立即上机检测可排除此影响。此外,高脂血症、严重黄疸可使 Hb 假性增高,在 pH 低的情况下,M 蛋白与溶血剂发生反应使白细胞结果假性增高。

(2)细胞数量和大小因素:血液中白细胞显著增高影响红细胞计数,或有核红细胞出现影响白细胞计数。大量巨大血小板或小红细胞的存在,影响血小板和红细胞的检查。

(3)红细胞溶血抵抗因素:低色素贫血或红细胞内含有大量 HbS 或 HbCO、某些新生儿、某些肝病患者红细胞膜脂类异常等,都具有抵抗溶血剂的作用,使红细胞溶血不完全,导致白细胞计数结果假性增高。

(4)血栓前状态:各种病因引起的血栓前状态使血小板易于聚集。

4. 回顾性质量控制 目的在于检测控制本室工作精密度,日间、批间检测的一致性,当日检测结果是否准确,及时报告。

(1)X 图质量控制法:方法较简单,与一般生化 X 图一致,是衡量精确度和批间质量的较好方法,能发现超过 250 的数值,但对于开始出现的偏高偏低的倾向显示不灵敏。

(2)Cusum 图质控法:特别是可发现因操作误差所致的持续变化,但累加法的判断常需累计到一定数据后才能回顾看出变化,不能代替 X 质控图。

(3)均值浮动法:每一个正常成熟的红细胞和每一个单位体积内 Hb 的含量恒定,而 MCV 不正常与不正常的红细胞形态有关。因此,对正常 RBC、MCV 和 Hb 测定误差,将引起 MCH 和 MCHC 的显著变化。

(三)分析后质量管理

1. 根据直方图及参数变化确定白细胞分类是否需要显微镜检查 细胞直方图既给临床提供诊断参考数据,也为操作人员提供对仪器工作状态和检测结果是否可信的监控,必须在仔细分析直方图后,确定是否需要显微镜的检查再发出报告,这一点在白细胞分类计数更为重要,根据电阻抗法血液分析仪的检测原理可知,白血病细胞、异型淋巴细胞、浆细胞、嗜酸性粒细胞和嗜碱性粒细胞等多出现在单个核细胞区域。在一个细胞群中,可能以某种细胞为主,但因细胞体积间的交叉,可能还存在其他细胞;也可能存在与白细胞体积大小相近,而实际上并非细胞的颗粒(如聚集的血小板)。电阻法仪器只是根据"膜包核"颗粒体积的大小,将白细胞分成几个群体,这是比较粗糙的分类,很难正确地反映出病人血样中各类白细胞比例的真实情况。因此,异常的直方图只是提示检查者粗略判断各类白细胞细胞比例变化或有无明显异常细胞出现,进而在显微镜复核时注意这些变化的真正病理意义,或在正常人体检中筛选是否需要进一步血涂片检查,而不能仅根据白细胞直方图的变化来进行临床诊断。那种认为白细胞直方图的某种变化,即可代表某种疾病的说法是不正确的。

2. 根据直方图及参数变化判断白细胞计数时是否受到其他因素的干扰　①某些贫血的病理红细胞及新生儿红细胞对溶血剂有较强的抵抗力,使之不溶解或不完全溶解。②有核红细胞。③血小板聚集成团,这些均可误计数为白细胞等,此时白细胞直方图也可发生相应的改变。因此,当检测结果出现这些图形时,提示白细胞计数和分群结果均不准确,需要复核。

3. 分析检测结果各参数之间的关系　在血液分析仪测量的血细胞参数之间,许多有内在联系,比如,RBC、HCT 与 MCHC,Hb、HCT 与 MCV,Hb、RBC 与 MCH 之间;又如,RDW 与涂片的红细胞形态变化,红细胞冷凝集时,使红细胞计数结果假性减低,导致 HCT、MCH、MCHC 结果异常。分析仪器检测结果与涂片细胞形态的变化和有核细胞分布情况相结合,可进一步验证仪器运行是否正常,标本吸样是足量,结果是否准确。

4. 与临床资料进行相关分析　相关分析是指实验中出现的异常结果,是否可从临床角度加以解释,或是否与其他检测参数相关。例如 Hb 值异常,是否可由输血、大量失水或出血、溶血来解释,MCHC 的高或低与瑞氏染色的血片上红细胞的色素是否一致,白细胞与血小板计数值是否与血片上白细胞、血小板分布一致。

5. 定期征求临床医护人员对本室结果的评价

(1) 征求临床医师评价:临床医师对检验数据的评价是质量控制的重要环节,检验数据是否符合临床也是衡量结果正确与否的重要方面之一。检验室工作人员可及时纠正法规潜在引起实验偏差的趋势,不断改进检验室的工作。

(2) 与临床医师沟通:当检验室结果与临床医师的预期判断不一致时,检验人员必须具备必要的临床知识,便于与临床医师沟通和有效地分析检验结果。

二、血液分析仪检测与显微镜细胞形态检查的关系

血液分析仪白细胞分类只适合正常形态细胞,具有病理意义变化的细胞必须要进行显微镜检查,需要寻找一个简单的"筛选标准"进行过筛,即:将完全正常的标本筛去后,对异常的标本进行规范性镜检。筛选标准就是利用血液分析仪给出的参数建立一个标准,当血液被测定时如得到的参数符合标准的内涵时,可视为仪器所得结果能客观反映血象状况无须镜检;反之,则须进一步涂片检查。

(一)仪器法血细胞分析后血涂片复核现状

人工方法,尤其是对于经染色的血涂片的显微镜观察法,多年来一直作为仪器法检测结果的复核金标准。1981 年,NCCLS 制定 H20P 作为白细胞分类计数的参考方法后,就提出了三分群和二分群血液分析仪检测后重新进行涂片复核的建议,我国也制定了相应指南。自 20 世纪 90 年代起,五分类血液分析仪得到广泛地运用,出现更多的细胞形态学参数以及更多的报警信号,因此无须在仪器检测后对每一份标本都进行人工血细胞形态学分析和白细胞分类计数。许多学者对如何合理明智地结合效率、费用和根据新仪器的功能优化患者服务程序等问题进行了深入的研究。

美国病理学家学会问卷调查计划进行了范围广泛的多机构研究。在 263 个检验室中,涂片复核率变化相当大(表 16-17)。而在国内,目前对仪器法血细胞分析结果实际镜检率在 0~15%,大部分

表 16-17　人工血涂片复核率($n=263$)

类别		百分位数值(%)				
	平均值	10	25	50	75	90
涂片镜检	11.1	0.8	3.2	9.1	16.0	23.6
人工分类	17.6	3.2	7.8	14.7	25.0	35.8
血涂片复核	28.7	9.9	18.5	26.7	39.1	50.0

医院镜检率<5%,或未实施显微镜观察。Buttarello曾建立了自动CDC和DC复核准则的流程;Lantis进行过自动化血液学检验室中人工血涂片复核准则优化研究。也有学者提出了验证(validation)概念,即当需做显微镜观察时,先在显微镜下"验证"血液细胞是否与仪器检测有"质"的差别;如没有新的发现,则即发出仪器报告;反之,则应认真复核血涂片并出具血液分析仪与显微镜观察的综合报告。

2005年,发表了"国际血液学复核共识性协作组:自动全血细胞计数和白细胞分类分析后进行复核的建议准则",简称"血涂片复核41条国际准则"。

用血涂片复核判断血液分析仪检测结果真实性的标准是:①如血液分析仪检测提示异常,血涂片复核也发现异常,即为真阳性;而血涂片复核未发现异常,即为假阳性。②如血液分析仪检测未提示异常,血涂片复核却发现异常,即为假阴性;而血涂片复核也未发现异常即为真阴性。血涂片复核41条国际准则的实施结果表明,血液分析仪检测结果的真阳性为11.20%、假阳性为18.60%、真阴性为67.30%和假阴性为2.90%,即血涂片复核率达到29.80%(复核率%=真阳性%+假阳性%),标本漏检率为2.90%。

在准则中还规范了有关血涂片复核的一些重要术语,从而避免了具体工作交流中的歧义。包括:①涂片复检(slide review):指将血涂片进行瑞氏染色后,用显微镜镜检观察各种血细胞形态,尤其是CBC自动计数的报警阳性细胞,但无须分类计数。②人工分类(manual differential):指将血涂片进行瑞氏染色后,用显微镜进行人工分类100个或200个有核细胞,并计算各类有核细胞所占百分率。本文所采用的"血涂片复核"这一术语即涂片镜检与人工分类的总称。

(二)血涂片复核国际准则

血涂片复核41条国际准则的具体内容如下:

1. 新生儿 ①复核条件:首次检测标本。②复核要求:涂片镜检。

2. WBC、RBC、Hb、PLT、Ret ①复核条件:超出线性范围。②复核要求:稀释标本后重新测定。

3. WBC、PLT ①复核条件:低于检验室确认的仪器线性范围。②复核要求:按检验室标准操作规程(standard operation procedure,SOP)进行复核。

4. WBC、RBC、Hb、PLT ①复核条件:仪器检测无结果。②复核要求:检查标本有无凝块;重测标本;如检测结果维持不变,则换用替代计数方法。

5. WBC ①复核条件:首次结果<$4.0×10^9$/L或>$30.0×10^9$/L。②复核要求:涂片镜检。

6. WBC ①复核条件:3d内Delta值超限,并<$4.0×10^9$/L或>$30.0×10^9$/L。②复核要求:涂片镜检。

7. PLT ①复核条件:首次结果<$100×10^9$/L或>$1000×10^9$/L。②复核要求:涂片镜检。

8. PLT ①复核条件:Delta值超限的任何结果。②复核要求:涂片镜检。

9. Hb ①复核条件:首次结果<70g/L或>其年龄和性别参考区间上限20g/L。②复核要求:涂片镜检;确认标本是否符合要求。

10. MCV ①复核条件:成人24h内标本的首次结果<75fl或>105fl。②复核要求:涂片镜检。

11. MCV ①复核条件:成人24h以上的标本>105fl。②复核要求:涂片镜检观察大红细胞相关变化;如无大红细胞相关变化,要求重取新鲜血标本再检查;如无新鲜血标本,则在报告中注明。

12. MCV ①复核条件:任何24h内标本的Delta值超限。②复核要求:确认标本是否合格(完整性和患者身份验证)。

13. MCHC ①复核条件:≥参考区间上限20g/L。②复核要求:检查标本有无脂血、溶血、RBC凝集及球形红细胞。

14. MCHC ①复核条件:<300g/L,同时,MCV正常或增高。②复核要求:寻找可能因静脉输液污染或其他原因。

15. RDW-CV ①复核条件:首次结果>22%。②复核要求:涂片镜检。

16. 无白细胞分类计数结果或分类结果不完全 ①复核条件:无条件复核。②复核要求:人工分类和涂片镜检。

17. 中性粒细胞绝对计数(Neut#) ①复核条件:首次结果<$1.0×10^9$/L或>$20.0×10^9$/L。②复核要求:涂片镜检。

18. 淋巴细胞绝对计数(Lym#) ①复核条件:首次结果>$5.0×10^9$/L(成人)或>$7.0×10^9$/L(<12岁)。②复核要求:涂片镜检。

19. 单核细胞绝对计数(Mono#) ①复核条件:首次结果>$1.5×10^9$/L(成人)或>$3.0×10^9$/L(<12岁)。②复核要求:涂片镜检。

20. 嗜酸粒细胞绝对计数（Eos#） ①复核条件：首次结果＞2.0×10^9/L。②复核要求：涂片镜检。

21. 嗜碱粒细胞绝对计数（Baso#） ①复核条件：首次结果＞0.5×10^9/L。②复核要求：涂片镜检。

22. 有核红细胞绝对计数（NRBC#） ①复核条件：首次出现任何结果。②复核要求：涂片镜检。

23. 网织红细胞绝对计数（Ret#） ①复核条件：首次结果＞0.10×10^9/L。②复核要求：涂片镜检。

24. 怀疑性报警[除未成熟粒细胞（immature granulocyte,IG）/杆状核中性粒细胞（band）报警外] ①复核条件：成人首次结果出现阳性报警。②复核要求：涂片镜检。

25. 怀疑性报警 ①复核条件：儿童首次结果出现阳性报警。②复核要求：涂片镜检。

26. WBC结果不可靠报警 ①复核条件：任何阳性报警。②复核要求：确认标本是否符合要求并重测标本；如仍然出现同样报警，检查仪器的信息输出；如有提示，则进行人工分类。

27. RBC碎片 ①复核条件：阳性报警。②复核要求：涂片镜检。

28. 双形RBC ①复核条件：首次结果出现阳性报警。②复核要求：涂片镜检。

29. 难溶性RBC ①复核条件：任何阳性报警。②复核要求：检查WBC直方图和散点图；根据检验室SOP验证Ret计数结果是否正确；涂片镜检有无异常形态的红细胞。

30. PLT聚集报警 ①复核条件：任何计数结果。②复核要求：检查标本有无凝块；涂片镜检估计PLT数；如见PLT仍聚集，则按检验室SOP进行复核。

31. PLT报警 ①复核条件：除PLT聚集外，任何PLT和MPV报警。②复核要求：涂片镜检。

32. IG报警 ①复核条件：首次结果出现阳性报警。②复核要求：涂片镜检。

33. IG报警 ①复核条件：WBC的Delta值超上限，并有以前确认的阳性报警结果。②复核要求：涂片镜检。

34. 左移报警 ①复核条件：阳性报警。②复核要求：按检验室SOP进行复核。

35. 非典型和（或）变异淋巴细胞 ①复核条件：首次结果出现阳性报警。②复核要求：涂片镜检。

36. 非典型和（或）变异淋巴细胞 ①复核条件：WBC的Delta值超上限，并有以前确认的阳性报警结果。②复核要求：涂片镜检。

37. 原始细胞报警 ①复核条件：首次结果出现阳性报警。②复核要求：涂片镜检。

38. 原始细胞报警 ①复核条件：3～7d WBC的Delta值通过（未超出限值），并有以前确认的阳性报警结果。②复核要求：按检验室SOP进行复核。

39. 原始细胞报警 ①复核条件：WBC的Delta值超出上限，并有以前确认的阳性报警结果。②复核要求：涂片镜检。

40. NRBC报警 ①复核条件：阳性报警。②复核要求：涂片镜检；如发现NRBC，计数NRBC，重新校准WBC计数结果。

41. Ret ①复核条件：仪器检测结果出现异常类型。②复核要求：检查仪器输出结果；如为吸样问题，则重复测定；如结果继续异常，则涂片镜检。

（三）临床检验室制定血涂片复核标准的原则和步骤

在血涂片复核41条国际准则发布的同时，阐明了准则产生的思路和原理，为各检验室制定血涂片复核准则提供了理论和和实践依据，具有普遍的指导和推广意义。

国际血液学复核协作组制定41条准则的研究过程中，使用了当时世界上最先进的仪器。在我国临床检验室中，血液分析仪的型号有数十种之多，因这些仪器的测试原理不同而分辨力各异，故"筛选标准"也应不同。即令使用的是与国际血液学复核协作组一致的仪器，通过整合更多检验室的数据，可得到更为丰富的资料，修正更为合理的准则。

1. 血涂片复核标准制定原则

（1）仪器识别细胞的能力：所用仪器对细胞形态的识别能力的差异，将决定复核准则的控制范围和程度不同；同一型号的仪器因检验室要求不同，标准也可不同。

（2）筛选标准涉及的参数：复核范围要涵盖仪器所有参数及形态学特征。41条准则中，包括CBC、DC(包括5类白细胞绝对数)、仪器提示代码/标记(包括红细胞和血小板标记)、白细胞提示代码/标记以及网织红细胞相关的代码/标记。在各检验室中，因所使用仪器所提供的参数与信息可能有差异，故所引证的准则也可有多少之别。

(3)降低复核率:在保证筛选质量的基础上,尽量降低复核率。这样可使患者能在较短的时间内,以较少的费用获得准确的检验报告。

(4)假阴性问题:具有诊断意义的重要参数,不应出现假阴性;其他参数假阴性率也应<5%。否则应:①检查有无文书记录错误。②重新核查结果的真实性。③复核结果,以明确哪些准则可致假阴性。④根据需要调整准则。⑤用以上同样的方式再测试调整后准则。⑥如需要,重复以上①~⑤的步骤。

(5)降低假阳性率:在较低假阴性率的前提下降低假阳性率。①确定仪器某一报警是否过于频繁,或为无用的报警。②联系仪器厂家,以确认假阳性是否为仪器所为,或调整仪器灵敏度。

(6)临床医生和检验室人员共同合作,才能提供患者最优质的服务。所以如临床医生要求人工阅片,无论仪器有无提示,都必须遵嘱进行,因为医生最了解患者的病史、体征和既往的治疗情况。鉴于涂片镜检可确切地反映白血病细胞特征,在白血病的诊治过程中起着关键作用,因而不言而喻,对白血病患者的血标本,必须实施全部镜检的原则。

2.血涂片复核标准的制定步骤

(1)校准血液分析仪:使仪器性能评价符合制造厂家的标准。根据血涂片复核41条国际准则和本检验室使用仪器的功能初步设计、制定初选标准,拟定预期指标(如复核率<30%、假阴性率<5%、假阳性率<20%)等。

(2)制定血涂片阳性发现的评定标准:我国血细胞分析复核协作组关于血涂片阳性的评定标准,至少为下列准则之一。

细胞形态学改变:A. 红细胞明显大小不等,染色异常红细胞≥30%。B. 巨大血小板>15%。C. 见到血小板聚集。D. 存在Dohle小体的细胞>10%。E. 中毒颗粒中性粒细胞>10%。F. 空泡变性粒细胞>10%。

细胞数量/比例改变:A. 原始细胞≥1%。B. 早幼/中幼粒细胞≥1%。C. 晚幼粒细胞>2%。D. 杆状核粒细胞>5%。E. 异常淋巴细胞>5%。F. 嗜酸粒细胞>5%。G. 嗜碱粒细胞>1%。H. NRBC>1%。I. 浆细胞>1%。

(3)确定血液标本的数量及类型:要有一定数量的标本含有幼稚细胞。国际血液学复核协作组要求各研究单位完成的标本量为1 000例,这些标本从日常检测中随机抽取,其中包括:①800份首次检测标本。②200份再次检测标本,用于验证Delta准则。

(4)双盲法做仪器分析和血涂片复核:对比两者检测结果,分别计算血涂片复核率及仪器分析的真阳性率、真阴性率、假阳性率、假阴性率,以及血涂片复核率。

(5)调整仪器初筛阈值或标准:根据检验室复核指标及其他具体要求,调整仪器初筛阈值或标准,直到最终复核效果既能符合血涂片复核准则的制定原则和拟定的预期指标,又能适应检验室常规工作的需要。

(四)制定血涂片复核标准时须注意的问题

血涂片复核虽然是自动化血细胞分析后的质量保证措施,但显微镜检查为定性或半定量分析方法,故对于仪器法定量分析的项目是否均适合以镜检进行"验证"的问题,值得注意。比如,以"红细胞明显大小不等"验证"RDW增大""低色素红细胞>30%"验证"MCHC减低",是否科学? 此外,因观察者的技术水平不同和涂片中细胞分布的差异,故要充分认识显微镜检查的局限性。有人认为:承担血涂片复核者必须是血液细胞形态学专业技术人员;长期从事基础检验专业者或经过血液学检验室训练后的年轻技师仅可承担血涂片"筛查"工作;未从事基础检验和血液学检验者,或未经血液学实验训练的基础检验年轻技师,不能从事本项工作。Rumke分析了白细胞分类计数的预期变异率,如一个患者的中性粒细胞真百分率为50%,进行镜检分类计数100个细胞时,中性粒细胞观测值的95%置信区间为39%~61%,因此,当血涂片复核结果为阴性时,白细胞分类计数的报告以仪器法的检测数据为宜,尽管此时也有人工复片结果。血涂片复核可分为涂片镜检和人工分类两种操作程序;哪些标准进行涂片镜检、抑或人工分类,还是序贯分析,需要深入探讨。总之,临床检验室制定血涂片复核标准是一项科学性强、涉及面广、影响因素多的工作,应遵照循证规律,切勿草率从事。

(丛玉隆 李绵洋 康慧姣)

第 17 章

造血与骨髓增殖性疾病的检验

大　纲

检验技师

1. **熟悉** 造血基本理论。
   掌握 骨髓、造血微环境和骨髓血液屏障的功能和造血干/祖细胞的特征；细胞增殖周期及其调控因素；正常血细胞的增殖动力学和造血细胞的凋亡机制。
2. **熟悉** 骨髓增殖性疾病的实验诊断。
   掌握 临床表现和诊断标准。
3. **熟悉** 相关检测技术。
   掌握 检测原理和方法；检测的质量保证；检测方法评价。

检验医师

1. **熟悉** 造血基本理论。
   掌握 骨髓、造血微环境和骨髓血液屏障的功能和造血干/祖细胞的特征；细胞增殖周期及其调控因素；正常血细胞的增殖动力学和造血细胞的凋亡。
2. **熟悉** 骨髓增殖性疾病的实验诊断。
   掌握 临床表现和诊断标准；鉴别诊断策略和治疗原则。
3. **熟悉** 相关检测技术。
   掌握 检测原理和方法；检测项目的临床意义。

研究机体造血功能及其调节机制是临床血液学和血液学检验的核心课题，揭示造血的生理和病理对于阐明血液病的发病机制和选择诊治策略具有重要意义。骨髓增殖性疾病为克隆性干细胞疾病，临床表现为骨髓组织持续增殖，细胞积蓄性增加（凋亡减少）；且无分化成熟异常，未见明显病态造血细胞；外周血细胞增加。

第一节　基 本 理 论

造血干细胞分化为多能祖细胞、各系祖细胞，最终发育成为各类血细胞并进入血液循环，这一生理过程称为造血（haematopoiesis）。造血与造血器官密不可分，受造血微环境和造血生长因子调控，使之维持一个相对稳定的状态。

一、造血器官

造血器官（chematopoietic organ）指生成血细胞的器官，包括骨髓、胸腺、淋巴结、肝及脾，其中胸腺、淋巴结及脾又属淋巴器官。

(一) 骨髓

骨髓是一种海绵样、胶状的脂肪性组织。骨髓分红髓（造血细胞）和黄髓（脂肪细胞）两部分。正常成年人骨髓组织的重量占体重的 3.4%～5.9%，重 1600～3700g，其中红髓的重量约 1000g。

1. **骨髓的血管**　骨髓有复杂和丰富的血管系统。人的骨髓中，主要靠营养动脉供应整个骨髓腔的毛细血管。营养动脉分支的末端在骨与髓腔的边缘形成毛细血管床，某些毛细血管或毛细血管后小静脉回向髓腔，形成互相沟通的静脉窦，血液最后进入中心静脉。在窦状隙之间则为活跃的造血实质细胞与脂肪。在胎儿骨髓造血期前,窦状隙系统已经发育。造血活动是在血窦的外面进行的。窦状隙的壁主要由一层内皮细胞所组成,平时窦壁是无孔的,仅在血细胞穿过内皮细胞胞质时暂时形成孔隙,细胞通过后又复闭合。

2. **骨髓的神经**　骨髓的神经来源于脊神经,和动脉共同自营养孔进入骨髓腔,与营养动脉平行分布于骨髓腔。每根神经束含有很多的神经纤维,神经束可分为有鞘和无鞘两种。骨髓的全部动脉都有神经束伴行,其分支缠绕动脉壁呈网状。神经纤维终止于动脉壁的平滑肌纤维。骨髓的静脉系统也有神经伴行,但比动脉为少。另一些神经纤维,在骨皮质与中央静脉之间与中央静脉平行前进,与许多血窦接触并终止于血窦壁。

3. **骨髓的实质细胞**　在骨髓的血窦之间充满实质细胞,即造血细胞。造血细胞呈现一定的排列,巨核细胞紧贴窦壁外,此处窦壁仅为一层很薄的内皮细胞胞质,巨核细胞能将其周边的胞质突起深入至血窦内皮细胞的间隙,致使形成的血小板自巨核细胞分离后,可直接进入血液。位于血窦附近的红细胞造血岛中有成群的各期幼红细胞,中心有1~2个巨噬细胞。幼红细胞逐渐成熟后就离开巨噬细胞而贴近血窦壁,脱核后穿过血窦壁内皮细胞胞质进入血流。

粒细胞造血岛则离血窦较远,各期幼粒细胞也成群存在,中心也有1个巨噬细胞。成熟的粒细胞移向血窦,穿过窦壁进入血液。骨髓内还有淋巴小结,平均直径为0.3mm左右,由成熟的淋巴细胞、网状细胞、浆细胞等所组成。在骨髓中所见淋巴小结,5%有生发中心;16%淋巴小结形态不规则,呈弥散性存在。

4. **造血微环境**(hematopoietic microenvironment)　1970年Tentin提出造血微环境的概念,并认为多能祖细胞向红系、粒系及巨核系的分化与所处的微环境有关。造血微环境可能由血管、巨噬细胞、神经及基质等组成。从其功能考虑,造血微环境应包括影响造血作用的全部因素,其中血管因素为最重要,因为各种造血物质及其刺激物都要通过血管进入骨髓,才能造血。血窦的内皮细胞也能调节造血活动。血窦的内皮及外皮细胞可根据身体的需要而脂肪化或失去脂肪。细胞脂肪化后可使血窦管腔变窄,甚至消失,从而促使造血组织减少。反之,若需要加强造血,内皮及外皮细胞又可失去脂肪,重新形成血窦,从而使造血组织增加。

在造血灶中心的巨噬细胞,不但能供应造血所需营养物质,还能诱导造血细胞的分化。但从解剖学的观点来看,造血索内的神经纤维与索内的特殊血细胞成分并无一定的关系。神经对造血的调节很可能是间接的,可能与影响血管的舒缩、改变血窦的大小及血流速度的快慢等有关。基质中黏多糖的变化也能影响血细胞的分化,如脾脏基质中性黏多糖较多,有利于向红细胞的分化;骨髓基质里的酸性黏多糖较多,有利于粒细胞系列的发育。巨噬细胞有分泌和摄取酸性黏多糖的特性,对造血也有一定的调节作用。

5. **骨髓血液屏障**　是指造血部位和血液循环之间的屏障。骨髓的血窦是成熟的血细胞进入血液循环的部位。目前已知,每天约有 2×10^{11} 个红细胞、1×10^{10} 个粒细胞和 4×10^{11} 个血小板通过屏障进入血液循环。屏障是双向的,不仅成熟的血细胞需要越过屏障进入血液循环,血液循环中的造血祖细胞进入造血部位也必须通过该屏障。骨髓血液屏障起着控制血细胞进出骨髓的作用。正常情况下,血窦壁的内皮细胞保持一定的完整性,但允许血细胞穿过窦壁内皮细胞而进入血窦。血细胞释放入血可能与下列因素有关:①细胞的成熟变形(才能穿过小孔);②造血实质的容积和(或)压力;③窦状隙的容积和(或)压力;④窦状隙血中的"诱导物(attractant)"浓度(即释放因子的浓度)。

(二)胸腺

胎儿后期及初生时,胸腺重10~15g。随着年龄的增长,胸腺继续发育,到青春期重30~40g。此后,胸腺逐渐退化,淋巴细胞减少,脂肪组织增多,老年时胸腺仅重15g。

胸腺可分成许多不完全分隔的小叶。小叶的周围部分称为皮质,中央部分称为髓质。皮质在网状细胞之间充满密集的淋巴细胞;最浅层的淋巴细胞较大,是较原始的淋巴细胞,中层为中等大小的淋巴细胞,深层为小淋巴细胞。从浅层到深层可见祖细胞增殖、分化成为T淋巴细胞的过程。髓质中则多数为上皮性网状细胞,少数为小淋巴细胞。胸腺除向周围淋巴器官输送T淋巴细胞外,还由上皮性网状细胞分泌胸腺素。胸腺素含多种成分,能使T淋巴细胞增殖和发育成熟。

(三)淋巴结

淋巴结的实质由淋巴组织和淋巴窦构成,周围部分的淋巴组织较致密,称为皮质,中央部分则较疏松,称为髓质。皮质的浅层有许多淋巴滤泡,滤泡的中央是 B 淋巴细胞增殖的部位，称为生发中心。生发中心对侵入的细菌、异物等反应显著，因此又称反应中心。皮质的深层是弥散的淋巴组织，主要由胸腺迁来的 T 淋巴细胞所构成，因此，称胸腺依赖区。在抗原的刺激下，T 淋巴细胞可以增殖，产生大量致敏的小淋巴细胞，经血流直接作用于抗原。髓质主要由髓索（淋巴索）和淋巴窦构成。髓索的主要成分是 B 淋巴细胞、浆细胞及巨噬细胞等。

（四）脾脏

脾脏具有造血、储血及免疫等多种功能。脾脏的切面大部分呈暗红色，称为红髓，其中散布着许多灰白色小结节，称为白髓。红髓由脾窦和脾索构成。白髓包括中央动脉周围淋巴鞘与脾小结。在中央动脉周围的是脾脏的胸腺依赖区，区内主要是 T 淋巴细胞，而脾小结就是脾内的淋巴小结，小结内有生发中心，主要是 B 淋巴细胞。

淋巴器官可分为中枢与周围两种。中枢的淋巴器官为胸腺与骨髓中的淋巴组织，是淋巴系定向祖细胞聚集的部位，并在此分化、增殖为未完全分化的淋巴细胞，向周围部位释放。淋巴细胞生成与抗原刺激无关。周围淋巴器官为淋巴结、脾脏及其他淋巴组织，是分化了的 T 和 B 淋巴细胞所在部位。

二、造血细胞

外周血液中存在着大量的血细胞，除淋巴细胞外，它们在血液中的寿命或停留的时间都不长。以人的红细胞为例，它在血液中的寿命约为120d。因此，在一个正常成年人中，每天有 10^{11} 个红细胞衰老凋亡；同样，有相近数量的粒细胞和血小板消失。造血组织是一个不断增殖的组织，是新生血细胞的来源。实验表明，一些在形态上可以识别的幼稚骨髓细胞，例如原始粒细胞至中幼粒细胞，原始红细胞至中幼红细胞等，它们在细胞分裂过程中逐渐成熟，不能保持其幼稚的性质。这些事实都支持了这样的假设，即在造血组织中存在着一类原始的造血干细胞，它们能自我更新或自我复制，并向各系细胞分化，从而维持机体正常的造血功能，不断地供应机体在生命活动中死亡或消失了的各种血细胞。

根据造血细胞的功能与形态特征，一般可以把血细胞的生成过程分为造血干细胞、造血祖细胞和成熟造血细胞的生长与成熟3个阶段（图17-1）。

（一）造血干细胞

在 20 世纪 60 年代初期 Till 和 McCulloch 发现将正常小鼠的骨髓细胞输注给受致死剂量 X 线照射的小鼠，经 8～10d 后，受体小鼠脾上生成了肉眼可见的，由骨髓红系、粒系、巨核系细胞或三者混合组成的脾结节，称为脾结节形成单位或脾集落形成单位（colony forming unit-spleen，CFU-S）。

应用染色体 C 带显示和单个脾结节移植技术证明了每人脾结节中的细胞都是起源于通过增殖与分化形成的单一细胞。这类生成脾结节的原始细胞称脾结节生成细胞，它在照射的受体小鼠内不仅具有重建髓系细胞的能力，同时，具有重建淋巴组织中 T、B 淋巴细胞的能力，因而，脾结节生成细胞具备了多能造血干细胞或淋巴-髓系干细胞的基本特性。脾结节生成细胞是一类最早被认识的造血干细胞，也是目前唯一能被检测的一类造血干细胞。然而，各个脾结节生成细胞的功能是不均一的。

造血干细胞的基本特性是细胞数量少，约占骨髓有核细胞总数的 0.5%；造血干细胞主要存在于造血组织中，也有少量循环于外周血；具有多向分化的能力，即在一定的环境条件下，造血干细胞具有向各系血细胞分化的能力；具有自我更新的能力，即经过一个细胞周期活动之后，可以产生两个与分裂前性质相同的造血干细胞。造血干细胞具有自我更新和多向分化这两个基本的特性是机体赖以维持正常造血的主要原因。造血干细胞还分为"长程（long term）"和"短程（short term）"。长程干细胞指更早期并具更长时间分裂潜能的干细胞，短程干细胞指较晚期并具较短寿命的干细胞。

造血干细胞是生成血细胞的原始细胞，它们在维持机体一生造血活动中起着重要的作用，然而，任何原因（包括外来有害因素）引起造血干细胞的变异，也将给健康带来严重的危害。研究造血干细胞增殖、分化与调控的目的在于最终澄清血细胞的生成机制，并为血液疾病的诊断、治疗提供科学的理论依据。

（二）造血祖细胞

造血干细胞在分化为形态上可以识别的幼稚血细胞之前，还经历了一个发育中间阶段，在这个阶段中的细胞已经失去了造血干细胞所特有的自我增殖的能力，同时也逐步限制了多向分化的能力，它们只能朝着有限的分化方向或一个分化方向，在调控因子的作用下，进行有限的细胞增殖活

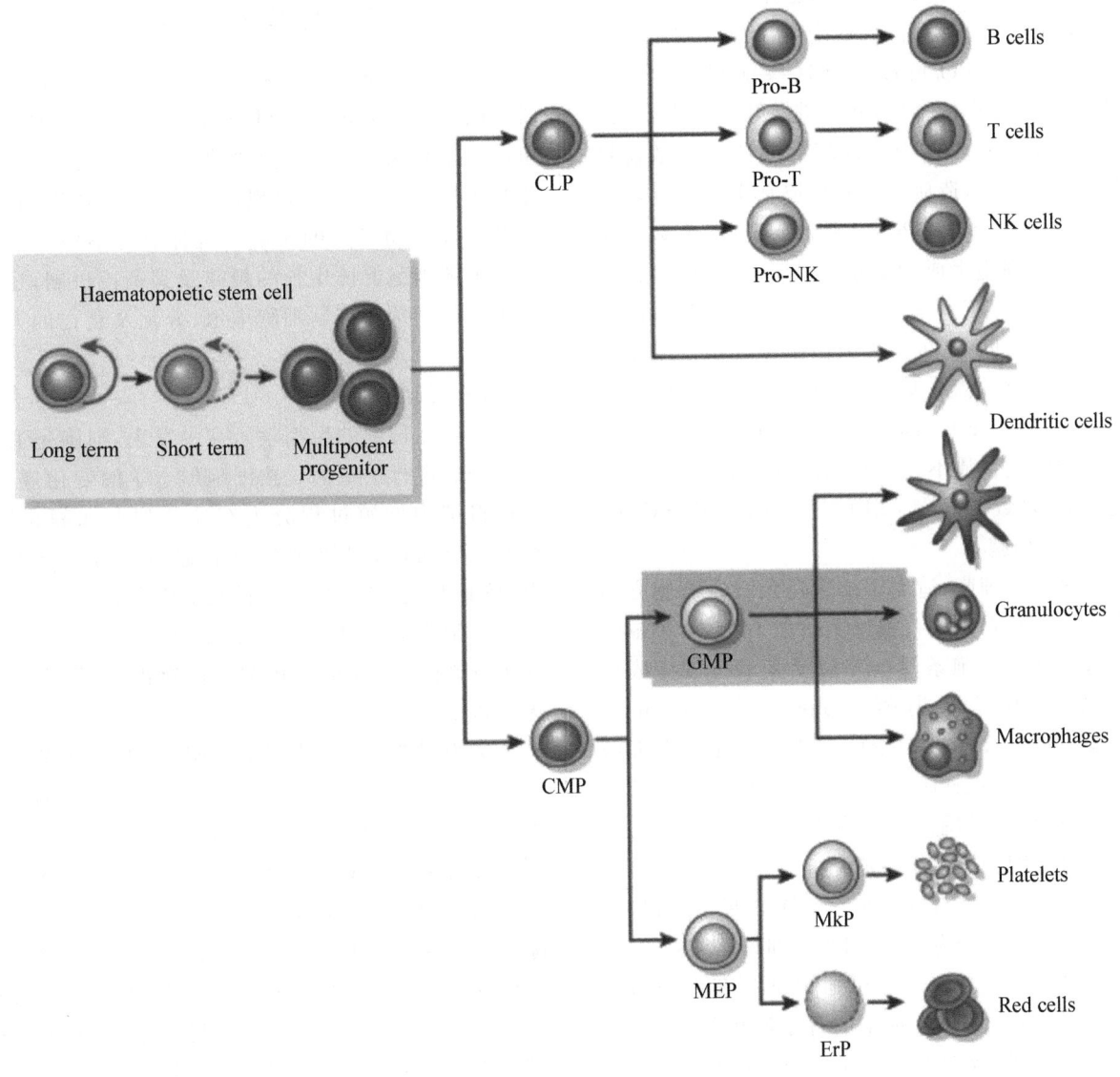

图 17-1 血细胞的生成过程

Haematopoietic stem cell. 造血干细胞；Long term. 长程；Short term. 短程；Multipotent progenitor. 多潜能祖细胞；CLP. 共同淋巴祖细胞；Pro-B. 前 B 细胞；Pro-T. 前 T 细胞；Pro-NK. 前自然杀伤细胞；B cells. B 细胞；T cells. T 细胞；NK cells. 自然杀伤细胞；Dendritic cells. 树突状细胞；CMP. 共同髓系祖细胞；Granulocytes. 粒细胞；Macrophages. 巨噬细胞；MEP. 巨核红系祖细胞；MkP. 巨核系祖细胞；ErP. 红系祖细胞；Platelets. 血小板；Red cells. 红细胞

动，并在这个过程中进一步发育、成熟。这种特定阶段的细胞称为祖细胞或前驱细胞。

粒-巨噬系祖细胞：动物和人的造血细胞在适当的集落刺激因子（colony stimulating factor, CSF）作用下，可以在体外琼脂或甲基纤维素培养体系中生成主要由粒系细胞、单核-巨噬细胞或两者混合组成的集落，称为粒-巨噬细胞集落生成单位（colony forming unit-culture, CFU-C 或 colony forming unit-granulocyte/macrophage, CFU-GM）。在上述体外培养条件下生成的集落也是起源于单一细胞，这种细胞就是粒-巨噬系祖细胞，它可进一步分化为粒系祖细胞（CFU-G）或巨噬系祖细胞（CFU-M）。

与 CFU-M 和 CFU-G 不同，在适当的体外培养条件下还可以生成由嗜酸粒细胞或嗜碱粒细胞组成的集落，它们分别起源于各自的祖细胞，即嗜酸粒系祖细胞（CFU-Eos）与嗜碱粒系祖细胞（CFU-Bas）。

红系祖细胞：造血干细胞在向红系方向分化的过程中，经历了一个受暴增型集落刺激因子（burstpromoting factor,BPF)与红细胞生成素(erythropoietin,EPO)作用的阶段,这个阶段中的细胞称为红系祖细胞。EPO可以影响这些细胞的增殖活动,刺激血红蛋白的合成,并推进向红系细胞分化。

应用血浆凝块作为体外培养或体内扩散盒培养中的支持物质,造血干细胞可以在上述培养环境和外源性或内源性EPO的刺激下,生成由数个至数十个红系细胞组成的集落(colony forming unit-erythroid,CFU-E)。提高培养体系中的EPO浓度和延长培养时间,则可以生成由更多红系细胞组成的大型或暴增型集落(burst forming unit-erythroid,BFU-E)。BFU-E和CFU-E是红系祖细胞群中两类性质不完全相同的细胞亚群,它们在分化中的大致顺序是:CFU-S→ BFU-E→CFU-E→网织红细胞。

巨核系祖细胞:造血干细胞在向巨核细胞方向分化中也存在着巨核系祖细胞阶段。例如,小鼠骨髓细胞在淋巴细胞条件培养液刺激下可以生成由巨核细胞组成的集落(colony forming unit-megakaryocyte,CFU-Meg)。而"巨核红系祖细胞(megakaryocyte-erythrocyte progenitor,MEP)"指巨核细胞和红系细胞的共同祖先。

(三)血细胞的生长与成熟

血细胞的生长与成熟是一个连续变化过程,各种血细胞大致可分为原始阶段、幼稚阶段(又分早、中、晚三期)和成熟阶段。造血祖细胞在不同的集落刺激因子作用下,分别生成各系原始细胞,经过数次有丝分裂,依次发育为早幼、中幼、晚幼细胞。晚幼细胞一般已失去分裂能力,继续发育为成熟细胞。在各系血细胞的发生过程中,其形态演变有以下共同的规律:①胞体由大变小,但巨核细胞则由小变大。②胞核由大变小,红细胞的核最后消失,粒细胞的核由圆形逐渐变成杆状乃至分叶,但巨核细胞的核由小变大、呈分叶状;核内染色质由细疏逐渐变粗密,核的着色由浅变深;核仁由明显渐至消失。③胞质由少变多,胞质嗜碱性逐渐变弱,但单核细胞和淋巴细胞仍保持嗜碱性,胞质内的特殊结构或成分从无到有并逐渐增多,如红细胞中的血红蛋白、粒细胞中的特殊颗粒等。④细胞分裂能力从有到无,但淋巴细胞仍保持很强的潜在分裂能力。

用骨髓涂片检查,分别观察红细胞、粒细胞、单核细胞和巨核细胞系各个阶段的形态结构特征,并分类计数,称骨髓象,是血液病诊断的重要依据。

三、细胞增殖动力学

细胞增殖动力学是指用时间和数量来表示所研究的细胞群体增殖、分化和凋亡的过程。细胞增殖动力学是从定量的角度来研究细胞群体增殖、分化与细胞衰亡的过程及规律,包括各种物理、化学以及各种药物对其的影响。这种研究不但有利于深入了解细胞群体生长的规律及其调控机制,还有助于找到干预和控制细胞增殖、分化及衰亡的方法与手段。

(一)细胞周期

人们在长期的生物学研究中发现,细胞是通过细胞分裂进行增殖的。按细胞形态学的变化规律,可以将细胞增殖过程分为有丝分裂期和静止期。在有丝分裂时,可以观察到细胞不同的形态学特点,按其变化的顺序分为前期、前中期、中期、后期、末期和胞质分裂期。在2次细胞分裂之间的阶段成为分裂间期,也称静止期。在静止期,细胞形态无明显变化。

细胞周期的概念是 Howard 与 Pelc 首先提出的,他们在研究中发现,细胞DNA合成期的细胞可以被^{32}P标记,而DNA合成前和合成后到分裂期之间各有一个间隙存在(图17-2)。后来将DNA合成前的间隙称为G_1期,而DNA合成后的一个间隙时间称为G_2期,将DNA合成期命名为S期,分裂期称为M期,从此明确了细胞周期包括G_1、S、G_2、M 4个时相(图17-3)。值得注意的是,细胞周期是指从细胞一次分裂结束后开始,到下一次分裂的终末所经历的整个过程。此过程中,细胞内进行着极其复杂而有序的生活代谢,其中细胞的DNA及其复制具有重要的生物学意义。除细胞周期的概念之外,细胞增殖动力学中还引用的一个概念,即细胞周期年龄,它是用于描述细胞在周期进程中所处的位置。在增殖细胞群体中,刚分裂生成的早G1细胞,其细胞周期年龄最小,而处于分裂末期的M期细胞,其细胞周期年龄最大。

1.G_1期 一般指细胞分裂完成,子细胞形成开始,到该细胞 DNA 的复制启动之间的间隙,又称为复制期或DNA合成前期。G_1期细胞DNA为二倍体含量,此期的主要功能是决定细胞是否进入DNA合成期,细胞内主要进行RNA和蛋白质的合成及DNA复制有关代谢的准备,包括脱氧核苷酸、胸苷激酶等。在G_1末期,细胞的中心体分离,为DNA复制作准备。G_1期一般是细胞周期最长

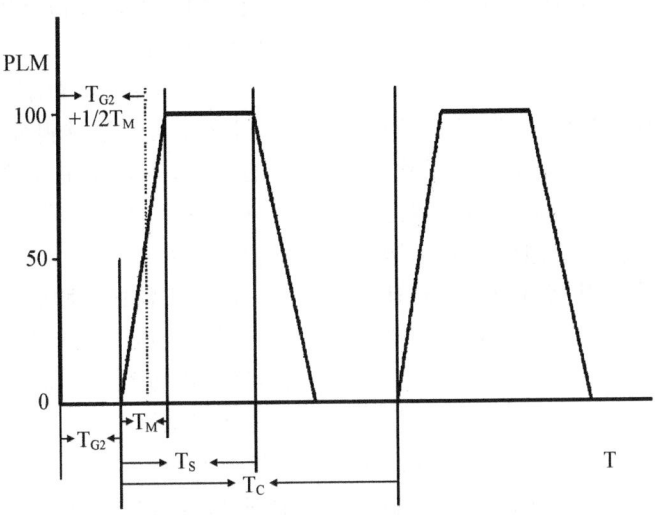

图 17-2 放射自显影技术测定细胞周期时间

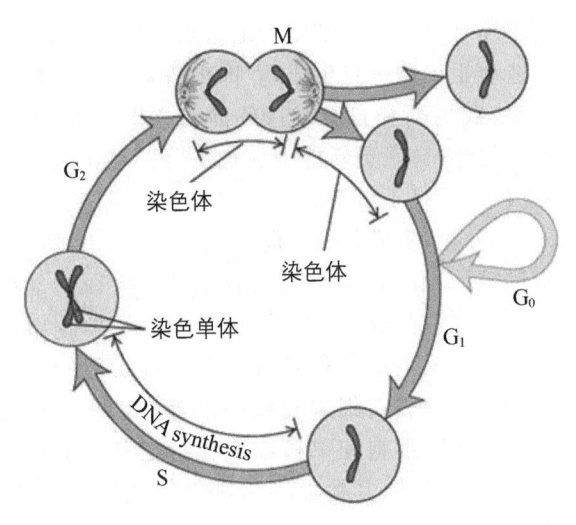

图 17-3 细胞周期

且变化范围最大的时相,可持续数小时、数十小时或数天,甚至数月之久。

2. S 期 为细胞 DNA 合成期。从细胞 DNA 复制启动开始,到 DNA 复制完成,细胞 DNA 倍增为止。S 期中,细胞 DNA 在半保留复制机制的指导下,进行精确的复制,保证了以后细胞分裂时两个子细胞遗传物质的平均分配和一致性。S 期以 DNA 合成为标志,DNA 含量从二倍体连续增加至四倍体。在此过程中细胞内急剧形成 DNA 聚合酶和四种脱氧核苷酸。同期 RNA 聚合酶也很活跃,DNA 的生物合成伴随进行,组蛋白和其他一些细胞内结构蛋白质等生物大分子也相应伴随合成,以保证细胞分裂时随遗传物质分配到两个子细胞所需。S 期时间一般相对恒定,一般为 6~8h。

3. G_2 期 为细胞 DNA 合成后期。指细胞 DNA 复制完成到细胞开始进入分裂期之间的间隙,此期细胞内 DNA 含量为四倍体。细胞虽然完成了 DNA 的倍增,但还不能立即进入分裂期。近年来研究表明,细胞 DNA 倍增完成之间,细胞内还进行着活跃的 RNA 和蛋白质合成。如果抑制这些代谢的进行,细胞就不能进入分裂期。在 G_2 期细胞还进行微管蛋白的合成和线粒体 DNA 的合成,并且为细胞分裂做能量准备,故其能量代谢与氧化磷酸化十分活跃,抑制这些代谢过程同样会阻止细胞进入分裂期。G_2 期时间变化较大,容易受到各种因素的影响。

4. M 期 为细胞分裂期。从细胞染色体凝集、核仁裂解及核膜消失开始,直至细胞完成分裂为止。整个 M 期过程中,细胞 DNA 含量始终为四倍体。细胞经过 M 期,一个母细胞分裂成两个新生的子细胞,细胞 DNA 含量由四倍体又变为二倍体。在 M 期,细胞内 RNA 合成停止,蛋白质合成也明显减少。M 期时间较为恒定,一般为 0.5~2h。

(二)细胞周期的调控

调控细胞周期的因素有多种,可分为细胞内因素和细胞外因素。

1. 细胞内因素 细胞内因素主要有 cAMP/cGMP、多胺、组蛋白、细胞膜糖脂及细胞周期基因和癌基因等。

(1)cAMP/cGMP:cAMP/cGMP 对细胞增殖起负调控作用。当细胞内 cAMP 含量增高时,细胞的增殖受抑,而 cAMP 含量降低时,细胞增殖加快,cGMP 的作用与 cAMP 正相反,对细胞增殖起正调控作用。

(2)多胺:细胞的多胺有亚精胺、腐胺和精胺。在细胞 DNA 的合成过程中,多胺起着重要的作用。多胺浓度降低时,细胞 DNA 合成启动与合成速度均受到明显的影响。恶性肿瘤细胞较正常细胞含有较高浓度的多胺,其中腐胺升高最明显。迅速生长的肿瘤表现为腐胺和亚精胺浓度升高,当肿瘤细胞生长受抑制时,细胞内多胺则迅速减少,其中以亚精胺减少更为显著。

(3)细胞膜糖脂:在正常细胞增殖接触抑制中起作用。肿瘤细胞的增殖失调,其中的一个机制就是由于细胞表面糖脂合成残缺不全而失去接触抑制。

(4)细胞周期基因与周期蛋白:细胞周期基因按周期时间顺序表达、消失,以调节细胞增殖。

(5)与细胞增殖有关的癌基因:包括 ras 基因、激酶类基因、生长因子类基因的 sis、myc 和 P53 基因等。其中 ras 基因表达时 GTP 酶的作用增强,对细胞增殖起一定的控制作用,细胞发生癌变时可以见到 ras 基因编码蛋白的 GTP 酶活性下降。激酶类癌基因可以编码特异性酪氨磷酸化蛋白质,起到调控细胞的增殖和分化的功能。生长因子类癌基因编码蛋白与一些生长因子相似,并能作用于生长因子受体,使细胞增殖。核内基因包括 myc、myb、fos、EL1ym 和 Ps2 等。它们的蛋白产物均分布于细胞核内,共同操纵细胞的增殖过程。

2. 细胞外因素　参与调控的细胞外因素主要有生长因子、抑素和激素等。

(1)生长因子:生长因子对体外培养的细胞可以起到促进细胞增殖的作用,主要有表皮生长因子、血小板衍生生长因子、成纤维细胞生长因子、成纤维细胞源生长因子、胰岛素样生长因子以及神经生长因子等。生长因子是细胞强有力的分裂促进因子,其生物学效应是通过位于细胞膜上的生长因子受体而完成的。

(2)抑素:主要有表皮细胞抑素、血细胞抑素和肝细胞抑素。这是一组无种族特异性,但有组织特异性的生理性的酶类、蛋白质或者与糖结合的水溶性复合体。抑素作用于靶细胞,使其阻于细胞周期的某一时相,当抑素作用消失后,细胞增殖得以恢复。其中血细胞抑素包括红细胞抑素、中性粒细胞抑素、淋巴细胞抑素、单核细胞抑素、血小板抑素和干细胞抑素等,它们分别特异性地抑制该系血细胞的增殖和分化。

(3)激素:激素对细胞的增殖亦起到明显的影响,性激素可以通过刺激靶细胞器官而增加细胞分裂的速度,当其作用异常增加,则可导致肿瘤的发生,如子宫内膜癌和乳腺癌的发生与体内雌激素过度积累有关。

(三)正常血细胞的增殖动力学

正常人体内的血细胞起源于骨髓的多能干细胞,这种细胞经过多次不断地增殖和分裂,生成各类造血祖细胞。干细胞占体内血细胞极少数,正常情况下 99.5% 以上的干细胞处于静止期(G_0 期)。干细胞的增殖是一种不对称性有丝分裂,也就是说一个干细胞进行分裂所产生的两个子代细胞,其中一个立即向下分化为早期的造血祖细胞,而另一个细胞保持了干细胞的全部特征不变,这样就保证了骨髓不断补充外周血细胞干细胞则维持相对平衡。

造血祖细胞一旦生成,立即出现对称性有丝分裂,其自我更新和自我维持的能力立即下降,细胞愈是分化,其自我更新能力愈加下降。在正常情况下,这种过程是不可逆的。早期的造血祖细胞不断地增殖、分化,生成各系定向祖细胞,定向祖细胞进一步增殖、分化,产生大量的各系列各阶段的幼稚血细胞。它们在最后阶段停止了细胞分裂,但继续分化成熟直至生成各种具有正常生理功能的成熟细胞,如红细胞、白细胞和血小板等。最终生成的血细胞除淋巴细胞和单核细胞在特定刺激下可以恢复细胞分裂外,其他血细胞则都不能进行分裂。整个造血过程中的细胞增殖和分化是同步进行的,并处于动态的稳定平衡状态,以保持细胞的生成率、释放率和转运率都是均等的,因而血细胞总数保持相对恒定。

四、造血细胞的凋亡

造血干细胞的自我更新和增殖、分化是血细胞生成的主导方面,与此相对应的造血细胞凋亡则在造血调控过程中起着重要的平衡作用。造血细胞凋亡的调节应该是整个造血调控的主要组成部分。细胞凋亡是基因调控的主动过程,包括从信息传导、基因表达到形态改变等多个环节,其整个过程在不同类型的细胞中具有共性。造血干细胞和其他组织的干细胞具有截然不同的生物学特性,它具有自我更新和向各系分化的能力,其增殖、分化和凋亡依赖于与造血微环境的相互作用和造血生长因子(HGF)调节,因此,造血干细胞的性能决定了造血细胞凋亡具有不同于其他细胞凋亡的特点。造血细胞的凋亡不同于分化、成熟和衰老,而是指早期造血细胞在负调控因素下的凋亡。与造血胞的增殖、分化一样,造血细胞凋亡受造血调控因子(包括正、负调控因子)、细胞表面分子、细胞外基质(ECM)分子等因素的调节。上述因素通过不同的方式调节造血细胞的凋亡。

造血生成过程是研究体内细胞增殖、分化最好的模型。造血干细胞在体内正常骨髓中多处于静止期,并不经常分裂。从造血干细胞到造血祖细胞及成熟细胞的增殖、分化、凋亡的调控,在很大程度上是由于多种造血调控因子通过多种形式的相互作用。根据对造血干/祖细胞的作用不同,大致可将 HGF 分为以下两大类。一类为造血细胞增殖分化刺激因子。该类因子在刺激细胞增殖、分化和成熟的过程中具有十分重要的作用。另一类为造血细胞存活因子。他们本身并无各系的刺激活性,但与增殖分化刺激因子具有协同作用,这类因子参与造血细胞存活的维持,他们的缺乏可导致造血细胞的凋亡。但对于某一系造血细胞而言,有些因子可具有上述两类作用。

HGF 对造血细胞的增殖刺激作用和对凋亡的抑制作用可能通过不同的信号转导通路。IL-3 和 GM-CSF 均通过细胞膜上特异性受体起作用,激活 IL-3/GM-CSF 受体的信号转导系统,导致细胞 DNA 合成增加,并且抑制细胞凋亡。但利用分子生物学技术使 GM-CSF 受体在 C 端丢失,可使细胞的 DNA 合成下降,并且丧失了 GM-CSF 抑制细胞凋亡的特性。在 GM-CSF 存在的条件下,尽管细胞有短暂的增殖反应,但细胞仍最终通过凋亡而死亡。如果激活 Ras 蛋白表达则可弥补上述突变性受体的信号转导缺陷,而且可使细胞在 GM-CSF 存在的条件下长期增殖。这些结果表明,激活细胞增殖和抑制细胞凋亡是通过不同的信号转导通路而发挥作用的。

维持造血生成过程的前提是造血干细胞的存活,维持造血干细胞的存活离不开 HGF,并且需要多种造血调控因子的联合作用。许多前期工作阐明了 HGF 能支持高增殖潜能集落形成单位(HPP-CFU)、CFU-S 存活和持续增殖。利用 CFU-S 和体外造血干/祖细胞培养方法,检测了不同 HGF 的组合对造血细胞的作用。结果表明 G-CSF、IL-3、IL-4 单独在体外可支持 CFU-S 出现,IL-3 和 G-CSF 的作用可通过加入其抗体而中和;IL-3 和 G-CSF、IL-3 和 IL-12、IL-3 和 GM-CSF、IL-4 和 IL-6 合用能增加 CFU-S 的数量;IL-3 或 IL-4 单独可以支持造血干细胞的原始特性;IL-3、GM-CSF、IL-6 组合和 IL-6、IL-4 能增加 CFU-S 数量 10 倍以上。上述结果表明,一些生长因子的联合应用会增加 CFU-S 的数量并维持造血干细胞的性质。另外,利用胎肝造血的试验模型观察了 EPO、IL-3 和 SCF 在造血细胞死亡过程中的作用,首先利用集落培养和血红蛋白生成的方法,观察了这些因子对造血生成的作用。EPO 在 CFU-E 及血红蛋白的生成过程中是必需的,IL-3 是使 BFU-E 形成集落增大所必需的协同因子。干细胞因子(SCF)单独刺激胎肝造血细胞只产生极少和极小的集落,但 IL-3 和 EPO 合用,则对集落形成的数量和大小产生戏剧性效果。

第二节　实验诊断

骨髓增殖性疾病(MPD)是一类干细胞克隆性疾病。其特点为具有"有效"的造血,一系或者多系的髓系细胞明显增殖。临床实验发现有血细胞质和量的异常,可见肝脾大、出血倾向和血栓形成等表现。

一、慢性粒细胞白血病

慢性粒细胞白血病(CML)是一种起源于多能干细胞的恶性克隆增殖性疾病,是国人较多发的慢性白血病。

(一)临床诊断标准

1. 国内诊断及分期标准

(1)慢性期(CP)

1)临床表现:无症状;或有低热、乏力、多汗、体重减轻等症状。

2)血象:白细胞数增高,主要为中性中、晚幼和杆状粒细胞,原始细胞(Ⅰ型+Ⅱ型)<10%,嗜酸粒细胞和嗜碱粒细胞增多,可有少量有核红细胞。

3)骨髓象:增生明显至极度活跃,以粒系增生为主,中、晚幼粒细胞和杆状核粒细胞增多。原始细胞(Ⅰ型+Ⅱ型)<10%。

4)有 Ph 染色体。

(2)加速期(AP):具有下列之二者,考虑为本期。

1)不明原因的发热、贫血、出血加重和(或)骨骼疼痛。

2)脾脏进行性肿大。

3)非药物引起的血小板进行性降低或增高。

4)原始细胞(Ⅰ型+Ⅱ型)在血和(或)骨髓中>10%。

5)外周血嗜碱粒细胞>20%。

6)骨髓中有显著的胶原纤维增生。

7)出现 Ph 以外的其他染色体异常。

8)对传统的抗 CML 药物治疗无效。

(3)急变期(BP):具有下列之一者可诊断为本期。

1)原始细胞(Ⅰ型+Ⅱ型),或原淋巴细胞+幼淋巴细胞,或原单+幼单在外周血或骨髓中>20%。

2)外周血中原始细胞+早幼粒细胞>30%。

3)骨髓中原始粒细胞+早幼粒细胞>50%。

4)有髓外浸润。

此期临床症状、体征比加速期更加恶化,CFU-GM 培养呈小簇生长或不生长。

2. WHO 诊断分期标准

(1)慢性期(CML-CP)如上所述。

(2)加速期(CMI-AP)具有下列之一或以上者:

1)外周血白细胞和(或)骨髓中有核细胞中原始细胞占 10%~19%。

2)外周血嗜碱细胞≥20%。

3)与治疗无关的持续性血小板减少(<100×10^9/L)或治疗无效的持续性血小板数增高(>1000×10^9/L)。

4)治疗无效的进行性白细胞数增加和脾大。

5)细胞遗传学示有克隆演变。

6)病态巨核细胞伴有网硬蛋白或胶原蛋白增加和(或)有重度病态粒系细胞应考虑为 CML-AP。

(3)急变期(CMI-BP):具有以下之一或以上者为本期:

1)外周血白细胞或骨髓有核细胞中原始细胞占≥20%。约 70%的患者为急髓变,可以是中性粒细胞、嗜酸粒细胞、嗜碱粒细胞、单核细胞、红细胞或巨核细胞的原始细胞。有 20%~30%为急淋变。

2)髓外浸润:常见部位是皮肤、淋巴结、脾、骨骼或中枢神经系统。

3)骨髓活检示原始细胞大量聚集或成簇。如果原始细胞明显地呈局灶性聚集于骨髓,即使其余部位的骨髓活检示为慢性期,仍可诊断为 BP。

3. 细胞与免疫化学、染色体与基因表达

(1)组化/免疫分型:CML-CP 时中性粒细胞的碱性磷酸酶染色明显减弱。CML-BP 时髓过氧化酶可增强、减弱或消失。CML-CP 时的免疫表型为髓系的弱表达,如 CD15$^+$,HLA-DR$^+$。CML-BP 时则有各种髓系和(或)淋系的抗原表达。

(2)细胞遗传学:90%~95%CML 具有典型的 t(9;22)(q34;q11)异常核型,即 Ph 染色体。也可有涉及第三条或第四条染色体所形成的复杂易位。80%的患者在疾病进展时发生克隆演变,出现 Ph 以外的染色体异常。常见的附加染色体异常有+8,双 Ph,i(17q),-Y 等。

(3)基因诊断:可用 FISH、RT-PCR 或 Southern blot 技术证明骨髓细胞存在 BCR/ABL 融合基因。由于 BCR 断裂点的不同,可形成不同的 BCR/ABL 编码蛋白,分别是 P210、P190、P230。与 Ph 染色体一样,BCR/ABL 融合基因是与其他慢性骨髓增殖性疾病鉴别的重要依据。

(二)鉴别诊断策略

主要与类白血病反应和骨髓增生异常综合征/骨髓增殖性肿瘤(MDS/MPN)做鉴别。

1. 类白血病反应是机体在感染、结核病、休克、晚期肿瘤或应激时反应性白细胞增高,有明确的病因。血象中红细胞、血红蛋白和血小板一般正常,白细胞增高很少超过 $50×10^9$/L,外周血出现幼稚粒细胞,成熟中性粒细胞胞质中出现中毒性颗粒和空泡,骨髓象除了有增生、核左移及中毒性改变外,没有白血病细胞的形态畸形,成熟中性粒细胞碱性磷酸酶明显增高。没有染色体异常和 BCR/ABL 融合基因。

2. 慢性中性粒细胞白血病(CNL)是少见的慢性白血病,多在 60 岁以上发病。骨髓和内脏器官有明显的中性粒细胞浸润,血象中粒细胞均为成熟型,没有嗜酸粒细胞和嗜碱粒细胞增多。骨髓粒系主要为中性成熟粒细胞极度增生,原始粒细胞和早幼粒细胞比例不高。没有染色体异常和 BCR/ABL 融合基因。

3. 慢性粒-单核细胞白血病(CMML)原属于 MDS 的一个亚型,现按 WHO 分类归属于 MDS/MPN 亚型。临床有轻度贫血、血小板减少和常有脾大。外周血白细胞持续增高,且主要是成熟单核细胞增高,绝对数为 $1.0×10^9/L$ 以上。骨髓中单核细胞比例没有外周血高。多数有不同程度的病态造血。

(三)治疗原则

针对 CML 发病机制中 BCR/ABL 融合基因过度产生酪氨酸激酶而设计的酪氨酸激酶抑制药伊马替尼治疗方案取得成功,分子靶向治疗被国际公认为一线治疗。以干扰素为基础的治疗是国人之首选。慢性期的口服化疗和加速/急变期的联合化疗是常规治疗。异基因造血干细胞移植是治愈本病的唯一方法。

CML 中位生存期 3~5 年,急变后自然生存一般不超过半年。巨脾、白细胞数过高、血小板数过高或低于正常,附加染色体异常均为预后不良因素。CML 有特异的遗传学和分子学标志,所以对 CML 的疗效判断除临床与血象/骨髓象外,现今国际上将遗传学和分子学效应纳入疗效评估中。循证医学结果证明,患者如能获得持续性的完全遗传学缓解和 BCR/ABL 水平较治疗前下降≥3.0log 以上,生存率明显高于未达此标准者。目前通用 NCCN(美国肿瘤综合网)疗效标准:

1. 血液学缓解

(1)完全血液学缓解

①外周血细胞数完全正常,白细胞数<$10×10^9/L$。

②血小板数<$450×10^9/L$。

③外周血无幼稚细胞如原粒、早幼粒细胞和中幼粒细胞。

④无症状及阳性体征,脾不可触及。

(2)部分血液学缓解:基本同完全血液学缓解,但:外周血有不成熟细胞;或血小板数较治疗前下降 50% 以上,但仍>$450×10^9/L$;或脾较治疗前缩小 50% 以上,但仍持续性肿大。

2. 遗传学缓解(至少检测 20 个中期分裂相)

(1)完全遗传学缓解:未见骨髓 Ph 染色体。

(2)部分遗传学缓解:Ph 染色体占 1%~34%。

(3)微遗传学缓解:Ph 染色体达 35%~90%。

3. 分子效应 ①"完全":定量 PCR 未测出 BCR/ABL mRNA。②主要:定量 PCR≤0.10(或较治疗前下降≥3.0log)。

二、骨髓纤维化

原发性骨髓纤维化(IMF)是一种结缔组织无明显原因进行性增生而取代正常骨髓造血组织的骨髓增殖性疾病。临床特点为多数起病缓慢,脾脏常明显增大,外周血中出现幼稚红细胞和幼稚粒细胞,骨髓穿刺常有干抽和骨髓增生低下。同义名有骨髓硬化症、原因不明的髓外化生等多种,Mettier 及 Rusk 于 1938 年称之为"骨髓纤维化"。Heuck 于 1879 年首先阐述本病,我国于 1962 年周钟洁等最先报道第一例"骨髓纤维化",目前国内文献多沿用"原发性骨髓纤维化"这一名称来描述本病。

(一)临床诊断标准

国内诊断标准如下:①脾明显肿大;②外周血象出现幼稚粒细胞和(或)幼稚红细胞,有数量不一的泪滴状红细胞,病程中可有红细胞、白细胞及血小板的增多或减少;③骨髓穿刺多次"干抽"或呈增生低下;④脾、肝、淋巴结病理检查示有造血灶;⑤骨髓活检病理切片显示纤维组织明显增生。诊断 IMF 须具备第 5 项再加其余 4 项中任何 2 项,并能除外继发性骨髓纤维化。

(二)鉴别诊断策略

1. **慢性粒细胞白血病** 两者均可有巨脾、巨核细胞计数增高,周围血出现中幼粒、晚幼粒等粒细胞增生表现。两者鉴别见表 17-1。

2. **骨髓转移癌** 常伴幼红、幼粒细胞血象,可有贫血,一般病程短,脾大较轻。骨髓中可找到癌细胞。部分患者可找到原发灶。有时癌症转移后可产生继发性骨纤,但纤维化往往较局限。

3. **低增生性急性白血病** 外周血可出现幼稚细胞,可伴全血细胞减少,骨髓增生减低。但通常起病较急,肝脾大不显著,骨髓穿刺和活检可发现大量幼稚细胞。

4. **再生障碍性贫血** 原发性骨髓纤维化晚期发生全血细胞减少时需和再生障碍性贫血鉴别。后者脾不肿大,血中无幼粒、幼红细胞,且骨髓活检结果与骨纤明显不同,再生障碍性贫血有时骨髓可呈增生状态,但绝无纤维组织和巨核细胞增生。

(三)治疗原则

主要是改善贫血及巨脾引起的压迫症状,针对并发症的治疗。无症状病情稳定者可定期观察。

表 17-1 原发性骨髓纤维化与慢性粒细胞白血病的鉴别

	原发性骨髓纤维化	慢性粒细胞白血病
发病年龄	50—60 岁多见	20—40 岁多见
白细胞计数及分类	白细胞计数一般在 $(10\sim30)\times10^9$/L，很少＞50×10^9/L，70%左右患者分类中有中幼粒及晚幼粒细胞	常在 100×10^9/L 以上，几乎全部患者分类中均有中幼粒及晚幼粒细胞
血中有核红细胞	70%患者出现且数量较多	数量少或无
中性粒细胞碱性磷酸酶	增高或正常，少数降低	减少或消失
血清维生素 B_{12}	正常或偏高	明显增高
骨髓穿刺	易"干抽"	无
骨髓涂片	有核细胞增生一般低下或正常	有核细胞显著增生，以中晚粒占多
骨髓活检病理检查	造血组织由纤维组织及骨质增生代替，巨核细胞增多	各系列细胞尤以中、晚粒细胞显著增生
染色体检测	约 41%病人有 C 组 3 倍体，Ph 染色体阴性	约 90%患者 Ph 阳性
脾脏病理	呈髓外造血	以幼粒细胞增生为主

三、真性红细胞增多症

真性红细胞增多症(polycythemia vera,PV)是一种克隆性的以红系细胞异常增殖为主的慢性骨髓增殖性疾病。临床特征为皮肤黏膜红紫、脾大和血管及神经系统症状。血液学特征为红细胞和全血容量增多，血黏滞度增高，常伴有外周血白细胞和血小板轻至中度增多。

(一)临床诊断标准

根据红细胞持续增多、全血细胞增多、脾肿大 3 项，并能排除继发性红细胞增多症，可确定诊断。早期临床表现不典型者不易确诊。1968 年国际真性红细胞增多症研究组(PVSG)制定的真性红细胞诊断标准简便易行，被广泛采用(表 17-2)。

Pearson ＆ Messinezy(1996)诊断标准中结合一些新技术新方法，对诊断 PV 极为有用。如 A1＋A2＋A3 或 A4 可诊断 PV，A1＋A2＋B 项中任意 2 项可诊断 PV。如表 17-3 所示。

表 17-2 经典真性红细胞增多症诊断标准(PVSG)

A 类	B 类
(1)红细胞容积 男性≥36ml/kg；女性≥32ml/kg (2)动脉 O_2 饱和度正常，≥92% (3)脾大	血小板增多 血小板计数＞400×10^9/L 白细胞增多，＞12×10^9/L(无发热或感染) 中性粒细胞碱性磷酸酶积分＞100 (无发热或感染) 血清维生素 B_{12}＞900pg/ml 或未饱和维生素 B_{12} 结合力增高，＞1 628pmol/L (＞2 200pg/ml)

符合上述标准中 A1＋A2＋A3，或 A1＋A2＋B 组条件中任意 2 条，可作出诊断

表 17-3 Pearson ＆ Messinezy 关于真性红细胞增多症诊断标准

A 类	B 类
A1.红细胞容积增高(大于正常平均值的 25%)	B1.血小板增多，＞400×10^9/L
A2.无继发性红细胞增多症	B2.中性粒细胞增多，＞10×10^9/L
A3.可触及的脾大	B3.核素或超声波发现脾大
A4.有克隆性标志(如染色体核型异常)	B4.特征性的 BFU-E 生长或血清 EPO 水平降低

国内诊断标准如下:①临床有多血症表现、脾大;②男性血红蛋白＞180g/L,红细胞计数＞6.5×10^{12}/L;③红细胞容积:男性＞39ml/kg,女性＞27ml/kg;④血细胞比容男性≥0.54,女性≥0.50,白细胞计数＞11.0×10^9/L,血小板计数＞300×10^9/L,中性粒细胞碱性磷酸酶积分＞100,骨髓三系增生尤以红系增生显著;⑤除外相对和继发性红细胞增多症。

凡符合上述条件中①、②、③项,并除外继发性红细胞增多症者,可诊断为真性红细胞增多症。若无条件测定红细胞容量,则需具备①、②、④、⑤项条件方可诊断为真性红细胞增多症。

由于红细胞容积(red cell mass,RCM)与全身肌肉容积而非总体重密切相关,因此检测RCM用ml/kg体重来表示对肥胖个体来说显然偏低,由此易造成漏诊。1995年国际血液学标准化委员会放射性核素专门委员会提出了正常平均RCM计算公式如下。

男性:正常平均 RCM = (1 486×S)－825ml

女性:正常平均 RCM = (1.06×年龄)＋(822×S)

S:体表面积

体表面积＝体重(kg)×0.425×身高(cm)×0.725×0.007 184

研究表明,98%的男性和99%的女性的RCM平均正常在±25%范围内,因此,Pearson 等(1996)建议用大于正常平均RCM的25%来取代PVSG标准中的A1。

(二)鉴别诊断策略

1. PV:需要与继发性红细胞增多症和相对性红细胞增多症相鉴别(表17-4)。继发性红细胞增多症见于下列情况:①组织缺氧引起红细胞生成素增加,如有右至左分流的先天性心脏病、慢性肺部疾病、高铁血红蛋白血症等;②红细胞生成素或红细胞生成素样物质异常增多引起红细胞增多症,各种肿瘤如肾母细胞瘤、肾上腺样瘤、肝癌、肺癌、子宫平滑肌瘤等,也见于肾囊肿、肾盂积水、肾动脉狭窄等疾病。

相对性红细胞增多症是因血浆容量减少、血液浓缩而致的单位血液中红细胞浓度的增加,而红细胞总量并不增加,常见于严重脱水、大面积烧伤、慢性肾上腺功能减退等。部分肥胖、高血压、长期吸烟或精神紧张的患者可出现红细胞增多,称为应激性红细胞增多症或Gaisbock综合征,也属相对性红细胞增多症。

2. 本病尚需与其他骨髓增殖性疾病鉴别(表17-5)。

(三)治疗原则

要使红细胞总量及总血容量接近或恢复正常,病情缓解,达到此目的最快、最直接的方法是静脉放血,亦可用放射性磷治疗。维持治疗包括口服化疗药及生物治疗。平时根据病情对症及减少并发症的治疗。

表17-4 3种红细胞增多症的鉴别要点

	真性红细胞增多症	继发性红细胞增多症	假性红细胞增多症
红细胞容积	增加	增加	正常
全血容量	增加	正常或增加	减少
血浆容量	正常或下降	正常或下降	减少
动脉血氧饱和度	正常	减低或正常	正常
白细胞增多	有	无	无
血小板增多	有	无	无
脾大	有	无	无
骨髓象	全血细胞增生	红系增生	正常
粒细胞碱性磷酸酶	增高	正常	正常
血清维生素 B_{12}	增高	正常	正常
红细胞生成素	减低或正常	增加	正常
内源性CFU-E生长	有	无	无

表 17-5 4种骨髓增殖性疾病鉴别

	真性红细胞增多症	慢性粒细胞白血病	原发性骨髓纤维化	原发性血小板增多症
临床表现	多血症,脾大	贫血,脾大(可有巨脾)	贫血,肝脾大(可有巨脾)	出血,血栓,脾大
血象	三系均增多,以红系为著	细胞增多为主,并有中幼粒、晚幼粒及嗜酸、嗜碱粒细胞增多。红细胞数正常或减少。血小板数正常或轻度增多	红细胞数减少。粒细胞数正常或轻度增高。可见幼稚粒细胞、泪滴状红细胞及有核红细胞,血小板数正常、轻度增多(早期)或减少(晚期)	血小板数显著增高>$1000×10^9/L$。红细胞数正常。白细胞轻度增多
骨髓象	增生活跃或明显活跃,三系均增生,但以红系增生为主	增生明显至极度活跃。以粒系增生为主,中幼粒、晚幼粒及嗜酸、嗜碱粒细胞增多	骨髓"干抽",增生低下,胶原纤维或网状纤维增多	增生活跃。巨核细胞明显增多并有原始、幼稚巨核细胞出现
红细胞容量	增高	减少或正常	减少或正常	正常
粒细胞碱性磷酸酶	增高	减少	增高	正常或增高
染色体	正常或非特异性异常	Ph(+)或BCR/ABL(+)	正常或非特异性异常	正常或非特异性异常

四、原发性血小板增多症

原发性血小板增多症(essential thrombocythemia,ET)是骨髓增殖性疾病中的一种类型。其特征为外周血中血小板明显增多,且功能异常;骨髓中巨核细胞过度增殖,临床有自发出血倾向和(或)血栓形成;约半数患者有脾大。由于本病确切病因尚不清楚,又常有反复出血及血栓形成,故又称原发性出血性血小板增多症或血栓性出血性血小板增多症。

(一)临床诊断标准

原因不明的血小板持续性增多(>$600×10^9/L$),骨髓中巨核细胞显著增加,并有大量血小板形成,结合脾大、出血或血栓形成等表现应考虑本病的诊断。但需与继发性血小板增多症及其他骨髓增殖性疾病相鉴别。

1994年Tefferi等在真性红细胞增多症研究组提出的原发性血小板增多症的诊断标准如下:①血小板计数>$600×10^9/L$;②无反应性血小板增多症情况;③正常的铁储存;④正常的红细胞容积;⑤无Ph染色体;⑥骨髓无胶原纤维增生或在无脾大及外周血中幼稚粒、红细胞情况下骨髓活检病理切片纤维组织增生<1/3。

国内诊断标准如下:①临床上可有出血、脾脏肿大、血栓形成引起的症状和体征;②血小板计数>$1000×10^9/L$;血片中血小板成堆,有巨大血小板;③骨髓增生活跃或以上,或巨核细胞增多、体积大、胞质丰富;④白细胞计数中性粒细胞增加;⑤血小板肾上腺素和胶原的聚集反应可减低。

凡临床符合,血小板>$1000×10^9/L$,可除外其他骨髓增殖性疾病和继发性血小板增多症者,即可诊断为原发性血小板增多症。

(二)鉴别诊断策略

1. 与继发性血小板增多症的鉴别(表17-6)。
2. 其他骨髓增殖性疾病:真性红细胞增多症、慢性粒细胞白血病及骨髓纤维化等骨髓增殖性疾病,皆可伴有血小板增多,但真性红细胞增多症以红细胞增多为突出表现。慢性粒细胞白血病以粒细胞系增生为主,血中白细胞显著增多,出现幼稚粒细胞,中性粒细胞NAP积分明显降低,骨髓象亦以粒细胞系增生为主,染色体检查可见到Ph染色体,外周血白细胞分类嗜碱粒细胞不同程度增高。骨髓纤维化的患者外周血中有幼稚粒、红细胞,红细胞大小不等及易见泪滴样红细胞增多,骨髓大多干抽,骨髓活检有纤维化的表现。

(三)治疗原则

若无症状可以随诊观察。维持治疗包括口服化疗药及生物治疗。血小板数量显著增多伴出血和血栓形成时,采用单采血小板清除术。可使用抗血小板药,以预防血栓形成。

表 17-6　原发性与继发性血小板增多症的鉴别要点

	原发性	继发性
病因	不明	继发于某种病理、生理因素
病期	持续性	常为暂时性
血小板计数	常 $>1000\times10^9/L$	一般 $<1000\times10^9/L$
血小板生存时间	正常或轻度缩短	一般正常
血小板形态和功能	常不正常	一般正常
骨髓巨核细胞	显著增多，并可见幼巨核细胞	轻度增多
脾大	常有	常无
白细胞计数	常增多	一般正常
血栓和出血	常见	少见

第三节　检测技术

通过体外实验，如细胞培养、流式细胞术和分子生物学等方法可检测到造血干/祖细胞及其相关调控因素，并用于临床造血疾病的诊断、治疗的研究。

一、造血细胞培养

体外造血干/祖细胞培养包括 CFU-GM、BFU-E、CFU-E、CFU-MK 及 CFU-L 等培养，可检测其在骨髓、血液和脐血中的数量及生物活性，同时也可应用于体外造血干/祖细胞类型、特性及生理意义的实验研究，在造血系统疾病的发生机制、诊断、疗效、预后判断及治疗药物的选择等方面具有十分重要的意义。通过这些造血细胞体外克隆形成，为临床造血系统疾病如再生障碍性贫血、白血病和骨髓增生异常综合征（MDS）等的发生、诊断、疗效观察提供了造血干/祖细胞水平的依据。

(一) 原理和方法

1. 造血干细胞（HSC）培养

（1）基质依赖 HSC 长期培养（Dexter 培养法）：将造血前体细胞置于成纤维细胞、巨噬细胞、内皮细胞及网状细胞形成的基质层内，在基质细胞支持下不断分化为各种定向干细胞，进入培养上清液。其特点是模拟体内造血微环境，保持 HSC 的体内造血重建功能，并可体外传代，最长维持时间 10～15 周。

（2）基质可溶性因子依赖 HSC 长期培养：将造血干细胞与基质细胞层用 $0.4\mu m$ 孔径微孔滤膜隔开，阻断了两者借助于接触黏附所进行的调控，而只允许可溶性因子通过。HSC 仍然可以维持增生 8 周以上，且粒-巨噬祖细胞分化十分活跃。

（3）细胞因子依赖 HSC 长期培养：在不含基质的培养体系中不断加入外源性细胞因子以维持 HSC 的长期增生分化，由于没有基质细胞，避免了基质细胞通过细胞结合和分泌细胞因子对 HSC 的影响，培养条件易于控制，产量稳定，但细胞因子代价昂贵。

2. 造血祖细胞培养　造血祖细胞的体外扩增采用类似 HSC 培养技术，收集和分离少量的骨髓、外周血或脐带血中的造血干/祖细胞，在选定的支持介质上，采用 SCF、CSF 和 IL 等组合培养液进行有目的的体外扩增，产生 CFU。每一 CFU 可视为由单一祖细胞增殖分化而来，CFU 的产生可反映造血祖细胞数量及分化增殖能力。

（1）造血生长因子（haematopoietic growth factor，HGF）：主要有 SCF、GM-CSF、M-CSF、EPO、TPO 等。由于这些生长因子昂贵，所以国内有些实验室还采取造血条件培养液。如胎肝培养液、植物血凝素（PHA）刺激的白细胞条件培养液（PHA-LCM）、胎盘条件培养液和人肺条件培养液等。这些条件培养液中含有一定量的与造血有关的刺激因子。根据对造血细胞不同的作用阶段将其分为：①特异性细胞因子：大多作用于分化后期，包括 EPO、TPO、M-CSF、G-CSF 和 IL-5；②无系特异性细胞因子：作用于分化状态的 HSC，包括 IL-3、GM-CSF 和 IL-4，其功能主要维持处于 G_0 期之外所有 HSC 的生存、增生；③G_0 期作用细胞因子：包括 IL-1、IL-3、IL-6、IL-11、IL-12、G-CSF、LIF 和 SCF，维持早期 HSC 的存活或促其分化扩增；④抑制因子:包括 TNF-α、TGF-β、IFN 和 MIP-1α 等,其中 TGF-β 主要抑制早期血细胞生成,MIP-1α 抑制原始的 HSC 的增殖。常用的组合形式如下。

1) IL-3、EPO、MGF、IL-6 组合:主要扩增为红系祖细胞。

2) IL-3、GM-CSF、M-CSF、G-CSF、MGF、IL-6 组合:主要扩增为髓系祖细胞(CFU-GM)。

3) IL-2+GM-CSF+G-CSF-SCF 组合:使大部分造血干/祖细胞向粒系分化,扩增 21d 使细胞数增生 130 倍。

4) IL-3+TPO 组合:主要扩增为巨核系祖细胞(CFU-Meg)。

5) IL-3+CSF-GM+EPO+TPO 组合:主要扩增为粒、红、单核和巨核细胞的混合祖细胞形成单位(CFU-MIX,CFU-GEMM)。

有报道认为,SCF+IL-1+IL-6+EPO 是体外扩增外周血 HSC 的最适宜组合,扩增高峰在 12~14d,平均可扩增 190 倍的集落形成细胞;Pixy321 是 IL-3 和 GM-CSF 融合蛋白,加入 Pixy321+CSF 培养 6 周达高峰,细胞数可扩增 1500 倍。适用于大剂量放/化疗后粒细胞减少的治疗。

(2) 支持物:主要有①血浆凝块;②甲基纤维素;③半固体琼脂。临床上较常用的支持物是半固体琼脂及甲基纤维素,前者常用于 CFU-GM、CFU-B/T 的体外培养,后者常应用于 BFU-E、CFU-E 及 CFU-MK 等的培养。

(3) 营养液:常用营养液有 RPMI 1640、MEM、IDMEM 和 TC 199 等,这些营养液主要提供造血干/祖细胞生长所需的氨基酸、糖、脂和维生素。

(4) 天然条件培养物:有新生牛血清、胎牛血清、人 AB 血清等,这些血清的质量是造血干/祖细胞培养成功的关键。血清的批号及生产日期的不同会对造血细胞培养产生明显的影响。目前除了用含血清培养液外,无血清培养液也开始较普遍的应用。

3. 造血集落计数方法

(1) 粒-单系造血祖细胞培养:在体外半固体琼脂上培养 7d,形成由不同成熟阶段的粒细胞和单核细胞组成的细胞集落。将培养皿置于倒置显微镜下观察。琼脂半固体培养基上大于 40 个细胞以上的细胞团称为集落(colony),小于 40 个细胞的团称为簇(cluster),一般 3~15 个细胞团称为小簇、16~40 个细胞团为大簇。

(2) 红系祖细胞的培养:在培养体系中多选择甲基纤维素作为支持物。CFU-E 集落为由 8~50 个细胞组成的细胞团。BFU-E 集落为 50 个以上细胞组成的细胞团。在倒置显微镜下与 CFU-GM 相比,红系集落的背景稍暗、集落内细胞圆整、体积较小。因为细胞胞质内有血红蛋白的合成,集落可呈暗黄色,尤其以晚期幼红细胞为主形成的集落表现更为明显。

(3) 巨核系祖细胞培养:以血浆凝块或甲基纤维素为支持物,培养 10~14d 后,用倒置显微镜观察,含有 3 个巨核细胞以上者为 CFU-MK 集落,含有 20~500 个巨核细胞的集落称为 BFU-MK。CFU-MK 可用形态学及免疫化学鉴定。血小板膜糖蛋白 GPⅡb/Ⅲa(CD41/CD61)阳性为判断 CFU-MK 的指标。

(4) 混合祖细胞培养:以甲基纤维素作为支持物,培养 14d 后,用倒置显微镜鉴别集落,每个集落至少含有 50 个细胞,大多为粒细胞和巨噬细胞,巨核细胞和有核红细胞数量不定。难以从形态学鉴定的 CFU-GEMM,可用染色法、细胞化学及免疫荧光染色等技术来鉴定。

由于造血干/祖细胞缺乏形态上可辨别的标志,其鉴别方法常用 CFU 产率和免疫表型分析。用细胞培养法检测 CFU 产率时间较长,重复率相对较低,宜建立各实验室参考区间。现可应用流式细胞术快速分选、准确检测血液和骨髓中 CD34(+)细胞。CD34 是一种细胞表面黏附分子,表达在造血干/祖细胞及具有造血潜能的各种集落形成细胞上,包括多能和定向造血祖细胞;作为造血干/祖细胞的标志有临床实用价值。

(二)质量保证

1. 培养技术的选择 根据实验目的选择良好的方法,并拟定合适培养体系,例如支持介质、培养方式等;应有针对性地选择细胞因子,例如干细胞因子(SCF)表达于多种干细胞表面,刺激干细胞分化成不同谱系血细胞。CSF 刺激不同造血细胞系或不同阶段的细胞增生、分化与成熟。例如 GM-CSF(粒细胞-巨噬细胞集落刺激因子)刺激造血祖细胞增生;G-CSF(粒细胞集落刺激因子)刺激骨髓内中性粒前体细胞如原粒细胞、早幼粒细胞的增生与分化。M-CSF(巨噬细胞集落刺激因子)促进骨髓前体细胞发育成单核/巨噬细胞;GM-CSF、G-CSF 及 M-CSF 都参与 CML 的白血病细胞的增殖。EPO 刺激骨髓内红细胞样前体细胞产生 CFU-E 和 BFU-E,使红细胞样前体细胞增生分化成为成熟红细胞。此外,IL-3能刺激骨髓中多种谱系细胞集落形成,称为多克隆集落刺激因子(M-CSF)。IL-11能单独或者协同其他细胞因子刺激骨髓造血干/祖细胞的增生、分化与成熟。

2. 培养材料的选择　不同厂家,甚至不同批号的有关细胞培养所用的器材、试剂、血清和因子等可能差异很大,应做预试验优选。

3. 培养过程中注意事项　①控制每一试验过程避免污染;②换液时避免细胞的损伤和丢失。

(三)临床意义

造血祖细胞体外培养对骨髓移植时供体造血干/祖细胞数量的测定;干/祖细胞冻存后细胞活性的分析及多种血液病的诊断与预后等均有重要参考价值。

1. 骨髓增殖性疾病(MPD)　MPD骨髓及外周血造血祖细胞数目明显升高。自发性或内源性集落形成(spontaneous colony formation)是MPD的特征性表现,具有诊断和鉴别诊断价值。BFU-E的体外增殖与分化依赖于BPA和EPO的共同刺激,正常人BFU-E培养体系中不加入外源性BPA和EPO,则无BFU-E集落生成。但在MPD,可见到不依赖于外源性BPA和EPO的红细胞集落自发性生长。有人认为红系集落的自发性增殖,可能是由于MPD的红系祖细胞对培养体系中胎牛血清所含的微量EPO的高度敏感所致。最近,Dai等报道在真性红细胞增多症(PV),骨髓CFU-GM、CFU-MK和BFU-E均对IL-3和GM-CSF高度敏感。此外,在MPD还可见到CFU-MK和CFU-GM的自发性增殖。除PV外,自发性红系集落生长也见于其他类型的MPD。约有50%的特发性血小板增多症和骨髓纤维化,以及少数慢粒均伴有自发性红系集落生长。大多数特发性血小板增多症同时伴有CFU-MK的自发性生长,而在反应性和继发性血小板增多症则较少见到CFU-MK和BFU-E集落的自发形成。鉴于此,有学者提出对于不明原因的红细胞、血小板以及粒细胞增多,若同时伴有造血祖细胞(BFU-E、CFU-MK或CFU-GM)集落的自发形成,可诊断为MPD。

2. 骨髓增生异常综合征(MDS)　大多数MDS的CFU-MK、BFU-E和CFU-GEMM体外增殖不良,正常形态的祖细胞集落数很少,有时可见大量异常形态细胞集落形成,提示MDS存在造血干/祖细胞异常。当MDS与骨髓增殖性疾病及再生障碍性贫血难以鉴别时,造血祖细胞培养有助于MDS的确诊。尽管再生障碍性贫血和MDS均可见到正常祖细胞集落数目的减少,但祖细胞集落形态的异常,特别是出现白血病样生长支持MDS诊断的确立。CFU-GM检测对MDS预后有参考价值,CFU-GM增殖正常或近似正常提示预后良好,转化为急性白血病的机会小;而CFU-GM增殖异常,出现异常细胞形态集落则表示预后不良。外周血CFU-GM,特别是外周血CD34抗原阳性细胞的监测,对MDS预后更有意义。

3. 再生障碍性贫血(AA)　Baynara等应用核酸分子杂交技术,发现获得性AA和先天性AA造血细胞的GM-CSF及IL-3受体基因的转录表达正常,先天性AA对GM-CSF、IL-3和SCF的刺激缺乏反应性,并非由于这些因子的受体mRNAs表达缺陷所致,提示先天性AA的干/祖细胞可能存在着内在本质性缺陷,对GM-CSF、IL-3和SCF刺激的反应性不如获得性AA明显。造血祖细胞培养对先天性AA和获得性AA有一定的鉴别诊断价值。

4. 白血病(AL)　AML的CFU-GM数目减少甚至无集落形成,而由白血病干细胞形成的异常形态细胞集落却明显增多。此外,CFU-E、BFU-E、CFU-MK和CFU-GEMM集落数也显著减少或根本不形成集落。急性淋巴细胞白血病(ALL)的骨髓造血祖细胞培养提示,骨髓正常造血祖细胞集落数目减少而外周血祖细胞数目明显增多。因此,祖细胞体外培养异常有助于白血病的诊断。

(四)方法评述

1. 传统HSC培养多利用胶体凝胶等介质作依托,没有细胞微环境,不能支持HSC的生长或分化,只能维持造血祖细胞在1~2周形成细胞集落。即使设法加入营养物、生长因子等,培养时间也只能延长到2~4周,HSC不能在这样的培养体系中存活、增殖。采用此类培养体系可开展短期的、初步的实验研究。

2. 深入进行疾病诊治研究的HSC体外扩增方法主要有细胞因子支持下筛选CD34$^+$细胞培养法和基质细胞支持的灌注培养法。一般认为,单独应用细胞因子效果不佳,多个因子合理组合才能获得理想的扩增效果。生长因子合理组合应包括:①细胞存活因子,如IL-1、IL-6和SCF等;②刺激早期造血细胞增殖的因子,如SCF、IL-3和GM-CSF等;③定向扩增刺激因子,如G-CSF和EPO等。基质细胞支持的灌注培养方法提供接近于体内 HSC 的造血环境,能扩增各阶段的造血细胞,并维持甚至扩增原始 HSC,称原始 HSC 培养方法。基质支持作用除了通过细胞-细胞接触的直接作用外,还分泌许多因子影响造血过程。该法除对 Dexter 培养法基质条件进行改进外,还以基质支持灌注体系常加用造血因子,一方面支持基质细胞,起间接造血作用,一方面直接刺激 HSC 存活、增殖和分化,以加强 HSC 的扩增效果。

二、细胞因子检测

(一)原理和方法

检测细胞因子的方法主要有生物学检测法、免疫学检测法和分子生物学检测法。

1. 免疫学检测法 细胞因子均为蛋白或多肽,具有较强的抗原性,利用相应的特异性抗血清或单克隆抗体,就能通过抗原抗体反映定量监测细胞因子。常用的方法包括酶联免疫吸附试验(ELISA)、放射免疫测定(RIA)和免疫印迹法。

2. 分子生物学检测法 这是一类利用细胞因子的基因探针检测特定细胞因子基因表达的技术。目前所公认的细胞因子基因已被克隆化,故能较容易制备某一细胞因子 cDNA 探针或人工合成寡核苷酸探针,利用基因探针检测细胞因子 mRNA 表达。方法有:斑点杂交、Northern blot、反转录 PCR、细胞或组织原位杂交等。

(二)质量保证

细胞因子的产生是动态而短暂的,并且能与其受体结合或者发生降解,因此在血液采集后尽快分离获得血清或者血浆。分离后的血清或者血浆标本在 2~8℃可储存 3d,超过 3d 应该放入 −20℃或者 −70℃。避免反复冻融。

细胞因子分析中以标准品为质控的核心,已公认的标准品提供基地有位于美国国立癌症研究所的生物反应调整小组(BRMP,NCI)和英国国立生物标准化和控制研究所为世界卫生组织(WHO)的标准品提供机构。所有的细胞因子的参考标准品应以该标准品标定后方可使用。实验室应该有内部质控参考物,该参考物先以 WHO 标准品标定后大批量冻存(−80℃),每次实验均以此标准品为参考物。每次检测的参考物的批间差异应少于 10%。

1. 免疫学检测法

(1)酶联免疫吸附试验(ELISA):ELISA 的影响因素很多,要保证实验结果的稳定性和可重复性,要从标本、抗原和抗体的保存、溶液配置等方面来控制实验条件。

①用阳性对照与阴性对照控制实验条件。

②血清或者 EDTA 抗凝血浆均可检测。血清或血浆中残存凝块或红细胞须经离心去除,勿使用溶血或者脂血标本。

③要选择适当的包被抗体。包被抗体的纯度要高。包被的最适浓度应进行滴定:使用不同浓度的抗体进行包被后,在其他实验条件相同时,观察阳性标本的 OD 值。选择 OD 值最大而包被浓度最低的浓度。

④叠氮钠对辣根过氧化物酶有灭活作用,在实验体系中应该避免使用。底物显色液必须临时配制,过氧化氢应放置在 2~8℃,保存 6 个月以内。

(2)免疫印迹法

①选用多克隆抗体或者混合的单克隆抗体而不是单一单抗,能确保与变性抗原反应。

②注意被检抗原的浓度。浓度低至 0.1ng 的蛋白可被检出。稀有蛋白在进行凝胶电泳之前要进行免疫沉淀纯化。

③背景过高影响检测的准确性与灵敏度。由于二抗产生的弥散性背景过高,可采用缩短二抗的孵育时间;在一抗和二抗试剂中加入 1% NP-40 或 0.3% 吐温和 3% BSA;用 RIPA 缓冲液(1% NP-40,0.5% DOC,0.1% SDS,150mmol/L NaCl,50mmol/L Tris,pH 8.0)冲洗印迹膜,延长每次清洗时间;滴定一抗和(或)二抗的效价,找到一个产生的合适信号强度的较低浓度。

2. 分子生物学检测法

(1)提取 RNA 过程中严格防止 RNA 酶的污染,并设法抑制其活性。可通过琼脂糖变性凝胶电泳检测 RNA 完整性,28S 和 18S 真核细胞 RNA 比值约为 2∶1,表明无 RNA 降解,如果该比值逆转,说明 RNA 降解。避免核酸污染,防止假阳性,这些有赖于对操作环境和操作规程的严格控制。操作过程需戴手套。所有实验用器材都应于高温烘烤或使用 DEPC 水以消除 RNA 酶。原位杂交中,取材后应尽快冷冻或固定。

(2)根据不同的杂交实验要求选择不同的核酸探针。检测靶序列上的单个碱基改变时应选寡核苷酸探针;检测复杂的靶核苷酸序列选特异性较强的长的双链 DNA 探针;组织原位杂交应选用短的探针,因为它易透过细胞膜进入胞内或核内。

(3)在选择标记方法时,应考虑实验的要求,如灵敏度和显示方法等。放射性探针比非放射性探针的灵敏度高。在检测单拷贝基因序列时,应选用标记效率高、显示灵敏的探针标记方法。在对灵敏要求不高时,可采用保存时间长的生物素探针技术和比较稳定的碱性磷酸酶显示系统。

(4) 选择最适的杂交反应温度与时间,减少错配与非特异性结合。

(5) 原位杂交中要注意玻片清洗干净,使用高温烘干以去除任何 RNA 酶;应用稀释的 Triton×100 或消化酶增强核酸探针的穿透性;杂交后的酶处理和去垢剂洗涤均有助于减低背景染色。

(三) 临床意义

造血因子是对血细胞的生成、分化、增殖和成熟等方面有调控作用的细胞因子,多数是糖蛋白或多肽类,在靶细胞上多有相应的受体。可大致分为3类:集落刺激因子、白细胞介素和造血负调节因子。已知造血因子与某些疾病的发生发展有关,对于研究血液系统疾病的发病机制和诊治具有重要意义。

1. 对于骨髓增殖性疾病的诊断与疗效观察的意义

(1) 细胞因子对于骨髓增殖性疾病的诊断有一定的临床意义。例如检测血清中 EPO 的水平有助于鉴别诊断真性红细胞增多症与继发性红细胞增多症。真性红细胞增多症患者多数因红系过度增生,负反馈下调 EPO 致使血清 EPO 水平多正常或降低,治疗好转后,血清 EPO 水平上升。相反,继发性红细胞增多症则表现为 EPO 过高,缺氧愈严重,血清 EPO 水平愈高。对 TPO 的检测有类似发现,在肺癌导致的反应性血小板增多症患者血清 TPO 水平显著高于原发性血小板增多症患者。

(2) 细胞因子水平与病情发展有相关性。CML 加速期及急变期的外周血白血病细胞,以及急变期的骨髓基质细胞可产生大量的 IL-1β,慢性期 CML 患者 IL-1β 水平显著低下。IL-1 能直接或间接通过诱导 GM-CSF、G-CSF、M-CSF、IL-3、TNF-α 等细胞因子的释放,上调白血病细胞膜表面造血刺激因子受体,并与上述细胞因子发生协同作用,刺激 CML 干/祖细胞的恶性增殖,加速病情恶化及病程转变。TNF-α 与 CML 的病程转变也有着密切的关系。慢性期患者血清 TNF-α 水平较正常对照增高,处于加速期和急变期的 CML 血清 TNF-α 水平显著增高,治疗后达到缓解的患者血清 TNF-α 水平降至正常对照水平。研究认为 TNF-α 能诱导骨髓基质细胞释放 IL-1、IL-6、G-CSF 与 GM-CSF,上调 GM-CSF 和 IL-3 受体在白血病原始细胞上的表达,刺激白血病细胞增殖。

(3) 检测细胞因子水平也有助于疾病的疗效及预后的观察与判断。IL-1β 与 CML 的生存期及预后有关。原发性和继发性骨髓纤维化患者骨髓组织转化生长因子 β1 (TGF-β1) 显著升高,其中继发性骨髓纤维化患者升高更明显。TGF-β1 参与骨髓纤维化的发生,其检测有助于判断其预后,病情缓解后血清 TGF-β1 水平下降至接近正常。对 CML 细胞中 IL-1β 及 IL-1RA 水平观察发现,IL-1β 含量高的 CML 患者生存期均数为 44 个月,IL-1β 含量低的患者其生存期均数为 58 个月;对 IFN-α 治疗敏感的 CML 患者 IL-1β 水平低,而耐受者 IL-1β 水平高。IFN-α 治疗前血清中 TNF-α 水平增高的患者,对 IFN-α 治疗反应差,反之可达到完全或部分临床血液学缓解,部分患者可达到细胞遗传学缓解。

2. 白血病患者存在细胞因子水平异常

(1) 研究发现白血病患者存在 Th1/Th2 免疫失衡。Th1 免疫(细胞免疫)降低,Th2 免疫(体液免疫)增强,这种免疫失衡可能造成肿瘤局部的免疫抑制状态,导致白血病细胞免疫逃逸。IFN-γ、TNF-α 参与 Th1 免疫,IL-4、IL-10、IL-6 参与 Th2 免疫。在 AML 患者,血清 IL-4 水平明显增高,而 IFN-γ 水平下降。对急性白血病初发患者检测显示 IL-10 浓度显著升高。ALL 患儿初发期其静脉血单个核细胞内 IL-6 表达水平较正常明显升高,而静脉血单个核细胞内 IFN-γ 表达水平较正常对照组有所下降。对于 ALL 及 AML 儿童检测显示骨髓单个核细胞内 TNF-α 表达也是降低的。

(2) 化疗前后细胞因子的改变与疗效和预后有一定联系。有效治疗能逆转上述细胞因子的表达,使得 Th1 型细胞因子水平升高,Th2 型细胞因子下降。急性白血病患儿化疗缓解后 TNFα 表达与化疗前比较有所上升,而治疗后未缓解和复发患儿 TNFα 的表达仍低。化疗前 AML 患者血清 IL-12 与 IFN-γ 低,化疗后达完全缓解时血清 IL-12 与 IFN-γ 水平升高;ALL 初诊组血清 IL-12、IFN-γ 明显低于正常对照,而完全缓解组血清 IL-12 和 IFN-γ 则明显升高。化疗前急性白血病患儿 IL-6 水平明显增高,化疗后 IL-6 水平明显低于化疗前。白血病患儿治疗前或复发时血清 IL-10 明显升高,治疗后病情缓解时 IL-10 水平下降。总体上急性白血病患者 CR 期 IFN-γ、IL-4 水平接近正常,而初治组、短期CR组、中期CR组、长期CR组血清IFN-γ水平依次升高，而IL-4水平逐渐降低；另一组资料显示缓解(CR)组、部分缓解(PR)组、耐药死亡组治疗前血浆中IFN-γ浓度依次降低，IL-10浓度依次升高。因此临床上还可通过对Th1、Th2型细胞因子检测来评估患者的疗效和预后。

(四)方法评述

免疫学检测和分子生物学检测则分别测定细胞因子的蛋白水平和基因水平。实验者根据需要选择具体方法。

1. 免疫学检测为最常用的检测方法，直接反映标本中细胞因子的蛋白水平。这也是研究中涉及最多的检测指标。在保证标本中的细胞因子不发生降解的保存条件下，标本无须复杂处理。ELISA、RIA与免疫印迹法方法学都已十分成熟，应用十分普遍，都有比较完整的质量控制方案，从而保证了检测结果的准确性。很多细胞因子的免疫学检测都有商品化成套试剂出售，使得操作更为方便。但其仅能反映细胞因子量的变化，而细胞因子质的变化，即蛋白分子的变异，则不能检测出来。

2. 分子生物学检测方法，需要对细胞或者组织标本进行DNA或者RNA的提取。要确保DNA，尤其是RNA不发生降解，同时要避免核酸污染，以获取高质量的基因提取物。要设计适合的引物或者探针，要确定适当的PCR或者探针杂交的反应条件。因此操作较免疫学检测复杂得多。但分子生物学检测既可以检测细胞因子表达水平，即mRNA水平，又可以通过探针杂交等方法检测出基因变异，这是其他方法不能达到的。

三、细胞增殖检测

(一)原理和方法

一个有核细胞通过DNA复制，发生有丝分裂而增殖成为两个子细胞，子细胞会再进行一次分裂成为两个细胞。从前一次分裂结束起到下一次分裂结束为止的活动过程形成一个细胞周期，其分为间期与分裂期两个阶段。间期包括DNA合成前期(G_1期)、DNA合成期(S期)与DNA合成后期(G_2期)。细胞分裂期为M期。各期的细胞DNA含量、RNA含量及相关的细胞周期蛋白发生变化，通过检测这些指标而显示处于细胞周期的各个阶段的细胞，从而反映细胞增殖状态。现仅介绍流式细胞术(FCM)检测细胞增殖的方法。

1. DNA含量检测(图17-4) G_0期与G_1期的DNA含量相等，G_2期与M期的DNA含量相等，是G_0期与G_1期的DNA含量的2倍。一个有增殖能力的细胞群体，在静止状态或给予诱导有丝分裂的刺激因素作用下，处于各个阶段的细胞周期的细胞数量是不同的。静止状态位于$G_0/1$期的细胞为多，而在诱导有丝分裂的刺激因素作用下，位于S期或者G_2/M期的细胞为多。

(1)检测参数：显示$G_0/1$期、S期和G_2/M期增殖状态，不能区分G_0与G_1期、G_2与M期。DNA含量检测能提供以下参数：

①DNA指数(DNA index, DI)：DI＝被分析细胞$G_0/1$期细胞峰顶荧光强度/正常二倍体$G_0/1$期细胞峰顶荧光强度。正常二倍体细胞$G_0/1$期峰DI值是1.0。肿瘤细胞DNA含量发生异常改变，即出现异倍体细胞峰，DI值大于1或者小于1。

②S期比例(S-phase fraction, SPF)：代表肿瘤细胞中处于DNA复制期细胞的比率，即S期细胞比率。SPF＝S/($G_0/1$＋S＋G_2/M)×100%，反映了肿瘤细胞增殖活性程度。

③增殖指数(proliferation index, PI)：S期与G_2/M期细胞所占比率。PI＝(S＋G_2/M)/($G_0/1$＋S＋G_2/M)×100%，也反映了肿瘤细胞增殖活性程度。

(2)检测方法

①PI(propidium iodide)：是最常用的FCM检测DNA含量荧光染料。PI同时染DNA和RNA，必须先使用RNA酶以去除RNA的干扰。PI不能进入完整细胞膜，必须先使用细胞膜通透剂Triton-X100作用细胞。使用一步法染色：PI染液含有PI 5mg/ml、Rnase 0.01mg/ml、0.002 5% TritonX100、枸橼酸钠1mg/ml，pH 7.2～7.6，置于4℃冰箱避光保存备用。将细胞PBS洗涤2次，取$1×10^6$个细胞，加1ml PI染液，染色20～

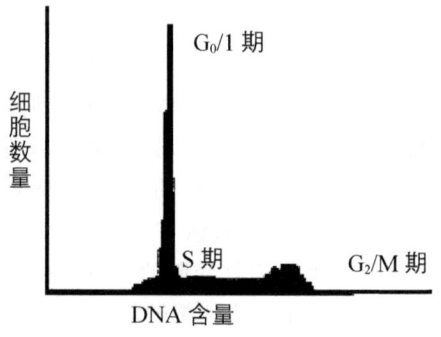

图17-4 DNA含量检测

30min,离心去 PI 染液,加 PBS 上机检测。PI 在 488nm 激发光下,发出 620nm 的红色荧光。

② Hoechst 33342:为 DNA 特异性荧光染料,主要结合在 DNA 的 A-T 碱基区。是对 DNA 特异结合最好的活性染料。其活染方法为,将 Hoechst 33342 加入培养介质,其终浓度为 $2\sim5\mu g/ml$,在 37℃作用 30min。对于使用 70%冷乙醇固定的细胞染色方法为:将洗涤过的细胞悬浮在含有 Hoechst 33342 $0.5\sim1\mu g/ml$ 的 PBS 染液中,室温下染色 $15\sim20$min,即可进行检测。Hoechst 33342 在蒸馏水中配成 1mg/ml 的储存液,避光保存于 4℃冰箱,可保存 1 个月。使用时使用 PBS 稀释成所需要的浓度。在紫外光激发下,发出 483nm 的明亮蓝色荧光。

③ DAPI:性质与染色方法同 Hoechst 33342。在紫外光激发下发出 455 nm 的蓝色荧光。

2. 同时检测 DNA 与 RNA

(1)基本原理:G_0 与 G_1 期的 DNA 含量相等,不能通过 DNA 染色区分开来。G_1 期的 RNA 含量增加,用以合成大量的蛋白质,为进入 S 期准备必要的物质基础,因此对 DNA 与 RNA 的同时检测能区分 G_0 与 G_1 期(图 17-5)。

(2)检测方法

① 吖啶橙(acridine orange,AO):激发光波长为 492nm,DNA 染色为 530nm 的绿色荧光,RNA 染色为 640nm 的红色荧光。方法如下:制备溶液 A 和溶液 B。A 溶液:0.1% Triton-X100, 0.08mmol/L HCl, 0.15mmol/L NaCl。B 液:将 0.2mmol/L Na_2HPO_4 63ml 与 0.1mmol/L 柠檬酸钠 37ml 混匀,然后分别加入 NaCl(0.15M)、EDTA-Na($1\sim3$M)和 AO($6\mu g/ml$)。染色步骤:在 0.2ml 活细胞悬液中(10^6/ml)加入 0.4ml A 液,振摇混匀,静止 30s,立即加入 1.4ml B 液,10min 内进行检测。以上步骤均在冰浴中进行。

② PY(派洛宁 Y)和 Hoechst 33342 组合区分 RNA 和 DNA:先使用 Hoechst 33342 染色,再使用 PY 染色,则 Hoechst 33342 的蓝色荧光代表细胞内 DNA 含量,PY 的红色荧光代表细胞内 RNA 含量。将细胞先用 70%的冷乙醇至少固定 12h,离心去除乙醇,重悬于含有 $0.5\mu g/ml$ 的 Hoechst 33342 的 PBS 中,室温下染色 15min,然后将染色管置于冰中至少 5min,加入等体积的 PBS 染液,含有 $0.5\mu g/ml$ 的 Hoechst 33342、$2\mu g/ml$ 的 PY,冰中染色 5min,即可检测。需要使用 2 个激发波长的流式细胞仪检测。PY 的激发光为 $549\sim562$nm,发射光为 $565\sim574$nm 的红色荧光。

3. 检测细胞增殖相关蛋白(图 17-6) 有许多蛋白在 G_0 期和细胞增殖各期的表达不同,针对这些细胞增殖相关蛋白的抗体已经商品化。最常用的一种抗体为 Ki-67 抗体。Ki-67 是一种增殖细胞相关的核抗原,其功能与有丝分裂密切相关,在细胞增殖中不可缺少,因此作为标记细胞增殖状态的抗原。但其确切机制尚不清楚。这种抗原在细胞增殖各期普遍表达,G_1 期水平最低,在 S 期和 G_2 期的水平增加,在 M 期水平最高,但在 G_0 期通常不存在。另一个细胞增殖相关标志物是增殖细胞核抗原(proliferating cell nuclear antigen,PCNA)是一种 DNA 聚合酶 δ 的辅助蛋白。特异性的表达于 S 期的细胞核内,而在 G_1 期和 G_2/M 期位于细胞质内。

(二)质量保证

1. 使用流式细胞术检测细胞增殖,首先应保证流式细胞仪的性能的稳定性。检测一定大小一定荧光强度的、稳定保存的标准荧光微球,每次检测的荧光强度变动要在控制范围之内,从而确保光路与流路的稳定性。做好流路日常清洗维护,保证管道的通畅。DNA 染色要使用荧光染料如 PI,在

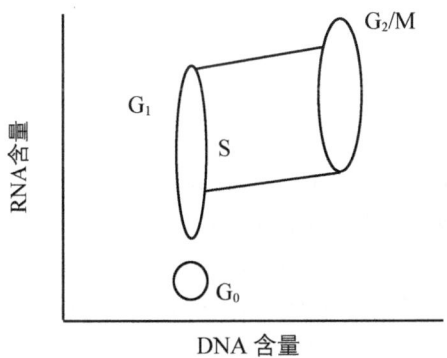

图 17-5 同时检测 DNA/RNA 含量

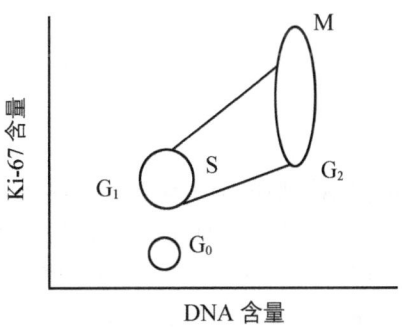

图 17-6 Ki-67/DNA 含量示细胞周期

使用前与使用后均要进行清洗,以免污染管道。对所制作标本要进行过滤,取出大的细胞团块以防堵塞管道。

2. 检测 DNA 含量,采用相同个体正常的二倍体组织、相同的样品处理方法、同步染色、同样的仪器检测条件作为内标准。比如使用正常人外周血细胞以确定正常二倍体细胞的 DNA 含量。检测细胞数应在 1 万个,排除碎片、杂质和团块。正常二倍体细胞组方图 CV 值>8%时放弃分析,但肿瘤细胞的 CV 值>8%,与肿瘤细胞的异质性有关。当异倍体细胞数占总细胞数 10% 以下时,需要结合其他诊断指标,不可盲目下结论,至少异倍体细胞占总细胞数的 20%以上,可以确定异倍体的存在。

3. 使用荧光标记抗体检测细胞增殖相关蛋白,标本细胞浓度为 10^6/ml,细胞浓度过低影响检测结果的准确性;荧光抗体染色后充分洗涤,注意混匀和离心速度,减少重叠细胞和细胞碎片;采用与检测抗体同种动物来源的同种类型的无关荧光抗体于同样的标本作用制备对照样品;检测对照标本以减去本底荧光。

4. 注意染色后避光,保证荧光的稳定。

(三)临床意义

对于骨髓增殖性疾病的诊断与疗效观察的意义 DNA 含量检测:在 CML 中,骨髓细胞示近二倍体 DNA 的患者预后较好,急变患者可检测到异倍体。不同类型 MPD 的巨核细胞的 DNA 倍体 DI 不同,正常人与反应性的血小板增多症的 DNA 倍体是 16N,ET 与 PV 的 DNA 倍体为 32 倍体或者 64 倍体或者更多,而 CML 的 DNA 倍体为 8 倍体或者更少。

(四)方法评述

流式细胞术(flow cytometry,FCM)检测细胞周期有其独特的优势:①定量检测:使用荧光染料染色 DNA、RNA,使用免疫荧光标记抗体结合细胞增殖相关的蛋白,通过检测上万个细胞数,显示这个细胞群体的细胞周期的状态;②多参数分析:能同时检测 2 个参数或者 3 个参数的指标,通过对 DNA、RNA 的同时检测能区别 G_0 与 G_1 期,更详细的显示细胞周期的动力学过程。传统的检测方法比如使用放射性元素标记(^{3}H-TdR)核苷或者酶标记核苷被增殖细胞摄取进入到合成 DNA,通过检测放射性的强度或者酶底物反应显示的颜色强度来反映发生增殖细胞的多少,提供的信息单一,远没 FCM 结果的丰富,而且存在放射性污染。

四、细胞凋亡检测

(一)原理和方法

1. 形态学方法

(1)普通光学显微镜检测法:细胞凋亡发展过程中,细胞形态学发生特殊的变化。不同于细胞坏死时细胞及细胞核肿胀,凋亡细胞发生收缩,细胞核浓缩成块状,可碎裂成多个颗粒。使用姬姆萨染色,显示细胞皱缩,胞质少,染为淡红色,细胞核内染色质凝聚,染成深紫色,细胞核可分裂成数个颗粒。可对组织切片或者细胞涂片进行染色检测。

(2)荧光显微镜检测法:对石蜡切片、冷冻切片或者细胞涂片使用荧光染料包括碘化丙啶(propidium,PI)、DAPI 染液(4′,6′-diamidino-phenylindole)、吖啶橙(acridine orange,AO)以及 Hoechst 33342(HO)染色。这些染料均能与 DNA 结合,其中 PI 还能与 RNA 结合,因此 PI 染液中须有 RNA 酶以去除 RNA 干扰。4 种染料 PI、DAPI、AO 以及 HO 分别在 536nm、359nm、492nm 及 340nm 激发光下发出红色、蓝白色、黄绿色及蓝紫色荧光。在荧光显微镜下观察早期凋亡细胞呈现核浓缩,染色加深,或核染色质呈新月形聚集于核膜一边;晚期凋亡细胞表现为核碎裂成大小不等的圆形小体,并被细胞膜所包绕,即凋亡小体。

(3)凋亡小体的电镜观察:在扫描或透射电镜下观察到的"凋亡小体"系由细胞膜卷曲、脱落形成的小泡,其内包含有完整的细胞器及核片段。这种小体易被巨噬细胞、上皮细胞等吞噬,借以清除正常发育过程中凋亡的细胞。

2. 生物化学方法 发生细胞凋亡时,由于内源性核酸酶的激活,DNA 链被切割成 160 个碱基的小分子量片段及其多倍体片段组成,将这些 DNA 片段抽提出来进行电泳,可得到 DNA 梯带(DNA ladder)。结果观察:典型的细胞凋亡显示出 DNA 梯带,最小片段约 200bp。

3. TdT 介导的 dUTP 缺口末端标记法(TdT mediated-dUTP nick end labeling,TUNEL) 凋亡细胞由于内切性核酸内切酶的激活,核 DNA 被切割成许多双链 DNA 片段以及高分子量 DNA 单链断裂点(缺口),暴露出大量 3′羟基末端,如用末端脱氧核苷酸转移酶(TdT)将标记的 d-UTP 进行缺口末端标记,则可原位特异的显示出凋亡细胞。

(1)荧光标记法:荧光标记后,用荧光显微镜观察,选用蓝色激发光(波长488nm),所有的细胞核均被PI着色,显示出红色荧光,而凋亡细胞被特异的标记上FITC,显示出黄绿色荧光。

(2)酶标记法:光学显微镜下观察,所有细胞核均着绿色,凋亡细胞核染色质显示出特异性的棕黄色。

4. 流式细胞分析术 根据不同凋亡时期细胞的生物学特征,选择相应的方法进行检测。

(1)凋亡早期:①半胱氨酸天冬氨酸特异性蛋白酶检测法。半胱氨酸天冬氨酸特异性蛋白酶-3(cysteinyl aspartate-specific proteinase-3,Caspase-3)激活后介导细胞凋亡信号的传导,在早期就被激活,激活的Caspase-3标志正在凋亡的细胞。对细胞膜和核膜打孔后,给予荧光标记的抗活性Caspase-3显示早期凋亡细胞。②Annexin V/PI法。磷脂酰丝氨酸(Phosphatidylserine,PS)正常位于细胞膜的内侧,但在细胞凋亡的早期,PS可从细胞膜的内侧翻转到细胞膜的表面,暴露在细胞外环境中。Annexin-V是Ca^{2+}依赖性磷脂结合蛋白,能与PS高亲和力特异性结合。碘化丙啶(propidine iodide,PI)是一种核酸染料,它不能透过完整的细胞膜,不能染色凋亡早期的细胞(凋亡晚期可着色)。将Annexin-V进行荧光素FITC(488nm激发光下为绿色荧光)标记,与PI(488nm激发光下为红色荧光)匹配使用,利用流式细胞仪或荧光显微镜可检测细胞凋亡的发生(图17-7)。

(2)凋亡晚期:①亚"G_1"峰检测法(图17-8)。处于增殖周期中的细胞,根据其所在不同周期时相,其DNA含量分布为2~4n。发生凋亡的细胞由于核内DNA裂解成许多小片段,在酒精固定后用细胞膜通透剂,小分子量的DNA片段穿过胞膜而丢失,仅剩下大片段DNA,这些失去部分DNA含量的细胞,在DNA染色后,形成一个DNA含量<2n(即<G_1期细胞)的分布区,成为"亚G_1峰"(即凋亡峰)。②TUNEL法。同前述。使用荧光

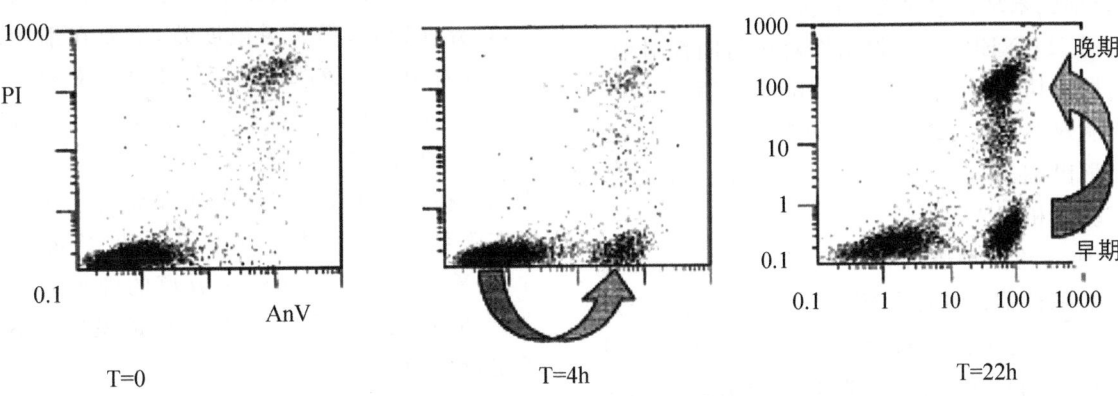

图17-7 Annexin V/PI 示凋亡各期特征

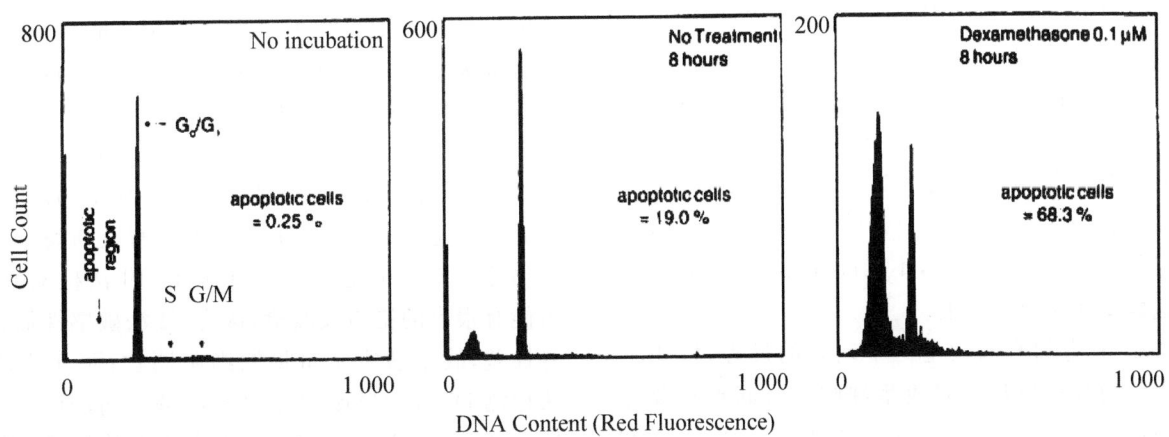

图17-8 示亚G_1峰

标记的 d-UTP 经末端转移酶标记后的细胞,再经 DNA 荧光染色(红色荧光-PI)后,这种带有双重荧光信号的细胞经 FCM 检测,可显示出不同周期时相之细胞凋亡情况。

(二)质量保证

1. 实验者要根据所检测标本选择适当的检测方法。如对于实体组织宜做切片进行荧光染色后直接进行显微镜观察,或者使用 TUNEL 法进行原位染色;对于血液细胞或者培养细胞,则可使用流式细胞术检测。

2. 在获得标本进行固定染色之前,标本要保持新鲜,避免发生自溶,导致假阳性。

3. 不同的细胞类型需要使用适当的诱导凋亡方法,在适当的诱导时间进行检测细胞凋亡,才能获得好的检测结果。

4. 荧光易发生淬灭,染色后标本要避光保存。使用抗荧光淬灭的封片液可减缓淬灭。为降低本底,应将细胞未结合的荧光染料洗去。

5. 在 TUNEL 法中,设阳性对照与阴性对照。阳性对照的切片可使用 DNA 酶部分降解的标本,阳性细胞对照可使用地塞米松处理的 3~4h 的人外周血淋巴细胞,阴性对照不加 TdT 酶。其余步骤与实验组相同。

6. 使用流式细胞分析术检测凋亡,首先应保证流式细胞仪器的性能稳定。检测一定大小一定荧光强度的、稳定保存的标准荧光微球,荧光强度变动要在控制范围之内,确保光路与流路的稳定性。做好流路日常清洗维护,保证管道的通畅。DNA 染色要使用荧光染料比如 PI,在使用前与使用后均要进行清洗,以免污染管道。对所制作标本要进行过滤,取出大的细胞团块以防堵塞管道。

7. 检测亚"G_1"峰,需要使用正常组织,比如正常人的外周血淋巴细胞确定正常二倍体 DNA 峰的位置。正常组织与标本使用同样的方法处理与同样的方案进行检测。正常二倍体 CV 大于 8% 以上,应该放弃分析。样本中杂质、细胞碎片过多,细胞成分仅占 20% 以下时,不能进行检测。分析单个细胞数要在 1 万个以上。

8. 因为细胞凋亡是一个动态的过程,检测不同阶段的凋亡要把握好收集细胞的时间点与及时检测标本。比如使用 AnnexinV-FITC/PI 法检测早期凋亡,染色后要尽快检测,反应 1h 后荧光强度就开始衰变。

(三)临床意义

骨髓细胞的凋亡与增殖水平的平衡维持正常造血。在骨髓增殖性疾病中,对骨髓组织的检测发现,原发性骨髓纤维化(IMF)、真性红细胞增多症(PV)与原发性血小板增多症(ET)患者骨髓组织凋亡水平正常的,其增殖活性增强,而在 CML 凋亡水平明显升高。研究发现 PV 患者的 CD34(+) 骨髓细胞的凋亡率与血红蛋白水平负相关,CD34(+)骨髓细胞的低水平凋亡、高水平增殖与疾病的严重程度相关。使用药物治疗,例如以 IFN 治疗 CML,骨髓细胞凋亡水平增加。CML 患者骨髓组织凋亡水平的高低以及 IFN 治疗后的凋亡程度与患者的存活率有着相关性。

(四)方法评述

形态学检测法使用普通光镜或者使用荧光染料染色后进行肉眼观察,准确性低,受观察者的主观因素影响,而且只能达到定性的目的而不能做到定量检测。DNA Ladder 为经典的检测凋亡方法,特异性较好,但是灵敏度差,需要在细胞凋亡晚期或者凋亡比较严重的组织中才能获得较好结果,同样不能达到定量检测的目的。TUNEL 法既可以在显微镜下检测,又可以在流式细胞仪中检测。在显微镜下检测实际上是将分子生物学与形态学结合,对石蜡包埋组织切片、冷冻组织切片、培养的细胞和从组织中分离的细胞进行原位染色,同时观察细胞形态,但显微镜观察仍不能给予定量检测。

流式细胞术检测细胞凋亡的方法,是随着流式细胞术应用的推广以及对凋亡的细胞生物学机制的不断认识共同产生的。能检测细胞凋亡的不同阶段的细胞生物学变化。能检测大量细胞,提供准确的定量检测数据。不足之处在于只能对单个细胞悬液标本进行检测,对于组织切片不能检测。流式细胞术检测的方法中最常用的方法为 PI 染色检测凋亡细胞峰、TUNEL 法以及 Annexin V 法。对这 3 种方法的比较,研究者认为由于典型的凋亡形态并不一定伴有核小体间 DNA 降解及断裂,而亚二倍体并不一定是凋亡细胞,因此 PI 法检测凋亡可能有很大的错检或漏检,认为 PI 法敏感性低、特异性差,故不适宜定量检测细胞凋亡;而 TUNEL 法检测 DNA 单链断裂点的 3′羟基末端,但是坏死期的细胞 DNA 也被切割为大小不等的片段,因此 TUNEL 法检出的凋亡阳性率实际反映了细胞凋亡与坏死的总和,对于凋亡检测存在假阳性。与其他两种方法比较，TUNEL法检出的凋亡阳性率显著偏高，表明其敏感性较高，但特异性较差；而Annexin V/PI法在检测原理上能正确的区分凋亡与坏死，而且操作比较简单，不需如上述两种方法对细胞进行固定，避免因固定而造成的碎片增多或DNA片段丢失的不良影响，能检测早期的凋亡，因此利用流式细胞术检测凋亡时，宜首选AnnexinV/PI双参数法。

五、MPN相关基因及检测

Rowly(1973)报告Ph染色体的本质为9 q34和22 q11相互易位而形成。染色体易位的后果使9号染色体上的C-ABL基因与22号染色体上的BCR基因发生融合，形成BCR-ABL融合基因。几乎所有CML都存在Ph染色体，以往报道缺乏Ph染色体的CML都能发现分子水平的重组，否则可能是MDS或其他MPN。进一步研究表明，22号染色体断裂点相对限制在一个5.8kb的区域，称为BCR(breakpoint cluster region)，是BCR基因的一部分，而9号染色体ABL基因断裂点变化较大，发生在5'端200kb范围内。融合基因转录产生8.5kb mRNA，翻译产生210kd蛋白质。在小鼠实验中，融合基因或转基因鼠转化的髓细胞系都清楚显示此系融合基因导致白血病。目前已证明易位使C-ABL失去启动子和部分编码，融合mRNA的产生是BCR启动子的作用。ABL正常所产生一种核蛋白，作为转录子被视网膜母细胞瘤蛋白(retionoblastoma protein, RBI)所调节；BCR-ABL蛋白却位于细胞膜表面，获得新的功能，即通过RAS信号传输通道将生长调节信号从细胞表面受体转移至胞核。

除CML具有特征性的Ph染色体和BCR-ABL融合基因以外，近年来发现了大量MPN相关基因(JAK2、MPL、CALR、TET2、ASXL1等)突变(表17-7)。其中JAK2与MPL基因突变已经被纳入2008年WHO MPN诊断标准。这些基因突变参与MPN的机制并不完全清楚。

(一)原理和方法

以JAK2V617F基因突变检测为例。2013年美国JAK2突变研究组联合多家实验室制定了MPN JAK2与MPL突变实验室检测和报告的指南，对检测前标本处理，检测方法和报告方式等作

表17-7 MPN相关突变基因

突变基因	基因功能	突变类型	突变频率	预后价值
JAK2V617F	非受体型酪氨酸蛋白激酶	功能获得性突变	PV：~96% ET：~55% PMF：~65%	ET血栓和血管并发症高风险性 ET与PV纤维化转化高风险性 PV，ET与PMF白细胞增高与脾大
JAK2 12号外显子	非受体型酪氨酸蛋白激酶	功能获得性突变	PV：~3% ET：罕见	PV病程类似于JAK2V617F阳性PV
MPL 10号外显子	促血小板生成素受体，诱导JAK2磷酸化	功能获得性突变	PV：罕见 ET：~3%	ET动脉血栓形成高风险性 低Hb，输血风险高
CALR 9号外显子	机制不明(可能机制促血小板生成素受体，诱导JAK2磷酸化)	功能获得性突变(可能)	PV：未检测到 ET：15%~32% PMF：25%~35%	ET高血小板，静脉血栓风险性低 PMF惰性进展，血栓形成和急变低风险，更长的生存期
TET2 所有12号外显子	DNA羟甲基化	功能缺失性突变	PV：~16% ET：~5% PMF：~17% Post-PVMF：~14% Post-ET MF：~14%	高白血病转化风险有待确定
ASXL1 12号外显子	染色体修饰	功能缺失性突变	PV：~7% ET：~4% MF：~20%	生存率低。高白血病转化风险有待确定

了推荐和说明。

1. 标本　最好使用骨髓标本,而外周血标本由于获取相对方便,有认为若外周血异常细胞≥30%,可以获取外周血标本检测,特别对于某些不易获得足够量骨髓标本的病例。另外还要依据检测目的(初诊诊断,疗效观察等)、患者病程、异常细胞水平、所使用的方法的灵敏性等综合考虑。推荐使用溶解红细胞方法去除红细胞以获取所有的有核细胞,而淋巴细胞分离液梯度离心方法因为有可能去除携带突变基因的细胞成分,而被避免使用。

2. 检测方法　由于JAK2V617F突变可能只存在于少量的细胞克隆,突变比例可能非常低,比如在ET可存在水平低于1% JAK2V617F突变,这类患者如果符合WHO诊断标准,也可能是有诊断价值的,另外,MPN不同病程阶段与治疗前后等导致突变的较大波动,因此需要检测方法具有足够的灵敏度,否则低灵敏方法可能产生较多假阴性结果导致错误判断。检测方法包括①测序法:包括传统的Sanger测序和二代测序等;②PCR法:荧光定量PCR、等位基因特异性定量PCR(allele specific PCR,AS-PCR)、多重位点特异性PCR等;③非等位基因特异性的分析,比如高分辨熔解曲线分析(high resolution melting,HRM)。直接测序法检测JAK2V617F仅获得较低的突变阳性率,在PV为65%,在ET为23%,在PMF 30%,而使用更灵敏的等位基因特异性PCR,检测阳性率可升高至95%~97%、55%、65%。然而检测限度达到于0.1%的突变的方法,要警惕假阳性。

(二)质量控制

每次实验均应该设置阳性和阴性质控。可以使用JAK2突变阳性的AML细胞株,包括HEL、MB-02、MUTZ-8、SET-2(杂合突变)、UKE-1等或者构建突变序列的质粒作为阳性质控。JAK2V617F突变的质控品(包括弱阳性)已有商业化产品(英国Horizon Discovery公司,法国Qiagen Marseille公司)。定性实验必须确定灵敏度。定量PCR方法必须确定阳性阈值,可以通过分析一系列正常人DNA标本的获得阳性阈值。由于MPN在不同病程、治疗前后以及不同患者之间,突变负荷量有较大波动,需要检测方法能有较大范围的检测限,特别是对于低水平的标本。需要收集弱阳性标本,并且必须在每次检测中使用,以确认灵敏度。

(三)临床意义

MPN基因突变复杂多变,表现为:

(1)不同病种有不同的特征性的基因突变,有助于诊断。

(2)同一病种在不同个体之间存在不同的基因突变,有助于个体化靶向用药和判断预后。

(3)突变基因的组成在同一个体随着病程进展会发生变异,急变期出现新的变异或者原有变异水平显著增加。

(4)不同的突变基因可同时存在,可能共同作用参与MPN发病。

(四)检测报告

检测报告要显示分析前、分析和分析后信息。分析前信息包括标本类型(外周血、骨髓或石蜡组织),还可有患者检查相关的临床表现的描述。分析信息包括结果,简要的方法学描述和解释性评论。方法学的描述应该包括本实验所使用的引物和探针,方法的灵敏性和局限性,并应使用标准的人类基因组变异协会使用的核酸和氨基酸术语;测序分析应该说明测序所覆盖的序列范围。解释性评论应该包括本次检测到的突变是否在MPN或者别的肿瘤被文献报道过,或者这个突变是否是新发现的突变。定性检测结果报告即是否检测到突变。定量检测报告应该包括定性描述该突变被检测到,以及突变负荷量数值结果。

(五)方法评述

1. PCR方法特异性检测突变位点,仍然是获得最高灵敏度的方法。荧光定量PCR是常用分子诊断实验方法,具有高敏感性(<5%)。有学者认为,如果野生型和突变型的CT值相差较大,在判断结果上应当慎重,一般认为野生型和突变型的CT值相差应控制在8以内。受限于荧光通道检测数量,不能同时检测多个突变。等位基因特异性定量PCR(allele specific PCR,AS-PCR)被广泛应用,原理基于引物与模板之间3末端碱基错配则抑制延伸,为提高末端碱基错配的分辨率不断被改进,可获得小于1%突变的灵敏度,可定量突变百分比,缺陷是可能在已知阴性的标本里产生高CT值,需要实验室建立阈值来确认阳性标本。多重位点特异性PCR能同时使用多个引物进行AS-PCR同时检测JAK2V617F和JAK2 12外显子4种突变,JAK2V617F检测灵敏度可达1%,JAK2 12外显子4种突变灵敏度可达0.1%,提高检测效率。

2. 非等位基因特异性的分析,比如高分辨熔解曲线分析(high resolution melting,HRM),基于碱基变异导致野生型和突变型双链DNA具有不同的熔解曲线,灵敏度显著较低(5%～10%)。如果其他突变可能具有相似的熔解特性,偶然发生错误分类或者模糊分类。多个供应商生产HRM分析系统,都能达到预期结果,但不同厂家分辨率等仍存在较大差异。HRM最好用作突变筛检方法,联合使用测序,以准确确认突变。传统的Sanger测序被广泛应用,但灵敏性不够。有研究使用HRM方法和直接测序分析MPL突变,仍然有1/4的MPL W515L没有被检测到。二代测序的优点是高通量性,同时检测MPN多种基因突变。

不同方法灵敏度和特点见表17-8。

表17-8 不同方法灵敏度和特点

方法	灵敏度(%)	优点	缺点
荧光定量PCR	0.1～0.01	高灵敏度,可定量	仅检测目的基因突变
PCR	0.1～1	高灵敏度,操作简便	仅检测目的基因突变,不能定量
HRM	5～10	操作简便,半定量,耗费低,作为筛检方法可发现靶序列内新突变位点	仅检测目的基因突变,灵敏度较低,在低水平突变标本重复性较差
焦磷酸测序技术	5～10	操作简便,定量,耗费低,可发现靶序列内新突变位点	仅检测目的基因突变,灵敏度较低
限制性长度多态性分析	1～10	耗费低	灵敏度较低,PCR后序操作复杂,不能定量

(张利铭 李琳芸 王昌富 冯 娟)

■ 参考文献

王鸿利主编.2005.实验诊断学[M].第一版.北京,人民卫生出版社.

王绮如,谭孟群,程腊梅.2003.造血生理学[M].长沙:中南大学出版社.

中华医学会血液学分会.2016.中国慢性髓性白血病诊断与治疗指南(2016年版).中华血液学杂志,37(8):633-639.

Bilbao-Sieyro C, Florido Y, Gómez-Casares MT.,et al.2016.CALR mutation characterization in myeloproliferative neoplasms [J]. Ongcotarget,7(33),52614-52617.

Calvi LM, Adams GB, Weibreeht KW, et al. 2003. Osteoblastie cels regulate the haematopoietie stem cel niche [J]. Nature,425(6960):841-846.

Campregher PV, Santos FP, Perini GF, et al. 2012. Molecular biology of Philadelphia-negative myeloproliferative neoplasms[J].Rev Bras Hematol Hemoter, 34(2):150-155.

Cerquozzi S, Tefferi A. 2015.Blast transformation and fibrotic progression in polycythemiavera and essential thrombocythemia: a literature review of incidence and risk factors [J]. Blood Cancer J, 5:e345-366.

Chi J, Manoloukos M, Pierides C, et al. 2015. Calreticulin mutations in myeloproliferative neoplasms and new methodology for their detection and monitoring [J]. Ann Hematol,94(3):399-408.

Cui Y,Tong H,Du X,Li B, et al.2015.Impact of TET2, SRSF2, ASXL1 and SETBP1 mutations on survival of patients with chronic myelomonocytic leukemia[J]. Exp Hematol Oncol,4:14-20.

Dufour C, Capasso M, Svahn J,et al. 2004. Homozygosis for (12) CA repeats in the first intron of the human IFN-gamma gene is significantly associated with the risk of aplastic anaemia in Caucasian population [J].Br J Haematol,126:682-685.

Fantasia F, Di Capua EN, Cenfra N, et al. 2014. A highly specific q-RT-PCR assay to address the relevance of the JAK2WT and JAK2V617F expression levels and control genes in Ph-negative myeloproliferative neoplasms[J]. Ann Hematol, 93(4):609-616.

Giannakoulas NC, Karakantza M, Theodorou GL, et al.2004. Clinical relevance of balance between type 1 and type 2 immune responses of lymphocyte subpopulations in aplastic anaemia patients[J]. Br J Haematol,124:97-105.

Gong JZ,Cook JR,Greiner TC, et al. 2013.Laboratory Practice Guidelines for Detecting and Reporting JAK2 and MPL Mutations in Myeloproliferative Neoplasms: A Report of the Association for Molecular Pathology[J]. J Mol Diagn,15(6): 733-744.

Jones AV, Ward D, Lyon M, et al.2015. Evaluation of methods to detect CALR mutations in myeloproliferative neoplasms [J]. Leuk Res,39(1):82-87.

Kaito K, Otsubo H, Ogasawara Y, et al. 2003. Adhesion molecule expression by bone marrow CD34-positive cells in aplastic anemia before and after immunosuppressive therapy[J]. Clin Lab Haematol,25:393-396.

Kim Y,Park J, Jo I, et al.2016.Genetic-pathologic characterization of myeloproliferative neoplasms[J]. Exp Mol Med.,48:e247-257.

Lim KH, Chang YC, Gon-Shen Chen C, et al.2015.Frequent CALR exon 9 alterations in JAK2 V617F-mutated essentialthrombocythemia detected by high-resolution meltinganalysis[J]. Blood cancer journal, 2(5):e295-298.

Merkerova M, Bruchova H, Brdicka R.2007. Expression analysis of PCNA gene in chronic myelogenous leukemia-combined application of siRNA silencing and expression arrays[J]. Leuk Res. 31(5):661-672.

Rosenfeld S, Follmann D, Nunez O, et al. 2003.Antithymocyte globulin and cyclosporine for severe aplastic anemia: association between hematologic response and long-term outcome[J]. JAMA, 289: 1130-1135.

Takeshi Hara, Kazuki Ando, Hisashi Tsurumi, et al. 2004.Excessive production of tumor necrosis factor-alpha by bone marrow T lymphocytes is essential in causing bone marrow failure in patients with aplastic anemia[J]. Eur J Haematol,73: 10-16.

Teffer A. 2010. Novel mutations and their functional and clinical relevance in myeloproliferativeneoplasms: JAK2, MPL, TET2, ASXL1, CBL, IDH and IKZF1[J]. Leukemia. 24(6),1128-1138.

Tefferi A, Vardiman JW. 2008.Classification and diagnosis of myeloproliferative neoplasms: The 2008 World Health Organization criteria and point-of-care diagnostic algorithms[J]. Leukemia, 22(1):14-22.

VisnjicD, Kalajzic z, Rowe DW, et al.2004. Hematopeiesis is severely altered in mice with an induced osteblast deficiency[J]. Blood,103(9):3258-3264.

Zbigniew D, Elzbieta B, Piotr S.2001. Flow cytometry in analysis of cell cycle and apoptosis[J]. Semin Hematol,38(2):179-193.

ZhangJ, Niu C, Ye L, et al. 2003. Identification of the haematopoietic stem cell niche and control ofthe niche size[J]. Nature, 425(6960):836-841.

第18章

白血病与淋巴瘤的检验

大 纲

检验技师

了解 急性髓系白血病细胞与分子遗传学特征和淋巴瘤免疫表型基本理论；

熟悉 FAB、MICM 和 WHO 分类；

掌握 相关检测技术和其实验诊断。

检验医师

熟悉 急性白血病与淋巴瘤基本理论；

掌握 急性髓系白血病细胞与分子遗传学特征和淋巴瘤免疫表型、MICM 和 WHO 分类和实验诊断、检测技术原理和临床意义；

了解 相关检测技术、质量保证和方法学评价。

急性白血病和淋巴瘤是最常见的血液系统肿瘤，严重危害人类的生命健康。其实验诊断以显微镜下的细胞形态学检查为基础，结合免疫学、细胞遗传学和分子诊断学等技术进行分型、分期，以至观察疗效和判断预后。

第一节 基 本 理 论

一般认为，造血系统肿瘤的病因与辐射因素、生物因素、化学因素和遗传因素有关。其发病机制可能是大剂量射线、化学物质和药品所致染色体畸变以及病毒的整合、种族倾向而使基因异常表达。

一、细胞与分子遗传学

（一）癌基因、抑癌基因及凋亡基因

癌的生成涉及多种基因的病变。最常发生的两类是癌基因（oncogene）及抑癌基因（tumor suppressor genes）。

1. **癌基因** 人体存在正常的未改变的细胞基因称为原癌基因（proto-oncogene）。在细胞生长过程中，原癌基因可以被激活转变成癌基因。癌基因是指其编码的产物与细胞的肿瘤转化有关的基因。它以显性的方式起作用，对细胞生长起促进作用并促进细胞转化，使正常细胞成为肿瘤起始细胞，获得永生性和恶性增殖的能力，对肿瘤的发生起重要作用。癌基因还可扰乱正常信号传导或基因表达的调节。原癌基因活化的途径包括 ①染色体重排：有基因易位、插入、基因丢失和倒位等方式，而基因易位最常见。易位产生的后果使原癌基因与T细胞受体或免疫球蛋白基因相连而为后者激活，或所涉及的基因内部断裂易位后形成融合基因，编码融合蛋白。如慢性粒细胞白血病的 Ph 染色体，即 t(9;22)(q34;q11)，其实质是位于 9q34 上的 ABL 基因与位于 22q11 上的 BCR 基因形成 BCR/ABL 融合基因，该基因具有激活的酪氨酸激酶活性，是引起癌变的主要原因。②点突变：基因在编码序列的特定位置上1个或多个核苷酸发生序列改变称为点突变。可导致遗传密码改变，表达错误的蛋白质，扰乱细胞的正常生理代谢调控或分化系统，发展成肿瘤细胞。目前对 ras 原癌基因点突变激活研究较为深入。③基因转录活性增加：基因转

录 mRNA 增多,其编码的蛋白质水平增加,结果使细胞生长失控并向异常方向转化。如人类 c-myc 原癌基因在细胞生长的静止期基本不表达,当细胞受到增殖信号刺激时可被迅速诱导激活参与细胞增殖分化。

2. 抑癌基因　具有诱导细胞终末分化,维持基因组的稳定性和负调节细胞的生长与增殖等诸多功能。细胞周期调节失控是促进细胞癌变的重要原因,抑癌基因蛋白通过负调控细胞周期,使在致癌因素作用下的细胞增殖受到抑制。在肿瘤细胞转化过程中抑癌基因的功能失活比原癌基因的激活起着更重要的作用。造血系统肿瘤中常见的抑癌基因有 P53 等。

3. 细胞凋亡　是机体为保持自身组织稳定、调控自身细胞的增殖和死亡之间的平衡,由基因控制的细胞主动性死亡过程,具有特殊的形态学和生化特征。调控细胞凋亡的相关基因主要有 bcl-2 基因家族,是一种重要的凋亡抑制基因。在各种正常细胞的激发和发育过程中表达,在成熟和走向凋亡的细胞中不表达或低表达。

(二)常见的髓系白血病细胞与分子遗传学表现

现已明确,白血病染色体易位及其基因改变对于白血病分类很有意义,且与亚型一定的相关性。

1. t(8;21)(q22;q22)与 AML1/ETO　1972年,Rowly 首先描述一种 8 号和 21 号染色体之间的平衡易位,即 t(8;21)(q22;q22)(图 18-1)。其占所有 AML 异常核型病例的 18% 和 AML-M2 患者的 30%,较为常见。这种易位起初仅限于 AML-M2 病例,后来在 7% AML-M4 亦被发现。

对于 t(8;21),位于 21 号染色体的 AML1 基因与 8 号染色体的 ETO 基因发生融合形成 AML1/ETO 嵌合物。AML1 蛋白(core-binding factor2,CBFA2)是转录因子家庭成员,与 Pair-rule 果蝇基因同源。AML1 与另一蛋白 CBFB 结合为杂交二聚体,以形成转录因子。值得注意的是 CBFB 基因是位于 16q22,与 AML-M4 的 inv(16)或 t(16;16)有关。AML1/CBFB 转录因子直接结合于增强子核心,其是存在大量基因转录调节区域的,这些基因是髓系细胞生长、分化和功能的关键,从而调节基因表达。其靶基因包括白细胞介素-3(IL-3)、粒细胞-巨噬细胞刺激因子(GM-CSF)、CSF-1 受体、髓过氧化物酶(MPO)、中性粒细胞酯酶等。丧失 AML1 或 CBFB 功能,Mutant 鼠由于缺乏造血而死于胚胎形成期,说明 AML1/CBFB 调节靶基因对于所有系列细胞造血都是必须的。

AML1/ETO 保留了与增强子核心整合的能力,但它阻碍了正常 AML1/CBFB 转录因子的正常基因表达活性,而且 AML1/ETO 获得了一种细胞内新的功能,能够使 BCL2 基因,一种抗凋亡基因以及可能有另外基因活化表达,因此由于 AML1/ETO 改变引起了正常 AML1 靶基因的转录调节发生变化,并活化新的靶基因,导致细胞突变。FISH 和 RT-PCR 方法可证实 AML1/ETO 重排。

2. t(15;17)(q22;q11-12)与 PML/RAR2 APL(AML-M3)　患者白血病细胞 15 号与 17 号染色体长臂结构重排最初由 Rowly 等(1977)识别。关于易位所涉及的断裂点精确定位曾争论多年,现已被阐明为 t(15;17)(q22;q11-12)。这一重排对于 APL 有高度特异性,至今尚未在其他类型白血病和实体瘤病例中发现(图 18-2)。

多数患者在 17 号染色体断裂点发生在 α-维 A 酸受体基因(RARα)第 2 个内含子,而 15 号染色体

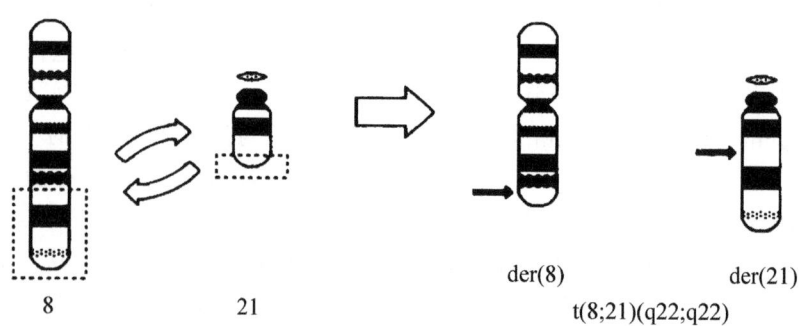

图 18-1　t(8;21)

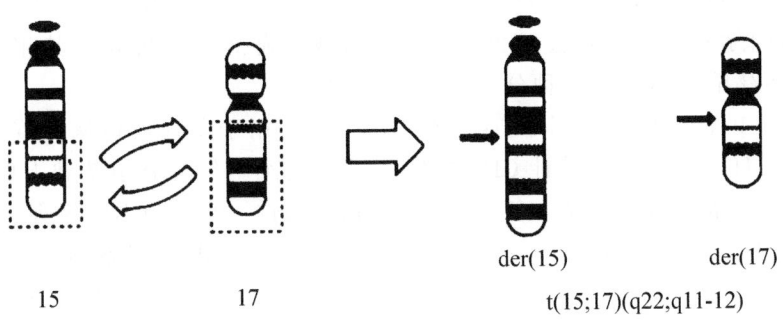

图 18-2 t(15;17)

断裂点则位于 PML 基因内。RARα 属类固醇/甲状腺激素受体超家族成员之一,具有独立的配体结合和 DNA 结合区域。PML 为一富含半胱氨酸环指状结构和 α 螺旋管状结构而组成;维 A 酸是一结合胞核受体同源二聚体复合物的配体,此复合物作用于转录因子(活化其他基因转录),随即诱导细胞分化。t(15;17) 易位结果产生了 PML/RAR 融合基因,其包含大部分 PML 密码子序列和 RARα 的 DNA 结合及配体结合区域。与野生型 RARα 比较,PML/RARα 融合蛋白表现为一被改变 DNA 结合位点和转录调节特征的变异维 A 酸受体功能,其与维 A 酸 x 受体(RxR)形成杂交二聚体,在无维 A 酸(或低浓度)的情况下,与体内野生型 RARα 蛋白竞争结合于靶基因维 A 酸响应元件,以显性负(dominant nagetive)方式抑制野生型 RARα 的正常功能,封闭了维 A 酸诱导髓系分化的效应,使之停滞在早幼粒细胞阶段。另外 PML/RARα 还以显性负方式阻碍 RARα 介导的反式激活作用(trans-activation)。在全反式维 A 酸(ATRA)药用剂量时,融合蛋白被降解,使白血病细胞向成熟髓系细胞分化。这一治疗方案对于表达 PML/RARα 的 APL 是特异的。而伴有变异型易位 t(11;17)[为 17 号染色体上 RARα 基因与 11 号染色体长臂早幼粒细胞白血病锌指蛋白(PLZF)基因发生融合形成 PLZF/RARα 融合基因]的 APL 对 ATRA 诱导有抵抗。近来发现的另一变异型 t(5;17)(q32;q21) 累及 5 号染色体上的 NPM(nucleophosmin)基因。NPM 是一核仁磷酸化蛋白(nucleolar phosphoprotein),定位于核内颗粒区,与 rRNA 处理及转运有关。同样,NPL/RARα 融合蛋白也有显性负作用,并可与野生型 PML 在核基质发生相互作用,引起核 PML 分布的改变,干扰粒系分化。累及的位点还有 MuMA(11q13) 和 Stat 5b(17q11),后三者仅偶有发现(<1%)。

二、血细胞免疫表型

在基因的调控作用下,正常骨髓细胞在分化和发育过程中的免疫表型出现规律性的变化,使其适应各种细胞的功能需要,一旦正常的免疫标志表达出现异常,如过度表达、不规则表达、缺失或表达新抗原,都可能导致骨髓与血细胞的功能缺陷、减低或亢进,甚至发生肿瘤性改变。免疫表型(immunophenotypes)分析对一些血液病,尤其是淋巴细胞白血病/淋巴瘤等的诊断与分型、治疗方案选择、预后判断具有重要的临床意义。

(一)白细胞分化抗原

1982 年在巴黎首次召开了人类白细胞分化抗原(HLDA)研讨会,由 14 个国家、55 个研究小组构成的白细胞分化抗原国际研究协作组首次报道了对 139 种单克隆抗体(McAb)鉴定结果。139 种 McAb 用双盲法进行间接免疫荧光试验,对抗体之间差距进行了有效的统计学分析和数学处理,分出对各类靶细胞反应相似或完全不同的抗体群。属于同一抗体群的抗体对某一分化抗原有十分相似的反应性。与会者一致同意并批准使用"分化群(cluster differentiation,CD)"作为白细胞分化抗原的命名,并在此次会议上命名了 15 个分化群。1984 年和 1986 年分别在波士顿、牛津召开了二、三届人类 HLDA 研讨会,对后来所发现的新的抗体继续命名至 CD45,并对前两届会议上的命名进行审核和修改。CD 命名法采用简单明确和容易使用的系统,从而克服了以往由于命名混乱对于交流方面造成的困难。例如McAb J5、BA3均对淋巴细胞CALLA(CD10)抗原有反应性,一般均称之为抗CD10抗体。第8届国际HLDA研讨会于2004年在澳大利亚阿德莱德召开,会议给115种分子及其相应McAb命名了111个CD/CDw编号,这次新命名CD数是为历届HLDA之最。总计CD的编号已达到CD339,涉及全部血细胞类型。各类正常骨髓细胞的常见免疫标志见表18-1。

表 18-1 正常骨髓细胞的常见免疫标志

细胞类型	免疫标志
造血干/祖细胞	CD34 CD38 HLA-DR TdT
B淋巴细胞系	CD19 CD20 CD22* CD79a*
T淋巴细胞系	CD2 CD3* CD5 CD7
髓细胞系	CD13 CD33 CD15 MPO* CD117
红细胞系	抗血型糖蛋白A CD71
巨核细胞系	CD41 CD61 FⅧ

* 胞质中可表达

(二)常见的淋巴细胞白血病/肿瘤的免疫表型分析的临床价值

骨髓肿瘤细胞的免疫表型分析一般是在骨髓形态学/组织学检查出现异常时,对异常细胞的进一步分析,包括对异常细胞的系列归属、分化阶段、抗原表达谱等检测,同时也可用某些细胞所表达的特有免疫标志准确地计数较少的细胞,如造血干/祖细胞、残留白血病细胞。免疫表型分析已经成为血液系统疾病及其相关疾病检查的重要手段。

1. 用于急性白血病免疫表型分析 ①是形态学与细胞化学分型基础上的补充和深化,可将白血病进一步分为不同系列和分化阶段,如T淋巴细胞型、B淋巴细胞型。②微分化型髓系细胞白血病(AML-M0)和混合细胞性白血病等类型的鉴别。③识别生物学和预后相关的白血病亚型并达到诊断与治疗标准化。④检测白血病细胞表达的某些与细胞黏附、增殖、分化、凋亡、耐药等相关的蛋白成分。⑤微量残留白血病检查、判断疗效或预后。淋巴细胞白血病/肿瘤的免疫表型分析见表18-2。

2. 用于慢性淋巴细胞增殖病(chronic lymphoproliferative disease,CLD)的鉴别 包括对CLD的分类和T淋巴细胞或B淋巴细胞肿瘤的来源,微小残留白血病的检测。通过免疫表型分析,十分容易将T淋巴细胞增殖病与反应性淋巴细胞增多症(如传染性单核细胞增多症、巨细胞病毒感染等)相鉴别。慢性淋巴细胞增殖病免疫表型分析见表18-3(表18-3a、表18-3b)。

3. 成熟淋巴细胞免疫表型分析机体免疫细胞

表 18-2 急性淋巴细胞白血病/淋巴瘤的免疫学表型

标志物	B细胞系				T细胞系	
	null	cALL	pre-B	B-ALL	前T细胞	T细胞-ALL
前体细胞抗原						
HLA-Dr	+	+	+	+	−/+	−
TdT	+	+	+	−/+	+	+
CD34	+	+	+	−	−	−
B细胞抗原						
CD19	+	+	+	+	+	−
CD22	+	+	+	+	+	−
CD1−	−	+	+	+	−/+	−
CD2−	−	−/+	+	+	−	−
Cytμ	−	−	+	+	−	−
SmIg	−	−	−	+	−	−
T细胞抗原						
CD7	−	−	−	−	+	+
CD3	−	−	−	−	+	+
CD5	−	−	−	−	−/+	+
CD2	−	−	−	−	+	+
CD1	−	−	−	−	−	−/+

表 18-3a　B-慢性淋巴细胞白血病/淋巴瘤的免疫学分类

B 细胞疾病	CD19/20	CD24	CD5	表面 Ig	CD1-	CD11c
"典型"CLL	+	+	+	弱	-	-/+
CLL 变异型	+	+	+	不定	-	-/+
原淋巴细胞白血病	+	+/-	+	++	-	-
毛细胞白血病	+	+	-	不定	-	+
淋巴肉瘤细胞白血病	+	+/-	-	+++	+/-	-

表 18-3b　T-慢性淋巴细胞白血病/淋巴瘤的免疫学分类

T 细胞疾病	CD3/CD2	CD4	CD8	CD7	CD25	NK Ag
sezary 白血病	+	+/-	-	-	-/+	-
成人 T 细胞白血病	+	+	-	-	+	-
T-CLL("辅助性")	+	+	-	+	-～+	-
T-CLL("抑制性")	+	-	+	+	-/+	-
大颗粒淋巴细胞病	+	-	+	+/-	-	+

亚群比例及其绝对计数对判断机体的免疫功能和诊断 T、B 淋巴细胞缺乏症、NK 细胞增生症有重要意义。

4. 骨髓及血液中造血干/祖细胞计数对造血干细胞或骨髓移植是必不可少的检查项目，尤其是判断经造血因子动员后外周血造血干细胞的最佳采集时期尤为重要。

5. 原因不明的血液淋巴细胞或分类不明细胞增多，均可进行血液或骨髓细胞的免疫表型分析，对排除或诊断血液系统及其相关疾病具有重要意义。

三、血液系统肿瘤的分类

（一）FAB、MICM 分类

1. FAB 分类　法国、美国、英国（France、America、Britain，FAB）血液形态学家组成的协作组在 1976 年基于白血病的形态和组织化学染色在光学显微镜下进行的分类法。此后又进行了多次修改补充，现今仍是白血病诊断的基础。根据 FAB 分类将急性白血病分为急性淋巴细胞白血病（ALL，$L_1 \sim L_3$）和急性非淋巴细胞白血病（ANLL），后者又称急性髓细胞白血病（AML，$M_1 \sim M_7$）。按该分类，当骨髓中原始细胞（原始、幼稚淋巴细胞）≥30%，可诊断为急性白血病。

在 FAB 分类中髓细胞系肿瘤包括急性髓系白血病（AML）、骨髓增生异常综合征（MDS）及骨髓增殖性疾病（MPD）。

2. MICM 分型　单纯形态学观察有一定的主观因素，且不能反映细胞的来源和本质，因此在形态学（morphology，M）分型的基础上，发展了以免疫表型为基础的免疫学（immunology，I）、以染色体核型为基础的细胞遗传学（cytogenetics，C）和基因表达为基础的分子生物学（molecular biology，M）综合分析。上述 4 种分型方法结合，即成为白血病的 MICM 分型诊断。

在以下情况下：①形态学、细胞化学不能清楚地识别白血病细胞起源；②形态学认为是 ALL，但缺乏特异的淋巴细胞抗原的表达；③存在一种系列以上的白血病细胞时，免疫学分型则更有价值。双系列白血病即某一白血病患者存在两种或两种以上不同系列细胞分别表达粒系和淋巴系标记，而双表型白血病则是同一白血病细胞复合表达粒系和淋巴系标记。这两种白血病统称为混合性白血病，其可借助系列特定标记，采用细胞化学和免疫荧光双染色法、多色流式细胞术等方法进行诊断和鉴别。目前认为，较敏感而特异的指标对于非 T-ALL 是 CD_{19} 和胞质（cy）CD_{22}，T-ALL 是 $CyCD_3$；而髓系的 MPO、CD_{13}、CD_{33} 和 CD117 在鉴别 ALL 和 ANLL 有重要作用。在临床实践中，白血病克隆细胞常表达不同类型血细胞抗原，抑或反映恶性细胞的多变性本质，还是真正表现双表型或双系列，需联合多种技术的检验结论综合分析。

多数白血病患者恶性细胞存在克隆染色体异常，并累及相应基因。特定的细胞/分子遗传学异常可能与某些形态学亚类和临床特征有关。检测这一变化有助于建立正确诊断、确定治疗方案、明确疾病预后,也可以鉴别淋巴系和髓系的良性增生反应与单克隆恶性增殖。

(二)WHO分类

最新文献是2016年WHO造血和淋巴组织肿瘤分类。

1. 髓系肿瘤 WHO分类(2016)与2008年分类比较,对个别类型的诊断标准做了修订;还确定了一些多通过分子检查而获得的新的预后指标;且AML、MDS/MPN以及伴嗜酸性粒细胞增多髓系肿瘤中增加了新类型。

(1)急性髓细胞白血病:AML伴重现性遗传学异常类别中,由2008年的9个类型增加到2016年的11个。新增的2个分子类型为临时病种(暂定类型):AML伴BCR-ABL1和AML伴RUNX1突变。AML伴BCR-ABL1为罕见的原发类型,确认目的在于识别可能受益于酪氨酸激酶抑制剂治疗的患者。AML伴RUNX1突变被认为是预后差的类型。见表18-4。

(2)骨髓增生异常综合征(MDS):WHO最新MDS分类见表18-16,在新MDS分型中成人MDS分型取消了"难治性贫血","难治性血细胞减少"代以MDS伴各类病态造血或其他特征。

(3)骨髓增殖性肿瘤(MPN) MPN包括慢性髓性白血病(CML)、真性红细胞增多症(PV)、原发性骨髓纤维化(PMF)、原发性血小板增多症(ET)、慢性嗜酸粒细胞白血病(CEL)、慢性中性粒细胞白血病(CNL)等,见表18-5。

(4)骨髓增生异常/骨髓增殖性肿瘤(MDS/MPN) MDS/MPN包括慢性粒单核细胞白血病(chronic myelomonocytic leukemia,CMML)、非典型慢性髓性白血病(atypical chronic myeloid leukemia,aCML)、骨髓增生异常综合征/不能分类的骨髓增殖性疾病(myelodysplastic syndromes/myeloproliferative neoplasm-unclassifiable,MDS/MPN-U)、MDS/MPN伴环状铁粒幼红细胞伴血小板增多(MDS/MPN-RS-T,MDS/MPN with ring sideroblasts and thrombocytosis)、青少年粒单核细胞白血病(juvenile myelomonocytic leukemia,JMML)。

(5)其他髓系肿瘤类型

1)伴遗传易感性髓系肿瘤:虽然大多数MDS或急性白血病的病例是散发病,但是现在越来越清楚一部分病例与胚系或种系(germ line)突变或携带缺陷的遗传基因有关,并有家族性。2016年修订的WHO分类的主要变化之一,是增加伴遗传易感性髓系肿瘤(myeloid neoplasms with germ lineperdisposition)(在第二篇中译为伴胚系突变体质性髓系肿瘤)大类。这一类,包括易感性胚系突变背景下发生的MDS、MDS/MPN和急性白血病,以及有特定潜在遗传缺陷或易感综合征的髓系肿瘤,见表18-6。

2)伴嗜酸粒细胞增多和PDGFRA,PDGFRB或FGFR1异常,或PCM1-JAK2髓系或淋系肿瘤:2016年修订中,将伴t(8;9)(p22;q24.1);PCM1-JAK2髓系肿瘤作为一个新的临时病种,添加到这一疾病类别中。这一罕见病种的特征是嗜酸粒细胞增多、骨髓红系明显增生和成熟欠佳,淋巴细胞聚集,常伴骨髓纤维化而酷似PMF。这种遗传学异常还罕见于急性原始T淋巴细胞或B淋巴细胞白血病(ALL)且给予JAK抑制治疗有效。其他JAK2重排的肿瘤,如t(9;12)(p24.1;p13.2);ETV6-JAK2和t(9;22)(p24.1;q11.2);BCR-JAK2可能也有类似特征,但相当少见,目前仍不列为独立病种。

3)肥大细胞增多症:自2008年分类后,在肥大细胞增多症的理解上有了重大进展。2016年肥大细胞增多症分类的类型中,将"系统性肥大细胞增多症伴相关克隆性非肥大细胞性血液疾病(systemic mastocytosis with associated clonal hematological non-mast-cell lineage disease,SH-AHNMD)",改称为"系统性肥大细胞增多症伴相关血液肿瘤(systemic mastocytosis with an associated hematological neoplasms,SM-AHN)"。在许多病例中,相关血液肿瘤(AHN)是一个必须治疗的侵袭性肿瘤,在诊断上应明确并按这种疾病的不同表现需要不同的诊断流程。2016年肥大细胞增多症分类见表18-7。

2. 淋巴组织肿瘤 WHO(2016)分类淋巴组织肿瘤分类见表18-8~表18-10。即原始淋巴细胞(前体淋巴细胞)肿瘤、成熟B细胞肿瘤、成熟T/NK细胞肿瘤、霍奇金淋巴瘤(HL)、组织细胞和树突状细胞肿瘤。

(1)原始淋巴细胞肿瘤(原始淋巴细胞白血病/淋巴瘤):自2008年WHO造血和淋巴组织肿瘤第四版出版以来,得益于基因表达分析和下一代测序(nextgeneration sequencing,NGS)等新技术的应用,增强了对血液肿瘤生物特性方面的鉴别能力,

表 18-4　急性髓细胞白血病分类(WHO,2016)

AML 伴重现性遗传学异常
　　AML 伴 t(8;21)(q22;q22.1);RUNX1-RUNX1T1
　　AML 伴 inv(16)(p13.1q22) 或 t(16;16)(p13.1;q22);
　　　CBFB-MYH11
　　APL 伴 PML-RARA
　　AML 伴 t(9;11)(p21.3;q23.3);MLLT3-KMT2A
　　AML 伴 t(6;9)(p23;q34.1);DEK-NUP214
　　AML 伴 inv(3)(q21.3q26.2) 或 t(3;3)(q21.3;
　　　q26.2);GATA2,MECOM
　　AML(原始巨核细胞)伴 t(1;22)(p13.3;q13.3);
　　　RBM15-MKL1
　　暂定类型:AML 伴 BCR-ABL1
　　AML 伴 NPM1 突变
　　AML 伴 CEBPA 双等位基因突变
　　暂定类型:AML 伴 RUNX1 突变
AML 伴骨髓增生异常相关改变
治疗相关髓系肿瘤
AML,非特定类型(NOS)
　　AML 微分化型
　　AML 不伴成熟型
　　AML 伴成熟型
　　急性粒单细胞白血病
　　急性原始单核细胞白血病/急性单核细胞白血病
　　纯红系细胞白血病
　　急性原始巨核细胞白血病
　　急性嗜碱性粒细胞白血病
　　急性全髓增殖伴骨髓纤维化
髓系肉瘤
唐氏综合征相关髓系增殖
　　短暂性髓系造血异常
　　唐氏综合征相关髓系白血病
原始浆细胞样树突细胞肿瘤
系列未明急性白血病
　　急性未分化型白血病
　　混合表型急性白血病伴 t(9;22)(q34.1;q11.2);
　　　BCR-ABL1
　　混合表型急性白血病伴 t(v;11q23.3);KMT2A 重排
　　混合表型急性白血病,B 与髓混合,NOS
　　混合表型急性白血病,T 与髓混合,NOS

表 18-5　骨髓增殖性肿瘤(MPN)分类(WHO,2016)

慢性粒细胞白血病,BCR-ABL1 阳性(CML)
慢性中性粒细胞白血病(CNL)
真性红细胞增多症(PV)
原发性骨髓纤维化(PMF)
　　原发性骨髓纤维化,纤维化前期或早期(PrePMF)
　　原发性骨髓纤维化,纤维化期
原发性血小板增多症(ET)
慢性嗜酸粒细胞性白血病,非特定类型(NOS)
骨髓增殖性肿瘤,不能分类型(MPN-U)

表 18-6　伴遗传易感性髓系肿瘤(WHO,2016)

先前无疾病或器官功能障碍伴胚系突变肿瘤
伴胚系 CEBPA 突变 AML
伴胚系 DDX41 突变髓系肿瘤
先前有血小板疾病伴胚系突变髓系肿瘤
伴胚系 RUNX1 突变髓系肿瘤
伴胚系 ANKRD26 突变髓系肿瘤
伴胚系 ETV6 突变髓系肿瘤
其他器官功能障碍伴遗传易感性髓系肿瘤
伴胚系 GATA2 突变髓系肿瘤
骨髓衰竭综合征相关髓系肿瘤
端粒生物学紊乱相关髓系肿瘤
神经纤维瘤病,努南综合征或努南综合征样疾病相关幼
　年型粒单细胞白血病
唐氏综合征相关髓系肿瘤

表 18-7　肥大细胞增多症分类(WHO,2016)

皮肤肥大细胞增多症(CM)
系统性肥大细胞增多症(SM)
　　惰性系统性肥大细胞增多症(ISM)
　　冒烟性系统性肥大细胞增多症(SSM)
　　系统性肥大细胞增多症伴相关血液肿瘤(SM-AHN)
　　侵袭性系统性肥大细胞增多症(ASM)
　　肥大细胞白血病(MCL)
肥大细胞肉瘤(MCS)

识别了一些具有生物学和预后独特性的病种,见表 18-8。

原始淋巴细胞白血病,因习惯称急性原始淋巴细胞白血病(ALL),故 WHO 仍沿用 ALL 这一简称。B 细胞 ALL 简称为 B-ALL,即原始 B 淋巴细胞白血病(或称 B 原始淋巴细胞白血病);T 细胞-ALL 简称为 T-ALL,即原始 T 淋巴细胞白血病(或称 T 原始淋巴细胞白血病)。原始淋巴细胞淋巴瘤与原始淋巴细胞白血病是同一疾病的不同起病形式,以原始淋巴细胞白血病/淋巴瘤称之。WHO 分类中,有时也将原始 B、T 淋巴细胞白血病/淋巴瘤(或称 B、T 原始淋巴细胞白血病/淋巴瘤)笼统地以 B-ALL 或 T-ALL 称之。

在 B-ALL 中,新增 2 个重现性遗传学异常的临时病种:①B-ALL 伴酪氨酸激酶基因或细胞因子受体基因易位,也称为 BCR-ABL1 样 B-ALL;②B-ALL 伴 21 号染色体内扩增(iAMP21)。

此外,还增加了 2 种非原始 B 淋巴细胞白血病/淋巴瘤的临时病种:早 T 前体原始淋巴细胞白

血病(ETP ALL)和原始 NK 淋巴细胞白血病/淋巴瘤(或称 NK 细胞原始淋巴细胞白血病/淋巴瘤)。

(2)成熟 B 细胞肿瘤、成熟 T 和 NK 细胞肿瘤及其他:WHO(2016)成熟 B 细胞肿瘤分类包括多种类型的非霍奇金淋巴瘤、白血病和浆细胞肿瘤,见表 18-9a,成熟 T 和 NK 细胞肿瘤分类见表 18-9b。

(3)霍奇金淋巴瘤、移植后淋巴增殖性疾病、组织细胞和树突状细胞肿瘤:与 2008WHO 分类相比(表 18-10),霍奇金淋巴瘤(HL)的分类未变,修订将包括关于结节性淋巴细胞为主型 HL(NLPHL)的更新。人们早已认识到,NLPHL 可以有不同的生长模式,其中包括一些伴弥漫区域和(或)大量 T 细胞。修订版将推荐称为 NLPHL 的 THRLBCL 样转化,NLPHL 转化为 DLBCL 应根据 WHO 标准(THRLBCL 是大 B 细胞淋巴瘤的一种类型)。

表 18-8 原始淋巴细胞肿瘤分类(WHO,2016)

原始 B 淋巴细胞白血病/淋巴瘤
原始 B 淋巴细胞白血病/淋巴瘤,非特定类型(NOS)
原始 B 淋巴细胞白血病/淋巴瘤伴重现性遗传学异常
原始 B 淋巴细胞白血病/淋巴瘤伴 t(9;22)(q34.1;q11.2);BCR-ABL1
原始 B 淋巴细胞白血病/淋巴瘤伴 t(v;11q23.3);KMT2A 重排
原始 B 淋巴细胞白血病/淋巴瘤伴 t(12;21)(p13.2;q22.1);ETV6-RUNX1
原始 B 淋巴细胞白血病/淋巴瘤伴超二倍体
原始 B 淋巴细胞白血病/淋巴瘤伴低二倍体
原始 B 淋巴细胞白血病/淋巴瘤伴 t(5;14)(q31.1;q32.3);IL3-IGH
原始 B 淋巴细胞白血病/淋巴瘤伴 t(1;19)(q23;p13.3);TCF3-PBX1
暂定类型:原始 B 淋巴细胞白血病/淋巴瘤,BCR-ABL1 样
暂定类型:原始 B 淋巴细胞白血病/淋巴瘤伴 iAMP21
原始 T 淋巴细胞病/淋巴瘤
暂定类型:早 T 前体原始淋巴细胞白血病
暂定类型:原始 NK 淋巴细胞白血病/淋巴瘤

表 18-9a 成熟 B 细胞肿瘤分类(WHO,2016)

慢性淋巴细胞白血病/小淋巴细胞淋巴瘤(CLL/SLL)	大 B 细胞淋巴瘤伴 IRF4 重排
单克隆 B 细胞淋巴细胞增多症(MBL)	原发性皮肤滤泡中心淋巴瘤
B 幼淋巴细胞白血病(B-PLL)	套细胞淋巴瘤(MCL)
脾边缘带淋巴瘤(SMZL)	原位套细胞肿瘤(ISMCN)
多毛细胞白血病(HCL)	弥散性大 B 细胞淋巴瘤(DLBCL),NOS
脾 B 细胞淋巴瘤/白血病,不能分类型	生发中心 B 细胞(GCB)型
脾弥漫性红髓小 B 细胞淋巴瘤	活化 B 细胞(ABC)型
多毛细胞白血病变异型	富 T 细胞/组织细胞大 B 细胞淋巴瘤
淋巴浆细胞淋巴瘤(LPL)	原发性中枢神经系统 DLBCL
Waldenstrom 巨球蛋白血症(WM)	原发性皮肤 DLBCL,腿型
意义未明单克隆免疫球蛋白(丙种球蛋白)病(MGUS),IgM 型	EBV+DLBCL,NOS
μ 重链病	EBV+黏膜皮肤溃疡(EBV+MCU)
g 重链病	慢性炎症相关 DLBCL
α 重链病	淋巴瘤样肉芽肿病
意义未明单克隆免疫球蛋白病(MGUS),IgG/A 型	原发性纵隔(胸腺)大 B 细胞淋巴瘤
浆细胞骨髓瘤(PCM)	血管内大 B 细胞淋巴瘤
骨孤立性浆细胞瘤	ALK+大 B 细胞淋巴瘤
骨外浆细胞瘤	原始浆细胞淋巴瘤
单克隆免疫球蛋白沉积病	原发性渗出性淋巴瘤
结外边缘区黏膜相关淋巴组织淋巴瘤(MALT 淋巴瘤)	HHV8+DLBCL,NOS
结内边缘区淋巴瘤	Burkitt 淋巴瘤
儿童结内边缘区淋巴瘤	Burkitt 样淋巴瘤伴 11q 异常
滤泡淋巴瘤(FL)	高度恶性 B 细胞淋巴瘤(HGBL),伴 MYC 和 BCL2 和(或)BCL6 重排
原位滤泡肿瘤(ISFN)	高度恶性 B 细胞淋巴瘤(HGBL),NOS
十二指肠型滤泡淋巴瘤	B 细胞淋巴瘤,不能分类型(特征介于 DLBCL 和经典霍奇金淋巴瘤之间)
儿童型滤泡淋巴瘤	

表 18-9b　成熟 T 细胞和 NK 细胞肿瘤分类(WHO,2016)

T 幼淋巴细胞白血病	原发性皮肤 CD30＋ T 细胞淋巴增殖性疾病
T 大颗粒淋巴细胞白血病	淋巴瘤样丘疹病
NK 细胞慢性淋巴增殖性疾病	原发性皮肤间变性大细胞淋巴瘤
侵袭性 NK 细胞白血病	原发性皮肤 gdT 细胞淋巴瘤
儿童系统性 EBV＋T 细胞淋巴瘤	原发性皮肤 CD8＋侵袭性嗜表皮性细胞毒性 T 细胞淋巴瘤
种痘水疱病样淋巴增殖性疾病	原发性皮肤肢端 CD8 ＋ T 细胞淋巴瘤
成人 T 细胞白血病/淋巴瘤	原发性皮肤 CD4 阳性＋小/中等大小 T 细胞淋巴增殖性疾病
结外 NK/T 细胞淋巴瘤,鼻型	外周 T 细胞淋巴瘤,非特定类型(NOS)
肠病相关 T 细胞淋巴瘤	血管免疫母细胞 T 细胞淋巴瘤
单形性嗜上皮性肠道 T 细胞淋巴瘤	滤泡 T 细胞淋巴瘤
胃肠道惰性 T 细胞淋巴增殖性疾病	结内外周 T 细胞淋巴瘤伴 TFH 表型
肝脾 T 细胞淋巴瘤	间变性大细胞淋巴瘤,ALK$^+$
皮下脂膜炎样 T 细胞淋巴瘤	间变性大细胞淋巴瘤,ALK$^-$
蕈样肉芽肿	乳房植入物相关变性大细胞淋巴瘤
塞扎里综合征	

表 18-10　霍奇金病、组织细胞和树突状细胞肿瘤分类(WHO,2016)

霍奇金病	单形性 PTLD(B 和 T/NK 细胞类型)
结节性淋巴细胞为主型霍奇金病	经典霍奇金淋巴瘤 PTLD
经典霍奇金病	组织细胞和树突状细胞肿瘤
结节硬化型经典霍奇金病	组织细胞肉瘤
富淋巴细胞型经典霍奇金病	朗格汉斯细胞组织细胞增生症
混合细胞型经典霍奇金病	朗格汉斯细胞肉瘤
淋巴细胞消减型经典霍奇金病	不确定的树突状细胞肿瘤
移植后淋巴增殖性疾病(PTLD)	指状树突状细胞肉瘤
浆细胞增生性 PTLD	滤泡树突状细胞肉瘤
传染性单核细胞增多症样 PTLD	成纤维细胞网状细胞瘤
鲜红滤泡增生性 PTLD	播散性幼年黄色肉芽肿
多形性 PTLD	Erdheim-Chester 病

第二节　实 验 诊 断

造血系统肿瘤,如髓系白血病和 MDS、淋巴细胞白血病/淋巴瘤的实验诊断,应以临床症状和体征为基础、WIIO 分类规则为导向,结合 MICM 技术做出诊断和鉴别诊断。

一、急性白血病

急性白血病(acute leukemia,AL)是造血细胞的恶性克隆性疾病,其特征是一种或多种系列血细胞在骨髓中恶性增殖和异常积累,导致正常造血细胞受抑制,并浸润体内某些器官和组织。

(一)临床诊断标准

临床表现为贫血,出血,感染发热,器官浸润如肝脾、淋巴结肿大。外周血象白细胞数增高、正常或减低,常有贫血和血小板减少,可见一定比例的白血病细胞。确诊依据骨髓细胞学检查。骨髓染色体有利于证实克隆性细胞遗传学异常。白血病细胞单克隆抗体检测有助于细分亚型。

1. 国内诊断标准　在讨论 FAB 分类的基础上,1980 年和 1986 年提出国内的形态学分型诊断标准。

(1)急性髓细胞白血病(AML)亚型:原始细胞

计数有按全部骨髓有核细胞(ANC)计数和除外骨髓中原始和幼稚红细胞(NEC)计数百分比两种方法。IWGM-MDS(2008)定义原始髓细胞(myeloblasts)即在涂片中：①有高核质比；②易见核仁；③胞核形状不定、通常核染色质细致；④胞质中嗜天青颗粒可有可无，但无Golgi区。原粒细胞按形态分为两型。①Ⅰ型：典型原粒细胞，胞质中无颗粒。②Ⅱ型：有原粒细胞特征，胞质量较少，有少量细小颗粒。原单核细胞和原淋巴细胞也分Ⅰ、Ⅱ型，分型标准与原粒细胞类似。

1)急性粒细胞白血病未分化型(M_1)：骨髓中原粒细胞≥90%(NEC)，早幼粒细胞很少，中幼粒细胞以下阶段不见或罕见。

2)急性粒细胞白血病部分分化型(M_2)：分为两种亚型。①M_{2a}：骨髓中原粒细胞为30%~90%(NEC)，单核细胞<20%，早幼粒细胞以下阶段>10%。②M_{2b}：骨髓中原粒及早幼粒细胞明显增多，以异常的中性中幼粒细胞增生为主，其胞核常有核仁，有明显的核浆发育不平衡，此类细胞>30%。

3)急性早幼粒细胞白血病(M_3)：骨髓中以颗粒增多的异常早幼粒细胞增生为主，>30%(NEC)，其胞核大小不一，胞质中有大小不等的颗粒。分为两种亚型：①M_{3a}(粗颗粒型)：嗜苯胺蓝颗粒粗大，密集甚或融合。②M_{3b}(细颗粒型)：嗜苯胺蓝颗粒密集而细小。

4)急性粒单核细胞白血病(M_4)：按粒细胞和单核细胞系形态不同，分为下列四种亚型。①M_{4a}：原粒和早幼粒细胞增生为主，原、幼单核和单核细胞≥20%(NEC)。②M_{4b}：原、幼单核细胞增生为主，原粒和早幼粒细胞>20%(NEC)。③M_{4c}：原始细胞既具粒细胞系，又具单核细胞系形态特征者>30%(NEC)。④M_4E_o：除上述特点外，还有粗大而圆的嗜酸颗粒及着色较深的嗜碱颗粒，占5%~30%(NEC)。

5)急性单核细胞白血病(M_5)：分为两种亚型。①M_{5a}(未分化型)：骨髓中原单核细胞Ⅰ+Ⅱ型(NEC)≥80%。②M_{5b}(部分分化型)：骨髓中原始+幼稚单核细胞(NEC)>30%，原单核细胞Ⅰ+Ⅱ型<80%。

6)红白血病(M_6)：骨髓中红细胞系>50%，且有形态学异常，骨髓原粒细胞(NEC)Ⅰ+Ⅱ型(或原始+幼稚单核)>30%；若血片中原粒细胞或原单核细胞>5%，骨髓原粒细胞或原始+幼稚单核细胞>20%(NEC)。

7)急性巨核细胞白血病(M_7)：外周血中有原始巨核(小巨核)细胞；骨髓中原巨核细胞≥30%，该原始巨核细胞应有电镜或单克隆抗体证实；骨髓细胞少，往往干抽，活检有原始和巨核细胞增多，网状纤维增加。

1991年FAB协作组又增补一特殊亚型，即AML微分化型(M_0)：骨髓中原始细胞≥80%(NEC)，胞质大多透亮或中度嗜碱，无嗜天青颗粒及Auer小体，核仁明显，细胞化学过氧化酶及苏丹黑B染色<3%；免疫表型髓系标志CD33和(或)CD13可阳性，淋系抗原阴性，但可有CD7+，TdT+，电镜髓过氧化酶(MPO)阳性，无特征性染色体异常。

(2)急性淋巴细胞白血病(ALL)亚型：分别以形态学和免疫表型分亚型(表18-11~表18-13)，以后者更具实际意义。

2. WHO(2016)诊断标准

(1)急性髓系白血病 WHO的AML诊断是分层的，从解决临床诊断到更好地提供预后、指导治疗和探索病理机制纵深发展。一般从血液或骨髓

表18-11 ALL各亚型细胞形态学特征

形态特点	L1	L2	L3
细胞大小	小细胞为主	大细胞为主	大细胞为主，大小较一致
核染色质	较粗，结构较一致	细而分散或粗而浓集，结构较不一致	呈细点状均匀一致
核形	规则，偶有凹陷折叠	不规则，常有凹陷或折叠	较规则
核仁	小而不清楚，少或无	清楚，一个或多个	明显，一个或多个，泡沫状
胞质	少	不定，常较多	较多
胞质嗜碱性	轻或中度	不定	深蓝色
胞质空泡	不定	不定	常明显，呈蜂窝状

表 18-12 B-ALL 免疫学分型

类型	细胞表面标志					
	CD_{19}	TdT	Ia	CD_{10}	CyIg	SmIg
早期前 B	+	+	+	−	−	−
common	+	+	+	+	−	−
前 B	+	+	+	+	+	−
B	+	−	+	+/−	−/+	+

表 18-13 T-ALL 免疫学分型

类型	细胞表面标志					
	CD_2	CD_{38}	CD_1	CD_4	CD_8	CD_3
I	+	+	−	−	−	−
II	+	+	+	+	+	−
III	+	+	−	+/−	−/+	+

中发现原始细胞增高开始,引出其他的检查及其诊断参数,经过详细的临床特征分析、仔细的形态学检查以及细胞遗传学和分子学检查,进一步分出治疗相关、重现性遗传学异常、骨髓增生异常相关的 AML 和 AML 的非特定类型(AML,NOS)。

AML,NOS 具体类型的诊断,尚未见诊断细则。AML 伴微分化型相当于 FAB 分类的 M_0,AML 不伴成熟型相当于 FAB 分类的 M_1,AML 伴成熟型相当于 FAB 分类的 M_2,急性粒单细胞白血病相当于 FAB 分类的 M_4,急性原始单核细胞白血病/急性单核细胞白血病相当于 FAB 分类的 M_{5a}/M_{5b},急性原始巨核细胞白血病相当于 FAB 分类的 M_7。

AML,NOS 中,急性红白血病(粒系红系型)的定义与诊断有明显变化。过去定义的骨髓红系前体细胞(有核红细胞)≥50%,原始粒细胞占≥20%(非红系细胞,NEC),不被采用。在新分类中,规定原始(粒)细胞为骨髓有核细胞(ANC)的百分比。这样,2008 年定义的急性红白血病的多数病例原始细胞<20%(ANC),在新分类中则被诊断为 MDS(通常为 MDS 伴原始细胞增多类型)。

这一变更是根据临床表现、形态学特征和遗传学异常,发现粒系红系型急性红白血病与 MDS 生物学的密切关系,以及 NEC 中原始细胞计数的低重复性和试图统一所有髓系肿瘤中原始细胞比例表达的一种方式。

有核红细胞≥50%且原始粒细胞≥20%,通常符合 AML 伴骨髓增生异常相关改变,应予以诊断;原始粒细胞≥20%但不符合 AML 伴骨髓增生异常相关改变或 AML 伴重现性遗传学异常等标准者,应归类为 AML,NOS 的其他类型。

纯红系细胞白血病仍然作为 AML,NOS 的类型之一,为修订后急性红系细胞白血病中的唯一类型。表 18-14 总结了目前对≥50%红系前体细胞(有核红细胞)的肿瘤性骨髓标本的诊断归类。

(2)急性淋巴细胞白血病:淋巴瘤与急性淋巴细胞性白血病(ALL)是同一种疾病而表现出不同的临床表现,侵犯骨髓与血液是用于预后的指标,而不作为分类依据。现在一致认为,由于前体淋巴性恶性肿瘤代表性的表现为白血病,ALL 应该是指 T/NK 与 B 细胞的急性白血病形式,与 L1、L2 同义。

FAB 分类中的 L3,是 Burkitt 淋巴瘤在外周血的表现。与前 B-ALL 的原始细胞相反,Burkitt 淋巴瘤的原始细胞具有成熟的细胞表型。其胞体较大,具有较深的嗜碱性细胞质,通常含有脂质空泡;常可见多个位于中心的细胞核仁。很少的 Burkitt 淋巴瘤病例单纯的表现为急性白血病(1%~2% ALL 病例);淋巴结外部位,如中枢神经系统常被侵犯,骨髓被侵犯是预后较差的征象。由于肿瘤倍增时间很短,具有较重的肿瘤负荷,可检测到高水平的尿酸与升高的乳酸脱氢酶。MYC 的易位是持续存在的遗传学特征,通常是 t(8;14)或者是较少见的 t(2;8)或者 t(8;22)。其他的遗传学异常包括 TP53 的失活。

在 WHO(2016)修订的 B-ALL 分类中,增加了 2 个重现性遗传学异常的临时病种:B-ALL 伴 iAMP21 和 B-ALL 伴酪氨酸激酶或细胞因子受体

表 18-14 有核红细胞占骨髓有核细胞≥50%的髓系肿瘤诊断归类

骨髓有核红细胞	骨髓（或血液）中原始（粒）细胞%	既往化疗、放疗	WHO 重现性遗传学异常	符合 AML-MRC 条件	WHO(2008)诊断	WHO(2016)诊断
≥50%	不适用	是	不适用	不适用	治疗相关髓系肿瘤	治疗相关髓系肿瘤
≥50%	≥20%	无	有	不适用	AML 伴重现性遗传学异常	AML 伴重现性遗传学异常
≥50%	≥20%	无	无	是	AML 伴骨髓增生异常相关改变	AML 伴骨髓增生异常相关改变
≥50%	≥20%	无	无	不符合	AML,NOS,急性红白血病(粒系红系型)	AML,NOS（非红系类型）
≥50%	<20%,但占非红系细胞≥20%	无	无*	不适用	AML,NOS,急性红白血病(粒系红系型)	MDS**
≥50%	<20%且占非红系细胞<20%	无	无*	不适用	MDS**	MDS**
有核红细胞>80%其中原始红细胞≥30%	<20%	无	无*	不适用	AML,NOS,急性红白血病(纯红系细胞型)	AML,NOS,急性红系细胞白血病（纯红系细胞型）

* AML 伴 t(8;21)(q22;q22.1);RUNX1-RUNX1T1,伴 inv(16)(p13.1q22) 或 t(16;16)(p13.1;q22);CBFB-MYH11 或 APL 伴 PML-RARA 病例,很少情况下原始细胞可以<20%,诊断将优先于 AML,NOS 或 MDS 的诊断。** 分类基于原始（粒）细胞占骨髓有核细胞和外周血白细胞的%并符合 MDS 的其他标准。AML-MRC 为 AML 伴骨髓增生异常相关改变;AML,NOS 为急性髓细胞白血病非特定类型

基因易位(BCR-ABL1 样 ALL)。

在过去的 10 年中,T-ALL 的遗传机制已有相当可观的积累,可以识别不重叠的 T-ALL 遗传学亚型,并在一定程度上与分化阶段相匹配。但是,实验测量仍不标准且对患者预后的影响存在争议。因此,对这些多数分化阶段相匹配的亚型没有被正式列入分类中。

不过,一个具有独特生物学的亚型被承认为一个新的临时病种——ETP ALL。ETP ALL,具有独特的免疫表型,遗传学表明仅限于早期 T 细胞分化,在免疫表型和基因水平都保留了一些髓系和干细胞的特征。根据定义,ETP ALL 原始细胞表达 CD7,但缺乏 CD1a 和 CD8,并表达 1 个或 1 个以上的髓系/干细胞标记物（CD34、CD117、HLADR、CD13、CD33、CD11b 或 CD65）。通常还表达 CD2 和 cCD3 和 CD4,但是这些不被认为是定义的一部分。CD5 常阴性,若阳性则<75%。据报道在 ETP ALL 中髓系相关基因突变频率高,如 FLT3、NRAS/KRAS,DNMT3A,IDH1 和 IDH2;较典型的 T-ALL 相关突变很少,如 NOTCH1 激活突变或 CDKN1/2。ETP ALL 的预后,早期小系列研究认为预后很差,近来的大系列研究显示其预后意义不明显。

在 2008 年分类中简单提及的惰性原始 T 淋巴细胞增殖,现在更认为是一种可能酷似原始 T 淋巴细胞淋巴瘤的非肿瘤性病种。它通常累及上呼吸道和消化道淋巴组织,其他部位也可发生。局部复发常见,而全身播散罕见。相关淋巴结组织学显示原始 T 淋巴细胞浸润,有时比一般原始 T 淋巴细胞淋巴瘤的细胞学不典型。虽然原始 T 细胞通过淋巴结中 TdT 染色显示为不成熟胸腺细胞表型,但其反映的是一种发育正常,非异常的表型,且增殖不呈克隆性。这些特征可以使该惰性病种与原始 T 淋巴细胞淋巴瘤加以区分。

(二)鉴别诊断策略

典型的 AL 病例诊断并不困难。首先,确诊为 AL 过程中要与再生障碍性贫血、血小板减少性紫癜、粒细胞缺乏症、传染性单核细胞增多症和类白血病反应等疾病鉴别。继而还要确定 AL 类型,这对于拟定诊治方案、评估疾病预后至关重要。关于辨别白血病细胞的细胞形态学见表 18-15,细胞化学、免疫标记、细胞和分子遗传学特点分述于本章相应节段。

表 18-15　原始细胞的形态学特点

特点	原始粒细胞	原始淋巴细胞	原始单核细胞
体积、形态	中等,圆形,椭圆形,较规则	小,圆形,规则	大,圆形,不规则,常有伪足
核形	圆形,椭圆形	圆形,可见凹陷	圆形,可不规则,常呈折叠状
染色质	细,分布均匀,有沙滩感	粗,分布可不均匀,明显厚实感	纤细网状,薄而有起伏不平感
核仁	2~5个,较清楚	1~2个,隐匿或清晰	常见1个,大而清晰
核膜	不清楚	清楚	不清楚
胞质量	少量至中等	很少	较多
染色	天蓝色,匀、透明	亮蓝色,仅环核周	灰蓝色,似毛玻璃

(三)治疗原则

通过化学药物治疗以减轻白血病细胞负荷是最基本的要素,其分为诱导缓解治疗和缓解后治疗两个阶段。在化疗中要注意对症支持治疗,即要防止感染和出血,纠正贫血;还要注意并积极应对化疗药物的毒性反应。儿童和青壮年有条件的患者,应争取造血干细胞移植,可治愈疾病。

AL自然病程少于6个月,化疗的完全缓解率60%~85%,预后取决于是否有高危因素。与预后不良相关的因素包括年龄>60岁,WBC>50×10^9/L,某些亚型如AML的M_0、M_4、M_5,伴有多系病态造血的AML及治疗相关的AML,有不良的染色体异常如5q-或复杂核型,有明显脏器浸润如中枢神经系统白血病等。ALL单用化疗的主要问题是易复发,故在年龄<45岁者应尽早施行造血干细胞移植。AML中M_3型可通过诱导和化疗达到治愈。

二、骨髓增生异常综合征

骨髓增生异常综合征(myelodysplastic syndrome,MDS)是一组以红细胞、粒细胞、血小板及其前体细胞质和量的异常为特征的造血干细胞疾病。本病的特点是细胞异常和无效造血。

(一)临床诊断标准

1. 诊断条件

(1)临床表现常以贫血为主,可兼有发热或出血。初期可无症状。

(2)外周血一系或多系减少。

(3)骨髓有核细胞常增多,髓系细胞一系或多系呈发育异常的病态造血形态学表现,是诊断MDS的基本依据。

(4)能除外叶酸或维生素B_{12}缺乏、重金属中毒、微小病毒B19或HIV病毒感染、应用粒细胞集落刺激因子等引起的非克隆性血细胞发育异常。

(5)以下实验室检查结果有助于诊断本病。①骨髓组织切片显示造血细胞空间定位紊乱,或不成熟前体细胞异常定位(abnormall localization of lmmature precursors,ALIP)。②有非随机性5/5q、7/7q、+8、20q等MDS常见的核型异常。③血细胞克隆性分析提示单克隆造血。④姊妹染色单体分化(SCD)试验延迟,或有其他造血细胞细胞周期延长的证据。⑤造血细胞有ras或fms等MDS可有的癌基因异常。

2. 血细胞发育异常(病态造血)的形态学表现

(1)红细胞发育异常(dyserythropoiesis,dysE):外周血中大红细胞增多,红细胞大小不均,可见到巨大红细胞(直径>2个红细胞)、异型红细胞、点彩红细胞,可出现有核红细胞。骨髓中幼红细胞巨幼样变,幼红细胞可有多核、核形不规则、核分叶、核出芽、核碎裂、核间桥、Howell-Jolly小体,早期细胞胞质可有小突起,可出现环状铁粒幼细胞。成熟红细胞形态改变同外周血。

(2)粒细胞发育异常(dysgranulopoiesis,dysG):外周血中中性粒细胞颗粒减少或缺如,胞质持续偏于嗜碱,个体小,分叶少,假性Pelger-Huet样核异常,或核分叶多。骨髓中出现异型原粒细胞(Ⅰ型,Ⅱ型),幼粒细胞核质发育不平行,嗜天青颗粒粗大,消退延迟,中性颗粒减少或缺如;幼粒细胞巨型变,可见环形核幼粒细胞。成熟粒细胞形态改变同外周血。异型原粒细胞形态特征如下:形态特征与正常原粒细胞基本相同,但大小可有较大差异,核形可稍不规则,核仁明显,Ⅰ型胞质中无颗粒,Ⅱ型胞质中有少数(<20个)嗜天青颗粒。

(3)巨核细胞发育异常(dysmegakaryocytopoiesis,dysMK):外周血中可见到巨大血小板。骨髓中出现小巨核细胞(细胞面积<800μm^2),包括淋巴细胞样小巨核细胞,小圆核(1~3个核)小巨核细胞,或有多个小核的大巨核细胞。一般的巨核细

胞也常有核分叶明显和胞质颗粒减少的改变。淋巴细胞样小巨核细胞形态特征为类圆形,直径5~8μm,核浆比大,核染色质浓聚,结构不清,无核仁,胞质极少,强嗜碱性,常有不规则的毛状或小泡状突起,无颗粒或颗粒极少。

3. 骨髓组织切片所见

(1) 造血组织面积增大(>50%)或正常(30%~50%)。

(2) 造血细胞定位紊乱:红系细胞和巨核细胞不分布在中央窦周围,而分布在骨小梁旁区或小梁表面;粒系细胞不分布于骨小梁表面,而分布在小梁间中心区,并有聚集成簇的现象。

(3) ALIP现象:原粒细胞和早幼粒细胞在小梁间中心区形成集丛(3~5个细胞)或集簇(>5个细胞)。每张骨髓切片上都能看到至少3个集丛和(或)集簇为ALIP阳性。

(4) 基质改变:血窦壁变性、破裂、间质水肿,骨改建活动增强,表现为骨吸收,小腔中有破骨细胞以及骨样组织表面排列着成骨细胞,网状纤维增多等。

4. 治疗相关或疾病相关MDS 过去(常为4~6年前)曾接受过细胞毒药物化疗和(或)放射治疗而发生的MDS,可诊断为治疗相关MDS。可有以下特点:①多系血细胞发育异常。②骨髓增生减低的现象相对多见。③染色体核型异常发生率高,且多为复杂核型异常。④常持续进展,转化为AML。某些疾病如自身免疫性疾病伴发的MDS称疾病相关性MDS。

5. 分型标准

(1) FAB协作组的MDS分型:1982年法、美、英(FAB)协作组将MDS分为5个亚型,即难治性贫血(RA)、难治性贫血伴有环状铁粒幼细胞(RARS)、难治性贫血伴有原始细胞过多(RAEB,原始细胞5%~19%)、转化中RAEB(RAEB-t,原始细胞20%~29%)和慢性粒单核细胞白血病(CMML)。

(2) WHO(2016)的MDS分型:WHO诊断的主要依据是以病态造血的程度和原始细胞的比例。WHO(2016)的MDS分型在形态学解释和血细胞减少评估上有了改进,同时增加了积累的遗传学信息对MDS的影响。在成人MDS中,诸如"难治性贫血"和"难治性血细胞减少"等术语的称呼被删除,取而代之的是"骨髓增生异常综合征(MDS)"后跟适当的修饰:如MDS伴单系与多系病态造血、环形铁粒幼细胞、原始细胞增多(过多),或del(5q)细胞遗传学异常。MDS类型的病名变化是这次修订的最大变化。

MDS伴环形铁粒幼细胞(MDS-RS)分为两个类型:MDS伴单系病态造血和环形铁粒幼细胞(MDS-RS-SLD)和MDS伴多系病态造血和环形铁粒幼细胞(MDS-RS-MLD)。MDS-RS-SLD即为2008年分类的难治性贫血伴环形铁粒幼细胞(RARS),MDS-RS-MLD即为2001年的伴多系病态造血和环形铁粒幼细胞难治性血细胞减少症(RCMD-RS),而在2008年分类中被删除(并入RCMD)的类型。儿童MDS的内容无变化,儿童难治性血细胞减少症仍然是这一类别中的临时病种。修订后的MDS分类类型,见表18-16。

(二) 鉴别诊断策略

MDS临床上为一排他性疾病,需排除慢性再生障碍性贫血,巨幼细胞性贫血以及治疗、疾病相关的MDS。

1. 慢性再生障碍性贫血(CAA) 对部分CAA呈骨髓局灶型增生者应加以鉴别。CAA骨髓淋巴细胞相对增多,各系细胞无病态造血,巨细胞常明显减少或缺如,骨髓小粒中主要是非造血细胞。MDS的病态造血明显,巨核细胞正常或增多,可见小巨核细胞。

2. 巨幼细胞性贫血 为叶酸、维生素B_{12}缺乏所致的细胞核代谢障碍所引起的多系血细胞异常的贫血性疾病。骨髓病态造血明显,但以巨幼红细胞改变为主,巨幼红细胞>10%。粒细胞及巨核细胞系亦有巨型变,巨核细胞有核分叶过多,血小板生成障碍。血清叶酸、维生素B_{12}测定有助于诊断。对叶酸/维生素B_{12}治疗反应亦对鉴别诊断有帮助。

表18-16 MDS分型(WHO,2016)

MDS伴单系病态造血(MDS with single lineage dysplasia,MDS-SLD)
MDS伴环形铁粒幼细胞(MDS-RS),又分2个亚型:伴单系病态造血(SLD)和伴多系病态造血(MLD)
MDS伴多系病态造血(MDS with multilineage dysplasia,MDS-MLD
MDS伴原始细胞增多(MDS with excess blasts,MEB) 　　MDS-EB-1 　　MDS-EB-2
MDS伴5q-
MDS-U
RCC,临时病种(类型)

(三)治疗原则

对于 MDS,总体疗效不够满意。难治性贫血参照慢性再生障碍性贫血治疗,包括使用雄激素,造血细胞生长因子,免疫抑制药。过量输血使用铁螯合剂。环形铁粒幼细胞增多的难治性贫血可用大剂量维生素 B_6 治疗,部分患者有效。原始细胞增多的难治性贫血采用化疗或诱导分化药物治疗。异基因造血干细胞移植是有效的治疗方法。

各亚型的疗效及预后有很大不同。疗效根据血象三系细胞的变化和骨髓中原始细胞比例判断,分为完全缓解、部分缓解、血液学改善及无效。生存期由长至短的顺序为 RARS、RA、RCMD、5q-综合征和 RAEB。RARS、部分 RA 可自然生存 10 年以上。而 RAEB 原始细胞增高者生存期可不足半年。与预后相关的因素有病态造血细胞系列多寡,原始细胞比分,染色体核型。相对良好的预后因素为:仅累及一系病态造血,原始细胞<5%,染色体核型-Y、5q-、20q-或正常核型。预后不良则相反,其核型为复杂核型以及 7 号染色体异常。

三、淋 巴 瘤

恶性淋巴瘤(lymphoma)包括霍奇金病与非霍奇金淋巴瘤。两者的原发部位常起源于淋巴组织,且在临床与分期上有类似之处,故传统上是把它们并置于淋巴瘤。本处将其分述,并着重介绍非霍奇金淋巴瘤。

(一)临床诊断标准

【霍奇金淋巴瘤】

发病率较低,预后相对较好。

霍奇金淋巴瘤(Hodgkin lymphoma,HL)确诊依靠病理组织学检查,并没有特征性的临床表现或其他实验室检查。然而,临床征象可提示本病存在的可能,通过进一步的活体组织检查确诊。

1. 临床表现

(1)无痛性淋巴结肿大。

(2)肿大的淋巴结引起相邻器官的压迫症状。

(3)随着病程进展,病变侵犯结外组织,如肝、脾、骨、骨髓等,引起相应症状。

(4)可伴有发热、消瘦、盗汗、皮肤瘙痒等全身症状。

2. 实验室检查

(1)可有中性粒细胞增多及不同程度的嗜酸粒细胞增多。

(2)血沉增快和中性粒细胞碱性磷酸酶活性增高,往往反映疾病活跃。

(3)在本病晚期,骨髓穿刺可能发现典型 Reed-Sterberg 细胞(R-S 细胞)或单个核的类似细胞。

(4)少数患者可并发溶血性贫血,Coombs 试验阳性或阴性。

3. 病理组织学检查　系诊断本病的主要依据,即发现 R-S 细胞。典型的 R-S 细胞为巨大多核细胞,直径 25～30μm,核仁巨大而明显;若为单核者,则称为 Hodgkin 细胞。在肿瘤细胞周围有大量小淋巴细胞、浆细胞、组织细胞等炎性细胞浸润。

【非霍奇金淋巴瘤】

1. 临床表现

(1)非霍奇金淋巴瘤(non-Hodgkin lymphoma,NHL)多有无痛性淋巴结肿大。

(2)病变也常首发于结外,几乎可以侵犯任何器官和组织,常见部位有消化道、皮肤、韦氏咽环、甲状腺、唾液腺、骨、骨髓、神经系统等。分别表现相应的肿块、压迫、浸润或出血等症状。

(3)全身症状:发热、体重减轻、盗汗。

2. 实验室检查　可有一系或全血细胞减少。骨髓侵犯时血涂片可见淋巴瘤细胞。中枢神经系统受累时有脑脊液异常。血清乳酸脱氢酶(LDH)升高可作为预后不良的指标。流式细胞术检测 κ 或 λ 轻链;细胞遗传学方法或 FISH 发现染色体异常;PCR 测定基因重排突变等手段,皆可协助判断淋巴细胞增生的单克隆性,证实 NHL 的诊断。

3. 病理组织学检查　系确诊本病的主要依据。NHL 的病理特点为:淋巴结或受累组织的正常结构被肿瘤细胞破坏;恶性增生的淋巴细胞形态呈异形性,无 R-S 细胞;淋巴结包膜被侵犯。

(二)鉴别诊断策略

在临床上恶性淋巴瘤常易被误诊。主要是以表浅淋巴结肿大者需与淋巴结炎、淋巴组织良性增生性疾病、淋巴结核相鉴别。而发热等全身症状需与结核病、免疫风湿性疾病及其他肿瘤性疾病鉴别。淋巴结穿刺细胞学因阳性率低不能作为淋巴瘤的诊断依据,且不能做病理分型。淋巴瘤的诊断原则主要靠病理组织检查确定。

影像学如 CT、MRI、B 超则对发现深部隐匿部位的肿大淋巴结和其他病变有很大帮助。

(三)治疗原则

通过化学药物治疗以减轻肿瘤细胞负荷是首要的治疗策略,早期足量的联合化疗可根治部分患者。放射治疗和生物靶向治疗已成为重要的治疗措施。自体造血干细胞移植能支持患者接受超大剂量化疗/放疗而防止致死性骨髓衰竭。半数以上的淋巴瘤如果得到适当的治疗均可治愈。影响预后的因素包括：

1. **病理类型** 一般说来 HD 较 NHL 预后为佳；B 细胞来源的淋巴瘤预后优于 T 细胞来源的；恶变细胞愈原始预后愈差；低度和中度恶性淋巴瘤通过标准的综合治疗治愈率在 40%～80%；高度恶性治疗需要与白血病近似的方案。

2. **分期** 初次治疗时，临床分期对预后有明显影响。Ann Arbor 分期方案将淋巴瘤分为 4 期。

Ⅰ期：单个淋巴结区域或淋巴样组织受累（如脾、胸腺、韦氏环等）。

Ⅱ期：在膈肌同侧的两组或多组淋巴结受累（纵隔为单一部位；而双侧肺门淋巴结属不同区域）。受累区域数目应以脚注标出（如：Ⅱa）。

Ⅲ期：受累淋巴结区域或结构位于横膈两侧。①Ⅲa 伴有或不伴有脾脏、肺门、腹腔或门脉淋巴结。②Ⅲb 伴有主动脉旁、髂动脉旁或肠系膜淋巴结。

Ⅳ期：除了与受累淋巴结邻近的结外器官也有病变外，一个或多个其他结外部位受累。

各期又按有无"B"症状分为 A 或 B。①A：无"B"症状。②B：有"B"症状。所谓"B"症状，即发热（体温＞38℃）或盗汗或 6 个月内不明原因的体重下降＞10%。Ⅰ、Ⅱ期，无"B"症状者，治疗效果较好。

另外，患者年龄、淋巴结外病变数、血清乳酸脱氢酶和 $β_2$-微球蛋白水平，体能状态均是影响预后的重要因素。

四、浆细胞肿瘤

浆细胞肿瘤是终末期 B 细胞（浆细胞或浆细胞样淋巴细胞）的单克隆增殖性疾病，包括最常见的多发性骨髓瘤（multiple myeloma，MM）和少见的孤立性浆细胞瘤（solitary myeloma）、浆细胞白血病（plasma cell leukemia，PCL）、原发性巨球蛋白血症（Waldenstrom macroglobulinemia）、重链病（heavy chain disease，HCD）、原发性淀粉样变性（amyloidosis）等。临床以 MM 最为多发，在此重点阐述。

（一）临床诊断标准

多发性骨髓瘤（MM）是克隆性增殖的浆细胞以骨髓为主要浸润部位的多灶性浆细胞恶性肿瘤，其以血清单克隆球蛋白、溶骨性损害（病理性骨折、骨痛、高血钙）、贫血和肾功能不全为特征。表现为一个宽大的疾病谱：从局灶性、冒烟型或惰性到侵袭性。好发于老年患者，高发年龄为 50—70 岁。

诊断 MM 需有形态学特征、临床实验室和影像学检查所见。临床冒烟型骨髓瘤（SMM 符合 MM 诊断的最低标准，但无骨髓瘤的溶骨性损害或其他临床特征）和惰性骨髓瘤（IMM）作为 MM 的变异型，可无症状并可有较长的稳定期。

1. **国内诊断标准**

(1)骨髓中浆细胞＞15%并有原浆或幼浆细胞，或组织活检证实为浆细胞瘤。

(2)血清单克隆免疫球蛋白（M 蛋白）IgG＞35g/L；IgA＞20g/L；IgM＞15g/L；IgD＞2g/L；IgE＞2g/L；尿中单克隆免疫球蛋白轻链（本-周蛋白）＞1g/24h。

(3)广泛骨质疏松和(或)溶骨病变。

符合第 1 项和第 2 项即可诊断 MM。符合上述所有 3 项者即属进展性 MM。诊断 IgM 型 MM 时，要求符合上述所有 3 项并有其他 MM 相关临床表现。符合第 1 项和第 3 项而缺少第 2 项者，属不分泌型 MM；若有可能，应进一步鉴别属不合成亚型抑或合成而不分泌亚型。

2. **WHO 诊断标准**

(1)MM 诊断标准（WHO，2001）。

主要标准：①骨髓中浆细胞增多（＞30%）；②组织活检证实为浆细胞瘤；③M 蛋白：血清 IgG＞35g/L，或 IgA＞20g/L，或尿 B-J 蛋白＞1g/24h。

次要标准：①骨髓浆细胞增多（10%～30%）；②M 蛋白存在，但低于主要标准项 M 蛋白水平；③溶骨性病变；④正常免疫球蛋白减少 50% 以上，IgG＜5g/L，IgA＜1g/L，IgM＜0.5g/L。

MM 最低诊断标准是符合主要标准中的 1 项和次要标准中的 1 项；或者符合 3 项次要标准中第 1 项和第 2 项，且应是疾病进展有症状者。

(2)冒烟型多发性骨髓瘤（SMM）和惰性多发性骨髓瘤（IMM）诊断标准（WHO，2001）。

1)SMM：符合以下条件：①血清 M 蛋白达到 MM 水平；②骨髓中浆细胞增多（10%～30%）；③无溶骨性病变；④无骨髓瘤相关症状（如贫血、肾损害和高血钙等）。

2)IMM：符合以下条件，其他同骨髓瘤所见：①M 蛋白中等水平（IgG＜70g/L，IgA＜50g/L）；②罕见溶骨性病变（≤3 处），无压迫症状和骨痛；③Hb，血钙和肌酐浓度正常；④无感染征象。

(二)鉴别诊断策略

MM需与其他低比例浆细胞疾病相鉴别。如良性的浆细胞增生疾病(反应性浆细胞增多症或继发性单克隆免疫球蛋白血症),低度恶性的Waldenstrom巨球蛋白血症、重链病和孤立性骨髓瘤等。

1. 反应性浆细胞增多症 结缔组织病、结核病或其他慢性感染、再生障碍性贫血和慢性肝病等常引起反应性浆细胞增多,鉴别的要点为骨髓涂片细胞学检查,反应性浆细胞增多症,骨髓浆细胞一般在4%~10%,多为成熟的小或偏小型浆细胞,缺少异型性或畸形性。免疫球蛋白正常或增高,电泳呈多克隆性。其次是临床和其他检查的分析,无骨痛和溶骨性损害,本-周蛋白尿阴性。

2. 浆细胞白血病(plasma cell leukaemia, PCL) 为浆细胞累及血液者,呈进行性侵袭性,生存期短。其定义是外周血浆细胞$>2\times10^9/L$或$>20\%$(白细胞分类)。PCL可是原发(原发型),多见于中青年人,也可是MM进展至疾病末期并发(继发型PCL,即浆细胞骨髓瘤的变异型)。PCL可见MM的常见症状,但溶骨性损害和骨痛少见,而淋巴结肿大、器官浸润症状(如肝脾大)和肾衰竭常见。与骨髓瘤细胞相比,原发的白血病性浆细胞,形态以单一性居多,异型性不明显,细胞免疫化学染色特点为CD_{38}和CyIg阳性。

3. Waldenstrom巨球蛋白血症 又称原发性巨球蛋白血症,是全身淋巴样浆细胞浸润伴有血清中多量IgM为特征的一种恶性浆细胞病。老年发病,有贫血及出血倾向,有高黏滞血症表现及肝脾、淋巴结肿大。红细胞沉降率增高,球蛋白增高($>10g/L$),IgM为单克隆性,少数患者尿中可检出免疫球蛋白轻链。鉴别之一是观察外周血和骨髓涂片中淋巴样浆细胞或浆细胞样淋巴细胞,避免误认为淋巴细胞或其他细胞。细胞免疫学检查,淋巴样浆细胞CD_{19}阳性,胞质IgM阳性,而骨髓瘤细胞CD_{19}和胞质IgM常为阴性。

(三)治疗原则

首选温和剂量的化学药物治疗。因患者常常死于并发症,故支持治疗很重要。60岁以下有条件患者应尽早争取造血干细胞移植。MM中位生存期3年,10%患者生存期10年。患者常死于肿瘤进展、骨髓衰竭和感染。

骨髓瘤分期见表18-17,肿瘤负荷增加和脏器功能减低与较短的生存期相关。Ⅰ期病例中位生存期>60个月,Ⅱ期41个月,Ⅲ期23个月。肾功能正常者中位生存期为37个月,异常者仅为8个月。其他预后因子包括血红蛋白、血钙、溶骨性损害、M蛋白和β_2微球蛋白的浓度。

表18-17 MM分期系统

Ⅰ期:
1. M蛋白含量低(IgG<50g/L,IgA<30g/L,尿中轻链<4g/24h)
2. 无或孤立性骨损害
3. 血红蛋白、血钙和免疫球蛋白水平(非M蛋白)正常
4. β2-微球蛋白<3.5mg/L,白蛋白>3.5g/L
Ⅱ期:不符合Ⅰ期又达不到Ⅲ期标准者
Ⅲ期:符合下列一项或一项以上者
1. M蛋白水平高(IgG>70g/L,IgA>50g/L,尿中轻链>12g/24h)
2. 进展性或多发性溶骨性损害
3. 血红蛋白<85g/L,血清钙>12mg/dl(>2.98mmol/L)
4. β2-微球蛋白>5.5mg/L
分期例举:Ⅰ期A=低骨髓瘤负荷($<0.6\times10^{12}/m^2$),肾功能正常
Ⅲ期B=高骨髓瘤负荷($<1.2\times10^{12}/m^2$),肾功能异常

注:各期根据血肌酐浓度分为A组=血肌酐浓度<2g/L(<176.8μmol/L);B组=血肌酐浓度>2g/L(≥176.8μmol/L)

第三节 检测技术

骨髓检查(bone marrow examination)是临床上常用的有效诊断检查方法,包括骨髓穿刺获取骨髓细胞和(或)组织成分,制成涂片或切片,染色后在显微镜下观察各类骨髓细胞或组织成分,联合细胞化学染色,免疫化学检测,细胞遗传学和分子诊断学检测等辅助技术检查,这些检查的结果将作为最终的报告提供给临床,血液系统疾病和某些代谢性疾病、传染病、恶性肿瘤等的诊断、疗效观察都离不开对骨髓细胞和组织的详细检查和分析。

一、骨髓细胞和组织的获取方法

骨髓细胞形态学检测是诊断造血系统疾病最基本、最简便实用的检查方法,临床上常用的获取骨髓样本的方法包括骨髓穿刺(bone marrow aspiration,BMA)和骨髓活检(bone marrow biospy,BMB)技术。

(一)骨髓穿刺技术

1. 取材方法 骨髓穿刺细胞学检查以骨髓穿刺针经皮、骨皮质至骨髓腔,负压抽吸少量骨髓液,经涂片染色后置于显微镜下观察各类细胞数量、形态和质量的变化。临床上常用的穿刺部位包括胸骨、棘突、髂骨、胫骨等处。

穿刺部位要注意避开重要脏器,选择骨髓腔中红骨髓丰富,且表浅,易获取标本的部位。虽然胸骨是人体骨髓造血功能最旺盛的部位,但胸骨髓腔狭小,胸骨下方是大动脉及心脏等重要脏器,故胸骨穿刺时必须十分慎重,避免发生意外。3岁以下的小儿还可选择胫骨头内侧;局部有症状者,可直接穿刺有症状的部位(即定位穿刺),如局部压痛处、X线下的可疑病灶等。如慢性再生障碍性贫血、恶性组织细胞病等可进行多部位穿刺。而多发性骨髓瘤、骨髓内转移癌等则可定位穿刺,以提高阳性率。骨髓穿刺部位的不同,细胞的数量和组成可能有一定的差异,尤其是病变呈局灶性分布的疾病,差异可能会更明显,因此必要时应多部位取材,以便全面了解骨髓的造血情况。

2. 质量保证

(1)无菌:骨髓穿刺过程中要严格遵守无菌操作,严防骨髓感染。

(2)取材时间:初诊骨髓穿刺要在治疗前进行;死亡病例需要做骨髓检查时一般要在半小时内进行,因为骨髓细胞在机体死亡后不久将相继发生自溶,以红系细胞、粒系细胞、巨核系细胞和淋巴细胞较明显。

(3)采样:骨髓抽取顺利,取材满意,抽出的骨髓液中有较多的骨髓小粒、油滴,显微镜下可见骨髓特有的细胞。仅观察涂片时,抽取骨髓液量不宜过多,一般以小于0.2ml为宜,以免导致骨髓液被血液稀释。如同时需要做其他检查(如染色体核型分析、免疫表型检测)时,应先抽少许做骨髓涂片,然后再抽取0.5~1.0ml用作其他用途。

(4)骨髓取材满意的指标:①抽吸骨髓液时有特殊的痛感。②抽出的骨髓液中有较多的骨髓小粒和脂肪滴。③显微镜下涂片有骨髓特有的细胞如:巨核细胞、浆细胞、组织嗜碱细胞、成骨细胞、破骨细胞、肥大细胞、网状细胞、网状纤维等。④骨髓中中性杆状核粒细胞/中性分叶核粒细胞比值大于外周血中性杆状核粒细胞/中性分叶核粒细胞比值。⑤取材失败(即骨髓稀释):抽吸骨髓液时混进血液,骨髓部分稀释,骨髓小粒、油滴少或不见,骨髓特有细胞少,有核细胞少,成熟细胞/幼稚细胞>3/5;如抽出的骨髓液实际上就是血液,称为骨髓完全稀释,其细胞成分与血片大致相似或完全一样。

(5)载玻片的准备:新的载玻片常有游离碱质,因此应用清洗液或10%盐酸浸泡24h,然后再彻底清洗。用过的载玻片可放入适量肥皂水或合成洗涤剂的清水中煮沸20min,再用热水将肥皂和血膜洗去,用自来水反复冲洗,必要时再置95%乙醇中浸泡1h,然后擦干或烤干备用。使用载玻片时只能手持载玻片边缘,切勿触及载玻片表面,以保持载玻片清洁干燥、中性、无油腻。

(6)制片:制片的角度及速度取决于骨髓液细胞成分,成分多,骨髓黏稠,应取较小角度,速度较慢;反之,角度大,速度相对快。若有稀释倾向,将盛骨髓液的载玻片稍倾斜沾取骨髓小粒丰富的部分涂片。涂片应及时,避免细胞重叠。每一病例骨髓涂片不应少于6张,疑为造血系统肿瘤者送检10张以上为宜,并要求取外周血片同时送检。

有关染色的注意事项见"临床检验基础篇"。

3. 临床应用

(1)血液病的诊断或观察治疗效果。

(2)查找某些寄生虫或骨髓转移癌等。

(3)帮助诊断某些代谢障碍性疾病。

(4)采集骨髓液做细菌培养,提高阳性率或用于造血干细胞培养及染色体检查。

(5)采集较大数量的骨髓液用于骨髓移植,以治疗某些疾病。

(6)将药物注入骨髓腔治疗某些疾病。

(二)骨髓组织活检技术

1. 取材方法 大部分患者能成功地取出供细胞学检查所用的骨髓,但在一些疾病如白血病,骨髓纤维化或者骨髓增生异常综合征中,骨髓间质成分有不同程度的增加,尤其是纤维化组织变化比较明显。如果间质过度增殖,会导致骨髓组织缺乏并且骨髓穿刺非常的困难,骨髓抽吸会产生缺陷或者完全抽吸不到骨髓(干抽)。若用穿刺针针管内的存留物涂片染色、镜检,常因取材少而影响结果判断。骨髓组织学检验则采用骨髓活检针经皮环钻至骨髓腔获取骨髓活组织,立即固定,经脱水、包埋、切片、染色后,用显微镜观察其组织学特征。由于骨髓活体组织检查取材多,因而组织切片不仅能显示骨髓细胞之间的相互关系、造血细胞的密度及所占百分比、造血组织的分布,还能反映骨小梁、血管、脂肪和结缔组织基质间的解剖学关系,使人们能全面了解骨髓病理学改变。骨髓组织的取材部位多选择在髂后上棘。

2. 质量保证

(1)骨髓组织取材开始进针不宜太深,否则难以取出骨髓组织;如遇出血趋势较重的患者,取材后穿刺部位需加压压迫局部,以免出血过多;其余同骨髓穿刺注意事项。

(2)骨髓组织应有一定的长度;固定前行骨髓组织印片时,要注意保护,以免断裂。

(3)Bouin液穿透力强,固定迅速,引起组织细胞收缩较轻微,因此作为常规固定剂。Bouin液固定时间为30~60min,固定过长或过短,都会影响切片效果。对于小块组织,也可采用戊二醛或10%中性甲醛固定。

(4)塑料包埋时不能产生气泡,否则容易引起组织掉片。

(5)梯度乙醇应经常更换。苏木素、姬姆萨及伊红染色时间可有不同,更换新试剂时应预染。

3. 临床应用

(1)准确判断骨髓增生程度及骨髓基质的改变。

(2)用于骨髓穿刺细胞检查发生"干抽"的病例。干抽(dry tap)是指非技术原因或穿刺位置不当,多次、多部位穿刺抽不出骨髓液的现象。常见于:①原发性和继发性骨髓纤维化;②骨髓极度增生,细胞排列过于密集,如白血病、真性红细胞增多症等;③骨髓增生减低,如再生障碍性贫血;④肿瘤骨髓浸润,如恶性淋巴瘤、多发性骨髓瘤、骨髓转移癌等。

(3)原因不明的某些贫血、发热、脾或淋巴结肿大,骨髓涂片检查不能确诊者。

(4)白血病治疗疗效的观察。临床上有时骨髓涂片已达到完全缓解,但骨髓活检仍可检出白血病性原始细胞簇,提示已进入早期复发,应及时对症治疗。

(三)方法评述

1. 常规采用骨髓穿刺细胞学检查。一次穿刺骨髓抽吸与骨髓活检同时进行的方法,骨髓活检一般在骨髓抽吸并且涂片制备后来进行,在距离骨髓抽吸部位1cm或者更远的部位进行活检可以有效地避免出血。

2. 骨髓活组织包埋方式常用塑料包埋和石蜡包埋两种。前者细胞收缩很少,不需经过脱钙处理,细胞损伤轻,有利于细胞内结构的观察;石蜡包埋细胞收缩较为严重,不利于结构辨别,但做免疫组化、PCR、原位杂交等往往易获得较好的效果。

3. 骨髓涂片主要观察单个细胞的结构和染色,着重在细胞核的结构,胞质的染色和内含物;但由于血膜制作过程中的人为因素,丧失了细胞之间以及细胞与基质(血窦和骨小梁)之间的关系。骨髓切片中保留了细胞与基质的空间定位,更真实地反映造血组织实际情况。活检印片是在保留涂片优点的基础上,可略显示细胞的空间分布,但每个活检标本只能做到3~4张印片。骨髓吸取材料中检出骨髓小粒,进行包埋切片(不需要经过脱钙处理)可观察组织学结构;其不足之处因其所得材料较少,与骨小梁的关系不够明确。表18-18列举了几种血液病常用的分析方法,临床上可根据患者具体情况,选用合适的方式。

表18-18 几种血液病最佳采用的方法

疾病	涂片	印片	小粒石蜡包埋	低温塑料包埋
贫血	+			
急性白血病	+		+	
MDS	+			+
MPD(干抽)		+		+
恶性淋巴瘤(累及骨髓)	+		+	+
浆细胞疾病	+			+

二、光学显微镜检测

生物光学显微镜是利用光学原理和方法,把肉眼所不能分辨的样本放大成像,以显示其细微形态结构信息的光学仪器。在临床实验室,光学显微镜是细胞形态学和组织病理学的重要分析工具。

通过全血细胞计数、血涂片观察可以了解造血系统的血液学变化,但骨髓细胞和组织的病变更为典型和特异,因此,骨髓细胞形态学和组织病理学检测对于血液系统及其相关疾病的诊治具有重要的临床意义。

(一)骨髓涂片的观察和分析方法

1. 显微镜观察

(1)低倍镜观察:涂片染色后,在空气中自然干燥,选择骨髓小粒多、涂片、染色良好的骨髓片,首先以低倍镜观察:①取材、制片、染色情况是否满意。②判断骨髓增生程度,根据成熟红细胞与有核红细胞之比来判断。增生程度一般分为5级(表18-19)。③计数1.5cm×3.0cm面积中巨核细胞个数。④观察有无特殊细胞,如尼曼-匹克细胞、戈谢细胞、肿瘤细胞等。

(2)浸油物镜观察:选择细胞分布均匀、染色良好、细胞结构清晰、背景干净的部位,以油镜分类200~500个有核细胞,仔细观察每一个细胞的形态特征并记录。计算各系统各阶段细胞百分比及粒红比值。对各系统细胞详细观察以下内容。

1)粒细胞系统:各阶段细胞所占比例,说明各个细胞形态上有无异常,如有无成熟障碍和核浆发育不平衡现象,观察胞质中有无空泡、中毒颗粒、Auer小体等。

2)红细胞系统:各阶段细胞比例,观察有核红细胞有无巨幼样变、核畸形等,胞质色泽和多少,成熟红细胞的大小、着色、形态有无异常,有无Howell-Jolly小体、Cabot环及点彩红细胞等。

3)巨核细胞系统:在低倍镜的基础上,对巨核细胞进行分类,观察各阶段细胞比例及形态有无异常,同时观察血小板数目的多少,血小板的分布是否正常和有无异常血小板。

4)淋巴和单核细胞系统:各阶段细胞比例及形态有无异常。

5)其他细胞:如肥大细胞(组织嗜碱细胞)、浆细胞、网状细胞、内皮细胞所占比例及形态有无异常。

6)异常细胞:分辨异常特征,确定其类型,如不能确定则归入分类不明细胞,且对形态加以描述。

7)骨髓小粒:观察其细胞组成,以何种细胞居多。

8)骨髓可以查找的特殊异常细胞或寄生虫:骨髓涂片可查到的特殊异常细胞有里德-司坦伯(Reed-Sternberg)细胞、戈谢(Gaucher)细胞和尼曼-匹克(Niemann-Pick)细胞等。此外尚可查到转移癌细胞。常见寄生虫如疟原虫、黑热病原虫利杜体等。

9)细胞计数、分类完成后,还应再次观察全片,注意有无异常细胞,全片细胞分类情况与分类区域是否一致等,必要时应扩大计数或重新选择计数区域计数。如发现有异常细胞,但数量少时,应观察全部送检的骨髓片。

2. 骨髓细胞学诊断

(1)在报告单中填写患者姓名、性别、年龄、科室、病区、床号、住院号、骨髓涂片号、取材部位、骨髓穿刺时间、临床诊断等。

(2)填写骨髓涂片取材、制备和染色情况:可采用"良好""尚可""欠佳"三级评判,"良好"的标准如下。

取材"良好"的指标:骨髓涂片上常有较多的骨髓小粒、幼粒细胞、幼红细胞和巨核细胞,并可有少许非造血细胞(如浆细胞、造骨细胞、破骨细胞、脂肪细胞、肥大细胞、组织细胞等),杆状核/分叶核粒细胞大于血片中的比值,骨髓中有核细胞数大于外周血。

表18-19 骨髓增生程度的分级

分级	成熟红细胞:有核红细胞	常见情况
增生极度活跃	1:1	白血病、红白血病
增生明显活跃	10:1	白血病、增生性贫血
增生活跃	20:1	正常骨髓和某些贫血
增生低下	50:1	造血功能低下时
增生极度低下	200:1	典型的再生障碍性贫血

涂片"良好"的指标：血膜厚薄适当、均匀，有头、体、尾3部分，上下整齐，留有一定的空间（为1~2mm），血膜面积约1.5cm×3.0cm，镜下见各类有核细胞分布均匀，成熟红细胞互不重叠，也不过度分散、不皱缩。

染色"良好"的指标：片中无染料沉渣，细胞染色均匀、深浅适当、色泽鲜明，成熟红细胞染浅红色。细胞膜完整，胞质颗粒清楚。细胞核形、核染色质、核仁清楚。

(3) 填写骨髓报告单中各期细胞百分比、骨髓增生程度、粒红比值等。

(4) 文字描述：包括骨髓片、血片及细胞化学染色3部分组成，其中骨髓片是主要组成部分，如有血片和（或）细胞化学染色，也应予以描述；描述骨髓片时要求简单扼要、条理清楚、重点突出，如某系有明显异常，应详细描述。

(5) 填写诊断意见及建议：根据骨髓象、血象和细胞化学染色所见，由检验医师结合临床资料提出意见或建议。诊断意见可分为 ①肯定性诊断：骨髓呈特征性改变，临床表现典型。具有肯定诊断价值的疾病有：巨幼细胞性贫血、各种类型白血病、多发性骨髓瘤、Niemann-Pick病、Hodgkin病、Gaucher病、疟疾、黑热病、癌转移等。②支持性诊断：骨髓象、血象有形态改变，可解释临床表现，如缺铁性贫血、再生障碍性贫血、溶血性贫血等。③排除性诊断：如临床上怀疑为某种疾病，而骨髓象无相应改变者。④形态学描述：骨髓象有些改变，但提不出上述性质诊断意见，可简述其形态学检查的主要特点，提出进一步检查或动态观察的建议。⑤对于诊断已明确的疾病，经治疗后做骨髓细胞学检查，要与以前骨髓片进行比较，得出疾病部分缓解、完全缓解、改善和复发等意见。

(6) 填写报告日期并审核签名。

3. 质量保证

(1) 骨髓细胞形态学检验是一种最基本的骨髓检验方法，其检验质量对临床具有重要的指导价值。这要求检验人员具有丰富的形态学工作经验，扎实的临床知识，以及严谨的工作作风和严肃的科学态度，努力学习业务及相关专业知识，不断提高技术水平。

(2) 观察时应注意涂片中的细胞和染色的背景，留心巡视和观察边缘区域。当在低倍镜下发现异常细胞形态或排列方式时，应换用油镜仔细辨别。

(3) 对于分布不均匀的涂片，应扩大计数范围；当取材较少，不足以诊断时，应观察全部涂片，并主动及时同临床科室联系、沟通，提出建议。

(4) 观察中遇到既具有上一阶段的某些特征，又有下一阶段的某些特征的细胞时，一般将这种细胞归入下一阶段；个别细胞形态介于二者之间时，采用大数原则，归入数目较多或较常见的细胞系列。

(5) 重视骨髓细胞化学染色，免疫化学染色，细胞遗传学及分子生物学的作用，尽量减少检查的主观性和片面性。

(6) 骨髓检验报告一定要规范化，要分清确定性诊断、符合性诊断和排除性诊断的内涵，结合临床和血象等资料全面参考，综合判断，切忌片面、武断。

(7) 骨髓检验申请单和标本的签收要认真，仔细核对；报告发出后，骨髓检验申请单和样本妥善保存，以备查证和外送会诊。

4. 参考区间

(1) 粒红比值：成人为(2~4)∶1。

(2) 粒细胞系统：正常情况下占40%~60%，各阶段细胞之间的比例，原始粒细胞<2%；早幼粒细胞<5%；中性中、晚幼粒百分率依次增多，但一般各<10%。成熟细胞中，中性杆状核粒细胞约20%，中性分叶核粒细胞约10%。嗜酸性粒细胞一般<5%，嗜碱性中、晚幼粒细胞罕见，嗜碱性杆状核及分叶核粒细胞<1%。

(3) 红细胞系统：正常情况下占有核细胞的20%左右，各阶段幼红细胞之间的比例，原始红细胞一般<1%；早幼红细胞<5%；中、晚幼红细胞平均各约为10%。

(4) 巨核细胞系统：巨核细胞参考值：7~35个/全片。分类：原巨核细胞不见或偶见；幼巨核细胞<5%；颗粒型巨核细胞10%~27%；产板型巨核细胞44%~60%；裸核型巨核细胞8%~30%。

(5) 淋巴细胞系统：占20%左右，均为成熟淋巴细胞，原始淋巴细胞罕见，幼淋巴细胞偶见。

(6) 单核细胞系统：<4%，均为成熟单核细胞，原单核细胞罕见，幼单核细胞偶见。

(7) 浆细胞系统：<2%，均为成熟浆细胞，原浆细胞和幼浆细胞不见或偶见。

(8) 其他：组织细胞、内皮细胞、脂肪细胞等偶见，无血液寄生虫及其他异常细胞，核分裂相少见。

当骨髓增生活跃，各系细胞比例及分布正常，形态无明显异常,无血液寄生虫和明显的异常细胞时为正常骨髓象。

5. 临床意义

(1)粒红比值改变:增高见于化脓性感染、类白血病反应、粒细胞性白血病、红细胞生成受抑制等。降低见于粒细胞生成受抑制,如粒细胞缺乏症或红系统增生,如急性溶血性贫血、缺铁性贫血等。

(2)粒细胞系统病变:①原始粒细胞及早幼粒细胞增多为主。见于急性髓系白血病及慢性粒细胞白血病急性变,原粒细胞>20%或原始粒细胞+早幼粒细胞>20%;类白血病反应时,原始及早幼粒细胞也可增多,但一般<20%。②中性中幼粒细胞增多为主。常见于M2b即亚急性粒细胞白血病,中性中幼粒细胞>30%,且伴有明显核浆发育不平衡现象;慢性粒细胞白血病时也明显增高,但一般<30%。③中性晚幼粒细胞及杆状核粒细胞增多为主。常见于各种急性感染(包括细菌、螺旋体、病毒和原虫等),代谢障碍(尿毒症、糖尿病、酸中毒、痛风等),某些药物和毒素的影响(如汞、洋地黄中毒、注射异种蛋白等),严重烧伤、急性失血、大手术后,迅速生长的消化道肿瘤,中性中幼粒细胞也呈不同程度升高。④嗜酸性粒细胞增多。多见于过敏性疾病,寄生虫感染,慢性粒细胞白血病,嗜酸性粒细胞白血病等。⑤嗜碱性粒细胞增多。多见于慢性粒细胞白血病及嗜碱性粒细胞白血病。深部X线照射反应后,肥大细胞增多症等。⑥粒细胞减少。见于各种药物、化学、物理因素及严重感染所致的粒细胞缺乏症,此时可见粒细胞成熟停滞及粒细胞形成的异常,可见中毒性颗粒及空泡等。

(3)红细胞系统的病变:①幼稚红细胞增多。各种增生性贫血,如溶血性贫血、急性失血性贫血、巨幼细胞性贫血、缺铁性贫血、铁粒幼红细胞贫血等,以中幼红及晚红细胞增多为主。②原始红细胞及早幼红细胞增多,见于红血病及红白血病(M6),并伴有红细胞形态异常,如多核幼红细胞,巨幼红细胞样改变等。③巨幼细胞贫血,可见巨幼红细胞增多,并伴有粒细胞系统的巨幼变,可见巨中幼粒及巨晚幼粒细胞,巨杆状核粒细胞、分叶核粒细胞分叶过多。④幼稚红细胞减少,见于纯红细胞再生障碍性贫血,急性再生障碍性贫血,部分重症慢性再生障碍性贫血等。

(4)粒、红细胞系统均增高:见于红白血病(M6),原始粒细胞及早幼粒细胞,原始红细胞及早幼红细胞均增高,粒细胞系统可有核浆发育不平衡现象,胞质内有时可见Auer小体;红细胞系统幼红细胞有巨幼样改变及多核或分叶核幼红细胞。

(5)粒、红细胞系统均减少:见于急性再生障碍性贫血,部分重型慢性再生障碍性贫血等,并伴有淋巴细胞相对增多。

(6)淋巴细胞系统增多:见于急性淋巴细胞白血病,原始及幼稚淋巴细胞明显增多。慢性淋巴细胞白血病,以成熟淋巴细胞增多为主,可见少数原始及幼稚淋巴细胞。传染性单核细胞增多症,淋巴细胞轻度增高,可见到较多的异常淋巴细胞。

(7)单核细胞系统增多:见于急性及慢性单核细胞白血病,原始及幼稚单核细胞增多,出现病理性单核细胞,原始单核细胞内可见Auer小体。

(8)巨核细胞系统病变:①巨核细胞增多。见于巨核细胞白血病,原始巨核细胞增多。原发性血小板减少性紫癜,慢性粒细胞白血病,以幼稚及成熟巨核细胞增多为主。②巨核细胞减少。见于急性、慢性再生障碍性贫血,各种急性白血病,部分阵发性睡眠性血红蛋白尿症(PNH)等。

(9)其他细胞的病变:急性、慢性再生障碍性贫血及放射病,网状细胞,浆细胞及组织嗜碱细胞增多。多发性骨髓瘤,幼稚浆细胞增多。恶性组织细胞增多症,网状细胞增多,其中可见较多异常网状细胞。有时感染也有网状细胞轻度增多。

(10)异常骨髓细胞形态变化特点及意义

1)胞体异常 ①大小异常:胞体比同期正常细胞明显增大或缩小。如巨幼红细胞,胞体直径22~28μm,见于巨幼细胞贫血、红白血病、急性造血功能停滞;小型或巨大型原始粒细胞,前者胞体直径10~12μm,见于缺铁性贫血及感染等;后者胞体直径17~22μm,见于急性粒细胞白血病;小型原始粒细胞,胞体直径8~12μm,与淋巴细胞相似,见于急性粒细胞白血病;大小不匀。②形态异常:幼稚细胞形态不规则,多形性,胞质有瘤状突起,见于急性粒细胞白血病、急性单核细胞白血病、恶性组织细胞病;成熟的细胞,如红细胞呈球形、椭圆形、靶形、口形、镰刀形、泪滴形、盔形及不规则形等。

2)胞核异常 ①数目的异常:正常时只有一个核的细胞在异常时变为多个核。见于各系统白血病细胞、严重贫血。②形态异常:形态极不规则,可呈凹陷、分叶、切迹、折叠、扭曲、笔架状、S、W、V形、肾形等。如白血病细胞、恶性异常组织细胞,各阶段红细胞的核异常时也可分叶或呈其他不规则形,如晚幼红细胞核呈花瓣样,中性粒细胞胞核分叶困难,出现粗杆状、花生状或眼镜样的 Pelger-Huet 异常等。③核染色质异常:如巨幼红细胞或巨幼样粒细胞,胞核疏松、粗糙。④核仁异常:核仁数目增多、大小不一、色泽改变等,见于急性白血病的原始细胞、恶性组织细胞病的异常组织细胞等。⑤异常核分裂:正带血细胞核分裂数目为 1‰～5‰。在白血病、恶性组织细胞病核分裂易见,分裂象大小不等,数目多少不一,形态不规则,排列紊乱。

3)胞质异常 ①胞质量异常:较正常增多或减少。②着色异常:常见于溶血性贫血、巨幼细胞性贫血、缺铁性贫血,出现嗜多色性红细胞、嗜碱性红细胞、高色素大红细胞、低色素小红细胞等。③内容物异常:出现 Auer 小体、Phi(φ)小体、中毒颗粒、空泡、Dohle 体、Chediak-Higashi 畸形、Alder-Reilly 畸形、May-Hegglin 畸形;红细胞出现 Cabot 环、Howell-Jolly 小体、嗜碱性点彩、变性珠蛋白小体;浆细胞可见 Russel 小体。④内外浆现象:胞质内外发育不平衡,色泽、颗粒大小及分布方面有明显差别,见于白血病细胞。

4)核浆发育不平衡:核发育落后于胞质,即幼核老浆;胞质发育落后于核,即老核幼浆。可见于白血病、巨幼细胞性贫血及缺铁性贫血等。这种发育不平衡在各系统各阶段细胞均可出现,巨核细胞白血病可见产血小板型的幼巨核细胞。先天性 Pelger-Huet 异常也属此类。

5)特殊异常细胞:如 Reed-Sternberg 细胞、Gaucher 细胞、Niemann-Pick 细胞等有特征性形态异常。

(二)骨髓组织的观察和分析方法

1. 显微镜观察

(1)低倍镜观察:低倍镜观察切片取材染色是否满意。

(2)高倍镜观察:①于目镜(10×)中部环隔上装入网形测微器,用高倍物镜以计点法计算出造血组织、脂肪组织及骨小梁的比例(Vol%),以造血组织所占 Vol% 来判定骨髓增生程度(表 18-20)。②观察切片红细胞系、粒细胞系和巨核细胞系三系造血细胞的分布与定位,有无幼稚细胞的过度增生及位置异常,计算粒细胞/红细胞比值。③观察巨核细胞,判定每平方毫米中巨核细胞个数。④观察淋巴细胞、单核细胞、浆细胞、肥大细胞、组织细胞,有无该细胞的增生,必要时测定其每平方毫米骨髓面积细胞个数,注意观察全片有无淋巴样小结出现。

表 18-20 骨髓活组织切片增生程度划分标准

增生程度	造血组织所占比例
增生极度活跃(++++)	(Vol%)≥90
增生明显活跃(+++)	50～89
增生活跃(++)	35～49
增生减低(+)	≤34

⑤观察有无基质异常,如水肿、胶状变性、肉芽肿、坏死和骨髓纤维染色等。⑥观察有无血管及骨质异常。⑦计算:网形测微器计点法测定造血组织所占容量计算公式:造血组织(Vol%)=造血组织击中数/(脂肪组织击中数+造血组织击中数+骨小梁击中数)。

2. 骨髓病理学诊断 骨髓活检报告由病理医师书写和签发。

(1)镜下观察结果的描写:①骨髓组织的整个结构,包括骨小梁、造血细胞、间质反应(如炎症反应、坏死、肉芽肿、网状纤维增加及纤维化、血管病变)等。②各系血细胞之间的比例及血细胞与脂肪细胞之间的比例。③各系(主要指红系、粒系和巨核系)不同成熟阶段细胞的形态特点。④有无外源性病理细胞及寄生虫。

(2)病理诊断:①诊断的要点:必须与骨髓片、血涂片及临床资料密切结合,才能做出正确诊断,其中以骨髓切片与涂片检查的综合分析尤为重要,因为骨髓涂片检查只能诊断 50%～10% 的病例,如二者结合应用,其诊断率可达 90% 左右。②诊断的分类:阴性诊断,指正常骨髓组织象或未取到病灶;确定诊断,指仅根据骨髓活检即独立做出诊断;协助诊断,指协助涂片检查而确立诊断。③备注说明:骨髓活检有其一定的局限性,如骨髓病变未达到弥漫性时,活检可能取不到病变组织,再加上人为因素,如取材失败或制片不佳等均可影响诊断。这些情况尽可能加以说明,以便于临床参考。

3. 质量保证

(1)骨髓活检最重要的就是要获取有效长度的柱状骨髓。骨髓经过固定和脱钙作用后,其长度约减少 25%,因此,一般要求骨髓活检长度至少为 2cm,如果骨髓有肿瘤转移灶或者浸润灶则长度至少为 2.5cm。

(2)活检部位一般定位于髂嵴,如怀疑恶性肿瘤时需要进行多部位骨髓活检。再生障碍性贫血患者不同部位骨髓的成分有时候是不一样的。

(3)组织离体后立即固定,切片应平整无皱褶,厚度适当,若切片过厚,细胞重叠,将影响观察诊断。

(4)切片染色鲜艳,核浆对比分明,细胞无固缩、挤压等现象。

(5)网状纤维染色可用于判断骨髓纤维化程度,含铁血黄素染色反映细胞和间质中铁颗粒情况,对诊断缺铁性贫血帮助很大。

(6)骨髓组织报告一定要规范化,临床诊断应当结合骨髓细胞检查来完成。如果骨髓抽吸检查的结果与骨髓活检结果不相符合,在做出诊断前应当相互咨询及沟通。

(7)骨髓组织检查报告单发出后,骨髓检验申请单和样本应妥善保存,以备查证和外送会诊。

4. 正常骨髓组织学特点

(1)骨髓由造血组织和非造血组织(骨质和间质)构成。不同年龄健康人的造血组织,其增生程度(指骨髓活检切片内造血组织与脂肪组织的容量之比)与年龄有相关性。第一期(30岁以前),造血组织容量(vol)有进行性下降趋势,平均值为79(32~95)vol%;第二期(30~70岁),造血组织保持相对稳定,其容量平均值为47(16.3~81.3)vol%;第三期(大于70岁),造血组织增生度出现第二次下降,其平均容量为29(11.3~47)vol%。

(2)造血组织主要由网状结缔组织和造血细胞组成。网状细胞和网状纤维构成造血组织的支架,网眼中充满着处于不同发育阶段的各种血细胞、少量造血干细胞、巨噬细胞、脂肪细胞及未分化的间充质细胞等,且发育中各种血细胞在骨髓造血组织内的分布有一定规律,在HE染色切片中,红系细胞染色较深,粒系细胞染色较浅,巨核细胞体积较大,这样就构成了细胞很不一致的骨髓切片图像。

(3)骨髓活检切片中亦可见到骨质(包括骨皮质及网状骨质两种构形)及间质成分。脂肪细胞、血管、神经纤维;结缔组织、网状纤维(一般需经特殊染色才能显示出来)及网状-巨噬细胞共同构成造血组织的间质。

5. 临床意义

(1)可确切了解骨髓增生程度,粒/红比值及骨髓内铁储存情况,对于某些疾病(如再生障碍性贫血、缺铁性贫血及骨髓增生异常综合征)及化疗后骨髓抑制程度有明确的诊断价值。

(2)可以发现骨髓穿刺涂片检查不易发现的病理变化(如骨髓纤维化、骨髓坏死、胶样变性及肉芽肿等),对相关疾病的诊断、骨髓造血微环境及骨髓移植的研究有重要意义。

(3)对各种急、慢性白血病和骨髓增生异常综合征有确诊和判定预后的意义,对骨髓转移癌、恶性组织细胞病、戈谢病和尼曼-匹克病等诊断的阳性率比骨髓涂片高。

(4)可协助诊断慢性骨髓增生性疾病,如真性红细胞增多症、原发性血小板增多症、骨髓纤维化等。

(三)方法评述

1. 骨髓象结合血象分析　机体内各种血细胞的寿命有限,每天都有一定数量的血细胞衰老死亡,同时又有相同数量的血细胞在骨髓生成并进入血流,使外周血中血细胞的数量和质量维持动态平衡。当造血功能发生紊乱,血细胞就会发生量变和(或)质变,这种变化往往可以在外周血细胞中反映出来,通过外周血细胞形态分析,可以提供临床血液病诊断与鉴别的多种信息。

临床上,患者骨髓象和血象结合分析除表现为血象与骨髓象相符外,还可表现为骨髓象有显著区别而血象相似:如脾功能亢进、急性白血病、再生障碍性贫血及骨髓增生异常综合征等,患者血象均可表现为红细胞,白细胞及血小板减少,但骨髓象明显不同;骨髓象变化不显著而血象有显著变化或骨髓象有显著变化而血象变化不显著:前者如传染性单核细胞增多症,类白血病反应等,后者如多发性骨髓瘤,肿瘤转移,戈谢病及尼曼-匹克等。单独的骨髓涂片检查而没有外周血检查,有时候会产生诊断困难甚至误诊或漏诊,另外,对于急性白血病来说,诊断一般不困难,但有时确定其细胞类型确非容易的事,因较成熟的细胞才能入血循环,故血片的细胞成熟程度比骨髓好,在骨髓片不易肯定类型时参考血片将有很大帮助。

2. 骨髓细胞学与组织学联合分析　骨髓细胞学检查可以在放大1000倍或更大的条件下区分异常血细胞的类型以及形态学特征,但是不能够提供骨髓组织的结构变化情况以及造血组织的分布特征;骨髓组织检查的优势之处在于观察者可以很好地了解骨髓的结构,细胞分布以及损伤部位,而不足之处在于它不能够评价血细胞异常形态变化等方面的信息。骨髓细胞学与组织学联合检测可以弥补彼此的不足,使观察者得以比较两者细胞成分的变化,从而对骨髓病变有更全面和深入的了解,两者联合检测的结果是血液病诊断的"金标准",不仅可以提高诊断准确度,而且有利于疾病分型分期。

三、电子显微镜观察

电子显微镜是根据电子光学原理和方法,用电子束和电子透镜代替光束和光学透镜,实现高分辨率成像的仪器。电子显微镜一般包括透射电镜(transmission electron microscopy,TEM)和扫描电镜(scaning electron microscopy,SEM)两种,透射电镜常用于观察细胞内部的超微结构,扫描电镜观察细胞表面的三维结构。

(一)透射电镜观察

1. 原理和方法　透射电镜由电子束照明系统、样品室、成像系统、记录系统、真空系统和电源供应系统组成,电子束照明系统中的电子枪阴极发射出的电子束,经阳极加速后射向聚光镜,再通过成像系统成像、放大,最后成像于记录系统上。

2. 质量保证

(1)抽取骨髓液时,针管内吸入少量肝素以防止血液凝固。抽取约3ml骨髓液,立即滴入盛有固定液的小平皿中,轻轻摇晃。

(2)透射电镜观察样本制备:取抗凝骨髓3~5ml,淋巴细胞分离液分离单个核细胞,使细胞成团。将细胞团取出,小心地放入2.5%缓冲戊二醛固定液中固定送检,注意不要将细胞团打散。

(3)电镜观察者在观察时一定要认真仔细,并应注意结合临床表现、光镜形态和免疫学分析结果进行综合分析。

(4)电镜的电子束照明系统位于镜筒内,要定时维护及时清洁镜筒。清洗时自下往上清洗电子光路中的各个零件,清洗后无残留的纤维、研磨膏等异物。镜筒在拆卸清洗后必须重新合轴。

(二)扫描电镜观察

1. 原理和方法　扫描电镜的结构与透射电子显微镜基本相同,电子枪所发射的电子束,在加速电压的作用下,经过电磁透镜,汇聚成细小的电子探针,在样品表面逐点逐行扫描,产生各种信息,通过接收或处理这些信息,就可以获得代表试样形貌的电子扫描像。

2. 质量保证　扫描电镜观察样本制备时取患者抗凝骨髓3~5ml,以淋巴细胞分离液分离单个核细胞,再用2.5%缓冲戊二醛固定液固定,混匀,制成一定浓度的细胞悬液送检。其他见"透射电镜"所述。

(三)病理血细胞的超微结构

1. 白血病细胞的形态

(1)白血病性原始细胞:此类细胞的超微结构与正常原始细胞相比,有以下基本特征:

1)细胞大小差别较大,甚至在同一病例其差别也很大,细胞形态不规则。

2)核的形态不规则,常有深浅不等的凹陷,有时核畸形明显,甚至分叶。

3)胞核内特殊结构。①核泡:位于核的边缘处,形似鼓出的小泡,它是由异染色质细带和两侧核膜组成,泡内有细胞质,有时可见细胞器。②假包涵体:是细胞核凹陷的横切面,呈圆形、椭圆形,四周是核膜,中央是陷入细胞核内的细胞质。一般认为核泡和假包涵体在超微结构上无本质区别,仅由于切面方位不同,它们均是胞质陷入核凹陷处的表现,其形成与核形态不规则、扭曲、折叠有关。③核内小体:位于核的中部或靠近边缘部位,没有界膜,四周被环形纤维状染色质包围,它由一些细丝状物质和少量颗粒组成,电子密度较低。④核环:是一个电子透明的环,呈圆形、椭圆形或长环形,位于核的边缘部位。

4)胞质内各种细胞器的数量和形态变化较大,核糖体丰富,线粒体有不同程度退化性变,常见肿胀,部分基质空泡化,嵴不全、断裂、消失或髓鞘样变。粗面内质网和高尔基复合体膜囊结构肿胀和髓鞘样变。微丝束增多。

5)胞质内可出现Auer小体,常见于急性粒细胞白血病,也可见于急性单核细胞白血病。

(2)急性粒细胞白血病

1)透射电镜观察:原始粒细胞大小不一,细胞呈圆形或椭圆形,表面可见少量微绒毛,有些微绒毛相连成环状。胞核大小不等,呈椭圆形或不规则形,常有深浅不等的凹陷。核内常染色质占优势,异染色质细小分散,无核膜,核仁1~2个,体积较大,多位于核的边缘。细胞核表面常见核泡和假包涵体。胞质少或极少,游离核糖体丰富;粗面内质网和线粒体的数量变化较大,分布也不规则,粗面内质网呈短管状,散在分布,有的粗面内质网丰富,呈不同程度扩张;高尔基复合体发育良好,这是与急性淋巴细胞白血病相区别的一个重要特点;可见中心粒;有时可见糖原颗粒(正常原始粒细胞一般无糖原颗粒);胞质内一般无颗粒,但有的原粒细胞胞质内出现数目不等有界膜的颗粒,形态多样,呈圆形、椭圆形或杆状,基质电子密度低或中等。有时在胞质内出现Auer小体,其内容物均匀,电子密度高,由于切面不同,Auer小体可呈不同的形态。

有时胞质内偶见带状横纹结构,黏多糖小泡及脂肪滴。

2)扫描电镜观察:较小的原粒细胞表面光滑或相对光滑,仅有少许隆起的皱纹或突起。较大的原粒细胞多数表面为狭窄的嵴样突起,少数细胞表面也可出现较小的皱褶。有的细胞表面有袋状突起,个别细胞表面同时有皱褶和嵴样突起。

(3)急性早幼粒细胞白血病

1)透射电镜观察:白血病早幼粒细胞大小不一,直径为 $10\sim20\mu m$,圆形、椭圆形或不规则,胞体光滑,有时可见部分突起,微绒毛者少见。胞核较大,畸形,核仁大而明显,多数核仁接近核膜或与核膜接触,核内异染色质较多,在核周有不同程度凝集。胞质内核糖体丰富,高尔基复合体发达,粗面内质网增多,大部分扩大,且充满着无定形物质。粗面内质网有两种不同的结构:板层状或环状。大部分胞质这两种结构同时存在,有的以板层状结构为主;胞质内出现一些有界膜的颗粒,呈圆形、椭圆形或杆状,颗粒致密度差异很大,有的有均匀致密的基质,这些颗粒有时与其他颗粒融合;胞质内可有较多的 Auer 小体,其大小和形态不尽相同,有杆形、环形或分叉形等。Auer 小体一般有 3 种形态:①透明的棒状体,内有疏松的纤维状物质;②内含电子密度低的颗粒,兼有膜样结构;③电子密度高的杆状或裂片状包涵体,其结晶样基质内充满平行排列的六角形小管,部分 Auer 小体由无定形物质组成,Auer 小体常位于高尔基复合体区。

2)扫描电镜观察:大部分白血病早幼粒细胞表面有高而窄的嵴样突起,少数细胞为光滑型,极少数细胞有皱膜或微绒毛。

(4)急性单核细胞白血病

1)透射电镜观察:原始单核细胞较原粒细胞和原始淋巴细胞大,细胞大小不一,外形常不规则,常有一些不整齐的凹陷,细胞表面有多少不等伪足样突起或微绒毛。胞核大,核大小和形态不一,核常呈不规则形,有深浅不等的凹陷,幼稚单核细胞的浆突起更明显,核形更不规则,有的核折叠呈缎带状,核常染色质占优势,异染色质颗粒较细,在核周可呈不同程度凝集,核内常见 $1\sim2$ 个核仁,有时核仁巨大,核孔较多,在核的边缘处常见核泡,有的核内可见核内小体。胞质较原粒细胞和原淋巴细胞多,游离核糖体十分丰富;粗面内质网一般较多,呈细长管状,散在分布,可以扩张,内含无定形絮状物;线粒体较多,大多退行性变,呈圆形或椭圆形,部分可出现肿胀;高尔基复合体发育很好,有的附近可见中心粒;微丝增多,呈束状,多位于核的凹陷处。胞质内空泡较正常多见,还出现数量不等的颗粒,其大小和形态与正常单核细胞颗粒相似,电子密度高,颗粒基质与界膜之间常有一层明显的空隙。胞质内有时可见 Auer 小体或包涵体。

2)扫描电镜观察:原始单核细胞表面出现皱膜,也可有少许嵴样突起。原始单核的皱膜较短密,甚至相对光滑,而幼单核细胞和单核细胞的表面为典型波浪式的皱膜。

(5)急性淋巴细胞白血病

1)透射电镜观察:原始淋巴细胞较原粒和原单核细胞小,圆形或椭圆形,细胞表面尚光滑,可有少数微绒毛或短小突起。核质比例较原粒和原单核细胞高,核外形可不规则,常有很深的凹陷。核内常染色质占优势,异染色质在核周呈轻度或中等凝集,在核内可见一个核坏,少数原始淋巴细胞的核内可见一个核内小体。胞质少,含丰富游离核糖体;粗面内质网不多,较急性粒细胞白血病和急性单核细胞白血病的原始细胞少,呈细管状分散分布;线粒体的数目、大小和形态在每个细胞中变化较大,一般比急粒少;高尔基复合体发育不良,一般较小;微丝的含量较正常淋巴细胞多,但较急性粒子细胞白血病和急性单核细胞白血病的原始细胞少;可见糖原颗粒及其他包涵物,有的糖原颗粒较多,胞质内无颗粒,这是与急性粒细胞白血病和急性单核细胞白血病相区别的重要特征;有的急性淋巴细胞白血病原始淋巴细胞在核凹陷处可见各种方向的微管,有时可见微管从核凹陷处伸向中心粒;有的急性淋巴细胞白血病原始淋巴细胞胞质内可见到包涵体如脂滴、次级溶酶体和多泡体等。

2)扫描电镜观察:T 细胞型急性淋巴细胞白血病的原始淋巴细胞表面光滑、相对光滑或出现短微绒毛。B 细胞型急性淋巴细胞白血病的原始淋巴细胞表面出现长而多的微绒毛。非 T、非 B 细胞型急性淋巴细胞白血病的原始淋巴细胞表面主要为光滑型。

(6)急性巨核细胞白血病

1)透射电镜观察:白血病性原始巨核细胞的大小和形态与原始粒细胞相似,呈圆形或椭圆形,细胞表面光滑,微绒毛很少,常有一些光滑的细胞质突起,突起部位一般无细胞器。胞核大,占整个细胞的大部分,呈圆形或椭圆形,可有深浅不等的凹陷,但少有其他白血病细胞常见的细胞核高度不规则现象。核内常染色质占优势,异染色质较粗大、分散,在核周呈薄层凝集。可见一个或几个较大核仁,核孔较多。胞质内游离核糖体丰富;粗面内质网较少,呈细条状,分散存在;线粒体多而小,呈圆形或椭圆形,部分呈杆状,基质电子密度较高,分散在胞质内,也可集于细胞一侧;高尔基复合体发育一般较好;胞质内一般无颗粒,但有的细胞质内可见少量致密颗粒;胞质内微丝束常增多,常位于核的周围。

2)扫描电镜观察:原始巨核细胞表面有一些结节状突起,一般无绒毛和皱褶突起。

(7)慢性粒细胞白血病

1)透射电镜观察:白血病细胞与相应发育阶段的正常粒细胞在形态上基本相似,但有的可见异常表现,如核的边缘处出现核泡,胞质内高尔基复合体发育欠佳,微丝增多,出现结晶性包涵体,特异性颗粒减少等。

2)扫描电镜观察:白血病细胞表面以窄小皱膜型为主,嵴样突起也较多,粒细胞成熟程度不同,其表面微结构也可不同,幼稚细胞以嵴样突起为主,其至为光滑或相对光滑。

(8)慢性淋巴细胞白血病

1)透射电镜观察:白血病淋巴细胞与正常淋巴细胞相似。核常有深浅不等的凹陷,核膜上核孔较正常淋巴细胞多,可见1~2个核仁,在核边缘处常见核泡。胞质内游离核糖体丰富,粗面内质网一般较少,少数细胞可有较多粗面内质网;线粒体较大,呈圆形或椭圆形;高尔基复合体较小;微丝较正常淋巴细胞多;一般无颗粒,但少数细胞可见少量致密颗粒;胞质内偶见性质不明的包涵物,有些在粗面内质网的腔内。

2)扫描电镜观察:慢性淋巴细胞白血病绝大多数为B细胞型,因此细胞表面有长而多的微绒毛。

(9)多毛细胞白血病

1)透射电镜观察:多毛细胞大小和形态不一。胞核大,呈圆形或椭圆形,有的不规则,有时可见深切迹,异染色质在核周有不同程度凝集,核仁小。胞质较多,外周呈绒毛突起,可长达3μm;胞质内核糖体较少;高尔基复合体中等发育或不活跃;线粒体多而大,有的可见少数颗粒,多数颗粒的外周有较多吞饮小泡和大小不等的空泡。

2)扫描电镜观察:多毛细胞的表面呈多样化,既有波浪式宽大皱膜,同时还有少数嵴样突起和较长的绒毛,有时形似鞭毛或长发。

2. 病理性红细胞的形态

(1)幼红细胞

1)缺铁性贫血:透射电镜下,一些幼红细胞的胞质缺乏游离的铁蛋白,也无铁小体。幼红细胞的吞饮活动仍很活跃,但吞饮小泡内无铁蛋白。

2)铁粒幼红细胞贫血:透射电镜下,幼红细胞的线粒体基质内有呈高电子密度的颗粒或团块的铁质沉着,线粒体明显肿胀和变形,核周可见环状铁粒沉着,称为环状铁粒幼细胞。各阶段的幼红细胞均可出现上述环,但以中幼红细胞更为明显。胞质内含铁蛋白的吞饮小泡和铁小体也较正常增多。

(2)红细胞

1)口形红细胞:口形红细胞增多主要见于遗传性口形红细胞增多症,也可见于肝疾病和肿瘤性疾病。扫描电镜下,可分为3型:Ⅰ型呈盘形,单向凹陷;Ⅱ型似面盆或蘑菇帽状,单向凹陷较深;Ⅲ型似杯状或深臼样,单向凹陷更深。

2)球形红细胞:球形红细胞增多主要见于遗传性球形红细胞增多症及伴球形红细胞增多的其他溶血性贫血。扫描电镜下,红细胞呈球形,细胞表面光滑。

3)椭圆形红细胞:椭圆形红细胞增多主要见于遗传性椭圆形红细胞增多症,也可见于白血病、恶性贫血、严重缺铁性贫血患者。扫描电镜下,红细胞长径较短的呈椭圆盘形,较长的红细胞凹陷较深呈船形,细胞表面光滑,较正常红细胞薄。多数细胞中心有明显凹陷,但少数似平板状。

4)靶形红细胞:靶形红细胞增多可见于缺铁性贫血、珠蛋白生成障碍性贫血及其他血红蛋白病。扫描电镜下,红细胞中心向一侧凹陷,另一侧凸出。

5)棘状红细胞:棘状红细胞增多可见于溶血性贫血、丙酮酸激酶缺乏症、胃癌、新生儿肝病等。扫描电镜下,红细胞表面伸出很多棘状突起,棘的长短相似且距离相等。

6)刺状红细胞:刺状红细胞增多可见于遗传性β脂蛋白缺乏症、脾切除后及慢性肝病患者。扫描电镜下,红细胞表面伸出很多刺状突起,刺的长短及刺间距离均不等。

7)裂细胞:扫描电镜下,裂细胞外形与光镜下相似。细胞形态不规则,表面光滑,在红细胞的断裂面可见血红蛋白外溢。弥散性血管内凝血、血栓性血小板减少性紫癜可出现较多裂细胞。

8)泪滴形红细胞:泪滴形红细胞增多主要见于骨髓纤维化、珠蛋白生成障碍性贫血及骨髓癌转移。扫描电镜下，泪滴形红细胞中心凹陷明显，向一侧伸长呈棒状、蝌蚪尾状或呈逗点符号形。

(四)方法评述

透射电镜主要观察血液细胞内部的超微结构，包括细胞膜、细胞核、胞质内各种细胞器的改变及异常物质的沉积等。电镜细胞化学反应也应使用透射电镜观察，其可精确定位一些阳性反应物质，达到鉴别诊断的目的。当形态学分型与免疫学分型结果不一致或形态学分型不易确诊而免疫表型无特异性表达时，电镜细胞化学检查有助于确诊。例如 M_7 为急性巨核细胞白血病，其细胞外观呈高度多形性，有小的圆形细胞，胞质少，核染色质浓密，与 L1 型白血病细胞相似；有的则与 L2 型白血病细胞更为相似，颗粒或有或无，有 1~3 个核仁，核圆，核染色质细致网状。这些细胞由于苏丹黑及髓过氧化物酶反应阴性，在 FAB 的早期分类中被定为未分化细胞(undifferentiated cells)。原始巨核细胞的证实有赖于血小板过氧化物酶(PPO)和(或)血小板糖蛋白单克隆抗体。PPO 的定位特征是存在于核膜和内质网，可被 0.02mmol/L AMT(3-amino-1,2,4-triazole)抑制。

扫描电镜主要用于观察血细胞表面的立体超微结构。如遗传性球形红细胞增多症(HS)、毛细胞白血病(HCL)等可用扫描电镜观察到有特征性的表面结构。例如 HCL Ⅰ 型白血病细胞超微结构特征为：细胞表面有较多毛发状突起，突起细长且有分支，有的可形成环状或半环状结构；HCL Ⅱ 型白血病细胞表面的毛发状突起较 Ⅰ 型为短，但数量较多，排列较密集，有的突起可见分支，但一般不形成环状结构。

四、细胞化学染色

细胞化学染色技术是在组织化学染色的基础上发展起来的，它以形态学为基础，结合化学、生物化学、免疫学等技术对血细胞内的各种化学成分做定性、定位和半定量分析的方法。细胞化学染色是形态学检查重要辅助诊断项目，其在骨髓细胞形态学，尤其是在白血病诊断与鉴别诊断、观察疾病疗效和判断预后、探讨某些疾病的发病机制中有重要价值。

不同的细胞化学染色其染色的原理、方法和步骤等各不相同，但最基本的步骤为固定、显示及复染。固定是用物理或化学的方法保持细胞结构及化学成分不变，临床上常用甲醛、乙醇、甲醇、丙酮等进行化学法固定。显示是通过不同的化学反应，在被检测的化学物质区域形成稳定的有色沉淀。复染的目的在于使各种细胞能够显示出来以便于观察，选择复染液的颜色应与有色沉淀的颜色有明显的对比度。

(一)髓过氧化物酶(MPO)染色

1. 原理和方法　过氧化物酶作用于过氧化氢释放出新生态的氧，将联苯胺氧化成氧化联苯胺，后者与亚硝基铁氰化钠结合生成蓝色颗粒，定位于酶活性存在的细胞质中。

2. 质量保证

(1)涂片应新鲜，一般在取材涂片 24h 内染色，否则可导致假阴性结果。

(2)染色时过氧化氢浓度应适宜，否则影响反应结果。

(3)最佳的作用时间有赖于在显微镜下观察直至反应充分，阳性反应呈蓝色或棕色颗粒定位于细胞质中即可。

(4)结果判断：观察 100 个或 200 个原始细胞，计算阳性百分率。

3. 正常血细胞的染色反应

(1)粒细胞系：除早期原粒细胞阴性外，晚期原始粒细胞及以下各阶段呈不同程度的阳性反应，并随粒细胞成熟而增多；但衰老的中性粒细胞酶活性降低，反应程度减弱，甚至可以呈阴性，嗜酸性颗粒粗大，染色深，嗜碱性粒细胞为阴性反应。

(2)单核细胞呈弱阳性反应(除某些原始单核细胞外)，颗粒细小，分布稀疏。

(3)某些网状细胞及吞噬细胞可有不同程度的过氧化物酶阳性反应。

(4)淋巴细胞，红细胞，巨核血细胞呈阴性反应。

4. 临床意义　MPO 染色是临床上辅助判断急性白血病首选的细胞化染色方法，常用于鉴别急性淋巴细胞白血病(ALL)和急性非淋巴细胞白血病(ANLL)。ALL 时 MPO 呈阴性反应，或阳性率<3%。ANLL 以 M_3 和 M_2 反应最强，M_4 和 M_5 反应较弱。

(二)氯乙酸 AS-D 萘酯酶染色

1. 原理和方法　血细胞内的氯乙酸 AS-D 萘酚酯酶水解醋酸萘酚 AS-D，产生萘酚，后者被重氮盐捕获，生成不溶性有色沉淀，定位于胞质内。

2. 质量保证

(1)严格遵守操作规程，如增加温度和 pH 可导致氯乙酸萘酚分解，从而在细胞内产生非特异性酯酶反应。

(2) 染色后应及时观察,长期保存会逐渐褪色。

(3) 结果判断:细胞内酶活性部位呈红色沉淀。

3. **正常血细胞的染色反应** 原粒为阴性或阳性反应,自早幼粒细胞至成熟中性粒细胞均为阳性反应,酶活性并不随细胞的成熟而加强,嗜酸性粒细胞为阴性或弱阳性反应,嗜碱性粒细胞为阳性反应;单核细胞为阴性反应,个别可呈弱阳性反应;肥大细胞呈阳性反应;淋巴细胞、浆细胞、巨核细胞、幼红细胞和血小板等呈阴性反应。

4. **临床意义** 氯乙酸 AS-D 萘酯酶是粒系特异性酯酶,是急性白血病常规化学染色方法,主要用于鉴别急性白血病类型。急性粒细胞白血病时,粒系早期原始粒细胞该酶反应不如 MPO 敏感,可出现阳性或阴性反应;急性单核细胞白血病及急性淋巴细胞白血病时,白血病细胞均呈阴性反应;急性粒-单核细胞白血病时,部分原粒和早幼粒细胞呈阳性反应,原始单核细胞和幼单核细胞呈阴性反应。

(三) α-乙酸萘酯酶(α-NAE)染色

1. **原理和方法** 细胞中非特异性酯酶将 α-乙酸萘酚水解,产生 α-萘酚,再与重氮盐耦联,生成不溶性有色沉淀,定位于细胞质。氟化钠抑制试验在每毫升基质液中加氟化钠 1.5mg,其余按其染色步骤完成。

2. **质量保证**

(1) 标本必须新鲜,应于取材后 24h 内染色;试剂质量可直接影响染色效果,α-乙酸萘酚应为白色粉末,重氮盐以坚牢蓝 B 染色为好;α-NAE 阳性时宜做 NaF 抑制试验,以便联合分析实验结果。

(2) 结果判断:细胞质内有灰黑色或棕黑色颗粒为阳性,浆内无沉淀为阴性。

3. **正常血细胞的染色反应** 单核细胞呈阳性反应且能被 NaF 抑制;粒细胞呈弱阳性反应不能被 NaF 抑制;其他血细胞呈阴性反应或弱阳性反应。

4. **临床意义** α-乙酸萘酯酶染色是急性白血病的常规细胞染色。主要用于急性白血病鉴别:急性单核细胞白血病的幼稚细胞呈强阳性。急性粒细胞白血病幼稚细胞为弱阳性,但 AML-M₃ 早幼粒细胞呈强阳性。急性淋巴细胞白血病为阴性,偶见局灶性颗粒状阳性。氟化钠抑制试验可使单核细胞明显抑制,有助于急性白血病鉴别。

(四) α-丁酸萘酯酶(α-NBE)染色(偶氮耦联法)

1. **原理和方法** 细胞中 α-丁酸萘酯酶在 pH 碱性时,将基质中 α-丁酸萘酚水解,产生 α-萘酚,再与重氮盐耦联,生成不溶性有色沉淀,定位于细胞质。

2. **质量保证**

(1) 基质液应现配现用;染色条件应相对恒定。

(2) 结果判断:细胞质内有蓝色颗粒状沉淀为阳性,胞质内无沉淀为阴性。

3. **正常血细胞的染色反应** 原单细胞呈阳性或阴性,幼稚及成熟单核细胞呈阳性反应且能被 NaF 抑制;各期粒细胞均呈阴性;T 淋巴细胞,非 T、非 B 淋巴细胞可呈阳性,B 淋巴细胞呈阴性;巨核细胞、幼红细胞、浆细胞呈阴性或弱阳性,组织细胞也可呈阳性,不能被氟化钠抑制。

4. **临床意义** α-NBE 染色敏感性不如 α-NAE,但特异性较高,是急性白血病常用的化学染色方法。急性白血病鉴别与 α-NAE 意义相同,急性淋巴细胞白血病为阴性,偶见(T 淋巴细胞型)局灶性颗粒状阳性。异常组织细胞呈阳性反应,不能被氟化钠抑制,而单核细胞则明显抑制,有助于两者鉴别。

(五) 中性粒细胞碱性磷酸酶(NAP)染色

1. **原理和方法** 在 pH 9.4~9.6 条件下,细胞内碱性磷酸酶可使萘酚磷酸盐水解,释出磷酸与萘酚,后者耦联重氮盐生成有色产物,定位于胞质中。

2. **质量控制**

(1) 涂片应新鲜,厚薄适宜,及时固定。每次染色应有阳性对照片。

(2) 若无 2-氨基-2 甲基-1,3-丙二醇,也可用巴比妥缓冲液(pH 9.2)或 0.2mol/L 的 Tris 缓冲液(pH 9.2)代替。

(3) 结果判断:成熟中性粒细胞胞质酶活性部位呈蓝色沉淀,胞核染为红色。

3. **正常血细胞的染色反应** NAP 主要存在于中性成熟粒细胞,包括中性杆状核粒细胞及分叶核粒细胞,其他细胞基本呈阴性。计算 100 个或 200 个中性粒细胞阳性率和阳性指数,根据 100 个中性粒细胞胞质中阳性颗粒状态计分:无颗粒为阴性,稍有颗粒(+),中等程度颗粒(++),多数颗粒(+++),充满颗粒(++++)。各实验室应建立自己的参考区间。

4. **临床意义** 临床上 NAP 染色应用较为广泛;主要用于疾病的鉴别。

(1) 急性粒细胞白血病积分减低,急性淋巴细胞白血病积分明显增多;未经治疗的慢性粒细胞白血病积分明显减低,类白血病积分明显增高。

(2)再生障碍性贫血积分增高,阵发性睡眠性血红蛋白尿(PNH)和骨髓增生异常综合征(MDS)积分常减低。

(3)细菌性感染积分增高,病毒性感染积分正常或减低。

(六)酸性磷酸酶(ACP)染色

1. 原理和方法　在酸性条件下细胞内酸性磷酸酶可使萘酚 AS-BI 磷酸盐水解,释放出磷酸与萘酚,后者与重氮盐耦联生成有色产物,定位于胞质中。为观察是否有酒石酸抑制时,在基质液中加入 L(＋)酒石酸 75mg,充分溶解,过滤后应用。

2. 质量保证

(1)ACP 不稳定,其活性易降低或消失,涂片晾干后应及时染色。

(2)ACP 酒石酸抑制试验,必须采用 L(＋)酒石酸。

(3)结果判断:阳性颗粒为紫红色。若细胞内酸性磷酸酶可被酒石酸抑制,则不加酒石酸者呈阳性,而加酒石酸后反应呈阴性。

3. 正常血细胞的染色反应　粒细胞、单核细胞、淋巴细胞、巨核细胞、血小板、浆细胞、巨噬细胞呈阳性,各阶段粒细胞 ACP 染色呈弱至中度阳性。单核细胞为弱至强阳性。淋巴细胞为阴性或弱阳性。浆细胞、巨核细胞为中度阳性。红细胞系为阴性。

4. 临床意义

(1)协助诊断毛细胞白血病:毛细胞 ACP 染色呈强阳性或中度阳性,且不被酒石酸抑制。

(2)急性白血病鉴别:原、幼单核细胞 ACP 染色为阳性;原淋巴细胞常弱阳性;原粒细胞对 ACP 反应不一。

(3)有助于淋巴细胞类型鉴别:T 淋巴细胞 ACP 染色呈阳性反应,颗粒粗大、密集、局限性块状阳性;B 淋巴细胞阴性或颗粒细小的弱阳性。

(4)戈谢细胞和尼曼-匹克细胞的鉴别:戈谢细胞 ACP 染色呈强阳性;尼曼-匹克细胞呈阴性或弱阳性。

(七)过碘酸-雪夫(PAS)反应

1. 原理和方法　多糖类含有乙二醇基,在过碘酸作用下,氧化产生醛基,与作用液中的碱性品红结合,使无色品红变成红色化合物,沉淀于细胞质中。

2. 质量保证

(1)Schiff's 液变红即不能再用。

(2)配制 Schiff's 液器具需十分清洁干燥,选用优质品红。

(3)染色后的标本不能久置,8d 后逐渐褪色,应尽快观察结果。

(4)染色时间和温度应相对恒定,一般 30℃ 30min 最好。

(5)结果判断:阳性反应呈红色颗粒或紫红色颗粒,也可为均质状或团块状。

3. 正常血细胞的染色反应　一般原粒细胞呈阴性反应,早幼粒细胞以下随着细胞成熟而阳性增强,成熟中性粒细胞最强;嗜酸粒细胞颗粒不着色,胞质为阳性,嗜碱粒细胞颗粒呈阳性;原淋巴细胞阳性程度低,随着细胞成熟阳性程度稍增加(阳性率常＜20％);分化差的原单细胞呈阴性,单核细胞仅有少量、细小颗粒;幼红细胞及红细胞均呈阴性;巨核细胞和血小板为阳性,呈颗粒状或块状;浆细胞一般呈阴性,少数呈阳性,细颗粒状;巨噬细胞可为阳性,呈细颗粒状。

4. 临床意义

(1)红细胞系统糖原变化的意义:①正常红细胞及有核红细胞为阴性;②红血病、红白血病时常呈强阳性反应;③营养性巨幼细胞性贫血、再生障碍性贫血、自身免疫性溶血性贫血有核红细胞常为阴性。

(2)淋巴系统糖原变化的意义:①正常成熟淋巴细胞阳性率低于 20％,积分值低于 30％;②急性淋巴细胞白血病时,原淋、幼淋皆呈粗大颗粒或块状阳性反应;③淋巴肉瘤细胞白血病中肉瘤细胞呈强阳性反应;④慢性淋巴细胞白血病糖原显著增高。

(3)粒细胞系统随细胞逐渐成熟而糖原含量增高。

(4) Gaucher 细胞糖原呈强阳性反应;Niemann-Pick 细胞呈阴性或很弱的阳性。

(八)苏丹黑 B(SBB)染色

1. 原理和方法　苏丹黑 B 是一种脂溶性染料,可溶解于细胞质内的含脂结构中,使中性脂肪、磷酯、胆固醇等脂类物质显棕黑或深黑色,定位于细胞质。

2. 质量保证

(1)可选用甲绿或中性红复染。

(2)对照标本可用乙醚、氯仿及丙酮等量混合液溶解一般脂肪,用冷丙酮溶解磷脂,再进行 SBB 染色。

(3)结果判断:阳性结果为胞质中出现棕黑或深黑色颗粒。

3. **正常血细胞的染色反应** 各系细胞染色特点与MPO染色结果相似,原粒细胞为阴性或阳性,早幼粒细胞以下为阳性,且随细胞的成熟阳性程度增强;单核细胞呈阴性或弱阳性;淋巴细胞系、红细胞系及巨核细胞系均为阴性;浆细胞、组织细胞为阴性;吞噬细胞有的为阳性。

4. **临床意义** 与MPO相比其敏感性高,特异性较低,一部分MPO染色阴性的原粒细胞SBB染色呈阳性,但极少数的急性淋巴细胞白血病SBB也呈阳性。MPO染色所用的骨髓片必须新鲜,而SBB可用陈旧涂片。神经磷脂和脑苷脂SBB均为阳性,有助于对类脂质沉积病的诊断。

(九)铁染色

1. **原理和方法** 骨髓小粒中存在含铁血黄素,称为细胞外铁;有核红细胞胞质内也含有铁,称为细胞内铁。二者均能与酸性亚铁氰化钾溶液发生普鲁士蓝反应。

2. **质量保证**
(1)所用玻片、试管等器材必须去铁处理。
(2)需选择骨髓小粒多的涂片,仔细观察;计算时只计数中、晚幼红细胞,其他阶段幼红细胞不计算在内。
(3)结果判断:铁粒呈蓝绿色。①细胞外铁:先用低倍镜观察骨髓小粒,再用油镜判断阳性程度。②细胞内铁:计数100个有核红细胞,记录阳性细胞的百分率;同时注意细胞内铁颗粒数目、大小、染色深浅。注意有无环状铁粒幼红细胞。③幼红细胞胞质中出现蓝色铁颗粒称为铁粒幼红细胞;环状铁粒幼红细胞是指幼红细胞胞质内蓝色颗粒在6粒以上,绕核周1/2以上者,成熟红细胞中出现铁颗粒为铁粒红细胞。根据蓝色铁颗粒的多少,铁粒幼红细胞可分为Ⅰ型(1~2颗铁粒)、Ⅱ型(3~5颗铁粒)、Ⅲ型(6~10颗铁粒)。

铁染色分级标准见表18-21。若出现病理性或环状铁粒幼细胞应注明百分率和形态特征。

3. **参考区间** 细胞外铁+~++;细胞内铁以计数100个中,晚幼红细胞计算出阳性率报告。铁粒幼细胞:0.19~0.44(19%~44%)。正常血细胞的染色反应:细胞外铁主要存在于巨噬细胞中,胞内铁存在于中幼红细胞、晚幼红细胞及成熟红细胞中。

4. **临床意义** 铁染色细胞外铁反应储存铁的情况,细胞内铁表示可利用铁的含量,铁粒染色准确直观地反映了机体铁代谢状态,用于指导贫血患者治疗及疗效观察。缺铁性贫血时,细胞外铁阴性至弱阳性,内铁平均5.9%,铁颗粒细小,数目1~2个;而铁粒幼细胞贫血患者,细胞外铁++~+++,内铁平均70%,铁粒粗大;其他如巨幼细胞性贫血、溶血性贫血、再生障碍性贫血等也有不同程度的增加。

(十)方法评述

在急性白血病分类及鉴别中,髓过氧化物酶染色(MPO)和非特异性酯酶染色(NSE)是必不可少的。原始细胞的MPO阳性率<3%属ALL,否则为ANLL(但M_7及某些M_5病例的MPO为阴性反应)。MPO仅出现于髓系细胞。完整的MPO糖蛋白链是由两条60kb重链和2条30kb轻链组成的四聚体。MPO基因定位于17号染色体长臂(17q22),由12个外显子(exons)组成,长约14kb。苏丹黑B(SBB)对ANLL的鉴别与MPO有相同的敏感度,但有人认为SBB(+)可出现于ALL中,故特异性不如MPO。酯酶是由9种同工酶组成的一组水解酶,同工酶1、2、7、8、9,水解N-ASD-CA,存在于粒细胞中,其反应灵敏度较MPO低;同工酶3、4、5、6为非特异性酯酶,可出现在单核细胞、血小板和巨核细胞以及浆细胞中。N-AS-A几乎与所有的同工酶起反应。在急粒中,随着底物侧链增长(乙酸<丙酸<丁酸,酶的活性减低,表现为α-NBE阴性、α-NAE阴性或弱阳性、阳性;而单核细胞无此差异,α-NBE和α-NAE均为强阳性反应,且被NaF抑制。各种血细胞的细胞化学染色结果见表18-22~表18-24,常见类型白血病的细胞化学染色结果见表18-25。

表18-21 铁粒染色分级标准

分级	细胞外铁	细胞内铁
-	全片均无铁颗粒	正常,铁颗粒细小,<5粒
+	有少许铁颗粒,偶见铁小珠	增多,铁颗粒≥5粒
++	有许多铁颗粒,少许铁小珠	病理性铁粒增多增粗
+++	有许多铁颗粒,铁小珠及少许片状物	有环状铁粒幼细胞;铁粒粗大,>6粒
++++	许多铁小珠和片状物	大部分铁粒环形排列,颗粒大

表 18-22　粒细胞系统的细胞化学染色结果

染色方法	原粒细胞	早幼粒细胞	中性粒细胞	嗜酸性粒细胞	嗜碱性粒细胞
过氧化物酶	-/+	++/+++	+++/+++	+++	-/+
苏丹黑 B	-/+	++/+++	+++/+++	+++	+++
氯乙酸 AS-D 萘酯酶	-/++	++/+++	+++	-	-~++
α-乙酸萘酯酶	-/+	-/+	-/+	-	-
α-丁酸萘酯酶	-	-	-	-	-
碱性磷酸酶	-	-	-~+++	-	-
酸性磷酸酶	-~++	-~++	++	+++	+
过碘酸-雪夫反应	-/+	-/+	++~+++	+/++	-~++
铁染色	-	-	-	-	-

表 18-23　淋巴细胞及红系细胞的细胞化学染色结果

染色方法	辅助 T 细胞	抑制 T 细胞	B 细胞	非 T 非 B 细胞	早期幼红细胞	晚期幼红细胞
过氧化物酶	-	-	-	-	-	-
苏丹黑 B	-	-	-	-	-	-
氯乙酸 AS-D 萘酯酶	-	-	-	-	-	-
α-乙酸萘酯酶	-~++,局限	-/+	-/+	-	-/+	-/+
α-丁酸萘酯酶	+/++,局限	-	-	-	-	-
碱性磷酸酶	-	-	-	-	-	-
酸性磷酸酶	+	+/++	-/+	-	+/++	+++
过碘酸-雪夫反应	-/+	-/+	-/+	-~++	-	-
铁染色	-	-	-	-	-	-~++

表 18-24　其他细胞的细胞化学染色结果

染色方法	单核细胞	巨核细胞	组织嗜碱性细胞	毛细胞	组织细胞
过氧化物酶	-~++	-	-	-	-
苏丹黑 B	-~++	-	-	-	-
氯乙酸 AS-D 萘酯酶	-	-	-	-	-/+
α-乙酸萘酯酶	++/+++	+++/+++	-	-/+	+++/+++
α-丁酸萘酯酶	++/+++	-/+	-	-/+	+++/+++
碱性磷酸酶	-	-	-	-	-
酸性磷酸酶	+++/+++	+++/+++	+++	+++	+++
过碘酸-雪夫反应	+/++	+++	++	-/+	-~++
铁染色	-	-	-	-	-

表 18-25　原始细胞的细胞化学染色特征

FAB 亚型	MPO>3%	MPO(EM)	SB>3%	NAS-DCE>3%	α-NBE 强弥散>20%	PAS	PPO(EM)
L₁	-		-(偶+)	-	-(局限+)	+(块状)	
L₂	-		-(偶+)	-	-(局限+)	+(块状)	
L₃	-		-(偶+)	-	-(局限+)	-(罕见+)	
M₀	-	+	-	-	-	-	
M₁	+		+	+/-	-	+/-	
M₂	+		+	+	-	+	
M₃	+		+	+	-	+	
M₄	+		+	+	+	+	
M₅	+/-		+/-	-	+	+	
M₇						+(粗颗粒)	+

MPO. 髓过氧化酶；MPO(EM). 髓细胞过氧化物酶(电镜)；SB. 苏丹黑；NAS-DCE. 萘酚 AS-D 氯醋酸酯酶；α-NBE. α-萘酚丁酸酯酶；PAS. 过碘酸-雪夫反应；PPO(EM). 血小板过氧化物酶(电镜)

五、免疫化学检测

临床血液学检验所涉及的免疫化学检测技术主要包括免疫化学染色和免疫电泳技术。免疫化学染色技术是利用已知的抗体与细胞抗原特异性相结合的特性,并使标记在抗体上的标记物通过化学反应显示一定的颜色或荧光,从而借助显微镜或流式细胞仪进行观察、检测,以达到对组织、细胞结构中化学成分进行定量、定位分析的目的。免疫电泳技术是根据抗原与抗体反应的高度特异性、电泳技术的高分辨力,将凝胶电泳与免疫扩散相结合的一项免疫学技术,常用来检测单克隆免疫球蛋白。

(一)免疫化学染色方法

1. 原理和方法　常规免疫化学染色多采用普通光学显微镜或荧光显微镜观察实验结果,主要技术有APAAP法、ABC法和免疫荧光法。其原理和方法分述如下。

(1)碱性磷酸酶抗碱性磷酸酶法(APAAP法):血细胞抗原与鼠抗人单克隆抗体结合,抗鼠IgG抗体作为桥梁,将鼠源性识别细胞抗原的第一抗体与鼠源性的抗碱性磷酸酶单克隆抗体-碱性磷酸酶复合物相连接,使之成为Ag-Ab1-Ab2-antiAP-AP的复合物。还可通过二抗将APAAP复合物重复叠加起来,从而使多个碱性磷酸酶标记于组织细胞上第一抗体识别的抗原部位,提高了敏感性。

(2)亲和素生物素化酶复合物法(ABC法):血细胞抗原与鼠抗人单克隆抗体(一抗)结合,再连接上生物素化兔抗鼠IgG(二抗)。由于亲和素与生物素具有极大的亲和力,加入亲和素生物素化酶复合物(ABC)后,一方面使之与二抗结合,另一方面通过酶复合物作用底物显色。由于一个抗体分子或酶分子可结合数十个生物素分子,凡有生物素衍生物的反应层就有一级放大作用;亲和素由四个亚基构成,每一个亚基结合一个活化生物素分子,故亲和素具有四价反应性,可产生新的放大作用。近年来采用链霉亲和素(Streptavidin,SA)与生物素化大分子,明显降低反应本底,增强染色反差。

(3)免疫荧光法:血细胞抗原与特异性的鼠抗人单克隆抗体结合,再连接上荧光标记兔抗鼠抗体于4℃温育。在荧光显微镜下观察,若为阳性结果则细胞膜表面呈现荧光。

2. 质量保证

(1)试剂盒-20℃保存1年,使用时4℃保存,试剂切勿反复冻融。

(2)各抗体孵育必须在湿盒内进行,切忌干片和分布不匀。

(3)嗜酸性粒细胞的内源性过氧化酶不能完全消除,胞质嗜酸性颗粒中可能出现假阳性反应,如用过氧化酶作为标记酶,在分析时应予以注意。

(4)APAAP法和ABC法的样本如不能立即检测,可用锡纸包裹放入塑料袋内,加少量干燥剂,封口后放置-20℃保存。免疫荧光法的样本应立即检测,实验结果如不能及时观察,应固定后暂时保存于-4℃冰箱中,宜在24h内观察。

3. 临床应用　在临床血液检验中,免疫化学染色方法主要用于检测细胞的分化抗原(cluster of differentiation,CD)。CD是细胞在正常分化成熟不同谱系(lineage)和不同阶段以及活化过程中,出现或消失的细胞表面标记,大致划分为T细胞、B细胞、髓系细胞、NK细胞、血小板、激活抗原、黏附分子、内皮细胞和细胞因子受体等簇群。应用免疫标记技术对细胞的属性、分化阶段或变异进行鉴别,有助于白血病的诊断和分类。

(二)流式细胞技术(FCM)

1. 原理和方法　将荧光素(如FITC,PE,PC5等)标记的特异性单克隆抗体与单细胞悬液样本(包括抗凝血液、骨髓、胸腔积液、腹水、洗脱液、组织块经过研磨或酶解而形成的细胞悬液等)中的细胞蛋白分子(细胞膜表面或细胞质内)结合;或荧光染料与DNA/RNA结合后,流式细胞仪通过其独特的鞘液流动系统,逐一捕获样本中单个细胞的散射光与特异的荧光信号,再通过精密的光学系统与计算机处理,自动对光信号进行分析,从而实现对样本中某一群体细胞的一种或多种蛋白或DNA/RNA含量的定性或定量检测。而通过检测某一种细胞特异性的蛋白水平,也可相应地测定样本中该细胞的数量或百分比。随着克隆技术的发展,已制备出大量的可用于FCM检测细胞蛋白的单克隆抗体,为FCM更广泛的应用提供了有力的保障。

2. 质量保证

(1)通常环境温度在16～32℃,建议控制在25℃左右,每小时最大温度变化在2℃之内。若环境温度较高,需使用空调。在上样检测前,流式细胞仪需预热30min。

(2)Flow-check标准荧光微球的检测要求见厂家要求。每次检测应记录各荧光通道的变异系数值。如变异系数值小于2,则表示仪器状态良好。

(3)使用适当抗凝剂,使离体后样本保持单细胞悬液状态。组织研磨后样本使用滤膜过滤,以除去细胞团块或杂质。

(4)采集后不能及时处理的样本保存时限与条件如下:①肝素抗凝的血和骨髓通常可保存至48~72h/室温(16~25℃);②EDTA抗凝的外周血和骨髓可保存12~24h/室温(16~25℃);③对于只做胞内染色的样本,可固定细胞后置冰箱(0~4℃)保存。

(5)制备阴性对照标本:直接荧光标记方法中,使用同一厂家提供的同型对照抗体制备阴性对照标本;间接荧光标记方法中,制备阴性对照标本的方法为不加入一抗;只给予荧光素标记的二抗。先检测同型对照标本,确定检测电压与增益;再以相同条件检测待测标本。

(6)加入抗体后样本要充分混匀,注意避光孵育。

(7)检测细胞速率不要过大,不超过3000个/s为宜。

(8)将检测结果与该患者相关信息(如临床表现、治疗效果、其他检查结果等)结合分析,有助于提供可靠和有效的诊断信息。

3.临床应用

(1)在白血病中的应用:形态学分型是白血病分型的基础,而在形态学、细胞学染色不能肯定细胞来源的白血病或者混合性白血病中,白血病免疫分型是白血病分型的重要补充和进一步深化。造血系统肿瘤细胞类型不同,白细胞分化抗原的表达也不同;而且各系细胞在不同的分化阶段还表达特异的白细胞分化抗原,例如干细胞表达CD34,原始细胞表达CD34、CD38;髓系表达CD13、CD14,B细胞系表达CD10、CD19、CD20等,T细胞系表达CD5、CD3、CD7等,因此应用特异的荧光标记单克隆抗体,FCM测定出血细胞表达各种抗原的水平,为临床确诊与鉴别诊断提供有力依据。此外,FCM的高特异性与敏感性可早期探测微小残留病变,从而为白血病疗效观察提供可靠依据,减少复发率。

(2)肿瘤耐药:肿瘤化疗治疗中存在耐药问题,导致较差的治疗效果,特别是复发的肿瘤,对化疗效果尤其敏感。肿瘤耐药的机制与某些细胞的转运蛋白相关,这些蛋白具有药物输出泵的作用,与化疗药物结合后水解ATP,将药物排除细胞,以P170糖蛋白为代表,此蛋白介导肿瘤的多药耐药(MDR),是研究的最充分也是最重要的耐药蛋白。利用荧光标记单克隆抗体FCM定量检测肿瘤细胞的P170表达水平。此外,应用P170可将罗丹明-123这种荧光染料转运出胞外的特性,通过检测细胞荧光强度FCM能对P170的功能做出检测。已发现的其他肿瘤耐药相关蛋白包括MRP(多药耐药相关蛋白),LRP(肺抗性相关蛋白)等,其表达水平同样也可以应用FCM来检测。

(3)在细胞凋亡方面的应用:细胞凋亡,即细胞程序性死亡。与细胞病理性死亡(坏死)的不同之处在于凋亡细胞发生浆核固缩,DNA发生规律性的断裂,细胞裂解成凋亡小体,具有完整的细胞膜与正常的通透性。检测细胞凋亡应用于反映肿瘤放化疗后的肿瘤细胞死亡情况,为肿瘤治疗疗效观察提供依据。FCM可检测不同时期的细胞凋亡。细胞凋亡早期存在细胞内氧化还原状态改变(谷胱甘肽GSH水平的降低)、线粒体膜电位变化与磷脂酰丝氨酸外翻等,这些变化均可以应用相应的荧光染料或者荧光素标记抗体测定。凋亡晚期DNA断裂成180~200倍体大小的片段,小片段渗透到细胞外,导致DNA含量减少,与荧光染料的结合减少,故细胞DNA荧光强度降低,此时检测DNA,直方图上显示在G_0/G_1峰前出现一个较为特异的亚二倍体峰,称为凋亡峰。FCM通过以上方法可对早期与晚期细胞凋亡做出灵敏准确的检测。

细胞内存在某些蛋白具有抗细胞凋亡与促进细胞凋亡的特性,比如Bcl-2抗细胞凋亡,p53促进细胞凋亡等。有报道发现20%AML患者与70%CLL患者表达Bcl-2,使得完全缓解率降低,生存时间缩短;肺癌、膀胱癌等原发性肿瘤存在p53突变或某些肿瘤在复发时发生突变,而导致对化疗反应性较差。P53也是目前与人类肿瘤相关性最高的基因之一,对它突变或缺失而引起的肿瘤耐药具有重要意义。FCM同样可通过荧光标记抗体检测这些细胞凋亡相关蛋白的表达水平而预测肿瘤治疗疗效。

(三)免疫电泳分析技术

1.原理和方法 临床血液学检验常用免疫电泳和免疫固定电泳等方法,将其原理和方法分述如下。

(1)免疫电泳(immune electrophoresis):是琼脂平板电泳和双相免疫扩散两种方法的结合。先将抗原样品在琼脂平板上进行电泳,使其中的各种成分因所带电荷、分子量及构型以及电泳迁移率的不同而彼此分开,然后加入抗体做双相免疫扩散,已分离的各抗原成分与抗体在琼脂中扩散相遇,在二者比例适当的地方,形成肉眼可见的沉淀弧。根据沉淀线的数量、形状和位置,即可对样品成分进行分析。

(2)免疫固定电泳(immunofixation electrophoresis,IFE):其原理和方法类似免疫电泳,将待

测的混合抗原在载体上进行区带电泳,使不同的蛋白质分离,将抗体直接加于电泳后蛋白质区带表面,抗原与对应抗体直接发生沉淀反应,形成的复合物嵌于固相支持物中。将未结合的游离抗原或抗体洗去,则出现被结合固定的某种蛋白。

2. 质量保证

(1) 选择好试验中所用抗原、抗体的最佳浓度。

(2) 抗原孔径的大小和抗体槽的距离要恰当。

(3) 为防止漂洗时琼脂块从玻片上脱落,可在玻片上先加少量蒸馏水配制的1%琼脂均匀涂层铺底,烘干后备用。

3. 临床应用

(1) 血清蛋白组分的分析,有助于原发性补体组分及免疫球蛋白缺陷(如先天性无丙种球蛋白血症)的诊断。

(2) 用于浆细胞病,如多发性骨髓瘤、巨球蛋白血症及重链病等的鉴别诊断。

(3) 鉴定具有近似迁移率的多种蛋白,如各种M蛋白、触珠蛋白的遗传型,补体C_3、C_4的裂解产物等。

(4) 鉴定冷球蛋白、免疫球蛋白的轻链型别。

(四) 方法评述

1. 细胞抗原检测　对于免疫细胞化学染色技术,APAAP法特异性好,不易受内源性酶的干扰;ABC法敏感性高,细胞表面或胞质内很弱的抗原能有效地被扩大;免疫荧光染色法检测操作简单,可用多色标记,但荧光容易减退。

免疫细胞化学结果的判断应持科学的慎重态度,要准确判断阳性和阴性,排除假阳性和假阴性结果,必须严格对照试验,对新发现的阳性结果,除有对照试验结果之外,应进行多次重复试验,要求用几种方法进行验证,如用 PAP 法阳性,可再用 ABC 法验证。必须学会判断特异性染色和非特异性染色,否则会得出不科学的结论。特异性染色与非特异性染色的鉴别点主要在于特异性反应产物常分布于特定的部位,如胞质内,也有分布在细胞核和细胞表面的,即具有结构性。特异性染色表现为在同一涂片或切片上呈现不同程度的阳性染色结果。非特异性染色表现为无一定的分布规律,常为某一部位成片的均匀着色,细胞和周围的结缔组织均无区别的着色,或结缔组织呈现很强的染色。有时非特异性染色和特异性染色同时存在,由于过强的非特异性染色背景不但影响特异性染色结果的观察和记录,而且令人对其特异性结果产生怀疑。

对于疾病分子水平的深入研究和单克隆抗体制备、标记技术的不断发展,为FCM在临床方面的应用提供了丰富的理论基础与物质基础。FCM检测细胞抗原具有许多特点:①多种荧光同时检测,单激光可激发产生四色以上荧光;②荧光检测灵敏度高;③全矩阵补偿和离线补偿技术,使检测结果更加准确;④高通量,自动化,明显提高了实验精度和检测速度。其主要衍生技术如下:

(1) CBA (cytometric bead array):长期以来 FCM 常规检测细胞膜或细胞质蛋白,现在 FCM 可利用 CBA 技术检测血浆中的游离蛋白。其原理和方法与传统的 ELISA 相似,运用结合有捕获被测抗原的抗体的荧光微球,与血浆中被检测抗原结合,然后使用荧光标记的二抗与被测抗原结合,形成一抗荧光微球-被测抗原-荧光标记二抗的双荧光复合物,使用流式细胞仪检测双荧光信号,可定量血浆中的蛋白。与传统的 ELISA 技术相比,CBA 技术具有所需样本量少、灵敏度高(达到 $2\sim7$pg/ml,ELISA 通常为 $20\sim100$pg/ml)、短时间内同时检测 $4\sim6$ 种指标等优点。

(2) 绝对细胞计数:一般情况下 FCM 仅可测定样本中某一种细胞所占的百分比,在此基础之上可利用 FCM 进行绝对细胞计数。方法有二:第一种方法是借助商家提供的已知数量的标准荧光微球,将已知数量的荧光微球与被标记上特异性荧光抗体的细胞均匀混合,使用 FCM 同时获取细胞与荧光微球,从散点图上可见同时获取的被测定的细胞与荧光微球的数量,二者之比等于样本中被测定的细胞与荧光微球数量之比,通过计算即可得到样本中被测细胞总数;第二种方法是用 FCM 测定被标记上特异性荧光抗体的细胞的百分比,比如使用 CD19 抗体标记 B 细胞,使用血细胞仪计数白细胞数,再将 CD19+细胞百分率乘白细胞数得到 CD19+B 细胞绝对值。

2. 单克隆免疫球蛋白增殖性疾病的检测　单克隆浆细胞异常增殖所产生的无抗体活性、均一的免疫球蛋白称 M 蛋白(monoclonal protein),出现的异常条带主要存在于 β-球蛋白和 γ-球蛋白区域。由 M 蛋白所导致的一组疾病如:多发性骨髓瘤、巨球蛋白血症、重链病、游离轻链病、半分子病、良性单株丙球血症和双 M 蛋白血症等,目前这类疾病已不罕见。

1953年,Grabar与Williams创立了免疫电泳技术,它既有抗原抗体反应的高度特异性,又有电泳分离技术的快速、灵敏和高分辨力,其突出优点是分辨率高,可鉴定混合物中各组分的数目和性质,但其分辨率受多种因素的影响,如抗原抗体的比例、缓冲液强度、琼脂质量与浓度和电流电压等,在拟定实验程序前应做预试验优选条件。10 年后 Alfonso 首次报道了免疫固定电泳技术,其在临床实验室的最早应用于检测单克隆抗体,现最常用于 M 蛋白的分型与鉴定,已列入临床实验室的常规检测工作。

六、细胞遗传学和分子诊断学检测

1960 年,Ph 染色体的发现拉开了研究白血病细胞遗传学的序幕。此后,随着方法学上的进展,许多染色体的数目及结构异常得以精确的辨认。临床血液学分子诊断技术主要包括聚合酶链反应和原位杂交技术等。目前,这些技术广泛应用于白血病分型、基因诊断以及指导治疗、判断预后和微小残留病检测等方面。

(一)染色体核型分析技术

1. 原理和方法　血液或骨髓细胞经短期培养,加入秋水仙素,使细胞分裂停止在中期,经低渗处理、固定后制片获得染色体。其被胰蛋白酶作用后经 Giemsa 染色,可显现出深浅各异、宽窄不一的带纹供常规染色体核型(chromosomal karyotype)分析、报告。若发现染色体畸变,必要时采用更多的显带技术和更深入的分子细胞遗传学方法进行研究。

2. 质量保证

(1)培养基 pH、小牛血清质量及培养箱温度是培养成功的关键。

(2)分裂象数量、染色体形态及带型处理良好与否与加入秋水仙素的量和时间有关。

(3)低渗细胞混匀时,吹打频度和力度要适宜,避免细胞破碎或黏团。

(4)固定液每次使用必须新鲜配制,第 1 次加固定液速度不能过快或吹打过快。

(5)载玻片要非常干净,滴片的距离、滴加量、制片的方式都会影响染色体分散效果。

(6)烤片时温度不宜过高,烤片时间不能过长。

(7)染色体标本制备后 3d 左右进行 G 显带,如放置时间延长,胰酶处理时间适当延长。胰酶工作液应新鲜配制,随着处理标本片的增加,酶活性下降,需适当延长作用时间。显带时胰酶作用时间不宜过长,酶作用液温度要恒定。每次显带时需试染,以确定较为合适的酶作用时间。G 显带不足时,可褪色后重新显带。

3. 临床应用　细胞遗传学技术对于造血系统肿瘤的确定诊断、预后判断以及阐明发病机制具有重要意义(表 18-26～表 18-28)。

表 18-26　髓系白血病/肿瘤的细胞遗传学改变

疾病	异常染色体	频率(%)	累及基因	
CML	t(9;22)(q34;q11)	~98(100)	ABL	BCR
CML(急变期)	t(9;22)with+8,+Ph,+19,or i(17q)	~70	ABL	BCR
AML-M2	t(8;21)(q22;q22)	18(30)	ETO	AML1
AML-M3, M3V	t(15;17)(q22;q11-12)	14(98)	PML	RARA
AMMoL-M4Eo	inv(16)(p13q22)or t(16;16)(p13;q22)	6(~100)	MYH11	CBFB
AMMoL-M4, AMoL-M5	t(9;11)(p22;q23)	11(30) 对于所有出现 t(11q23)	AF9	MLL
	t(10;11)(p11-p15;q23)		AF10	MLL
	t(11;17)(q23;q25)		MLL	AF17
	t(11;19)(q23;p13.3)		MLL	ENL
	t(11;19)(q23;p13.1)		MLL	ELL
	t(6;11)(q27;q23)		AF6	MLL
	Other t(11q23)		MLL	
	del(11)(q23)			
AML	+8	13		
	−7 or del(7q)	9		
	−5 or del (5q)	10		
	t(6;9)(p23;q34)	1	DEK	CAN
	t(3;3)(q21;q26)or inv(3)(q21q26)	2	EVI1	
	del(20q)	5		
	t(12p)or del(12p)	2		
治疗相关 AML	−7 or del(7q)and/or−5 or del(5q)	75		
	der(1;7)(q10;p10)	2		
	t(9;11)(p22;q23)/t(11;q23)	3	MLL	
	t(21q22)	2	AML1	
CMMoL	t(5;12)(q33;p12)	2~5	PDGFRB	TEL

表 18-27　淋巴细胞白血病/淋巴瘤的细胞遗传学改变

疾病	染色体异常	频率(%)	累及基因	
Precursor B	t(12;21)(p12;q22)	25	TEL	AML1
+	t(17;19)(q21-22;p13)	1	HLF	E2A
Pre-B, B	t(9;22)(q34;q11)	10	ABL	BCR
	t(1;19)(q23;p13)	6(30)	PBX1	TCF3(E2A)
B(SIg+)	t(8;14)(q24;q32)	5(95)	MYC	IGH
	t(2;8)(p12;q24)	<1(1)	IGK	MYC
	t(8;22)(q24;q1)	<1(4)	MYC	IGL
	dic(9;12)(p11;p12)	1		
B or B-myeloid	t(4;11)(q21;q23)	5	AF4	MLL
其他	超二倍体(50～60 染色体)	10		
	del(9p),t(9p)	10		
	del(12p),t(12p)	10		
T	t(11;14)(p15;q11)	1	RBTN1	TCRA
	t(11;14)(p13;q11)	1	RBTN2	TCRA
	t(8;14)(q24;q11)	<1	MYC	TCRA
	inv(14)(q11q32)	<1	TCRA	IGH
	inv(14)(q11q32)	<1	TCRA	TCL1
	t(10;14)(q24;q11)	1	HOX11	TCRA
	t(1;14)(p34;q11)	<1	LCK	TCRD
	t(1;14)(p32;q11)	1	TAL1	TCRD
	t(7;9)(q34-35;q34)	<1	TCRB	TAL2
	t(7;7)(p15;q11)		TCRB	TAN1
	t(14;14)(q11;q32)	<1	TCRG	
	t(7;14)(q34-35;q11)	<1	TCRA	IGH
	t(7;14)(p15;q11)	<1	TCRB	TCRD
	del(9p),t(9p)	<1(10)	CDKN2	

表 18-28　染色体畸变与 AL 预后的关系

预后	AML	ALL
好	inv(16)或 t(16;16)(p13;q22)	超二倍体>50
	t(8;21)(q22;q22)	cryptic t(12;21)(p12;q22)
	个别复杂畸变	
中等	t(15;17)(q22;q21),+8,	超二倍体47～50
	t(6;9),正常	正常(二倍体)
		del(6q)
差	-7 或 5,del(7q)	亚二倍体;近单倍体;近四倍体
	t(v;11)(v;q23),inv(3q)	del(17p)
	复杂的染色体异常	t(11q23),通常 t(4;11)

(二)荧光原位杂交技术(fluorescence in situ hybridization,FISH)

1. 原理和方法　原位杂交是指若靶核酸序列存在于细胞、组织或染色体中,将其经过适当方法处理制备成样本后,再与相应的碱基互补序列的核酸探针作用,两者经变性-退火-复性,即可形成靶核酸序列与核酸探针杂交体的过程。荧光原位杂交的基本原理和方法是用已知的经过荧光标记的单链核酸为探针,按照碱基互补的原则,与待检样本中未知的单链核酸进行特异性结合,形成可被检测的杂交双链核酸。因其所用探针用荧光标记,所以通过荧光检测技术可以显示靶核酸序列。

2. 注意事项

(1)载玻片要干净,样本制备时需防止核酸降解,烤片前应自然干燥。

(2)变性液温度要控制在(73±1)℃,变性时间要充分。

(3)加入探针和复染液后要注意不能干片,不能混入气泡。

(4)新配制的 RNA 酶 A(RNase A)需进行预染,以确定最佳作用时间。

(5)因探针体系或操作规程不同,试验结果可能稍有差异,故在实施 FISH 研究或检测之前,需进行预试验,以确定最佳试验条件。

3. 临床应用　荧光原位杂交技术是20世纪80年代末发展起来的一种非放射性分子细胞遗传技术,也是在细胞遗传学和分子遗传学之间建立了一座桥梁,目前 FISH 技术已广泛应用于细胞遗传学、肿瘤生物学、基因定位、基因作图、基因扩增、产前诊断及哺乳动物染色体进化研究等领域。

与其他检测方法相比,FISH 技术的优势在于:对细胞遗传学改变能逐个进行细胞水平的定量;能同时分析完整细胞内多个遗传学位点;敏感性高,结果容易判断。

FISH 技术不仅可以测定中期染色体的特异序列,而且也能敏感地测定间期细胞核中的特异序列,弥补了白血病患者骨髓细胞培养后难以获得高质量中期染色体的缺陷,这一点在白血病的检测中尤为重要。

(三)聚合酶链反应(PCR)

1. 原理和方法　PCR 是一种模拟天然 DNA 合成过程的选择性体外扩增方法。每一次的复制分为3个步骤。①变性(denatoration):在加热条件下,DNA 变性,螺旋解开;②退火(annealling):在退火条件下,引物与模板 DNA 结合;③延伸(extension):在耐热 DNA 聚合酶(Taq DNA polymerase)、4种脱氧核糖核苷三磷酸底物(dNTP)、镁离子及合适 pH 的缓冲液条件下,聚合酶催化以引物为起始点的 $5'\to3'$ DNA 链延伸反应,把基因拷贝数由2个增至4个。重复上述过程25~30个循环,就可把基因拷贝数以指数形式增加至上百万倍,从而达到体外扩增核酸序列的目的。实时荧光定量 PCR(real-time fluorescent quantitative PCR, FQ-PCR)在常规 PCR 基础上运用荧光能量传递技术,加入荧光标记的探针,将核酸扩增与杂交、光谱分析和实时检测技术结合在一起,利用荧光信号来检测 PCR 产物。既提高了检测的灵敏度,又做到了每个 PCR 循环收集一次数据,是真正意义上的 DNA 定量方法。

2. 质量保证

(1)常规 PCR:①每次 PCR 操作都要设阴性和阳性对照。②将 PCR 前和 PCR 后的操作分室进行,一定不要在加模板 DNA 的房间打开 PCR 后的反应管。③用正压移液器和带过滤嘴的移液器。④PCR 反应试剂分成最小包装分别使用。⑤经常用紫外灯照射,破坏小 DNA 片断。

(2)实时荧光定量 PCR:①除应遵循普通 PCR 引物设计的原则以外,还应结合荧光定量 PCR 的特点,考虑退火温度及扩增子长度等因素。因此,引物设计是基于预计的 Tm、理想的扩增子大小以及探针的结合位置进行的。②TaqMan 技术的荧光是在延伸阶段由探针水解产生的。因此,要求 TaqMan 探针必须能够裂解。TaqMan 探针的长度一般在 30mm 左右,G/C 含量应当接近 50%。③探针序列与引物序列应该无重叠和互补,且 5′端不能为 G,否则会自动淬灭荧光。④探针的 Tm 为70℃左右,比引物的 Tm 高10℃,一是保证了在退火/延伸阶段探针先于引物结合到模板目标序列上,不至于发生"空扩增"的现象,即探针还没来得及与目标序列结合而引物却已开始延伸并覆盖探针结合位点最终导致探针无法结合的情况;二是有利于探针与模板的稳定结合,防止在变性、延伸过程中探针自动脱落;三是保证扩增的特异性,减少分子内或者分子间互补对 PCR 的影响。

3. 临床应用　由于实时荧光定量 PCR 具有操作简单、快速方便、灵敏度高、重复性好、污染率低等优点,被广泛应用于 mRNA 表达的研究、DNA 拷贝数的检测、单核苷酸多态性的测定等。

(1)血液系统遗传性疾病,包括 β-珠蛋白生成障碍性贫血、α-珠蛋白生成障碍性贫血、6-磷酸葡萄糖脱氢酶缺乏症和血友病等的基因诊断。

(2)诊断各种白血病,包括淋巴细胞白血病、淋巴瘤、急性早幼粒细胞白血病和慢性粒细胞白血病等基因突变位点的检测。

(3)各种癌基因、抗癌基因及微小残留病、耐药基因的检测。

(四)方法评述

多数白血病和淋巴瘤患者恶性细胞存在克隆染色体异常,并累及相应基因。特定的细胞/分子遗传学异常可能与某些形态学亚类和临床特征有关。检测这一变化有助于建立正确诊断、确定治疗方案、明确疾病预后,也可以鉴别淋巴系和髓系的良性增生反应与单克隆恶性增殖。在疾病的进程中,细胞/分子遗传学标志物的改变与其转归关系密切。

1. **细胞中期分裂相研究方法的发现** 1956年,Tijo和Leven采用体外细胞培养和低渗处理技术使细胞中期分裂相中染色体得以充分分离,发现人类染色体数目为46条。最初培养体系采用从皮肤活检中获得的成纤维细胞。1960年Peter Nowell发现人类外周血细胞在植物血凝素刺激下,T细胞在48～72h发生分裂,这使细胞遗传学分析从一种研究工具转变成为对于疑有染色体组成异常患者的一项常规检测技术。同时,Nowell和Hangerfold发现在慢性粒细胞白血病(CML)患者白血病细胞中,一条小染色体(可能为21号或22号)存在明显缺失,称为Philadelphia(Ph)染色体。这一重要发现首次使人们坚信在所有的恶性疾病中都存在染色体改变。在1956—1969年,所有样本均未曾预处理再行Giemsa染色,若几条染色体形状和大小类似时,可靠地相互区别是不可能的。

丹佛会议(1960年)将人类染色体分为A～G7组,芝加哥会议(1967年)阐明了染色体长臂、短臂等结构以及染色体异位和其他异常的表示方法。这一时期由于技术限制,阻碍了染色体核型的正确分析,白血病等肿瘤细胞遗传学被鉴别的异常核型,除Ph染色体外变化十分多样,甚至一般被相信这一特征为继发于恶性过程的不稳定性。

2. **染色体分带技术的采用** 上述观点随着染色体分带技术的发现(1969—1971年)而逐渐改变。最初Lore Zech采用喹吖因染色(Q带)和UV光学显微镜显示人类染色体出现明亮荧光,每一对染色体都有一独特的带型。染色体用胰蛋白酶和加热预处理后被Giema染色(G带)也显示出带型。于是巴黎会议(1970年)建立了沿用至今的有关描述染色体数目和带型的协定。随后同步化和高分辨技术得以迅速发展。1972年采用Q带识别急性髓细胞白血病(AML)中涉及8号和21号染色体的相互易位,即t(8;21)(q22;q22)。接着发现Ph染色体不是由于缺失,而是t(9;22)(q34;q11)。其后在20世纪70年代发现了大量的血液系统肿瘤细胞染色体异常,包括Burkitt淋巴瘤t(8;14)、急性早幼粒细胞白血病(APL)t(5;17)等。分带技术显示对于AML形态亚型,染色体易位具有相对特异性;而对于急性淋巴细胞白血病(ALL),易位则与成熟阶段有关,尤其在B细胞系统。

3. **分子生物学技术的引入** 第三阶段开始采用特异性DNA探针来识别基因或染色体区域。最初探针被标记放射性核素,实验具有公害,且需数天甚至数月才能完成。20世纪80年代中期采用各种荧光素标记探针,使肿瘤细胞遗传学领域产生一系列革命性的发展。现有对于每一条染色体特有的涂色探针(painting Probes)、重复顺序探针、单一顺序探针和基因组探针等,已被标记的探针具有不同的荧光素,使多种异常可同时被检出。荧光原位杂交(flurescence in situ hybridization,FISH)对于无论是涉及易位的特定基因或区域,还是染色体缺失和获得都能被检出。比较基因组杂交(comparative genomic hybridization,CGH)则从正常细胞和肿瘤细胞得到DNA,标记以不同颜色荧光探针后混合,当作用于正常染色体时,因没有DNA获得或丢失,相应染色体或区域呈黄色(红色或绿色)等量混合;如果不平衡染色体存在,则受累区域将显示不同比例的红色或绿色荧光。最新的技术被称为光谱核型(spectral karytyping,SKY)或称多色FISH(M-FISH),对人类染色体DNA被标记单一或多种荧光,将这种"鸡尾酒"应用于含有肿瘤细胞样本,并以多种分析系统计算和分析光谱图像,即可在单一实验中检出所有染色体可能出现的异常;并借助带型技术和特定DNA探针技术完整地表达染色体或基因的异常特征。某些基因改变也可被核酸印迹法(southern blot)或反转录多聚酶链反应(RT-PCR)分析来识别。分子生物学技术可以识别当染色体核型改变不易观察而存在分子易位的状况,例如t(12;21)(p12;q22)所致的TEL/AML1融合基因,这种染色体异位一般来说是隐蔽的,仅能被PCR或FISH等分子技术所鉴别。若白血病染色体易位所涉及的片段太小或者太复杂,或患者处于残留病或早期复发阶段,此时采用分子生物学技术检测较为适宜。

(唐元艳 邓明凤 黄 俊 王昌富)

■ **参考文献**

马军.2007.白血病[M].北京,北京大学医学出版社,89-132

浦权.2003.血液病骨髓病理诊断手册[M].北京,科学出版社.

谭齐贤.2006.临床血液学和血液学检验[M].第三版,北京,人民卫生出版社,9-93

王鸿利主编.2005.实验诊断学[M].第一版,北京,人民卫生出版社.

张之南,沈悌.2008.血液病诊断及疗效标准[M].第三版,北京,科学出版社,219-237

Bennett JM. 2000.World Health Organization classification of the acute leukemias and myelodysplastic syndromes. Int J Hematol, 72(2):131-133.

Daniel A. Arber, Attilio Orazi, Robert Hasserjian, et al.2016.The 2016 revision to the World Health Organization classification of myeloid neoplasms and acute leukemia. Blood, 127(20):2391-2405.

Jaffe ES, Harris NL,Stein H,et al. 2001.Pathology and genetics of tumours of haematopoietic and lymphoid tissues. Lyon:IARC Pess, 12-302.

James W. Vardiman1, Jüergen Thiele, Daniel A. Arber,et al. 2009.The 2008 revision of the World Health Organization (WHO) classification of myeloid neoplasms and acute leukemia: rationale and important changes. Blood, 30 July 114 (5):937-951.

Orazi A, Germing U. 2008.The myelodysplastic/myeloproliferative neoplasms: myeloproliferative diseases with dysplastic feature. Leukemia, 22 (7): 1308-1319.

SH Swerdlow, E Campo, SA Pileri, et al. 2016. The 2016 revision of the World Health Organization classification of lymphoid neoplasms. Blood, 127 (20): 2375-2390.

Swerdlow SH, Hams NL, Jaffe E, et al. 2008.WHO classification of tumouors of haematoietic and lymphoid tissues. Lyon: Inernationa agency for research on cancer,31-349.

Weinberg OK, Seetharam M, Ren L, et al. 2009. Clinical characterization of acute myeloid leukemia with myelodysplasia-related changes as defined by the 2008 WHO classification system. Blood, 113: 1906-1908.

Yokota H,Tsuno Nh, Tanaka Y,et al. 2002. Quantification of minimal residual disease in patients with ela2 BCR-ABL-positive acute lymphoblastic leukemia using a real-time RT-PCR assay [J]. Leukemia, 16: 1167-1175.

第19章

与机体防御和代谢相关的白细胞疾病的检验

大 纲

检验技师

了解 白细胞发育和成熟、代谢和功能的基本理论。

熟悉 与机体防御和代谢相关的白细胞疾病的实验诊断。

掌握 相关检测技术。

检验医师

熟悉 白细胞发育和成熟、代谢和功能的基本理论。

掌握 常见白细胞疾病的实验诊断、检测技术原理和临床意义。

了解 相关检测技术质量保证和方法学评价。

成熟白细胞与机体的防御和代谢密切相关。知晓白细胞的发育与成熟的生理过程,检测其代谢和功能的状态,对于良性白细胞疾病的实验诊断很有价值。

第一节 基本理论

血细胞分化至原始阶段以下的骨髓细胞,形态上已完全可以鉴别,其中的幼稚骨髓细胞仍具有一定的增殖能力,它们在分裂过程中逐渐成熟,并成为非增殖性细胞,以后慢慢地由骨髓释放到外周血液中。这些成熟的血细胞各有特定的功能属性,成为机体正常生理活动中不可缺少的细胞组成部分。

一、白细胞的发育与成熟

各类血细胞起源于共同的造血干细胞或多能造血干细胞,它可以分化为各系祖细胞,在适当的体外培养条件下可以生成由红、粒、巨核等细胞组成的混合细胞集落 CFU-Mix 或单一细胞系组成的细胞集落 CFU-E、CFU-G 和 CFU-M 等,随后经原始细胞发育而成熟(图19-1)。

(一)粒细胞的发育

1. **骨髓阶段的粒细胞** 粒细胞产生于骨髓,来自于多能造血干细胞,经分化为定向干细胞→粒单核祖细胞,进一步分化为原始粒细胞,再经增殖、发育成熟、释放入血液。

骨髓中的粒细胞可分为增殖和储存两个区域。原始粒细胞、中性早幼粒细胞和中性中幼粒细胞具有复制能力,组成增殖区群;中性晚幼粒细胞和成熟的中性粒细胞(杆状核、分叶核)则没有复制能力,组成储存区群。1个原始粒细胞经4~5次细胞分裂并同步发育产生16~32个晚幼粒细胞,晚幼粒细胞继续发育为成熟的中性粒细胞蓄积于储备池中,部分释放入血液。故储备池中含有比正常循环血中多得多的细胞,且在某种不利的条件下成熟期可能缩短,分裂期可能被跨越,细胞在成熟前可能提前释放到血液中。

2. **血液中的粒细胞** 进入血液中的中性粒细胞不再重新回到骨髓。其中一部分黏附于血管内皮上,并不参加循环,组成了血液中的边缘池(marginated pool, MGP);另一部分参加血液循环并组成了血液中的循环池。在正常情况下中性粒细胞在边缘池和循环池之间保持动态平衡,但锻炼、注射肾上腺素或压力均易使中性粒细胞自边缘池移入循环池中,并且最后都以随机方式离开血液进入

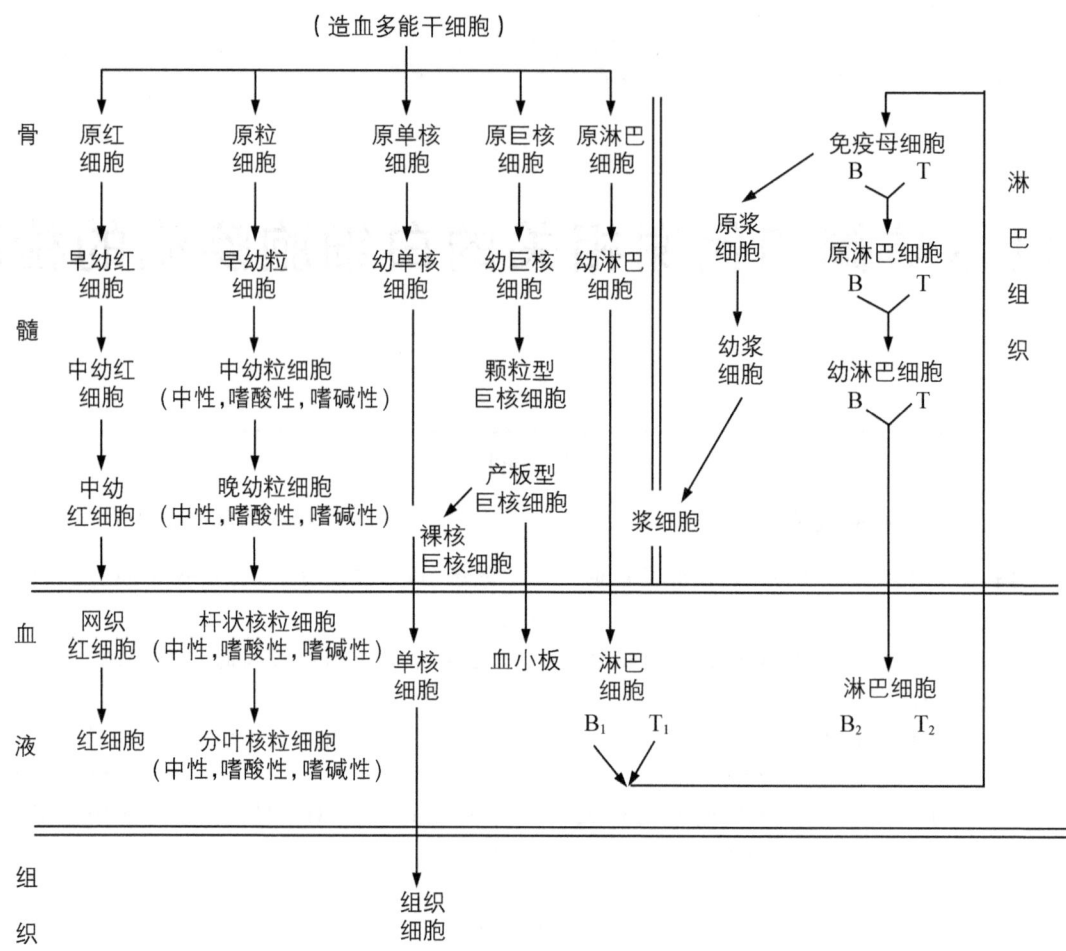

图 19-1 血细胞发育与成熟过程

组织,并在局部逐渐衰老后由单核-巨噬细胞清除,或经呼吸道、消化道黏膜表面随分泌物排出。

嗜酸粒细胞的发育与中性粒细胞类似,成熟的嗜酸粒细胞在骨髓中储存若干天后再释放。正常情况下只有1%的嗜酸粒细胞参与循环,由于在胸导管淋巴和淋巴结中有嗜酸粒细胞,似乎其循环路线不同于中性粒细胞。嗜碱粒细胞迄今对其所知甚少,体外研究已证明嗜碱粒细胞的生命周期很短,而且即使进入组织中仍保持粒细胞的特征。

(二)淋巴细胞-浆细胞发育

淋巴细胞为一群具有异质性的细胞,其包括不同发育过程、不同功能和免疫学特点的细胞,主要可分为3大类,即T、B细胞和NK细胞。

B淋巴细胞起源于骨髓,并在骨髓中发育为B淋巴细胞;T淋巴细胞起源于骨髓,其后细胞迁移至胸腺,在胸腺发育成熟(图19-2)。成熟淋巴细胞多储存于脾脏、淋巴结和其他淋巴组织中,外周血循环的淋巴细胞不足全身所有淋巴细胞总数的5%。淋巴组织中的淋巴细胞能再进入血循环,两者之间保持动态平衡。NK细胞是缺乏B和T细胞主要标志特征的第三类群淋巴细胞。NK细胞确切的来源还不十分清楚,一般认为直接从骨髓中衍生,其发育成熟依赖于骨髓的微环境。由于NK细胞具有部分T细胞分化抗原,如80%~90%NK细胞CD2+,20%~30%NK细胞CD3+(表达CD3ζ链),30%NK细胞CD8+(α/α)和75%~90%NK细胞CD38+,而且NK细胞具有IL-2亲和性受体,在IL-2刺激下可发生增殖反应,活化NK细胞可产生IFN-γ,因此一般认为NK细胞与T细胞在发育上关系更为密切。

(三)单核细胞-巨噬细胞的发育

单核细胞的谱系发育证实,单核细胞和巨噬细胞的起源存在着密切关系。单核细胞的产生受细胞因子如集落刺激因子(CSF)的调节,其来源于粒

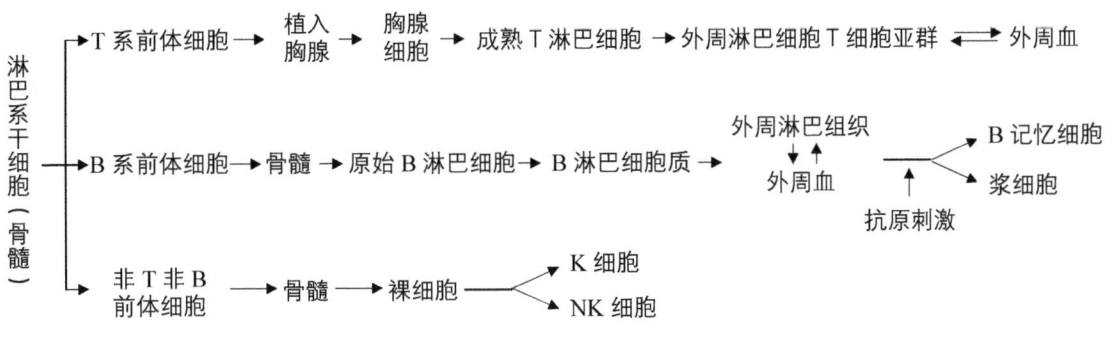

图 19-2 淋巴细胞发育进程

系共同的祖细胞。成熟的单核细胞从骨髓释放到外周血循环中生存 1~3d 时间,其在外周循环的边缘池与循环池之间迅速地分配。单核细胞移动到外周组织后在适当刺激原的刺激下发育成巨噬细胞,补充组织中巨噬细胞数量。巨噬细胞具有细胞分裂能力,可以进行自我补充。

二、成熟白细胞的代谢和功能

(一)成熟白细胞的代谢

1. 成熟中性粒细胞代谢

(1)糖代谢:中性粒细胞能量产生的主要途径是糖酵解,除葡萄糖外还可代谢半乳糖、甘露糖、果糖,其中葡萄糖主要来自中性粒细胞储存的糖原或血糖。当白细胞与 ^{14}C 标记的葡萄糖孵育时,发现约 80% 的葡萄糖转化为乳酸,己糖激酶是糖酵解的限速酶,氢化可的松能抑制中性粒细胞的糖酵解过程。在中性粒细胞进行吞噬作用时糖酵解未发生改变,但 ATP 水平由 $1.9nmol/10^6$ 细胞降低到 $0.8nmol/10^6$ 细胞。中性粒细胞还能通过磷酸己糖途径代谢葡萄糖,在静息状态通过该途径代谢的葡萄糖占细胞代谢的葡萄糖总量的 2%~3%,但该代谢途径所产生的 NADPH 是中性粒细胞合成杀菌氧化物的重要条件。

中性粒细胞含有大量糖原,糖原首先出现于中幼粒细胞,并随细胞的成熟而增加,其中大多数糖原来自葡萄糖,磷酸丙糖水平的合成极少。当缺乏葡萄糖时糖原利用增加,储备减少,当周围环境中葡萄糖水平增高时糖原合成又加强。当中性粒细胞进行吞噬作用时若周围环境中葡萄糖水平降低,则 α-1,4-聚糖-正磷酸酯葡糖基转移酶活性增强,而磷酸化酶激酶和糖原合成酶活性保持不变。

(2)蛋白质代谢:曾认为成熟中性粒细胞作为终末分化细胞缺乏合成蛋白质的能力,但越来越多的体内和体外研究结果并不支持这一观点。目前认为中性粒细胞能合成多种蛋白质,包括细胞因子、趋化因子、生长因子和干扰素等。虽然中性粒细胞合成蛋白质种类很多,但同单核细胞比较,平均每个中性粒细胞合成蛋白量不高。由于中性粒细胞是参与急性炎症的主要细胞且数量众多,因此它们总体蛋白合成能力强,在炎症及其修复和免疫应答中发挥重要作用。

(3)核酸代谢:研究发现用大肠埃希菌脂多糖进行处理时,许多基因发生活化或被抑制,包括编码转录因子、细胞因子、趋化因子、白介素、Toll 样受体等的基因。在细胞迁徙、吞噬和凋亡过程中也发现基因表达发生显著变化。这些结果表明中性粒细胞具有活跃的转录活性。DNA 聚合酶在幼稚型白细胞最为活跃,其活性随细胞成熟而减弱,在成熟粒细胞其量仅可测及。中幼粒细胞是进行核分裂的最晚期粒细胞。中性粒细胞存在数种参与叶酸代谢的酶,其中二氢叶酸还原酶可催化叶酸还原为四氢叶酸。在正常中性粒细胞中仅有微量的二氢叶酸还原酶活性,而慢性粒细胞白血病和慢性淋巴细胞白血病其活性较高。

(4)前列腺素和血栓烷代谢:中性粒细胞受调理素作用的酵母多糖或趋化因子等刺激后,由磷脂酶 A_2 介导细胞膜磷脂释放花生四烯酸(AA)。AA 能导致中性粒细胞脱颗粒,而且是粒细胞中环氧化酶或脂质氧化酶反应类型的前体。环氧化酶催化前列腺素内过氧化物(PGG_2 和 PGH_2)的形成。AA 在脂质氧化酶作用下,形成不稳定的 5-过氧化氢花生四烯酸,后者再还原为 5-烃花生四烯酸和 12-烃花生四烯酸。这两种产物均有趋化性并能使粒细胞释放溶菌酶。

2. **嗜酸粒细胞、嗜碱粒细胞的代谢** 嗜酸粒细胞的能源主要是葡萄糖,抑制糖酵解就可破坏其功能反应,用 C_{5a} 或合成的甲酰甲硫氨酰-亮氨酰-苯丙氨酸(formylmethionyl leucyl phenylalanine,FMLP)等强趋化物质刺激该细胞可诱导葡萄糖的跨膜输送。静息的嗜酸粒细胞其氧代谢水平高于静息的中性粒细胞。嗜酸粒细胞激活时其呼吸爆发作用产生的过氧化氢、超氧化物、化学发光和蛋白质的碘化作用水平远比其他白细胞高。过氧化氢能直接参与毒杀旋毛虫幼虫。虽然参与磷酸己糖途径所有酶的有效性一样,但嗜酸粒细胞的杀菌力却逊于中性粒细胞。

3. **淋巴细胞的代谢**

(1) 糖代谢:葡萄糖通过易化扩散进入细胞,糖代谢的强度受葡萄糖进入细胞速度的影响。静息淋巴细胞仅消耗少量的氧,虽含有糖酵解途径和三羧酸循环所需要的各种酶,有合成糖原的能力,但糖原储备少,且淋巴细胞维持其离子含量、补充降解蛋白质和维持活跃运动状态均需要很多能量,目前认为淋巴细胞运动所需能量大部分来自氧化磷酸化途径。磷酸戊糖途径只为静息淋巴细胞提供了很少的能量。

(2) 蛋白质合成:血液中淋巴细胞具有活跃的蛋白质合成能力,蛋白质合成对细胞的存活很重要。小淋巴细胞呼吸率和蛋白质的合成率都是低的。激活之后,便出现蛋白质合成的增加,B 细胞和浆细胞合成 Ig,T 细胞能合成 IL-2、IL-5、IFN-γ 和淋巴毒素等。

(3) 核酸代谢:淋巴细胞能缓慢合成 RNA,并通过异质性核蛋白微粒来进行 RNA 的运输和剪切。由于小淋巴细胞在通常情况下是不分裂的,对核苷酸的需求低,因此小淋巴细胞中催化嘌呤和嘧啶合成的酶活性很低。此外淋巴细胞还具有较弱的核苷酸还原酶活性和脱氧核糖核酸合成能力。在淋巴细胞中能检测到较高含量催化嘌呤和嘧啶转化的酶类,但缺乏黄嘌呤氧化酶和鸟嘌呤脱氨酶。

成熟浆细胞是 B 细胞分化的终末细胞,能专一合成、组装和分泌免疫球蛋白,其粗面内质网和高尔基体相当发达;DNA 合成速率低;含有糖酵解和三羧酸循环途径的酶,磷酸戊糖途径的酶活性偏低。

4. **单核-巨噬细胞的代谢**

(1) 能量代谢:单核细胞和巨噬细胞是兼性厌氧的细胞,但肺巨噬细胞例外,它是唯一通过有氧代谢获取能量的细胞。单核-巨噬细胞主要是以糖酵解产生腺苷三磷酸(ATP)的形式提供能量。并且从厌氧转移到有氧的环境中并不能降低糖酵解率(葡萄糖变成乳酸)。

(2) 呼吸爆发:静止的单核-巨噬细胞仅有很低的需氧代谢。单核-巨噬细胞中具有线粒体,代谢所需的能量大部分来自于其中的厌氧糖原酵解。当受到激活时,无论有无配体与单核-巨噬细胞表面受体结合,单核-巨噬细胞都表现为氧消耗增加,厌氧糖原酵解增加,磷酸戊糖途径活跃。同时产生高毒性的氧衍生物 O_2^-、H_2O_2 等,这一系列反应即称为呼吸爆发(respiratory burst),这些活性态氧物质都具有杀菌或细胞毒活性。在呼吸爆发的代谢过程中,$NADPH^-$ 氧化酶在其中起着重要作用。在静止的吞噬细胞中这些酶以休眠形式存在于胞质中。若调理了的细菌或其他微生物、不溶性免疫复合物、其他可溶性的配体(如凝集素,化学趋化因子,补体 C_{5a}、LTB4、PAF)和一些可溶性免疫复合物等与膜上的受体结合则可激活 $NADPH^-$ 氧化酶。另一些激活剂如阴离子氟、钙离子载体 A23187、花生四烯酸等则不依赖受体也可直接或间接地激活该酶,而佛波酯通过与胞质受体结合,是唯一能直接引起吞噬细胞呼吸爆发的配体。

(3) 活性氮中间体和前列腺素的产生:在单核-巨噬细胞、粒细胞、内皮细胞和血小板中,还存在一氧化氮合成酶(nitric oxide synthetase,NO 合成酶)。这种合成酶作用于 L-精氨酸末端胍基氮。从而产生一系列高活性氮中间体如 NO 等,这些中间体具有强烈的杀伤效应和免疫系统调节作用。在吞噬细胞中产生的 NO 对微生物或肿瘤都有较强的细胞毒作用,尤其是与 TNF 协同作用时会产生更强的杀伤作用。单核-巨噬细胞中的花生四烯酸代谢也十分活跃。在环氧合酶的作用下产生各种前列腺素的衍生物。前列腺素及其衍生物具有广泛的生理功能,也具有一定的免疫调节功能。

(二) 成熟白细胞的功能

1. **中性粒细胞的功能** 中性粒细胞在机体防御和抵抗病原菌的侵袭过程中起重要作用,它们的功能同淋巴细胞和巨噬细胞关系密切。当血浆蛋白与抗原/致病原作用时会产生趋化因子,吸引中性粒细胞从血液中移动到感染部位,通过移动伪足包裹已被调理的病原体并吞噬形成吞噬体。胞质颗粒与吞噬体融合后通过"脱颗粒"作用释放超氧化物、过氧化氢、若干酶类物质等对细菌进行杀灭。

(1) 趋化作用：中性粒细胞在趋化因子的吸引下向炎症区域单向移动称趋化作用，类似阿米巴运动，当趋化因子浓度梯度差达到1%时趋化作用就能发生。中性粒细胞接触趋化因子时马上形成伪足，此时中性粒细胞发生变形成为特异性非对称形状，其中伪足位于前面，胞核和胞质位于中部，最后为尾部，移动时胞质不断向前流动，推动伪足向前延伸，移动速度可达 $50\mu m/min$。趋化因子有来自于组织损伤所激活的某些蛋白质片段，如补体、激肽及凝固途径；趋化性寡肽；趋化性脂质如脂质及含脂质的多肽。淋巴细胞的淋巴因子也是重要的趋化因子。

(2) 黏附作用：血液中循环的中性粒细胞一般处于非黏附状态，当中性粒细胞被活化后黏附能力增强，通过受体介导可黏附于血管内皮细胞上，这是中性粒细胞进入组织的关键环节。很多蛋白(包括 L-选择素和 b_2 整合素等)参与黏附作用。

(3) 吞噬作用：中性粒细胞可吞噬颗粒性抗原，当中性粒细胞与颗粒性抗原接触时，形成的伪足逐渐包围颗粒性抗原，当伪足末端融合时，就将颗粒性抗原吞入胞质并形成吞噬体(phagosome)，此时中性粒细胞颗粒迅速发生脱颗粒反应，将颗粒内所含的多种杀菌成分释放入吞噬体中。

(4) 杀菌作用：吞噬体形成后，与中性粒细胞胞质中的溶酶体颗粒接触后相互融合，颗粒中的各种酶类和某些蛋白质通过脱颗粒反应释放入吞噬体内，使病原菌在吞噬体内即被杀灭。

2. 嗜酸粒细胞和嗜碱粒细胞的功能

(1) 嗜酸粒细胞的功能

1) 吞噬/杀伤细菌、寄生虫作用：嗜酸粒细胞可做变形运动，但移动速度不如中性粒细胞快。其吞噬能力虽然很弱，但可吞噬多种物质，如酵母细胞壁、带有抗体的红细胞、抗原抗体复合物、细菌、肥大细胞以及惰性颗粒等。异物颗粒吞入细胞后，吞噬体与嗜酸性颗粒接触，形成融合体，在其中进行氧化分解反应和杀菌作用。嗜酸粒细胞能特异地移动到肥大细胞、嗜碱粒细胞及其产物周围发挥作用。当遇到太大的目标物不能吞噬、产生"无效吞噬"时，嗜酸粒细胞的颗粒内含物就分泌到它们的表面进行破坏。许多蠕虫的幼体即通过这种方式被杀死。它对一般寄生虫细胞的杀死是通过抗体和补体介导进行的，其对血吸虫的杀伤则是通过释放颗粒蛋白质起作用。

2) 趋化作用：主要的趋化因子有 C_{3a}、C_{5a}、C_{567}、免疫复合物、过敏性嗜酸粒细胞趋化因子(eosinophil chemotactic factor of anaphylaxis, ECFA)等。有人认为嗜酸粒细胞与抗原抗体复合物有亲和力，能有选择地对肥大细胞脱颗粒释放的趋化因子起反应。

3) 分泌细胞因子和介质：嗜酸粒细胞能释放多种细胞因子，如 IL-1、IL-2、IL-8 和 IL-12 等。但与其他细胞相比，嗜酸粒细胞分泌这些因子浓度较低，且对这些因子的功能还不明确。嗜酸粒细胞主要通过其分泌的多种介质发挥效应，如 LTC4、PAF、15-HETE、TXB_2、EDN 等，其中部分介质在嗜酸粒细胞受刺激时合成，部分介质是储存在胞质的各种颗粒中，当受到脱颗粒信号刺激时就会从细胞中释放出来。

(2) 嗜碱粒细胞和肥大细胞的功能

1) 参与急性超敏反应：嗜碱粒细胞和肥大细胞表面有高亲和性的 IgEFc 受体($Fc^\varepsilon RI$)。$Fc^\varepsilon RI$ 含有 4 条多肽链(α、β、2γ)，暴露于细胞外的是链，与 IgE 的 Fc 有较强的结合力；两条链伸向胞质内部，在结构和功能上像 CD3 分子的 ζ 链；β 链在细胞膜中将 α 和 γ 连接起来。通过 FcR、嗜碱粒细胞和肥大细胞可从循环中吸附大量的 IgE 分子在细胞表面，通过桥连作用与相应抗原结合后可引起嗜碱粒细胞和肥大细胞脱颗粒释放出大量介质，这些介质的突然释放可导致急性超敏反应的多种临床症状，如支气管哮喘、荨麻疹、过敏性鼻炎等。

2) 参与迟发性超敏反应：迟发性超敏反应的发生和白细胞的作用相关，当迟发性超敏反应发生时，白细胞会被招募到炎症部位。动物实验研究表明肥大细胞分泌的细胞因子 TNF 可引起迟发性超敏反应时血管通透性的改变和白细胞浸润，在人体内肥大细胞也发挥着类似的作用。

3) 趋化性和吞噬作用：嗜碱粒细胞对各种血清因子、细菌因子、补体和激肽释放酶等化学物质有趋化作用。嗜碱粒细胞有胞饮作用(弱吞噬作用)，该作用与脱颗粒有关。

4) 免疫调节能力：肥大细胞在各种免疫反应中有重要作用的另一些根据是肥大细胞介质有免疫调节或免疫调变性能力。体外实验表明组胺有免疫抑制作用，如通过 H_2 受体可介导组胺抑制 T 细胞。5-羟色胺可抑制凝集素刺激淋巴细胞的增殖，这可能是由于调节了 IL-2 受体在响应细胞表面的表达所致，而花生四烯酸氧化物的产生则是减弱免疫反应。PGE_2产生于大鼠激活的肥大细胞,体外实验表明其可降低 IL-2 的产生。肝素则通过干扰丝裂原或抗原引起的胚细胞样转变和通过抑制 T 细胞迁移到抗原攻击的部位而抑制免疫反应,它的抑制效应很可能是抑制了 TNF-α 产生之故。相反,肥大细胞产生的 LTB4、PAF 和一些细胞因子及趋化因子因它们的强趋化效应而增强免疫反应。这些都表明肥大细胞产生和分泌的众多细胞因子和趋化因子对促炎症作用和其他免疫调控作用均有多种重要影响。

3. 淋巴细胞-浆细胞的功能　成熟淋巴细胞根据其功能的不同可分为 T 细胞、B 细胞和 NK 细胞等。T 细胞来源于胸腺,主要参与细胞介导的细胞毒作用和迟发型超敏反应,通过分泌细胞因子调节免疫应答和对 B 细胞的辅助功能。B 细胞是浆细胞的前体细胞,能浓缩和提呈抗原。NK 细胞是固有免疫的主要效应细胞。

(1) 淋巴细胞的功能

1) T 细胞的功能　①介导细胞免疫反应:T 细胞表面的抗原结合分子称为 TCR,多数是由 α 和 β 链组成的,少部分为 γδ 链。T 细胞所有的功能都与细胞表面的免疫应答有关,TCR 与抗原的作用实际是细胞间的作用。根据 TCR 受体类型不同,首先将 T 细胞分为 TCRαβ(TCR Ⅱ型)、TCRγδ(TCR Ⅰ型)T 细胞。TCR Ⅱ型 T 细胞又进一步分为 CD4+ T 细胞和 CD8+ T 细胞两大亚群。前者主要功能是辅助或诱导免疫反应,在抗原识别过程中受 MHC Ⅱ类抗原复合物分子限制;后者主要为细胞毒性 T 细胞(cytotoxic T lymphocyte,CTL or cytotoxic T cell,Tc),或抑制性 T 细胞(suppressor T cell,Ts),识别抗原时受 MHC Ⅰ类分子限制。CD4+T 细胞又进一步分为两个功能亚群:辅助性 T 细胞(helper T cell,Th)能够促成 T 细胞和 B 细胞的免疫反应。根据 CD4+ Th 细胞所分泌的细胞因子不同,将其分为 Th_0、Th_1 和 Th_2 3 种类型;诱导抑制性 T 细胞(suppressor inducer T cell,Ti)能诱导 CD8+ T 细胞中细胞毒功能和抑制 T 细胞功能。另外,CD4 也是人类免疫缺陷病毒(human immuno-deficiency virus,HIV)的受体分子,可结合 HIV。CD8+ T 细胞可分为两个功能亚群:抑制性 T 细胞(suppressor T cell,Ts),能抑制 T 细胞和 B 细胞的免疫反应;细胞毒性 T 细胞(cytotoxic T cell,Tc),其主要作用是直接与靶细胞结合,通过释放穿孔素等杀伤靶细胞。

根据 CD8+ Tc 细胞所分泌细胞因子不同,分为 Tc1 和 Tc2 两种类型。前者主要分泌 IFN-γ,后者主要分泌 IL-4、IL-5、IL-10。T 细胞在免疫反应中,直接与靶细胞结合,通过释放胞质内嗜苯胺蓝颗粒中的穿孔素(per-firin)等杀伤靶细胞。CTL 或 Tc 可直接破坏和杀伤抗原或肿瘤,或通过表达 Fas 配体,并与靶细胞 Fas 交联,激活细胞内死亡机制,使其凋亡。②免疫调节作用:执行免疫调节功能的 T 细胞主要为 Th 和 Ts 细胞。Th 能够辅助 B 细胞产生抗体和辅助 Tc 功能,分别由 Th_1 和 Th_2 亚群完成。另外 Th_1 亚群还能介导特异性的炎症反应,通过分泌 IL-2 和 IFN-γ,能辅助 Tc 活性和引起迟发型变态反应。Th_2 不产生 IFN-γ 但能分泌 IL-2、IL-4、IL-5、IL-6 和 IL-10,主要负责刺激 B 细胞增生、分化为抗体产生细胞即浆细胞,对抵御游离的异体的抗原入侵有重要意义。CD4+ T 亚群中的诱导抑制 T 细胞(suppressor inducer Tcell,Ti)能诱导 CD8+ T 中细胞毒功能和抑制性 T 细胞功能。Ts 是一类具有负调节作用的 T 细胞亚群,它对 B 细胞合成和分泌抗体,Th 细胞介导的细胞免疫和迟发型变态反应以及 Tc 介导的细胞毒作用都有抑制作用。其功能低下,可使机体出现过高免疫反应,造成组织损伤。Ts 还可分为不同亚群,特别是其中 TCS(contrasuppresor T cell,反抑制性 T 细胞)亚群活化后,可分泌反抑制性 T 细胞因子(TCSF),直接作用于 Th 细胞,解除 Ts 对 Th 的抑制作用,使 Th 细胞恢复辅助活性。总之 Th 和 Ts 细胞在免疫调节中起着十分重要的作用,尤其是 Ts 细胞介导的负性调节尤为重要。

2) B 细胞的功能　①体液免疫:细胞介导体液免疫,可由胸腺依赖抗原(thymus dependent antigen,TD)或非胸腺依赖抗原(thymus independent antigen,TI)引起。TI 抗原可直接激活 B 细胞。多数情况下,TD 抗原在辅助性 T 细胞及吞噬细胞辅佐下,B 细胞被激活,一小部分转变为记忆性 B 细胞不再进行分化,在再次免疫应答中起重要作用。多数增殖分化的 B 细胞最终发展成为 B 细胞的终末细胞即浆细胞,合成、组装并分泌免疫球蛋白。抗体的合成受 T 细胞抗体的反馈抑制及独特型-抗独特型网络的调节。这些抗体参与直接效应、激活补体、抗体依赖性细胞介导的细胞毒作用(antibody dependent cell-mediated cytotoxicity,ADCC)等多种多样的效应。②免疫调节作用:激活的 B 细胞能产生大量细胞因子,如 IL-1α、IL-1β、IL-2、IL-4、IL-6

IL-8、IL-10、IL-12、IL-13、IFN-γ、IFN-α、TNF、TGF-β 等，它们参与免疫调节、炎症反应及造血过程。现已证明 B 细胞可通过抑制作用和抗原递呈作用两种方式参与免疫调节作用。③抑制性 B 细胞(suppressor B cell,Bs)：其主要表面标志是 IgG 的 Fc 受体，Bs 细胞受细菌脂多糖(lipopolysaccharide,LPS)和免疫复合物等刺激和结合后，被活化并分泌抑制性 B 细胞因子(suppressor B cell factor,SBF)和其他非特异性抑制因子，从而产生明显的抑制效应。④抗原递呈作用：在免疫应答的早期阶段，B 细胞可结合可溶性抗原，通过内吞和加工后以抗原肽－MHC 分子复合物的方式将抗原递呈给 T 细胞，从而对免疫应答进行调节。

3) NK 细胞的功能：NK 细胞缺少 T 细胞或 B 细胞标志。在形态上属于大颗粒淋巴细胞(large granular lymphocyte,LGL)。在功能上能不经预先致敏即可杀伤肿瘤细胞以及病毒和寄生虫感染。它们杀伤靶细胞的作用也不受 MHC 限制。

NK 细胞细胞毒作用依赖于活化和抑制受体信号的平衡。当活化信号占优势时，NK 细胞与靶细胞黏附。随后颗粒向靶细胞内分泌。NK 通过尾足和靶细胞结合。NK 细胞上淋巴细胞功能相关抗原-1(lymphocyte function-associated antigen-1,LFA-1)和靶细胞上细胞间黏附分子-2(intercellular adhesion molecule 2,ICAM-2)间的相互作用，溶解靶细胞。抗 LFA-1 或 ICAM-2 抗体阻止靶细胞溶解。这些分子可作为黏附分子，但也可引发 NK 细胞的细胞毒作用。

感染时 NK 细胞的移动受细胞因子的调节，IL-2、IFN-γ 和 IFN-α 可刺激其运动活性。IL-12 也趋化 NK 细胞，并增加其与内皮细胞的作用。细胞因子的活化又可增加 NK 细胞的细胞毒性作用。IL-2 活化的 NK 细胞形成淋巴因子杀伤(LAK)细胞。

NK 细胞可产生大量细胞因子，特别是 IFN-γ、粒-单细胞克隆刺激因子(GM-CSF)、IFN-α、IL-8、IL-3 和其他因子。IL-12 是刺激 IFN-γ 产生的主要因子，IL-2 可增加其活性。

(2)浆细胞的功能：B 细胞接触抗原后，在 T 细胞和巨噬细胞的协助下，结合抗原的 B 细胞克隆即增殖，分化为记忆性淋巴细胞和分泌针对该抗原的特异性抗体的浆细胞。

浆细胞的主要功能是合成、组装和分泌免疫球蛋白，在体液免疫中起重要作用，体内所有 5 种免疫球蛋白 IgG、IgA、IgM、IgE、IgD 均由浆细胞合成。IgG 是体内主要的血清抗体，具有结合补体、通过胎盘和异型亲细胞抗体，对各种病毒、细菌、毒素和寄生虫等都有活性。IgA 对细菌起调节作用而利于吞噬，并有抵抗细菌和抗病毒作用，是机体抵抗微生物感染的第一道防线。IgM 有很强的凝集作用，是主要的凝集素，有激活、结合补体、中和毒素、杀伤细菌和病毒的作用。IgD 的功能是非特异性的。IgE 可激活肥大细胞释放组胺，引发过敏反应，并有抗寄生虫感染作用。

浆细胞不能再分裂、增殖。由于抗体主要来源于浆细胞，故抗体的多寡就取决于浆细胞生成率及其功能性半衰期的长短。抗体虽由浆细胞生成，但经 T 细胞加以调节，同时已产生的抗体可以通过结合抗原，进而清除抗原，抑制更多浆细胞的生成，阻止抗体的过量生成。

4. 单核-巨噬细胞的功能　单核-巨噬细胞系统(mononuclear phagocyte system,MPS)包括血液中的单核细胞和组织中固定的和游走的巨噬细胞。单核-巨噬细胞来自于造血干细胞的分化和发育。造血多能干细胞进入系列定向祖细胞后，在 GM-CSF 的作用下进一步定向分化为两个不同的细胞系：G-CFU 和 M-CFU。后者在 M-CSF 的进一步诱导下，分化发育为具有吞噬细胞特征的原单核细胞。自原单核细胞至幼单核细胞，发育成熟为单核细胞后释放到血液，随血液循环迁至组织中定位，并分化成熟为巨噬细胞(macrophage)。本系统的细胞广泛分布于全身血液、骨髓、胸膜、肺泡腔、淋巴结、脾、肝和其他实质器官，具有很强的吞噬能力和防御能力。

(1)趋向性：单核细胞和巨噬细胞被吸引进入炎症和组织创伤部位是受趋化因子的影响。具有趋化作用的物质包括细菌产物、激活的补体成分(C_{3a}、C_{5a}、C_{567})和致敏淋巴细胞释放的可溶性因子等。单核细胞识别趋化因子可能是通过表面受体感觉到这种因子浓度梯度的方向，然后经某种机制将这种信息传导给细胞并调节细胞内的某种效应机制，使其在炎症感染或免疫反应部位迅速聚集，并发挥吞噬、杀菌等多种生物功能。

(2)吞噬功能：单核-巨噬细胞具有较强的吞噬功能，能将病原微生物(主要针对结核杆菌、原虫、真菌等)、衰老损伤的细胞和异物颗粒等固体物质和液体物质，分别经吞噬和胞饮作用摄入细胞内形成吞噬小体，并进一步与溶酶体融合形成吞噬溶酶体,并发生脱颗粒现象。吞噬细胞的杀菌活性主要依赖于溶酶体内的溶菌酶及由呼吸爆发产生的各种活性氧或氧化物,多种淋巴因子可明显增强吞噬细胞对胞内寄生菌的杀灭清除作用。特别是结合有特异性抗体和补体 C_{3b} 的抗原性物质,由于调理作用,更易于被吞噬细胞所吞噬。单核细胞阳离子蛋白具有杀真菌活性。但是,结核杆菌、麻风杆菌有蜡脂胞壁包裹,可抗水解酶消化作用,能在吞噬细胞内存活,并刺激吞噬细胞,形成慢性肉芽肿。

(3)诱导及免疫调节反应:①正调节功能,在诱导免疫反应时,吞噬细胞摄取并处理抗原,并将有效抗原成分递呈给淋巴细胞,启动免疫应答,此功能受 MHC Ⅱ 类分子的限制。巨噬细胞分泌的活性物质如 IL-1、IL-3、IL-6、IFN-α、IFN-γ 等因子,激活免疫细胞增殖、分化、成熟及增强免疫效用,其中 IL-1 是 T 细胞活化的必要信号。②负调节功能:巨噬细胞受到某些刺激信号,如 LPS、分枝杆菌成分或肿瘤抗原等的持续、过度激活,会转成抑制性巨噬细胞(suppressor macrophage, SM_φ)。抑制性巨噬细胞可以通过本身或其分泌的物质(如 PGE_2),发挥直接抑制作用,对免疫应答起负调控作用,此活性为非特异性抑制作用。

(4)抗肿瘤活性:巨噬细胞除吞噬作用外,更重要的抗肿瘤作用主要是通过抗体依赖性细胞毒机制(ADCC),激活的巨噬细胞释放的 TNF 或其胞内的溶酶体杀伤肿瘤细胞等。然而,体内激活的巨噬细胞杀伤肿瘤的确切机制仍未完全清楚。

(5)巨噬细胞的分泌作用:巨噬细胞在淋巴因子、细菌、代谢产物或炎症因子的刺激下,在不同的条件下分泌不同的因子,可达 50 余种。主要有酸性水解酶、中性蛋白酶(如纤维蛋白溶酶原活化因子)、溶菌酶、补体成分、凝血因子、血管生长因子、EPO、成纤维细胞生因子、TNF、花生四烯酸代谢产物,它们分别起不同的生物学作用。

如上所述,成熟白细胞的主要功能归纳如表 19-1。

表 19-1 成熟白细胞的主要功能

细胞	主要功能
中性粒细胞	通过趋化作用吸引到炎症部位;通过吞噬作用摄入并杀死微生物
嗜酸粒细胞	除与中性粒细胞相同的功能外,还可抑制寄生虫感染并参与过敏性反应
嗜碱粒细胞	参与急性超敏反应、迟发性超敏反应和炎症应答反应,并能抑制寄生虫感染
淋巴细胞-浆细胞	①B 淋巴细胞最终发育成熟为能分泌抗体的浆细胞(体液免疫);②T 淋巴细胞可攻击携带外源抗原的细胞及抗体包被的细胞,还能辅助和抑制 B 细胞(参与细胞免疫过程);③NK 细胞可攻击外来细胞及肿瘤细胞(参与细胞免疫过程)
单核细胞	可吞噬和杀死包括分枝杆菌和真菌的微生物,吞噬结合有特异性抗体和补体的抗原性物质以及死亡和破坏的细胞;将抗原递呈给免疫细胞;单核细胞进入组织中分化成长寿命的、具有吞噬功能及抗原递呈作用的巨噬细胞

第二节 实 验 诊 断

遗传性与机体防御和代谢相关的白细胞疾病较为罕见,如髓过氧化物酶缺乏症等。本节主要述及常见的良性白细胞疾病的实验诊断的鉴别诊断要点。

一、类白血病反应

类白血病反应(leukemoid reaction)是指外周血白细胞显著增高($>30×10^9/L$)和(或)存在有异常未成熟白细胞,与某些白血病相类似,但随后病程或尸检证实没有白血病。类白血病反应是正常骨髓对某些刺激信号做出的一种反应。类白血病反应并不与幼粒幼红细胞增多症同义,后者是指外周血中有幼稚粒细胞和有核红细胞,而不考虑白细胞总数,反映了严重的骨髓功能异常,较少见;而类白血病反应较常见。

(一)临床诊断标准

1. 有明确病因:如严重的感染、中毒、恶性肿瘤、急性大出血、急性溶血、过敏性休克等。

2. 实验室检查

(1)血象:红细胞、血红蛋白测定值及血小板计数一般正常。白细胞计数一般在$(30\sim50)\times10^9/L$，少数结核病引起的类白血病反应，患者白细胞可高于$100\times10^9/L$。白细胞分类可见数量不一的幼稚细胞。

(2) 骨髓：造血细胞增生活跃，粒系可有核左移，但原始粒细胞<20%。无Auer氏小体，红系和巨核系一般正常。癌骨髓转移类白血病反应还可见数量不等的癌细胞。

(3) 骨髓组织病理特点：窦状血管正常或轻度增多，常有假的戈谢细胞，肥大细胞易见，含铁颗粒巨噬细胞可显著增多，脂肪细胞分布异常，大部分分布在骨小梁旁。

(4) 其他：外周血中性粒细胞碱性磷酸酶正常或升高，四氮唑蓝染色在感染性类白血病反应时显著增高。

3. 原发病缓解后，上述实验室检查随之好转及恢复正常。

(二) 分类及鉴别策略

类白血病反应患者一般有明显的病因，因而结合临床及血象、骨髓象、骨髓组织切片病理活检、碱性磷酸酶等实验室检查，大部分患者不难确诊。根据血象特点可将类白血病反应分为如下几种类型。

1. 粒细胞型类白血病反应　白细胞计数>$30\times10^9/L$以上或外周血出现原粒细胞和幼稚粒细胞，中性粒细胞胞质中可见中毒颗粒和空泡，骨髓象除了有增生、左移及中毒性改变外，没白血病细胞的形态畸形等，没有染色体异常BCR/ABL融合基因阳性、成熟中性粒细胞碱性磷酸酶则明显增高。

(1) 单纯白细胞（主要是中性粒细胞）增高：可见于霍奇金病、非转移性胃癌伴感染、晚期乳腺癌出血并感染、肺癌、肾上腺癌伴转移、腹膜后纤维肉瘤、酒精性脂肪肝、急性肾小球肾炎、皮肤疱疹、急性类风湿关节炎等。这类患者根据B超、CT、活组织病理检查一般不难确诊。

(2) 血象似慢性粒细胞白血病：白细胞计数增高，伴有不同程度的核左移，分类计数可见晚幼粒细胞，早幼粒细胞和少量原粒细胞。可见于各种肿瘤，且大部分伴骨髓转移，其中大部分白细胞计数正常或仅中度升高并有贫血。此外，还可见于感染，如结核、链球菌肺炎、脑膜炎双球菌和嗜血杆菌脑膜炎、沙门菌和肛周脓毒血症、肺炎球菌心内膜炎、白喉、感染性流产、淋巴瘤、类风湿关节炎、重金属(汞)或药物中毒等。这类患者与慢性粒细胞白血病的鉴别见表19-2。

(3) 血象似急性粒细胞白血病：播散性结核病（特别是无反应性结核病）由于可出现类Auer氏小体，因而使两者极难鉴别，有些甚至需尸体解剖方可得出正确诊断。但结核病类白血病反应临床上一般有原因不明的持续高热，无胸骨叩痛，白细胞碱性磷酸酶正常/升高，骨髓象以早幼粒细胞或中幼粒细胞增生为主，成熟粒细胞有中毒颗粒与空泡，有时可见到浆细胞"岛"，反复检查骨髓象原始幼稚细胞比例不一致，未用化疗，其比例自行降低。此外播散性结核病常见到Pelger-Huet样异常细胞，而白血病一般在晚期才能见到这种异常。上述诸点可能有助于其与急性白血病鉴别。对于某些一时难以分辨的患者，可先予抗结核治疗，继续密切观察，必要时反复骨髓穿刺、活检或细胞遗传学检查。

2. 淋巴细胞类白血病反应　白细胞计数轻度或明显增多，其中淋巴细胞占40%以上，并可有幼稚淋巴细胞出现。

(1) 血象似慢性淋巴细胞白血病：主要见于婴幼儿百日咳患者。根据其无淋巴结和脾大，不难与慢性淋巴细胞白血病鉴别。传染性淋巴细胞增多症亦可导致淋巴细胞计数增高，根据本病常发生在年轻患者，表现为发热，在同一家庭中同时有几位患者等特点。慢性淋巴细胞白血病样血象还可见于皮肤疱疹、表皮剥脱性皮炎、水痘、胃癌、乳腺癌、粟粒性结核病、转移性黑色素瘤等。其中某些患者可与慢性淋巴细胞白血病同时存在。在鉴别诊断时应引起注意。

(2) 血象似急性淋巴细胞白血病：最常见的是传染性单核细胞增多症，其次可见于传染性肝炎、移植后淋巴细胞增殖性疾病、药物过敏、流行性腮腺炎、先天性梅毒、结核病等。

3. 单核细胞型类白血病反应　白细胞计数在$30\times10^9/L$以上，单核细胞>30%，并可有幼稚单核细胞出现。主要见于结核病。

4. 嗜酸粒细胞型类白血病反应　外周血中嗜酸粒细胞明显增多，无幼稚细胞，骨髓象原粒细胞不多，也无Ph染色体及嗜酸粒细胞形态异常等。可见于急性血吸虫感染、阿米巴病和黑色素瘤等。这类患者有时与慢性嗜酸粒细胞白血病很难区别，肝、脾活检可能有助于两者的鉴别。

表 19-2　中性粒细胞类白血病反应与慢性粒细胞白血病的鉴别诊断要点

鉴别指标	中性粒细胞类白血病反应	慢性粒细胞白血病
临床		
发热	常见	不常见
脾大	少见	常见
中性粒细胞增高自然病程	原发病去除则恢复正常	进行性慢性增高
外周血		
白细胞计数	一般在 $50\times10^9/L$ 以下	中度或显著增高
嗜酸和嗜碱粒细胞	少见	常见
白细胞碱性磷酸酶	正常或升高	正常或低
硝基四氮唑蓝	感染时显著阳性	感染时呈阳性反应
有核红细胞	无、少量/不常见	常见
血小板	正常	增高
骨髓		
增生程度	活跃/明显活跃	明显活跃/极度活跃
嗜酸嗜碱细胞	一般不增多	增多
未成熟粒细胞	不增多	增多
巨核细胞	不增多	增多
骨髓活检		
骨小梁	正常	不规则
窦状血管	增多	正常
毛细血管	正常/轻度增多	轻度/中度增多
肥大细胞	轻度/中度增多	0
含铁吞噬细胞	正常/轻度至中度增多	正常
维生素 B_{12} 浓度	正常	升高
Ph 染色体	无	有
BCR 基因重排	无	有
BCR/ABL 融合基因	无	有
其他疾病	有	无

5. 浆细胞型类白血病反应　白细胞增高，外周血中的浆细胞分类计数增高，常＞5%，同时可见幼稚浆细胞，但与之同时有中性粒细胞左移，单核细胞相应增多，骨髓象示浆细胞系统活跃，但一般＜20%，可见少量的幼浆细胞，甚至原浆细胞。

6. 红白血病型类白血病反应　外周血中有幼红幼粒细胞，骨髓象中除红细胞系统增生外，尚有粒细胞系增生，但无红白血病中的细胞畸形。主要见于骨髓转移癌、急性溶血等。

7. 细胞不增多型类白血病反应　白细胞计数不高，但外周血中出现幼稚细胞。

(三)治疗原则

进行原发病病因的治疗，原发病去除后血象随之恢复。预后还取决于原发病的严重程度。

二、嗜酸粒细胞增多症

外周血中嗜酸粒细胞绝对值大于 $(0.4\sim 0.45)\times 10^9/L$ 时称为嗜酸粒细胞增多症(eosinophilia)。临床上分为特发性和继发性两类。嗜酸粒细胞增多症根据嗜酸粒细胞增多的程度分为轻度：嗜酸粒细胞 $(0.4\sim 1.5)\times 10^9/L$；中度：嗜酸粒细胞 $(1.5\sim 5)\times 10^9/L$；重度：嗜酸粒细胞 $>5\times 10^9/L$。在此以特发性嗜酸粒细胞增多症(idiopathic hypereosinophilic syndrome，IHES)为例。

(一)临床诊断标准

1. 外周血嗜酸粒细胞 $>1.5\times 10^9/L$，持续达 6 个月以上。

2. 没有明确的导致嗜酸粒细胞增多的病因，如寄生虫感染、过敏等其他原因。

3. 有脏器受累的临床症状和体征，并能除外克隆性嗜酸粒细胞增多性疾病。

4. 辅助指标血清免疫球蛋白升高；肿瘤坏死因子、IL-5 和(或)IFN-α、IFN-β、IFN-γ 水平增高；

血清 IgE 增高；糖皮质激素治疗有效。

(二) 鉴别诊断策略

IHES 又称为高嗜酸粒细胞综合征，由 Hardy 和 Anderson 于 1968 年首先提出，是一种病因不明，外周血中嗜酸粒细胞增多，多种脏器受累，预后较差的综合征。嗜酸粒细胞性胶原性血管病、弥漫性嗜酸粒细胞胶原病、慢性肺浸润嗜酸粒细胞增多症、Loeffler's 纤维增生性心内膜炎伴嗜酸粒细胞增多症、结节性多动脉炎等均可归于本综合征，各病主要累及的脏器不同。有人把有骨髓增殖性疾病或有白血病标志、T 细胞染色体异常或有发生急性淋巴细胞白血病/T 细胞淋巴瘤趋势的 HES 称为克隆性 HES。

HES 须与慢性嗜酸粒细胞白血病和继发性嗜酸粒细胞增多等相鉴别。后者常与多种疾病相关，包括寄生虫感染、变态反应性疾病、皮肤病、结缔组织病和肿瘤的非特异性反应等，在多数情况下可以找到病因，针对病因治疗效果满意。慢性嗜酸粒细胞白血病与 IHES 不易鉴别，慢性嗜酸粒细胞白血病为骨髓增殖性疾病，嗜酸粒前体细胞自主性克隆性增殖使外周血和骨髓中嗜酸粒细胞明显增多，嗜酸粒细胞浸润释放细胞因子从而引起脏器损伤的多系统疾病。主要依据嗜酸粒细胞的克隆性与原始细胞的增多。如果能够证实嗜酸粒细胞增多伴有遗传学的克隆性变化，或外周血中原始细胞>2%，或骨髓中原始细胞占有核细胞的 5%～19% 则应诊断为慢性嗜酸粒细胞白血病。

(三) 治疗原则

随病因而选择治疗方案。由寄生虫、变应性、药物等所致只要去除病因即可恢复。嗜酸性粒细胞增多综合征根据病情选择小剂量糖皮质激素，免疫抑制药，甚至联合化疗。

三、传染性单核细胞增多症

传染性单核细胞增多症（infectious mononucleosis，IM）是急性散在的感染性疾病，青少年常见，其症状有不规则发热、乏力、咽炎、淋巴结肿大和脾大。血中淋巴细胞增高，伴有异型淋巴细胞。此病由 EB 病毒感染引起，血中出现嗜异性红细胞抗体。

(一) 临床诊断标准

1. 临床表现

(1) 发热：热型不稳定，持续 1～4 周或更长的时间后骤退或渐退。

(2) 咽峡炎：常有咽痛、咽部充血。

(3) 淋巴结肿大：常见，全身淋巴结均可累及，颈后三角区常受累。

(4) 肝脾大：30%～60% 病例有肝大，多数伴有肝功能受损。24%～65% 有脾大，肝脾大多数在肋下 3cm 以内。

(5) 皮疹：10%～20% 病例有皮疹，多数为斑疹或丘疹。

2. 实验室检查

(1) 血象：病程中不同阶段白细胞数可增多、正常或减少，淋巴细胞比例增高，异型淋巴细胞超过 10%。

(2) 嗜异性凝集试验：本病阳性率第 1 周约为 40%，第 2～3 周为 60%～80%，恢复期下降，体内持续时间为 2～5 个月。阳性时需做牛红细胞及豚鼠肾吸收实验，本病血清中存在的嗜异性凝集抗体可被牛红细胞吸附而不被豚鼠肾吸附。少数正常人、结核病、淋巴瘤、白血病等嗜异性凝集试验也可呈阳性，但可被豚鼠肾及牛红细胞完全吸附。

(3) 抗 EB 病毒抗体检查：抗病毒壳抗原（viral capsid angtigen，VCA）VCA-IgM 抗体出现早，阳性率高，是急性期重要的诊断指标，但持续时间仅 4～8 周。VCA-IgG 阳性出现在临床症状开始出现时，并持续终身。

3. 除外传染性单核细胞增多症　由其他病毒（如巨细胞病毒、人类免疫缺陷病毒、单纯疱疹病毒、风疹病毒、腺病毒、肝炎病毒）等、某些细菌、原虫等感染以及某些药物引起，外周血中出现异型淋巴细胞，但嗜异性凝集试验和 VCA-IgM 抗体一般阴性。

具备上述第 1 项中任何 3 条，第 2 项中任何 2 条，再加上第 3 项，可诊断为传染性单核细胞增多症。

(二) 鉴别诊断策略

由于 15% 的传染性单核细胞增多症患者的白细胞可超过 $20.0 \times 10^9/L$，还需要与下列疾病鉴别。

1. 传染性淋巴细胞增多症（infectious lymphocytosis）　传染性淋巴细胞增多症是一种良性、自愈性急性传染病，其病因尚不明确，一般认为是柯萨奇 A 群病毒感染所致。本病大都发生于学龄前儿童，最易流行于托儿所、幼儿园，但也有少数散发于成人。本病的潜伏期为 12～21d，发病后一般症状轻微，如全身无力、疲乏、低热、食欲减退、鼻塞、流涕、咳嗽、咽痛和轻度腹泻等。体格检查有咽部充血,一般无全身淋巴结肿大和脾大,少数患者可有丘疹、疱疹样皮疹。

血象：红细胞、血红蛋白及血小板一般正常。本病的重要特征是白细胞总数、淋巴细胞百分数及绝对值明显增高，白细胞数为 $(15.0～147.0)\times 10^9/L$，淋巴细胞占 60%～97%，增多的淋巴细胞大多为成熟的正常小淋巴细胞，在少数情况下可见少数大型成熟淋巴细胞或比正常小淋巴细胞更小、染色更深的过熟的淋巴细胞。白细胞增高往往持续 3～5 周，偶有达 7 周。

大多数患者的骨髓内粒、红系及巨核细胞系正常，成熟小淋巴细胞增生。血清学检查：嗜异性凝集反应一般为阴性，但有些病可出现较低凝集价（1:80～1:128），但可被豚鼠组织吸收，不足以诊断传染性单核细胞增多症。本病似可产生免疫力，凡患过此病者未见有发生第 2 次感染。

2. 嗜异性凝集试验阴性的单核细胞增多症 多由 EBV 引起，也可由巨细胞病毒引起，少数由弓形虫、β-溶血性链球菌、腺病毒、甲型肝炎病毒、单纯疱疹病毒、风疹和腮腺炎病毒以及由苯妥英钠、异烟肼、PAS 等药物引起。巨细胞病毒引起的单核细胞增多症在临床上无法与 IM 鉴别，需靠巨细胞病毒抗体测定确诊。

鉴别诊断尚应考虑白喉、百日咳、急性白血病、淋巴瘤、疟疾等。

（三）治疗原则

抗病毒治疗、对症支持治疗。可采用短期糖皮质激素治疗以减轻症状。

四、白细胞减少症与粒细胞缺乏症

白细胞减少症（leucopenia）为常见血液病。凡外周血液中白细胞数持续低于 $4\times 10^9/L$ 时，统称白细胞减少症；若白细胞总数明显减少，低于 $2\times 10^9/L$，中性粒细胞绝对值低于 $0.5\times 10^9/L$，其至消失者，称为粒细胞缺乏症（agranulocytosis）。前者临床主要表现以乏力、头晕为主，常伴有食欲减退、四肢酸软、失眠多梦、低热心悸、畏寒腰酸等症状；后者多以突然发病，畏寒高热，咽痛为主。本病于任何年龄之两性均可罹患。粒细胞缺乏症为白细胞减少症发展至严重阶段的表现。

（一）临床诊断标准

1. 白细胞减少症诊断标准 由各种病因导致成人外周血白细胞数低于 $4.0\times 10^9/L$ 时，称为白细胞减少症。儿童则参考不同年龄正常值的低限。10%~12 岁低于 $4.5\times 10^9/L$；<10 岁低于 $5.0\times 10^9/L$ 时，考虑为白细胞减少症。

2. 粒细胞缺乏症的诊断标准 中性粒细胞减少症（neutropenia）是外周血中性粒细胞绝对值计数（白细胞总数×中性粒细胞百分比）<10 岁的儿童低于 $1.5\times 10^9/L$，10～14 岁儿童低于 $1.8\times 10^9/L$，成年人低于 $2.0\times 10^9/L$。当粒细胞严重减少，低于 $0.5\times 10^9/L$ 时，称粒细胞缺乏症。

3. 通过以下特殊检查可了解粒细胞减少症的病因

（1）骨髓粒细胞贮备功能测定：用致热原如初胆烷醇酮、脂多糖及泼尼松（或氢化可的松），通过中间产物——"中性粒细胞释放因子"的作用，促使骨髓粒细胞释放，了解粒细胞的释放功能。

如用泼尼松 40mg 口服 5h 后白细胞计数较服药前增加 $2\times 10^9/L$ 以上或用氢化可的松 200mg 静脉注射 4～5h 后白细胞计数较用药前增加 $(4～5)\times 10^9/L$ 以上者均为正常。

（2）肾上腺素试验：皮下注射 0.2mg 后 20min 测白细胞数，如升高 $2\times 10^9/L$ 或较原水平高 1 倍以上，提示血管壁上有粒细胞过多聚集在边池。如无脾大，则可考虑为假性粒细胞减少症。

（3）白细胞凝集素：在个别免疫性粒细胞减少症患者血清中可出现白细胞凝集素，有辅助诊断意义。但多次输血者或经产妇亦可阳性。

（4）溶菌酶：测定血清和骨髓中的溶菌酶可了解粒细胞的生成情况。

（二）分类及鉴别诊断

1. 粒细胞减少症的病因多种多样，按粒细胞动力学可分为四大类

（1）骨髓损伤使中性粒细胞生成减少：正常成人每日在骨髓内生成的中性粒细胞约 10^{11} 个以上，这些细胞在进入周围血液前可在骨髓储存池内逗留 5d 左右。由于某些致病因素直接损伤骨髓导致 CFU-GM 数量或质的异常或使造血功能障碍，常是中性粒细胞减少最多见的原因。①药物引起的损伤：抗肿瘤药物和免疫抑制药都可直接杀伤增殖细胞群。药物抑制或干扰粒细胞核酸合成，影响细胞代谢，阻碍细胞分裂。药物直接的毒性作用造成粒细胞减少与药物剂量相关。其他多类药物亦可有直接的细胞毒性或通过免疫机制使粒细胞生成减少。②化学毒物及放射线：化学苯及其衍生物、二硝基酚、砷、铋等对造血干细胞有毒性作用。

X线、γ线和中子能直接损伤造血干细胞和骨髓微环境,造成急性或慢性放射损害,出现粒细胞减少;③免疫因素:自身免疫性粒细胞减少是自身抗体、T淋巴细胞或自然杀伤细胞作用于粒系分化的不同阶段,致骨髓损伤阻碍粒细胞生成。常见于风湿病和自身免疫性疾病时。某些药物为半抗原进入敏感者体内与粒细胞膜蛋白结合或与血浆蛋白结合成全抗原吸附于粒细胞表面。这些全抗原刺激机体产生相应的抗粒细胞抗体IgG或IgM。当重复用药时引起粒细胞凝集和破坏。这称之为免疫性药物性粒细胞缺乏症。有部分患者对某些药物(磺胺、解热镇痛药、抗生素等)产生过敏反应,除导致粒细胞减少外,还常伴有皮疹、荨麻疹、哮喘、水肿等过敏表现。引起免疫性粒细胞减少者与用药剂量无关。④全身感染:细菌感染如分枝杆菌(特别是结核杆菌)及病毒感染如肝炎病毒等。⑤异常细胞浸润骨髓:癌肿(包括肺、乳房、前列腺和胃等)转移骨髓,可使骨髓造血功能衰竭。同样,恶性造血系统疾病,包括白血病、骨髓增生性疾病、骨髓纤维化等都能引起骨髓正常血细胞生成的减少。⑥细胞成熟障碍——无效造血:如叶酸和维生素B_{12}缺乏,影响DNA合成。骨髓造血活跃,但细胞成熟停滞而破坏于骨髓内。某些先天性粒细胞缺乏症和急性非淋巴细胞白血病、骨髓异常增生综合征、阵发性睡眠性血红蛋白尿也存在着成熟障碍,而致粒细胞减少。

(2)周围循环粒细胞分布异常:进入血管内的中性粒细胞约有1/2进入边缘池,也就是紧贴于毛细血管和小静脉的内皮细胞;它们不随血液流动。临床所测得的白细胞计数只是剩下的随血液循环流动的,也就是循环池内的白细胞。循环池与边缘池内的粒细胞可相互转换。注射肾上腺素或应激状态下,粒细胞可由边缘池迅速转入循环池,使粒细胞计数明显增高。如边缘池内粒细胞比例明显增加时,可造成假性粒细胞减少,此时粒细胞的生成和利用均正常,发生感染的机会并不增多。全身感染可引起急性或亚急性的获得性假性粒细胞减少反应,随着治疗和感染的控制粒细胞计数可恢复正常。

(3)血管外组织内的粒细胞需求增加,消耗加速:粒细胞在血管内一般仅数小时(半数逗留期为6h)即移游至血管外而进入组织,执行其防御及清除"废物"功能,为1~2d死亡。在细菌、真菌、病毒或立克次体感染及过敏反应等情况下,受粒细胞生成因子GM-CSF和G-CSF的调节,粒细胞的生成率增加,从骨髓释放至外周血及进入组织的粒细胞增多,且吞噬作用和杀菌活性增强。然而严重感染时机体对正常体液刺激,缺乏足够的反应,同时中性粒细胞上一些白细胞黏附分子(CD11/CD18等)与血管内皮细胞上的黏附分子(ICAM-1)被炎症介质所激活,使白细胞易于黏附于血管壁并穿越内皮细胞迁移至组织。最终仍可见血液内有短暂的粒细胞减少。自身免疫性粒细胞减少和脾功能亢进患者粒细胞的消耗可超过了骨髓内的生成能力,可发生粒细胞减少。

(4)混合因素:如慢性特发性粒细胞减少症、周期性粒细胞减少症、家族性良性粒细胞减少症等。临床上上述3类白细胞减少常混合存在,宜注意分析。①慢性特发性粒细胞减少症:系慢性粒细胞减少症中最常见的类型。以中青年女性较多见,无明确的特殊服药史及化学品接触史。临床无症状或有疲劳、低热、盗汗或失眠等。周围血细胞及骨髓涂片检查均无特殊发现。②周期性粒细胞减少症:以反复周期性粒细胞减少伴全身乏力、发热及轻度感染为其特点,大多数患者于婴儿期即起病,也可起病较晚。可累及家庭中几个成员。发作期4~14d,间歇期12~35d,症状可完全消失。③家族性良性粒细胞减少症:系显性常染色体遗传性疾病,发病年龄较大,呈间歇发作,粒细胞中度减少,过程良好。骨髓象粒系停滞于中幼和晚幼粒阶段,可伴有低丙种球蛋白血症。随年龄增长,可自行缓解。

2. 鉴别策略 急性粒细胞缺乏症常有肯定病因,结合临床表现、血象和骨髓象改变一般不难确诊,但应与以下疾病相鉴别。

(1)低增生性白血病:临床可见贫血、发热或出血,外周血常呈全血细胞减少,可以见到或不能见到原始细胞。骨髓象呈增生减低,且原始粒细胞≥30%。而白细胞减少症则幼稚细胞数少见,且无出血,无明显贫血现象。

(2)再生障碍性贫血:起病或急或慢,多有出血、贫血表现,白细胞减少,尤以中性粒细胞明显,血小板及网织红细胞均明显减少,骨髓象呈三系细胞减少。而粒细胞缺乏症则发病急,无出血,贫血不明显,白细胞分类以粒细胞极度减少,甚至完全消失,血小板及网织红细胞均正常,骨髓象呈粒系受抑,成熟障碍。

(3)传染性单核细胞增多症:传染性单核细胞增多症可见溃疡性咽峡炎、粒细胞减少,易与粒细胞减少症混淆,但传染性单核细胞增多症血片中可发现较多的异型淋巴细胞,且血清嗜异凝集试验阳性,不难与粒细胞缺乏症鉴别。

(4)懒惰性白细胞综合征:属于遗传性中性粒细胞功能缺陷,由于粒细胞对趋化因子不敏感、粒细胞膜缺陷或肌动蛋白微丝收缩功能缺陷所致。骨髓内成熟粒细胞数量正常,但释放至周围血和组织的粒细胞减少。患者以反复难以控制的感染为主要表现。周围血中性粒细胞数亦降低,细胞形态正常。趋化试验可见粒细胞趋化异常,移动速度较为缓慢。

(三)治疗原则

针对病因治疗。轻度粒细胞减少者无须特别防治。粒细胞缺乏者应采取无菌隔离措施,联合使用有效的抗生素,加强感染的防治,并可使用升粒细胞药物。

五、脾功能亢进

脾功能亢进(脾亢)是一组临床病理症候群,以脾大、单项或多项血细胞减少为主要特征,骨髓一系或多系造血细胞相应增生,脾切除术后血象常基本恢复。

(一)临床诊断标准

1. 脾大。脾大程度不一,除依赖一般的体检测量外,必要时,特别是对轻度肿大的肋缘下未触及的脾脏,还可以借助于超声波、放射性核素显像、电子计算机断层扫描(CT)或磁共振等检查手段测定。

2. 外周血细胞减少。红细胞、白细胞或血小板可1种或多种(2种或3种)同时减少。

3. 骨髓造血细胞增生活跃或明显活跃。部分病例可出现轻度成熟障碍表现(因外周血细胞大量破坏、骨髓中成熟细胞释放过多造成类似成熟障碍的现象)。

4. 脾切除后可使外周血象接近或恢复正常。

5. ^{51}Cr标记红细胞或血小板后注入患者体内,体表放射性测定,显示脾区放射性比率为肝区的2～3倍(正常为1∶1)。提示脾功能亢进患者的脾具有阻滞及破坏血细胞的作用。

在考虑脾功能亢进诊断时,应尽量寻找原发病。只有原发病得到有效的控制,脾功能亢进的治疗才能获满意效果。

(二)分类和鉴别诊断

脾功能亢进根据病因可分为原发性和继发性两大类。

1. 原发性脾功能亢进 有所谓原发性脾增生、非热带性特发性脾大、原发性脾性粒细胞减少、原发性脾性全血细胞减少、脾性贫血或脾性血小板减少症。由于病因不明,很难确定该组疾病系同一病因引起的不同后果,或系相互无关的独立疾病。

2. 继发性脾功能亢进 发生在下列各种病因较明确者:①急性感染伴脾大,如病毒性肝炎或传染性单核细胞增多症;②慢性感染,如结核、布氏杆菌病、疟疾等;③充血性脾大即门脉高压,有肝内阻塞性(如门脉性肝硬化、坏死后肝硬化、胆汁性肝硬化、含铁血黄素沉着症、结节病等)及肝外阻塞性(有门静脉或脾静脉外来压迫或血栓形成)等;④炎症性肉芽肿如系统性红斑狼疮、类风湿关节炎、Felty综合征及结节病等;⑤恶性肿瘤如淋巴瘤、白血病及癌肿转移等;⑥慢性溶血性疾病如遗传性球形细胞增多症、自身免疫性溶血性贫血及海洋性贫血等;⑦类脂质沉积症如戈谢病及尼曼-匹克病;⑧骨髓增生症如真性红细胞增多症、慢性粒细胞白血病及骨髓纤维化;⑨其他尚有脾动脉瘤及海绵状血管瘤等。

3. 隐匿性脾功能亢进 无论原发性或继发性脾功能亢进,因骨髓代偿性增生良好,所以周围血象未显示血细胞减少。但一旦有感染或药物等因素抑制造血功能,即可导致单一或全血细胞减少症。

脾功能亢进主要涉及脾大的鉴别诊断及血细胞减少的鉴别诊断。前者主要是各种继发性脾功能亢进间的鉴别,后者鉴别包括再生障碍性贫血、非白血病性白血病、骨髓增生异常综合征、多发性骨髓瘤、巨幼细胞贫血、慢性肾衰竭。前5种疾病的骨髓均有特征性的改变,临床不难鉴别。慢性肾衰竭检测血尿素及肌酐即可做出诊断。

(三)治疗原则

首先针对原发病治疗。有以下症状和体征者可行脾切除术或脾栓塞:①脾显著增大出现压迫症状;②严重溶血性贫血;③重度血小板减少且出血量多;④粒细胞缺乏且反复感染。

六、朗格汉斯细胞组织细胞增生症

郎汉斯细胞组织细胞增生症(Langerhans Cell Histiocytosis,LCH),原称组织细胞增生症X,是一组病因未明的、以单核-巨噬系统中朗格汉斯细胞(Langerhan Cell,LC)病理性增殖为特点的疾病。

传统分为3种临床类型,即莱特勒-西韦综合征(letterer-Siwe病,L-S病)、汉-薛-柯综合征(Hand-Schuller-Christian病,H-S-C病)及骨嗜酸肉芽肿(Eosinophilic granuloma,EGB)。

(一)临床诊断标准

1. 临床表现　可具备下列一种或多种症状或体征。

(1)发热:热型不规则,可呈周期性或持续性高热。

(2)皮疹:主要分布于躯干、头皮和发际。初起为淡红色丘疹,继呈出血性或湿疹样皮脂溢出样皮疹,继而结痂,脱痂后留有白斑。

(3)齿龈肿胀、发炎、牙齿松动、或突眼、或耳流脓、或多饮多尿。

(4)呼吸道症状:咳嗽,重者喘憋、发绀,但肺部体征不明显,呼吸道症状可重复出现。

(5)肝、脾、淋巴结肿大,或有贫血。

(6)骨损害:以头颅骨损害最多见,下肢骨、肋骨、骨盆和脊柱次之,颌骨病变亦相对多见。

2. X线检查

(1)骨骼:长骨和扁平骨皆可发生破坏,病变特征为溶骨性骨质破坏。扁平骨病灶为虫蚀样至巨大缺损,颅骨巨大缺损可呈地图样。脊椎多为椎体破坏呈扁平椎,很少发生角度畸形。长骨多为囊状缺损,多位于骨干,严重者侵及骨骺及干骺端,无死骨形成。

(2)胸片:可见肺部有弥漫的网状或点网状阴影,还可见局限或颗粒状阴影,重者可见肺气肿或蜂窝状肺囊肿、纵隔气肿、气胸或皮下气肿。

3. 实验室检查

(1)血象:无特异性改变,以不同程度贫血较多见,多为正细胞正色素性。重症患者可见血小板降低。当有外周血象异常时可做骨髓象检查。

(2)常规免疫检查大多正常,T抑制细胞及T辅助细胞都可减少,可有淋巴细胞转化功能降低,T淋巴细胞缺乏组胺H_2受体。

(3)病理活检或皮肤印片:病理活检是本病诊断依据,可做皮疹、淋巴结或病灶局部穿刺物或刮除物病理检查。病理学特点是有分化较好的组织细胞增生,此外可见泡沫样细胞、嗜酸粒细胞、淋巴细胞、浆细胞和多核巨细胞。不同类型可有不同细胞组成,严重者可致原有组织破坏,但见不到分化较差的恶性组织细胞。慢性病变中可见含有多脂质性的组织细胞和嗜酸细胞,形成嗜酸细胞肉芽肿,增生中心可有出血和坏死。

凡符合以上临床、实验室和X线特点,并经普通病理检查结果证实,即可做出初步诊断。

4. 确诊条件　除上述临床、实验室和普通病理结果外,尚需进行免疫组织化学检查,如S-100蛋白,特别是电镜检查可见Langerhans巨细胞。这种细胞是一种个体较大的单个核细胞直径可达13μm,胞体不规则。胞质中可见分散的细胞器,称为Langerhans颗粒或Birbeck颗粒,颗粒长190~360nm,宽33nm,末端可呈泡沫样扩张,形态如网球拍。细胞核不规则,常呈扭曲状,核仁明显,多为1~3个。

5. 临床分型分级

(1)临床分型

Ⅰ型:骨骼或软组织的单部位损害,不表现器官功能异常者。

Ⅱ型:骨骼或软组织多部位(2个或2个部位以上)损害,不表现器官功能异常者。此型可合并眼、耳或脊柱病变,或仅为皮肤的多部位损害或有全身发热、体重减轻、生长缓慢等。

Ⅲ型:有器官功能异常者,包括肝、肺功能异常或血细胞减低者(须除外因脾功能亢进引起的血细胞减低)。

(2)分级:①根据以下3方面指标进行计分。年龄:<2岁为1分,>2岁为0分;受累器官:≥4个为1分,<4个为0分;功能损害:有者为1分,无者为0分;上述受累器官主要指皮肤、骨骼、淋巴结、肝脾、神经、内分泌、口腔和骨髓。功能受损指肝、肺和骨髓功能。②根据累积分数进行分级:0分Ⅰ级;1分Ⅱ级;2分Ⅲ级;3分Ⅳ级。

(二)鉴别诊断策略

LCH需与其他组织细胞增生症相鉴别,如窦性组织细胞增生症伴块状淋巴结肿大、噬血细胞性淋巴组织细胞增生症、恶性组织细胞增生症、急性单核细胞白血病和真性组织细胞淋巴瘤等。

1. 窦性组织细胞增生症伴块状淋巴结肿大(sinus histiocytosis with massive lymphadenopathy,SHML)　SHML常表现为双侧颈淋巴结的无痛性肿大,其发生率远较LCH为低。除颈淋巴结受累外,余处淋巴结或结外病变如皮肤、软组织和骨损害可见于40%以上的患者。皮肤病变常为黄色或黄色瘤样。骨病变亦为溶骨性损害,X线很难与LCH鉴别。SHML的组织学特点为组织细胞群的窦性增殖,并与其他淋巴样细胞和浆细胞相混合,病变细胞缺乏典型的 LC 核凹陷的特点,且 CDla 抗原阴性。超微结构检查缺乏 Birbeck 颗粒,从而有别于 LC。

2. 噬血细胞性淋巴组织细胞增生症 家族性噬血细胞性淋巴组织细胞增生症(familial hemophagocyticlymphohistiocytosis,FHL)是一组以发热、全血细胞减少和肝、脾大为特点的临床综合征。诊断的根据偏重于骨髓、淋巴结、肝、脾和脑膜病变。高三酰甘油血症、低纤维蛋白原和脑脊液中淋巴细胞增多为本病的典型改变。FHL 为常染色体隐性遗传。诊断上有时与小婴儿继发性噬血细胞综合征极难区别,后者亦称病毒相关性噬血细胞综合征(viral associated hemophagocytic syndrome,VAHS)。目前尚缺乏实验室或组织病理的方法将这些综合征区别开来。为此,组织细胞协会 FHL 研究组将 FHL 和 VAHS 统一命名为噬血细胞性淋巴组织细胞增生症(hemophagocytic lymphohistiocytosis,HLH)。

3. 恶性组织细胞病 恶性组织细胞病实为一组具有不同性质和细胞来源的异质性疾病群,许多病例后被证实为 T 细胞淋巴瘤及弥漫性大 B 细胞淋巴瘤。目前 WHO 已弃用"恶性组织细胞病"这一疾病名称。其病程较短,多在 4~6 个月死亡。常表现为高热,来势凶急持续不退(使用激素、抗生素无效),肝、脾、淋巴结呈不同程度的增大,进行性不明原因的贫血或全血细胞减少,骨髓中常见异常细胞,其大小不等,多数偏大,形态不一,有 1~2 个清楚的核仁。常见吞噬现象,吞噬细胞体积大,单核,有时双核,椭圆形,偏于细胞一侧,染色质疏松,核仁清楚,胞质中有被吞噬的红细胞及其碎片、幼稚红细胞、血小板及中性粒细胞等。

(三)治疗原则

对可以自身缓解者并不需治疗干预;有局部骨损害行病灶刮除或局部注射糖皮质激素;出现全身疾病征象者则使用联合化疗。

七、类脂质沉积病

类脂质沉积病(lipoid storage disease)是一组较为罕见的遗传性类脂代谢紊乱疾病。由溶酶体中参与类脂代谢的酶不同程度缺乏引起。不同酶的缺乏导致鞘脂类不能分解而以各种神经酰胺衍生物沉积于肝、脾、淋巴结、骨髓及中枢神经等全身各组织而引起各种疾病,大多有肝脾大、中枢神经系统症状及视网膜病变。患者多为儿童,少数至青春期或以后症状才明显。至今已知有 10 种类脂沉积病,较常见的有戈谢病和尼曼-匹克病。

(一)临床诊断标准

1. 戈谢病的诊断标准

(1)临床分型

Ⅰ型(慢性型):起病隐匿,病程缓慢,以贫血和脾大为早期症状,随着病情进展,可见肝、脾大,皮肤呈现棕黄色斑,并可有骨与关节疼痛,双眼球结膜可出现对称性棕黄色楔形斑块,先见于鼻侧,后见于颞侧。

Ⅱ型(急性型):多在 1 岁以内起病,病情进展迅速,贫血和肝脾大。主要有神经系统症状,如意识丧失、角弓反张、四肢肌张力增强,进而出现牙关紧闭、吞咽困难等,亦可有惊厥。病情严重时可有咳嗽,甚至呼吸困难。

Ⅲ型(亚急性型):起病缓慢,进行性肝脾大伴轻至中度贫血,多在 10 岁左右出现癫痫样发作,脑电图广泛异常。病情继续进展,见四肢僵直,语言障碍。

(2)X 线检查:长骨髓腔增宽,普遍有骨质疏松,股骨远端膨大,如烧瓶样,并可见股骨颈骨折,肺部可见浸润性病变。

(3)血象和骨髓象:末梢血象多为轻至中度正细胞正色素性贫血,血小板轻度减少,淋巴细胞相对增多。骨髓涂片中找到戈谢细胞是诊断的主要依据。戈谢细胞体积大,直径 20~80μm,多呈卵圆形,含有 1 个或数个偏心胞核,核染色质粗糙,胞质量多,无空泡,呈淡蓝色,充满交织成网状或洋葱皮样的条纹结构。糖原和酸性磷酸酶染色呈强阳性。电镜检查可见胞质中有特异性的管状的脑苷脂包涵体。

(4)β-葡糖脑苷脂酶活力的测定:Ⅰ型患儿酶的活力相当于正常人的 12%~45%;Ⅱ型酶活性极低,几乎测不出;Ⅲ型则相当于正常人的 13%~20%。酶活性的测定最好同时与患儿的双亲一起检测更有意义。

凡临床有贫血伴有肝脾大者,骨髓涂片或肝、脾或淋巴结活检中找到较多戈谢细胞可做出本病的诊断。在有条件的单位,测定 β-葡糖脑苷脂酶的活性对诊断有决定性意义。而对尚无条件检测酶活性的单位,应注意排除白血病、多发性骨髓瘤、地中海贫血、先天性红细胞发育不良或获得性免疫缺陷综合征等引起的假戈谢细胞疾病。

2. 尼曼-匹克病的诊断标准

(1)临床分型

A型(急性神经型):多在出生后6个月以内发病,除肝脾大外,智力进行性减退,呈白痴样。肌张力低下,运动功能逐渐消失。皮肤有棕色素沉着,眼底检查50%患儿在眼底黄斑部可见樱桃红斑点,失明,耳聋,重者有贫血和恶病质。此型神经鞘磷脂累积量为正常的20~60倍,神经鞘磷脂酶活性为正常的5%~10%。

B型(慢性非神经型):幼儿或儿童期发病,进展缓慢,肝脾大明显,智力正常。无神经症状。神经鞘磷脂累积量为正常的3~20倍,酶活性为正常的5%~20%。

C型(慢性神经型):症状同A型,但多见幼儿或少年发病,神经系统症状出现较迟,多在3~7岁或以后。神经鞘磷脂累积量为正常的8倍,酶的活力最高为正常的50%,亦可接近正常或正常。

D型(nova scotia型):2~4岁发病,有明显黄疸、肝脾大和神经症状,多于学龄期死亡,酶活性正常。

E型(成年人非神经型):成年人发病,智力正常。可见不同程度肝脾大,但无神经症状,可长期生存。眼底有樱桃红斑。神经鞘磷脂累积量为正常的4~6倍,酶的活性正常。

(2)血象与骨髓象:血红蛋白正常或具有轻度贫血,脾功能亢进明显时,白细胞和血小板减少,单核细胞和淋巴细胞常显示胞质中特征性空泡。骨髓涂片中找到充满脂质的泡沫细胞(Niemann-Pick细胞)是诊断本病的主要依据。此类细胞体积大,直径20~100μm,有一个胞核,呈偏心位,染色质疏松,可见2~3个核小体,胞质充满空泡,呈泡沫样,PAS染色空泡中心常呈阴性,泡壁阳性,酸性磷脂酶阴性或弱阳性,此点区别于戈谢细胞。电镜下显示小泡周围有部分膜层结构环绕。

凡临床有肝脾大,伴有贫血,骨髓、肝、脾和淋巴结组织中有成堆的泡沫细胞,可诊断本病。有条件的单位可检测神经鞘磷脂酶的活性对诊断有决定性意义。

(二)鉴别诊断策略

1. 戈谢病的鉴别策略　戈谢病合并脾脏改变主要与以下疾病相鉴别。

(1)尼曼-匹克病:脾大比Gaucher病小,镜下Nieman-pike细胞体积较前者略小,胞质呈泡沫状,PAS染色仅胞膜呈阳性反应。

(2)脾脏淋巴瘤/白血病:镜下脾脏内为弥漫一致的淋巴瘤细胞/白血病细胞浸润,免疫表型可见异型瘤细胞克隆性生长。对无法解释的肝脾大和轻度贫血或伴有进行性发育迟钝、智力减退、病理性骨折者应想到该病的可能,骨髓穿刺涂片、切除标本病理切片查到Gaucher细胞,有助于该病诊断,确诊依赖血白细胞及皮肤纤维母细胞培养,以核素标记的葡萄糖苷脂作底物,行β-葡萄糖苷脂酶活力测定,葡萄糖苷酶活力<20%(携带者为60%以下),而血清酸性磷酸酶活力高。

2. 尼曼-匹克病的鉴别策略　应与其他骨髓中可见到泡沫样细胞的疾病相鉴别。

(1)GM1神经节苷脂贮积症婴儿型(landing病):为常染色体隐性遗传病。由于酸性β-半乳糖苷酶缺陷所致。GM1神经节苷脂、KS及其他含有β-半乳糖基的糖蛋白及寡糖在体内组织(如脑、内脏、骨骼等)贮积。出生后不久有表现。严重的进行性中枢神经系倒退。全身肌张力低、手足水肿、喂养困难、体重不增、吸吮反射及其他反射差。对外界感觉反应差。头抬不起来。面容粗陋、舌大、牙龈增生。角膜透明,半数患者眼底可见樱桃红斑。反复呼吸道感染。肝脾大,胸腰椎脊柱后突。X线骨骼像显示中至重度多发性骨发育不全。在骨髓及脏器中可见泡沫样组织细胞。白细胞或成纤维细胞中β-半乳糖苷酶活性降低。常因呼吸道感染或脑干功能不全于2岁以内死亡。

(2)Wolman病:由于酸性脂酶缺乏所致的常染色体隐性遗传病。患儿于出生后数周表现呕吐、腹泻、脂肪痢、腹胀、肝脾大及肾上腺钙化。肝功能不正常。血浆胆固醇及三酰甘油水平正常;有几例有极低密度脂蛋白升高。6个月时严重生长发育障碍导致。在肝、脾、肾上腺、肠、淋巴结、骨髓及全身间质组织中有胆固醇及三酰甘油贮积。骨髓象检查可见泡沫样细胞及海蓝组织细胞。在肝可见门脉纤维化。

(3)半乳糖唾液酸贮积症(galactosialidosis):为一种罕见的溶酶体贮积症。此病因溶酶体保护蛋白(protective protein)的缺陷,继发β-半乳糖苷酶及唾液酸酶均缺乏,有典型的溶酶体贮积症临床表现,如面容粗陋、眼底樱桃红斑、脊柱改变、骨髓中泡沫样细胞及淋巴细胞中有空泡。白细胞或皮肤成纤维细胞中β-半乳糖苷酶及唾液酸酶活性均减低。

此外,骨髓中显微镜检查见到Gaucher细胞和Nieman-pike细胞,还应注意鉴别的疾病有慢性粒细胞白血病,特发性血小板减少性紫癜、珠蛋白生成障碍性贫血、先天性红细胞增殖异常性贫血等。

(三)治疗原则

对症支持治疗,如输血、预防继发感染。巨脾或脾功能亢进症状明显者行脾切除术。

第三节 检测技术

与机体防御和代谢相关的白细胞疾病的检测技术,以相应的功能检测为重点;关于其化学成分及抗原的分析可参考检测技术节中"细胞化学染色"和"免疫化学检测"部分。在白细胞代谢和功能试验中,实验影响因素颇多,各实验室宜各自建立参考区间,并加强室内质量控制措施。

一、中性粒细胞和吞噬细胞代谢及功能的检测

(一)储备功能检测

1. 原理和方法

(1)泼尼松刺激试验:正常时骨髓中粒细胞储备量大于外周血中的10~15倍,泼尼松具有刺激骨髓中性粒细胞由储备池向外周血释放的功能。如果受检者骨髓的粒细胞储备池正常,服用泼尼松后经过一定时间储备池中的中性粒细胞大量释放至外周血而使外周血中性粒细胞的绝对值明显增高。反之,则无此作用或作用不明显。分别于服药前及服药后3h、6h、24h取血,计数中性粒细胞数并分类。

参考区间:服药后中性粒细胞最高绝对值>20×10^9/L(服药后5h为中性粒细胞上升到高峰的时间)。

(2)肾上腺素激发试验:白细胞(主要是指中性粒细胞)进入血流后,约半数进入循环池,半数黏附于血管壁成为边缘池的组成成分。注射肾上腺素后血管收缩,黏附于血管壁上的白细胞脱落,从边缘池进入循环池,致外周血白细胞数增高,分别在注射前和注射后5min、10min、15min、20min、30min取血,计数中性粒细胞数并分类。

参考区间:粒细胞上升值一般低于$(1.5\sim2)\times10^9$/L。

2. 质量保证

(1)受检者用药前白细胞计数,最好在清晨起床前采样,如条件不许可,应让受检者静息1h后采样检查。

(2)泼尼松可使淋巴细胞、嗜酸粒细胞溶解,故刺激后的外周血单用白细胞计数往往不能准确反映中性粒细胞的释放量,须以中性粒细胞的绝对值作指标。其计算公式为:中性粒细胞绝对值=白细胞总数×中性粒细胞分类百分率。

(3)肾上腺素还有较强的收缩血管作用,注射后患者可有心悸、面色发白的反应。心、脑血管病、高血压病等患者不宜做本试验。

3. 临床意义

(1)泼尼松试验:可反应骨髓中性粒细胞储备池的容量。中性粒细胞减少患者,如服用泼尼松后外周血中性粒细胞最高绝对值>20×10^9/L,表明患者中性粒细胞的储备池正常,粒细胞减少可能是由于骨髓释放障碍或其他因素所致。这对于某些骨髓受损引起粒细胞减少的轻微病例有一定参考及诊断价值。反之,则反映储备不足。

(2)肾上腺素激发试验:白细胞减少者,注射肾上腺素后,如外周血白细胞数能较注射前增加1倍以上或粒细胞上升值超过$(1.5\sim2)\times10^9$/L,且无脾大则表示患者白细胞在血管壁黏附增多,提示患者粒细胞分布异常,即边缘池粒细胞增多,可诊断为"假性"粒细胞减少。如果增高低于上述值,则应进行其他检查,进一步确定白细胞减少的病因。

4. 方法评述

(1)泼尼松试验操作方便,结果可靠,能准确地反映骨髓中粒细胞的储备功能。

(2)肾上腺素激发试验操作简单,可用于鉴别粒细胞减少症是否为"假性"减少。是粒细胞减少症患者常用的实验检查方法之一,但应注意肾上腺素的副作用。

(二)趋化功能检测

1. 原理和方法(boyden小室法) Boyden小室法又称为滤膜小室法,采用特殊的小盒装置,盒中以1片3~5μm孔径的微孔滤膜将盒分为上下两小室。上室加受检的白细胞悬液,下室加细菌菌体或其产物、酵母菌活化的血清等趋化因子。置37℃温育数小时。上室中的中性粒细胞因受下室内趋化因子的吸引使细胞由滤膜微孔进入滤膜内,

最后取滤膜,经固定、干燥、染色、脱色、脱水等步骤,将透明后的滤膜置油镜下观察,计算5个高倍视野中中性粒细胞数(约250个)。阴性对照(用培养基代替趋化因子)观察20～30个视野。通常以双份滤膜内移动细胞的平均数为趋化单位。

参考区间:趋化指数3.0～3.5。

2. 质量保证

(1)Boyden小室法若用聚碳酸酯滤膜时,应注意其正反面,必须将无光泽的一面作为吸引物面,中性粒细胞趋化功能检测适用未经PVP处理的滤膜。油镜观察时应移动镜头焦距。

(2)该小盒装置不能浸入有机溶剂或洗涤剂中,否则会造成丙烯树脂溶解或洗涤剂在孔内的沉着;也不能放入烘箱烤干,只能用大量流水冲洗干净,再用双蒸水冲洗后自然干燥。

(3)趋化功能测定时,应预试验选择最适白细胞浓度、最适趋化因子浓度。在测定趋化试验结果时,还应注意固定采用一种计数方法(滤膜下表面计数或滤膜内计数法)。

(4)如以动物腹腔中单核-巨噬细胞作为指示细胞时,需在缓冲液中加入小牛血清白蛋白或小牛血清,否则效果不佳;所用滤膜需用PVP处理;单核细胞数和培养时间随滤膜孔径而改变,应事先选择最适条件。

3. 临床意义 趋化运动功能缺陷或低下可见于Wiskot-Aldrich综合征、幼年型牙周炎、糖尿病、烧伤、新生儿、慢性皮肤黏膜白色念珠菌病、高IgE综合征、肌动蛋白功能不全症、chediak-Higashi综合征。临床上还用于评价易感染倾向患者的细胞趋化功能的状况和药物的影响。

4. 方法评述 趋化性是粒细胞到达炎症局部所必需的。本试验是体外检测粒细胞和单核-巨噬细胞趋化性强弱的方法。Boyden小室法因比琼脂糖法敏感,能检测出纳克(ng)水平的趋化因子活性,且需时间短、重复性好而被广泛采用。

(三)吞噬功能检测

1. 原理和方法

(1)墨汁吞噬试验:在一定量的肝素抗凝血中,加入一定量的墨汁,经37℃温育4h,涂片染色后在油镜下计数200个中性粒细胞对墨汁的吞噬情况,并计算吞噬率及吞噬指数。结果判断标准①阴性:细胞内未吞噬墨粒;②阳性:(+)细胞内含有小墨粒1～5个;(++)细胞内含有大小不同墨粒10个左右;(+++)细胞内含有大墨粒10个左右,小墨粒较多;(++++)细胞内含有多数大颗墨粒,并有块状、球状,小墨粒很多,但细胞核清楚。

$$吞噬率(\%) = \frac{吞噬墨粒的中性粒细胞数}{200} \times 100\%$$

$$吞噬指数 = \frac{被吞噬墨粒总数}{200}$$

参考区间:成熟中性粒细胞平均吞噬率74%±15%,平均吞噬指数126±60。

成熟单核细胞平均吞噬率95%±5%,平均吞噬指数313±86。

(2)细菌吞噬试验:分离白细胞悬液,将待测的中性粒细胞与某种可被吞噬而又易于查见计数的颗粒物质如葡萄球菌混合、温育一定时间后,细菌可被中性粒细胞吞噬,涂片染色,细菌被中性粒细胞吞噬可被亚甲蓝染料着色(蓝色)。在油镜下计数200个中性粒细胞吞噬细菌的情况,根据吞噬率和吞噬指数即可反映吞噬细胞的吞噬功能。

$$吞噬率(\%) = \frac{吞噬细菌的中性粒细胞数}{200} \times 100\%$$

$$吞噬指数 = \frac{200个中性粒细胞中吞噬细菌总数}{200}$$

参考区间:吞噬率62.8%±1.4%,吞噬指数1.06±0.05。

2. 质量保证

(1)墨汁吞噬试验:肝素剂量对白细胞的吞噬功能有影响,肝素用量过大,细胞形态异常,吞噬率及吞噬指数降低,肝素用量过少,影响抗凝。肝素用量以每100μl血用0.3U最好。

(2)细菌吞噬试验:血涂片应薄厚均匀适中,避免过薄或过厚;瑞氏染液染色时间不能过长以免染色过重。

3. 临床意义

(1)墨汁吞噬试验可作为机体免疫功能和吞噬功能缺陷病的筛检指标。其反映:①成熟中性粒细胞功能,遗传性中性粒细胞吞噬功能缺陷(如Chediak-Higashi综合征)、慢性粒细胞白血病的成熟中性粒细胞吞噬能力明显减低。②可作为白血病某些亚型的鉴别,急性单核细胞白血病M5a型为弱阳性,M5b型吞噬指数明显增高。急性粒细胞白血病(M2型)、急性淋巴细胞和急性早幼粒细胞白血病的原始及幼稚吞噬试验为阴性。急性粒-单核细胞白血病呈阳性反应,对鉴别有一定价值。

(2)细菌吞噬率、吞噬指数增高,反映中性粒细胞吞噬较强,常见于细菌性感染。对疑有中性粒细胞吞噬功能低下者,吞噬率、吞噬指数和杀菌率均降低,有帮助确诊的价值。

(3)单核-巨噬细胞功能检测对基础理论研究和临床治疗都有重要意义。吞噬细胞吞噬功能低下主要见于各种恶性肿瘤,吞噬率常<45%,手术切除好转后可以上升,故可作为肿瘤患者化疗、放疗、免疫治疗疗效的参考指标。免疫功能低下的患者,吞噬率降低,可作为预测感染发生的概率,并观测疗效、判断预后的指标。

4. 方法评述

(1)墨汁吞噬试验方法简单、实用、经济。临床利用该试验来了解吞噬细胞的吞噬功能,从而协助急性白血病的诊断与鉴别,对急性单核细胞白血病也有初步判断作用。此法可检测吞噬细胞的非特异性吞噬功能。

(2)细菌吞噬试验简单、可靠,可了解中性粒细胞的吞噬功能。

(四)杀伤功能检测

1. 原理和方法

(1)杀菌功能检查:将中性粒细胞、细菌(大肠埃希菌或葡萄球菌)与调理素(或正常新鲜血清)按一定比例混匀,定时(0min、30min、60min 和 90min)用定量白金耳取 $1.0\mu l$ 反应物加至蒸馏水 1ml 中,混匀,取出 0.1ml 涂布于营养琼脂平板表面(也可混匀于营养琼脂 10ml 中做倾注培养)。37℃培养 18h,计算菌落数。以了解杀菌情况。

$$杀菌率(\%) = \left(1 - \frac{作用\ 30min、60min\ 或\ 90min\ 菌落数}{0min\ 菌落数}\right) \times 100\%$$

参考区间:杀菌率:正常人对大肠埃希菌应大于 90%。正常人对金葡菌应大于 85%。

(2)肿瘤细胞杀伤活性试验(H33342 释放法):H33342(Hoechst 33342)为 DNA 的特异性荧光染料,可用其标记肿瘤细胞以检测单核细胞对肿瘤细胞的杀伤效应。被损伤的靶细胞 DNA 断裂后,H33342 释放到上清液中,采用微量荧光仪可定量测定上清液中荧光强度。效应细胞的杀伤活性与靶细胞释放的荧光强度呈正相关。

$$单核细胞杀伤活性(\%) = \frac{实验组\ A\ 值 - 自然释放组\ A\ 值}{最大释放组\ A\ 值 - 自然释放组\ A\ 值} \times 100\%$$

自然释放值:测定单独培养靶细胞上清液荧光强度。

最大释放值:测定靶细胞用 1‰ Triton X-100 裂解后的荧光强度。

2. 质量保证

(1)中性粒细胞内杀菌功能检查(溶细胞法):本试验须考虑不同的研究对象,最好选用相应的细菌(如研究反复发生金葡菌化脓感染的患者,宜用金葡菌;研究易发生念珠菌感染者宜用白色念珠菌)。中性粒细胞、细菌与调理素的比例要合适。一般以 5:4:1 的比例混合。培养的温度应保持稳定。

(2)H33342 释放法:本试验中分离的单核细胞其细胞纯度应大于 90%,细胞活力应大于 95%;虽然高浓度的 H33342 标记靶细胞能获得较高的荧光强度,但对细胞具有一定的毒性作用,因此一般采用即能获得高标记率,又能保持细胞活力的 H33342 浓度($10\mu mol/10^7$ 细胞/ml)作为常规试验浓度。

3. 临床意义

(1)杀菌功能检查:杀菌率增高,反映中性粒细胞杀菌功能的增强,常见于细菌性感染。对疑有中性粒细胞杀菌功能低下者,杀菌率降低,有帮助确诊的价值。

(2)H33342 释放法:增高见于宿主抗移植物反应等;降低见于白血病、恶性肿瘤、艾滋病、免疫缺陷病、病毒感染等。

4. 方法评述

(1)溶细胞法能直接反映细胞杀菌的情况,并能测定血清调理素活性;实验中只需以血清标本代替调理素,简便实用。

(2)H33342 释放法因 H33342 是和 DNA 的碱基序列发生化学结合,具有牢固、结合时间长、荧光不衰退等优点,又由于结合后的 H33342 自发释放低,其结合浓度往往随细胞分裂而减低,因此特别适合观察长时间的细胞杀伤活性。

(五)代谢活性检测

1. 原理和方法

(1)硝基四氮唑蓝还原(NBT)试验:硝基四氮唑蓝是一种易于还原的水溶性淡黄色的活性染料。当中性粒细胞在杀菌过程中,能量消耗剧增,氧的消耗量增加,磷酸已糖旁路(糖分解代谢途径之一)的活力增强。葡萄糖分解的中间代谢产物葡萄糖-6-磷酸经磷酸已糖旁路氧化脱氢而成为磷酸戊糖,所释放的氢被吞入或渗入中性粒细胞内的 NBT 染料接受,使其还原成非水溶性的蓝黑色甲月替颗粒,呈点状或片状沉着在胞质内有酶活性的部位,可在显微镜下观察并计数100个中性粒细胞中NBT阳性细胞数。

参考区间:阴性能还原NBT的中性粒细胞数低于10%。

阳性能还原NBT的中性粒细胞数高于10%。

(2)血清溶菌酶活性试验:溶菌酶能水解革兰阳性球菌的细胞壁乙酰氨基多糖成分,使细胞失去细胞壁而破裂。以对溶菌酶较敏感的微球菌悬液为作用底物,根据微球菌的溶解程度来检测血清或尿中溶菌酶的活性。主要方法有琼脂平板法、比浊测定法及免疫测定法。

参考区间:尿液及脑脊液中溶菌酶为0;血清中:比浊法:(11.8±2.2)mg/L;平板法:(20.4±2.7)mg/L;免疫测定法:10~40mg/L。

2. 质量保证

(1)硝基四氮唑蓝还原试验:NBT原液要过滤,除去未溶解的染料颗粒,否则被吞噬细胞吞噬而影响试验结果;所用的器皿应干净,避免其他因素影响试验结果;血液与NBT溶液要充分混匀;温育的时间应在30min内才能得到准确的结果。

(2)血清溶菌酶活性试验:菌液保存4℃比较稳定;溶菌酶标准液以高浓度4℃保存为佳;每间次溶菌酶样本的测定须同时做标准管与菌液对照管的测定;血清标本4℃保存10d,酶活性基本不变。

3. 临床意义

(1)硝基四氮唑蓝还原试验:①用于中性粒细胞吞噬、杀菌功能异常的过筛鉴别和辅助诊断:如儿童慢性肉芽肿(CGD)、髓过氧化物酶缺乏症和Job氏综合征,上述疾病NBT还原试验阴性。如在涂片中能查出几个出现甲月替沉淀的中性粒细胞即可排除CGD。故本试验可用于这些疾病的过筛试验和辅助诊断。如在涂片中未查出有甲月替沉淀的中性粒细胞而又不能确定是CGD时,可做细菌内毒素激发试验。若NBT阳性细胞仍在10%以下,即可诊断为中性粒细胞吞噬杀菌功能异常。若NBT还原阳性细胞超过29%,即可排除CGD。②用于细菌感染的诊断:全身性细菌感染时,患者的NBT还原阳性细胞增多在10%以上,而病毒感染则在10%以下。但若局部细菌感染而无内毒素等激发白细胞还原NBT的物质入血时,也可在10%以下。此外与是否接受治疗有关,当抗生素和激素治疗后阳性率可降低,因此,NBT试验也可作为评价对细菌感染疗效的指标。

(2)在人体血清中的溶菌酶,主要来自血中的单核细胞、粒细胞和巨噬细胞,单核细胞和巨噬细胞的溶菌酶位于细胞表面,能直接释放入血;中性粒细胞中,其酶主要位于细胞溶酶体中,当胞体崩解时才释放入血。从中幼粒到成熟粒细胞酶活性可随细胞的成熟程度而增高;嗜酸粒细胞,除中幼阶段外,均无此酶活性。淋巴细胞中则含量极低。血清和血浆中的溶菌酶大部分是由破碎的白细胞释放。

血清溶菌酶含量增高:可见于部分急性髓细胞白血病。①急性单核细胞白血病的血清溶菌酶含量明显增高,由于成熟单核细胞溶菌酶的含量很多,因而在周围血中成熟单核细胞的多少,直接影响血清溶菌酶的检测值。②急性粒单核细胞白血病血清溶菌酶含量也有明显增高,其增高程度与白细胞总数有关。在治疗前其含量明显高,表示细胞分化程度较好,预后亦较好。③急性粒细胞白血病的血清溶菌酶的含量可正常或中度增高。

血清溶菌酶含量减低:急性淋巴细胞白血病多数减低,少数正常。慢性粒细胞白血病血清溶菌酶含量正常,但急变时下降。再生障碍性贫血明显降低。

4. 方法评述

(1)硝基四氮唑蓝还原试验简单、快速、易于重复,可用来筛检中性粒细胞吞噬和杀菌功能异常的疾病及鉴别细菌性和病毒性感染的辅助诊断方法,但可能出现假阳性或假阴性;近年报道全血化学发光试验能较好地反映生理条件下中性粒细胞的功能,其敏感性和准确性高于NBT还原试验。

(2)血清溶菌酶活性试验以琼脂平板法、比浊测定法检测酶的活性,免疫测定法检测酶的质量,两者可结合分析。免疫测定法具有特异、灵敏、准确及定量等优点。

(六)粒细胞抗体检测

1. 原理和方法

(1)荧光免疫法检测:受检血清中的抗体和粒细胞结合后,加标记荧光物质的羊抗人IgG血清,可使粒细胞膜显示荧光,然后在荧光显微镜下观察阳性比率和荧光强度。

(2)流式细胞术检测:采用正常人"O"型抗凝血分离出单核细胞和粒细胞,经1%多聚甲醛固定,两者再等量混合制成细胞悬液,加受检血清孵育,再加结合异硫氰酸荧光素(fluoresion isothiocyanate,FITC)和抗人F(ab)$_2$IgG,采用流式细胞分析仪进行分析来检测同种反应性粒细胞抗体。荧光强度与粒细胞抗体量呈线性关系,根据荧光强度的大小即可得出粒细胞抗体的量。

2．质量保证

(1)取新鲜全血,尽快收集血清,冰冻保存。

(2)在检测过程中,微生物或组织的自发性荧光、荧光抗体试剂、正常血清或免疫血清以及荧光抗体技术本身都是非特异性荧光产生的来源,这些非特异性荧光严重地干扰了结果判断,应通过对照进行鉴别和排除,或通过对抗原、抗体、荧光素提纯、调整荧光素抗体结合物二者比例等方面加以排除。

(3)每次洗涤要充分。

(4)荧光染色后的标本最好在当天观察,否则随时间延长荧光强度会逐渐下降,所以标本不能长时间保存。

(5)操作用玻片、吸管均应清洁、消毒。

3．临床意义　粒细胞抗体阳性反应表示被检血清中存在粒细胞抗体,可用于确诊免疫性粒细胞减少症。

4．方法评述　荧光免疫法敏感性较好,特异性强,在临床上常作为确诊免疫性粒细胞减少症的方法,但本法不易保存,且需要荧光显微镜,结果判断易受主观因素的影响。流式细胞术检测自动化程度高、重复性好,能对粒细胞抗体做半定量、定量检测,对抗体类型进行分析也十分方便。

二、淋巴细胞代谢与功能检测

(一)淋巴细胞增殖试验

1．原理和方法　本试验又称淋巴细胞转化试验。淋巴细胞在体外经某种物质刺激,细胞代谢和形态相继发生变化,主要表现为短时间内细胞表面电荷即起变化,数小时后细胞内酶活化,在24～48h细胞内蛋白质和核酸合成增加,从而产生一系列增殖的变化,如细胞变大、细胞质扩大、出现空泡、核仁明显、染色质疏松、淋巴细胞转变成母细胞。因此这种淋巴细胞增殖又称淋巴母细胞转化(lymphoblast transformation)。淋巴细胞增殖反应既可通过形态学观察计数,也可用^{3}H-TdR掺入法检测细胞内DNA合成量的增加,据此判断出淋巴细胞对有关刺激的反应性与功能状态。该试验有形态计数法和核素计数法两种。

参考区间　形态计数法:T细胞转化率60.1%±7.6%;40%～50%为转化偏低,低于40%为转化低下。核素法:SI>2为有意义,<2为淋巴细胞转化率降低。

2．质量保证

(1)检测中应注意:①操作中严格无菌。②T细胞增殖所用刺激物为植物血细胞凝集素(PHA),B细胞用美州商陆(PWM)或细菌脂多糖。③刺激物的用量须适宜,过多则培养时易发生红细胞聚集成团;过少会减缓或不能刺激淋巴细胞增殖。④培养液的pH一般应在7.4左右,培养结束时可下降0.5左右。过酸或过碱均会影响细胞的转化。

(2)采用形态计数法时,由于推片中转化细胞分布不匀,愈近末梢,转化细胞愈多,故应选择合适区域进行计数。核素法每次测定必须做正常对照;每个血样品必须做未加PHA刺激的对照;且必须固定^{3}H-TdR放射比活性和放射性浓度,并使每次测定方法和条件保持一致。

3．临床意义　淋巴细胞转化试验是判断T细胞功能的一项常用的非特异性体外免疫学检测指标,降低常见于细胞免疫缺陷或细胞免疫功能低下者,如恶性肿瘤、淋巴瘤、重症结核、肝硬化等。Down综合征转化率可增高。

4．方法评述　形态计数学方法简便易行,便于基层实验室推广采用,但判读结果受主观因素影响较大,有些细胞形态难以确认,因此重复性和可靠性较差。核素法由于对照管组和刺激组实验条件一致,故用刺激指数(SI)表示淋巴细胞增殖能力可以减少可变因素的干扰,但对照组同位素掺入量的增加或减少,能使SI发生明显变动,以致有时不能反映真实的增殖情况,因此最好同时参照对照组和实验组的cpm加以判断。值得强调的是目前配制的PHA多为最适浓度,在该条件下,功能略逊的细胞仍有应答能力。如同时采用最适和亚适浓度,一些细胞免疫功能较低的T细胞对亚适浓度的PHA则缺乏或仅呈极弱的应答,故在一定程度上可识别出应答功能较差的T细胞群。

(二)T细胞介导的细胞毒试验

1．原理和方法

(1)核素法:一般采用^{51}Cr释放法,以细胞毒指数或^{51}Cr释放率表示T细胞的细胞毒活性。其中^{51}Cr释放法原理如下:用Na$_2$^{51}CrO$_4$标记靶细胞,若效应细胞损伤靶细胞,^{51}Cr将释放进入上清

液,检测上清液中的每分钟放射性活性(cpm 值),即可计算出效应细胞对靶细胞的杀伤活性。特异性杀伤活性的计算用细胞毒性百分比表示:

细胞毒性(%)=[(实验组 cpm－自然释放组 cpm)/(最大释放组 cpm－自然释放组 cpm)]×100%

用溶解单位(lytic unit,LU)表示:一个 LU 是指能溶解一定数量靶细胞的效应细胞数。通常将能溶解 30% 靶细胞的效应细胞数定位一个 LU。结果以 10^6 个效应细胞所具有的 LU 数表示:LU30/10^6细胞 = 10^6/[(E:T30)×(每孔靶细胞数)] E:T30 是该效靶比时效应细胞能杀伤 30% 靶细胞。

(2)流式细胞仪法:分为 PE-mAb/FITC-annexin V 荧光标记法、DIOC18(3)/碘化丙锭(PI)荧光标记法和 PKH-26/CFSE 荧光标记法等。

PE-mAb/FITC-annexin V 荧光标记法:正常细胞的磷脂酰丝氨(phosphatidylserine,PS)位于细胞膜内表面,细胞凋亡时翻转露于膜外侧,可与 annexin V 高亲和力结合。将效应细胞与靶细胞充分共育后,用 PE 结合的效应细胞特异性单克隆抗体(如 CD8-PE)标记效应细胞(不能与 PE-mABA 结合的细胞即为靶细胞),再用 FITC-annexin V 标记凋亡靶细胞,用流式细胞仪区分并定量此三类不同的细胞群,即可计算出效应细胞杀伤靶细胞的百分数。

DIOC18(3)/碘化丙锭(PI)荧光标记法:用 DIOC18(3)(3,3-dioctadecyloxacarbocyanine perchlorate)标记靶细胞膜,用红色荧光核染料 PI(propidium iodide)标记效应细胞和死亡靶细胞,通过流式细胞分析可清楚区分两类细胞。

PKH-26/CFSE 荧光标记法:采用 PKH26 和 CFSE 双示法可有效地标记和区分靶细胞,通过流式细胞可进行分析和检测。

(3)报告基因转染法:应用基因转染技术将原核或真核生物的报告酶如 β-半孔糖苷酶(βgalactosidase,βgal)或荧光素酶(luciferase,luc)基因转染靶细胞,建立稳定转染靶细胞系,以此测定 CTL、NK 细胞及药物介导的细胞毒和细胞凋亡。通过测定释放入培养液中报告酶活性(代表靶细胞死亡数目),可以计算效应细胞杀伤靶细胞百分数。其中 βgal 半衰期较 luc 长,应用较为方便。

(4)MTT(或 MTS)还原法:本法根据细胞代谢活动与活细胞数直接成比例的原理,通过测定靶细胞代谢活性的减少来反映效应细胞所致靶细胞的死亡。氧化型 MTT 进入细胞后被线粒体脱氢酶还原生成蓝色 formazan 颗粒,经溶剂溶解后比色定量,其颜色深浅直接与活细胞数有关,与靶细胞对照孔比较可计算效应细胞杀伤靶细胞百分数。

2. 质量保证

(1)无论采用何种试验方法,靶细胞的质量是影响细胞标记率、自然释放率及实验稳定性的重要因素。一般要求靶细胞的自然释放率小于 10%。

(2)吸取细胞上清液时,应尽可能不吸动沉淀。

(3)进行核素释放试验时,各管(孔)加入的靶细胞不能过少,且靶细胞的核素标记率也不能太低,否则会增加实验误差。

(4)用核素标记靶细胞时,每次实验应根据 ^{51}Cr 和 ^{125}I-UdR 的半衰期适当调整需要的核素用量。

3. 临床意义 T 细胞介导的细胞毒性(lymphocytemediatedcytotoxicity,LMC)是细胞毒性 T 细胞(CTL)的特性,凡致敏的 T 细胞再次遇相应靶细胞抗原,可表现出对靶细胞的破坏和溶解作用,它是评价机体细胞免疫水平的一种常用指标,特别是测定肿瘤患者 CTL 杀伤肿瘤细胞的能力,常作为判断预后和观察疗效的指标之一。

4. 方法评述

(1)^{51}Cr 释放法结果准确、重复性好,但也存在以下不足:①使用放射性的 ^{51}Cr 不利于安全操作及废物处置,且需特殊测定仪器;②^{51}Cr 自发释放率高,常因不同靶细胞标记效率变化差别大而影响结果判定;③^{51}Cr 半衰期(27.8d),无法用于需多次测定的动物实验;④细胞共育时间短而试验操作步骤多,不能在单个细胞水平进行测定。

(2)在流式细胞分析法中,PE-mAb/FITC-annexin V 荧光标记法:①简单快捷,无须预标记,直接将上 2 种试剂加入测定管即可;②与 ^{51}Cr 法相关性好($r=0.989$),在早期时段更为灵敏,还可再进行分析,尤其适用于动力学分析;③可允许效应细胞(E)与靶细胞(T)长时间共育,对探讨 E 通过合成及分泌某些细胞因子(如 TNF)而杀伤靶细胞的机制性研究特别有利。DIOC18(3)/碘化丙锭(PI)荧光标记法简单易行,与 ^{51}Cr 释放法同样敏感可信,重复性和相关性很好,另一优点是可用新制备的脾细胞作靶细胞,不再需要培养及活化靶细胞,还可测多种动物的 NK 活性。PKH-26/CFSE 荧光标记法其标记靶细胞后的自发释放仅为 ^{51}Cr 释放法的 1/40,因此可更准确地评价及检测少量 CTL 介导的细胞溶解。平行试验结果显示本法与 ^{51}Cr 释放法明显相关($r^2=0.998$,$P<0.000\,1$),对进一步研究效应细胞溶解细胞的机制具有应用价值。

(3)报告基因转染法的优点在于:①灵敏度高,自发释放背景低;②用不同报告基因转染的细胞系可同时测定杀伤活性,结果互不干扰,还可通过转基因小鼠进行在 CTL 活性研究;③用不同的基因调控元件(如组织特异性的或活性可诱导的启动子)控制报告基因的表达,可进一步深入进行机制研究。其主要不足是建立报告基因稳定转染细胞系费时费力,而且报告基因在有些靶细胞难以转染或表达。

(4)MTT(或 MTS)还原法简便易行,无须预标靶细胞,与 ^{51}Cr 释放法比较相关性好,还可测定淋巴细胞增殖活性和 NK 细胞活性。MTT 类似物 MTS 在细胞内还原的 formazan 产物具有水溶性,性质较稳定,其测定简单快捷,特别适合于大批量测定。但微生物污染可导致本法假阳性结果。

(三)B 细胞生成免疫球蛋白能力检测

1. 原理和方法

(1)放射免疫自显影测定:常用 Hochwald 方法。将切成薄片的淋巴组织或细胞,用加入 ^{14}C-氨基酸的培养液培养后,取培养上清液所产生的 Ig 或抗体,用免疫电泳法使其与各种抗 Ig 血清发生反应而产生沉淀线。将高灵敏度的 X 线胶片与其紧密接触,进行放射自显影。在检出 Ig 的同时,并能确定其类别。

(2)溶血空斑形成试验:①直接检测法。将绵羊红细胞(SRBC)免疫小鼠,4d 后取出脾细胞,加入 SRBC 及补体,混合在温热的琼脂溶液中,浇在平皿内或玻片上,使其成一薄层,置 37℃ 温育。由于脾细胞内的抗体生成细胞可释放抗 SRBC 抗体,使其周围的 SRBC 致敏,在补体参与下导致 SRBC 溶血,形成一个肉眼可见的圆形透明溶血区而成为溶血空斑(plaque)。每一个空斑表示一个抗体形成细胞,空斑大小表示抗体生成细胞产生抗体的多少。②间接检测法。在小鼠脾细胞和 SRBC 混合时,再加抗鼠 Ig 抗体(如兔抗鼠 Ig),使抗体生成细胞所产生的 IgG 或 IgA 与抗 Ig 抗体结合成复合物,此时能活化补体导致溶血,称间接空斑试验。③SPA-SRBC 溶血空斑试验。加入抗人 Ig 抗体,可与产生的免疫球蛋白的被检细胞结合形成复合物;以 SPA 包被 SRBC 作为指示细胞,复合物上的 Fc 段可与连接在 SRBC 上的 SPA 结合,同时激活补体,使 SRBC 溶解形成空斑。

2. 质量保证

(1)放射免疫自显影测定法中应使用特异且活性高的 ^{14}C-氨基酸,常用 ^{14}C-缬氨酸代替异亮氨酸较好;因在沉淀线上可能产生非特异性而被标记,故应同时将正常绵羊抗血清通过与人球蛋白结合的 Sepharose-4B 免疫吸附柱,与绵羊抗人 Ig 血清做对比,以测定非特异性的沉淀;由于培养细胞的条件不同,测定的误差较大,所以必须就培养条件设计严格的对照。

(2)进行溶血空斑形成试验时,应注意:①洗涤脾细胞所用的 HanK's 液的 pH 对脾细胞分泌抗体十分重要。②绵羊细胞要新鲜,若发现形态改变或颜色褐色时应弃去不用。③绵羊红细胞洗涤次数不宜超过 3 次,离心速度应在 2000 转/min 之内。④脾细胞悬液制备过程应在冰浴中进行,以保持脾细胞的活力。⑤倒制琼脂平板时,放置水平台上,以免琼脂厚薄不均,同时应防止气泡。⑥计数空斑数时力求克服主观性。

3. 临床意义

(1)淋巴细胞产生免疫球蛋白能力的测定,主要用于研究与 B 细胞的分化及 Ig 产生有关的 T 细胞和巨噬细胞的辅助功能及抑制功能;亦可用于检查 Ig 亚单位的合成及分泌,检测淋巴系统肿瘤细胞的 Ig 或其亚单位的合成能力,可作为诊断 B 细胞系统肿瘤的依据;某些肿瘤细胞或其所产生的因子亦被用于研究对 Ig 合成系统的辅助或抑制作用。

(2)溶血空斑形成试验是体外检测和计数 B 细胞功能的一种常用方法,反映 B 细胞产生抗体的功能。该试验可用于探讨机体免疫机制,研究药物对机体免疫功能的影响,分析判断药物的疗效和副作用等。

4. 方法评述 直接法所测到的细胞为 IgM 生成细胞,其他类型 Ig 由于溶血效应较低,不易检测,直接和间接空斑形成试验都只能检测抗红细胞抗体的产生细胞,而且需要事先免疫,难以检测人类的抗体产生情况。SPA-SRBC 溶血空斑试验是一种非红细胞抗体溶血空斑试验,可用于检测人类外周血中的 IgG 产生细胞,与抗体的特异性无关,从而提高了敏感度和应用范围。

(四)NK 细胞活性检测

1. 原理和方法 NK 细胞表面存在 CD2、CD11b、CD11c、CD16、CD56 和 CD69 等多种抗原,

但均非NK细胞所特有,因此现今虽可用CD系列抗原为指标鉴定和计数NK细胞,但检测NK细胞活性来研究不同疾病状态下NK细胞的杀伤功能也是常用的检测手段。NK细胞既可在识别靶细胞后通过其胞质颗粒释放一些杀伤介质而达到杀伤靶细胞的作用,也可通过抗体依赖的细胞介导的细胞毒作用而直接杀伤靶细胞。检测人的NK细胞活性常用的靶细胞为体外传代细胞株K562,检测小鼠NK细胞活性常用的靶细胞是YAC-1细胞株。效应细胞一般是用常规方法分离人外周血单个核细胞或小鼠脾细胞。体外检测NK细胞活性的方法多种多样,各有其优缺点。

(1)形态法:将效应细胞与靶细胞按一定比例混合共育,继而用台盼蓝或伊红Y等活细胞拒染的染料处理,然后分别计数着染的死细胞和不着染的活细胞,由此推算NK的细胞的杀伤活性。

(2)酶释法:将一定比例的效应细胞和靶细胞共温一段时间后,离心沉淀,取上清液检测靶细胞遭破坏后释放的乳酸脱氢酶或碱性磷酸酶含量。

(3)荧光法:用荧光素标记靶细胞,经与效应细胞共温2h后,离心去上清液,用荧光计检测剩余的活靶细胞的荧光。

(4)核素法:分为胞质释放法和胞核释放法。胞质释放法常用^{51}Cr释放法。^{51}Cr透过细胞膜与胞质中小分子蛋白质结合,一旦细胞膜遭破坏,核素随蛋白质外溢,并且不会被完整的细胞再度摄入。胞核释放法常用^{3}H-TdR或^{125}I-UdR作为DNA合成的前体物,可被摄入靶细胞核内。当效应细胞和靶细胞共温后,用胰酸和DNA酶处理可使遭破坏的胞核内容物释放。

(5)化学发光法:当效应细胞与靶细胞接触时,效应细胞呼吸爆发,生成极不稳定的O_2^-和OH^-等,放出光子,在发光剂存在的条件下,可被电倍增管接受和计数,发光量与NK细胞杀伤能力相关。

2. 质量保证 ①无论采用何种实验方法,靶细胞的质量是影响细胞标记率、自然释放率及实验稳定性的重要因素。一般要求靶细胞的自然释放率小于10%。②吸取细胞上清液时,应尽可能不吸动沉淀。③进行核素释放试验时,各管(孔)加入的靶细胞不能太少,且靶细胞的核素标记率也不能太低,否则会增加试验误差。④用核素标记靶细胞时,每次试验应根据^{51}Cr和^{125}I-UdR的半衰期适当调整需要的核素用量。此外,应用核素释放法时,应注意试验防护和环境污染等问题。

3. 临床意义

(1)活性升高:常见于病毒感染的早期、Down综合征、接受器官移植、骨髓移植的患者等及免疫增强剂治疗患者。

(2)活性降低:常见于恶性肿瘤、重症联合免疫缺陷病,AIDS和免疫抑制药治疗等。

4. 方法评述

(1)形态法简便,易于掌握,但判断死细胞与活细胞不免带有检测者的主观因素,也无法计数轻微损伤的细胞。

(2)酶稀释法经济、快速简便,但可定量。缺点是靶细胞内碱性磷酸酶含量低或因某些未死亡细胞能自行释放,从而影响灵敏度和特异性。此外乳酸脱氢酶分子较大,仅当靶细胞膜完全被破坏时才释放,故不能较早地反映效应的功能。

(3)荧光法实验时间短,效靶细胞仅需共温2h,检测速度快,特异性强。缺点是活细胞释放的荧光常被效应细胞和培养液等所淬灭。另外,荧光分析法常遇细胞自然释放率高,荧光本底强,影响灵敏度。为克服上述障碍,用时间分辨荧光免疫分析,将靶细胞用镧系元素铕(Eu^{3+})的螯合物标记,按同法与效应细胞共温后,用时间分辨荧光计检测荧光,可除去非特异性荧光本底。

(4)胞质释放法操作简便、快速能定量,缺点是自然释放率高,所需靶细胞数量多,^{51}Cr半衰期短。近年有用^{111}In(铟)检测NK细胞活性,优点是标记率高,用量微,以γ射线放射,可释放90%的自身能量,比^{51}Cr高10倍,自然释放率低,仅为^{51}Cr的一半。胞核释放法自然释放率比^{51}Cr低,半衰期较长,方法的敏感性高,故被大多数实验室所采用。

(陈永玲 王昌富)

■ 参考文献

沈关心主编.2002.现代免疫学实验技术.第2版.武汉:湖北科学技术出版社.

谭齐贤主编.2006.临床血液学和血液检验.第3版.北京:人民卫生出版社.

王鸿利主编.2007.现代实验诊断学.上海:上海世界图书出版公司.

许文荣主编.2006.临床血液学和血液检验实验指导.第2版.北京:人民卫生出版社.

张之南主编.2005.血液病学.北京：人民卫生出版社.

张之南主编.2007.血液病诊断及疗效标准.第3版.北京：科学出版社.

Barbara J. 2004.Bain, A Beginner's Guide to Blood Cells.2nd Edition.Blackwell Publishing Limited.

Marshall A.2005. Lichtman, Ernest Beutler, Thomas J. Kipps, et al.Williams Hematology, 7th Edition. The McGraw-Hill Companies.

Ronald Hoffman, Edward J, Benz Jr, et al. 2000. Hematology basic principles and practice. 3rd Edition. Harconrt Publishers Limited.

第20章

出血病与血栓病的诊断

大 纲

检验技师

掌握 血栓与止血的基本理论,常用的实验室检测及其在疾病诊断中的评价。

熟悉 常见的出血病与血栓病的实验室指标的改变。

检验医师

掌握 血栓与止血的基本理论,常见的出血病与血栓病的实验室指标的改变和治疗原则。

熟悉 常用血栓与止血实验室检测指标及其在疾病诊断中的评价。

血栓病和出血病是临床的常见病和多发病,可以分为遗传性和获得性两大类。二者分别以先天性及获得性抗凝因子和凝血因子缺陷为特征,导致全身各部位的血栓形成或出血症状,严重者可以危及生命。这两类疾病的诊断中实验诊断占有相当重要的地位。通过检测,不仅可以明确诊断,相关指标更可以在治疗中起到疗效监测的作用。

第一节 基本理论

正常情况下,血液在血管内流动,不会溢出血管外引起出血,也不会在血管内凝固引起血栓,这与人体具有完善的止血和抗凝血功能有关。病理情况下,由于这种功能发生异常,便可引起出血或血栓形成。本节就出血和血栓的发生机制作一概述。

一、血管壁的止血作用

完整的血管壁对防止出血有着重要作用,当血管壁的结构发生缺陷或受到损伤时便会引起出血。

(一)血管壁的结构和调控

1. 结构 参与止血作用的血管主要是小动脉、小静脉、毛细血管和微循环血管,其基本结构可分为内膜层、中膜层和外膜层。

(1)内膜层:由内皮细胞组成。它含血管性血友病因子(von Willebrand Factor, vWF)、组织纤溶酶原激活物(tissue plasminogen activator, t-PA)、纤维连接蛋白(fibronectin, Fn)、层素(laminin, Ln)、纤溶酶原激活剂抑制剂-1(plasmonogen activator inhibitor-1, PAI-1)和凝血酶调节蛋白(thrombomodulin, TM)等。内皮细胞表面有糖萼(glycocalyx),它是多种受体所在的部位。内皮细胞之间由黏合性物质连接,这是内皮细胞信息传递和维持血管通透性的物质基础。

(2)中膜层:介于内皮细胞和外膜层之间的血管壁结构,包括基底膜、微纤维、胶原、平滑肌和弹性纤维等。基底膜是一种胶原蛋白,作用为支撑内皮细胞及诱导血小板黏附和聚集,并可启动内、外源凝血途径;平滑肌和弹力纤维参与血管的收缩功能。

此外,内皮细胞和中膜层还含有组织因子(tissue factor, TF)、前列环素(prostacyclin, PGI_2)合成酶和ADP酶等。

(3)外膜层:由结缔组织构成,是血管壁与组织之间的分界层。

2. 调控 血管的收缩、舒张反应受神经和体液调控。

(1)神经调控:血管壁中的平滑肌受神经的支

配,当神经张力增强时,血管收缩;张力减弱时,血管扩张,这些都是通过神经轴突反射来实现的。

(2)体液调控:内皮细胞产生的内皮素-1(endothelin-1,ET-1)、血管紧张素等活性物质可致血管收缩;内皮细胞产生的 PGI_2、内皮细胞松弛因子(endothelial cell-derived relaxing factor,EDRF)有扩张血管的作用。此外,还有其他调控血管舒缩反应的体液活性物质。

(二)血管壁的止血功能

小血管受损后的止血主要通过下列功能实现。

1. 增强收缩反应　当小血管受损时,通过神经轴突反射和收缩血管的活性物质如儿茶酚胺、血管紧张素、血栓烷 A_2(thromboxane A_2,TXA_2)、5-羟色胺(5-hydroxytryptamine,5-HT)和 ET 等使受损的血管发生收缩。损伤血管壁相互贴近,伤口缩小,血流减慢,凝血物质积累,局部血黏度增高,有利于止血。

2. 激活血小板　小血管损伤后,血管内皮下组分暴露,致使血小板发生黏附、聚集和释放反应,结果在损伤的局部形成血小板血栓,堵塞伤口,也有利于止血。

3. 激活凝血系统　小血管损伤后,内皮下组分暴露,激活因子Ⅻ,启动内源凝血系统;释放组织因子,启动外源凝血系统。最后在损伤局部形成纤维蛋白凝血块,堵塞伤口,有利于止血。

4. 增高局部血黏度　血管壁损伤后,通过激活因子Ⅻ和激肽释放酶原,生成激肽(kinin),激活的血小板释放出血管通透性因子。激肽和血管通透性因子使局部血管通透性增加,血浆外渗,血液浓缩,血黏度增高,血流减慢,有利于止血。

综上所述,血管壁的止血作用可总结于图 20-1。

二、血小板的止血作用

(一)血小板结构和生化组成

电子显微镜(电镜)下,血小板分为表面结构、骨架、细胞器和特殊膜系统等 4 部分,现结合它们的生化组成作一概述。

1. 表面结构和生化组成　正常血小板表面光滑,有些小的凹陷是开放管道系统(open canalicular system,OCS)的开口。表面结构主要由细胞外衣(exterior coat)和细胞膜组成。细胞外衣(糖萼)覆盖于血小板的外表面,主要由糖蛋白(glycoprotein,GP)的糖链部分组成,是许多血小板膜受体(如 ADP、肾上腺素、胶原、凝血酶等)所在部位。细胞膜主要由蛋白质(包括糖蛋白)和脂质(包括糖脂)组成。

(1)膜脂质:磷脂占总脂质量的 75%~80%,胆固醇占 20%~25%,糖脂占 2%~5%。磷脂主要由鞘磷脂(sphingomyelin,SPH)和甘油磷脂组成,后者包括磷脂酰胆碱(phosphatidylcholine,PC)、磷脂酰乙醇胺(phosphatidylethanolamine,PE)、磷脂酰丝氨酸(phosphatidylserine,PS)、磷脂酰肌醇(phosphatidylinositol,PI)以及少量溶血卵磷脂等。各磷脂在血小板膜两侧呈不对称分布。在血小板未活化时,SPH、PC 和 PE 主要分布在质膜的外侧面,而 PS 主要分布在内侧面;血小板被激活时,PS 转向外侧面,可能成为血小板第 3 因子(platelet factor 3,PF_3)。

(2)膜蛋白:血小板膜含有多种蛋白质,主要是糖蛋白。

1)GPⅠb-Ⅸ复合物:它由 GPⅠb 和 GPⅨ两个亚单位组成,其基因位于第 17 号染色体短臂上。GPⅡb-Ⅸ对血小板黏附功能有着重要作用。

2)GPⅡb-Ⅲa 复合物:它由 GPⅡb 和 GPⅢa 所组成。其基因位于第 17 号染色体长臂上。GPⅡb 由α链和β链以二硫链相连接而成,GPⅢa 为单一肽链,它们与血小板聚集功能有关。

3)其他 GP:如 GPⅠa-Ⅱa 复合物,由 GPⅠa 和 GPⅡa 组成,是胶原的受体。GPⅠc-Ⅱa 复合物,由 GPⅠc 和Ⅱa 结合而成,可能是 Fn 的受体。GPⅣ是单一肽链,是凝血酶敏感蛋白(TSP)的受体。GPⅤ,与 GPⅠb-Ⅸ相似,参与血小板黏附功能发挥。

4)其他:血小板质膜上还有 Na^+-K^+ ATP 酶(钠泵)、$Ca^{2+}-Mg^{2+}-ATP$ 酶(钙泵)和其他阴离子泵,它们对维持血小板膜内外的离子梯度和平衡起着重要作用。

2. 骨架系统和收缩蛋白　电镜下,血小板的胞质中可见微管、微丝及膜下细丝等。它们构成血小板的骨架系统,在维持血小板的形态、释放反应和收缩中起重要作用。

(1)微管(microtubes):呈束状排列于血小板的包膜下。它由微管蛋白(tubalin)排列成细丝状微丝,再由后者围成微管,对维持血小板的形状有着重要作用。

(2)微丝(microfilaments):微丝主要由肌动蛋白细丝及肌球蛋白粗丝组成。肌动蛋白和肌球蛋白构成血小板收缩蛋白,其作用是参与血小板收缩

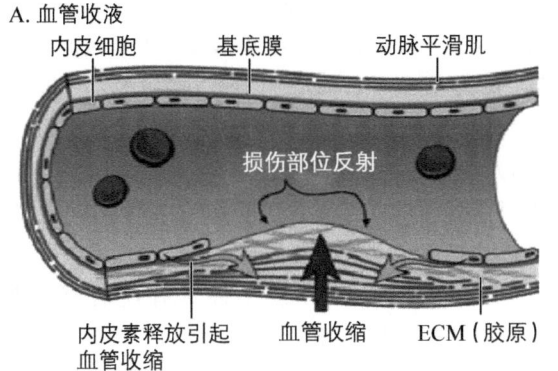
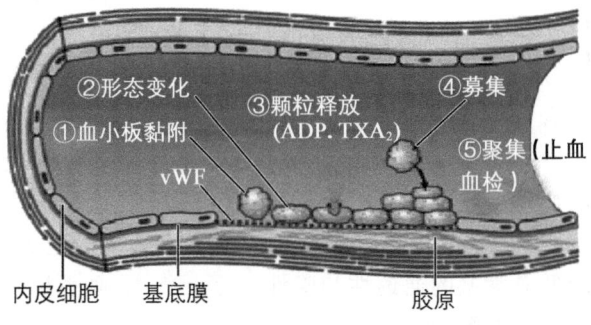
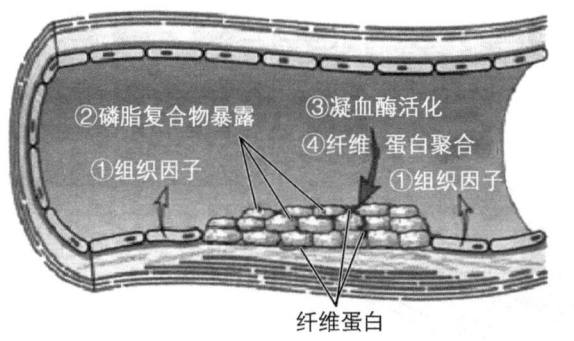

图 20-1 血管壁的止血作用

活动、伪足形成和释放反应。

3. 细胞器和内容物　电镜下血小板内有许多细胞器,其中最为重要的是 α 颗粒、致密颗粒和溶酶体颗粒 3 种。

(1)致密颗粒(δ颗粒)含有下列活性物质。

1)ATP 和 ADP:血小板被激活时,ADP 由致密颗粒中释放至血浆,是促进血小板聚集和释放的重要物质;ATP 是维持血小板形态、功能和代谢活动所需能量的来源。

2)5-HT:当血小板受到凝血酶刺激时,5-HT 释放到血浆,促进血小板聚集和血管收缩。

(2)α 颗粒内含下列活性物质:

1)β-血小板球蛋白(β-thromboglobulin,β-TG)是血小板特异的蛋白质。它抑制血管内皮细胞产生 PGI_2,间接促进血小板聚集和血栓形成。当血小板被激活,β-TG 从 α 颗粒中释出,使血浆 β-TG 含量升高。

2)血小板第 4 因子(platelet factor 4,PF_4)是血小板又一特异的蛋白质。PF_4 的作用是中和肝素的抗凝活性,促进血栓形成。

3)凝血酶敏感蛋白(thrombospondin,TSP)是一种糖蛋白,主要存在于血小板 α 颗粒、血管内皮细胞、巨噬细胞、平滑肌细胞及纤维细胞等,故 TSP 不是血小板特异蛋白质,它有促进血小板聚集的作用。

4)血小板衍生生长因子(platelet derived growth factor,PDGF)是一种碱性糖蛋白,来自巨核细胞,存在于血小板 α 颗粒中。PDGF 的作用是刺激 DNA 合成和细胞增殖,促进细胞生长;促进细胞内胆固醇脂化,增强细胞对低密度脂蛋白的反应性,最终可导致动脉粥样硬化斑块的形成。

(3)溶酶体颗粒(λ 颗粒):内含多种酸性水解酶及组织蛋白酶,是血小板的消化结构。

4. 特殊膜系统和生化组成　血小板的特殊膜系统主要包含开放管道系统及致密管道系统。

(1)开放管道系统(open canalicular system, OCS):是血小板膜凹于血小板内部形成的管道系统。它是血小板内与血浆中物质交换的通道,在释放反应中血小板储存颗粒内容物经 OCS 排至细胞外。

(2)致密管道系统(dense tubular system, DTS):散在分布于血小板胞质中,不与外界相通。它参与花生四烯酸代谢、前列腺素合成、血小板收缩活动和血小板释放反应。

(二)血小板的止血功能

1. 黏附功能(platelet adhesion)　指血小板黏着于血管内皮下组分或其他异物表面的功能。受损血管内皮下成分暴露时,血液中 vWF、内皮下成分和血小板 GPIb-Ⅸ复合物结合,导致血小板黏附反应。

2. 聚集功能　血小板聚集(platelet aggregation)指血小板与血小板之间相互黏附形成血小板团的功能。在 Ca^{2+} 存在的条件下,激活的血小板以其 GPⅡb/Ⅲa 与纤维蛋白原(Fg)结合,血小板发生聚集。血小板聚集有两种类型:①第一相聚集(初级聚集):指由外源性致聚剂诱导的聚集反应;②第二相聚集(次级聚集):指由血小板释放的 ADP 诱导的聚集。

3. 释放反应 在诱导剂作用下,血小板贮存颗粒中的内容物通过 OCS 释放到血小板外的过程称为释放(分泌)反应(platelet release reaction)。

常用诱导剂有 ADP、肾上腺素、5-HT、花生四烯酸、凝血酶、胶原等。诱导剂作用于血小板膜上的相应受体,释出 Ca^{2+} 促进肌球蛋白聚合形成微丝。肌动蛋白微丝和肌球蛋白微丝相互作用,收缩蛋白使储存颗粒移向中央,储存颗粒膜与 OCS 膜融合,颗粒内容物经 OCS 向外释放。

4. 促凝功能 指血小板参与血液凝固的过程。

(1) PF_3 的促凝活性:血小板激活时,PF_3 参与因子 Ⅸa-Ⅷa-Ca^{2+} 复合物和因子 Xa-Va-Ca^{2+} 复合物的形成,这两种复合物分别参与因子 X 的活化及凝血酶原酶的生成。

(2) 接触产物生成活性(contact product-forming activity,CPFA):血小板受 ADP 或胶原刺激时,CPFA 从血小板膜磷脂成分中释出,激活因子 Ⅺ,参与始动凝血反应。

(3) 胶原诱导的凝血活性(collegen induced coagulant activity,CICA):血小板受 ADP 或胶原刺激时,CICA 从血小板膜磷脂成分中释出,激活因子 Ⅺ,参与内源凝血途径。

(4) α 颗粒中凝血因子的释放:血小板激活时,α 颗粒中所含的 FV、Fg 和 FⅪ 等均可释放至血浆,参与凝血过程。

5. 血块收缩功能 血小板具有使血凝块收缩的作用,其机制是:激活的血小板由于肌动蛋白细丝和肌球蛋白粗丝的相互作用,使血小板伸出伪足。伪足向心性收缩,纤维蛋白束弯曲,存留在纤维蛋白网间隙内的血清被挤出,血凝块缩小并得以加固。血凝块的收缩,有利于伤口的缩小和愈合。

6. 维护血管内皮的完整性 血小板能充填受损血管内皮细胞脱落所造成的空隙,参与血管内皮细胞的再生和修复过程,故能增加血管壁的抗力,减低血管壁的通透性和脆性。综上所述,血小板止血功能见图20-2。

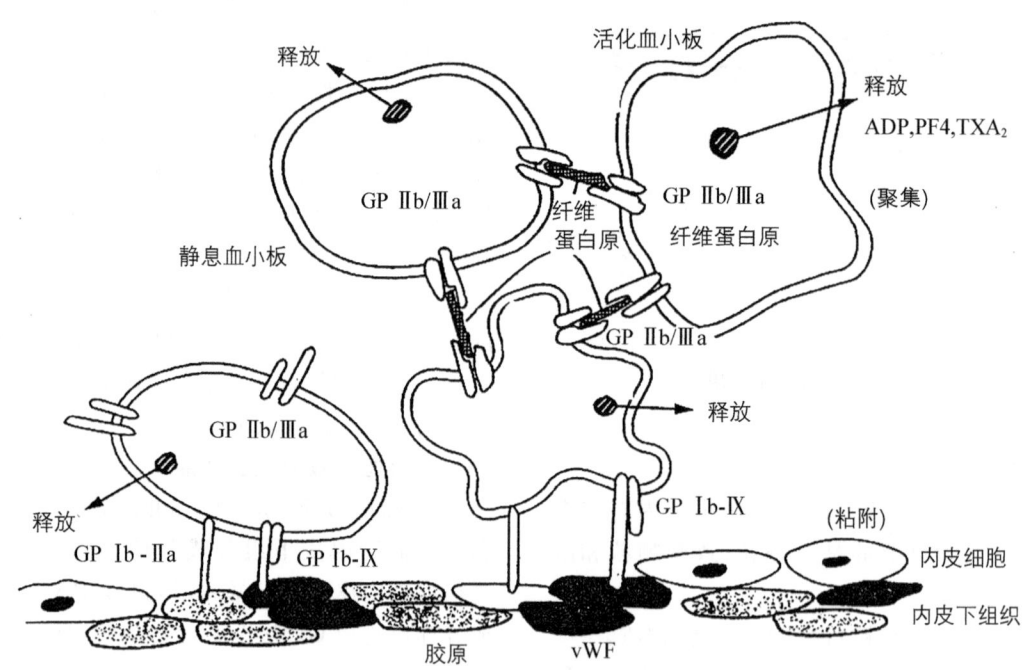

图 20-2 血小板止血功能

三、血液凝固机制

血液由流动的液体状态转变成不流动的凝胶状态称为血液凝固。血液凝固是生理性止血功能的重要组成部分。

(一)凝血因子特性

凝血因子(coagulable factor,F)或称凝血蛋白(coagulable protein)迄今至少有 14 种,包括经典凝血因子 12 个和激肽系统的 2 个。国际凝血因子命名委员会规定经典凝血因子以罗马数字命名。除 FⅣ 是无机钙离子(Ca^{2+})外,其余均是蛋白质;除 F

Ⅲ存在于组织外,其余均存在于血浆中。FⅥ是FV的活化形式,已被废除。凝血因子的理化特性列于表20-1。

(二)凝血机制

20世纪60年代初期,Davis与Ratnoff等提出了凝血瀑布学说,认为血液凝固是一系列活化凝血因子的酶促反应过程,每个凝血因子都被其前因子所激活,最后生成纤维蛋白。凝血过程一般被分为内源性凝血途径和外源性凝血途径(其中包括凝血的共同途径),两条凝血途径的主要区别在于启动方式及参加的凝血因子不同,结果形成两条不同的因子Ⅹ激活通路。两条凝血途径并不是各自完全独立,而使相互密切联系,在机体的整个凝血过程中发挥着不同的作用。

1. **内源凝血途径(intrinsic pathway)** 是指由FⅫ被激活到FⅨa-Ⅷa-Ca^{2+}-PF_3复合物形成过程。

(1)因子Ⅻ的激活:①固相激活。FⅫ与带负电荷的物质(如体内的胶原、微纤维、基底膜、长链脂肪酸等,或体外的玻璃、白陶土、硅藻土等)接触后,分子构型发生改变,活性部位暴露,成为活化因子Ⅻ(FⅫa)。②液相(酶类)激活。在激肽释放酶的作用下,FⅫ被激活(FⅫa)。FⅫa的主要作用是激

表20-1 凝血因子的理化特性

因子	Ⅰ	Ⅱ	Ⅲ	Ⅴ	Ⅶ	Ⅷ	Ⅸ	Ⅹ	Ⅺ	Ⅻ	PK	HMWK	ⅩⅢ
MW($\times 10^4$)	34	6.8	4.6	33	6.0	25～30	6.0	5.5	21	8.0	8.8	12	32
氨基酸残基数	2964	579	263	2196	406	2332	416	448	607	596	619	626	2744
基因所在染色体	4q28～31	11		1q21～25	13	Xq28	Xq27	13	4q35	5q23	9	9	?
基因长度(kb)	50	34	12.4			186	35	25		11.9		2.7	
外显子	18	14	6			26	8	8		14		11	
内含子	16	13				25	7	7		13		10	
酶原结构含CHO%	[α(A)β(B)r]$_2$	单链 7～10	单链	单链 50	单链	单链 17	单链 10	单链	双链 5.0	单链 13.5	单链 12.9	单链	(α$_2$β$_2$) 4.9
激活后结构	A链B链					重链轻链		重链轻链	重链轻链	二重链,二轻链	重链轻链		α$_2$
酶活性		丝氨酸蛋白酶	辅因子	辅因子	丝氨酸蛋白酶	辅因子	丝氨酸蛋白酶	丝氨酸蛋白酶	丝氨酸蛋白酶	丝氨酸蛋白酶	丝氨酸蛋白酶	辅因子	转谷氨酰胺酶
电泳分析所在部位(球蛋白)	γ	α	β α		β	α$_2$ β	α β	α	β α	β α	γ	α	α$_2$ β
半存期(h)	46～144	48～60		12～15	4～6	8～12	24～48	48～72	48～84	48～60		144	48～122
合成部位	肝	肝	组织内皮细胞、单核细胞	肝	肝	不明	肝	肝	肝	肝	肝	肝	肝、血小板
是否依赖维生素K		是			是		是	是					
血浆浓度(mg/L)	2000～4000	200		5～10	2	<10	3～4	6～8	4	2.9	1.5～5.0	7	2.5
$BaSO_4$吸浆中	有	无		有	无	有	无	无	有	有	有	有	有
血清中	无	有10%～15%		无	有	无	有	有	有	有	有	有	无
储存稳定性	稳定	稳定		不稳定	稳定	不稳定	较稳定	稳定	稳定	稳定	稳定	稳定	稳定
参与凝血途径	共同	共同	外源	共同	外源	内源	内源	共同	内源	内源	内源	内源	共同

活FⅪ和FⅦ,并激活激肽释放酶原(PK)和纤溶酶原(PLG)。

(2)因子Ⅺ的激活:在FⅫa的作用下,FⅪ被激活为FⅪa。FⅪa的作用是激活因子Ⅸ。

(3)激肽释放酶原(prekallikrein,PK)的激活:在FⅫa的作用下,PK被激活成激肽释放酶(kallikrein,K)。激肽释放酶的作用是激活FⅫ、FⅪ和FⅦ,使高相对分子质量激肽原(high molecular weight kininogen,HMWK)转变成激肽,使纤溶酶原转变成纤溶酶。

(4)高相对分子质量激肽原(HMWK)的作用:HMWK为接触反应的辅因子,参与FⅫ、Ⅺ的激活,生成的缓激肽(bradykinin)有扩张血管、增加血管通透性及降低血压的作用。

(5)因子Ⅸ的激活:FⅪa激活FⅨ为FⅨa。

(6)因子Ⅷ的作用:FⅧ被凝血酶激活成FⅧa,后者与FⅨa、Ca^{2+}和磷脂(PF_3)结合,形成FⅨa-Ⅷa-Ca^{2+}-PF_3复合物,此复合物有激活FⅩ的作用,因此又称为因子Ⅹ酶复合物。

在经典的凝血途径中,FⅪ被FⅫa活化。但近年的研究发现FⅫ的重度缺乏并不会引起严重的出血表现,提示FⅫ、PK和HMWK并非体内凝血所必需。但对FⅪ严重缺乏的患者而言,其在术后或外伤时会有严重的出血表现。因此,在体内,除了FⅫa,FⅪ一定能被其他的蛋白酶活化。曾有学者提出,凝血酶可通过反馈作用上调自身的表达从而激活FⅪ,进而使凝血酶持续生成,并通过激活TAPF降低纤溶的发生。这一理论的问题在于,FⅪ通过凝血酶或FⅪa活化(即FⅪ的自身活化)的速率非常缓慢,除非存在非生理性的聚阴离子,如硫酸葡聚糖、肝素或高浓度的硫脂。这使得FⅪ在体内是否可通过凝血酶或FⅪa而活化成为谜题。近期的研究发现,无机多磷酸(PolyP)与凝血酶和FⅪ具有很高的亲和力,活化血小板所分泌的polyP可加快凝血酶或FⅪa活化FⅪ的效率。因此,polyP是凝血酶或FⅪa活化FⅪ的天然辅因子,解开了体内FⅪ如何在FⅫ缺乏的情况下被激活,启动正常凝血途径的谜题。

2. **外源凝血途径(extrinsic pathway)** 是指从TF释放到TF-Ⅶa-Ca^{2+}复合物形成的过程。

(1)因子Ⅲ(TF):是一种跨膜糖蛋白,N端位于胞膜外侧,是FⅦ的受体,可与FⅦ或FⅦa结合,C端插入胞质中,提供凝血反应的催化表面。

(2)因子Ⅶ的激活:①构型改变激活。当组织损伤时,TF被释放到血液中,FⅦ与其结合,分子构型发生改变,活性部位被暴露,成为活化因子Ⅶ(FⅦa)。②酶激活。FⅦ还可被FⅩa、Ⅸa、Ⅻa、凝血酶、激肽释放酶等激活成FⅦa。

(3)TF-Ⅶa-Ca^{2+}复合物形成:TF与FⅦa和Ca^{2+}结合形成TF-Ⅶa-Ca^{2+}复合物,后者可激活FⅩ和Ⅸ,使内源及外源凝血途径相沟通,具有重要生理和病理意义。

3. **共同凝血途径(common pathway)** 是指从FⅩ的激活到纤维蛋白形成的过程,它是内、外凝血途径后的共同凝血阶段。

(1)凝血酶原酶的形成:①因子Ⅹ的激活。在FⅨa-Ⅷa-Ca^{2+}-PF_3和(或)TF-Ⅶa-Ca^{2+}复合物的作用下,FⅩ被激活(FⅩa)。②因子Ⅴ的激活。在凝血酶的作用下,FⅤ转变成活化的FⅤa。FⅤa为FⅩa的辅因子。在Ca^{2+}的参与下,FⅩa、Ⅴa、PF_3(磷脂)结合形成FⅩa-Ⅴa-Ca^{2+}-PF_3复合物即凝血酶原酶。

(2)凝血酶的生成:凝血酶原酶使凝血酶原裂解下片断(F_{1+2}),后者受凝血酶自身水解而裂解为片段1(F_1)和片段2(F_2),此时生成凝血酶。

(3)纤维蛋白的形成:①纤维蛋白的形成。纤维蛋白的形成至少进行3个步骤。其一,FM的形成:在凝血酶作用下,Fg的α(A)链上精(16)-甘(17)键和Fg的β(B)链上精(14)-甘(15)键先后被裂解,分别释出纤维蛋白肽A(fibrinopeptide A,FPA)和纤维蛋白肽B(fibrinopeptide B,FPB)。此时Fg分别转变成纤维蛋白Ⅰ(Fb-Ⅰ)和纤维蛋白Ⅱ(Fb-Ⅱ)。其二,可溶性FM的聚合:Fb-Ⅰ和(或)Fb-Ⅱ形成纤维蛋白单体聚合物(FM)。这种聚合物以氢键聚合,很不稳定,可溶于5mol/L(30%)尿素或1%单氯(碘)醋酸溶液中,故称为可溶性FM聚合物(SFM)。其三,交联纤维蛋白形成:SFM在FⅩⅢa和Ca^{2+}作用下,形成不溶性FM聚合物,此即纤维蛋白(fibrin,Fb)。②因子ⅩⅢ的激活:FⅩⅢ在凝血酶和Ca^{2+}的作用下,生成有转谷氨酰胺酶(transamidase)活性的FⅩⅢa,后者可使可溶性纤维蛋白单体(SFM)发生交联变成不溶性的纤维蛋白。

外源性凝血系统即外源凝血途径加共同凝血途径;内源性凝血系统即内源凝血途径加共同凝血途径。尽管凝血过程分为内源性和外源性两条途径,但两条凝血途径并不完全独立,而是相互联系。同时,无论哪条凝血途径生成的凝血酶和FⅩa都可通过正反馈作用同时加速内源性和外源性凝血途径的进行。两条凝血途径在整个凝血过程中所起的作用有所不同。一般认为外源性凝血途径在体内生理性凝血反应的启动中起关键作用，组织因子被认为是生理性凝血反应的启动物，而内源性血液途径对凝血反应开始后的维持巩固阶段非常重要。血液凝固机制如图20-3所示。

最新研究表明，相对于止血功能，凝血途径中的某些成分在血栓形成方面起着更为重要的作用，如FⅫ、组织因子微颗粒（tissue factor-positive microparticles，TF+PS+MP）和中性粒细胞胞外管道（neutrophil extracellular traps，NETs）。在细胞受损或感染时会释放细胞外RNA、DNA和无机多磷酸（inorganic polyphosphate，PolyP），这些带负电的磷酸可激活FⅫ，导致血栓的发生。微颗粒（microparticles，MPs）是由活化或凋亡的细胞分泌的小的膜囊泡，其来源包括血小板、单个核细胞、内皮细胞以及肿瘤细胞。所有的MPs都具有促凝活性，因为它们能为凝血途径反应提供膜表面。当MPs存在磷脂酰丝氨酸（PS）以及组织因子（TF）时，其促凝活性增加。健康人群体内存在大量的血小板来源的PS+MP，但TF+PS+MP的含量极低。而胰腺癌患者血浆中的TF+PS+MP水平有所上升同时小鼠模型中，组织因子微颗粒增强血栓的发生因此TF+PS+MP可作为肿瘤患者静脉血栓风险评估的重要生物指标。NETs由染色质纤维构成，后者由正在死亡的中性粒细胞释放。已有研究表明，在小鼠模型中，NETs在静脉血栓形成中发挥着重要的作用。其在人血栓中的存在也已得到证实。

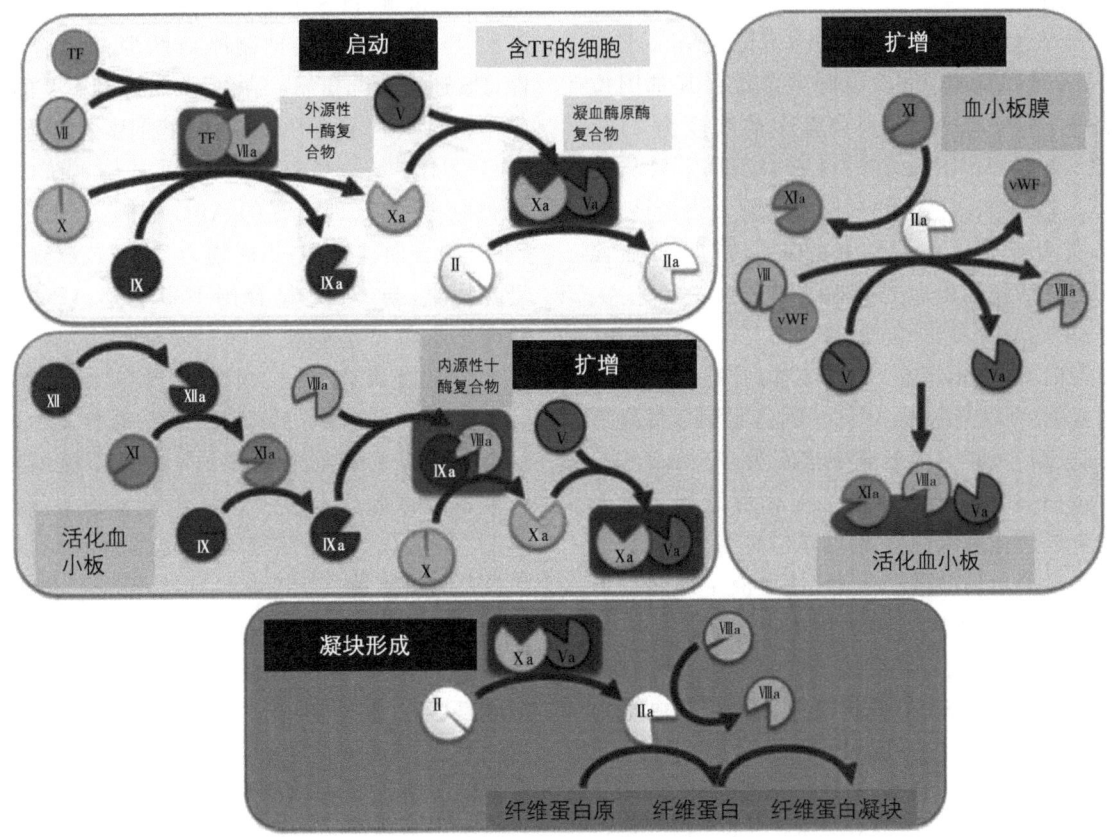

图20-3 血液凝固机制

四、抗血液凝固系统

正常的抗凝血机制是由细胞和体液两方面因素来完成。

（一）细胞抗凝作用

1. 单核-巨噬细胞系统　进入血液循环中的组织因子、免疫复合物、内毒素、红细胞溶解产物、凝血酶原酶、纤维蛋白（原）的降解产物等促凝物质可被单核-巨噬细胞系统细胞所吞噬和清除。

2. 肝细胞　被激活的凝血因子，如FⅨa和Ⅷa等可被肝脏摄取和灭活。

(二)体液抗凝作用

1. 抗凝血酶是体内主要的抗凝物质

(1)特性：抗凝血酶(antithrombin，AT)由肝脏、血管内皮细胞和巨核细胞合成，属于α_2-球蛋白。其基因位于第1号染色体(1q23-25)，正常血浆浓度为0.18～0.3g/L或2.6μmol/L。

(2)作用：AT是依赖肝素的丝氨酸蛋白酶抑制物，肝素与AT的赖氨酸残基结合，导致AT的构型发生改变，暴露活性中心精氨酸，后者与凝血酶、FⅩa或FⅫa、Ⅺa、Ⅸa、纤溶酶、激肽释放酶等丝氨酸蛋白酶以1:1的比例形成复合物，从而使这些酶失去活性。此时肝素可从复合物中重新释出，再与其他游离的AT结合，继续发挥肝素增强AT的抗凝作用。

2. 肝素辅因子Ⅱ(heparin cofactor Ⅱ，HC-Ⅱ)　是一种单链糖蛋白，由肝脏合成。其基因位于第22号染色体。正常人血浆中的浓度为31～67mg/L或0.47～1.02μmol/L。HC-Ⅱ主要与凝血酶以1:1比例形成复合物，使凝血酶失去活性。

3. 蛋白C系统　主要由蛋白C、蛋白S、血栓调节蛋白及活化的蛋白C抑制物组成。

(1)蛋白C系统的组成与特性

1)蛋白C(protein C，PC)：是由肝脏合成的依赖维生素K的双链糖蛋白，其基因位于第2号染色体(2q13～14)。正常人血浆中浓度为2～6mg/L。

2)蛋白S(protein S，PS)：是由肝脏和血管内皮细胞合成的依赖维生素K的单链糖蛋白，其基因位于第3号染色体(3P21)。PS在血液中以两种形式存在：60%PS以非共价键与C_{4b}结合蛋白(C4b binding protein，$C_{4b}P$)结合成复合物；40%PS以游离(free protein S，FPS)形式存在。正常人血浆中PS总量(包括结合和游离部分)约35mg/L。PS为活化蛋白C(APC)的辅因子。

3)凝血酶调节蛋白(thrombomodulin，TM)：由血管内皮细胞合成，它与凝血酶结合后可加速PC的活化。

4)活化蛋白C抑制物(activated protein C inhibitor，APCI)：由肝脏合成单链蛋白质，抑制活化蛋白C(APC)的活性。正常人血浆中的浓度为5.3±2.7mg/L。

(2)蛋白C系统的作用

1)蛋白C的作用：凝血酶与TM以1:1的比例结合形成复合物，后者使PC生成活化蛋白C(activated protein C，APC)。APC的主要作用是：灭活FⅤa和Ⅷa，并因此而抑制FⅩa激活凝血酶原；APC还能灭活细胞膜上FⅧa的生物活性，从而调节FⅨa介导的FⅩa的生成。上述的过程均需要PS、磷脂和Ca^{2+}参与。PC也能激活纤溶系统，通过灭活纤溶酶原激活物抑制剂(PAI-1)而激活纤溶系统。此外，APC具有细胞保护特性，表现为抗细胞凋亡及抗炎等功能，并能在血管受损时稳定内皮细胞层。同时，APC也具有再生特性，刺激机体神经重生、血管再生以及伤口愈合等。蛋白C的活化及APC的各种活性功能如图20-4所示。

2)蛋白S的作用：具有直接和间接的抗凝活性。作为APC的辅因子，PS具有间接抗凝作用，其与APC形成PS-APC-磷脂复合物，从而加速灭活FⅤa和Ⅷa；PS也可以直接与FⅤa和FⅨa可逆性结合，从而直接抑制凝血酶原酶复合物的活性；PS还可以与FⅧa结合，从而抑制FⅩ的激活；或作为组织因子途径抑制物的辅因子抑制FⅩa。PS与C4bP结合成复合物，阻断补体系统的激活；当底物为FⅤa时，PS的APC辅因子活性就因与C4bP结合而被中和；当底物为FⅧa或凝血酶原酶复合物时，与C4bP结合则不影响其APC辅因子活性。

3)血栓调节蛋白的作用：TM与凝血酶形成1:1复合物，加速PC转变为APC；此外凝血酶-TM复合物减弱了凝血酶激活FⅤ和血小板以及凝集纤维蛋白的能力，因此TM不仅能加速依赖凝血酶的PC的活化，还能部分抑制凝血酶的促凝活性。除抗凝作用之外，TM也具有抗炎特性，能干扰补体活化、灭活高迁移率族蛋白B1等。

4)APC抑制物(APCI)的作用：APCI与APC形成复合物，使APC失去灭活FⅤa和Ⅷa的活性。

4. 组织因子途径抑制物　组织因子途径抑制物(tissue factor pathway inhibitor，TFPI)是一种与脂蛋白结合的生理性丝氨酸蛋白酶抑制物，由血管内皮细胞、血小板、单核细胞和肝细胞合成，是抑制TF活性的主要的生理性抑制物。正常成人血浆中TFPI的含量为1.35～3.6 nmol/L。TFPI有3个呈串联排列的抑制区(K1、K2和K3)，其通过K1区抑制TF-Ⅶa复合物活性，通过K2区抑制FⅩa活性。K3区可能与TFPI和肝素结合有关。TFPI主要由2中异构型组成，TFPIα和TFPIβ。两种异构型在各细胞中的表达各不相同，与辅因子

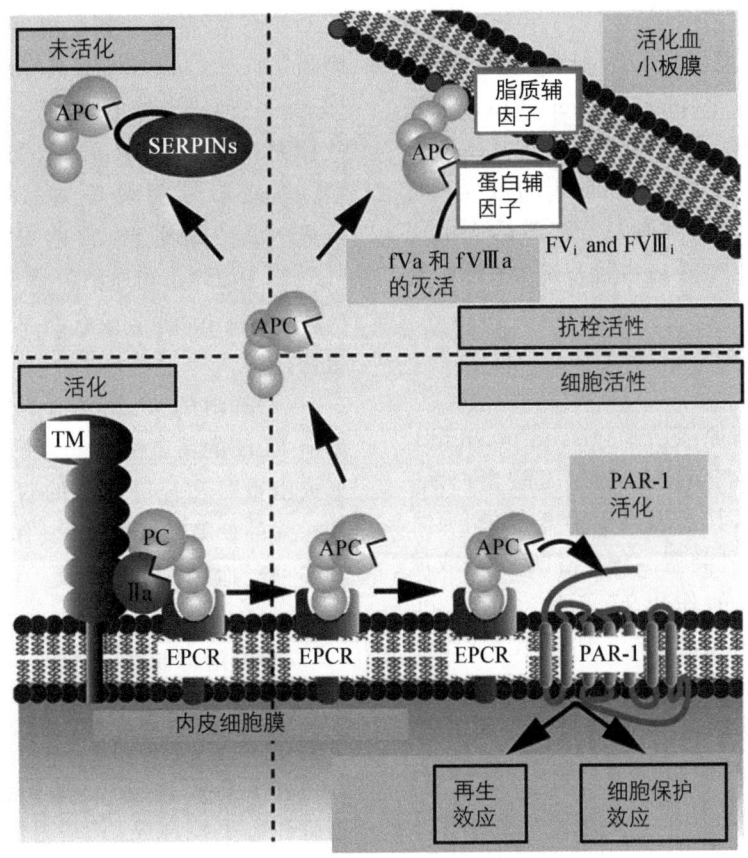

图 20-4 蛋白 C 的活化及 APC 的各种活性功能

蛋白 S 的相关性也有差异,因此提示着两种异构型有不同的生理功能。所有血小板中的 TFPI 均为相对保守的 TFPIα。血小板 TFPI 可在血管受损时使血栓形成受限。研究表明,蛋白 S/TFPI 复合物可有效地抑制低浓度 TF 所诱导的凝血过程,但当 TF 的浓度高于 14 pM 时,即使 TFPI 的浓度是 TF 的 10 倍以上,蛋白 S/TFPI 复合物抑制 TF 促凝活性的能力也明显减弱,这可能是由于 TFPI 与 FⅩa 相互作用启动较慢所致。因此蛋白 S/TFPI 在高浓度 TF 的条件下抑制 FⅩa 可能是蛋白 S/TFPI 与活化蛋白 C/蛋白 S 抗凝系统的协同作用结果。

5. 其他凝血抑制物

1) α_2-巨球蛋白(α_2-macroglobulin,α_2-MG):是一种大相对分子质量糖蛋白,由肝脏合成。α_2-MG 是一种广谱的蛋白酶抑制物,对凝血酶、激肽释放酶和纤溶酶等有抑制作用。其机制也是通过形成复合物,但这种结合并不封闭丝氨酸蛋白酶的活性中心,因此在某种条件下复合物中的酶活性可能恢复。α2-MG 和 C1 抑制物共同抑制 90% 激肽释放酶的活力,其中 α_2-MG 的作用占 35%～50%。

2) α-1 抗胰蛋白酶(α-1antitrypsin,α-1AT):是一种单链糖蛋白,血浆中含量为 2.5～3g/L,由肝细胞合成。体外实验表明它对凝血酶有缓慢的灭活作用,但在体内对凝血酶的灭活作用不明显,而是对 FⅩa 有强大的灭活作用。此外,α1-AT 对激肽释放酶和纤溶酶也有抑制作用,同时也是 APC 的抑制物。

3) Cī 抑制物(Cī-inhibitor,Cī-INH):是一种单链糖蛋白,血浆中的含量为 180 mg/L,由肝细胞合成。其作用是抑制 FⅫa、Ⅺa、激肽释放酶、纤溶酶、补体 1(C1)等。

4) 肝素(heparin):是一种分子量为 357 kDa 的酸性黏多糖,由肥大细胞合成。肝素与 AT 结合引起 AT 的构象发生改变,进而活化 AT。活化的 AT 可灭活多种以丝氨酸为活性中心的蛋白酶,包括凝血酶和 FⅩa。肝素也能与血小板结合,抑制血小板聚集,起到抗凝的作用。

五、纤维蛋白溶解(纤溶)系统

纤维蛋白溶解系统(fibrinolysis system)简称纤溶系统,是指纤溶酶原(plasminogen,PLG)转变成纤溶酶(plasmin,PL),以及纤溶酶降解纤维蛋白(原)[fibrin(ogen)]和其他凝血蛋白质的过程。其主要功能是溶解血管内因凝血系统被激活而沉积的纤维蛋白,这对防止血管内血栓形成、保持血管畅通具有重要意义。

(一)纤溶系统的组成及其特性

纤溶系统的组成

(1)组织型纤溶酶原激活物(tissue plasminogen activator,t-PA):t-PA 是一种丝氨酸蛋白酶,由血管内皮细胞合成,其基因位于第 8 号染色体。t-PA 有单链和双链两种类型。在纤溶酶(PL)或尿激酶(urokinase,UK)的作用下,单链 t-PA(sct-PA)转变成以二硫键联结的双链 t-PA(tct-PA)。t-PA 激活 PLG,其催化活性受纤维蛋白的调节,纤维蛋白的存在可大大增加这一激活过程。而 t-PA 的纤维蛋白结合特征使 PLG 激活局限于纤维蛋白沉积部位,从而使纤溶活性限制在血栓表面。除纤维蛋白外,t-PA 的活性还可受其他大分子的调节,如纤维连接蛋白等细胞外基质,这对纤溶酶介导的细胞外机制蛋白溶解有重要的意义。此外,t-PA 也能与纤溶酶原激活物抑制剂(PAI-1)结合,形成 1:1 比例的复合物,从而使 t-PA 失活。形成 1:1 比例的复合物,从而失活。

(2)尿激酶型纤溶酶原激活物(urokinase type plasminogen activator,u-PA):是一种单链糖蛋白,由肾小管上皮细胞和血管内皮细胞等产生。其基因位于第 10 号染色体。u-PA 可分为两种类型,单链 u-PA(single chain urokinase type plasminogen activator,scu-PA)和双链 u-PA(two chain urokinase type plasminogen activator,tcu-PA)。纤溶酶或激肽释放酶可使 scu-PA 转为 tcu-PA。纤溶酶或激肽释放酶可使 scu-PA 转为 tcu-PA。一般认为 scu-PA 的活性很低,仅为 tcu-PA 的 0.1%,只有当 scu-PA 转变为 tcu-PA 才能有效得激活 PLG 发挥纤溶作用。u-PA 可直接激活 PLG 而不需要纤维蛋白作为辅因子。scu-PA 不能与纤维蛋白结合,但对纤维蛋白却有特异性溶解作用,此作用机制尚不清楚。

(3)纤溶酶原(PLG):PLG 是一种单链糖蛋白,主要由肝细胞合成,但也存在于其他细胞和大多数细胞外组织,嗜酸细胞及肾脏也能合成 PLG。PLG 是纤溶系统的核心成分,人血浆中 PLG 的浓度为 $1.5\sim2.0\mu mol/L$,其基因位于第 6 号染色体(6q26~27)。天然 PLG 的 N 端氨基酸为谷氨酸,故称为谷氨酸 PLG(Glu1-PLG);谷氨酸 PLG 的 N 端赖氨酸 77-赖氨酸 78 键易被有限的蛋白酶裂解,生成 N 端为赖氨酸 78 的 PLG,称为赖氨酸 PLG(Lys78-PLG)。当血液凝固时,PLG 在 t-PA 或 u-PA 的作用下,激活成纤溶酶(PL),后者促使纤维蛋白溶解。

(4)纤溶酶(PL):在 t-PA 或 u-PA 的作用下,单链 PLG 的精氨酸(560)-缬氨酸(561)肽键断裂,形成由重链和轻链连结的双链 PL。PL 是一种活性较强的丝氨酸蛋白酶,其作用:降解 Fg 和 Fb;水解多种凝血因子(FⅤ、Ⅷ、Ⅹ、Ⅶ、Ⅺ、Ⅱ);水解补体等。

(5)纤溶抑制物:

1)能特异地抑制 t-PA。主要有两种:其一,纤溶酶原激活物抑制剂-1(plasminogen activator inhibitor-1,PAI-1):是一种单链糖蛋白,由血管内皮细胞和血小板合成,其基因位于第 7 号染色体,它的作用是与 t-PA 和(或)u-PA 形成复合物,使它们失去活性;正常情况下,血浆中的 PAI-1 水平很低,平均为 20ng/ml,PAI-1 水平升高与血栓性疾病(心肌梗死、深静脉血栓形成等)有明显相关性;其二,纤溶酶原激活物抑制剂-2(PAI-2):是一种糖蛋白,来源于胎盘和单核-巨噬细胞。正常人血浆中无 PAI-2,但在妊娠早期开始出现,随着妊期延长而增高,产后迅速减少或消失,这可能与妊娠高凝状态有关。

2)纤溶酶抑制物:其一,α_2-抗纤溶酶(α_2-antiplasmin,α_2-AP),亦称 α_2-纤溶酶抑制物(α_2-plasmin inhibitor,α_2-PI),是由肝脏合成的单链糖蛋白,其作用:抑制纤溶酶和 FⅨa、Ⅺa 和 ⅩⅢa;FⅩⅢa 使 α_2-AP 以共价键与纤维蛋白结合,减弱了纤维蛋白对纤溶酶作用的敏感性。其二,AT、α_2-巨球蛋白(α_2-MG)和 α_1-抗胰蛋白酶(α_1-antitrypsin,α_1-AT)等也有抗纤溶酶的作用。凝血酶可活化的纤溶抑制物(thrombin-activable fibrinolysis inhibitor,TAFI)通过除去纤维蛋白 C 端的赖氨酸残基,抑制纤溶激活。TAFI 的相对分子质量为 55KD,由 401 氨基酸组成,基因位于 13q14,含 11 个外显子,全长 48kb,血浆浓度为 4~15mg/L。

(二)纤维蛋白溶解的机制

纤溶过程也是一系列蛋白酶催化的连锁反应,纤溶酶原在激活物作用下转变为纤溶酶,纤溶酶水解纤维蛋白(原)及其他蛋白质(如FⅤ、Ⅷ和ⅩⅢ等)。

1. 纤溶酶原激活的途径(图20-5) 主要分为内激活途径、外激活途径和外源激活途径。

(1)内激活途径:是由内源性凝血途径(FⅫa和激肽释放酶)裂解PLG形成PL的途径。FⅫa使激肽释放酶原转变为激肽释放酶,从而使PLG激活为PL,此是继发性纤溶的理论基础。在病理情况下,FⅫ缺乏可引起血栓,可能与此途径激活发生障碍有关。

(2)外激活途径:是由血管内皮细胞中释放的t-PA裂解PLG形成PL的途径。此是原发性纤溶的理论基础。t-PA和u-PA又受纤溶酶原激活物抑制物(PAI-1、PAI-2等)的抑制,它们之间的作用、激活和抑制,调节着纤溶活性,具有重要的生理和病理意义。

(3)外源激活途径:是由外界进入体内的溶栓药物如SK、UK和t-PA等,使PLG激活成PL的途径。这是溶栓治疗的理论基础。

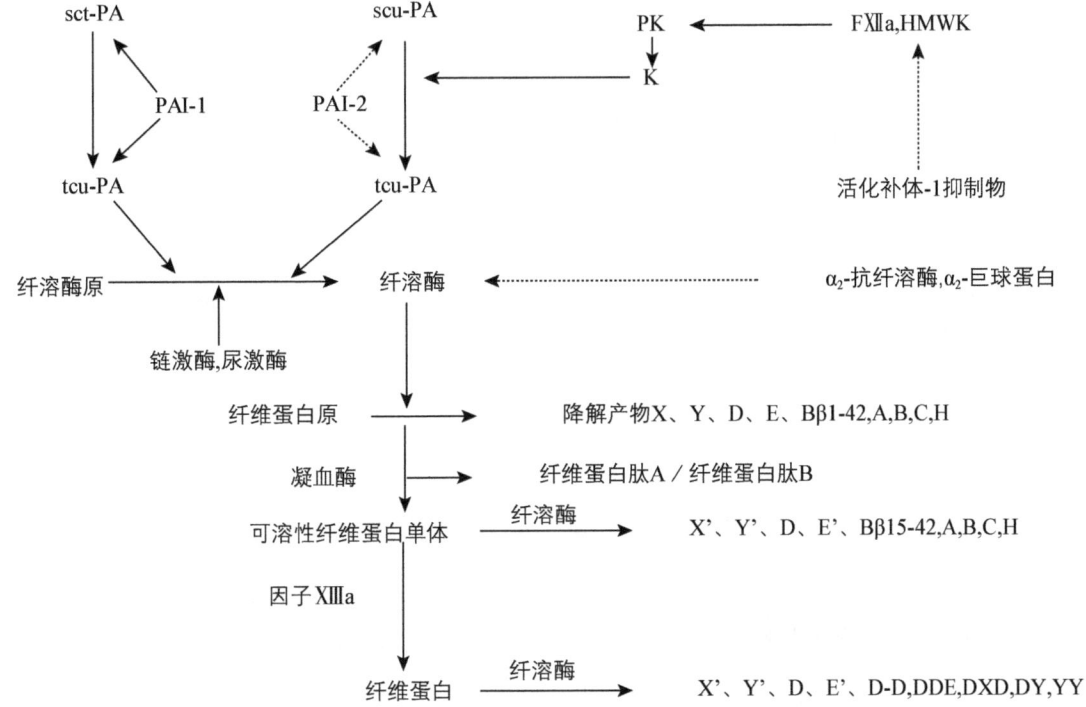

scu-PA:单链尿激酶型纤溶酶原激活剂;tcu-PA:双链尿激酶型纤溶酶原激活剂;PAI-1:纤溶酶原激活抑制剂-1;PAI-2:纤溶酶原激活抑制剂-2;PK:激肽释放酶原;K:激肽释放酶;HMWK:高分子量激肽原

图20-5 纤溶系统

2. 纤维蛋白(原)降解机制(图20-6)

(1)纤维蛋白原的降解:PL首先作用于Fg的β(B)链,降解出肽Bβ1~42;随后,又作用于α(A)链,降解出极附属物(碎片A、B、C、H),剩余的Fg片段即为X碎片(fragment X,相对分子质量250 000);X碎片继续被PL作用,降解出Y碎片(fragment Y,相对分子质量150 000)和D碎片(fragment D,相对分子质量80 000);Y碎片在PL的作用下降解成碎片D和碎片E(fragment E,相对分子质量50 000)。上述碎片及多聚体统称为纤维蛋白原降解产物(fibrinogen degradation products,FgDP)。

(2)非交联纤维蛋白的降解:①纤维蛋白Ⅰ(Fb-Ⅰ)的降解:在PL作用下,Fb-Ⅰ中的β(B)链上继续裂解出肽Bβ1~42;然后又从Aα链裂解出A、B、C、H极附属物,最终先后裂解出碎片X'、Y'、D和E'。②纤维蛋白Ⅱ(Fb-Ⅱ)的降解:在PL的作用下,Fb-Ⅱ中β(B)链上继续裂解出肽Bβ15~42;然后又从Aα链上裂解出A、B、C、H极附属物,最终也先后裂解出碎片X'、Y'、D和E'。③纤维蛋白的降解。Fb-Ⅰ和Fb-Ⅱ自行聚合成非交联的纤维蛋白，经FⅧa作用后，形成交联的纤维蛋白。后者在PL作用下，除降解出碎片X'、Y'、D和E'外，还生成D-D二聚体(D-Dimer,DD)、γ-γ二聚体、复合物1(DD/E)、复合物2(DY/YD)和复合物3(YY/DXD)等。上述碎片及多聚体统称为纤维蛋白降解产物(fibrin degradation product,FDP)。

(3)纤维蛋白（原）降解产物的作用：FgDP和FDP统称为纤维蛋白（原）降解产物(FDPs)，它们具有抗血小板聚集和抗血液凝固的作用。①碎片X(X')由于与Fg与FM的结构相似，故可与Fg竞争凝血酶，并可与FM形成复合物，阻止FM的交联。②碎片Y(Y')可抑制FM的聚合及(或)抑制FM形成不溶性纤维蛋白。③碎片D和E(E')碎片D抑制FM的聚合，碎片E(E')竞争凝血酶而具有抗凝作用。④极附属物A、B、C、H可延长活化部分凝血活酶时间(activated partial thromboplastin time,APTT)和凝血时间(coltting time,CT)。

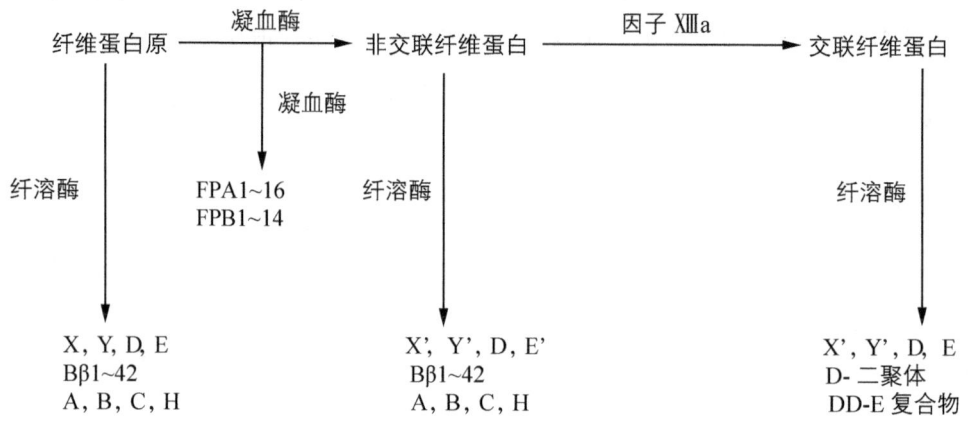

图20-6 纤维蛋白（原）降解机制

第二节 血栓性疾病与出血性疾病的检测

一、血栓性疾病的检测

血栓形成可以由遗传性及获得性两类不同的病因所引起。由前一类原因所引起的血栓栓塞症被称为遗传性易栓症(thrombophilia)。临床上大多数血栓栓塞症是由获得性病因所引起，其中动脉粥样硬化、心脑血管疾病、糖尿病、周围血管疾病以及介入治疗是引起血栓的常见病因。这类疾病的血栓形成原因较为复杂，涉及血管壁、血液成分以及血流动力学方面的异常，且常是多种因素同时存在，在实验检测时可发现多种指标异常。由于疾病在不断地发展，故其检测的结果常随疾病的进程而改变。

(一)筛选试验

1.活化的部分凝血活酶时间(APTT) 血栓性疾病时可以缩短。

2.血浆凝血酶原时间(PT) 血栓性疾病时可以缩短。

3.血浆纤维蛋白原含量(Fg) Fg的增高是血栓形成的危险因素之一。

4.血小板聚集试验(PAgT) 参考值因不同的诱导剂、不同的剂量和所使用的仪器不同而异。在部分患者血小板聚集功能亢进，有利于血栓形成的诊断。

5.血管性血友病因子(von Willebrand factor,vWF) 血浆含量上升提示血管内皮细胞损伤。

6.体外凝血酶生成实验 血栓尤其是静脉血栓形成时凝血酶生成量增加。

7.PFA-100 该仪器可以反映一期止血中血管性血友病因子和血小板的功能，在血栓形成尤其是动脉血栓形成时，检测值可以明显缩短。

8.血液黏度增高 血栓性疾病患者可有血浆黏度和全血黏度(高切变率)的增高。

(二)分类试验

1.血管内皮细胞检测

(1)血浆内皮素-1(ET-1)：ET-1是体内最强的

缩血管物质,在内皮细胞损伤时可以明显增高。

(2) 血浆 6-酮-前列腺素 $F_{1\alpha}$(6-ketone prostaglandin $F_{1\alpha}$)及去二甲基-6-酮前列腺素 $F_{1\alpha}$:二者减少,有利于血栓形成的诊断。

(3) 血浆凝血酶调节蛋白(thrombomodulin,TM):TM 与凝血酶结合后可以激活蛋白 C(protein C,PC),因此是抗凝系统的重要组成成分。内皮细胞受损时,TM 被大量释放于血。

2. 血小板检测

(1) 血浆 β-血小板球蛋白(β-thromboglobulin,β-TG)及血小板第 4 因子(paltelet factor 4,PF_4):β-TG 和 PF_4 均为血小板 α 颗粒内两种特异的蛋白质,血小板被活化后大量释放入血。

(2) P-选择素(P-selectin):存在于血小板 α 颗粒表面,也可以在活化后释放入血浆中。血小板活化时二处的 P-选择素可以明显升高。

(3) 血栓烷 B_2(Thromboxane B_2,TXB_2)与 11-去氢血栓烷 B_2(DH-TXB_2):TXB_2 是血小板细胞膜磷脂释放的花生四烯酸经环氧化酶途径代谢的产物。TXB_2 在体内经肝脏氧化酶或脱氢酶作用后转化为 DH-TXB_2。血小板活化时二者可以明显升高。DH-TXB_2 受其他因素影响较小。

(4) 血小板胞质内钙离子:钙作为血小板的第二信使,血小板中约 60% 的钙储存于致密管道中,采用钙离子探针可在荧光仪或流式细胞仪上检测质浆内钙含量。静息血小板的[Ca^{2+}]浓度约为 100nmol/L。在各种强诱导剂刺激时,[Ca^{2+}]浓度可增至 1μmol/L。

3. 凝血系统的检测

(1) 凝血酶原片段$_{1+2}$(F_{1+2}):凝血酶原被激活时,肽键 Arg(273)-Thr(274) 及 Arg(322)-Ⅱe(323)同时被裂解,从 N 端释放片段$_{1+2}$(F_{1+2}),即[Ala(1)-Arg(273)]。因此,F_{1+2} 可以反映凝血酶原酶的活性和凝血酶的生成。在 DIC、DVT、心肌梗死、糖尿病、脑栓塞等情况下,血浆 F_{1+2} 水平升高。

(2) 纤维蛋白肽 A(FPA):在纤维蛋白原转变为纤维蛋白的过程中,凝血酶先裂解纤维蛋白原分子中的 Arg(16)-Gly(17)键,释放出纤维蛋白肽 A(FPA$_{1-16}$)。因此 FPA 是反映凝血酶活性的分子标志物之一。血栓前状态、DIC 和血栓性疾病时 FPA 增高。

(3) 组织因子(TF):TF 存在于血管内皮细胞、单核细胞、吞噬细胞及各种组织上,炎症感染、凝血酶、内毒素、免疫复合物、白介素-1 和肿瘤坏死因子等可以促使 TF 的合成和表达,并将其释放至血浆中,以启动外源凝血途径。DIC、血栓性疾病、内毒素血症和恶性肿瘤时,血浆 TF 水平升高,反映外源凝血系统的激活。

(4) 可溶性纤维蛋白单体复合物(SFMC):在凝血酶的作用下,纤维蛋白原先后形成纤维蛋白Ⅰ(FbⅠ)和Ⅱ(FbⅡ),两者自行聚合为可溶性纤维蛋白单体复合物(SFMC)。SFMC 水平的增高特异性地反映凝血酶的活性。在心肌梗死、脑血栓形成、糖尿病和 DIC 时,SFMC 水平显著升高。

(5) 凝血酶-抗凝血酶复合物(TAT):凝血酶与抗凝血酶以 1:1 结合形成 TAT 复合物,后者是凝血酶生成的分子标志物之一。TAT 增高见于肺栓塞、DVT、闭塞性动脉疾病和 DIC 等;此外 TAT 尚可用于抗凝及溶栓治疗的监测指标,肝素治疗后往往可使升高的 TAT 减低,心肌梗死溶栓治疗后若有 TAT 的持续升高(超过 6ng/ml)应考虑有再次梗死的可能。

4. 抗凝与纤溶系统

(1) D-二聚体(D-Dimer):是交联后纤维蛋白被纤溶酶降解的特异标志物之一。DIC、深静脉血栓形成(DVT)、血栓性血小板减少性紫癜(TTP)、心肌梗死、肺栓塞患者 D-二聚体显著升高。D-二聚体阴性可作为 DVT 和肺栓塞的排除试验。在溶栓治疗过程中,D-二聚体也明显升高,可作为溶栓治疗疗效判断指标之一。

(2) 纤维蛋白(原)降解产物(FDP):包括纤维蛋白降解产物及纤维蛋白原降解产物。结合 FDP 与 D-二聚体的测定结果,可以对原发性纤溶及继发性纤溶进行鉴别诊断。

(3) 纤溶酶-抗纤溶酶复合物(PAP):纤溶酶生成后,迅速与 α_2-抗纤溶酶(α_2-AP)形成 1:1 复合物。因此,PAP 是体内纤溶酶生成的分子标志物。在 DIC 前期、DIC 和血栓性疾病时 PAP 增高。

(4) 组织型纤溶酶原激活物(tissue-type plasminogen activator,t-PA):t-PA 由内皮细胞合成及分泌,在运动、血管受阻后可应激性地释放增加。t-PA:Ag 及 t-PA:A(活性)升高可见于原发性及继发性纤溶亢进及应用 t-PA 进行溶栓治疗时;t-PA:Ag 及 t-PA:A 降低见于高凝状态及血栓性疾病,表示体内纤溶活性减弱。

(5) 纤溶酶原激活物抑制剂(PAI-1):PAI-1 是一种单链糖蛋白,相对分子质量 52 000,主要由血管内皮细胞产生,大部分 PAI-1 储存于血小板 α 颗粒中,其释放与 β-TG、PF4 相平行。PAI-1 的主要作用是灭活 t-PA 和双链 u-PA 的活性。在血栓前状态或血栓性疾病时,PAI-1 升高。

二、出血性疾病的检测

出血性疾病按发病机制可以分为血管壁异常,血小板质、量异常,凝血因子异常,纤溶功能亢进及循环抗凝物质所致出血。实验室检查是出血性疾病的诊断、鉴别诊断的重要资料。由于实验室检查方法繁多,可先选择简单易行的筛选试验,再逐步进入确诊试验,最终明确诊断。

(一)筛选试验

1. 一期止血缺陷的筛选试验　多数为血管壁和血小板异常所致的出血性疾病。选用出血时间(BT)和血小板计数(PLT)为筛选试验。其检查结果可做如下分析。

(1)BT 延长,PLT 减少:多数为血小板减少性紫癜症,可分为特发性和继发性。

(2)BT 延长,PLT 增多:多数为血小板增多症,可分为原发性和继发性。

(3)BT 延长,PLT 正常:多数见于:①某些凝血因子缺乏症,如低(无)纤维蛋白原血症、血管性血友病(vWD)等;②血小板功能异常症,如血小板无力症、血小板第 3 因子缺乏症、储存池病等。

(4)BT 延长,PLT 正常:见于血管壁异常所致出血性疾病,如过敏性紫癜、遗传性出血性毛细血管扩张症和其他血管性紫癜。

PFA-100 是反映一期止血中血管性血友病因子和血小板的功能的仪器,在国外已经被大量用于血管性血友病和血小板功能性疾病的检测。其敏感性和检出特异性均高于 BT。

2. 二期止血缺陷的筛选试验　多数为凝血异常和抗凝物质所致的出血性疾病。选用活化部分凝血活酶时间(APTT)和凝血酶原时间(PT)为筛选试验,其检查结果可做如下分析。

(1)APTT 延长,PT 正常:多数见于内源凝血途径中 1 个或几个凝血因子缺乏,常见于血友病 A、血友病 B 和因子 XI 缺乏等。

(2)APTT 正常,PT 延长:多数见于外源凝血途径中的因子 VII 缺乏,常见于遗传性因子 VII 缺乏症。

(3)APTT 延长,PT 延长:多数见于共同凝血途径中 1 个或几个凝血因子缺乏,常见于遗传性或获得性。因子 X、V、II、I 的缺乏,以及肝脏病出血、循环抗凝物质和 DIC 等。

(4)APTT 正常、PT 正常:应考虑因子 XIII 的遗传性或获得性缺乏。

凝血系统作用的关键环节是凝血酶生成,后者生成的多少往往与血栓和出血相关。体外凝血酶生成实验,可以反映机体的出血倾向。

3. 纤溶过度所致出血的筛选试验　多数是由原发性或继发性原因所引起。选用纤维蛋白(原)降解产物检测(FDP)和 D-二聚体检测为筛选试验,其检测结果可做如下分析。

(1)FDP 正常,D-二聚体正常:多数为正常人,提示无纤溶过度现象。

(2)FDP 阳性,D-二聚体正常:多数为 FDP 的假阳性或原发性纤溶症。

(3)FDP 正常,D-二聚体阳性:多数为 FDP 假阴性或继发性纤溶症。

(4)FDP 阳性,D-二聚体阳性:多数为继发性纤溶症,常见于 DIC。

(二)确诊试验

根据筛选试验分析的结果可以选择确诊试验,根据确诊试验的检查结果以及临床资料,通过综合分析,可对出血性疾病做出正确的诊断。

1. 血小板减少　选择下列确诊试验:①骨髓穿刺涂片和(或)骨髓病理学检查;②血小板寿命检测;③自身免疫有关的指标如抗核抗体、抗双链 DNA 抗体、ENA、抗心磷脂抗体检测;④血小板膜糖蛋白抗体的检测等。

2. 血小板功能异常　选择下列确诊试验:①血小板黏附试验(PAdT);②血小板聚集试验(PAgT);③血小板第 3 因子有效性检测(PF3aT);④血块收缩试验;⑤血小板释放产物检测(β-TG、PF_4、TSP、P-选择素检测等);⑥血小板磷脂代谢产物(TXB_2)检测;⑦血小板膜糖蛋白(GP Ib-IX、GP IIb/IIIa)检测等。

3. 凝血因子缺乏　可选下列确诊试验:①纠正试验,如简易凝血活酶生成试验(STGT)或 Bigg 凝血活酶生成试验(TGT)等;②凝血因子促凝活性检测,如因子 VIII:C、IX:C、XI:C 和纤维蛋白原(Fg)检测等;③凝血因子抗原含量检测,如因子 VIII:Ag、IX:Ag、XI:Ag 等;④抗凝物质检测,如肝素和类肝素物质检测和狼疮抗凝物质检测等;⑤凝血因子活化标志物检测,如凝血酶原片段 1+2(F_{1+2})检测,纤维蛋白肽 A(FPA)检测,可溶性纤维蛋白单体复合物(SFMC)检测,凝血酶-抗凝血酶复合物

(TAT)检测等。

4. 纤溶活性过度　常见于原发性和继发性两种。可选择下列确诊试验：①组织型和（或）尿激酶型纤溶酶原激活物（t-PA 或 u-PA）检测；②纤溶酶原（PLG）检测；③纤溶酶原激活物抑制剂-1（PAI-1）检测；④α_2-纤溶酶抑制物（α_2-PI）检测；⑤纤溶酶-抗纤溶酶复合物（PAP）检测；⑥凝血酶时间（TT）和优球蛋白溶解时间（ELT）；⑦FDP 和 D-二聚体检测等。

三、对出血、血栓性疾病检测的评价

血栓或出血性疾病可以由遗传及非遗传因素所引起。由遗传因素所引起的通过实验室检查多可以有一种较为确定的结果；而非遗传因素所引起的血栓性或出血性疾病，血栓与止血的实验检查往往缺乏特异性。

（一）筛选试验

APTT 和 PT 在血栓形成时可以缩短，在出血性疾病时往往延长。但由于检测试剂对凝血因子改变的敏感度不同，因此不同试剂检测同一种疾病时的阳性率不可能相同。一般说来，APTT 及 PT 检测高凝状态时价值不如检测低凝状态敏感，这在结果分析时应引起注意。常用 Fg 的检测方法有多种，世界卫生组织推荐用 Clauss 法检测纤维蛋白原水平，其操作方法简单，结果较为可靠。血小板聚集功能检测影响因素较多，在患者准备、采血、标本放置时间、保存温度、抗凝剂使用等方面均有特殊要求。

血液流变学用于血栓栓塞症诊断的价值尚有争议，我们认为高切变率的全血黏度或血浆黏度对血栓病的诊断有一定意义，但流变学检测的影响因素较多，标准化尚待进一步完善。

（二）血管内皮细胞检测

检测血浆 ET-1 的水平，在人群分布中，老年人 ET-1 的血浆水平较青年人为高，因此若能建立各年龄段的参考值则更有价值。

TM 作为内皮细胞的分子标志物之一，是反映内皮细胞受损的敏感、特异的指标。与 vWF：Ag 相比，其具有敏感性高和特异性强等特点，而且其检测值的升高与凝血和抗凝等其他因子不相关，被认为是反映内皮细胞受损的独立指标。

前列环素（prostacyclin，PGI_2）是内皮细胞花生四烯酸代谢的主要产物之一，它在体内不稳定，半衰期仅 1~3min，很快转化为无活性的 6-酮前列腺素 $F_{1\alpha}$。后者在肝脏氧化酶的作用下进一步代谢为去二甲基-6-酮前列腺素 $F_{1\alpha}$，该物质不受操作或体外因素的影响，因此比 6-酮前列腺素 $F_{1\alpha}$ 更能精确地反映体内前列环素生成情况。

（三）血小板检测

β-TG 和 PF_4 是血小板活化的特异指标，同时对二者进行检测尚有助于判别血小板的释放反应是否由于体外活化后所引起。由于 PF_4 对肝素或内皮细胞表面的硫酸乙酰肝素有强烈的亲和性，故体内激活的血小板所释放出的 PF_4，会被内皮细胞表面的硫酸乙酰肝素所中和，因此血液中的浓度上升不明显，此时 β-TG 却明显升高，导致 β-TG/PF_4 比值增高；如果血小板是在体外活化，由于 PF_4 不能被有关的物质所中和，因此导致了 β-TG 和 PF_4 二者均明显升高，β-TG/PF_4 比值下降。

P-选择素目前被广泛地应用于检测血小板的活化状态。除血小板颗粒外，血管内皮细胞也可合成与储存 P-选择素，因此在分析结果时内皮细胞来源的 P-选择素也不应被忽视；此外，在采血至检测过程中应尽量避免血小板活化，以免造成假阳性结果。

TXB_2 在体内经肝脏氧化酶或脱氢酶作用后转化为 DH-TXB_2。与 TXB_2 不同，DH-TXB_2 并不在体外形成，因此其检测结果不受采血过程中的体外活化的影响。在脑血管疾病患者测得的 DH-TXB_2 值与正常对照值之间几乎无重叠，而 TXB_2 与正常对照值之间的重叠率可达 37%。

血小板胞质内钙离子检测可以采用钙离子探针在荧光仪或流式细胞仪上进行。采用激光共聚显微镜以及 Chrono-Log 540 血小板聚集检测装置也可观察单个血小板胞质内钙浓度变化的动态过程。

（四）凝血因子检测

凝血过程被活化的最为直接和特异的证据是凝血酶的形成，由于凝血酶半衰期极短，形成后立即与抗凝血酶结合形成凝血酶-抗凝血酶复合物（TAT），因此直接检测较为困难。目前国内外都是通过检测某些特定的分子标志物来间接反映凝血酶的生成及其活性。F_{1+2}、FPA、SFMC、TAT 均是反映凝血酶生成的敏感和特异的分子标志物，但其检测意义不尽相同。F_{1+2} 是反映凝血酶生成的总量及凝血酶原酶的活性；TAT 可以反映凝血酶被抗凝血酶中和的程度；FPA 代表凝血酶生成后对纤维蛋白原的水解能力；SFMC 反映了凝血酶作用后纤维蛋白单体的形成。作为外源凝血系统启动因子的 TF 日益引起人们的重视,组织因子途径被认为是体内对凝血启动以及纤维蛋白形成的最重要途径。目前,可以选择其抗原(TF:Ag)及活性(TF:A)的检测来反映它在血栓形成中的作用。

(五)纤溶系统检测

D-二聚体的检测是鉴别原发性和继发性纤溶的良好指标,在血栓形成中其敏感性高达 90%~95%,但其特异性较差,仅为 30%~40%,阳性预期值仅为 30%~40%,阴性预期值可达 95% 以上,即 D-二聚体检测阴性,基本可以排除血栓形成。与 D-二聚体配合使用,可以对原发性或继发性纤溶亢进进行鉴别诊断。

纤溶酶是在纤溶系统中起重要作用的关键酶,由于一经形成便迅速与 α_2-抗纤溶酶结合形成纤溶酶-抗纤溶酶复合物(PAP)。因此,直接检测纤溶酶比较困难。目前可以通过检测 PAP 的血浆含量来反映纤溶酶的生成。检测方法的敏感性及特异性较为满意。

t-PA 可以采用 ELISA 法检测其抗原含量(t-PA:Ag)及用发色底物法检测其活性(t-PA:A)。需要引起注意的是血流的阻滞是导致内皮细胞释放 t-PA 的原因之一。因此,我们建议在采血时尽量不用止血带,选择粗大静脉一次顺利地完成采血操作。

作为 t-PA 的主要抑制物,PAI-1 大部分储存于血小板 α 颗粒中,其释放与 β-TG、PF_4 呈平行关系。ELISA 法检测其抗原含量(PAI-1:Ag),其活性(PAI-1:A)的检测是通过在反应体系中加入过量的 t-PA,由于 PAI-1 的抑制作用,剩余 t-PA 的多少被用来反映 PAI-1 的活性。

第三节 常见的出血与血栓性疾病的检测

一、血友病出血的检测

血友病(hemophilia)是一组常见的遗传性出血性疾病,包括血友病 A(因子Ⅷ缺乏症)、血友病 B(因子Ⅸ缺乏症)。本病以 X 伴性隐性遗传为特征,男性发病,女性携带。血友病在男性人群中血友病 A 的发病率为 1/5000,血友病 B 的发病率为 1/25 000,血友病 A 占血友病的 80%~85%,血友病 B 占血友病的 15%~20%。

【理论基础】

1. 凝血因子Ⅷ(FⅧ)属血浆球蛋白组分,以单链形式存在,相对分子质量约 330kD,血浆含量约 0.2mg/L,半衰期为 8~12h,FⅧ基因位于 X 染色体(Xq28),基因全长 186kb,由 26 个外显子和 27 个内含子组成,成熟的 FⅧ由 2 332 个氨基酸组成。FⅧ基因突变种类繁多,其中最常见的是 FⅧ内含子 22 倒位和内含子 1 倒位突变,分别是 45%~50% 和 2.3% 重型血友病的发病机制;此外,几乎每个血友病 A 家系都有不同的突变,存在高度异质性,包括基因缺失、插入和点突变,如错义突变、无义突变、剪接突变等,其中 65% 是由单核苷酸突变所致。

2. 凝血因子Ⅸ(FⅨ)属血浆蛋白组分,以单链形式存在,相对分子质量约 57kD,血浆含量 5.1mg/L,半衰期为 24h。FⅨ基因位于 X 染色体(xq27),基因全长 34kb,由 8 个外显子和 7 个内含子组成,成熟的 FⅨ由 415 个氨基酸组成。FⅨ基因突变类型繁多,无明显突变热点,也多见于错义突变、无义突变、剪接突变等。

FⅧ和 FⅨ均属内源凝血途径中两个重要的凝血因子。FⅧ被凝血酶激活后,作为 FⅨa 的辅因子参与凝血瀑布反应,FⅧ数量缺乏/结构缺陷导致血友病 A。FⅨ被 FⅨa 和组织因子(TF)/FⅧa 复合物激活成活化因子Ⅸ(FⅨa),与其辅因子(FⅧa)在磷脂表面,共同激活因子Ⅹ。FⅨ数量缺乏/结构缺陷导致血友病 B。

【临床特征】

患者终身有自发性或轻微损伤后出血难止倾向。皮肤、黏膜由于易受损伤,故是出血的多发部位;但负重深部肌肉和大关节出血是血友病的出血特点,晚期可以形成血友病血囊肿及大关节畸形;患者还可发生鼻出血、便血、血尿、咯血及致命的颅内出血。当患者的出血具有以上特点时,临床要考虑血友病出血的可能性。出血程度与患者的临床分型和损伤的严重性相关(表 20-2)。

治疗上,本病目前依旧依赖替代治疗。两种血友病分别使用抗血友病球蛋白和含凝血因子Ⅸ的血液制品(或基因重组产品)进行治疗。

【实验诊断】

(一)筛选试验

1. 活化的部分凝血活酶时间(APTT) APTT 是内源凝血系统的较为敏感的筛选试验。血友病时可以延长。

表 20-2　血友病的分型

分型	因子水平(%)或(U/m)	出血症状
重度	1%(<0.01)	自发出血,主要有关节和肌肉
中度	1%～5%(0.01～0.05)	偶有自发出血,创伤或者手术后严重出血
轻度	5%～40%(0.05～0.40)	严重创伤或大手术后严重出血

2. 凝血酶原时间(PT)　PT是外源凝血系统的较为敏感的筛选试验,血友病时正常。

(二)确诊试验

1. FⅧ:C和FⅧ:Ag　根据FⅧ:C和FⅧ:Ag检测结果,可将血友病A分为交叉反应物质阳性(CRM+,即FⅧ:C降低,FⅧ:Ag正常或增高)和阴性(CRM-,即FⅧ:C、FⅧ:Ag均降低)两类。CRM+,表示患者可能是由于FⅧ基因结构发生了点突变所致;而CRM-则可能是FⅧ的合成量减少所致。

2. 血浆FⅨ:C和FⅨ:Ag　根据FⅨ:C和FⅨ:Ag的检测结果,也可将血友病B分为CRM+和CRM-型。

(三)鉴别试验

1. 出血时间(BT)、血管性血友病因子抗原(vWF:Ag)检测　可以作为血友病与血管性血友病(vWD)的鉴别试验。vWD时,BT延长,vWF:Ag降低。

2. 血浆凝血酶原时间(PT)检测　可以初步鉴别血友病性出血与外源凝血系统凝血因子缺乏所致的出血。前者PT检测正常,后者PT有不同程度的延长。

3. 血浆FⅪ:C、FⅩ:C、FⅤ:C、FⅡ:C和纤维蛋白原含量检测　可以用来进一步确定凝血因子Ⅺ、Ⅹ、Ⅴ、Ⅱ及纤维蛋白原缺乏。

(四)排除试验

常用复钙交叉试验或APTT交叉试验作为排除获得性血友病的筛选试验。当延长的复钙时间或APTT不能被等量的正常人血浆(患者血浆:正常人血浆 1:1)所纠正时,应考虑血友病患者血浆中有凝血因子抗体的存在,必要时可以检测相应凝血因子的抗体滴度。获得性血友病时,相应抗体(抗因子Ⅷ或Ⅸ)的滴度增高。

(五)携带者诊断和产前诊断

1. 血友病A　①直接诊断:可以检测F8基因内含子22倒位或内含子1倒位来诊断血友病A基因缺陷携带者或患病的胎儿;F8基因测序检测突变直接发现突变也为临床应用。②间接诊断:采用限制性内切酶片段长度多态性(RFLP)进行检测,所使用的遗传标志有外显子18外侧的Bcl Ⅰ、内含子22中的Xba Ⅰ,F8基因外与其紧密连锁的DXS 52(St 14)及内含子13及22中的两个短重复顺序(STR)等;结合F8基因外的DXS15、DXS 9901、G6PD、DXS 1073、DXS 1108等位点可以使血友病A的基因诊断率得到提高。

2. 血友病B　①直接诊断:由于FⅨ基因小,因此可以通过直接测序进行诊断;②间接诊断:主要通过联合选用F9基因外的DXS1192、DXS1211、DXS 102、DXS 8013、DXS 1127、DXS 8094的遗传连锁分析进行。

【治疗原则】

血友病A目前的治疗措施是凝血因子的替代治疗,可以选择的制剂有基因重组的凝血因子Ⅷ或血浆源性的凝血因子Ⅷ,低温冷沉淀和新鲜冷冻血浆也可以选用。

血友病B目前的治疗措施也是凝血因子的替代治疗,首选凝血因子Ⅸ浓缩制剂,血浆凝血酶原复合物浓缩剂(PCC)和血浆也可以选用。

二、血管性血友病出血的检测

血管性血友病(von Willebrand disease,vWD)是由于血管性血友病因子(von Willbrand factor,vWF)质或量缺陷所引起的一种遗传性出血性疾病。本病与血友病的不同,是在于它具有常染色体显性或隐性遗传特征。国际血栓与止血学会vWF委员会将本病分为3型,1型和3型是由于vWF量的合成缺陷所致,2型则是由于vWF质的缺陷而引起;2型中与FⅧ结合障碍的属2N型,使血小板功能亢进者属2B型,若使血小板功能减低则可根据有无多聚体缺乏分为2A型及2M型。

【理论基础】

vWF基因定位于12号染色体的短臂末端

(12P12-Pter)，占12号染色体的1%，长178kb，包括52个外显子和51个内含子，转录9kb的mRNA。28外显子最大，长达1.4kb，编码包括A1和A2两大重要的功能区域。vWF的正常生理功能包括：①通过与血小板膜受体糖蛋白GPIb和GPⅡb/Ⅲa以及内皮细胞胶原蛋白的结合，在止血过程中起中间桥作用，协助血小板黏附并聚集于损伤血管处。这种功能需要由vWF多聚物的高分子结构存在。②作为凝血因子Ⅷ的载体，结合后能使因子Ⅷ在血浆中保持稳定。

患者由于血浆中vWF含量减少或缺如（如1型和3型vWD），患者的初期止血功能发生障碍，主要表现为血小板黏附功能降低，同时由于因子Ⅷ凝血活性（因子Ⅷ:C）丢失，患者亦可以出现二期止血功能障碍。部分vWD患者是由于vWF质的异常（如2型vWD）而发生止血障碍。这类患者往往由于vWF基因的点突变而产生vWF蛋白的一级结构的改变（某一个氨基酸被替代）。这类结构异常若发生在A1区（如2B型）会改变vWF与GPIb的结合能力，或发生在A2区而影响vWF多聚体的形成（如ⅡA型），则患者的vWF初期止血功能亦会发生障碍。若这类结构异常发生在D区影响了vWF与因子Ⅷ的结合能力（如2N型），则患者主要表现为二期止血功能障碍。

【临床特征】

血管性血友病的遗传方式多为常染色体显性遗传，3型和2N型vWD呈常染色体隐性遗传，患者为纯合子或复合杂合子。男女均可发病。

出血症状：皮肤紫癜，黏膜出血特别是牙龈出血和鼻出血最为常见，有些患者外伤后出血不止，或因拔牙、扁桃体切除或外科手术后出血不止才发现本病。常有胃肠道出血，可无明显原因。女性患者常有月经过多，特别是月经初潮及青春期，也可发生分娩后大量出血。不同类型的vWD出血症状轻重不一。1型较轻，3型（重型）及2N型患者可发生自发性关节和肌肉出血。

vWD预后一般较好。随着年龄的增长，出血症状自行改善，vWF活性亦有回升。即使重型患者，到了成年期出血倾向亦较青少年期减轻。

治疗上DDAVP（1-脱氨基-8 右旋精氨酸加压素）已被广泛用于治疗轻型vWD（包括1型vWD和部分2A型vWD）。其他可供使用的制剂有鲜血、新鲜冷冻血浆（FFP）、冷沉淀及因子Ⅷ:C浓缩物。

【实验诊断】

(一)筛选试验

1. 出血时间（bleeding time，BT） 本试验是诊断vWD的重要指标之一。在3型和大部分2型vWD中，BT均有明显延长，而在1型vWD中BT可正常或接近正常。阿司匹林耐量试验为服药后2h BT较服药前延长超过2min为阳性。

2. APTT和FⅧ:C检测 vWD患者常有APTT延长和FⅧ:C降低，文献报道异常率可达70%左右。在重型vWD患者，FⅧ:C可减至3%~5%，而部分2型患者FⅧ:C可正常。

3. vWF:Ag含量检测 vWF:Ag在1型患者多为中度降低，3型患者可以缺如或极度降低。

4. 血小板黏附试验（PAdT） 由于vWF作为连接血小板表面糖蛋白Ib-Ⅸ（GP Ib-Ⅸ）与内皮下成分之间的桥梁，因此当vWF有质或量的缺陷时，可以导致血小板的黏附功能降低。

5. 血小板功能初筛仪（PFA-100） 通过检测胶原/肾上腺素和胶原/ADP膜上小孔在全血流过后的关闭时间，对血小板功能性疾病和血管性血友病的诊断有重要价值。

(二)确诊试验

1. vWF瑞斯托霉素辅因子检测（vWF:Rcof） 本试验是利用vWF与GP Ib-Ⅸ相互作用后，加入瑞斯托霉素使血小板发生凝聚，来检测vWF的功能。多数vWD患者的vWF:Rcof降低，异常率可达50%以上。

2. 瑞斯托霉素诱导的血小板凝聚试验（RIPA） vWD患者缺乏vWF:Rcof活性，瑞斯托霉素（1~1.2mg/ml）加入患者富血小板血浆中，血小板可无凝聚反应。大部分vWD患者RIPA减少或缺如，但不少1型患者（约30%）RIPA可以正常。有学者报道2B型vWD患者低浓度瑞斯托霉素（0.5mg/ml）可以引起血小板凝聚，故对疑有质异常的2型vWD患者还应做低浓度的RIPA（0.2mg/ml起）检测。

3. 交叉免疫电泳 vWF是由相对分子质量不等的多聚体组成的大分子物质。交叉免疫电泳的第一相为琼脂糖凝胶电泳，vWF分子按其相对分子质量大小泳动到相应位置；第二相为电泳后的vWF与抗体反应形成的可见沉淀线。以正常血浆为对照，观察待测者出现电泳峰的形态、时间，用以判断vWF多聚化的程度及用于vWD的分型。

4. 多聚体分析 是vWD分型的主要依据。

正常人及 1 型 vWD 患者的 vWF 多聚体结构为相对分子质量从大至小的序列,可多至 15～17 条区带;2 型 vWD 患者的 vWF 大分子多聚体缺失,小分子多聚体部分正常或增多;3 型 vWD 患者的 vWF 多聚体一般无区带显示。除此之外,若使用高分辨率技术,可以在 2 型 vWD 患者中区分 2A、2B、2M、2N 等亚型。

(三)排除试验

1. 血小板形态及计数　单纯的 vWD 患者其血小板形态及计数一般正常。以此可以与各种原因引起的血小板形态异常症及数量减少症相鉴别。

2. 血小板膜糖蛋白 Ib-Ⅸ(GP Ib-Ⅸ)、GP Ⅱb/Ⅲa 检测　vWD 是以 vWF 的质、量缺陷为特征,患者的 GP Ib-Ⅸ(GP Ib-Ⅸ)、GP Ⅱb/Ⅲa 一般正常。据此可以与巨血小板综合征、血小板无力症等遗传性血小板功能缺陷性疾病相鉴别。

(四)分型试验

除上述 vWF:Rcof、RIPA、交叉免疫电泳、多聚体分析外,还可用 vWF 与 FⅧ:C 结合试验作为 vWD 的分型依据。vWF 与 FⅧ:C 结合试验中 2N 型呈结合试验明显异常,由于其 vWF 与 FⅧ:C 结合部位的分子缺陷,造成二者不能结合从而使血浆中的 FⅧ:C 被大量降解,但其血浆 vWF:Ag 及功能均正常,临床表现类似血友病 A(表 20-3)。

表 20-3　血管性血友病的分型

	发病率(%)	BT/PFA 100	Ⅷ:C	vWF:Ag	vWF:Rco	RIPA	vWF 多聚物
1 型	70～80	↑或 N	↓	↓	↓	↓或 N	N
2A 型	10～12	↑	↓或 N	↓	↓	↓↓	缺乏大、中多聚物
2B 型	3～5	↑	↓或 N	↓或 N	↓	↑	缺乏大多聚物
2N 型	?	N	↓↓	N	N	N	N
3 型	1～3	↑	↓↓↓	0	0	0	0

↑.升高;↓.降低;N.正常;0.缺如

(五)携带者检查和产前诊断

1. 直接诊断　对于基因缺陷明确的家系,可以用缺陷基因直接进行诊断。

2. 间接诊断　①可变数目的串联重复顺序(VNTR):在内含子 40 中有一个最有用的标志,即(ATCT)n 可变数目的串联重复顺序,其在白种人群中的杂合子频率为 98%。②限制性内切酶片段长度多态性(RFLP):目前在白种人群中已找到 9 种 RFLP,中国人群中找到了 3 种,即 BamHI 和 2 个 XbaⅠ位点,等位基因频率为 0.56/0.44,0.64/0.36,0.26/0.78。利用这些多态性标记,可对部分家系做携带者检查和产前诊断。

【治疗原则】

1. 轻型 vWD(包括 1 型 vWD 和部分 2A 型 vWD)可以使用 DAVP(1-脱氨基-8 右旋精氨酸加压素),DDAVP 可能通过刺激单核细胞产生细胞因子或其他物质,从而促使内皮细胞释放Ⅷ/vWF,增加血浆 vWF 水平,防止出血。

2. 替代治疗:可供使用的制剂有鲜血、新鲜冷冻血浆(FFP)、冷沉淀及因子Ⅷ浓缩物,FFP 含所有的 vWF 多聚物。

三、维生素 K 缺乏引起出血的检测

此类获得性凝血因子缺乏是临床上最常见的因合成凝血因子成分不足所致的有明显出血倾向的疾病,又是临床上常见的复合性凝血因子缺陷。凝血酶原因子Ⅱ(FⅡ)、因子Ⅶ(FⅦ)、因子Ⅸ(FⅨ)、因子Ⅹ(FⅩ)和蛋白 C(PC)、蛋白 S(PS)在肝脏合成时,均需要依赖维生素 K 的参与。当存在维生素 K 摄入不足、吸收不良、肝病、新生儿出血症、服用香豆素类抗凝剂等原因,造成维生素 K 缺乏和利用障碍时,可导致上述凝血因子和抗凝因子的单独或多个缺乏。

【理论基础】

γ-羧基谷氨酸是依赖维生素 K 凝血因子或抗凝蛋白所特有的分子结构,可称作 γ-羧基谷氨酸(Gla)结构区。Gla 区是唯一可以与钙离子结合的氨基酸,凝血因子的功能取决于这些 Gla 区与钙离子的结合能力,而钙离子在这些 Gla 残基与磷脂结合过程中起到桥梁作用。维生素 K 缺乏的原因不外乎是摄入不足,肠道吸收不佳,肝脏转化不利和内源性维生素 K 生成不足。通常人们每天有一定

量的绿叶或黄叶蔬菜的食用,已可足够保证体内的需要。在严重不思饮食、严格限制脂肪类食物或伴有严重感染的患者,可由摄入不足而导致 VK 相对缺乏。胆石症和胆道肿瘤所致的阻塞性黄疸患者在胆道手术后引流或胆道插管时,由于导致肠道胆盐缺乏,可影响 VK 的吸收。在肠瘘、慢性胰腺炎、广泛小肠切除、慢性肠炎和慢性腹泻等致肠道吸收不良时,也会导致 VK 的吸收障碍。长期服用润滑剂可致脂溶性 VK 丢失过多而致吸收减少;长期服用广谱抗生素(如新霉素、磺胺药等)可以抑制或杀灭肠道正常菌群,导致细菌不能合成足量的 VK。严重的肝脏疾病,如重症肝炎、失代偿期肝硬化、中毒性肝病和晚期肝癌,由于肝实质细胞严重的水肿、破坏和溶解,并伴有 VK 的摄入、吸收、代谢和利用过程的障碍,致使肝细胞不能合成正常的依赖 VK 的凝血因子,代之只能合成一种其谷氨酸残基无或低 γ 羧基化的异常依赖 VK 的凝血因子,即 PIVKA(Protein induced by vitamine K absence)。

【临床特征】

维生素 K 缺乏的临床表现在不同的年龄,因为病因不同,略有差异。可见皮肤瘀斑、黏膜出血(鼻出血、口腔血痕)、内脏出血(呕血、黑粪、血尿)等。临床上,口服香豆素类抗凝剂过量,可导致程度不一的出血症状。主要表现为皮肤瘀斑、黏膜出血,严重者也见内脏出血。出生后 2~7d 的新生儿,尤其是早产儿,最易发生由于 VK 缺乏所致的出血。本病的治疗最有效的方法是去除病因,在此基础上使用维生素 K 制剂或血浆、凝血酶原复合物浓缩剂(PCC)等,往往可以使凝血检测指标得到改善,出血得到纠正。

【实验诊断】

(一)筛选试验

1. 活化部分凝血活酶时间(APTT) 内源凝血系统因子合成障碍,可以造成 APTT 不同程度地延长。

2. 血浆凝血酶原时间(PT) 维生素 K 缺乏时,可以造成 PT 不同程度的延长。

(二)分类试验

F Ⅱ:C、F Ⅶ:C、F Ⅸ:C、F Ⅹ:C 和 F Ⅱ:Ag、F Ⅶ:Ag、F Ⅸ:Ag、F Ⅹ:Ag 检测。维生素 K 缺乏时,可以造成这些指标不同程度的异常。

【治疗原则】

1. 病因治疗 维生素 K 缺乏治疗首先需要去除病因,在此基础上实施其他治疗措施。

2. 替代治疗 可以补充维生素 K 制剂,紧急时可以补充凝血酶原复合物浓缩剂(PCC)。

四、肝病出血的检测

肝脏是人体最重要的脏器之一。除有合成、代谢和解毒功能外,在止凝血方面也有重要作用。据统计约 85% 的肝病患者有 1 项或 1 项以上的血栓与止血指标的异常,其中 15% 的患者有出血倾向。

【理论基础】

肝细胞是合成与凝血系统有关的因子的重要器官,除 vWF 由内皮细胞合成、因子Ⅷ可由脾脏和肝细胞合成之外,其他几乎所有的凝血因子均可由肝脏合成。因子Ⅷ和因子Ⅴ均为凝血因子中的辅因子,而因子Ⅷ与因子Ⅴ相反,在肝病(包括急、慢性肝细胞疾病、肝癌和阻塞性黄疸)中,因子Ⅷ含量往往正常或增高。暴发性肝炎患者因子Ⅷ:C 可达很高水平,提示在肝细胞以外的器官(脾脏)对因子Ⅷ的合成增强。同样,vWF 含量在肝病患者也有增高。严重肝脏疾病和肝炎患者可有因子Ⅺ和因子Ⅻ稍减低,在阻塞性黄疸则为正常或稍增高。肝脏合成纤维蛋白原的能力很大,除严重的肝病、暴发性肝炎和严重失代偿肝硬化者外,轻度疾病的肝脏能够持续合成纤维蛋白原以维持正常的血浆中浓度。肝脏疾病患者血浆中若常发现异常纤维蛋白原则提示肝细胞受累,其特点为纤维蛋白原分子中涎酸含量增多,缺陷多发生在 Aα 链,影响纤维蛋白功能,临床上可无出血症状。肝炎、肝硬化和肝癌患者中,约有 30% 病例的因子ⅩⅢa 活性减低。与纤溶有关的纤溶酶原及 $α_2$-抗纤溶酶均在肝脏内合成,肝脏又是清除纤溶激活物的器官。肝脏疾病对纤溶活性的影响并不一致,可因纤溶酶原合成减少而减低纤溶活性;也可以由于纤溶抑制物的减少和清除纤溶激活剂的能力降低,而促使纤溶活性亢进。慢性肝脏疾病和肝硬化患者大多数呈纤溶增高;阻塞性黄疸及胆汁性肝硬化患者则多为纤溶活性降低。肝脏疾病患者可因纤溶酶活性增强,导致形成 FDP 增多,表现为原发性纤溶。纤溶酶为丝氨酸蛋白酶家族成员之一,除了对纤维蛋白和纤维蛋白原降解作用外,也能水解各种凝血因子,使凝血因子降解。在肝硬化患者的门脉系统有关的组织器官部位,发现局部的 t-PA 含量增高,可能是门静脉高压导致局限性纤溶活性增高。局限性纤溶也是引起食管及(或)胃底曲张静脉破裂大出血的诱因。

【临床特征】

出血是肝病常见的临床症状，也是患者死亡的主要原因之一。出血的发生率及严重程度与肝细胞的损害及其功能的异常呈正相关关系，尤其在重症肝炎和肝硬化失代偿期患者，出血的发生率可高达50%～70%。在这类患者，常由于并发DIC引起出血最终导致死亡。临床上肝病引起的出血除有消化道症状外，还可出现反复发作的瘀点、瘀斑、鼻出血和牙龈出血等；在进行手术、活检或拔牙后，则可发生更严重的广泛性出血。当患者有肝病史，并有上述出血症状时，应考虑其出血可能是由于肝功能异常引起。肝脏疾病伴发凝血因子异常者的治疗原则有二：一是积极治疗肝脏疾病，防止出血；二是出血较为严重者，可以输注冷藏新鲜血浆补充所有凝血因子，使患者重新建立止血功能。也可应用凝血酶原复合物浓缩制剂补充依赖维生素K凝血因子，另可给患者新鲜血浆以补充因子V的不足。如果为外科手术前和术后预防出血，必要时每隔8～12h输注1次，以维持血浆内凝血因子水平。

【实验诊断】

(一)筛选试验

1. 血小板计数　血小板计数在肝病的不同阶段可有不同程度的降低。

2. 凝血酶原时间(PT)　肝病时可有不同程度的延长。

3. 活化部分凝血活酶时间(APTT)　肝病时可有不同程度的延长。

4. 肝促凝血活酶试验(HPT)　是反映F Ⅱ、Ⅶ、Ⅹ血浆水平的试验，肝病时往往延长。

5. 凝血酶时间(TT)和甲苯胺蓝纠正试验　是病理性抗凝物质的筛选试验。两者在肝病时可有不同程度的延长，以超过对照3s以上为延长。如在TT延长的患者，加入甲苯胺蓝后TT明显缩短，两者相差大于5s，提示患者血浆中有肝素或类肝素物质的增多。

6. 血浆纤维蛋白原检测(Fg)　肝病时可有不同程度的降低。

7. 优球蛋白溶解时间(ELT)　ELT是纤溶系统的筛选试验之一。主要反映纤溶系统活性。肝病时，由于有不同程度的纤溶活性增强，故55%的重症肝炎ELT<90min，32%的患者<70min，42%的慢性肝炎患者ELT<90min。

8. 纤维蛋白(原)降解产物(FDP)　FDP是纤溶活性的筛选试验之一，反映的是纤维蛋白原降解产物(FgDP)和纤维蛋白降解产物(fdp)总水平。肝病时FDP水平增高。

9. 血浆硫酸鱼精蛋白副凝固试验(3P试验)　是反映纤维蛋白降解产物碎片X′(fdp-X′)和Y′(fdp-Y′)的试验。

(二)分类试验

1. 血小板检测

(1)血小板黏附试验(PAdT)：肝病时2/3患者的PAdT水平下降。

(2)血小板聚集试验(PAgT)：PAgT约有77.8%的肝病患者降低。

(3)血小板第3因子有效性试验(PF3aT)：血小板第3因子在凝血过程中参与F Ⅸa-Ⅷa-Ca^{2+}-PF_3及F Ⅹa-Ⅴa-Ca^{2+}-PF_3 3个重要复合物的合成。肝病时约65.7%的患者有该项目检测值下降。

2. 凝血系统的检测

(1)凝血因子促凝活性(F:C)和抗原含量(F:Ag)检测：肝病时，血浆F:C和F:Ag多呈平行性降低，即交叉反应物质(cross reactive material)阴性(CRM-)；少数患者呈F:C减低而F:Ag正常或升高，表现为CRM+。

(2)异常凝血酶原抗原检测：异常凝血酶原是肝内凝血酶原前体不能转变为具有凝血活性的正常凝血酶原而释放入血所致。是原发性肝癌的标志物之一，但在其他肝病中也可出现程度不一的阳性率。各类肝病时，异常凝血酶原抗原含量增高。

(3)凝血酶原片段$_{1+2}$(F_{1+2})检测：是凝血酶原酶水解凝血酶原后产生的273个氨基酸的肽段，其含量增高代表F Ⅹa增高及F Ⅱ被活化。肝病并发DIC时其血浆水平升高。

(4)纤维蛋白肽A(FPA)检测：是反映凝血活性的分子标志物之一。肝病并发DIC时FPA增高。

(5)可溶性纤维蛋白单体复合物(SFMC)检测：是凝血因子活化的分子标志物之一。SFMC水平增高特异性地反映凝血酶的活性增强。

3. 抗凝和纤溶系统的检测

(1)抗凝血酶活性(AT：A)和抗原含量(AT：Ag)检测：AT是血浆生理性抑制物中最重要的一种抗凝物质，对凝血酶的灭活56%～70%由它完成。肝病时两者呈平行性降低。

(2)肝素辅因子Ⅱ活性(HC-Ⅱ：A)和抗原含量(HC-Ⅱ：Ag)检测：HC-Ⅱ属肝素辅因子，能抑制凝血酶和糜蛋白酶。HC-Ⅱ水平降低见于DIC和肝脏疾病，且与AT有平行关系。

（3）蛋白C（PC：A和PC：Ag）和蛋白S（PS：Ag）检测：两者均属蛋白C系统，能灭活FⅤa和FⅧa。PC：Ag在急性肝炎时无变化，而在慢性肝炎和重症肝炎、失代偿性肝硬化时则明显降低。PS：Ag在急性肝炎时即有所降低，慢肝、重肝时则有明显降低。

（4）组织因子途径抑制物活性（TFPI：A）和抗原含量（TFPI：Ag）检测：TFPI是TF的主要拮抗物质，能抑制FⅩa及TF/Ⅶa、胰蛋白酶、纤溶酶和糜蛋白酶等。肝病并发DIC时，其水平降低。

（5）α_2-巨球蛋白抗原（α_2-MG：Ag）检测：α_2-MG是生理性抗凝物质之一，与$C\bar{1}$抑制物共同抑制90%的因子Ⅻa和激肽释放酶活性。肝病时血清水平增高。

（6）α_1-抗胰蛋白酶抗原（α_1-AT）检测：α_1-AT是生理性抗凝物质之一，体外试验证明它对凝血酶有缓慢灭活作用，体内试验则显示其对FⅩa具有强大灭活作用，对激肽释放酶、纤溶酶也有抑制作用。肝病时其水平增高。

（7）凝血酶-抗凝血酶复合物（TAT）检测：凝血酶与抗凝血酶以1:1结合形成TAT复合物，后者是凝血酶生成的分子标志物之一。肝病并发DIC时含量升高。

（8）组织型纤溶酶原激活物活性（t-PA：A）和抗原含量（t-PA：Ag）检测：t-PA由内皮细胞合成和分泌。在运动、血管受阻后可应激性地释放增加。肝病时，t-PA水平明显升高，在急性肝炎是正常人的3~4倍，慢性肝炎是5倍，重症肝炎和肝硬化是8~9倍。

（9）纤溶酶原活性（PLG：A）和抗原含量（PLG：Ag）检测：PLG主要是结合在纤维蛋白上转变为纤溶酶而发挥纤溶作用。肝病时PLG减低。急性肝炎时PLG：A和PLG：Ag降低不明显，慢性肝炎、重症肝炎和肝硬化则降低非常明显。

（10）纤溶酶原激活物抑制剂活性（PAI：A）和抗原含量（PAI：Ag）检测：PAI主要由内皮细胞产生。其作用是灭活t-PA和双链u-PA的活性。肝病时PAI水平明显降低，在急、慢性肝炎是正常人的2/3，重症肝炎是正常人的1/2，失代偿性肝硬化则仅及正常人的1/5。

（11）α_2-纤溶酶抑制物活性（α_2-PI：A）和抗原含量（α_2-PI：Ag）检测：α_2-PI属丝氨酸蛋白酶抑制物家族，主要抑制纤溶酶，也抑制胰蛋白酶、激肽释放酶及其他丝氨酸蛋白酶。肝病时其血浆水平降低。

（12）D-二聚体（D-D）检测：肝病并发DIC时，D-二聚体水平明显升高。

（13）血浆纤溶酶-抗纤溶酶复合物（PAP）检测：纤溶酶与α_2-抗纤溶酶的复合物反映纤溶活性的增强。严重病例PAP水平升高。

【治疗原则】

1. 病因治疗　是成功施治的关键，但由于多数肝病目前缺乏有效的治疗手段，使病因治疗的效果相当局限。

2. 替代治疗　肝病出血的重要原因是凝血因子缺陷和血小板质、量缺陷，及时补充所缺乏的凝血因子和单采血小板悬液，往往可以获得较好的疗效。

3. 抗纤溶治疗　肝病出血患者且有纤维蛋白溶解系统功能亢进者，及时给予抗纤溶药物可以起到辅助止血的作用。

五、遗传性易栓症的检测

血栓形成可以由于血管壁、血液成分或血液流动异常所引起。易栓症（thrombophilia）是指抗凝、纤溶和凝血因子缺陷所致的血栓形成性疾病，有遗传与获得性两类。前者主要指遗传性或先天性抗凝蛋白和纤溶成分的缺陷，包括量的减少和质的的异常，临床上表现为容易发生血栓栓塞性疾病，尤其是下肢深静脉血栓形成等一类疾病。

【理论基础】

体内的抗凝、凝血、纤维蛋白溶解系统的功能相互协调、制约，保证了在正常情况下机体血管内血液保持流动状态；若其中某一因素发生改变，可以导致正常的动态平衡发生紊乱，血液或溢出血管导致出血，或在血管内停止流动导致血栓形成。遗传性易栓症，往往是其中的一个成分改变，导致相应的蛋白质发生有利于血栓形成的结构和功能的改变。若这种失衡超出机体的代偿能力，便会导致血栓形成。通过家系调查、表型和基因检测，可以揭示一定的遗传规律。表20-4是各种原因导致的易栓症的分类。

【临床特征】

遗传性易栓症有以下特点：①发病年龄小。据统计，血栓栓塞首次发病年龄为20~39岁，其中低于30岁者占69%，40岁以前发病者占89%，少数甚至发生在新生儿期。②有反复发作倾向。

约70%以上的患者有2次以上的血栓栓塞发作史。③血栓栓塞常发生于不常见的部位。80%以上为静脉血栓栓塞,动脉血栓栓塞少见。④有的甚至在应用抗凝剂的情况下发生血栓栓塞现象。当临床上出现上述特点的血栓栓塞症时要考虑遗传性易栓症的可能性,可以选择下列试验加以诊断。目前,本病尚无根治手段。血栓发生后,可以进行溶栓治疗。患者恢复期可以进行各种抗凝治疗(表20-5)。

表20-4 遗传性易栓症的分类

病因	流行病学(%)*	遗传方式
1. 抗凝作用缺陷		
(1)抗凝血酶(AT)缺陷	2.6~8.3	AD
(2)蛋白C(PC)缺陷	2~5	AD
(3)蛋白S(PS)缺陷	5~21	AD
(4)肝素辅助因子Ⅱ(HC-Ⅱ)缺陷	<1	AD
(5)组织因子途径抑制物(TFPI)缺陷	<1	
2. 凝血因子异常		
(1)异常纤维蛋白原血症	<1	AD
(2)因子Ⅱ 20210突变	1.4~5.6	AD
(3)因子Ⅴ缺陷症(抗APC症)	20~60	AD
(4)因子Ⅻ缺陷症	2.3~10.6	AR
3. 纤溶系统异常		
(1)异常纤溶酶原血症	<1	AD
(2)纤溶酶原缺乏症	1~2	AD/AR
(3)纤溶酶原激活剂(t-PA)缺乏	<1	AD
(4)纤溶酶原激活剂抑制物(PAI)过多	<1	AD
4. 代谢缺陷		
(1)高同型半胱氨酸血症	2~3	AR
(2)HRG血症	5~6	AD

*. 血栓形成患者的%;
注:AD. 常染色体显性遗传;AR. 常染色体隐性遗传;HRG. 高组氨酸糖蛋白;APC. 活化的PC

表20-5 几种易栓症临床表现

项 目	AT缺陷症	PC缺陷症	PS缺陷症	FV Leiden
静脉血栓栓塞症(>90%患者)				
下肢DVT	常见	常见	常见	常见
肺栓塞	常见	常见	常见	常见
浅表血栓性静脉炎	少见	多见	多见	多见
肠系膜静脉血栓形成	多见	多见	多见	少见
脑静脉血栓形成	多见	多见	多见	少见
动脉血栓形成	少见	少见	多见	少见
血栓形成家族史	50%~60%	50%~60%	50%~60%	23%~31%
40~45岁首次发生血栓形成	80%	80%	80%	30%
反复发作	是	是	是	是
新生儿暴发型紫癜	可见	可见	可见	未见

【实验诊断】

(一) 筛选试验

1. 凝血酶原时间(PT)　PT主要反映外源性凝血系统中的凝血因子是否缺乏。遗传性易栓症时PT可以缩短,但在异常纤维蛋白原血症时可以延长。

2. 活化部分凝血酶时间(APTT)　APTT是反映内源凝血系统功能的试验。遗传性易栓症时APTT可以缩短,但在异常纤维蛋白原血症时可以延长。

3. 纤维蛋白原含量检测(Fg)　遗传性易栓症时Fg可以增高,但在异常纤维蛋白原血症时用Clauss法的检测值可以降低。

4. 凝血酶时间(TT)和爬虫酶时间　在异常纤维蛋白原血症时可以延长。

5. ProC Global试验　是一种蛋白C系统异常的筛选试验。异常可见于PC系统的缺陷,如PC、PS缺乏,凝血因子V Leiden突变等。对PC活性低于正常值70%的检出率为90%,PS活性低于正常值60%的检出率为89%,凝血因子V Leiden突变的检出率为100%(杂合子或纯合子),对检查凝血因子Ⅱ 20210G→A突变的敏感性为84%。本试验的检出特异性为79%,假阳性可见于凝血因子V、Ⅷ的活性异常升高、口服双香豆素类抗凝药物或狼疮抗凝物质存在等情况。

(二) 确诊试验(表20-6)

相关因子的检测

表20-6　遗传性易栓症的检验结果和分型

易栓症		检验结果与分型		
AT缺乏		AT:A	AT:Ag	肝素结合活性
	Ⅰ型	↓	↓	N
	Ⅱ型 Ⅱa	↓	N	↓
	Ⅱb	↓	N	N
	Ⅱc	N	N	AN
PC缺陷		PC:A	PC:Ag	PC:A/PC:Ag比率
	Ⅰ型	↓	↓	>0.75
	Ⅱ型 Ⅱa	↓	N	<0.75
	Ⅱb	N	N	<0.75
PS缺陷		PS:A	TPS:Ag	FPS:Ag
	Ⅰ型	↓	↓	↓
	Ⅱ型 Ⅱa	↓	N	N
	Ⅱb	↓	N	↓
抗APC FV缺陷		APC-SR	诊断值	参考值
	纯合子型	<0.45	<0.70	>0.84
	杂合子型	0.45~0.70	<0.70	>0.84
HC-Ⅱ缺陷		HC-Ⅱ:A	HC-Ⅱ:Ag	
	Ⅰ型	↓	↓	
	Ⅱ型	↓	N	
TFPI缺陷		TFPI:A	TFPI:Ag	
		↓	↓	

续表

易栓症	检验结果与分型			
PLG 缺陷		PLG:A	PLG:Ag	
Ⅰ型		↓	N	
Ⅱ型		↓	↓	
PAI 过多	束臂试验	PAI:A	PAI:Ag	t-PA
前		↑	↑	N
后		↑↑	↑↑	N/↑
t-PA 缺乏		t-PA:A	t-PA:Ag	
		↓/0	↓/0	
Fg 异常	Fg 含量	APTT/PT	TT	
纯合子	N	↑	↑↑	
杂合子	N	N	↑↑	
高同型半胱氨酸血症	同型半胱氨酸含量	注射蛋氨酸后		
纯合子	↑	↑		
杂合子	↑/N			
HRG 血症	HRG:Ag	PAI:A	t-PA	
	↑	↑/N	↓/N	
因子Ⅻ缺陷	FⅫ:C	FⅫ:Ag	APTT	CRM
纯合子	<1%	0	>120s	Ⅰ型(一)
杂合子	25%~50%	35%~65%	延长 5%~20%	Ⅱ型(＋)
因子Ⅱ 20210 突变	FⅡ:C	FⅡ:Ag		
	↑	↑		

↓. 减低；↓↓. 明显减低；↑. 增高；↑↑. 明显增高；N. 正常；AN. 异常

(1)血浆 AT 检测：活性及抗原检测可以检出 AT 质、量的缺陷。交叉免疫电泳可见异常蛋白条带或泳动迟缓。根据检测结果，可以将 AT 缺陷分为二型：Ⅰ型(抗原和活性平行下降)；Ⅱ型(抗原正常，活性下降)包括Ⅱ-RS、Ⅱ-HRS、Ⅱ-PE 3 个亚型。

(2)蛋白 C 检测：活性及抗原检测可以检出 PC 质、量的缺陷。根据抗原与活性的检测结果，可以将 PC 缺陷分为二型：Ⅰ型(抗原和活性平行下降)；Ⅱ型(抗原正常，活性下降)。

(3)总蛋白 S(TPS)及游离蛋白 S(FPS)抗原检测：可以检出因 PS 缺乏所导致的遗传性易栓症。交叉免疫电泳可见异常蛋白条带或泳动迟缓。

(4)抗活化蛋白 C 试验(APC-SR)检测：可以检出抗活化蛋白 C 现象(APCR)。

(5)肝素辅因子-Ⅱ(HC-Ⅱ)抗原及活性检测：对 HC-Ⅱ异常引起的血栓栓塞有帮助。用含有肝素或硫酸皮肤素的凝胶进行交叉免疫电泳，可能出现异常峰型。

(6)纤溶酶原(PLG)抗原及活性检测：有助于异常纤溶酶原血症的诊断。Ⅰ型为酶活性中心缺陷，Ⅱ型为酶原激活异常。表现为抗原正常，活性降低。

(7)纤溶酶原活化抑制物-1 抗原及活性检测：可以诊断纤溶酶原活化抑制物过多。

(8)富含组氨酸糖蛋白抗原(HRG:Ag)检测：对家族性富含组氨酸糖蛋白增多症的诊断有意义。

(9)同型半胱氨酸含量检测：可用于高同型半胱氨酸血症的诊断。

(10)凝血酶原 G20210A 变异：可能使 PT 基因

mRNA 翻译蛋白质的水平增加,导致血浆 FⅡ水平增高,使血栓形成的危险增加。

【治疗原则】

目前,国内缺乏主要的抗凝蛋白的制剂,故遗传性易栓症的治疗目前仅局限于对症处理。由于血浆中含有这些抗凝蛋白,故治疗中血浆是主要的选择措施。抗凝治疗可以选择肝素或低分子质量肝素制剂,门诊患者可以口服华法林及抗血小板药物。对于新鲜形成的血栓,可以使用溶栓剂使栓子溶解。

六、弥散性血管内凝血

弥散性血管内凝血(DIC)是由多种致病因素,如严重感染、恶性肿瘤、组织损伤、病理产科、肝脏疾病等引起,导致循环血液在全身微小血管内广泛性凝固,形成以血小板和纤维蛋白为主要成分的微血栓。在此过程中,消耗了大量的血小板和凝血因子。临床上,除有基础疾病的表现外,尚有广泛性出血、不能用基础疾病解释的循环衰竭或休克、组织器官功能障碍以及微血管病性溶血性贫血等临床表现。

【理论基础】

易于发生 DIC 的基础疾病甚多,几乎遍及临床各科,其中以感染性疾病最为常见,其次为恶性肿瘤、严重创伤及病理产科,约占 DIC 发病总数的 80% 以上。

DIC 的发病机制甚为复杂,且可因基础疾病不同而各异。

(一)外源凝血途径激活

人体许多组织、细胞如血管内皮细胞富含组织因子,当其受损时,组织因子释入血液,通过激活外源凝血途径触发凝血反应,导致微血栓形成,在 DIC 发病过程中具有极其重要的作用。此外,人体许多组织、细胞在损伤或破坏时释放的组织因子类物质,以及一些进入血流的外源性物质,具有与组织因子相同的活性和作用,也可成为 DIC 的"始动"因素。

(二)内源凝血途径启动

多种致病因素如细菌、病毒、内毒素等激活因子Ⅻ导致内源凝血途径激活,也是 DIC 发病机制中的重要一环。

(三)血小板活化加速凝血反应

多种 DIC 致病因素可导致血小板损伤,使之在血管内皮处黏附、聚集并释放一系列内容物和代谢产物,加速、加重 DIC 进程。

上述病理变化将导致体内凝血酶形成。凝血酶为 DIC 发病机制中的关键因素。它一方面直接使纤维蛋白原转化为纤维蛋白形成血栓,同时通过对凝血因子及血小板等强大的正性反馈作用进一步加速凝血过程,另一方面可直接激活纤溶系统,加重凝血紊乱。

(四)纤溶激活,致凝血-抗凝失调进一步加重

在 DIC 的发病机制中纤溶亢进十分重要,纤溶激活的始动因素既可以是凝血激活的病理因素,而凝血启动后的连锁反应也可以是纤溶激活的重要原因。

【病理生理改变】

(一)微血栓形成

微血栓形成是 DIC 的基本病理变化,亦为 DIC 的特征性改变。存在部位极为广泛,多见于肺、肾、脑、肝、心、肾上腺、胃肠道及皮肤黏膜等部位。伴随微血管栓塞而出现的继发性病理变化有:血栓远端血管痉挛、间质水肿、灶状出血及缺血性坏死。因此在有微血栓形成的脏器,可出现一过性功能损害甚至不可逆的功能衰竭。

(二)凝血功能异常

此为 DIC 最常见的病理生理变化,其检出率可高达 90%～100%。其演变过程如下:①初发性高凝期,为 DIC 的早期改变;②消耗性低凝期,在高凝期进行的同时,由于血栓形成过程中凝血因子的消耗及纤溶酶对凝血因子的降解,血液凝固性降低;③纤溶亢进期,可与低凝期同时存在,但易见于 DIC 后期,随着血管内血栓形成、大量血小板和凝血因子的消耗及代偿性抗凝增强,凝血过程渐趋减弱,纤溶过程则逐渐增强,且成为 DIC 病理生理过程中的主要矛盾。

(三)微循环障碍

微循环衰竭或休克为 DIC 的重要发病诱因,亦是 DIC 中最常见的病理生理变化之一。

【临床特征】

DIC 的临床表现相当复杂、多样,但主要的表现有:①出血。为大多数 DIC 患者(70%～80%)的初发症状,且形式多样,涉及广泛,如:皮肤瘀点瘀斑、紫癜、呕血、黑粪、咯血、血尿、牙龈出血、鼻出血等。出血程度轻者创口(手术创面或采血部位)渗血不止,重者多部位大量出血。②休克。常伴发于急性 DIC。③多系统器官功能障碍。轻症者造成个别器官部分功能障碍,重症者则可引起多系统器

官功能衰竭,甚至死亡。临床表现依受累器官的不同而异。肺小血栓形成,可损害呼吸膜,引发呼吸困难,甚至呼吸衰竭;在肾脏,可导致双侧肾皮质出血性坏死和急性肾衰竭,产生少尿、蛋白尿、血尿等症;若在肝,则可致肝衰竭;若累及中枢神经系统,可出现神志模糊、嗜睡、昏迷、惊厥等症状。上述脏器衰竭的临床表现,在临床上通常以综合表现的形式存在。④贫血。是 DIC 患者通常伴有的一种特殊类型的贫血,称微血管病性溶血性贫血。

本症的治疗,重点是去除致病因素,避免诱发因素。在此基础上,进行抗凝、抗血小板治疗。后期,补充血浆凝血因子制剂和血小板,抗纤溶治疗。由于基础疾病的多样性,患者的临床表现严重程度差异极大,尚无统一的治疗指南。临床上需要根据病情变化,利用实验室指标的监测,及时调整治疗方案,以期达到最佳的治疗效果。

【实验诊断】

(一)筛选试验

1. 血小板计数(BPC) DIC 时,血小板由于参与微血栓的形成而被消耗,故循环血液中 PLT 减低。常波动在$(20\sim100)\times10^9/L$,其减低发生率通常为 90%~95%;PLT 动态性减低对诊断 DIC 更有价值。

2. 血浆凝血酶原时间(prothrombin time,PT) PT 是外源凝血系统的筛选试验。PT 的延长或缩短分别反映凝血因子Ⅶ、Ⅹ、Ⅴ、Ⅱ和纤维蛋白原血浆水平的减低或增高。DIC 时,由于纤维蛋白原(Fg)的减少,纤维蛋白(原)降解产物(FDP)、纤维蛋白单体(FM)以及纤溶酶(PL)等的干扰,PT 延长(占 70%~90%)或缩短(占 10%~30%)。

3. 血浆纤维蛋白原含量检测(fibrinogen,Fg) Fg 属急性相反应蛋白。DIC 高凝血期可增高(>4.0g/L),在消耗性低凝血期和继发性纤溶期常降低(<2.0g/L)。Fg 减低见于 70%的病例。在诊断 DIC 中,其特异性为 22%,敏感性为 87%。

4. 纤维蛋白(原)降解产物[fibrin(ogen) degradation products,FDP]检测 FDP 是在纤溶酶作用下,Fg 发生降解生成 X、Y、D、E 碎片(FgDP)和纤维蛋白发生降解产生 X'、Y'、D'、E'碎片(FDP)的总称。DIC 时,由于纤维蛋白(原)被降解,故 FDP 增高,其阳性率可高达 85%~100%,准确性达 75%。参考值为 0~5mg/L。但 FDP 超过 20mg/L(肝病大于 60mg/L)才有诊断价值。

(二)分类试验

1. 凝血和抗凝血检测

(1)凝血酶原片段$_{1+2}$(prothrombin fragment$_{1+2}$,F_{1+2}):F_{1+2}是凝血酶原向凝血酶转化过程中所释放的片段,能敏感地反映因子Ⅹa 的活化和凝血酶的生成。在大多数 DIC 患者,血浆F_{1+2}浓度显著升高,可高至正常值的 3~5 倍,其阳性率高达 98%,准确性达 93%。

(2)纤维蛋白肽 A(fibrinopeptide A,FPA)检测:FPA 是凝血酶水解纤维蛋白原 Aα链释放的多肽(FPA1~16),血中 FPA 增高,表明凝血酶活性增强。DIC 时,患者血浆 FPA 含量增高,阳性率达 89%~92%,准确率达 88%。

(3)组织因子(tissue factor,TF)检测:TF 大量释放并进入血流是大多数 DIC 发生的直接原因。因此,血浆中 TF 水平升高是 DIC 存在的证据之一。TF 不仅可反映 DIC 的发生,而且可反映感染、炎症、休克、白血病等 DIC 的原因。DIC 时,60%以上患者 TF 活性升高。

(4)可溶性纤维蛋白原单体复合物(soluble fibrin monomer complex,SFMC)检测:失去 FPA 和 FPB 的纤维蛋白可自行聚合成可溶解于 5mol/L 尿素的纤维蛋白单体复合物(SFMC)。血浆 SFMC 的增高反映凝血酶的活性增强和继发性纤溶的开始。DIC 时,由于凝血酶生成增多,故患者血浆 SFMC 的含量增高。与副凝固试验(3P 试验)相比,本试验更为直接、敏感和特异。

(5)凝血酶-抗凝血酶复合物(thrombin-antithrombin complex,TAT)检测:体内凝血酶生成后可与抗凝血酶结合形成复合物(TAT),所以 TAT 是反映凝血系统激活和凝血酶生成的敏感标志物。血浆 TAT 水平在 DIC 前 3d 已显著升高。DIC 时,TAT 的敏感度为 88%,特异度为 63%,阳性诊断率为 79%,阴性诊断率为 88%。

(6)抗凝血酶(antithrombin,AT)检测:AT 是体内最重要的抗凝蛋白,它是凝血酶和凝血过程中许多丝氨酸蛋白酶(因子Ⅹa、Ⅸa、Ⅺa、Ⅻa 等)的主要抑制物。DIC 时由于凝血酶、因子Ⅹa、Ⅺa 等大量形成,并与 AT 结合,因此 AT 水平明显减低。DIC 时,检测 AT 活性(AT:A)比检测 AT 抗原含量(AT:Ag)更为重要,有 80%~90%的 DIC 患者血浆 AT:A 水平减低。

2. 纤溶系统检测

(1)纤溶酶-抗纤溶酶复合物(plasmin-antiplasmin complex,PAP)检测:PAP 是纤溶酶与 α_2-抗纤溶酶(α_2-AP)形成的复合物,它反映纤溶酶的生成。DIC 时,血浆 PAP 水平升高。PAP 水平的增高与 DIC 的发展相平行,PAP 水平的降低与 DIC 的缓解相关。PAP 在 DIC 的诊断中有重要价值,因为它不仅反映纤溶系统的激活,而且反映纤溶抑制物被消耗。

(2)D-二聚体检测:可溶性纤维蛋白单体经因子Ⅷa作用后,生成交联的纤维蛋白,纤维蛋白经过纤溶酶裂解生成特异D-二聚体。DIC 时,患者血浆 D-二聚体含量明显增高,它是确诊 DIC 的特异指标,准确率达93%。D-二聚体是区别 DIC 和原发性纤溶症的重要试验。

(3)α_2-抗纤溶酶(α_2-antiplasmin,α_2-AP)检测:α_2-AP 与纤溶酶形成复合物,从而灭活纤溶酶。DIC 病程中继发性纤溶亢进,大量纤溶酶生成,α_2-AP 因被消耗而减少。

(4)纤溶酶原(plasminogen,PLG)检测:DIC 时,大量纤溶酶原被吸附在纤维蛋白血栓上,在纤溶酶原激活剂(PA)作用下转变为纤溶酶。因此血中纤溶酶原含量明显降低,是反映纤溶活性增强的直接证据之一。

(5)纤维蛋白肽 Bβ1~42(Bβ1~42)和纤维蛋白肽 Bβ15~42(Bβ15~42)检测:纤溶酶作用于纤维蛋白原,可以从纤维蛋白原 Bβ链裂解出肽段 Bβ1~42;纤溶酶作用于纤维蛋白单体或纤维蛋白,可从 Bβ链裂解出肽段 Bβ15~42。血中这两种片段增高,表明纤溶酶活性增强。DIC 时,Bβ1~42和 Bβ15~42 血浆水平增高;原发性纤溶时,仅 Bβ1~42增高。

3. 血小板检测

(1)β-血小板球蛋白(β-thromboglobulin,β-TG)检测:β-TG 是血小板被激活后由 α 颗粒中释放的一种特异性蛋白质。DIC 时,血小板被激活,患者血浆 β-TG 含量升高。

(2)血小板第4因子(platelet factor 4,PF4)检测:PF4 是血小板被激活由 α 颗粒中释放的另一种特异性蛋白质。DIC 时,血小板被激活,患者血浆 PF_4 含量升高。

(3)血小板 P-选择素(P-Selectin,曾称 GMP-140)检测:静息的血小板中 P-Selectin 仅分布于 α 颗粒膜上,血小板经凝血酶刺激后,α 颗粒膜迅速与质膜融合而在表面表达,并进入血浆。DIC 时,血小板膜表面和血浆中 P-Selectin 水平均增高。

(三)DIC 的诊断标准

2001年全国第七届血栓与止血会议修订了 DIC 的诊断标准。

一般诊断标准:

1. 存在易于引起 DIC 基础疾病,如感染、恶性肿瘤、病理产科、大型手术及创伤等。

2. 有下列2项以上临床表现:

(1)多发性出血倾向。

(2)不易以原发病解释的微循环衰竭或休克。

(3)多发性微血管栓塞症状、体征,如皮肤、皮下、黏膜栓塞坏死及早期出现的肾、肺、脑等脏器功能不全。

(4)抗凝治疗有效。

3. 实验室检查符合下列标准(同时有以下3项以上异常):

(1)血小板低于 100×10^9/L 或进行性下降。

(2)纤维蛋白原<1.5g/L 或呈进行性下降,或>4.0g/L。

(3)3P 试验阳性或 FDP>20mg/L 或 D-二聚体水平升高(阳性)。

(4)凝血酶原时间缩短或延长 3s 以上或呈动态性变化或 APTT 延长 10s 以上。

(5)疑难或其他特殊患者,可考虑行抗凝血酶、因子Ⅷ:C 及凝血,纤溶、血小板活化分子标记物测定。

肝病合并 DIC 的实验室诊断标准如下。

(1)血小板<50×10^9/L 或有2项以上血小板活化产物升高(β-TG、PF4、TXB2、P-选择素)。

(2)纤维蛋白原<1.0g/L。

(3)血浆因子Ⅷ:C 活性<50%。

(4)凝血酶原时间延长 5s 以上或呈动态性变化。

(5)3P 试验阳性或血浆 FDP>60mg/L 或 D-二聚体水平升高。

白血病并发 DIC 实验室诊断标准

(1)血小板<50×10^9/L 或呈进行性下降或血小板活化、代谢产物水平增高。

(2)血浆纤维蛋白原含量<1.8g/L。

(3)凝血酶原时间延长 5s 以上或呈动态性变化。

(4)3P 试验阳性或血浆 FDP>60mg/L 或 D-二聚体水平升高。

基层医院 DIC 实验室诊断参考标准(同时有下列3项以上异常):

(1)血小板<100×10⁹/L 或呈进行性下降。

(2)血浆纤维蛋白原含量<1.5g/L,或进行性下降。

(3)3P 试验阳性或血浆 FDP>20mg/L。

(4)凝血酶原时间缩短或延长 3s 以上或呈动态性变化。

(5)外周血破碎红细胞比例>10%。

(6)红细胞沉降率低于 10mm/h。

原发性纤溶症系某种原因导致的纤维蛋白溶解系统功能的亢进,此时的凝血系统未被激活。患者的出血表现与 DIC 在临床上较难鉴别,实验室检查可以提供诊断线索(表 20-7)。

【治疗原则】

1. 治疗原发病　为 DIC 治疗的根本措施。一旦原发病被控制,辅助其他治疗,DIC 的病理生理进程可以被逆转。

2. 抗栓治疗　DIC 早期血液呈高凝状态,此时可以针对性给予抗凝或抗血小板药物,以阻断疾病的发展。但该期临床表现不典型,持续时间较短,治疗时机较难控制。

3. 替代治疗　根据出血表现和实验室检查发现,适时补充凝血因子制剂或血浆。

4. 抗纤溶治疗　DIC 中晚期往往有纤维蛋白溶解系统功能亢进,此时应及时给予抗纤溶药物。

表 20-7　原发性纤溶症的特殊试验和与 DIC 的鉴别试验

	原发性纤溶	DIC
β-血小板球蛋白(β-TG)	N	↑
血小板第 4 因子(PF4)	N	↑
P-选择素(GMP140)	N	↑
凝血酶原片段$_{1+2}$(F$_{1+2}$)	N	↑
纤溶蛋白肽(FPA)	N	↑
可溶性纤维蛋白单体复合物	N	↑
D-二聚体	N	↑
Bβ1～42 肽	↑	N
Bβ15～42 肽	N	↑

注:N. 正常;↑. 增高

(王学锋　李　健)

参考文献

丁秋兰,王鸿利.2007.血栓与止血的实验诊断.//王鸿利,周新,洪秀华,主编.现代实验诊断学.上海:世界图书出版公司.

刘泽霖,贺石林,李家增主编.2006.血栓性疾病的诊断与治疗.北京:人民卫生出版社.

王鸿利.2006.血栓与止血的检测.//叶应妩,王毓三,申子瑜,主编.全国临床检验操作规程.第三版.南京:东南大学出版社.

王鸿利、王学锋主编.2003.血栓病临床新技术.北京:人民军医出版社.

王建中主编.2006.检验与临床诊断.北京:人民军医出版社.

王学锋、王鸿利主编.2002.血栓与止血的检测及应用.上海:世界图书出版公司.

许文荣,王建中主编.2007.临床血液学与检验(第 4 版).北京:人民卫生出版社.

Allen KS, Sawheny E, Kinasewitz GT. 2015. Anticoagulant modulation of inflammation in severe sepsis. World J Crit Care Med 4: 105-115.

Brill A, Fuchs TA, Savchenko AS, et al. 2012.Neutrophil extracellular traps promote deep vein thrombosis in mice. J Thromb Haemost 10: 136-144.

Burnier L, Fontana P, Kwak BR, et al. 2009.Cell-derived microparticles in haemostasis and vascular medicine. Thromb Haemost 101: 439-451.

de Boer OJ, Li X, Teeling P, et al.2013. Neutrophils, neutrophil extracellular traps and interleukin-17 associate with the organisation of thrombi in acute myocardial infarction. Thromb Haemost 109: 290-297.

Emest Beutler. 2001. Wiliams Hematology. 6th ed. 北京:人民卫生出版社.

Fuchs TA, Abed U, Goosmann C, et al. 2007. Novel cell death program leads to neutrophil extracellular traps. J Cell Biol 176: 231-241.

Fuchs TA, Bhandari AA, Wagner DD.2011. Histones induce rapid and profound thrombocytopenia in mice. Blood 118: 3708-3714.

Fuchs TA, Brill A, Duerschmied D, et al. 2010. Extracellular DNA traps promote thrombosis. Proc Natl Acad Sci U S A 107: 15880-15885.

Fuchs TA, Kremer Hovinga JA, Schatzberg D, et al. 2012.Circulating DNA and myeloperoxidase indicate disease activity in patients with thrombotic microangiopathies. Blood 120: 1157-1164.

Geddings JE, Mackman N. 2013.Tumor-derived tissue factor-positive microparticles and venous thrombosis in cancer patients. Blood 122: 1873-1880.

Geddings JE, Mackman N.2014. New players in haemostasis and thrombosis. Thromb Haemost 111: 570-574.

Greer JP, Foerster J, Lukens JN, et al. 2004. Wintrobe's Clinical Hematology. 11th ed. 济南:山东科学技术出版社.

Griffin JH, Zlokovic BV, Mosnier LO.2015. Activated protein C: biased for translation. Blood 125: 2898-2907.

Martin FA, Murphy RP, Cummins PM. 2013. Thrombomodulin and the vascular endothelium: insights into functional, regulatory, and therapeutic aspects. Am J Physiol Heart Circ Physiol 304: H1585-1597.

Martinod K, Demers M, Fuchs TA, et al. 2013. Neutrophil histone modification by peptidylarginine deiminase 4 is critical for deep vein thrombosis in mice. Proc Natl Acad Sci U S A 110: 8674-8679.

Morrissey JH. 2012. Polyphosphate: a link between platelets, coagulation and inflammation. Int J Hematol 95: 346-352.

Owens AP, 3rd, Mackman N. 2011.Microparticles in hemostasis and thrombosis. Circ Res 108：1284-1297.

Ronald Hoffiman. 2001. Hematology：Basical Principles and Practices. 3th ed.北京：人民卫生出版社.

Thomas GM, Panicot-Dubois L, Lacroix R, et al. 2009.Cancer cell-derived microparticles bearing P-selectin glycoprotein ligand 1 accelerate thrombus formation in vivo. J Exp Med 206：1913-1927.

van der Meer JH, van der Poll T, van't Veer C. 2014.TAM receptors, Gas6, and protein S：roles in inflammation and hemostasis. Blood 123：2460-2469.

van Montfoort ML, Stephan F, Lauw MN, et al. 2013. Circulating nucleosomes and neutrophil activation as risk factors for deep vein thrombosis. Arterioscler Thromb Vasc Biol 33：147-151.

von Bruhl ML, Stark K, Steinhart A, et al. 2012.Monocytes, neutrophils, and platelets cooperate to initiate and propagate venous thrombosis in mice in vivo. J Exp Med 209：819-835.

Wang JG, Geddings JE, Aleman MM, et al. 2012. Tumor-derived tissue factor activates coagulation and enhances thrombosis in a mouse xenograft model of human pancreatic cancer. Blood 119：5543-5552.

WangHongli. 2007. Textbook of Laboratory Diagnostics. Beijing：：people's medical publishing house.

第四篇 临床生物化学与分子诊断

第21章

概　述

临床生物化学（diagnostics）和分子诊断学（clinical biochemistry and molecular diagnostics）是检验医学中的重要分支，主要以正常的物质代谢与分子结构为基准，通过项目检测以反映病理生理变化，为疾病诊断与治疗决策提供科学依据。

第一节　研究范畴与发展简史

临床生物化学（clinical biochemistry），又称为临床化学（clinical biochemistry）。国际临床化学学会（international federation of clinical chemistry，IFCC）对临床生化的定义为"包括对人体健康和疾病时化学状态的研究，以及供诊断、疗效评估和预防的化学实验方法的应用"。临床生化的研究内容为：在人体正常生物化学基础上，研究病理状态时生物化学的改变，寻找这些改变的特征性标志物，建立可靠实用的检测方法，通过对这些标志物的检测，为疾病的预防、诊断、治疗和预后等提供生物化学信息和决策的科学依据。

分子诊断学（molecular diagnostics）是利用分子生物学技术来研究人体生物大分子和大分子体系的存在、结构或表达调控的改变，从而为疾病的预防、诊断、治疗和预后提供分子水平信息的一门学科。分子诊断学的研究内容为：在人体正常生物大分子基础上，研究病理状态时分子生物学的改变，寻找这些改变的特征性标志物，建立可靠实用的检测方法，通过对这些标志物的检测，为疾病的预防、诊断、治疗和预后等提供分子生物学信息和决策的科学依据。

早在19世纪以前，一些化学家、生理学家和临床医师就开始研究人体在健康和疾病时体内化学成分（如血液和尿液中蛋白质、糖及无机盐等）的变化。1918年Lichtuitz出版了《临床化学》专著。1919年我国学者吴宪在美国哈佛医学院Otto Folin教授的指导下完成的博士论文"一个血液分析系统"，首次较系统地建立了血液中葡萄糖等化学物质的检测方法，奠定了血液化学分析的基础。1931年Van Slyke以《临床化学》为名出版了专著，较系统全面地介绍了该学科的有关理论和化学检测方法，标志着这一学科的初步形成。1924年，吴宪教授在北京协和医学院建立了生物化学系，培养了我国第一批生物化学家和临床生物化学工作者；在血液分析、血滤液制备以及改建和发展新的比色分析法等方面做了一系列工作，并报道了我国正常成人血液化学成分的正常参考值。

得益于生物化学、临床医学、生物医学和分子生物学的进步，临床生物化学与分子诊断学经历了以下阶段。

19世纪和20世纪初，血液及尿液中成分多采用传统的重量分析和容量分析法（滴定法），测定体液中糖、脂质、蛋白质及代谢物和电解质成分改变。由于灵敏度不高，标本用量多，耗费时间长，方法烦琐，限制了它在临床上的广泛应用。

20世纪中期，分光光度技术、离心技术、层析技术的发展和相应仪器的问世,为临床生化检验提供了更灵敏更可靠的检测方法。同时,酶在生命活动中的重要作用以及有关酶及同工酶在器官组织中的分布规律也逐步为人类所认识。1954年Ladue、Worblewski、Karmen等先后发现血清乳酸脱氢酶及转氨酶在不少疾病时增高,此后血清酶在诊断上的应用和研究非常活跃。应用血清酶活性测定作为监测细胞、器官损害及肿瘤生长的指标,使临床生物化学的工作又增加了新的内容。

20世纪中后期,随着分子生物学的发展,对疾病的认识深入到基因及蛋白质的分子水平,促进分子诊断学的产生和发展,扩大了临床生物化学的领域。1949年,Pauling和他的同事发现镰状细胞贫血症由β-珠蛋白链上一个氨基酸改变引起,并首次引入"分子疾病"这个名词,他们的发现为分子诊断学奠定了基础。1978年,著名的美籍华裔科学家Yuet、Wai、Kan等首次采用液相DNA分子杂交技术成功地进行了镰状细胞性贫血的基因诊断,这便是分子诊断的起步阶段。限制性内切酶和DNA连接酶等工具酶,随后DNA导入细胞等系列基因重组技术建立,标志着重组DNA时代的来临;1975—1977年Sanger、Maxam和Gilbert先后发明了不同的DNA序列测定方法;1985年PCR技术创建,PCR技术由于简便、快捷、适用性强,一出现就广泛应用于分子诊断学各个领域,对分子诊断学的发展起到了重大的推动作用。以生物芯片(biochip)技术为代表的高通量密集型技术是20世纪90年代以来影响深远的重大科技进展之一,具有广阔的应用前景和商业价值,已成为整个分子生物学技术领域的一大热点;1994年以来二维凝胶电泳等蛋白质分离纯化技术的不断成熟和完善,生物质谱技术以及生物信息学的不断发展,这些都大大促进了分子诊断学的发展。

第二节 研究现状与发展趋势

随着科学技术的飞跃发展,医学研究逐步深入到分子水平,促进了临床生物化学和分子诊断学的蓬勃发展。当前临床生化与分子诊断学的发展主要表现在以下方面。

一、改进现有的检测方法和检测技术

自20世纪分光光度技术、酶法及免疫学技术、分子生物学技术的相继引入,临床生物化学和分子诊断学检测手段有了根本的改变。超微量的仪器分析、发光免疫分析、分子生物学等技术在生物化学实验室中的应用,使临床生物化学工作内容日益扩大深入。近10多年来,对于体内一些微量蛋白质、多肽等生物活性物质的测定、基因(核酸片段)的分析、微量元素的分析以及它们在多种疾病中的变化,为临床医学提供了极有价值的数据。当前本学科的方法和技术发展集中在以下几方面。

1. 检测过程自动化和试剂商品化。
2. 基于抗原-抗体反应的多种免疫学定量和定性测定方法的建立和应用。
3. 应用芯片技术,开展对疾病易感基因组、疾病相关蛋白组的高通量快速测定。
4. 基于生物传感技术的微型芯片实验室的研制及应用等。

二、寻找高特异性和高灵敏度的诊断标志物

发现与某种疾病高度相关并且特异的生化标志物和分子生物学标志物,建立可靠的检测方法,始终是临床生物化学和分子诊断学的任务。精神疾病、帕金森病等中枢神经系统疾病、心血管系统疾病及脂代谢紊乱并发症生化标志物的寻找,以及有更高特异性和灵敏度的各种疾病和脏器功能的临床生物化学和分子诊断学指标的开发,还有感染性疾病、遗传性疾病和恶性肿瘤新的分子诊断指标的开发等,是目前临床生物化学和分子诊断学活跃的领域和发展方向。

三、分子诊断学的崛起

20世纪末及21世纪初,分子生物学出现了众多突破,特别是人类基因组测序计划的完成,为分子诊断提供了更广阔的发展前景。1994年以来,蛋白质组学的进步把分子生物学研究引入后基因组时代。2001年2月,人类基因组DNA全序列数据公布,表明现代医学已经步入"基因组医学"时代。DNA重组、生物芯片、蛋白质组学和基因治疗等分子生物学技术不断涌现,推动着现代分子诊断学迅猛发展。

分子诊断的应用主要根据基因组学和蛋白质

组学的数据库资源来寻找疾病基因及其表达产物与代谢的关系。虽然分子诊断学形成时间不长，但是在临床检验诊断中却日益显示出它强大的生命力和技术优势。目前分子诊断的主要应用领域包括：感染性疾病的分子诊断；遗传性疾病的分子诊断；肿瘤的分子诊断；器官移植的分子诊断；药物遗传学的分子诊断；其他应用还有耐药性分析、疗效监控和卫生防疫等方面。

分子诊断的发展趋势为：一方面应用现有的 DNA 技术；另一方面应用基因功能研究的成果，不断扩大可进行分子诊断的疾病种类和分子标志物。分子诊断将发展为核酸及其表达产物的全面诊断；将会向多项技术联合使用及定量检测的方向发展；将从以治疗为目的的诊断发展到以预防为目的分析评价；将尽量实现早诊断。

四、治疗药物监测

治疗药物监测是临床生物化学在 20 世纪 70 年代发展起来的一个新领域，我国在 80 年代初建立。20 世纪 80 年代后期荧光偏振免疫分析的引入对于普及血药浓度监测起了很大作用，这一方法是目前国内及发达国家使用最多的方法。由于患者对治疗药物的反应和代谢存在着个体差异，随着新的、有效的微量检测药物血浓度技术的发展以及药动学知识的进展，治疗性药物监测工作在医院中占有的比重日益增加。治疗药物监测对促使临床医师更有效、合理地使用药物，提高疗效，减少药物的不良反应，了解药物在体内的转化与代谢规律等方面都具有重要意义。

五、全程质量管理

经过近 30 年的发展，由于实验室信息系统（Laboratory Information System，LIS）的应用，促进了实验室的质量管理和质量控制的发展，有关实验室质量管理和控制的组织、认证机构、质量标准、质量管理方法应运而生。通过建立实验室质量管理体系时分析前、分析中、分析后的检测质量实行全程质量管理，不仅提高了实验室检测质量，而且对临床医师、患者都产生了深远的影响。

六、床旁检验

床旁检验（point of care test，POCT）从英文字面意思来看，有两方面的意思：一是空间上的理解，在患者现场进行的检验；一是时间上的理解，在患者发病的时候进行的检验。最近美国国家临床生物化学科学院（NACB）将 POCT 定义为"在接近患者治疗处，由未接受临床实验室学科训练的临床人员或患者（自我检验）进行的临床检验。POCT 是在传统，核心或中心实验室以外进行的一切检验"。

由于 POCT 检测仪器体积小、携带方便、容易使用和结果快速等优点，所以在临床疾病诊断应用中得到了迅猛发展，是检验医学（laboratory medicine）发展最为迅速的领域之一。尽管 POCT 有众多优点，但是由于其处于发展的初期阶段，临床应用过程中还存在以下问题：

1. 质量控制体系不完善。
2. 检验成本偏高。
3. 操作者的技术水平参差不齐。

七、循证检验医学

临床生物化学和分子诊断学检测项目已广泛应用于临床，但由于有关项目诊断性能研究报告缺乏严格统一的实验方法和临床判断标准，缺乏可比性，导致临床应用效果不尽统一；一些新技术的质量证据还不肯定；在科研证据和临床应用之间存在很大的脱节。近年崛起的循证检验医学（evidence-based laboratory medicine，EBLM）为这些问题的解决提供了最佳途径。

EBLM 将所有符合统一检测方法、条件、受试者和观察指标等要求的每种检验项目的研究报道，以临床证据为依据，通过系统完整评价体系进行综合分析而得出结论，为患者提供直接、准确、经济和有意义的诊断指标。

EBLM 是一种求证医学、实证医学，是一种寻求和应用最好证据的医学，包括证据的查询和新证据的探索。EBLM 是应用大量可得到的临床资料和检验以及在证据的基础上，研究检验项目的临床应用的价值，为临床诊断、疗效观察、病情转归提供最有效、最实用的检验项目及其组合。EBLM 的主要研究方法离不开流行病学的基本理论与方法。一个最佳的研究证据，是由客观可靠的数据和标准以及具体分析评价方法来确定。

八、检验与临床的沟通

加强检验和临床的交流，加强实验室和临床科室的协作与沟通，这是今后的必然发展趋势。检验医师开展对临床医师选择实验项目、解释实验结果、新技术开发和新方法的应用等的指导和咨询，增加临床医师对试验的了解，从而促进医疗诊治水平的提高。

检验科的检测质量直接影响着临床医师对疾病的诊治决策，而检验分析的质量保证不仅仅需要建全实验室内的质量管理体系，还应该扩展成以实验室为核心，辐射到各个临床科室的质量控制管理。检验工作者的工作能为临床提供可靠、有用和及时的信息，能为临床诊疗提供帮助，才能提高信任度，提高检验的学术地位。但是要想更好地把检验与临床结合起来，真正融为一体服务于广大病患，仅仅靠检验科的单方面努力是远远不够的，还需要医院管理层的大力支持，建立相对固定的检验与临床交流的有效渠道，达成共识，加强协作；也需要临床医护人员更深刻地意识到这种沟通的重要性，变被动为主动，协调努力，建立临床实验室全面质量管理体系，确保检验质量，避免医疗纠纷。

九、个性化诊断和治疗

个性化治疗已成为临床医师对患者施治的最佳模式，即根据每一位患者的疾病表现、程度、身体状况和心理情况选择最适合的治疗方案。随着分子生物学的深入，某些疾病特别是癌症等的个性化诊断与治疗已用于临床。其中，蛋白质组治疗是目前癌症早期诊断最先进的技术之一。蛋白质组治疗就是把每个肿瘤患者的变异基因组翻译成由基因组编码控制的蛋白质组，通过图谱的形式表现出来，精确地对个体基因的差异进行分析，预测个体的药物反应情况，优选出最佳治疗方法，实现个性化治疗，达到最低毒性下的有效治疗癌症、减少临床用药不当、提高疗效和降低医疗费用的目的。

第三节 本篇概要

本篇力求给予读者有关临床生化和分子诊断学的基本概念、基本原理和基本技能，并详细介绍了一些新近发展的重要技术及其应用。本篇既反映了国内外的检验进展和前沿动态，达到与国外临床检验水平同步，又切实结合临床，反映当前临床检验的国际化规范与指南，不仅满足考生应试的需要，并可以指导临床了解本学科的发展，应用于实践以规范和提高临床水平，达到先进性与实用性的统一。本篇主要内容分为以下2个方面。

1. 技术部分　详细介绍了光谱分析技术、色谱分析技术、电泳分析技术、质谱分析技术、干化学分析技术、生物传感器技术、血糖血脂分析技术、蛋白质分析技术、临床酶学技术、血气酸碱分析与电解质检测技术等临床生化分析技术和分子克隆技术、分子杂交技术、PCR技术、DNA测序技术、生物芯片技术等分子生物学技术。技术部分主要面向检验技师及其相关人员，强调技术方法的原理、步骤与影响因素，以保证实验结果的准确可靠。

2. 应用部分　详细介绍了糖代谢相关检验、脂代谢相关检验、蛋白质与氨基酸检验、水电解质和酸碱平衡紊乱检验、肝脏疾病检验、肾脏疾病检验、心血管疾病检验、胃肠胰腺疾病检验、内分泌疾病检验、复杂性疾病的分子诊断、感染性疾病的分子诊断、遗传性疾病的分子诊断、治疗药物监测、妊娠与营养状况检验等，应用部分主要面向检验医师及其相关人员，强调项目的选择与临床意义，以保证实验结果的有效利用，既源自于临床的工作实际，又对临床工作有切实的规范与指导作用。

技术部分和应用部分的关联性主要体现在内容上的一致与连贯性，在外延上提供对技术方法的可溯性与对实验结果的解析性，以促进医技与临床两类人员的相互配合与专业水平的提升。

本学科国外主要参考书为 Tietz Textbook of Clinical Chemistry，该书2006年版已更名为 Tietz Textbook of Clinical Chemistry and Molecular Diagnostics 以及 Tietz Fundamentals of Clinical Chemistry, Molecular Diagnostics 等。国际性专业杂志有 Clinical Chemistry、Annuals of Clinical Biochemistry、Clinical Chemistry Acta、Clinical Chemistry Review、The Journal of Molecular Diagnostics 等。

（尹一兵）

第22章

光谱分析技术

> **大纲**
>
> **了解** 光的基本性质。掌握光谱分析技术的概念和分类；光的选择吸收与物质颜色的关系；原子吸收分光光度计的组成。发射光谱分析法定性、定量分析的依据；散射颗粒与散射光、反应物含量与散射浊度的关系。
>
> **熟悉** 吸收光谱分析技术的特点；吸收光谱曲线的应用；原子吸收分光光度法的检测原理与应用；荧光分析的基本原理和影响因素；化学发光的概念和化学发光分析法的基本原理。
>
> **掌握** 朗伯-比尔定律和摩尔吸收系数的含义；吸收光谱分析技术常规定量分析的方法；双波长分光光度法基本原理和双波长的选择方法；火焰光度法定量分析原理和方法；化学发光分析法的特点与应用；散射比浊法和透射比浊法概念、定量方法和临床应用。

光谱分析技术是利用各种化学物质具有的特征性吸收、发射或散射光谱,来确定其性质、结构或含量的技术。

第一节 光谱分析技术概述

光谱分析技术属于光学分析法的范畴,是基于能量与物质作用时,测量由物质内部发生量子化的能级之间的跃迁而产生的发射、吸收或散射辐射的波长和强度进行分析的方法。

一、光的基本性质

红外光、可见光、紫外光等是电磁辐射的形式。电磁辐射是一种以巨大速度通过空间,不需要任何物质作为传播媒介的能量,具有波动性和粒子性。属于粒子概念的光量子能量与属于波动概念的频率或波长的关系可用下列公式表示,波长越长或频率越低,则光子具有的能量越小。

$$C=\lambda\nu=\frac{\nu}{\sigma} \quad E=h\nu=h\frac{C}{\lambda} \quad (22-1)$$

式中:C 为速度;ν 为频率;λ 为波长;σ 为波数;E 代表每个光子的能量;h 为普朗克常数,其数值为 6.626×10^{-34} J·s。

二、光谱分析技术的分类

根据物质对光谱响应特征的不同,光谱分析技术可分为吸收光谱分析技术、发射光谱分析技术和散射光谱分析技术 3 大类。

利用物质的特征吸收光谱进行分析的方法称为吸收光谱技术。根据吸收光谱所在光谱区不同,吸收光谱技术可分为 X 射线吸收光谱法、原子吸收光谱法、紫外-可见分光光度法、红外吸收光谱法和磁共振光谱法等。

发射光谱技术是通过测量原子或分子的特征发射光谱来研究物质结构和测定其化学组成的方法。根据发射光谱所在光谱区和激发方式不同,发射光谱技术分为 X 射线光谱法、荧光光谱法、原子发射光谱法、原子荧光光谱法、分子荧光光谱法和化学发光分析法等。

散射光谱分析技术是利用悬浮颗粒的浑浊液

的散射光强度或对入射光减弱的原理进行定量分析的方法,测定方法主要有透射比浊法和散射比浊法两类。

第二节 吸收光谱分析

吸收光谱分析是临床生物化学检验中应用最广泛的一类分析技术,其特点为方法的灵敏度高,检测浓度为 $10^{-5}\sim10^{-2}$ mol/L;操作简便、快速,选择性好。最常应用的有可见-紫外分光光度法和原子吸收分光光度法。

一、光的选择吸收与物质颜色的关系

物质的分子或离子团对可见及紫外光区的光波具有选择吸收作用,即不同物质的分子能选择性地强烈吸收某1个或数个波带的光波,而对其他光波很少吸收或不吸收。

有色物质本身所呈现的颜色与其所选择吸收的光波的颜色互为补色,见图 22-1。图中以白光为中心,白光两边二直线对应的单色光即为互补色,例如红光与青光即为互补色。如果由白光中除掉或分离出某种颜色的光,剩余光波呈互补色。

二、吸 收 光 谱

白光经过棱镜而发生折射,各种光波的折射率(n)随着波长(λ)的减少而增大,可用科希(Cauchy)经验公式表示: $n = A + \dfrac{B}{\lambda^2} + \dfrac{C}{\lambda^4}$。

式中,A、B、C 为常数。因此,白光通过棱镜后就按波长顺序由红到紫有秩序地分开并排列起来,这些不同颜色的光带称做白光的光谱。

如果让光源先通过吸光物质(溶液、液体或气体),再经过棱镜色散则所形成的光谱中就会出现1个至数个暗区或若干暗线,这就是该吸光物质的可

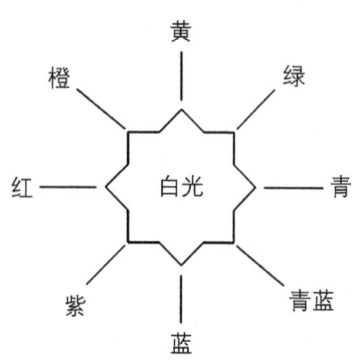

图 22-1 光的互补关系

见光吸收光谱,光谱中的暗区或暗线就是被吸收物质所吸收掉的光波区或光线。因此吸收光谱是指波长连续分布的光透过物质时,某些波长的光被物质吸收而产生的暗线或暗带组成的光谱。

吸收光谱曲线的形状反映了物质分子在不同波长区域吸光能力的分布,取决于吸光物质分子的化学组成,即每种物质都有自己独特的吸收光谱曲线。因此,可根据吸收光谱曲线的形状(即曲线上吸收峰的数目、峰所对应的波长及峰的相对高度)进行定性分析;根据某一特征峰的高度与物质浓度成正比的关系来进行定量分析。

三、可见-紫外分光光度法

可见-紫外分光光度法是根据物质分子或离子团对可见光(400～780nm)及紫外光(200～400nm)的特征吸收而建立起来的分析方法,其定量分析的依据是光的吸收定律,即朗伯-比尔定律。

1. 朗伯-比尔定律的意义　朗伯-比尔定律定量地说明物质对光选择吸收的程度与物质浓度及液层厚度之间的关系,即一束单色光通过物质溶液时,溶液的吸光度与溶液的浓度及液层厚度的乘积成正比。数学表示式如下:

$$A = KCb, \qquad (22\text{-}2)$$

式中:A 为吸光度;K 为比例系数;C 为吸光物质的浓度;b 为溶液的液层厚度。当 K、C 一定时,吸光度 A 与液层厚度 b 成正比,称为朗伯定律(Lambert's law);当 K、b 一定时,吸光度 A 与溶液浓度 C 成正比,称为比尔定律(Beer's law)。

(1)吸光度:吸光度表示单色光通过溶液时被吸收的程度,以 A 表示。

$$A = \log \dfrac{I_0}{I_t} \qquad (22\text{-}3)$$

式中 I_0 为入射光的强度,I_t 为透过光的强度。溶液所吸收光的强度越大,透过光的强度 I_t 就越小,则吸光度 A 就越大。当入射光全部被吸收时,$I_t = 0$,则 $A = \infty$;当入射光全部不被吸收时,$I_t = I_0$,则 $A = 0$。所以,$0 \leqslant A \leqslant \infty$。

(2)透光度:透光度又称透光率,表示透过光占入射光的比例,以 T 表示。

$$T = \frac{I_t}{I_0} \qquad (22\text{-}4)$$

当入射光全部被吸收时，$I_t=0$，则 $T=0$；当入射光不被吸收时，$I_t=I_0$，则 $T=1$。所以，$0 \leq T \leq 1$。在吸收光谱分析中，经常使用百分透光度。百分透光度（$T\%$）被定义为 $100T$，其值在 $0 \sim 100$。由式(22-3)和(22-4)可得吸光度与透光度之间有如下关系：$A = \log \frac{I_0}{I_t} = -\log T$。

(3) 比例系数 K：比例系数 K 表示单位浓度、单位液层厚度溶液的吸光度，是与吸光物质性质及入射光波长有关的常数。

K 值的表示方法依赖于溶液浓度的表示方法。在液层厚度 b 以厘米为单位时，K 的名称、数值及单位均随溶液浓度单位而变，通常有以下 3 种表示方法。① 浓度以 g/L 为单位时称为吸收系数，以 α 表示，单位为 $L \cdot g^{-1} \cdot cm^{-1}$。② 浓度以摩尔浓度为单位时称为摩尔吸收系数，以 ε 表示，单位为 $L \cdot mol^{-1} \cdot cm^{-1}$。③ 对于不知道分子量的物质，采用百分浓度（质量/体积）为单位时称为百分吸收系数或比吸收系数，以 $A_{1cm}^{1\%}\lambda$ 表示。当吸光物质的相对分子质量以 M 表示时，则 α、ε 的关系为 $\varepsilon = \alpha M$。$A_{1cm}^{1\%}\lambda$ 和 ε 的关系是为 $\varepsilon = A_{1cm}^{1\%}\lambda \cdot \frac{M}{10}$。

(4) 比尔定律的偏离：朗伯定律是普遍成立的，而比尔定律却有时会发生偏离。偏离比尔定律的原因较多，一般可分为物理和化学两个方面。属于物理方面的主要是入射光单色不纯及杂散光等的影响；属于化学方面的主要是溶质的离解、缔合及互变异构反应等。

2. 定量分析的方法　对于单组分的定量测定，可选择常规定量分析方法；如果溶液浑浊或背景吸收较大，可采用双波长分光光度法。如果测定高浓度或极低浓度的溶液，可采用差示分光光度法，但在实际应用中受到一定限制，在此不作介绍。

(1) 常规定量分析方法：包括比较法、标准曲线法、标准加入法和摩尔吸光系数检测法。

① 比较法。亦称为标准对照法。在测定未知样品浓度的同时，与已知浓度的标准物作比较，分别测出试样溶液及标准溶液的吸光度 A_x 及 A_s，进行比较可求得样品的浓度（C_x）。$C_x = \frac{A_x}{A_s} \cdot C_s$。

用比较法定量检测时，为了减少误差，选用的标准品溶液的浓度应尽可能接近于样品溶液的浓度。

② 标准曲线法。配制一系列浓度不同的标准溶液（一般 5~8 个），按照一定操作过程显色后，分别在选定波长下测定其吸光度，然后以标准溶液的浓度（C）为横坐标，以相应的吸光度（A）为纵坐标，绘制 A-C 标准曲线。在相同条件下测定样品溶液的吸光度，就可以从标准曲线上查出其对应的浓度。

③ 标准加入法。亦称为增量法。根据加入的次数可分为 1 次标准加入法和多次标准加入法。

a. 1 次标准加入法。取 1 份试液测其吸光度，设为 A_x；再另取 1 等份试液，加入一定量标准溶液使浓度增加 C_s，测定其吸光度，设为 A_{x+s}。按朗伯-比尔定律，试液浓度（C_x）可由下列公式求得。

$$A_x = \varepsilon C_x b \quad A_{x+s} = \varepsilon (C_X + C_s) b$$

$$C_x = \frac{A_x}{A_{x+s} - A_x} \cdot C_s$$

b. 多次标准加入法。该法是在若干等份试样溶液中分别加入不同量的被测组分标准溶液，使增量值分别为 0、C_{s1}、C_{s2}、……测定对应的吸光度，则：$A = \varepsilon b (C_X + C_s)$。

绘制 A-C_s 校正曲线，见图 22-2，用外推法使校正曲线延长交于横坐标的 B 点，则 0B 长度所对应的浓度就是被测组分的浓度 C_x。

除被测组分含量不同外，在各份试样中其他成分都相同，它们对一系列吸光度测定的影响都一致，能相互抵消。因此，标准加入法特别适合复杂试样中微量组分的测定。

④ 摩尔吸收系数检测法。根据朗伯-比尔定律 $A = KCb$，只要知道某物质的摩尔吸收系数 ε，就可以用 $C = A/\varepsilon b$ 公式直接计算物质的含量。在给定条件（单色光波长、溶剂、温度等）下，吸收系数是表示物质特性的常数。ε 值与入射光波长、溶液的性

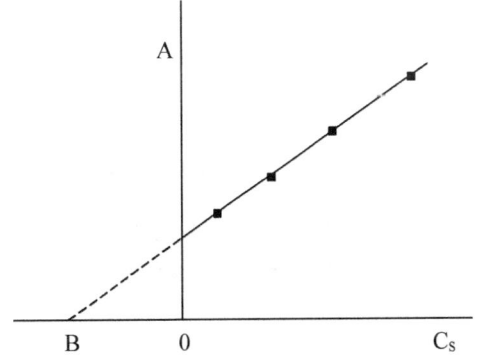

图 22-2　多次标准加入法

质等因素有关。如 NADH 在 260nm 时 ε 为 15 000,在 340nm 时为 6 220。许多脱氢酶活性的测定以及用脱氢酶作指示酶的代谢物测定大多采用这种方法。

(2)双波长分光光度法

①基本原理。让波长为 λ_1 及 λ_2 的两束单色光分别交替地通过同一试液,若调节两单色光的入射强度均为 I_0,则试液对两波长的吸光度分别为:

$$A_{\lambda 1} = \log \frac{I_0}{I_1} = \varepsilon_{\lambda 1} Cb + A_{b1}$$

$$A_{\lambda 2} = \log \frac{I_0}{I_2} = \varepsilon_{\lambda 2} Cb + A_{b2}$$

式中,I_1 和 I_2 为单色光在 λ_1 及 λ_2 波长下的透过光的强度,$\varepsilon_{\lambda 1}$ 和 $\varepsilon_{\lambda 2}$ 为被测物质在 λ_1 及 λ_2 波长下的摩尔吸收系数,A_{b1} 和 A_{b2} 为试样溶液对 λ_1 及 λ_2 两单色光的背景吸收。

若设法使 A_{b1} 等于 A_{b2},则以上两式之差为:

$$\Delta A = A_{\lambda 2} - A_{\lambda 1} = \log \frac{I_1}{I_2} = (\varepsilon_{\lambda 2} - \varepsilon_{\lambda 1}) Cb。$$

上式表明试样溶液对 λ_1 及 λ_2 两束单色光的吸光度之差与溶液浓度成正比。

②波长组合 $\lambda_1 - \lambda_2$ 的选择。选择波长组合的基本条件是被测组分在两波长处的吸光度差值应足够大;共存(干扰)组分在两波长下应具有相同的吸收。选择 $\lambda_1 - \lambda_2$ 组合的方法,通常采用作图法。现以两组分混合物为例,见图 22-3。

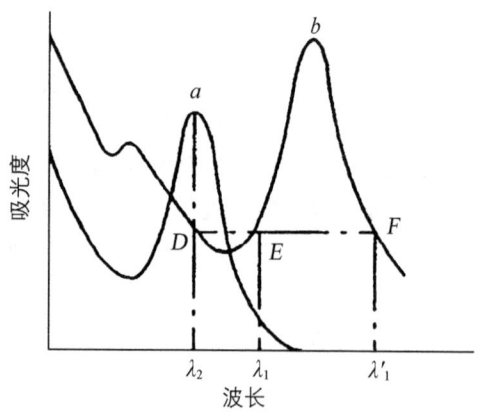

图 22-3 作图法选择波长组合 $\lambda_1 \sim \lambda_2$

图中曲线 a 是欲测组分 A 的吸收光谱,曲线 b 是干扰组分 B 的吸收光谱。选择 A 组分的最大吸收波长为测定波长 λ_2,然后沿此波长位置作一垂直于 Y 轴的垂线,此垂线交曲线 b 于 D 点,由 D 点作 X 轴的平行线,在曲线 b 上便有 1 个或几个交点(在图 22-3 中有 E、F 2 个交点),这些交点所对应的任何 1 个波长都可以选为参比波长。但究竟选哪一个更好,就要考虑选择波长组合的基本条件。

四、原子吸收分光光度法

原子吸收分光光度法(atomic absorption spectrophotometry)也称原子吸收光谱法(atomic absorption spectrometry, atomic absorption spectroscopy),以 AAS 表示,是研究原子对辐射能吸收的一种元素分析方法。为测定原子吸收,应该使用由待测元素制成的元素灯作为光源,还必须用原子化器把被测物质转变为气态原子。当光源辐射通过原子化器时,气态原子即产生原子吸收。

测定原子吸收所用的仪器叫原子吸收光谱仪,或称原子吸收分光光度计,由光源、原子化器、分光系统及检测系统 4 部分组成。光源部分的作用是发射强而稳定的待测元素共振线,并使其以适当的方式聚焦而正确地通过被测元素的原子蒸气,再投射到单色器的入射狭缝上。光源部分的核心为一锐线光源灯,即能发射待测元素的原子光谱的元素灯。原子化器的作用是利用热能、电能、化学能或光能将试样中的待测元素转变为原子蒸气,即基态原子。分光系统的作用有二,一是将锐线光源发射的被测元素共振线与灯内发射的其他谱线相分离;二是将共振线与原子化器发射的连续辐射相分离。检测系统的作用是将透过原子蒸气的共振线的光能转变为电信号,经放大后以吸光度或透光率的形式显示出来。

原子吸收光谱法与分子吸收光谱法的定量分析原理是相同的,即比尔定律。定量分析常用的方法有标准曲线法、比较法和标准加入法。

与其他分析方法相比,原子吸收光谱法具有灵敏、准确、分析速度快、干扰少、无须化学反应和测量元素含量范围较广等优点。由于其检测灵敏度较高,操作也比较复杂,而且每种元素需要 1 种光源,因此在临床实验室一般应用较少,主要用于测定钙、镁、铜、铅、锌等。

第三节 发射光谱分析

临床生物化学检验常用的发射光谱分析有荧光分析法(fluorometry)、火焰光谱法和化学发光法。

一、发射光谱分析法定性、定量分析的依据

发射光谱是指构成物质的分子、原子或离子受到热能、电能或化学能的激发,由激发态跃迁回基态或较低的激发态而产生的光谱。

按发射光谱的形状可将其分为3类。

1. 线光谱 线光谱是由一系列分立的谱线所组成,是气态原子或离子被激发而发射的光谱。由原子激发产生的光谱叫作原子光谱,由离子激发产生的光谱叫作离子光谱。

2. 带光谱 带光谱是气态分子被激光而发射的光谱,所以也称为分子发射光谱。它由数个分立的谱带组成,而每个谱带又由许多密聚的谱线所组成。

3. 连续光谱 连续光谱是由波长连续的光谱所组成,没有分立的谱线和谱带。它是由炽热的固体或液体受激发而发射的光谱。因为物质处于固态或液态时,原子间的作用力很强,以致能级紧密得使发射光的波长在相当宽的范围内呈连续辐射的形式。

连续光谱和带光谱不能用于发射光谱分析,在发射光谱中只会造成背景,叠加在所要测定的谱线上而干扰测定,所以应尽量设法降低或防止。只有线光谱能用来作发射光谱分析,因为每种元素都有其特征的线光谱,可利用元素特征谱线的波长来进行定性分析;试样中某元素的含量越高,则激发时发射的光强度越大,因此可根据特征谱线的强度来进行定量分析。

二、火焰发射光谱法

火焰发射光谱法是以火焰作为激发光源的原子发射光谱分析法,也称火焰分光光度法(flame emission spectrophotometry,FES)。仪器结构简单,操作方便。一般只用于定量分析,而且只能直接分析溶液。

1. 仪器 图22-4为火焰发射光谱法所用仪器(火焰光度计)的结构示意图。它由光源、分光系统及检测记录系统3部分组成。

光源包括喷雾器、燃烧器、燃料气体和助燃气体的供应及调节装置。光源的作用是将试样溶液雾化后与助燃气体及燃料气体混合,燃烧形成火焰,再利用火焰的热能使试样细雾脱溶剂,蒸发成气态,再解离为气态原子,并激发发光。

分光系统的作用是从光源发出的复合光中分离出待测元素的共振发射线,使其通过而进入检测器。分光系统可以是一组滤光片,也可以是棱镜或光栅单色器。使用滤光片分光的仪器叫作火焰光度计,使用单色器分光的仪器叫作火焰分光光度计。

检测记录系统包括检测器(光电池或光电管或光电倍增管)、放大器及读数装置(检流计或记录仪或数字显示装置等)。

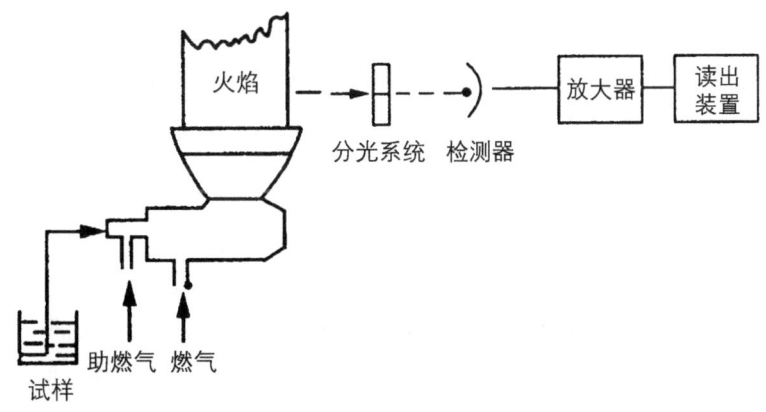

图22-4 火焰光度计示意图

2. 火焰光度法定量分析原理 火焰发射光谱法定量分析的基本公式为：$I=AC^b$。当试样浓度较低时，自吸现象可以忽略，$b=1$，上式变为：$I=AC$。即火焰发射光谱法可以通过测定谱线的绝对强度来进行定量分析。这是因为火焰光源很稳定，系数 A 能保持基本恒定之故。

在临床生物化学检验中，火焰发射光谱法主要用于血清、尿液、脑脊液及胸腔积液、腹腔积液中 K^+、Na^+ 等测定。定量分析的方法有内标法和外标法。内标法是将样本用含有一定浓度参比元素如锂（Li^+）或铯（Cs^+）的溶液稀释后，同时测定钠、钾和锂或铯的电信号，根据钠、钾的电信号和锂或铯的电信号进行钠、钾含量的计算。外标法是用不同浓度的钠、钾标准液制成标准曲线，然后对标本进行测定，从标准曲线上查得钠、钾的浓度。

三、荧光分析法

在荧光分析中，待测物质分子成为激发态时所吸收的光称为激发光，处于激发态的分子回到基态时所产生的荧光称发射光。凡能产生荧光的化合物，均可采用荧光分析法进行定性或定量分析。

1. 荧光分析法的基本原理 某些物质吸收了一定波长的光能后，独自从基态跃迁到激发态，此类电子经与同类分子或他种分子相互碰撞，消耗能量，而下降至第 1 电子激发态的最低振动能阶。最低能阶下降到基态，同时发射出比原来所吸收的频率较低、波长较长的光能，称为荧光。利用元素的原子所发射的共振荧光波长的差异，可确定元素的种类或物质分子中某种结构；从荧光的强弱可以测定物质的含量。

荧光分析法对物质进行定量分析的依据是基于荧光物质的稀溶液，在一定的温度下，当激发光的波长、强度、荧光测定波长以及液层厚度一定时，所测得的荧光强度 F 与该溶液中荧光物质的浓度 C 成正比，即 $F=kC$。在一定条件下，荧光物质的浓度愈大，发射的荧光强度也愈强。采用标准曲线法或比较法，可对荧光物质进行定量。如各组分荧光峰相距颇远，可分别在不同波长测定各个组分的荧光强度，即可求出各组分浓度；如果各组分荧光光谱相互重叠，可利用荧光强度的加和性质，测得混合物的荧光强度，再根据被测物质各自在适宜波长处的最大荧光强度，列出联立方程式求算各自的含量；对较高浓度的荧光物质可用差示荧光法测定。

2. 影响荧光分析的因素 温度、溶剂、溶液的 pH 及浓度均对荧光的强度产生一定程度的影响，影响荧光分析。因此，在进行荧光分析时应严格控制各种条件才能获得灵敏、准确的分析结果。

（1）溶剂：配制溶液的溶剂除水外，常用的乙醇、环己烷、四氯化碳、氯仿、丙酮等溶剂中常含有荧光杂质，影响测定，必须经过重蒸馏等净化处理才能使用。

（2）荧光物质的浓度：荧光强度与溶液的线性关系只限于很稀的溶液，对于较浓的溶液，荧光强度并不随浓度增大而增加，相反随溶液浓度增大而下降。当荧光物质浓度高时，分子间碰撞增加，使荧光强度减弱；另外，浓度较大时，激发光被照射表面的定量荧光物质所吸收，产生强烈的荧光，以致使后面的溶液不易受照射而不发光。

（3）温度：大多数情况下，温度升高时使分子间碰撞次数增加，消耗分子的内部能量而产生自熄灭现象；反之温度降低时荧光强度增大。

（4）溶液的 pH：溶液的 pH 改变对溶液荧光强度影响较大。因为有些物质在离子状态时无荧光，而另一些则相反；也有二者均有荧光，但荧光光谱有所不同。

3. 荧光分析法的应用 测定荧光强度常用荧光分光光度计，它主要包括激发光源、一对单色器、比色杯和检测器等部件。在建立荧光分析法时，首先要测绘荧光物质的激发光谱和荧光光谱。测绘荧光激发光谱时，将荧光单色器固定在荧光最强波长处，调节激发光单色器波长，记录被测荧光物质溶液在不同激发光照射下所发射的某一波长的荧光强度变化，以荧光强度为纵坐标，激发波长为横坐标作图，即为荧光激发光谱。选择好激发光波长，并保持其强度不变（一般将激发光单色器固定在最大吸收波长处），调节荧光单色器，测量出在一定波长的激发光照射下荧光物质发射的不同波长荧光的强度，以荧光强度为纵坐标，荧光波长为横坐标作图，得到的荧光强度随荧光波长变化的曲线，称为荧光光谱。

在荧光定量分析时，为了使每次的测得结果有很好的重现性，每次应用同一基准物质对仪器进行校正。基准物质一般选择能发射出稳定的荧光，且荧光峰波长与被测物质荧光测得波长相近的物质，如测定维生素 B_1 时，可用硫酸奎宁作基准物质；测定维生素 B_2 时，可用荧光素钠作为基准物质。

荧光分析技术灵敏度高、取样量少，因此被广泛应用于各领域。在临床生物化学检验中主要用于糖类、胺类、甾族化合物、DNA 与 RNA、酶与辅酶、维生素等物质的分析。

四、化学发光分析法

化学发光是指在化学反应过程中由反应能激发物质所产生的发光现象及生物体系中的化学发光现象,后者也称生物发光。化学发光分析装置简单,试样本身即为发射光源,不需要额外光源和单色器,是在无背景辐射影响下的检测。

1. 化学发光分析法的基本原理

(1)化学发光反应:生物发光特指发生在生物体的一种化学发光反应过程,也属于化学发光范畴,在自然界多有存在,如萤火虫、细菌、真菌、原生动物、甲壳动物及深海生物等自身发光。在化学发光反应过程中,某些化合物能够接受能量而被激发,从激发态返回基态时,发射出一定波长的可见光。化学发光反应的机制比较复杂,可以用以下过程来表示:$A+B \rightarrow C+D^*$,$D^* \rightarrow D+\lambda\nu$。

化合物 A 与 B 反应生成产物 C 和 D,且 D 在反应过程中获得能量,由基态跃迁至激发态,返回基态时发光。

在某些类型的化学发光反应中,需要加入一种称为"能量受体"的物质,该物质不参与化学反应,但它可接受化学能从基态跃迁到激发态,返回基态时发射出一定波长的光。由于该物质在发光过程中不损耗,故用量很少,这一过程称为间接发光,其过程可表示:$A+B \rightarrow C+D^*$,$D^*+X \rightarrow F+X^*$,$X^* \rightarrow X+\lambda\nu$。

上述过程中,X 为能量受体,D^* 为能量给予体。

能够发光的化学反应和化合物较少,故发光的化学反应需具备以下条件:

①化学反应必须能够放出合适的能量,满足物质激发需要。能够在可见光范围内发生化学发光反应的化合物大多为有机化合物,其发色基团的激发态能量 ΔE 通常在 150~4000kJ/mol,与氧化还原反应所提供的能量相当,故化学发光反应多发生在氧化还原反应过程中。

②要有有利于化学发光反应的历程。化学反应能持续进行,所产生的能量能够不断地产生激发态分子,使发光持续一定时间。

(2)化学发光效率:化学发光效率(φ_{cl})即化学反应的总光量子产率,取决于生成激发态产物分子的化学效率(φ_{ce})和激发态分子的发光效率(φ_{cm}),可分别表示如下。

化学效率:φ_{ce} = 激发态分子数/参加反应分子数。

激发态分子的发光效率:φ_{cm} = 产生光量子数/激发态分子数。

化学发光效率:φ_{cl} = 产生光量子数/参加反应分子数 = $\varphi_{ce}\varphi_{cm}$。

(3)化学发光强度与化学发光反应过程的依据:化学发光反应的发光效率、发光强度及光谱范围由反应物的性质决定。每个化学发光反应都具有其特有的化学发光光谱和化学发光效率。化学发光是一个持续的过程,在某一时刻(t)的化学发光强度,即单位时间内发射的光量子数,等于单位时间内发生反应的被测物质 A 的浓度变化率(dc_A/dt)与化学发光效率的乘积,可用下式表示:

$$I_{cl}(t) = \varphi_{cl} \times \frac{dc_A}{dt}$$

在化学发光反应过程中,被测物质的浓度相对于发光试剂要小得多,发光试剂的浓度可认为是一常数,故发光反应可视为一级动力学反应,则 $\frac{dc_A}{dt} = kt$。

式中,k 为反应速度常数。通过测定化学发光反应过程中某一时刻的化学发光强度就可以定量确定被测物质的浓度。化学发光强度与时间的关系曲线如图 22-5 所示,曲线下面积即为发光总强度(S),其与被测物质的浓度呈线性关系,即:$S = \int_0^t I_{cl}(t)dt = \varphi_{cl}\int_0^t \frac{dc_A}{dt}dt = \varphi_{cl}c_A$。

在一定条件下,峰值光强度也与被测物质的浓度成线性关系。通常采用测定峰值光强度来定量较为方便。

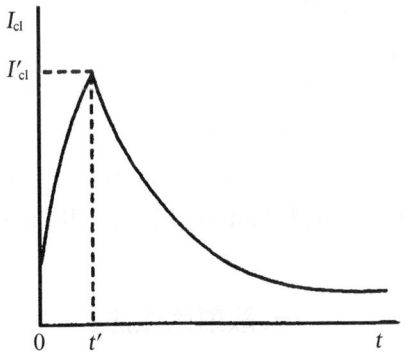

图 22-5 化学发光强度与时间的关系曲线

2. 化学发光分析测量装置 化学发光分析测量装置十分简单,试样发光体系自身为光源,不需要单色器分光。仪器主要包括发光反应器、光检测器、信号放大及记录与显示系统。反应发光的光直接照射在检测器上,常用的检测器为光电流检测器。

试样与试剂的混合可采用静态或流动注射的方式进行。静态方式是用注射器分别将试剂加入到反应器中混合,测定最大光强度或总发光量。这种方式操作简单,试剂用量小,但重复性差。流动注射方式是用采用蠕动泵分别将试剂连续送入混合器,试样定时加入在管路中混合反应,反应液持续发光通过检测器,记录通过检测器时的光强度进行定量。该方式结果稳定、精度高,但试剂消耗量大。

3. 化学发光分析法的特点 化学发光分析法具有如下特点。

(1) 灵敏度极高:例如荧光素酶和三磷腺苷(ATP)的化学发光分析,最低可测定 2×10^{-17} mol·L^{-1} 的 ATP,即可检测出 1 个细菌中的 ATP 含量。

(2) 仪器设备简单:自身发光,不需要额外光源、单色器和背景校正(无背景测量)等装置,仪器大为简化。

(3) 发射光强度测量无干扰:可直接测量试样的发射光强度,且无背景光、散射光等干扰。

(4) 线性范围宽、分析速度快。

4. 化学发光分析法的应用 在环境监测方面,大气中的某些有毒气体可直接采用气相化学发光分析法,方便快捷,灵敏度为 1ng/g。废水中金属离子的分析也越来越多地采用液相化学发光分析法。如溶液中 Cr(Ⅲ)和 Cr(Ⅵ)共存时,可在碱性条件下,采用 Cr(Ⅲ)-鲁米诺-H_2O_2 发光体系测定,而 Cr(Ⅵ)的酸性条件下可被 H_2O_2 还原为 Cr(Ⅲ),因此可分别测得 Cr(Ⅲ)和 Cr(Ⅵ)的含量。

在生物和药物试样分析方面,化学发光分析法也发挥着重要作用,如对氨基酸、葡萄糖、三磷腺苷、酰胺腺嘌呤二核苷酸(NADH)、乳酸脱氢酶、乙醇脱氢酶睾酮、己糖激酶等的分析,具有很高的灵敏度。

利用化学发光分析法的高灵敏度和选择性,将其与流动注射分析法、高效液相色谱分析法和高效毛细管电泳分离相结合的联用技术将发挥更大作用。近年来,发光技术与免疫反应结合形成了化学发光免疫分析(chemiluminescence immunoassay, CLIA),并和计算机技术完美结合生产出自动化仪器。由于其操作的智能化程度高,敏感度高、特异性强、精密度和准确性均可高于 RIA,特别是检测灵敏度高,快速,检测试剂稳定并易于进行质量控制,目前已成为免疫检测广泛采用的分析技术。随着近年来各试剂厂家不断推出许多新开发的诊断试剂盒,使其检测项目涉及面越来越广,可用于内分泌激素类、肿瘤标志物类、心肌标志物类、病毒标志物类、治疗性药物浓度、骨代谢指标和贫血类等方面的检测。

第四节 散射光谱分析

用单色光照射透明试样时,大部分按原来方向透射,而一小部分则按不同的角度散射开来,该现象称为光的散射。带有小颗粒的悬浮液和胶体溶液都具有向四面八方散射入射光线的性质,散射光谱分析法就是利用悬浮颗粒的浑浊液的散射光强度或对入射光减弱的原理进行定量分析的方法。由于测定仪器和方法的不同,散射光谱分析法分为散射比浊法(nephelometry)和透射比浊法(turbidimetry)2 类。

一、散射比浊法

散射比浊法是指一定波长的光沿水平轴照射,通过溶液时遇到悬浮颗粒(如抗原抗体复合物),光线被粒子颗粒折射,发生偏转,光线偏转的角度与发射光的波长和颗粒大小和多少密切相关,散射光的强度与颗粒的含量成正比。

1. 散射颗粒与散射光的关系 悬浮在反应溶液中的分子,无论是固体或胶体粒子都可以是散射中心。当入射光通过时,如果颗粒直径比入射光的波长小很多,则散射光比较均匀地分布于颗粒的四周,称为 Rayleigh 散射(如图 22-6A);如果颗粒直径大大地大于入射光的波长($d\leqslant\lambda$),则散射光的分布呈明显不均匀,称为 Mile 散射(如图 22-6B)。

如果一相同波长的入射光通过溶液,以散射角度测定不同粒径大小的复合物发射的散射光,此时的光线因折射而发生偏转,偏移角度可以从 0°～

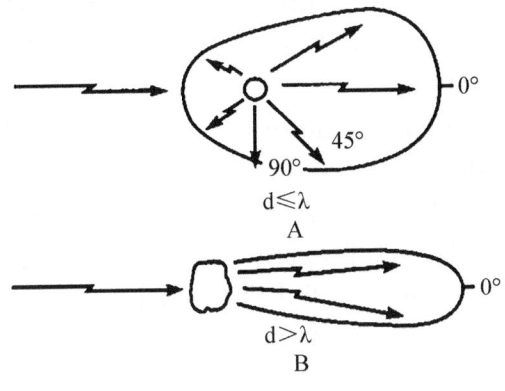

图 22-6 散射颗粒与散射光的关系
A. Rayleigh 散射（颗粒直径＜入射光波长）；
B. Mile 散射（颗粒直径≌ak＞入射光波长）

90°。由于是以散射角度测量颗粒分子发射的散射光,其测定角度与正前方的散射夹角不是零度,因而设置测量散射光的角度,对检测的灵敏度来说显得十分重要。

在散射比浊的设计中,多采用的是 Rayleigh 原理,即散射光的强度与复合物的量成正比,同时也和散射夹角成正比,与波长成反比。因此,在散射比浊法中,增加抗原-抗体复合物颗粒的大小、减小入射光的波长、扩大散射夹角等,都可使检测的敏感度增加。体液中的蛋白质分子颗粒大小不等,与抗体形成不溶性复合物后的颗粒大小也不均等,但大多数蛋白质分子的直径比光的波长要小得多,只产生 Rayleigh 散射。因此,测定由 Rayleigh 散射产生的散射光,就可以准确地确定到由小的蛋白质颗粒产生的散射光,排除其他大颗粒的干扰。

2. 反应物含量与散射浊度　抗原-抗体结合反应中,遵守典型的 Heidelberger 曲线(如图 22-7)。当抗体量恒定时,抗原与抗体结合,形成免疫复合物的反应与散射信号响应值的上升成正比;同时,散射信号亦随抗原抗体结合反应时间增加而曲线上升。当抗原量与响应值上升至一极限值时,若再增加抗原量,已形成的抗原-抗体复合物会发生溶解而使散射响应值迅速下降。因此,在采用抗原-抗体结合反应测散射浊度时,一定要保持抗体过量,以维持抗原-抗体复合物的相对不溶解性,同时测定的散射信号值应是在散射信号响应值曲线的上升臂部位。

自动化特种蛋白分析仪多采用散射比浊分析技术,散射光检测角度从 70°～90°不同。检测方法有速率法、终点法和固定时间法。

二、透射比浊法

当光线通过一定体积的溶液时,由于溶液中存在粒子(抗原-抗体复合物)对光线的反射和吸收,引起透射光的减少,透射光的光通量和粒子的量成反比。通过测定透射光的光通量来反映粒子的量的方法即透射比浊法。在透射比浊法中,测量的是透过不溶性复合物到达探测器而未被散射或吸收的光线,测定角度与正前方夹角为 0°。

该法在试验设计时,在抗体过量的情况下,待测样品中的抗原在反应介质中与相应的抗体发生抗原-抗体反应,形成可溶性复合物,在聚乙二醇(PEG)的作用下,加速抗原-抗体复合物的形成和稳定性,使反应介质的浊度发生改变。利用分光光度计测定光线被吸收的量,利用标准品做出标准曲线,待测样本的浊度变化可在标准曲线上计算出来。

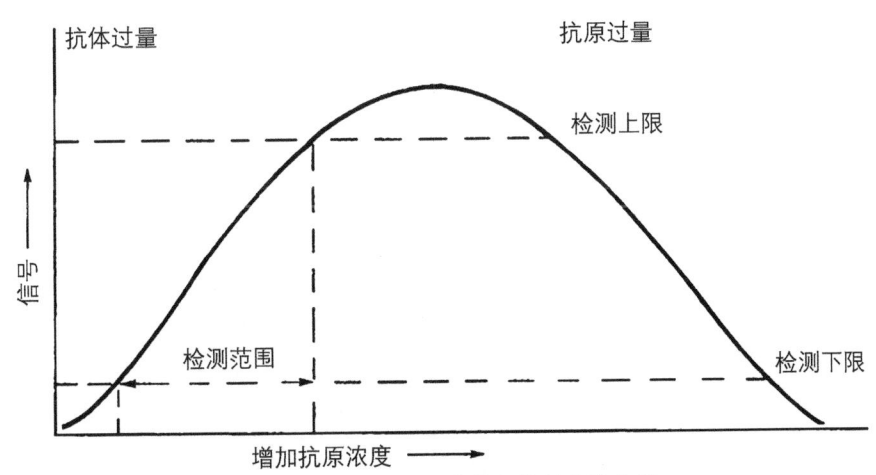

图 22-7　Heidelberger 曲线与散射光谱分析

三、散射光谱分析的应用

在免疫散射光谱分析过程中,由于抗原与抗体结合有3个阶段,从而容易导致吸光度与浓度之间不呈线性关系,一般是三次方程曲线关系。如果要将抗原与抗体两个变量之间的变动特征恰当地反映出来,需要经三次方程拟合成近似直线化的曲线方程,再进行运算。方法可采用终点法或速率法,用5个不同浓度的标准品进行定标,经三次曲线方程求出一条能反映真实情况的浓度与吸光度的关系曲线方程,作为定量的工作曲线。

临床主要用于检测血浆、体液中的特定蛋白系列。如免疫球蛋白 IgG、IgA、IgM;免疫球蛋白 κ、λ 轻链;补体 C_3、C_4;前清蛋白(prealbumin,PA)、α_1-抗胰蛋白酶(α_1-antitrypsin,AAT)、转铁蛋白(transferrin,TRF)、C反应蛋白(C-reactive protein,CRP)、载脂蛋白、尿微量蛋白系列和一些小分子量的治疗性药物浓度等。这些特定蛋白成分的定量检测,可为临床诊断与治疗提供有效的病理生理指标,而且是临床诊断,判断治疗效果,分析预后的依据。

(姜旭淦)

■ 参考文献

陆龙飞,葛胜祥,张军.2015.化学发光免疫分析法研究进展.分子诊断与治疗杂志,7(5):195-289.

肖勤,林金明.2015.化学发光免疫分析方法的应用研究进展.分析化学,43(6):929-938.

第23章

色谱分析技术

> **大纲**
>
> **了解** 色谱分析法的分类;薄层色谱法的操作技术;高效液相色谱法的分类及优点;气相色谱法的分类和分析流程。
>
> **熟悉** 常用术语基线、色谱峰、分配系数;薄层色谱法的特点、薄层色谱法的原理;高效液相色谱法的原理、高效液相色谱法的特点;气相色谱法的特点、气相色谱法定性定量分析。
>
> **掌握** 色谱法的分离原理,色谱、固定相、流动相等基本概念;薄层色谱法在医学检验中的应用;高效液相色谱法的应用;气相色谱法的应用。

第一节 色谱法概述

色谱法(chromatography)是一种对混合物进行分离分析的方法。由于色谱法具有很强的分离能力,加上现代色谱检测器具有很高的灵敏度,色谱法已成为分离分析复杂混合物的最重要手段,广泛应用于医药卫生、食品、环境、材料、化工、农业及生命科学等各个领域。

色谱法最早是由俄国植物学家茨维特(Tswett)在1906年研究用碳酸钙分离植物色素时发现的,色谱法(chromatography)因之得名。后来在此基础上发展出纸色谱法、薄层色谱法、气相色谱法、液相色谱法等。

一、色谱法分类

色谱法是一种物理或物理化学分离分析方法,它集分离分析于一体,包括了多种操作形式和分离机制。色谱法中,管内保持固定、起分离作用的填充物(如碳酸钙粉末)称为固定相(stationary phase);流经固定相孔隙或表面的冲洗剂(如石油醚)称为流动相(mobile phase)。装有固定相的管子称为色谱柱(chromatographic column)。按流动相的物理状态可分为:气相色谱法(gas chromatography,GC)和液相色谱法(liquid chromatography,LC)。气相色谱法适用于分离挥发性化合物。GC根据固定相不同又可分为气固色谱法和气液色谱法,其中以气-液色谱法应用最广。液相色谱法适用于分离低挥发性或非挥发性、热稳定性差的物质。LC同样可分为液固色谱法和液-液色谱法。此外还有超临界流体色谱法,它以超临界流体(界于气体和液体之间的一种物相)为流动相(常用CO_2),因其扩散系数大,能很快达到平衡,故分析时间短,特别适用于手性化合物的分析。

按原理分为吸附色谱法、分配色谱法、离子交换色谱法、排阻色谱法(又称分子筛、凝胶过滤、凝胶渗透色谱法)和亲和色谱法。

固定相的附着方式分类:固定相装在管柱内的色谱法称为柱色谱法,柱色谱法中根据流动相的物理状态,可分为气相色谱法、液相色谱法。固定相呈平面状的色谱法称为平面色谱法。按平面色谱材料不同,又可分为薄层色谱法和纸色谱法。见图23-1。

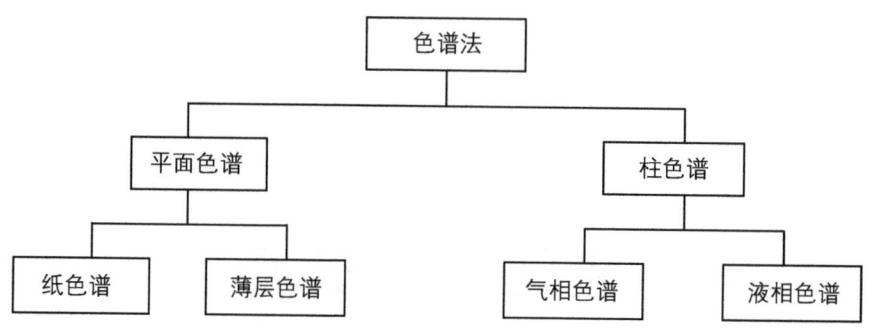

图 23-1　色谱法的分类

二、色谱法的基本原理

色谱法的分离原理是：溶于流动相（mobile phase）中的各组分经过固定相时，由于与固定相（stationary phase）发生作用（吸附、分配、离子吸引、排阻、亲和）的大小、强弱不同，在固定相中滞留时间不同，从而先后从固定相中流出。又称为色层法、层析法。

色谱法是利用混合物中各组分在两相（固定相与流动相）中吸附、分配、离子交换、亲和力、分子尺寸等的差异，使固定相对各组分保留作用不同，产生差速迁移而进行分离分析的方法。

三、色谱法的理论基础

试样各组分在色谱柱中分离过程的基础理论包括 2 个方面。

1. 试样各组分在两相中的分配差异，致使各组分色谱峰出现的时间（即保留时间）不同，这与物质在两相中的分配系数有关。在已知分配系数是受色谱过程热力学因素控制的情况下，可以用塔板理论来描述。

2. 色谱峰宽度或色谱峰的扩展反映了各组分的运动情况，这与各组分在两相间的传质阻力有关，受控于动力学因素可用速率理论来描述。速率理论能够更精确地说明影响色谱扩展（即柱效降低）的因素。

四、色　谱　图

色谱方法的种类很多，并且各类方法的原理、操作也不尽相同，但由不同方法检测得到的色谱图（chromatogram）却是大同小异。色谱图的纵坐标为检测器的相应信号，单位是 mV，其数值的大小与流动相中被分离组分含量有关；横坐标通常为流出物流出时间，单位是 min 或 s，也可用流动相的流出体积或距离表示；在一定的进样量范围内，色谱流出曲线呈正态分布，根据色谱分离的原理，用适当的方法处理色谱图的数据，便可获得所分析试样的定性和定量结果。现结合色谱图（图 23-2）来说

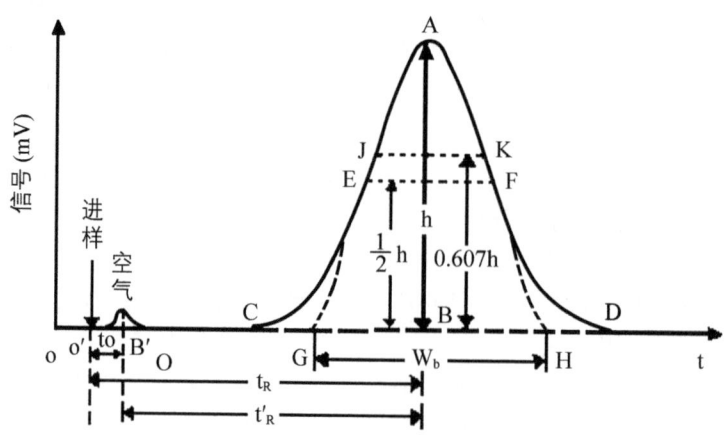

图 23-2　色谱图

明色谱分析中一些常用术语及相关参数。

1. 基线(base line)　指在操作条件下,色谱柱没有组分流出,仅有纯流动相通过检测器时的输出曲线;稳定的基线应是一条平行于横坐标的直线,它可以反映检测系统的噪声随时间变化的情况。

2. 色谱峰(chromatographic peak)　当有组分输出时,色谱输出曲线中出现的峰形曲线,称为色谱峰(图23-2曲线中的CAD)。

3. 峰高(peak height)和峰面积(peak area)　色谱峰定点到峰底之间的垂直距离称为峰高,图23-2中AB的距离;峰与峰底之间的面积为峰面积,峰高与峰面积可用于定量分析。

4. 保留值(retention value)　表示试样中各组分在色谱柱中停留的时间或将组分带出色谱柱所需流动相体积的数值,保留值可用作定性分析;在一定色谱条件下,由于各组分的性质不同,在同一根色谱柱上的保留值也不同。在相同的操作条件下,组分与参比组分的调整保留值之比称为相对保留值(relative retention)。

5. 分配系数(distribution coefficient)　在一定温度压力下,组分在固定相和流动相之间分配达到平衡时的浓度比值;它与柱中固定相和流动相的体积无关,取决于组分及两相的性质,并随柱温、柱压变化而变化。它是高压液相色谱法中分配色谱的重要参数。

第二节　薄层层析法

薄层层析法(thin-layer chromatography, TLC)是以薄层吸附剂为固定相,溶剂为流动相的分离、分析技术,是平面色谱法的一种,也属液相色谱法。薄层层析法根据所采用的固定相及分离原理的不同,可分为吸附、分配、离子交换及凝胶色谱等类型,其中吸附薄层层析法应用最广泛。薄层层析法已进入分离高效化、定量仪器化、数据处理自动化阶段,与气相色谱法、高效液相色谱法并列为3种常用的色谱分析方法。高效薄层色谱法(high performance thin-layer chromatography, HPTLC)的出现使薄层色谱法发展成为高精度、重现性良好的方法。

一、薄层色谱法的原理

此处以吸附薄层层析法为例说明薄层层析法的原理,将一定粒度的吸附剂均匀地涂铺在表面光洁的玻璃或塑料平板上,制成薄层板。然后把待分析的试样溶液滴加在薄层板一端的起始线上(称为点样,样点称为原点)。再把点样后的薄层板放入密闭容器(称为层析缸)中,使薄层板的底端侵入适当的溶剂(流动相,称为展开剂)中。展开剂在薄层的毛细管作用下,缓缓地在薄层上向前移动,当展开剂经过原点时,就带着试样组分一起向前移动(称为展开)。展开时,组分在两相之间发生多次吸附-解吸平衡。由于吸附剂对不同组分的吸附能力不同,所以不同的组分向前移动的速率不同,展开一定时间后,不同组分互相分离,在薄层板上形成不同距离的斑点。各组分在薄层上的位置用比移值(retardation factor, retention factor, R_f)表示(图23-3)。

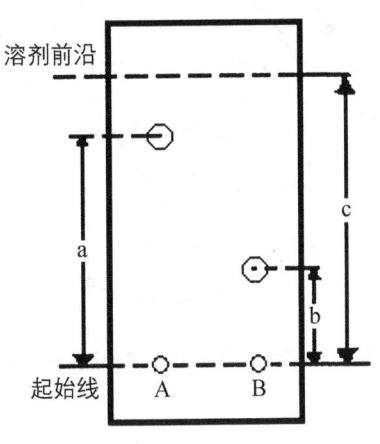

图23-3　R_f

$R_f = a/c$ 式中,a为原点中心至斑点中心的距离;c为原点中心至溶剂前沿的距离。R_f值相差越大,则分离越好。一般要求分离后组分的R_f值在0.2~0.8,各组分的R_f值之差应>0.05,以防斑点重叠。

影响R_f值的因素较多,在实际工作中,由于色谱操作条件较难完全一致,R_f值难以重复。为消除因色谱操作条件而引起的误差,有人提议采用相对比移值R_{st}定性,使定性结论更为可靠。R_{st}定义为:

$$R_{st} = a/b$$

式中,a为原点中心至待测物质斑点中心的距离;b为原点中心至参考物质斑点中心的距离。

二、固定相和流动相及操作技术

1. 固定相　TLC的固定相与柱色谱的固定相大致相同,常用硅胶和氧化铝作为吸附剂,也根据需要选择纤维素、聚酰胺、硅藻土等。TLC的吸附剂粒度更细为10～40μm,分离效率比吸附柱色谱法要高。

2. 流动相　选择合适的流动相(即展开剂),才能获得良好的分离效果。TLC要求其展开剂能很好地溶解待测组分且不与其发生反应;展开后的组分斑点圆而集中,待测组分的R_f值最好在0.4～0.5;若待测样品组分较多,其R_f可以在0.2～0.8,各组分的ΔR_f应>0.05。展开剂的选用应从被分离样品组分极性、吸附剂活性和展开剂的极性3个因素进行综合考虑。为能通过较少的试验找到最佳溶剂系统,可采用三角优化法,如图23-4。

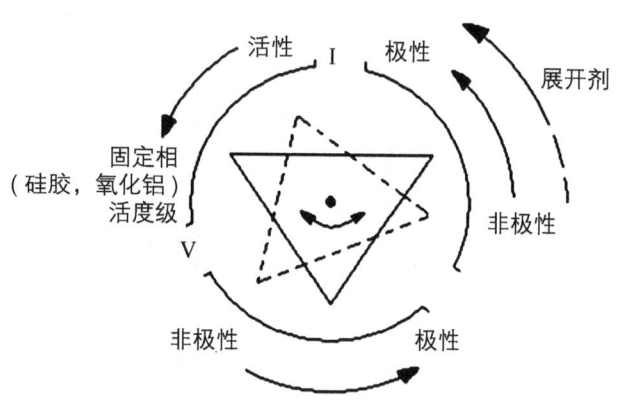

图23-4　固定相、展开剂和被分离物质的关系

图中正三角形绕中心旋转,各个角对应的位置就代表3个因素的关系;首先根据被分离试样组分极性将三角形的一角固定在相应的位置,这时三角形的另外两角就指明了相应的吸附剂活性和展开剂极性。

3. 操作技术　TLC的试验过程为一个不连续的过程,可分为薄层板的制备、点样、展开、显色、定性和定量分析等步骤,此处仅简要介绍。

(1)薄层板的制备:根据薄层板的制备方式不同,其种类可分为软板和硬板2种。将吸附剂直接干法平铺在光洁的玻璃或塑料板上为软板,它的制备简单但分离效果差,应用较少。TLC通常采用硬板,硬板是将含有黏合剂的吸附剂加入一定比例的水铺制而成;铺层的方法分为涂铺层法、刮层平铺法和涂铺器法,其中涂铺器法应用最多。涂好的薄层板室温下水平晾干后,放入烘箱加热使活化剂活化后备用。

(2)点样:将试样滴加到薄层板上的操作称为点样,要求试样点的直径小,以达到良好的分离效果。

(3)展开:将点好样的薄层板放入加有展开剂的展开槽中展开,注意点样点不能浸入展开剂中。

(4)显色:展开后有颜色的斑点可直接观察对组分斑点定位;对无色物质可采用紫外线照射法、蒸气显色法、喷洒显色剂法和生物自显影法等来确定斑点。

(5)定性分析:薄层分析法的定性依据是组分的R_f值。薄层经显色确定斑点位置后,计算R_f值,然后根据试样与纯品的R_f值对照定性。由于R_f值受很多因素影响,文献R_f值测定的条件在实际操作中难以完全一致,因此,文献查得的R_f值只能做定性参考。

(6)定量分析:薄层色谱的定量方法有以下3种。

①目视比较法:在同一薄层板上比较试样组分斑点和已知含量的标准品斑点的大小及颜色深浅,估计试样组分的大致含量。此法属半定量法。

②洗脱法:将斑点位置的吸附剂全部刮下,用适当的溶剂将吸附剂中的试样组分洗脱下来,然后再用分光光度法或其他分析方法定量测定。此法要求溶剂对试样组分的洗脱率较高,洗脱完全,其定量准确性比目视比较法高,但操作比较麻烦。

③薄层扫描法:薄层扫描法(quantitation by TLC scanning)是应用专用的薄层扫描仪直接在薄层上测量斑点的颜色深浅、大小,从而进行定量的方法。薄层扫描法以一定波长和强度的光束照射薄层上的斑点,并用仪器测量照射前后光束强度的变化。此法测量的灵敏度和准确性都很高,但需要购置价格比较昂贵的仪器。

三、薄层色谱法的特点及在医学检验中的应用

由于薄层色谱法可以在一块薄层板上同时分离和测定一批试样和标准品,相比柱色谱法只能逐个分离测定样品提高了使用效率;并且对于难分离的样品可采用双向展开分离,分离效果较好。加上其设备简单、样品用量少、分析快速、易于推广等优点,现已广泛应用于各种有机物和无机物的分离鉴定,特别是在医学检验领域中的发展更快,应用日益广泛。如尿液和血液中氨基酸、蛋白质、糖类等

含量的测定；羊水中卵磷脂比值的测定；各种体液及组织液中药物及其代谢产物含量的测定等。此外，在临床医学中可供快速诊断用，如妊娠早期诊断及怀孕期妇女体内雌三醇含量的测定等。法医化学中可分析麻醉药、巴比妥、大麻、阿片、生物碱等。

第三节　高效液相色谱法

高效液相色谱法（high performance liquid chromatography，HPLC）是以高压输出的液体为流动相的色谱技术。20世纪60年代末，J. C. Giddings等人将气相色谱理论与实验方法应用于液相色谱法，同时采用高效填充剂、高压泵输出流动相，以及在线检测器等新技术，使得高效液相色谱法迅速发展起来。

一、高效液相色谱法的分类及原理

高效液相色谱法的分类与经典液相色谱法的分类相同。按固定相的物理状态可分为液-液相色谱法和液-固相色谱法；按分离原理可分为吸附色谱法、分配色谱法、离子交换色谱法、尺寸排阻色谱法、亲和色谱法、化学键合相色谱法及胶束色谱法等。此处简述几种高效液相色谱法的原理。

1. 吸附色谱法　吸附色谱法（adsorption chromatography）又称液固色谱法（liquid-solid chromatography，LSC），它以固体吸附剂为固定相，如硅胶、氧化铝和活性炭等，吸附剂表面的活性中心具有吸附能力。样品分子（X）被流动相（HPLC的流动相又称为洗脱剂）带入柱内，它将与流动相中溶剂分子（S）在吸附剂表面发生竞争吸附。

$$X+nS_{吸附} \Leftrightarrow X_{吸附}+nS$$

达到平衡时，有：$K = (X_{吸附})(S)^n/(X)(S_{吸附})^n$。

式中，K 为平衡常数。K 大的强极性组分易被吸附，保留值大难于洗脱；K 小的弱极性组分难被吸附，保留值小易于洗脱。因此试样中的各组分被分离。LSC常用硅胶作为吸附剂。

2. 分配色谱法　分配色谱法（partition chromatography）又称液-液色谱法（liquid-liquid chromatography，LLC），根据试样在2种互不相容（或部分相容）的液体中溶解度的不同，有不同的分配，从而实现分离组分的方法。在此基础上为了解决固定液流失的问题，产生了键合相色谱法，键合相色谱法可分为正相色谱法和反相色谱法。它是将固定相共价结合在载体颗粒上，克服了分配色谱中由于固定相在流动中有微量溶解、及流动相通过色谱柱时的机械冲击、固定相不断损失、色谱柱的性质逐渐改变等缺点。

3. 离子交换色谱法　离子交换色谱法（ion chromatography，IC）是用能交换离子的材料（离子交换树脂）作为固定相，利用它与流动相中试样离子进行可逆的离子交换来分离离子型化合物的方法。离子交换色谱中的固定相是一些带电荷的基团，这些带电基团通过静电相互作用与带相反电荷的离子结合。如果流动相中存在其他带相反电荷的离子，按照质量作用定律，这些离子将与结合在固定相上的反离子进行交换。

4. 尺寸排阻色谱法　尺寸排阻色谱法（size exclusion chromatography，SEC）又称凝胶色谱法、凝胶过滤色谱法等，主要用于分离大分子物质。凝胶作为其固定相不具有吸附、分配和离子交换的作用，当样品中不同大小分子随流动相经过时，根据凝胶的孔径各组分渗入凝胶的程度也不同。大分子物质受阻无法通过，小分子物质由于分子大小的差异导致进入微孔程度不同，因此滞留时间也不同。最终可以根据各组分的大小顺序进行洗脱，从而达到分离的目的。

5. 亲和色谱法（affinity chromatography）　生

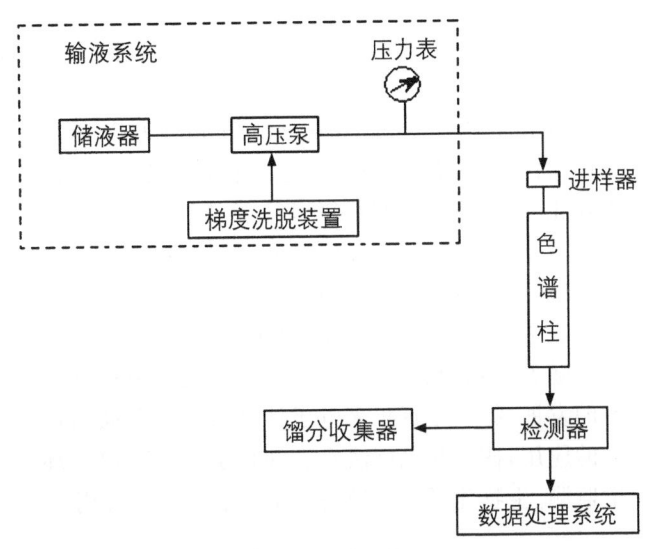

图 23-5　高效液相色谱仪结构

二、高效液相色谱法的特点

1. 高效液相色谱法以经典液相色谱法为基础，但又不同于经典液相色谱法。与经典液相色谱法相比，具有如下特点。

（1）高效：由于使用了极细颗粒固定相和均匀填充技术，高效液相色谱的分离效率极高，柱效可达每米 10^5 理论塔板数。

（2）高速：由于采用高压泵输送流动相，使流动相流速大大加快。流速最高可达 10ml/min，完成 1 次分离分析一般只需几分钟到几十分钟，比经典液相色谱法快得多。

（3）高灵敏度：紫外线、荧光、电化学及质谱等高灵敏度检测器的使用，使高效液相色谱的检测限可达 $10^{-11}g \sim 10^{-9}$。

（4）高自动化：智能化的色谱专家系统结合自动进样装置，使高效液相色谱从进样、分离、检测、数据采集、数据处理，一直到结果打印完全自动化。

2. 高效液相色谱法是在气相色谱法基础上发展起来的，与气相色谱法比较具有以下优点。

（1）应用范围广：高效液相色谱法可以用于高沸点、相对分子量大、热稳定性差的有机化合物及各种离子的分离分析。

（2）选择性高：高效液相色谱法不仅可以利用被分离组分的极性、分子尺寸、离子交换能力以及生物分子间亲和力的差别进行分离，还可通过改变流动相组分来改善分离效果，使得性质和结构类似的物质分离的可能性比气相色谱法更大。

（3）气相色谱一般都在高温下进行，且对控温要求比较高，而高效液相色谱则经常在室温条件下进行，且对控温要求也不高。

（4）高效液相色谱法的馏分易于收集，更加利于制备。

高效液相色谱法的主要缺点是：仪器比较昂贵；缺乏通用的高灵敏度检测器；分析周期长；柱和流动相的消耗成本高；有机溶剂会造成环境污染，危害操作人员健康。

三、高效液相色谱法在医学检验中的应用

高效液相色谱法由于不受分析样品挥发性的限制，且具有灵敏、快速等优点，在医学检验的各个领域里都有极为广泛的应用。

HPLC 特别适用于具有生理活性的大分子物质的分离提纯，如蛋白质、酶、核酸及氨基酸的分离，免疫学中抗原和抗体的分离等。在临床化学方面 HPLC 的应用已经遍及整个领域：分析体液或尿液中的有机酸、糖类、无机离子及体内代谢物质如生物胺、激素等，对于疾病的诊断和治疗具有重要的意义；进行药物监测，分析给药后血液和尿液中的药物及代谢产物，进一步研究药物的疗效、毒性和作用机制。此外，用 HPLC 作为临床检验的参考方法已经日益增多，金属螯合物液相色谱近年来也已用于人体微量元素的研究。随着我国医疗卫生事业的发展，检验学科中 HPLC 的应用必然会越来越广泛。

第四节　气相色谱法

气相色谱法（gas chromatography，GC）是以气体为流动相的色谱分析方法。自从 1952 年英国生物化学家、诺贝尔奖获得者马丁（Martin A. J. P）等人成功建立气相色谱法以来，以其高分离效能、高灵敏度、高选择性、分析速度快等特点，已经迅速发展成为分析化学中极为重要的分离分析方法之一。随着气相色谱理论的逐渐完善和气相色谱技术的发展，特别是近年来电子计算机和仪器联用技术的应用，使气相色谱法在石油化工、医药卫生、环境监测、生物化学等领域得到了更加广泛的应用。

一、气相色谱法的分类

1. 按固定相的种类不同，可以分为 2 类：用固体吸附剂作为固定相的称为气固色谱法；用涂渍在担体上的固定液作为固定相的称为气液色谱法。

2. 按色谱分离的原理分类，可分为吸附色谱法和分配色谱法。气固色谱法是利用固定相的表面对不同组分吸附性能的差异进行分离，属于吸附色谱法；气液色谱法是利用不同组分在气液两相中的分配系数不同来进行分离的，属于分配色谱法。

3. 按色谱柱内径不同，气相色谱法又可分为填充柱色谱法和毛细管色谱法。

二、气相色谱法的分析流程

气相色谱分析所采用的气相色谱仪一般由 5 个部分组成。

1. **气路系统** 包括气源、气体净化、气体流量控制和测量装置。
2. **进样系统** 包括进样器、气化室和控温装置。
3. **分离系统** 包括色谱柱、柱箱和控温装置。
4. **检测系统** 包括检测器和控温装置。
5. **数据采集系统和处理系统** 包括放大器、色谱工作站或微处理机。

常见的气相色谱分析流程如下：载气（常用N_2、H_2和He）由高压钢瓶供给，经减压、净化、调节和控制流量后，进入色谱柱。待基线稳定后，即可进样。液体样品用微量注射器注入，气体样品用六通阀或注射器进样。样品经气化室气化后，随载气带入色谱柱，在柱内逐渐被分离。分离后的组分依次从色谱柱中流出，进入检测器，检测器将各组分的浓度或质量的变化转变成电信号。经放大器放大后，由色谱工作站或微处理机记录下来。所得到的检测器响应信号随时间或载气输出体积变化的曲线图，称为色谱输出曲线，即色谱图（chromatogram）。根据色谱图，可以对样品中待测组分进行定性和定量分析。

三、气相色谱法的特点

气相色谱分析具有高分辨率的色谱柱，可以采用多种灵敏度高、选择性好、线性范围宽的检测器并容易和其他方法联用。与其他分离分析方法相比，气相色谱法的优点可以概括为分离效能高、灵敏度高、分析速度快、应用范围广。

1. **分离效能高** 气相色谱法能在较短时间分离和检测相似的多组分混合物，如同系物、同分异构体及多达几十、上百个组分的食品、水、生物材料、石油产品等复杂样品。
2. **灵敏度高** 可以检出$10^{-13} \sim 10^{-11}$ g的物质，适用于微量或痕量分析。
3. **分析速度快** 气相色谱法分析一般只需几分钟到几十分钟。目前气相色谱仪可以自动控制操作条件和处理数据，使分析速度更快。
4. **应用范围广** 气相色谱法不仅可以分析气体，也可以分析液体、固体；不仅适用有机物，而且也可以分析部分无机物。

气相色谱法对于低分子化合物的分析具有无可比拟的优势，但也存在一定局限性，它不适用于高沸点、难挥发或热稳定性差的高分子化合物和生物大分子的分离分析。当没有待测物的标准物质或有关的色谱定性数据对照时，仅用气相色谱难于鉴定。

四、气相色谱定性定量分析

1. **定性分析** 气相色谱定性分析的目的是确定待测试样组成，判断各色谱峰代表什么组分。气相色谱分析能对多组分的混合物进行分离分析，但难于对未知物定性，需要有已知纯物质或有关的色谱定性参考数据，才能进行定性鉴定。

(1) 利用已知纯物质对照定性：利用已知纯物质对照定性，方法简便，是气相色谱定性分析中最常用的方法，具体有根据色谱保留值定性、加入已知纯物质峰高增加法定性、双柱（多柱）定性，此处不一一阐述。在实际分析中若购置标准品有一定困难时，可选择其他方法定性。

(2) 利用文献保留数据定性：在实际工作中由于待测试样各种各样，1个实验室不可能备有各种标准纯物质。可以利用文献报道的有关保留指数和相对保留值进行定性，其中最常用的是相对保留值法和保留指数法。

2. **定量分析**

(1) 定量依据：气相色谱进行定量分析的依据是在一定的色谱操作条件下，进入检测器的待测组分i的含量m_i（质量或浓度）与检测器的响应信号（峰面积A_i或峰高h_i）成正比。以峰面积为例，即：$m_i = f'_i A_i$。

式中，f'_i为定量校正因子。要准确进行定量分析，必须准确地测量响应信号A_i，求出定量校正因子f'_i，并选择适宜的定量方法。

(2) 几种常用的定量方法如下

① 归一化法（normalization method）：当试样中所有组分检测上都有响应信号，并在色谱图上都能出现色谱峰，可用此法计算各待测组分含量。其计算公式为：$X_1 = A_i f_i / (A_1 f_1 + A_2 f_2 + \cdots + A_n f_n) \times 100\%$。

式中，f_i为待测组分的校正因子；A_i为该组分的色谱峰面积。如用质量校正因子，则得到待测组分的质量分数。如f_i用摩尔校正因子，则得到待测组分的摩尔分数。

如果测量参数为色谱峰高，也可用峰高归一化计算组分含量，则有：

$$X_i = h_i f_{hi} / (h_1 f_{h1} + h_2 f_{h2} + \cdots h_n f_{hn}) \times 100\%$$

式中，h_i为任一组分i的峰高，f_{hi}为i组分的峰高校正因子。归一化法的优点是操作简便、准确，操作条件的变化对测定结果影响较小，适宜分析多组分试样中各组分的含量。

②内标法（internal standard method）：也称为已知浓度试样对照法。当试样所有组分不能全部流出色谱柱，或检测器不能对各组分均产生信号，或者只要求对试样中某几个出现色谱峰的组分进行定量时，均可采用内标法。内标法是将一定量的纯物质（试样中不能含有该物质）作为内标物，加入到准确称量的试样中，可根据被测组分和内标物的峰面积之比及内标物和试样的质量，来计算被测组分的含量。计算公式：

$$m_i = f_i A_i, m_s = f_s A_s$$
$$m_i/m_s = f_i A_i/f_s A_s$$
$$m_i = f_{i,s} A_i m_s / A_s$$

式中 m_s、m_i 分别为内标物和被测试样的质量；A_s、A_i 分别为内标物和被测组分 i 的峰面积；$f_{i,s}$ 为组分 i 与内标物 s 的校正因子的比值。

选择的内标物必须满足下列 4 项要求：内标物应是该试样中不存在的纯物质；它必须完全溶于试样中，并与试样各组分的色谱峰能完全分离；加入内标物的量应接近被测组分的量；其他色谱峰的位置应与被测组分色谱峰的位置相近，或在几个被测组分色谱峰之间。

内标法的优点是测定的结果较为准确，由于通过测量内标物及被测组分的峰面积的相对值来进行计算，因而在一定程度上消除了操作条件、进样量等的变化所引起的误差。但是该方法操作程序较为麻烦，每次分析内标物和试样都要准确称量，有时寻找合适的内标物也有困难。

③外标法（external standard method）：又称校准曲线法或直接比较法。先用欲测组分的纯物质配成一系列不同浓度的标准试样，在一定的操作条件下分别以相同的体积进样分析，以峰面积（或峰高）对其含量作图，绘制标准曲线。然后在相同条件下，取相同体积的被测试样进行分析，测出其峰面积（或峰高），从校准曲线查出被测组分的含量。

当试样中被测组分浓度变化范围不大时，可采用单点比较的方法。配制一个或被测组分含量十分接近的标准溶液，将试样中和标样在完全相同的条件下进行分析，分别求出 i 组分的峰面积值。然后由试样和标样中 i 组分的峰面积（或峰高）比及标样浓度，求出被测组分的含量。其定量计算公式为：$xi = A_i/A_E \times E_i$。

式中 xi 为试样中被测组分 i 的含量；Ei 为标准溶液中 i 组分的含量；A_i、A_E 分别为试样中和标样中 i 组分的峰面积。

外标法简便，不需要校正因子，但要求进样量十分准确，且操作条件也需严格控制，否则易出现较大误差。

五、气相色谱法的应用

经过近 50 年的发展，气相色谱法作为一种有效的分离技术，已经在石油、化工、卫生检验、医学检验等领域内得到广泛的应用，限于篇幅此处仅介绍其在医学检验中的应用。在医学、药学检验中气相色谱法应用很广泛，它包括药物成分分析、质量控制分析、中草药及中成药中某些成分的测定、体内药物监测、药动学研究中的检测、滥用药物分析、疾病诊断、临床监测等。由于其在药物监测中的重要性，我国和其他国家都在药典中把气相色谱法列为常用检测方法。气相色谱法已广泛应用于人体或生物试样中很多生物化学项目的检测，如糖类、醣醇、甾类化合物、尿甾化合物、尿酸、胆汁酸、氨基酸、维生素、生物胺及各种药物等。这些项目的检测对疾病诊断、临床治疗等都具有重要意义

（邓少丽）

参考文献

何华,倪坤仪.2004.现代色谱分析.1 版.北京:化学工业出版社,32-326.

孙传经.1991.毛细管色谱法.1 版.北京:化学工业出版社,34-54.

孙毓庆.2015.现代色谱法.2 版.北京:科学出版社,241-305.

王俊德.2003.高效液相色谱法.3 版.北京:北京大学出版社,1-213.

杨根元.2003.实用仪器分析.3 版.北京:北京大学出版社,182-253.

詹益兴.2008.实用色谱法.北京:科技文献出版社,154-198.

邹学贤.2006.分析化学.1 版.北京:人民卫生出版社,272-359.

第24章

生物质谱技术

> **大　纲**
>
> **了解**　质谱的发展；质谱联用技术；质谱解析的基础知识。
>
> **掌握**　质谱、质谱分析法的定义；质谱分析的基本原理及质谱仪的基本组成；四极杆质谱、离子阱质谱、傅立叶变换-离子回旋共振质谱和飞行时间质谱的定义；电喷雾电离和基质辅助激光解吸电离测定原理。
>
> **熟悉**　质谱仪的分类；质谱仪器的性能指标；质谱技术在生物领域中的应用。

第一节　概　　述

从20世纪初J.J.Thomson研制成第1台质谱仪以来，质谱技术得到了飞速发展。最初的质谱仪主要用来测定元素或同位素的原子量，到20世纪50年代后期已广泛地应用于无机化合物和有机化合物的测定。现今，质谱分析的足迹已遍布各个学科的技术领域，在固体物理、冶金、电子、航天、原子能、地球和宇宙化学、生物化学及生命科学等领域均有着广阔的应用。

质谱（mass spectrometry，MS）是带电分子或分子碎片按质荷比的大小顺序排列的图谱。质谱仪是一类能使物质粒子在离子源中离子化并通过适当的电场、磁场将它们按空间位置、时间先后或轨道稳定与否实现质荷比分离，并进行检测后物质分析的仪器。质谱分析法是通过对被测样品进行离子化，并对离子化离子的质荷比（m/e）进行测定来对样品进行定性和定量分析的一种方法。

第二节　质 谱 仪 器

一、质谱仪的组成与分类

质谱仪主要由离子源、质量分析器、检测器和真空系统组成，其核心是离子源和质量分析器，其结构框图如图24-1所示。质谱离子源主要有：工作在真空状态下的，如电子轰击源（electron bombardment ionization，EBI）、快原子（快离子）轰击源（fast atomlion bombardment，FAB）、基质辅助激光解析离子源（matrix assistant laser desorption ionization，MALDI）等；工作在大气下的，如大气压化学电离源（atmospheric pressure chemical ionization，APCI）、电（离子）喷雾源（electron/ion spray ionization，ESI）等。质谱质量分析器类型主要有四极杆、离子阱、飞行时间和离子回旋共振等。不同的分析器与离子源间有多种组合，构成了生物质谱仪器的家族。因此，质谱仪种类非常多，工作原理和应用范围也有很大的不同。从应用角度，质谱仪可以分为下面几类。

1. **有机质谱仪**　根据应用特点不同又分为气相色谱-质谱联用仪（GC-MS）、液相色谱-质谱联用仪(LC-MS)、基质辅助激光解吸飞行时间质谱仪（MALDI-TOFMS)、傅立叶变换质谱仪(FT-MS)。

2. 无机质谱仪　主要有火花源双聚焦质谱仪、感应耦合等离子体质谱仪(ICP-MS)、二次离子质谱仪(SIMS)。

3. 同位素质谱仪

4. 气体分析质谱仪　主要有呼气质谱仪、氦质谱检漏仪等。

根据质谱仪配备的质量分析器的不同,把质谱仪分为双聚焦质谱仪、四极杆质谱仪、飞行时间质谱仪、离子阱质谱仪、傅立叶变换质谱仪等。

二、质谱分析的基本原理

用于分析的样品分子在离子源中离化成具有不同质量的单电荷分子离子和碎片离子,这些离子在加速电场中获得相同的动能并形成一束离子,进入由电场和磁场组成的分析器,离子束中速度较慢的离子通过电场后偏转大,速度快的偏转小;在磁场中离子向角速度矢量相反方向的偏转,即速度慢的离子依然偏转大,速度快的偏转小;当两个场的偏转作用彼此补偿时,它们的轨道便相交于一点。与此同时,在磁场中还能发生质量的分离,这样就使具有同一质荷比而速度不同的离子聚焦在同一点上,不同质荷比的离子聚焦在不同的点上,其焦面接近于平面,在此处用检测系统进行检测即可得到不同质荷比的谱线,即质谱。

三、离　子　源

离子源(ion source)的作用是将分析样品电离,得到带有样品信息的离子。质谱仪的离子源种类很多,现将主要的离子源介绍如下。

1. 电子电离源　电子电离源(electron ionization,EI)是应用最为广泛的离子源。主要用于挥发性样品的电离。由气相色谱(GC)或直接进样杆进入的样品,以气体形式进入离子源,使样品分子电离成离子。稳定的有机物分子可能被打掉1个电子形成分子离子,也可能会发生化学键的断裂形成碎片离子。由分子离子可以确定化合物分子量,由碎片离子可以得到化合物的结构信息。在电子轰击下,样品分子可能由4种不同途径形成离子。

(1)样品分子被打掉一个电子形成分子离子。

(2)分子离子进一步发生化学键断裂形成碎片离子。

(3)分子离子发生结构重排形成重排离子。

(4)通过分子离子反应生成加合离子。此外,还有同位素离子。

这样,1个样品分子可以产生很多带有结构信息的离子,对这些离子进行质量分析和检测,可以得到具有样品信息的质谱图。

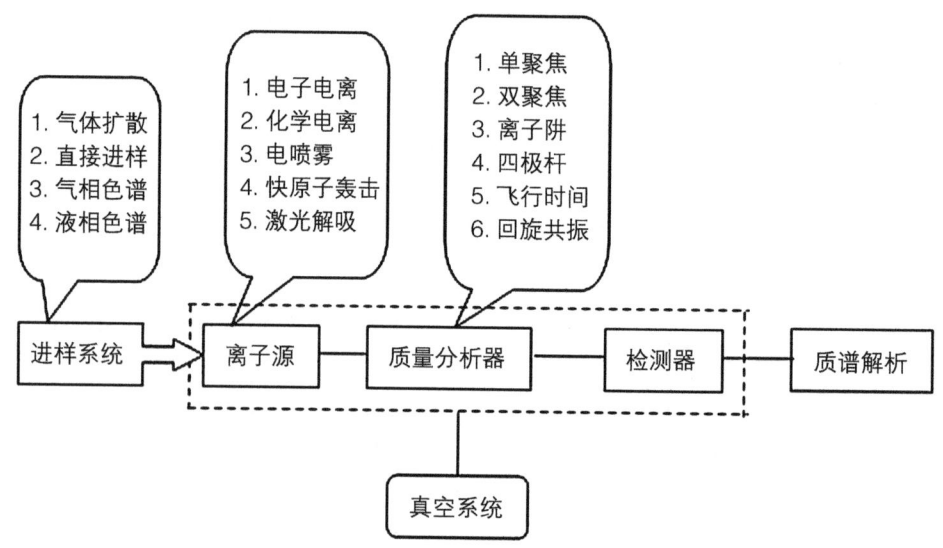

图24-1　质谱仪组成

电子电离源主要适用于易挥发有机样品的电离,GC-MS联用仪中都有这种离子源。其优点是工作稳定可靠,结构信息丰富,有标准质谱图可以检索。缺点是只适用于易汽化的有机物样品分析,有些化合物可能得不到分子离子。

2. 化学电离源 化学电离源(chemical ionization,CI)是一种软电离方式。有些用 EI 方式得不到分子离子的样品,改用 CI 后可以得到准分子离子,因而可以求得其分子量。CI 和 EI 在结构上没有多大差别。其主要差别是 CI 源工作过程中要引进一种反应气体。反应气体可以是甲烷、异丁烷、氨等。反应气的量比样品气要大得多。电子源发出的电子首先将反应气电离,然后反应气离子与样品分子进行离子-分子反应,并使样品气电离。对于含有很强的吸电子基团的化合物,检测负离子的灵敏度远高于正离子的灵敏度,因此,CI 源一般都有正 CI 和负 CI,可以根据样品情况进行选择。由于 CI 得到的质谱不是标准质谱,所以不能进行库检索。

EI 和 CI 源主要用于气相色谱-质谱联用仪,适用于易汽化的有机物样品分析。

3. 电喷雾源 电喷雾源(electron spray ionization,ESI)主要应用于液相色谱-质谱联用仪。它既作为液相色谱和质谱仪之间的接口装置,同时又是电离装置。它是在毛细管的出口处施加高电压,所产生的高电场使从毛细管流出的液体雾化成细小的带电液滴,随着溶剂蒸发,液滴表面的电荷强度逐渐增大,最后液滴崩解为大量带 1 个或多个电荷的离子,致使分析物以单电荷或多电荷离子的形式进入气相。

电喷雾质谱的优势就是它可以方便地与多种分离技术联合使用,如液-质联用仪(LC-MS)是将液相色谱与质谱联合而达到检测大分子物质的目的。

电喷雾电离源也是一种软电离方式,即便是分子量大、稳定性差的化合物,也不会在电离过程中发生分解。它适合于分析极性强的大分子有机化合物,如蛋白质、肽、糖等。电喷雾电离源的最大特点是容易形成多电荷离子。这样,1 个分子量为 10 000Da 的分子若带有 10 个电荷,则其质荷比只有 1 000Da,进入了一般质谱仪可以分析的范围之内。根据这一特点,目前采用电喷雾电离,可以测量分子量在 300 000Da 以上的蛋白质。

4. 大气压化学电离源 大气压化学电离源(atmospheric pressure chemical ionization,APCI)的结构与电喷雾源大致相同,不同之处在于 APCI 喷嘴的下游放置 1 个针状放电电极,通过放电电极的高压放电,使空气中某些中性分子电离,产生 H_3O^+、N_2^+、O_2^+ 和 O^+ 等离子,溶剂分子也会被电离。这些离子与分析物分子进行离子-分子反应,使分析物分子离子化,这些反应过程包括由质子转移和电荷交换产生正离子、质子脱离和电子捕获产生负离子等。

大气压化学电离源主要用来分析中等极性的化合物。有些分析物由于结构和极性方面的原因,用 ESI 不能产生足够强的离子,可以采用 APCI 方式增加离子产率,可以认为 APCI 是 ESI 的补充。APCI 主要产生的是单电荷离子,所以分析的化合物分子量一般<1 000Da。用这种电离源得到的质谱很少有碎片离子,主要是准分子离子。

ESI 和 APCI 电离源主要用于液相色谱-质谱联用仪。

5. 快原子轰击源 快原子轰击源(fast atomic bombardment,FAB)是一种常用的离子源。氩气在电离室依靠放电产生氩离子,高能氩离子经电荷交换得到高能氩原子流,氩原子打在样品上产生样品离子。样品置于涂有底物(如甘油)的靶上。靶材为铜,原子氩打在样品上使其电离后进入真空,并在电场作用下进入分析器。电离过程中不必加热气化,因此适合于分析大分子量、难气化、热稳定性差的样品,如肽类、低聚糖、天然抗生素、有机金属络合物等。FAB 源得到的质谱不仅有较强的准分子离子峰,而且有较丰富的结构信息。但是,它与 EI 源得到的质谱图很不相同。其一是它的分子量信息不是分子离子峰 M,而往往是 $(M+H)^+$ 或 $(M+Na)^+$ 等准分子离子峰;其二是碎片峰比 EI 谱要少。

FAB 源主要用于磁式双聚焦质谱仪,检测极性强、分子量大的样品。

6. 激光解吸源 激光解吸源(laser description,LD)是利用一定波长的脉冲式激光照射样品使样品电离的一种电离方式。被分析的样品置于涂有基质的样品靶上,激光照射到样品靶上,基质分子吸收激光能量,与样品分子一起蒸发到气相并使样品分子电离。LD 需要有合适的基质才能得到较好的离子产率。因此,这种电离源通常称为基质辅助激光解吸电离(matrix assisted laser description ionization,MALDI)。MALDI 特别适合于飞行时间质谱仪(TOF),组成 MALDI-TOF。MALDI 属于软电离技术,它比较适合于分析生物大分子,如肽、蛋白质、核酸等。

四、质量分析器

质量分析器的作用是将离子源产生的离子按 m/z 顺序分开并排列成谱。用于有机质谱仪的质量分析器有磁式单聚集分析器、磁式双聚焦分析器、四极杆分析器、离子阱分析器、飞行时间分析器和回旋共振分析器等。

1. **单聚焦分析器** 单聚焦分析器(single focusing analyzer)的主体是处在磁场中的扇形真空腔体。离子进入分析器后,由于磁场的作用,其运动轨道发生偏转改作圆周运动。其运动轨道半径 R 可由下式表示:

$$R = \frac{1.44 \times 10^{-2}}{B} \times \sqrt{\frac{m}{Z} \cdot V} \quad (24\text{-}1)$$

式中,m 为离子质量,amu;Z 为离子电荷量,以电子的电荷量为单位;V 为离子加速电压,V;B 为磁感应强度,T。

由上式可知,在一定的 B、V 条件下,不同 m/z 的离子其运动半径不同,这样,由离子源产生的离子,经过分析器后可实现质量分离,如果检测器位置不变(即 R 不变)、连续改变 V 或 B 可以使不同 m/z 的离子顺序进入检测器,实现质量扫描,得到样品的质谱。

单聚焦分析器结构简单、操作方便,但其分辨率很低。不能满足有机物分析要求,目前只用于同位素质谱仪和气体质谱仪。单聚集质谱仪分辨率低的主要原因在于它不能克服离子初始能量分散对分辨率造成的影响。

2. **双聚焦分析器** 在单聚集分析器中为了消除离子能量分散对分辨率的影响,通常在扇形磁场前加一扇形电场,扇形电场是 1 个能量分析器,不起质量分离作用。由电场和磁场共同实现质量分离的分析器,同时具有方向聚焦和能量聚焦作用,因此,称双聚焦质量分析器(double focusing analyzer)。

双聚焦分析器的优点是分辨率高,缺点是扫描速度慢,操作、调整比较困难,而且仪器造价也比较昂贵。

3. **四极杆分析器** 四极杆分析器(quadrupole analyzer)由 4 根棒状电极组成。其基本原理是相对 2 根电极间加有电压($V_{dc}+V_{rf}$),另外两根电极间加有 $-(V_{dc}+V_{rf})$。其中 V_{dc} 为直流电压,V_{rf} 为射频电压。4 个棒状电极形成 1 个四极电场。离子从离子源进入四极场后,在场的作用下产生振动。如果质量为 m,电荷为 e 的离子从 Z 方向进入四极场,在电场作用下其运动方程[马蒂厄(Mathieu)微分方程]如下:

$$\begin{cases} d^2x/dt^2 + (a+2q\cos 2T) \cdot x = 0 \\ d^2y/dt^2 + (a+2q\cos 2T) \cdot y = 0 \\ d^2z/dt^2 = 0 \end{cases} \quad (24\text{-}2)$$

式中:

$$a = \frac{8eV_{dc}}{mr_0^2 w^2}$$

$$q = \frac{8eV_0}{mr_0^2 w^2} \quad (V_{rf}=V_0 \cos wt)$$

$$T = \frac{1}{2}wt$$

离子运动轨迹可由方程 24-2 的解描述,数学分析表明,在 a、q 取某些数值时,运动方程有稳定的解,稳定解的图解形式通常用 a、q 参数的稳定三角形表示(图 24-2)。当离子的 a、q 值处于稳定三角形内部时,这些离子振幅是有限的,因而可以通过四极场达到检测器。在保持 V_{dc}/V_{rf} 不变的情况下改变 V_{rf} 值,对应于一个 V_{rf} 值,四极场只允许一种质荷比的离子通过,其余离子则振幅不断增大,最后碰到四极杆而被吸收。通过四极杆的离子到达检测器被检测。

另外质荷比的离子顺序通过四极场实现质量扫描。设置扫描范围实际上是设置 V_{rf} 值的变化范围。当 V_{rf} 值由 1 个值变化到另 1 个值时,检测器检测到的离子就会从 m_1 变化到 m_2,也即得到 m_1 到 m_2 的质谱。

4. **离子阱质量分析器** 离子阱(ion trap)的结

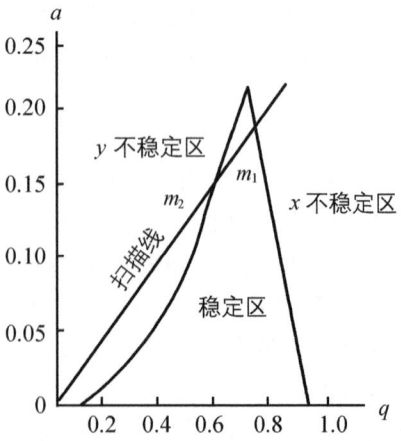

图 24-2 四级杆分析器稳定性

构如图 24-3 所示。

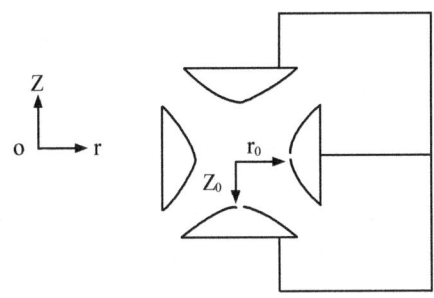

图 24-3 经典离子阱结构

离子阱的主体是 1 个环电极和上下两端盖电极，环电极和上下两端盖电极都是绕 Z 轴旋转的双曲面，并满足 $r_0^2 = 2Z_0^2$（r_0 为环形电极的最小半径，Z_0 为 2 个端盖电极间的最短距离）。直流电压 U 和射频电压 V_{rf} 加在环电极和端盖电极之间，两端盖电极都处于低电位。

与四极杆分析器类似，离子在离子阱内的运动遵守马蒂厄微分方程，也有类似四极杆分析器的稳定图。在稳定区内的离子，轨道振幅保持一定大小，可以长时间留在阱内，不稳定区的离子振幅很快增长，撞击到电极而消失。对于一定质量的离子，在一定的 U 和 V_{rf} 下，可以处在稳定区。改变 U 或 V_{rf} 的值，离子可能处于非稳定区。如果在引出电极上加负电压，可以将离子从阱内引出，由电子倍增器检测。因此，离子阱的质量扫描方式与四极杆类似，是在恒定的 U/V_{rf} 下，扫描 V_{rf} 获取质谱。

离子阱的特点是结构小巧，质量轻，灵敏度高，而且还有多级质谱功能。它可以用于 GC-MS，也可以用于 LC-MS。

5. 飞行时间质量分析器　飞行时间质量分析器（time of flight analyzer）的主要部分是 1 个离子漂移管。离子在漂移管中飞行的时间与离子质量的平方根成正比。即，对于能量相同的离子，离子的质量越大，达到接收器所用的时间越长，质量越小，所用时间越短，根据这一原理，可以把不同质量的离子分开。适当增加漂移管的长度可以增加分辨率。

飞行时间质量分析器的特点是质量范围宽、扫描速度快，既不需电场也不需磁场。但是，长时间以来一直存在分辨率低这一缺点，造成分辨率低的主要原因在于离子进入漂移管前的时间分散、空间分散和能量分散。这样，即使是质量相同的离子，由于产生时间的先后、产生空间的前后和初始能量的大小不同，达到检测器的时间就不相同，因而降低了分辨率。目前，通过采取激光脉冲电离方式，离子延迟引出技术和离子反射技术，可以在很大程度上克服上述 3 个原因造成的分辨率下降。现在，飞行时间质谱仪的分辨率可达 20 000 以上。最高可检质量超过 300 000Da，并且具有很高的灵敏度。目前，这种分析器已广泛应用于气相色谱-质谱联用仪、液相色谱-质谱联用仪和基质辅助激光解吸飞行时间质谱仪中。

6. 傅立叶变换离子回旋共振分析器　傅立叶变换离子回旋共振分析器（fourier transform ion cyclotron resonance analyzer, FTICR）是在原来回旋共振分析器的基础上发展起来的。因此，首先叙述一下离子回旋共振的基本原理。假定质荷比（m/e）的离子进入磁感应强度为 B 的磁场中，由于受磁场力的作用，离子做圆周运动，如果没有能量的损失和增加，圆周运动的离心力和磁场力相平衡，即：

$$\frac{mv^2}{R} = Bev \quad (24\text{-}3)$$

将式（24-3）整理后得：

$$\frac{v}{R} = \frac{Be}{m} \text{或} \omega_0 = \frac{Be}{m} \quad (24\text{-}4)$$

式中 ω_0 为离子运动的回旋频率（单位为弧度/秒）。由式（24-4）可以看出，离子的回旋频率与离子的荷质比呈线性关系，当磁场强度固定后，只需精确测得离子的共振频率，就能准确的得到离子的质量。测定离子共振频率的办法是外加 1 个射频辐射，如果外加射频频率等于离子共振频率，离子就会吸收外加辐射能量而改变圆周运动的轨道，沿着阿基米德螺线加速，离子收集器放在适当的位置就能收到共振离子。改变辐射频率，就可以接收到不同的离子。但普通的回旋共振分析器扫描速度很慢，灵敏度低，分辨率也很差。傅立叶变换离子回旋共振分析器采用的是线性调频脉冲来激发离子，即在很短的时间内进行快速频率扫描，使很宽范围的质荷比的离子几乎同时受到激发。因而扫描速度和灵敏度比普通回旋共振分析器高得多。

分析室是 1 个立方体结构，它是由 3 对相互垂直的平行板电极组成，置于高真空和由超导磁体产生的强磁场中。第 1 对电极为捕集极，它与磁场方向垂直，电极上加有适当正电压，其目的是延长离子在室内滞留时间;第2对电极为发射极,用于发射射频脉冲;第3对电极为接收极,用来接收离子产生的信号。当样品离子引入分析室后,在强磁场作用下被迫以很小的轨道半径做回旋运动,由于离子都是以随机的非相干方式运动,因此不产生可检出的信号。如果在发射极上施加一个很快的扫频电压,当射频频率和某离子的回旋频率一致时共振条件得到满足。离子吸收射频能量,轨道半径逐渐增大,变成螺旋运动,经过一段时间的相互作用以后,所有离子都做相干运动,产生可被检出的信号。做相干运动的正离子运动至靠近接收极的一个极板时,吸收此极板表面的电子,当其继续运动到另一极板时,又会吸引另一极板表面的电子。这样便会感生出"象电流",象电流是一种正弦形式的时间域信号,正弦波的频率和离子的固有回旋频率相同,其振幅则与分析室中该质量的离子数目成正比。如果分析室中各种质量的离子都满足共振条件,那么,实际测得的信号是同一时间内做相干轨道运动的各种离子所对应的正弦波信号的叠加。将测得的时间域信号重复累加,放大并经模数转换后输入计算机进行快速傅立叶变换,便可检出各种频率成分,然后利用频率和质量的已知关系,便可得到常见的质谱图。

利用傅立叶变换离子回旋共振原理制成的质谱仪称为傅立叶变换离子回旋共振质谱仪(fourier transform ion cyclotron resonance mass spectrometer,FT-MS)。FT-MS有很多明显的优点:分辨率高,大约为1×10^6,而且在高分辨率下不影响灵敏度;检测灵敏度高且不随分辨率和荷质比的改变而不同;质量检测精度高,在经常进行质量校正的情况下,质量的检测误差$<2\times10^{-6}$,而不进行质量校正也可以使检测的误差$<1\times10^{-4}$;具有多级质谱功能,可以和任何离子源相联,扩宽了仪器功能;扫描速度快,性能稳定可靠,质量范围宽等优点。

当然,FT-MS由于需要很高的超导磁场,因而需要液氦,仪器售价和运行费用都比较贵;离子运动的模式还没有准确的数学模型加以描述。

五、检 测 器

质谱仪的检测主要使用电子倍增器,也有的使用光电倍增管。由四极杆出来的离子打到高能电极产生电子,电子经电子倍增器产生电信号,记录不同离子的信号即得质谱。信号增益与倍增器电压有关,提高倍增器电压可以提高灵敏度,但同时会降低倍增器的寿命,因此,应该在保证仪器灵敏度的情况下采用尽量低的倍增器电压。由倍增器出来的电信号被送入计算机储存,这些信号经计算机处理后可以得到质谱图及其他各种信息。

六、真 空 系 统

为了保证离子源中灯丝的正常工作,保证离子在离子源和分析器正常运行,消减不必要的离子碰撞、散射效应、复合反应和离子-分子反应,减小本底与记忆效应,因此,质谱仪的离子源和分析器都必须处在优于10^{-5}mbar的真空中才能工作。也就是说,质谱仪都必须有真空系统。一般真空系统由机械真空泵和扩散泵或涡轮分子泵组成。机械真空泵能达到的极限真空度为10^{-3}mbar,不能满足要求。扩散泵是常用的高真空泵,其性能稳定可靠,缺点是启动慢,从停机状态到仪器能正常工作所需时间长;涡轮分子泵则相反,仪器启动快,使用寿命不如扩散泵。但由于涡轮分子泵使用方便,没有油的扩散污染问题,因此,近年来生产的质谱仪大多使用涡轮分子泵。涡轮分子泵直接与离子源或分析器相连,抽出的气体再由机械真空泵排到体系之外。

第三节 质谱联用技术

质谱仪是一种定性鉴定用仪器,但不能对混合物进行分离。而色谱仪是一种对混合物进行分离的仪器,但定性能力差。如二者结合起来,则使分离和鉴定同时进行。因此,在有机质谱仪中,除激光解吸电离-飞行时间质谱仪和傅立叶变换质谱仪之外,所有质谱仪都是和气相色谱或液相色谱组成联用仪器。这样,使质谱仪无论在定性分析还是在定量分析方面都十分方便。同时,为了增加未知物分析的结构信息和增加分析的选择性,采用串联质谱法(质谱-质谱联用),也是目前质谱仪发展的一个方向。

一、气相色谱-质谱联用仪

气相色谱-质谱联用仪(gas chromatography-mass spectrometer，GC-MS)主要由3部分组成：色谱部分、质谱部分和数据处理系统。在色谱部分，混合样品在合适的色谱条件下被分离成单个组分，然后进入质谱仪进行鉴定。

色谱仪是在常压下工作，而质谱仪需要高真空，因此，如果色谱仪使用填充柱，必须经过一种接口装置——分子分离器，将色谱载气去除，使样品气进入质谱仪。如果色谱仪使用毛细管柱，则可以将毛细管直接插入质谱仪离子源，因为毛细管载气流量比填充柱小得多，不会破坏质谱仪真空。

GC-MS的质谱仪部分可以是磁式质谱仪、四极质谱仪，也可以是飞行时间质谱仪和离子阱。目前使用最多的是四极质谱仪。离子源主要是EI源和CI源。

GC-MS的另外一个组成部分是计算机系统。由于计算机技术的提高，GC-MS的主要操作都由计算机控制进行，这些操作包括利用标准样品（一般用FC-43）校准质谱仪，设置色谱和质谱的工作条件、数据的收集和处理及库检索等。这样，1个混合物样品进入色谱仪后，在合适的色谱条件下，被分离成单一组分并逐一进入质谱仪，经离子源电离得到具有样品信息的离子，再经分析器、检测器即得每个化合物的质谱。这些信息都由计算机储存，根据需要，可以得到混合物的色谱图、单一组分的质谱图和质谱的检索结果等。根据色谱图还可以进行定量分析。因此，GC-MS是有机物定性、定量分析的有力工具。

作为GC-MS联用仪的附件，还可以有直接进样杆和FAB源等。但是FAB源只能用于磁式双聚焦质谱仪。直接进样杆主要是分析高沸点的纯样品，不经过GC进样，而是直接送到离子源，加热汽化后，由EI电离。另外，GC-MS的数据系统可以有几套数据库，主要有NIST库、Willey库、农药库、毒品库等。

二、液相色谱-质谱联用仪

液相色谱-质谱联用仪（liquid chromatography-mass spectrometer，LC-MS）主要由高效液相色谱、接口装置（同时也是电离源）、质谱仪组成。高效液相色谱与一般的液相色谱相同，其作用是将混合物样品分离后进入质谱仪。LC-MS接口装置是LC-MS联用的关键。接口装置的主要作用是去除溶剂并使样品离子化。目前，几乎所有的LC-MS联用仪都使用大气压电离源作为接口装置和离子源。由于接口装置同时就是离子源，因此质谱仪部分主要是质量分析器。作为LC-MS联用仪的质量分析器种类很多，最常用的是四极杆分析器（简写为Q），其次是离子阱分析器（Trap）和飞行时间分析器（TOF）。因为LC-MS主要提供分子量信息，为了增加结构信息，LC-MS大多采用具有串联质谱功能的质量分析器，串联方式很多，如Q-Q-Q、Q-TOF等。

三、串联质谱法

为了得到更多的有关分子离子和碎片离子的结构信息，早期的质谱工作者把亚稳离子作为一种研究对象。所谓亚稳离子（metastable ion）是指离子源出来的离子，由于自身不稳定，前进过程中发生了分解，丢掉1个中性碎片后生成的新离子，这个新的离子称为亚稳离子。这个过程可以表示为：$m_1^+ \rightarrow m_2^+ + N$，新生成的离子在质量上和动能上都不同于$m_1^+$，由于是在行进中途形成的，因此，它也不处在质谱中$m_2$的质量位置。研究亚稳离子对了解离子的母子关系，对进一步研究结构十分有用。于是，在双聚焦质谱仪中设计了各种各样的磁场和电场联动扫描方式，以求得到子离子、母离子和中性碎片丢失。尽管亚稳离子能提供一些结构信息，但是由于亚稳离子形成的概率小，亚稳峰太弱，检测不容易，而且仪器操作也困难，因此，后来发展成在磁场和电场间加碰撞活化室，人为地使离子碎裂，设法检测子离子、母离子，进而得到结构信息。这是早期的质谱-质谱串联方式。随着仪器的发展，串联的方式越来越多。尤其是20世纪80年代以后出现了很多软电离技术，如ESI、APCI、FAB、MALDI等，基本上都只有准分子离子，没有结构信息，更需要串联质谱法得到结构信息。因此，近年来，串联质谱法发展十分迅速。

串联质谱法（tandem mass spectrometry）可以分为2类：空间串联和时间串联。空间串联是2个以上的质量分析器联合使用，2个分析器间有1个碰撞活化室，目的是将前级质谱仪选定的离子打碎，由后一级质谱仪分析。而时间串联质谱仪只有1个分析器，前一时刻选定离子，在分析器内打碎后，后一时刻再进行分析。

第四节 质谱仪性能指标

衡量一台质谱仪性能好坏的指标包括灵敏度,分辨率,质量范围,质量稳定性等。现将主要的指标及测试方法介绍如下。

一、灵 敏 度

1. GC-MS 灵敏度 GC-MS 灵敏度表示一定的样品(如八氟萘或六氯苯),在一定的分辨率下,产生一定信噪比的分子离子峰所需的样品量。具体测量方法如下:通过 GC 进标准测试样品(八氟萘)1pg,质谱采用全扫描方式从 m/e200 扫到 m/e300,扫描完成后,用八氟萘的分子离子 m/e272 做质量色谱图并测定 m/e 272 离子的信噪比,如果信噪比为 20,则该仪器的灵敏度可表示为 1pg 八氟萘(信噪比为 20:1)。有的仪器用六氯苯作测试样品,那么测量时要改用六氯苯的分子离子 m/e288。如果仪器灵敏度达不到 1pg,则要加大进样量,直到有合适大小的信噪比为止。用此时的进样量及信噪比确定灵敏度。

2. LC-MS 的灵敏度 LC-MS 的灵敏度测定常采用利舍平作为测试样品,测试方法如下:配制一定浓度的利舍平(如 10pg/μl),通过 LC 进一定量样品,以水和甲醇各 50% 为流动相(加入 1% 醋酸),全扫描,做利舍平质子化分子离子峰 m/e 609 的质量色谱图。用进样量和信噪比确定灵敏度。

二、分 辨 率

质谱仪的分辨率是指质谱仪把相邻 2 个质量分开的能力。常用 R 表示。它是指如果某质谱仪在质量 M 处刚刚能分开 M 和 $M+\Delta M$ 两个质量的离子,则该质谱仪的分辨率为 $R=\dfrac{M}{\Delta M}$。所谓两峰刚刚分开,一般是指两峰间的"峰谷"是峰高的 10%(每个峰提供 5%)。在实际测量时,很难找到刚刚分开的 2 个峰,这时可采用下面方法进行分辨率的测量:如果 2 个质谱峰 M_1 和 M_2 的中心距离为 a,峰高 5% 处的峰宽为 b(图 24-4)。

则该仪器的分辨率为:$R=\dfrac{M_1+M_2}{2(M_2-M_1)}\times\dfrac{a}{b}$。

还有一种定义分辨率的方式:如果质量为 M 的质谱峰其峰高 50% 处的峰宽(半峰宽)为 ΔM,则分辨率为 $R=\dfrac{M}{\Delta M}$。这种表示方法测量时比较方

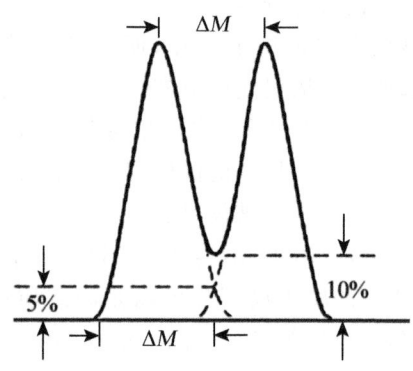

图 24-4 分辨率解释图

便。目前,FT-MS 和 TOF-MS 采用这种分辨率表示方式。对于磁式质谱仪,质量分离是不均匀的,在低质量端离子分散大,高质量端离子分散小,或者说 M 小时 ΔM 小,M 大时 ΔM 也大。因此,仪器的分辨率数值基本不随 M 变化。在四极质谱仪中,质量排列是均匀的,若 $M=100$ 处,$\Delta M=1$,则 $R=100$,在 $M=1000$ 时,也是 $\Delta M=1$,则 $R=1000$,分辨率随质量变化。为了对不同 M 处的分辨率都有一个共同的表示法,四极质谱仪的分辨率一般表示为 M 的倍数,如 $R=1.7M$ 或 $R=2M$ 等。如果是 $R=2M$,表示在 $M=100$ 时,$R=200$;$M=1000$ 时,$R=2000$。

三、质 量 范 围

质量范围是质谱仪所能测定的离子质荷比的范围。对于多数离子源,电离得到的离子为单电荷离子。这样,质量范围实际上就是可以测定的分子量范围;对于电喷雾源,由于形成的离子带有多电荷,尽管质量范围只有几千,但可以测定的分子量可达 10 万以上。质量范围的大小取决于质量分析器。四极杆分析器的质量范围上限一般在 1 000 左右,也有的可达 3 000,而飞行时间质量分析器可达几十万。由于质量分离的原理不同,不同的分析器有不同的质量范围。彼此间相比较没任何意义。同类型分析器则在一定程度上反映质谱仪的性能。当然,了解一台仪器的质量范围,主要为了知道它能分析的样品分子量范围,不能简单认为质量范围宽仪器就好。对于 GC-MS 来说,分析的对象是挥发性有机物,其分子量一般不超过 500,最常见的是

300 以下。因此，对于 GC-MS 的质谱仪来说，质量范围达到 800 应该就足够了，再高也不一定就肯定好。如果是 LC-MS 用质谱仪，因为分析的很多是生物大分子，质量范围宽一点会好一些。

四、质量稳定性和质量精度

质量稳定性主要是指仪器在工作时质量稳定的情况，通常用一定时间内质量漂移的质量单位来表示。例如某仪器的质量稳定性为：0.1amu/12h，意思是该仪器在 12h 之内，质量漂移不超过 0.1amu。

质量精度是指质量测定的精确程度。常用相对百分比表示，例如，某化合物的质量为 152.0473amu，用某质谱仪多次测定该化合物，测得的质量与该化合物理论质量之差在 0.003 amu 之内，则该仪器的质量精度为 20%（20ppm）。质量精度是高分辨质谱仪的一项重要指标，对低分辨质谱仪没有太大意义。

五、选择质谱分析时注意事项

质谱仪种类繁多，不同仪器应用特点也不同。一般来说，在 300℃左右能汽化的样品，可以优先考虑用 GC-MS 进行分析，因为 GC-MS 使用 EI 源，得到的质谱信息多，可以进行库检索。如果在 300℃左右不能汽化，则需要用 LC-MS 分析，此时主要是得分子量信息，如果是串联质谱，还可以得一些结构信息。如果是生物大分子，主要利用 LC-MS 和 MALDI-TOF 分析，主要是得分子量信息。对于蛋白质样品，还可以测定氨基酸序列。质谱仪的分辨率是一项重要技术指标，高分辨质谱仪可以提供化合物组成式，这对于结构测定是非常重要的。双聚焦质谱仪、傅立叶变换质谱仪，带反射器的飞行时间质谱仪等都具有高分辨功能。

质谱分析法对样品有一定的要求。进行 GC-MS 分析的样品应是有机溶液，水溶液中的有机物一般不能测定，须进行萃取分离变为有机溶液，或采用顶空进样技术。有些化合物极性太强，在加热过程中易分解，如有机酸类化合物，此时可以进行酯化处理，将酸变为酯再进行 GC-MS 分析，由分析结果可以推测酸的结构。如果样品不能汽化也不能酯化，那就只能进行 LC-MS 分析了。进行 LC-MS 分析的样品最好是水溶液或甲醇溶液，LC 流动相中不应含不挥发盐。对于极性样品，一般采用 ESI 源，对于非极性样品，采用 APCI 源。

第五节 质谱解析基础知识

质谱技术在生物领域的应用中，部分基础知识需正确理解和掌握。

一、分子离子

在电子轰击下，有机物分子失去 1 个电子所形成的离子叫作分子离子。

$$M + e \rightarrow M^+ + 2e$$

式中 M^+ 是分子离子。由于分子离子是化合物失去一个电子形成的，因此，分子离子是自由基离子。通常把带有未成对电子的离子称为奇电子离子（OE），并标以"$\overset{+}{\cdot}$"，把外层电子完全成对的离子称为偶电子离子（EE），并标以"$+$"，分子离子一定是奇电子离子。

在质谱中，分子离子峰的强度和化合物的结构有关。环状化合物比较稳定，不易碎裂，因而分子离子较强。支链较易碎裂，分子离子峰就弱，有些稳定性差的化合物经常看不到分子离子峰。一般规律是，化合物分子稳定性差、键长、分子离子峰弱，有些酸醇及支键烃的分子离子峰较弱甚至不出现，相反，芳香化合物往往都有较强的分子离子峰。分子离子峰强弱的大致顺序是：芳环＞共轭烯＞烯＞酮＞不分支烃＞醚＞酯＞胺＞酸＞醇＞高分支烃。

分子离子是化合物分子失去 1 个电子形成的，因此，分子离子的质量就是化合物的分子量，所以，分子离子在化合物质谱的解释中具有特殊重要的意义。

二、碎片离子

碎片离子是分子离子碎裂产生的。碎片离子形成的机制有下面几种情况。

1. 游离基引发的断裂（α 断裂） 游离基对分子断裂的引发是由于电子的强烈成对倾向造成的。由游离基提供 1 个奇电子与邻接原子形成 1 个新键，与此同时，这个原子的另一个键（α 键）断裂。这种断裂通常称为 α 断裂。

2. 正电荷引发的断裂（诱导断裂或 i 断裂） 诱导断裂是由正电荷诱导、吸引 1 对电子而发生的断裂，其结果是正电荷的转移。诱导断裂常用 i 来表示。

3. σ 断裂 如果化合物分子中具有 σ 键，如烃类化合物，则会发生 σ 键断裂。σ 键断裂需要的能量大，当化合物中没有 π 电子和 n 电子时，σ 键的断裂才可能成为主要的断裂方式。断裂后形成的产物越稳定，这样的断裂就越容易进行，阳碳离子的稳定性顺序为叔＞仲＞伯，因此，碳氢化合物最容易在分支处发生键的断裂。并且，失去最大烷基的断裂最容易进行。

4. 环烯的断裂——逆狄尔斯-阿德尔反应 利用有机合成中的狄尔斯-阿德尔反应，可以由丁二烯和乙烯制备环己烯：

在质谱的分子离子断裂反应中，环己烯可以生成丁二烯和乙烯，正好与上面反应相反，所以称为逆狄尔斯-阿德尔（Retro-Diels-Alder）反应，简称 RDA。

三、同位素离子

大多数元素都是由具有一定自然丰度（即具有某质荷比离子的数量）的核素组成。当这些元素形成化合物后，其核素就以一定的丰度出现在化合物中。因此，化合物的质谱中就会有不同核素形成的离子峰，通常把由核素形成的离子峰叫作核素峰。

四、重排离子

有些离子不是由简单断裂产生的，而是发生了原子或基团的重排，这样产生的离子称为重排离子。

五、质谱解释

质谱解释是针对质谱结果解释可能的分析离子组成。一张化合物的质谱包含着有关化合物的很丰富的信息。在很多情况下，仅依靠质谱就可以确定化合物的分子量、分子式和分子结构，而且，质谱分析的样品用量极微，因此，质谱法是进行有机物鉴定的有力工具。当然，对于复杂的有机化合物的定性，还要借助于红外光谱、紫外光谱、磁共振等分析方法。

第六节 质谱技术在生物领域中的应用

随着质谱技术的不断改进和完善，质谱的应用范围已扩展到生命科学研究的许多领域，特别是质谱在核酸、蛋白质和药物成分分析等领域的应用，不仅为生命科学研究提供了新方法，同时也促进了质谱技术的发展。

一、蛋白质分析

1. 蛋白质分子量的测定 蛋白质类生物大分子分子量的测定有着十分重要的意义，如对均一蛋白质一级结构的测定，既要测定蛋白质的分子量，又要测定亚基和单聚体的分子量及水解、酶解碎片的分子量。常规的分子量测定主要有渗透压法、光散射法、超速离心法、凝胶层析及聚丙烯酰胺凝胶电泳等。这些方法存在样品消耗量大、精确度低、易受蛋白质形状的影响等缺点。

MALDI-MS 技术以其极高的灵敏度、精确度很快在生物医学领域得到了广泛的应用，特别是在蛋白质分析中的应用，至今已被分析的蛋白质有数百种之多，不仅可测定各种亲水性、疏水性及糖蛋白等的分子量，还可直接用来测定蛋白质混合物的分子量，也能被用来测定经酶等降解后的混合物，以确定多肽的氨基酸序列。可以认为这是蛋白质分析领域的一项重大突破。

2. 蛋白质组研究 蛋白质组是指 1 个基因组、1 个细胞或组织所表达的全部蛋白质成分。蛋白质组的研究是从整体水平上研究细胞或有机体内蛋白质的组成及其活动规律，包括细胞内所有蛋白质的分离、蛋白质表达模式的识别、蛋白质的鉴定、蛋白质翻译后修饰的分析及蛋白质组数据库的构建。质谱技术作为蛋白质组研究的 3 大支撑技术之一，除了用于多肽、蛋白质的质量测定外，还广泛地应用于肽指纹图谱测定及氨基酸序列测定等。

3. 肽指纹图谱测定 肽指纹图谱（peptide mass fingerprinting，PMF）测定是对蛋白酶解或降解后所得多肽混合物进行质谱分析的方法，对质谱分析所得肽片与多肽蛋白数据库中蛋白质的理论肽片进行比较，从而判别所测蛋白是已知还是未知。由于不同的蛋白质具有不同的氨基酸序列，因而不同蛋白质所得肽片具有指纹的特征。

学者们采用肽指纹谱的方法已对酵母、大肠埃希菌、人心肌等多种蛋白质组进行了研究。对大肠埃希菌经PVDF膜转印的蛋白质的研究表明，3个肽片即可达到对蛋白质的正确识别。而采用原位酶解的方法对酵母蛋白质组研究的结果显示，约90%的蛋白质被识别，其中30多种新蛋白质被发现，而这些蛋白质是酵母基因组研究中未能识别的开放阅读框架。研究显示，肽指纹谱的方法比氨基酸组成分析更为可靠，这是因为MALDI测定肽质量的准确度为99.9%，而氨基酸组成分析的准确度仅为90%。另外MALDI可以耐受少量杂质的存在，对于纯度不是很高的样品也能得到理想的结果。

对肽序列的测定往往要通过串联质谱技术才能达到分析目的。它采用不同的质谱技术选择具有特定质荷比的离子，并对其进行碰撞诱导解高，通过推断肽片的断裂，即可导出肽序列。

二、核酸研究

常规的色谱或电泳技术（除毛细管电泳和芯片电泳外）只能对核酸浓度和纯度进行分析，而对其碱基组成、序列等结构信息却无能为力。ESI和MALDI质谱技术的出现为单核苷酸及其类似物的结构和序列分析提供了强有力的方法。它是将被测寡核苷酸样品先用外切酶从3′或5′端进行部分降解，在不同时间内分别取样进行质谱分析，获得单核苷酸部分降解的分子离子峰信号，通过对相邻2个碎片分子质量进行比较，可以计算出被切割的核苷酸单体分子质量，将其与4个脱氧核苷酸的标准分子量进行对照，就可以读出寡核苷酸的序列。由于MALDI技术分辨率的问题，使得其更适合于碱基数较少的短链核酸的分析。

如何获得高分辨率的DNA质谱图一时间成为了研究的热点问题。由于DNA的化学结构存在着不同于蛋白质的结构特征，使得DNA样品存在某些特殊性，一是其结构中存在着磷酸基团，有形成钠磷化合离子的趋势；二是在激光解吸离子化过程中它的结构不如蛋白质稳定，易形成碎片，这导致峰宽和分子离子的强度变弱，从而使得分辨率下降。1995年，M. L. Vestal等把离子延迟引出（ion delayed extraction，DE）技术应用于MALDI-MS中，不但提高了MALDI-MS的分辨率，而且也开创了质谱应用于DNA研究领域的新局面。

三、临床检验

除了应用于蛋白质和核酸研究以外，质谱还以其灵敏度和高分辨率在临床医学检验中得到了广泛的应用，如对药物代谢产物的动态分析、癌细胞蛋白质的鉴定、核素标记物的检测、寻找新的肿瘤标志物和微生物鉴定等。其中用核素^{14}C标记的^{14}C-尿素呼吸试验和^{15}N标记的^{15}N-排泄试验已成为临床检测胃幽门螺杆菌（HP）的有效手段。在临床检验医学方面，质谱除将会提供最精准的结果外，还将成为更多检验项目的参考方法。

四、展　　望

随着科学技术的进步，质谱也得到了快速的发展，尤其是与生物技术的结合，开创了质谱应用的新领域，而串联质谱已成为生命科学研究中非常重要的工具。多级串联质谱的研究与应用将会成为质谱发展的主要方向之一。其研究成果也将大大丰富人类基因组和蛋白质组的研究，并将使人类对生命的本质及其发生发展过程的认识达到一个新高度；同时对人类疾病的发生与发展产生前所未有的认识。

（周小棉　李水军）

第25章

电 泳 技 术

大　纲

熟悉　电泳的分类;影响电泳迁移率的因素、毛细管电泳的分类、芯片电泳等。

掌握　电泳的定义和基本原理;醋酸纤维素薄膜电泳、琼脂糖凝胶电泳、聚丙烯酰胺凝胶电泳、十二烷基磺酸钠-聚丙烯酰胺凝胶电泳、等电聚集电泳、双向电泳的原理及应用;毛细管电泳的定义、原理及特点、芯片电泳的组成和特点及主要应用;血清蛋白醋酸纤维素薄膜电泳、血清肌酸激酶同工酶琼脂糖电泳、血清乳酸脱氢酶同工酶琼脂糖电泳测定原理和临床意义。

了解　等速电泳、脉冲场电泳、温度梯度凝胶电泳和毛细管电泳及临床应用、芯片电泳技术的新进展。

第一节　电泳技术的基本原理和分类

一、电泳技术的基本原理

电泳(electrophoresis)是指电解质中带电颗粒在电场的作用下以不同的速度向电荷相反方向迁移的现象。利用这种现象对化学或生物化学组分进行分离分析的技术称之为电泳技术。

电泳的基本原理:在两个平行电极上加一定的电压(V),就会在电极中间产生电场强度(E),则:

$$E=\frac{V}{L}, \quad (25\text{-}1)$$

式中 L 是电极间距离。

在稀溶液中,电场对带电粒子的作用力(F)等于所带净电荷与电场强度的乘积:

$$F=q\times E, \quad (25\text{-}2)$$

上式中 q 是带电粒子的净电荷,E 是电场强度。

这个作用力使得带电粒子向其电荷相反的电极方向移动。在移动过程中,粒子会受到介质黏滞力的阻碍。黏滞力(F')的大小与粒子大小、形状、电泳介质孔径大小及缓冲液黏度等有关,并与带电粒子的移动速度成正比,对于球状粒子,F' 的大小服从 Stokes 定律,即:

$$F'=6\pi r\eta v, \quad (25\text{-}3)$$

式中,r 是球状粒子的半径,η 是缓冲液黏度,v 是电泳速度($v=d/t$,单位时间粒子运动的距离,cm/s)。当带电粒子匀速移动时:$F=F'$。

$$q\cdot E=6\pi r\eta v, \quad (25\text{-}4)$$

电泳迁移率(m)是指在单位电场强度(1V/cm)时带电粒子的迁移速度:

$$\frac{v}{E}=\frac{q}{6\pi r\eta}, \quad (25\text{-}5)$$

这就是迁移率公式,由(25-5)式可以看出,迁移率与带电粒子所带净电荷成正比,与粒子的大小和缓冲液的黏度成反比。

带电粒子由于各自的电荷和形状大小不同,因而在电泳过程中具有不同的迁移速度,形成了依次排列的不同区带而被分开。即使2个粒子具有相近的电荷,如果它们的大小不同,由于它们所受的阻力不同,因此迁移速度也不同,在电泳过程中就可以被分离。有些类型的电泳几乎完全依赖于分子所带的电荷不同进行分离,如等电聚焦电泳;而有些类型的电泳则主要依靠粒子大小的不同即电泳过程中产生的阻力不同而得到分离,如 SDS-聚丙烯酰胺凝胶电泳。

二、电泳技术的分类

电泳技术按电泳的原理、支持物和缓冲液 pH 等可分为许多种。

1. 电泳技术按其原理不同可分为移动界面电泳(moving boundary electrophoresis)、区带电泳(zone electrophoresis)和稳态电泳(steady state electrophoresis)或称置换(排代)电泳(displacement electrophoresis)。

2. 按有无支持物分为自由电泳(无)和区带电泳(有)。其中区带电泳按支持物的物理性状、装置和缓冲液 pH 的连续性不同,又可进行分类。

3. 按支持物的物理性状不同,区带电泳可分为:滤纸及其他纤维(如醋酸纤维、玻璃纤维、聚氯乙烯纤维)薄膜电泳;粉末电泳,如纤维素粉、淀粉、玻璃粉电泳;凝胶电泳,如琼脂、琼脂糖、硅胶、淀粉胶、聚丙烯酰胺凝胶等;丝线电泳,如尼龙丝、人造丝电泳。

4. 按其支持物的装置形式不同,区带电泳可分为:平板式电泳,支持物水平放置,是最常用的电泳方式;垂直板式电泳,聚丙烯酰胺凝胶常做成垂直板式方式;垂直柱式电泳,聚丙烯酰胺凝胶盘状电泳即属于此类;连续液动电泳,首先应用于纸电泳,将滤纸垂直竖立,两边各放 1 个电极,溶液自顶端向下流,与电泳方向垂直。

5. 按缓冲液 pH 的连续性不同,区带电泳可分为:连续 pH 电泳,即在整个电泳过程中 pH 保持不变,常用的纸电泳、醋酸纤维薄膜电泳等属于此类;非连续性 pH 电泳,缓冲液和电泳支持物间有不同的 pH,如聚丙烯酰胺凝胶盘状电泳分离血清蛋白质时常用这种形式。它的优点是易在不同 pH 区之间形成高的电位梯度区,使蛋白质移动加速并压缩为一极狭窄的区带而达到浓缩的作用。

6. 按电泳技术发展先后分电泳、毛细管电泳和芯片电泳(微流控芯片电泳)。

第二节　影响电泳迁移率的因素

影响电泳分离的因素很多,其主要的影响因素如下。

1. **待分离生物大分子的性质**　待分离生物大分子所带的电荷、粒子大小和性质都会对电泳有明显影响。一般来说,粒子带的电荷量越大、直径越小、形状越接近球形,则其电泳迁移速度越快;反之,其电泳迁移速率越慢。

2. **缓冲液的性质**　缓冲液的 pH 会影响待分离生物大分子的解离程度,从而对其带电性质产生影响。溶液 pH 距离其等电点越远,其所带净电荷量就越大,电泳的速度也就越大,尤其对于蛋白质等两性分子,缓冲液 pH 还会影响到其电泳方向,当缓冲液 pH 大于蛋白质分子的等电点,蛋白质分子带负电荷,其电泳的方向是指向正极。为了保持电泳过程中待分离生物大分子的电荷以及缓冲液 pH 的稳定性,缓冲液通常要保持一定的离子强度,一般在 0.02~0.2。离子强度过低,则缓冲能力差。但如果离子强度过高,会在待分离分子周围形成较强的带相反电荷的离子扩散层(即离子氛)。由于离子氛与待分离粒子的移动方向相反,它们之间产生了静电引力,因而引起电泳速度降低。另外,缓冲液的黏度也会对电泳速度产生影响。

3. **电场强度**　电场强度(V/cm)是每厘米的电位降,也称电位梯度。电场强度越大,电泳速度越快。但增大电场强度会引起通过介质的电流增大,而造成电泳过程产生的热量增大,因而引起介质温度升高,这会造成很多影响:样品和缓冲离子扩散速度增加,引起样品分离带变宽,形成"拖尾"现象;产生对流,引起待分离物的混合;如果样品对热敏感,会引起样品变性;引起介质黏度降低、电阻下降等。电泳中产生的热通常是由中心向外周散发的,介质中心温度高于外周,由此引起中央部分介质相对于外周部分黏度下降,摩擦系数减小,电泳迁移速度增大,中央部分的电泳速度比边缘快,分离带通常呈弓形。降低电流强度,可以减小生热,但会延长电泳时间,引起待分离生物大分子扩散的增加而影响分离效果。所以,选择适当的电场强度,适当冷却降低温度可获得较好的分离效果。

4. **电渗**　由于支持介质表面可能会存在一些带电基团,如滤纸表面通常有一些羧基、琼脂可能会含有一些硫酸基,而玻璃表面通常有 Si-OH 基团等。这些基团电离后会使支持介质表面带电,吸附一些带相反电荷的离子,在电场的作用下向电极方向移动,形成介质表面溶液的流动,这种现象就是电渗。如果电渗方向与待分离分子电泳方向相同,则加快电泳速度;如果相反,则降低电泳速度。

5. 支持介质的筛孔　支持介质的筛孔大小对分离生物大分子的电泳迁移速度有明显的影响。在筛孔大的介质中泳动速度快,反之,则泳动速度慢。

综上所述可知,电泳受粒子本身大小、形状、所带电量、溶液黏度、温度、pH、电渗及离子强度等多种因素的影响。当电泳结果欠佳时,应分析其原因或重新设计实验条件以便改进。

第三节　常用电泳分析方法

一、醋酸纤维素薄膜电泳

以醋酸纤维素薄膜为电泳支持物的区带电泳称醋酸纤维素薄膜电泳。这种薄膜对蛋白质样品吸附性小,几乎能完全消除纸电泳中出现的"拖尾"现象,又因为膜的亲水性比较小,它所容纳的缓冲液也少,电泳时电流的大部分由样品传导,所以,分离速度快、电泳时间短、样品用量少、可以透明等;其缺点是有较大的电渗,膜对缓冲液的吸收及容量均低。

醋酸纤维素薄膜电泳在临床应用最为广泛的是血清蛋白电泳。其原理是在 pH 8.6 的缓冲液中,血浆中几乎所有蛋白质分子均形成带负电荷的质点,在电场中向正极泳动。由于血清中各种蛋白质的等电点不同,所带电荷量有差别,加上相对分子量不同,所以在同一电场中泳动速度不同,在醋酸纤维膜上可以分出 5 条主要蛋白质区带。从正极端起依次为清蛋白、α_1 球蛋白、α_2 球蛋白、β 球蛋白和 γ 球蛋白区带。

醋酸纤维素薄膜电泳除应用于血清蛋白质分析外,还常用于糖蛋白、脂蛋白、血红蛋白和酶等,也可用于氨基酸分离,或用于免疫电泳分析。

二、凝　胶　电　泳

以淀粉胶、琼脂或琼脂糖凝胶、聚丙烯酰胺凝胶等作为支持介质进行样品分离的区带电泳称为凝胶电泳。其中琼脂糖凝胶电泳和聚丙烯酰胺凝胶电泳(polyacrylamide gel electrophoresis, PAGE)最为常用。

1. 琼脂糖凝胶电泳的原理　琼脂糖结构单元是 D-半乳糖和 3,6-脱水-L-半乳糖。许多琼脂糖链以氢键及其他力的作用使其互相盘绕形成绳状琼脂糖束,构成大网孔型凝胶。在一定浓度的琼脂糖凝胶介质中,DNA 分子的电泳迁移率与其分子量的常用对数成反比,与分子构型也密切相关,结构越紧密迁移率越大,如共价闭环 DNA＞直线 DNA＞开环双链 DNA。当凝胶浓度太高时,凝胶孔径变小,环状 DNA(球形)不能进入胶中,相对迁移率为 0,而同等大小的直线 DNA(刚性棒状)可以按长轴方向前移,相对迁移率＞0。因此,该凝胶适合于免疫复合物、核酸与核蛋白的分离、鉴定及纯化。在临床生化检验中常用于 LDH、CK 等同工酶的检测。

2. 聚丙烯酰胺凝胶电泳原理　将丙烯酰胺单体、甲叉双丙烯酰胺在催化剂(过硫酸铵或核黄素)作用下聚合而成。该凝胶具有分子筛效应。因此,在电场力的作用被分离的物质根据其分子大小在该凝胶中得到高效分离。

凝胶的分子筛效应主要由凝胶孔径大小决定,而决定凝胶孔径的大小主要是凝胶的浓度。但交联剂对电泳泳动率亦有影响,交联剂重量对总单位重量的百分比越大,则电泳泳动率越小。不管交联剂是以何种方式影响电泳时的泳动率,总之它是影响凝胶孔径的一个重要参数。为了使实验的重复性较高,在制备凝胶时对交联剂的浓度、交联剂与丙烯酰胺的比例、催化剂的浓度、聚胶所需时间等影响泳动率的因子都应尽可能保持恒定。

聚合生成的凝胶具有机械强度好、弹性大、透明、化学稳定性高、无电渗作用、样品量小(1～100μg)、分辨率高等优点,可用于蛋白质、核酸等分子大小不同的物质的分离、定性和定量分析。

3. SDS-聚丙烯酰胺凝胶电泳(SDS-PAGE)原理　在聚丙烯酰胺凝胶电泳中,蛋白质的迁移率取决于它所带的净电荷的多少、分子的大小和形状。如果用还原剂(如巯基乙醇或二硫苏糖醇等)和 SDS 加热处理蛋白质样品,蛋白质分子中的二硫键将被还原,并且 1g 蛋白质可定量结合 1.4g SDS,亚基的构象呈长椭圆棒状。由于与蛋白质结合的 SDS 呈解离状态,使蛋白质亚基带上大量负电荷,其数值大大超过蛋白质原有的电荷密度,掩盖了不同亚基间原有的电荷差异。各种蛋白质-SDS 复合物具有相同的电荷密度,电泳时仅按亚基靠凝胶的分子筛效应进行分离。

有效迁移率与分子质量的对数呈良好的线性

关系。所以,SDS-聚丙烯酰胺凝胶电泳不仅是一种好的蛋白质分离方法,也是一种十分有用的测定蛋白质分子质量的方法。应该注意的是,SDS-聚丙烯酰胺凝胶电泳法测得的是蛋白质亚基的分子质量。对寡聚蛋白来说,为了正确反映其完整的分子结构,还应用连续密度梯度电泳或凝胶过滤等方法测定天然构象状态下的分子质量及分子中肽链(亚基)的数目。

三、等电聚焦电泳技术

等电聚焦(isoectric focusing,IEF)的基本原理在电泳中,具有 pH 梯度的介质其分布是从阳极到阴极,pH 逐渐增大。因蛋白质分子具有两性解离及等电点的特征,这样在碱性区域蛋白质分子带负电荷向阳极移动,直至某一 pH 位点时失去电荷而停止移动,此处介质的 pH 恰好等于聚焦蛋白质分子的等电点(pI)。同理,位于酸性区域的蛋白质分子带正电荷向阴极移动,直到它们的等电点上聚焦为止。等电点是蛋白质组分的特性量度,等电点不同的蛋白质混合物,在电场内经过一定时间后,各组分将分别聚焦在各自等电点相应的 pH 位置上,形成分离的蛋白质区带。其分辨率可达 0.01pH 单位,因此特别适合于分离分子量相近而等电点不同的蛋白质组分。

常用的 pH 梯度支持介质有聚丙烯酰胺凝胶、琼脂糖凝胶、葡聚糖凝胶等,其中聚丙烯酰胺凝胶为最常应用。电泳后,不可用染色剂直接染色,因为常用的蛋白质染色剂也能和两性电解质结合,因此应先将凝胶浸泡在5%的三氯醋酸中去除两性电解质,然后再以适当的方法染色。

四、双向电泳法

双向电泳法(2-D IEF/SDS-PAGE)是根据不同组分之间的等电点差异和分子量差异建立的一种电泳技术。其简单过程为先将混合物在1个直径1mm的玻管凝胶中进行等电聚焦。聚焦后将胶条小心地从玻璃管中取出,然后放到另一平板凝胶的顶部(垂直板)或一端(水平板),再让胶条中已经分离的组分在平板胶中进行 SDS-聚丙烯酰胺凝胶电泳。其中 IEF 电泳(管柱状)为第一相,SDS-PAGE 为第二相(平板)。在进行第一相 IEF 电泳时,电泳体系中应加入高浓度尿素、适量非离子型去污剂 NP-40。蛋白质样品中除含有这2种物质外还应有二硫苏糖醇以促使蛋白质变性和肽链舒展。

IEF 电泳结束后,将圆柱形凝胶在 SDS-PAGE 所应用的样品处理液(内含 SDS、巯基乙醇)中振荡平衡,然后包埋在 SDS-PAGE 的凝胶板上端,即可进行第二相电泳。

由于蛋白质的等电点和分子质量之间没有什么必然的联系,因此,经过双向电泳可将数千种蛋白质分开,显示出极高的分辨力。IEF/SDS-PAGE 双相电泳对蛋白质(包括核糖体蛋白、组蛋白等)的分离是极为精细的,因此特别适合于分离细菌或细胞中复杂的蛋白质组分。因此,它已成为蛋白质组学研究的主要工具之一。

五、变性梯度凝胶电泳

变性梯度凝胶电泳(denaturing gradient gel electrophoresis,DGGE)主要是利用梯度变性胶来分离 DNA 片段。其原理是当电泳开始时,DNA 在胶中的迁移速率仅与分子大小有关,而一旦 DNA 泳动到某一点时,即到达该 DNA 变性浓度位置时,使得 DNA 双链开始分开,从而大大降低了迁移速率。由于不同的 DNA 片段的碱基组成有差异,使得其变性条件产生差异,从而在凝胶上形成不同的条带。目前常用的变性剂有尿素(urea)和甲酰胺(formamide)。根据 DGGE 变性梯度方向与电泳方向是否一致,可将其分为两种形式的 DGGE:垂直 DGGE 和平行 DGGE。垂直 DGGE 的变性梯度方向与电泳方向垂直,可用于优化样本的分离条件,也可用于分析 PCR 产物的组成;平行 DGGE 的变性梯度方向与电泳方向一致,可用于同时分析多个样本。该技术和 PCR 技术相结合被广泛应用于基因各种突变分析。

六、温度梯度凝胶电泳

温度梯度凝胶电泳(temperature gradient gel electrophoresis,TGGE)基本原理与 DGGE 差不多,只是由变性剂形成的梯度被温度梯度所代替。这样的梯度可由微处理器控制,与 DGGE 相比,更加稳定可靠。如在变性高压液相色谱(denaturing high pressure liquid chromatography,DHPLC)中,其杂合双链和纯合双链的分离就是通过精确的温度控制,使杂合双链部分变性,从而与纯合双链分离开来。

对于同一定序列组成的 DNA 片段来说,它具有恒定的解链温度(T_m),但若其序列发生改变时,

Tm 值亦发生改变,在含有变性因素(变性剂,高温)的凝胶中进行电泳,当其双链解开形成分叉时,电泳迁移的速度就会改变。Tm 值全部取决于 DNA 的碱基组成,序列中出现单碱基替换时,Tm 值亦发生改变,电泳迁移率亦改变,此即 DGGE 和 TGGE 鉴定突变的技术基础。

七、脉冲场电泳

脉冲场电泳(pulsed-field electrophoresis,PFGE)是在琼脂糖凝胶上外加正交的交变脉冲电场,其方向、时间与电流大小交替改变,每当电场方向发生改变,大分子的 DNA 便滞留在爬行管内,直至沿新的电场轴向重新定向后,才能继续向前移动,DNA 分子越大,这种重排所需时间就越长。当 DNA 分子变换方向的时间小于电脉冲周期时,DNA 就可以按其分子量大小分开。如果脉冲时间长,全部小分子 DNA 都有充裕的时间改变泳动方向,以致各条 DNA 迁移的时间差异不大,所以分辨力不高;而对大分子 DNA,可有足够的时间来改变泳动方向,但所需的时间不等,迁移的时间也就不等,因此分辨力较高,从而可调节适当的脉冲时间,将各种分子量大小不同的 DNA 分子分开。

八、等速电泳

等速电泳(isotachophoresis)是在样品中加有领先离子(其迁移率比所有被分离离子的大)和终末离子(其迁移率比所有被分离离子的小),样品加在领先离子和终末离子之间,在外电场作用下,各离子进行移动,经过一段时间电泳后,达到完全分离。被分离的各离子的区带按迁移率大小依序排列在领先离子与终末离子的区带之间。由于没有加入适当的支持电解质来载带电流,所得到的区带是相互连接的,且因"自身校正"效应,界面是清晰的,这是与区带电泳不同之处。

九、其他电泳技术

1. **毛细管电泳** 毛细管电泳(capillary electrophoresis,CE)又称高效毛细管电泳(high performance capillary electrophoresis,HPCE),它是指离子或带电粒子以毛细管为分离通道,以高压直流电场为驱动力,依据样品中各组分之间电泳流速和分配行为上的差异而实现分离的液相分离分析技术。

CE 的基本原理是以 2 个电解槽和与之相连的内径为 20~100μm 的石英毛细管为工具,在 pH>3 的情况下,其内表面带负电,和缓冲液接触时形成双电层,在高压电场的作用下,形成双电层一侧的缓冲液由于带正电荷而向负极方向移动形成电渗流。同时,在缓冲液中,带电粒子在电场的作用下,以不同的速度向其所带电荷极性向反方向移动,形成电泳,电泳流速度即电泳淌度。在高压电场的作用下,根据在缓冲液中各组分之间迁移速度和分配行为上的差异,带正电荷的分子、中性分子和带负电荷的分子依次流出,各种粒子由于所带电荷多少、质量、体积及形状不同等因素引起迁移速度不同而实现分离;在毛细管靠负极的一端开 1 个视窗,可用各种检测器(图 25-1)。目前已有多种灵敏度很高的检测器为毛细管电泳提供质量保证,如紫外线检测器(UV)、激光诱导荧光检测器(LIF)、能提供三维图谱的二极管阵列检测器(DAD)、电化

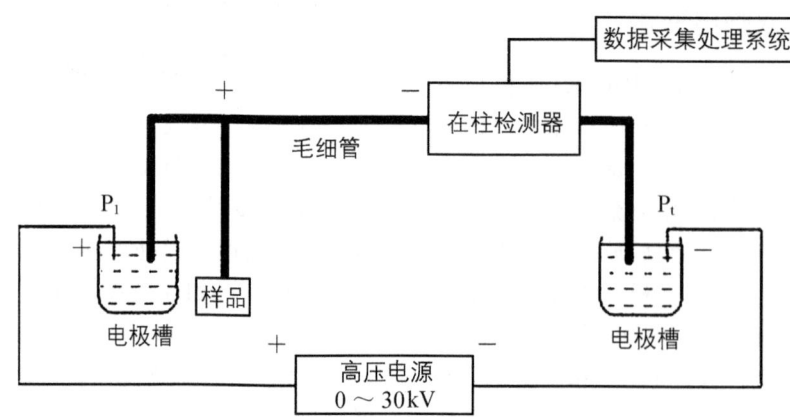

图 25-1 毛细管电泳工作

学检测器(ECD)、质谱检测器、拉曼光谱检测器和间接检测。由于毛细管的管径细小、散热快,即使是高的电场和温度,都不会向常规凝胶电泳那样使胶变性,影响分辨率。

与传统的电泳相比,毛细管电泳具有高级、快速微量自动化等特点。但是,由于毛细管电泳所使用的毛细管其直径在微米级,其进样量只有微升级,因此被分离物质的回收和纯化受到限制。

毛细管电泳技术的分离模式有多种,经典的分离模式有毛细管区带电泳、胶束电动毛细管色谱、毛细管凝胶电泳、毛细管等电聚集电泳等;新的分离模式和联用技术相结合是毛细管电泳发展的特点之一。比如建立了阵列毛细管电泳(CAE)、亲和毛细管电泳技术(ACE)、非水毛细管电泳技术(NACE)。毛细管电泳技术分离模式主要有以下几种。

(1)毛细管区带电泳(capillary zone electrophoresis,CZE):也称为毛细管自由溶液区带电泳,是毛细管电泳中最基本也是应用广泛的一种操作模式,通常把它视为其他各种操作模式的母体,用以分析带电溶质,可用于多种蛋白质、肽、氨基酸的分析。为了降低电渗流和吸附现象,可将毛细管内壁涂层。在CZE中,需要控制的操作变量主要是电压、缓冲液及其pH和浓度、添加剂等。

(2)胶束电动毛细管色谱(micellar electrokinetic capillary chromatography,MECC):在缓冲液中加入浓度高于临界胶束浓度(CMC)的离子型表面活性剂,如十二烷基磺酸纳(SDS),形成胶束,被分离物质在水和胶束相(准固定相)之间发生分配并随电渗流在毛细管内迁移,达到分离。MECC是唯一一种既能用于中性物质的分离又能分离带电组分的CE模式,因此,在各个领域特别是生物药物领域显示了广泛的应用前景。

(3)毛细管筛分电泳(capillary screening electrophoresis,CSE):在毛细管中装入单体,引发聚合形成凝胶或者具有筛分作用的非凝胶材料。毛细管凝胶电泳一般是在多孔的凝胶基质上进行,如聚酰胺聚合物。在凝胶的孔穴中含有缓冲混合物,分离是在穴中进行。最常用的凝胶是在交联剂的存在下聚合丙烯酰胺。聚合物的孔穴大小取决于单体与交联剂的比例,增加交联剂的量可以得到小孔穴凝胶。CSE分凝胶电泳(CGE)和无胶筛分(NGS)两类,主要用于DNA、RNA片段分离和顺序、PCR产物分析及蛋白质等大分子化合物的检测。

(4)亲和毛细管电泳(affinity capillary electro-chromatography,AEC):在毛细管内壁涂布或在凝胶中加入亲和配基,以亲和力的不同达到分离。可用于研究抗原-抗体或配体-受体等特异性相互作用。

(5)毛细管电色谱(capillary electrochromatography,CEC):它是将高效液相色谱(HPLC)的固定相填充到毛细管中,或在毛细管内壁涂布固定相,以电渗流为流动相驱动力的色谱过程。此模式兼具电泳和液相色谱的模式,因此它用途非常广泛,从无机离子到蛋白质分子均可进行分离检测。

(6)毛细管等电聚焦电泳(capillary isoectric focusing,CIEF):毛细管等电聚焦电泳是通过内壁涂层使电渗流减到最小,在2个电极槽分别装酸和碱,加高电压后,在毛细管内壁建立pH梯度,溶质在毛细管中迁移至各自的等电点,形成明显区带。聚焦后,用压力或改变检测器末端电极槽储液的pH使溶质通过检测器。CIEF通过等电点聚焦,将试样中不同物质浓缩在不同的等电点处,从而达到分离的目的。它主要应用于两性化合物,如蛋白质、多肽和氨基酸等物质的分离分析。

(7)毛细管等速电泳(capillary isotachophoresis,CITP):采用先导电解质和后继电解质,使溶质按其电泳淌度不同得以分离。是基于试样中各组分电泳迁移率的差异而进行分离的。在等速电泳中试样是引入在两种不同的电解质之间,其中一种是迁移率较高的前导离子电解质溶液;另一种是迁移率较低的尾随离子电解质溶液。当加上电场后,由于各种离子迁移率不同,向正极迁移的速度不同,故电解质溶液将形成由负极到正极增加的离子浓度梯度,而电位梯度与电导率成反比,故低浓度离子区即低电导区有较高的电位梯度。因此泳池内电解质溶液的电位梯度由正极向负极增加。由于离子的迁移速度与电场强度成正比,随着电泳的进行,离子进入等速状态,此时形成紧紧相邻而又彼此完全分离的单组分区带。它主要应用于离子性物质的分析。

毛细管电泳的新进展是阵列毛细管电泳和芯片电泳的发展和应用。阵列毛细管电泳技术的发展为人类基因组的测序提前完成奠定了技术基础。

2. 芯片电泳 芯片电泳(chip electrophoresis or microfluidic chip electrophoresis)技术是将毛细管电泳中所使用的毛细管构建在1个仅有几个或几十个平方厘米的硅、石英、玻璃或塑料等不同材质的基片上,通过在管道网络的终端施加电压实现样品的进样和快速分离分析的电泳技术。其特点是样品用量微小、分析速度快、灵敏度高、体积小易携带、技术发展速度快和应用最广泛。分离原理与常规毛细管电泳相似,但是分离的核心元件石英毛细管变成了平板玻璃、石英、硅、塑料等芯片,其主体由线(毛细管)变成了面(芯片),使其有了质的飞跃,因此产生了一系列全新的分析技术,相关的分离理论也有了新的内涵。在芯片电泳技术中两个关键要素是电泳芯片和相应的分析仪。芯片因材料不同而多种多样,最常见的为玻璃、石英和各种塑料。分析仪则主要由产生电场力的高压电源部分和信号的检测收集部分组成,其检测方法多种多样,其中激光诱导荧光检测是目前芯片电泳分析中采用最广的检测技术。

芯片电泳技术经过10多年的发展,使得以此为基础的微全分析系统(miniaturized total analysis system, μ-TAS)又称微流控芯片已成为当今分析科学的重要发展前沿技术。近年来,在DNA、多肽和蛋白质等生物分子所表现出的高分辨、高速度、高通量的分离分析能力,使它成为后基因时代中最有希望攻克蛋白质组学研究、药物筛选等难题的分离分析手段之一。因此,芯片电泳技术已是当今分析化学界研究的重点和热点之一。

芯片电泳系统大体包括3个部分:一是芯片;二是分析仪,由产生电场力的装置和信号的检测收集装置2部分组成,可用于芯片的检测体系有激光诱导荧光、电化学、质谱、拉曼光谱和表面等离子共振(SPR)等;三是包含有实现芯片功能化方法和材料的试剂盒。

第四节 在检验医学中的应用

电泳技术主要用于分离各种有机物(如氨基酸、多肽、蛋白质、脂类、核苷酸、核酸等)和无机盐;也可用于分析某种物质纯度,还可用于分子量的测定。

一、常规电泳的临床应用

1. **血清蛋白电泳分析** 分离血清蛋白质组分最简单的方法是血清蛋白电泳(SPE)。血清蛋白质在惰性支持介质上电泳后经染色,显示血清蛋白组分,分离成许多清晰的蛋白条带(区带),因此又称血清蛋白质区带电泳。

支持介质可分2大类:第1类按蛋白质分子的净电荷多少进行分离的支持介质,如滤纸、醋酸纤维素膜和琼脂糖凝胶。第2类按蛋白质分子的电荷、分子大小和形状进行分离的支持介质,如淀粉凝胶和聚丙烯酰胺凝胶。后者分辨率大大超过第1类支持物,用正常血清在第1类支持介质上可观察到5条蛋白质区带,而在第2类支持介质上能分辨出大约25条或者更多的区带。

当前,全自动电泳系统已得到普遍应用,该系统利用计算机控制电泳、烘干、染色、漂洗,最后用光密度计自动扫描,打印出图形及定量报告。仪器所用电泳支持物多为琼脂糖。商品化的电泳凝胶板可做60～100份样本,适合标本量多的单位使用。

新鲜血清经醋酸纤维薄膜电泳后可描绘出患者蛋白质的全貌,提示不同的临床意义。如急性炎症时,可见 α_1、α_2 区百分率升高;肾病综合征、慢性肾小球肾炎时呈现清蛋白下降,α_2 球蛋白升高,β 球蛋白也升高;缺铁性贫血时可由于转铁蛋白的升高而呈现 β 区带增高;而慢性肝病或肝硬化呈现清蛋白显著降低,γ 球蛋白升高2~3倍,示免疫球蛋白多克隆增高,甚至可见 β-γ 融合的桥连现象,还可在 γ 区呈现细而密的单克隆区带;对单一克隆浆细胞异常增殖所产生的无抗体活性均一的免疫球蛋白称M蛋白(monoclonal protein)的检测,血清蛋白电泳是其首选的实验诊断方法,可在电泳区带的 α_2-γ 区呈现致密而深染,高度集中的蛋白克隆增生区带,称其为M蛋白区带,扫描后形成高而狭窄的单株峰。由M蛋白所导致的一组疾病,如多发性骨髓瘤、巨球蛋白血症、重链病、游离轻链病、半分子病、良性单株丙球血症和双M蛋白血症等,目前这类疾病已不属罕见。血清蛋白电泳对这类疾病的早期诊断、疗效观察和预后判断均有十分重要的意义。

2. **血红蛋白电泳和糖化血红蛋白电泳** 应用电泳法鉴别患者血液中Hb的类型及含量对于贫血类型的临床诊断及治疗具有重大意义。HbA_2 增高是 β_2 轻型珠蛋白生成障碍性贫血的一个重要特征,HbA_2 减低见于缺铁性贫血及其他Hb合成障碍性疾病(常见如 α_2 珠蛋白生成障碍性贫血)。电泳发现异常Hb,如HbC、HbD、HbE、HbK和HbS

等则可诊断为相应的 Hb 分子病。在酸性条件下电泳,可将糖化血红蛋白的不同组分 HbA_{1a}、HbA_{1b} 和 HbA_{1c} 分离开来,HbA_{1c} 形成与 RBC 内葡萄糖有关,可特异性反映测定前 6~8 周体内葡萄糖水平。此外,糖化血红蛋白可对某些患者因 HbF 增高所造成 HbA_{1c} 假性升高做出解释。

3. 同工酶谱分析

(1)血清乳酸脱氢酶同工酶(iso-LDH):测定 LDH 同工酶有电泳法、离子交换柱层析法、免疫法、抑制剂法和酶切法,但迄今用得最多的仍是琼脂糖凝胶电泳法。经电泳分离后要分离出 5 种同工酶区带,急性心肌梗死发病后平均 6h LDH_1 即开始升高,$LDH_1/LDH_2 \geq 1$ 为心肌损伤的阳性决定性水平;肝癌时可见 LDH_5 明显升高,各区带含量的确定,将经电泳分离后的同工酶谱采用扫描予以定量,其精确度明显高于用肉眼判断。

(2)血清肌酸激酶同工酶(iso-CK):测定 CK 和 CK-MB 可用于急性心肌梗死的实验诊断指标。

(3)CK 亚型同工酶:CK-MB 和 CK-MM 亚型测定常采用琼脂糖凝胶等电聚焦电泳或高压电泳,由于操作比一般电泳麻烦,故常规测定尚无法普及。目前引进的自动电泳仪,有试剂盒提供,可做 CK 亚型分析,参考值:$CK-MM_1$(57.7± 4.7)%;$CK-MM_2$ 为 (26.5± 5.3)%;$CK-MM_3$ 为 (15.8± 2.5)%;$CK-MM_3/CK-MM_1$ 比值为 0.28 ± 0.05(范围 0.15~0.39),阳性决定性水平>0.5。AMI 第 1 天血中以 MM_3 为主,但第 2 天以后则以 MM_1 为主。

4. 抗原抗体分析与检测　免疫固定电泳(IFE)是一种包括琼脂糖凝胶蛋白电泳和免疫沉淀两个过程的操作,是免疫沉淀反应的一种混合技术,检测标本可以是血清、尿、脑脊液或其他体液。该技术的最大优势是敏感性达 500~1 500mg/L,操作周期短,仅需数小时,分辨率高,结果易于分析。现最常用于 M 蛋白的分型与鉴定。

CSF 中的蛋白质分离常采用高分辨率琼脂糖凝胶电泳,与经抗原和辣根过氧化物酶标记的特异性 IgG 抗体进行反应来鉴定"单克隆区带"(OCB),经此酶免疫标记放大技术和显色步骤,蛋白质浓度达 31~125μg/L 即可予以检测,这样脑脊液无须浓缩,避免了在浓缩过程中蛋白质的丢失。可用于证实和分辨 OCB 免疫球蛋白及其型别。若在脑脊液标本中检出 OCB,而其相应血清标本中未能检出区带,则为阳性,真实地反映是由中枢神经系统本身合成的免疫球蛋白,具有重要临床意义。它是一种定性检测,在多发性硬化症时,OCB 是一个十分重要的标志物。但须将患者血清和 CSF 在同一天同步进行分析,以认证不同来源的免疫球蛋白。中枢合成免疫球蛋白是中枢神经系统疾病的一个重要信号,主要用于诊断中枢神经系统疾病,如多发性硬化症、痴呆、脊髓炎、副肿瘤性脑炎、神经性梅毒等。

5. 脂蛋白分析　利用抗原、抗体反应将电泳分离的脂蛋白予以鉴别。血清经琼脂糖凝胶电泳,再经染色后可出现不同脂蛋白的条带。由于凝胶中脂蛋白等电点不同,不仅可区分 α、前 β 和 β 区带,又因介质中含有抗脂蛋白(a)[LP(a)]抗体及阳离子存在,抗 LP(a) 与患者血清中 LP(a) 结合形成复合物,阳离子则抑制其他脂蛋白的泳动速度,LP(a)便与其他脂蛋白分离开来,使分辨十分清晰的 LP(a) 条带呈现在前 β 与 γ 区域之间,将阳性条带扫描后,可获得区带的面积及其百分含量,利于提高对心、脑血管独立的危险因子——LP(a)检测的敏感性和特异性。

6. 尿蛋白分析　尿蛋白电泳可将尿液中各种蛋白质分离用于区分尿蛋白类型,可在无损伤的情况下,协助临床判断肾损伤的部位。SDS-PAGE 电泳不需预浓缩,尿蛋白电泳后呈现出中、高分子量蛋白区带,主要反映肾小球病变;呈现出低分子量蛋白区带,可见于肾小管病变及溢出性蛋白尿;混合性蛋白尿则可见到大、中、小各种分子量区带,显示肾小球及肾小管均受累及。扫描仪可对电泳后尿液中蛋白质条带进行扫描,求出百分比,以显示肾小球或肾小管损伤程度,其电泳图谱及扫描图形可作为资料保存,利于分析比较。该技术的最大优点是尿液不需预浓缩,操作简便,结果清晰,仅需 3h 即可完成试验,还备有完整的定性标准,易于量化,便于分析,对肾病的诊断、鉴别诊断、指导治疗和判断预后颇有价值。

二、高效毛细管电泳的临床应用

1. 血清蛋白质分析　采用 CE 可分离血清蛋白,并能准确计算各蛋白质的相对浓度,避免了凝胶电泳法染色、脱色过程中多种影响因素造成的误差,CE 法的结果重复性好,可信度高。前清蛋白在血清中的浓度可表明营养状态,且是确定恶性肿瘤、炎症、肝硬化、霍奇金病的重要指标,多数电泳法难以分辨,而用 CE 法很容易分离定量,检测波长为 214nm 或 200nm。CE 增加了清蛋白部分的分辨率,对双清蛋白血症检测的灵敏度有了很大的提高。CE 提供了足够的在 α_1 区的分辨率以区分 α_1 酸性糖蛋白与 α_1 抗胰蛋白酶。在 α_2 区的球蛋白区,α_2 巨球蛋白与触球蛋白不易区分,但在 β-球蛋白区具高分辨率。CE 法对肾病综合征、慢性炎症、自身免疫病和肝硬化等多克隆免疫球蛋白的分析显示明确的优势。

2. 单克隆蛋白的特征鉴别　用特异的抗同型免疫球蛋白制品（IgG、IgA、IgM、Kappa、Lambda）抗体包被琼脂糖凝胶球与血清样品一起孵育,在孵育前与孵育后分别进行 CE 检测。通过用特异性抗体包被的琼脂糖凝胶球消除一个特殊的峰来指示是哪种单克隆成分,借此对免疫球蛋白的型、亚型和轻链型予以鉴定和分类。

3. 血红蛋白成分的分析　用等电聚焦毛细管电泳（CIEF）和区带电泳（CZE）可分离出 10 几种 Hb 变异链。对胎儿红细胞处理后,分离其血红蛋白,可分离出 α、β 和 γ 球蛋白链,如采用 pH3.2 的缓冲液,虽然分析时间延长,但变异体的分辨效果更佳。显然 CE 技术对鉴别诊断血红蛋白病起重要作用。

4. 肌红蛋白分析　在急性心肌梗死后患者的血液和尿液中常出现肌红蛋白异常升高,而低浓度肌红蛋白难以用免疫比浊法测定。但是,CE 可在 8min 内快速分离尿中低浓度肌红蛋白并与血红蛋白相鉴别。

5. 脂蛋白分析　可将血浆脂蛋白分离出 14 个亚组分,如在分离缓冲液中加入表面活性剂,可在短时间内对 2 个主要组分:高密度脂蛋白（HDL）和低密度脂蛋白（LDL）进行定量,对 LDL 进一步分离为 3 个亚组分:LDL、中密度脂蛋白（ILD）和极低密度脂蛋白（VLDL）,并对各组分的比例进行推算,从而对脂蛋白异常提供不同脂肪代谢的信息。

6. 糖化血红蛋白（HbA_{1c}）分析　CE 能分离几种糖蛋白的糖基构型,可鉴别糖化血红蛋白 A_1、A_{1c} 和其他异构体,对糖尿病的监控具有重要意义。

7. 同工酶的分离　应用 CE 技术对多种同工酶进行了成功的分离。其原理是先将样品在毛细管中电泳分离,待形成同工酶分离区带后,切断电源,再加入含底物的液体缓冲液,酶可催化底物而显色,形成可检测的同工酶区带,再重新接通电源,继续电泳,使同工酶形成的染色区带先后通过检测器,测定最大吸收处的光密度值,因此被分离同工酶可被分析并测定。如检测淀粉酶 P（胰）和 S（唾液）型等,均可采用 HPCE 技术分离其同工酶。

8. 免疫复合物分析　CE 可将免疫复合物从结合的抗原抗体中迅速分离出来,应用荧光标记单克隆抗体,经 LIF-CE 检测,检测限可达毫克级,可用于混合液体中低浓度的免疫复合物鉴定。

9. DNA 片段和染色体分析　CE 分离 DNA 分子需多聚物交联剂,如聚丙烯酰胺、聚乙二醇、甲基纤维素等材料添加到缓冲液中作为分子筛,可对相差 1 个甚至几个碱基 DNA 高效分离。有作者应用 CE 做 X 连锁隐性遗传病研究,成功地对 DNA 限制片段进行了基因多态性分析。研究表明 CE 可用于分析携带者及胎儿产前诊断。

10. 在治疗药物监测中的应用　CE 可简便快速分析生物样品中各种形式的药物成分。在药理学研究、法医学检查及临床毒理等方面也有广泛应用。如:抗白血病药物阿糖胞苷（胞嘧啶-β-D 阿拉伯糖苷）,经简单有机溶剂提取样品,检测限为 $8\mu mol/L$;催眠镇静类药物临床应用范围广,品种多,易发生药物依赖性,且中毒剂量与治疗剂量接近。用 CE 进行药物浓度监测,最低检测限可达 ng/L;对二醋吗啡（海洛因）、可卡因、吗啡等镇痛药也可进行检测。在糖尿病的治疗监测中,可检测血中格列本脲的浓度以防止药物使用不当导致低血糖。

11. 其他小分子/离子的检测　CE 能在 3~4min 分离血和尿样品中血管造影剂含量、草酸盐等弱阴离子,检测尿样中 10 几种卟啉物质和维生素 C 异构体。在新生儿的遗传性有机酸尿症筛查中可检测 10 种有机酸标志物,如 2-氨基乙酸、丙酸、乳酸等。

三、芯片电泳的临床应用

芯片电泳从发展的初期就与其应用紧密相连。从 1992 年 Manz 等发表第一篇芯片电泳分离混合荧光染料样品的论文以来,其应用已涉及小分子分析、药物筛选、DNA 分析和基因检测、氨基酸、肽和蛋白质分析及细胞分析等诸多方面,为疾病的诊断和治疗、药物筛选、分子生物学、食品监测等领域提供了一种重要的分析工具。

（钱士匀　涂建成　周小棉）

参考文献

曹成喜.2008.分析生物化学技术.北京:化学工业出版社,1.

陈义.2001.毛细管电泳理论探索.北京,华文出版社,3.

樊绮诗,钱士匀.2015.临床检验仪器与技术.北京:人民卫生出版社,03.

林炳承,秦建华.2006.微流控芯片实验室.北京:科学出版社,7.

尚红,王毓三,申子瑜.2015.全国临床检验操作规程.4版.北京,人民卫生出版社,04.

夏其昌主编.2007.蛋白质电泳技术指南.北京:化学工业出版社,07.

第 26 章

临床酶学技术

大　纲

掌握　酶的概念和化学本质;酶的临床测定方法;酶促反应的特点和机制;酶浓度、底物浓度、温度、pH、抑制剂和激活剂对酶促反应的影响;米氏常数的意义;酶活性测定方法及理论系数的计算方法;酶偶联反应的原理;工具酶在连续监测法测定中的意义;电泳法、免疫化学法和动力学法测定同工酶的原理。

熟悉　酶活性单位和酶活性浓度单位的概念;酶分析结构的特点;同工酶、酶原、别构酶和巨分子酶的概念及临床意义;酶的代谢、生物学因素和干扰因素对酶活性的影响及临床常用酶的参考区间。

了解　酶的分类与命名原则;同工酶测定的其他方法。

生物体内存在千变万化的化学反应,这几乎都是在特异性的生物催化剂(biocatalyst)的催化下进行的,酶(enzyme)作为生物催化剂存在于血清、血浆、分泌物和组织液中,酶的异常与许多疾病密切相关,酶的检测可用于临床诊断和治疗。临床酶学分析已占临床化学实验室常规工作量的 25%~50%。本章将主要讨论蛋白质类酶的化学本质、组成、性质、结构和功能等基本知识及检测技术和临床常用的几种酶的检测方法。

第一节　酶的概念和分类

人们对酶的认识来源于长期的生产和科学研究的实践。1878 年库尼首先提出了酶的概念,酶是生物体内一类具有催化活性的物质。现已证明,所有生物都能合成自身需要的酶,完成机体代谢所需要的复杂的化学反应。

一、酶是生物催化剂

一般意义上讲,酶是指由活细胞产生的,具有催化作用的蛋白质。20 世纪 80 年代以后,发现一些新的酶,如核酶、抗体酶及一些采用新技术合成、改造的模拟酶和人工酶,极大地丰富了原有酶的概念。根据化学本质可将酶分为 2 类,一是蛋白质类的酶,如传统的天然酶、抗体酶、人工合成酶等;二是核酸类的酶,包括核酶、脱氧核酶(deoxyribozyme,DNAzyme)。随着科学发展还可能发现各种新的、具有催化作用的生物分子。尽管如此,生物体内绝大多数化学反应仍是由本质为蛋白质的天然酶催化,所以传统的天然酶仍然是各种生物催化剂的最主要形式。

二、酶的重要性

酶对于生命活动是必不可少的。生物体新陈代谢的一系列复杂化学反应几乎均是酶催化的,没有酶就没有新陈代谢,也就没有生命活动。欲在体外合成生物体内的各种生物大分子物质极其困难;但在生物体内,同样的化学反应在酶催化下则可以顺利、快速地完成。因此,酶的存在及其活性的调节是生物体能够进行物质代谢、维持生命活动的必要条件,也是许多疾病的发病机制和治疗的药理学基础。

1. **酶与疾病的发生** 酶的催化作用是机体实现物质代谢、维持生长和生命活动的必要条件。当某种酶在体内的合成或功能异常时,导致机体的物质代谢过程异常,引起机体发育异常和功能异常,即表现为疾病。据分子流行病学、分子遗传学结合生物信息学统计,在胚胎发育过程中,因酶或其编码基因异常引起的发育缺陷占全部出生缺陷的27%~30%;出生后至老年,因酶异常所引起的疾病占全部发病的20%~45%。

2. **酶与疾病的诊断** 当某些器官组织发生病变时,由于细胞的坏死或破损,或细胞膜通透性增高,可使细胞内的某些酶逸入体液中,使体液中该酶的含量增高。通过对血液、尿液等体液和分泌液中某些酶活性的测定,可以反映某些组织器官的损伤情况,从而有助于疾病的诊断。临床上通过测定血液中一些酶的活性以辅助诊断某些疾病,具有重要的诊断价值。例如,测定血液及尿液中的淀粉酶活性,是急、慢性胰腺炎的有力佐证。在某些疾病时,血液中某些酶的活性又可显著降低,如在肝功能不良和有机磷农药中毒时,血液中胆碱酯酶的活性减弱。

三、酶的命名与分类

1. **酶的习惯命名** 根据酶所催化的底物、化学反应的性质及酶的来源等进行命名,如转氨酶、乳酸脱氢酶等。然而,习惯命名法常常引起混乱,从酶的名称难以看出它所催化的反应类型和性质,以至无法区分催化同一反应类型的不同酶,容易引起混乱。

2. **酶的国际系统命名** 按照国际生物化学联合会(International Union of Biochemistry,IUB)的命名原则,酶的系统名称由两部分组成,即底物加反应类型,如 LD,系统名为 L-乳酸:NAD^+ 氧化还原酶,习惯用名为乳酸脱氢酶。根据催化反应的性质可将酶分为 6 类:氧化还原酶类(oxidoreductases)、转移酶类(transferases)、水解酶类(hydrolases)、裂解酶类(lyases)、异构酶类(isomerases)和连接酶类(ligases)。

另外,每种酶的分类编号均由 4 组数字组成,数字前冠以 EC(enzyme commission)。编号中第 1 个数字表示该酶属于 6 大类中的哪一类;第 2 个数字表示该酶属于哪一亚类;第 3 个数字表示亚-亚类;第 4 个数字是该酶在亚-亚类中的排序,如丙氨酸氨基转移酶 ALT,编号为 EC 2.6.1.2.。

四、酶的分子结构

1. **酶的分子组成** 酶是蛋白质,具有一、二、三级结构,有的还具有四级结构。化学本质为蛋白质的天然酶,可分为单纯蛋白质酶和结合蛋白质酶 2 类。单纯蛋白质酶完全由 α 氨基酸按一定的排列顺序组成,如脲酶和淀粉酶等。结合蛋白质酶类除由氨基酸构成的蛋白质部分外,还含有其他小分子有机化合物或金属离子构成的辅助因子(cofactor)。体内大多数酶属于结合蛋白质酶类。根据辅助因子与酶蛋白结合的牢固程度不同,又分为辅基(prosthetic group)或辅酶(coenzyme)。酶的蛋白质部分称为酶蛋白(apoenzyme)。酶蛋白与辅助因子组合成全酶(holoenzyme)。辅基与酶蛋白结合牢固,不能用透析、超滤等简单的物理化学方法使之分开。而辅酶则与酶蛋白以非共价键结合,可用上述方法使之与酶蛋白分离。例如,辅酶 I(NAD^+)为传递氢原子和电子的辅酶,参与氧化还原反应。NAD^+ 可作为多种脱氢酶的辅酶,如 L-乳酸脱氢酶、丙酮酸脱氢酶等数十种脱氢酶。辅基大多为金属离子,如 Zn^+ 为糜蛋白酶的辅基,K^+ 为丙酮酸激酶的辅基;但也有以其他有机化合物,如卟啉类为辅基。

2. **酶的活性中心** 酶是具有一定空间结构的蛋白质或多肽链。虽然酶分子表面有许多氨基酸提供的化学基团,但其中只有一少部分基团与酶的催化作用直接相关。酶分子中与酶活性有关的化学基团称为必需基团。这些必需基团与维持酶分子的空间构象有关。酶分子中必需基团在空间位置上相对集中所形成的特定空间结构区域,是酶发挥催化作用的关键部位,称为酶的活性中心。活性中心可与底物特异结合,将底物转化为产物。活性中心大多由肽链上远离的氨基酸残基组成,经肽链折叠,使之在空间位置上互相接近,构成活性中心。在结合酶类中,辅基、辅酶也多参与活性中心的组成。当酶蛋白变性时,肽链展开,活性中心被拆散,酶的活性也因此而丧失。

3. **酶原与酶** 多数酶合成后即具有活性,但有少部分酶在细胞内合成后并无活性,这类无活性的前体,称为酶原(zymogen 或 proenzyme)。当酶原被分泌出细胞,在蛋白酶等作用下,经过一定的加工剪切,使肽链重新折叠形成活性中心或暴露出活性中心。这种由无活性的酶原变成有活性酶的过程称为酶原激活。

酶原激活具有重要的生理意义。一方面保护细胞本身的蛋白质不受蛋白酶的水解破坏;另一方面保证合成的酶在特定部位和环境中发挥生理作用。

4. 同工酶 早在 1895 年,Fischer 发现不同生物种类、不同器官和组织来源的酶可催化相同化学反应,但酶蛋白的分子结构、理化性质和免疫学性质各不相同。后来提出了同工酶(isoenzyme)的概念。根据 1971 年国际生物化学学会生化命名委员会的建议,同工酶是指同一种属中由不同基因或等位基因编码的多肽链所组成的单体、纯聚体或杂合体;能催化相同的化学反应,但其理化性质及生物学性质等方面都存在明显差异的一组酶。同工酶一般由 2 种或 2 种以上的亚基组成。如肌酸激酶(CK)是由 2 个亚基组成的蛋白质。一种是主要分布在肌组织内的 M 型亚基,另一种是分布于脑的 B 型亚基。CK-MM 在骨骼肌中占优势,CK-MB 在心肌中占优势,CK-BB 在脑组织中占优势。

5. 别构酶 在研究各种酶的反应动力学时,发现有很多酶催化的反应动力学不符合米-曼(Michaelis-Menten)方程。这类酶分子含调节位点,可与一些调节剂结合,改变酶活性。这些酶的调节剂结合位点与底物在酶上的结合位点不同,当调节剂与酶结合后,酶的空间构象发生变化,故称为别构酶(allosteric enzyme)。通常,细胞内相关代谢反应组合成代谢途径,参与某一代谢途径的多种酶可依次将代谢物逐步转变,最后生成产物。代谢途径中有些酶就属于别构酶,其活性受一些小分子物质的别构调节,从而调控整个代谢途径的速度和方向。

别构酶常由多亚基组成,活性中心和别构中心可分布于不同的亚基,也可以在同一亚基的不同部位。别构效应剂一般为小分子代谢物,可以是别构酶的底物,也可以是代谢通路上的产物。别构效应剂与别构酶的别构中心结合后,诱导出或稳定住酶分子的某些构象,使酶活性中心对底物的结合和催化作用受到影响,从而调节酶的反应速度及代谢过程。效应剂的结合使酶活性升高者称为正协同效应,反之则为负协同效应。它们的反应动力学曲线呈"S"状,而非矩形双曲线。酶具有"S"形曲线的动力学性质,对于较小的底物浓度的变化,酶反应速度被认为灵敏的应答,这具有重要的生物学意义。

6. 巨分子酶(巨酶) 巨酶是由于血液中酶分子的分子量增大形成的,主要有以下 2 种形式。

(1)巨酶 1 型:血液中酶的抗体形成后,与酶分子结合成大分子的复合物。巨酶 1 型在病理情况下升高,活性可持续数年不变。虽然个别病例中巨酶与自身免疫性疾病相伴出现,但是血液中检测到这种酶不可作为某一疾病特异和敏感的指标。如巨 CK。

(2)巨酶 2 型:由血液中酶分子的分子量增加所致,而不是抗体结合的结果。这种类型的酶是通过寡聚反应,附着在膜上或附着在其他的血清成分上而形成的。这种形式的酶在病情改善或治愈后即可以从血液中消失。

在患者甚至是健康人的血清中发现酶活性持续或令人难以置信地升高而又不能合理解释时,有必要进行巨酶检测。

第二节 酶促反应的特点与机制

一、酶促反应的特点

酶是一类生物催化剂,具有极高的催化效率,其催化效率通常比一般催化剂高 $10^8 \sim 10^{20}$ 倍。酶促反应对底物有一定的选择性,所催化的反应通常也只限于一种特定类型,生成特定的产物,这种现象称为酶的特异性。酶对底物的特异性分为绝对特异性、相对特异性和立体异构特异性。另外,酶是生物大分子,其催化活性易受环境变化的影响。

二、酶促反应的机制

酶能加速反应的进程主要是它能降低反应的活化能。酶通过何种方式实现其高效催化,迄今尚未完全阐明,主要有下列几种学说。

1. 中间复合物形成与诱导契合 酶通过与底物形成 1 种或多种中间复合物来降低反应的活化能。酶与底物结构的相互诱导、相互形变、相互适应的过程,这就是诱导契合(induced fit)学说。换言之,酶分子活性中心的结构具有柔性,当底物与酶接近时,结构上才相互诱导适应,酶与底物的结构均发生形变,从而更密切地结合。同时,酶在底物的诱导下,其活性中心进一步形成,并与底物受催化攻击的部位密切靠近,形成酶-底物中间复合物。

2. 其他催化作用机制　酶存在多种催化作用机制,主要是底物和酶诱导契合形成酶-底物复合物,通过酸碱催化、共价催化、邻近效应及定向排列和多元催化等作用使酶所催化的反应得以高速进行。

第三节　酶促反应的动力学

一切有关酶催化效能的研究均以测定酶反应速度为依据。酶促反应的动力学就是研究反应过程中的速度及其影响因素间的关系。酶促反应的速度不仅决定于酶量的多少,还受底物浓度、pH、温度、激动药及抑制药等多种因素的影响。研究影响酶促反应速度的各种因素,对阐明酶作用的机制和建立酶的定量分析都是重要的。

一、底物浓度对酶促反应速度的影响

在酶促反应中,其他因素不变的情况下,底物浓度和酶促反应速度呈双曲线型。

当底物浓度极低时,反应速度(V)随着底物浓度($[S]$)的增高成正比例上升,称为一级反应;当底物浓度继续增高时,反应速度增高,但不成正比例,称为混合级反应;当$[S]$相当高时,反应速度不再随$[S]$增高而增高,达到了极限最大值,即最大反应速度(V_{max}),称为零级反应。这是因为在酶促反应中,决定反应速度的是底物和酶二者的浓度。在酶量恒定的情况下,当反应初始$[S]$很低时,游离的酶极多,随着$[S]$增高,酶与底物结合产生的中间复合物(ES)量也随之增高,因此V随$[S]$增高而呈直线上升。随之,当大部分酶与底物结合后,所余的游离酶已不多,所以随着$[S]$增高,ES生成速度比反应初始时增高的幅度小,反应速度增高也趋于缓和。最后,当$[S]$继续增高,所有游离酶均与底物结合成ES,反应速度达到V_{max}。这就是底物浓度与反应速度的关系。见图26-1。

1913年,Miehaelis和Menten提出快速半衡模型,结合中间产物学说,采用数学原理推导出1个方程式,即Michaelis-Menten方程式。他们假设酶促反应经历如下过程:$E+S \underset{K_{-1}}{\overset{K_1}{\rightleftharpoons}} ES \overset{K_2}{\longrightarrow} E+P$。

上式中E、S、ES和P分别代表游离酶、底物、酶-底物复合物和反应产物。K_1为ES生成的反应速度常数,K_{-1}和K_2分别代表ES分解为$E+S$和$E+P$的反应速度常数。在上式中假设,在反应初速度的条件下,反应产物P的浓度很低,因此,由$E+P$逆向生成ES的过程可忽略不计,故上述反应的反应速度为:$V=K_2[ES]$。

式中V代表反应速度,$[ES]$代表ES浓度。当酶促反应趋于稳态时,ES生成速度＝ES的分解速度:

$K_1([E]_t-[ES])[S]=K_{-1}[ES]+K_2[ES]$,

$\dfrac{([E]_t-ES)[E]}{[ES]}=\dfrac{K_{-1}+K_2}{K_1}=K_m$

K_m即为米氏常数:$[E]_t[S]-[ES][S]=K_m[ES]$;$[ES]=\dfrac{[E]_t[S]}{K_m+[S]}$。

因$V=K_2[ES]$代入上式得:$V=K_2[E]_t[S]/K_m+[S]$。

当$[S]$达到能使反应体系中所有的酶$[E]_t$都与之结合成ES时。V达到了最大速度V_{max},此时$[E]=[ES]$,即$V_{max}=K_2[E]t$,代入上式可得:$V=V_{max}[S]/K_m+[S]$。

此即米氏方程,米氏方程的意义如下:

1. 当$V=\dfrac{V_{max}}{2}$时,米氏方程成为:$V_{max/2}=V_{max}[S]/K_m+[S]$。

所以$K_{max}=[S]$,即K_m表示反应速度为最大反应速度一半时的$[S]$。K_m为酶的特征性常数,

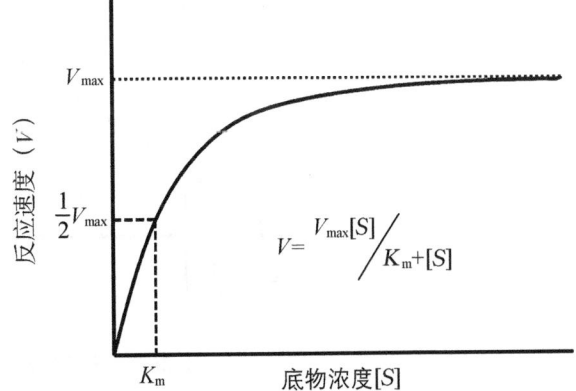

图26-1　底物浓度对酶促反应速度的影响

其单位为 mmol/L。

各种同工酶的 K_m 值不同，可借 K_m 加以鉴别。测定酶活性时，常要求 $[S]$ 过量，一般 $[S]$ 的量以 20～100 倍 K_m 值为宜。

2. 当 $[S] \gg K_m$ 时，米氏方程中的 K_m 可忽略不计，则 $V = V_{max}[S]/[S] = V_{max}$，即当 $[S] \gg K_m$ 时反应速度达到最大反应速度 V_{max}。

3. 当 $[S] \ll K_m$ 时，米氏方程中的 $[S]$ 可忽略不计，则 $V = V_{max}[S]/K_m$，V_{max} 及 K_m 均为常数，所以，反应速度 V 与底物浓度 $[S]$ 成正比。这是利用酶的催化作用以测定底物浓度的条件。

4. 鉴于 $K_m = \dfrac{K_{-1} + K_2}{K_1}$，当 K_2 极小时，$K_m = K_{-1}/K_1 = K_s$。K_s 为解离常数，反映了酶与底物亲和力的大小。K_s 小表示 K_1 大，E 与 S 的亲和力大；相反，K_s 大表示 K_{-1} 大，E 与 S 的亲和力小。需指出的是，只有 K_2 极小时，K_m 方可代表 K_s。

从图 26-1 中可见，曲线系矩形双曲线，很难从图中求得确切的 V，因而也不易确定 K_m 值。Lineweaver 和 Burk 将米氏方程做双倒数变换处理，得下式：

$$\dfrac{1}{V} = \dfrac{K_m}{V_{max}} \times \dfrac{1}{[S]} + \dfrac{1}{V_{max}}$$

以 $\dfrac{1}{V}$ 对 $\dfrac{1}{[S]}$ 作图，可得一直线，如图 26-2。从纵轴处的截距 $\dfrac{1}{V_{max}}$ 及横轴相交处的 $-\dfrac{1}{K_m}$ 即可准确求得 V_{max} 及 K_m。

二、酶浓度对酶促反应速度的影响

在酶促反应体系中，若所用的酶制品中不含抑制剂，底物的浓度又足够大，使酶达到饱和，则反应速度与酶浓度成正比。在临床工作中，试剂底物的浓度是一定的，病理情况下，酶大量地释放，底物很快被消耗，反应速率不能反映酶活性，这时需要用生理盐水或其他缓冲液进行适当的稀释后重新测定。

三、pH 对酶促反应速度的影响

酶活性受其所在环境 pH 的影响而有显著差异。只在某一 pH 时，酶活性最大，此 pH 称为该酶的最适 pH。pH 偏离最适 pH 时，无论偏酸或偏碱，都将使酶的活性降低。各种酶的最适 pH 不同，人体内大多数酶的最适 pH 在 7.25～7.45，pH 活性曲线近似于钟罩形。但少数酶的最适 pH 远离中性，如胃蛋白酶的最适 pH 为 1.5、胰蛋白酶的最适 pH 为 7.8，其活性曲线只有钟罩形的 50%。同一种酶的最适 pH 可因底物的种类及浓度不同，或所用缓冲剂不同而稍有改变，所以最适 pH 不是酶的特征性常数。

四、温度对酶促反应速度的影响

酶对温度的变化极敏感。随温度逐渐增高，则酶反应速度也随之增加。但到达某一温度后，若继续增加温度，酶反应速度反而下降。这是因为温度对酶促反应有双重影响。

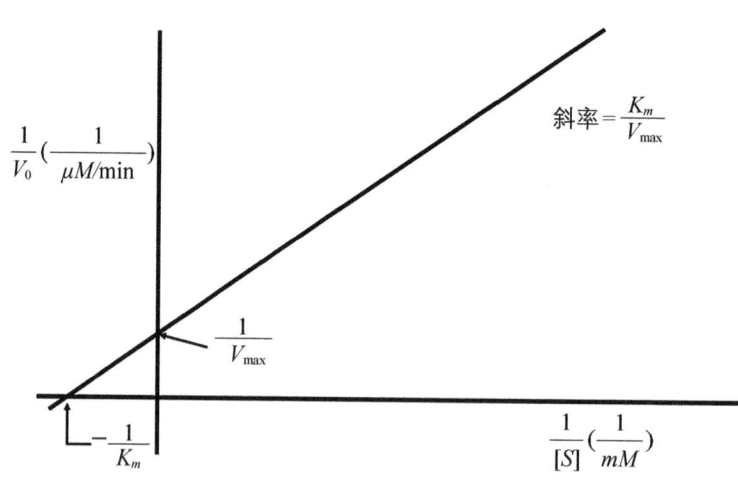

图 26-2　米氏方程的 Lineweaver-Burk 作图法

升高温度一方面可加速反应的进行,另一方面又能加速酶变性而降低催化作用。人体内酶的最适催化温度一般在37℃,仅有极少数酶能耐受较高的温度,例如,Taq DNA 聚合酶在90℃以上仍具有活性;而大多数酶加热到60℃已不可逆地变性失活。酶的最适催化温度不是它的特征性常数,而与酶反应时间有关,若酶反应进行的时间短暂,则其最适催化温度可能比反应进行时间较长者高。

酶在低温下活性微弱但不易变性,而温度回升时酶活性立即恢复。低温能大大延缓酶变性的速度,所以含酶制剂和标本应放在冰箱中保存。

测定酶活性的温度全球未得到统一,不同协会推荐不同的温度:25℃、30℃和37℃。我国推荐37℃,IFCC 最近也把测定温度由30℃改为37℃。为保证结果的准确性,测定所用温度误差控制在±0.1℃内。

五、抑制剂对酶促反应速度的影响

凡是能降低或停止酶活性但并不使酶变性的物质,称为酶的抑制剂(inhibitor)。

1. **不可逆性抑制作用** 抑制剂与酶活性中心的必需基团形成共价结合,不能用简单的透析、稀释等方法除去,这一类抑制剂称为不可逆性抑制剂,所引起的抑制作用为不可逆性抑制作用(irreversible inhibition)。如农药1059、敌百虫等有机磷药即属此类。

酶的不可逆抑制剂必须用特殊的化学方法才能解除抑制。如解磷定可解除有机磷化合物对羟基酶的抑制作用。

2. **可逆性抑制作用** 抑制剂以非共价键与酶或中间复合物发生可逆性结合,使酶活性降低或消失,应用简单的透析、稀释等方法可解除抑制,这种抑制剂称为可逆性抑制剂。可逆性抑制剂引起的抑制作用为可逆性抑制作用(reversible inhibition)。可逆性抑制又分为竞争性抑制、非竞争性抑制、反竞争性抑制和混合型抑制。它们之间的差别在于抑制剂与酶的结合方式不同,从而对酶促反应动力学参数 K_m 和 V_{max} 的影响作用不同(表 26-1)。

表 26-1 各种可逆性抑制与 K_m 及 V_{max} 的关系

抑制类型	K_m	V_{max}
竞争性抑制	增大	不变
反竞争性抑制	减小	降低
非竞争性抑制	不变	降低
混合型抑制	增大或减小	降低

六、激活剂对酶促反应速度的影响

凡使酶从无活性变为有活性或使酶活性增强的物质称为酶的激活剂。激活剂大多为金属离子,如 Mg^{2+}、K^+、Mn^{2+} 等;少数为阴离子,如 Cl^- 能增强唾液淀粉酶的活性。有些酶甚至需要2种金属离子激活,如丙酮酸激酶需要 K^+ 和 Mg^{2+}、ALP 需要 Mg^{2+} 和 Mn^{2+}。大多数金属离子激活剂对酶促反应必不可少,这类激活剂称为必需激活剂;有些激活剂当其不存在时,酶仍有一定活性,这类激活剂称为非必需激活剂。酶的激活剂使酶的活性由低到高,不伴有一级结构的改变。

第四节 酶活性的测定

一、酶活性浓度的单位

1. **酶的活性单位** 20世纪50年代以前通常用习惯单位,即用最先报道某种酶测定方法的临床酶学家的姓氏来命名其单位。由于不同实验室的实验条件不同,定出的酶活性单位也有差异。为避免混乱,1961年国际酶学委员会对酶的活性单位做了统一的规定。在标准条件下(30℃),酶活性的1个国际单位(U)为在1min内能催化1.0μmol 的底物转变为产物的酶量,用 U/L 表示。后来国际纯化学和应用化学联合会又推出了新的单位,即"催量单位"(Katal),1个催量单位为在标准条件下,1s 内催化 1.0 mol 底物转变为产物的酶量,用 mol/L 表示,这是为了与 SI 的物质表示单位(mol)和时间表示单位(second)一致。

2. **酶活性浓度单位** 酶活性浓度以每单位体积所含的酶活性单位数表示。近年来,临床实验室几乎都习惯用 U/L 来表示体液中酶活性浓度。在对酶活性浓度单位计算时,可根据所测定的酶所用方法的不同,利用标准管法、标准曲线法或吸光系数法进行计算,求取酶活性浓度单位。前2种方法目前已较少使用。

用连续监测法进行酶活性测定时,不需做标准曲线,根据摩尔消光系数(ε)计算酶活性浓度。例如用连续监测法测定在线性范围内每分钟吸光度的变化,以 U/L 表示酶活性浓度时,则可按下式进行计算:$U/L = \dfrac{\Delta A}{\min} \times \dfrac{V \times 10^6}{\varepsilon \times \nu \times L}$。

式中:V 为反应体系体积(ml)、ε 为摩尔消光系数(cm^2/mol)、ν 为样品量(ml)、L 为比色杯光径(cm)、ΔA 为吸光度变化、10^6 为 mol 换算成 μmol 的换算因子,$\Delta A/\min$ 为反应线性范围内每分钟的吸光度变化。

近年来,相继推出了一些商用的酶校正物质或酶参考物质(如 ROCHE 公司的 C. Fas,Randox 公司的 CAL 系列多项目校准血清),对于测定全过程和 K 值的校正提供了新的手段。在临床检测中如果合理地选择和应用,将会取得较为理想的效果。

二、酶活性的测定方法

通常在生物组织中,酶蛋白的含量极微,很难直接测定其蛋白质的含量;更何况在生物组织(或体液)中,酶蛋白又多与其他蛋白质共存。因此,一般确定酶量的多寡主要是测定酶活性。酶活性就是酶催化一定化学反应的能力,酶催化的反应速度愈大,则酶的活性也愈高。酶的反应速度常用单位时间内底物的消耗量或产物的生成量表示。

建立酶活性测定方法,应选择合适的化学反应和检测指标。通常一种酶促反应,需要底物或产物具有光吸收、旋光变化、电位变化或荧光变化等,只要检测方法足够灵敏,就可以直接测定。

测定酶的催化活性是临床酶学分析最为常用的方法,具有迅速、灵敏、成本低等特点。目前测定方法主要有 2 种:一种是直接用测定速度的方法称为连续监测法,另一种是在一定时间内通过测定总变化量再计算出速度的方法称为定时法。

1. **定时法** 定时法(fixed time assay)通常是指酶作用一段时间后,加入强酸、强碱、蛋白沉淀剂等终止酶促反应,测定这段时间内底物的减少量或产物的生成量,计算酶促反应的平均速度。

用定时法测定酶活性浓度,必须了解酶促反应速率和时间的关系。只有当酶促反应处于线性期,如图 26-3(A)中的曲线 3,才能用定时法准确测定酶活性。因此应先做预试验找出酶促反应速率恒定的时期,确定线性时间,然后在这段时间进行测定,避开延滞期和一级反应期。这种方法的优点是比较简单、比色计无须保温、显色剂不会对酶促反应有影响。缺点是无法知道在整个酶促反应过程中是否都是零级反应。

定时法有别于终点法(end-point assay)和两点法(two-point assay)。终点法是指反应基本达到平衡,信号变化很小,但可以不需要终止反应,例如化学反应或酶试剂测定代谢物,只能说明反应所需的某一组分已接近耗尽。两点法是监测反应过程中的两个点,即某一段时间内的底物或产物的变化。

2. **连续监测法** 连续监测法(continuous monitoring assay)是将酶与底物在特定条件(缓冲液、温度等)下孵育,每隔一定时间(2~60s)连续测定酶促反应过程中某一底物或产物的特征信号(如 NADH 在 340nm 的吸光度)的变化,从而计算出每分钟的信号变化速率,此法亦称为速率法。过去人们也常把这类方法称为"动力学法""速率法"等。1 个典型的酶促反应过程一般包括延滞期(lag phase)、线性期(linear phase)和非线性期(non linear phase)[图 26-3(B)]。

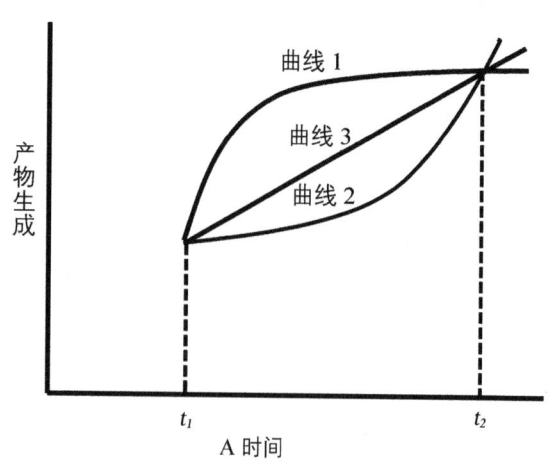 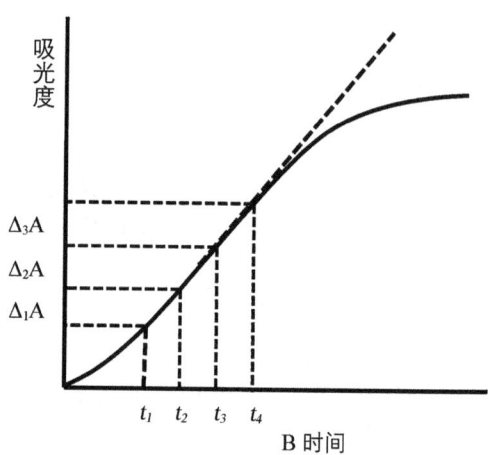

图 26-3 酶促反应动力学曲线

A. 定时法;B. 连续监测法

(1) 直接法：在反应进程中底物或产物理化特性有变化，其变化可直接测定反应酶的活性，如 NAD(P)H 转化成 NADH(P) 时，340nm 处的吸光度会降低；硝基苯酚和硝基苯胺等人工合成的"色素原"，本身无色或微黄色，酶作用后生成有色物质，也可以直接测定。如碱性磷酸酶测定的底物 4-NPP 在碱性溶液中无色，在碱性磷酸酶催化下 4-NPP 释放出磷酸基团，生成在碱性溶液中呈黄色的对硝基苯酚，在 405nm 处连续监测吸光度的增高速率，计算碱性磷酸酶的活性。

(2) 间接法：有些反应底物或产物没有特征性的理化特性的变化，需通过其他化学反应，将底物或产物转化为有明显特征理化性质的化合物，然后进行测定的方法。它包括化学法和酶耦联法。

3. 酶耦联反应法　在酶活性测定时，如果底物或产物不能直接测定或难于准确测定，可采用在反应体系中加入 1 个或几个工具酶，将待测酶生成的某一产物转化为新的可直接测定的产物，当加入酶的反应速度与待测酶反应速度达到平衡时，指示酶的反应速度即代表待测酶的活性，这种方法即酶耦联反应法。即：

$$A \xrightarrow{Ex} B \xrightarrow{Ea} C \xrightarrow{Ei} p$$

式中 A 为底物，B、C 为中间产物，P 为可直接测定的产物；Ex 为待测酶，Ea 和 Ei 都为工具酶，依据工具酶作用的不同又分别称为辅助酶和指示酶；辅助酶在酶耦联反应中可以 1 个或多个，也可以不需要；指示酶是指能直接监测反应速度的酶。

在酶耦联反应过程中存在 4 个时相，一开始并不能全部反映了测定酶的活性。

(1) 孵育期：反应只存在底物 A，使存在于样品中的内源性干扰物质充分进行反应，消耗殆尽，这时期不存在指示酶的反应。

(2) 延滞期：加入底物启动反应，在启动后的一段短时间内，产物 B 开始出现并逐渐增加，处于较低水平，指示酶反应速度也较低，不能代表待测酶的反应速率，这一时期称为延滞期。

(3) 稳态期：随着产物 B 增加到一定程度时，Ex 和 Ei 反应速率相同，达到了稳态期或称线性反应期。

(4) 非恒态期：由于底物已大部分消耗，反应速度减慢，产物生成减少，故又称偏离线性反应期。因此，应用酶耦联法测定时，关键在于确定稳态期，只有稳态期的吸光度才会呈显线性变化，可靠地反映酶活性(图 26-4)。

当然并不是所有的酶都适合用酶耦联反应测定，为了保证测定结果的准确性，耦联酶的反应速率应超过或等于测定酶的反应速率，指示酶反应必须是一级反应。另外，耦联的酶越多，反应的延滞期会相应地延长。

4. 工具酶和共通反应途径　在酶学分析中，作为试剂用于测定化合物浓度或酶活性浓度的酶称为工具酶。工具酶在酶学分析中有重要作用。酶耦联反应体系中的指示酶和辅助酶即为工具酶。常用的工具酶有：乳酸脱氢酶、苹果酸脱氢酶和 6-磷酸葡萄糖脱氢酶等。

在临床酶学检验中，常使用相同工具酶参与的相似反应，即所谓共通（或通用）反应途径。在分光光度法中，最常用以下两类通用反应途径。

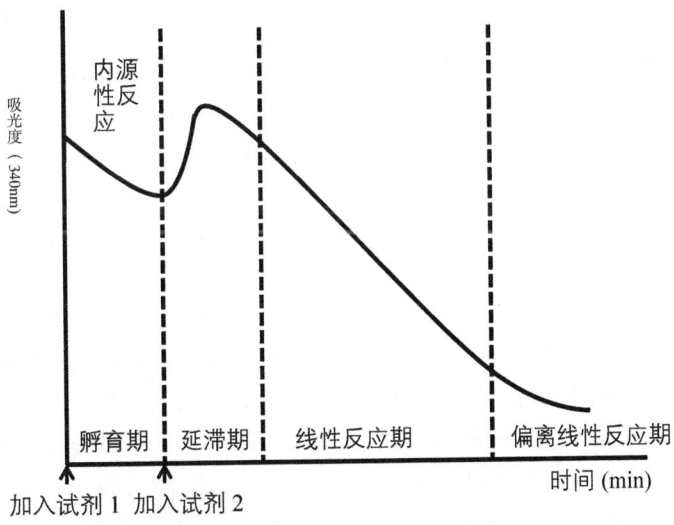

图 26-4　ALT 酶耦联法的时间进程曲线

(1) NAD(P)$^+$或NAD(P)H耦联的脱氢酶及其指示反应：许多氧化还原反应，尤其是有脱氢酶（如LD、GLDH、G6PD等）作为工具酶参与时，常将底物去除的氢原子传递给NAD(P)$^+$而形成NAD(P)H。NAD(P)H在340nm有特征性光吸收，可借此用分光光度法进行检测，目前应用此法测定的项目主要有葡萄糖、尿素、β-羟丁酸、三酰甘油、ALT、AST、LD、GLDH、CK、ALD和G6PD等。

(2) 耦联H_2O_2的工具酶及其指示反应：对葡萄糖、尿酸、胆固醇、甘油、丙酮酸的测定，可分别利用它们的氧化酶将其氧化生成H_2O_2，H_2O_2再通过以氢或电子为受体的指示酶和以NAD(P)H为辅酶参与的两类指示反应检测。前者主要应用过氧化氢酶或称触酶（catalase）及过氧化物酶（peroxidase，POD）2类工具酶，但POD最常用。如POD催化H_2O_2与4-氨基安替比林（4-AAP）和酚反应，生成最大吸收峰在500nm的红色醌亚胺，即为Trinder反应（Trinder's reaction）。

第五节　同工酶测定

同工酶往往具有器官或组织特异性，测定同工酶更能准确地反映疾病的部位、性质、程度和预后。由于同工酶一级结构的不同，其高级结构（构象）也就有所差异同，因此其化学、物理化学、生物学等方面的性质也存在差异。这些差异为同工酶的检测提供了依据。但同工酶催化同一反应，其结构和性质又有许多相似之处，这又给同工酶检测带来了困难。本节主要对同工酶的常用测定技术做介绍。

一、电泳测定法

在同工酶的测定中，电泳法使用最为广泛。因为此法简便、快速、分离效果良好，并且一般不会破坏酶的天然状态。电泳可分为醋酸纤维素薄膜电泳、琼脂糖电泳、淀粉凝胶电泳、聚丙烯酰胺凝胶电泳、等电聚焦电泳等。通过电泳可将同工酶各组分分离，再用以下方法进一步分析鉴定。

1. 紫外吸收和荧光分析　同工酶的辅酶、底物或酶促反应产物有特异的紫外光吸收或产生荧光，其变化反映了同工酶活性高低。例如电泳分离后，将CK的底物液加在电泳条带上保温，酶促反应产生NADPH，从波长340nm处吸光度可推算CK同工酶各组分活性。

2. 光密度计测定　电泳分离同工酶后，经染色、洗脱、固定（滤纸、醋酸纤维素薄膜尚需透明）制成同工酶谱，再用光密度计扫描做定量测定。或将染色后的区带分别洗脱下来，再测定各区带吸光度，求出各区带百分含量。

3. 染色法　电泳分离后的同工酶区带需用酶反应染色法进行显色，同工酶的显色与一般蛋白质不同，需依赖其催化活性，因此，不能经过固定步骤，呈色产物要求非水溶性。染色后呈色深浅与同工酶活性成正比，保证无论活性高低都符合比耳定律。常用染料有偶氮染料和四唑盐等。

二、免疫化学测定法

由于同工酶的一级结构不同，因而抗原性也不同，可用特异的免疫反应识别。免疫学方法结合化学法不但是研究同工酶的结构、遗传（各同工酶的亲缘关系）的重要方法，也是分析、鉴定同工酶的重要方法。免疫化学测定技术可分为免疫抑制法、免疫沉淀法、酶联免疫法等。

免疫化学法生物学特异性高、操作简单、灵敏度高，即使低浓度的酶也能测定，重复性良好。

三、层析分离测定法

用于同工酶分析的常用层析法是柱层析，包括吸附柱层析、离子交换柱层析、凝胶过滤和亲和层析等。柱层析技术较烦琐，用于临床常规检测仍有困难。

四、动力学分析法

测定动力学参数也是同工酶研究不可缺少的方法，并且有些动力学分析法因其简便易行而用于临床实验室。

1. K_m分析　米氏常数（K_m）是酶的特征性常数。对于同一底物，不同的同工酶组分有不同的亲和力，即不同的K_m值。如用α-羟丁酸为底物所测得的酶活性称为α-羟丁酸脱氢酶（HBD）。HBD或HBD/LD增高，曾作为LD_1增高的指标用于临床。

2. 抑制剂分析　同一抑制剂对同工酶各组分的抑制作用不同而进行分析。如0.01mol/L L-酒石酸可以使前列腺ACP完全丧失活性，但对红细胞ACP则无抑制作用。借此可以测定这2种ACP的活性。

3. **热失活分析** 温度升高引起的酶蛋白的变性失活程度因同工酶各组分而不同。如胎盘 ALP 在65℃时能耐受10min而肝-骨-肾组的 ALP 就失活,据此可以分析、鉴定同工酶。

常用同工酶及其亚型的分析方法见表26-2。

表26-2 常用同工酶及其亚型的分析方法

方法	分析原理	适用的同工酶及亚型
电泳法		
区带电泳、等电聚焦	电荷不同	所有同工酶、亚型
离子交换色谱	亲和力不同	CK、LD
免疫分析法		
免疫抑制法	特异性抗体反应性不同	CK、LD、ACP
免疫化学测定法 RIA、EIA、FIA、CLIA	特异性抗体反应性不同	CK、LD、ACP、ALP、AMY
动力学分析法		
底物特异性分析法	底物 K_m、亲和力不同	ACP、CK、LD(α-羟丁酸)
抑制剂分析法	小分子抑制剂的特异性抑制不同	LD(草酸)、ACP(L-酒石酸)、ALP(L-苯丙氨酸)、ChE(狄布卡因)
热失活分析法	热稳定性不同	LD、ALP
蛋白酶水解法	对蛋白酶敏感度不同	LD、AST

第六节 临床医学中的几种重要酶测定

一、酶 的 代 谢

(一)酶的释放

血清酶来源于组织细胞的代谢过程,细胞内酶溶于胞质或与细胞结构结合,虽然酶浓度细胞内比细胞外高1000~10000倍,但在健康人体,只能检测到很低的酶催化活性。病理情况下,由于细胞膜的直接损伤或缺氧和组织局部缺血导致细胞内酶释放到血液或组织液中。血清中酶升高的程度和过程取决于细胞内、外酶的浓度梯度、细胞内酶的分布和形式、器官损害的性质和原因、组织内缺氧的程度和持续的时间及器官灌注情况和当前的代谢活动等。

(二)酶合成增加

1. 组织细胞内酶的数量及(或)生化活性增加 如青春期血清 ALP 活力的增加是由于成骨细胞的数量和活性增加引起的。

2. **酶诱导作用** 组织细胞酶的合成增加,如肝细胞在乙醇、巴比妥酸、苯妥英的化学刺激下 γ-GGT 合成增高。

(三)血清酶的清除

肾是血清中低分子量酶的重要排泄途径,如 α-淀粉酶,而大部分的酶首先在血浆中灭活,然后通过受体介导的细胞内摄作用吸收入网状内皮细胞系统内,再被分解为可重新利用的多肽和氨基酸。大部分酶的半衰期在 24~48h。

二、生物学因素和干扰因素对酶活性的影响

酶活性的升高或降低可能是生物因素或检测中的其他干扰因素所致。

(一)生物学因素

1. **标本采集** 血清酶水平高于参考区间时,患者采血时的姿势和止血带的应用都可影响血清酶的浓度,如果采集样本时患者取坐位,以坐姿15min后抽血,那么酶活性估计要升高5%~10%。使用止血带超过6min可致 ALP、ALT、CK、GGT、和 LD 升高8%~10%。

2. **个体差异** 酶的水平在不同的个体之间是有一定差异的。

3. **个体内变异** 有报道称在6个月内测定以下酶的水平,在同一个体内有一定的变异系数,如 CK 22.8%、ALT 30%、AST 12.2%、LD 10.3%、GGT 12.9%、ALP 7.4%。

4. 年龄　某些酶随年龄而变化,如老年人的ALP比中年人高,尤其是妇女。

5. 运动　运动可导致CK、AST和LD升高。

6. 饮食　长期禁食和高蛋白饮食都可导致氨基酸转移酶的升高。高脂肪的膳食后LD可升高,低脂肪膳食后LD下降。

7. 乙醇　乙醇可致GGT、ALT、AST和GLD升高。

8. 药物　许多药物可导致酶水平升高,可能是诱导和病理作用所致。如女性服用了炔雌醇后,酶的诱导作用使ALP和GGT升高。

(二)干扰因素

药物、溶血、高胆红素和样本中的代谢产物等是导致体内酶活性改变的重要干扰因素。

样本储存期酶的稳定性:将血清从全血中分离后,ALP、α-淀粉酶、ALT、AST、CK、ChE、GGT和LD在4～8℃至少可稳定4d。ALP、α-淀粉酶、ALT、AST、ChE在室温下可稳定3d。

(三)标本的采集、处理与储存

在实验室测定酶之前,标本要经过采集、运输、血清分离和储存等一系列处理过程。而血液离体后,酶活性还会有一定变化,处于一个动态变化过程。因此其中任何一个阶段处理不当,都有可能引起测定值变化。

除非测定与凝血或纤溶有关的酶,一般都采用血清作为测定标本。大多数抗凝剂都在一定程度上影响酶活性。

三、血清常用酶的测定

本部分只介绍临床常用酶的特性、测定方法和参考区间,具体的临床意义将在各器官功能中描述,在此不再赘述。

(一)碱性磷酸酶及其同工酶的测定

碱性磷酸酶(alkaline phosphatase,ALP)(EC 3.1.3.1)是一组底物特异性较低,在碱性条件下能水解磷酸单酯化合物的酶。广泛分布于机体各器官组织,在肝、肾、胎盘、小肠、骨骼等组织含量较高。成年人血清中的ALP主要来源于肝,小部分来源于骨骼。

人体各组织的ALP由3种不同基因所编码,相应产生3类ALP同工酶:肠型、胎盘型和非特异组织型。非特异组织型是在酶蛋白合成后,经过不同形式的修饰和加工形成的肝型、胆型、肾型、骨骼型等酶的多种形式。

1. 测定方法

(1)总ALP的测定

①IFCC方法测定原理:在氨基醇[X-OH,如2-氨基-2-甲基-1-丙醇(AMP),或二乙醇胺(DEA)]存在的情况下,ALP能将4-硝基苯磷酸盐(4-NPP或PNPP)上的一个磷酸基转移到氨基醇上,从而加速底物的去磷酸化,生成游离的对硝基苯酚(4-NP),后者在碱性溶液中呈现黄色。测定405nm处的吸光度增高速率来计算ALP催化活力。

$$4\text{-}NPP + AMP \xrightarrow{ALP} 4\text{-}NP + X\text{-}OPO_3H_2$$

②DGKC方法测定原理:根据IFCC方法,但使用N-甲基-D-葡萄糖胺(MEG)作为缓冲液。将底物加入到反应混合物中即可引发酶促反应。

$$4\text{-}NPP + MEG \xrightarrow{ALP} 4\text{-}NP + MEG - Pi$$

(2)ALP同工酶测定

①电泳分离法:在碱性pH条件下,各型同工酶在支持介质乙酸纤维素条带或聚丙烯酰胺凝胶上向阳极迁移而被分离。乙酸纤维素条带上的迁移率:胆管ALP＞肝ALP＞骨ALP＞肠ALP＞胎盘ALP。聚丙烯酰胺凝胶上的迁移率:胎盘ALP＝肝ALP＞骨ALP＞肠ALP＞胆汁ALP。聚丙烯酰胺凝胶电泳更适于测定骨ALP。乙酸纤维素电泳适用于测定胆管ALP。

由于电泳条带之间有重叠,故该法仅能定性评价骨和肝ALP的升高。

②热灭活和化学抑制:在反应混合物中加入化学试剂或者预先对血清进行热处理,如L-苯丙氨酸可明显抑制胎盘ALP活性,肠ALP的化学抑制反应与胎盘ALP相似。胎盘ALP在65℃时能耐受10min,可以将胎盘ALP与肝-骨-肾组的ALP区分开来。

③植物凝集素层析法:麦芽凝集素与骨特异性ALP的N-乙酰葡萄糖胺结合后沉淀、分离的骨ALP进行定量分析。该方法操作简便、特异性和灵敏度较好。

传统的热灭活法检测结果准确度差,易受干扰;电泳法虽能区分肠、胎盘来源的同工酶,但骨和肝同工酶的电泳条带重叠,不易准确定量。

2. 参考区间　ALP活性与年龄有关,儿童由于骨骼的发育而比成年人高。

(1)IFCC方法(37℃):4～15岁,54～369U/L。①男性20～50岁,53～128U/L;≥60岁,56～119U/L。②女性20～50岁,42～98U/L;≥60岁,

53～141U/L。

(2)DGKC方法(37℃):男性37～145U/L;女性44～155U/L。

(二)α-淀粉酶

α-淀粉酶(α-amylase,AMY)即(1,4-α-D-葡聚糖水解酶)(EC3.2.1.1)作用于α-1,4糖苷键,是一种钙依赖性金属蛋白酶,卤素和其他阴离子有激活作用,特别是氯化物是强有力的激活剂。其主要存在于胰腺和唾液腺中,因此有2种同工酶,即唾液型(S-AMY)和胰腺型(P-AMY),其分子量小,可以从肾小球滤过出现在尿液中。有时淀粉酶与抗淀粉酶自身抗体可形成高分子的巨型淀粉酶。

1. 检测方法 淀粉酶测定方法很多,最早的方法多以天然淀粉为底物,通过测定经AMY水解后淀粉的消耗量来测定AMY的活性;另一类是以活性染料淀粉结合物为底物。由于以上方法的准确性差,步骤繁杂,不能自动化而逐渐少用。目前主要是以人工合成的麦芽单糖苷为底物的方法。主要的麦芽单糖苷有麦芽四糖、麦芽五糖和麦芽七糖,这里主要介绍以4,6-亚乙基-4-硝基酚-α-D-麦芽七糖苷(E-G_7-4-NP)作底物,辅助酶是多功能α-葡萄糖苷酶,简称EPS测定法。

$$5E-G_7-4-PNP+5H_2O \xrightarrow{AMS} E-G_3+G_4-4-NP+2E-G_4+2G_3-4-NP+2E-G_5+2G_2-4-NP$$

$$G_4-NP+2G_3-NP+2G_2-NP+14H_2O \xrightarrow{\alpha\text{-葡萄糖苷酶}} 14G+5(4-NP)$$

2. 参考区间 血清淀粉酶(37℃),28～100U/L;尿液淀粉酶(37℃),≤120U/L。

(三)丙氨酸氨基转移酶和天冬氨酸氨基转移酶

氨基转移酶是一组催化α-酮酸与α-氨基酸之间氨基转换的酶。与临床诊断最有关联的氨基转移酶是丙氨酸氨基转移酶(alanine aminotransferase,ALT)(EC2.6.1.2)和天冬氨酸氨基转移酶(aspartate aminotransferase,AST)(EC2.6.1.1)。磷酸吡哆醛(P5P)是转氨酶的辅基,它与酶蛋白结合后ALT(或AST)才具有催化活性。转氨酶广泛存在于肝、心肌、骨骼肌、肾、脑、胰腺、肺、白细胞和红细胞中。

1. 测定方法

(1)AST测定原理:在AST催化下,从天冬氨酸转移2个氨基到α-酮戊二酸上,生成产物L-谷氨酸和草酰乙酸盐。后者通过苹果酸脱氢酶(malate dehydrogenase,MD)催化下转变成苹果酸,在340nm处检测NADH下降的速率,它与AST活性成比例。

L-门冬氨酸$+$2-氧代戊二酸$\xleftrightarrow{AST}$ L-谷氨酸$+L$-草酰乙酸

L-草酰乙酸$+NADH+H^+ \xrightarrow{MD} L$-苹果酸$+NAD^+$

(2)ALT测定原理:在ALT催化下,从丙氨酸转移2个氨基酸到α-酮戊二酸上,生成产物谷氨酸和丙酮酸。后者通过乳酸脱氢酶催化下转变成乳酸,在分光光度计下检测NADH下降的速率,它与ALT活性成比例。

L-丙氨酸$+$2-氧代戊二酸$\xrightarrow{ALT}L$-谷氨酸$+L$-丙酮酸

L-丙酮酸$+NADH+H^+ \xrightarrow{LD} L$-乳酸$+NAD^+$

2. 参考区间 IFCC和DGKC方法(37℃):男性ALT≤40U/L,AST≤35U/L;女性ALT≤34U/L,AST≤31U/L。

(四)胆碱酯酶

胆碱酯酶(cholinesterase,CHE)根据对底物特异性的差异分为2类。1类为乙酰胆碱乙酰水解酶(EC3.1.1.7),旧称特异性胆碱酯酶、真胆碱酯酶(AChE)或胆碱酯酶Ⅰ,水解乙酰胆碱。它存在于红细胞、中枢神经系统灰质、肺和脾内,支配肌细胞的交感神经节的运动神经终板,不存在于血浆内。另一类为乙酰胆碱酰基水解酶(EC3.1.1.8),旧称非特异性胆碱酯酶、拟胆碱酯酶(PChE)、苯甲酰胆碱酯酶、胆碱酯酶Ⅱ,水解芳基或烷基胆碱酯,见于血浆、肝、肠黏膜、胰、脾和中枢神经系统的白质内。本文仅围绕乙酰胆碱酰基水解酶讨论。

1. 检测方法 ChE的检测方法很多,目前主要以连续监测法和比色法应用最广泛。

(1)连续监测法测定原理:ChE催化丁酰-乙酰或丙酰硫代胆碱水解,产生丁酸或丙酸与硫代胆碱;后者与无色的5,5'-二硫代双(2-硝基苯甲酸)反应,形成黄色的5-巯基-2-硝基苯甲酸。在410nm处测定吸光度的速率,从而计算出ChE的活性。

乙酰硫代胆碱$\xrightarrow{ChE}$丁酸$+$硫代胆碱

硫代胆碱$+$二硫代硝基苯甲酸$\rightarrow$5-MNBA$+$2-硝基苯腙-5-巯基硫代胆碱

(2)苯甲酰胆碱比色法原理:苯甲酰胆碱可被ChE水解,生成反应产物苯甲酸和胆碱。可在240nm处测定苯甲酰胆碱吸光度的下降。

2.参考区间

(1)丁酰硫代胆碱(37℃):男性 4.62~11.5kU/L,女性 3.93~10.8kU/L。

(2)苯甲酰胆碱(37℃):0.66~1.62kU/L。

(五)肌酸激酶及其同工酶测定

人类肌酸激酶(creatine kinase,CK)(EC2.7.3.2)是由不同的基因表达的亚基组成的多聚酶,各自的基因产物包括CK-M(肌组织)、CK-B(脑)、CK-Mi(线粒体)。CK主要以骨骼肌、心肌含量最多,其次是脑组织和平滑肌。在正常人群中,所测到的总CK活性主要是CK-MM,其他CK同工酶和变异体仅微量或不易测出。若总CK活性增加,尤其是某一型同工酶活性增加,可提供有关器官受损的信息。

1.检测方法 CK的测定方法有比色法、酶耦联法、荧光法和生物发光法等。可以测定正向反应产物,也可以测定逆向反应的产物。由于逆向反应的速度是正向反应的2~6倍,敏感性高,是目前主要的测定方法。

(1)总CK检测原理:在CK催化作用下将磷酸基从肌酸磷酸盐可逆性地转移到ADP上,产生的ATP再以己糖激酶(Hexokinase,HK)作辅酶,葡萄糖-6-磷酸脱氢酶(G-6-P dehydrogenase,G6PD)作指示酶进行酶耦联反应。根据340nm处NADPH吸光度速率的变化,计算总CK活性。

$$磷酸肌酸 + ADP \xrightarrow{CK} 肌酸 + ATP$$

$$ATP + 葡萄糖 \xrightarrow{HK} ADP + 6\text{-}磷酸\text{-}葡萄糖$$

$$6\text{-}磷酸\text{-}葡萄糖 + NADP^+ \xrightarrow{G6PD} 6\text{-}磷酸葡萄糖内酯 + NADPH + H^+$$

(2)CK同工酶测定

①免疫抑制法原理:免疫抑制法临床应用的理论依据是假定仅CK-MM和CK-MB在肌损伤后被释放入血流。抗CK-M抗体能抑制所有CK-M的活性,剩下的是CK-B活性。样本中得到的CK-MB活性应该乘2。巨CK不含有CK-M亚单位,不发生免疫抑制。在典型的巨肌酸激酶血症的病例中,测定后活性乘以2会出现CK-MB活性超过样本中总CK活性。

②同工酶电泳原理:CK在醋酸纤维纸条或琼脂凝胶上被分离,各活性条带用总CK试剂染色。根据反应中形成的NADPH的荧光强度(360nm)可以做定量分析,检测线性2~10U/L。若样本用抗CK-M抗体做预先处理后再进行电泳分析,巨CKⅠ型就能很明显区别于CK-MB和CK-MM,巨CKⅡ型与CK-MM也能被一起识别。除了自动化操作,电泳的程序比较费力、复杂、昂贵。因此仅适用于特殊实例。

③CK-MB浓度的免疫测定法:CK-MB检测使用特异性的CK-M或CK-B单克隆抗体结合酶、荧光化学发光或电化学发光的免疫测定技术测定CK-MB的质量,检测的灵敏度和精确度都很高,检测下限≤1μg/L,上限5μg/L。可在15~30min获得结果。

2.参考区间 CK活性受年龄、性别、种族、体重指数、活动状态、基因变异等因素的影响。

(1)总CK:男性46~171U/L,女性34~145U/L。

(2)CK-MB:①免疫抑制法。CK-MB<25U/L,CK-MB/总CK在6%~25%。②电泳法。CK-BB为0,CK-MB 0~3%,CK-MM 97%~100%,CK-MB的阳性决定水平为5%。

(六)γ-谷氨酰氨基转移酶

γ-谷氨酰氨基转移酶(L-γ-glutamyltransferase,GGT)(E 2.3.2.2)也称γ-谷氨酰转肽酶,其催化γ-谷氨酰氨基转移反应。主要分布在肾、胰、肝、肠和前列腺中,血清中GGT主要来源于肝、胆,以多种形式存在,在红细胞中含量甚低。

1.测定方法 在GGT的催化下,谷氨酰残基从L-γ-谷氨酰-3-羧基-对硝基苯胺(3-carboxy-GGPNA)转移到双甘氨肽上,同时生成2-硝基-5-氨基苯甲酸,在405nm波长处检测这种复合物浓度增加时的吸光度变化,它与反应混合物中酶活性的浓度成正比:

$$3\text{-}carboxy\text{-}GGPNA + 双甘肽 \xrightarrow{GGT} 2\text{-}硝基\text{-}5\text{-}氨基苯甲酸 + L\text{-}γ\text{-}谷氨酰\text{-}甘氨酰甘氨酸$$

2.参考区间 男性≤55U/L,女性≤38U/L。

(七)乳酸脱氢酶

乳酸脱氢酶(lactate dehydrogenase,LD)(EC1.1.1.27)是一种糖酵解酶,广泛存在于机体的各种组织中,其中以心肌、骨骼肌和肾含量最丰富,其次为肝、脾、胰腺、肺和肿瘤组织,红细胞中LD含量也十分丰富,是正常血清的100倍。由于其分布原因,LD对诊断具有较高的灵敏度,但特异性较差。

LD 是由 H 亚基和 M 亚基组成的四聚体,其亚基的不同组合形成 5 种同工酶:LD_1(H_4)、LD_2(H_3M)、LD_3(H_2M_2)、LD_4(HM_3)和 LD_5(M_4)。其中 LD_1 和 LD_2 主要来源于心肌,LD_3 来源于肺、脾组织,LD_4 和 LD_5 主要来源于肝和骨骼肌。由于 LD 同工酶的组织分布特点,其检测具有病变组织定位作用。

1. 检测方法

(1)总 LD 测定原理:根据测定其催化的正反应或逆反应分为 L-P 反应和 P-L 反应。

① L-P 反应。L-乳酸 + NAD^+ $\xrightarrow{LD}$ 丙酮酸 + NADH + H^+。

② P-L 反应。丙酮酸 + NADH + H^+ $\xrightarrow{LD}$ L-乳酸 + NAD^+。

L-P 反应的 pH 为 8.8~9.8,而 P-L 反应的 pH 为 7.4~7.8。

在动力学分析中通过测定 NADH 吸光度的变化来反映酶的活性。对于正反应,在 340nm 处测得的 NADH 的吸光度增加,对于逆反应,由于 NADH 氧化为 NAD^+,测得的吸光度值则下降。

(2)LD 同工酶的检测

①化学法抑制含 M 亚基的 LD_1 同工酶测定:将 1,6-己二醇或高氯酸钠加入到含样本反应液中,选择性地抑制含 M 亚基的 LD 同工酶,由于 LD_1 由 4 个 H 亚基组成,因此只有它才能被测定。同工酶 LD_1 催化基质 2-酮丁酸为羟丁酸的速度比其他同工酶要高,因此也可以单独用 2-酮丁酸脱氢酶测定 LD_1 的活性。

②电泳法 LD 同工酶的测定:在碱性 pH 下,LD 同工酶可以在琼脂凝胶或醋酸纤维薄膜上电泳分离。电泳向正极迁移速度取决于同工酶的亚基组成。含 H 亚基的同工酶移动速度最快,含 M 亚基移动的速度最慢,因此 LD_1 有最快的迁移率,LD_5 最慢。在琼脂凝胶上 LD_5 几乎停留在原点(负极)。在醋酸纤维薄膜电泳,没反应生成的丙酮酸与四唑盐结合形成肉眼可见的同工酶片段。在琼脂凝胶电泳,凝胶 37℃ 孵育在凝胶上覆盖乳酸和 NAD^+,产生 NADH 的荧光,用 365nm 波长激发后在 410nm 处测定。

2. 参考区间

(1)L-P:成年人,女性 135~215U/L,男性 135~225U/L,儿童 180~360U/L。

(2)P-L:95~200U/L。

(3)LD 同工酶琼脂糖电泳法:LD_1 14%~26%;LD_2 29%~39%;LD_3 20%~26%;LD_4 8%~16%;LD_5 6%~16%。

(八)脂肪酶

脂肪酶(lipase,LPS)(EC 3.1.1.3)是一组特异性较低的脂肪水解酶,主要来源于胰腺、胃和小肠,但胰腺组织是其他组织的 5 000 倍、血清的 20 000 倍。脂肪酶作用于酯和水界面的脂肪,只有当底物呈乳剂状态时,LPS 才具有水解作用。由于早期的测定方法缺乏准确性和重复性,限制了其在临床上的广泛应用。目前由于测定方法的改进,其准确性和重复性均有较大提高,对急性胰腺炎的诊断特异性和灵敏度均高于淀粉酶。

1. 检测方法　脂肪酶测定的方法很多,如比浊测定法、pH-stat 滴定法、比色法(可分为酶耦联显色比色法、干化学法、紫外分光光度法)等,目前临床使用最普遍的是比浊法。

(1)比浊法原理:三酰甘油与水制成的乳胶液,因其胶束对入射光的吸收及散射而具有乳浊状态。胶束中的三酰甘油在脂肪酶的作用下水解,使胶束分裂,浊度或光散射因而减低,减低的速率与脂肪酶的活性有关。

(2)酶耦联显色比色法:

1,2-二酰甘油 + H_2O $\xrightarrow{胰脂肪酶}$ 2-单酸甘油酯 + 脂肪酸

2-单酸甘油酯 + H_2O $\xrightarrow{单酸甘油脂肪酶}$ 甘油 + 脂肪酸

甘油 + ATP $\xrightarrow{甘油激酶}$ 3-磷酸甘油 + ADP

3-磷酸甘油 + O_2 $\xrightarrow{磷酸甘油氧化酶}$ 磷酸二羟丙酮 + H_2O_2

$2H_2O_2$ + 4-AAP + TOOS $\xrightarrow{过氧化物酶}$ 醌亚胺染料 + $4H_2O$

TOOS:N-乙基-N-(-2-羟基-3-磺丙基-m-甲苯胺)

(3)新色原比色法:1,2-二月桂基-rac-丙三氧基-3-戊二酸试灵酯由 2 个甘油酯和 1 个酯组成,LPS 在碱性条件下水解底物生成不稳定的戊二酸-6′-甲基试卤灵,在碱性条件下自发的水解为戊二酸和甲基试卤灵,后者是蓝紫色的发光基团,在 577nm 有最大吸收峰,其吸光度的变化与 LPS 活性相关。

1,2-二月桂基-rac-丙三氧基-3-戊二酸试灵酯 $\xrightarrow{\text{脂肪酶}}$ 1,2-二月桂基甘油＋戊二酸-6′-甲基试卤灵

戊二酸-6′-甲基试卤灵 $\xrightarrow{OH^-}$ 戊二酸＋甲基试卤灵

2. 参考区间　比浊法，≤7.9U/L；酶耦联比色法：≤45U/L；新色原比色法，≤38U/L。

(九) 酸性磷酸酶

酸性磷酸酶（acid phosphatase, ACP）(CE3.1.3.2)是指反应体系 pH 7.0 以下，酶活性最大的所有磷酸酶，它的主要来源是血小板、红细胞、骨、网状内皮系统的细胞和前列腺。衍生于前列腺的同工酶，在诊断前列腺癌时起重要作用，前列腺 ACP 可作为肿瘤标记物。来自于前列腺和血小板的 ACP 可以被酒石酸盐抑制，剩余的活性即称为前列腺 ACP。

1. 检测方法　ACP 反应以 α-萘基磷酸盐或者对-硝基苯磷酸盐为底物，在 pH4.5～6.0 的条件下释放无机磷酸盐。如反应的产物是硝基酚，由于在酸性条件下，其摩尔吸光系数小，故应在反应的终点加入碱性液以提高反应的摩尔吸光系数。如反应的产物是 α-萘酚，则耦联有色的偶氮试剂如固红 TR 盐，通过在 405nm 处监测偶氮化合物生成的速率来测定 ACP 的活性。

2. 参考区间　底物对-硝基苯磷酸盐(37℃)，4.8～13.5U/L；酒石酸盐抑制 ACP≤3.7U/L；底物 α-萘基磷酸盐(37℃)，男性≤4.7U/L，酒石酸盐抑制 ACP≤1.6U/L；女性≤3.7U/L。

(十) 谷氨酸脱氢酶

谷氨酸脱氢酶（glutamate dehydrogenase, GLD）(EC 1.4.1.3) 作为一个线粒体酶，存在于所有组织中，其中肝、心肌和肾含量最高。然而，仅在细胞坏死时，此酶在血清中浓度才升高。

1. 测定方法　GLD 在 NADH 存在催化下，转移铵到 2-氧化谷氨酸上。形成谷氨酸和 NAD。在 340nm 处监测 NADH 的吸光度下降速率，即与反应体系中 GLD 的活性成正比。

$$2\text{-氧化谷氨酸} + NADH + NH_4^+ \xrightarrow{GLD} L\text{-谷氨酸} + NAD^+ + H_2O$$

2. 参考区间　成年人，男性≤8.0U/L，女性≤6.0U/L。

（王玉明）

参考文献

樊绮诗,钱士匀主编.2015.临床检验仪器与技术.北京：人民卫生出版社.

陆永绥,李清华,张伟民主编.2006.临床检验自动化仪器分析标准操作规程.浙江：浙江大学出版社.

曾照芳,贺志安主编.2012.临床检验仪器学(2版).北京：人民卫生出版社.

刘立行主编.2008.仪器分析[M].第2版.北京：中国石化出版社.

彭黎明,王兰兰主编.2003.检验医学自动化及临床应用.北京：人民卫生出版.

Carl A. B., Edward R. A., David E. B.2006. TIETZ textbook of clinical chemistry and molecular diagnostics, 4th edition. U.S.A：ELSEVIER SAUNDERS.

周新,涂植光主编.2003.临床生物化学和生物化学检验.北京：人民卫生出版.

丛玉隆,王丁主编.2002.当代检验分析技术与临床.北京：中国科学技术出版社.

第27章

临床生物化学自动化分析技术

大　纲

了解　自动生化分析仪的概念、特点及发展历史；生化自动分析仪的性能；干化学分析的基本概念及干化学应用的现状和发展趋势；实验室信息系统在实验室的应用价值；全实验室自动化的发展史。

熟悉　自动生化分析仪的分类及自动生化分析仪的基本结构；干化学分析的原理和干化学试剂载体的基本结构；实验室信息系统的体系结构；生化自动分析仪的性能评价指标；全实验室自动化的结构组成。

掌握　光路检测系统及自动生化分析的原理及常用分析方法；干化学分析的定义及与湿化学法的区别。

第一节　自动生化分析仪发展概况

国际纯化学与应用化学协会对自动化仪器的定义为：由机械化的仪器设备取代人的手工操作过程，具有信息反馈、自我监控、自我调节功能的仪器设备。自动生化分析仪（automatic biochemicalandlyzer）是集自动化技术、光学、微电子技术和计算机科学与临床生化分析过程中的进样、稀释、混合、反应、比色、分析过程的监控和数据处理、打印报告及实验后的清洗等步骤进行自动化操作的仪器。1957年，泰克尼康（Technicon）公司按Skeggs医师的设计方案，生产了第1台单通道连续流动式自动生化分析仪，最初只用于血葡萄糖、尿素氮的检测，结果以光密度值报告。1964年，Skeggs又报道了能够同时测定多个项目的自动生化分析仪。

随后，泰克尼康生产出连续多通道自动分析仪（sequential multiple analyzer, SAM）系列，20世纪70年代中期又研制出SMAC，该仪器由计算机控制，分析速度可达每小时150份标本，同时测定20个项目。随着科学技术的发展，各个仪器厂商纷至沓来，使得自动生化分析仪类型不断更新、功能不断完善、检测速度不断提高。由于除可进行临床生化常规检测以外，还可以对尿液、脑脊液成分、各种药物与毒品、电解质、特定蛋白质、激素等进行测定，同时具有快速、简便、微量、标准化、样品和试剂用量低等优点，因此在临床实验室中获得广泛的应用。

第二节　自动生化分析仪工作原理

一、自动生化分析仪的分类

国内外用于临床检验的自动生化分析仪的种类较多，可以从不同的角度进行分类，一般可按以下分类。

按反应装置的结构可分为连续流动式、离心

式、分立式、干片式4类。

按自动化程度可分为全自动型和半自动型2类。

按仪器的复杂程度及功能可分为小型、中型和大型3类。小型一般为单通道、半自动及专用分析仪。中型为单通道或多通道。大型均为多通道仪器，同时可测定多个项目，分析项目可自选或组合，不仅能进行临床生化检验，而且可进行药物监测及多种蛋白的测定。

按试剂反应方式可分为湿化学和干化学自动生化分析仪2类。

按反应装置的结构分类是自动生化分析仪的最常用的分类方法。

1. 连续流动式自动生化分析仪　连续流动式自动生化分析仪是第1代自动分析仪，其特点是流动室主要基于"气泡隔离连续分析"原理，将相同测定项目的样本与试剂混合后在同一管道中完成化学反应的测定过程。在检测过程中，样品和样品之间需用空气进行隔离，或用空白试剂或者是缓冲液来隔离。用空气分隔的叫作空气分段式系统，用空白试剂或缓冲液分隔的叫非分段式系统。其工作过程为：首先通过比例泵将标本和试剂按比例地吸到连续的管道系统中；在管道系统内样本和试剂相结合完成混合、分离、保温反应、显色、比色等步骤。然后将所测得的吸光度变化做计算，将测试结果显示并打印输出。因为这种检测分析过程是一个跟着1个标本在连续流动的过程中完成测定的，故称之为连续流动式生化分析仪。

2. 离心式生化分析仪　离心式生化分析仪检验过程是在一个类似离心机转头样的圆盘上完成的，它的特点是将样本和试剂放在特制的圆盘内，圆盘放在离心机上作为转头，在离心作用下完成混合、反应和测定。圆盘上有呈现放射状的3个一组的孔，其中里边的孔加试剂，中间孔加样品，最外边孔的上下表面用透明塑料制成，其作比色孔。当加入样本和试剂后，转盘转动，在离心力的作用下，内孔中的试剂和中间孔中的样品首先混合，最后进入外孔。单色光是按垂直方向通过比色孔进行比色测定，然后将所测得的吸光度进行计算，并显示和打印测试结果，见图27-1。在整个分析过程中的每一个步骤几乎是同时完成的，不同于前两种分析是"顺序分析"，故又称为"同步分析"。

3. 分立式自动生化分析仪　分立式自动生化分析仪是目前国内外多采用的设计模式，因具有结构简单、检测速度快的特点，是目前应用最多的一类生化分析仪，其特点是模仿手工操作，用加样探针将样本加入各自的比色杯中，试剂探针按一定的时间要求自动地定量加入试剂，经搅拌器混匀后，在一定的条件下反应。反应后将其抽入流动比色器中进行测定，或直接将特制的反应杯作为比色器进行比色测定，见图27-2。比色器依次进入光路，在不同时间内记录吸光度变化而进行测定。

分离式分析仪可用动力学、终点法、两点终点法、两点速率法等多种方法测定，是生化分析仪中应用数量最多的一种机型。因具有结构简单、检测速度快的特点，新设计开发的仪器已少采用连续流动式和离心式。

4. 干化学式自动生化分析仪　干化学式分析仪是采用干化学(dry chemistry)方法，将发生在液相反应物中的反应，转移到一个固相载体上，利用分光检测系统进行检测的一类新型仪器。

干化学分析仪多采用多层薄膜的固相试剂技术，仅需将样品加在固相试剂上进行测定。它不同

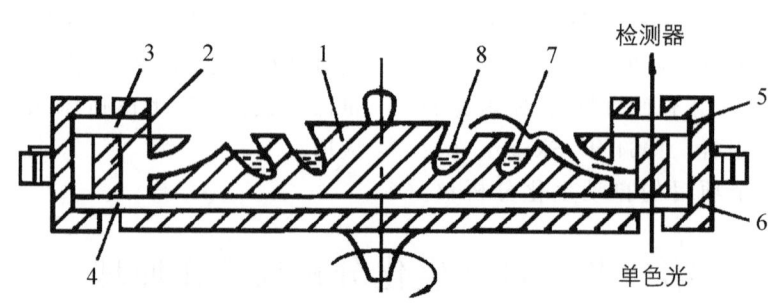

图 27-1　离心式生化分析仪转盘

1.样品传送盘；2.比色槽；3.上玻璃圈；4.下玻璃圈；5.上壳套；6.下壳套；7.样品；8.试剂

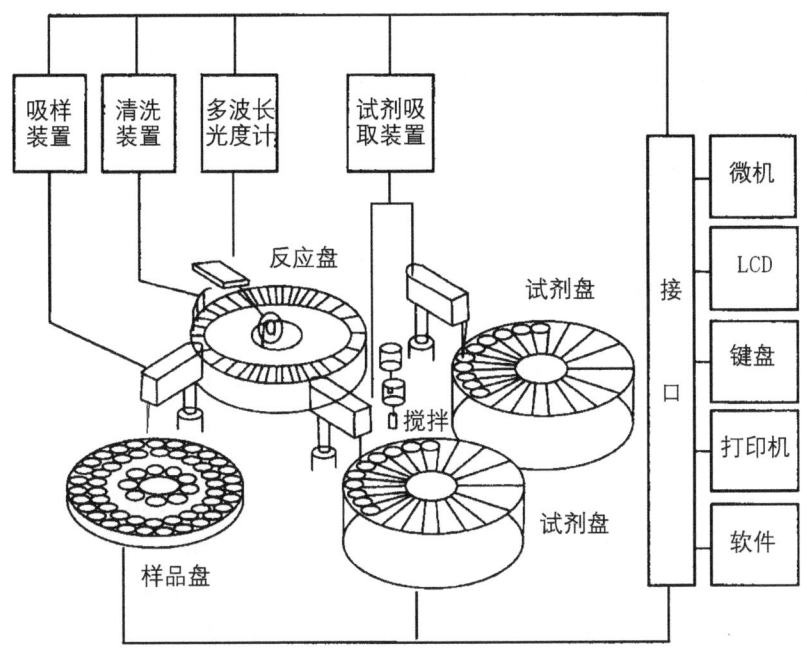

图 27-2 分离式生化分析仪

于大家所熟知的在反应容器中加入液态试剂和样品,混合后发生化学反应的"湿化学"(wet chemistry),所以"干化学"是相对于经典的"湿化学"而言。实际上,干化学也是在不同程度潮湿状态下的化学反应。它完全脱离了传统的采用试管和吸管的分析方法,仪器操作简便,测定速度快,灵敏度和准确度与典型的分立式仪器相近。当编有条形码的特定试验的试条、试片或袋式试剂包放进测定装置后,其储存的信息就变成测定功能,直至最后报出结果。

二、自动生化分析仪的基本结构

自动生化分析仪的基本结构主要由样品系统、反应系统、清洗系统、光路检测系统和计算机控制系统组成。

1. **样品系统** 样品(sample)包括校准品、质控品和患者样品。系统一般由样品装载、输送和分配等装置组成。该系统的功能是模仿人工操作,识别样品和试剂,并把它们加入到反应器中。包括放置样品和试剂的场所、识别装置、机械臂和加液器等。

(1)样品盘或传送轨道:样品盘(sample disk)即放置装样塑料杯的转盘,运行中与样品分配臂配合转动;传送轨道式进样即将放有原始试管的试管架置于传送轨道,靠马达驱动传送带,将试管架依次前移,再单架逐管横移至固定位置,由样品分配臂采样。用条形码的分析仪,可直接阅读样品管上的条形码信息,从而指令分析仪进行分析检测。样品吸取由计算机控制,吸样针上通常装有液面感应器,主要目的是为了防止空吸或吸入下层的血凝块。

(2)加液器:加液器由定量吸量器和加样针组成。由机械臂控制加液器的移动,根据仪器的指令机械臂携带加液器运动至指定位置。吸量器是用特殊的硬质玻璃(塑料)制成,包括阀门吸量器和阀门。目前较为先进的定量吸取技术是采用脉冲数字步进电机定位,定位准确,故障率低。加样针与静电液面感应器组成一体化探针,它具有自我保护功能,遇到障碍能自动停止并报警,可防止探针损坏。该系统可从特定的位置准确地吸取样品或试剂,并转移到指定的反应杯中。

(3)试剂室:试剂室常与试剂转盘结合在一起。为了在实验运转中保持稳定,保证实验一定的准确性和精密度,多数仪器将试剂室设为冷藏室。此外,试剂瓶有不同的形状及大小规格,常有条形码,仪器设有条形码检查系统,可对试剂的种类、批号、存量、有效期和校准曲线等监测,进行核对校验。

2. **反应系统**

(1)比色杯(cuvettes):比色杯在多数自动生化分析仪中普遍采用无紫外光吸收塑料比色杯或者石英玻璃比色杯。反应和检测同在比色杯中进行,反应盘装载一系列反应比色杯,多为转盘形式。

(2) 混合装置（mixing unit）：混合装置可使样品与试剂迅速分布均匀，以便测定反应系统中吸光度的变化。一般采用多头回旋搅拌棒，搅拌棒常具有不粘涂层，具有无携带污染物的特点。

(3) 恒温装置：反应温度对试验结果影响非常大，生化分析仪一般都设有 30℃和 37℃ 2 种温度，理想的孵育温度波动应<±0.1℃。目前恒温装置应用较为广泛的方式有 2 种：①空气浴恒温是在比色杯与加热器之间隔有空气。空气浴恒温的特点是升温速度快、不需要保养，但稳定性和均匀性较水浴稍差，易受外界环境影响。②水浴循环式是在比色杯周围充盈有水，加热器控制水的温度。水浴恒热的特点是温度均匀、稳定，但需特殊的防腐剂以保证水质的洁净需定期换水，且升温缓慢，开机预热时间较长。

3. 给排水及清洗系统　自动生化分析仪中有很多供水管道与电磁阀。只读储存器中软件参数控制电磁阀与输液泵供给各个部件的冲洗与吸液，最后排出机外。随机储存器内的分析参数控制电磁阀与注射器的步进马达，供应样品、试剂与稀释水。对加样探针和比色杯的冲洗处理，对防止交叉污染很重要，目前自动生化分析仪多采用激流式单向冲洗和多步骤冲洗。水流为从上向下的单向冲洗，将探针携带的污物冲向排水口，该技术明显改善冲洗效果，提高了测试准确性，并可有效防止交叉污染。清洗液有碱性和酸性 2 种。一般说来，在吸出反应液后，仪器先用碱性液冲洗、再用酸性液冲洗，最后用去离子水冲洗 3 遍。擦拭刷的功能是吸去杯壁上挂淋的水，刷体内部有负吸装置。

4. 光路检测系统　一台性能优良的自动生化分析仪必须具有强度适宜、稳定耐用的光源灯，波长准确、有效防止杂散光干扰的单色光器和灵敏稳定的信号检测装置。

(1) 光源灯：常用氙灯、卤素钨灯、卤素石英灯等。卤素灯的使用寿命较短，一般只有 1000～1500h，而氙灯的使用寿命长，24h 待机可工作数年。

(2) 分光装置：有干涉滤光片和光栅分光 2 类。干涉滤光片价格便宜，但易变潮霉变，从而影响检测结果的准确性，半自动生化分析仪多采用此种滤光片。光栅分光可分为全息反射式光栅和蚀刻式凹面光栅 2 种。前者是在玻璃上覆盖一层金属膜后制成，易被腐蚀，且有一定程度的相差；后者是将所选波长固定地刻制在凹面玻璃上（1mm 内可以蚀刻 4 000～10 000 条线），即可以色散又可以聚光，同时具有耐磨损、抗腐蚀、无相差等优点，并使体积缩小，提高了准确度。光栅使用寿命长，无须任何保养，杂散光干扰极小，全自动生化分析仪多采用光栅分光。

在光路设计方面有前分光和后分光之分，前分光的光路与一般分光光度计相同，即光源→分光元件→样品→检测器，如图 27-3 所示。后分光的光路是光源→样品→分光元件→检测器，其光源是先照射到样品杯，然后通过光栅分光，再用检测器检测任何一个波长的吸光度，见图 27-4。后分光的优点是不需移动仪器的任何部件，可同时选用双波长或多波长进行测定，降低了噪声，提高了分析的精度和准确度，减少了故障率。

(3) 信号检测装置：其功能是将光学系统产生的光信号转换为电信号并放大，多采用光敏二极管矩阵多波长直排式光电管，可对每一项化学反应同时做波长分析，通过光电信号传输或者光导纤维传送到数据处理系统。

5. 计算机控制系统　计算机系统主要包括：电脑主机、显示器、系统及配套软件等。其功能包括标本、试剂的注加和识别，条码的识别，恒温控制，冲洗控制，结果打印，质控的监控，仪器各种故障的报警等，是自动生化分析仪的指挥中心。计算机还可以调看病人的数据、仪器的性能指标、仪器的运行状态等。通过仪器计算机与实验室信息系统的对接，还可对自动生化仪中的质控和病人结果进行网络管理。

三、自动生化分析的基本原理

1. 可见、紫外分光光度法　可见、紫外分光光度法（visible and ultraviolet spectrophotometry）是根据被测量物质分子对 200～750nm 光区电磁辐射的吸收或反射强度来进行物质的定性、定量或结构分析的一种方法。具有灵敏度、精密度和准确度高，相对误差小，操作简单等优点。

紫外可见分光光度法的定量分析基础是朗伯-比尔（Lambert-Beer）定律。公式为：$A=\varepsilon CL$，其中吸光度 $A=-lg(I/I_0)$，I_0 为入射光强度，I 为出射光强度，L 为比色池厚度。如果浓度以 mol/L 为单位，液层厚度以 cm 为单位，ε 表示摩尔消光系数。其意义是 1mol 浓度的溶液在厚度为 1cm 时的吸光度。不同物质的摩尔消光系数不同，ε 越大，表示该物质对某波长光的吸收能力越强。可见影响吸光度的主要因素有 3 种，即浓度、光程及波长。

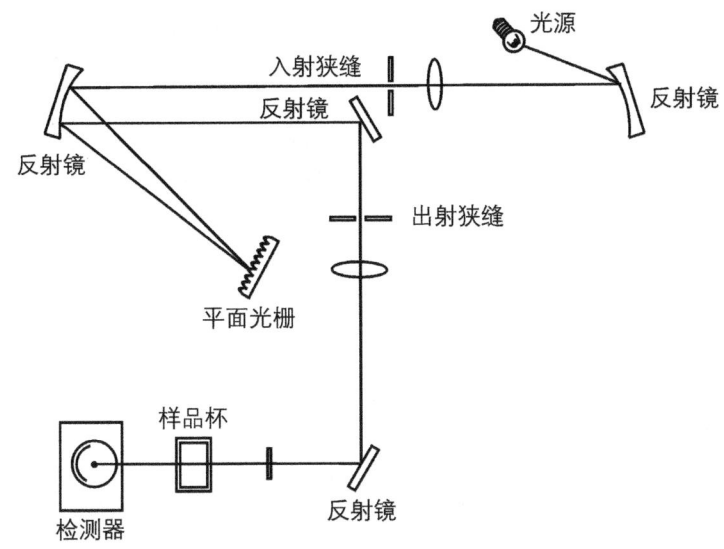

图 27-3 前分光光路

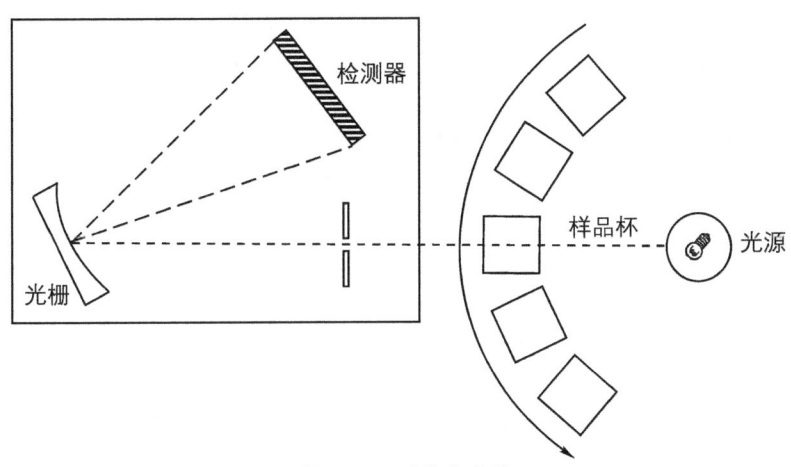

图 27-4 后分光光路

在光程及波长都不变的情况下,吸光度就只与浓度有关。即物质在一定波长的吸光度与它的吸收介质的厚度和吸光物质的浓度成正比。

朗伯-比尔定律应用是有条件的,应该注意以下几点。

(1) 入射光需单色光,因为物质对不同波长的光有不同的吸光系数,朗伯-比尔定律应用的前提条件就是单色光。

(2) 朗伯-比尔定律一般适用于稀溶液的测定。

(3) 介质应均匀,介质不均会引起偏离,即待测液体是胶体溶液、乳浊液或者悬浮液时,入射光会被颗粒物质散射而损失,使透光率减小,实测吸光度增加。

2. 免疫比浊测定法　比浊法与可见、紫外分光光度法不同,它们不是通过测定澄清溶液,而是通过检测悬浮液或者胶乳溶液中物质对光的散射或透射强度来测定的。常用的免疫比浊法是采用某种蛋白特定的抗体作为试剂,能在复杂的蛋白混合物中对该蛋白进行检测,又分为透射比浊和散射比浊。比浊法是一种浊度测定,而不是比色测定,既可做终点分析,也可做动态分析。自动生化分析仪一般只能做透射比浊分析。透射比浊法是在光源的光路方向测量透过光强度,它常用于终点法测定,目前应用较多的为免疫透射比浊法。主要用于血清特种蛋白的检测,如载脂蛋白、微量蛋白、急性时相反应蛋白、免疫球蛋白等,以及某些药物监测。在光路的一定角度(一般为 5°～90°)的方向上测量被检物所散射的光强度的方式,称之为散射比浊法,散射比浊法需要特殊的散射浊度仪。

3. 均相酶免疫分析法　均相酶免疫分析(homogeneouse enzyme immunoassay)是利用免疫反应的高度特异性和酶促反应的高度敏感性对抗原

或抗体进行检测的一种分析方法。均相酶免疫分析的原理是：当酶标志物与相应的抗原或抗体结合生成酶标抗原抗体复合物后，对标记酶产生调节作用，使酶的构象改变，酶活性抑制或增强，酶催化的信号随之发生改变；酶标抗原抗体复合物与游离酶标抗原同处一相，不需分离步骤就可测定酶活性，计算出被检抗原（半抗原）的含量。

均相酶免疫分析目前主要用于检测小分子半抗原，如某些激素、药物或代谢产物，现在也逐渐用于大分子物质，如血清IgG测定。将半抗原或小分子抗原，如药物、激素、毒品、兴奋药等与酶结合制成酶标记物，酶与抗原（半抗原）结合后仍保留酶和抗原（半抗原）的活性。测定时将待测样品、酶标记物、特异性抗体和底物溶液加在一起，待抗原-抗体和酶底物反应平衡后，即可直接测定结果，无须分离步骤，整个检测过程都在均匀的液相内进行。

4. 酶促反应法　由酶催化的反应称为酶促反应，酶促反应以酶作为试剂来进行分析测定，或通过酶促反应测定待测酶的活性，具有高效、专一、温和、灵敏的特点，广泛用于生化分析。试剂中的酶活性（浓度）在反应过程中始终不变。生物体内含有成千种酶，存在于细胞中。当细胞通透性增加或细胞破裂时，应使体液中酶浓度增加，因此，测定体液中特别是血液中酶浓度的变化有助于临床诊断疾病、判断预后和观察疗效。

血液中的酶含量甚微，一般每毫升含量在微微克（pg）到毫微克（ng）水平，因此要直接测定酶含量是非常困难的。虽然近年免疫学技术发展迅速，可以对某些酶直接进行测定，但目前临床仍以测定酶活性间接推算酶的含量。酶活性的大小，是在一定条件下，通过测定酶促反应过程中单位时间内底物的减少量或产物的生成量引起的吸光度变化，即测定酶促反应的速率来获得的。一般情况下，产物和底物的浓度变化是一致的，但测定产物的生成要比测定底物的减少为好。这是由于反应体系中使用的底物往往是过量的，反应时间通常又很短，尤其在酶活性很低时，底物减少量仅占加入量的很小比例，因此测定不易精确；反之，产物从无到有（如不纯的酶制剂中的内源性产物不计的话），只要测定方法灵敏，准确度可以很高。所以，酶活性测定大多数采用测定产物生成速率的方法。酶促反应是一个可逆反应，分为延滞期、线形期、偏离线形期3个阶段，其全程反应的速率并不都与酶活性成正比，故应选择适当的时间进行检测。

四、自动生化分析的基本测定方法

自动生化分析仪是借助仪器的机械和电子装置，使临床生物化学检验中的主要操作步骤实现机械化和自动化。因此，其分析方法首先是基于常规生化实验室的基本方法。终点法包括单波长、双波长终点法，一点终点法和两点终点法等。连续监测法可分为两点速率法和多点速率法。测定用波长可选为单波长、双波长或多波长。校正方法有两点校正、多点校正、线性、非线性等。因此，必须对自动生化分析仪的测试方法类型、主要实验参数和仪器的实验室条件及仪器操作有所了解，并掌握其方法学，是有效使用生化自动分析仪的重要保证。

1. 终点法　终点分析法（end point method）是基于反应达到平衡时反应产物的吸收光谱特征及其对光吸收强度的大小，对物质进行定量分析的一类方法，它是实验室最常用的方法之一。对一般化学反应来说，反应完全（或正、逆反应动态平衡）、反应产物稳定时为反应终点。对抗原-抗体反应来说，是抗原和抗体完全反应、形成最大且稳定的免疫复合物时为终点。在反应时间进程曲线上为与X轴平行线区段。在测定计算方式上，一般分为一点法和两点法2种。

(1)一点法：一点法（one point）是当样品和试剂混合后，待测物与试剂的物理化学反应达到终点时，测定吸光度，计算待测物的浓度。以试剂和样品混合之前的空气空白（GB）、水空白（WB）或试剂空白（RB）的吸光度值为测定计算基点，以反应终点的吸光度读数减去空白读数，得到反应吸光度。通过与相同条件下校准液反应吸光度的比较，求得测定结果。常与一点校准法配合使用，即采用1个校准浓度，校准曲线通过零点且成线性。也应用多点校准。如图27-5所示。

(2)两点终点法：两点终点法（two point end）也称固定时间法，它可以用1种试剂，也可以用2种试剂。这种方法的应用主要是近年来，生化自动分析仪广泛应用双试剂而出现的分析方法。以试剂和样品混合之后的某一时间点作为始点，以反应终点的吸光度读数减去始点读数。该方法的优点是可以消除样品、试剂的颜色、浊度，以及一些干扰物质对测定的干扰。若使用单试剂，在样品与试剂混合后的延滞期后读取 A_1，一定时间后读取 A_2，$A=A_2-A_1$，然后比较标准和测定的A值，求得待测物的浓度。苦味酸法测定肌酐就是一个典型的单试剂两点法的例子，见图27-6。双试剂的两

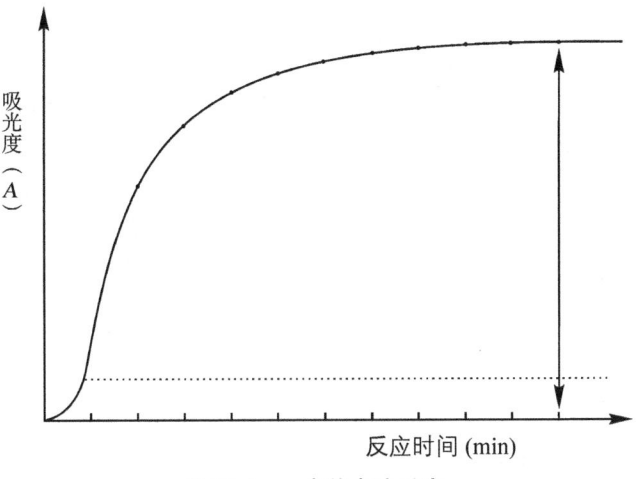

图 27-5　一点终点法反应

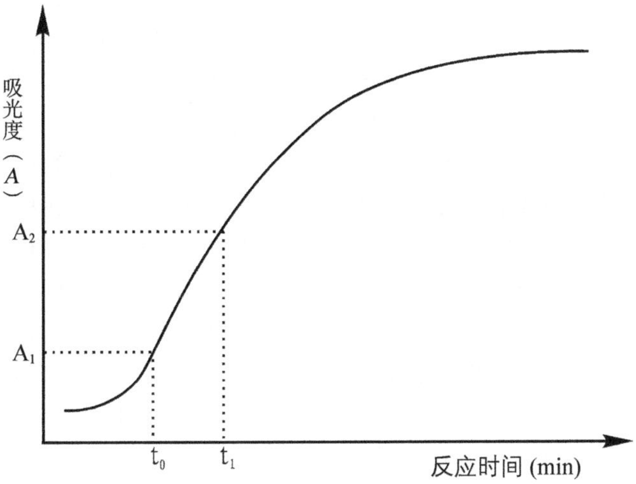

图 27-6　两点终点法反应

点法属于试剂启动法,原理是分别经过加入样品读取试剂 1 的 A_1 数据、读取试剂 2 的 A_2 数据。实际是读取两次吸光度,第 1 次是相当于读出样品空白的值,加入试剂 2 至第 2 次读数才是实际呈色反应,因此 $\Delta A = A_2 - A_1$。

2. 连续监测法　连续监测法(continuous monitoring method)又称速率法(rate assay)。是目前酶学诊断的一种主要方法,该法通过从多个点连续测定酶促反应过程中产物浓度的增加或底物浓度的减少随时间变化的数据,求出酶促反应的初速度,间接计算酶活性浓度。是一种在反应中连续监测反应过程,根据所测定的产物生成或底物消耗的速度进行定量分析的方法。该法与定时法的主要区别不需停止酶促反应,也不需添加任何显色剂就可测定反应物浓度的变化。连续监测法主要包括下列 3 种方法。

(1)连续监测法:即零级反应速率法,亦称斜率法。在零级反应期内,每隔一定时间(常为 2~30s)读取 1 次吸光度值,至少读取 4 点,得到 3 个 ΔA;然后通过计算机将得到的数据做最小 2 乘法处理,求出单位时间内的反应速率 $\Delta A/\min$。此法必须以零级反应为测定计算的基础,因为只有在零级反应下,单位时间内的吸光度变化(反应速率 $\Delta A/\min$)才与酶活力成正比(图 27-7)。

此法相对减少了分析误差,大大提高了分析速度和准确性。但是,半自动生化分析仪采用单样品连续监测,相当耗时。应用连续监测法,首先应准备线性范围内的高、中、低浓度的样品,分别做反应时间进程曲线,了解不同浓度下反应全过程,兼顾确定延迟时间和线性监测期。

(2)两点速率法:即所谓拟一级速率法。在反应中选取两时间点 t_1、t_2,读取吸光度 A_1、A_2,通过

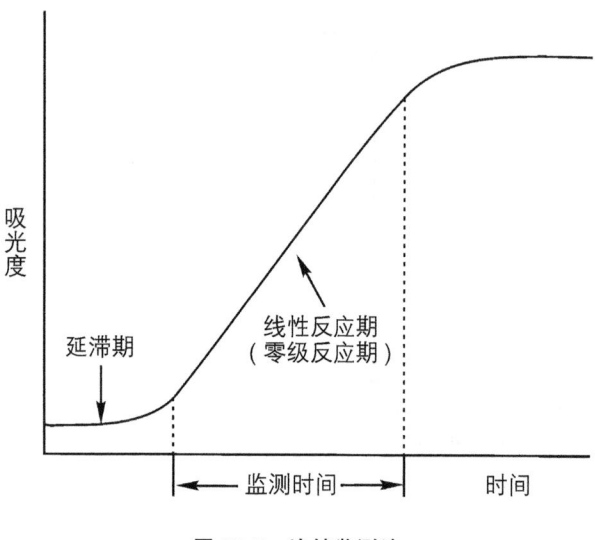

图 27-7 连续监测法

$(A_2-A_1)/(t_2-t_1)$ 计算 ΔA。它与连续监测法比较，缺点在于人为确定 t_1、t_2，不定因素较多，不能保证反应在 t_1-t_2 期间呈线性，影响结果准确性；应在常规测定前，先做预试验来确定线性时间段。若在选择的时间段内反应不呈线性（如零级反应期短，仪器无法设置或测定），则只能改用终点法。优点在于方法简单；酶活力较低、测定吸光度值较小时，可增加测定时间段而不受仪器连续监测时间点的局限，减少读数误差。

(3) 速率 B 法：在 1 个通道内 1 次进行 2 项反应相关的速率法测定。它既可以是 2 项试验测定，也可用于干扰反应或作为样品空白的自动补偿。干扰反应或作为样品空白的自动补偿的基本原理是通过仪器的微机自动处理系统，在第一反应（干扰反应）一直维持线性的前提下，从第二反应（主反应）速率中扣除第一反应速率的延续影响。实际工作中，如用于消除胆红素转化为胆绿素后吸光度下降、对肌酐苦味酸法测定的负干扰等。

3. 空白校正　在分光光度法中，常利用空白溶液来调节仪器的吸光度零点，或用来抵消某些测定的干扰因素。在生化分析仪测定中，除了采用双或多波长、两点法等排除背景干扰外，常要运用专门空白测定，以便从样品测定吸光度中扣除其影响。正确选择空白校正，对提高准确度起到重要作用。

(1) 试剂空白：一般在方法类型和校准模式中，即分为有或无试剂空白两大类。试剂空白单独测定或与校准配合测定，并需预选装载去离子水样品杯或试剂空白架。校准或患者样品的各测定点吸光度，均要扣除相应测定点的试剂空白吸光度或空白速率值。无试剂空白的方法，多直接以反应杯的水空白作为测定基准值。

(2) 样品空白：主要为了消除样品本身浑浊或色度的干扰。常采用空白通道法，测定校正结果＝显色反应通道结果－空白通道结果。多数仪器须另外占用测定通道。

4. 单试剂法　在反应过程中仅加 1 次试剂的方法称单试剂法。其常见的有以下方法。

(1) 单试剂单波长法：指在选定的温度和某一特定的波长，读取反应一定时间时的吸光度的方法。这是单试剂法中最常见的方法。反应温度常选择 37℃；反应时间应该根据反应特性和特定的仪器而定，为使仪器有效工作，以不超过仪器的一个分析周期为佳。根据反应的特性，本法又可分为一点标准法、标准曲线法、非线性标准曲线法。

(2) 单试剂双波长法：单试剂双波长法主要是为了消除检测体系或标本的浑浊而设置，自动生化分析仪大部分终点分析均用此法。

(3) 标本空白法：该法使用单波长或双波长均可，当使用双波长还纠正不了浑浊、色素、脂血等带来的影响时，常用本法来做终点分析。

5. 双试剂法　双试剂法可消除一些干扰和非特异性反应，特别当试剂不稳定时，要分开配制和加入反应系统，以确保检测结果的准确。其常见的有以下方法。

(1) 双试剂单波长一点法：检测试剂分成两部分加入，只读 1 次吸光度。对不宜采用单试剂的方法可用本功能。

(2) 双试剂两点法：为了去掉标本色素、浊度的影响，也可用双试剂，在加入第 1 试剂后读取 1 次吸光度（此时试剂与标本不发生反应，吸光度为标本或试剂所产生），再加第 2 试剂，反应一定时间后再读取 1 次吸光度，依 2 次吸光度之差计算结果。此法不但可避免试剂不稳造成的影响，还可消除标本带来的某些影响。目前较多的全自动生化分析仪的终点分析均可用此法。

(3) 双试剂双波长法：不同的仪器，功能不一样，有的全用双波长，有的可自行设置。实际工作中应根据需要确定选用何种功能。

6. 双波长法　双波长法不仅适用于终点法，也可用于动态监测法。其原理是检测计在对一待测物进行检测时，同时用两个波长检测，用主波长的吸光度减去副波长的吸光度,标准物与待测物同等对待,计算待测物的浓度。优点是可以通过消除背景(非成色反应形成的吸光度值)吸收,而减少样品的颜色和浊度所产生的影响,它不仅可以有效地校准样本的浑浊、溶血、黄疸等,还可对电源波动有补偿效果。

第三节 自动生化分析仪性能及评价

仪器的性能是选择仪器的主要依据。随着科学技术的不断进步,特别是电子技术和计算机技术飞速发展,自动生化分析仪的性能和结构都有了很大的改进,新型仪器不断出现,其功能和技术指标不断更新,正确评价与合理使用这些仪器十分重要。

一、自动生化分析仪性能评价指标

自动生化分析仪是一种高度自动化、高精度、高准确度的分析仪器,一般不需要操作者进行调节和校正。但在仪器开始使用之前,有必要了解一些技术指标,熟悉仪器的各种性能,常用性能评价指标有精密度、波长准确性、线性以及与其他仪器的相关性等。

1. 精密度评价 仪器的精密度测试主要包括批内重复性和总精密度2个方面。

(1)批内重复性:测定批内重复性就是对样品的某一个或几个项目各重复测定20次,计算它的CV值即不精密度,然后与厂家的该项技术指标进行比较。

(2)总精密度:选择某一常用的临床项目的2个浓度(由医学决定水平的正常和异常值),每天做室内质量控制。然后计算总精密度(ST)。

(3)与厂商估计的精密度或临床要求的精密度比较,将计算好的批内精密度和总精密度用 χ^2 检验法进行比较,若所计算的 χ^2 值小于表中的 χ^2,则说明所测精密度与厂商估计值无显著性差异。

2. 相关性 不同的仪器的测定结果之间不可避免地存在着一定的差别,为了取得一致的结果,拥有2台仪器以上的实验室,应该进行仪器间的校正。在仅有1台仪器时,为了得到实验室之间的一致性,也可以用参考实验室的仪器进行校正。方法是相同的试验项目在不同的仪器上测定,然后用线性回归进行比较和校正,一般的全自动生化分析仪都设有仪器校正程序。

3. 波长校正 波长校正包括线性和准确性的检查。线性检查方法是用系列标准溶液在最大吸收处读取吸光度,然后绘制标准曲线或用回归法计算线性相关。准确性检查的方法有2种:一是用已知准确摩尔浓度和摩尔消光系数(ε)的溶液在其特定波长比色,计算 ε = A 值/摩尔浓度,然后与标准 ε 比较;二是与已知准确波长的仪器比较,如有漂移,应进行适当的校正。

二、自动生化分析仪的选择与应用

1. 自动化程度 自动化程度是指仪器能够独立完成生化测定操作程序的能力。如半自动生化分析仪仅能完成比色、计算、打印结果等过程;全自动生化分析仪可以完成从加样到打印结果的全过程。除此之外,自动化程度还包括其他许多内容,如单位时间处理标本的能力、可同步分析的项目数等。总之,对于一台生化分析仪来说,自动化程度越高,仪器的功能越强。

2. 分析效率 提高工作效率是人们选用自动分析仪的目的之一。分析效率是指在测定方法相同的情况下自动生化分析仪的分析速度。分析速度决定于1次测定中可测样品多少和可测项目的多少。如果是单通道分析仪,1次只能测定1个项目,分析效率较低。多通道分析仪,可明显提高分析效率。

不同类型的分析仪,由于其结构和设计原理及微机应用程度不同,造成有自动化程度的差异,同时也直接影响其分析效率。

3. 应用范围 仪器的应用范围是仪器的一个综合性指标,包括仪器所能进行的分析方法及可测定项目的种类,应用范围与仪器的设计原理及结构有关。分析方法除了分光光度法外,还能进行浊度法、离子选择性电极法、荧光法等测定。既可用终点法,也可做连续监测法检测,还可进行双项同时检测和同工酶测定。当然,仪器能进行的实验方法学越多,仪器的价格也将越高。可测定项目的多少,同样是值得关注的问题,早期的自动生化分析仪一般只能测定常规的生化检验指标,随着科学技术的进步及微机的应用,近年来生产的全自动分析仪,尚可应用免疫浊度法来测定特种蛋白、微量元素和药物监测分析。

4. 精度与准确度　精度和准确度是自动生化分析仪提供实验分析结果的精密度和准确度的基础。自动生化分析仪的精度和准确度取决于仪器各部件的加工精度和精确的工作状态。如分析仪采用的液体感应探针，准确取样，使样品携带黏附率低于0.5%，不仅能准确地吸取微量样品，而且还能充分地混合反应液，提高测量的精度。此外，各厂家为了提高抗交叉污染的能力，采用了许多新型的设计，这些新技术都将交叉污染的程度控制在最低限度。恒温方式和测光方式也不断改进，凡此种种都使测定的精度和准确度达到了相当的高度，从而保证测试结果的准确率。

5. 其他性能　除上述指标外，仪器的取液量、最小反应液体积和测试速度也是我们评价仪器性能的指标。取液量决定样品与试剂的比例，该比例的范围越宽越好，这样才能适应选择更多试剂和方法之用。最小反应液体积指可被光度计准确检测的最小的反应液体积，反应液体积少，节省试剂，减少开支。虽然仪器的测试速度越快效率越高，但也应该根据实验室的检测量进行合理的选择。

总之，自动生化分析仪的性能包括的范围很广，还有试剂的使用是封闭式供应还是开放式供应，以及仪器的性能价格比等，仪器的控制系统也是评价仪器的指标。除了上述因素外，选择自动分析仪，还要考虑经济和技术条件。经济方面主要是仪器及附属装置价格、仪器寿命及消耗品、零配件的供应等；技术方面则是仪器应易操作、易保养。

第四节　干化学分析技术

干化学(dry chemistry)又称固相化学(solid phase chemistry)，干化学分析是指将液体检测样品直接加到特定生产的商业化的干燥试剂载体上，以被测样品的水分作为溶剂将载体上的试剂溶解，从而待测物与固相组分发生反应，使检测载体上信号发生改变，通过信号改变计算出待测物浓度，将这一技术称为干化学分析技术，干化学是以Kubelka-Munk理论作为理论基础。干化学分析与传统的湿化学分析在检测原理、反应状态、检测过程等方面有着显著不同，近年来干化学分析技术发展迅速，已逐渐应用于临床实验室的生化、免疫药物等项目的定量检测。干化学技术主要具备以下优点：操作简便，无需配制试剂；超微量分析；灵敏度高、准确度高、速度快；无须用水，无废液产生。

我们所熟悉的湿化学(wet chemistry)是指在反应容器中液态试剂和样品混合后发生的化学反应。实际上，干化学也是在不同程度潮湿状态下的反应，二者的区别主要在于试剂状态、反应载体和相应的检测原理等之间的差异(表27-1)。

表27-1　干化学与湿化学技术的比较

	干化学技术	湿化学技术
试剂状态	固相	液态
反应载体	试剂载体膜	比色杯
理论基础	Kubelka-Munk理论	Lambert-Beer定律
检测原理	反射光度法	透射光度法

一、干化学仪器的类型及特点

干化学仪器按检测样本分类可分为全血干化学分析仪和血浆(血清)干化学分析仪；按检测项目多少分类，可以分为单项、双项、三项、四项和多项干化学分析仪，干化学的仪器和配套的试剂组成一个测定系统。小到血糖仪、尿液化学分析仪，大到全自动干化学分析仪，如KODAK公司的EKTACHEM 950型、强生公司的VITROS 950型干化学分析仪，其种类繁多，检测原理不一。目前干化学分析技术已经在临床实验室中得到广泛的应用，特别适用于急诊检验，并且在POCT中应用较多。

二、干化学试剂载体的基本结构

干化学载体可分为双层膜结构、三层膜结构和多层膜结构3种，其中多层膜结构是目前临床检验干化学方法中最具代表的方法。

1. 双层膜结构　双层膜结构使用的载体最简单，在起支持作用的塑料基片上固定1层预固相了全部试剂的纤维素片。样品中的液态将试剂溶解后，与待测物质发生反应，通过反射光度计测定其颜色改变，从而计算待测物质浓度，常见的是尿生化分析试剂条(图27-8)。这种简单结构不能排除样品中某些物质的干扰，因而通常只能对待测成分进行定性或者半定量测定，限制了其在精确定量项目中的应用。

2. 三层膜结构　三层膜结构是在双层膜结构

的基础上加 1 层多孔胶膜过滤层,可以将标本中的杂质过滤掉,并具保护试剂层的作用。与双层膜结构不同的是,三层膜结构测定光路是通过透明的塑料基片,而不经过上面的过滤层,避免了样品中干扰成分的影响,提高了方法的稳定性和准确性。

3. **多层膜结构** 当代临床检验中的干化学法,最具代表性的就是多层膜法,即干化学的多层膜试剂载体。它集光学、酶学工程、现代化学和计算机技术于一体,其定量的准确度和精密度已经达到常规湿化学水平,某些项目检测甚至可以与参考方法相媲美。

多层膜法测定原理可分为:反射光度法(reflectance spectroscopy)和差示电位法(differential potentiometry)及荧光反射光度法。

(1) 基于反射光度法的多层膜:此类多层膜结构从上至下可分为分布层、光漫射层、辅助试剂层、试剂层和支持层(图 27-9)。

① 分布层。由高密度多孔聚合物组成,能够快速吸附液体样品并使之迅速、均匀地渗透到下一层,同时阻止一些颗粒物质(如细胞、结晶等),也可让大分子滞留,起渗透过滤的作用。

② 光漫射层。由白色不透明、反射系数>95%的物质,如 $BaSO_4$ 或者 TiO_2 构成,可以隔离分布层中的有色干扰物质,使反射光不受影响,同时因其具有高反射系数,可为下面的试剂层提供反射背景,减少因光吸收所引起的测量误差。

③ 辅助试剂层。主要作用是去除标本内源性物质的干扰,使检测结果更加准确,如固定 VitC 酶,达到分解 VitC 去除其对 H_2O_2 的还原作用。此外,还可以通过亲和过滤、免疫沉淀、凝胶过滤等方法,选择性地去除干扰物质。

④ 试剂层。由亲水性多聚物构成,固定了分析沉淀时部分或全部试剂,又称为反应层或试剂指示层。用于不同项目检测的试剂条,其试剂层的成分不同。

⑤ 支持层。为允许入射光和反射光完全透过的塑料基片,同时也起支持作用。

(2) 基于差示电位法的多层膜:其基本结构包括 2 个完全相同的"离子选择电极",其中 1 个是样品电极,1 个是参比电极,均有 5 层结构,从上到下依次为离子选择敏感膜、参比层、氯化银层、银层和支持层,二者之间以一纸盐桥相连。测定时取等量的样品和参比液分别加入这 2 个并列而又分开的电极的加样槽内,通过电位计来测定这 2 个电极的差示电位。根据差示电位显示的值来计算待测标本中的离子活度。

(3) 基于荧光反射光度法的多层膜:一般分为 4 层:扩散层、光屏层、信号层和基片。扩散层含有缓冲剂和表面活性剂等,可阻断大分子化合物,只允许小分子通过。扩散层下是含有一氧化铁的光屏层,再下层有结合在固相抗体上的荧光半抗原试剂的信号层,最下层是起支持作用的基片。测定原理

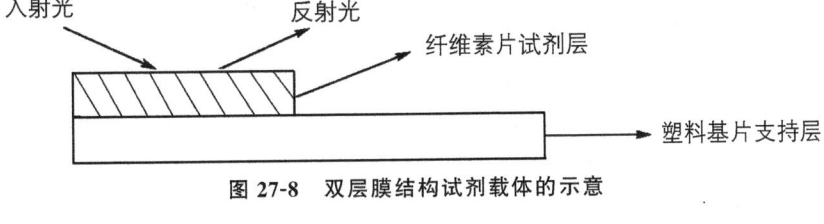

图 27-8 双层膜结构试剂载体的示意

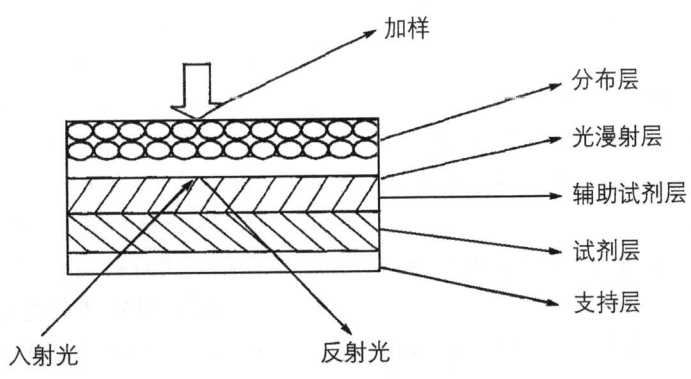

图 27-9 基于反射光度法的多层膜结构

主要是竞争免疫原理,样品中的半抗原与试剂中的标记半抗原竞争结合信号层的固相抗体位点,信号层上结合的荧光标记半抗原被激发,反射的荧光强度与待测半抗原浓度成负相关。主要用于半抗原如某些治疗药物的检测。

三、干化学测定的基本原理

干化学方法测定主要是反射光度法和差示电位法,差示电位法的测定原理与离子选择电极原理相同,本节不再详细介绍,而将介绍反射光度法的测定原理。

干化学分析主要涉及的反射光度法主要为漫反射,其结果计算不遵循 Lambert-Beer 定律,而遵循 Kubelka-Munk 理论,因为显色反应发生在固相上,固相载体对透射光和反射光都有明显的散射作用。Kubelka-Munk 理论即反射率 R 与固相反应层的厚度,以及单位厚度的吸收系数和固相反应层的散射系数有关。其简单的数学公式为:$C = B(A_R - A_0) = B[LgR_0/(R_{test} - R_f) - A_0]$。

其中 C 代表浓度,B 为吸收比例常数,A_R 为反射吸光度,A_0 空白反射吸光度,R_0 为空白反射光强度,R_{test} 为测定的反射光强度,R_f 非线性校正因子。Kubelka-Munk 理论为干化学应用反射光度法测定提供了理论基础,在此基础上,随着计算机技术的推广和化学计量学普遍应用,干化学自动分析仪步入了当今最新一代分析仪器的行列。

四、干化学分析的应用及发展前景

干化学分析操作简单,结果可靠,已经被临床作为常规方法广泛应用。目前,越来越多的项目都采用干化学分析,例如干式尿液分析仪、便携式血糖仪、干化学分析仪等,测试项目达到几十种之多。干化学分析简便、快速、准确的优点特别适合急诊标本的检测。此外,由于干化学分析仪体积小、重量轻,试剂不需要特殊的储备条件,也不需要配制任何溶液,特别便于携带,故由于野外、舰艇及航天等领域进行标本检测。在床旁检查和家庭监护领域也颇具优势。但是,与湿化学方法相比,干化学分析的成本较高,某些系统的检测项目有限,这些因素都一定程度限制了其应用范围。一旦解决了这些问题,干化学技术将会有更好的应用前景。

第五节 实验室信息系统与全实验室自动化

一、实验室信息系统

实验室信息系统(laboratory information system,LIS)是指对患者检验申请、标本识别、结果报告、质量控制和样本结果分析等各方面数据进行管理的信息系统。当今的实验室已经向自动化、网络化管理方向发展,实验室信息系统正是在这一背景下产生的集现代化管理思想方法与计算机计算结合的用于实验室管理的一项崭新应用技术。

1. 实验室信息系统的体系结构　实验室信息系统不是简单的用计算机取代人进行管理,必须要有先进的管理思想、有效的管理机制、严格的管理制度、团结的技术团体,实验室信息系统才能发挥它的作用。实验室信息系统除构成局域网的软硬件外,还需要下列软硬件。

(1)检验服务器:运行数据库,管理各种原始数据和有效的检验结果。

(2)医嘱服务器:运行数据库,管理各种医师命令。

(3)实验室信息系统工作站:运行应用程序,管理执行各种功能,包括临床化学工作站、临床免疫工作站、临床血液学工作站、体液学工作站等。

(4)医师工作站:执行医师的命令和阅读检验报告单的功能。

(5)护士工作站:完成医师命令的核对与执行、样本采集、打印标本条形码的功能。

2. 实验室信息系统的功能　实验室信息系统主要作用是帮助实验室工作人员对日常业务的处理,以及实验室管理者了解日常业务以便实施有效的控制、组织、计划等。实验室信息系统包括:主任管理系统、试剂管理系统、标本处理系统、报告处理系统、查询系统、质量控制系统、辅助管理系统等。这些系统可以帮助实验人员对原始数据进行整合、分类、保存等,以备查询。其主要功能包括①预约管理;②检验单信息;③登陆功能;④提示查对;⑤检验业务执行;⑥报告处理功能;⑦检验管理功能。⑧检验质量管理功能;⑨统计功能等。

3. 实验室信息系统的安全性　实验室信息系统的安全性是非常重要的,因为它关系到患者个人的隐私、医学数据储存安全和软件的稳定性等。一般可以从以下几方面来采取保护。

(1)完备的安全预防措施,应该设置2套计算机中央设备,1套在运行,1套留备用,在紧急情况下可以依靠备用设备运行。

(2)软件的安全防护措施,包括对用户身份的鉴定、原始数据的备份等。

(3)完善的操作过程,设计职责分工,避免个人权限过度集中;配备完整的操作手册;完善的授权管理等。

实验室信息系统可提高临床实验室的质量,同时可提高实验室管理水平。在实验室信息系统体系结构中,管理与人是成功的关键。要有先进的管理思想、有效的管理机制、严格的管理制度和良好的技术团队,实验室信息系统的使用才能达到预期效果。

二、全实验室自动化

全实验室自动化(total laboratory automation, TLA)是指将众多模块分析系统整合成一个实现对标本处理、传送、分析、数据处理和分析过程的全自动化。检测标本在TLA系统可完成临床化学、血液学、免疫学、血清学等亚专业的任一项目的检测。由于自动化使整个过程标准化,避免了人为的差异和污染,节约人力,提高仪器的使用效率,缩短了检测结果回报周期,提高了整个实验室的工作效率,代表着医学检验自动化的发展方向。

1. 全实验室自动化的发展史 TLA起源于日本,1981年由于严重缺乏实验室技术人员,日本高知(Kochi)医学院的Masahide Sasaki博士应用标本传送系统和自动控制技术,配合自动化的分析仪器,建立了第1个全自动实验室,检验人员只需将处理后的标本放入传送带,分析仪器就可根据检测项目自动从传送带上取到待测样品进行检测,大大提高了工作效率。20世纪90年代TLA进入美国和欧洲,发展势头迅猛。随着时代的发展、检验领域所能涵盖的检测项目的逐渐丰富及实验室信息系统的进一步完善和网络技术的推广,TLA在临床诊断及治疗监测等方面发挥出越来越重要的作用。

2. 全实验室自动化的结构组成 TLA的组成包括硬件和软件2部分,硬件包括标本处理和检测所需的全部设备,软件则主要是执行进程控制,见图27-10。根据标本的处理流程,又可将所有的设备划分以下几个主要部分:标本前处理系统、检测流水线和独立检测单元,进程控制软件参与各部分的控制及各部分间的协调。

(1)标本自动传送系统:TLA最明显的特征就是标本可在分析前、分析中和分析后的整个分析过程进行标本自动化传送。其中主要有2类,即传送带和机器人,目前广泛应用的传送带系统传送标本到相应工作站是连续的,而机器人是将标本选择性地送到指定位置。标本处理在样本分析前和分析后的标本处理过程,是每个临床实验室必不可少的环节,也是实验室产生错误的重要来源之一。

(2)标本自动处理系统:该系统可以对标本进行拆包、自动编号、自动检查标本的脂血、溶血、黄疸等,自动鉴定标本的种类,自动平衡离心,自动去盖,自动分装,自动传送,自动储存等。样品前处理自动化杜绝了血清(浆)的分离、分装、输送等环节的差错发生,减少了标本前处理过程人工操作。在保证检验结果质量、缩短检验周转期、降低检验成本、保证操作人员的生物安全等方面意义重大。

(3)检测流水线:检测流水线与标本前处理模块相联,进行各种检测的样品经前处理后直接入流水线。生化、血液、免疫等分析仪器连接在流水线上,可通过连接单元自动加载样品,测试完成后自动卸载,标本重新放回到流水线上供下1个仪器测试。样品进行完所设定的所有项目后被盖上1个新的盖子放入冷藏室供自动复检或智能测试。

(4)独立检测单元:由于实验室设备种类多,生产商采用的标准不一,当某些第三方检测仪器(基因分析仪、特需分析仪器等)不支持流水线时,可作为独立检测单元处理。这种情况下,可编程控制的机械手是对标本传送系统的最好补充。

(5)信息处理系统:分析后处理包括结果审核、可疑结果复查、结果输出、样品保存等过程。分析后处理自动化很大程度上取决于信息处理系统的功能,自动化结果审核主要是根据系统中预先设置的参考区间,判断受试者检测结果,对可疑或者不符合的结果自动进行重复实验,以保证结果的准确性和重复性。但实验室信息系统还能自动对同一患者的历史数据进行回顾比较;对一些危及生命的项目设置报警限;实验室信息系统还具有质量管理、数据查询、数据统计和整合、自动生成报告、自动数据传输等功能。

目前,有的信息处理系统通过较复杂的专业系统和语言处理技术,对结果进行计算机化解释,而且信息系统还可以对医师或者实验人员对结果提出的疑问进行重新检查。同时计算机还可以协助

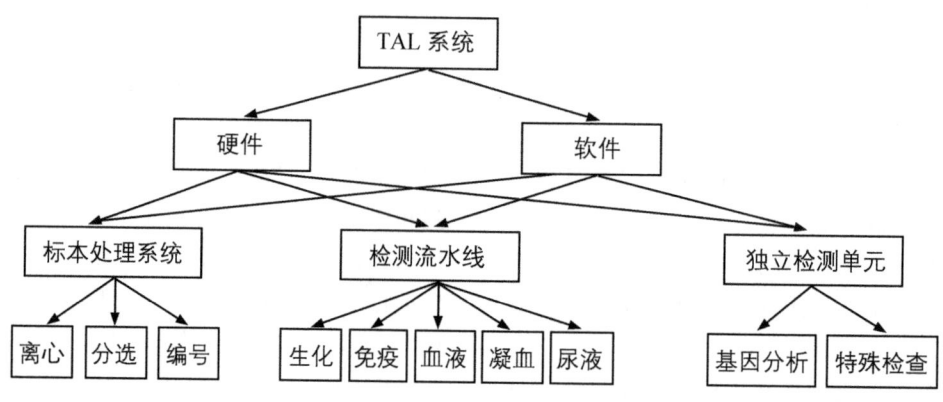

图 27-10 全实验室自动化结构

实验室技术人员分选出那些不需要做特殊解释的报告,节约实验报告的书写时间,集中精力对可疑结果进行仔细分析和检查。值得注意的是,无论计算机结果多么可靠,发报告之前必须由有资质的实验室人员给予签名和确认。

3. 全实验室自动化的优缺点

(1)全实验室自动化系统的优点:①工作效率高,通过 TLA 可以大大降低实验人员的劳动强度,减少人力支出;②缩短检验周期,使用 TLA 可以更快的速度为临床患者的诊断治疗提供数据;③实验方法标准化,TLA 可以减少室内和室间的变异系数,增加结果的可比性和可信性;④增加仪器的使用效率,使各自分散的仪器集中使用,充分发挥其效率;⑤减少标本与试剂的用量,降低了检测成本,同时减少了废液排除量,有利于环保;⑥TLA 有监测、统计、储存、数据传送等功能,可以及时报警纠正错误;⑦提高实验室科研水平和人员素质,TLA 取代了大量的人工,实验人员可以有更多精力学习、开发新技术。

(2)全实验室自动化系统的不足:首先,TLA 高昂的价格是其应用的最大障碍,因此最大限度地降低生产成本是各仪器设备制造商的当务之急。其次,要实现 TLA 的另一障碍是系统的整合,各个厂家生产的不同仪器设备、标本传送系统即软件系统,它们之间如何匹配构成一个完整的分析体系和流水线,是一个有待解决的问题。再次,TLA 各组成部分的标准化问题,即各个厂家的设备缺乏通用性。

全实验室自动化(TLA)代表着检验医学全程自动化的方向。TLA 的成功实施因素之一是实验室自动化系统(LAS)、实验室信息系统(LIS)和临床信息系统(CIS)三者间的良好整合。

(钱士匀)

■ **参考文献**

樊绮诗,钱士匀.2015.临床检验仪器与技术.北京:人民卫生出版社.

陆永绥,李清华,张伟民.2006..临床检验自动化仪器分析标准操作规程.浙江:浙江大学出版社.

曾照芳,贺志安.2012.临床检验仪器学.2版.北京:人民卫生出版社.

刘立行.2008.仪器分析.2版.北京:中国石化出版社.

彭黎明,王兰兰.2003.检验医学自动化及临床应用.北京:人民卫生出版.

Carl A.B., Edward R.A., David E.B..2006. TIETZ textbook of clinical chemistry and molecular diagnostics, 4th edition. U.S.A:ELSEVIER SAUNDERS.

周新,涂植光.2003.临床生物化学和生物化学检验.北京:人民卫生出版社.

丛玉隆,王丁.2002.当代检验分析技术与临床.北京:中国科学技术出版社.

第28章

生物传感器技术

> **大　纲**
>
> **掌握**　生物传感器的概念、结构及检测原理；电化学生物传感器的检测原理；压电石英晶体微天平和声表面波生物传感器的基本原理；表面等离子体生物传感器的检测原理；热生物传感器的基本原理；
>
> **熟悉**　生物传感器的特点、分类及应用领域；电化学生物传感器的特点及其在医学检验领域的应用；压电石英晶体微天平和声表面波生物传感器在医学检验领域的应用；表面等离子体生物传感器的传感过程及其在医学检验领域的应用；热生物传感器的应用。
>
> **了解**　电化学生物传感器的分类；未来生物传感器的发展趋势。

第一节　概　　述

传感技术是当代科学技术发展的一个重要标志，它与通信技术、计算机技术并称为现代信息产业的三大支柱。如果说计算机是人类大脑的扩展，那么传感器就是人类五官的延伸。每一个生物体，实际上都拥有一个个独立的生物信息处理系统，进化越高，该系统就相对越复杂。因为生物的基本特征之一就是能够对外界的各种刺激做出反应。其所以能够如此，首先是由于生物能感受外界的各类刺激信号，并将这些信号转换成体内信息处理系统所能接收并处理的信号。例如，人能通过眼、耳、鼻、舌、身等感觉器官将外界的光、声、温度及其他各种化学和物理信号转换成人体内神经系统等信息处理系统能够接收和处理的信号。

生物传感器

生物传感器（Biosensor）是近几十年内发展起来的一种新的传感技术。是将生物材料（如酶、抗体、核酸、微生物、组织、细胞器、细胞受体、天然产物等）、生物衍生材料（如重组抗体、工程蛋白和核酸适配体等）或仿生物质（如合成催化剂、印迹聚合物等）与物理或化学型转换器或转换微系统（类型包括光学、电化学、压电型、磁型、微机械型和温度型等）紧密结合，通过将待测的生物信号转换为声、光、电等可检测的物理信号，从而实现对样本中靶生物分子的检测的一类分析装置。由于其集高效、灵敏、特异、结构小巧、经济实用等优点于一身，目前已成为生命科学领域的研究热点。

1. 各种生物传感器的共同结构　一般由两部分组成，其一是生物分子识别组件（感受器），是指将1种或数种相关生物活性材料固定在表面（也称生物敏感膜）；其二是能把生物活性表达的信号转换为电、声、光等信号的物理或化学换能器。二者组合在一起，用现代微电子和自动化仪表技术进行生物信号的再加工，就构成各种可以使用的生物传感器分析装置、仪器和系统。其组成如图28-1所示。

2. 生物传感器的检测原理　待测物质接触生物活性材料（如酶、蛋白质、DNA、抗体、抗原等），经分子识别，发生生物学反应，产生的信息继而被相应的物理或化学换能器转变成可定量和可处理

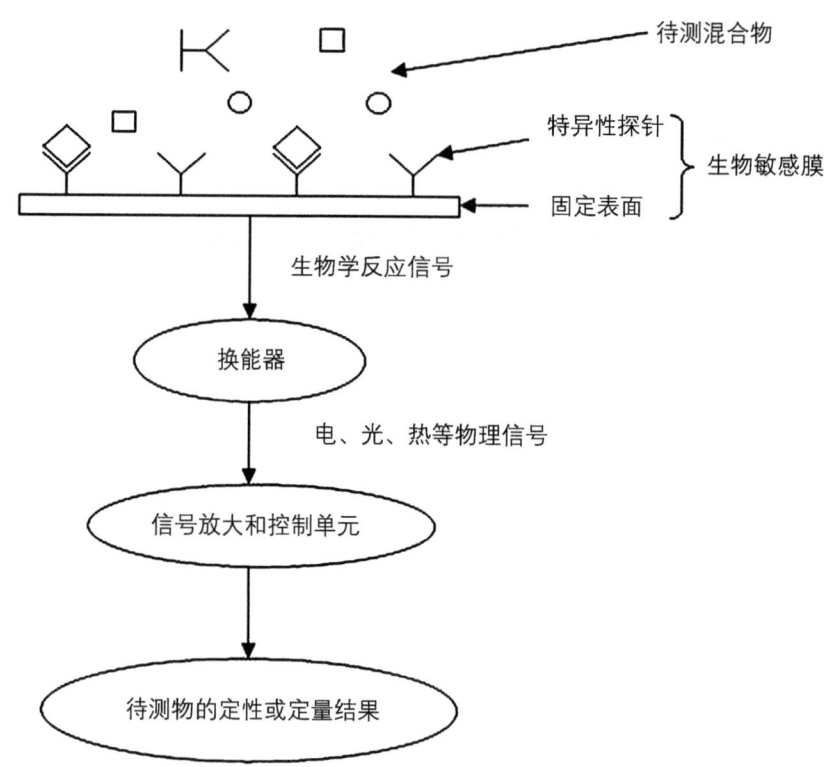

图 28-1 生物传感器结构

的电、声、光等信号,再经二次仪表放大并输出,便可定性或定量地测得待测物。

3. 生物传感器的共同特点　①一般不需进行样品的预处理,它利用本身具备的优异选择性把样品中被测组分的分离和检测统一为一体。测定时一般不需另加其他试剂。②体积小、响应快、样品用量少,可以实现连续在线监测。③通常其敏感材料是固定化生物组件,可以反复多次使用。④操作系统比较简单,容易实现自动分析。⑤传感器连同测定仪的成本远低于大型的分析仪器,因而便于推广普及。⑥准确度高,一般相对误差可以达到1%以内;⑦有的微生物传感器能够可靠地指示微生物培养系统内的供氧状况和副产物的产生。能得到许多复杂的物理化学传感器综合作用才能获得的信息。

4. 生物传感器的分类　由于各学科的不断发展和渗透,各类新型生物传感器的不断出现,传感器分类方法较多,不同领域惯用的分类方法也不尽一致。目前主要有敏感元件分类,信号转换元件分类,被检目标与识别元件的反应类型分类3种方法。

生物传感器敏感元件(即生物识别元件)是由具有分子识别功能的生物材料和支持物构成的。常见的生物材料有酶/底物、抗原/抗体、核酸/互补序列、微生物、动物或植物的细胞或组织切片等。因此,按分子识别元件分类可将生物传感器分为酶传感器(enzyme sensor)、免疫(抗原或抗体)传感器(immunology sensor)、微生物传感器(microbial sensor)、组织传感器(tissue sensor)、细胞器传感器、核酸传感器、分子印迹传感器等。

换能器(transducer)又称信号转换元件,是将敏感元件(也称感受器)上发生的物理或化学变化转变成可测量信号的器件。目前用于传感器研究的换能器除热敏电阻(thermistor)、场效应晶体管、压电晶体(piezoelectric quartz crystal)、表面声波换能器(surface acoustic wave transducer)和表面等离子共振(surface plasmon resonance)换能器外,还有电化学和光学换能器。因此根据测量信号的不同,又可将生物传感器分为质量敏感型生物传感器、热生物传感器、电化学生物传感器和光学生物传感器等。电化学生物传感器主要包括电位型、电流型、电导型和电容型生物传感器。

根据生物传感器与底物作用机理的不同,可将生物传感器分为催化型生物传感器和亲和型生物传感器两类,前者包括酶传感器(enzyme sensor)、微生物传感器(microbial sensor)、组织传感器等;后者利用分子间特异的亲和性,如免疫传感器(immunology sensor)、受体传感器、DNA传感器等。

5. **生物传感器的主要应用领域** 生物传感器技术作为介于信息和生物技术之间的新增长点,在临床医学、军事及军事医学、环境监测、发酵工艺、食品工程等方面得到了高度重视和广泛应用。

(1)医学领域:这是生物传感器最早应用的领域之一,而且正发挥着越来越大的作用。在临床医学中,酶电极是最早研制且应用最多的一种传感器(例如目前临床上应用非常成功的血糖快速检测仪)。如果利用具有不同生物特性的微生物代替酶,便可制成各种不同的微生物传感器。利用各种特异性核酸探针制备的基因传感器、或利用其特异的抗原抗体制备的免疫传感器可用于体液中生物标志物的检测,为临床上医师的诊断提供可靠依据。另外,在法医学中,生物传感器也可做DNA鉴定和亲子认证等。

(2)环境监测:近年来,环境污染问题日益严重,人们迫切希望拥有一种能对大气和水中各种污染物进行连续、快速、在线监测的器件,生物传感器满足了人们的要求。目前,已有相当部分的生物传感器应用于环境监测中(如用生物传感器对酸雨酸雾样品溶液进行检测)。

(3)发酵工业:各种生物传感器中,微生物传感器最适合发酵工业的测定。微生物传感器可用于测量发酵工业中的原材料(如乙酸等的测定)和代谢产物(如头孢霉素、谷氨酸、甲酸、乳酸等的测定),从而根据生物反应器内各种理化、生物的参数变化对发酵过程加以控制和调整。测量的原理基本上都是用适合的微生物电极与氧电极组成,利用微生物的同化作用耗氧,通过测量氧电极电流的变化量来测量氧气的减少量,从而达到测量底物浓度的目的。

(4)食品工业:包括食品成分、食品添加剂、有害毒物及食品鲜度等的测定分析。例如,食品成分分析:在食品工业中,葡萄糖的含量是衡量水果成熟度和贮藏寿命的一个重要指标。目前已经有开发的酶电极型生物传感器可用来分析白酒、苹果汁、果酱和蜂蜜中的葡萄糖等。此外,也有用生物传感器测定亚硫酸含量、色素和乳化剂的报道。

生物传感器是一种多学科交叉的高技术领域,如何组织各方面的科技力量和财力、物力来推动这一高技术领域在我国的发展,不仅是对生物、信息、物理、化学、医学、微电子、材料等相关领域中科技人员的挑战,也是有关行政管理部门面临的一个课题。

第二节 电化学生物传感器

电化学生物传感器(Electrochemical biosensor)是将生物活性材料与电化学换能器结合起来组成的生物传感器。这类传感器发展最早,也是在临床上应用最成功的一种传感器类型。

一、电化学生物传感器的检测原理

电化学传感器主要由识别待测物的敏感膜和将生物信号转化为电信号的电化学转换器两部分组成,根据测量目标分子或待测物的电信号变化,如电容、电流、电位、电导率等,从而实现定量或定性分析检测物。

二、电化学传感器的分类

由各种生物分子与电化学换能器组合可构成多种类型的电化学生物传感器。根据生物活性材料的不同,电化学生物传感器分为离子选择电极传感器、酶电极传感器、电化学DNA传感器、电化学免疫传感器、微生物电极传感器、组织电极传感器等。

1. **离子选择电极** 这类离子选择电极的膜一般以聚氯乙烯为基体,填充有适当的离子交换溶液。这种离子交换溶液含有被测阳离子载体配合物盐,它是由被测阳离子和强疏水阴离子(如四苯硼酸盐,对氯四苯硼酸盐)配合而成。

最早的离子选择性电极就是测量溶液pH的玻璃电极,始于1906年。随着氟化镧(LaF_3)单晶制成氟离子电极问世后,发展十分迅速。这种离子选择性电极的电极管一般用玻璃或其他聚合物材料制成,管内溶液一般为含有相同离子的强电解质溶液(0.1mol/kg KF和0.1mol/kg NaCl),内参比电极为Ag-AgCl电极,将LaF_3单芯片作为薄膜覆盖在电极管底部。

2. 酶电极 电化学酶传感器将酶与底物相互作用和电化学分析功能相结合，是目前研究最广泛的电化学生物传感器。电化学酶传感器由 Clark 和 Lyons 于 1962 年首次提出，此后得到了迅速发展，广泛应用于食品安全、环境监测、重金属和农药检测等领域。近年来，新型的纳米技术和材料科学在电化学酶传感器上的成功应用，进一步推动了电化学酶传感器的进步。

以葡萄糖氧化酶（GOD）电极为例简述其工作原理。在 GOD 的催化下，葡萄糖被氧化生成葡萄糖酸和过氧化氢。根据此反应，显然可通过氧电极（测氧的消耗）、过氧化氢电极（测 H_2O_2 的产生）和 pH 电极（测酸度变化）来间接测定葡萄糖的含量。因此，只要将 GOD 固定在上述电极表面即可构成测葡萄糖的 GOD 传感器。

3. 电化学 DNA 传感器 生命科学研究中常用的生物样品，如血液、血清、器官、体液中特定 DNA 序列的测定在生物医学领域有着非常重要的意义。其测定结果可以用来对遗传性和传染性疾病进行鉴别和检测。例如，胞囊纤维症、肌肉营养失调、镰状细胞血症、血友病等都是由于正常 DNA 碱基序列的特定变化所引起的。并且，随着人类基因组计划的完成，进行基因诊断已经逐渐成为分子生物学和生物技术研究的重要领域。这类传感器既具有选择性好、种类多、测试费用低及适合联机化的优点，又有电化学分析不破坏测试体系、不受颜色影响和操作简便的特点，能广泛应用于医疗、环境监测等领域。

4. 电化学免疫传感器 电化学免疫传感器是利用抗原和抗体间高特异性结合所产生的电信号变化对目标检测物进行识别。根据电化学免疫传感器的结构可将其分为直接型和间接型两类。直接型的特点是在抗体与其相应抗原识别结合的同时将其免疫反应的信息直接转变成电信号。间接型的特点是将抗原和抗体结合的信息转变成另一种中间信息，然后再把这个中间信息转变成电信号。间接型电化学免疫传感器通常是采用酶或其他电活性化合物进行标记，将被测抗体或抗原的浓度信息加以化学放大，从而达到极高的灵敏度。

5. 微生物电化学传感器 将微生物（常用的主要是细菌和酵母菌）作为敏感材料固定在电极表面和换能器紧密结合构成的电化学生物传感器称为微生物电化学传感器。1975 年，Divies 制成了第一支微生物电化学传感器，到目前，微生物传感器可测定物质已达六七十种，表 28-1 列出了一些典型微生物电化学传感器及其特性。微生物电化学

表 28-1 典型微生物传感器一览表

测定对象	微生物名称	测定电极	检出范围	响应时间(min)	稳定性(d)
葡萄糖	荧光假单胞菌	氧电极	3～20 mg/L	10	14
	酿酒酵母	氧电极	1.8～180 mg/L	5～10	15
甲酸	丁酸梭菌	燃料电池	14～1 320 mg/L	20	20
	草酸假单胞菌	二氧化碳电极	6～120 mg/L	10～20	7
乙酸	芸苔丝酵母菌	氧电极	10～100 mg/L	10	20
乙醇	木蜡杆菌	氧电极	<18 mg/L	2	10
	芸苔丝酵母菌	氧电极	3～20 mg/L	15	30
硝酸盐	棕色固氮菌	氨气敏电极	0.01～0.8 mmol/L	7～8	14
亚硝酸盐	硝化杆菌	氧电极	0.01～0.6 mmol/L	10	21
甲烷	鞭毛甲基单胞菌	氧电极	0.01～36.6 mmol/L	1～2	20
谷氨酸	大肠埃希菌	二氧化碳电极	60～80 mg/L	7	20
	枯草芽胞杆菌	氧电极	0.01～0.15 mmol/L	0.1	14
谷酰胺	黄色八叠球菌	氨气敏电极	0.1～10 mmol/L	5	>14
L-组氨酸	假单胞杆菌	氨气敏电极	0.1～3 mmol/L	6～12	21
BOD	皮状丝孢酵母、地衣芽胞杆菌	氧电极	0.5～40 mg/L	5～10	>60
维生素 B_1	发酵乳酸菌	燃料电池	10^{-3}～10^{-2} mg/L	360	60
NO_2	硝化细菌	氧电极	0.5～255 mg/L	3	24
氨	硝化细菌	氧电极	5～45 mg/L	5	20

传感器在发酵工业、食品检验、医疗卫生等领域都有应用。由于价廉、使用寿命长而具有很好的应用前景,然而它的选择性和长期稳定性等还有待进一步提高。

三、电化学生物传感器在医学检验领域的应用

1. **血糖检测** 这是迄今为止电化学生物传感器在临床上应用最为成功的范例。电化学生物传感器用于血糖检测采用葡萄糖氧化酶或葡萄糖脱氢酶作为底物。目前用于血糖检测的电化学生物传感器多已做成手持式,非常方便个人或家庭使用。

2. **电解质及血气分析** 血液中的pH、pO_2、pCO_2等指标可以体现人体呼吸的功能,各种离子选择性电极也都是比较成熟的电极。目前已有多种电解质、血气分析仪用于临床检验。

3. **在体测定** 伏安微电极可以直接植入人体内进行测量。这项工作正在研究中,主要是体内植入的外科手术困难。微型的选择性电极可直接测定血浆、脑脊液及细胞间的液体中的Na^+、K^+、Ca^{2+}、H^+等。

4. **免疫检测** 免疫生物传感器可用于血清、蛋白质代谢的异常诊断。非标记免疫电极的实例之一是梅毒检测用的电极,另一种是利用血型物质(抗原)制成血型检验的免疫电极。

第三节 质量敏感型生物传感器

本节仅介绍两种最为常见的质量敏感型生物传感器:压电石英晶体微天平(Quartz Crystal Microbalance,QCM)和声表面波(surface acoustic wave,SAW)生物传感器。

一、QCM的检测原理

1880年,Pierre Curie和Jacques Curie发现,当在石英晶体上施加机械应力时,会产生相应的电压,这种现象被称为压电效应。反之,如果在晶体薄片的两面镀上电极并通以交流电,晶体薄片将会产生周期性的振荡,人们称之为逆压电效应。1959年,Sauerbrey描述了石英晶体的振动频率与表面质量的变化的关系。在20世纪50年代末,他创造了"石英晶体微天平"(QCM)这一专业术语,并将石英谐振器用于检测真空镀膜厚度。当石英晶体在外加电压作用下以其特定频率振荡时,在石英晶体电极表面上的质量变化直接影响到石英谐振器振荡频率的变化,如Sauerbrey公式所示:$\Delta f = -\Delta m c$。根据QCM振荡频率的变化,可得到表面吸附的分析物的质量。

QCM是利用压电石英晶体振荡频率对晶体表面质量负载和表面性状,如密度、黏度、电导、介电常数等的高度敏感性与生物识别分子的高度特异性相结合发展起来的一种新型传感器。

二、SAW生物传感器的检测原理

SAW生物传感器采用压电材料来产生一个声表面波。声表面波是一种表面的机械波,它被限定在压电晶体表面的一个剪切方向传播。最经典的模型是延迟线结构:一个电信号被叉指换能器转换成一个与传感器表面平行传播的偏振横波,声波穿过检测区域,其传播速度、振幅、相位会发生相应改变。变化后的声波信号再通过另一个叉指换能器转换为电信号。输入和输出信号被转换,频率或相位的改变与传感器表面液体性质(质量、黏度、密度等)的变化相关联。SAW的质量负载效应可以用微扰理论或有限元和边界元的方法来分析。

根据声表波传播的角度,可以将SAW传感器分为:水平剪切声表波(shear-horizontal SAW,SH-SAW)传感器、漏声表面波(Leaky SAW)传感器和Love波(LW)传感器等。

三、质量敏感型生物传感器在医学检验领域的应用

1. **蛋白质检测** 采用抗原-抗体反应或适配体的高特异性可实现待测体液中生物分子的检测,目前质量敏感型生物传感器已用于肿瘤标志物、毒素、激素、小分子药物等的检测。

2. **DNA检测** DNA的检测是通过DNA探针和靶序列互补杂交进行检测的。通过将DNA探针固定于质量敏感型生物传感器表面,可实现待测靶核酸的高灵敏检测,在检测核酸方面是一个有力的工具。

3. **整细胞检测** 质量敏感型生物传感器的一个很重要的应用就是对整细胞检测,主要集中在细菌、噬菌体和酵母的检测,有较高的灵敏度,甚至可

以代替 Western 印迹,展示了质量敏感型生物传感器在检测细胞结合过程方面的优势。

4. 化学战剂　塔崩、沙林、索曼等神经毒气和芥子气、氮芥气、光气、路易士气等窒息气,致死量仅 10ppb,这些是恐怖分子或战争狂人青睐的武器。早在 20 世纪 90 年代初,Nieuwenhuizen 以镧系化合物作为 SAW 器件的表面材料对化学战剂进行了检测,近年来开发的 NRL-SAWRHINO 用于检测有毒气体沙林、索曼等,线性范围 200ppt 至 400ppm。

第四节　光学生物传感器

本节仅介绍一种最为常见的光学生物传感器:表面等离子体共振(surface plasmon resonance,SPR)生物传感器。

一、SPR 生物传感器的检测原理

SPR 实际上是一种物理光学现象。由于 SPR 对金属表面电解质的折射率非常敏感,不同电解质其表面等离子体共振角不同。同种电解质,其附在金属表面的量不同,则 SPR 的响应强度也不同。基于这种原理的生物传感器通常将一种具特异识别属性的分子即配体固定于金属膜表面,监控溶液中的被分析物与该配体的结合过程。在复合物形成或解离过程中,金属膜表面溶液的折射率发生变化,随即被 SPR 生物传感器检测出来。

可以简要地用流程图 28-2 表示。生物分子相互作用的信息经敏感膜通过 SPR 现象转换为光信号,再经光电信号检测与配套软件分析计算,最后得出实际所需的信息及相关参数。

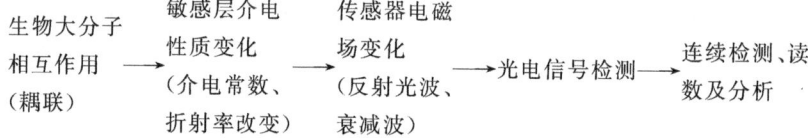

图 28-2　SPR 生物传感器的传感过程

二、SPR 生物传感器在医学检验领域的应用

SPR 技术用于生物学领域的研究,可以追溯到 1983 年,当年瑞典科学家 Liedberg 等首次将 SPR 技术运用于 IgG 抗体与其抗原相互反应的测定。1990 年,瑞典的 Biacore AB 公司开发出世界上第一台商业化的 SPR 生物传感器检测仪 Biacore™,SPR 生物传感器的研究从此全面展开并不断深入。近几年,SPR 技术广泛应用于从蛋白、寡核苷酸、寡糖、脂类到小分子、噬菌体、病毒颗粒、细胞等各种生物体系。商业化的 SPR 生物传感器已经从根本上改变了生物分子识别科学,成为生命科学和制药研究上的标准工具。

1. 生物分子的相互作用　监控小分子(<0.5 kD)的相互作用是 SPR 生物传感器的最重要的新兴应用之一。Biacore 系列仪器一直用于高亲和力(<1 nmol/L)或低亲和力(>1 mmol/L)的小分子与其配体的相互作用研究。Day 等比较了 SPR 与其他基于溶液的方法,如热量测定、荧光法在研究小分子与酶的相互作用时分别得到的平衡常数、热力学及速率常数,证明 SPR 生物传感器是收集小分子与固定的大分子相互作用信息的一种非常可靠的技术。

2. 药物筛选　SPR 生物传感器的高速、自动化及高分辨率的特点使它们成为药物筛选领域的理想仪器。当前发展中的药物筛选生物传感器测试包括两方面内容,一是从文库中筛选出与靶蛋白结合的化合物,二是进行一般的 ADME(即吸附、分散、代谢、分泌)试验。ADME 检验的是一种化合物穿透膜组分并结合血清中载体蛋白的能力。SPR 传感器即是进行 ADME 检验的有效利器。

3. 临床诊断　作为传统的临床监控装置的一种补充仪器,SPR 光学生物传感器发挥了越来越大的作用。有人利用其来鉴定和评价潜在的疫苗组分。也有人证明了运用 SPR 生物传感器监测和定量测定患者血清中的生物药剂和抗体滴度的可行性,这项研究展示了生物传感器独特地适用于监控微弱的相互作用(10～1000μmol/L),而且能够在不需要膜表面再生的情况下连续地工作。SPR 生物传感器提供了一种在线读取患者血清中的特异分析物水平的方法,也可用来跟踪检测动物模型、人类临床试验中的生物反应物。

随着 SPR 技术成为分析生物化学、药物研发和食物/环境监控领域中的一个重要工具，SPR 生物传感器的应用将更加趋向多样化，特别是它在小分子检测和脂膜领域的新兴应用将使其在未来的药物发现和膜生物学中扮演一个越来越重要的角色。

第五节　热生物传感器

生物反应基本特性之一就是吸热和散热。热生物传感器（calorimetric biosensor 或 thermal biosensor）就是利用了生物反应这一特性发展而来的。早期的研究中，通常是直接检测生物分子反应时或者在溶解状态下动力学改变时热量的变化。这种方法随着固定酶技术的出现而得到改进，即将酶分子固定在量热组件上，检测酶分子与相应底物发生反应时的温度变化。

量热器件最早的模型是众所周知的水银温度计，随着材料科学、工艺学、微加工等技术的发展，量热技术应用的范围也逐渐深入到生物学中。20 世纪 70 年代，Danielsson 等设计了一种较为敏感的酶热敏电阻，并进行了改进。酶热敏电阻将流体注射技术、固定化酶技术和热敏感组件组合在一起，降低了成本，简便了操作过程，从而奠定了酶热生物传感器的发展基础。

一、热生物传感器的检测原理

热生物传感器的反应区域集中在酶区域。将酶或者其他生物活性材料固定在载体上。当待测物经过固定酶区域时，发生酶促反应，释放热量。产生的热量通过热能转换器，将热能变化信号转换为温度变化信号。通过体系的温度变化可以定量分析待测物质。

生化反应中，总热量的变化（产生或吸收）与生化反应的焓变和反应产物的摩尔数呈线性关系。关系式如下：

$$Q=-n_p(\Delta H); Q=C_p(\Delta T); \Delta T=-\Delta H n_p/C_p$$

其中，Q 为总热量变化，n_p 为反应产物的摩尔数，ΔH 为生化反应的焓变，C_p 为反应体系的热容量，ΔT 为反应体系温度变化相关。

由此可见，在确定的反应体系中，热容量和焓变是一定的，温度变化只与反应物的浓度呈线性关系。当待测物通过流体管道进入反应区域后，发生反应放热，出现温度峰。峰的高度和面积及峰的形状都可以反映待测物的浓度。

二、热生物传感器在医学检验领域的应用

1. 临床生化分析　人类血液中的代谢物与人的健康状态密切相关。热生物传感器在临床上最常见的应用是检测代谢产物的浓度。只要代谢物可与相应的酶发生特异性的反应，都可以尝试使用酶热敏电阻检测。目前，利用热生物传感器检测血清样品中的乳酸、尿素、葡萄糖、胆固醇、脂蛋白等已有报道。

2. 免疫学分析　热生物传感器也可用于免疫学分析。热敏电阻于酶联免疫吸附技术联合起来称为 TELISA。其原理如下：以琼脂糖为载体固定抗体填充于反应器中，将已知浓度的过氧化氢酶标记的抗原与含待测抗原样品一起通过反应器，酶标抗原与待测抗原竞争固定了的抗体。抗原越多，反应释放的热量就越少。这种方法的检测限可达到 10^{-3} mol/L。

第六节　未来生物传感器的发展趋势

随着当前各种新材料、新原理和新技术的不断发展，特别是微电子机械系统（mcro electro mechanical system，MEMS）技术和微阵列（Microarray）技术的出现，目前生物传感器已逐步扩展为以微型化、集成化、智能化和芯片化为特征的生物检测微系统。

一、微型化、集成化

各种新型加工材料和先进制造技术的出现给当前生物传感器的发展带来巨大的推动力。电子集成电路工艺技术，特别是 MEMS 技术在生物传感器中的应用，加速了生物传感器的微型化、集成化和多功能化。MEMS 技术是在微电子器件制造技术的基础上进一步融入微机械加工技术，并把两者结合起来的微制造技术，加工尺度在微米级。

如果说微米技术（MEMS 技术）给生物传感器的发展带来深刻的影响，成为当今发展生物传感器

的核心技术。那么,纳米技术的出现和兴起将为生物传感器的发展提供更为广阔的空间。这两种技术的出现很快把传感器的性能提高到了一个新水平,使其不仅体积更小,而且速度更快、精度更高、可靠性更好。

二、智能化

就生物传感器而言,其主要的应用范围是与人们生活息息相关的临床医学、环境检测等领域,这就给生物传感器提出了更高的要求:准确度高、可靠性高、稳定性好,而且要具备一定的数据处理能力,并能够自检、自校、自补偿。传统意义上的传感器已不能满足这样的要求。需要把当前已经成熟的计算机技术与生物传感技术结合起来,弥补其性能上的不足。由此,智能型生物传感器诞生了。

所谓智能型生物传感器,就是一种带有微处理机的,兼有信息检测、信号处理、信息记忆、逻辑思维与判断功能的生物传感器系统。"电子鼻"就是一类非常典型的智能型生物传感器系统,从20世纪50年代首次提出"电子鼻"概念至今,美、英、法、德等发达国家均已有电子鼻产品问世。如美国Cyranose 320"电子鼻"就是由32个传感器组成的阵列,英国的Osmetech、Neotronics等公司均有"电子鼻"产品。

味觉是同时捕捉多种物质的复合感觉,能探测味觉的传感器就是"人工舌",一个完善的"人工舌"必须包括不同种敏感材料的膜电极阵列,以感受不同味道,进而对味觉信息进行编码、综合图像处理和进行味觉识别。巴西一家公司研制出一种便携式"电子舌头",电子舌上共装有4个传感器,每个都有薄膜高分子聚合物沉积在金质电极上并与电路相连。电子舌接触待测溶液时,薄膜吸收溶解在水中的物质,电极的电容值发生变化。4个传感器的状态组合与包含有甜、咸、酸、苦等标尺的图谱对照即可以确定溶液的味道。由于非常精密,它能够发现水中极少量的杂质,能取代品味专家的职能,精确可靠地测定饮料和食物的味道,评定酒、矿泉水及其他食物的质量。

三、功能多样化

未来的生物传感器将进一步涉及医疗保健、疾病诊断、食品检测、环境监测、发酵工业等各个领域。目前,生物传感器研究中的重要内容之一就是研究能代替生物视觉、听觉和触觉等感觉器官的生物传感器,即仿生传感器。

四、低成本、高灵敏度、高稳定性和高寿命

生物传感器技术的不断进步,必然要求不断降低产品成本,提高灵敏度、稳定性和延长寿命。这些特性的改善也会加速生物传感器市场化、商品化的进程。

结束语

生物传感器的独特优越性在医学检测诊断中得到了充分体现,并已开始应用于疾病的预防与治疗。随着计算机技术、微制造技术和生物材料学的不断发展,生物传感器技术在医学领域的应用将越来越广泛,它将取代医学上一些传统的检测、化验方法,成为广泛普及的常规分析检测仪器。

(陈 鸣)

■ 参考文献

赵卫国.2007.即时检验.上海:上海科学技术出版社,23-52.

Blue R, Uttamchandani D.2016.Recent advances in optical fiber devices for microfluidics integration. J Biophotonics. 9(1-2):13-25.

Bragazzi NL, Amicizia D, Panatto D, Tramalloni D, Valle I, Gasparini R. 2015. Quartz-Crystal Microbalance (QCM) for Public Health:An Overview of Its Applications.Adv Protein Chem Struct Biol. 101:149-211.

Caucheteur C, Guo T, Albert J.2015.Review of plasmonic fiber optic biochemical sensors:improving the limit of detection. Anal Bioanal Chem. 407(14):3883-3897.

Clark LC and Lyon C, Aun. 1962.N.Y. Acad. Sci. 102:29.

Ding X, Li P, Lin SC, Stratton ZS, Nama N, Guo F, Slotcavage D, Mao X, Shi J, Costanzo F, Huang TJ. 2013. Surface acoustic wave microfluidics. Lab Chip. 13(18):3626-3649.

Fernández Gavela A, Grajales García D, Ramirez JC, Lechuga LM. 2016.Last advances in Silicon-Based Optical Biosensors.Sensors (Basel). 16(3):285.

Jadon N, Jain R, Sharma S, Singh K.2016. Recent trends in electrochemical sensors for multianalyte detection-A review.Talanta. 161:894-916.

Puiu M, Bala C.2016.SPR and SPR Imaging: Recent Trends in Developing Nanodevices for Detection and Real-Time Monitoring of Biomolecular Events.Sensors (Basel). 16(6):870.

Ribeiro JA, Fernandes PM, Pereira CM, Silva F.2016.Electrochemical sensors and biosensors for determination of catecholamine neurotransmitters: A review. Talanta. 160:653-679.

Wang DS, Fan SK.2016.Microfluidic Surface Plasmon Resonance Sensors: From Principles to Point-of-Care Applications.Sensors (Basel). 16(8):1175.

Yang T, Huang H, Zhu F, Lin Q, Zhang L, Liu J.2016.Recent Progresses in Nanobiosensing for Food Safety Analysis.Sensors (Basel). 16(7):1118.

第29章

糖代谢紊乱的检验技术

大　纲

了解　血液乳酸和丙酮酸测定的原理；尿清蛋白定量检测方法；胰岛素原、胰高血糖素和胰岛组织自身抗原的检测方法。

熟悉　尿液、胸腔积液、腹腔积液和脑脊液测定葡萄糖的标本要求；酮体检测的标本要求，血清乙酰乙酸和β-羟丁酸定量测定的标本要求、原理和方法性能，血液乳酸和丙酮酸测定的采血要求和标本处理方法；胰岛素和C肽测定的方法及其性能。

掌握　血糖测定标本的稳定性及要求，HK法和GOD-POD法测定葡萄糖的原理和方法性能；糖化血红蛋白测定的标本要求、方法原理及其性能，GSP测定的原理和方法性能，尿清蛋白定量检测的标本要求。

第一节　体液葡萄糖的检测

本节叙述葡萄糖测定的标本问题及测定葡萄糖的方法和性能特点。

一、标本及其稳定性

需测定葡萄糖(glucose,Glu)的临床标本有血液、尿液、胸腔和腹腔积液及脑脊液等。

1. 血液　离体后血液中的细胞、细菌在一定时间内仍可利用其中的葡萄糖；室温下血细胞中糖酵解使血中葡萄糖减少5%～7%/h，当有白细胞增多或细菌污染时，葡萄糖利用速率会增加。测定血糖标本多采用血清或血浆，应尽快分离制备。分离血浆比血清快捷，但采用已加促凝剂的一次性真空采血管，亦能在30min内离心分离得到血清。使用血浆需将血液抗凝，氟化钠除通过抑制烯醇化酶而防止糖酵解外，还具有弱抗凝作用，建议使用氟化物-草酸盐混合物抗凝，使用量为每毫升血液加2mg草酸钾和2mg氟化钠。血浆葡萄糖在25℃稳定8h，4℃稳定72h。快速血糖仪则采用全血标本，由于红细胞中葡萄糖浓度较低，空腹全血葡萄糖的浓度比血浆低12%～15%（在血细胞比容正常时）。一些品牌的快速血糖仪将仪器测定的全血葡萄糖浓度校正为血浆葡萄糖浓度，以便与血浆葡萄糖测定的结果比较。

2. 尿液　尿糖通常做定性检测，可留置随机尿；口服葡萄糖耐量试验中常需多次定时留尿检测。尿葡萄糖定量需留置24h尿液，第1次留尿后应加入防腐剂，可采用5～10ml甲苯，或5g苯甲酸钠，或采用双氯苯双胍乙烷＋0.1%叠氮钠＋0.01%氯化苯甲乙氧胺。若不加防腐剂需留置过程中将尿液4℃储存并及时测定。

3. 胸腔和腹腔积液　可能会含细菌或其他细胞，最好立即进行测定。或将标本离心分离出上清液用于测定，未及时测定需冷藏于4℃环境中。

4. 脑脊液　可能含细菌或其他细胞，与胸腔积液、腹腔积液同样处理。

二、葡萄糖测定方法

目前Glu定量常规多采用酶法。早期的氧化还原法基于Glu的还原性，因血液中存在多种还原性物质的正性干扰、特异性差已被淘汰。第2代方法为芳香胺缩合法,如邻甲苯胺法,需100℃煮沸,更无法自动化,已被酶法取代。

1. 己糖激酶法

(1)原理:葡萄糖 + ATP $\xrightarrow{HK}$ G-6-P + ADP;G-6-P + NADP$^+$ $\xrightarrow{G6PD}$ 6-PGA + NADPH + H$^+$。

反应中 NADPH 生成量与标本葡萄糖含量成正比,可在340nm波长监测其吸光度增加值来定量 Glu。式中 HK 为己糖激酶(hexokinase, HK),G6PD 为葡萄糖-6-磷酸脱氢酶。来源于酵母和人血细胞的 G6PD 只能以 NADP$^+$ 为辅酶,而来源于明串珠菌属的 G6PD 以 NADP$^+$ 或 NAD$^+$ 为辅酶均可,NADH 的生成量也在340nm测定。HK 最适 pH 为6.0～9.0,Mg^{2+} 为激活剂,EDTA 为抑制剂。G6PD 以 NADP$^+$ 为辅酶的最适 pH＞8.5,以 NAD$^+$ 为辅酶的最适 pH 为7.8。

(2)方法性能:该法准确度高,回收率达99.4%～101.6%;批内CV0.6%～1.0%,日间CV约1.3%;线性范围可达33.3mmol/L。特异性高于葡萄糖氧化酶-过氧化物酶法,轻度溶血、脂血、黄疸、氟化钠、肝素、EDTA 和草酸盐等不干扰测定;严重溶血标本(血红蛋白＞2.0/L)因红细胞内有机磷酸酯及一些酶类释放,消耗 NADP$^+$,可导致 Glu 测定值偏小。该法适合于所有标本的 Glu 测定。严格控制检测条件及采用手工操作时,HK 法为 Glu 测定的参考方法。

2. 葡萄糖氧化酶-过氧化物酶法

(1)原理:葡萄糖 + O$_2$ + 2H$_2$O $\xrightarrow{GOD}$ 葡萄糖酸 + 2H$_2$O$_2$。

2H$_2$O$_2$ + 4-AAP + 酚 $\xrightarrow{POD}$ 醌亚胺 + 4H$_2$O。

式中 GOD 为葡萄糖氧化酶(glucose oxidase, GOD),POD 为过氧化物酶(peroxydase, POD)。以上第2步称为 Trinder 反应(trinder reaction),采用此反应原理来测定的代谢物较多,如胆固醇包括总胆固醇 HDL-C 和 LDL-C、三酰甘油、尿酸、肌酐等,均可通过待测物的特异氧化酶催化底物反应并生成 H$_2$O$_2$,再用 Trinder 反应呈色。

(2)方法性能:GOD 高特异性催化 β-葡萄糖;但 Trinder 反应易受干扰,因为尿酸、维生素C、胆红素、谷胱甘肽和某些药物等还原性物质可消耗 H$_2$O$_2$,而减弱呈色反应,使测定结果偏低。采用 Trinder 反应作为呈色原理的胆固醇、HDL-C、LDL-C、三酰甘油、尿酸、肌酐测定等,同样受以上还原性物质的负干扰。这种负干扰引起操作者注意的程度,常常与血清中待测物的生理和病理浓度有关。比如,正常人血清肌酐、尿酸浓度很低,每升仅几十或几百微摩尔,因此,在测定常见的高胆红素血清时,可发觉其尿酸和肌酐浓度明显偏低。HDL-C、LDL-C、三酰甘油、胆固醇、葡萄糖等通常在血清中浓度依次增高,所以发现测定结果偏低的情况也依次减少至无法发现。在应用 Trinder 反应作为呈色原理的质量较好的试剂盒,其试剂中常加入维生素C氧化酶和胆红素氧化酶等破坏维生素C和胆红素,以消除或减少负干扰。由于尿液中尿酸等还原性物质浓度很高,可对本法测定 Glu 造成明显干扰,所以尿糖定量不宜采用。但本法可用于测定脑脊液 Glu。GOD-POD 法线性范围至少可达19.0mmol/L,回收率94%～105%,批内CV0.7%～2.0%,批间2%左右,日间2%～3%。准确度和精密度都能达到临床要求,操作简便,适用于常规检验。

第二节 糖尿病急性并发症检验指标的检测

糖尿病急性并发症主要包括糖尿病酮症酸中毒、糖尿病性非酮症高渗性昏迷和乳酸酸中毒等,诊断、监测这些并发症除需测定血液和尿液 Glu 外,还需检测酮体、渗透压、乳酸和丙酮酸、血液酸碱平衡指标及血浆电解质等,本节叙述酮体、乳酸和丙酮酸的检测方法。

一、酮体的检测

酮体(ketone bodies)包括乙酰乙酸、β-羟丁酸及丙酮。定性检测主要针对乙酰乙酸,其次是丙酮,对 β-羟丁酸一般无反应。血、尿标本均可做定性,血酮体的定性检测比尿酮体更为准确,因为尿酮体排泄量受尿液浓缩、稀释和膀胱储尿时间的影响。实际检测中主要采用尿标本,原因是多数检测方法标本需要量大,其次是尿液留取方便。乙酰乙酸在菌尿中会被细菌降解,应使用新鲜尿标本并尽快检测(如保存应密闭冷藏或冷冻,检测时先将标本恢复至室温后再操作)。定性检测具体的原理和方法请参见临床基础检验篇。酮体定量检测可针对乙酰乙酸或β-羟丁酸。

1. 血清乙酰乙酸测定 血液采集后20min内分离血清或血浆,然后将其密封存放于4℃环境下,至测定前取出;需在5d内测定。

(1)原理:采用酶法测定,利用β-羟丁酸脱氢酶催化下列反应:

$$乙酸乙酰 + NADH + H^+ \xrightarrow{\beta\text{-羟丁酸脱氢酶,pH7.0}} \beta\text{-羟丁酸} + NAD^+$$

通过在340nm监测NADH的消耗量,来检测乙酰乙酸浓度。

(2)方法性能:该法精密度较高;特异性好,无非特异性反应,且严重溶血、严重脂浊和严重黄疸,以及β-羟丁酸高达10.0mmol/L时,均不影响结果。但线性范围较小,为0.02~1.50mmol/L。用此方法测定健康人血清乙酰乙酸含量<0.3mmol/L。

2. 血清β-羟丁酸测定 可采用血清或血浆,取样后24h内分离标本即可,保存在4℃环境下不能超过1周。

(1)原理:利用酶法测定乙酰乙酸的逆反应见下。

$$\beta\text{-羟丁酸} + NAD^+ \xrightarrow{\beta\text{-羟丁酸脱氢酶,pH9.5}} 乙酸乙酰 + NADH + H^+$$

检测NADH在340nm的吸光度升高,其程度与β-羟丁酸浓度成正比。

(2)方法性能:本法试剂非常稳定,批内、批间CV<3%,线性范围0.1~6.5mmol/L,严重溶血或黄疸标本可使结果偏低。健康人β-羟丁酸与乙酰乙酸以等克分子存在,但在酮症时β-羟丁酸的比例增高。若试验仅检测乙酰乙酸,将导致测定结果与病情不相符的情况,即当患者最初有酮症酸中毒时,酮体定性或乙酰乙酸测定可能仅有弱阳性或轻度增高;而治疗后,β-羟丁酸可转变为乙酰乙酸,此时临床表现为假性的酮症加重。所以β-羟丁酸的测定更重要。

二、血液乳酸测定

测定乳酸(lactic acid)以酶法的应用最为普遍,有乳酸脱氢酶法和乳酸氧化酶法。血细胞会使葡萄糖代谢生成乳酸,标本若不马上处理,会导致乳酸含量增高。因此,血液标本的采集和处理要求严格,由此使血液乳酸测定受到一定的限制。

1. 血液的采集和处理

(1)采血:应在空腹及休息状态下抽血。最好不用止血带、不用力握拳,以尽量减少血液淤滞时间。如非用止血带不可,应在采血针头刺入静脉后立即放松,然后等待数分钟再抽血。

(2)全血标本处理:采用全血的优点是能立即加入蛋白沉淀剂,制备无蛋白血滤液用于乳酸测定,从而避免乳酸含量的变化。

方法是将试管编号并称重(W_1)加50g/L偏磷酸溶液6ml后再称重(W_2),放入冰浴中备用。以肝素化注射器抽血2ml,立即将血样注入上述冰浴试管内,并颠倒混合3次,动作轻稳,切忌产生气泡。待试管温度升至室温后再称重(W_3),静止15min,离心沉淀15min(4 000r/min),取上清液待测。4℃环境中保存,24h内乳酸水平无变化。计算稀释因素D ($=\dfrac{W_3-W_1}{W_3-W_2}$),最后测定结果乘以此稀释系数即可换算为全血中的乳酸浓度。偏磷酸在水溶液中易形成多聚体$[(HPO_3)_x]$,该多聚体又极易水化成正磷酸(H_3PO_4),以致不能沉淀蛋白质,因此偏磷酸即使在4℃环境下,也只能保存1周效力。

(3)血浆标本的制备:用肝素-氟化钠(1mg肝素、6mg氟化钠)抗凝,标本必须置于冰上送检,并尽快(至少在采集后1h内)分离出血浆,置冰箱保存待测。不能用草酸盐抗凝,因为它会抑制乳酸脱氢酶活性。

2. 乳酸氧化酶法测定

(1)原理:乳酸在乳酸氧化酶(lactic acid oxidase, LOD)催化下生成过氧化氢和丙酮酸,再用Trinder反应测定过氧化氢生成量,以反映乳酸浓度。

(2)方法性能:pH 7.0时LOD活性最大,工作酶试剂中,LOD在200U/L以上为好。本法显色稳定,120min内吸光度基本不变。线性上限11.0mmol/L,平均回收率99.8%。

3. 乳酸脱氢酶法测定

(1)原理:在碱性条件下,乳酸脱氢酶(lactate dehydrogenase, LD)催化L-乳酸脱氢生成丙酮酸,同时NAD^+被还原成NADH。340nm波长NADH吸光度的增加反映血液乳酸含量。加入硫酸苯肼可使反应向有利于丙酮酸生成的方向移动。

(2)方法性能:本法线性上限为5.0mmol/L,精密度较好。健康人静息状态下静脉血中乳酸浓度为0.5~1.3mmol/L。

三、丙酮酸测定

1. **血液的采集和处理**

(1) 采血：应在空腹及休息状态下抽血。采血时可以使用止血带，因为血液淤滞2min，其中丙酮酸（pyruvate）浓度不会产生任何变化。如同时检测乳酸，则应符合乳酸检测的样本采集要求。

(2) 全血标本处理：血液标本采集后1min丙酮酸就会减少，要尽快制备无蛋白血滤液。三氯醋酸、高氯酸和偏磷酸均可作蛋白沉淀剂，但使用偏磷酸时试剂中NADH较稳定。上清液在室温稳定6d，4℃冰箱稳定8d，冷冻稳定42d。

(3) 血浆标本的制备：血标本采集同上法，采血后立即加入到碘乙酸钠（终浓度为0.5g/L）管中，尽快分离血浆进行测定。

2. **乳酸脱氢酶法测定**

(1) 原理：丙酮酸在pH 7.5环境和NADH存在下，被乳酸脱氢酶还原为乳酸，NADH转变成NAD^+。这一反应为乳酸测定的逆反应，在pH7.5的条件下平衡，有利于逆反应。

(2) 方法性能：本法操作简单、准确性好，线性范围0~1mmol/L。高浓度乳酸（40mmol/L）、胆红素（200μmol/L）、严重溶血（Hb 2g/L）、严重脂血标本均不影响测定结果。正常人丙酮酸浓度为0.045~0.145mmol/L。

第三节　血液糖化蛋白和尿清蛋白的检测

血液糖化蛋白作为糖尿病病情观察和疗效监测指标，目前在临床上已广泛开展，尤其以糖化血红蛋白更常用。尿清蛋白则可作为糖尿病肾病的早期诊断指标。

一、糖化血红蛋白测定

糖化血红蛋白（glycated hemoglobin，GHb）即为HbA_1，包括HbA_{1a}、HbA_{1b}和HbA_{1c}，而真正葡萄糖化的血红蛋白是HbA_{1c}。HbA的β链N末端缬氨酸的氨基经非酶促结合反应，先形成不稳定的Schiff碱（醛亚胺）（不稳定糖化血红蛋白），然后经过Amadori（葡糖胺）重排，最后形成稳定的酮胺化合物。根据方法不同可测定HbA_1或HbA_{1c}，最好测定HbA_{1c}。不管什么方法，均应以"HbA_{1c}"或相当于"HbA_{1c}"报告结果。目前临床实验室普遍采用的HbA_{1c}测定方法有多种，按原理分为两大类：一类是基于糖化与非糖化血红蛋白所带电荷不同，如离子交换层析法、电泳法；另一类是基于糖化与非糖化血红蛋白的结构不同，如免疫法、亲和层析法及酶法等，其中较多用的方法是高效液相离子交换层析法、亲和层析法和免疫测定法。

1. **标本**　标本需用全血，采用含有乙二胺四乙酸（EDTA）抗凝剂的采血管或根据厂家要求使用采血管。患者无须空腹及无采血时间要求。全血标本4℃环境中可储存1周以上，-70℃可保持18周以上，一般不推荐-20℃保存。肝素抗凝标本需在2d内完成测定，且不适于某些方法，故不推荐使用。

2. **高效液相离子交换层析法**

(1) 原理：采用弱酸性阳离子交换树脂，由于Hb中各组分蛋白在一定的离子浓度和pH条件下所带电荷的不同而被分离，按流出时间快慢分别为HbA_{1a1}、HbA_{1a2}、HbA_{1b}、HbA_{1c}、$LHbA_{1c}$和HbA，$LHbA_{1c}$为不稳定糖化血红蛋白。

(2) 方法性能：该法通常在专门制作的糖化血红蛋白分析仪上检测，而且能设置自动进样装置，检测速度快，精密度和准确度均较好，线性范围可达到14%以上，尤其是HPLC法克服了一般离子交换层析法容易受pH、温度等因素影响的缺点，并且不受$LHbA_{1c}$的影响，但某些异常Hb可干扰其结果，如HbE和HbD对一些离子交换HPLC法有干扰，HbS和HbC会干扰个别离子交换HPLC法，当HbF浓度<10%时，基本不影响HbA_{1c}测定结果，是目前检测HbA_{1c}的标准化参考系统的参考方法。

3. **高效液相亲和层析法**　其原理是采用交联了间氨基硼酸的琼脂糖珠作为亲和层析凝胶柱，由于间氨基硼酸可与GHb分子上葡萄糖等的顺位二醇基发生可逆性结合，故可选择性吸附GHb，使之分离测定。该法检测GHb总量，灵敏度和准确性较高，HbE、HbD、HbS和HbC不影响本法测定；现已有采用高压系统的专用糖化血红蛋白分析仪。

4. **其他GHb测定方法评价**

(1) 免疫化学法：应用抗Hbβ链糖基末端起始端4个氨基酸残基序列的抗体，与抗原HbA_{1c}发生反应而产生浊度。该法可采用透射比浊，能在自动生化分析仪中测定，且常利用胶乳来增强反应。但该法可发生交叉免疫反应，特异性不高，精密度也不好,临床应用不佳。

(2)电泳法:等电聚焦电泳法也可较好的检测 HbA_{1c},且检测成本较低,但电泳检测的精密度不好,而且分析速度慢,通常需成批检测,无法进行实时测定。

二、糖化白蛋白测定

糖化血清蛋白(glycated serum protein,GSP)是葡萄糖通过非酶促糖基化反应与血浆中蛋白质结合的产物,与GHb一样,具有酮胺结构。过去测定GSP基于其蛋白酮胺结构的还原性反应,与果糖胺(fructosamine)具有同样反应,故采用果糖胺作为标准品,也曾因此将果糖胺作为糖化血清蛋白的普通命名。因为血清白蛋白占血清总蛋白的一半以上,所以可以采用测定糖化白蛋白(glycated albumin,GA)来代替GSP,采用较特异的酮胺氧化酶法。

酮胺氧化酶法

1. 原理 蛋白酶将GA分解为非糖化部分和糖化蛋白片段,酮胺氧化酶再特异性作用于葡萄糖与氨基酸残基间的酮胺键,使二者裂解,同时有H_2O_2生成,H_2O_2与显色底物在过氧化物酶作用下显色,此产物与GA浓度成正比。

2. 方法性能 本法有较好的分析灵敏度和线性范围;精密度良好,批内CV、批间CV分别<1.0%和<2.0%;溶血(<2g/L)、胆红素(<500μmol/L)、维生素C(<80mg/L)、尿酸(<2.0mmol/L)和三酰甘油(<8.5mmol/L)均无干扰。参考区间为122～236μmol/L〔美国金酶诊断公司(Genzyme Diagnostics),格雷普(GlyPro)试剂〕。

三、尿白蛋白测定

尿白蛋白(urinary albumin)增高是糖尿病肾病(DN)的主要表现,微量白蛋白尿(20～200μg/min或30～300mg/24h)则是早期DN的唯一临床表现,同时也是动脉粥样硬化性疾病和高血压疾病引起肾病的预示因子。

1. 尿标本的收集 随机尿的白蛋白浓度受尿量影响,定量检测的留尿方法有:晨尿,同时测定白蛋白和肌酐;24h尿;8h或12h夜尿;1h或2h尿。白蛋白/肌酐比值最方便于患者,但24h尿最为敏感。由于个体内变异(CV 30%～50%)和日内变异(CV 50%～100%)很大,所以通常至少要留3次尿液检测才能确定。24h等尿液可加入甲苯等防腐,或留尿期间尿标本保存在4℃环境中储存,检测时要使尿标本温度恢复到10℃以上;或者每升尿液加入2ml 50g/L的叠氮钠,但不提倡这种方法。

2. 试纸条检测尿白蛋白 属定性试验,是可选择的过筛试验。因尿白蛋白量变异很大,定性正常不能排除肾疾病,定性阳性则需进行定量测定。有多种供尿白蛋白定性的商品试剂,如利用胶乳凝集抑制法的Albu Screen和Albu Sure、利用溴酚蓝和碱性条件检测白蛋白的Micro-Bumintest,以及采用结合乳糖苷酶的单克隆抗白蛋白IgG方法的Micral test strip。值得提出的是临床上尿常规检验中的尿蛋白定性试验,其原理是根据白蛋白与溴酚蓝的反应来检测的,因此,严格来说同样是针对尿白蛋白而非针对尿总蛋白,白蛋白外的尿蛋白反应性很低,难以被检测出来。尿白蛋白和尿总蛋白的定性检测详见临床基础检验篇。

3. 尿白蛋白定量 所有敏感和特异的尿白蛋白定量测定都采用人白蛋白抗体的免疫化学法,每种方法都有其优点和缺点,应根据实验室条件选择。

(1)免疫扩散法:可靠和廉价,但因为孵育时间长、技术要求高和不能自动化,所以应用不广。

(2)放射免疫法:灵敏、精密度高及价廉,但试剂有放射性和半衰期限制。

(3)酶联免疫吸附法:灵敏度较低和变异较大,可采用半自动化检测。

(4)免疫比浊法:最常使用,可采用自动化分析,在自动化分析仪上以透射免疫比浊法测定,可使用随机尿,同时测定肌酐浓度,求得尿白蛋白/肌酐比值,也可在指定蛋白分析仪上测定。比放免法简单方便,可进行大量标本的快速分析,测定上限达450mg/L,有良好的精密度和准确度。

第四节 血糖调节激素的检测

一、胰岛素测定

放射免疫分析法(radioimmunoassay,RIA)是以往常采用的方法。化学发光免疫分析法(chemi-luminescence immunoassay,CLIA)是近年来应用较为广泛的方法,包括化学发光、酶化学发光和电化学发光免疫分析(electrochemilumine-scence immunoassay,ECLIA)均可用。

电化学发光免疫分析法

(1) 原理：采用生物素化的抗胰岛素单克隆抗体和钌（Ru）标记的抗胰岛素单克隆抗体，与血清中胰岛素形成夹心复合物；加入链霉亲和素包被的微粒，让上述复合物通过生物素与链霉亲和素间的反应结合到微粒上。反应混和液吸到测量池中，微粒通过磁铁吸附到电极上，未结合的物质被清洗液洗去，电极加电压后产生化学发光，通过光电倍增管进行测定。

(2) 方法性能：灵敏度高，精密度好，特异性较佳，线性范围宽。测定步骤简单，可全自动化，测定时间短，全过程 30min 内可完成，使用的试剂安全无放射性。不受黄疸、脂血和少量生物素（<60ng/ml）的干扰，溶血会产生干扰；接受高剂量生物素（>5mg/d）治疗的患者，至少要等最后 1 次摄入生物素 8h 后才能采血。患者体内的抗胰岛素抗体含量较高时，对该法测定胰岛素结果也有干扰。

二、C 肽测定

放射免疫分析法已较少使用，目前常采用电化学发光免疫分析法。

电化学发光免疫分析法

(1) 原理：采用生物素化的抗 C 肽单克隆抗体和钌（Ru）标记的 C 肽单克隆抗体，与血清中 C 肽形成夹心复合物；加入链霉亲和素包被的微粒，让上述复合物通过生物素与链霉亲和素间的反应结合到微粒上。待测反应混和液被电极激发后产生化学发光并被检测。

(2) 方法性能：该法稳定性好，检测灵敏度高，因其使用的抗体为单克隆抗体，且有 2 种不同的单克隆抗体同时识别待测抗原的 2 个不同的表位，所以特异性高。ECLIA 标记的是抗体，C 肽完全保留自然的抗原性，因此准确度较好。

三、胰岛素原测定

需采用免疫化学法测定胰岛素原（proinsulin）。准确测定胰岛素原的困难在于血浆中胰岛素原浓度低，难获得纯品，故抗体制备困难；多数抗体与胰岛素和 C 肽交叉反应（二者浓度都较高）。现已开始生产基因重组的胰岛素原，并由此制备单克隆抗体，可提供可靠的胰岛素原标准品和检测方法。但胰岛素原测定的临床应用少。

酶联免疫吸附试验：选择 2 种单克隆抗体并引入生物素与亲和素放大系统来建立酶联免疫分析方法，一种抗 C 肽单克隆抗体结合到酶反应板上作为固相抗体，另一种生物素标记的抗胰岛素抗体作为液相抗体。

四、胰高血糖素测定

胰高血糖素（glucagons）需用免疫化学法测定。RIA 法的原测定理是：标本中胰高血糖素与 ^{125}I 标记的胰高血糖素，在适宜的条件下竞争与限量的抗胰高血糖素抗体结合，当反应达到动态平衡后，加入二抗和聚乙二醇混合的分离剂，进行结合型和游离型的分离，测定结合型的放射性计数，通过标准曲线求出待测标本中的胰高血糖素含量。

五、胰岛组织自身抗体检测

这类抗体有 ICA、IAA、GADA、IA-2 抗体和 IA-2β 抗体等，测定方法可采用间接免疫荧光法、酶联免疫吸附法或放射免疫分析法。酶联免疫吸附法有较多商品试剂可选，其中某些产品检测结果比较满意。放射免疫法可以进行较好的定量测定，其检测精密度比酶联免疫吸附法好。GADA 也可用放射配体检测法，目前只限于科研，但有较好的实用前景。几乎所有使用动物胰岛素治疗的糖尿病患者都可产生胰岛素抗体（insulin antibody，IA），这些抗体可干扰对胰岛素自身抗体（IAA）的免疫学检测。改善动物来源胰岛素的纯度和使用重组人胰岛素可减少 IA 的产生，但并不能完全消除。

（陈筱菲）

■ 参考文献

陆永绥，张伟民，郦卫星.2015.浙江省医疗机构管理与诊疗技术规范丛书·临床检验管理与技术规程.杭州：浙江大学出版社.

尹一兵，倪培华.2015.临床生物化学检验技术.北京：人民卫生出版社.

张秀明，黄宪章，曾方银等.2012.临床生物化学检验诊断学.北京：人民卫生出版社.

郑铁生，陈筱菲.2012.临床生物化学检验.北京：高等教育出版社.

Carl A, Burtis, Edward R. Ashwood. 2010. Tietz Fundamentals of Clinical Chemistry. Sixth Edition. USA: W.B.Saunders Company.

第30章

血脂分析技术

> **大　纲**
>
> **了解**　脂类的概念、特点和脂类的生理功能。脂蛋白的结构特征及血浆主要载脂蛋白的特征；正己烷抽提 L-B 反应显色法检测总胆固醇和变色酸显色法检测三酰甘油的原理。胆固醇和三酰甘油检验的临床意义；载脂蛋白检测的原理和参考区间及临床意义。脂蛋白(a)检测原理和脂蛋白电泳的临床意义。血浆脂代谢相关蛋白与酶的测定原理及参考区间。
>
> **熟悉**　血脂的组成、血浆脂蛋白分类及生理功能。血脂检测标本采集与处理；血浆(清)总胆固醇和三酰甘油检验的三级方法；高密度脂蛋白胆固醇和低密度脂蛋白胆固醇检测的原理。血清高密度脂蛋白胆固醇和低密度脂蛋白胆固醇参考区间及检测的临床意义。
>
> **掌握**　血脂、脂蛋白的检测指标种类；酶法检测总胆固醇和三酰甘油的原理和参考区间。

第一节　概　　述

一、血脂的组成

血脂是血清中各类脂质的总称，血脂的来源有外源性及内源性之分，外源性指由食物摄取的脂类经消化吸收进入血液；内源性指由肝、脂肪细胞及其他组织合成后释放入血。血脂主要包括游离胆固醇(free cholesterol，FC)、胆固醇酯(cholesterol ester，CE)、磷脂(phospholipid，PL)、三酰甘油(triglyceride，TG)、糖脂(glycolipid)、非酯化脂肪酸(free fatty acid，FFA)等。血浆中最多的脂质有胆固醇、PL 和 TG，其中胆固醇包括 CE 和 FC，称为总胆固醇(total cholesterol，TC)。

血脂的总量虽仅占全身脂类总量的极少部分，但它却可以反映出体内脂类的代谢情况。血脂的含量不如血糖恒定，可随膳食等因素的改变而变动，而且变化范围很大。如食用高脂膳食后，血浆脂类含量大幅度上升，但这种由膳食所造成的影响只是暂时的，通常在进食 3～6h 或以后可逐渐趋于正常。又如短期饥饿或患糖尿病时，二者因不同原因而导致脂肪大量动用，结果血脂含量也可升高。因此，临床上做血脂测定时，应在禁食 12～24h 采集血样进行分析，才能较为可靠地反映血脂的真实情况。

虽然脂类不溶或仅微溶于水，但是在正常情况下血浆却是清晰透明的，这表明血浆中的脂类不是以自由状态存在，而是以溶解度较大的脂蛋白复合体的形式在血液循环中运输的。

二、血浆脂蛋白

1. **血浆脂蛋白分类**　血浆脂蛋白(LP)是高分子量水溶性复合物，由脂类和 1 种或几种载脂蛋白(apolipoprotein，APO)组成，习惯称之为脂蛋白分子或脂蛋白颗粒。血浆脂蛋白不是一种均一的物质，根据蛋白质、脂类的质和量的不同，可分为不同种类的脂蛋白。一般常用超速离心法和电泳法将血浆脂蛋白进行分类。

(1) 超速离心法：将血浆在一定密度的盐溶液中，进行超速离心，其所含的脂蛋白因密度不同而漂浮或沉降,通常用 Svedberg 漂浮率(S_f)来表示漂浮情况。此法可将血浆脂蛋白分为①乳糜微粒(chylomicron,CM);②极低密度脂蛋白(very low density lipoprotein,VLDL);③密度较前者稍高的为低密度脂蛋白(low density lipoprotein,LDL);④密度最高的为高密度脂蛋白(high density lipoprotein,HDL),除以上几种脂蛋白外,还有中(间)密度脂蛋白(intermediate density lipoprotein,IDL),其密度介于 LDL 与 VLDL 之间。高密度脂蛋白还可根据脂类及蛋白质含量的不同,而分为 2 种密度不同的 HDL_2 及 HDL_3,还有少量密度介于 LDL 与 HDL 之间的 LP,称为 Lp(a),它与 LDL 与 HDL 重叠,结构与 LDL 相似,所不同的是 Lp(a)含特殊的载脂蛋白(a)。

(2)电泳法:主要根据不同脂蛋白的表面电荷不同,在电场中具有不同的迁移率将血浆脂蛋白分为乳糜微粒、β-脂蛋白、前 β-脂蛋白和 α-脂蛋白等 4 种。α-脂蛋白(α-lipoprotein)移动最快,相当于 $α_1$-球蛋白移动的位置;β-脂蛋白(β-lipoprotein)相当于 β-球蛋白的位置;前 β-脂蛋白(pre-β-lipoprotein)移动的较 β-脂蛋白快,相当于 $α_2$-球蛋白移动的位置;乳糜微粒留在原点基本不移动。

2. **血浆脂蛋白的组成及特征**　见表 30-1。

3. **血浆脂蛋白的结构**　成熟的血浆脂蛋白为大小不同的球状颗粒,由 2 大部分组成,即疏水性的内核和亲水性的外壳(图 30-1)。内核由不同量的胆固醇酯(CE)与三酰甘油(TG)组成,表面由载脂蛋白、磷脂(PL)及游离胆固醇(FC)组成,FC 及 PL 的极性基团向外露在血浆中,载脂蛋白是兼性化合物,它的疏水部分隐蔽在脂蛋白中,而亲水部分突出于脂蛋白颗粒的表面。这种结构使脂蛋白能溶于水,并可以与酶和细胞表面的受体接触,在脂蛋白颗粒之间内核及外壳中各种成分在不断地进行交换,脂蛋白的密度和颗粒大小也是连续变化

表 30-1　人血浆脂蛋白的特征

性质	CM	VLDL	IDL	LDL	HDL	Lp(a)
密度(g/ml)	<0.95	0.95~1.006	1.006~1.019	1.019~1.063	1.063~1.210	1.040~1.130
电泳位置	原点	前 β	β-和前 β 之间	β-	α-	前 β-
分子量(daltons)	(0.4~30)×10^9	(5~10)×10^6	(3.9~4.8)×10^9	2.75×10^6	(1.8~3.6)×10^5	(2.9~3.7)×10^6
颗粒直径(nm)	>70	25~70	22~24	19~23	4~10	25~30
脂质:蛋白质比	99:1	99:10	85:15	80:20	50:50	75:25~64:36
主要脂质	外源性 TG	内源性 TG	内源性 TG、CE	CE	PL、CE	CE、PL
主要载脂蛋白	AⅠ B48 CⅠ CⅡ CⅢ	B100 CⅠ CⅡ CⅢ E	B100 E	B100	A AⅡ D	(a) B100
合成部位	小肠黏膜细胞	肝细胞	血浆	血浆	肝、肠、血浆	肝细胞
功能	转运外源性 TG	转运内源性 TG	转运内源性 TG、CE	转运内源性 CE	逆向转运 CE	未知

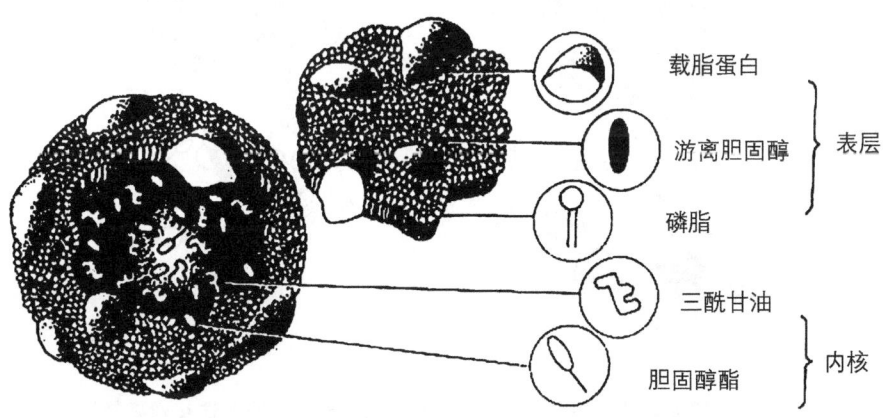

图 30-1　血浆脂蛋白结构

的。因此,在进行血浆脂蛋白分离时,各种脂蛋白间常有重叠。

4. 载脂蛋白(表 30-2)　脂蛋白颗粒中的蛋白质部分称为载脂蛋白(apolipoprotein,apoprotein,Apo),现在发现有 10 多种,其中主要有 ApoA、ApoB、ApoC、ApoD、ApoE 5 类。ApoA 分为 AⅠ、AⅡ、AⅣ;ApoB 分为 B_{100} 和 B_{48};ApoC 分为 CⅠ、CⅡ、CⅢ 等亚类。每类血浆脂蛋白颗粒含 1 种或几种载脂蛋白。载脂蛋白大多数含有较多的双性 α-螺旋结构(amphipathic α-helix),这些螺旋区域中氨基酸序列有一特点,即每隔 2 或 3 个氨基酸残基,必出现 1 个带极性侧链的氨基酸残基,因此沿螺旋纵轴形成一极性亲水侧及另一疏水侧,极性侧链可与水溶剂及脂蛋白外周磷脂的极性区结合,另一侧则可与非极性的脂类内核结合(图 30-2A)。这种结构有利于载脂蛋白结合脂类,并稳定脂蛋白结构,从而完成其结合和转运脂类的功能。此外,某些载脂蛋白还有其特殊功能,如作为酶的激活剂、抑制剂、受体的配基等。不同的载脂蛋白其分子大小及在体内的合成部位等亦不相同(图 30-2B)。

表 30-2　血浆主要载脂蛋白的特征

载脂蛋白	分子量(daltons)	氨基酸残基数	脂蛋白载体	功能	合成部位	血浆浓度(g/L)
AⅠ	29 016	243	HDL,CM	稳定 HDL 结构,LCAT 辅因子,识别 LDL 受体	肝、肠	1.00～1.60
AⅡ	17 414	77×2	HDL	激活 HTGL,抑制 LCAT,参与识别 HDL 受体	肝、肠	0.3～0.4
AⅣ	44 465	371	CM,HDL	参与脂肪吸收,胆固醇酯逆向转运,活化 LCAT	肠	0.1～0.18
B100	512 723	4 536	VLDL,IDL,LDL	转运 TG、TC,识别 LDL 受体	肝	0.6～1.12
B48	240 800	2 152	CM	促进肠 CM 形成,转运外源 TG	肠	
CⅠ	6 630	57	CM,VLDL,HDL	激活 LCAT(?)	肝	0.03～0.07
CⅡ	8 900	79	CM,VLDL,HDL	LPL 辅因子	肝	0.03～0.05
CⅢ 0～2	8 800	79	CM,VLDL,HDL	抑制 ApoCⅡ,激活 LPL	肝	0.08～0.12
D	22 000	169	HDL	转运胆固醇酯	肝	0.02～0.04
E	34 145	299	CM,VLDL,HDL	促进 CM 残粒和 IDL 的摄取	肝	0.03～0.06
H	36 281	326	CM,VLDL,IDL,HDL	激活 LPL,抑制内源凝血旁路激活	?	
I	70 000	427	VLDL,HDL	溶解和转运脂质	肝	
(a)	187 000～66 000	4 529	Lp(a)	抑制纤溶酶活性	肝	0～0.3

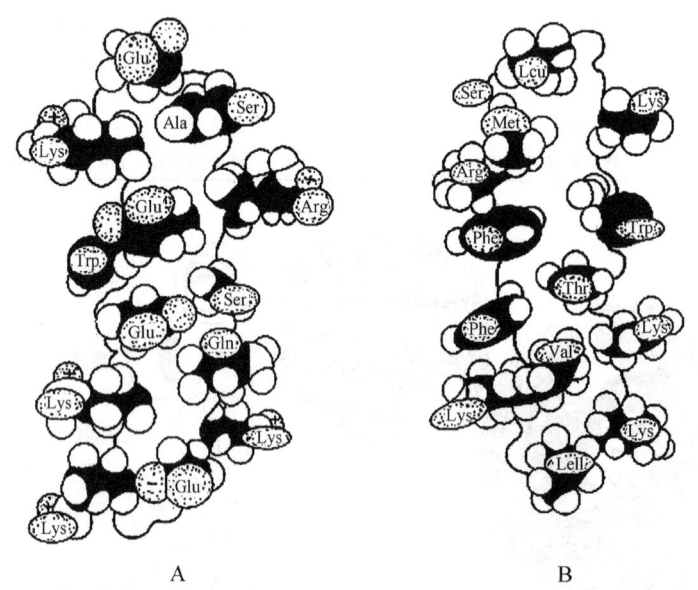

图 30-2　载脂蛋白 CI 中第 32～53 氨基酸残基间肽段的双性 α-螺旋结构
A.极性侧面;B.非极性侧面

三、脂蛋白受体

1. LDL 受体　LDL 受体（LDL receptor，LDL-R），亦称为 ApoB/E 受体。能结合 LDL 或其他含 $ApoB_{100}$ 的脂蛋白，内吞入细胞使细胞获得脂质，主要是胆固醇，这种代谢过程称为 LDL 受体途径。LDL 受体途径具有反馈性地调节细胞内胆固醇的作用。

2. VLDL 受体　VLDL 受体（VLDL receptor，VLDL-R）的结构与 LDL 受体类似，多与含有 ApoE 的脂蛋白 VLDL 和 VLDL 残粒有较高的亲和性，对 LDL 则具低亲和性。VLDL-R 不受细胞内脂固醇负反馈性抑制。

3. 清道夫受体　清道夫受体（scavenger receptor，SR）分为 A 类和 B 类清道夫受体，其配体相同。对 ox-LDL、LDL、HDL 和 VLDL 都有较强的亲和性，参与脂质代谢。

4. LDL 受体相关蛋白　LDL 受体相关蛋白（LDL receptor related protein，LRP）是一种内吞性的多功能受体，能识别多种配体并在体内清除，是 CM 残粒、VLDL 残粒的受体。

四、脂代谢相关的酶与蛋白

1. 脂蛋白脂肪酶　脂蛋白脂肪酶（lipoprotein lipase，LPL）是脂肪细胞、心肌细胞、骨骼肌细胞、乳腺细胞及巨噬细胞等合成和分泌的一种糖蛋白，ApoC Ⅱ 是其激活剂，ApoC Ⅲ 是其抑制剂，可催化 CM 和 VLDL 中的 TG 水解。

2. 肝脂酶　肝脂酶（hepatic lipase，HL）主要作用于小颗粒的脂蛋白，如 VLDL 残粒、CM 残粒及 HDL，水解其中的 TG 和 PL。

3. 卵磷脂胆固醇脂酰基转移酶　卵磷脂胆固醇脂酰基转移酶（lecithin-cholesterol acyl transferase，LCAT）主要作用是将 HDL 中卵磷脂的 C2 位不饱和脂肪酸转移给 FC，生成溶血卵磷脂和 CE，使 HDL 转变为成熟的球状 HDL 颗粒。

4. β-羟-β-甲基戊二酰辅酶 A 还原酶　β-羟-β-甲基戊二酰辅酶 A（HMGCoA）还原酶是胆固醇合成的限速酶。

5. 胆固醇酯转运蛋白　胆固醇酯转运蛋白（cholesterol ester transfer protein，CETP）属于脂质转运蛋白，是胆固醇逆向转运的关键蛋白质。

五、血脂、脂蛋白的检测指标

1. 血清（血浆）外观检查　血清浑浊通常表示 TG 升高，将浑浊血清装在小试管中，放置 4℃ 冰箱过夜，如血清上浮奶油样层而下部变清者，表示有 CM 增加（故又称 CM 试验），如不分层而保持原先的浑浊者表示为 VLDL 增多，有奶油样顶层而下部依旧浑浊者表示 CM 与 VLDL 都增多。高胆固醇血症而无高 TG 者血清不出现浑浊。

2. 血清（血浆）TC 测定　这是脂类分析中最常用的试验。HDL、LDL 与 VLDL 3 部分 LP 中的胆固醇之和即 TC，因为 VLDL-C 较少，HDL-C 水平比较恒定，故 TC 高低通常反映 LDL-C 的高低，但也在一定程度上受 HDL-C 与 VLDL-C 水平的影响。

3. 血清（血浆）TG 测定　是高 TG 血症（高脂血症）的诊断指标。除餐后外，空腹血中出现 CM 是少见的，所以空腹血中 TG 升高代表 VLDL 增多。

4. 血清（血浆）脂蛋白　通常认为 HDL 是动脉粥样硬化的防御因素，而 LDL 是致病因素，这 2 类 LP 的测定通常是测其所含的胆固醇，即 HDL-C 与 LDL-C。目前国内大多医院已将 HDL-C 作为常规检验项目，而 LDL 水平多用 Friedewald 公式计算，但现在已有简便的直接测定法。

小而密的低密度脂蛋白胆固醇（small dense low density lipoprotein，SD-LDL）是 LDL 中胆固醇成分所占比例较小而蛋白质比例较大的部分，SD-LDL 可促进 AS 的发生、发展，是心脑血管事件发生的独立危险因素之一。许多实验研究与临床资料显示 Lp(a) 与冠心病、脑卒中及周围血管疾病等的发生有直接的关系。现在认为高 Lp(a) 伴有高 LDL 时，冠心病危险明显增高，说明两者在动脉粥样硬化致病中有协同作用。

脂蛋白相关的磷脂酶 A2（lipoprotein-associated phospholipase A2，Lp-PLA2）是一种在血液和动脉粥样板块中发现的非钙依赖丝氨酸酯酶，是具有血管特异性的炎症标志物，研究发现 Lp-PLA2 为冠心病和缺血性卒中的独立危险因素。可通过测定血清（浆）Lp-PLA2 活性及质量两种方式反映 Lp-PLA2 水平，临床上推荐测定血清 Lp-PLA2 质量，目前已有可供临床检测使用的商品化试剂盒。主要采用有发光免疫测定和酶联免疫吸附试验（ELISA）。其参考区间 <200μg/L 为正常水平，200

～223μg/L为中度升高，≥223μg/L为升高。

残粒样脂蛋白胆固醇（ramnant lipoprotein cholesterol，RLP-C）可作为动脉粥样硬化及相关代谢性疾病危险评估的1种新型标志物。目前临床上多用免疫分离法进行检测，尚未大规模开展。

5. 血清磷脂和游离脂肪酸检测　磷脂（phospholipid，PL）并非单一化合物，是含有磷酸基和多种脂质的一类物质的总称。血清中的磷脂包括卵磷脂（60%）和溶血卵磷脂（2%～5%）、磷脂酰乙醇胺等（2%）和鞘磷脂（20%）。磷脂是脂肪代谢的中间产物，与其他脂质一起参与脂蛋白的形成和代谢。临床上C10以上的脂肪酸称为FFA或NEFA。正常血清中含有油酸（C18:1）占54%、软脂酸（C16:1）占34%和硬脂酸（C18:0）及其他脂肪酸。FFA在血液中浓度很低，极易受脂代谢、糖代谢和内分泌状态等因素的影响，半衰期1～2mm/min，在血液中与白蛋白结合进行运输。

6. 血清Apo测定　ApoⅠ与ApoB分别是组成HDL与LDL的主要蛋白质，有重要生理功能，所以现在正逐步推广这2项试验。特别是近年来很重视Lp(a)检测，认为Lp(a)增高是心、脑血管病发生的独立危险因素。其他Apo中有临床应用价值的是ApoCⅡ与ApoE测定。

7. 血浆脂代谢相关蛋白与酶的测定　参与脂质代谢的酶有LPL，HTGL，LCAT，ACAT，HMG-CoA还原酶，HMGCoA合成酶。脂质代谢过程中还有几种特殊蛋白质，如CETP等，这些物质的检测有利于临床对高脂血症做进一步的诊断。

8. 脂蛋白受体　脂蛋白受体参与脂类代谢，受体结构、功能异常与脂质代谢紊乱及相关疾病密切相关。目前，脂蛋白受体的检测主要通过ELISA试剂盒检测，多用于相关科研，尚未用于临床。

9. 脂质代谢紊乱的相关基因突变分析

（1）ApoE多态性分析：人群中ApoE多态性存在种族变异，不同人群中ApoE基因型高度不同。大量人群调查发现ApoE ε4等位基因的一般作用是可以显著地升高健康人的总胆固醇浓度，使之易患动脉粥样硬化。相反，ApoE ε2等位基因的一般作用是降低胆固醇浓度。ApoE多态性变异与肾病综合征、糖尿病有关。值得重视的是ApoE多态性与老年性痴呆病（AD）的关系。

（2）其他相关基因分析：高脂蛋白血症与动脉粥样硬化均有一定的家族性和遗传性，因此，有关基因结构功能和调节的异常可能是发病的重要原因之一，其中载脂蛋白、特殊蛋白、酶蛋白和受体基因的异常尤为重要。对此，AS的基因诊断应包括DNA水平和RNA水平的分析，前者分析基因的结构，后者检测基因的表达。

五、标本采集与处理

1. 受检者的准备　除TC测定不一定用空腹血外，测定TG、LP与Apo时受检者（体检对象或患者）应在禁食（可少量饮水）至少12h后抽血。24h内不饮酒，以免影响TG水平。对于体检对象抽血前应有2周时间保持平时的饮食习惯，近期内体重稳定，无急性病、外伤、手术等意外情况。妊娠后期各项血脂指标都会增高，应在产后终止哺乳后3个月查血才能反映其基本血脂水平。注意有无应用影响血脂的药物，如降血脂药、避孕药、噻嗪类利尿药、β受体阻滞药、某些降压药、降糖药、胰岛素及其他激素制剂等，在查血以前应根据所用药物的特性停止用药数天或数周，否则应记录使用有关药物的情况。抽血前24h内不做剧烈运动。

2. 静脉采血与抗凝剂　除非是卧床的患者，一般在采血时取坐位。体位影响水分在血管内外的分布，影响血脂水平，故在抽血前至少应静坐5min。可采用血清或血浆做血脂分析，如用血浆，常采用肝素抗凝。

3. 标本处理　血标本应尽快送往临床实验室，室温下放置30～45min后离心分离血清，放置时间不得超过3h。血清必须吸出，转移至有盖小试管中（或有封口膜）防止水分挥发，如不能当天测定，可暂存4℃冰箱内，至少可稳定4d。如需长期保存，用作TC测定者保存在−20℃已用作TG、LP、Apo测定者最好保存在−70℃，不要反复冷冻与融化。抗凝标本进行离心后可直接检测。

第二节　血清总胆固醇检验

TC测定方法据其准确度与精密度不同分为3级①决定性方法：放射性核素稀释-气相色谱-质谱法（ID-GC-MS），此法最准确，测定结果符合"真值"，但需特殊仪器与试剂，技术要求高、费用贵。用于发展和评价参考方法及鉴定纯胆固醇标准。②参考方法：目前国际上公认的是Abell、Levy、Brodie及

Kendall 等(1952)设计的方法,称为 ALBK 法,是目前化学分析法中最准确的方法。③常规方法:化学方法大都用有机溶剂提取血清中的胆固醇,然后用特殊试剂显色,比色测定。显色剂主要有 2 类,即醋酸-醋酸酐-硫酸反应(简称 L-B 反应)和高铁硫酸反应,这些反应须用腐蚀性的强酸试剂,特异性差,干扰因素多,准确性差,应予淘汰。现在已广泛应用酶法,这类方法特异性高、精密灵敏,用单一试剂直接测定,既便于手工操作,也适用于自动分析仪测大批标本,既可做终点法,也可做速率法。

一、酶法测定胆固醇

1. 原理　反应式如下:

$$胆固醇酯 + H_2O \xrightarrow{CEH} 胆固醇 + 脂肪$$

$$胆固醇 + O_2 \xrightarrow{CHOD} \Delta^4\text{-胆甾烯酮} + H_2O_2$$

$$2H_2O_2 + 4\text{-氨基安替比林} + 酚 \xrightarrow{POD} 醌亚胺 + 4H_2O$$

2. 参考区间

(1)我国《中国成人血脂异常防治指南》(2016 修订版)提出的标准为:TC 合适水平<5.2mmol/L (<200mg/dl);边缘升高:5.2~6.2mmol/L (200~240mg/dl);升高:≥6.2mmol/L(≥240mg/dl)。

(2)美国胆固醇教育计划(NCEP),成年人治疗组(adult treatment panel)1994 年提出的医学决定水平:TC 水平理想范围<5.2mmol/L (<200mg/dl),边缘升高 5.2~6.2mmol/L (200~239mg/dl),升高≥6.21mmol/L(≥240mg/dl)。

3. 临床意义

(1)影响 TC 水平的因素①年龄与性别:TC 水平往往随年龄上升;②长期的高胆固醇、高饱和脂肪和高热量饮食可使 TC 增高;③遗传因素;④其他:如缺少运动、脑力劳动、精神紧张等可能使 TC 升高。

(2)高 TC 血症是冠心病的主要危险因素之一,病理状态下高 TC 有原发性的与继发性的 2 类。原发性的,如家族性高胆固醇血症(低密度脂蛋白受体缺陷)、家族性 ApoB 缺陷症、多源性高 TC、混合性高脂蛋白血症。继发的见于肾病综合征、甲状腺功能减退症、糖尿病、妊娠等。

(3)低 TC 血症也有原发性的与继发性的,前者,如家族性的无或低 β-脂蛋白血症;后者,如甲状腺功能亢进症、营养不良、慢性消耗性疾病等。

二、正己烷抽提 L-B 反应显色法测定胆固醇

此法原为 Abell 等(1952)设计,由美国疾病控制中心(CDC)的脂类标准化实验室协同有关学术组织做了评价和实验条件的最适化,称为 AL-BK 法,已被公认为参考方法。

1. 原理　本法用氢氧化钾乙醇溶液使血清蛋白变性,并水解血清中的胆固醇酯,加水后用正己烷分溶抽提,可以从碱性乙醇液中定量地提取胆固醇(达 99.7%),分溶抽提达到抽提与纯化的双重目的。提取的胆固醇溶液中除少量其他甾醇(人血清中约占总胆固醇的 1%)以外,基本上不含干扰物,故测定结果与放射性核素-稀释-气相色谱-质谱法(决定性方法)接近。

抽提液挥发干后,以 Lieberman-Bur-Chard(L-B)试剂与胆固醇显色,试剂中醋酸与醋酸酐作为胆固醇的溶剂与脱水剂,浓硫酸既是脱水剂又是氧化剂,所生成的绿色产物主要是五烯胆甾醇正离子,最大吸收光波长值为 620nm,但随后可变成黄色产物,故应该严格控制显色条件。

本法是目前化学分析法中最准确的方法,已被公认为参考方法。

2. 临床意义　同酶法。

第三节　血清三酰甘油检验

血清三酰甘油(TG)测定的决定性方法为放射性核素-稀释-质谱法,参考方法为二氯甲烷抽提、变色酸显色法。常规方法为酶法(GPO-PAP 法),作为临床测定,国内外均推荐 GPO-PAP 法。

一、酶法测定三酰甘油

1. 原理　反应如下:

$$TG + 3H_2O \xrightarrow{LPL} 甘油 + 3 脂肪酸$$

$$甘油 + ATP \xrightarrow{GK, Mg^{2+}} 3\text{-磷酸甘油} + ADP$$

$$3\text{-磷酸甘油} + O_2 + 2H_2O \xrightarrow{GPO} 磷酸二羟丙酮 + 2H_2O_2$$

$$H_2O_2 + 4\text{-氨基安替比林} + 4\text{-氯酚} \xrightarrow{POD} 苯醌亚$$

胺 + $2H_2O$ + HCI

分光光度波长500nm,测定吸光度(A),对照标准可计算出TG含量。

2. 参考区间　正常人TG水平高低受生活环境的影响,中国人低于欧美人,成年以后随年龄增长而上升。TG水平的个体内与个体间差异都比TC大,人群调查的数据比较分散,呈明显正偏态分布。营养良好的中、青年人TG水平的平均值去除游离甘油(free glycerol, FG)为0.90～1.00mmol/L(80～90mg/dl),老年前期与老年人平均超过1.13mmol/L(100mg/dl),95%中青年人约1.69mmol/L(150mg/dl),老年人约为2.26mmol/L(200mg/dl)。

《中国成人血脂异常防治指南》(2016修订版)意见是TG合适水平<1.7mmol/L(150mg/dl),边缘升高1.7～2.3mmol/L(150～200mg/dl),升高≥2.3mmol/L(200mg/dl)。

美国国家胆固醇教育计划对空腹TG水平划分界限的修订意见(1993)是:TG正常<2.3mmol/L(<200mg/dl),TG增高的边缘为2.3～4.5mmol/L(200～400mg/dl),高TG血症>4.5mmol/L(>400mg/dl),胰腺炎高危>11.3mmol/L(>1000mg/dl)。

3. 临床意义　高TG血症也有原发性的与继发性的2类,其中包括家族性高TG血症与家族性混合型高脂(蛋白)血症等。继发的见于糖尿病、糖原累积病、甲状腺功能减退症、肾病综合征、妊娠、口服避孕药、酗酒等,但不易分辨原发或继发。高血压、脑血管病、冠心病、糖尿病、肥胖与高脂蛋白血症等往往有家族性集聚现象,其间可能有因果关系,但也可能仅仅是伴发现象;一般认为单独有高TG不是冠心病的独立危险因素,只有伴以高TC、高LDL-C、低HDL-C等情况时才有病理意义。

二、变色酸显色法测定三酰甘油

变色酸显色法,为CDC参考方法。其原理是用二氯甲烷抽提血清TG,同时加入硅酸去除磷脂、游离甘油、一酰甘油、部分二酰甘油及蛋白。TG经氢氧化钾皂化生成甘油,酯化后以过碘酸氧化甘油产生甲醛,用亚砷酸还原过剩的过碘酸后,甲醛与变色酸在硫酸溶液中加热发生反应,产生紫红色物质,然后比色测定。

本法根据Van Handel等(1957)及Carlson法(1963)改进而来。反应式如图30-3。

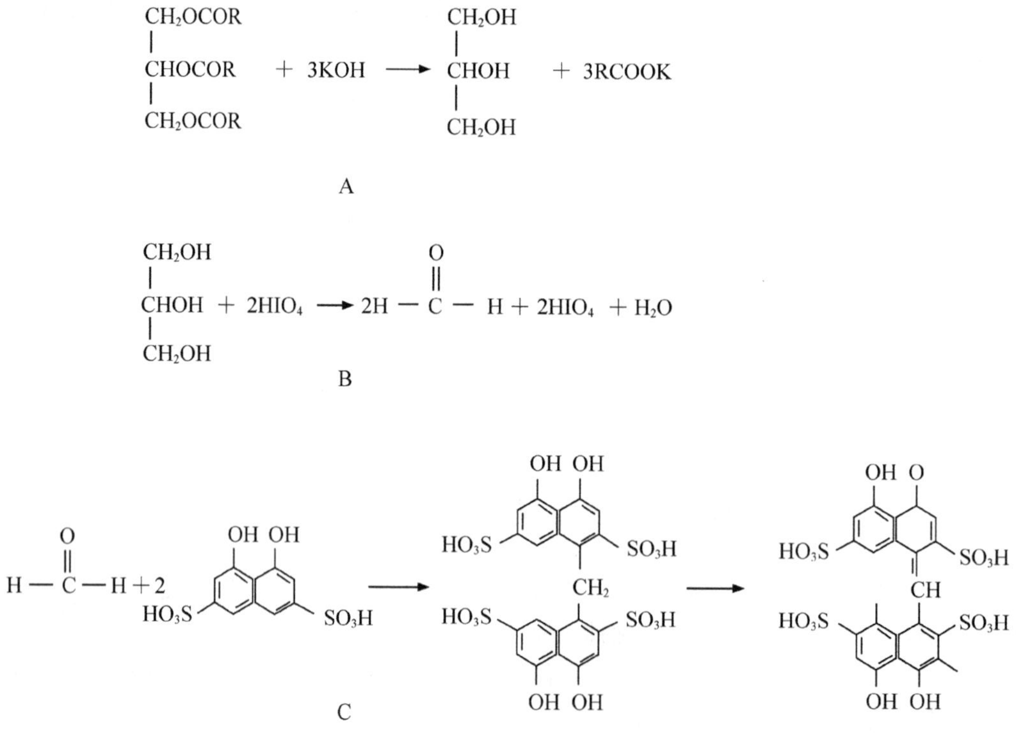

图30-3　变色酸显色法反应式
A.皂化反应；B.氧化反应；C.显色反应

第四节 血清高密度脂蛋白胆固醇检查

高密度脂蛋白（HDL）是血清中颗粒数最多而且很不均一的一组脂蛋白，按其密度高低主要分为HDL_2与HDL_3 2个亚组分，临床一般只测定总HDL，也可以分别测定其亚类。因为HDL组成中含蛋白质与脂质各半，脂质中主要是胆固醇与磷脂，磷脂测定比较麻烦，通常以测定胆固醇含量（HDL-C）代表HDL水平。HDL-C测定参考方法为用超速离心分离HDL，然后用化学法（ALBK法）或酶法测定其胆固醇含量。20世纪70年代出现不少多聚阴离子沉淀法，称直接测定法，有肝素——Mn法、磷钨酸（PTA）——镁离子法、硫酸葡聚糖（DS）——镁离子法和聚乙二醇（PEG）6000法等。此类方法操作相对简便，被临床实验室用作常规测定。其中硫酸葡聚糖（DS）——镁离子法和聚乙二醇（PEG）6000法应用最为广泛。但此类方法的缺点是标本需预处理，不能直接上机测定，且高TG的标本由于VLDL沉淀不完全，会影响测定结果，新近中华医学检验学会血脂专题委员会推荐匀相测定法作为临床实验室测定HDL-C的常规方法。匀相法免去了标本预处理步骤，可直接上机测定。

一、磷钨酸——镁沉淀法

1. 原理　血清HDL不含ApoB，临床检验中大都用大分子多聚阴离子化合物与二价阳离子沉淀含ApoB的脂蛋白[包括LDL、VLDL、Lp(a)]，本法中用磷钨酸与镁离子作沉淀剂，其上清液中只含HDL，其胆固醇含量用酶法测定（同酶法测TC）。

2. 临床意义

(1)流行病学与临床研究证明，HDL-C与冠心病发病呈负相关，HDL-C低于1.0mmol/L是冠心病危险因素。HDL-C下降也多见于脑血管病、糖尿病、肝炎、肝硬化等。肥胖者HDL-C也多偏低。吸烟可使HDL-C下降，饮酒及长期体力活动会使HDL-C升高。

(2)在生理与病理情况下，HDL-C水平的变动往往由于HDL_2-C的变化，而HDL_3-C的变化较小。多数报道认为冠心病患者HDL_2-C下降比HDL_3-C明显，但也有不同的报道。肝病患者HDL-C下降主要是HDL_3-C部分下降。

二、硫酸葡聚糖-Mg沉淀法

硫酸葡聚糖-Mg沉淀法，为CDC指定的比较方法。其原理是，以硫酸葡聚糖DS50（MW 50 000±5 000）与Mg^{2+}沉淀血清中含ApoB的脂蛋白[LDL、VLDL、LP(a)]，测定上清液中的HDL-C。

HDL主要包括HDL_2、HDL_3亚组分（HDL_1很少），适量增加DS50和Mg^{2+}浓度，可使血清中的HDL_2含ApoB的脂蛋白同时沉淀，离心后上清液中只含HDL_3，故可测出HDL_3-C。总HDL-C与HDL_3-C之差即为HDL_2-C。

三、匀相测定法

1. 原理　基本原理有以下几类。

(1) PEG修饰酶法（PEG法）：①CM、VLDL、LDL+α-环状葡聚糖硫酸盐+Mg^{2+}→CM、VLDL、LDL和α-环状葡聚糖硫酸盐的可溶性聚合物；②HDL-C+PEG修饰的CEH和COD→胆甾烯酮+H_2O_2；③H_2O_2+酚衍生物+4-AAP+POD→苯醌亚胺色素。

(2)选择性抑制法（SPD法）：①CM、VLDL和LDL+多聚体阴离子+多聚体→CM、VLDL、LDL和多聚阴离子生成聚合物并被多聚体掩蔽；②HDL-C+表面活性剂+CEH和COD→胆甾烯酮+H_2O_2；③同(1)③。

(3)抗体法（AB法）：①CM、VLDL和LDL+抗ApoB抗体→CM、VLDL、LDL和抗ApoB抗体聚合物；②HDL-C+CEH和COD→胆甾烯酮+H_2O_2；③同(1)③。

(4)过氧化氢酶法（CAT法）：①CM、VLDL、LDL+选择性试剂+CEH和COD→胆甾烯酮+H_2O_2；②H_2O_2+过氧化氢酶→$2H_2O$+O_2；③HDL-C+CEH和COD+过氧化酶抑制剂→胆甾烯酮+H_2O_2；④同(1)③。

2. 参考区间

《中国成人血脂异常防治指南》提出的判断标准：降低<1.0mmol/L(40mg/dl)。NCEP，ATPIII提出的医学决定水平：①<1.03mmol/L(40mg/dl)为降低，CHD危险增高；②≥1.55mmol/L(60mg/dl)为负危险因素。

ATPIII将HDL-C从原来的<35mg/L

(0.9mmol/L)提高到<40mg/L (1.03mmol/L)是为了让更多的人得到预防性治疗(男性将从原来的15%提高到约40%,女性从原来的5%提高到15%的人群被划归高危人群)。

3. 临床意义　同磷钨酸——镁沉淀法。

第五节　血清低密度脂蛋白胆固醇检验

直接测定血清(或血浆)LDL-C的经典方法是超速离心分离 LDL,或超速离心(去除 VLDL)结合沉淀法,均非一般实验室所能采用。电泳分离 LDL 的方法也不够简单。10多年来发展起来的简单方法有2类:一类是用化学法分离 VLDL,然后测定 HDL 和 LDL 部分的胆固醇,减去 HDL-C 得 LDL-C;另一类是选择沉淀 LDL 法。该法在 LDL 沉淀后,可测出上清液的 HDL+VLDL 部分的胆固醇然后计算出 LDL-C,或直接取沉淀物测定 LDL-C,这类方法有3种沉淀剂:肝素-枸橼酸;聚乙烯硫酸(PVS);多环表面活化阴离子。目前多用 PVS 沉淀法,美国 LRC 各实验室也统一采用此法(Boehringer 试剂盒)。但国内还是较少用 LDL-C 直接测定,而是用 Friedewald 公式用 TC、TG、HDL-C 这3项测定计算 LDL-C,不如直接测定法可靠。新近,中华医学会检验学会已推荐匀相法作为临床实验室测定 LDL-C 的常规方法(图30-4)。

一、聚乙烯硫酸沉淀法

1. 原理　用聚乙烯硫酸(PVS)选择沉淀血清中 LDL,测出上清液中的胆固醇代表 HDL-C 与 VLDL-C 之和,所以 TC 减去上清液胆固醇即得 LDL-C 值。试剂中含 EDTA 用以除去二价阳离子,避免 VLDL 共同沉淀。适量的中性多聚物(聚乙二醇独甲醚 PEGME)用以加速沉淀。胆固醇测定同 TC 测定。

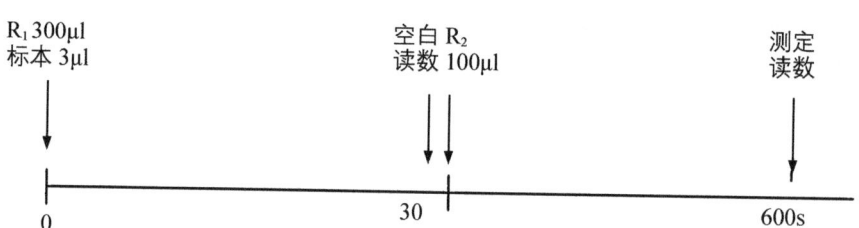

图30-4　匀相测定法原理

2. 操作　用早晨空腹血清,如在4℃存放不得超过4d,深低温保存只能冻1次,融化后即须测定。在小离心管中加入血清200μl,沉淀剂100μl,混合,室温放置15min,离心(3 000r/min,15min),取上清液按表30-3操作。

混合后,放置37℃水浴5min,用分光光度计测吸光度(A),波长500nm。

3. 计算

(1) TC(mmol/L) = TC 测定管 A/标准管 A×校准管浓度(mmol/L)。

(2) 非 LDL-C(mmol/L) = 非 LDL-C 测定管 A/标准管 A×校准管浓度(mmol/L)。

(3) LDL-C(mmol/L) = TC(mmol/L) - 非 LDL-C(mmol/L)。

表30-3　PVS 沉淀法操作步骤

加入物	空白管	标准管	标本管
上清液(μl)	—	—	30
定值血清(μl)	—	30	—
蒸馏水(μl)	30	—	—
酶试剂(μl)	2.00	2.00	2.00
酶试剂(μl)	2.00	2.00	2.00

4. 临床意义　LDL 增高是动脉粥样硬化发生发展的主要脂类危险因素。过去只测 TC 估计 LDL-C 水平,但 TC 水平也受 HDL-C 水平的影响。故最好采用 LDL-C 代替 TC 作为动脉粥样硬化性疾病的危险因素指标。美国国家胆固醇教育计划成年人治疗专业组规定以 LDL-C 水平作为高脂蛋

白血症的治疗决策及其需要达到的治疗目标(病理改变参阅 TC 测定的临床意义)。

二、匀相测定法

1. 原理　基本原理有如下几类。

(1)增溶法(Sol 法):①VLDL、CM 和 HDL 由表面活性剂和糖化合物封闭;②LDL-C 表面活性剂＋CEH 和 COD→胆甾烯酮＋H_2O_2;③H_2O_2＋4-AAP＋POD＋HSDA→苯醌胺色素。

(2)表面活性剂法(SUR 法)

①VLDL、CM 和 HDL＋表面活性剂Ⅰ＋CEH 和 COD→胆甾烯酮＋H_2O_2。

H_2O_2＋POD→清除 H_2O_2,无色。

②LDL-C＋表面活性剂Ⅱ＋CEH 和 COD→胆甾烯酮＋H_2O_2。

③H_2O_2＋4-AAP＋POD＋HSDA→苯醌亚胺色素。

(3)保护法(PRO)

①LDL＋保护剂,保护 LDL 不被酶反应。

非 LDL-C＋CEH 和 COD→H_2O_2＋过氧化氢酶→H_2O_2。

②LDL-C＋去保护剂 CEH 和 COD→胆甾烯酮＋H_2O_2。

③H_2O_2＋4-AAP＋POD＋HDAOS→显色。

(4)过氧化氢酶法(CAT 法)

①非 LDL-C＋非离子表面活性剂＋CEH 和 COD→胆甾烯酮＋H_2O_2。

H_2O_2＋过氧化物酶→H_2O。

② LDL-C＋离子型表面活性剂＋CEH 和 COD→胆甾烯酮＋H_2O_2 过氧化氢酶＋NaN_3→抑制。

③H_2O_2＋4-AAP＋POD＋HSDA→苯醌亚胺色素。

(5)紫外法(CAL 法)

①LDL＋Calixarene→可溶聚合物。

非 LDL-C＋CE 和 CO＋肼→胆甾烯酮腙。

②LDL-C＋去氧胆酸＋β-NAD＋CEH 和 CH→胆甾烯酮腙＋β-NADH。

2. 参考区间　LDL-C 水平随年龄上升,中、老年人平均 2.7～3.1mmol/L(105～120mg/dl)。

(1)《中国成人血脂异常防治指南》提出的判断标准:理想水平＜2.6mmol/L(＜100mg/dl),合适水平＜3.4mmol/L(＞130mg/dl),边缘升高 3.4～4.1mmol/L(130～160mg/dl),升高＞4.1mmol/L(＞160mg/dl)。

(2)NCEP,ATP Ⅲ 提出的医学决定水平:理想水平＜2.58mmol/L(100mg/dl),接近理想 2.58～3.33mmol/L(100～129mg/dl),边缘增高 3.64～4.11mmol/L(130～159mg/dl),增高 4.13～4.88mmol/L(160～189mg/dl),很高≥4.91mmol/L(≥190mg/dl)。

三、Friedewald 公式计算法

Friedewald 原公式按旧单位(mg/dl)计算,假设血清中 VLDL-C 为血清 TG 量的 1/5(以重量计),则:$LDL\text{-}C = TC\text{-}HDL\text{-}C\text{-}TG/5$。

按法定计量单位(mmol/L)计,则应为:$LDL\text{-}C = TC - HDL\text{-}C - TG/2.2$。

第六节　血清载脂蛋白检验

血清载脂蛋白(Apo)测定采用免疫化学法,目前常用方法有免疫分析(火箭电泳法)、放射免疫分析(RIA)、酶联免疫分析(EIA)及免疫浊度法等,后者又分为免疫透射比浊(ITA)及免疫散射比浊(INA)法。免疫浊度法是目前最常用的方法,具有简单快速、可以自动化批量分析等优点。INA 法需要光散射测定仪(如激光浊度计),ITA 法只需要比较精密的光度计或生化自动分析仪,精密度高于其他各法,适合临床实验室应用。目前国内外生产的试剂盒大都采用此法。这些免疫测定方法必须有合适的抗血清,对抗血清的主要要求:特异性好,与其他血清蛋白及其他 Apo 无交叉反应;高亲和力高效价。在免疫比浊法中(包括 INA 与 ITA)尤其是用自动化仪器做速率法测定,要求抗原-抗体反应迅速,对抗血清的质量要求高。

1. 方法　采用免疫透射比浊法测定 ApoAⅠ和 ApoB。

2. 原理　血清 ApoAⅠ和 ApoB 分别与试剂中特异性抗人 ApoAⅠ和 ApoB 抗体相结合,形成不溶性免疫复合物,使反应产生浑浊,以光度计在波长 340nm 测出吸光度,浊度高低与血清中 ApoAⅠ和 ApoB 含量成正比。

3. 参考区间

(1)ApoAⅠ平均值为 1.40～1.45g/L,女性略

高于男性,年龄变化不明显。

(2)ApoB 值不论男女均随增龄而上升,70 岁以后不再上升或开始下降。中、青年人平均 ApoB 值为 0.80~0.90g/L,老年人平均 ApoB 值为0.95~1.05g/L。

4. 临床意义

(1) HDL 组成中蛋白质占 50%,蛋白质中 ApoA I 占 65%~70%,而其他脂蛋白中 ApoA I 极少,所以血清 ApoA I 可以代表 HDL 水平,与 HDL-C 呈明显正相关。但是 HDL 是一系列颗粒大小与组成不均一的脂蛋白,病理状态下 HDL 脂类与组成往往发生变化,则 ApoA I 的升降不一定与 HDL-C 成比例,同时测定 ApoA I 与 HDL-C 对病理生理状态的分析可能更有意义。

(2)正常情况下,每一个 LDL、IDL、VLDL 与 Lp(a)颗粒中均含有 1 分子 $ApoB_{100}$,因 LDL 颗粒居多,大约有 90% 的 $ApoB_{100}$ 分布在 LDL 中,故血清 ApoB 主要代表 LDL 水平,它与 LDL-C 呈显著正相关,但当高 TG 血症时(VLDL 极高),ApoB 也会相应增高,在流行病学与临床研究中已确认,高 ApoB 是冠心病危险因素,但还很少有前瞻性研究表明 ApoB 对冠心病风险的估计价值。

(3) ApoB/ApoAI 比值可以代替 LDL-C/HDL-C 比值作为动脉粥样硬化指数。

第七节 脂蛋白(a)检验与血清脂蛋白电泳

一、脂蛋白(a) [Lp(a)]检验

[Lp(a)]的结构与 LDL 相似,可以携带大量的 CHO 结合于血管壁上,有促进动脉粥样硬化的作用。同时,Lp(a)与纤溶酶原有同源性,可以与纤溶酶原竞争结合纤维蛋白位点,从而抑制纤维蛋白水解作用,促进血栓形成。因此,Lp(a)是动脉粥样硬化和血栓形成的重要独立危险因子。

Lp(a)测定有 2 类方法,一是免疫化学法测定其所含特殊的蛋白 Apo(a),另一类方法是测定其所含的胆固醇,结果以 Lp(a)-C 表示。目前大都用免疫学方法测定 Apo(a),现在常用的免疫测定是 McAb 酶标记法(ELISA)及免疫比浊法(透射或散射法),后者受基质效应的干扰大,且灵敏度低,ELISA 法的优点是基质效应不明显,可以选择对 Apo(a)分子大小不敏感的 McAb,也可以用 ApoB McAb 代替 Apo(a) McAb 作为酶标记(第2)抗体,避免 Apo(a)分子大小对结果的影响。下面以免疫透射比浊法来介绍脂蛋白(a)的测定。

1. 原理 血清 Lp(a)与试剂中的特异性抗人 Lp(a)抗体相结合,能形成不溶性免疫复合物,使反应液产生浊度,在波长340nm 测出吸光度,浊度高低反映血清标本中 Lp(a)的含量高低。

2. 参考区间 正常人 Lp(a)数据呈明显偏态分布。80%的正常人 Lp(a)浓度<200mg/L,个别人可高达 1000mg/L 以上。通常以 300mg/L 为分界线,高于此水平者表明冠心病危险性明显增高。

3. 临床意义

(1)Lp(a)水平主要决定于遗传因素,家族性高 Lp(a)与冠心病发病倾向相关。男、女之间与不同年龄组间无明显差异,环境、饮食与药物对 Lp(a)水平的影响也不明显。

(2)现在将高 Lp(a)水平看作动脉粥样硬化性疾病(心、脑血管病,周围动脉硬化)的独立危险因素,因为它与高血压、吸烟、高 VLDL-C(高 TC)、低 HDL-C 等因素无明显相关。但 LDL-C 较高时,高 LP(a)的危险性就更高。在动脉粥样硬化病变形成中,Lp(a)与 ApoB 起协同作用。

二、脂蛋白电泳

脂蛋白颗粒表面的载脂蛋白也与其他血清蛋白一样具有兼性离子,暴露在表面的极性基团在 pH8.6 时因带负电荷而能向阳极移动,由于各种蛋白的等电点不同,所带电荷也不同,故能在支持介质上分离。脂蛋白的泳动速度也在一定程度上受颗粒大小的影响。

人血清脂蛋白成分比例的检测分析,是高脂蛋白血症诊断(分型)重要依据。

第八节 血浆脂代谢相关蛋白与酶的测定

一、血清(浆)LPL 测定

测定过程一定要与结构和功能类似的 HTGL 予以区别。HTGL 是结合在细胞表面作为肝素受体的蛋白多糖,可注射肝素竞争性地结合到细胞表面的蛋白质多糖分子后,酶被置换下来进入血浆。现在可采用 LPL 单克隆抗体的酶免疫方法进行检测,标本为血清或肝素抗凝血浆。参考区间:血清(浆)136~321mg/L。

二、血浆 LCAT 测定

现在可采用微脂粒底物法,即微脂粒被血清中 HDL 吸附后,成为 LCAT 底物,在 37℃条件下,经一定时间反应,LCAT 活性值可依据游离胆固醇的减少量进行定量。目前尚无统一参考检测方法。参考区间:血浆 382~512U/L。

三、血浆 CETP 测定

利用 CETP 单克隆抗体进行酶联免疫测定,标本必须是肝素抗凝血浆。以函数制作标准曲线再计算。检测方法为免疫透射比浊法,目前尚无公认的检测方法和参考区间。

(朱名安)

参考文献

李伟,黄彬.2015.分子诊断学[M].北京:中国医药科技出版社.

吕建新,樊绮诗.2012.临床分子生物学检验[M].北京:人民卫生出版社.

Harrington CT, Lin E, Olson MT, et al.2013. Fundamentals of pyrosequencing [J].Arch Pathol Lab Med.137(9):1296-1303.

Manrao EA,Derrington IM,Laszlo AH, et al. 2012. Reading DNA at single-nucleotide resolution with a mutant MspA nanopore and phi29 DNA polymerase[J]. Nat Biotechnol.30(4):349-353.

Maxam Am, Gibert W.1977. A new method for sequencing DNA[J].Proc Natl Acad Sci USA.74(2):560-564.

Sanger F, Nicklen S, Coulson AR. 1977. DNA sequencing with chain-terminating inhibitors[J].Proc Natl Acad Sci USA. 74 (12):5463-5467.

Szalay T, Golovchenko JA. 2015. De novo sequencing and variant calling with nanopores using PoreSeq[J].Nat Biotechnol. 33(10):1087-1091.

Thompson JF, Milos PM. 2011.The properties and applications of single-molecule DNA sequencing[J].Genome Biol.12(2):217.

第31章

质量控制与方法学性能评价

> **大　纲**
>
> **了解**　测量不确定度的基本概念和评定方法分类；室内质量控制的应用；正确度验证室间评价计划。
>
> **熟悉**　参考测量系统与量值溯源概念；室内质量控制的意义及总误差概念；室间质量评价的基本概念与评价计划；测量不确定度评定、可报告范围评价。
>
> **掌握**　正确度、精密度、准确度、验证与确认等概念；质控物、质控图、质控规则；我国室间质量评价的方式与成绩要求；精密度评价、正确度评价、检出限评价。

第一节　术语与基本概念

ISO 与 IFCC 等 8 个国际组织成立的国际计量指南联合委员会（Joint Committee for Guide in Metrology，JCGM），专门制定了《国际计量学词汇－基本和通用概念及相关术语》（*International vocabulary of metrology - Basic and general concepts and associated terms*，简称 VIM），已在国际上被广为接受，本章主要引用 VIM 中的术语及概念。

一、测量正确度

1. 测量正确度（measurement trueness，trueness of measurement）　简称正确度，指无穷多次重复测量所测得的量值的平均值与一个参考量值之间的一致程度。

正确度不是一个量，是个抽象概念，不能用数值表示，因为在实际工作中对同一被测对象不可能进行无穷次测量。正确度与系统误差有关，与随机误差无关。只可说正确度"好"或"差"，正确度的反义概念为"不正确度"，可用数量形式表示，常用偏移来衡量。"测量正确度"不等同于"测量准确度"。

2. 测量偏移（measurement bias）　简称偏移（Bias，B），有的文献称为偏倚，指系统误差的估计值。

它是测量结果正确度的度量指标，指同一实验室用同种方法在多次测量同一样品所得结果的均值与靶值之间的差异。要想知道偏移必须先确定靶值，靶值的确定方法包括参考方法定值、有证标准物质认定值、室间质量评价（EQA）统计值等；前两种方法是获得偏移最好的方法，但具体应用有困难，比较可行的方法是利用 EQA 的统计值，把已经定值的 EQA 样品当作参考物质进行定值。

二、测量精密度

1. 测量精密度（measurement precision）　简称精密度，指在规定条件下，对同一个或类似的被测对象重复测量所得的示值或测得的量值间的一致程度。

精密度同正确度一样，也是个抽象概念，只能将精密度描述为"高"或"低"，其反义概念"不精密度"可用数量形式表示，如标准差或变异系数。

所谓"规定条件"可以是重复性测量条件、期间精密度测量条件或复现性测量条件，相对应的精密度为重复性、期间精密度和复现性。

2. 测量重复性（measurement repeatability）简称重复性，指在重复性测量条件下的测量精密度。

重复性测量条件指相同测量程序、相同操作者、相同测量系统、相同操作条件和相同地点，在短时间内对同一或类似被测对象重复测量的一组测量条件。

日常工作中将"一批"内的测量条件视为"短时间内"，因此重复性又常称为批内精密度。

3. 期间测量精密度（intermediate measurement precision） 简称期间精密度，指在一组期间精密度测量条件下的测量精密度，类似于日常工作中常说的"批间精密度"。

期间精密度条件指除了相同测量程序、相同地点，以及在一个较长时间内对同一或相类似的被测对象重复测量的一组测量条件外，还包括涉及改变的其他条件。在这一段时间内可以对仪器进行重新校准或更换操作者等。

在给出期间精密度时，应说明以上有哪些条件改变及实际改变到什么程度。

4. 测量复现性（measurement reproducibility）简称复现性，指在复现性测量条件下的测量精密度。

复现性测量条件又称复现性条件，指不同地点、不同操作者、不同测量系统，对同一或类似被测对象重复测量的一组条件。不同的测量系统可能采用不同的测量程序。

在给出复现性时，应说明改变的和未变的条件及实际改变到什么程度。

三、测量准确度

测量准确度（measurement accuracy）简称准确度，指被测量测得的量值与其真值间的一致程度。

准确度同正确度和精密度一样，也是一个抽象概念，没有具体数值，只能将准确度描述为"高"或"低"，当测量提供较小的测量误差时就说明该测量是较准确的。由准确度的定义可以看出，准确度涵盖了正确度与精密度，既正确又精密的测量结果才是准确的。

四、验证与确认

1. 验证（verification） 指提供客观证据证明一个给定项目满足规定的要求。

验证是对主要的性能特征进行实验，用数据说明是否满足厂商声明或预期用途，适用于配套检测系统，必须由实验室独立完成。对于定量检验来说主要是精密度、正确度和可报告范围，某些检验项目还应包括检出限。对于定性免疫学检验来说主要是检出限、符合率和CUT-OFF值。

2. 确认（validation） 指对规定的要求满足预期用途的验证。

所谓"预期用途"一般指实验室如将该方法应用于临床，至少应满足哪些要求。确认适用于非标准方法、实验室设计或制定的方法或修改过的方法。主要由厂商或方法的研究开发者完成。方法确认应尽可能全面，并通过客观证据（以性能特征形式）证实满足检验预期用途的特定要求。

五、参考测量系统

是由参考物质、参考测量程序、参考实验室组成的测量系统。

1. 参考物质（reference material，RM） 又称标准物质或标准参考物质，指具有足够均匀和稳定特性的物质，可用于方法学性能的验证或确认。

2. 有证参考物质（certified reference material，CRM） 又称有证标准物质，即由权威机构生产并出具证书的参考物质，证书说明参考物质制备过程所符合的标准（如ISO导则34和ISO导则35）、参考物质量值及其测量不确定度、溯源性的有关证据。

3. 参考物质的互换性（commutability of a reference material） 或称互通性，是参考物质的重要属性。是指不同测量程序用相同的参考物质校准后，再测量相同物质时，各测量程序所得测量结果之间的一致程度。

通常新鲜血清标本不存在基质效应，而CRM可能存在基质效应。在制备CRM时，出于调整浓度、储存和运输等目的，需对CRM原料进行加工，如添加外源性的替代分析物、防腐剂及冷冻干燥等，从而引起基质的成分和理化性质改变，造成CRM的基质与临床标本的基质不一致，出现互换性差的问题。在研制CRM时，应尽量保持较好的互换性。

4. 参考测量程序（reference measurement procedure，RMP） 有时称参考方法，指用来对参考物质赋值的测量程序，但也可作为常规测量程序。

5. 参考测量实验室（reference measurement laboratory） 简称参考实验室，指运行RMP并提

供带有不确定度测量结果的实验室。

六、量值溯源

1. 计量溯源性(metrological traceability) 简称溯源性或溯源,指通过文件规定的不间断的校准链,将测量结果与规定的参照对象联系起来的测量结果的特性,校准链中每项校准都会引入测量不确定度。

所谓"参照对象"主要指 RMP 和(或)CRM。通过 RMP 给 CRM 定值,或通过 CRM 校准测量程序,最终将正确的量值传递到测量结果。校准过程逐级进行,从而形成一个校准链。

2. 计量溯源链(metrological traceability chain) 又称溯源链,指用于将测量结果与参照对象联系起来的测量标准和校准的序列。

所谓"链"指溯源过程的不间断,通过应用 RMP 与 CRM 进行不间断校准来保证溯源的有效性。溯源性是通过溯源链来实现的。

溯源性是测量结果的特性,测量结果由测量程序获得,故测量程序的建立者应负责测量结果的可溯源性。目前绝大多数常规测量程序由厂家建立(厂家提供测量方法、试剂、校准品等),所以厂家应保证测量结果的溯源性。

ISO 17511:2003 规定,常规测量的溯源性通过不间断的交替出现的测量程序和 RM(校准品)而建立,向上一级溯源过程中,这些程序和校准品通常具有不断减小的测量不确定度。

七、测量不确定度

1. 定义 测量不确定度(measurement uncertainty,MU)可简称为不确定度,指根据所用到的信息,表征赋予被测量量值分散性的非负参数。

可以从以下几方面加以理解。

(1)不确定度一般由若干分量组成,根据有关信息评定各分量。其中一些分量可根据一系列实验的测量值,通过计算标准差获得,即为标准不确定度,称为不确定度的 A 类评定。而另一些分量则可根据经验、文献及相关资料获得,并将这些信息换算为标准不确定度,称为不确定度的 B 类评定。

(2)不确定度表示被测量量值的分散性,是一定包含概率下(如 95% 或 99%)的区间半宽度。

(3)不确定度是与被测量的量值相联系的参数,一般情况下与该量值一起表达,如 LDH 的测量结果为 (498.0 ± 19.4) U/L$(k=2)$,LDH 的量值为 498.0 U/L,其扩展不确定度为 19.4 U/L。

(4)不确定度无负数。

2. 不确定度评定方法分类 通常将不确定度的评定方法分为两类。

(1)自下而上方法(Bottom-Up 方法):指基于对测量的全面、系统分析后,识别出每个可能的不确定度来源并加以评定;然后将各个不确定度分量进行合成。自下而上的方法可识别、细化不确定度的各种来源,通过对不确定度分量的分析有利于改进主要影响因素以减小不确定度。本法常用于参考实验室。由于考虑因素多、评定过程复杂、费用贵,常规实验室很少采用。

(2)自上而下方法(Top-Down 方法):不是对所有可能影响不确定度的因素进行分析,而是仅从影响测量的系统效应和随机效应两方面分析不确定度分量。评定数据来自于实验数据、质量控制数据、参考物质的相关数据等。该法简单、经济、实用,适用于常规实验室,不足之处是不能识别不确定度来源的具体因素。

在常规实验室主要用自上而下方法评定不确定度。

3. 不确定度分量的计算 根据不确定度传播率(计算平方和的根)原理,将各不确定度分量合并成合成标准不确定度,用符号 u_c 表示。计算公式如下:

$$u_c=\sqrt{A^2+B^2+C^2+\cdots}$$

u_c 为合成标准不确定度,A、B、C、… 为各不确定度分量。

合成标准不确定度乘以包含因子(k)得扩展不确定度(U),当包含因子 $k=2$ 时,表明测量结果 95% 可能包含在扩展不确定度表示的区间内;当 $k=3$ 时,表示 99% 的可能在此区间内。一般情况下,将包含因子设为 2。

$$U=u_c \cdot k$$

如 LDH 测得的量值为 498.0 U/L、$u_c=9.7$ U/L、$k=2$ 时,则 $U=19.4$ U/L,表明 LDH 的测量真值 95% 的可能在 (478.6~517.4) U/L 区间内。

第二节 室内质量控制

一、室内质量控制的意义

室内质量控制(internal quality control,IQC)简称室内质控,指由实验室工作人员利用统计学原理,按照实验室规定的程序,连续评价实验室工作的可靠程度,以确定检验报告可否发出,并排除各环节中可能导致不满意因素的一项工作。IQC旨在控制本室常规工作的精密度,提高常规检测工作批内、批间结果的一致性。

二、总误差与允许总误差

1. **总误差**(total error,TE) 又称总分析误差,美国临床和实验室标准研究院(Clinical and Laboratory Standards Institute,CLSI)文件将其定义为,能影响分析结果准确度的确定误差的组合。Westgard从分析测量结果准确度的角度出发,将不精密度和偏移合成得到的误差称为总误差,不精密度(s或CV)属随机误差,偏移(B)或相对偏移(%B)属系统误差,可由CV和%B计算:TE=|B|+1.65s或%TE=|%B|+1.65 CV。

2. **允许总误差**(allowable total error,TEa)指所选用的测量方法的总误差必须在临床可接受的范围内,即任何测量项目的总误差大于允许总误差都是不可接受的。

3. **允许总误差的制定原则** 目前国际上推荐根据生物学变异(biological variation)制定TEa,包括个体内变异(CV_I)和个体间变异(CV_G);$\sqrt{CV_I^2+CV_G^2}$代表人群的生物学变异。我国卫生行业标准WS/T 403-2012《临床生物化学检验常规项目分析质量指南》推荐了根据CV_I和CV_G计算测量程序的允许不精密、允许偏移及TEa的计算公式。

三、质 控 物

质控物按其形态不同,可分为液态、干粉、冻干品等几种类型;按其是否定值,可分为定值与非定值两类;按其基础材料不同,可分为人源和非人源两类;按其来源不同,又可分为商品与自制两类。质控物性能评价指标主要有:基质效应、稳定性、均匀性、定值与非定值、分析物水平等。

1. **基质效应** 制备质控物所用的基础材料一般为来自人或动物的血清或其他体液,经处理后又添加了其他材料。对某一分析物进行测量时,处于该分析物周围的其他成分的组合,是该分析物的基质(matrix)或基体。这些组合成分对测量该分析物产生的影响称为基质效应。

理想状态下,质控物应和来自人体的标本具有相同基质,保证其在测量时和患者标本具有相同的基质效应,但在实际工作中很难做到。为了保证质控物的稳定性,通常需要加入防腐剂和稳定剂;为了使分析物达到一定的浓度,需要在质控物中加入人工制备的该分析物;为了节省费用和方便获取,常用动物血清代替人血清等。质控物经上述处理后,极易产生与来自人体的标本不同的基质效应,因此,应认真研究质控物的基质效应,将其影响降到最低。

2. **稳定性** 是质控物的重要指标之一,包括效期稳定性和开瓶后(或复溶后)稳定性。在规定的保存条件下,好的质控物的效期稳定性至少可达1~2年。实验室宜购买1年使用量的同一批号的质控物,避免更改质控物靶值和标准差而重建质控图,以便在较长时间内观察控制过程的检验质量变化。

一般液体质控物的开瓶稳定期比冻干质控物复溶后的稳定期要长(好的液体质控物在开瓶后可稳定14~30d;而冻干质控物复溶后一般只稳定48h,需分装后再冷冻保存)。

3. **均匀性** 质控物测量结果的变异来源于实验室测量不精密度和质控物本身的不均匀性,而影响质控物均匀性的最主要因素为瓶间差,只有将瓶间差控制到最小,IQC得到的不精密度才能客观反映实验室测量项目的质量水平,对于瓶间差(CV)一般要求<0.5%。

液体质控物由于消除了复溶过程所引入的误差,减少了瓶间差。但液体质控物售价相对较贵,而且含有较多的防腐剂、防冻剂和稳定剂,可能给某些检测带来更明显的基质效应。

4. **定值与非定值质控物** 定值质控物是指生产厂家已给出各分析物在不同测量系统下的均值和质控限(预期范围)。必须注意的是,生产厂家所定的质控限一般较为宽泛,如果用户测量值在预期范围内,只能说明质控物满足要求,并不能认为实验室的测量结果得到了良好控制,因此即使实验室使用的是定值质控物,也应由本实验室重新确定质控物的均值和质控限。

5. 分析物水平(浓度) 不少测量项目在不同浓度时的临床意义不一样,而临床最关心的是各项目在医学决定水平处的测量结果质量,如只做一个水平的质控物检测,反映的只是整个可报告范围中某一点的质量表现,若能同时测量两个或更多水平的质控物,此时反映的不是某一点而是在某范围内的质量表现,质量控制效果会更好。因此在使用质控物时,应该有几个浓度的、浓度分布较宽的、值最好位于医学决定水平或检测限处的质控物。

四、质控图

1. 定义和基本概念 质控图(control chart)又称质量控制图或控制图,是一种具有质控界限的图形,即针对检验过程质量加以设计、记录,进而评估检验过程是否处于控制状态的统计图。质控界限通常由受控测量程序对已知标本(通常为质控物)做重复测量获得的均值($\bar{x}$)和标准差(s)来确定。

依据质量控制的方法和用途不同可有多种形式的质控图,如 Levey-Jennings 质控图、Z-分数图、Youden 图、Monica 图、均值-极差图等,其中又以 Levey-Jennings 质控图和 Z-分数图最为常用。

2. 质控图的制备

(1)设定质控图的中心线($\bar{x}$)和质控限:用新批号质控物替换旧质控物时,先暂定 $\bar{x}$ 和质控限。应在结束使用旧批号质控物之前,将新批号质控物与旧批号质控物同时进行测量。新旧质控物同时测量一个月,可至少获得 20 个新质控物的测量结果,对数据进行离群值检验,剔除超过 3s 外的数据后计算出 $\bar{x}$ 和 s,作为暂定的 $\bar{x}$ 和 s,并将此作为下一个月新质控物室内质控图的 $\bar{x}$ 和质控限依据;待下月结束后,将该月的在控结果与前 20 个质控物测量结果汇集在一起,计算累积的 $\bar{x}$ 和 s,并将此累积的 $\bar{x}$ 和 s 作为再下一个月质控图的 $\bar{x}$ 和质控限依据;重复上述操作,直至 $\bar{x}$ 和 s 较为稳定时才作为长期的 $\bar{x}$ 和质控限依据,此过程一般需 3~5 个月。

当发现某月 $\bar{x}$ 和 s(或 CV)明显变化时应寻找原因,如由不当操作引起应及时纠正,且在不当操作阶段的质控物测量数据不应算入累积 $\bar{x}$ 和 s。

将累积的 3~5 个月在控数据汇集,计算的累积 $\bar{x}$ 和 s 作为该质控物在有效期内的常规中心线和标准差。未经授权人员批准,不能轻易改变。

(2)绘制质控图:根据质控物的 $\bar{x}$ 和质控限绘制 Levey-Jennings 质控图(单一浓度水平质控物)或 Z-分数图(多浓度水平质控物)。将原始质控结果记录在质控图表上,保留纸质原始质控记录至少 2 年。

五、质控规则

1. 常用质控规则

(1)1_{2s}规则:有一个质控物测量值超出 $\bar{x} \pm 2s$ 质控限(图 31-1),此为警告限,对随机误差敏感。

(2)1_{3s}规则:有一个质控物测量值超出 $\bar{x} \pm 3s$ 质控限(图 31-2),是失控的表现,此规则对随机误差敏感。

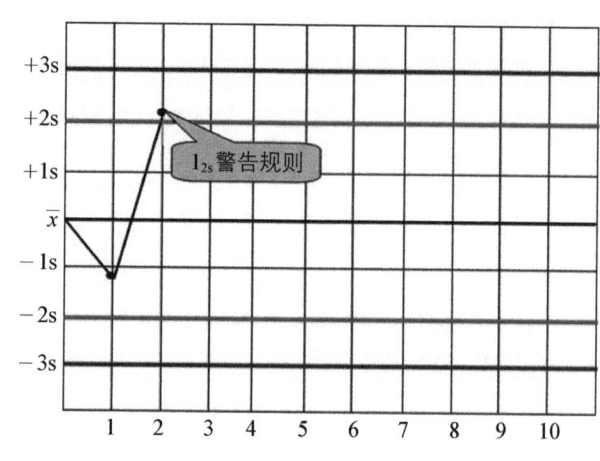

图 31-1 1_{2s}规则示意图

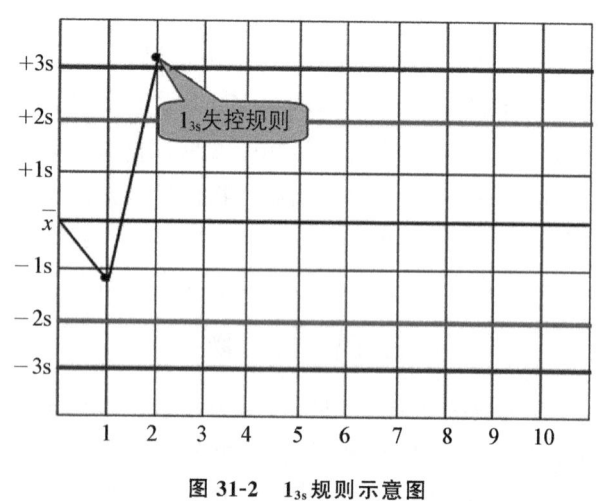

图 31-2 1_{3s}规则示意图

(3)2_{2s}规则:连续两个测量值同时超出 $\bar{x}+2s$ 或 $\bar{x}-2s$ 质控限,此规则对系统误差敏感。如图 31-3 所示的两种情况:①图左同一浓度水平的质控物测量值连续2次同方向超出$\bar{x}+2s$(若超出$\bar{x}-2s$一样)质控限,是失控的表现;②图右2个浓度水平的测量值同方向超出$\bar{x}-2s$(若超出$\bar{x}+2s$一样)质控限,是失控的表现。

(4)R_{4s}规则:同一批内最高和最低测量值之间的差值超过$4s$,是失控的表现(图31-4)。如果其中一个测量值超出$+2s$,另一个超出$-2s$,则较容易判断;如果一个测量值超出$+2.5s$,此时就要认真观察另一个是否超出$-1.5s$。此规则对随机误差敏感。

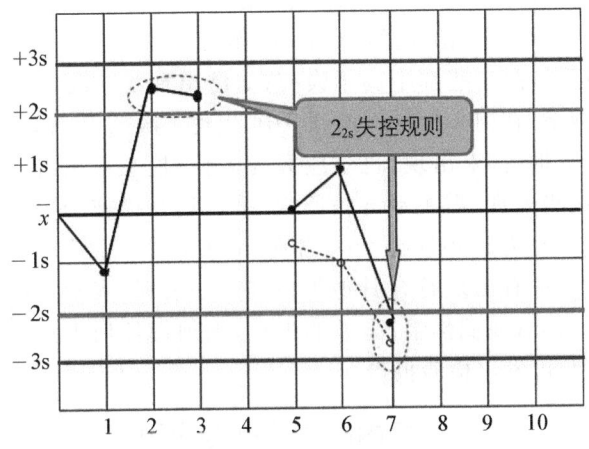

图31-3 2_{2s}规则示意图

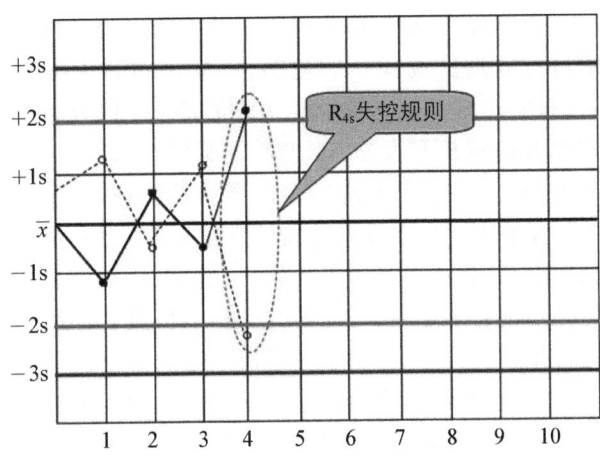

图31-4 R_{4s}规则示意图

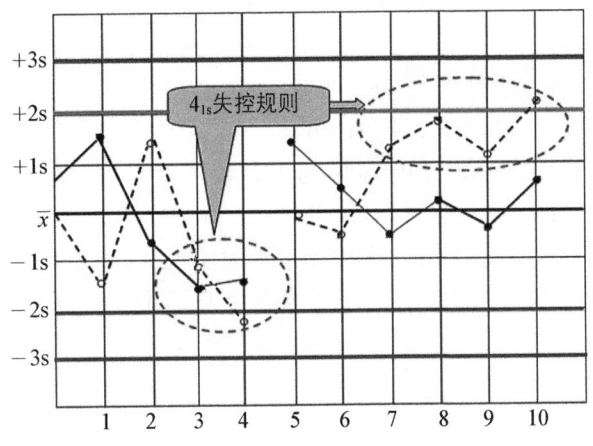

图31-5 4_{1s}规则示意图

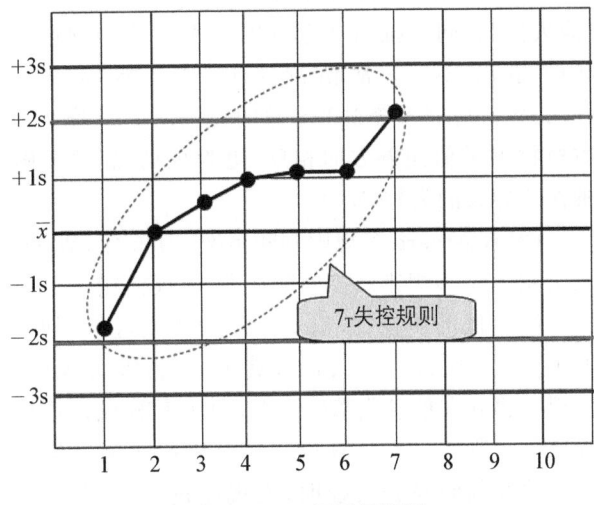

图31-6 7_T规则示意图

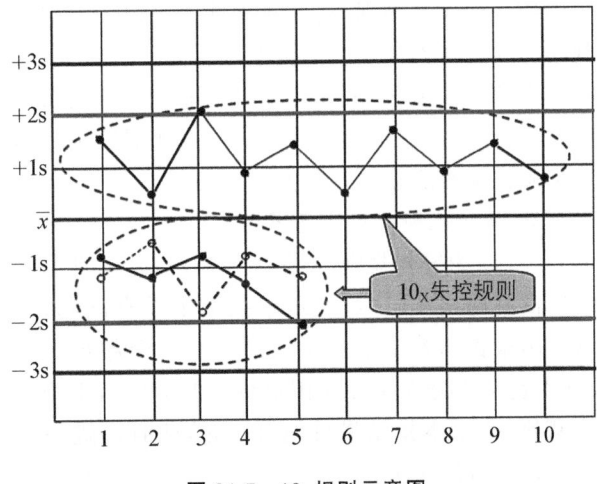

图31-7 $10_{\bar{x}}$规则示意图

(5)4_{1s}规则:连续4个测量值同时超出$\bar{x}-1s$或$\bar{x}+1s$质控限,对系统误差敏感(图31-5)。

(6)7_T规则:连续7个测量值均呈向上或向下的趋势(图31-6)。

(7)$10_{\bar{x}}$规则:连续10个测量值落在均数$\bar{x}$的同一侧,对系统误差敏感(图31-7)。

还有其他的质控规则,如$8_{\bar{x}}$、$9_{\bar{x}}$、$12_{\bar{x}}$等,其解释方式同前。

2. 质控规则的应用　每个实验室应根据自身的技术能力和质量目标制定失控判断标准。最简易的方法是以 1_{2s} 为警告限，以 1_{3s} 为失控限。下面介绍一般实验室常用的方法。

(1)常规判断标准：为大多数实验室的判断方法，即以 1_{2s} 为警告限，以 1_{3s}、2_{2s} 和 R_{4s} 为失控限。一般实验室使用 2 个浓度水平的质控物，只要其中 1 个超出 1_{3s} 质控限，即可确定为失控，因为正常情况下超出 1_{3s} 质控限的可能性很小(0.3%)。2 个浓度水平中任一质控物测量值超出 1_{2s} 质控限，不能判为失控。因为同一批次测量中，1 个质控物测量值超出 1_{2s} 的可能性为 5%，两个浓度水平时 2 个质控物测量值中任一个超出 1_{2s} 的可能性是 10%，如以 1_{2s} 质控限作为失控判断标准，可能出现 10% 的"假失控"。同一批内 2 个浓度水平质控物测量值同时超出 $2s$，正常情况下这种可能性很小(0.25%)，应属系统误差导致的失控(2_{2s})。若 2 个质控物测量值误差方向相反，更为少见，属严重随机误差导致的失控(R_{4s})。

(2)Westgard 多规则判断标准：1980 年，Westgard 提出了多规则质控判断标准，建议使用 2 个浓度一高一低的质控物，以 6 个质控规则进行判断，即 1_{2s}、1_{3s}、2_{2s}、R_{4s}、4_{1s}、$10_{\bar{x}}$，其中 1_{2s} 为警告规则。多规则建立在信息化基础之上，利用 LIS 或计算机程序进行判断。在计算机程序对质控物测量值进行检验并判断是否失控时，发现超过 1_{2s} 不能算失控，需继续按 1_{3s}、2_{2s}、R_{4s}、4_{1s}、$10_{\bar{x}}$ 规则进行判断，如没违背这些规则，则判断该分析批在控；如果违背其中的任何 1 项规则，则判断该批为失控。多规则判断标准还可判断误差的类型，如可由 1_{3s} 和 R_{4s} 规则检出随机误差，而由 2_{2s}、4_{1s}、$10_{\bar{x}}$ 规则可检出系统误差；当系统误差很大时，也可由 1_{3s} 规则检出。多规则质控检查逻辑示意图如图 31-8。

3. 质控规则使用注意事项

(1)1_{2s} 为警告规则，不是失控规则：若本批测量结果没有超出 $\bar{x}\pm2s$，表示本批结果没有问题，可以发出报告。若本批测量结果中有 1 个超出 $\bar{x}\pm2s$(不包括正好在 $\bar{x}\pm2s$ 限值线上的结果)，则符合 1_{2s} 规则，表示本批结果可能有问题，此时应进一步确认是警告还是失控。

(2)多规则判断标准出现失控时本批内必然已经有了 1_{2s} 表现：①在 1_{2s} 表现已经出现的前提下，失控规则中的各种表现连同其一起，形成多个规则的表现，此时才列为失控。②如没有出现 1_{2s} 表现，但

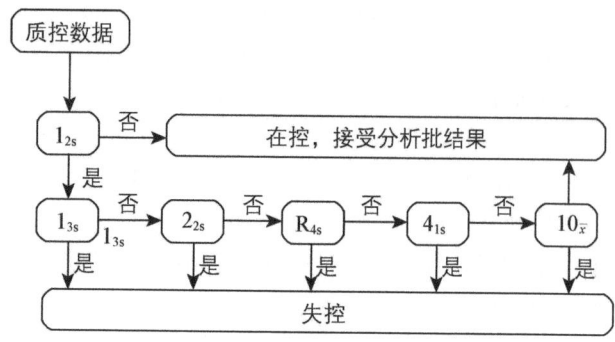

图 31-8　多规则质控检查逻辑示意图

控制结果已出现倾向性表现，如已出现 4_{1s}(或 $10_{\bar{x}}$) 记录等，这些都不属于失控；如已出现 4_{1s}(或 $10_{\bar{x}}$) 记录，在前 3 批(或前 9 批)中，出现 1 次 1_{2s} 表现，但"本批内"未出现，也不应算为失控；检验人员看到这些表现，需主动寻找原因，采取适当措施予以纠正，努力减小误差。③出现 1_{2s} 表现后，经顺序检查，没有出现符合其他失控规则的表现，表示这次 1_{2s} 出现属偶然情况，并非失控，无须做任何失控处理，可发出检验报告。

六、室内质量控制的应用

1. 失控分析与处理　实验室应制定符合本室实际的质控规则和方法，用以判断质控结果是否在控。当发现失控时，应依照本室制定的失控处理流程进行处理。流程一般包括：①立即报告专业组长、科室主任或质控负责人；②立即停止该分析批次报告的审核和发布；③迅速查明原因，针对性地采取纠正措施；④处理后再次做质控验证，直至质控结果在控；⑤填写失控及处理记录表，交专业组长、科室主任或质控负责人审核、签字；⑥审核者查验处理流程和结果，并对质控合格后的患者样品测量结果进行评价；⑦由审核者决定是否发出同失控批次的检验报告，或决定是否回收失控发现前已发出的检验报告，以及是否根据随机原则挑选一定比例的失控前患者标本进行重新测量和验证，以判断失控前测量结果是否可接受。

2. 室内质量控制的资料管理

(1)每月室内质控数据统计处理。每月月初，应对上月的所有质控数据进行汇总和统计处理，计算内容至少应包括：①上月每个测量项目所有原始质控数据的 $\bar{x}$、s 和 CV 值；②上月每个测量项目除外失控数据后的 $\bar{x}$、s 和 CV 值；③上月及以前每个测量项目所有在控数据的累积 $\bar{x}$、s 和 CV 值。

(2) 每月室内质控数据的保存。每月月初,应将上月的所有质控数据汇总整理后存档保存,存档的质控数据包括:①上月所有测量项目原始质控数据;②上月所有测量项目质控数据的质控图;③上述所有计算的数据(包括 $\bar{x}$、s、CV 及累积的 $\bar{x}$、s、CV 等);④上月的失控记录或失控报告单(包括符合哪一项失控规则、失控原因分析和采取的纠正措施)。

(3) 每月上报的质控数据图表。每月月初,应将上月所有质控数据汇总整理后,以汇总表方式上报实验室负责人:①所有测量项目质控数据汇总表;②所有测量项目失控情况汇总表。实验室负责人应对这些质控数据审核签字。

第三节 室间质量评价

一、基本概念

室间质量评价(external quality assessment, EQA)或能力验证(proficiency testing, PT)可以帮助实验室了解测量结果的正确度。目前医学领域的大多数专家将"EQA"与"PT"看成是同义词,国际上有关文件和论著已越来越多地以"PT"替代"EQA",而我国临床实验室仍习惯使用"EQA"。

室间质量评价指利用实验室间比对,按照预先制定的准则评价参加者的能力。实验室间比对指按照预先规定的条件,由两个或多个实验室对相同或类似的物品进行测量的组织、实施和评价。

二、室间质量评价计划

EQA 计划指对 EQA 进行设计和运作的过程,其特征是将一个实验室所得检测结果与其他 1 个或多个实验室所得检测结果进行比较。

EQA 提供者又称为 EQA 组织者,指对 EQA 计划建立和运作中所有任务承担责任的组织。在我国检验医学领域,主要由各级临床检验中心承担。EQA 的开展需要满足一定的技术要求和管理要求。ISO 和国际电工委员会(IEC)为了促进 EQA 的规范化运作,专门制定了 ISO/IEC 17043:2010。中国合格评定国家认可委员会(CNAS)等同引用该标准,于 2010 年 12 月发布了 CNAS CL03-2010《能力验证提供者认可准则》。EQA 提供者应满足该准则的要求,最好能获得 CNAS 认可。

我国 EQA 提供者内部的工作流程:①EQA 计划的策划和组织;②网络平台发布公告;③EQA 质控物的选择和准备;④EQA 质控物的包装和运输;⑤检测结果的统计分析;⑥靶值的确定;⑦在线平台反馈结果;⑧与参加者的沟通。

我国 EQA 参加实验室的工作流程:①在线申请:EQA 提供者每年年底会发布下一年度计划,参加者按要求在线申请;②接收 EQA 质控物;③在规定日期内进行检测;④在线回报检测结果;⑤接收评价报告;⑥分析评价报告;⑦决定是否采取纠正措施;⑧评估采取纠正措施的效果。

三、我国室间质量评价活动的方式

1. **确定靶值** 计算大多数参加者的均值。所谓"大多数"为预先确定的比例,如 80% 或更高,国家卫生计生委临床检验中心定为 90%。

2. **计算差值或百分差值** 对于定量项目,确定了靶值后,通过计算偏离靶值的百分差值判断结果的偏离程度,即:

$$差值(\%) = \frac{测量结果 - 靶值}{靶值} \times 100\%$$

百分差值评价标准可参照国家标准 WS/T403-2012《临床生物化学检验常规项目分析质量指标》中的 TEa,在该范围内的为可接受结果,不在该范围内的为不可接受结果。

3. **定性试验判断标准** 定性项目可接受的性能标准是有反应性(阳性)或没有反应性(阴性)。

4. **细菌学检测判断标准** 对于细菌学检测则考虑是否能正确鉴定和是否有正确的药敏结果。

5. **一个项目的总得分** 一个检测项目如检测不同浓度的多个标本,可得到多个检测结果,对每一次 EQA 活动,计算某一项目得分的公式为:

$$得分 = \frac{该项目的可接受结果数}{该项目的总检测标本数} \times 100\%$$

6. **全部项目的总得分** 在一次 EQA 活动中,计算所有项目得分的公式为:

$$得分 = \frac{全部项目的可接受结果数}{全部项目的总检测标本数} \times 100\%$$

7. **z-比分数** 计算检测结果与靶值的差值,再计算与同一组参加实验室的标准差的比值。

$$z=\frac{\text{检测结果}-\text{靶值}}{\text{组标准差}}$$

8. 稳健统计方法 是一种不易受离群值影响的统计方法。一个新的 EQA 项目刚开始时,由于各方面的原因,参加者的检测结果的一致性往往很差,这时可用稳健统计方法,以中位数作为靶值,以标准化四分位间距(IQR)代替标准差。该法在数据处理过程中不需剔除离群值。稳健的 z-比分数计算如下。

$$\text{稳健的 } z=\frac{\text{检测结果}-\text{中位数}}{0.7413 \times IQR}, IQR=Q_3-Q_1$$

Q_1(低四分位数值)指低于全部检测结果 1/4 处的最近值,Q_3(高四分位数值)指高于全部检测结果 3/4 处的最近值。IQR 是 Q_3 和 Q_1 的差值。标准化 IQR 是一个描述结果变异性的量度,等于 IQR 乘以因子 0.7413(因子 0.7413 是从"标准"正态分布中导出),表示数据的分散程度,相当于正态分布中的标准差(s)。

四、室间质量评价的成绩要求

1. EQA 活动中某一项目全部标本中可接受的检测结果的比例小于 80%,称为本次活动该项目 EQA 成绩不满意。

2. 某次室间质量评价活动中所有评价项目中可接受项目的比例小于 80%,称为本次活动 EQA 成绩不满意。

3. 未参加 EQA 活动则该次得分为 0,定为不满意的 EQA 成绩。只有在下列情况下不予扣分:①由于某些原因 EQA 提供者已要求暂停检测质控物;②由于某些原因,实验室需暂停检测患者标本,并已通知了 EQA 提供者。

4. 在规定的回报时间内实验室未能将检测结果回报给 EQA 提供者,则该次活动 EQA 得分为 0,定为 EQA 成绩不满意。

5. 对于不是由未参加而造成的不满意的 EQA 成绩,实验室应及时分析原因及采取纠正措施,并对相关人员进行培训。全部处理过程应有完整记录,且记录至少保存 2 年。

6. 对于同一项目,连续 2 次或连续 3 次中的 2 次活动未能达到满意的成绩,称为不成功的 EQA 成绩。

7. 所有评价的项目连续 2 次或连续 3 次中的 2 次活动未能达到满意的成绩,称为不成功的 EQA 成绩。

8. z-比分数的要求:

$|z| \leqslant 2.0$,表明能力"满意",无须采取进一步措施。

$2.0 < |z| < 3.0$,表明能力"有问题",为警戒信号。

$|z| \geqslant 3.0$,表明能力"不满意",应立即采取相关措施。

五、正确度验证室间质量评价计划

正确度验证 EQA 计划与传统方法的不同之处在于,靶值不是由参加实验室的均数确定,而是由参考实验室应用参考测量程序确定。一般将冷冻人血清(或全血)作为质控物,参加实验室收到质控物后,应按要求立即测量或保存后在规定时间内测量。一般提供 2 个批号,每个批号有相同的多份样品。

第四节 方法学性能评价

方法学性能评价(evaluation of performance of methodology)简称方法学评价,指通过实验途径测定分析方法的技术性能,确认其是否满足临床使用的要求或验证是否达到厂家声明的技术性能指标。

一、精密度评价

1. 简单实验方案

(1)批内或日内精密度实验设计:实验中所用标本,其适宜浓度一般与厂家声明的浓度水平或医学决定水平相关,通常选择低、中、高 3 个水平的标本。对批内或日内的精密度进行评价,一般在一批内或一天内重复测量 20~30 次。计算每一浓度标本的均值、标准差和变异系数,判断批内或日内不精密度是否可接受。

(2)批间或期间精密度实验设计:在批内或日内不精密度符合要求的情况下,一般再进行 20~30 批次测量或 20~30d 测量(每日进行 1 次测量),计算均值、标准差和变异系数,确定批间或期间不精密度是否可接受。

(3)数据计算:按下式计算重复测定的均值

($\bar{x}$)、标准差(s)和变异系数(CV),定量地描述随机误差:

$$\bar{x} = \frac{\sum x_i}{n}, s = \sqrt{\frac{\sum(x_i - \bar{x})^2}{n-1}}, CV = \frac{s}{\bar{x}} \times 100\%$$

式中 n 为独立检测标本的次数,x_i 为单次测量值。

(4)结果判断

①与厂家声明的不精密度指标比较:如果根据实验数据得到的不精密度小于厂家声明的不精密度,则表明厂家声明的不精密度通过验证。在EP5-A3 和 EP15-A3 评价方案中都论及由实验数据所得到的不精密度与厂家声明的不精密度不符时,如何应用统计学方法进行判别。

②与卫生行业标准比较:卫生行业标准 WS/T 403-2012《临床生物化学检验常规项目分析质量指标》和 WS/T 406-2012《临床血液学检验常规项目分析质量要求》提出了临床生物化学和临床血液学检验项目的精密度、偏移等质量指标,实验室测量方法的 CV 应小于国家卫生行业标准的规定。

③与 CLIA'88 推荐的允许总误差(TEa)比较:将计算得到的标准差或变异系数与 CLIA'88 规定的 TEa 进行比较,判断其不精密度是否可接受,CLIA'88 推荐的临床化学项目 TEa 见有关书籍。批内精度:CV 或标准差应≤TEa 的 1/4。批间精度:CV 或标准差应≤TEa 的 1/3。

④实验室自订标准:一些实验室根据自身的技术水平制定出适合自己的精密度要求,也有部分省临床检验中心根据本省的技术发展水平和经验自订 CV 标准,各省临检中心或各实验室自订的精密度要求应高于国家卫生行业标准。

⑤方法决定图(method decision chart,MDC):重复性试验得到的随机误差(RE)和正确度试验得到的系统误差(SE),构成试验方法的总误差(TE),利用方法决定图与 TEa 比较可判断方法的总性能(见图 31-9 及相关内容)。

2. CLSI 实验方案

(1)简介:为了使精密度评价方法趋于规范,在实际工作中更易于操作,CLSI 制定了有关精密度评价指南,如 2014 年出版的 EP5-A3《定量测量程序的精密度评价》和 2014 年出版的 EP15-A3《用户对精密度的验证和偏移的评价》。

EP5-A3 方案简称 2×2×20 实验方案,即对每个浓度水平的被评价标本,每天测 2 批,每批重复测定 2 次,连续 20d,共获得 80 个有效实验数据,利用单因素方差分析原理可计算出批内不精密度、批间不精密度、日间不精密度和室内不精密度(总不精密度)。EP5 方案主要用于确认测量程序的精密度性能,当然也可用来验证厂家声明的精密度性能。

EP15-A3 方案简称 5×5 实验方案,即对每个浓度水平的被评价标本,每天测 1 批,每批重复测定 5 次,连续测定 5d,共获得 25 个数据。EP15-A3 方案主要根据单因素方差分析原理计算批内不精密度和室内不精密度(总不精密度),并与厂商声明的性能指标比较。EP15-A3 方案实验过程简单,可在不同规模实验室应用,提供的统计学计算方法简便,所得结论也足够严密。EP15-A3 主要用来验证实验室的精密度与厂家声明的是否一致,也可用于判断实验获得的精密度是否达到质量目标的要求。

(2)CLSI EP5-A3 应用实例:某实验室评价血清铁蛋白浓度测量程序的精密度性能,每天重复测量 5 次,共 5d,实验数据见表 31-1。并对表 31-1 数据进行单因素方差分析,得到表 31-2 结果。

表 31-1 血清铁蛋白浓度测量数据(μg/L)

测量次数	第1天	第2天	第3天	第4天	第5天
第1次	140	140	140	141	139
第2次	139	143	138	144	140
第3次	138	141	136	142	141
第4次	138	143	141	143	138
第5次	140	137	136	144	141

表 31-2　单因素方差分析结果

	SS	DF	MS
批间	63.44	4	15.86
批内	63.2	20	3.16
总	126.64	24	

注：表中 $SS_{总}$ 为总变异,表示 25 个数据间存在的不一致, $SS_{总} = \sum X^2 - (\sum X)^2/N$,其中 X 为测量数据, N 为总的测量数,即 25

$SS_{批间}$ 称为批间变异,表示 5d 测量的均值可能存在的变异。$SS_{批间} = \sum \frac{(\sum x_i)^2}{n_i} - (\sum X)^2/N$,其中 $\sum x_i$ 为每组的测量值的总和, n_i 为每组的测量个数。

$SS_{批内}$ 为一批内的测量数据存在的变异, $SS_{批内} = SS_{总} - SS_{批间}$。

$MS_{批间}$ 为批间均方, $MS_{批间} = SS_{批间}/(k-1)$, k 为批次总数,本例为 5。$MS_{批内}$ 为批内均方, $MS_{批内} = SS_{批内}/(N-k)$。

计算方差和标准差：批内方差 $(V_{批内}) = MS_{批内} = 3.16$,批内标准差 $(s_{批内}) = \sqrt{V_{批内}} = 1.78\mu g/L$；批间方差 $(V_{批间} = MS_{批间} - MS_{批内})/k = (15.86-3.16)/5 = 2.54$；实验室的总不精密度 $(s_{总}) = \sqrt{V_{批内} + V_{批间}} = \sqrt{3.16 + 2.54} = 2.39\mu g/L$。

将标准差除以测量均数可以得到不精密度的相对值。

二、正确度评价

1. 概述　实验室对正确度的评价实际上就是偏移计算的过程。可通过与 EQA 靶值、有证参考物质量值及参考测量程序测定值比较,计算偏移。EP15-A3 介绍的评定偏移的方法就是利用已知浓度的物质进行评定,该物质可以是有证参考物质,也可以是用于 EQA 计划并且已知靶值的物质。CLSI 发布的 EP9-A3《用患者标本的测量程序比较和偏移评估》利用方法比较实验评估偏移。EP9-A3 主要用于方法学性能确认,EP15-A3 主要用于方法学性能验证。

2. 正确度评价的判断标准　正确度的性能是通过偏移来进行判断的,测量程序的正确度是否可接受,主要依据以下几种方法进行判断。

(1) 与厂家声明的偏移比较：如实验室得到的偏移小于厂家声明的,表明该方法可在临床应用；如大于厂家声明的,则需进行统计学处理后再进行比较,如 EP15-A3 评价方案。

(2) 与国家标准比较：如卫生行业标准 WS/T 403-2012《临床生物化学检验常规项目分析质量指标》和 WS/T 406-2012《临床血液学检验常规项目分析质量要求》。

(3) 临床可接受性判断：两方法均值之差具有统计学意义,并非表明差异在临床上不可接受。目前,判断差异能否被接受,通常与 CLIA'88 的 TEa 要求比较,一般偏移＜1/2 TEa 时,被认为属于可接受水平。

(4) 实验室自订标准：一些实验室根据自身的技术水平制定出适合自己的正确度要求,各实验室自订要求应高于国家卫生行业标准。

(5) 通过方法决定图判断：首先绘制方法决定图,坐标纸上 y 轴标记为允许偏移%, x 轴为允许不精密度(%,即 CV),假设该测量程序的 TEa 为 10%, y 轴刻度从 0 到 10%,增量 1%, x 轴刻度从 0 到 5%,增量 0.5%,则绘制的方法决定图,如图 31-9。根据试验方法的偏移和不精密度找出其在方法决定图上的位置,用以判别方法性能。若试验方法性能位于 $|B|+2s$ 线以外,属不可接受性能,该方法不能在临床应用；方法性能点在 $|B|+2s$ 和 $|B|+3s$ 区域内被认为方法性能差；方法性能点处于 $|B|+3s$ 和 $|B|+4s$ 线的区域(包括在 $|B|+4s$ 线上的),方法性能属临界,该方法在实际使用中需要进行严格的质量控制；方法性能点越接近左下方,其方法性能越好,若方法性能点处于 $|B|+6s$ 以内,其方法性能已达到世界顶级水平(world class performance),这样的方法很容易管理和控制。

三、检出限评价

检出限及灵敏度是检验程序的主要性能指标。检出限的评价非常重要,尤其是在只要检测出该分析物就具有一定临床意义时,就应该知道其在多大浓度时才能被检出,如在测定血清 HBV DNA 时,某方法的检出限为 10^3 拷贝/ml,在未检出 HBV DNA 时,只能说明患者血清中 HBV DNA 浓度低于 10^3 拷贝/ml。关于检出限的术语及其评价方法目前尚无公认标准。1975 年,在分析化学领域,由国际纯粹和应用化学联合会(IUPAC)提出灵敏度和检出限的定义和计算方法；2004 年 CLSI 发布 EP17-A《确定检出限和定量检出限方案》,主要评价空白限、检出限和定量检出限；此外还有传统方法评价检出低限、生物检出限及功能灵敏度。本节

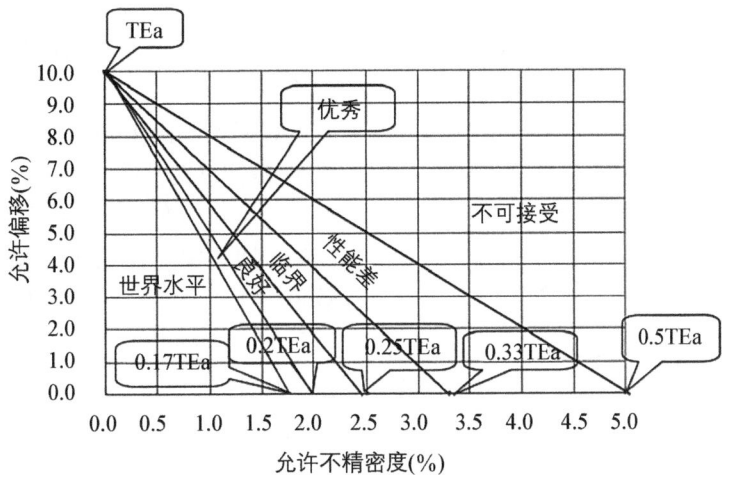

图 31-9　方法性能决定图

提出一些规范使用这些术语的方法和建议。

1. 国际纯粹和应用化学联合会(IUPAC)定义的灵敏度和检出限

(1) 灵敏度(sensitivity)：又称分析灵敏度(analytical sensitivity)。IUPAC 将方法的灵敏度定义为被测组分浓度或含量改变 1 个单位时所引起的分析信号的变化。在分析方法的校准(标准)曲线上，一般可以认为灵敏度就是校准曲线的斜率。曲线斜率越大，表示方法的灵敏度越高。换言之，某一分析方法的灵敏度高，表示被测组分的单位浓度或含量的变化可以引起分析信号更显著的变化。以 A、B、C 3 种方法测量某分析物为例(图 31-10)，随着分析物浓度的改变，3 种方法吸光度变化程度依次为 C>B>A，可见 C 方法灵敏度最高。此外，在分析实践中还有针对某一类方法灵敏度的特定表达方式，如对于紫外-可见分光光度法，则用摩尔吸光系数表示。摩尔吸光系数越大，在一定条件下校准曲线的斜率也越大，表示灵敏度越高。需要注意的是，此处的"灵敏度"与检验项目的诊断效能评价中涉及的"灵敏度"不同，使用时应避免混淆。

(2) 检出限(limit of detection, LoD)：IUPAC 将检出限定义为给定测量程序具有适当的确定检出分析物的最小浓度或量。若检出限处的分析信号为 X_d，则 $X_d = x_B + k \cdot s_B$。其中 k 为可靠性系数(建议取 $k=3$)，x_B 和 s_B 分别为有限次测量的空白均值和空白标准差。若校准曲线斜率(灵敏度)用 m 表示，用浓度表示的检出限为 C_d，根据校准曲线可知：$X_d = x_B + m \cdot C_d$。又因 $X_d = x_B + k \cdot s_d$，故 $C_d = (X_s - x_B)/m = k \cdot s_B/m$。由此可见，

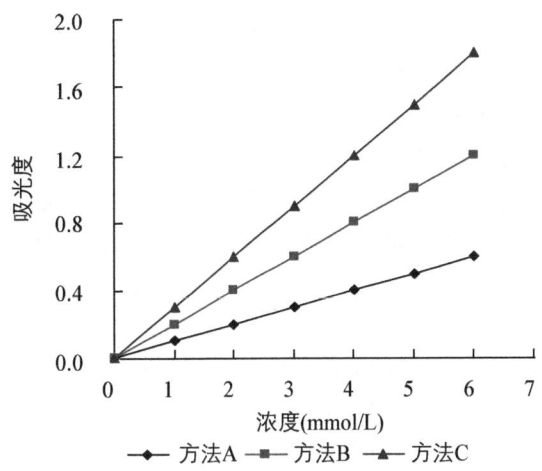

图 31-10　3 种分析方法的灵敏度比较

检出限不仅与灵敏度有关，还与空白信号的标准差有关。

2. CLSI EP17-A 定义的空白限、检出限和定量检出限

(1) 空白限(limit of blank, LoB)：EP17-A 将 LoB 定义为在规定的可能条件下，空白样品被观察到的最大检测结果。空白样品和低浓度样品重复测量结果由于存在随机误差而呈离散分布(正态或非正态)，假定某样品测量值超过空白样品值分布范围单侧 95% 上限，表明样品中分析物浓度超过 0，这就是 LoB，如图 31-11 所示。使用此限值，真实空白样品给出值有 5% 的可能性被认为有分析物存在，这就是 I 类错误(或 α 错误)导致的假阳性。低浓度分析物样品的检测值低于 LoB 时，此时若认为样品中不存在可检出的分析物，这就是 II 类错误(或 β 错误)，即假阴性。因此，如何确定低浓度样品

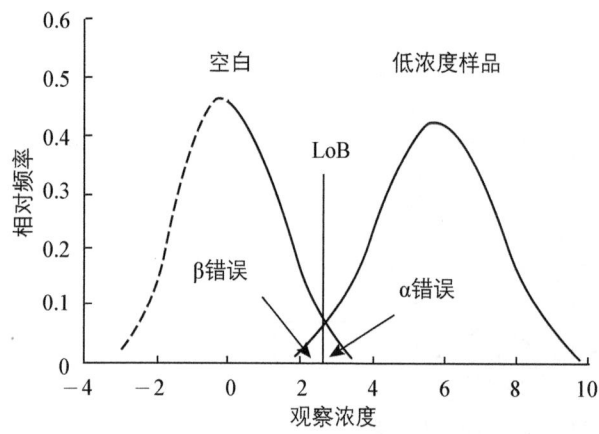

图 31-11 空白样品与低浓度样品观察结果分布图

图中虚线代表浓度低于 0,某些仪器对低于 0 的结果不报告

和空白检测区别的位置至关重要,ISO 推荐 $\alpha=\beta=5\%$ 条件下,确定 LoB。

如果数据呈正态分布,LoB 相当于该分布单侧 95% 的上限,即 $LoB=\mu_B+c_\beta\sigma_B$,$\mu_B$ 和 σ_B 分别为空白样品测量的均值和标准差;c_β 是标准正态分布第 95 百分位数校正因子,与自由度有关,$c_\beta=1.645/[1-1/(4\times f)]$,$f=Ns-1$,$Ns$ 为测量总数,f 为 Ns 的自由度;如果 Ns 足够大时,c_β 可近似等于 1.645,则 $LoB=\mu_B+1.645\sigma_B$,按临床应用习惯,该式也可写成 $LoB=\bar{x}_{空白}+1.645s_{空白}$。

若空白值呈非正态分布,必须采用非参数方法进行评估。假定空白样品重复测量结果数为 N_B,将数据由小到大排列,估计第 95 百分位数所在位置为 $[N_B(95/100)+0.5]$ 的值,即 $LoB=Pct_{B(100-\alpha)}=Pct_{B(95)}$。若此值为非整数,进行线性插值,例如,$N_B=60$,则 $N_B(95/100)+0.5=60\times0.95+0.5=57.5$,第 95 百分位数是第 57 和第 58 个观测值的均数。若 $N_B=65$,则 $N_B(95/100)+0.5=65\times0.95+0.5=62.25$,第 95 百分位数在第 62 和第 63 观察值之间,计算公式为:$X_{62}+0.25(X_{63}-X_{62})$。

在临床实验室试剂厂商说明书及学术期刊中,也常见检出低限(lower limit of detection,LLD)的表述,与 LoB 有类似定义,只是计算方式不同,$LLD=\bar{x}_{空白}+2s_{空白}$ 或 $LLD=\bar{x}_{空白}+3s_{空白}$。

值得注意的是,若直接读出浓度单位的检测系统对低于零的检测将报告为零,其分布不呈正态,此时应使用初始值(如吸光度)计算均值和标准差,然后再转换成浓度单位。由于 LoB 是空白样品重复测量结果单侧 95% 上限值,而 LLD 是双侧 95% 即 $2s$ 分布范围的上限,LoB 计算值略小于 LLD 值,用 LoB 反映空白样品被观察到的最大检测结果似乎更合理。

(2)检出限(limit of detection,LoD):EP17-A 将 LoD 定义为样品中可被检测到的最低分析物浓度。与 LoB 类似,一般在 $\beta=5\%$ 条件下,确定 LoD。即当实际样品浓度检测结果的第 5 百分位数值等于 LoB 时,检测结果的 95% 超出 LoB,此时 LoD 是这个样品的实际浓度。

EP17-A 中 $LoD=LoB+c_\beta SD_S$,$c_\beta=1.645/[1-1/(4\times f)]$,$f=Ns-K$,$SD_S$ 为低浓度样品的标准差,若有多个低浓度样品,则

$$SD_S=\sqrt{\frac{(n_1SD_{s1}^2+n_2SD_{s2}^2+n_3SD_{s3}^2+...+n_nSD_{sn}^2)}{(n_1+n_2+n_3+...n_n)}}$$

c_β 是标准正态分布第 95 百分位数校正因子,f 是 Ns 的自由度,Ns 为测量总数,K 为低浓度样品数。如果 Ns 足够大时,c_β 可近似等于 1.645,则 $LoD=LoB+1.645SD_S$,按临床应用习惯,该式也可写成 $LoD=LoB+1.645s_{低浓度样品}$。

若样品检测结果不呈正态分布,或不能转化为正态分布,可按非参数方法估计 LoD。此时,$LoD=LoB+D_{s,\beta}$,$D_{s,\beta}$ 即中位数和第 5 百分数值的差值。LoD 表示方法如图 31-12。在建立或验证 LoD 时,通常是制备 1~4 倍 LoB 浓度的系列实验样品,检测次数和评价原则同 LoB。

在临床工作中,也常见生物检出限(biologic limit of detection,BLD)的表述,与 LoD 有类似定义,计算式为 $BLD=LLD+2s_{低浓度样品}$ 或 $BLD=LLD+3s_{低浓度样品}$。由该计算式可看出,BLD 反映的 95% 或 99.7% 双侧分布范围的上限,而 LoD 反映的 95% 单侧分布范围的上限,表示样品中可被检测到的最低分析物浓度似乎更合理些。

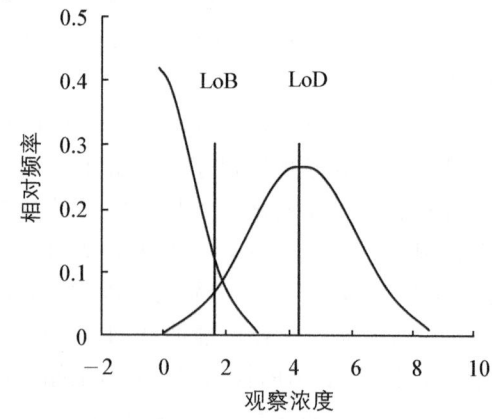

图 31-12 检出限表示方法示意

(3) 定量检出限（limit of quantitation, LoQ）：EP17-A 将 LoQ 定义为在声明的实验条件下能够得到可靠结果的样品中分析物的最低浓度,并在该浓度下的总误差符合要求(临床应用可接受)。在缺乏足够低水平参考物质的情况下,可以用已知浓度或活性的样品适当稀释制备成系列低浓度实验样品,但样品中的分析物浓度应高于分析测量范围的下限。LoQ 评价的实验方法类似于 LoD,对多个低浓度实验样品进行重复检测,每个浓度推荐最少40 个重复测量,计算每个浓度重复测量的标准差和偏移,即可获得该水平下总误差的估计值：总误差＝偏移＋$1.645s$,如果这个估计值刚小于设定的总误差目标,此时样品中所具有的分析物含量即为 LoQ。在大多数情况下,低浓度样品很难获得具有溯源性的参考值,因此偏移未知,此时也就没有必要进行 LoQ 试验。EP17-A 也没有要求为每个检验程序确定 LoQ。

功能灵敏度（function sensitivity, FS）为重复测量时 CV 为 20% 的检测限。FS 实际上是 LoQ 的一种特殊形式。大部分学者认为这是测量系统可定量报告分析物的最低浓度,一般将 FS 用于确定测量系统可报告的最低限值。期间精密度(CV)为 20% 大致上是对检验程序性能要求的最大不精密度。通常制备一系列的低浓度样品,日间重复测定至少 10 次以上,计算每个低浓度样品检测信号的均值、标准差和 CV,从中选择 CV 最接近 20% 的低浓度样品均值对应的分析物浓度为 FS。

近年来发表的有关 FS 评价实验,均将检验程序的精密度满足相关国际或国家指南要求作为前提条件。如心力衰竭标志物指南要求 N 端 B 型利钠肽原(NT-proBNP)测定的 CV≤10%,在对罗氏 Elecsys1010、2010 和 E170 电化学发光免疫检测系统的 FS 进行评价后,得出 CV 为 10% 时 FS 为 30 ng/L,如图 31-13。因此,FS 的定义也可理解为：在满足精密度质量要求的条件下,检出限样品具有的平均浓度。

四、可报告范围评价

可报告范围(reportable range)包括分析测量范围(analytical measurement range, AMR)和临床可报告范围(clinical reportable range, CRR)。AMR 又称测量区间或工作范围,指标本不做任何处理测量程序所能给出准确结果的范围,对于两点校准的测量程序也称线性范围。此外,临床上常出

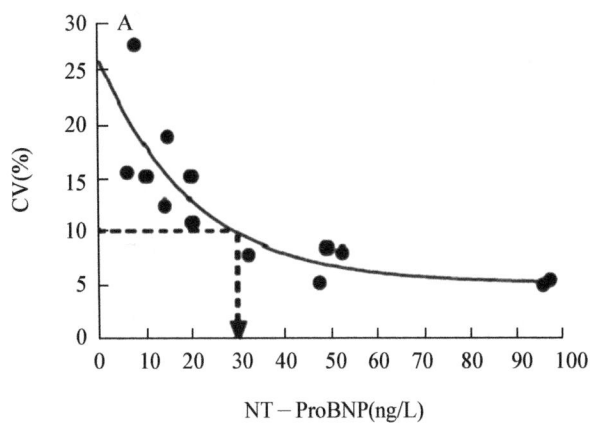

图 31-13 罗氏 Elecsys 测定 NT-proBNP 的功能灵敏度

现超出 AMR 的结果,实验室需将标本经稀释、浓缩或其他预处理后再向临床报告,此范围即 CRR。实验室可采用平均斜率法或 CLSI EP6-A 方案即线性试验来评价厂商声明的 AMR,并通过最大稀释度试验来确定 CRR 上限。

五、测量不确定度评定

一般以 JCGM 制定的国际标准《测量不确定度表示指南》(GUM)规定的原则评定不确定度,在常规临床实验室运用自上而下的方法进行评定,即将不确定度分量首先归类为不精密度分量和偏移分量,将这两类分量合成即可。偏移分量可通过与有证参考物质量值、参考测量程序测得的量值或 EQA 靶值比较获得,下面主要介绍如何利用 EQA 靶值评定不确定度。

1. 计算偏移

偏移(b)＝本室测得的量值－靶值

或 $b = x - x_{target}$（x_{target} 为室间质量评价的靶值）

相对偏移($b\%$)＝b/x_{target}

1 次 EQA 结果并不能代表其长期的正确度水平,Nordtest(北欧部长理事会成立的官方机构,主要指导北欧的合格评定工作)方案提出至少 6 次 EQA 结果的均值才能真实反映该实验室的正确度水平,并认为以平方和均值的平方根计算更合理。

$$b\% = \sqrt{\frac{\sum (b_i\%)^2}{n}}$$

举例：某医院临床实验室的血清葡萄糖浓度测量(己糖激酶法)项目在 2 年内参加该省临床检验中心的室间质量评价共 10 次,结果见表 31-3。

表 31-3　某实验室血糖参加室间质量评价各项指标(mmol/L)

测量序次(i)	1	2	3	4	5	6	7	8	9	10
x_i	9.02	8.52	14.80	19.77	12.40	7.89	13.70	15.35	5.93	6.92
$x_{target}(i)$	8.82	8.44	14.87	19.47	12.35	7.90	13.75	15.58	5.98	7.01
b_i	0.20	0.08	−0.07	0.30	0.05	−0.01	−0.05	−0.23	−0.05	−0.09
$b_i\%$	2.27	0.95	−0.47	1.54	0.40	−0.13	−0.36	−1.48	−0.84	−1.28
$CV_{(i)}$	1.98	2.04	2.28	2.24	2.04	2.37	2.57	2.37	3.85	2.91
n_i	220	220	220	220	220	218	218	218	218	218
$u_{target}(i)$	0.13	0.14	0.15	0.15	0.14	0.16	0.17	0.16	0.26	0.20

注:不合格的室间质量评价结果应舍弃

CV 为参加质控单位的组内 CV,n 为参加室间质量评价的实验室数,u_{target} 可作为靶值的离散程度或靶值的不确定度。$u_{target(i)} = CV_i / \sqrt{n_i}$,根据表 31-3 可计算出 $b\%$:

$$b\% = \sqrt{\begin{array}{l}[2.27^2 + 0.95^2 + (-0.47)^2 + 1.54^2 + 0.4^2 \\ + (-0.13)^2 + (-0.36)^2 + (-1.48)^2 \\ + (-0.84)^2 + (-1.28)^2]\end{array}/10}$$

$= 1.16 (mmol/L)$

2. 计算偏移的不确定度　偏移的不确定度受 2 个分量的影响,即偏移本身和靶值的不确定度。偏移本身可影响测量结果,因此应作为偏移不确定度的一个分量;同时靶值也具有不确定度,即靶值的离散程度,记作 $\bar{u}_{target}$,公式为:

$$u_{bias.rel} = \sqrt{(b\%)^2 + \bar{u}_{target}^2}$$

$$\bar{u}_{target} = \sum_{target}^{u} / n$$

根据表 31-1 可计算出:

$\bar{u}_{target} = (0.13 + 0.14 + 0.15 + 0.15 + 0.14 + 0.16 + 0.17 + 0.16 + 0.26 + 0.20)/10 = 0.17(\%)$

$u_{bias.rel} = \sqrt{1.16^2 + 0.17^2} = 1.17(\%)$

3. 计算合成标准不确定度　已知该实验室最近连续 6 个月的血糖室内质量控制的值为 (6.31 ± 0.10) mmol/L,则可知期间不精密度为 0.10 mmol/L(u_{imp}),其相对值为 $0.10/6.31 = 1.59\%$($u_{imp.rel}$),相对合成标准不确定度为:

$\%u_c = \sqrt{u_{bias.rel}^2 + u_{imp.rel}^2} = \sqrt{1.17^2 + 1.59^2} = 1.97(\%)$

4. 计算扩展不确定度　将包含因子设为 2,则 $U = u_c \cdot k = 1.97 \times 2 \approx 3.9$ mmol/L。

在用本方法评定不确定度的过程中,由于引用的各种数据不是处于同一测量水平,因此必须用相对值进行计算。但是根据文献报道和研究证明,同一分析物在不同测量水平具有不同的测量不确定度,因此,此处所得不确定度值也只能代表该测量程序在通常情况下的不确定度,而不是在某测量水平的不确定度,所以用该方法评定的不确定度尚不够精确。

(王惠民　何於娟　李　萍)

■ 参考文献

王惠民,王清涛. 临床实验室管理学[M]. 2版. 北京:高等教育出版社,2016

第32章

DNA 重组技术

> **大纲**
> 了解 DNA 连接酶、DNA 聚合酶等常用工具酶的概念和特点；DNA 重组技术的应用。
> 掌握 限制性核酸内切酶的概念和特点；载体的概念和特点；DNA 重组技术原理和基本环节。包括目的基因的获取方法；克隆载体的选择；外源基因与载体的连接方法；重组 DNA 导入受体菌的方法；重组体的筛选。
> 熟悉 DNA 重组技术中常用载体的种类和特点。

DNA 重组技术（DNA recombination technology）又称基因工程（genetic engineering）或分子克隆（molecular clone），指在基因水平上，将目的 DNA 在体外重组于载体 DNA 上，构建成具有自主复制能力的重组 DNA 分子，然后将重组 DNA 导入宿主细胞中进行扩增，获得大量同一目的 DNA 片段，或以此为基础，通过基因诱导表达，得到大量相应蛋白质产物的过程。

第一节　DNA 重组技术中常用的工具酶

DNA 重组技术就是在体外进行基因的切割、重新连接、修饰或合成等，而催化这些反应的酶是进行 DNA 重组中必不可少的工具。因此，基因工程中所用的酶统称为工具酶。DNA 技术所使用到的工具酶种类繁多，功能各异。目前分离纯化的工具酶有数百种之多，主要来源于细菌及真菌，其中较为重要的有 10 几种。表 32-1 为 DNA 重组技术中常用的工具酶。

一、限制性核酸内切酶

1. **限制性核酸内切酶的概念**　核酸酶可分为：核酸外切酶（exonuclease）和核酸内切酶（endonuclease）。核酸外切酶能从核酸的一端开始，将核苷酸逐个水解下来；而核酸内切酶又称限制性核酸内切酶（restriction endonuclease），简称限制酶，是一类能识别双链 DNA 分子中特定的核苷酸序列，并在识别序列内或附近切割 DNA 双链结构的核酸酶。限制性核酸内切酶具有很强的专一性，在基因的分离、DNA 结构的分析、载体的改造及体外重组中均有重要作用。

2. **限制性核酸内切酶的命名**　命名原则如下：第 1 个字母（大写、斜体）为来源微生物的属名；第 2、3 两个字母（小写、斜体）为来源微生物种名的前两个字母；如，大肠埃希菌（Escherichia coli）以 Eco 表示。若该微生物有株名，取其株名的第 1 个字母（大写、正体）加于前 3 个字母之后。如，大肠埃希菌 R 株分离的限制酶用 EcoR 表示；如同一微生物产生几种不同的限制性内切酶，则用大写的罗马数字表示其分离和发现的先后顺序。如从流感嗜血杆菌 d 株（Haemophilus influenzae d）中先后分离到 3 种限制酶，则分别命名为 Hind Ⅰ、Hind Ⅱ 和 Hind Ⅲ。

3. **限制性核酸内切酶的分类**　限制性核酸内切酶有数百种，根据其组成、结构及作用特点的不同，可分为 3 大类型：Ⅰ 型、Ⅱ 型和 Ⅲ 型。Ⅰ 型由 3

表 32-1 DNA 重组技术中常用的工具酶

工具酶	主要用途
限制性核酸内切酶	识别特异 DNA 序列,切割 DNA
DNA 连接酶	催化 DNA 中相邻的 5′磷酸基与 3′羟基间形成磷酸二酯键,使 DNA 切口结合,连接 DNA 片段
DNA 聚合酶 I	a.缺口平移制作高比活探针;b. 合成双链 cDNA 的第 2 条链;c. 填补双链 DNA3′末端;d. DNA 序列分析
耐热 DNA 聚合酶(Taq 酶)	催化聚合酶链反应(PCR)
T4 多核苷酸激酶	a. 催化多核苷酸 5′-OH 末端磷酸化;b. 进行探针末端标记
末端转移酶	a.在 3′-OH 末端进行同质多聚核苷酸加尾;b.进行 DNA 片段的 3′-端标记
DNA(RNA)酶	切割 DNA(RNA)
反转录酶	a.合成 cDNA;b.替代 DNA 聚合酶 I 进行填补、标记或 DNA 序列分析
核酸酶 SI,绿豆核酸酶	降解单链 DNA 或 RNA,使双链 DNA 突出端变为平端
碱性磷酸酶	去除核酸 5′-末端磷酸基团

个不同的亚基构成,具有修饰酶活性和依赖 ATP 的限制性内切酶活性,它能够识别和结合于特定的 DNA 序列位点,并能随机切断识别位点以外的 DNA 序列,酶切位点通常在识别位点周围 100～1 000bp。这类酶的作用需要 Mg^{2+},S-腺苷甲硫氨酸及 ATP 的参与。Ⅲ型与Ⅰ型相似,也是由多个亚基构成。同时,它既具有限制性内切酶活性又有修饰酶活性,切断位点在识别序列 25～27bp 附近,酶促反应除 Mg^{2+} 外,也需要 ATP 提供能量。Ⅱ型限制性核酸内切酶,只由 1 条肽链构成,酶促反应仅需 Mg^{2+} 参与,切割 DNA 的特异性最强,切断位点就在识别位点范围内。

Ⅱ型限制性内切酶是在识别序列的固定位点切割双链 DNA,识别序列与切割序列一致,产生的 DNA 片段具有相同的末端结构,利于片段再连接。因此,Ⅱ型限制性内切酶是分子生物学中最重要且应用最广的。通常在 DNA 重组技术中所提到的限制性核酸内切酶主要是指Ⅱ型。

4. 限制性内切酶的识别序列和切割方式　不同的限制性核酸内切酶识别和切割的 DNA 序列一般都不相同。Ⅱ型限制性内切酶的 DNA 识别位点通常为 4～8 个特异性核苷酸序列,以 6 个核苷酸序列最为多见,但有少数酶可识别更长的序列或者简并序列。

限制性内切酶识别的序列一般具有二元旋转对称结构,即回文结构(palindrome)。切断的双链 DNA 都产生 5′-磷酸基和 3′-羟基末端。限制性内切酶的切割位点相对于二重对称轴的位置因酶而异,一些限制性内切酶在对称轴处同时切割 DNA 的 2 条链,产生带平端切口的 DNA 片段;另有一些酶在对称轴两侧相类似的位置分别切割 DNA 2 条链,产生带有单链突出端的 DNA 片段,称为黏性末端。黏性末端分为两种,5′-黏性末端(5′-端单链突出)和 3′-黏性末端(3′-端单链突出)。不同限制性核酸内切酶的 3 种不同的切割方式如下。

(1)产生平端切口,如:

5′...CCCGGG...3′ $\xrightarrow{Smad\ I}$ 5′...CC GGG...3′

3′...GGGCCC...5′ $\xrightarrow{Smad\ I}$ 3′...GGG CCC...5′

(2)产生 5′突出黏性末端,如 Hind Ⅲ:

5′...AAGCTT...3′ $\xrightarrow{Hind\ Ⅲ}$ 5′...A AGCTT...3′

3′...TTCGAA...5′ $\xrightarrow{Hind\ Ⅲ}$ 3′...TTCGA A...5′

(3)产生 3′突出的黏性末端,如 Pst Ⅰ:

5′...CTGCAG...3′ $\xrightarrow{Pst\ I}$ 5′...CTGCA G...3′

3′...GACGTC...5′ $\xrightarrow{Pst\ I}$ 3′...G ACGTC...5′

另外,能识别和切割相同核苷酸靶序列的不同来源的限制性内切酶称为同裂酶(isoschizomers)。例如,同裂酶 PshBI 和 VspI 可以识别切割相同的 DNA 序列 ATTAAT。不同的同裂酶对 DNA 识别位点甲基化的敏感性不同。识别的 DNA 靶序列不同,产生相同黏性末端的一类限制性核酸内切酶称为同尾酶（isocaudamers）。例如 *Bam* H Ⅰ 和 *Bgl* Ⅱ 是同尾酶,产生相同的黏性末端。由于同尾酶产生的黏性末端序列相同,因此很容易重新连接,这在基因重组操作中需要注意。但是两种同尾酶消化产生的黏性末端重新连接形成的新片段将不能被这 2 种酶中的任一种所识别和切割。

5. 限制性内切酶酶切反应的影响因素　限制性内切酶的 1 个活性单位（1U）是指：在 $50\mu l$ 的反应液中,在理想的反应条件（适宜的缓冲液和反应温度,通常为 37℃）下,经过 1h 酶切反应,将 $1\mu g$ DNA 完全酶解所需要的酶量。影响酶切活性的因素包括以下几点。

（1）酶切反应的温度和时间：不同的限制性内切酶反应的最适温度不同,大多数的最适温度为 37℃;也有少数的最适反应温度为 25℃ 或其他温度。酶切反应的时间可根据酶和底物的量进行调整,酶量过低或反应时间太短则酶切不充分,酶浓度过高或反应时间太长则可能使内切酶识别序列的特异性降低。

（2）DNA 的纯度：作为限制性内切酶的底物,DNA 必须具有一定的纯度。蛋白质、RNA、有机溶剂等杂质的污染均会影响限制性内切酶的活性。

（3）DNA 甲基化的影响：如果限制性内切酶识别序列中的碱基被甲基化,根据被甲基化碱基的种类和位置的不同,会发生该 DNA 序列不能被内切酶切开的现象。基因克隆常用的大肠埃希菌（如 HB101、JM109 等）都带有 2 种具有特异性识别位点的甲基化酶,即 dam 甲基化酶和 dcm 甲基化酶,其甲基化位点分别为 $G^{6m}ATC$ 和 $C^{5m}CWGG$。从这些大肠埃希菌中提取的该 DNA 序列一般会被甲基化,因此,使用这些菌株制备 DNA 时必须考虑甲基化的影响。

（4）酶切反应缓冲液的离子浓度和 pH：限制性内切酶酶切反应缓冲液的主要成分为 Tris-HCl,大多数 pH 为 7.5 左右,也有一些最适 pH 为 7.9 或 8.5 等。不同的限制酶酶切反应需要不同的离子强度,一般通过加入不同浓度的 NaCl 或 KCl 来调节。

有些限制性内切酶在"非最适的"反应条件下使用时,对底物 DNA 序列识别的特异性会降低,可以把与识别的特异 DNA 序列不同的碱基序列切断,还可以切断一些非特异性碱基序列,这种现象称作星号活性。几乎所有的限制性内切酶都具有星号活性。一般情况下,低甘油浓度、中性 pH、高盐浓度条件可以抑制限制性内切酶的星号活性。

二、DNA 连接酶

DNA 连接酶（DNA ligase）是一种连接 DNA 双链上的切口的酶,它依靠 ATP 或 NAD 水解提供能量,催化 DNA 中相邻的 $5'$-磷酸基与 $3'$-羟基之间形成磷酸二酯键,使 DNA 双链上的切口封合,连接 DNA 片段。

1. DNA 连接酶的发现和分类　1967 年,科学家发现了首个 DNA 连接酶——大肠埃希菌 DNA 连接酶;1970 年,科学家们又发现了 T4 DNA 连接酶,该酶既可以催化互补的黏性末端的连接,也可以催化平末端之间的连接,因此在 DNA 重组技术更为常用。

2. DNA 连接酶的连接机制　DNA 连接酶利用 NAD 或 ATP 提供的能量催化双链 DNA 一端的 $3'$-羟基和另 1 条双链 DNA 一端的 $5'$-磷酸基形成磷酸二酯键。反应过程可分 3 步：第 1 步,NAD 或 ATP 将其腺苷酰基转移到 DNA 连接酶的 1 个赖氨酸残基的 ε-氨基上形成共价的酶-腺苷酸中间物,同时释放出烟酰胺单核苷酸（NMN）或焦磷酸;第 2 步,酶-腺苷酸中间物上的腺苷酰基转移到 DNA 的 $5'$-磷酸基端,形成一个焦磷酰衍生物,即 DNA-腺苷酸;第 3 步,被激活的 $5'$-磷酰基端可以和 DNA 的 $3'$-OH 端反应合成磷酸二酯键,同时释放出 AMP。

3. 连接反应的条件　连接酶反应最适的 pH 为 7.2~7.4;温度通常为 4~16℃;反应过程中需要 ATP 提供能量;同时需要 Mg^{2+} 和二硫苏糖醇（DTT）的参与。平末端需 1~2U,黏性末端仅需 0.1U。连接时间根据实验需要调节。连接反应体系中,插入片段和载体片段的摩尔比一般为 3:1~8:1。

三、DNA 聚合酶

DNA 聚合酶（DNA polymerase）的作用是将 1 个脱氧三磷核苷酸加到引物的 $3'$-羟基上,释放出 1 个焦磷酸分子（ppi）,催化以 DNA 为模板合成 DNA 的反应。反应过程如下式表示：

$$dNTP + DNAn\text{-}3\text{-}OH \rightarrow DNA_{n+1}\text{-}3\text{-}OH + 2Pi$$

DNA 聚合酶具有以下共同特点：催化带引物的双链 DNA 分子的 $3'$-羟基端加上脱氧核苷酸;新的 DNA 链的合成方向是从 $5'$ 端到 $3'$ 端;合成反应需要 4 种脱氧核苷酸作为底物及镁离子的参与。

DNA聚合酶在DNA重组技术中的应用广泛,主要用于DNA的体外合成。常用的DNA聚合酶有大肠埃希菌DNA聚合酶Ⅰ、Taq DNA聚合酶(Taq酶)、大肠埃希菌DNA聚合酶Ⅰ Klenow片段、T4 DNA聚合酶、T7 DNA聚合酶、反转录酶等。

1. 大肠埃希菌DNA聚合酶Ⅰ 大肠埃希菌DNA聚合酶分为Ⅰ、Ⅱ和Ⅲ 3种。其中大肠埃希菌DNA聚合酶Ⅰ最为常用。大肠埃希菌DNA聚合酶Ⅰ由单条多肽链组成,是一种多功能酶,具有3种不同的酶活力:$5'\rightarrow3'$聚合酶活性;双链特异性的$5'\rightarrow3'$核酸外切酶活性;$3'\rightarrow5'$核酸外切酶活性。根据它的酶活性,大肠埃希菌DNA聚合酶Ⅰ具有以下几种用途。

(1) 利用其$5'\rightarrow3'$的外切酶活性和聚合酶活性,用于缺口平移法制备高比活性的DNA探针。

(2) 利用其$5'\rightarrow3'$的聚合酶活性用于DNA的$3'$-黏性末端标记或平端化。

(3) 用于DNA的序列分析。

(4) 用于cDNA第2条链的合成等。

大肠埃希菌DNA聚合酶Ⅰ可被枯草杆菌蛋白酶或胰蛋白酶降解成2个片段,其中C端相对分子量为76 000的大片段叫作Klenow片段或DNA聚合酶Ⅰ大片段。Klenow片段具有$5'\rightarrow3'$ DNA聚合酶活性和$3'\rightarrow5'$外切核酸酶活性,但失去了$5'\rightarrow3'$外切核酸酶活性。主要用于补平DNA单链末端成为双链;可以标记双链DNA的$3'$末端;在cDNA克隆中,用于第2股链的合成和DNA序列分析。

2. Taq DNA聚合酶 简称Taq酶,是一种来源于水生栖热菌(thermus aquaticus)的高度热稳定的DNA聚合酶,也是分子生物学技术中最常用的DNA聚合酶之一。Taq酶能够耐受高温,在95℃条件下的半衰期>40min,最适反应温度为75~80℃。在PCR过程中,Taq DNA聚合酶在变性步骤中(约94℃)几乎不失活,可直接进入第2轮循环,因此,不必在每轮循环过程中加入新的酶。另外,Taq DNA聚合酶具有非常低的$5'\rightarrow3'$外切核酸酶活性,而不具有$3'\rightarrow5'$外切核酸酶活性,因此,在DNA聚合过程中Taq酶最终会导致PCR产物的$3'$末端产生1个突出的碱基A。

3. 反转录酶 反转录酶(reverse transcriptase,RTase)是一种依赖于RNA的DNA聚合酶。反转录酶以mRNA为模板,以4种脱氧核苷酸为底物,催化三磷脱氧核苷酸合成与mRNA序列互补的单链DNA,即互补DNA(complementary DNA,cDNA)。反转录酶可以用于构建cDNA文库、制备基因芯片、筛选特异的结构基因等。

4. T4 DNA聚合酶 T4 DNA聚合酶来源于T4噬菌体感染了的大肠埃希菌。与大肠埃希菌DNA聚合酶Ⅰ相似,但氨基酸组成不同,在作用上与大肠埃希菌DNA聚合酶Ⅰ也不尽相同。T4 DNA聚合酶也具有$5'\rightarrow3'$聚合酶活性和$3'\rightarrow5'$外切核酸酶活性,但它无$5'\rightarrow3'$外切核酸酶活性,而且T4 DNA聚合酶的$3'\rightarrow5'$外切核酸酶活性比大肠埃希菌DNA聚合酶Ⅰ的强200倍。T4 DNA聚合酶的用途主要包括:利用取代合成反应制备探针;标记具有平末端的或具有$3'$-隐蔽末端的DNA片段;用于DNA序列分析。

5. T7 DNA聚合酶 T7 DNA聚合酶是从感染了T7噬菌体的大肠埃希菌宿主细胞中分离出来的复合核酸酶。具有极高的持续合成能力,可以连续合成数千个核苷酸,主要用于长模板DNA引物的延伸反应和标记DNA的$3'$末端。

四、其他常用的工具酶

1. T4多聚核苷酸激酶(T4 polynucleotide kinase) 来源于T4噬菌体感染的大肠埃希菌,具有2种活性。正向反应活性是高效率的,能催化ATP分子的γ-磷酸转移到核酸链的$5'$末端,是标记或磷酸化$5'$末端的首选方法;交换反应活性很低,在过量ADP存在下,$5'$末端的磷酸可转换到ADP上生成ATP,而$5'$末端被γ位的^{32}P重新磷酸化,发生$5'$末端磷酸的交换。此酶多用于放射性标记DNA链的$5'$端,进行DNA序列测定;也可用于连接反应,使缺少$5'$末端磷酸的DNA分子$5'$磷酸化,以便$3',5'$磷酸二酯键形成。

2. 核酸酶 常用的核酸酶包括S1核酸酶、DNA酶(DNase)和RNA酶(RNase)等。S1核酸酶是高度特异的单链核酸内切酶,可降解单链DNA或RNA,对单链DNA的活性更高。产生带$5'$磷酸的单核苷酸,同时它也能作用于双链核酸分子的单链区,从该处切断核酸分子。最常用的DNA酶是DNA酶Ⅰ(DNaseⅠ),它是随机水解双链或单链DNA的一种内切酶,使DNA分子降解成带有$5'$磷酸末端的单核苷酸和单核苷酸的混合物。RNA酶A(ribonuclease A)作用于嘧啶核苷酸的$3'$磷酸根上,切开与相邻核苷酸连接的$5'$磷酸键。另1种RNA酶T1只作用于鸟嘌呤核苷酸的$3'$磷酸根,切开与相邻核苷酸连接的$5'$磷酸键。

3. **碱性磷酸酶**(alkaline phosphatase,ALP) 碱性磷酸酶能催化 DNA、RNA、dNTP 和 NTP 上的 5′端磷酸水解。碱性磷酸酶的脱磷酸作用,可以将单链或双链 DNA 或 RNA 的 5′-磷酸转化成 5′-羟基。用于去除 5′端磷酸基团,以便核素标记的磷酸基与核素连接和防止载体的自身连接。

4. **末端脱氧核苷酸转移酶**(terminal deoxynucleotide transferase) 一类不依赖于 DNA 模板的 DNA 聚合酶。在没有模板链存在的情况下,可以将核苷酸连接到 dsDNA 或 ssDNA 的 3′-羟基端。常用于给载体或外源基因片段接上互补的同聚体尾部,以创造黏性末端,便于重组。也可用于 DNA 片段 3′-羟基末端标记带核素的核苷酸,进行 DNA 序列测定。

第二节 重组 DNA 技术常用的载体

重组 DNA 技术中另一个重要的工具就是载体(vector)。载体是能携带目的基因进入宿主细胞,实现外源 DNA 的无性繁殖,或表达有意义的蛋白质的一类 DNA 分子。一般情况下,目的 DNA 分子必须进入到宿主细胞中,才能进行复制和表达,而外源目的 DNA 片段往往不具备自我复制的能力,所以它必须借助载体才能进入宿主细胞,并依靠载体进行复制和表达。

作为载体使用的 DNA 分子在大小、结构、性能等方面的差别很大。自然存在的质粒 DNA 分子中很多都不能用于 DNA 重组技术,而要进行人工改造后才能用于基因工程操作。作为克隆载体必须具备以下特点:载体必须是复制子,具备自我复制的能力,或能整合到受体染色体 DNA 上随染色体 DNA 的复制而同步复制;载体必须具有 1 个或多个筛选标志,如抗药性、显色表型反应、营养缺陷型等,便于重组子的筛选;要求自身分子量较小,能容纳较大分子量的 DNA 分子,拷贝数高,易与宿主细胞的染色体分开,便于分离提纯;具备 1 个或多个限制性内切酶的单一识别和切割位点,以便于目的基因插入到载体上,同时,这些供目的基因插入的位置,必须是在载体本身必需的基因片段之外,这样才不至于因目的基因的插入而使载体基因失活。载体 DNA 必须安全,不会对受体细胞产生伤害,同时要求在宿主细胞内具有较高的遗传稳定性。载体 DNA 分子大小应适合,以便提取和在体外进行操作。

按照基本组成元件的来源不同,载体可分为质粒载体、病毒载体、黏粒载体、噬菌体载体、噬菌粒载体、人工染色体载体等。按载体的功能可分为克隆载体和表达载体。克隆载体用于在宿主细胞中克隆和扩增外源 DNA 片段;表达载体则用于在宿主细胞中获得外源基因的表达产物。

一、质粒载体

1. **质粒**(plasmid) 质粒是存在于细菌和某些真核生物染色体外的双链、共价闭合环状的 DNA 分子,是能够进行独立复制并保持稳定遗传的复制子。质粒载体是重组 DNA 技术中最常用的载体之一。质粒含有复制起始点,具有复制和控制机构,复制起始点与其他一些顺式调控因子构成复制子,能利用细菌染色体 DNA 复制和转录的同一套酶系统,在细菌体内独立地进行自我复制及转录,并使子代细胞保持它们恒定的拷贝数。质粒的存在没有多大的意义。因此,质粒是一种寄生型的自主复制子。

按照复制的性质,质粒可分为 2 类:一类是严紧型质粒(stringent plasmid),在每个细胞内只有 1~2 个拷贝的质粒;另一类是松弛型质粒(relaxed plasmid),这种质粒不受宿主细胞蛋白质合成的控制,每个细胞中可含有 10~200 个拷贝。一般情况下,分子量较大的质粒多属严紧型,分子量较小的质粒属松弛型。质粒的复制有时和宿主细胞有关。DNA 重组技术中应用的质粒大多是在天然松弛型质粒基础上改造拼接而成的。

质粒的命名规则:第 1 个小写字母 p 表示质粒(plasmid),p 后面的 2 个或 3 个大写字母表示构建该质粒的研究人员的姓名或实验室名称,最后的数字表示质粒的编号。

2. **质粒的特点** 质粒一般都具有以下特点。

(1)大小差异很大:小的只有 1kb,大的可达 200kb。

(2)自主复制性:质粒能独立于宿主细胞的染色体 DNA 进行自主复制,但离开宿主细胞它本身无法复制。

(3)可扩增性:质粒能够利用宿主细胞提供的复制酶及蛋白因子,进行大量复制。

(4)可转移性:一些质粒含有 tra 基因,其编码产物可以使质粒通过细菌接合作用从1个宿主细胞内转移到另外1个宿主细胞内。

(5)宿主专一性:携大肠埃希菌复制起点的质粒不一定能在其他细菌或生物细胞中繁殖,能在不同的细菌中进行复制的质粒称为穿梭质粒。

(6)不相容性:两种亲缘关系密切的不同质粒不能在同一宿主细胞中稳定共存。

3. 作为理想的载体,质粒应具备以下条件 分子量相对较小,拷贝数高,能在细菌内稳定存在;能容纳一定大小的外源 DNA 片段;具有1个或1个以上的筛选标志,便于对宿主细胞进行筛选;在复制子外存在多个唯一的限制性内切酶酶切位点,如果在这些位点插入外源基因,会导致某个标志基因失活,则会便于筛选;目的基因的插入位点上游还必须带有基因表达所必需的顺式作用元件,如启动子、终止序列等。

4. 常用的质粒载体 DNA 重组技术中常用的质粒有 pBR322 系列、pUC 系列质粒等。

(1)pBR322 质粒系列:pBR322 质粒是以4个不同的质粒 DNA 为基础通过 DNA 重组技术构建而成的克隆载体,含有4 361 个碱基对。该载体带有1个复制起始位点和2个抗药性基因——四环素抗性基因(Tet^r)和氨苄西林抗性基因(Amp^r)。2个抗药性基因中均含有供外源 DNA 插入用的不同的单一酶切位点。基因克隆时,一般只选择其中1个抗药性基因作为插入外源 DNA 之用,另1个抗生素抗性基因则作为转化细菌后筛选阳性克隆之用。

pBR322 质粒的特点:①质粒较小,只有 4361bp;②具有1个 ColE1 复制子和 Ori 复制起始点,为松弛型质粒,具有很高的拷贝数;③含有四环素抗性(Amp^r)和氨苄西林抗性(Tet^r)2个基因作为筛选标记;④含有24个限制性内切酶的单一识别位点,有利于重组转化子的筛选。

(2)pUC 质粒系列:pUC 质粒载体是一种常用的载体,含 2686 个碱基对,是 1987 年 J. Messing 和 J. Vieria 采用多克隆位点(multiple cloning sites,MCS)技术在 pBR322 质粒基础上构建的。典型的 pUC 质粒载体,如下4个组成部分:①pBR322 质粒的复制起始位点(ori);②氨苄西林抗性基因(Amp^r);③具备大肠埃希菌 β-半乳糖苷酶基因(LacZ)的启动子及编码 LacZα-肽链的 DNA 序列,此结构称为 LacZ′ 基因;④在 LacZ′ 基因靠近 5′ 端含有一段多克隆位点(MCS)区域,用于插入外源 DNA 片段的特定区域。

与 pBR322 相比,pUC 质粒载体具有以下优点:更小的分子量和更高的拷贝数;通过 α-互补原理,可利用菌落颜色筛选出重组子;适用于组织化学法检测重组体;具有 MCS,进行基因克隆时非常方便。

二、噬菌体载体

噬菌体(bacteriophage)是一种感染细菌的病毒。噬菌体严格依赖宿主细胞进行生长与繁殖,一旦脱离宿主细胞,尽管可以生存但不能生长与复制。

按生活周期不同可将噬菌体分为烈性噬菌体和温和噬菌体2大类。烈性噬菌体只具有溶菌生长周期,溶菌生长周期是指噬菌体感染宿主细胞后,直到宿主细胞裂解,释放的子代噬菌体可以感染其他宿主细胞。温和噬菌体具有溶源生长周期和溶菌生长周期。溶源周期,注入宿主细胞的噬菌体 DNA 整合到宿主细胞的染色体上,并随着宿主细胞的分裂而进行复制。

与质粒载体相比,噬菌体载体的结构要复杂很多。而噬菌体感染细菌比质粒的效率要高。作为基因克隆载体,噬菌体的克隆产量很高,在 DNA 重组技术中具有天然的优势。噬菌体可以分为双链噬菌体和单链丝状噬菌体2。双链噬菌体有 λ 类噬菌体,单链丝状噬菌体有 M13、f1 和 fd 噬菌体。常用的噬菌体载体主要是 λ 噬菌体和 M13 噬菌体。

1. λ 噬菌体载体 λ 噬菌体具有以下生物学特性。

(1)λDNA 为线性双链 DNA,两端各有12个碱基的单链互补黏性末端。当 λDNA 感染宿主细胞后,2个黏性末端迅速互补,形成双链环形 DNA 分子。

(2)λ 噬菌体是温和噬菌体,对大肠埃希菌具有很高的感染性,可以溶源性或溶菌性生长。

(3)λDNA 至少包括61个基因,大多基因按功能相似性成簇排列,位于基因组中间部分。其中一部分为生命活动的必需基因,另一部分为非必需区段,约占30%,可作为外源基因的插入区。

(4)能承载较大的外源 DNA 片段;有多种限制性核酸内切酶识别位点。适合于基因克隆。

野生型 λ 噬菌体 DNA 不适用于基因克隆,必须改造成 λ 噬菌体载体后,才能用作载体。经改造的λ噬菌体载体可分为2类：一是插入型载体(insertion vectors)，如λgt10，λgt11。这种载体仅有1个可供外源DNA插入的限制性酶切位点，克隆能力小，通常只能插入<10kb的外源性DNA片段。二是替换型载体(replacement vectors)，如EMBL系列载体。这种载体有2个酶切位点或2组反向排列的多克隆位点，在2个位点之间的λDNA区段是λ噬菌体的非必需序列，可被外源性插入的DNA片段取代，其克隆能力较强。

2. 丝状噬菌体　大肠埃希丝状噬菌体包括M13噬菌体、f1噬菌体和fd噬菌体。这3种丝状噬菌体的大小、形状和基因组都十分相似。其中M13噬菌体最为常用。

M13噬菌体是一类具有高度同源的闭环正链单链DNA分子的丝状噬菌体。其外形呈丝状，基因组长度为6.4kb。基因组中，在基因Ⅱ和基因Ⅲ之间，有一段50bp大小的基因间隔序列(intergenic sequence, IS)，该区接受外源DNA的插入而不影响噬菌体的活力。这是M13噬菌体能用作单链DNA载体的前提。M13子代噬菌体通过细胞壁挤出，并不杀死细菌，只是抑制细菌的生长。这些细菌不断释放子代噬菌体，继续感染周围细菌，在平板上形成浑浊的噬菌斑。

在野生型M13噬菌体的基础上进行改造，构建了M13噬菌体载体，使其更有利于基因克隆。构建方法主要是：在IS区内插入筛选标记，如LacZ基因；在标记基因区内引入适当的单一限制性内切酶位点。利用M13噬菌体质粒进行DNA重组时，可以通过α互补在X-Gal/IPTG平板上筛选重组子。这类载体的优点在于既可以提供单链DNA，也可以提供双链DNA。最大的缺点在于插入较大的DNA片段后表现出不稳定性，在增殖过程中容易发生缺失。所以一般情况下插入的片段在1kb之内。M13作为克隆载体，可以通过质粒提取技术在细菌培养物中获取。M13主要用于克隆单链DNA及制备单链特异性DNA探针。

三、柯斯质粒

柯斯质粒(cosmid)又称黏粒，是一类人工构建的含有λ噬菌体DNA cos序列和质粒载体复制子序列的特殊载体。柯斯质粒具有高容量的克隆能力(31~45kb)，是专门为克隆大片段而设计的载体，主要用于真核细胞基因组文库的构建。柯斯质粒的大小为4~6kb，主要由3个部分组成：多克隆位点(MCS)区、含有cos位点的λDNA区及复制起始位点和抗性标记区。

柯斯质粒载体具有质粒载体和噬菌体载体的双重特性。一方面，柯斯质粒连接上适宜长度的外源DNA后可以在体外包装成噬菌体颗粒，并能高效转导细胞。进入宿主细胞的DNA也能环化和复制，但不会形成新的噬菌体颗粒，也不能发生溶菌现象。另一方面，柯斯质粒像质粒一样能在宿主细胞内复制，且带有抗性筛选标记，有些还带有插入失活型的多克隆位点，为重组子的筛选提供方便。另外，柯斯质粒高容量的克隆能力是质粒载体和噬菌体载体都无法比拟的。同时，柯斯质粒还具有与同源序列质粒进行重组的能力。

四、其他常用载体

1. 噬菌粒(phagemid)载体　噬菌粒是一类由质粒与单链噬菌体结合而成的载体，是在质粒DNA中插入了一段单链噬菌体的复制起始点DNA。噬菌粒的大小一般为3bp，可以克隆长达10kb的外源DNA。噬菌粒还可以像一般质粒一样操作，但在制备单链DNA时，需要在培养基中加入辅助噬菌体，常用的辅助噬菌体有M13KO7和R408。最后，在培养基的上清中加入PEG即可沉淀出含有单链DNA的噬菌粒颗粒。常用的噬菌粒有pUC118/119、pGEM-3Z等。噬菌粒载体主要用于DNA克隆、体外转录、DNA序列分析和体外定位突变等。

2. 酵母载体　酵母是单细胞真核生物，有利于表达真核生物的基因。酵母菌作为理想的真核生物基因表达系统，具有以下优点。

(1)便于培养，发酵工艺简单，成本低廉。

(2)基因表达调控机制研究得清楚，遗传操作简单。

(3)可将外源基因表达并分泌到培养基中，且不含毒素和特异性病毒，利于分离纯化。

(4)具有蛋白质翻译后加工和修饰系统，表达的基因产物更容易保持其生物活性。因此，酵母表达系统是研究真核生物DNA复制、基因重组、基因表达和调控等的理想材料。

酵母载体可以携带外源基因在酵母细胞内复制，并随细胞分裂传递到子代细胞的DNA或RNA。酵母菌基因表达载体一般都是穿梭载体，能在酵母菌和大肠埃希菌中进行复制，主要由DNA复制起始序列、选择标志、有丝分裂稳定区、表达盒等多个元件组成。

3. **人工染色体** 以噬菌体为基础构建的载体及柯斯质粒只能插入一定大小的外源DNA片段。因此,一些庞大的真核基因不能以单一片段克隆到这些载体中。于是,研究者开发出了新的克隆技术——人工染色体技术。人工染色体主要包括:P1噬菌体人工染色体(p1-derived artificial chromosome,PAC)、细菌人工染色体(bacterial artificial chromosome,BAC)和酵母人工染色体(yeast artificial chromosome,YAC)。其中酵母人工染色体克隆系统发展比较完善。酵母作为构建人工染色体的材料,具有独特的优势:其基因组很小(1~14mb),且极少有内含子,没有重复序列和假基因。其基因行为和表达方式,如复制、重组、染色体分离等,基本上与高等生物相同,因而是研究真核生物分子遗传学的重要模型。酵母人工染色体是由酵母染色体DNA和大肠埃希菌pBR322 DNA改造而成的线状DNA分子,主要包括着丝粒、端粒、复制子、酵母标记基因和外源DNA,具有天然酵母染色体的许多特征和性状。酵母人工染色体装载容量大,可插入1000kb的外源性DNA片断。因此,YAC是插入大片段外源DNA的首选载体。人类基因组中物理图谱绘制采用的就是该载体。

4. **动物病毒载体** 上述各种质粒载体、噬菌体载体、酵母载体等都只能在细菌或酵母菌中进行克隆和表达,不能满足真核DNA重组的需要。随着人们对病毒遗传成分、病毒基因的复制、基因表达等认识的深入,研究者将感染动物细胞的病毒改造成可用于动物DNA重组的载体。可供改造为病毒载体的病毒主要有反转录病毒(retro virus)、腺病毒(adeno virus)、牛痘病毒(vaccimia)、牛疣病毒(papilloma virus)、空泡病毒(simian virus,SV40)等。目前,构建的许多生物细胞基因表达载体中的元件多数来源于动物病毒的基因。由于在动物细胞中培养和操作病毒非常复杂而且费用很高,因此,一般把质粒载体的复制起始序列插入到病毒载体中。病毒载体的DNA就能在细菌中进行扩增和克隆,扩增出的病毒载体再转染真核细胞包装出病毒颗粒。常用的病毒载体有:腺病毒载体、腺病毒相关病毒载体、反转录病毒载体、慢病毒载体、昆虫杆状病毒载体等。病毒载体可以高效、稳定、安全地实现目的基因的转移和表达,因而成为转基因的主要技术手段。利用这些病毒可将目的基因或序列导入动物细胞,用作目的基因的表达、试验其功能或用作基因治疗等。

第三节 DNA重组和鉴定

DNA重组是在生物体外,利用限制性内切酶将外源性DNA分子进行"剪切",再将获得的目的基因DNA片段与载体进行"拼接",产生一个新的DNA分子,然后将重组的DNA分子通过一定的方式导入宿主细胞,并进行无性繁殖,获得大量的目的DNA片段,还可以让重组基因在受体细胞内表达,产生出人类所需要的基因产物,或者让它获得新的遗传性状。

重组DNA技术包括以下几个步骤(图32-1):目的基因的获取和载体的选择;目的基因与载体的连接;重组DNA导入受体细胞;筛选并无性繁殖含重组子的受体细胞(转化子)。整个过程可以用以下几个字简单概括:分(目的基因的分离)、切(限制性内切酶切割目的基因和载体)、接(目的基因和载体连接)、转(连接产物导入受体细胞)、筛(筛选阳性重组子)。

一、目的基因的来源和制备

进行DNA重组时,获得正确的目的基因是成功的先决条件。目的基因的来源可以是原核细胞,也可以是真核细胞。目的基因的获取有以下方法:PCR扩增法;化学合成法;构建cDNA文库法;构建基因组文库法等。

1. **聚合酶链反应扩增目的基因** 已知或部分已知的目的基因,可通过PCR反应直接从基因组DNA或通过反转录PCR从mRNA中扩增出目的基因片段。其中,RT-PCR是扩增真核生物基因最常用的方法之一。

2. **化学合成目的基因** 已知某目的基因的核苷酸序列或氨基酸序列,可以通过化学合成的方法人工合成目的基因的DNA。由于全自动核酸合成仪的能力限制,此法适用于合成分子量较小的目的基因。

3. **构建基因组文库** 基因文库是指由基因组

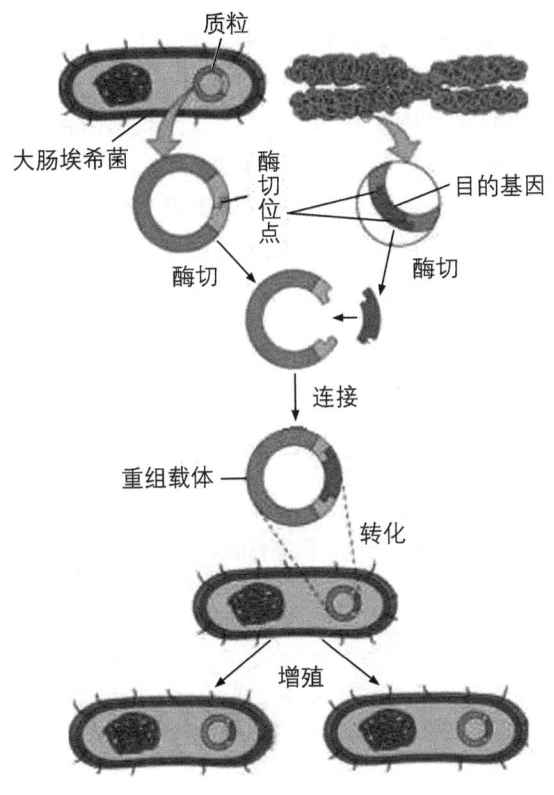

图 32-1 DNA 重组的基本步骤

DNA 片段插入克隆载体获得的所有分子克隆的总和。理想情况下,一个完整的基因文库应该包含染色体基因组 DNA 的全部序列。构建基因组文库的方法称为鸟枪克隆法(shotgun approach)。包括以下步骤:分离组织细胞染色体 DNA,应用物理学或酶学方法随机性切割染色体基因组,产生众多的 DNA 片段;染色体 DNA 片段与合适的载体进行连接;将连接的重组子转入受体细胞,在培养基上生长繁殖成重组菌落或噬菌斑;鉴定基因文库容量并扩增和保存。有了基因文库,当需要某个目的基因时,我们就可以方便地从文库中筛选出来。

4. **构建 cDNA 文库** 所谓 cDNA 文库是指细胞全部 mRNA 反转录成 cDNA 并形成克隆的总和。cDNA 文库的构建同基因组文库的构建相似,最大区别是 DNA 的来源不同。

二、载体的选择

DNA 重组技术中载体的选择至关重要,目的基因只有与合适的载体连接后,才能进入受体细胞并进行扩增和表达。载体的选择需要考虑以下因素。

1. 具备实验所需的最基本元件,如启动子、增强子、SD 序列、加尾信号、终止信号等。

2. 在相应的宿主细胞中,载体具有自主复制能力,重组 DNA 能够进行扩增。

3. 具有多克隆位点,方便目的基因的插入。

4. 具有易检测的遗传标记,便于筛选。

5. 分子量小,在受体细胞内的拷贝数要高,便于分离和纯化。

根据实验目的的不同,选择不同的载体。构建基因组文库多采用黏粒和 λ 噬菌体载体;构建 cDNA 文库和克隆较小的 DNA 片段多采用 pUC 系列质粒载体;柯斯质粒和酵母人工染色体载体可用于克隆大的 DNA 片段;M13 噬菌体则多用于克隆待测的 DNA 序列。

三、DNA 分子的体外连接

DNA 分子的体外连接是指,DNA 片段经限制性内切酶切割后,在一定条件下,由 DNA 连接酶催化,DNA 片段相邻的 5′端磷酸与 3′羟基之间形成磷酸二酯键,将 2 个 DNA 片段连接起来的过程。DNA 连接方式主要有黏性末端连接、平末端连接、人工接头连接、同聚物加尾连接等。

1. **黏性末端连接** 目的基因 DNA 片段和载体经限制酶切割后产生互补黏性末端,黏性末端之间容易按碱基配对原则形成氢键,然后由 DNA 连接酶催化连接接头处的缺口,形成重组质粒(图 32-2)。黏性末端连接可分为同一限制酶切割位点的连接和不同限制酶切割位点连接。同一限制性核

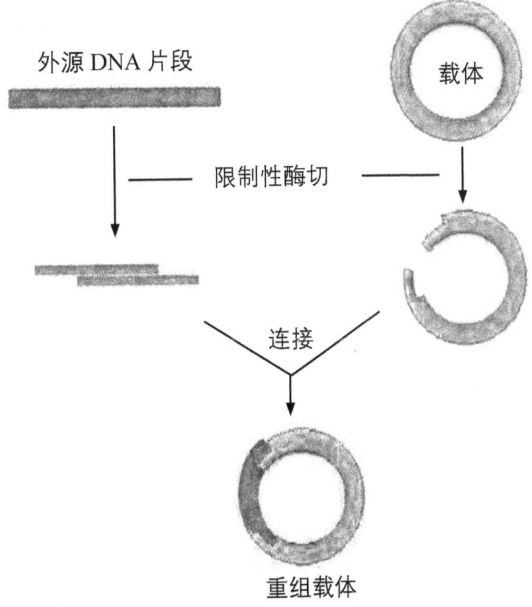

图 32-2 黏性末端连接

酸内切酶切割的 DNA 片段具有完全相同的黏性末端,单链之间可进行碱基配对,在 DNA 连接酶催化作用下形成重组 DNA 分子。由 2 种不同的限制性核酸内切酶切割的 DNA 片段,如果具有相同类型的黏性末端,即配对末端,也可以进行黏性末端连接。在构建重组载体时,为了避免载体 DNA 自身环化,可以在限制酶切割后,用碱性磷酸酶处理来除去酶切位点处的 5′端磷酸基。

2. 平末端连接 当目的基因和载体上没有合适的酶切位点而不能进行黏性末端连接时,可采用平末端连接的方法连接载体和目的基因(图 32-3)。一方面,直接选择产生平末端的限制性内切酶切割载体和目的片段,然后用连接酶连接。另一方面,选择产生不同黏性末端的内切酶切割载体和目的基因,然后用核酸酶 S_1 削平或用 T4 DNA 聚合酶补齐不互补的单链黏性末端,使黏性末端变成平末端,再由 DNA 连接酶将两者连接。由于平末端连接不像黏性末端连接一样受碱基互补的限制,因此目的基因片段可以正反方向插入载体,得到 2 种重组子。必须经限制性内切酶酶切或 DNA 测序鉴定才能筛选出正确的克隆。

3. 人工接头连接 先在目的基因片段的 2 端连上人工设计合成的一段能被限制性内切酶识别的脱氧核苷酸序列,使 DNA 末端产生新的限制性酶切位点,再用该内切酶切割目的片段和载体,产生黏性末端连接的方法连接(图 32-4)。

4. 同聚物加尾连接 对于平末端和不互补黏性末端的载体和目的基因的连接,除人工接头方法外,还可以采用同聚物加尾法连接。首先用核酸外切酶处理目的基因 DNA,使其暴露出 3′-OH,然后在末端脱氧核苷酸转移酶的催化下,在 3′-端加入相同的脱氧核苷酸(如多聚 A),而载体则在末端脱氧核苷酸转移酶的催化下,加入在 3′-端与目的基因 3′端互补的脱氧核苷酸(如多聚 T)。两种 DNA 混合后,通过互补的多聚核苷酸尾形成氢键,其间形成的单链缺口在导入宿主菌后由 DNA 聚合酶 I 修补填充(图 32-5)。

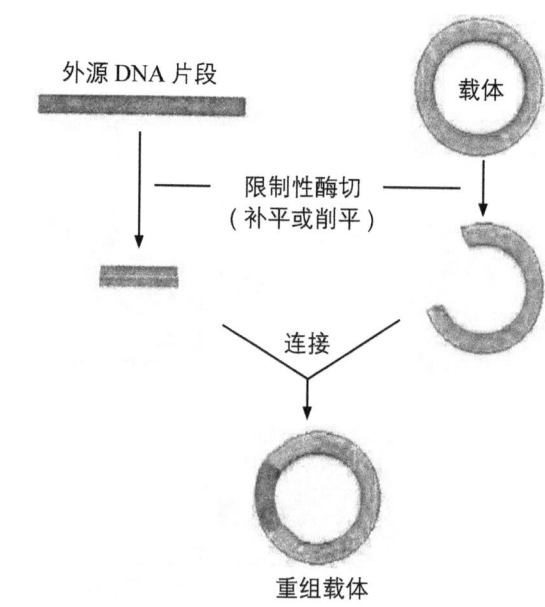

图 32-3 平末端连接

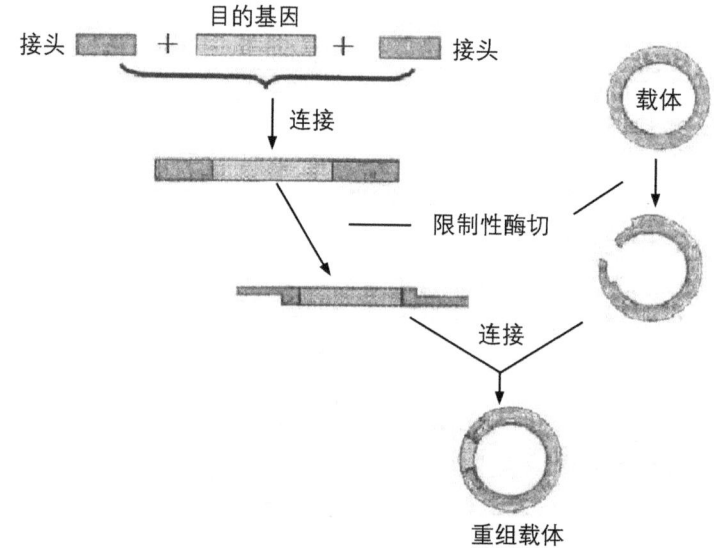

图 32-4 人工接头连接

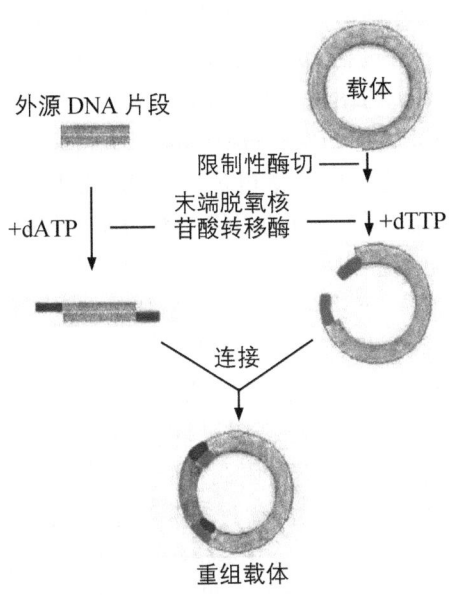

图 32-5 同聚物加尾连接法

四、重组 DNA 导入宿主细胞

外源 DNA 与载体在体外连接成重组 DNA 分子后,需将其导入合适的宿主细胞,随宿主细胞生长、增殖,重组 DNA 分子才能得以复制、扩增和表达,这一过程为克隆。DNA 重组技术使用的宿主细胞有多种,包括原核细胞、低等真核生物细胞(如酵母)、植物细胞、哺乳动物细胞等。其中最为成熟的是大肠埃希菌系统、酵母系统、枯草杆菌系统等。

用于 DNA 重组技术的宿主细胞应该具备以下条件:生物安全性高,不能具有感染性;能够接受外源 DNA,且易于转化;限制-修饰系统缺陷,即不含限制性内切酶和甲基化酶;重组系统缺陷。外源 DNA 不易与宿主细胞染色体 DNA 重组;遗传表型具有互补性,利于转化子的筛选。

重组 DNA 导入宿主细胞的方式有很多种,主要包括:转化、转染、转导、显微注射法、电穿孔法等。转化(transformation)是指将携带外源基因的载体 DNA 导入受体细胞的过程。转染(transfection)是将病毒(包括噬菌体)DNA 或病毒重组 DNA 直接导入受体细胞。转导(transduction)是指通过病毒感染的方式将重组 DNA 转移到受体细胞中。转化和转导主要应用于原核细胞及酵母等低等真核细胞,而显微注射和电穿孔则主要应用于高等动物的真核细胞。

下面介绍几种常用的将外源基因导入宿主细胞的方法。

1. 外源基因导入原核细胞的常用方法

(1)氯化钙转化法:1970 年,Mandel 和 Higa 发明了氯化钙转化法。其机制可能是在低温(4℃)情况下,处于氯化钙低渗溶液中的细胞膨胀成球形,钙离子使细胞膜磷脂层形成液晶结构,质膜变脆,同时使位于外膜和内膜间隙中的部分核酸酶解离,形成感受态细胞。在转化混合物中,DNA 和钙离子形成抗 DNA 酶的羟基-磷酸钙复合物,黏附于感受态细胞表面。经 42℃ 瞬间热激后,细胞膜的液晶结构发生改变,产生间隙,通透性增加,DNA 复合物进入细胞内。该法简单快速、重复性好,适用于绝大多数大肠埃希菌菌株,是目前应用最广泛的转化方法。

(2)电穿孔法(electroporation):又称电击法。它既可用于转化大肠杆菌等原核细胞,也可用于将 DNA 导入真核生物细胞。原理是利用瞬间高压脉冲,在细胞表面形成暂时性的微孔,此时重组 DNA 分子可以从微孔进出细胞,等高压脉冲过后,微孔复原,重组 DNA 分子进入细胞。

(3)λ 噬菌体导入法:首先将重组噬菌体 DNA 在体外包装成具有感染能力的成熟噬菌体颗粒,再用成熟噬菌体颗粒感染宿主菌,将带有目的基因的重组体 DNA 导入宿主细胞。以 λ 噬菌体为载体,可以插入较大的目的基因片段,而且由于噬菌体具备感染特性,导入效率很高。

2. 外源基因导入真核细胞的常用方法

(1)磷酸钙共沉淀法:将外源 DNA 导入哺乳动物细胞常见的转染方法。原理是外源 DNA 分子与磷酸钙微粒混合,形成磷酸钙-DNA 沉淀颗粒,沉淀的颗粒附着在细胞表面,通过细胞吞噬作用,提高了细胞摄取外源 DNA 的能力。此法适用于将外源 DNA 分子导入哺乳动物细胞进行瞬时或稳定表达。

(2)脂质体(liposome)法:脂质体是一种经超声波或机械搅拌等处理形成的类脂小囊泡,带有正电荷,可以与带负电的外源 DNA 结合,形成由脂质包裹的 DNA 颗粒。含有外源 DNA 的脂质体与细胞共育后,带正电荷的脂质体与带负电荷的细胞膜结合,二者发生融合并将外源 DNA 导入细胞。脂质体转染法简单易行,对细胞不良反应很小,是目前转染最常用的方法。

(3)电穿孔法:最早用于将 DNA 导入真核生物细胞。对于脂质体等方法不能导入的受体细胞,电穿孔法较容易导入。针对不同的细胞需要摸索最佳的电转条件。

(4) 显微注射法：对于较大的细胞，如卵细胞，可以用显微注射装置直接将外源 DNA 注入细胞。

五、重组子的筛选和鉴定

DNA 重组的最后一步就是通过特定的方法，从导入重组 DNA 的细胞群中筛选出含有真正阳性重组子的细胞。筛选出来的阳性重组子通过培养扩增，获得目的基因的大量拷贝，并通过进一步的鉴定，确定其正确性。针对不同的载体和宿主细胞，其筛选、鉴定的方法不同，主要包括根据遗传学表型筛选的方法和根据重组子分子结构特征筛选的方法 2 大类。

1. 根据遗传学表型筛选　重组子转化宿主细胞后，会将自身携带的遗传表型传递给宿主细胞。根据转化细胞与非转化细胞遗传表型的差异即可进行筛选。常见的遗传表型筛选方法有抗性标志筛选、蓝白斑筛选、标志补救筛选、插入失活筛选、插入表达筛选等。其中最为常用的是抗性标志筛选和蓝白斑筛选。

(1) 抗性标志筛选：抗药性标志是 DNA 重组中最常见的筛选标志。大多数载体都携带有抗生素抗性基因，如氨苄西林抗性基因等。当培养基中含有相应的抗生素时，只有导入了含该抗药性基因载体的宿主细胞才能生长和繁殖。根据载体的抗药性标志，可以筛除大量未成功导入目的载体的宿主细胞，减少了工作量，是重组子筛选最常用的方法。然而由于细菌可能因变异而引起抗药性的改变，因此可能筛选出错误的克隆。

(2) 蓝白斑筛选：有些载体中含有大肠埃希菌 β-半乳糖苷酶基因的调控序列和 lacZ′ 基因，该基因可以编码 β-半乳糖苷酶 N 端 146 个氨基酸组成的 α-肽。lacZ′ 基因编码产物没有酶活性。一些 lacZ′ 基因突变的宿主细胞则含有 β-半乳糖苷酶 C 端的编码序列，此序列也没有酶活性，只有与 lacZ′ 基因编码的 α-肽同时表达于宿主细胞时，才能产生完整的 β-半乳糖苷酶活性，并将无色的作用底物 X-gal (5-溴-4-氯-3-吲哚-D-半乳糖苷) 水解为蓝色产物，形成蓝色菌落。当外源性基因插入 lacZ′ 基因的多克隆位点时，lacZ′ 基因序列被破坏，不能有效编码 α-肽，此时，带有重组质粒的细菌形成白色菌落，而带有"空"质粒的细菌形成蓝色菌落。因此，这种筛选方法被称为蓝白斑筛选，也称为 α-互补筛选。

2. 根据重组子分子结构特征筛选　经过以上筛选方法得到的重组子还需要进一步鉴定。常用的鉴定方法包括：快速裂解菌落电泳鉴定法、限制性内切酶酶切图谱分析、PCR 方法鉴定、核酸分子杂交筛选、筛选 DNA 测序鉴定等。

(1) 快速裂解菌落电泳鉴定法：此法最为方便快速，只需将筛选出的阳性菌落裂解，裂解产物进行凝胶电泳。如果载体中插入了外源片段，则重组子分子变大，通过电泳可以初步判断出来。

(2) 限制性内切酶酶切图谱分析：将初步鉴定出的插有目的片段的重组子进行扩增后，选用适当的限制性内切酶进行酶切和 DNA 电泳分析。含有目的序列载体的 DNA 限制性酶图谱与"空"载体的酶切图谱会存在差异，通过电泳结果可以判断目的基因是否被成功插入，并鉴定插入片段的大小。

(3) PCR 方法鉴定：如果目的基因的序列已知，则可以设计合成其 PCR 引物，从筛选出的菌落中扩增目的基因，若能够扩增出与预期大小相符的 PCR 产物，则说明该转化细胞中可能含有目的基因。

(4) 核酸分子杂交筛选：利用标记的核酸做探针与转化细胞的 DNA 进行分子杂交，可以直接筛选和鉴定目的序列克隆。常用的杂交方法有菌落原位杂交和 Southern 杂交。

(5) DNA 测序鉴定：经上述方法筛选和鉴定的重组子，需要测定其核苷酸序列来进行鉴定。因此，DNA 序列测定是 DNA 重组过程中必不可少的技术。

六、外源基因的表达系统

DNA 重组技术的主要目的就是让目的基因在细菌或细胞中高效表达，产生所需要的基因产物，如多肽、蛋白质等。外源目的基因表达系统包括原核表达系统和真核表达系统。

1. 外源基因的原核表达　利用原核细胞表达就是为了高效、快速、准确地合成目的基因产物。外源基因在原核细胞中正确表达必须具备以下条件：外源基因插入载体后，必须形成正确的阅读框架；外源基因不含内含子；外源基因能有效翻译，形成的蛋白质稳定、不易被降解；载体具有调控转录的强启动子、SD 序列及翻译起始位点等调控序列。在原核细胞中常用的表达菌有大肠埃希菌、芽胞杆菌、乳酸菌等，其中大肠埃希菌表达系统应用最为广泛。

与真核表达相比，原核表达的优点是培养方法简便且经济、生产迅速，适合大规模生产工艺。其缺点为缺乏转录后加工机制,只能表达克隆的cDNA,不宜表达真核基因组DNA;缺乏真核生物的翻译后加工机制,表达产物无修饰过程,分子构型可能发生改变;基因表达产物容易形成不溶性的包涵体,很难表达大量的可溶性蛋白和活性较高的蛋白。

2. 外源基因的真核表达　　常用的真核表达细胞有酵母、昆虫细胞和哺乳类动物细胞。其中,酵母是最简单的,也是最理想的真核生物基因表达细胞,具有很多优点:基因表达调控研究清楚;遗传操作相对简单;具有蛋白质翻译后加工和修饰系统;可将外源基因表达产物分泌到培养基中;不含毒素和特异性病毒,对人体和环境安全;发酵工艺简单,成本低廉。

作为最高等的真核生物细胞,哺乳动物细胞的基因表达调控最为复杂。哺乳动物细胞作为外源基因表达系统具有以下优点:导入外源DNA后的细胞具有遗传的稳定性和可重复性;能将外源基因转录的hnRNA剪切加工成成熟的mRNA;能准确进行转录后的加工和修饰;可进行目的蛋白的分泌表达,方便下游的提纯。然而由于操作技术难、费时而且费用较高,其应用受到了限制。

第四节　DNA重组技术的应用

作为分子生物学发展的重要组成部分,DNA重组技术在医药、农业、食品、环保等领域中发挥了重要作用,为生命科学的发展带来了巨大的变化。同时为生长发育、细胞分化、肿瘤的发生和发展等基础研究提供了有效的实验研究手段。在医学科学研究领域中,DNA重组技术用于探索致病基因的结构和功能;了解其致病机制;建立基因诊断方法;开发基因工程药物和疫苗;发展基因治疗技术。DNA重组技术为疾病的诊断、预防和治疗提供了新方法和新技术。

一、基因诊断和基因治疗

基因诊断(gene diagnosis)是利用现代分子生物学和分子遗传学的技术,直接检测基因结构及其表达水平是否正常,对疾病进行诊断。利用DNA重组技术,人们已经发现很多遗传性疾病的致病基因,为这些疾病的诊断和治疗提供理论基础。基因诊断不仅能对疾病做确切诊断还能确定与疾病相关联的因素,如疾病的易感性、发病类型和阶段等。目前,基因诊断已经用于遗传性疾病、恶性肿瘤、感染性疾病的诊断、产前诊断及法医学等。

基因治疗(gene therapy)是指向靶细胞中引入正常功能的基因,以补偿或纠正基因的缺失或缺陷,或通过引入外源治疗性基因来杀死体内的病原体或恶性细胞,从而达到治疗疾病的目的。DNA重组技术的兴起,使得基因治疗成为可能。一些目前尚无有效治疗手段的疾病,如某些遗传性疾病、肿瘤、心脑血管疾病、老年痴呆及艾滋病等,可望通过基因治疗来达到防治的目的。

二、基因工程药物、疫苗和抗体

随着基因工程的不断发展,其在医药工业中的巨大潜力得到了各国的高度重视。1977年Itakura K和Boyer H采用基因工程技术,利用大肠埃希菌首次生产了生长激素释放抑制素。该激素可用于治疗肢端肥大症。此后,基因工程药物开始不断成功问世。目前,基因工程药物种类繁多,包括各类激素、细胞因子、酶及酶的激活药和抑制药、受体和配体、调节肽等。同时,各种基因工程疫苗也得到了不断的发展。此外,基因工程抗体成了科研和临床诊断的重要工具,被称为第3代抗体,具有良好的发展和应用前景。

三、转基因和基因敲除技术

转基因技术(transgenic technique)是指利用物理、化学和生物学方法将人工分离和修饰过的基因导入生物体基因组中,由于导入基因的表达可引起生物体性状的修饰,并能稳定地遗传给后代,从而建立转基因种系或转基因群。利用转基因动物可以建立人类疾病的动物模型,用于人类疾病病因的研究,并为新型治疗方法提供测试对象。用转基因动物还能获得治疗人类疾病的重要蛋白质。同时,转基因技术还为动、植物的遗传育种开创了新思路。目前已经得到的动、植物转基因主要有转基因鼠、兔、羊、猪及转基因西红柿、玉米、大豆等。转基因技术已经成为生物技术领域最具生命力的热点之一,但是其生物安全性值得人们的高度关注。

基因敲除(gene knockout)是20世纪80年代末发展起来的一种新型分子生物学技术,是通过一定途径使机体特定的基因缺失或失活的技术。通过基因敲除,然后观察实验动物,可以推测相应基因的功能。基因敲除技术可用于人类疾病基因模型的建立;遗传性疾病的治疗;动物基因型改造,新基因和其新功能的鉴定及基因的调控机制研究。也可用于建立特殊的遗传工程小鼠品系、改造生物、培育新的生物品种、药物筛选和新药评价等应用型研究。

(张莉萍)

参考文献

朱旭芬.基因工程实验指导(第三版)[M].北京:高等教育出版社,2016年4月

M.R.格林,J.萨姆布鲁克.分子克隆实验指南(第四版)[M].北京:科学出版社,2013年10月

T.弗里德曼,J.罗西.基因转移:DNA和RNA的转运与表达[M].北京:科学出版社,2008年11月

第33章

分子杂交技术

> **大纲**
>
> **了解** 核酸的分子结构；掌握DNA变性与复性的概念；探针纯化方法和杂交信号检测方法；核酸分子杂交技术的分类；液相杂交的基本概念及常用方法；
>
> **掌握** 核酸分子杂交的定义及基本原理；核酸探针的概念、分类及核酸标记法；Southern、Northern等印迹杂交的基本概念、原理；原位杂交和荧光原位杂交的概念及基本原理。

不同来源的单链核酸分子在合适的条件下，通过碱基互补形成双链杂交体的过程称为分子杂交（molecular hybridization）。利用核酸分子杂交检测靶序列的技术称为分子杂交技术。分子杂交技术的发展和应用虽然只有很短的历史，但它在核酸的结构和功能研究、基因的表达调控、物种的亲缘关系等研究中发挥了重要作用。已经成为生物化学和分子生物学研究中的一项基本实验技术。随着核酸探针制备和标记技术的进步及各种杂交类型的发展，分子杂交技术在分子生物学领域中的应用更加广泛。

第一节 分子杂交的基本原理

一、核酸的分子组成和结构

核酸（nucleic acid）是最重要的生物大分子之一，也是生物化学与分子生物学研究的重要对象。核酸分为2大类：核糖核酸（ribonucleic acid，RNA）和脱氧核糖核酸（deoxyribonucleic acid，DNA）。

1. **核酸的分子组成** 核酸的基本组成单位是核苷酸（nucleotide）。核苷酸由核苷和磷酸组成，其中核苷又由含氮碱和戊糖构成。

（1）碱基：核酸中的含氮碱称为碱基，包括嘌呤碱和嘧啶碱2类。嘌呤碱主要包括鸟嘌呤（gaunine，G）和腺嘌呤（adenine，A）。嘧啶碱主要包括胞嘧啶（cytosine，C）、胸腺嘧啶（thymine，T）和尿嘧啶（uracil，U）。

（2）戊糖：构成核酸的戊糖有D-核糖和D-2-脱氧核糖2种。它们分别是RNA和DNA的组成部分。

（3）核苷：核苷是由戊糖和碱基通过糖苷键连接而成。根据所含戊糖的不同可分为核糖核苷和脱氧核糖核苷。

（4）核苷酸：核苷酸是由核苷和磷酸通过磷酸二酯键连接而成。生物体的核苷酸大多数是$5'$-核苷酸，即磷酸与戊糖中的$5'$-羟基形成磷酸二酯键。核糖核苷酸是组成RNA的基本单位，脱氧核糖核苷酸是组成DNA的基本单位。

2. **核酸的分子结构** 核酸中核苷酸的连接方式为：1个核苷核酸戊糖上的$3'$-羟基与下1个核苷核酸戊糖上的$5'$-磷酸脱水缩合形成酯键，称为$3',5'$磷酸二酯键。多个核苷酸借助于磷酸二酯键相连形成的化合物称为多聚核苷酸，呈链状，是核酸的基本结构形式。多聚核苷酸链有2个末端，戊糖$5'$为带有游离磷酸基的称为$5'$末端，$3'$为带有游离羟基的称为$3'$末端。

核酸的一级结构是指核苷酸链中核苷酸的排列顺序。由于核酸中核苷酸之间的差别仅仅在于碱基的差异,所以核酸的一级结构通常是指核酸分子中碱基的排列顺序。核酸的一级结构是形成二级结构和三级结构的基础。DNA 的二级结构是 1 个双螺旋结构,双螺旋进一步弯曲折叠形成更加复杂的结构,称为 DNA 的三级结构。超螺旋是 DNA 三级结构的最常见的形式。

RNA 分子是单链结构,RNA 的多核苷酸链在某些部分弯曲折叠,形成局部双螺旋结构,即 RNA 的二级结构。在 RNA 的局部双螺旋区,腺嘌呤(A)与尿嘧啶(U)、鸟嘌呤(G)与胞嘧啶(C)之间进行配对,无法配对的区域以环状形式突起,形成发夹结构。RNA 在二级结构上进一步弯曲折叠形成三级结构。

二、核酸的变性与复性

1. 变性　生理条件下的 DNA 分子通过碱基堆积力和互补碱基对之间的氢键作用力,形成稳定的双螺旋结构。在某些理化因素的作用下,DNA 分子中的碱基堆积力消失、双链间的氢键断裂,双螺旋解开,解离成两条无规则的卷曲状单链 DNA,DNA 空间结构被破坏,从而引起理化性质(如紫外吸收增加,黏度下降,沉降速度增加,浮力上升等)发生改变,此现象称为变性(denaturation)。引起 DNA 变性的理化因素有加热、溶液 pH 改变及一些变性药(如乙醇、尿素、甲酰胺、丙酰胺、胍等)。

嘌呤碱和嘧啶碱含有共轭双键,具有独特的紫外线吸收光谱,在波长 260nm 左右具有最大吸收峰。在 DNA 双螺旋结构中,碱基隐藏于双链内侧,对 260nm 波长的紫外光的吸收较少。当 DNA 变性后,双螺旋解体,碱基堆积现象消失,隐藏于双链内部的碱基暴露出来,因此对 260nm 波长的紫外光的吸光率明显增加,称为增色效应(hyperchromic effect)。增色效应是衡量 DNA 是否变性的一个简单指标,用来监测温度变化引起的 DNA 变性过程。

通过加热使 DNA 变性的方法叫作热变性。逐渐升高 DNA 溶液温度使 DNA 变性,以温度为横坐标,紫外线吸收度(A_{260})为纵坐标做图,即可得到 1 条曲线,称为溶解曲线(图 33-1)。由图可知,DNA 热变性发生在 1 个狭窄的温度范围内,增色效应是爆发式的,即当达到一定温度时,DNA 双螺旋几乎是同时解链的。通常将 DNA 变性达到 50% 时(即增色效应达到一半时)的温度称为解链温度或溶解温度(melting temperature,Tm)。

Tm 不是一个固定的常数,它与很多因素有关,影响 Tm 值的因素主要有以下几种。

(1)DNA 分子中(G+C)的含量:(G+C)含量越多,Tm 值越大;(A+T)含量越多,Tm 值则越低。

(2)溶液的离子强度:通常离子强度较低时,Tm 值较低,融点范围也较宽,离子强度增高时,Tm 值长高,融点范围也变窄。

(3)溶液的 pH:核酸溶液的 pH 在 5~9,Tm 值变化不明显。

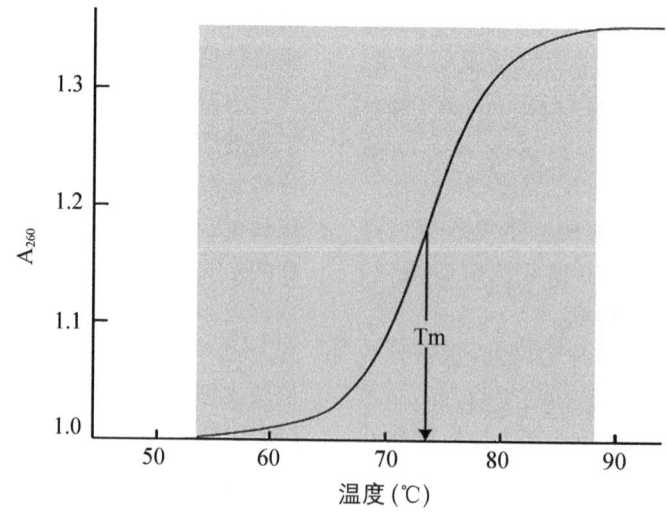

图 33-1　DNA 的解链温度曲线

(4)变性药：可以干扰碱基堆积力和碱基之间氢键的形成，从而降低 DNA 的 Tm 值。

2. 复性　去除变性条件，2 条变性 DNA 单链又可以通过碱基互补配对原则重新结合成稳定的双链螺旋结构，这一过程称为复性（renaturation）。复性后的 DNA，许多理化性质及生物学活性也得到恢复。经热变性后的 DNA，如果将温度缓慢降低，并维持在比 Tm 低 25～30℃时，变性后的单链 DNA 又可以回复到原来的双螺旋结构，这一过程称作退火（annealing）。如果热变性后的 DNA 被快速冷却，则不能复性。这是由于温度突然降低，单链 DNA 分子失去碰撞和结合的机会，因而不能复性，仍然保持单链变性的状态。这种热变性后 DNA 骤然冷却的处理过程叫作"淬火"（quench）。利用"淬火"的原理，在对双链 DNA 片段进行分子杂交时，为获得单链 DNA，可将热变性后的 DNA 溶液立即进行冰浴冷却。

同 DNA 变性一样，复性也受多种因素影响。

(1) DNA 片段的大小：片段愈大，扩散速度越慢，DNA 分子相互碰撞的概率越少，碱基发生互补配对的机会也减少。

(2) DNA 片段的复杂性：DNA 序列越简单，复性速率越快；序列复杂性越高，复性速度越慢。

(3) DNA 的浓度：浓度越大，两条互补链相互碰撞的概率越高，复性的速度也越快。

(4)溶液的离子强度：增加离子浓度，可加速 2 条互补链重新结合的速度。

(5)温度：适宜的复性温度一般是 Tm－25℃左右。

三、分子杂交技术的基本原理

根据核酸变性和复性的原理，不同来源的核酸（DNA 或 RNA）混合物经变性后进行复性时，若这些异源的 DNA 或 RNA 之间存在碱基互补的区域，在退火条件下则可形成杂合核酸双链。不同来源的单链核酸分子在合适的条件下，通过碱基互补形成双链杂交体的过程称为核酸分子杂交（nucleic acid hybridization）。分子杂交既可以发生在 DNA 与 DNA 之间，也可以发生在 RNA 与 RNA 或 RNA 与 DNA 链之间进行。杂交分子的形成并不要求 2 条单链的碱基完全互补。在杂交反应中容许错配的程度称为严格度（stringency）。错配的杂交体比序列完全互补的杂交体稳定性差。严格度是由反应体系中的盐浓度、甲酰胺浓度和温度来决定的。降低盐的浓度，增加甲酰胺浓度及提高温度会提高严格度。

核酸分子杂交是根据核苷酸分子的碱基互补配对原则产生氢键而结合的，杂交过程是高度特异的。因此，在进行分子杂交技术时，可以用 1 种预先分离纯化的已知序列的 RNA 或 DNA 片段去检测未知的核酸样品。作为检测工具用的已知 RNA 或 DNA 序列片段称为杂交探针（probe）。它常常用放射性核素、荧光素、生物素等来标记，以便于检测。目前，核酸的分子杂交技术是生物化学和分子生物学研究中应用最广泛的技术之一，是定性或定量检测特异 RNA 或 DNA 序列片段的有力工具。

第二节　核酸探针的标记和检测

分子杂交是核酸链按碱基互补配对原则结合。利用这一特性对特定核酸序列进行检测时，必须用一种可以检测的物质将 1 条杂交链标记。核酸探针（nucleic acid probes）指由人工标有特定标志物的单链核酸（DNA 或 RNA）片段，它能以碱基配对互补的方式与对应碱基序列的单链核酸结合，用来检测样品中的核酸与探针是否具有同源性，以及同源片段的大小。核酸探针的制备是分子杂交技术的关键。根据标记方法的不同，核酸探针可分为放射性探针和非放射性探针 2 大类；根据探针来源和核酸性质的不同，核酸探针可分为基因组 DNA 探针、cDNA 探针、RNA 探针及单核苷酸探针等。

一、核酸探针的种类

1. 按标记方法分类

(1)放射性核素标记：最早采用的也是常用的核酸探针标记方法。其特点是敏感度高。常用的放射性核素有 ^{32}P 和 ^{35}S。

(2)非放射性标记物：目前非放射性标记物主要有以下几种①荧光物质，如异硫氰酸荧光素（FITC）等；②酶类，如辣根过氧化物酶（HRP）、半乳糖苷酶或碱性磷酸酶（ALP）等；③半抗原，如地高辛、生物素；④金属类，如 Hg。

2. 按探针来源和核酸性质分类

(1) DNA 探针：DNA 探针是指长度为数百个

碱基对以上的双链或单链探针,多为1个基因的全部或部分序列,也可以是基因的非编码序列。DNA探针是最常用的核酸探针,具有以下优点:①标记方法成熟,有多种标记方法可供选择,并能用于核素和非核素标记。②DNA探针可以克隆到质粒载体中进行无限繁殖,而且制备方法简便。③相对于RNA而言,DNA探针不易降解。

(2)cDNA探针:cDNA(complementary DNA)是指互补于mRNA的DNA链。以mRNA为模板,利用反转录酶催化合成1条与mRNA互补的DNA链(cDNA),再用RNase H将mRNA消化掉,再在DNA聚合酶的催化下合成第2条DNA链,即形成双链DNA,再将其插入适当的质粒载体,转入细菌中扩增和保存。cDNA探针除了具有上述DNA探针的优点外,杂交效率要高于真核基因组DNA探针。尤其适用于基因表达的检测。

(3)RNA探针:RNA探针可以是分离的RNA,但更多的是携目的基因的重组载体在RNA聚合酶的作用下转录生成。RNA探针为单链核酸分子,其复杂性低,杂交时不存在第2条链的竞争,因此,RNA探针与待测核酸杂交的效率高,灵敏度高。同时由于RNA/RNA和RNA/DNA杂交体的稳定性较DNA/DNA杂交体的稳定性高,杂交反应可以在更为严格的条件下进行,因而RNA探针的特异性高。

(4)单核苷酸探针:DNA自动合成仪的出现,使核酸探针的制备十分方便,根据已知DNA或RNA序列,通过化学方法人工合成20～50个碱基靶序列精确互补的DNA片段作为探针。作为单核苷酸探针的DNA片段要求具备以下条件:①长度适宜;②碱基组成合适,G+C含量在40%～60%,避免单一碱基的重复出现;③DNA序列本身不能形成"发夹"结构,否则会降低探针与目的基因序列的结合能力;④特异性高。探针序列应特异性地与靶序列核酸杂交,而与非靶序列的同源性尽量低。单核苷酸探针具有以下特点:序列很短而且复杂度低,杂交时间短,但灵敏度稍差;可识别靶序列内1个碱基的变化;制备方便,可大量合成,且价格低廉。

DNA探针、cDNA探针和RNA探针3种探针都是可以基因克隆生成的探针。与单核苷酸探针相比,克隆探针的核酸序列较长,从统计学角度而言,较长的序列随机碰撞互补序列的机会较少,因此特异性更强、复杂度高。另外,由于克隆探针较单核苷酸探针掺入的可检测标记基因更多,因此可获得更强的杂交信号。但是,越长的探针对靶序列变异的识别能力越低。对于单个或少数碱基不配序列,克隆探针不能区分,因此不能用于检测点突变,此时,需要采用化学合成的单核苷酸探针进行检测。然而,当克隆探针的这种特性应用于检测病原微生物时,不会因病毒或细菌DNA的少许变异而漏诊,这种特性是克隆探针的优点。

二、核酸探针的标记和纯化

目前最常用的探针标记物是放射性核素。它具有灵敏度高的优点,但存在环境污染和半衰期短等缺点。近年来发展起来的非放射性标记物,如生物素、地高辛等展现出了越来越高的应用价值,但是灵敏度和特异性较放射性标记物差。

1. 核酸探针标记物

(1)放射性核素标记物:放射性核素作为标记物具有很多优点,灵敏性高,可检测达到数皮克甚至更低浓度水平的核酸,适用于单拷贝基因或低丰度的基因组DNA或mRNA的检测;特异性高:采用放射自显影技术观察结果,样品中的无关核酸和杂质成分不会干扰检测结果;准确性高;方法简便。其缺点主要有:具有衰变特性而且半衰期短;费用高;检测时间长;对操作人员、实验室及环境易存在潜在危害和污染等。因此,其推广使用受到限制。但仍是目前应用最多的一类探针标记物。核酸探针标记常用的放射性核素有以下几种。① ^{32}P。^{32}P的特点是放射性强,释放的β-粒子能量高,穿透力较强,因此灵敏度较高,放射自显影所需时间短,应用于滤膜杂交和液相杂交中,特别适合于基因组中单拷贝基因和低丰度基因的检测。缺点是半衰期短,只有14.3d;射线散射严重,分辨率相对较低。② ^{35}S。^{35}S的特点是半衰期较^{32}P长(为87.1d),放射性较强,射线的散射作用较弱,用X线底片自显影时分辨率较高。由于其释放的β-粒子的能量较低,因此检测灵敏度较^{32}P稍低。适用于核酸序列分析和原位杂交等实验。③ ^{3}H。优点是射线散射少,分辨率较高;半衰期很长(12.1年),可长时间反复使用。但是^{3}H的放射性较低、灵敏度有限,应用范围受到限制,由于其很长的半衰期,对环境的潜在危害也较大。

(2)非放射性标记物:非放射性标记物具有无放射性污染、稳定性好、可以长期保存和处理方便等优点,其应用也越来越广泛。但由于其灵敏度和特异性不高,非放射性标记物还不能完全替代放射性核素在分子杂交中的地位。常用的非放射性标记物有半抗原(如生物素、地高辛)、配体(如作为亲和素配体的生物素)、光密度或电子密度标记物(如金、银)、荧光素(如异硫氰酸荧光素、罗丹明)。

①生物素。生物素是最广泛使用的一种非放射性标记。除dUTP外,还可以用生物素对dATP和dCTP进行标记。另外,也可以将光敏基团与生物素通过连接臂预先连接,形成光敏生物素,再通过化学法对核酸进行标记。光敏生物素标记核酸,方法简单,灵敏度达到皮克水平,用于外源基因的检测。

②地高辛。地高辛是一种具有类固醇半抗原性质的化合物,仅限于洋地黄类植物中存在。因此,其抗体与其他固醇类似物无交叉反应。与生物素相比,地高辛标记的探针不受组织、细胞中内源性生物素的干扰,敏感性高,可达0.1pg;特异性强;检测产物有鲜艳颜色,反差好,背景染色低;同时,安全稳定,操作简便。应用于Southern印迹杂交、斑点杂交及菌落杂交等,还可以检测特定基因序列。

③荧光素。常用的有异硫氰酸荧光素(fluorescein isothiocyanate,FITC)、四乙基罗丹明(tetraethylrodamine B200,RB200)、德克萨斯红(Texas Red)、吲哚二羧菁(CY3、CY4)及SYBR Green I等。荧光素可以通过连接臂直接与探针的核苷或磷酸戊糖骨架共价结合,当被修饰的核苷酸掺入到DNA分子中时,荧光素基团便将DNA分子标记。另外,可以将生物素等连接在探针上,由于亲和素对生物素具有亲和力,杂交后可用耦联有荧光素的亲和素间接进行荧光检测。

④酶。常用的有辣根过氧化酶(HRP)或碱性磷酸酶(AP)。HRP通过形成HRP-PBQ-PEI复合物,在戊二醛的作用下与变性的DNA结合,形成HRP标记的DNA探针。也可以通过核苷酸5′末端标记HRP法和内部标记AP法进行探针标记。

2. 核酸探针的标记方法　放射性核素标记和非放射性标记物标记的方法不同。由于放射性核素与相应元素的化学性质完全相同,它的标记只是简单地掺入探针的天然结构而取代非放射性同系物。在非放射性标记物的标记方法主要有2种:一种是预先连接于NTP或dNTP上,然后像放射性核素标记方法一样用酶促聚合反应将标记的核苷酸掺入到DNA中,生物素、地高辛等可以采用这种标记方法。另一种是与核酸进行化学反应而将其连接到核酸上。

根据探针标记时的反应方式不同,可将标记方法分为化学法和酶促法2种。化学法是通过标记物分子上的活性基团与核酸分子上的基团(如磷酸基)发生化学反应而将标记物结合到探针分子上,这种方法多应用于非放射性标记。优点是简单、快速,标记物在核酸中的分布均匀。酶促法标记是将标记物(放射性核素或非放射性标记物)预先标记在核苷酸分子上,然后通过酶促反应将标记的核苷酸直接掺入到探针分子中,或将核苷酸分子上的标记物转移到探针分子上。酶促法是目前实验室最常用的核酸探针标记方法。酶促法种类较多,主要包括:缺口平移法、随机引物法、末端标记法、PCR标记法、cDNA探针的标记、RNA探针的标记及寡核苷酸探针的标记等。

(1)化学法标记核酸探针

①光敏生物素标记核酸探针。光敏生物素是对光敏感基团与生物素结合而成的一类标记物,由1个光敏基团、1个连接臂和1个生物素基团组成。在光作用下光敏基团的-N3与DNA或RNA的碱基发生共价交联反应,从而结合到核酸分子上。该方法简便、探针稳定、灵敏度高,适用于DNA、RNA的标记。

②酶标记核酸探针。通过对苯醌(PBQ)可将辣根过氧化物酶与聚乙烯亚胺(PEI)连接形成HRP-PBQ-PEI复合物,此复合物在戊二醛的作用下与变性的DNA结合,使HRP与DNA连接在一起,组成HRP标记的DNA探针。用标记单核苷酸探针时,可采用核苷酸5′末端标记HRP法和内部标记AP法。前者是在合成的单核苷酸的5′端带一个巯基,同时让HRP产生1个与巯基反应的基团,与单核苷酸反应并结合在一起。后者是在合成单核苷酸的过程掺入尿苷3′亚磷酰亚胺,合成的单核苷酸可以与AP发生反应,得到AP标记的单核苷酸探针。

总的说来,化学标记核酸探针的方法简单快速,费用较低。

(2)酶促法标记核酸探针

①缺口平移法(nick translation)是利用大肠埃希菌DNA聚合酶I同时具有5′→3′的核酸外切酶活性和5′→3′聚合酶活性,将已被核素或非放射性标记物修饰的dNTP掺入到新合成的DNA探针中去的标记方法。原理是先用适当浓度的DNA酶I(DNase I)在双链DNA探针分子上制造若干个单

链缺口(nick),然后利用大肠埃希菌酶 DNA 聚合酶 I 的 5′→3′核酸外切酶活性,在缺口处将原来的 DNA 链从 5′端向 3′端逐步切除;同时利用大肠埃希菌 DNA 聚合酶 I 的 5′→3′聚合酶活性,将脱氧核苷酸(其中 1 种被核素或非放射性标记物标记)按照碱基互补配对的原则加在缺口处的 3′—羟基上(图 32-2)。使用缺口平移法标记的 DNA 探针比活性高、标记均匀,能满足大多数分子杂交实验的要求。但是其形成的探针较短,且无法精确地控制探针的长度,因此已被随机引物法取代。

②随机引物法(random priming)。随机引物是人工合成的含有各种可能排列顺序的 6~8 个核苷酸片段的混合物。在引物混合物中,总有 1 条可以与任何一段核酸片段杂交,并作为 DNA 聚合酶反应的引物,与变性的 DNA 或 RNA 模板退火后,在 DNA 聚合酶或反转录酶的作用下,按碱基互补配对原则不断在 DNA 的 3′-OH 端添加 dNTP(其中 1 种被核素或非放射性标记物标记),经过变性处理后,新合成的探针片段与模板解离,即得到无数各种大小的 DNA 探针(图 33-3)。用随机引物法标记的 DNA 探针或 cDNA 探针的比活性显著高于缺口平移法,结果较为稳定,适用于大多数分子杂交实验。同时,更简单,产生的探针长度也更为均一,再重复性更强。这种方法尤其适用于真核 DNA 探针标记,因为随机引物来自于真核 DNA,其与真核序列的退火率要高于原核序列。

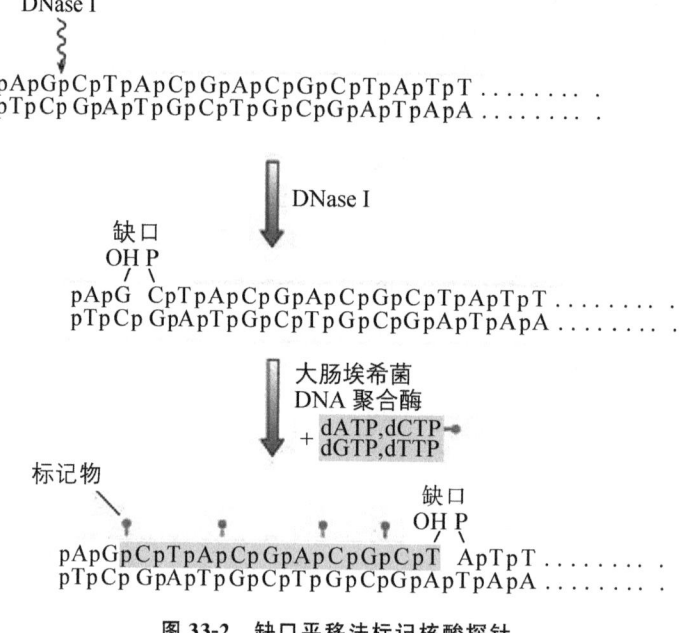

图 33-2　缺口平移法标记核酸探针

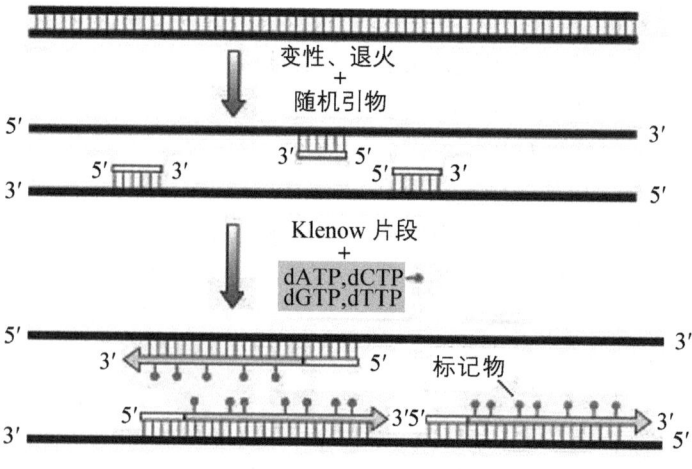

图 33-3　随机引物法标记核酸探针

③末端标记法。

a. T4多核苷酸激酶（polynucleotide kinase，PNK）标记DNA的5′末端。

T4多核苷酸激酶可以催化ATP的γ-磷酸转移至DNA或RNA的5′-OH末端。在过量ADP存在的情况下，也可催化磷酸交换反应，即催化[γ-^{32}P]dNTP上的^{32}P与DNA 5′末端的磷酸发生交换，从而使DNA的5′端得到标记。为了提高标记效率，对于5′端已经磷酸化的DNA探针，首先要用碱性磷酸酶去除5′端的磷酸基团，然后再用PNK催化进行5′末端标记（图33-4）。由于生物素等非放射性标记物不是连接在磷酸基团上，而是连接在碱基上，因此该方法不能直接对5′端进行非放射性标记。该方法主要用于单核苷酸探针或序列较短的RNA和DNA探针的标记。

b. Klenow片段标记DNA的3′末端。利用Klenow片段在进行核酸探针标记时，先用限制性内切酶将模板DNA消化，产生5′端突出的黏性末端，然后在Klenow片段的作用下，以突出的1条链为模板，根据突出的5′末端序列，选择合适的[α-^{32}P]dNTP掺入，将DNA 3′凹端补平即可得到标记的核酸探针（图33-5）。要根据不同限制酶产生的不同黏性末端来选择不同的标记dNTP。这种方法主要用作DNA凝胶电泳的分子量参考。

④聚合酶链反应标记法。聚合酶链反应的另1个重要用途就是以少量的起始模板制备高比活性的DNA探针。在PCR反应体系中加入[α-^{32}P]dNTP或其他标记的dNTP，通过PCR扩增，可在短时间内合成大量标记的DNA探针，而且标记物的掺入率可高达70%~80%。PCR标记技术适用于大规模制备和非放射性标记。

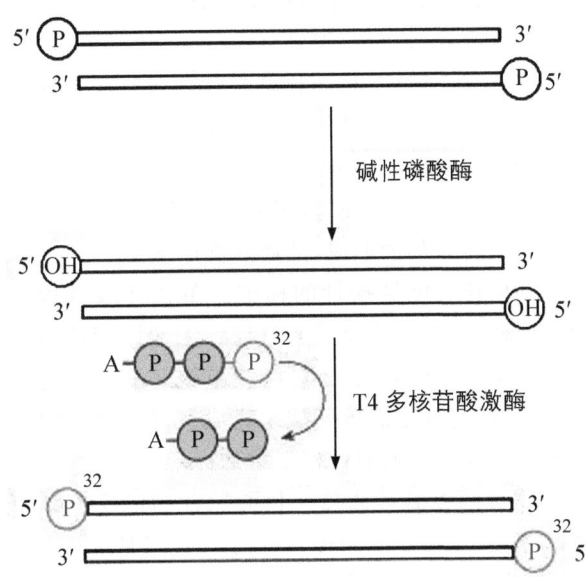

图33-4　T4多核苷酸激酶标记核酸探针5′末端

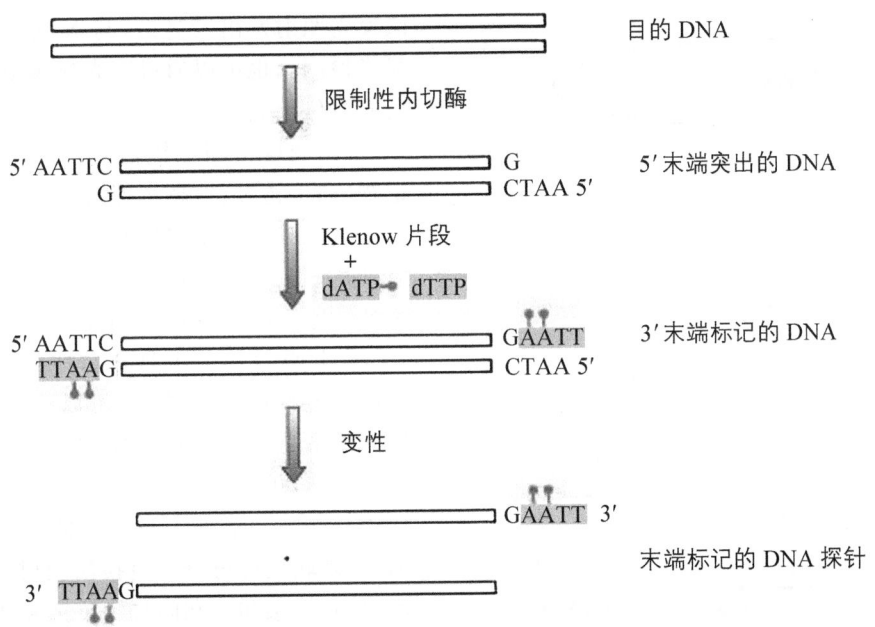

图33-5　Klenow片段标记核酸探针3′末端

⑤反转录酶标记 cDNA 探针。反转录酶可以用于 cDNA 探针的制备,制备的同时对其进行标记。以 mRNA 为模板,以 oligo(dT)、随机引物或特异性单核苷酸为引物,在底物(dNTP)中掺入 ^{32}P 标记的 dNTP,在反转录酶的作用下即可以合成标记的 cDNA 探针。

⑥RNA 聚合酶标记 RNA 探针。通过 RNA 聚合酶体外转录的方法可以制备 RNA 探针(图 33-6)。该法合成效率高,探针大小均一,比活性较高,与 DNA 探针相比,相同比活性的 RNA 探针能产生更强的信号。适合于 Northern blotting 和细胞原位杂交。标记 RNA 探针时,作为模板的质粒 DNA 一定要完全线性化,因为少量的环形 DNA 会导致多聚转录物的形成,从而降低产率。

⑦单核苷酸链探针的标记。单核苷酸链探针的标记,除了在合成以后通过探针末端标记法对其 3' 或 5' 末端进行标记,还可以在单核苷酸合成过程中,加入特定标记的核苷酸来完成。该法可同时适合于放射性和非放射性标记物的标记。

3. 核酸探针的纯化 核酸探针标记反应结束后,反应液中存在的未掺入的游离 dNTP、酶、无机离子及质粒 DNA 等物质必须去除,否则会干扰后续的杂交反应。常用纯化方法主要有:乙醇沉淀法、凝胶过滤色谱法、反相色谱法等。

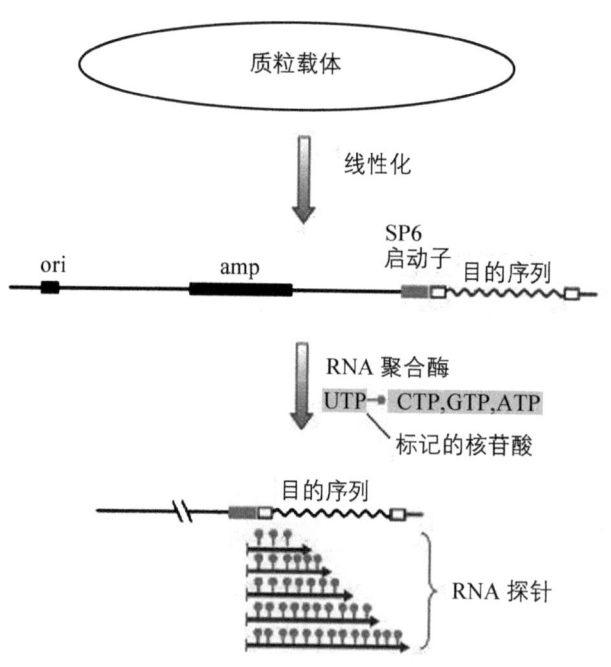

图 33-6 RNA 聚合酶标记 RNA 探针

三、核酸探针信号的检测

1. 放射性核素探针的信号检测 根据放射性核素能够产生射线的原理,通常可以采用放射自显影技术或液体闪烁计数法对核酸探针的信号进行检测。前者是利用放射性核素探针发出的射线在 X 线底片上成影的作用来检测杂交信号。该方法比较简单,只需将杂交膜与 X 线底片在暗盒中曝光数小时或数天(视放射性强弱而定),再显影、定影即可。后者的原理是当粒子射到某种闪烁体(如甲苯、二甲苯等)上时,闪烁体会产生荧光,通过收集和检测荧光信号即可以检测核酸探针的信号。其他用于放射性核素检测的方法还有 Geiger-Muller 计数管法、固体闪烁计数器法等。

2. 非放射性探针的信号检测

(1)直接检测探针信号:主要用于酶或荧光素直接标记的核酸探针的信号检测。由于可检测的标记分子与核酸探针直接结合,因此杂交反应后立刻观测结果。酶直接标记的探针可通过直接显色检测,即在杂交后通过酶促反应使酶的作用底物形成有色产物。根据标记探针所用酶的不同,显色体系也不同。常用的显色体系有碱性磷酸酶(alkaline phosphatase,ALP)显色体系和辣根过氧化物酶(horseradish peroxidase,HRP)显色体系。对于荧光素直接标记的核酸探针可在杂交后通过激发光照射发出荧光后,与 X 线胶片在暗室曝光、显影检测。也可以通过荧光显微镜观察,主要用于荧光原位杂交。

(2)间接检测探针信号:对于其他非放射性标记物(如生物素、地高辛等)标记的核酸探针必须通过 2 步反应才能完成信号的检测:第 1 步是耦联反应,即将非放射性标记物与可检测系统耦联;第 2 步是显色反应,其原理与上述直接法相同。

①耦联反应。生物素和地高辛等大多数非放射性标记物都是半抗原,可以通过抗原-抗体免疫反应体系与显色体系耦联起来。生物素还是亲和素的配体,可以通过生物素-亲和素反应体系与显色体系耦联。根据参与反应的成分及反应原理的不同,耦联反应可分为直接法、直接亲和法、间接免疫法、间接亲和法和间接免疫亲和法等几类(图 33-7)。

②显色反应。通过上述的耦联反应,显色物质(如酶、荧光素等)直接或间接地连接在核酸探针上。通过对显色物质进行检测即可得到杂交信号。

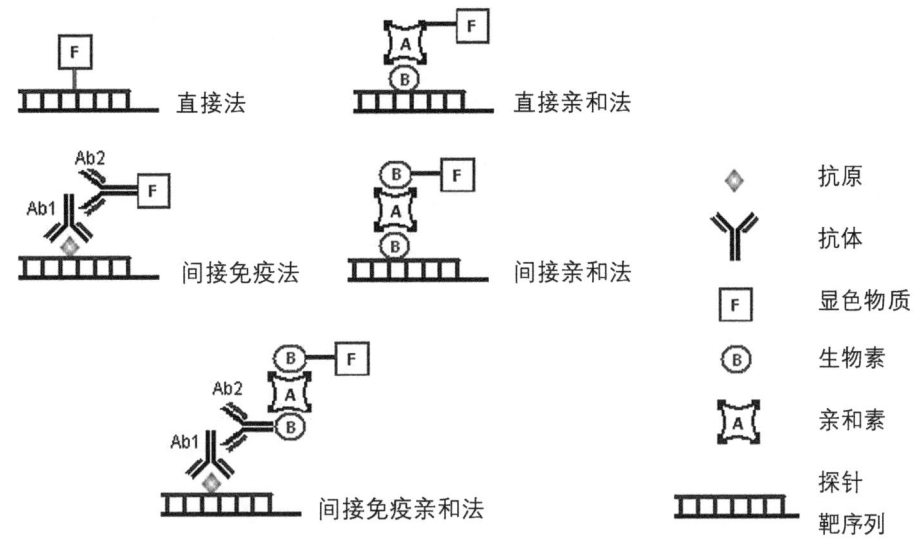

图 33-7 非放射性核酸探针耦联反应

如果显色物质是荧光物质(如异硫氰酸荧光素、罗丹明等),则可以在特定波长下观察和检测荧光信号。耦联的酶类,如辣根过氧化物酶或碱性磷酸酶,一种是通过酶促显色法检测,即酶促反应使底物变成有色产物。另一种是采用化学发光法检测。即在化学反应过程中伴随的发光反应。应用最为广泛的是辣根过氧化物酶催化鲁米诺伴随的发光反应。其原理是在过氧化氢存在的条件下,辣根过氧化物酶催化鲁米诺发生氧化反应,使其达到激发态,当返回至基态时,发出波长为 425nm 的光。

第三节 分子杂交技术的分类及应用

按照杂交环境的不同,核酸分子杂交可分为固相分子杂交和液相分子杂交。固相分子杂交是指参加反应的一条核酸链被固定在固体支持物上,而另一条核酸链游离在反应溶液中。固相杂交中常用的支持物有尼龙膜、硝酸纤维素薄膜、磁珠、乳胶颗粒等。液相杂交是指所参加反应的 2 条核酸链都游离在溶液中。与液相杂交相比,固相杂交后的游离核酸容易被漂洗去除,膜上留下的杂交物容易检测,而且操作简便,误差较低。因此,固相杂交技术的应用更为普遍。

根据杂交时核酸的位置是否改变,可将固相杂交分为滤膜杂交和原位杂交。

一、滤膜分子杂交

滤膜杂交是指从细胞中分离出核酸片段,转移并固定到固相支持物(滤膜)上,然后用标记的探针与结合在固相支持物上的核酸片段进行杂交。滤膜杂交包括印迹杂交(Southern blotting、Northern blotting)、斑点杂交、狭缝杂交等。

1. Southern blotting 即 Southern 印迹技术,是将电泳分离的待测 DNA 片段转移并固定在固相载体上,与标记的核酸探针杂交,在与探针有同源序列的位置上显示信号。该技术于 1975 年由 Ed Southern 发明并因此得名。Southern 印迹技术的基本操作如图 33-8 所示,主要包括核酸样本的制备、琼脂糖凝胶电泳、变性、印迹、杂交、结果检测等步骤。Southern 印迹技术用于基因组中特定基因的定性和定量分析、基因酶切图谱分析及其在染色体中的定位、基因突变分析、限制性片段长度多态性的分析等。

2. Northern blotting 一种将 RNA 从琼脂糖凝胶转移到硝酸纤维素膜上进行分子杂交的方法,其原理与 Southern blotting 基本相同:将从细胞中提取的 RNA 样品进行琼脂糖凝胶电泳,然后转移到固相载体上,再用探针杂交检测同源性序列。Northern blotting 与 Southern blotting 具有以下不同点。

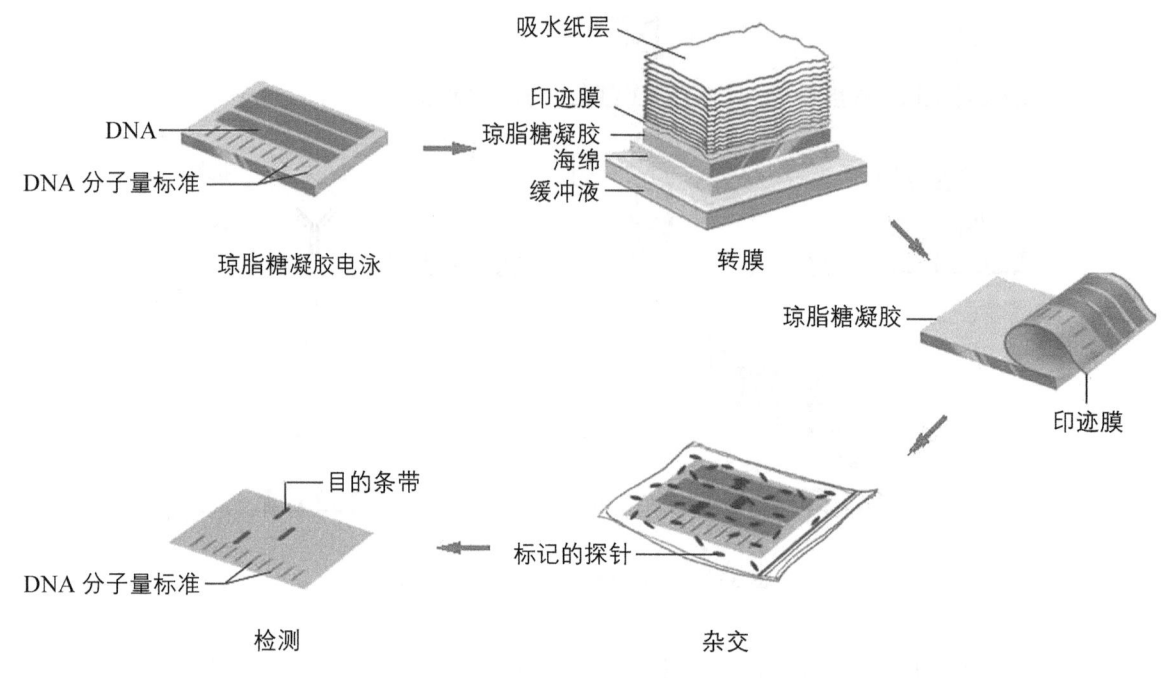

图 33-8 Southern blotting

(1) 检测样品不同：Northern blotting 检测的是总 RNA 或 mRNA，而 Southern blotting 检测的是 DNA。

(2) 变性剂不同：Southern blotting 中使用的 DNA 变性剂 NaOH 可以水解 RNA 的 2-羟基基团，Northern blotting 使用甲基氧化汞、乙二醛或甲醛作为 RNA 的变性剂。

(3) 样品处理不同：RNA 电泳前需要加热变性，电泳时加变性剂保持变性状态，转膜前不需变性和中和处理；而 DNA 电泳前和电泳中不需要变性，只需在转膜前进行碱变性及中和处理。

(4) RNA 电泳时，凝胶中不能加溴化乙锭（EB），因为 EB 会影响 RNA 与硝酸纤维素膜的结合。

3. 斑点杂交与狭缝杂交　将 RNA 或 DNA 变性后直接点样或采用狭缝点样器加样于硝酸纤维素膜或尼龙膜上，再采用核酸探针进行杂交的方法称为斑点杂交（dot blotting）或狭缝杂交（slot blotting）。斑点杂交和狭缝杂交都是将被检标本直接点在膜上进行杂交，不需电泳和转膜过程。二者的区别只是点样方式和点样后样品的形状的不同。这 2 种杂交方法操作过程简便、快速。但无法判断核酸片段的大小，也无法判断样品溶液中是否存在多种不同的靶序列，因此斑点杂交和狭缝杂交多用作核酸定性或半定量分析以及杂交条件的摸索。

二、原位分子杂交

原位杂交（in situ hybridization，ISH）是一种将核酸分子杂交技术与组织细胞化学和免疫组织化学结合起来的杂交方法，在不改变核酸位置的情况下直接在"原位"进行分子杂交。因此，原位杂交可以在保持细胞形态的条件下检测细胞内 DNA 或 RNA 的定位。这一技术，为研究细胞内基因表达及基因调控提供了有效的方法。

原位杂交技术主要包括以下几个步骤。

1. 杂交前处理　其是为了保持细胞形态结构，保存细胞内 DNA 或 RNA；增加组织或细胞的通透性和探针的穿透性，使探针易于进入细胞或组织，降低背景染色。

2. 杂交　探针与细胞中的靶序列特异性的结合。

3. 杂交后处理　用不同浓度、不同温度的盐溶液进行漂洗，减少背景。

4. 检测　根据标记物的不同，可进行放射自显影或酶促显色。在显微镜或电子显微镜下对待测核酸进行细胞内定位。细胞或组织切片，还可进行半定量的测定。

与滤膜杂交技术相比,原位杂交技术具有其独特的优点和应用范围。原位杂交能在成分复杂的组织中对单一细胞进行研究,不受同一组织中其他成分的影响,因此,对于数量少且散在于其他组织中的细胞内 DNA 或 RNA 的研究更为方便。原位杂交不需要从组织中提取核酸,有利于检测组织中含量极低的靶序列,可完整地保持组织和细胞的形态,更能准确地反映组织细胞的相互关系及功能状态。原位杂交可以检测组织细胞中特定基因的定位和表达水平;可精确定位核苷酸序列在染色体上的位置;可用特异性的微生物核酸序列作为探针检测细菌或病毒感染并定位等。原位杂交技术广泛应用于基础研究(如基因组图、转基因检测、基因表达定位等)和临床研究(如细胞遗传学、产前诊断、肿瘤和传染性疾病的诊断等)。

原位杂交又可以分为菌落原位杂交和组织原位杂交。

菌落原位杂交(colony in situ hybridization)是一种将细菌从培养板转移到硝酸纤维素滤膜上,裂解细菌释放 DNA 后进行分子杂交的方法。根据硝酸纤维素膜上的杂交信号,在平板上找出阳性杂交菌落。该方法的步骤如下(图 33-9)。

(1)影印:将硝酸纤维素滤膜铺在长有单个菌落的培养板上,将菌落影印到膜上,保持膜和板上菌落位置相同。

(2)裂解:用 10% SDS 将影印的菌落裂解,释放细菌 DNA。

(3)变性和中和:用含 NaOH 的变性液浸湿滤膜,使膜上的 DNA 变性成单链,然后用中和液中和。

(4)干燥:滤膜洗涤后,高温干燥固定。

(5)杂交:加入探针与膜上的 DNA 杂交,清洗去除膜上未杂交的游离探针。

(6)检测:根据探针种类选择方法检测。菌落原位杂交用于基因重组后阳性菌落的筛选。

组织原位杂交(tissue in situ hybridization)是指组织或细胞的原位杂交,最为常用,因此简称为原位杂交。组织原位杂交与菌落的原位杂交的区别是:菌落原位杂交需要先裂解细菌释出 DNA,然后进行杂交;而组织原位杂交是先对细胞或组织进行处理,使细胞通透性增加,然后加入探针,探针进入细胞内与靶序列杂交。因此,组织原位杂交可以确定探针的互补序列在胞内的空间定位,具有重要

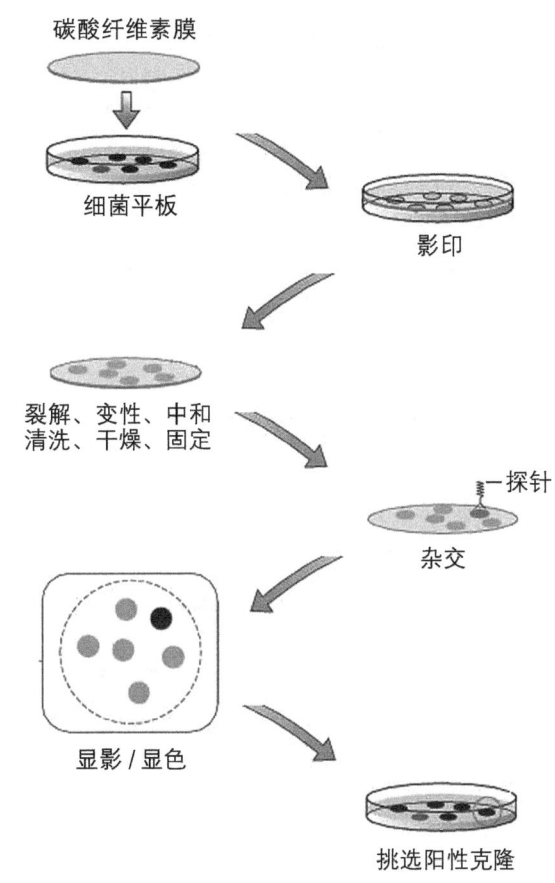

图 33-9 菌落原位杂交示意图

的生物学和病理学意义。

利用荧光信号对原位杂交样本进行检测的技术称为荧光原位杂交技术(fluorescence in situ hybridization,FISH)。通过荧光物质标记的 DNA 探针与待测的 DNA 进行原位杂交,在荧光显微镜下对荧光信号进行辨别和计数,从而对染色体、基因异常的细胞和组织进行检测和诊断(图 33-10)。

FISH 是原位杂交技术的一个重要分支,将荧光信号的高灵敏度和直观性与原位杂交技术的高准确性结合为一体,具有很多优点:特异性好、定位准确;灵敏度高,与放射性探针相当;经济、安全、探针稳定;实验周期短,能迅速得到结果,可以满足临床需要;多色 FISH 可以在同一个细胞中同时检测多种序列。因此,FISH 在临床诊断及科研工作中的应用非常广泛。

FISH 用于检测各种细胞标本,包括全血、成纤维细胞、骨髓细胞、羊水细胞、绒毛膜细胞、口腔细胞涂片、精细胞和子宫颈细胞等。在临床中具有广泛的用途,主要包括遗传性疾病和产前/置入前诊断、肿瘤的检测和预后、感染性疾病诊断等。

三、液相分子杂交

液相分子杂交是指核酸探针与待测核酸分子游离在溶液中进行杂交,通过层析或电泳除去未结合的探针或通过羟基磷灰石、磁珠或其他的亲和方法捕获探针-靶杂交体,然后对杂交信号进行检测。液相分子杂交是在溶液中进行,操作简便,因此容易实现自动化。但是去除过量的未杂交探针比较困难,同源与异源的DNA分子在杂交过程中可发生竞争,使得杂交结果分析变得困难。常见的液相核酸分子杂交方法包括发光法、夹心法、吸附法、复性速率法等。

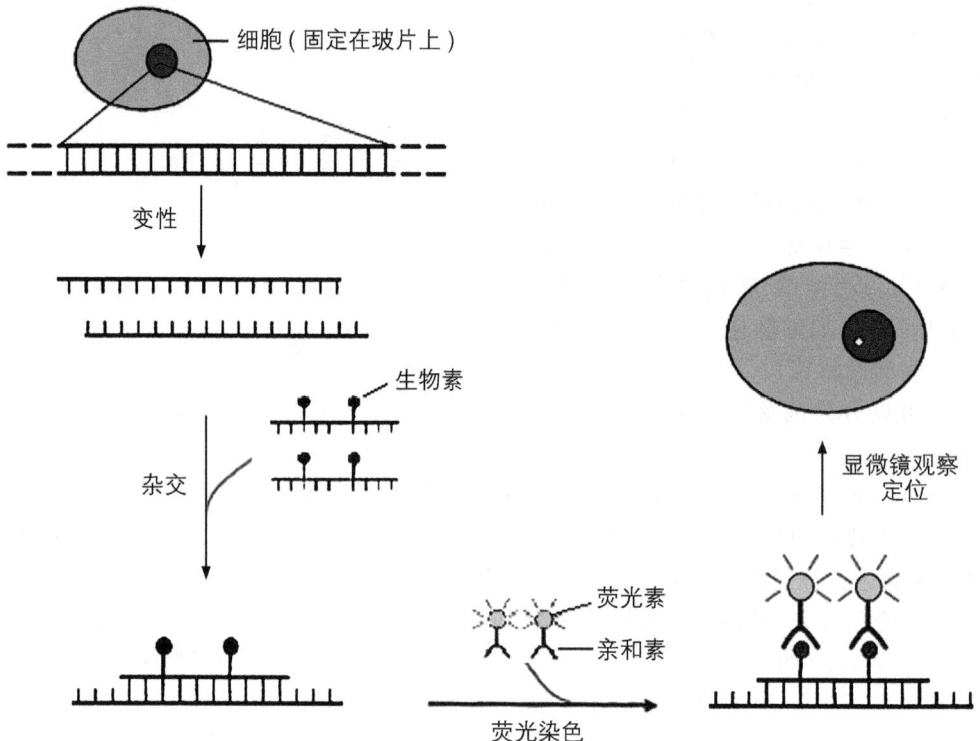

图33-10 荧光原位杂交技术示意图

(张莉萍)

参考文献

马文丽,郑文岭.2007.核酸分子杂交技术[M].北京:化学工业出版社,7 王廷华,刘进.2013.Jean Philippe Merlio 分子杂交理论与技术(3版)[M].北京:科学出版社,6

第 34 章

PCR 技 术

大纲

了解 PCR 的发展历程;PCR 扩增产物分析方法中限制性片段长度多态性、等位基因特异性寡核苷酸、单链构象多态性、变性梯度凝胶电泳、融点曲线分析、DNA 测序;PCR 扩展技术的多重 PCR、原位 PCR、巢式 PCR、任意引物 PCR、PCR-ELISA;荧光定量 PCR 的发展历程、动力学定量方法。

熟悉 PCR 的反应动力学、反转录 PCR;双链 DNA 染料结合法、荧光标记引物法产生荧光的机制和工作原理,定量方法中的内标法、外标法、荧光定量 PCR 引物和探针的特点;PCR 在病原微生物检测、遗传病诊断、肿瘤的诊断及预后判断等方面的应用。

掌握 PCR 的基本原理;PCR 反应体系中各要素对扩增反应的影响,扩增条件中各要素对扩增反应的影响;PCR 扩增产物分析方法中的电泳分析;荧光定量 PCR 的基本原理、循环阈值的意义及应用、荧光标记探针法中水解探针、杂交探针、分子信标的工作原理。

聚合酶链反应(polymerase chain reaction,PCR)是体外高效扩增特异性靶核苷酸序列(DNA 或 RNA)片段的技术。其基本思路于 1983 年由美国科学家 Mullis 首先提出,并在该团队的努力下最终得以在实验室成功应用。该技术的应用前景引起了生命科学研究者和临床医学专家的广泛关注,随着 PCR 及其众多衍生技术的迅猛发展和应用,很快为 Mullis 赢得了 1993 年度诺贝尔化学奖。它具有特异、敏感、产率高、快速、简便、重复性好、易自动化等突出优点。在临床诊断领域,PCR 及其衍生技术已大量应用于疾病的预测与预防、诊断与鉴别诊断、病程监测及预后判断等方面,已经成为临床诊断不可或缺的工具。

第一节 DNA 聚合酶链反应

一、PCR 的基本原理和反应动力学

1. **PCR 的基本原理** PCR 反应是在体外试管中模拟细胞内天然发生的 DNA 复制过程,与细胞内反应不同的是,PCR 反应是人工条件下短时间内循环进行 DNA 复制,从而使 DNA 得以迅速扩增。每一循环的复制过程均包括 3 个步骤:变性(denaturation)、退火(annealing)和延伸(extension)。

(1)变性:将被复制片段的 DNA 加热至其融点温度(melting temperature,T_m)以上(通常 93~95℃)并维持一定时间,使 DNA 双螺旋的氢键断裂,解开双链成为两条单链分子,作为下一步反应的模板。

(2)退火:将温度降低至单核苷酸(引物)的融点温度以下(37~65℃),使引物与模板待扩增区域特异性结合,重新形成杂交双链,因此,退火这一步骤也被称为杂交或复性。此步骤的重要性在于提供 DNA 复制起始的 3′-OH。

(3)延伸:将温度升至 70~75℃,Taq DNA 聚合酶特异性结合到 DNA 模板上的引物 3′-OH 端,

以 dNTP 为反应原料,靶序列为模板,按碱基配对与半保留复制原理,合成 1 条与模板 DNA 互补的新的 DNA 链。经过 1 个变性－退火－延伸步骤(即 1 个循环),1 个分子的 DNA 模板被复制为 2 个 DNA 分子,这 2 个 DNA 分子又可作为下一循环的模板。如此循环往复,靶分子就可以得到大量扩增。

在 PCR 反应过程中,由于引物所结合的模板不同,其扩增产物有长短之分。短片段产物的长度严格地限定在两个引物链 5′端之间,是需要扩增的特异性目标片段;而长片段产物则属于 PCR 反应的"副产品"。以 1 个原始模板为例,在第 1 个反应周期中,以 2 条互补的 DNA 为模板,引物是从 3′端开始延伸,其 5′端是固定的,3′端则没有固定的止点,长短不一,这就是"长片段产物"。进入第 2 周期后,引物除与原始模板结合外,还要同新合成的链(即"长片段产物")结合。引物在与新链结合时,由于新链模板的 5′端序列是固定的,这就等于这次延伸的片段 3′端被固定了止点,保证了新片段的起点和止点都限定于引物扩增序列以内、形成长短一致的"短片段产物"。但随着扩增循环次数的增加,短片段产物以指数倍数方式增加,扩增速度快,而长片段产物则以算术倍数方式增加,扩增速度慢得多,因此在扩增终产物中几乎可以忽略不计,这使得 PCR 的反应产物不需要纯化即可用于分析和检测。

2. PCR 的反应动力学　理论上说,通过 PCR 反应使模板 DNA 的靶序列呈指数扩增,扩增产物的量取决于最初靶 DNA 的数量、PCR 扩增效率以及循环次数。可以用公式 $Y_n = X \cdot (1+E)^n$ 描述这 3 个要素之间的关系,式中 Y_n 为 n 循环后 DNA 扩增产物的拷贝数,n 为扩增循环数,X 为原始模板的拷贝数,E 为平均扩增效率,理论值为 100%,即为 1,但在实际反应中平均效率达不到理论值。扩增效率对终产物拷贝数影响非常大:如当效率为 100% 时,25 个循环后,$Y_{25} = 2^{25} \cdot X = 33\ 554\ 432X$;当效率为 90% 时,$Y_{25} = 1.9^{25} \cdot X = 9\ 307\ 649X$,扩增产物仅为前者的 28%。

扩增起始期,靶序列 DNA 片段呈指数增加,但随着反应体系中脱氧核苷三磷酸(dNTP)的消耗、扩增产物的累积,再加上聚合酶的逐渐失活(钝化),扩增产物不再呈指数增加,扩增将进入平台期,使得整个扩增曲线呈 S 形。

二、PCR 反应体系和扩增条件

1. 反应体系　PCR 反应包括 DNA 模板、寡核苷酸引物、dNTP、DNA 聚合酶和含有必需离子的缓冲液,这些因素都对 PCR 反应产生影响。

(1)DNA 模板:PCR 反应标本类型可以是动物、植物、细菌、病毒来源的单链或双链 DNA。RNA 分子,包括总 RNA、poly(A+)RNA、病毒 RNA、tRNA 或 rRNA 等,在反转录酶作用下,转化为 cDNA 后也可以作为扩增用 DNA 模板(DNA template)。模板 DNA 必须有较高的纯度,过多 RNA 污染会造成 RNA 与 DNA 的杂交或 RNA 与引物的杂交,导致特异性扩增产物的减少和非特异性扩增产物的增多。DNA 提取物中还应避免蛋白质或其他杂质物的存在,这些物质会影响 DNA 的扩增效果。1 个 PCR 反应的起始反应模板理论上可以少到只有 1 个分子,但实际工作中纳克级以上的克隆 DNA、微克级以上的基因组 DNA 或 10^5 以上的 DNA 靶分子才比较适合 PCR 反应的启动。反应体系中较多量的模板分子可以降低由标本间交叉污染或前期反应携带污染所致的假阳性扩增概率,但模板浓度过高也会导致反应的非特异性增加。

(2)寡核苷酸引物:引物 PCR 中的引物(primer)为化学合成的寡核苷酸(oligonucleotide),它决定 PCR 扩增产物的特异性和长度,与 PCR 反应效果有十分密切的关系。引物的设计是 PCR 的关键,其目的是在扩增特异性和扩增效率 2 个方面上取得平衡。这种平衡有时也可根据需要做适当调整。引物的设计可以利用引物设计软件进行,一般遵循以下原则。

①引物的长度。每条通常在 18～25 个核苷酸。引物过短,会降低产物的特异性;引物过长,会使反应过程中退火不完全、模板结合不充分,导致扩增产物的减少。

②引物的末端。引物的 3′末端对 PCR 反应非常重要。因为 3′端的第 1 个和第 2 个碱基影响 TaqDNA 聚合酶的延伸效率,影响 PCR 反应的扩增效率及特异性。引物的 5′末端碱基并无严格要求,可在 5′端之外设计附加的序列,如限制性内切酶位点或启动子序列,便于对扩增产物的分析和克隆。

③引物的位置。引物的序列一般位于基因组 DNA 的高度保守区,且与非扩增区无同源序列,这

样可以减少引物与基因组之间的非特异性结合。另外,尽量将引物放在不同的外显子上,以便使特异的 PCR 产物与从污染 DNA 中产生的产物在大小上相区别。还应注意的是,一对引物间不应存在着互补序列,不能自我互补或相互结合形成二聚体。

④引物的 GC 含量。2 条引物要有匹配的 GC 含量和相似的退火温度,否则会影响扩增的效率和特异性。引物的 G+C 碱基含量也应适当,一般在 45%～55%。通过 G+C 含量可以估计单核苷酸链的 T_m 值。

T_m 值的估算公式为:
$$T_m=2(A+T)+4(C+G)℃$$

(3) 脱氧核苷三磷酸(dNTP):脱氧核苷三磷酸即 dATP、dCTP、dGTP 和 dTTP 4 种脱氧核苷三磷酸的混合物。反应体系中各种核苷酸的浓度必须一致,即使在被扩增片段的碱基组成比较特别时也不例外。4 种核苷酸间浓度的不平衡会增加反应时 DNA 聚合酶错配的概率。

脱氧核苷三磷酸的浓度一般为 20～200pmol/L,浓度过高虽能加快反应速度,但非特异性扩增也随之增加,DNA 聚合酶复制 DNA 时也越容易出错。降低 dNTP 的浓度可相应提高反应特异性。当每种 dNTP 各为 20mmol/L 时,从理论上推算可以扩增出 2.6μg 长度为 400bp 的 DNA。

(4) 耐热 DNA 聚合酶:DNA 聚合酶的浓度是影响 PCR 反应的重要因素,不同的 PCR 反应都有最适聚合酶用量。最常用的聚合酶是 Taq DNA 聚合酶,它是从生活在热泉水(80～90℃)中的水栖嗜热菌(thermus aquaticus)中提取的,有很高的热稳定性。Taq DNA 聚合酶的作用是催化 DNA 合成,即在模板指导下,以 dNTP 为原料,在引物 3′-OH 末端加上脱氧单核苷酸,在二者间形成 3′,5′-磷酸二酯键,使 DNA 链沿 5′→3′方向延伸。由于 Taq DNA 聚合酶缺乏 3′→5′外切核酸酶活性,因此无校正功能,在复制新链的过程中会发生碱基错配,使 PCR 产物的序列发生错误。错配碱基的数量受温度、Mg^{2+} 浓度和循环次数的影响。一般认为,Taq DNA 聚合酶在每一次循环中产生的移码突变率为 1/30 000,碱基替换率为 1/8 000,因此,扩增的 DNA 片段越长,碱基错配的概率也越高。用较低浓度的 dNTP(每种 20μmol/L)、1.5μmol/L 的 Mg^{2+} 浓度和高于 55℃ 的退火温度,可降低 Taq DNA 聚合酶碱基错配的发生率。

耐热的 DNA 聚合酶还有 Pwo DNA 聚合酶、Tth DNA 聚合酶、Pfu DNA 聚合酶等。这些酶与 Taq DNA 聚合酶相比不仅具有较高的热稳定性,还具有较高的保真性,能较正确地按照模板序列合成互补链,使 PCR 反应的碱基错配率降低 2～10 倍。

(5) 缓冲液:PCR 反应的缓冲液为 DNA 聚合酶提供最适反应条件。目前常用的缓冲体系为 10～50mmol/L Tris-HCl。改变缓冲液的离子强度,如将 Tris 浓度加大到 50mmol/L,pH8.9,有时会增加产量。反应混合液中 50mmol/L 以内的 KCl,pH8.9 有利于引物退火。有些反应液中以 NH^+ 代替 K^+,其浓度为 16.6mmol/L。反应中加入 100μg/ml 小牛血清清蛋白或 0.01% 明胶或 0.05%～0.1%Tween 有助于酶的稳定,反应中加入 5mmol/L 的二硫苏糖醇(DDT)也有类似作用,尤其在扩增长片段(此时延伸时间长)时,加入这些酶保护剂对 PCR 反应是有利的。

缓冲液中 Mg^{2+} 浓度在扩增反应中是 1 个关键的因素,Mg^{2+} 对于反应系统本身、稳定核苷酸和提高 Taq DNA 聚合酶的活性十分重要。Mg^{2+} 浓度过低使酶活力降低,浓度过高又会使酶催化非特异性扩增。虽然 Taq DNA 聚合酶的活性只与游离的 Mg^{2+} 浓度有关,但 PCR 反应体系中 dNTP、引物和模板 DNA 等中的磷酸基团均可与 Mg^{2+} 结合而降低游离 Mg^{2+} 的浓度,影响酶的活性。另外,反应体系中螯合剂的存在(如 EDTA)也会结合一部分游离的 Mg^{2+}。因此,在优化 PCR 反应条件时应考虑上述诸多因素,寻找 Mg^{2+} 的最适反应浓度。

2. 扩增条件

(1) 变性温度与时间:PCR 反应中模板 DNA 或 PCR 产物的变性非常重要,要确保它们完全解开形成单链。一般来说,变性温度越高、时间越长,变性就越充分。但温度过高、时间过长又会影响 Taq DNA 聚合酶的活性。因此,通常选用的变性条件是 95℃,30s。由于模板 DNA 的链比较长,因此 PCR 反应的第 1 个循环时变性时间需要较长一些。

(2) 退火温度与时间:退火温度是决定 PCR 反应特异性的关键因素,通常情况下,退火温度为 55℃ 左右。退火温度太高不利于复性。在一定范围内降低退火温度有利于引物和模板的复性,但同时也容易导致引物与靶 DNA 的错配,增加非特异性反应。退火时间通常为 30s 至 1min,退火时间过长会增加非特异性反应。

(3) 延伸温度与时间：引物延伸温度既要考虑 Taq DNA 聚合酶的活性，又要考虑引物和靶基因的结合，温度一般为 72℃。不适合的延伸温度不仅会影响扩增产物的特异性也会影响其产量。72℃ 时，核苷酸的聚合速度为 35～100nt/s，该速度具体取决于缓冲液性质、pH、离子强度和模板性质等。72℃ 延伸 1min 足以扩增 2kb 片段。

(4) 循环数：循环数决定了 PCR 扩增的产量。在其他参数已优化的条件下，最适循环数取决于靶序列的初始浓度。靶序列的初始浓度较低时，要增加循环次数。如果酶活性降低或酶量不足时，也要增加循环次数，以便达到有效扩增量。但在定量分析 PCR 产物时，要注意设置合适的初始模板 DNA 的量和循环次数，使得反应保持在"指数扩增期"，避免"平台效应"。

三、PCR 扩增产物的检测和分析

PCR 反应结束后产物混合在反应体系中，不易被识别和确认，一定要借助其他方法对反应产物进行检测和分析。根据研究对象和目的的不同，可采用不同方法检测和分析产物片段大小、产物点突变、甚至对模板进行定量分析。

1. 产物大小检测　电泳分析是检测 PCR 产物最常用的方法，不仅可以鉴定 PCR 反应是否成功，还可以进行 PCR 产物片段大小的测定。常用的有琼脂糖凝胶电泳和聚丙烯酰胺凝胶电泳。

(1) 琼脂糖凝胶电泳是最常用、最经典的 PCR 产物分析方法，在鉴定 PCR 扩增是否成功、效率如何方面非常有价值。由于 PCR 产物长度一般都比较短，通常采用 2%～3% 的琼脂糖凝胶分离。为了便于电泳后观察产物，制胶时需加入溴化乙锭，电泳缓冲液为 1×TBE，电泳后在紫外灯下观察，能够"显现"产物条带。

(2) 聚丙烯酰胺凝胶电泳主要用于扩增产物的小片段或片段之间相差较小时的检测，此时双链 DNA 的泳动速度取决于片段的大小，而且相差仅 1bp 的 DNA 产物都可分开。

2. 产物点突变分析

(1) PCR 产物限制性片段长度多态性：PCR 产物限制性片段长度多态性（restriction fragment length polymorphism, RFLP）是对 PCR 产物做限制性片段长度多态性分析，是根据 PCR 产物的突变序列是否位于限制性内切酶的酶切位点内而设计的。若点突变所在位置恰好符合某一限制性内切酶的酶切位点序列时，可在突变点的两侧设计引物，经过扩增后，所得 PCR 产物便含有该突变序列。另一种方法是通过改变引物序列使扩增产物产生（或消失）酶切位点。这两种方法都只需要 1 对引物即可扩增出野生型和突变型靶基因片段。用相应的内切酶对产物进行水解并做电泳分离，PCR 产物能（或不能）被酶水解而产生不同长度的片段，根据水解片段的大小和相应电泳位置可区分野生型和突变型靶基因片段。PCR-RFLP 是目前最简单的一种检测点突变的技术，应用十分广泛。

(2) 等位基因特异性单核苷酸：等位基因特异性寡核苷酸（allele specific oligonucleotide, ASO）技术是用寡核苷酸探针和 PCR 产物进行杂交以检测点突变的技术。被检测基因片段经 PCR 扩增并经电泳分离后转移到膜上，分别与经标记的野生型和突变型靶基因序列的寡核苷酸探针杂交。由于长度为 20bp 左右的探针中仅 1 个 bp 的差异便会使其 T_m 值下降 5.0～7.5℃，因此通过严格控制杂交条件，可以使 PCR 产物仅与完全互补的探针进行杂交，也即野生型序列的产物仅与野生型序列探针杂交，含突变序列的产物仅与突变探针杂交。根据有无杂交信号可判断被检 PCR 产物中是否带有点突变。

(3) 单链构象多态性：单链构象多态性（single strand conformation polymorphism, SSCP）技术的原理是当 DNA 分子以单链形式存在时，能在空间上自发地形成二级结构，这种二级结构的空间构象取决于 DNA 分子本身的碱基组成，即使 1 个碱基的差别也会形成不同的二级结构。突变 DNA 的 PCR 产物经变性后产生的 2 条单链的空间构象与野生型 DNA 不同。在非变性聚丙烯酰胺凝胶中电泳时，不同构象的单链片段具有不同的电泳迁移率，从而能区别野生型与突变型的靶基因。由于 DNA 片段长度的增加会使不同序列分子之间迁移率的差异明显减小而导致 SSCP 的敏感性降低，因此 SSCP 只适用于检测 200bp 以内的 DNA 靶基因片段。另外，由于 DNA 分子经变性成为 2 条单链后，随着温度的改变，仍然会复性而重新成为双链分子，因此 SSCP 实验的关键是控制各种条件以避免在操作过程中 DNA 单链分子复性为双链。

(4) 变性梯度凝胶电泳：变性梯度凝胶电泳（denaturing gradient gel electrophoresis, DGGE）技术是利用不同双链 DNA 分子具有不同的融点温度的特性。在设计引物时须使被扩增的靶基因片段的两端含有不同的 T_m 值,一端较高,另一端相对较低。将 PCR 产物在含有梯度浓度变性剂的聚丙烯酰胺凝胶中电泳,当泳动至变性剂相应浓度的位置时,产物片段中 T_m 值较低端的双链被部分变性而解链,这种部分解链的构象致使该片段的电泳迁移率大大降低。由于野生序列的 PCR 产物片段与突变序列的 PCR 产物片段的 T_m 不同,它们在电泳过程中被部分解链的先后不同,经过一定时间的电泳后,可以发现这些产物片段在凝胶中所处的位置也不同。据此,人们可以区别野生序列片段还是突变序列片段。

(5) 熔点曲线分析:DNA 熔点曲线(melting curve)是根据野生型序列和突变序列因不同 T_m 而产生不同的熔点曲线而设计的。双链 DNA 分子通过荧光染料(如 SYBR Green I)或荧光标记的探针被仪器的检测系统所识别,DNA 分子在复性时结合荧光最强,随温度的上升荧光量逐渐降低,当温度升至其 T_m 值时荧光量急剧下降而形成熔点曲线,其波峰所在温度即代表被检 DNA 分子的 T_m 值。T_m 值的大小取决于 DNA 分子的长度和其序列中 G/C 碱基含量。当被检片段中存在突变时,就会有不同于野生序列片段的 T_m 值而呈现不同的波峰,如果1个被检片段中存在1个以上的突变时,可以出现1个以上的波峰,从而可以将突变序列检测出来。高分辨率熔点分析技术(high resolution melting,HRM)是 21 世纪初建立的一种核苷酸和多态性分型技术,由于其"高分辨率"特点,使其广泛应用于基因突变扫描、基因分型、SNP 筛查、微生物基因分型与鉴定、DNA 甲基化和 RNA 编辑分析等领域。

(6) DNA 测序:DNA 测序(DNA sequencing)是分析扩增产物的一种简单、快速且准确的分析方法。特别是近年来自动化测序仪的应用,使直接测序的速度大大加快,成本大大降低。一是基于聚丙烯酰胺平板凝胶或玻璃毛细管的电泳分离;二是点阵杂交固相测序。电泳分离的方法以在聚丙烯酰胺平板凝胶上电泳,采用4种不同的荧光标记的双脱氧核糖核苷三磷酸,在同一反应管中实现测序反应。最近毛细管电泳技术应用到 PCR 扩增产物的分析,它大大简化了测序的操作,不需制备聚丙烯酰胺凝胶,也不需一个个样品的加注,自动化程度相当高。

四、PCR 技术的扩展

PCR 技术广泛地应用于生物和医学领域的同时,PCR 技术本身也得到了充分的发展。目前已发展出许多以 PCR 为基础的相关技术,形成了适用于不同目的的 PCR 技术系列。以下是几种在临床研究和诊断中应用较多的 PCR 相关技术。

1. 反转录 PCR 反转录 PCR(reverse transcription PCR,RT-PCR)是以细胞内总 RNA 或 mRNA 为材料进行体外扩增的技术。由于耐热的 DNA 聚合酶不能以 RNA 或 mRNA 作为模板,因此必须将总 RNA 或 mRNA 进行反转录反应,以生成与之互补的 cDNA,然后再以 cDNA 作为模板进行 PCR 扩增,得到所需要的目的基因片段。RT-PCR 主要用于克隆 cDNA、合成 cDNA 探针、检测 RNA 病毒和分析基因表达等。

反转录生成 cDNA 的方式有多种。

(1) 以随之进行的 PCR 扩增所需的下游引物作为反转录反应的引物,它可与目的 mRNA 的 3′末端互补,引发特异的反转录反应。

(2) 以寡聚脱氧胸苷酸即 oligo(dT)作为引物,mRNA 3′末端的多聚腺苷酸尾(polyA 尾)能与之互补,在反转录酶的作用下合成 cDNA。由 oligo(dT)所引发的反转录反应从理论上讲是细胞内所有 mRNA 的反转录反应。

(3) 以人工合成的随机序列六核苷酸混合物(hexanucleotide mix)作为引物,这些引物能随机地与 mRNA 的任何部位互补,引发反转录反应。用随机序列六核苷酸混合物作为反转录反应的引物的优点是容易合成完整的 cDNA,尤其是当 mRNA 较长时。常用的反转录酶有禽成髓细胞白血病病毒(AMV)和莫洛尼鼠白血病病毒(MMLV)反转录酶,合成的 cDNA 作为随之进行的 PCR 扩增的模板。

临床或科研过程中如需对某些基因的表达水平进行粗略判断,可以采用简单实用的相对定量 PCR,相对定量 PCR 又称半定量 PCR(semi-quantitative PCR)。为了实现"半定量",在进行相对定量 PCR 时必须引入内参照(internal control),以克服由于抽提样本导致的模板质量差异和 PCR 本身扩增效率的差异对最终定量的影响,因为 PCR 的相对定量是扫描同时扩增的靶基因和管家基因反应产物的电泳条带面积,通过计算条带密度并计算出两者之间密度的比值而实现的。一般选用与待测基因序列结构无关的管家基因（house keeping gene）作为内参，常用的内参照基因有β-肌动蛋白（β-actin）、3-磷酸甘油醛脱氢酶（glyceraldehyde-3-phosphatedehydrogenase，GAPDH）等，这些基因的含量相对丰富，转录比较稳定。

与常规 RT-PCR 相比，相对定量 PCR 的不同之处在于：①应确保反应处于平台期；②应引入内参照系统。

2. 多重PCR 多重PCR（multiple PCR）是在1次反应中加入多种引物，同时扩增1份DNA样品中的不同序列。每对引物所扩增的产物序列长短不一。根据不同长短的序列存在与否，检测是否有某些基因片段的缺失与突变。多重PCR对于检测疾病相关基因十分庞大的疾病很有价值，如视网膜母细胞瘤、进行性肌营养不良症等，这些疾病的相关基因上常有多处发生缺失或突变，而且这些改变发生在相邻数十个至数百个kb的距离，这就超出了常规PCR技术所能扩增的有效长度。对此采用多重PCR技术，即在同一试管中加入多对引物（P_{1L} 和 P_{1R}、P_{2L} 和 P_{2R}、P_{3L} 和 P_{3R}…），最多可达10几对引物，扩增同一模板的多个区域。如果基因某一区段缺失，则相应电泳图谱上这一区带就会消失。

多对引物间的组合必须满足2个条件：一是将反应条件较为接近的引物组合在一起，以使该反应条件能尽量适合所有被扩增片段；二是同一反应内各扩增产物片段的大小应不同，以便检测时能通过电泳将各片段充分分离。

3. 原位PCR 以组织固定处理细胞内的DNA或RNA，并以其作为靶序列进行PCR反应的过程称为原位PCR（in situ PCR）。原位PCR与普通PCR的主要区别在于模板的制备。经脱蜡处理的组织切片或直接滴加在载玻片上的细胞悬液都可作为扩增样品，所有步骤均在载玻片上进行。在扩增以前，样品须经蛋白酶消化，以去除细胞内蛋白对PCR反应的干扰。如果是对细胞内RNA定位或是检测细胞内的RNA病毒，在PCR扩增以前还必须加入DNA酶，以降解样品中的DNA，然后再进行反转录反应。进行PCR反应时，在系统中加入地高辛（或其他标记物）标记的dUTP，以使扩增产物带有地高辛标记。扩增反应在专用的原位PCR仪上进行，一般设置15个循环，扩增反应结束后将含有抗地高辛抗体的溶液加到载玻片上，经37℃反应30min，再加入底物，至信号出现后终止反应，便可在显微镜下观察结果。

4. 巢式PCR（nested PCR，N-PCR） 巢式PCR有2对引物，1对引物扩增的序列较长，称外引物（outer primer）；另1对引物互补序列位于外引物扩增序列之内，称内引物（inter primer），进行巢式PCR时先用外引物扩增出目的基因相对较大的片段，然后再用内引物进行第2次扩增，经过二次PCR放大将单拷贝的目的DNA序列检出。巢式PCR最大的优点是灵敏度大大提高，适合于扩增模板含量较低的样本，由于有2对引物二次扩增，其特异性也较高，例如在沙眼衣原体等病原微生物检测中就采用了N-PCR。应该注意的是在进行外引物扩增时应设定较少的循环次数，以获得合适的产物量作为内扩增的模板，最终检测的是内引物的扩增产物。

5. 任意引物PCR（arbitrarily primed PCR，AP-PCR） 任意引物PCR是用单个的随意选择的短引物（通常10～15个碱基）在很严谨条件下扩增基因DNA，只有在互补双链上引物结合位点的内侧区域才可被扩增。AP-PCR常用于区分不同种的菌株、种内不同血清型及血清型内的不同亚型，因此，它可用来判断相同种的不同分离株是否具有流行病学上的相关性。

6. PCR-ELISA PCR-ELISA是将分子杂交和ELISA相结合，用非放射性核素定量地检测PCR产物的一种简便方法。其原理是：首先在PCR反应中掺入DIG-dUTP，带有DIG标记的PCR产物经变性后与生物素标记的特异性探针杂交。杂交体中生物素随后与包被于微孔板中的亲和素结合，再加入抗DIG-POD及底物ABTs，即可显色测定，通过颜色的强弱进行PCR产物的定量测定。

第二节 荧光定量PCR

传统PCR由于受扩增效率、平台效应和检测系统的制约，无法对DNA（或RNA）样本的靶序列进行定量分析，提供的定性结果往往不能满足临床需要，如在阐述多种病理生理过程的本质时，基因及其表达的定量测定起到至关重要的作用,因此,荧光定量 PCR 技术应运而生。现在,因荧光定量 PCR 具有全封闭单管扩增、简便快速、重复性好、无扩增后处理步骤,并易于自动化等优点,应用范围越来越广,如 mRNA 表达研究、基因组和病毒核酸的定量测定、等位基因的差异分析、基因特异剪接变体的表达分析、液状石蜡包埋组织的基因表达、微解剖细胞的激光捕获等。由于荧光定量 PCR 对实验室空间和人员操作的要求相对要低,且易于定量,尤为适用于核酸分子的临床检测。

一、荧光定量 PCR 的基本原理

荧光定量 PCR(fluorescent quantitative PCR, FQ-PCR)亦称实时 PCR(real time PCR),是指在 PCR 反应体系中加入荧光基团,利用荧光信号监测整个 PCR 过程,获得实时描述 PCR 反应过程的动力学曲线,最后通过标准曲线对初始模板核酸进行定量分析的方法。

荧光定量 PCR 主要是应用荧光淬灭(quenching)或荧光共振能量转移(fluorescence energy transfer,FRET)的原理而设计的。所谓荧光(fluorescence)是物质的基态分子受一激发光源的照射,激发至激发态后再返回基态时发射出的波长与入射光相同或者较长的光。荧光淬灭指是任何引起荧光强度降低的过程,它是激发分子与溶剂分子或其他溶质分子相互作用发生能量转移,引起荧光强度降低甚至消灭的现象。FRET 是指 1 个处于激发态的能量供体与 1 个能量受体之间的能量转移。当 1 个荧光基团与 1 个荧光淬灭基团距离邻近至一定范围时,就会发生荧光能量转移,淬灭基团会吸收荧光基团在激发光作用下的能量,从而使其发不出荧光。而荧光基团一旦与淬灭基团分开,就可以发出荧光。我们可以利用荧光的增强来指示 PCR 反应进程。PCR 反应进程中产生荧光的机制有多种,主要如下。

(1) 双链 DNA 染料结合(dsDNA binding dyes)法:双链 DNA 染料结合法需用到特殊染料,SYBR Green I 是一种荧光染料,能结合到 DNA 双螺旋的小沟中。处于游离状态的未结合染料显示很低的荧光强度,一旦结合到双链 DNA 之后荧光信号增强。因此,SYBR Green I 的荧光信号强度与双链 DNA 的数量相关。在 PCR 反应体系中,加入过量 SYBR Green I 荧光染料,在 PCR 扩增过程中,进行 DNA 聚合反应时,由于双链 DNA 的增加,荧光信号也增加,可以根据荧光信号检测出 PCR 体系存在的双链 DNA 数量。SYBR Green I 的优点是它能与所有的双链 DNA 相结合,所以对不同模板不需特别定制,通用性好,并且价格相对较低。这对科研是很有利的,因此国内外在科研中使用比较普遍。其缺点是没有特异性,不能识别特定的双链,只要是双链就会结合发光,对 PCR 反应中的非特异性扩增或引物二聚体也会产生荧光。所以在临床上使用可能会有假阳性发生。引物二聚体和非特异性扩增产物等所致非特异荧光信号的问题目前可以用带有溶点曲线(melting curve)分析的软件加以解决。扩增子在溶解温度产生的典型溶解峰可和非特异扩增产物在更低温度下产生的侧峰区分开。

(2) 荧光标记引物法:荧光标记引物(fluorescently labeled primers)法中常用 LUX(light upon extention)引物,是利用荧光标记的引物实现定量的。它使用类似分子信标的发夹结构设计引物,使引物同时起到荧光探针的作用。引物对中的 1 个引物 3′端用荧光报告基团标记。在没有单链模板的情况下,该引物自身配对,形成发夹结构,使荧光淬灭。在模板存在的情况下,引物与模板配对,发夹结构打开,产生荧光信号。使用 LUX 引物,不需要专门设计探针,既省了成本又给实验设计提供了宽松的条件。由于没有探针控制特异性,因此特异性要弱于探针技术,但非特异性扩增或引物二聚体没有影响,所以其特异性要强于 SYBR Green I。

(3) 荧光标记探针(fluorescently labeled probes)法:荧光标记探针法除了在反应体系里要有引物参与反应以外,还需加入荧光标记的探针。由于反应体系中有引物和探针的双重作用,所以反应特异性很高。荧光标记探针法应用非常广泛,其探针类型多样,主要包括水解探针、杂交探针、分子信标等。

① 水解探针(hydrolysis probes)。以 TaqMan 探针为代表,该探针为一单核苷酸,两端分别标记 1 个荧光基团和 1 个淬灭基团,此时 5′端荧光基团吸收能量后将能量转移给邻近的 3′端荧光淬灭基团发生 FRET,因此探针完整时,检测不到该探针 5′端荧光基团发出的荧光。但在 PCR 扩增中,溶液中的模板变性后低温退火时,引物与探针同时与模板结合。在引物的介导下,沿模板向前延伸至探针结合处,发生链的置换,Taq 酶的 5′→3′外切酶活性将探针 5′端连接的荧光基团从探针上切割下来,

游离于反应体系中,从而脱离3'端荧光淬灭基团的屏蔽,接受光刺激发出荧光信号,即每扩增1条DNA链,就有1个荧光分子形成,实现了荧光信号的累积与PCR产物形成完全同步。

②杂交探针(hybridization probes)。是将荧光基团和淬灭基团分别标记在2个不同的探针上,产生发光探针和淬灭探针,发光探针的5'端连接荧光基团;淬灭探针的3'端连接荧光基团。由于2探针设计时可与模板同1条链相邻的序列杂交,杂交时2探针的荧光基团和淬灭基团便紧密相邻,从而发生能量传递而使荧光淬灭。荧光淬灭的程度与起始模板的量成正比,以此可以进行PCR定量分析。该方法的特点是淬灭效率高,但由于2个探针结合于模板上,因此影响扩增效率,此外由于需要合成2个较长的探针,因此合成成本相对较高。由于使用2个探针增加了特异性,这种探测方法很适合检测低拷贝数的模板。

③分子信标(molecular beacons)。这种探针的基本特征是有1个发夹结构,在此结构的1个末端有1个荧光染料报告基团,在另1个末端有1个淬灭基团。这个发夹结构能使分子信标探针在不杂交时保持折叠状态,报告基团和淬灭分子处于极端接近的距离,淬灭基团和荧光基团距离很近,报告基团的荧光信号被淬灭基团吸收,几乎没有荧光信号发出。然而,当分子信标与模板杂交时,发夹结构被打开,淬灭基团对报告基团失去抑制作用,荧光信号得以释放。在这个时间点,实时仪器能探测到荧光信号。用分子信标探针也可以进行溶解曲线分析。因其发夹结构的打开需要一定的能量,因而测定的特异性要好于线性探针,因此,分子信标探针可用于鉴定点突变。

二、荧光定量PCR的定量参数和方法

1. 定量参数　最重要的定量参数是循环阈值,所谓循环阈值(cycle threshold, Ct)是在PCR反应过程中,荧光信号开始由本底进入指数增长阶段的拐点所对应的循环次数。尽管平台期DNA拷贝数波动很大,但Ct值却是相对固定的,如果用不同浓度的模板DNA做PCR,可以看出模板DNA浓度越高,Ct值越小。模板DNA浓度每增加1倍,Ct值则减少1个循环。Ct值与模板DNA的起始拷贝数成反比。

在实际操作中,Ct值定义:在基线上方产生可检测到的统计学上显著荧光发射时所对应的PCR循环次数。阈值高度的量化定义是基线范围荧光信号强度标准偏差的10倍。阈值所在的横线与PCR扩增曲线的交点所指的PCR循环数就是Ct值。基线范围的定义是从第3个循环起到Ct值前3个循环止,其终点要根据每次实验的具体数据进行调整,一般3~15个循环。早于3个循环时,荧光信号很弱,扣除背景后的校正信号往往波动很大,不是真正的基线高度;而在Ct值前3个循环之内,大多数情况下荧光信号已经开始增强,超过了基线高度,也不宜当作基线来处理。显然,Ct值取决于阈值,阈值取决于基线,而基线取决于实验的质量。Ct值是1个实验客观的参数,Ct值越小,模板DNA的起始拷贝数就越多;Ct值越大,模板DNA的起始拷贝数就越少。

2. 定量方法　可归为3大类,即外标法、内标法和动力学方法。

(1)外标法:在荧光定量PCR中,1个已知含量的标准品(通常用质粒)经一系列的稀释后与待检标本一起进行扩增,制作PCR扩增产物和靶核酸含量的标准曲线,根据待检标本的扩增产物量即可推算出靶核酸的绝对含量。不同标本间的扩增效率的差异,对样本间PCR产量做比较会产生很不准确的结果。除此以外还应考虑"平台效应"对结果的影响,因为"平台期"PCR产物量并不受初始模板量的影响。由于标准品和未知样品虽然在同一反应板相同条件下进行扩增反应,但标准品与未知样品并不在同一反应管中,因此称为外标法。这是目前临床实验室应用研究最广泛的1种方法。需要注意的是,为了定量准确,标准曲线需要5个点以上,还需设阴性对照和阳性对照。阴性对照是体系中不加模板DNA,而以水或缓冲液代替,用于检验是否存在PCR污染。阳性对照用于检验PCR试剂和实验操作上可能出现的问题。标准曲线中所使用的标准品是已知浓度的DNA样本,可以自己制备,也可购买商品化的试剂盒。对于DNA病原体,标准品常是含有待测基因的一定浓度的质粒。质粒浓度除了预先测定外,还需与一级标准进行对照,以确定所代表的病原体的拷贝数,对RNA病原体,通常是含有待测基因cDNA的质粒,虽然制作简单,但不能反映mRNA的反转录过程,而且DNA质粒和RNA的提取方法也不同。

(2)内标法:PCR反应的指数倍扩增,使得PCR反应体系小的差异也会对扩增效率造成较大的影响,从而导致模板定量测得的精密度和重复性

不佳。如果标准品与样品在同一管中进行扩增反应,则可减少管间差异造成的误差。内标法就是将已知浓度的内标准品与待测样本在一管内扩增,然后通过内标曲量来计算待测模板核酸的量,从而排除了因管间扩增效率的不同所致的差异。内标法是用 PCR 技术进行准确定量的基础和今后的发展方向,根据采用内标品的不同,又分为非竞争内标定量 PCR 和竞争定量 PCR。

①非竞争内标定量 PCR(quantitative PCR with noncompetitive intenal standands)。从细胞类标本中提取靶基因(核酸)时,同时会提取大量与靶基因无关的 DNA 或 RNA;可以把这些靶基因无关 DNA 或 RNA 作为内标与靶基因同步扩增,即在同样的反应条件下,在 1 个反应试管内同步扩增来自同一标本的一段靶基因序列和另一段无关的内标序列,不享受同一引物和引物结合位点,内标序列扩增可校正,如 DNA 含量、标本内 PCR 聚合酶抑制物,不同反应管间扩增效率的差异,通过比较 2 种序列和内标序列的扩增产物即可对靶基因相对定量。该方法目前主要用于检测靶基因在体内含量的前后变化,用于疾病的治疗检测。这种方法应注意靶序列和内标序列的扩增效率差异和初始模板 DNA 含量比例关系和循环次数所导致的"平台效应"对结果的影响。该法的主要优点是简便(不需构建内标品操作),可以消除反应管之间差异和一定程度上消除标本间变异。

②竞争定量 PCR(competitive quantitative PCR)。竞争定量 PCR 是先构建一个与靶基因相同的扩增效率和引物结合位点仅探针结合位点不同的内标,在同一反应管内,靶基因和内标物和引物竞争性结合,进行同步扩增,由于竞争作用,当 1 种模板量逐渐增加时,另一种模板的扩增产物相对逐渐减少,但两种扩增产物的比值和两种初始状态时模板分子数的比值是一致的。根据标准品的准确含量制作标准曲线,从而进行准确核酸定量。由于内标品构建中特别要求是扩增效率与靶基因扩增效率一致,如果靶基因序列和内标相同,那么扩增过程中二者的实际扩增效率就接近一致,就可以对靶基因进行绝对定量,即确定样品中靶基因准确分子数,否则只能相对定量,即确定样本间靶基因分子数的差异,总体上说,加入内标物,消除 PCR 扩增过程中于反应管和反应管间及标本之间存在差异。因此,内标法是目前 PCR 定量方法中最准确的方法,但构建内标物是建立本方法的关键。

构建内标物的基本原则是内标物具有靶基因的相同扩增条件和相同扩增效率。可区别于靶基因探针结合位点与不干扰靶基因的扩增。因此,理想的内标物应具备与靶基因序列待分析序列相同的引物结合位点,相似的或相同大小、相似的碱基排列顺序。目前,内标法构建的方法有:靶基因扩增产物的突变;限制性片段的插入或缺失;含靶基因引物结合位点的非同源性 DNA 序列等,其中通过 PCR 方法构建的探针结合位点核苷酸直接突变构建的内标物是目前应用最多、最方便的方法。

(3)动力学方法:动力学方法是改良的有限稀释分析方法,即首先将原始模板进行有限稀释,然后对该稀释系列进行 PCR 扩增,最低的阳性样品被认为含有与一已知的标准稀释系列中最后阳性样本中相同量的 PCR 模板。由于不同批次的 PCR 测定的效率存在差异,因而测定的重复性较差。动力学法定量方法操作较烦琐,因此在临床检测中应用不多。

三、荧光定量 PCR 引物和探针的特点

荧光定量 PCR 的实验体系的设计对整个检测的成功非常重要。引物、探针和扩增产物的大小都是实验设计的关键内容,应对其特性进行仔细设计以适应相应要求。

1. 引物特点 在荧光定量 PCR 中,单链引物的最适长度为 15~20bp,G+C 含量为 20%~80%。TaqMan 引物的 T_m 值应在 68~70℃,分子信标和与杂交探针有关的引物其 T_m 值变化可大一些,但同一对引物的 T_m 值应相似,差异不要超过 1~2℃。为了尽量减少非特异扩增,引物 3′端最后 5 个核苷酸应只有 1~2 个 G/C。如果用 SYBR Green I 方法,PCR 引物不能形成明显的引物二聚体。每种 PCR 产物都要做溶解曲线分析,以保证观察到的荧光信号是由目的 PCR 产物产生的。此外,设计荧光定量 PCR 引物应注意,PCR 扩增产物应尽可能小。用杂交探针做实时定量 PCR 时,扩增产物长度通常为 50~150bp,不能超过 400bp。而用 SYBR Green 1 分析时,扩增产物长度通常<300bp。扩增产物分子越小,则越易扩增,越容易得到一致的扩增产物,同时反应条件对它的影响更小。

2. 探针特点

(1)TaqMan 探针特点如下:①TaqMan 探针的 T_m 值应比引物的 T_m 值高 10℃,以保证引物延伸时

探针完全杂交于模板上。T_m 值通常应为 65～72℃，此时 Taq 酶具有理想的外切酶活性。②TaqMan 探针 5′端不要有 G，因为即使探针被酶切降解，5′端所含的 G 仍具有淬灭报告荧光的作用。③TaqMan 探针 3′端必须进行封闭，以防止在 PCR 中起引物的作用而进行延伸。封闭 3′端可使用 cordycepin、2′,3′-二脱氧核苷酸、inverse T 或淬灭剂本身。使用 1 个 3′-氨基交联剂，TAMRA 或其他淬灭剂即可标记在 3′端。④探针中的 G 不能多于 C。避免单一核苷酸成串，尤其是 G。⑤要扩增富含 AT 的靶序列，则引物和探针序列均须较长，以达到符合要求的 T_m 值，但探针不能＞40bp，否则，淬灭效率低。⑥探针退火时，应尽可能接近引物，同时又不重叠，离引物的 3′端至少 1 个碱基远。⑦如果 TaqMan 探针是用于检测等位基因差异或突变位点，则应将错配核苷酸放在探针中间，不能放在末端。探针应尽可能短，使其具有最大的检测能力。⑧用杂交探针做 mRNA 表达分析时，探针序列应尽可能包括外显子/外显子边界。

(2) 杂交探针特点如下：①在设计引物之前设计探针，因为探针是决定反应特异性的关键。引物则尽可能靠近探针为好。②探针的 T_m 值应在 68～70℃，如果是目测探针，则要仔细审查 GC 富含区。③探针的 5′端要避免有鸟氨酸，5′G 会有淬灭作用，即使被切割下来这种淬灭作用也还会存在。④选择 C 多于 G 的链作探针，G 的含量多于 C 会降低反应效率，这时就应选择配对的另 1 条链作为探针。⑤探针应尽可能短，不要超过 30 个 bp。⑥检测探针的 DNA 折叠和二级结构，因为二级结构会影响反应效率。

(3) 分子信标探针特点如下：①探针的长度为 15～33 核苷酸。环的部分为针对靶核酸的特异探针部分，应与靶核酸序列互补。②探针区域的 T_m 值应较 PCR 退火温度高 7～10℃。计算探针序列的 T_m 值时，应只考虑探针环序列，不需考虑主干(stem)序列。③为保证分子信标探针与靶序列的杂交，探针必须与靶序列上的小的二级结构互补。可采用折叠(folding)软件对靶序列进行二级结构的分析。④分子信标探针应与扩增子的中心或接近中心的区域结合，在上游引物的 3′末端和分子信标探针的 5′末端之间的距离应＞6 个碱基。⑤分子信标探针的主干区域应长 5～7bp，GC 含量为 70%～80%。如主干序列较长，则使得探针与靶序列结合时缓慢而松弛。⑥应对主干的长度、序列和 GC 含量进行选择，使其溶解温度较 PCR 引物的退火温度高 7～10℃。⑦由于 G 残基可作为淬灭分子，因此在设计分子信标探针时，避免将 G 直接邻近荧光染料。荧光染料通常在主干的 5′端，所以在 5′端倾向于为胞嘧啶(C)。⑧应对所设计的分子信标探针进行检查，看其是否存在非目的主干环以外的改变的二级结构，因这种改变二级结构可改变荧光素相对于淬灭剂的位置，从而引起背景荧光的增加。⑨应避免分子信标探针与 PCR 引物之间的互补，否则，会由于探针与引物之间的结合，而引起背景信号增加。

综上所述，荧光定量 PCR 技术对于临床分子诊断来说，可以说是划时代的，大大简化了临床分子诊断的操作，为临床分子诊断走向高通量、自动化铺平了道路。总的来说，荧光定量 PCR 具有以下优点：a. 由于其对整个 PCR 测定过程的实时监控，明确了指数扩增期，使得对起始模板的定量测定变得相对容易，而且定量测定范围大，达到 10^7～10^8。b. 测定敏感性高。荧光定量 PCR 较通常的 PCR 后电泳方法的灵敏度要高 2～3 个数量级。c. 测定准确度和重复性好。根据荧光定量 PCR 的 Ct 值与起始模板数量的对数值之间的函数关系，对靶核酸进行定量，由于针对同一浓度的靶核酸检测的 Ct 值具有很好的重现性，因此，荧光定量 PCR 用于定量测定具有很好的准确度和重复性。d. 大大降低了实验室"污染"的可能性。荧光定量 PCR 不需 PCR 反应后处理过程，而且使得临床 PCR 实验室的分区只需要 3 个区，以及由于整个过程均为"闭管"操作，大大减少了扩增产物发生携带污染(carry over)的可能性。和传统 PCR 相比，荧光定量 PCR 也有一些局限性：由于始终是"闭管"扩增及检测，无法检测扩增子大小；目前的荧光定量 PCR 仪都只有有限的荧光测定通道，使得多重实时 PCR 受到限制；特定的荧光定量 PCR 仪，可能只适用于特定的荧光染料；荧光定量 PCR 分析中，有时会得到非特异的扩增曲线，必须加以分析甄别，否则，会因此而得到假阳性结果。此外，在临床实际应用中，应对每次检测的校正曲线与以前的校正曲线进行分析比较，以确定每次测定的有效性。否则，荧光定量 PCR 也难以得到准确的结果。

第三节 PCR检测技术的临床应用

现代医学研究表明,人类疾病多数直接或间接与基因有关,如遗传病、肿瘤、糖尿病、心血管疾病等。在医学实验诊断中经历了从生物化学诊断到血清学诊断的发展过程,由于各类基因扩增技术的出现,现进入了基因诊断的新时代,这将改变以往对疾病的表型认识和表型诊断,从本质上认识疾病和诊断疾病。在各类基因扩增技术中,PCR的地位尤为突出。

一、PCR在病原微生物检测中的应用

现今的临床微生物实验室仍旧采用沿用了半个多世纪的经典方法来进行大多数检测工作。经典的细菌培养、鉴定方法工作强度高、耗时长,病毒培养要求更高,需要精细的活组织培养基。因此在临床微生物检验中降低劳动强度的呼声越来越高,快速鉴别诊断新型病原体感染的重要性也更加凸显。通过快速诊断、治疗而降低医疗保健费用和减轻患者的经济压力也促进了基因扩增检验技术在临床的推广和应用研究。

PCR等基因扩增检验技术在病原微生物的检测中有其优势,在需要长程培养或者无法分离的病原微生物检测中特别适用。目前临床上常检测的病原微生物包括结核分枝杆菌、乙型肝炎病毒、丙型肝炎病毒、人免疫缺陷病毒、人巨细胞病毒(cytomegalovirus,CMV)、沙眼衣原体、人乳头状瘤病毒(human papilloma virus,HPV)、淋病奈瑟菌、化脓性链球菌等。

二、PCR在遗传性疾病个体化诊疗的应用

遗传病是由基因在性细胞中的突变而引起的。按照遗传方式与遗传物质的关系,可将遗传病分为单基因遗传病、多基因遗传病及染色体异常遗传病等几种类型。突变在遗传物质的改变上无非是2种情况,即量(增多或减少)的改变或质(核苷酸)的改变。突变可分为以下几种类型:点突变(point mutation)、缺失突变(deletion mutation)、插入突变(insertion mutation)和动态突变。从DNA序列的角度来看,突变不外乎单核苷酸的取代和DNA片段的插入或缺失2大类型。而产生的后果则取决于其发生的位置和性质。只要影响了基因的完整性或基因表达过程的任何一个环节都有可能导致遗传病。

基因诊断为遗传病的诊断和治疗提供了新的途径,PCR技术临床应用就是从检测镰状细胞和β-球蛋白生成障碍性贫血基因开始的。十几年来,该技术在遗传病诊断的临床应用方面取得了重大进展。从使用范围看,它能用于检测已知基因序列的任何遗传病基因的突变、缺失及表达量的异常;从灵敏度方面看,它能从单细胞进行特异基因扩增,实现植入前基因诊断。多色荧光标记探针的PCR技术,可在单反应管中检测样品是纯合还是杂合基因突变或缺失。PCR产物的基因测序也成为检测遗传病基因突变的常用方法。采用PCR等分子生物学技术检测的临床意义如下。

1. 遗传病的诊断　例如应用特异的PCR引物可以选择性地扩增各种不同类型的α-珠蛋白生成障碍性贫血基因,通过琼脂糖凝胶电泳的带型即可快速简便地诊断个体的基因型。

2. 新生儿筛查　其目的是在生命早期鉴别出遗传病患儿,以便在不可逆性损伤发生前开始饮食控制和药物治疗。如苯丙酮尿症(phenylketonuria,PKU)是肝中苯丙氨酸羟化酶(PAH)缺陷引起的代谢性遗传病。若经筛查明确诊断后,在出生后给予低苯丙氨酸饮食治疗,患儿的智力与体能发育不受影响。目前一般采用PCR和PAGE相结合的STR多态性连续分析的方法进行新生儿筛查。

3. 产前诊断　例如杜氏/贝氏进行性肌营养不良(DMD/BMD)是一种严重的横纹肌进行性萎缩,目前采用多重PCR方法可对DMD/BMD进行快速、敏感的诊断。

4. 症状前/易感性分析　对心血管疾病、糖尿病等多基因遗传病有价值。

三、PCR在肿瘤个体化医疗中的应用

相对于本质为种系变异的真正意义上的遗传病,绝大部分肿瘤是体细胞遗传性疾病,其本质多为后天获得的、导致体细胞恶性化的一系列基因及其产物在结构、功能或调控方面的异常改变。肿瘤是一类多基因、多阶段、多因素参与的更为复杂的疾病。因此,与感染性疾病和遗传病相比,针对肿瘤的基因诊断其目的和内容也有所不同,PCR等基因扩增技术在其中起着重要作用,表现在以下几个

方面。

1. **肿瘤相关基因的检测** 肿瘤发生时，一般表现为原癌基因激活、抑癌基因失活，妨碍DNA复制修复的稳定性。产生的原因主要是基因的点突变、缺失、扩增、DNA重排、基因融合等。PCR技术是检测这些遗传改变最简单和有效的手段。一方面我们可以直接检测基因的突变，另一方面我们也可用FQ-PCR方法检测癌基因、抑癌基因的mRNA转录水平。现研究发现乳腺癌高危家族中常有属于抑制基因的BRCA基因（breast cancer gene）的突变。目前发现BRCA基因有2个，即BRCA1和BRCA2，可以用PCR的方法检测BRCA基因的突变。现以检测BRCA1基因突变为例进行说明。BRCA1位于17q21，此基因＞100 kb，有22个外显子，外显子几乎占了编码序列的60%以上。它的突变易致乳腺癌，突变分布于整个编码序列，没有明显的突变族或热点，70%的插入或缺失导致编码序列的框移和提前终止密码。根据这些特点，可以采用PCR-RFLP方法直接检测BRCA1基因的点突变。

2. **肿瘤标志物基因检测** 肿瘤标志物中的一些蛋白类、酶类及肽激素类的标志物检测对肿瘤的诊断、治疗、预后等方面有重要意义，但一般常采用生化、免疫学或免疫组化的方法，其敏感性较低。目前可以采用PCR的方法对一些蛋白类、酶类及肽类激素等肿瘤标志物相关靶mRNA进行检测，大大提高了检测的敏感性，利于肿瘤的早期诊断。

3. **肿瘤耐药基因的检测** 在肿瘤的化疗过程中，肿瘤多药耐药基因（multi-drugs resistance gene, MDR gene）的表达是1个受到重视的问题，其在不同组织肿瘤的表达是不一样的。检测MDR基因的表达水平，是选择适当化疗药物开展个体化治疗的依据。

（王小中）

参考文献

陈倩,陈昭斌.2016.微生物快速检验方法新进展.中国卫生检验杂志.26(7):1061-1063.

陈竺.2015.医学遗传学.3版.北京:人民卫生出版社.

黄留玉.2011.PCR最新技术原理、方法及应用.北京:化学工业出版社.

李琼,王挺,王玮.2013.快速产前遗传学诊断新技术进展.现代妇产科进展.22(5):408-412.

李艳,李金明.2013.个体化医疗中的临床分子诊断.北京:人民卫生出版社.

吕建斌,樊绮诗.2011.临床分子生物学检验.3版.北京:人民卫生出版社.

王玉倩,薛秀花.2016.实时荧光定量PCR技术研究进展及其应用.生物学通报.51(2):1-5.

Er TK, Chang JG.2012.High-resolution melting: applications in genetic disorders.Clin Chim Acta.414:197-201.

Rutanga JP, Nyirahabimana T.2016.Clinical Significance of Molecular Diagnostic Tools for Bacterial Bloodstream Infections: A systematic Review. Interdiscip Perspect Infect Dis.6412085.

第35章

DNA 测序技术

> **大　纲**
>
> **了解** DNA 测序技术的发展简史及已知序列和未知序列的测序策略；各种 DNA 测序新技术的原理和方法特点。
>
> **熟悉** 链末端终止法测序的方法特点；化学降解法测序的方法特点；自动化测序技术的原理和方法特点。
>
> **掌握** 链末端终止法的测序原理、主要步骤和体系组成；化学降解法的测序原理、主要步骤和体系组成。

核酸是生命的遗传载体，其结构从根本上决定了基因的表达及其功能。核酸序列的改变意味着生物学含义的改变，因此测定并分析核酸的序列，是研究其结构、功能及其关系的前提，是分子生物学最基本的课题，并为临床疾病的分子诊断提供最为精确的判定依据。

第一节　DNA 测序技术的发展简史与序列分析策略

一、DNA 测序技术的发展简史

1965 年 Robert Holley 完成世界第 1 个核酸序列测定，1977 年 Fred Sanger 首创链末端终止法，同期 Allan Maxam 和 Walter Gilbert 建立了化学降解法，1981 年 Messing 等提出了以噬菌体 M13 为克隆载体的单链测序系统，1982 年 Hond 提出系统化测序法，1985 年 Chen 和 Seeburg 建立了以质粒为克隆载体的双链测序系统，这一系列重要进展使 DNA 的测序效率得到不断提高。而荧光标记法是医学和生物学检测领域中的重大突破，它将 DNA 测序带入自动化测序的时代。近年来，毛细管阵列电泳和 DNA 芯片的研制成功，极大地提高了测序速度和效率。与此同时，生物质谱法、杂交测序法等新技术的建立为 DNA 的序列分析又提供了多种强有力的工具。

二、DNA 序列的分析策略

DNA 序列的分析策略因待测 DNA 分子的性质、测序方法和测序目的的不同而有所不同。已知序列测序通常只需对部分序列进行确证性测序，而未知序列测序是从头测序。采用不同方法进行 DNA 序列分析时，其测序策略大相径庭。下面针对目前应用最广的传统测序方法，介绍 DNA 分子的序列分析策略。

1. **已知序列的确证性测序策略**　就临床研究而言，多数情况下，测序是对已知序列进行鉴定和证实，即确证性测序（confirmatory sequencing）。如病原微生物保守序列分析，次级克隆 DNA 的插入方向、定点突变的检测，酶切产物的鉴定和待表达基因阅读框架的判定等。

这类 DNA 片段通常较小，只需克隆到测序载体中，进行单链或双链模板测序，也可对 PCR 产物进行直接测序。对于 1 个稍大的 DNA 片段，可利用通用引物分别从两端进行双向测序，再通过中间重叠部分拼出全序列。对于更大的 DNA 序列，可以在序列中间的适当区域增加 1 个或数个测序引物，分别测序，拼出全序列，最后与已知序列比较即可。

2. 未知序列的从头测序策略　未知DNA序列的分析是指确定一个未知序列的准确长度及核苷酸排列顺序,称为从头测序(de novo sequencing)。未知DNA序列的测序因其长度不同而采用不同的策略。

对于较小的目的DNA片段(<500bp),可以直接利用M13mp或质粒系统(如pUC18等)克隆、测序。利用质粒载体系统测序具有显著的优势,因此,除非特殊用途,如体外定点突变,都可以用pUC系统代替M13mp系统进行克隆测序。

未知序列DNA如果是数千个碱基的大片段或全基因组,且要求精确测定其整个序列,就必须将其切割成适当大小的多个片段(300~400bp),分别进行次级克隆再进行测序,最后拼出全序列。主要有以下方法。

(1)随机测序法:随机测序法无特定方向性,随机对靶DNA进行测序,最后通过计算机拼装而得到完整的序列信息。主要包括鸟枪法(shotgun strategy)与人工转座子法(artificial transposon sequencing)。

(2)定向测序法(directed sequencing):定向测序法是指从靶DNA的某一端开始测序,直至将靶DNA的序列全部测完。该类方法具有方向性,因而不会出现大量重复测定的现象。定向测序法主要包括引物步入法(primer walking)和嵌套缺失法(nested deletion)。

第二节　链末端终止法

链末端终止法与化学降解法是最经典的两种DNA测序技术,而前者是目前最通用、有效的方法。

一、测序原理

链末端终止法又称酶法或Sanger法。其原理是利用DNA聚合酶,以单链DNA为模板,以dNTP(含标记的dNTP)为底物,在4组互相独立的反应体系中分别加入不同的双脱氧核苷三磷酸(dideoxyribonucleoside triphosphate,ddNTP)作为链反应终止剂,根据碱基配对原则,在测序引物引导下,合成4组有序列梯度的互补DNA链,然后通过高分辨率的变性聚丙烯酰胺凝胶电泳分离,放射自显影检测后直接识读待测DNA的序列(图35-1)。

DNA聚合酶Ⅰ能催化dNTP的5′磷酸基团与引物的3′-OH末端生成3′,5′磷酸二酯键。通过磷酸二酯键的不断形成,新的互补DNA从5′→3′不断延伸。ddNTP可以通过其5′三磷酸基团掺入到正在延伸的DNA链中,但由于其比dNTP在3′位置缺少1个羟基,不能同后续的dNTP形成3′,5′磷酸二酯键,使该链的延伸终止于这个异常的核苷酸处。

在4组独立的酶反应体系中,分别加入不同ddNTP,并通过控制dNTP/ddNTP的浓度,链的持续延伸就将与随机但特异发生的链终止反应展开竞争,结果产生4组分别终止于互补链的每1个A、G、C和T位置上的一系列长度的核苷酸链。通过高分辨率变性聚丙烯酰胺凝胶电泳,从放射自显影胶片上就可直接读出DNA上的核苷酸顺序。

二、测序体系

1. 待测模板　作为Sanger法测序的模板,单链DNA与双链DNA均可。

(1)单链DNA模板:一般是将靶DNA片段克隆于M13mp载体中,从而得到单链的DNA模板进行测序。

(2)双链DNA模板:双链模板测序能直接对变性双链DNA的亚克隆进行鉴定,可略去经M13载体亚克隆获取单链模板的过程,并已实现对PCR产物的直接测序。

2. 测序引物　酶法测序反应需要测序引物。不管是单链DNA模板,还是双链DNA模板,都可通过使用对应于其亚克隆载体序列的通用引物来测序,尤其适用于未知DNA序列的分析。而PCR产物的直接测序,由于知道部分序列,可以设计特异性的测序引物用于测序分析。

3. DNA聚合酶　选用合适的DNA聚合酶进行测序反应是保证测序质量的重要因素。

(1)大肠埃希菌DNA聚合酶Ⅰ大片段(klenow片段):Sanger法最早采用此酶。但其链延伸能力较低,并且对同聚核苷酸或复杂二级结构的区

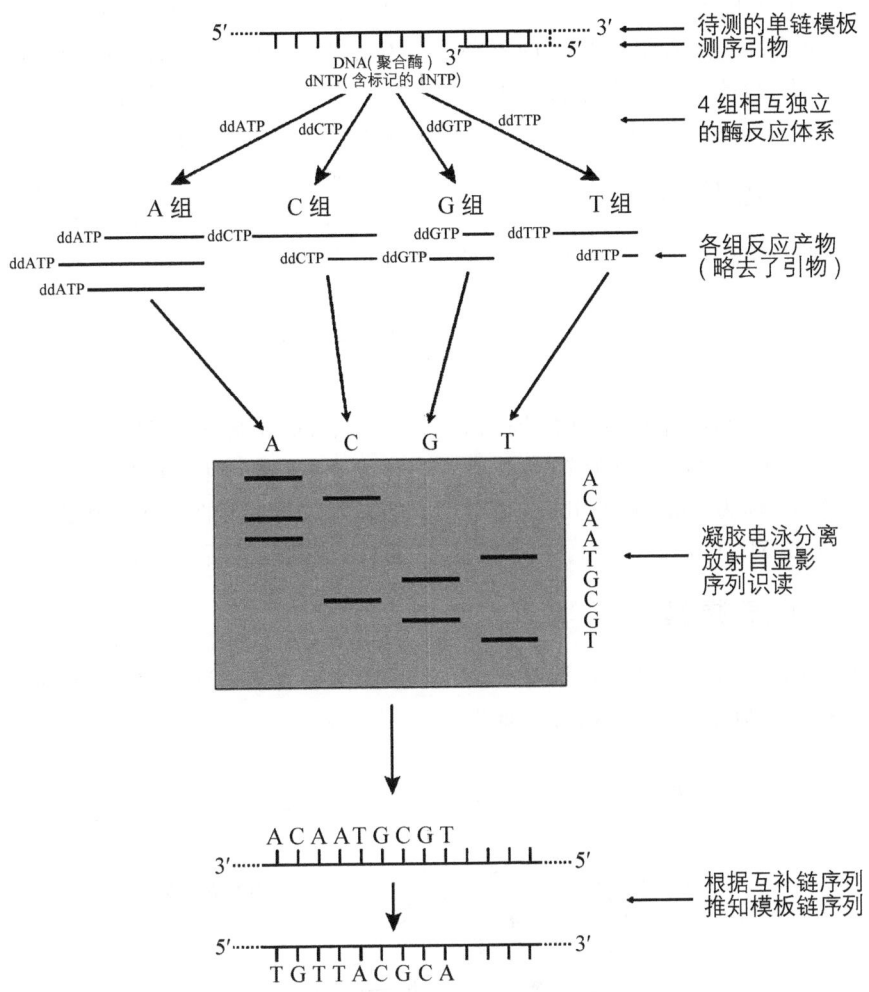

图 35-1 双脱氧链末端终止法测序原理

域复制效能低下,通常产生较高的本底和假带。此酶由于价格便宜、易得,对已知序列的亚克隆进行鉴定仍有一定应用价值。

(2)测序酶(sequenase):又称序列酶,它是一种经过改造的 T7 噬菌体 DNA 聚合酶,消除了原本很强的 3′→5′外切酶活性。该酶活性非常稳定,具有很高的链延伸能力和极快的聚合反应速度,是测定较长 DNA 的首选酶。

(3)Taq DNA 聚合酶:用于 PCR 反应的 Taq DNA 聚合酶,也可用于以 Sanger 法为基础的 DNA 测序方案,目前已发展成为 PCR 循环测序法(PCR cycle sequencing)或称线性扩增测序法。由于该法使用了耐热的 Taq DNA 聚合酶,在高温下进行线性扩增时,相比使用上述其他 DNA 聚合酶的方案,具有所需模板量少、纯度要求不高,能对双链模板,以及含有二级结构、回文结构的模板进行测序的特点。

4.dNTP 的放射性核素标记 传统的 DNA 测序方法采用 α-^{32}P-dNTP 作为放射性标记物,但由于 ^{32}P 衰变产生高能 β 射线,常导致放射自显影图谱条带扩散、分辨率低,从而限制了序列识读的长度和准确性;其次高能 β 射线会引起 DNA 样品分解,测序反应产物必须 24h 内进行电泳,否则无法获得满意的结果。

由于 ^{35}S 产生较弱的 β 射线,近年来 α-^{35}S-dNTP 得到广泛采用。它克服了 ^{32}P 标记的上述不足,其放射自显影图谱具有较高的分辨率和较低的本底,测序反应产物可在-20℃保存 1 周,而不影响其分辨率。另外,也可用 ^{33}P 进行标记,其衰变产生中等强度的 β 射线,具有较高的分辨率。

5.DNA 片段的凝胶电泳 DNA 序列的正确识读在于能否有效分离测序反应中产生的各种序

列梯度的 DNA 片段。变性聚丙烯酰胺凝胶电泳能将长度相差仅 1 个核苷酸的 DNA 片段有效分离，保证了序列测定的可靠性。随着电泳技术的不断发展，毛细管凝胶电泳、超薄凝胶板电泳技术的应用，极大地提高了序列分析的质量和效率。

三、方法特点

该法测定的序列是酶促反应生成的产物，可能存在通常受酶促反应的影响，难以分析有碱基修饰和存在二级结构的 DNA 样品。但随着测序载体的发展、DNA 合成技术的进步及 Sanger 法测序反应的不断改进与完善，目前该法 1 次反应可准确测定 500 个以上的碱基序列，具有方法更加简便快速、便于实现自动化分析、能够满足绝大多数 DNA 样品序列分析的需要等特点，在 DNA 序列分析中得到最广泛的应用。

第三节　化学降解法

1977 年，几乎在链末端终止法建立的同时，Maxam-Gilbert 等提出了一种以化学修饰为基础的 DNA 序列测定方法，称为 Maxam-Gilbert 化学修饰法或化学降解法或 M&G 法。

一、测序原理

与包含合成反应的链终止法不同，化学降解法需对待测 DNA 进行化学降解。其基本原理：首先对待测 DNA 做末端放射性标记，标记后的 DNA 分成 4 组（或 5 组），分别用不同的化学试剂对不同的碱基进行特异性的化学切割，通过控制化学反应条件，使碱基的断裂只随机发生在某一个特定的位点，由此各组均产生不同长度的 DNA 片段，通过高分辨率的变性聚丙烯酰胺凝胶电泳分离，放射自显影检测后直接识读待测 DNA 的序列（图 35-2）。

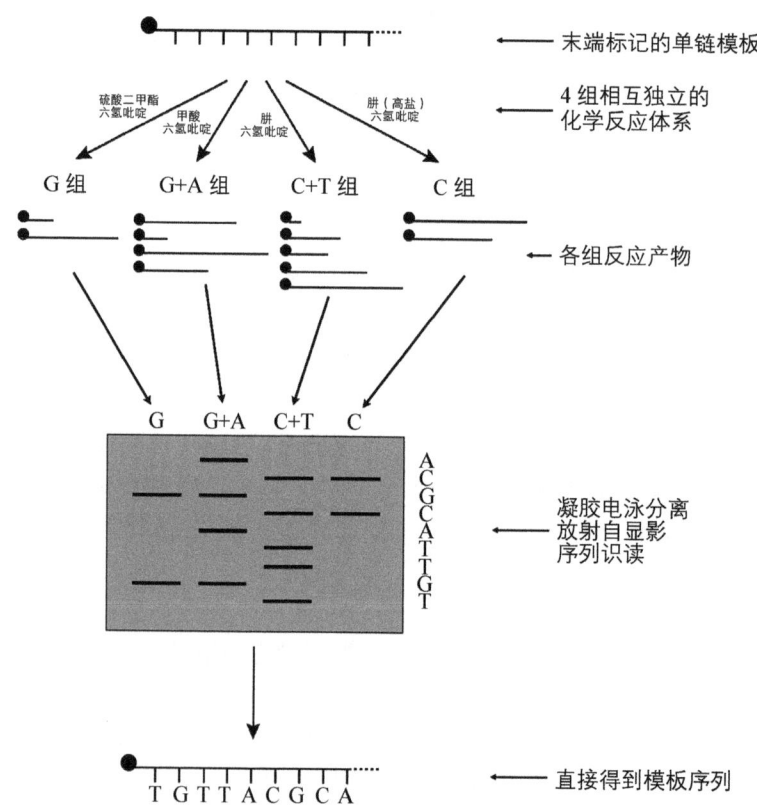

图 35-2　化学降解法测序原理

二、测序体系

1. **待测 DNA** 与 Sanger 法一样,作为化学降解法的待测 DNA,既可以为单链的 DNA 分子,也可以为双链的 DNA 分子。不同的是,化学降解法对标记的待测 DNA 的纯度要求较高,需要纯化去盐,并用去离子水溶解。

2. **待测 DNA 的末端标记** 化学降解法首先需要制备单侧末端标记的待测 DNA 片段,其核素标记法主要有以下 3 种。

(1)以 T4 噬菌体多核苷酸激酶和 $\gamma\text{-}^{32}\text{P-ATP}$ 标记待测 DNA 的 5′末端。

(2)以末端转移酶和 $\alpha\text{-}^{32}\text{P-dNTP}$ 标记待测 DNA 的 3′末端。

(3)以 Klenow 片段和 $\alpha\text{-}^{32}\text{P-dNTP}$ 标记待测 DNA 的 3′凹进末端。

对于双链 DNA 片段,采用上述方法(1)或(2)时,DNA 分子的两侧均被标记,不能直接用于测序反应。需要经限制性内切酶处理,酶切后电泳分离 2 种不同大小的单侧标记片段,或者直接用变性聚丙烯酰胺凝胶电泳分离 2 条单链。采用方法(3),虽能直接制备单侧末端标记的 DNA,但要求待测 DNA 符合不对称标记的条件。

另外,CS(chemical sequecing)载体系列是专门为化学降解法测序进行末端标记而构建的一类克隆载体。这类载体在待测 DNA 克隆片段的附近有 2 个限制性内切酶 Tth 111 的识别序列(GACN↓NNGTC),从而方便地实现对待测 DNA 的单侧标记。

3. **碱基特异的化学切割** 化学断裂反应分 2 步进行:一是各组反应体系分别以不同的化学试剂对特定碱基进行化学修饰;二是以六氢吡啶取代被修饰的碱基,使 DNA 链发生特异性断裂。

用于碱基修饰的化学试剂主要有硫酸二甲酯、甲酸和肼,分别作用于不同的反应体系(表 35-1)。

4. **电泳图谱的识读** 同 Sanger 法一样,经电泳分离后,待测 DNA 序列可在电泳图谱上直接识读,但化学降解法比 Sanger 法较为复杂。

由于化学切割反应并非完全绝对的单一碱基特异性,除 G、C 残基外,A 残基的位置需结合 A+G 泳道和 G 泳道的条带加以推断。同样,T 残基的位置需要分析 C+T 泳道和 C 泳道的条带来判断。

三、方法特点

该法可对合成的寡核苷酸进行序列分析,可以分析如甲基化等 DNA 修饰的情况,可以通过化学保护及修饰干扰实验来研究 DNA 二级结构和 DNA 与蛋白质相互作用中 DNA 的一级结构,所测序列来自 DNA 原分子,而不是酶促反应生成的产物。

化学降解法测序所需的 DNA 模板量要求较多、纯度要求较高;所用化学试剂有一定危害性;需要制备单侧末端标记的 DNA 样品;相对链末端终止法,费时、错误较多且识读序列较短(200~250 个碱基)。由于单侧末端标记的比活性低,必须用 ^{32}P 标记,所得条带较宽且有放射性扩散现象,使分辨率降低,而且 DNA 样品易被放射衰变破坏,不能久置。

虽然化学降解法有其独特之处,并在模板 DNA 末端标记和特异性化学反应等方面进行了一些改进,结合长胶电泳系统,1 次序列识读能力可达 600 个碱基。但由于以单纯测序为目的的应用最为普遍,相对来讲,Sanger 法既简便又快速,如今化学降解法的应用远不如 Sanger 法广泛。

表 35-1 碱基特异的化学切割反应

化学修饰试剂	各组反应体系	碱基修饰反应	主链断裂试剂	分子断裂位点
硫酸二甲酯	G 组	鸟嘌呤甲基化	六氢吡啶	G
甲酸	G+A 组	脱嘌呤作用	六氢吡啶	G 和 A
肼	C+T 组	嘧啶开环	六氢吡啶	C 和 T
肼(高盐)	C 组	胞嘧啶开环	六氢吡啶	C

第四节 自动化测序

由于基因组计划的推动,基于链末端终止法的自动化测序技术日趋完善,其克服了手工测序所存在的放射性污染、操作烦琐和效率低下等困难,充分体现了自动化测序简单、安全、精确、并行和高效的特点,已取代手工测序成为目前 DNA 序列分析的主流。自动化测序因测序方法的不同而有显著的差异。但目前最通用分析方法仍是基于经典的链末端终止法,其自动化测序技术也最为成熟可靠。本节仅对基于该法的自动化测序技术做简要介绍。

一、基于单一荧光染料标记的自动化测序系统

该系统采用非放射性的单一 Cy5 荧光染料标记测序引物或 dNTP 进行序列分析。沿用 Sanger 法原理进行测序反应,分别生成 4 组终止于不同种类碱基、带有 Cy5 荧光素标记的 DNA 片段。A、T、C 和 G 4 组反应产物在不同的泳道上电泳,当标记的 DNA 条带迁移至激光探测区时,荧光染料被激发产生荧光,光信号由探测器接收,然后经电脑分析处理,就可获得样品 DNA 的序列(图 35-3)。

基于单一荧光染料标记的自动化测序系统除了以荧光染料代替放射性核素进行标记、以自动化的反应产物分析系统替代序列的手工识读外,与传统的链末端终止法并无本质上的区别,但却使人们从大量枯燥烦琐的工作中脱离出来,使测序过程变得简单、安全、高效,使测序结果更为精确可靠。

二、基于多种荧光染料标记的自动化测序系统

随着荧光标记技术的发展,采用多种荧光染料标记不同的物质的测序方法已经成功地用于实践。基于多种荧光染料标记的自动化测序系统,采用 4 种专利荧光染料分别标记不同组的链反应终止物 ddNTP 或引物,经 Sanger 测序反应后,混合 4 组反应产物,在同一泳道内电泳,通过电泳将各个荧光标记片段分开,同时激光检测器同步扫描,激发的荧光经光栅分光,以区分代表不同碱基信息的不同颜色的荧光,经 CCD 摄像机成像,以电泳图谱、荧光吸收峰图或碱基排列顺序等多种方式输出结果(图 35-4)。

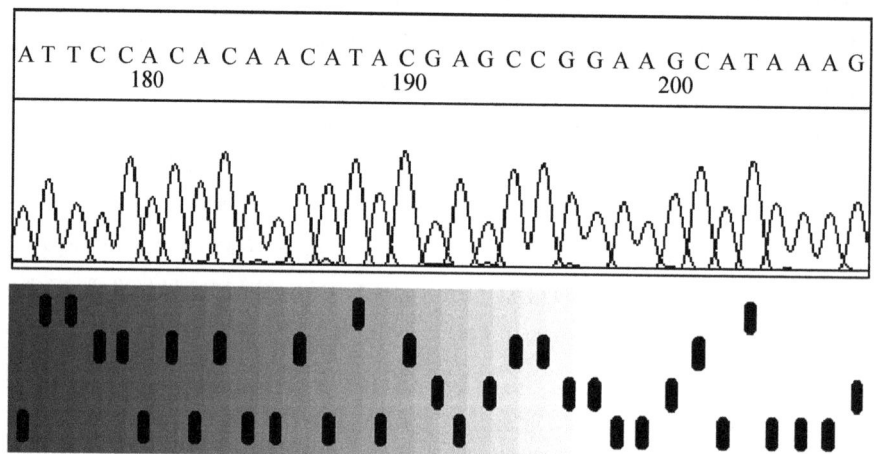

图 35-3 基于单一荧光染料标记的自动化测序

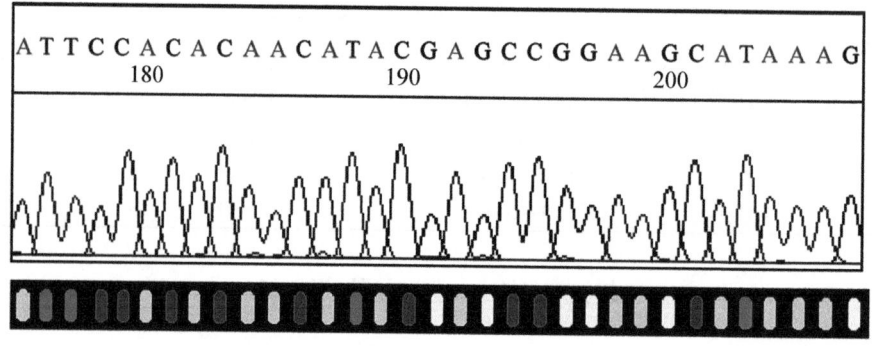

图 35-4 基于 4 种荧光染料标记的自动化测序

多种荧光染料的使用,使得测序反应产物能在单一泳道内加以区别,避免了泳道间迁移率差异对结果判定的影响,提高了序列分析的精确性、识读长度和测序速度。同时,结合毛细管阵列电泳技术,实现了对多个核酸样品的并行性分析。

目前,该类自动化测序系统广泛应用于大规模的基因组测序和大量待测样品的序列分析。此外,借助各种应用软件还可对 DNA 片段进行大小和定量分析,在基因突变的 SSCP、DNA 指纹图谱、基因连锁图谱及基因表达水平等研究中应用前景广泛。

第五节 其他测序新技术

经典的 DNA 测序技术都是测序产物通过凝胶电泳分离后进行序列识读的。其中,电泳技术为一关键的制约因素,它是 DNA 测序中最为耗时的步骤,某些 DNA 片段的异常泳动会直接影响到序列分析的结果。电泳技术无法有效地识别特异和非特异的链终止产物,从而影响序列分析的准确性。

随着现代分析技术的发展和应用,出现了多种从根本原理上创新的测序方法和序列分析技术,为 DNA 分子的序列分析提供了多种新的选择。

一、基质辅助激光解吸电离飞行时间质谱法

近年来,以生物质谱法为基本检测技术,建立了多种 DNA 序列分析方法。其中,基质辅助激光解吸电离飞行时间质谱法(matrix-assisted laser desorption/ionization time-of-fight mass spectrometry,MALDI-MS)的研究和应用相对成熟。其原理主要是用高浓度的小分子基质(如二羟苯甲酸、白芥子酸等)与 Sanger 法的测序反应产物混合,使小分子基质包裹在外,尔后用激光脉冲照射,由基质将吸收的能量转移给被分析的待测样品,使之离子化,即所谓基质辅助激光解吸电离过程。随后,产生的分子离子按质荷比加以分离,通过飞行时间质谱仪检测,就可得出模板的序列信息。

该法在不同的基质辅助下,能够对待测样品进行直接分析,测序资料是由物质分子量所决定,与结构无关,从而保证了序列的原始性。另外,该法可以识别非特异性的链终止产物,对富含 GC 区模板的测序具有独特的优势,在因凝胶电泳条带压缩及出现多种非特异性的链终止产物而致经典方法难以进行序列识读时,尤为适用。由于受 DNA 分子离子片段化(ion fragmentation)的影响,通常 MALDI-MS 只能对较短的 DNA 样品进行序列分析。在分析短的序列梯度时,MALDI-MS 较经典测序方法的效率高很多倍,通常 1min 内即可完成经电泳数小时才能分离的 DNA 片段。

二、杂交测序法

生物质谱法对测序反应产物的序列检测手段做了重大改进,杂交测序法(sequencing by hybridization,SBH)则是从根本原理上创新的测序技术。

其基本原理是用序列已知、长度特异、具有所有可能的碱基序列的寡核苷酸群体(即杂交探针),与未知序列的待测 DNA 片段进行分子杂交,然后根据完全杂交互补的情况推知待测 DNA 的碱基序列。

在方法学上,SBH 有 2 种方式:1 种将目的 DNA 固定于载体上,然后用 1 套探针逐一杂交,需大量操作步骤;另 1 种以点阵的方式将探针固定于载体表面,每点探针序列已知,然后目的 DNA 与其点阵杂交,只需 1 次操作。显然,后者更加切合实际。

现在,DNA 杂交测序的操作方式主要通过单核苷酸测序芯片(sequencing chip)来实现。芯片测序系统本身在探针合成、探针点阵、核酸标记及信号检测等方面都有重大的改进和快速的发展。作为 1 种快速化、微型化、自动化的测序方法,SBH 有望在未来大规模测序和基因诊断中发挥重要作用。

但杂交测序法不适用于简单重复序列、poly(A)尾及卫星 DNA 的直接测序,难以克服核酸二级、三级结构对杂交的影响,限制了其应用范围。

三、焦磷酸测序技术

焦磷酸测序技术(pyrosequencing)是一种新型的酶级联反应测序技术。其基本原理是:测序引物与单链 DNA 模板退火后,通过 DNA 聚合酶、ATP 硫酸化酶(ATP sulfurylase)、荧光素酶(luciferase)和三磷腺苷双磷酸酶(apyrase)等 4 种酶的级联反

应,将每1个dNTP的掺入与1次荧光信号的释放耦联起来,以荧光信号的形式实时记录DNA模板的核苷酸序列。

其酶级联反应如下:

1. $(DNA)_n + dNTP \xrightarrow{DNA\ polymerase} (DNA)_{n+1} + PPi$

2. $PPi + APS \xrightarrow{ATP\ sulfurylase} ATP + SO_4^{2-}$

3. $D\text{-luciferin} + ATP + O_2 \xrightarrow{luciferase} oxyluciferin + AMP + PPi + CO_2 + hv$

4. $ATP \xrightarrow{Apyrase} AMP + 2Pi$, $dNTP \xrightarrow{Aprase} dNMP + 2Pi$

其中的反应底物包括腺苷-5'-磷酸硫酸酐(adenosine 5' phosphosulfate,APS)和D-荧光素(D-luciferin)。第3步反应生成的能量(hv),以光信号的形式被实时检测。第4步反应在于淬灭光信号并再生反应系统。

Pyrosequencing目前只能测定短链DNA分子,但该法具有快速、准确、经济、实时检测的特点,不需要凝胶电泳,也不需要对DNA样品进行任何特殊形式的标记和染色,有高度的可重复性、并行性和自动化的优点,尤其适合于DNA序列标签和SNP的分析。由于临床分子诊断需要测定的序列一般较短,结合技术本身的不断发展,Pyrosequencing可望在临床和基础研究两方面得到广泛的应用。

四、原子探针显微镜法

随着显微制造技术(microfabrication)的快速发展,目前建立的扫描隧道显微镜(scanning tunneling microscopy,STM)和原子力显微镜(atomic force microscopy,AFM)等新技术,使快速、高分辨率直接观测DNA分子的构象成为可能。

STM采用相当于原子直径的导电探针扫描样品表面,通过连续测量移动的探头与分子表面之间形成的隧道电流,确定样品的三维图像。目前应用STM技术已经成功地观测到DNA双螺旋结构、单个碱基对和单链分子中的单个核苷酸。根据扫描速度,DNA测序能达到1 000bp/min以上。

AFM是通过测量探针和DNA样品表面间的作用力,来确定分子表面形状,不要求样品导电。应用AFM技术已经获得了液体中DNA分子的重现图像。

虽然STM和AFM技术具有高速直接观测DNA序列的能力,但目前仍有许多问题需要解决,尚处于探索、研发阶段。

五、单分子测序技术

单分子测序技术(single molecule sequencing)的原理:首先将单链DNA片段所有碱基均进行标记,A、T、C、G分别标上不同的荧光基团,将标记好的单链DNA分子吸附在微球体上并置于液流系统中,然后用核酸外切酶逐个快速切断DNA中标记的核苷酸,液流系统载着切下的核苷酸依次通过检测器,收集分析荧光信号,便可直接得到DNA序列。

该法较传统测序技术有2个最显著的优势:一是测序速度快,可达每秒100~1 000个碱基;二是1次单分子测序反应,有可能达到数千个碱基,识读长度远超过传统方法。

六、纳米孔DNA测序技术

纳米孔DNA测序(nanopore sequencing)技术是近年来新发展起来的一种基因组测序方法,它不需要对DNA进行生物或化学处理,其主要原理是通过一种电子检测器,探测单链DNA分子通过纳米微孔时产生的轻微的电流涨落(理论上不同的碱基产生不同的电流),从而迅速确定长链DNA的序列。纳米孔测序法可以快速读取长链DNA,1个DNA分子可以以超过1个碱基/ms的速度通过纳米孔。此外,它还具有高通量、长读长、低成本等特点,被认为是极具潜力的DNA测序技术。

(刘北忠　徐　婷)

■ 参考文献

李伟,黄彬.2015.分子诊断学[M].北京:中国医药科技出版社.

吕建新,樊绮诗.2012.临床分子生物学检验[M].北京:人民卫生出版社.

Harrington CT, Lin E, Olson MT, et al.2013. Fundamentals of pyrosequencing [J]. Arch Pathol Lab Med.137(9):1296-1303.

Manrao EA, Derrington IM, Laszlo AH, et al. 2012. Reading DNA at single-nucleotide resolution with a mutant MspA nanopore and phi29 DNA polymerase [J]. Nat Biotechnol.30(4):349-353.

Maxam AM, Gilbert W. 1977. A new method for sequencing DNA [J]. Proc Natl Acad Sci USA. 74(2):560-564.

Sanger F, Nicklen S, Coulson AR. 1977. DNA sequencing with chain-terminating inhibitors [J]. Proc Natl Acad Sci USA. 74(12): 5463-5467.

Szalay T, Golovchenko JA. 2015. De novo sequencing and variant calling with nanopores using PoreSeq [J]. Nat Biotechnol. 33(10):1087-10891.

Thompson JF, Milos PM. 2011. The properties and applications of single-molecule DNA sequencing [J]. Genome Biol. 12(2): 217.

第36章

生物芯片技术

> **大　纲**
>
> **了解** 生物芯片的发展，Southern 技术的基础，2 种具有代表性的微阵列技术；DNA 芯片的种类，载体的要求和修饰；蛋白质芯片的种类及其面临的困难，蛋白质芯片与 DNA 芯片的区别。
>
> **熟悉** 生物芯片的定义、特点、分类，常用固相载体及临床应用；活化载体的质量控制，DNA 芯片技术的 4 个主要步骤，芯片制备的 2 种方法，杂交信号的检测与数据处理；蛋白质芯片的制备、原理及质量控制，常用固相载体，可作为蛋白质芯片探针的物质，检测样品种类。
>
> **掌握** 生物芯片的一般实验过程；探针的设计原则，各种类型探针的设计、靶基因标记方法，杂交反应的原理及临床应用；芯片杂交信号的检测、分析及临床科研应用。

随着越来越多的生物全基因组序列的公布，如何从浩瀚的基因序列数据库中探索特定基因的功能，研究其在生命过程中生理和病理状态下的作用，成为基因组时代尤其是后基因组时代的热点课题。生物芯片技术作为一种快速、高通量、自动化的新型分子生物学技术，在生物学、医学研究等领域成为一种常用的研究工具。

第一节　生物芯片的发展

一、生物芯片的产生

俄罗斯和美国的科学家们最早采用八聚单核苷酸探针杂交法测定核酸序列。与此同时，英国的 Southern 等获得在载体上固定单核苷酸探针及杂交法测序的国际专利。该技术的基础是：非标记 DNA 经限制性内切酶消化，凝胶电泳分离 DNA 片段，同时设置已知分子量的 DNA Marker；再将 DNA 条带转移到硝酸纤维素薄膜；DNA 探针经放射性元素或荧光分子标记后与膜上固定的 DNA 分子杂交，然后用放射自显影或化学发光方法或荧光法进行检测。

20 世纪 70—80 年代基因重组克隆技术用于基因组和 cDNA 文库的筛选，代表最早期的 DNA 阵列技术；90 年代实验室自动化促使了含人、小鼠、大鼠和酵母基因的高密度阵列出现，具有代表性的 2 种微阵列(microarray)技术为：斯坦福大学研制的 DNA microarray，Affymetrix 公司研发的 Genechip。

二、生物芯片的特点及一般分析过程

生物芯片(Biochip)具有芯片相似的微型化和分析、处理生物信息的特点。生物芯片指采用光导原位合成或微量点样等方法，将生物大分子样品按一定顺序固化于支持物表面所组成的微阵列。在其与标记靶分子杂交后，利用特定的仪器对杂交信号强度进行检测分析，能快速、高效判断样品中各种靶分子的含量，可以实现对细胞、蛋白质、DNA 及其他生物组分的准确、快速、高通量地检测。由于常采用玻片、硅片、聚丙烯酰胺凝胶、尼龙膜等载体作为固相支持物，且在制备过程模拟计算机芯片技术，所以称为生物芯片技术。生物芯片的一般分

析过程如图 36-1 所示。

三、生物芯片的种类

常见的生物芯片有：基因芯片（gene chip，DNA chip，DNA microarray）、蛋白质芯片（proteinchip）和芯片实验室（Lab-on-a-chip）等。生物芯片已用于疾病相关基因突变的检测、疾病风险基因检测、基因表达差异和核酸序列分析、病源微生物感染鉴定、新药研发、临床个体化治疗用药指导等。依据芯片的功能分为 DNA 芯片、蛋白质芯片和缩微芯片。本章主要介绍 DNA 芯片和蛋白质芯片。

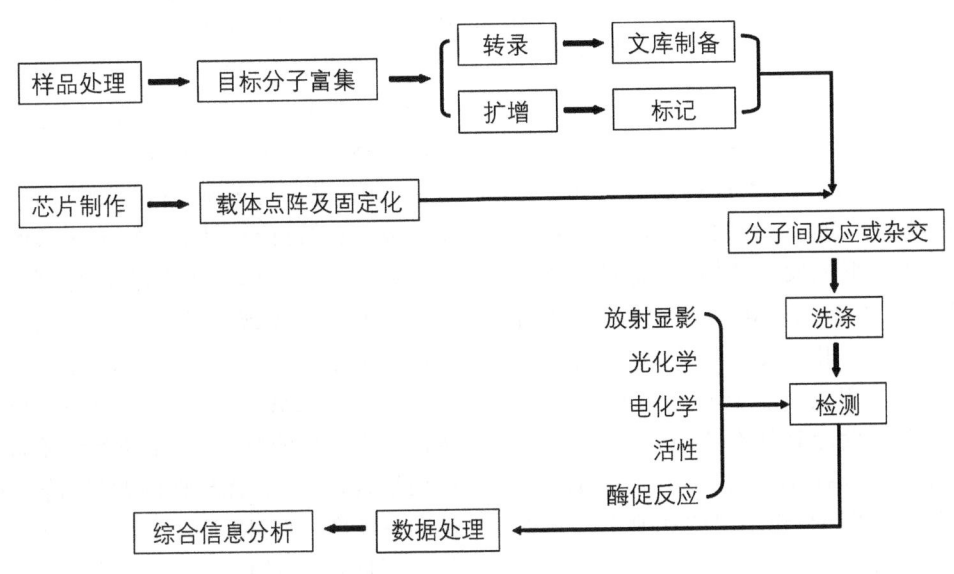

图 36-1 生物芯片实验过程

第二节 DNA 芯 片

DNA 芯片根据应用的不同可以分为表达谱芯片、诊断芯片和检测芯片。按其结构的不同可以分为单核苷酸芯片、cDNA 芯片和基因组芯片。DNA 芯片技术包括以下 4 个主要步骤：芯片的设计与制备、样品制备、杂交反应和信号检测及结果分析。

一、DNA 芯片的载体

用于连接、吸附或包埋各种生物分子使其以非水溶性状态行使功能的固相材料统称为载体。

1. 载体的要求　生物芯片的载体必须符合下列要求。

（1）载体表面必须具有可以进行化学反应的活性基团，以便与生物分子耦联。

（2）单位载体上结合的生物分子达到最佳容量。

（3）载体应当有惰性和足够的稳定性，包括机械的、物理的和化学稳定性。惰性是指载体的其他性能或特异性吸附均不干扰生物分子的功能。稳定性是指进行分子杂交或结合反应时，在一定的压力或酸、碱条件下而不发生变化。

（4）载体应具有良好的生物兼容性。

2. 载体的修饰　载体的修饰又称为活化，即通过化学反应在载体表面键合不同的活性基团，以便与配基共价结合，形成具有不同的生物学特性的亲和载体，用以固定各种不同的活性生物分子。如常见的羟基、氨基、醛基、肼基、巯基等修饰的玻璃载体。如果以尼龙膜、醋酸纤维素膜、硝酸纤维素膜等膜性基质作载体则无须经过化学修饰。

3. 活化载体的质量控制　对用于点样的玻璃载体进行背景预扫描，可有效排除背景信号影响。一般按照以下方案进行。

（1）将活化的基片采用芯片扫描仪在 Cy3（绿色）通道里以 90% 的效率扫描。

（2）图像分析软件进行分析，将那些看上去有污点和背景修饰不均匀的视为不合格。

(3)计算背景信号变异系数(coefficient variation,CV),选择25%作为确定芯片质量的阈值,CV<25%的视为合格,CV>25%的视为不合格。

二、DNA芯片的探针设计

探针设计主要基于靶基因序列的互补性。对于200~300bp的基因或表达序列标签(expressed sequence tag,EST),可设计25bp的与靶序列特异性结合的多条探针。在设计探针时应遵循的原则有:长度一般要求在10~50bp,最好为25bp左右,太长不仅合成较困难,而且杂交时间也更长;G-C含量应控制在40%~60%,否则会增加非特异性杂交;探针内部不应形成发卡结构;避免同一碱基连续重复出现4次以上,如GGGGG;所有探针的Tm值最好相近,不要相差太远,否则很难获得好的检测效果;最好采用生物学软件进行设计和评价,目前常用的探针设计软件有Primer Premier、Array Designer、OligoArray及很多在线软件等。与此同时,还应排除探针与靶基因的其他家族成员之间的互补性,以及与其他RNA(如rRNA、tRNA、Alu序列和肌动蛋白mRNA等)的互补性,最好将设计好的探针采用NCBI BLAST软件进行比对分析。

1. 特定突变位点芯片探针设计 根据杂交的单碱基错配辨别能力,在设计检测DNA序列突变的探针时,突变点应位于探针的中心,以得到最大的分辨率。

基因突变检测探针的设计可采用叠瓦式策略,以碱基为中心,在其左右各选取15~25bp的靶序列,合成与其互补的寡核苷酸片段作为野生型探针,再将中心位点的碱基分别用其他3种碱基替换,可得到3个突变型探针,4个探针之间只有中心1个碱基不同,构成1组探针,可对中心位点碱基的所有突变进行检测。同样再以下1个位点为中心,设计另1组探针,以此类推,可设计多组探针进行高通量检测。每组探针之间像叠瓦片一样错开1个碱基。长度为N个碱基的突变区就需要4N个探针。

2. SNP芯片探针的设计 SNP是基因组中单个核苷酸的变异,其芯片探针一般采用等长移位设计法,如按靶序列从头至尾依次取一定长度(如16~25bp)的互补核苷酸序列形成1条探针组合,这组探针是与靶序列完全匹配的野生型探针,针对每1个野生型探针,将其间位置的某1个碱基分别用其他3种碱基替换,形成3种不同的单碱基变化的核苷酸探针。样品中的靶序列与探针杂交,完全匹配的杂交点显示出荧光信号。如此设计可对某一段核酸序列所有可能的SNP位点进行扫描。

3. 表达谱芯片探针的设计 表达谱芯片是对多个不同样品(如不同组织或不同发育阶段或不同药物刺激状态)中成千上万个基因的表达差异进行定量检测,设计时无须知道待测样品中靶基因的碱基组成,只需设计针对基因特定区域的多套寡核苷酸探针或采用cDNA作为探针,序列一般来源于已知基因的cDNA或EST库。对于同一目的基因可设计多个序列不相重复的探针,检测结果更可靠。

4. PM-MM探针设计 任何探针序列,甚至在条件杂交优化的情况下,都可能与样品中的互补靶序列结合,产生非特异性的背景,降低检测的特异性和灵敏度。而且,不同组成和浓度的样品检测后导致不同的背景信号从而不易进行判断。Affymetrix基因芯片独特的完全匹配(perfect match,PM)探针和中间1个碱基错配(mismatch,MM)探针的设计方案,可针对性地将这些因素的影响最小化。

独特的PM-MM探针对设计可提高探针的灵敏度和特异性,尤其针对在一个复杂背景的样品中低丰度表达产物的检测。MM探针是有效的内参照,能够像PM探针一样,与非特异性序列结合。同时对于那些不同来源的样品中非特异性的背景信号即可被有效地定量和消除。对某一特殊靶序列而言,通过优化杂交条件或许可以获得很高的分辨率,然而对1张基因芯片上的成千上万种探针序列来说,很难保证该杂交反应条件具有足够的严谨度。PM-MM探针对照设计可提高对复杂背景特异性检测,理论上认为,完全匹配的序列与PM探针的杂交效率要高于MM探针(图36-2),其荧光强度远远高于MM探针(图36-3)。因此,MM探针可作为杂交特异性的对照,并可直接消除背景和交叉反应的信号,使灵敏度与特异性之间达到优化平衡。

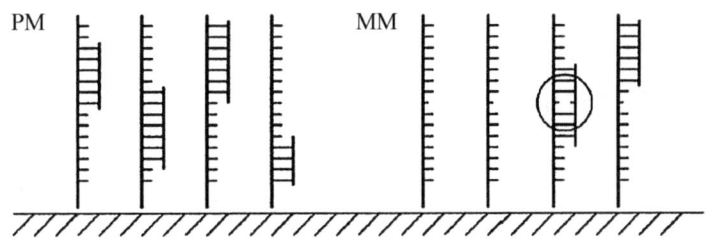

图 36-2 PM 和 MM 探针与靶分子结合

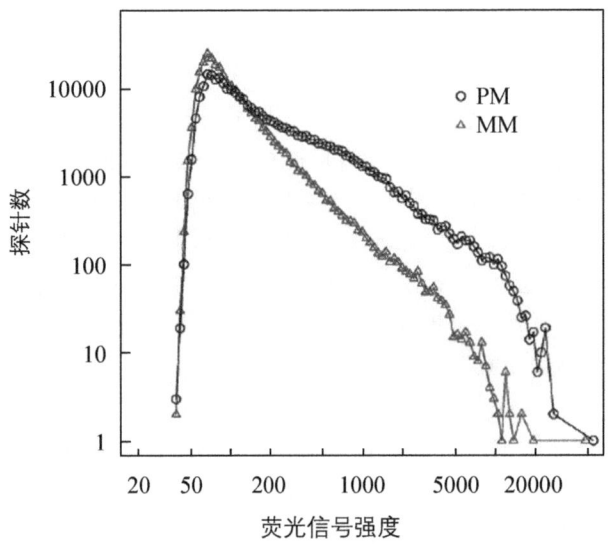

图 36-3 Affymetrix 的 GSM177131-Celegans 芯片 PM 和 MM 探针荧光信号强度比较

三、DNA 芯片的制备

基因芯片的设计实际上是探针设计及其在芯片上排列矩阵。探针设计方法取决于应用目的,序列特异性至关重要,保证能与待测靶基因特异结合。芯片制备方法主要有 2 种。

1. 点样法　首先根据基因芯片的目的,从相关基因数据库中获取靶序列,设计特异性引物进行 PCR 扩增,或直接人工合成寡核苷酸序列,然后采用芯片点样仪把不同的探针溶液逐点滴加在载体的不同位置,点样针在吸取不同的探针前,必须在双蒸水和 0.2M 的 NaOH 溶液中洗涤并经氮气吹干;再依所采用的载体属性、载体及探针修饰不同,选择不同的固定方法,如紫外交联、80℃或 120℃烘烤、化学反应等使其固定在基片上。该方法的优点是技术较为成熟、灵活性大,且成本低。

2. 原位合成法　该法采用直接在玻璃等硬质表面上合成寡核苷酸探针。目前主要有光蚀刻合成法和压电印刷合成法 2 种,前者利用水银光的照射间接激活 DNA 的合成过程;后者的工作原理与喷墨打印机类似。原位合成法的关键技术在于有高空间分辨率的模板定位和高合成产率的 DNA 化学合成。

四、靶基因的标记

靶基因在与芯片探针杂交之前必须进行分离、扩增及标记。根据样品来源、基因含量、芯片类型和研究目的不同,采用的标记方法有所不同。通常是在待测样品的基因扩增、反转录或体外转录过程中完成靶基因的标记,也可以在获取靶基因后进行标记。根据芯片阵列密度的不同,采用不同的标记方法。高密度芯片则一般采用荧光素标记。近年发展的多色荧光标记技术,采用不同激发波长的荧光素对不同来源的靶基因分别进行标记,并使其同时与基因芯片杂交,通过比较不同波长荧光的分布图来获得不同样品间差异表达基因的图谱,更直观地比较不同来源样品的基因表达差异。

五、杂 交 反 应

基因芯片与靶基因的杂交过程与核酸分子杂交过程类似。杂交反应的条件选择与研究目的密切相关。

1. 用于基因测序或突变检测时,条件非常严格,每个核苷酸或突变位点都必须检测出来,要鉴别出单碱基错配,所需时间更短,对杂交严谨性要求更高。

2. 用于基因表达分析时,需要较长的杂交时间、高盐浓度和较低温度,以提高检测的特异性,严谨性要求则比较低。

3. 杂交反应的温度一般为 Tm 值减去 25℃。杂交反应的影响因素包括反应体系中的盐浓度、探针的 G-C 含量、探针的电荷、探针与芯片之间连接臂的长度及种类、检测基因的二级结构等。

六、杂交信号的检测与数据处理

杂交信号的检测是 DNA 芯片技术中的重要环节。杂交信号检测系统主要包括杂交信号产生、信号收集及传输、信号处理及成像 3 个部分组成。

1. 荧光标记信号检测　根据标记物不同,检测靶 DNA 与探针杂交的方法很多,最常用的是荧光法。荧光信号检测的主要方法有 2 种:激光共聚焦芯片扫描仪和电荷耦联装置(charge coupled device,CCD)芯片扫描仪检测。前者检测的灵敏度、分辨率均较高,但扫描时间长;后者扫描时间短,但灵敏度和分辨率不如前者。由于探针与样品完全正确配对时产生的荧光信号强度比单个或 2 个碱基错配时高,所以定量检测荧光信号强度可实现特异性检测。常用的荧光物质有异硫氰酸荧光素(FITC)、羧基荧光素(FAM)、Cy3、Cy5、量子点等。

2. 生物素或地高辛标记信号检测　将生物素或地高辛标记的扩增产物与芯片杂交,靶序列与探针特异性结合,洗涤后加入荧光物质或酶标记的亲和素或抗地高辛抗体,生物素与亲和素、地高辛与抗地高辛抗体特异性结合,然后利用荧光检测系统对荧光信号分析检测,或通过免疫显色法进行检测。由于所选用的与抗生物素结合的分子种类繁多,常用的酶有碱性磷酸酶和辣根过氧化物酶,因而检测方法也多样化。特别是在以尼龙膜为固相支持物时,直接以荧光标记的探针用于 DNA 芯片杂交受到限制,因为在尼龙膜上荧光标记信号信噪比较低。所以使用尼龙膜为固相支持物时,大多采用生物素或地高辛标记,而且价格低廉、无需昂贵的基因芯片扫描仪观察结果。

3. 数据分析　芯片杂交图谱和数据处理由专业软件完成。完整的生物芯片配套软件包括芯片扫描仪的硬件控制软件、图像处理软件、数据获取或统计分析软件。

七、DNA 芯片的应用

1. 基因型、基因多态性和基因突变分析　基因组多样性的研究对阐明不同人群和个体在疾病的易感性和抵抗性方面的差异具有重要意义。人类所表达的性状和遗传性疾病多数是由多个基因共同决定,利用芯片可同时检测成千上万个目的基因,分析基因组中不同基因与性状或疾病的关系,可协助疾病的诊断或筛选与疾病易感性有关的基因型、基因多态性及基因突变。

2. 疾病的诊断与治疗　利用基因芯片,可以得到正常人的基因组标准图谱和患者的基因组病变图谱。通过比较分析 2 种图谱获取疾病相关的 DNA 信息。基因芯片诊断技术已广泛应用于临床和科研,如乙肝病毒检测及分型、HPV 病毒检测及分型、耳聋相关突变基因检测、SARS 病毒检测、结核杆菌抗药性检测、珠蛋白生成障碍性贫血和恶性肿瘤相关基因突变、HLA 分型、线粒体糖尿病基因突变检测等。

(1)遗传性疾病相关基因的定位:复杂遗传病的遗传易感性可能由多个基因或 1 个基因中的多个遗传变异共同决定,其中每 1 个基因或同一基因中的每 1 个基因变异对疾病性状的贡献较小,如果仅研究单个基因,不易检测出该基因与性状的相关性。通过研究由多个 DNA 变异(如 SNP)所构成的单倍型,可提高对弱效基因的检出能力。我国每年有 2000 万新生儿,准确检测遗传性疾病相关基因是优生优育的技术保障。DNA 芯片技术作为基因定位研究的高新技术应用临床研究,有着巨大的潜力。HGP 使许多遗传疾病基因得以定位,并可 1 次筛查多种遗传性疾病,或者同一疾病多基因座位点,既经济快速,又敏感可靠。如利用生物芯片进行产前筛查和诊断,明确胎儿是否携带先天性疾病的候选基因;家族性高胆固醇血症风险基因检测芯片可以筛查 LDLR、ApoB、PCSK9 基因 40 个常见突变位点。

(2)抗药菌株和药物敏感性检测:全球每年结核病死亡人数逐年增加,主要原因是结核菌株对不同的药物产生抗药性。对患者进行菌株鉴定和药物敏感性检测是控制结核病的关键。结核杆菌 DNA 芯片可快速地检测患者体内分离的菌株是哪个基因位点或多个基因发生了突变,对指导治疗和预后有很大的意义。

(3)个体化治疗:临床上,相同药物对不同患者的疗效和不良反应的差异很大,主要是由于个体遗传背景的差异。基因芯片技术有助于疾病的精准诊断和个体化治疗。目前,已经研制成功检测 p53 基因编码区错义突变和单碱基缺失突变的基因芯片。此外,基因芯片已用于检测人鼻咽癌、肺癌基因表达谱、肿瘤原癌基因和抑癌基因的发现和定位,对抗肿瘤药物抗药基因的筛查,指导临床用药;如急性白血病 17 个干细胞特性基因表达水平研究

(DNMT3B，ZBTB46，NYNRIN，ARHGAP22，LAPTM4B，MMRN1，DPYSL3，KIAA0125，CDK6，CPXM1，SOCS2，SMIM24，EMP1，NGFRAP1，CD34，AKR1C3，GPR56），可以评价患者是否适合采取标准方案治疗[2]。

(4) 感染性疾病的诊断：基因芯片可以在1张芯片上同时对多个患者进行多种病原微生物的检测，同时可以分型，无须等待机体免疫应答产生抗体，实现早期诊断。

3. 基因分析研究

(1) 基因差异表达检测：生命活动中基因表达的改变是生物学研究的核心问题。了解组织、细胞不同分化阶段的差异基因表达（differential gene expression，DGE）对于理解人类基因组中不同基因的功能十分重要，它能揭示基因与疾病的发生、发展、转归的内在联系。目前DGE研究方法有很多，基因芯片技术可以同时监测成千上万的基因，是研究基因功能的重要手段之一。如通过全基因组基因表达水平研究，发现自闭症患者差异表达长链非编码RNA（long non-coding RNA，LncRNA）。

(2) 发现新基因：大量人类基因EST给cDNA微阵列提供了丰富的资源，数据库中40万个EST代表了所有人类基因，成千上万的EST微阵列为人类基因表达研究提供强有力的分析工具。研究结果证明，在缺乏任何序列信息的条件下，微阵列可用于基因发现和基因表达检测。

(3) 大规模DNA测序：基因芯片利用固定探针与样品进行分子杂交产生的图谱而排列出待测样品的序列，快速且准确率可高达99%，具有良好的应用前景。其中，杂交测序（sequencing by hybridization，SBH）和邻堆杂交（contiguous stacking hybridization，CSH）是新近发展起来的高效快速测序技术。CSH技术弥补了SBH技术存在的微阵列中寡核苷酸数量与长度的增加使杂交准确性降低的弊端，并通过增加微阵列中寡核苷酸的有效长度，增强测序准确性。CSH技术可以进行较长DNA的测序。

第三节 蛋白质芯片

蛋白质芯片（protein chip），又称蛋白质微阵列（protein array），是指以蛋白质或多肽作为配基，将其有序地固定在载体的表面形成微阵列，荧光标记的蛋白质或其他分子与之作用，洗脱未结合的成分，经荧光扫描等方式检测荧光信号强度，以分析蛋白质之间或蛋白质与其他分子之间的相互作用。

与DNA芯片不同的是，蛋白质-抗体之间的相互作用是通过靶蛋白抗原决定簇和检测分子的抗原-抗体接合位点之间复杂的关系而确定。蛋白质微阵列要求通过高亲和力及低解离率来捕获和检测分子，因此蛋白质的检测应在合理的浓度范围内进行。对于同一蛋白质，从几种不同分子中筛选出与其相似蛋白不发生交叉反应的分子，或者在分析过程中靶蛋白结构改变（变性、聚合等）而导致活性丧失。就这些原因而言，蛋白质芯片比DNA芯片有更大的挑战性，蛋白质芯片有许多不同类型，如抗体、重组蛋白、肽段、噬菌体甚至小分子化学物质/药物等。通常，将抗体或者细胞裂解物固定在基质上与靶分子反应，每个点包含1种类型的固定抗体或靶蛋白。

一、蛋白质微阵列的特点及其面临的困难

1. **待分析物浓度范围广** 蛋白质浓度存在一个动态的范围，相差可高达1×10^{10}倍。若被分析目标蛋白的含量很低，又存在于含有大量污染蛋白的复杂生物样品中，分析更为困难。例如，尽管检测抗体的特异性高达99%，但是可交叉反应的蛋白量为其2000倍（或更多）。对每个被检测的分析物而言，会有20种交叉反应的污染蛋白被检测到，因此无法接收到超过背景的信号。

2. **存在敏感性障碍** 因为蛋白质表达中无类似PCR基因直接扩增的方法，因此，蛋白质微阵列需要间接的严格的信号放大的化学方法。足够的敏感性必须有可以被接受的背景才可行，而且标记和放大方法必须为线性和有重复性的，以确保定量分析的可靠。最后，放大化学法必须适用于大量动态范围的分析物及复杂的生物样本。生物样本可以与生物素、过氧化物酶、碱性磷酸酶、荧光蛋白及免疫球蛋白连接，这些物质都可以充分降低放大反应所需量及减少背景问题。

3. **临床应用问题** 只有当蛋白质微阵列可以胜任分析极微量实验材料时，才具有临床意义。例

如在癌细胞的分析中,其活检中的部位可能只包含数以千计的癌细胞,假设其中有一些是需待检的目标蛋白质或是它们的磷酸化形式,其丰度也是很低的。

4. 缺乏高效特异抗体　目前很多蛋白尚难以获得具有高效亲和力的特异性抗体。

5. 质量控制　迄今尚没有建立一系列针对蛋白质微阵列平台每个不同组分的参考标准试剂。无参考标准,就很难在实验室和平台间对结果进行解释和比较。无论试验的复杂程度如何,蛋白质微阵列实验的准确度和精密度都是非常重要的。无适当的质量控制和校准,将无法应用于临床。

6. 普及　目前蛋白质芯片技术只限于在少数条件好的实验室进行,对于大多数实验室来讲,由于设备昂贵,普及应用尚需要一定的时间。

二、蛋白质芯片制备

在蛋白质芯片的制备中,常用的固相载体有硅片、云母、各种膜片等,这些固相载体需要进行特殊的修饰处理,再将探针固定于载体,必须保证蛋白质既不失活又能牢固地固定于载体上,然后再以特定方式将有特定功能的生物制剂(探针)固定在载体表面。探针包括特定的抗原、抗体、酶,结合某些阳离子或阴离子的化学基团、受体和免疫复合物等。

三、样品制备

蛋白质芯片的特异性高、亲和力强,受其他杂质的影响较小,因此对生物样品的要求较低,可简化样品的前处理,甚至可以直接利用生物材料(如血样、尿样、细胞及组织等)进行检测。

四、杂交与结果分析

1. 生物分子反应　将待检测的含有蛋白质的样品,如尿液、血清、精液、组织提取物等,按一定程序经层析、电泳、色谱分析等前处理,然后在每个芯片池里点入制备好的样品。根据测定目的的不同,可选用不同探针结合或与其中含有的生物制剂相互作用一段时间,然后洗脱未结合的或多余的物质,即可用于检测。

2. 信号的检测及分析　信号的检测有直接检测和间接检测2种模式。直接检测模式是将待测蛋白用荧光素或放射性核素标记,结合到芯片的蛋白质会发出特定的信号,检测时用特殊的芯片扫描仪扫描和相应的计算机软件进行数据分析,或将芯片放射显影后再选用相应的软件进行数据分析。间接检测模式则类似于ELISA方法,对第2抗体分子进行标记。这2种检测模式都是基于微阵列为基础的芯片检测技术,操作简单、成本低廉,可以在单一检测时间内完成多次重复性检测。

五、蛋白质芯片技术在医学中的应用

蛋白质芯片技术能够同时分析上千种蛋白质的变化情况,使得在全基因组水平研究蛋白质的功能(如酶活性、抗体的特异性、配体-受体交互作用及蛋白质与蛋白质、核酸或小分子物质的结合)成为可能,在基础医学研究和临床医学应用方面具有广泛的应用前景。

蛋白质微阵列以完全不同于传统的"1次1种蛋白质"的检测模式(例如色谱柱和分光光度法),为微型化、自动化方式大规模并行研究蛋白质特性提供了契机。蛋白质微阵列可应用于蛋白质表达谱、蛋白质与蛋白质结合、药物相互作用、蛋白质折叠、底物特异性、酶学活性、蛋白质与核酸相互作用等的研究。

1. 表达谱分析　细胞功能主要由其所表达的蛋白质的种类和数量决定。用于研究蛋白质谱的理想蛋白质芯片应能在混合物中很好地区分不同的蛋白质并能提供其丰度数据。

2. 蛋白质间相互作用　在细胞中,蛋白质通过广泛的相互作用而作为,如转录因子、酶、结构蛋白质、受体、离子通道等行使功能。用表达纯化的重组蛋白制作的蛋白质微阵列为在蛋白组学水平研究蛋白质间相互作用提供了一条途径。

3. 药物筛选及新药研发　蛋白质和小分子药物通过与特定的胞内分子(药靶)结合而发挥其作用并改变靶蛋白的活性。能够激活或抑制靶蛋白活性的药物称为激动药(如吗啡)或拮抗药(如纳洛酮)。药物的临床应用研究主要有:寻找具有新的药学活性的小分子或蛋白质药物;寻找新的药物靶标;进一步确定已有药物和新药的靶标;在蛋白组学水平了解药物与蛋白质的结合,药物的交叉反应和毒性,优化蛋白质微阵列。

4. 疾病诊断　蛋白质微阵列在科研及临床诊断有广阔的应用前景,如病原微生物检测、遗传病相关蛋白检测、肿瘤蛋白标志物检测、自身免疫性疾病抗体检测等。最近,利用蛋白芯片及系统计算生物学能够从血尿患者中区分尿道肿瘤、高风险个体和低风险个体(图36-4)。

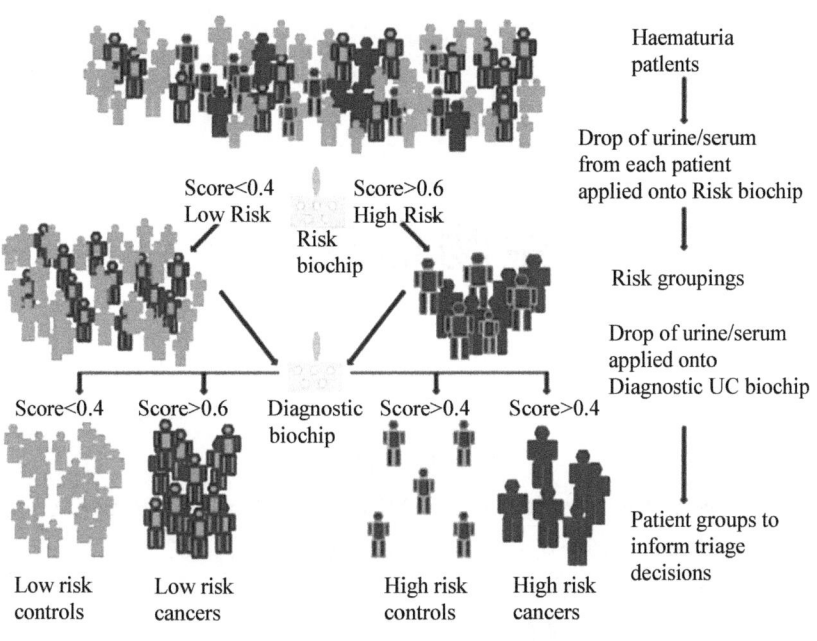

图 36-4　血尿患者尿道肿瘤风险分层筛查[4]

（刘松梅）

参考文献

Emmert-Streib F, Abogunrin F, de Matos Simoes R, Duggan B, Ruddock MW, Reid CN, Roddy O, White L, O'Kane HF, O'Rourke D, Anderson NH, Nambirajan T, Williamson KE.2013. Collectives of diagnostic biomarkers identifyhigh-risk subpopulations of hematuriapatients: exploiting heterogeneity in large-scale biomarker data. BMC Med. 11:12. doi: 10.1186/1741-7015-11-12.

Martin R, Latten M, Hart P, Murray H, Bailie DA, Crockard M, Lamont J, Fitzgerald P, Graham CA. 2016.Genetic diagnosis of familial hypercholesterolaemia using a rapid biochip array assay for 40 common LDLR, APOB and PCSK9 mutations. Atherosclerosis. 2016; 254: 8-13. doi: 10.1016/j.atherosclerosis.09.061.

Ng SW, Mitchell A, Kennedy JA, Chen WC, McLeod J, Ibrahimova N, Arruda A, Popescu A, Gupta V, Schimmer AD, Schuh AC, Yee KW, Bullinger L, Herold T, Görlich D, Büchner T, Hiddemann W, Berdel WE, Wörmann B, Cheok M, Preudhomme C, Dombret H, Metzeler K, Buske C, Löwenberg B, Valk PJ, Zandstra PW, Minden MD, Dick JE, Wang JC. 2016. A 17-gene stemness score for rapid determination of risk in acute leukaemia. Nature. 540（7633）: 433-437. doi: 10.1038/nature20598.

Parikshak NN, Swarup V, Belgard TG, Irimia M, Ramaswami G, Gandal MJ, Hartl C, Leppa V, Ubieta LT, Huang J, Lowe JK, Blencowe BJ, Horvath S, Geschwind DH. 2016. Genome-wide changes in lncRNA, splicing, andregional gene expression patterns in autism. Nature. 15; 540（7633）: 423-427. doi: 10.1038/nature20612.

第37章

生物信息学

> **大　纲**
>
> **熟悉** 生物信息学的主要研究内容；NCBI、EMBL、DDBJ 3大核酸数据库及ExPASy蛋白数据库提供的各项功能；开放阅读框的分析；蛋白质功能预测；
>
> **掌握** 生物信息学的定义；Entrez数据库检索工具的使用；双序列比对的方法（BLAST的应用）；蛋白质结构预测方法的基本原理和特点。
>
> **了解** 生物信息数据库的分类及概况，NCBI、EMBL、DDBJ 3大核酸数据库的历史；核酸序列的基础分析，核酸功能预测；蛋白质基本性质分析（结构域分析、理化性质分析等）；生物信息学的发展趋势。

第一节　概　　述

人类基因组计划的初步完成，将人类推进到了一个激动人心的时代——基因组时代。一本由30亿个字符组成的人类遗传密码"天书"凸显在人们面前。

急剧膨胀的数据资源，以及大量多样化的生物学数据资源中所蕴含的重要生物学规律，迫使人们寻求一种强有力的工具来有效地组织并研究这些生物信息，以利于对这些生物学知识的储存和进一步加工利用。近年来，以数据处理分析为本质的计算机科学技术和网络技术已经获得突飞猛进的发展，正是在这些学科的有力支持和相互作用下，一门崭新的拥有巨大发展潜力的生物信息学悄然而坚定地发展和成熟起来。生物信息学作为生物科学与计算科学融合体的诞生，是历史的偶然但更是历史的必然，可以说生物信息学是现代基因组、蛋白质组及以此为基础的现代生物学的孪生姐妹。

一、生物信息学的定义

生物信息学是一个涉猎内容广泛的学科，它是建立在生物学、数学、计算机科学和生命科学基础之上的一门交叉学科，它主要研究如何获取、分析、处理、存储和利用生物信息。生物信息学的出现和发展有赖于：①计算机的出现；②大规模测序方法的完善；③Internet的出现。

二、生物信息学主要研究内容

1. **重大疾病的关键性基因鉴定**　当前影响人类健康的重大疾病，主要包括肿瘤、心脑血管性疾病、各种传染性疾病及遗传性疾病等，已知约有6000种以上的人类疾病与各种人类机体细胞内的遗传性因素相关。

通过基因与生物表型、致病机制和其他生命现象之间的关联，并运用生物信息学的技术方法，就有可能发现一些至关重要的基因，结合定向的生物实验，从而确认新的关键性基因。

2. **流行病学研究中的应用**　将流行病学的遗传和非遗传性的研究与生物信息学结合起来，会对疾病的机制、个体对某种疾病的易感性和疾病在群体中的分布有更明确的认识，对疾病的预防和治疗有极大的指导意义。

3. 药物设计　生物信息学所提供的数据资料,可以指导对药物作用靶位的选定及药物分子的设计。这种方法具有快速高效的特点,它的研究包括大分子结构功能域的模拟和预报、药物分子与大分子结合的模拟、关键性基因的致病机制及生物分子同源性的分析、生物分子指定细胞的分布位点等。

当然,生物信息学在医学领域中的应用远不止这些,在诸如人类基因指纹识别、器官移植、机体器官的修复甚至再造等领域,生物信息学都具有更为广阔的应用前景。

第二节　生物信息数据库

生物信息数据库可以分为一级数据库和二级数据库。一级数据库的数据都直接来源于实验获得的原始数据,只经过简单的归类整理和注释;二级数据库是在一级数据库、实验数据和理论分析的基础上针对特定目标衍生而来,是对生物学知识和信息的进一步整理。国际上著名的一级核酸数据库有Genbank数据库、欧洲分子生物学实验室(european molecular biology laboratory, EMBL)核酸库和日本DNA数据库(DNA data bank of japan, DDBJ)等;蛋白质序列数据库有蛋白质信息资源(protein information resource, PIR)、瑞士蛋白数据库(SWISS-PROT)等。国际上二级生物学数据库非常多,它们因针对不同的研究内容和需要而各具特色,如约翰-霍普金斯大学设立的人类基因组数据库(genome database, GDB)加州大学圣克鲁斯分校的UCSC基因组浏览器数据库,还有转录因子和结合位点库TRANSFAC、蛋白质结构家族分类库SCOP等。

一、国际著名生物信息中心

1. 美国国家生物技术信息中心　作为美国国立卫生研究院属下的国立医学图书馆的一个部门,美国国家生物技术信息中心(national center for biotechnology information, NCBI)创建于1988年11月4日,网址为:http://www.ncbi.nlm.nih.gov。NCBI开发有GenBank等公共数据库,提供pubMed、碱基局部比对查询工具(basic local alignment search tool, BLAST)、在线孟德尔人类遗传(online mendelian inheritance in man, OMIM)、生物分类学(taxbrowser)、结构(structure)等工具,可对国际分类数据库和生物医学文献进行检索和分析。

(1) GenBank:在1992年10月,NCBI承担起构建GenBank DNA序列数据库的责任。GenBank同DDBJ和EMBL的DNA数据库共同构成了国际核酸序列合作数据库,这3个组织每天交换数据。GenBank包含所有已知的核苷酸及蛋白质序列,以及与之相关的生物学信息和参考文献,是世界上的权威序列数据库。

(2) pubMed:这是NCBI发展的综合性搜寻系统,可以搜寻MEDLINE,这是全世界最大最完整的医学资料库,可以得到论文全文的摘要,还可链接到全文文章。

(3) BLAST:是NCBI开发的序列相似比对、搜索程序,还可作为鉴别基因和遗传特点的手段。

(4) OMIM:这是由约翰-霍普金斯大学的McKusick教授带领的研究团队所建立的资料库,主要的资料是人类基因以及基因性疾病的资讯。

(5) Taxbrowser:在这个生物分类学的数据库中,所有在GenBank注册的基因序列来源的物种名称都列名其中。在这里只要输入物种的名称,便可以获知它在生物家系中所在的位置,同时可以获得它的基因序列,以及蛋白质序列。

(6) Structure:这个选项中最重要的是分子建模数据库(molecular modeling database, MMDB)。MMDB中收集了所有美国Brookhaven国家实验室的蛋白质三维结构数据库(protein data bank, PDB)中利用结晶及磁共振技术所获得生物分子的三级结构的数据。

NCBI提供的附加软件工具有:开放阅读框寻觅器(ORF finder)、电子PCR、序列提交工具Sequin和BankIt。在这个网站中读者几乎可以得到任何你所想知道的有关基因的数据和知识。

2. 欧洲分子生物学实验室与欧洲生物信息学研究所　EMBL网址为:http://www.embl.org,是1974年由14个西欧国家及以色列共同发起建立,总部设在德国海德堡,是欧洲最重要和最核心的分子生物学基础研究和教育培训机构。1982年建立了世界上第一个核酸序列数据库,即EMBL核酸序列数据库。

欧洲生物信息学研究所(european bioinformations institute,EBI),网址为:http://www.ebi.ac.uk,是EMBL设在英国Hinxton的一个非盈利性分部,也是生物信息学研究与服务的欧洲中心。在EMBL的核酸序列数据库的基础上,EBI也开发了多种生物学数据库,主要包括如下:

(1)核酸序列数据库:EMBL核酸序列数据库、真核细胞基团组自动注释(EnscmBL)、表达序列标签数据库、线粒体DNA数据库服务器(MitBasc server)、欧洲果蝇基因组项目服务器(EDGP)、寄生虫基因组数据库等。

(2)蛋白质序列数据库:国际上非常著名的蛋白质序列注释性数据库(SWISS-PROT,与瑞士生物信息学院合作)、TrEMBL(SWISS-PROT的附属数据库,由EMBL数据库编码序列翻译而来的蛋白质序列数据库)等。

(3)全部基因组数据库:从人类基因组项目一开始,国际人类基因组序列联盟即向国际核酸序列数据库(DDBJ/EMBL/GenBank)提供人类序列草图数据。通过EBI服务器及时地向研究者提供大量的人类基因组序列信息,这些数据最终合并到EMBL数据库中。

(4)序列结构分类数据库:二级结构分配数据库(DSSP)、同源二级结构分配数据库(HSSP)、蛋白质结构域词典(DALI)等。

(5)分子结构数据库:分子结构数据库(molecular structure database,MSD)是与美国Brookhaven国家实验室的PDB合作产生的一个数据库。

(6)人类蛋白质组数据库:人类蛋白质组学启动(human proteomics initiative,HPI)计划是1999年7月EMBI开始的一个主要项目,即根据高质量的SWISS-PROT蛋白质序列数据对已知的人类蛋白质序列进行注解,提供包括已知蛋白质的功能描述、域结构、亚细胞区域、翻译后修饰、变异及与其他蛋白质的相似性等大量信息。

(7)序列图谱数据库:包括放射杂交数据库(radiation hybrid database,RHdb)、人类基因组图谱(GenomeMaps98)。

3. 日本国立遗传学研究所　日本国立遗传学研究所(national institute of genetics,NIG)的网址为:http://www.nig.ac.jp,创建于1949年,是日本遗传学方面研究的中心,也是生命科学所有领域的研究基地。该研究所的著名数据库是DDBJ(网址为http://www.ddbj.nig.ac.jp/)。DDBJ于1986年在NIG建立,为国际上3大DNA数据库之一。通过该数据库的检索界面(http://srs.ddbj.nig.ac.jp/index-e.html)可选择性检索DDBJ、PDB、SWISS-PROT、PIR、ENZYME、PROSITE等20多个数据库,也可以同时检索多个数据库。

4. 蛋白质分析专家系统　蛋白质分析专家系统(expert of protein analysis system,ExPASy)的网址为http://www.expasy.ch,是由瑞士生物信息学院于1994年初创建的一个分子生物学网站,ExPASy位于瑞士,主要有6个数据库,所强调的服务在于与蛋白质有关的数据,是蛋白质数据库最重要的资源网站之一。

(1)SWISS-PROT:提供完整的注释性数据的数据库,描述蛋白质的生化功能、各结构域的结构与功能、转译成蛋白质后的修饰、突变种等;同时也提供与EMBL的DNA数据库、PROSITE数据库、PDB数据库等的联机。

(2)PROSITE:这是一个以蛋白质功能为分类基准的数据库,数据库内的数据包括了蛋白质的生化功能、来源、活性区域、氨基酸序列的一致性模式。这个网站也提供两个预测蛋白质功能的软件——ScanProsite和ProfileScan。

(3)Swiss-2D Page:收集蛋白质在二维电泳胶片上特定位置的数据库。提供了包括红血球、血浆、血小板、淋巴瘤等的电泳胶片。如果你手头上有个蛋白质,经过电泳实验后,通过比对即可得知现在手上拿到的可能是什么蛋白质。

(4)Swiss-3D Image:这个数据库提供了蛋白质的三度空间立体结构的图像,图像有平面的也有立体的;同时也联机到PDB的入口,可以取得原子空间坐标的数据,也可以利用分子检视软件——Rasmol,观看生物分子3D微观立体结构,可以旋转,以多个模式观看。

(5)ENZYME:这个数据库的数据包括了酶所催化的生化反应方程式、酶所需要的辅助因子、酶在生化新陈代谢中的位置。最后它也和其他的酶数据库进行网络连结,也提供了SWISS-PROT的登录号码。

(6)SeqAnalRef:在这个数据库里,读者可以查到所有关于生物巨分子序列分析的参考资料。

5. 结构生物信息学研究联合实验室　结构生物信息学研究联合实验室(the research colla-boratory for structural bioinformatics, RCSB)的网址为：http://www.rcsb.org/index.html。这是一个非盈利性研究机构，主要致力于通过对生物大分子三维结构的研究进一步探索生物系统的功能。RCSB可提供服务的数据库包括如下：

(1)蛋白质数据库：蛋白质数据库(protein data bank, PDB)是一个包括蛋白质、核酸、蛋白质-核酸复合物及病毒等生物大分子的三维结构数据库。

(2)核酸数据库：核酸数据库(nucleic acid database, NDB)的网址为http://ndbserve.rutgers.edu/NDB/ndb.html，主要收集与发布核酸的结构信息。

此外，RCSB还在其网站上提供了其开发的结构分析工具、标准和教学服务信息等。

二、数据库检索工具

数据库检索是指对序列、结构及各种二次数据库中的注释信息进行关键词匹配查找。

1. Entrez系统　该系统是NCBI开发的一套查询系统，进入NCBI主页(www.ncbi.nlm.nih.gov)后，检索栏的缺省检索选项为All Databases。可以在检索栏中直接输入需要查询的内容。

尽管Entez系统使用方便，初次使用时，最好阅读一下联机帮助文件，按其提供的向导实例练习一遍，通过向导练习，可以熟悉Entrez系统的各种辅助功能，包括限定查询范围(Limits)、预览查询结果(Preview/Index)、查看历史记载(History)和操作剪贴板(Clipboard)，从而大大提高查询效率。

2. SRS　这是一个开放的数据库查询系统，即不同的SRS查询系统可以根据需要安装不同的数据库，目前共有300多个数据库安装在世界各地的SRS服务器上。一般SRS系统都会提供详细的联机帮助信息，仔细阅读可熟悉SRS系统的使用方法。

第三节　核酸数据分析

一般在获得一个新基因序列后，都需要对其进行生物信息学分析，从中尽量发掘信息，从而指导进一步的实验研究。通过染色体定位分析、内含子/外显子分析、开放阅读框(open reading frame, ORF)分析、表达谱分析等，能够阐明基因的基本信息。通过启动子预测、CpG岛分析和转录因子分析等，识别调控区的顺式作用组件，可以为基因的调控研究提供基础。

一、核酸序列的基础分析

1. 基本信息　包括分子质量、碱基组成、碱基分布。

2. 序列规律分析　包括反向序列、互补序列、互补反向序列等。

3. 限制性酶切分析　包括限制酶的所有信息，如相应的微生物来源、识别序列位点、裂解位点、甲基化特异性、酶的商业来源及参考文献等。

4. 克隆测序的分析　测序峰图的查看、核酸序列中载体的识别和去除、其他人工序列的分析和去除。

二、开放阅读框分析

从核酸序列翻译得到蛋白质序列，需要进行ORF分析，每个生物信息学分析软件包几乎都带有翻译功能。推荐使用NCBI的ORF Finder(http://www.ncbi.nlm.nih.gov/gorf/gorf.html)软件。ORF Finder以图形方式，分为正链＋1、＋2、＋3和反链＋1、＋2、＋3 6个相位预测ORF；可下载相应的软件后阅读其联机帮助手册以熟悉软件的操作。

三、序列比对分析和功能预测

在生物信息学研究中，比对是最常用和最经典的研究手段。序列比对的理论基础是进化学说，如果两个序列之间具有足够的相似性，就推测二者可能有共同的进化祖先。通过将查询序列与整个数据库的所有序列进行比对，从数据库中获得与其最相似序列的已有的数据，能最快速地获得有关查询序列的大量有价值的参考信息，对于进一步分析其结构和功能都会有很大的帮助。

1. 双序列比对　最常见的比对是蛋白质序列之间或核酸序列之间的两两比对，通过比较两个序列之间的相似区域和保守性位点,寻找二者可能的分子进化关系。

基本局部比对搜索工具(basic local alignment search tool,BLAST)是现在应用最广泛的序列相似性搜索工具。它采用启发式算法根据优化的局部相似性构建比对关系。基本思路是首先找出检测序列和目标序列之间相似性程度最高的片段,再以此为内核向两端延伸,以找出尽可能长的相似序列片段。

NCBI提供的BLAST工具是分子生物学工作者最经常使用的工具之一。该程序可对一系列序列进行序列相似性分析,查询方法可直接输入序列或输入该序列在GenBank上的登记号。表37-1所列为不同的BLAST亚类,主要基于所查询内容和检索的数据库不同而设计。

2. 多序列比对　进一步的比对是将多个蛋白质或核酸同时进行比较,寻找这些有进化关系的序列之间共同的保守区域、位点和片段,从而探索导致它们产生共同功能的序列模式。此外,还可以把蛋白质序列与核酸序列相比来探索核酸序列可能的表达框架;把蛋白质序列与具有三维结构信息的蛋白质相比,从而获得蛋白质折叠类型的信息。

目前对多序列比对的研究还处于不断进展过程中,使用最广泛的多序列比对程序是CLUSTALW(它的PC版本是CLUSTALX)。CLUSTALW是一种渐进的比对方法,先将多个序列两两比对构建距离矩阵,反应序列之间的两两关系;然后根据距离矩阵计算产生系统进化指导树,对关系密切的序列进行加权;然后从最紧密的两条序列开始,逐步引入邻近的序列并不断重新构建比对,直到所有序列都被加入为止。

3. 核酸序列的功能预测　针对核酸序列的预测就是在核酸序列中寻找基因,找出基因的位置和功能位点的位置,以及标记已知的序列模式等过程。一般而言,确定基因的位置和结构需要多个方法综合运用,而且需要遵循一定的规则:对于真核生物序列,在进行预测之前先要进行重复序列分析,把重复序列标记出来并除去;选用预测程序时要注意程序的物种特异性;要弄清程序适用的是基因组序列还是cDNA序列;很多程序对序列长度也有要求,有的程序只适用于长序列。

表37-1　多种BLAST亚类的比较

程序	查询内容	数据库	比较方法	评价
BLASTP	蛋白质	蛋白质	蛋白质序列和蛋白质数据库的比较	可能找到具有远源进化关系的匹配序列
BLASTN	核苷酸	核苷酸	DNA序列与DNA序列数据库的比较	适合寻找分值较高的匹配,不适合远源关系
BLASTX	核苷酸(翻译的)	蛋白质	不同翻译阅读方式的核苷酸序列与蛋白质数据库的比较	方便找出未知核苷酸序列的可能蛋白质序列
TBLASTN	蛋白质	核苷酸(翻译的)	查询蛋白质序列与各种阅读方式的核苷酸序列数据库的比较	可用于数据库中未注释的编码序列
TBLASTX	核苷酸(翻译的)	核苷酸(翻译的)	查询核苷酸序列的6种阅读方式与核苷酸数据库的6种阅读方式的比较	常用于EST分析

第四节　蛋白质数据分析

随着人类基因组计划的深入,生命科学的研究已经进入了后基因组(post-genome)时代。蛋白质在生命过程中发挥着巨大的作用,它们执行着大部分生物功能,因此,对基因所编码的蛋白质研究显得尤为重要。用生物信息学这个巨大的数字模型来研究蛋白质已成为目前最重要的研究手段。

一、蛋白质基本性质分析

蛋白质序列的基本性质分析是蛋白质分析的基本方面,一般包括蛋白质的氨基酸组成、分子质量、等电点、亲水性、疏水性、信号肽、跨膜区及结构功能域的分析等。蛋白质的很多功能特征可直接由分析其序列而获得。网络上中有很多此类资源用于帮助预测蛋白质的功能。

1. **蛋白质的模块（结构域、模体）分析** 一组进化上相关，共享1个或多个结构域的一组蛋白质构成一个蛋白质家族，它们之间有同源序列，且这些序列存在具有显著相似性的区域。这些有显著序列相似性或显著结构特征的区域有很多名称，如签名（signature）、结构域（domain）、模块（module）、模块组件（modular element）、折叠子（fold）、模体（motif）。

一般来说，如果两个蛋白质拥有一个相同的结构域，那么可以推测这两个蛋白质具有相同或相似的功能。蛋白质之间共享一个结构域的方式可以有多种：①整个蛋白质可以仅仅由一个结构域组成；②蛋白质由多个结构域构成，每个结构域只充当蛋白质的一个亚基，这种情况更为常见；③一个蛋白质仅含1种结构域，但这种结构域在蛋白质中可能重复出现多次，如人类中的免疫球蛋白结构域（immunogloblin domain）和纤连蛋白结构域（fibronection domain）。

对蛋白质结构域进行研究，我们需要用到上述的ExPASy。进入其网址http://www.expasy.ch/srss/。后选择序列提取系统接口进入SWISS-PROT数据库，该数据库可以链接到其他蛋白质结构域数据库，包括InterPro、Pfam和PROSITE。

在一个结构域中一般会有一些短而连续的保守氨基酸残基。这些保守的氨基酸片段被称为模体。PROSITE数据库收集了几乎所有目前已知的蛋白质模体，它可以充当查阅蛋白质模体的字典。

2. **蛋白质的理化性质** 蛋白质有很多固有的理化性质，这些理化性质可能是由蛋白质本身的氨基酸序列造成的，也可能是翻译后的修饰造成的。目前，我们只需要输入一条蛋白质序列便可通过基于网页的服务预测出蛋白质的一些理化性质。如分子量、等电点（PI）、氨基酸组成成分、糖基化位点、磷酸化位点和酪氨酸硫化位置等。各种预测程序预测出来的蛋白质理化性质主要还只能通过在实验室做实验的方式来评价。

此外，位于ExPASy的ProtScale程序（http://www.expasy.org/cgi-bin/protscale.pl）可被用来计算蛋白质的疏水性图谱。输入的数据可为蛋白质序列或SWISS-PROT数据库的序列接受号。

3. **蛋白质定位** 细胞定位是蛋白质的基本性质之一。蛋白质一般会定位到细胞内的各种细胞器中或细胞表面。当然也可以被进一步分泌到细胞外的环境中，蛋白质在细胞中都有适合的定位是因为它们的一级结构（氨基酸残基排列顺序）中固有的细胞定位的信息。例如，如果KDEL（Lys-asp-glu-leu，赖氨酸-天冬氨酸-谷氨酸-亮氨酸）序列出现在一个可溶性蛋白质的羧基末端，那么这个蛋白质将被定位在内质网内。现在，有很多基于网页的程序可以被用来预测单个蛋白质序列的细胞定位，如PSORT程序就准确地预测出了视黄醇结合蛋白氨基末端的信号序列。

4. **跨膜区分析** 有多种预测跨膜螺旋的方法，最简单的是直接观察以20个氨基酸为单位的疏水性氨基酸残基的分布区域，但同时还有多种更加复杂的、精确的算法能够预测跨膜螺旋的具体位置和它们的膜向性。Tmbase数据库收录了自然存在的跨膜螺旋，可通过匿名FTP获得（http://www.isrec.isb-sib.ch/ftp-server/tmbase）。

二、蛋白质功能预测

每个蛋白质都是基因的产物，它们以不同的方式与细胞环境接触以促进细胞的生长和行使它们的功能，我们可以从以下几个方面来预测蛋白质的功能。

1. **根据生物功能** 生物功能和蛋白质的分子功能的内在含义是一致的，对于酶而言，它的生物功能是催化1种或几种底物转化为其他物质。对于一个结构蛋白而言，它的生物功能就是影响细胞的形状。对于一个转运蛋白而言，它的生物功能就是将一个配体由一个地方转运到另一个地方。

2. **根据蛋白质的同源性** 如果一个预测出来的蛋白质有一个同源蛋白，且同源蛋白是一个酶，那么预测出的蛋白质也会被注释上具有酶的功能。上述的工具，如BlastP能很容易地发现显著性相关的片段。

3. **根据结构** 如果一个蛋白质的三维结构与一个功能已知的蛋白的三维结构采取了相似的折叠方式的话，我们就有一定的根据说它们的功能也类似。但是结构上的相似并不代表它们是同源的，同源也不等价于功能相同。

4. **根据配体结合特异性** 所有蛋白质都是在其他蛋白质或分子存在的环境下行使功能的。因此，一个蛋白质功能的定义应该包括它们的配体、底物或是其他与该蛋白有接触的分子。

5. 根据细胞过程 很多蛋白质只在一个生化路径的某一步中起作用,如三羧酸循环,这个循环的每一步都需要一些蛋白来执行一个非常复杂的任务。

6. 根据生物过程 很多蛋白质执行功能的过程仅仅是充当了一个很大的生物过程的一部分。这些生物过程包括细胞分裂、生长和衰老。所有的细胞过程都要求蛋白质有条不紊地按一定顺序来执行它们的功能,单个蛋白质的功能需要在它所参与的整个大的功能背景上进行定义。

三、蛋白质结构预测

蛋白质结构有不同层次上的定义。初级结构指的是多肽链中线性的氨基酸残基序列;二级结构,如α螺旋、β折叠和无规卷曲等是由初级结构按一定的规律折叠组装而成;三级结构是由结构域在三维空间按一定的方式排列形成;最后的四级结构则是有几条具有三级结构的肽链组成。一个蛋白质功能上的重要区域(如配体结合位点或酶的活性中心)是在三级结构或四级结构层次上形成的。

1. 从一级结构到二级结构的预测 相对于三级结构,二级结构预测要容易一些。因为不同的氨基酸残基对于形成不同的二级结构组件具有不同的倾向性。有很多网络服务器都提供预测二级结构服务,有些只允许提交一条序列,而一些却可以接受多重序列的比对。PBIL 的服务器提供 9 种算法得到的二级结构预测,各种预测方法的结果有细微差异,但大体上是相似的。网址是 http://npsa-pbil.ibcp.fr。

2. 蛋白质三级结构预测 这是蛋白质结构预测时最复杂和最困难的。在结构生物学中,目前主要有 3 种确定蛋白质三级结构的方法。

(1)通过实验的方法:主要是 X 射线晶体学和磁共振的方法测得蛋白结构,确认并精细化结构,计算蛋白质结构模型,从结构上进行功能预测并将序列保存在库中(如 PDB 数据库)。

(2)比较-同源模建方法:通过将目标蛋白质序列与 1 个或几个已知结构的同源蛋白进行比较,从而预测目标蛋白质的结构。当目标与模板的序列相似度较高时比较-同源模建相当有效。包括以下 4 步:①首先指定折叠类型并选择模板;②将目标与模板对齐;③建立模型;④评估模型。

预测蛋白质结构的准确程度和目标、模板序列的相似度有很大关系。当两个序列的相似度超过 50% 时,模型的质量将非常好。有很多同源模建的网络服务器,像 ExPASy 的 SWISS-MODEL 和 Columbia 的 Predict Protein 都提供该服务。

(3)从头预测法:在没有明显的同源时,我们可以考虑使用从头预测的方法来获得蛋白质结构模型。由自由能全局最小化判据对蛋白质进行模拟折叠,并不与已知的蛋白质结构进行比较。尽管分辨率很低,这仍不失为一种得到结构模型的有用的方法。Posetta Stone 模型是一个最为成功的从头预测的方法,它以 9 个氨基酸残基为单位对目标蛋白进行分析,将这些片段与 PDB 内已知结构比较,从而推断出整个肽链的结构。

第五节 非编码 RNA 的分析

RNA 是携带遗传信息的主要生物大分子之一,在生物遗传过程中起着非常重要的作用。随着研究的深入,RNA 新的功能也被一一揭示。例如,曾被认为是"转录垃圾"的一些非编码 RNA 现在被证实能够参与基因的表达调控。非编码 RNA(non-coding, ncRNA)是指没有编码蛋白质功能的 RNA,它缺乏开放阅读框,常由编码蛋白质的基因反义转录而来。目前研究最热的具有调控功能的 ncRNA 包括:微小 RNA 和长链非编码 RNA。

一、microRNA 分析

微小 RNA(microRNA, miRNA)是一类小的非编码单链 RNA,由 19~25 个核苷酸构成,广泛存在于动、植物中,一般认为它能够负调节靶基因的表达。

1. miRNA 的预测

(1)miRseeker:它是根据 miRNA 的 3 个特点开发出来的:① miRNA 的保守性,需要形成一个 70~100 个寡核苷酸的前体;② 在相似的物种中,miRNA 是很保守的;③ 在相距较远的物种间,miRNA 有一定的分歧。网址是:http://toy.lbl.go v:9050/cgi-bin/miRseeker.pl。

(2)ProMiR:是一种 miRNA 序列和结构的统计学联合软件,是一般 miRNA 预测方法的补充,可以识别亲缘关系近或远的同系物。它可以在人类基因组中搜索无论强或弱的保守茎环结构。

2. miRNA 靶基因的预测

(1) miRanda：适用范围广泛，不受物种限制，且可以下载到本地运行。它可以评估 miRNA-靶基因二聚体的结合能，对于潜在的杂交位点，miRanda 也可以给予打分。网址是：http://cbio.mskcc.org/mirnaviewer/。

(2) TargetScan：基于靶基因跨物种保守 miRNA-靶基因二聚体热力学特征开发的哺乳类动物靶基因预测软件。首次引入假阳性率来评价靶基因预测结果。

(3) PicTar：采用 RNAhybrid 评估 miRNA 和靶基因二聚体结合能来实现 miRNA 靶基因预测的。它首先用 nuclMAP 预测 UTR 序列上潜在的 miRNA 靶位点，然后预测其是否落在多物种序列比对后的保守的序列位点（锚位点）上，符合此条件后，再检测其 miRNA 和靶基因二聚体是否符合结合能标准。

(4) miTarget：基于径向基核函数对 miRNA 和靶基因的二聚体结构、热力学特征及 miRNA 和靶基因作用的碱基位置等参数进行分类，实现 miRNA 靶基因预测。

上述介绍的 miRNA 靶基因预测方法都有其相应的优缺点，为此一些网站综合多种预测方法来进行靶基因的预测。其中，值得一提的是中山大学开发的 starBase 不仅可以分别显示上述算法的结果，还能囊括了多种 miRNA 的功能信息和其在肿瘤中表达情况。starBase 网址为：http://starbase.sysu.edu.cn/index.php。

二、lncRNA 分析

长链非编码 RNA（long non-coding RNA, lncRNA）是长度大于 200 个核苷酸的非编码 RNA。其表达不仅具有细胞和组织特异性，一些 lncRNA 还仅在真核生物发育过程的特定阶段表达。由此可见，lncRNA 的表达或功能异常可与人类疾病的发生密切相关，其中包括癌症等多种严重危害人类健康的重大疾病，一般表现为 lncRNA 在序列和空间结构上的异常、表达水平的异常、与结合蛋白相互作用的异常等。由于功能和结构的复杂性，lncRNA 的研究还不够深入，相应的生物信息学分析手段和数据库也较为缺乏。现对几种常用的 lncRNA 数据库做一个简单介绍。

(1) NONCODE：提供对 lncRNA 的全面注释，包括表达和 ncFANs 计算机软件预测的 lncRNA 功能。网址是：http://www.noncode.org。

(2) lncRNAdb：提供有生物学功能的 lncRNA 的全面注释。该网站使用的是 NCBI 上 Gene 的命名法，操作方便。网址是：http://www.lncrnadb.org/。

(3) CHIPbase：提供 lncRNA 的表达图谱和转录调控的全面鉴定和注释。整合了高通量 RNA-seq 鉴定的 lncRNA 及其表达图谱和 ChIP-Seq 实验技术鉴定的转录因子结合位点。网址是：http://deepbase.sysu.edu.cn/chipbase/。

第六节 生物信息学的发展趋势

人类基因组计划的完成标志着基因组时代进入高潮和后基因组时代的到来。到目前为止，上千种病毒基因组和近百种细菌基因组及数十种真核生物基因组的测序已完成，更多的物种被列入基因组测序的计划之中。后基因组时代的生物信息学以从基因组信息获取的生物学知识来解读生命的基本原则，同时也有其在生物医学中应用的实际目的。

大量生物物种基因组序列的完成和分析及生物信息学研究所带来的新的研究手段和成果正在迅速地改变生物医学的研究方法。其中最显著的一个革命性的改变就是反向遗传学（reverse genetics）研究策略的诞生和大量使用。经典的遗传学研究是从特定的生物表型开始，通过一系列的实验方法来对相关的基因进行粗略的定位，然后再通过分子生物学的方法，如定位克隆、序贯缺失等方法，从数十乃至上百个候选基因中逐一验证，确定具体哪一个基因与所观测的表型相关。这类传统的研究方法周期长、花费大，而且依赖于能观测到的表型，因此很难了解基因组中所有基因的总数及其功能。物种基因组的完成从理论上把一个物种所有的基因都呈现在分子生物学家面前，从而可以采取所谓的反向遗传学的研究策略，即从基因到表型的途径，直接对其生物学功能进行研究。许多情形下基因的功能可以通过生物信息学的研究进程而大大加快。与此同时，生物信息学研究将根据比较基因组学、功能基因组学等分支学科的研究成果，运用大规模高度复杂和智能的数学统计模型，从整体和系统的水平上对生物学的现象提出大量新的理论和学说。而对于这些学说和理论的验证将会把生物学推向一个新的高度,使生物学的研究进入到系统生物学的新时代。

有充分理由相信,生物信息学将在21世纪里继续得到迅速的发展,从而对生物医学产生深远的革命性影响。

(陈　鸣)

■ **参考文献**

李霞. 生物信息学理论与医学实践. 北京:人民卫生出版社,2013.1

孙啸,陆祖宏,谢建明,等. 生物信息学基础. 北京:清华出版社,2005.5

吴祖建,高芳銮,沈建国,等. 生物信息分析实践. 北京:科学出版社,2010.6

肖特利弗. 生物医学信息学. 北京:科学出版社,2011.6

第 38 章

分子诊断实验室的质量管理及标准化

大 纲

了解 临床实验室质量管理体系的组成,以及组织结构、程序、过程和资源的相互关系;分子诊断标准化的组织实施机构。

熟悉 分子诊断申请单的填写要求、不合格标本拒收要求、患者知情同意的内容和意义、分子诊断人员资质与能力要求、仪器和试剂的一般要求、检测方法的确认指标。分子诊断检验报告的内容、报告时限的意义、开展临床咨询的意义、保存记录的内容及意义;临床标本采集、运送和保存、标本制备处理和核酸提取、检测试剂和方法、检测结果分析等步骤和内容标准化对分子诊断检验结果可比性的重要意义、标准品和质控品的应用对于分子诊断检验结果准确性的重要意义。

掌握 分子诊断分析前、分析中、分析后质量控制包含的内容,分子诊断标本采集与处理的方法和注意事项、核酸提取和标本储存的方法与注意事项,室内质控、室间质评的基本方法和临床意义,分子诊断防止污染的操作方法,实验室分区原则及各区的用途。

近年来,分子诊断学取得了飞速的发展。DNA 分子已和蛋白质、糖类、脂类及其他生物大分子一样,成为临床检测中的重要物质,在一些感染性疾病和基因表达的分析中,RNA 也成为重要的分析目标。总之,以 DNA 和(或)RNA 分子为检测对象的分子诊断学在临床疾病的诊断、治疗及预后判断中的作用越来越重要,分子诊断实验室已成为医院实验诊断的重要部门。由于分子生物学不同于传统的化学或生化分析,如何建立一套完整的质量管理体系确保分子诊断结果的准确、及时,是当前急需引起重视的问题。

第一节 分子诊断实验室的质量管理

临床实验室质量管理体系是指挥和控制实验室建立质量方针和质量目标并实现质量目标的相互关系或相互作用的一组要素。分子诊断实验室也属于临床实验室的一个组成部分,它虽然具有自身的一些特点,如实验室要求更特殊、实验过程及操作与传统检验迥异、人员素质要求更高,但在质量管理体系上还是相同的,质量管理体系主要由组织结构、程序、过程和资源 4 部分组成,分别简述如下。

一是组织结构。组织结构是一个组织为行使其职能,按某种方式建立的职责、权限及其相互关系。组织结构的本质是实验室职工的分工协作关系,目的是为实现质量目标,内涵是实验室职工在职、责、权方面的结构体系。组织结构对实验室所有从事对质量有影响的工作人员明确规定其责任、权限的关系。

二是程序。程序是指为进行某项活动所规定的途径。临床实验室为了保证组织结构能按预定的要求正常进行,除了要进行纵横向的协调设计外,程序或管理标准的设计也非常重要。程序可以形成文件,也可不形成文件,但质量体系文件一般都要求形成文件,即通常所说的程序文件。它是实验室人员工作的行为规范和准则,明确规定从事与某一程序文件对应的工作应由哪个部门去做,由谁去做,怎么去做,使用何种设备,需要在何种条件下去做等。程序包括管理性的程序和技术性的程序。一般所称的程序性文件都是指管理性的,即质量体系文件(比如实验室规章制度、各级人员职责、岗位责任制等)。技术性程序一般称为操作规程。文件化的程序其内容应包括目的、范围、职责、工作流程、引用文件和所使用的记录、表格等。建立程序文件时,应实事求是,不能照搬其他实验室的文件,必须根据自己实验室的情况编写,客观反映本实验室的现实和整体素质。程序性文件作为客观工作的反映,对实验室的工作人员都有约束力,任何涉及某一工作领域的人员均不能违反相应的程序。

三是过程。过程是将输入转化为输出的一组彼此相关的资源和活动。一般来说,任何一个过程都有输入和输出,输入是实施过程的依据或基础,输出是完成过程的结果,完成过程必须投入适当的资源和活动。例如在分子诊断实验室所进行的每1项标本的检测或分析过程就是1组相互关联的与实施检测有关的资源、活动和影响量。资源包括检测人员、仪器(包括试剂)、程序(包括各项规章制度、操作手册)、检测方法等。影响量是指由环境引起的,对测量结果有影响的各种因素。检测过程的输入是被测样品,在测量过程中,通常由检测人员根据选定的方法、校准的仪器、经过溯源的标准进行分析。检测过程的输出为测定结果,即向临床发出的检验报告。根据时间的先后这个过程分为3个阶段,即分析前阶段、分析中阶段和分析后阶段。

四是资源。资源包括人员、设置、设备、设施、资金、技术和方法。衡量一个实验室的资源保障,主要反映在是否具有满足检验工作所需要的各种仪器、设备、设施和一批具有丰富经验、有资历的技术人员和管理人员,这是保证具有高质量检验报告的必要条件。分子诊断学实验室为了维持、发展和提高学术素质与技术水平必须做好7个方面的工作,即全面管理、人才培养、仪器装备、全面质量保证、创新和特色建设及临床意识(即临床咨询工作)。

质量体系的四要素彼此相对独立,但它们之间又相互依存。程序是组织结构的继续和细化,也是职权的进一步补充。比如实验室中各级人员职责的规定,可使组织结构更加规范化,起到巩固和稳定组织结构的作用。程序和过程是密切相关的,有

了质量保证的各种程序文件,有了规范的实验操作手册,才能保证检验过程高质量地完成。质量管理是通过对过程的管理来实现的,过程的质量又取决于所投入的资源与活动,是整个质量管理体系的重中之重,现就分子诊断过程管理的内容分述如下。

一、分析前阶段

分析前质量控制(preanalytic quality control)。分析前阶段是影响检验结果的关键,有研究显示分析前阶段引入的误差占检验总误差的2/3。因为分析前阶段牵涉的面很广,包括医师正确无误开出检验申请单,标本在采集过程、保存与运送方面的质量保证措施,甚至还包括实验室人员资质、仪器设备和试剂条件及检验方法的确认等内容。分析前质量控制的目的主要是确保被分析样品的完整无污染,确保患者和标本信息真实无误,确保检测过程无法律上的漏洞或伦理上的缺陷。

1. 检验申请单　可采用纸质或电子检验申请单,申请单上应有患者的有关信息(如姓名、住址、性别、出生年月等)、标本采集时间、标本类型、检测项目及必要的临床资料。对于分子遗传学检查,则还需要注明患者的种族、家系情况。如果是做亲子或法医鉴定的申请报告还需要按照有关规定提供相关的信息。

2. 标本的采集与处理　常用于分子诊断的临床标本包括EDTA或枸橼酸钠抗凝全血或骨髓、血清或血浆、痰、脑脊液、尿及分泌物等。采集血液等样本时,应使用一次性密闭容器,如采用真空采血管。当使用非密闭采样系统时,如尿、分泌物和骨髓的采样,必须注意防止来自采样者的皮屑或分泌物的污染,采样时须戴一次性手套;全血和骨髓标本必须进行抗凝处理。EDTA和枸橼酸钠是首选抗凝剂,不能使用肝素来抗凝,因为肝素是Taq DNA聚合酶的强抑制药。临床上用于RNA(如HCV RNA)扩增检测的血标本最好进行抗凝处理,并尽快分离血浆,以避免RNA的降解。如未做抗凝处理,在抽血后必须在1h内分离血清。玻璃器皿中常含有不易失活的RNA酶,因此玻璃器皿在使用前最好经高温灭菌,250℃烘烤4h以上,或经0.1% DEPC水处理后高压灭菌,可使RNase永久性失活。

通常,在采集标本之前,需对标本采集部位进行清洁消毒,以去掉污染的微生物或其他杂物,但应适度,过度清洁消毒有可能会去掉或破坏靶微生

物。这一点,在临床静脉血液标本的采集上,一般问题不大。但在泌尿生殖道分泌物标本的采集上,可能就影响很大,因此,标本采集部位的准备应由训练有素的人员进行。正确的泌尿生殖道标本采集方法是,应将拭子深入至尿道口2~3 cm处用力转1~2圈。

标本采集后必须尽快送至实验室进行检测。标本如需邮寄则需进行稳定化处理。用于DNA测定的EDTA抗凝血、用于RNA测定的加了异硫氰酸胍盐(guanidine isothiocyanate,GITC)的血清或血浆标本可在室温下进行邮寄或运送,但应将标本放在不易破碎的容器中。实验室应根据靶核酸的特性,对各种临床标本的运送做出具体的规定。

当临床标本,如血液送到实验室后,按照分子诊断质量保证要求,对标本收集、运送和保存的要求,接收标本编号后,应尽快分离血清(浆)后保存待测,并且根据对临床标本需长期保存的要求,最好是在分离血清(浆)时,分出2管来,1管用于测定,另1管长期保存备查。用于PCR检验的标本应收集在原始密闭的一次性无菌容器中,不能接收从其他检测,如生化、免疫检验等分出来的标本,因其有较大的发生标本间污染的可能性。接收临床标本时,操作者应穿工作服及戴手套,工作服和手套及其他个体防护设备均应符合相应生物安全防护要求。每份标本应放在适当的架子中,防止泄漏,并给出1个唯一性编号。标本的保存按要求进行,冷冻通常在-20~-70℃条件下,避免反复冻融。

为确保标本采集与处理符合要求,实验室应对各类标本的采集制订明确的规定,包括:检验项目名称;采集何种标本;患者做何种准备;标本采集最佳时间;标本采集量;是否抗凝,用何种抗凝剂,抗凝剂的用量;保存方法、运送时间及运送要求;其他注意事项。对保证采集标本质量有关的人员包括医师、护士、检验人员要落实责任制,并在最大限度内争取患者的配合。实验室应有专人经常向医院医护人员讲解标本采集的重要性及要求,增强相关知识,实验室还应派专人定期到病房了解和检查标本采集和留取情况,发现问题及时纠正。

3. 不合格标本拒收　应建立严格的标本验收制度和不合格标本的拒收制度。统一供应采集标本的用具、容器及试剂(抗凝剂等),这些材料应符合要求并在保质期使用。对以下几种情况的标本应拒收。

(1)标本贴签与检验申请单填写内容不一致。

(2)标本量太少,不足以完成检验目的所需求的检测。

(3)抗凝标本出现凝固。

(4)标本容器破损,标本流失或可能受污染。

(5)溶血或脂血标本。

(6)延迟送达的标本。对于不合格标本应及时与送检部门联系,建议其重新核实或重新取样,对于特殊标本或再次取样确有困难则可与临床协商进行部分项目的检验,但必须在检验报告单上注明标本不合格的原因及"检验结果仅供参考"的字样。

4. 知情同意　在分子诊断过程中,对有些特殊的检测项目如分子遗传学分析等,应使患者对检测项目的目的和应用有一定的了解。从伦理学角度出发,假如需要进行基因检测,尤其是预测性检测,那么所有该特定检测的最新信息应在知情同意书上列出。应向受试者说明分子诊断对于判断是否患病是一个概率问题,患病危险度的估计不仅涉及个人,而且也涉及其亲属。分子诊断有局限性,并不可能包罗万象。要注意获得检测结果后可能引起的社会、心理后果。同时应保证向受试者提供有关预防性干预的信息,提供有效的咨询、支持照顾及相关的教育服务。另外,必须建立有效的机制保护遗传信息免受不必要的公开。

确定什么样的分子检测符合临床和伦理的标准很重要,有2个重要标准需牢记:临床有效性,即用某一检测方法预测特定临床结果的准确性;防治的实用性,即针对由检测所确定的某病情或危险状态是否存在有效的治疗。主要体现在以下几方面。

(1)对于仅有高度临床准确性而无有效治疗的疾病的分子诊断,如亨廷顿病的临床前诊断,需对受试者给予充分的非导向性咨询以确保他们知情、自主地决定是否进行该项检测。

(2)对于DNA检测不仅具有临床准确性而且可获得有效治疗的疾病,如苯丙酮尿症,则应确保所有的高危人群都能获得该项检测。

(3)对于DNA检测只有有限的临床准确性且无治疗措施,如早老性痴呆的ApoE的检测,从伦理学角度不应进行该项检测。一般认为,对那些无症状的年幼儿童进行该类DNA检测是不道德的。

(4)对于基因诊断虽仅具有限的临床准确性(或低外显率),但与有效的预防性治疗相关,如血色素沉着症(haemochromatosis),受试者可在负面效应与改善健康状况之间权衡做出决定。

5. 人员资质与能力　分子诊断实验室人员有较为严格的资质要求，其负责人可以由有医学实验室工作经历的执业医师担任，也可以由高级检验人员担任。受过分子生物学培训又有医学检验专业背景的技师是分子诊断实验室最合适人选，但在职的技术培训在分子诊断实验室是非常重要的。受过良好分子生物学训练但没有经过系统医学检验专业教育的众多研究生，往往具有很好的理论基础，虽从事分子诊断上手较快，但要注意的是他们并没有直接从事检验的资质，而且诊断实验与科研实验也有很大区别，临床诊断实验更强调质量控制和遵守操作规程，而不允许有过多的"创新"。因此，对他们的培训显得尤为重要。

实验室应有每年对各级工作人员进行质量保证/质量管理培训、安全培训、继续教育培训计划。按实验室的规定应至少定期对人员进行胜任该岗位的考核，并做好相关记录。测试考核可以是执行一个特殊的实验室程序、操作1台特定的仪器或是一个重要的生物安全操作等，也可以是试卷考试。基因扩增检验实验室技术人员应进行上岗培训。经培训合格者，由授权培训单位发给合格证书，我国的培训单位是卫生计生委临床检验中心或其授权的省级临床检验中心。

6. 仪器和试剂　仪器和试剂对分析测定结果也是非常重要的，所用的仪器和试剂的分析性能必须经确认可接受后方能应用于临床。仪器尽量选用性能可靠、能满足临床要求、性价比高、有较好声誉的仪器，由于在分子诊断实验室中所采用仪器都发展、更新较快，跟踪了解分子生物学领域的发展动态非常重要。仪器设备的管理、维护、保养等的具体事项由设备的管理负责人负责执行，所有仪器设备都要进行建档管理，档案包括：仪器设备的一般情况、相关文件、仪器设备的损坏、故障、修理记录、仪器设备的运行状况等。为保持仪器设备工作状态的稳定，应对其进行定期的、必要的维护和保养。临床用试剂一般采用试剂盒，其选用非常重要，一般遵循以下原则：根据仪器选择适当的试剂；根据对疾病诊断的灵敏度和特异性要求选择试剂；试剂的稳定性也非常重要，选用试剂盒时一定要查阅说明书，注意试剂的质量、方法、保存方式和有效期等。

7. 检测方法学确认　在选用一个可靠的实验方法前，应详细查阅文献，了解该测定项目的方法学性能，经过综合判断，结合本实验室的具体条件进行选择。方法学的可靠性实验室应进行评估，参照临床的允许误差要求，判断这些特性引入误差的可接收性。实验室必须确认以下分析性能可接受后，方能将其用于临床。

(1) 精密度(precision)：表示测定结果中随机误差大小程度的指标，也表示同一标本在一定条件下多次重复测定所得到的一系列单次测定值的符合程度。常用重复性试验来评价精密度，用多次测定结果的标准差(standard deviation, SD)或变异系数(coefficient of variation, CV)表示。CV值越大，表示精密度越差。

(2) 准确度(accuracy)：是指测定结果与真值的接近程度，一般用偏差和偏差系数来表示。通常用已知含量的标准品来检查分析方法的系统误差，确定分析方法的准确度。如没有标准品，也可用已确认的标准方法的测定结果作为标准值，来对照被检验方法是否存在系统误差，以确定准确度。也可用回收试验、方法学比较或能力验证结果来判断方法的准确度。

(3) 检出限(detection limit)：是指能与适当的"空白"读数相区别的待测物的最小值。空白读数是指由基质、试剂所得的读数和结果，以及由仪器或测定过程所产生的影响测定的其他偏差。

(4) 灵敏度(sensitivity)：是指实验方法能检出最小量分析物的能力。检测限是实验方法对最小分析量的检测能力，也是分析灵敏度的一种指标。

(5) 特异性和干扰：特异性(specificity)即专一性，是指在特定实验条件下分析试剂只对待分析物质起反应，而不与其他结构相似的非被分析物质发生反应。分析方法的特异性越高测定结果则越准确。干扰(interference)是指标本中某些非被测定物质本身不与分析试剂反应，但以其他形式使待测物测定结果偏高或偏低，这些非被测物质称为干扰物(interferent)，可用干扰试验来确定某物质干扰的大小。

(6) 分析范围(analytical range)：是指使用某方法可以测定到准确结果的浓度范围，可用标准曲线确定。

(7) 基质效应(matrix effect)：分析标本中除了分析物之外的所有其他组分统称为基质(matrix)。基质可以加强或抑制反应，此即所谓基质效应。

(8) 污染(contamination)：上一分析对下一个分析所引起的对结果的干扰，称为污染。在定量荧光PCR分析病原微生物时非常容易导致污染的发生。

二、分析阶段

分析中质量控制(analytical quality control)也称为分析过程的质量控制,包括标本处理、分析过程、室内质量控制、室间质量评价等。

1. 核酸提取和标本储存 这是决定扩增检测成败的关键步骤。靶核酸可以与宿主细胞整合,核内游离及胞质内各种构形存在于细胞内,如测定的是病原微生物,则靶核酸存在于细菌、病毒、原虫或真菌细胞内,如果上述细胞破裂,则靶核酸亦可存在于细胞外。故标本处理的第一步,就是要将靶核酸从细胞内释放出来,一般均使用去垢剂(如Triton-100)裂解细胞,用1种蛋白裂解酶(如蛋白酶K)消化结合于核酸的蛋白质,从而将靶核酸从细胞内释放出来。

核酸的分离纯化就是要将蛋白、脂类等干扰核酸扩增的物质去除。当靶核酸从细胞内释放出来后,再使用有机溶剂,如酚、氯仿等提取出来,以去除残留的蛋白和细胞膜成分,最后用乙醇沉淀核酸再去掉有机溶剂。现已有不少商品核酸提取试剂盒,但临床实验室在使用这些试剂盒用于其日常工作前,必须对其核酸提取纯度和效率进行评价。除了有机溶剂提取外,也可使用固相吸附的方法提取核酸,如使用二氧化硅或硅藻颗粒吸附,可得到纯度很高的核酸样本。

标本中存在大量抑制物是影响核酸制备质量的关键。抑制物的来源包括标本本身,如血红蛋白及其前体或降解产物,另外就是核酸提取过程中的残留有机溶剂,如酚、氯仿等,它们均对TaqDNA聚合酶具有抑制作用,从而影响靶核酸的扩增测定。此外,当靶核酸为RNA时,反转录PCR测定失败的原因往往是标本在运送前未经过充分稳定化处理及核酸提取试剂中的RNA酶污染。对于前者,要仔细核查测定分析前的步骤,要求重新采取标本;对于后者,建议采用高质量的核酸提取试剂盒。

为使临床标本中可能存在的核酸酶失活,可加入chaotropic物质,最常用的是4mmol/L GITC,并同时与还原剂,如β-巯基乙醇或二巯基乙醇一起使用。使用终浓度为5mmol/L的GITC,可使RNase不可逆地失活,如浓度<4mmol/L则失去对RNase的抑制作用,而使RNA迅速降解。使用GITC作为稳定剂保存靶核酸为RNA的标本,标本可在室温下稳定约7d。此外,如测定的靶核酸为血循环中的RNA,为避免室温放置过久而致RNA的降解,最好不要使用血清标本,而应使用EDTA抗凝后尽快分离后的血浆标本。

由于靶核酸(尤其是RNA)易受核酸酶的作用而迅速降解,因此,标本的保存对于核酸扩增测定的有效性极为重要。临床体液标本,如血清或血浆可在-70℃下长时间储存。用于DNA测定的已纯化核酸样本可在10mmol/L Tris、1mmol/L EDTA缓冲液(pH 7.5~8.0)中4℃保存。用于RNA测定的已纯化核酸样本应在上述缓冲液中-80℃或液氮中储存。核酸的乙醇沉淀物则应在-20℃下保存。

2. 室内质控 室内质控(internal quality control,IQC)就是应用质控品与患者标本同样处理和检测以控制检验结果质量的过程。质控品内被测物含量可以为定值或非定值。解释临床检测结果前通常需查看质控物检测结果以确认整批测定是否可接受。进行定量检测时需要同时检测阳性质控、阴性质控,有时甚至需要检测敏感性质控品(sensitivity controls),所谓敏感性质控品是指该质控品中被测物的值处于检测限低值,用于阴性结果的判断。在PCR检测时,还需用到的一种质控品称为扩增控制品(amplification controls),扩增控制品很容易被扩增,主要用于区分真阴性结果和由于扩增失败而造成的假阴性结果。

另外,荧光定量PCR需同时测定系列稀释的被测物标准品绘制标准曲线,其浓度范围应能包括患者标本的浓度。有时,结果也可以通过线性回归的方法手工校准以前制作的标准曲线而获得。

对于检测特异性靶序列的分子诊断方法,需要在临床标本的反应混合物中加入内标(internal controls)。例如,管家基因常作为内标用于定量检测病原体或肿瘤细胞,着丝粒特异性探针作为FISH分析的内标,总之,内标为结果的一致性提供了基础。在PCR检测中,内标可以用于区分假阴性和扩增失败。内标与被测标本模板在同一个反应管中扩增,事先设计好不会干扰或抑制被测物的扩增,如果干扰或抑制被测物的扩增,将会导致假阴性结果。如果内标阴性应该立即记录下来,标本应重新复查。

质控品的值和标准曲线都应该涵盖方法学检测限,质控结果随时点在质控图上以监测反应条件,并定时计算变异系数和标准差,同时按本实验室制定的失控判断标准记录失控事件。

质控品应较大量制备好,然后小份分装,最佳条件储存。就像其他试剂一样,新一批的质控品也需要同老一批质控品进行同时检测,以确保它们之间结果的一致性。

3. 室间质量评价 室间质量评价(external quality assessment, EQA)是指多家实验室分析同一标本,由外部独立机构收集、分析和反馈实验室测定结果,评定实验室常规工作的质量,观察试验的准确性,建立起各实验室分析结果之间的可比性。

用于室间质评的样本是经过特别处理的没有传染危险性、稳定的控制品,其靶值确定是一个非常关键的部分,其在某种程度上,决定了参评实验室质评成绩的好坏。但必须注意的是,靶值并不是绝对的,尤其是在定性测定,与当时所用公认较好的测定方法的测定下限有直接关系。而定量测定靶值则取决于当时所用参考方法的测定重复性。对特定参评实验室的评分根据其与其他实验室得分之间的关系,可分为绝对评分和相对评分两种模式。通常是对参评实验室分别按所使用的测定方法、仪器和试剂等进行分组,在定性测定,统计计算每1种测定方法、仪器和试剂对每1份质评样本的测定符合情况,以便于相互比较。在定量测定,则统计计算每1种测定方法、仪器和试剂对每1份质评样本的测定均值和标准差。在定性测定,为了对测定方法、仪器和试剂等进行更为详细的评价,可对方法、仪器和试剂等分别进行测定的特异性、灵敏度和符合率方面的评价,因此,这些评价对于参评实验室寻找出现误差的原因有一定的指示作用。如果在质评样本中加入了某种可能会影响测定的干扰因素,则应对这种干扰因素按方法和(或)试剂等进行全面充分的评价。

除此以外,我国国家卫生计生委临床检验中心还组织开展部分分子检测项目的能力验证计划。能力验证(Proficiency testing, PT)是实验室接受由政府机构、专业机构或厂商提供的标本在规定的期限内对标本进行检测分析并将检测结果回报,由开展能力验证的机构对结果进行评价,并对参评实验室进行评分或分级,从而起到监控和改进实验室检测质量的重要手段。

4. 污染的控制 分子诊断实验室主要存在3个污染源,即标本间的交叉污染、实验室克隆质粒的污染和PCR扩增产物的污染。其中以扩增产物污染源最常见,因此,为了控制污染对实验结果的影响,要从实验室设计和实验操作过程两方面加以严格控制,分述如下。

(1)实验室设计:由于基因扩增检验是针对靶核酸的指数倍扩增过程,因而会有大量的扩增产物的出现。这种扩增产物极易对以后的新扩增反应产生"污染",为防止这种污染的发生,就需要对基因扩增检验实验室进行严格的分区。临床基因扩增检验实验室原则上分为4个分隔开的工作区域,即试剂储存和准备区、标本制备区、扩增反应混合物配制和扩增区及扩增产物分析区。如果采用全自动扩增仪,后2个区域可以合并。应该注意的是:各工作区域必须有明确的标记,避免不同工作区域内的设备、物品混用。进入各工作区域必须严格按单一方向进行,即试剂储存和准备区→标本制备区→扩增反应混合物配制和扩增区→扩增产物分析区。各区的仪器设备,还包括工作服、鞋子、实验记录本和笔等都必须专用,不得混淆。此外,上述4个工作区域内还应有固定于房顶的紫外灯,以便于工作后区域内的空气照射。

①试剂储存和准备区。此区主要进行储存试剂的制备、试剂的分管和主反应混合液的制备。新购置的试剂和试剂盒应直接运送到试剂储存和准备区,不能经过其他区域。在打开含有反应混合液的Eppendorf管前,应注意将其快速离心数秒。试剂原材料(如乙醇等)必须储存在本区域内,并在本区域内制备成所需的储存试剂。当储存试剂经检查可用后,应将其分装、储存备用,避免由于经常打开而造成污染。

含有反应混合液的Eppendorf管在冷冻前最好快速离心数秒。大多数用于扩增的试剂都应该冷冻储存。为避免因单次反应取液而频繁冻融储存试剂,最好分装冷冻储存试剂溶液。储存试剂的分装体积根据实验室1次检测的标本数的多少而定。

在实验操作过程中,操作者必须戴手套,并经常更换。另外,操作者要戴一次性帽子以防止污染的发生。工作结束后必须对工作区进行清洁。实验台面可用次氯酸钠等化学物质消毒清洁,也可用移动式紫外灯对台面进行照射,对实验室及设备的使用必须有日常记录。

②标本制备区。此区的主要工作包括临床标本的接收与保存、核酸的提取及储存等。进行核酸提取时,将标本从指定的标本接收与保存处拿到标

本制备区,并进行相关记录。标本的制备最好在生物安全柜内进行,可防止标本气溶胶的扩散。在标本制备过程中应戴一次性手套,并经常更换,以防止在实验操作过程中由于手套的污染导致标本间的污染。当处理可能具有传染危险性的标本时,最好戴两副手套,当手套与标本有接触时即可弃外层手套。实验时所使用的加样器吸头必须带滤塞,而且滤塞不能是后插入的,而应是结合在吸头内壁上的疏水性膜滤塞,以便有效地防止气溶胶对加样器的污染。

在标本制备过程中,通常会有温育步骤。温育既可在加热模块中也可在水浴中进行。当使用加热模块时,如果在模块中填入二氧化硅细沙,然后将标本置于细沙中温育,这样可得到较为一致的温育温度。如果是用水浴温育,可使用带有有孔海绵等能漂浮在水面上的试管架。不管采用何种温育方式,在每次使用时均需对所设置的温度用已经校准的温度计进行校准,并做好记录。经高温温育后的标本应冷却至室温后再离心,使得由于加热回流的标本液体能离心至离心管的底部。

此外,由于在加样操作中可能发生气溶胶所致的污染,因此应避免本区域内的不必要走动。为避免样本间的交叉污染,加入待测核酸后,应立即盖好含反应混合液的反应管。对于具有潜在传染危险性的材料,必须有明确的样本处理和灭活程序。用过的加样器吸头必须放入专门的消毒容器内(如含次氯酸钠溶液),实验后台面及仪器也应用10%的次氯酸钠消毒。样本处理对核酸扩增影响很大,必须使用有效的核酸提取方法。在开展临床标本检测前可对不同的提取方法和试剂进行比较和评价。用于RNA扩增检测的样本制备好后,应立即进行cDNA的合成,因为cDNA较RNA稳定,保存相对容易。

③扩增区。扩增区进行的主要工作包括DNA或cDNA扩增。此外,扩增反应体系的配制和提取核酸的加入可在标本制备区进行,也可在本区内进行,但应特别注意防止产物的污染。如果空间允许,也可在一个独立的区域,如超净工作台内进行。加样时,一般先加提取的核酸模板标本,每加完1个应立即盖好盖子,然后加阳性质控核酸模板。对于标本制备阴性质控,尽最大可能减少测定前扩增产物的交叉污染。

扩增区是最易形成产物污染的区域,应严禁从本区域再进入"上游"任何区域。为避免气溶胶的污染,应尽量减少在本区域内的走动。打开预处理过的反应混合液时必须防止液体溅出,一个简单有效的方法是在打开反应管前快速离心数秒,可使用较小体积的离心机。防潮屏障,如液状石蜡或轻矿物油也具有防污染的作用,但必须注意的是矿物油本身也可能成为一种持续性的污染源。完成操作及每天工作之后必须对实验台面进行清洁和消毒,处理方法与前面区域相同,如有溶液溅出,必须立即处理并做记录。

④扩增产物分析区。此区是临床基因扩增检验的最后1个工作区域,也是唯一能打开扩增后反应管的地方,因此,此区域极易造成扩增产物的污染,必须特别注意避免通过本区的物品及工作服将扩增产物带出。本工作区一般要求呈负压状态,空气流向由外向内,以防止扩增产物气溶胶流出。

扩增后产物分析的方法有多种,如膜上或微孔板上探针杂交法、琼脂糖凝胶电泳、聚丙烯酰胺凝胶电泳、Southern转移、核酸测序等。目前,国内的商品试剂盒绝大部分均采用荧光探针杂交法,与扩增同步分析,因此,在一般情况下不需单独进行产物分析,将分析区合并到了扩增区,但对于有条件的实验室还是建议设立扩增产物分析区以便于方法学评价或临床科研用。

(2)实验操作过程:以PCR反应的污染最多见,而且残留污染大部分是假阳性反应的原因,样品间的交叉污染也是原因之一。因此,不仅要在进行扩增反应时谨慎认真,在样品的收集、抽提和扩增的所有环节都应该注意:戴一次性手套,若不小心溅上反应液,立即更换手套;使用一次性吸头,严禁与PCR产物分析室的吸头混用,吸头不要长时间暴露于空气中,避免气溶胶的污染;避免反应液飞溅,打开反应管时为避免此种情况,开盖前稍离心收集液体于管底,若不小心溅到手套或桌面上,应立刻更换手套并用稀酸擦拭桌面;操作多份样品时,制备反应混合液,先将dNTP、缓冲液、引物和酶混合好,然后分装,这样即可以减少操作、避免污染,又可以增加反应的精确度;最后加入反应模板,加入后盖紧反应管;操作时设立阴、阳性对照和空白对照,既可验证PCR反应的可靠性,又可以协助判断扩增系统的可信性;尽可能用可替换或可高压处理的加样器,由于加样器最容易受产物气溶胶或标本DNA的污染,最好使用可替换或高压处理的加样器,如没有这种特殊的加样器,至少PCR操作过程中加样器应该专用,不能交叉使用,尤其是

PCR产物分析所用加样器不能拿到其他2个区。

应该采取以下必要措施防止实验室污染。

①紫外照射（UV）法。紫外波长一般选择254～300nm，照射30min即可。需要注意的是，选择UV作为消除残留PCR产物污染时，要考虑PCR产物的长度与产物序列中碱基的分布，UV照射仅对500bp以上长片段有效，对短片段效果不大。

②尿嘧啶糖苷酶（uracil DNA glycosylase, UNG）法。由于UV照射的去污染作用对500bp以下的片段效果不好，而临床用于检测的PCR扩增片段通常为300bp左右，因此UNG的预防作用日益受到重视和肯定。其原理是在PCR产物或引物中用dUTP代替dTTP。这种dUTP化的PCR产物与UNG一起孵育，因UNG可裂解尿嘧啶碱基和糖磷酸骨架间的N-糖基键，可除去dUTP而阻止Taq DNA聚合酶的延伸，从而失去被再扩增的能力。UNG对不含dUTP的模板无任何影响。UNG可从单或双链DNA中消除尿嘧啶，而对RNA中的尿嘧啶和单一尿嘧啶分子则无任何作用。

三、分析后阶段

分析后质量控制（postanalytical quality control）是指在完成标本检测后，为使检验报告准确、真实、无误并转化为临床能直接应用的疾病治疗信息而确定的措施和方法。分析后质量控制实际上是全面质量控制过程中的最后质量把关，这一环节的疏漏将使前期的分析前、分析中质量控制有始无终，甚至前功尽弃。

1. 检验报告　检验结果是临床医师开展诊疗活动所需要的重要信息，而检验报告的发出是通过这些信息传递载体来实现的，所以对这一环节的质量管理务必重视。检验结果一般通过纸质检验报告单或者医院信息管理系统以电子检验报告单两种形式报告给临床医师；无论何种形式，发出的检验结果必须保证"完整、正确、有效、及时"。应建立严格的检验报告单签发制度。检验报告单发出前，除主要操作人员签字外，还应有另一经科室授权的检验人员核查并签名。核查的基本内容有：临床医师所申请的检验项目是否已全部检验、有无漏项；室内质控是否在控；检验结果是否填写清楚、正确，结果是否与临床诊断相符，有无过低或过高的极端值及难以解释的结果；最终决定报告是否发出或复查等。对一些特殊项目的检验报告单及一些关系重大的检验报告（如HIV阳性的报告单、白血病、恶性肿瘤的报告单及罕见病原体的报告单等）需要实验室负责人或实验室负责人授权的相关人员复核无误并签名后方可发出。对异常结果、危重患者、疑难患者等的检验结果应建立复核或复查制度。

2. 报告时限　检验科重要的职能就是在适当的时间内取得患者的检测结果，以便于临床做出对疾病的诊断、治疗决策。这就要求检验人员树立周转时间的观念，所谓周转时间（turnaround time, TAT）是指从实验室接收标本到实验室发出检验报告的时间（小时或天）。TAT与标本类型、检测的项目和实验室流程直接相关，每个实验室都有必要定期检查自己实验室各检测项目的TAT，如发现有TAT超出规定的要求，应该分析原因，找出问题所在，并加以改进。实验室信息系统（laboratory information system, LIS）的应用强化了检验科报告时限观念，从标本信息录入电脑就可以进行时间跟踪。

一般来说，分子诊断项目不会有"时间就是生命"的紧迫感，如肿瘤基因的检测、遗传性疾病的诊断等，这主要是由于它们涉及的主要是慢性病。但在有些情况下也会出现比较紧急的要求，如SARS病原体检测等。对于很多病原体检测而言，分子诊断的检测时限明显短于那些传统微生物学检测技术。

3. 咨询　检验人员除尽可能满足临床需要，提供及时、准确的检验信息外，还应全方位地面向临床医师和患者提供检验医学咨询服务。通过检验咨询服务，可以大大提高临床实验室的总体服务水平，充分发挥检验医学在疾病诊断中的巨大作用。咨询服务可分为分析前的咨询服务和分析后的咨询服务。分析前的咨询可以来自临床医师，也可来自患者，还可来自健康人群，其咨询的主要内容是针对健康时、出现某些临床症状和某些特殊疾病时如何选择检验项目及临床应用价值等。由于患者与检验人员接触机会很少，来自患者的咨询多集中在临床医师处，而临床医师对检验医学的了解有限，特别是一些新开展的项目，所以开展分析前的咨询服务非常必要。分析后的咨询服务主要是对检验结果的解释及临床处理意见或建议，这是目前检验人员回答最多的问题。

对临床实验室的抱怨通常是指临床医师、患者或其他方面对实验室的服务不满意时所做出的各种形式的表述,包括申诉或声明等。在医学检验的质量管理体系中,抱怨的处理是一个重要的组成部分。因为抱怨在所难免,通过正确的抱怨处理可以帮助检验人员查找导致质量问题的原因或影响因素,在整改的过程中不断积累经验,从而改进和提高检验质量,减少抱怨的发生。

4. 记录保留　为了完整真实的再现当时实验情况,便于对检测的过程进行全面、仔细的回顾及检测质量的历史性回顾及趋势分析。分子诊断实验室内,与实验检测有关的一切记录都要保存好。保存的文件、记录等可以作为未来资料统计基础,还可以为可能出现的质量问题进行追踪溯源,甚至是法庭上有用的证据(这在举证倒置的背景下显得尤为重要)。

记录不允许随意更改,一旦确认出现患者姓名、年龄、地址等笔误或实验结果的书写错误等时应该立即更改,在修改处做好相应标记,如签名、盖章等,报实验室主任备案,并应马上通知主管的医师。记录包括知情同意书、电子记录(包括网络电脑的 LIS 系统和荧光定量 PCR 仪主控电脑的检测结果)、申请单、标本接受登记簿等。电子记录要注意定期做好备份。纸质记录文件的管理包括:填写书面记录需使用黑色墨水笔,字迹清晰。如有涂改,在涂改处应有涂改人签名。不得在记录本上进行无关书写,保持记录本清洁、完整。每个记录本要纳入档案管理,写完后及时放入档案柜,并依照要求进行编号,分别放于档案柜的指定位置以便查询。对不同记录进行分类管理,实行分类查询。定期对保存的记录进行分析总结,形成总结报告,以便改进工作。在没有实验室负责人同意的情况下,不得随意将记录借出。如记录借出需有实验室负责人、经手人、借阅人的签名方可。

第二节　分子诊断的标准化

临床实验室分子诊断现已成为临床检验各学科分支中最具发展潜力的领域,但在临床应用中,目前仍存在同一实验室不同检测批次间或不同实验室对同一标本检测结果间的差异,这已成为时常困扰临床医师、患者及实验室技术人员的普遍性问题。此外,这也是当前不同实验室间结果有条件互认的一个巨大障碍。而造成不同临床实验室间检验结果差异的原因,通常包括临床标本的采集、试剂方法、测定操作、仪器设备的维护校准、数据处理及结果报告、标准物质及质控物的应用等方面的不规范等因素。通常临床实验室分子诊断标准化应主要包括以下几个方面。

一、临床标本采集、运送和保存的标准化

临床标本的采集、运送和保存对检验结果往往有决定性的影响,而这些问题常涉及临床实验室与其他相关科室的工作分工与协作,此点以前不太被关注或认为是难以控制的问题。但为保证得到正确检验结果,必须制定一个规范的临床标本采集、运送和保存的程序。常用的临床标本通常有血清(浆)、全血、分泌物、组织、尿液、脑脊液及其他体液等。对这些标本的采集、运送和保存的标准化主要是对标本采集的具体方法、所用容器、采集量、采集时所用材料和用具、运送方式和不同时间中标本保存条件等做出明确而又详尽的规定,写成标准操作程序(standard operation procedures, SOP)。并对参与该程序运行的相关人员进行必要的培训,及时与临床科室进行全面而有效的"对话"(包括工作沟通、定期质量评价、纠错措施),是保证所制定的程序得到确实执行的必不可少的环节。

二、临床标本制备处理和核酸提取方法的标准化

临床标本的处理对于分子诊断技术,尤其是核酸和基因检测是极为关键的一个环节。在核酸和基因检测中,临床标本中存在的血红蛋白、免疫球蛋白 G(IgG)、乳铁蛋白、核酸酶、尿素、胆盐、黏蛋白和多糖等,都能在 PCR 扩增过程起抑制作用,而影响特定靶核酸的检测。采用简便而又高效的核酸纯化方法,去掉临床标本中的上述 PCR 抑制物,是保证得到正确的检测结果的前提。有些临床标本,如痰,在核酸提取前,对标本进行适当、有效的预处理,对保证后续核酸提取及扩增检测的成功非常关键。此外,在临床分子诊断中,必须建立一个标准化的临床标本制备处理程序,这对于核酸提取、提取的效率及能否有效地去掉 PCR 抑制物,也是核酸纯化方法标准化的重要指标。

三、检测试剂和方法的标准化

临床分子诊断的试剂和方法常因不同的生产厂商而有所区别。PCR 因其极高的检测灵敏度,很

容易因以前扩增产物或标本间交叉污染而出现假阳性结果。此外，标本中 PCR 抑制物的存在、扩增仪孔间温度的差异、试剂的浓度不合适及标本中核酸提取的失败等，则容易造成假阴性结果。因此，试剂生产厂家在研发相应的临床分子诊断试剂时，必须仔细考虑上述因素，生产最理想的检测试剂。如 PCR 试剂则应从如何有效避免假阳性和假阴性结果的角度出发，在试剂盒中以 dUTP 替代 4 种 dNTP 中的 dTTP，再加上尿苷糖基酶（UNG），使扩增产物 DNA 中出现天然 DNA 中所没有的 U，在新的检测扩增中，如有以前扩增产物的污染，则其可在 UNG 的作用下被降解。这样可一定程度地避免以前扩增产物的污染所致的假阳性。又如在试剂中加入竞争性或非竞争性内标，则可有效监测核酸提取、扩增及产物分析中出现的误差，从而避免假阴性结果。

四、检测结果分析的标准化

临床实验室分子诊断方法依其对测定结果的表达方式，可分为定性和定量 2 大类。定性测定常以"有"或"无"，也即"阳性"或"阴性"来表达测定结果。定量测定的结果则以浓度（如 U/L、U/ml、μg/L、拷贝数/ml 等）的方式表达。定性测定结果确定的依据在于阳性判定值（cut-off）的建立，cut-off 值的确立应尽可能地避免假阳性或假阴性结果的出现。定量测定的依据为使用系列浓度标准品测得的剂量反应曲线（即标准曲线）或是内标的量。定性测定中设定 cut-off 值是为了尽可能地避免假阳性或假阴性结果，但处于 cut-off 值一定范围的测定结果具有某种不确定性，通常称为"灰区"。在临床实际检测中，"灰区"范围大小的确定及处于"灰区"范围内的临床标本的结果如何报告，常使实验室技术人员感到困惑。因此，对其进行标准化的程序规定，不但可使实验室技术人员在报告结果时有规则可循，而且可有效减少或避免错误结果的发出。定量测定的数据处理，常采用不同的数学模式，这不仅可用来改善标准曲线绘制的精密度，从而以较少的数据和计算获得较为准确的结果，又能省时、省钱。如今微型计算机已在临床实验室中迅速普及，各种测定数据处理软件层出不穷，使得定量测定结果的表达更为准确和有效。例如：实时荧光定量 PCR 对阈值的设定，标准曲线中斜率、截距和相关系数的允许变化范围，在其数据处理和结果报告的标准操作程序中做出明确规定。

五、标准品和质控品的应用

1. **标准品**　标准品是临床分子诊断标准化的前提，也就是说，临床检测的某一标本中特定标志物的量值，不管其用什么方法测定，均可以通过统一的标准品，而得到相近的结果，其量值均可溯源至同一标准，从而具有可比性。

标准品可分为 3 个等级。一级标准品数量有限，可使用 10～20 年，其为冻干品。一级标准品可用来校准第二级和第三级标准品，例如，常规测定中使用的校准品。国际标准可作为第一级标准品，一旦第一级标准确定，二级标准可用来维持校准。校准的二级标准可在以国家为基础的范围内供应。目前可得到的国际标准品中特定分析物的浓度一般以 U/L 表示。

2. **质控品**　质控品则是含量已知的处于与实际标本相同的基质中的特性明确的物质，这种物质通常与其他杂质混在一起，根据其用途可分为室内质控品、室间质评样本和质控血清盘等 3 类。室内质控品用于临床实验室日常工作的室内质控，其定值应可溯源至二级标准品。室间质评样本则为主持室间质评的机构制备或监制，通常无须准确的定值，但对于定性测定，则需用各种已有的方法，以明确其阴阳性。质控血清盘为经过筛检得到的有明确阴阳性的原血清标本，阳性强弱不一，阴性标本则可能含有对测定会产生非特异干扰的物质，阴、阳性血清总数之比通常为 1∶1，血清盘可用于特定的定性免疫测定试剂盒的质量评价，评价内容包括特异性、敏感性、符合率和对可能存在的非特异干扰物的拮抗能力。

六、标准化的组织实施机构

世界卫生组织（WHO）生物学标准化专家委员会（The Expert Committee on Biological Standardization，ECBS），其负责建立生物物质的国际标准及参比材料。WHO 通过国家生物学标准和质控物研究所（National Institute for Biological Standards and Control，NIBSC）提供国际标准品。一些区域和地区性组织也制备标准品，如美国的疾病控制中心（Centers of Disease Control，CDC）、美国病理学家协会（The College of American Pathologists，CAP）的国家委员会（National Committee of the College of American Pathologists）、国家卫生研究所（National Institute of Health，NIH）和国际

临床化学联合会(IFCC)。在国内则是由卫生计生委临床检验中心承担。

目前在世界上有各种不同的科学协会，如IFCC、临床和实验室标准化研究所(Clinical and Laboratory Standards Institute,CLSI)及美国和加拿大临床化学协会(American Societies for Clinical Chemistry and Canadian Societies for Clinical Chemistry,ASCC 和 CSCC)等测定的标准化工作，这些组织也制备一些标准品。在德国的监督机构是医学实验室标准化和文件化研究所(Institute for Standardization and Documentation in Medical Laboratories,INSTAND)。我国卫生计生委临床检验中心也制定了临床分子诊断的标准化方面的文件。

(王小中)

参考文献

《全国临床检验操作规程》(第4版)人民卫生出版社

《分子克隆实验指南(黄培堂译)》(第3版),科学出版社

CNAS-CL02:2012《医学实验室质量和能力认可准则》

CNAS-CL36:2012《医学实验室质量和能力认可准则在分子诊断领域的应用说明》(2015年第三次修订)

第 39 章

糖代谢紊乱的实验室诊断

> **大　纲**
>
> **熟悉** 血糖的来源和去路；胰岛素的性质、释放和降解；DM的分型，1型和2型DM的临床表现特点；检测尿糖、酮体、乳酸、丙酮酸和胰岛组织自身抗体的临床价值；低血糖症、新生儿和婴儿低血糖症的概念，常见的成年人空腹和餐后低血糖症的原因。
>
> **了解** 胰岛素的作用机制，升高血糖的激素；1型和2型DM的病因和发病机制；代谢综合征的发生机制，DM慢性并发症的代谢紊乱；检测胰岛素原和胰高血糖素原的临床价值。
>
> **掌握** 胰岛素的生成，胰岛素对糖、脂和蛋白质代谢的作用；高血糖、糖尿病和妊娠糖尿病的概念；代谢综合征的确定标准；DM的一般代谢紊乱，DM急性并发症的代谢紊乱，GHb的概念；DM、IFG和IGT的诊断标准，空腹血糖、OGTT、GHb、GSP、尿清蛋白排泄率、胰岛素和C肽测定的临床价值。

临床上常见的糖代谢紊乱主要是血糖浓度过高（高血糖症）和过低（低血糖症）。本章将重点讨论糖尿病引起的高血糖症，简要阐述低血糖症。

第一节　血糖及血糖浓度的调节

正常人血液中的糖主要是葡萄糖（glucose，Glu），故血糖一般是指血液中的葡萄糖，其浓度相对恒定在 3.89~6.11mmol/L［2003年美国糖尿病协会（ADA）建议将上限下调为 5.6mmol/L］，这是体内激素等调节的结果。

一、血糖的来源及去路

1. **血糖的来源**　正常进餐时血糖主要来源于食物中的糖类主要是淀粉类多糖，少数是单糖；饥饿时体内糖原分解生成葡萄糖入血液；若血糖水平仍不足以维持正常生理需要，则体内非糖物质，如氨基酸、乳酸和甘油等在肝内经糖异生作用转变成葡萄糖。

2. **血糖的去路**　体内葡萄糖主要供给各组织细胞作为能量来源，可由糖酵解途径转变为能量，有氧条件下产物丙酮酸再进入三羧酸循环进一步氧化供能。多余的葡萄糖合成糖原储存在肝、肾和肌组织，但糖原的存储量有限，过多的葡萄糖则进入脂肪组织合成三酰甘油即脂肪。葡萄糖也可转变为氨基酸并进一步合成蛋白质。当机体需要时，葡萄糖还可转变为其他糖类物质，如 5-磷酸核糖。当血糖浓度超过肾糖阈（8~10mmol/L）即肾最大重吸收葡萄糖能力时，葡萄糖可从尿中排出出现尿糖。

二、血糖浓度的调节

血糖的来源和去路保持着动态平衡，调节糖代谢平衡的激素包括降血糖和升血糖激素。

1. **降血糖激素——胰岛素**　胰岛素（insulin）具有强大的调节糖代谢和使血糖下降的作用，并具有调节其他物质代谢的作用。当胰岛素量不足或其作用下降时，即可出现血糖增高等。

(1)胰岛素的生成和性质:胰腺的胰岛B细胞首先合成109个氨基酸残基的前胰岛素原,其N端23个氨基酸残基的信号肽被酶切后,生成86个氨基酸残基的胰岛素原(proinsulin),并在分泌出细胞前被酶解为胰岛素和含21个氨基酸的连接肽即C肽(connecting-peptide,CP)。C肽与胰岛素同时被等分子分泌到血液中,测定血液中C肽含量能反映机体自身胰岛素生成量。

胰岛素含51个氨基酸,人胰岛素分子量5734D。B链的C末端区域(B23~B26)是胰岛素生物学活性的关键区域,具有高度保守性见(图39-1)。

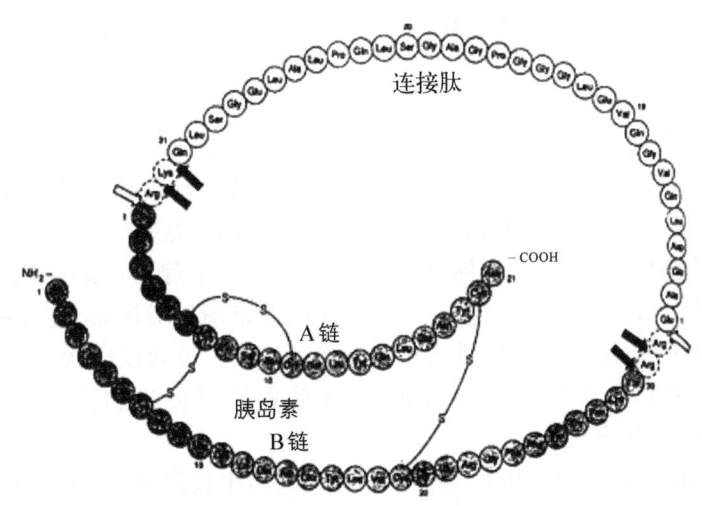

图 39-1 人胰岛素原、胰岛素及C肽结构
⇒类胰蛋白酶裂解位点;➡类羧基肽酶裂解位点

表39-1 人胰岛素与动物胰岛素一级结构的差别

动物	A链位点			B链位点
	8	9	10	30
人	苏氨酸	丝氨酸	异亮氨酸	苏氨酸
猪、狗	苏氨酸	丝氨酸	异亮氨酸	*丙氨酸*
兔	苏氨酸	丝氨酸	异亮氨酸	*丝氨酸*
马	苏氨酸	*甘氨酸*	异亮氨酸	*丙氨酸*
牛	*丙氨酸*	丝氨酸	*缬氨酸*	*丙氨酸*

斜体字为差异的氨基酸

(2)胰岛素的释放和降解:基础胰岛素分泌量约1U/h,每天总量约40U。健康人在葡萄糖刺激下,胰岛素呈2时相脉冲式分泌。静脉注射葡萄糖后的1~2min是第1时相,10min内结束,这一时相呈尖而高的分泌峰,代表储存状态胰岛素的快速释放。第2时相紧接第1时相,持续60~120min,直到血糖水平回到正常,代表了胰岛素的合成和持续释放能力。除葡萄糖外,氨基酸、胰高血糖素、胃泌素、胰泌素等都可刺激胰岛素分泌。随着B细胞功能进行性损害,胰岛素对葡萄糖反应的第1时相将丧失,而其他的刺激物,如氨基酸或胰高血糖素仍能刺激其产生,所以在大多数2型糖尿病患者仍保留第2时相的反应。而1型糖尿病患者几乎没有任何反应。胰岛素第1次通过肝门静脉时,约有50%被肝细胞摄取并降解。胰岛素在体内的生物半衰期约为5 min。

2.胰岛素的作用及其机制 胰岛素是一种同化激素,能促进糖原、脂肪和蛋白质合成,并促进葡萄糖的分解、利用等,主要靶器官是肝、骨骼肌和脂肪组织。

(1)对糖代谢的作用:具有全面和显著的负性调节作用,使血糖下降。

①促进葡萄糖进入细胞。水溶性葡萄糖进入组织细胞需由细胞膜上的葡萄糖转运子(GluT)作为载体,胰岛素能促进GluT的合成并使其转移至细胞膜。

②促进葡萄糖利用。胰岛素增加糖酵解途径中关键酶即葡萄糖激酶、磷酸果糖激酶和丙酮酸激酶的表达和活性。

③抑制糖异生。上述胰岛素诸作用发生很快,在几秒、几分钟之内;较长期的胰岛素对葡萄糖作

用涉及胰岛素抑制糖异生。胰岛素能选择性抑制肝糖异生的关键酶——磷酸烯醇式丙酮酸羧激酶(PEPCK)的基因转录,下调 PEPCK 表达。在长期饥饿状态时(超过 48h),低胰岛素水平使骨骼肌中氨基酸转移到肝被转变成葡萄糖,即促进糖异生。

④促进糖原合成。促进糖原合成过程中的关键酶即糖原合成酶的活性。

(2)对脂代谢的作用:刺激脂肪组织合成脂肪。系通过以下途径①促进脂肪细胞摄取葡萄糖并转变为乙酰辅酶 A,后者为脂肪酸合成原料;②促进葡萄糖通过磷酸戊糖旁路生成还原型辅酶Ⅱ(NADPH),成为合成脂肪酸的另一重要原料;③激活脂肪酸合成的限速酶即乙酰辅酶 A 羧化酶,使乙酰辅酶 A 转变为丙二酰辅酶 A。胰岛素还能显著抑制肝和脂肪组织的脂肪分解作用。

(3)对蛋白质代谢的作用:促进氨基酸进入细胞、促进蛋白质合成、抑制蛋白质分解,同时抑制氨基酸转变为葡萄糖(即抑制糖异生)。

(4)对电解质代谢的作用:促进 K^+ 和 Ca^{2+} 进入细胞,Na^+ 和 Mg^{2+} 出细胞。胰岛素作用的分子机制尚未完全清楚。胰岛素受体(insulin receptor,InR)为 2 个 α 亚基和 2 个 β 亚基组成的四聚体,胰岛素与其靶细胞膜上受体结合后,β 亚基上的酪氨酸发生自身磷酸化,使 β 亚基获得了酪氨酸蛋白激酶的活性,并作用于胰岛素受体底物 1(insulin receptor substrate-1,IRS-1)使其上的酪氨酸磷酸化,引起 IRS-1 活化再作用于磷脂酰肌醇-3 激酶(phosphatidylinositol 3-kinase,PI-3K)。PI-3K 使磷脂酰肌醇-4,5-二磷酸转变为磷脂酰肌醇-3,4,5-三磷酸(phosphatidylinositol-3,4,5-tri-phosphoric acid,PIP_3),PIP_3 能激活磷脂酰肌醇依赖激酶,后者又激活蛋白激酶 B(PKB),PKB 能行使胰岛素调节代谢的作用,如促进 GluT 合成并转位到细胞膜、促进糖原合成酶活性等。

目前认为,胰岛素抵抗(insulin resistance,IR)的发生,主要是 InR、IRS-1 及 PI-3K 等胰岛素作用机制中的关键中介物质发生异常所致。

3. 升高血糖的激素

(1)胰高血糖素(glucagon):由胰岛 A 细胞分泌,能促进肝糖原分解和糖异生,及促进脂肪动员。血糖降低可刺激其分泌,血糖升高则起相反作用,应激、运动和氨基酸也可诱导其释放。

(2)肾上腺素(epinephrine):为肾上腺髓质分泌的儿茶酚胺类激素,能促进肝糖原分解,并降低血糖利用。运动或应激可促进肾上腺素分泌。肾上腺素还可促进胰高血糖素分泌,抑制胰岛素分泌。

(3)生长激素(growth hormone):由垂体分泌的一种多肽,能促进糖异生和脂肪分解,并且拮抗胰岛素的促组织细胞摄取葡萄糖作用。

(4)皮质醇(cortisol):为肾上腺皮质激素,可促进糖原分解和糖异生,也促进蛋白质和脂肪分解。

低血糖时,首先是胰高血糖素和肾上腺素释放使血糖升高(在几分钟之内),随后生长激素和皮质醇释放增加血糖(3～4h)。胰高血糖素最为重要,当其缺乏时,主要由肾上腺素起作用,其他激素的作用较小。

第二节　各型糖尿病及其发病机制

血糖浓度超过 6.1mmol/L 为高血糖,生理性高血糖见于餐后一定时间内和情绪紧张时。病理性高血糖可出现在血液浓缩、创伤和颅内压升高时,当这些情况改善时血糖即可恢复正常。最常见的病理性高血糖是糖尿病(diabetes mellitus,DM),及糖尿病发生前的糖耐量减退和空腹血糖损害,都是长期和慢性高血糖症。

一、糖尿病的定义和分型

1. 糖尿病的定义　DM 是一种复杂的代谢性疾病,由胰岛素分泌不足和(或)胰岛素作用低下而导致糖、脂肪和蛋白质等代谢紊乱。其特征是长期的高血糖症,典型症状为多尿、多饮和体重减轻,有时伴有多食。严重 DM 的急性并发症包括可危及生命的糖尿病酮症酸中毒昏迷和非酮症高渗性昏迷。长期高血糖将导致多种器官的损害,尤其是眼、肾、神经、心脏和血管系统。DM 患者易继发感染;青少年 DM 患者可出现生长发育迟缓。

2. 糖尿病分型　根据病因将 DM 分成 4 大类型,即 1 型 DM、2 型 DM、其他特殊类型 DM 和妊娠期 DM(表 39-2)。

表 39-2 糖尿病的病因学分类

1 型糖尿病(B 细胞破坏,常引起胰岛素绝对不足)
　　①免疫介导　②特发性
2 型糖尿病(病因不甚明确,从显著的胰岛素抵抗伴相对胰岛素不足,到显著的胰岛素分泌不足伴胰岛素抵抗)
其他特殊类型的糖尿病
　B 细胞功能遗传性缺陷
　　①12 号染色体,HNF-1α(MODY$_3$)　②7 号染色体,葡萄糖激酶(MODY$_2$)
　　③20 号染色体,HNF-4α(MODY$_1$)　④线粒体 DNA　⑤其他
　胰岛素作用遗传性缺陷
　　①A 型胰岛素抵抗　　②妖精貌综合征　③Rabson-Mendenhall 综合征
　　④脂肪萎缩性糖尿病　⑤其他
　胰腺外分泌性疾病
　　①胰腺炎　②外伤及胰腺切除　③肿瘤　④囊性纤维化病
　　⑤血色病　⑥纤维钙化性胰腺病　⑦其他
　内分泌病
　　①肢端肥大症　②库欣综合征　　③胰高血糖素瘤
　　④嗜铬细胞瘤　⑤甲状腺功能亢进症　⑥生长抑素瘤
　　⑦醛固酮瘤　⑧其他
　药物或化学品所致糖尿病
　　①吡甲硝苯脲(vacor)　②羟乙磺酸戊氧苯咪　③烟酸
　　④糖皮质激素　　　⑤甲状腺素　　⑥二氮嗪
　　⑦β受体激动药　　⑧噻嗪类利尿药　⑨苯妥英钠
　　⑩α干扰素　⑪其他
　感染
　　①先天性风疹　②巨细胞病毒　③其他
　少见的免疫介导性糖尿病
　　①僵人(Stiffman)综合征　②抗胰岛素受体抗体　③其他
　其他可伴糖尿病的遗传综合征
　　①Down 综合征　　②Linefelter 综合征　③Turner 综合征
　　④Worfram 综合征　⑤Friedreich 共济失调　⑥Huntington 舞蹈病
　　⑦Laurence-Moon-Biedel 综合征　　⑧强直性肌营养不良症
　　⑨卟啉病　　⑩Prader-Willi 综合征　⑪其他
妊娠期糖尿病

二、不同类型 DM 的特点和发病机制

1. 1 型糖尿病　1 型 DM(type 1 diabetes)患者胰岛素绝对缺乏,可再分为 2 种亚型。

(1) 免疫介导 1 型糖尿病

①临床表现特点:任何年龄均可发病,典型病例常见于青少年;起病较急;血浆胰岛素及 C 肽水平低,糖耐量曲线呈低平状态;B 细胞自身免疫性损伤是重要的发病机制,多数病人血清可检出自身抗体;治疗依赖胰岛素为主;易发生酮症酸中毒;遗传因素在发病中起重要作用,特别与 HLA 某些基因型有很强关联。

②病因和发病机制:包括遗传因素和环境因素。

a. 遗传因素:1 型 DM 为多基因病,至少有 10 几个相关基因。6 号染色体上的 Ⅱ 类人类白细胞组织相容性抗原(HLA)的某些基因与其发生相关,其中 DQ 基因关系最密切,DR3 和 DR4 也高度相关,而 DQB1 能显著降低发病的风险。

b. 环境因素:某些环境因素可启动 B 细胞的自身免疫反应,其中以病毒感染最重要,如柯萨奇 B4 病毒、腮腺炎病毒、风疹病毒、巨细胞病毒和脑

炎心肌炎病毒等。由于新生儿胃肠道屏障功能还未完善，若出生后即用牛奶或牛奶制品喂养，以后发生 1 型 DM 的危险性增加。因牛白蛋白与胰岛细胞中的一种成分 ICA69 有同源性，可通过分子模拟作用使胰岛细胞失去免疫耐受。

（2）特发性 1 型 DM：具有 1 型 DM 表现，呈不同程度的胰岛素缺乏，易发生酮症酸中毒，但病因中缺乏自身免疫反应的证据，也无 HLA 基因型相关特点，多见于非裔及亚裔人。

2. 2 型糖尿病

（1）临床表现特点：①典型 2 型糖尿病（type 2 diabetes）常见于肥胖的中、老年人，偶见于幼儿；②起病较慢；③血浆中胰岛素水平正常或升高，但在糖刺激后呈延迟释放；④自身抗体呈阴性；⑤口服降糖药一般可以控制血糖；⑥很少出现自发性酮症酸中毒；⑦有遗传倾向，但与 HLA 基因型无关。

（2）病因：2 型 DM 的病因包括遗传和环境 2 个方面，多数由两者共同所致。

①遗传因素：遗传易感性比 1 型 DM 强，且更复杂。家系调查表明，单卵双生 2 型 DM 发病一致率为 57%，若包括亚临床型、轻微高血糖，则发病一致率达 100%；双卵双生 2 型 DM 发病一致率为 17%；父母皆为 2 型 DM，子女 2 型 DM 发病率为 50%，糖耐量减退为 12%。

②环境因素：包括肥胖、营养因素、体力活动减少、都市化程度和老龄化等。肥胖者机体组织对胰岛素的敏感性下降；高脂肪、低糖类、热量摄入过量者容易肥胖，而低脂肪、高糖类和高纤维素食物时，周围组织对胰岛素敏感性增加；体力活动可增加机体组织对胰岛素的敏感性。

（3）发病机制：2 型 DM 多数由胰岛素抵抗（insulin resistance syndrome，IR）伴胰岛素分泌不足所致，IR 是指组织对胰岛素的敏感性下降、胰岛素的生物学效应降低的现象。2 型 DM 发生过程如图 39-2 所示。IR 发生初期，胰岛 B 细胞代偿性合成并分泌更多的胰岛素，以消除胰岛素作用下降所造成的影响，血糖水平维持正常。但是，随着 IR 的加重，增加的胰岛素不能抵消 IR 的影响，便出现血糖浓度升高，甚至由于 B 细胞功能耗竭，胰岛素分泌低于正常水平。

IR 的原因包括遗传和环境 2 类。前已述及，在胰岛素作用于靶细胞的过程中，InR、IRS-1 和 PI-3K 是细胞信号转导中的关键中介物质。已发现 InR 基因存在着 60 多个突变位点，可导致 InR 功能不同程度下降；研究证明 IRS-1 编码基因变异引起的 IRS-1 多态性与 2 型 DM 患者 IR 有关联，在一些 IR 的肥胖患者脂肪细胞中还发现 IRS-1mRNA 表达显著降低。对 PI-3K 的研究同样表明其基因突变与 IR 有关。IR 的发生可能是在某些遗传性缺陷基础上，加上环境应激的作用而产生的复杂表型。亦可能胰岛素信号转导和效应系统并不存在分子缺陷，只是一些关键的信号分子功能处于正常低水平，导致信号转导能力减弱。有科学家提出"肥胖是一种低度的炎症状态"，肥胖尤其是内脏型肥胖者脂肪细胞增生、肥大，可分泌大量促炎或炎性因子，如 TNF-α、IL-6、PAI-1、抵抗素、脂联素、瘦素等，从而引发、介导或参与炎性反应。这些炎性因子可能激活丝氨酸激酶，使 InR 的丝氨酸磷酸化增加，导致其酪氨酸自身磷酸化及酪氨酸激酶活性被抑制。

3. 特殊类型的糖尿病　这类 DM 虽有 8 种之多但患者较少，其病因均已经明确或继发于其他疾病，比如第 1 种为 B 细胞功能遗传性缺陷，是指某单一基因缺陷便导致 B 细胞功能不足，常在 25 岁之前发病，存在胰岛素分泌不足，但疾病较轻，称为

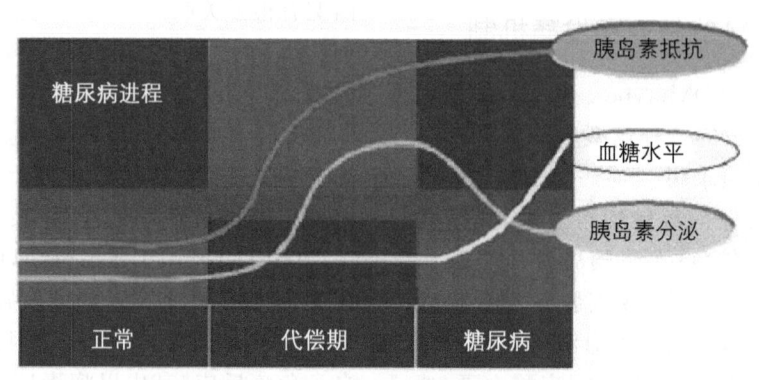

图 39-2　2 型糖尿病的发生过程

青年人成年型糖尿病(maturity onset diabetes of the young,MODY)。MODY 有很多类型,其中 MODY$_3$ 是 12 号染色体的肝细胞核转录因子(HNF-1α)基因发生突变,并因此导致 DM。第 2 种是胰岛素作用遗传性缺陷,原因是胰岛素受体基因的变异导致受体功能严重下降。其他特殊类型 DM 的病因参见表 39-2。

4. **妊娠期糖尿病** 妊娠期糖尿病(gravidity diabetes mellitus,GDM)指妊娠期间发现的任何程度的糖耐量减退或 DM 发作,以及妊娠前已存在糖耐量异常而未被确认者,但不包括已知 DM 伴妊娠者。GDM 在分娩 6 周后,均应按复查的血糖水平和 DM 诊断标准重新确定其归属。多数患者分娩后血糖将回复正常水平。

第三节　代谢综合征及糖尿病的代谢紊乱

当机体出现 IR,即胰岛素作用下降时,常引起代偿性高胰岛素血症,并可导致糖代谢、脂代谢、凝血和纤溶功能异常等,加上这些个体原有的超重或肥胖,总称为胰岛素抵抗综合征(insulin resistance syndrome,IRS),IR 是这些异常表现的基础。现更多地命名为代谢综合征(metabolism syndrome,MS)。随着 IR 的加重,以及胰岛素分泌的耗竭,将导致 2 型糖尿病发生。

一、代谢综合征的确定标准及其发生机制

1. **代谢综合征的确定标准** 1999 年,WHO 正式提出了代谢综合征的名称和定义。MS 指糖耐量或空腹血糖异常(IGT 或 IFG)或糖尿病和(或)胰岛素抵抗,并伴有以下 2 项或 2 项以上表现:①高血压,≥140/90mmHg;②高 TG,≥1.70mmol/L 和(或)低 HDL-C,男性<0.9mmol/L,女性<1.0mmol/L;③中心性肥胖,即男性腰/臀比>0.90,女性>0.85 和(或)BMI>30;④微量白蛋白尿,即尿白蛋白排泄率≥30mg/24h。

在美国胆固醇教育计划成年人治疗指南Ⅲ(NCEP-ATPⅢ)中,已将 MS 作为单独的章节来讨论,其确定标准为:空腹血糖≥6.1mmol/L;血压≥130/85mmHg;TG≥1.7mmol/L;HDL-C≤1.04mmol/L(男性)或 1.30mmol/L(女性);腹围>102cm(男性)或 88cm(女性)。5 项中有 3 项达到该标准即可诊断。

2. **代谢综合征的发生机制**

(1)高血糖:是 IR 加重、机体无法分泌更多的胰岛素来完全缓解胰岛素作用下降的必然结果。

(2)血脂异常

①血浆 VLDL 和 TG 升高。由于胰岛素作用下降、脂肪组织脂动员增加,肝将动员出来的脂肪酸转化为 TG,再合成 VLDL 并可运输到血液,而被肝外组织利用。TG 量小于血浆 VLDL 的增加量。而 IR 可使脂蛋白脂肪酶(lipoprotein lipase,LPL)活性降低,使 VLDL 和 TG 的利用减少,进一步升高了它们的浓度。

②低 HDL 血症。IR 及继发性高胰岛素血症与 HDL-C 呈负相关,其具体机制还不十分清楚,可能原因有:VLDL 脂解作用异常,妨碍载脂蛋白和磷脂由富含 TG 的脂蛋白向 HDL 转化,以致 HDL 减少;HDL 中的胆固醇和 VLDL 中的 TG 发生交换,使 HDL-C 下降;肝脂肪酶活性增加,使 HDL 清除增加等。

③sdLDL 增加。梯度凝胶电泳方法可将 LDL 分为 A 和 B 2 种亚型,A 型粒子主要为大颗粒且密度低,直径一般>25.5nm;B 型粒子主要为小颗粒且较为致密,称为小颗粒致密的 LDL(small dense LDL,sdLDL),其直径<25.5nm。sdLDL 增多可能与 2 个机制有关:LDL 中的胆固醇酯和 VLDL 中的 TG 间的交换使 LDL 中 TG 增加,然后脂解作用破坏 TG,剩下的就是 sdLDL 颗粒;VLDL 代谢改变,其中 VLDL 颗粒的异质性导致 LDL 颗粒的异质性,使机体生成小颗粒的、致密的、胆固醇较少的 LDL。另外,升高的 TG 和降低的 HDL-C 水平与 sdLDL 增加之间存在阈值效应,当血浆 TG>1.13~1.36mmol/L(100~120mg/dl)或 HDL-C<0.9~1.03mmol/L(35~40mg/dl)时,sdLDL 的数目迅速增加。

④载脂蛋白 ApoAⅠ及Ⅱ/ApoB100 比值降低。ApoAⅠ是 HDL 中的主要载脂蛋白,ApoB100 是 LDL 中唯一的载脂蛋白,也是 VLDL 重要的载脂蛋白。IR 时 ApoB100 明显增加,ApoAⅠ降低,故 ApoAⅠ/ApoB100 的比值较小;ApoAⅡ也是 HDL 中的主要成分,其浓度也有所下降。

⑤餐后脂血症。研究发现,个体空腹 TG 的浓度越高,其餐后脂血症的程度越严重。IR、代偿性高胰岛素血症时 LPL 缺陷可解释这个现象。IR 个

体的餐后脂血症也可增加其冠心病的危险性。

(3)高血压:高胰岛素血症可引起高血压,其证据包括 IR 在高血压早期即存在,临界高血压者空腹胰岛素水平高于对照,甚至高血压双亲其子女血压尚正常时已有高胰岛素血症。发生高血压的机制是高胰岛素可促进:①肾重吸收钠和水增加;②交感神经系统兴奋性增加;③血脂异常造成动脉粥样硬化;④跨膜离子转运发生改变,包括平滑肌细胞内钙离子浓度增加引起血管收缩压增高,以及 Na^+、H^+ 交换增加,使 H^+ 出细胞增加,因而平滑肌细胞内液碱化,对生长因子敏感性增加而致血管平滑肌细胞增生和管壁肥厚。

(4)肥胖:肥胖常在患者 MS 发生前就已存在,肥胖尤其是中心性肥胖者容易发生 IR,且其血液中游离脂肪酸增多,可降低周围组织对胰岛素的敏感性。

(5)微量白蛋白尿:糖尿病肾病(diabetic nephropathy,DN)是糖尿病的常见并发症,但在糖尿病出现之前,由于糖代谢异常、高血压和血脂异常等已存在,也可引起 DN 的早期病理变化并出现微量白蛋白尿。

(6)凝血和纤溶功能异常:表现为凝血活性亢进和纤溶活性降低。高胰岛素血症可能会引起凝血因子Ⅶc和纤溶酶原激活抑制剂-1 增加。血胰岛素是纤溶酶原激活抑制剂-1 最重要的调节物质,高胰岛素程度与其呈正相关;调整饮食和减轻体重后因周围组织对胰岛素的敏感性增加,可使纤溶酶原激活抑制剂-1 和凝血因子Ⅶc下降。

二、糖尿病的代谢紊乱

DM 时由于胰岛素的绝对或相对缺乏,首先造成糖代谢紊乱,严重时脂肪和蛋白质分解增强,甚至出现酮症酸中毒等急性并发症,并可发生多种慢性并发症。

1. 糖尿病的一般代谢紊乱

(1)糖代谢:由于胰岛素作用下降,葡萄糖无法被有效利用和转变,而糖异生作用加强,因此出现血糖升高。当血糖升高到超出肾糖域时,便出现尿糖。

(2)脂代谢

①1 型 DM 脂代谢异常的特征。LPL 是 CM 和 VLDL 中 TG 水解的限速酶,其活性有赖于胰岛素的作用。在血糖未受控制的 1 型 DM 患者中,由于 LPL 活性明显下降,导致 CM 和 VLDL 等富含 TG 的脂蛋白清除降低;另一方面,胰岛素缺乏导致葡萄糖利用降低,脂肪动员增加,大量的游离脂肪酸进入肝,造成肝合成 VLDL 增加。当胰岛素极度缺乏、出现酮症时,VLDL 分泌并不增加,可能由于此时脂肪酸更倾向于氧化和产生酮体(乙酰乙酸、β-羟丁酸和丙酮)。但由于 LPL 活性严重受损,使 TG 水解下降,血中 TG 仍可升高。胰岛素缺乏还影响 LDL 的清除而使未经治疗的Ⅰ型 DM 患者 LDL 水平升高。

②2 型 DM 脂代谢异常的特征。与胰岛素抵抗和中心性肥胖等代谢综合征因素相关。由于胰岛素抵抗和胰岛 B 细胞功能衰竭,无论血浆胰岛素水平增高、正常或降低,体内针对糖、脂代谢的胰岛素作用均不足。2 型 DM 特征性的血脂谱包括:血浆富含 TG 的脂蛋白增加,尤其是 VLDL 增加;HDL-C 降低;多数情况下 LDL 浓度变化不大,但 sdLDL 增多。长期以来 2 型 DM 的脂代谢异常被认为是继发性改变,而新近的研究显示,脂代谢异常可以是 2 型 DM 发病机制的始发环节,可在临床发现 DM 前已经存在,提出了 2 型 DM 就是糖脂病的新概念。2 型 DM 血脂谱的另一特征是餐后持续脂血和过多的残体脂蛋白堆积。

(3)蛋白质代谢:严重胰岛素缺乏时,导致氨基酸进入细胞减少、蛋白质合成减少和分解增加的现象,而增加的游离氨基酸成为糖异生原料。组织蛋白分解可致机体消瘦,免疫系统蛋白质,如抗体等合成减少则使机体容易发生感染。

2. 糖尿病急性并发症时的代谢紊乱

(1)糖尿病酮症酸中毒(diabetic ketoacidosis)昏迷:1 型 DM 患者有自发酮症酸中毒倾向,在胰岛素应用不足或失败时易发生,2 型 DM 患者当存在感染、应激和胃肠紊乱相关的脱水等诱因时也可发生。当脂肪动员增加大量脂肪酸无法利用时,则可出现血浆酮体增加即发生酮症,由于酮体主要为乙酰乙酸和 β-羟丁酸,均为较强的有机酸,大量消耗体内储备碱而发生代谢性酸中毒,称为糖尿病酮症酸中毒,病情严重时可致昏迷,称为糖尿病酮症酸中毒昏迷。生化指标的变化包括尿糖、尿酮体强阳性,血酮体常 $>4.8mmol/L$,血 HCO_3^- 下降、PCO_2 降低、$pH<7.35$、阴离子隙(AG)增大,血糖多数为 $16.7\sim33.3mmol/L$、偶可达 $55.5mmol/L$ 以上,血钾正常或偏低、血钠和血氯降低,血尿素和肌酐常升高。其他检验的变化还有血浆渗透压轻度升高,白细胞计数升高,即使无合并感染,也可达

$10\times10^9/L$。

(2) 糖尿病性高渗性非酮症昏迷(hyperosmolar nonketotic diabetic coma):多见于60岁以上老年(2型)轻症DM及少数幼年(1型)患者。发病诱因有:最常见感染尤其是肺部感染,不知有糖尿病史而用高渗液、进甜食,因心肌梗死、脑血栓等加重糖尿病,血液或腹膜透析、使用利尿药、糖皮质激素等。本症发病机制复杂,未完全阐明。由于极度高血糖,引起渗透性利尿而导致严重失水和血液浓缩,再导致继发性醛固酮分泌增多加重高血钠,使血浆渗透压增高,细胞内脱水;由于脑细胞脱水,使神志恍惚不清、嗜睡或烦躁不安,严重者出现昏迷。本综合征一般不出现酮症,原因尚无满意解释,推测患者体内尚有一定量的胰岛素抑制脂肪分解,此外,高血糖和高渗透压本身也可能抑制酮体生成。生化检验突出的表现为血糖常高达33.3mmol/L以上,血钠升高可达150mmol/L,血浆渗透压显著增高达$330\sim460$mmol/L(计算法)。

(3) 糖尿病乳酸酸中毒(lactic acidosis diabetic coma):该症不如糖尿病酮症酸中毒和糖尿病性非酮症高渗性昏迷常见,一旦发生病情很严重,病死率可达50%~60%。诱因有肺部感染、哮喘、慢性支气管炎、败血症、休克、一氧化碳中毒、酗酒等。大量服用双胍类降糖药尤其是苯乙双胍者,因增强无氧酵解等,易发生乳酸酸中毒。乳酸由丙酮酸还原而成,是糖代谢中间产物。患DM后,机体组织不能彻底利用血糖,即丙酮酸不能进一步转变为乙酰辅酶A而大量还原为乳酸,导致乳酸堆积增多。正常血乳酸为0.56~1.67mmol/L,乳酸产物增加会促进肝对乳酸的清除,但当乳酸浓度>2mmol/L时,肝对其清除就会达到饱和而发生乳酸血症。乳酸酸中毒没有可接受的浓度标准,但一般认为乳酸超过5mmol/L及pH<7.25时提示有明显的乳酸酸中毒。该症患者血糖多数升高,但常在13.9mmol/L以下,血酮体和尿酮体正常,偶有升高,AG增大(>18mmol/L)。

3. 糖尿病慢性并发症时的代谢紊乱 2型DM患者在出现DM之前多数已有IR,IR个体常存在肥胖、高血压、血脂异常等。另一方面,长期高血糖则可导致半衰期较长的蛋白质发生非酶促糖基化反应,生成各种糖化蛋白,以及山梨醇代谢亢进等。这些因素使得DM患者易发生微血管病变和大血管病变,而发生DM慢性并发症,如DM肾病、DM视网膜病变和白内障、DM神经病变、缺血性心脏病、脑血管病变和末梢动脉病变等,动脉粥样硬化性心血管病是DM患者最常见的并发症和死亡原因。

蛋白质糖基化:指糖类物质通过非酶促作用加到蛋白质的氨基酸基团上,通常是在赖氨酸或缬氨酸上,成为糖化蛋白(glycated protein)。蛋白质糖基化易发生在半衰期长的组织蛋白质上,如胶原蛋白、晶体蛋白、髓鞘蛋白和弹性硬蛋白等,从而引起血管基底膜增厚、晶体浑浊变性和神经病变等。血液中的多种蛋白质包括血红蛋白、血浆蛋白、低密度脂蛋白(LDL)、纤维蛋白原(Fg),甚至血小板,均可发生糖化并使这些蛋白质正常功能下降。如糖化Hb的氧合能力下降,可致组织缺氧及功能下降;糖化LDL的分解代谢降低,使血浆LDL水平升高;Fg糖化后可造成纤溶能力下降,纤维蛋白堆积致血管管腔狭小;因糖化而异常的血小板出现凝集功能亢进。蛋白质糖基化是糖尿病发生慢性并发症的重要原因。

糖化血红蛋白是临床上常用的反映蛋白质糖基化的指标。成年人血红蛋白通常由HbA(>90%)、HbA_1(6.5%)、HbA_2(2.5%)和HbF(0.5%)组成。HbA包括2条α链和2条β链,HbA_1是由HbA与糖类物质经非酶促反应结合而成。HbA的β链末端缬氨酸残基与糖类物质缩合,先形成一种不稳定的希夫碱(前HbA_1),再经Amadori分子重排形成具有酮胺结构的HbA_1。所以将HbA_1称为糖化血红蛋白(glycated hemoglobin,GHb),包括HbA_{1a}、HbA_{1b}和HbA_{1c};其中HbA_{1a}又由HbA_{1a1}和HbA_{1a2}组成,二者分别是血红蛋白β链与1,6-二磷酸果糖和6-磷酸葡萄糖缩合而成;HbA_{1b}由丙酮酸与β链结合而成;HbA_{1c}是真正葡萄糖化的HbA,约占HbA_1的60%、总Hb的4.2%。DM患者HbA_{1c}含量增多,且HbA_{1c}的形成不可逆,只随红细胞的分解而降解。在血糖浓度增高的起初2个月,HbA_{1c}升高速度很快,3个月之后(红细胞寿命平均为120d)则进入生成和降解的动态稳定状态。HbA_{1c}水平与机体组织、器官中蛋白质糖基化的水平密切相关,即HbA_{1c}可直接和(或)间接反映DM各种慢性并发症的发生和发展状况。

山梨醇代谢亢进也参与糖尿病慢性并发症的发生。机体部分组织对葡萄糖的摄入不依赖胰岛素,如动脉、视网膜、肾、晶状体、末梢神经等,这些组织的细胞中有大量葡萄糖摄入,但由于缺乏胰岛素使葡萄糖无法利用。在醛糖还原酶的作用下,葡萄糖还原为山梨醇,并可再转化为果糖,后两者在细胞内堆积,造成细胞高渗状态,细胞肿胀,组织功能下降。

第四节 糖尿病的诊断和检验指标

DM必须依赖血糖浓度来确定诊断。临床检验对糖尿病的分型、病情判断、疗效观察、并发症诊断和监测,以及胰岛B细胞功能判断等,都具有重要作用。

一、糖尿病诊断标准

1. DM和GDM的诊断 主要依赖血糖浓度,其诊断标准见表39-3和表39-4。表39-3中3种方法都可以单独诊断DM,任何1种出现阳性结果,必须再用其中1种复查才能确诊。美国糖尿病学会(ADA)从2010年开始已将单项$HbA_{1c} \geq 6.5$也作为糖尿病的诊断标准。国内同该指标的检测方法未标准化,故未将其列入诊断指标。诊断GDM应根据中华医学会妇产科学组与中华医学会围产医学分会妊娠合并糖尿病协作组制订的《妊娠合并糖尿病诊治指南(2014)》中的要求,在孕24周、28周及28周后首次就诊时采用75g葡萄糖负荷实验满足表39-4中1项即可诊断。

表39-3 糖尿病的诊断标准

1. 症状+随机血糖≥11.1mmol/L(200mg/dl) 随机是指1d内任何时间,不管上次用餐时间
2. 空腹血糖(FPG)≥7.0mmol/L(126mg/dl)
3. OGTT中2h血糖(2hPG)≥11.1mmol/L(200mg/dl)

表39-4 妊娠糖尿病的诊断标准

	75g葡萄糖负荷
FPG	5.1mmol/L
1hPG	10.0mmol/L
2hPG	8.5mmol/L

2. 空腹血糖损害和糖耐量减退的诊断标准 空腹血糖损害(impaired fasting glucose,IFG)和糖耐量损害(impaired glucose tolerance,IGT)属于糖尿病前期,这种状态反映了机体糖调节的受损,诊断标准见表39-5。

表39-5 空腹血糖损害和糖耐量损害的诊断标准

空腹血糖损害(同时满足以下2项)	
FPG	6.1~7.0mmol/L(110~126mg/dl)
OGTT-2hPG	<7.8mmol/L(140mg/dl)
糖耐量损害(同时满足以下2项)	
FPG	<7.0mmol/L(126mg/dl)
OGTT-2hPG	7.8~11.1mmol/L(140~200mg/dl)

IFG是血糖在基础状态的轻度障碍,反映B细胞在基础状态下的分泌水平。IGT反映糖负荷下糖的利用障碍,约50%成年人IGT者将在10年内进展为2型DM。IGT是慢性心脏疾病的独立危险因子和标志,许多IGT者已存在慢性心脏疾病。IGT和IFG两者均为正常糖代谢与DM之间的中间状态,两者可共存也可分离存在。

二、血 糖

1. 空腹血糖 空腹血糖(fasting plasma glucose,FPG)指至少8h内不摄入含热量食物后,测定的血浆葡萄糖浓度。FPG为DM最常用检测项目,其临床价值如下。

(1)诊断为DM:FPG≥7.0mmol/L是DM的诊断界值,但考虑到测定血糖方法的精密度问题,必须在另一天再次证实,尤其是对无症状而血糖仅稍高于参考值上限者。在急性感染、外伤等应激情况时,高血糖可能是短暂的,不能作为诊断DM的依据。

(2)监测DM病情和治疗效果的最常用指标。

(3)作为筛查DM的常规方法。中华人民共和国卫生行业标准(2013.03.01实施)关于糖尿病筛查的规定是:对成年人的DM高危人群,不论年龄大小,宜尽早进行筛查,对除年龄外无其他危险因素的人群,宜≥40岁开始筛查,若结果正常,则以后每3年筛查1次,见表39-6。

2. 糖耐量试验 在口服或静脉注射一定量葡萄糖后,做系列血浆葡萄糖浓度测定,可反映葡萄糖刺激引起的胰岛素分泌及其作用能力。糖耐量试验诊断DM比空腹血糖更灵敏。

表 39-6　建议进行 FPG 或者 OGTT 筛查的人群

所有年满 45 周岁的正常人，每 3 年重复 1 次
以下情况应在更年轻的人群，或做更频繁的筛查：
　肥胖个体，体重≥120% 标准体重或者 BMI≥27kg/m²
　Ⅰ级亲属中有糖尿病病史者
　DM 高危种族的人群（如非裔、亚裔、土著美国人等）
　曾确诊 GDM 或者生育过＞4.1kg 体重胎儿的个体
　高血压症患者
　血浆 HDL-C≤0.90mmol/L 或 TG≥2.82mmol/L
　曾经有 IGT 或者 IFG 的个体

（1）口服葡萄糖耐量试验（oral glucose tolerance test，OGTT）：WHO 推荐的 OGTT 是在口服一定量葡萄糖后，分别测定 0.5h、1h、1.5h 和 2h 血浆葡萄糖浓度。也可根据情况增加 3h 血糖，或仅测定 1h 和 2h 血糖，对诊断 DM 有意义的主要在于 2h 血糖，通常 OGTT 采用空腹血糖加 2h 血糖。对非妊娠成年人，推荐葡萄糖负荷量为 75g，对于儿童，按 1.75g/kg（体重）计算，总量不超过 75g，用 300ml 水溶解后在 5min 内口服。正常 OGTT 在 0.5~1h 达到高峰，峰值＜11.1mmol/L，2h＜7.8mmol/L。OGTT 的应用如下。

①诊断 DM 和 GDM。见表 39-3 和表 39-4。OGTT 或 2h 血糖诊断 DM 比空腹血糖灵敏。

②结合 FPG 协助诊断 IFG 和 IGT，见表 39-5。

③无法解释的肾病、神经病变或视网膜病变，而 FPG 正常，随机血糖＜7.8mmol/L 时协助诊断 DM。

（2）静脉葡萄糖耐量试验（intravenous glucose tolerance test，IGTT）：只适合用于胃切除后、胃空肠吻合术后、吸收不良综合征，或作为评价葡萄糖利用的临床研究手段。

3. 餐后血糖　最常用的是早餐（100g 淀粉或 150g 馒头）后 2h PG，＜7.8mmol/L 为正常，≥11.1mmol/L 可初步诊断 DM。诊断 DM 时，常先采用早餐后 2h PG，有疑问的结果再做 OGTT。对 DM 随访和疗效观察者，每次门诊时宜测定 FPG 和早餐后 2h PG；住院患者可同样每 3 天测定 1 次，必要时测 1 日 4 次血糖，即 FPG 和 3 餐后 2h PG。

对于重症抢救及病情变化大的 DM 患者，应随时测定血糖，比如每 1~2h 测 1 次。密切的血糖监测应采用床边血糖仪。

三、尿　　糖

尿糖（glucosuria）主要用于 DM 病情监测和疗效观察。亦用于 DM 辅助诊断。

1. 尿糖定性　是比较粗略的方法，可在做尿常规同时检测尿糖，或专用尿糖试纸条检测，快捷、方便、价廉，适合于筛查和家庭自我监护。但尿糖结果的判断较难，据报道，尿糖阳性者血糖多数在 12mmol/L 以上，但有 34.5% 的患者在 12mmol/L 以下，可能与患者肾功能受损有关；该实验报道了 6 例患者，发现有 4 例的肾糖阈分别约为 8.5mmol/L、9.4mmol/L、4.6mmol/L 和 4.0mmol/L。因尿糖定性常采用随机尿，故临床应用时要结合进餐时间判断，采用餐前排尿，餐后 2h 收集尿液检测尿糖的方法，可以抓住血糖高峰；这时尿糖是餐后 2h 尿糖的平均水平。餐后尿糖阴性，说明血糖可能在 12mmol/L 以下，有较大意义，可以大致判断为控制合格。但尿糖定性"+"至"++++"半定量或称为价值有限，因受尿液采集时段及尿液的浓缩、稀释影响，"+"多少不能截然反映血糖高低。

2. 尿糖定量　理论上正常人尿液中无葡萄糖排出，所以尿糖定量应为极低值甚至为零。随机尿糖定量的意义与尿糖定性类似，只是测定的可靠性好，不像试纸法那样粗略。较好的做法是测定 24h 尿糖排出量，正常人为 0.1~0.8mmol/24h。但因留尿不方便，临床很少应用，且采用血糖更方便和有效。24h 尿糖与 DM 关系的临床资料也很少。

四、糖尿病急性并发症的检验指标

1. 酮体　酮体是判断 DM 患者是否出现酮血症甚至酮症酸中毒的指标。血酮体＞2.0mmol/L 为酮血症，＞4.8mmol/L 常可出现酮症酸中毒，此时尿酮体可呈强阳性。健康人 β-羟丁酸与乙酰乙酸等摩尔存在，二者基本构成血浆中所有酮体，丙酮含量少。DM 时 β-羟丁酸/乙酰乙酸的比例增高，严重时可增至 6:1。

2. 乳酸和丙酮酸　糖尿病乳酸酸中毒时，血乳酸（lactic acid）增高（＞5mmol/L）、乳酸与丙酮酸（pyruvate）比值增高（正常时 10:1）。乳酸酸中毒出现在下列 2 类临床情况：A 型（缺氧型）常见，在组织严重缺氧如休克、低血容量和左心室衰竭等情况下发生，因缺氧可导致三羧酸循环中丙酮酸需氧氧化障碍，丙酮酸还原成乳酸的酵解作用增强。B 型见于某些疾病，如 DM、肝病、肿瘤等。DM 时丙酮酸转变为乙酰辅酶 A 发生障碍，故而大量还原为乳酸，使用双胍类降糖药尤其是苯乙双胍时，因能增强无氧酵解也使血乳酸增高。正常时产生的

乳酸约65%由肝利用,肝病时乳酸代谢速度下降可使血乳酸增高。

五、糖化蛋白

血液中的糖化蛋白与血糖浓度有关,便于检测,常用的有GHb和糖化白蛋白(glycated serum albumin,GA)。

1. 糖化血红蛋白

(1)HbA_{1c}是监测DM患者血糖控制情况的金标准:已在临床上广泛应用,可作为一段时间血糖控制的理想指标,反映过去2~3个月的平均血糖浓度。血糖测定只反映患者取样时刻的血糖水平,容易受多种因素影响而出现暂时波动。而HbA_{1c}不受血糖暂时性波动的影响,不受运动或短时间内饮食控制不佳的影响。HbA_{1c}是调整治疗措施最重要和客观的依据,<7%为血糖控制达标的指标,7%~8%为可以接受,8%~9%则控制不好,>9%控制很差。HbA_{1c}是慢性并发症发生发展的危险因素。每降低1%的HbA_{1c}可减少14%的心肌梗死发生率,以及减少21%与DM相关的病死率。

由于HbA_{1c}的形成与红细胞的寿命有关,在溶血性疾病或其他原因引起红细胞寿命缩短时,HbA_{1c}明显减少。若近期有大量失血,新生红细胞大量产生,也会使HbA_{1c}结果偏低。

(2)HbA_{1c}可作为DM的诊断指标是世界卫生组织(WHO)和许多国家糖尿病学会推荐的糖尿病首先诊断指标,其诊断界值为6.5%。与传统的糖尿病诊断指标血糖相比,HbA_{1c}具有生物学变异小、不易受血糖波动的影响、无须空腹或特定时间取血、分析前的不稳定性小等特点。HbA_{1c}诊断DM比FPG灵敏,但HbA_{1c}测定方法和质量已与发达国家接近,而在全国范围内还有待规范化和标准化,目前仍未推荐用作诊断。

2. 糖化白蛋白 GA是葡萄糖通过非酶促糖基化反应与血浆中白蛋白结合的产物。因为白蛋白半衰期仅约20d,所以GA的浓度可反映近2~3周的平均血糖浓度,可监测血糖水平的短期变化,尤其适合GDM或治疗方法改变后的患者监测。在有效治疗1周左右就能检测到GA降低。

GA不受Hb变异,如HbS或HbC或其他可促进红细胞更新因素影响。但当白蛋白浓度和半衰期发生明显变化时,会对GA产生很大影响,故对肾病综合征、肝硬化、异常蛋白血症或急性时相反应之后的患者,GA结果不可靠。

六、尿清蛋白排泄率

尿清蛋白排泄率(UAER)增加提示清蛋白经毛细血管漏出增加,是微血管病变的标志。DM患者UAER持续>30mg/24h提示发展为DN的危险增加,对预报1型DM患者发生DM肾病、终末期肾病和增生性眼病都有价值,在2型DM患者,可预报渐进性肾疾病、动脉粥样硬化和心血管病病死率。2型DM被诊断时UAER增加,提示DM已经存在一段时间。UAER的参考值及其异常值见表39-7。

表39-7 尿清蛋白排泄率的参考值及其异常值

	μg/min	mg/24h	mg/g 尿肌酐
正常	<20	<30	<30
UAER增加	20~200	30~300	30~300
重度清蛋白尿	>200	>300	>300

七、血糖调节激素

1. 胰岛素 血浆胰岛素(insulin)浓度可反映胰岛B细胞的功能,常与OGTT同时进行,称为口服葡萄糖耐量-胰岛素释放试验(oral glucose tolerance-insulin releasing test,OGT-IRT),在做OGTT的同时,测定各份血清中胰岛素浓度。血浆胰岛素参考值与所采用的测定方法及试剂有关,非超重健康成年人空腹为5~15mU/L(30~90pmol/L),服糖后30min或60min峰值为40~80 mU/L,极少数人<30mU/L或>100mU/L,3h后又降至基础水平。正常人和不同DM状态下的胰岛素释放曲线参见图39-3。测定胰岛素的临床意义如下。

(1)DM分型:典型1型DM的胰岛素释放曲线低平,空腹胰岛素<15mU/L;2型DM者空腹胰岛素水平较低、正常或偏高,胰岛素分泌高峰后延。

(2)胰岛B细胞功能评估:预测2型DM的发展并可用于评估患者状况,通常情况是①肥胖者和IGT者IRT增高;②2型DM早期或伴肥胖者,IRT可能增高;③2型DM晚期或非肥胖者及消瘦者,IRT一般均较正常人低。在1型DM患者,血浆胰岛素水平已被用于评价剩余内源性胰岛素的分泌以反映B细胞功能。但在使用胰岛素治疗后无法采用胰岛素浓度评估,需采用空腹和刺激后C肽测定代替。

(3)确认DM患者是否需胰岛素治疗:1型DM

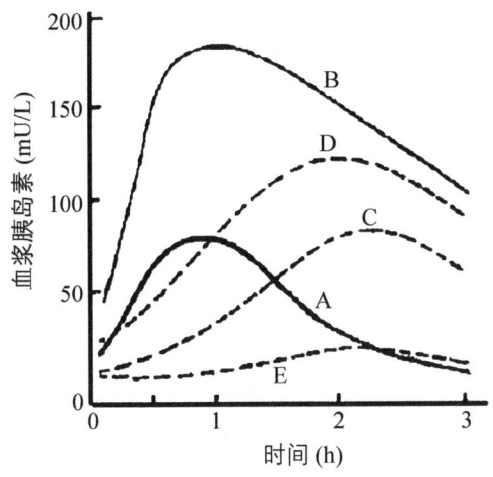

图 39-3 不同疾病状态时的胰岛释放曲线示意图
A. 非肥胖健康人；B. 肥胖、正常 OGTT；
C. 非肥胖 2 型 DM；D. 肥胖 2 型 DM；E. 1 型 DM

和晚期 2 型 DM 低胰岛素水平者需胰岛素治疗，例如：在口服葡萄糖 75g 后血浆胰岛素水平超过 60mU/L 时能够靠饮食控制，而如果胰岛素峰值 <40mU/L 时，则需要胰岛素治疗而且很可能发生微血管病变。

（4）判断是否存在胰岛素抵抗：胰岛素水平显著升高，而血糖正常或升高，说明可能存在胰岛素抵抗。

（5）诊断胰岛 B 细胞瘤：对空腹低血糖患者，若其血清胰岛素浓度很高，说明很可能是胰岛 B 细胞瘤所致。

2. C 肽 测定 C 肽比胰岛素有更多优点，一是 C 肽血浓度高于胰岛素约 5 倍（空腹）或 10 倍（餐后 2h）；二是 C 肽不受使用外源性胰岛素干扰，能更好地反映 B 细胞功能。一种激素在血中的浓度决定于该激素的分泌（入血）率与其（从血中的）清除率之间的平衡。B 细胞等分子分泌胰岛素和 C 肽，经过肝时，胰岛素被摄取并降解约 50%，仅 50% 入周围血，而 C 肽在肝中只被摄取 10%～15%。胰岛素在周围组织中的清除率较快 [16ml/(min·kg)]，其半衰期仅 5min，而 C 肽清除率较慢 [4.6ml/(min·kg)]，半衰期较长约 11.1min。所以 C 肽在血循环中有更高的可测浓度。健康人空腹血清 C 肽为 0.25～0.6nmol/L（0.78～1.89μg/L），葡萄糖或胰高血糖素刺激后可达 0.9～1.87nmol/L（2.73～5.64μg/L）。尿 C 肽约为 (0.23±0.08)nmol/L[(74±26)μg/L]。测定 C 肽的临床意义如下。

（1）DM 分型：评价患者胰岛 B 细胞分泌能力从而判断其 DM 类型，常与胰岛素释放试验同时测定。

（2）胰岛 B 细胞功能评估：可用于胰岛素治疗后评估胰岛 B 细胞功能。

（3）监测胰腺手术效果：在全胰腺切除术后，检测不到血清 C 肽；而在成功的胰腺或胰岛细胞移植后 C 肽浓度应该增加。当需要连续评估 B 细胞功能或不能频繁采血时，可测定尿中 C 肽。分段收集尿（如每 1 小时收集 1 次）测定 C 肽，其餐后 C 肽与血清 C 肽浓度相关性很好。但尿 C 肽个体差异大，限制了其应用价值。

（4）诊断胰岛 B 细胞瘤：某些 B 细胞瘤患者，特别是有间歇性胰岛素分泌过多时，检测胰岛素可正常但 C 肽浓度都升高。

3. 胰岛素原 正常生理情况下进入血循环的胰岛素原仅为胰岛素的 3%，但肝摄取胰岛素原仅 10%～15%，且胰岛素原在周围组织中清除率较慢，半衰期（18～20min）长于 C 肽，因此，胰岛素原的空腹血浆浓度禁食后可达胰岛素的 10%～15%。胰岛素原浓度增加可用于判断以下情况。

（1）胰岛 B 细胞瘤：大多数胰岛 B 细胞瘤病人都有胰岛素、C 肽和胰岛素原浓度增加，但因肿瘤使胰岛素原不能转变为胰岛素，部分患者只有胰岛素原升高。尽管胰岛素原生物学活性很低，高浓度胰岛素原仍可能导致低血糖。

（2）家族性高胰岛素原血症：罕见，其原因是由于发生在裂解位点的基因突变，使胰岛素原转化为胰岛素的能力减弱。

（3）确定胰岛素测定中的交叉反应：高胰岛素原血症可排除由于试剂中胰岛素抗体与胰岛素原存在交叉免疫反应，使胰岛素测定结果偏高的现象。

4. 胰高血糖素 胰腺 A 细胞瘤或胰高血糖素瘤患者胰高血糖素（glucagon）水平显著升高，多有体重减轻、高血糖症等。在最终诊断时一般大部分患者已有转移。胰高血糖素浓度降低常与慢性胰腺炎和长期使用磺酰脲类药物治疗有关。空腹血浆胰高血糖素参考区间为 20～52pmol/L（70～180ng/L）。如果测得值达到 500 倍参考值上限时，可能是自主性分泌的胰腺 A 细胞瘤患者。

八、胰岛组织自身抗体

免疫介导的 1 型 DM 的发病，与 B 细胞自身免疫性反应有关,患者血清中可存在针对胰岛组织的自身抗体,并在高血糖症出现的数年前就可检出,有85%~90%病例在发现高血糖时,有1种或几种自身抗体呈阳性,随病程延长这些自身抗体的检出率下降。

1. 胰岛细胞胞质抗体(islet cell cytoplasmic antibodies,ICA)　70%~80%新诊断的1型DM患者中可检出ICA,在发病后6个月至3年,其滴定度逐渐降低或消失;新诊断为2型DM患者中,ICA阳性率仅1.5%~8.3%,这些抗体阳性患者50%以上逐渐发展为依赖胰岛素治疗者,实际上可能也是1型DM。健康人仅0.5%可出现ICA阳性。

2. 胰岛素自身抗体(insulin autoantibodies,IAA)　40%~50%新诊断的1型DM患者中可检出IAA,健康人检出率为0.5%。在ICA阳性的患者中,IAA的阳性率也高;同时存在IAA和ICA的个体,发展为1型DM的风险比单独存在任何一种的个体显著增高。IAA阳性不能区分是否为治疗DM而长期注射胰岛素后产生的胰岛素抗体;它还可出现于胰岛素自身免疫综合征和自身免疫性甲状腺疾病的患者中。

3. 谷氨酸脱羧酶抗体(glutamate acid decarboxylase autoantibodies,GADA)　在新诊断的1型DM患者中GADA可检出率约60%,某些病例在发病前10年即可检出。谷氨酸脱羧酶(glutamate acid decarboxylase,GAD)催化谷氨酸脱羧基成为γ-氨基丁酸,在大脑、胰腺、肾、肝、垂体、甲状腺、睾丸和卵巢等组织均存在,但只有从大脑和胰腺提取的GAD才能与1型DM患者的血清起反应,提示其免疫学特性不同于其他组织。胰岛细胞中的GAD是一种小分子蛋白(MW65kD,故又称GAD_{65}),主要在胰岛B细胞表达,是1型DM中自身免疫反应主要攻击的自身抗原。

4. 胰岛瘤相关抗原-2(insulinoma associated antigens-2,IA-2)和胰岛瘤相关抗原-2β(IA-2β)抗体　IA-2和IA-2β均是Ⅰ型跨膜糖蛋白,其胞内结构域中具有与蛋白质酪氨酸磷酸酶催化功能域高度同源的保守区域。在新诊断的1型DM患者中,IA-2抗体出现率为60%~80%,IA-2β抗体为45%~60%,二者水平显著相关。

九、糖尿病检验指标的应用

1. DM的早期筛查

(1)血糖浓度:对DM高危人群测定FPG、OGTT可早期诊断1型和2型DM。

(2)血清胰岛素浓度:包括空腹胰岛素浓度和葡萄糖刺激后浓度,有利于2型DM的预测和早期发现。

(3)免疫学标志物:包括ICA、IAA、GADA、IA-2抗体和IA-2β抗体,有利于早期发现1型DM。

(4)基因标志物:主要是HLA的某些基因型,有利于对1型DM的预测,对2项或多项基因标志物的联合检测可明显提高其预测率。目前对1型DM发病风险的预测主要限于DM一级亲属高危人群。

2. DM的诊断　主要依赖血糖浓度,包括FPG、OGTT。尿糖定性和GA通常不用于诊断。

3. DM分型的检验指标　包括胰岛素、C肽浓度和胰岛组织自身抗体。

4. DM病情判断和疗效观察的检验指标　主要根据FPG、餐后2hPG、HbA_1c和GA,尿糖定性也可辅助判断。这些指标的水平与病情程度相一致,当治疗有效时即相应下降。

第五节　低血糖症

低血糖症(hypoglycemia)是指血糖浓度低于正常的临床综合征,病因多种,发病机制复杂。成年人血糖浓度低于2.8mmol/L可认为血糖过低,但是否出现症状,个体差异很大。低血糖症状包括交感神经兴奋和脑功能障碍症状,交感神经兴奋可导致多汗、颤抖、心悸、饥饿、焦虑、紧张、软弱无力、面色苍白等;脑组织低糖引起的脑功能障碍表现为精神不集中、头晕、迟钝、视物不清、步态不稳等。低血糖症常呈发作性,发作时间及频度随病因不同而异。

低血糖症的诊断可依据Whipple三联征,即有低血糖的临床症状和体征、血浆葡萄糖<2.8mmol/L和服糖后症状很快减轻或消失。由于低血糖呈发作性,应多次测定空腹、发作时、甚至5h糖耐量试验以确定低血糖存在。

低血糖症按病因分类可分为新生儿及婴儿低

血糖症、成年人空腹低血糖症和餐后低血糖症。

一、新生儿及婴儿低血糖症

新生儿的血糖于出生后快速下降，其浓度远远低于成年人，通常在 2.8~3.3mmol/L。新生儿低血糖症还没有明确的诊断标准，多数采用以下界值确定：出生 3d 内，足月儿＜1.7mmol/L（30mg/dl），早产儿＜1.1mmol/L（20mg/dl）；3d 后为＜2.2mmol/L（40mg/dl）。新生儿期低血糖较常见的原因包括早产、母体疾病、GDM 和妊娠中毒症等，但低血糖往往是短暂的。

在婴儿早期发作的低血糖很少是短暂的，多数是先天性糖代谢酶缺陷所致，包括糖原累积病、半乳糖血症、遗传性果糖不耐受症及糖异生酶的先天性缺陷等。糖原累积病是由于糖原代谢酶系统先天性缺陷所引起的一组疾病，表现为糖原在肝、肌肉或肾等组织细胞中大量堆积。常见的是Ⅰ型糖原累积病，患者由于葡萄糖-6-磷酸酶缺陷，使糖原分解产生的葡萄糖-6-磷酸不能转变为葡萄糖，从而表现为肝大、发育受阻和空腹低血糖等。半乳糖来源于乳类及乳制品，是婴儿的主要能量来源，如果半乳糖激酶或 1-磷酸半乳糖尿苷转移酶先天性缺陷，则半乳糖不能转化利用，患儿可出现呕吐、腹泻、生长停滞、白内障、低血糖等表现。果糖是食物糖中的一部分，若先天性缺乏果糖激酶、1-磷酸果糖醛缩酶或 1,6-二磷酸果糖酶，则将在服用果糖后出现果糖代谢异常，后二者缺乏均可出现低血糖表现，1-磷酸果糖醛缩酶缺乏致低血糖的原因是由于过量的 1-磷酸果糖抑制了肝磷酸化酶，使糖原分解障碍所致。

二、成年人空腹低血糖症

成年人低血糖可能是由于葡萄糖的利用增加或肝葡萄糖的生成量下降。真性低血糖常提示有潜在疾病并可危及生命。其常见原因有以下几种。

1. **药源性低血糖**　是成年人空腹低血糖症中最常见的原因，尤其是使用胰岛素等降糖药过量，半衰期长的口服降糖药在药源性低血糖中最常见。普萘洛尔、水杨酸盐和丙吡胺也可导致低血糖。

2. **乙醇性低血糖**　乙醇抑制糖异生可导致低血糖；慢性乙醇中毒者可因营养不良（低糖原储积）引起低血糖。

3. **升血糖激素缺乏**　如生长激素、糖皮质激素、甲状腺素或胰高血糖素等缺乏可导致低血糖，在儿童更易发生。

4. **肝源性低血糖**　肝衰竭患者因糖异生或糖原储积减少，可使葡萄糖生成减少，导致低血糖。

5. **胰岛 B 细胞瘤**　低血糖伴高胰岛素血症强烈提示胰岛 B 细胞瘤。只有不到 50% 的胰岛素瘤患者发生低血糖，所以同时检测血糖和胰岛素浓度可提高诊断准确度，诊断标准为血糖≤2.8mmol/L＋胰岛素＞10mU/L，或胰岛素（mU/L）/血糖（mmol/L）＞3；或血糖浓度≤2.8mmol/L，C 肽≥0.3nmol/L；正常时胰岛素原/总胰岛素＜15%，胰岛 B 细胞瘤者此值增高。

6. **胰岛素自身免疫综合征**　为自身免疫性疾病，多伴发其他自身免疫疾病。患者机体产生抗胰岛素抗体，形成胰岛素-胰岛素抗体复合物，一旦胰岛素从复合物中大量解离，便导致低血糖症。本症发作呈与饮食无关的低血糖症，常很严重。临床检验发现未用过胰岛素而血中胰岛素抗体阳性，血清胰岛素、C 肽水平极高。

7. **其他**　患病 30 年以上的 1 型 MD 患者发生的低血糖，50% 以上没有低血糖的交感神经兴奋症状。由于有低血糖而无症状，因此容易发生严重的低血糖。其发生机制可能与肾上腺素对低血糖的反应下降有关。

三、餐后低血糖症

餐后低血糖包括胃肠术后、先天性疾病（遗传性果糖不耐受症和半乳糖血症）和特发性功能性低血糖症等。特发性、功能性低血糖症最常见，约占此类低血糖症的 70%，为非器质性疾病引起，多见于神经质的中年妇女，多为餐后 2~3h 发生，持续不足 30min 可自行缓解。主要因自主神经功能失调，迷走神经兴奋性过高，导致胃排空加速、胰岛素分泌过多，从而使餐后血糖利用过度出现低血糖。

（陈筱菲）

参考文献

陆永绥,张伟民,郦卫星.2015.浙江省医疗机构管理与诊疗技术规范丛书·临床检验管理与技术规程.杭州:浙江大学出版社.

尹一兵,倪培华.2015.临床生物化学检验技术.北京:人民卫生出版社.

张秀明,黄宪章,曾方银,等.2012.临床生物化学检验诊断学.北京:人民卫生出版社.

郑铁生,陈筱菲.2012.临床生物化学检验.北京高等教育出版社.

Carl A, Burtis, Edward R.Ashwood.2010.Tietz Fundamentals of Clinical Chemistry. Sixth Edition.USA:W.B.Saunders Company.

第40章

脂代谢疾病与血脂改变

> **大 纲**
>
> **掌握** 高脂血症的概念、高脂血症的分型及各型脂蛋白和血脂指标的变化;冠心病患者血脂指标的变化。
>
> **熟悉** 血脂各成分与动脉粥样硬化的关系;代谢综合征脂代谢紊乱的主要表现形式。
>
> **了解** 糖尿病、肾病综合征血脂异常变化;高脂血症与血栓形成、阿尔茨海默病与 ApoE 基因的多态性的关系。

脂类(lipids)是脂肪(fat)和类脂(lipoid)的总称,是人体组织的重要组成成分。脂肪是脂肪酸及甘油的化合物,又称为三酰甘油或甘油三酯(triglycerid, TG)。类脂主要有磷脂(phospholipid, PL)、糖脂(glycolipid)、胆固醇 cholesterol 及其酯(ester)等。

脂类对机体具有重要的生理功能:脂肪主要的生理功能是氧化供能。1g 脂肪氧化产生的能量约 3.77×10^4 J,全身组织,除脑和血液中的红细胞外,约 50% 的热量是由脂肪转化的,若禁食 1~3d,能量的 85% 来自脂肪酸,必需脂肪酸也是体内合成前列腺素的原料,前列腺素具有广泛的生理作用;类脂的主要生理功能是作为细胞膜结构的基本原料,约占细胞膜重量的 50%。细胞的各种膜主要是由类脂(磷脂、胆固醇)与蛋白质结合而成的脂蛋白构成的。此外,胆固醇在体内可转化为胆盐、维生素 D_3、类固醇激素等。

在机体,脂类不断地进行着新陈代谢,在维持细胞结构、功能中起着重要作用。如果脂代谢出现紊乱,会导致多种病症发生。在临床上,高脂血症、动脉粥样硬化、冠心病、代谢综合征、肾病综合征、糖尿病等多种病症与脂代谢异常有着密切的联系,同时检测脂代谢相应指标有助于此类疾病的诊断、疗效观察和预后的判断。

第一节 高脂血症与动脉粥样硬化

一、高脂血症概念

血脂高于正常人上限则认为高血脂症。因为血脂在血中以脂蛋白的形式运输,所以高血脂症也可以认为是高脂蛋白血症。

二、高脂血症的分型

目前应用较多的仍是 1970 年世界卫生组织的分型方法,将高脂血症分为 6 型。如表 40-1 所示。

表 40-1 高脂血症分类

类型	脂蛋白变化	血脂变化
Ⅰ型	CM 增高	TG 增加 TC 增加
Ⅱa	LDL 增高	TC 增加
Ⅱb	LDL 及 VLDL 同时增加	TG、TC 均增加
Ⅲ型	IDL 增加	TG、TC 均增加
Ⅳ型	VLDL 增加	TG 增加
Ⅴ型	VLDL 及 CM 同时增加	TG、TC 均增加

三、高脂血症的分类

按发病原因可分为原发性高脂血症和继发性高脂血症两大类。继发性是指一些全身性疾病引起的血脂异常,如糖尿病、甲状腺功能减退症、肾病,以及药物影响等。在排除继发性原因后即可诊断为原发性。

1. 原发性高脂血症 原发性高脂血症大多是由遗传缺陷造成的,与脂蛋白代谢相关酶类缺乏密切相关。如LPL缺陷症是遗传型LPL缺陷造成的,主要表现为高三酰甘油症。其他的还有LCAT缺陷症,家族性ApoB100缺陷症,家族性ApoCⅡ缺陷症,ApoE异常症等。

2. 继发性高脂血症 常见的继发性高脂血症有如下。

(1)糖尿病:高脂血症见于40%的糖尿病患者,而其中80%为高三酰甘油症,主要表现为TG、VLDL升高,餐后更为显著。

(2)甲状腺功能减退症:患者血TC升高,同时可有TG的升高。

(3)肝病:因为肝是血脂代谢的主要器官,所以肝的任何病变都可以影响血脂。

(4)肾病:在肾病综合征患者高脂血症是由脂蛋白降解障碍和合成过多双重机制引起。TC、TG都升高,这种高脂血症属于不可逆。

(5)其他的还有肥胖,嗜酒及某些药物引起。

四、高脂血症与动脉粥样硬化

动脉粥样硬化(atherosclerosis,AS)病变是随年龄增加而发生率增高的一种病理改变。由于动脉粥样硬化病变的进展,临床上可出现心、脑等重要器官的器质性疾病,如冠状动脉粥样硬化(冠心病)、心肌梗死、脑梗死、肢体坏疽和动脉瘤等。动脉粥样硬化可由多种危险因素引起,包括动脉分叉部位的血液涡流、高血压、高血脂症、糖尿病、吸烟、血液中血管活性肽、自由基、免疫复合物和感染等。在众多的致病因素中,以脂质浸润较为重要及肯定。随着生物学技术,细胞分子水平研究的进展,对血液脂质的理化状态有了更细致的分类,并对脂质各部分致动脉粥样硬化的作用强度进行了分析。

1. 动脉粥样硬化的病理改变及发病机制 动脉粥样硬化病变始于血管内皮细胞的损伤,内膜通透性增加,脂质浸润。胆固醇及胆固醇酯在血管壁内的聚集,是构成粥样斑块的主要成分,血浆中增高的脂质,尤其以低密度脂蛋白(LDL)形式经受体或非受体途径入侵动脉壁,特别是氧化修饰的LDL作用于血管内皮细胞,抑制了内皮舒张因子(已确定为一氧化氮)及前列环素的释放,使之失去对血管壁的保护作用,引发血管内皮功能失调。受损的内皮下纤维结合蛋白对血液中单核细胞有趋化作用,周围出现单核细胞。而单核细胞、T淋巴细胞、成纤维细胞激活时均可产生各种细胞源生长因子,促使中膜平滑肌细胞增生并深入内膜,同时有蛋白聚糖增多。由单核细胞及平滑肌细胞衍生而来的巨噬细胞在内皮下吞噬脂质形成泡沫细胞,并引起血管平滑肌细胞增生。LDL还与动脉壁成分黏多糖结合产生不溶性沉淀,后者与LDL分解释放的胆固醇、胆固醇酯、甘油三酯和其他脂质成分一起,均能刺激纤维组织增生,共同形成粥样斑块。这些均在动脉粥样硬化过程中起着重要的作用。随着病变发展,可出现斑块破裂、出血、血栓形成或钙化等,甚至造成动脉管腔发生严重狭窄或完全闭塞。

2. 血脂各成分与动脉粥样硬化的关系

(1)总胆固醇(TC)与动脉粥样硬化:高胆固醇血症(hypercholesterolemia)是研究最多的一种致动脉粥样硬化的危险因素。1913年,Bacmeister与Henes首先报道在动脉粥样硬化病变的发展阶段,患者的血浆胆固醇水平上升,最早从发病学上将动脉粥样硬化的发生与血浆胆固醇水平联系起来。20世纪早期,Antischkow等在前苏联首先用高胆固醇饲料喂养家兔,成功的诱发动脉粥样硬化形成,并首先证实粥样斑块主要是由胆固醇组成。近年来开展的世界性大规模流行病学研究资料表明,血浆胆固醇与冠心病危险性之间有明显相关性,高胆固醇血症是冠心病单个原发的独立危险因素之一,在老年组它更是冠心病最主要的危险因素。

(2)低密度脂蛋白(LDL)与动脉粥样硬化:流行病学资料也证实,血浆中LDL水平升高是冠心病的主要危险因素。有关血浆脂蛋白致动脉粥样硬化的学说中,以脂蛋白氧化学说最具说服力。天然的低密度脂蛋白并不具有很强的致动脉粥样硬化的作用,氧化修饰型低密度脂蛋白(ox-LDL)才极易被巨噬细胞吞噬继而形成泡沫细胞,因而与动脉粥样硬化的发生和发展有着密切的关系。Ox-LDL对内皮细胞有细胞毒作用,内皮损伤是动脉粥样硬化最早的变化;Ox-LDL抑制内皮细胞对血管平滑肌张力的调控,并刺激血管壁细胞表达PDGF、白介素-1等,这些细胞因子促进平滑肌细胞增生并迁移至内皮下,是动脉粥样斑块形成的关键之一。基础研究证实 LDL 致动脉粥样硬化危险性并不仅仅取决于其血浆水平,更重要的是由 LDL 颗粒密度和大小决定的。小而密的 LDL 比大而轻的 LDL 有更强的致动脉粥样硬化作用。LDL 可按其不同密度和大小分为 3 个亚型,其中 LDL3 最小而密,具有高度致动脉粥样硬化作用。

(3)高密度脂蛋白与动脉粥样硬化:大量的流行病学调查及临床研究表明,高密度脂蛋白(HDL)在人体内具有抗动脉粥样硬化作用,有学者认为,70 岁以上的老年人群中,低 HDL 血症可预测冠心病死亡率和新的冠心病事件发生率。

①HDL 逆向胆固醇转运作用。HDL 从周围细胞组织移去剩余的胆固醇,通过以下途径将胆固醇清除或输送到肝进行代谢:一部分由肝合成分泌的 HDL 颗粒主要含有 ApoE 可被肝 ApoE 受体识别;未含 ApoE 的 HDL 由肝细胞吞噬;由肝细胞肝三酰甘油酯酶(HTGL)介导的胆固醇摄取;胆固醇转运蛋白(CETP)催化 HDL 的胆固醇酯转移至 VLDL、IDL 和 LDL,后三者经肝 LDL 受体作用而被分解。

②HDL 抗动脉粥样硬化作用及临床意义。大量的临床研究表明,HDL 浓度与冠状动脉粥样硬化发生的危险性呈负相关,其作用机制尚不十分明了。

实验证实,HDL 能消退主动脉脂质沉着及脂肪条纹,并显示 HDL 具有阻止 LDL 聚集而免受巨噬细胞吞噬的作用。HDL 还具有加强前列环素的作用,认为前列环素的稳定因子可能为载脂蛋白 A I(ApoA I),后者为 HDL 的主要蛋白成分。此外,HDL 可能具有促进纤维蛋白溶解作用,因而有利于微小血栓的溶解。有报道,HDL 能显著的抑制表皮因子诱导的血管平滑肌细胞增生,是其抗动脉粥样硬化的机制之一,血浆 HDL 水平低下与过早发生的冠心病之间有明显的相关性。

③HDL 的亚群及意义。血浆高密度脂蛋白(HDL)可分为两个大的亚群,即 HDL_2 与 HDL_3。近年来,已有较多研究认为,HDL_3 和 HDL_2 对冠心病具有同样的保护作用,甚至有人认为 HDL_3 的保护作用>HDL_2。血浆 HDL_3 水平下降是外周动脉粥样硬化的独立危险因素。

④影响 HDL 低下的因素。影响 HDL 低下的因素有遗传、高甘油三酯血症、肥胖、高脂饮食、运动过少、吸烟及某些药物,如雄性激素、β 肾上腺素能受体阻滞药、甲基多巴、孕激素等。

(4)三酰甘油(TG)与动脉粥样硬化:血浆中 TG 主要存在于乳糜微粒(CM)和极低密度脂蛋白(VLDL)中,血浆 TG 浓度增高反映了血浆 CM 和(或)VLDL 水平增高。

近几年来,人们日益重视高 TG 血症的致动脉粥样硬化作用。Stockolm 前瞻性研究证实,血 TG 增高是男、女患者发生心肌梗死的独立危险因素。有学者指出,在血浆 HDL 水平偏低的人群中,血浆 TG 水平有预测冠心病危险性的意义。对脂蛋白的深入研究表明,富含 TG 的脂蛋白是参与形成动脉粥样硬化的成分之一。与冠状动脉狭窄程度呈正相关。

(5)载脂蛋白(Apo)与动脉粥样硬化:载脂蛋白是一类与血浆脂质(胆固醇、三酰甘油和磷脂)结合的蛋白,为构成血浆脂蛋白的主要成分。在体内载脂蛋白具有许多重要的生理功能,如能与脂蛋白受体结合,影响脂质的转运,激活脂蛋白脂肪酶(LPL)和卵磷脂胆固醇酰基转移酶(LCAT)等。载脂蛋白不仅对血浆脂蛋白的代谢起着决定性作用,而且对动脉粥样硬化的发生和发展亦有很大的影响。迄今报道的载脂蛋白有 20 余种,主要有 ApoA、B、C、D、E 及 Apo(a)等。而 ApoA 又分为 ApoA Ⅰ、A Ⅱ;ApoB 分为 ApoB48 和 B100;ApoC 分为 C Ⅰ、C Ⅱ、C Ⅲ;ApoE 分为 ApoE2、E3、E4 等亚类。不同的脂蛋白所含载脂蛋白不同。目前,对各种载脂蛋白的性能尚未完全了解,研究较多的有如下几种。

①载脂蛋白 A Ⅰ(ApoA Ⅰ)。a. ApoAⅠ主要分布于 CM、HDL2、HDL3 中;b. ApoAⅠ是保护性 HDL 的载体蛋白,参与激活卵磷脂胆固醇酰基转移酶(LCAT)使游离胆固醇脂化,参与胆固醇的逆转运过程;c. 据报道 ApoA Ⅰ降低有增加冠心病的危险性;d. ApoA Ⅰ的基因缺陷可引起血浆中 ApoA Ⅰ缺乏或减少,常伴有严重的低 HDL 血症,可导致动脉粥样硬化。

②载脂蛋白 B(ApoB)。a. ApoB100 主要分布于 VLDL、IDL 和 LDL 中,占 LDL 的蛋白质成分的 95%;而 ApoB48 则分布于 CM 中。b. ApoB100 是 VLDL、IDL 和 LDL 的结构蛋白,参与脂质转运;参与 VLDL 的合成和分泌;ApoB100 能识别 LDL 或 ApoB、E 受体,并与之结合。ApoB48 为 CM 合成和分泌所必须,参与外源性脂质的消化和运输。c. ApoB 是动脉粥样硬化重要的预测指

标。环境、遗传、饮食等因素可影响 ApoB 水平,有报道认为 ApoB 比 LDL 对冠心病更有预测价值。

③载脂蛋白 CⅢ(ApoCⅢ)。主要分布于血浆 HDL(占 2%)、VLDL(占 40%)和 CM(占 36%)中,ApoCⅢ可调节脂蛋白的代谢,继而影响动脉粥样硬化的发生。一般认为血浆中 VLDL 中 ApoCⅢ含量升高可使富含 TG 脂蛋白分解及消除减慢,因而引起部分患者发生高 TG 血症。

④载脂蛋白 E(ApoE)。ApoE 是一种多态性蛋白,有 3 个常见的异构体,即 E2、E3、E4。a. 主要分布于 CM、VLDL、LDL 和部分 HDL 中,ApoE 的浓度与血浆中 TG 含量呈正相关。b. ApoE 除具有与 LDL 受体结合的功能外,还可以与 ApoE 受体结合,具有某种免疫调节作用;参与神经细胞的修复;能明显影响正常人群的血浆胆固醇水平,ApoE2 的降胆固醇作用是 ApoE4 升胆固醇作用的 2~3 倍,但 ApoE2 可使血浆 TG 水平升高。

⑤载脂蛋白(a)[Apo(a)]。Apo(a)是构成 Lp(a)的重要蛋白质。有研究提出 Apo(a)的多态性和血浆中 Lp(a)浓度均由遗传基因所控制。认为 Apo(a)的结构基因似乎就是控制血浆中 Lp(a)浓度的主要因素。据报道,Apo(a)多态性与冠心病的相关程度因种族差异而不同。其生理功能尚不十分清楚。有人认为 Apo(a)的作用主要是和纤溶酶原受体,阻止纤溶酶形成而致血栓形成并促进动脉粥样硬化。

(6)脂蛋白(a)[Lp(a)]与动脉粥样硬化:迄今,有关 Lp(a)的生理功能尚未完全明了,系一类独立的脂蛋白。

许多研究提示血浆 Lp(a)水平升高与冠状动脉粥样硬化密切相关,另有报道经某种形式(如丙二醛、氧化物等)修饰后的 Lp(a)致动脉粥样硬化作用和致血栓性均明显增强。还有文献报道,Lp(a)可刺激血管平滑肌细胞生长。由于 Lp(a)与纤维蛋白溶解酶结构高度同源。Lp(a)作为一种竞争性抑制剂,以剂量依赖性的方式与纤维蛋白溶解酶原竞争结合位点,继而抑制纤维蛋白溶解。

有研究结果显示,颈动脉内膜粥样硬化斑块者,其血浆 Lp(a)水平明显高于对照组,颈动脉狭窄程度与 Lp(a)浓度呈正相关。进一步研究发现,血浆 Lp(a)浓度与动脉粥样硬化血栓性的大脑皮质动脉阻塞性脑梗死有关,亦与大脑穿支动脉纤维样坏死所致的腔隙性脑梗死有关。近年研究显示,血浆 Lp(a)水平升高与心肌梗死及脑梗死有一定关联。

第二节 高脂血症与冠心病

一、高三酰甘油血症与冠心病

三酰甘油(TG)浓度与冠心病(coronary heart disease,CHD)危险的关系已经讨论了几十年,问题十分复杂的,因为个体的 TG 水平波动大,易受环境因素(如饮食)的影响,TG 增加也往往伴有其他脂蛋白异常,如低 HDL-C 等。因此,在临床病例分析中常可见到 CHD 组的 TG 统计值高于对照组,但在包括 HDL-C 的多变量分析中,TG 与 CHD 的联系减弱,甚至失去统计学上差异的显著性。另外,在 TG 与 CHD 危险的关系中,一个重要的混杂因素是富含 TG 的脂蛋白的不均一性;较大的富含 TG 的颗粒与 CHD 无明显关联,小而密的颗粒有致动脉粥样硬化及 CHD 的作用。

1. 流行病学研究 绝大多数流行病学研究发现,高 TG 血症与 CHD 有密切的联系。但是,由于血浆 TG 水平在个体内、个体间的变化及 TG 与其他脂质代谢的相关性,在多变量分析中往往会过低的估计它们之间的关系。因此,早期的研究基本上否认了高 TG 血症是 CHD 的独立危险因素。但近年来,国外一些新的流行病学研究证实:血浆中 TG 和 CHD 之间存在着独立相关性,TG 是心血管病独立的危险因素。

2. 临床研究 高胆固醇,尤其高 LDL-C 是冠心病的一个重要危险因素。大量临床试验证实降低 LDL-C 可减少 25%~35%冠心病心血管事件。但降脂治疗后仍有相当多的冠心病患者发生心血管事件或冠状动脉造影中发现 AS 在进展。临床研究表明,对冠心病患者来说,单一降低 LDL-C 而未能纠正其他异常脂质,是造成冠心病高危因素的原因,支持高 TG 为 CHD 危险因素的观点。

二、餐后高脂血症与冠心病

餐后阶段可能是动脉粥样硬化的关键时期,随着对脂代谢的深入研究,餐后高三酰甘油血症作为冠心病的危险因素正在被逐渐认识。

餐后高甘油三酯症动物模型的血管壁能吸收大量富含甘油三酯的脂蛋白（triglyceride-rich lipoprotein triglycerides, TRL）颗粒，这种不仅含 TG，而且富含 CE 的颗粒是斑块的主要成分之一。CM 残粒被巨噬细胞表面受体识别而摄取，形成泡沫细胞。Weintraub 的实验发现正常胆固醇的冠心病者与对照组相比，CM 残粒浓度显著升高，表明 CM 残粒浓度升高可能成为部分冠心病者的致病因子。

三、小而密的低密度脂蛋白胆固醇与冠心病

许多研究认为：健康人群以 A 型 LDL 为主，B 型 LDL 为主的人群易患 CHD；冠心病患者 LDL 颗粒有直径小、分子量低、载脂蛋白 B 和甘油三酯比例高、胆固醇及其酯含量低等特点。小而密的低密度脂蛋白（sdLDL）与冠心病和心肌梗死呈高度相关，sdLDL 为冠心病独立危险因子。

四、高密度脂蛋白胆固醇与冠心病

大量流行病学调查表明，HDL-C 水平与 AS 或 CHD 的发生风险呈显著负相关。动物实验表明，HDL-C 能够消退大鼠食源性所引起的主动脉脂质沉着及脂肪纹。在对 60 岁以下 CHD 患者的研究中发现有 40% 患者 HDL-C 水平低下，当血浆 HDL-C 低于 0.9mmol/L（35mg/dl）时，CHD 危险性显著增加。调查表明，老年组最主要的 CHD 易患因素是 HDL-C 降低，当 HDL-C<0.9mmol/L 时，其 CHD 的发病率比 HDL-C>1.7mmol/L 者高 8 倍。还发现冠心病相对危险性在 LDL-C 水平固定的情况下，随着 HDL-C 水平下降 CHD 危险性增加，HDL-C 水平增加，CHD 危险下降。现已肯定，HDL-C 水平升高，有抗 AS 作用，而当 HDL 水平低时则有早发 AS 倾向。

第三节　脂代谢异常与代谢综合征

代谢综合征到底包括哪些特征性临床表现仍有很多争论。近 10 年来，随着有关研究的大量开展，与胰岛素抵抗和（或）代偿性高胰岛素血症相关联的异常的数量逐渐增多。总结起来，大体上可以归纳为 5 大主要特征，即体重和脂肪分布、糖类代谢、脂代谢、血流动力学和血凝系统功能异常。当然，并不是每个代谢综合征的患者都会同时具有所有的临床表现。

胰岛素抵抗在代谢综合征中处于关键地位，也是诊断代谢综合征的关键要素。机体为了克服胰岛素抵抗会增加内源性胰岛素分泌予以代偿。胰岛素抵抗和内源性胰岛素分泌增加可以引起血脂代谢的紊乱，主要表现为高三酰甘油血症、低 HDL 胆固醇和小颗粒致密的低密度脂蛋白增加等，这些又被称为致粥样硬化性脂蛋白表型（atherogenic lipoprotein phenotype, ALP）。

代谢综合征患者脂代谢异常可表现为：血浆 VLDL 升高和高 TG 血症、低 HDL-C 血症、sdLDL 增加，ApoA I/ApoB100 比值降低及餐后脂血症（参见"糖代谢紊乱相关检验"）

第四节　糖尿病的脂代谢异常

糖尿病严重威胁着人类的健康，动脉粥样硬化心血管病是糖尿病患者最常见的并发症和死亡原因。流行病学资料显示，与年龄匹配的非糖尿病人群比较，糖尿病患者冠心病和卒中的危险性升高了 2~4 倍，周围血管病变的危险性升高了 8 倍。脂代谢异常是糖尿病人群大血管病变的主要危险因素之一。糖尿病患者常出现的所谓脂质三联症，即高三酰甘油血症、低高密度脂蛋白-胆固醇血症和小而密的低密度脂蛋白增多，是很强的致动脉粥样硬化性血脂谱；另一方面，脂蛋白代谢异常造成的游离脂肪酸持续升高，与胰岛素抵抗加重和胰岛 B 细胞功能逐步丧失有关，是糖尿病发生发展的主要环节。

一、1 型糖尿病脂代谢异常的特征

脂蛋白脂酶（lipoprotein lipase, LPL）是乳糜微粒和极低密度脂蛋白中 TG 水解的限速酶，其活性有赖于胰岛素的作用。在血糖受控的 1 型糖尿病患者中，由于 LPL 活性明显下降，导致 CM 和 VLDL 等富含 TG 的脂蛋白清除降低；另一方面，胰岛素缺乏导致葡萄糖利用降低，脂肪动员增加，大量的 FFA 进入肝，造成肝合成 VLDL 增加；两方面的因素均促使血浆中富含 TG 的脂蛋白水平增高。胰岛素缺乏还影响 LDL 的清除而使未经治疗

的 1 型糖尿病患者 LDL 水平升高。当胰岛素极度缺乏、出现酮症时,VLDL 分泌并不增加,可能由于此时脂肪酸更倾向于氧化和产生酮体,肝合成 TG 并不增加。但由于 LPL 活性严重受损,使 TG 水解下降,血中 TG 仍可升高。

经胰岛素治疗血糖得到满意控制的 1 型糖尿病患者,其中 LPL 活性接近正常,CM 和 VLDL 等富含 TG 的脂蛋白代谢趋于正常、HDL 浓度正常,因此,其血脂谱与年龄和体重匹配的正常对照人群接近(见表 40-2)。

表 40-2 糖尿病的血脂谱特点

血浆脂蛋白	1 型糖尿病		2 型糖尿病	
	血糖控制不良	血糖控制良好	血糖控制不良	血糖控制良好
总胆固醇	↑	正常	↑	正常
甘油三酯	↑↑	正常	↑↑	↑
LDL-胆固醇	↓或正常或↑	正常	浓度变化不大	正常
HDL-胆固醇	↓	↓或正常或↑	↓	↓

↑. 升高;↑↑. 明显升高;↓. 降低

二、2 型糖尿病脂代谢异常的特征

2 型糖尿病的脂代谢异常,与胰岛素抵抗和腹型肥胖等代谢综合征因素相关。由于胰岛素抵抗和胰岛 B 细胞功能衰竭,无论血浆胰岛素水平增高、正常或降低,体内针对糖、脂代谢的胰岛素作用均不足。2 型糖尿病特征性的血脂谱包括:血浆富含 TG 的脂蛋白增加,尤其是 VLDL 增加;HDL-C 降低;多数情况下 LDL 浓度变化不大,但性质发生了重要变化,即小而密的 LDL 增多。长期以来 2 型糖尿病的脂代谢异常被认为是继发性改变,而新近的研究表示,脂代谢异常可以是 2 型糖尿病发病机制的始发环节,可在临床发现糖尿病前已经存在。研究者提出了 2 型糖尿病就是糖脂病的新概念。2 型糖尿病的血脂谱的另一特征是餐后持续脂血和过多的残体脂蛋白堆积,表现为富含 TG 的脂蛋白增加,HDL 降低、小而密 LDL 增加,与动脉粥样硬化的发生密切相关,2 型糖尿病的血脂谱(见表 40-2)。

第五节 血脂异常与肾病综合征

肾病综合征(nephrotic syndrome)是一组由多种原因引起的肾小球基膜通透性增加,导致血浆内大量蛋白质从尿中丢失的临床综合征。临床有以下 4 大特点:大量蛋白尿、低白蛋白血症、高脂血症和明显水肿。前 2 项为必备条件。

原发性肾病综合征约占儿童时期肾病综合征总数的 90%。原发性肾损害使肾小球通透性增加导致蛋白尿,而低蛋白血症、水肿和高胆固醇血症是继发性病理生理改变。

一、肾病综合征患者血脂变化

患者血清总胆固醇、三酰甘油和低密度、极低密度脂蛋白增高,其主要机制是低蛋白血症促进肝合成脂蛋白增加,其中的大分子脂蛋白难以从肾排除而蓄积于体内,导致了高脂血症。血中胆固醇和低密度脂蛋白,尤其 α 脂蛋白持续升高,而高密度脂蛋白却正常或降低,促进了动脉粥样硬化的形成;持续高脂血症,脂质从肾小球滤出,可导致肾小球硬化和肾间质纤维化。

二、实验室检查

血清白蛋白浓度为 30g/L(或更少)可诊断为肾病综合征的低清蛋白血症。由于肝合成增加,α_2、β 球蛋白浓度增加,IgG 降低,IgM,IgE 可增加。胆固醇>5.7mmol/l 和三酰甘油升高,LDL 和 VLDL 增高,HDL 多正常。BUN,Cr 在肾炎性肾病综合征可升高,晚期可有肾小管功能损害。

第六节 高脂血症与血栓形成

一、血脂对动脉粥样硬化的影响

动脉粥样硬化指一类动脉壁退行性病理变化。在动脉壁细胞和细胞之间有胆固醇和其他脂类的大量堆积，细胞增生，纤维化，管壁增厚和管腔狭窄。主要侵犯大动脉和中等管径的动脉，导致供血不足，甚至在此基础上形成血栓，导致血流中断，供血区的组织缺血坏死。动脉硬化主要损伤动脉内膜，严重时可累及中膜。

二、动脉硬化与血栓形成

在动脉硬化的基础上易形成血栓，动脉硬化对血栓形成的促进作用主要表现在以下2个方面：

1. 动脉硬化的斑块向管腔内突起，在一定程度上改变了血液的正常流动状态，改变了流速，产生涡流。涡流发生在部分狭窄部位后，由于狭窄部位后面的管腔急骤扩大，在狭窄部位发生的高切变应力出现急骤下降，从而导致狭窄后方形成涡流。血细胞在涡流处的流动有以下特征：血细胞沿涡流边缘向中心移动；细胞在涡流处滞留时间较长；碰撞频率高，血小板浓度高，但红细胞浓度低。

另外，血流的改变对血管壁及血液成分均有影响如下。

(1) 对血小板的影响：血小板在内皮处的黏附是血栓形成的重要步骤。

(2) 对红细胞的影响：血流方式的改变是影响红细胞变形能力和聚集性的重要因素。

(3) 对白细胞的影响：血液流速的改变会影响白细胞的通过速度。

(4) 对血管内皮的影响：在斑块狭窄处血流切变应力较高的状态下，内皮细胞易受到损伤。

2. 动脉硬化本身也导致了动脉内膜在形态，结构和成分上的改变，造成了内膜的损伤，加速了血栓的形成。

(1) 动脉硬化由脂纹向前发展时，进入内膜的LDL经氧化修饰，具备细胞毒性，可引起内皮细胞的损伤及坏死。LDL通过清道夫受体被巨噬细胞吞噬，从而形成泡沫细胞。当摄取的LDL超过了巨噬细胞清除氧化LDL的能力时，可导致泡沫细胞的坏死，释放出许多溶酶体酶，可进一步引起内膜细胞的损伤及坏死。在脂纹的进展及纤维斑块的早期，病变增厚，表面不规则。内皮细胞连接断裂，细胞收缩，暴露出内皮下的巨噬细胞及其释放的多种物质可导致便面微血栓形成。

(2) 当斑块进展时，可累及动脉壁三层，在斑块的边缘可见许多薄壁的新生血管，而斑块、斑块边缘区、邻近动脉壁的顺应性不同，斑块处最差，邻近动脉处最强。因顺应性的依次减低，在剪切力的作用下，位于交界处的斑块边缘区受力最大，新生的薄壁血管常常破裂，造成斑块内出血，甚至形成血肿，加重斑块的隆起。

(3) 有些富含软的细胞外质的斑块特别是脂质池偏心位的斑块较易破裂，引起动脉内膜的溃疡，破坏内膜的完整性。另外，坏死的粥样物质排入血管内易导致胆固醇栓塞，而巨噬细胞释放的物质还会干扰凝血，这都极大地提高了血栓形成的危险。在较严重的表浅或深层内膜损伤时，可暴露出内膜下胶原，激活凝血机制，引起较大血栓。在深层内膜损伤时，裂口可由血管壁深达脂质池，血栓可在斑块内形成，使斑块增大，与管腔内血栓相连，可形成较大的附壁血栓或阻塞性血栓。

第七节 阿尔茨海默病与ApoE基因的多态性

阿尔茨海默病（AD）是一种进行性神经系统病变，因首先（1907年）由德国的神经病科学家兼神经病理学家Alois Alzheimer所报道而得名，事实上对此病的许多病理特点在1907年以前已早有所知。痴呆为该病的主要临床表现，AD也是老年人痴呆最常见的原因。

一、AD的病因可能与多种因素有关

AD的病因包括遗传、感染、铝中毒、外伤及其他因素。

二、AD可能是遗传学上异源性疾病

在实验室检测上，ApoE基因的多态性（基因突变）与迟发性AD密切相关，ApoEε4可能与疾病的较早发生有关，且其作用是剂量相关的，1个ApoEε4引起发病危险性提高47%，而纯合子者至75岁时发病率高达91%，2个ApoEε4等位基因的作用是发病年龄更加提前，甚至可提前20年。根据ApoE蛋白能在脑脊液中查获，并局限于老年斑和神经元纤维缠结内，以及除运送胆固醇外，ApoE结合到β淀粉肽（造成AD发病的重要蛋白质）上，均表明ApoE对AD的发病具有直接作用。

（朱名安）

■ 参考文献

查锡良,药立波.2013.生物化学.8版.北京：人民卫生出版社.

府伟灵,徐克前.2012.临床生物化学检验.5版.北京：人民卫生出版社.

梅长林.2012.肾病综合征.31版.北京：科学出版社.

孟晓萍.2011.动脉粥样硬化.1版.北京：人民卫生出版社.

徐克前.临床生物化学检验.3版.北京：人民卫生出版社,2014

杨永宗.2009.动脉硬化性心血管疾病基础与临床.2版.北京：科学出版社.

张建.2003.代谢综合征.1版.北京：人民卫生出版社.

张建.2008.冠心病基础与临床.1版.北京：人民卫生出版社.

张开滋,肖传实,邢福泰.临床心血管遗传病学.1版.北京：科学技术文献出版社,2011

郑铁生,鄢盛恺.2015.临床生物化学检验.3版.北京：中国医药科技出版社.

第41章

蛋白质与核酸代谢相关检验

大纲

了解 血浆中蛋白质的理化性质、参考区间范围；血浆特种蛋白质的检测范围及检测方法；氨基酸的生理功能、代谢紊乱的分类；嘧啶核苷酸的代谢紊乱。

熟悉 血浆蛋白质的生理功能和分类；主要血浆蛋白质的性质及检测方法；血清蛋白电泳的正常图谱和几个主要异常图谱表现；免疫固定电泳技术及其临床应用；苯丙氨酸、酪氨酸、含硫氨基酸的正常代谢途径；氨基酸的常用检测方法；嘌呤核苷酸的正常代谢途径；痛风药物治疗的生化机制。

掌握 主要血浆蛋白质的生理功能、电泳位置及其临床意义；血浆总蛋白、清蛋白常用检测方法及方法学评价；血清蛋白、尿蛋白、脑脊液蛋白电泳类型及其评价；一些氨基酸代谢中酶的缺损引起的遗传病，及其发病机制、生化检验；高尿酸血症及痛风的发病机制、临床表现；尿酸的检测方法。

蛋白质是生物体的基本组成成分，也是生命活动的物质基础。因此，蛋白质是与生命及与各种形式的生命活动紧密联系在一起的物质。在许多疾病状态下可出现蛋白质代谢紊乱，导致血浆蛋白质的种类与含量的变化，监测这些指标有利于疾病的诊断、病情的监测和治疗。氨基酸是蛋白质的基本组成成分，氨基酸代谢紊乱则以遗传性为主，其发病率虽然很低，但种类较多，常见的有苯丙氨酸代谢紊乱、酪氨酸代谢紊乱和含硫氨基酸代谢紊乱。目前主要依靠血液等体液的氨基酸分析确诊。核酸也是生物体的一类非常重要的生物大分子，其代谢紊乱主要表现为核苷酸代谢异常。临床相关检测项目主要是尿酸及某些酶的含量或浓度。

第一节 血浆蛋白质及其代谢

一、血浆蛋白质种类和功能

1. 血浆蛋白质的种类 血浆蛋白质是血浆固体成分中含量最多的物质，其种类有 1 000 种以上。不同的蛋白质的空间结构不同，承担着不同的生理功能。

(1)血浆蛋白质的电泳分类：目前临床上主要采用乙酸纤维素膜电泳或琼脂糖凝胶电泳进行分类，可将血浆蛋白质分为清蛋白、α_1-球蛋白、α_2-球蛋白、β-球蛋白和 γ-球蛋白，每个区带中还包括多种蛋白质（表41-1）。

(2)血浆蛋白质的功能分类：血浆蛋白质按功能进行分类时，可分为运输载体、蛋白酶抑制物、凝血因子、蛋白类激素、免疫球蛋白和补体蛋白等。见表41-2。

表 41-1　血浆蛋白质的电泳分类及蛋白质的性质和功能

电泳区带	蛋白质种类	生理功能	参考区间(g/L)	等电点	分子量(kD)	半衰期
前清蛋白	前清蛋白	营养指标；载体蛋白	0.2～0.4	4.7	55	1.9d
清蛋白	清蛋白	营养、运载、维持血浆胶体渗透压	35～55	4～5.8	66.2	15～19d
α₁-球蛋白	α₁-抗胰蛋白酶	蛋白酶抑制剂	0.9～2.0	4.8	51.8	4d
	α₁-酸性糖蛋白	免疫应答修饰剂	0.5～1.2	2.7～4	40	5d
	甲胎蛋白	胎儿期蛋白	3×10⁻⁵		69	
α₂-球蛋白	触珠蛋白	结合血红蛋白	0.5～1.5	4.1	85～100	2d
	α₂-巨球蛋白	蛋白酶抑制剂	1.3～3.0	5.4	720	5d
	铜蓝蛋白	铁氧化酶	0.2～0.6	4.4	132	4.5d
β₁-球蛋白	转铁蛋白	转运铁至细胞内	2.0～3.6	5.7	79.6	7d
	C₄	补体成分	0.1～0.4		206	
β₂-球蛋白	C₃	补体成分	0.7～1.5		185	
	β₂-微球蛋白	检测肾小管功能时有价值	0.001～0.002		11.8	
γ-球蛋白	IgG	免疫球蛋白	7.0～16.0	6～7.3	144～150	24d
	IgA	免疫球蛋白	0.7～4.0		~160	6d
	IgM	免疫球蛋白	0.4～2.3		970	5d
	C反应蛋白	炎症介质	<0.008	6.2	~115	

表 41-2　血浆蛋白质的功能分类

功能分类	生理功能
运输载体类	运载、营养等
前清蛋白	运输维甲酸类(如维生素A)、T_3和T_4
清蛋白	维持胶体渗透压；运输血浆的无机离子、游离脂肪酸、某些激素、胆红素、多种药物或毒性物质等
甲状腺素结合球蛋白	特异高亲和力结合T_3和T_4
视黄醇结合蛋白	结合视黄醇
皮质类固醇结合蛋白	特异高亲和力结合皮质醇
性激素结合球蛋白	特异高亲和力结合睾酮、雌二醇
运铁蛋白	运输铁
触珠蛋白	结合血红蛋白
血色素结合蛋白	结合血红素
铜蓝蛋白	结合铜
血浆脂蛋白包括CM、VLDL、LDL、HDL等	运输胆固醇、三酰甘油、磷脂及脂肪酸
蛋白酶抑制物	抑制蛋白酶作用
包括α₁-抗胰蛋白酶、α₁-抗糜蛋白酶、抗凝血酶、α₂-巨球蛋白等6种蛋白以上	
凝血因子	血液凝固作用
除Ⅳ因子(Ca^{2+})外的13种凝血因子	
蛋白类激素	
胰岛素、胰高血糖素、生长激素等	多种代谢调节作用
免疫球蛋白	排除外来抗原
包括IgG、IgA、IgM、IgD、IgE	
补体蛋白类	参与机体的防御效应和自身稳定
包括C_{1q}、C_{1r}、C_{1s}、C_2、C_3、C_4、C_5、C_6、C_7、C_8、C_9、B因子、D因子、备解素等	
血清酶类	
血浆功能酶如LCAT和胆碱酯酶等	在血浆中发挥催化作用
组织细胞少量释放的细胞内酶	在血浆中无生理作用
由于细胞破裂而进入血液循环的细胞内酶	在血浆中无生理作用

2. 血浆蛋白质的功能 血浆蛋白质功能复杂,简要可概括为:维持胶体渗透压;营养和组织修补;作为激素、维生素、脂类、无机离子、代谢产物、药物等的运载蛋白;抑制组织蛋白酶;血液 pH 缓冲系统的组成成分;一部分酶在血浆中起催化作用;参与凝血和纤维蛋白溶解;作为免疫球蛋白与补体等免疫分子,组成体液免疫防御系统。不同的血浆蛋白具有不同的功能,但营养修补、运输载体、维持胶体渗透压和作为 pH 缓冲系统成分是许多血浆蛋白质均具有的功能。血浆蛋白质的功能分类见表 41-2。

二、主要血浆蛋白质及病理变化

1. 前清蛋白(Prealbumin,PA)

(1)性质:前清蛋白相对分子量 55kD,由肝实质细胞合成,电泳时迁移出现在清蛋白前方,其半衰期为 1.9d。

(2)生理功能:PA 的生理功能是作为组织修补材料和运载蛋白,可结合大约 10% 的 T_3 和 T_4,对 T_3 的亲和力更大;脂溶性维生素 A 以视黄醇形式存在于血浆中,先与视黄醇结合蛋白(retinol binding protein,RBP)形成复合物,再与 PA 以非共价键形成视黄醇-RBP-PA 复合物。该复合物既可防止视黄醇的氧化,又可防止小分子的视黄醇-RBP 复合物从肾丢失。

(3)临床意义:①作为肝功能不全的指标,清蛋白和转铁蛋白也可以作为营养不良和肝功能的指标,但 PA 半衰期更短,因而更敏感。②作为营养不良的指标,评价标准为:200~400mg/L 正常,100~150mg/L 轻度缺乏,50~100mg/L 为中度缺乏,<50mg/L 则为严重缺乏。③作为急性时相反应(ARP)蛋白,在炎症、创伤、恶性肿瘤等急需合成蛋白质的情况下,血清 PA 迅速下降,为负性急性时相反应蛋白。

(4)检测方法:目前血清前清蛋白的检测主要采用免疫透射比浊法。

2. 清蛋白

(1)性质:清蛋白(albumin,Alb)是血浆中含量最多的蛋白质,占血浆总蛋白质的 57%~68%,由肝实质细胞合成,在血浆中的半衰期为 15~19d。Alb 由 585 个氨基酸组成,相对分子量为 66.2 kD,含 17 个二硫键。在 pH7.4 的体液环境下,每个 Alb 分子可带 200 多个负电荷。

(2)生理功能:①血浆中主要的载体蛋白。Alb 分子具有结合多个配体分子的能力,许多水溶性差的物质可以通过与 Alb 的结合而被运输,包括胆红素、非酯化长链脂肪酸、胆汁酸盐、前列腺素、类固醇激素、金属离子、多种药物等。②维持酸碱平衡作用。蛋白质是两性电解质,当血液 pH 升高时,可解离出带负电荷的基团;当血液 pH 降低时,可解离出带正电荷的基团缓冲酸碱物质,维持酸碱平衡。③维持血浆胶体渗透压。由于 Alb 分子量小且在血浆中含量高,血浆胶体渗透压的 75%~80% 由 Alb 维持。当某种原因引起血浆清蛋白丢失或浓度过低时,可引起水肿、腹水等症状。④营养作用。Alb 可以运输至不同的组织中被细胞内吞而摄取,其氨基酸可以用于组织修补。

(3)临床意义。①血浆 Alb 增高:绝对量增高通常不会发生,多为假性高清蛋白血症,在严重失水等导致血液浓缩时发生,对监测血液浓缩有一定的意义。②低清蛋白血症。包括病理因素,也可由妊娠等生理因素引起。导致血浆蛋白质浓度减低的病理因素如下。

a. Alb 合成降低:常见于急性或慢性肝疾病,但由于 Alb 半衰期较长,因此在部分急性肝病患者,其浓度降低可不明显;蛋白质营养不良或吸收不良。

b. Alb 分布异常:门静脉高压时大量蛋白质尤其是 Alb 从血管内渗漏入腹水。典型的肝硬化患者,由于肝合成 Alb 减少和大量漏入腹水的双重原因,使血浆 Alb 显著下降。

c. Alb 丢失:肾病综合征、慢性肾小球肾炎、糖尿病、系统性红斑狼疮等,Alb 经尿丢失达 5g/d 以上,超过肝的代偿能力;肠道炎症性疾病时,可因黏膜炎症坏死等使胃肠蛋白质丢失,从而引起血浆 Alb 下降;烧伤及渗出性皮炎等,可从皮肤丢失大量蛋白。

d. Alb 分解代谢增加:组织损伤(外科手术或创伤)或炎症(感染性疾病等)可使组织分解增加,需血浆中的 Alb 大量补充,导致血浆清蛋白下降。

e. 无清蛋白血症:是一种罕见的遗传性缺陷疾病,属于先天性 Alb 合成缺陷,血浆 Alb 含量常低于 1.0 g/L,可能无水肿症状出现,部分原因是血浆中球蛋白含量代偿性升高所致。

(4)检测方法:最常用的检测方法是染料结合法,在本章第二节中详细介绍。

3. α_1-抗胰蛋白酶

(1)性质:α_1-抗胰蛋白酶(α_1-antitrypsin,α_1-

AT 或 AAT)是具有蛋白酶抑制作用的一种急性时相反应蛋白,相对分子量为 1.8kD,pI 为 4.8,含糖 10%~12%;在乙酸纤维素膜电泳中位于 α_1 区带,是这一区带的主要组分,约占 90%;该区带 α_1-酸性糖蛋白含糖量特别高,故染色很浅。

(2)生理功能:AAT 是血浆中主要的丝氨酸蛋白酶抑制物,含量虽比另一种蛋白酶抑制物 α_2-巨球蛋白低,但可抑制血浆中该类蛋白酶活力的 90% 左右。AAT 可与丝氨酸蛋白酶如弹性蛋白酶、糜蛋白酶、胰蛋白酶和凝血酶形成不可逆的复合物。AAT 抑制作用有明显的 pH 依赖性,最大活力处于中性和弱碱性,当 pH4.5 时基本丧失活性。多形核白细胞起吞噬作用时,释放溶酶体蛋白水解酶,AAT 也是这些酶的抑制物。由于 AAT 相对分子量较小,可透过毛细血管进入组织液,与蛋白水解酶结合后再回到血管内,蛋白酶复合物有可能转移至 α_2-巨球蛋白分子上,经血液循环在单核吞噬细胞系统中降解。

AAT 基因为常染色体共显性遗传,具有多种遗传表型,已知至少有 75 种,其表达的蛋白质有 M 型、Z 型和 S 型,M 型与 S 型之间的仅有 1 个氨基酸差异。人群中最多见的是 PiMM 型(为 M 型蛋白抑制物的纯合子体),占 95% 以上,其他还有 PiZZ、PiSS、PiSZ、PiMZ 和 PiMS 型;对蛋白酶的抑制作用主要依赖于 M 型蛋白的浓度。

(3)临床意义:①AAT 缺乏。PiZZ 型、PiSS 型甚至 PiMS 型常伴有早年(20~30 岁)出现的肺气肿。当吸入尘埃和细菌引起肺部多形核白细胞的吞噬活跃时,溶酶体弹性蛋白酶释放;如果 M 型蛋白缺乏,溶酶体弹性蛋白酶可水解肺泡壁的弹性纤维而导致肺气肿的发生。低血浆 AAT 还见于胎儿呼吸窘迫症。ZZ 蛋白聚集在肝细胞,可导致肝硬化。PiZZ 表型的新生儿中 10%~20% 在出生数周后易患肝炎,最后因活动性肝硬化致死;但 PiZZ 表型的新生儿中有相当多的人无肝损害,表明还有其他共同作用。②AAT 增加。作为正性急性时相反应蛋白,AAT 在炎症、感染、肿瘤、肝病时均显著增加,且与炎症程度相关;雌激素增加(妊娠或服用避孕药)时,血浆 AAT 亦升高。

(4)检测方法:AAT 检测方法有免疫透射比浊法、免疫散射比浊法、血清蛋白质电泳和单向免疫扩散。

4. α_1-酸性糖蛋白

(1)性质:α_1-酸性糖蛋白(α_1-acid glycoprotein, AAG)由 181 个氨基酸组成,相对分子量约 40 kD,又称黏蛋白,为血浆中含糖最高、酸性最强的糖蛋白,含糖约为 45%,包括等分子的己糖、己糖胺和唾液酸,pI 为 2.7~4.0。

(2)生理功能:AAG 为典型的急性时相反应蛋白,在急性炎症时增高,与免疫防御功能有关。AAG 也可结合许多药物,包括普萘洛尔、奎尼丁、氯丙嗪、可卡因和苯。当 AAG 的含量增加时,上述药物结合状态增加而游离药物减少,从而降低药物的效应。AAG 主要由肝合成,某些肿瘤组织也可产生。

(3)临床意义:①AAG 目前主要作为 APR 指标,在风湿病、恶性肿瘤及心肌梗死等炎症或组织坏死时浓度增高;AAG 也是反映溃疡性结肠炎活动性最可靠的指标之一。②AAG 增高。糖皮质激素增加可引起血浆 AAG 升高,包括库欣综合征和外源性泼尼松、地塞米松等药物治疗时。③AAG 降低。营养不良、严重的肝病、肾病综合征以及胃肠道疾病导致蛋白严重丢失等情况下,AAG 降低。雌激素(妊娠或口服避孕药)可使 AAG 降低。

(4)检测方法:目前主要采用免疫比浊法或免疫扩散法来测定,也可以经过氯酸和磷钨酸分级沉淀 AAG 后,再测定蛋白质或含糖量来计算。

5. 触珠蛋白

(1)性质:触珠蛋白(haptoglobin, Hp)又称结合珠蛋白,主要在肝内合成,是一种急性时相反应蛋白和转运蛋白。在乙酸纤维素膜电泳及琼脂糖凝胶电泳中位于 α_2 区带。分子由 α 与 β 链形成 $\alpha_2\beta_2$ 四聚体,α 链有 α_1 和 α_2 两种,α_1 又有 α^{1F} 和 α^{1S} 两种遗传变异体;F 表示电泳迁移率相对为快(fast),S 表示慢(slow),两种变异体的多肽链中只有一个氨基酸残基不同。由于 α^{1F}、α^{1S} 和 α_2 三种等位基因编码形成 $\alpha\beta$ 聚合物,因此个体之间可有多种 Hp 遗传表型(表 41-3)。

(2)生理功能:Hp 的主要功能是与红细胞释放出来的游离血红蛋白(hemoglobin, Hb)结合,每分子 Hp 可结合 2 分子 Hb,结合后的 Hb-Hp 复合物在几分钟内便被运输至网状内皮系统进行降解,其中氨基酸和铁可被机体再利用。Hp 这种功能可以防止 Hb 从肾丢失而为机体保留铁,并避免 Hb 对肾的损害;同时,Hb-Hp 复合物也是局部炎症的重要调控因子,具有潜在的过氧化氢酶作用,能水解多形核白细胞吞噬作用中释放的过氧化氢。Hp 不能被重复利用,故溶血后其含量急剧降低,血浆浓度多在一周内由再生而恢复至原有水平。

表 41-3　触珠蛋白的遗传表型

表型	亚单位的结构	性质
Hap1-1	$(\alpha^{1F})_2\beta_2$ $\alpha^{1F}\alpha^{1S}\beta_2$ $(\alpha^{1S})_2\beta_2$	分子量约为 90 000，α 链含 83 个氨基酸残基，β 链含有 245 个氨基酸残基
Hap2-1	$(\alpha^{1S}\alpha_2\beta_2)n$ $(\alpha^{1F}\alpha_2\beta_2)n$	相对分子量为 120 000～200 000 的聚合体，由于 n 的不同，可以电泳中出现多条区带
Hap2-2	$(\alpha_2\beta)n$ $n=3\sim8$	分子量为 160 000～400 000，由于 n 的不同，可以电泳中出现多条区带

(3) 临床意义

①Hp 增高。a. Hp 属于急性时相反应蛋白，当烧伤和肾病综合征引起大量 Alb 丢失的情况时，血浆 Hp 浓度常明显升高；b. 皮质类固醇激素和非甾体抗炎药可使 Hp 水平升高；c. 选择性蛋白丢失综合征可使 Hp 水平升高，例如肾病综合征。

②Hp 下降。a. 溶血性疾病，如溶血性贫血、输血反应、疟疾，此时 Hp 因大量结合 Hb 并被降解，浓度明显下降；b. 严重肝病时，Hp 合成减少；c. 雌激素使 Hp 减少，多数急慢性肝病包括急性病毒性肝炎和伴黄疸的肝硬化患者，由于雌激素分解代谢减少，血浆 Hp 可降低。

(4) 检测方法：主要通过免疫透射比浊法和放射免疫扩散法，Hp 亚型采用等电聚集（isoelectric focusing, IEF）电泳和聚丙酰胺凝胶电泳。

6. α_2-巨球蛋白

(1) 性质：α_2-巨球蛋白（α_2-macroglobulin, α_2-M 或 AMG）主要由肝实质细胞合成，也可由单核细胞和星形细胞合成，占血浆总蛋白的 8%～10%。由 4 个相同的亚基组成，相对分子量约 720kD，因分子量大，较少从血浆渗透到毛细血管外。

(2) 生理功能：α_2-M 属于硫酯键血浆蛋白质家族，含有内环硫酯键，能与多种离子和分子结合，特别是与蛋白水解酶如纤维蛋白溶酶、胃蛋白酶、糜蛋白酶、胰蛋白酶及组织蛋白酶 D 等结合，并影响这些酶的活性。α_2-M 与酶结合成复合物时，酶虽然没有失活，但能导致酶不能发挥其催化作用；当底物属于小分子量的蛋白时，则能被 α_2-M 蛋白酶复合物所催化水解。

(3) 临床意义：α_2-M 减低常见于严重的急性胰腺炎和进展型前列腺癌治疗前。α_2-M 不属于急性时相反应蛋白。当血浆清蛋白减低或低清蛋白血症时，尤其是肾病综合征时，α_2-M 显著增高，可能是保持血浆胶体渗透压的代偿反应。

(4) 检测方法：目前主要采用免疫比浊法和放射免疫扩散法检测。

7. 铜蓝蛋白

(1) 性质：铜蓝蛋白（ceruloplasmin, Cp）由肝实质细胞合成，是一种含铜的 α_2-球蛋白，包含 1 046 个氨基酸残基，含糖 8%～9.5%，相对分子量约 132 kD，每分子 Cp 含 6～8 个铜原子。血清铜 95% 存在于 Cp 中，5% 呈扩散状态，在血循环中 Cp 可视为铜的无毒性代谢库。

(2) 生理功能：Cp 主要参与氧化还原反应，具有铁氧化酶作用，将 Fe^{2+} 氧化为 Fe^{3+}，Fe^{3+} 再结合到运铁蛋白上，使铁不具有毒性，从而调节铁的运输、利用；Cp 还具有抗氧化作用，可保护膜脂质免受金属离子的过氧化作用。

(3) 临床意义：①Cp 属于急性时相反应蛋白，炎症、感染、创伤、妊娠时血浆中浓度增加；在严重肝病、肾病综合征和营养不良时，Cp 水平下降。②Cp 主要用于 Wilson 病的辅助诊断指标。Wilson 病是常染色体隐性遗传病，由于 Cp 减少，血浆游离的铜离子增加，铜沉积在肝可引起肝硬化，沉积在脑基底节的豆状核可导致豆状核变性，因而该病又称为肝豆状核变性。大部分患者可有肝功能损害并伴神经系统症状。此病如不及时治疗，可危及生命，因此宜尽早诊断，并可用青霉胺、二巯丙醇、锌剂等驱铜方法进行治疗。

(4) 检测方法：主要采用免疫比浊法测定，也可采用放射免疫扩散法、散射免疫比浊法测定。

8. 转铁蛋白

(1) 性质：转铁蛋白（transferrin, TRF）由肝实质细胞合成，相对分子量为 79.6 kD，单链糖蛋白，含糖量约 6%，pI 为 5.7。

(2) 生理功能：TRF 能与多种阳离子可逆的结合，如铁、铜、锌、钴等。每一分子 TRF 可结合两个三价铁离子。从小肠进入血液的 Fe^{2+} 被铜蓝蛋白

氧化为 Fe^{3+}，再被 TRF 结合。每种细胞表面都有 TRF 受体，此受体对 TRF-Fe^{3+} 复合物比对游离 TRF 亲和力更高，TRF-Fe^{3+} 复合物易被摄入细胞。TRF 可将大部分 Fe^{3+} 运输至骨髓，用于合成 Hb，小部分运输至组织细胞，合成铁蛋白、肌红蛋白、细胞色素等。血浆 TRF 水平受食物铁供应影响，缺铁时 TRF 迅速上升，经铁剂治疗后可恢复至正常水平。

(3) 临床意义：①贫血的鉴别诊断。缺铁性低色素性贫血中，TRF 代偿性合成增加，但因血浆铁含量低，结合铁的 TRF 少，所以铁饱和度很低（30%～38%）。再生障碍性贫血时，血浆中 TRF 正常或低下，由于红细胞对铁的利用障碍，使铁饱和度增高。铁负荷过量时，TRF 水平正常，而铁饱和度可超过 50%，甚至达 90%。②营养状态指标。营养不良及慢性肝疾病时，TRF 下降。与 Alb 相比，TRF 含量少，半衰期短，更能及时反映脏器蛋白的急剧变化。高蛋白膳食治疗时，血浆中 TRF 水平增高，是判断治疗效果的良好指标。③负急性时相反应蛋白。在炎症、创伤、肿瘤等急性时相反应，与 Alb、PA 同时下降。④妊娠和应用雌激素时，TRF 水平升高。

(4) 检测方法：目前多采用免疫比浊法检测。

9. 补体 C3

(1) 性质：C3 是由 α 和 β 两条肽链通过二硫键连接组成，为 $β_1$-球蛋白，分子量为 180kD，含糖量约 2.2%，是血清中含量最多的补体成分，占总补体含量的 1/3 以上。C3 主要由肝实质细胞合成分泌，少量由巨噬细胞和单核细胞合成。

(2) 生理功能：生理情况下，体液或组织炎症部位存在的蛋白水解酶，极为缓慢裂解 C3，持续产生的少量 C3b 和 C3 转化酶（$\overline{C3bBb}$），一般可被 I 因子、H 因子迅速灭活，故并不激活补体系统，一旦 C3 被激活物质（脂多糖等）激活时，C3b 又可在 B 因子、D 因子作用下合成新的 $\overline{C3bBb}$ 并进一步使 C3 激活、裂解、释放许多生物学活性片段，可表现为增强机体的防御能力，亦可引起疾病的免疫病理作用。

(3) 临床意义：C3 的增多与减少基本与总补体水平相似，但更为敏感。机体组织损伤和急性炎症时，常增高或正常，如菌血症、肺炎、扁桃体炎、结核、伤寒、麻疹、流脑等；肿瘤患者，尤以肝癌，血清 C3 含量升高更为显著，但胰腺癌晚期与隐性淋巴细胞白血病则降低。C3 含量降低可见于以下原因：①补体成分消耗增加；②补体大量丢失；③补体合成不足。

(4) 检测方法：目前主要采用免疫透射比浊法，也可采用放射免疫扩散法等其他免疫测定方法。

10. $β_2$ 微球蛋白

(1) 生物性质与功能：$β_2$ 微球蛋白（$β_2$-microglobulin，$β_2$-M）是一种低分子量蛋白质（分子量仅为 11.8 kD），存在于除红细胞和胎盘滋养层细胞以外的所有有核细胞表面，特别是淋巴细胞和肿瘤细胞，在免疫应答中起重要作用。

$β_2$-M 是细胞表面人类淋巴细胞抗原（human leukocyte antigen，HLA）的 β 链（轻链）。尿液中 $β_2$-M 排出量取决于肾小管的重吸收能力和血中的 $β_2$-M 浓度，正常情况下仅有微量 $β_2$-M 从尿中排出，因此健康人群中血清浓度相对稳定。但在淋巴细胞增多疾病或肿瘤时，$β_2$-M 会大量释放到到血液中。

(2) 临床意义：主要的临床应用在于监测肾小管功能。特别用于肾移植后，如有急、慢性排斥反应影响肾小管功能时，可出现尿中 $β_2$-M 排出量增加，因此 $β_2$-M 浓度是一项很好的监测指标。此外，高血压糖尿病等引起肾损伤亦可使血清 $β_2$-M 增高，具有早期诊断意义。一些恶性肿瘤或病毒感染时，血清 $β_2$-M 可增高。自身免疫疾病时，尤其是系统性红斑狼疮（SLE）活动期，血清 $β_2$-M 往往也会升高。

11. C 反应蛋白

(1) 生物性质与功能：C 反应蛋白（C-reactive protein，CRP）是一种能与肺炎球菌 C 多糖结合的急性时相反应蛋白，由肝细胞合成。含 5 个相同的 23kD 亚单位，以非共价键聚集形成的环状五聚体蛋白形式存在，分子量为 115kD，半衰期为 19h。电泳分布在慢 γ 区带，有时可以延伸到 β 区带。CRP 是急性时相反应蛋白之一，在机体感染发生后 6～8h 开始升高，24～48h 达高峰，高峰时其浓度比正常值高几百倍甚至上千倍。

(2) 临床意义：①CRP 作为急性时相蛋白，在各种急性炎症（如急性胰腺炎）、组织损伤、心肌梗死、手术创伤、放射性损伤等疾病发作数小时后迅速升高，并有成倍增长之势。病变好转时，又迅速降至正常，其升高幅度与感染的程度呈正相关。②CRP 与其他炎症因子的相关性。CRP 与其他炎症因子如白细胞总数、红细胞沉降率和多形核白细胞等密切相关，与白细胞总数存在正相关，在患者疾病发作时CRP还可早于白细胞总数出现增高,恢复正常也较快。故具有极高的敏感性。③CRP可用于细菌和病毒感染的鉴别诊断。一旦发生炎症,CRP水平即升高;而病毒性感染时CRP大都正常。CRP可快速有效地检测细菌性脑膜炎,其阳性率达99%。④CRP可作为恶性肿瘤辅助诊断指标。如CRP与AFP的联合检测,可用于肝癌与肝良性疾病的鉴别诊断。CRP测定对于肿瘤的治疗和预后也有积极意义。⑤心血管系统疾病中的应用,参见第46章。

三、血清蛋白质的电泳分析

1. 正常血清蛋白电泳分析 正常血清蛋白质在乙酸纤维素膜电泳或琼脂糖凝胶电泳后,按泳动的快慢依次分为清蛋白(albumin, Alb)、α_1-球蛋白、α_2-球蛋白、β-球蛋白、γ-球蛋白五条区带(表41-1)。有时β-球蛋白区带可分出β_1和β_2区带,β_1中主要是转铁蛋白,β_2中主要是补体C3。各区带中多个蛋白质组分可有重叠、覆盖,区带之间也可有少量蛋白质组分。血清蛋白质电泳各组分含量通常采用各区带的百分比(%)表示,也可将各区带百分浓度与血清总蛋白浓度相乘后,以绝对浓度表示(g/L)。用醋酸纤维素薄膜电泳测得血清各区带蛋白质的参考区间为清蛋白(Alb) 57%~68%;α_1-球蛋白1.0%~5.7%;α_2-球蛋白4.9%~11.2%;β-球蛋白7%~13%;γ-球蛋白9.8%~18.2%。若用g/L表示,则Alb、α_1、α_2、β、γ-球蛋白分别为35~52 g/L、1.0~4.0 g/L、4.0~8.0 g/L、5.0~10.0 g/L和6.0~13.0 g/L。

2. 异常血清蛋白电泳图谱分型 在疾病情况下血清蛋白质可以出现多种变化。根据它们在电泳图谱上的异常特征将其进行分型,有助于临床疾病的判断,参见表41-4。

3. 浆细胞病与M蛋白 正常血清蛋白电泳时,γ区带主要成分是免疫球蛋白(immunoglobulin, Ig),Ig由B淋巴细胞系浆细胞产生,发生浆细胞病(plasma cell dyscrasia)时,异常浆细胞克隆增殖,产生大量单克隆免疫球蛋白或其轻链或重链片段,病人血清或尿液中可出现结构单一的M蛋白(monoclonal protein),在蛋白电泳时呈一深染的窄M区带,此区带较多出现在γ或β区,偶见于α区。M蛋白有3种类型:免疫球蛋白型、轻链型和重链型。

表41-4 异常血清蛋白质电泳图谱的分型及其特征

图谱类型	TP	Alb	α_1	α_2	β	γ
低蛋白血症型	↓↓	↓↓	N↑	N	↓	N↑
弥漫宽γ-球蛋白血症型	↑	↓N				↑↑
肾病型	↓↓	↓↓	N↑	↑↑	↑	↓N
肝硬化型	N↓↑	↓↓	N↓	N↓	β-γ↑	(融合)
弥漫性肝损害型	N↓	↓↓	↑			↑
M蛋白血症型			在α-γ区带中出现M蛋白区带			
慢性炎症型		↓	↑	↑		↑
急性时相反应型	N	↓N	↑	↑		N
高α_2(β)-球蛋白血症型		↓		↑↑	↑	N
妊娠型	↓N	↓		↑		N
蛋白质缺陷型			个别区带出现特征性缺乏			

N. 正常;↑. 升高;↑↑. 显著升高;↓. 降低

第二节 体液蛋白质的检测

体液中的蛋白质来源于与其密切接触的组织或者细胞的分泌或渗漏。体液蛋白质组成及含量的变化能反映这些组织的生理或病理改变。

一、血浆总蛋白的检测

临床生化检验中血浆总蛋白的定量测定有多种方法,如凯氏定氮法、双缩脲法、酚试剂法、紫外分光光度法、染料结合法、比浊法等,以上方法各有优缺点,凯氏定氮法是经典测定方法,双缩脲法目前在临床上应用广泛,在实际应用中可以根据标本的类型选择合适的测定方法。其他体液蛋白质的含量测定也可参照此类方法。

1. 凯氏定氮法

(1)原理:根据蛋白质平均含氮量16%,通过测定样品中的含氮量来计算蛋白浓度,称为凯氏定氮法(Kjeldahl method)。

(2)方法学评价:是蛋白质测定的公认参考方法。其准确性好,精密度高,灵敏度高,适用于一切形态的样品,目前用于标准蛋白质的定值和校正其他方法等。但该法操作费时且复杂,不适合体液总蛋白常规测定,而且样品中各种蛋白质含氮量有一定的差异,不适合临床应用。特别值得注意的是,某些非蛋白含氮物可能会对此法的测定结果产生影响。

2. 双缩脲法

(1)原理:蛋白质的肽键(-CO-NH-)在碱性溶液中能与2价铜离子作用生成稳定的紫红色络合物,此反应和2个尿素分子缩合后生成的双缩脲($H_2N-OC-NH-CO-NH_2$)在碱性溶液中与铜离子作用形成紫红色的反应相似,故称之为双缩脲反应。这种紫红色络合物在540nm处有明显吸收峰,吸光度在一定范围内与血清蛋白含量呈正比关系,经与同样处理的蛋白质标准液比较,即可得蛋白质含量。

(2)方法学评价:该法是WHO和IFCC推荐的蛋白质定量方法。操作简便,准确性和特异性好,显色稳定性好,试剂单一且易获得,灵敏度虽不高,但对血清总蛋白定量较为适用。对蛋白质含量很低的体液如脑脊液、尿液等,不是合适的定量方法。缺点是敏感度差,试剂具有强腐蚀性。

3. 酚试剂法

(1)原理:蛋白质中酪氨酸和色氨酸残基可将磷钨酸-磷钼酸试剂还原,生成蓝色钼蓝。此法称酚试剂法(phenol reagent method)。Lowry对此法进行了改良,在酚试剂中加入碱性铜离子。

(2)方法学评价:改良法(Lowry法)集中了双缩脲法和酚试剂法的优点。由于蛋白质中酪氨酸含量不同,生色强度不同,所以使用同种蛋白质作标准,灵敏度比双缩脲反应高100倍。此法灵敏度虽高,但受许多还原物质的干扰,如糖类、酚类等,限制了它在临床上的应用。

4. 染料结合法

(1)原理:在酸性条件下,蛋白质分子可解离出带有正电荷的NH_3^+,可与染料阴离子结合而产生颜色改变,在一定蛋白质浓度范围内,蛋白质和染料结合符合比尔定律,因此可以通过测定染料在特定波长的吸光度的增加得到与其结合的蛋白质量,此法称染料结合法(dye-binding method)。常用的染料有氨基黑、丽春红、邻苯三酚红钼、考马斯亮蓝。

(2)方法学评价:该法简单、迅速、干扰物质少、灵敏度高,缺点是特异性不高,不同的蛋白质与染料的结合力不一致,标准物不易确定,且比色杯对染料有吸附作用。该法不能用于不同来源蛋白质的比较定量。

二、血浆清蛋白的检测

目前对血浆清蛋白(albumin,Alb)进行定量的主要方法为电泳法、染料结合法及干化学法等。

染料结合法是清蛋白检测最常用的方法,Alb与阴离子染料溴甲酚绿(bromcresol green,BCG)或溴甲酚紫(bromcresol purple,BCP)结合,而球蛋白几乎都不与这些染料结合。BCP法虽然有受球蛋白和其他血浆蛋白干扰小的优点,但是检测灵敏度较低、与非人源性Alb的亲和力相当弱,使其应用受限。BCG法灵敏度高、操作简便、重复性好,能自动化,自动化分析仪的普遍使用使比色能在反应10~30s后立即进行(去除非特异性反应),因而该法很实用。BCG法是WHO的推荐方法。目前市售Alb测定试剂盒也多采用BCG法。

三、血浆特种蛋白质的检测

血浆特种蛋白质是指用免疫学或其他特种手段测定的血清蛋白质成分。主要包括:AAT、AAG、Hp、AMG、Cp、TRF、β_2-微球蛋白、IgG、IgA、IgM、C反应蛋白和补体C3、C4等。目前特种蛋白质的检测主要以免疫分析技术为主,即利用已制备好的特异性抗原或抗体作为试剂,检测标本中相应的抗体和抗原。其具体方法有免疫沉淀试验、免疫电泳、免疫比浊、放射免疫技术、酶免技术、荧光免疫分析技术、化学发光免疫技术和电化学发光免疫技术。目前最常用的是透射比浊法和散射比浊法。

四、蛋白质电泳检测技术

1. 血清蛋白电泳　目前临床实验室多采用自动电泳仪进行血清蛋白电泳的分析,电泳条带清晰、分离效果好,操作相对简单,时间短,适合临床标本的检测。通常采用乙酸纤维素薄膜或琼脂糖凝胶作为电泳介质,分离后的蛋白质区带采用丽春红 S 或氨基黑进行染色,再由光密度扫描计对区带进行吸光度检测。

目前多用琼脂糖为电泳支持物进行平板电泳,琼脂糖是具有较高的凝胶强度的电泳介质,透明度好,扩散速度快,不吸收紫外光。其最大的优点是对蛋白质的亲和力低,干燥后透明度高,便于密度检测。

2. 尿或脑脊液蛋白电泳　尿蛋白电泳分离后,可用光密度扫描仪结合总蛋白定量,计算出各区带蛋白的含量。

琼脂糖凝胶电泳可以用来鉴别肾小球、肾小管性蛋白尿,此方法对于区分生理性、肾小管性或混合性蛋白尿比其他方法都好,但是电泳前要将尿液浓缩或采用高灵敏度的染色方法如银染色或金染色。

十二烷基硫酸钠-聚丙烯酰胺凝胶电泳(SDS-PAGE)是目前国内部分肾病实验室应用于临床的常规检测方法。此法将尿蛋白按分子量大小进行分离,从而判断肾小球性蛋白尿、肾小管性、溢出性、混合性蛋白尿等。

脑脊液标本蛋白经琼脂糖凝胶电泳后,可以分为 6 个区带,分别为 PA、Alb、α_1、α_2、β、γ。为增加灵敏度可以浓缩标本或是采用高灵敏度的染色方法。

3. 免疫固定电泳　免疫固定电泳技术(immunofixation electrophoresis,IFE)是一种包括琼脂糖凝胶蛋白电泳和免疫沉淀两个过程的操作方法。检测标本可以是血清、尿液、脑脊液或其他体液。免疫球蛋白或轻链与其相应抗体发生结合反应,产生不溶解的抗原抗体反应物沉淀,未反应的蛋白随后被清洗掉,而抗原抗体反应物(在暗色背景下为白色云状条带)经染色后,形成可见条带,通过比较普通电泳条带与免疫固定后的沉淀带,可对结果做出某种单克隆蛋白的定性解释。IFE 可用于鉴别单克隆丙种球蛋白血症和多克隆丙种球蛋白血症,也是目前用于鉴别 M 蛋白的最广泛的方法之一。

第三节　氨基酸代谢及其紊乱

氨基酸(amino acid,AA)具有重要的生理功能,主要是作为合成蛋白质的原料,还可以合成多肽及其他含氮的生理活性物质。人体内的氨基酸主要分为两大类,体内不能合成而必须由食物供应的氨基酸,称为营养必需氨基酸。另一类不一定需要食物供应,体内可以自己合成的称为非必需氨基酸。人体内的氨基酸主要来自食物中蛋白质的消化吸收。外源性和内源性氨基酸共同构成"氨基酸代谢库",参与体内代谢。不同的氨基酸结构不同,其代谢途径也各有特点。

氨基酸代谢紊乱主要分为两类:一类是遗传性氨基酸代谢紊乱,由于参与氨基酸代谢的酶或其他蛋白质因子缺乏或相关基因突变而引起;另一类是继发性氨基酸代谢紊乱,由于和氨基酸代谢有关的器官如肝、肾出现严重病变而引起氨基酸代谢紊乱。遗传性氨基酸代谢紊乱至今已经发现 70 余种,多数由于缺乏某种酶引起,造成相应代谢产物在体内堆积,血中的浓度增加到一定水平就会从尿中排出。此外,氨基酸正常的代谢途径受阻,可通过另外的途径代偿,使该途径的产物在血、尿中出现。小肠黏膜上皮细胞和肾近曲小管上皮细胞上都有相应的氨基酸转运蛋白。当载体缺乏时,尿中相应氨基酸排出增加,血中该氨基酸则降低。表 41-5 中列举了遗传性氨基酸代谢紊乱的血浆和尿检查结果。

一、苯丙氨酸代谢

1. 苯丙氨酸的正常代谢　正常情况下,苯丙氨酸的代谢主要是在苯丙氨酸羟化酶(phenylalanine hydroxylase,PHA)的作用下生成酪氨酸。苯丙氨酸羟化酶是 1 种单加氧酶,其辅酶是四氢生物蝶呤,其催化反应是不可逆反应。

2. 苯丙氨酸的代谢紊乱

(1)苯丙酮尿症(phenyl ketonuria,PKU):苯丙酮尿症主要是由于苯丙氨酸羟化酶缺乏而引起的常染色体隐性遗传病,患者尿中有大量苯丙酮酸。其发病率因种族而异,为 1/25 000~1/6 000,我国发病率约为 1/16 500。多数是由于苯丙氨酸羟化酶缺乏或不足,体内苯丙氨酸不能转变成酪氨酸,而是通过转氨基作用生成苯丙酮酸,后者进一步转变成苯乙酸等代谢产物。少数是由于苯丙氨酸羟化酶的辅酶四氢生物蝶呤生成不足,同样导致体内苯丙氨酸不能转变成酪氨酸(图 41-1)。PKU 患者血中苯丙氨酸极度升高,可以超过 1.2mmol/L(正常仅 0.12mmol/L 以下),苯丙酮酸浓度可达 0.1~0.5mmol/L。

表 41-5　主要遗传性氨基酸代谢紊乱症的血浆和尿检测结果

疾病名称	缺乏的酶	血浆中增高的成分	尿中增高的成分
苯丙酮尿症	苯丙氨酸羟化酶	苯丙氨酸、苯丙酮酸	苯丙氨酸、苯丙酮酸
尿黑酸尿症	尿黑酸氧化酶	尿黑酸（轻度）	尿黑酸
同型胱氨酸尿症	胱硫醚合成酶	甲硫氨酸、同型胱氨酸	同型胱氨酸
支链酮酸尿症	支链酮酸氧化酶	缬氨酸、丙氨酸	异亮氨酸、相应的酮酸
胱硫醚尿症	胱硫醚酶	胱硫醚	胱硫醚
精氨酸琥珀酸尿症	精氨酸琥珀酸酶	谷氨酰胺、脯氨酸、甘氨酸等	精氨酸、琥珀酸
胱氨酸尿症	（肾小管碱性氨基酸载体）		胱氨酸、精氨酸、赖氨酸、鸟氨酸
二羧基氨基酸尿症	（肾小管酸性氨基酸载体）		谷氨酸、天冬氨酸
亚氨基甘氨酸尿症	（肾小管亚氨基酸载体）		脯氨酸、羟脯氨酸、甘氨酸
I 型酪氨酸血症	延胡索酰乙酰乙酸水解酶	酪氨酸、甲硫氨酸	酪氨酸、对-羟苯丙酮酸等
组氨酸血症	组氨酸酶	组氨酸、丙氨酸	咪唑、丙酮酸及其他组氨酸代谢物
甘氨酸血症	甘氨酸氧化酶	甘氨酸	甘氨酸
I 型高脯氨酸血症	脯氨酸氧化酶	脯氨酸	脯氨酸、羟脯氨酸
精氨酸血症	精氨酸酶	精氨酸	精氨酸、胱氨酸

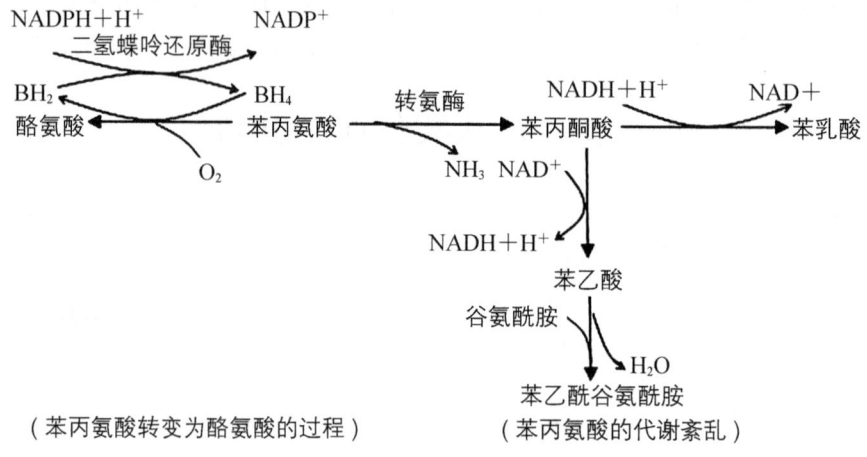

图 41-1　苯丙氨酸的代谢

(2)苯丙酮酸尿症临床表现及治疗：苯丙酮酸的堆积对中枢神经系统有毒性，故 PKU 患儿的智力发育障碍，其严重程度和血苯丙氨酸的升高程度和持续时间有关。可能是因为苯丙氨酸与其他氨基酸竞争载体，干扰了其他氨基酸通过血-脑屏障，导致脑内氨基酸不平衡而影响脑功能及其发育。PKU 患者因为生成酪氨酸障碍，而且苯丙氨酸竞争性抑制了酪氨酸酶的活性，使黑色素生成减少，故 PKU 患者表现有毛发和皮肤色素较正常人略浅。此外，患儿还有霉臭体味，尿有鼠尿样气味，容易流涎及出汗，有反复发作的惊厥、肌张力增高等症状。

患儿在出生后 3 个月内就需采用低苯丙氨酸膳食（如低苯丙氨酸奶粉），控制血苯丙氨酸浓度可以改善症状，防止痴呆发生。这种治疗至少坚持到 10 岁，甚至终身。

(3)新生儿苯丙酮酸尿症的生物化学检验：PKU 的早期诊断对于防止 PKU 严重后果的发生很有必要。目前国际上进行新生儿 PKU 筛查的常用方法有 Guthrie 试验、荧光光度法、苯丙氨酸脱氢酶法。其中 Guthrie 试验是由 Guthrie 建立的一种细菌抑制法，是最早的 PKU 筛查试验。评估检测中还应该包括对尿中生物蝶呤和新蝶呤的测定。新生儿 PKU 的诊断试验主要通过色谱法、荧光分光光度法和 $FeCl_3$ 法等检测尿中的苯丙酮酸。

此外，随着分子生物学的迅速发展，还可以采用 DNA 分析技术鉴定出导致 PKU 的突变基因。

二、酪氨酸代谢

1. 酪氨酸的正常分解代谢及转变　酪氨酸是合成蛋白质的基本成分，而且是某些神经递质、激素和黑色素等的前体。

(1) 主要代谢途径：酪氨酸在酪氨酸转氨酶的催化下生成对羟苯丙酮酸，后者在氧化酶作用下生成尿黑酸，进一步氧化生成苹果酰乙酰乙酸、延胡索酰乙酰乙酸，后者在延胡索酰乙酰乙酸水解酶的作用下生成延胡索酸和乙酰乙酸，分别进入糖和脂肪酸代谢途径。

(2) 合成儿茶酚胺和黑色素：酪氨酸在酪氨酸羟化酶的作用下生成3,4-二羟苯丙氨酸，后者在多巴脱羧酶的作用下生成多巴胺。多巴胺是脑中的一种神经递质。在肾上腺髓质中多巴胺侧链的β碳原子可再被羟化生成去甲肾上腺素，后者经N-甲基转移酶催化，活性甲硫氨酸提供甲基，生成肾上腺素。

此外，酪氨酸在皮肤黑色素细胞中酪氨酸羟化酶的催化下，酪氨酸羟化生成多巴，后者经氧化、脱羧等反应转变成吲哚-5,6-醌。黑色素由多巴醌、吲哚-5,6-醌、2,3-羧酸以3∶2∶1比例聚合而成。

2. 酪氨酸代谢紊乱

(1) 酪氨酸血症：常见的有Ⅰ型及Ⅱ型酪氨酸血症。Ⅰ型酪氨酸血症（tyrosinemia Ⅰ）是由于酪氨酸分解途径中延胡索酰乙酰乙酸酶、对-羟苯丙酮酸氧化酶活性降低，延胡索酰乙酰乙酸则还原成琥珀酰乙酰乙酸，后者脱羧生成琥珀酰丙酮。琥珀酰丙酮可损害肝和肾的功能，而且能抑制甲硫氨酸腺苷转移酶活性而造成血中甲硫氨酸浓度升高。患者血、尿中酪氨酸水平升高；血甲硫氨酸浓度升高；尿中出现大量多巴等其他酪氨酸代谢产物。

Ⅰ型酪氨酸血症又称肝肾型酪氨酸血症，分为急性和慢性酪氨酸血症。急性酪氨酸血症患者肝延胡索酰乙酰乙酸酶只有正常人的6%，临床表现有腹泻、呕吐等。若未治疗，常在1岁前死于肝衰竭。慢性酪氨酸血症患者肝延胡索酰乙酰乙酸酶约是正常人的20%，症状较轻，常在10岁前死亡。Ⅰ型酪氨酸血症发病率约为1/10万，用低酪氨酸、甲硫氨酸或苯丙氨酸膳食可减轻症状。

Ⅱ型酪氨酸血症（tyrosinemia Ⅱ）较罕见，肝细胞中酪氨酸转氨酶缺乏导致血和尿中酪氨酸水平升高。因为患者延胡索酰乙酰乙酸酶正常，血中甲硫氨酸并不升高。该症患者临床表现有流泪、畏光、角膜浑浊、皮肤过度老化、智力发育不全等症状。

酪氨酸血症的生物化学检验可采用离子交换层析，是检测血清酪氨酸升高的参考方法，分光光度法和酶学方法亦可用于该症的诊断。

(2) 白化病（albinism）：白化病是由于人体缺乏酪氨酸酶，黑色素合成障碍所致，发病率约为1/13 000。黑色素具有防止阳光照射产生皮炎、慢性皮肤损伤以及防止皮肤癌等作用，因此，患者尽可能避免日光照射。

三、含硫氨基酸代谢

1. 含硫氨基酸的正常代谢　含硫氨基酸包括甲硫氨酸（methionine, Met）、半胱氨酸（cysteine, Cys）和胱氨酸（cystine）。其中，Met可以转变成Cys，胱氨酸是两个Cys巯基缩合的产物。但Cys和胱氨酸不能变成Met。同型半胱氨酸（homocysteine, HCY）比Cys多一个次甲基($-CH_2$)，是Met代谢的中间产物。HCY很不稳定，容易氧化成同型胱氨酸或HCY-Cys二硫化合物，只有少量以还原型HCY存在于血浆中。这些含硫氨基酸在血浆中大部分和蛋白质结合存在，通常所指的HCY包括结合和游离的HCY化合物。

同型半胱氨酸可与丝氨酸在胱硫醚-β-合成酶（cystathionine-β-synthase, CBS）的作用下缩合生成胱硫醚，后者进一步生成Cys和α-酮丁酸。

2. 同型半胱氨酸的代谢紊乱

(1) 同型胱氨酸尿症：是含硫氨基酸代谢紊乱中最常见的类型，体内HCY转化受阻，导致血液HCY升高，常与HCY尿症相伴行。HCY水平升高与遗传和营养因素有关。HCY代谢途径上的酶如甲硫氨酸合成酶、胱硫醚-β-合成酶的基因突变可导致HCY转化受阻，产生高HCY血症。此外，微量营养素如维生素B_6、维生素B_{12}和叶酸的水平越高，HCY的水平就越高。

①胱硫醚-β-合成酶缺乏。为HCY尿症最常见的原因，发病率约为1/20，约有50%病人的肝、脑、白细胞和培养的成纤维细胞中测不出该酶，其余病人的酶活性也只有正常人的1%~5%。该酶的缺乏导致血浆HCY及其前体积聚，HCY达到可检测水平，Met水平升高。正常人Met参考区间约30μmol/L，该症可达到2mmol/L。尿中也含有Met、HCY和其他含硫氨基酸。胱硫醚-β-合成酶完全缺失可用低Met饮食补充胱氨酸治疗。胱硫

醚-β-合成酶缺乏在新生儿不会出现症状,但随着年龄的增长多数病人会出现眼晶状体脱位、骨骼畸形、动脉粥样硬化等临床表现。

②甲硫氨酸合成酶缺乏。甲硫氨酸合成酶即 N^5-甲基四氢叶酸转甲基酶。患者血浆和尿中 HCY 和胱硫醚升高,但是血浆甲硫氨酸降低,借此可与胱硫醚-β-合成酶缺乏所致的同型胱氨酸尿症鉴别。

③食物营养素缺乏。维生素 B_6 是胱硫醚-β-合成酶的辅酶,维生素 B_{12} 是甲硫氨酸合成酶的辅酶,N^5-甲基四氢叶酸是体内甲基的间接供体,因此这三者缺乏同样会导致 HCY 尿症。

(2)同型胱氨酸尿症的生物化学检验:新生儿筛选只适用于胱硫醚-β-合成酶缺失所致的 HCY 尿症,可采用检测血浆 Met 升高的 Guthrie 试验,但阳性结果的解释要排除其他原因,如暂时的或肝损害,酪氨酸代谢病或肝 S-腺苷甲硫氨酸合成酶缺乏所致。如果未进行新生儿筛选,该病需待症状出现或尿液检测时才能被发现。HCY 和胱氨酸可用硝基氢氰试验进行检测。银硝普盐改良试验可以用来区别 HCY 和胱氨酸。HCY 的正常血浆浓度约为 $10\mu mol/L$,受性别和年龄等影响,男性比女性高,但绝经后妇女有明显上升趋势。

(3)同型胱氨酸与心血管疾病:血浆 HCY 增加时,心血管疾病的危险性也增加,目前国内外逐渐将血浆 HCY 水平检测作为心脑血管病临床常规检查指标。特别是对于血脂正常、胆固醇不高的人群;有严重动脉粥样硬化性心脏病和家族史人群;早年(<50 岁)冠心病、脑血管或外周血管疾病的人群。此外,一些药物如甲氨蝶呤、氨茶碱等可能会出现 HCY 升高,有引发心血管疾病的可能。HCY 增加导致心血管疾病危险性增加的原因可能是:①HCY 浓度增加可自发形成硫基内酯化合物;②HCY 自发氧化,形成超氧化物和过氧化氢,导致内皮细胞损伤、低密度脂蛋白氧化、血管平滑肌持续性收缩。

正常情况下过量的 HCY 会很快被清除,在维生素(如 B_6、B_{12}、叶酸等)的协助下转变成年人体内所需的氨基酸降解排泄。控制 HCY 的简单方法是保持均衡饮食,多吃绿叶蔬菜、橘类水果、豆类、鱼类等。

HCY 测定方法有高效液相色谱法(HPLC)、放射免疫分析法、荧光偏振免疫分析(FPIA)等。一般在禁食 12~14h 后抽取静脉血,用 EDTA(或肝素)抗凝,立即置于 4℃冰箱,在 4h 内分离血浆。若不能冷藏应在 1h 内分离血浆进行测定。空腹血浆 HCY 参考区间为 5~15μmol/L,高于上限称高 HCY 血症,高 HCY 血症分为 3 型即轻度(16~30μmol/L)、中度(31~100μmol/L)、重度(>100μmol/L)。重度高 HCY 血症很少见,但轻度高 HCY 血症发病率占正常人群的 5%~7%。

四、继发性氨基酸代谢紊乱

氨基酸的正常代谢是生命活动的一个重要基础,肝、肾、肌等是氨基酸代谢的重要组织器官。继发性氨基酸代谢紊乱主要由于肝、肾、蛋白质-能量营养紊乱以及烧伤等原因引起。

1. **肝疾病和氨基酸代谢紊乱**　多数氨基酸如芳香族氨基酸(aromatic amino acids,AAA)、丙氨酸主要在肝内分解,支链氨基酸(branched chain amino acids,BCAA)主要在肌组织、肾、脑中分解。肌组织中氨基酸代谢产生的氨以丙氨酸的形式运送至肝生成尿素以解氨毒。

肝衰竭时有明显的氨基酸代谢紊乱,AAA 在肝中的分解减少,引起血浆 AAA 浓度升高。胰岛素在肝中的降解也减少,血浆中胰岛素含量增多,促进 BCAA 在肌肉等组织中的降解增多,最终导致血浆 BCAA 浓度降低。正常情况下,BCAA/AAA 为 3.0~3.5,慢性肝病可降至 2.0 左右,若降至 1.0 左右常发生肝性脑病,肝性脑病时可降至 0.71~0.77。临床上给肝性脑病患者以高 BCAA 的膳食或输液,提高 BCAA/AAA 比值来缓解症状。

肝性脑病与氨基酸代谢异常关系密切,现已提出了多种假说来阐明肝性脑病机制。

(1)氨中毒学说:体内产生的主要氨通过肝合成尿素,肝功能障碍时导致血氨升高,从而干扰大脑能量代谢,最终导致脑功能失常。

(2)假神经递质学说:严重肝病时体内产生的大量芳香胺类物质干扰了脑组织正常的神经递质——儿茶酚胺类物质代谢,导致神经系统功能紊乱。此外还有血浆胰岛素-氨基酸失衡学说、γ-氨基丁酸假说等。

2. **肾疾病与氨基酸代谢紊乱**　肾衰竭患者血浆和骨骼肌中多数存在氨基酸浓度异常,某些必需氨基酸,尤其是 BCAA 浓度降低。

继发性肾性氨基酸尿一般是由于肾小管损害、肾近曲小管功能障碍引起,如肾中毒、急性肾小管坏死等。氨基酸尿可以是仅因为肾小管重吸收氨基酸障碍而导致,也可以是由于肾近曲小管所有吸收功能障碍而导致。

五、氨基酸的生物化学检验

以下是几种常用的 AA 分析检测方法。

1. **HPLC 自动分析法** 目前全自动分析仪已在临床医学中应用,可对血浆、血清、尿液、脑脊液、羊水甚至细胞内液等各种体液进行检测。样本用量只需数十至数百微升,2~4h 即可测出各种 AA 含量。

2. **化学分析法**

(1)尿液总氨基酸测定:可用磷酸铜试剂法进行。本法对多种 AA 均有反应,但色氨酸、亮氨酸、异亮氨酸反应不佳,因为它们在尿液中的含量较少,故可忽略不计。

(2)色氨酸测定:色氨酸与甲醛缩合并被 $FeCl_3$ 氧化,形成具有荧光的去甲哈尔曼,通过测定其荧光进行测定。

(3)尿羟脯氨酸测定:先用盐酸加热使结合型羟脯氨酸水解成游离型羟脯氨酸,再用氯胺 T 氧化使其形成吡咯类化合物,后者和对二甲氨基苯甲醛作用生成红色化合物。

3. **酶法测定** 苯丙氨酸、酪氨酸、支链氨基酸、谷氨酰胺等均可采用酶法测定。

4. **纸层析和薄层色谱** 纸层析灵敏度低、分辨率差、费时,近年来已经逐渐被速度快、分辨率和灵敏度高的薄层色谱所代替。

第四节 核酸代谢及其紊乱

核酸(nucleic acid)是生物体在生命活动过程中起着极重要作用的一类生物大分子。核苷酸是组成核酸的基本结构单位,由碱基(嘌呤或嘧啶)、磷酸及核糖(或脱氧核糖)所组成。核苷酸具有多种重要的生理功用,其中最主要的是作为合成核酸分子的原料。此外,还参与能量代谢、代谢调节等过程。

嘌呤核苷酸合成和代谢中最常见的代谢紊乱是高尿酸血症(hyperuricemia),并由此导致痛风(gout)。嘧啶核苷酸从头合成途径中的酶缺陷可引起乳清酸尿症(orotic acduria)。

一、嘌呤核苷酸的代谢

1. **嘌呤核苷酸的正常代谢** 嘌呤核苷酸(purine nucleotide)包括腺苷酸(adenosine monophosphate, AMP)和鸟苷酸(guanosine monophosphate, GMP)。机体嘌呤核苷酸合成有 2 条途径:一是利用核糖-5-磷酸、氨基酸、一碳单位及 CO_2 等简单小分子物质为原料,经过一系列酶促反应合成嘌呤核苷酸,称为从头合成途径(denovo pathway);二是利用体内游离的嘌呤或嘌呤核苷,经过简单的反应过程,合成嘌呤核苷酸,称为补救合成途径(salvage pathway)或重新利用途径。一般情况下前者为主。

嘌呤核苷酸的分解代谢先在核苷酸酶的催化下水解成核苷和磷酸。核苷脱氨酶将腺苷脱氨生成次黄苷,次黄苷和鸟苷经核苷磷酸化酶水解成核糖-1-磷酸和次黄嘌呤和鸟嘌呤。次黄嘌呤再经黄嘌呤氧化酶氧化成黄嘌呤,在同一酶催化下氧化成终产物尿酸(uric acid)。嘌呤核苷酸合成和分解代谢途径过程见图 41-2。

2. **嘌呤核苷酸的代谢紊乱**

(1)高尿酸血症:高尿酸血症是指细胞外液的尿酸盐呈过饱和状态,一般认为血尿酸盐 $\geqslant 417\mu mol/L$ 时应考虑高尿酸血症。高尿酸血症由尿酸排泄障碍或嘌呤代谢紊乱引起。因人和猿类体内缺乏尿酸酶,无法将尿酸分解成 NH_3、CO_2、和 H_2O,直接经肾排出体外。体液尿酸浓度的高低取决于体内嘌呤合成量、食入量和尿酸排出量之间的平衡状态。

①尿酸排泄减少。体内合成的尿酸 20%~30% 经肠道排泄,70%~80% 经肾排泄。生理情况下,尿酸通过肾小球滤过、肾小管重吸收和分泌,最终随尿排出的尿酸只占滤过量的 6%~10%。当肾小球滤过率下降,或近端肾小管对尿酸的重吸收增加和(或)分泌功能减退时,便导致高尿酸血症。原发性高尿酸血症中尿酸排泄减少,大部分是由机制不明的多基因性遗传缺陷引起。继发性高尿酸血症则由导致肾小球滤过率下降或肾小管排泌尿酸减少的疾病引起。

②尿酸生成过多。嘌呤合成代谢紊乱:体内 80% 尿酸来源于生物合成的嘌呤,嘌呤合成代谢紊乱可致高尿酸血症。其中大多数由多基因遗传缺陷引起,机制不明。少数由特异酶缺陷引起,包括:a. 次黄嘌呤-鸟嘌呤磷酸核苷转移酶(hypoxanthine-guanine phosphoribosyl transferase, HGPRT)完全或部分缺乏。前者引起自毁容貌综合征

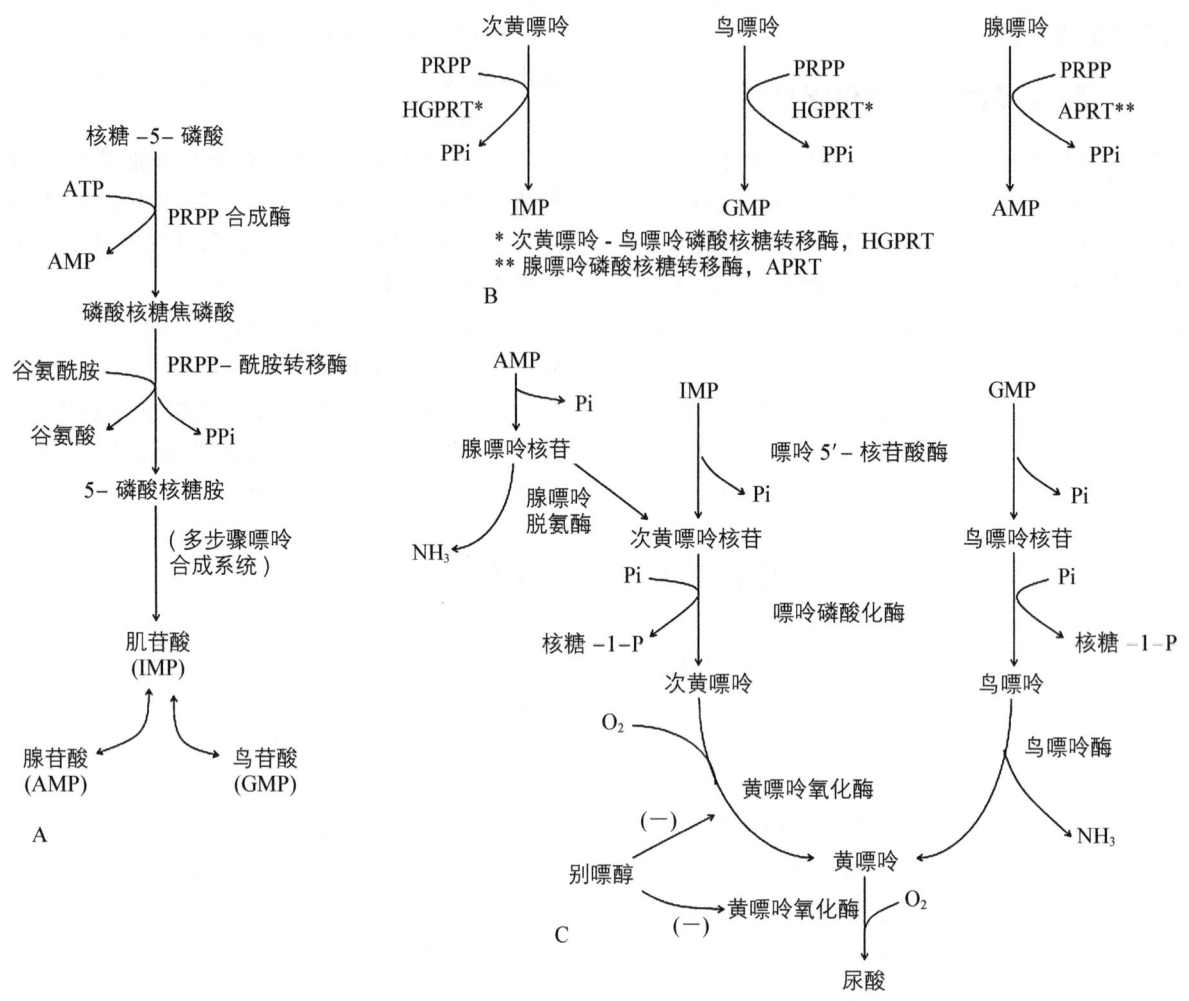

图 41-2　嘌呤核苷酸合成（A）和分解（B、C）代谢途径

（Lesch-Nyhan syndrome），也称幼年性痛风合并脑损害、幼年性高尿酸血症，可表现为嘌呤产生过多和尿酸增多，为 X 连锁隐性遗传；而 HGPRT 部分缺乏症又称青春期原发性痛风，亦属 X 连锁遗传，患者表现痛风较严重。b. 磷酸核糖焦磷酸（phosphoribosyl pyrophosphate，PRPP）合成酶活性增强。该酶加速嘌呤合成，会导致尿酸生成过多。c. 葡萄糖-6-磷酸酶（G6pase）缺乏，引起葡萄糖-6-磷酸增多，沿磷酸戊糖代谢途径转化成较多的 PRPP，使嘌呤合成增多。可引起 I 型糖原积累病（Von Gierke 病），呈常染色体隐性遗传，患者伴明显的高尿酸血症及痛风。d. 腺嘌呤磷酸核糖转移酶（adenine phosphoribosyl transferase，APRT）缺乏。属常染色体隐性遗传，腺嘌呤不能经补救途径合成腺苷酸而堆积，不能转变为尿酸而出现无高尿酸血症及痛风症，但腺嘌呤的代谢产物 2,8-二羟腺嘌呤由尿排出增加，可产生肾结石，因此临床上常误认为尿酸结石。有研究表明因体内谷胱甘肽还原酶（glutathion reductase，GR）、谷胺酰胺磷酸核糖焦磷酸胺转移酶（glutamine phosphoribosyl pyrophosphate amine transferase，GPR-PPAT）、黄嘌呤氧化酶（xanthine oxidase，XO）数量增多和活性增高也会导致高尿酸血症。

嘌呤吸收增多：体内 20% 尿酸来源于食物中的嘌呤，摄入富含嘌呤食物过多可诱发痛风发作，但不是发生高尿酸血症的原因。

嘌呤分解过多：在骨髓增殖性疾病如各类白血病、红细胞增多症等，因旺盛的细胞合成与分解，出现核酸分解亢进，嘌呤和尿酸生成增多。

（2）痛风：痛风是一组疾病，由于遗传性和（或）获得性的尿酸排泄减少和（或）嘌呤代谢障碍，导致高尿酸血症及尿酸盐沉积和结晶而形成，从而引起特征性急性关节炎、痛风石、间质性肾炎,严重者呈关节畸形及运动障碍;常伴尿酸性尿路结石。高尿酸血症只有10%～20%发生痛风。有研究发现原发性痛风常与肥胖、血脂紊乱、2型糖尿病及原发性高血压等并发,痛风患者约有1/4合并糖尿病。原发性痛风患病率男、女比为20:1,多数女性病人为绝经后,常在春、秋季节发病。随着经济发展和生活方式的改变,其发病率逐渐上升。

临床上常用别嘌醇(allopurinol)治疗痛风。别嘌醇进入体内后首先被黄嘌呤氧化酶氧化为别黄嘌呤,然后牢固地结合在酶的活性部位使其受抑制,从而抑制次黄嘌呤和黄嘌呤转变为尿酸,使血和尿中尿酸浓度下降。次黄嘌呤和黄嘌呤虽然升高,但溶解度较大,易被肾廓清。同时,别嘌醇在体内经代谢转变,与PRPP生成别嘌呤核苷酸,不仅消耗了PRPP,使其含量下降,而且还能反馈抑制PRPP酰胺转移酶,抑制嘌呤核苷酸的从头合成。

(3) 尿酸的生物化学检验:血、尿中尿酸的测定方法有尿酸酶紫外法、尿酸酶-过氧化物酶耦联法、磷钨酸还原法、HPLC法和干化学方法等。其中尿酸酶紫外法是参考方法。

血尿酸增高主要见于痛风,还可见于白血病、多发性骨髓瘤及其他恶性肿瘤、真性红细胞增多症等疾病在细胞增殖周期快、核酸分解代谢增加时,肾疾病导致肾功能减退时,氯仿中毒、四氯化碳中毒、铅中毒及食用富含核酸的食物等。血尿酸降低见于恶性贫血、范科尼综合征等。

二、嘧啶核苷酸的代谢

1. 嘧啶核苷酸的正常代谢 与嘌呤核苷酸一样,体内嘧啶核苷酸(pyrimidine nucleotide)合成途径也有2条途径,即从头合成与补救合成。合成的原料来自谷氨酰胺、CO_2和天冬氨酸,其合成过程见图41-3,与嘌呤核苷酸合成不同,嘧啶核苷酸的合成是先合成嘧啶环,然后再与磷酸核糖相连而成。

2. 嘧啶核苷酸的代谢紊乱 当乳清酸磷酸核糖转移酶(orotate phosphoribosyl transferase)和乳清酸核苷酸脱羧酶缺陷时,乳清酸不能转化为尿嘧啶核苷酸,在血中堆积,并且随尿排出增多,称为乳清酸尿症(orotic aciduria),它是一种罕见的嘧啶核苷酸代谢紊乱。因乳清酸在尿中溶解度较低,患

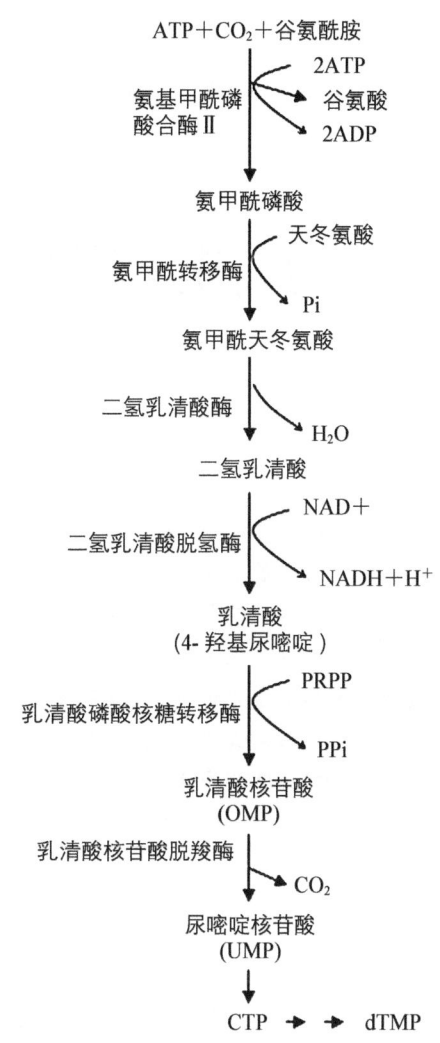

图41-3 嘧啶核苷酸合成代谢途径

者尿液中可见无色针状乳清酸结晶。

乳清酸尿症是一种常染色体隐性遗传性疾病,是由于催化嘧啶核苷酸从头合成反应的酶缺陷所致,主要表现为尿中排出大量乳清酸、生长迟缓和重度贫血。如在尿液中发现有针状乳清酸结晶,即可诊断该病。临床上纯合子型极少见,其酶缺乏较严重,酶活性仅为正常人的1%～5%。杂合子型患者酶缺陷较轻,尿中乳清酸量仅轻度增加,临床无明显血液学及其他症状。

临床用乌拉地尔或胞嘧啶治疗该病,但用叶酸或维生素B_{12}治疗无效。乌拉地尔经磷酸化可生成尿嘧啶核苷酸,抑制氨基甲酰磷酸合成酶Ⅱ的活性,从而抑制嘧啶核苷酸的从头合成和乳清酸的生成。

(秦 雪)

第42章

水、电解质和酸碱平衡紊乱检验

> **大　纲**
>
> **了解**　体内水、钾、钠、氯的代谢情况；各类型紊乱的临床症状；电解质和渗透压检测的质量控制；血气分析的发展历史。
>
> **熟悉**　引起水、钾、钠、氯平衡紊乱的常见原因；血液中的气体运输；引起各型酸碱平衡紊乱的常见原因；渗透压检测技术及原理；仪器的基本结构；血气分析的计算及分析方法。
>
> **掌握**　各类型紊乱的特点、实验室检查结果；钾平衡紊乱与酸碱平衡紊乱之间的关系；常用血气指标的定义、临床意义及应用；各型酸碱平衡紊乱的实验室检查结果特点，代偿机制；酸碱平衡紊乱的分析判断方法；常用电解质检测技术原理；标本采集、存放等对电解质测定的影响；血气标本的采集、运输和保存；血气分析的质量控制。

第一节　水、电解质平衡紊乱

体液指机体内存在的液体，包括水和溶于水的物质。体液动态平衡依赖于机体对水和电解质的调节，一旦这种调节失常，就会造成平衡紊乱。体液平衡紊乱中，水平衡紊乱常伴有电解质以及渗透压的平衡紊乱。

一、水平衡及其紊乱

体液以细胞膜为界，分为细胞内液（intracellular fluid, ICF）和细胞外液（extracellular fluid, ECF），人体内的水约 2/3 分布于 ICF，1/3 分布于 ECF。ECF 又被毛细血管分隔为 3/4 的组织液和 1/4 的血管内液。各部位体液受机体的精细调控，处于动态平衡。

正常情况下，水的增加和排出主要受神经内分泌的调节。体内水的来源有：摄入水、体内物质氧化产生水和肾小管重吸收水。水排出的主要途径是尿液，其次呼吸、皮肤和肠道。水的增加和排出失衡可导致水平衡紊乱，其可分为脱水（dehydration）、水过多或水中毒、水分布明显异常（总体水变化不大）。

1. **脱水**　机体总体水量减少称为脱水。脱水因血浆钠浓度的不同而分为高渗性脱水（hypertonic dehydration）、等渗性脱水（isotonic dehydration）和低渗性脱水（hypotonic dehydration）。各型脱水的特点、原因、实验室检查等见表42-1。虽然，三种脱水的病因和发病机制，但基本改变都是"体液容量不足"，且三者在机体代偿和治疗过程中可相互转变。

2. **水过多或水中毒**　当机体摄入水过多或排出减少，体液中水增多、血容量增多，组织器官水肿。当过多的水进入细胞内，导致细胞内水过多，称为水中毒（water intoxication）。一般水增加使体液超过体重的 10% 时，可出现水肿症状。引起水肿的原因有血浆蛋白浓度降低、充血性心力衰竭、水和电解质排泄障碍等。

表 42-1　脱水分类表

	高渗性脱水	等渗性脱水	低渗性脱水
特点	水丢失多于 Na^+ 丢失，血浆渗透压升高	丢失的水和电解质基本平衡，血浆渗透压变化不大	电解质丢失多于水的丢失，血浆渗透压降低
原因	水摄入不足或丢失过多	消化液丢失；大面积烧伤；反复放胸腔积液、腹水等	丢失体液时，只补充水而不补充电解质
细胞内、外液量	细胞外液量减少，细胞内液向细胞外液转移，造成细胞内液明显减少	细胞外液量减少，细胞内液量正常	细胞外液量减少，细胞内液量增加，细胞外液向细胞内液转移
临床表现	口渴、尿少、体温上升及各种神经精神症状	血容量不足、血压下降、外周血循环障碍等	无口渴感，患者易恶心、呕吐，四肢麻木、无力以及神经精神症状
实验室检查 (mmol/L)	血浆 $Na^+>150$ 或 $Cl^-+HCO_3^->140$	血浆 Na^+ 为 130～150 或 $Cl^-+HCO_3^-$ 为 120～140	血浆 $Na^+<130$ 或 $Cl^-+HCO_3^-<120$

二、电解质平衡紊乱

体液中主要的阳离子有钠(Na^+)、钾(K^+)、钙(Ca^{2+})和镁(Mg^{2+})；主要的阴离子有氯(Cl^-)、碳酸氢根(HCO_3^-)、磷酸根($H_2PO_4^-$、HPO_4^{2+})和硫酸根(SO_4^{2-})等。细胞外液的主要阳离子是 Na^+，主要阴离子是 Cl^-，其次是 HCO_3^-。细胞内液的主要阳离子是 K^+，其次是 Mg^{2+}，阴离子以无机磷酸根为主。

1. 钾平衡紊乱　钾(potassium,K)是细胞内液的主要阳离子，约98%的钾位于细胞内，血清中 K^+ 仅为 3.5～5.5mmol/L。钾代谢平衡包括两方面：①摄入与排出平衡，人体钾主要从外界摄入，一般膳食提供的钾足以维持生理需要；体内钾 80%～90%经尿液排出，约 10%经粪便排出。②细胞内外平衡：细胞内液的钾约为细胞外液的 40 倍，通过细胞膜上的钠-钾 ATP 酶所起的"钠-钾泵"作用主动转运细胞外的 K^+ 逆浓度梯度进入细胞内。钾在参与蛋白质和糖代谢、维持心肌和神经肌肉正常的应激性、维持酸碱平衡等方面起重要作用。钾平衡紊乱与否，需同时考虑钾总量和血钾浓度，因为细胞内钾占98%，血清钾浓度并不能准确反映体内总量。

(1) 低钾血症：血清钾＜3.5mmol/L 称为低钾血症(hypokalemia)，其突出表现是肌无力，严重者可出现呼吸机麻痹。低钾血症的常见原因如下：①钾摄入不足：慢性消耗性疾病长期进食不足，而肾照常排钾。②钾排出增多：严重呕吐、腹泻及胃肠引流使液体从胃肠道丢失；由于肾上腺皮质激素有保钠排钾的作用，因此，肾上腺皮质功能亢进或长期使用肾上腺皮质激素亦会出现低钾血症；长期使用强利尿药。③细胞外钾向细胞内转移：代谢性碱中毒时，细胞内 H^+ 移出细胞外中和过多的碱，同时伴随细胞外的 K^+ 进入细胞内；输入大量葡萄糖，尤其是伴随胰岛素输注时，胰岛素可促进葡萄糖进入细胞内合成糖原，同时 K^+ 也随之细胞内；甲状腺激素可促进磷酸化，刺激钠-钾 ATP 酶，促进细胞外钾向细胞内转移，因此，甲亢易出现低钾血症。

(2) 高钾血症：当血清钾＞5.5mmol/L 称为高钾血症(hyperkalemia)。高钾血症的常见原因有：①摄入过多：输入大量库存血、补钾过多过快、过度使用含钾药物。②排泄障碍：肾功能障碍引起少尿或无尿；肾上腺皮质功能减退；长期大量使用潴钾利尿药；长期低钠饮食。③钾由细胞内向细胞外转移：大面积烧伤、挤压伤等组织细胞大量破坏，细胞内的钾释放入血；代谢性酸中毒时，细胞外的 H^+ 移入细胞内，伴随细胞内的钾向细胞外转移。

此外，血清钾与酸碱平衡紊乱存在密切关系。代谢性酸中毒可引发高钾血症、酸性尿；代谢性碱中毒可引发低钾血症、碱性尿。高钾血症可引发酸中毒、反常性的碱性尿。低钾血症可引发碱中毒，反常性的酸性尿。

2. 钠平衡紊乱　钠(sodium,Na)是细胞外液的主要阳离子，人体钠约91%分布在细胞外液，9%分布在细胞内液。正常人每日通过食物摄入钠。机体(尤其是肾)对钠的保留机制较完整。90%钠经尿液排出，其余经粪和汗液排出。钠的主要功能是维持体液的渗透压及酸碱平衡，维持肌肉、神经的应激性。体内钠的平衡受细胞外液量和血浆钠浓度的影响。当细胞外液量减少或血浆钠浓度降低时,肾素-血管紧张素-醛固酮系统被激活,近曲小管重吸收 $NaHCO_3$ 增加,钠排泄减少;当细胞外液容量增加时,心房和心室压力增加,刺激利钠肽分泌,肾脏重吸收钠减少,钠排泄增加。成人血清钠浓度为 135～145mmol/L。钠平衡紊乱常伴随水平衡紊乱。

(1)低钠血症:血清钠<135mmol/L 称为低钠血症(hyponatremia),可由水增多或钠减少引起。低钠血症由于血浆渗透压降低,水向细胞内转移,出现细胞水肿,严重者可导致脑水肿。引起低钠血症的原因有:胃肠道失钠,如幽门梗阻、呕吐、腹泻、肠胆造口等;摄入不足;肾疾病导致钠排泄增加和(或)重吸收障碍;大面积烧伤、出汗等引起皮肤排钠增加;水过多引起的稀释性低钠血症。

(2)高钠血症:血清钠>145mmol/L 称为高钠血症(hypernatraemia)。高钠血症使细胞外液渗透压增高,细胞内水分向细胞外转移,患者出现口渴等细胞内脱水症状。根据发病机制,高钠血症分为浓缩性高钠血症和潴留性高钠血症。浓缩性高钠血症较常见,如尿崩症、水样泻等,水排出过多而无相应的钠丢失。潴留性高钠血症可见于各种原因引起的醛固酮增多症,如肾上腺皮质功能亢进。此外,脑外伤、脑血管意外、垂体肿瘤等可导致脑性高钠血症。

3. 氯平衡紊乱　氯离子(chlorine,Cl)是细胞外的主要阴离子,是血浆、胃、小肠及大肠分泌液中最丰富的离子。机体主要通过食物摄入氯,通过尿液排出,少部分从汗液排出。人体氯在细胞内的含量仅为细胞外的1/2。氯的主要生理功能有:调节机体酸碱平衡、渗透压及水、电解质平衡;参与胃酸的形成等。氯摄入与排出往往与钠伴随进行,但与碳酸氢盐呈相反关系。因为氯和碳酸氢盐是细胞外液主要的阴离子,机体为重吸收和再生更多的碳酸氢盐,就必须从尿中排出较多的氯以维持电解质平衡。正常血清氯的参考范围是 96～108mmol/L。

(1)低氯血症:血清氯<96mmol/L 称为低氯血症(hypochloridemia),常见原因有:①摄入不足:饥饿、营养不良、低盐治疗等。②丢失过多:严重呕吐、腹泻、胃肠道引流引起胃液、胰液、胆汁的大量丢失,导致氯的丢失大于钠,HCO_3^- 代偿性增高,引起代谢性碱中毒。反复使用利尿药,抑制氯的重吸收;肾上腺皮质功能减退;糖尿病酸中毒时,血浆中部分氯被聚集的有机酸取代。③转移过多:急性肾炎、肾小管疾病等,氯向组织内转移;酸中毒时,氯向细胞内转移;④水摄入过多。

(2)高氯血症:血清氯>108mmol/L 称为高氯血症(hyperchloraemia),常见原因有:①摄入过多:过量补充 $NaCl$、$CaCl_2$ 或 NH_4Cl;②排泄减少:泌尿道阻塞;③脱水;④肾上腺皮质功能亢进。

第二节　酸碱平衡紊乱

一、血液中的气体及运输

生命的基本特征是不断地从环境中摄取营养物质、水、无机盐和氧气,同时又不断地排出废物、呼出二氧化碳。机体代谢所需的氧气全靠呼吸器官不断从空气中摄取,并通过血液循环,输送到全身各脏器和组织,再将代谢产物二氧化碳排出体外。因此,血液中的气体主要指氧气(O_2)和二氧化碳(CO_2)。

1. 氧气的运输　氧气在血液中的运输方式有两种:即物理溶解和与血红蛋白(hemoglobin,Hb)结合。物理溶解在血液中的氧量极少,仅占血液氧总量的1.5%,但决定了氧分压(PO_2)的大小。与血红蛋白结合形成为氧合血红蛋白(HbO_2)是氧气在血液中的主要运输形式,约占血液氧总量的98.5%。

2. 二氧化碳的运输　血液中 CO_2 有三种存在与运输形式:①物理溶解(占8.8%);②HCO_3^- 形式(占77.8%);③与 Hb 结合成氨基甲酸血红蛋白(占13.4%)。组织细胞代谢产生的 CO_2 进入血液后,溶解于血浆中,少量与水作用生成 H_2CO_3,大部分 CO_2 扩散入红细胞,参与以下两种代谢:①在碳酸酐酶作用下,生成 H_2CO_3,再解离成 H^+ 和 HCO_3^-,HCO_3^- 返回入血浆,它是 CO_2 在血液中的主要运输形式;②与 Hb 结合生成氨基甲酸血红蛋白。

二、血气分析常用指标及临床意义

pH、PO_2 和 PCO_2 是血气分析最基本的三个指标,此外,尚有许多计算指标也是临床诊断酸碱失衡常用的指标。血气分析中的换算因素、前缀、标志、描述如表 42-2 所示。

表 42-2　血气分析中的换算因素、前缀、标志、描述

换算因素
　　1mmHg = 0.133kPa；1kPa = 7.5mmHg
前缀
　　P：压力或张力
　　用法：PO_2，PCO_2，PH_2O
　　S：饱和度
　　用法：SO_2
　　c：物质浓度
　　用法：ctO_2 总氧浓度；$ctCO_2$ 总二氧化碳浓度；$cHCO_3^-$ 碳酸氢根浓度
　　d：溶解的气体，与（c）合用，如：$cdCO_2$ 溶解的二氧化碳浓度
　　t：总的，与（c）合用，如：$ctCO_2 = cHCO_3^- + cdCO_2$
　　a：动脉　v：静脉　B：全血　P：血浆　c：毛细血管
　　用法：如：$PO_2(aB)$ 表示动脉全血氧分压
词头
　　V：体积（单位，L）　F：物质分数（摩尔分数）　E：呼出气　I：吸入气　A：肺泡气
　　用法：$FO_2(I)$ 吸入气中氧含量；$PO_2(A)$ 肺泡气氧分压；$PCO_2(E)$ 呼出气二氧化碳分压
描述符号
　　BTPS：体温（37℃），周围空气压力，饱和水蒸气（$PH_2O = 47mmHg$ 或 6.25kPa）
　　STPD：标准温度（0℃），干气体的标准压力（760mmHg 或 101.08 kPa）
　　Amb：周围大气（单位是 Atm）用法：P(amb)，P(Amb)
　　B：大气压的
　　SVP：饱和蒸汽压　SVP_T 指特定温度下的SVP，如 $SVP_{37℃} = 47mmHg$
　　ATPS：周围温度和压力，饱和水蒸气

1. pH 值　健康人的动脉血 pH 值维持在 7.35~7.45 之间。$cHCO_3^-$ 与 $cdCO_2$ 的比值是决定 pH 值的主要因素，pH 计算公式如下：

$$pH = pKa + \lg \frac{[HCO_3^-]}{[H_2CO_3]} = pKa + \lg \frac{[HCO_3^-]}{\alpha \times PaCO_2}$$

公式中，pKa 为 6.1（37℃），α 为 37℃时 CO_2 的溶解常数。当血浆 $cHCO_3^-$ 为 24mmol/L，PCO_2 为 40mmHg 时，pH 值为 7.40。根据公式，只要 $cHCO_3^-/(\alpha PaCO_2)$ 比值维持在 20：1，血液 pH 值可维持正常。两者任何一方改变均能影响 pH 值，而且二者可代偿性增减，若同时按比例变化，则 pH 值不变。因此，pH 值只能显示是否有酸中毒或碱中毒，pH 值正常不能说明无酸碱失衡；而且 pH 值无法区别是代谢性还是呼吸性酸碱失衡。

2. 动脉血氧分压　动脉血氧分压（Arterial partial pressure of oxygen，PO_2）是指血浆中物理溶解氧的张力。新生儿和老年人较低，成人 PO_2 在 75~100mmHg 之间。氧在血液中的溶解量与 PO_2 成正比，而吸入气体 PO_2 的高低取决于吸入气体的氧浓度。当 O_2 从肺泡进入血液后，大部分进入红细胞与血红蛋白可逆性地结合，形成 O_2Hb；在组织中 PO_2 降低，O_2Hb 离解，释放 O_2 供组织利用。PO_2 可判断缺氧的程度及呼吸功能。PO_2 下降见于肺通气和换气功能障碍，$PO_2 < 55mmHg$ 提示呼吸功能衰竭，$PO_2 < 30mmHg$ 可危及生命。PO_2 升高主要见于输氧治疗过度。

3. 血红蛋白氧饱和度　血红蛋白氧饱和度（oxygen saturation，SO_2）指血红蛋白实际结合氧量与可结合氧量之比，它反映了动脉血氧与血红蛋白结合的程度：

$$SO_2 = 氧含量/氧容量 \times 100\% = \frac{cO_2Hb}{cO_2Hb + cHHb}$$

血氧含量是指机体血液中与 Hb 实际结合的氧量；而氧容量（亦称氧结合量）是指血液中的 Hb 在完全充分和氧结合后（O_2Hb）所含的氧量。式中，cO_2Hb 为氧合血红蛋白浓度，$cHHb$ 为还原血红蛋白浓度，二者之和为氧容量。

正常成人 SO_2 的参考区间是 95%~98%。

SO_2 反映了 Hb 与 O_2 的亲和力,受 PO_2、PCO_2 和 2,3-DPG 等的影响。

4. 血红蛋白 50% 氧饱和度时氧分压 　SO_2 与 PO_2 成正比,若以 PO_2 为横坐标,SO_2 为纵坐标做图,可得氧解离曲线(如图 42-1 所示)。氧解离曲线受各种因素的影响会发生左移或右移。观察曲线左移或右移的指标为血红蛋白 50% 氧饱和度时氧分压(falt-saturation pressure of hemoglobin, P_{50})。正常人在体温 37℃、pH7.40、PCO_2 40mmHg 时,P_{50} 为 26.6mmHg。P_{50} 反映血液输氧能力以及 O_2 与 Hb 的亲和力。P_{50} 增加,提示氧解离曲线右移,O_2 与 Hb 亲和力降低,O_2 易释放入组织。P_{50} 降低,提示氧解离曲线左移,O_2 与 Hb 亲和力增加,O_2 不易释放入组织。因此,P_{50} 降低时,尽管 SO_2 较高,组织仍然缺氧。

凡能影响 O_2 与 Hb 结合的因素均可影响 P_{50}。引起 P_{50} 增加的原因有:高热、酸中毒、高碳酸血症、甲状腺毒症、异常血红蛋白(如:Kansas 血红蛋白)以及高浓度的 2,3-DPG。2,3-DPG 增加主要见于慢性碱中毒、贫血和慢性缺氧。引起 P_{50} 降低的因素有:低体温、急性碱中毒、异常血红蛋白(如碳氧血红蛋白)、黏液性水肿、急性胰腺炎以及低浓度的 2,3-DPG。2,3-DPG 降低见于持续几个小时的短暂酸中毒。起初,酸中毒使 P_{50} 增加,继而因 2,3-DPG 降低,酸中毒逐渐被代偿,致使 P_{50} 降到正常范围以下。急性胰腺炎时,由于胰腺细胞的破坏,导致亚麻酸、亚油酸、脂肪酸等释放入血与 Hb 结合,增加了 Hb 对 O_2 的亲和力,P_{50} 降低。

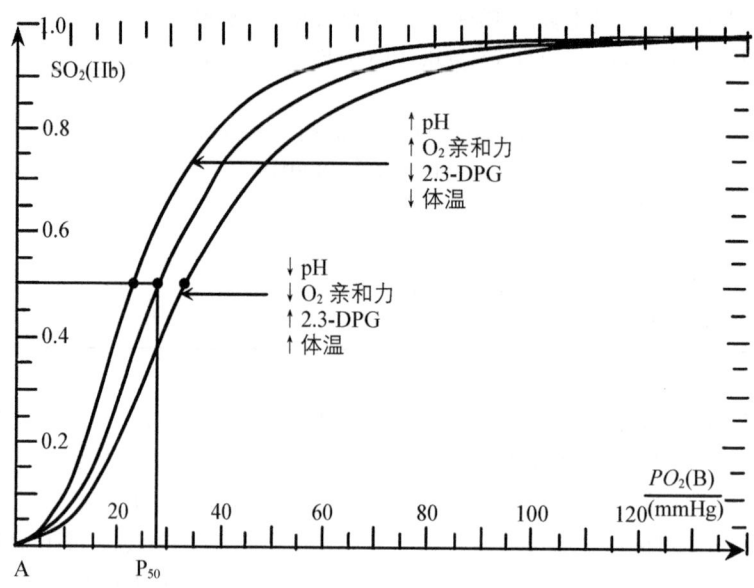

图 42-1　血红蛋白氧解离曲线

5. 二氧化碳分压 　二氧化碳分压(partial pressure of carbon dioxide,PCO_2)是指血浆中物理溶解 CO_2 的压力,其参考范围是 35~45mmHg。PCO_2 代表酸碱平衡失调中的呼吸因素,它的改变直接影响 pH 值。PCO_2 与 CO_2 的产生成正比,与肺泡通气量成反比。PCO_2<35mmHg 提示肺泡通气过度,见于呼吸性碱中毒(respiratory alkalosis)或代谢性酸中毒(metabolic acidosis)代偿期;PCO_2>45mmHg 提示肺通气不足,体内有 CO_2 的滞留,见于呼吸性酸中毒(respiratory acidosis)或代谢性碱中毒(metabolic alkalosis)代偿期。

6. 二氧化碳总量 　二氧化碳总量(total carbon dioxide,$ctCO_2$ 或 TCO_2)是指存在于血浆中各种形式的 CO_2 的总和。其中 $cHCO_3^-$ 占 77.8%,物理溶解占 8.8%,还有少量以碳酸、蛋白质氨基甲酸酯及 CO_3^{2-} 等形式存在,其参考范围是 23~28mmol/L。$ctCO_2$ 在体内受呼吸和代谢两方面因素的影响,但主要受代谢因素影响。其实际计算公式:$ctCO_2 = cHCO_3^- + PCO_2 \times 0.03$ mmol/L。

7. 二氧化碳结合力 　二氧化碳结合力(carbon dioxide combining power,CO_2CP)表示来自 HCO_3^- 和 H_2CO_3 两者所含的 CO_2 的总量,故受代谢和呼吸两方面因素的影响。其参考范围是

23～31mmol/L。CO_2 CP 减少可能是代谢性酸中毒或呼吸性碱中毒,增加则可能是代谢性碱中毒或呼吸性酸中毒。

8. **实际碳酸氢根和标准碳酸氢根** 实际碳酸氢根(actual bicarbonate, AB)是指人体血液中实际的 $cHCO_3^-$,正常人 AB 在 22～27mmol/L 之间。当机体发生代谢性酸碱失衡时,由于缓冲作用,体内较多的固定酸或固定碱可使 $cHCO_3^-$ 随之改变。如代谢性酸中毒时血中 $cHCO_3^-$ 下降;代谢性碱中毒时血中 $cHCO_3^-$ 增加。因此,AB 是体内代谢性酸碱失衡的重要指标,但也受呼吸因素的影响。为排除呼吸因素的影响,在特定条件下计算出的 $cHCO_3^-$ 称为标准碳酸氢根(standard bicarbonate, SB)。SB 是指在体温 37℃ 时,经 PCO_2 为 40mmHg,PO_2 为 100mmHg 的混合气体平衡后,测得的血浆 $cHCO_3^-$,它排除了呼吸因素的影响,反映代谢因素,正常人 SB 在 22～27mmol/L 之间。SB 减少见于代谢性酸中毒,SB 增高见于代谢性碱中毒。

在诊断酸碱失衡时,常把 AB 与 SB 结合分析。AB 与 SB 皆正常,提示无酸碱失衡;AB 与 SB 均降低,提示代谢性酸中毒未代偿;AB 与 SB 均升高,提示代谢性碱中毒未代偿;AB>SB 提示 CO_2 潴留,多见于通气功能不足所致的呼吸性酸中毒;AB<SB 提示 CO_2 排出过多,见于通气过度所致的呼吸性碱中毒。

9. **缓冲碱** 缓冲碱(buffer base, BB)是全血中具有缓冲作用的阴离子总和。缓冲碱有以下几种形式:①血浆缓冲碱(BBp)是由血浆中 HCO_3^- 和 Pr^-(蛋白质阴离子)组成;②全血缓冲碱(BBb)是由血浆中 HCO_3^- 和 Pr^-、Hb^- 和少量 HPO_4^{2-} 组成。BB 的计算公式如下:

$$BB = BE + 41.7 + 0.42 \times Hb$$

公式中,BE 为碱剩余。全血缓冲碱的参考范围是 45～54mmol/L;血浆缓冲碱的参考范围是 41～43mmol/L。BB 升高见于代谢性碱中毒或呼吸性酸中毒,BB 降低见于代谢性酸中毒或呼吸性碱中毒。

10. **剩余碱** 剩余碱(base excess, BE)是指在标准条件下,即温度 37℃,一个标准大气压,PCO_2 为 40mmHg 时,血红蛋白完全氧合,用酸或碱将 1L 血液的 pH 调整至 7.40,加入所需的酸或碱量。当需加入酸时,BE 为正值,表示碱过量;当需加入碱时,BE 为负值,表示酸过量。BE 的计算公式如下:

$$BE = cHCO_3^- - 24.8 + 16.2 \times (pH - 7.4)$$

BE 的参考范围是 -3～$+3$mmol/L。BE 正值增加,提示代谢性碱中毒;BE 负值增加,提示代谢性酸中毒。

11. **阴离子间隙** 阴离子间隙(anion gap, AG)指血浆中未测定的阴离子与未测定的阳离子浓度间的差值。未测定的阴离子指除 Cl^-、HCO_3^- 外的阴离子,如磷酸盐、硫酸盐、白蛋白、乳酸等;未测定的阳离子指除 Na^+ 外的阳离子,如 Ca^{2+}、Mg^{2+}、K^+ 等。其计算公式如下:

$$AG(mmol/L) = 未测定阴离子 - 未测定阳离子 = Na^+ - [Cl^- + cHCO_3^-]$$

AG 的参考范围是 8～16mmol/L。AG 可鉴别不同类型的代谢性酸中毒:①AG 增加的代谢性酸中毒:当糖尿病酮症酸中毒、乳酸中毒、肾功能不全时,内源性的未测定阴离子异常增多,或当乙二醇、水杨酸盐等外源性药物或毒素摄入时,外源性的未测定阴离子增多,HCO_3^- 减少,pH 降低,AG 增高,而 Cl^- 一般正常;②AG 正常型的高氯性代谢性酸中毒:$cHCO_3^-$ 降低而 cCl^- 增高的病人,如腹泻失去 HCO_3^- 而 Cl^- 增加;肾小管中毒导致对 HCO_3^- 重吸收障碍及 H^+ 排泄障碍。AG 减少型少见。

12. **酸碱图** 酸碱图可帮助识别酸碱紊乱的类型(图 42-2)。图中参数为动脉血或动脉化的毛细血管血的值。图中每一点都由四个坐标分别描述不同的血液酸碱值。

(1)pH 和 H^+ 浓度:二者显示在横坐标,pH 为线性刻度,H^+ 为对数刻度。参考范围左侧提示酸中毒,右侧提示碱中毒。

(2)PCO_2:血浆 PCO_2 显示在纵坐标(对数刻度)。参考范围以上提示 PCO_2 增加,高碳酸血症;以下提示 PCO_2 减少,低碳酸血症。

(3)$cHCO_3^-$:血浆 $cHCO_3^-$ 在图中央的水平位置(对数刻度)。投射在 $cHCO_3^-$ 上的刻度是一条 $-45°$ 的斜线。

(4)BE:表示在图的左上角。BE 的刻度沿斜线投射,"BE 线"表示"体内 CO_2 平衡线"。

图中间圆形区域显示正常值,从该区域放射出的区域为不同类型酸碱紊乱,其他区域为混合型酸碱紊乱区域。

例:血浆 pH=7.40,PCO_2=90mmHg,投射到 $cHCO_3^-$ 刻度($-45°$ 斜线)为 55mmol/L,延斜

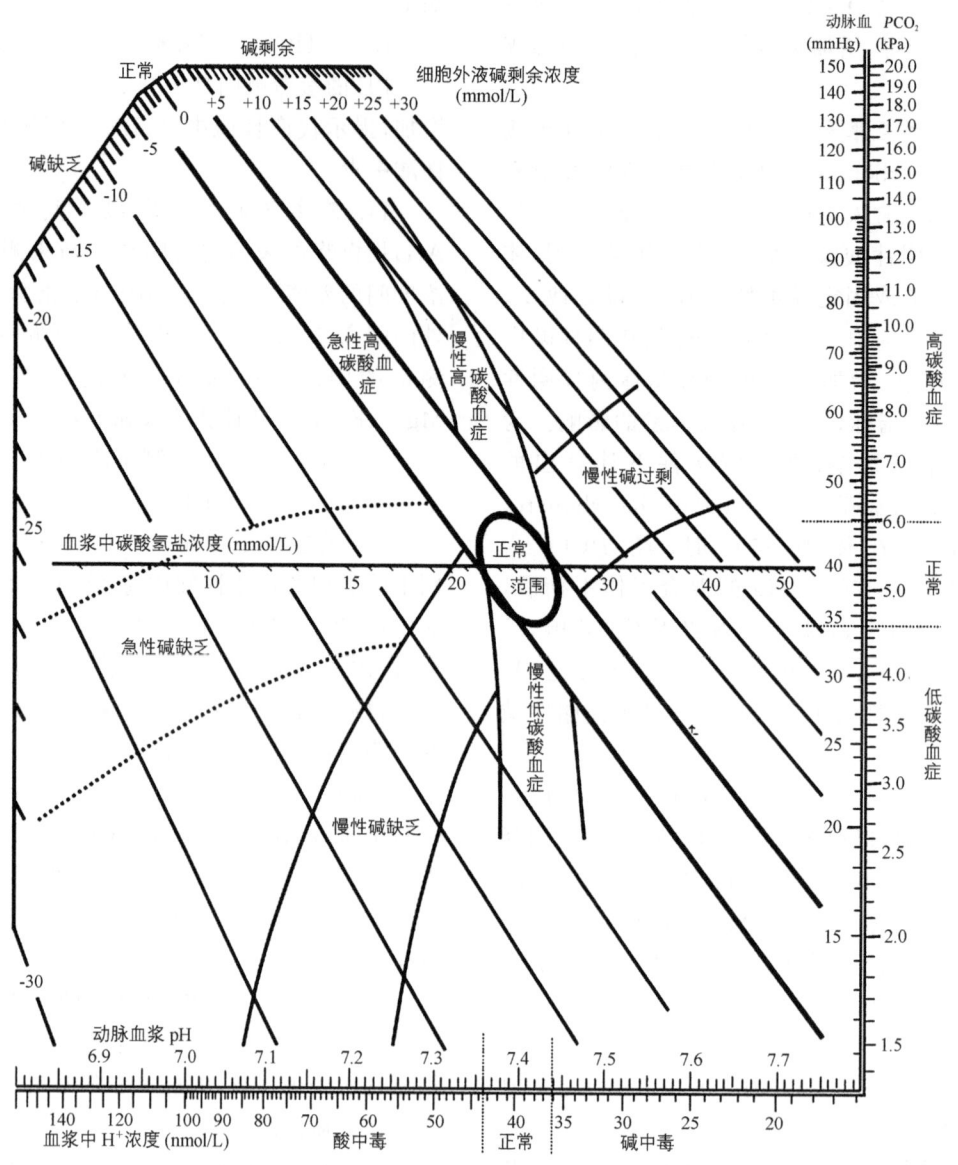

图 42-2 酸碱图

线到 BE 刻度为 +27mmol/L。提示有严重慢性呼吸性酸中毒合并较轻的代谢性碱中毒。

三、酸碱平衡及其紊乱

正常人血液 pH 维持在 7.35～7.45 之间，有赖于机体完善的调节酸碱平衡的机制。人体主要的酸碱平衡调节体系有血液缓冲体系、呼吸和肾调节机制。血浆和红细胞内存在多种缓冲对，$NaHCO_3/H_2CO_3$、Na_2HPO_4/NaH_2PO_4、$KHbO_2/HHbO_2$ 等，其中以 HCO_3^-/H_2CO_3 缓冲对最为重要，因为其含量和缓冲能力均最高，且易受呼吸和肾调节。当 pH 降低、PCO_2 升高、PO_2 降低时，呼吸加深加快，促进 CO_2 排出，以降低血液中的酸含量。反之，当 pH 升高、PCO_2 降低、PO_2 升高时，呼吸变得浅而慢，减少 CO_2 排出，增加血液中的酸含量。肾主要通过以下几种方式调节机体的酸碱度：①肾小管分泌 H^+（在尿液中与固定酸根结合而排出），重吸收 $NaHCO_3$；②肾小管分泌 NH_3，NH_3 在尿液中与 H^+ 形成 NH_4^+ 排出；当 $cHCO_3^-$ 超过肾阈值（28mmol/L）时，肾可直接排出多余的 HCO_3^-。因此，肾的作用主要是调节 HCO_3^- 及排泄固定酸。

1. **单纯性的酸碱平衡紊乱** 一般将单纯性的酸碱平衡紊乱分为四型：代谢性酸中毒、代谢性碱中毒、呼吸性酸中毒、呼吸性碱中毒。单纯性酸碱平衡紊乱的实验参数见表 42-3。

表 42-3　酸碱紊乱分类及参数

	最初改变	代偿性响应	预期代偿
代谢性			
酸中毒	↓cHCO$_3^-$	↓PCO$_2$	PCO$_2$ = 1.5(cHCO$_3^-$) + 8±2
			cHCO$_3^-$ ↓1mmol/L,PCO$_2$ ↓1~1.3mmHg
			pH 的后两位数 = PCO$_2$(如 PCO$_2$ = 28,pH = 7.28)
			cHCO$_3^-$ + 15 = pH 的后两位数(cHCO$_3^-$ = 15,pH = 7.30)
碱中毒	↑cHCO$_3^-$	↑PCO$_2$	cHCO$_3^-$ ↑10mmol/L,PCO$_2$ ↑6mmHg
			cHCO$_3^-$ + 15 = pH 的后两位数(cHCO$_3^-$ = 35,pH = 7.50)
呼吸性			
酸中毒			
急性	↑PCO$_2$	↑cHCO$_3^-$	PCO$_2$ ↑10mmHg,cHCO$_3^-$ ↑1mmol/L
慢性	↑PCO$_2$	↑↑cHCO$_3^-$	PCO$_2$ ↑10mmHg,cHCO$_3^-$ ↑3.5mmol/L
碱中毒			
急性	↓PCO$_2$	↓cHCO$_3^-$	PCO$_2$ ↓10mmHg,cHCO$_3^-$ ↓2mmol/L
慢性	↓PCO$_2$	↓cHCO$_3^-$	PCO$_2$ ↓10mmHg,cHCO$_3^-$ ↓5mmol/L

(1)代谢性酸中毒：是指原发性 HCO$_3^-$ 减少而导致 pH 下降。常见原因有：

①HCO$_3^-$ 直接丢失过多：常见于严重腹泻、肠道瘘管或肠道引流等含 HCO$_3^-$ 的碱性肠液大量丢失；肾小管酸中毒及大量使用碳酸酐酶抑制剂导致肾小管对 HCO$_3^-$ 重吸收减少。

②固定酸产生过多，HCO$_3^-$ 缓冲丢失：常见于乳酸酸中毒、酮症酸中毒。

③外源性固定酸摄入过多：常见于水杨酸中毒、含氯的呈酸性药物摄入过多。

④固定酸排泄障碍：常见于严重肾衰竭。

⑤血液稀释使 HCO$_3^-$ 浓度下降：见于快速输入大量无 HCO$_3^-$ 的液体，使血液中 HCO$_3^-$ 稀释，造成稀释性代谢性酸中毒。

⑥高钾血症：细胞外液 K$^+$ 与细胞内 H$^+$ 交换，引起细胞外 H$^+$ 增加，导致代谢性酸中毒。此时，体内 H$^+$ 总量并未增加，H$^+$ 从细胞内溢出，造成细胞内 H$^+$ 下降，故细胞内呈碱中毒，在远曲小管由于小管上皮分泌 H$^+$ 减少，尿液呈碱性，引起反常性碱性尿。

此外，代谢性酸中毒也可分为：AG 增高型代谢性酸中毒和 AG 正常型代谢性酸中毒。

实验室检查：HCO$_3^-$ 原发性降低，故 AB、SB、BB 均降低，AB<SB，BE 负值加大，pH 下降，通过呼吸代偿，PCO$_2$ 继发性下降。

(2)代谢性碱中毒：指原发性 HCO$_3^-$ 增多而导致的 pH 升高。常见原因如下：

①H$^+$ 丢失：H$^+$ 是由细胞内的 H$_2$CO$_3$ 解离生成的，因此，每丢失 1nmol，必然同时生成 1nmol HCO$_3^-$，后者返回血液引起 HCO$_3^-$ 增多，造成代谢性碱中毒。H$^+$ 丢失主要通过胃和肾丢失，如由于剧烈呕吐而导致的含 HCl 胃液大量丢失，利尿药导致排 H$^+$ 增加。

②HCO$_3^-$ 过量负荷：常见于消化道溃疡患者服用过多的 NaHCO$_3$，或矫正代谢性酸中毒时输入过多 NaHCO$_3$。

③H$^+$ 向细胞内转移：低钾血症时，细胞外 K$^+$ 浓度降低，细胞内 K$^+$ 向细胞外转移，同时细胞外的 H$^+$ 向胞内转移，导致代谢性碱中毒，此时，细胞内 H$^+$ 增多，肾排泌 H$^+$ 增多，尿液呈酸性称为反常性酸性尿。

此外，肝衰竭、血氨过高、尿素合成障碍也可导致代谢性碱中毒。

氯测定有助于确定代谢性碱中毒的原因，分为氯响应型、氯抵抗型以及外源性碱(表 42-4)。

表 42-4 代谢性碱中毒的原因

氯响应型(尿 Cl^- < 10mmol/L)
　缩减性碱中毒
　　持续呕吐或鼻胃吸引
　　幽门或十二指肠梗阻
　　持续性或滥用利尿药
　膀胱纤维化(Cl^- 无效重吸收)
氯抵抗型(尿 Cl^- > 20mmol/L)
　盐皮质激素过剩
　　原发性醛固酮增多症(肾上腺腺瘤或癌)
　　继发性醛固酮增多症
　　高肾素醛固酮增多症(高血压)
　糖皮质激素过剩
　　原发性肾上腺腺瘤(库欣综合征)
　　垂体腺瘤分泌 ACTH(库欣综合征)
　　外源性皮质激素治疗
外源性碱
　因治疗而引起
　　含碳酸氢盐静脉输液治疗
　　大量输血(枸橼酸钠过量)
　奶-碱综合征(高血钙、轻度碱中毒)

表 42-5 引起呼吸性酸中毒的原因

直接抑制呼吸中枢的因素
　药物(如麻醉药和巴比妥类药)
　CNS 创伤、肿瘤以及退化性障碍
　CNS 感染,如脑炎病毒和脑膜炎
影响机械性呼吸的情况
　慢性梗阻性肺病(最常引起)
　肺纤维化
　哮喘(严重)
　成人型呼吸窘迫综合征
其他
　腹部膨胀,如腹膜炎和腹水
　支端肥胖症(Pickwick 综合征)
　睡眠紊乱,如睡眠窒息

实验室检查:血浆 $cHCO_3^-$、$cdCO_2$、PCO_2 和 TCO_2 均增高,$cHCO_3^-/cdCO_2$ > 20。在单一的代谢性碱中毒,$cHCO_3^-$ 每增加 10mmol/L,PCO_2 增高 6mmHg(0.8kPa),如 PCO_2 比预期值高,提示伴有呼吸性酸中毒的双重酸碱紊乱。AB、SB、BB 均升高,AB>SB,BE 正值加大。

(3)呼吸性酸中毒:指原发性 PCO_2(血浆 H_2CO_3)增高而导致 pH 下降。临床上主要是由于呼吸道通气障碍而导致 CO_2 潴留,PCO_2 升高而引发呼吸性酸中毒,具体原因见表 42-5。

根据病程,呼吸性酸中毒可分为急性和慢性呼吸性酸中毒。急性呼吸性酸中毒常见于急性气道阻塞、急性心源性肺水肿、中枢或呼吸肌麻痹引起的呼吸骤停及急性呼吸窘迫综合征。慢性呼吸性酸中毒见于气道及肺部慢性炎症引起的慢性梗阻性肺病及肺部广泛纤维化或肺不张时,一般指 PCO_2 高浓度潴留持续达 24h 以上者。

实验室检查:血浆 $cdCO_2$、PCO_2、$cHCO_3^-$ 以及 $ctCO_2$ 均增加。因 $ctCO_2$ 增加,$cHCO_3^-/cdCO_2$ 降低,pH 下降。急性期,PCO_2 每增加 10mmHg,$cHCO_3^-$ 增加 1mmol/L,若呼吸性酸中毒一直持续,$cHCO_3^-$ 的变化将达到 3.5mmol/L。PCO_2 每增加 15mmHg,pH 改变在急性期为 0.10,慢性期小于 0.05。例如,急性期 PCO_2 增加 30mmHg,pH 下降到 7.20;而慢性期 pH 下降到 7.31。机体通过肾等代偿后,AB、SB、BB 均升高,AB>SB,BE 正值加大。

(4)呼吸性碱中毒:是指血浆 H_2CO_3 浓度或原发性 PCO_2 减少,而导致 pH 升高。肺通气过度是引起呼吸性碱中毒的基本机制,与呼吸性酸中毒类似,呼吸性碱中毒也可分为由直接刺激呼吸中枢引起以及由肺部疾病引起两类(表 42-6)。根据病程,可分为急性和慢性呼吸性碱中毒。

表 42-6 引起呼吸性碱中毒的因素

非肺部性刺激呼吸中枢
　代谢性脑病(如肝性脑病)
　CNS 感染(如脑膜炎、脑炎)
　脑血管意外
　颅内手术
　缺氧(如严重贫血、高原)
　甲状腺功能亢进
肺部功能紊乱
　肺炎
　哮喘
　肺栓塞
其他
　呼吸设备引起通气过度

实验室检查:$cdCO_2$、PCO_2、$cHCO_3^-$ 以及总 CO_2 都降低,$cHCO_3^-/cdCO_2$ 增加。

急性期，PCO_2 每减少 10mmHg，$cHCO_3^-$ 降低 2mmol/L，cH^+ 减少 8nmol/L [$\Delta cH^+ = 0.8 \times (\Delta PCO_2) = 0.8 \times 10 = 8$]。慢性呼吸性碱中毒，$PCO_2$ 每减少 10mmHg，$cHCO_3^-$ 降低 5mmol/L，cH^+ 减少 1.7nmol/L [$\Delta cH^+ = 0.17 \times (\Delta PCO_2) = 0.17 \times 10 = 1.7$]。

2. 混合性酸碱平衡紊乱 两种或三种单纯性酸碱平衡紊乱同时存在时，称为混合性酸碱平衡紊乱（mixed acid-base balance disorder）。

(1) 二重酸碱平衡紊乱：常见类型有：呼吸性酸中毒合并代谢性酸中毒、呼吸性酸中毒合并代谢性碱中毒、呼吸性碱中毒合并代谢性酸中毒、呼吸性碱中毒合并代谢性碱中毒、代谢性酸中毒合并代谢性碱中毒。

① 呼吸性酸中毒合并代谢性酸中毒

a. 原因有：心搏和呼吸骤停、急性肺水肿、慢性阻塞性肺疾病严重缺氧、严重低钾血症累及心肌或呼吸肌、药物及一氧化碳中毒。

b. 特点：由于呼吸性和代谢性因素指标均朝酸性方向发展，因此 HCO_3^- 减少时呼吸不能代偿，PCO_2 增多时肾也不能代偿，二者不能互相代偿，呈严重失代偿状态，pH 明显减低，并形成恶性循环，有致死后果，患者 SB、AB 及 BB 均降低，AB>SB，AG 增大。血浆 K^+ 浓度升高。

② 代谢性碱中毒合并呼吸性碱中毒

a. 原因：常见于各种危重患者，引起呼吸性碱中毒的原因有机械性通气过度、低氧血症、败血症、颅脑外伤等，引起合并代谢性碱中毒的原因有呕吐、胃肠引流、大量输入库存血及碱性药物、频繁使用利尿药等。

b. 特点：因呼吸性和代谢性因素指标均朝碱性方向发展，PCO_2 降低，血浆 $cHCO_3^-$ 升高，二者之间得不到互相代偿的关系，呈严重失代偿，一般预后极差。血气指标 SB、AB、BB 均升高，AB<SB，PCO_2 降低，pH 明显升高，血浆 K^+ 浓度降低。

③ 呼吸性酸中毒合并代谢性碱中毒

a. 原因：常见于慢性阻塞性肺部疾病或慢性肺源性心脏病，在通气未改善之前滥用 $NaHCO_3$ 或利尿药。

b. 特点：PCO_2 和血浆 $cHCO_3^-$ 均升高且升高程度均已超过彼此正常代偿范围，AB、SB、BB 均升高，BE 正值加大，pH 变化不大。

④ 代谢性酸中毒合并呼吸性碱中毒

a. 原因：可见于糖尿病、肾衰竭或感染性休克及心肺疾病等危重病人伴有发热和机械通气过度；慢性肝病、高血氨、并发肾衰竭；水杨酸或乳酸盐中毒，有机酸（水杨酸、酮体、乳酸）生成增多，水杨酸盐刺激呼吸中枢可发生典型的代谢性酸中毒合并呼吸性碱中毒。

b. 特点：PCO_2 和血浆 $cHCO_3^-$ 均降低，二者不能互相代偿，均小于代偿的最低值，pH 变动不大，甚至在正常范围。

⑤ 代谢性酸中毒合并代谢性碱中毒

a. 原因：常见于严重胃肠炎时呕吐加腹泻并伴有低钾血症和脱水；尿毒症患者或糖尿病患者剧烈呕吐。

b. 特点：由于导致血浆 HCO_3^- 升高和降低的原因同时存在，因此相互抵消，常使血浆 HCO_3^- 及血液 pH 在正常范围内，PCO_2 也常在正常范围内或略高略低变动。对 AG 增高型的代谢性酸中毒合并代谢性碱中毒时，测量 AG 值对诊断该型有重要意义，AG 增大部分（△AG）应与 HCO_3^- 减少部分（△HCO_3^-）相等。但 AG 正常型代谢性酸中毒合并代谢性碱中毒则无法用 AG 及血气分析来诊断，需结合病史全面分析。

(2) 三重酸碱平衡紊乱（triple acid-base disorders, TABD）：由于同一患者不可能同时存在呼吸性酸中毒和呼吸性碱中毒，因此，三重酸碱平衡紊乱只存在两种类型：

① 呼吸性酸中毒合并 AG 增高性代谢性酸中毒和代谢性碱中毒：多见于严重肺心病、呼吸衰竭伴肾功能不全。该类型的特点是 PCO_2 明显增高，AG>16mmol/L，$cHCO_3^-$ 一般也升高，cCl^- 明显降低。

② 呼吸性碱中毒合并 AG 增高性代谢性酸中毒和代谢性碱中毒：该类型的特点是 PCO_2 明显降低，AG>16mmol/L，$cHCO_3^-$ 可高可低，Cl^- 一般低于正常。

四、酸碱平衡紊乱的判断和病例分析

根据血气分析的基本检测指标（pH、PCO_2、PO_2）以及在此基础上的计算指标，结合病人临床症状、病史、通过酸碱平衡紊乱预计代偿公式以及电中和原理等进行综合分析，可对其酸碱中毒的类型、代偿程度等进行判断和评估。一般判断规则如下：

1. 病史 从病史中了解酸碱平衡紊乱的诱发原因，估计是由于呼吸因素还是代谢因素引起的，并以此作为判定原发紊乱的优先条件。根据发病时间选择急慢性代偿公式,原发呼吸性酸中毒和呼吸性碱中毒分别以>72h和>48h作为选择慢性代偿公式的依据。

2. 单纯性酸碱平衡紊乱的判断

(1)一般判断

$PCO_2<35$ mmHg,应考虑呼吸性碱中毒;

$PCO_2>45$ mmHg,应考虑呼吸性酸中毒;

$cHCO_3^-<22$ mmol/L,应考虑代谢性酸中毒;

$cHCO_3^->27$ mmol/L,应考虑代谢性碱中毒;

$AG>16$ mmol/L,应考虑代谢性酸中毒。

其结果与临床症状一致,可考虑单纯性酸碱平衡紊乱。

(2)评价:若临床症状不明显而pH异常,则可从PCO_2(mmHg)与$cHCO_3^-$(mmol/L)变化程度进行区别,其方法如下:

pH<7.4,$cHCO_3^-\times PCO_2>1000$,考虑呼吸性酸中毒(因$PCO_2\uparrow\uparrow\uparrow$及$cHCO_3^-\uparrow$);

pH<7.4,$cHCO_3^-\times PCO_2<1000$,考虑代谢性酸中毒(因$PCO_2\downarrow$及$cHCO_3^-\downarrow\downarrow\downarrow$);

pH>7.4,$cHCO_3^-\times PCO_2<1000$,考虑呼吸性碱中毒(因$PCO_2\downarrow\downarrow\downarrow$及$cHCO_3^-\downarrow$);

pH>7.4,$cHCO_3^-\times PCO_2>1000$,考虑代谢性碱中毒(因$PCO_2\uparrow$及$cHCO_3^-\uparrow\uparrow\uparrow$)。

以上一般评估可区分四种单纯性酸碱平衡紊乱。

3. 二重酸碱平衡紊乱的判断　凡判断有原发性酸碱平衡紊乱者均存在二重酸碱平衡紊乱的可能性。二重酸碱平衡紊乱涉及到机体代偿问题,需借助代偿预计公式判断。此处采用Carrol等公式(表42-7)。

在确定原发紊乱后,将相应测定值代入相应公式计算。若测定结果落在代偿范围内,表示代偿正常,为单纯性酸碱平衡紊乱。如果低于或超过预计代偿范围,表示存在混合性酸碱平衡紊乱。

4. 三重酸碱平衡紊乱的判断　三重酸碱平衡紊乱的诊断要求环节较多,必须充分了解原发病情、临床用药及处置,结合实验室检查进行综合分析。

(1)确定呼吸性酸碱失衡类型,计算呼吸性酸中毒或呼吸性碱中毒的$cHCO_3^-$预计代偿范围。

(2)计算AG值,判断是否并发高AG代酸,三重酸碱平衡紊乱中的代酸一定为高AG性代谢性酸中毒。若能根据病史和血气分析判出呼吸性酸中毒伴代谢性碱中毒或呼吸性碱中毒伴代谢性碱中毒时,如AG>16mmol/L,可相应判为呼吸性酸中毒或呼吸性碱中毒性三重酸碱平衡紊乱。

(3)计算真实$cHCO_3^-$:在高AG时体内部分$cHCO_3^-$被阳离子(有机阳离子)所中和。根据电中和原理,$cHCO_3^-$的下降数应等于AG的上升数,真实 $cHCO_3^- = cHCO_3^-_{测定} + \Delta A.G$。如真实$cHCO_3^-$超过呼吸性酸中毒或呼吸性碱中毒预计代偿值上限,表示体内$cHCO_3^-$异常增高,高AG代谢性酸中毒的同时有代谢性碱中毒存在,结合已经确定的呼吸性酸中毒伴代谢性酸中毒或呼吸性碱中毒伴代谢性酸中毒可判为相应的三重酸碱平衡紊乱存在。

计算ΔAG时以AG正常均值为准,即$\Delta AG = AG_{测定} - 12$。

另外,当原发性代谢性酸中毒时,若真实$cHCO_3^-$高于$cHCO_3^-$正常上限27mmol/L,可判为代谢性酸中毒伴代谢性碱中毒。

表42-7　酸碱平衡紊乱预计代偿公式

原发酸碱紊乱类型		预计代偿计算公式	代偿时限	代偿极限
代谢性酸中毒		$PCO_2=40-(24-cHCO_3^-)\times 1.2\pm 2$	12~24h	10mmHg
代谢性碱中毒		$PCO_2=40+(cHCO_3^--24)\times 0.9\pm 5$	12~24h	55mmHg
呼吸性酸中毒	急性	$cHCO_3^-=24+(PCO_2-40)\times 0.07\pm 1.5$	几分钟	30mmol/L
	慢性	$cHCO_3^-=24+(PCO_2-40)\times 0.4\pm 3$	3~5d	42~45mmol/L
呼吸性碱中毒	急性	$cHCO_3^-=24-(40-PCO_2)\times 0.2\pm 2.5$	几分钟	18mmol/L
	慢性	$cHCO_3^-=24-(40-PCO_2)\times 0.5\pm 2.5$	2~3d	12~15mmol/L

表中PCO_2单位为mmHg;$cHCO_3^-$单位为mmol/L

临床实例

例1. 一病人胆道感染输用$NaHCO_3$后，血气分析结果：

$pH = 7.47$，$PCO_2 = 50mmHg$，$cHCO_3^- = 37mmol/L$。

由$pH > 7.4$，$cHCO_3^- \times PCO_2 = 1850 > 1000$，先判为原发性代谢性碱中毒。

代偿计算：$PCO_2 = 40 + (37-24) \times 0.9 \pm 5 = 46.7 \sim 56.7 mmHg$。因测得$PCO_2$为50 mmHg在该范围内，故$PCO_2$的升高为正常代偿。

结论：代谢性碱中毒。

例2. 一病人胃大部切除后胃肠减压3d，血气分析结果：

$pH = 7.36$，$PCO_2 = 54.8mmHg$，$cHCO_3^- = 31mmol/L$。

由$pH < 7.4$，$cHCO_3^- \times PCO_2 = 1798 > 1000$，故有呼吸性酸中毒。

根据呼吸性酸中毒代偿计算：

急性时：$cHCO_3^- = 24 + (54.8-40) \times 0.07 \pm 1.5 = 23.5 \sim 26.5 mmol/L$。

慢性时：$cHCO_3^- = 24 + (54.8-40) \times 0.4 \pm 3 = 26.9 \sim 32.9 mmol/L$。

此表示有代谢性碱中毒存在的可能。但根据病史应先有代谢性碱中毒。再根据代谢性碱中毒代偿计算：$PCO_2 = 40 + (31-24) \times 0.9 \pm 5 = 41.3 \sim 51.3 mmHg$。因测得$PCO_2$为54.8 mmHg高于该范围上限，表示有呼吸性酸中毒存在。

结论：代谢性碱中毒伴呼吸性酸中毒。

例3. 55岁男性，慢性阻塞性肺部疾病，用噻唑类利尿药治疗，实验室检测结果如下：

$pH = 7.58$，$PCO_2 = 87mmHg$，$PO_2 = 62.9mmHg$，$cHCO_3^- = 55mmol/L$，$cK^+ = 2.6mmol/L$。

根据高PCO_2及慢性阻塞性肺部疾病，表明呼吸性酸中毒。根据慢性呼吸性酸中毒的预代偿计算$cHCO_3^- = 24 + (87-40) \times 0.4 \pm 3 = 39.8 \sim 45.8 mmol/L$，$cHCO_3^-$超过该代偿范围，且患者有噻唑类利尿药治疗史，故存在代谢性碱中毒。

结论：慢性呼吸性酸中毒合并代谢性碱中毒。

例4. 50岁女性糖尿病患者，接受胰岛素治疗，并服用地高辛和噻唑类利尿药治疗充血性心力衰竭。实验室检测结果如下：

$pH = 7.41$，$PCO_2 = 32mmHg$，$PO_2 = 87.8mmHg$，$A.G = 34mmol/L$，$cHCO_3^- = 19mmol/L$，$cK^+ = 2.7mmol/L$，$Glu = 8.8mmol/L$。

根据$AG > 16mmol/L$，考虑存在代谢性酸中毒，根据临床资料，确定患者为糖尿病酮症酸中毒（高A.G性代谢性酸中毒）。根据代谢性酸中毒的代偿计算$PCO_2 = 40 - (24-cHCO_3^-) \times 1.2 \pm 2 = 32 \sim 36 mmHg$，也即$PCO_2$在代偿范围内，不存在呼吸性碱中毒。又因pH在正常范围内，考虑并发代谢性碱中毒，真实$cHCO_3^- = 19 + (34-12) = 41$，根据真实$cHCO_3^- > 27mmol/L$且患者有服用噻唑类利尿药的病史，确定存在代谢性碱中毒。

结论：高A.G性代谢性酸中毒合并代谢性碱中毒。

例5. 一病人慢性肺部感染，血气及电解质分析结果：

$pH = 7.34$，$PCO_2 = 58.5mmHg$，$cHCO_3^- = 31.6mmol/L$，$Na^+ = 138mmol/L$，$Cl^- = 84mmol/L$。因$A.G = 138 - 84 - 31.6 = 22.4 > 16mmol/L$，故有代谢性酸中毒存在。

又因$pH < 7.4$，$cHCO_3^- \times PCO_2 = 1848.6 > 1000$，故有呼吸性酸中毒。

再据真实$cHCO_3^- = 31.6 + (22.4-12) = 42$，及由呼吸性酸中毒慢性代偿计算：

$cHCO_3^- = 24 + (58.5-40) \times 0.4 \pm 3 = 28.4 \sim 34.4 mmol/L$，证实合并有代谢性碱中毒。

结论：呼吸性酸中毒伴代谢性酸中毒伴代谢性碱中毒。

第三节 钾、钠、氯检测技术

一、常用电解质检测技术原理

电解质的检测方法有多种，离子选择电极法（ion selective electrode，ISE）、火焰光度法（flame emission spectrophotometry，FES）、分光光度法、汞滴定法、库仑电量分析法等都是目前常用的电解质测定方法。其中离子选择电极法、分光光度法可用于血清钾、钠、氯离子的测定。除此之外，钾离子

和钠离子还可以用火焰光度法测定,氯离子还可用汞滴定法和库仑电量法测定。各种检测技术的基本原理及优缺点如下:

1. **离子选择电极法** ISE检测原理是检测电极表面电位的改变,比较测定电极与参比电极表面电位变化的差值大小来估计样本中被测定物质的含量。目前有Na^+-K^+、Na^+-K^+-Cl^-、Na^+-K^+-Cl^--Ca^{2+}和Na^+-K^+-Cl^--TCO_2-pH等组合的各类型的电解质分析仪。ISE可检测血清和尿等体液的钾、钠、氯,标本用量少,快速准确,是目前最为简便、准确的方法,几乎有取代其他方法的趋势。

使用ISE引起误差的原因有三方面:①电极选择性减弱;②蛋白质沉积在敏感膜上或膜被污染,或盐桥被离子竞争或与选择性离子反应等都会改变对选择离子的响应;③"电解质排斥效应"即由于样品中脂质和蛋白质的溶剂置换效应,而造成结果偏低。具体而言,正常情况下如将血浆看做100份,血浆中固体物质部分(血脂和蛋白质)约占总体血浆的7%,水相只占93份,电解质只溶解在93份的水相当中,实验室测定了93份水相当中的电解质,而计算的却是100份血浆中电解质的浓度,无形中进行了稀释。因此,测定结果比真实值稍低。在病理状态下,如多发性骨髓瘤、高脂血症等固体组份比例增加时,此种影响更加明显,检测结果偏低更加明显,这就是电解质排斥效应。直接ISE法,样品或标准液不经稀释直接测定。由于ISE只对水相中离解离子选择性地产生电位,与样品中脂类、蛋白质等固体组分所占的体积无关,即直接ISE法可避免"电解质排斥效应"。而间接ISE法样品或标准液需经稀释后测量,因而具有"电解质排斥效应"。但由于技术水平的限时,目前,实际工作中以间接ISE法更常见,该法优点在于:其与参考方法结果高度一致。

2. **火焰光度法** 火焰光度法(FES)是一种发射光谱分析法。样本被含有锂或铯的溶液稀释后,被丙烷气(或乙炔等其他燃气)吸入雾化室雾化后燃烧,Na^+、K^+、Li^+或Cs^+离子得到能量后,发射出特殊波长的光谱,分别为589、768、671和825nm。各波长的光通过各自的滤光片,被光检测器接收。Li^+或Cs^+的发射信号作为内标准(通常为15mmol/L),以便与Na^+、K^+信号比较。系统通过已知高、低浓度的各分析物校准仪器。FES具有精密度高、特异性好、成本低廉等特点,被推荐为血清(浆)钠、钾测定的参考方法。但所使用的丙烷等燃气给实验室带来安全隐患,而且也存在电解质排斥效应。

3. **分光光度法** 分光光度法分为两类:一类是酶法,另一类是Na^+、K^+被结合到一类大环发色团时发生光谱的改变。

(1)酶法:Na^+测定的酶法原理是在Na^+存在下,β-半乳糖苷酶水解邻-硝基酚-β-D-半乳吡喃糖苷(o-Nitrophenyl-β-D-galactopyranoside,ONPG),在420nm波长可测定产物邻-硝基酚(发色团)颜色产生的速率。K^+测定酶法是利用色氨酸酶,一定量的K^+会增强酶的活性,用测定该反应酶活性的改变来测定K^+浓度。酶法的精密度和准确度与FES相近,但胆红素及溶血对测定有影响,脂血标本因影响大而不能测定。

(2)大环发色团法:大环离子载体分子由各原子按规律排列形成空腔,空腔中可高亲和力地固定或结合金属离子。这些化合物又被称为多环、冠、穴状配体,如穴冠醚和球冠醚等。不同的大环空腔大小不一样,可固定或吸附不同的元素。当阳离子被固定时,发色团发生颜色改变,颜色深浅与固定的离子多少有关。该方法结果与FES及直接、间接ISE法结果有可比性。

除以上两大类外,Cl^-的分光光度法检测还可基于Cl^-与硫氰酸汞反应,形成非游离的氯化汞和游离的硫氰酸离子,硫氰酸离子与铁离子反应形成一种浅红色的硫氰酸铁复合物,在480nm波长有吸收峰。血清中高球蛋白会产生浑浊而干扰测定。反应对温度也非常敏感。

4. **汞滴定法** 该法是最早测定Cl^-的方法之一。样本被钨酸去掉蛋白后,用硝酸汞溶液在有二苯卡巴腙指示剂存在下滴定,游离的Hg^{2+}与Cl^-结合形成可溶性的,但不解离的氯化汞,过量的硝酸汞与二苯卡巴腙指示剂反应形成一个蓝紫色复合物,滴入硝酸汞的量与氯浓度相关。

5. **库仑电量分析法** 该反应是在库仑电量分析仪上测定从银电极上游离出来的Ag^+与血清中Cl^-反应形成不溶解的氯化银。当达到化学计量终点时,在混合液中过量的Ag^+会使仪器传感器和计时器的电流立即切断,计时器记录下反应所需的时间,该时间与血清中Cl^-含量有关。标本中Br^-和I^-有一定干扰,因量少可忽略不计。

二、渗透压检测技术及原理

渗透压(osmotic pressure)是指支配生物膜两

侧水穿过膜,使其达到一定平衡的一种压力。溶液的渗透压与溶解在其中的颗粒数成比例。尿素、葡萄糖等非离子状态的溶质,1mol固体物质产生1mol的溶质颗粒数。而NaCl解离成两个带电荷的颗粒,故1molNaCl的渗透压包含Na^+和Cl^-两个颗粒所起的作用。因此溶质颗粒的浓度与溶液的渗透摩尔浓度相同。由于血浆中主要渗透物质是Na^+、Cl^-、葡萄糖和尿素,因此血浆渗透压可以通过以下公式计算:

$$mOsm/kg(水) = 1.86[Na^+(mmol/L)] + 葡萄糖[mmol/L] + 尿素[mmol/L] + 9$$

其中9 mOsm/kg为经验值,代表血浆中其他渗透物质如K^+、Ca^{2+}和蛋白质等。

渗透压的测定可采用冰点渗透压仪和露点渗透压仪。前者,通过测定溶液冰点下降来计算渗透压。后者根据拉乌尔(Raoult FM)定律——在一定温度下,难挥发性非电解质稀溶液的蒸气压下降与溶液的质量摩尔浓度成正比,而与溶质的种类和性质无关。露点法与冰点法相比较所具有以下优势:①不需要改变物质的物象形态;②样品量小;③对于样品中含有悬浮颗粒或黏稠度较大的样品,亦可准确的结果;④可以直接测量植物以及动物组织切片的渗透压。

三、电解质和渗透压检测的质量控制

标本类型、性状、存放时间、温度等对电解质测定均有影响:①因为血液凝固时血小板破裂释放出一部分K^+,故血浆或全血钾比血清低0.2~0.5mmol/L,因此,报告必须注明标本类型;对于血小板或红细胞明显增多的血液科患者,建议测定血浆K^+。②因为细胞内的钾离子浓度远高于细胞外,故应避免溶血;红细胞中血钠含量仅为血浆中的1/10,故溶血对钠测定影响不大。③维持细胞内外钾平衡是依靠细胞膜上的Na^+-K^+ ATP酶,若分析前全血标本被冷藏过,糖酵解被抑制,Na^+-K^+ ATP酶不能维持内外平衡,可造成细胞内钾外移,使测定结果偏高。相反,若全血标本被储存在37℃,由于糖酵解增强,使钾进入到细胞内而使血钾偏低。如果白细胞数量增加,如白血病患者,由于代谢活跃的白细胞也可进行糖酵解,因此,即使室温放置也会引起血钾降低。故标本采集后应及时离心和(或)测定。

第四节 血气酸碱分析技术

一、血气分析仪的基本结构

血气分析仪由电极、管路系统、液路系统等几个部分组成。目前,血气分析仪测定三个基本参数:pH、PCO_2和PO_2,其余指标为计算值。因此,电极是血气分析仪的核心元件。血气分析仪的电极有pH电极、参比电极、PCO_2电极和PO_2电极四种类型。

1. pH电极和参比电极 pH电极通常是由一个银-氯化汞组成的玻璃电极,它的功能是传递跨越玻璃膜到达电位的电位差。参比电极通常由汞-氯化亚汞组成,常称为甘汞电极,当温度保持恒定时,它提供一个标准的参考电压。

2. PCO_2电极 PCO_2电极是一种气敏电极,由pH玻璃电极、饱和甘汞电极和装有电极液(外缓冲液)的电极套组成的复合电极。电极套头部装有CO_2透气膜,能选择性地透过CO_2分子,而带电荷的H^+和HCO_3^-不能通过。在透气膜内侧与pH电极玻璃膜之间充满$NaHCO_3$溶液。当血样与透气膜接触时,血液中CO_2通过膜与碳酸氢盐平衡改变了pH值,通过玻璃pH电极测定pH的变化,因透气膜不允许H^+透过,血样的pH值并不影响电极内的pH值。因此,由CO_2扩散到PCO_2电极中引起的pH值改变只与PCO_2有关。

3. PO_2电极 PO_2电极由铂阴极、Ag/AgCl阳极和一盛有PO_2电极缓冲液(含KCl的磷酸盐缓冲液)的有机玻璃套组成。玻璃套的顶端覆盖一层能选择性透过O_2的聚丙烯膜。在铂丝阴极外加-0.65V极化的直流电压,当样本中的O_2透过膜扩散到铂阴极表面时被还原,所产生的电解电流与PO_2成正比。

4. pH、PCO_2、PO_2测定的发展历史 目前大多数血气分析仪的电极均采用电化学电极,但此类电极存在以下局限性:电极始终要保持在液态环境中,并需要经常校正,因此,传统的pH和血气分析仪相对较大;它需要与液态处理装置连接,不易携带;需要定时校准等原因导致没有患者样本检测时也需要消耗材料。

近年来一些新的技术也开始应用于血液pH、PCO_2、PO_2测定,包括光学传感器或光电极、光纤

化学传感器等。

光电极用光作为传导装置,将未知分析物的浓度转换成测定信号。与传统的电极相比,光电极可简单地用连续纤维大批制造;没有接头、隔膜或参考电极;可预先校正,而不需要经常校正,因此它的稳定性不依赖于所处的液体环境。

光纤化学传感器分为两大类:一类是物理传感器,用于测定各种物理参数;另一类是化学传感器,测定各种化学成分,通常由获得分析信息的敏感元(分子识别器)和使信息转变成可测量并且具有一定函数关系的换能元(信号转换器)组成。光纤化学传感器与传统的传感器相比,体积小、绝缘性好、抗干扰、光路可弯曲以及安全可靠,适用于对复杂的人体系统进行测量。无创性血液 pH、PCO_2、PO_2 测定多利用光纤化学传感器。光纤 pH 值传感器以传统的染料指示化学原理进行工作。光纤 PCO_2 传感器多采用敏感度高的荧光法。光纤 PO_2 传感器大多是利用荧光物质的淬灭效应,或测量荧光强度的衰减或衰变时间。

值得指出的是,以上各种电极对温度都非常敏感。为保证电极的转换精度,温度的变化必须控制在 ±1℃ 的范围内。

二、血气标本的采集、运输和保存

1. **取血前患者的准备** 患者应处于安静的、呼吸稳定的状态,穿刺时应尽量减少病人的疼痛感。因为暂时屏吸或呼吸急促都会使测量结果异常。对于吸氧的患者,如病情允许,最好在停止给氧 30min 后再采样,否则应注明给氧浓度。

2. **采血部位** 桡动脉是采集动脉血的理想部位,也可用动脉化毛细血管血。若穿刺桡动脉则需进行 Allen's 试验,步骤如下:①让受检者紧握拳头;②采血者用手指压住受检者手腕,同时阻断桡动脉和尺动脉血流;③让受检者松开拳头,不可完全伸直,可见手掌与手指呈现苍白色;④采血者放松尺动脉压迫,观察受检者手掌能否在 15s 内重新变红;⑤若能在 15s 内变红为阳性,则可在桡动脉采血,否则,不能在桡动脉采血。

3. **采血的容器及采血步骤** 血气分析的标本采用 1000U/ml 肝素钠抗凝。目前,已有商品化的血气分析针筒。采血者也可自行制备血气分析注射器。动脉采血前,用干燥空针抽吸肝素湿润内腔,推出多余肝素,空针死腔中留下的肝素(约 0.1ml)足以抗凝 2ml 全血,隔绝空气,穿入动脉后,由于动脉压力可使针筒活塞自动上升,采完后将离体的针头立即刺入橡皮塞,使血液与空气隔绝,并在两手掌间轻搓针筒混匀。

4. **标本的转运及储存** 抽血后立即送检,不宜存放。若无法及时送检,应将标本放在冰水(0℃)或冰箱中(4℃),使糖原分解降低到最低程度。但储存时间不宜超过 30min。因为血细胞,尤其是白细胞及网织红细胞代谢,产生乳酸等酸性代谢产物,使 pH 值、BE 下降。

三、血气酸碱分析的影响因素

1. **细胞代谢的影响** 注射器内的细胞代谢消耗 O_2,产生乳酸等代谢产物。如果采血后未及时送检,也未低温保存,则 O_2 被样本中的血细胞消耗,导致 PO_2 假性偏低,细胞代谢产物使 pH 值假性偏低。在白细胞或血小板异常升高(如白血病)的血样中,细胞代谢对 PO_2 的影响更加明显。

2. **注射器内气泡的影响** 如果注射器内的动脉血混有气泡,随着时间的推移,血液标本和气泡内的气体通过扩散达到平衡。海平面的 PO_2 约 160mmHg,这也是注射器内气泡的 PO_2,如果动脉血 PO_2 低于 160mmHg,则实际检测到的 PO_2 会偏高,如果动脉血 PO_2 高于 160mmHg,则实际检测到的 PO_2 会偏低。空气中的 CO_2 浓度极低,注射器内气泡的 PCO_2 几乎为零,因此,受气泡的影响,实际检测到的 PCO_2 结果偏低。由于 PCO_2 结果偏低,pH 则会偏高。综上所述,注射器内的气泡对 PO_2 的影响多样,可导致 PCO_2 降低,pH 升高。同样,血气样本暴露于空气中,或密闭不良,也存在类似的变化趋势。

3. **注射器过渡肝素化的影响** 肝素属于硫酸黏多糖,具有弱酸性。注射器内的肝素过量时,对 pH 的影响与动脉血本身 pH 值有关。若动脉血本身 pH 正常或偏碱性,与弱酸性的肝素作用,可导致 pH 值下降。若动脉血本身 pH 酸性很强,与弱酸性的肝素作用,可导致 pH 值升高。过度的肝素化由于稀释效应而导致 PO_2 和 PCO_2 降低。

4. **高热的影响** 随着体温上升,O_2 和 CO_2 在血液中的溶解度减少。对于高热患者(特别是体温高于 39℃),若不纠正体温的影响,血气分析的结果往往会过度估计低氧血症,低估酸中毒,过高估计 pH。

(李园园)

参考文献

阿什法克·哈森,白春学,蒋进军,等.2014.临床血气分析和酸碱平衡解析手册.第1版.天津:天津出版传媒集团.

韩志钧,胡成进,黄志锋,等.2004.血气酸碱分析.第2版.沈阳:辽宁科学技术出版社.

王鸿利,张丽霞,李萍,等.2004.实验诊断学.第1版.北京:人民卫生出版社,182-195.

王鸿利,周新,洪秀华,等.2007.现代实验诊断学.第1版.上海:上海兴界图出版公司,459-476.

周新,涂植光.2003.临床生物化学和生物化学检验.第3版.北京:人民卫生出版社,200-228.

Burtis CA, Ashwood ER, Bruns DE.2006. Tietz Textbook of Clinical Chemistry. 4th ed. St. Louis: Elsevier Inc.

第43章

矿物质及骨代谢紊乱检验

> **大 纲**
>
> **了解** 钙、磷、镁的代谢;骨代谢调节激素的自身代谢;骨的代谢调节;它们的参考值范围;骨代谢调节激素的检测方法;骨代谢标志物的检测方法。
>
> **熟悉** 钙、磷、镁在体内的分布和在血浆中的存在形式;它们的生理功能;各激素的调节作用;磷代谢紊乱和了解镁代谢紊乱的病因;骨的代谢和再造;骨代谢标志物;骨质疏松、骨质软化症、Paget's病等代谢性骨病;磷和镁的检测方法;维生素D及代谢物的检测;检测的样本需求。
>
> **掌握** 钙、磷的激素调节;PTH和维生素D的生理功能和在骨代谢中的作用;钙代谢紊乱的病因;骨的功能、组成和骨的形成;胶原交联、骨性碱性磷酸酶的产生、代谢和临床意义;钙的检测方法;钙、磷、镁检测的样本要求和干扰;PTH、维生素D检测的样本需求。

第一节 钙、磷、镁的代谢及调节

骨主要由无机矿物质(钙、磷和镁)和有机基质(Ⅰ型胶原)组成,骨含有体内几乎所有的钙(99%)、绝大多数的磷(85%)和大部分镁(55%)。它们在血浆中以游离、与蛋白结合或与其他阴离子形成复合物等形式存在(表43-1)。

表43-1 血浆中钙、磷、镁的存在形式

存在形式	占总量的百分比		
	钙	磷	镁
游离(离子化)	50	55	55
蛋白结合	40	10	30
复合物	10	35	15
总浓度(mg/dl)	8.6~10.3	2.5~4.5	1.7~2.4
(mmol/L)	2.11~2.52	0.85~1.51	0.75~1.02

注:该血浆参考区间来源于我国卫生行业标准

一、钙、磷、镁的代谢

1. 钙的代谢 食物钙主要存在于乳制品及果蔬中。钙主要在活性维生素D调节下,在十二指肠主动吸收。正常成年人钙日摄入0.6~1.0g,吸收0.1g~0.4g。肠道pH明显影响钙的吸收,偏碱可促进不吸收的$Ca_3(PO_4)_2$生成,减少钙吸收。乳酸、氨基酸及胃酸等酸性物质有利于可吸收的$Ca(H_2PO_4)_2$的形成,促进钙吸收。草酸和植酸与钙形成不溶性盐,影响钙吸收。食物中钙磷比例对吸收也有一定影响,钙:磷为2:1时吸收最佳。

钙通过肠道及肾排泄。由消化道排出的钙除未吸收的食物钙,还有部分肠道分泌的钙(每天可达600mg)。钙分泌的量可因摄入高钙膳食而增加,严重腹泻使排钙过多引起缺钙。经肾排泄的钙占总排钙量的20%。每日由肾小球滤出约10g钙,其中约65%在近曲小管重吸收,20%在髓襻皮质厚壁段升支重吸收,5%在远曲小管和集合管吸收。尿排钙量只占滤过量的1.5%。尿钙的排出量受血钙浓度直接影响,血钙低于2.4mmol/L时,无钙排出。

2. 磷的代谢 每天磷酸盐摄入1.2~1.4g。以有机磷酸酯和磷脂为主,在肠管内磷酸酶的作用下分解为无机磷酸盐。60%~70%在空肠吸收,低磷膳食时甚至可达90%。被动和主动转运系统都存在,1,25(OH)$_2$D调节磷酸盐的主动转运。血清磷酸盐浓度调节肾25(OH)D-1-羟化酶,低磷血症刺激1,25(OH)2D形成。由于磷吸收不良而引起的磷缺乏较为少见,但长期口服抗酸药氢氧化铝凝胶以及食物中钙、镁、铁离子过多,均可由于形成不溶性磷酸盐而影响磷的吸收。

肾是排泄磷的主要器官,肾排出的磷占总排磷量的70%,另有30%由粪便排出。每天经肾小管滤过达5g,85%~95%被近曲小管重吸收。

3. 镁代谢 镁在肠道有效地被回肠吸收。镁存在于脂肪外的所有组织及植物性食物中,每天摄入 2~7.5mg/kg 体重,2/3 来自谷物和蔬菜,30%~40%被吸收。也存在主动和被动转运系统,小肠对镁的吸收是主动转运过程。消化液中含大量镁,成年人每天从消化液中回收约35mg镁,大量丢失消化液是造成缺镁的主要原因。消化道手术或造口术后未及时补充镁,也会出现缺镁。

肾精细地调节镁的内环境平衡,每天经肾小球滤过约 1.8g,25%~30% 在近曲小管重吸收。60%~75%的镁在髓襻皮质厚壁段升支被重吸收,2%~5%由尿排出。镁的排泄量因摄入量不同或地区差异而有所不同。

有核细胞中的镁约80%存在于肌组织中,肌是维持镁平衡的重要组织。急性镁缺乏所引起的低镁血症不波及肌镁,慢性镁缺乏病人虽然血清镁在正常范围,但肌镁显著降低。急、慢性高镁血症时肌镁不增加。红细胞中镁约为血清镁的3倍,所以标本应防止溶血。

二、钙、磷、镁的生理功能

1. 钙的生理功能 人体内的钙包括细胞内钙和细胞外钙,骨骼是钙的最大储备库,骨骼中钙主要以细胞外结晶羟磷灰石($Ca_{10}[PO_4]_6[OH]_2$)的形式存在。

(1)细胞内钙:细胞内钙浓度仅为细胞外液的1/1 000。90%~99%的细胞内钙存在于线粒体、肌浆和内质网内。细胞内低浓度钙的维持有赖于胞膜、线粒体膜和内质网膜上的特殊转运系统,包括:①细胞膜对钙的通透性;②依赖 $Ca^{2+}/2H^+$-ATP酶(钙泵)和 Na^+、K^+-ATP 酶(钠钾泵)调节细胞内外钙的交换。钙泵可利用 ATP 提供能量,逆浓度差将钙泵出细胞或泵入细胞器。另一种是依靠钙与钠的交换,当胞外钠高于胞内时,3 个钠进入胞内,可换出 1 个钙到胞外,胞内多余的钠在钠钾泵的作用下与钾交换,此过程需要能量,最终是钠进入细胞,钙排出胞外,以维持细胞内钙浓度的恒定,保证钙对细胞功能的调节作用。这些转运系统在维持胞内游离钙离子的生物活性上起重要作用。

细胞内钙的功能包括:触发肌肉兴奋-收缩耦联。当肌细胞内储存 Ca^{2+} 受神经冲动而释放,胞质中 Ca^{2+} 浓度增大,可迅速地与肌钙蛋白结合,引起一系列构象改变,产生肌收缩;作用于质膜,影响膜通透性及膜的转运;Ca^{2+} 作为细胞内第二信使,广泛参与胞内多种信号传导;Ca^{2+} 是许多酶(脂肪酶、ATP 酶、腺苷酸环化酶)的辅因子;Ca^{2+} 能抑制维生素 D-1-羟化酶的活性,参与自身及磷代谢的调节;细胞内钙结合蛋白(calcium binding protein,CBP)——钙调蛋白(calmodulin,CaM)是重要的酶调节物质,钙与钙调蛋白结合后,使钙调蛋白的构象发生改变,从而活化或抑制酶(如磷酸化酶激酶)。

(2)细胞外钙:细胞外钙指存在于血浆等细胞外液中的钙。

①血钙:血浆中的钙称为血钙,分为可扩散钙和不扩散钙 2 大类。不扩散钙是指与蛋白质结合的钙,约占血浆钙的 40%,它们不通过毛细血管壁。血浆钙的 60% 是可扩散钙,其中一部分与枸橼酸、碳酸根、磷酸根等形成不解离的复合钙,另一部分是发挥生理作用的游离钙(离子钙),约占血浆钙的 45%。

因为钙结合到蛋白质的负电荷位,所以它的结合要依赖于pH,碱中毒导致负电荷增加,结合也增加,游离钙减少;相反,酸中毒导致负电荷减少和结合钙减少,游离钙增加。钙的 3 种形式在蛋白质或阴离子浓度的变化,pH 改变或血清离子钙和总钙量的变化时会重新分配。

②生理功能:a. 稳定神经细胞膜影响其应激性。血浆游离钙浓度的降低会增加神经肌肉的应激性,发生手足搐搦,游离钙浓度增高将降低其应激性;b. 血浆 Ca^{2+} 即凝血因子Ⅳ,参与凝血过程;c. 是细胞内钙的来源,它为骨的矿化、凝血以及膜电位维持提供钙离子。

2. 磷的生理功能 体内磷也包括细胞内和细胞外磷,骨骼是细胞内、外磷的储备库。

(1)细胞内磷:参与多种细胞内代谢过程,包括:①三磷酸腺苷(ATP)中的高能磷酸键,作为能源维持着细胞的各种生理功能,如肌的收缩、生物膜上的各种主动转运系统等;②磷酸盐是各种腺嘌呤、鸟嘌呤核苷以及核苷酸辅酶类(如 NAD^+、$NADP^+$、FMN、FAD、CoA 等)和其他含磷酸根的辅酶(如 TPP、磷酸吡多醛等)的组成成分;③磷脂在构成生物膜结构、维持膜功能以及代谢调控上均发挥重要作用;④细胞内的磷酸盐参与许多酶促反应,如磷酸基转移反应、加磷酸分解反应等。细胞内磷酸盐是蛋白、脂肪、糖类代谢以及基因转录和细胞生长的调控媒介。

(2)细胞外磷:血浆中磷酸盐是以磷酸氢盐和磷酸二氢盐 2 种形式存在,这 2 种形式统称无机磷。细胞外磷酸盐主要功能是:①血中磷酸盐($HPO_4^{2-}/H_2PO_4^-$)是血液缓冲体系的重要组成;②细胞外磷酸盐是细胞内以及骨矿化所需磷酸盐的来源。

血磷不如血钙稳定,儿童时期因骨骼生长旺盛,血磷与碱性磷酸酶都会增高,随着年龄的增长,逐渐达到成人水平。成人血磷也有生理性变动,进食、摄糖、注射胰岛素和肾上腺素等情况下,因细胞内利用增加,磷酸盐进入细胞,血磷会降低。血钙与血磷之间有一定的浓度关系,正常人钙、磷浓度(mg/dl)的乘积在 36~40。

3. 镁的生理功能 体内镁可分为细胞内和细胞外 2 部分,骨骼是镁的主要储备库。

(1)细胞内镁:主要功能包括:①是 300 多种酶的辅因子,广泛参与各种生命活动。Mg^{2+} 与 ATP 分子的 β- 和 γ-磷酸基构成螯合物,降低 ATP 分子的电负性,参与一切需要 ATP 的生化反应;②参与酶底物形成,如 MgATP 和 MgGTP;③是许多酶系统的变构效应激活因子,如腺苷酸环化酶、Na^+,K^+-ATP 酶、Ca^{2+}-ATP 酶、磷酸果糖激酶以及肌酸激酶等都需要镁的激活。鸟嘌呤核苷酸调节蛋白 Gs 和 Gi 活化亦需 Mg^{2+} 参与;④Mg^{2+} 在氧化磷酸化、糖酵解、细胞繁殖、核苷酸代谢以及蛋白生物合成中起着重要作用。

(2)细胞外镁:主要功能包括:①为细胞内镁的维持提供来源;②Mg^{2+} 在突触前的神经末梢竞争性抑制 Ca^{2+} 进入神经元,血清镁浓度减少会导致神经肌肉兴奋性增加。

三、钙、磷、镁的激素调节

PTH、1,25(OH)$_2$D 和降钙素是主要调节骨和矿物质代谢的激素。PTHrP 是肿瘤细胞分泌的,发挥 PTH 生物活性的主要介质。

1. 甲状旁腺素(parathyroid hormone, PTH) 甲状旁腺素由甲状旁腺主细胞合成、储存和分泌。合成的是 PTH 前体"前甲状旁腺素原(per-proPTH)",在粗面内质网去掉 N 端 25 个氨基酸残基形成甲状旁腺素原(proPTH),后者再在高尔基复合体内从 N 端去掉 1 个 6 肽,形成 84 个氨基酸残基的 PTH,分子量为 9 425D。生物活性存在于 N 端前 34 个氨基酸残基段。

细胞外液中游离钙浓度是 PTH 分泌的主要调节剂,游离钙被甲状旁腺细胞质膜上的钙敏感受体所感受,这些受体活化细胞内物质使游离钙从细胞内储存库释放。当细胞外游离钙增加,逆反效应抑制 PTH 合成和分泌。游离钙很小的改变可引起 PTH 最大的分泌或抑制。

1,25(OH)$_2$D 和镁也影响 PTH 分泌,甲状旁腺的维生素 D 受体与 1,25(OH)$_2$D 相互作用将缓慢地抑制 PTH 的合成与分泌。慢性严重的低镁血症如酒精中毒将会使 PTH 分泌受损,而急性减少的血清镁会刺激分泌,高镁血症抑制 PTH 分泌,尽管没有钙有效。

(1)代谢和循环不均一性:甲状旁腺分泌有生物活性的完整激素和含有中央区/C 端的无活性片段。完整 PTH(半衰期<5min)在肝和肾很快转化为无活性片段。无活性片段被肾小球滤过而清除,正常情况下半衰期少于 1h。在肾功能损伤的个体其半衰期和循环浓度明显增加。PTH 总免疫反应的 5%~25% 是完整激素,剩下的 75%~95% 是无活性的中央区/羧基片段。高钙血症时,完整激素分泌明显减少或缺乏,主要为无活性的片段。

(2)作用机制:PTH 直接通过它在骨和肾的作用,以及间接通过 1,25(OH)$_2$D 在肠道的作用,影响钙和磷的调节平衡。PTH 与位于骨和肾的靶细胞膜上的 PTH 受体结合发挥它的作用,刺激 cAMP,促进线粒体 Ca^{2+} 转运入胞质,增加细胞内钙,钙又刺激磷脂酶 C 和磷酸肌醇水解。焦磷酸盐则作用于细胞膜外侧,使膜外侧的 Ca^{2+} 进入细胞。共同导致胞质内 Ca^{2+} 浓度增加,激活细胞膜上的"钙泵",将 Ca^{2+} 主动转运至细胞外液,导致血钙升高。

(3)调节作用

①对骨的作用:PTH 总的作用是促进溶骨,可在数分钟到数小时内引起骨钙动员,使密质骨中的钙释放入血,此种作用迅速但不持久。数小时至数

日内,PTH可促进前破骨细胞和间质细胞转化为破骨细胞,使破骨细胞数目增加,导致溶骨和骨钙的大量释放。PTH对破骨细胞的作用是通过升高细胞内Ca^{2+}浓度,进而促使溶酶体释放各种水解酶;抑制异柠檬酸脱氢酶等酶活性,使细胞内异柠檬酸、柠檬酸、乳酸、碳酸及透明质酸等酸性物浓度增高,促进溶骨。

②对肾的作用:包括作用于肾远曲小管和髓袢上升段以促进钙的重吸收;抑制近曲小管及远曲小管对磷的重吸收,导致磷酸盐尿;诱导产生1-羟化酶,增加$1,25(OH)_2D$形成,刺激肠道对钙和磷的吸收。

PTH的综合作用是引起血清总钙和游离钙都增加,而磷降低。尿无机磷酸盐和cAMP浓度增加,尿钙也是增加的,因为大量的滤过钙超过了肾小管对钙的重吸收阈值。疾病好转,血清中增加的钙通过负反馈减少PTH分泌,维持了内环境稳定。

2. **维生素D及代谢物** 维生素D及代谢物分为维生素D_3(胆钙化醇)和维生素D_2(麦角钙化醇)。体内维生素D_3的来源包括食物和皮肤在阳光下暴露由7-脱氢胆固醇转化而来两种途径。维生素D_2是由发酵物产生的麦角固醇经光照产生的。若维生素D和代谢物无下标时,就泛指2个家族成员。

鱼肝油、蛋黄和肝含有大量的天然维生素D。饮食中维生素D也可通过摄入强化食物或维生素D补充品所获得。推荐每天供给量为400U(10μg)。表现维生素D缺乏风险的人群包括母乳喂养的婴儿、严格的素食者(戒鸡蛋、牛奶)、中年以上。

(1) 代谢、调节和转运:维生素D可在肝内被25-羟化酶代谢成25(OH)D,再在肾被1-羟化酶代谢成$1,25(OH)_2D$,$1,25(OH)_2D$是有高生物活性的维生素D形式。25(OH)D在肾有2个不同的代谢途径,另一条途径是由24-羟化酶代谢成低活性的$24,25(OH)_2D$,这对于防止维生素D中毒有重要意义。

循环中的$1,25(OH)_2D$被严格调控,主要受PTH和磷酸盐调节。PTH增加$1,25(OH)_2D$的合成,磷酸盐限制合成,低磷血症时也促进$1,25(OH)_2D$合成,而补充磷酸盐给药和高磷血症时产生相反的效果。低钙血症间接通过刺激PTH分泌而使$1,25(OH)_2D$增加。$1,25(OH)_2D$水平也能负反馈地抑制25(OH)D-1-羟化酶活性,正反馈地调节24-羟化酶。

维生素D、25(OH)D和$1,25(OH)_2D$在循环中均结合到维生素D结合蛋白(vitamine D binding protein,DBP)上进行运输(表43-2)。25(OH)D是维生素D的主要循环形式,浓度大约是$1,25(OH)_2D$的1 000倍,正常情况下25(OH)D仅有0.03%和$1,25(OH)_2D$仅有0.4%是游离在血浆中的。

表43-2 血浆中的维生素D及代谢物

化合物	浓度	游离%	半衰期
维生素D (ng/ml)	<0.2~20	—	1~2d
(nmol/L)	<0.5~52		
25(OH)D (ng/ml)	10~50	0.03	2~3周
(nmol/L)	25~125		
$1,25(OH)_2D$ (pg/ml)	15~60	0.4	4~6h
(pmol/L)	36~144		

(2) 调节作用:$1,25(OH)_2D$维持血清钙和磷的水平,其机制如下。

①对小肠的作用:$1,25(OH)_2D$具有促进十二指肠对钙的吸收及空肠、回肠对磷的吸收和转运。$1,25(OH)_2D$在小肠的作用是:a. 直接作用于刷状缘,改变膜的结构与组成,增加对钙的通透性;b. 上调与钙转运有关的钙结合蛋白,Ca^{2+}-ATP酶的表达;c. 提高基底膜腺苷酸环化酶的活性,使细胞内钙和cAMP都增加。细胞内增高的钙一部分进入线粒体,位于基底膜侧的钙结合蛋白多,它可从线粒体接受钙,再将钙转运到基底膜的钙泵上,将钙输送至血液中。小肠黏膜还可以通过与Na^+,K^+-ATP酶相耦联的Na^+-Ca^{2+}交换体系将Ca^{2+}转运至血液。

②对骨的作用:$1,25(OH)_2D$对骨的直接作用是促进溶骨,$1,25(OH)_2D$与PTH协同作用,即加速破骨细胞的形成,增强破骨细胞活性,促进溶骨。对甲状旁腺的作用是抑制PTH合成与分泌。同时亦通过促进肠管钙、磷的吸收,使血钙、血磷水平增高以利于骨的钙化。

③对肾的作用:$1,25(OH)_2D$促性肾小管上皮细胞对钙、磷的重吸收,其机制也是上调细胞内钙结合蛋白的表达。

以上作用使血钙、血磷增高。增高的钙、磷有利于骨的矿化。维生素D能维持骨盐的溶解和沉积的对立统一,有利于骨的更新与再造。

3. **降钙素(calcitonin,CT)** 降钙素是由甲状腺滤泡旁细胞或C细胞合成、分泌的一种单链多肽激素,由32个氨基酸残基组成,分子量3 418D。CT在初合成时是含136个氨基酸残基、分子量15 000D的前体物。此前体物中还含有1个称为降钙蛋白(katacalcin)的21肽片段。当血钙增高时,CT与降钙蛋白等分子分泌,降钙蛋白能增强CT降低血钙的作用。降钙素的分泌主要被血浆游离钙水平所调节,增加的血清钙水平刺激降钙素分泌,低钙血症减少分泌。CT作用的靶器官主要是骨和肾。

(1)对骨的作用:抑制破骨细胞生成及活性,从而抑制骨基质的分解和骨吸收。还可使间质细胞转变为成骨细胞,促进骨盐沉积。

(2)对肾的作用:抑制肾小管对钙、磷、镁和其他离子的重吸收,以增加尿钙、尿磷,降低血钙、血磷。

4. 甲状旁腺激素相关蛋白 甲状旁腺激素相关蛋白(parathyroid hormone-related protein, PTHrP)是在某些癌症发生恶性肿瘤体液性高钙血症(humoral hypercalcemia of malignancy, HHM)机制研究时发现的。PTHrP由肿瘤细胞分泌,作为内分泌激素作用于靶组织(骨骼和肾)引起高钙血症。

PTHrP mRNA编码3种同功型,分别含139、141和173个氨基酸。其中139个氨基酸的PTHrP的N-端前13个氨基酸中有8个与PTH同源,具有模拟PTH生物活性的能力。亦可诱发高钙血症和低磷血症。

第二节 钙、磷、镁的代谢紊乱

一、钙代谢紊乱

表现为血清总钙和(或)游离钙水平异常升高或降低。正常成年人血清总钙参考区间为2.11~2.52mmol/L,游离钙为0.94~1.26mmol/L。

1. **低钙血症** 低钙血症(hypocalcemia)可因与清蛋白结合部分或游离部分的减少而引起,游离钙的减少通常是由于维持血清钙各种形式间分配的生理机制破坏所致。常见病因如下。

(1)低清蛋白血症:慢性肝病、肾病综合征、充血性心力衰竭以及营养不良均可造成低清蛋白血症。虽然血清总钙降低,但游离钙多正常。

(2)慢性肾衰竭:低清蛋白血症、高磷血症、低$1,25(OH)_2D$或骨骼的PTH对抗,导致低钙血症。并可持续增加PTH的分泌,影响骨代谢而发生骨病。

(3)甲状旁腺功能减退:PTH分泌不足,如颈部手术破坏了甲状旁腺。假性甲状旁腺功能减退的PTH分泌是正常的,而PTH靶组织受体异常。

(4)维生素D缺乏:吸收不良或不适当饮食,加上暴露阳光不足。对于成年人,可发生软骨病,儿童可患佝偻病。

临床上,低钙血症易出现神经肌肉高兴奋性,如手足搐搦、感觉异常和癫痫发作。血清钙很快降低也可导致低血压。

2. **高钙血症** 高钙血症(hypercalcemia)见于:钙溢出进入细胞外液(如癌症时骨骼过度吸收);肾对钙的重吸收增加(如应用噻嗪类药物);肠道对钙吸收增加(维生素D中毒);骨骼的重吸收增加(固定不能活动或失重);原发性甲状旁腺功能亢进,PTH过度分泌。

癌症中有10%~20%发生高钙血症,多由PTHrP所引起;肿瘤转移到骨也是刺激骨吸收的因素;有些淋巴瘤可以产生$1,25(OH)_2D$引起高钙血症。

二、磷代谢紊乱

1. **低磷血症** 血清无机磷酸盐浓度低于0.85mmol/L为低磷血症(hypophosphatemia),除慢性骨软化症或佝偻病外,通常没有临床症状。血磷低于0.48mmol/L,才会出现临床症状。常见的低磷血症病因如下。

(1)无机磷转移至细胞内,因糖类刺激胰岛素分泌,无机磷进入细胞参与代谢。因此,食入的、血管内的或注射溶液中的糖类都会使血清磷酸盐降低。

(2)肾磷酸盐丢失也可引起血清磷酸盐降低,如原发性或继发性甲状旁腺功能亢进症、范科尼综合征(Fanconi syndrome)、X连锁低磷血症。

(3)肠道磷酸盐的丢失,可发生在吸收不良综合征和吸收了含铝和镁制酸剂的个体,它们结合到肠道的磷酸盐上使其不能被吸收。

(4)酸中毒,如糖尿病酮症、细胞内有机磷酸盐分解为无机磷酸盐进入血浆,然后排泌到尿液,导致细胞内磷酸盐缺失。

临床磷酸盐缺失的临床表现根据缺乏的长短和程度而定,由于磷酸盐是ATP的重要组成,低磷血症者细胞功能会受损,发生肌无力、呼吸衰竭、心排血量减少。非常低的血清磷酸盐水平(0.16mmol/L),可以发生横纹肌溶解。磷酸盐缺乏也可引起红细胞中2,3-二磷酸甘油酸减少,增加血红蛋白对氧的亲和力而使组织缺氧。有些低磷血症可以引起红细胞溶解。精神错乱和昏迷也可继发于低ATP和组织缺氧。慢性低磷血症可能发展为佝偻病(儿童)和骨软化症(成年人)。

2. 高磷血症　高磷血症(hyperphosphatemia)指血清无机磷浓度高于1.51mmol/L。儿童因为生长激素分泌较多,比成年人血磷浓度更高。常见引起高磷血症的原因如下。

(1)肾排泄磷酸盐能力下降:①肾小球滤过率降低;②肾小管重吸收增加,如PTH减少;③假性甲状旁腺功能减退,PTH耐受;④肢端肥大,生长激素可增强肾小管对磷酸盐的重吸收。

(2)磷酸盐摄入过多:磷酸盐缺失的病人用磷酸盐治疗可引起高血清磷酸盐。

(3)细胞内磷酸盐大量外移:横纹肌溶解或恶性肿瘤化疗,细胞破坏而释放。

升高的血清磷酸盐可引起血钙浓度降低。可能出现手足搐搦和癫痫发作。

三、镁代谢紊乱

1. 低镁血症　低镁血症(hypomagnesemia)指血清镁浓度<0.75mmol/L。引起原因包括:肠道丢失,如腹泻、吸收不良、肠道手术;从肾脏丢失,如乙醇中毒、糖尿病或用药(利尿药、氨基糖苷类抗生素),以及在肾钠和钙排泄增多时。

临床表现为神经肌肉应激性过高,伴手足搐搦和癫痫发作。镁缺乏诱发PTH分泌受损,和PTH终末器官抵抗,结果导致低钙血症和促成神经症状。

2. 高镁血症　高镁血症(hypermagnesemia)几乎总是由过量摄入所引起,如使用抗酸药或羟嗪药物治疗或给镁盐于肾衰竭病人。

神经肌肉系统的衰弱是最普遍的镁中毒表现,镁浓度为2.06~3.70mmol/L,深部肌腱反射消失,而呼吸抑制可发生在4.11~4.94mmol/L浓度,心搏停止发生在更高的浓度。

第三节　骨代谢异常的临床生物化学

骨的主要功能是机械运动、保护器官和代谢及矿物质储备。

一、骨的组成、代谢与调节

1. 骨的组成　骨骼由骨皮质和骨小梁组成。骨皮质(致密)80%~90%的体积被矿化,构成了80%的骨骼,它的功能主要是机械运动和保护。小梁(网状或多孔)骨15%~25%被矿化,占骨骼的20%。

骨骼中含有骨细胞和有机基质。破骨细胞(osteoclast)和成骨细胞(osteoblast)负责骨的吸收和形成。有机基质是骨骼中特别丰富的矿化有机基质,这种有机基质主要是Ⅰ型胶原(90%)。骨中也含大量非胶原蛋白,包括骨钙素。有机基质是被磷酸钙和少量的碳酸盐、镁、钠、钾和其他几种离子结晶沉淀所矿化,主要以羟磷灰石结晶形式构成骨盐。

2. 骨的代谢　骨骼在不断发生重建和再造,启动骨骼的损伤修复和强度调节。骨的再造是在个别称为"骨再造单元(bone remodeling units)"的部位发生。骨的再造可以分为激活与吸收、逆转、形成和休眠4个循环阶段。

(1)激活与吸收:受激素等因素的激活,循环中的破骨前体细胞被添补、增殖和融合形成破骨细胞,这些巨大的多核细胞通过产生氢离子动员矿物质和产生溶酶体酶来消化有机基质,从而吸收骨骼。它们的质膜有很深的折叠(皱褶缘),用来与骨表面接触,形成了一个破骨细胞骨吸收室。

(2)逆转、形成与休眠:吸收结束后,单核细胞将一层黏合层放置在吸收腔内。在那里,间质衬细胞被分化为成骨细胞,成骨细胞合成包括Ⅰ型胶原的有机基质,并参与新合成基质的矿化过程,从而形成骨骼。再造后接着是休眠期,估计每年有10%~30%的骨骼要再造。

3. 骨代谢的调节　骨的重建和再造受磷和镁的代谢所调节,许多激素也参与调节,其中主要是PTH和$1,25(OH)_2D$。此外,在骨的形成和吸收调节中还有大量其他的激素或因子参与,包括甲状腺激素、雌激素、雄激素、皮质醇、胰岛素、生长激素、胰岛素样生长因子Ⅰ(insulin-like growth hormone,IGF-Ⅰ)和IGF-Ⅱ、转化生长因子β(transforming growth factor β,TGF-β)、血小板衍生生长因子(platelet-derived growth factor,PDGF),还有大量的细胞因子包括白细胞介素(interleukin,IL)IL-1、IL-4、IL-6和IL-11,巨噬细胞和粒细胞/巨噬细胞集落刺激因子(granulocyte/macrophage colony-stimulating factor α,GMCSF),以及肿瘤坏死因子(tumor necrosis factor,TNF-α)参与骨代谢调节。

二、骨代谢标志物

骨吸收和骨形成标志物的许多检测方法已开展,骨吸收标志物由破骨细胞在骨吸收期间产生,骨形成标志物由成骨细胞在骨形成期间产生(表43-3)。

表43-3 骨代谢标志物

骨吸收标志物	骨形成标志物
脱氧吡啶啉和(或)吡啶啉	骨钙素
N-端肽　C-端肽	骨性碱性磷酸酶
羟脯氨酸	胶原前肽
半乳糖羟赖氨酸	护骨素
耐酒石酸酸性磷酸酶	

1. **骨吸收标志物** 骨吸收标志物中吡啶啉(pyridinoline,PYD)、脱氧吡啶啉(deoxypyridinolin,DPD)和Ⅰ型胶原的N-和C-端肽(PINP和PICP)最常应用。尿羟脯氨酸、半乳糖羟赖氨酸和血清耐酒石酸酸性磷酸酶(tartrate-resistant acid phosphatase TRACP-5a,TRACP-5b)较少测定。

(1)胶原交联:Ⅰ型胶原(图43-1),由2个相同的α1(Ⅰ)链和1个α2(Ⅰ)链组成的三股螺旋,为前胶原。前胶原含N-和C-端两个延伸,分泌后,被酶去掉N-和C-端肽(NTX和CTX)后改建成胶原。

Ⅰ型胶原分子聚集成为未成熟的具有有限弹力强度的原纤维,然后分子内和分子间共价键或交联形成,发育成熟。一种赖氨酸氧化酶,使侧链脱氨,特别是赖氨酸或羟赖氨酸产生有活性的醛。3个氨基酸侧链反应形成1个三价氨基酸包围的3-羟基吡啶环。2种不可还原的交联为:①由2个羟赖氨酸和1个赖氨酸侧链反应形成的脱氧吡啶啉;②由3个羟赖氨酸链反应形成吡啶啉。

吡啶啉形成的四分子交联位点已经定位,2个N-端肽位点被连接到螺旋位的930氨基酸上形成N-端肽,或2个C-端肽被连接在螺旋位87氨基酸上形成C-端肽。

吡啶啉和脱氧吡啶啉(图43-2)已经用于骨吸收的评价。脱氧吡啶啉在骨、牙质、韧带、大动脉中发现,而吡啶啉分布更广,软骨中含量高。因为骨骼系统量大,骨是吡啶啉和脱氧吡啶啉的主要来源。脱氧吡啶啉是一个敏感和特异的骨吸收标志物,原因在于:它是胶原纤维的交联物,为其结构成分,仅能由成熟骨基质降价产生;从尿排泄前不会被代谢;骨是脱氧吡啶啉的主要来源;它不会从饮食中吸收。

(2)N-端肽(NTX)和C-端肽(CTX):Ⅰ型胶原交联区的N-和C-端肽也是一种骨吸收的标志物,与吡啶啉和脱氧吡啶啉一样具有较好特异性,不受饮食等干扰。

骨吸收标志物在骨质疏松骨再造的评价中比骨形成标志物更敏感。而且,大多数的治疗是抗骨吸收,骨吸收标志物对这些治疗能更快地响应,骨吸收标志物已受到高度重视。

(3)骨吸收的其他标志物:骨吸收的其他标志物包括尿羟脯氨酸、半乳糖羟赖氨酸和血清中的耐酒石酸酸性磷酸酶。羟脯氨酸和半乳糖羟赖氨酸是在胶原处理加工期间产生。羟脯氨酸不是1个灵敏和特异的骨吸收标志物,原因在于:胶原分布很广,包括皮肤和肌肉;羟脯氨酸可从食物中吸收,受饮食干扰;多数羟脯氨酸在排泄前被代谢;它在骨形成期间也产生。

2. **骨形成标志物** 骨形成标志物包括骨性碱性磷酸酶、骨钙素和前胶原肽,其中骨性碱性磷酸酶和骨钙素是最常测定的标志物。

(1)骨性碱性磷酸酶(B-ALP):碱性磷酸酶在许多组织可以找到,包括骨骼、肝、肠道、肾和胎盘。4种不同的基因码产生组织非特异性同工酶,包括肠、胎盘和生殖细胞碱性磷酸酶。来自肝、骨骼和肾的同工酶是相同基因产生的组织非特异性同工酶。成骨细胞是碱性磷酸酶的来源地之一。

骨性碱性磷酸酶在代谢性骨病骨形成增加时升高,其测定优于骨钙素,因为它有相对长的半衰期(1~2d),不受昼夜变化的影响。骨性碱性磷酸酶是测定血清,不需要特殊的处理。其生物学变异

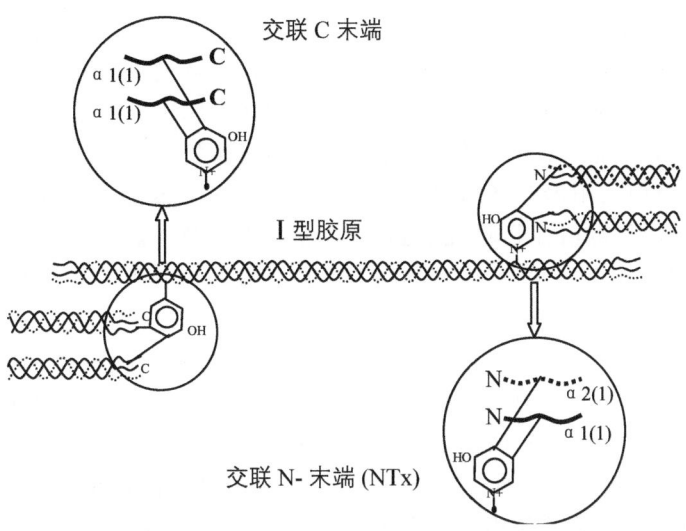

图 43-1 胶原吡啶酚交联

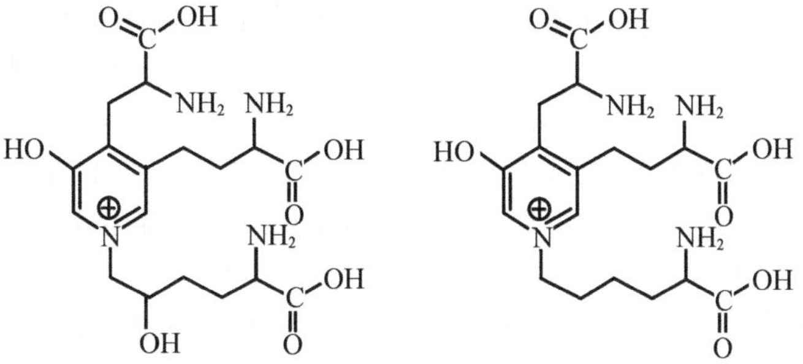

图 43-2 游离吡啶啉和脱氧吡啶啉结构

和总分析变异,都低于其他标志物。

(2) 骨钙素 (OC):骨钙素或骨谷氨酰基蛋白 (bone glutamyl protein,BGP) 是由 49 个氨基酸组成的小蛋白,分子量为 5 669D。是人骨中主要的和最具特性的非胶原蛋白。

骨钙素是 $1,25(OH)_2D$ 刺激成骨细胞合成的。但骨钙素,特别是骨钙素片段,可能在骨吸收期间被释放。骨钙素的生理作用不清楚。能迅速地被肾清除,半衰期约 5min。

(3) 胶原前肽:胶原前肽在胶原成熟期间从 Ⅰ 型胶原上断下来的,它也作为骨形成标志物。免疫方法已用于 C-端和 N-端前肽的测定,由于 Ⅰ 型胶原分布很广,这些胶原前肽不是灵敏和特异的标志物。

(4) 护骨素 (OPG):OPG 又称骨保护蛋白,主要由成骨细胞合成和分泌,具有抑制破骨细胞分化,增加骨小梁的骨量,提高骨密度的作用。

3. 新的骨转换标志物　新的骨转换生化标志物,也能够反映骨形成和骨吸收过程,但是尚未得到临床上的广泛证实,这些因子就是我们要研究的。

(1) 骨唾液酸蛋白 (Bone sialoprotein BSP):BSP 是一种由成骨细胞、破骨细胞以及与骨骼相关细胞合成的分子量为 70~80kD 的非胶原蛋白。它占骨中非胶原蛋白量的 5%~10%,对骨的发育、改建、修复等具有重要调节作用。在一些骨代谢性疾病,如多发性骨髓瘤、无症状或良性甲状旁腺功能亢进症、Paget's 病以及骨转移瘤病人中,血清 BSP

水平可明显升高。

(2) 骨膜蛋白(Periostin POSTN)：骨膜蛋白又称骨特异性因子 2 (osteoblast-specinc factor, OSF)，是一种新发现的高分子糖蛋白，相对分子量约为 9.0×10^4 kD。它是成骨细胞及其前体细胞的黏附分子，在成骨细胞的募集、附着和播散过程中发挥作用。在骨组织中，骨膜蛋白在骨膜强表达，但是在骨重建活跃的成骨细胞并不表达，间接地参与骨形成和骨修复过程；现已证实，骨膜蛋白是前成骨细胞的特异性标志物。

(3) 硬化蛋白(sclerostin SO)：骨硬化蛋白又称硬骨素、骨硬化素、是一种含有胱氨酸结构的分泌型糖蛋白，是致病基因(sclerosteosis, SOST)的表达产物，在调节骨重建过程起着重要作用。研究表明，骨硬化蛋白调节前成骨细胞增殖、分化与凋亡，抑制成骨细胞的分化与矿化，对骨形成呈负调控，是骨矿化过程的一个重要调节因子。

(4) 组织蛋白酶 K(Cathepsin K, Cat K)：组织蛋白酶 K 具有蛋白水解酶的作用，是木瓜蛋白酶家族中的半胱氨酸蛋白酶的一种。是反映骨吸收方面的生物学标志物。Cat K 参与骨吸收并发挥关键作用的酶，它在破骨细胞中高度表达，导致破骨细胞代谢增强、骨吸收加快。

(5) 破骨细胞抑制性凝集素(Osteoclasst inhibitorylectin, OCIL)：OCIL 是由成骨细胞系/基质细胞谱系表达，是一种新近发现的对骨吸收起抑制作用的Ⅱ型跨膜蛋白。OCIL 抑制破骨细胞形成，同时还抑制破骨细胞的活动，调节破骨细胞发育和骨吸收。

(6) 纤维细胞生长因子 23(FGF-23)：FGF-23 是新近发现的主要由成骨细胞分泌的内分泌因子，其作用于肾，主要功能是抑制维生素 D 的合成及肾小管磷酸盐的重吸收。

三、代谢性骨病

代谢性骨疾病在骨吸收和骨形成之间的平衡紊乱而引起，骨质疏松是最常见的代谢性骨疾病。

1. 骨质疏松症　骨质疏松症(osteoporosis)是最常见的代谢性骨病，也是引起骨折的主要原因。原发性骨质疏松可分为绝经后骨质疏松(绝经后妇女骨发生迅速丢失)和老年性骨质疏松，缓慢的与年龄相关的丢失在男人和女人均可发生。衰老是一个主要危险因子，因为在 35～40 岁以后每年丢失大约 1% 的骨量。性激素的减少，如绝经期后的近 10 年，每年加速丢失到 2%。其他危险因子包括有明确家族史、酗酒、吸烟和慢性疾病。骨质疏松最普遍的临床表现是脊柱体的压缩性骨折或髋骨、前臂骨骨折。

2. 骨质软化症　骨质软化症(osteomalacia)通常是由于维生素 D 缺乏或磷酸盐缺乏所致，发生于儿童骨骼生长发育期则称佝偻病(rickets)。最常见病因如下：

(1) 低磷血症佝偻病或维生素 D 抵抗性佝偻病，是一种 X 连锁显性基因遗传性疾病，以肾过度排泄磷酸盐为特征。

(2) 某些抗癫痫药因改变了肝维生素 D 的代谢而致骨质软化症。

(3) 可与磷酸盐结合的抗酸药也可引起骨质软化症。

临床表现包括肌无力和肌张力减退。在儿童，身材矮小症和骨端弓形突出(佝偻病)；在成年人，最常见骨痛，可能发生应力性骨折。

骨质软化症因骨再造增加，其主要生化特征是高血清碱性磷酸酶活性。维生素 D 缺乏可引起低钙血症，因而刺激 PTH 分泌增加，PTH 增加又引起低磷血症。维生素 D 可用血清 25(OH)D 浓度测定来评估。

3. Paget's 病　是以骨吸收为特征的局部性疾病，吸收后以混乱结构的组织所替代。可累及一个或多个骨，症状根据受累骨位置而定，颅骨、股骨和椎骨是最常见的受累部位。骨痛发生在受累骨，如病情发展，相关骨可能发生变形，变形骨的并发症包括关节炎综合征、神经压迫和耳聋，有罕见病例可发展为骨肉瘤。

血清碱性磷酸酶升高(可高出 10 倍)，骨的重建增加也可出现高水平的尿胶原交联。

4. 肾性骨营养不良　肾性骨营养不良(renal osteodystrophy)由骨骼异常引起的一组病症。

(1) 肾衰竭常引起高磷血症和低血清 1,25(OH)$_2$D，和继发低钙血症。这些情况诱发甲状旁腺功能亢进，随后引起纤维性骨炎(osteitis fibrosa)。

(2) 因肾合成 1,25(OH)$_2$D 减少，也可并发骨质软化症。

(3) 金属铝沉积在骨也会导致骨质软化症。

(4) 其他包括发育不全的骨疾病和淀粉样蛋白沉积。

肾衰竭的生化特征包括血清尿素、肌酐、胱抑素C升高，钙降低，PTH升高，以及$1,25(OH)_2D$降低。

第四节　骨代谢相关指标的实验室检测

一、钙、磷和镁的检测

1. 钙的检测　许多方法可定量总钙或游离钙，游离钙因具有生物活性，最能表达钙的状态，但它不能替代总钙的测定。

(1) 总钙测定：光度法和原子吸收分光光度法可用于检测血清和尿液中的总钙，校准液应含血清基质并被决定性方法-核素稀释质谱法（isotope dilution-mass spectrometry，ID-MS）检测确定标准值。

①光度法：许多非金属铬指示剂或染料选择性结合钙后改变颜色，现今广泛使用的是邻甲酚酞络合酮（o-cresolphthalein complexone，CPC）和偶氮砷Ⅲ（arsenazo Ⅲ）。

CPC法的特点：a. 在碱性溶液中（pH约12），CPC与钙形成红色发色团，测定波长570～580nm；b. 样本用酸稀释释放出蛋白结合钙和复合钙；c. 8-羟基喹啉减少镁的干扰；d. 尿素可减少脂血的浑浊并增强复合物的形成；e. 推荐用多点校准，线性可被加入的醋酸钠所改善；f. CPC和碱性试剂在分别储存时是稳定的，但混合后稳定性降低。

偶氮砷Ⅲ法的特点：a. 在弱酸下（pH约6）对钙的亲和力比镁高；b. 钙与偶氮砷Ⅲ的结合受缓冲液、pH和钠浓度的影响；c. 650nm左右测定吸光度可减少大多数生物色素的干扰；d. 单一试剂很稳定。

②原子吸收分光光度法。临床实验室标准化委员会（The National Committee for Clinical Laboratory Standards，NCCLS）已批准原子吸收分光光度法（atomic absorption spectrophotometry，AAS）为检测总血清钙的参考方法。

此方法首先要对样本用镧-盐酸（$LaCl_3$，10mmol/L；HCl，50mmol/L）溶液进行稀释，然后将其吸入空气-乙炔火焰，基态钙原子吸收来自空心阴极灯（422.7nm）的入射光，分析测定422.7nm吸收后的光量，该吸收量直接与火焰中基态钙原子的量成比例。

用镧-盐酸稀释使所有形式的钙被解离，降低蛋白质的黏滞性，内标中的锶可消除阳离子的干扰。

③样本需求。推荐样本是血清，肝素化血浆也可接受。但枸橼酸盐、草酸盐和EDTA抗凝剂不能用，因与钙形成复合物而干扰测定。血清中的总钙在4℃可稳定数天，冷冻稳定数月。钙与肝素化血浆中的纤维蛋白共沉淀，或与储存或冷冻时的脂质形成共沉淀。

尿液应该收集24h标本，加入20～30ml 6mol/L HCl防止钙盐沉淀，收集后加入的酸不能完全溶解钙盐。

④干扰。溶血、黄疸、脂血、副蛋白、镁都会干扰光度法，使用双波长或多波长分析或使用空白的方法可降低干扰。脂血标本应高速离心使其澄清。溶血标本可因血红蛋白造成光谱干扰，需加做乙二醇四乙酸（ethylene glycol tetraacetic acid，EGTA）的空白。

⑤校正总钙。校正总钙（corrected total calcium）用于纠正蛋白浓度改变时的钙，举例如下：校正总钙=总钙（mg/dl）+0.8[4-清蛋白（g/dl）]。

(2) 离子钙测定：离子选择电极能直接测定全血游离钙、电解质和血气。

①测定原理。钙电极含有选择膜，膜里面腔室装有内参比电极和氯化钙参比液，参比液含有饱和氯化银和生理浓度的氯化钠和氯化钾。现代的钙电极使用液态电极，离子钙传感器溶解在一种有机液态基质中，天然的捕获剂（如ETH1001）和离子交换剂，如有机磷酸盐传感器[2(2-n-辛基苯)磷酸钙]被溶解在2-n-辛基苯磷酸盐中，是最常用的钙传感器。该检测室与外部参比电极通过液-液连接或KCl、NaCl形成的盐桥与标本接触时完成检测。将电极内外电位差用能斯特方程算出活度（呈对数关系），计算出样本中游离钙浓度。

②样本需求。游离钙样本的收集应该在厌氧环境中进行，预防因CO_2丢失使pH增加。注射器要完全充满和密封。

样本也应预防因厌氧时红细胞和白细胞产生乳酸使pH降低，除非标本采集后数分钟内检测。否则应在冷藏条件下进行。如分析不能在1h内完成，用分离胶试管分离血清是最佳方法，离心后

25℃可稳定数小时,4℃稳定数天。

报告游离钙浓度时应同时报告实际pH,以证明样本的处理是否恰当。

肝素是唯一可接受的抗凝剂,当肝素浓度高到15U/ml时,不会引起游离钙的降低。但是,许多真空采血器肝素浓度为100U/ml血液,则可降低游离钙15%～25%。

③干扰。由于ISE测定离子活度,会被样本中离子强度所干扰。游离钙分析仪采用血清、血浆或全血样本为最佳。因离子强度来自于Na^+和Cl^-,标准液通常是由NaCl配制,最终离子强度为160mmol/L。

正常浓度的阳离子对游离钙测定的影响很小。电极对H^+完全不敏感,pH5～9不会产生干扰。

④参考区间。总钙,光度法2.11～2.52mmol/L;游离钙:成年人1.16～1.32mmol/L。

⑤解释。直立姿势因液体的转移可使总钙增高0.05～0.20mmol/L,而游离钙不高。相反,住院病人因卧床使血液稀释常常看到有轻微低钙血症。

2. 磷的检测 最常用的方法是基于磷酸盐与钼酸氨反应生成磷钼酸盐复合物,以光度法测定。无色的磷钼酸盐复合物可以直接在340nm测定,或无色复合物被还原剂还原成有色的钼蓝后,在600～700nm测定。复合物的形成和磷钼酸的还原都依赖于pH。还原剂包括氨基萘磺酸、氯化亚锡、甲基-对-氨基苯酚硫酸盐、硫酸亚铁铵、抗坏血酸和盐酸苯氨基苯胺。

(1)样本要求:血清或肝素血浆都适合磷酸盐检测,枸橼酸盐、草酸盐和EDTA不能使用,因为它们干扰磷钼酸复合物的形成。

血清中磷酸盐水平会因标本在室温或37℃保存时间过长而增加,溶血标本不能接受,因为红细胞含高浓度的有机磷酸酯,在放置期间可水解为无机磷酸盐。分离的血清中的磷酸盐在4℃环境中可稳定数天,冷冻下稳定数月。

昼夜间的血清磷酸盐有变化,推荐用早晨空腹标本分析。血清磷酸盐水平受饮食摄入的影响,在午后和傍晚更高,锻炼后亦会升高。

(2)干扰:与溶血、黄疸和脂血标本有关。

(3)参考区间:成年人,0.85～1.51mmol/L;儿童1.29～2.26mmol/L。

3. 镁的检测

(1)总镁测定:光度法和AAS都可用于测定血清和尿的总镁。

①光度法。许多非金属铬指示剂或染料选择性结合镁后产生颜色改变,包括钙镁试剂(calmegite)、甲䐵染料(formazan dye)、甲基麝香草酚蓝(methylthymol blue)等。

②原子吸收分光光度法(AAS)和钙相同,准确度和精密度优于光度法,但它不常用于常规检测,AAS是测定镁的参考方法。样本用1:50的镧盐酸溶液稀释后,被吸进空气-乙炔火焰,当基态镁原子从镁空心灯(285.2nm)吸收光,在285.2nm吸收的光量与火焰中的基态镁原子量成比例。

③中子活化法是镁测定的决定方法。

(2)游离镁测定:使用带有离子载体的离子选择电极(ISEs)的方法。

(3)样本需求:血清是总镁测定推荐样本,但肝素抗凝血浆也可使用。枸橼酸盐、草酸盐和EDTA抗凝血浆不能用。血清镁在4℃环境下可稳定数天,冷冻下稳定数月。

红细胞含有较多的镁,溶血标本不可接受。黄疸和脂血的干扰是根据方法而定,采用双色或多色分析,或加空白可以避免。脂血标本应该用高速离心法去除。

(4)参考区间:成年人血清镁0.75～1.02mmol/L,红细胞镁水平约是血清的3倍。

二、骨代谢调节激素的检测

1. PTH的检测

(1)方法:双位点标记抗体法测定完整PTH是推荐方法。该法需要2种分别与PTH不同位点结合的抗体,一种作为固相捕获抗体,直接抗羧基端(氨基酸39～84、53～84);另一种是标记抗体直接抗氨基端(氨基酸1～34)。标记抗体可用不同标记物质标记,如化学发光物质、放射标记物或用酶转化成一种化学发光产物。

(2)样本需求:血清是PTH测定的推荐样本,收集标本后应分离并适当冷冻,因为PTH在室温或冰箱温度是不稳定的。室温几小时或4℃冰箱内1d以上可出现PTH降低。

(3)参考区间:完整PTH,成年人水平为10～65pg/ml(1.05～6.84pmol/L);妊娠期间完整PTH水平降低或正常,胎儿和脐带血更低,出生后几天为适应新生儿早期低钙血症,PTH会增高。

2. 维生素D及代谢物的检测

(1)方法:$25(OH)D$和$1,25(OH)_2D$由于羟基的数量不同,定量前应对代谢物进行色谱分离。

大多数分析方法需要 2 步或 3 步,包括提取或去蛋白、纯化和定量。

用乙腈去蛋白后,RIA 普遍用于测定 25(OH)D,也用于测定 1,25(OH)$_2$D。另外,一种竞争性受体方法采用来自小牛胸腺的维生素 D 受体用于测定 1,25(OH)$_2$D。

(2)样本需求:测定维生素 D 代谢物的样本是血清,但血浆用在提取和色谱纯化的方法也是可接受的。血清中的维生素 D 代谢物在室温和 4℃是相对稳定的,但样本分析需要延误时应该冷冻保存。

(3)参考区间:血清 25(OH)D,10～50ng/ml(25～125nmol/L);血清 1,25(OH)$_2$D,15～60pg/ml(36～144pmol/L)。

暴露阳光后循环中的 25(OH)D 会增加;夏天更高,冬天和秋天会下降。25(OH)D 受曝光的范围、遮光帘的使用和皮肤色素沉着等干扰。

1,25(OH)$_2$D 水平在儿童比成年人更高,在生长最活跃期间,表现为最高。

3. 降钙素的检测

(1)方法:①酶联免疫法:应用了两种不同的抗-人降钙素(hCT)的小鼠单克隆抗体。其中一种抗体已被生物素标记,仅与 CT 的 11-23 区域结合;另一种抗体则特异性结合降钙素的 21-32 区域并已被辣根过氧化物酶(HRP)标记。②化学发光法:样本中 CT 与生物素化的 hCT 特异性单克隆抗体和钌复合物标记的 hCT 特异性单克隆抗体形成抗原-抗体复合物,该复合物通过生物素与链霉亲和素的相互作用与固相结合,加以一定的电压,使复合物化学发光,并通过光电倍增器测量发光强度。

(2)参考区间:男性:0.08～30.26pg/ml;女性:0.07～12.97pg/ml。

4. PTHrP 检测

(1)方法:现采用灵敏和特异的双位点标记抗体法(IRMAs)测定。抗体分别是抗 PTHrP 分子的一端作为捕获抗体和抗 PTHrP 分子的另一端为标记抗体。

(2)样本需求:血清或血浆中 PTHrP 在室温和 4℃不稳定,应该尽快分离并迅速冷冻。

(3)参考区间:IRMA 法 1.5～2.5pmol/L。

三、骨代谢标志物的检测

1. 骨吸收标志物的检测

(1)(脱氧吡啶啉和吡啶啉)检测:①HPLC 可用于测定尿中 DPD 和 PrD,需先用酸水解产生游离氨基酸,然后测定总 DPD 和总 PrD。色谱分离后,洗脱液被荧光检测定量。②化学发光法测定尿中 DPD,用以计算与肌酐的比值(DPD/Cr),对骨代谢评估已用于疾病研究。

(2)N-和 C-端肽的测定:一种 ELISA 可测定 NTX,用单克隆抗体对抗青春期尿中的 NTX 片段,它识别交联端肽的构象抗原决定簇。另一种 ELISA 方法用多克隆抗体对抗交联合成片段的 α2(Ⅰ),可测定 NTX。

(3)样本需求:收集方法应标准化,因为 PrD 和 NTX 有显著的昼夜间变化。尿的高峰排泄时间在 05:00～08:00,反映出骨的再造在夜间活跃,最低值在 23:00～02:00。早期的研究是用 24h 尿标本,但现在定时的和晨尿也可。

(4)参考区间:年轻绝经期前妇女,NTX/Cr,5～65nmolBCEs/mmol 肌酐;DPD/Cr,3.0～7.4nmol/mmol 肌酐。儿童水平更高,特别是生长发育期。

2. 骨形成标志物的检测

(1)骨性碱性磷酸酶(B-ALP)的检测:许多方法被尝试,化学、物理的,结合的方法,包括热失活法、化学抑制法、电泳法、凝集素沉淀法、色谱法、HPLC 以及其他方法。

免疫方法是较准确、灵敏的检测方法。但免疫方法对骨亚型不完全特异,表现出与肝亚型有 5%～20%的交叉反应,在肝亚型特别高时结果不可靠。

参考区间。IRMA 法 5～20ng/ml;免疫吸附法 7～30U/L。

(2)骨钙素(OC)的检测:可用竞争和非竞争免疫法测定,竞争免疫法已使用多克隆和单克隆抗体以及放射性核素、酶或化学发光标记物。现在双位点标记抗体方法已可测定完整骨钙素或完整骨钙素加 N-端/中央区(1～43)片段。

①样本需求。蛋白酶抑制药、EDTA,以及采集后冷冻都可改善其稳定性。样本收集后 1h 内分离并冷冻。

②参考区间。根据方法不同,变化在 3～27 ng/ml。RIA 法:男 3～13 ng/ml;女性绝经前 0.4～8.2 ng/ml,绝经后 1.5～11.0 ng/ml。

(彭志英)

第44章

肝胆疾病检验

大　纲

了解　肝的结构特点;慢性肝炎的概念及病因;肝纤维化、肝硬化概念、病因及发病机制;酒精性肝病的病因及发病机制;原发性肝癌的概念、病因及发病机制;肝性脑病的概念、病因及发病机制;黄疸的概念、成因及发生机制。

熟悉　肝的主要功能;慢性肝炎的临床表现;肝纤维化、肝硬化临床表现;酒精性肝病的临床表现;原发性肝癌的临床表现;肝性脑病的临床表现;胆汁酸代谢紊乱疾病的特点;肝功能试验的目的。

掌握　慢性肝炎实验室检测指标的变化特点及临床意义;肝纤维化、肝硬化实验室检测指标的变化特点及临床意义;酒精性肝病实验室检测指标的变化特点及临床意义;原发性肝癌的实验室检测指标的变化特点、临床意义及诊断标准;肝性脑病的实验室检测指标的变化特点及临床意义;各型黄疸的代谢特点及实验室鉴别诊断要点;胆汁酸实验室检测、酶循环法检测原理及结果的临床意义;各种肝功能试验的主要临床意义。

肝是人体内最大的多功能实质性器官。肝除在糖、脂肪、蛋白质、维生素和激素等物质代谢中发挥着重要作用外,还具有分泌、排泄和生物转化等重要功能,同时还具有调节机体血容量、维持体液平衡和免疫吞噬等作用。当肝发生病变或肝内、外胆道梗阻时,引起肝细胞内各种物质代谢紊乱,导致血液中某些生物化学成分改变。因此,临床实验室通过一些生物化学指标检测,可直接或间接评估肝的功能。

第一节　肝的结构及功能概述

一、肝的结构特点

1. 肝的解剖特点　为人体内最大的、多功能实质性器官;具有丰富的血管网;脆弱、易损伤;储备、代偿及再生能力极强。

2. 肝细胞形态结构、化学组成的特点　细胞表面有大量的微绒毛,有利于物质的交换、转运;细胞膜通透性较高,为物质交换提供重要通道;细胞内细胞器丰富;肝细胞含有众多的代谢酶。

二、肝的主要功能

1. 物质代谢功能　肝在全身物质代谢中发挥着重要作用。

(1)糖代谢:肝是调节血糖浓度的主要器官。

(2)脂类代谢:肝是脂类代谢的场所,是分解脂肪产生酮体唯一器官;肝参与除乳糜微粒以外所有脂蛋白的合成作用,且是极低密度脂蛋白合成的唯一场所,也是各种脂蛋白降解的主要场所。

(3)蛋白质代谢:合成与分泌血浆蛋白质(除 γ-

球蛋白);清除血浆蛋白(除清蛋白);通过氨基酸代谢,调整血液中的氨基酸比例;合成尿素以解氨毒。

(4)激素代谢:肝是多种激素灭活的场所。

(5)维生素代谢:肝是维生素 A、维生素 E、维生素 K 和维生素 B_{12} 的主要储存场所,维生素 K 参与肝细胞内凝血酶原及凝血因子的合成;肝将维生素 D 转化为 25-羟维生素 D。

2. 生物转化功能

(1)概念:指将来自体内、外非营养物质进行化学转化,增加其水溶性以利于排泄的过程。肝是生物转化的主要器官。

(2)生物转化作用的类型:人体生物转化的作用分为两相反应,即氧化、还原和水解反应为第一相反应,结合反应为第二相反应。结合反应是体内最重要的生物转化方式,供结合的物质主要有葡萄糖醛酸、活性硫酸、乙酰辅酶 A、谷胱甘肽以及甘氨酸等,其中以葡萄糖醛酸结合最为普遍和重要。

(3)生物转化的生理意义:肝通过生物转化作用,使体内、外非营养物质的极性或水溶性增加,有利于从尿或胆汁中排出,同时也改变了它们的毒性或药理作用,起到激活或灭活、解毒和保护机体的作用。但生物转化具有解毒与致毒双重性,有些物质经处理后其毒性或药理作用会增强。

3. 分泌与排泄功能

(1)胆红素代谢

①胆红素的来源。a. 正常成年人胆红素约 80% 来源于衰老红细胞破坏、降解;b. 肌红蛋白、细胞色素和过氧化物酶等其他含血红素辅基的蛋白质降解;c. 无效红细胞生成。

②胆红素的生成及转运。a. 胆红素生成。衰老红细胞在单核吞噬细胞系统被破坏,首先除去珠蛋白而分离出血红素;血红素在单核吞噬细胞微粒体血红素加氧酶的作用下,将血红素卟啉环氧化断裂,释放出 CO 和铁,而形成胆绿素;胆绿素在胆绿素还原酶催化下生成胆红素 Ⅸa。此时生成的胆红素呈游离态,称未结合胆红素(又称间接胆红素)。该胆红素分子量小,具有亲脂性,易透过细胞膜和膜性结构,如血-脑屏障(blood-brain barrier, BBB),从而对神经元产生毒性作用。b. 胆红素在血液中运输,未结合胆红素进入血循环,主要以非共价键的胆红素-清蛋白复合物形式存在和运输,$α_1$-球蛋白也可与胆红素结合。胆红素-蛋白复合物呈水溶性,且分子量大,既利于未结合胆红素的运输,又限制了未结合胆红素透过细胞膜能力,从而避免对细胞的毒性作用。c. 胆红素在肝内代谢。胆红素被运输至肝窦后,肝细胞迅速将胆红素摄取,使之与清蛋白分离,在胞液中与 Y 和(或)Z 2 种受体蛋白结合并转运至滑面内质网代谢;胆红素在葡萄糖醛酸转移酶的催化,与尿苷二磷酸葡萄糖醛酸(uridine diphosphate glucuronate, UDPGA)结合成胆红素葡萄糖醛酸单酯和胆红素葡萄糖醛酸双酯,即水溶性的结合胆红素(又称直接胆红素);最终生成的结合胆红素被肝细胞排泌至毛细胆管,随胆汁排入肠腔。另外,血浆中还有少量以共价键与清蛋白连接的胆红素,被称为"δ胆红素",该组分在正常人或高未结合胆红素患者血浆中测不出,而在肝病(如急、慢性肝炎、肝硬化)或胆汁淤积患者中可达血浆总胆红素的 8%~90%,其相对量随病程进展逐渐增高。δ胆红素的生成是一个非酶促过程。

③胆红素在肠管中的变化及其肝-肠循环。结合胆红素随胆汁排入肠管后,大部分在肠道菌丛作用下脱下葡萄糖醛酸后,被还原成胆素原,再进一步被氧化成胆素,随粪便排出,成为粪便的主要颜色。在小肠下段有 10%~20% 的胆素原被重吸收,经肝门静脉入肝后大部分以原形再排入肠道,构成"胆素原肠-肝循环"。2%~5% 重吸收的胆素原进入体循环,而出现于尿中,并可氧化为尿胆素,成为尿的主要色素。

(2)胆汁酸代谢

①概念。胆汁酸(bile acids, BA)是肝细胞以胆固醇为原料而合成并分泌于胆汁中的一大类胆烷酸的总称。

②胆汁酸主要成分。胆汁中的 BA 主要有胆酸(cholic acid, CA)、鹅脱氧胆酸(chenodeoxycholic acid, CDCA)、脱氧胆酸(deoxycholic acid, DCA),还有少量石胆酸(lithocholic acid, LCA)及微量熊脱氧胆酸(ursodeoxycholic acid, UDCA)。按其来源可分为初级 BA 和次级 BA。初级 BA 是在肝细胞内以胆固醇为原料合成的,包括 CA 及 CDCA。次级 BA 是在肠管中经细菌的酶作用形成,包括 DCA、LCA 及 UDCA 等。胆汁中的 BA 大多与甘氨酸或牛磺酸结合形成结合型 BA。

③胆汁酸分子特点与生理意义。由于 BA 分子立体构型既含亲水基团(羟基、羧基、磺酰基),又含疏水基团(甲基及烃核),因而表现出很强的界面活性。这对脂类物质的消化吸收以及维持胆汁中胆固醇的溶解都起重要的生理意义。

④胆汁酸的肠-肝循环及意义。随胆汁进入肠

道的 BA 约 95% 被重吸收,经肝门静脉入肝,在肝细胞内,与新合成的 BA 一同再随胆汁排入肠道,这一过程称为"胆汁酸肠肝循环"。生理意义在于使得有限量的 BA 被反复利用,最大限度地发挥其促进脂类物质消化吸收的生理作用。

第二节 慢性肝炎

慢性肝炎(chronic hepatitis,CH)不是一种独立的疾病,而是一组由多种病因所致的临床病理综合征。CH 临床表现轻、重程度差别很大,既有特异的临床表现,也有共同的临床表现,轻者无临床证候,重者出现肝衰竭。急性肝炎病程超过 6 个月,或原有乙型、丙型、丁型肝炎或 HBsAg 携带史,本次又因同一病原再次出现肝炎症状、体征及肝功能异常者可以诊断为 CH。

一、慢性病毒性肝炎

在我国 CH 大多数是由乙型和丙型肝炎病毒感染而引起,药物性肝炎次之,而自身免疫性肝炎较少见。前者占 80% 左右。

1. **病因** 可导致 CH 的因素较多,在我国主要为嗜肝病毒所致。

(1)病毒感染:乙型、乙型+丁型、丙型肝炎病毒、其他未定和未知病毒。

(2)药物:异烟肼、甲基多巴、呋喃妥因、丙基硫氧嘧啶、双醋酚酊、乙醇等。

(3)免疫性:自身免疫性肝炎(autoimmune hepatitis,AIH)、原发性胆汁性肝硬化(primary biliary cirrhosis,PBC)、原发性硬化性胆管炎(primary sclerosing cholangitis,PSC)。

(4)遗传及代谢性:Wilson 病、α_1-抗胰蛋白酶(α_1-antitrypsin,α_1-AT)缺乏症、脂肪肝。

(5)其他:CH(隐源性)、特殊类型 CH。

2. **临床表现** 中华医学会修订的《病毒性肝炎防治方案》中,根据肝功能损害的程度结合临床表现,分为轻、中、重 3 种程度。

(1)轻度:临床症状、体征轻微或缺如,肝功能指标仅 1 项或 2 项异常。

(2)中度:症状、体征、实验室检查介于轻度和重度之间。

(3)重度:有明显或持续的肝炎症状,如乏力、纳差、腹胀、尿黄、稀溏大便等,伴有肝病面容、肝掌、蜘蛛痣、脾大并排除其他原因,且无肝门脉高压症者。实验室检查:血清丙氨酸氨基转移酶(alanine aminotransferase,ALT)和(或)天冬氨酸氨基转移酶(aspartate aminotransferase,AST)反复或持续升高,血清清蛋白(albumin,Alb,A)降低,球蛋白(globulin,G)明显升高,A/G 比值异常。除上述条件外,凡血清 Alb≤32g/L,血清胆红素大于正常上限 5 倍、凝血酶原时间活性(prothrombin time activity,PTA)40%~60%、胆碱酯酶(cholinesterase,CHE)<2 500U/L,4 项指标中有任何 1 项达上述程度者,即可诊断为重度。

3. **实验室检查**

(1)血清酶学:①血清 ALT 是反映肝损伤的一个很灵敏的指标,临床上主要用于肝疾病的诊断。一般而言,急性肝炎时血清 ALT 高低与临床病情轻重相平行,且往往是肝炎恢复期最后降至正常的酶,是判断急性肝炎是否恢复的一个很好指标;而在 CH 时,AST 常超过 ALT,计算 DeRitis 比值,即 AST/ALT 之比,对于急、慢性肝炎的诊断、鉴别诊断以及判断转归有特别价值。急性肝炎时 DeRitis 比值<1,CH 时 DeRitis 比值>1。②此外,在慢性肝细胞损伤时,卵磷酯胆固醇酰基转移酶(lecithin-cholesterol acyltransferase,LCAT)、胆碱酯酶(cholinesterase,CHE)活性因酶蛋白合成减少而降低。③γ-谷氨酰基转移酶(γ-glutamyltransferase,GGT)在反映慢性肝细胞损伤时常较转氨酶敏感。因 GGT 存在于肝细胞微粒体中,当慢性肝病有活动性病变时,诱导微粒体 GGT 合成增加,导致其活性升高。在急性肝炎恢复期 ALT 活性已复常,如发现 GGT 活性持续升高,提示肝炎慢性化;CH 即使 ALT 正常,如 GGT 持续不降,在排除胆道疾病情况下,提示病变仍在活动;肝细胞严重损伤,微粒体破坏时,GGT 合成减少,故重症肝炎晚期或肝硬化时 GGT 反而降低。④乳酸脱氢酶(lactate dehydrogenase,LD):临床上测定 LD 及其同工酶可用于肝疾病的诊断和鉴别诊断。CH 时 LD_5 升高,且 $LD_1<LD_3$。

(2)胆红素:通常血清胆红素水平与肝细胞坏死程度相关,但需与肝内和肝外胆汁淤积所引起的胆红素升高鉴别。肝衰竭患者血清胆红素常呈进行性升高,而血清转氨酶下降,甚至正常。出现胆红素与ALT和AST相背的"胆-酶分离"现象,提示疾病预后不良。

(3)凝血酶原时间及活动度:凝血酶原时间(prothrombin time,PT)是反映肝凝血因子合成功能的重要指标,PTA是PT的计算指标。二者对判断疾病进展及预后有较大价值,近期内PTA进行性降至40%以下为肝衰竭的重要诊断指标之一,20%患者提示预后不良。

(4)血清清蛋白水平:血清Alb代表肝合成功能,反映肝储备功能。CH时血清Alb下降,A/G比值降低,甚至倒置。

(5)甲胎蛋白:甲胎蛋白(alpha fetoprotein,AFP)是胎儿体内出现的一种碱性"胚胎性"蛋白,出生后迅速下降至正常水平。慢性肝病AFP明显升高往往提示癌变,可用于监测肝癌发生。但AFP升高也可提示大量肝细胞坏死后的肝细胞再生,是重症肝病预后良好的标志。临床应用时应注意AFP升高的幅度、持续时间、动态变化及其与ALT、AST的关系,并结合患者的临床表现和B超等影像学检查结果进行综合分析。CH实验室检查异常程度见表44-1。

二、自身免疫性肝炎

AIH是一种病因不明的肝慢性炎症,以高免疫球蛋白血症、循环自身抗体为特征。自身免疫性肝病主要包括:自身免疫性肝炎(AIH)、原发性胆汁性肝硬化(PBC)、原发性硬化性胆管炎(PSC),以及自身免疫性肝病重叠综合征。AIH典型患者往往是15~35岁年轻妇女(80%),或闭经期女性,但男性和儿童也可发病。起病往往隐匿,约50%以上的病人就诊时伴有黄疸。常见食欲减退、乏力、恶心、体重下降、腹痛、瘙痒、关节痛。多数闭经期前妇女见闭经、鼻出血、牙龈出血和皮下出现紫癜。主诉右上腹痛,并有压痛,约有20%的患者伴有低热。AIH常合并肝外自身免疫性疾病。

1. AIH的分类与特点

(1)分类:自身抗体为AIH的特殊标志,根据自身抗体可将AIH分三型。Ⅰ型:最常见,以抗核抗体(antinuclear antibody,ANA)和(或)平滑肌抗体(smooth-muscle antibody,SMA)阳性为特征;Ⅱ型:一般多发生于儿童及青年,儿童期发病超过50%,其特征是出现抗肝-肾微粒体1型抗体(antiliver-kidney microsomal antibody type 1,抗LKM1)和(或)抗肝细胞胞质抗原1型抗体(antiliver cytosol antigen antibody type 1,抗LC1);Ⅲ型:特征为抗可溶性肝/肝-胰抗原抗体(antisoluble liver/liver-pancreas antigen antibody,抗SLA/LP)阳性。

(2)特点:①女性多见(女:男>8:1);②高球蛋白血症,伴有器官特异性抗体(如肝细胞膜抗体、抗肝细胞脂蛋白抗体、抗LKM1等);③器官非特异性自身抗体(如ANA、SMA等);④家族常伴有各种自身免疫性疾病,如溶血性贫血、溃疡性结肠炎、甲状腺炎等;⑤肝组织学有明显活动性病变;⑥发病与HLA-B8/DR3有明显的遗传连锁性;⑦各种嗜肝病毒血清标志物阴性;⑧应用免疫抑制药治疗有一定效果,可缓解病情。

2. 病因及发病机制 AIH的病因和发病机制尚未明确,目前认为遗传易感性是主要因素,AIH存在明显的家族成员集中发病现象。近年发现嗜肝病毒感染伴有自身免疫现象,认为这些病毒有可能诱发AIH,病毒的感染可能是病变的启动因子,特别是发现Ⅰ型单纯疱疹病毒可能是某些AIH的诱发因素,这类AIH主要见于儿童。

表44-1 慢性肝炎实验室检查异常程度参考指标

项目	轻度	中度	重度
ALT和(或)AST(U/L)	≤正常3倍	>正常3倍	>正常3倍
总胆红素(μmo/L)	≤正常2倍	>正常2~5倍	>正常5倍
Alb(g/L)	>35	32~35	<32
A/G比值	>1.4	1.0~1.4	<1.0
PTA(%)	>70	70~60	40~60
CHE(U/L)	>5 400	4 500~5 400	≤4 500

此外,发现一些药物可诱发与AIH类似疾病。如酚丁、甲基多巴、呋喃妥因、替尼酸、二肼苯哒嗪、双氯芬酸,以及新近认识到的米诺环素。

3. 实验室检查

(1)生化检测:①AIH转氨酶升高要比胆红素和碱性磷酸酶(alkaline phosphatase,ALP)升高显著得多;有症状的患者ALT常高于正常10倍以上,ALT常高于AST。②血清胆红素中度升高,但有些AIH病例则表现为胆汁淤积,以高水平结合胆红素并伴有GGT与ALP上升为特点,此时应注意与肝外阻塞、淤胆型病毒性肝炎、PBC、PSC的鉴别。③高G血症,尤其是γ-G和IgG的升高,儿童常见IgA的不完全缺乏。Alb正常,总蛋白升高亦不少见。高G血症为多克隆性,很少为单克隆性升高,这对于鉴别诊断有重要价值。

(2)血清免疫学检查:这对确诊、鉴别诊断和分型十分重要。主要包括①ANA。30%～50% AIH患者阳性,是Ⅰ型AIH的特征;②抗LKM1。20% AIH患者出现阳性,是Ⅱ型AIH的标志;③SMA、抗SLA和抗-LP,见于ANA和抗LKM阴性AIH;④鉴别PBC,特别是在其他自身抗体均为阴性时,可检测抗线粒体抗体(AMA);⑤为估计疗效和预后,可做肝活体组织免疫组化检查,如HAV-IgM、HBsAg、抗HCV等,排除甲型、乙型或丙型肝炎病毒感染。

在PBC、PCS、Wilson病及血色素沉着症等疾病也可出现不同的自身抗体,此时应注意鉴别诊断。

第三节　肝纤维化与肝硬化

肝纤维化(hepatic fibrosis)是一个可逆的创伤修复反应,其特征是细胞外基质(extracellular matrix,ECM),特别是胶原成分过度积累,ECM包括胶原、非胶原糖蛋白、蛋白多糖及弹性硬蛋白等。它不是一个独立的疾病,而是许多慢性肝病的共同病理过程,发生在几乎所有的慢性肝损伤之后。肝星状细胞(hepatic stellate cell,HSC)的活化是肝纤维化过程的中心事件。现在逐渐明确的是如果能给予有效的病因治疗,或能直接抑制ECF的合成和(或)促进其降解,不仅已形成的肝纤维化可逆转,而且早期肝硬化可能也是可逆转。

如果肝组织弥散性纤维化同时伴有肝小叶结构的破坏(假小叶形成),则称为肝硬化(liver cirrhosis,LC),是慢性肝损害的末期表现。肝纤维化发展到肝硬化是一个连续的过程,临床上难以将二者截然分开。

一、病因及发病机制

1. 病因

(1)感染性:如乙型、乙型+丁型丙型病毒性肝炎、血吸虫病、先天性或三期梅毒等。

(2)遗传性和代谢性:如血色病、Wilson病、α_1-抗胰蛋白酶缺乏症等。

(3)化学毒物性:慢性ALD,慢性药(毒)物性肝病。

(4)免疫性:AIH、PBC、PSC等。

(5)其他:慢性充血性心力衰竭、非乙醇性脂肪肝、原(继)发性胆道梗阻、肉芽肿性肝疾病。

2. 肝纤维化形成机制

(1)缺氧和炎症刺激导致胶原纤维合成增强:肝中含量较高的胶原成分包括Ⅰ、Ⅲ、Ⅳ、Ⅴ、Ⅵ、Ⅷ和Ⅹ,而肝纤维化时以Ⅰ型及Ⅲ型胶原增加为主。

(2)细胞因子:Kuffer细胞分泌的多种细胞因子可调节肝细胞再生和胶原合成。同时,细胞再生和胶原形成之间的平衡还涉及许多遗传因素,这已成为肝细胞对损伤反应的独立病原因素。此外,细胞外基质中纤维连接蛋白(FN)的沉积、肝细胞和胆管上皮细胞内角蛋白异常表达等都与肝纤维化有关。

(3)无论何种病因,被激活的HSC是肝瘢痕最关键的细胞来源。

二、临床表现

临床表现差异极大,轻症可无临床表现,重者可出现黄疸、腹水、肝门静脉高压、出血倾向与肝性脑病等证候。肝纤维化进一步发展形成LC,根据病情轻重,可分为代偿性与失代偿性2类。

1. 代偿性LC　症状轻且无特异性。常见的有乏力和消化道症状,如食欲减退、腹胀、厌油、嗳气等。肝区疼痛较常见,肝轻度大、质偏硬,脾大。这些症状多因劳累、感染而诱发,经适当休息、治疗可缓解。

2. 失代偿性肝硬化

(1)全身症状:乏力为早期症状,体重下降往往随病情进展而逐渐明显。

(2) 消化道症状：食欲缺乏为常见症状，腹水是LC由代偿转化为失代偿的重要标志之一，可伴有腹胀、腹泻和腹痛。

(3) 出血倾向：可有牙龈、鼻腔出血，皮肤紫癜，女性月经过多等，主要与肝合成凝血因子减少及脾功能亢进所致血小板减少有关。

(4) 内分泌紊乱症状：男性可有性功能减退，女性还可出现闭经。

(5) 侧支循环开放：是肝门静脉高压症的特征性表现。多种并发症包括：①食管、胃底静脉曲张破裂出血，为最常见并发症；②感染；③肝性脑病，为最常见的死亡原因；④电解质、酸碱平衡紊乱；⑤原发性肝癌；⑥肝肾综合征；⑦肝肺综合征；⑧肝门静脉血栓形成。

三、实验室检查

1. 肝功能相关实验

(1) 蛋白质代谢：Alb 降低、A/G 倒置，血清蛋白电泳中可见 α_2 和 γ-G 增加；肝实质损害使凝血因子合成障碍，导致 PT 延长，且维生素 K 不能纠正；氨基酸代谢紊乱，芳香族氨基酸升高，而支链氨基酸下降。

(2) 糖代谢：可继发糖代谢紊乱，表现为葡萄糖耐量受损或肝源性糖尿病。

(3) 脂肪代谢：LC 时内源性胆固醇合成减少，酯化作用减弱，导致血浆中胆固醇浓度降低，胆固醇酯含量减少。

(4) 胆红素及 BA 代谢：血清胆红素不同程度升高；BA 代谢障碍，导致血清 BA 浓度升高。

(5) 血清酶活性：转氨酶轻至中度升高，以 ALT 升高较明显，肝细胞严重坏死时则 AST 升高更明显，LC 时 DeRitis 比值≥2；临床上测定 LD 及其同工酶可用于肝脏疾病的诊断和鉴别诊断，LC 时仅表现 LD_2 下降和 LD_5 升高。

(6) 其他功能：LC 晚期易出现低钠、低钾、低镁、低钙等电解质紊乱现象。

2. 胶原、基质成分代谢的相关检测　目前常用的如下。

(1) 透明质酸(hyaluronic acid, HA)：慢性肝病时，肝间质母细胞增生，合成 HA 明显增多，同时肝细胞受损，对血中 HA 摄取及降解障碍。

(2) 层黏蛋白(laminin, LN)：是细胞外间质中基膜的主要成分。肝纤维化倾向时，LN 合成和沉积大大增加。

(3) Ⅲ型前胶原(procollagen type Ⅲ, PCⅢ)：其血清中含量反映肝纤维化的程度和活动性。

(4) Ⅳ型胶原(collagen type Ⅳ, CⅣ)：是血管基膜的主要成分，肝纤维化倾向时，血中 CⅣ 型胶原明显增多。

3. 细胞因子　细胞因子在肝纤维化发展过程中发挥重要作用，其中较重要的有：转化生长因子-β(transforming growth factor-β, TGF-β)、肿瘤生长因子-α(tumor necrosis factor-α, TNF-α)、表皮生长因子(epidermal growth factor, EGF)以及结缔组织生长因子(connective tissue growth factor, CTGF)等。

迄今为止，还没有任何单一胶原或细胞因子可作为纤维化的理想标志物，因此临床常用多种指标联合检测，如强调 HA、PCⅢ、CⅣ 以及 LN 等联合应用。

第四节　酒精性肝病

酒精性肝病(alcoholic liver disease, ALD)，也称乙醇性肝病，是由于长期大量饮酒所致。初期通常表现为酒精性脂肪肝，进而可发展成酒精性肝炎、酒精性肝纤维化和酒精性 LC。本病在欧美等国多见，近年我国的发病率也有所上升。

一、病因及发病机制

乙醇主要通过其代谢产物乙醛致肝细胞坏死、继发炎症导致肝纤维化。

1. **乙醛毒性作用**　乙醛是乙醇在肝内代谢的中间产物，其毒性作用表现如下。

(1) 引起肝细胞线粒体损伤，使呼吸链和脂肪酸氧化能力降低；同时降低线粒体乙醛代谢率，导致乙醛浓度再次上升，线粒体功能进一步削弱，呼吸链和脂肪酸氧化能力进一步降低，形成恶性循环。

(2) 与儿茶酚胺缩合形成类似吗啡的前体物质(四氢异喹啉)，此是成瘾原因。

(3) 使 5-羟色胺代谢障碍，产生具有幻觉作用的四氢-β-咔啉，引起酒后各种精神障碍。

(4) 内源性儿茶酚胺释放，刺激交感神经，可能是引起酒精性心肌病的一个原因。

(5)对肝和脑辅酶 A 活性具有抑制作用,还能抑制脑内 Na^+、K^+-ATP 酶活性。

(6)导致慢性饮酒者维生素 B_6 缺乏。

(7)引起酒精戒断症状等。

2. NADH/NAD^+ 比值改变　乙醇在体内经乙醇脱氢酶催化生成乙醛,再通过乙醛脱氢酶氧化生成乙酸。此反应产生大量 H^+,将 NAD^+ 还原为 NADH,导致 NADH/NAD^+ 比值增加,进而产生一系列代谢紊乱。如丙酮酸被增多的 NADH 还原成乳酸,易致乳酸性酸中毒。

3. 对糖、蛋白质、水电解质、维生素及药物代谢的影响　过量的乙醇在机体内还可引起酒精性低血糖、蛋白质代谢障碍、水电解质平衡紊乱、维生素代谢及药物代谢紊乱等。

4. 酒精性肝损伤　包括酒精性脂肪肝、酒精性肝炎,少数可发展为 LC。

(1)酒精性脂肪肝:发病机制①大量摄入乙醇,通过儿茶酚胺作用引起末梢组织脂肪动员增加,同时伴有高脂血症发生。②NADH/NAD^+ 比值增大,增加磷酸二羟丙酮向 α-磷酸甘油的转化,合成三酰甘油的原料增多;同时,乙酰辅酶 A 过剩,脂肪酸合成和酯化增强。③NADH/NAD^+ 比值增大,使三羧酸循环受抑制和脂肪酸氧化降低。④脂蛋白合成及分泌减少。

(2)酒精性肝炎:发生机制①乙醇和乙醛造成线粒体损伤,导致肝细胞坏死;②酒精性肝损伤时,肝内脂肪量增加,胞液蛋白质潴留和分泌障碍,主要为 Alb 和转铁蛋白;③乙醇引起的代谢亢进造成耗氧量增加,缺氧进一步加重肝细胞坏死;④乙醇在微粒体氧化过程中,氧自由基的增加可使细胞膜或亚细胞膜上脂质过氧化,引起肝损伤;⑤酒精性肝损伤时,可有细胞因子、炎症介质及免疫机制参与。

二、临床表现

ALD 患者的临床表现没有特异性,患者可无明显症状,部分酒精性 LC 患者因并发症就诊或体格检查时被偶然发现。ALD 患者也可出现乏力、食欲减退、体重减轻、腹胀、恶心、肝区隐痛不适或皮肤、巩膜黄染等症状。

体格检查可无明显异常,肝大是 ALD 患者最常见的体征,可见于 75% 以上的病人。其他表现有脾大、腹水、肝性脑病;食管胃底静脉曲张所致胃肠道出血;凝血因子异常所致出血倾向;厌氧菌所致自发性腹膜炎;男性乳房发育、睾丸萎缩和激素失调引起男性阴毛呈女性分布、蜘蛛痣、肝掌、腮腺肿大和掌挛缩。而黄疸的发生率则随疾病的进展而增加。肝门静脉高压可能与肝窦状隙压缩有关。另外,少数 ALD 患者可表现为发热而无明确感染证据,这可能与乙醇诱导的细胞因子有关。

三、实验室检查

目前尚无对 ALD 既高度敏感又特异的诊断标志物。许多指标可用于 ALD 检测,结合长期酗酒史及临床表现可以做出 ALD 诊断。

1. 血清酶活性的改变

(1)血清转氨酶升高:ALD 患者 AST 及 ALT 可轻度升高,一般 <300U/L;AST 升高更明显,DeRitis 比值>2;这有助于鉴别 ALD 和病毒性肝炎及其他肝疾病。对于转氨酶显著增高(>300U/L)的嗜酒者,即使 DeRitis 比值>2,仍应考虑急性非酒精性肝损伤。DeRitis 比值>3 强烈提示 ALD,AST 和 ALT 比值在 1 和 2 之间则与病毒性肝炎和 LC 有重叠。

(2)线粒体 AST(ASTm)和谷氨酸脱氢酶(glutamate dehydrogenase,GLDH)活性升高:GLDH 主要定位于肝细胞线粒体中,因此,当乙醇对肝细胞线粒体有损害时,血清 GLDH 及 ASTm 明显升高。

(3)GGT 显著上升:是慢性乙醇肝损伤较为特异的指标。其增高的机制有二,一方面是因肝细胞损伤所致;另一方面是乙醇有诱导微粒体酶作用,诱导 GGT 增高。

(4)ALP 不同程度升高。

2. 其他　90% 患者血中出现转铁蛋白异质体,又称缺糖转铁蛋白(CDT),是一种无糖基结合的转铁蛋白,是反应慢性 ALD 的敏感和特异指标;此外,非特异性的检查有:高尿酸血症、高乳酸血症、高三酰甘油血症和低血糖等;免疫球蛋白:IgG 和 IgA 升高;电解质紊乱:低钾、镁和磷。

第五节 原发性肝癌

肝癌分原发性和继发性2种。原发性肝癌(primary hepatic carcinoma,PHC)可分为来源于肝细胞的肝细胞癌(hepatocellular carinoma,HCC)、来源于胆管上皮的胆管细胞癌以及来源于二者的混合型肝癌。PHC中70%～85%为HCC。继发性肝肿瘤均为恶性，系由其他脏器的癌瘤转移到肝，或继发肝内转移，因此又称之为转移性肝癌。

一、病因及发病机制

关于PHC的病因学，无论是流行病学或实验室研究，都集中在病毒感染、LC、黄曲霉毒素(aflatoxin,AFT)、遗传因素及环境和其他因素等方面。

1. 肝炎病毒感染　流行病学和实验室研究结果支持HBV与PHC之间有着明显且特异的关系。统计资料表明，80%的PHC有持续HBV感染，PHC发生率与HBV携带状态的流行存在正相关，应用分子杂交和基因克隆技术证实多数PHC患者，恶性细胞有HBV-DNA整合现象，有人认为HBV-DNA在肝细胞中整合是癌基因表达的前提。另外，HCV与LC、肝癌的关系更密切。

2. 肝硬化　LC与PHC之间的密切关系，约70%PHC患者伴LC。在我国PHC主要在病毒性肝炎后LC基础上发生，在欧美国家常在酒精性LC的基础上发生。已经提出LC恶变病理机制的2种解释，一是LC本身就是一种癌前疾病，不需其他因素作用，可由增生、间变而发展为癌。二是LC时肝细胞的增殖周期加快，使细胞对外界环境致癌因素的敏感性增加，易引起DNA损伤从而导致恶变。

3. 黄曲霉毒素　AFT产生于黄曲霉菌。对许多动物来说，AFT是最重要的肝脏致癌剂，其机制可能是通过环氧化作用与DNA发生共价连接。

4. 遗传因素　不同种族人群肝癌发病率不同。在同一种族中，肝癌的发病率也存在着很大的差别，常有家族聚集现象，但是否与遗传有关，有待研究。

5. 其他危险因素　如肝寄生虫病，寄生于肝小胆管可诱发原发性胆管细胞癌；一些化学物质如亚硝胺类、偶氮芥类、有机氯农药、胶质二氧化钍、酒精等均是可疑的致癌物质；某些药物如口服避孕药；某些遗传性疾病如α1-AT缺陷症、遗传性血色病、迟发性卟啉皮肤病等。

二、临床表现

PHC发病隐匿，早期缺乏典型症状，当患者就诊时，大部分都属于中晚期。

1. 症状　肝区疼痛；全身性表现，如乏力、消瘦、食欲减退、恶心、呕吐、腹胀、腹泻或便秘，尤以食欲减退与腹胀更常见；LC征象；肝大；黄疸，黄疸常是胆管细胞癌首见症状。PHC患者出现黄疸，则是晚期临床表现；伴癌综合征，主要表现为自发性低血糖症、红细胞增多症等；转移灶及并发症。

2. 体征　肝大是PHC最常见体征；肝动脉杂音，约20%的患者在肝上方可听到动脉杂音；腹水；脾大；腹壁静脉曲张；慢性肝病体征：在有晚期LC的PHC患者中十分突出。表现有慢性肝病面容、蜘蛛痣、肝掌、男性乳房发育和睾丸萎缩；Budd-Chiari综合征。

三、实验室检查

一般可将肝癌标志物分为3类：一类对肝癌有较高诊断价值。如AFP和异质体、GGT同工酶Ⅱ(GGT Ⅱ)及异常的未羧基化凝血酶原(decarboxylation prothrombin,DCP)等。AFP不仅诊断特异性较强，还有助于疗效及预示复发的监测。GGT Ⅱ、DCP虽不及AFP敏感，但与AFP联合检测诊断价值显著提高；一类对肝癌诊断有一定价值，其特异性不高。如α-L-岩藻糖苷酶(α-L-fucosidase,AFU)、高尔基体蛋白和α1-AT。这类指标与AFP联合检测时对AFP阴性肝癌有辅助诊断作用；另一类对肝癌诊断有一定提示作用。如5′-核苷酸磷酸二酯酶(5′-NPD)同工酶Ⅴ、醛缩酶(ALD)同工酶A、同工铁蛋白(isoferritin,IF)等。

1. 甲胎蛋白　AFP是胎儿期由胎肝和卵黄囊所合成的糖蛋白，正常人血清AFP<25μg/L(RIA或ELISA法)。临床意义如下。

(1)约70%PHC患者血清AFP升高。另外，AFP含量越高，提示肿瘤分化差，恶性程度高，病情重，术后远期生存率低。

(2)病毒性肝炎、LC患者血清AFP可有不同程度升高，但大多<100μg/L。其原因是由于肝细胞的再生又重新具备合成AFP的能力，随着受损肝细胞修复，AFP会逐渐恢复正常。动态观察血

清 AFP 与 ALT 有助于 PHC 鉴别。如二者同步升高,但持续时间不长,随着 ALT 的恢复,AFP 亦随之下降至正常,则活动性肝病可能性大;如二者曲线分离,ALT 下降或恢复正常后,AFP 不但不降,反而明显升高,则多为 PHC。

(3)其他疾病:妊娠、生殖系胚胎源性肿瘤、胃癌、胰腺癌、结肠癌、胆管细胞癌及妊娠等,血清 AFP 含量也可轻度升高。

2. AFP 异质体　PHC、转移性肝癌、胚胎细胞瘤和良性活动性肝病均可合成 AFP,但其糖链结构不同,对凝集素的结合力亦不相同。这种不同糖链结构的 AFP 称为 AFP 异质体。检测 AFP 异质体的凝集素常用的有刀豆素 A(ConA)和扁豆凝集素(LCA)。采用亲和电泳或亲和层析技术,将人血清 AFP 分为 LCA 或 ConA 结合型和非结合型。临床意义:良性肝病血清中的大部分 AFP 属 LCA 非结合型,而 PHC 产生的 AFP 与 LCA 结合型不同程度增高,而非结合型比例较低。卵黄囊肿瘤和转移性肝癌,AFP 则主要为结合型。LC 或 PHC 患者血清中与 ConA 结合的 AFP 占大部分,而卵黄囊肿瘤和转移性肝癌患者血清,不能与 ConA 结合的 AFP 占比例更高(常为 50% 或更高)。这样,可用 LCA 结合试验来鉴别良恶性肝病,而用 ConA 结合试验以鉴别 PHC 与转移性肝癌。

3. 血清酶学　GGT 的活性在胎肝和 PHC 中极高,提示 GGT 的胚胎性活力在肝癌细胞中得到恢复。用聚丙烯酰胺凝胶电泳(PAGE)可将血清 GGT 同工酶分为 12~13 条区带。其中 PHC 特异的是 II、II′、I 带。在 AFP 高浓度的 PHC 患者中,GGT II 的检出率更高。即使在 AFP 低浓度 PHC 患者中,GGT II 也有较高的阳性率。肝癌时 DeRitis 比值 ≥3。LD 及其同工酶可用于鉴别诊断,肝癌时 LD_5 升高,但 $LD_1 > LD_3$。

4. 异常凝血酶原　由于异常凝血酶原(DCP)分子氨基端特定位置上的谷氨酸残基未被羧基化,缺乏与钙离子的结合能力,因此在凝血试验中无凝血活性。RIA 法一般不能测出正常人血清中 DCP,但可检测到肝癌、肝炎和 LC 患者血清中的 DCP,CH 和转移型肝癌患者血清中的 DCP 阳性率很低。故可作为临床诊断及监测 PHC 的参考指标,尤其对 AFP 阴性或低浓度 AFP 的 PHC 患者更有意义。

5. 其他　α-L-岩藻糖苷酶(AFU)升高主要见于 PHC,且 AFU 活性高低与肝癌大小和 AFP 浓度无明显相关性,有些肝癌体积很小,但 AFU 活性却很高,因此检测血清 AFU 可作为 PHC 早期诊断的参考指标;肺癌、乳腺癌、子宫癌、LC 及糖尿病也升高;妊娠期间血清 AFU 升高,分娩后迅速下降。

四、诊断标准

主要依据慢性肝病背景、影像学检查结果以及血清 AFP 水平三大因素,2011 版中国原发性肝癌诊疗规范建议如下:1+2a 两项或者 1+2b+3 三项时,可以确立 HCC 的临床诊断。

1. 具有肝硬化以及 HBV 和(或)HCV 感染[HBV 和(或)HCV 抗原阳性]的证据。

2. 典型的 HCC 影像学特征:同期多排 CT 扫描和(或)动脉对比增强 MRI 检查显示肝脏占位在动脉期快速不均质血管强化,而静脉期或延迟期快速洗脱。

(1)如果肝脏占位直径 ≥2cm,CT 和 MRI 两项影像学检查中有一项显示肝脏占位具有上述肝癌的特征,即可诊断 HCC。

(2)如果肝脏占位直径为 1~2cm,则需要 CT 和 MRI 两项影像学检查都显示肝脏占位具有上述肝癌的特征,方可诊断 HCC,以加强诊断的特异性。

3. 血清 AFP ≥ 400μg/L 持续 1 个月或 ≥ 200μg/L 持续 2 个月,并能排除其他原因引起的 AFP 升高,包括妊娠、生殖系胚胎源性肿瘤、活动性肝病及继发性肝癌等。

第六节　肝性脑病

肝性脑病(hepatic encephalopathy,HE)是严重肝病引起的、以代谢紊乱为基础、中枢神经系统功能失调综合征。因急、慢性严重肝功能失调或障碍,使内源性或外源性代谢产物,未经肝的生物转化而清除,以致在体内储积,影响中枢神经系统功能。轻者仅有性格、行为、智力方面的微细改变,重者出现明显意识障碍,故曾称为肝性昏迷。

HE 发生在严重肝病和(或)广泛门体分流的基础上,临床上主要表现为高级神经中枢的功能紊乱(如性格改变、智力下降、行为失常、意识障碍等)以及运动和反射异常(如扑翼样震颤、肌阵挛、反射亢进和病理反射等)。

一、病因及发病机制

1. 病因　HE 常由于严重肝疾病而引起,最常发生于晚期 LC,也可见于重症肝炎、暴发性肝衰竭、PHC、严重胆道感染及妊娠期急性脂肪肝。

2. 发病机制　对 HE 发病机制的认识,已经历了大半个世纪。早在 20 世纪 50 年代,McDermott 及 Adams(1954)首次提出了氨中毒学说,奠定了 HE 发病机制的里程碑。20 世纪 60 年代 Zieve 进行了多种神经毒性物质(氨、硫醇、脂肪酸等)致 HE 协同作用的研究,提出了多种神经毒素协同作用假说(multiple synergistic neurotoxin hypothesis)。1971 年 Fischer 与 Balderassini 建立了假性神经递质学说,随后 Murno 等发展为血浆胰岛素氨基酸失衡学说,James 等(1979)将血氨、血浆氨基酸失衡以及氨基酸血-脑之间的转运联为一体,成为门体脑病的统一学说(unified theory)。1982 年 Schafer 与 Jones 又揭示 γ-氨基丁酸(gamma-amino-butyric acid,GABA)在 HE 发病中的作用,这一学说具有与氨中毒学说同样重要意义,迄今仍认为是 HE 发病的新概念。1985 年 Bengtsson 提出色氨酸介导的神经化学物质改变在 HE 发病中的作用。1995 年,Yurdaydin 用硫乙酰胺诱导急性肝衰竭(AHF)的动物模型,观察血、脑内阿片肽的变化,认为其是 HE 的发病因素之一,并可用其作为拮抗剂来进行治疗。此外,在 HE 发病机制上,近年来学者们特别重视毒性代谢产物对星形细胞的作用。

总之,人们对 HE 发病机制的认识不断深化,现在认为氨中毒仍然是 HE 发病最重要的因素,γ-氨基丁酸及苯二氮䓬起协同作用,内源性阿片肽受到重视,假性神经递质学说/氨基酸失衡学说仍有争议,其他如短链脂肪酸、酚、硫醇、锰等的毒性作用仅限于少数研究报道。此外,中枢神经系统血-脑屏障结构与功能的改变,在 HE 发病机制中的作用日益受到重视,其中星形胶质细胞受损特别引起关注。

二、实验室检查

1. 肝功能检查　可了解肝损害程度,肝储备功能,以及病情的严重度及预后。可见血清胆红素显著升高,血清 Alb 降低,ALT、AST 由高值转为低值,低胆固醇血症,血糖降低,PT 延长,血浆纤维蛋白原呈低值。

2. 电解质及肾功能　血尿素降低,出现电解质紊乱。

3. 血 NH_3 检查　血 NH_3 升高,由于脑中代谢的 NH_3 主要来自动脉血,动脉血 NH_3 含量与脑摄取的 NH_3 量呈线性相关性,因此测定动脉血氨比静脉血氨更有意义;血液 pH 增高,PCO_2 降低(呼吸性碱中毒)。

4. 血浆氨基酸检查　检查血中支链氨基酸(BCAA)及芳香族氨基酸(AAA)含量,以了解 BCAA 与 AAA 的比值,正常时 BCAA/AAA 比值>3,HE 时比值<1。

第七节　高胆红素血症

一、黄疸的概念

1. 定义　当血清中胆红素浓度超过 34.2μmol/L 时,可出现巩膜、黏膜及皮肤的黄染,称为黄疸(jaundice);若血清中胆红素浓度超过参考区间,但不超过 34.2μmol/L 时,肉眼未见黄染,则称为隐性黄疸。

2. 分类　根据黄疸发生原因,有不同分类方法。按病因分为溶血性、肝细胞性和梗阻性黄疸;按病变部位分为肝前性、肝性和肝后性黄疸;按类型分为高未结合胆红素性黄疸、高结合胆红素性黄疸和混合型;发病机制为胆红素生成过多、肝细胞处理胆红素能力下降和胆红素肝胆排泄障碍。

二、黄疸的成因与发生机制

1. 胆红素形成过多　胆红素在体内形成过多,超过肝细胞的摄取、转化和结合能力,大量未结合胆红素在血中积聚而发生高未结合胆红素血症。如输血不当、药物或某些疾病(如恶性疟疾、变态反应等)引起的溶血性黄疸,红细胞大量破坏,胆红素生成加速,超过了肝的处理能力,产生高未结合胆红素血症。

2. 肝细胞处理胆红素的能力下降　肝细胞对血中未结合胆红素的摄取、转化和排泄发生障碍。如肝实质性疾病(各种肝炎、肝肿瘤等)引起的肝细胞性黄疸。由于肝细胞受损,对血中未结合胆红素的摄取、结合和排泄能力降低,使血中未结合胆红素增多；另由于肝细胞肿胀，毛细胆管阻塞或毛细胆管与肝血窦直接相通，导致部分结合胆红素反流入血，使血中结合胆红素浓度亦升高，尿中胆红素阳性。肠道重吸收的胆素原经受损肝进入体循环，尿胆素原亦可增多。

3. 胆红素在肝外的排泄障碍 各种原因引起的胆汁排泄受阻，使胆小管和毛细胆管内的压力增大，肝内转化生成的结合胆红素逆流入血，造成结合胆红素升高，此时尿胆红素阳性。如胆管炎症、肿瘤、结石或先天性胆管闭锁等疾病而引起的阻塞性黄疸，由于胆管阻塞，胆素原肠肝循环减少，尿胆素原降低。

4. 新生儿生理性黄疸 新生儿黄疸是新生儿期常见症状，主要为血清中未结合胆红素增高，一般不超过 86μmol/L。其原因有新生儿体内红细胞溶解致胆红素产生过多；肝细胞内葡萄糖醛酸基转移酶活性不高；新生儿肝细胞内缺乏 Y 蛋白，胆红素的摄取能力较成年人差；母乳中孕二醇，对葡萄糖醛酸基转移酶有抑制作用；无效红细胞生成等。

三、黄疸的实验室检查

黄疸的实验室检查主要包括 2 个主要方面，即黄疸的程度、性质以及胆红素有关代谢成分的检查和引发黄疸的病因。

1. 血清总胆红素及其组分的测定 血清中总胆红素(total bilirubin,TB)包括结合胆红素、未接合胆红素和共价结合于白蛋白的 δ-胆红素。

(1)胆红素测定方法：主要有重氮试剂法、矾酸盐氧化法、胆红素氧化酶法、HPLC 法、直接分光光度计法、导数分光光度法等。重氮试剂法中所用加速剂主要有苯甲酸钠-咖啡因(J-G 法)、甲醇、二甲亚砜、尿素和去污剂(表面活性剂)等。加速剂的作用是破坏未接合胆红素分子内部的氢键，增加其溶解度，使之与重氮试剂反应，生成偶氮胆红素。目前，(改良)J-G 法和矾酸盐氧化法是临床上最常用的检测方法。

(2)参考区间：总胆红素 3.4~17.1μmol/L，结合胆红素 1.7~6.8μmol/L。

(3)临床意义：胆红素测定主要用于黄疸程度和类型的鉴别，血清 TB>17.1μmol/L 表示有黄疸；17.1~34.2μmol/L 为隐性黄疸；34.2~171μmol/L 为轻度黄疸；171~342μmol/L 为中度黄疸；>342μmol/L 为重度黄疸。δ-胆红素只存在于高结合胆红素患者血清中。由于 δ-胆红素与 Alb 共价结合，分子量大，不易从肾小球滤出，在血液中滞留时间较长，故临床上可出现血清中总胆红素和结合胆红素增高，而尿中却不出现结合胆红素的现象。δ-胆红素半衰期较长(21d)，消失慢，因此，肝炎恢复期患者尿胆红素即使消失，血清中 δ-胆红素仍很高。

(4)黄疸鉴别诊断：通过比较血、尿、粪中胆红素及其代谢产物异常改变，可对溶血性、肝细胞性和梗阻性黄疸 3 种类型加以鉴别诊断(表 44-2)。

2. 血清酶学检查

(1)诊断肝细胞损害的酶：诊断肝细胞损害的酶较多，如 ALT、AST、腺苷脱氨酶(adenosine deaminase, ADA)、LD 等，应用最多的仍是 ALT，其临床意义：①任何原因引起的肝细胞损害，可致 ALT 升高；②胆道梗阻患者，ALT 升高程度明显低于肝细胞损害；③临床上综合判断 ALT 升高的程度、持续时间及其与 ALP 的关系，有助于鉴别肝细胞性黄疸与胆汁淤积性黄疸。

(2)判断胆汁淤积的酶：主要有 ALP、GGT、5'-核苷酸酶(5'-nucleotidase, 5'-NT)和亮氨酸氨基肽酶(leucine aminopeptidase, LAP)。临床意义 ①ALP 是判断胆汁淤积较为敏感的指标，肝炎时增高程度远不及胆汁淤积；但应注意在骨骼疾病时，ALP 也升高；ALP 在儿童、孕妇有生理性升高现象；ALP 同工酶检测有助于判断 ALP 升高的来源，提高诊断特异性。②GGT 与 ALP 相比，除了在骨骼疾病不升高外，在多数情况下两者变化一致。③肝癌患者 GGT 与 ALP 可显著升高。④5'-NT 和 LAP 也主要用于判断胆汁淤积。

3. 其他相关检查

(1)凝血酶原时间：PT 在胆汁淤积性黄疸和肝细胞性黄疸时均延长，但前者给予维生素 K 可以纠正。

(2)血脂分析：血清胆固醇和磷脂在肝内胆汁淤积及肝外梗阻性黄疸时均升高，而在肝细胞性黄疸时，总胆固醇和胆固醇酯降低。脂蛋白 X(lipoprotein X, LP-X)出现对于诊断胆汁淤积性黄疸有很高的灵敏度和特异性。

(3)血液学检查：用于协助溶血性黄疸的诊断。主要项目有血红蛋白和红细胞计数、网织红细胞和有核红细胞、血浆游离血红蛋白以及血红蛋白尿等。

表 44-2　三种类型黄疸的实验室鉴别诊断

类型	血清		尿液		粪便颜色
	结合胆红素	未结合胆红素	胆红素	胆素原	
正常	无或极微	有	阴性	阳性	棕黄色
溶血性黄疸	正常或微增	显著增加	阴性	显著增加	加深
肝细胞性黄疸	增加	增加	阳性	不定	变浅
梗阻性黄疸	显著增加	不变或微增	强阳性	减少或消失	变浅或陶土色

联合应用反映胆道梗阻及肝细胞损伤的有关肝功能检验指标,可对引起高结合胆红素血症的肝细胞性黄疸和梗阻性黄疸加以鉴别。概括于表44-3。

4. **新生儿生理性黄疸诊断**　首先排除各种病理性黄疸,有下列情况者不考虑为生理性黄疸:出生后第 1 天出现黄疸;血清胆红素的增加每天超过 $85.5\mu mol/L$;足月新生儿血胆红素超过 $250\mu mol/L$,或早产儿超过 $225\mu mol/L$;黄疸持续 1 周以上;血浆结合型胆红素浓度 $>17\mu mol/L$。

表 44-3　肝细胞性黄疸和梗阻性黄疸的鉴别

项目	肝细胞性黄疸	梗阻性黄疸
蛋白电泳图谱	Alb 减少,γ-G 升高	G 明显升高
LP-X	多为阴性	明显升高
ALT	肝炎急性期升高	正常或升高
ALP	正常或轻度升高	明显升高
GGT	可升高	明显升高
LAP	可升高	明显升高
5′-NT	可升高	明显升高
PT	延长,维生素 K 不能纠正	延长,维生素 K 可以纠正
TC	降低,尤其 CE 明显降低	升高
CA/CDCA	<1	>1

第八节　胆汁酸代谢紊乱性疾病

胆汁酸(BA)的合成、分泌、重吸收及代谢等均与肝、胆、肠密切相关,肝、胆或肠疾病必然影响 BA 代谢,因此血清 BA 测定可作为一项灵敏的肝清除功能试验。

一、胆汁酸代谢紊乱

1. **先天性疾病**　因 BA 合成代谢中酶先天性缺乏或减低,引起 BA 合成障碍。脑腱性黄瘤病是一种罕见的遗传性脂质储积病,因机体内 BA 合成酶缺陷,导致 BA 合成障碍。生化特征为胆固醇合成增加;初级 BA 合成减少,尤其是胆汁中 CA 和 CDCA 比例下降,引起次级 BA 缺乏;由于中间代谢产物堆积并分泌至胆汁和尿液。另外,特发性新生儿肝炎因缺乏 $\triangle^4$-3-氧类固醇-5β-还原酶和(或) 3β-羟脱氢酶异构酶而致 BA 生成障碍。

2. **肝胆疾病**　肝胆疾病时总胆汁酸(total bile acids,TBA)浓度的升高与其他肝功试验及肝组织学变化极为吻合,在肝细胞仅有轻微坏死时,就有 TBA 的升高。肝细胞受损时,肝细胞不能有效摄取和排泌经肠道吸收的 BA,使 BA 池变小,血中 TBA 升高。

3. **肠道疾病**　小肠在维持 BA 肝-肠循环中起重要作用。血清中 BA 含量受肠道 BA 量与肝门静脉中 BA 的肝摄取率影响。因此,在小肠疾病时,可引起 BA 代谢异常,如回肠切除、炎症或分流(造口)等,因 BA 的肝-肠循环受阻,BA 回到肝的量减少,血清 BA 水平降低;同时,由于 BA 返回肝的量减少,反馈抑制减弱,致肝 BA 的合成加速,血清胆固醇浓度减低。故血清 BA 检测可作为回肠吸收功能指标,若餐后水平不升高,表明有回肠病变或功能紊乱。

4. 高脂蛋白血症 各型高脂蛋白血症,其血浆胆固醇浓度均有不同程度升高,而 BA 的形成是胆固醇代谢主要通路,因此,BA 代谢与体内胆固醇的平衡密切相关。

二、胆汁酸的实验室检测

目前,实验室 BA 测定包括 TBA 及各组分测定。TBA 测定方法主要有酶法和 ELISA 法等。BA 各组分测定主要有色谱法(气相色谱、高效液相色谱)和 RIA 法等。酶法测定 TBA 现最常用酶循环法,该方法采用放大技术来测定血清 TBA 浓度,极大提高 TBA 检测灵敏度。

1. 酶循环法检测原理 在一定反应时间内,酶循环产生的硫代-NADH 与样品中 TBA 浓度成正比(图 44-1)。

2. 胆汁酸测定的临床意义

(1)空腹血清总胆汁酸测定:血清 TBA 增高可见于各种急、慢性肝细胞损害,病情越重,血清 TBA 越高。①急性肝炎时,由于肝细胞摄取 BA 减少和 BA 合成障碍而使 BA 池变小,胆汁中的 BA 浓度降低,但血清 TBA 升高。②CH 时,由于肝细胞摄取 BA 障碍和肝内胆汁淤积而使血清 BA 升高;疾病复发时,常规肝功能试验尚未检出任何异常时,血清 TBA 的测定可作为 CH 病情好转或加重或复发指标。③LC 时,由于门脉分流,BA 不再局限于肠肝循环,导致 BA 分布异常,血清 BA 升高并从尿中大量排出。④肝内、外胆道梗阻时 BA 排泄受阻,血清 TBA 升高。TBA 测定可用来区别高胆红素血症和胆汁淤积:TBA 正常而胆红素升高可视为高胆红素血症,反之则视为胆汁淤积;二者均升高则考虑为胆汁淤积性黄疸。⑤肝门静脉分流,肠道中次级胆酸经分流的肝门静脉直接进入体循环,使血清中 TBA 升高。⑥进食后血清 TBA 可一过性升高,此为生理现象。⑦对已确诊的肝病患者,血清 TBA 的测定与其他常规肝功能试验相比并无优越性,但在肝病早期、无黄疸的潜在性肝病进展期以及肝实质细胞微小坏死等情况下,常规肝功能试验尚未检出任何异常时,血清 TBA 测定具有诊断价值。

(2)餐后 2h 血清总胆汁酸测定:进餐后胆囊收缩,储存于胆囊中大量 BA 进入肠-肝循环,重吸收入肝,导致肝负荷加重。肝病时餐后血清 TBA 升高较空腹时更明显。故餐后 2h 血清 TBA 测定对各种肝病诊断敏感度优于空腹测定。如餐后血清 TBA 水平不升高,提示回肠部位有病变或功能紊乱。

(3)血清胆酸/鹅脱氧胆酸比值:①肝细胞损害时,致 CA 合成显著减低,而 CDCA 改变不大,CA/CDCA 比值降低;②阻塞性黄疸时,血清 CA 升高程度大于 CDCA,因而 CA/CDCA 比值>1.5;③肝内胆汁淤积和肝外胆道梗阻致胆汁淤积时,由于胆汁反流和肝门静脉分流及运输到肠道降低,病人可表现为血清 TBA 浓度升高,CA 和 CDCA 浓度增加,但以 CA 为主,CA/CDCA>1。

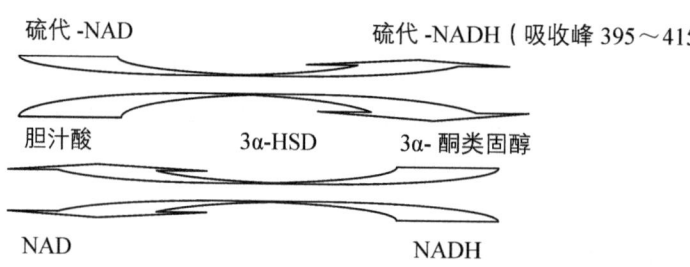

图 44-1 酶循环法检测原理

注:①硫代-NAD:β-硫代氧化型烟酰胺腺嘌呤二核苷酸;②硫代-NADH:β-硫代还原型烟酰胺腺嘌呤二核苷酸;③3α-HSD:3α-羟基类固醇脱氢酶

第九节 肝胆疾病的肝功能实验室检查及评价

临床上常将肝实验室检查笼统称为"肝功能检查",为临床医师正确做出肝胆疾病诊断、鉴别诊断、预后判断、病程监测及疗效观察等提供有价值的信息。

一、肝功能实验室检查的目的

肝功能实验室检查的目的：协助诊断各种肝病，确定有无肝病并查找病因；判断肝损伤程度、转归及预后；辅助鉴别黄疸类型、性质和病因；监测临床治疗药物对肝的毒性作用，确保用药安全；评估病人对手术的耐受性，指导治疗方案的制定，评价疗效，预测转归；献血员筛选、保健体检等。

二、肝胆疾病的肝功能实验室检查

肝疾病的实验室检查，习称为肝功能试验。狭义的肝功能试验系指反映肝合成、代谢、转运和免疫调节功能的试验，广义的肝功能试验尚包括反映肝细胞损伤、炎症、纤维化和病因的试验。目前临床可开展的肝功能试验见表44-4。

肝功能试验在评价和处理肝疾病过程中起重要作用。其作用包括：①是筛选肝功能异常的敏感、简便、非侵袭性方法，特别对无黄疸，但可能有肝功能异常，如病毒性肝炎、肝硬化和部分胆道梗阻的患者，尤其有价值；②有助于识别肝病的类型，例如鉴别肝细胞性疾病和胆汁淤积性肝病；③有助于估计肝功能异常的严重度，可在疾病早期预测肝病的转归；④协助随访肝病经过，正确地评价对治疗的反应，以及在必要时更换治疗，这特别在随访慢性病毒性肝炎和自身免疫性慢性肝炎时尤其重要。

表44-4 肝功能试验

反映肝合成能力的试验
血清清蛋白、前清蛋白、血清蛋白电泳、凝血因子和凝血酶原时间、脂蛋白、胆碱酯酶、LCAT
反映肝转运有机阴离子能力的试验
血清胆红素(总胆红素、结合胆红素、未结合胆红素、σ-胆红素)、血清胆汁酸、色素清除试验(磺溴酞钠(BSP)、吲哚氰绿(ICG))、尿胆红素、尿胆素原
反映肝(药物)代谢功能的试验
氨、尿素、氨基比林、安替比林、非那西丁、色氨酸、咖啡因、利多卡因代谢物、半乳糖廓清试验
反映肝营养代谢功能的试验
葡萄糖及葡萄糖耐量试验、半乳糖耐量试验、丙酮酸、乳酸
反映肝免疫调节功能的试验
γ-球蛋白、免疫球蛋白
反映肝细胞损害的试验
血清转氨酶(ALT、AST、)腺苷脱氨酶、谷氨酸脱氢酶、乳酸脱氢酶、乙醇脱氢酶
反映胆汁淤积的试验
血清胆红素、胆汁酸、胆固醇、碱性磷酸酶、γ-谷氨酰转移酶、5'-核苷酸酶、脂蛋白-X
反映肝纤维化的试验
血清直接纤维标志物(透明质酸、Ⅲ型前胶原肽、Ⅳ型胶原、层黏蛋白、纤维连接蛋白、细胞因子(TGF-$β_1$、CTGF、MMPs、TIMPs)、单氨氧化酶、脯氨酸羟化酶
反映肝新生物的试验
AFP、AFP-L3、GGTⅡ、去羧基(异常)凝血酶原(DCP)、高尔基体蛋白73(GP-73)
反映肝病病因的试验
病毒性肝炎：甲、乙、丙、丁、戊型肝炎病毒血清标志物及核酸检测
其他病毒：EBV、CMV检测
自身免疫性肝炎：抗平滑肌抗体
原发性胆汁性肝硬化：抗线粒体抗体、IgM
Wilson病：铜蓝蛋白
α-抗胰蛋白酶($α_1$-AT)缺乏症：$α_1$-抗胰蛋白酶
Gilbert综合征：非结合胆红素、低热卡试验

(王念跃)

■ 参考文献

[1] 王家骢,李绍白.肝脏病学.3版.北京:人民卫生出版社,2013

第45章

胃、肠、胰疾病检验

大　纲

了解　胃、肠、胰腺的结构和功能。

熟悉　胃液的成分，胰腺的内分泌和外分泌，重要的胃肠激素及其作用；胃炎、消化性溃疡、胰腺炎和胰腺癌的病因和发病机制。

掌握　胃、肠、胰疾病的常用的生物化学检验及临床意义；胃炎、消化性溃疡、胰腺炎和胰腺癌实验室检查、临床意义及评价。

第一节　胃、肠、胰结构与功能概述

一、胃的结构与功能

1. **胃结构**　胃上承食管，下接十二指肠，是一个中空的肌肉组成的容器。胃部由上至下可分为六大部分：贲门、胃底、胃体、胃角、胃窦和幽门。胃部于食管连接的部位称为贲门；幽门是胃部和十二指肠连接处。这两处部位均有括约肌功能，可防止食物倒流。胃壁自内向外分为四层：黏膜层、黏膜下层、肌肉层和浆膜层。

2. **胃的功能**　胃具有运动、分泌、消化、吸收、排泄、杀菌等多种生理功能。胃通过平滑肌有规律的交替收缩和舒张，将食物与胃液混合、碾磨成食糜，排至十二指肠进一步消化。这个过程涉及胃液分泌调节及胃肠道激素的作用。

3. **胃酸成分**

（1）胃酸（gastric acid）：胃酸通常指壁细胞分泌的 HCl。壁细胞可以从血浆中摄取 H^+ 分泌到胃液中，使胃液中 H^+ 浓度高出血浆百万倍以上。其分泌浓度在未被其他分泌物稀释以前约为 150mmol/L。临床上常用中和 100ml 胃酸所需 0.1mmol/L NaOH 的毫升数来表示胃酸的酸度。正常人胃液总酸度为 10～60U，其中游离酸度（滴点终点 pH3.5）为 0～30U。胃酸具有抑菌和杀菌作用。但胃酸分泌过多对黏膜有侵蚀作用。

（2）胃蛋白酶（pepsin）：胃蛋白酶由胃腺主细胞分泌，是胃液中主要消化酶之一，主要水解蛋白质的芳香族氨基酸或酸性氨基酸所组成的肽键。

（3）胃黏液（mucus）：胃黏液为无色透明黏稠液体，由黏膜上皮细胞和胃腺黏液细胞分泌，主要成分为黏蛋白。覆盖于胃黏膜表面的黏液层与胃表面黏液细胞所分泌的 HCO_3^- 共同形成"黏液-HCO_3^-"屏障，可中和、缓冲胃酸，抵抗胃蛋白酶的侵蚀，还有润滑作用，使食物易于通过，使胃黏膜免受机械性损伤。

（4）内因子（intrinsic factor，IF）：内因子是胃黏膜壁细胞分泌的一种糖蛋白，它可与维生素 B_{12} 结合形成复合物，保护维生素 B_{12} 在小肠不被破坏，并促进肠对维生素 B_{12} 的吸收。内因子缺乏或失活时，即可发生维生素 B_{12} 吸收不良，影响红细胞生成而引起恶性贫血。

二、肠的结构与功能

肠道各段在食物消化吸收的过程中发挥不同的作用。

1. 小肠

(1)小肠的结构:小肠又分十二指肠、空肠和回肠,是食物中营养物质消化吸收的主要场所。长3~5m,有利于食物的充分吸收。

(2)小肠的作用:小肠的作用主要是消化和吸收。食物在胃中形成的食糜排入小肠后,小肠继续蠕动,同时胰液和胆汁通过十二指肠乳头流入小肠,这样,食糜就与小肠液(包括胰液和胆汁)充分混合,并使食糜与肠壁充分接触,有利于消化和吸收。

小肠液中含有许多消化酶,其中最主要的是消化蛋白质的蛋白酶,消化糖的淀粉酶和消化脂肪的脂肪酶。这些酶分别将食入的糖类、脂肪和蛋白质等高分子化合物分解成较简单的物质,如葡萄糖、氨基酸、脂肪酸等,才能被小肠吸收。小肠对各种物质的吸收是有选择的,比如小肠近段主要吸收脂肪酸等,小肠中段主要吸收氨基酸和糖类,小肠远端则是维生素 B_{12} 的主要吸收部位。

2. 大肠

(1)大肠的结构:大肠全长 1.5m,分盲肠、结肠和直肠 3 部分。

①盲肠。位于右下腹,呈囊袋状,长 6~8cm。盲肠末端有阑尾,阑尾可由于多种因素形成炎症改变,就是常见的"阑尾炎"。

②结肠。分升结肠、横结肠、降结肠和乙状结肠 4 个部分,结肠全长约 1.3m。

③直肠。大肠的最后一段,全长 12~15cm,上接乙状结肠,下连肛门。

(2)大肠的作用:大肠的主要作用是吸收经小肠排入的食物残渣中多余的水分,从而形成成形粪便,并将其排出体外,大肠内有大量细菌繁殖。大肠内的正常菌群对人体十分有益,它们能分解食物残渣和植物纤维,合成少量 B 族维生素和维生素 K 供人体吸收,还能抑制致病菌的生长。

三、胰腺的结构与功能

胰是人体第二大消化腺,位于胃的后方,在第 1、2 腰椎的高处横贴于腹后壁,其位置较深。胰腺是具有内分泌和外分泌双重功能的器官。胰腺的内分泌功能主要是调节代谢,外分泌功能主要是分泌胰液和多种消化酶。

1. 胰腺的内分泌　胰岛是胰腺的内分泌部,由不同的细胞分泌不同的肽类激素,在糖类、脂类、蛋白质的代谢调节过程中发挥重要作用(表 45-1)。

2. 胰腺的外分泌　胰液是无色无臭的碱性液体,略带黏性,pH7.8~8.4,渗透压与血浆相似。正常每日分泌的胰液量 1~2L,主要含有水、电解质和各种消化酶。

(1)电解质:胰液中的阳离子主要有 Na^+、K^+、Ca^{2+}、Mg^{2+} 等,浓度与血浆相近。阴离子主要有 HCO_3^- 和一定量的 Cl^-,二者总和维持恒定。胰液中高浓度 HCO_3^- 可中和进入十二指肠的胃酸,避免肠黏膜受强酸侵蚀,并提供小肠内多种消化酶最适宜的 pH 环境。

(2)消化酶

①胰淀粉酶。胰淀粉酶是一种 α-淀粉酶,它对淀粉的水解效率很高,消化产物为糊精、麦芽糖。胰淀粉酶作用的最适 pH 为 6.7~7.0。

②胰脂肪酶。胰脂肪酶可分解三酰甘油为脂肪酸、单酰甘油和甘油。它的最适 pH 为 7.5~8.5。目前认为,胰脂肪酶只有在胰腺分泌的另一种小分子蛋白质——辅脂酶存在条件下才能发挥作用。胰脂肪酶与辅脂酶在三酰甘油的表面形成一种高亲和度的复合物,牢固地附着在脂肪颗粒表

表 45-1　胰腺内分泌功能

激素	分泌细胞	残基数	分子量(D)	生理作用
胰高血糖素	A 细胞	29	3 485	促进肝糖原分解和糖异生;加速脂肪分解和酮体生成
胰岛素	B 细胞	51	5 808	促进组织摄取、储存和利用葡萄糖,抑制糖异生;促进脂肪和蛋白质的合成
生长激素释放抑制因子(SRIH)	D 细胞	14	1 640	抑制生长激素及全部消化道激素的分泌;抑制消化腺外分泌;促进肠系膜血管收缩
血管活性肠肽(VIP)	D1 细胞	28	3 326	抑制胃酸和胃蛋白酶的分泌;扩张血管,降低血压和增强心肌收缩力;扩张支气管和肺血管,提高肺通气
胰多肽(PP)	PP 细胞	36	4 200	调节胃液和胰液的分泌

面,防止胆盐把脂肪酶从脂肪表面置换下来。因此,辅脂酶的作用可比喻为附着在三酰甘油表面的"锚"。胰液中还含有一定量的胆固醇和磷脂酶 A_2,分别水解胆固醇酯和卵磷脂。

③胰蛋白酶和糜蛋白酶。这 2 种酶以无活性的酶原形式存在于胰液中。肠液中的肠致活酶可以激活 2 种酶原,使之变为具有活性的蛋白酶。此外,酸、胰蛋白酶本身,以及组织液也能使蛋白酶原活化。

胰蛋白酶和糜蛋白酶的作用极相似,都能分解蛋白质为胨,当二者共同作用于蛋白质时,则可消化蛋白质为小分子的多肽和氨基酸。

正常胰液中还含有羧基肽酶、核糖核酸酶、脱氧核糖核酸酶等水解酶。羧基肽酶可作用于多肽末端的肽键,释放出具有自由羧基的氨基酸,后 2 种酶则可使相应的核酸部分地水解为单核苷酸。

四、胃肠激素

胃肠道不仅是消化器官,而且拥有大量、多种类的神经内分泌细胞,构成了人体最大的内分泌器官。由胃肠道黏膜上散在的内分泌细胞和胰腺内的内分泌细胞所分泌的激素统称为胃肠激素。

1. 胃肠激素的分族 自从 1902 年发现第 1 个胃肠激素促胰液素后,经过百余年的探索已陆续发现了众多的胃肠激素。这些激素均为单链多肽,分子量为 2 000~5 000。目前将大多数胃肠激素根据其同源性归类为 11 个家族(表 45-2)。

表 45-2 胃肠激素的分族

家族	主要成员
胃泌素族	胃泌素(GAS)、胆囊收缩素(CCK)
促胰液素族	促胰液素(SEC)、胰高血糖素、肠高血糖素、血管活性肠肽(VIP)、抑胃肽(GIP)、垂体腺苷酸环化酶激活肽(PACAP)、组异肽(PHI)、组甲硫肽(PHM)、胰高糖素样肽I(GLP-I)、甘丙肽、泌酸调节素
胰多肽族	胰多肽(PP)、酪酪肽(PYY)、酪神经肽(NPY)
生长因子族	表皮生长因子(EGF)、转化生长因子类(TGF)、肝细胞生长因子(HGF)、血小板生长因子(PDGF)、成纤维细胞生长因子(FGF)
阿片肽族	脑啡肽、内啡肽、强啡肽、促黑色素激素(MSH)
速激肽族	蛙皮素(BN)、胃泌素释放肽(GRP)、P 物质(SP)、K 物质、神经介素 B(NMB)
胰岛素族	胰岛素、胰岛素样生长因子(IGF)
降钙素族	降钙素、降钙素基因相关肽(CGRP)
生长抑素族	生长抑素(SS)
神经降压素族	神经降压素(NT)、神经介素 N(NMN)
其他	胃动素(MOT)、甘丙素、胰抑素

2. 重要胃肠激素及其作用

(1)胃泌素:胃泌素为多肽类激素,分子量为 2000~5000D,其分子结构有大小不同的多种形式。由 17 个氨基酸残基组成的小胃泌素(G-17),是胃窦胃泌素的主要形式,占 80%~90%。另有由 34 个氨基酸残基组成的大胃泌素(G-34),占 5%~10%,是周围血循环中存在的主要形式。还有由 G-17 羧基端的 14 个氨基酸残基组成的小胃泌素(G-14),以及巨大胃泌素等其他形式。G-14、G-17、和 G-34 中分别有Ⅰ和Ⅱ2 种类型,在羧基端第 6 位酪氨酸上有硫酸根者为Ⅱ型,无硫酸根者为Ⅰ型,两型的生物活性相同。近年还发现存在羧基末端酰胺化和未酰胺化 2 种形式的胃泌素。人小胃泌素的氨基酸序列见图 45-1。

```
         1              5              10                  15    17
    焦谷酰-甘-脯-色-亮-谷-谷-谷-谷-谷-丙-酪-甘-色-甲硫-门冬-苯丙-NH₂
```

图 45-1 人小胃泌素的氨基酸序列

人体内胃泌素的所有生物作用来自羧基末端的 4 个氨基酸，该四肽是胃泌素最小的活性片段。现已人工合成的五肽胃泌素则由该四肽加上 1 个 β-丙氨酸而成，具有天然胃泌素的全部作用，可用于临床胃液分泌的检测。

胃泌素最主要的作用是刺激胃酸分泌，还能刺激胃蛋白酶原、促胰液素、内因子、胰酶等的分泌；促进黏膜生长；并能增强由葡萄糖引起的胰岛素释放作用。

(2)缩胆囊素(cholecystokinin,CCK)：缩胆囊素是多肽类激素，包括 CCK-58、CCK-39、CCK-33、CCK-22、CCK-8 等多种形式，其羧基端 8 个氨基酸肽段具有整个分子的全部活性，第 7 位上酪氨酸残基的硫酸化，对保持 CCK 的生物活性是必需的。

CCK 主要的生理作用是引起胆囊收缩和胆总管括约肌松弛，促进胰酶分泌。CCK 对胰腺有重要的营养作用，促进胰腺组织生长。CCK 可引起饱腹感，调节食物的摄入量，是人类重要的饱食因子。

(3)促胰液素：促胰液素为 27 个氨基酸残基组成的多肽，主要由分布在十二指肠黏膜的 S 细胞分泌，刺激其释放的主要因素是进入十二指肠腔的胃酸。

促胰液素的主要生理功能是促进胰液中水和 HCO_3^- 的分泌；刺激肝细胞分泌胆汁；加强 CCK 的促胰酶分泌作用；抑制胃泌素的释放及胃酸的分泌。

第二节　胃、肠、胰疾病的相关实验室检验

一、胃疾病常用的生物化学检验

1. 胃酸测定　胃酸(gastric acid)分泌量是衡量胃分泌功能的良好指标，常用单位时间氢离子的分泌量(mmol/h)表示。检测方法可分非刺激和刺激 2 类，刺激因子可选五肽胃泌素或磷酸组胺。

(1)方法

①胃酸浓度测定。用 NaOH 溶液滴定胃液至终点，则胃酸浓度(mmol/L)＝NaOH 浓度(mmol/L)×NaOH 消耗量(ml)/被滴定胃液量。

②基础胃酸分泌量(basic acid output,BAO)。基础胃酸分泌量为注射刺激剂前 1h 内抽取的胃液量乘以胃酸浓度。

③最大胃酸分泌量(maximal acid output,MAO)。最大胃酸分泌量为注射刺激剂后每 15min，共 4 次标本的酸度总和。

④高峰胃酸分泌量(peak acid output,PAO)：高峰胃酸分泌量做完 MAO 测定后，取最高和次高 2 次分泌量之和乘以 2，即为 PAO。

参考区间：空腹胃液游离酸为 0～30mmol/L，平均为 18mmol/L；总酸度为 10～50mmol/L，平均为 30mmol/L。BAO 为 2～5mmol/h，MAO 为 15～20mmol/h，PAO 为 (20.6±8.77)mmol/h，BAO/MAO 为 0.2。

(2)临床意义：胃酸测定是胃分泌功能检查中的一项重要内容。BAO 主要反映胃对神经、精神、体液因素等内源性刺激的应答。MAO 和 PAO 临床含义相同，都反映使用刺激物后，胃排酸量增加程度。临床诊断上一般可分为胃酸分泌增加和胃酸分泌减少 2 种情况。①胃酸增高。可见于消化性溃疡、卓-艾综合征、幽门梗阻、胆囊炎、阑尾炎等。②胃酸减少。可见于急性胃炎、慢性萎缩性胃炎、胃癌、恶性贫血及部分胃溃疡。

2. 胃蛋白酶原和胃蛋白酶的测定　人胃液中存在 7 种类型的胃蛋白酶原(pepsinogen,PG)，以 PGⅠ、PGⅡ和 PGⅢ型为主，其中 PGⅠ作用最强。PGⅠ和 PGⅡ均由胃体的主细胞所分泌，都可出现于血清中，仅 PGⅠ从尿中排出。

(1)方法：测定方法主要有放射免疫法和牛血清蛋白水解法。

参考区间：血清 PGⅠ为 25～100μg/L，PGⅡ为 5～20μg/L，胃蛋白酶为 40～60 U。胃液胃蛋白酶为 3.6～10.6U。

(2)临床意义：由于 PGⅠ完全由泌酸区的黏膜产生，所以与胃酸分泌的相关性较好，可作为胃分泌功能测定的辅助指标。PGⅠ和 PGⅡ含量增加提示消化性溃疡发病的危险性增加；PGⅠ增加有助于判断溃疡的活动性。胃溃疡时胃蛋白酶多为正常，十二指肠溃疡时明显升高；慢性十二指肠炎、胃扩张、慢性胃炎时活性减弱；恶性贫血时极低或无活性。

3. 胃泌素测定

(1)方法：体循环中至少有 5 种胃泌素，其中主要是 G-17 和 G-34，二者调节胃酸分泌的能力相

当,仅 G-34 的半衰期稍长。常用放射免疫法测定血清胃泌素,空腹参考值一般<150ng/L。

(2)临床意义:胃泌素虽然可刺激胃酸分泌,但高胃泌素血症时也可伴低酸分泌,因此高胃泌素血症必须结合基础酸分泌的情况进行分析(表 45-3)。

表 45-3 高胃泌素血症的临床意义

基础酸分泌	临床意义
正常或低分泌	胃溃疡、胃癌、萎缩性胃炎、恶性贫血、肝硬化、慢性胰腺炎、慢性肾衰竭、小肠大部切除、胃窦 G 细胞增生、迷走神经切除、嗜铬细胞瘤、非胰岛细胞瘤
6~15 mmol/h	慢性胃通道阻塞、胃窦功能亢进
>15 mmol/h	卓-艾综合征

二、胰腺疾病常用的生物化学检验

1. 淀粉酶测定

(1)原理和方法:见第 24 章。

(2)临床意义:血清淀粉酶明显升高大部分见于急性胰腺炎,是诊断急性胰腺炎简单而敏感的指标。但应注意活性升高的幅度和检测时间。一般血清淀粉酶在发病后 2~12h 开始升高,12~24h 达峰值,可超过参考区间 5~40 倍,持续 2~5d,测定值>500U 可作诊断。血清淀粉酶半衰期仅 2h 左右,如急性胰腺炎后血清淀粉酶长期不降,说明有淀粉酶持续从胰腺渗出,提示仍有炎症存在或有囊肿等并发症。许多疾病也会引起血清淀粉酶升高,包括严重腹内疾病(如急性胆囊炎、胆总管梗死、肠梗阻、消化性溃疡穿孔、急性阑尾炎、宫外妊娠等)、唾液腺疾病(如腮腺炎、唾液腺炎症等)、肿瘤(如卵巢囊肿、肺癌等)、肾功能不全、巨淀粉酶血症等。

淀粉酶包括胰腺淀粉酶(Pam)和唾液腺淀粉酶(Sam)2 种同工酶。测定淀粉酶同工酶的临床意义有:①协助急性胰腺炎的诊断,特别是在血清淀粉酶变化的窗口期外,因 Pam 升高常早于总淀粉酶升高,而持续时间更长。②判断高血清淀粉酶的来源,若 Sam 明显升高而 Pam 不高,应考虑由于腮腺疾病、肺癌等引起。③估计胰腺外分泌功能,Pam 降低程度与胰腺外分泌功能相关,严重胰腺外分泌功能障碍者 74%~100% Pam 降低。此检查为无创法,易被患者接受。④有助于巨淀粉酶的诊断,此时主要是 Sam 升高。

尿淀粉酶在急性胰腺炎发病后 12~24h 开始升高,可持续 1 周左右。尿淀粉酶测定比血清淀粉酶测定敏感,如高于参考值 1 倍以上,即有诊断意义。因尿淀粉酶升高时间较晚且持续升高时间比血淀粉酶长,故临床上测定尿淀粉酶可弥补测定血淀粉酶的不足。尿淀粉酶测定对巨淀粉酶血症的诊断有重要意义。巨淀粉酶血症时淀粉酶分子聚合或与免疫球蛋白结合形成大分子复合物,不易从肾小球滤过而造成血液中持续高水平,而尿淀粉酶反而可正常或降低。

淀粉酶对肌酐清除率比值(Cam/Ccr)测定可提高急性胰腺炎诊断的特异性。急性胰腺炎时由于体内激肽类物质增高而引起肾小球通透性增加且肾小管重吸收减少,使肾对淀粉酶的清除率增加,而对肌酐的清除率不变,因此二者清除率比值增高。Cam/Ccr 参考区间为 3.8%~5.3%,急性胰腺炎患者平均为 9.8%。Cam/Ccr 比值测定可排除肾衰竭等非胰腺疾病所致的淀粉酶活性升高,且对怀疑急性胰腺炎而血清淀粉酶正常的病人,更有诊断价值。

2. 胰腺外分泌功能试验 胰腺外分泌功能试验方法可分为直接法和间接法 2 类。直接试验是应用某些胃肠激素直接刺激胰腺分泌,通过十二指肠插管收集胰液进行分析,以了解胰腺外分泌功能,其敏感性和特异性较高,但因需要插管,病人不易接受,且耗时较长,试剂昂贵,难以在临床推广。因此近年来设计了多种间接试验,用试餐刺激胰腺分泌,测定胰酶分解产物,或测定粪便中脂肪间接反映胰腺外分泌功能状态,由于不需插管,方法简便,易于推广应用。各种胰外分泌功能试验见表 45-4。

表45-4 胰腺外分泌功能试验

试验名称	方法	检测指标	特点
(直接试验)			
促胰液素试验	静脉注射促胰液素前后,十二指肠插管收集胰液测定	胰液分泌量、碳酸氢盐、淀粉酶	是经典标准方法,有较好的敏感性和特异性,但需插管,试剂昂贵
促胰液素-胆囊收缩素试验	静脉注射两种激素前后,十二指肠插管收集胰液测定	与上同	增加刺激胰酶分泌
(间接试验)			
Lundh餐试验	十二指肠插管收集标准试餐后的胰液测定	胰液中的胰蛋白酶	用生理性进餐刺激产生内源性激素代替昂贵的外源性激素,不良反应小,但需插管,要求胃肠功能正常
BT-PABA试验	随餐摄入的BT-PABA在小肠被胰糜蛋白酶分解为PABA,吸收后经肾排除,测定PABA吸收量	血和尿中PABA	BT-PABA*分解程度与胰酶分泌相关,是简便的胰功能试验,对轻度功能失常诊断灵敏度低,小肠吸收不良和肾功能障碍影响结果
月桂酸荧光素试验	随试餐摄入的月桂酸荧光素在肠道被胰芳香脂酶分解为游离荧光素,吸收后经肾排出,测定荧光素的吸收量	尿中游离荧光素	月桂酸荧光素分解与胆盐浓度有关,故本试验还可了解胆盐分泌情况。小肠及肾功能也影响试验
苏丹Ⅲ染色试验	进餐中脂肪被胰脂肪酶消化吸收,测定粪便中排出的剩余脂肪量	粪便用苏丹Ⅲ染色后镜检脂肪滴	方法简便易行,为初筛试验,敏感性差,影响因素多,不易鉴别胰源性或肠源性吸收不良
胰多肽试验	进餐后胰液分泌的胰多肽可显著增高,测定进餐前后胰多肽水平的变化	血清胰多肽	方法简便,特异性高,影响因素少
双标记Schilling试验	进食后的维生素B_{12}在胃酸性环境中与R蛋白结合物R-B_{12}被小肠胰蛋白酶降解后,释放出的B_{12}才能与内因子IF形成IF-B_{12}复合物被吸收,服用^{57}Co标记IF-B_{12}和^{58}Co标记R-B_{12}后测定尿中二者比值	24h尿中排出的R-B_{12}/IF-B_{12}放射活性比值	胰功能不全者比值下降,加用必需氨基酸刺激胰腺可提高试验敏感性,本法简便、快速,但试验条件要求较高

BT-PABA:苯甲酰-酪氨酰-对氨基苯甲酸

第三节 常见胃、肠、胰疾病的实验室检验

一、胃 炎

胃炎是指任何病因引起的胃黏膜炎症,常伴有上皮损伤和细胞再生。按临床的缓急和病程的长短,一般将胃炎分为急性胃炎和慢性胃炎。

1. 急性胃炎病因与发病机制 急性胃炎是由多种病因引起的急性胃黏膜炎症。急性发病,常表现为上腹部症状。内镜检查可见胃黏膜充血、水肿、出血、糜烂(可伴有浅表溃疡)等一过性病变。病理组织学特征为胃黏膜固有层有中性粒细胞为主的炎症细胞浸润。

(1)药物:常见的有非甾体抗炎药(nonsteroidal anti-inflammatory drug,NSAID)阿司匹林、吲哚美辛等、某些抗肿瘤药物、口服氯化钾或铁剂等。这些药物直接损伤胃黏膜上皮层。

(2)应激:严重创伤、大手术、大面积烧伤、颅内病变、败血症及其他严重脏器病变或多器官功能衰竭等均可引起胃黏膜糜烂、出血,严重者发生急性溃疡并大量出血。

(3)乙醇:乙醇具有亲脂性和溶脂能力,高浓度乙醇可直接破坏胃黏膜屏障。

2. 慢性胃炎病因与发病机制

(1)幽门螺杆菌感染:幽门螺杆菌具有鞭毛,能在胃内穿过黏液层移向胃黏膜,其所分泌的黏附素使其紧贴上皮细胞,其释放尿素酶分解尿素产生NH_3从而保持细菌周围中性环境,幽门螺杆菌的这些特点有利于其在胃黏膜表面定位。通过上述产氨作用、分泌空泡毒素A(VacA)等物质而引起细胞损害;其细胞毒素相关基因(cagA)蛋白能引起强烈的炎症反应;其菌体胞壁还可以作为抗原诱导免疫反应。这些因素的长期存在导致胃黏膜慢性炎症。

(2)饮食和环境因素:长期幽门螺杆菌感染,在部分患者可发生胃黏膜萎缩和肠化生,即发展为慢性多灶萎缩性胃炎。但幽门螺杆菌感染者胃黏膜萎缩和肠化生的发生率存在很大的地区差异,如印度、非洲、东南亚等地人群幽门螺杆菌感染率与日本、韩国、哥伦比亚等国相当甚至更高,但前者胃黏膜萎缩和肠化生发生率却远低于后者。我国地区间的比较也存在类似情况。世界范围的对比研究显示萎缩和肠化生发生率的地区差异大体与地区间胃癌发病率的差异相平行,这提示慢性萎缩胃炎的发生和发展还涉及幽门螺杆菌感染之外的其他因素,如饮食中高盐和缺乏新鲜蔬菜水果与胃黏膜萎缩、肠化生以及胃癌的发生密切相关。

(3)自身免疫:自身免疫性胃炎以富含壁细胞的胃体黏膜萎缩为主;患者血液中存在自身抗体如壁细胞抗体(parietal cell antibody,PCA),伴恶性贫血者还可查到内因子抗体(intrinsic factor antibody,IFA);自身抗体攻击壁细胞,使壁细胞总数减少,导致胃酸分泌减少或丧失;由壁细胞分泌的内因子丧失,引起维生素B_{12}吸收不良导致恶性贫血。

(4)其他因素:幽门括约肌功能不全时含胆汁和胰液的十二指肠液反流入胃,可削弱胃黏膜屏障功能。其他外源因素,如酗酒、服用NSAID等药物、某些刺激性食物等均可反复损伤胃黏膜。

3. 实验室及相关检查

(1)胃镜及活组织检查:胃镜检查并同时取活组织做组织学病理检查是最可靠的诊断方法。

(2)幽门螺杆菌检测:幽门螺杆菌检查常用胃黏膜组织活检进行快速尿素酶试验、革兰染色镜检、ELISA法检测血清抗体、^{14}C呼气试验及10%CO_2分离培养。如果培养阳性即可确诊。消化性溃疡,胃及十二指肠黏膜分离培养阳性率分别为57%~85%及86%~96%;慢性胃炎,胃黏膜分离培养阳性率85%;十二指肠炎,分离培养阳性率高,如果在活动期可高达100%。

^{14}C呼气试验是检测幽门螺杆菌感染非常成熟的一种方法,其原理是幽门螺杆菌的尿素酶能把尿素分解成CO_2和NH_3,用不同的核素标记尿素分子中的碳原子和氮原子,然后让被试者口服一定量的标记尿素,定时收集呼出的气体或排出的尿液,检测其中标记CO_2和NH_3的排除率,即可准确地反映幽门螺杆菌在胃中的存在。幽门螺杆菌是人胃内唯一富含尿素酶的细菌,口服的尿素均匀分布于胃内,胃内任何一处有幽门螺杆菌感染都能接触到尿素,故该法十分敏感和准确,是国际上公认的幽门螺杆菌诊断的"金标准"之一。

(3)自身免疫性胃炎的相关检查:疑为自身免疫性胃炎者应检测血PCA和IFA抗体,如为该病PCA多呈阳性,伴恶性贫血时IFA多呈阳性。血清维生素B_{12}浓度检测及维生素B_{12}吸收试验有助于恶性贫血诊断。当胃体黏膜出现明显萎缩时空腹血清胃泌素水平明显升高而胃液分析显示胃酸分泌缺乏(多灶性萎缩性胃炎血清胃泌素正常或偏低,胃酸分泌正常或偏低)。

(4)血清胃泌素:G17、胃蛋白酶原(PG)Ⅰ和Ⅱ测定胃体萎缩者血清胃泌素G17水平显著升高、PGⅠ和PGⅠ/PGⅡ比值明显降低;胃窦萎缩者血清胃泌素G17水平下降、胃蛋白酶原Ⅰ和(或)Ⅱ比值正常;全胃萎缩者则二者均低。

二、消化性溃疡

消化性溃疡(peptic ulcer,PU)是指消化道暴露于胃酸及胃蛋白酶的任何部位的溃疡,因其发生与胃酸及胃蛋白酶的"消化作用"有关而得名。溃疡的黏膜缺损超过黏膜肌层,不同于糜烂。人群中消化性溃疡患病率高达5%~10%,以发生在胃和十二指肠最为多见,分别称之为胃溃疡和十二指肠溃疡。

1. 病因与发病机制　消化性溃疡的病因及发病机制尚未完全清楚，目前比较一致的观点是：对胃和十二指肠黏膜有损害作用的攻击因子与黏膜自身防御因子之间失去平衡则可致病。胃溃疡以防御因子作用减弱为主要致病因素，而十二指肠溃疡以攻击因子作用增强为主要致病因素。

(1) 攻击因子作用增强：胃黏膜经常遭受内源性或外源性损伤因子的攻击，内源性者主要是盐酸、胃蛋白酶及胆盐；外源性者主要为食物成分、细菌感染、药物、乙醇等。

① 幽门螺杆菌感染。1982 年 Marshall 和 Warran 从慢性活动性胃炎患者的胃窦黏膜标本中分离培养出幽门螺杆菌（Helicobacter pylori, Hp），发现 Hp 是导致多种上消化道疾病包括慢性胃炎和消化性溃疡的主要病因之一。Hp 为一种微需氧、带鞭毛的螺旋形革兰阴性菌。Hp 可借助其螺旋状菌体及鞭毛结构特点穿透其他细菌不易通过的胃黏膜表面不溶性黏液层而定居于胃的黏液层。Hp 能分泌高活性的尿素酶，分解组织内尿素产生氨。氨可使胃黏膜的跨膜电位下降，抑制 Na^+-K^+-ATP 酶活性，阻止 H^+ 由黏膜内向胃腔主动转运，促使胃腔 H^+ 逆向扩散而致溃疡形成。氨增多还能干扰胃酸对胃泌素的反馈抑制，导致胃泌素分泌增多和壁细胞增生，促进胃酸分泌。

② 胃酸和胃蛋白酶。局部溃疡的形成是胃壁或十二指肠壁组织被胃酸和胃蛋白酶消化的结果，这种自我消化过程是溃疡形成的直接原因。

③ 某些化学因素的损伤作用。某些药物如阿司匹林等非甾体消炎药（NSAID）可引起胃黏膜的损害。这些药物除了对胃肠黏膜的直接刺激和损伤外，还能通过抑制内源性前列腺素的合成、降低胃和十二指肠黏膜血流量以及削弱胃黏膜屏障功能使胃黏膜的保护作用受到损害。

乙醇可引起胃黏膜微静脉收缩，导致血流淤滞及黏膜缺血，破坏胃黏膜屏障；还能抑制环氧合酶活性而阻碍前列腺素的合成。

(2) 防御因子功能减弱

① 胃黏膜保护功能减弱。胃黏膜屏障和黏液-HCO_3^- 屏障完整是胃黏膜保护的结构基础。若黏膜细胞自身受损及攻击因子的作用使黏膜屏障功能破坏，则引起 H^+ 的回渗，加速自身消化，从而导致溃疡的形成。

② 胃黏膜血供障碍。正常胃黏膜血流对维持黏膜内正常酸碱度、增强黏膜抵抗力具有重要作用。胃黏膜屏障功能正常必须依靠充足的血液供应。胃黏膜血供减少后，胃黏膜抵抗力降低，易受胃酸侵蚀，常引起胃黏膜溃疡。

③ 其他防御因子作用减弱。胃黏膜合成的内源性前列腺素能抑制胃酸的分泌，刺激胃黏液、糖蛋白及 HCO_3^- 分泌，引起血管扩张增加血流量，促进胃黏膜细胞内 DNA、RNA 和蛋白质合成，增强胃黏膜上皮对攻击因子的抵抗力。表皮生长因子（EGF）能抑制胃酸分泌，促进黏膜细胞和壁细胞增殖，增强细胞保护作用。生长抑素（somatostatin, SS）能够抑制胃酸、胃泌素的分泌，具有保护胃黏膜作用。上述防御因子若合成、分泌减少，必将减弱胃黏膜的保护功能，促进溃疡的形成。

2. 实验室检查

(1) 胃酸测定。胃酸是引起胃和十二指肠黏膜损伤的主要因素。十二指肠溃疡患者常有胃酸分泌过多，其基础胃酸分泌量（BAO）和最大胃酸分泌量（MAO）均明显增高。有高胃酸分泌的十二指肠溃疡患者发生出血、穿孔等并发症的机会较大；十二指肠溃疡手术后若 BAO 仍 $>$5mmol/h，MAO $>$15mmol/h 时，应考虑溃疡复发的可能。胃溃疡患者胃酸分泌多正常或稍高于正常，但有些患者胃酸分泌不增反降，可能原因是这些患者胃黏膜结构的缺陷使 H^+ 自胃反向弥散入黏膜。

(2) 幽门螺杆菌（Hp）检测：胃溃疡患者 Hp 检出率可达 72%～100%，十二指肠溃疡为 73%～100%。Hp 检测还有助于观察溃疡愈合及复发情况。

(3) 胃蛋白酶原和胃蛋白酶测定：血清 PGⅠ高者易发生十二指肠溃疡，而胃溃疡患者多为 PGⅡ增高、PGⅠ/PGⅡ比值降低。胃溃疡时胃蛋白酶多为正常，十二指肠溃疡时胃蛋白酶明显增高。

(4) 血清胃泌素测定：胃溃疡患者血清胃泌素较正常人稍高，而十二指肠溃疡患者餐后应答较正常人为强。血清胃泌素水平一般与胃酸分泌成反比，高胃泌素血症的胃溃疡患者基础胃酸分泌不高，甚至可降低。

三、胰　腺　炎

胰腺炎可分为急性和慢性 2 类，急性胰腺炎可复发但一般不会进展为慢性，而慢性胰腺炎为慢性损害引起，即使已将病因去除，仍持续存在并常有发展。

1. 急性胰腺炎病因与发病机制　急性胰腺炎(acute pancreatitis,AP)是指各种原因所致胰腺内酶原群激活,发生胰腺自身及其周围脏器的自我消化而引起的炎症性疾病,是一种常见的急腹症。临床上根据病理变化一般分为单纯水肿型和出血坏死型2类。前者常见,以突发的上腹部疼痛、恶心、呕吐及血清、尿淀粉酶升高为主要表现,病程1周左右,预后良好。后者少见,但病情严重,易并发休克、腹膜炎等,病死率高。

(1)梗阻与反流:约50%的急性胰腺炎由胆道结石、炎症和胆道蛔虫引起,尤以胆结石最为常见。上述疾病可引起壶腹部梗阻,及胆汁潴留超过胰管压力,倒流入胰管,激活胰酶。

(2)酗酒和暴饮暴食:可使胰液分泌过多,酗酒还可引起十二指肠乳头水肿与Oddi括约肌痉挛,如伴呕吐可导致十二指肠内压骤增,引起十二指肠液反流激活胰酶而致病。

(3)感染:肝胆炎症时病原菌可通过淋巴管进入胰腺,也可发生血行感染,或肠道细菌由寄生虫携入胰管。一些急性传染病如流行性腮腺炎、病毒性肝炎以及柯萨奇病毒感染等可伴有AP。

(4)内分泌与代谢障碍:任何引起高钙血症的原因(如甲状旁腺肿瘤、维生素D过量等)均可产生胰管钙化、增加胰液分泌和促进胰蛋白酶原激活。家族性高脂血症可使胰液内脂质沉着,引发AP。

(5)药物:一些药物如利尿药、肾上腺皮质激素、四环素、硫唑嘌呤等通过不同机制对胰腺造成毒性损害。

(6)手术与创伤:损伤胰腺血管、胰胆管造影(ERCP)也可引发急AP。

各种病因引起的急性胰腺炎虽然致病途径不同,但却具有共同的发病过程,即胰腺各种消化酶被激活所导致的自身消化作用。

2. 慢性胰腺炎病因与发病机制　慢性胰腺炎(chronic pancreatitis,CP)是由各种原因引起的胰腺组织结构和功能持续性、进行性和不可逆性损害。其临床表现主要为长期反复发作的腹痛、腹泻、消瘦、糖尿病等。慢性胰腺炎的发病因素与急性胰腺炎相似,主要有胆道疾病、酒精中毒、甲状旁腺功能亢进、高脂血症、手术和外伤、遗传因素等,大多由急性胰腺炎长期存在或反复发作而致。此外,尚有10%~30%病因不明的特发性胰腺炎。

3. 实验室检查　胰腺酶和胰外分泌功能试验仍是常用的诊断方法。胰腺酶检测包括淀粉酶、脂肪酶、蛋白酶等。胰腺外分泌功能主要用于诊断慢性胰腺炎及胰腺癌等病变所致的胰外分泌功能障碍。

(1)酶学检测

①淀粉酶:淀粉酶活性升高的程度与胰腺炎损伤程度不一定成平行关系,但活性愈高,诊断的正确率愈高。慢性胰腺炎早期淀粉酶活性可一过性增高,后期可不增高或增高不明显。

②脂肪酶。血清脂肪酶活性在急性胰腺炎发病后2~12h升高,24h达峰值,一般可持续8~15d。脂肪酶活性升高与淀粉酶基本平行,特异性高于淀粉酶。肾小球滤过的脂肪酶可被肾小管全部重吸收,所以尿中一般测不到脂肪酶活性。因脂肪酶在急性胰腺炎病程中持续升高的时间比淀粉酶长,故测定血清脂肪酶可用于急性胰腺炎后期的诊断,特别是在血清淀粉酶和尿淀粉酶已恢复正常时,更有诊断意义(图45-2)。此外,有些疾病如腮腺炎伴发腹痛时,可用脂肪酶作鉴别诊断,因为单纯腮腺炎时,只表现为淀粉酶升高而脂肪酶正常。

③胰蛋白酶。虽然胰液中含有大量的胰蛋白酶,正常时却很少进入血循环。血清放免法测定参考值<400μg/L,急性胰腺炎时可增高10~40倍,阳性率约为淀粉酶的2倍。检测尿中的胰蛋白酶原-2方法简单,灵敏度高,与胰腺炎的严重程度有很好的相关性。有研究报道急性胰腺炎时尿胰蛋白酶原-2检测的特异性为95%,敏感性为94%,优于淀粉酶,是1个比较敏感而特异的诊断指标,可作为急诊时的筛选试验。

④磷脂酶A_2。磷脂酶A_2由胰腺腺泡合成,以前磷脂酶A_2的酶原形式由胰腺分泌,其激活时在氨基端裂解下来的一段多肽称为磷脂酶A_2活性肽(PLAP)。急性胰腺炎时磷脂酶A_2活性升高,其升高水平与疾病严重程度、预后密切相关,诊断急性坏死型胰腺炎的敏感性为75%,特异性为78%,阳性预测值71%。PLAP的浓度可反映磷脂酶的激活情况,利用放免法测定尿PLAP的峰值出现在急性胰腺炎发作后12~24h,且与疾病的严重程度正相关,是较灵敏的诊断指标。

(2)C反应蛋白(C-reactive protein,CRP):CRP水平对急性胰腺炎的早期诊断很有价值,并有助于评估病情的严重程度。以CRP浓度120mg/L作为区别水肿型和坏死型急性胰腺炎的临界值,其

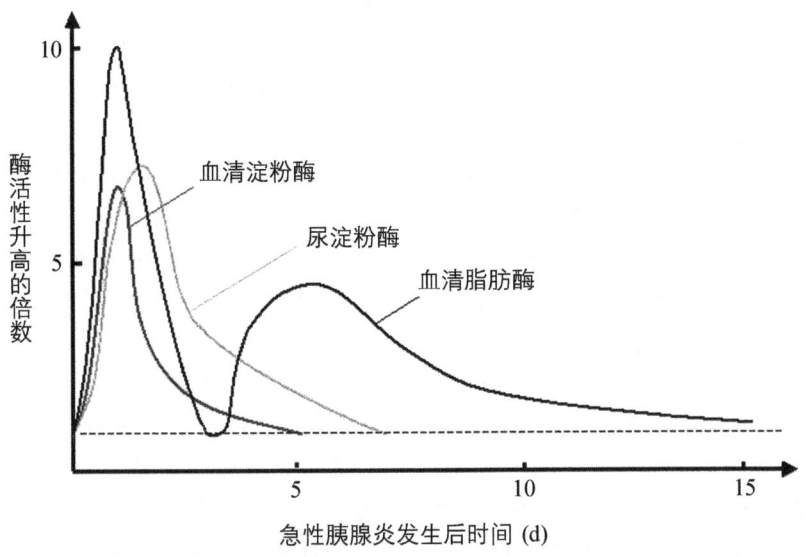

图 45-2 急性胰腺炎后不同酶活性的变化

诊断准确率达 85%。其他急性时相反应蛋白如 α_2-巨球蛋白、纤维蛋白原、α_1-抗胰蛋白酶、α_1-抗糜蛋白酶等对急性胰腺炎的诊断价值与 CRP 相似。

(3) 其他生化检查：暂时性血糖升高常见，可能与胰岛素释放减少和胰高血糖素释放增加有关。持久的空腹血糖＞10mmol/L 反映胰腺坏死，提示预后不良。高胆红素血症可见于少数患者，多于发病后 4～7d 恢复正常。血清 AST、LDH 可增加。暂时性低钙血症（＜2mmol/L）常见于重症急性胰腺炎，低血钙程度与临床严重程度平行，若血钙＜1.5mmol/L 以下提示预后不良。AP 时可出现高三酰甘油血症，这种情况可能是病因或是后果，后者在急性期过后可恢复正常。

(4) 胰腺外分泌功能试验：分为直接试验和间接试验，直接分泌试验是利用胃肠激素直接刺激胰腺测定胰液和胰酶的分泌量作为判断胰腺疾病的参数。间接试验是应用试餐刺激胃肠分泌胃肠激素进而测定胰腺外分泌功能，或者基于胰腺功能降低使粪中未吸收食物（蛋白、脂肪）增加，血、粪中酶含量降低，一些合成物质（月桂酸荧光素、核素标记底物）在肠腔被胰酶分解，通过测定血、尿、粪、呼气中这些被水解物质的浓度降低程度来评估胰腺外分泌功能。主要有下列试验。

① 胰泌素试验。用胰泌素刺激胰腺后，观察胰液分泌量，HCO_3^- 和胰酶的含量。如 HCO_3^- 排出＜10mmol/20min，或胰液量＜80ml/20min 则提示分泌功能受损。

② Lundh 试验。用特定饮食刺激胰腺分泌，从双腔管抽吸胰液，测定其中某些胰酶的活力。此法费时，烦琐，现渐少用。

③ 胰功肽试验（N-苯甲酰-L 酪氨酰对氨苯甲酸，简称 BT-PABA 试验）。BT-PABA 是一种人工合成肽，口服后经胰液的作用可分解成 PABA，自小肠吸收而从尿中排泄。当胰腺外分泌功能减退，糜蛋白酶分泌不足时，可致尿 PABA 含量减少，约为正常量的 60%。此方法简便易行，近来多用此法。

④ 血清胆囊收缩素-胰泌素（CCK-PZ）含量测定。免疫法测定血中 CCK-PZ 含量为当前诊断 CP 的较好方法。由于本病胰酶分泌减少，对 CCK-PZ 的反馈性抑制消失或减弱，故血清中 CCK-PZ 浓度明显高于参考值（60pg/ml）。

四、胰 腺 癌

1. 病因与发病机制　病因与发病机制至今未明。临床资料分析表明，可能是多种因素长期共同作用的结果，大量吸烟、饮酒、饮咖啡者，糖尿病患者，慢性胰腺炎患者发病率较高，胰腺癌的发生率也可能与内分泌有关，其根据是男性发病率较绝经期前的女性为高，女性在绝经期后则发病率上升，长期接触某些化学物质如 F-萘酸胺、联苯胺、烃化物等可与胰腺癌有关。遗传因素与胰腺癌的发病也有一定关系。

分子生物学研究提示：癌基因激活与抑癌基因

失活以及 DNA 修复基因异常在胰腺癌的发生中起重要作用,如 90% 的胰腺癌患者可有 K-ras 基因第 12 密码子的点突变。

2. 实验室检查

(1)糖蛋白类抗原标志物:与胰腺癌诊断相关的糖蛋白类抗原主要有 CA19-9、CA242、CA50、CA72-4 等。其中 CA19-9 是目前临床上最有诊断价值也是应用最多的一种肿瘤相关抗原,其血清临界值为 37kU/L,肿瘤普查的分界值为 120 kU/L,高于此值者,应高度怀疑胰腺癌。CA19-9 诊断胰腺癌的敏感性超过 90%,但特异性较低,约 75%,胆、胰良性疾病、胃肠道良、恶性病变时也可升高。血清 CA19-9 水平也是判断预后的重要指标,如果肿瘤切除后 CA19-9 降至正常,预后较好。CA242 的血清分界值为 20 kU/L,诊断胰腺癌的敏感性为 74%,特异性为 91%,虽然与 CA19-9 相比敏感性稍差,但特异性较高,且在良性肝、胆、胰疾病时升高不如 CA19-9 显著,也是较好的胰腺癌诊断指标。

(2)基因类标志物:胰腺癌相关的原癌基因主要有 k-ras、c-myc、c-fos 等,其阳性表达与胰腺癌关系最密切的为 k-ras。通过细针穿刺活检获得胰组织进行 k-ras 突变的检测其阳性率可在 90% 以上,远高于其他肿瘤的突变率。抑癌基因 p53、p16 在 50% 以上的胰腺癌中存在失活现象。约 70% 胰腺癌存在 p53 突变。

(3)其他标志物:乳铁蛋白(lactoferin)是一种含铁黏蛋白,存在于胰液和其他外分泌液中,胰腺癌患者胰液中的乳铁蛋白占胰液总蛋白的浓度百分比较慢性胰腺炎呈明显降低,是临床鉴别胰腺癌和慢性胰腺炎的方法之一。

(鞠少卿)

■ 参考文献

葛均波,徐永传.2013.内科学.8 版.北京:人民卫生出版社.

第 46 章

肾疾病检验

> **大　纲**
> **了解** 肾的基本结构；急进性肾小球肾炎、慢性肾小球肾炎、无症状性血尿或（和）蛋白尿肾病的病因、发病机制；肾病综合征的发病机制；近端肾小管酸中毒、高血钾型远端肾小管酸中毒的主要特征；尿路感染的病因和发病机制、实验室检查。
> **熟悉** 肾的生理功能；肾功能生化指标的测定原理与方法；急性肾小球肾炎的病因和发病机制；肾病综合征的诊断标准和病因。掌握肾病综合征的实验室检查；低血钾型远端肾小管酸中毒的病因和发病机制；急性肾损伤的病因和发病机制；慢性肾病的分期方法。
> **掌握** 肾功能生化指标的临床意义；急性肾小球肾炎、急进性肾小球肾炎、慢性肾小球肾炎的实验室检查；低血钾型远端肾小管酸中毒的实验室检查；急性肾损伤的实验室检查；慢性肾病的实验室检查。

第一节　概　　述

一、肾的基本结构

肾是实质性器官，肾实质分为皮质和髓质两部分，其基本功能单位称为肾单位（nephron）。人体每个肾大约含 100 万个肾单位。每个肾单位均由肾小体和肾小管组成。肾小体包含肾小球和肾小囊，肾小球为成团的毛细血管簇，肾小囊则为包被肾小球的两层上皮细胞形成的囊腔，肾小囊腔开口处即延续为肾小管。肾小管的两端弯曲，分别称为近端（曲）小管和远端（曲）小管，与肾小体共同位于肾皮质部，远端小管与集合管相联；中间段则为呈"U"形折返走行在髓质部的肾小管髓襻。

```
         ┌ 肾小体 ┌ 肾小球
         │        └ 肾小囊　囊腔开口处延续为近端小管
肾单位 ┤
         │        ┌ 近端（曲）小管
         └ 肾小管 ┤ 髓襻
                  └ 远端（曲）小管　与集合管相联
```

二、肾的生理功能

肾的生理功能是排泄代谢产物及调节水、电解质和酸碱平衡，维持机体内环境稳定。主要通过肾小球滤过、肾小管和集合管的重吸收及分泌（排泄）而完成。

肾小球滤膜由毛细血管内皮细胞、基底膜和足细胞（肾小囊脏层上皮细胞）构成。足细胞通过稀疏的足突附着于基底膜上，可允许血液中除细胞和大分子蛋白外的其他物质自由通透，形成"孔径屏障"。在基底膜上富含带负电荷的糖蛋白，可阻止血浆中直径接近小孔径但带负电荷蛋白滤过，此即肾小球滤膜的"电荷屏障"。肾小球毛细血管直接发自入球小动脉，压力达 45mmHg，超过血浆胶体渗透压（25mmHg）和肾小囊腔静水压（10mmHg）之和，形成有效滤过压。当足够的血液流经肾小球时，在有效滤过压的作用下，大量水和小分子物质及少数分子量较小的蛋白滤入肾小囊腔，形成原尿。单位时间内两肾生成的原尿量称肾小球滤过率（glomerular filtration rate，GFR）。

各段肾小管可对原尿中的成分选择性地重吸收，并通过离子交换或直接分泌某些物质。近端小管可重吸收原尿中约70%的Na^+、K^+、Cl^-和水，以及几乎全部葡萄糖、氨基酸及蛋白。原尿中约70% $NaHCO_3$在近端小管通过H^+-Na^+交换的方式被重吸收，同时有等摩尔H^+被分泌入原尿，这是维持体内酸碱平衡的机制之一。此外，近端小管还可主动分泌有机酸、碱类代谢物。

髓袢降支段几乎仅对水通透而不重吸收溶质，可重吸收约15%的水。升支段对水的通透性极低，却可主动重吸收原尿中约20%的Na^+、K^+、Cl^-及绝大部分Ca^{2+}、Mg^{2+}等离子。另外，升支段对尿素有良好通透性，原尿中约50%的尿素在此被重吸收。髓袢段在尿液浓缩稀释等功能中起重要作用。

远曲小管和集合管在醛固酮和抗利尿激素（血管升压素）的调节下，主要进行离子交换和水的重吸收，在决定终尿质和量方面起重要作用。远端小管和集合管还分泌NH_3^+，NH_3^+与H^+结合成不被重吸收的NH_4^+排出。铵盐的生成不仅促进排H^+，也促进HCO_3^-重吸收，调节机体酸碱平衡。

通过上述作用，最终形成的尿仅约占原尿量1%，汇集于肾小盏、肾盂经输尿管流入膀胱贮存。

肾脏还是内分泌器官，能分泌一些生物活性物质调节机体的功能，如肾素、前列腺素、活性维生素D_3、促红细胞生成素等。肾功能调节包括自身调节和神经-体液调节两种机制。肾主要由交感神经支配。参与体液调节的物质主要有抗利尿激素、醛固酮、尿钠肽等。

第二节 肾功能的生化检验

肾功能的生化检验主要分为肾小球功能检测、肾小管功能检测及肾小管酸中毒的检测等。

肾小球滤过率（GFR）反映了肾小球的主要功能，以微穿刺法测得正常成人GFR为125 ml/(min·1.73m²)体表面积或120～160 ml/min。此法显然不能在临床常规应用，但可用某些合适的内源性或外源性物质的肾血浆清除率试验（clearance，C）反映GFR。清除率是指单位时间内（常为每分钟）肾能将多少毫升血浆中的某种物质完全清除，即C=U·V/P。式中U为尿中该物质的浓度，V为每分钟尿量（ml/min），P为该时间血浆中该物质的浓度，清除率单位为ml/min。用作反映GFR的理想物质应满足：分子量小并不与血浆蛋白结合，从而可经肾小球自由滤过；不被肾小管重吸收或排泌；内源性物质生成量要较恒定，并是终末代谢物；外源性物质则为不在体内代谢转化的无毒物质。

菊糖（inulin）具有分子量小（约5200），不在体内代谢，不与血浆蛋白结合，从而可经肾小球自由滤过，同时又完全不被肾小管和集合管重吸收，也不被分泌到原尿中等优点，所以单位时间内从肾小球滤过到肾小管中的菊糖量等于尿中排除的菊糖量，故菊糖清除率可代表肾小球率过滤，被认为是测定GFR的"金标准"。但菊糖是外源性物质，测定方法繁杂，因此尚未能在临床上广泛开展。

α_1-微球蛋白（α_1-microglobulin，α_1-MG）与β_2-微球蛋白（β_2-microglobulin，β_2-MG）等由于分子量小并不和血浆蛋白结合，可自由滤入原尿，但原尿中几乎在近端肾小管胞饮摄取并降解，仅微量自尿中排出，因此测定尿这些蛋白质的浓度可反映近端肾小管的重吸收功能。尿渗量及自由水清除率测定一般反映远端肾小管的浓缩稀释功能。

本文主要论述临床常用的肾功能检测项目。

一、血清肌酐及内生肌酐清除率测定

1. 测定原理与方法　血中的肌酐（creatinine，Cr）由外源性肌酐和内生性肌酐两类组成。机体每20g肌肉每天代谢产生1mg肌酐。同一个体每天生成的肌酐量相对衡定。除少量经肾小管阴离子通道排泌外，绝大部分由肾小球滤过进入原尿，并且不被肾小管重吸收。因此，若能控制外源性肌酐摄取，肌酐可作为较理想的清除率试验内源性物质。利用肌酐可和碱性苦味酸盐生成黄红色复合物，在510nm波长比色，可定量检测肌酐，此即苦味酸法或Jaffe法。亦可采用酶偶联法测定，即肌酐在肌酐水合酶催化下生成肌酸，以肌酸作为酶底物进一步进行酶偶联反应，临床上使用较多的是肌酐酶偶联肌氨酸氧化酶，以Trinder反应测定肌酐浓度。

肌酐测定包括血清（浆）肌酐浓度和内生肌酐清除率（endogenous creatinine clearance，Ccr）。前法为随机采血。后法则是在严格禁食肉类、咖啡、茶等外源性肌酐来源，并避免剧烈运动，停用利尿药，充分饮水后准确收集24h或4h尿，混匀计量，其间采血。分别测定血清（浆）和尿肌酐浓度，按下式计算Ccr：

$$C_{Cr} = \frac{\text{尿肌酐浓度} \times \text{每分钟尿量(ml/min)}}{\text{血肌酐浓度}}$$

为排除体重、身高的影响，可用 $1.73m^2$ 的标准体表面积，按受检者体表面积校准，即将上法算得的 $Ccr \times 1.73m^2$/受检者体表面积(m^2)。

近年来学者们根据一些常规肾功能测量指标结合身高、性别、年龄、种族等计算估计的GFR（简称eGFR），如美国MDRD研究工作组基于1070例西方慢性肾病基线数据资料开发出MDRD方程，但由于种族不同显然不适合亚裔人群。2006年全国eGFR课题协作组基于我国684例慢性肾病患者基线资料，计算公式 eGFR=175×血肌酐$^{-1.234}$×年龄$^{-0.179}$×[女性×0.79]。但又有很多作者根据不同原理开发了许多eGFR计算公式，目前尚未获得一致认识。

由于肾小管可部分排泌Cr，尤其在血Cr高浓度时肾小管排泌明显增多，故在严重肾小球滤过功能损害者，Ccr与GFR间会出现分离现象。

以苦味酸法检测肌酐时，样品中存在头孢菌素类抗生素、维生素C等药物可致假性肌酐升高。酶法测定有较高的特异性，因此参考区间略低于苦味酸法。因剧烈运动、肌损伤等原因可致血和尿中肌酸升高。此外，体内存在较多经肾小球阴离子通道排泌的青霉素等药物及内源性物质时，可竞争性抑制肌酐排泌，致血肌酐升高而尿肌酐减少，降低Ccr值。而尿量低于0.5ml/min，可使Ccr明显降低，故测定前应充分饮水，保证尿量在1～2ml/min。

2. 临床意义　血肌酐正常参考值男性高于女性。40岁后随年龄增加，Ccr逐年下降，70岁时约为青壮年的60%。

（1）判断肾小球损害的敏感指标：当GFR降低到正常值的50%，Ccr测定值可低至50ml/min，但血肌酐、尿素测定仍可在正常范围，故Ccr是较早反映GFR的敏感指标。

（2）评估肾功能损害程度：血Cr持续升高，提示已有严重肾小球损害。而Ccr降低可发现较早期的损害，据此可将肾功能损害程度分为4期，详见本章第七节。应注意血Cr浓度较高时通过肾小管排泌的量明显增多，故在严重肾小球滤过功能损害者，Ccr与GFR间会出现分离现象。

（3）指导治疗：Ccr低于40ml/min时，应限制蛋白摄入。低于30ml/min时噻嗪类等中效利尿药治疗往往无效，不应使用。低于10ml/min时呋塞米（速尿）等高效利尿药疗效也明显降低，并为进行人工肾透析治疗的指征。此外，对于氨基苷类抗生素等主要以原型药物经肾小球滤过排泄的药物，Ccr降低时，清除半衰期延长，应根据Ccr减少剂量或延长用药间隔时间，避免中毒。

二、血清尿素测定

1. 测定原理与方法　尿素（urea）又称脲，是体内氨基酸分解代谢终产物，分子量仅60并且不与血浆蛋白结合，故可经肾小球自由滤过。但进入原尿中的尿素为40%～60%在肾小管和集合管被重吸收，其重吸收量与该部位的水重吸收量同受抗利尿激素（ADH）调控。各种原因致ADH分泌增多，血尿素升高；而肾小管病变可因重吸收减少，血浓度降低。体内尿素的生成不如肌酐恒定，尚有少量尿素可经汗液、胆道排泄。血尿素浓度取决于机体蛋白质的分解代谢、食物中蛋白量及肾脏的排泄能力。因上述原因，在反映肾小球滤过功能上，血清尿素（serum urea，SU）不如血肌酐理想。

SU的测定方法大体上可归纳为酶学方法和化学方法。酶学方法先用尿素酶将尿素分解成铵离子（NH_4）和碳酸根，然后用波氏反应或谷氨酸脱氢酶法，测定反应过程中的铵离子生成量。化学方法是用二乙酰一肟直接与尿素反应，缩合成红色二嗪化合物，在540nm测定其吸光度值。波氏法和二乙酰一肟法适用于手工法。谷氨酸脱氢酶偶联速率法是在340nm处通过监测NADH吸光度值降低速率检测尿素量，较前两种方法有更高的准确度与灵敏度，是自动生化仪最常用的方法。

2. 临床意义　成人SU为1.78～7.14mmol/L；若表示为血（清）尿素氮（blood urea nitrogen，BUN），因1分子尿素中含2个氮原子，故应将上述数值乘以2，即BUN为3.56～14.28mmol/L。

（1）肾小球滤过功能损害：与血肌酐相同，因肾有强大代偿能力，只有当GFR降至正常50%以下时，SU才会明显升高。再加之前面述及的不足之处，在反映肾小球滤过功能上，SU的特异性与灵敏性均不如 Cr。但在如严重脱水、大量腹水、心功能衰竭等导致的血容量不足、肾血流量减少所致肾前性肾衰竭时,SU 升高,Cr 升高不明显。

(2) 蛋白分解代谢旺盛或蛋白摄入过多：上消化道出血、大面积烧伤、高热、急性传染病等及食入大量蛋白食物,均可致蛋白分解活跃,尿素生成增多,出现非肾性高尿素血症。此时多无血肌酐及其他肾实质损害指标改变。

(3) 作为肾衰竭透析充分性指标：多以 KT/V 表示,K＝透析器对 SU 清除率(L/min),T＝透析时间(min),V＝SU 分布容积(L),KT/V＞1.0 表示透析充分。

三、血清胱抑素 C 测定

1. **测定原理与方法** 胱抑素 C(cystatin C,cys C)即半胱氨酸蛋白酶抑制蛋白 C,为人体内几乎各种有核细胞均可表达、分泌的一种碱性蛋白,每日分泌量较恒定。分子量仅 13 kD,故可自由透过肾小球滤膜。原尿中 cys C 几乎全部被近端小管上皮细胞摄取、分解,并不回到血液中,尿中仅排出微量。这些特性与理想的内源性 GFR 指标要求的特性很接近。cys C 含量较稳定,不易受年龄、性别、肌肉量等因素影响,也不受大多数药物以及炎症的影响。因此,血 cys C 水平是反映肾小球滤过功能的可靠指标。

血 cys C 多用免疫浊度法测定。即在胶体溶液中,抗原 cys C 与其抗体特异性结合,生成抗原-抗体复合物粒子,使反应溶液浊度增加。测定该溶液的折射光或透射光强弱,并与标准品比较可计算出 cys C 的浓度。

2. **临床意义** 同 SU、Cr、C_{Cr}。由于 cys C 分泌恒定,浓度不受含蛋白质饮食、身高、体重等影响,干扰因素较少,以及上述体内过程特点,血浆浓度与 GFR 的线性相关性显著优于 SU、Cr、C_{Cr} 和其他内源性小分子蛋白,并且敏感,轻度损伤时即可出现升高。但已有研究发现肝纤维化、肝癌患者 cys C 可轻度升高,而甲状腺功能减退者 cys C 降低。

四、血清尿酸测定

1. **测定原理与方法** 尿酸(uric acid, UA)为体内嘌呤代谢的终产物,既可来自体内,亦可来自食物中嘌呤的分解代谢。肝是 UA 主要生成场所,除小部分 UA 可在肝脏进一步分解或随胆汁排泄外,大部分从肾排泄。UA 可自由透过肾小球,但进入原尿的 UA 90％左右被肾小管重吸收回血液,并有小部分可经肾小管排泌。因此,血 UA 浓度受其来源和肾小球滤过功能及肾小管排泌、重吸收功能的综合影响。

血 UA 测定方法常用的有磷钨酸法和尿酸酶法。磷钨酸法利用去蛋白滤液,在碱性环境中 UA 可使磷钨酸还原为蓝色钨蓝,在 660nm 波长比色定量。尿酸酶法分为一步法和偶联法。一步法的原理是尿酸吸收峰在 293nm,被尿酸酶氧化成尿囊素后此吸收峰消失。检测 293nm 吸光度下降值,与尿酸浓度成正比。该法与磷钨酸法均需去除血清蛋白质,方法较繁杂。目前应用最多的为尿酸酶-过氧化氢酶反应体系,UA 生成尿囊素和过氧化氢,后者在过氧化氢酶作用下,与色原物反应显色,可在自动生化分析仪上比色定量。

2. **临床意义** 成人酶法血清(浆) UA 浓度男性 150～416μmol/L,女性 89～357μmol/L。严格禁食含嘌呤丰富食物 3d,排除外源性 UA 干扰再采血。

(1) 血 UA 升高：①肾小球滤过功能损伤。在反映早期肾小球滤过功能损伤时敏感度常较 SU 和 Cr 高。②体内 UA 生成异常增多。常为遗传性酶缺陷所致的原发性痛风,以及多种血液病、组织缺氧、恶性肿瘤、细胞毒性抗癌药、长期使用利尿剂和抗结核药吡嗪酰胺、慢性铅中毒及长期禁食者等继发性痛风。

(2) 血 UA 降低：各种原因致肾小管重吸收 UA 功能损害,尿中大量丢失,以及肝功能严重损害使尿酸生成减少。如间质性肾炎、急性肝坏死、肝豆状核变性、范可尼综合征、慢性镉中毒、使用磺胺等。

五、尿蛋白选择性指数测定

1. **测定原理与方法** 肾小球对血浆蛋白的滤过具有选择性,其起作用的主要是孔径屏障和电荷屏障,可用尿蛋白选择性指数(selective proteinuria index,SPI)判断。以免疫学方法分别检测其血清和尿中相对分子质量相差近 2 倍的 IgG(150 000) 和转铁蛋白(7 700) 浓度,分别计算出两种蛋白的清除率 C_{IgG} 和 C_{TRF},两者比值即为孔径 SPI。同样以免疫法检测相对分子质量相近(约 55 000),但所带电荷不同的胰型和唾液型淀粉酶同工酶,其中唾液淀粉酶带较多负电荷。计算各自清除率及比值,作为肾小球滤膜电荷 SPI。

$$\text{孔径 SPI} = \frac{C_{IgG}}{C_{TRF}} \frac{\text{尿 IgG/血清 IgG}}{\text{尿 TRF/血清 TRF}}$$

$$\text{电荷 SPI} = \frac{C_{唾液淀粉酶}}{C_{胰淀粉酶}} \frac{\text{尿唾液淀粉酶/血清唾液淀粉酶}}{\text{尿胰淀粉酶/血清胰淀粉酶}}$$

2. 临床意义　孔径 SPI<0.1 为高选择性，>0.2 为非选择性，介于二者间属中度选择性；电荷 SPI<1 为正常，≥1 提示肾小球滤膜电荷屏障受损。

尿蛋白选择性指数可定性、定量评估肾小球滤膜的病变程度、预后及指导治疗。当孔径 SPI<0.1，电荷 SPI 正常或略升高，多为肾小球肾炎、肾病综合征等原发性肾小球微病变；肾病综合征者糖皮质激素疗效佳，病情可较好控制，但对免疫调节剂环孢素 A 疗效差。若孔径 SPI>0.2，电荷 SPI 亦异常，说明肾小球病变严重，肾病综合征者糖皮质激素疗效差，病情难控制，预后恶劣。单纯电荷 SPI 异常以糖尿病肾病、狼疮性肾炎等继发性肾小球损害及部分遗传性肾小球病多见，糖皮质激素疗效差，但环孢素 A 却疗效佳。

显然，上述 SPI 均未考虑肾小管对所测定蛋白重吸收的影响，是其不足。

六、尿渗量及自由水清除率测定

1. 测定原理与方法　尿渗量（urine osmolarity, Uosm）是指尿内全部溶质的微粒总数量，即以每千克水计算所含有的各种溶质颗粒（分子、离子）的总摩尔数，单位为 Osm/kg H_2O。虽然尿渗量和尿比密均表示尿中溶质含量，尿比密易受溶质微粒大小和分子量大小的影响，如尿蛋白、葡萄糖、造影剂等较大分子量物质对尿比密影响比尿渗量大，而尿渗量仅与溶质的离子数量有关，因此在测定肾稀释-浓缩功能上，尿渗量比尿比密更理想，有取代尿比密的趋势。利用与纯水相比，溶液具有冰点下降、沸点上升、渗透压升高等变化，可用冰点下降法或折射仪检测尿渗量。冰点下降法根据 1 渗量的溶质颗粒可使 1 kg 水的冰点下降 1.86℃，冰点下降程度与溶质渗量成比例。收集晚餐后禁饮水的次晨尿，以冰点渗量计检测尿冰点较纯水下降的度数，除以 1.86 之商，即为尿渗量。最好同时采集静脉血，肝素抗凝（不用 EDTA 盐、草酸钾等晶体盐抗凝剂）分离血浆，检测血浆渗量（plasma osmolarity, Posm）供比较。

根据 Uosm、Posm 和每分钟尿量（V），按前述清除率计算方法，可计算得尿渗透溶质清除率（Cosm），即 Cosm = Uosm/Posm · V（ml/min）。再按下列公式可计算出自由水清除率（free water clearance, C_{H_2O}）：C_{H_2O} = V－Cosm 或 C_{H_2O} = V（1－Uosm/Posm）。C_{H_2O} 和 Cosm 分别反映尿中水和溶质的相对排泄率，Cosm 可视作若与 Posm 等渗时的尿量，自由水指不含溶质的水，C_{H_2O} 指单位时间内使尿液与血浆达到等渗时必须从尿中除去或加入多少容积的纯水，正常时由于存在浓缩功能，应为负值。

2. 临床意义　成人 Uosm 为 600～1 000 mOsm/kg H_2O，Posm 为 275～305 mOsm/kg H_2O，Uosm/Posm 的比值为 3～4.5∶1；Cosm>5 ml/min，C_{H_2O} 为 －0.4～－1.7ml/min。如以 ml/h 表示还要乘以换算系数 60。

第三节　肾小球肾炎

一、急性肾小球肾炎

1. 病因与发病机制　急性肾小球肾炎（acute glomerulonephritis, AGN）简称急性肾炎，是一组由不同病因致感染后免疫反应引起的急性弥漫性肾小球病变。其特点为急性起病，患者出现血尿、蛋白尿、水肿和高血压，并可伴有一过性肾功能不全。

本病常因 β-溶血性链球菌"致肾炎菌株"（常见为 A 组 12 型等）感染所致，常见于上呼吸道感染（多为扁桃体炎）、猩红热、皮肤感染（多为脓疱疮）等链球菌感染后，感染的严重程度与急性肾炎的发生和病变轻重并不完全一致。

2. 实验室检查

(1) 尿液检查：尿沉渣镜检几乎均有红细胞增多，尿蛋白量通常 1～3 g/24 h，尿蛋白多为非选择性。可见透明、颗粒或红细胞管型，少数病例在疾病早期可有较多白细胞和上皮细胞，但并非感染。

(2) 肾功能检查：患者起病早期可因肾小球滤过率下降、钠水潴留致尿量减少（常在 400～700 ml/d)，少数患者甚至少尿（<400 ml/d)。肾功能

可一过性受损,表现为血肌酐轻度增高。多于1~2周后尿量渐增,肾功能于利尿后数日可逐渐恢复正常。仅有极少数患者可表现为急性肾损伤,易与急进性肾炎相混淆。

(3)血清补体测定:起病初期C3及总补体下降,8周内渐恢复正常。C3测定对急性肾炎的鉴别诊断和非典型性急性肾炎诊断具有重要意义。

(4)抗链球菌溶血素"O"(ASO)测定:阳性率70%~80%,ASO滴度通常在感染后10~14d开始升高,3~5周达高峰,其后逐渐下降,一般3~6个月恢复,有的病例可延迟至1年才恢复。早期使用青霉素治疗,ASO滴度升高不如预期明显。

二、急进性肾小球肾炎

1. 病因与发病机制 急进性肾小球肾炎(rapidly progressive glomerulonephritis,RPGN)是以急性肾炎综合征、肾功能急剧恶化、早期出现少尿性急性肾损害为临床特征。RPGN的发生率虽然不高,但预后较差。

本病是由多种原因所致的一组疾病,包括原发性急进性肾小球肾炎、继发于全身性疾病的急进性肾小球肾炎(如系统性红斑狼疮肾炎)和在原发性肾小球病(如系膜毛细血管性肾小球肾炎)的基础上形成广泛新月体,即病理类型转化而来的新月体性肾小球肾炎。根据免疫病理又可将RPGN分为3型。

(1)Ⅰ型又称抗肾小球基底膜(GBM)型肾小球肾炎,由于抗GBM抗体与GBM抗原结合,激活补体而致病。

(2)Ⅱ型即免疫复合物型,因肾小球内循环免疫复合物沉积或原位免疫复合物形成,激活补体而致病。

(3)Ⅲ型为少免疫复合物型,肾小球内无或仅微量免疫球蛋白沉积,50%~80%患者为原发性小血管炎肾损害,血清抗中性粒细胞胞浆抗体(ANCA)阳性。

IgG、C3在Ⅰ型呈线性沉积,Ⅱ型呈颗粒状沉积,Ⅲ型无沉积。

2. 实验室检查 RPGN患者常伴血尿、蛋白尿,尿蛋白量不等,多呈非选择性。血清肌酐、尿素快速进行性升高,肾小球滤过率快速进行性下降。

RPGN型别诊断依赖免疫学检查,Ⅰ型抗GBM抗体阳性,Ⅲ型ANCA阳性。

三、慢性肾小球肾炎

1. 病因与发病机制 慢性肾小球肾炎简称慢性肾炎,起病方式各有不同,病情迁延,病变缓慢进展,可有不同程度肾功能减退,最终将发展为慢性肾衰竭的一组肾小球疾病。

慢性肾炎的病因、发病机制和病理类型不尽相同,但起始因素多为免疫介导炎症。慢性肾炎可由多种病理类型引起,常见类型有系膜增生性肾小球肾炎、系膜毛细血管性肾小球肾炎、膜性肾病及局灶性节段性肾小球硬化。病变进展至后期,所有上述不同类型病理变化均可转化为程度不等的肾小球硬化。

2. 实验室检查 患者多为轻度尿异常,尿蛋白常在1~3 g/d。尿沉渣镜检红细胞可增多,可见管型。肾功能正常或轻度受损(C_{Cr}下降或轻度肾功能损害),这种情况可持续数年,甚至数十年,肾功能逐渐恶化并出现相应临床表现(如贫血、血压增高),进入尿毒症。

四、无症状性血尿或(和)蛋白尿

无症状性血尿或(和)蛋白尿也称隐匿性肾小球肾炎,患者无水肿、高血压及肾功能损害,而仅表现为肾小球源性血尿或(和)蛋白尿的一组肾小球疾病。

本组疾病可发生于任何年龄,以青少年多见。可由多种病理类型的原发性肾小球病所致,但病理改变多较轻。对单纯性血尿患者(仅有血尿而无蛋白尿),需做相差显微镜尿红细胞形态检查和(或)尿红细胞容积分布曲线测定,以鉴别血尿来源。对无症状蛋白尿患者,需做尿蛋白定量和尿蛋白免疫电泳以区分蛋白尿性质,必要时应做尿本周蛋白检查或尿蛋白免疫电泳,确定是否为肾小球性蛋白尿。尿蛋白定量<1.0 g/d,以清蛋白为主,而无血尿者,称为单纯性蛋白尿,一般预后良好。

第四节　肾病综合征

肾病综合征(nephrotic syndrome,NS)的诊断标准是:①尿蛋白大于 3.5 g/d;②血浆清蛋白低于 30 g/L;③水肿;④血脂升高。其中①②为诊断所必需。

一、病因与发病机制

1. **病因**　NS 可分为原发性及继发性 2 大类,可由不同类型的肾小球病变引起,见表 46-1。

表 46-1　肾病综合征的分类和常见病因

分类	儿童	青少年	中老年
原发性	微小病变型肾病	系膜增生性肾小球肾炎 微小病变肾病 局灶性节段性肾小球硬化 系膜毛细血管性肾小球肾炎	膜性肾病
继发性	过敏性紫癜肾炎 乙型肝炎病毒相关性肾炎 系统性红斑狼疮肾炎	系统性红斑狼疮肾炎 过敏性紫癜肾炎 乙型肝炎病毒相关性肾炎	糖尿病肾病 肾淀粉样变性 骨髓瘤性肾病 淋巴瘤或实体肿瘤性肾病

2. **发病机制**

(1)蛋白尿的形成:正常成人尿蛋白含量约为 50~150 mg/d,其中约 40% 为 Tamm-Horsfall 蛋白,其余为经肾小球滤过的血浆蛋白。当肾小球滤过膜的分子屏障及电荷屏障受损时,大量血浆蛋白滤过并从尿中排出。凡增加肾小球内压力及导致高灌注、高滤过的因素(如高血压、高蛋白饮食或大量输注血浆蛋白)均可加重尿蛋白排出。

(2)低蛋白血症的机制:低蛋白血症主要是血浆清蛋白降低,而 α_1-球蛋白正常或稍低,α_2-球蛋白、β-球蛋白相对较高,γ-球蛋白在原发性 NS 中降低,在继发性 NS 中升高,α_2-球蛋白在肾淀粉样变中 80% 升高。NS 时大量清蛋白从尿中丢失,同时促进清蛋白在肝代偿性合成和在肾小管分解增加。当肝清蛋白合成增加不足以克服丢失和分解时,则出现低清蛋白血症。NS 时因患者胃肠道黏膜水肿导致饮食减退、蛋白摄入不足、吸收不良或丢失,也是低蛋白血症的原因。除血浆清蛋白减少外,血浆某些补体成分、抗凝及纤溶因子、金属结合蛋白等也可减少。

(3)水肿:NS 时低清蛋白血症导致血浆胶体渗透压下降,使水分从血管腔内进入组织间隙,是造成 NS 水肿的基本原因。其次与醛固酮和抗利尿激素增多所致的钠水潴留有重要关系,其他尚与毛细血管静水压、组织胶体渗透压及通透性的改变有关。

(4)高脂血症的形成机制:NS 患者血浆低密度脂蛋白(LDL)、极低密度脂蛋白(VLDL)及中等密度脂蛋白(IDL)均显著增高。相反血浆高密度脂蛋白(HDL)常不增高甚至降低。其原因主要与肝合成脂蛋白增加和脂蛋白分解减弱相关,合成增加是高脂蛋白血症的主要原因。NS 患者发生动脉粥样硬化风险增加。

(5)高凝状态的形成:因高脂血症、利尿、激素应用、抗凝因子缺乏、纤维蛋白沉积等原因,致高黏滞血症,可出现动静脉血栓形成,如肾静脉血栓、冠状动脉栓塞等。

二、实验室检查

1. **尿蛋白测定**　尿蛋白测定包括尿蛋白定性和定量、尿蛋白选择性指数和尿蛋白电泳检测。

(1)尿蛋白定性试验:最常用方法是试纸条测定。正常人尿蛋白定性检查应为阴性,当尿液中蛋白含量大于 0.1 g/L 时,定性试验可呈阳性。需要注意的是尿 pH 应控制在 7 以下,pH>7,尤其是 8 以上即使尿液中无蛋白质也可呈强阳性反应;头孢素、青霉素以及 X 造影剂对溴酚蓝的呈色反应有干扰作用,接受此类药物治疗的患者亦可出现假阳性反应。

(2)24 小时尿蛋白定量:NS 必不可少的试验

室诊断指标,可将蛋白尿分为:轻度蛋白尿(120～500 mg/d)、中度蛋白尿(500～4 000 mg/d)、重度蛋白尿(>4 000 mg/d)。

(3)SPI 测定与尿蛋白电泳:SPI<0.2 时表明肾小球损害较轻,SPI>0.2 为非选择性蛋白尿,表明肾小球损害较重,预后大多不良。亦可通过尿蛋白电泳尤其是 SDS-聚丙烯酰胺电泳(SDS-PAGE)来了解疾病的严重程度,如肾小球病变使滤过膜孔异常增大或断裂,则血管中各种分子量蛋白质无选择性滤过,尿蛋白电泳可出现如大分子的 γ-球蛋白;如病变仅使滤过膜负电荷减少,导致电荷屏障受损,则仅有清蛋白滤过增多,尿蛋白电泳出现以清蛋白为主的中分子量蛋白质。

2. 血浆清蛋白和血脂测定及血清免疫球蛋白的变化及临床意义　血浆清蛋白和血脂浓度是诊断 NS 的必要依据。

3. D-二聚体和凝血功能检测　可测定 D-二聚体、纤维蛋白原、凝血酶原时间和 FDP 等指标。

第五节　肾小管性酸中毒

肾是机体调节酸碱平衡的重要器官,肾调节酸碱平衡功能主要由肾小管完成。正常时肾小球滤过的碳酸氢根(HCO_3^-)约 95% 被近曲小管重吸收,从而维持血液中碱储备,远曲小管则通过泌氨作用在尿液中形成铵离子(NH_4^+)或通过直接泌氢离子(H^+)作用从尿中排出大量 H^+。若肾小管功能受到损害,远端肾小管管腔与管周液间 H^+ 梯度建立障碍,或(和)近端肾小管对 HCO_3^- 重吸收障碍导致酸中毒,即为肾小管性酸中毒(renal tubular acidosis,RTA)。

依据病变部位及发病机制不同,至少能将 RTA 区分为:近端肾小管 RTA;低血钾型远端肾小管 RTA 及高血钾型远端肾小管 RTA。

一、低血钾型远端肾小管 RTA(Ⅰ型)

1. 病因与发病机制　此型 RTA 最常见,由远端肾小管酸化功能障碍引起,主要表现为管腔与管周液间无法形成高 H^+ 梯度。部分患者同时伴 HCO_3^- 重吸收障碍,称为Ⅲ型 RTA,实际上为Ⅰ型与Ⅱ型 RTA 的混合型,现倾向于将其作为Ⅰ型的一种亚型,临床较少见。

2. 实验室检查

(1)高血氯性代谢性酸中毒:患者尿中可滴定酸及 NH_4^+ 减少,尿 pH 值上升(>5.5),血 pH 下降,血清氯离子(Cl^-)增高,但阴离子间隙(AG)正常,此与其他代谢性酸中毒不同。

(2)低钾血症:肾小管管腔内 H^+ 减少,从而钾离子(K^+)替代 H^+ 与钠离子(Na^+)交换,使 K^+ 从尿中大量排出,致低钾血症。重者可引起低钾性麻痹、心律失常及低钾血症肾病(呈现多尿及尿浓缩功能障碍)。

(3)钙磷代谢障碍:酸中毒抑制肾小管对钙的重吸收,并使 $1,25-(OH)_2-D_3$ 生成减少,因此患者出现高尿钙、低血钙,进而继发甲状旁腺功能亢进,导致高尿磷、低血磷。严重钙磷代谢紊乱常引起骨病(骨痛、骨质疏松及骨畸形)、肾结石和肾钙化。

二、近端肾小管 RTA(Ⅱ型)

此型 RTA 也较常见。常为近端肾小管酸化功能障碍引起,主要表现为 HCO_3^- 重吸收障碍。

与远端 RTA 比较,它有如下特点。

1. 虽均为 AG 正常的高血氯性代谢性酸中毒,但是化验尿液可滴定酸及 NH_4^+ 正常,HCO_3^- 增多。而且,由于尿液仍能在远端肾小管酸化,故尿 pH 常在 5.5 以下。

2. 低钾血症常较明显,但低钙血症及低磷血症远比远端 RTA 轻,极少出现肾结石及肾钙化。

患者出现高血氯性代谢性酸中毒、低钾血症,AG 正常,尿中 HCO_3^- 增多。

三、高血钾型远端肾小管 RTA(Ⅳ型)

本型 RTA 多见于轻、中度肾功能不全患者,以高血氯性代谢性酸中毒(AG 正常)及高钾血症为主要特征,其酸中毒及高血钾严重度与肾功能不全程度不成比例。由于远端肾小管泌 H^+ 功能障碍,故尿 NH_4^+ 减少,尿 pH>5.5。

第六节 急性肾损伤

一、病因与发病机制

急性肾损伤(acute kidney injure,AKI)以往称为急性肾衰竭,是指多种病因引起肾功能快速下降而出现的临床综合征。根据病因发生的解剖部位不同,可分为肾前性、肾性和肾后性三大类。

1. **肾前性AKI** 由于失血、脱水、创伤、感染、心力衰竭及错用血管收缩药等原因,引起有效循环血量减少和肾血管强烈收缩,导致肾血液灌流和GFR显著降低,出现尿量减少;肾脏排泄功能障碍和体内蛋白质分解增加,出现肾功能损害。

2. **肾后性AKI** 指由于下泌尿道(从肾盂到尿道口)堵塞引起的AKI。常见于双侧尿路结石、盆腔肿瘤和前列腺肥大、前列腺癌引起的尿路梗阻。早期并无肾实质损害,由于肾小球有效滤过压下降导致GFR降低。

3. **肾性AKI** 由肾实质器质性病变引起。常见原因有:肾本身疾病和急性肾小管坏死(acute tubular necrosis,ATN)。

(1)肾本身疾病:肾小球病变如急性肾小球肾炎、狼疮性肾炎等,肾小球膜受累,滤过面积减少,GFR降低;此外肾灌注压下降、肾血管收缩、肾血管内皮细胞肿胀和肾血管内凝血可致肾缺血,GFR降低。

(2)ATN:ATN是AKI最重要、最常见的一种类型,占AKI的80%左右。肾缺血、肾毒物引起肾小管坏死,在肾小管内形成各种管型,阻塞肾小管管腔,使原尿不易通过,引起少尿;管腔内压升高,有效滤过压降低,导致GRF减少。持续性肾缺血和肾毒物时原尿可经受损肾小管壁处返漏入周围肾间质,肾间质水肿,压迫肾小管,造成囊内压升高,使GFR减少,出现少尿。总之,ATN所致AKI的发病机制主要包括肾血流动力学异常、肾小管损伤以及某些肾毒物如氨基甙类抗生素过量使用致肾小球滤过膜严重受损,使GFR降低出现少尿。

二、实验室检查

1. **尿液检查** 尿蛋白多为±~+,常以小分子蛋白为主;尿比密低且较固定,多在1.015以下;尿渗量低于350 mmol/L,尿与血浆渗量之比低于1.1;尿钠含量增高,多在20~60 mmol/L。

2. **血检查与AKI的诊断与分期标准** AKI的诊断标准为:肾功能在48h内突然减退,血清肌酐升高≥26.5μmol/L,或7d内血清肌酐增至≥1.5倍基础值,或尿量<0.5ml/(kg·h)、持续时间>6h。根据血清肌酐和尿量可将AKI进一步分期,见表46-2。

表46-2 AKI的分期标准

分期	血清肌酐	尿量
1期	增至基础值1.5~1.9倍或升高≥0.3mg/dl(26.5μmol/L)	<0.5ml(kg·h),持续6~12h
2期	增至基础值2.0~2.9倍	<0.5ml(kg·h),时间≥12h
3期	增至基础值3倍或升高≥4.0mg/dl(353.6μmol/L)或开始肾脏替代治疗或<18岁患者eGFR<35ml/(min·1.73m^2)	<0.3ml(kg·h),时间≥24h或无尿≥12h

第七节 慢性肾病

一、病因与发病机制

各种原因引起的慢性肾结构和功能障碍,包括GFR正常和不正常的病理损伤、血液或尿液成分异常,及影像学检查异常,或不明原因的GFR下降(GFR<60 ml/min)超过3个月,称为慢性肾病(chronic kidney diseases, CKD)。慢性肾衰竭(chronic renal failure, CRF)则是指慢性肾病引起的GFR下降及与此相关的代谢紊乱和临床症状组成的综合征。

CKD分期见表46-3。

表 46-3　慢性肾病分期及建议

分期	特征	GFR[ml/(min·1.73m²)]	防治目标-措施
1	GFR 正常或升高	≥90	CKD 诊治;缓解症状;保护肾功能
2	GFR 轻度降低	60~89	评估、延缓 CKD 进展;降低心血管病风险
3a	GFR 轻到中度降低	45~59	
3b	GFR 中到重度降低	30~44	延缓 CKD 进展;评估、治疗并发症
4	GFR 重度降低	15~29	综合治疗;透析前准备
5	ESRD	<15 或透析	如出现尿毒症,需及时替代治疗

二、实验室检查

1. 肾小球滤过率测定　在疾病的不同时期,GFR 有不同程度下降,见表 46-3。

2. 血尿素、肌酐测定　肾功能代偿期血肌酐和尿素通常轻微升高;肾功能失代偿期常有血肌酐和尿素升高,血肌酐高于正常值但小于 451 μmol/L,血尿素>3.5 mmol/L。肾衰竭期血肌酐、尿素明显升高,血肌酐在 451~707 μmol/L,尿素 8.95~10.7 mmol/L。尿毒症期血肌酐、尿素显著升高。

3. 水、电解质、酸碱物质和内分泌物质测定对疾病的治疗有参考意义。

第八节　尿路感染

一、病因与发病机制

尿路感染可分为上尿路感染(主要是肾盂肾炎)和下尿路感染(主要是膀胱炎)。最常见致病菌是肠道革兰阴性杆菌,其中以大肠埃希菌最常见。

通常尿感是上行性感染,即细菌沿尿道上行至膀胱、输尿管乃至肾引起感染。血行感染、淋巴道感染和直接感染较少见。机体抵抗力下降是发病的诱因,尿路复杂情况致尿路不畅是主要易感因素,细菌性前列腺炎是青年男性尿感患者最常见因素。

尿感以女性多见,已婚妇女高于未婚妇女,60 岁以上女性尿感发生率高达 10%~12%,且多为无症状性细菌尿。有症状的尿感,仍以生育年龄的已婚女性最常见。

二、实验室检查

1. 尿化学检查　亚硝酸盐试验是尿感的辅助诊断试验,敏感性 70.4%,特异性 99.5%。一般用于大规模筛选。

2. 尿细菌学培养　尿细菌定量培养是诊断有无尿感的重要指标。①如为革兰阴性杆菌,尿含菌量 10^4~10^5/ml 为可疑阳性;尿含菌量 ≥10^5/ml 时,常为尿路感染。②如为球菌,尿菌落数在 10^3~10^4/ml 有诊断意义。③如为女性患者,致病菌为大肠埃希菌、克雷白杆菌、变形杆菌、凝固酶阴性葡萄球菌≥10^2/ml 也可拟诊为尿感。

3. 质谱仪检查

4. 此外,尿常规检查、尿沉渣镜检(白细胞≥5个/HP 或 ≥$8×10^6$/L)及血常规检查也是必要的辅助诊断试验。

(王惠民)

■ 参考文献

葛均波,徐永健.内科学.8 版.北京:人民卫生出版社,2013:459-538

第47章

心血管系统疾病检验

> **大　纲**
>
> **了解**　动脉粥样硬化主要病理机制、冠心病的分型；高血压的定义。
>
> **熟悉**　冠状动脉粥样硬化性心脏病、急性冠状动脉综合征的定义、致动脉粥样硬化的主要危险因子；高血压的相关生物化学检验；心力衰竭的定义，心功能不全的主要病理生物化学改变。
>
> **掌握**　肌红蛋白、酸激酶MB同工酶、钙蛋白Ⅰ和T亚单位等心肌损伤标志物的生物学特性、循环血中动态变化规律、临床意义及性能评价；心肌损伤标志物的临床应用指南；B钠尿肽的生物学特性、相关生物化学检验及临床意义。

第一节　动脉粥样硬化和冠状动脉粥样硬化性心脏病

动脉粥样硬化(atherosclerosis,AS)是多因素导致动脉壁增厚、弹性减弱和变硬，内膜灶性纤维性增厚及粥样斑块形成，动脉管腔狭窄及易形成血栓，从而导致重要脏器血供障碍的疾病。心脏和脑血供需求高，冠状动脉和脑动脉管腔较细，故为AS缺血性并发症最常累及的器官。

一、动脉粥样硬化

1. 动脉粥样硬化的病因与发病机制　AS是需历时10余年的慢性进行性病理过程，曾先后提出脂质渗入学说、内皮细胞损伤学说、血栓形成学说、平滑肌细胞克隆学说等病理机制。但没有一种学说能单独解释AS发病机制。显然，AS发生是多因素综合作用的复杂过程，现将较公认的机制概括介绍如下。

(1)内皮细胞损伤和单核-巨噬细胞浸润及平滑肌细胞转移：各种原因导致血管内皮细胞慢性炎性损伤、通透性升高是AS的起始病变。由此可激活内皮细胞核转录因子-κB(nuclear factor-κB,NF-κB)，上调多种细胞因子表达。这些细胞因子除对单核细胞、血小板有趋化作用外，还参与AS的进一步病理变化。

在趋化因子作用下，单核细胞附着于损伤的动脉内皮，进而迁入内皮下层成为巨噬细胞。由此可发生下列变化：①巨噬细胞氧化修饰渗入动脉壁中的低密度脂蛋白(low-density lipoprotein,LDL)，形成氧化LDL(ox-LDL)，并通过其表面的清道夫受体等大量摄入ox-LDL、Lp(a)等，形成泡沫细胞(foamy cell,FC)，后者是AS早期病变脂纹的主要成分。②巨噬细胞合成及分泌大量细胞因子，释放溶酶体内水解酶和氧自由基，诱发或加重炎症反应。一方面导致巨噬细胞源性FC、内皮细胞、平滑肌细胞(smooth muscular cell,SMC)损伤死亡，细胞碎屑和细胞外脂质形成AS粥样斑块；另一方面诱导SMC从中膜向内膜转移，由收缩型转化为分泌型并大量增殖。③分泌型SMC可大量分泌细胞外基质，构成粥样斑块的主要基质成分；并通过其表面受体大量摄取LDL，形成SMC源性FC；分泌多种SMC趋化和生长因子，促使更多SMC迁移和增殖，形成恶性循环。④巨噬细胞释放的基质金属蛋白酶、组织蛋白酶可水解粥样斑块的纤维蛋白帽，使稳定斑块变为易破碎的不稳定斑块，促进血栓形成。

(2)脂质的作用:胆固醇和胆固醇酯是粥样斑块主要成分。高脂血症尤其是高胆固醇血症时,一方面损伤内皮细胞;另一方面,血胆固醇可通过因各种原因损伤而通透性升高的内皮细胞,大量沉积于动脉壁。富含胆固醇的 LDL,特别是小而密 LDL(small dense LDL,sd-LDL)亚型,以及经化学修饰的 ox-LDL、乙酰 LDL 和糖化 LDL,更具细胞毒性,亦更易被巨噬细胞和分泌型 SMC 摄取形成 FC。

根据流行病学资料显示,sd-LDL 增高人群患冠心病危险性比正常人群高 5 倍左右,但其检测十分不易,多年来人们一直致力于寻找一种简便、快捷的方法。2008 年王惠民等报道了应用芯片电泳法成功分离检测了 sd-LDL,该法具有良好的重复性,冠心病病人阳性检出率达 70%,且整个试验过程 3min 内即可完成,该法有望成为临床常规检测 sd-LDL 方法之一。

此外,脂蛋白(a)[lipoprotein(a),Lp(a)]可与纤溶酶原竞争与内皮细胞表面的结合,促进血栓形成;还可较长期存留于内皮细胞,促进其分泌细胞因子;自身亦可被氧化修饰,循上述清道夫受体途径参与 FC 形成。富含三酰甘油(TG)的乳糜微粒(CM)和极低密度脂蛋白(VLDL)经代谢后分别生成的富含胆固醇的 CM 残粒和中间密度脂蛋白(IDL),亦参与 AS 的形成。

高密度脂蛋白(high density lipoprotein,HDL)因可将胆固醇从包括动脉壁在内的外周组织逆向转运至肝代谢,有抗 AS 形成作用。

目前认为血 LDL、IDL、VLDL、TC、TG 和 Lp(a)浓度升高,HDL 降低,与 AS 发病率呈正相关。

(3)血液凝集系统的激活及血栓形成:内皮细胞损伤后释放的多种促血小板黏附、活化因子,以及带负电荷的血管壁胶原组织暴露,均可激活血凝系统,促血小板黏附聚集,形成血栓,导致血管腔部分或完全阻塞。

2. 动脉粥样硬化的危险因素　自确定高脂血症为 AS 的危险因素以来,已先后提出百余种与动脉粥样硬化相关的危险因素,国际动脉粥样硬化学会(international atherosclerosis society,IAS)新近制定的"预防动脉粥样硬化性心血管疾病综合指南"中,将 AS 危险因素进行了以下分类(表 47-1)。

若同时存在多个危险因素(危险因素聚集),则相对危险度(relative risk,RR)更高。此外,危险因素出现的年龄越小,RR 越高。除上表中列出的外,文献报道的 AS 危险因素还有很多,如使用高雌激素剂量的避孕药、过量饮酒、性别(男性易发)、经常性应激状态、抑郁焦虑状态等。因冠心病是 AS 的一种特殊类型,因此凡是与 AS 有关的危险因素,也即是冠心病的危险因素。

图 47-1 比较了与临床生化检验有关的几种预测冠心病发生急性心肌梗死(acute myocardial infarction,AMI)危险因子的 RR。可看出单项以 CRP 价值最高,而 TC/HDL-C 比值优于单项脂质因素,CRP 和 TC/HDL-C 比值联合评价的 RR>5,值得推荐。

3. 动脉粥样硬化分期及临床表现　根据动脉硬化斑块的进程可将动脉粥样硬化的临床过程分为 4 期。

(1)无症状期或隐匿期:其过程长短不一,包括从较早的病理变化开始,直到动脉粥样硬化已经形成,但无器官或组织受累的临床表现。

(2)缺血期:由于动脉粥样硬化斑块导致血管狭窄累器官缺血。根据管腔狭窄的程度及累及靶器官不同所导致的临床表现有所不同。如累及脑动脉可表现为记忆力减退、头晕、头痛和晕厥等症状,

表 47-1　动脉粥样硬化危险因素分类

分　类	主要危险因素
主要的独立危险因素	吸烟、糖尿病、高血压、高 LDL-C、低 HDL-C、有成年前发生 AS 家族史、年龄
潜在的危险因素	致 AS 饮食、超重/肥胖、缺乏体力活动、遗传影响
新显现的危险因素	新脂质危险因素:高 TG、高 IDL、高 Lp(a)、高 ApoB、高 ApoCⅢ(脂蛋白残粒)、低 ApoAI 促血栓形成状态:高血小板凝集性、高血浆纤维蛋白原、纤溶酶原激活剂抑制物 1(PAI-1)和 D-二聚体、活化的凝血因子Ⅶ等 促炎症状态:C 反应蛋白(CRP)、白介素-6(IL-6)、脂蛋白磷脂酶 A_2、可溶性细胞间黏附分子 1(sICAM-1)、E-选择素和 P-选择素等 胰岛素抵抗/糖耐量异常

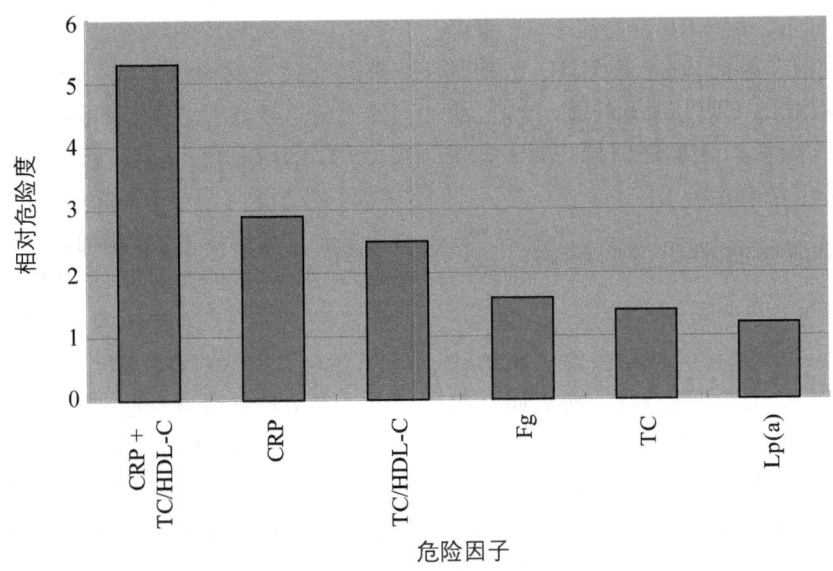

图47-1 常用心肌梗死危险因子相对危险度比较

长期缺血可导致脑萎缩表现为痴呆及精神变态等；冠状动脉狭窄导致心肌缺血可表现为心绞痛。

(3)坏死期：由于动脉粥样硬化斑块导致血管腔内血栓形成而产生靶器官组织坏死的一系列症状。脑血管闭塞表现为脑梗死，出现头痛、眩晕、呕吐、意识丧失、肢体瘫痪、偏盲或失语等表现。冠状动脑闭塞表现为急性心肌梗死。肾动脉闭塞表现为肾区疼痛、少尿和发热等。肠系膜动脉栓塞可表现为剧烈腹痛、腹胀和发热，肠壁坏死时，可引起便血、麻痹性肠梗阻和休克等症状。下肢动脉闭塞可表现为肢体的坏疽。

(4)纤维化期：长期缺血，导致靶器官组织纤维化萎缩而引起症状。

4. 实验室检查 目前尚缺乏敏感而又特异的早期实验室诊断方法。患者可有脂代谢失常，主要表现为血TC增高、LDL-C增高、HDL-C降低、TG增高、ApoB增高、ApoA降低、Lp(a)增高、脂蛋白电泳图形异常，90%以上的病人表现为Ⅱ型或Ⅳ型高脂蛋白血症。血液流变学检查往往示血黏滞度增高。血小板活性可增高。

高敏C反应蛋白(high sensitivity C-reaction protein,hs-CRP)，又称超敏C反应蛋白。CRP为5条多肽亚单位非共价键结合形成的盘状球蛋白，分子量115~140 kD。CRP是由多种致炎因素刺激肝细胞和血管内皮细胞而产生，故在各种原因所致急性炎症反应中，血浆CRP浓度急剧升高。由于AS是慢性炎症过程，只有检测到CRP轻度升高的状态才有价值。因此，建立了高灵敏度(灵敏度≤0.3 mg/L)的CRP检测方法，确定其轻微升高，此即hs-CRP的由来。

CRP在动脉粥样硬化中的作用可能包括以下4方面。

(1)CRP和有关致炎因子结合后，可激活补体系统，促进单核细胞黏附和迁入内皮下层，形成巨噬细胞。

(2)促进巨噬细胞和分泌型平滑肌细胞大量摄入脂质，形成泡沫细胞。

(3)增强纤溶酶原激活抑制物的表达和活性。

(4)刺激多种参与动脉粥样硬化形成的细胞因子分泌。

高敏C反应蛋白的测定多采用其特异性抗体特别是高效价单克隆抗体的定量免疫学方法，包括免疫浊度法、ELISA法、放射免疫法等。

参考区间：用于AS危险性评估时，hs-CRP<1.0mg/L为低危险性；1.0~3.0mg/L为中度危险性，>3.0mg/L为高度危险性。若hs-CRP>10mg/L，则可能存在其他急性炎症，应在控制后重新测定。

hs-CRP是AS炎症状态危险因子中目前唯一实际应用者。多项前瞻性研究均证实，hs-CRP是一重要的独立危险因素，其RR远远高于任何脂质因素,hs-CRP和TC/HDL-C联合应用，RR高达

5.2。另一方面，hs-CRP 亦是 AS 病变活跃、斑块破裂、血栓形成的标志。hs-CRP 升高的 UAP 患者中，35% 发展为 AMI。因此，现推荐 CHD 尤其是 ACS 患者应常规监测 hs-CRP，以预测 AMI 和冠状动脉性猝死等严重冠状动脉事件的发生，hs-CRP 升高者需积极采取干预措施。

二、冠状动脉粥样硬化性心脏病

冠状动脉粥样硬化性心脏病（coronary atherosclerotic heart disease），是指各种原因致冠状动脉粥样硬化，使管腔阻塞，导致心肌缺血、缺氧而引起的心脏病，它和冠状动脉功能性改变（痉挛）一起，统称为冠状动脉性心脏病（coronary heart disease，CHD），简称冠心病，又称缺血性心脏病（ischemic heart disease，IHD）。临床主要表现为心绞痛和急性心肌梗死。

1. 心绞痛 心绞痛为冠状动脉绝对或相对供血不足，心肌急剧而短暂的缺血（氧）所致的临床综合征。主要分为稳定型与不稳定型。

(1) 稳定型心绞痛：稳定型心绞痛（stable angina pectoris，SAP）是由于劳累引起心肌缺血，造成胸部及附近部位的不适症状，伴心功能障碍，但没有心肌坏死。SAP 因其胸痛性质在 1～3 个月内稳定不变而得名，为最常见的心绞痛。

①发病机制。当冠状动脉的供血与心肌的需血之间发生矛盾，冠状动脉血流量不能满足心肌代谢的需要，引起心肌急剧的、暂时的缺血缺氧时，即发生心绞痛。一般来说，至少 1 支冠状动脉狭窄程度 >70% 才会导致心肌缺血。

②临床表现。以胸痛发作为主要临床表现。疼痛的特点为主要在胸骨体上段或中段之后，可波及心前区，有手掌大小范围，甚至横贯前胸，界限不很清楚。常放射至左肩、左臂内侧达无名指或小指，亦可至颈、咽或下颌部；胸痛常为压迫、发闷或紧缩性，也可有烧灼感，但不尖锐，偶伴濒死的恐惧感；发作常因体力劳动或情绪激动所诱发；疼痛出现后常逐渐加重，多在 3～5min 内渐消失，一般在停止诱发症状的活动后即缓解。

③实验室及相关检查。心电图检查是发现心肌缺血、诊断心绞痛最常用方法，可见心电图出现非特异性的 ST-T 改变。

(2) 不稳定型心绞痛：不稳定型心绞痛（unstable angina pectoris，UAP）多在原有冠状动脉粥样硬化病变基础上，粥样斑块破裂、斑块内出血、血栓形成等，出现进展较快的阻塞加重或不完全阻塞所致。

①病因和发病机制。UAP 是由于粥样斑块破裂或糜烂并发血栓形成、血管收缩、微血管栓塞所导致的急性或亚急性心肌供氧减少所致。

②临床表现。心绞痛的性质、发生频率及持续时间呈进行性恶化，疼痛时间可持续长达 30min。诱发心绞痛的体力活动阈值突然或持久地降低；出现静息性或夜间性心绞痛；胸痛放射至附近的或新的部位；发作时伴有新的相关特征，例如出汗、恶心、呕吐、心悸或呼吸困难。

③实验室检查。心肌酶学（CK-MB）常无异常增高，肌钙蛋白 T 或 I 可阳性，血清中血浆纤溶酶原激活物抑制剂（PAI-1）及纤维蛋白原浓度可升高，hs-CRP 可升高；肌钙蛋白及 hs-CRP 升高是预后较差的指标。

2. 急性心肌梗死 急性心肌梗死是急性心肌缺血性坏死，是在冠状动脉病变的基础上，发生冠状动脉血供急剧减少或中断，使相应的心肌因持久性缺血而发生的局部坏死。

(1) 病因与发病机制：通常是在冠状动脉粥样硬化病变的基础上继发血栓形成所致。非动脉粥样硬化所致的心肌梗死可由感染性心内膜炎、血栓脱落、主动脉夹层形成、动脉炎等引起。

(2) 临床表现：为严重持久（数小时乃至数天）的心绞痛样疼痛，多伴严重的心律失常、低血压或休克、急性左侧心力衰竭等。AMI 是严重高死亡率的危急症。

根据梗死灶的大小及部位，AMI 可分为 3 类。①透壁性 AMI。梗死灶累及心室壁全层。心电图可出现特征性异常 Q 波和 ST 段抬高，故又称 Q 波心肌梗死或 ST 段抬高心肌梗死。②灶性心肌梗死。梗死灶较小并灶性分布。多无 AMI 的典型胸痛及心电图改变。③心内膜下心肌梗死。梗死灶局限于心壁内 1/2 以内，呈小灶性但分布较广。一般亦无典型的 AMI 心电图改变。由于后 2 类心肌梗死常无 AMI 的典型心电图改变，统称非 Q 波心肌梗死。

值得注意的是，后 2 类 AMI 往往是透壁性心肌梗死前兆，如能及时治疗，可防止或减轻透壁性心肌梗死发生。但对于后 2 类 AMI，由于缺乏典型的心电图改变，仅凭临床症状和心电图难以确诊。而心肌损伤标志物的检测则对后 2 类 AMI 诊断有较大价值。

UAP 和 AMI 发生机制均为原有冠状动脉粥

样硬化病变基础上,发生粥样斑块破裂、血小板迅速大量黏附、血管腔内血栓形成,或内膜下出血等。若仅为阻塞加重或不完全阻塞则为 UAP,而完全阻塞则发生 AMI。前瞻性研究发现,出现 UAP 患者 1 个月内 8%～16% 可发生 AMI。因此,近年提出将 UAP 和 AMI 统称急性冠状动脉综合征 (acute coronary syndrome,ACS)。

(3)实验室检查

①血清心肌酶。肌酸激酶(creatine kinase,CK)及其同工酶 MB(creatine kinase MB,CK-MB):在起病 6h 内增高,24h 达高峰,3～4d 恢复正常;在诊断 AMI 中,CK 及 CK-MB 应用广泛,诊断性能优于 AST 和 LD 及其同工酶。为避免漏诊,现推荐患病入院时、3h、6h、9h 各测定 1 次。AMI 发生后 6～12h,CK-MB 的敏感性可达 92%～96%。在无典型心电图改变和(或)梗死性心绞痛的 AMI 患者,约 80% 可观察到 CK 及 CK-MB 升高。此外,其升高幅度和梗死面积有一定相关性,如血中水平再次上升很可能与再灌注或再梗死有关。

尽管长期以来临床上将 CK 与 CK-MB 作为心肌损伤标志,但在诊断性能上尚存在如下缺点:不能满足早期诊断要求,ROC 曲线揭示 AMI 患者入院后 6h 内,总 CK 活性最佳临界点仅能达到 58% 的敏感性和 62% 的特异性,以 CK-MB 活性或质量为指标,虽有所提高,仍不令人满意;特异性不高,AMI 患者入院后 13～18h(峰值期),即便以 CK-MB 质量为指标,通过 ROC 曲线分析,诊断 AMI 的最佳临界点虽可达到 97% 的敏感性,但特异性仅 90%;不能满意地反映微小心肌损伤;部分进行性恶化的 ACS 患者,不能检测到 CK 及 CK-MB 水平升高,影响对 AMI 及发生心性猝死的预测和早期干预。

②血和尿肌红蛋白(myoglobin,Mb)。在 AMI 发生 1h 后,血中 Mb 水平即可高于参考区间上限;4～12h 达峰值,可达参考区间上限的 8 倍以上。因其分子量小,可迅速从肾小球滤过排泄,如无再梗死发生,在 24～36h 即降至正常。

AMI 发生后 2～4h,Mb 的诊断敏感性接近 90%,特别是与心电图联合早期诊断 AMI,可将阳性率由单用心电图的 62% 提高至 82%。因此,Mb 为最有价值的早期心肌损伤标志之一。在 AMI 发生 4～12h,其诊断 AMI 的敏感性可达 100%,即 Mb 对 AMI 的阴性预测值为 100%。在疑为 AMI 发生后 3～6h 重复测定未见 Mb 升高者,可排除 AMI,这是 Mb 的另一重要用途。此外,由于 AMI 后血中 Mb 上升和下降均迅速的特点,Mb 亦是良好的判断心肌成功再灌注或发生再梗死的指标。

Mb 作为心肌损伤标志的主要缺点:特异性易受干扰,因其没有器官组织特异性,骨骼肌中同样存在 Mb,任何原因所致的骨骼肌损伤,甚至剧烈运动、肌肉注射,均可致血清 Mb 升高;此外,休克、肾衰竭者,因 Mb 清除受阻,亦可出现血清水平升高,文献报道 Mb 诊断 AMI 的特异性为 60%～95%;诊断窗口期短,因其达峰值后迅速下降,AMI 发生 16h 后测定 Mb,易致假阴性。

③血心肌肌钙蛋白(cardiac troponin,cTn)T 或 I:在 AMI 发生后 cTnI、cTnT 大量释放至血中,心肌损伤后 4～8 h 升高,24～48h 达峰值,为参考区间上限的数十倍。cTnT 在 5～10d 恢复正常;而 cTnI 则因为在血中大部分以 cTnI-cTnC 或 cTnI-cTnC-cTnT 二或三聚体形式存在,消除缓慢,需 10～14d 恢复正常(图 47-2)。

由于 cTnI、cTnT 的高度心肌特异性,二者为目前公认的 AMI 最佳确诊性标志。根据冲洗小峰的有无,亦可判断溶栓疗法成功否。二者血中浓度与心肌梗死的范围及预后存在良好相关性,可协助判断预后。此外,二者的诊断窗口期长,cTnT 约 7d,cTnI 长达 10d 以上,故有利于诊断未及时就诊的 AMI。但由于前述血中浓度动态变化的特点,二者并非理想的早期诊断标志,在 AMI 发生后 6h 内其敏感性远低于 Mb,也不及 CK-MB,6h 后其敏感性达 80% 以上,24h 左右可达到 99%,此时若 cTnT 或 cTn 仍正常,可排除 AMI。

基于高度心肌特异性和心肌含量高,cTnI、cTnT 也用于诊断心肌炎、UAP 等其他原因所致心肌微小损伤。

近年来高敏肌钙蛋白的检测已在临床得到应用。

④研究中的心肌损伤标志物。当前心肌损伤标志物研究的焦点是寻找敏感、特异的早期损伤标志物。经初步临床验证,有应用价值的主要是脂肪酸结合蛋白和糖原磷酸化酶同工酶 BB 等。

a. 脂肪酸结合蛋白:脂肪酸结合蛋白(fatty acid binding protein,FABP)是至少 6 种功能相同的小分子(14 000～15 000)蛋白家族,存在于大量耗能的细胞质,在细胞内脂肪代谢中起着转运游离脂肪酸作用。AMI 发生后 0.5～1.5h 即可检测到血中心型-FABP 显著升高,8h 左右达峰值,可超过

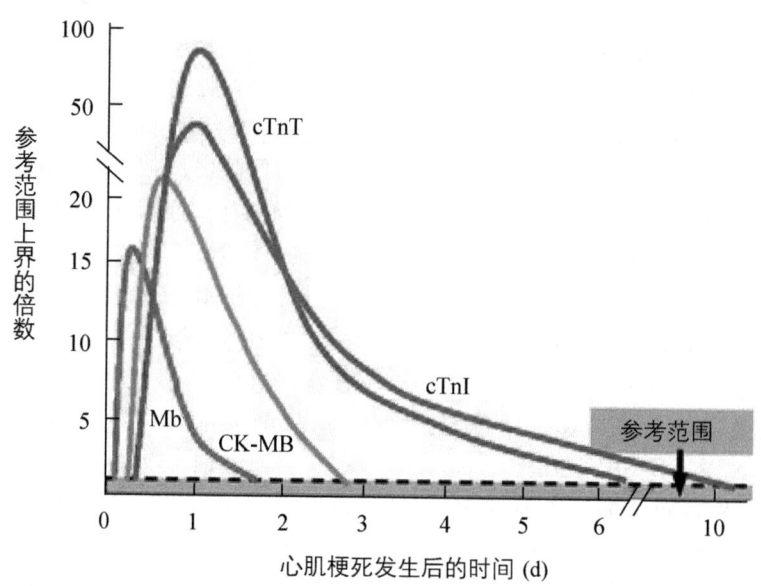

图 47-2 心肌梗死后常用标志物血浆浓度动态变化

参考区间上限 10 倍以上,约 20h 恢复正常。

b. 糖原磷酸化酶同工酶:糖原磷酸化酶(GP)为糖原分解代谢限速酶,催化糖原分解的第 1 步反应,生成 1-磷酸-葡萄糖。人 GP 为相同亚基组成的二聚体,包括 BB、LL 和 MM 3 种同工酶,分别由不同基因编码。糖原磷酸化酶同工酶 BB(glycogen phosphorylase BB,GPBB)主要存在于脑和心肌,GPLL 主要分布于肝细胞,GPMM 则主要在骨骼肌。GPBB 因分子量较大(188 000),脑组织逸出的不能透过血-脑屏障,因此血 GPBB 主要来自心肌。

生理条件下,GPBB 在心肌细胞内主要以 GPBB-糖原复合物形式与肌浆网紧密结合。心肌细胞缺血(氧)状况下糖原分解活跃,使与之结合的 GPBB 变为游离型,扩散进入胞质积聚,一旦细胞膜因缺氧导致通透性增加即大量逸出。这是分子量较大的 GPBB 在心肌损伤早期即可升高的机制。

AMI 发作 0.5h 后,即可检测到血浆有诊断价值的 GPBB 升高,6~8h 达峰值,24~48h 恢复正常。尤其是 AMI 发作后 2~3h,GPBB 的敏感性略高于 Mb。

c. 缺血修饰性清蛋白(ischemia modified albumin,IMA):近年发现,在缺血时可因内皮细胞损伤、氧自由基大量生成等,导致血中清蛋白 N 端氨基酸改变,生成 IMA。心肌缺血缺氧数分钟即可检测到血中 IMA 升高,在判断早期心肌缺血状态上,优于现有的所有心肌标志。但任何器官组织缺血时均可产生 IMA,并非心肌特异性。此外,现只能利用其结合 Cu^{2+}、Co^{2+} 等金属离子能力的改变,通过化学比色法测定,易受干扰。其临床价值有待进一步验证。

表 47-2 小结了现常用心肌损伤标志物主要特点,供选择和解释结果参考。

表 47-2 常用心肌损伤标志物的主要特点

标志物	分子量(kD)	判断值	出现时间(h)	达峰时间(h)	升高倍数	恢复时间	临床应用
Mb	17.8	100μg/L	1~2	4~12	5~20	24~36h	心肌损伤早期标志
CK	86	200 U/L	3~8	10~36	5~25	72~96h	横纹肌损伤标志物
CK-MB	86	25 U/L, 6μg/L	3~8	9~30	5~20	48~72h	心肌缺血损伤标志
cTnT	34.6	0.1μg/L	4~8	24~48	30~200	5~10d	心肌缺血损伤标志
cTnI	24	1.0~3.5μg/L*	4~8	24~48	20~50	7~14d	心肌缺血损伤标志
FABP	15	10μg/L	0.5~1.5	5~12	5~20	20h	心肌缺血早期标志
GPBB	188	7μg/L	0.5~4	6~8	5~15	24~48h	心肌缺血早期标志

* 不同厂家试剂盒间有较大差异

三、心肌损伤标志物的临床应用及原则

1. 目前 AMI 诊断仍沿用 WHO 标准,即临床表现、心电图和实验室检查,三者中有 2 项阳性即可诊断。对临床表现和心电图均有明显改变者,在心肌损伤标志物检查结果报告前,应立即采取必要的诊治措施。

2. 在考虑 AMI 诊断时,心脏标志物检测结果的评价应结合临床表现(病史、体格检查)和心电图的检查结果。cTn 或 CK-MBmass 的检测值高于参考区间上限值的 ACS 病人存在心肌损伤,结合相应的临床表现、心电图检测结果,可以考虑诊断为 AMI,属高危险性。

3. cTnT 和 cTnI 是目前诊断心肌损伤灵敏性和特异性最好的生物化学标志物。

4. 心肌酶对 ACS 和 AMI 的诊断灵敏性和特异性均低于心肌蛋白,在不能进行 cTnT 和 cTnI 检测时,可以应用 CK-MB 质量测定,或再加测总肌酸激酶。其他心肌酶在诊断 AMI 时不再应用。

5. cTn 或 CK-MB 质量的检测值高于参考区间上限值,表明已存在心肌损伤。若患者不存在心肌缺血的机制,应考虑其他引起心肌损伤的病因。

6. 要注意 AMI 时心肌损伤标志物的时相变化,AMI 诊断可应用 2 类标志物。一是早期标志物(Mb 和 CK-MB),在 AMI 发生 6h 内血中即升高。二是确诊标志物(cTnT 和 cTnI),AMI 发生后 6~12h 血中升高。

7. 临床表现怀疑 ACS 时,结合临床心肌损伤标志物的检测结果的判定。

(1)发病 6h 内 Mb 阴性有助于排除 AMI。

(2)发病 24h 内 cTn 检测值至少应有 1 次超过参考区间上限值(第 99 百分位点)。

(3)CK-MB 检测值至少两次超过特定的参考区间上限值(第 99 百分位点)。

(4)如不能检测 cTn 或 CK-MB 时,总 CK 检测值应超过特定参考区间上限值的 2 倍以上。

8. 已确诊为 AMI 的病人,临床观察了解疗程中有无再梗死及梗死范围有无扩大时,Mb 和 CK-MB 是较好的标志物。

第二节 高 血 压

高血压(hypertension)是以体循环动脉压增高为主要特点的临床综合征,是最常见的心血管疾病。可分为原发性及继发性 2 大类。在绝大多数患者中,高血压的病因不明,称之为原发性高血压(essential hypertension,EH),占总高血压患者的 95% 以上;在不足 5% 患者中,血压升高是某些疾病的一种临床表现,其本身有明确而独立的病因,称为继发性高血压(secondary hypertension,SH)。

一、病因与发病机制

1. 病因 高血压病因尚未完全阐明,目前认为是在一定的遗传基础上由于多种后天因素的作用使正常血压调节机制失代偿所致,以下因素可能与发病有关。

(1)遗传和基因因素:高血压的发病有较明显的家族聚集性,双亲均有高血压的正常血压子女(儿童或少年)血浆去甲肾上腺素、多巴胺的浓度明显较无高血压家族史的对照组高,以后发生高血压的比例亦高。

(2)饮食:①食盐。与高血压最密切相关的是 Na^+,人群平均血压水平与食盐摄入量有关,摄盐较高的人减少每日摄入食盐量可使血压下降。高钠促使高血压可能是通过提高交感张力增加外周血管阻力所致。②脂肪酸与氨基酸。降低脂肪摄入总量,增加不饱和脂肪酸的成分,降低饱和脂肪酸比例可使人群平均血压下降。③饮酒。长期饮酒者高血压的患病率升高,而且与饮酒量成正比。可能与饮酒促使皮质激素、儿茶酚胺水平升高有关。

(3)职业和环境:流行病学资料提示,从事高度集中注意力的工作、长期精神紧张、长期受环境噪声及不良视觉刺激者易患高血压病。

(4)其他:吸烟、肥胖者高血压病患病率高。

各国人群患病率均高达 10% 以上,仅我国现就有约 1 亿高血压患者,并且呈发生率上升、发病年龄提前的趋势。

2. 发病机制 EH 发生机制尚未完全清楚,现认为系遗传易感性和多环境因素综合作用而致。

(1)交感神经活性亢进:在高血压的形成和维持过程中交感神经活性亢进起了极其重要作用。交感神经兴奋性增加,其末梢释放的儿茶酚胺增多,从而引起小动脉和静脉收缩,心排血量增加,改变正常的肾-容量关系,使血压升高。

(2)肾素-血管紧张素-醛固酮系统(RAAS)激活:肾小球入球动脉的球旁细胞分泌肾素,激活从肝产生的血管紧张素原,生成血管紧张素Ⅰ,然后经肺循环的转化酶生成血管紧张素Ⅱ(ATⅡ)。ATⅡ是RAAS的主要效应物质,作用于血管紧张素Ⅱ受体(AT_1),使小动脉平滑肌收缩,刺激肾上腺皮质球状带分泌醛固酮,通过交感神经末梢突触前膜的正反馈使去甲肾上腺素分泌增加,这些因素均可使血压升高,参与高血压发病并维持。

(3)肾潴留过多钠盐。

(4)内皮细胞功能受损。

(5)胰岛素抵抗:高血压患者约50%存在不同程度胰岛素抵抗。

二、临床表现与分类

1. 临床表现　多数起病缓慢、渐进,一般缺乏特殊的临床表现。常见症状有头晕、头痛、颈项板紧、疲劳、心悸等,呈轻度持续性,在紧张或劳累后加重,多数症状可自行缓解。也可出现视物模糊、鼻出血等较重症状。约1/5患者无症状,仅在测量血压时或发生心、脑、肾等并发症时才被发现。血压随季节、昼夜、情绪等因素有较大波动,冬季血压较高、夏季较低;血压有明显的昼夜波动,一般夜间血压较低,清晨起床活动后血压迅速升高,形成清晨血压高峰。少数患者病情急骤发展,舒张压持续≥130mmHg,并有头痛、视物模糊、眼底出血、渗出和视盘水肿,肾损害突出,持续蛋白尿、血尿与管型尿。病情进展迅速,如不及时有效降压治疗,预后很差,常死于肾衰竭、脑卒中或心力衰竭。

2. 分类　见表47-3。

三、实验室检查

1. 尿液检查　尿比密降低(<1.010)提示肾小管浓缩功能障碍。正常尿液pH在5.0~7.0,原发性醛固酮增多症呈代谢性碱中毒,尿反呈酸性。尿微量白蛋白升高程度与高血压病程及合并的肾功能损害有密切关系,尿转铁蛋白排泄率更为敏感。

2. 血液生化检查　测定血钾、尿素氮、肌酐、尿酸、空腹血糖和血脂有助于发现相关的危险因素和靶器官损害。

3. 血浆肾素活性测定　现尚无特异敏感的EH实验诊断指标。当前进入临床应用的仅为RAAS中肾素活性测定。

肾素为肾小球旁细胞合成分泌的一种蛋白水解酶,可催化水解血管紧张素原生成血管紧张素Ⅰ,后者再经血管紧张素Ⅰ转化酶催化水解生成血管紧张素Ⅱ。血浆肾素测定以血管紧张素原为底物,检测肾素催化下生成血管紧张素Ⅰ的速率代表其水平。血浆肾素最好与醛固酮同时测定。

血浆肾素和醛固酮皆升高最常见于肾性高血压。也见于部分EH,尤其是单用可升高血浆肾素水平的血管扩张药、钙通道阻滞药等降压药者。肾素降低而醛固酮升高,为原发性醛固酮增多症的确诊性指标。但使用转化酶抑制药治疗高血压、心力衰竭时出现血浆肾素活性升高而醛固酮减少。

表47-3　血压的定义和分类

类别	收缩压 (mmHg)		舒张压 (mmHg)
理想血压	<120	和	<80
正常血压	<130	和	<85
正常高值	130~139	或	85~90
高血压			
1级(轻度)	140~159	或	90~99
亚组:临界高血压	140~149	或	90~94
2级(中度)	160~179	或	100~109
3级(重度)	≥180	或	≥110
单纯收缩期高血压	≥140	和	<90
亚组:临界收缩期高血压	140~149	和	<90

第三节　心力衰竭

心力衰竭(heart failure,HF)是指一种病理生理状态,通常是由于心肌收缩力下降即心肌衰竭所致的一种临床综合征。此时心脏不能泵出足够的血液以满足组织代谢需要,或仅在提高充盈压后方能泵出组织代谢所需要的相应血量。以肺循环和(或)体循环淤血以及组织血液灌注不足为主要特征,又称充血性心力衰竭。HF按发展速度可分为急性心力衰竭(acute heart failure,AHF)和慢性心力衰竭(chronic heart failure,CHF)。

一、病　因

任何影响心脏射血或充盈的结构性和功能性病变均可导致 HF 发生。包括各种原因所致的原发性和继发性心肌损伤、心脏收缩前和(或)后负荷过度、心室充盈障碍等。

二、临床表现

1. 慢性心力衰竭

(1)左侧心力衰竭：主要表现为肺循环淤血和心排血量降低所致的临床综合征。其主要症状为呼吸困难、咳嗽、咳痰和咯血、体力下降、乏力和虚弱、早期可出现夜尿增多，严重左侧心力衰竭时心排血量重度下降，肾血流量减少而出现少尿、血尿素氮、肌酐升高等肾功能不全的相应表现。主要体征为活动后呼吸困难，周围血管收缩表现为四肢末梢苍白、发冷及指(趾)发绀及窦性心动过速、心律失常等交感神经系统活性增高征象，约 1/4 左侧心力衰竭患者发生胸腔积液。

(2)右侧心力衰竭：主要表现为体循环障碍为主的综合征。其主要症状为各脏器淤血和水肿所致的纳差、腹胀、恶心甚至呕吐、肝区疼痛、肾功能减退、呼吸困难等。主要体征为全心扩大，可出现肝颈静脉反流征、淤血性肝大和压痛、水肿、胸腔积液、腹水等。

(3)全心衰竭：全心衰竭多见于心脏病晚期，病情危重。同时具有左、右侧心力衰竭的临床表现。

2. 急性心力衰竭　急性心力衰竭系指急性心脏病变引起心肌收缩力明显降低，或心室负荷加重而导致急性心排血量急剧降低，体循环或肺循环压力突然增高，导致组织器官灌注不足和急性肺淤血的临床表现。临床上以急性左侧心力衰竭为最常见，表现为急性肺水肿，重者伴心源性休克。

三、实验室检查

1. 常规检查　贫血是心力衰竭加重因素，白细胞数量增加及核左移提示感染。尿常规及肾功能检查有助于肾疾病所致的呼吸困难和肾性水肿的鉴别。

2. 水、电解质的检测　低钾、低钠血症及代谢性酸中毒等是难治性心力衰竭的诱因。

3. 肝功能　有助于肝门静脉性肝硬化所致的非心源性水肿的鉴别。

4. B 钠尿肽(brain natriuretic peptide, BNP)又称脑钠肽检测　可作为心功能评估客观指标。BNP 是一种参与心血管系统和肾功能调节的活性多肽，其主要作用为：扩张血管，降低体循环和肺循环阻力，增加心排血量；减少肾素分泌，抑制 RAAS 系统，减少 AT Ⅱ 生成和醛固酮释放；抑制垂体血管加压素(抗利尿激素)的分泌；直接作用于肾小管，促进水、钠排泄。

心室肌和脑细胞 1 号染色体上的 BNP 基因可表达 134 个氨基酸的前 BNP 前体(preproBNP)，在胞内水解 26 个氨基酸的信号肽之后，108 个氨基酸的 BNP 前体(proBNP)释放至血中。在血中肽酶作用下，proBNP 进一步水解为 32 和 76 个氨基酸的 BNP 与 BNP 前体 N 端肽(N-terminal proBNP, NT-proBNP)，分子量分别为 4 000 和 10 000。由于 BNP 和 NT-proBNP 在血中等摩尔生成，均可反映 BNP 分泌状况。BNP 半衰期为 20min，血浆中可降解失去抗原性，导致假性降低。NT-proBNP 半衰期为 120min，血浆中不会降解。若检测 BNP 在采集血液后应尽快完成，加入精氨酸蛋白水解酶抑制药或缓激肽抑制药可减少降解，延长标本保存时间。

心力衰竭患者无论有无症状，BNP 水平均明显升高，并且随心力衰竭的严重程度而成比例增高。因此检测血浆 BNP 可作为有效的心力衰竭筛选试验，并为心功能的分级提供客观依据。纽约心脏学会(New York heart association, NYHA)对心力衰竭分级及相应的 BNP 水平见表 47-4。

BNP 和 NT-proBNP 升高对 CHF、ACS、AMI 以及非心脏疾病患者的心功能风险分级价值，远高于其他任何临床体征，并对心力衰竭死亡有较高的预测价值。

检测 BNP 和 NT-proBNP 有助于鉴别呼吸困难是否心力衰竭所致。以 BNP 100ng/L 为分界值，对是否心源性呼吸困难的阳性预测值为 80%，阴性预测值达 95%。BNP>230pg/ml，发生 CHF 相对危险性达 7.0。

表 47-4　NYHA 心力衰竭分级及相应的 BNP 水平

NYHA 分级	临床表现	BNP(ng/L)
NYHA Ⅰ	无症状心力衰竭	286±244
NYHA Ⅱ	代偿性心力衰竭	389±374
NYHA Ⅲ	失代偿性心力衰竭	640±447
NYHA Ⅳ	难治性心力衰竭	817±435

但由于钠尿肽类为容量依赖性激素,除 HF 外其他任何可导致水钠潴留、血容量增多的病症,亦可导致升高,如库欣综合征、原发性醛固酮增多症、肝硬化、肾衰竭等。因此,BNP 和 NT-proBNP 不能作为 HF 的惟一诊断指标。

(张　葵)

第 48 章

内分泌疾病检验

大　纲

了解　内分泌调控的机制；性激素的功能及分泌调节。

掌握　常用的生物化学检验；甲状腺激素的代谢及分泌调节；甲状腺激素与促甲状腺激素测定的方法及其临床意义；甲状腺功能动态试验的具体操作及临床意义；肾上腺髓质激素在嗜铬细胞瘤诊断中的应用；肾上腺皮质功能紊乱的原因及临床表现；血、尿中糖皮质激素及其代谢物测定的方法及临床意义；动态功能试验在相关疾病的诊断程序及临床意义；血清(浆)性激素测定的临床意义；性腺内分泌功能动态试验的临床意义及相关疾病的试验诊断选择。

熟悉　下丘脑-垂体内分泌激素的代谢及其调节；下丘脑-垂体内分泌功能紊乱的临床化学改变；生长激素测定的方法和临床意义；甲状腺功能紊乱的成因及其主要的临床生化改变；肾上腺激素的生理作用、代谢及分泌调节；性激素代谢异常的原因临床生化改变。

内分泌(endocrine)是指机体某些腺体或散在的特定细胞，能合成具有生物活性的物质，并释放入血液循环运输至靶器官或组织，从而调节各系统、器官、细胞代谢和功能，维持内环境稳定的过程。这类具有生物活性的化学物质称为激素(hormone)。内分泌功能紊乱所致的疾病，往往表现为多系统甚至全身性代谢失衡而缺乏特征，医学实验室检测结果对于该类疾病的诊断、疗效评估等方面均具有十分重要的意义。

第一节　概　　述

内分泌系统是人体重要的功能调节系统，它与神经神经系统互相作用，共同调节体内各种功能活动。激素是内分泌系统传递信息的微量活性物质，按其化学本质的不同可分为肽及蛋白类激素、类固醇类激素、氨基酸衍生物类激素与脂肪酸衍生物类激素4类。内分泌调控障碍导致激素分泌紊乱，是内分泌疾病的共同病理改变。

一、内分泌及其调控

内分泌系统通过所分泌的激素发挥调节作用。同时，各种激素在神经系统的参与下，通过精细的调节机制，维持在与机体所处发育阶段及功能状态相适应的水平。其中下丘脑-腺垂体-内分泌腺调节轴进行的调控是最普遍而主要的调控机制(图48-1)。该调节系统任何环节异常，都将导致激素水平紊乱，产生相应的内分泌病。

激素传递到靶细胞的方式主要有3种：一是远距分泌，通过血液循环输送到远距离靶细胞而发挥作用，这是最主要的传送方式。二是旁分泌，通过扩散进入邻近或周围的异种靶细胞起作用。三是神经分泌，下丘脑某些神经元分泌的神经激素沿神经纤维轴浆运输到神经垂体或经垂体门脉运至腺垂体。

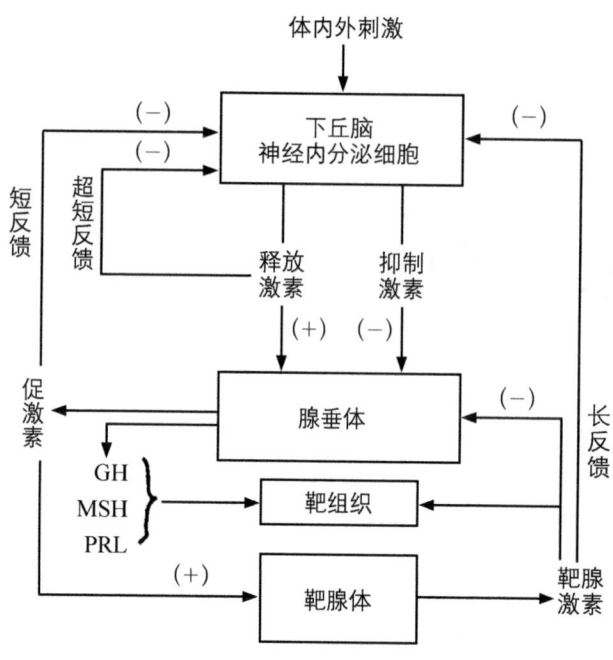

图 48-1　下丘脑-腺垂体-内分泌腺调节轴

二、内分泌疾病的常用生物化学检验

内分泌功能紊乱的实验室检测,可根据其紊乱发生的一个或多个环节,设计相应的检验方法。

1. 常用的生物化学检验

(1) 激素调节的特异性生理、生化过程及其生化标志物检测：如甲状腺功能紊乱时^{131}I 摄取试验,甲状旁腺功能紊乱时血钙的检测。这类方法仅提供间接证据,且大多特异性不高,往往只起辅助诊断作用。

(2) 直接测定激素或其代谢物水平：这类方法简便、适用性广,可为判断有无某种内分泌疾病直接提供客观依据,并有利于疾病的早期诊断及病因定位,在临床中普遍应用。

(3) 动态功能试验：动态功能试验(dynamic function test)即应用激素分泌反馈调节轴中某一环节的特异性刺激物或抑制物,分别测定使用前后相应靶激素水平的动态变化。动态功能试验对确定内分泌疾病的病变部位及性质很有价值。

(4) 其他：对某些半衰期短的激素可检测其前体物质,如阿片皮质素原(促肾上皮质素前体物);或检测激素作用介导物,如生长激素介导物——生长调节素;对某些高血浆蛋白结合率激素,有时需检测其转运蛋白水平。近年来,自身抗体的检测及生物学技术在内分泌疾病的检测中也得到了广泛的应用。

2. 激素水平测定的影响因素　激素水平检测受多种因素的影响,常见因素有以下六点：

(1) 生物节律性：某些激素的分泌具有明显的节律性,如生长激素、肾上腺皮质激素等。这对样本采集时间的确定和结果的判断非常重要。

(2) 年龄：激素水平因人群年龄的不同而异。如青春期、绝经期和老年期妇女甲状腺激素、垂体激素的分泌水平不同,可直接影响疾病的诊断和治疗。

(3) 体位：与维持血压有关的激素如醛固酮等,血中浓度随体位而改变。

(4) 饮食及药物：饮食及某些药物对激素的分泌有明显影响。餐后血中胰岛素的浓度会发生改变;口服避孕药可导致甾体激素分泌的改变。

(5) 妊娠：妊娠期各种激素的生物参考区间和临界值与非妊娠妇女不同,应注意孕妇体内激素的变化。

(6) 样本的保存：有些激素,如促肾上腺皮质激素、肾素等,可因继续代谢、分解,在放置后会失去激素活性,应尽快测定或分离血浆后低温保存。

第二节　下丘脑-垂体内分泌功能紊乱的生物化学检验

一、下丘脑-垂体内分泌功能及其调节

1. 垂体分泌的激素　垂体即脑垂体,为位于颅底蝶鞍中的重要内分泌器官,组织学上可分为神经垂体和腺垂体,分泌的激素相应分做神经垂体激素和腺垂体激素(表 48-1),这些激素均为肽或糖蛋白。

2. 下丘脑激素　下丘脑可分泌多种调节腺垂体激素释放的调节性激素(表 48-2),目前已知的下丘脑调节激素主要是多肽类激素。通过垂体门脉系统,下丘脑分泌释放的调节激素,可直接输送至腺垂体迅速发挥作用。按功能下丘脑激素又可分为释放激素与抑制激素。

表 48-1　主要的垂体激素及其生理作用

激素名称	主要生理作用
腺垂体激素	
生长激素(GH)	促进生长发育
促甲状腺激素(TSH)	促进甲状腺激素合成及释放
促肾上腺皮质激素(ACTH)	促进肾上腺皮质激素合成及释放
卵泡刺激素(FSH)	促进卵泡或精子生成
黄体生成素(LH)	促进排卵和黄体生成,刺激孕激素、雄激素分泌
催乳素(PRL)	促进乳房发育及泌乳
神经垂体激素	
抗利尿激素(ADH)	收缩血管,促进集尿管对水的重吸收
催产素(OT)	促进子宫收缩,乳腺泌乳

表 48-2　下丘脑分泌的主要激素

激素名称	调节的腺垂体激素
释放激素	
促甲状腺激素释放激素(TRH)	TSH、GH、FSH、PRL
促肾上腺皮质激素释放激素(CRH)	ACTH
生长激素释放激素(GHRH)	GH
促性腺激素释放激素(GnRH)	LH、FSH、PRL
催乳素释放激素(PRRH)	PRL
抑制激素	
生长激素抑制激素(GHIH)	GH、TSH、ACTH、PRL
催乳素释放抑制激素(PRIH)	PRL

3. 下丘脑-腺垂体激素分泌的调节　下丘脑-腺垂体调节激素的分泌调控(图47-1),主要受其调节的内分泌靶腺释放的激素之长反馈调节;腺垂体释放的激素亦反馈性地调节下丘脑相关调节激素分泌(短反馈);而下丘脑激素或腺垂体激素,可超短反馈地影响下丘脑或垂体激素对自身的合成释放。此外,下丘脑-腺垂体调节激素还受下丘脑以上中枢神经细胞所释放的神经递质的调节,影响下丘脑-垂体激素的分泌。

二、下丘脑-垂体内分泌功能紊乱的生物化学检验

1. 生长激素功能紊乱的生物化学诊断

(1)生长激素及胰岛素样生长因子:生长激素(growth hormone,GH)是由腺垂体嗜酸细胞分泌的含191个氨基酸残基的单链多肽激素。GH除促进骨髓软骨细胞合成和增殖外,亦参与代谢调节及性发育调节。

GH的分泌主要受下丘脑释放的GHRH和GHIH调控。正常情况下,GH水平随机体生长发育阶段的不同而异。而每日GH的分泌具有明显的昼夜节律性,且为脉冲式。白天仅在餐后3h左右有1次较小的脉冲式释放,其余则主要在夜间熟睡后约1h有数次较大的脉冲式分泌。

生长激素依赖性胰岛素样生长因子(GH-dependent insulin-like growth factor,IGF)即生长调节素(somatomedin,SM),其化学结构与胰岛素相近,有促进生长作用和一定胰岛素样作用。其中IGF-I即SM-C,是在GH作用下,主要在肝细胞中合成的多肽。血液中的IGF-I几乎全部和IGF结合蛋白等血浆蛋白结合,其中80%左右与IGF结合蛋白3(IGFBP-3)结合。

(2)生长激素功能紊乱

①生长激素缺乏症。生长激素缺乏症(GH deficiency,GHD)又称垂体性侏儒(pituitary dwarfism),是各种原因导致生长发育期GH分泌不足或功能障碍,产生的儿童及青少年生长发育障碍。其中以特发性GHD最为常见,占60%~70%,大多伴其他垂体激素缺乏症;其次为遗传性GHD,主要为单一性GH缺乏症;亦包括部分继发性GHD,因下丘脑、垂体及周围组织的后天性病变或手术切除

等所致。

GHD突出的临床表现是生长迟缓,骨骼发育不全。性器官发育迟缓,特别是伴有促性腺激素缺乏者尤显。若未伴发甲状腺功能减退,智力一般正常,有别于呆小症。患儿大多血糖偏低,若伴ACTH缺乏者更显著,甚至可发生低血糖昏迷或抽搐。

②巨人症及肢端肥大症。巨人症(gigantism)及肢端肥大症(acromegaly)均由GH过度分泌而致。若起病于生长发育期表现为前者,而成年后GH分泌过度则可导致后者,GH持续过度分泌,巨人症还可发展为肢端肥大症。主要由垂体腺瘤、垂体癌或垂体嗜酸细胞异常增生而致。

(3) GH功能紊乱的生物化学诊断

①血浆(清)GH测定。免疫法测定血浆或血清中GH浓度。参考区间婴幼儿为15～40μg/L,2岁儿童平均约为4μg/L,4岁以上儿童及成年人为0～5μg/L,女性略高于男性。

由于GH特有的脉冲式分泌及半衰期仅20min的特点,因此若在非脉冲式分泌期取样测定,GH水平再高或为零均无多大意义。最佳采血时间应在午夜或清晨起床前安静平卧时。单独的GH测定不能作为GH功能紊乱的诊断依据,需同时进行GH动态功能试验。

②动态功能试验。刺激试验用于GHD诊断,抑制试验则用于巨人症或肢端肥大症的确诊。

a. 运动刺激试验:该试验适合于4岁以上儿童,分别抽取空腹基础血及剧烈运动20min后的血样,比较血浆GH水平的变化。由于试验较难标准化,其结果常表现不稳定。

b. 药物刺激试验:均是在清晨空腹卧床状态下,通过预置的保留式取血套管采集基础血后,用一定的药物刺激GH释放。常用的刺激药物及方法包括胰岛素-低血糖试验、可乐定激发试验、盐酸精氨酸刺激试验、左旋多巴刺激试验等。

如果GH基础水平低,两项以上刺激试验峰浓度仍低于3μg/L,则可做出GHD的诊断。但GH受体缺陷等导致的遗传性IGF-1缺乏者,刺激试验为正常人样的反应,唯有通过IGF-1测定进行鉴别。

c. 抑制试验:对于多次测定基础GH值均>10μg/L的疑为巨人症或肢端肥大症者,应进行高血糖抑制GH释放试验。

③血清(浆)IGF-1及IGFBP-3测定:由于IGF-1和IGFBP-3的合成均呈GH依赖性,并且血中半衰期长,不会呈脉冲式急剧改变,故现均推荐以免疫法检测血清(浆)IGF-1或IGFBP-3,作为GH紊乱诊断的首选实验室检查项目。

血清IGF-1参考区间。1～2岁为31～160μg/L,至青春期(11～16岁)迅速达到180～800μg/L峰水平,成年人随增龄逐渐下降。血清IGFBF-3参考区间为新生儿0.4～1.4mg/L,青春期达到2～5mg/L的成年人水平。

IGF-1或IGFBP-3显著降低,应考虑GH缺乏症,异常升高则应考虑巨人症或肢端肥大症。在诊断青春期前GH缺乏症上,IGFBP-3优于IGF-1。当然,营养不良、严重肝功能损害及消耗性疾病可致IGF-1、IGFB-3降低,但对IGFBP-3影响较小。

2. 催乳素瘤的生物化学诊断 催乳素(PRL)的功能主要是促进乳腺的发育与泌乳,其主要是受下丘脑分泌的催乳素释放抑制激素(PRIH)的控制。

催乳素瘤(prolactinoma)是功能性垂体腺瘤中最常见者。好发于女性,多为微小腺瘤,以溢乳、闭经、多毛及不育为主要临床表现。男性往往为大腺瘤,以性欲减退、阳痿及不育为主要症状。血清PRL显著升高为该类患者突出的实验室检查特征,目前实验室多采用免疫法检测PRL。

血清PRL参考区间为男性<20μg/L,非妊娠及哺乳期女性<40μg/L,孕妇随孕期升高,可达400μg/L或更高。除孕妇外,血清PRL>200μg/L者,应高度怀疑本病,若血清PRL>300μg/L即可确诊,对血清PRL介于100～200μg/L者,为鉴别本病与功能性高催乳素血症,可以TRH、氯丙嗪或甲氧氯普胺兴奋试验协助诊断。

第三节 甲状腺功能紊乱的生物化学检验

一、甲状腺激素及分泌调节

1. 甲状腺激素的化学本质及生理生化功能

(1)甲状激素的化学结构及生物合成:甲状腺激素为甲状腺素(thyoxine,T_4)和三碘甲腺原氨酸(3,5,3triiodthyronine,T_3)的统称,均为酪氨酸含碘衍生物。甲状腺激素是由甲状腺滤泡上皮细胞中甲状腺球蛋白上的酪氨酸残基碘化并耦联而成的,其生物合成过程包括甲状腺对碘的摄取、碘的活化及酪氨酸的碘化几个步骤。

(2)甲状腺激素的生理功能:可影响营养物质的代谢过程,参与维持骨骼、神经系统的发育及正常功能。此外,还可产生类似肾上腺素受体激动样效应,如加快心率、增加心肌氧耗和扩张周围血管等。

2. 甲状腺激素的运输、代谢及分泌调节 血浆中>99%的 T_3、T_4 都和血浆蛋白可逆结合,主要与甲状腺素结合球蛋白(thyroxine binding globulin,TBG)结合。仅有占血浆中总量 0.1%～0.3%的 T_3 和 0.02%～0.05%的 T_4 为游离的。因只有游离 T_3、T_4 才能进入靶细胞发挥作用,而游离 T_3 的比例高,故 T_3 较 T_4 作用强大。

甲状腺激素的代谢包括脱碘、脱氨基、羧基等方式,其中主要为脱碘反应。T_4 是具生物活性 T_3 的前体,在脱碘反应中,T_4 可脱碘生成 T_3 和无活性的 3,3′,5′-三碘甲腺原氨酸,即反 T_3(reverse tri-iodothyou-nine,rT_3)。少量 T_3、T_4 及其代谢物可通过尿及胆汁排出。

甲状腺激素的合成和分泌受下丘脑-腺垂体-甲状腺轴调节。血液中游离 T_3、T_4 水平的变化,负反馈调节下丘脑促甲状腺激素释放激素(thyrotropin-releasing hormone,TRH)及垂体促甲状腺素(thyroid stimuating hormone,TSH)释放。TRH 可促进腺垂体合成和释放 TSH,亦促垂体合成释放生长激素和催乳素作用。上述调节过程中,游离 T_3、T_4 水平对腺垂体释放 TSH 的负反馈调节最重要。此外,肾上腺皮质激素、雌激素也都有一定的调节作用。

二、甲状腺功能紊乱的生物化学检验

1. 甲状腺功能紊乱

(1)甲状腺功能亢进症:甲状腺功能亢进症(hyperthyroidism)指各种原因所致甲状腺激素功能异常升高而产生的内分泌疾病。病因复杂多样,约 75%为以毒性弥漫性甲状腺肿伴甲状腺功能亢进症,即 Graves 病,现已肯定为一种自身免疫性疾病;另有近 15%为腺瘤样甲状腺肿伴甲状腺功能亢进症,近 10%为亚急性或慢性淋巴细胞性甲状腺炎早期,垂体肿瘤、甲状腺癌性甲状腺功能亢进症、异源性 TSH 综合征均少见。

甲状腺功能亢进症表现出的临床症状与物质代谢增强、氧化加速、散热增多有关,包括高代谢症候群、神经系统兴奋性升高、心血管系统症状、突眼症及甲状腺肿大等。

(2)甲状腺功能减退症:甲状腺功能减退症(hypothyroidism)为各种原因引起甲状腺激素合成、分泌或功能异常低下所致的一组内分泌疾病。其中原发性甲状腺功能减退症最常见。

2. 甲状腺功能紊乱的生物化学诊断

(1)血清促甲状腺激素(TSH)测定:TSH 为腺垂体合成和分泌的糖蛋白。血中甲状腺激素水平的变化,可负反馈地导致血清 TSH 水平出现显著改变。TSH 不受 TBG 浓度影响,也较少受影响 T_3、T_4 的非甲状腺疾病的干扰。由此,现在国内外均推荐以血清 TSH 测定作为甲状腺功能紊乱的首选筛查项目。

TSH 测定均为免疫化学法,根据标记物不同有放免、酶免、荧光免疫、化学发光、电化学发光等多种试剂盒可供选用。

TSH 升高最常见于原发性甲状腺功能减退症,若能同时检测到甲状腺素水平低下,则可确诊;其他少见的原因包括垂体肿瘤性甲状腺功能亢进症、异源性 TSH 综合征、甲状腺激素抵抗综合征、应用多巴胺拮抗药和含碘药物等。

TSH 水平降低最常见于甲状腺功能亢进症,此时应伴有甲状腺激素水平升高。此外亦见于 PRL 瘤、Cushing 病、肢端肥大症及过量使用糖皮醇和抗甲状腺药物时。

(2)血清甲状腺激素测定:甲状腺激素血清浓度测定是甲状腺功能紊乱的主要检测项目。包括总 T_3(TT_3)、总 T_4(TT_4)、游离 T_3(FT_3)和游离 T_4(FT_4)。

①血清 TT_4、TT_3 测定。血清 TT_4、TT_3 测定均采用免疫法。血清 TT_3 与 TT_4 浓度增高主要见于甲状腺功能亢进,此外 TT_3 与 TT_4 升高还可见于活动性肝炎、妊娠时。TT_3 与 TT_4 降低见于甲状腺功能减退症、垂体功能减退、营养不良、肾病综合征、严重全身性疾病等情况。

②血清 FT_3、FT_4 测定。FT_3、FT_4 能真实反映甲状腺功能的状态,且不受 TBG 的影响,其敏感性和特异性明显高于 TT_4、TT_3。现临床上多采用免疫法直接测定 FT_3、FT_4,参考方法为平衡透析法。血清 TT_4、TT_3、FT_3、FT_4 测定,对甲状腺功能紊乱的类型、病情评估、疗效监测上,均有重要价值,特

别是和TSH检测联合应用,对绝大部分甲状腺功能紊乱的类型、病变部位均可做出诊断。

③血清反T_3(rT_3)的测定。正常情况下,rT_3的生理活性极低。但其与T_4、T_3维持一定比例,故其亦可作为反映甲状腺代谢功能的指标之一。放射免疫法参考区间为0.54~1.46nmol/L。

(3)血清甲状腺素结合球蛋白测定:血清甲状腺素结合球蛋白(TBG)为肝细胞合成的一种α-球蛋白。TBG为血液中甲状腺激素的主要结合蛋白,约70%的T_4和T_3与其结合。TBG浓度改变对TT_4、TT_3的影响十分显著,所以对TT_4、TT_3检测结果,尤其是与临床表现不相符合时的解释具有重要意义。血清TBG参考值为220~510mmol/L(12~28mg/L)。

血清TBG升高见于孕妇、遗传性高TBG症、病毒性肝炎、急性间歇性卟啉病、使用雌激素或含雌激素或含雌激素的避孕药、奋乃静等药物者。而使用雄激素等同化激素、糖皮质激素、苯妥英钠等药物,以及库欣综合征、肾病综合征、严重营养不良、肝衰竭及应激等则可致TBG降低。

(4)甲状腺功能动态试验

①TRH兴奋试验。TRH可迅速刺激腺垂体合成和释放储存的TSH,因此分别测定静脉注射200~400μg(儿童按4~7μg/kg)TRH前及注射后0.5h(必要时可加测1h及1.5h)的血清TSH水平,可反映垂体TSH合成及储备能力。TRH兴奋试验较其他动态功能试验安全、简便、影响因素少,在甲状腺功能紊乱,特别是病变部位和诊断上有较大价值。

②^{131}I摄取试验及T_3抑制试验。^{131}I摄取试验(^{131}I uptake test)是利用甲状腺的摄碘功能,间接反映其合成分泌甲状腺激素的功能。但该法影响因素多,特异性低,已少用。T_3抑制试验(T_3 inhibiting test)则是利用T_3对下丘脑-腺垂体-甲状腺调节轴的负反馈抑制作用,给受试者口服T_3每次20μg,每日3次,连续6d,分别进行用药前和用药后^{131}I摄取试验。正常人和单纯性甲状腺肿患者^{131}I摄取率下降50%以上;甲状腺功能亢进症患者不被抑制。有冠心病、甲状腺功能亢进症性心脏病或严重甲状腺功能亢进症者应慎用本试验。

(5)自身抗体检测:现已肯定某些甲状腺功能紊乱发病机制与自身免疫反应有关,故在患者血中往往可检测到多种针对甲状腺自身抗原的抗体。

①TSH受体抗体。TSH受体抗体(thyrotropin-receptor antibodies,TRAb)为一组抗甲状腺细胞膜上TSH受体的自身抗体,它们可与TSH受体结合,产生TSH样作用。未经治疗的Graves病患者,TRAb阳性检出率可高达80%~100%,有早期诊断价值,此外也可用于疗效及预后的评估。

②抗甲状腺微粒体抗体、抗甲状腺过氧化酶抗体、抗甲状球蛋白抗体。抗甲状腺微粒体抗体(thyroid microsomal antibody,TmAb)是甲状腺细胞质中微粒体的自身抗体,抗甲状腺过氧化酶抗体(thyroid peroxidase antibody,TPOAb)是甲状腺激素合成必需的过氧化酶的自身抗体,而抗甲状球蛋白抗体(thyroglobulin antibody,TGAb)则是甲状腺滤泡胶质中甲状球蛋白的自身抗体。动态观察这些抗体特别是TPOAb水平,可了解自身免疫性甲状腺病变进程,并辅助自身免疫性甲状腺炎的诊断。

③甲状腺激素抗体。甲状腺激素抗体(thyroid peroxidase antibody,TPOAb)可结合循环中的T_3、T_4,干扰其发挥作用,并对以类似物法检测FT_3和FT_4造成干扰。

第四节 肾上腺功能紊乱的生物化学检验

肾上腺是由中心部的髓质和周边部的皮质2个独立的内分泌器官组成。下面分别讨论肾上腺髓质和皮质激素及其功能紊乱的临床生物化学相关内容。

一、肾上腺皮质激素的生理、生化及分泌调节

肾上腺皮质由外向内可分为3带:球状带、束状带及网状带。球状带分泌的盐皮质激素(mineralocorticoid),主要是醛固酮(aldosterone)和脱氧皮质醇(deoxycorticosterone);束状带分泌的糖皮质激素(glcocorti-coids,GC),主要是皮质醇(cortisol)及少量的皮质酮(coicosterone);网状带分泌性激素,如脱氢异雄酮(dehydroepiandrosterone)雄烯二酮(adrostenedione)及少量雌激素。三者均为类固醇激素。

本节将详细介绍糖皮质激素的临床生物化学。

1. 糖皮质激素的代谢 血液中约75%的糖皮质激素与血浆中的皮质类固醇结合球蛋白(CBG)

可逆结合,只有游离的糖皮质激素才能进入靶细胞发挥生理生化作用。

GC 的代谢主要在肝细胞中进行。主要反应方式为 C-3 酮基及甾核环中双键被加氢还原,生成多种氢化代谢物。另一重要途径是皮质醇的 C11 位脱氢生成无活性的皮质素(cortisone),该反应为可逆的。上述代谢物及少量原型 GC,主要通过与葡萄糖醛酸或硫酸根结合的方式从尿中排泄,少量随胆汁从粪中排出。

2. 糖皮质激素的生理生化功能　GC 可影响多种酶及细胞因子的表达,其主要生理功能如下。

(1) 调节三大营养物质的代谢:对糖代谢,GC 促进糖原异生,增加肝糖原和肌糖原含量,另一方面又抑制除脑和心肌外的其他组织对葡萄糖的利用,从而使血糖升高。对蛋白质代谢,可促进除肝以外多种器官组织蛋白质的分解,升高血氨基酸及尿素。在脂肪代谢上,GC 可诱导四肢皮下组织脂肪酶表达,促进这些部位的脂肪分解,并使脂肪向心性重新分布。

(2) 影响水、电解质代谢:有弱的保钠排钾作用及促尿钙排泄作用。

(3) 其他:体内其他一些激素(如肾上腺素、胰高血糖素)需同时存在一定浓度的 GC 才能正常表达,这种协同作用称 GC 的"允许作用"(permissive action)。此外,GC 尚可拮抗胰岛素、生长激素的作用。GC 为体内主要的应激激素之一,任何应激状态都可使 GC 大量释放。

3. 糖皮质激素分泌的调节　GC 的合成分泌主要受下丘脑-垂体-肾上腺皮质调节轴控制。血中游离 GC 水平的变化,负反馈影响下丘脑促肾上腺皮质激素释放激素(CRH)和垂体促肾上腺皮质激素(ACTH)的释放。CRH 和 ACTH 亦负反馈地调节下丘脑 CRH 的释放。此外,由于 GC 为一主要应激激素,故任何应激状态都可通过高级神经中枢-下丘脑-垂体-肾上腺皮质轴,促进 GC 大量分泌。

二、肾上腺髓质激素的生理、生化及分泌调节

1. 肾上腺髓质激素的合成及代谢　肾上腺髓质主要合成释放肾上腺素(epinephrine,E)、去甲肾上腺素(norepinephrine,NE)、多巴胺(dopamine,DA),三者均为儿茶酚胺类激素。但作为递质释放的 NE 和 DA,绝大部分又被神经末梢及其囊泡主动重摄取、储存。肾上腺髓质激素的大部分代谢终产物与葡萄糖醛酸或硫酸结合后,随尿排出体外。

2. 肾上腺髓质激素的生物学作用及其分泌的调节　肾上腺髓质的分泌受交感神经节前纤维支配,交感神经兴奋时,促进髓质激素的分泌。髓质激素与交感神经的这种密切联系,构成了交感-肾上腺髓质系统。肾上腺髓质合成的 E 和 NE 储存于嗜铬细胞囊泡中。

肾上腺素作用广泛,主要用于循环系统,使血压升高,增加心排血量;也作用于肝和肌组织,促进分泌;还作用于脂肪组织,促进脂肪分解。

三、肾上腺功能紊乱的生物化学检验

1. 嗜铬细胞瘤及其生物化学诊断　嗜铬细胞瘤(pheochromocytoma)是发生于嗜铬细胞组织的肿瘤,绝大多数为良性,其中约 90% 发生于肾上腺髓质。由于有过多的肾上腺素、去甲肾上腺素释放入血液,作用于肾上腺受体,产生阵发性或持续性高血压病伴有高血糖、高血脂及基础代谢升高等紊乱。本病的生物化学检查主要有以下 2 类。

(1) 血浆和尿中儿茶酚胺类及其代谢物测定:血液及尿中的 E 几乎全部来自肾上腺髓质,NE、DA 则还可来自其他组织中的嗜铬细胞和未被摄取的少量神经递质,因此 E 是肾上腺髓质功能的标志物。血浆和尿中儿茶酚胺类显著升高,无疑有助于嗜铬细胞瘤诊断。代谢物测定因干扰因素多,已不主张采用。

① 荧光测定法。测定血液及尿中的 E 和 NE。但荧光法检测 E 和 NE 的灵敏度低,且易受多种药物干扰,故并不理想。

② HPLC 检测法。测定血浆中的 E 和 NE。多采用 HPLG-电化学检测法,亦有使用离子对反相 HPLG 或普通反相 HPLG-电化学检测法。HPLG 法灵敏度、特异性均优于上述荧光法,还可同时检测 DA。

参考值:成年人卧位血浆 E 为 109～437pmlo/L(20～80pg/ml),NE 为 0.616～3.240nmol/L(104～548pg/ml);尿儿茶酚胺 < 591nmol/24h (100μg/24h)。

检测前因素对血浆和尿儿茶酚胺的准确测定影响更突出。E 和 NE 都极易被氧化破坏,采血后若不立即分离红细胞,室温下 5min 内,E 和 NE 浓度将迅速下降。因此取样后应尽快测定,如不能及时检测则离心分离血浆冷冻保存。多数降压药都可能影响儿酚胺释放,故在采血前 3～7d 应停用降压药。

(2) 动态功能试验:如果血浆儿茶酚胺的测定

及影像学检查不能明确诊断，则功能性试验可能对嗜铬细胞瘤的诊断有帮助。

①兴奋试验。常用高血糖素激发试验。对疑为本病的非发作期患者，可考虑做高血糖素激发试验。由于胰高血糖素可迅速刺激肾上腺髓质释放 E 和 NE，急剧升高血压，故本法禁用于基础血压超过 170/100mmHg 和伴有糖尿病者。

②抑制试验。常用可乐定抑制试验，其适用于有持续高血压，其他检查结果无明显异常者。由于除可乐定外，多种降压药、抗抑郁药亦可干扰本试验，故需停用上述药物 12h 以上再进行本试验。

2. 肾上腺皮质功能紊乱的临床生物化学检验

(1) 肾上腺皮质功能紊乱

①肾上腺皮质功能亢进症。肾上腺皮质功能亢进症(hyperadrenocorticism)是各种原因造成 GC 分泌异常增多所致症状的统称，又名库欣综合征(Cushing's syndrome)。按病因可分作如下 2 种。

a. 依赖 ACTH 的库欣综合征：即库欣病，指下丘脑-垂体功能紊乱，过量释放 ACTH 引起的继发性肾上腺皮质功能亢症，该病约占 70%；异源性 ACTH 或 CRH 综合征，系垂体以外肿瘤分泌大量 ACTH 或 CRH 所致。前者多见于肺燕麦细胞癌。其次为胰岛细胞癌、胸腺癌等；后者可见于肺癌、类癌等。

b. 不依赖 ACTH 的库欣综合征：肾上腺皮质肿瘤所致的原发性者。占 20%～25%，其中皮质腺瘤较腺癌多见。

肾上腺皮质功能亢进者，具有一些共同的临床表现：向心性肥胖，高血压，骨质疏松，皮肤及肌肉因蛋白质大量分解而萎缩，并因此致皮下微血管显露呈对称性紫纹。因同时伴性激素(主要是雄激素)分泌增多，女性可见多毛、痤疮、月经失调，甚至男性化。高浓度的 GC 还可影响造血功能，抑制免疫反应和炎症反应而易感染。

②慢性肾上腺皮质功能减退症。慢性肾上腺皮质功能减退症(chronic adrenocortical insufficiency)是指各种原因致肾上腺皮质分泌 GC 持续不足产生的综合征。按病因可分为：a. 原发性肾上腺皮质功能减退症，又称艾迪生病(Addison's disease)，是由于自身免疫反应、结核或真菌感染、转移性癌肿、手术切除、白血病等破坏肾上腺皮质，导致肾上腺皮质激素分泌不足所致。b. 继发性肾上腺皮质功能减退症。原发性者由于低 GC 水平可负反馈地促进 ACTH 和等分子 γ-MSH 释放，故出现特征性皮肤黏膜色素沉着，可借此与继发性者鉴别。

③先天性肾上腺皮质增生症。先天性肾上腺皮质增生症(congenital adrenal cortical hyperplasia,CAH)为常染色体隐性遗传病。系由于肾上腺皮质激素合成中某些酶先天性缺陷，肾上腺皮质激素合成受阻，反馈性促进 CRH 及 ACTH 释放，刺激肾上腺皮质弥漫性增生。CAH 多伴有肾上腺性激素分泌增加，故常表现为肾上腺性变态综合征。由于任何酶缺陷都会导致其催化的底物堆积，大量释放入血液，直接或代谢后从尿中排泄。因此，血和尿中此类物质可作为该酶缺陷的生物化学标志物。CAH 常见的酶缺陷种类、主要临床表现、血及尿中的主要生物化学标志物小结于表48-3中。

表48-3 CAH常见的酶缺陷种类、主要临床表现及血和尿中生物化学标志物

酶缺陷种类	主要临床表现	血生物化学标志物	尿生物化学标志物
胆固醇裂解酶	肾上腺皮质功能衰竭，夭折	无皮质激素	无皮质激素及代谢物
21-羟化酶	轻型：女性假两性畸形，男性假性早熟		
	重型：同上并出现艾迪生病	17-羟孕酮	17-羟孕酮硫酸酯或葡萄糖醛酸酯，孕三醇
3-β-羟类固醇脱氢酶	男女均呈假两性畸形	脱氢异雄酮、雄烯二酮	16-羟脱氢异雄酮、孕烯三醇、17-酮类固醇
17-α羟化酶	高血钠、低血钾、低血糖、高血压、性幼稚症	孕酮、11-脱氧皮质酮、皮质酮	同血生化标志物及孕二醇
11-β羟化酶	高血压、女性假两性畸形、男性假性早熟	11-脱氧皮质醇 11-脱氧皮质酮	四氢脱氧皮质醇、17-酮类固醇

（2）肾上腺皮质功能紊乱的临床生物化学检验：

①血、尿、唾液中糖皮质激素及代谢物测定

a. 血清（浆）皮质醇测定：现在临床实验室多用免疫法检测皮质醇，检测的是血清（浆）中包括与蛋白结合和游离2部分的总皮质醇浓度。

放射免疫法具有快速、灵敏的特点，是目前最常用的方法。免疫法测定血清（浆）成年人皮质醇参考区间是晨8时为165.5～441.6nmol/L（60～160μg/L），午夜为55.2～165.6nmol/L（20～60μg/L），峰值与谷值之比>2。

由于GC分泌存在显著昼夜节律，所以正确的样本采集对皮质醇测定结果能否真实反映肾上腺皮质功能状态具有重要意义。

b. 尿、唾液游离皮质醇测定：只有游离皮质醇才能扩散入唾液和经肾小球滤过，因此，用免疫法测得的唾液和尿中皮质醇量与血浆游离皮质醇浓度相关。唾液游离皮质醇（saliva free cortisol, SFC）浓度可代表血浆游离皮质醇浓度；而测定24h尿游离皮质醇（24h urine free cortisol, 24h UFC）排泄量，可间接反映全天血浆游离皮质醇浓度的状态。为排除24h尿收集不完全及肾小球滤过功能的影响，可同时检测尿肌酐，以UFC/g肌酐作为单位校正。唾液收集后宜迅速冷冻，测定时解融离心，除去被冷冻沉淀的黏蛋白，降低唾液黏度以便准确取样测定。

成年人SFC参考值是晨8时为4～28nmol/L（1.4～10.1μg/L），午夜2～6nmol/L（0.7～2.2μg/L）。成年人24h UFC参考值为55～248nmol/24h（20～90μg/L/24h）或33～99μg/g肌酐，儿童年龄越小越低。

值得注意的是，一些非肾上腺皮质功能紊乱的情况，亦可影响皮质醇水平的改变。妊娠、肥胖、酗酒等各种原因所致的应激状态，可出现血、唾液及尿皮质醇水平升高。而抑郁症、原发性甲状腺功能减退症等情况可使皮质醇水平降低。

c. 尿17-羟皮质类固醇、17-酮皮质类固醇测定：17-羟皮质类固醇（17-hydroxycorticosteroid, 17-OHCS）是C-17上有羟基的所有类固醇物质；17-酮类固醇（17-ketosteroids, 17-KS）则是C-17为酮基的所有类固醇物质。二者均包括内源性及外源性2部分。尿17-OHCS和17-KS的测定一般均采用分光光度法检测各自24h尿排泄量。

在肾上腺皮质功能紊乱诊断上，尿17-OKCS和17-KS测定的灵敏度、特异性均不如直接检测皮质醇，且假阳性及假阴性率均较高，因此现已不主张用该指标来诊断肾上腺皮质功能紊乱。

②血浆ACTH及N-POMC测定。临床检验中多采用免疫法测定。根据标记物种类及检测原理，有不同的免疫法试剂盒。其中以针对ACTH肽链C端和N端肽段单克隆抗体的双抗夹心法灵敏度和特异性高。因ACTH分泌存在昼夜节律性，故最好能按规定采集、处理血样，并尽快测定。

成年人血浆ACTH参考区间为：晨8时2.2～12 pmol/L（10～55ng/L），午夜12时<2.2pmol/L（<10ng/L）；二者的比值>2。

血浆ACTH升高或降低，昼夜节律消失，提示存在肾上腺皮质功能紊乱。ACTH及皮质醇均升高，提示为下丘脑、垂体病变（库欣病）或异源性ACTH综合征所致的肾上腺皮质功能亢进。若需鉴别二者，可通过静脉插管，同时采集岩下窦及周围静脉血，测定ACTH。皮质醇升高而ACTH降低，应考虑为原发性肾上腺皮质功能亢进。二者均降低提示为下丘恼、垂体病变所致的继发性肾上腺皮质功能减退。

阿片皮质素原（POMC）为ACTH的前体物，其半衰期长，血中浓度高，易于检验。特别是当异源性ACTH综合征生成大量有ACTH活性的前体物时，以单克隆抗体检验ACTH则可能产生假阴性，测定血浆N-POMC则可避免。主要以免疫法检测POMC，但目前该项检测尚未推广普及。

③动态功能试验。肾上腺皮质功能紊乱的确诊及对病变部位、性质的判定，往往需要进行动态功能试验。

a. ACTH兴奋试验：该试验根据ACTH可迅速刺激肾上腺皮质合成释放皮质醇的原理，分别检测使用ACTH前后血浆中皮质醇的变化，反映下丘脑-垂体-肾上腺皮质调节轴功能状态。用于诊断原发或继发性皮质功能减退。

短期ACTH试验：分别检测静脉注射25U（0.25mg）ACTH-24前及注射后30 min、60min血浆中皮质醇水平。

延长期ACTH试验：50U 0.50mg ACTH-24溶于500ml 9g/L氯化钠溶液静脉滴注8h。分别检测滴注前及滴注后4h、6h、8h血浆皮质醇水平。

正常人注射ACTH后，30min将出现血浆皮质醇浓度>550mmol/L（200ng/L）的峰值。若注射ACTH后，60min血浆皮质醇浓度>550mmol/

L(200ng/L)可肯定排除肾上腺皮质功能减退。继发性肾上腺皮质功能减退者,皮质醇储备少,亦可能发生一定程度的萎缩,但在大剂量ACTH作用下可出现延迟反应(在60min出现常人样升高)。为鉴别原发性和继发性肾上腺皮质功能减退,须增加基础ACTH的检测。肾上腺皮质功能减退的诊断方法见图48-2。

b. 地塞米松抑制试验:地塞米松(dexamethasone,DMT)可对CRH、ACTH分泌产生强大的皮质醇样负反馈抑制作用,进而影响肾上腺皮质分泌GC的功能。分别检测使用DMT前、后血或尿中皮质醇或17-OHCS量改变,有助于诊断和鉴别诊断库欣综合征。

如口服小剂量地塞米松后,血浆皮质醇或尿17-OHCS与对照值相比下降不明显,提示肾上腺皮质功能亢进。进而可做大剂量地塞米松抑制试验,以区别其为皮质增生还是肿瘤。如果服药第2天17-OHCS降低为对照值的50%以下;则为皮质增生。如无明显改变则为肿瘤。异位ACTH综合征也不受抑制。

对于下丘脑-垂体-肾上腺系统疾病,应首先确定病理性皮质醇分泌过多或不足,进而再鉴别诊断病变发生的部位。由于皮质醇分泌的昼夜节律性,单次测定皮质醇水平的临床诊断价值不高,应结合相应功能试验进行全面评价。

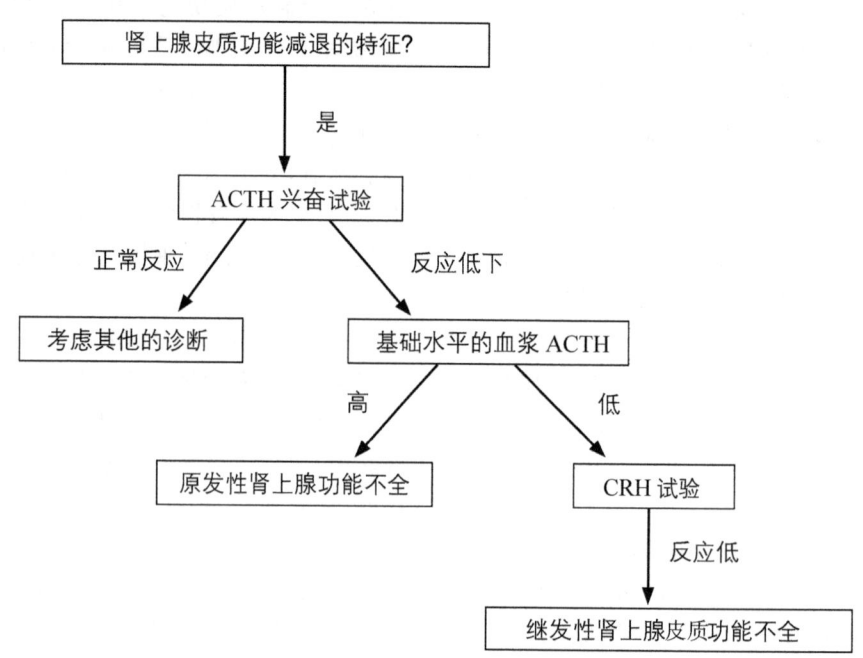

图48-2 肾上腺皮质功能减退的诊断方法

第五节 性激素紊乱的生物化学检验

性激素可分为雄性激素和雌性激素2大类,除少量由肾上腺皮质产生外,男性主要在睾丸生成,女性在非妊娠期则主要由卵巢产生,妊娠期则主要由胎盘合成分泌。生物化学检测在性激素紊乱诊断和鉴别诊断上有重要的价值。

一、性激素的生理、生化及分泌调节

1. 性激素的化学、组成及代谢 性激素包括雄性激素、雌激素和孕激素即孕酮3类,后二类合称雌性激素。雄激素主要为睾酮(testosterone)及少量的脱氢异雄酮(dehydroepiandrosterone,DHEA)和雄烯二酮(androstenedione)。雌激素则主要为雌二醇(estrodiol,E_2)及少量雌三醇(estriol,E_3)和雌酮(estrone)。所有性激素都是类固醇激素。

血浆中90%以上的性激素都以和血浆蛋白结合的形式存在,雄激素和雌激素主要与肝内合成的性激素结合球蛋白(sex hormone binding globulin,SHBC)结合,孕酮及少量E_2可与BGC结合。性激素主要在肝内代谢,除少量直接和葡糖醛酸或硫酸

根结合成相应酯排泄外,大多需经过类固醇环上的化学转化形成酯,从尿或胆汁(少量)中排泄。

2. 性激素的主要生理功能与分泌调节

(1)雄激素的生理功能与调节：维持男性第二性征发育、促进蛋白质合成、促进红细胞生成及维持男性正常性欲。

睾丸内分泌功能主要是通过睾酮对下丘脑GnRH释放及腺垂体FSH、LH分泌的负反馈调节来控制的。

(2)雌性激素的生理功能与分泌调节：雌激素的主要生理功能为：①促进女性生殖器官的分化、成熟和发育,并与孕激素协同形成月经周期。②对代谢的影响,包括促进肝合成多种转运蛋白；降低血浆胆固醇,促进 HDL 生成；促进钙盐骨沉积,促进肾小管重吸收钠和水等。孕激素还可松弛子宫及内脏平滑肌；促进乳腺腺泡发育,促进水钠排泄,并在排卵后使基础体温升高。

正常的周期性排卵及月经的出现,标志着女性性发育成熟。排卵前分别由卵泡的内膜细胞和颗粒细胞分泌雌激素和少量孕激素,排卵后则由破裂卵泡形成黄体卵泡内膜细胞和颗粒细胞分泌。月经周期中血 FSH、LH 及雌激素、孕激素水平如图48-3 所示。这种周期性变化受下丘脑-垂体-卵巢内分泌轴调节,但其反馈调节方式较复杂,如排卵前雌激素水平升高,正反馈地促进 LH 及 FSH 的大量释放,由此诱发排卵；排卵后 1 周左右,黄体大量分泌孕酮及雌激素,形成孕酮高峰及第 2 次雌激素高峰。

二、性激素紊乱的生物化学检验

1. 血清(浆)性激素测定　性激素分泌虽无明显的昼夜节律,但每日在一定规律下波动,青春期这种波动更明显。为便于比较,一般均在晨 8 时取血。目前性激素大多采用免疫化学法测定。血中性激素水平特别是雌性激素水平,在不同发育阶段及女性月经周期的不同时期,存在较大的差异。须指出单次测定结果,并不一定能真实地反映性腺的内分泌功能,大多需进行必要的动态功能试验,才可对性腺内分泌功能状态做出诊断。

此外,在血清性激素测定结果的评价中,应注意可能存在的干扰因素：甲状腺功能亢进症、肝硬化者,肝合成SHBG增多,血清睾酮、雌二醇总浓度升高,但能发挥作用的游离部分可能并无变化；而甲状腺功能减退症、极度营养不良及各种严重疾病时,可减少 SHBG 合成。

2. 性腺内分泌功能的动态试验　可判断性腺内分泌功能紊乱的有无和确定病变部位。

(1)GnRH 兴奋试验：GnRH 为下丘脑释放的一种十肽调节激素,可迅速地促进腺垂体合成并释放储存的 LH 及 FSH。本试验主要检测腺垂体促性腺激素的储备功能。

在抽取基础静脉血作基础对照后,静脉注射GnRH100μg,注射后 20min 和 60min 后再分别取血,测定血清 LH 及 FSH。正常人Gn RH刺激后,峰值应在 20min 出现。若有垂体病所致性激素功能紊乱者,GnRH 兴奋试验反应缺乏或低下；下丘脑病变所致者,反应正常或峰值延迟至 60min 出现。

(2)绒毛膜促性腺素兴奋试验：人绒毛膜促性腺激素(human chorionic gonadotropin,hCG)为胎盘分泌的一种糖蛋白激素。利用其可促进睾丸间质细胞合成释放睾酮的作用,了解睾丸间质细胞睾酮合成和储存状况。

每日肌内注射hCG 2 000U 1 次,连续4d,分别于注射前及开始注射的第 4 天、第 5 天晨 8 时取血,测定血清睾酮浓度。睾丸内分泌功能正常者,第 4 天血清睾酮浓度为基础值的 3 倍左右,且第 5 天比第 4 天还高。原发性睾丸功能减退者,无或仅有弱反应,而继发性者则大多有正常反应。但本试验禁用于前列腺癌或肥大者。

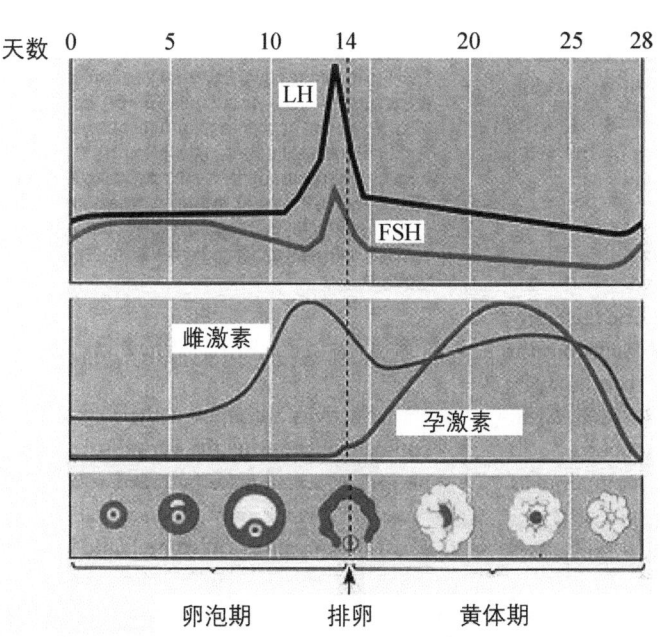

图 48-3　月经周期中雌激素及促性腺激素变化

(3)氯米芬间接兴奋试验:氯米芬(clomifene)又称氯底酚胺,可和下丘脑 GnRH 分泌细胞雌激素受体结合,阻断 E_2 对 GnRH 释放的负反馈调节,故可用于了解调节性腺功能的下丘脑-腺垂体轴的功能状况。常与 GnRH 兴奋试验配合,用作性腺功能减退症的定位诊断。

性腺功能低下者,若对本试验及 GnR 兴奋试验均无或仅有弱反应,提示病变在垂体;若本试验无或仅有弱反应,而 GnRH 兴奋试验正常或呈延迟反应,则表明病变在下丘脑。

(4)雌激素-孕激素试验:本试验通过使用雌激素和孕激素类药物,人工造成近似于月经周期中性激素水平的变化,观察有无月经出现,协助诊断育龄期女性闭经原因。有月经提示闭经是子宫以外的病变所致;无月经则表明闭经原因是子宫内膜病变,如子宫内膜萎缩等。

(耿　娟)

■ 参考文献

高惠宝.2012.内分泌系统.上海:上海交通大学出版社.

金虹新.2015.生化检验在肾上腺皮质疾病诊断中的作用探讨.中国卫生标准管理,(4):20-20.

柯培锋,韦僖雯,欧财文,等.2010.化学发光法检测 TSH 可报告低值结果的选择与评价.检验医学,25(2):139-141.

孙庆伟.2007.医用生理学-第 2 版.北京:北京大学医学出版社.

许瑞娜.2014.甲状腺功能紊乱生化检测的临床意义与分析.中国现代药物应用,(18):64-65

尹一兵,倪培华.2015.临床生物化学检验技术.北京:人民卫生出版社.

战思恩,王娟,邓宝民,等.2015.多囊卵巢综合征患者清性激素结合球蛋白含量与血脂紊乱的相关性分析.中国卫生检验杂志,(21):3608-3610

Karageorgiadis A S.2014.Ectopic adrenocorticotropic hormone and corticotropin-releasing hormone co-secreting tumors in children and adolescents causing cushing syndrome: a diagnostic dilemma and how to solve it.USA.Journal of Clinical Endocrinology & Metabolism.

Ng S M.2016.A systematic review and meta-analysis of Synacthen tests for assessing hypothalamic-pituitary-adrenal insufficiency in children.England.Archives of Disease in Childhood,

第49章

治疗药物监测

> **大　纲**
>
> **熟悉**　药物在体内的基本过程,包括药物吸收、药物分布、药物代谢、药物排泄;血药浓度与药物效应的关系;药物动学模型的相关参数及意义;治疗药物浓度监测依据;治疗药物监测常用的标本类型、取样时间。
>
> **掌握**　生物利用度的定义,治疗药物监测的定义,影响药物分布的主要因素;药物代谢动力学的定义;治疗药物监测的临床应用及个体化给药方案的调整的相关内容;治疗药物监测样本预处理方式。
>
> **了解**　药动学(药物代谢动力学)模型的类型及特点,多剂重复用药的消除动力学模型,非线性动力学消除模型。

治疗药物监测(therapeutic drug monitoring, TDM),是现代临床实验室中不可或缺的重要部分。近30年来,由于药理学、分析技术及计算机的发展, TDM得到了迅速的发展。TDM指应用现代先进的体内药物分析技术,测定血液或其他体液中药物浓度,在药动学理论的指导下,使临床用药方案个体化,同时为药物过量中毒的诊断和处理提供有价值的实验依据,以提高疗效,避免或减少不良反应。

第一节　药物在体内的过程

许多因素影响药物的药动学和药物的药理效应。一些重要的因素包括:药物的吸收、分布、代谢、肝清除、生物转化和排泄。

一、药物吸收

大多数药物都是通过血管外给予病人。口服用药是最主要的给药方式。药物的吸收率和吸收程度取决于药物的性质和病人的生理环境。

生物利用度是描述药物通过吸收进入循环系统的情况。生物利用度通过计算得到。通过相同个体口服和静脉注射相同药物时,计算血浆药物浓度和时间曲线下面积(AUC)的比值得到:

$$f = \frac{AUC_{口服}}{AUC_{静脉注射}}$$

有效的药物其生物利用度一定要足够大,以满足有足够有效的药物在期望的时间内从消化道进入循环系统中。当药物的作用场所是胃肠道的内腔时,其生物利用度低才认为有效。

二、药物分布

进入血液循环的药物,通过各种转送方式分布到不同的器官和组织。影响药物分布的主要因素如下。

1. **药物理化性质**　药物的分子量、极性、脂溶性、等电点等。

2. **药物与血浆蛋白的结合**　绝大多数药物在血液中与血浆蛋白形成不同程度的可逆性复合物,并处于动态平衡。只有游离药物才能进入组织器官,发挥药理作用。药物与血浆蛋白的结合具有饱和性,当二者结合达到饱和后,再增加药物剂量,游离药物浓度将显著升高,甚至中毒。另外,酸性药物主要和白蛋白结合,碱性药物主要和球蛋白、α_1-酸性糖蛋白（AAG）结合。有些药物和清蛋白、球蛋白都结合。血浆蛋白同一位点结合的药物间存在竞争性抑制，对于高血浆蛋白结合率的药物尤应注意。

3. 特殊的膜屏障　血-脑（眼）屏障是由连接紧密的毛细血管内皮细胞、并在其外包绕一层神经胶质细胞形成的脂质屏障。只有脂溶性高的药物才能扩散进入脑脊液、脑组织和房水。而胎盘屏障和一般生物膜无明显区别，在药物分布上几乎无影响，因此孕妇用药必须考虑对胎儿影响的原因。

4. 主动转运　少数药物可被某些组织细胞主动摄取而形成浓集，如甲状腺上皮细胞对碘的摄取浓集。

5. 器官和组织的血液供应差异　血液供应丰富者其药物浓度通常较高。

三、药物代谢

机体对药物进行化学转化的过程称为药物代谢（drug metabolism），又称为药物生物转化（drug biotransformation）。肝是药物代谢最主要的器官，通过Ⅰ相和Ⅱ相反应，把药物从脂溶性、非极性转变为水溶性、极性。有些药物经过肝生物转化后失去活性，称为药物灭活作用。而有些药物如可卡因、环磷酰胺等，必须在体内代谢转化后才有药理活性，称为药理活化。

四、药物排泄

药物排泄（drug excretion）指药物及其代谢产物从体内排出的过程。药物排泄器官有胆道、肠道、肺及肾。多数水溶性药物及水溶性代谢物主要通过肾排泄。肾功能变化对药物的清除、药物半衰期及药物代谢物的活性具有重要的影响。肾功能减退引起血清药物浓度明显升高同时增加药物的药理学效应。

第二节　血药浓度与药物效应

血液循环在药物的吸收、分布、代谢和排泄4个过程中，发挥着中间环节的作用，其关系如图49-1所示。

在药物的临床应用中，不管是为了了解药物治疗效果，还是了解药物的不良反应，都需要知道靶器官的药物浓度。实际上，要了解靶器官的药物浓度是不现实、也是不可能的。药物通过吸收进入血液循环后，通过一定的方式转运到特定的器官和组织，一定时间后，血液中药物浓度和靶器官的药物浓度达到平衡，二者间的药物浓度存在一定的相关性，因此通过测定血液中的药物浓度可推测靶器官的药物浓度。因此，在临床实际工作中，除某些特殊要求外，一般均通过测定血液中药物浓度来判定药物的治疗效果和不良反应。

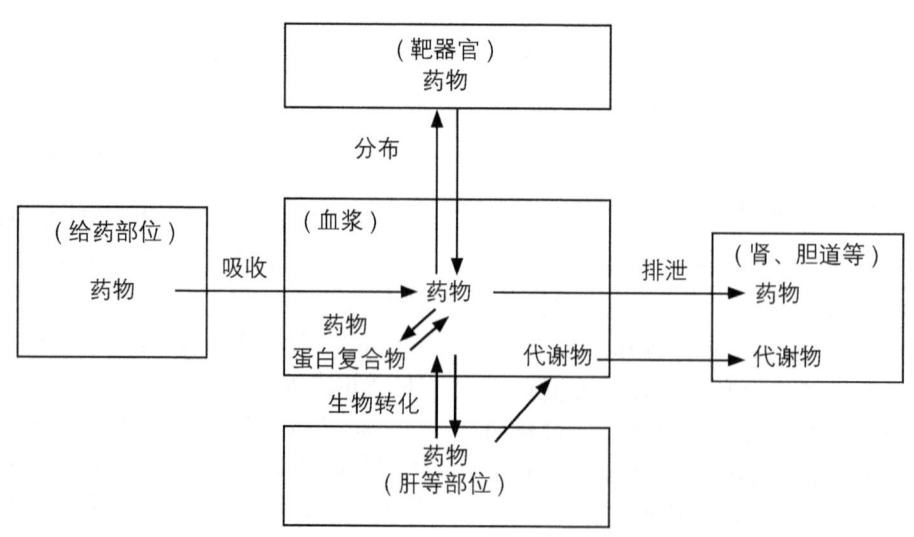

图49-1　药物体内过程与血液中药物的关系

第三节 药物代谢动力学

药物代谢动力学(pharmacokinetics)又称药学,其原理是利用动力学原理,分析药物在体内的吸收、分布、代谢和排泄的时间过程,即研究各种体液、组织和排泄物中药物和代谢物水平的时间过程,并提出解释这些过程所需的数学方程式。临床药物代谢动力学(clinical pharmacokinetics)是应用药动学的原理来设计给药方案,达到用药个体化,使临床用药更加有效、安全、经济、方便。

一、药动学模型

药物在体内的过程一般包括吸收、分布、代谢和排泄4个过程。为了定量地研究药物在体内的变化过程,用数学方法模拟药物在体内吸收、分布和消除的速度过程而建立起来的数学模型称为药动学模型。常用的有房室模型、消除动力学模型、非线性药动学模型、生理药动学模型、药理药动力学模型和统计矩模型等。最常用的是房室模型和消除动力学模型。

1. **房室模型** 房室模型(compartment model)是为了研究药动学特征,把机体看成由1个或几个房室组成的系统,即具有相同或相近的转运速率的器官、组织组成一个房室。

在体内各个部位间转运速率均相近的药物属单室模型。这类药物在体内可迅速达到分布平衡,血药浓度则不再受分布的影响。单室模型是临床常用的模型。而有些药物在吸收后,很快进入机体的某些部位(主要是血流丰富的器官,如心、肝、肾等),较难进入另一些部位(如脂肪、骨骼等),药物要完成向这些部位的分布需要一段时间,则将血液和其他药物较快分布的部分视作中央室,其余划归周边室,此即多室模型。根据房室数,称为二室模型、三室模型等。

2. **消除动力学模型** 进入体内的药物,不管是通过代谢转变还是以原型药形式排出体外,其药物浓度都会随时间变化而变化,其消除的模型方式有一级和零级消除模型。一级消除动力学过程指药物在体内某部位的转送速度与该部位的血药浓度的一次方成正比,多数药物常用剂量在体内的吸收、分布、代谢和排泄过程具有或近似一级动力学过程。零级消除动力学速度指药物的转送速度在任何时候都是恒定的,与浓度无关。临床上恒速静脉滴注的给药速度以及理想的控释剂中药物的释放速度均为零级消除过程。

消除动力学(elimination kinetics)研究体内药物浓度变化速率的规律,用微分方程表示为: $\dfrac{dC}{dt} = -kC^n$。

式中C为药物浓度,t为时间,k为消除速率常数,n代表消除动力学级数。当n＝1时即为一级消除动力学模型;n＝0时则为零级消除动力学模型。

(1)一级消除动力学:一级消除动力学(first order elimination kinetics)的表达式为: $\dfrac{dC}{dt} = -kC$,积分得 $C = C_0 e^{-kt}$。

从上述方程可以看出,体内药物浓度随时间按恒定比值k减少。

(2)零级消除动力学:零级消除动力学(zero order elimination kinetics)时,n＝0,表达式为: $\dfrac{dC}{dt} = -k$,积分得 $C = C_0 - kt$。

由上述方程可知,零级消除动力学的特点为药物浓度随时间以恒定的量减少,即恒量消除。任何药物当其在体内的浓度未达到机体的最大消除能力时,都将按一级动力学方式消除;而一旦其浓度超过机体最大消除能力后,将只能以最大消除能力k为恒量进行零级动力学方式消除,即饱和消除,表现为消除动力学模型转换。存在消除动力学方式转换的药物消除,不能用一种统一线性过程描述,故称非线性动力学消除(nonlinear elimination kinetics)。

二、单室模型一级消除动力学

由于不同的用药方式,单室模型一级消除动力学的血药浓度-时间关系的数学表达式、药动学参数均不同。具体分述如下。

1. **单剂静脉注射** 由于为单室模型,并且药物直接注入血管,所以可不考虑吸收和分布的影响。血药浓度的数学表达式为:$C = C_0 e^{-kt}$ 或 $\lg C = \lg C_0 - \dfrac{k}{2.303} t$。

式中k为消除速率常数。

(1)消除速率常数(elimination rate constant, k):表示单位时间消除的药量与该时间内体内药量的比。指体内药物从测量部位消失的速度,由药物的代谢和排泄过程决定。k是反映体内药物消除快慢的重要参数,k值越大,则表明药物消除越快。一种药物的消除速率常数在不同的个体间存在较大差异,对同一个体而言,若无明显的影响药物体内过程的生理性、病理性改变,则是恒定的。

(2)消除半衰期(elimination half-life, $t_{1/2}$):表示体内药量或血中药物浓度下降50%所需要的时间,单位为时间单位。药物的$t_{1/2}$与消除速率常数一样,可以反映体内药物消除速度的快慢。当$t=t_{1/2}$时,$C=C_0/2$,$t_{1/2}=0.693/k$。由于k为常数,$t_{1/2}$亦为常数,$t_{1/2}$恒定不变,是一级消除动力学的又一特点。一般药物只告知$t_{1/2}$,但根据$k=0.693/t_{1/2}$即可求得消除速率常数k。不同药物的$t_{1/2}$不同,同一药物,当药物剂型和给药方式不同时,只要在一级动力学范围内,理论上其$t_{1/2}$应相同。药物的$t_{1/2}$存在个体差异,即使同一个体在不同病理状况下$t_{1/2}$也会改变。特别是药物的代谢和排泄器官的功能变化,将导致$t_{1/2}$发生变化,因此,$t_{1/2}$是疾病状态下调整给药方案的重要参考依据。

(3)表观分布容积(apparent volume of distribution, V):表观分布容积是为了用血药浓度计算体内药量而引入的比例常数。指药物分布平衡后,假设体内的药物按血药浓度均匀分布所需要的容积。即$V=X_t/C_t=X_0/C_0$(式中X_t为t时间的体内药量,X_0为注射量;C_t为t时间的血药浓度,C_0为刚注射完时的血药浓度)。单位为体积单位L或体积单位L/kg体重。V越大,表示药物分布广,或存在组织摄取,而血药浓度低。V仅是一理论容积,没有直接的生理意义,不代表真实的容积,但只有通过V才能建立体内血药浓度与总药量间的关系。V仅取决于药物本身的理化性质,反映药物分布的广泛程度或药物与组织成分的结合度。

(4)药-时曲线下面积(area under the c-t curve, AUC):指血药浓度-时间曲线下包围的面积,单位为浓度单位×时间单位。AUC代表1次用药后药物的吸收总量,反映药物的吸收程度。AUC主要用于测定生物利用度,以及用于其他药物动力学参数的计算。药-时曲线下面积常用积分法公式和梯形法计算。

(5)药物消除率(drug clearance, DC):表示药物从机体内消除的药动学参数。其定义为单位时间内机体消除药物的表观分布容积。单位为ml/min。DC表示从血液或血浆中消除药物的速率,反映药物排泄器官和代谢器官消除药物的能力,受器官血流量、药物与血浆蛋白结合程度及器官的功能状态等多种因素的影响。药物在体内的消除率分为总消除率($Cl_{总}$)、肝消除率($Cl_{肝}$)、肾消除率($Cl_{肾}$)、肺消除率($Cl_{肺}$)和其他途径的消除率($Cl_{其}$)。消除率具有加和性,即总体消除率等于药物从各个途经消除率的总和。

$$Cl_{总}=Cl_{肝}+Cl_{肾}+Cl_{肺}+Cl_{其}$$

在制订与调整给药方案时,总体消除率是十分重要的参数。

2. **恒速静脉滴注** 恒速静脉滴注用药为危重病症治疗中常用的方法。与单剂静脉注射不同,此时药物一方面以恒速的零级动力学方式进入体内,又一方面按一级动力学的方式从体内恒消除。其药-时关系表达式为:$C=\dfrac{R_0}{Vk}(1-e^{-kt})$。

式中R_0为滴注速度,k为消除速率常数,t为滴注时间。

(1)稳态血药浓度(steady state plasma concentration, C_{ss}):稳态血药浓度是指单位时间内从体内消除的药量与进入体内的药量相等时的血药浓度。此时血药浓度将维持在坪值或波动在一定范围内(多剂用药时)。恒速静脉滴注时,只要滴注速度能使体内药量保持在一级动力学范围内,当滴注时间$t\to\infty$时,上式中$e^{-kt}\to 0$,其方程式写作:$C_{ss}=\dfrac{R_0}{Vk}$。

上式中R_0、k、V均是常数,故血药浓度亦为常数,即达到稳态浓度C_{ss}。从上式可知,欲达所需的C_{ss},应使用的滴注速度$R_0=C_{ss}\cdot k\cdot V$。若时间以半衰期数n表示,即$t=nt_{1/2}=0.693n/k$。当$n=6$时,$e^{-kt}=0.0156$,可视为趋近于0。所以在临床上恒速静脉滴注时,经过6个半衰期后,可视为已达稳态浓度。

(2)负荷剂量(loading dose, D):由于达到C_{ss}至少需6个半衰期的时间。对于半衰期长的药物为了能立即达到治疗药物浓度则应首先给一个负荷剂量D。

$$D=C_{ss}\cdot V$$

3. **血管外单剂用药** 包括除直接血管内用药

外的肌内、皮下、口服等方式。此时既存在药物从用药部位以一级动力学方式吸收进入血液中，也同时存在药物从血液中以一级动力学方式消除。其药-时关系表达式为：$C = \dfrac{F \cdot k_a \cdot X_0}{V(k_a - k)}(e^{-kt} - e^{-k_a t})$。

式中 F 为生物利用度，k_a 为吸收速率常数，X_0 为用药量。

（1）生物利用度：又称吸收分数（absorption fraction，F）指血管外用药时，药物被机体吸收进入体循环速度和程度。F 有绝对生物利用度与相对生物利用度之分。绝对生物利用度（absolute bioavailability，F_{abs}）是药物吸收进入体循环的量与给药剂量的比值。相对生物利用度（relative bioavailability，F_{rel}）是同一药物一种剂型和另一种剂型之间比较吸收程度与速度而得到的生物利用度。F_{rel} 主要用于药剂等效性研究。

（2）吸收速率常数（absorption rate constant，k_a）：表示单位时间内机体从用药部位吸收的固定比值，单位为时间的倒数。反映药物被吸收的快慢。

（3）达峰时间（time of the peak concentration，t_p）：血管外用药时，其血药浓度首先上升，达到某一浓度后转为下降。达到最高血药浓度所需的时间即 t_p。

$$t_p = \dfrac{2.303}{k_a - k} \lg \dfrac{k_a}{k}$$

（4）峰浓度（maximum concentration，C_{max}）：指血管外用药时能达到的最大浓度。

三、多剂重复用药的消除动力学

为维持疗效，临床上常采用按恒定剂量和固定间隔时间多次用药。在这种情况下，根据 TDM 结果调整用药方案，保证血药浓度稳定在治疗浓度范围内，达到最佳的治疗效果尤为重要。下面将在单剂用药有关药-时关系表达式的基础上，介绍有关多剂用药的药-时关系表达式。

1. 多剂量函数及多剂用药的药-时关系表达式

多剂量函数（multiple dose function，r）表示多剂用药时，给药时间间隔 τ 和用药次数 n，对体内血药浓度或药量影响的通用函数表达式。由于多剂量给药后药物在体内有积蓄，积蓄程度亦可用多剂量函数进行描述。

$$r = \dfrac{1 - e^{-nk_i\tau}}{1 - e^{-k_i\tau}}$$ 式中 k_i 代表消除速率常数或吸收速率常数。

当 $n\tau \geq 6\, t_{1/2}$ 时，$e^{-nk_i\tau} \to 0$，则

$$r = \dfrac{1}{1 - e^{-k_i\tau}}$$

上式为多剂用药稳态函数式。将前述单剂用药的各药-时关系表达式中含有速率常数的对数或指数项乘以稳态多剂函数式，即可得多剂用药达稳态浓度时的药-时关系表达式。但要注意：此时稳态多剂函数式中 k_i 应变成该项的 k 或 k_a；对数项时，稳态多剂函数式应放在对数内与含速率常数的项相乘；所得表达式中 t 为末次用药后的时间。由此可得：

多剂静脉用药表达式：

$$C_{ss} = C_0 \left(\dfrac{1}{1 - e^{-k\tau}}\right) e^{-kt} = \dfrac{X_0}{V}\left(\dfrac{1}{1 - e^{-k\tau}}\right) e^{-kt}$$

多剂血管外用药表达式：

$$C_{ss} = \dfrac{F \cdot k_a \cdot X_0}{V(k_a - k)} \left(\dfrac{1}{1 - e^{-k\tau}} e^{-kt} - \dfrac{1}{1 - e^{-k_a\tau}} e^{-k_a t}\right)$$

多剂稳态达峰时间表达式：

$$t'_p = \dfrac{2.303}{k_a - k} \lg \dfrac{k_a(1 - 3^{-k\tau})}{k(1 - e^{-k_a\tau})}$$

多剂静脉用药和多剂血管外用药时，时间 t 在 0~τ 的范围内变化，故血药浓度将处于一定范围内波动的稳态状态。τ 越大，波动范围越大。

按固定剂量和间隔时间多次用药，在一级消除动力学范围内，经过 6 个 $t_{1/2}$ 以上即可达稳态浓度。无论达稳态与否，如果改变剂量或间隔时间，必须再经过 6 个 $t_{1/2}$ 以上才达到新的稳态。

2. 负荷剂量 对 $t_{1/2}$ 较长或急需迅速发挥疗效的药物，需要使用负荷剂量。多剂用药时欲使第 1 次用药后即达到稳态浓度，可按以下公式计算出应使用的负荷剂量 D。

（1）静脉注射：$D = \dfrac{X_0}{1 - e^{-k\tau}}$ 式中 X_0 为拟使用的固定剂量。

（2）血管外用药：$D = \dfrac{X_0}{(1 - e^{-k\tau})(1 - e^{-k_a\tau})}$ 式中 X_0 为拟使用的固定剂量。

首剂使用按上述公式计算得的 D，再按恒定剂量 X_0 和间隔时间 τ 用药，即可在首次用药后便达到稳态浓度范围，并维持该浓度。

四、非线性动力学消除

产生非线性动力学消除的主要原因，是体内药

物浓度超过了生物转化酶系的最大催化能力,故可用描述酶促反应动力学的米氏方程表达非线性动力学消除的速率,即:$\frac{dC}{dt} = -\frac{V_m \cdot C}{K_m + C}$。

式中 V_m 为最大消除速度,K_m 为米氏常数,相当于可产生最大消除速度50%时的药物浓度。当 $C < K_m$ 时,由上式可推导出一级消除动力学的微分表达式。

$$\frac{dC}{dt} = -\frac{V_m}{K_m}C, 令\ k = \frac{V_m}{K_m}, 则\frac{dC}{dt} = -kC$$

当 $C > K_m$ 时,可得 $\frac{dC}{dt} = -V_m$,符合前述零级消除动力学的微分表达式。所以,用米氏方程描述非线性动力学消除速率,反映了消除动力学方式的转换。其他药动学参数的计算公式为:

$$t_{1/2} = \frac{C_0}{2V_m} + 0.693\frac{K_m}{V_m};\ AUC_{0\to\infty} = \frac{C_0}{K_m}(K_m + \frac{C_0}{2});\ V = \frac{X_0 \cdot t_{1/2}}{0.693 AUC_{0\to\infty}}$$

与一级消除动力学相比,非线性动力学消除时,半衰期、表观分布容积等参数均是随血药浓度而改变的变量。

根据稳态浓度 C_{ss} 的定义,只有当用药速度(R)恰等于药物自体内消除的速率时才会出现,由上述米氏方程可得:$R = \frac{V_m \cdot C_{ss}}{K_m + C_{ss}}$ 或 $C_{ss} = \frac{K_m \cdot R}{V_m - R}$。

只要知道 V_m 和 K_m,用上式可计算出非线性动力学消除药物,需达到某稳态浓度 C_{ss} 所需的用药速度 R,或按某用药速度 R 所能达到的稳态浓度 C_{ss}。

第四节 治疗药物浓度监测与临床应用

一、治疗药物浓度监测依据

药物的应用具有双重性,一方面药物具有治疗作用,另一方药物具有不良反应,在严重时会引起生命危险,因此药物的监测显得异常重要。但是并非所有药物或在任何情况下都需要进行 TDM。进行 TDM 的药物必须符合以下条件:一是血药浓度可以代表药物作用部位的浓度;二是药物浓度与药物的效应呈正相关性;三是药物的效应作用不能用简便的临床指标进行评价;四是有效血药浓度范围及中毒浓度已知;五是可建立特异性、敏感性及精确性高,简便快速的血药浓度检测方法。在具备上述前提下,药物有下列 2 方面原因应考虑进行 TDM。

1. 药效学原因

(1)药物有效血药浓度范围窄,血药浓度稍高则出现不良反应,稍低则无疗效。有些药物治疗浓度和最小中毒浓度接近甚至重叠,极易中毒,如强心苷、多数抗心律失常药、抗癫痫药等。苯妥英钠抗癫痫的治疗浓度为 10~20μg/ml,但超过 20μg/ml 便可导致毒性反应出现。只有通过 TDM 调整剂量,才能既保证疗效又不致产生毒性。

(2)以控制病症发作或复发为目的的长期用药。

(3)长期用药的患者,依从性差;或者长期使用某药后产生耐药性;或者原因不明的药效变化时,需考虑监测血药浓度。

(4)不同治疗目的需不同的血药浓度。如地高辛对慢性充血性心力衰竭的治疗血药浓度为 0.8~1.6ng/ml。治疗心房纤颤或心房扑动所需血药浓度为 2ng/ml 左右甚至更高,该浓度在治疗慢性充血性心力衰竭时,多数患者会出现心律失常等严重不良反应。因此监测血药浓度是必要的。

(5)一些药物的不良反应表现与某些疾病本身的症状相似,怀疑病人药物中毒而临床又不能明确辨别时,应当监测血药浓度。代表性药物如地高辛等。

(6)合并用药有相互作用而影响疗效或有中毒危险时,需监测血药浓度。

(7)药物治疗无效原因查找。对于诊断明确,用药恰当,但病人未获预期疗效时,进行 TDM 可排除是否病人未按医嘱用药,或因药品质量、病人个体差异等,导致未达治疗浓度,此时需要监测血药浓度。

2. 药动学原因

(1)某些疾病,如胃肠道疾病影响药物的吸收,肝疾病影响药物的代谢,肾疾病影响药物的排泄,在上述病理情况下用药物治疗时,有必要进行药物浓度监测。

(2)所用的药物为肝药酶的诱导药或抑制药,势必影响自身及同时使用的其他药物代谢,导致血药浓度异常降低或升高。

(3) 合并用药中存在吸收、血浆蛋白结合、排泄等相互影响。

(4) 某些药物体内个体差异大,具有非线性动力学消除的特点,难以通过剂量控制来估计用药后的血药浓度。如果某药按恒量及固定间隔时间用药可导致由一级转变为零级消除动力学,照此方案继续用药,血药浓度将急剧上升,极易中毒,因此需要进行药物浓度监测。代表性药物有苯妥英钠、氨茶碱和水杨酸等。

二、治疗药物监测的临床应用

治疗药物监测的临床应用包括:为临床用药提供实验依据,有利于临床制定合理的给药方案;分析在常规剂量用药时,没有疗效或者出现中毒反应的原因;当发生药物中毒时,分析查明中毒药物和原因,进行临床药理学研究;确定患者是否按照医嘱服药,提高用药依从性。

在实施药物监测的临床应用时,要特别注意以下几个方面。

(1) 测定药物的分析方法有足够的准确度,实验室应开展室内质量控制和室间质量控制。另外,分析方法所需的样品体积和完成分析需要的时间都应考虑。

(2) 实验室应向临床提供药物监测的指南,内容包括药物的治疗范围和中毒范围、分析方法、样品量及收集容器、样品采集时间及结果的解释等。

三、个体化给药方案的调整

设计或依据血药浓度监测结果调整给药方案,首先必顺明确目标血药浓度范围及药动学参数的来源。

1. 目标血药浓度范围 一般以文献报道或临床治疗指南确定的安全有效血药浓度范围为目标浓度范围。特殊病人可根据临床观察药物的有效性和毒性反应来确定。

2. 药动学参数和确定 可采用文献或手册报道的尽量相似群体的药动学参数。最理想的是测定及计算个体化参数。

目前常用稳态一点法来调整给药剂量,具体方法如下:多剂量给药达到稳态血药浓度时,若此时采血测得的血药浓度与目标浓度相差很大,可根据下式对原有的给药方案进行调整:$D' = D \times C'/C$,其中 D 为原始剂量,C 为测定浓度,D' 为校正剂量,C' 为目标浓度。使用本公式的条件如下。

(1) 血药浓度与剂量之间成线性关系。

(2) 采血必须在达到稳态血药浓度后进行,通常在下次给药前测定稳态谷浓度。

(3) 该方法对于体内消除呈一级动力学过程的药物较合适,公式简便易行,缺点是对于半衰期长的药物,达到稳态血药浓度需耗费较长的时间。

对常用剂量下即存在非线性消除动力学的药物,则只能按非线性消除动力学有关公式处理。

第五节 治疗药物监测标本及预处理

实验室进行药物监测,均通过采用一定特定的分析方法对对标本中的药物浓度进行检测。实际工作中,根据不同的药物及用药方式,选择的标本类型也不同。

一、常用标本

1. 血清(浆) 除外用药及局部用药外,多数用药方式都需通过血液循环来完成药物的分布。由于血液在药物体内过程中发挥枢纽作用,以及血药浓度和药物效应存在一致关系,临床应用中血液是最常用的标本。

2. 唾液 唾液作为 TDM 样本的优点在于无创性采集。唾液中的药物大多由血浆中的游离药物被动扩散而来,唾液药物浓度与血浆中游离药物浓度相关性高。由于唾液药物浓度受唾液 pH 和唾液量的影响,在实际工作应用较少。

3. 其他体液 直接测定尿、脑脊液等体液中的药物浓度,对治疗泌尿系统、中枢神经系统疾病的药物,更接近靶位浓度,可更直接反映治疗效果。

二、取样时间

正确的取样时间和采样方法及适当的收集容器对于获得正确的血药浓度测定结果极其重要,根据进行 TDM 的目的,按以下原则进行取样。

1. 多剂量服药取样时间 多剂量服药达到稳态血药浓度(即多次服用相同剂量超过 6 个半衰期)后某次用药采血。由于此时测定的血药浓度均为最小稳态浓度,较有临床意义。

2. 急诊病人服药取样时间 急诊病人一般在

首剂负荷剂量后再采峰值血样。对于急诊病人,给予负荷剂量是期望血药浓度能尽快达到治疗窗的范围,这是对于急诊患者又服用半衰期长的药物治疗时采取的特殊治疗手段。但此时要特别注意由于首剂加倍造成血药浓度过高,而引起严重的不良反应,因此一定要测定峰值血药浓度。

3. 急性药物中毒的诊断和治疗效果监测取样时间　对前者应立即取样测定,后者则可根据临床需要确定取样时间。

4. 计算个体药动学公式及参数的取样时间　由于血管外用药及多室模型药-时关系公式的计算常常采用残差法,即先假设时间 t 足够大后,血药浓度不受吸收和分布的影响,只受消除相影响,即进入了消除相,计算出消除相方程及参数,在此基础上再分别计算吸收相、分布相的方程式。因此,消除相方程的准确计算甚为重要。此外,经过 2 点只能确定 1 条唯一的直线,此时任一点药物浓度的测定误差和取样时间是否得当,都将产生明显影响。因此,取样时间应按以下原则确定。

(1)药-时关系方程式的每一指数项取样不得少于 3 点,即保证每一相直线方程由 3 点以上确定。此外,在两相转折点附近至少有 2 点,以便较准确地判断转折点。

(2)消除相取样尽量靠后,并保证时间跨度至少在 2 个半衰期以上。

实际工作中,可根据上述原则,参考该药的群体资料,确定具体取样时间,并最好在一次用药后即完成全部取样。

三、样品预处理

TDM 工作中,除少数方法可直接使用收集的标本外,大多需对样品进行必要的预处理。预处理的目的是在不破坏待测定成分的前提下,用适当的方法浓缩纯化待测组分,以减少干扰,提高检测灵敏度、特异性。预处理包括去蛋白、提取和化学衍生化反应。

1. 去蛋白　血浆(浆)、唾液等样本均含有蛋白质,蛋白质对多种测定方法造成干扰。去蛋白的方法包括沉淀离心法、色谱法、超滤法和超速离心法。其中沉淀离心法简便快捷,并且结合提取的要求,选用合适的酸、碱和有机溶剂,可与提取同时一步即完成,故最常选用。

2. 提取　提取是为了尽可能选择性浓缩待测组分。TDM 常用的提取法为液-液提取和液-固提取。

(1)液-液提取:根据药物在 2 种液体中具有不同的分配系数而进行。

(2)液-固提取:又称固相柱提取。根据待测组分的理化性质,选用合适的常压提取短色谱柱,待样本(多经去蛋白处理后)通过该柱后,以适当的溶剂洗脱,选择性收集含待测组分的洗脱液供进一步测定,即可获较理想的提取。

3. 化学衍生化反应　用光谱法和色谱法检测药物,常需根据待测物的化学结构和检测方法的需求,通过化学反应,特异性地引入显色(可见光分光法)、发光(荧光、磷光、化学发光)基团,提高检测灵敏度和特异性。

第六节　需要浓度监测的主要药物

根据前述,由于治疗的需要及防止不良反应的产生,需要进行药物浓度监测,下面介绍常规开展 TMD 的药物的药动学、影响血药浓度因素、检测技术及注意事项。

一、地　高　辛

1. 药效学及血药浓度参考值　治疗浓度的地高辛(digoxin)可轻度抑制心肌细胞膜上的 Na^+,K^+-ATP 酶,细胞内的 Na^+ 更多地通过 $Na^+ \leftrightarrow Ca^{2+}$ 交换转运,使细胞内 Ca^{2+} 浓度升高,Ca^{2+} 触发的兴奋-收缩耦联增强,产生正性肌力作用,增加心排血量,降低窦性节律,减慢房室传导等作用。用于治疗慢性充血性心力衰竭、心房纤颤及心房扑动等。主要不良反应为各种心律失常,并可因此致死,以及中枢神经系统及消化道症状。其治疗作用及不良反应均呈血药浓度依赖性。

地高辛血清治疗浓度对心力衰竭的有效浓度成人为 0.8~2.0ng/ml,安全范围极小。当血清浓度超过 1.5ng/ml 便有部分病人出现不良反应,而超过 2.0ng/ml 后,不良反应的发生率呈指数式急剧增加。治疗心房纤颤及心房扑动有效浓度为 2.0ng/ml 左右甚至更高。

2. 药动学　地高辛以片剂和酊剂供口服,在胃肠道以被动扩散方式吸收。片剂的生物利用度为60%～80%,酊剂可达80%～100%。影响片剂生物利用度的主要因素是地高辛颗粒大小和溶出度。因此,对长期使用地高辛者,应尽量用同一厂家同批号的产品。地高辛的血浆蛋白结合率约25%,其分布属二室模型,8～12h进入消除相。地高辛在体内主要分布在肾、心、肝等脏器中,心肌浓度约是血清浓度的15倍以上,但只有在消除相心肌等组织与血清浓度的比值才较恒定。故取样时间应在消除相内(服药后12h以上)。V为5～10L/kg体重。

地高辛属一级消除动力学,消除半衰期成年人约36h(30～51h),儿童约30h(11～50h)。60%～90%以原型经肾小球滤过或肾小管排泌。仅约10%通过氢化、水解、结合反应代谢,另有约7%处于肝肠循环。但在肾功能减退时,其代谢及肝肠循环比率可明显升高,并可使消除半衰期延长,血药浓度显著升高。

3. 其他影响血药浓度的因素

(1)病理状态:肾、心、肝及消化系统功能状态,尤其是肾功能损害者,可通过影响地高辛体内过程,产生相应血药浓度改变;甲状腺功能亢进症者地高辛吸收减少、血药浓度降低。而甲减者却出现血药浓度升高,并且因心肌敏感性增高,极易中毒;低钾、镁血症和高钙血症时,心肌对强心苷的敏感性高,治疗浓度范围内即可发生严重心脏毒性。

(2)药物相互作用:同时使用奎尼丁、钙拮抗药、胺碘酮、普罗帕酮等心血管系统药,可致地高辛血药浓度升高。特别是奎尼丁可使90%以上患者的地高辛血药浓度升高1倍以上,可能是2种药物在肾小管排泌和组织结合上的竞争性抑制有关。而二者在治疗心房纤颤时常联合使用,这是极危险的。此外,广谱抗生素、螺内酯和呋塞米等利尿药、环孢素等亦可致地高辛血药浓度升高。而同时使用苯妥英钠等肝药酶诱导药,可使地高辛血药浓度下降。

4. 检测技术 地高辛TDM标本一般均用血清。如前所述,由于其消除半衰期平均约36h,只有在消除相心肌与血中药物浓度比值才恒定,现在地高辛多采用每天1剂的给药法,故多在连续用药10d以上达稳态后某次用药前取样。若达稳态前已出现不良反应,则应立即采血。

由于地高辛血药浓度水平低,免疫化学法的灵敏度能满足其要求,故一般都采用免疫法测定。多种免疫学方法均有供地高辛测定的试剂盒,可根据条件选用。免疫法检测地高辛的主要问题是特异性差,如样本中同时存在的二氢地高辛等代谢物、洋地黄毒苷等其他强心苷类、糖皮质激素、螺内酯的某些极性代谢物等均可与地高辛抗体产生交叉反应。

二、抗癫痫药

抗癫痫药是一类通过不同作用机制,控制和预防癫痫发作的药物。由于该类药物大多安全范围窄,又需长期使用,因此需进行TDM。抗癫痫药包括苯妥英钠、苯巴比妥、扑米酮、卡马西平、乙琥胺、丙戊酸钠、氯硝西泮等。其中苯妥英钠为癫痫大发作的首选药,并且存在非线性动力学消除。

1. 药效学及血药浓度参考值 苯妥英钠通过阻滞神经细胞膜上的 Na^+ 通道和 Ca^{2+} 通道,以及增强中枢神经系统抑制性递质γ氨基丁酸的作用等,减少异常高频放电的发生和扩散。为控制和预防癫痫大发作和部分性发作的首选药,也用于治疗室性心律失常和周围神经痛症。现已确定苯妥英钠的治疗作用及不良反应中的小脑-迷路症状、抽搐、精神失常、昏迷及牙龈增生等,都与血药浓度相关。

血清治疗浓度的参考区间为10～20μg/ml(游离药物浓度 1～2μg/ml),最小中毒浓度约20μg/ml。

2. 药动学 苯妥英钠口服后,以被动扩散方式经小肠缓慢吸收,t_p平均约6h。其F受制剂质量影响存在差异,多数在90%左右。血浆中的苯妥英钠90%～95%与清蛋白结合,游离药物以单房室模型方式迅速分布至全身。V平均约0.6L/kg体重。

其消除方式几乎全部经肝药酶代谢转化为无活性的代谢物后,再由肾等排泄。血药浓度在5～10μg/ml 时,苯妥英钠由一级消除动力学转变为零级消除动力学。因此,其TDM必须按非线性动力学方式处理。

3. 其他影响血药浓度因素

(1)血浆蛋白结合率的改变:苯妥英钠血浆蛋白结合率高,故患者若存在严重肝病、肾病综合征疾病,可导致游离苯妥英钠升高而总浓度无改变。

(2)药物相互作用:在苯妥英钠长期用药过程中若同时使用了苯巴比妥、卡马西平、利福平、乙醇等肝药酶诱导药,可使苯妥英钠血药浓度降低。

4. 检测技术 苯妥英钠TDM一般用血清标本。苯妥英钠测定可用光谱法、HPLC、CE及免疫法。

三、免疫抑制药

1. 环孢素

（1）药效学及血药浓度参考值：环孢素（cyclosporine A）是常用的免疫抑制药，为环孢菌培养基中提取的高脂溶性肽类大分子。通过下调 IL_2 及其受体的表达，选择性抑制 T_H 细胞的增殖、活化，以及减少干扰素产生等机制，发挥免疫调节作用。广泛用于器官移植后的抗排异及多种自身免疫性疾病的治疗。该药虽无其他免疫抑制药的骨髓抑制等不良反应，但仍存在肝、肾损害、震颤、高血压、多毛等不良反应。

环孢素抗排异治疗全血稳态谷浓度（免疫法）参考区间是术后 1 个月内为 0.35～0.45μg/ml，第 2 个月内为 0.25～0.35μg/ml，第 3 个月内为 0.25～0.30μg/ml，第 4 个月起维持在 0.15～0.25μg/ml。最小中毒浓度为 0.60μg/ml。

（2）药动学：环孢素药动学有独特之处，并随移植物种类及功能恢复而变化。口服及肌内注射均吸收慢、不完全并且不规则，故剂量与血药浓度间无可靠相关性。t_p 约 5h，F 波动在 5%～40%，乳剂可达 40%。该药在血液中 95% 以上和血细胞及血浆蛋白结合，与血细胞（主要是红细胞）结合部分为血浆蛋白结合的 2 倍。其分布呈多室模型，易分布至细胞内。

（3）其他影响血药浓度因素：①药物相互作用：同时使用大环内酯类、氨基糖苷类、磺胺、两性霉素、酮康唑等化疗药，可干扰环孢素消除，升高血药浓度。而苯妥英、利福平等肝药酶诱导药则降低环孢素的血药浓度。②肝、肾、心脏功能状况：肝、肾、心移植前、移植后不同功能恢复期，以及在长期用药过程中影响体内过程的任一环节发生改变，都将导致血药浓度变化。

（4）检测技术：由于前述血细胞结合特点，以及采血后血样中环孢素细胞内、外分布随温度而变，所以，该药主张用肝素抗凝，进行全血药物浓度测定。取样时间一般在连续用药 5d 以上的某次给药前。

供该药测定的方法有 HPLC、CE 和免疫法，以免疫法常用。

2. 他克莫司

（1）药效学及血药浓度参考值：他克莫司（tacrolimus，FK560）是目前常用的免疫抑制药，属于大环内酯类药物。广泛用于器官移植后的抗排异及多种自身免疫性疾病的治疗。

他克莫司治疗全血稳态谷浓度（免疫法）参考值：最小有效浓度 6ng/ml 全血，最小中毒浓度 20ng/ml 全血。

（2）药动学：他克莫司口服主要的吸收部位为小肠，而静脉输注给药可迅速达到平衡。移植患者静脉输注本品后的药动学可描述为二室模型。该药近 50% 需经肝细胞代谢，生成有弱药理活性的多种代谢物再排泄。

（3）其他影响血药浓度因素

①药物相互作用。咪唑类抗真菌药（例如克霉唑片剂）、氟康唑及酮康唑、大环内酯类抗生素（如甲红霉素及红霉素等）、达拉唑及奥美拉唑等，可使他克莫司的全血/血浆浓度增加，而利福平会使他克莫司的全血及血浆浓度降低。另外，不可以和环孢素并用，如果发生同种异体移植排异或其他严重不良反应，应考虑换用其他免疫抑制疗法。

②肝、肾功能状况。肝、肾移植前和移植后不同功能恢复期，以及在长期用药过程中影响体内过程的任一环节发生改变，都将导致血药浓度变化。

（4）检测技术：有几种方法可测量全血中该药浓度，临床主要采用全自动微粒酶免疫定量分析法（MELA）。

四、茶 碱

茶碱为甲基黄嘌呤衍生物，需制成水溶性较高的盐类供药用，国内多用 2 分子茶碱与 1 分子乙二胺生成的氨茶碱。

1. 药效学及血药浓度参考值　茶碱可抑制细胞内磷酸二酯酶，使肾上腺素 β 受体激动产生的胞内信使物质 cAMP 水解代谢受阻而堆积，产生肾上腺素 β 受体激动样效应。用于预防和治疗支气管哮喘、早产儿呼吸暂停等。此时，其他肾上腺素 β 受体激动效应便成为不良反应，严重者可出现心律失常、抽搐等不良反应。茶碱的治疗作用和不良反应呈血药浓度依赖性。

血清治疗浓度参考区间：成人及少年为 8～20μg/ml，新生儿 5～10μg/ml。最小中毒浓度成人及少年为 20μg/ml，新生儿则为 15μg/ml。

2. 药动学　口服吸收迅速完全，达峰时间约 2h，F 接近 1，血浆蛋白结合率约 55%。多数个体呈单室分布模型，成人 V 约 0.5L/kg，新生儿及早产儿增大。约 90% 茶碱经肝代谢，仅 8% 左右以原型从肾排泄。成人 $t_{1/2}$ 均值 6.5h，儿童为 5h，新生儿尤其是未成熟儿可长达 20～30h。

但在茶碱治疗浓度上限约 15% 个体可出现非线性动力学消除。

3. 其他影响血药浓度因素

(1) 药物相互作用：同时用大环内酯类、异烟肼、西咪替丁等肝药酶抑制药，可使茶碱血药浓度升高；而苯妥英钠等肝药酶诱导药则导致茶碱血药浓度降低。

(2) 其他：吸烟、长期进食高蛋白低糖饮食者，茶碱消除半衰期显著缩短；肝功能减退、慢性充血性心力衰竭、肺心病者，茶碱消除半衰期可延长数倍。

4. 检测技术　茶碱 TDM 多用血清标本。唾液茶碱浓度约为血清的 50%，与血清游离浓度相当，并且二者间相关性极佳（r=0.99），也可选用。取样多在达稳态后某次用药前采样。

茶碱检测可用免疫法、HPLC、CE 及紫外分光法等。

茶碱 TDM 结果一般仍按一级消除动力学处理，若茶碱血药浓度明显高于预测值时，需警惕是否为非线性动力学消除个体，应按非线性动力学消除模式处理。

五、氨基糖苷类抗生素

为结构中含有多个氨基糖的强极性苷类抗生素，包括链霉素、庆大霉素、妥布霉素、阿米卡星等。其药效学及药动学具共同性，故一并介绍。

1. 药效学及血药浓度参考值　该类药物通过抑制敏感病原蛋白质合成以及改变菌膜通透性，发挥杀菌作用。主要用于各种需氧革兰阴性杆菌、部分阳性球菌、结核杆菌感染的治疗。但可产生第Ⅷ对脑神经损害、肾损害及神经-肌肉接点阻断不良反应。其治疗作用及不良反应均与血药浓度密切相关。

治疗血清治疗稳态谷浓度参考区间：庆大霉素、妥布霉素为 0.5～2.0μg/ml，阿米卡星为 4.0～8.0μg/ml。最小中毒稳态谷浓度，庆大霉素、妥布霉素为 2.0μg/ml，阿米卡星为 8.0μg/ml。

2. 药动学　该类药口服不吸收，肌内注射吸收迅速完全，t_p 约 1h。因极性强，与血浆蛋白结合率低，多在 10% 以内，并主要分布在细胞外液，V 多在 0.3L/kg 左右，儿童可增大。其消除几乎全部以原型从肾小球滤过排泄，$t_{1/2}$ 为 2～3h。

3. 其他影响血药浓度因素　心力衰竭、肾功能损害影响该类药肾排泄，是影响血药浓度的主要因素。肾功能减少 10% 即可显著延长该类药消除半衰期，肾衰竭者可为正常的数十倍，而该类药物又有肾毒性，将加重肾衰竭，形成恶性循环，尤应重视。此外，由于该类药物主要分布在细胞外液中，任何生理性或病理性细胞外液量变化，都将改变 V，产生血药浓度改变。血液透析可降低该类药血药浓度。

4. 检测技术　氨基糖苷类抗生素 TDM 多检测稳态谷浓度，亦有主张还应测定稳态峰浓度。由于该类药可和肝素形成复合物而干扰测定，故一般均用血清。由于该类药物在体内几乎不代谢转化，适合采用免疫学方法检测。

（李贵星）

参考文献

府伟灵，徐克前.2012.临床生物化学检验.北京：人民卫生出版社.

金剑，吴飞华.2015.临床药物治疗学.上海：上海交通大学出版社.

王兰兰.2013.医学检验项目选择与临床应用.北京：人民卫生出版社.

尹一兵，倪培华.2015.临床生物化学检验技术.北京：人民卫生出版社.

郑铁生，鄢盛恺.2015.临床生物化学检验.北京：中国医药科技出版社.

第50章

妊娠与营养状况检验

大　纲

了解 羊水的组成;通过羊水中胎儿脱落细胞可以对胎儿一些先天性遗传病及畸形进行检测;妊娠对母体在血液、生化、内分泌等方面的影响;妊娠期的母体疾患及相关检查;胎儿脏器功能的评价,新生儿代谢特点和相关检查及新生儿疾病筛查。

熟悉 胎盘的生理功能及分泌的几种激素,掌握 hCG 和 PL 在妊娠期的变化及检测意义;妊娠中的胎儿疾患及检测指标;新生儿生理性和病理性黄疸的检测及意义;胎儿肺成熟度评价试验方法及评价;常见胎儿先天性缺陷及常用筛查指标及较为准确的高通量测序检测技术相关的实验室检测指标评价。

掌握 正常妊娠及其生物化学特征;妊娠的生物化学诊断;早期妊娠及异位妊娠诊断及检测技术和方法;妊娠滋养细胞疾病的诊断。

妊娠(pregnancy)属于一种正常生理现象,但是在整个妊娠过程中可能会出现各种异常情况。临床医师要及时、正确地处理不同的异常情况离不开实验室的检测指标。近年来临床实验室检查在妊娠监测中发挥着越来越重要的作用,以孕妇血样、尿液及羊水、脐血等标本,不仅能做出早孕诊断,还可以了解胎儿在宫内发育成熟状态,诊断胎儿是否患有遗传性疾病等,并能及时对各种妊娠并发症做出诊断。本章主要从临床生物化学的角度,介绍妊娠相关的实验室检测指标。

第一节　妊娠的生物化学检验

一、妊娠及生物化学特征

1. **胚胎和胎儿的发育**　从末次月经期(the last normal menstrual period,LMP)的第1天开始算起,正常人类妊娠持续40周左右。妊娠分为3个时间段,每一个时间段称为3月期(trimester),略长于13周。

早期妊娠(第1个3月期):从LMP算起的0~13周。卵子在输卵管受精后成为合子,再从输卵管移向子宫并植入内膜。合子分裂成为桑椹胚、原始卵黄囊、囊胚、胚胎等阶段,形成胎儿。中期妊娠(第2个3月期):即13~26周。该期胎儿生长迅速,许多重要的器官开始成熟。晚期妊娠(第3个3月期):即26~40周。是胎儿许多器官完全成熟的时期。此期胎儿生长速度减缓。正常的分娩发生于37~42周这段时期。

2. **胎盘**　胎盘由羊膜、叶状绒毛膜和底蜕膜构成,具有多种生理功能。随着胎儿逐渐成熟,胎儿-胎盘复合体可合成并分泌许多激素、妊娠相关蛋白及一些酶类,影响母体的代谢。

(1)胎盘的生理功能:胎盘有隔离母体和胎儿的血液循环、营养胎儿、清除胎儿排泄的废物,并分泌妊娠阶段必需的激素等功能。母体血液循环中的可溶性物质必须穿过滋养层和数层膜才能进入胎儿血液循环,其通透性取决于母体和胎儿血液中物质的浓度梯度差、血液中结合蛋白的浓度、物质在血液中的溶解性及转运系统等。胎盘能够有效地阻挡大分子蛋白质和与血浆蛋白结合的疏水化合物通过。母体 IgG 可通过受体介导的细胞摄取作用而进入胎儿体内，由于 IgG 半衰期长，母体产生的 IgG 能够在新生儿出生后 6 个月内仍起到保护作用（表 50-1）。

表 50-1　正常胎盘运输的物质

不转运	大多数蛋白质；甲状腺素；母体 IgM、IgA；母体和胎儿红细胞
限制性被动运输	游离甾体类化合物；甾体类硫酸盐；游离脂肪酸
被动运输	分子量≤5kD，脂溶性物质；氧、二氧化碳；钠、氯、尿素、乙醇等
跨细胞膜主动运输	葡萄糖；多种氨基酸；Ca^{2+}
受体介导的细胞摄取	母体 IgG、胰岛素、低密度脂蛋白

(2)胎盘激素：胎盘可以产生许多蛋白质和类固醇激素。主要的蛋白质类激素有人类绒毛膜促性腺激素和胎盘泌乳素。类固醇激素包括孕酮、雌二醇、雌三醇和雌酮。正常孕妇早期体内的雌酮、雌二醇主要来源于卵巢，雌三醇是前二者在周围组织的代谢产物。妊娠期雌激素 75%～95% 来源于胎儿-胎盘复合体，合成雌激素的前体物质来源于母体血液供应。所以母体与胎儿-胎盘复合体在合成雌激素是三位一体，胎盘则是雌三醇的最终生成部位。由于母体的血管毗邻胎盘是产生激素的部位，胎盘激素很容易进入母体血液循环。所以大部分胎盘激素分泌进入母体血液循环，仅小量到达胎儿血液循环。随着胎盘质量的增大，产生的激素相应增多，在母体周围血中的浓度也不断上升。但人类绒毛膜促性腺激素较特殊，在早期妊娠末母体周围血已达最大浓度。

①人类绒毛膜促性腺激素。为胎盘中最重要的激素。人类绒毛膜促性腺激素（human chorionic gonadotropin, hCG）由胎盘的合体滋养层细胞合成，男性和未受孕女性的垂体也分泌少量 hCG。

hCG 是一种糖蛋白，为一种异二聚体，由非共价结合 α 和 β 两种不同的糖蛋白亚基而成。晨尿标本与机体血清中 hCG 浓度具有可比性，因而，晨尿是妊娠定性试验的最好标本。hCG 的主要作用是在妊娠的前几周维持卵巢黄体的分泌功能，支持早期胚胎发育的需要。α 亚基的生成随妊娠期持续增加，可作为妊娠时衡量胎盘质量的一个指标。β 亚基由合体滋养层产生，处于细胞滋养层产生的促性腺激素释放激素（GnRH）的调控之下。hCGβ 峰值出现时间和滋养层细胞数目的峰值基本一致，在妊娠 8～10 周时达最高峰。

②胎盘催乳素。胎盘催乳素（placental lactogen, PL）又称人类胎盘催乳素（human placental lactogen, hPL）或人类绒毛膜促乳腺生长激素（human chorionic somatomammotropin, hCS）。PL 由胎盘合体滋养层细胞分泌，随妊娠期发展，母体血清 PL 浓度增高，其浓度增加与胎盘组织的增大和合体滋养层组织的功能相关。分娩前胎盘分泌 PL 量达 1～2g/24h，是人类激素中分泌量最高的激素。PL 直接或与催乳激素协同发挥作用，具有催乳、调节代谢、促进生长、促黄体生成、促红细胞生成和刺激醛固酮分泌等多种生理功能。PL 的代谢活性与生长激素很相似，包括抑制葡萄糖摄取、使游离脂肪酸动员以及正氮平衡等。葡萄糖是胎儿最重要的供能物质，PL 减少葡萄糖的消耗有利于母体提供更多的葡萄糖给胎儿。正常妊娠机体很少会有 PL 完全缺乏。

③胎盘甾体类激素。胎盘产生许多甾体类激素，主要是孕酮和雌激素。妊娠期，孕酮主要由胎盘利用母体的胆固醇合成，从妊娠 36d 起胎盘即能生产足够孕酮。早期妊娠孕酮主要为妊娠黄体分泌，妊娠末期孕妇血浆高水平孕酮来自胎盘分泌。雌激素和孕酮在妊娠过程中对维持子宫内膜正常形态、功能、充足血供并为分娩做准备。

3. **羊水**　羊水是胎儿在子宫内生活的环境，其体积和化学组成维持在一个动态的范围内。羊水的功能是既保护胎儿又保护母体。它有利于胎儿的活动、缓冲可能的伤害并维持恒定的体温，又可以减少胎动引起的母体不适感。

(1)羊水量：妊娠 10 周时羊水量约 30ml，20 周时约 400ml，38 周时约 1 000ml；此后羊水逐渐下降，足月时约 800ml。在临床中常可见到羊水过少或过多的病理性改变。

(2)羊水的组成：早期妊娠的羊水组成类似母

体血清的透析液。随着胎儿生长,羊水在多方面发生变化(表50-2)。变化最显著的是钠离子浓度和渗透压降低,而尿素、肌酐和尿酸浓度则增加。羊水脂类中最重要的是磷脂,其种类和浓度可反映胎儿肺成熟度。产前测定羊水中的17-羟化孕酮和雌二醇含量可诊断先天性肾上腺性腺综合征。妊娠时这些激素的水平逐渐升高。

表50-2 羊水组成随妊娠期的变化

羊水组成	妊娠期(周)		
	15	25	40
钠(mmol/L)	136	138	126
钾(mmol/L)	3.9	4.0	4.3
氯(mmol/L)	111	109	103
碳酸氢盐(mmol/L)	16	18	16
尿素氮(mmol/L)	3.93	3.93	6.42
肌酐(μmol/L)	70.72	79.56	194.48
葡萄糖(mmol/L)	2.61	2.17	1.78
尿酸(mmol/L)	0.24	0.34	0.62
总蛋白(g/L)	5	8	3
胆红素(μmol/L)	2.22	2.39	0.68
渗透压(mOsm/kg H_2O)	272	272	255

早期妊娠,羊水中几乎不存在有形物。妊娠第16周时,羊水中出现从羊膜、胎儿皮肤、呼吸道支气管树脱落的细胞,在产前诊断上有重要用途。通过羊膜腔穿刺及对羊水细胞培养后的染色体核型分析,可以诊断出各种染色体数目及结构异常,也可在特殊情况下进行DNA突变分析以诊断单基因病,羊水液生化测定可诊断99%以上的开放性神经管缺陷。随着妊娠的增加,胎儿头发和胎毛也脱落到羊水中,可影响羊水的浊度。肺的表面活性剂微粒能明显增加羊水浊度。

4. 妊娠对母体的影响 妊娠过程中产生大量雌激素、孕酮、泌乳素和皮质类固醇激素等,均会影响母体的代谢、生理及内分泌功能。故非妊娠女性实验室检查参考值不再适合于妊娠期女性。

(1)母体血液学的变化:妊娠期母体血容量平均增加45%,血浆容量的增加多于红细胞。故正常妊娠期血红蛋白、红细胞计数和红细胞比容反而下降。非妊娠时血红蛋白浓度平均为133g/L,妊娠期为126g/L。妊娠期白细胞变化范围较大,为4 000~13 000/μl,分娩时及产后可明显增加。妊娠期许多凝血因子浓度也增加,血沉加快,虽凝血酶原时间和部分活化凝血活酶时间仅有轻度缩短,但妊娠女性血栓栓塞危险性增加5倍多。

(2)母体生物化学变化:妊娠期机体电解质基本不发生变化,但血清三酰甘油、胆固醇、磷脂和游离脂肪酸增加约40%;在妊娠末期清蛋白减少至34g/L,血浆球蛋白浓度轻度增加;β-脂蛋白水平增高180%,致使孕妇容易发生动脉粥样硬化及血栓栓塞;孕妇血中免疫球蛋白IgG轻度下降,IgD增高,IgA、IgM水平基本不变;血浆中皮质醇结合球蛋白、甲状腺素结合球蛋白和性激素结合球蛋白等含量明显增加;血清胆碱酯酶活性降低,碱性磷酸酶活性增加约3倍。

(3)母体肾功能的改变:肾小球滤过率(GFR)在妊娠20周时增加至170ml/(min·1.73m^2),使肾对尿素、肌酐和尿酸的清除增加。多数孕妇这3种物质在血清中的浓度会轻微下降。在妊娠最后4周,机体尿素及肌酐浓度会轻度增加,由于肾小管对尿酸的重吸收也明显增加,使血清尿酸浓度也高于非妊娠期。但分娩后GFR逐渐回复到妊娠前水平。孕妇可有糖尿(约1 000mg/d)出现,主要由于妊娠期肾小管血流量增加致GFR加大,其次妊娠期肾糖阈也降低所致。妊娠期蛋白质从尿中丢失也增加,约30mg/d。

(4)母体内分泌的变化

①孕酮。早期妊娠,母体卵巢黄体可分泌足量的孕酮维持妊娠,黄体持续分泌孕酮的功能由hCG刺激产生,一直持续到胎盘能够产生足够孕酮。

②皮质醇。妊娠期由于皮质醇结合球蛋白增加和皮质醇的代谢清除率降低,引起血浆中皮质醇含量增加,总皮质醇的绝对含量可为非妊娠期的几倍,其中10%为具有生物活性的游离皮质醇。孕妇可有肾上腺皮质功能亢进表现,皮质醇分泌的昼夜节律性仍然存在。妊娠期还有血浆醛固酮和脱氧皮质醇浓度增加。

③甲状旁腺素。妊娠时甲状旁腺素(PTH)增加约40%,而血浆游离钙离子基本不变。妊娠期机体降钙素不一定增加,但1,25-二羟维生素D_3升高,可促进肠道内钙的吸收。

④甲状腺激素。妊娠期机体存在较高水平的甲状腺素结合球蛋白,TT_4和TT_3浓度会升高,但FT_4浓度在妊娠中、晚期会轻微降低。妊娠女性很少发生甲状腺功能亢进,甲状腺功能低下也非常少见。但孕妇易出现产后甲状腺功能障碍。多数情况下母体垂体-甲状腺轴的功能调节不影响胎儿垂体-甲状腺轴的功能。但若母亲患有Graves病,

Graves病的自身抗体能透过胎盘,引起胎儿甲状腺功能亢进;如母亲有抗-TSH自身抗体,胎儿也可发生短暂性甲状腺功能亢进。

⑤其他:整个妊娠期雌激素水平增加可促使催乳素分泌增加10倍,并抑制LH和FSH的分泌,使二者浓度低于检出限。TSH水平基本维持不变,GH对刺激的反应减弱。

二、正常及异常妊娠的生物化学检验

实验室检查可协助诊断正常妊娠和异常妊娠。在妊娠早期,通过测定母亲血液标本、尿液标本中的hCG,对是否妊娠的可做出诊断。

1. **妊娠的早期诊断** 临床诊断妊娠主要依靠月经变化情况、体检、首次胎心音、超声检查和血清hCG检测。在女性停经第1天约50%妊娠女性血清hCG浓度就可达到25 U/L。妊娠期前8周,母体血清hCG浓度呈对数上升。血清hCG峰值在妊娠第8~10周时出现,可达100 000 U/L。随后血清hCG浓度缓慢下降,在中期妊娠末,hCG浓度为峰值的10%。若为双胎,则母体血清hCG浓度为单胎的2倍。确定妊娠最重要的标志是定量检测血液或尿液中hCG含量。当尿hCG含量超过停经后第1周的含量时,即可诊断妊娠。血清妊娠定量试验可更早地预测早期妊娠(表50-3)。

(1)血凝抑制试验和胶乳凝集抑制试验:hCG定性检测包括玻片试验和试管试验。

①玻片法。将hCG抗血清加入尿液中,再加入hCG包被的胶乳微粒。如尿中无hCG存在,抗血清与hCG包被的胶乳结合出现凝集(结果阴性);妊娠时,尿中hCG浓度很高,中和hCG抗体,2min内不出现凝集(结果阳性)。

②试管法。原理仍是抑制凝集,用hCG包被红细胞代替胶乳,需要孵育2h,hCG浓度低至150 U/L时仍会有阳性结果。

(2)尿液hCG定性试条:是最常用的妊娠试验。采用免疫胶体金、免疫酶法。检测hCG限为50U/L,需2~30min完成。操作简单,但结果容易错判。

妊娠定性试验的标本最好是首次晨尿,此时hCG含量最高。由于尿中存在干扰物质,该试验有1%的假阳性。低于25~50U/L的hCG浓度不能检出,检测出现假阴性。高温、高pH、试剂过期等也可使抗血清变性出现错误结果。该试验不是定量试验,会使早期或异常妊娠漏诊。妊娠早期血清hCG浓度变化见表50-3。

表50-3 妊娠期血清hCG浓度变化

妊娠期(周)		hCG(U/L)
受精后	距末次月经	
2	4	5~100
3	5	200~3 000
4	6	10 000~80 000
5~12	7~14	90 000~500 000
13~24	15~26	5 000~80 000
26~38	27~40	3 000~15 000

2. **异位妊娠的诊断** 囊胚着床位于子宫体以外时,称为异位妊娠。有输卵管妊娠、卵巢妊娠、腹腔妊娠、宫颈妊娠及子宫残角妊娠等。异位妊娠常见的严重并发症是输卵管破裂出血。血hCG测定可用于诊断异位妊娠或异常宫内妊娠。患者体内hCG水平较低,需要灵敏度高的方法(如RIA或ELISA方法)检测。hCG阴性可排除异位妊娠,阳性则需要鉴别正常或异位妊娠,异位妊娠时血hCG的浓度降低。超声检查也可以用于异位妊娠的诊断,在受孕24d后或更晚时超声扫描未发现宫内妊娠囊可以作为异位妊娠的证据。异位妊娠hCG浓度变化很大,可从0到200 000U/L不等。异位妊娠hCG值低于同期正常妊娠值。

3. **妊娠滋养细胞疾病的诊断** 妊娠胚胎的滋养细胞异常分化形成的疾病即滋养细胞疾病,包括良性葡萄胎、侵蚀性葡萄胎和绒毛膜癌。良性葡萄胎属良性滋养细胞疾病,侵蚀性葡萄胎和绒毛膜癌属恶性滋养细胞疾病。

葡萄胎来源于胚胎的滋养细胞,由于绒毛水肿增大,形成大小不等的水疱,相连成串,状似葡萄,故称葡萄胎,包括完全性葡萄胎和部分性葡萄胎。葡萄胎的滋养细胞过度增生,产生大量hCG,较之相应月份的正常妊娠为高,可作为辅助诊断依据,此外再结合hCG最大值测定。如果葡萄胎排出后2个月尿hCG仍阳性,或转阴又转阳性,或肺内出现转移阴影,应考虑恶变。

恶性滋养细胞肿瘤是来源于胎盘滋养细胞的肿瘤,包括侵蚀性葡萄胎、绒毛膜癌及少见的胎盘部位滋养细胞肿瘤。由于有恶性滋养细胞存在,均可出现hCG升高,可作为临床监测指标。绒毛膜癌为一种高度恶性的肿瘤,继发于葡萄胎、流产或足月分娩以后。若葡萄胎清宫8周以后,hCG持续在正常水平以上,或定性试验阴性后又转为阳性,或 hCG 已降至正常水平一段时间又出现升高,结合临床表现可诊断为侵蚀性葡萄胎。

同时,胎盘催乳素(PL)的测定在妊娠滋养细胞疾病及先兆流产等的临床诊断中也有一定的意义:葡萄胎患者血中 PL 值较正常妊娠低,但 hCG 值反而增高,所以葡萄胎患者 hCG/PL 比值比正常妊娠高近 100 倍;早孕时连续测定 PL,可预测先兆流产,此时 PL 值偏低或呈下降趋势;妊娠第 35 周后孕妇血浆中 PL 若低于 $4.0\mu g/ml$ 提示有先兆子痫、胎盘功能不良或胎儿宫内窒息。过去 PL 常被用于评价胎儿的健康状况,现已较少使用。

4. 妊娠期血清亮氨酸氨基肽酶的检测　妊娠期母体血清中含有两种亮氨酸氨基肽酶(LAP):一种是普通的 LAP,能水解肽链 N 端由亮氨酸和其他氨基酸组成的肽键。广泛分布于肝、胰、胆、肾、小肠以及子宫肌层等组织中,在肝内含量最丰富,主要定位于毛细胆管上皮细胞,是反映胆汁淤积的主要酶类。另一种是胎盘 LAP(P2LAP),只有在孕妇血清中才能检测到。该酶是Ⅱ型膜结合蛋白,通过降解母体和胎盘之间内表面的生物活性肽如催产素、抗利尿激素、血管紧张素Ⅲ来维持内环境的稳定。在母体血清中以可溶形式存在,在胎盘中以膜结合形式存在,被金属蛋白酶解聚后由胎盘释放到血清中。随孕周增加,LAP 值随之升高,第 37 周达高峰,分娩后下降。因此,连续检测母体血清 LAP 活性,可以早期诊断妊娠合并症、胎盘功能、胎儿成熟度、预测产程等。随孕期的增加,胎儿胎盘产生的催产素的量不断增加,机体为维持内环境的稳定,有降解催产素作用的 P2LAP 水平也随之增加,妊娠中、晚期 LAP 活性均明显增高,其水平可作为反映胎盘功能及胎儿成熟度的指标。当妊娠伴有胆汁淤积症及妊娠高血压综合征时,血清 LAP 活性显著升高,而早产孕妇血清中 LAP 活性会略低于相应妊娠孕妇。所以,孕期监测孕妇血清中 LAP 活性,可作为评价妊娠过程中孕妇及胎儿安全性的良好指标,可以预测早产、妊娠高血压综合征及妊娠合并胆汁淤积症等并发症。

第二节　孕妇和胎儿的健康和营养状况评价

妊娠期通过相关的实验室检测指标可以监测孕妇和胎儿的健康及营养状况。临床实验室检测在诊断妊娠、监测母体和胎儿的健康状况、诊断胎儿的先天性缺陷、特别是对一些妊娠特发性疾病的诊断等方面具有重要价值。

一、妊娠期的母体疾病

妊娠与其他临床情况不同,必须考虑到母亲及胎儿两个方面,因为母亲与胎儿的健康息息相关,且二者互相影响。

1. 妊娠期高血压综合征　妊娠期高血压综合征(pregnancy induced hypertension,PIH)是妊娠所特有的疾病,表现为妊娠 20 周后孕妇出现水肿、高血压和蛋白尿,严重者伴有头痛、头晕、眼花等自觉症状,甚至出现抽搐及昏迷。PIH 分为轻、中、重 3 型,重型 PIH 又包括先兆子痫和子痫。先兆子痫的特征是在妊娠 20 周后血压≥160/110mmHg (21.3/14.6kPa)、++~++++蛋白尿伴水肿,在先兆子痫的基础上有抽搐及昏迷即为子痫。

PIH 时血液黏度高,血液中纤维蛋白降解产物(FDP)增多,为正常女性的 5~30 倍;血浆抗凝血酶Ⅲ(AT-Ⅲ)明显下降;预测 PIH 较可靠的指标是血浆纤维连结蛋白,该值≥400mg/dl 时,94% 的孕妇发展为先兆子痫。

2. 妊娠合并糖尿病　妊娠合并糖尿病(gestational diabetes mellitus,GDM)是指在妊娠期首次发现或发生的糖代谢异常。发生率为 1%~5%,其符合下列条件之一者即可诊断:①糖化血红蛋白≥6.5%;②空腹血糖≥7.0mmol/L;③OGTT 2hr 血糖水平≥11.1mmol/L;④伴有典型的高血糖或高血糖危象症状,同时任意血糖≥11.1mmol/L;注:如果没有明显的高血糖症状,①~③需要在另一天进行复测核实。妊娠期糖尿病多在产后恢复,但有 33.3% 病例于产后 5~10 年转为糖尿病。

(1)妊娠对糖代谢的影响:妊娠期血容量增加、血液稀释,胰岛素相对不足;胎盘分泌的激素(胎盘生乳素、雌激素、孕激素等)在周围组织具有抗胰岛素作用,使母体对胰岛素的需求量较非孕时增加近 1 倍。肾小球滤过率增加和肾小管对糖的再吸收减少,致使肾糖阈值降低,使孕妇出现尿糖。

(2)糖尿病对孕妇的影响:①糖尿病患者多有小血管内皮细胞增厚及管腔变窄,易并发 PIH,其发病率较非糖尿病孕妇高 4~8 倍。子痫、胎盘早剥、脑血管意外发生率也增加。②糖尿病时,白细胞多种功能缺陷,糖尿病孕妇极易在妊娠期和分娩期发生泌尿生殖系统感染,甚至发展为败血症。③羊水过多发病率较非糖尿病孕妇增加10倍,可能与羊水中含糖量过多,刺激羊膜分泌增加有关。羊水过多使胎膜早剥及早产发病率增高。④因胎儿发育较大,常导致胎儿性难产及软产道损伤。由于巨大儿或某些胎儿紧急情况,手术产率增高。⑤由于胰岛素缺乏,葡萄糖利用不足,能量不够,使子宫收缩乏力,常发生产程延长及产后出血。

(3)糖尿病对胎儿及新生儿的影响:①巨大儿发生率高达25%~42%。由于孕妇血糖高,通过胎盘装运,而胰岛素不能通过胎盘,使胎儿长期处于高血糖状态,刺激胎儿胰岛B细胞增生,产生大量胰岛素,活化氨基酸转移系统,促进蛋白、脂肪合成并抑制脂肪分解,使胎儿巨大。②畸形胎儿发生率为6%~8%,为正常孕妇的3倍。③死胎和新生儿死亡率高。糖尿病常伴严重血管病变或产科并发症,影响胎盘供血,引起死胎、死产。新生儿则因母体血糖供应中断而发生反应性低血糖和由于肺泡表面活性物质不足而发生新生儿呼吸窘迫综合征,增加新生儿死亡率。另外,糖尿病时由于手术产多,早产多,或病情严重提前终止妊娠,均可影响新生儿成活率。

3. **妊娠与肝疾病**

(1)妊娠性脂肪肝:妊娠脂肪肝发生率为1/13 000,其特征是肝内脂肪小泡堆积,可能是妊娠本身影响脂肪代谢所致。通常发生于妊娠35~36周,临床表现为迅速发作的恶心、呕吐和右上腹疼痛。氨基转移酶轻度上升,AST上升的幅度明显高于ALT,但二者浓度都不超过正常上限的6倍。血清总胆红素常>171μmol/L(10mg/dl),可发生严重的低血糖,同时血尿酸过多。肝组织学检查显示:急性脂肪浸润,肝细胞中央周围堆积成小泡状。肝坏死及感染很少见。妊娠性脂肪肝如不及时治疗易发展成暴发性肝衰竭伴肝性脑病。妊娠性脂肪肝的治疗措施为立即终止妊娠,患者肝功能可迅速恢复正常。脂肪肝所致胎儿和孕妇死亡率约为20%。再次妊娠时,妊娠性脂肪肝复发的情况不多见。

(2)HELLP综合征:HELLP综合征(hemolysis,elevated liver enzymes and low platelet count in association with preeclampsia)以溶血、肝酶谱升高、血小板减少为临床特征。发生率为0.1%。其发生常与PIH、弥散性血管内凝血(DIC)、微血管病理性溶血性贫血以及肝、肾损害有关。HELLP大多发生在妊娠27~36周,也可产后发生。孕妇常伴有上腹或右上腹疼痛、恶心、呕吐、抑郁和头痛。5%病人发生黄疸。病人LDH浓度急剧升高,AST和ALT达正常上限的2~10倍。产后病人常需进行血浆置换疗法或成分输血。HELLP再发生率为3%~27%。

(3)妊娠期病毒性肝炎:病毒性肝炎在妊娠期与相应年龄非妊娠期中的发生频率相同,其预后与非妊娠女性也一样。孕妇在妊娠晚期感染乙肝病毒或慢性肝炎病毒携带时,病毒会通过母婴传播感染胎儿,尤其是HBeAg阳性母亲。胎儿感染乙肝病毒后,90%患者为轻型肝炎或慢性肝炎,偶可转为暴发性肝炎(常发生于抗-HbeAg抗体阳性的母亲)。

4. **妊娠与肾衰竭** 以急性、慢性肾炎引起肾功能损害较为常见,临床表现有蛋白尿、血尿、水肿和高血压等症状。血清尿素和肌酐值可作为判断妊娠合并肾功能损害的预后、指导处理的重要指标。孕前血清肌酐>265.2μmol/L(3mg/dl)或尿素>10.71mmol/L(30mg/dl),妊娠后常致流产或死胎,应及时终止妊娠。妊娠期若血清肌酐<132.6μmol/L,不再增加,可继续妊娠,但应加强监护。

5. **羊水异常** 正常妊娠时羊水随孕周增加而增加,最后2~4周开始逐渐减少。羊水在胎儿与母体之间不断进行交换,维持动态平衡。胎儿通过吞咽、呼吸、排尿及角化前皮肤、脐带等进行交换。当羊水交换失去平衡时,出现羊水过多或过少。凡在妊娠任何时期羊水量超过2000ml者称为羊水过多,最高可达20 000ml。当羊水量<300ml时称为羊水过少,或B超测量羊水指数(AFI)<5cm或最大羊水池深度<2cm即为羊水过少。羊水过多或羊水过少的确切原因还不十分清楚,临床见于以下几种情况。

羊水过多见于母体妊娠期糖尿病、PIH、急性肝炎、重度贫血、严重的Rh血型不相容、胎儿畸形(如神经管畸形、消化道畸形、胎儿水肿等)、多胎妊娠等。羊水过少见于子宫内膜生长迟缓和胎儿肾脏或输尿管异常(如双侧肾发育不良、尿道阻塞等)。

6. **母儿血型不合** 胎儿若继承父方血型,与母方血型不同时,孕妇血中将产生相应抗体,再次妊娠时该抗体可通过胎盘进入胎儿体内,破坏胎儿红细胞,发生溶血,称为母儿血型不合。

(1) Rh 血型不合:若丈夫是 Rh 阳性,妻子是 Rh 阴性,怀孕后胎儿继承父亲 Rh 阳性血型,第1胎不发生溶血,可获得健康胎儿。当分娩或流产时胎儿的血液进入母体,使母体产生抗 Rh 阳性抗体。当再次妊娠时,该抗体可通过胎盘进入胎儿体内,破坏胎儿红细胞使其出现溶血,常出现胎死宫内。随着胎次增多,胎儿血液一次次进入母体产生抗体,胎儿溶血逐次加重。Rh 阴性妇女如果第1次妊娠前曾输过 Rh 阳性血,使体内早已产生了抗 Rh 阳性抗体,第1次妊娠也可造成 Rh 血型不合溶血。

(2) ABO 血型不合:当妻子血型为 O 型、丈夫血型为 A、B 或 AB 型时,若胎儿继承父亲的血型,可使母体内产生抗 A 或抗 B 抗体,再次妊娠时可使胎儿发生溶血,机制与 Rh 血型不合相同。但 ABO 血型不合的抗原性较弱,发生胎儿溶血常不严重。

(3) 血型不合对胎儿的影响:Rh 血型不合或 ABO 血型不合,对母体损害不大,主要是对胎儿的损害,可使胎儿发生溶血性贫血和新生儿黄疸及智力低下。我国 Rh 血型不合较少见,但损害严重,可使胎儿死亡,一般不发生在第1胎。ABO 血型不合较多见,但对胎儿损害小,可以发生在第1胎。

二、妊娠中的胎儿疾病

1. 早产 早产是妊娠 37 周前出生的婴儿,体重较轻(<2 500g),有些甚至<1 500g,容易并发呼吸窘迫综合征。早产儿中约 15% 于新生儿期死亡,75% 以上围生儿死亡与早产有关。

胎儿纤维连接素(fetal fibronectin)检测可为预报早产提供帮助。纤维连接素在细胞表面、血浆和羊水中均存在。胎儿有一种独特的纤维连接素,能与 FDC-6 单克隆抗体特异性反应。分娩开始时,胎盘和子宫壁间的细胞黏附破坏,使子宫颈和阴道分泌物中的胎儿纤维连接素含量增加。在妊娠中期和晚期,如果母体宫颈和阴道分泌物中的胎儿纤维连接素的含量超过 50mg/L,发生早产的危险性较高。检测胎儿纤维连接素常用 ELISA 双抗夹心法。对于无症状孕妇,胎儿纤维连接素检测应在妊娠 24~30 周进行。阳性结果(>50mg/L)的孕妇早产危险性是正常妊娠的 2~4 倍。1 次阳性后紧接 1 次阴性结果,则早产危险性降低。2 次阴性结果,则危险性降到正常水平。

2. 过期产儿 过期产儿指胎龄超过 42 周的新生儿。该新生儿由于胎盘功能减退,营养障碍会产生一系列症状。过期产儿常由于孕妇体质、遗传因素、子宫收缩乏力、内分泌异常及高龄初产等原因所致。根据胎盘功能及胎儿宫内缺氧状态分为 1、2、3 期。过期产儿容易合并胎粪吸入综合征、颅内出血、低血糖等,应积极给予相应治疗。

三、胎儿肺成熟度评价试验

胎儿肺成熟度(fetal lung maturity,FLM)能帮助判断围生期胎儿是否能获得最佳生存条件。用于预产期不确定需进行剖宫产前或检查有提早分娩迹象,若胎儿肺不成熟,应在产前使用皮质类固醇加快胎儿肺成熟,推迟分娩或进行产科干预,以防止早产,预防 IRDS 发生。

评价胎儿肺成熟度最有价值的、是直接(或间接)的检测表面活性物质含量等的指标。

1. 标本的收集和处理 超声导引下行羊膜腔穿刺采集羊水标本。多胎妊娠时,每个羊膜腔均应分别取样。羊水应立即进行检测。1 周内检测标本应 4℃ 冷藏,1 周以上检测标本应 -20℃ 或 -70℃ 冷藏。羊水标本应充分混匀,轻柔离心,将上清液慢慢倒出再混匀。由于血液和胎粪会干扰试验,报告结果应注明是否存在污染物。

2. 羊水卵磷脂/鞘磷脂比率(L/S)和双饱和磷脂酰胆碱(DSPC) L/S 和 DSPC 均随着孕周的增大在羊水中的浓度也逐渐增加,DSPC 是肺表面活性物质的最主要活性成分,约占卵磷脂的 85%;羊水 L/S 含量在孕 34~36 周骤然增加,与胎儿肺成熟密切相关。结果解释如下。

(1) L/S 比率 ≥ 2.0 提示肺成熟,预报肺成熟符合率达 97%~98%;DSPC > 5mg/L 也提示肺成熟。但该试验反映胎儿肺不成熟并不可靠。如 L/S 比值为 1.5~2.0,约 50% 婴儿不会发生 IRDS。

(2) DSPC 的医学决定水平为 5.5 mg/L,其预测胎儿肺不成熟度比 L/S 比率更可靠,二者描述肺成熟度的可靠性相同。

(3) 如母亲有糖尿病,胎儿 L/S > 2.0,其发生 IRDS 的概率仍很大,此时应将 L/S 比定为 3,DSPC 定为 10 mg/L。

(4) 多胎妊娠每个胎儿羊膜腔均应取样。双胞胎时,体重较轻的一胎易发生 IRDS。

3. 测定肺成熟度组合试验 原理:同时测定 L/S 比率、饱和卵磷脂/总卵磷脂比率、[磷脂酰甘油(PG)+磷脂酰肌醇(PI)]/总磷脂的比率。将酸性磷脂PG、PI与卵磷脂分开,卵磷脂不会被过高估计。标本:羊膜穿刺或羊膜破裂后阴道流出的羊水5ml以上。阴道标本细菌污染可以导致PG检测出现假阳性。评价:判断胎儿肺成熟度时,肺成熟度组合试验中每项检测结果均应考虑。

(1)如果L/S>2.0或PG在丙酮沉淀部分占比率>3%均提示胎儿肺成熟。

(2)组合试验将PG、PI与卵磷脂分开,测得的L/S比率更加准确。但对判断肺不成熟度仍不特异。

(3)PG在妊娠32周羊水中出现,并随妊娠期增加而上升,接近L/S的变化。PG>2.0μmol/L时提示胎儿成熟,但判断胎儿肺不成熟度仍有较高的错误率。

4. 泡沫稳定性指数(FSI) 当羊水中肺表面活性物质(pulmonary surfactant,PS)达到足够浓度时,能形成稳定的膜支撑泡沫架构。羊水中蛋白质、胆盐、游离脂肪酸盐等也支持泡沫的稳定,但乙醇能将这些物质从膜中除去。

(1)原理:在固定体积的未稀释羊水中逐渐增加乙醇量并混合,在羊水能支持泡沫稳定的情况下,记录所需乙醇的最大体积。

(2)评价:FSI>0.47为肺成熟。预测肺成熟度误差<1%,肺不成熟度误差为66%。试验必须在20~25℃下进行,温度过高或过低都会影响泡沫的稳定性。标本含血液和胎粪会出现假性成熟结果。

5. 荧光偏振(FPA) 荧光偏振(fluorescence polarization assay,FPA)是目前最普遍使用的定量方法,比测定L/S比率更加精确。

(1)NBD-D荧光偏振值<260mP提示肺明显成熟,其值在260~290mP说明肺正向成熟过渡,>290mP提示肺不成熟。灵敏度为94%,特异性为84%。260mP临界值适于高危妊娠,230mP临界值适于剖宫产病人。

(2)羊水中血液污染超过0.5%会降低mP值,应以<230mP为明显成熟、>290mP为不成熟、230~290mP很难解释。

(3)糖尿病孕妇的预报值同无糖尿病孕妇。

6. 薄层小体计数 用标准血细胞计数仪的血小板通道,可对羊水中薄层小体微粒直接计数测定。

(1)薄层小体计数≥55 000/μl(离心标本)或≥60 000/μl(未离心标本)为参考值,阳性率较高,对

IRDS预测较准确,但假阳性也高。检测结果大于参考值的婴儿有55%不发生IRDS。

(2)超过1%的血液污染可使薄层小体计数结果降低20%,胎粪或阴道液体污染的标本可使计数结果偏高,不能使用计数法进行检测。

四、胎儿的先天性缺陷

1. 常见胎儿先天性缺陷

(1)神经管缺陷:胚胎发育期如神经管不能融合,会导致永久性的脑和(或)脊髓发育缺陷,即无脑畸形、脊柱裂和脑积水等。新生儿无脑畸形和脊柱裂的发生率为1/800。90%的神经管缺陷属于多因素遗传病,与叶酸缺乏有关。所有无脑畸形和95%的脊柱裂都是开放性的,AFP大量进入羊水,使母体血液循环中AFP浓度增加,测定母体AFP水平可检出90%的开放性神经管缺陷。

(2)Down综合征:Down综合征(down syndrome)也称为21-三体综合征,为最常见的染色体异常疾病,活产婴儿中发生率为1/800。临床表现:患者严重智力低下、生长发育迟缓,具有特殊面容,即眼距宽、外眼角上斜,常张口吐舌,流涎,耳位低或耳畸形。颈部短宽、蹼颈等。40%~60%患者有先天性心脏病。高龄母亲由于卵子老化减数分裂时染色体不分离是导致胎儿患21-三体综合征的主要原因之一。

(3)18-三体综合征:也称Edward综合征(edward syndrome)。新生儿中的发病率约1/4000~1/5000,男女之比1:3。常在妊娠的前8周和妊娠中、后期有较高的流产、早产率。患儿多合并多发畸形,因而即使出生也常存活时间不长,50%在出生后5d内死亡,剩下的有90%在100d内死亡,活过1岁者不足10%。患儿出生时体重低,出生后发育迟缓。临床表现严重智力低下,头小,眼裂短、眼距宽、内眦赘皮,耳位低、耳畸形,消化系统异常等,90%有先天性心脏病。

2. 胎儿先天性缺陷常用筛查指标 胎儿先天性缺陷常用的筛查指标是母体血清AFP、hCG和游离E3浓度测定,并可根据三者浓度进一步计算胎儿神经管缺陷、Down综合征和18-三体综合征的风险值。

(1)甲胎蛋白:孕妇血清中甲胎蛋白(α-fetal protein,AFP)浓度呈对数正态分布。孕龄、孕妇体重、1型糖尿病、母亲种族、胎儿数量、胎儿肾病和胎儿发育异常等均会影响母体血清AFP水平。

85%～95%的开放性神经管畸形中,母体血清中AFP浓度上升,约30%的Down综合征AFP浓度则下降。AFP测定方法有放免法、IEMA法和化学发光法或电化学发光法。对于AFP中位数倍数(MoM)还应根据母亲体重、胎儿数量、母亲人种及是否患有1型糖尿病进行校正。

(2)母体血清hCG:hCG定量测定可用于筛查Down综合征和18-三体综合征,并可诊断正常妊娠和异常妊娠及监测某些生殖道肿瘤。胎儿为Down综合征时,孕妇血清hCG浓度平均升高2.04倍。hCG定量方法包括免疫层析法、IRMA法或IEMA夹心法。血清标本应在48h内测定,否则应在-20℃冷藏。标本如明显溶血、脂血时会产生错误结果。

(3)母体血清游离E3:雌三醇在非妊娠女性体内浓度很低。妊娠后期E3由胎儿肾上腺、胎肝和胎盘大量合成。E3生物合成途径的中断将导致母体血清出现低水平E3,如无脑畸形、胎盘硫酸酯酶缺乏、死胎、染色体异常等。在Down综合征,中期妊娠母体血清uE3浓度降低,可用于预报胎儿患Down综合征的风险。缺乏E3的孕妇分娩期将会推迟。室温4℃时,结合型E3会自发性解离,uE3浓度会增加。故uE3血清标本应在4℃环境中24h内完成测定,否则应在-20℃冻存。E3与雌酮等其他激素的交叉反应小,测定特异性良好。在Down综合征,母体血清uE3平均下降0.72倍。对于E3的MoM也应根据母亲体重、胎儿数量进行校正。

(4)母体血清PAPP-A:由胚胎合体滋养细胞产生,其血清含量随着孕周的增加而升高。Down综合征,母体血清PAPP-A水平降低。

(5)胎儿颈后透明层(nuchal translucency, NT):是早孕期胎儿颈后皮下液体积聚,在超声影像上表现为颈后无回声区。在胚胎正常发育过程中,孕11～14周颈部淋巴囊与颈静脉窦相通,在淋巴囊与颈静脉窦相通之前,少量淋巴液积聚于胎儿颈部出现短暂回流障碍,形成暂时性NT,当NT厚度超过第95(NT=2.6mm)或第99(NT=3.5mm)百分位时即为NT增厚,NT增厚的胎儿中14.2%存在染色体异常,且胎儿染色体异常的发生随NT厚度的增加呈指数上升。

(6)母体血清学筛查:即通过综合孕妇年龄、体重、NT厚度及母体血清检测AFP、hCG、E3等指标分析胎儿患神经管畸形和染色体异常的风险。

早孕期联合筛查模式:(孕8～13周)综合NT值和PAPP-A和freeβ-hCG为二联母体血清学筛查,胎儿先天畸形检出率为80%～84%,假阳性率5%。

早中孕联合序贯筛查模式:早孕期(孕8～13周)通过NT和PAPP-A筛查,高风险者直接行产前诊断,中间组风险者于中孕期再次三联(AFP、uE3和hCG)或四联(AFP、uE3和hCG、inhibinA)筛查并综合评估,高风险者给予产前诊断,低风险者继续妊娠。该筛查方法胎儿常见染色体异常检出率可达92%～94%,假阳性率5%。

胎儿先天缺陷的母体血清筛查结果报告应该包含:检测结果的MoM值、方法的检测疾病范围、检出率和漏诊率、高风险或低风险结果的解释、对疾病危险性的评估和影响结果检测的相关信息(如由月经或超声得到的妊娠周、孕妇出生日期和年龄、胎儿数、母亲是否患有1型糖尿病等)。高风险者应建议遗传咨询并行产前诊断,低风险者应随访妊娠结局。

(7)母体外周血高通量测序产前筛查与产前诊断技术:母体外周血中存在胎儿游离DNA(cffDNA)片段,它来源于胎盘滋养层细胞凋亡和胎儿细胞通过胎盘渗透到母血中,被母体免疫系统破坏,细胞核DNA降解、释放到母血中;cffDNA于妊娠第4周开始可检测到,随着孕周增长其比例增加,可达到母体外周血总DNA的5%～10%;cffDNA平均半衰期为16min(4～30min),分娩2h后cffDNA在母体内消失,不影响下一次妊娠检测。目前,通过高通量测序(NGS)技术对母体外周血中总的DNA高通量、精准短序列测序,再与人类的参考基因组比对、统计分析,可准确、无创检测胎儿常见染色体异常,即无创产前检测(Non-invasive Prenatal Testing,NIPT),对胎儿21-三体、18-三体和13-三体综合征的检出率分别达到99%、95%和95%以上,对胎儿性染色体数目异常也有较高检出率;若增加测序数,可检测到少数大片段微重复和微缺失综合征。该技术已经广泛应用于临床,随着分子生物检测技术的不断发展,该技术仍有较大发展空间。

五、胎儿脏器功能的评价

1. **胎儿的肺功能** 正常肺完成呼吸功能离不开肺表面活性物质(pulmonary surfactant,PS),其降低肺泡表面张力,减少吸气阻力,增加肺顺应性,稳定大小肺泡的容积,且可以防止肺不张、保护肺内干燥、防止肺水肿等。PS 由肺 II 型细胞合成、储存、释放。在妊娠第 20 周即由肺 II 型细胞开始合成 PS,但只有到妊娠 36 周以后(胎儿在 40 周分泌 PS 达高峰)胎儿肺泡表面才有足够量的 PS 完成其功能。新生儿肺泡表面 PS 含量约为成人近 100 倍,这样才能保证新生儿出生时肺由水中呼吸到空气中呼吸的转变。早产儿由于 PS 合成少,降低肺表面张力作用小,导致肺泡表面张力高、肺回缩力增加、吸气困难、呼气末期容积下降、肺泡塌陷、肺水肿等,使早产儿常出现新生儿呼吸窘迫综合征。

2. 胎儿的肝功能　胎儿的造血功能在前 2 个 3 月期是由肝完成的,在第 3 个 3 月期才完成由肝到胎儿骨髓造血的转变。胎儿肝除造血外还能产生一些特殊的蛋白质,发挥代谢、排泄、解毒及分泌作用。肝产生的最具临床诊断价值的物质是甲胎蛋白(AFP)。胎儿时期肝的解毒和胆红素分泌功能是不成熟的,直到妊娠后期或胎儿出生后几个月后其功能才逐渐成熟。因而,早产儿血清中胆红素含量常较高,且其药物代谢能力也较差。

3. 胎儿的肾功能　在妊娠第 1 个 3 月期末,胎儿的肾才开始产生尿液,其成分接近于羊水。早期的肾并不能产生浓缩尿,对尿液 pH 的调节也很有限。胎儿肾功能的成熟是在分娩以后才完成的。虽先天性肾缺如并不能导致胎儿死亡,但出生后肾缺如常会使新生儿死于肺部感染。

4. 胎儿的造血系统　胎儿的造血系统早在胚胎的卵黄囊期就开始了,然后由肝承担造血功能,在第 3 个 3 月期造血功能才由肝转为胎儿骨髓。随着胎儿造血的转变,当肝和肾承担造血功能时,胎儿血红蛋白(HbF)开始产生,同时也有少量成人血红蛋白(HbA)产生。随着胎儿骨髓造血、红细胞的产生,HbA 的产生逐步增加。当胎儿出生时,血液中 HbF 含量占 75%,HbA 的含量占 25%。新生儿出生 1 年后,体内产生 HbF 的量急剧减少。成人体内 HbF 的量不足 1%。因而,胎儿与成人体内血红蛋白成分的差异在临床中很有意义。由于 HbF 与氧具有较强的亲和力,而 HbA 则没有。所以在胎盘中,氧可以从母体的 HbA 中释放出来,扩散进入绒毛膜,进入胎儿再与胎儿体内的 HbF 结合,有利于氧在胎儿体内的运输。

第三节　妊娠相关检验

一、新生儿代谢特点

正常新生儿是足月儿,即胎龄满 37 周,出生体重在 2 500g 以上,无任何疾病。新生儿期指脐带结扎至出生后 28d。新生儿由于刚刚脱离母体,有许多自身的生理特点。

1. 皮肤　新生儿出生后皮肤表面会覆盖 1 层胎脂,有保护皮肤的作用。如果环境温度高,在前额、前胸可见到针尖大小的汗疱疹,不需处理,降低环境温度后可自行消退。

2. 呼吸系统　新生儿出生后呼吸较浅表,频率较快,可达 35~45/min,频率波动大,短暂的呼吸频率增快不需处理。

3. 循环系统　正常新生儿出生后循环系统发生以下变化:脐血管结扎;肺循环阻力降低;卵圆孔功能的关闭。正常新生儿心率波动在 120~160/min,短暂的心率波动是正常现象。新生儿可以在最初几天听到心脏杂音,可能是暂时性动脉导管未闭。

4. 泌尿系统　新生儿出生第 1 天肾小球滤过率较低,尿量少;胎龄≥34 周的新生儿出生后 2~3d GFR 开始增加,尿量相应增加;胎龄<34 周的早产儿 GFR 增加与孕后龄有关,孕龄达 34 周后 GFR 才与足月儿相似。新生儿和早产儿肾功能不够成熟,尿浓缩功能差,但稀释功能却完善,新生儿一般在生后第 1 天即可排尿,24h 仍无尿为异常。肾排钠功能差,如含钠液体输注过多可能会出现水肿。

5. 血液系统　新生儿血容量多少与脐带结扎迟早有关,正常新生儿血容量为 80~90ml/kg。出生后早期白细胞较高,第 3 天逐渐下降,至第 5 天左右接近婴儿值,分类早期以中性粒细胞为主,之后逐渐下降,至第 1 周二者几乎相等,之后逐渐以淋巴细胞为主。胎儿在宫内处于相对低氧环境,红细胞数较多,但红细胞寿命较短,出生后逐渐破坏,血红蛋白逐渐下降,至新生儿期末逐渐出现生理性贫血。血小板计数与成人相似。

6. 消化系统　新生儿胃呈水平位,食管下括约肌不关闭,容易发生溢乳。新生儿消化道能分泌足够的酶,可以消化蛋白质和脂肪,但淀粉酶到 4 个月左右才达成人水平。新生儿出生后很快会排墨绿色胎便,3~4d 或以后转为黄色大便,如 24h

内不排胎便为异常,应注意有无肛门闭锁或先天性巨结肠。

7. **免疫系统** 新生儿各种免疫球蛋白合成均较少,只有母体IgG可以通过胎盘进入胎儿体内,出生后可达成人水平,但母体抗体不全面且逐渐消耗,因此新生儿容易合并细菌感染。新生儿T辅助细胞功能较弱,不能发挥细胞免疫的防御功能,容易合并病毒和真菌感染。

8. **神经系统** 新生儿存在原始反射,病理征可阳性,浅反射不稳定。新生儿脑含水量较高,髓鞘化不完全,CT检查双额部可呈正常低密度现象。

9. **胆红素代谢特点**

(1) 早期新生儿胆红素产生量为成人的2~3倍,主要由于:①红细胞寿命短,新生儿红细胞寿命为70~90d,成人为120d;②红细胞数量多,胎儿在宫内处于低氧环境,刺激红细胞生成素的产生,造成了较多的红细胞,出生后呼吸建立,血氧浓度提高,过多的红细胞被破坏;③旁路性胆红素来源增多,出生短期内停止胎儿造血,骨髓中一部分网织红细胞和有红细胞尚未发育到成熟阶段即被分解。

(2) 新生儿肝不成熟:①新生儿肝摄取胆红素能力低下,出生后5~10d达正常水平;②新生儿结合胆红素能力也不足,新生儿肝微粒体内的葡萄糖醛酸转移酶含量和活力低,结合间接胆红素结合能力低,该酶在出生后1周开始增多,2周左右达成人水平;③新生儿排泄结合胆红素的能力差,新生儿肝对结合胆红素排泄至胆汁内有暂时缺陷,若胆红素产生过多会引起排泄障碍,造成暂时性肝内胆汁淤积,特别是早产儿尤为突出。

10. **新生儿肠肝循环特点** 新生儿肠道内的β-葡萄糖醛酸苷酶活性高,可很快使排泄到肠道的结合胆红素分解,脱去葡萄糖醛酸基转变为未结合胆红素,迅速从肠道吸收,经肝门静脉达肝,加重了肝负担,新生儿肠道内的胎粪含胆红素相当于新生儿每日胆红素产量的5~10倍,如胎粪排泄延迟,可使胆红素回吸收增加,加重黄疸。

11. **水、电解质平衡的调节** 早产儿肾小管对盐皮质激素的反应迟钝,表现在该激素增加时尿排钠仍相当高,故早产儿易发生低钠血症。新生儿和早产儿刚出生时PTH较低,而降钙素水平却较高,因此早期易发生低钙血症。新生儿出生后血钾较高,但无临床症状,一般生后3d内不需补钾。

二、新生儿疾病筛查

新生儿疾病筛查是对新生儿群体进行筛查,此时患者可能无任何临床症状,但体内生化已有改变。新生儿疾病筛查是在患儿临床未显示症状之前,通过实验室检查把患者筛查出来,并且经过合理的治疗,避免或者可以大大减轻疾病对机体的伤害。因此,对疾病诊断的唯一依据就是试验结果,这与通常进行的临床检验项目显然不同。筛查结果显示阳性,就能把患者检查出来。如果是假阴性,就是出现患者漏诊,经过几个月或者一段时间,患者必定出现症状。

新生儿疾病筛查一般应符合以下几个标准。

1. 疾病危害严重,可导致残疾或致死,已构成公共卫生问题。

2. 有一定发病率,筛查的疾病在人群是相对常见或流行的疾病。

3. 疾病早期无特殊症状,但有实验室指标能显示阳性。

4. 有可靠的、适合于大规模进行的筛查方法,假阳性和假阴性率均较低,并易为家长所接受。

5. 筛查疾病可以治疗,特别是通过早期治疗,能逆转或减慢疾病发展,或者改善其预后。

6. 筛查费用低廉,筛查、诊断和治疗所需的费用应低于发病后的诊断、治疗的支出费用。

随着医学科学技术的发展,符合进行新生儿疾病筛查标准的疾病也在不断增多。近年来,国际新生儿疾病筛查的发展趋势主要注重以下几个方面:

(1) 串联质谱技术:随着串联质谱仪的研究和发展,使其有可能成为遗传代谢病的常用诊断工具。利用该技术超敏性、高特异性、高选择性和快速等,能在2min内对1份标本进行几十种代谢产物的分析,可以同时检测几十种遗传代谢病,实现"一种实验检测多种疾病"的要求。该技术在新生儿疾病筛查领域的推广应用,能使新生儿疾病筛查在内容和质量上都提高了一个新水平。

(2) DNA技术:该技术是诊断遗传代谢病的特异方法,能明确疾病的基因变异,该技术已开始用于几种疾病的筛查。未来的基因芯片技术将可能填补DNA技术的不足,在新生儿疾病筛查中发挥更突出的优势。

(3) 感染性疾病:感染性疾病引起的出生缺陷逐渐引起重视,特别是人类免疫缺陷病毒、先天性弓形虫感染的新生儿疾病筛查。

(4) 新生儿听力障碍筛查:正常的听力是进行语言学习的前提。听力障碍的婴儿由于不能建立正常的语言学习,最终导致聋哑,发生语言障碍、社会适应能力低下和某些心理行为问题。正常新生儿中,双侧听力障碍的发生率为 0.1%～0.3%,其发生率与遗传因素、药物毒性、缺氧、高胆红素血症或某些病毒感染等有关。应用电生理测听方法检测新生儿外耳道、中耳道和外耳至脑干的传导通路的听觉能力,一旦发现异常,在出生后 3 个月给予干预性治疗,能避免因听力缺陷导致的语言、社会活动和性感等方面的异常。

(5) 长期随访:重视筛查阳性患儿及其家庭成员的心理研究,对于新生儿筛查阳性病例进行长期的精神、心理方面的随访。

(张 璘)

■ 参考文献

Agathokleous M, Chaveeva P, Poon LCY, et al.2013.Meta-analysis of Second-trimester market for tirsomy 21. Ultrasound Obstes Gynecol,41:247-261.

K. H. 2016. NICOLAIDES Ultrasound Obstet Gynecol,47:45-52.

Orachowsk KM, Berghelia V. 2013. Isolated fetal pyelectasis and the risk of Down syndrome: a model analysis. Ultrasound Obsted Gynaecol,42:615-621.

Srebniak et al.2016.Molecular Cytogenetics, 9:69.

第51章

感染性疾病的分子诊断

大　纲

了解　感染性疾病分子诊断常见标本的类型；常见病毒、细菌、真菌及其他常见病原体的基因组结构。

熟悉　感染性疾病分子诊断的策略；常见病毒、细菌、真菌及其他常见病原体的常规检测方法。

掌握　感染性疾病常用分子诊断技术的原理、临床应用及评价；常见病毒、细菌、真菌及其他常见病原体的分子检测方法，包括定性、定量、分型、耐药性检测及临床意义。

感染性疾病是由细菌、病毒、真菌、支原体、衣原体、螺旋体和寄生虫等病原体侵入机体而引起的，以前多采用微生物学、免疫学和血液学的方法对这些病原体进行检测，但是这些方法受灵敏度和特异性的限制，在明确病因、潜在感染、早期诊断以及对病原体进行分类、分型鉴定等方面还存在较大缺陷。随着分子生物学的突破性发展以及相关技术的进步，优于传统诊断方法的分子诊断技术应运而生，并被广泛用于感染性疾病的诊断中。

第一节　概　　述

感染性疾病的分子诊断针对侵入人体内的病原体基因进行检测，可以对微生物感染做出确诊，也能诊断出带菌者或潜在性感染，还可以对感染性病原体进行分型和耐药性监测。分子诊断的目的物包括病原体的DNA或RNA。病原体的DNA或RNA可从外周血有核细胞中提取，也可从血清、血浆、组织、器官、体液、分泌物和排泄物中提取。标本类型的选择主要取决于相关疾病的临床表现、感染的病理学机制，应根据感染的部位采集特定的组织、体液或血液作为标本。

常用的分子诊断技术主要包括PCR及其衍生恒温技术、扩增技术（如TAS、NASBA、TMA）、LCR、杂交捕获系统、bDNA技术、核酸杂交技术、FISH、DNA测序和基因芯片技术等。

对于感染性疾病的分子诊断来说，其诊断策略分为一般性检出策略和完整检出策略。一般性检出策略，只需要检测是否有某种病原体感染，常用核酸杂交或PCR技术直接检出病原体的核酸，直接判断有无感染和何种病原体感染。完整检出策略，即不仅对病原体做出诊断，还要进行分型（包括亚型）和耐药性检测，常采用核酸杂交、PCR、基因芯片和DNA测序等技术。

感染性疾病分子诊断一般性策略只是快速诊断是何种病原体感染，为了得到更多的疾病病原体信息，建议采取完整策略，按照诊断→分型→亚型→耐药性检测的思路，利用多种分子诊断手段对感染性病原体进行检测。

分子诊断技术在很大程度上改变了感染性疾病的诊断方法，可用于以下几个方面：适用于检测不能培养或生长缓慢的病原微生物；通过对细菌16S rRNA基因测序在属或种水平鉴定以前未知的新菌种；进行病原体感染的早期诊断，确定感染病原体的类型；进行病原体感染的分子流行病学调查；通过对病原体核酸的定量检测动态监测疾病进展；检测病原体的耐药基因等，为临床诊治、疗效观察提供科学依据，避免了病原体传统检测技术的缺点,避免了血清学检测的不足,如血清学检测的"窗口期"问题,具有快速、特异、灵敏度高等优点。

分子诊断技术在感染性疾病的检测中具有许多传统方法无可比拟的优势,但它也有某些难以克服的缺陷,因此不能完全取代其他的诊断技术。在感染性疾病的诊断中,应注重将分子诊断技术与其他诊断技术结合应用,以利于疾病快速准确的诊断。

第二节 病毒的基因检测

人类约75%的感染性疾病由病毒引起,如肝炎、脑炎、脊髓灰质炎、流行性感冒、狂犬病和艾滋病等。根据病毒的核酸成分,可将其分为DNA病毒和RNA病毒两大类。相对于其他类型的疾病来说,病毒性疾病的快速、早期诊断显得尤其迫切和必要。分子诊断技术因其快速、简便、特异、灵敏的特点,对病毒的检测较其他传统方法有显著优势,在临床上得到了广泛应用。

一、乙型肝炎病毒

乙型肝炎病毒(hepatitis b virus,HBV)是引起病毒性肝炎的主要病原体之一,属嗜肝DNA病毒科的原型病毒,病毒毒粒中含内源性DNA聚合酶(DNAp)活性。嗜肝病毒有独特的复制方式,病毒合成以RNA中间体为模板,经反转录合成DNA链,在某些方面,HBV与反转录病毒有许多相似性。我国是HBV中度流行区,7.18%是HBV携带者,肝炎患者中约60%是慢性肝炎患者,HBV与肝硬化和原发性肝癌密切相关。HBV防治是我国传染病控制的首要问题。

根据HBV基因序列差异的多少,可将HBV划分为不同的基因型,至今为止已发现A、B、C、D、E、F、G、H、I、J共10种基因型。近年来的研究发现,HBV基因型与HBV流行病学特点、HBV标志物的表达、致病性、乙型肝炎的病程、转归及对药物的敏感性有关。

1. **基因组结构** HBV是一种可感染人体、且具有独立复制能力的双链DNA病毒,具有以下几个特点:不完全双链环状结构;利用重叠的开放读码框架(open reading frame,ORF)可编码多个蛋白质。1个ORF(如C-ORF)可转录2种RNA(前基因组RNA和C-mRNA);1种mRNA(如2.1kb mRNA)可编码2种蛋白质(外膜中蛋白、主蛋白);所有调控序列均位于蛋白质编码区;基因序列具有多变性。HBV基因组是已知可感染人类又能独立进行复制的双链DNA病毒中最小和最高效的。

HBV基因组具有独特的结构,是一个长约3.2 kb的不完全双链环状DNA。双链的长度不对称,长链(L)因与病毒mRNA互补,定为负链;短链(S)为正链,5′末端固定,3′末端位置不固定,S正链的长度可为L负链的50%～100%,因而在病毒群体中出现不同长度的正链与全长的负链匹配,故仅有部分基因组长度为双链。S、L两链5′末端各有一段含有224 bp的黏性末端(nt 1601～1826),其两侧各自顺向11 bp(5′-TCACCTCTGC-3′)构成直接重复序列(DR)。DR1和DR2在病毒复制中起重要的作用,二者间的相对同源性可维持基因组呈环状结构,而DR1是前基因组RNA和负链DNA合成的起点。HBV基因组L链上至少有4个ORF,分别称为S、C、P和X,编码外膜蛋白、核壳蛋白、聚合酶和X蛋白。多个ORF重叠的结果使HBV本身3.2 kb基因组序列的利用率高达150%～200%。S区编码HBV的包膜蛋白,C区编码含HBeAg和HBcAg的多肽,P区编码依赖RNA的DNA聚合酶,X区编码X蛋白。

HBV是一种变异率较高的病毒,在慢性持续性感染、人体免疫应答、疫苗接种和抗HBV治疗下容易发生变异。HBV之所以较易发生变异,是因为其在复制过程中必须经过RNA中间体的反转录复制过程,在这一过程中,RNA聚合酶和反转录酶缺乏校正功能之故。不同区段出现突变的频率及突变类型有所不同,启动子区、增强子区及重要的调控序列区往往是保守的,如C基因与P基因的重叠区就是极端保守区。

目前HBV基因组变异的研究主要集中在以下几个方面:前C/C区变异、前S/S区变异和X区与P区变异。最常见的是在拉米夫定抗病毒感染治疗中HBV发生变异,这些变异发生在DNA聚合酶的YMDD(酪氨酸-甲硫氨酸-天门冬氨酸-天门冬氨酸)模体中,包括552位的甲硫氨酸被缬氨酸所替代(M552V)、552位的甲硫氨酸被异亮氨酸所替代(M552I)及528位的亮氨酸被甲硫氨酸所替代(L528M)。

HBV变异引起病毒的生物学特性改变,导致

HBV感染发病机制的变化、血清学检测指标的改变（免疫逃逸）及药物抗性等，给HBV的临床表现、诊断、预后及防治等带来一系列复杂的问题，HBV的基因检测可提供相关信息，有助于这些问题的解决。

2. 分子诊断方法　采用免疫学技术检测HBsAg、抗-HBs、HBeAg、抗-HBe、抗-HBc等免疫学指标的方法已被广泛应用，为乙型肝炎的检测提供了一种简便快速的工具。但是免疫学方法检测的是表型指标，仅提供HBV存在的间接证据，不能反映病毒有无复制、复制程度、传染性强弱及预后等信息，免疫学指标的出现晚于HBV DNA的出现，敏感性只能达到$0.1\mu g/ml$。并且HBV是一种多发突变的病毒，免疫学技术常常达不到满意的效果。HBV的基因检测可为临床提供更多的信息，辅助HBV感染的诊断及治疗监测，在临床得到越来越广泛的应用。

(1)HBV DNA检测

①PCR。引物是PCR扩增的关键，决定扩增的特异性和敏感度。PCR引物常根据其S、C、P和X基因中的高度保守序列来设计。部分常用的引物序列见表51-1。

在扩增时应严格设置阴性和阳性对照，确保实验结果的准确可靠。可采用普通PCR、巢式PCR、FQ-PCR、竞争性PCR、免疫杂交PCR进行HBV DNA的定性和定量检测。考虑到检测HBV DNA的临床应用主要是用于治疗监测，最好能进行HBV DNA定量检测。目前的试剂盒多采用FQ-PCR进行HBV DNA的定量检测。

②支链DNA技术(branched DNA,bDNA)。此为一种信号放大技术，最大特点是不经过呈指数增长的扩增过程，放大倍数确定，不利因素少，稳定性、重复性高，结果准确。该方法相对于PCR更易操作，只需将待测病毒裂解释放出核酸，并将其变性为单链，即可进行检测。bDNA技术的缺点是放大倍数少、敏感性低、检测范围窄，不适用于低水平检测。其检测限为2.0×10^5 copies/ml。

③核酸杂交。包括斑点杂交和液相杂交。斑点杂交是将待测标本点状加样于硝酸纤维素薄膜上，与标记的HBV DNA寡核苷酸探针进行斑点杂交，从而检测待测标本中是否存在HBV DNA，可定性或半定量，特异性好，但灵敏度不如PCR法。方法较烦琐，不需特殊仪器设备。

液相杂交使用^{125}I标记核酸探针，与液相中的变性DNA杂交。然后采用γ闪烁计数仪定量检测标记的探针。其检测限为1.0×10^6 copies/ml 或$1\sim2pg/ml$。

④杂交捕获系统。该系统采用特异的RNA探针与靶分子HBV DNA杂交形成RNA-DNA杂交分子。多个RNA-DNA杂交分子被通用抗体捕获于微孔中，然后采用耦联有碱性磷酸酶的多克隆抗体检测杂交分子(该过程产生信号放大)。耦联的碱性磷酸酶采用其发光底物1,2-二噁二酮(dioxetane)来检测。其信号可以被放大3 000倍。其检测限为4.7×10^3 copies/ml。

⑤基因芯片技术。根据HBV高度保守的特异性基因序列(包括亚型及耐药位点)设计寡核苷酸探针制备基因芯片，将待测患者的样本进行PCR扩增，PCR扩增的同时进行产物荧光标记，标记产物与基因芯片进行杂交，杂交结果经扫描仪读数并输出图像，然后通过计算机分析，从而检测病人是否有病毒感染、感染病毒的种类及亚型、病毒的耐药情况等。

(2)耐药性检测：目前临床上HBV耐药性检测主要是针对HBV DNA聚合酶P基因的检测，鉴别野生型(YMDD)及耐药突变型(YVDD,YIDD)，检测结果可指导临床用药和监测病情。另外，由于HBV前C区启动子变异的患者对一些药物的敏感性下降，因此检测HBV DNA前C区基因突变也有利于指导临床用药。常用的检测方法有FQ-PCR、核酸杂交和基因芯片技术等。

表51-1　乙型肝炎病毒基因检测中部分常用的引物

扩增位置	引物序列	扩增片段大小(bp)
P、X基因特异片段	5'-ATACTGCGGAACTCCTAGC-3' 5'-CCGCGTAAAGAGAGGTGCG-3'	278
C基因特异片段	5'-ATACCACAGAGTCTAGACTCGTGGTGGACT-3' 5'-AAGCCCTACGAACCACTGAACAAATGGCAC-3'	477
C基因特异片段	5'-GCTTTGGGGCATGGACATTGACCCCTATAA-3' 5'-ATGGGATCCCTGGATGCTGGGTCTTCCAAA-3'	258

(3) HBV 分型：常用 FQ-PCR、PCR-反向点杂交法（PCR reverse dot blot，PCR-RDB）、PCR-RFLP、DNA 测序和基因芯片技术进行 HBV 基因分型。PCR-RDB 法根据 HBV S、C、P 和 X 基因中的高度保守序列来设计特异性引物及各型特异性探针，利用 PCR 及反向点杂交技术，将生物素标记的扩增产物与尼龙膜上的特异探针进行反向点杂交，然后用结合有碱性磷酸酶的亲和素来通过底物酶促反应，在探针和 PCR 扩增产物特异性结合的区域出现肉眼可见的斑点，以此来检测 HBV 基因型。该法结果准确，操作较为简便，可检出混合型的存在。自动化测序技术可用于 HBV 基因型的分析，将测序结果与参考序列进行比对，从而得到分型结果。测序方法较准确，但需要专门的测序设备。

3. 临床意义

(1) HBV 感染的早期诊断，采用 PCR 技术可直接检测到 1fg 的 HBV DNA，可进行 HBV DNA 感染的早期诊断。

(2) 根据 HBV DNA 定量检测结果监测治疗效果，判断病情，指导制定合理的治疗方案。

(3) 根据耐药性和基因分型检测结果指导临床用药，监测病情和进行分子流行病学调查。

二、丙型肝炎病毒

丙型肝炎病毒（hepatitis c virus，HCV）属黄病毒科。目前发现约 90% 的输血后非甲非乙型肝炎和 70%~80% 的无输血史的散发型非甲非乙型肝炎由 HCV 感染所致。部分 HCV 感染者不出现临床症状，但有约 50% 会发展成为慢性，且易致肝硬化和肝癌。HCV 主要通过输血感染（是输血后肝炎的主要致病因子），也可由静脉注射或母婴和家庭内接触而获得。

1. 基因组结构　丙型肝炎病毒呈球形颗粒，直径约 50nm，有一脂质包膜。核心含单链正股 RNA，长约 9500 个核苷酸。整个基因组只有 1 个阅读框，位于基因组中央，编码 1 条含有 3008~3037 个氨基酸的病毒前体多肽。由于 HCV 基因组的高突变率，往往在同一个被感染个体内，病毒基因序列的差异很大，形成了同一基因亚型但不同核苷酸序列的大量毒株群体。

HCV 基因组的一个突出特征是在其 5' 末端有 1 个长度和序列非常稳定的非编码区（UTR），长度 341 bp，该区是整个基因组最为保守的区域，其核苷酸分布较为均匀，除少数几个分离株外，几乎所有毒株的 5' 最末端核苷酸都是鸟嘌呤核苷。由于此区基因序列的高度保守性，用基因扩增技术检测时，都选择此区为靶序列，其可检测出目前已知的所有基因型 HCV 病毒。5' 和 3' 端的 UTR 之间是一个融合蛋白开放阅读框架（ORF），长约 3 000 氨基酸，分成 7 个区域：核心区域，编码 Capsid C 蛋白；E1 和 E2 区域，编码衣壳蛋白（gp33 和 gp72）；以及一些非结构蛋白区域（NS2、NS3、NS4 和 NS5），其中不同型 HCV 在 NS5B 区域的同源性较低，可作为 HCV 分型依据。

由于 HCV 的 RNA 聚合酶的忠实性不高，所以引起 HCV 病毒感染的基因型呈多样性。复制过程中的频繁出错可致每年在同一位点上出现 10~100 个核苷酸突变，导致同一病人体内可以出现多种 HCV 基因型。根据其基因序列的不同，HCV 被划分为 6 个组，共 20 多个基因型。不同基因型的 HCV 分布于世界不同地区，除 Ⅰ/1a、Ⅱ/1b、Ⅲ/2a、Ⅳ/2b、Ⅴ/3a 型分布广泛外，其余各型都有明显的地理分布差异或地区、人群局限性。Ⅰ/1a、Ⅱ/1b 型主要在北美和欧洲；亚州以 Ⅱ/1b、Ⅲ/2a 型为主；非洲则以 Ⅰ/1a、Ⅳ/2b、Ⅴ/3a 型多见。有些基因型的分布非常局限，仅发现于某一国家或局部地区，如 6a 型仅发现于我国香港、澳门和越南北部等地区。

2. 分子诊断方法　血中 HCV 含量仅为 HBV 的 1/1 000，HCV 的细胞培养尚未成功，病毒的分离极为困难，且 HCV 的变异性很高，使其诊断十分困难。HCV 的免疫学标志有抗 HCV 和 HCV Ag 两项。由感染至抗体产生平均要经过 22 周时间，窗口期较长，部分病人感染后始终都不形成抗体，因而该病毒的感染用一般的诊断技术难以奏效，分子诊断技术便倍受重视。PCR 技术可以在极低病毒含量的肝和血浆标本中检测到 HCV RNA，且能动态反映病毒的复制状态，因而这一技术已成为临床诊断和治疗监测丙型肝炎的有力工具。

(1) HCV RNA 检测

①RT-PCR。由于 HCV 的 5'-UTR 的保守性最好，其引物和探针设计多选该区域。但此区域也只是相对保守，在不同病毒分离株之间也存在着 5%~8% 的核苷酸改变，因此引物设计不仅要在保守性相对高的区域，重要的是处于保守的序列上，同时还要避开可能存在的茎环结构区。因 HCV 病毒感染的数量与疾病的严重程度、病程的转归和预

后有直接关系,因此对 HCV RNA 做定量检测十分必要。HCV RNA 的定量检测主要采用实时荧光定量 RT-PCR 法。该法快速、成本较低且检测范围较宽,目前广泛用于临床检测。检测时技术要求较高,标本应低温处理,-70℃最多保存 1 个月为宜,在裂解 HCV 颗粒、提取 RNA、沉淀 RNA、反转录时均需注意技术关键,尤其重要的是防止 RNase 污染。另外,被检样品不能溶血,否则因血细胞破裂会有大量 RNase 释放而使模板 RNA 降解。部分常用的引物序列见表 51-2。

②核酸杂交。将待测标本点状加样于硝酸纤维素薄膜上,与标记的 HCV cDNA 单核苷酸探针进行斑点杂交,从而检测待测标本中是否存在 HCV RNA,可定性或半定量,特异性好,但灵敏度不如 PCR 法。方法较烦琐,不需特殊仪器设备。

③转录介导的扩增系统(transcription mediated amplification,TMA)。可检测出低至 5U/ml 的 HCV 的 RNA,该法多用于 HCV 的定性检测。

④bDNA 技术。可采用 bDNA 技术进行 HCV RNA 的定量检测。原理同 HBV DNA 检测。该方法未扩增样品中的目的核酸,避免了因 PCR 的非特异性扩增而引起的假阳性。在方法中针对 HCV RNA 特异性基因序列设计了多个标记探针,分别与基因的不同位置进行杂交,一方面避免了因基因变异而引起杂交效率不高的缺点,另一方面可以提高检测的灵敏度。不需特殊仪器和设备,重复性好,但灵敏度比 PCR 法约低 100 倍。

⑤基因芯片技术。根据丙型肝炎病毒高度保守的特异性基因序列(包括亚型及耐药位点)设计寡核苷酸探针制备基因芯片,将待测病人的样本进行 RT-PCR 扩增,RT-PCR 扩增的同时进行产物荧光标记,标记产物与基因芯片进行杂交,杂交结果经扫描仪读数并输出图像,然后通过计算机分析,从而检测病人是否有病毒感染、感染病毒的种类及亚型、病毒的耐药情况等。

(2)HCV 分型:常用 FQ-PCR、PCR-RDB、DNA 测序和基因芯片等技术进行 HCV 基因分型。PCR-RDB 法根据 HCV 基因中的高度保守序列来设计特异性引物及各型特异性探针,利用 PCR 及反向点杂交技术,检测 HCV 基因型,根据该方法可将 HCV 分为 1a、1b、2a/c、2b、3a、3b、3c、4、5a 和 6a 型。该法结果准确,操作较为简便。FQ-PCR 法使用一对能够发生荧光共振能量转移的探针,根据熔解温度的不同将 HCV 分为 1a/b、2a/c、2b、3a 和 4 型。采用 FQ-PCR 还可进行突变分析。自动化测序技术可用于 HCV 基因型的分析,将测序结果与参考序列进行比对,从而得到分型结果。测序方法较准确,但需要专门的测序设备。

3. 临床意义

(1)早期诊断:虽然抗 HCV 并不是保护性抗体,临床上可以根据抗 HCV 来判断患者是否感染,但由于患者免疫功能的差异,仅有部分患者出现抗 HCV,且抗 HCV 尚会出现时阴时阳的表现。因此,采用分子诊断技术检测到 HCV RNA 的存在是 HCV 感染的确证标志。检测 HCV RNA 可对丙型肝炎做早期诊断,解决了免疫学检测的"窗口期"问题,可判断疾病是否处于隐性或亚临床状态。在 HCV 的感染中,第 1 周内就可以检测出 HCV RNA。

(2)监测治疗效果和评估病情:定量检测 HCV RNA,可判断 HCV 的传染性及病毒复制情况,进行病情评估、判断患者预后。还可通过对 HCV RNA 拷贝数的监测,评价干扰素和其他抗病毒药物的疗效。

(3)基因分型检测有助于指导临床用药:HCV 基因型很大程度上影响了患者对治疗的反应性,基因分型可指导临床用药。

表 51-2 丙型肝炎病毒基因检测中部分常用的引物

扩增位置	引物序列	扩增片段大小(bp)
5′端高度保守区	5′-GCAGAAAGCGTCTAGCCATGGCGT-3′	244
	5′-CTCGCAAGCACCCTATCAGGCAGT-3′	
5′端非编码区序列	5′-GCGACACTCCACCATAGAT-3′	319
	5′-GAATCGTGCTCATGGTGCA-3′	
5′端非编码区序列	5′-CTGTGAGGAACTACTGTCT-3′	270
	5′-ACTCGCAAGCACCCTATCA-3′	

三、人乳头瘤病毒

人乳头瘤病毒（human papillomavirus，HPV）是一组无包膜的小 DNA 病毒，能够诱发人和多种高级脊椎动物的皮肤黏膜产生疣和乳头状瘤，是引起男、女生殖道感染的常见病原体。HPV 的基因型超过 150 种，HPV 感染的后果与 HPV 的型别有密切关系。黏膜感染中有近 30 种亚型的 HPV 可以引起生殖道感染，根据危险度将其分为低危型 HPV 和高危型 HPV（可能导致恶性变）2 类。低危型 HPV 包括 HPV6、11、42、43 和 44 型等，可引起尖锐湿疣、扁平疣等，引起恶性变的概率较小。高危型 HPV 包括 HPV16、18、31、33、35、39、45、51、52、56、58、59 和 68 型等，可导致男性阴茎癌和女性宫颈癌等。HPV 通常经性接触传染。

1. **基因组结构** HPV 具有相似的形态特征，病毒颗粒直径为 52～55nm，呈 20 面体对称，有 72 个子粒，无包膜。核心为一双链闭环的 DNA，长约 8kb，其中 G+C 约占 58%，基因组 DNA 与细胞组蛋白结合形成染色质样复合物。HPV 基因组的一个共同特点是所有的 ORF 均位于同一条 DNA 链上，只有一条 DNA 链可作为转录模板。

含 ORF 的编码 DNA 链大致可分为 3 个区域，即早期蛋白编码区（ER）、晚期蛋白编码区（LR）和上游调控区（URR）。ER 区约占 4kb，其中所含基因的表达均发生在病毒基因组复制之前。ER 区基因编码产物的生物学功能主要涉及病毒基因组的复制、转录调节和诱导宿主细胞发生转化。一般情况下，ER 区基因仅在病毒的非生长性感染期或病毒诱导的转化细胞中表达。LR 区约占 3kb，所含基因在病毒基因组复制起始后开始表达，其中有 2 个主要的 ORF 负责编码病毒的主要衣壳蛋白 L1 和次要衣壳蛋白 L2，L1 和 L2 基因只有在病毒增殖性感染的细胞中才能表达。URR 区也称长控制区（LCR），位于 E 区和 L 区之间，长约 1kb，是基因组变异较大的 1 个区段，含有乳头瘤病毒基因组 DNA 的复制起点和基因表达所必需的调控元件。HPV 的基因组结构非常保守。

2. **分子诊断方法** 由于 HPV 很难在体外培养成功，缺少合适的动物模型，过去常用细胞学方法辅助诊断，还可用电镜法、免疫学方法检测。由于电镜法较麻烦，细胞学检查又不能对 HPV 感染的危险度进行分级，因此采用分子诊断方法检测 HPV 具有显著优势。

(1) HPV DNA 检测

①PCR。可用 PCR、FQ-PCR、竞争性 PCR、免疫杂交 PCR 等方法检测 HPV DNA。所用引物序列均设计在 HPV DNA 的高度保守区，以保证检测结果的特异性。可在 HPV 基因序列中选择同源性高的共同保守区，设计一对共同引物检测 HPV，也可设计型特异性引物对 HPV 进行分型。部分常用的引物序列见表 51-3。

②核酸杂交。可采用 PCR-RDB 法检测 HPV DNA，并分型。该方法灵敏度高，特异性好，结合了 PCR 法和核酸杂交法的优点。

③杂交捕获检测法。该检测方法运用信号扩增技术和探针杂交方法，采用两个独立的 RNA 探针对低危型 HPV 和高危型 HPV 进行检测。

表 51-3 人乳头瘤病毒基因检测中部分常用的引物

扩增型别	引物序列	扩增片段大小(bp)
通用引物	5'-CGTCCAAGAGGAAACTGATC-3'	450
	5'-GCACAGGGACATAATAATGG-3'	
HPV16 型	5'-TTTTGGGTTACACATTTACAAG-3'	119
	5'-TGTCTGCTTTTATACTAACCG-3'	
HPV18 型	5'-GACACCTTAATGAAAAACGACGA-3'	103
	5'-CGTCGTTGGAGTCGTTCCTG-3'	
HPV6 型	5'-TAGTGGGCCTATGGCTCGTC-3'	280
	5'-TCCATTAGCCTCCACGGGTG-3'	
HPV11 型	5'-GGAATACATGCGCCATGTGC-3'	360
	5'-CGAGCACGACGTCCGTCCTCG-3'	
HPV33 型	5'-ATGATAGATGATGTAACGCC-3'	455
	5'-GCACACTCCATGCGTATCAG-3'	

（2）HPV 分型：常用 PCR-RDB、FQ-PCR、DNA 测序和基因芯片等技术进行 HPV 基因分型，临床上多用 PCR-RDB 法进行 HPV 分型，可检出常见的高危型和低危型 HPV。

3. 临床意义

（1）作为 HPV 感染的辅助诊断方法，通过 HPV 分型可对危险度进行评估。

（2）对细胞学检查结果为 ASCUS 级的患者进行 HPV DNA 检测，以确定下一步处理方案。

（3）作为 25 岁以上女性健康的筛查指标，结合细胞学检查，可较准确地评估妇女患宫颈癌的危险度。

四、巨细胞病毒

巨细胞病毒（cytomegalovirus，CMV）是巨细胞包涵体病的病原体。导致人类巨细胞包涵体病的病毒为人类巨细胞病毒（HCMV），只能感染人。人群中 HCMV 感染非常普遍，60%～90% 的成人可检出 HCMV 抗体。初次感染多在 2 岁以下，且少有临床症状，多数为潜伏感染。病毒通过经常接触或经口、输血、产道以及胎盘传播。器官移植、白血病、淋巴瘤、艾滋病等患者，接受免疫抑制治疗后，常使潜伏的 HCMV 感染激发，引起全身性感染，威胁生命。

1. 基因组结构　HCMV 成熟病毒颗粒的形态、结构与其他疱疹病毒相似，直径 150～200nm，核心有双链、线性 DNA。病毒基因组全长 240 kb，由长的独特序列（UL）和短的独特序列（US）2 部分组成，两端均有反向重复序列，分别为 TRL、IRL 及 TRS。UL 和 US 可通过连接部位重复序列的倒置而实现不同方向的排列，构成 4 种同分异构体。在基因组末端反向重复序列的外侧还有顺向重复序列 α，此序列也存在于 L-S 的连接部位。α 序列的数目是可变的，一般为 1 个，也可多至 10 个，不同 CMV 株的 α 序列长度不等，可为 700～900 bp。HCMV 的 α 序列携带切割和包装信号，对病毒基因组两端核苷酸的切割可产生 $α_L$ 和 $α_S$。

与其他 CMV 相比，HCMV 的编码基因有以下 3 个特点：一是富含糖蛋白编码基因，有 30～50 个 ORF；二是编码的氨基酸序列种类繁多，包括酸性、碱性氨基酸成簇状排列、间歇性重复排列等；三是有 9 个同源基因家族，同家族内的 ORF 编码能力十分相似。

2. 分子诊断方法

（1）PCR：PCR 的引物大多根据已发表的 HCMV 立早基因的启动子区和开始的 4 个外显子序列、晚期抗原（LA）gp64 及磷酸化蛋白 pp71 基因序列设计。方法有单次 PCR、套式 PCR、竞争性 PCR、FQ-PCR、免疫杂交 PCR 等多种。部分常用的引物序列见表 51-4。

（2）NASBA：可采用 NASBA 技术扩增巨细胞病毒 pp65 蛋白 mRNA。操作简便，不需特殊仪器，不需温度循环，扩增效率高于 PCR，特异性好。PCR 大约需要 20 次循环才能扩增 10^6 倍，而 NASBA 只需循环 4～5 次即可扩增 10^6 倍。

3. 临床意义　主要应用于：活动期病人体内 CMV DNA 的量远比潜伏期高，可根据定量 PCR 结果诊断活动性 CMV 感染；CMV 感染阶段的判断及抗病毒治疗的疗效监测，并用于临床对感染复发的估计；对于 AIDS 病人，CMV DNA 量可用来反映病人患 CMV 疾病的风险程度。

表 51-4　人类巨细胞病毒基因检测中部分常用的引物

扩增位置	引物序列	扩增片段大小（bp）
pp65 基因序列	5′-TAGGTGACCAGTACGTCAAG-3′	223
	5′-TCCAGCATGATGTGCGAGTGCT-3′	
731～755 位	5′-CCAAGCGCCTCTGATAACCAAGCC-3′	435
1165～1150 位	5′-CAGCACCATCCTCCTCTTCCTCTGG-3′	
pp71 基因序列	5′-TGACGCGCATACATCCCGAGTACAT-3′	316
	5′-ATGACGTTGCTCCGTGGAAAGAGACC-3′	

第三节 细菌的基因检测

细菌广泛分布于自然界。在人的体表和与外界相通的口腔、鼻咽腔、肠道、泌尿生殖道等存在着不同种类和数量的细菌。细菌是临床感染性疾病的主要病原微生物,由于抗菌药物的广泛应用,细菌感染已得到迅速控制。然而,细菌的耐药性也迅速发生。细菌通过其染色体基因表达的固有耐药性已给人们的治疗带来了一定的困难,而由质粒介导的耐药性变化更多更快,迫使人们需要更经常地掌握细菌的分布、毒力及耐药情况。

过去,病原菌的诊断方法有直接涂片镜检、分离培养、生化试验、血清学试验和动物实验等,但由于细菌培养周期较长等种种原因,尚不能令人满意。分子诊断技术的应用使细菌感染的诊断出现一个质的飞跃,可用于细菌感染的病因学诊断、细菌分型、毒力基因、耐药基因检测及流行性暴发疾病的大规模检测等方面,在细菌性疾病的临床检测中得到了广泛应用。

一、结核分枝杆菌

结核分枝杆菌(mycobacterium tuberculosis,MTb),简称结核杆菌(tubercle bacillus,TB),1882年由 Robert Koch 发现,对人致病的主要是人型结核分枝杆菌,引起结核病。现在,TB 在全世界范围内的感染仍然居高不下。尽管可用有效短程化疗法和卡介苗接种等方法防治,TB 仍然是威胁人类生命最严重的感染性病原。1993年,WHO 宣布结核病是一个全球性危机。

TB 是一种革兰阳性细菌,G+C 含量高,其细胞壁除肽聚糖层外,还含有一层由特殊脂质、糖脂和多糖组成的附加层。TB 呈细长略弯曲,常聚集成团,用抗酸性染色被染成红色。对培养要求特殊条件,一般要经 4~6 周才出现肉眼可见的菌落。TB 通过呼吸道、消化道和破损的皮肤黏膜侵入机体,它被吞噬后能在吞噬细胞内繁殖,导致巨噬细胞裂解,还可在细胞外繁殖。

1. 基因组结构 TB H37Rv 株基因组是环状双链 DNA,共有 4 403 765bp,是截止该菌公布时的第 2 大微生物基因组。该基因组 G+C 平均值 65.6%,共有 4 033 个基因,功能已知的有 1 734 个,另 605 个基因编码的蛋白可见于其他菌种,推测也在 TB 中存在,余下 1 694 个无已知对应蛋白,可能为新基因。

基因组 3 924 个开放阅读框有 91%有潜在的编码能力,其中有些基因具有读框内终止密码子或者移码突变。和基因组的高 G+C 含量一致,ATG (61%)是最常见的翻译起始密码子,GTG 起始密码子(35%)使用频率也远高于枯草杆菌(9%)和大肠埃希菌。

从基因组序列分析代谢途径,可发现 TB 的某些代谢途径与其他细菌很不相同。TB 具有合成所有必需氨基酸、维生素和酶辅助因子的潜在能力。该菌具有代谢各种糖类、乙醇、酮和羧酸的能力。此外,还具有许多涉及脂代谢、糖酵解、磷酸戊糖途径、三羧酸和乙醛酸循环所必需的酶分子。

TB 天然地对很多抗生素有抵抗力,使得治疗极其困难。该菌的药物抵抗力主要由于其具有高度疏水的细胞壁充当渗透屏障。同时,在基因组中还发现有许多药物抗性决定因子的编码序列,包括水解酶或者药物修饰酶,例如乙酰转移酶和很多药物外排泵系统。

利福平是抗结核治疗的主要药物,对该药产生耐药性的分子基础是 RNA 聚合酶的改变,突变主要集中于 rpoB 基因的 81bp 区域。与异烟肼耐药相关的突变可能是基因 katG 的小量缺失或插入。细菌对链霉素表现出高度耐药主要是由于编码核糖体蛋白 S12 的 rpsL 基因发生错义突变;也有少部分菌株的链霉素耐药性是由于 rrs 基因编码的 16S rRNA 保守环状结构发生突变;但这 2 种突变并不能解释所有菌株的链霉素耐药性。而编码 DNA 回旋酶的 gyrA 和 gyrB 基因变异则可导致喹诺酮类药物耐药性。

2. 分子诊断方法 目前 TB 常规检验方法包括痰涂片检验、培养法、结核杆菌素试验、血清抗体检测等。痰涂片法阳性率低,只有 20%~80%,且易受其他抗酸性分枝杆菌的影响。培养法是目前结核病诊断的"金标准",但 TB 生长缓慢,不利于临床上的及时诊断和治疗。结核杆菌素试验如果呈阳性,也仅表示结核感染,并不一定代表患病。血清学试验由于分枝杆菌属各菌之间抗原有着广泛的交叉,特异性不强。由于这些方法的局限性,使人们对 TB 的分子检测给予了更多的关注,它具有灵敏、快速的特点,尤其适用于需要快速诊断以便及时隔离和需及时采取相应治疗的患者。

(1) TB DNA 检测：可采用 PCR、FQ-PCR、竞争性 PCR、免疫杂交 PCR 等方法检测标本中的 TB DNA。PCR 扩增所选靶序列主要有 65kD 抗原基因、MPB 蛋白基因、rRNA 基因、TB IS6110 插入序列、染色体 DNA 的重复序列等。部分常用的引物序列见表 51-5。

(2) TB RNA 检测：可采用 RNA 恒温扩增技术检测 TB 核糖体 RNA，进行 TB 活菌检测，为临床治疗监测提供依据，具有灵敏度高特异性好的特点。

(3) 耐药性检测：目前 TB 耐药性检测主要集中于对利福平抗性的检测，靶基因为 rpoB 基因。采用的检测方法主要为 PCR-SSCP 法和最近发展的 rpoB 基因点突变检测法(inno-lipa rif TB)，后者也是基于 PCR 的方法，即先 PCR 扩增出靶序列后，采用不同的探针杂交以鉴别突变的类型。

3. 临床意义

(1) 克服了 TB 培养需时间长、痰涂片检查阳性率低的缺点，提高了临床检测的阳性率和准确性，能快速、早期诊断 TB 感染。

(2) 能区分 TB 与其他分枝杆菌。痰或支气管灌洗液 TB DNA 检测可辅助诊断肺结核病。血标本 TB DNA 检测可辅助诊断播散性结核和各脏器的结核病。脑脊液 TB DNA 检测可辅助诊断中枢神经系统结核病。宫颈拭子或尿道拭子 TB DNA 检测可辅助诊断泌尿生殖道结核病。

(3) 可进行 TB 感染的分子流行病学调查、疫情监控和抗结核治疗疗效的评价。

(4) 通过菌株耐药性检测有利于临床制定相应的治疗方案。

二、淋病奈瑟菌

淋病奈瑟菌(neisseria gonorrhoeae, NG)简称淋球菌，是淋病的病原菌。NG 革兰染色阴性，是严格的人体寄生菌，寄居在尿道黏膜。淋病的发生主要是通过与淋病患者或淋病奈瑟菌携带者的性接触而引起，也可以经污染的用具的接触而间接感染。男性可引起尿道炎、慢性前列腺炎、精囊炎、副睾丸炎等，女性可引起阴道炎、宫颈炎、子宫内膜炎等，胎儿经过淋病性阴道炎的产道可得淋病性结膜炎、幼女阴道炎等。NG 的慢性感染常是不育症的原因，侵入血液可致关节炎、心内膜炎和脑膜炎等，甚至危及生命。

1. 基因组结构　NG 染色体分子量 980MDa，可编码约 5 000 个基因，仅为大肠埃希菌基因组的 1/3，其 G+C 含量为 52%。杂交试验表明 NG 与脑膜炎球菌间具有 80% 的同源序列，但同本属其他细菌同源性较低，与其他属细菌的同源性更低，一般低于 5%。至今 NG 染色体上只鉴定出 70 余个位点。目前对与药物抗性和敏感性相关的一组位点了解较多，该基因簇约占整个基因组的 3%，主要是一群编码核糖体蛋白的位点，另外还包括一些编码外膜成分的位点。NG 中没有操纵子这种具有共同启动子的基因簇，每个基因有各自的启动序列，这和铜绿假单胞菌很相似。几乎所有 NG 都含有 1 至数个质粒，其中 83% 菌株含分子量 2.6MDa 的质粒，2% 含 24.5MDa 的质粒，13% 同时含有这两种质粒。二者均属内源性质粒，G+C 含量和染色体相近。其中 2.6MDa 质粒至今未鉴定出任何功能，属于隐蔽性质粒。24.5MDa 质粒和大肠埃希菌的 F 因子类似，能在不同菌株间介导自身及耐药质粒的转移。此外，已从少数菌株中分离出多种耐药性质粒。

2. 分子诊断方法　由于淋病的临床表现缺乏特异性，其确诊主要依靠实验室检查。目前，实验室诊断 NG 感染的方法有：传统的涂片染色法，该法敏感度低，在女性病人中检出率仅 50% 左右，也

表 51-5　结核杆菌基因检测中部分常用的引物

扩增位置	引物序列	扩增片段大小(bp)
IS6110 插入序列	5'-CCTGCGAGCGTAGGCGTCGG-3'	317
	5'-TCAGCCGCGTCCACGCCGCCA-3'	
16S rRNA 基因	5'-GGTGGTTTGTCGCGTTGTTC-3'	463
	5'-TGCACACAGGCCACAAGGGA-3'	
DNA 的重复序列	5'-CGTGAGGGCATCGAGGTGGC-3'	245
	5'-GCGTAGGCGTCGGTGACAAA-3'	

不能确诊；分离培养法，该法对标本和培养基营养要求高，出结果慢，且阳性检出率受影响因素多，难以满足临床要求；免疫学方法，无论是荧光法还是酶染法，由于分泌物标本中的非特异性反应严重以及检测方法的稳定性和条件限制，使推广应用受限。而分子诊断的方法敏感、特异，可直接从临床标本中检出含量很低的病原菌，适于NG的快速检测。

（1）PCR：目前常使用在所有NG中普遍存在的编码外膜蛋白Ⅲ的结构基因为靶序列，也常用多拷贝的16S rRNA基因、CPPB基因（同时存在于染色体DNA和隐蔽质粒上）作为靶序列。为提高检测的敏感性可用套式PCR。PCR检测常用的引物序列见表51-6。

（2）连接酶链式反应（ligase chain reaction，LCR）：可采用LCR检测NG DNA。LCR是一种DNA体外扩增和检测技术，主要用于点突变的研究和靶基因的扩增。LCR的扩增效率与PCR相当，用耐热连接酶做LCR只用2个温度循环，变性和复性并连接，循环30次左右，其产物的检测也较方便灵敏。

3. 临床意义　分子诊断方法操作简单、快速、敏感度高、特异性强，适用于淋病的快速诊断和流行病学调查，可用于以下几方面。

（1）对分离培养的菌株进行鉴定和进一步分析。

（2）用于抗生素治疗的疗效观察及监控。

（3）对NG菌株进行分子流行病学分析。

（4）诊断和鉴别诊断疑为NG引起的疾病。

表51-6　NG基因检测中部分常用的引物

扩增位置	引物序列	扩增片段大小(bp)
CPPB基因	5′-GTTTGGCTGGTTGATTCAAG-3′ 5′-GCAAGATTTCCGATTTGGCG-3′	633
外膜蛋白Ⅲ	①5′-TAAAGCAAGCCAAGGTCGCG-3′ ②5′-TTTTCACATCTACGCGGCGG-3′ ③5′-CCGAAGCTCAAGACAACCTG-3′	半套式PCR，第1次以①②配合扩增，片段长494 第2次以①③配合扩增，片段长181

第四节　真菌的基因检测

真菌种类庞大而多样，据估计，全世界有真菌150万种，已被描述的约7万种。约300余种真菌是人类和动物的致病菌，如白假丝酵母菌、光滑假丝酵母菌等。随着科技的进步，广谱抗生素、皮质激素、免疫抑制药、抗肿瘤药物的使用增多，器官移植、导管手术和AIDS等使条件性真菌感染大大增加。真菌感染性疾病根据真菌侵犯人体的部位分为4类：浅表真菌病、皮肤真菌病、皮下组织真菌病和系统性真菌病。前二者合称为浅部真菌病，后二者合称为深部真菌病。真菌感染的日益增多对实验室诊断提出了更高的要求。特别是系统性真菌感染，其早期、特异的诊断方法是挽救病人生命的关键。传统真菌的实验室检查方法主要是微生物学（包括真菌培养和显微镜检查）和病理学检查的方法，需时较长。目前，已广泛采用分子诊断技术对病原真菌进行分型、鉴定和亲缘性关系研究，可早期、快速、特异、灵敏地诊断真菌感染。

一、真菌的基因组结构

近年来，真菌基因组学的研究得到了飞速发展。截至2001年，临床上3大致病真菌（白假丝酵母菌、烟曲霉菌和新型隐球菌）的基因组序列已完成测序。以白假丝酵母菌为例介绍真菌的基因组学。

白假丝酵母菌是一种重要的条件致病菌，可在人的多个系统或器官与宿主共栖生存，最常见的是人口腔和阴道。白假丝酵母菌基因组是医学中研究得最为深入的真菌，白假丝酵母菌是双倍体生物，每个双倍体细胞含有3 200万碱基对的核质核酸，有8对同源染色体，其基因组长度约为16 Mb（单倍体），是酿酒酵母的1.3倍，含6 419个开放阅读框。

白假丝酵母菌基因组最令人感兴趣的特点是发生能够产生遗传多样性的染色体长度多态性现

象,即假丝酵母菌染色体发生数值和结构性的重排(收缩/重复序列表达)、相互易位、缺失和个别染色体的三倍性。这些染色体改变导致适应环境的显型改变。

二、常用的分子诊断方法

1. PCR 可采用 PCR、巢式 PCR、多重 PCR 等方法检测真菌。检测真菌感染的引物通常有 2 类,1 类为通用引物,即引物序列为真菌的保守序列,可用于定性试验,即确定有无真菌感染,多采用核糖体蛋白基因(rDNA)及其内转录间隔区(ITS),比较成熟的引物有 NS1、NS3、NS5、NS6、NS9、ITS1、ITS2、ITS3、ITS4 等。另一类为属种特异性引物,用于鉴定特异的种属或类群,是根据属种间高变区或者特异基因设计而成。如根据热休克蛋白、酸性蛋白酶基因序列设计的引物可特异性扩增出白假丝酵母菌的相应蛋白。IgE 结合蛋白基因的保守序列引物可扩增出曲霉菌的各个菌种。根据碱性蛋白酶的高变序列设计的引物可以分别检测出烟曲霉或黄曲霉。另外,根据核糖体蛋白基因转录间隔区的高变区设计种特异引物,直接鉴定到种。

2. 核酸杂交 是近年来用于真菌检测的方法之一。在临床真菌检测中,待测核酸序列为真菌基因组 DNA,将核酸从细胞中分离纯化后或经 PCR 获得的基因片段在体外与探针进行膜上的印迹杂交(Southern blot),也可以在细胞内进行(细胞原位杂交)。Southern blot 的特异性和敏感性均较高,可进行真菌感染的诊断和感染真菌的分型,还可用于检测耐药菌株的变迁和流行病学分型。原位杂交法的特异性高,可对感染真菌进行准确定位,近年来越来越多地用于各种真菌病的活体组织检查中。目前,越来越多的特异性探针逐渐问世,给临床真菌检测带来了极大的方便。

3. 随机引物扩增多态性 DNA 分析 随机引物扩增多态性 DNA 分析(random amplification of polymorphic DNA,RAPD)采用单个随机引物在低严谨条件下通过 PCR 扩增互补双链上引物结合位点内侧的区域,产生复杂基因组的指纹图,是一种新的 DNA 多态性分析技术。所用引物比常规 PCR 所用的引物短很多,通常 8~10bp,采用的退火温度多为 35~38℃。特征性带型的出现取决于引物和模板的 DNA 序列,依照带型可以进行菌种鉴定和分型。RAPD 尤其适用于事先未知 DNA 序列的靶基因差异性分析,早期用于形态学鉴定十分困难的致病性暗色真菌的分类和鉴定,尤其是外瓶霉的种间鉴定,现已广泛用于假丝酵母菌、隐球菌、皮肤癣菌和曲霉的分类鉴定和分型。

4. 限制性片段长度多态性技术 限制性片段长度多态性技术(restriction fragment length polymorphism,RFLP)是用限制性内切酶切割不同菌株的基因组 DNA,通过琼脂糖凝胶电泳和 Southern blot 将 DNA 片段转移至支持膜上,用探针与酶切片段杂交,检测含有特异性序列的片段,观察并分析其图谱。检测到的核酸片段的数目和大小被认为是限制性片段长度多态性。RFLP 反映了与探针同源的基因位点的数目和限制性酶切位点的位置的变化。主要用于真菌的分类和分型研究,也可对临床分离株进行鉴定和分子流行病学调查。

5. 单链构象多态性分析 单链构象多态性分析(single-strand conformational polymorphism,SSCP)是指将 PCR 扩增得到的 DNA 片段进行变性,成为单链 DNA,在一定的条件下通过聚丙烯酰胺凝胶电泳将单链 DNA 进行分离。由于单链 DNA 的空间构象与分子内的碱基组成密切相关,一个碱基的差异就可形成不同的构象,不同构象的 DNA 在聚丙烯酰胺凝胶中的泳动速率不同,形成的带型即不相同,故能反映出单链 DNA 片段的多态性。SSCP 常用于检测单个基因的突变,近年来已用于病原真菌的检测和鉴定,对于判定致病株和非致病株、耐药株和非耐药株以及相近属种的鉴定等均有一定的意义。

6. DNA 测序 通过测定核酸一级结构中核苷酸序列组成来比较同源分子之间相互关系的方法,主要用于了解真菌的基因结构、表达及系统进化关系等。

三、临床意义

采用分子诊断技术检测真菌感染,具有特异性好、灵敏度高、快速、便捷的优点,能迅速鉴定到种,为选择合适的治疗方式提供依据,可进行真菌的分类研究和真菌致病、耐药机制的研究。

第五节 其他常见病原体的基因检测

引起人类感染性疾病的病原体除病毒、细菌、真菌外,还有衣原体、支原体、螺旋体、立克次体和寄生虫等。随着分子诊断技术和临床实验室管理的发展以及临床应用的需要,这些病原体也多可利用分子诊断技术进行检测,并在疾病的诊断及相关应用中显示出传统检测方法所不及的优势。本节主要介绍目前临床上应用较多的几种病原体的分子检测。

一、沙眼衣原体

沙眼衣原体(chlamydia trachomatis,CT)是一种在人体内长期生存并又广泛传播的病原体,常导致人泌尿生殖道疾病及眼病,有15种血清型,决定其血清型的是主要外膜蛋白(MOMP)抗原部分。CT的沙眼生物变种血清型A、B、Ba、C引起的沙眼可致盲,血清型D、E、F、G、H、I、J、K则可致包涵体眼结膜炎、新生儿肺炎,同时也是非淋菌性尿道炎的主要病原菌,而L1、L2、L3型则可引起性病淋巴肉芽肿。我国的流行病学调查显示CT感染占非淋菌性尿道炎病例的60%左右。

CT在宿主细胞内繁殖时,有特殊的原体——网状体的发育周期,网状体是衣原体在宿主细胞内发育周期中的繁殖型,不具有感染性。

1. **基因组结构** CT血清型D基因组含有1 042 519bp,G+C含量为41.3%,另有一个7 493bp的质粒,整个基因组有894个蛋白编码基因,其中604个(68%)编码蛋白的功能已明确,35个(4%)编码基因在GenBank收录的其他细菌中有同源序列,但功能不清,剩下的255个(28%)在GenBank中没有检索到同源序列。

通过对CT血清型D的全基因组测序,发现了CT复杂生物学特性中许多意想不到的特点,该基因组缺少许多生物大分子合成的能力,如氨基酸合成、嘌呤、嘧啶合成等,但基因组保留了许多完成这些生物合成的关键步骤的基因,如全套肽聚糖合成基因、ATP合成基因以及与宿主细胞交换代谢物的基因等。这些发现在某种程度上将极大地改变过去人们对衣原体生物学特性的认识。通过基因组测序,还确定了许多与衣原体毒力相关的蛋白,也发现了几个真核细胞染色质相关的蛋白结构域,提示CT的核酸组织具有真核样特性,真核细胞染色质相关的蛋白结构域的发现提示CT为适应专性细胞内寄生而经历的复杂进化过程。

在CT血清型D基因组中没有发现前噬菌体或转座子样同源序列,且不存在DNA限制性内切酶和修饰酶的同源基因,但衣原体作为一种胞内寄生菌,其基因组和其他细菌以及宿主细胞间都有广泛的遗传交换。CT血清型D的许多基因是从细菌或真核宿主细胞中通过水平的方式转移而来,CT有35个蛋白编码基因是从真核细胞转移来的,较一般的细菌要多。

2. **分子诊断方法** 实验室检测CT的方法主要有:细胞培养法检测衣原体包涵体,该法费时费事,成本高,且需特殊设备及技术,难以普及;荧光抗体法或酶标抗体法,易与金黄色葡萄球菌、链球菌、NG等发生交叉反应,特异性差,阳性率低,不能满足临床要求;PCR方法简便快速、敏感性高、特异性强,在CT的临床检测方面具有较大的优势。

(1)PCR:PCR的特异性主要取决于引物的特异性,用不同引物扩增不同的基因片段,由于靶DNA的含量不同,其敏感性和特异性也有差别。PCR扩增所选靶序列主要有主要外膜蛋白(MOMP)基因、CT特有质粒DNA和CT rRNA基因序列。以MOMP设计引物扩增CT DNA,其敏感度为0.1pg总DNA,也可用于CT分型。以CT特有质粒DNA设计引物扩增,敏感性和特异性更高,敏感性可达0.1fg质粒DNA或10fg总DNA。rRNA检测的敏感度为1pg总DNA,虽较质粒检测低,但16S rRNA在衣原体死后存在时间比DNA短,故在治疗的效果观察上更有效。可采用PCR、FQ-PCR、免疫杂交PCR、竞争性PCR检测CT DNA。PCR检测常用的引物序列见表51-7。

(2)LCR:可采用LCR检测CT DNA。LCR的扩增效率与PCR相当,用耐热连接酶做LCR只用2个温度循环,变性和复性并连接,循环30次左右,其产物的检测也较方便灵敏。

3. **临床意义** CT广泛寄生于人、哺乳动物及鸟类。CT感染常缺乏特异症状,且易形成隐匿感染,这使临床诊断颇为困难。用分子诊断技术诊断CT感染,敏感性和特异性高,为CT的临床诊断和

表51-7 沙眼衣原体基因检测中部分常用的引物

扩增位置	引物序列	扩增片段大小(bp)
16S rRNA 基因	5'-GAAGGCGGATAATACCCGCTG-3'	398
	5'-GATGGGGTTGAGCCATCC-3'	
MOMP 基因	5'-GATAGCGAGCACAAAGACTAA-3'	242
	5'-CCATAGTAACCCATACGCATGCTG-3'	
特有质粒 DNA	5'-CAAGCTTAGATCCGTTTCTC-3'	403
	5'-CCTATAGATGGTCTAGCTGC-3'	

确诊提供了准确可靠的方法，尤适用于 CT 的早期诊断和无症状携带者的检查，也可用于 CT 感染的流行病学调查，为性传播疾病的监控提供依据。

二、解脲脲原体

解脲脲原体(ureaplasma urealyticum, UU)是支原体中的一属，因生长需要尿素而得名，目前有 14 个血清型，是泌尿生殖道感染的常见病原体之一，在分类上属于柔膜菌纲支原体科。UU 可引起非淋菌性尿道炎、阴道炎、子宫内膜炎和前列腺炎等，并与男性不育有密切关系。非淋菌性尿道炎患者中 10%～15% 由 UU 引起，40%～50% 由沙眼衣原体引起。

1. 基因组结构　UU 基因组与肺炎支原体基因组相似，并有其独特之处。3 型 UU 染色体为环状，基因组大小为 751 719bp，G+C 含量为 25.5%，较目前已测序的原核基因组更为富含 A+T。低 G+C 百分含量是柔膜细菌基因组的一般特性。基因组含 613 个编码蛋白质的基因，39 个 RNA 基因，这些基因占基因组的 93%。目前认为 53% 的蛋白编码基因具有生物学功能，19% 的基因为功能不明的假定基因，28% 是不同于其他微生物的假定基因。根据两条链的基因分布和 GC 倾斜的转换，认为 UU 的复制起始点位于 dnaA 的上游，将其命名为 UU001 基因。UU 有 1 个异常的密码使用现象，即利用终止密码 TGA 来编码色氨酸。编码氨基酸的所有 62 个密码均存在于 UU 基因组，基因组可能只编码 30 个不同的 tRNAs，有 2 个 rRNA 操纵子。

UU 缺失热休克蛋白 GroEL 和 GroES，这些双环伴侣蛋白在细胞内介导蛋白质折叠，尽管它们不是微生物体外生存的必需基因，但却存在于其他所有被测序的微生物基因组中。在 UU 基因组中没有发现嘌呤或嘧啶重新合成的相关基因，而除了丢失几个酶外，UU RNA 和 DNA 前体的合成途径相对完整。与生殖器支原体和肺炎支原体不同的是，UU 缺乏将核糖核苷酸转化为脱氧核糖核苷酸的核糖核苷二磷酸还原酶，故 UU 必须输入所有的脱氧核糖核苷酸和(或)脱氧核糖核苷前体，或存在别的将核糖核苷酸转化为脱氧核糖核苷酸的机制。

2. 分子诊断方法　临床上 UU 的检测方法有免疫荧光抗体法、培养法、直接染色检查法、间接血凝法、乳胶凝集法和酶标免疫吸附法等。这些方法具有敏感性低、特异性不高、操作复杂、时间长和需要特殊设备等缺点，而分子诊断的方法因敏感性高、特异性好、简便快速而倍受临床欢迎。

(1) UU DNA 检测：常用 PCR、FQ-PCR、免疫杂交 PCR 等方法检测 UU DNA。多以尿素酶基因和 16S rRNA 基因中的高度保守区域为靶序列设计引物。也可用限制性内切酶分析法或 Southern 杂交法进行扩增产物特异性鉴定或分型。常用的引物序列见表 51-8。

表51-8 解脲脲原体基因检测中部分常用的引物

扩增位置	引物序列	扩增片段大小(bp)
16S rRNA 基因	5'-GGTAGGGATACCTTGTTACGACT-3'	1 300
	5'-TAGAAGTCGCTCTTTGTGG-3'	
16S rRNA 基因	5'-GGTAGGGATACCTTGTTACGACT-3'	1 300
	5'-GAAGATGTAGAAAGTCGCGTTTGC-3'	
尿素酶基因	5'-CCAGGAAAAGATCCAGGAGC-3'	460
	5'-CTCCTACTCTAACGCTATCACC-3'	

(2) 耐药性检测：目前临床上治疗 UU 感染常用的药物为四环素类、大环内酯类和喹诺酮类抗菌药物。可采用 PCR 法检测 UU 耐药性。根据 UU 耐药性的分子生物学研究结果，tetM 基因是介导 UU 对四环素耐药的唯一基因。因此，以 tetM 基因为靶基因设计引物，序列为上游引物 5′-TTAT-CAACGGTTTATCAGG-3′，下游引物 5′-CG-TATATATGCAAGACG-3′。对 UU 临床分离株进行 PCR 扩增后检测扩增产物，根据扩增产物的有无可判断各菌株是否耐四环素。PCR 检测结果与四环素类抗生素的临床疗效高度相关。

3. 临床意义　UU 的培养较为困难，且需特殊设备，检出阳性率远较分子诊断的方法低，并受多种因素影响。用 PCR 扩增检测具有操作简便、快速、特异、敏感等优点，可为临床提供可靠的诊断依据。因此，PCR 法在 UU 感染的早期诊断和治疗中具有重要意义。同时也适用于 UU 的流行病学研究和药物治疗的评价研究，适于临床标本的大量检测。另外采用分子诊断方法检测耐药基因，可为临床快速提供可靠的 UU 耐药性特点，对 UU 感染的临床治疗用药的选择、减少抗生素的无效适用、缩短疗程、减少医疗费用等具有重要意义。

（黄　彬）

第52章

遗传性疾病的分子诊断

大 纲

了解 常染色体显性遗传、常染色体隐性遗传、X连锁显性和隐性遗传与Y连锁遗传性疾病各自的遗传规律特点；限制性片段长度多态性标记、微卫星多态性标记和单核苷酸多态性标记的基本检测技术的原理；未知基因的定位和克隆技术；连锁平衡和连锁不平衡的定义；连锁分析常用的方法和对于未知基因定位的基本原理。

熟悉 常见遗传性疾病如家族性高胆固醇血症、苯丙酮尿症和遗传性葡萄糖-6-磷酸脱氢酶缺乏症等的遗传特征；DNA多态性分析的基本策略。

掌握 单基因遗传性疾病的概念和分类；遗传标记的概念以及分类；已知基因突变筛查的流程；NPT技术的临床意义。

第一节 单基因遗传病的分子诊断

单基因遗传病(single gene disorder)是指存在于生殖细胞或受精卵中的基因突变,通过从上代向下代垂直传递的方式,遗传给下代的疾病。其遗传模式符合孟德尔遗传规律,发病主要由在同源染色体上控制同一性状的1对等位基因所决定。

依其遗传方式主要分为:常染色体显性遗传(autosomal dominant,AD)、常染色体隐性遗传(autosomal recessive,AR)、X连锁隐性遗传(x-linked recessive,XR)和X连锁显性遗传(x-linked dominant,XD)以及较少见的Y连锁遗传。

对人类遗传性疾病进行分析的基本方法是系谱分析(pedigree analysis)。系谱(pedigree)是从先证者(proband)入手,逐步追溯全部家系成员的患病状态及与先证者的亲属关系等家系资料,并按照一定形式,用一定符号绘制成一个示意图,形成的图谱。常用的家系图谱绘制的符号及其含义见图52-1。

根据家系图谱,可以进行疾病遗传方式分析,判断单基因遗传性疾病的可能遗传模式,进而确认疾病的原因。

一、单基因遗传病的遗传特点

1. **常染色体显性遗传病的特点** 男女患病的概率相当,患者的父母中必有1名患者,且多为杂合子。患者的同胞中约有1/2的风险也为患者,在家系的图谱中可以见到本病的连续传递(图52-2)。

一些常见的常染色体显性遗传病见表52-1。

2. **常染色体隐性遗传病的特点** 家系中患者的分布是呈散发的,疾病在家系成员中的传递是不连续的,患者的父母常常表型正常,但往往是患病基因的携带者,他们的子代有1/4的患病可能性。常见常染色体隐性遗传病见表52-2。

3. **X连锁显性遗传病的特点** 系谱中可以见到本病的连续传递,符合显性遗传性疾病的规律。人群中女性患者比男性患者约多1倍,前者病情常常较轻,患者的双亲中必有1名患者。男性患者的女儿全是患者,儿子表型正常。女性患者(杂合子)的后代有1/2的患病可能性(图52-4)。

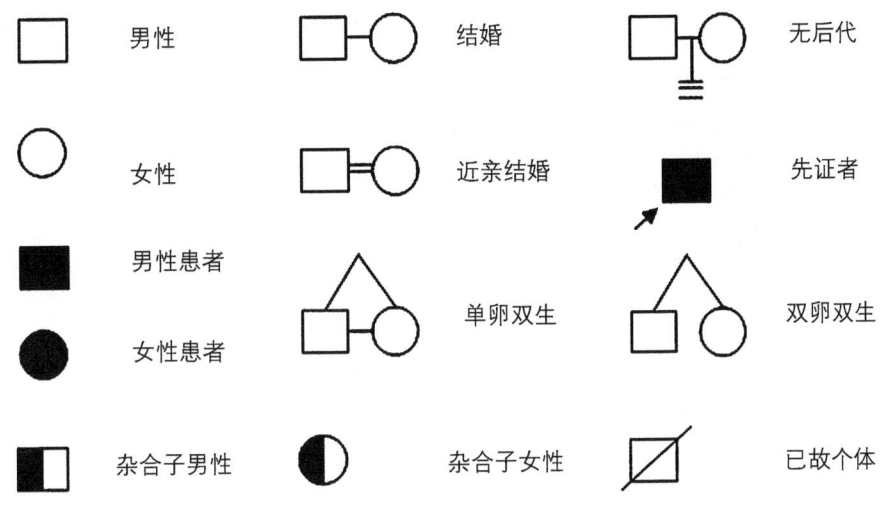

图 52-1 家系图谱常用符号及其含义

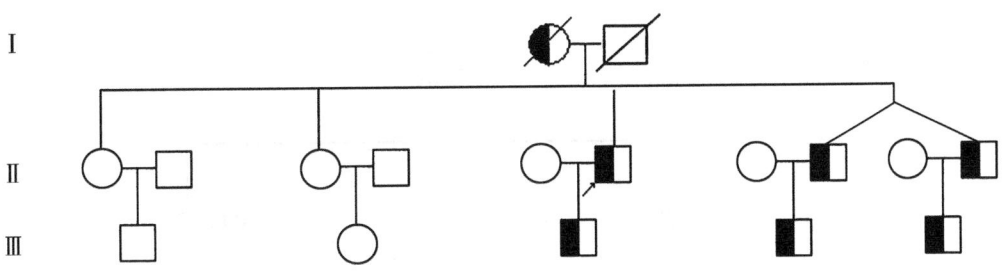

图 52-2 家族性高胆固醇血症家系图谱

表 52-1 常见的常染色体显性遗传性疾病

疾病	OMIM
α-地中海贫血（hemoglobin-alphalocus 1；HBA1）	141 800
肌强直性营养不良（dystrophia myotonica 1；DM 1）	160 900
成人多囊肾病（polycystic kidney disease, adult, APKD）	173 900
短指（趾）症 A1 型（brackdactyly, type A1；BDA1）	112 500
Huntington 舞蹈病（Huntington disease；HD）	143 100
遗传性出血性毛细血管扩张（telangiectasia, hereditary hemorrhagic, of rendu, osler, and weber；HHT）	187 300
急性间歇性卟啉症（porphyria, acute intermittent；AIP）	176 000
Noonan 综合征（noonan syndrome 1；NS1）	163 950
结节性脑硬化（tuberous sclerosis；TS）	191 100
Von Willebrand 病（von willebrand disease；VWD）	193 400
多发性家族性结肠息肉症（adenomatous polyposis of the colon；APC）	175 100
神经纤维瘤（neurofibromatosis, type I；NF1）	162 200
遗传性巨血小板病、肾炎和耳聋（fechtner syndrome；FTNS）	153 640
遗传性球形红细胞血症（erythrocyte membrane protein band 4.1；EPB41）	130 500
迟发性成骨发育不全症（osteogenesis imperfecta, type I；OI1）	166 200
Peutz-Jeghers 综合征（peutz-jeghers syndrome；PJS）	175 200
家族性高胆固醇血症（familial hypercholesterolemia；FH）	143 890

表 52-2 常见的常染色体隐性遗传病

疾　病	OMIM
半乳糖血症（galactosemia；GALT deficiency）	230 400
先天性肾上腺增生症（congenital adrenal hyperplasia；CHA）	201 910
囊性纤维变性（cystic fibrosis；CF）	219 700
α_1-抗胰蛋白酶缺乏症（hemoglobin-alphalocus 1；HBA1）	141 800
同型胱氨酸尿症（homocystinuria）	236 200
Friedreich 家族性共济失调（ataxia-oculomotor apraxia syndrome；AOA）	208 920
肝豆状核变性（wilson disease；WD）	277 900
黏多糖累积症 I 型（alpha-l-iduronidase；IDUA）	252 800
血浆活酶前体缺乏症（plasma thromboplastin antecedent deficiency；PTA deficiency）	264 900
血红蛋白沉着症（hemochromatosis；HFE）	235 200
Bardet-Biedl 综合征（bardet-biedl syndrome；BBS）	209 900
婴儿黑矇性白痴（tay-sachs disease；TSD）	272 800
尿黑酸尿症（alkaptonuria；AKU）	203 500
丙酮酸激酶缺乏症（pyruvate kinase deficiency of erythrocyte；PK deficiency）	266 200
苯丙酮尿症（pheny lketonuria；PKU）	261 000

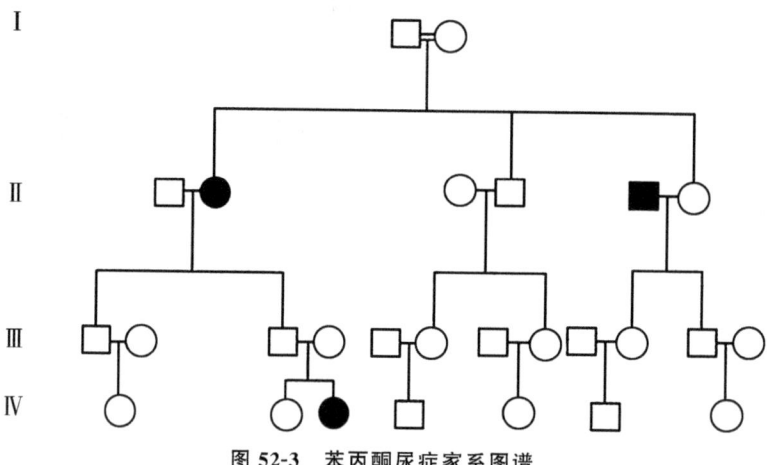

图 52-3　苯丙酮尿症家系图谱

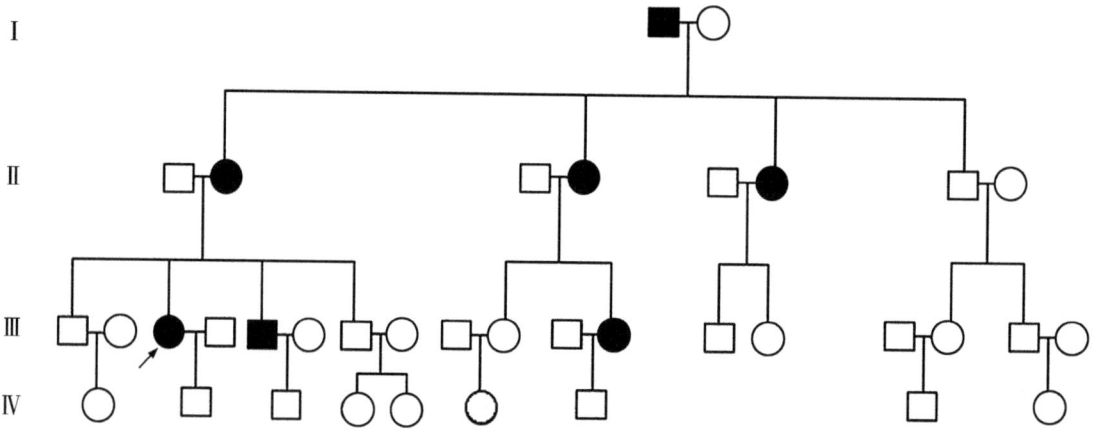

图 52-4　色素失调症家系图谱

常见 X 连锁显性遗传病见表 52-3。

4. **X 连锁隐性遗传病的特点** 系谱中往往只见到男性患者,人群中男性患者较女性患者多。如果母亲是携带者,她的子代无论性别,一半是携带者,但只有男性会是患者。如果父亲是携带者,则只把这个突变遗传给女儿,她们都将是携带者但不会患病(图 52-5)。

X 连锁隐性遗传病见表 52-4。

5. **Y 连锁遗传病的特点** 致病基因位于 Y 染色体,故只有男性才出现症状。这类致病基因只由父亲传给儿子,再由儿子传给孙子,女性是不会出现相应的遗传性状或遗传病,这种遗传方式称为 Y 连锁遗传(Y-linked inheritance)。由于这些基因控制的性状,只能在雄性个体中表现,这种现象又称为限雄遗传(holandric inheritance)。

典型家系图谱如图 52-6。

表 52-3 常见的 X 连锁显性遗传病

疾病	OMIM
抗维生素 D 佝偻病(hypophosphatemic vitamin-resistant rickets;HPDR)	307 800
口面指综合征Ⅰ型(oral-facial-digital syndrome,type Ⅰ;OFD1)	311 200
鸟氨酸氨甲酰基转移酶缺乏(ornithine carbamoyltransferase deficiency;OTC deficiency)	311 250
Alport 综合征(alport syndrome;ATS)	301 050
色素失调症(incontinentia pigmeuti;IP)	308 300

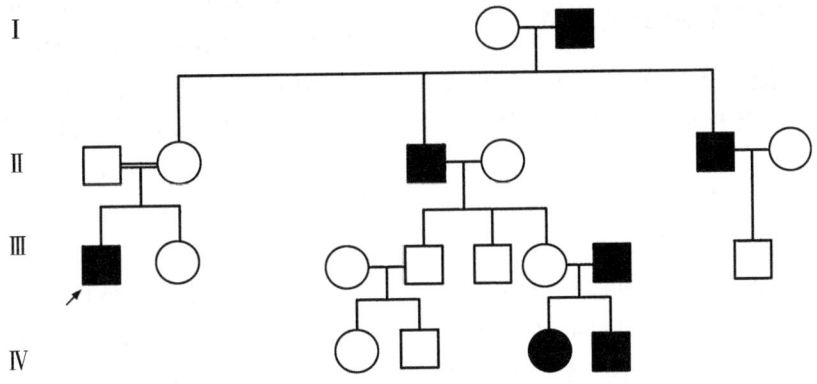

图 52-5 G-6-PD 缺乏症家系图谱

表 52-4 X 连锁隐性遗传病

疾病	OMIM
色盲(colorblindness,CBD)	303 800
鱼鳞病(ichthyosis)	308 100
睾丸女性化(testicular feminization syndrome, AIS)	300 068
lesch-nyhan 综合征(lesch-nyhan syndrome, LNS)	300 322
Hunter 综合征(mucopolysacharidosis type Ⅱ, MPS2)	309 900
肾性尿崩症(diabetes insipidus,nephrogenic,X-linked,NDI)	304 800
慢性肉芽肿病(granulomatous disease,CGD)	306 400
血友病 B(hemophilia b, HEMB)	306 900
无汗性外胚层发育不良症(ectodermal dysplasia 1, ED1)	305 100
Wiskott-Aldrich 综合征(Wiskott-Aldrich syndrome, WAS)	301 000
眼白化病(albinism,ocular,type 1, OA1)	300 500
无丙种球蛋白血症(immunodeficiency with hyper-IgM, type 1, HIGM1)	308 230
Fabry 病(糖鞘脂蓄积症)(fabry disease)	301 500
遗传性葡萄糖-6-磷酸脱氢酶(glucose-6-phosphate dehydrogenase G-6-PD	305 900

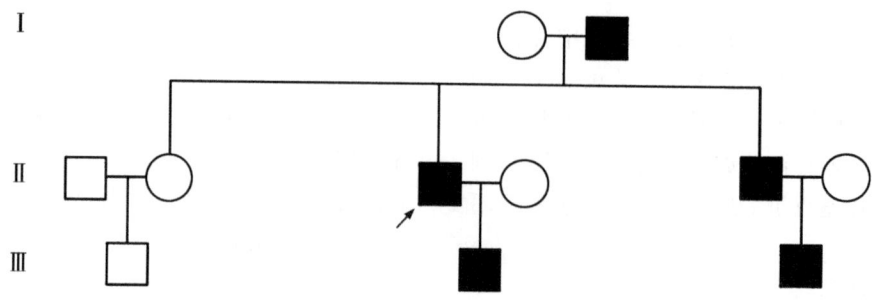

图 52-6　外耳道多毛症家系图谱

因为 Y 染色体上决定性状的基因比较少,迄今报道 Y 连锁遗传病及异常性状仅 10 余种,而至今肯定的只有外耳道多毛基因和睾丸决定因子等。

然而,有的单基因遗传病也会有部分显性部分隐性的复合形式。

二、遗传标记的概念及其分类

遗传病的诊断不能离开对分子诊断靶标检测的合理运用。要明确遗传标记的概念,就必须先谈谈 DNA 多态性的含义。

人类基因组体系一方面十分稳定,即不同种族、不同个体都含有数目相同的染色体和基因及大致相同的核苷酸序列,另一方面也存在着一定的变异即种族、群体和个体间基因组的核苷酸序列的差异。与遗传病直接相关的罕见变异被称作突变,不与疾病直接相关的变异被称作多态性。突变与多态性的本质是一样的,均遵循孟德尔遗传规律。在遗传病的分子诊断中,可以直接针对突变进行检测,也可以检测 DNA 多态性进行间接诊断。在遗传病的分子诊断中可以作为标记染色体的分子"路标",称为遗传病缺陷基因定位的重要工具。

DNA 多态性标记可分为 3 个类别:20 世纪 70 年代中后期建立的限制性片段长度多态性(restriction fragment length polymorphism,RFLP)标记系统;可变数目串联重复(variable number of tandem repeat,VNTR)和短串联重复(short tandem repeat,STR),又称微卫星多态性(microsatellite polymorphism)标记;单核苷酸多态性标记,即 SNP(single nucleotide polymorphism)。

(一)限制性片段长度多态性标记

限制性片段长度多态性(restriction fragment length polymorphism,RFLP)标记是第 1 代的基因多态性标记。

1. **限制性片段长度多态性技术的原理**　限制性片段长度多态性(RFLP)技术的原理是检测 DNA 在限制性内切酶酶切后形成的特定 DNA 片段的大小。因此,凡是可以引起酶切位点变异的突变如点突变或 DNA 片段的插入和缺失,均可导致原限制性内切酶酶切位点的消失或新酶切位点的产生,造成酶切位点间的长度发生变化。酶切位点的消失会使酶切产物维持大的片段,而酶切位点的产生会使得酶切产物形成小的酶切片段,从而在不同基因型个体的样本之间形成不同的酶切后 DNA 片段长度,又称为 DNA 指纹图(DNA finger print)(图 52-7)。

DNA 指纹图是指染色体 DNA 经一定的限制性内切酶酶切后,形成许多片段,以 DNA 探针做 Southern 印迹杂交而显示的高度多态性图谱,也称为限制性酶切图谱指纹(restriction enzyme finger polymorphism)。

2. **限制性片段长度多态性分析的技术路线**　提取不同个体基因组遗传物质后,用限制性内切酶进行酶切孵育,形成许多不同的酶切片段,酶切产物在凝胶电泳后依片段的大小被区分开来,以 DNA 探针做 Southern 印迹杂交,形成特异性的高度多态性图谱(图 52-7)。RFLP 多态信息含量低,多态性水平过分依赖于限制性内切酶的种类和数量,加之 RFLP 分析技术步骤烦琐、工作量大、成本较高,所以其应用受到了一定的限制。

(二)微卫星多态性标记

微卫星(simple sequence repeats,SSR)多态性或称短串联重复(short tandem repeat,STR)序列多态性是第 2 代基因多态性标记。

1. **微卫星多态性分型的原理**　微卫星 DNA 是一种广泛分布于真核生物基因组中的简单串状重复序列,主要存在于基因组非编码区及染色体近

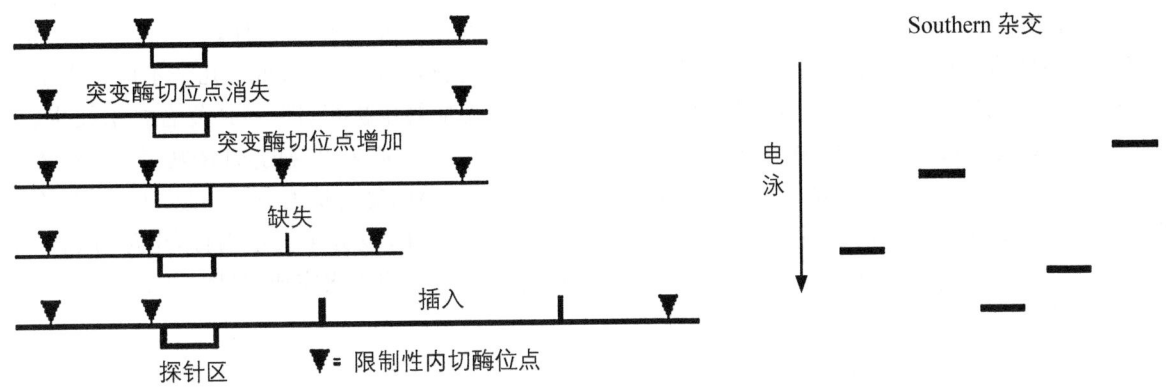

图 52-7 限制性片段长度多态性技术的原理

端粒区,每个重复单元的长度在 1～10bp,常见的微卫星如(TA)n、(AAAN)n、(AAN)n 和(GT)n 等,不同数目的核心序列呈串联重复排列,而呈现出片段长度多态性,长度一般在 400bp 左右。

STR 重复单位的重复次数在不同个体间的差异构成了其多态性。据 Genbank 数据库的资料统计,人类 23 对染色体上至少分布着 7 901 个 STR 基因位点,每对染色体上的 STR 基因位点均超过了 100 个,平均每 15kb 就分布着 1 个 STR 基因位点,现有的 STR 基因位点覆盖长度达 4 000cm,平均间距 0.7cm。STR 遵循孟德尔共显性遗传规律,

由于其具有高度多态性、高杂合度、高信息含量、检测简便、快捷等优点,很快被应用于遗传连锁图的构建、疾病相关基因的定位、人类学及法医学等研究领域。

由此可见,通过设计特异性引物来扩增含 STR 位点的核酸序列,比较扩增产物带电泳的相对迁移率,便可检测个体在某个 STR 位点上的多态性(图 52-8)。

2. 微卫星多态性分析的技术路线　分析 STR 位点的侧翼序列(flanking region),寻找其中的特异保守区,设计特异性的引物,扩增含 STR 位点的

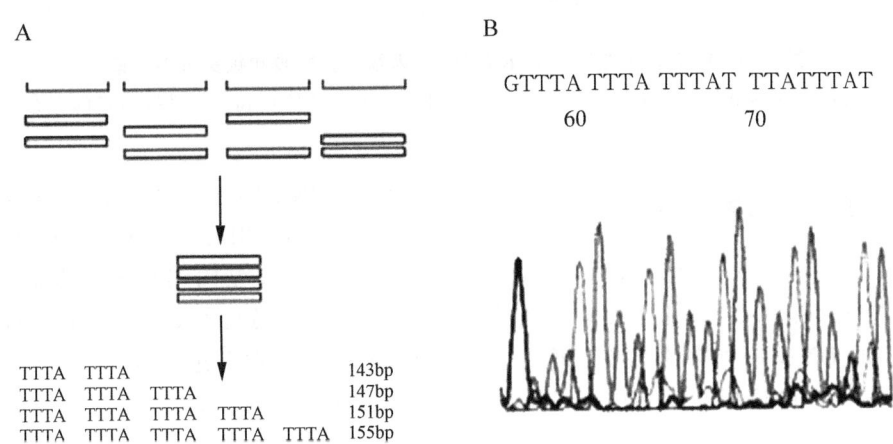

图 52-8　ApoB 基因 STR 位点基因多态性原理

注:A. 扩增 ApoB 基因 STR 位点的 DNA 片段,在 4 个泳道中分别电泳来自 4 个不同个体的扩增产物,出现了 4 种不同的基因型。将所有的基因型样品的扩增产物收集到一起。在同一个泳道中进行电泳分析,展现 4 种不同的等位基因型。经测序检测分别是 TTTA 重复单元的 2 次重复、3 次重复、4 次重复和 5 次重复。B. ApoB 基因 STR 基因位点(TTTA)5/5 基因型纯合子测序结果

DNA 靶片段。通过比较谱带的相对迁移距离,即可推知不同个体的 STR 基因分型。

STR 多态性检测最常用的方法是 PCR 扩增、电泳分离、银染或荧光分析等位基因片段大小、分型或利用 DNA 测序仪直接进行序列分析。STR 多态性检测的 PCR 扩增、电泳分离、银染法的图谱见图 52-9。至今,STR 的检测已发展到可大批量(如 BioThermBioOven Ⅱ 可进行 864 孔板反应)、微体积(反应总体积可低至 5~10μl)、超微量(可检测 pg 级的 DNA)、自动化分析。根据各个 STR 位点 PCR 扩增常具备相近的条件,通过一定的调整(如引物浓度、热循环温度),可将几个不同位点的扩增在同一反应管中进行,即 STR 复合扩增技术(multiplex PCR)。近来出现的 STR 基因扫描技术以荧光分析为基础,复合扩增分析 STR 基因座,不同基因座同步电泳,设分子大小内标,电泳分离后多色测序和自动分型 1 次完成,见图 52-10。

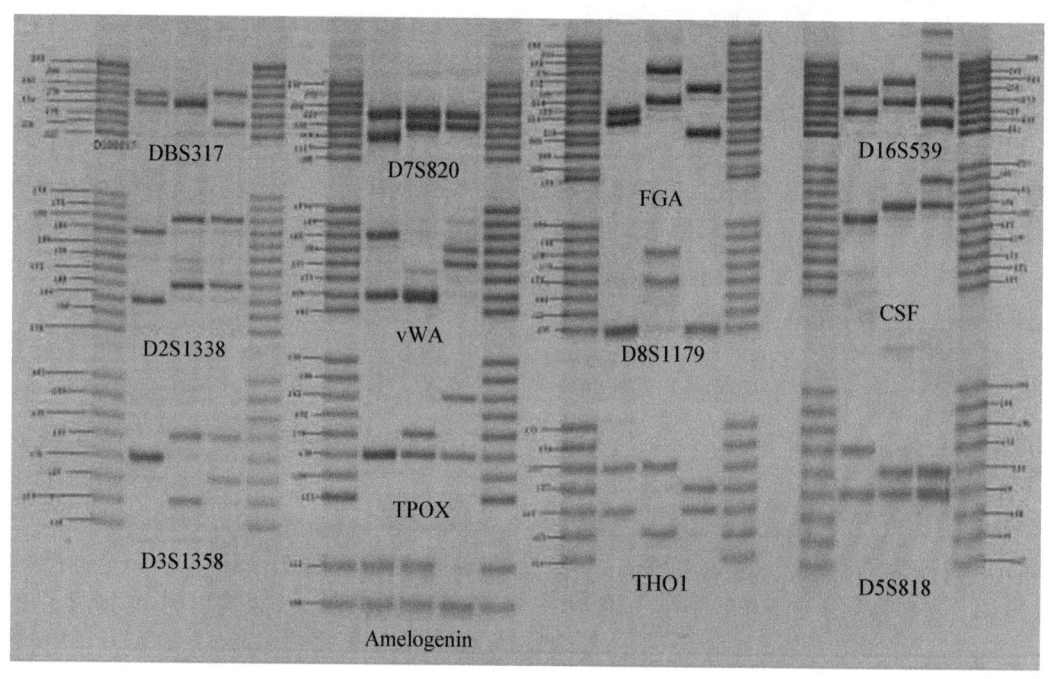

图 52-9 微卫星多态性的 PCR 扩增、聚丙烯酰胺凝胶和银染分型图谱
PCR 扩增结合聚丙烯酰胺凝胶电泳银染技术分析个体 12 个 STR 位点和 1 个性别位点的多态性图谱

三、单核苷酸多态性

单核苷酸多态性(single nucleotide polymorphism,SNP)主要是指在基因组水平上由单个核苷酸的变异所引起的 DNA 序列多态性,是第 3 代 DNA 多态性,它是人类可遗传的变异中最常见的一种,占所有已知多态性的 90% 以上。

1. 单核苷酸多态性的原理 SNP 是指在染色体基因组水平上单个核苷酸的变异引起的 DNA 序列多态性,它包括单碱基的转换(transition)(C/T,在其互补链上则为 G/A)、颠换(transversion)(C/A,G/T,C/G,A/T)、插入(insertion)及缺失(deletion)等形式。例如,1 个 DNA 序列:TTGGCATG 变为 ATGGCATG,其中发生了 T→A 的颠换,这种单个碱基序列在人群中分布的不同就称为 SNP。

SNP 在基因组内可以划分为 2 种形式:一是大量遍布于基因组,未引起编码蛋白的量和功能变化的单碱基变异;二是基因编码区的功能性突变,由于分布在基因编码区(coding region),故又称其为 cSNP。cSNP 常引起编码蛋白的氨基酸的变异,有时会影响蛋白的功能特性。

SNP 在单个基因或整个基因组的分布是不均匀的,SNP 在非转录序列发生的频率要高于转录序列,而且在转录区非同义突变(有氨基酸序列的改变)的频率,比其他方式突变的频率低得多。

理论上讲,SNP 既可能是二等位多态性,也可能是三个或四个等位多态性,但实际上,后二者非常少见,通常所说的 SNP 都是二等位多态性的。这种变异可能是转换也可能是颠换。转换的发生率总是明显高于其他几种变异,具有转换型变异的

ZNH39

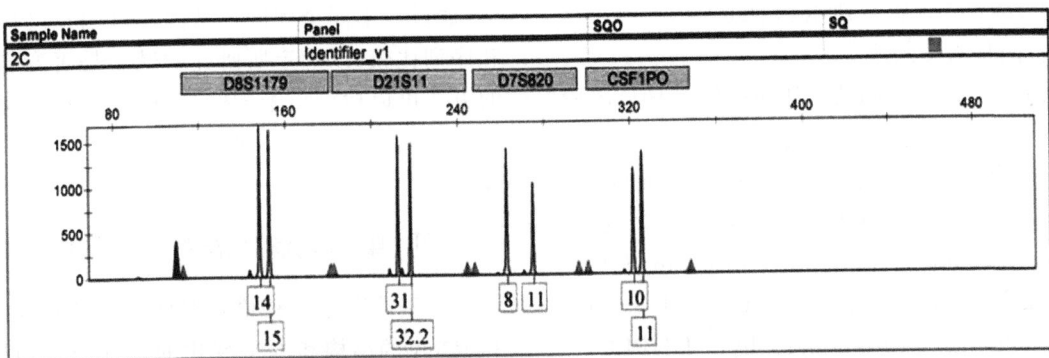

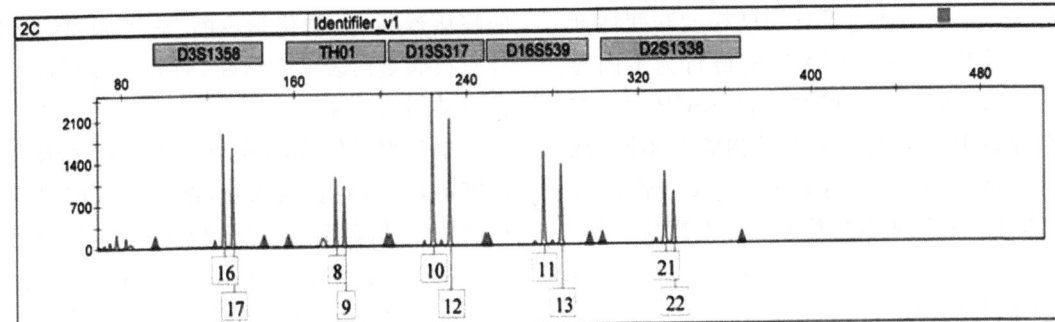

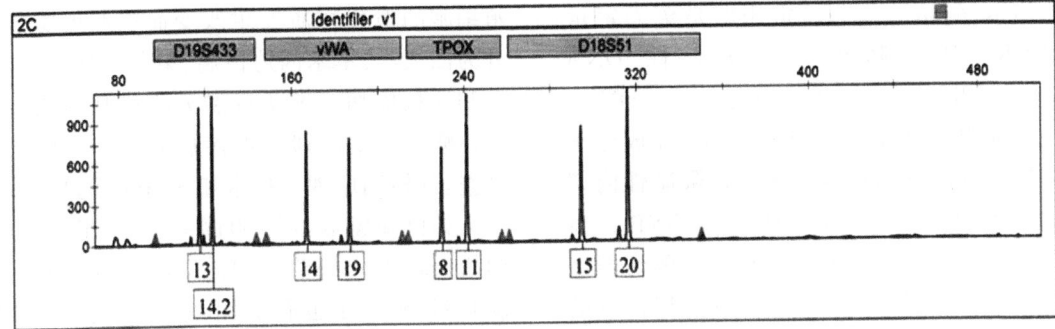

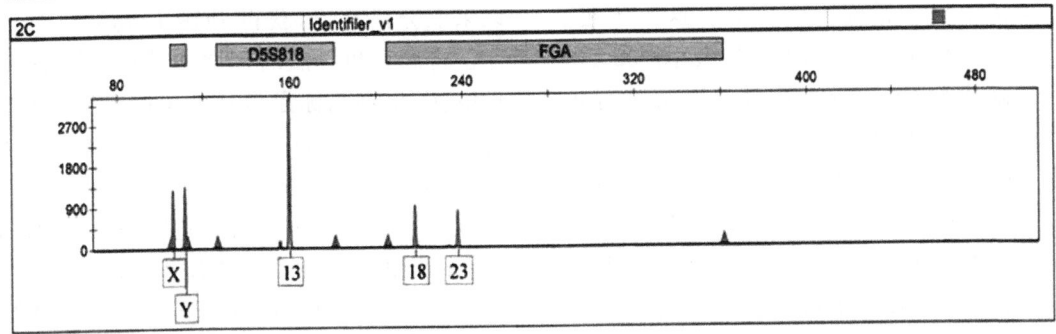

图 52-10 15 个 STR 基因座荧光标记引物扩增毛细管电泳分型结果

同时采用扩增 15 个 STR 位点和 1 个性别位点的 16 对荧光标记引物对 1 个个体进行基因分型并毛细管电泳的结果

SNP 约占 2/3,其他几种变异的发生频率相似。大约有 85% 是共通的。

2. 单核苷酸多态性检测的技术路线　单核苷酸多态性检测的方法有很多种,但依其基本原理的不同,可以分为 4 种类型:一是根据 DNA 构象的不同衍生的技术;二是基于 PCR 及酶切的方法;三是杂交方法;四是直接测序。

根据 DNA 构象不同的方法包括温度梯度凝胶电泳(temperature gradient gel electrophoresis, TGGE)、变性梯度凝胶电泳(denaturing gradient gel electrophoresis, DGGE)、单链构象多态性(single strand conformation polymorphism, SSCP)以及变性高效液相色谱技术(denaturing high performance liquid chromatography, DHPLC)。TGGE 和 DGGE 分别通过设置温度梯度和变性剂浓度梯度,单碱基突变的 DNA 因解链行为不同导致迁移率不同,从而达到分离的目的;SSCP 通过变性处理,单个碱基变异会导致单链构象的不同,从而得以分离;DHPLC 则是将双链 DNA 变性后复性,有的 DNA 存在同源双螺旋和异源双螺旋 2 种,在最佳分离条件下,形成 4 个吸收峰,可以检测出杂合子和不同的纯合子。

基于 PCR、酶切的方法最常用的是荧光定量 PCR、PCR-RFLP 和随机扩增多态性 DNA(random amplification poly-morphism DNA, RAPD)。荧光定量 PCR 常基于 Taqm am 成分子信标系统 PCR-RFLP 通过专一识别性限制性内切核酸酶处理 PCR 产物,电泳后检测,如果 SNP 产生或消除了某个限制性内切酶位点,会导致酶切图谱的变化,估计有 50% 的 SNP 并不导致酶切位点的改变,在 PCR 中引入错配引物可克服这一不足。该方法适宜于小量样品的检测,见图 52-11。RAPD 利用随机引物(约 10bp)对基因组进行扩增,寻找特征性条带和分型。

此外,等位基因特异性聚合酶链反应(allele specific amplification mutation assay, ARMS)针对已知突变位点设计 2 个引物,分别对应正常和突变情况,根据有无 PCR 产物判断突变情况。

杂交的方法包括等位基因特异性单核苷酸片段分析(allele specific oligo nucleotide, ASO)、基因芯片技术(gene chips)等。ASO 根据突变基因座,设计包含该 SNP 的 15~20bp 的单核苷酸片段,与样品 DNA 杂交,只能检测已知 SNP。基因芯片或 DNA 芯片技术根据 ASO 原理改进,固定大量的标记探针,与样品 DNA 杂交,根据杂交信号强弱来检测 SNP,可以同时检测大量 DNA 分子,从而解决了传统核酸印迹杂交技术操作复杂、自动化程度低、检测目的分子数量少、效率低的问题。

测序(sequencing)是检测 SNP 的最直接的方法,通过对不同个体同一基因或基因片段进行测序和序列比较,以确定所研究的碱基是否变异。测序的方法可以检测出未知的 SNP,但费用昂贵。

近期还发展出了不依赖 DNA 聚合酶的扩增技术。

四、单基因遗传病的分子诊断策略

分子诊断是一种检测机体内遗传物质如 DNA 和 RNA 的结构和水平变化的诊断技术,目前常用的临床诊断、生物化学诊断、病理和组织诊断都是针对疾病蛋白表型的诊断,而分子诊断是特异性地针对基因的诊断。

单基因遗传病的分子诊断一直是国内外科学研究的热点,到目前为止,绝大多数的单基因遗传病的致病基因都已经被发现和鉴定,但仍有一定量的单基因遗传病的致病基因还未得到分离。

1. 已知基因突变的筛查　遗传性疾病是由生殖细胞的遗传物质发生改变而引起的疾病。可以分为四大类:单基因遗传病、染色体病、多基因遗传病和线粒体病。本章重点关注单基因遗传病和染色体病。单基因遗传性疾病的已知基因的突变的筛查,其检测原理和技术和 SNP 标记基本一致。

如已知家族性高胆固醇血症(FH)的病因是 LDLR 基因的缺陷。LDLR 的基因很长,有 45kb 碱基对,外显子也有 17kb 左右。鉴于这种情况可以采取分段扩增,获得 PCR 产物后进行 SSCP 电泳。将病人和对照的扩增条带在相同的条件下进行电泳,根据电泳条带迁移率的不同,筛选出突变的外显子片段后,进一步测序确认突变的碱基。也可以 PCR 扩增后直接测序检测突变的碱基。并可以采用 PCR-RFLP 的方法进行进一步的确认。

已知的基因突变筛查流程见图 52-12。

2. 未知基因的定位和克隆　对于另外一些致病基因多遗传异质性比较高,甚至可能由未知的新基因所引发的单基因遗传病,疾病的基因诊断就不可以采用以上的候选基因突变筛查的方式。对于这些疾病可以通过基因定位的方式来克隆疾病的致病基因。

基因定位(gene mapping)是在事先不知道基

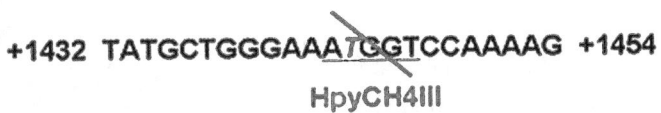

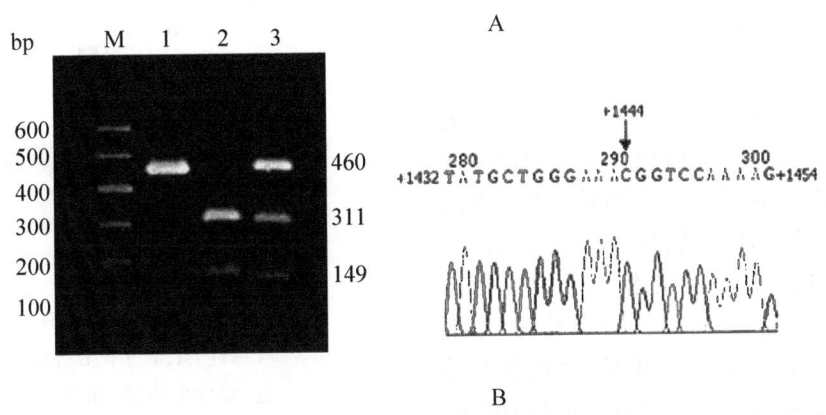

图 52-11 C 反应蛋白基因 SNP 分析原理与电泳分型图谱

A. C 反应蛋白基因序列由 C 突变成 T 后，HpyCH4Ⅲ 酶切位点消失，等位基因扩增产物无法被 HpyCH4Ⅲ 酶切消化。B. 左图：CC 基因型纯合子在 2 条等位基因上均存在 HpyCH4Ⅲ 酶切位点，被完全切开形成 2 条电泳带（泳道 2）；而 CT 基因型杂合子个体，1 条等位基因的产物被切为小的 2 个片段，另 1 个等位基因的产物没有酶切位点，没有被切开，最终出现 3 条电泳带（泳道 3）。右图：C 反应蛋白 +1444 位点为 α 基因型的测序结果图

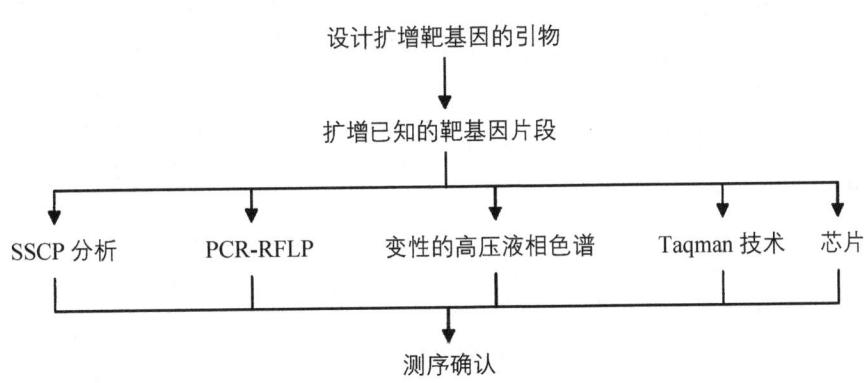

图 52-12 已知基因突变筛查流程

因的相关功能信息条件下，通过遗传连锁或细胞学定位技术将疾病基因定位于染色体特定区带，再通过该区域的精细物理图或表达图分析，寻找疾病基因并进行克隆和突变分析，从而确定疾病的相关基因，明确该基因的功能。

人类疾病基因定位最常用的技术是基因组扫描（genome scan）技术，最经典的统计学分析方法是连锁分析（linkage analysis）。所谓基因组扫描就

是在基因组中每隔一定的距离设立一个遗传学标记,然后通过生物统计学方法计算出每一个遗传学标记是否与特定的生物学性状相连锁。这里谈到的生物学统计的方法就是连锁分析,它是以连锁(linkage)现象为理论基础,研究致病基因与参考位点(遗传标记)的关系。

连锁是遗传学上的一个基本概念,是同一染色体上的等位基因(alleles)作为一个整体在减数分裂时向子代传递的现象。即在同一条染色体上,2个基因位点的物理距离彼此很近时,会作为一个整体由亲代传到子代;如果2个位点的等位基因位于不同的染色体上,则它们在向子代传递的过程中遵循孟德尔的分离律,发生自由分离和组合,即为"连锁平衡(linkage equilibrium)";反之,如果2个位点的等位基因位于同一染色体上且相距较近,则它们在传递过程中不会自由分离,而是作为一个单元传递,呈现"共分离(co-segregation)"现象,称为"连锁不平衡(linkage disequilibrium,LD)"。"连锁不平衡"是进行遗传分析的基础。重组(recombination)是相对于连锁的另一个概念。在生殖细胞减数分裂时,同一染色体上3个基因座位的等位基因A,a和B,b与C,c,如果AB在一起传递给后代,为连锁;而Ac之间可能发生交换,等位基因A和等位基因c一起传递给子细胞,称为重组,见图52-13。

重组发生的概率用重组率表示,重组率的大小与同一条染色体上2个基因座位的距离有关。一般来说,距离越远发生交换的机会越多,重组率越高,若重组率超过50%,则表明这2个座位不在同一染色体上。反之,根据2个基因座位之间重组率的高低就可推算它们在染色体上的距离。将具有1%重组率($\theta=0.01$)的2个基因座位的相对距离称为1个图距(map unit)或1个厘摩(centimorgan,cm)。

在家系中,位于同一条染色体上的2个位点(致病基因与遗传标记)在减数分裂的过程中会发生交换与重组。重组率越高,2个位点在一起传给后代的机会就越少,通过对覆盖密度适当的遗传图中的遗传标记物(marker)在家系中进行分型(genotyping),以此找到与致病基因紧密连锁的某一标记物,从而确定该基因在染色体上的粗略位置。

连锁分析常采用对数优势记分法(lod Score method,lOD)统计分析实验结果,它是根据设定的遗传模式和参数进行参数统计的方法,主要用来检

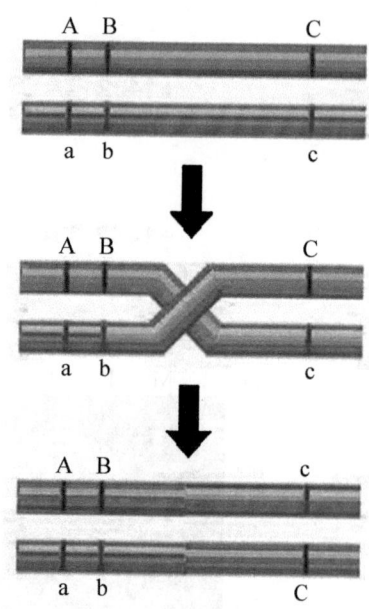

图 52-13 连锁分析原理

注:A、a 与 B、b 等位基因距离较近,常发生连锁,而 A、a 与 C、c 等位基因距离较远,常常发生重组

测在2个基因位点以某一重组率连锁时,出现这种情况的似然性(L)的大小。LOD法计算的统计量是Z,计算公式为:$Z(\theta)=\log L(\theta)/L(1/2)$。

LOD法对连锁判断能力强,不仅能确定连锁程度,而且可确定遗传距离。Z值为正时,表示2个座位连锁:>1为支持连锁,>3为肯定连锁;Z值为负时,表示2个座位可能不连锁:<-2为否定连锁。如果 $-2<Z<1$,则需继续调查积累家系资料,直至 $Z<-2$ 或 >1。而θ值的意义为:$\theta\leqslant 0.1$,为紧密连锁,$\theta\geqslant 0.20$ 为松弛连锁,$0.1<\theta<0.2$ 为中度连锁。根据孟德尔分离率,如果同一染色体上的位点不连锁,那么遗传标记将独立于致病基因而分离,与致病基因位于同一单倍体或不同单倍体的机会各占50%,否则表明连锁的存在。

连锁分析利用遗传标记在家系中进行分型,再利用数学手段计算遗传标记在家系中是否与疾病产生共分离,找到与疾病相连锁的已知定位的遗传标记,从而对该遗传病的致病基因进行定位。明确了疾病相关候选基因的定位,建立表型与基因组中某一遗传位标之间的关系,将经典遗传学信息转变为明确的基因组区域后,进一步的研究就是在基因定位区域进行与疾病相关的突变基因的筛选,即在此区域范围内从人类基因组数据库检索该区域内

所有的已知基因,寻找与表型的形成可能相关的基因,进行基因突变筛选和患者与正常对照之间的关联分析,以确定疾病相关候选基因,从而实现疾病相关候选基因的克隆。

用于基因组扫描的遗传学标记有 RFLP、STR、SNP 等。目前最常用的为 STR,这一遗传学标记具有杂合度高、均匀分布于整个基因组、密度大、遵循孟德尔遗传规律及易于 PCR 扩增等优点,因而已作为一种新的遗传标记用于构建高分辨率的遗传连锁图以及复杂性相关基因定位等研究,被广泛用于多种疾病的基因组扫描。SNP 几乎遍布整个人类基因组,平均 1 000bp 就有 1 个 SNP,总数可达 300 万个,这意味着每一个碱基都有 0.1% 的杂合可能,其中约有 20 万存在于编码区,称作 cSNP (coding SNP)。尽管 SNP 只有 2 种变异体,但它在基因组中数量巨大,分布频率高,其多态性要远远多于 STR 的多态性,因此被认为是继 STR 后新一代的遗传标记。

连锁分析基因定位的流程见图 52-14。

3. 外显子组测序 但是,当家系较小时,是没有条件进行连锁分析和致病基因定位的。这时可以采用外显子组重测序甚至全基因组重测序的技术在全基因组范围内筛查疾病的致病基因。通常选择家系中的 2 个以上的患者和 2 个以上的家系对照,进行序列的比对分析,通过在已知数据库中的比对和过滤来确定疾病的致病基因突变。如果是已经报道过的突变位点,可以直接作出疾病的分子诊断;如果是已知基因的未知位点,可以通过突变性质的分析,推断突变致病的可能性;在某些情况下,甚至要进行基因的功能分析,最终完成疾病的分子诊断。

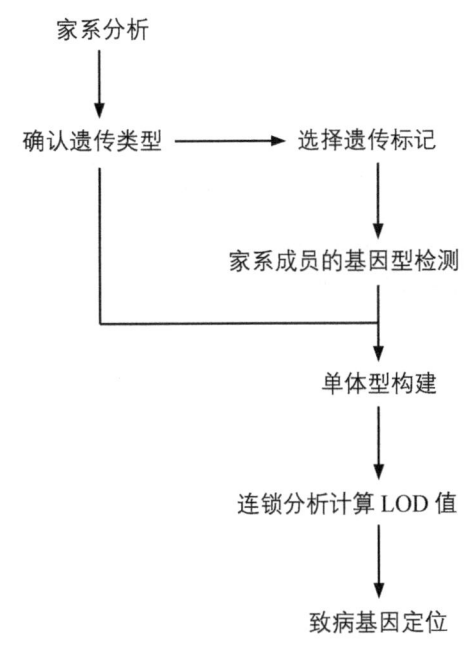

图 52-14 连锁分析基因诊断流程

第二节 染色体病的分子诊断

人类正常的体细胞具有 46 条 23 对染色体。如果在生殖细胞和受精卵早期发育过程中出现差错,就可能会产生染色体数目增加或者减少的情况,从而导致染色体病。

一、常见的染色体病

染色体病(chromosome disease)是染色体异常或者畸变所致。由于染色体异常涉及到多个基因,患者往往会发生多系统的功能紊乱,因而染色体病又被称作染色体综合征。临床上常见的染色体病有 21-三体综合征、18-三体综合征、13-三体综合征等,它们各由 21、18 和 13 号染色体整体或部分增加所致。此外还有由性染色体 X 或者 Y 增加引起的性染色体综合征。21、18 和 13-三体综合征没有治疗方法,目前只能通过产前诊断阻止三体综合征患儿的出生。

二、常见染色体病的无创产前筛查

目前临床上常采用 NIPT(无创产前 DNA 检测,Non-invasive Prenatal Testing)技术进行 21、18 和 13-三体综合征患儿的产前筛查,再对筛查阳性的孕妇采用羊水穿刺等有创手段进行确诊。NIPT 技术的检测原理是基于孕妇外周血浆的胎儿游离 DNA。提取孕妇外周血浆中胎儿的游离核酸,采用高通量测序的技术检测孕妇外周血浆中 21 号染色体的基因片断,并计数它的拷贝数。假设正常孕妇的两条 21 号染色体向外周血浆释放 2800 拷贝的 21 号染色体的基因片断,正常胎儿的两条 21 号染色体向外周血浆释放 2100 拷贝的 21 号染色体的基因片断,那么在正常孕妇外周血浆中有 1800 个 21 号染色体的基因拷贝。而孕育 21-三体综合征患者的孕妇血浆中会存在除了自身两条 21 号染色体释放的1600个拷贝外,还要加上21-三体患者3条21号染色体释放的3100拷贝的21号染色体基因片断,也就是共1900个拷贝,和正常孕妇是不同的。高通量测序计数可以敏感地区分这一差别,进行疾病地预警和筛查。

三、NIPT技术的临床应用

在怀孕12周以后就可以进行NIPT检测,只需要抽取孕妇5ml的静脉血就可以对其是否妊娠21、18、13-三体胎儿进行筛查,但随后还是需要行羊水细胞的染色体核型分析进行产前诊断确诊。以下情况不建议进行NIPT筛查:有直接产前诊断指征的孕妇,比如说35岁的孕妇,高体重（>100kg)的孕妇,通过体外受精－胚胎移植的孕妇、双胎孕妇和合并恶性肿瘤的孕妇。

（郑　芳）

■ 参考文献

陈竺主编,傅松滨,张灼华,顾鸣敏副主编.2015.医学遗传学.第三版.北京:人民卫生出版社.

府伟灵,黄君富主编.2012.临床分子生物学检验.北京:高等教育出版社.

吕建新,樊绮诗主编.2015.临床分子生物学检验.北京:人民卫生出版社.

郑芳,陈昌杰主编.2014.临床分子诊断学.武汉:华中科技大学出版.

Lela Buckingham. 2012. Molecular Diagnostics. Fundamentals, Methods and Clinical Applications. Second Edition. F. A. Davis Company, Philadelphia, USA.

第53章

复杂性疾病的分子诊断

> **大　纲**
>
> **了解**　分子诊断的概念；肿瘤的发病机制，肺癌的早期分子诊断；高血压的概念以及临床诊断标准；糖尿病的概念和特点，糖尿病的遗传因素。
>
> **熟悉**　复杂性疾病分子诊断的特点，分子诊断的常用方法和思路；肿瘤早期诊断的策略，分子检测在肿瘤诊疗中的应用；与高血压发生有关的诸多基因；糖尿病的临床分型。
>
> **掌握**　癌基因与抑癌基因的概念；原发性高血压的分子诊断；糖尿病发病有关的基因。

第一节　复杂性疾病的分子诊断策略

一、复杂性疾病分子诊断

长期以来，对疾病的诊断主要以疾病的表型改变为依据。然而，表型的改变在许多情况下并不是特异的，而且这种改变通常是在疾病发生后的一定时间内才出现。因此，凭借传统的手段常不能及时做出明确的诊断。

研究发现，表型的改变是由相应基因异常所致，也就是说，基因的改变是引起疾病的根本原因。

1. **分子诊断**　分子诊断(molecular diagnosis)以 DNA 和 RNA 为主要诊断材料，通过检测基因的结构或表达异常，对人体状态和疾病做出诊断的方法和过程。

2. **复杂性疾病分子诊断的特点**

(1)针对性强：直接检测致病基因或疾病相关基因，属病因诊断。

(2)特异性强、灵敏度高：采用核酸分子杂交和聚合酶链反应等技术手段，特异性和灵敏性均大大增高。

二、复杂性疾病分子诊断常用的检测标本

复杂性疾病分子诊断最常用的临床标本是患者的外周血细胞或病灶局部的受损组织。近年来，循环 DNA 研究逐渐成为复杂疾病分子诊断的检测对象。

循环 DNA(circulating DNA)，是一种无细胞状态的胞外 DNA，由长度不等的单链或双链 DNA 及其混合物组成；主要以 DNA-蛋白质复合物的形式存在，但也存在着部分游离的 DNA。

根据其核苷酸序列的组成差异性，可分为人类基因组来源的循环 DNA 和病毒性循环 DNA。其中，人类基因组来源的循环 DNA，又可以有以下几种：正常基因组来源的 DNA、肿瘤来源的 DNA 和胎儿来源的 DNA。

人类基因组循环 DNA 来源于：细胞凋亡或坏死后释放的 DNA 片段；细胞主动分泌或释放产生的 DNA 片段，主要为游离状态的 DNA。

三、分子诊断的常用方法与思路

最初的分子诊断是以和聚合酶链反应(polymerase chain reaction,PCR)为核心技术,以DNA作为主要检测对象的临床疾病诊断方法,下面就常用的技术做一简要介绍。

1. 基因结构异常检测

(1)Southern blot 根据待测DNA样本与标记的DNA探针杂交的图谱,可以判断目标基因或相关的DNA片段是否存在,根据杂交点的强度可以了解待测基因的数量。

(2)等位基因特异的寡核苷酸探针杂交(allele-specific oligonucleotide,ASO),是一种检测基因点突变的方法,根据点突变位点上下游核苷酸序列,人工合成大约19个核苷酸长度的片段,其中包括突变的碱基,经放射性核素或地高辛标记后可作为探针,在严格杂交条件下,即使只有一个碱基不配对也不会形成杂交点,只有该点突变的DNA样本才出现杂交点。

(3)单链构象多态性(single strand conformation polymorphism,SSCP):相同长度的单链DNA因其序列不同,甚至单个碱基不同,所形成的构象不尽相同,在非变性聚丙烯酰胺凝胶电泳时速度就不同。

(4)限制性片段长度多态性(restriction fragment length polymorphism,RFLP):遗传连锁分析人群中个体间DNA的序列存在差异,每100~200个核苷酸中便有1个发生突变,这种现象称为DNA多态性。有些DNA多态性可改变某一限制性内切酶的识别位点,因而产生了DNA限制性片段长度多态性。

2. 基因转录水平检测

(1)Northern blot 是检测基因是否表达及表达产物mRNA大小的可靠方法,根据杂交条带的强度,可以判断基因表达的强度。

(2)反转录PCR(RT-PCR)是一种检测基因表达产物mRNA灵敏的方法,若与荧光定量PCR技术结合则可对原始mRNA的拷贝数进行准确定量。

3. 核酸序列分析 核酸序列分析是诊断基因异常(已知和未知)最直接和准确的方法。其中,新一代测序技术能同时检测多个基因或多个位点。

4. 基因芯片 基因芯片是一种高通量的检测平台,可以同时检测一批基因突变或做多态性分析。

第二节 肿瘤的分子诊断

肿瘤的发病机制至今并未完全明了,因此对于大多数肿瘤缺少有效的早期诊断技术手段,导致临床治疗效果和预后不佳。肿瘤发展过程中存在多种基因和蛋白质水平的改变,它们的发生与发展存在一定的遗传学基础,这就是临床肿瘤的分子诊断基础。

一、肿瘤的发病机制

已经发现特定的遗传变异与人类肿瘤发生发展的各个阶段及组织病理学类型相关。这种遗传变异作为对正常组织细胞的一种损伤性改变,是许多人类肿瘤形成最主要的内在因素。遗传变异可以阐明致瘤性转化、肿瘤发生和发展的整个过程。因此,对这些遗传变异的检测,将具有肿瘤诊断和分期的价值。分子诊断还有助于发现高危人群,监测肿瘤转移和评估预后的能力。

1. 阶梯式遗传性疾病 肿瘤是一种复杂性疾病,它的发展是一个阶梯式过程。在这个过程中,细胞逐渐产生异常的增殖和侵袭行为。此外,肿瘤也是遗传性疾病的一个独特形式,它的主要特征是一群多发性体细胞的基因与蛋白水平发生改变。

人类肿瘤的发生原因包括基因的扩增、缺失、插入、重排以及点突变。在很多情况下,特定的遗传变异所致损伤已经被确认与肿瘤的转化和(或)肿瘤的发展有关。肿瘤形成与发展是由多重的遗传学变异所决定,而这些变异的内在规律尚不清楚。从临床的角度来看,随着时间的推移,在肿瘤的转化、发生和发展中,遗传学改变和突变也在不断的积累,这为肿瘤的早期诊断和干预提供了机会。

2. 基因变异 肿瘤是一种最终以基因异常表达为特点的疾病。体细胞突变改变基因表达的模式,导致了细胞生理特性方面的显著改变,包括细胞增殖以及侵袭行为的获得。因此,可以将特定肿瘤的基因表达标记,应用到肿瘤诊断、分型和对治疗反应性的预测当中。在肿瘤的分子诊断中,基因变异中关注最多是癌基因与抑癌基因。

(1)癌基因(oncogene):是一类能引起细胞恶

性转化的基因,最初发现于反转录病毒基因组中,所以称之为病毒癌基因(v-onc)。后来发现在许多动物正常细胞中存在与病毒癌基因相似的DNA序列,称之为原癌基因(pro-oncogene)或细胞癌基因(c-onc)。在肿瘤发生中,细胞原癌基因在结构或表达水平上会发生相应的改变,转变为具有致癌作用的癌基因。按照癌基因编码蛋白的结构和功能及其在细胞内的定位,癌基因可以分为五大类:生长因子类、酪氨酸激酶类、GTP结合蛋白类、核蛋白类和端粒酶类。细胞癌基因存在于正常细胞中,但在正常情况下并不表现出致癌性,只有在各种外因和内因作用下使细胞癌基因活化,才能导致肿瘤发生。癌基因活化的机制可能是多种多样的,主要包括六大类:转导、点突变、插入突变、异位、基因扩增和基因甲基化改变。

(2)抑癌基因:一对等位基因明确的都失去功能,并且由于其功能的丧失,导致细胞过度生长增殖,从而形成肿瘤,这一对等位基因即为抑癌基因。主要包括两个方面:抑癌基因必须是癌细胞中的一对等位基因同时失活的基因;将上述基因的正常野生型基因导入肿瘤细胞,体外培养中可抑制受体细胞的恶性表型及生长增殖,在动物接种中能抑制受体细胞增殖进展为肿瘤。抑癌基因有很多种类,最常见的有以下一些。

①Rb基因:Rb基因是第一个被发现的抑癌基因。首先发现它与儿童视网膜母细胞瘤的发生相关,故称为视网膜母细胞瘤易感基因。Rb基因的缺失或失活,是导致视网膜母细胞瘤发生的重要原因。Rb基因的突变还多见于骨肉瘤、乳腺癌、前列腺癌、膀胱癌、肺癌等。Rb基因在遗传学上是隐性的,即必须两个等位基因同时缺失形成所谓的缺失纯合子,或一个等位基因缺失而另一个因突变而失活,才能导致基因功能的丧失。

②p53基因:正常野生型p53蛋白(wtp53)具有抑癌活性,突变型p53蛋白(mp53)不仅丧失了抑癌活性,而且还能与wtp53蛋白结合使其丧失抑癌功能。所以当一个p53等位基因发生突变时,就足以使细胞呈恶性表型。这一点与必须两个等位基因失活不同,说明p53基因突变的遗传型是显性的。这一特殊遗传学现象称之为显性负效应(dominant negative effect)。

②APC基因:家族性腺瘤样息肉病(familial adenomatous polyposis,FAP)是一种常染色体显性遗传病。APC(adenomatous polyposis coli)基因是FAP的易感基因。APC蛋白的抑癌机制与负调节癌基因产物β-连接蛋白(β-catenin)密切相关,通过促进β-连环蛋白的降解来抑制肿瘤形成,当APC基因失活,会导致细胞增殖乃至恶性转化。APC不仅同FAP有关,而且同散发性结肠癌、肺癌等肿瘤有关。

3. 表观遗传学(epigenetics)改变　肿瘤细胞在发生的早期就已经发生甲基化(methylation)模式的改变,呈基因组全面的低甲基化和抑癌基因的高甲基化趋势,这种异常甲基化模式改变是肿瘤发生的重要特征。甲基化致癌机制包括:肿瘤抑制基因的甲基化失活及5-甲基胞嘧啶引起的高频突变,进而导致的基因功能或表达的改变。很多基因的失活可以看作是甲基化改变与突变、缺失等遗传学改变的联合作用。

此外,DNA损伤、染色体数量和(或)结构的改变、基因组和微卫星的不稳定性都是肿瘤发生发展的重要因素。

二、早期分子诊断及预后

通过分析一些原癌基因的点突变、插入突变、基因扩增、染色体易位,抑癌基因的丢失、突变和异常甲基化改变,可以了解恶性肿瘤的分子机制,有助于恶性肿瘤的早期诊断,同时对肿瘤治疗及预后也有指导意义。

在进行分子诊断时,首先需要获得患者DNA。对于早期肿瘤患者,其病灶可能很小,难以手术或CT下穿刺获取诊断用组织标本。然而,在其血清、血浆及其他体液中也能发现肿瘤组织中相同的异常标志物,这为临床上不易得到肿瘤组织的病例提供了可能的替代方法。因此,对于早期分子诊断来说,多选择含有患者肿瘤细胞来源基因信息的体液、分泌物或排泄物作为临床肿瘤分子诊断的样本,如:血、痰、大便等。下面以肺癌为例,简述分子诊断在早期诊断和预后判断中的应用。

目前,在我国最常见的肺癌类型是非小细胞肺癌中的肺腺癌和肺鳞癌。肺癌的发生涉及多个癌基因的激活以及多个抑癌基因的失活,是一个多步骤多因素的复杂生物学过程。引起肺癌演变的各种分子遗传学病变可用来作为检测临床标本中癌细胞的靶标。

(1)基因点突变:RB、p53、K-ras、N-ras、APC等的点突变在肺癌中均较常见。在原发性肺癌患者分子诊断中,对肺癌患者的痰标本进行检测,其

K-ras 和 p53 等基因突变阳性检测结果明显早于临床诊断。

应用 PCR 技术，在细胞学为阴性的病例中，有 80% 的患者可以从痰液标本中鉴定出相同的突变，67% 的肿瘤患者至少包含了一个 K-ras 或者 p53 基因的突变。该技术十分敏感，可以比临床诊断早一年检测到患者痰液标本中的突变。

此外，75% 的肿瘤患者经过手术完全切除后，检测他们的痰液标本基因突变结果，由手术切除之前的阳性转为阴性，表明将化学预防性策略应用到临床干预中去将成为可能。

类似的分子诊断方法已经被应用到非小细胞肺癌患者的循环 DNA 检测中，检测这些患者的 p53、FHIT 基因和 3 号染色体微小序列的分子改变。约有 73% 患者可检测到 p53 基因突变，57% 患者血浆 FHIT 和 3P 位点发生改变，52% 患者血浆样品 DNA 中至少检出一个遗传基因的改变。经过治疗以后，检测血浆 DNA，如果检测不到基因突变，预示着治疗有效，而如果能继续检测到突变，预示着治疗效果不佳。

（2）抑癌基因启动子高甲基化：启动子 CpG 岛过度甲基化通过多种机制阻断抑癌基因转录，从而使基因失活。在 NSCLC 中，p16、CDKN2 及 APC 等基因启动子存在高甲基化，这是一频发事件，且似乎发生于癌变过程早期。甲基化特异性引物基因扩增（methylation specific PCR，MSP）和甲基化特异性序列分析（methylation specific sequencing，MSS）是目前最常用的甲基化检测技术，基因的甲基化检测可作为一种有效的肺癌诊断指标。

（3）杂合性缺失（loss of heterogeneous，LOH）：通过对正常及肿瘤 DNA 中微卫星标志等位基因的配对比较，可发现肿瘤样本中一条等位基因的丢失，即杂合性缺失（LOH），如检测到新等位基因的存在，表明基因组微卫星不稳定性。LOH 和微卫星不稳定性的检出表明样本中存在某一特定克隆性细胞群，对早期肺癌诊断具有重要价值。

（4）基因异常扩增及染色体异常：基因异常扩增主要是原癌基因的过度扩增，使其基因产物——蛋白质过度表达，从而影响细胞的生长和分化。肺鳞癌通常可出现 c-erB-B1 基因的扩增，随着肿瘤对化疗耐药性的增加，c-erB-B1 基因发生扩增的频率显著增加，提示可能对化疗耐药性的发展起作用。染色体异常在肺癌形成过程中也发挥重要作用，利用高分辨显带及荧光原位杂交（FISH）技术可在 90% 以上肿瘤中发现上述细胞遗传学改变。

三、分子检测在肿瘤个体化治疗中的应用

靶向药物的使用是肿瘤治疗领域的巨大进步。使用靶向药物的前提是检测到患者具有某种特定的基因突变。EGFR 是一种具有酪氨酸激酶活性的跨膜蛋白，活化后的 EGFR 可以将其下游分子迅速磷酸化，从而激活 PI3K-AKT-mTOR、RAS-RAF-MEK-ERK 及 STAT 信号通路。基于 EGFR 在肺癌的发生发展中起的重要作用，针对 EGFR 信号通路设计的靶向药物是近几年肺癌治疗的最瞩目的突破。EGFR 的靶向治疗包括 EGFR 小分子酪氨酸激酶抑制剂（EGFR-TKI）及单克隆抗体。目前 EGFR-TKI 制剂也被 FDA 批准用于 NSCLC 的多线治疗。此外，EGFR 突变的患者 90% 出现在 19 外显子碱基的缺失或 21 外显子的点突变，这些突变导致 EGFR 配体结构依懒性受体细胞被不断激活，从而反映出对 EGFR 靶向治疗的敏感。目前 NCCN 指南已将检测 EGFR 突变状态列为一线使用 EGFR-TKI 靶向治疗的前提条件。

四、分子检测在肿瘤筛查中的应用

随着分子生物学的发展，肿瘤的分子诊断与预测，已成为近年肿瘤研究的热点，人们正在寻找新的分子标记物，以期对具有家族性和环境性高危人群进行筛查，期望能够做到对肿瘤早期诊断与及时有效地治疗。

肿瘤的发生从遗传学角度上来说是一种基因病。在分子水平上，肿瘤的发生常涉及多基因参与，是一个多阶段、多步骤的复杂的生物学过程。尽管有很多基因被证实与散在的以及家族性的肿瘤相关，但是许多还有待于进一步研究。

由突变所导致的基因损伤作为癌症的病因已被普遍接受。在各种各样的人类肿瘤中，基因损伤包括大范围的 DNA 突变（染色体异常和数目改变）和 DNA 序列改变（单核苷突变或小片段 DNA 突变）。单个肿瘤的基因损伤模式是不同的，包括从几个特异位点的分子突变到大范围 DNA 片段的突变。基因损伤不仅与肿瘤的转化、发生与发展有关，还可将其作为肿瘤检测、诊断、分型、分期以及评估预后的标志物。

可以预见，随着肿瘤分子诊断水平的提高，未来的分子诊断实验室将能够有效的筛查易患癌症体质的人群，对他们进行早期检测和治疗，人类也

将最终认清肿瘤的本质并攻克肿瘤。

五、肿瘤微小残留病的分子检测

自 20 世纪 80 年代起,随着免疫细胞化学与分子病理学等方法在临床肿瘤学中的应用,使得针对血循环、骨髓及淋巴系统中肿瘤细胞的研究再度成为热点。曾经有过多种与微小残留病(minimal residual disease,MRD)相关的名词及描述:如,播散肿瘤细胞(dis-seminated tumor cell,DTC)、游离肿瘤细胞(isolated tumor cell,ITC)、循环肿瘤细胞(circulating tumor cell,CTC)、微转移(micrometastasis)等,现在认为上述这些肿瘤细胞存在的形式都是微小残留病的表现形式。

对于肿瘤(尤其是中晚期肿瘤)患者而言,即使原发病灶被去除,患者体内仍然可能存在来自原发病灶的肿瘤细胞。这些肿瘤细胞以单个肿瘤细胞,或以肉眼不可见细胞集落的形式存于血液或人体组织中。在肿瘤患者体内存在的这种肿瘤病变,被称为肿瘤微小残留病,它是肿瘤复发的主要根源。

1. MRD 检测的临床应用　传统形态学检测由于敏感度的限制很难准确反映患者体内肿瘤细胞水平,因而导致 MRD 水平高的患者治疗强度不够,而 MRD 水平低甚至无 MRD 患者接受了不必要的治疗而产生严重的毒副反应,这二种情况都不利于延长患者生存期。此外,和传统的预后特征,如患者年龄、白细胞数等相比,MRD 水平综合反映了药动学、药物遗传学及肿瘤细胞对化疗的敏感性,而前者主要是预测患者对治疗的反应。因此,MRD 检测结果可更灵敏可靠地反映患者的疗效,预示复发,该方法也越来越多地用于指导治疗。

MRD 检测主要应用于以下 3 个方面:① 监测肿瘤患者对治疗的反应,提示复发的可能性;② 通过检测 MRD 比较不同治疗方案的疗效;③ 在自身造血干细胞移植中,通过检测移植物中 MRD 有无评价骨髓或外周血净化的程度。

因此,采用灵敏度高、特异性强及稳定可靠的实验方法对肿瘤患者进行定期 MRD 检测,对判断疗效、预测复发、指导治疗具有重要意义。

2. MRD 的分子检测　循环 DNA 在肿瘤 MRD 的临床检测中具有十分重要的意义。虽然,肿瘤 DNA 标志物从细胞内释放至细胞外,并进入血液形成循环 DNA 的机制尚未完全清楚,但其在临床上的应用价值正在逐步被人们所了解。

尽管目前针对血浆中循环 DNA 标志物的检测还没有直接用于肿瘤的早期诊断和疗效判断,但由于它可提供肿瘤负荷方面的信息,因此对血浆中循环 DNA 标志物进行定量检测,已经成为 MRD 最为敏感和特异的检测手段。

循环 DNA 中具有一系列与肿瘤相关的分子生物学特性,这些特性包括:ras 基因及 p53 基因的突变,抑癌基因 $P14^{ARF}$、$P16^{NK4a}$ 及 APC 基因的高甲基化,微卫星不稳定现象(如等位基因杂合性丢失)以及 DNA 免疫球蛋白重链重排等。这些具有肿瘤特征性基因改变的 DNA 分子作为肿瘤 DNA 标志物已经被用于肿瘤 MRD 的分子诊断。

第三节　原发性高血压

原发性高血压(essential hypertension)又称高血压病,是指收缩压或舒张压升高的临床综合征。根据世界卫生组织高血压专家委员会 1978 年的规定,将血压升高分为两种:确诊高血压,指收缩压≥160mmHg 和(或)舒张压≥95mmHg,两者有一项经核实即可确诊;临界高血压,指收缩压＞140mmHg 但＜160mmHg 和(或)舒张压＞90mmHg 但＜95mmHg。原发性高血压临床上以体循环动脉压升高为主要表现,可引起动脉、脑、心、肾等器官的病变。原发性高血压占高血压患者群体的 95% 以上,是危害人类健康的主要疾病之一。

一、原发性高血压的分子遗传

原发性高血压作为一种常见病,是在一定的遗传背景下由于多种后天环境因素作用使正常血压调节机制失代偿所致,但病因仍未完全明确。现已发现与血压调控和高血压发病有关的诸多基因。

1. 肾素基因　人肾素基因位于 1q21.3-32.3 区域,全长约 12.5kb。肾素是一种天冬酰胺基蛋白酶,分子量约为 43 000,主要由肾入球小动脉上的近球细胞分泌。它可以激活血管紧张素原(angiotensinogen,ATG)变成血管紧张素 Ⅰ(Ang Ⅰ),Ang Ⅰ 是强烈缩血管物质,是血管紧张素 Ⅱ(Ang Ⅱ)的前体。肾上腺素、去甲肾上腺素和多巴胺均能增加肾素分泌，Ang Ⅱ及血管加压素能反馈抑制肾素分泌。因此肾素的调控与血管张力调节之间关系密切。

2. 血管紧张素原基因　ATG基因可能是决定高血压发生的候选基因。人类ATG基因位于1q42-43区域。ATG是肝合成的一种糖蛋白，分子量为60 000~65 000，是十四肽，可被肾素水解为Ang Ⅰ，Ang Ⅰ经转化酶水解成Ang Ⅱ，后者是已知的内源性升压物质中作用最强的激素之一。ATG受雌激素、糖皮质激素、甲状腺激素和Ang Ⅱ的调节。现已证实：①ATG基因位点与高血压有相关性；②ATG基因多态性与高血压有相关性；③血清ATG水平升高与基因变异有相关性。

3. 血管紧张素转化酶基因　人类血管紧张素转化酶(angiotensin-converting enzyme，ACE)基因位于17q23。ACE是一种羧基肽酶，分子量为130 000~140 000。ACE在体内分布广泛，其主要作用是将Ang Ⅰ转换为Ang Ⅱ，是Ang Ⅱ生成的限速酶，同时可降解缓激肽。ACE基因第16内含子中有一段287bp的序列，呈插入(insertion，I)或缺失(deletion，D)多态性，可形成DD、ID、II三种基因型。目前一般认为，各种类型的ACE基因突变所致ACE表达或功能异常，是引起原发性高血压的主要原因之一。

4. 心钠素基因　1979年De Beld首先发现心肌细胞内存在一种快速而强烈的利尿利钠因子，后经证明它是由心房合成、贮存和分泌的多肽激素，故命名为心钠素(atrial natriuretic peptide，ANP)。目前大多数学者认为，高血压时心钠素合成和释放增加可能是一种代偿机制，通过其利尿利钠、舒张血管、降低中心静脉压、增加肾小球滤过率和肾血流量等作用，防止血压进一步增高。人类心钠素基因长约2.5kb，含有3个外显子和2个内含子，位于1p36。

二、原发性高血压的分子诊断

运用分子生物学检测技术筛查致病基因，可对高血压病中某些关键基因的改变进行确认。例如，对ATG基因全部外显子筛查发现第2号外显子704位碱基发生T→C置换，造成第235个氨基酸由甲硫氨酸变为苏氨酸(M235T)；另一个为第2号外显子521位核苷酸发生C→T置换，造成第174号苏氨酸变为甲硫氨酸(T174M)。这两种突变在高血压人群中的出现频率比正常人高。

高血压病的致病基因尚未明确，对上述基因的研究以及有关基因的突变检测远不能作为诊断原发性高血压的指标，但是筛查这些基因的突变有助于揭示不同个体发病的遗传背景，为高血压防治提供帮助。

第四节　糖　尿　病

糖尿病(diabetes mellitus)是一组以慢性血葡萄糖(简称血糖)水平增高为特征的代谢病群，主要特点是血糖过高、糖尿、多尿、多饮、多食、消瘦、疲乏。糖尿病是最常见的慢性病之一。

糖尿病是由遗传和环境因素相互作用而引起的常见病，若得不到有效治疗，可引起身体多系统损害。到目前为止对糖尿病的诊断依据，主要依赖于血糖及糖化血红蛋白的定量检测。糖尿病是一个多病因的综合病症。糖尿病与遗传因素有关，父母如果都患有糖尿病，所生子女患糖尿病机会明显增高。许多研究工作也表明糖尿病的遗传不是单一基因遗传，而是多基因遗传。且糖尿病的遗传不是疾病本身，而是对糖尿病的易感性，必须有某些环境与饮食因素的作用，才能诱导发生糖尿病。

一、1型糖尿病

尽管任何年龄都可发病，但1型糖尿病常见于儿童及青少年，30岁以前发病的糖尿病以1型占多数。1型糖尿病占所有糖尿病的10%~15%，临床特点是高血糖，易出现酮症酸中毒。胰腺分泌胰岛素很少或不分泌。大约80% 1型糖尿病患者存在特异性HLA型，并可检出血清胰岛细胞表面抗体和胞质抗体(如谷氨酸脱羧酶抗体和胰岛素抗体)。在30岁前诊断为1型糖尿病的白种人存在特异性HLA-D型(HLA-DR3、HLA-DR4、HLA-DR3/HLA-DR4)。1型糖尿病易感基因位于第6号染色体HLA-D位点及其附近。HLA-DQ与1型糖尿病关系(保护性或易感性)似乎比HLA-D更密切。有证据表明，1型糖尿病为多基因遗传。近期诊断的1型糖尿病儿童中仅有10%~12%其第一级亲属伴有1型糖尿病，单卵孪生子的1型糖尿病发病一致率≤50%。

另外，胰岛B细胞功能的遗传缺陷可导致特殊类型的糖尿病，包括：染色体20肝细胞核因子4α

(HNF-4α)基因 MODY1(maturity-onset diabetes of the young,幼年起病的成年型糖尿病);染色体7葡萄糖激酶(GCK)基因 MODY2;染色体12肝细胞核因子1α(HNF-1α)基因 MODY3;染色体13胰岛素启动因子1α(IPF-1)基因 MODY4;染色体17肝细胞核因子1β(HNF-1β)基因 MODY5;染色体2神经原性分化因子/β细胞 E-核转录激活物2(Neuro DI/Beta)MODY6。

二、2型糖尿病

2型糖尿病由胰岛素受体基因和葡萄糖激酶基因突变所致。

胰岛素受体基因突变常常引起胰岛素抵抗,它主要通过抑制受体的生物合成,使受体向膜的转运发生障碍,降低受体与胰岛素的亲和力,抑制受体酪氨酸激酶活性,加速受体降解,从而减少细胞膜表面的胰岛素受体数目和(或)削弱胰岛素受体的正常功能而最终导致胰岛素抵抗。由于胰岛素受体基因与胰岛素抵抗的关系密切,胰岛素受体基因已成为诊断与胰岛素抵抗相关疾病的重要候选基因。

葡萄糖激酶(glucokinase,GCK)是糖代谢的第一个限速酶,如果 GCK 功能缺陷或表达减少,将使肝葡萄糖利用受阻及胰岛 B 细胞胰岛素分泌减少。因而,葡萄糖激酶基因变异是糖尿病的发病原因之一。GCK 基因位于第7号染色体短臂上(7p),其3'端10kb处有一个多态性(CA)n 微卫星双碱基重复序列,该部位很容易出现缺失或插入2n个核苷酸片段,已经发现 GCK 基因变异与2型糖尿病的一个亚型 MODY 的发病密切相关。GCK 等位基因的多态性分布与常见的2型糖尿病亦有明显相关性。

(潘世扬)

■ 参考文献

樊绮诗.2007.分子生物学检验技术.2版.北京:人民卫生出版社.

葛均波,徐永健.2013.内科学.8版.北京:人民卫生出版社.

潘世扬.2013.临床分子诊断学.北京:人民卫生出版社.

George P.2007. Patrinos. Molecular diagnostics.北京:科学出版社.

第54章

分子诊断的其他应用

> **大　纲**
>
> **了解**　主要组织相容性复合物的概念；亲子鉴定的依据；个人识别的常用检测指标；性别鉴定的常用方法；线粒体 DNA 的基因结构特点和遗传方式；医院获得性感染的概念。
>
> **熟悉**　HLA 复合体的基因结构及其特点；HLA 的遗传特点；亲子鉴定的原理；DNA 遗传标记的概念、特点及其分类；个人识别的概念和使用的标本类型；医院感染控制的意义。
>
> **掌握**　组织配型中常用的 HLA 分子分型方法的原理和应用；常用亲子鉴定技术的原理及其应用；个人识别常用的 DNA 遗传标记和分子诊断技术；性别鉴定与 Y 基因检测的分子诊断技术和线粒体 DNA 分析的意义；细菌分型的常用分子诊断技术的原理及方法学评价。

分子诊断技术的运用是 21 世纪人类医疗保健的有力保障。虽然分子诊断学发展的历史不长，但已广泛应用于感染性疾病、遗传病和多基因疾病的诊断等方面，并且还广泛应用于移植配型、法医鉴定和医院感染控制等多个领域。

第一节　分子诊断在移植配型中的应用

移植排斥是同种器官移植成功的主要障碍。进行移植配型是器官移植的必要前提，人类白细胞抗原(human leucocyte antigen，HLA)配型是影响器官移植存活率的重要因素之一。传统的 HLA 分型方法有血清学分型方法和细胞学分型方法，随着分子诊断学的飞速发展，HLA 分子分型的方法日趋完善，在器官移植配型中发挥了重要的作用。

一、HLA 与器官移植

主要组织相容性复合物(major histocompatibility complex，MHC)是由一组高度多态性基因组成的染色体区域。MHC 基因的表达产物称为 MHC 分子或主要组织相容性抗原，因这些抗原在器官移植中代表供-受体双方的组织相容性程度，故又称为移植抗原。

HLA 基因系统是人类的 MHC。HLA 复合体是迄今所知人类中多态性最丰富的遗传系统，定位于第 6 号染色体短臂 6p21.31 区，长 3600kb。HLA 系统是由一系列紧密连锁的基因座位所组成的具有高度多态性的遗传复合体。HLA 复合体分为Ⅰ类、Ⅱ类和Ⅲ类基因区。Ⅰ类基因区靠近端粒，Ⅱ类基因区靠近着丝粒，中间为Ⅲ类基因区。Ⅰ类基因主要包括 A、B、C、E、F、G、H、J、K、L 基因，其中基因 A、B、C、E、F、G 编码 HLA-Ⅰ类抗原的 α 链，基因 H、J、K、L 为假基因。Ⅱ类基因主要包括 DM、DO、DP、DQ、DR 5 个基因。Ⅲ类基因主要包括补体 C2、C4、Bf 基因和 22-羟化酶基因、热休克蛋白基因、肿瘤坏死因子和淋巴毒素基因。

HLA-Ⅰ类和Ⅱ类分子是引起同种异体移植排斥反应的主要抗原，供者与受者 HLA 的相似程度直接反映出两者的相容性。供-受者间的 HLA 相似性越高，移植成功的可能性越大。为了降低移植排异反应，延长移植物的存活时间，移植前的重要工作就是通过检测 HLA 进行组织配型，选择 HLA

抗原与受者尽量相同的供者,以最大程度的降低移植后发生排异反应的可能。

HLA 的遗传特点是移植配型的理论基础。HLA 的遗传特点包括单倍型遗传、共显性遗传和连锁不平衡。

单倍型(haplotype)是指 1 条染色体上 HLA 各位点基因紧密连锁组成的基因单位。人体细胞为二倍体型,2 个单倍型分别来自父亲和母亲,共同组成个体的基因型(genotype)。由于 1 条染色体上 HLA 各位点的距离非常近,很少发生同源染色体之间的交换,因此新代的 HLA 以单倍型为单位将遗传信息传给子代。

共显性(co-dominance)是指某位点的等位基因不论是杂合子还是纯合子,均能同等表达,二者的编码产物都可在细胞表面检测到。故每个位点可具有 2 个抗原,可能相同,也可能不同,这些抗原组成了个体的表型(phenotype)。

理论上 1 个 HLA 位点的等位基因与另 1 个或几个位点的等位基因在某一单倍型出现的频率应等于各自频率的乘积。然而在很多情况下,预期的单倍型频率往往与实际检测的频率相差很大,在不同的地区或不同的人群,某些基因相伴出现的频率特别高,这种现象称为连锁不平衡。

二、组织配型中的 DNA 分型技术

传统的 HLA 分型方法有血清学方法和细胞学方法,血清学方法和细胞学方法主要侧重于分析 HLA 抗原的特异性,以受检者的淋巴细胞作为检测标本。血清学分型方法存在抗体来源困难、对 HLA-Ⅱ类抗原存在较大的误差、血清学检测的表型相同但基因型不一定相同等缺点而限制了其应用。细胞学分型方法存在分型标准细胞来源困难、细胞培养周期过长、操作烦琐等缺点而逐渐趋于淘汰。近年来,分子诊断技术引入了 HLA 检测的领域,产生了 HLA 分子分型法,使 HLA 配型从抗原水平上升到基因水平,提高了配型的精确性和器官移植的成功率,在器官移植配型中发挥了重要的作用。

目前常用的 HLA 分子分型的方法有 RFLP、PCR-SSO、PCR-SSCP、PCR-SSP、FCM-SSO、基因芯片法和 SBT 分型法等。

1. 限制性片段长度多态性技术　限制性片段长度多态性技术(restriction fragment length polymorphism,RFLP)是最早建立的 HLA 基因分型技术,最早由 Bidwell 于 1979 年发明,但直到 1988 年才用于 HLA-DR 和 DQ 分型并获得成功。其原理是 HLA(主要是 HLA Ⅱ类抗原)核苷酸碱基序列的不同部位存在多个不同的限制性内切酶位点,利用核酸内切酶特异性消化和切割这些位点,产生数量和长度不一的 DNA 酶解片段,经琼脂糖电泳后用特异性探针与整个基因组 DNA 的酶解片段进行杂交,即可分析限制性片段长度多态性,借以确定 HLA 的型别。RFLP 首次实现了 HLA 基因水平的检测,但由于操作步骤烦琐,内切酶的选择较困难,电泳条件难掌握,等长的消化片段和微小片段难以区分等而限制了其应用,但在检测未知序列和罕见等位基因方面,该技术具有其独特的优势。

若对 DNA 片段先进行 PCR 扩增,然后再用限制性内切酶进行酶切分析,可使检测的敏感度大大增加,这种方法称为 PCR-RFLP 分型法。PCR-RFLP 分型法所应用的 PCR 引物为 HLA 组特异性的,此法特别适应于小量标本的研究和异基因骨髓移植供者的选择。由于有些 PCR 扩增产物不能被内切酶作用,较难选择能够消化和区分所有等位基因的内切酶,因此不能检测所有已鉴定的等位基因。

2. 聚合酶链反应-序列特异性单核苷酸探针杂交技术　聚合酶链反应-序列特异性单核苷酸探针杂交技术(PCR-sequence specific oligonucleotide probe hybridization,PCR-SSO)是目前用于 HLA-Ⅱ类抗原分型最多的方法之一,能够鉴定所有已知序列的 DP、DQ、DR 等位基因。采用 PCR 技术,以 HLA 等位基因位点间或组间特异性引物扩增目的基因,将扩增产物电泳后转移到硝酸纤维素膜或尼龙膜上,然后与单核苷酸探针进行杂交,通过放射自显影、酶促显色或发光技术分析待测 DNA 序列,从而确定 HLA 的基因型别。

根据固定在杂交膜上的是 PCR 产物或特异性探针而将其区分为正向 PCR-SSO 和反向 PCR-SSO。前者将 PCR 产物固定在膜上,针对各种等位基因核苷酸序列的差别设计合成一套序列特异性单核苷酸探针,在严格控制杂交和洗膜的条件下,最终经放射自显影或化学显影而判断该片段是否与探针具有同源序列。不同的 HLA 特异性需要不同的探针,而且不同的探针所需的杂交和洗膜条件不同,因此,正向 PCR-SSO 操作烦琐,受技术、设备、环境及人为因素的影响,使其不能作为常规方法应用。反向 PCR-SSO 是将一套设计合理的探针

固定于杂交膜上,再与扩增产物杂交,因其一次杂交即可检测所有等位基因,大大简化了实验操作,从而被多数实验室接受。

PCR-SSO技术具有灵敏度高、特异性强、需样品少等优点。然而,PCR-SSO只是根据已发现的等位基因序列设计的,对新的HLA等位基因,虽可通过新的杂交格局来判断,但当某一样品仅在某个位点检测到一个等位基因时,不能确定其为纯合子或是杂合子,因而不能精确地统计HLA等位基因或单倍体频率。

3. 聚合酶链反应-单链构象多态性技术　聚合酶链反应-单链构象多态性技术（PCR-single strand conformational polymorphism,PCR-SSCP）是以待测基因PCR扩增为基础,对扩增的DNA单链（ss-DNA）进行多态性分析的HLA分型方法。其原理为：在不含变性剂的中性聚丙烯酰胺凝胶中电泳时,单链DNA因碱基序列不同所形成的构象不同,则电泳迁移率也不一样,如此可分辨出单一碱基的差异和检测出DNA多态性或点突变,有助于新的HLA等位基因或突变体的发现。

PCR-SSCP的检测范围广,能检出目的基因任何部位发生的数个碱基甚至1个碱基的差异,但它不能确定变异的部位。与PCR-SSO方法相比,具有简单、快速和精确等优点。临床上,已初步应用于异基因骨髓移植的配型工作。

4. 聚合酶链反应-序列特异性引物技术　聚合酶链反应-序列特异性引物技术（PCR-sequence specific primer,PCR-SSP）首先由瑞典科学家Olerup等在20世纪90年代初创建,早期主要用于HLA-Ⅱ类基因分型,目前已广泛用于HLA-Ⅰ类和HLA-Ⅱ类基因分型。其原理是根据已知的HLA等位基因核苷酸序列的多态性,设计出HLA等位基因的序列特异性引物,每一型别的等位基因都有特定的引物相对应。通过PCR扩增各等位基因的型别特异性DNA片段,然后通过凝胶电泳检测PCR产物,依据是否有对应的特异性扩增产物条带来判断HLA基因型。纯合子出现1条特异性扩增产物条带,杂合子出现2条特异性扩增产物条带,即使1个碱基的差异也可精确地分辨出。PCR-SSP分型技术具有分辨率高、特异性好、方法简便、快速、经济和结果直观等特点,被用于临床常规分型。

5. 流式细胞术-SSO分型技术　流式细胞术-SSO分型技术（flow cytometry-sequence specific oligonucleotide probe hybridization,FCM-SSO）是将PCR反向序列特异性单核苷酸探针技术与流式细胞术相结合的HLA分型技术。其原理是采用PCR技术,以HLA等位基因位点间或组间特异性引物扩增目的基因,然后与附着在荧光标记微颗粒磁珠上的HLA各等位基因单核苷酸探针进行杂交,每个微颗粒磁珠不仅附有特异性HLA探针,而且存在荧光色彩差异。最后在专用流式细胞仪LABScan™100上利用激光的原理可检测出相应的HLA等位基因。

该方法具有以下优点:自动化的检测系统有效地减少了人为误差,增加了结果准确性;1个反应管中混合有100个不同的SSO探针,检测通量高检测快速,结果客观;不需要新鲜样本,利用DNA为实验材料,可以随时根据要求检测或进行回顾性研究。由于以上优点,该系统更加适合脐血库和骨髓库的大量配型要求。

6. 基因芯片　基因芯片（gene chip）是近年发展起来的一项新技术,是传统反向斑点杂交技术的微型化,以固体为支持物,如玻璃、塑料或硅等。将特异性单核苷酸探针点样并固定在固相支持物上,每平方厘米可固定几千甚至几十万个探针,因而短时间内可检测大量的碱基序列。根据HLA不同基因亚型的独特核苷酸序列设计探针,可制成HLA分型芯片,待测样本DNA经PCR扩增反应标记上荧光素后,与芯片上固定的探针进行杂交,通过激光扫描对杂交产生的荧光信号值进行自动分析,即可确定样品DNA的HLA等位基因型别。该方法具有以下优点:

(1)高灵敏度,经过二级放大（PCR扩增和荧光素的发光放大）使其具有较高的灵敏度。

(2)高效性,1张芯片上可放置成千上万个不同的单核苷酸片段,可以1次同时检测所有HLA位点。

(3)高特异性。由于实验方法的自动化和程序化,减少了人为的操作误差。

(4)低检测成本,自动化程度高,有利于大规模推广应用。虽然基因芯片在HLA的配型领域的应用还不成熟,但可以预测,基因芯片必将成为一种理想的高效的配型手段。

7. 以碱基序列为基础的HLA分型技术　以碱基序列为基础的HLA分型（sequence based typing,SBT）是以直接测定DNA序列为基础的HLA分型方法,而前述几种基因分型方法只能测定

HLA 的表型,却不能确定该表型的核苷酸序列。生物多态性的本质是编码基因产物的核苷酸序列而非表型,表型相同的个体其 DNA 序列并不一定相同。由于 HLA 的高度多态性,上述方法很难确定所有的等位基因,直接对 HLA 的碱基序列进行分析是最准确的方法。近年来 SBT 已由手工测序发展为自动测序,并且配备有一系列数据库分析软件。应用 SBT 不仅能进行序列识别和分型,还有助于发现新的序列。

三、组织配型在器官移植中的应用

同种异体间器官移植的成败在很大程度上取决于供、受者间 HLA 型别的差异。因此,移植术前进行 HLA 配型是寻找合适供者的主要依据。在同种异体移植术中,HLA 型别不符是导致宿主抗移植物急性排异反应和移植物抗宿主反应的主要原因。HLA 配型在器官移植中是必要的,HLA 的相容性程度是影响移植物长期存活的主要因素之一,良好的 HLA 配型可提高移植器官的存活率。

器官移植组织配型标准最早是由美国器官分配联合网(united network for organ sharing, UNOS)于 1987 年提出的 HLA-A、B、DR 抗原配型标准。由于 HLA 系统的高度多态性使得极难在无关人群中找到 6 个抗原相配的供受者。后来,Maruya 等提出了一种把 HLA-A、B、DR 错配分为"可接受性错配"和"具免疫原性错配"2 个范畴的方法,主要依据回顾性研究结果将供受者间 HLA 配型数据进行分组。对于可接受性错配分组,观察到与 HLA-A、B、DR 零错配组相似的移植结果。

目前,临床器官移植组织配型主要对 HLA-A、B、DR 抗原配型,其中应特别强调 DR 位点的配型。研究发现,在肾移植术后的早期(6 个月内),以 DR 位点对移植物存活的影响最大,B 位点次之,A 位点影响很小。术后 6 个月至 5 年,这 3 个位点对移植物存活的影响基本相似。这 3 个位点的影响力是叠加的,0 错配和 2 个位点错配的移植物 5 年存活率差异是 6%,0 错配和 6 个位点错配的移植物 5 年存活率差异是 16%。HLA-A、B 错配,对肾移植的早期和晚期均有影响,HLA-DR 错配对移植后开始的 3 个月影响较大。对于再次肾移植的受者,DR 错配是对移植物存活影响最大的危险因子。有一些研究表明 HLA-C 抗原错配与肾移植急性排异反应有相关性,因此,HLA-C 抗原配型已经在一些配型中心得以开展,以增加移植器官存活的组织相容性保障。

致敏受者的肾移植是器官移植领域的难题之一,尤其是高致敏受者肾移植。由于超急性排异反应的发生率高,严重影响移植成功率和移植物的存活率。通过准确预测受者的致敏状态和严格的供受者 HLA 配型,能有效地避免超急性排异反应并减少急性排异反应的发生,显著提高移植成功率和移植物存活率。

第二节　分子诊断在法医学鉴定中的应用

随着分子诊断学的飞速发展,分子诊断学技术已普遍应用于生物学及医学等领域。自 20 世纪 80 年代中期,开始应用于法医鉴定,使法医物证鉴定从蛋白质、激素水平深入到 DNA 分子水平。法医亲子鉴定及个人识别从否定到肯定,极大地提高了肯定和排除亲子关系、个人识别的效率,实现了法医学鉴定水平的飞跃。分子诊断技术已成为法医物证学发展的主导方向,已建立了一系列灵敏、快速、准确的检测方法,可解决微量、腐败程度高的检材难题,达到了单细胞分析水平。

一、亲子鉴定

亲子鉴定是指在对父母和子女之间的亲生关系(或称为生物学关系)有所怀疑,需要进行遗传关系方面的检查,以便确定关系尚未肯定的父母与子女之间是否存在亲生关系时所进行的检测。

1. **亲子鉴定的依据**　亲子鉴定的依据包括遗传性状(或遗传特征)、妊娠期限和生殖能力等方面,其中遗传性状是亲子鉴定的最主要依据。

遗传性状是生物体表现的一切形态、生理特征和代谢类型的统称,其中可检测的、由遗传决定的特征,并能够按预期的方式从一代遗传给下一代的性状,在遗传学上称为单位性状。不同个体的单位性状常表现出差异,可用于遗传分析。可明确反映遗传多态性的生物特征称为遗传标记(genetic marker)。在经典遗传学中,遗传多态性是指等位基因的变异。在现代遗传学中,遗传多态性是指基因组中任何位点上的相对差异以及所体现出来的遗传性状上的差异，主要包括形态学遗传标记、蛋白质遗传标记及 DNA 遗传标记 3 大类。

(1)形态学遗传标记:形态学遗传标记是指那些能够明确显示遗传多态性的外观性状，比如毛发、皮肤、眼睛的颜色、耳毛、脸型及短指等，偶尔可以协助解决亲权纠纷。但是由于这种遗传标记的鉴定方法比较粗糙，准确性不高，因此在实际法医亲子鉴定中的运用较少。

(2)蛋白质遗传标记:蛋白质遗传标记通常可分为酶蛋白质和非酶蛋白质 2 种，血液中的蛋白质是过去经常用来进行亲子鉴定的遗传标记。血液中主要含有下列 4 种成分，即红细胞、白细胞、血浆与血小板，各有许多蛋白质遗传标记，具有遗传多态性。它们中的许多蛋白质可以被用于亲子鉴定。目前已经发现近 260 种红细胞的同种抗原、50 多种红细胞酶型、近 100 多种血浆蛋白和 120 多种白细胞同种抗原可用于亲子鉴定，共有 539 种遗传标记，涉及 56 个血型系统，实际被利用的遗传标记近 107 种。

(3)DNA 遗传标记:DNA 遗传标记是在 DNA 水平上反映遗传的多态性。DNA 水平的遗传多态性表现为 DNA 长度多态性和 DNA 序列多态性。

①DNA 长度多态性:DNA 长度多态性(length polymorphism)是指在两条同源染色体上，同源 DNA 片段的核苷酸排列数量存在差异。DNA 长度多态性是由于片段插入、缺失或重复序列数目变异所致，其中占整个基因组 20%～30% 的重复序列是导致 DNA 长度多态性的最常见原因。以多拷贝形式存在的 DNA 序列称为重复序列，大多存在于基因内非编码区或基因附近。根据重复序列结构和分布特点可分为以下 3 类:

a. 散在重复序列:是指单拷贝 DNA 序列以其单体形式散在分布于整个基因组中。由于其分布间隔片段大小不同又可分为短片段型和长片段型。

b. 串联重复序列:具有特定的重复单位，各重复单位头尾相连形成的重复序列称为串联重复序列，又称为卫星 DNA。由于结构上的不同，卫星 DNA 又分为 4 类，即大卫星 DNA、中卫星 DNA、小卫星 DNA 和微卫星 DNA。小卫星 DNA 和微卫星 DNA 具有极高的多态性，是法医学上亲子鉴定和个人识别的重要遗传标记。

c. 倒位重复序列:重复单位是互补序列，并在同一条 DNA 链上呈反向排列的重复序列称为倒位重复序列。根据两个互补拷贝之间是否存在间隔序列又分为有间隔重复序列和无间隔重复序列两种形式。

②DNA 序列多态性:DNA 序列多态性(sequence polymorphism)是指在 2 条同源染色体上，同源 DNA 序列长度相等，但个别核苷酸存在差异。单个核苷酸变异所引起的 DNA 序列多态性称为单核苷酸多态性(single nucleotide polymorphism, SNP)，它是人类可遗传的变异中最常见的一种，是由碱基的替代、插入或缺失所致。

与以往的遗传标记相比，DNA 标记还有许多特殊的优点，如无表型效应、不受环境限制和影响、检测方法简单、迅速、结果准确等。

2. 亲子鉴定的原理　人类的遗传性状根据受基因控制的程度可分为 2 类:一类是受单一基因座的等位基因控制，与环境无关的单纯遗传特征，如血型、DNA 多态性、味觉能力等;另一类是受多基因座共同控制，同时还受环境、营养状态、疾病等非遗传因素影响的复杂遗传特征，如身体的形态、容貌、肤色、皮肤纹理等。单基因遗传特征分析是亲子鉴定中最可靠、最基本和最常用的方法。

常染色体上的基因或遗传标记，按照孟德尔遗传规律遗传，子代的 50% 染色体来自父亲，50% 染色体来自母亲，亲代基因型决定子代基因型。根据遗传规律，在排除遗传变异和分型错误的前提下，鉴定亲子关系的基本原理如下:

(1)在肯定每个基因必须来自生父，而假设父亲并不具有这个基因的情况下，可以排除其亲子关系。

(2)在肯定某个基因必须来自生父，而假设父亲具有这个基因的情况下，不能排除其亲子关系。

性染色体上的基因或遗传标记，因其种类不同而遗传方式也不同。Y 染色体上的基因或遗传标记按照伴性遗传方式遗传，X 染色体上的基因或遗传标记在母子间按母系遗传的规律遗传。根据这些规律，如果父子间 Y 染色体的遗传标记不同，或母与子女间 X 染色体的遗传标记不同，可以否定亲子关系。这 2 类遗传标记分别适用于母亲不能参加的父子间的单亲鉴定和父亲不能参加鉴定的母子间的单亲鉴定，还可用于隔代、同胞间亲缘关系的鉴定。

3. 常用的亲子鉴定技术　目前在法医学中常用的亲子鉴定方法有:ABO 血型检查、DNA 指纹分析和 STR 分型技术等。

(1)ABO 血型检查:ABO 血型的表型有 A、B、

O 和 AB 型 4 种。ABO 血型基因座位于第 9 号染色体上，3 个复等位基因 A、B、O 构成 6 种基因型。A、B 等位基因为显性基因，分别作用于 H 物质，使之转变为 A 或 B 抗原，O 等位基因为隐性基因。血型遗传符合孟德尔遗传规律，在一个家庭中，孩子的血型基因必定来自于父母。除了 A 型血与 B 型血的人婚配外，其他血型组合都有概率为 0 的不可能事件，即都有一些不可能出现的血型。因此，用红细胞进行亲子鉴定，只能否定，不能肯定，也就是只能做亲权排除。

(2) DNA 指纹分析：DNA 指纹（DNA fingerprint）分析是指将人类基因组 DNA 用特定的限制性核酸内切酶消化后，经电泳分离，转移至硝酸纤维素膜或尼龙膜上，用已知序列的小卫星 DNA 的核心序列探针杂交，显示出由一系列不等距离、相互间隔的多条电泳谱带组成的高度多态性图谱。不同个体之间的差异在图谱中主要表现为谱带位置、数目和密度强弱的差异。核心序列探针与不同个体的 DNA 进行分子杂交会呈现出各自特有的杂交图谱，它们与人的指纹一样，具有专一性和特征性，因人而异，因此被称作"DNA 指纹"。由于 DNA 指纹图谱具有多位点性、高变异性、简单而稳定的遗传性，因而自其诞生就引起了人们的重视，表现出巨大的实用价值。DNA 指纹图谱的高变异性和体细胞稳定性可用于鉴定个体，这对法医学上亲代与子代的血缘关系极有价值。

高分辨率的 DNA 指纹图通常由 15～30 条带组成，DNA 指纹区中绝大多数区带是独立遗传的，且遵循孟德尔遗传规律，后代 DNA 指纹图中的每一条带都可以在双亲之一的 DNA 指纹图中找到。因此，利用 DNA 指纹分析可进行亲子关系鉴定。DNA 指纹分析在亲子鉴定中比 ABO 血型更准确，但由于 DNA 指纹技术操作过程复杂、耗时费力、检材用量大，不能确定每条带的染色体定位及各位点之间的独立性，且在分型标准化方面较困难。因此，在亲子鉴定中逐渐被其他技术所替代。

4. STR 分型技术　短串联重复序列（short tandem repeats，STR）是当前法医学领域应用最为广泛的遗传标记，由 2～7bp 重复单元组成的短串联重复序列，片段长 100～500 bp。STR 广泛分布于人类基因组。据估计，人类基因组每 20 bp 就有 1 个 3 bp 或 4 bp 串联重复序列的 STR 位点，约 50% STR 位点具有遗传多态性。STR 位点的突出特点是基因座多，片段短，多态性高，在亲子鉴定和个人识别中的使用价值高。STR 用于法医学检测，具有以下优点：

(1) 不需要杂交，只要设计出 STR 两侧 DNA 引物对待侧样本 DNA 进行的 PCR，即可根据电泳谱带认定或排除亲子关系。

(2) 由于 STR 广泛分布于整个基因组，可分析部分降解的 DNA。

(3) STR 序列较短，各位点 STR 扩增条件相差不大，可对几个 STR 位点进行同步扩增，即 STR 多重 PCR 扩增技术，省时、节约检材、提高识别概率。STR 多重 PCR 扩增是将多个 STR 位点的引物加入同一反应体系，固定 dNTP、Mg^{2+} 浓度，恒定循环温度和循环次数，调节各引物浓度进行同步扩增。STR 多重 PCR 扩增技术的建立大大提高了亲子鉴定的能力，目前已开发出可同时检测 16 个 STR 基因座的多重 PCR 扩增体系，明显提高了检测的信息量。与传统的亲子鉴定方法相比，该法肯定亲权关系概率高（≥99.99%），排除亲权关系的位点多（≥3 个）。

5. 亲子鉴定的应用　亲子鉴定是法医物证检验的主要任务之一，不仅可以为刑事、民事诉讼案件的审理提供有利的科学证据，也可以为某些行政法规的贯彻实施提供有效的保障。随着科学技术的进步、经济的发展和国民法律意识的增强，涉及亲子鉴定的案件越来越多。亲子鉴定常用于以下方面。

(1) 涉及民事纠纷的亲子鉴定：包括①涉及婚生或非婚生子女抚育责任或财产继承诉讼案；②怀疑医院产房调错婴儿的诉讼案。

(2) 涉及刑事案件的亲子鉴定：包括①碎尸案中的身源认定；②杀婴、拐骗儿童等案件中孩子身源的认定；③强奸案或违纪性案件中对儿童或胎儿亲生父亲的确定。

(3) 涉及行政事物的亲子鉴定：①移民涉外公证；②失散亲人亲缘关系的认定；③计划外生育责任人的确认及其子女户籍的注册等。

二、个人识别

在法医学中，分析生物性检材以揭示个体身份的工作称为个人识别（personal identification）。生物性检材包括人体组织与器官、体液、分泌物、排泄物及由它们形成的生物性斑痕。通过分析生物性斑痕进行个人识别对案件侦查和审判具有重要意义。

早期的个人识别检测指标是基因表达产物水平的遗传标记,如红细胞血型、红细胞酶型和血清蛋白质等。近年来,通过检测DNA遗传标记使个人识别的能力大大提高。目前最常用的DNA遗传标记是STR。

从标本中提取DNA后,经PCR扩增特定的STR基因座,扩增产物经电泳分析,以人类等位基因分型标准物为对照,可判定待测标本的STR型。常用的STR基因座有FGA、D5S818、D7S820、D13S317、D16S539、TPOX、D3S1358、CSF1P0、D8S1179、TH01、VWA、D18S51、D21S11。采用STR分析方法可将2份以上的标本(如血液、毛发、骨骼、精液、组织、脱落细胞等)进行同一性认证。一般采用9个STR位点鉴定时,个体识别概率可以达到数百万至数千万分之一,即在数百万至数千万人中没有任何2个人(单卵双生除外)的基因型是完全相同的,采用16个STR位点时基本上接近1/100亿,而目前地球上的总人口约60亿,因此可以准确进行个体识别。

目前,生物性检材的个人识别不再是困难的事。对法医个人识别科学证据的评估,至少需要考虑遗传标记系统的效能和具体案件的鉴定结果,给法庭提供一个量化的科学证据。如果只简单地检测少数几个DNA遗传标记,鉴定所提供的证据强度是有限的,而联合使用多个DNA遗传标记,可提高证据强度。

三、性别鉴定与Y基因检测

性别鉴定也是个人识别的手段之一。性别鉴定的试验结果能与男女外观相联系,常给案件侦破提供有价值的线索。

性别鉴定的方法较多,包括检测性染色体、性激素水平、H-Y抗原和DNA遗传标记等。与传统方法相比,DNA水平的性别鉴定有明显优点。常用PCR扩增人类牙釉质蛋白基因(amelogenin,Amel)X-Y染色体同源特异片段鉴定性别。

人类牙釉质蛋白的基因为X和Y染色体共有,X染色体上牙釉质蛋白基因(Amel-X)位于Xp22,而Y染色体上牙釉质蛋白基因(Amel-Y)位于Y11p22.2。由于存在不同程度的碱基缺失,人类Amel-X和Amel-Y的内含子长度不同。针对Amel-X和Amel-Y碱基缺失部位两侧的X、Y染色体同源序列设计引物,可以用PCR扩增X、Y特异性片段。由于X、Y染色体碱基缺失不同,PCR扩增的X、Y特异性片段长度不同,据此可进行性别鉴定。

本方法的优点在于:Amel在人类基因组中是单拷贝序列,性别鉴定的特异性高;扩增序列在X与Y染色体上均为单拷贝,片段相差小,PCR对Amel-X和Amel-Y的扩增效能相同,检测灵敏度一致;PCR方法灵敏度高,可对pg量DNA作出准确的性别鉴定,对陈旧或腐败检材提取的降解DNA有效;在同一管中同步扩增Amel-X和Amel-Y,男女都有扩增产物,不存在因扩增失败而误判的风险;可与其他STR位点复合扩增,同时判断检材的性别和其他STR基因型,节约检材和试剂。

也可选用X、Y染色体同源的其他基因进行性别鉴定,如X、Y染色体着丝粒C带保守重复结构或X、Y染色体同源ZFX/ZFY锌指蛋白基因等。或采用分子杂交技术检测Y染色体长臂的DYZ1基因或者SRY基因。目前,已有商品化的Y基因检测试剂盒,可以同时在1个反应中检测6个多态性位点,包括DYS390、DYS385、DYS19、DYS389、DYS391和DYS392位点。该技术操作简单,可更科学地识别人种和族谱,帮助识别亲属关系,包括远亲;能快速识别混合样本中的Y基因,对强奸案件特别有用;并可利用法医基因数据库进行基因物证鉴定。

四、线粒体DNA分析

线粒体DNA(mitochondrial,mtDNA)是人类染色体外遗传物质,双链环状,存在于细胞质中,按照母系遗传的方式遗传。mtDNA中基因排列紧密。人mtDNA全长16 569 bp,只有1个长1000 bp的非编码序列,含37个编码氧化磷酸化过程相关物质的基因。一般1个细胞含有数百个线粒体,每个线粒体含有2~10个mtDNA拷贝,1个细胞可有几千个mtDNA拷贝。因此,mtDNA分析的灵敏度要比DNA高得多。

不同个体mtDNA非编码区D环附近序列存在着明显差异,在不同个体间呈现多态性,包括高变区Ⅰ(HVⅠ)和高变区Ⅱ(HVⅡ)。无血缘关系个体中mtDNA的HVⅠ和HVⅡ区域变化率在1%~3%,即每100个碱基就有1~3个不同,可用DNA测序的方法分析。mtDNA的遗传信息量虽小,却控制着线粒体一些最基本的性质,具有基因型单一、高拷贝数、高进化速率和高突变率等特点,而且可以从角质化生物检材中分离出来。

对 mtDNA 进行 PCR 扩增和测序,可进行遗传性疾病的诊断、性别鉴定、人类多样性研究、物种鉴定和个体识别等。由于 mtDNA 呈母系遗传,兄弟姐妹间的 mtDNA 顺序均相同,故可用于父亲不能参加鉴定的母子间的单亲鉴定,母系同胞间或隔代或旁系个体间的亲缘关系的鉴定和个人识别。尤其在父母无法提供物证的情况下,运用 mtDNA 做个人识别非常成功。mtDNA 序列不仅存在个体差异,而且尚发现有种族差异,故也可以用于鉴定个体的种族来源问题。

mtDNA 对样本质量要求不高,如变性坏死的组织、毛发、骨、血斑、甚至从古残迹所取的样本均可,对样本需求量仅需 pg 水平的量。

第三节 分子诊断在医院感染控制中的应用

医院感染(nosocomial infection)又称为医院获得性感染(hospital acquired infection, HAI),是指患者在医院获得不同于入院原因的感染。感染来自医院或医疗机构,入院时尚未发生,也不处于潜伏期,包括在医院获得、出院后才发生的感染。入院 48h 后发生的感染通常认为是医院感染。

由于抗菌药物广泛应用,免疫功能低下患者增多,侵入性诊断治疗措施使用频率增多等因素造成医院感染率上升,耐药病原体的感染更可能使患者治疗失败、住院时间延长、病死率增加和医疗费用增加等,因此,医院感染的预防和监控越来越重要。

1. 医院感染控制中细菌分型的常用分子技术 医院感染控制中细菌基因分型常用的分子诊断技术包括脉冲场凝胶电泳技术(pulsed field gel electrophoresis, PFGE)、限制性片段长度多态性技术(restriction fragment length polymorphism, RFLP)、随机引物扩增多态性 DNA 分析(random amplification of polymorphic DNA, RAPD)、多位点序列分型技术(multilocus sequence typing, MLST)等。常用细菌基因分型技术的特点比较见表 54-1。

(1) 质粒限制性内切酶分析:适用于携带质粒的细菌分型,是最早用于流行病学研究的、以 DNA 为基础的技术之一。把细菌质粒提取出来,用限制性核酸内切酶消化后,进行琼脂糖凝胶电泳,分析限制性片段的数目和大小,进行细菌的分型。此方法的重复性和分辨力比不用限制性内切酶处理的方法高很多,是研究质粒的首选方法。该技术简单,较快速。对于葡萄球菌和几种肠杆菌科的细菌(如克雷伯杆菌属、肠杆菌属和沙雷菌属)来说,质粒分析仍然是简单有效的分型方法。

(2) 限制性核酸内切酶分析:限制性核酸内切酶分析(restriction endonuclease assay, REA)是在特异的核酸识别序列切割 DNA, DNA 被酶消化后,通过琼脂糖凝胶电泳将不同分子质量的 DNA 片段分开,然后观察并分析其图谱。通过 REA 所得到的限制性片段的数目和大小是由酶的识别位点和 DNA 的组成共同决定的。所有细菌均可用 REA 来分型。但是,REA 图谱非常复杂,1 个图谱可能包含成百上千条带,一些条带可能检测不到,一些条带可能重叠,这限制了 REA 分型方法的应用。

(3) 限制性片段长度多态性技术:RFLP 是用限制性内切酶切割不同菌株的基因组 DNA,通过琼脂糖凝胶电泳和 Southern blot 将 DNA 片段转

表 54-1 常用细菌基因分型技术的特点比较

分型方法	可分型菌株的比例	重复性	分辨力	结果解释的容易程度	操作的容易程度
质粒限制性内切酶分析	大多数	好	好	好	很好
REA	全部	好	好	差	很好
核糖体分型	全部	很好	尚可	好	好
PFGE	全部	很好	很好	很好	好
RFLP	全部	很好	好	很好	好
RAPD	全部	尚可	好	尚可	好
MLST	全部	很好	很好	很好	尚可

移至支持膜上,用探针与酶切片段杂交,检测含有特异性序列的片段,观察并分析其图谱。检测到的核酸片段的数目和大小被认为是限制性片段长度多态性。RFLP反映了与探针同源的基因位点的数目和限制性酶切位点的位置的变化,适用于所有细菌的基因分型。

(4)核糖体分型:是核酸杂交分析方法的一种。根据核糖体操纵子RFLP对细菌进行基因分型。所有细菌都携带核糖体操纵子,因此本法可对所有细菌进行分型。细菌的核糖体型稳定,重复性好。来源于一次暴发的分离菌株有相同的核糖体型。对于大肠埃希菌、葡萄球菌、克雷伯菌、嗜血杆菌等有多个(5~7个)核糖体操纵子的病原菌来说,核糖体型图谱通常有10~15个条带,有中等分辨力。对于只有1个核糖体操纵子的细菌(如分枝杆菌属)来说,核糖体分型通常只能检测到1条或2条条带,分辨力低。而流行病学上无关的菌株,有可能有相同的核糖体型图谱,这限制了该法的应用,现在已较少使用。

(5)脉冲场凝胶电泳技术:PFGE是一种分离大分子DNA的方法。采用正交的交变脉冲电场,在进行琼脂糖凝胶电泳时,其方向、脉冲时间和电压大小可交替改变。在每次电场方向改变时,DNA分子就要有一定的时间改变形状和迁移方向,只有当DNA分子达到一定构型,沿新的泳动方向伸直后,才能向前迁移。DNA分子的转向时间与其大小关系极为密切,分子越大,分子构型转换所需时间就越长,转变迁移方向的时间也就越长。对于不同大小的DNA大分子,其改变泳动方向所需的时间不等,迁移速度的快慢也就不等,因此就可以按DNA分子量大小将其分离开来。

PFGE的优势在于DNA分子的分辨上限达到2Mb以上,能用于所有细菌全基因的分型。该方法具有准确、稳定和重复性好的特点。随着计算机相关辅助软件的发展,PFGE已经成为分子流行病学调查细菌相关性及细菌溯源的"金标准"。随着该方法的不断优化,该技术已适用于许多常见病原体的流行病学调查,也可用于耐药菌克隆传播机制的研究,同时还可作为评判其他分型方法的一个参考标准。

(6)随机引物扩增多态性DNA分析:RAPD采用单个随机引物在低严谨条件下通过PCR扩增互补双链上引物结合位点内侧的区域,产生复杂基因组的指纹图,是一种新的DNA多态性分析技术。所用引物比常规PCR所用的引物短很多,通常8~10bp,采用的退火温度多为35~38℃。RAPD的随机性主要取决于所选择引物的随机性,当所选的引物一定时,对于某一细菌中基因组的随机扩增多态性DNA即RAPD就基本确定。RAPD是一种简单、快速、具有高度分辨力的分型方法,但由于使用了较低的退火温度,其重复性仍是需解决的问题。

(7)低频限制性切割位点PCR:低频限制性切割位点PCR(infrequent restriction site PCR,IRS-PCR)是1996年建立的一种细菌DNA指纹分型方法,已用于多种细菌的分型研究。其原理是用2种不同的稀有限制性内切酶对细菌的总DNA进行酶切,然后选择相应的连接体与酶切后的粘端依据碱基互补的原则进行连接,再根据连接体设计引物对目的片段进行PCR,扩增出酶切后的特异序列,经凝胶电泳分离,根据电泳图谱对细菌进行分型。

(8)多位点酶电泳:多位点酶电泳(multilocus enzyme electrophoresis,MLEE)是基于分离株的同工酶的多态性进行细菌分型的一种方法。根据看家基因酶的电荷性质的差异,在一定的电泳支持物介质中将由不同遗传座位编码或由同一座位不同的等位基因编码的酶或蛋白质分开,从而达到鉴别细菌基因型的目的。

看家基因酶在生物进化过程中高度保守,但是这些酶会表现出有限数目的同型性,这些通常是由同源氨基酸的替换引起的。由于这些同型性可以由亲本传给子代,所以通过比较足够多的这类酶,便可确定菌株间的系统发生关系。该方法建立后不久就被称为群体微生物学"分类金标准"。

该技术的主要优点是当有足够的酶参与评估时,有较高分辨率,所需费用较低,所需设备相对较为简单。但该方法无法检测出核酸水平有变化但蛋白水平无变化的基因型,而且有些氨基酸组成发生了改变但是电泳图谱不发生改变的基因型会被漏检。同时等位基因的选择也会影响物种分型的效果。并且MLEE至少要测评10个或10个以上的看家基因酶以反映不同菌株间的变异情况,所以其所用周期较长、工作量较大。

(9)多位点测序分型技术:MLST是由MLEE衍生出来的一种分型方法,最早应用于脑膜炎奈瑟球菌。原理与MLEE基本相同,不同的是前者为基因水平,后者为蛋白水平。

MLST通过对多个看家基因(一般为6~11个

位点）进行测序，比较不同样本的等位基因多样性，并将每一个组不同的等位基因的排列组合作为1个基因型。与 MLEE 相比，MLST 高度自动化，所得数据非常清晰，可进行不同实验室的数据参比，有利于全球范围的流行病学的比较与分析；其次，MLST 不需用参考菌株对实验室间和实验室内的结果进行标准化，减少了工作量；另外还可用于难培养微生物的研究。MLST 可以通过互联网进行快速的数据共享，而且随着相应数据库的建立，MLST 将在全球性的流行病学调查中起重要作用。但不足之处在于要预先知道待测微生物的基因组序列，以便推测哪个或哪些基因是该物种的决定基因，并进行合理的引物设计。

MLST 目前已成功地用于脑膜炎奈瑟球菌、肺炎链球菌、金黄色葡萄球菌、化脓性链球菌、耶尔森菌属、弯曲杆菌、肠球菌、大肠埃希菌 O157、蜡状芽胞杆菌及流感嗜血杆菌等的流行病学调查研究。

2. 医院感染控制的意义　采用分子生物学技术对院内感染病原菌进行快速、准确的检测和分型，有助于尽早采取隔离预防措施，进行流行病学调查。如追踪和控制传染源及可能的传播途径，确定同一病人反复感染是源于复发或再感染，明确医院感染暴发流行是否由某一特定型别的细菌引起，细菌不同基因型间的差异，某一菌株是否与某些临床表现相关等，对于医院感染控制具有重要意义。

（黄　彬）

参考文献

李金明.2009.实时荧光 PCR 技术.北京：人民军医出版社.

王治国.2008.临床检验质量控制技术.北京：人民卫生出版社.

卫医发[2010]194 号《医疗机构临床基因扩增检验实验室管理办法》.

夏邦顺，何蕴韶.2012.临床分子诊断学.广州：中山大学出版社.

Burtis CA, Ashwood ER, Bruns DE. 2011.Tietz textbook of clinical chemistry and molecular diagnostics (Fifth Edition). Elsevier academic Press.

Lela Buckingham. 2011.Molecular diagnostics: fundamentals, methods and clinical applications. Second edition. F. A. Davis Company.

Patrinos GP, Ansorge W. 2009. Molecular Diagnostic (Second Edition). Elsevier Academic Press.

Persing DH. 2011.Molecular Microbiology: Diagnostic Principles and Practice (Second Edition). ASM Press.

第五篇 临床微生物学和微生物检验

第55章

概论

> **大纲**
>
> **了解** 微生物、微生物学、医学微生物学的概念;微生物学关注的热点;微生物学和微生物学检验的发展历程。
>
> **熟悉** 微生物的分类;正常菌群、条件致病性微生物、病原微生物的概念;微生物学检验的主要任务。

医学微生物学是微生物学的一个分支,主要研究与医学有关的病原微生物的生物学性质、感染与免疫的机制、特异性诊断和防治方法。医学微生物学的发展经历了漫长的历史长河。随着人类社会的进步和医学的发展,医学微生物学检验技术已深入到分子和基因水平,许多新技术、新方法已在临床微生物实验室得到了广泛应用。

第一节 临床微生物学基本理论和重要任务

一、微生物、微生物学、医学微生物学

微生物(microorganism)是广泛存在于自然界中的一群个体微小、结构简单、肉眼不能直接看到,必须借助光学显微镜或电子显微镜放大数百倍、数千倍甚至数万倍才能观察到的微小生物的总称。它们具有体形微小、结构简单、繁殖迅速、容易变异及适应环境能力强等优点。微生物在自然界中分布广泛,在土壤、空气、江河、湖海、动物与人的体表及其与外界相通的腔道等部位均有存在,与人类关系密切。微生物种类繁多,至少有10万种以上,包括细菌、病毒、螺旋体、支原体、立克次体、衣原体、真菌、放线菌和原虫等。微生物按其结构、化学组成及生活习性等差异可分成3大类。

第一类是真核细胞型微生物:大多由多细胞组成,细胞核分化程度较高,有核膜、核仁和染色体;胞质内有完整的细胞器(如内质网、核糖体及线粒体等)。细胞壁由纤维素、几丁质构成。属于此类型的微生物有真菌和原虫。

第二类是原核细胞型微生物:它们由单细胞组成,细胞核分化程度低,仅有原始核质,没有核膜与核仁;细胞壁由肽聚糖构成,缺乏完整的细胞器。这类微生物种类众多,有细菌、螺旋体、支原体、立克次体、衣原体和放线菌。

第三类是非细胞型微生物:体积微小,能通过细菌滤器,没有典型的细胞结构,亦无产生能量的酶系统,只能在活细胞内生长繁殖。病毒、亚病毒和朊粒属于此类型微生物。

寄居在人类体表和体内的微生物可分为3类:①正常微生物丛或正常菌群,指定居在人类皮肤及黏膜上的各类非致病微生物,在正常情况下是无害的,而且有的还具有拮抗外来菌的侵袭和定居以及

提供人类必需的营养物质(如多种维生素和氨基酸等)的作用。②条件致病性微生物,原属正常菌群中的细菌,不会引起疾病,由于机体抵抗力下降,微生物寄居部位改变或寄居微生物菌群平衡失调,此时该菌可致病。③病原微生物是指有一小部分微生物能引起人类或动、植物的病害,影响人类健康与生命,这些具有致病性的微生物称为病原微生物。

微生物学(microbiology)是生命科学中的一门重要学科,是研究微生物的进化、分类,在一定条件下的形态、结构、生命活动规律及其与人类、运动、植物、自然界相互关系等问题的科学。随着研究范围的日益扩大和深入,微生物学又逐渐形成了许多分支学科,着重研究微生物学基本问题的有普通微生物学、微生物分类学、微生物生理学、微生物生态学、微生物遗传学、分子微生物学等。按研究对象又分为细菌学、真菌学、病毒学等。按研究和应用领域可分为农业微生物学、工业微生物学、医学微生物学、兽医微生物学、食品微生物学、海洋微生物学、土壤微生物学等。这些分支学科,通过各自深入的研究,为微生物学全面、纵深发展创造了有利条件。

医学微生物学是微生物学的一个分支,亦是医学的一门基础学科。它主要研究与人类疾病有关的病原微生物的形态、结构、代谢活动、遗传和变异、致病机制、机体的抗感染免疫、实验室诊断及特异性预防等,以控制和消灭传染性疾病和与之有关的免疫性疾病。通过学习医学微生物学,可以了解病原微生物的生物学特性与致病性;认识人体对病原微生物的免疫作用,感染与免疫的相互关系及其规律;了解感染性疾病的实验室诊断方法及预防原则。掌握了医学微生物学的基础理论、基本知识和基本技能,可为学习基础医学及临床医学的有关学科打下基础,并有助于控制和消灭传染性疾病。

临床微生物学属医学微生物学范畴,又称诊断微生物学,是一门由临床医学、基础医学和预防医学相结合的交叉学科,又是检验医学中重要和成熟的专业之一,侧重研究感染性疾病快速、准确的诊断病原体的策略和方法,为感染性疾病的诊断和治疗提供依据,为预防和控制疾病的传播制订策略。

二、临床微生物学检验的主要任务

1. 研究感染性疾病标本的采集、运送、保存及处理等方法,提高病原微生物的检出率。

2. 根据获得的患者全部临床信息,探讨检测各种感染性疾病病原体的最佳方案或程序。

3. 正确进行各种病原微生物的快速诊断,抗菌药物的敏感性试验及自动化仪器和微量化装置的使用。对微生物标本作出快速、准确的检验报告,及时满足临床的需要。

4. 认真进行检验结果的分析,实验方法及临床意义的评价,以不断积累经验和沟通临床。

5. 及时对检验结果进行统计处理,定期向有关部门报告所分离菌株的变化趋势及其抗菌药物的抗菌谱,为临床医生提供合理用药的依据。

6. 参与抗菌药物临床合理应用的管理和医院感染监测、控制和管理,包括:①加强病原学监测,作为判定医院感染的基础;②加强耐药性监测,以指导合理使用抗生素;③加强环境、器械等微生物学调查,以达到卫生学指标要求;④保证医院内消毒、灭菌的质量;⑤通过流行病学调查和细菌学分型试验,追踪感染源并加以控制。

三、临床微生物学关注的热点

病原微生物的致病机制与快速检测、病毒与细菌耐药的产生及传播机制、感染微生态和感染免疫学、微生物与环境(寄主)的相互作用等是目前临床微生物学研究的热点和重点。

(一)新发与再现传染病的研究

人类进入21世纪,感染性疾病仍然是危害人类健康的重要疾病,尤其是对第三世界国家。WHO宣布近30年来,新发现了29种新病原体。许多新病原体的出现及其新传染病引起了临床微生物学家的高度关注。O157出血性肠炎、疯牛病、O139霍乱弧菌、埃博拉出血热、新型肝炎病毒、埃立克体和肺炎衣原体感染、莱姆病、肠病毒71型、SARS、艾滋病、禽流感、结核病等新发与再现传染病传染性强、传播迅速、病死率高,严重危害人类健康,对经济发展和社会稳定造成巨大影响。因此,加强新传染病病原体研究,以预防和控制流行,具有重要的现实意义。如艾滋病(HIV)感染的研究侧重:HIV的致病机制,HIV整合和复制及HIV突破宿主细胞防御系统分子机制;新型治疗性疫苗研制等。禽流感的研究:禽流感病毒基因组编码蛋白的生物学特性,人感染禽流感病毒后机体的免疫特点和变化规律,人禽流感的发病机制,病毒感染状况的流行病学,人禽流感遗传易感性,病毒病原学监测,病毒变异规律,新型禽流感病毒复制子疫苗研究等。流行性感冒病毒的研究：病毒蛋白和机体的相互作用，可能的致病机制，流感疫苗的研究。另外，SARS、结核病、血吸虫、支原体/衣原体感染及主要人畜共患病等再发传染病的蛋白组学、生物信息学及功能基因组学技术研究，都得到了进一步关注。由于新发传染病病原体的早期分离和诊断是控制传染病流行的重点环节，因此，高效、可靠、安全的新发传染病病原体分离技术和设备的研究，也是当前需要迫切解决的问题。

(二)肝炎病毒变异与耐药机制的研究

我国是病毒性肝炎大国，乙型肝炎病毒携带者多达1.2亿，严重危害人民的健康。肝炎病毒基因结构与调控机制，细胞、机体对病毒应答产生的蛋白质表达谱、代谢谱和调控机制的研究，肝炎病毒基因型和基因亚型分布状况，准种演变规律，耐药基因、耐药位点的规模筛查，抗病毒治疗药物的靶点更替，敏感位点缺失的动态监控，变异病毒的耐药机制都是当前研究的热点。

(三)感染微生态学和感染免疫学研究

感染微生态学是微生态学与医学微生物学、免疫学及感染病学交叉而成的新兴学科。稳定的微生态环境是人体免疫系统发挥正常功能，保持人体健康的关键。抗生素和免疫抑制药的普遍应用，导致微生态失调，耐药性的产生日益成为全球性公共卫生的严峻问题，常常导致许多感染性疾病的发生和重型化。如何解决这对矛盾，已成为国际上新的研究热点。①微生态与人类感染性疾病的关系研究。②肝病微生态研究。③感染免疫的细胞和分子机制研究。许多传染病的发病和传染的核心机制均与免疫有关。近年来，以识别内毒素、细菌DNA、病毒RNA等微生物保守成分的Toll样受体(TLR)为代表的模式识别受体及配体的鉴定以及模式识别受体信号传导机制成为免疫学研究的热点。探索感染过程中参与树突状细胞(DC)和巨噬细胞等抗原提呈细胞(APC)的TLR免疫识别和信号通路的调控机制，阐明参与免疫识别相关受体的结构与功能，从而进一步认识传染病的发病机制和传播机制，可为重要传染病预防和治疗提供理论基础。

(四)重要细菌耐药机制及传播机制的研究

21世纪以来，常见致病微生物的威胁不但没有消除，而且出现了严重的耐药问题。当前比较关注的耐药性细菌主要有①耐甲氧西林，并对万古霉素敏感性降低的金黄色葡萄球菌(MRSA)。②耐青霉素和多重耐药的肺炎链球菌(PRPs)。③耐万古霉素的肠球菌(VRE)。④产生超广谱β-内酰胺酶(ESBLs)的肺炎克雷伯菌和大肠埃希菌。⑤持续高产染色体Ⅰ型酶的阴沟肠杆菌和产气肠杆菌。⑥产碳青霉烯水解酶(KPC)的肠杆菌。⑦多重耐药的铜绿假单胞菌、嗜麦芽窄食单胞菌和不动杆菌。抗微生物药物的广泛使用，造成了病原微生物耐药性的快速上升，给病人生命带来严重威胁。在对临床常见致病微生物耐药性进行持续监测的基础上，及时发现新的耐药表型，采用分子生物学技术筛选新的耐药基因及相关调控基因，揭示重要病原微生物新耐药基因功能及传播规律，为耐药病原体控制及感染治疗提供新的理论依据和手段。

(五)快速病原学诊断方法研究

传统的微生物培养法的最大弱点是慢，难以适应临床诊断与治疗。新传染病的不断出现和日益严重的多重耐药细菌，给临床治疗带来巨大困难。严峻的现实向微生物检验提出了更高的要求——更准确、更快速地检出与监测病原体。近代，以PCR为代表的分子生物学技术的发展及自动化仪器的应用已明显加快了微生物检验的速度。

1. **直接从临床标本中检查微生物抗原** 应用单克隆抗体结合各种形式的标记技术可以检出临床标本中痕量的微生物抗原，免去细菌或病毒培养过程，直接完成微生物感染的快速诊断。如应用斑点酶免疫测定(EIA)、荧光免疫试验(FIA)或金标法检测淋病奈瑟菌、沙眼衣原体、肺炎支原体，快速、直观；针对结核分枝杆菌的表面抗原或脂阿拉伯聚糖(GAM)制成单抗，用酶联免疫吸附试验(ELISA)或斑点EIA法直接检测标本中的TB抗原；ELISA法直接检测粪便中O157型大肠埃希菌抗原；通过检测念珠菌细胞壁的β-1,3葡聚糖(G试验)和曲霉菌半乳甘露聚糖(GM试验)快速诊断深部真菌感染；EIA法直接检查粪便中的幽门螺杆菌抗原和脑脊液中的肺炎链球菌等，都有很大进展。

2. **应用快速凝集试验检查与鉴定微生物** 各种不同载体如聚苯乙烯粒子(Latex)、明胶粒子、炭末、含蛋白A的金黄色葡萄球菌、胶体金等制成凝集试剂测定标本中的不同微生物。如直接测定粪便标本中的轮状病毒、脑脊液中的多种病原体(脑膜炎奈瑟菌、肺炎链球菌、B型流感杆菌)，以及链球菌的分群(A、B、C、D等群)和葡萄球菌的凝固酶或DNA快速试验。

3. **快速检出细菌的毒素** 自临床标本中直接

检出细菌的毒素,常比细菌培养更可靠。已应用难辨梭菌毒素的单抗以快速凝集或 EIA 法自粪便标本中直接检出毒素 A 或 B 进行诊断。产毒素埃希菌(ETEC)感染的诊断主要依靠检查细菌的 LT(热敏毒素)与 ST(耐热毒素)可应用其单抗以多种免疫学手段检出。应用反向被动乳胶凝集法(Oxoid 公司试剂)快速检测葡萄球菌的 TSST1,可及时诊断出由葡萄球菌所致的中毒性休克综合征。

4. 快速细菌药物敏感性试验　Nitrocefin 纸片法可以快速检查革兰阳性球菌、淋病奈瑟菌、流感嗜血杆菌、卡他莫拉菌的 β-内酰胺酶。快速鉴定 MRSA 和 MRCNS 的快速乳胶凝集试验(日本生研公司)可检出亲和力降低的青霉素结合蛋白(PBP2a)。BBL 公司的 MGIT(Mcobacterinm Growth Inhibitor Tube)于结核杆菌 TH9 培基中加入异烟肼、利福平等药物及荧光指示剂。在 365nm 的紫外灯下观察有无荧光而判定敏感或耐药,试验仅需 4～5h,从而实现快速结核分枝杆菌药敏试验。Jacobs 等将荧虫酶的基因导入结核杆菌的噬菌体,噬菌体只侵入活的结核杆菌而发出荧光。将菌体与一定浓度药物作用后,如菌体存活则感染噬菌体,可在荧光显微镜下观察到荧光,即为耐药;无荧光者为敏感菌。

第二节　临床微生物学与微生物学检验进展

一、临床微生物学的发展及微生物学对医学的贡献

医学微生物学是人类在长期对传染性疾病病原性质的认识和疾病防治过程中总结出来的一门科学。了解医学微生物学的过去、现在与未来,将有助于我们总结规律,寻找正确的研究方向和防治方法,进一步发展医学微生物学。医学微生物学的发展经历了漫长的历史场合。自古以来,人类在日常生活和生产实践中,已经觉察到微生物的生命活动及其所发生的作用。中国利用微生物进行酿酒的历史,可以追溯到 4000 多年前的龙山文化时期。殷商时代的甲骨文中刻有"酒"字。北魏贾思勰的《齐民要术》中,列有谷物制曲、酿酒、制酱、造醋和腌菜等方法。

在古希腊留下来的石刻上,记有酿酒的操作过程。中国在春秋战国时期,就已经利用微生物分解有机物质的作用,进行沤粪积肥。公元 2 世纪的《神农本草经》中,有白僵蚕治病的记载。公元 6 世纪的《左传》中,有用麦曲治腹泻病的记载。在 10 世纪的《医宗金鉴》中,有关于种痘方法的记载。

从公元前 400 年希腊医生 Hippocrates 主张要对患者进行整体观察和全面体格检查以来,一直停留在经验诊断的阶段。1676 年荷兰的列文虎克(Antory Van Leeuwenhoek,1632－1723 年)用自磨镜片制造了世界上第一架显微镜(放大 40～270 倍),并从雨水、池塘水等标本中第一次观察和描述了各种形态的微生物,为微生物的存在提供了有力证据,亦为微生物形态学的建立奠定了基础。

1796 年英国医生琴纳(Edward Jenner,1749－1823 年)发明种牛痘预防天花,开创了预防接种方法,并为人类最终消灭天花做出了贡献。1862 年法国微生物学家巴斯德(Louis Pasteur,1822－1895 年)首先揭示了病原体的作用,证实了有机物质的发酵与腐败是由微生物所引起,并创造了巴氏消毒法,一直沿用至今。巴斯德的研究开创了微生物的生理学时代。人们认识到不同微生物间不仅有形态学上的差异,在生理学特性上亦有所不同,进一步肯定了微生物在自然界中所起的重要作用。自此,微生物开始成为一门独立学科。

在巴斯德的影响下,1867 年英国外科医生李斯特(Joseph Lister,1827－1912 年)创用石炭酸喷洒手术室和煮沸手术用具,为防腐、消毒以及无菌操作打下基础,大大推动了外科学的发展。1877 年德国细菌学家郭霍(Robert Koch,1843－1910 年)首创用固体培养基,可将细菌从环境或病人排泄物等标本中分离成单一菌落,便于对各种细菌分别研究,首先发现了炭疽杆菌、结核杆菌、霍乱弧菌。同时又首创用染色方法和实验性动物感染,为发现各种传染病的病原体提供了有利条件,提出了著名的能够证明微生物是传染病的致病因子的 Koch 原则。

俄国学者伊凡诺夫斯基(Nвановский)于 1892 年发现了第一种病毒即烟草花叶病病毒。1897 年 Loeffler 和 Frosch 发现动物口蹄疫病毒。1901 年美国学者 Walter-Reed 首先分离出对人类致病的黄热病毒。1915 年英国学者 Twort 发现了细菌病

毒（噬菌体）。以后相继分离出人类和动、植物的许多病毒。

1910年德国细菌学家欧立希（PaulEhrlich）首先合成治疗梅毒的砷凡纳明，后又合成新砷凡纳明，从而开创了化学制剂治疗微生物传染性疾病的新时期。以后又有一系列磺胺药相继合成，在治疗传染性疾病中广泛应用。

1928年英国细菌学家弗来明（Alexander Fleming）首先发现青霉菌产生的青霉素能抑制金黄色葡萄球菌的生长，但直到1940年Florey等将青霉菌培养液加以提纯，才获得青霉素纯品，并用于治疗感染性疾病，取得了惊人的效果。青霉素的发现和应用极大地鼓舞了微生物学家，随后链霉素、氯霉素、金霉素、土霉素、四环素、红霉素等抗生素不断被发现并广泛应用于临床，从而开创抗生素时代。

1953年Watson与Crick关于DNA结构的双螺旋和遗传中心法则的提出，使整个生物科学研究进入了分子时代。1967-1971年美国植物病毒学家Diener等发现马铃薯纺锤形块茎病的病原是一种不具有蛋白质的RNA，分子量约为100 000，这类致病因子被称为类病毒（Viroid）。随后在研究类病毒的过程中又发现一种引起苜蓿等植物病害的拟病毒（Virusoid）。1982年发现引起羊瘙痒病的病原为一分子量27kD的蛋白，称朊病毒（Virino）。1983年有关国际会议上将这些病原因子统称为亚病毒（Subvirus）。人类中亦可能存在亚病毒，例如人类的C-J病（creutzfeldt-Jakob disease）、库鲁病（kuru disease）等可能由朊病毒或蛋白侵染因子（prion）引起。之后，1985年美国的Gall和法国的Montagnier共同发现HIV序列，为人类AIDS研究奠定了基础。

虽然人类在医学微生物学领域及控制传染病方面已取得巨大成就，但至今仍有一些传染病的病原体尚未完全认识，某些疾病还缺乏有效的防治方法。因此，医学微生物学今后要加强对病原微生物的生物学性状和致病性研究，建立特异、快速、早期诊断方法；研制新疫苗和改进原有疫苗，以提高防治效果。要加强感染免疫的研究，寻找或人工合成能调动和提高机体防御功能的非特异性和特异性物质。要加强基因工程学的研究，除制备供诊断、预防、治疗及研究用的制剂外，并能对一些与微生物感染有关的遗传性疾病采用基因疗法，以彻底治愈这类疾病。要继续加强与免疫学、生物化学、遗传学、细胞生物学、组织学、病理学等学科的联系和协作，采用先进技术，尤其是分子生物学技术。只有这样，才能加快医学微生物学的发展，为早日控制和消灭危害人类健康的各种传染病做出贡献。

二、微生物学检验的发展

微生物学检验是医学微生物学、临床微生物学以及微生物学技术密切结合的一门新兴学科。它利用微生物学基础理论与技能，掌握各类临床相关微生物特性，通过系统的检验方法，及时准确地对临床标本做出病原学诊断和抗菌药物敏感性的报告，为临床感染性疾病的诊断、治疗和预防提供实验依据。

微生物学检验的发展无不渗透着微生物学和免疫学的发展。20世纪70年代开始，计算机和数码信息技术的发展并与微生物技术相结合，诞生了微生物数码鉴定技术，进一步创造出半自动和全自动微生物鉴定和药敏分析仪，使传统的微生物手工操作技术进入了自动化和微量化时代。20世纪80年代，免疫学技术的飞速发展并向微生物领域渗透，各种免疫标记和分析技术的应用，从传统的免疫荧光、放射核素和酶联三大标记技术到时间分辨荧光、电化学发光等技术的发展大大提高了免疫分析的敏感性，而单克隆抗体制备和多肽抗原合成技术大大提高了免疫反应的特异性，加上自动免疫分析仪的诞生，为感染性疾病的血清学诊断提供了许多简便、快速、灵敏和特异的新手段。20世纪90年代，分子生物学技术的发展，核酸杂交技术、基因测序和PCR扩增技术的应用，使某些不能培养，培养需很长时间和需特殊培养条件的微生物引起的感染性疾病的基因诊断成为可能。

近十几年来，病原微生物快速检验诊断方法发展很快。ELISA快速检测抗原及抗体技术已被普遍应用，简化了过去烦琐的微生物学检验手续，特别是通过采用单克隆抗体，进一步提高了检测的特异性和敏感性。目前已制备出许多诊断试剂盒，其中病毒快速诊断试剂盒的广泛应用，使过去长期难以实现的病毒病的快速实验室诊断成为现实。目前许多实验室正在探索将基因探针和聚合酶链反应（PCR）用于微生物的快速检验中。

随着现代医学及相关科学技术的发展，自动化细菌培养，自动化细菌生化反应，基因诊断的PCR，气相色谱与HPLC对细菌产物或核酸成分分析，核酸杂交技术,基因测序和基因芯片等技术的发展日新月异,医学微生物学检验技术已深入到细胞、分子和基因水平,许多新技术、新方法已在临床微生物实验室得到广泛应用。

(孔海深 陈 瑜)

■ 参考文献

刘运德.2004.微生物学检验.2版.北京:人民卫生出版社,1-6.

许化溪.2003.病原生物学检验.北京:人民卫生出版社,1-5.

张卓然.2004.临床微生物学和微生物检验.2版.北京:人民卫生出版社,1-6.

第56章

临床微生物学及其检验的基本技术

> **大　纲**
>
> **了解**　细菌、真菌、病毒的感染与免疫；寄生虫感染的流行与防治；医院感染诊断、预防和控制。
>
> **熟悉**　分子生物学技术在临床微生物检验中的应用；细菌自动化检验技术的选择及评估；临床重要的耐药菌及其检测方法；医院感染流行病学特征；常见医院感染病原学检测方法。
>
> **掌握**　细菌、真菌、病毒、寄生虫检验基本技术的评估、质量保证、临床应用；抗微生物药物敏感性试验方法及质量保证；医院感染的定义。

临床微生物包括细菌、真菌、病毒、支原体、衣原体、立克次体、螺旋体及寄生虫。无论感染性疾病的病原体为何，直接或间接获得病原学证据，是确诊的重要依据。但由于病原微生物特点不同，检测难易程度各异。随着免疫学、分子生物学的发展，病原微生物检测更加微量、快速、准确。目前，几乎所有病原微生物的检测都包括常规分离、培养、鉴定、血清免疫学检测、分子生物学检测技术，只是各有侧重。本章重点介绍临床最常见的病原微生物细菌、真菌、病毒、寄生虫感染及其检验技术，以及细菌的自动化检验技术、分子生物学技术在临床微生物检验中的应用，抗微生物药物耐药性监测，医院感染控制及其检测技术。为后叙内容奠定基础。

第一节　细菌感染及其检验技术

细菌是一类原核细胞型微生物。广义的细菌还包括放线菌、螺旋体、立克次体、支原体和衣原体等。其特点是只有原始的核物质（DNA），无核仁、核膜等核结构，具有两类核酸，缺乏细胞器（除核糖体外无其他细胞器），以非有丝分裂的方式行二分裂繁殖。

一、细菌的形态结构与生理特征

在一定条件下，细菌具有相对恒定的形态和结构，了解细菌的形态与结构，对鉴别细菌、防治细菌感染及研究细菌的生物学特性、致病机制、免疫特征等具有重要意义。

（一）细菌的基本形态

通常用微米（μm）作为测量细菌大小的计量单位。不同种细菌大小不一，同种细菌也可因菌龄和环境因素的影响，大小有所差异。

细菌基本形态有球菌、杆菌和螺形菌。球菌大体上为球形细胞。按其分裂繁殖时细胞分裂的平面不同，菌体的分离是否完全以及分裂后菌体之间相互黏附的松紧程度不同，可形成不同的排列方式，此特点可用于细菌鉴定。杆菌多数为直杆状，亦可呈棒状；多数分散排列，亦可呈链状、栅栏状等。螺形菌菌体弯曲，呈弧菌、螺菌和螺旋体。

（二）细菌的基本结构

细菌的基本结构包括细胞壁、细胞膜、细胞质及核质等。

1. **细胞壁**　是细菌最外层结构，与细胞膜紧密相连。主要功能是维持菌体固有的形态，抵抗低渗环境。革兰阳性细菌细胞壁较厚，其主要成分为肽聚糖、磷壁酸和少量蛋白质；革兰阴性细菌细胞壁较薄，肽聚糖含量少，肽聚糖外层还含有由脂蛋白、磷脂和脂多糖组成的多层结构。两者结构的不同导致在染色性、抗原性、致病性及对药物的敏感性等方面有很大差异。

细菌 L 型是细菌细胞壁的肽聚糖结构受到理化或生物因素的直接破坏或合成被抑制，在高渗环境下仍可存活者。细菌 L 型在体内、外，人工诱导或自然情况下均可形成，呈高度多形性，染色不均，多被染成革兰阴性菌。在高渗低琼脂含血清的培养基中培养后形成荷包蛋样、颗粒状或丝状菌落。去除诱发因素后，有些 L 型细菌仍可回复为原菌。

2. 细胞膜 位于细胞壁内侧，基本结构是脂质双层。细胞膜含有多种酶类，参与细胞结构的合成。其中与肽聚糖合成有关的酶类，也是青霉素作用的主要靶位，称其为青霉素结合蛋白，与细菌的耐药性形成有关。

3. 细胞质 为细胞膜包裹的溶胶状物质，由水、蛋白质、脂类、核酸及少数糖和无机盐组成，其中含有许多重要结构如核糖体、质粒、胞质颗粒等。

4. 核质 是细菌的遗传物质，集中于胞质的某一区域，多在菌体中央，也称为细菌的染色体。

(三) 细菌的特殊结构

主要包括荚膜、鞭毛、菌毛、芽胞等。

细菌的荚膜是某些细菌在细胞壁外包绕的一层黏液性物质，结合牢固，成分主要为多糖或多肽，去除后并不影响菌细胞的生命活动。为细菌血清学分型的基础。荚膜具有抗吞噬、黏附、抗有害物质损伤等作用，是细菌重要的毒力因子。

鞭毛是细菌的运动器官。根据鞭毛的数量和部位，可分成 4 类：单鞭毛菌、双毛菌、丛毛菌和周毛菌。鞭毛具有高度抗原性，称鞭毛抗原。有些细菌的鞭毛与致病性有关，如霍乱弧菌。根据细菌能否运动，鞭毛的数量、部位和特异的抗原性，可用于鉴定细菌和进行细菌分类。

菌毛是细菌菌体表面存在的一种丝状物，比鞭毛细、短。分为普通菌毛和性菌毛两大类。与细菌的致病性、毒力和耐药性质粒的传递相关。

芽胞是革兰阳性细菌，在特定环境下，胞质脱水浓缩，菌体内部形成一个圆形或卵圆形小体，是细菌的休眠形式。芽胞对热、干燥、辐射、化学消毒剂等理化因素具有很强的抵抗力，杀灭芽胞最可靠的方法是高压蒸汽灭菌。

(四) 细菌的生理特征

1. 细菌的化学组成 包括水、无机盐、蛋白质、糖类、脂质和核酸等。水分是菌细胞主要的组成部分，占细胞总重量的 75%～90%。菌细胞去除水分后，主要成分为有机物，还有少数的无机离子。细菌尚含有一些原核细胞型微生物所特有的化学组成，如肽聚糖、胞壁酸等。

2. 细菌的物理性状 包括光学性质、带电现象、半透性和渗透性等。

(1) 光学性质：细菌为半透明体，当光线照射至细菌时，部分光线被吸收，而另一部分光线被折射，因此，多数细菌悬液呈浑浊状态，菌数越多则浊度越大，可通过比浊法粗略地估计菌量。同时，由于细菌具有多种光学性质，可使用相差显微镜观察形态和结构。

(2) 表面积：细菌体积微小，相对表面积大，有利于同外界进行物质交换。

(3) 带电现象：细菌的带电现象与细菌的染色反应、凝集反应、抑菌和杀菌作用等都有密切关系。

(4) 半透性和渗透性：细菌的细胞壁和细胞膜都具有半透性，允许水和部分小分子物质通过，有利于吸收营养和排出代谢产物。细菌所处环境相对低渗，若处于比菌体内渗透压更高的环境中，则菌体内水分溢出，胞质浓缩，细菌不能继续生长繁殖。

3. 细菌的营养与生长繁殖 细菌分为自养菌和异养菌两大营养类型。自养菌以简单的无机物为原料，异养菌以多种有机物为原料。营养物质包括水、碳源、氮源、无机盐和生长因子等。细菌摄取营养物质的机制：水和水溶性物质通过半透膜性质的细胞壁和细胞膜进入细胞内，蛋白质、多糖等大分子营养物，经细菌分泌的胞外酶作用，分解成为小分子物质才能被吸收。营养物质进入菌体内的方式有被动扩散和主动转运。①被动扩散：细菌依靠菌体表面细胞壁和细胞膜的半透性调节各种营养物质的摄取；②主动吸收：细菌将许多营养物质以高于细胞外浓度积累在细胞内的过程称为主动吸收；③基因移位：是一种耗能的运输营养方式，它是靠胞外酶将糖类等物质与一种耐热蛋白（HPr）和磷酸结合，使糖类等发生磷酸化而被运送到菌体内并与 HPr 解离。

4. 影响细菌生长的环境因素 主要包括营养物质、氢离子浓度、温度、气体等。只有处于合适的环境条件下，细菌才能进行正常的代谢繁殖。

5. 细菌的生长繁殖 单个细菌一般以简单的二分裂方式进行无性繁殖。细菌分裂数量倍增所需要的时间称为代时,多数细菌为 20～30min。个别细菌繁殖速度较慢,如结核分枝杆菌的代时长达 18～20h。

细菌群体的生长繁殖:一般细菌约 20min 分裂 1 次。群体生长繁殖可分为 4 期:①迟缓期:是细菌进入新环境后的适应阶段;②对数期:此期细菌以几何级数增长,形态、染色性、生理活性较典型,对外界环境因素的作用较为敏感;③稳定期:随着环境中营养物质的消耗,毒性产物积聚,pH 下降使繁殖速度渐趋下降,死菌数逐渐上升,此期细菌繁殖数与死亡数大致平衡;④衰亡期:细菌繁殖逐渐减慢,死亡逐渐增多,死菌数超过活菌数。

6. **细菌的新陈代谢和能量转换** 细菌能量代谢活动主要涉及 ATP 形式的化学能。细菌有机物分解或无机物氧化过程中释放的能量通过底物磷酸化或氧化磷酸化合成 ATP。

病原菌合成细胞组分和获得能量的基质(生物氧化的底物)主要为糖类,通过糖的氧化或酵解释放能量,并以高能磷酸键的形式(ADP、ATP)储存能量。

各种细菌所具有的酶不完全相同,对营养物质的分解能力亦不一致,因而,细菌的代谢产物各不相同,此特点可用于鉴别细菌。

二、细菌的感染与免疫

细菌感染是指当细菌侵入宿主体内后,在生长繁殖的过程中释放毒性产物,与宿主细胞之间发生相互作用,导致宿主出现病理变化的过程。导致人体感染的细菌称为致病菌。当致病菌入侵后,机体免疫系统必然会产生抗感染的免疫应答,以抑制或清除其破坏作用。致病菌的毒力、侵入的门户和侵入数量的多少以及宿主抗感染免疫应答能力的强弱,决定了感染的发展和转归。细菌感染类型主要包括隐性感染、显性感染和带菌状态。

正常菌群是存在于体表和同外界相通的腔道黏膜上不同种类和数量的微生物。通常这些正常菌群和宿主以及周围环境共同处于一个微生态平衡中,对人体无害,有些属于互利共生关系。但是当这种生态平衡在某些特定情况下被打破时(如寄居部位改变、宿主免疫功能低下、菌群失调等),这些正常菌群也有可能成为机会致病菌导致感染。

细菌的致病性主要取决于 3 个方面:细菌的毒力、侵入的数量及侵入的途径。毒力是表示细菌致病性的强弱程度,构成病原菌毒力的物质基础,主要有侵袭力和毒素 2 个方面。影响侵袭力的因素主要为黏附素、荚膜、侵袭素、侵袭性酶类和细菌生物被膜等;毒素包括外毒素和内毒素两类。细菌致病除必须具有一定的毒力物质外,还需要有足够的感染菌量。引起感染所需的菌量多少,主要与毒力强弱和宿主免疫力的强弱有关。具有毒力及足够数量的致病菌,还必须通过合适的途径才能引起感染。

致病菌入侵机体,首先激起机体的非特异性免疫,这种免疫方式是人类在长期的种系发育和进化过程中,逐渐建立起来的。参与非特异性免疫的主要有皮肤黏膜上皮细胞、吞噬细胞、NK 细胞以及正常体液和组织的免疫成分等。其特点是作用范围广泛,应答迅速。随着感染时间的延长,机体产生特异性免疫应答;特异性免疫在发挥效应的同时,又可显著增强非特异性免疫功能。特异性免疫主要包括体液免疫和细胞免疫两大类,分别由 B 淋巴细胞和 T 淋巴细胞介导。

细菌感染可分为胞外菌感染和胞内菌感染两类。抗胞外菌免疫主要以中性粒细胞的调理吞噬以及抗体和补体的溶菌作用为主,如抗金黄色葡萄球菌感染;抗胞内菌免疫主要依靠细胞免疫,如抗结核分枝杆菌感染;此外某些特殊细菌感染,如破伤风、气性坏疽等以外毒素致病为主,尚存在抗毒素免疫(以抗体为主的免疫反应)。

三、细菌的基本检验技术

细菌的基本检验技术包括传统检验技术和现代检验技术。传统检验技术包括形态学检查、分离培养与鉴定、血清学检查等。而近年来发展起来的技术包括现代免疫学检测技术、分子生物学技术等。

(一)形态学检查

形态学检查是细菌检验的重要方法之一,它是细菌分类和鉴定的基础,根据其形态、结构和染色反应性等,为进一步鉴定提供参考。

1. **不染色标本检查** 不染色标本通常用于观察细菌形态、动力及运动状况。未染色细菌呈无色透明,主要靠折光率与周围环境区别。有鞭毛的细菌运动活泼,无鞭毛的细菌则呈不规则布朗运动。弧菌、螺旋体、弯曲杆菌等细菌形态和运动方式特征鲜明,具有诊断意义。常用的检查方法有压滴法、悬滴法和毛细管法等。

2. **染色标本检查** 在普通光学显微镜下,可清楚地观察染色标本中细菌的形态和特殊结构,并可根据染色反应性对细菌加以分类鉴定。可根据检测目的选择染色方法,如观察普通细菌选用革兰染色,观察分枝杆菌选用抗酸染色或金胺O染色法,观察隐球菌通过墨汁染色法。其他还有观察细菌特殊结构的鞭毛染色、荚膜染色等。

细菌的显微镜检查是一种很有意义的基本检查方法,通过标本的直接镜检,不但可以初步判断细菌的感染类型,还能判断标本的合格与否,炎症反应程度。为了保证镜检结果的准确可靠,严格的质量控制是必不可少的,显微镜应每日维护,进行保养,并定期请厂家专业技术人员进行校正。各种染色液也应选用标准菌株定期质量控制,革兰染色可每周进行1次,其他染色方法如不是经常使用,也可在进行标本操作同时随标本质控。

(二)细菌分离培养与鉴定

1. 分离培养 传统细菌检验的前提条件是获得纯培养菌落,因此采取合适的培养方法是很重要的,大多数细菌可以通过人工方法培养。根据待检标本的性质、培养目的和所用培养基的种类采用不同的接种方法。常用的接种方法有平板划线分离培养法、琼脂斜面接种法、穿刺接种法、液体培养基接种法、倾注平板法、涂布接种法等。通常把细菌的培养方法分为需氧培养、二氧化碳培养、微需氧培养和厌氧培养4种,根据不同的标本及不同的培养目的,选择培养方法。

获得细菌的纯培养菌落后,根据菌落的大小、形状、气味,在血平板上的溶血特征作出初步判断,完整的鉴定尚需通过生化试验,特殊细菌还需依赖血清学试验才能正确鉴定到种。

2. 生化反应 病原体鉴定过程中,常常根据病原体对营养物质的分解能力及其代谢产物的差异进行区分和鉴定。常用的生物化学试验包括糖代谢试验、蛋白质和氨基酸代谢试验、碳源利用试验、呼吸酶类试验,其他生化试验如胆汁溶菌试验。

目前已有多种微量、快速的细菌生化反应试剂盒以及半自动或全自动检测仪器应用于临床,不但快速准确,简化了工作步骤,减轻了人力,而且缩短了检验流程。无论半自动、全自动仪器或手工微量反应管,还是生化反应试剂,都必须进行严格的质量控制,才能保证结果的准确。各实验室根据经济状况及规模,采用不同的鉴定方式,无论如何,从培养基的配制到细菌接种,培养仪器的选择和生化方法的进行,都应该有一套行之有效的质量控制措施,并保证其完善、可执行及持续改进。

3. 抗生素敏感性试验 常用于细菌鉴定,如新生霉素、杆菌肽,optochin敏感性试验等。应用时需要注意纸片药物含量,例如杆菌肽有$10\mu g$和$0.04\mu g$两种规格,用于化脓性链球菌鉴定的是后一种规格;纸片的效期,保存条件也应注意,定期用质控菌株进行质量控制。

(三)细菌的免疫学检测方法

免疫学检测是通过检测抗原或抗体确定患者是否被感染或对感染与免疫接种的免疫应答。采用免疫学方法诊断感染性疾病的实质是检测微生物具有抗原性质的组分或检测非自身蛋白相应的特异性抗体。

免疫学检测技术包括免疫学鉴定和免疫学诊断两方面。免疫学鉴定即抗原检测,可用于直接鉴定标本中的微生物或经培养后的特定微生物,以确定病原微生物的种或型。免疫学诊断即抗体测定,用于检测任何类别抗体的免疫应答、鉴定特异性抗体及检测其效价的动态变化。优点是可为患者抗感染治疗提供信息,即使当培养和革兰染色为阴性时。目前应用于细菌检测的免疫学技术有:

1. 凝集反应 用于细菌鉴定的凝集反应包括玻片法凝集试验、反向间接血凝试验、胶乳凝集试验和协同凝集试验。玻片法凝集试验简单易行,特异性强,主要用于鉴定菌种及分型。如伤寒沙门菌属、痢疾志贺菌属、霍乱弧菌等细菌的鉴定及分型。反向间接血凝试验敏感性较高,反应快速,结果易于观察,常用于脑膜炎奈瑟菌、布鲁菌、鼠疫耶尔森菌、炭疽芽胞杆菌等细菌的快速鉴定,还可用于金黄色葡萄球菌肠毒素、肉毒素等细菌毒素的检测。乳胶凝集试验敏感度虽然不及反向间接血凝试验,但由于操作简单,反应快速,而被临床广泛应用。协同凝集试验快速、简便、敏感性高,结果易于观察,已广泛用于细菌的快速鉴定和分群(型),如链球菌、脑膜炎奈瑟菌、伤寒沙门菌、痢疾志贺菌。亦用于直接检测传染病早期血液、脑脊液和其他分泌物中可能存在的微量抗原,如取流脑患者的脑脊液,直接检测脑膜炎奈瑟菌。

2. 免疫荧光技术 是用荧光素标记的抗体检测抗原或抗体的免疫学标记技术,也称荧光抗体技术,常用的方法有直接法、间接法和免疫荧光菌球法,该技术既保持了血清学的高特异性,又大大提高了检测的敏感性。直接法简便、快速、特异性强,已广泛用于临床细菌标本的快速鉴定,如检测链球菌、脑膜炎奈瑟菌、致病性大肠埃希菌、霍乱弧菌、痢疾志贺菌等。间接法的敏感性高于直接法，常用于检测链球菌、脑膜炎奈瑟菌、致病性大肠埃希菌、伤寒沙门菌等细菌。免疫荧光菌球法常用于检测肠道中的致病菌。

免疫荧光技术已用来检测沙眼衣原体、梅毒螺旋体、嗜肺军团菌等多种微生物的抗原或抗体，亦广泛用于疟疾、利什曼病、肺囊虫病、弓形虫病和血吸虫病等寄生虫病的血清学诊断。该技术在实际应用中存在的主要问题是非特异性荧光干扰及定量困难，因此，荧光显微镜滤光系统的正确设置以及严格执行操作规程十分重要。此外特异性荧光强度的判断无客观标准，实验时必须设置阴、阳性对照。

3. **酶联免疫吸附试验** 是临床细菌检验中应用最为广泛的免疫学技术，具有高度的特异性和敏感性，不需特殊设备，结果观察简便，其方法主要有双抗体夹心法和竞争法。双抗体夹心法常用于检测某种细菌抗原或鉴定菌型。竞争法用于测定细菌抗原及血清中的抗体。

4. **免疫印迹技术** 由十二烷基硫酸钠聚丙烯酰胺凝胶电泳、转印与标记技术相结合完成对标本中细菌蛋白的检测。该技术综合了凝胶电泳的高分辨率和酶联免疫吸附试验的高敏感性和特异性，是有效的分析手段，既可用于分析抗原组分，也可用于疾病诊断。

除上述方法外，对流免疫电泳、发光免疫技术等亦用于临床标本中细菌的鉴定。

(四) 细菌的分子生物学技术检测和鉴定

分子生物学技术的不断发展与完善，为微生物的鉴定提供了新的实验手段，使诊断更加快速、简便和准确。然而随着广泛应用，其局限性亦显现出来，如假阳性结果出现，原因包括阴性标本的污染、竞争和交叉反应等；假阴性结果，由于扩增体系中可能存在酶的抑制剂。此外，分子诊断试剂盒往往病原谱较窄、费用高。目前在分子生物学领域建立的细菌快速检测技术主要包括：

1. **核酸杂交技术** 是应用放射性核素或生物、地高辛、辣根过氧化物酶等非放射性物质标记的已知序列核酸单链作为探针，在一定条件下，按照碱基互补原则与待测标本的核酸单链退火形成双链杂交体。然后，通过杂交信号的检测，鉴定血清、尿、粪或活检组织等中有无相应的病原体基因及其分子大小。常用的 DNA 探针杂交方法包括液相、固相和原位杂交。核酸探针已在很多实验室常规用以分枝杆菌属的菌种鉴定，大多数实验室采用放射性或荧光标记的探针结合核酸扩增的检测方法，这一技术提供了快速、准确的诊断。DNA 探针用于检测无可靠培养方法的临床标本时具有突出的优点，如针对荚膜组织胞浆菌、皮炎芽生菌、粗球孢子菌和新生隐球菌标本或培养物的检测探针，与传统方法相比具有独特的优点。

2. **靶核酸扩增技术** 是一种选择性 DNA 或 RNA 片段在体外的扩增技术，体外数小时即可扩增同一基因序列上百万倍。具有快速、灵敏和特异性强的特点，包括任意引物 PCR、广范围 PCR、多重 PCR 等。目前主要用于特殊耐药基因，如耐甲氧西林、金黄色葡萄球菌、mecA 序列等的检测。缺点是假阳性率高，检测成本高，需要检测人员具有较高的素质，对实验室的硬件设施也有较高要求。为保证检测质量，必须进行质量控制，运行成本较高，基层医院尚难推广。

3. **生物芯片技术** 是近年来生命科学领域中迅速发展起来的一项高新技术。通过微加工技术和微电子技术，在固体芯片表面构建微型生物化学分析系统，以实现对细胞、蛋白质、DNA 以及其他生物组分的准确、快速、大信息量的检测。常用的生物芯片分为两大类：基因芯片和蛋白芯片。基因芯片是建立在基因探针和杂交测序技术上的一种高效、快速的核酸序列分析手段。病原性细菌诊断芯片可以在一张基因芯片上同时对多个标本进行多种病原菌的检测，仅用极少量的生物分子，并能快速、准确地获取样品中的生物信息，效率提高百倍至千倍。基因芯片技术克服了传统核酸杂交等技术的复杂、自动化程度低、检测目的分子数量少、低通量等不足，被认为是继基因克隆技术、基因测序技术和 PCR 技术后的又一次革命性的突破。蛋白芯片是按特定排列方式，在经过特殊处理的固相材料表面固定许多抗原、抗体、配体等蛋白质分子，检测相应的抗体、抗原及蛋白质。

(五) 其他检测技术

1. **动物实验** 主要用于病原菌的分离和鉴定，其次用于测定某些细菌的毒力，制备免疫血清，建立致病菌的动物模型，生物制品或药品的安全、毒性、疗效试验。如结核分枝杆菌的致病性只有动物实验才能确定，白喉棒状杆菌毒力试验、大肠埃希菌肠毒素检测，亦需通过动物实验进行。然而，由于成本高，需要特定场所以及检测周期长或已有更好的分子生物学方法替代等原因,除一些研究机构外,实验室很少应用此技术。

2. 显色培养基　是利用微生物自身代谢产生的酶与相应底物反应显色的原理,检测微生物的培养基。利用显色培养基进行微生物的筛选分离,即是一种分离培养基,也可以用于细菌的快速鉴定。目前在实验室应用较为广泛,如 MRSA 筛选培养基等。

3. 毒素检测　细菌内毒素的测定主要用于诊断患者是否发生革兰阴性细菌感染以及检测注射液和生物制品有无内毒素污染。外毒素的检测主要用于鉴定待检菌,区分产毒株与非产毒株。

(李智山　孙自镛)

第二节　真菌感染及其检验技术

真菌(fungus)是具有典型细胞核的真核细胞型微生物,属于真菌界(kingdommyceteae)。它不含叶绿素,以腐生、寄生、共生和超寄生方式生存,细胞壁含有几丁质和(或)纤维素,有完善的细胞器,能进行有性和(或)无性生殖。

真菌在自然界分布极为广泛,种类繁多,有 20 余万种,大多对人有利,用于酿酒、制备氨基酸、抗生素、酶类等。对人致病的真菌分为 4 类:病原性真菌、条件致病性真菌、产毒真菌及致癌真菌。

一、真菌的形态结构与生理特征

与其他微生物相比,真菌的形态、结构较为复杂。目前对于大多数真菌特别是丝状真菌的鉴定,形态学(包括真菌形态、菌落形态)检查仍具有重要意义,因而须熟练掌握真菌的基本特性。

(一)形态结构

真菌按形态可分为单细胞和多细胞两大类。单细胞真菌呈圆形或卵圆形,如酵母菌和类酵母菌,以出芽方式繁殖,对人类致病的主要有新生隐球菌和白假丝酵母菌。多细胞真菌有菌丝和孢子,菌丝伸长分枝,交织成团,称为丝状菌(filamentous fungus),又称霉菌(mold)。对人致病的有皮肤癣菌、毛霉菌等。有些真菌可因环境条件(如营养、温度、氧气等)改变,由一种形态转变为另一种形态,此真菌称为二相性真菌(dimorphic fungus),如中克孢子丝菌、荚膜组织胞浆菌等。这些真菌在体内或在 37℃,含动物蛋白的培养基上,呈酵母型;而在 25℃,普通培养基上培养时呈真菌型。组成真菌基本结构的是菌丝和孢子。

1. 菌丝(hypha)　是由孢子出芽形成的。孢子在环境适宜的条件下长出芽管,逐渐延长呈丝状即菌丝。菌丝长出许多分枝,交织成团,称为菌丝体(mycelium)。菌丝体按其生物学功能分为营养菌丝体、气中菌丝体和生殖菌丝体。菌丝按有无横膈又分为有隔菌丝和无隔菌丝。菌丝有螺旋状、球拍状、结节状、鹿角状和梳状等多种形态,它们具有鉴定真菌的价值。

2. 孢子(spore)　是真菌的繁殖器官,亦是鉴定真菌的重要依据之一。真菌分类主要根据孢子或产生孢子器官的主要特征。真菌孢子分为无性孢子和有性孢子两大类。大多数病原性真菌通过无性孢子繁殖。无性孢子又分为叶状孢子、分生孢子、孢子囊孢子。其中叶状孢子分为芽生孢子、关节孢子和厚膜孢子 3 种。分生孢子有大、小之分。大分生孢子为多细胞性,常呈梭状、棍棒状、梨形等;小分生孢子为单细胞性,孢子形状不一,有球形、椭圆形、卵形、星形等。

(二)生理特征

1. 营养　真菌属于异养型,需从外部摄取有机含碳化合物作为碳源和能量,存在腐生性和寄生性两种形式,寄生性真菌又有专性寄生和兼性寄生之分。真菌进行营养增殖的菌体称为营养体,分为原生质团、单细胞、假菌丝、双型菌丝和菌丝体。营养物质包括①碳源:真菌不能利用糖而以利用脂肪酸作为碳的来源。②氮源:大部分真菌可以利用氨和硝酸盐类的氮,有些只能利用氨基酸类有机氮。③矿物质:硫、磷等是真菌发育的必需元素,一般以硫酸盐或磷酸盐等无机盐形式供给,亦可以含硫氨基酸作为硫的来源。其他金属离子,如铁是呼吸酶的组成成分,镁可赋予酶类活性。钾、钠、钙、锰、锌、铜、钴等亦是必需的矿物质。④辅助因子:布氏须霉等真菌能自主合成,某些真菌自身不能合成硫胺素、维生素 B_2 等生长辅助因子,需从外界获得。

2. 代谢　包括有氧呼吸、无氧呼吸与发酵等产能代谢。代谢产物主要有乙醇、柠檬酸、草酸、各种酶类、维生素、脂肪、多糖、抗生素及毒素等。

3. 繁殖　真菌依靠其孢子及菌丝进行繁殖,存在无性繁殖和有性生殖两种方式。无性繁殖的主要形式为芽生、裂殖、萌管、隔殖、芽殖。有性生殖包括质配、核配和减数分裂3个时期。

4. **影响真菌生长和繁殖的因素** 温度、湿度、渗透压、酸碱度、氧和二氧化碳等影响真菌生长和繁殖。

(1) 温度：真菌可在 0～42℃生长繁殖，最适生长温度通常为 22～28℃，某些深部真菌为 37℃。抵抗高温能力远比低温弱。

(2) 湿度：真菌一般在中等湿度环境中生长活跃，优于潮湿环境。干燥不利于其生长繁殖。因此，真菌培养多用固体及半固体培养基，保湿，而不用液体培养基。

(3) 渗透压：多数真菌对渗透压抵抗力强。不少真菌可在较高浓度的盐类和糖类环境中生长发育。

(4) 酸碱度：酸性环境有利于真菌繁殖，因而真菌培养基常呈弱酸性。真菌生长发育过程可使培养基酸碱度发生变化，一般致病性真菌常使培养基向碱性转化，而环境污染真菌向酸性转化。因此，在培养基内加入适当的指示剂，观察 pH 的改变，可初步预测真菌的致病性。条件致病真菌不受此限。

(5) 氧和二氧化碳：绝大多数真菌生长需要氧，但需氧量不同。一般真菌繁殖需氧量较大，如曲霉菌、青霉菌及皮肤癣菌在氧气充足的情况下可产生分生孢子，而在组织内由于氧气不足只能形成菌丝。通常，二氧化碳对真菌生长繁殖不利，但有时可促进孢子形成，如刺激白假丝酵母菌产生厚膜孢子。

(6) 光：日光和紫外线对真菌的影响表现为诱导反应、抑制作用及向光感应。大多数真菌在白天或黑夜均能生长，但担子菌亚门的担子需要光的诱导。

5. **抵抗力** 真菌对热抵抗力不强，一般 60～70℃在短时间内即死亡。抗干燥能力较强。对 2.5%碘酊、0.01%升汞及 10%甲醛敏感。龙胆紫、孔雀石绿等色素抑制某些真菌生长，如白假丝酵母菌。

6. **培养特性** 真菌营养要求不高，能在普通培养基上生长，常用沙氏（sabouraud）培养基，适宜温度为 22～28℃（深部真菌为 37℃）。真菌培养后可形成 3 种菌落。

(1) 酵母型菌落：菌落柔软、光滑、湿润，显微镜下可见单细胞性芽生孢子，无菌丝。隐球菌菌落属此型。

(2) 类酵母型菌落：与酵母型菌落相似，但显微镜下可见假菌丝。

(3) 丝状型菌落：菌落见不同类型的菌丝体，如绒毛状、粉末状等；显微镜下可见有隔或无隔、分枝或不分枝的各种菌丝。

二相性真菌在室温（22℃）培养呈丝状型菌落，而在 37℃或培养环境中 CO_2 增多时则呈现酵母型或酵母样菌落。

二、真菌的感染与免疫

真菌感染，特别是深部真菌感染的危险因素包括影响机体免疫力的基础疾病，如白血病、癌症、结核等；广谱抗菌药物、免疫抑制药的使用；脏器移植、放疗等。

(一) 真菌感染流行病学特征

1. **易感人群** 除致病性真菌外，真菌感染与宿主的易感性密切相关。易感宿主有①免疫功能低下人群，如婴幼儿、老年人。②严重基础病患者，如糖尿病、白血病、营养不良等。③接受免疫抑制药或放疗、化疗等诊疗措施的患者。④局部抵抗力低下患者。⑤异物置入患者，如缝线和修补手术埋入的材料。

2. **感染来源** 感染病原体来自患者自身或机体以外的其他人或环境。

(1) 内源性感染：由寄居在机体口腔、肠道、阴道等部位的假丝酵母菌、丝状真菌的大小分生孢子等真菌引起的感染。感染诱因包括手术中真菌孢子由切口边缘被直接带入或者感染远离切口，由真菌孢子周期性侵入血流或淋巴系统，切口处抵抗力下降而发病。

(2) 外源性感染：真菌感染患者、携带者或存在于自然界的真菌，通过空气、接触、器械等途径侵入人体引起感染，如孢子丝菌、组织胞浆菌等。

条件致病真菌感染可以是内源性的或外源性的。机体免疫能力下降，菌群失调，激素、免疫抑制药和广谱抗菌药物的频繁使用及滥用，均可引起条件致病真菌感染。曲霉菌、毛霉菌、假丝酵母菌为此种类型感染的代表菌种。

3. **感染途径** 因病原性真菌的种类及其分布，患者的年龄、性别、职业、生活环境而异，常见的感染途径有①接触感染，如女性外阴部或阴道假丝酵母菌病，经性传播导致男性龟头包皮炎。②吸入感染，如隐球菌性脑膜炎。③食入感染，如毛霉菌肠道感染。④局部侵入,如伤口感染。

4. **感染类型** 按感染部位可分为浅部真菌感染和深部真菌感染;按感染侵犯的器官组织范围分为局限性真菌感染和全身性真菌感染。

(二)抗真菌免疫

1. **天然免疫** 完整的皮肤、黏膜是有效的抗真菌屏障,皮肤分泌的脂肪酸有杀菌作用。真菌组分是补体替代途径的强激活剂,但真菌能抵抗攻膜复合物(membrane attack complex,MAC)的杀伤。补体活化过程中产生的C5a、C3a,将炎性细胞引导至感染区。中性粒细胞是吞杀真菌最有效的吞噬细胞。在中性粒细胞缺乏的患者,常见播散性假丝酵母菌病和侵袭性烟曲霉病。巨噬细胞在抗真菌防御中的作用不如中性粒细胞。NK细胞有抑制新生隐球菌和巴西副球孢子菌生长的作用,对感染小鼠的隐球菌有杀伤效应,但对荚膜组织胞浆菌感染的小鼠无效。

2. **获得性免疫** 抗真菌感染主要是细胞免疫。荚膜组织胞浆菌是一种兼性胞内病原菌,寄居在巨噬细胞内。清除该菌的免疫机制与消灭胞内菌基本相同。新生隐球菌常定植于免疫低下宿主的肺与脑,需CD4与CD8 T细胞协作杀灭。白假丝酵母菌常始于黏膜表面,细胞介导的免疫可阻止其扩散至组织内。在真菌感染中,一般是Th1应答对宿主有保护作用,Th2应答可造成损害。真菌感染常有特异性的抗体产生,对血清学诊断有一定帮助,但抗真菌作用不强。

三、真菌的基本检验技术

真菌的检验技术包括培养、非培养方法。真菌鉴定主要依靠菌落、菌丝和孢子的形态特点,菌丝体的特殊结构。但菌种鉴定是一个复杂过程,尚须生化反应、分子生物学鉴定。非培养方法包括显微镜检查,抗原和特异性代谢物检测,细胞壁成分检测,核酸检测等。值得注意的是,由于灵敏度或特异性存在缺陷,非培养技术不能代替培养鉴定技术。

(一)显微镜检查技术

血液或骨髓中荚膜组织胞浆菌,卡氏肺孢菌孢囊等真菌具有特殊的形态特点,可以通过显微镜检查诊断。显微镜检查的优点是无需特殊设备和试剂,易于开展,而且,真菌特殊的形态特点为适当的培养基或培养时间的选择提供线索,有助于提高实验诊断敏感性。缺点是存在假阳性结果,阴性结果亦不能排除真菌感染。

临床实验室常用的显微镜检查技术有湿片法、KOH涂片、革兰染色、钙荧光白染色、瑞氏染色、吉姆萨染色、检测卡氏肺孢菌的荧光单克隆抗体方法等。巴氏染色通常用于细胞病理实验室,过碘酸锡夫染色和六胺银染色通常用于病理实验室。

1. **不染色标本的直接显微镜检查** 将脓液、尿液、分泌物等少量标本置于载玻片,加适量生理盐水即可镜检。毛发、皮屑、甲屑等标本,须加1滴10%~20%氢氧化钾,盖上盖玻片,不加热放置10~15min或微微加热使标本组织溶解透明,在低倍镜和高倍镜下观察酵母型细胞、孢子、菌丝和菌丝体。

2. **染色标本的显微镜检查** 标本直接涂片,根据真菌特性选择染色方法,如革兰染色、墨汁负染色、乳酸棉酚兰染色等。革兰染色适用于酵母菌和类酵母菌,显微镜下可见革兰阳性(深紫色),圆形或卵圆形菌体或孢子。墨汁负染色适用于隐球菌,显微镜下可见新生隐球菌具宽厚荚膜。乳酸棉酚兰染色适用于各种真菌的检查,酵母型细胞、菌丝和孢子被染成蓝色。瑞氏染色适用于检测骨髓和外周血中的荚膜组织胞浆菌。荧光染色适用于深部真菌检查。在荧光显微镜下,白假丝酵母菌、球孢子菌、皮炎芽生菌为黄绿色,新生隐球菌、鼻孢子菌为红色,组织胞浆菌为红黄色,曲霉菌为绿色。其他染色,如果氏环六亚甲基四胺银(GMS)染色可确认卡氏肺孢菌包囊,但费时。卡氏肺孢菌包囊金标染色为亚甲胺蓝染色和荧光素染色。亚甲蓝染色包囊囊壁呈深褐色或黑色,囊壁可见特征性括弧样结构,囊内小体不着色。荧光素染色包囊囊壁呈明亮蓝绿色光环,同样可辨囊壁上括弧样结构。吉姆萨染色镜检如见巨噬细胞内卵圆形的较小一端有出芽,染成鲜红色,可疑为荚膜组织胞浆菌。

(二)分离培养技术

培养基的选择是分离培养成功的重要因素之一,取决于标本类型及真菌种类。

1. **培养方法** 分为大培养和小培养。

(1)大培养:是将标本接种到培养皿或试管斜面培养基上,以肉眼观察菌落形态特征。常用形式为①试管法:是真菌分离培养、传代和保存菌种最常用的方法。每个标本接种2支琼脂斜面,分别置37℃、22~28℃,需氧培养。优点是可节约培养基及防止污染,缺点是试管斜面小,生长菌落小,有时不能显示菌落形态特征。②平皿法:标本接种于固体培养基,室温或 22～28℃培养 2～6 周。优点是生长菌落大,可观察菌落形态、色素产生,供鉴定参考。缺点是水分易蒸发,只能培养生长繁殖较快的真菌,不适用于传染性强的球孢子菌、组织胞浆菌等真菌。

大培养主要观察菌落生长,是鉴别真菌的方法之一。观察菌落应注意:①形态,判断酵母菌还是真菌菌落形态。②生长速度,一般浅部真菌生长较快,深部真菌生长慢。③大小,致病性真菌常菌落小,条件致病性真菌菌落大。④颜色,致病性真菌菌落常颜色淡,污染真菌颜色深。⑤致病性真菌菌落下沉,污染性真菌则否;致病性真菌有时使培养基开裂,而污染真菌很少引起此现象。

(2)小培养:用于观察真菌的自然形态结构特征及生长发育过程,以鉴定菌种。方法为挑取少许菌落接种在玻片培养基上,使菌体沿玻片(盖玻片)生长,再将玻片放在显微镜下观察菌体形态、结构。小培养的优点是随时观察真菌自然生长形态及生长发育过程,如大分生孢子、小分生孢子及孢子柄等自然位置和结构。常用小培养方法有①点滴法:葡萄糖蛋白胨琼脂培养基加热融化后,用吸管吸取,滴 1 滴于消毒载玻片上,将菌种接种于培养基上,盖上盖玻片,放在有 U 形玻棒的平皿,平皿中放一浸水棉球,以保持湿度,置培养箱中培养。待菌体生长后,在不同的时间取玻片在显微镜下观察菌丝和孢子的结构。②方块法:无菌操作切取平皿中的葡萄糖蛋白胨琼脂培养基 1cm²,置消毒载玻片中央,将菌种接种在方块培养基四周,盖上消毒盖玻片,放在平皿中,在培养箱中培养,按时取出载玻片在显微镜下观察。③空洞法:用直径 1cm 的小试管,在平皿中培养基上压出圆形空洞,将菌种接种在空洞培养基边缘,盖上消毒盖玻片,轻轻压迫,使空洞边缘黏着封闭,平皿倒置在培养箱中培养,菌体即向盖玻片上生长。适当的时候取下盖玻片放在载玻片上,置显微镜下观察菌体结构。④试管内小培养法:用直径 3cm 的大试管制作葡萄糖蛋白胨琼脂斜面,将菌种接种在斜面上,盖上消毒的盖玻片,放在培养箱中培养,菌种即向盖玻片上生长。一定时间后取出盖玻片,放在载玻片上,置显微镜下观察菌体结构。这种方法不易污染。

2.培养基 常用真菌培养基有两类,一类为支持大多数真菌生长的普通培养基,如沙保弱葡萄糖琼脂、脑心浸液琼脂;另一类为添加了选择性成分,如氯霉素、庆大霉素、放线菌酮等,抑制细菌或腐生性真菌生长的培养基,用作非无菌部位标本的初次分离、传代培养和真菌鉴定。需注意的是放线菌酮亦可抑制新生隐球菌等有临床意义的真菌生长。

产色培养基用于假丝酵母菌属的分离和初步鉴定。培养基中添加氟康唑有利于检测氟康唑的耐药性。

其他分离鉴定培养基包括左旋多巴-枸橼酸铁和咖啡酸培养基等。无菌标本,如血液、脑脊液、关节液等,可采用自动化血培养系统,孵育时间至少为 4 周。常用的真菌培养基列于表 56-1。

3.生化反应试验 常用生化反应有糖(醇)类发酵试验、同化碳源试验、同化氮源试验或利用硝酸钾试验、牛乳分解试验、酚氧化酶试验、明胶液化试验和脲酶试验等。试验方法同细菌试验,主要用于检测深部感染酵母菌,如假丝酵母菌、隐球菌、红

表 56-1 常用真菌培养基

培养基类型	用途	应用
沙保弱葡萄糖琼脂	最初用于皮肤真菌的菌落和色素形成。真菌初次分离培养基	Emmon 改良后含 2%葡萄糖,弱酸性(pH6.9)。表面覆盖橄榄油可分离糠秕马拉色菌
脑心浸液琼脂	分离酵母菌,特别是新生隐球菌。可用于一些二相性真菌-酵母转变	营养丰富培养基,可添加羊血和(或)抗生素
抑制霉菌琼脂	营养丰富的选择性培养基	含氯霉素和庆大霉素
DTM 琼脂(皮肤真菌培养基)	皮肤真菌的分离和初步鉴定	皮肤真菌使培养基从粉红色变为红色。细菌和腐生性真菌使其变为黄色。注意:一些非皮肤真菌亦可使其变为红色
察氏培养基	鉴定曲霉菌属的参考培养基	

酵母菌等。

糖（醇）类发酵试验常用的糖有单糖（葡萄糖、果糖、半乳糖）、双糖（麦芽糖、蔗糖、乳糖、海藻糖）、三糖（密三糖）、多糖（淀粉）；醇类有甘油、甘露醇、山梨醇、肌醇等。将它们分别制成糖（醇）发酵管，标本接种后37℃孵育，观察糖（醇）发酵情况。该试验有助于假丝酵母菌属的菌种鉴定。

同化碳源试验是将酵母菌鉴定到种的主要依据。将1ml含菌生理盐水与已融化的同化碳源培养基（45℃）混合，分别加入各种糖少许，置25℃或37℃孵育，24h无变化，重复加糖少许。如能同化，在加入糖的周围有生长圈，否则无生长。固体平板培养基适用于生长快的真菌，液体培养基适合于生长慢的真菌，同化慢的糖类（如半乳糖），若同化，则培养基浑浊。

同化氮源试验原理、方法与同化碳源试验相同。该试验有助于隐球菌属、红酵母属、汉森酵母属的鉴定。

脲酶试验有助于鉴定隐球菌属和红酵母菌属。

酵母菌的快速鉴定是检测特异性胞外酶或不同胞外酶作用下的产色分解产物，在菌落形成的同一天（<24h）即可明确或推定为某个菌种，或一些菌种，或多个菌属，如假丝酵母菌属的显色培养基等。

（三）抗原检测技术

真菌抗原检测技术在临床诊断中日益受到关注。

1. **隐球菌抗原检测** 可能是目前最好的抗原检测方法。检测隐球菌多糖抗原的乳胶凝集法、酶免疫法，已经商品化生产。检测灵敏度依赖于患者群体、感染的阶段及检测方法。

（1）乳胶凝集法：严格操作获得的检测结果，具有可靠的灵敏度和特异性，结果判读和解释需由有经验的实验室人员完成。乳胶凝集法优点：方法简单，可以检测脑脊液和血清标本；无需特殊的仪器，多数操作者对该方法熟悉。缺点：需预处理标本以提高敏感性和特异性；需严格规范化操作，以减少假阳性结果；需由有经验的技术人员判读结果，以减少主观性。

（2）酶免疫法：是一种夹心酶免疫检测。优点为反应终点判断客观，无需预处理标本，比乳胶凝集法更灵敏。局限性为需要酶免疫检测仪器对结果进行判读和解释；费用昂贵，特别是滴度检测。

2. **组织胞浆菌抗原检测** 1986年Wheat等建立了放射免疫方法检测血清、尿、支气管肺泡灌洗液中荚膜组织胞浆菌的热稳定多糖抗原。该方法特异性不高，与芽生菌、副球孢子菌、马尔尼菲青霉菌等有交叉反应性。最近研发的特异性较高的酶联免疫吸附法，利用69～70kDa抗原的单克隆抗体进行检测，总敏感性为71.4%，对于健康对照和慢性真菌感染的特异性分别为98%和85.4%。目前，该试剂仅组织胞浆菌参考实验室具备。

3. **假丝酵母菌病抗原检测** 目前检测假丝酵母菌抗原试剂的敏感性和特异性均较低。

4. **曲霉菌病抗原检测** 采用胶乳凝集法或竞争性ELISA法测定患者血清中可溶性曲霉菌抗原（半乳甘露聚糖）。目前酶免疫分析法检测体液中的半乳甘露聚糖的敏感性在50%～90%，特异性为81%～93%。胶乳凝集法灵敏度较低。尽管酶免疫分析方法检测曲霉菌半乳甘露聚糖作为快速诊断方法很有前景，但尚需进一步评估。

（四）抗体检测技术

采用对流免疫电泳、双向免疫扩散、间接免疫荧光检测、ELISA、补体结合试验、放射免疫测定（RIA）等免疫学技术，检测深部真菌感染患者体内特异性抗体，有助于判断预后和流行病学调查，如隐球菌感染、卡氏肺孢菌感染。此类技术对大多数深部真菌感染确诊意义不大，仅对某些真菌感染具有诊断价值，如胶乳凝集试验检测组织胞浆菌抗体，效价为1:16有诊断意义，1:32以上可确诊。

（五）化学成分检测

在分光光度计上利用显色终点分析法或浊度法检测血清中某些真菌细胞壁组分（1,3-β-D-葡聚糖）诊断真菌感染。该检测方法基于鲎血细胞裂解物的凝固级联反应对1,3-β-D-葡聚糖非常敏感和特异，但只能用于一些真菌菌种，包括曲霉菌属和假丝酵母菌属，不能检测新生隐球菌。显色终点分析法可定量，灵敏度为1.0pg。临床评估诊断假丝酵母菌菌血症的敏感性和特异性分别为84.4%～100%和88%。比较显色终点分析法和浊度法用于诊断假丝酵母菌感染的敏感性分别为84.2%和100%，特异性为75%和87.5%。目前，这些试验对于假丝酵母菌感染的特异性诊断没有特别帮助。

（六）分子生物学技术

真菌实验室诊断常用分子生物学技术包括：核酸碱基（G+C）mol%分析、限制性片段长度多态性（restriction fragment length polymorphism, RFLP）分析、Southern印迹分析、脉冲场凝胶电泳

(pulsed field gel electrophoresis，PFGE)、PCR 指纹、随机扩增多态性 DNA(randomly amplified polymorphic DNA，RAPD)、DNA 特殊片段测序。此类技术在敏感性、特异性、重复性、成本等方面存在不同程度的缺陷，大多处于实验研究阶段，作为真菌鉴定的有效补充。然而，分子生物学技术在一些疑难、特殊、高度变异菌种的鉴定、侵袭性真菌感染的早期诊断领域的应用，具有广阔发展前景。

(七)真菌毒素的检测

真菌毒素检测方法有多种，如黄曲霉毒素检测的生物学方法、薄层层析法、高效液相色谱法和间接竞争 ELISA 法等。生物学方法主要用于检测真菌毒素的毒性，如用鸡胚、鸭雏、大白鼠、小白鼠做毒性实验，观察动物中毒死亡或出现肿瘤。检测黄曲霉毒素 M1 的薄层层析法、高效液相色谱法，虽然灵敏度高，因需复杂的提取步骤或昂贵仪器，难以推广。而间接竞争 ELISA 法操作简便，具有安全、快速、高效、费用低等优点，适用于大批量标本中黄曲霉毒素 M1 的筛选，是检测食品污染的新方法。

(八)动物实验

应用于真菌实验室诊断的目的是分离病原性真菌、确定真菌菌种的致病性、研究药物对真菌的作用等。常用实验动物有家兔、豚鼠、小白鼠、大白鼠等。常见接种途径为皮肤、皮下、腹腔、静脉、睾丸、颅内接种等，根据实验目的、标本、菌种等选择适宜的实验动物和接种途径，如假丝酵母菌接种家兔或小白鼠，皮肤癣菌接种豚鼠，假丝酵母菌接种家兔耳静脉，隐球菌接种小白鼠颅内或腹腔。

实验方法：通常接种物用无菌盐水混匀后注入实验动物的适宜部位，依据实验动物的大小及接种途径，接种剂量为 0.2~1.0ml。接种后的实验动物登记编号，分别隔离饲养，逐日观察食欲、体温、脉搏、呼吸、眼结膜、粪便、局部病变等，最后进行实验动物解剖。解剖前先消毒皮肤，再用无菌蒸馏水洗净。解剖时观察实验动物组织、器官的病理变化，并做直接涂片、分离培养、病理组织切片检查等。

(九)组织病理学检测

真菌的组织病理学检测技术包括传统的 HE 染色、特殊染色(如巴氏染色、嗜银染色、黏蛋白-卡红染色等)、免疫组织化学技术和现代分子生物学技术等。应用 HE 染色和各种特殊染色方法，根据真菌的形态学特征及组织反应，提示真菌感染，有时还可确定真菌类别，缺点为不能鉴定其属种。

当怀疑真菌感染，但形态不典型或组织中真菌量少难以诊断时，免疫组织化学技术有助于正确诊断，其优点为快速、敏感、特异，已应用于二相性真菌、丝状真菌、酵母菌、卡氏肺孢菌的检测。其中，荧光抗体技术可检测组织、渗出物、支气管灌洗液、骨髓、血液、脑脊液及痰液等标本涂片中的真菌。免疫过氧化物酶染色技术，根据真菌抗原性制备种属特异性抗体检测组织标本中的致病菌。假丝酵母菌抗体、曲霉菌抗体、隐球菌抗体、毛霉菌抗体等已商业化生产。

当发现化脓性结核结节、假上皮瘤样增生及上皮内微脓肿，疑为孢子丝菌病、着色芽生菌病等时，组织病理学诊断可提示真菌感染，以便进一步查找真菌。

(简 翠 孙自镛)

第三节 病毒感染及其检验技术

病毒是专一性在活细胞内寄生的非细胞型微生物，具有体积微小、结构简单、遗传物质单一等特点。病毒在自然界分布非常广泛，可在人、动物、植物、昆虫、真菌和细菌中寄居并引起感染。病毒与人类疾病的关系极为密切，人类传染病约75%由病毒引起。有些病毒传染性强，可引起世界大流行。有些病毒病的病情严重，病死率高。除急性感染外，病毒还可引起持续性感染，有的与肿瘤、先天畸形和自身免疫病的发生密切相关。因此病毒感染的防治一直是医学研究关注的热点。

一、病毒的结构与增殖

(一)病毒的结构

病毒主要由核心和衣壳构成，核心和衣壳共同组成核衣壳，有些病毒的核衣壳外部还有包膜包裹。

1. **病毒核心** 病毒体核心成分主要为核酸，构成病毒基因组。病毒体核心除由一种核酸 DNA 或 RNA 组成外，还有少量的非结构、功能性蛋白质参与，如病毒自己编码的酶类。

2. **病毒衣壳** 包围在核酸外面的蛋白外壳称

衣壳,其主要功能是保护核心内的核酸免受破坏,并能介导病毒核酸进入宿主细胞。衣壳具有抗原性,是病毒体的主要抗原成分。

3. 病毒包膜　无包膜病毒体称裸露病毒。有些病毒在核衣壳外有包膜围绕,带有包膜的病毒体称为包膜病毒。包膜是病毒在成熟过程中,核衣壳穿过宿主细胞膜以出芽方式向细胞外释放时获得的。包膜含有宿主细胞的膜成分(脂类、蛋白质和多糖),包膜蛋白多由病毒基因组编码。包膜的性质和功能:①具有保护病毒的表面抗原,具有抗原性,可诱发机体免疫应答。②与病毒入侵细胞和感染性有关。③具有保护核衣壳的作用。④对干燥、热、酸和脂溶剂敏感。

此外,某些包膜病毒在核衣壳外层和包膜内层之间存在基质蛋白。

(二)病毒的增殖

病毒必须依赖宿主细胞,以特殊的自我复制方式进行增殖。病毒的增殖不是二分裂方式,而是以其基因组为模板,在DNA多聚酶或RNA多聚酶以及其他因素作用下,经过复杂的生化合成过程,复制病毒的基因组。在此过程中宿主细胞的生化合成受到抑制,病毒基因组则经过转录、翻译过程,产生大量病毒蛋白质,再经过装配,最终释放子代病毒。病毒这种以核酸分子为模板进行繁殖的方式称为自我复制。

复制周期:从病毒进入细胞开始,经基因组复制到子代病毒释出的全过程,称为1个复制周期。复制周期是个连续过程,可以人为划分为3个阶段:病毒感染进入宿主细胞、细胞内病毒大分子的生物合成与病毒衣壳的装配、病毒的成熟和从细胞中的释放。这3个阶段共经历吸附、穿入、脱壳、生物大分子合成、组装、成熟和释放等步骤。

二、病毒的感染与免疫

(一)病毒感染

病毒必须自外环境进入人体细胞才能产生感染。自然外环境并不适宜病毒生存,病毒需要克服环境压力(热、干燥和紫外线等),保证在宿主间的持续传播。

1. 病毒感染的来源　引起机体感染的病毒来自外环境,传染源主要是病人、病毒携带者、患病及携带病毒的动物或中间宿主。医源性感染也是不能忽略的来源。在诊断、治疗或预防过程中,由于所用血液、血制品和器械等消毒不严格可造成病毒感染。

2. 病毒感染途径　是指病毒接触机体并入侵宿主的部位(如经呼吸、消化道),由病毒固有的生物学特性所决定。不同病毒通过不同途径入侵机体,在相对适应的系统和靶器官内寄居、生长、繁殖并引起疾病。一种病毒可通过多种途径感染机体,而不同病毒可经同一途径侵入机体,但通常每种病毒都有相对固定的感染途径,这与病毒的生物学特性和侵入部位的微环境有关。

3. 病毒感染传播方式　指病毒从来源(病人或动物宿主)到达机体的过程。流行病学将病毒传播分为水平传播和垂直传播两种方式。水平传播指病毒在人群中不同个体之间(呼吸,粪-口等)的传播和动物与人之间(媒介或直接接触)的传播。垂直传播指病毒从宿主的亲代向子代的传播。

4. 病毒在体内的播散　侵入机体后,有些病毒只在入侵部位感染细胞、增殖并产生病变,称为局部感染或表面感染。当机体防御能力降低或病毒的毒力过强时,病毒可由入侵部位向全身播散。全身播散方式有:①直接接触播散,经过细胞间接触播散。②经血流播散,有些病毒从入侵部位直接进入血液,或通过接种、输血、注射、动物叮咬和外伤进入血液向全身播散。③经神经系统播散,病毒与局部神经元接触,发生感染并向远离入侵部位或全身播散。

5. 病毒感染类型　病毒感染宿主活细胞后,不能够完成复制周期,没有感染性子代病毒产生,称为病毒的非增殖性感染(又称为顿挫感染),病毒顿挫感染有时可导致细胞转化。多数病毒感染机体后产生增殖性感染,造成机体损伤。依据病毒感染机体后有无临床表型,又分为显性感染和隐性感染。病毒进入机体后,不出现临床表现的感染称为隐性病毒感染;病毒进入机体,感染靶细胞后,大量增殖造成细胞结构和功能损伤,致使机体出现临床表现的感染称为显性感染。

(二)抗病毒免疫

机体抗病毒免疫应答可分为天然的非特异性免疫及获得的特异性免疫,在机体内这两方面不可分割并协同发挥作用。

1. 非特异性免疫　机体非特异性抗病毒免疫除与其他微生物相同外,干扰素与自然杀伤细胞(NK细胞)占有突出的地位。机体对病毒入侵细胞的最早应答是诱生干扰素以及出现对病毒感染细胞的杀伤作用。

干扰素是1957年Isaac等在深入研究灭活病毒可以干扰活病毒这一现象时，发现的一种由细胞产生的具有抗病毒活性的糖蛋白。干扰素抗病毒作用特点为：①具有广谱抗病毒活性，但只具有抑制病毒作用而无杀灭病毒的作用。②抗病毒作用有相对的种属特异性，一般在同种细胞中的活性最高。③不能直接抗病毒而必须经宿主细胞介导。由人类细胞诱生的干扰素，根据其抗原性可分为α、β和γ 3种，α/β干扰素作用于细胞的干扰素受体，经信号传导等一系列生化过程，使细胞合成数种抗病毒蛋白。这些抗病毒蛋白通过降解mRNA、抑制多肽链的延伸和抑制翻译等环节阻断病毒蛋白合成而发挥抗病毒作用。

NK细胞最早是在研究肿瘤细胞被杀伤的实验中发现的，以后发现NK细胞也可杀伤病毒感染的细胞。NK细胞作用特点为：①是一种不受主要组织相容性复合体（major histocampatibility complex，MHC）限制，也不依赖抗体的具有杀伤作用的免疫细胞。②非特异性的识别靶细胞，即对所有病毒感染的细胞均有杀细胞作用。NK细胞受干扰素的激活在抗病毒免疫中意义重大。病毒感染细胞后，细胞膜发生变化，成为NK细胞识别的"靶"，NK细胞与靶细胞接触后，可自胞质中释放穿孔素而溶解被病毒感染的细胞。此外，NK细胞还可被激活而释放肿瘤坏死因子（TNF-α、TNF-β），改变靶细胞溶酶体的稳定性，使多种水解酶外漏；还可活化靶细胞的核酸内切酶，降解细胞基因组DNA，引起细胞凋亡。

通过干扰素的诱生与激活NK细胞，机体在病毒感染早期可抑制病毒复制。由于干扰素能扩散至邻近细胞使之产生抗病毒蛋白，因此除可阻断病毒在已感染的细胞中复制外，还可限制病毒在细胞间扩散。在干扰素的激活下，体内NK细胞被激活，发挥杀伤病毒感染细胞的作用，有利于清除病毒。若病毒感染不能被非特异性免疫所抑制，则伴随病毒的继续增殖，机体的特异性免疫将发挥抗病毒作用。

2. 特异性免疫　感染过程中，病毒的结构蛋白（如衣壳蛋白、基质蛋白或包膜上的各种糖蛋白）以及少数DNA多聚酶，经抗原加工与递呈，活化T细胞及B细胞，分别在体内诱生体液及细胞免疫。

(1)病毒抗原的加工与递呈：一般将抗原加工与递呈分为MHC Ⅰ类分子限制的抗原递呈与MHC Ⅱ类分子限制的抗原递呈。MHC Ⅰ类分子限制的抗原递呈是指病毒感染细胞后，由病毒核酸指令在宿主细胞内合成病毒蛋白，合成的蛋白除装配病毒外，可经细胞器中的蛋白酶体降解成短肽，被MHC Ⅰ类分子选择结合后，在细胞膜表面递呈，与$CD8^+$ T细胞相互作用而诱生细胞毒性T细胞（cytotoxic T lymphocyte，CTL）应答，又称为内源性抗原递呈。MHC Ⅱ类分子限制的抗原递呈是指当病毒通过胞饮或被吞噬而进入细胞后，经吞噬体内酶水解为小片段的肽后，由MHC Ⅱ类分子选择结合在细胞表面表达而与$CD4^+$ T细胞相互作用，诱生T细胞释放IFN-γ、TNF-α、IL-2等细胞因子，并可辅助B细胞成熟为浆细胞及合成抗体，又称为外源性抗原递呈。现已发现在抗病毒免疫中这两种类型的抗原递呈随病毒种类不同而分别或同时存在。病毒在细胞内复制主要为内源性抗原递呈；当感染细胞被杀伤后，病毒体或病毒抗原被吞饮释放，以外源性抗原方式递呈。$CD4^+$ T细胞释放的细胞因子又可激活$CD8^+$ T细胞，因此两种抗原递呈形成交叉，在抗病毒免疫中可以互补。

(2)体液免疫作用：病毒的抗体可自感染者血清中检出，因此较早被发现并进行了较深入的研究。病毒感染最先出现的是IgM类特异抗体，一般在感染后2~3d开始出现。以后出现IgG类抗体，持续时间因病毒种类而异。经黏膜感染并在黏膜上皮细胞中复制的病毒常在局部诱生IgA类抗体。

中和作用：中和抗体能与病毒结合，消除病毒感染，在杀灭细胞外游离病毒中起主要作用。作用机制是改变病毒表面构型或与吸附于易感细胞受体的病毒表位结合，阻止病毒吸附并侵入易感细胞和增殖。病毒与中和抗体形成的免疫复合物容易被巨噬细胞吞噬、清除或改变抗原递呈途径。有包膜的病毒表面抗原与中和抗体结合后，激活补体，可致病毒裂解。IgG、IgM、IgA 3种类型免疫球蛋白的中和抗体具有不同的生物学特性。IgG分子量小，可通过胎盘，新生儿因具有来自母体的中和抗体获得约6个月的被动免疫保护。IgM分子量大，不能通过胎盘。如在新生儿血中测得特异性IgM抗体，可诊断为宫内感染。sIgA抗体主要来源于黏膜固有层的浆细胞，存在于黏膜分泌液中，在局部免疫中起主要作用，常可阻止病毒的局部黏膜入侵。中和抗体的分子量大，不能进入病毒感染的细胞，故无清除细胞内病毒的作用。

非中和抗体针对有包膜病毒的基质或其中的

核蛋白,或病毒表面具有细胞融合功能的酶、病毒复制酶等。因这些抗原与病毒入侵易感细胞不相关,故相应抗体无中和作用,但有时具有诊断价值。

抗体介导对靶细胞的作用:包膜的病毒感染细胞后,细胞膜可出现病毒编码的蛋白,能与相应抗体结合,在补体参与下裂解细胞;也可通过抗体依赖性细胞介导的细胞毒作用(antibody-dependent cell-mediated cytotoxicity,ADCC)裂解与破坏病毒感染的细胞。

抗体介导促进作用:有些抗体与某些病毒结合后,可促进病毒在感染细胞中的复制,如登革病毒、呼吸道合胞病毒等。

(3)细胞免疫作用:对细胞内的病毒,机体主要通过细胞毒性T细胞(CTL)及T细胞释放的淋巴因子发挥抗病毒作用。细胞免疫主要在病毒感染的局部发挥作用,其作用方式为通过免疫细胞接触靶细胞后杀伤靶细胞或在局部释放细胞因子。因此,检测细胞免疫的技术较体液免疫为复杂。

细胞毒性T细胞(CTL):CTL的杀伤性作用被认为是病毒感染恢复的主要机制。具有病毒特异性,一般出现于病毒感染后7d左右。CTL接触病毒感染的细胞后,特异地识别与MHC分子结合靶细胞表面的病毒抗原特异肽段,激活并释放穿孔素及细胞毒素。穿孔素是一组酶的统称,其作用是导致靶细胞出现许多小孔。细胞毒素可激活靶细胞内的一些酶,致使细胞自身裂解或凋亡。在多数病毒感染中,CTL杀伤靶细胞,清除或释放细胞内复制的病毒体,在抗体的配合下消除病毒。

辅助性T(Th)细胞:Th细胞可以促进B细胞生长与分化,并活化CTL及巨噬细胞。在小鼠中对可分泌IL-2和IFN-γ的T细胞称为Th1类型,对分泌IL-4、IL-5和IL-10的T细胞称为Th2类型。在人类亦有类似的分类,但不如鼠中明确。已发现,病毒感染患者的Th细胞出现上述类型的转换时,可以发生病程变化,但其机制及意义有待于进一步分析细胞因子在免疫网络中的作用。

细胞因子:对实验动物及病毒感染者研究发现,个别病毒感染后虽CTL有抗病毒作用,但未发生靶细胞死亡,这一现象在神经系统病毒感染以及乙型肝炎病毒持续感染中已被证实,由于释放IFN-γ等细胞因子所致。有人称这一现象为非溶细胞性T细胞的作用,即通过$CD4^+$T细胞在感染病灶的聚集,受特异的病毒抗原所激活,分泌大量抗病毒因子(IFN、TNF)。这些细胞因子又可进一步激活T细胞(CTL,Th细胞)、巨噬细胞甚至NK细胞,协同发挥作用以抑制病毒复制及清除靶细胞内的病毒。

(4)免疫病理作用:病毒诱生的免疫应答除引起免疫保护作用外,还可引起一定的免疫病理作用。如CTL在杀伤病毒感染的靶细胞同时,也造成了细胞损伤,并在感染局部引起炎症反应。抗病毒的抗体如因亲和力低或与抗原的比例不当,可在体内形成抗原抗体复合物沉积而引起Ⅲ型变态反应,有些病毒感染者可发生肾小球肾炎等就是这一免疫病理作用所致。当病毒感染细胞后,因改变了宿主细胞膜的抗原性或使"隐蔽抗原表位"暴露,诱发自身免疫病,例如,慢性肝炎患者中有部分患者存在针对肝细胞蛋白的自身抗原或细胞免疫。在麻疹病毒、腮腺炎病毒感染后期可发生脑炎,由于脑组织中未分离出病毒,说明发生脑炎的机制并非由病毒复制所造成,可能因病毒改变了脑组织抗原或因存在交叉抗原诱生免疫应答,造成脑组织损伤。

三、病毒的基本检测技术

病毒学实验室诊断技术有3方面:①直接检测和分离鉴定;②检测病毒蛋白抗原成分和核酸;③检测抗体。随着免疫学和分子生物学技术的迅速发展,快速、简便、敏感、特异的实验室诊断方法不断出现。

(一)病毒的分离培养与鉴定

病毒具有严格的细胞内寄生性,必须与宿主细胞表面特异的受体结合才能吸附和穿入细胞。如果活细胞表面没有特异性表位,则病毒不能感染细胞,除非采用人工方法将该病毒的核酸注入细胞内。故应根据病毒种类选择敏感细胞,包括敏感的动物和一定胚龄的受精卵进行病毒的分离与鉴定。

1. **标本的采集、运送及处理** 正确采集、运送及处理标本是检测结果准确的前提。

(1)标本采集:根据病毒感染采取不同部位的标本,如鼻咽分泌物、脑脊液、血液、粪便等,应在急性期或发病初期采样。

(2)标本的运送及保存:大多数病毒在室温中不易存活,标本应快速运送,立即处理和接种。4℃可保存4h,长时间保存需置-70℃。冻存过程中易失去感染性的标本,冻存时应加入适当的保护剂如甘油或二甲基亚砜等。

(3)标本处理:根据标本种类,采用不同的处理方法。凝固的血液需先离心,所获得的血清可用于病毒分离。肝素抗凝全血、脑脊液、胸腔积液、水疱液以及尿液均可直接用于病毒培养。有些标本如粪便等,常需经粗提、提纯和浓缩等复杂处理过程。

2. 病毒的分离培养　病毒培养方法包括组织培养、鸡胚培养、动物接种。

(1) 组织培养:包括器官培养、组织块培养和细胞培养。目前最常用的病毒分离培养方法是细胞培养。关键是根据病毒的细胞嗜性,选择适当的细胞。常用的细胞有原代培养细胞、二倍体细胞株、传代细胞系或株。

(2) 鸡胚培养:鸡胚常用于黏液病毒、疱疹病毒、痘类病毒等的原代分离。根据病毒种类,接种鸡胚的不同部位。

(3) 动物接种:是最原始的分离病毒的方法,目前已很少应用。需根据病毒种类,选择敏感动物,并接种合适的部位(鼻内、皮内、皮下、脑内、腹腔内、静脉等)。

3. 病毒的鉴定　包括形态学鉴定、病毒在培养细胞中增殖的鉴定以及病毒感染性测定及病毒数量测定。

(1) 病毒的形态学鉴定:主要采用光学显微镜、电子显微镜和免疫电镜检查。

光学显微镜检查:病理标本或含有脱落细胞及针吸细胞的标本可在有病毒增殖的部位(胞核、胞质)出现嗜碱性或嗜酸性包涵体。包涵体对病毒的诊断有一定价值,如取可疑病犬的大脑海马回制成染色标本,显微镜下可见胞质内嗜酸性"内基"小体,可作为狂犬的诊断依据。根据病理特征、组化染色技术,病理标本也可进行诊断。

电镜和免疫电镜检查:含有高浓度病毒颗粒($\geqslant 10^7$粒/ml)的样品,可直接应用电镜技术观察病毒颗粒。含低浓度病毒颗粒的样本,可用免疫电镜技术使病毒颗粒凝聚后再观察或经超速离心,取标本沉淀物进行电镜观察,以提高检出率。电镜下不仅能观察病毒的形态学特征,还可测量病毒的大小。

(2) 病毒在培养细胞中增殖的鉴定:常用方法为观察细胞病变、红细胞吸附、病毒干扰作用。

细胞病变:大多数病毒感染属溶细胞型感染,在敏感细胞的增殖细胞内颗粒增多、圆缩、聚集、融合,有的可形成包涵体,最后出现细胞溶解、脱落、死亡等。不同病毒的溶细胞特征不同,根据选择的细胞类型、细胞病变种类、观察病毒所致溶细胞特点,可对标本中感染的病毒进行判定。

红细胞吸附:包膜上带有血凝素的病毒感染敏感细胞后,血凝素出现于细胞膜表面,使感染细胞能与加入的红细胞结合,称为红细胞吸附现象,这是检测正黏病毒和副黏病毒的间接指标。

病毒干扰作用:某些病毒感染细胞后可干扰其后感染同一细胞的另一种病毒的增殖,从而阻抑后者所特有的溶细胞特征。

(3) 病毒感染性测定及病毒数量测定:常用方法包括红细胞凝集试验、中和试验、空斑形成试验以及50%组织细胞感染量测定、感染复数测定。

红细胞凝集试验:又称血凝试验,含有血凝素的病毒接种鸡胚或感染细胞,如病毒增殖并释放至细胞外,收集鸡胚羊膜腔液、尿囊液或收集细胞培养液,加入动物红细胞后出现红细胞凝集,可作为病毒增殖的指标。将病毒悬液进行不同稀释,以血凝反应的最高稀释度作为血凝效价,可对病毒含量进行半定量检测。

中和试验:用已知抗病毒血清与待测病毒悬液混合,在适当温度下作用后接种敏感细胞,经培养,观察溶细胞特征或红细胞吸附现象,即特异性抗体能否中和相应病毒的感染性,这是比较可靠的病毒诊断方法。如用不同浓度的抗血清进行中和试验,还可根据抗体效价对待测病毒进行半定量检测。

空斑形成试验:是检测标本中病毒数量的一种方法,将一定量适当稀释浓度的待检病毒接种于敏感的单层细胞,经一定时间培养后,在细胞上方覆盖一层融化尚未凝固的琼脂后继续培养,可见单个病毒的增殖使感染的单层细胞溶解脱落,形成肉眼可见的空斑,一个空斑由一个病毒增殖所致,计数培养皿中空斑数推算样品中病毒数量。通常以每毫升病毒的空斑形成单位(plaque forming unit, PFU),即 pfu/ml 表示。

50%组织细胞感染量(50% tissue culture infectious dose, TCID50)测定:将待测病毒液进行10倍系列稀释,分别接种单层细胞,经培养后观察细胞病变效应(cytopathic effect, CPE)等指标,以能感染50%细胞的最高稀释度的病毒量为终点,经统计学处理计算 TCID50。该法以 CPE 为指标判断病毒的感染性和毒力。

感染复数(multiplicity of infection, MOI)测定:原指在特异性试验中感染单一细菌细胞的噬菌体的平均数,现作为病毒感染性的定量检测。

病毒的分离培养与鉴定是病毒诊断的金标准,

但其方法繁杂，对技术、设施要求高，需时较长，目前临床实验室广泛开展存在困难，必要时，将标本送有条件的实验室检测。以下情况应选择病毒的分离与鉴定技术：①病程长、诊断困难，疑似病毒感染，但针对病毒的检测结果均呈阴性，病毒分离对诊治有指导意义；②怀疑为新现病毒感染或已被消灭的病毒病"死灰复燃"；③鉴别不同病毒所致具有相同症状的疾病，以明确病原学诊断；④监测减毒活疫苗回复毒力突变株的出现；⑤研究病毒生物学性状或流行病学调查等。

（二）病毒感染的免疫学测定

病毒的免疫学测定是通过检测特异的病毒抗原或病毒抗原的特异性抗体确定感染。

1. 病毒感染的免疫学测定方法及原理　免疫测定可分为液相免疫测定（liquid-phase immunoassay，LPIA）与固相免疫测定（solid-phase immunoassay，SPIA）。目前，LPIA 主要应用于化学领域，微生物领域应用较少。固相免疫测定有不同的指示系统，如放射免疫检测法（radioimmunoassay，RIA）使用放射性标记，酶免疫测定（enzyme immunoassay，EIA）使用可与底物反应的酶，免疫荧光测定（immunofluorescence assay，IFA）使用荧光染料。酶作用底物可以是荧光性的、放射性的、化学发光性的或其他可显色的物质。

Engvall 与 Perlman 于 1971 年首先建立了 EIA。他们使用 Nakane 与 Pierce 建立的方法将辣根过氧化物酶（HRP）耦联到免疫球蛋白上，利用这个酶结合物检测塑料微量滴定板上的特异免疫球蛋白。并将这一固相测定称为酶联免疫吸附测定，随后建立了改良的一步耦联法，被广泛应用。早期的固相 EIA 的灵敏度低于 RIA，然而，随着酶标技术的改进，许多抗原或抗体的 EIA 法检测灵敏度与 RIA 相当。

所有固相免疫测定方法都由固相、耦联、底物 3 部分组成，每一组成部分直接影响检测系统的敏感性和特异性。近年来，固相材料的选择和处理、抗生物素蛋白与生物素的强反应性作为放大作用的利用以及化学发光底物的使用等，显著提高了免疫学检测方法的敏感性和特异性。

2. 病毒感染的免疫学测定指标　病毒感染的主要免疫学测定指标为病毒蛋白抗原、病毒抗体。

病毒蛋白抗原检测主要采用固相免疫测定技术，常用竞争法、直接法（双抗夹心法）或间接法（双抗夹心抗抗体法）。竞争法是将标记抗原与待测样品混合，标记抗原与样品中的抗原竞争性地与包被在固相上的有限抗体结合。一般设仅含标记抗原的阴性对照，测量待测样品与对照在指示活性上的差异。指示抗体可以用酶、^{125}I 或生物素标记，固相可用珠、板或管。

检测抗原的直接 SPIA 法是将临床样品加入包被有捕捉抗体的固相。在加标记的指示抗体前洗除未结合的抗原。测定指示抗体，标记底物越多，表明样品中待检抗原越多。用多克隆抗体作捕捉抗体，单克隆抗体作指示抗体，通常能获得最好的结果。许多病毒可用直接法检测，如轮状病毒、流感病毒、呼吸道合胞病毒等，其中部分已有商品试剂盒出售。

间接法类似于直接法，用免疫其他动物制备的抗免疫球蛋白抗体作标记二抗，放大了抗原抗体结合反应，其他步骤与直接法相同。由于容易从商业公司购买标记的抗免疫球蛋白抗体，间接法的应用最为广泛。然而，由于间接法灵敏度高以及抗抗体的某些非特异性交叉反应，检测结果也存在一些问题。

抗原测定的免疫学方法还有免疫斑点法（IDA）、免疫荧光法、免疫电镜法（IEM）以及免疫组化染色法等。这些方法的基本原理类似于直接法和间接法，只是固相载体或指示剂不同，在不同来源样本及不同病毒检测中发挥作用。在免疫荧光法中，使用荧光黄与罗丹明等荧光染料标记特异的抗体，荧光灯下发出不同的颜色，可在一个样品中检测多个抗原，如检测鼻咽样品中的多种呼吸道病毒。

病毒抗体检测是利用特异性抗原检测病毒感染者血清中 IgM 和 IgG 抗体。IgM 抗体出现在病毒感染的早期，所以，标本采集时间对检测结果的影响很大。常用的间接 SPIA 法 IgM 抗体的检测易受内源性物质干扰，需要从样品中分离 IgM 或使用 RF 吸附剂及沉淀 IgG 抗体。IgM 捕获法可消除内源性干扰，即首先以抗 IgM 多克隆抗体包被酶标板，再加入患者样品温浴，样品中所有 IgM 均被结合到酶标板上，然后加入特异抗原与板上相应的特异 IgM 抗体结合，再加入酶标记的指示抗体。因为 RF 因子只与 IgG 分子 Fc 段结合，采用 F(ab')$_2$ 标记抗体作为指示抗体可进一步避免假阳性结果。

IgG 抗体检测需采集感染急性期与恢复期双份血清，恢复期 IgG 效价比急性期增高 4 倍或 4 倍以上时才有诊断意义。以酶联免疫吸附竞争法为例说明IgG抗体检测的原理：将样品与已知量的抗同一病毒抗原的标记抗体混合，再与抗原包被的固相温育。如果样品中存在特异抗体，将与标记抗体竞争性地结合固相上的结合位点，导致信号衰减。因此，产生的信号强度与样品中的抗体量呈负相关。

除了酶联免疫吸附测定外，还有以下方法用于病毒抗体检测。

(1) 免疫印迹：免疫印迹或蛋白质印迹已用于检测许多抗病毒特异的抗体。病毒蛋白用聚丙烯酰胺凝胶电泳分离后，转移到纤维素膜或尼龙膜上，然后与临床样品反应。血清样品常用免疫印迹法检测，唾液或尿液也可用免疫印迹法检测。重组免疫印迹法(RIBA)是用真核或原核系统表达的重组蛋白代替用病毒感染细胞后培养分离纯化的病毒蛋白。免疫印迹与RIBA已商品化，补充诊断或确诊用的试剂盒已用于诊断包括抗Ⅰ型HIV、人Ⅰ型T细胞白血病病毒、丙型肝炎病毒等在内的许多病毒。另外，免疫印迹也用于单纯性疱疹病毒与抗HIV抗体的分型。

(2) 酶联免疫吸附斑点(ELISPOT)试验：是将EIA技术应用于检测和计数产生抗特异抗原抗体的B淋巴细胞。采集外周血细胞，计数后接种到包被有抗原的微孔板的孔中，在37℃孵育4h，洗涤后加抗免疫球蛋白抗体，然后加AP标记的抗IgG抗体及5-溴-4-氯-3-吲哚磷酸盐底物，在荧光光源下计数抗体斑点。

(3) 免疫层析测定法：使用胶体金标记的抗体作指示抗体，把指示抗体固定在纸片上，当样品"打湿"纸片后，利用毛细流动使抗原流向指示抗体，指示抗体也在液相中移动。设置阴性和阳性对照试剂，如测定血清中的抗体时，阳性对照试剂为抗免疫球蛋白抗体，阳性样品的信号源于用固定的抗免疫球蛋白抗体捕捉到的胶体金标记的试剂。至今已开发出包括检测HIV抗体等在内的许多抗原与抗体的线性免疫测定试剂盒。由于此类方法操作简单，对操作人员的要求不高，在15~20min内即可得出结果。患者能得到及时治疗，可以此建立临床样品中抗原与抗体的快速诊断程序。

3. 病毒免疫测定方法的检测性能评价及质量控制

(1) 病毒免疫测定方法的检测性能评价：从临床应用角度考核检验方法的检测性能，是以其能否区分健康与疾病的能力为依据的。试验可靠性的考核标准为灵敏度及特异性。

病毒免疫测定假阴性结果：多种原因可导致抗体EIA法产生假阴性结果。如果固相上的抗原量有限，IgG抗体与IgM抗体竞争抗原结合位点，可产生IgM假阴性结果。又如血清中含有高水平的特异抗体时，表现出"前区效应"或钩效应，也就是血清在低稀释度时为阴性，在高稀释度时为阳性。采集样品时间不适宜，也会出现假阴性抗体的结果。

病毒免疫测定假阳性结果：由于多种原因可导致抗体EIA的假阳性。如在用抗原包被固相的EIA法检测IgM时，含有IgG抗体的血清样品，RF会引起假阳性IgM结果。抗体的交叉反应性是免疫测定法检测抗原产生假阳性的主要原因。为了去除交叉反应性的抗体，必须浓缩抗原特异的指示抗体。用具有交叉反应性的抗原吸收血清可以除去干扰抗体。另外，将抗原耦联到溴化氰活化的Sepharose4B琼脂糖等介质上，以亲和层析柱纯化目的抗体，可有效除去交叉反应性抗体。当产生假阳性，尤其在流行率不高的人群检测时，需要做确诊或补充试验。

前面介绍的每一种固相免疫测定方法的检测性能都要根据其固相材料、抗原抗体的来源、标记方法及显色原理等逐一评价。

(2) 病毒免疫测定的质量控制：由于病毒免疫诊断的复杂性与非自动化操作，质量控制显得非常重要。

实验室操作人员的培训：检验人员需经过培训，熟练掌握检验项目的基本原理(如ELISA原理)，熟悉检测技巧，了解易出差错的环节及难点，熟悉检测试剂性能(包括试剂盒组成，包被片段及其组成)，熟悉检测仪器的原理及性能，掌握数据处理的能力和质量控制知识，某些特殊项目的检测，如HIV检测等需经有关部门组织的专门培训，考试合格后持证上岗。

标本采集与处理：收到合格标本后，应及时分离血清，避免溶血，避免混有大量纤维蛋白或细胞。不能及时检测的标本保存于4℃冰箱，冷冻样品融化后充分混匀，检测前平衡至室温。

正确使用移液器、洗板机、酶标仪，并按要求实施校准、保养计划。由于所有的EIA反应对温度与时间敏感，因此试验过程中应确保温度、时间准确，使每个试验的参数与已建立的参数相一致，严格执行操作规程。

(三)病毒核酸检测

大多数病毒基因成功地被克隆并全基因测序,为病毒核酸检测奠定了基础,使其成为病毒感染快速、敏感、特异的检测方法。

1. 核酸电泳 某些病毒核酸不用内切酶水解就具有固定节段,如甲型流感病毒 8 个节段,乙型流感病毒 7 个节段,呼肠病毒 10 个节段,轮状病毒 11 个节段。从待测样本中提取病毒核酸后,经聚丙烯酰胺凝胶电泳(PAGE),硝酸银染色后在凝胶板上可见清晰条带,根据条带数量及位置结合临床进行诊断。

2. 核酸杂交 其原理是应用已知序列的核酸单链作为探针,探针预先用放射性核素(^{32}P 或 ^{131}I)或生物素、地高辛、辣根过氧化物酶等标记,在一定条件下按碱基互补规律与标本中靶序列结合,通过对标记物的检测证明标本中存在代表某病毒的特异核酸序列,从而作出早期诊断。常用的核酸杂交技术有斑点杂交、原位杂交、DNA 印迹(southern blot)和 RNA 印迹(northern blot)杂交等。

3. 聚合酶链反应(polymerase chain reaction,PCR) 选择病毒的特异、保守片段作为靶基因,用设计的特异引物序列在 DNA 多聚酶的作用下扩增病毒特异序列,对病毒感染进行诊断,或选择病毒的易变区,结合限制性片段长度多态性(RFLP)分析,或测序等技术对病毒进行分型和突变的研究。对 RNA 病毒的 PCR 检测采用反转录 PCR(reverse transcription PCR,RT-PCR)。近年来广泛应用的实时荧光定量 PCR(real-time PCR)技术是将基因扩增、分子杂交和光化学融为一体,实现了对 PCR 扩增产物进行实时动态的定量检测。

4. 基因芯片技术 是将已知的生物分子探针或基因探针大规模或有序排布于一小块硅片等载体上,与待检样品中的生物分子或基因序列相互作用和并行反应,在激光的顺序激发下,产生的荧光谱信号被接受器收集,经计算机自动分析处理数据得出结果,可一次性完成大通量样品 DNA 序列的检测和分析。例如,利用基因芯片可以一次完成对乙肝病毒多个变异基因位点的检测,与目前临床上普遍采用的 PCR 单个位点检测技术相比,基因芯片技术提高了检测准确性,节省了检测成本。此外,可利用基因芯片技术从样本中一次检测多种病毒,有利于缩短检测时间,提高诊断效率。

5. 基因测序 包括病毒全基因测序和特征性基因片段的测序。目前对已发现的病原性病毒的全基因测序已基本完成。基因库的建立为该技术应用于实验室诊断奠定了基础。

(甄 燕 孙自镛)

第四节 分子生物学技术在临床微生物检验中的应用

基于核酸检测的技术减少了临床微生物实验室对于传统的抗原检测、培养方法的依赖,亦对感染性疾病的诊疗产生影响。其中核酸扩增技术的进步、自动化、基因测序、复合分析等使分子诊断技术在感染性疾病诊疗中的应用进一步增加。近年来新引入的基于蛋白分析的技术即基质辅助激光解析电离飞行时间质谱(MALDI-TOF)亦逐步用于细菌和真菌鉴定。分子生物学技术在本书有专门章节详细讲述。本节简单介绍在感染性疾病诊断中常用的几种分子生物技术和质谱技术。

一、临床微生物检验中常用的分子生物学技术

(一)核酸探针技术

核酸探针技术是选择某一组病原体特异的基因序列,进行克隆、合成,制备探针,探针与临床标本中的靶 DNA 或靶 RNA 杂交。核酸探针与靶核酸互补序列的结合有高度特异性,可在种或高于或低于种的水平鉴定病原体。以酶、抗原、化学发光半抗原或放射性核素标记的探针,可以用自动化系统检测。方法的敏感性与探针大小、探针的组成、原始标本的性质相关,例如,因不存在核酸竞争,鉴定纯培养微生物比检测临床标本中的病原体更敏感。

最常用 DNA 探针杂交方法为液相、固相和原位杂交。液相杂交速度最快,成功的关键是使用不能自身杂交的单链探针。固相杂交技术用于研究,也在许多临床实验室中应用。在液体环境中,结合在尼龙膜或硝酸纤维素膜上的核酸与核酸探针杂交,洗去未结合探针,通过对掺入探针内的具有荧光、发光、放射或酶活性等基团的检测而鉴别靶核酸。固相杂交也可以用于扩增的 DNA 片段的检测和验证,但由于试验耗时长且较复杂,临床应用受限。原位杂交技术检测固定于显微镜载玻片上的全细胞或组织,待检组织中的核酸与探针杂交,杂

交原理与固相杂交相似。

核酸探针技术已常规应用于临床分枝杆菌实验室,以鉴定分枝杆菌属的种。优点为快速、敏感、特异,且仅需少量培养物。利用放射性或荧光标记的探针技术结合 PCR 扩增方法可以提供更为敏感、特异的分枝杆菌诊断。

DNA 探针技术在难培养的病原体如 HPV、HBV 和 EB 病毒等的检测方面具有突出优点。针对荚膜组织胞浆菌、皮炎芽生菌、粗球孢子菌和新生隐球菌培养物的检测探针,与传统鉴定方法相比也具有独特优势。

(二)核酸扩增技术

PCR 和由 PCR 衍生的技术是发展最好、应用最广泛的核酸扩增技术。PCR 基于 DNA 聚合酶复制 DNA 链的能力,在引物的引导下,经每个 PCR 循环,两引物结合位点之间的序列呈指数增加。由于 PCR 技术的易用性和灵活性,被广泛应用,许多基于 PCR 发展的 DNA 扩增技术,已用于病原微生物的检测、临床分离物的鉴定以及菌株毒株分型等,常用技术包括反转录 PCR(RT-PCR)、套式 PCR(Nested PCR)、多重 PCR(Multiplex PCR)、任意引物 PCR(Arbitrarily Primed PCR)等。目前已有商品化的病原体检测或定量的半自动和全自动系统用于临床实践,如人类免疫缺陷病毒(HIV)、肝炎病毒、巨细胞病毒(CMV)、肠道病毒、沙眼衣原体、淋球菌和结核分枝杆菌等。

靶序列扩增后,传统方法是用琼脂糖凝胶电泳后以溴化乙锭染色观察产物。目前出现了许多方法,不仅能"显现"产物,而且能提高灵敏度和特异性。

1. PCR 结合探针杂交　在常规琼脂糖凝胶电泳后,DNA 转移到固相物,如硝酸纤维素膜或尼龙膜上,再经特异探针的杂交进行鉴定。结合了放射性或荧光素标记探针的杂交膜用 X 射线感光片曝光,杂交产物显出黑颜色带。酶标探针可通过发光或产生颜色显现。由凝胶电泳扩展而来的单链构象多态性(SSCP)分析及限制性片段长度多态性(RFLP)分析可以进一步分析凝胶中 DNA 片段所包含的信息,用于耐药基因或突变检测等。

2. 显色微量滴定板系统　此系统类似于酶联免疫试验,扩增的 DNA 被预先附着于微量滴定板孔塑料表面的互补单核苷酸捕捉探针捕获,加入酶耦联物和相应底物后颜色发生改变,然后进行测定。目前许多 PCR 的应用如大量生物材料中微生物的分析和特异基因突变的检测都需要对大批量 PCR 产物特异性的精确检验,传统检测方法耗时长,工作量大,微量滴定板孔内的显色检测更具应用价值。

3. 化学发光技术　化学发光标记的发展明显提高了非放射性探针试验的灵敏度。这类技术具有效期长、检测时间短、重复性好、容易自动化等特点。

4. 扩增产物的直接测序　直接测序是分析扩增产物的一种简单、快速且准确的方法。PCR 测序系统的自动化大为提高工作效率,使鉴别诊断达到单个核苷酸水平。

5. PCR 电喷雾离子质谱　利用电喷雾离子质谱分析 PCR 产物,即分析若干靶位的核酸组成,具有快速、高通量的优点,但费用昂贵。目前可用于真菌、呼吸道标本的检测。

(三)基因芯片

点阵杂交(matrix hybridization)利用附着在固相支持物表面的成千上万的单核苷酸作为探针,带标记的待检靶核酸的扩增产物与探针杂交,在点阵的不同位点上出现特异杂交信号,读取杂交反应产生的图谱,对扩增产物作进一步的分析。点阵杂交的优点是能分析复杂的扩增混合物。一个传染病诊断芯片可包含成百上千个特异微生物靶 DNA 探针,芯片也可以包括所有已知的细菌耐药性基因,用于细菌耐药性检测。如果将细菌的 RNA 与芯片杂交,通过检测和衡量 RNA 量可分析基因表达的差异。

基因芯片高通量筛选的特点,显著提高了工作效率。然而,目前的基因芯片技术尚需完善,例如,假阳性率偏高。在 1 个芯片上固定多个探针,不同探针的最佳杂交条件可能差别较大,寻找对所有探针都适合的杂交条件是关键且难度较大的环节。此外,基因芯片技术不能直接检测标本,需先进行多聚酶链反应扩增,与 PCR 技术相比,并未简化操作,再加上基因芯片系统制作复杂和花费较高,临床应用有限。选择基因芯片系统前,应认真评价其敏感性、特异性和重复性。

二、临床微生物检验中分子生物学技术的质量保证

分子生物学实验室的质量保证措施和其他实验室相比更复杂、更昂贵。病原学诊断分子生物学技术除满足分子生物学实验室的质量保证要求外,

在以下方面需特别关注。

(一)标本的采集和处理

标本的采集及处理是结果准确可靠的前提,标本处理不当及实验体系中抑制剂的存在将导致假阴性结果。标本处理方法与标本类型及来源有关,通常包括有效的核酸提取、目的片段的捕获、扩增抑制物及其他影响酶底物成分(如金属)的去除,潜在危险病原体的灭活等。标本应随时处理或于-80℃保存,但不可反复冻融(将降低病毒滴度)。核酸样品应浓缩并溶于适宜扩增的水溶液中。

1. **血标本**　分为血浆、血清、全血和白细胞。血清或血浆占分子微生物实验室标本的60%以上。全血标本用于几种病原体的核酸检测,如胎儿弯曲菌、苍白密螺旋体、巴贝斯菌等。血白细胞主要用于细胞内病毒的检测,可以利用梯度离心法分离白细胞,用去污剂裂解白细胞,蛋白酶K消化或只用去污剂制备DNA模板。由于肝素抑制RNA和DNA聚合酶活性,肝素抗凝剂不能用于分子诊断标本。

一般病毒RNA以病毒颗粒形式比提纯形式稳定,所以重复检测最好重新提取RNA。血浆或血清中分离核酸的常规方法是酚氯仿抽提、乙醇沉淀。异硫氰酸胍或氯化铯梯度离心法难度较大且有危险。目前已报道几百种核酸分离方法,其中一些已有商品化的试剂盒。

2. **痰标本**　痰是诊断结核最常用的标本。标本处理的差异是引起结核杆菌扩增方法敏感性与培养检测不一致的原因之一。因为呼吸道分泌物中存在抑制DNA聚合酶活性的物质,成功地制备痰标本首先必须分离核酸及抑制物。酚氯仿抽提,再以乙醇沉淀已用于痰标本处理。利用硅藻颗粒吸附DNA,再用去污剂反复冲洗可得到比较纯的DNA模板。

结核杆菌死菌也能提取出DNA,但患者可能并不处于活动期。从痰中提取RNA进行扩增可解决此问题。然而,RNA分子容易降解,在提取RNA前,应进行有效预处理。

3. **粪标本**　虽然肠道菌浓度高,但粪便基因复杂,而且含有多种抑制DNA扩增的成分,使粪便成为最难用于核酸扩增的临床标本。研究显示,每克粪便含$8×10^7$个幽门螺杆菌时,PCR法检测仍为阴性。

目前已有几种方法用于粪便处理,例如,用Chelex 100分子生物树脂处理后再用溶剂抽提、免疫磁珠提取、溴化六羟甲苯三聚氰胺处理后酚氯仿处理等。有研究显示增加PCR混合物中牛血清清蛋白浓度可降低扩增的抑制反应。

4. **其他标本**　除了上述标本外,其他标本也常用于分子诊断,如尿标本用于检测性传播病原体(沙眼衣原体、淋病奈瑟菌等)。少量的脑脊液标本即可用于HSV脑炎或脑膜炎的检测,是一种快速非侵入性诊断方法。定量PCR技术检测淋巴结中疱疹病毒6型和7型。胃黏膜标本用于检测幽门螺杆菌。检测伯氏疏螺旋体时,滑膜液是很好的标本。由于核酸的稳定性,检测鉴定甲醛溶液及石蜡包埋固定组织中的病原体,尤其是生长缓慢或难以培养的真菌,在解剖病理学中具有很大的应用价值,但是,需要对标本进行特别处理,包括限定固定时间等,以获得高质量DNA。因为,固定和包埋步骤可能裂解核酸链,建议扩增片段小于250bp。

(二)分析中的质量控制措施

核酸扩增试验的各种对照及标准的设置是分析实验结果的重要保证。有效的设立各种对照有利于预防假阳性和假阴性结果的产生。核酸扩增的定量分析更需要设置精确的外参照物或内参照物。

此外,加样枪、热循环仪等仪器设备的定期维护、保养和校准,检查和记录水浴锅、热板和孵育箱的温度,参加实验室间比对及能力验证等都是必要的质量控制措施。

(三)分析后的质量保证

分子诊断技术获得的结果可能与常规培养和血清学试验意义不同。培养阳性表明标本中存在活的病原体,血清学试验抗体滴度显著增高显示机体针对某病原体的反应。核酸探针或扩增反应阳性提示标本中存在特异的DNA或RNA核酸片段,因此对分子诊断技术的结果解释应予以注意。

1. **病原体核酸存在与病原体的活性**　分子诊断阳性结果提示标本中存在病原体核酸,无法判断病原体的活性。如牛结核杆菌在结核患者肺中存留很长时间,使疗效评价变得困难。检测mRNA可避免死病原体干扰。mRNA是遗传信息活跃转录的产物,一般比DNA存活时间短,可反映标本中病原体的活性,而不仅仅反映存在可扩增的DNA。已有报道单管套式RT-PCR方法用于活结核杆菌检测。

2. **基因存在与致病性**　微生物致病性有关基因的报道逐年增加,确定基因在感染中的作用需满足分子 Koch's 假设，意为公认的、具有因果关系的突变或完整的克隆毒力相关基因成分可导入原宿主，并证明通过这种遗传操作产生致病性效应，内容为：①研究的表型或特征明显与致病菌株有关，与非致病菌株无关。②特异性灭活可疑的毒力基因或基因群导致毒力降低。如果灭活的基因存在于重组宿主所携带的克隆中，则该突变基因能与原宿主中该基因的野生型拷贝交换，交换后丧失毒力。③基因的野生型拷贝替换突变型拷贝后，原菌的致病性完全消失。

然而，运用分子 Koch's 假设确定细菌特征，存在技术局限性，即质粒载体不能在研究的细菌中复制，许多病原体不存在合适的动物模型。分子 Koch's 假设需更多研究。

（四）实验系统中的污染源及防污染措施

分子生物学实验室最严重的挑战之一是避免污染。甚至在标准设置的分子生物学实验室，严格执行操作规程，有时亦难避免污染的发生。污染来自模板的扩散或阳性对照或平行制备标本时的交叉污染。目前已有一些措施用于抑制扩增前和扩增后的产物污染，如尿嘧啶-N-糖基化酶（UNG）去污染、光化学灭活以及使用密闭管系统等。

三、分子生物学技术反质谱技术在临床微生物检验中的应用

由于微生物的基因型常与其感染性、致病性、对治疗的反应性等有关，检测、监测致病微生物特异性基因，有助于感染性疾病的诊断、治疗、预防和控制。

（一）病原体检测

分子生物学技术检测病原体，尤其对不能培养，需要特殊培养基或特殊培养条件或生长缓慢的微生物检测具有明显优势。从临床标本中提取微生物 DNA 或 RNA，分析病原体特异的核酸序列，而无须考虑病原体的生理学性质或生存能力。例如，在 HCV 病毒研究初期，人们发现了一种非甲非乙肝炎病原体，但是无法培养，通过使用分子生物学方法，研究者提取 HCV 核酸，对 HCV 基因组进行克隆、测序等，从而获得病毒抗原并建立了特异的血清学检测方法。

Tropheryma whipelii 是惠普尔病（whipple's）病原体，在普通培养基上不生长，也缺乏血清学诊断方法，利用广谱引物扩增 16S rRNA 并测序才首次成功鉴定该病原体。以往对该病的诊断，主要基于临床表现和尸体解剖，常发生漏诊、误诊。16S rRNA 基因扩增测序方法的建立，提高了该病的诊断水平。

（二）微生物分类及同源性分析

20 世纪 60 年代开始，分子遗传学和分子生物学技术的迅速发展，并应用于微生物分类学。例如对细菌 rRNA 小亚单位（16S）基因的序列测定，分析细菌的种系关系。rRNA 分子包含几个功能不同的区域，有些区域序列高度保守，有些则高度变异，这些特征可作为鉴定细菌的分子标记。同一种细菌 16S rRNA 序列具有稳定的基因型特征，对 16S rRNA 基因测序可以在属或种水平鉴定细菌，该方法尤其适用于鉴定体外不能或不易培养的病原体，也可用于鉴定未知新菌种。利用质谱技术对主成分进行分析，亦可用于病原体的同源性分析和院感暴发的检测。

（三）微生物耐药性检测

细菌的耐药表型通常由其耐药基因型所介导，耐药基因型的产生主要有：①获得具有耐药表型的外源性基因。②细胞自身基因的突变而引起表型改变（包括抗菌药物靶位改变），增强了外排机制，引起外膜蛋白改变，使抗菌药物渗透障碍等。

多种 DNA 探针技术和 PCR 方法已应用于耐药基因检测，如实时 PCR、连接酶链反应、DNA 序列分析、Western 杂交等。分子生物学技术在耐药性检测中的应用主要包括：①仲裁药敏结果，指导临床治疗。如 MIC 测定结果不定或 MIC 测定结果处于耐药折点附近，无法判定药敏结果时，可用基因方法检测耐药基因。②先于培养和药敏结果指导临床治疗。如 PCR 联合 DNA 测序检测结核分枝杆菌的利福平耐药基因 rpoB，其测序结果若显示有耐药突变，则该菌不仅耐利福平，而且还可能多重耐药。③特定耐药菌的流行病学研究。如检测院内感染肠球菌 vanA 基因可追踪其传播途径。④作为金标准对新的敏感性试验方法进行评价，特别是对于药敏折点结果的判断。⑤发现新的耐药机制，如 KPC 酶、新的靶位突变等。

采用分子生物学技术检测微生物耐药性的特点是快速、准确，可直接检测临床标本。然而，分子生物学技术应用于微生物耐药性检测取决于耐药基因的基础研究，明确病原体耐药机制的基因型。而且，有些耐药性复杂，涉及多个机制，使分子生物学技术应用于微生物耐药性检测存在困难。无论如何，常规的敏感性试验、表型检测仍是必需的。

随着点阵杂交技术的发展,可建立通用的基因方法检测耐药性,如针对结核分枝杆菌的测序芯片可以同时鉴定和检测耐药性。

质谱技术可定量检测图谱中多肽/蛋白峰强度的变化,根据质谱峰强度的变化反映微生物数量和生长速度的变化及通过比较菌株在有或无抗生素存在条件下的生长情况,分析菌株对抗生素的敏感性。亦可通过检测携带耐药基因的菌株的生物标志峰检测相应的耐药菌。

(四)疗效观察和预后评估

基于 PCR 扩增的定量方法对于治疗效果观察和预后评估具有重要意义。例如血浆中 HIV、HCV 和 HBV 病毒负荷定量是疾病发展的较准确的标志,可预测疾病发展和结局,制定或调整抗病毒治疗方案。

各种 HCV 基因型的感染能力、致病性、对抗病毒治疗的反应性存在明显差异,干扰素治疗效果与 HCV 基因(亚)型有关。干扰素对 3a 型感染患者治疗效果最好,1a 型次之,1b 型则几乎没有疗效。干扰素价格昂贵而且副作用大,因此,开始治疗前检测患者感染的 HCV 基因(亚)型,能为患者提供更有效的治疗方案。

拉米夫定是目前治疗 HBV 感染的主要药物之一,该药为核苷类似物,能够与 HBV DNA 多聚酶 YMDD(酪氨酸-蛋氨酸-天冬氨酸)基序特异性结合,防止复制中间体的延伸,从而抑制病毒复制。然而,在药物和人体免疫选择压力下,YMDD 基序易发生突变,突变的 HBV 对拉米夫定不敏感。目前,多种分子生物学方法均可检测、分析 YMDD 基序的突变,有助于乙肝患者,尤其是治疗中症状反复的患者,治疗方案的调整。

其他如 HPV 及其亚型、幽门螺杆菌基因型检测均有助于评估预后。

(五)疾病的预防和控制

幽门螺杆菌(helicobacter pylori,Hp)感染是慢性胃炎、消化性溃疡的主要病因,且与胃癌的发生关系密切。细胞毒素相关蛋白 A(cytotoxm associated proteinA,CagA)在 Hp 的致病过程中起重要作用,是 Hp 的重要毒力因子之一。研究表明,cagA 阳性和 cagA 阴性的幽门螺杆菌致病性存在差异。cagA 阳性菌株感染者发生胃溃疡和胃癌的危险性增加。人乳头瘤病毒 HPV 是女性生殖道上皮癌的常见病因。HPV 某些基因型如 16 型和 18 型与肿瘤形成相关,是高危险度亚型,而 6 型和 11 型是低危险度亚型。用 DNA 杂交分析可检测子宫颈拭子和活组织中 HPV 及其亚型。对检测结果为阳性的患者采取相应的治疗、预防措施,有助于改善预后,防止疾病传播。

分子生物学技术还可以用于疑难疾病及未知病原体的鉴定,对疾病的预防和控制具有深远意义。

(六)流行病学研究和医院感染调查

基因分型技术,如质粒分析、限制性内切酶分析及脉冲场凝胶电泳(PFGE)等,为流行病学研究和医院感染调查提供了方便。社区疾病暴发时,采用 PCR 和其他分子技术快速检测病原体,对公共卫生安全具有重大意义。分子诊断技术也成功用于医院感染病原体的调查和控制,例如用 PCR 方法检测 mecA 基因。

分子生物学技术在微生物的实验室诊断领域发展迅速,但仍然存在诸多局限性,自动化、规范化等方面的进一步完善,将使分子生物学技术在临床微生物领域应用更为广泛。

(甄 燕 孙自镛)

第五节 细菌的自动化检验技术

细菌检验自动化始于 19 世纪 70 年代,近几十年来,自动化血培养连续监视系统的发展,加快了细菌检验自动化的进程。本节主要涉及血培养系统,鉴定系统,抗微生物药物敏感性试验自动化仪器。

一、自动化血培养系统

(一)血培养仪的工作原理

细菌在生长繁殖和代谢的过程中产生二氧化碳,二氧化碳可引起酸碱度、氧化还原电势等的变化。通过检测细菌生长代谢产生的二氧化碳,如采用放射性^{14}C 标记技术、特殊的二氧化碳感受器或均质荧光技术等检测培养基中酸碱度、氧化还原电势等的变化,判断待检标本中细菌的存在。半自动血培养仪仅有检测系统,全自动血培养仪除检测系统外,尚有恒温孵育、电脑分析和打印系统等。

(二)仪器的结构性能

1. 主机 全自动血培养仪设有恒温装置和震荡装置,在标本恒温培养的同时,检测系统定时自动监测培养瓶中细菌生长,分析监测数据,出现阳性结果时自动报警。半自动血培养仪主要通过传送系统将培养瓶逐个送到检测器进行检测、分析。

2. 计算机及其辅助设备　主要功能包括判断阴、阳性结果,通过条形码识别标本,记录、打印结果(阳性出现时间),数据贮存和分析等。

(三)常用的血培养系统及其性能特点

BACTEC460系统是最早的半自动血培养仪,其原理为在培养瓶中含有^{14}C标记的底物,标本中细菌生长时,利用此底物生成$^{14}CO_2$,检测器抽取和分析培养瓶中$^{14}CO_2$气体含量,换算成生长指数,该指数超过规定界限时报告阳性生长。该系统比传统培养技术更快捷、灵敏,特别是用于结核菌的培养和药敏。

BACTEC9000系列全自动血培养仪分为9240型、9120型、9050型3种。基于荧光探测技术连续测定封闭培养瓶内微生物代谢导致的O_2或CO_2浓度变化,检测微生物生长繁殖。优点为速度快,准确性高,5d培养阳性检出率为100%(除外分枝杆菌和真菌),假阳性率低,系统安全可靠。

BacT/Alert系统是一种全自动微生物培养和监测系统,分为120瓶和240瓶2种规格。其原理为在培养瓶的底部有特殊的CO_2感应器,由只有CO_2能够通过的半渗透性薄膜将其与培养基隔开。标本中微生物生长时,产生的CO_2渗透至感应器,经水饱和后,产生H^+,pH发生改变,感应器的颜色随之改变,从深绿色变为黄色。特点为仪器自动、连续监测,保证阳性标本检测的快速准确;具有强大的数据处理能力,利于流行病学统计、分析;设有内部质控,保证仪器正常运转。

VITAL系统有VITAL和mini-VITAL两种规格,是结合VITEK的自动化技术和API的培养技术设计的全自动血培养仪。其原理为液体培养基内含有荧光物质,微生物在生长代谢过程中产生质子、电子和各种带电荷的原子团。荧光分子接收这些物质后结构变化成为无荧光的化合物,通过检测培养瓶的荧光强度判断其中微生物的存在。其特点为采用全新的同源荧光技术,荧光化学物质不仅能检出CO_2的释放,还能感应pH和氧化还原电势的变化。

ESP血培养系统不同于BacT/ALERT和BACTEC9000系统。其培养瓶安装在一个调节器上,装入仪器中,被用来监视培养瓶上部因微生物的代谢而产生或消耗空气导致的压力变化。需氧瓶每12min监测1次,厌氧瓶间隔24min。根据不同时间压力的变化绘制生长曲线,通过仪器的特殊计算处理阳性培养瓶发出的信号。需氧瓶以160rpm速度按一定的轨道转动,厌氧瓶并不转动。ESP系统培养基与BacT/ALERT、BACTEC9000的普通培养基结果是可比的,与BacT/ALERT系统含活性炭心脑浸液肉汤相比,ESP血培养系统检测较少的葡萄球菌和革兰阴性肠杆菌。

(四)血培养自动化系统的选择与评估

评价、挑选和验证血培养系统非常重要,特别是仪器系统。即使厂家愿意提供资源进行比较性评价,大多数实验室不可能评估分析足够大量的样本,难以获得合理的结论。因此,必须参考大量设计合理、有可比性的临床评价,如5 000次以上的比较和500个以上的阳性培养结果。此外,还要考虑实用性、仪器和试剂的费用、占用空间、系统和软件操作难度、厂家技术支持等。

二、自动化细菌鉴定系统

随着微生物研究的深入,根据细菌生物学性状和代谢产物的差异,逐渐发展了微量快速培养基和生化反应系统,实现了生化模式到数字模式的转化,一些自动化程度高、功能齐全的鉴定和药敏系统相继出现,在微生物检验领域发挥了重要的作用。

(一)微生物数码分类鉴定系统

数码鉴定是通过计算待检细菌对系统中每个生化反应出现的频率总和,与数据库内条目比较,以鉴定百分率(%ID)表示每种菌的可能性。数据库由许多细菌条目组成。每个条目包括多种单项生化反应,代表1个细菌种或1个细菌生物型。通常将所得的生化反应模式转化为数字模式(编码),然后查阅编码检索本或电脑分析系统自动将数字转化成细菌名称。

数码分类鉴定系统由试剂条、添加试剂及检索工具配套形成的完整的微生物鉴定体系。操作时应注意:①根据染色镜检结果、触媒反应或氧化酶试验初步确定被测菌株,选择合适试剂条。②挑取纯菌落根据需要配制菌悬液,接种试剂条时,同化试验的接种液面要平,既不凸起也不凹陷。有些反应杯尚需加液状石蜡覆盖。③接种后的试剂条置适宜环境孵育足够时间。④结果分3种类型:自发颜色反应、需添加试剂的反应、荧光反应。⑤有些情况下尚需添加血清学试验或补充试验,如硝酸盐还原试验、动力等,才能鉴定到种。

(二)微生物鉴定系统

在实现微生物菌种鉴定自动化的同时,药敏试验的自动化技术也不断提高,许多仪器可在鉴定菌种的同时进行药物敏感性试验。

半自动微生物鉴定系统是将肉眼观察的实验结果输入电脑后与计算机内数据库细菌条目作比较自动获得鉴定结果。药物敏感性试验采用半固体琼脂培养基,每种抗菌药物设两个关键浓度,24h内观察细菌生长判断结果。商业化产品有VITEK-ATB、MicroScan Panel、Sensititre Manual System 等。

自动微生物鉴定系统如 AutoScan-4、Auto Reader 等产品,采用比色法、比浊法或荧光检测技术同时获得细菌鉴定和药敏结果。

全自动微生物鉴定和药敏系统:自动化鉴定系统根据微生物代谢特点,设计一系列反应底物,检测阳性和阴性反应模式与已建立的数据库进行比较。大多数系统通过检测 pH 改变,产色或荧光复合物释放的酶反应,不同碳源代谢活动的四唑盐指示剂,挥发性或非挥发性酸或细菌生长识别阳性和阴性反应。

VITEK 系统是根据细菌理化性质,采用光电技术、电脑技术和数码鉴定相结合的原理。每张试卡内有 30 种干燥的生化反应及酶底物,每 3 项为一组,反应值分别为 1、2、4。30 项生化反应可获得 10 位数的生物数码。计算机控制的读数器每小时测定试卡中每一项反应孔的透光度,动态观察反应变化。当生长对照孔透光度达终点阈值时,表明反应已完成,系统将以此时各孔的反应值作为判断依据,并与数据库中标准生物模型相比较,经矩阵分析得出鉴定结果。药敏试验采用回归分析原理。根据药物对细菌的 MIC,选择 3 个稀释度,每一药敏试卡可同时做 10 种药物的 MIC 测定。计算机控制的读数器每小时检测每一试卡,6h 后获得待检菌在各药物浓度中的生长斜率,比较待检菌孔与生长对照孔斜率,经回归分析得出 MIC 值,并根据标准自动判断敏感、中介或耐药。其特点为具有 8 大类数十种流行病学和统计学报告,每种报告有多种参数,根据需要改变参数产生不同的流行病学报告;可贮存 3 万例患者资料及结果;可提供应急程序,审查制度,报警不合理的治疗方案等;专家系统软件可发现报告中的技术错误和异常的耐药表型;可与实验室、医院信息系统连接。

VITEK 2 Compact 全自动分析仪是在第一代 VITEK 基础上发展而来,系统使用重新设计的卡片。系统特点为 64 个反应孔提供更准确的结果;预先插好的接种管,减少交叉污染;独有的条形码确保结果质量及可追踪性;采用快速荧光法,使检测快速(2h 提供鉴定结果)、敏感度高;高级专家系统根据药敏试验的表型提示耐药机制,对药敏试验的结果进行解释性判读;自动复核结果,发现鉴定与药敏结果不符合时,提示复查。

MicroScan 全自动微生物鉴定/药敏分析系统,用于临床微生物鉴定和体外药物敏感试验,由测试板、数据管理软件、仪器、水化/接种系统和联网软件组成。96 孔塑料板,包被有用于菌种鉴定的生化反应底物或测定最小抑菌浓度不同稀释度的各种抗菌药物。

检测原理:常规显色板根据 pH 的变化和底物被利用,引起测试板上微孔颜色的变化。利用数码细菌鉴定原理,经矩阵分析获得鉴定结果。快速荧光板通过荧光底物的水解以及底物被利用后 pH 的变化,特殊代谢底物的产生和某些代谢副产物的生产率进行菌种鉴定。其他 3 种快速显色板(苛养菌板、厌氧菌板、酵母菌板)与快速荧光板鉴定原理相似,区别在于显色反应代替荧光反应,而且需经 35℃孵育 4h 得出鉴定结果。药物敏感试验采用微量肉汤稀释法测定。常规显色板通过细菌生长量引起菌液浊度的变化测定 MIC 值;快速荧光板通过荧光强度间接测定 MIC 值。无论是比浊法还是荧光法药敏试验,每个测定值与域值相比较(域值是一些固定的吸光度和荧光值),测定值与细菌的生长量成比例。

Sensititre 全自动微生物鉴定/药敏分析仪,利用细菌生长产生酶的特性,在测定板底物中加入酶介质,使其与细菌生长中的酶结合生成荧光物质,在较短的时间内,根据生化底物所反应的荧光物质,通过荧光读数仪得出生物编码判断菌种。药敏试验结果:人工判读时采用比浊法,仪器判读时采用荧光测定法,两种方法都按照美国临床实验室标准化研究院(CLSI)标准判读结果。

Becton Dickinson Phoenix 系统采取另一种方法检测细菌生长,即借助一种氧化还原反应指示剂检测细菌生长。接种微生物时,将指示剂加入肉汤,孵育 6~8h 或以后,获得可靠的药物敏感性试验结果。仪器包括专家系统,数据管理 PC 和软件包组成的 EpiCenter,可以与其他 Becton Dickinson 微生物学仪器联网并与实验室信息系统双向连接。

(三)微生物鉴定自动化系统的选择

微生物鉴定自动化系统价格昂贵,购买前应进行评估,全面考虑,包括同行对系统正确鉴定本实验室常见菌株能力的评价,精确度、准确性(鉴定本实验室常见的普通和异常细菌准确度超过90%,与常规方法比较,鉴定常见微生物的准确性至少达到95%),试验周期,每次试验所需仪器、消耗品、技术人员所花时间,所需费用,质控试验的成本,试剂保质期,贮存要求,贮存空间;流行病学软件,与药房连接;报告单使用的方便性等。此外,还需了解系统与实验室信息系统连接情况,周末和假期技术和咨询服务,扩展性,培训时间,仪器的体积、重量,特殊的电源或通信线路,软件更新及费用。参观类似实验室,有助于正确选择。

(四)微生物鉴定自动化系统的评价

实验室引进微生物鉴定自动化系统时,应了解制造商描述的系统性能,并从其他实验室发表的经科学设计的评估性论文中获得证实。在阅读文献时,特别注意研究方法和结论,实验设计方案应包括在金标准或其他仪器参照下的评价记录,评估整个系统的准确性。可以选择作为金标准的另一种商业化产品为参照进行评价。此外,还需要进行性能验证,以保证系统符合制造商描述的性能。在检测患者标本以前,验证或确立新系统的准确性、精确性、敏感性和特异性。验证方法为:①连续1周平行测试至少50株质控菌株,一致性超过90%。不一致菌株送参考实验室确认。②测试质控菌株以及常见菌种的已知标准菌株,每种2~3株,小实验室测试50次,大实验室100次。③测试质控菌株,至少20~50株(12~15个菌种)鉴定结果与目前方法或参考实验室测试结果一致。

(五)微生物鉴定自动化系统的局限性

微生物鉴定自动化系统的数据库必须及时更新,以适应新出现的种群。当细菌出现异常的生化谱或耐药谱,导致试验结果不可靠时,应采用其他方法获得正确鉴定的措施,否则应将菌株送参考实验室分析。还必须与制造商保持联系,关注所用产品的信息,阅读文献,以了解同行使用该鉴定系统所遇到的问题。

三、自动化药敏试验系统

(一)抗微生物药物敏感性试验肉汤稀释法自动化系统

目前,抗微生物药物敏感性试验自动化系统或者采用比浊测量法检测液体培养基中细菌生长或者检测特殊培养基中荧光基质的水解作用。浊度低是细菌生长受抗菌药物抑制的表现,反之,在抗菌药物存在的情况下,浊度升高表明细菌耐药。为了在4h内完成药物敏感性试验,需对常规药物敏感试验方法进行改良。近年来,以荧光底物的水解为基础确定细菌对抗菌药物的耐药性,加快了药敏试验速度,缩短药敏试验报告时间。

理论上,检测作为生长标志的荧光底物的荧光法的灵敏度高于浊度测量法,可更快评价微生物的生长状况。然而,荧光法间接检测微生物的生长,并且基于以下假设:所有细菌都可以代谢荧光底物;与细菌繁殖体相比,非繁殖体酶的活性是无意义的;荧光底物不干扰所有被检测抗菌药物的活性。事实上,荧光检测法的早期期望优于浊度测量法,尚未被证实。

评价抗微生物药物敏感性试验自动化系统主要指标为合适的准确度,能解释最小抑菌浓度结果。然而,当出现云雾状混浊或片状沉淀物时,可能被自动化阅读仪遗漏,导致不正确结果。

微生物药敏试验的自动化是伴随菌种鉴定的自动化发展的,现今一些全自动微生物鉴定系统,已经实现了鉴定与药敏一体化,在鉴定细菌的同时,自动判断药敏结果,如MicroScan系统,96孔鉴定板上既含有鉴定菌种用的试验孔,也含有不同稀释度的药敏试验孔。也有一些仪器采用单独的药敏测试卡,如VITEK系统,根据菌种不同,药敏测试卡类型不同。值得注意的是,尽管自动化药敏系统的使用方便、快捷,但是某些系统不能准确检测某些细菌的耐药性,应跟踪文献,了解本实验室使用的商业系统检测抗菌药物耐药性的能力以及检测或确认耐药表型需要增加的实验。

(二)抗微生物药物敏感性试验纸片扩散法结果阅读系统

抗微生物药物敏感性试验纸片扩散法结果阅读系统可阅读平板抑菌圈及解释结果。目前,平板阅读系统包括BIOMIC、Aura Image、Mastascan Elite、SIRSCAN。系统扫描平板,通过图形分析,5s内,确定抑菌圈直径,根据判断标准,翻译成敏感性结果(敏感、耐药、中介)。自动化平板阅读系统可降低抑菌圈测量误差及记录错误。此外,BIOMIC系统利用计算机将抑菌圈直径换算为最小抑菌浓度。

与手工测量相比,自动化平板阅读系统的检测结果可重复,且大体准确。然而,因平板上的细微生长可能改变药物敏感性结果的解释,建议实验室在报告结果前,检查细菌的细微生长,调整阅读仪。

(三) 抗微生物药物敏感性试验自动化系统评价

1. 抗微生物药物敏感性试验自动化系统的优点 抗微生物药物敏感性试验自动化系统的优点在于:提高了实验室内和实验室间药物敏感性试验的重复性;缩短报告时间;易于操作;降低劳动力;可与实验室信息系统联系,既省力,又排除了记录错误;所贮存的数据,能定期提供耐药性监测数据。有些系统将微生物学结果与患者用药记录连接起来,便于了解抗菌药物治疗方案。研究显示,快速药物敏感性试验结果对患者诊疗具有积极作用,有助于缩短住院时间,降低住院医疗费用。快速药物敏感性试验结果报告,有助于及时调整治疗方案,降低病死率。但须注意,药物敏感性试验报告发出前,应核对结果,避免错误。

抗微生物药物敏感性试验自动化系统中的计算机化专家系统根据专业知识及医疗机构需要编制标准化的程序,与实验室信息系统联接,自动检查并验证所得数据,识别试验中出现的技术错误,例如,对氨苄西林敏感的肺炎克雷伯菌或对头孢唑林敏感的阴沟肠杆菌等异常表型。这些可能错误显示在资料末端或实验室报告中便于识别。亦能及时发现少见、罕见或异常表型。当少见、罕见或异常表型出现时,使用其他技术验证后,送参考实验室确认。专家系统还能通过微生物抗菌谱预测被检测细菌的耐药机制,修正药敏报告,更好地为临床治疗提供依据。VITEK、Phoenix、MicroScan系统通过设置判断规则,对检测结果进行分析、判断。BioMerieux 在 VITEK2 系统中,设置了智能化的高级专家系统(Advanced Expert System,AES),其药物敏感性数据库包含大量抗菌药物敏感菌株、获得性耐药菌株数据以及文献研究数据。检测过程中,分析抗菌药物敏感性试验结果,并与数据库信息比较,预测被检测细菌的耐药机制,对临床抗菌药物的正确使用提供参考信息。

2. 抗微生物药物敏感性试验自动化系统的缺陷 抗微生物药物敏感性试验自动化系统的不足之处在于:检测成本增加,如仪器购置、维修,一次性消耗品的使用等;准确性的影响因素仍然存在,无论仪器自动化程度有多高,仍然必须用常规方法分离细菌,制备细菌悬液,而接种量的准确性、细菌的纯度是影响所有仪器结果的主要因素;商业化试验板中抗菌药物,难以根据医疗机构使用品种进行调整,难以及时增加新上市的药物,有时可以根据需要向厂家订购,但价格比标准板更贵;尚无法检测所有与临床相关菌群的药物敏感性,例如,苛养菌、厌氧菌,某些非发酵革兰阴性杆菌。因此,实验室必须建立可供选择的药物敏感性试验方法。

某些抗微生物药物敏感性试验自动化系统不能准确检测某些细菌的耐药性,如有些过夜和快速培养系统,不能可靠地检测庆大霉素或链霉素高度耐药的肠球菌属;金黄色葡萄球菌对苯唑西林的耐药性检测可能出现假阴性及假阳性结果。光度计法检测细菌生长的系统可能出现变形杆菌和摩根菌属对氨曲南假耐药。导致这种现象的原因是细菌裂解前,菌体的延长被认为是细菌生长。此外,在过夜培养和快速培养系统中,不同菌种对亚胺培南和氨曲南的假耐药性亦有报道。某些药物敏感性试验板培养时间过长也可引起假耐药结果。亚胺培南假耐药性散在发生,可能是抗菌药物分解或培养基中锌浓度改变。某些系统不能可靠地检测黏液型菌株的药物敏感性结果。有些系统可能出现氟喹诺酮类耐药的革兰阴性菌检测不正确等现象。因此,应注意制造商对系统检测微生物和(或)药物试验的局限性说明,并在实验室内建立相应的技术予以补充。

抗微生物药物敏感性试验系统的重要指标是检测新出现的耐药菌株的能力。某些抗微生物药物敏感性试验自动化系统不能准确检测新出现的耐药菌株,如某些系统不能可靠地检测肠球菌属对万古霉素低水平耐药,特别是 VanB 型;万古霉素诱导耐药菌株;固有的低水平 VanC 型耐药鹑鸡肠球菌;金黄色葡萄球菌和某些凝固酶阴性葡萄球菌万古霉素不敏感菌株。导致以上情况发生可能与培养时间过短有关。

目前,对抗微生物药物敏感性试验自动化系统的操作规程、质量控制尚无明确规定,应根据制造商建议使用美国菌种保藏中心菌种。某些制造商推荐的质量控制菌株无判定标准,无法检测仪器或试剂性能的细微变化。

总之,由于抗微生物药物敏感性试验通过检测微生物生长状况判断结果,操作过程适合开发检测设备。自动化设备的优势为结果快速、检测标准化。目前,抗微生物药物敏感性试验自动化仪器还需在缩短结果报告时间、拓展检测种类、准确检测耐药机制等方面进一步改善。

(李智山 孙自镛)

第六节 抗微生物药物耐药性监测

随着抗微生物药物广泛使用,耐药现象日益严重,及时、准确地向临床提供抗微生物药物敏感性结果及流行病学资料,是感染性疾病针对性治疗、预防的基础,也是经验性治疗的参考,是抗微生物药物合理使用,遏制耐药性增长的关键。

耐药性监测(antibiotic resistance surveillance)是系统、连续地收集资料,定量分析,报告抗微生物药物敏感性、耐药性的发生和分布,为制定、评估感染性疾病诊断、治疗、预防指南提供有用信息。耐药性监测的目的是:①发现、认识、预测耐药性;②发现新耐药机制;③经验性治疗,感染控制,公共卫生指南的制定以及实施效果监测、评估;④发现耐药细菌的暴发;⑤监测生物恐怖事件;⑥提供新抗感染药物研发需求及作用位点;⑦提供新诊断试验研发需求;⑧教育医务人员、患者、大众;⑨向管理部门提供信息。理论上说,耐药趋势监测目标可包括:①抗菌药物耐药性;②特殊耐药机制;③特殊耐药克隆监测。耐药性监测系统分为地方性、区域性、国家性、国际性监测系统,无论为何监测系统,所有数据均来自临床微生物实验室。临床微生物实验室的诊断能力、质量保证是耐药性监测的基础和前提,抗微生物药物敏感性试验,细菌耐药性检测是其中的重要环节。本节着重介绍抗微生物药物敏感性试验以及临床重要的耐药菌,耐药机制检测技术及其质量保证。

一、抗微生物药物敏感性试验

抗微生物药物敏感性试验(antimicrobial susceptibility test, AST)简称药敏试验,是在体外测定抗微生物药物抑制或杀灭微生物能力的试验,其主要目的是预测抗菌药物治疗的结果。敏感(susceptible)意为检测菌引起的感染用该药物的推荐剂量治疗时可能有效。耐药(resistant)指用该药物治疗检测菌所致感染时,无论剂量如何,感染发生于何部位,临床均无效。中介(intermediate)对于毒性低,可以加大剂量或在感染局部药物浓度高的抗菌药物,可以用于临床治疗,对于毒性大的药物,为敏感与耐药之间的缓冲,避免因试验误差导致严重或极严重错误。但有些情况,如葡萄球菌对苯唑西林敏感性,只分为敏感和耐药。

(一)常用抗菌药物

抗菌药物包括对细菌有活性的抗生素、半合成抗生素及化学合成药物。

1. **β-内酰胺类(β-lactams)** β-内酰胺类抗菌药物化学结构中均有一个四元β-内酰胺环,其抗菌机制为抑制细菌细胞壁的合成,包括青霉素类、头孢菌素类、碳青霉烯类、单环类、头霉素类及其他非典型β-内酰胺类。

青霉素类对不产β-内酰胺酶的需氧革兰阳性菌和某些苛养菌、需氧革兰阴性菌及某些厌氧菌具有抗菌活性。氨基青霉素(氨苄西林、阿莫西林)对肠杆菌科某些细菌的抗菌活性有所增加。羧基青霉素(羧苄西林、替卡西林)和酰脲青霉素(美洛西林、哌拉西林)明显扩展了对革兰阴性菌,包括假单胞菌属和伯克霍尔德菌属的抗菌谱。对青霉素酶稳定的青霉素(包括氯唑西林、双氯西林、甲氧西林、萘夫西林和苯唑西林),对大多数革兰阳性菌有效,包括产青霉素酶的葡萄球菌属。头霉素类包括头孢西丁、头孢替坦等,对β-内酰胺酶的稳定性较多数头孢菌素强。青霉烯类包括碳青霉烯类和青霉烯类,抗菌谱广,对革兰阳性和阴性菌,需氧菌、厌氧菌皆有很强抗菌活性,对β-内酰胺酶稳定。迄今上市的单环类仅有氨曲南,它对需氧革兰阴性菌的作用强,对多种质粒介导和染色体介导的β-内酰胺酶稳定。

2. **糖肽类** 肽类抗菌药物包括万古霉素和替考拉宁,作用机制为抑制细胞壁合成,但作用位点与β-内酰胺类不同,对需氧革兰阳性菌具有强大作用。

3. **氨基糖苷类** 主要作用于细菌细胞内核糖体,抑制细菌蛋白质合成,对葡萄球菌属、需氧革兰阴性杆菌具有良好抗菌活性。

4. **大环内酯类** 因具有大环内酯环基本结构而命名,在核糖体水平抑制细菌蛋白质的合成,对需氧革兰阳性菌、革兰阴性球菌、厌氧球菌、某些苛养革兰阴性杆菌及不典型病原体有良好作用。

5. **喹诺酮类** 属化学合成抗菌药,包括喹诺酮类和氟喹诺酮类,可抑制许多革兰阳性和革兰阴性菌的DNA促旋酶和拓扑异构酶Ⅳ的活性。

6. **四环素类** 抗菌药物亦在核糖体水平抑制细菌蛋白质合成,对一些革兰阳性菌和革兰阴性菌均具有抗菌活性。

7. 林可酰胺类　包括林可霉素和克林霉素，作用机制和抗菌谱与大环内酯类相似。

8. 磺胺类和甲氧苄啶　系化学合成药，通过干扰细菌叶酸代谢而抑制核酸和蛋白质合成。甲氧苄啶与磺胺药合用可双重阻断细菌叶酸合成代谢。

9. 噁唑烷酮类　该类药物在化学结构上均有一噁唑烷二酮母核，抑制核糖体 30S 亚基对 mRNA3′端上游核糖体结合序列的识别。对革兰阳性球菌，特别是多重耐药的革兰阳性球菌，具有较强的抗菌活性，与其他药物不存在交叉耐药现象。

10. 甘氨酰环素类　是半合成四环素米诺环素的衍生物。在细菌核糖体水平上抑制蛋白质合成，是针对 MRSA 及泛耐药鲍曼不动杆菌等耐药细菌有效的广谱抗菌药物。

(二) 常规试验和选择性报告的抗菌药物选择

微生物实验室常规试验和报告的药物，除需遵循相关技术标准外，尚需根据本院患者的特点与相关人员讨论后确定。我国普遍遵循美国临床实验室标准化研究所(clinical and laboratory standard institute, CLSI)制定的药敏试验指南。

根据 CLSI 指南，常规药敏试验药物分为 A、B、C、U 组。A 组药物通常为疗效确切、毒副作用小、价格不贵的老药，需常规试验并报告。B 组包括临床上重要的，特别是针对医院感染的药物，常规试验，选择性报告，报告指征为 A 组同类药物耐药或患者不耐受时；特定的标本来源（如对脑脊液中的肠道杆菌用第三代头孢菌素或者对泌尿道的分离菌株用 TMP/SMZ）；多种细菌感染；多部位感染；流行病学调查。C 组为替代或补充性的抗菌药物，选择性报告，报告指征为对数种基本药物（特别是同类药物）耐药，且存在潜在的局部流行或广泛流行的菌株；对基本药物过敏的患者；少见菌感染；感染控制。U 组仅用于治疗泌尿道感染的药物。O 组，对该组细菌有临床适应证，但一般不用于常规试验与报告的药物。Inv 组，对该菌群作研究，尚未经 FDA 批准的药物。科学地选择性报告药敏试验结果有助于减低抗菌药物选择性压力。

表 56-2 为临床实验室常规实验推荐用药，每个方格中为类似药物，他们的结果解释（敏感、中介或耐药）和临床疗效相似，只需选择 1 种药物测试。以"或"连接的药物，交叉耐药性和敏感性几乎完全相同，药敏试验结果可预测另一药物。

(三) 抗菌药物敏感性试验方法

抗菌药物敏感性试验方法包括纸片扩散法、稀释法、E 试验方法和自动仪器法。稀释法包括琼脂稀释法和肉汤稀释法（包括常量、微量）。临床微生物实验室可以根据操作易行性、价格、试验药物选择的灵活性、结果准确性等选择。以下简述常用药敏试验方法及其质量保证。

1. 纸片扩散法(disk diffusion method)及其质量保证　纸片扩散法又称 Kirby-Bauer(K-B)法，是将含有定量抗菌药物的纸片贴在已接种测试菌的琼脂平板上，纸片中所含的药物吸收琼脂中水分溶解后向周围扩散，形成递减的浓度，纸片周围抑菌浓度范围内测试菌的生长被抑制，形成透明带为抑菌圈。抑菌圈的大小反映测试菌对测定药物的敏感程度，与该药对测试菌的最小抑菌浓度(minimal inhibitory concentration, MIC)呈负相关。

抗菌药物纸片选择直径为 6.35mm，吸水量为 20μl 的专用纸片，用逐片加样或浸泡方法使每片含药量达规定标准。水解酪蛋白(mueller-hinton, MH)培养基是 CLSI 推荐采用的兼性厌氧菌和需氧菌药敏试验标准培养基，pH 为 7.2～7.4，对营养要求高的细菌如流感嗜血杆菌、淋病奈瑟菌、链球菌等需添加血液或其他添加剂（表 56-3）。

纸片扩散法操作环节多，其质量保证需注意以下方面。①药敏纸片贮存与使用：以低温干燥保存为佳，纸片密封贮存于 2～8℃或 -14℃以下无霜冷冻箱（避免反复冻融），β-内酰胺类药敏纸片应冷冻贮存。使用前将贮存容器移至室温平衡 1～2h 后开启，以免纸片产生冷凝水。②培养基：准确量取培养基，以保证每个培养基厚度为 4mm。配制当天使用或置密封袋中 4℃保存，使用前置 35℃温箱孵育 15min，使其表面干燥。培养基的成分直接影响结果的准确性，有些抗菌药物的抑菌或杀菌能力可被多种物质拮抗，如某些蛋白质及氨基酸对磺胺类药物有不同程度的拮抗作用；培养基的酸碱度以 pH7.2～7.4 最适宜，碱性可扩大氨基糖苷类药物的抑菌圈，酸性可扩大四环素类药物的抑菌圈。③菌液浓度、接种：定期校准比浊管，以保证接种菌液浓度符合标准（加大菌量抑菌圈减小，相反则抑菌圈扩大）。标准浓度的菌液应在 15min 内用无菌棉拭子蘸取，在管内壁旋转挤去多余菌液，均匀涂抹于培养基，室温下干燥 3～5min 贴纸片，但不宜太久，否则在贴纸片前细菌已开始生长可使抑菌圈缩小。④贴纸片：各纸片中心相距≥24mm，纸片距

表 56-2　非苛养菌在常规药敏试验及其报告中抗菌药物的分组建议(纸片法)

	肠杆菌科细菌	铜绿假单胞菌	葡萄球菌属	肠球菌属
A 组 初级试验和常规报告的抗菌药物	氨苄西林	头孢他啶	阿奇霉素或克拉霉素或红霉素	氨苄西林 青霉素
			克林霉素	
			苯唑西林(头胞西丁纸片)	
	头孢唑啉 头孢噻吩	庆大霉素 妥布霉素	青霉素	
	庆大霉素 妥布霉素	哌拉西林	甲氧苄啶/磺胺甲噁唑	
B 组 初级试验和选择报告的抗菌药物	阿米卡星	阿米卡星	达托霉素(只有 MIC 法)	达托霉素(只有 MIC 法)
	阿莫西林/克拉维酸 氨苄西林/舒巴坦 哌拉西林/他唑巴坦 替卡西林/克拉维酸	氨曲南		利奈唑胺
	头孢呋辛			喹奴普丁/达福普丁
			利奈唑胺	万古霉素
			泰利霉素	
	头孢吡肟	头孢吡肟	多西环素 四环素	
	头孢西丁	环丙沙星 左氧氟沙星	万古霉素	
	头孢噻肟或头孢曲松	亚胺培南 美罗培南	利福平	
	环丙沙星 左氧氟沙星	哌拉西林/他唑巴坦 替卡西林		
	厄他培南 亚胺培南 美罗培南			
	甲氧苄啶/磺胺甲噁唑			
C 组 补充试验和选择报告的抗菌药物	氨曲南 头孢他啶		氯霉素	庆大霉素(仅用于筛选高水平耐药)
	氯霉素		环丙沙星或 左氧氟沙星或 氧氟沙星 莫西沙星	链霉素(仅用于筛选高水平耐药)
	四环素		喹奴普丁/达福普丁	
			庆大霉素	

续表

	肠杆菌科细菌	铜绿假单胞菌	葡萄球菌属	肠球菌属
U组 补充试验仅用于 泌尿道的抗菌 药物	洛美沙星或 氧氟沙星 诺氟沙星 呋喃妥因 磺胺甲噁唑 甲氧苄啶	洛美沙星或 氧氟沙星 诺氟沙星	洛美沙星 诺氟沙星 呋喃妥因 磺胺甲噁唑 甲氧苄啶	环丙沙星 左氧氟沙星 诺氟沙星 呋喃妥因 四环素

表56-3 纸片扩散法试验条件

待测菌	培养基	培养温度/℃	培养气体	培养时间/h	质控菌株
肠杆菌科细菌	MHA	35±2	空气	16～18	ATCC25922 ATCC35218 大肠埃希菌
铜绿假单胞菌	MHA	35±2	空气	16～18	ATCC25922 ATCC27853 铜绿假单胞菌 ATCC35218 大肠埃希菌
葡萄球菌属	MHA	35±2	空气	16～18	ATCC25923 ATCC35218 大肠埃希菌 ATCC BAA-977、BAA-976
不动杆菌属 洋葱伯克霍尔德菌 嗜麦芽窄食单胞菌	MHA	35±2	空气	20～24	ATCC25922 ATCC27853 ATCC35218 大肠埃希菌
(副)流感嗜血杆菌	HTM	35±2	5%CO_2	16～18	ATCC49247 流感嗜血杆菌 ATCC49766 流感嗜血杆菌 ATCC35218 大肠埃希菌
淋病奈瑟菌	GC+添加剂	36±1(≥37)	5%CO_2	20～24	ATCC49226 淋病奈瑟菌
脑膜炎奈瑟菌	MHA+5%脱纤维羊血	35±2	5%CO_2	20～24	ATCC49619 肺炎链球菌(5%CO_2) ATCC25922(空气或5%CO_2 环丙沙星、萘啶酸和米诺 环素)
链球菌属	MHA+5%脱纤维羊血	35±2	5%CO_2	20～24	ATCC49619 肺炎链球菌

HTM为嗜血杆菌试验培养基;ATCC35218用于β-内酰胺/酶抑制剂复合制剂的质控;ATCC BAA-977、BAA-976用于葡萄球菌属D试验的质控

平板内缘>15mm,纸片紧贴于琼脂表面,纸片只要接触琼脂就不可再移动,因为抗菌药物会自动扩散入培养基。⑤孵育:通常35℃孵育16～18h,但甲氧西林、苯唑西林、萘夫西林和万古霉素必须孵育24h。检测甲氧西林耐药葡萄球菌(methicillin-resistant staphylococcus,MRS)菌株温度不超过35℃。⑥抑菌圈测量:定期确认测量抑菌圈直径量具的准确性,通常忽略抑菌圈边缘仅能在放大镜下观察到的细小菌落生长,但需特别注意以下情况,即甲氧苄啶和磺胺类药物应忽略20%或更低生长的薄菌苔,测量抑菌圈直径较为明显的生长界线;忽略变形杆菌属细菌在某些抗菌药物抑菌圈内的迁徙性生长;链球菌属测量抑菌圈而非溶血圈;采用透射光观察万古霉素对葡萄球菌属或肠球菌属、利萘唑胺对葡萄球菌属、苯唑西林对葡萄球菌属抑菌圈,任何可辨菌落或生长薄膜,经确认为非污染

菌,均提示耐药;对于其他细菌,若抑菌圈内出现散在菌落,可能为菌种不纯,需重新分离、鉴定和做药敏试验,也可能提示为高频突变耐药株。⑦质量控制:质控菌株对每种抗菌药物的抑菌圈允许范围为95%的可信限,即实验室日间质控抑菌圈直径在连续20个数值中,仅允许1个超出范围。要获得准确的药敏试验结果,应特别注意标准菌株种类、质控频率符合相应指南要求。标准菌株的保存、使用规范,避免发生突变、衰老等。常见细菌纸片法质控菌株见表56-3。

纸片扩散法的优点:操作简单,试剂费用相对较低,定性试验结果易理解,无需特殊设备,抗菌药物选择灵活,被WHO推荐为定性药敏试验的基本方法,是目前已建立且证实为最好的药敏试验方法之一。其局限性为已标准化的细菌谱覆盖不广,如未覆盖厌氧菌、棒状杆菌属等;难以准确检测万古霉素中介金黄色葡萄球菌(vancomycin-intermediate staphylococcus aureus,VISA),某些苯唑西林异质性耐药葡萄球菌和万古霉素低水平耐药肠球菌等多重耐药菌;为定性结果,特殊情况下需要采用定量试验,如青霉素和头孢菌素对肺炎链球菌和某些草绿色链球菌的敏感性。目前抑菌圈直径的测量与判读、数据保存及解释已出现自动化设备,减少结果错误。

2. 稀释法(dilution test) 根据培养基不同,稀释法分为肉汤稀释法和琼脂稀释法。肉汤稀释法又分为常量肉汤稀释法(macrodilution test)和微量肉汤稀释法(microdilution test)。稀释法所测为某种抗菌药物的最低(或最小)抑菌浓度(MIC),即完全抑制细菌生长的最低药物浓度,亦可测定最低(或最小)杀菌浓度(minimal bactericidal concentration,MBC)。

常量稀释法每管肉汤≥1.0ml(通常2ml),微量稀释法每孔含0.1ml,商品化的微量稀释板上含有多种经对倍稀释的冻干抗菌药物,操作方便,被广泛使用。配制0.5麦氏浓度菌液,用肉汤(常量稀释法)、蒸馏水或生理盐水(微量稀释法)稀释菌液,使最终菌液浓度(每管或每孔)为5×10^5 CFU/ml。

肉汤稀释法质量保证重点环节为:①某些菌属、药物需在通常使用的离子校正的M-H肉汤(cation-adjusted mueller-hinton broth,CAMHB)中添加成分,如链球菌属添加2.5%～5%溶解马血;嗜血杆菌属与K-B法添加相同的成分;葡萄球菌属对苯唑西林、萘夫西林、甲氧西林检测培养基添加2%NaCl;达托霉素添加50μg/ml钙离子。校正培养基pH为7.2～7.4(25℃),布鲁菌属pH为7.0～7.2。②根据抗菌药物性能选择溶剂,保存条件,保存期限。③定期校准比浊管,以保证接种菌液浓度符合标准。菌液于15min内接种完毕。④通常35℃孵育16～20h,但不动杆菌属、洋葱伯克霍尔德菌、嗜麦芽窄食单胞菌、嗜血杆菌属(5%CO_2)、链球菌属(5%CO_2)需孵育20～24h,葡萄球菌属对苯唑西林、萘夫西林、甲氧西林和万古霉素及肠球菌属对万古霉素必须孵育24h。⑤每一次试验均需以相应标准菌株进行质控。此外,还需设置阳性、阴性对照,除阳性对照管内不含抗菌药物,阴性对照管内无待检细菌外,其他成分与试验管完全相同。⑥结果判断:甲氧苄啶或磺胺药物以80%生长抑制作为判断指标。微量稀释法常借助比浊仪判断细菌的生长。

常量肉汤稀释法是用于研究目的或检测一种药物对一种微生物活性的可靠的参考方法。但过程烦琐,且目前有许多方便的稀释系统(如微量肉汤稀释),故在大多数微生物实验室该方法不作为常规药敏试验方法。微量肉汤稀释法可自制或使用商品化平板。

琼脂稀释法(agar dilution test)是将药物混匀于琼脂培养基中,配制含不同浓度药物平板,使用多点接种器接种细菌,经孵育后观察细菌生长,以抑制细菌生长的琼脂平板所含药物浓度测得MIC。其质量保证应特别重视以下环节。①一般细菌培养基为M-H琼脂,pH7.2～7.4。然而,除肺炎链球菌外的其他链球菌需添加5%脱纤维羊血(检测磺胺类药物宜用溶解马血),幽门螺杆菌添加5%脱纤维羊血,检测葡萄球菌属对苯唑西林、萘夫西林、甲氧西林敏感性的培养基应添加2%NaCl;厌氧菌培养基为布氏血琼脂。②抗菌药物浓度梯度配制要求与肉汤稀释法相同。③平板制备时,准确加入抗菌药物、琼脂,并使二者充分混匀。琼脂厚度为3～4mm。通常含药平皿置密闭塑料袋,2～8℃贮存5d,易降解药物如头孢克洛,需48h内使用,亚胺培南、含克拉维酸复合制剂配制当天使用。冷藏保存的平板使用前应在室温中平衡或置温箱中30min,使琼脂表面干燥。④0.5麦氏比浊管浓度菌液稀释10倍,以多点接种仪接种(1～2μl),15min内接种完毕。⑤孵育:一般置35℃16～20h,特殊情况与肉汤稀释法相同。幽门螺杆菌置微需氧环境孵育3d。⑥质控与对照设置与肉体稀释法相同。⑦结果判断：平板置暗色，无反光表面判读，以抑制细菌生长的药物稀释度为终点浓度(含磺胺或甲氧苄啶平板上可见少许散在生长)。

琼脂稀释法的优点：方法可靠，可作为评估其他检测系统准确性的参考方法；同时检测大量微生物的药物敏感性，可作为流行病学调查和研究方法；污染微生物和异质性微生物比肉汤法易检测。其主要缺点为费时、费力。

3. E试验法及其质量保证 E试验(epsilometer test, E-test)法是一种结合稀释法和扩散法原理对抗微生物药物直接定量检测的实验技术。E试条是5mm×50mm的无孔试剂载体，一面固定呈连续指数增长的某一种抗菌药物，另一面标识相应浓度。将E试条贴在接种细菌的琼脂平板，孵育过夜，试条与其周围椭圆形抑菌圈交点的刻度即为该药物的MIC。E试验法质量保证与纸片扩散法、稀释法相同。E试验法可确定少见抗菌药物的MIC；可检测苛养菌或厌氧菌MIC，但其费用高。

4. 抗菌药物药效学的其他试验 常用的是杀菌试验、联合药物敏感性试验。

(1)杀菌试验：临床实验室常用最低杀菌浓度(MBC)定量评价抗菌药物杀菌效力。最低杀菌浓度指抗菌药物杀灭99.9%以上测试菌的最低药物浓度。测定方法是在稀释法MIC测定基础上，通过再转种、再孵育，最终测得某种抗菌药物对被测菌的MBC。时间-杀菌曲线主要用于评价一种抗菌药物对测试菌的杀菌效率及2种或2种以上抗菌药物对测试菌的联合杀菌活性。培养基和测试菌的准备等与测定MIC的肉汤稀释法相同，设定0h、4h、8h、24h等不同培养时间试验管，每管均设生长对照管，孵育后，立即连同生长对照管转种血平板进行菌落计数，将各时间点测得的平均菌落计数在半对数坐标纸上绘制杀菌曲线。

(2)联合药物敏感性试验：体外联合药敏试验的临床意义在于：扩大抗菌谱，治疗混合感染；预防或延缓细菌耐药性的发生；减小剂量以减少毒性；治疗某些耐药细菌引起的严重感染。

联合药物敏感性试验包括联合抑菌试验、联合杀菌试验，可出现4种试验结果。①无关作用：两种药物联合作用的活性等于其单独活性。②拮抗作用：两种药物联合作用显著低于单独抗菌活性。③累加作用：两种药物联合作用时的活性等于两种单独抗菌活性之和。④协同作用：两种药物联合作用显著大于其单独作用的总和。

联合抑菌试验方法有棋盘(方阵)稀释法、微量棋盘(方阵)稀释法、琼脂棋盘(方阵)稀释法，分别利用肉汤稀释法、琼脂稀释法原理，首先测定各拟联合抗菌药物对检测菌的MIC。根据所得MIC，确定药物稀释度(一般为6~8个稀释度)，药物最高浓度为其MIC的2倍，依次对倍稀释。两种药物的稀释分别在方阵的纵列和横列进行，得到不同浓度组合的两种药物混合液。接种菌量为5×10^5CFU/ml，35℃孵育18~24h或以后观察结果。计算部分抑菌浓度(fractional inhibitory concentration, FIC)指数。

FIC指数＝A药联合时的MIC/A药单测MIC＋B药联合时的MIC/B药单测MIC。判断标准：FIC指数＜0.5协同作用；0.5~1相加作用；1~2无关作用；＞2拮抗作用。

联合杀菌试验方法与时间-杀菌曲线法相同。分别测定并绘出两种药物对被测菌的单独杀菌曲线和联合杀菌曲线，根据杀菌曲线判断联合用药的结果。

(四)厌氧菌的体外药物敏感试验

目前，厌氧菌体外药物敏感试验可选择的方法有限制性琼脂稀释法、微量肉汤稀释法(脆弱类杆菌族)及E试验。CLSI将琼脂稀释法作为厌氧菌药敏试验参考方法，该方法复杂，费用较高。培养基为布氏血琼脂，贮存期不超过7d(4~10℃)，含亚胺培南和克拉维酸的培养基必须当天制备。目前，微量肉汤稀释法适用于脆弱类杆菌，其他药物及菌属尚在评估中，推荐培养基为布氏肉汤，添加X因子、维生素K_1及溶解马血。E试验与CLSI参考方法相关性好，操作灵活方便，但费用较高。除考虑使用青霉素外，β-内酰胺酶检测作用有限。

(五)分枝杆菌的体外药物敏感性试验

1. 结核分枝杆菌 药敏试验方法有部分浓度法、放射性核素法或BACTEC460TB、绝对浓度法、耐药比率法。琼脂部分浓度法和BACTEC460TB仍是美国和欧洲最常用的方法。近来出现的，包括手工和自动的快速药敏试验，采用非放射性肉汤培养基，克服了放射性底物的局限性，如ESP Ⅱ培养系统、MGIT及MB/BacT ALERT 3D。快速药敏试验应与快速培养和鉴定方法联合使用，以尽早检测耐药性。

2. 鸟分枝杆菌复合体 目前欧洲采用琼脂稀释法，培养基为M-H添加十八烯酸-清蛋白-葡萄糖-触酶。美国认为放射性常量和微量肉汤稀释法准确、可靠。

3. 其他缓慢生长分枝杆菌 尽管缺少相关药物治疗资料,但药敏试验结果有助于感染的治疗。此外,本底资料亦有助于复发的治疗。由于药敏试验过程及结果解释的复杂性,常在有条件的实验室进行。

4. 快速生长分枝杆菌 试验方法有微量肉汤稀释法、纸片扩散法、E试验法和琼脂纸片洗脱法,CLSI仅有微量肉汤稀释法的相关标准。

(六)酵母样真菌的体外药物敏感性试验

抗真菌药敏试验有纸片扩散法和肉汤稀释法。

1. 纸片扩散法 方法同细菌纸片扩散法。培养基为 M-H＋2%葡萄糖＋0.5μg/ml 亚甲蓝染液(GMB)。孵育时间为 20~24h,如 24h 生长不良继续孵育至 48h。结果报告为敏感(S)、敏感剂量依赖(S-DD)、耐药(R)。质控菌株包括白假丝酵母菌 ATCC90028、近平滑假丝酵母菌 ATCC22019、热带假丝酵母菌 ATCC750、克柔假丝酵母菌 ATCC6258。目前该方法只能测试氟康唑的敏感性。

2. 肉汤稀释法 不同于普通肉汤稀释法的操作步骤。①培养基含谷氨酰胺和 pH 指示剂,不含碳酸氢钠 RPMI1640。检测 5-氟胞嘧啶(5-FC)或吡咯类对白假丝酵母菌敏感性时,用丙磺酸吗啉缓冲液(MOPS)调整 pH 为 7.0(25℃)。②药物原液 10 倍于最高试验浓度。非水溶性药物用 100% 非水溶性溶剂对倍稀释,浓度范围为原液浓度至试验终浓度的 100 倍,再以 RPMI1640 培养基 10 倍稀释作为试验用量。水溶性药物直接用 RPMI1640 培养基作对倍稀释,浓度范围为原液至 10 倍于试验最终浓度。③检测菌接种于沙氏培养基或马铃薯葡萄糖琼脂,35℃ 孵育 24h(假丝酵母菌)或 48h(隐球菌)至少传代 2 次,以保证纯种和活力。挑取菌落于 5ml 生理盐水中混匀,在波长 530nm 调整分光光度计为 0.5 麦氏比浊度,此时菌液为 $1×10^6~5×10^6$ CFU/ml,再以 RPMI1640 培养基稀释 1:2 000,即 $5×10^2~2.5×10^3$ CFU/ml。④结果判断:常量稀释法 46~50h,或 70~74h(新生隐球菌),微量稀释法生长对照孔出现生长时判读结果。两性霉素 B 以抑制测试菌肉眼可见生长的最低药物浓度为 MIC,5-FC 或吡咯类采用 80%MIC 为判断标准。⑤质控菌株为近平滑假丝酵母菌 ATCC22019、克柔假丝酵母菌 ATCC6258。

(七)病毒体外药物敏感性试验

抗病毒药物药敏试验对明确病毒耐药机制,确定耐药病毒突变体出现的频率,检测药物间的交叉耐药性及评估新的抗病毒药物都是必需的。最近,CLSI 发布了 HSV 药敏试验的推荐性标准,其他病毒尚无推荐的标准方法。抗病毒药物药敏试验标准化存在的困难是,许多因素影响实验结果,包括细胞系,病毒接种物滴度,孵育时间,抗病毒药物的浓度范围,参考菌株,试验终点的标准,计算及解释等。

(八)寄生虫体外药物敏感性试验

通过准确的方法确定寄生虫对药物的反应在某些方面证实是有效的。寄生虫药敏试验分为 4 类:体内试验、体外试验、动物模型试验及分子水平试验。体内试验直接评价药物的临床疗效。体外试验可重复评估多种药物包括试验药物,但缺乏标准化方法。动物模型试验可检测无法体外培养的寄生虫或尚未批准用于临床的药物。分子水平试验可检测耐药相关的遗传变异,可用于大规模的流行病学研究。

二、临床重要的耐药菌及其检测

(一)细菌的耐药机制

1. 产生灭活抗菌药物的各种酶 细菌可产生灭活抗菌药物的酶,包括水解酶、钝化酶及修饰酶。

(1)β-内酰胺酶:产生 β-内酰胺酶是细菌对 β-内酰胺类抗菌药物耐药的主要原因。β-内酰胺酶通过其丝氨酸活性位点与 β-内酰胺类抗菌药物分子中的酰胺环结合并打开 β-内酰胺环,导致药物失活。根据 1995 年 Bush 提出的功能分类,按照底物和抑制物分为 4 组(其中 2 组和 3 组又分亚组),根据氨基酸序列分属于 A、B、C、D 4 种分子类别(Ambler 分子分类)。β-内酰胺酶的分类见表 56-4。

(2)钝化酶:氨基苷类钝化酶是细菌对氨基糖苷类产生耐药性的最重要原因,此外还有氯霉素乙酰转移酶、红霉素酯化酶等。氨基糖苷类钝化酶通常由质粒介导染色体编码,同时与可移动遗传因子(整合子、转座子)亦有关,质粒的交换和转座子的转座作用均有利于耐药基因插入敏感菌的遗传物质中。

(3)修饰酶:氨基糖苷类修饰酶催化氨基糖苷类药物氨基或羟基的共价修饰,使氨基糖苷类药物与核糖体的结合减少,促进药物摄取 EDP-Ⅱ也被阻断,因而导致耐药。氨基糖苷类修饰酶主要包括 N-乙酰转移酶(AAC)、O-核苷转移酶(ANT)和 O-磷酸转移酶(APH)。

表 56-4 β-内酰胺酶的分类

Bush 分类	亚组	Ambler 分子分类	抑制剂 克拉维酸	抑制剂 EDTA	主要特点	优先水解的底物	代表性酶
1		C	−	−	通常由染色体介导,水解除碳青霉烯类外的所有 β-内酰胺类,不被克拉维酸抑制	头孢菌素类	革兰阴性菌 AmpC 酶
2	2a	A	+	+	包括葡萄球菌和肠杆菌科青霉素酶,可水解青霉素	青霉素类	革兰阳性菌青霉素酶
	2b	A	+	−	广谱 β-内酰胺酶	头孢菌素类、青霉素类	TEM-1,TEM-2,SHV-1
	2be	A	+	−	超广谱 β-内酰胺酶	青霉素类、窄谱和广谱头孢菌素、单	TEM3～EM26,SHV2～SHV6
	2br	A	±	−	不被克拉维酸抑制的 TEM(IRT)和 SHV(SHV10)	青霉素类	TEM30～TEM36,TRC-1
	2c	A	+	−	可水解羧苄西林	青霉素类、羧苄西林	PSE-1,PSE-3,PSE-4
	2d	D	±	−	水解氯唑西林(OXA)	青霉素、氯唑西林	OXA-1～OXA11,PSE-2
	2e	A	+	−	头孢菌素酶	头孢菌素类	诱导性头孢菌素酶
	2f	A	+	−	碳青霉烯酶,可被克拉维酸抑制	青霉素类、头孢菌素类、碳青霉烯类	阴沟肠杆菌 NMC-A,黏质沙雷菌 Sme-1
3	3a,3b,3c	B(金属酶)	−	+	Zn^{2+} 依赖的青霉烯酶,可水解除单环类外的所有 β-内酰胺类	大多数 β-内酰胺类、碳青霉烯类	嗜麦芽窄食单胞菌 L-1,脆弱类杆菌 CcrA
4	其他		−	?	多种酶,多数未测序	青霉素类	洋葱伯克霍尔德菌的青霉素酶

2. **药物作用靶位改变** 如青霉素结合蛋白(PBP)的改变导致 β-内酰胺类抗菌药物耐药,DNA 拓扑异构酶的改变引起喹诺酮类抗菌药物耐药。

3. **抗菌药物渗透障碍** 细胞外膜上存在多种孔蛋白,系营养物质和亲水性抗菌药物的通道。细菌突变造成某种孔蛋白减少、缺失或结构变异时,即可阻碍抗菌药物进入细菌,导致细菌耐药性的发生。此外,许多细菌可吸附于生物材料或机体腔道表面,分泌多糖基质、纤维蛋白、脂蛋白等,形成生物膜。生物膜可通过物理阻挡作用保护细菌逃逸宿主免疫和抗菌药物的杀伤作用,同时在较低药物浓度下,易开启耐药基因,是形成耐药的原因之一。

4. **药物的主动外排** 主动外排泵是细菌耐药的又一机制。根据氨基酸序列同源性分为 5 类:①主要易化子超家族(major facilitator superfamily,MFS)。②耐药结节细胞分化(resistance-nodulation-division,RND)家族。③多药和毒物排除(multi-drug and toxic efflux,MATE)家族。④小多重耐药(small multi-drug resistance)家族。⑤ATP 结合盒(ATP-binding cassette,ABC)家族。在这些超家族中,仅 ABC 超家族以水解 ATP 供能,其余均以质子驱动力供能。

(二)特殊耐药性检测

1. 酶介导的耐药性检测

(1)β-内酰胺酶检测:β-内酰胺酶试验有 3 种方法,即产酸法、碘还原法和色原法。3 种方法所用的试验菌均需取自非选择性平板上的菌落。

产酸法所用的底物为青霉素,将试验菌种入含底物的枸橼酸缓冲液中,试验菌所产生的 β-内酰胺酶将青霉素水解为青霉噻唑酸,使溶液的 pH 降低,溶液中的指示剂酚红由红色(阴性)变为黄色(阳性)。

碘还原法所用的底物亦为青霉素,溶解于磷酸盐缓冲液中,指示剂为碘淀粉复合物。当试验菌产生 β-内酰胺酶时,底物水解产生的青霉噻唑酸使碘淀粉复合物中的碘还原,后者不能和淀粉结合致溶液由蓝色(阴性)转为无色(阳性)。出现淡蓝紫色时亦判为阴性。

色原法的底物是色原头孢菌素(头孢硝噻吩,nitrocefin),可以将其用磷酸盐缓冲液(pH7.0)配成溶液,置于试管中,再种入试验菌以观察颜色变化,亦可将其制成纸片,直接刮取菌落,涂菌部位纸片由黄色变为红色(阳性),则试验菌产β-内酰胺酶,即 nitrocefin 被水解而引起电子转移。

以上3种试验方法的影响因素:产酸法和碘还原法的底物青霉素保存不当会自发降解而致假阳性,血清可以引起 nitrocefin 产生颜色反应。金黄色葡萄球菌和路邓葡萄球菌常需通过诱导才能产生β-内酰胺酶,若诱导前试验阴性,可用亚抑菌浓度的头孢西丁($0.25\mu g/ml$)诱导后再测,于β-内酰胺类抗菌药物纸片抑菌圈的边缘取菌苔进行测定,该试验至少 60min 后才能报告阴性。

临床实验室常规检测β-内酰胺酶的细菌为流感嗜血杆菌、卡他莫拉菌、淋病奈瑟菌、肠球菌属(仅无菌体液)、类杆菌属、普雷沃菌属及其他革兰阴性厌氧菌(脆弱类杆菌组除外)。

(2)超广谱β-内酰胺酶(ESBLs)筛选和确证:常规筛选 ESBLs 的菌株为肺炎克雷伯菌、产酸克雷伯菌、大肠埃希菌、奇异变形杆菌(与临床相关时)。ESBLs 大多由 TEM-1、2,SHV-1 型突变而来。其他基因型还有 CTX-M、TOHO 等。

ESBLs 可以水解青霉素类、头孢菌素类、氨曲南,即使体外试验有时敏感,临床上对以上药物治疗仍然无效,故应报告耐药。但头霉素类和碳青霉烯类不受 ESBLs 影响。ESBLs 筛选和确证试验见表 56-5。

表 56-5 临床常见菌株 ESBLs 筛选和确证试验

试验方法	筛选试验		确证试验	
	纸片扩散法	肉汤稀释法,琼脂稀释法	纸片扩散法	肉汤稀释法,琼脂稀释法
培养基	Mueller-Hinton 琼脂	肉汤稀释法:CAMHB^a 琼脂稀释法:M-H 琼脂	Mueller-Hinton 琼脂	肉汤稀释法:CAMHB^a 琼脂稀释法:M-H 琼脂
接种	生长法或直接菌落悬液法,0.5McF	生长法或直接菌落悬液法,0.5McF	生长法或直接菌落悬液法,0.5McF	生长法或直接菌落悬液法,0.5McF
孵育条件	35 ± 2℃,空气 16~18h	35 ± 2℃,空气 16~20h	35 ± 2℃,空气 16~18h	35 ± 2℃,空气 16~20h
结果	对于 kpn/kox/eco 头孢伯肟 $10\mu g\leq17mm$ 头孢他啶 $30\mu g\leq22mm$ 氨曲南 $30\mu g\leq27mm$ 头孢噻肟 $30\mu g\leq27mm$ 头孢曲松 $30\mu g\leq25mm$ 对于 pmi 头孢伯肟 $10\mu g\leq22mm$ 头孢他啶 $30\mu g\leq22mm$ 头孢噻肟 $30\mu g\leq27mm$	头孢伯肟 $\geq8\mu g/ml$ 头孢他啶 $\geq2\mu g/ml$ 氨曲南 $\geq2\mu g/ml$ 头孢噻肟 $\geq2\mu g/ml$ 头孢曲松 $\geq2\mu g/ml$ 头孢伯肟 $\geq2\mu g/ml$ 头孢他啶 $\geq2\mu g/ml$ 头孢噻肟 $\geq2\mu g/ml$	头孢他啶/克拉维酸或头孢噻肟/克拉维酸的抑菌圈直径比相应的头孢他啶或头孢噻肟的抑菌圈直径$\geq5mm$,判定为产 ESBLs	头孢他啶/克拉维酸或头孢噻肟/克拉维酸的 MIC 比相应的头孢他啶或头孢噻肟的 MIC 降低 3 倍以上判定为产 ESBLs
报告			对于所有 ESBLs 确证试验阳性的菌株,报告对青霉素类、头孢菌素类、氨曲南耐药	
QC 建议	进行筛选试验时,kpn ATCC700603 用于质量评估(如,培训、能力测试或试验评估)。kpn ATCC700603 或 eco ATCC25922 均可用于常规 QC(如每周或每天)。kpn ATCC 700603 头孢伯肟 $10\mu g$ 9~16mm 头孢他啶 $30\mu g$ 10~18 mm 氨曲南 $30\mu g$ 9~17mm 头孢噻肟 $30\mu g$ 17~25 mm 头孢曲松 $30\mu g$ 16~24 mm eco ATCC25922	进行筛选试验时,kpn ATCC700603 用于质量评估(如,培训、能力测试或试验评估)。kpn ATCC700603 或 eco ATCC25922 均可用于常规 QC(如每周或每天)。 eco ATCC25922=不生长 kpn ATCC 700603=生长 头孢伯肟 $\geq8\mu g/ml$ 头孢他啶 $\geq2\mu g/ml$ 氨曲南 $\geq2\mu g/ml$ 头孢噻肟 $\geq2\mu g/ml$ 头孢曲松 $\geq2\mu g/ml$	进行确证试验时,kpn ATCC700603 和 eco ATCC25922 均应用于常规 QC(如每周或每天)。eco ATCC25922 所测试药物加入克拉维酸后抑菌圈直径与单药抑菌圈直径相比,增加 $\leq2mm$ kpn ATCC700603 头孢他啶/克拉维酸抑菌圈直径增加$\geq5mm$ 头孢噻肟/克拉维酸抑菌圈直径增加$\geq3mm$	进行确证试验时,kpn ATCC700603 和 eco ATCC25922 均应用于常规 QC(如每周或每天)。eco ATCC25922:加入克拉维酸的药物 MIC 相对单药 MIC 减低<3 个倍比稀释度 kpn ATCC 700603:加入克拉维酸的药物 MIC 相对单药 MIC 减低≥3 个倍比稀释度

CAMHB^a:阳离子调节 M-H 肉汤

(3) 碳青霉烯酶的检测，产碳青霉烯酶的肠杆菌科、铜绿假单胞菌和不动杆菌属可采用改良 Hodge 试验（Modified Hodge Test，MHT）、Carba NP 或其他分子生物学试验检测。产碳青霉烯酶的肠杆菌科细菌通常对一种或几种碳青霉烯类中介或耐药（按照 CLSI 2010 年 1 月以后标准），对一种或多种三代头孢菌素类耐药，但产 SME 或 IMI 型酶的菌株通常对三代头孢菌素类敏感。肠杆菌科、铜绿假单胞菌和不动杆菌属碳青霉烯酶检测见表56-6。

2. 葡萄球菌属苯唑西林耐药性检测　耐甲氧西林葡萄球菌（methicillin resistant staphylococci，MRS）多由 mecA 基因介导，其基因产物是低亲和力的 PBP2a。CLSI 建议用头孢西丁纸片检测 mecA 基因介导的苯唑西林耐药性，结果容易观察，且对于凝固酶阴性葡萄球菌（SCN）的特异性更高。金黄色葡萄球菌和路邓葡萄球菌亦可采用头孢西丁肉汤稀释法检测 mecA 基因介导的苯唑西林耐药性。苯唑西林耐药性和头孢西丁检测 mecA 基因介导的苯唑西林耐药性试验见表56-7。

表 56-6　肠杆菌科、铜绿假单胞菌和不动杆菌属碳青霉烯酶检测

	MHT	Carba NP	其他（如分子检测）
细菌	对一种或多种碳青霉烯类不敏感的肠杆菌科细菌	对一种或多种碳青霉烯类不敏感的肠杆菌科细菌、铜绿假单胞菌和不动杆菌属	对一种或多种碳青霉烯类不敏感的肠杆菌科细菌、铜绿假单胞菌和不动杆菌属
优点	操作简单，不需特殊试剂和培养基		
局限性			

表 56-7　苯唑西林耐药性和头孢西丁检测 mecA 基因介导的苯唑西林耐药性试验

筛选试验	苯唑西林耐药性	mecA 基因介导的苯唑西林耐药性		
细菌	金黄色葡萄球菌	金黄色葡萄球菌 路邓葡萄球菌	凝固酶阴性葡萄球菌（路邓葡萄球菌除外）	金黄色葡萄球菌 路邓葡萄球菌
试验方法	琼脂稀释法	纸片扩散法		肉汤稀释法
培养基	含 4% NaCl 的 M-H 琼脂	M-H 琼脂		CAMHB[a]
抗菌药物浓度	6μg/ml 苯唑西林	30μg 头孢西丁纸片		4μg/ml 头孢西丁
接种	直接菌落悬液获得 0.5 麦氏浊度。使用 1μl 接种环蘸取涂布菌液，在平板上涂布直径10～15mm 斑点或以棉签涂布类似大小斑点或涂满 1/4 区	标准纸片扩散法推荐		标准肉汤稀释法推荐
培养条件		33～35℃,空气		
培养时间	24h	16～18h	24h(18h 耐药亦可报告)	16～20h
结果	用透射光仔细观察≥1 个菌落或淡膜状生长 >1 菌落＝耐药	≤21mm＝mecA 阳性 ≥22mm＝mecA 阴性	≤24mm＝mecA 阳性 ≥25mm＝mecA 阴性	>4μg/ml＝mecA 阳性 ≤4μg/ml＝mecA 阴性
报告	苯唑西林耐药金黄色葡萄球菌对其他 β-内酰胺类亦耐药	mecA 阳性报告苯唑西林及其他 β-内酰胺类耐药。若 mecA 阴性，但苯唑西林 MICs ≥4μg/ml(sau&slu)或≥0.5μg/ml(SCN)，报告苯唑西林耐药		
QC 建议	金黄色葡萄球菌 ATCC29213－敏感 金黄色葡萄球菌 ATCC43300－耐药	金黄色葡萄球菌 ATCC25923 mecA 阴性(23～29mm) 金黄色葡萄球菌 ATCC43300 mecA 阳性(≤21mm)		金黄色葡萄球菌 ATCC29213 mecA 阴性(MIC1～4μg/ml) 金黄色葡萄球菌 ATCC43300 mecA 阳性(MIC>4μg/ml)

注：CAMHB[a]：阳离子调节 M-H 肉汤

除上述方法外,目前尚有一些商品化快速方法检测葡萄球菌属苯唑西林耐药性,包括3种乳胶凝集法分别为 MRSA 筛选试验(检测 PBP2a)、PBP2′乳胶凝集试验和 Mastalex 试验(检测 mecA 基因)。除 Mastalex 试验外其余2种方法获得了美国 FDA 批准。MRSA 筛选试验仅用于检测金黄色葡萄球菌,具有较高的敏感性和特异性。PBP2′乳胶凝集试验可用于检测金黄色葡萄球菌和 SCN,但目前为止尚无评估性数据。

3. 克林霉素诱导耐药试验 对大环内酯类耐药的葡萄球菌属和 β 溶血链球菌可能对克林霉素结构性或诱导性耐药(erm 基因编码的 23S rRNA 甲基化,导致大环内酯类、林可酰胺类、链阳霉素 B 耐药,即 MLS_B 型耐药)或只对大环内酯类耐药(msrA 或 mef 编码的外排泵)。克林霉素诱导耐药试验见表 56-8。

4. 氨基糖苷类高水平耐药(HLAR)检测 筛选肠球菌属高浓度庆大霉素或链霉素耐药,可预测氨苄西林、青霉素或万古霉素和一种氨基糖苷类的协同效应。HLAR 筛选试验纸片扩散法、肉汤稀释法和琼脂稀释法见表 56-9。

表 56-8 克林霉素诱导耐药试验

筛选试验	克林霉素诱导耐药试验		
细菌	红霉素耐药、克林霉素中介或敏感的葡萄球菌		β 溶血链球菌
试验方法	纸片扩散法	肉汤稀释法	纸片扩散法
培养基	M-H 琼脂或用于 MIC 测试的血琼脂平板	CAMHB[a]	含 5% 脱纤维羊血 M-H 琼脂
抗菌药物浓度	15μg 红霉素纸片、2μg 克林霉素纸片,边缘相距 15~26mm	在同一孔加入 4μg/ml 红霉素和 0.5μg/ml 克林霉素	15μg 红霉素纸片、2μg 克林霉素纸片,边缘相距 12mm
接种	标准纸片扩散法推荐或浓菌液接种平板	标准肉汤稀释法推荐	标准纸片扩散法推荐
培养条件	35±2℃,空气		35±25℃,5%CO_2
培养时间	16~18h	18~24h	20~24h
结果	与红霉素相邻侧抑菌圈出现边缘"截平"(D 抑菌圈)=克林霉素诱导耐药	任何生长=克林霉素诱导耐药 无生长=无克林霉素诱导耐药	与红霉素相邻侧抑菌圈出现边缘"截平"(D 抑菌圈)=克林霉素诱导耐药
报告	克林霉素诱导耐药菌株应报告"克林霉素耐药"在报告中可加入"通过克林霉素诱导耐药试验,推测该菌株对克林霉素耐药、克林霉素对某些患者仍然有效"的注释		
QC 建议	金黄色葡萄球菌 ATCC25923 用于纸片扩散法常规质量控制	金黄色葡萄球菌 BAA-976 或金黄色葡萄球菌 ATCC29213 不生长 金黄色葡萄球菌 BAA-977 生长	肺炎链球菌 ATCC49619

CAMHB[a]:阳离子调节 M-H 肉汤

表 56-9 氨基糖苷类高水平耐药检测试验

筛选试验	庆大霉素 HLAR			链霉素 HLAR		
试验方法	纸片扩散法	肉汤稀释法	琼脂稀释法	纸片扩散法	肉汤稀释法	琼脂稀释法
培养基	M-H 琼脂	BHI[a] 肉汤	BHI[a] 琼脂	M-H 琼脂	BHI[a] 肉汤	BHI[a] 琼脂
抗菌药物浓度	120μg 庆大霉素纸片	庆大霉素 500μg/ml	庆大霉素 500μg/ml	300μg 链霉素纸片	链霉素 1000μg/ml	链霉素 2000μg/ml
接种	标准纸片扩散法推荐	标准肉汤稀释法推荐	10μl 0.5 麦氏浊度点种琼脂平板表面	标准纸片扩散法推荐	标准肉汤稀释法推荐	10μl 0.5 麦氏浊度点种琼脂平板表面

续表

筛选试验	庆大霉素 HLAR			链霉素 HLAR		
培养条件	35±2℃,空气					
培养时间	16～18h	24h	24h	16～18h	24～48h(如24h敏感,继续孵育)	24～48h(如24h敏感,继续孵育)
结果	6mm=耐药 7～9mm=不确定 ≥10mm=敏感 MIC相关性: 耐药=>500μg/ml 敏感=≤500μg/ml	任何生长=耐药	>1个菌落=耐药	6mm=耐药 7～9mm=不确定 ≥10mm=敏感 MIC相关性: 耐药=>1 000μg/ml(肉汤)&>2 000μg/ml(琼脂) 敏感=≤500μg/ml(肉汤)&≤1 000μg/ml(琼脂)	任何生长=耐药	>1个菌落=耐药
进一步试验和报告	耐药:与作用细胞壁合成药物(例如氨苄西林、青霉素和万古霉素)联合无协同作用敏感:与作用细胞壁合成药物(例如氨苄西林、青霉素和万古霉素)联合有协同作用不确定:行琼脂稀释法或肉汤稀释法进行确证					
QC建议	粪肠球菌 ATCC 29212:16～23mm 粪肠球菌 ATCC 51299-耐药	粪肠球菌 ATCC 29212-敏感 粪肠球菌 ATCC 51299-耐药	粪肠球菌 ATCC 29212-敏感 粪肠球菌 ATCC 51299-耐药	粪肠球菌 ATCC29212:14～20mm	粪肠球菌 ATCC 29212-敏感 粪肠球菌 ATCC51299-耐药	粪肠球菌 ATCC29212-敏感 粪肠球菌 ATCC51299-耐药

BHI[a]=脑心浸液,通过比较试验表明葡萄糖磷酸盐琼脂和肉汤有局限性

第七节 医院感染控制及其检测技术

在全球范围内,医院感染广泛存在,成为影响人类死亡率的重要原因。据统计,美国每年200万医院感染患者,1/4发生在重症监护病房,9万例死亡,花费4.5亿～5.7亿美元。医院感染的高发生率是医院卫生工作质量欠佳的表现,导致本可避免的损失。引起医院感染的危险因素包括:住院患者免疫力低下;接受侵入性检查和治疗;临床诊疗、护理操作不规范;医院环境不良导致病原体在患者中传播;抗菌药物的广泛应用导致细菌耐药性增加。尽管医院感染的预防已经取得一定成绩,但医疗技术的发展,人口的增长与拥挤,免疫低下人群的增多,新微生物的出现,不断增长的抗菌药物耐药性,为医院感染的发生提供了新的机会。未来,医院感染将成为更加重要的公共卫生问题。

一、医院感染的定义及流行病学特征

医院感染(nosocomial infection,NI)又称医院获得性感染(hospital-acquired infection,HAI),指在医院中获得的感染。感染来源包括外源性和内源性。外源性感染来自于另一感染者或医院环境;内源性感染来自于患者自身。由于正常菌群迁徙至机体其他部位或组织受损,抗菌药物的不合理使用,导致病原体过度生长。入院时处于潜伏期的感染,不属于医院感染,但是,社区获得性感染可能经感染者带入医院,导致患者、探视者及医务人员的医院感染。

医院感染分为散发性或流行性。大多数为散发性,暴发或聚集约占10%,与住院时间、诊疗操作有关。感染病例远远高于本底水平或出现特殊感染时,提示医院感染暴发或流行。

(一)医院感染病原体

几乎所有病原体都可以导致医院感染。然而,医院感染病原体因医院、患者、疾病、感染部位等存在差异。诊疗常规的实施,可能导致医院感染病原

谱改变,如美国实施预防围生期 B 群链球菌感染,以减少新生儿经产道感染率后,20 世纪 90 年代后期,极低体重新生儿早发性细菌性脓毒症 B 群链球菌发病率减少,而大肠埃希菌增加。

医院感染病原体最常见的是细菌,包括人体正常菌群、条件致病菌和致病菌。近年来,在大型、综合性医院中,多重耐药菌、非发酵菌、真菌医院感染越来越重要。主要的多重耐药细菌包括大肠埃希菌和克雷伯菌产超广谱 β-内酰胺酶(extended spectrum β-lactamase, ESBLs)菌株,苯唑西林耐药的表皮葡萄球菌、金黄色葡萄球菌(methicillin-resistant staphylococcus aureus, MRSA)。产 ESBLs 菌株的增加使碳青霉烯类抗菌药物使用增加,碳青霉烯类耐药的铜绿假单胞菌、不动杆菌属逐年增加,肠杆菌科细菌亦出现碳青霉烯类耐药菌株。此外,近年国际上新出现的糖肽类中介金黄色葡萄球菌(glycopeptides-intermediate staphylococcus aureus, GISA)、万古霉素耐药金黄色葡萄球菌(vancomycin-resistant staphylococcus aureus, VRSA)、糖肽类耐药屎肠球菌(glycopeptides-resistant enterococcus, GRE)值得关注。

真菌感染多发生在严重基础疾病的患者,由于易感人群增多,感染率与病死率上升。以白假丝酵母菌占重要地位。近年来,由于氟康唑处方量增加,热带假丝酵母菌和近平滑假丝酵母菌等非白假丝酵母菌感染呈上升趋势。卡氏肺孢菌感染发生于严重免疫功能低下患者。曲霉菌存在于灰尘和土壤中经空气传播造成环境污染,特别容易发生在医院建设过程中。

病毒是医院感染的重要病原体。由于缺乏有效、简单易行的检测手段,流行病学资料匮乏。在病毒流行季节,儿科及老年患者易发生医院内病毒感染。呼吸道病毒因潜伏期短,容易传播,成为重要的医院感染病原体。呼吸道病毒以呼吸道合胞病毒最常见。轮状病毒亦是医院感染的重要病原体,引起婴儿、5 岁以下儿童、老年人及免疫缺陷患者胃肠炎。乙型肝炎病毒、丙型肝炎病毒、人类免疫缺陷病毒与医院感染有关,这些病毒主要通过血液以及其他体液传播,或经感染的移植物传播给移植受体。

支原体也可引起医院感染,支原体肺炎临床常见。在输血或免疫功能低下时,寄生虫也可引起医院感染,如疟疾、弓形虫病(常发生于器官移植后大剂量免疫抑制药治疗者)。有些寄生虫很容易在成人和儿童中传播,如蓝氏贾第鞭毛虫、疥螨在医疗保健机构中可反复引起暴发。

(二)传染源和传播途径

宿主可以通过以下几种方式获得病原体,引起医院感染。

1. **内源性感染** 来自患者的常驻菌或暂居菌。正常菌群迁徙到正常寄居部位之外引起感染;抗菌药物治疗引起肠道正常细菌中的艰难梭菌过度生长,导致抗菌药物相关性腹泻;消化道内的革兰阴性细菌常引起腹部手术感染或插管患者的泌尿道感染。

2. **外源性感染** 感染来源于患者自身以外,如其他患者、探视者、工作人员、医院环境等。通过直接接触、间接接触被污染的物品、器械、食物等而发生感染。有些微生物贮藏于医院环境中,成为医院感染的潜在病原体。

人是医院感染的主体,是微生物的主要贮主和感染源,也是病原体的主要传播者。

(三)危险因素及易感人群

医院感染的危险因素包括年龄、免疫力、基础疾病、诊断和治疗手段。以新生儿、老年人最为易感。在疾病情况下,全身或局部免疫功能受损者、慢性疾病患者易发生条件病原体感染。侵入性操作增加了感染的危险性。

(四)常见医院感染

医院肺炎是医院感染主要死因,发病率占医院感染 13%～18%,延长住院时间 8～9d。最重要的医院肺炎是机械通气相关性肺炎。气管内插管患者累积住院肺炎发生率为每天 1%～3%。除机械通气外,ICU、抗菌药物治疗、手术、慢性肺部疾病、老年、免疫功能低下、疾病发作或意识下降也是医院肺炎的危险因素。此外,呼吸道合胞病毒引起的病毒性支气管炎在儿科病房常见,流感和继发细菌性肺炎常发生于老年病房。免疫力极低患者可发生军团菌和曲霉菌肺炎。结核及其多重耐药菌株在医疗机构中的传播,在多重耐药菌株流行的国家也是非常重要的问题。

泌尿道感染最常见,占医院感染 40%,累及 5% 的入院患者,约 2/3 医院革兰阴性菌血流感染与医院泌尿道感染有关。医院泌尿道感染中,80% 与留置导尿管有关,留置导尿管相关性感染累积发生率为每日 0～5%。事实上,所有患者插管 30d 后均出现菌尿,菌尿患者 3% 发展为菌血症。感染主要是内源性的,因尿道口细菌逆行(70%～80%)或插管时带入，肠道正常菌群移位，也可能因引流系统交叉污染等外源性感染导致。泌尿道感染诊断常采用微生物学标准：2种及2种以下病原菌，菌落计数≥10^5CFU/ml。

手术部位感染（surgical site infection，SSI）也很常见，根据手术类型和患者基础疾病不同，发病率从0.5%~15%。手术部位感染包括外科伤口感染（腱膜上或腱膜下），器官或器官腔隙深部感染，感染常发生在手术过程中，通过外源途径（空气，医疗器械，外科医生和其他工作人员）或内源途径（皮肤或手术部位的菌群），极少数因手术时输血引起。感染病原体取决于手术类型、手术部位、抗微生物药物使用。最主要的危险因素是手术部位污染程度（清洁、清洁—污染、污染、脏）。感染主要取决于手术时间和患者的综合情况，其他因素包括手术技巧、引流管等的留置、病原体致病力、其他部位的感染以及术前剃毛，手术小组的经验。

血流感染约占医院感染的5%，病死率高，有些病死率超过50%。医院血流感染发病率日益增加，特别是某些病原体如多重耐药的凝固酶阴性葡萄球菌、假丝酵母菌。病原体主要来源于皮肤的常驻菌或暂居菌，定植于血管内导管的微生物可以引起血流感染，但不出现肉眼可见的外部感染。导管相关性血流感染最主要的危险因素是插管持续时间、插管时的无菌操作和导管护理。

除以上4种最常见、最重要的医院感染外，机体各部位均可发生感染，例如，皮肤和软组织感染、胃肠道感染、鼻窦炎、眼和结膜感染、子宫内膜炎和产后生殖器官感染等。

二、医院感染诊断方法和检测

医院感染的诊断方法和检测技术并无特殊，然而，由于医院感染常发生于免疫功能低下人群，临床表现常不典型，常延误诊断使患者失去治疗机会。因此，医院感染的病原学检查和物理检查，甚至侵入性检查对早期诊断非常重要。

（一）医院感染的诊断

医院感染的诊断，首先依靠临床资料、实验室检查等诊断指标判断感染的存在，其次，按医院感染病的诊断标准判断是否属于医院感染，再行流行病学调查。

以下情况属于医院感染：潜伏期明确者，入院后，超过平均潜伏期的感染；潜伏期不明确者，入院48h后发生的感染，初步判断为医院感染；与上次或以往住院有直接关系的感染；入院时已发生感染性疾病，住院期间从原发或继发病灶检出与前不同的病原体；新生儿经产道获得的或发生于分娩48h后的感染；医疗机构中工作人员的职业性感染；医疗机构中探视者获得的感染。免疫功能低下患者可发生多部位、多系统医院感染，应分别计算感染次数。

慢性感染性疾病在医院内急性发作，未发现新的病原体；先天性感染，通过胎盘发生的宫内感染；由损伤产生的炎性反应或物理性、化学性刺激导致的炎症；细菌定植等不属于医院感染。

（二）医院感染的实验室诊断及分型技术

无论医院感染病原体种类如何，直接或间接获得病原学证据是确诊的重要依据。除形态学检查、分离培养等常规实验室诊断技术外，免疫学和分子生物学的发展，使病原微生物的实验室诊断更加敏感、准确、快速、简便，拓宽了病原微生物的检测范围。目前，细菌、真菌感染仍以分离培养鉴定技术为主，病毒、衣原体感染以免疫学、分子生物学技术为主，支原体以培养鉴定、分子生物学技术为主。

医院感染传播、暴发病原体来自单一菌株，与克隆相关。在传播、暴发调查时，微生物实验室需描述潜在菌株的特征。流行病学分型可以了解菌株的遗传相关性；描述流行克隆的传播方式；验证宿主、传染源、传播途径的假设；证明感染控制措施的有效性。

病原体分型技术包括表型分型（抗菌药物敏感性试验）、生物分型、特异性分型。良好的分型技术应具有分辨率高、重复性好、分型能力强的特点。普通临床微生物学实验室能开展表型分型及简单的生物分型，特异的分型技术常由有能力的实验室完成。

抗菌药物敏感性试验是临床微生物学实验室的常规实验，通过分析抗菌药物敏感性试验结果，能够初步判断菌株间的差异。抗菌谱表型分析原因简单、快速，成为目前使用最多的分型技术，但其缺点为分辨率低，不同菌株在抗菌药物选择性压力下可能经过进化和基因转换，出现相同耐药表型，而相同菌株可能因获得或丢失耐药质粒，耐药谱不相同。值得注意的是，一些商业化药物敏感性试验系统不能准确检测某些细菌的耐药性，应跟踪文献，了解本实验室使用的商业系统检测抗菌药物耐药性的能力以及检测或确认耐药表型需要增加的实验，最好在临床使用以前，对新购买的系统或新技术进行评估。

WHONET软件是WHO推荐的用于管理，分析抗菌药物敏感性试验结果的数据库管理软件。其主要作用是①帮助临床更合理的选择抗菌药物；②及早发现医院感染暴发；③及时发现实验室的质量控制缺陷；④识别细菌耐药机制及其流行。通过耐药性数据分析，发现一定时间、病区、人群、菌种，抗菌药物耐药性异常升高或出现新的耐药表型。分析其抗菌谱，若可疑株抗菌谱一致，各抗菌药物抑菌圈一致，初步判断为同一克隆，通过其他分型技术进一步确证。

生物分型技术是利用微生物的生长、代谢特性，鉴定微生物。可用于临床各种微生物分型，方法快速、可靠。

特殊分型检测病原体特异抗原结构、遗传物质及特异性噬菌体等，常用技术包括特异性抗血清反应、噬菌体分型、细菌素分型、分子分型。

特异性抗血清反应是经典的分型技术，以特异性抗血清识别不同菌株的抗原结构，具有中等分辨力。主要用于革兰阴性需氧杆菌分型，如铜绿假单胞菌、肺炎克雷伯菌等。噬菌体分型技术是将分离细菌与标准噬菌体共同孵育，观察融菌状况，根据细菌对噬菌体的敏感性进行分型，用于金黄色葡萄球菌、表皮葡萄球菌、伤寒沙门菌等细菌分型。细菌素是细菌产生的具有杀灭同种或近缘细菌作用的小分子蛋白质。检测菌产生的细菌素抑制标准指示菌生长，以此对检测菌进行分型。该技术可用于所有产生细菌素菌株的分型，目前，成功地用于铜绿假单胞菌和宋内志贺菌的分型。

分子分型技术具有广泛鉴定基因型间差异的能力，并且有很好的再现性。其特点为分辨率高、重复性好、分型能力强，是理想的分型技术。主要用于①确定来源及暴发程度；②确定医院感染病原体传播方式；③评估预防措施的效果；④监测高危病区感染。分子分型方法学有多种，近来主要以电泳法分离不同分子量的DNA片段。常用技术包括脉冲场凝胶电泳技术、限制性片段长度多态性技术、随机引物扩增多态性DNA分析、Southern印迹杂交技术以及扩增的限制性片段长度多态性技术、简单重复序列标记技术、染色体原位杂交技术等。质粒分析仅适用于携带不同质粒的菌株，且菌株间的差异性存在于质粒上。不同的革兰阴性杆菌可能通过结合获得相同的质粒，然而，质粒分析仍然用于绘制医院病原体抗菌药物耐药质粒传播图谱。

近10年出现的快速诊断技术，利用分子或免疫学方法快速、准确的检测病原体，如快速检测呼吸道合胞病毒、艰难梭菌、结核分枝杆菌、军团菌血清型1；乳胶凝集试验筛查青霉素结合蛋白2a或mecA基因，诊断苯唑西林耐药的金黄色葡萄球菌。快速诊断技术对感染控制具有重要意义。然而，因质量控制问题，可能导致假阳性，出现假暴发的错误判断。快速检测的阴性预测价值更高。在医院感染检测、监测中，还应特别注意及时发现国内鲜有报道的多重耐药细菌。

（三）常见医院感染病原学检测

临床微生物实验室病原体诊断的能力是及时、有效地预防和控制医院感染的基础。临床微生物实验室在医院感染控制中的职责包括制定标本采集、运送、处理规范；保证实验操作符合规范要求；处理感染患者及工作人员的标本，尽可能获得微生物学诊断；保证实验室生物安全，预防实验室感染；遵循国际标准的抗微生物药物敏感性试验方法，定期总结并报告耐药状况；监测消毒、灭菌效果，必要时进行环境监测；及时将具有流行病学意义的结果通知相关人员；必要时进行医院感染微生物的流行病学分型。以下简述常见医院感染的病原学诊断。

1. 导管相关性血流感染（catheter-related bloodstream infection，CRBSI） CRBSI诊断缺乏金标准，但已有一些方法应用于临床，如导管段半定量和定量培养，成对的末梢血和导管血培养，定量末梢和导管血培养，末梢血和导管血培养的不同时间阳性比和腔内刷用吖啶黄染色等。研究显示，导管段定量培养最准确，非配对定量导管血培养成本效益最好，尤其用于长期留置导管。由于导管段培养需拔管或更换导管，而留置导管发热患者，非配对定量导管血培养75%～85%无须拔管，避免了导管的不必要拔除。此外，留置导管的管理困难，导管相关的血流感染与皮肤污染、细菌定植或来源于导管之外的感染进行区别十分重要。

CRBSI标本采集与导管类型、导管留置状况等因素有关。

（1）短期周围导管留置：疑为CRBSI时，采集2套外周血培养。血培养标本的采集、运送、处理，按普通血培养常规方法进行。导管尖以Maki半定量法检测。菌落计数≥15CFU，或为2种细菌生长，且均≥15CFU，需进行鉴定和药物敏感性试验，结合血培养结果判断；3种或3种以上细菌生长，分别进行涂片革兰染色,报告涂片结果和实际的菌落数。培养结果解释:1 套或 1 套以上血培养阳性,导管尖培养亦为阳性(菌落计数≥15CFU)并且为相同微生物,提示 CRBSI;1 套或 1 套以上血培养阳性,导管培养阴性,CRBSI 不确定。若阳性培养结果为金黄色葡萄球菌或假丝酵母菌,且无其他感染源时,提示 CRBSI;2 份血培养均为阴性,导管培养阳性,提示导管微生物定植,而非 CRBSI;血培养和导管培养均阴性,排除 CRBSI。

(2)非隧道式/隧道式中央静脉导管及静脉通道:疑为 CRBSI 时,至少采集 2 套血培养。其中一套静脉血(外周血),另一套采自导管或经 VAP 隔膜,2 套血培养尽量同时采集。结果解释:2 套血培养阳性,为相同微生物,且无其他感染源,提示 CRBSI;2 套血培养阳性,为相同微生物,且导管血培养阳性结果至少早 120min,无其他感染源,提示 CRBSI;2 套血培养阳性时间差异小于 120min,鉴定结果及药敏谱相同,有可能为 CRBSI;2 套血培养阳性且导管血培养菌量多 5 倍 CFUs/ml,无其他感染源,提示 CRBSI(适于手工血培养系统);仅导管血培养阳性时,可能为导管定植或采集时污染,CRBSI 不确定;仅外周血培养阳性时,CRBSI 不确定。但为金黄色葡萄球菌或假丝酵母菌,且无其他感染源时,提示 CRBSI;导管尖定量或半定量培养相同微生物且无其他感染源时,支持 CRBSI 诊断;2 套血培养均为阴性,排除 CRBSI。

(3)疑为 CRBSI,无需保留导管者:分别自不同部位静脉采集 2 套血培养,同时拔除导管,无菌采集导管尖 5cm,Maki 半定量或涡流/超声定量培养。结果解释:1 套或 1 套以上血培养,导管尖培养阳性,且为相同微生物及药敏谱,可能为 CRSBI;1 套或 1 套以上血培养为金黄色葡萄球菌或假丝酵母菌,且无其他感染源,导管尖培养阴性,可能为 CRSBI;需再抽外周血培养,若分离出相同微生物,且无其他感染源时,证实为 CRSBI;血培养均为阴性、导管尖培养为阳性,提示导管定植;血培养、导管尖培养均为阴性,排除 CRBSI。

2. **真菌血症** 由于抗菌药物的使用、诊疗技术的发展,免疫功能低下人群日益增多,加之血培养技术的改善,真菌血症显著增加。真菌血症血培养采集方法、实验室处理与普通血培养相同。以下几方面值得注意:①酵母菌在需氧肉汤中生长优于厌氧肉汤;②摇动肉汤,增加通气,可促进酵母菌生长;③大多数酵母及酵母样真菌 2~5d 培养阳性,某些光滑酵母菌、新生隐球菌需延长孵育,糠秕马拉色菌添加脂类物质生长更好;④手工血培养系统包括营养肉汤、双相系统、溶血-离心系统。酵母菌在 3 个系统中均生长良好;双相真菌、丝状真菌只能在双相系统、溶血-离心系统生长。即营养肉汤只能培养酵母菌,应使用需氧培养基,而非厌氧肉汤;双相系统培养真菌时,最好初始 24h 轻摇,双相真菌需延长培养时间至 4 周;溶血-离心系统培养双相真菌、丝状真菌时,阳性报告时间缩短,最好接种多种培养基,置 27~30℃及 35~37℃培养。

自动化血培养系统培养真菌以需氧肉汤最好,无须特殊培养基。某些研究显示,抗菌药物中和剂可提高酵母菌培养阳性率、缩短培养时间。

3. **假膜性结肠炎** 是抗生素相关性结肠炎的一种。抗生素相关性结肠炎(antibiotic associated colitis,AAC)指应用抗菌药物而引起肠道菌群失调或二重感染导致腹泻性肠道疾病的总称,包括较严重的假膜性结肠炎和急性出血性结肠炎以及较轻的无假膜或出血的抗生素相关性腹泻(antibiotic associated diarrhea,AAD)。金黄色葡萄球菌、白假丝酵母菌肠道二重感染可归入 AAC。

假膜性结肠炎又称为艰难梭菌相关性肠炎,主要发生于结肠及小肠的急性黏膜坏死性炎症,常发生于大手术后、肿瘤化疗期间或化疗后和一些慢性消耗性疾病患者。使用广谱抗菌药物导致肠道菌群失调,艰难梭菌异常繁殖,产生毒素引起肠道黏膜急性炎症变化。

假膜性结肠炎的病原学诊断包括粪便厌氧菌培养艰难梭菌及艰难梭菌毒素检测。艰难梭菌是肠道正常菌群,因此,粪便中艰难梭菌毒素检测对诊断艰难梭菌相关性肠炎极为重要。

对于严重腹泻且有抗菌药物暴露史,年龄超过 6 个月的所有患者,应行粪便艰难梭菌毒素检测。艰难梭菌毒素检测应作为年龄大于 6 个月,普通肠道病原体检查阴性的住院腹泻患者的常规微生物学检查。

4. **围生期 B 群链球菌病** 健康女性约 1/4 生殖道携带 B 群链球菌,大多数无症状。然而,分娩时新生儿经产道感染 B 群链球菌(GBS),可能导致败血症、脑膜炎或肺炎。围生期 GBS 筛查,治疗携带者,可大大降低婴儿 GBS 感染,进而减少感染病死率,预防孕妇羊膜炎和子宫内膜炎。

围生期 GBS 筛查对象:除有 GBS 菌血症或先前产过 GBS 疾病患儿的妇女外,所有孕妇在孕期

35～37周均进行阴道和直肠的GBS检查。

标本采集与运送：孕妇按说明自行采集或由医务人员采集。以棉签同时采集阴道（阴道口）和直肠（通过直肠括约肌）标本。两处标本可以使用同一拭子或不同拭子。不推荐采集宫颈部标本，不应使用窥阴镜。拭子置同一非营养的运送培养基运送。运送培养基含庆大霉素（8μg/ml）和萘啶酸（15μg/ml）或黏菌素（10μg/ml）和萘啶酸（15μg/ml），室温或冰箱中GBS活性4d以上。

标本应注明B群链球菌检查，青霉素过敏的孕妇，还应注明青霉素过敏史。

培养和鉴定：选择性肉汤培养基在35～37℃，空气或5%CO_2环境中温育18～24h，再转种于血平板，培养18～24h。若不能识别GBS，再继续温育至48h，鉴定可疑细菌。

值得注意的是：①直肠标本培养明显提高阳性率。②推荐用2根棉签采集2个不同部位，2根棉签放置在同一个肉汤培养基中。③使用选择性肉汤，避免其他微生物过度生长，以提高GBS分离率。④直接接种平板代替选择性肉汤时，多达50%GBS携带妇女呈假阴性结果。⑤青霉素是首选药物，氨苄西林为替代药物。静脉注射是分娩中预防围产期GBS疾病的唯一途径，因为可以获得较高的羊膜内浓度。⑥对青霉素过敏妇女，当过敏反应风险高时，建议孕前筛查时测试GBS对克林霉素和红霉素的敏感性。对青霉素过敏妇女，若克林霉素和红霉素耐药或敏感性未知时，考虑使用万古霉素。由于已经出现革兰阳性球菌对万古霉素耐药（如耐万古霉素的肠球菌和耐万古霉素的金黄色葡萄球菌），应慎重使用万古霉素。⑦围生期GBS疾病的预防治疗，不能有效预防晚发性GBS疾病。

三、医院感染的预防和控制

与其他感染一样，医院感染预防和控制措施包括去除或治疗传染源、切断传播途径、保护易感者。在医院中，每一个部门及工作人员都与医院感染控制有关，包括管理者、医生、护士、微生物学家、药剂师、后勤人员等，必须执行相应的工作职责，遵循规范化操作规程，以减少医院感染的发生。

医院感染控制根据传播途径（经空气、飞沫，通过直接接触或间接接触，通过污染物品）采取相应的措施。标准（常规）预防是采取有效措施，避免暴露于潜在感染环境下，适用于所有患者的医疗、护理。医院建筑结构、通气系统、设施、环境符合相关规定，是预防医院感染传播的基础。

医院感染常由抗菌药物耐药菌引起。预防抗微生物药物耐药性措施包括：抗菌药物的合理使用（药物选择、剂量和给药时间应基于医院抗菌药物政策、监测、抗菌药物耐药性以及最新的抗微生物药物使用准则）；加强医院感染控制措施，提供合适的医疗设施和资源，特别是手卫生、屏障预防（隔离）和环境控制措施；制定规程（准则），通过教育和行政管理，提高抗微生物药物处方合理性，限制抗菌药物的局部使用。预防耐药细菌传播的措施为减少工作人员和患者转换病房；通过筛查高危患者等措施，及早发现病例，将感染或携带者隔离在单人病房、隔离病房或同一间病房；工作人员接触感染或携带者后洗手，考虑使用抗菌洗手剂；戴手套、穿隔离衣或围裙处理污染物品、感染患者以及携带者；考虑用莫匹罗星治疗鼻部携带者，携带者、感染者每天用抗菌清洁剂清洗或洗澡；按要求处理和丢弃医疗器械、被服、废弃物等；明确隔离措施终止时间。

医疗废弃物指医疗保健机构、研究机构和实验室产生的所有废弃物，其中，75%～90%为日常废弃物，为非危险性或"一般"废弃物，10%～25%具有一定危害。感染性废弃物包括实验室培养物，隔离病房废弃物，感染患者的组织、排泄物，接触感染患者的拭子、材料和器械以及其他患者的组织、血液或体液等。可能含有细菌、病毒、寄生虫或真菌等病原体，达一定浓度或数量时能引起易感宿主感染。医疗废弃物的处理应符合国家、地方相关规定。

（孙自镛）

■ 参考文献

李凡,刘晶星.2008.医学微生物学.第7版.北京:人民卫生出版社,1-36.

王瑞礼.2005.医学真菌学—实验室检验指南.北京:人民卫生出版社.

陈世平.2000.真菌感染学.沈阳:辽宁科学技术出版社.

贾文祥.2005.医学微生物学.北京:人民卫生出版社,75-138.

陆德源.2001.医学微生物学.北京:人民卫生出版社,240-340.

詹希美.2005.人体寄生虫学.北京:人民卫生出版社.

全国人体重要寄生虫病现状调查办公室.2005.全国人体重要寄生虫病现状调查报告.中国寄生虫学与寄生虫病杂志,23

(5):332-340.

冯作化.2005.医学分子生物学.北京:人民卫生出版社,279-295.

Patrick R.Murray.Manual of Clinical Microbiology.ASM press,1999.

张卓然.2003.临床微生物学与微生物学检验.北京:人民卫生出版社.

Murry P R.2003.Manual of clinical Microbiology.8thed.Washington:ASM Press.

Matthew A.2008.Performance Standards for Antimicrobial Susceptibility Testing;Eighteenth informational Supplement. Clinical and Laboratory Standards Institute, Wayne,USA.

Clinical and laboratory standards institute:Principles and procedures for blood culture,M47-A,2007.

Centers for Disease Control and Prevention:Prevention of perinatal Group B Streptococcal disease.MMWR,2002,51(RR-11).

WHO global strategy for containment of antimicrobial resistance.World Health Organizaion,2001.

Ducel G., Fabry J., Nicolle L.2002.Prevention of Hospital-acquired Infections: A Practical Guide.World Health Organizaion.

Wenzel RP. 2003. Prevetion and Control of Nosocomial Infection. 4th ed. Philadelphia: Lippincott Williams & Wilkins.

第57章

临床细菌学检验

大　纲

了解　细菌的种属分类与命名;细菌的致病机制;其他不常见细菌的鉴定方法和鉴定要点。

熟悉　每个菌属常见致病菌的种名;其临床意义。

掌握　临床常见细菌(如,葡萄球菌、链球菌、肠球菌、奈瑟菌、肠杆菌科细菌、假单胞菌、不动杆菌、窄嗜单胞菌、嗜血杆菌、霍乱弧菌、结核分枝杆菌、产气荚膜梭菌、破伤风梭菌、梅毒螺旋体、肺炎支原体等)的鉴定要点;细菌的耐药机制,对抗菌药物的敏感性。常见耐药菌(如,耐甲氧西林葡萄球菌(MRS)、耐青霉素肺炎链球菌(PRSP)、氨基糖苷类高水平耐药肠球菌(HLAR)、耐万古霉素肠球菌(VRE)、产超广谱β-内酰胺酶革兰阴性杆菌(ESBLs)、泛耐药的铜绿假单胞菌和不动杆菌(PDR)等)的耐药机制,耐药特征及临床治疗原则。

第一节　革兰阳性球菌

一、葡萄球菌属

(一)种属分类

葡萄球菌属(*Staphylococcus*)隶属于微球菌科,过去根据生化反应和产生色素不同,将其分为金黄色葡萄球菌(*S. aureus*)、表皮葡萄球菌(*S. epidermidis*)和腐生葡萄球菌(*S. saprophyticus*) 3个种,以后逐渐增加,目前已认识的有35个种和17个亚种。与人类感染有关的葡萄球菌主要有:金黄色葡萄球菌(*S. aureus*)、表皮葡萄球菌(*S. epidermidis*)、华纳葡萄球菌(*S. warneri*)、溶血葡萄球菌(*S. heamolyticus*)、人葡萄球菌(*S. hominis*)、路登葡萄球菌(*S. lugdunensis*)、腐生葡萄球菌(*S. saprophyticus*)、木糖葡萄球菌(*S. xylosus*)和模仿葡萄球菌(*S. simulans*)。

除以上伯杰分类外,临床上常根据葡萄球菌是否产生凝固酶分为凝固酶阳性(如金黄色葡萄球菌)和凝固酶阴性葡萄球菌(coagulase negative staphylococcus, CoNS)。

(二)致病机制

葡萄球菌主要寄生在哺乳动物和鸟类的皮肤、皮肤腺和黏膜,与宿主呈共生关系;当皮肤黏膜屏障受损或侵入性治疗时,这些细菌可进入宿主,在适当的条件下大量繁殖引起感染性疾病。人类也可以通过直接食入或接触葡萄球菌产生的毒素而引起毒素相关性疾病。与葡萄球菌致病性相关的主要致病物质及毒素概述如下:

1. **血浆凝固酶(Coagulase)**　是能使人或兔等血浆发生凝固的酶类物质,分为两种:一种分泌至菌体外的称为游离凝固酶,作用类似凝血酶原物质,可被人或兔血浆中的协同因子激活变成凝血酶样物质,使纤维蛋白原变成纤维蛋白,从而使血浆凝固。另一种凝固酶结合于菌体表面并不释放,称为结合凝固酶或凝聚因子,存在于细菌表面的酶具有纤维蛋白原受体样作用,人或兔血浆中的纤维蛋白原与菌体受体结合、交联而使细菌凝聚。游离凝固酶采用试管法检测,结合凝固酶则以玻片法测试。

凝固酶与金黄色葡萄球菌的致病力密切相关，结合凝固酶使血浆纤维蛋白凝固在菌体表面形成保护层，不易被吞噬细胞吞噬，即使被吞噬也能在吞噬细胞内较长时间存活。倘若细菌迅速繁殖，产生大量凝固酶，则靠近病灶的小血管也可发生纤维蛋白的沉积，堵塞血管，导致局部组织缺血坏死。所形成的细菌血栓若受外力挤压而脱落，可随血流转移至其他组织、器官，在这些部位形成化脓性病灶。此外，病灶周围因有纤维蛋白的凝固和沉积，使细菌不易向外扩散，故葡萄球菌感染易局限化。

2. 葡萄球菌溶素（Staphyolysin） 多数致病性葡萄球菌产生溶素，按抗原性不同，分为α、β、γ、δ、ε 5种，都是蛋白质，具有抗原性，可被相应抗体中和。对人类有致病作用的主要是α溶素，除对多种哺乳动物红细胞有溶血作用外，对白细胞、血小板、肝细胞、成纤维细胞、血管平滑肌等均有毒性作用，可引起组织坏死。β溶素为神经鞘磷脂酶C（sphingomyelinase C），能水解细胞膜磷脂，损伤红细胞、白细胞、巨噬细胞和纤维细胞，也与组织坏死和脓肿形成有关。

3. 杀白细胞素（Leukocidin） 由大多数致病性葡萄球菌产生，又称Panton-Valentine(PV)杀白细胞素，有F和S两个组份。杀白细胞素与受体结合使得细胞膜结构发生改变，引起细胞对阳离子的通透性增加，导致人和动物中性粒细胞和巨噬细胞的损伤，直至细胞死亡。死亡的细胞可以形成脓栓，加重组织的损伤。近年来研究发现，PV杀白细胞素在社区相关耐甲氧西林金黄色葡萄球菌（community associated methicilin resistant Staphylococcus aureus, CA-MRSA）中有很高的阳性率，可作为诊断CA-MRSA的重要标志物。与PVL阴性的菌株相比，含有PVL基因的金黄色葡萄球菌显示了与胶原和黏蛋白较强的亲和力，由此推测这可使金葡菌菌株更易于黏附并破坏呼吸道上皮，与其引起严重的坏死性肺炎可能有关。

4. 肠毒素（Enterotoxin） 从临床分离的金黄色葡萄球菌，约1/3产生肠毒素，按抗原性和等电点等不同，可分为A、B、C1、C2、C3、D、E、G、H 9个血清型，同一细菌能产生一种或两种以上的肠毒素。肠毒素耐热，经100℃煮沸30min不被破坏，也不受胰蛋白酶的影响，故误食肠毒素污染的食物后，其毒素在肠道作用于相应的神经受体，传入并刺激呕吐中枢，引起呕吐等急性胃肠炎症状，称为食物中毒，发病率占食物中毒的首位。

5. 表皮剥脱毒素（Exfoliatin） 可引起人类或新生小鼠的表皮剥脱性病变，主要发生于新生儿和婴幼儿，引起葡萄球菌烫伤样皮肤综合征（staphylococcal scalded skin syndrome, SSSS）。

6. 毒性休克综合征毒素-Ⅰ（Toxic shock syndrome toxin1, TSST-Ⅰ） 系噬菌体Ⅱ群金黄色葡萄球菌产生，可引起发热。TSST-Ⅰ可增加对内毒素的敏感性，增强毛细血管通透性，引起血管紊乱而导致休克。

7. 耐热核酸酶（Heat-stable nuclease） 对DNA或RNA有较强的降解能力，具有抗原性。唯有金黄色葡萄球菌产生此酶。故临床上也将此酶作为葡萄球菌致病性重要指标之一。

8. 其他 葡萄球菌尚可产生葡激酶（Staphylokinase），亦称葡萄球菌溶纤维蛋白酶（Staphylococcal fibrinolysin）、透明质酸酶（Hyaluronidase）、脂酶（Lipase）等，分别与细菌的扩散和组织损伤有关。

(三) 临床意义

1. 金黄色葡萄球菌感染 正常情况下金黄色葡萄球菌寄生于人体皮肤和黏膜表面，当天然的皮肤屏障受到损伤时，细菌可侵入机体，引起以下疾病。

(1) 皮肤软组织感染：主要有疖、痈、毛囊炎、脓痤疮、甲沟炎、麦粒肿、蜂窝织炎、伤口化脓等。

(2) 内脏器官感染：如引起肺炎、脓胸、中耳炎、脑膜炎、心包炎、心内膜炎等。

(3) 全身感染：如败血症、脓毒血症等。

2. 金黄色葡萄球菌毒素性疾病

(1) 食物中毒：进食含金黄色葡萄球菌肠毒素污染的食物后1～6h即可出现症状，如恶心、呕吐、腹痛、腹泻，大多数病人于数小时至1d内恢复。

(2) 烫伤样皮肤综合征：由金黄色葡萄球菌产生的皮肤剥脱毒素引起，多见于新生儿、幼儿和免疫功能低下的成人，开始有红斑，1～2d有皮肤起皱，继而形成水疱，致表皮脱落。

(3) 毒性休克综合征：由TSST-Ⅰ引起，主要表现为高热、低血压、红斑皮疹伴脱屑和休克等，50%以上病人有呕吐、腹泻、肌痛、结膜及黏膜充血，肝肾功能损害等。

(4) 假膜性肠炎：由于使用抗生素等原因造成菌群失调，使少数耐药性金黄色葡萄球菌大量繁殖，产生肠毒素，使肠黏膜发生炎症，形成有炎性渗出物、肠粘膜坏死组织和细菌组成的一层膜状物

（假膜）。主要表现为顽固性腹泻。

3. MRSA医院感染　由于抗生素的滥用，耐药菌株不断增多，尤其是耐甲氧西林金黄色葡萄球菌（methicilin resistant Staphylococcus aureus, MRSA）已成为医院感染主要的临床和流行病学问题。该菌抵抗力强，在环境中普遍存在，可在医护人员鼻腔中定植携带，并通过手传播。易感人群为频繁住院治疗、外科手术后、血液透析、长期护理、器官移植、肿瘤化疗等免疫功能低下的人群。

4. 社区相关MRSA（CA-MRSA）感染　自从CA-MRSA于1982年首先在美国密西西比州被报道以来，CA-MRSA在MRSA感染中所占的比例呈逐年上升的趋势。Naimi等调查显示，在所研究的1100株MRSA中12%为CA-MRSA，在MRSA所致皮肤和软组织感染中有75%为CA-MRSA。CA-MRSA可以通过皮肤直接接触传播，也可通过共同运动器械、餐具等间接传播。好发于社区家庭成员之间，也可发生于学校、幼儿园和监狱等人口集中的社区中。在职业运动员之间也有CA-MRSA传播的报道。

CA-MRSA与医院相关MRSA（HA-MRSA）的鉴别。①感染人群：CA-MRSA感染者以平素身体健康的青少年为主；HA-MRSA则主要感染频繁住院治疗、外科手术后、血液透析、长期医院护理等全身免疫功能低下的人群。②毒力及致病性：CA-MRSA菌株携带PV-杀白细胞毒素（PVL）基因；HA-MRSA毒素基因容易丢失，致病力相对较弱。③耐药表型：CA-MRSA除携带 *mecA* 基因外，不含有其他耐药基因，所以除对β-内酰胺类抗生素耐药外，对非β-内酰胺类抗生素多显示敏感；HA-MRSA含有多个耐药基因，除对β-内酰胺类抗生素耐药外，对氨基糖苷类、大环内酯类抗生素和喹诺酮类抗生素也呈交叉耐药。④基因型：CA-MRSA携带Ⅳ型 *SCCmec* 基因盒，而HA-MRSA的 *SCCmec* 类型主要为Ⅱ型和Ⅲ型。

5. 凝固酶阴性葡萄球菌感染　CoNS是人体正常微生态的组成部分，随着侵袭性治疗、免疫抑制药治疗和肿瘤放化疗的增多，CoNS感染也逐渐增加。最常见的是表皮葡萄球菌和溶血葡萄球菌引起的感染。腐生葡萄球菌是泌尿道感染的重要机会致病菌，亦可引起前列腺炎、伤口感染及菌血症。路登葡萄球菌可致心内膜炎、关节炎、菌血症和尿道感染等。其他CoNS引起感染的报道也在逐渐增多。CoNS是异物在体内引起感染的主要原因，CoNS特异或非特异地黏附于生物材料上是引起异物相关感染的第一步。

(四) 鉴定要点

1. 与其他菌属鉴别　临床最常见的兼性厌氧球菌主要有：链球菌属、肠球菌属、葡萄球菌属和微球菌属。主要鉴别特征如下：

（1）细菌和菌落形态：临床标本直接涂片，葡萄球菌常成簇排列，呈葡萄样；链球菌属细菌常呈对或链状排列。在培养基上生长，葡萄球菌属和微球菌属菌落较大，多数有色素；链球菌和肠球菌属菌落较小，无色素。

（2）生化试验：首先使用触酶试验进行鉴别，葡萄球菌和微球菌触酶试验阳性，链球菌和肠球菌的触酶试验为阴性；葡萄球菌属和微球菌属之间的鉴别可以使用杆菌肽和呋喃唑酮敏感性试验，葡萄球菌对杆菌肽耐药，而对呋喃唑酮敏感，微球菌属则相反。

2. 属内细菌鉴别

（1）建议使用商品化或自动化鉴定系统，或根据生化反应表进行常规生化鉴定。

（2）在临床实际工作中，区别金黄色葡萄球菌和血浆凝固酶阴性葡萄球菌非常重要，主要鉴别特征如下：金黄色葡萄球菌在普通平板上可产生脂溶性的黄色素，在血琼脂平板上呈β-溶血。血浆凝固酶试验（＋），耐热核酸酶试验（＋），甘露醇发酵试验（＋）。

（3）从尿液中分离的葡萄球菌，可以根据新生霉素抗性鉴别是否为腐生葡萄球菌，阳性（耐药）为腐生葡萄球菌。

(五) 抗菌药物敏感性

目前，临床分离的葡萄球菌，有95%以上产生青霉素酶，对不耐酶青霉素耐药，但对耐酶青霉素、β-内酰胺酶抑制药复合药、头孢类和碳青霉烯类抗生素仍敏感。对甲氧西林敏感葡萄球菌感染的治疗首选苯唑西林、奈夫西林，可选择一代头孢菌素，严重感染的病例也可选择万古霉素、替考拉宁等。从无并发症的尿路感染患者尿标本中分离的腐生葡萄球菌可不做药敏试验，直接使用常规治疗药物（如呋喃妥因，TMP/SMZ，或一种喹诺酮）等治疗，因为他们可在尿中达到较高的浓度，治疗反应是敏感的。

近年来，葡萄球菌的耐药现象越来越严重，使临床治疗非常棘手，葡萄球菌中常见的耐药现象有：

1. 耐甲氧西林葡萄球菌(MRS)　MRS的产生是由于获得mecA基因所致,该基因编码产生青霉素结合蛋白2a(PBP2a),该蛋白可以发挥几种PBPs的功能,但与β-内酰胺类抗生素亲和力低,所以MRS对所有β-内酰胺类抗生素均耐药。近年来发现,编码PBP2a的mecA基因不是独立存在的,而是以基因岛(整合子)的形式存在,称为葡萄球菌mec基因盒(staphylococcal cassette chromosome mec, SCCmec)。SCCmec中不但含有编码PBP2a的mecA基因,还吸引并整合了多种外源性的耐药基因、转座子和插入序列等,从而使MRS的耐药性不断积累,呈现多重耐药。

MRS的抗生素敏感性特征是对β-内酰胺类药物,如青霉素类、β-内酰胺/β-内酰胺酶抑制药复合物、头孢类、碳青霉烯类均耐药,对大环内酯类、喹诺酮类、氨基糖苷类抗生素多呈交叉耐药。

轻中度MRSA感染,可以根据药敏试验结果选择复方新诺明、多西环素、米诺环素或克林霉素治疗;重度MRSA感染的治疗可选用糖肽类抗生素(万古霉素、替考拉宁),或利奈唑胺、达托霉素等。CA-MRSA的耐药谱相对较窄,其感染的治疗与医院获得性MRSA有所不同:对直径≤5mm的皮肤脓肿,仅需切开引流;对较大的或多发性脓肿或伴有发热的病例,可使用复方新诺明等抗菌药物;肺炎、菌血症或心内膜炎患者,可选用万古霉素、替考拉宁或利奈唑酮等治疗。

2. 万古霉素耐药/中介金黄色葡萄球菌(VRSA/VISA)

(1)关于金黄色葡萄球菌对万古霉素的敏感性解释标准不同国家不同时期有所不同。美国CLSI最新的判断折点为,MIC=0.5~2μg/ml为敏感;MIC=4~8μg/ml为中介(VISA);MIC≥16μg/ml为耐药(VRSA)。值得注意的是VISA/VRSA检测较为困难,目前临床实验室常用的纸片扩散法及自动化仪器法均不能获得满意的结果,需采用稀释法或E-TEST方法检测。

(2)VRSA耐药机制:①获得耐药基因:金黄色葡萄球菌可以通过与肠球菌接触而获得其编码万古霉素耐药的基因(vanA基因)。通过这种机制获得的耐药,一般呈高水平耐药,MIC可以达到和超过128μg/ml。②细胞壁增厚:研究表明,万古霉素中介金黄色葡萄球菌(VISA)不携带Van基因,共同的特点是细胞壁成分合成增加,导致细胞壁增厚。增厚的细胞壁,交联减少,使游离的D-丙氨酰-D-丙氨酸侧链含量增加,这些游离的侧链可以与万古霉素结合,将万古霉素"扣留"在细胞壁中,阻止其到达作用靶位。③青霉素结合蛋白(PBPs)表达改变:主要表现为具有转肽酶活性的青霉素结合蛋白4(PBP4)含量减少、活性降低。④细菌生长速度减慢,对溶葡萄球菌酶的抵抗力增加,自溶时间延长。

3. 大环内酯、林可霉素、链阳霉素耐药葡萄球菌　虽然红霉素和克林霉素是不同类型的抗菌药物,分别属于大环内酯类和林可酰胺类,但其作用机制(抑制蛋白质的合成)和耐药机制相似。金黄色葡萄球菌对大环内酯类抗生素耐药主要有两种机制:

(1)erm基因编码的23S rRNA甲基化:erm基因编码的金黄色葡萄球菌和凝固酶阴性葡萄球菌对大环内酯类抗生素可能有结构性或诱导性耐药(引起对大环内酯、林可霉素和B型链阳霉素耐药,也称为MLSB),两者可以用D-试验区别。在距15μg红霉素纸片边缘15~26mm处放置含2μg克林霉素纸片来进行检测。孵育后,克林霉素抑菌环不出现"截平"现象,表示erm基因编码的结构型耐药,提示分离株对红霉素耐药,对克林霉素敏感;如果在邻近红霉素纸片侧,克林霉素抑菌环出现"截平"现象(称为"D"抑菌环),提示存在erm基因编码的诱导型克林霉素耐药,提示分离株对红霉素耐药,对克林霉素也耐药。

(2)由msrA基因编码的外排机制:msrA基因编码的耐药只对大环内酯类耐药,对克林霉素敏感。

二、链球菌属

(一)种属分类

链球菌属(Streptococcus)的分类比较紊乱,传统的分类方法常有以下两种:

1. 根据对红细胞的溶血能力

(1)甲型溶血性链球菌(α-Hemolytic streptococcus),菌落周围有1~2mm宽的草绿溶血环,称甲型溶血或α溶血。这类链球菌亦称草绿色链球菌(Streptococcus viridans)。此类链球菌多为条件致病菌。

(2)乙型溶血性链球菌(β-Hemolytic streptococcus),菌落周围形成一个2~4mm宽、界限分明、完全透明的溶血环,称乙型溶血或β溶血。这类细菌又称溶血性链球菌(Streptoccus hemolyticus),致病力强,可引起多种疾病。

(3)丙型链球菌(γ-Streptococcus),不产生溶血素,菌落周围无溶血环,故又称不溶血性链球菌(Streptococcus non-hemolytics),一般不致病,可存在于乳类及粪便中。

2. 根据抗原结构分类　按 C 抗原不同可分类 A、B、C、D、E、F、G、H、K、L、M、N、O、P、Q、R、S、T 18 个族。对人类致病的绝大多数属于 A 群(化脓性链球菌)和 B 群(无乳链球菌),偶见 C、D、G 群链球菌感染。

(二)致病机制

链球菌是人类常见的致病菌,链球菌不仅可以单独引起感染,而且也经常引起混合性感染或继发感染,还可以引起变态反应性疾病,其致病性与链球菌产生的多种酶和毒素有关。

1. M 蛋白　是链球菌细胞壁中的蛋白质组份,具有抗吞噬和抗吞噬细胞内杀菌的作用。纯化的 M 蛋白能使纤维蛋白原沉淀,凝集血小板,白细胞,溶解多形核细胞,并抑制毛细血管中细胞的移动。M 蛋白有抗原性,可刺激机体产生型特异性抗体,与变态反应疾病有关。

2. 脂磷壁酸(LTA)　与细菌黏附于宿主细胞表面有关,大多数 LAT 位于细胞膜和肽聚糖之间,通过肽聚糖孔伸展至细菌细胞表面,人类口腔黏膜和皮肤上皮细胞、血细胞等细胞膜上均有 LAT 的结合位点。

3. 透明质酸酶(Hyaluronidaes)　能分解细胞间质的透明质酸,使病菌易于在组织中扩散。又称为扩散因子。

4. 链激酶(Streptokinase,SK)　又称链球菌溶纤维蛋白酶(Streptococcal fibrinolysin)是一种激酶,能激活血液中的血浆蛋白酶原,成为血浆蛋白酶,即可溶解血块或阻止血浆凝固,有利于细菌在组织中的扩散。耐热,100℃ 50min 加热仍保持活性。链激酶抗体能中和该酶的活性。

5. 链道酶(Streptodonase)　又名脱氧核糖核酸酶(Streptococcal deoxyribonuclease)。主要由 A、C、G 族链球菌产生。此酶能分解黏稠脓液中具有高度黏性的 DNA,使脓汁稀薄易于扩散。产生的相应抗体有中和该酶的活性。用链激酶、链道酶制剂进行皮肤试验可作为测定机体细胞免疫的一种方法。

6. 链球菌溶血素(Streptolysin)　有溶解红细胞,杀死白细胞及毒害心脏的作用,主要有"O"和"S"两种。

(1)链球菌溶血素 O(Streptolysin O;SLO)能破坏白细胞和血小板。动物实验证实对心脏有急性毒害作用,使心脏骤停。抗原性强,感染后 2～3 周,85% 以上病人产生抗"O"抗体,病愈后可持续数月甚至数年,可作为新近链球菌感染或风湿活动的辅助诊断指标。

(2)溶血素"S"(Streptolysin S,SLS)无抗原性。血平板所见透明溶血是由"S"所引起,能破坏白细胞和血小板,给动物静脉注射可迅速致死。注射小鼠腹腔,引起肾小管坏死。

7. 致热外毒素(Pyrogenic extoxin)　是人类猩红热的主要致病物质,为外毒素,使病人产生红疹。该毒素是蛋白质,对热稳定,具有抗原性,可分为 A、B、C 三种不同抗原性的毒素,无交叉保护作用。该毒素还有内毒素样的致热作用,对细胞或组织有损害作用。

(三)临床意义

链球菌引起人类多种疾病,A 族占 90% 以上,大致分为化脓性疾病、中毒性疾病和变态反应疾病三类。

1. 化脓性炎症　由皮肤伤口侵入,引起皮肤及皮下组织化脓性炎症,如疖痈、蜂窝织炎、丹毒等。沿淋巴管扩张,引起淋巴管炎、淋巴结炎、败血症等。经呼吸道侵入,常引起急性扁桃体炎、咽峡炎,并蔓延周围引起脓肿、中耳炎、乳突炎、气管炎、肺炎等。不卫生接生,可经产道感染,引起"产褥热"。

2. 猩红热　由产生致热外毒素的 A 族链球菌所致的急性呼吸道传染病,临床特征为发热、咽峡炎、全身弥漫性皮疹,疹退后有明显脱屑。

3. 链球菌感染后变态反应疾病

(1)风湿热:由 A 族链球菌的多种型别引起,临床表现以关节炎、肌炎为主。致病机制认为两种:一是,Ⅱ型变态反应,链球菌细胞壁多糖抗原和心肌瓣膜,关节组织糖蛋白有共同抗原性,胞壁蛋白抗原和心肌有共同抗原性。二是,Ⅲ型变态反应,可能是 M 蛋白的免疫复合物沉积于心瓣膜和关节滑液膜上造成。

(2)急性肾小球肾炎:多见于儿童和少年,大多数由 A 族 12 型链球菌引起。临床表现为蛋白尿、水肿和高血压。也是一种变态反应性疾病。链球菌的某些抗原与肾小球基底膜有共同抗原,机体针对链球菌所产生的抗体与肾小球基底膜发生反应属Ⅱ型变态反应。由链球菌的 M 蛋白与相应抗体形成免疫复物沉积于肾小球基底膜,造成基底膜损伤,属于第Ⅲ型变态反应。

4. 其他链球菌引起的疾病

(1)B 群链球菌又称无乳链球菌(Streptococus agalactiae):当机体免疫功能低下时,可引起皮肤感染、心内膜炎、产后感染、新生儿败血症和新生儿脑膜炎。尤其晚期妊娠的妇女,阴道分泌物分离出 B 群链球菌时应预防用药,防止新生儿感染。

(2)甲型(草绿色)链球菌:是人类口腔和上呼吸道的正常菌群,若心脏瓣膜已有缺陷或损伤,本菌可在损伤部位繁殖,引起亚急性细菌性心内膜炎。在拔牙或摘除扁桃体时,寄居在口腔、牙龈缝中的草绿色链球菌可侵入血流引起菌血症。

(3)肺炎链球菌:肺炎链球菌是大叶性肺炎的病原菌,可引起大叶性肺炎,也可伴有菌血症。此外,肺炎链球菌还可引起中耳炎、乳突炎、鼻窦炎、脑膜炎和心内膜炎。

(4)猪链球菌(S. suis):分布广泛,常存在于健康的哺乳动物(主要是猪)体内,传染源主要是病猪及病愈后带菌猪,流行病学调查表明猪链球菌患者大多为病猪处理工人或接触过病猪肉的人群及打猎者。依据临床表现将人猪链球菌病分为两型:①败血症型:起病急、突起寒战、高热,体温常达 40℃ 以上,伴有头痛,病例迅速进展为中毒性休克综合征、肾衰竭、肝衰竭、急性呼吸窘迫综合征等多脏器衰竭,预后较差,病死率极高。②脑膜炎型:头痛、高热、脑膜刺激征阳性,预后较好,病死率较低。

(5)牛链球菌(S. bovis):属于 D 群链球菌,常寄居在人体的肠道、胆道和泌尿生殖道,引起尿路感染、化脓性腹部感染、败血症和心内膜炎,尤其是Ⅰ型牛链球菌与胃肠道良性肿瘤有关。

(四)鉴定要点

1. 涂片染色:链球菌属细菌常成对或链状排列,可以初步报告"检出革兰阳性球菌,疑似链球菌"。肺炎链球菌呈矛头状,钝端相对,常成双排列,在人及动物体内或在含血液、血清培养基上可形成明显的荚膜。

2. 培养:营养要求较高,在普通培养基上不能生长,需加血液、血清和腹水方能生长。在液体培养基中一般呈长链状生长。在血琼脂平板上形成灰白色、半透明或不透明、表面光滑的小菌落。肺炎链球菌培养 48h 后,菌落中央塌陷,呈脐窝状,培养过久可出现自溶。不同菌株可出现不同溶血现象,菌落形态和溶血特性有助于细菌种属的鉴定。

3. 属间鉴定:链球菌属与葡萄球菌属和微球菌属的鉴别可以用触酶试验。触酶(一)为链球菌或肠球菌;触酶(+)为葡萄球菌或微球菌属。链球菌属与肠球菌属鉴别,可接种麦康凯琼脂平板,阳性(生长)为肠球菌;阴性(不生长)为链球菌。

4. 链球菌属内相关种的鉴定比较困难,使用自动化鉴定系统进行鉴定正确率也不高,血清学分群试验是鉴定链球菌最快、最准确的方法,有条件的单位可以做血清学分群试验。一般单位可通过生化反应进行初步分群,临床几种常见的链球菌鉴定特征如下。

(1)A 群链球菌:在血平板上呈 β 溶血,对杆菌肽(0.04U)敏感。

(2)B 群链球菌:在血平板上呈 β 溶血,对杆菌肽(0.04U)耐药,CAMP 试验(+),胆汁七叶苷试验阴性(不生长),马尿酸钠水解试验(+)。

(3)草绿色链球菌:在血平板上呈 α 溶血或不溶血,对 optochin 耐药,胆汁七叶苷试验阴性(不生长)。

(4)肺炎链球菌:在血平板上呈 α 溶血,对 optochin 敏感,菊糖分解(+),胆汁溶菌试验(+),荚膜肿胀试验(+)。

(五)抗菌药物敏感性

1. β 溶血型链球菌　β-溶血型链球菌包括 A 群(化脓链球菌)、B 群(无乳链球菌)、C 群和 G 群链球菌,最常见的致病菌是 A 群、B 群链球菌,到目前为止,他们对青霉素和其他 β-内酰胺类抗生素都是敏感的,在临床工作中常规不需要进行敏感性试验。但可能对克林霉素和(或)红霉素耐药,临床需要使用红霉素和克林霉素时需进行药物敏感性试验。

耐大环内酯类 β-溶血链球菌可表现为结构性耐药或诱导耐药,诱导克林霉素耐药可使用 D 试验来检测,其方法是将克林霉素纸片(2μg/片)和红霉素纸片(15μg/片)贴在相邻的位置,纸片边缘相距12mm,经孵育,若靠近红霉素纸片侧克林霉素的抑菌环出现"截平"(如英文大写的"D"),则菌株存在克林霉素诱导耐药,应报告对"克林霉素耐药"。若无"截平"现象,则应报告菌株对克林霉素敏感。

分娩期妇女感染 B 群链球菌预防用药,推荐使用青霉素和氨苄西林,低危险性青霉素过敏的妇女推荐用头孢唑林,而高危险青霉素过敏者,建议使用克林霉素或万古霉素。当从青霉素严重过敏的妊娠妇女（过敏性反应高风险）分离到B群链球菌时，应对克林霉素和红霉素进行药敏试验。

2. 肺炎链球菌　青霉素一直是治疗肺炎链球菌感染的首选药物，此外，阿莫西林、大环内酯类、口服第二代头孢菌素均可以用于治疗青霉素敏感的肺炎链球菌。近年来，耐青霉素肺炎链球菌（PRSP）逐渐增多，在某些国家和地区可高达40%～50%，PRSP菌株往往对大环内酯类、四环素类、喹诺酮类和磺胺类也耐药，因此对临床分离的肺炎链球菌做药敏试验很重要。

(1) β-内酰胺类抗生素耐药：主要耐药机制不是因为产生β-内酰胺酶，而是由于青霉素结合蛋白（PBP）的改变，减低了对β-内酰胺类抗生素的亲和力。但不同的β-内酰胺类药物受PBP改变的影响程度不同，对肺炎链球菌的抗菌活性也不同。与青霉素比较阿莫西林和一些非口服第三代头孢菌素较少受PBPs改变的影响，可保持较好活性，但第一代、二代头孢更易受PBPs改变的影响，其对肺炎链球菌的抗菌活性较青霉素更低。对于耐青霉素的肺炎链球菌感染可以选用阿莫西林、氟喹诺酮类、注射用第三代头孢菌素等，对于严重感染可联合使用万古霉素。

(2) 对大环内酯类抗生素耐药：erm基因介导的核糖体甲基化修饰是肺炎链球菌对红霉素耐药的最主要机制，它编码的核糖体甲基化酶可使肺炎链球菌23SrRNA的2058位的腺嘌呤残基N26位二甲基化。A2058核苷酸是红霉素结合于细菌核糖体的关键位点，此位点的修饰可明显降低细菌与红霉素的结合能力，介导对所有大环内酯类、林可酰胺类和链阳菌素B高水平耐药（MIC≥256mg/L），即MLS_B。mef基因介导主动外排机制是肺炎链球菌对大环内酯类抗生素耐药的另一重要机制，由mef基因介导的耐药仅对红霉素耐药，但对克林霉素敏感。由$mefE$基因和$ermB$基因介导大环内酯类抗生素耐药有着明显的地域差异。在欧洲和东亚，携带$ermB$基因的肺炎链球菌占优势，而在美国和加拿大，携带$mefE$基因的肺炎链球菌更多见，我国以携带$ermB$基因的肺炎链球菌为主。

(3) 对氟喹诺酮类耐药：酶靶位的改变，主要是由于2种拓扑异构酶——即DNA促旋酶和DNA拓扑异构酶Ⅳ活性位点的共同改变所致。DNA促旋酶是由$gyrA$和$gyrB$编码。拓扑异构酶Ⅳ是由$parC$和$parE$编码。DNA促旋酶和DNA拓扑异构酶Ⅳ的1个或多个基因发生突变，导致相应的氨基酸替代，使喹诺酮类药物不能与靶位有效地结合，导致耐药。最近研究显示，在肺炎链球菌中，低水平耐药与$ParC$或$ParE$突变有关，而高水平耐药则需同时有$gyrA$（或$gyrB$）和$ParC$的改变。

3. 草绿色链球菌　多数为正常菌群，不需要进行细菌鉴定和药敏试验，但在正常无菌部位（如脑脊液、血液、骨髓等）分离的草绿色链球菌，应用MIC法检测对青霉素的敏感性。

三、肠球菌属

(一) 种属分类

肠球菌属属于链球菌科，原归于链球菌属，属于D群链球菌，分子水平研究发现粪肠球菌（$E.\ faecalis$）和屎肠球菌（$E.\ faecium$）与链球菌属之间有许多不同之处，1984年，将其单独设立为肠球菌属（$Enterococcus$），迄今有近20个种，临床标本中常见菌种为粪肠球菌和屎肠球菌，其他肠球菌如铅黄肠球菌、棉子糖肠球菌、鸟肠球菌、盲肠肠球菌、殊异肠球菌、耐久肠球菌、鹑鸡肠球菌、病臭肠球菌、空肠肠球菌、蒙氏肠球菌、粪肠球菌变异株引起的感染也有报道。

(二) 致病机制

目前肠球菌的致病机制还未明确，可能有以下几种：①细菌表面表达的黏附素吸附至肠道、尿路上皮细胞及心脏细胞；②产生多形核白细胞趋化因子，介导有关的炎症反应；③产生溶血素；④诱发血小板聚集及细胞因子依赖纤维蛋白的产生，可能与肠球菌心内膜炎的发病机制有关。

(三) 临床意义

肠球菌是人类机体的共生菌，对于具有基础疾病的老年人或其他由于长期住院、应用植入性装置和（或）接受广谱抗生素治疗，免疫功能低下的患者，肠球菌可作为机会致病菌引起感染。

1. 肠球菌是仅次于葡萄球菌属的医院感染革兰阳性球菌，尿路感染最为常见，多与尿路器械操作、尿路结构异常和泌尿道手术有关。腹腔和盆腔感染、伤口感染次之。在美国，耐万古霉素肠球菌已成为医院感染重要的病原菌。

2. 肠球菌亦可引起菌血症、心内膜炎，在美国是引起菌血症的第三位病原菌。

3. 偶可引起呼吸道和中枢神经系统感染，以及中耳炎、鼻窦炎、脓毒性关节炎、眼内炎，从这些部位分离的肠球菌应谨慎分析其临床意义。

(四)鉴定要点

菌属特征：革兰阳性球菌，不含细胞色素酶和触酶，45℃生长，在含6.5%NaCl培养基上可生长，胆汁七叶苷试验阳性，能水解LAP，同型发酵糖类产生乳酸，不产气。

1. 肠球菌为革兰阳性球菌，触酶试验阴性，可与葡萄球菌属细菌相鉴别；45℃可生长，胆汁七叶苷试验阳性，能在pH9.6肉汤和6.5%NaCl培养基上生长等特征可与链球菌属细菌相鉴别。

2. 两种主要的肠球菌，粪肠球菌和屎肠球菌可通过分解阿拉伯糖、亚硝酸盐和丙酮酸盐试验而区别，粪肠球菌为 -、+、+，屎肠球菌为 +、-、-。

3. 随着商品化鉴定系统和分子生物学鉴定方法的应用，肠球菌鉴定的准确性得到提高，大多数肠球菌可以通过商品化鉴定系统加以鉴别。

(五)抗菌药物敏感性

肠球菌对头孢菌素、克林霉素和甲氧苄啶-磺胺甲噁唑天然耐药，对氨基糖苷类抗生素天然低水平耐药。临床治疗肠球菌感染首选的药物是青霉素或氨苄西林，对青霉素和氨苄西林耐药者，可选用万古霉素；严重感染者可增加氨基糖苷类抗生素联合治疗。近年来，从临床标本中分离的肠球菌属耐药性不断增加，重要的耐药菌有：氨基糖苷类高水平耐药肠球菌(HLAR)和耐万古霉素肠球菌(VRE)。

1. 氨基糖苷类高水平耐药肠球菌(HLAR) 由于氨基糖苷类抗生素对肠球菌杀菌作用弱(MICs范围为8～256μg/ml)，因而不能单独用于治疗肠球菌感染，一般需要与作用于细胞壁的抗生素(青霉素或万古霉素)联合应用。获得性氨基糖苷类耐药肠球菌的MIC通常显著高于常规药敏试验所使用的药物浓度，如链霉素≥2000μg/ml，庆大霉素≥500μg/ml，称之为高水平耐药(high-level resistance, HLR)。常规工作中通常仅需检测庆大霉素和链霉素两个药物的敏感性，肠球菌如果对庆大霉素耐药，则认为对妥布霉素和阿米卡星也耐药。肠球菌对链霉素耐药是由不同的耐药机制介导的，因此，链霉素的耐药性必须单独检测。

2. 耐万古霉素肠球菌(VRE) 万古霉素敏感肠球菌的细胞壁前体为D-丙氨酰-D-丙氨酸(D-Ala-D-Ala)，与糖肽类抗生素有高度亲和力。然而，耐万古霉素肠球菌的细胞壁前体为D-丙氨酰-D-乳酸(D-Ala-D-Lac)、D-丙氨酸(-Ala)和D-丙氨酰-D-丝氨酸(D-Ala-D-Ser)，与万古霉素等糖肽类抗生素亲和力极低。肠球菌对万古霉素耐药主要有6种基因编码，分别为：VanA、VanB、VanC、VanD、VanE和VanG。其中VanA、VanB、VanC三型最常见。VanA编码的耐药对万古霉素呈高水平耐药(MIC≥64mg/L)，对替考拉宁呈低水平耐药(MIC≥16mg/L)；VanB编码的耐药对万古霉素呈不同程度耐药(MIC 16～512mg/L)，对替考拉宁敏感；VanC编码的耐药对万古霉素呈低水平耐药(MIC 8～32mg/L)，对替考拉宁敏感。治疗VRE引起的感染，尤其是严重感染目前尚没有一种有效抗菌药物。利奈唑烷、链阳菌素、达托霉素等有抗菌作用。

(马筱玲)

第二节 革兰阴性球菌

奈瑟菌属

(一)种属分类

奈瑟菌属中有脑膜炎奈瑟菌(*N. meningitidis*)、淋病奈瑟菌(*N. gonorrhoeae*)、干燥奈瑟菌(*N. sicca*)、浅黄奈瑟菌(*N. subflava*)、金黄奈瑟菌(*N. flavescens*)、黏膜奈瑟菌(*N. mucosa*)等菌种。人类是奈瑟菌属细菌的自然宿主，对人致病的只有脑膜炎奈瑟菌和淋病奈瑟菌。除淋病奈瑟菌寄居于泌尿生殖道黏膜外，其他奈瑟菌均寄生于鼻咽腔黏膜。

(二)致病机制

1. 脑膜炎奈瑟菌

(1)荚膜：有抗吞噬作用。

(2)菌毛：可黏附至咽部黏膜上皮细胞表面，利于进一步侵入。

(3)内毒素：是脑膜炎奈瑟菌的主要致病物质。病菌侵入机体繁殖后，因自溶或死亡而释放出内毒素。内毒素作用于小血管和毛细血管，引起坏死、出血，故出现皮肤瘀斑和微循环障碍。严重败血症时，因大量内毒素释放可造成DIC及中毒性休克。

2. 淋病奈瑟菌

(1)菌毛：有菌毛菌可黏附至人类尿道黏膜，不易被尿液冲去；细菌通过菌毛黏附到柱状上皮细胞表面,在局部形成小菌落后,再侵入细胞增殖。

(2)荚膜：有抗吞噬作用,即使被吞噬,仍能寄生在吞噬细胞内。

(3)外膜蛋白：PI可直接插入中性粒细胞的膜上,破坏膜结构的完整性,导致膜损伤；PII分子参与淋病奈瑟菌间及菌与一些宿主细胞间的黏附作用；PIII则可阻抑杀菌抗体的活性。

(4)脂多糖、内毒素与补体、IgM等共同作用,可在局部形成炎症反应。

(5)IgA1蛋白酶：能破坏黏膜表面存在的特异性IgA1抗体,使细菌仍能黏附至黏膜表面。

(三)临床意义

1. **脑膜炎奈瑟菌** 脑膜炎奈瑟菌俗称脑膜炎球菌,是流行性脑脊髓膜炎(流脑)的病原菌。目前我国流行的血清群,95%以上是A群。近年亦发现B群病例,虽为散发性,但病情重,死亡率高。此外,尚有少数是C群菌株。病菌主要经飞沫侵入人体的鼻咽部。依病菌毒力、数量和机体免疫力不同,流脑病情复杂多变,轻重不一。一般表现为3种临床类型,即普通型、暴发型和慢性败血症型。潜伏期2~3d,长者可达10d。

(1)普通型：占90%左右,先有上呼吸道炎症,继而病菌从鼻咽部黏膜进入血流,表现为：寒战高热、头痛、呕吐、全身不适、精神萎靡等毒血症状。70%~90%病人有皮肤黏膜瘀点、瘀斑,开始为鲜红色,以后为紫红色,病情重者瘀斑迅速扩大,中心坏死,病程1~2d。可同时或相继出现中枢神经系统症状,剧烈头痛、频繁呕吐、烦躁不安、颈项强直、克氏(Kernig)征及布氏(Brudzinski)征阳性,病程2~5d。

(2)暴发型：只见于少数病人,起病急剧凶险,若不及时抢救,常于24h内危及生命。此型病人全身中毒症状重,皮肤黏膜广泛瘀点、瘀斑,可迅速融合成大片伴中央坏死。脑实质损害的临床症状明显,迅速陷入昏迷,反复惊厥,锥体束征阳性。脑水肿明显,甚至可发生脑疝。

(3)慢性败血症型：罕见,较多见于成人。病程迁延数月。间歇性发热、寒战。热后成批皮疹,以红色斑丘疹最多见,热退皮疹消退,关节疼痛较常见。

2. **淋病奈瑟菌** 所致疾病为淋病,人类是淋病奈瑟菌的唯一宿主。主要通过性接触传播,潜伏期2~5d。患者出现尿痛、尿频、尿道流脓、宫颈可见脓性分泌物等。进一步扩散,可引起慢性感染,如男性前列腺炎,精囊精索炎和附睾炎；女性前庭大腺炎和盆腔炎等,是导致不育的原因之一。母体患有淋菌性阴道炎或宫颈炎,可致经产道生产的婴儿患有淋菌性结膜炎。

(四)鉴定要点

1. **奈瑟菌属的共同特征** 革兰阴性双球菌,呈肾形或豆形,在临床标本中多位于中性粒细胞内。专性需氧生长,初次分离培养时须供给5% CO_2。营养要求高,需用巧克力琼脂培养基。最适生长温度为35~36℃,孵育48h后,形成凸起、圆形、光滑、透明的小菌落。易产生自溶酶,人工培养物如不及时转种,细菌常自溶死亡。

2. **两种奈瑟菌的鉴别**

(1)两种细菌所致疾病不同,因而标本来源不同。在特殊部位标本中分离的革兰阴性双球菌,氧化酶阳性,即可做出初步鉴别。

(2)生化鉴定：淋病奈瑟菌和脑膜炎奈瑟菌均分解葡萄糖产酸不产气,但脑膜炎奈瑟菌可分解麦芽糖,淋病奈瑟菌不能分解麦芽糖。

(五)抗菌药物敏感性

1. **脑膜炎奈瑟菌** 常用于脑膜炎奈瑟菌感染治疗的药物有：青霉素、氨苄西林、头孢噻肟、头孢曲松、美罗培南和氯霉素。至今对青霉素耐药的脑膜炎奈瑟菌少见,所以,大剂量的青霉素仍然是治疗流脑的首选药物,重症感染患者可使用头孢噻肟、头孢曲松等第三代头孢或美罗培南；对青霉素过敏的患者,也可选择氯霉素治疗。但第一代、二代头孢菌素不推荐用于治疗脑膜炎奈瑟菌感染。

用于脑膜炎奈瑟菌预防的药物有：阿奇霉素、环丙沙星、左氧氟沙星、米诺环素、利福平等,可降低脑膜炎奈瑟菌的带菌率。目前,磺胺类抗生素已有较高耐药率,不再推荐用于流脑的治疗和预防。

2. **淋病奈瑟菌** 用于淋病奈瑟菌治疗的药物有：青霉素、四环素、大观霉素、三代头孢菌素和氟喹诺酮。近年来,淋病奈瑟菌的耐药性广泛播散,尤其是对青霉素、四环素及氟喹诺酮的耐药性较高,这些药物已不再推荐作为淋病奈瑟菌感染常规的治疗药物。一般推荐首选头孢曲松、头孢克肟和头孢泊肟,淋病奈瑟菌合并衣原体感染时可选择四环素进行经验治疗。

淋病奈瑟菌对青霉素耐药机制多数是由于质

粒介导的产生青霉素酶所致,临床实验室也可以采用较简单、敏感的头孢硝噻酚试验测定β-内酰胺酶,预测细菌对青霉素的敏感性。

(马筱玲)

第三节　肠杆菌科细菌

一、概　述

肠杆菌科(Enterobaetericaeae)细菌是一大群形态、生物学性状相似的革兰阴性杆菌。需氧或兼性厌氧生长,营养要求不高,在普通营养平板上生长良好。在自然界中广泛分布,大多数寄生于人和动物肠道中,也可存在于水、土壤或腐败的物质上,多数为条件致病菌,少数为致病菌。与人类感染有关的肠杆菌科细菌有32个菌属。

(一)形态和培养特征

肠杆菌科细菌一般为(0.3~1.0)μm×(1~6)μm 大小的革兰阴性杆菌,无芽胞,除志贺菌属和克雷伯菌属以外,多数菌属的细菌为周身鞭毛菌,有动力。少数细菌有荚膜或包膜,大多有菌毛。

营养要求不高,兼性厌氧或需氧生长。在普通营养平板上生长,形成湿润、光滑、灰白色、直径2~3mm中等大小菌落。在血平板上,有些菌可产生溶血环。在肠道鉴别培养基(麦康凯,SS,伊红亚甲蓝)上,根据是否能分解利用乳糖,可形成不同颜色的菌落,可作为细菌初步鉴定的依据。在液体培养基中,一般呈均匀浑浊生长。

(二)生化反应

肠杆菌科细菌多数有周身鞭毛,有动力,生化反应活泼,能发酵多种糖、醇类化合物。共同的生化反应特征是:葡萄糖发酵(+),硝酸盐还原(+),氧化酶(-)(邻单胞菌属除外),触酶(+)(痢疾志贺菌除外)。

(三)抗原构造

肠杆菌科细菌主要有三种抗原,分别为:菌体(O)抗原、鞭毛(H)抗原和荚膜或包膜抗原(如Vi抗原、K抗原)等。

1. O抗原　存在于细胞壁脂多糖(LPS)层,具有属、种特异性。耐热,加热100℃,不被破坏。

2. H抗原　存在于鞭毛蛋白。不耐热,加热60℃,30min即被破坏。

3. 荚膜或包膜抗原　位于O抗原外围,能阻止O抗原与相应的抗体发生凝集。加热100℃,30min可将其去除。重要的荚膜抗原有伤寒沙门菌的Vi抗原,大肠埃希菌的K抗原等。

(四)临床意义

肠杆菌科细菌中有4个菌属对人类有明显的致病作用,他们是沙门菌属(Salmonella)、志贺菌属(Shigella)、大肠埃希菌(E.coli)的某些血清型及鼠疫耶尔森菌(Y.pestis)等。还有一些细菌是与医院感染有关的条件致病菌,如枸橼酸杆菌属(Citrobacter)、克雷伯菌属(Klebsiella)、肠杆菌属(Enterobacter)、多源菌属(Pantoea)、沙雷菌属(Serratia)、变形杆菌属(Proteus)、普罗威登菌属(Providencia)和摩根菌属(Morganell)等。另有许多细菌既是肠道的正常菌群,也是条件致病菌,在一定的条件下,如机体抵抗力下降、寄居部位的改变或肠道菌群失调时能引起菌血症、脑膜炎、肺炎、肾盂肾炎或伤口感染等疾病。所致疾病主要有:

1. **肠道外感染**　许多肠杆菌科细菌均可引起肠外感染,如埃希菌属、克雷伯菌属、枸橼酸杆菌属、肠杆菌属、沙雷菌属、变形杆菌属、普罗威登菌属、摩根菌属和邻单胞菌属等均可引起泌尿道、呼吸道和伤口感染,甚至是危及生命的脑膜炎、败血症等严重的感染。鼠疫耶尔森菌可引起烈性传染病——鼠疫。

2. **人类肠道感染**　肠杆菌科细菌中明确的肠道病原菌是埃希菌属的某些血清型、志贺菌属、沙门菌属和耶尔森菌属。主要引起各种急、慢性肠道感染、食物中毒、旅行者腹泻及肠热症等。此外,类志贺邻单胞菌也属于胃肠炎的病原菌,患者一般为旅游者或热带、亚热带居民,有生食海产品,或与两栖类动物接触史,多发生于夏季。

(五)细菌鉴定

1. **常规生化鉴定**　根据细菌分解底物的能力不同,通过生化反应将细菌鉴定到种。可以用自行配制的生化反应培养基根据细菌的生化反应特性进行鉴定,也可以使用商品化的微生物鉴定试剂盒,结合细菌编码鉴定技术进行鉴定,还可以使用各种自动化仪器及配套生化鉴定板鉴定。

2. **血清学鉴定**　肠杆菌科中的某些致腹泻病原菌如埃希菌属、志贺菌属、沙门菌属及耶尔森菌属等的鉴定除生化反应符合外,尚须用特异性抗血清进行血清学分型鉴定后才能做出最终报告。通常是依据菌落形态和生化特征做出初步鉴定,再用已知的特异性抗血清(多价和单价因子血清)与分纯的菌落进行凝集反应以分群及定型,做出最终鉴定。

3. 分子生物学鉴定　利用分子生物学技术可将肠杆菌科细菌鉴定至科、属、种和血清型,也可区分致病菌株和非致病菌株,如可用 PCR 技术检测大肠埃希菌引起的感染,同时检测大肠埃希菌的肠毒素基因。

(六)抗菌药物敏感性

肠杆菌科细菌对抗生素的敏感性,可分为固有耐药和获得性耐药两种,固有耐药是细菌重要的遗传学特征,可以作为细菌种属鉴定的方法之一,也可以根据细菌的固有耐药特征对细菌鉴定结果和药敏试验结果进行验证(即药敏试验专家系统)。如肺炎克雷伯菌对氨苄西林和羧苄西林固有耐药,若临床分离菌鉴定为肺炎克雷伯菌,但药敏试验结果对氨苄西林或羧苄西林敏感,则说明鉴定或药敏试验结果有误,需重新进行细菌鉴定和药敏试验。

随着广谱抗生素使用的增多,肠杆菌科细菌的获得性耐药现象也越来越严重,细菌对抗生素的耐药谱可以随抗生素选择性压力不同而有所不同,所以细菌的耐药谱可以作为流行病学研究重要的实验室标记。在肠杆菌科细菌中最常见的耐药机制有以下几种。

1. β-内酰胺类抗生素耐药

(1)超广谱β-内酰胺酶(Extended Spectrum β-lactamases,ESBLs):肠杆菌科细菌可以产生 ESBLs,水解青霉素类和头孢菌素类抗菌药物,包括广谱头孢菌素(如:头孢噻肟、头孢曲松、头孢唑肟、头孢他啶等)。在革兰阴性细菌中已经发现了 200 多种不同类型的超广谱β-内酰胺酶,尽管所有的超广谱β-内酰胺酶都可以水解广谱头孢菌素类抗生素,但是根据所产生的酶的种类不同,水解抗菌药物的活性也不同。例如,一些 TEM 和 SHV 型 ESBLs 水解头孢他啶的能力强于头孢曲松,CTX-M 酶型 ESBLs 对头孢曲松和头孢噻肟的水解活性比对头孢他啶更强。超广谱β-内酰胺酶不能水解碳青霉烯类,因此碳青霉烯类抗菌药物可以用于治疗产 ESBL 细菌的感染。

CLSI 指南介绍了克雷伯菌属、大肠埃希菌和奇异变形杆菌的 ESBLs 筛选和确证试验;EUCAST 指南中还包括了沙门菌属和志贺菌属。尽管除了这些细菌之外,其他细菌也能产生超广谱β-内酰胺酶,但是由于 AmpC 型酶的存在会导致 ESBL 的表型检测出现假阴性,因此在含有染色体编码的产 AmpC 酶的细菌(例如:肠杆菌属和沙雷菌属)中不建议进行 ESBLs 的筛选和确认试验。产 ESBLs 的临床菌株可能表现为对一种或多种筛选药物高水平耐药。因此,使用几种筛选药物可增加筛选试验的敏感度。

ESBLs 活性可以被克拉维酸抑制,这一特性常被用于确认 ESBLs 的产生。这些检测是基于头孢菌素(通常是头孢他啶、头孢噻肟)与克拉维酸共同作用后其抗菌活性比单独使用头孢菌素时增加。造成菌株筛选试验阳性而确证试验阴性的原因很多,这些菌株可能是 ESBLs 阴性菌株,因膜孔蛋白减少;或是高产广谱β-内酰胺酶的菌株,或是产其他头孢菌素酶的菌株,使其对筛选药物的敏感性降低。这些菌株也可能是 ESBLs 阳性菌株,但同时还产生其他的β-内酰胺酶,如 AmpC 酶,干扰了 ESBL 抑制剂克拉维酸的抑制作用。

近年来,由于头孢菌素和氨曲南的药敏解释标准或折点进行了修改,并按照每一种头孢类抗菌药物的实际检测结果进行解释,CLSI 和 EUCAST 对 ESBLs 的筛选和确证试验也做出了修订。新的折点基于药动学/药效学数据和临床转归资料,在应用新折点的情况下,进行 ESBLs 筛选和确证试验的目的主要是感染控制和流行病学调查,而不是修改药敏结果(例如,将头孢菌素药敏结果从敏感修改为耐药),药动学/药效学数据表明,以前修改结果的做法可能会导致假耐药的报告。

(2)产头孢菌素(AmpC)酶:编码可诱导的 AmpC 型β-内酰胺酶的基因位于一些革兰阴性菌的染色体上,主要由阴沟肠杆菌属、枸橼酸杆菌属、普通变形杆菌和黏质沙雷菌产生,在自然状态下细菌产生的 AmpC 酶的量很少,但在β-内酰胺类抗生素的作用下可大量诱导此酶的产生,使之变为持续高产 AmpC。近年来还发现有质粒介导的 AmpC 酶,主要位于肺炎克雷伯菌、产酸克雷伯菌、大肠埃希菌、伤寒沙门菌和产气肠杆菌中,质粒介导的 AmpC 酶无论有无诱导剂,此酶均持续大量产生。高产量的 AmpC 酶可以水解所第有三代头孢菌素,表现为对第一、二、三代头孢菌素、头霉素、氨基糖苷类、广谱青霉素类均耐药,并且不被酶抑制剂所抑制,但可被氯唑西林抑制,对碳青霉烯类、头孢吡肟和喹诺酮类敏感。AmpC 酶的表型检测试验并不能区分基因是位于染色体上还是位于质粒上,如果从不携带染色体介导的 AmpC 基因的肠杆菌科细菌中检出 AmpC 酶通常就认为是质粒介导的。鉴别质粒介导的 AmpC 酶对于感染控制和流行病学调查是有帮助的。

头霉素(如头孢替坦、头孢西丁)不敏感可用于对潜在产 AmpC 酶菌株进行筛选,头孢替坦对于检测产 AmpC 酶菌株有较高的特异性,而头孢西丁则有更高的敏感性,针对筛选试验阳性的菌株可以通过分子生物学方法或者一种表型检测方法进行确认。

双纸片协同试验被广泛应用于检测质粒和染色体介导的产 AmpC 酶细菌。方法是:在平板上密集接种细菌,将含有一种抗生素(通常为头孢西丁、头孢他啶或头孢噻肟)的纸片放置在含有 AmpC 酶抑制剂纸片(通常为氯唑西林或硼酸)附近。抑制剂可以灭活 β-内酰胺酶,导致抗生素纸片的抑菌圈向抑制剂纸片方向变大,即为 AmpC 酶表型试验阳性。

另有一种试验是在标准纸片扩散法药敏试验中使用组合药敏纸片,该纸片包含一个试验药物(通常为头孢西丁,也可以是头孢噻肟或头孢他啶)和一种 AmpC 酶抑制剂(氯唑西林或硼酸)。与单独试验药物比较,有抑制剂存在情况下,抑菌圈直径增加(通常≥4mm)被认为是阳性。

(3)产碳青霉烯酶:碳青霉烯类抗生素是广谱 β-内酰胺类药物,可用于治疗严重感染和多重耐药菌引起的感染,被视为"治疗革兰阴性菌感染的最后一道防线",碳青霉烯类耐药是一个严重的临床和公共卫生问题。尽管碳青霉烯酶可以由染色体基因编码,但是大部分情况下是由携带多种耐药基因的质粒所介导的。由于碳青霉烯酶这一特征,所以鉴定具有该耐药机制的菌株对医院感染控制具有重要意义。

碳青霉烯酶包括以下三类 β 内酰胺酶:A 类酶,包括 KPC,SME,IMI,NMC,GES;B 类酶,又称为金属 β-内酰胺酶(MBL),其中 NDM、VIM 和 IMP 是最常见的类型;D 类酶,主要为 OXA 酶。在美国 KPC 酶是最常见的 A 类碳青霉烯酶,通常存在于肠杆菌科细菌中,但在假单胞菌中也有发现。而与其他金属酶不同,NDM 型酶虽然也可在不动杆菌属,假单胞菌属和嗜麦芽窄食单胞菌中检出,但主要在肠杆菌科细菌中出现。OXA 型碳青霉烯酶通常出现在不动杆菌中,但 OXA-48 则主要在肠杆菌科细菌中被发现。指所有能明显水解亚胺培南或美罗培南等碳青霉烯类抗生素的一类 β-内酰胺酶,其地域分布及产生的菌属有一定差异。它包括 Ambler 分子分类为,A、B、D 三类酶。目前检测产碳青霉烯菌株的方法主要有:改良 Hodge 试验(MHT)、Carba NP 试验。

CLSI 对碳青霉烯类抗生素的折点已进行了修订;现在,多尼培南、亚胺培南和美罗培南的敏感折点为≤$1\mu g/ml$,厄他培南为≤$0.50\mu g/ml$。应用新的碳青霉烯抗生素判断折点,可根据每个药物实际的 MIC 结果报告碳青霉烯酶类药物的药敏性,不再建议常规检测碳青霉烯酶,也不建议根据检出碳青霉烯耐药机制而修改碳青霉烯类抗菌药物的解释结果。然而,为了制定感染预防策略或进行流行病学调查仍需要检测碳青霉烯酶。

2. **氨基糖苷类抗生素耐药** 除斯氏普罗威登斯菌对氨基糖苷类抗生素天然耐药以外,其他肠杆菌科细菌可以通过产生氨基糖苷钝化酶获得对该类药物的耐药性,而表现耐药。

3. **氟喹诺酮耐药** 氟喹诺酮类抗生素对于革兰阴性菌具有良好的抗菌特性,但是由于耐药的出现,这类抗生素的运用受到了限制。目前在国内,肠杆菌科细菌对氟喹诺酮类抗生素有较高的耐药性,尤其在产 ESBLs 的菌株中,耐药性更高。关于氟喹诺酮类抗生素耐药机制,已经被公认的是 DNA 螺旋酶 A(gryA)和拓扑异构酶Ⅳ亚单位 C(parC)基因突变所致。

二、埃希菌属

(一)种属分类

埃希菌属(Esehenchia)包括 6 个种,即大肠埃希菌、蟑螂埃希菌、弗格森埃希菌、赫尔曼埃希菌、不脱胺/聚团埃希菌和伤口埃希菌。其中大肠埃希菌是埃希菌属的代表菌株,其他 5 种埃希菌在临床标本中偶可检出。

(二)致病机制

1. **侵袭力** 大肠埃希菌的 K 抗原、菌毛与侵袭力有关。K 抗原能抗吞噬,并有抵抗抗体和补体的作用。菌毛能帮助细菌黏附于黏膜表面。其中肠毒素型大肠埃希菌(ETEC)产生的菌毛称定植因子(ColonizationfactoranUgen,CFA)包括 CFAⅠ和 CFAⅡ等。能使细菌在肠道内定植,产生毒素而引起相应的症状。此外有侵袭力的菌株可直接侵犯肠道黏膜上皮引起炎症。

2. **内毒素** 大肠埃希菌的细胞壁有内毒素活性,其毒性部位在质脂 A,可引起发热、休克、DIC 等病理改变。

3. **肠毒素** 大肠埃希菌产生两种肠毒素:一种是不耐热肠毒素(LT);另一种是耐热肠毒素(ST)。LT 和 ST 均可使肠道细胞中 cAMP 的水平升高,引起肠液大量分泌而导致腹泻。

(三)临床意义

大肠埃希菌是人和动物肠道正常菌群,婴儿出生后数小时就进入肠道,并终身伴随。可随粪便排出,在自然界中广泛存在,当宿主免疫力下降或细菌侵入肠外组织或器官时,可引起肠外感染,某些特殊血清型能引起急性腹泻。

1. **肠道外感染** 大肠埃希菌在自然界中广泛存在,多数在肠道内不致病,但当宿主免疫力下降或细菌侵入肠外组织或器官时,可引起各种类型的肠外感染,以泌尿系统感染为主,亦可引起腹膜炎、胆道感染、肺炎、手术创口感染等,严重者可引起菌血症。

2. **肠道感染** 大肠埃希菌中的致病菌株能引起轻微腹泻至霍乱样严重腹泻,并能引起致死性并发症,如溶血性尿毒综合征(hemolytic uremic syndrome,HUS)。根据其不同的血清型别、毒力和所致临床症状的不同,可将主要致泻性大肠埃希菌分为 5 种:

(1)肠出血性大肠埃希菌(enterohemorrhagic E. Coil,EHEC),EHEC 菌株中最具代表性的血清型是 O157:H7,是引起 HUS 的主要病原菌,在南美洲,至少是 80% 的 HUS 患者的病原体是 O157 产志贺毒素大肠埃希菌(Shiga toxin. producing E. coli,STEC),在发展中国家 O157 血清型 STEC 是血性腹泻常见的病原菌,但近年来从腹泻和 HUS 中分离的非 O157 的血清型也在增多,已超过 100 种,不同国家的流行株不一定相同。EHEC 引起的腹泻多种多样,从中度无血性的腹泻到严重的血性腹泻,甚至 HUS,后者典型症状为微血管出血性贫血,血小板减少和急性肾衰竭。

(2)肠毒素型大肠埃希菌(*Enterotoxigenic E. coli*,ETEC) 能产生热稳定毒素和(或)热不稳定毒素,是发展中国家人类腹泻,尤其是青少年腹泻的重要病原菌,也常引起旅游者腹泻。ETEC 所致疾病最主要的临床症状是腹部绞痛,有时伴有恶心和头痛。

(3)肠致病性大肠埃希菌(*Enteropathogenic E. coli*,EPEC)该菌不产生肠毒素和志贺毒素,主要致病物质是黏附因子。是婴幼儿腹泻的主要病原菌,临床表现为婴幼儿的严重的,长时间的非血性腹泻、呕吐和发热。

(4)肠侵袭型大肠埃希菌(*Enteroinvasive E. coli*,EIEC)EIEC 不产生肠毒素,细菌能侵袭结肠黏膜上皮细胞并在其中生长繁殖。细菌死亡崩解后释放出内毒素,并破坏上皮细胞形成炎症和溃疡,导致腹泻。主要侵犯较大儿童和成人。所致疾病很像菌痢,腹泻呈脓血便,有里急后重,故曾称志贺样大肠埃希菌。

(5)肠凝聚型大肠埃希菌(enteroaggregattveL-Coli,EaggEC)为一群不产生 LT 或 ST,没有侵袭力,不能用 O:H 血清分型,可黏附于 Hep-2 和 HeLa 细胞的大肠埃希菌菌株所致。可引起婴儿持续性腹泻,脱水,偶有血便。致病机制不明,可能与细菌产生肠集聚耐热毒素有关。

(四)鉴定要点

1. 推荐使用商品化的细菌鉴定系统进行鉴定(包括编码鉴定和仪器鉴定),操作简单,准确率较高。

2. 临床上根据大肠埃希菌能分解乳糖,在各种肠道选择性培养基可产生有色菌落,如在中国蓝平板上为蓝色菌落,在伊红亚甲蓝平板上为紫黑色菌落,在麦康凯和 SS 平板上为红色菌落,可进行初步鉴定。

3. 值得注意的是大肠埃希菌中的有些菌株,如不活跃大肠(多数 EIEC 生化反应为不活跃性),无鞭毛,无动力,不发酵乳糖,易与志贺菌混淆。可采用醋酸钠、葡萄糖铵利用试验和黏质酸盐产酸试验进行鉴别,大肠埃希菌均为(+),而志贺菌均为(一)。

4. 致泻性大肠埃希菌分型鉴定:对怀疑致泻性大肠埃希菌感染时应做 O157 EHEC 检测,可使用山梨醇麦康凯培养基(SMAC)进行 O157 血清型 EHEC 的筛选,因为大多数 O157 血清型 EHEC 不能发酵利用 D-山梨醇,而 80% 的其他大肠埃希菌可快速发酵 D-山梨醇,此方法可快速进行筛选。对疑似 HUS 和有血性腹泻患者还应做非 O157 EHEC 血清型鉴定。

(五)抗菌药物敏感性

对于肠道外感染的大肠埃希菌均需要做药敏试验。CLSI 建议,常规药敏试验应包括氨苄西林、头孢唑林(仅限于 MIC)、庆大霉素和妥布霉素。对于从泌尿道标本中分离的大肠埃希菌应检测对磷霉素和其他用于尿路感染的药物（复方新诺明）的敏感性。对于从脑脊液（CSF）分离到的大肠埃希菌应检测和报告头孢噻肟和头孢曲松代替头孢唑林。近年来 CLSI 修改了肠埃希菌科细菌对第三代/四代头孢和碳青霉烯类抗菌药物的折点，临床实验室应使用新的折点解释药敏试验结果。

大肠埃希菌对喹诺酮类抗生素的耐药情况近年来也一直受到关注，目前我国大肠埃希菌对喹诺酮类抗生素的耐药率已达到 50% 以上，而在欧美等发达国家喹诺酮类药物的耐药率仅为 5% 左右，这可能与我国喹诺酮类药物大量使用有关。大肠埃希菌对喹诺酮类抗生素主要耐药机制是：由染色体 gyrA 突变使药物与靶位 DNA 拓扑异构酶的亲和力降低所致，但多点突变导致药物积聚下降可能是菌株产生高度耐药的一个重要原因。

肠道感染的大肠埃希菌对抗生素几乎都敏感，抗生素敏感性试验检测仅对流行病学分析有意义。使用抗生素治疗可减轻 ETEC、EPEC 感染的症状，缩短病程，但对 EHEC 感染的疗效尚不确定。

三、志贺菌属

（一）种属分类

志贺菌属（Shigella）是人类细菌性痢疾最为常见的病原菌，分为 4 个血清群：A 群为痢疾志贺菌（S. dysenteriae），B 群为福氏志贺菌（S. flexnefi），C 群为鲍特志贺菌（S. boydii），D 群为宋内志贺菌（S. sonnel）。最近将生化性状相近的 A、B、C 群归为一群，统称为志贺菌 A、B、C 血清群；而将生化特征与之相异的，鸟氨酸脱羧酶和 β-半乳糖苷酶均阳性的宋内志贺菌单列出来。

（二）致病机制

1. **侵袭力** 志贺菌有菌毛，能黏附于回肠末端和结肠黏膜的上皮细胞，继而穿入上皮细胞内生长繁殖，一般在黏膜固有层内繁殖形成感染灶，引起炎症反应，志贺菌侵入血流非常罕见。

2. **内毒素** 志贺菌属各菌株均有强烈的内毒素，由于内毒素的释放而造成上皮细胞死亡和黏膜下发炎，并形成毛细血管血栓，导致坏死、脱落和溃疡，临床上出现典型的脓血便；另一方面可引起全身中毒症状（内毒素血症），导致发热、意识障碍，甚至中毒性休克。内毒素尚能作用于肠壁自主神经系统，使肠功能发生紊乱，肠蠕动失调和痉挛。尤其是直肠括约肌痉挛最明显，因而出现腹痛、里急后重等症状。

3. **外毒素** A 群志贺菌 1 型和 2 型产生的志贺毒素（Shigatoxin；ST），ST 对 Vero 细胞有毒性作用也称为 Vero 毒素（Verotoxin；VT），VT 至少有以下 3 种生物活性。①细胞毒：对人肝细胞、Hela 细胞、Veto 细胞均有毒性；②肠毒素：类似大肠埃希菌、霍乱弧菌肠毒素的作用，可使兔肠襻结扎实验出现液体潴留，引起水样腹泻；③神经毒：可引起动物麻痹、死亡。

（三）临床意义

四种志贺菌均可引起菌痢，但是疾病的严重性、死亡率及流行情况各不相同，其中以痢疾志贺菌引起的菌痢最重。我国以福氏和宋氏志贺菌引起的菌痢最为多见。

1. **急性细菌性痢疾** 又分典型、非典型及中毒型三型。典型的细菌性痢疾表现为腹痛、腹泻、脓血、黏液便、里急后重、发热等症状，便中含有多量的血、黏液和白细胞。非典型菌痢因症状不典型，容易造成误诊和漏诊。中毒性菌痢多见于小儿，常无明显的消化道症状而表现为全身中毒症状，若抢救不及时，往往造成死亡。

志贺菌很少穿过黏膜层进入血流，在血液中极少发现该菌。痢疾志贺菌引起的菌痢特别严重，死亡率可高达 20%，而其他志贺菌引起的感染则相对较轻，具有自限性并很少致死（老年人和婴儿例外）。多数菌痢为散发病例，偶可因污染了水和食物而引起暴发流行。任何季节均可发病，但在夏季更为常见。

2. **慢性细菌性痢疾** 常因急性菌痢治疗不彻底，反复发作、迁延不愈，病程超过 2 个月以上视为慢性菌痢。隐匿型菌痢是指过去有痢疾病史，而无临床症状，但乙状结肠镜检查发现有病变或大便培养阳性者，此型在流行病学上具有重要意义。

3. **携带者** 有恢复期带菌、慢性带菌和健康带菌 3 种类型，后者是主要的传染源，特别是从事餐饮业和幼教等行业的人员中的志贺菌携带者具有更大的危害性。

（四）鉴定要点

1. **生化鉴定** 接种于 SS 和麦康凯平板上的粪便标本，分离出无色、透明的小菌落为可疑志贺菌，需进一步做生化反应鉴定。与沙门菌属及其他革兰阴性杆菌相鉴别，推荐使用商品化的细菌鉴定系统（包括编码鉴定和仪器鉴定）。

2. **血清学鉴定** 凡生化反应符合志贺菌属者

均需做血清学鉴定,进行分群和分型。生化反应可作为引导血清学分型诊断的依据,两者相互配合。

志贺菌主要有 O 和 K 二种抗原。O 抗原是血清学分类的依据,可将志贺菌分为 4 个血清群和 40 余个血清型(含亚型)。K 抗原在血清学分型上无意义,但可阻止 O 抗原与相应抗血清的凝集反应,通过加热 100℃,15～30min 可将其破坏,去除其对 O 抗原凝聚的抑制作用。如分离的细菌生化鉴定符合志贺菌,而与多价和 C 群血清均不凝聚,应考虑为 K 抗原的阻断作用,可通过将菌液煮沸破坏 K 抗原后重复进行 O 抗原凝聚试验。

(五)抗菌药物敏感性

志贺菌感染常常需要抗生素治疗,且志贺菌的耐药现象较为严重,所以对于志贺菌属的分离株通常要做药敏试验,一般只选用氨苄西林、一种喹诺酮类药物和磺胺甲噁唑/甲氧苄啶作为常规试验和报告,第一、第二代头孢菌素和氨基糖苷类抗生素体外可能对这些菌株有活性,但临床治疗却无效,所以对志贺菌属,第一、第二代头孢菌素和氨基糖苷类抗生素均不应做药敏试验,或者不管体外药敏试验结果如何均报告为耐药。目前大环内酯类,特别是阿奇霉素正在被用于治疗这类感染,但是对于志贺菌尚没有药敏解释标准。

志贺菌的耐药主要由耐药质粒 R 控制,耐药质粒可在肠道细菌间通过接合互相传递,对氨苄西林、复方新诺明、四环素等药物的耐药率不断上升并呈现多重耐药现象。

四、沙门菌属

(一)种属分类

目前沙门菌属(Salmonella)仅有两个种:肠沙门菌(S. enterica)和本哥利沙门菌(S. bongori)。肠沙门菌又分为 6 个亚种,亚种Ⅰ为沙门菌肠亚种(S. enterica subsp. enterica),亚种Ⅱ为沙门菌撒拉姆亚种(S. enterica subsp. salamae),亚种Ⅲa 为沙门菌亚利桑那亚种(S. enterica subsp. arizonae),亚种Ⅲb 为沙门菌双相亚利桑那亚种(S. enterica subsp. diarizonae),亚种Ⅳ为沙门菌豪顿亚种(S. enterica subsp. houtenae),亚种Ⅵ为沙门菌因迪卡亚种(S. enterica subsp. indica)。本哥利沙门菌以前属于亚种Ⅴ。亚种Ⅰ可从人及温血动物体内分离到,其他亚种通常从冷血动物和环境中分离,偶尔引起人类致病。绝大多数临床标本中分离的沙门菌属于亚种Ⅰ。

沙门菌属是肠杆菌科中最复杂的菌属,分类命名比较混乱。根据抗原结构,沙门菌属可被分为 2500 多个血清型。过去一直将血清型与种的概念等同,并且根据不同菌种的流行病学、病理学特征和引起动物疾病的种类等对沙门菌属的血清型进行命名,如伤寒沙门菌(S. typhi)、甲型副伤寒沙门菌(S. paratyphi A)、鼠伤寒沙门菌(S. typhimurium)、猪霍乱沙门菌(S. choleraesuis)等,这些名称不符合细菌命名法规,而且容易引起误导,因为一种沙门菌引起的疾病并不仅限于一种动物,如猪霍乱沙门菌既可引起猪的感染,也可引起人类感染。但现在这种命名方法仍在被临床实验室广泛使用。建议各实验室应了解并逐渐使用沙门菌参比研究实验室推荐的血清型方式,如鼠伤寒沙门菌报告为沙门菌鼠伤寒血清型,猪霍乱沙门菌报告为沙门菌猪霍乱血清型。

(二)致病机制

1. **侵袭力** 有 Vi 抗原的沙门菌具有侵袭力,能穿过小肠上皮到达固有层。细菌在此部位常被吞噬细胞吞噬,但由于 Vi 抗原具有微荚膜功能,能抗御吞噬细胞的吞噬和杀伤,并阻挡抗体、补体等作用,被吞噬后的细菌在细胞内不被破坏,反而继续生长繁殖,并随游走的吞噬细胞至机体的其他部位。

2. **内毒素** 沙门菌死亡后释放出的内毒素,可引起宿主体温升高、白细胞数下降,大剂量可导致中毒休克。

3. **肠毒素** 个别沙门菌如鼠伤寒沙门菌可产生肠毒素,其性质类似 ETEC 产生的肠毒素。

(三)临床意义

沙门菌主要通过污染食品和水源经口感染,引起人类和动物的沙门菌病,出现相应的临床症状或亚临床感染,主要有 4 种类型。

1. **胃肠炎(食物中毒)** 是最常见的沙门菌感染,约占 70%。由摄入大量鼠伤寒沙门菌、猪霍乱沙门菌、肠炎沙门菌污染的食品或水引起,潜伏期 6～24h,起病急,主要症状为发热、恶心、呕吐、腹痛、水样泻,偶有黏液或脓性腹泻。严重者伴迅速脱水,可导致休克、肾衰竭而死亡,此大多发生在婴儿、老年人和身体衰弱者,一般可在 2～3d 自愈。

2. **菌血症或败血症** 以猪霍乱沙门菌感染为多,无明显的胃肠炎症状,表现为高热、寒战等。常伴有局部病灶,如胆囊炎、骨髓炎、脑膜炎、心内膜炎等。往往出现血培养阳性而粪便培养阴性的结果。

3. 肠热症 即指伤寒和副伤寒。最典型的是由伤寒沙门菌引起的伤寒,表现为发热,血培养或肥达反应阳性。肠热症也可由其他沙门菌引起,常表现为轻度发热和腹泻。以伤寒的发病过程为例:细菌随污染的食品或饮料经口感染,穿过小肠上皮进入黏膜下组织。细菌被吞噬细胞吞噬,随吞噬细胞到达肠系膜淋巴结,并大量繁殖,经胸导管进入血流(第一次菌血症)。此时病人在临床上出现发热、不适等症状。随后,细菌随血流播散至肝、脾、胆囊、肾和骨髓等实质器官中,继续大量繁殖,再次进入血流(第二次菌血症)并随血液扩散至全身各器官及皮肤,病人出现持续高热、肝脾大、皮疹和全身(内毒素)中毒症状。胆囊中的细菌随胆汁进入肠腔,可经粪便排出,同时也可能有另一部分细菌再次侵入肠壁淋巴组织,使已致敏的组织发生超敏反应,导致局部坏死和溃疡,严重的有出血或肠穿孔并发症。肾中的细菌随尿排出体外。以上病变在疾病的第 2～3 周出现。若无并发症,自第 2~3 周后病情开始好转。

4. 携带者 伤寒沙门菌感染后约 3% 患者可成为携带者,在其粪便中可持续排菌长达 1 年或 1 年以上。

(四)鉴定要点

1. 生化鉴定 接种于 SS 和麦康凯平板上的粪便标本,分离出无色、透明的小菌落为可疑沙门菌,需进一步做生化反应鉴定,以与志贺菌属及其他革兰阴性杆菌相鉴别,推荐使用商品化的细菌鉴定系统(包括编码鉴定和仪器鉴定)。

2. 血清学鉴定 沙门主要有 O 和 H 两种抗原,是血清型鉴定的重要依据。少数菌具有表面抗原,功能与大肠埃希菌的 K 抗原相似,一般认为与毒力有关,故称 Vi 抗原。

(1) O 抗原:为脂多糖,性质稳定,能耐 100℃ 高温。沙门菌属 O 抗原至少有 58 种,是分群的依据,以阿拉伯数字表示,凡含有相同 O 抗原组分的归为一个群。O 抗原刺激机体主要产生 IgM 抗体,抗原与抗体结合可产生颗粒状凝聚反应。

(2) H 抗原:为蛋白质,对热不稳定,是分型的依据。H 抗原刺激机体主要产生 IgG 抗体,抗原与抗体结合可产生絮状凝聚反应。

(3) Vi 抗原:因与毒力有关而命名为 Vi 抗原。不稳定,经 60℃ 加热或石炭酸处理或人工传代培养易破坏或丢失。新从患者标本中分离出的沙门菌伤寒血清型和丙型副伤寒血清型等有此抗原。Vi 抗原存在于细菌表面,可阻止 O 抗原与其相应抗体的反应。Vi 抗原的抗原性弱,当体内有细菌存在时可产生一定量抗体;细菌被清除后,抗体也随之消失,故测定 Vi 抗体有助于对伤寒带菌者的检出。若生化反应符合沙门菌,而与沙门菌 O 多价血清不产生凝聚,首先应考虑是否有 Vi 抗原存在,应加热或传代,以去除 Vi 抗原后再进行凝聚。

3. 血清抗体检测及诊断意义 血清学检测(肥达试验)在伤寒热流行的地区是有帮助的,但其缺乏特异性,限制了它的应用。在美国血清学试验不作为沙门菌感染的常规诊断方法。肥达试验可测定沙门菌伤寒血清型 O 抗原和 H 抗原的凝集抗体,但可能产生假阳性和假阴性反应,所以不能对感染病例提供明确诊断。已经证明另外有两个快速血清学诊断试验比肥达试验在伤寒热的血清学检测方面更有价值,他们是 Tubex 和 TyphiDot。

(五)抗菌药物敏感性

对于没有合并症的沙门菌胃肠炎,不推荐使用抗菌药物治疗,而且粪便分离株的药敏试验结果不一定与疗效一致。然而,出于监测的目的,药敏试验是有价值的,应定期监测沙门菌对抗菌药物耐药性的进展。

相比之下,适当的抗菌药物治疗对于侵袭性沙门菌和伤寒患者是至关重要的,应尽快报告这些菌株的药物敏感性。然而,随着沙门菌对一种或多种抗菌药物耐药水平不断上升,使得选择合适的抗生素治疗成为难题。特别受到关注的是沙门菌伤寒血清型对环丙沙星的敏感性降低和治疗失败的病例数量越来越多。2013 年,CLSI 建议对肠道外感染分离的沙门菌及所有的伤寒血清型、副伤寒 A、B、C 血清型检测萘啶酸和环丙沙星的敏感性;也为沙门菌单独制定了较低的氟喹诺酮类 MIC 折点解释标准。此外,对于肠道外分离的沙门菌应该检测和报告氯霉素和广谱头孢菌素的敏感性。针对沙门菌不应报告对第一代和第二代头孢菌素、头霉素类和氨基糖苷类抗生素敏感,因为这些药物在临床治疗上无效。

我国为伤寒、副伤寒高发区,文献报道,不同的地区、不同时间流行的菌株,耐药情况有很大的差异。最近,在一些发展中国家出现了多重耐药(氯霉素、氨苄西林和磺胺)菌株,并且也有耐喹诺酮类菌株报道。

五、耶尔森菌属

(一)种属分类

耶尔森菌属(Yersinia)可引起人和动物源性感染,是人畜共患疾病的病原体,通过吸血节肢动物叮咬或食用污染食物等途径而感染。本属细菌包括11个菌种,至少有3种肯定是人类致病菌:鼠疫耶尔森菌、小肠结肠炎耶尔森菌和假结核耶尔森菌。其他8种耶尔森菌:弗氏耶尔森菌、中间耶尔森菌、克氏耶尔森菌、奥氏耶尔森菌、伯氏耶尔森菌、莫氏耶尔森菌、罗氏耶尔森菌和鲁氏耶尔森菌均可从临床标本中分离到。

(二)致病机制

1. 内毒素即细菌细胞壁成分,可引起发热、白细胞升高、中毒性休克等病理生理变化。

2. 外毒素(鼠毒素) 主要作用于心血管及淋巴管内皮细胞,引起炎症、坏死、出血,导致血液浓缩和致死性休克,还可引起肝、肾、心肌纤维的实质性损害。

3. 鼠疫耶尔森菌的封套抗原、毒力抗原、色素形成能力、鼠疫耶尔森菌素、凝固酶、纤维蛋白因子、鼠毒素等均与鼠疫耶尔森菌的毒力有关,称为毒力决定因子。

(三)临床意义

1. **鼠疫耶尔森菌感染** 鼠疫耶尔森菌是鼠疫的病原菌,是严重危害人类健康的烈性传染病之一,是我国甲类传染病。鼠疫是自然疫源性疾病,人可以通过与感染动物(啮齿类)接触或通过鼠蚤而受到感染。

人对鼠疫耶尔森菌的感受性没有年龄和性别的差异,细菌侵入机体后出现全身中毒症状并在心血管、淋巴系统和实质器官表现出特有的出血性炎症,有3种常见的临床类型:

(1)腺鼠疫:局部淋巴结(多为腹股沟淋巴结)的肿胀,继而发生坏死和脓肿。

(2)败血型鼠疫:由细菌侵入血流大量繁殖所致。多继发于腺鼠疫或肺鼠疫之后,也有原发性败血性鼠疫,此型最为严重,可出现高热,体温高达40℃,皮肤黏膜出现小出血点,若不及时抢救,可在2~3d死亡。

(3)肺鼠疫:原发性肺鼠疫多由呼吸道传染所致,继发性肺鼠疫由腺鼠疫、败血型鼠疫转变而成,病人出现高热、咳嗽、痰中带血并含有大量鼠疫耶尔森菌,死亡率极高。

2. **小肠结肠炎耶尔森菌和假结核耶尔森菌感染**

(1)两者通常都是由于摄入污染的食物和水而感染,小肠结肠炎耶尔森菌是人类感染的常见病原菌,而假结核耶尔森菌主要是动物病原菌。小肠结肠炎耶尔森菌感染以水性腹泻为特征,有时可引起血性腹泻。假结核耶尔森菌感染引起的腹泻较少见,典型症状是回肠盲端炎症,肠系膜淋巴结炎及假性阑尾炎,尤其常见于儿童。

(2)两者引起的败血症较少见,主要见于一些基础疾病及免疫功能受损患者,如糖尿病、肝硬化、艾滋病及肿瘤患者等。

(3)在一些患者中可发展为肠道外疾病,如免疫性疾病,可能是某些菌株的菌体抗原与宿主组织抗原有相似性,可刺激机体产生自身抗体所致。可引起活动性关节炎、心肌炎、甲状腺炎、肾小球肾炎及结节性红斑等。

(四)鉴定要点

1. 在血平板上37℃培养形成表面黏稠的菌落;在肉汤培养基中生长,呈"钟乳石状"现象等有助于鼠疫耶尔森菌初步鉴定。此外该菌在25℃和37℃培养时动力均为(−),鸟氨酸(−)、尿素(−),可与其他耶尔森菌鉴别。

2. 小肠结肠炎耶尔森菌在25℃培养动力(+)、37℃培养动力(−);有嗜冷性,4℃可生长;25℃ VP试验(+)、37℃ VP试验(−);有助于与其他耶尔森菌鉴别。

(五)抗菌药物敏感性

1. 鼠疫耶尔森菌应强行早期使用抗生素治疗,不治疗的患者死亡率可达50%以上。链霉素是首选抗生素,其次为磺胺类、卡那霉素和氨苄西林。对于孕妇、老年人及有听神经损伤的患者,可改用四环素。对于脑膜炎患者可采用氯霉素静脉注射。鼠疫耶尔森菌的耐药性问题尚未引起关注,但近年来发现了由可传递质粒介导的多重耐药菌株,表现为对氨苄西林、氯霉素、卡那霉素、链霉素、四环素和磺胺类抗生素广泛耐药。

2. 小肠结肠炎耶尔森菌和假结核耶尔森菌引起的肠道感染,绝大多数可以自愈,因此不需要特殊治疗。对于免疫损伤及并发肠道外感染的患者,一般可采用口服多西环素、增效磺胺或氟喹诺酮类进行治疗。小肠结肠炎耶尔森菌可产生由染色体编码的β-内酰胺酶,表现为对氨苄西林、羧苄西林和头孢噻吩的抗性,临床上,对该菌引起的肠道外感染,可采用广谱的头孢菌素联合氨基糖苷类药物,或氟喹诺酮联合氨基糖苷类药物治疗。

六、枸橼酸杆菌属

(一)种属分类

枸橼酸杆菌属(*Citrobacter*)以前仅有三个种,即弗劳地枸橼酸杆菌(*C. freundii*)、差异枸橼酸杆菌(*C. diversus*)和无丙二酸盐枸橼酸杆菌(*C. amalonaticus*)。后增加了布拉吉枸橼酸杆菌(*C. braakii*)、雷登枸橼酸杆菌(*C. rodentium*)、塞拉克枸橼酸杆菌(*C. sedlakii*)、魏克曼枸橼酸杆菌(*C. werkmanii*)、扬哥枸橼酸杆菌(*C. youngae*)、吉乐枸橼酸杆菌(*C. gillenii*)(即以前的枸橼酸菌种10)、穆利枸橼酸杆菌(*C. murliniae*)(即以前的枸橼酸菌种11)和法玛丽枸橼酸杆菌(*C. farmeri*)(即以前的无丙二酸盐枸橼酸杆菌生物1群)等8个菌种,并且差异枸橼酸杆菌改名为库斯枸橼酸杆菌(*C. koseri*)。至今所有的枸橼酸杆菌均已准确命名,共包括11个种。

(二)临床意义

该菌属广泛存在于自然界,是人和动物肠道的正常菌群,凡是粪便污染的地方,均可发现本菌属的存在。枸橼酸杆菌主要引起泌尿道感染,其分离率仅次于大肠埃希菌、变形杆菌等;枸橼酸杆菌败血症也多源发于泌尿道感染。库斯枸橼酸杆菌可引起新生儿脑膜炎和败血症,主要见于2个月以下的婴儿,其中新生儿发病率最高,75%以上的患儿可发展为脑脓肿,而存活者一般都具有神经系统方面的缺陷。有时枸橼酸杆菌属与产黑色素类杆菌等革兰阴性无芽胞厌氧菌等合并感染。

(三)鉴定要点

推荐使用商品化的细菌鉴定系统进行鉴定,但应注意枸橼酸杆菌属以前仅有3个种,现发展为11个菌种,且差异枸橼酸杆菌已重新命名为库斯枸橼酸杆菌,在旧版的枸橼酸杆菌鉴定表、编码手册中可能没有包括新的细菌分类名称。

(四)抗菌药物敏感性

该菌属对头孢菌素天然耐药,具有染色体介导的编码 Bush I(AmpC)酶的基因,可产生持续高产的 AmpC 酶,该酶可以水解所有三代头孢菌素,表现为对第一、二、三代头孢菌素、头霉素、氨基糖苷类、广谱青霉素类均耐药,并且不被酶抑制剂所抑制,但对碳青霉烯类、头孢吡肟和喹诺酮类敏感。治疗首选碳青霉烯类和头孢吡肟,或选用喹诺酮类与亚胺培南、头孢吡肟联合用药。

七、克雷伯菌属和柔特勒菌属

(一)种属分类

克雷伯菌属(*klebsiella*)原有5个种,2个亚种,分别为:肺炎克雷伯菌(*K. pneumoniae*)、产酸克雷伯菌(*K. oxytoca*)、肺炎克雷伯菌臭鼻亚种(*K. pneumoniae subsp. azaenae*)、肺炎克雷伯菌鼻硬结亚种(*K. pneumoniae subsp. rhinoscleromatis*)、解鸟氨酸克雷伯菌(*K. ornithinolytica*)、植生克雷伯菌(*K. planticola*)和土生克雷伯菌(*K. terrigena*),肺炎克雷伯菌是该菌属的模式菌。后根据16S rRNA 和 rpoB 基因序列的不同,有学者建议将后三种菌(即解鸟氨酸克雷伯菌、植生克雷伯菌和土生克雷伯菌)从克雷伯菌属中划开,建立一个新菌属为柔特勒菌属(*Raoultella*)。分别命名为解鸟氨酸柔特勒菌(*R. ornithinolytica*)、植生柔特勒菌(*R. planticola*)和土生柔特勒菌(*R. terrigena*)。目前克雷伯菌属仅包括2个种,2个亚种;柔特勒菌属包括3个种。

(二)临床意义

克雷伯菌通常存在于人体的体表、鼻咽部及肠道等处,粪便是患者感染的重要来源,约1/3的成人患者粪便中含有克雷伯菌,但在住院患者和使用抗生素的成人中细菌携带率会增菌3倍,儿童粪便的细菌携带率高达90%~100%。当机体免疫力降低或长期大量使用抗生素导致菌群失调时可引起感染。常见的感染为肺炎、支气管炎、泌尿道和手术伤口感染,有时引起严重的败血症、脑膜炎、腹膜炎等。目前克雷伯菌是除大肠埃希菌以外的医源性感染中最重要的条件致病菌。肺炎克雷伯菌可引起典型的原发性肺炎,肺炎克雷伯菌臭鼻亚种经常引起萎缩性鼻炎(臭鼻症)和鼻黏膜的化脓性感染,肺炎克雷伯菌鼻硬结亚种常引起呼吸道黏膜、口咽部、鼻和鼻旁窦的感染,导致肉芽肿性病变和硬结形成。

(三)鉴定要点

1. 在普通营养平板和血平板上生长形成典型的黏液性菌落,有拉丝现象;无动力。细菌形态呈球杆状,有多形性。这些特征有助于初步鉴定。

2. 荚膜肿胀试验阳性是该菌属的特征,有助于与其他肠杆菌科细菌鉴别。

3. 应注意肺炎克雷伯菌臭鼻亚种和肺炎克雷

伯菌鼻硬结亚种生长缓慢,所有的商品化鉴定系统都很难正确鉴定。

(四)抗菌药物敏感性

该菌属对氨苄西林天然耐药,容易产生ESBLs而导致对所有β-内酰胺类药物(包括青霉素类、头孢类和氨曲南)均耐药,但对碳青霉烯类和头霉素类药物敏感,耐药性可以被克拉维酸所抑制。产ESBLs菌株感染可选用碳青霉烯类、头霉素类、β-内酰胺类/酶抑制剂复合制剂治疗。近年来产KPC酶的肺炎克雷伯菌逐年增加,成为临床感染控制非常棘手问题。

八、肠杆菌属

(一)种属分类

肠杆菌属(Enterobacter)原包括7个种和2个生物型,分别为:产气肠杆菌(E.aerogenes)、阴沟肠杆菌(E.cloacae)、杰高维肠杆菌(E.gergoviae)、坂崎肠杆菌(E.sakazakii)、泰洛肠杆菌(E.taylorae)、聚团肠杆菌(E.agglomerans)、中间肠杆菌(E.intermedius)、河生肠杆菌生物群1(E.aminigenus biogroup1)、河生肠杆菌生物群2(E.aminigenus biogroup2)。后又增加7个种,原聚团肠杆菌(E.agglomerans),从肠杆菌属中分开,归属于多源菌属,泰洛肠杆菌(E.taylorae)重新命名为癌生肠杆菌(E.cancerogenus)。目前肠杆菌属包括13个菌种和2个生物型。多源菌属(Pantoea)是1989年建立的一个新菌属,目前这个菌属包括7个种,但仅聚团多源菌(P.agglomerans)(即以前的聚团肠杆菌)可以从人体标本中分离。

(二)临床意义

本属细菌广泛存在于水、土壤和蔬菜中,在临床标本中最常见的是阴沟肠杆菌和产气肠杆菌,一般引起肠道外感染,如泌尿道、呼吸道和伤口感染,亦可引起菌血症和脑膜炎。聚团多源菌是人类的条件致病菌,也是肠道正常菌群,能引起多种条件致病性感染。坂崎肠杆菌能引起新生儿脑膜炎和败血症,死亡率较高,杰高维肠杆菌能引起泌尿道感染,亦有从呼吸道和血液感染标本中分离的报道。泰洛肠杆菌可从血液和脑脊液中分离得到,阿氏肠杆菌可从血液、尿液、粪便、伤口和呼吸道标本中分离得到。

(三)鉴定要点

1. 本菌属的细菌生化反应不典型,且同一菌种中不同来源的菌株生化反应存在较高的异质性,所以正确鉴定比较困难,常用的商品化鉴定系统均很难达到90%以上的鉴定正确率。

2. 坂崎肠杆菌以及部分克沃尼肠杆菌菌株能产生黄色素,阴沟肠杆菌、产气肠杆菌对头孢菌素天然耐药,这些特性有助于细菌鉴别。

3. 聚团多源菌以前归属于肠杆菌属,大多数菌株能产生黄色素,有助于细菌鉴定。在生化反应上与肠杆菌属的其他细菌难以区别,鉴定的关键试验为:鸟氨酸、赖氨酸脱羧酶和精氨酸双水解酶均为阴性。

(四)抗菌药物敏感性

阴沟肠杆菌和产气肠杆菌对头孢菌素天然耐药,可产生AmpC酶,该酶可以水解所有三代头孢菌素,表现为对第一、二、三代头孢菌素、头霉素、氨基糖苷类、广谱青霉素类均耐药,并且不被酶抑制剂所抑制,当临床应用这些抗生素治疗时,容易选择出高产AmpC酶突变体,其中以头孢他啶和头孢噻肟的选择能力最强。碳青霉烯类抗生素杀菌效果最好,四代头孢菌素对AmpC酶的亲和力低,且能快速穿透细胞膜,可用于对阴沟肠杆菌和产气肠杆菌感染的治疗。

九、沙雷菌属

(一)种属分类

沙雷菌属(Serratia)包括:黏质沙雷菌(S.marcescens)、黏质沙雷菌生物群1(S.marcescens biogroup1)、液化沙雷菌群(S.liquefaciens group)、深红沙雷菌(S.rubidaea)、芳香沙雷菌生物群1(S.odorifera biogtoup1)、芳香沙雷菌生物群2(S.odorifera biogtoup2)、无花果沙雷菌(S.ficaria)、虫媒沙雷菌(S.entomophila)、普利毛斯沙雷菌(S.plymuthica)及居泉沙雷菌(S.fonticola)等,共6个种和4个生物群。

(二)临床意义

沙雷菌属可自土壤、水、人和动物的粪便中分离到,是最严重的医院感染病原体之一,主要的传播方式是人与人之间传播,但与各种留置导管,静脉注射液等传播也有一定的关系。黏质沙雷菌可引起肺炎、泌尿道感染、败血症,以及外科术后感染;液化沙雷菌群可引起泌尿道和伤口感染;芳香沙雷菌、无花果沙雷菌、深红沙雷菌等与呼吸道、伤口感染有关。

(三)鉴定要点

1. 能产生酯酶、明胶酶和DNA酶是该菌属的典型特征。黏质沙雷菌,普利毛斯沙雷菌和深红沙雷菌能产生红色素,芳香沙雷菌有特殊芳香气味有助于细菌种间鉴别。

2. 除液化沙雷菌群的群内鉴定以外,沙雷菌属其他菌种均容易通过生化反应相鉴别,商品化的细菌鉴定系统有较高的鉴定正确率。

(四)抗菌药物敏感性

该菌属细菌对头孢菌素天然耐药,具有染色体介导的编码 Bush I(AmpC)酶的基因,可产生持续高产的 AmpC 酶,该酶可以水解所有三代头孢菌素,表现为对第一、二、三代头孢菌素、头霉素、氨基糖苷类、广谱青霉素类均耐药,并且不被酶抑制剂所抑制,但对碳青霉烯类、头孢吡肟和喹诺酮类敏感。有部分黏质沙雷菌可产生碳青霉烯酶,对碳青霉烯类有抗性,应注意监测。

十、变形杆菌属

(一)种属分类

变形杆菌属(*Proteus*)有 4 个种,分别为:普通变形杆菌(*P. vulgaris*)、奇异变形杆菌(*P. mirabilis*)、产黏变形杆菌(*P. myxofaciens*)和潘氏变形杆菌(*P. permeri*)。

(二)临床意义

该菌属细菌产生的尿素酶可分解尿素产氨,使尿液 pH 增高,碱性环境更有利于变形杆菌的生长。是尿道感染的主要致病菌之一(仅次于大肠埃希菌),常发生于糖尿病或尿道结构变异等患者,亦发生于尿道插管,外科手术或肠道带菌者的自身感染,感染也可能与肾结石和膀胱结石的形成有关。尿道感染易继发引起菌血症,还常引起伤口、呼吸道等多种感染,由变形杆菌引起的新生儿脐带感染可导致高度致死性菌血症和脑膜炎,奇异变形杆菌亦是婴儿肠炎的病原菌之一。

(三)鉴定要点

变形杆菌在血平板上生长良好,呈典型的迁徙生长现象,能产生硫化氢,可与其他菌属相鉴别,属内鉴别依靠生化反应,可使用鉴定表、鉴定编码或自动化鉴定系统。

(四)抗菌药物敏感性

普通变形杆菌和奇异变形杆菌对杆菌肽,多黏菌素、黏菌素及呋喃妥因有耐药性;对氨基糖苷类药物及萘啶酸敏感,普通变形杆菌治疗首选三代头孢或氟喹诺酮类;奇异变形杆菌的治疗首选氨苄西林,但近年来发现产 ESBL 的奇异变形杆菌,应引起重视。

十一、普罗威登斯菌属和摩根菌属

(一)种属分类

普罗威登斯菌属(*Providencia*)包括 5 个种,分别为:产碱普罗威登斯菌(*P. alcalifaciens*)、拉氏普罗威登斯菌(*P. rustigianii*)、斯氏普罗威登斯菌(*P. stuarii*)、雷氏普罗威登斯菌(*P. rettgerri*)和海氏普罗威登斯菌(*P. heimbachae*)。摩根菌属(*Morganella*)只有摩氏摩根菌(*M. morganii*)一个种,可分为摩氏摩根菌摩根亚种(*M. morganii ss morganii*),摩氏摩根菌生物群 1(*M. morganii* biogourp1),摩氏摩根菌塞氏亚种(*M. morganii sibonii*)。

(二)临床意义

普罗威登斯菌属与变形杆菌属一样,有碱化尿液的作用,有可能促使尿中结晶形成,与泌尿系统结石的形成有关。雷氏普罗威登斯菌和斯氏普罗威登斯菌可致泌尿道感染和其他的肠道外感染,并可引起医院感染的暴发流行。产碱普罗威登斯菌可从粪便中分离,而拉氏普罗威登斯菌和海氏普罗威登斯菌则较少从人类标本中分离。摩根菌属也可引起呼吸道、泌尿道和伤口等感染,并与败血症和腹泻有关,为医院感染致病菌之一。

(三)抗菌药物敏感性

摩根菌对多黏菌素、氨苄西林、头孢菌素天然耐药;文献报道,对哌拉西林/三唑巴坦、头孢吡肟、亚胺培南、阿米卡星有较高的敏感性,可根据药敏试验结果选择药物。普罗威登斯菌属对多黏菌素、呋喃妥因有耐药性,其感染治疗首选阿米卡星、注射用三代头孢和氟喹诺酮类等。

十二、邻单胞菌属

(一)种属分类

邻单胞菌属(*Plesiomonas*)只有一个菌种,即类志贺邻单胞菌(*P. shigelloides*),该菌属以前归属于弧菌科,后根据其基因特征分析,认为与肠杆菌科细菌有更密切的关系,而归属于肠杆菌科。

(二)临床意义

该菌可导致肠胃炎,好发于夏季通常为散发流行,临床症状是短时间的水样泻或痢疾样腹泻。病人有进食生水或海产品史,肠道外感染可发生于机体抵抗力下降的人群,可引起菌血症、脑膜炎。邻单胞菌脑膜炎一般见于助产分娩的婴儿。人邻单胞菌带菌者很少,除非是在邻单胞菌地方性流行的地区。

(三) 鉴定要点

类志贺邻单胞菌与其他肠杆菌科细菌的主要鉴别特征是氧化酶阳性，以前该菌与气单胞菌属（Aeromonas）和弧菌属（Vibrio）同归属于弧菌科，现虽归于肠杆菌科，但其葡萄糖发酵，氧化酶阳性，与弧菌属和气单胞菌属相同。

(四) 抗菌药物敏感性

许多菌株对氨基糖苷类和四环素类有耐药性，大多数菌株产生 β-内酰胺酶，表现为对青霉素类抗生素耐药。但对头孢菌素类、喹诺酮类、碳青霉烯类和 SMZ/TMP 敏感，显示有较好的治疗效果，治疗首选环丙沙星和 SMZ/TMP。

（马筱玲）

第四节 不发酵糖的革兰阴性杆菌

一、概　述

(一) 种属分类

非发酵菌（nonfermentating bacilli，NFB）不是细菌分类学名称，指一大群不发酵葡萄糖或仅以氧化形式利用葡萄糖的需氧或兼性厌氧、无芽胞的革兰阴性杆菌或球杆菌，多为条件致病菌。临床常见的非发酵菌主要有以下菌属：假单胞菌属（Pseudomonas）、不动杆菌属（Acinetobacter）、窄食单胞菌属（Stenotrophomonas）、产碱杆菌属（Alcaligenes）、伯克霍尔德菌属（Burkholderia）、金色杆菌属（Chryseobacterium）、莫拉菌属（Moraxella）、无色杆菌属（Achromobacter）、土壤杆菌属（Agrobacterium）、丛毛单胞菌属（Comanonas）和食酸菌属（Acidovorax）等。

(二) 生物学特征

非发酵菌一般具有下列共同特征：①不能发酵葡萄糖，在葡萄糖氧化发酵（OF）培养基中常表现为氧化型或产碱型。②氧化酶阳性（除不动杆菌和窄食单胞菌外）。③动力阳性（除不动杆菌属和莫拉菌属细菌外）。④生长温度范围广，最适生长温度为 35℃，少数菌种能在 4℃或 42℃生长。⑤营养无特殊要求，可以在水性溶液中寄生，包括消毒剂、软膏、肥皂水、灌洗液、眼药水、透析液及设备中，因此在医院感染中占有重要地位。⑥耐药性强，有固有耐药，也有获得性耐药，且可有多种耐药机制并存。

(三) 临床意义

非发酵菌广泛存在于自然界的水、土壤和空气中，有的是人体皮肤黏膜表面的正常菌群组成成分，一般是条件致病菌。由于非发酵菌生长营养要求低，在水及潮湿环境中极易生长，并对抗生素和消毒剂有天然耐药质粒，此外，侵入性医学治疗，如呼吸机、雾化器、体外循环器、血液透析器及各种导管的使用等为非发酵菌提供大量潮湿而不易消毒的环境，增加了其感染的概率。抗生素、化疗的广泛使用，使细菌耐药性强的菌种得以存留，因此非发酵菌已成为医院感染的主要致病菌。

非发酵菌所致的医院感染分为内源性和外源性两种途径。内源性途径是由于口咽部定植菌引起的下呼吸道感染。因为在人体的口咽部定植大量的非发酵菌，在抗生素治疗过程中其他敏感的定植菌株易被杀灭，而非发酵菌则易产生耐药变异，而形成多重耐药菌株，得以保存，并引起感染。外源性途径主要有以下几种：①呼吸机械通气管道及留置导尿管腔外非发酵菌污染而引起的感染。②通过环境（如地面、床头柜）及医务人员的手，进行传播。在医院环境中由同一菌株的克隆传播是非发酵菌感染的重要特征之一。③医院消毒剂中细菌污染。非发酵菌（如铜绿假单胞菌、嗜麦芽窄食单胞菌和产碱杆菌等）有较强的抵抗力，可在消毒剂中生存，引起医院感染。

人类非发酵菌感染中，假单胞菌占 70%～80%，主要为铜绿假单胞菌，此外，不动杆菌属、产碱杆菌属、黄杆菌属、军团菌属等也是常见的病原菌。主要引起的疾病如下：

1. **菌血症** 铜绿假单胞菌血症大多是由于细菌大量繁殖突破宿主防御机制而引起，偶尔也来源于静脉内装置或液体直接进入血流所致，亦见于内镜检查和血液透析治疗过程中器械或液体污染而发病。不动杆菌菌血症易发于免疫防御机制损害，患者几乎均有留置静脉导管和接受广谱抗生素治疗史。嗜麦芽寡食单胞菌菌血症大多继发于呼吸道感染和导管相关性感染，患者多伴免疫损害并接受抗生素治疗。洋葱伯克霍尔德菌血症由于输液污染，常呈暴发式发病，但预后较好，很少死亡。

荧光假单胞菌感染主要见于输血(红细胞)相关性感染,因为本菌是一种嗜冷(4℃生长)和利用柠檬酸作为碳源的微生物,冷藏柠檬酸抗凝红细胞输注单位是其良好培养基,细菌可存活并繁殖,引起输血相关性感染,死亡率很高。

2. **肺炎** 近年来,铜绿假单胞菌已成为医院获得性肺炎最重要的病原菌之一,感染途径包括咽部定植菌的吸入和环境或患者储菌库中细菌直接经气管(气管导管、吸痰管污染)进入下呼吸道。洋葱伯克霍尔德菌引起下呼吸道感染很少见,但在肺囊性纤维化患者这是一种重要的病原菌。呼吸道也是不动杆菌感染最常见部位,医院感染通常发生于ICU内长时间接受抗生素和机械通气的患者。

3. **泌尿道感染** 主要是铜绿假单胞菌,其他非发酵菌引起的泌尿道感染少见,见于接受侵袭性诊疗操作的患者,大多无症状,随着拔除导管而自行消退。

4. **烧伤和外科手术部位感染** 铜绿假单胞菌是烧伤感染的最常见病原体,25%以上的烧伤患者出现本菌定植或感染。随着烧伤面积或深度增加,定植或烧伤毒血症的危险性升高。外科手术部位感染中约9%的患者分离到铜绿假单胞菌,不同手术其分离率不同。不动杆菌、嗜麦芽寡养单胞菌和洋葱伯克霍尔德菌也常能从外科伤口分离到,但是它们的临床意义不清楚。

5. **脑膜炎** 非发酵菌脑膜炎以假单胞菌和不动杆菌最常见,占成人神经外科术后革兰阴性杆菌脑膜炎的1/4~1/2。铜绿假单胞菌是烧伤病房和颅脑外伤病房医院获得性脑膜炎的主要病原体。不动杆菌脑膜炎也与神经外科操作和颅脑外伤有关。

6. **眼部感染** 铜绿假单胞菌是高破坏性眼部感染病原体,表层感染可迅速导致角膜或巩膜穿孔,发生眼内炎和视力完全丧失。感染的危险因素有角膜创伤或手术、被污染的滴眼液或洗眼液多次应用、中性粒细胞减少等。

(四)抗菌药物敏感性

1. **耐药机制** 非发酵菌的耐药性非常严重,对多种抗生素耐药,其耐药性有天然的,也有获得性的,获得性耐药与临床大量使用该抗生素密切相关。非发酵菌的耐药机制主要有:①细菌主动外排泵的存在;②灭活抗生素酶类的产生,如广谱β-内酰胺酶、超广谱β-内酰胺酶、金属酶等;③外膜蛋白的改变或减少使抗生素进入细菌的通道减少或缺如等;④生物膜的存在使抗生素不能进入细菌细胞内。同一种细菌可以有几种耐药机制并存。

2. **泛耐药的铜绿假单胞菌和不动杆菌(PDR)** 对第三和四代头孢菌素,含酶抑制剂的复方制剂、碳青酶烯类、氟喹诺酮类和氨基糖苷类均耐药,对多黏菌素敏感为泛耐菌。这些菌株主要分离于外科ICU、烧伤、急诊监护及呼吸科ICU等病房的危重病人,经分子生物学试验发现上述泛耐药株均是由同一克隆株引起的暴发流行,如何控制这些菌医院感染的暴发是临床医学面临的重大课题。

3. **抗感染治疗** 在选择药物对非发酵菌进行临床治疗之前,首先要确定分离菌是否有临床意义?是感染菌?还是定植菌?一般来说,从任何无菌部位分离到的细菌均认为是有意义的病原菌;从一些有菌群定植的部位分离到非发酵菌,若有典型的综合征(如外耳炎、毛囊炎)也认为是有意义的;如果从呼吸道标本分离出非发酵菌,同时患者有感染症状,痰涂片也发现大量革兰阴性杆菌和多形核白细胞,可认为是病原菌,而如果痰涂片标本中未见革兰阴性杆菌,也没有白细胞,而仅仅是鳞状上皮细胞,则考虑可能为定植菌。

非发酵菌对药物敏感性的下降,给抗感染的治疗带来困难。因此临床经验用药可以选择当地或本单位药敏监测报告中敏感性较高的抗生素,一般提倡应联合用药。如用抗假单胞菌的合成青霉素与氨基糖苷类或与喹诺酮类合用治疗难治性铜绿假单胞菌感染等。另外积极治疗原发病,提高机体免疫力,尽量减少各种高危因素,特别是宜根据实验室的药敏报告及患者的具体情况,对菌下药,合理使用抗生素,是治疗成功的关键。

二、假单胞菌属

(一)种属分类

假单胞菌属(Pseudomonas)是一类革兰阴性、无芽胞、有荚膜和鞭毛,需氧,直或微弯的杆菌,不能发酵利用葡萄糖,氧化酶试验阳性。分布广泛,种类繁多,到目前为止已超过200种,临床标本可分离到的假单胞菌主要包括铜绿假单胞菌(P. aeruginosa)、荧光假单胞菌(P. flurescens)、恶臭假单胞菌(P. putida)、斯氏假单胞菌(P. stutzeri)、曼多辛假单胞菌(P. mendocina)、产碱假单胞菌(P. alcaligenes)、假产碱假单胞菌(P. pseudoalcaligenes)、浅黄假单胞菌(P. luteola)、稻皮假单胞菌(P. oryzihabitans)、P. veronii、P.

monteilii 等,其中铜绿假单胞菌最常见。

(二)致病机制

1. 黏附素　主要是菌毛,能黏附于宿主上皮细胞表面,并促进细菌侵入。

2. 多糖荚膜　抗吞噬细胞的吞噬,此外,多糖层使细菌锚泊在细胞表面,尤其是囊性纤维化和慢性呼吸道疾病患者的细胞表面,与呼吸道感染有关。

3. 内毒素　可引起发热、休克、DIC 等多种生物学效应。

4. 外毒素　外毒素 A 能阻止真核细胞蛋白质的合成,但毒力较弱,主要在烧伤或慢性肺部感染中介导组织损伤;外毒素 S 不参与组织损伤,但可干扰吞噬杀菌作用。

5. 绿脓素(pyocyamn)　能催化超氧化物和过氧化氢产生有毒氧基团,引起组织的损伤。

6. 弹性蛋白酶　能降解弹性蛋白,引起肺实质损伤和出血,与铜绿假单胞菌的扩散性感染有关;在慢性感染中弹性蛋白酶与相应抗体形成复合物,从而沉积于感染组织中。

7. 碱性蛋白酶　降解补体和粒细胞蛋白酶抑制物,加重急性感染的组织损伤。

8. 磷脂酶 C　能分解脂质和卵磷脂,损伤组织细胞膜。

9. 杀白细胞素　抑制中性粒细胞功能和淋巴细胞功能。

(三)临床意义

1. 铜绿假单胞菌感染　铜绿假单胞菌广泛分布于各种水、空气、正常人的皮肤、肠道和呼吸道等处,是土壤中最常见细菌之一。

(1)继发感染:在某些原发性疾病,如代谢性疾病、血液病和恶性肿瘤的患者,铜绿假单胞菌可引起皮肤、呼吸道、泌尿道等感染;其中慢性肺部感染较常见;在烧伤的患者,可引起压疮、脓肿、化脓性中耳炎、小腿慢性溃疡、尿路感染、肺炎、肺脓肿、心内膜炎、心肌炎、脑膜炎、骨髓炎等多种感染。

(2)医源性感染:医院内环境及其用具可有铜绿假单胞菌污染,手术后或某些器械检查或治疗后(如导管、气管切开、腰穿和静脉内给药等)可继发铜绿假单胞菌的医源性感染。

(3)败血症:本菌引起的感染可血行播散,而引起菌血症。

(4)腹泻:一般多见于婴幼儿,可引起婴儿严重的流行性腹泻。

(5)眼部感染:铜绿假单胞菌可以合成胶原酶,眼部感染后可引起角膜穿孔而失明。

2. 荧光假单胞菌感染　本菌存在于外环境中,可从痰液、血液、尿液及脓肿穿刺液标本中分离。具有嗜冷性,也可在冰箱储存的血及血液制品中生长繁殖,可以引起输血患者的菌血症,故输血科应予以重视,避免该菌污染引起的医源性感染。

3. 其他假单胞菌感染　恶臭假单胞菌、斯氏假单胞菌等偶然可从临床标本中分离,引起伤口感染、泌尿系统感染、心内膜炎等。

(四)鉴定要点

1. 革兰阴性杆菌,葡萄糖氧化发酵试验(O/F 试验)通常为氧化型,硝酸盐还原试验阳性,可与肠杆菌科细菌相鉴别;动力阳性;氧化酶阳性,触酶阳性;专性需氧,营养要求不高,在麦康凯培养基上生长良好;某些菌株具有明显的菌落形态或色素,有助于与其他细菌鉴别。

2. 铜绿假单胞菌:根据其在初始分离培养基上特征性的菌落形态(通常呈扩展性、平坦、具有锯齿状边缘、金属性光泽)、产生可溶性的蓝绿色色素、特殊的玉米面豆卷(corn taco-like)气味,很容易识别;另外,氧化酶阳性,42℃生长,4℃不生长,在不含色素的培养基上产生亮蓝色、蓝绿色、红色或黑褐色可扩散的色素也是铜绿假单胞菌可靠的鉴定特征。不产生色素的铜绿假单胞菌,临床上最常见于囊性纤维化病人的呼吸道标本,在实际工作中,如果从囊性纤维化病人的呼吸道标本中分离出含有大量黏液层,不发酵葡萄糖的革兰阴性杆菌基本可以确定其是铜绿假单胞菌;对于从非囊性纤维化病人中分离出的不产生色素的铜绿假单胞菌,需要通过生化反应与其他假单胞菌相鉴别。

3. 荧光假单胞菌:与铜绿假单胞菌相似,但菌体一端有丛鞭毛,运动活泼,可在 4℃生长,生长过程中产生荧光素,在紫外线下呈黄绿色荧光。不产生绿脓素,可以与铜绿假单胞菌区别。

4. 恶臭假单胞菌:革兰阴性杆菌,菌体为卵圆形,一端有丛鞭毛,运动活泼,最适生长温度为 25～30℃,4℃及 42℃均不能生长,陈旧培养有腥臭味,生长过程中产生荧光素。不产生绿脓素及 42℃不生长可与铜绿假单胞菌鉴别。不液化明胶、不产生卵磷脂酶、陈旧培养物可有腥臭味,可与荧光假单胞菌鉴别。

5. 斯氏假单胞菌:革兰阴性杆菌,单根鞭毛,运动活泼。最适生长温度为35℃,4℃不生长,90%菌株42℃可生长,可在6.5%高盐培养基上生长。新分离菌株在琼脂培养基上形成粗糙有皱纹的菌落,菌落能黏附或凹陷琼脂,呈浅黄色至棕色,很难移动菌落,常需整个菌落从琼脂挖出才能移动,也很难配制成混悬液,因此自动化的细菌鉴定和药敏系统很难正确鉴定和进行药敏试验。

6. 曼多辛假单胞菌:菌落光滑、平坦,可产生褐黄色色素,不易与其他假单胞菌区分,但也很少从临床标本中分离。

7. 在临床实际工作中,假单胞菌属细菌的鉴定常采用商品化的细菌编码及试剂盒或全自动/半自动的细菌鉴定系统进行鉴定。

(五)抗菌药物敏感性

能天然抵抗多种抗生素,对青霉素、氨苄西林、阿莫西林/克拉维酸、四环素、大环内酯类、利福平、氯霉素、磺胺类、窄谱或口服头孢菌素、替加环素天然耐药。社区获得性铜绿假单胞菌感染可用以下药物治疗:抗假单胞菌青霉素(替卡西林、哌拉西林)、氨基糖苷类(吉他霉素、妥布霉素)抗假单胞菌第三代头孢菌素(头孢哌酮、头孢他啶)、亚胺培南、美罗培南、环丙沙星、氨曲南等,目前一般提倡联合用药。医院获得性铜绿假单胞菌可对多种抗生素耐药,耐药机制有细胞膜通透性改变(微孔蛋白突变)、泵出机制和产生金属酶等,此外,本菌在使用抗菌药物治疗过程中易诱导产生耐药,即最初敏感的菌株在开始治疗3~4d后变成耐药菌株,因此在治疗过程中须反复测试分离菌株的抗菌药物敏感性。铜绿假单胞菌对常规药物(包括阿米卡星、氨苄西林/舒巴坦、头孢吡肟、头孢他啶、强力霉素、环丙沙星、庆大霉素、亚胺培南、哌拉西林/他唑巴坦和SMZ-TMP)均耐药时称为泛耐药菌,泛耐药菌的治疗非常棘手。

三、不动杆菌属

(一)种属分类

不动杆菌属(Acinetobacter)属主要有:醋酸钙不动杆菌(A. calcoaceticus)、鲍曼不动杆菌(A. baumannii)、溶血不动杆菌(A. haemolyticus)、琼氏不动杆菌(A. junii)、约氏不动杆菌(A. johnsonii)、洛菲不动杆菌(A. lwoffii)等菌种。其余的基因种仍未命名。因为基因种1、2、3和13在临床实验室中不易区分,有些实验室将这组不动杆菌称为"醋酸钙不动杆菌-鲍曼不动杆菌复合体"。

(二)临床意义

不动杆菌广泛分布于自然界和医院环境中,能在潮湿和干燥的表面生存,也可存在于健康人的皮肤。在临床标本中,最常见的是鲍曼不动杆菌,它是仅次于铜绿假单胞菌而居临床分离阳性率第二位的非发酵菌,其次是洛菲不动杆菌和溶血不动杆菌等。本属细菌为条件致病菌,一般对健康人不致病,但可引起免疫力低下者感染,由于其能够获得多重耐药性,且能够在大多数环境中生存,目前由本属细菌引起的医院感染有增加趋势,在有的医院已超过铜绿假单胞菌;医院感染最常见的部位是呼吸道、尿道和伤口;抗生素治疗、手术、应用器械、住ICU病房等是感染危险因素;所致的疾病包括肺炎、尿路感染、皮肤和伤口感染、心内膜炎、脑膜炎和腹膜炎等。

(三)鉴定要点

1. 不动杆菌为革兰阴性细菌,在非选择性琼脂上培养多为球杆状;常成双排列,可单个存在,易被误认为革兰阴性球菌;有时不易脱色,在临床标本中易误认为革兰阳性球菌。

2. 不动杆菌属的特征是:生化反应不活跃,不发酵糖类、氧化酶阴性、硝酸盐还原常为阴性、无动力,可与其他非发酵菌相鉴别。

3. 在临床实际工作中,假单胞菌属细菌的鉴定常采用商品化的细菌编码及试剂盒或全自动/半自动的细菌鉴定系统。

(四)抗菌药物敏感性

不动杆菌属中鲍曼不动杆菌,对全部氨基青霉素、一代、二代头孢菌素和一代喹诺酮类抗生素天然耐药。治疗首选亚胺培南+西司他丁、美洛培南或氟喹诺酮类+阿米卡星;也可选择氨苄西林+舒巴坦。对3类及以上的抗菌药物耐药为多重耐药菌,包括头孢菌素类、碳青霉烯类、β-内酰胺类/酶抑制剂复合制剂、氟喹诺酮类和氨基糖苷类。若对以上抗菌药物均耐药,仅对多黏菌素、替加环素敏感,称为泛耐药不动杆菌。

四、产碱杆菌属和无色杆菌属

(一)种属分类

产碱杆菌属(Alcaligenes)和无色杆菌属(Achromobacter)以前统称为产碱杆菌,有医学意义的细菌主要有:粪产碱杆菌(A. faecalis)、木糖氧化无色杆菌脱硝亚种(A. xylosoxidans subsp. denitrificans)、木糖氧化无色杆菌木糖氧化亚种

(A. xylosoxidans subsp. xylosoxidans)和皮氏无色杆菌(A. piechaudii)。

(二)临床意义

在自然界分布广泛,以粪产碱杆菌最为常见,可存在于水、土壤、人体及动物肠道中,是人体的正常菌群,在皮肤和黏膜可分离到本细菌,是医院感染病原菌之一,从医院呼吸机、血透机等器械内可发现粪产碱杆菌,可引起抵抗力低下患者败血症、脑膜炎等严重疾病,也可引起呼吸道和尿道感染。木糖氧化无色杆菌木糖氧化亚种在临床标本中相对常见,主要见于医院感染败血症。

(三)鉴定要点

产碱杆菌属氧化酶阳性,吲哚阴性,生化反应不活跃,粪产碱杆菌、木糖氧化无色杆菌脱硝亚种和皮氏无色杆菌不分解任何糖类(包括葡萄糖、木糖、甘露醇、乳糖、蔗糖和麦芽糖等),在葡萄糖氧化发酵培养基中产碱。木糖氧化无色杆菌木糖氧化亚种也仅氧化分解葡萄糖和木糖,其余糖类均不分解。

粪产碱杆菌在碳水化合物培养基上呈强烈的产碱反应,大部分菌株形成扩散的、边缘不规则的菌落,某些菌株产生特征性的水果味并使血平板呈绿色,本菌的一个重要生化特征是能还原亚硝酸盐而不能还原硝酸盐。

(四)抗菌药物敏感性

木糖氧化无色杆菌木糖氧化亚种对氨基糖苷类、头孢菌素类、氨曲南和氟喹诺酮类耐药,治疗首选亚胺培南、美罗培南和抗假单胞菌青霉素(哌拉西林、替卡西林)。

五、金黄杆菌属

(一)种属分类

金黄杆菌属(Chryseobacterium)的细菌以前属于黄杆菌科(Flavobacteriaceae)的黄杆菌属(Flavobacterium),目前已被划出该属自成一个新的属。金黄杆菌属主要包括:大比目鱼金黄杆菌(C. balustinum)、粘金黄杆菌(C. gleum)、产吲哚金黄杆菌(C. indologenes)、脑膜败血金黄杆菌(C. meningosepticum)、大菱鲆金黄杆菌(C. scophthalmum)和吲哚金黄杆菌(C. indoltheticum)。

(二)临床意义

金黄杆菌属在自然界存于土壤、植物、食物和水中,在医院也主要存在于上述环境中。脑膜败血金黄杆菌是人类致病的最常见菌种,对早产儿具有高度致病性,可致新生儿脑炎,在婴儿室引起流行,且死亡率较高,也可引起免疫力低下成人的肺炎和败血症。产吲哚金黄杆菌在临床标本中经常能分离到,多无临床意义,仅偶可引起有严重基础疾病患者的菌血症和住院期间使用留置设施相关的医院感染。

(三)鉴定要点

本属细菌的主要鉴定特征是产黄色色素,进一步鉴定需要依靠生化反应,推荐使用商品化的细菌鉴定系统。

(四)抗菌药物敏感性

脑膜败血金黄杆菌对很多治疗革兰阴性杆菌感染的抗菌药物天然耐药,如氨基糖苷类、β-内酰胺类、四环素和氯霉素,但通常对用于治疗革兰阳性菌的抗生素敏感,如利福平、克林霉素、红霉素、斯帕沙星、复方新诺明和万古霉素,早期推荐使用万古霉素治疗脑膜败血金黄杆菌感染,而最近的研究表明米诺环素、利福平、复方新诺明和喹诺酮更有效,目前推荐使用万古霉素和利福平(或环丙沙星)联合治疗新生儿脑膜炎。

吲哚金黄杆菌对头孢噻吩、头孢曲松、氨曲南、氨基糖苷类、红霉素、克林霉素、万古霉素、替考拉宁耐药,但对哌拉西林、头孢哌酮、亚胺培南、喹诺酮、米诺环素和复方新诺明可能敏感。

六、窄食单胞菌属

(一)种属分类

窄食单胞菌属(Stenotrophomonas)原属于假单胞菌属的 rRNA 同源群 V,有两个菌种:嗜麦芽窄食单胞菌(S. maltophilia)和非洲窄食单胞菌(S. africana)。

(二)临床意义

嗜麦芽窄食单胞菌为条件致病菌,广泛分布于自然界的水、土壤和植物中,是医院环境中的常见微生物,主要引起医院感染,也可引起医源性败血症、肺炎等。多数菌株可产生蛋白水解酶和弹力蛋白酶,可能与本菌的致病机制有关。引起本菌定植和感染的危险因素有:机械通气、预防使用抗生素、化疗、插管和中性粒细胞减少等。在非发酵菌引起的感染中,仅次于铜绿假单胞菌和鲍曼不动杆菌而居临床分离阳性率的第三位。

(三)鉴定要点

嗜麦芽窄食单胞菌可在普通琼脂和麦康凯琼脂上生长,最适生长温度 30~37℃,4℃不生长,近

50%菌株42℃生长；在血平板上生成粗糙、淡紫色或淡绿色不溶血的菌落，有氨气味。

嗜麦芽窄食单胞菌的主要生化反应特征：氧化酶阴性,氧化分解葡萄糖和麦芽糖(后者的反应更强),DNA酶阳性(这是将本菌与其他氧化分解葡萄糖革兰阴性杆菌相区别的关键因素)、赖氨酸脱羧酶阳性,明胶水解试验阳性。

(四)抗菌药物敏感性

该菌对多种抗菌药物天然耐药,包括碳青霉烯类药物(如亚胺培南)天然耐药,对亚胺培南耐药与该菌存在一种锌离子依赖β-内酰胺酶金属酶有关。另外,由于该菌生长缓慢,突变率高,可以导致体外药敏试验结果与临床治疗效果不一致。临床治疗首选TMP/SMZ、环丙沙星或替卡西林/克拉维酸。

七、伯克霍尔德菌属

(一)种属分类

伯克霍尔德菌属(*Burkholderia*)原属于假单胞菌属的同源群Ⅱ,目前已被划出假单胞菌属而自成一个独立的属。本属包括13个种,与人类或动物疾病有关的主要包括洋葱伯克霍尔德菌(*B. cepacia*)、唐菖蒲伯克霍尔德菌(*B. gladioli*)、鼻疽伯克霍尔德菌(*B. mallei*)和类鼻疽伯克霍尔德菌(*B. pseudomallei*)四个种。

(二)临床意义

伯克霍尔德菌属细菌广泛分布于自然界的水、土壤和植物(包括水果和蔬菜)中,在水环境中可存活较长时间。其中洋葱伯克霍尔德菌和类鼻疽伯克霍尔德菌常在人类感染中被发现。

1. 洋葱伯克霍尔德菌：主要致病因子是该菌有非常特殊的黏附素(菌毛),通过亲密接触或吸入带菌的气溶胶而传播。引起医院感染的病原菌,主要引起菌血症、尿路感染、化脓性关节炎、脑膜炎和呼吸道感染,感染与污染的器具、治疗(放置内置导管、雾化吸入等)、消毒剂有关。洋葱伯克霍尔德菌是遗传性囊性纤维化和慢性肉芽肿患者的重要病原体,感染患者可发展为"洋葱综合征"而最终死于肺功能衰竭。

2. 假鼻疽伯克霍尔德菌：是类鼻疽的病原体,人类感染是经伤口、黏膜或呼吸道而进入体内。疾病谱广,可以是无症状感染、慢性感染或急性感染。急性患者可有高热、衰竭等全身症状；皮肤、皮下、鼻黏膜出现结节和溃疡,肺鼻疽病有胸痛、咳嗽、咯血等。病菌进入血流,可形成菌血症及内脏脓肿,最后常因脓毒血症死亡。该菌的慢性感染与结核菌感染相似,可在吞噬细胞中存活,产生胸片可见的结节损伤和各种组织肉芽肿损伤,潜伏期可达数年。类鼻疽在东南亚和澳大利亚多发,任何患类似结核或不明原因发热的患者,有去流行区旅游史,即使是在10余年前有过旅游史,应考虑有本菌感染的可能。

(三)鉴定要点

1. 洋葱伯克霍尔德菌,尤其是从囊性纤维化病人呼吸道分离的菌株,在培养基上生长较慢,需要培养3d才能在选择性培养基上出现可见菌落。在麦康凯琼脂上,其菌落可以是点状的和黏着性的,由于延长培养时间所出现的乳糖氧化作用,该菌菌落常表现出从暗粉红色到红色的变化。大多数临床分离的菌株是不产生色素的,但在含铁培养基上(如TSI斜面),许多菌株可产生亮黄色色素。该菌还有特征性的垃圾样气味。

2. 类鼻疽伯克霍尔德菌的菌落可以是平滑的、黏液状的、干燥的或发皱的,在培养1~2d的时候为小而光滑的菌落,随着培养时间的延长,菌落变得干燥、发皱,这一特征很容易与其他假单胞菌鉴别。该菌可产生独特而强烈的土腥味,但在试验中应注意不能用鼻子去吸闻,以免发生感染。在Ashdown琼脂上,由于吸收中性红而使菌落呈现深粉红色。

洋葱伯克霍尔德菌和类鼻疽伯克霍尔德菌是对人类有致病性的重要伯克霍尔德菌属,所以对其进行准确鉴定是非常重要的。推荐使用商品化的鉴定系统,如果有必要可使用细胞脂肪酸组成(CFA)分析和分子生物学方法进行鉴定。

(四)抗菌药物敏感性

洋葱伯克霍尔德菌对亚胺培南、多黏菌素和氨基糖苷类耐药,治疗首选SMZ-TMP,美罗培兰和环丙沙星,也可选择米洛环素或氯霉素。

假鼻疽伯克霍尔德菌对抗假单胞青霉素、头孢哌酮、头孢他啶、阿莫西林-克拉维酸、氨苄西林-舒巴坦、氯霉素、四环素敏感,多数菌种对氨基糖苷类和SMZ-TMP耐药,对青霉素、窄谱头孢菌素和利福平也耐药。临床经验治疗首选头孢他啶或亚胺培南,治疗时间至少10d,再改用口服SMZ-TMP+多西环素3个月。

鼻疽伯克霍尔德菌是临床分离菌中耐药性最强的细菌之一,只对哌拉西林、阿洛西林、头孢哌酮、头孢他啶、氯霉素和SMZ-TMP敏感,对亚胺培南的敏感性不定,从反复接收治疗的肺囊性纤维化患者体内分离的菌株,常对所有抗生素均耐药。2005年的CLSI文件中增加了鼻疽伯克霍尔德菌和假鼻疽伯克霍尔德菌药敏试验建议和MIC判断标准。鼻疽伯克菌的药敏试验选药为:头孢他啶、亚胺培南、四环素或多烯环素。假鼻疽伯克菌的药敏试验选药为:头孢他啶、亚胺培南、阿莫西林-克拉维酸、SMZ-TMP、四环素或多烯环素,药敏试验方法均为稀释法。

八、莫拉菌属

(一)种属分类

莫拉菌属(Moraxella)属于莫拉菌科(Moraxellaceae),医学上重要的莫拉菌有:腔隙莫拉菌(M. lacunata)、卡他莫拉菌(M. catarrhalis)、非液化莫拉菌(M. nonliquefaciens)、奥斯陆莫拉菌(M. osloensis)、亚特兰大莫拉菌(M. atlantae)、狗莫拉菌(M. canis)和林肯莫拉菌(M. lincolnii)。

(二)临床意义

莫拉菌常寄生在人体皮肤和黏膜表面,多数是人类呼吸道正常菌群,临床最常见的分离菌种是非液化莫拉菌,可引起内眼炎和化脓性关节炎;亚特兰大莫拉菌有引起菌血症的报道;卡他莫拉菌的毒力主要与内毒素有关,该菌寄居在人或其他哺乳动物的上呼吸道,当机体免疫力低下时,可单独或与其他细菌共同引起黏膜卡他性炎症、急性咽喉炎、支气管炎、肺炎、急性中耳炎或脑膜炎等,是住院患者上呼吸道感染的常见病原菌。

(三)鉴定要点

本属细菌是一群无鞭毛、无芽胞、革兰阴性的球杆菌,革兰染色不易脱色;菌体较丰满,常成双排列,有时排列成短链状;大部分莫拉菌营养要求高,首次培养需加入兔血或其他动物血清。卡他莫拉菌在血平板和巧克力平板上生长良好,孵育24h后菌落直径为1~3mm,呈光滑、灰白色、较干燥、不透明状,这些菌落可以特征性地被接种环在平板表面像推球似的完整推过平板表面。

(四)抗菌药物敏感性

大多数莫拉菌菌株对青霉素、头孢菌素、四环素、喹诺酮类和磺胺类药物敏感,临床分离的细菌不常规进行药敏试验。可选择广谱青霉素与青霉素酶抑制剂的复合剂(如氨苄西林-克拉维酸)或第二、第三代口服头孢菌素或SMZ-TMP进行治疗。近年来,卡他莫拉菌该菌产β-内酰胺酶的现象日渐增多,实验室可使用头孢硝噻吩试验检测β-内酰胺酶。

九、军团菌属

(一)种属分类

军团菌属(Legionella)属于军团菌科(Legionellaceae),共有45种细菌,60多个血清群,超过一半的细菌与人类疾病有关,但绝大多数病例均由嗜肺军团菌(L. pneumophila)的血清1、4、6引起,除嗜肺军团菌外,常见的与人类疾病有关的军团菌是米克戴德军团菌(L. micdadei)、长滩军团菌(L. longbeachae)、杜莫夫军团菌(L. dumoffii)、波兹曼军团菌(L. bozemanii)等。

(二)临床意义

1. 致病物质

(1)菌毛、微荚膜:可黏附于宿主细胞,对吞噬细胞有抵抗作用。

(2)毒素:军团菌能产生溶解细胞和对人类致死的外毒素,同时细胞壁中含有内毒素。

(3)多种酶类:可能是嗜肺军团菌的致病物质,对人的血清蛋白有活性。

(4)吞噬细胞活化抑制因子(有磷酸酶、核酸酶和细胞毒素等),能抑制吞噬体与溶酶体融合,故细菌被吞噬后不仅不被杀死,反而可在细胞内生长繁殖,导致细胞死亡。

2. 所致疾病　本菌广泛存在于自然和人工的水环境中,如空调冷凝水、河水、冷却塔、医院淋浴喷头及其他污水和供水系统中,有些军团菌也被发现存在于土壤中。过去认为军团菌病不会直接人传人,最近文献报道发现有人传人的病例。医院供水系统中可能存在的军团菌是引起医院感染军团菌病的主要原因;细菌可通过空气传播,通过空调系统进行播散也许是在宾馆饭店中发生严重军团菌传播的主要原因,病人吸入污染水所形成的气溶胶(来自雾化器、淋浴头、呼吸机、冷却水等)后,细菌直接进入肺泡和终末细支气管部位,细菌的菌毛使其能黏着在黏膜上皮细胞上,进而进入巨噬细胞中生长繁殖导致炎症反应而发病。

嗜肺军团菌可引起军团病,多流行于夏秋季,为全身性疾病。有流感样型(轻症型)、肺炎型(重症型)和肺外感染三种临床类型。流感样型可出现发热、不适,头痛和肌肉疼痛,预后良好;肺炎型起病骤然,出现以肺部感染为主的多器官损害,寒战高热、咳嗽、胸痛,全身症状明显,最终导致呼吸衰竭。肺外感染型为继发性感染,当重症军团病发生菌血症而散布至全身多部位,如脑、肠、肾、肝、脾等,出现多脏器感染的症状。

(三)检测方法

1. 细菌培养和鉴定要点　细菌培养是检测军团菌病的首选方法,标本可以是呼吸道分泌物、创口、血液或组织。鉴定要点如下:

(1)革兰阴性细小杆菌,着色淡,不形成芽胞。

(2)初分离时需要 L-半胱氨酸。

(3)在低倍镜下,BCYEα 琼脂上呈杂色、碎玻璃状菌落。

(4)铁复合物能刺激生长。

(5)生长需要氨基酸,不需要糖类。

来自咳出的痰、气管吸出物、支气管分泌物、胸腔积液、肺组织等标本中的细菌仅能在 BCYEα 琼脂(培养军团菌专用的培养基)上生长,在血平板等其他实验室常用的培养基上不生长;具有典型的菌落外观和特征性(在紫外线照射下产生荧光);革兰染色特点(弱阴性),可初步假定为军团菌属细菌。

2. 直接荧光抗体检测　使用荧光标记的抗体直接检测标本中的细菌,但敏感性不高,只能检测某些种和血清型。

3. 免疫学检测　军团菌感染后,其细菌抗原可以从尿中排出,可达数月之久,可以使用放射免疫、酶联免疫或乳胶凝集等方法检测尿抗原,但仅用于检测嗜肺军团菌血清 1 型。

4. 核酸检测　基因扩增方法检测军团菌的敏感性与培育法相当或优于培养方法。

(四)抗菌药物敏感性

体外药敏试验结果往往与临床治疗效果不相关,所以不常规做药敏试验。军团菌为胞内寄生菌,青霉素等抗生素很难穿过细胞膜,发挥作用,氨基糖苷类抗生素、青霉素、头孢菌素类抗生素对本菌无效。在临床治疗时可首选红霉素,对治疗反应迟缓的可联合使用利福平、喹诺酮类、四环素、氨曲南等药物。

(马筱玲)

第58章

临床病毒学检验

大　纲

了解　肠道病毒的主要种类，生物学特性和致病机制；呼吸道病毒的主要种类，生物学特性和致病机制；疱疹病毒的主要种类和致病机制；人类免疫缺陷病毒的生物学特性和分型；人乳头状病毒的分型、生物学特性、传播途径和致病机制。

熟悉　肠道病毒的传播途径和实验室检测方法，手足口病的主要致病原和实验室检测方法；呼吸道病毒的传播途径和实验室检测方法；肝炎病毒的种类和生物学特性，肝炎病毒的传播途径、致病机制和免疫应答机制；疱疹病毒的传播途径和实验室检测方法；人类免疫缺陷病毒的传播途径和致病机制。

掌握　乙型肝炎病毒和丙型肝炎病毒的实验室检测方法、临床意义及性能评价；人类免疫缺陷病毒的实验室检测方法、临床意义及性能评价；人乳头状病毒的实验室检测方法、临床意义及性能评价。

病毒（viruses）是一种介于生命和非生命之间的物质形式，是一种比较原始的，有生命特征的，能自我复制和专性细胞内寄生的非细胞生物。病毒广泛存在于我们周围，当游离于细胞外时，无复制能力，不表现任何生命特征；但进入细胞后就可利用细胞机体进行复制，感染邻近细胞。病毒基因组由一个或多个核酸分子组成，有一层蛋白保护性外壳，可在一定宿主细胞中自我复制。人类的许多疾病，如艾滋病、流感、病毒性肝炎、脊髓灰质炎、病毒性脑炎、狂犬病等都是由病毒引起的，有些病毒还可以引起人类肿瘤。病毒感染传统诊断"金标准"是分离培养出相应的病原体，但由于病毒只能在活细胞内以复制方式增殖，是非细胞型微生物，不能体外人工培养，因此，分离病毒首先要采集到足够量的活病毒标本，然后接种到敏感细胞，使其增殖，再加以鉴定。随着分子生物学技术的发展，目前PCR技术能快速而准确地进行病毒的检测鉴定。

第一节　肠道感染病毒检验

肠道病毒（Enterovirus）是小核糖核酸病毒科（Picornaviridae）的一个从属，是RNA病毒中最小的一种，有71个血清型，分型的主要依据为交叉中和试验。它们在人类消化道细胞繁殖，然后通过血液侵犯其他器官，引起各种临床综合病症。人类肠道病毒包括：①脊髓灰质炎病毒（Poliovirus）分Ⅰ、Ⅱ、Ⅲ型；②柯萨奇病毒（Coxsackie virus, CoxV）分A、B两组。A组包括1～22、24型（A23与艾柯病毒9型相同）；B组包括1～6型；③人肠道致细胞病变孤儿病毒（简称艾柯病毒）（Enteric Cytopathogenic Human Orphan virus, ECHO）：包括1～9，11～27，29～33型（第10型重新分类为呼肠孤病毒1型，第28型重新分类为鼻病毒1型，第34型重新分类为柯萨奇病毒24型）；④新型肠道病毒（New Enterovirus）为1969年后陆续分离并鉴定的一些小RNA病毒，由国际病毒分类委员会（ICTV）于

1976年决定统一按照发现序号命名,编号为68、69、70、71型。

各型肠道病毒有许多相似的性状,其共同特性见表58-1。

表58-1 肠道病毒的共同特征

项目	特征
形态	球形
直径	24～30nm
包膜	无
衣壳蛋白对称类型	20面体立体对称,60个壳粒亚单位
基因组	ss^+ RNA(有感染性)
传播途径	粪-口途径

人类是肠道病毒的天然宿主,儿童是最敏感的人群。粪便污染的食物、水源和用具等是主要的传染源。流行季节主要在夏、秋季,一般呈散发流行或地区性暴发流行。肠道病毒在人类肠道内为暂时性寄生,多数病毒可自患者的咽喉至小肠下段或粪便中分离出病毒,少数病毒(1%～2%)可进入其他组织而引起相应疾病。不同的肠道病毒可能引起相同的病症,而同一种病毒也可引起不同的病症,要判断病原体必须依靠实验室的检查与鉴定,如病毒分离及血清学试验等。

一、脊髓灰质炎病毒

脊髓灰质炎病毒(Poliovirus)曾是对人类健康危害最大的病毒之一,也是被人类认识最为清楚的病毒之一。脊髓灰质炎是一种急性传染病,曾经在全世界广泛流行,病毒常侵犯中枢神经系统,损害脊髓前角运动神经细胞,导致肢体松弛性麻痹,多见于儿童,故又名小儿麻痹症,是世界卫生组织推行计划免疫进行控制的重点传染病。目前,该病已在全球范围内得到基本控制,有望成为继天花之后第2种被彻底消灭的疾病。

(一)病毒一般特性

1. 病毒颗粒结构 脊髓灰质炎病毒颗粒直径27～30nm,内核直径为16nm。病毒颗粒蛋白由4个蛋白质分子组成,即VP1～VP4。

2. 基因组结构 基因组为单股正链RNA,在质量上占病毒颗粒的30%。含有7 700个碱基对,腺嘌呤和胸腺嘧啶核苷酸丰富。在基因组RNA的3′末端有多聚腺苷酸(polyA)尾,它对病毒的感染是必需的。脊髓灰质炎病毒的基因组RNA具有感染性,进入细胞后可直接起mRNA的作用。与其他小RNA病毒一样,脊髓灰质炎病毒基因组的5′末端不具有一般真核生物mRNA的帽子结构,共价结合有一个分子蛋白VPg,VPg参与病毒基因组RNA复制的起始,如去除VPg病毒仍具感染性,因为从病毒RNA可以重新合成VPg。基因组有71%左右的核苷酸为三型脊髓灰质炎病毒所共有,不相同的核苷酸序列都位于编码区内,因此,三型病毒间中和试验无交叉反应。

3. 病毒基因分型 脊髓灰质炎病毒有2种抗原,其中具有感染性的完整病毒颗粒称为致密(dense,D)抗原,又称中和(N)抗原,可与中和抗体结合,具有型特异性,根据抗原型的差异脊髓灰质炎病毒分为Ⅰ、Ⅱ、Ⅲ 3个血清型。

(二)致病机制

脊髓灰质炎病毒仅能在灵长类动物的细胞中生长繁殖,人类是该病毒的唯一自然宿主,主要经粪-口途径传播,患者、无症状带毒者及隐性感染者为传染源。病毒经肠道或咽部黏膜侵入局部淋巴组织,并可在局部淋巴组织中生长繁殖,而后进入血液循环造成病毒血症,累及多种易感的非神经组织,再通过血-脑屏障侵入神经系统。依据毒株的毒力,感染病毒的相对数量,机体免疫功能状态等表现为不同的临床症状。0.1%～2%的患者发展为严重的麻痹症;1%～2%的患者出现无菌性脑膜炎症状;90%为隐性感染。病后产生的中和抗体维持的时间持久,不仅可获得对同型病毒的牢固免疫力,对异型病毒也有交叉免疫现象。

(三)微生物学检查

1. 病毒分离:发病1周内粪便标本用抗生素处理后,接种人或猴肾原代细胞,37℃培养7～10d,观察致细胞病变效应(cytopathic effect,CPE)做出诊断,并用中和试验进一步鉴定型别。

2. RT-PCR直接检测病毒核酸。

3. 血清学诊断:取发病早期及恢复期双份血清进行中和试验、补体结合试验,测定抗体的种类及消长情况。若血清抗体有4倍或以上增长,有诊断意义。

(四)病毒感染的预防和治疗

一旦发现诊断明确的病例,应严格隔离治疗至少40d,最初1周应强调呼吸道隔离。该病的控制主要依赖于疫苗的使用,对婴幼儿和儿童应实行人工主动免疫。被动免疫仅用于个别情况如做过扁桃体切除的儿童,未经过免疫接种而又必须接触脊髓灰质炎病人的医务人员和亲属及未进行免疫接种的孕妇等。

目前尚无特异的治疗脊髓灰质炎病毒感染的药物，治疗主要是对症处理。

2000年，世界卫生组织宣布在全世界范围内消灭脊髓灰质炎，同年年底我国政府对外宣布基本消灭脊髓灰质炎。

二、柯萨奇病毒和艾柯病毒

柯萨奇病毒（Coxsackie virus）和艾柯病毒（Enteric Cytopathogenic Human Orphan virus, ECHO）分布广泛，依病毒亚群和血清型的不同或对不同组织的嗜性不同（受体的差异），可引起各种不同疾病。

(一)病毒一般特性

1. 柯萨奇病毒　感染引起的疾病谱复杂，最早是1948年Dalldorf从美国柯萨奇镇（Coxsackie）2名疑似脊髓灰质炎患儿的粪便中分离出来的。柯萨奇病毒有30个血清型，根据对乳鼠的致病特点及对细胞的敏感性不同，将病毒分成A组和B组，A组病毒有24个血清型，即A1～A24，其中A23型同ECHO 9型病毒；B组病毒有6个血清型，即B1～B6。

2. 艾柯病毒　最早在脊髓灰质炎流行期间从人的粪便中分离，当时不知与人类何种病毒相关，故称为人类肠道致细胞病变孤儿病毒。目前共有31个血清型，各型的差异在于其衣壳上的特异性抗原。

(二)致病机制

柯萨奇病毒、艾柯病毒的流行病学特点和致病机制与脊髓灰质炎病毒相似，但各自攻击的靶器官不同。脊髓灰质炎病毒往往侵犯脊髓前角运动细胞，而柯萨奇病毒、艾柯病毒更容易感染脑膜、肌肉和黏膜等部位，从而引起无菌性脑膜炎、肌无力或麻痹、皮疹、心包膜炎、肌痛或肌无力、急性出血性结膜炎等疾病。人体受感染后，约60%呈隐性感染。出现临床症状时，则因侵犯的器官组织不同而表现各异。

(三)微生物学检查

1. 柯萨奇病毒　通过型特异性抗原检测、中和试验、ELISA方法等可以对各型进行鉴定。所有B组及A组的第9型有共同的组特异性抗原，在B组内病毒之间有交叉反应，但A组病毒没有共同的组特异性抗原。A组某些型别的特异性抗原可在37℃引起人类O型红细胞凝集反应。

2. 艾柯病毒　各型的差异在于其衣壳上的特异性抗原，因而可以用中和试验加以区别。艾柯病毒没有属特异抗原，但有异型交叉反应。在艾柯病毒31个型中，有12个型具有凝集人类O型红细胞的能力，血凝素是毒粒的主要部分。

(四)病毒感染的预防和治疗

目前除一般的卫生措施外，无特效的预防和治疗方法。对有感染性的病人应当隔离。

三、手足口疫病毒

手足口病是由肠道病毒引起的一种常见多发小儿急性传染病，主要由肠道病毒71型（enterovirus 71, EV71），柯萨奇病毒（Coxsackie virus, CoxV）A组4、5、9、10、16型和B组2、5型，艾柯病毒及其他肠道病毒等20多种病毒引起，其中以EV71和Cox A16最为常见。手足口病的特征性表现为皮肤黏膜的皮疹、疱疹或溃疡，少数患儿可引起心肌炎、肺水肿和无菌性脑膜炎等严重并发症。EV71引起的手足口病一般症状较重，部分患者可伴有无菌性脑脊髓膜炎、脑炎、心肌炎和脑麻痹后遗症；而CoxV引起的手足口病一般症状较轻。主要经粪-口和（或）呼吸道飞沫传播，亦可经接触患者皮肤、黏膜疱疹液感染，通过病毒血症引起全身性感染，引起的疾病临床表现多种多样，病后对同型病毒有持久的免疫力。

(一)病毒一般特性

1. EV71病毒　是小RNA病毒科肠道病毒属的成员，归属于人类肠道病毒。1974年，Schmidt等首次报道从美国加利福尼亚州暴发的表现为神经系统症状疾病的患者中分离到EV71，已在世界范围内引起多次暴发与流行，是手足口病的主要病原体。可导致手足口病、疱疹性咽峡炎、无菌性脑脊髓膜炎、脑炎和脊髓灰质炎样的麻痹性疾病等多种与神经系统相关的疾病，可伴有严重的神经系统并发症或致死性肺水肿。

(1)病毒颗粒结构：EV71病毒的颗粒为20面体立体对称的球形结构，无包膜和突出，直径为24～30nm，核酸为单股正链RNA。如同其他肠道病毒属成员一样，EV71型病毒基因组编码的分子量分别为34KD、30KD、26KD和7KD的多肽VP1（α）、VP2（β）、VP3（γ）、VP4（δ）构成原聚体，后者再拼装成具有五聚体样结构的亚单位，60个亚单位通过各自的结构域相互连接，最终形成病毒的外壳。VP1、VP2和VP3，3个多肽暴露在病毒外壳的表面，而VP4包埋于病毒外壳的内侧与病毒核心紧密连接，因而抗原决定簇多位于VP1～VP3上。

（2）基因组结构：EV71病毒的基因组为含有约7411个核苷酸的单股正链RNA，腺嘌呤核苷酸和尿嘧啶核苷酸丰富（A+U=52.8）。RNA中仅有一个开放阅读框（ORF），编码含2194个氨基酸的多聚蛋白，在其两侧为5′和3′非编码区（UTRs）。在3′末端有多聚腺苷酸（polyA）尾，而其5′末端共价结合有一个小分子量的蛋白（VPg）。病毒的单链RNA具有感染性，但裸露RNA的感染性仅为病毒颗粒的百万分之一，如去除3′末端的多聚腺苷酸尾或基因组出现断裂，感染性便消失，而其5′末端连接的蛋白质则对病毒的感染性无明显影响。

该病毒的基因组从5′末端至3′末端依次排列着含有746个核苷酸的5′非编码区，编码区1A（多肽VP4）、1B（多肽VP2）、1C（多肽VP3）、1D（多肽VP1）、2A（特异性蛋白酶）、2B、2C、3A、VPg（5′末端结合蛋白）、3C（特异性蛋白酶）、3D（RNA多聚酶组分）及3′末端非编码区（83个核苷酸）和多聚腺苷酸尾（AAAn）。5′UTR通常折叠成多个特异性的空间结构，这些结构与宿主细胞蛋白因子结合，在起始病毒基因组RNA的合成及蛋白的翻译过程中发挥重要作用。此外，5′UTR结构还涉及病毒的宿主范围和病毒的毒力等多个方面的功能。目前该病毒基因组5′UTR结构区与多聚腺苷酸尾的功能尚不清楚，但对同一属其他病毒成员（如脊髓灰质炎病毒）基因组尾端多聚腺苷酸研究发现，减少其长度会降低病毒的感染性。

（3）病毒基因分型：EV71衣壳蛋白VP1是该病毒主要的中和决定因子，它直接决定病毒的抗原性。VP1基因具有与病毒血清型完全对应的遗传多样性。VP1基因序列不仅可以作为肠道病毒属内不同血清型分类的依据，并可作为小RNA病毒科内不同属的分类参考。VP1基因成为EV71病毒基因分型和遗传进化分析的最重要对象。

目前，基于VP1核苷酸序列的差异，可将EV71分为A、B、C 3个基因型。A型仅包括原型株BrCr-CA-70；B型和C型又可进一步分为B1、B2、B3、B4及C1、C2、C3、C4亚型。Brown等曾对113株世界各地的EV71分离株的VP1基因的核苷酸序列进行同源性分析，显示同一型内毒株间序列同源性大于92%，而不同型间毒株的同源性为78%～83%。

2．柯萨奇病毒　1957年，新西兰首次报道手足口病，1958年分离出柯萨奇病毒，1959年提出"手足口病"的命名。早期发现的手足口病的病原体主要为Cox A16型，其他柯萨奇病毒如Cox A4、Cox A5、Cox A9、Cox A10及Cox B5也可引起手足口病。

（1）病毒颗粒结构：柯萨奇病毒的病毒颗粒为20面体，立体对称，呈球形，核衣壳裸露，直径为23～30nm，无包膜，无突起，病毒由核酸和蛋白质组成。与其他小RVA病毒一样，其外壳蛋白由4个多肽链组成，称之为毒粒蛋白，即VP1、VP2、VP3和VP4。其中VP1、VP2、VP3裸露于病毒外壳表面，VP4隐藏于病毒外壳内面。

（2）基因组结构：柯萨奇病毒基因组全长为7389～7402个核苷酸，不包括3′端的多聚腺苷酸尾。在柯萨奇病毒基因组的5′端，以共价键结合了一个小的蛋白质，称为毒粒蛋白，又称VPg；而在3′末端有一个多聚腺苷酸尾，由几十个到近百个腺苷酸连结而成。柯萨奇病毒RNA基因组的顺序依次为5′端非编码区、P1区、P2区、P3区和3′端非编码区。

Cox A16的基因组长约7400bp，包括5′与3′端的非编码区和中间一个大的开放读码框（ORF），依次由VP4、VP2、VP3、VP1、2A、2B、2C、3A、3B、3C、3D这11个基因组成，主要编码产生病毒结构蛋白和病毒复制所需要的酶类。VP1是主要的血清型分型依据，VP1区的核苷酸序列也是肠道病毒基因分型的依据。

（3）病毒基因分型：柯萨奇病毒已知有30个血清型。根据病毒对乳鼠的致病特点及对细胞敏感性的不同，可分成A组和B组。A组病毒有24个血清型，即A1～A24，其中A23型与ECHO 9型病毒相同；B组病毒有6个血清型，即B1～B6。

我国在20世纪80年代流行的手足口病病原以Cox A16为主；Cox A16病毒间VP1区核苷酸和氨基酸同源性程度较高，核苷酸同源性为94.5%～98.0%，氨基酸同源性达97.8%～100%。Cox A16中国分离株与国际参考株相比，VP1区核苷酸同源性高于78.2%，氨基酸同源性高于93.3%。基因系统进化分析显示，中国大陆Cox A16分离株与中国台湾流行株、日本分离株、瑞典株及美国株的亲缘关系均较近，核苷酸同源性大于93.3%。

3. 艾柯病毒 于1958年首次在脊髓灰质炎流行期间从患儿的粪便中分离出来。艾柯病毒感染主要表现为发热、皮疹、头痛、疲乏无力等，可并发急性呼吸道、消化道和中枢神经系统的病变。引起手足口病的症状与Cox A16和EV71引起的症状十分相似，主要通过染色体及免疫分型等鉴别。

(1) 病毒颗粒结构：ECHO病毒属于小RVA病毒科肠道病毒属，其形态结构与EV71和CoxV相似，由衣壳蛋白和核酸构成。衣壳蛋白包绕核酸外周形成一个正20面体立体对称结构，直径20～30nm，该病毒没有包膜。

(2) 基因组结构：ECHO病毒核酸为单股正链RVA，基因长度7.4kb，携带遗传信息，决定病毒遗传性状与增殖特性。两端为保守的非编码区，中间为编码区。5′端共价结合一小分子蛋白质VPg，与病毒RVA合成和基因组装配有关。3′端带有polyA尾。编码区编码的病毒结构蛋白VP1～VP4同EV71、CoxV一样，VP1、VP2和VP3均暴露在病毒衣壳的表面，有中和抗原位点；VP4位于衣壳内部，一旦病毒VP1与受体结合后，VP4即被释出，衣壳松动，病毒基因组脱壳穿入。

(3) 病毒基因分型：病毒衣壳结构蛋白VP1～VP4均有抗原活性，根据其特异性抗原差异，最初将艾柯病毒分为34个亚型，随后发现1型和8型抗原相同，10型归入呼肠孤病毒（Reovirus），28型归入鼻病毒，34型是Cox A24的变种，因此，将艾柯病毒重新分为30个血清型，各型之间存在着交叉免疫反应。目前已知可以引起手足口病的艾柯病毒主要是艾柯病毒11型，该型病毒具有凝集人类O型红细胞的能力。

(二) 致病机制

由肠道病毒引起的手足口病的发病机制尚未完全明确。一般认为，病毒从呼吸道或消化道侵入，在局部黏膜上皮细胞或淋巴组织中增殖，并可从口咽部的分泌物或粪便中排出。继而病毒侵入局部淋巴结，由此进入血液循环，引起第1次病毒血症。随后，病毒经血液循环侵入带有病毒受体的靶组织，在网状内皮组织、深层淋巴结、肝、脾、骨髓等处大量繁殖，并再次进入血液循环，导致第2次病毒血症。最终，病毒可随血流播散至全身各器官，如皮肤黏膜、中枢神经系统、心脏、肺、肝、脾等处，在这些部位进一步繁殖并引起病变。

病毒通过与位于细胞表面的特异性受体结合而吸附于被感染的细胞表面，然后利用细胞的内吞作用进入细胞或将病毒的核酸释放进入细胞。病毒的特异性受体不仅参与决定病毒的组织嗜性，而且在诱导细胞发生内吞的过程中扮演重要角色。病毒与受体结合的同时，病毒颗粒的空间构型改变，丢失VP4，最终脱去病毒的外壳并释放核酸穿过细胞膜进入胞质，开始病毒多肽的翻译。病毒的繁殖复制需要利用宿主的核糖体及其他蛋白合成因子，而病毒产物构成RNA合成系统是病毒繁殖复制的关键。随着大量病毒RNA在细胞质内的堆积，病毒开始了子代病毒颗粒的组装。肠道病毒在细胞中的繁殖和复制可引起细胞形态和代谢体系的改变，感染初期（2～3h），细胞的形态由梭形逐渐转变为圆形；感染后6h，胞质内出现病毒诱导的膜性小泡；感染后期（12～20h），新合成的子代病毒颗粒开始出现在细胞质基质中，细胞核出现明显的固缩现象，最后发展为细胞脱落。

由于病毒的感染，细胞RNA、DNA和蛋白质的合成均受到抑制。免疫损伤不是肠道病毒感染的主要发病机制，大部分肠道病毒为杀细胞病毒，对靶细胞直接产生溶解性感染。肠道病毒繁殖迅速，其周期为5～10h。基因组RNA可直接被多核糖体翻译。在细胞被感染后约30min，细胞蛋白的合成迅速降低至零，称为"关闭（shutoff）"，主要由肠道病毒蛋白酶裂解细胞真核翻译起始因子-4G（eukaryote initiation factor 4G，EIF-4G）造成。细胞蛋白翻译"关闭"是肠道病毒细胞病变效应的主要机制。

(三) 鉴定和鉴别要点

传统诊断金标准是分离培养出相应的病原体。随着分子生物学技术的发展，目前PCR技术与传统方法相比，省时省力且准确率高。

1. 病毒分离培养 用组织培养分离肠道病毒是目前诊断的"金标准"，但任何一种细胞都不可能对所有肠道病毒有效培养。肠道病毒传统分离方法首选猴肾细胞系，该细胞系对脊髓灰质炎病毒、柯萨奇B组病毒和艾柯病毒敏感性高。人胚肺二倍体成纤维细胞WI-38等，用于培养柯萨奇A组病毒有较好的效果，而来自人横纹肌肉瘤的RD细胞对检测柯萨奇A组病毒最敏感，但对绝大多数柯萨奇B组病毒不敏感。因此，实验室常常同时使用几种细胞进行病毒分离。虽然用乳鼠分离肠道病毒是检测柯萨奇A组病毒感染的最敏感实验室方法，但由于技术操作与动物饲养难度大，目前很少采用。RD细胞支持手足口病的主要病原体Cox

A16 和 EV71 的复制,若在采用 RD 细胞分离的同时再增加人喉表皮样癌(Hep-2)细胞,可提高肠道病毒的分离率(分离其他可能致手足口病的病原体,如一些柯萨奇 B 组病毒)。但 Hep-2 细胞对 Cox A16 和 EV71 的增殖不够敏感。

2. 分子生物学检测　包括 EV71 型、Cox A16 型在内的肠道病毒的核酸检测主要采用荧光定量 RT-PCR 法,该类方法不仅具有快速、简便的优点,而且还有很高的灵敏度和特异度,比细胞培养更敏感,核酸快速检测已经成为手足口病病原确认的主要检测方法。

评价肠道病毒检测的结果时,必须注意肠道病毒感染发生的易感部位和非易感部位。肠道病毒易在胃肠道及鼻咽部存在,有时可在这些部位生长数周到数月。因此,从这些部位分离病毒和进行 RT-PCR 检测时,阳性结果解释应谨慎,尤其是粪便的检测结果,患者粪便中发现的病毒也可能是几周前发生的感染。对于检查与肠道病毒有关的疾病时,粪便检测最敏感但最不特异。肠道病毒感染后鼻咽部排毒期比粪便短,因而从鼻咽部分离病毒的特异性比粪便好。相反,中枢神经系统、血液和泌尿道不是肠道病毒的易感部位,因而从这些部位检测到病毒或病毒核酸意味着是真正的侵袭性感染。

目前由于脊髓灰质炎减毒活疫苗的广泛使用,中枢神经系统等部位采集的标本有可能会检测到相关的肠道病毒或病毒核酸,所以在检测时要考虑到这一因素。另外,在同时进行肠道病毒与 EV71 或 CoxA16 核酸检测时,如后者结果阳性,则前者也应该是阳性,否则应重新进行实验确定。基于 RT-PCR 并进行分子杂交或核苷酸序列分析可直接鉴别肠道病毒的型别。

3. 血清学检查　血清学试验是通过特异性抗原-抗体反应,为肠道病毒感染的确定提供证据。在肠道病毒感染的诊断中较常用的有中和试验、酶联免疫吸附试验及补体结合试验。肠道病毒血清分型的"金标准"是各种抗血清交叉混合物的分组中和试验,WHO 可提供这种冻干抗血清。目前,广谱和血清特异单克隆抗体已研制成功,并应用于组织培养物的荧光检测。这些单克隆抗体的单独应用或混合使用对血清鉴定起重要作用。

(1)中和试验:病毒或毒素与相应特异性的中和抗体结合后,丧失了对易感动物、鸡胚和易感细胞的致病力,称为中和试验。本试验具有高度的特异性和敏感性,并有严格的量效关系。根据刺激机体产生抗体的病原物质不同可分为:由外毒素或类毒素刺激产生抗体的抗毒素中和试验和由病毒刺激产生抗体的病毒中和试验。病毒中和试验有体内和体外两种方法。

①体内中和试验。也称保护实验,即先给实验动物接种疫苗或抗血清,间隔一定时间后,再用一定量的病毒攻击,以动物是否得到保护来判定结果。常用于疫苗免疫原性的评价和抗血清的质量评价。

②体外中和试验。将病毒悬液与抗病毒血清按比例混合,在一定条件下作用一段时间,然后接种易感动物、鸡胚或易感细胞,根据接种后动物、鸡胚是否得到保护,细胞是否有病变来判定结果。比较患者急性期血清与恢复期血清中和抗体滴度,可作为肠道病毒感染的血清学诊断方法。用微量板法测定抗体滴度是目前人肠道病毒抗体检测的最常用方法,该方法精确且特异性高。其基本原理是病毒感染敏感靶细胞后可引起细胞形态学变化,出现致细胞病变效应,特异性中和抗体与病毒结合后,可使病毒颗粒失去感染性,抑制 CPE 的出现。一般用急性期血清与恢复期血清的检测结果进行比较,抗体滴度呈 4 倍或以上增高,证明有急性感染;或单份血清肠道病毒型特异性中和抗体滴度大于 1∶256 也有诊断意义,血清中和抗体滴度为 1∶128 判定为可疑阳性。此试验常用于病毒性传染病的诊断,此外,还可用于新分离病毒的鉴定和定型等。但是,无症状的肠道病毒感染也是常见的,所以对检测结果的解释要慎重。

(2)酶联免疫吸附试验:简称 ELISA,为一种固相免疫酶测定技术,其基本原理是将抗原或抗体吸附于固相载体的表面,酶标记物与相应的抗体或抗原反应后,形成酶标记抗原-抗体复合物,加入底物时,结合物上的酶催化底物产生水解、氧化或还原等反应,从而生成可溶性或不溶性的有色物质,显色程度与相应的抗体或抗原量成正比,可用肉眼或酶标测定仪判定结果。目前可用 ELISA 方法检测患者血清中的柯萨奇病毒型特异性抗体,包括 IgG 与 IgM 抗体。如 CoxA16 型特异性 IgM 抗体阳性,则提示为急性 CoxA16 感染。

(3)补体结合试验:应用可溶性抗原,如蛋白质、多糖、类脂质、病毒等与待测相应抗体结合,抗原-抗体复合物可以结合补体,再加入致敏红细胞(溶血系统或称指示系统),根据是否出现溶血反应,可判定反应系统中是否存在相应的抗原和抗体。若不溶血,说明待检的抗体与相应的抗原结合,反应结果为阳性。参与补体结合反应的抗体称为补体结合抗体。补体结合抗体主要为 IgG 和 IgM,IgE 和 IgA 通常不能结合补体。补体结合试验通常是利用已知抗原检测未知抗体。对于肠道病毒感染,补体结合试验的特异性较低,目前应用不多。

(四)病毒感染的预防和治疗

目前缺乏有效的药物进行抗病毒治疗,主要采用对症支持治疗,积极防止发生并发症。有研究报道,利巴韦林(ribavirin)和普拉康纳利(pleconaril)在抗肠道病毒尤其是 EV71 感染方面有明显效果。其中普拉康纳利在美国已进入Ⅲ期临床试验。抗 CoxV 方面,戊二酰亚胺类化合物 $S_{632}A_3$ 在体外实验中能减轻细胞病变,提高受感染细胞存活率,有明显抗 CoxV 作用。

肠道病毒属细胞内感染,病毒的复制可致宿主免疫功能紊乱,在病毒清除过程中,机体的细胞免疫是非常重要的。通过调节机体免疫力重塑免疫平衡有利于改善手足口病的疗效。目前,临床上运用 IFN-α 糖皮质激素和丙种球蛋白等调节患者机体免疫,在一定程度上可以减轻神经系统的损伤,但其具体机制和疗效还有待于进一步探索。

(崔大伟 陈 瑜)

第二节 呼吸道感染病毒检验

呼吸道病毒是指一大类能侵犯呼吸道并导致呼吸道病变或以呼吸道为入侵门户而主要引起呼吸道外组织器官病变的病毒。临床上急性呼吸道感染约 90% 以上是由病毒引起的。比较重要和常见的呼吸道病毒主要包括正黏病毒科的流感病毒,副黏病毒科的副流感病毒、呼吸道合胞病毒、麻疹病毒、腮腺炎病毒,冠状病毒科的冠状病毒,以及其他病毒科中的一些病毒,如腺病毒、人疱疹病毒、鼻病毒、风疹病毒、呼肠孤病毒等。近几年来又出现许多新变种,如可以感染人的禽流感病毒、新型冠状病毒、偏肺病毒。主要的呼吸道病毒见表 58-2。

一、流行性感冒病毒

流行性感冒病毒(influenza virus,简称流感病毒)属于正黏病毒科,根据其内部蛋白抗原的不同分为甲(A)、乙(B)、丙(C)3型。1933 年,Smith 首先分离出甲型流感病毒,其抗原具有高度变异性,是流行最为频繁并引起全球性流感大流行的病原体。乙型流感病毒于 1940 年发现,也可表现出一定程度的抗原变异,引起局部小流行。丙型流感病毒主要感染人,此型抗原稳定,极少引起流行,主要侵犯婴幼儿和免疫力低下人群,多为散发感染。流感是一种上呼吸道急性传染病,传染性强、传播快、潜伏期短、发病率高;已引起数次世界性大流行,最著名的一次世界大流行发生于 1918—1919 年,死亡人数至少有 2000 万,对人类的生命健康危害极大。

表 58-2 常见呼吸道病毒及其引起的主要疾病

科	种、型	所致主要疾病
正黏病毒科	甲、乙、丙型流感病毒	流行性感冒
副黏病毒科	副流感病毒(1,2,3,4,5 型)	普通感冒,支气管炎等
	呼吸道合胞病毒	细支气管炎、肺炎
	麻疹病毒	麻疹、亚急性硬化性全脑炎
	腮腺炎病毒	流行性腮腺炎、脑膜炎、睾丸炎
披膜病毒科	风疹病毒	小儿风疹、先天性风疹综合征
冠状病毒科	冠状病毒、SARS 冠状病毒	普通感冒,支气管炎
腺病毒科	腺病毒(3,4,7,14,21 型)	普通感冒,上呼吸道感染
呼肠孤病毒科	呼肠孤病毒(1,2,3,4 型)	流行性腹泻
疱疹病毒科	人疱疹病毒	口唇疱疹、宫颈炎
小 RNA 病毒科	鼻病毒	普通感冒,上呼吸道感染

(一)生物学性状

1. 形态与结构 流感病毒具有多态性,以球形或丝状多见,直径 80～120nm,新分离株丝状多于球形上度,长度有时可达 4 000nm。病毒内含直径约为 70nm 的核衣壳。流感病毒的结构由内向外依次为核衣壳、包膜及刺突。

(1)核衣壳:流感病毒的核衣壳呈螺旋对称状,有包膜。在电子显微镜下呈电子致密的核心,其核酸为单股,分节段,负链 RNA,分子量为 $(5.9～6.3)×10^6$ kDa。甲型、乙型流感病毒分 8 个片段,丙型流感病毒分 7 个片段。每一个节段均为独立基因组,决定流感病毒的遗传特性,其基因组分节段的特点使病毒在复制中易发生基因重组,导致新病毒毒株的出现。流感病毒基因组总长度为 13 600个核苷酸,片段长度范围在 890～2340bp。流感病毒 RNA 外绕有核蛋白(nucleoprotein,NP)和 3 个与核酸复制、转录有关 RNA 多聚酶蛋白 PA、PB1、PB2。核蛋白为可溶性抗原,其抗原稳定,很少发生变异,具有型特异性。根据核蛋白和 M 蛋白抗原性的不同,可把感染人的流感病毒分为甲、乙、丙 3 型。

(2)包膜:流感病毒包膜有 2 层结构,内层为病毒基因编码的基质蛋白 M1,外层为来自宿主细胞的脂质双层膜。内膜蛋白(M 蛋白)是包围在病毒核心外的一层膜六结构,约占病毒蛋白的 40%。它的存在增加了病毒的硬度和厚度,有利于病毒维持形态,并可促进病毒装配。甲型和乙型流感病毒包膜上面镶嵌 2 种糖蛋白刺突:血凝素(hemagglutinin,HA)和神经氨酸酶(neuraminidase,NA),两者数量之比为 5:1。HA 是病毒基因组片段 4 编码的糖蛋白,具有介导病毒包膜与宿主细胞膜融合的作用;能与多种动物(如鸡、豚鼠)和人的红细胞表面的糖蛋白受体相结合,使红细胞凝集(简称血凝);HA 还可诱导机体产生保护性的血凝抑制抗体,该抗体能抑制血凝、中和病毒的致病作用,为保护性抗体。而 NA 是病毒基因组片段 6 编码的糖蛋白,能水解细胞膜上各种多糖受体末端的 N-乙酰神经氨酸酶,使病毒从细胞上解离,有利于成熟病毒的释放,其相应抗体不能中和病毒,但能抑制子代病毒的释放及其在组织间的扩散。HA 和 NA 抗原性极易变异,是划分流感病毒亚型的依据。因基因组自发点突变导致的变异,幅度小,系量变,引起甲型流感的中、小流行,称之抗原漂移(antigenic drift);由基因组重排发生的变异,幅度大,系质的变异,导致新亚型的出现,此变异属抗原转换(antigenic shift)。而人群对新亚型缺乏免疫力,故可引起大流行,甚至世界大流行。

2. 生长特征 流感病毒可在鸡胚和培养细胞中增殖。鸡胚培养初次分离应接种羊膜腔,传代适应后可移种于尿囊腔。细胞培养首选原代猴肾细胞(PMK)或狗肾传代细胞(MDCK)。病毒在鸡胚和细胞中均不引起明显的病变,需用红细胞凝集试验或红细胞吸附试验及免疫学方法证实有无病毒的增殖。流感病毒易感动物为雪貂,病毒在小鼠体内连续传代可提高毒力。

3. 抵抗力 流感病毒抵抗力较弱,不耐干燥、不耐热,56℃环境中 30min 即被灭活,在室温下很快丧失传染性,0～4℃能存活数周,-70℃以下可长期保存;对紫外线和常用消毒剂均很敏感。

(二)致病机制

1. 致病性 流感病毒经飞沫在人与人之间直接传播,侵入呼吸道,通过其 HA 与呼吸道黏膜上皮细胞膜上的 HA 受体结合,然后侵入这些细胞进行增殖。经 1～3d 的潜伏期,感染者即可出现流感症状。病毒在呼吸道黏膜上皮细胞内增殖,造成这些细胞变性、坏死脱落,黏膜充血水肿,腺体分泌增加;出现喷嚏、鼻塞、咳嗽等症状。发病初期 2～3d 鼻咽分泌物中病毒含量高达 $10^4～10^7$ pfu/ml,此时传染性最强,病毒最易分离成功。流感病毒很少入血,主要是在代谢过程中产生的毒素样物质进入血流,引起全身中毒症状:发热、头痛、全身酸痛、疲乏无力、白细胞数下降等。同时与病毒感染刺激机体产生的干扰素和免疫细胞释放的细胞因子有关。流感病毒感染一般可在数日内自愈,年老体弱、免疫力低下者、心肺功能不全者和婴幼儿在感染后 5～10d,易发生细菌性继发感染,特别是肺炎,常危及生命。

2. 特异性免疫 流感病毒感染可引起针对 HA、NA、NP、M1 的病毒特异性细胞和体液免疫。病后对同型病毒有短暂免疫力,主要是产生了 HA 和 NA 抗体,HA 抗体可中和抗体病毒,NA 抗体可限制病毒扩散,特异性的 $CD4^+$ T 细胞辅助 B 细胞产生抗体,$CD8^+$ T 细胞能清除病毒,在预防感染和阻止疾病发生中发挥作用。

(三)临床意义

流感的主要传染源是患者和隐性感染者,主要经飞沫及接触传播。人群对病毒普遍易感,6～15 岁发病率最高。流感的流行可发生于任何季节,在我国流感流行存在南北地区差异。

流感的潜伏期为1~3d。起病大多突然,全身症状较重而呼吸道症状较轻。开始可表现为畏寒、发热,体温可迅速升至39~41℃,同时患者感头痛、全身酸痛、软弱无力,且感眼干、咽干、轻度咽痛。部分病人可有喷嚏、流涕、鼻塞。有少数患者以胃肠道症状为主,出现恶心、呕吐、腹泻等。发热与上述症状一般于1~2d达高峰,3~4d热退,症状随之消失。乏力与咳嗽可持续1~2周。最常见的并发症为肺炎和Reye综合征。

(四)鉴定和鉴别

在流感暴发流行时,根据典型症状即可做出临床诊断。确认流感的特异性试验包括病毒的分离培养,病毒抗原和RNA检测及血清学实验。其实验结果主要用于流行病学监测、鉴别诊断和分型,尤其是监测新变异株的出现、预测流行趋势和提出疫苗预防建议。

1. 核酸检测 是一种鉴定流感病毒的有力方法,即使基因组含量很低或者死病毒也可以检测到,一般采用RT-实时荧光PCR方法,根据检测试剂中引物的型别特异性,还可以同时进行甲型流感病毒分型。另外,流感病毒核酸序列测定可用于耐药监测或者进化分析,也是较常使用的方法。近年来,呼吸道病毒的核酸检测方法发展迅猛,恒温扩增方法和微流控芯片方法逐渐开始用于临床检测,结合自动化的核酸提取技术,包括流感病毒在内的呼吸道病毒检测已经实现了准确性好、通量高、快速简便并且高度自动化的跨越。此外,序列测定可用于鉴定分型或者进化分析。

2. 血清学诊断 如恢复期抗体效价较急性期增高4倍或以上,即有诊断价值。血清学试验所用的病毒应当是与当前流行密切相关的病毒株,具有型或株特异性,才能测定准确。应用血凝抑制试验、中和试验、补体结合试验、酶联免疫吸附试验检测相应抗体,做出回顾性诊断。血凝抑制试验在流感病毒血清学诊断中最为常用。可用于新流行的亚型流感病毒人群血清学调查。

3. 采用胶体金法 免疫荧光法或酶免疫测定法。直接从病人呼吸道分泌物、脱落细胞中检测抗原。目前市场的试剂敏感性有限,一些新发的型别可能没有覆盖,检测结果假阴性较多,可作为初筛实验。在应用临床检测前,应开展必要的性能验证。

4. 细胞培养 在疾病的第2~3天,可从患者鼻咽部、气管分泌物中直接分离流感病毒,或直接接种于培养细胞或鸡胚。鸡胚培养初次分离应接种羊膜腔,传代适应后可移种于尿囊腔。细胞培养首选原代猴肾细胞(PMK)或狗肾传代细胞(MDCK)。病毒在鸡胚和细胞中均不引起明显的病变,需用流感病毒红细胞凝集试验及凝集抑制试验或者其他免疫学方法证实有无病毒的增殖。流感病毒易感动物为雪貂,病毒在小鼠体内连续传代可提高毒力。

(五)预防与治疗

1. 药物治疗 对症治疗包括解热镇痛药物和支持治疗。但儿童患者应避免用阿司匹林,以免诱发致命的Reye综合征。目前有两大类有效的抗流感病毒药物:一类是M2膜蛋白离子通道阻滞药金刚烷胺(amantadine)和金刚乙胺(rimantadine),是预防和治疗流感的首选药物;另一类是近年问世的神经氨酸酶抑制药(neuraminidase inhibitor,NAI)扎那米韦(zanamivir)和奥司他韦(oseltamivir)等。金刚烷胺和金刚乙胺属于抗RNA病毒药,仅对甲型流感病毒有效。其机制是阻滞流感病毒M2膜蛋白离子通道,使M1蛋白无法与核糖核苷蛋白(ribonucleoprotein,RNP)解离,流感病毒的复制过程也就无法启动。乙型流感病毒因其缺乏M2膜蛋白,故这类药物对其无效。

获准用于临床的神经氨酸酶抑制药包括扎那米韦和奥司他韦,其中奥司他韦(达菲)已在我国被批准使用。儿童推荐用法为1岁以上儿童口服奥司他韦每次2 mg/kg,每日2次,连服5d。应在起病36~48h使用。延长疗程并不能提高疗效,相反可能诱生耐药菌株。奥司他韦亦可有效地治疗禽流感病毒(H5N1)感染的小鼠。

2. 预防措施 因流感病毒基因易发生变异,人类至今无法有效地控制流感。一般采用综合性预防措施,讲究卫生,保持室内空气流通,注意体格锻炼和营养;对易感人群应采取相对隔离措施,如避免接触病人,不去公共场所等,亦可给予药物预防。常用金刚烷胺100mg,每日2次,连服7~14d(但须注意金刚烷胺仅对防治甲型流感有效);对年老体弱者必要时可采用灭活疫苗接种。接种疫苗是预防流感的基本措施。

二、禽流感病毒

禽流感病毒是甲型流感病毒的一种亚型,是引起禽流行性感冒(简称禽流感)的主要病原体。禽流感被国际兽疫局定为甲类传染病,又称真性鸡瘟或欧洲鸡瘟。按病原体类型的不同,禽流感可分为高致病性、低致病性和非致病性禽流感3大类。

(一)生物学性状

1. 结构与功能 禽流感病毒属甲型流感病毒,呈球型,核心为单股负链RNA基因组,外膜上有3种重要的病毒蛋白质,血凝素(H)、神经氨酸酶(N)和基质膜蛋白M2,血凝素和神经氨酸酶容易发生变异,从而形成许多亚型。在人群中传播的禽流感病毒毒株有H5N1、H7N7、H9N2 3种。H5N1禽流感病毒对鸡具有高致病力,常造成大量鸡死亡,但因病毒会不定时基因突变,衍生新品种,导致原来仅感染禽类的流感病毒,变得可以影响人类。由于这些突变的流感病毒对人类是全新的病毒,大多数人对这种病毒没有抗体,因此,容易导致严重病症。

2. 抵抗力 禽流感病毒在粪便中能够存活105d,在羽毛中能存活18d,在低温、干燥及甘油中可存活数月乃至1年以上。在中性和弱碱性环境中能保持致病性。对紫外线非常敏感,日光直接照射下容易灭活。对热、酸和有机溶剂的抵抗力弱,常用消毒剂如甲醛溶液、稀酸、漂白粉、碘剂、脂溶剂等能迅速破坏其致病力。

(二)致病机制

禽流感一般通过直接接触或间接接触传播。世界卫生组织指出,粪便是禽流感传播的主要途径。还可经过损伤的皮肤和眼结膜感染病毒而发病。

人类感染禽流感病毒的概率很小,主要是由于3个方面的因素阻止了禽流感病毒对人类的侵袭。第一,禽流感病毒不容易被人体细胞识别并结合;第二,所有能在人群中传播的流感病毒,其基因组必须含有几个人流感病毒的基因片断,而禽流感病毒没有;第三,高致病性的禽流感病毒由于含碱性氨基酸数目较多,使其在人体内的复制比较困难。

(三)临床意义

H5N1禽流感病毒所引起的症状和一般的流行性感冒差不多,急性起病,早期表现主要为发热、流涕、鼻塞、咳嗽、咽痛、头痛、全身不适。体温大多在39℃以上,持续1~7d,一般为2~3d。大多数轻症病例预后良好。少数患者病情进展迅速,肺炎进行性发展,导致呼吸窘迫综合征、肺出血、呼吸衰竭、心力衰竭及肾衰竭,感染性休克及Reye综合征、全血细胞减少等多脏器衰竭而死亡。

H5N1型感染病情最重,可迅速出现肺炎表现,并累及全身多个脏器;H7N7型感染病情一般不重,主要为结膜炎症状;H9N2型多数患者感染后没有明显症状,部分患者可有轻微上呼吸道感染症状。

(四)鉴定和鉴别

1. 病原学检查 取患者早期呼吸道分泌物,分离到H5N1亚型甲型流感病毒是诊断禽流感病毒感染最可靠的方法。

2. 血清抗体测定 病程早期和康复期各采血一次做血凝抑制试验,抗体效价增高4倍以上为阳性。应用H5特异性单抗进行直接免疫荧光检测法测抗体,阴性结果可以排除H5N1禽流感病毒感染。

3. 基因检测 应用RT-PCR法检测病毒基因H5可确诊。

(五)预防与治疗

治疗基本与流行性感冒相同。对疑似病例、临床诊断病例和确诊病例应进行隔离治疗。对症治疗可用解热药,缓解鼻黏膜充血药,止咳祛痰药等。儿童忌用阿司匹林或含阿司匹林及其他水杨酸制剂的药物,避免引起儿童Reye综合征。抗病毒治疗应在发病48h内实施。金刚烷胺对禽流感病毒亦有明显抑制作用,早期应用可降低病毒数量并改善预后,老年患者及孕妇应慎用,哺乳期妇女、新生儿和1岁以内的婴儿禁用。加强支持治疗和预防并发症,注意休息,多饮水,增加营养,给易于消化的饮食。密切观察、监测并预防并发症。抗菌药物应在明确继发细菌感染时或有充分证据提示继发细菌感染时使用。不同地区根据流行的不同亚型,使用相应的禽流感疫苗。

三、SARS冠状病毒

SASR冠状病毒(SARS coronavirus,SARS-Cov)在分类学上属于冠状病毒科,具有典型的冠状病毒属的特点,但与已知人或动物冠状病毒又有许多不同之处,是一种新型冠状病毒,是引起严重急性呼吸综合征(Severe acute respiratory syndrome,SARS)的病原体。SARS是2002年底至2003年上半年在世界流行的一种急性呼吸道传染病,又称传染性非典型肺炎,简称"非典"。2003年3月15日,WHO将该病正式命名为SARS。

(一)生物学性状

1. 形态与结构 SASR冠状病毒形态与普通冠状病毒相似,呈多形性,在电镜下病毒颗粒呈不规则形,直径60~220nm,有包膜,核衣壳呈螺旋对称。核酸为不分段单股正链RNA,全长约29.7kb,有11个开放阅读框架,编码20多个蛋白。编码的结构蛋白主要为S蛋白、E蛋白、M蛋白和N蛋白,未发现HE蛋白,属于典型的缺乏HE蛋白的冠状病毒。

2. 抵抗力　SASR病毒不耐热或酸,可用0.2%~0.5%过氧乙酸或10%次氯酸钠消毒,75%乙醇5min能使其失去活力。但对热的抵抗力比普通冠状病毒强,56℃环境中30min方可被灭活。因其存在包膜而对乙醚等脂溶剂敏感。

(二)致病机制

1. SARS-Cov入侵宿主细胞和复制　SARS-Cov要引起SARS,首先必须入侵宿主细胞并在其中繁殖。其可能的机制是该病毒编码的S蛋白与相应受体人类的氨基肽酶(即CD13分子)结合,与细胞黏附并感染细胞。浙江首次发现SARS患者外周血单个核细胞中不仅存在SARS-Cov基因组正链RNA,同时还存在负链复制中间体RNA,说明病毒颗粒不仅仅只是被吞噬,而是可在其中复制,病毒本身释放毒性颗粒直接造成细胞的损伤。

2. 超敏反应　除了病毒的直接作用外,感染引起机体产生抗体,肺内的抗原与体内形成的相应抗体结合,形成了免疫复合物,并激活了免疫系统,引起了超敏反应,导致组织器官的严重损伤。因此不少病例死亡发生在出现症状后的第2周。

3. T细胞免疫失平衡　SARS患者T细胞、$CD4^+$T细胞、$CD8^+$T细胞的数量明显减少,尤以$CD8^+$T细胞降低更明显。对SARS患者尸体解剖分析发现,其淋巴器官组织内淋巴细胞分布稀疏,提示了病毒感染激发机体免疫应答在清除病毒的同时造成了严重的免疫器官损害和大量的T淋巴细胞死亡,造成免疫功能急剧下降,这是导致许多重症患者后期出现严重继发感染的重要原因。

(三)临床意义

SARS传染源主要是SARS患者,隐性感染者是否有传染性尚无实例根据,SARS病毒造成的突发性流行,其源头是否来源于野生动物,目前尚不明了。SARS潜伏期一般在2周内,平均2~10d。起病急,以发热为首发症状,体温一般>38℃,50%以上患者伴有头痛,关节肌肉酸痛,乏力等症状,部分患者可有干咳、胸痛、腹泻等症状;但少有上呼吸道卡他症状,早期肺部体征多不明显,部分患者可闻及少许湿啰音。发热及感染中毒症状持续存在,肺部病变进行性加重,表现为胸闷、气促、呼吸困难,活动后尤重。X线胸片肺部阴影发展迅速,常为多叶病变。少数患者出现ARDS。当病程度过极期,患者的症状与体征开始缓解,肺部病变开始吸收,多数患者经2周左右的恢复可达出院标准,肺部阴影的吸收需较长的时间。少数重症患者可能在相当长的时间内遗留限制性通气功能障碍和肺弥散功能下降,但大多可在出院后2~3个月恢复。

(四)鉴定和鉴别

1. SARS-CoV抗体检测　主要有免疫荧光试验(IFA)和酶联免疫吸附试验(ELISA)。在发病10d后就能检测到特异抗体IgG和IgM,ELISA检测SARS病人血清中的抗体,在症状出现21d后比较可靠,抗体从病初阴性至恢复期阳转或滴度升高4倍以上,有病原学诊断意义。

2. SARS-CoV的基因检测　目前WHO网站已经提供了7对SARS病毒核酸扩增检测的特异性引物,国内外也建立了SARS-CoV的反转录多聚酶链反应(RT-PCR)的检测方法,使用RT-PCR可在不同的样品(血液、粪便、呼吸道分泌物或组织)中检测SARS-CoV RNA。多次多种样本检测阳性,对病原学诊断有重要意义。但是,毒血症和病毒排毒期是不确定的,因此,在疾病后期进行检测可能给出阴性结果。

3. 细胞培养　利用Vero、Hep-2、RD等细胞来检测SARS病人的呼吸道分泌物和血液样品,阳性结果表示SARS病人感染了冠状病毒,阴性结果并不能表明病人没有感染SARS病毒。

(五)预防与治疗

1. 治疗　目前尚无特效治疗药物,强调"三早、三合理"原则,即早发现、早隔离、早治疗,合理使用糖皮质激素、合理使用正压通气、合理防治并发症。尚未发现有确定疗效的抗病毒药物,仅做辅助治疗;抗菌药物对于SARS病毒无效,但重症患者继发细菌感染需使用。

2. 预防　对SARS的预防措施主要是隔离病人,切断传播途径和提高机体免疫力。对临床诊断患者及疑似患者分别收入不同病房进行严格隔离或医学观察,禁止探视及患者间接触。因SARS为法定传染病,按照甲类传染病进行管理。各级医院发现SARS疑似或临床诊断病例后,应立即电话报告所在区县疾病预防控制中心(CDC),并在2h内填写《传染性非典型肺炎疫情报告卡》,由所在区县

CDC将疫情信息录入信息报送系统。

四、副黏病毒

副黏病毒与正黏病毒的生物学性状类似,均为核衣壳呈螺旋对称,有包膜的单负链RNA病毒。对人类致病的副黏病毒主要包括麻疹病毒、腮腺炎病毒、副流感病毒、呼吸道合胞病毒等。有以下几个特点:病毒体较正黏病毒大,直径150～300nm;包膜上也有2种糖蛋白刺突,但与正黏病毒完全不同,一种刺突F蛋白为副黏病毒共有,它可促进宿主细胞膜与病毒、细胞与细胞的融合,形成多核巨细胞和溶血活性。另一种称HN蛋白,同时具有血凝和神经氨酸酶活性。核酸为一条完整的单负链RNA,不分段,不易发生基因重组和变异。抗原相对稳定,但具有高度传染性。

(一)麻疹病毒

麻疹病毒(measles virus)是麻疹的病原体。麻疹是儿童时期最为常见的急性传染病,临床上以发热,上呼吸道卡他症状,结膜炎,口腔黏膜斑及全身丘疹为特征。常因并发症的发生导致死亡。

麻疹病毒抗原稳定,只有1个血清型,但20世纪80年代以来,各国都有关于麻疹病毒抗原性变异的报道。核苷酸序列分析表明,麻疹病毒存在着基因漂移。

1. **生物学性状** 麻疹病毒呈球形、丝状等多种形态,直径为140～180nm,长者可达270nm,螺旋对称,单股负链RNA,不分节段,不易发生重组,有包膜,囊膜上有2种糖蛋白刺突:一种称为HA蛋白,能凝集猴、狒狒等动物的红细胞;另一种称为F蛋白,具有溶解红细胞及引起细胞融合的活性,导致多核巨细胞病变。麻疹病毒无神经氨酸酶。除灵长类动物外,一般动物都不易感,在人胚肾、人羊膜细胞及Hela、Vero等多种传代细胞中可增殖,出现细胞病变,形成多核巨细胞。本病毒在外界生活力不强,对理化因素抵抗力较低,加热56℃ 30min和一般消毒剂均易将病毒灭活。但麻疹病毒耐寒、耐干燥,在-15～-70℃可保存数月至数年。

2. **致病机制** 麻疹病毒先在呼吸道上皮细胞内增殖,通过局部淋巴组织进入血流,出现第1次病毒血症,病人出现发热、咳嗽、眼结膜充血、口腔黏膜斑等前期症状,病毒随血流侵入全身淋巴组织和单核吞噬细胞系统,在细胞内广泛增殖后,大量病毒再次入血形成第2次病毒血症,并感染眼结膜、口腔黏膜、皮肤、呼吸道、消化道、泌尿道、血管等,表现为细胞融合成多核巨细胞,核内和胞质内形成嗜酸性包涵体,病人出现高热和丘疹。目前认为麻疹发病机制:一方面由于麻疹病毒侵入细胞直接引起细胞病变;另一方面全身性迟发型超敏性细胞免疫反应在麻疹的发病机制中起了非常重要的作用。

麻疹病毒感染后免疫力持久,一般不会出现二次感染。母亲抗体能保护新生儿。麻疹的恢复主要靠细胞免疫,但细胞免疫也是引起麻疹出疹,麻疹后脑炎的原因。此外,麻疹感染(包括麻疹减毒活疫苗)还可引起暂时性免疫抑制,如IV型超敏反应,OT试验的阴转和对新抗原免疫应答的减弱。

3. **临床意义** 麻疹病毒传染性强,与易感者接触后90%以上发病,儿童初次感染几乎都发病。麻疹是一种典型的全身出疹的急性传染病,人是麻疹病毒的自然宿主,急性期患者为传染源,通过呼吸道传播,冬春季发病率最高。潜伏期10～14d,病毒进入呼吸道黏膜并在吞噬细胞内增殖,产生两次病毒血症,开始主要为卡他症状,发病2d后,口颊黏膜出现针尖大小、周围绕有红晕的灰白色小点,称柯氏斑(Koplick spot),对临床早期诊断有一定意义。临床表现为发热、流涕、流泪、眼结膜充血,然后出现全身性斑丘疹。麻疹是一种急性传染病,感染一般以麻疹病毒从体内完全清除而终止。但极个别患者在患疹数年后出现亚急性硬化性全脑炎(SSPE),该病是一种慢发性病毒感染,患者表现为精神异常,最后会痉挛、昏迷而死亡。SSPE患者血液和脑脊液中有异常高水平的麻疹病毒抗体,但病毒分离困难。现认为患者脑组织中麻疹病毒为缺陷病毒,该病可能是由于麻疹病毒变异所致。

4. **鉴定和鉴别** 麻疹因临床症状典型,一般无须进行实验室检查。不典型病例,可进行病毒分离培养,取眼、鼻、咽部分泌物,血和尿接种人胚肾或人羊膜细胞,分离麻疹病毒;或通过间接免疫荧光法检测细胞内麻疹病毒抗原,观察多核巨细胞及包涵体;血清学诊断应包括双份血清或检测IgM,取病人急性期恢复期双份血清,进行血凝抑制试验,观察抗体滴度是否增长4倍或4倍以上。此外,亦可进行核酸杂交和PCR。

5. **预防和治疗** 6个月以内的婴儿有被动免疫力,但随年龄增长逐渐消失,易感性增加,给6个月至1岁的儿童普遍接种麻疹减毒活疫苗是预防麻疹的最好方法。鸡胚细胞麻疹病毒减毒活疫苗是当前最有效疫苗之一。初次免疫我国定在8月龄,接种后,抗体阳转率达90%以上,但免疫力仅维持10~15年,因此7岁时必须进行再次免疫。对接触麻疹的易感者,可紧急用丙种球蛋白或胎盘球蛋白进行人工被动免疫,防止发病或减轻症状。

麻疹治疗主要为对症治疗,加强护理和防治并发症。

(二)腮腺炎病毒

腮腺炎病毒(mumps virus)是引起流行性腮腺炎的病原体。呈世界性分布。只有一个血清型,人是其唯一宿主。腮腺炎病毒除侵犯腮腺外,还能引起脑膜炎、脑膜脑炎、睾丸炎、卵巢炎和胰腺炎等。

1. 生物学性状　腮腺炎病毒为球形有包膜的单股负链RNA病毒,大小悬殊,直径为100~200nm;核衣壳呈螺旋对称;包膜上有血凝素-神经氨酸酶(hemagglutinin neuraminidase,HN)和融合蛋白(F),具有HA、NA和融合细胞活性,HN蛋白又称V抗原,能刺激机体产生保护性抗体。腮腺炎病毒易在许多哺乳类动物细胞系和鸡胚中培养生长。对乙醚、氯仿等脂溶剂敏感,紫外线、加热均可灭活。4℃条件下可保存3个月,-60℃可保存1年以上。

2. 致病机制　病毒通过飞沫或人与人直接接触传播。学龄儿童为易感者,多流行于冬、春季。潜伏期较长(18~21d),病毒经飞沫传播,先侵入呼吸道上皮细胞和面部局部淋巴结内增殖后,进入血流,引起病毒血症,再通过血液侵入腮腺及其他器官,如睾丸、卵巢、胰腺、肾和中枢神经系统等,在此进一步繁殖复制后,再次侵入血流,形成第2次病毒血症,并侵犯第1次病毒血症未受累的器官,临床上出现不同器官相继发病。主要症状为一侧或双侧腮腺发炎、肿大,有发热、肌痛和乏力等。一般经7~10d消肿而痊愈。30%感染后无症状,青春期感染者,男性易合并睾丸炎(25%),女性易合并卵巢炎,病毒性脑炎亦常见。病后可获得牢固的免疫力。婴儿可从母体获得被动免疫,故6个月以内的婴儿很少患腮腺炎。

3. 鉴定和鉴别　典型病例无须实验室检查即可做出诊断。若需要,可取患者唾液、尿液或脑脊液进行病毒分离。原代人胚肾细胞或原代猴肾细胞是分离病毒的敏感细胞,感染后可形成多核巨细胞,但细胞病变不明显,常用豚鼠红细胞进行红细胞吸附试验、血凝、补体结合试验等证实病毒的增殖。血清学诊断通常用ELISA法和HI试验,检测双份血清抗体效价有4倍以上升高,可认为腮腺炎病毒感染。血凝抑制试验、ELISA和免疫荧光亦可检测病毒抗原或抗体。应用PCR技术检测腮腺炎病毒RNA,可大大提高可疑患者的诊断。

4. 预防和治疗　及时隔离患者,防止传播。发病早期可试用利巴韦林每日1g,儿童15mg/kg静脉滴注,疗程为5~7d。丙种球蛋白有防止发病或减轻症状的作用。疫苗接种是唯一有效的预防措施,目前使用的为减毒活疫苗,可产生长期免疫效果。在美国等国家已将腮腺炎病毒、麻疹病毒、风疹病毒组成了三联疫苗(MMR),取得了较好免疫效果。

(三)副流感病毒

副流感病毒(parainfluenza virus,PIV)为引起轻型流感样症状的呼吸道病毒,属副黏液病毒属。广泛分布于自然界,引起人类呼吸道疾病的副流感病毒有4个血清型,成人及较大儿童多为上呼吸道感染,在婴幼儿可引起严重的下呼吸道感染。

1. 生物学性状　副流感病毒为有包膜、不分节段的单股负链RNA病毒,球形颗粒大小150~250nm;也可见长达800~1000nm的丝状病毒颗粒;核衣壳呈螺旋对称,病毒包膜上有HN和F因子,HN具有HA、NA的作用,F因子具有使病毒进入宿主细胞和在宿主细胞间传播的作用。PIV抵抗力弱,不耐酸,对热敏感,在-4℃能短暂存活,在-70℃可长期保存。

2. 致病机制　副流感病毒由呼吸道分泌物排出,经空气飞沫或人与人直接接触传播。潜伏期3~6d,病毒增殖仅限于呼吸道黏膜上皮,一般无病毒血症,感染可发生于任何年龄,但以2岁以下婴幼儿症状为重,常发生严重哮喘(多由1、2型引起),造成呼吸道闭塞,甚至窒息死亡;约有25%的病例病毒可扩散到下呼吸道,引起细支气管炎和肺炎(多由3型引起)。4型一般不引起严重疾病。1型和3型亦是医院内感染的重要病原体。保护性免疫包括细胞免疫和SIgA,来自母亲的抗体无防止感染作用,SIgA可能对再感染有预防作用,但持续时间短,再感染常见。

3. 鉴定和鉴别　确诊可用呼吸道分泌物接种组织培养中分离病毒,也可做血清补体结合试验、血凝抑制试验及中和试验。血清学诊断包括采取病人急性期、恢复期双份血清,进行血凝抑制试验,观察抗体滴度是否增长4倍或4倍以上。此外,亦可取鼻咽分泌物,IFA染色或ELISA检测抗原;脱落细胞用

HE染色观察包涵体等方法进行快速诊断。

4. 预防和治疗　治疗以支持和对症疗法为主。继发细菌感染时,可用抗菌药治疗。副流感病毒灭活疫苗、减毒活疫苗、亚单位疫苗等由于接种后免疫力不完全,所以在人体应用尚未成功。

(四) 呼吸道合胞病毒

呼吸道合胞病毒（Respiratory Syncytical Virus,RSV)是世界范围内引起婴幼儿病毒性严重呼吸道感染主要的,常见的病原因子之一,于 1956 年首次在伴有感冒症状的猩猩体内分离到,并命名为"猩猩感冒因子(CCA)"。因其在组织细胞培养中能引起特殊的细胞融合病变,故命名为呼吸道合胞病毒(Respiratory Syncytial Virus)。

1. 生物学性状　呼吸道合胞病毒呈球形或丝状,大小为 100~350nm,核酸为单股负链 RNA,不分节段,有包膜,包膜表面有 2 种糖蛋白刺突:一种为 F 蛋白,能引起病毒囊膜与宿主细胞膜融合;另一种为 G 蛋白,能使 RSV 吸附于宿主细胞上,有利于病毒穿入细胞,导致感染。F 蛋白和 G 蛋白均具有免疫原性,可刺激机体产生抗体,但 F 蛋白的抗体较 G 蛋白的抗体中和作用强;该病毒无血凝素和神经氨酸酶,也不具溶血特性。病毒可在 HeLa、HEP-2、人胚肾等细胞中增殖,均可出现明显的细胞病变,形成多核融合细胞,胞质内有嗜酸性包涵体。

RSV 对理化因素抵抗力较低,对热不稳定,冰冻融化易被灭活。因此,标本宜直接接种。

2. 致病机制　RSV 经飞沫或直接接触传播,病毒主要在鼻咽上皮细胞中增殖。感染局限于呼吸道,不产生病毒血症。合胞病毒是 5 岁以内儿童病毒性肺炎的最主要病原体,也是婴儿猝死的病因之一。RSV 引起的细支气管炎多发生在 2~6 个月的婴儿,约占婴儿细支气管炎的 60%,其中尤以 2 月龄婴儿发病率最高,6 个月以内婴儿感染 RSV 易发生重度下呼吸道疾病,一般 6 月龄以上儿童病变较轻,成人多为再次感染,症状较轻,如同感冒。RSV 的致病机制目前尚不清楚。已经证明血清中特异抗体和细胞免疫对防止再感染无作用;相反,抗体和细胞免疫可能还参与了 RSV 的致病过程,用 RSV 灭活疫苗接种婴儿的试验结果发现,免疫接种过的婴儿比未免疫者感染 RSV 时症状更严重。现在一般认为,RSV 引起的严重婴幼儿呼吸道感染可能与变态反应有关。防止 RSV 再感染的主要因素可能是呼吸道分泌型 IgA。RVS 感染后,免疫力不强,再感染很常见,但临床症状大多越来越轻。

3. 鉴定和鉴别　进行病毒分离为 RSV 感染最重要的诊断方法,RSV 未发现带毒者,分离出病毒即可确诊。采取病人鼻咽棉拭子或咳痰进行病毒分离培养。该病毒不能在鸡胚内增殖,只能在人和猴细胞如 Hep-2、Hela 等细胞株中培养增殖,培养 2~3 周才出现细胞界线不清,融合成多核巨细胞等的细胞病变,病毒通过出芽释放。用合胞病毒的免疫血清做中和试验或补体结合试验进行鉴定。尽管病毒分离是确诊的可靠依据,但病毒生长较慢,不能及时诊断。近年来多采用临床快速诊断法:采取患儿咽部脱落细胞,用直接或间接免疫荧光法染色进行检查,检测 RSV 感染的阳性细胞,阳性符合率可达 90% 以上。但其检出率受取材部位、细胞数量和咽分泌物的影响。将咽拭子标本先接种于敏感细胞,然后用间接免疫荧光法或免疫酶法检测,可使检出阳性率提高。另外,由于婴幼儿感染 RSV 后,抗体出现以 IgM 最早,故可用金黄色葡萄球菌蛋白 A(SPA)吸收患儿血清中的 IgG 后,用 ELISA 法测定特异性 IgM 以做早期诊断。

4. 预防和治疗　对 RSV 的预防,目前仍缺乏特效的办法。用温度敏感的病毒疫苗滴鼻接种儿童,可在局部产生分泌型 IgA 抗体,目前还在研究试用阶段。

五、其他呼吸道病毒

(一) 腺病毒

腺病毒(adenovirus)1953 年分离到,分布十分广泛,约有 100 个血清型,其中能感染人类的至少有 47 个型别,分 A~F 6 个亚组。腺病毒能在呼吸道、肠黏膜上皮细胞中引起溶解性感染;可在淋巴样和腺样组织中持续存在数月,引起潜伏感染,少数几型能在啮齿动物细胞中引起转化感染,还可诱发动物致癌,是研究肿瘤的模型病毒,也是重要的基因载体。

1. 生物学特性　腺病毒呈球形,直径 70~90nm,为线状双链 DNA 病毒,无包膜。核衣壳为 20 面体立体对称,12 个顶角的五邻体(penton)各有一条长度为 10~30nm 纤突(fiber),对细胞有毒性。纤维突起含有病毒吸附蛋白和型特异性抗原,还具有血凝性。常用血凝抑制试验(HI)对腺病毒进行分型。

腺病毒对理化因素抵抗力较强,对酸和温度耐受范围较大,室温中可存活 10d;紫外线照射 30min,56℃ 30min 可灭活;对脂溶剂及胰酶等均不敏感。

2. 致病性与免疫性　主要通过呼吸道、胃肠道和密切接触从人传播到人,也可通过手将病毒传播到眼,消毒不充分的游泳池还能引起腺病毒感染的暴发流行。腺病毒主要感染儿童和免疫力低下人群,可引起临床多种疾病。腺病毒首先在侵入组织的上皮细胞中增殖,造成组织损伤,但病变一般比较局限,临床症状不明显。但在免疫缺陷患者身上则可通过血液及淋巴液感染其他部位,引起多器官疾病。

与腺病毒感染相关的临床病症主要是咽结膜炎热,多见于暴发流行;急性呼吸道感染和病毒性肺炎;滤泡性结膜炎及与职业有关的流行性角膜结膜炎;胃肠炎与腹泻。15%急性胃肠炎住院病人是由腺病毒引起的。40、41、42型腺病毒主要引起婴儿腹泻,称肠道腺病毒。此外,还能导致其他一些临床疾病,如小儿的急性出血性膀胱炎。

腺病毒能编码产生几种早期蛋白以逃避宿主的防御机制,这可能与病毒潜在的致癌能力有关,已经证明有少数腺病毒(12、18型等)可引起细胞转化和动物肿瘤。

腺病毒感染后,机体产生的相应抗体对同型病毒具有持久免疫力。健康成人血清中一般具有多型腺病毒的抗体。

3. 鉴定和鉴别　常用病毒分离法。取急性期患者咽部及眼结膜分泌物,接种原代人胚胎肾细胞后传代 HeLa 细胞等上皮样细胞,根据细胞肿胀、变圆、聚集成葡萄串状等典型病变再进行鉴定。血凝抑制试验(HI)或中和试验(NT)可检测属和组特异性抗原或鉴定病毒的型别。此外,亦可采用血清学、分子生物学或其他免疫学方法进行诊断。目前尚无理想疫苗。

(二)风疹病毒

风疹病毒(rubella virus)是披膜病毒科(Togaviridae)、风疹病毒属(Rubivirus)中的唯一成员,是风疹(又名德国麻疹)的病原体,1962年首次分离成功。为球形有包膜单股正链 RNA 病毒,直径50～70nm,20面体对称核衣壳,包膜刺突有血凝性。能在多种细胞内增殖,不出现细胞病变(CPE),但对兔肾细胞 RK-13 敏感出现 CPE,故常用此细胞分离培养病毒。风疹病毒只有一个血清型,人是病毒唯一的自然宿主。

风疹病毒不耐热,56℃加热30min大部分失活;对脂溶剂敏感。

病毒经呼吸道传播,在局部淋巴结增殖,经病毒血症扩散全身。人群对风疹病毒普遍易感,表现为发热,麻疹样出疹,但较轻,伴耳后和枕下淋巴结肿大,有明显压痛。成人感染症状较严重,除出疹外,还有关节炎和关节疼痛,血小板减少,出疹后脑炎等。风疹病毒感染最严重的问题是能垂直传播导致胎儿先天性感染,孕妇在孕期20周内感染风疹病毒对胎儿危害最大,易致胎儿死亡或先天性畸形。风疹病毒自然感染后可获得持久免疫力,孕妇血清抗体有保护胎儿免受风疹病毒感染的作用。风疹减毒活疫苗接种是预防风疹的有效措施,常与麻疹、腮腺炎组合成三联疫苗(MMR)使用。

风疹的病原体检测主要包括:①用 RT-PCR 和核酸杂交技术直接检测病毒核酸;②接种 RK-13 细胞分离病毒,出现细胞病变效应后,用酶标或荧光标记单克隆抗体进行鉴定;③用 ELISA 或 IFA 法检测 IgM 抗体,也可做双份血清测定,抗体效价4倍升高时有诊断意义。

(三)鼻病毒和呼肠病毒

鼻病毒(rhinovirus)分类上属小 RNA 病毒科(Picornaviridae)鼻病毒属,球形,直径28～30nm,单股正链 RNA 病毒,核衣壳呈20面体立体对称,无包膜。至少有115个血清型。耐乙醚而不耐酸,在干燥环境中能存活3d,在2倍体成纤维细胞33℃旋转条件下培养生长最佳,在-70℃时能长期生存,在4℃也能生存数周,而56℃加热30min即能灭活。对酸敏感,pH 3.0迅速失活,该特征能与肠道病毒相区别。

鼻病毒是普通感冒最重要的病原体,上呼吸道感染50%以上由鼻病毒引起,也可导致急性咽炎、支气管炎和支气管肺炎。疾病具有自限性。飞沫和接触是最主要的传播途径。病毒经鼻、口、眼进入体内,主要在鼻咽腔中复制。本病全年均可发生,尤以冬末春初为多。由于病毒型别多和存在抗原漂移现象,鼻病毒的免疫非常短暂,再感染极为常见。干扰素有一定防治作用。

呼肠病毒(reovirus)归属于呼肠病毒科,为球形双链 RNA 病毒,分10个片段,双层蛋白质衣壳呈20面体立体对称,无包膜。病毒直径60～80nm,有3个血清型。大多数人在儿童期被感染,且多呈隐性感染状态。显性感染包括轻度上呼吸道疾病和胃肠道疾病等。目前缺乏常规的实验诊疗方法和有效的防治手段。

(李雪芬　陈　瑜)

第三节　肝炎病毒检验

肝炎病毒（hepatitis virus）是一组以肝细胞作为主要感染靶细胞的病毒，所引起的病毒性肝炎感染率和发病率都非常高。目前已明确的肝炎病毒有 5 种：即甲型肝炎病毒（hepatitis A virus，HAV）、乙型肝炎病毒（hepatitis B virus，HBV）、丙型肝炎病毒（hepatitis C virus，HCV）、丁型肝炎病毒（hepatitis D virus，HDV）、戊型肝炎病毒（hepatitis E virus，HEV）。近年来新发现一些与人类肝炎相关的病毒如己型肝炎病毒（hepatitis F virus，HFV）、庚型肝炎病毒（hepatitis G virus，HGV）和输血传播病毒（transfusion transmitted virus，TTV）。

一、甲型肝炎病毒

(一)概况

甲型肝炎病毒（hepatitis A virus，HAV）甲型肝炎病毒（hepatitis A virus，HAV）属于微小 RNA 病毒科（Picornaviridae）嗜肝 RNA 病毒属（Hepatovirus）。HAV 是一个单股正链 RNA 病毒，没有病毒外壳，直径为 27～32nm，球形，衣壳蛋白呈 20 面立体对称。只有一个血清型。电镜下可见空心和实心两种病毒颗粒。前者仅含衣壳蛋白，无核酸而后者由衣壳蛋白和 RNA 基因组构成，为成熟的病毒颗粒。

HAV 对乙醚、酸、碱、热都有较强抵抗力，在贝壳类动物、淡水、污水、泥土中能存活数月。此外，HAV 在低温下稳定，4℃可保存数周至数月，－20℃保存数年仍具有感染性。而 3%甲醛 25℃，5min；余氯 1.5～2.5mg/L，15min；紫外线（1.1W，0.9cm 深）；加热 85℃5min 均可使其灭活。70%乙醇能迅速灭活。HAV 的易感宿主仅限于人类、黑猩猩、类人猿及几种猴类。经口感染或静脉注射可使动物发生肝炎。体外分离培养细胞系统包括多种原代及传代细胞株，如人胚肾细胞、人肝癌细胞及传代猴肾细胞等。

(二)致病机制

HAV 经口进入人体，通过肠道进入血流，引起病毒血症，约 1 周后到达肝。在肝内复制的同时，也进入血液循环引起低浓度的病毒血症，随后经胆汁从粪中排出。HAV 引起肝细胞损伤的机制还不清楚。近年来的研究表明：①实验感染 HAV 的动物肝细胞及 HAV 体外培养时均不产生细胞病变，这与其他肠道病毒不同；②患者肝组织炎症部位有较多的 $CD8^+$ T 细胞、$CD4^+$ T 细胞和 B 细胞浸润；③患者外周血中 $CD8^+$ T 细胞亚群升高。根据这些实验结果，目前认为甲型肝炎的发病机制倾向于宿主免疫病理反应，而不是病毒直接所引起。即发病早期可能是由于 HAV 在肝细胞内大量增殖及细胞毒性 T 细胞的杀伤作用共同导致肝细胞损伤，而病程后期，可能是内源性 γ-IFN 诱导 HLA-Ⅰ类抗原表达，促使 $CD8^+$ 细胞毒性 T 细胞特异性杀伤被 HAV 感染的靶细胞而导致肝细胞的损坏。此外 NK 细胞，免疫复合物可能也参与了致病机制。

(三)临床意义

1. 流行病学　甲型肝炎主要是经粪-口传播的疾病。食入了污染的食物（尤其蛤）和饮料。这种病毒在发展中国家高度传染，并且主要是儿童和青年，多为隐性感染。传染者多为患者或隐性感染者。HAV 患者潜伏期及急性期的粪便具有传染性。

2. 临床特征　HAV 可引起隐性感染或急性病毒性肝炎。甲型肝炎主要表现为急性肝炎症状，为自限性疾病，预后良好，不转变为慢性肝炎，也无慢性携带者，病死率极低，重型肝炎也极少见。HAV 感染的临床过程可以从急性无黄疸型肝炎至急性重症性肝炎。临床表现与患者的年龄、感染的病毒量有关。年龄越小症状越轻，3 岁以下多为隐性感染或无黄疸型肝炎，而成年人多表现为急性黄疸型肝炎。甲型肝炎感染后，机体在急性期和恢复早期出现抗 HAV IgM 抗体，在恢复后期出现抗 HAV IgG 抗体，且可维持终身，对 HAV 的再感染有免疫防御能力。

(四)实验室诊断

如前所述，HAV 不引起明显的细胞病变，因此，实验室诊断一般不依靠分离病毒，而以免疫学检查和病毒核酸检测为主。

1. 免疫学检测　主要包括 HAV 抗原及抗体的检测。

(1)特异血清学检测抗-HAV IgM 是确诊甲型肝炎的重要指标，是诊断甲型肝炎最可靠灵敏的方法。若抗-HAV IgM 阳性即可确诊为现症感染，若阴性可以排除。抗-HAV IgM 出现早，一般在发病数日即可检出，黄疸期达到高峰，1~2 个月抗体滴度下降，3~4 个月大部分消失。常用方法有酶联免疫吸附试验(ELISA)，其灵敏度高，特异性强。为急性肝炎患者检测的常规项目。

(2)抗-HAV IgG 初期滴度低，以后逐渐升高，病后 3 个月达高峰，1 年内维持较高水平，低水平在血中可维持数十年甚至终身。如双份血清的抗-HAV IgG 滴度，恢复期血清有 4 倍以上增高，可诊断甲型肝炎。抗-HAV IgG 主要用于检测人群免疫水平流行病学调查。

(3)免疫电镜检查 HAV 颗粒，甲型肝炎患者粪便排毒高峰主在潜伏末期及急性期早期，故在前驱期和病后 1 周内采取粪便标本，可检测出甲肝病毒抗原(HAV Ag)，也可检出 HAV 颗粒，因 HAV 无慢性携带状态，因此，在粪便中检出 HAV 颗粒，即可证明为近期感染。由于从粪便排出 HAV 时间较短，当患者诊断为肝炎时，有的排毒已停止，故此时从粪便中未检出 HAV，也不能除外 HAV 的近期感染。因检测 HAV 需要一定的条件，故本法不能作为常规检查。

2. 病毒核酸检测　HAV-RNA 利用克隆的 HAV cDNA 片段制成探针，采用 cDNA-RNA 分子杂交技术可检测甲型肝炎急性期血清和粪便中的 HAV-RNA。常用的方法为核酸分子杂交法和逆转录 PCR 法(reverse transcription polymerase chain reaction, RT-PCR)。该方法可检出少于 10~100 个病毒，故可做到早期及时诊断。HAV-RNA 阳性，为 HAV 急性感染的直接证据。

(五)防治和治疗

1. 防治　做好三管(食物管理、水源管理、粪便管理)，切断传播途径，加强卫生宣传，注意个人卫生。对于接触甲型肝炎患者的易感儿童，立即注射丙种球蛋白或胎盘丙种球蛋白作为被动免疫可防止发病或减轻症状。另外还可以通过灭活疫苗、减毒活疫苗、基因工程疫苗进行特异性防治。

2. 治疗　甲型肝炎为自限性疾病，无须特殊治疗。可采用一般及支持治疗，另外临床上还常用中药治疗。

二、乙型肝炎病毒

(一)概况

乙型肝炎病毒(hepatitis B virus, HBV)为嗜肝 DNA 病毒科(Hepadnaviridae)，属于正嗜肝病毒属(Hepadnavirus)。

1. 形态与结构　在 HBV 感染患者的血液中，可见到 3 种不同形状与大小的 HBV 颗粒。分别为大球型颗粒、小球形颗粒及管形颗粒。大球形颗粒又称为 Dane 氏颗粒(partical)，为球形，直径 42nm，具有双层衣壳，是具有完整的感染性病毒颗粒。病毒的外衣壳相当于一般病毒的包膜，由双层脂质与蛋白质组成，镶嵌有乙肝病毒表面抗原(hepatitis B surface antigen, HBsAg)及少量前 S 抗原。病毒内衣壳是直径为 27nm 核心结构，其核心结构内部含有环状双股 DNA 和 DNA 多聚酶，核心表面是乙肝病毒核心抗原(hepatitis B core antigen, HBcAg)。用酶或去垢剂作用后，可暴露出 e 抗原(hepatitis B e antigen, HBeAg)。血液中若检出 Dane 颗粒，则标志着肝内病毒复制活跃。小球形颗粒成分为 HBsAg 和少量前 S 抗原，不含 HBV-DNA 和 DNA 聚合酶，无感染性。管型颗粒由小球型颗粒链接而成。

2. 基因组　HBV-DNA 的结构非常特殊，是不完全闭合环状双链 DNA，HBV-DNA 2 条核酸链的长短不同，长链为负链，具有固定长度，约为 3.2kb，完全闭合；而短链为正链，正链的长度不确定，其 3′端可发生变化，其长度为负链的 50%~100%，呈半环状。长链和短链 DNA 的 5′端位置是恒定的，可通过黏性末段的碱基配对。黏性末端的两侧各有 11 个核苷酸(5′TTCAC-CTCTGC3′)构成的直接重复序列(direct repeat, DR) DR1 和 DR2，其中 DR1 在负链，DR2 在正链。DR 区在 HBV 复制中起重要作用。

HBV DNA 长链含有 S、C、P 与 X 4 个开放性读码框架(ORF)，包含了 HBV 的全部遗传信息，且 ORF 无内含子并相互重叠。

(1)S 基因区：又分为 S 区及前 S1、前 S2 两区，分别编码小蛋白(或主蛋白)及前 S1 蛋白、前 S2 蛋白。小蛋白是 HBsAg 的主要成分，它与前 S2 蛋白组成中蛋白，中蛋白与前 S1 蛋白组成大蛋白，中蛋白和大蛋白主要存在于病毒颗粒中并暴露于管型颗粒的表面。前 S1 抗原和前 S2 抗原的检出，与病毒 DNA 的存在及病毒是否正在复制呈正相关，与 PCR 法检出 HBV-DNA 也呈正相关。

(2)C 区：可分为 C 基因和前 C 区，分别编码核心抗原(HBcAg)和 e 抗原。

(3)P 区：基因很长，覆盖了核苷酸序列的 2/3，与 S、C 及 X 区均有重叠，编码 DNA 多聚酶。该酶具有反转录酶活性。

(4)X区:基因为最小的一个读码框架(ORF),编码X蛋白(hepatitis B X antigen,HBxAg),具有抗原性,有反式激活功能。

3. 抗原组成

(1)表面抗原(HBsAg):因HBsAg大量存在于感染者血中,所以是乙型肝炎感染的主要指标。共有10个亚型,主要为adw、adr、ayw、ayr 4个亚型。共同抗原决定簇a为群特异性而d、y和w、r两对抗原决定簇为亚型特异性,且每对决定簇的2个抗原不出现于同一亚型中。各地区的亚型分布不同,我国以adw和adr为主。HBsAg可刺激机体产生保护性抗体——抗-HBs,是血源性疫苗制备的主要成分。

(2)核心抗原(HBcAg):存在于Dane颗粒核心部位的表面。因其外表被HBsAg所覆盖,故不易在血循环中检出。由于HBcAg可在感染的肝细胞表面表达,所以可作为HBV感染细胞的靶抗原之一被细胞毒性T淋巴细胞和自然杀伤细胞清除。HBcAg抗原性强,能刺激机体产生抗-HBc。

(3)e抗原(HBeAg):是一种可溶性蛋白,一般仅见于HBsAg阳性血清中。HBeAg稍迟于HBsAg出现而消失较早。前C区基因突变,HBeAg可为阴性,但HBV仍然在活动复制,甚至病情更重。由于HBeAg的消长与HBV-DNA及DNA多聚酶的消长基本一致,故HBeAg已作为体内HBV复制和血清具有传染性的重要标记。HBeAg可刺激机体产生抗-HBe。

4. 病毒的基因变异　HBV复制时需经过一个DNA到RNA的反转录过程,由于反转录酶校对能力差,在翻译期间有很高的错配率,故可使病毒结构突变。可发生S区、前S区、C区、前C区及X区基因突变。

5. 抵抗力　HBV对外界环境的抵抗力较强,对低温、干燥、紫外线均有耐受。病毒在30～32℃可存活至少6个月,在-20℃可存活15年。不被70%乙醇灭活,因此该常规消毒方法不能用于HBV的消毒。能灭活HBV的常用方法如下:5%次氯酸钠、3%漂白粉溶液、0.5%过氧乙酸和环氧乙烷等的直接处理及100℃煮沸10min,121℃高压灭菌15min,160℃干烤1h。

6. 培养特性　HBV的易感宿主局限于黑猩猩、恒河猴、人等高级灵长类动物。黑猩猩对HBV最敏感,常用于研究HBV的致病机制和评价药物疗效及疫苗预防。HBV的培养系统包括肝癌细胞、人原代肝细胞及HBV转染的细胞系。尤HBV转染的细胞系,即将病毒DNA导入肝癌等细胞后,病毒可整合、复制、并在细胞中表达抗原。这些细胞培养系统主要用于筛选抗HBV药物及制备疫苗等。

(二)致病机制

HBV通过注射或破损的皮肤、黏膜进入机体后,迅速通过血流到达肝脏和其他器官。HBV在肝外组织中可潜伏下来并导致相应病理及免疫功能的改变。肝细胞感染病毒后的免疫病理损伤是有关肝疾病的主要原因,但也不排除病毒本身引起组织损伤的可能性。

1. 引起肝组织损伤的发生机制

(1)急性自限性HBV感染时,受感染的肝细胞膜上HBsAg、HBcAg、HBeAg和HLA-Ⅰ类抗原存在双重表达,被HBV抗原致敏的HLA-Ⅰ类抗原限制的细胞毒性$CD8^+$细胞可通过双重识别作用致使肝细胞溶解。同时,辅助性$CD4^+$细胞通过其表面的HLA-Ⅱ类受体与B细胞上表达的HBsAg、HBcAg及HLA-Ⅱ类抗原相结合而被激活,并反过来促进B细胞释放抗-HBs而达到清除HBV的效果。

(2)细胞毒性T淋巴细胞(CTL)的参与 ①CTL与HBsAg阳性的肝细胞结合可诱发肝细胞凋亡,导致发病;②CTL吸引或激发炎症细胞及它们释放细胞因子如IFN-γ可引起肝损伤;③CTL释放多种细胞因子可抑制病毒的复制和表达。

(3)HBsAg在肝细胞内高度表达但分泌不足,可引起肝细胞损伤。这种情况在人患乙型肝炎时,肝细胞可呈"毛玻璃"状改变。

(4)HBcAg在肝细胞上表达可直接引起细胞病变。

2. 引起肝外损伤的机制　虽然HBV引起肝细胞损伤的确切机制还不清楚,但是循环免疫复合物引起的肝外损伤却比较肯定。

3. 乙型肝炎慢性化的发生机制　尚未充分明了,但有证据表明,免疫耐受是关键因素之一,另外与遗传因素也有一定关系。而慢性HBsAg携带者,可能与年龄、遗传等因素有关。初次感染HBV的年龄越小,慢性携带率则越高。

另外,HBV与肝细胞肝癌(hepatocarcinoma,HCC)关系密切,X基因反式激活等作用对致癌有着一定的关系。

(三)临床意义

1. 流行病学

(1)传染源：主要是乙型肝炎患者及病毒携带者。乙型肝炎的潜伏期长(6～16周)，无论是潜伏期、急性期或慢性活动初期病人的血清、唾液、精液、阴道分泌物、乳汁等都有传染性，尤其是无症状HBsAg携带者，不容易被发现，危害性更大。

(2)传播途径：HBV的传播途径主要有3类。①血液、血制品等传播。输血、注射、外科或牙科手术、针刺等均可传播。医院内污染的器械(如牙科、妇产科器械)也可致医院内传播。②接触传播。与有HBV传染性患者共用牙刷、漱口杯及剃须刀等均可引起HBV感染。性行为，尤其男性同性恋也可传播HBV。此外，通过唾液亦可传播，但尿液、鼻液和肝液传播的可能性很小。③母婴垂直传播。包括母体子宫内感染、围生期感染和产后密切接触感染3种，其中以围生期感染(perinatal infection)为主，另外，哺乳也可引起婴儿感染。通过宫内感染的胎儿存在病毒血症及肝内病毒复制，但不产生抗体。围生期新生儿感染者，因免疫耐受，大部分可能成为无症状HBsAg携带者。HBsAg携带者的母亲将病毒传播给胎儿的概率为5%。

(3)易感性与免疫力：HBV感染多发生于婴儿和青少年时期，另外也好发于血液透析患者、经常接触血液及血制品的医务人员等HBV感染的高危人群。随着年龄增长，通过隐性感染获得免疫的比例也随之升高。

2. 临床特征

HBV感染的潜伏期较长，80%～90%的患者呈隐性感染，少数呈显性感染，其中绝大多数患者在6个月内可清除病毒而自限，但仍有5%～10%的感染者成为慢性或持续性感染。感染HBV后可表现为亚临床感染，也可表现为急性肝炎、淤胆型肝炎、慢性肝炎、肝炎后肝硬化及重型肝炎，另外，部分HBV持续感染者还可衍变为原发性肝癌。

(四)实验室诊断

1. 免疫学检测

为临床最常用的HBV感染的病原学诊断方法。即HBV具有3个抗原抗体系统，即HBsAg与抗-HBs、HBeAg与抗-HBe、HBcAg与抗-HBc。其中抗-HBc分为抗-HBc IgM、抗-HBc IgG，由于HBcAg在血液中难以测出，故免疫学检测不包括HBcAg。临床应用最广泛的方法为ELISA，常用夹心法、间接法或竞争法ELISA。另外还有放免法及免疫发光法，其中发光法可以进一步提高检测灵敏度和特异性。HBV抗原与抗体的免疫学标志和临床关系比较复杂，必须对几项指标综合分析，才可有助于临床诊断，见表58-3。

2. 核酸检测

血清中存在HBV-DNA是诊断HBV感染最直接的证据。HBV-DNA检测作为HBsAg阴性HBV感染者的诊断手段，可用于筛查献血员，防止乙型肝炎病毒输血后感染，监测血制品的传染性、乙型肝炎疫苗的安全性，也有助于HBV基因变异的研究，HBV致病机制的研究，HBV感染者传染性大小的判断及临床疗效的评价等。检测方法如下：定性的核酸杂交法、定量分支DNA(branched DNA,bDNA)杂交法及PCR法

表58-3 HBV抗原、抗体检测结果的临床分析

HBsAg	抗-HBs	HBeAg	抗-HBe	抗-HBc IgM	抗-HBc IgG	临床意义
+	−	+	−	−	−	潜伏期或急性乙型肝炎早期
−	−	−	−	+	−	急性感染窗口期
+	−	+	−	+/−	+/−	急性或慢性乙型肝炎("大三阳")
+	−	−	+	−	+	急性感染趋向恢复("小三阳")
−	+	−	+	−	+	既往感染恢复期，有免疫力
−	−	−	+	−	+	既往感染恢复期，有免疫力
+	−	−	−	−	−	HBV自限感染或无症状携带者
+	−	−	−	−/+	−/+	急性或慢性乙型肝炎，或无症状携带者
−	−	−	−	−	+	既往感染
−	+	−	−	−	−	既往感染或接种过疫苗，有免疫力
−	−	−	−	−	−	未感染过HBV，为易感者

(包括定性 PCR 法和荧光定量 PCR 法检测)。①核酸杂交法,可直接检测血清中的 HBV-DNA。②bDNA 技术,是将磷酸化的捕获探针以共价键的形式结合在固相载体上,然后加入样本 HBV-DNA 与悬挂有上百个支链的信号探针进行杂交,最后通过化学发光检测核酸的含量。③PCR 法,具有特异性强、敏感性高的特点,其最高敏感水平达到 10^{-6} pg,而 1 个 HBV 约 3×10^{-6} pg,所以只要标本中有 3 个分子的 HBV-DNA 就可检出。

(五)防治和治疗

1. 防治

(1)一般性预防:需对患者进行教育,严格筛选献血员,加强血制品管理及各种医疗器械和器具的消毒措施,以尽量切断传播途径。

(2)主动免疫:主要对易感人群进行人工主动免疫。

(3)紧急预防:被 HBsAg 阳性血液溅于眼结膜或口腔黏膜或者被 HBsAg 阳性血液污染的针头扎伤或者输入 HBsAg 阳性血液等意外受染者,若抽血查 HBsAg 阴性或抗-HBs 为阳性则不用特殊处理,反之则应立即(越早越好)肌内注射乙型肝炎免疫球蛋白。

2. 治疗 对急性重型肝炎的治疗,目前均采取综合治疗;而对慢性肝炎仍以抗病毒和免疫调节治疗为主。

(1)抗病毒治疗药物:目的是抑制病毒的复制,常用药物如下。①干扰素。根据其产生细胞不同而分为 α-IFN、β-IFN、γ-IFN。其中抗病毒活性较强的主要为 α-IFN,现临床多应用基因工程干扰素。②阿糖腺苷。③干扰素诱生剂。疗效不如 IFN。

(2)免疫调节剂:目的是提高机体的抗病毒免疫能力,常见药物如胸腺肽、免疫核糖核酸(IRNA)、自体淋巴因子活化性杀伤细胞(LAK)、特异性转移因子、猪苓多糖、IL-2。

三、丙型肝炎病毒

(一)概况

丙型肝炎病毒(hepatitis C virus,HCV)属于黄病毒科(Flavivirdae)的丙型肝炎病毒属,为一单股线状正链 RNA,直径为 30~60nm,由包膜、衣壳和核心三部分组成的球形颗粒,是经肠道外传播的非甲非乙型肝炎(par-enterally transmitted non-A, non-B hepatitis,PT-NANBH)的病原体。在体内 HCV 有如下 4 种存在形式:即完整的 HCV 颗粒、不完整的 HCV 颗粒、由感染细胞释放的含 HCV 成分的小泡及与脂蛋白或免疫球蛋白结合的颗粒,到目前为止,尚未在电镜下直接和确切地观察到 HCV 病毒颗粒。

HCV 基因组约由 10 000 个核苷酸组成,仅含有单一的开放读码框架(ORF)。该 ORF 包含了许多编码病毒的结构区(structure region,S)和非结构区(Non Structure region,NS)的基因,由 9 个基因区组成,几乎跨越整个基因组。自 5′端开始依次为 5′NCR、C 区(核衣壳)、E1 和 E2 区(包膜蛋白)、NS1、NS2、NS3、NS4、NS5 及 3′NCR 区。各型 HCV ORF 长度有所差别,主要是由于 E2 及 NS5 基因的插入或缺失突变所致。各基因区功能分别如下:

(1)5′NCR:对病毒复制和病毒蛋白转译起着重要的调节作用,其核苷酸序列最保守,病毒株间差异小,可用于基因诊断。

(2)C 区和 E 区:为结构编码区,分别编码病毒的核衣壳和包膜蛋白。核心蛋白抗原性强,可诱发机体产生抗-C 抗体,几乎在所有丙型肝炎患者血清中存在,且持续时间长,有助于 HCV 感染的诊断。E 区为 HCV 基因中变异最大的部位,因包膜蛋白抗原性改变而逃避免疫细胞及免疫分子识别,这也是 HCV 易引起慢性肝炎的原因之一。

(3)NS1~NS5 区:为非结构编码区,编码非结构蛋白及酶类。

HCV 对各种理化因素的抵抗力较弱,对氯仿、乙醚等有机溶剂敏感,对酸、热不稳定。HCV 经甲醛(1:1000、37℃)处理 96h,加热 100℃ 5min、60℃ 10h 作用后可失去传染性。紫外线照射、20% 次氯酸或丙酯、有机溶剂氯仿处理后均可使其灭活。60℃ 30h 可完全灭活血液或血制品中的 HCV。

黑猩猩、绒猴、猕猴对 HCV 敏感,其中黑猩猩是最可靠的动物模型,感染后可发生急性肝炎,有时发生慢性肝炎,与人类 HCV 感染的免疫学和临床特征很相似。HCV 的细胞培养到目前还未成功。

(二)致病机制

HCV 通过注射或非注射途径进入体内之后,首先引起病毒血症。病毒血症间段地出现于整个病程。

引起肝损伤的机制,目前认为可能由免疫应答所介导与乙型肝炎类似。可能通过激活病毒特异性细胞毒性 T 细胞（CTL）及通过非特异性炎症细胞释放细胞因子，尤其是 γ 干扰素而引起肝损伤。此外，CTL 表面的 Fas 配体与靶细胞膜 Fas 抗原的相互作用可能是丙型肝炎肝细胞凋亡的主要诱导途径。

HCV 感染易慢性化且血清 ALT 可呈波浪式变化。可能是由于 HCV 的变异能力很强，在 HCV 感染过程中，新的突变株不断出现而逃避宿主的免疫清除作用所致。

HCV 与肝细胞癌（HCC）也密切相关。它不经过肝细胞整合的过程，与 HBV 所致的 HCC 不同。从 HCV 感染到 HCC 的发生往往经过慢性肝炎和肝硬化阶段。目前认为，慢性炎症可能是 HCV 感染转变为 HCC 的重要因素。炎症细胞中的单核-吞噬细胞所分泌的自由羟基可破坏细胞 DNA 而成为恶性转化的直接因素。

(三)临床意义

1. 流行病学　HCV 所致感染呈世界性分布，全球至少 2 亿感染者，但各地人群感染率差异明显。

(1)传染源：包括患者和隐性感染者。

(2)传播途径：约 50% HCV 感染者传播途径不明。目前 HCV 占输血后肝炎的 80%～90%。包括以下 4 种途径：①血液传播。如输血或血制品、血液透析、注射毒品、器官移植等。②性接触传播。③母婴垂直传播。④家庭内接触传播。

2. 临床特征　本病的潜伏期 2～26 周，平均半年左右，由输血或血制品引起的丙型肝炎潜伏期短，在输血后 5～12 周发病。丙型肝炎症状较轻，无黄疸者多见，临床表现可与乙型肝炎相似。急性患者也有肝外症状，如关节炎等。本病病程较长，一般要 3～6 个月或更长时间才能恢复正常且易转变为慢性。

(四)实验室诊断

1. 免疫学检测　目前主要开展的是检测抗 HCV。包括筛选试验和确证试验。前者主要采用 ELISA 法，此外还有发光定量法。而后者常用的方法为条带免疫法（strip immumoassay, SIA）和重组免疫印迹法（recombinant immunoblot assay, RIBA）。丙型肝炎患者血清中 HCV 抗原水平很低，常规免疫学检测方法很难获得阳性结果，至今尚未用于临床。

2. 核酸检测　HCV-RNA 的检测方法主要有 RT-PCR 和 bDNA。HCV-RNA 是 HCV 感染的直接证据，尤其对感染早期体内 HCV 特异性抗体产生之前的诊断及抗 HCV 药物疗效方面的评价有着特殊的价值，另外，也有助于诊断急性 HCV 感染、ALT 正常或抗 HCV 阴性的 HCV 感染。

HCV RNA 的检测和定量分析多用血清，有时也用血浆。血浆标本可用 EDTA、枸橼酸盐等抗凝剂，但用于 PCR 检测的标本应尽量避免使用肝素抗凝，因其对 DNA 聚合酶有抑制作用。标本应在采集后尽快分离出血清或血浆，并于 4～6h 冷藏或冻存，这是因为血液中存在高浓度的蛋白酶和 RNA 酶。由于在 -20℃ 时 HCV RNA 易发生明显降解，故最好于 -70℃ 及以下冻存。解冻后的标本应持续保持在低温状态且避免反复冻融。

(五)防治和治疗

1. 防治

(1)一般性预防：严格筛查献血员，采用第二代或第三代试剂盒以降低 HCV 感染和丙型肝炎发病率。

(2)特异性预防：HCV 疫苗不仅用于预防，而且有可能用于治疗。

2. 治疗

(1)IFN-α（α-IFN-2b）：治疗丙型肝炎的疗效，已被国内外学者肯定。对于病情较轻，病程较短，血清 HCV-RNA 水平较低及基因型为非 I 型者，其应答性较好。

(2)利巴韦林：6 个月可使转氨酶及 HCV-RNA 明显下降。但容易产生耐药和溶血性贫血，少数病人停药后会复发。

四、丁型肝炎病毒

(一)概况

丁型肝炎病毒（hepatitis D virus, HDV）属于沙粒病毒科（Arenaviridae）δ 病毒属（Deltavirus）。HDV 是一单股负链 RNA 病毒，呈球形，直径约为 36nm，其外壳是嗜肝 DNA 病毒表面抗原（在人类为 HBsAg），内部为丁型肝炎病毒抗原（HDAg）和 HDV 基因组所组成的核糖核蛋白体。HDAg 为 HDV 编码的唯一蛋白质，刺激机体产生抗-HD，但抗-HD 不能中和与清除病毒，为非保护性抗体，若持续高效价存在，则可作为判定慢性丁型肝炎的指标。HDV 是缺损病毒，必须依赖 HBV 或其他嗜肝 DNA 病毒的辅助才能增殖。HDV 仅有一个血清型。

黑猩猩、土拨鼠和北京鸭对 HDV 易感，可用于 HDV 感染的动物模型研究。我国利用人胎肝细胞已成功建立 HDV、HBV 感染的体外培养系统。

(二)致病机制

丁型肝炎的发病机制尚未完全阐明。多数学者认为,复制状态的 HDV 可能与肝损害有密切关系。因为:①体外实验证明,高水平表达的 HDVAg 对 Hep-G2 细胞和 HeLa 细胞有直接的细胞毒作用;②组织学所见无任何炎症细胞浸润,主要是肝细胞质退行性变和嗜酸性变;③免疫抑制药对 HDV 所引起的肝损伤没有影响;④几乎所有 HDV 感染都发展成慢性。但最近研究显示免疫应答也可能是 HDV 导致肝损伤的主要原因。因为:① HDV 感染者肝中的 HDVAg 表达程度与肝病活动程度无关;②在慢性 HBV 和 HDV 感染中,肝组织中 T 细胞浸润极其相似;③在慢性丁型肝炎患者体内发现一种肝肾微粒体自身抗体,与自身免疫性慢性活动性肝炎患者体内存在的抗体非常相似。

(三)临床意义

1. 流行病学　HDV 呈全球性分布,中东地区和意大利为 HDV 感染的高发区。HDV 感染在高发区的持久流行是由于 HDV 在 HBsAg 携带者之间不断传播所致。发展中国家有引起 HDV 感染的基础,即 HBsAg 携带者较多。我国各地 HBsAg 阳性者 HDV 感染率为 0～32%,南方偏高,北方偏低。

(1)传染源:患者及病毒携带者。HDV 携带者伴随着 HBsAg 携带者而出现。

(2)传播途径:输血和血制品为 HDV 的重要传播途径,此外,也包括密切接触及母婴传播。

(3)易感性与免疫力:对 HDV 的免疫状况不是很清楚,但从血清学观察中可以看出抗-HD IgG 并不是保护性抗体。人群对 HDV 普遍易感,但 HDV 感染仅发生于 HBV 感染者(包括乙型肝炎患者及乙型肝炎病毒携带者)或与 HBV 感染同时发生。

2. 临床特征　根据与 HBV 感染的关系,可将 HDV 感染分为 2 种类型。

(1)同步感染(coinfection):指与 HBV 同时或先后感染。同步感染可引起典型的急性病毒性肝炎,个别病例易发展为危及生命的重症肝炎。潜伏期为 6～12 周,其临床表现与急性乙型肝炎相似,多数为急性黄疸型肝炎。

(2)重叠感染(superinfection):指在慢性乙型肝炎感染的基础上发生 HDV 感染。在重叠感染中,HDV 复制水平较高,极易导致慢性乙型肝炎患者症状加重和慢性化且与肝硬化的发生也密切相关。潜伏期为 3～4 周,其临床表现轻重悬殊,复杂多样,可分为急性肝炎样丁型肝炎、慢性丁型肝炎、重型丁型肝炎。

(四)实验室检验

1. 免疫学检测

(1)HDV 抗原:直接检测血清中或肝活检组织中 HDV 抗原,首先需用去垢剂处理去除 HDV 表面的 HBsAg,然后再用 ELISA 或荧光免疫法检测。HDV 抗原主要存在于受感染者的肝细胞核和胞质内,在 HDV 血症时血清中也可查到。HDV 感染早期,血清 HDVAg 滴度较高,但很快下降,在急性感染后 3 周就很难检测到。所以 HDAg 阳性是诊断急性 HDV 感染的最好且又最直接的证据,慢性 HDV 感染者血清中 HDAg 可反复阳性。

(2)抗-HD IgM:常采用捕捉法。见于急性 HDV 急性感染。抗-HD IgM 出现早,持续时间较短,可用于 HDV 感染的早期诊断。HBV 和 HDV 同时感染时,抗-HBc IgM 和抗-HD IgM 同时阳性。

(3)抗-HD IgG:常采用竞争法。是诊断慢性丁型肝炎的可靠血清学指标。在 HDV 感染急性期抗-HD 滴度低而慢性感染期滴度高,即使 HDV 感染终止后仍可持续多年。

2. 核酸检测　HDV-RNA 是病毒存在的直接证据。HDV-RNA 阳性提示存在 HDV 感染及病毒复制。常用 RT-PCR 和核酸杂交法进行检测,敏感性和特异性均较高。

(五)防治和治疗

1. 防治

(1)一般性预防:严格筛选献血员是降低 HDV 发病率的有效方法,对必须输血浆的病人应避免输混合血浆以减少 HDV 感染的概率,也是控制丁型肝炎的切实手段。对 HBV 易感者广泛接种 HBV 疫苗,通过预防 HBV 感染从而达到预防 HDV 感染的目的。

(2)特异性预防:目前还没有效疫苗。

2. 治疗　慢性丁型肝炎的治疗尚不尽如人意。除一般及支持疗法以外,还需对症和抗病毒治疗,主要以 α-IFN 治疗为主,而且仅可使部分病人暂时缓解。经 α-IFN 治疗后,HDV 转阴为 15%～25%,但 40% 病人有效。

五、戊型肝炎病毒

(一) 概况

戊型肝炎病毒(hepatitis E virus，HEV)属于嵌杯病毒科(Caliciviridae)的嵌杯病毒属(Calicivirus)。HEV 为单股正链 RNA(+ssRNA)，为球形，直径 27~34nm(平均 32nm)，无包膜，表面有锯齿状突起，形似杯状，衣壳呈 20 面体对称。HEV 有实心和空心两种颗粒，实心颗粒为含完整的 HEV 基因的病毒颗粒，内部紧密而空心颗粒为缺陷的、含不完整 HEV 基因的病毒颗粒，内部含电荷透亮区。HEV 的敏感宿主包括人、灵长类动物、猪及大鼠等，黑猩猩、绒猴、恒河猴等是最常用的动物模型。HEV 很不稳定，体外细胞培养不易获得成功。

HEV 不稳定，对高盐、氯仿、氯化铯和反复冻融等敏感，在 4℃或-20℃保存被破坏，4~8℃下超过 3~5d 会自动降解。对碱性 PH 较稳定，在液氮中可长期保存，在镁和锰离子存在时可保存其完整性。

(二) 致病机制

HEV 经口进入人体内后，在胃肠内是否经过一个复制过程尚不清楚。组织学所见的特征为肝细胞假腺状排列和显著肝内淤胆，伴有灶性肝细胞坏死和混合炎症细胞浸润。如同其他急性病毒性肝炎，引起肝损害的原因可能主要由免疫应答介导。戊型肝炎的肝病理改变类似于甲型肝炎，有肝细胞变性、灶性坏死及炎性细胞浸润，浸润的细胞主要是淋巴细胞，单核巨噬细胞和 NK 细胞，从而推测 HEV 感染的肝细胞损害可能与细胞免疫病理作用有关。孕妇的病死率可达 10%~20%，原因还不清楚，可能是一种的 shwatzman(内毒素出血性坏死)现象。

(三) 临床意义

1. 流行病学　传染源包括潜伏末期、急性早期患者和隐性感染者。传播途径主要经粪-口传播，病毒随粪便排出，可通过生活接触传播，亦可经污染的食物、水源而引起暴发流行或散发。HEV 传播具有明显的季节性，多发生在雨季和洪水后。戊型肝炎的流行病学特点可归纳如下。

(1) 主要侵犯青壮年，儿童、老年人的发病数较少。

(2) 潜伏期粪便排毒早(第 6 天)。

(3) 易通过污染水源导致大规模暴发流行。

(4) 隐性感染多见(隐性感染和显性感染之比约 4:1)，无慢性化。

(5) 存在病毒血症(持续 5~15d)。

(6) 孕妇病死率高(10%~20%)。

(7) 动物(野猴中)存在自然感染。

2. 临床特征　与甲肝相似，起病较急，大部分病人出现黄疸(86.5%)，无黄疸者很少，黄疸 1 周后消失。戊型肝炎潜伏期 2~9 周，平均 40d，感染后主要表现为临床显性感染及隐性感染 2 类。本病为自限性，多于 6 周内恢复，一旦治愈则获终身免疫且一般不发展为慢性，少数可发展为重型肝炎，病死率为 1%~2%，但孕妇的病死率可达 10%~20%。

(1) 免疫学检测：有免疫荧光法和 ELISA 法。前者有较高的特异性和灵敏度。急性期血清抗 HEV IgM 阳性或恢复期血清抗 HEV IgG 滴度比急性期血清高 4 倍以上，提示 HEV 感染。

(2) 核酸检测：一般采用 RT-PCR 法检测患者血清、胆汁或粪便中的 HEV RNA，而且 HEV 的 PCR 扩增几乎覆盖整个基因组。然而，PCR 技术用于检测临床标本也有其局限性，如 HEV 病毒血症仅持续 1 周左右，粪便中的排毒时间也短，另外肝穿刺取肝组织有创伤，不易被患者接受，因此 PCR 法尽管是诊断戊型肝炎特异性最好的方法，但难以在临床上常规开展。

(四) 防治与治疗

1. 防治

(1) 一般性防治：戊型肝炎主要经粪-口传播而病人潜伏期末即有传染性，所以很难及时发现与隔离，为此，主要的预防措施即为切断传播途径，包括防止粪便污染，加强食品卫生管理，保护水源，注意个人卫生及提高环境卫生水平。

(2) 紧急预防：人丙种球蛋白对预防本病无效果，恢复期病人血清的免疫球蛋白是否能预防戊型肝炎尚在进一步研究中。

(3) 特异性预防：不少国家正在对戊型肝炎的基因疫苗进行研究。所谓基因免疫(也称核酸免疫)是通过向宿主细胞内导入病原体抗原编码基因的表达质粒 DNA，在体内合成病毒蛋白抗原，使机体产生特异性免疫应答。此病毒免疫的产生过程与自然感染时相似，可引起完整的免疫反应。所以，基因疫苗有可能用于戊型肝炎的预防。

2. 治疗　尚无特异性抗病毒治疗药物。

(李雪芬　陈　瑜)

第四节 疱疹病毒检验

疱疹病毒科(Herpesviridae)是一类中等大小、结构相似、有包膜的 DNA 病毒。现已发现 100 多种,广泛分布于哺乳类、鸟类、两栖类、鱼类等动物中。根据生物学特性又分为 3 个亚科:α 疱疹病毒(如单纯疱疹病毒、水痘-带状疱疹病毒)能迅速增殖,引起细胞病变,宿主范围广,可在感染神经节内建立潜伏感染;β 疱疹病毒(如人巨细胞病毒)宿主范围较窄,生长周期较长,可引起感染细胞形成巨细胞,能在涎腺、肾和单核吞噬细胞系统中建立潜伏感染;γ 疱疹病毒(如 EB 病毒)宿主范围最窄,感染的靶细胞主要是 B 细胞,病毒可在细胞内长期潜伏。其种类及所致疾病如表 58-4 所示:

尽管疱疹病毒的生物学特性差异较大,但在形态、结构、核酸组成及感染特点等方面有共同之处。

1. 形态 病毒颗粒呈球形,核心由双股线形 DNA 组成,蛋白衣壳为 20 面体立体对称,由 162 个壳微粒组成。核心与衣壳构成核衣壳。核衣壳外有一层脂蛋白膜。有包膜的病毒体直径为 120~300nm。

2. 复制 除 EBV 及 HHV-6 和 HHV-7 型例外,均能在 2 倍体细胞内复制,产生明显的细胞病变效应(cytopathic effect,CPE),并形成核内嗜酸性包涵体。病毒可通过细胞间桥直接扩散,导致病变发展。感染细胞与邻近未感染的细胞融合,形成多核巨细胞。

3. 感染类型 病毒感染宿主细胞后,可引起多种感染类型。①显性感染,病毒大量复制,并使细胞破坏,出现临床症状;②潜伏感染,病毒不增殖,也不破坏细胞,病毒与宿主细胞处于暂时平衡状态,病毒基因组的表达受到抑制,一旦病毒被激活,可转为显性感染;③整合感染,病毒基因组的一部分可整于宿主细胞的 DNA 中,导致细胞转化,这种作用与某些疱疹病毒的致癌机制有密切关系;④先天性感染,病毒经胎盘感染胎儿,可引起先天性畸形。

一、巨细胞病毒

巨细胞病毒(cytomegalovirus,CMV)是巨细胞包涵体病(cytomegalic inclusion disease,CID)的病原体。在自然界普遍存在,具有严格的种属特异

表 58-4 人类疱疹病毒的种类及其所致的主要疾病

病毒常用名	所属亚科	生物学特性	所致主要疾病
人疱疹病毒 1 型 HHV-1(单纯疱疹病毒 Ⅰ 型,HSV-1)	α	增殖快,溶解细胞,感觉神经节中潜伏	牙龈炎、咽炎、唇疱疹、角膜结膜炎、疱疹性脑炎、脑膜炎
人疱疹病毒 2 型 HHV-2(单纯疱疹病毒 Ⅱ 型,HSV-2)	α	增殖快,溶解细胞,感觉神经节中潜伏	新生儿疱疹、生殖器疱疹、宫颈癌(?)
人疱疹病毒 3 型 HHV-3(水痘-带状疱疹病毒,VZV)	α	增殖快,溶解细胞,感觉神经节中潜伏	水痘、带状疱疹
人疱疹病毒 4 型 HHV-4(EB 病毒,EBV)	γ	淋巴细胞中增殖与潜伏	传染性单核细胞增多症(异嗜性抗体阴性)、淋巴增生性疾病、鼻咽癌(?)
人疱疹病毒 5 型 HHV-5(人巨细胞病毒,CMV)	β	增殖慢,巨细胞、淋巴细胞及分泌腺体中潜伏	巨细胞包涵体病、输血后单核细胞增多症、先天性感染、肝炎、间质性肺炎
人疱疹病毒 6 型(HHV-6)	β	增殖慢,巨细胞、淋巴细胞及分泌腺体中潜伏	幼儿急疹
人疱疹病毒 7 型(HHV-7)	β	增殖慢,巨细胞、淋巴细胞及分泌腺体中潜伏	未确定
人疱疹病毒 8 型(HHV-8)	γ	淋巴细胞中增殖与潜伏	Kaposi 肉瘤

性，包括人类和其他哺乳动物等巨细胞病毒。人巨细胞病毒（human cytomegalovirus，HCMV）是1956年Smith等首先用组织培养方法从患者的涎腺中分离出来。由于感染的细胞肿大并具有巨大的核内包涵体故而命名。本病毒的特点是宿主范围较窄，病毒复制周期长。当机体免疫功能低下时，如怀孕、多次输血或器官移植等情况下病毒被激活，发生显性感染，同时CMV也是器官移植、肿瘤、AIDS死亡的重要原因，故备受重视。

（一）生物学性状

1. 病原体　巨细胞病毒属疱疹病毒群，具有典型的疱疹病毒样结构，是一种大DNA病毒，直径为80～110nm，病毒壳体为20面对称体，含有162个壳粒。周围有单层或双层的类脂蛋白套膜。有1个血清型，可分3个以上亚型。CMV只能在活细胞中生长，一般用人的纤维母细胞培养。在体外生长缓慢，复制周期为36～48h。被巨细胞病毒感染的细胞在光学显微镜下检查可见到细胞核变大，有包涵体形成，核内包涵体周围与核膜间有一"轮晕"，因而称为"猫头鹰眼细胞"，这种细胞具有形态学诊断意义。

2. 传染源　传染源是患者和无症状的隐性感染者。他们可长期或间歇地自唾液、精液、尿液、乳液和子宫颈分泌物中排出病毒。如果与有巨细胞病毒感染的异性性交，而恰好此人此时处于排毒期，则可能被感染。如果孕妇在性生活时染上病毒，则可引起胎儿感染和围生期感染。据统计，由原发性巨细胞病毒感染的孕妇所造成的新生儿感染率可高达23%，而围生期感染比宫内感染的百分率更高。输血也常发生巨细胞病毒感染，感染的发生率与输血的数量成正比，尤其是当血清阳性的供血者给血清阴性的受血者输血时，其感染的危险性最高。此外，长期接受免疫抑制药治疗的肾移植患者中，90%可在尿中查到病毒，或抗体明显增高。艾滋病患者比正常人更易遭受病毒感染，或使原潜伏在体内的病毒复活。

（二）致病机制

CMV感染可引起机体的免疫功能降低，特别是细胞免疫功能下降。CMV感染对胸腺发育及脾细胞、单核吞噬细胞、NK细胞及CTL细胞的功能有着显著的影响。HCMV的传染源为患者及无症状的隐性感染者，基本传染方式是人与人的密切接触，通过口-口或手-口传播。此外，还可以通过生殖道、胎盘、输血、器官或骨髓移植等多种途径传播，引起先天性感染、围生期感染、接触感染、输血感染、免疫功能低下病人感染等。先天性CMV感染的发病机制是病毒通过胎盘经血流感染胎儿，造成宫内感染。HCMV原发性感染后，病毒可持续存在或终生潜伏于机体某些组织或器官。潜伏感染期间，病毒仍可不断或间歇性从唾液、尿液排出。

（三）临床表现

因感染途径不同而异。先天性巨细胞病毒感染者有20%在出生时无任何症状，但也有在出生后不久出现昏睡、呼吸困难和惊厥等，并于数天或数周内死亡。其他症状如意识运动障碍、智力迟钝、肝脾大、耳聋和中枢神经系统症状等。围生期感染的婴儿绝大多数没有症状，只有少数在出生后3个月发生间歇性发热、肺炎和单核细胞增多症。成人的巨细胞病毒单核细胞增多症比儿童多见，主要表现为发热和疲乏。在发热1～2周后，血液中淋巴细胞绝对值升高，且有异形性变化、脾大和淋巴结炎症等。因输血所致的巨细胞病毒单核细胞增多症，多发生于输血后3～4周，症状与一般的巨细胞单核细胞增多症相同，偶尔可发生间质性肺炎、肝炎、脑膜炎、心肌炎、溶血性贫血及血小板减少症等。肾移植患者在术后2个月内几乎都会发生巨细胞病毒感染，50%～60%的患者无症状，而40%～50%的病人表现为自限性非特异性综合征。艾滋病患者几乎都有巨细胞毒感染，并有广泛的内脏损害。

（四）鉴定和鉴别要点

1. 细胞学检查　标本经离心后取沉渣涂片，姬姆萨染色镜检，观察巨大细胞及细胞核内的典型包涵体。

2. 病毒分离　取患者的尿液、唾液、阴道分泌物、血液等标本，接种人胚成纤维细胞，培养4～6周后观察细胞病变。CPE出现的迟早与标本中病毒含量有关。

3. 检测病毒核酸　应用核酸杂交法或PCR法检测病毒DNA，阳性检出率较高。

4. 血清学诊断　应用ELISA检测HCMV的特异性IgM抗体，可帮助诊断HCMV的近期感染。

（五）抗病毒药物的敏感性

临床上曾试用碘苷、阿糖腺苷、无环鸟苷等抗病毒制剂及干扰素治疗HCMV感染，无明显效果。最近应用抑制病毒DNA多聚糖（ganciclovir，GCV）与膦甲酸（Foscarnet）治疗严重HCMV感染者有效,但因膦甲酸有肾毒性、电解质失衡、抽搐、恶心等不良反应,病人不易耐受。

二、单纯疱疹病毒

单纯疱疹病毒(Herpes simplex virus,HSV)是疱疹病毒的典型代表,由于在感染急性期发生水疱性皮疹即所谓单纯疱疹(Herpes simplex)而得名。主要特点是宿主范围广泛,复制周期短,致细胞病变作用强,在细胞培养中容易扩散,在神经节中常形成潜伏感染。人类单纯疱疹病毒分为两型,即单纯疱疹病毒Ⅰ型(HSV-1)和单纯疱疹Ⅱ型(HSV-2)。Ⅰ型主要引起生殖器以外的皮肤、黏膜(口腔黏膜)和器官(脑)的感染。Ⅱ型主要引起生殖器部位皮肤黏膜感染。

(一)生物学性状

病原体　HSV具有典型的疱疹病毒科病毒的形态特征,病原体直径为120~150nm,呈球形。其核心为2个互相接连的长片断(L)和短片断(S)组成的双股线状DNA。蛋白衣壳为20面体立体对称,核衣壳外有包膜。包膜上有脂质、糖类和蛋白质,易被脂溶剂所破坏。HSV可在多种细胞中增殖,产生细胞病变效应,出现细胞肿胀,变圆和产生核内嗜酸性包涵体。

(二)致病机制

人是单纯疱疹病毒的自然宿主,感染较为普遍。传染源是患者及病毒携带者。传染途径为直接密切接触病毒经口腔、呼吸道、生殖器黏膜及破损皮肤,眼结膜侵入体内。孕妇有生殖道感染还可于分娩时传给胎儿。HSV感染80%~90%为隐性感染,显性感染只占少数。感染1~3周后体内产生中和抗体及补体结合抗体,残存的病毒可能向周围神经沿神经轴转入三叉神经节(Ⅰ型疱疹病毒)或骶神经节(Ⅱ型疱疹病毒),而长期潜伏,进入静止状态。当某些诱发因素如受凉、日晒、吹风、创伤、感染、药物过敏、高热、月经、妊娠等破坏身体生理平衡时,神经细胞中出现病毒增殖所需的特异性转录酶,激活病毒而引起复发。

(三)临床表现

最常见的临床症状是黏膜或皮肤局部出现疱疹(Herpes),HSV感染偶尔可产生严重甚至致死的全身性感染。HSV的感染可表现为原发性感染、潜伏感染及先天性感染。

(四)鉴定和鉴别要点

1. 病毒分离与鉴定　分离HSV较易成功。可采取水疱液、唾液、角膜拭子或刮取物、阴道拭子、脑脊液等接种于兔肾、人胚肾等易感细胞培养。一般2~3d即出现细胞病变效应,特点为细胞肿胀、变圆、形成融合细胞等,可初步判定。再用中和试验、DNA酶切电泳分析及HSV-Ⅰ和HSV-Ⅱ单克隆抗体间接免疫荧光染色法进行分型鉴定。

2. 快速诊断　近年来开展的快速诊断方法较多,如电镜直接观察病毒颗粒,免疫荧光技术、免疫酶染色等观察细胞内病毒特异性抗原。也可用核酸杂交或PCR方法检测标本中有无病毒特异核酸。

3. 血清学诊断　临床上常用免疫酶联吸附试验(ELISA)和间接免疫荧光法(IFA)检测HSV特异性抗体。HSV特异性IgM抗体阳性提示近期感染,通过检测HSV特异性IgG抗体进行血清流行病学调查。

(五)抗病毒药物的敏感性

近年来应用无环鸟苷(acyclovir,ACV)及其衍生物脱氧鸟苷治疗HSV的感染,有一定效果,但不能防止复发。

三、水痘-带状疱疹病毒

水痘-带状疱疹病毒(Varicella-Zoster virus,VZV)在儿童初次感染时引起水痘(Varicella)。恢复后病毒可潜伏在体内,少数人在青春期或成年后引起带状疱疹(zoster),故称为水痘-带状疱疹病毒。

(一)生物学性状

病原体　VZV的生物学性状与HSV相似,只有1个血清型。实验动物及鸡胚对本病毒均部分敏感。只在人或猴成纤维细胞中增殖,形成局部灶性CPE,受感染细胞出现嗜酸性核内包涵体和形成多核细胞。病毒不易向细胞外释放,可用感染细胞进行病毒传代培养。

(二)致病机制

人是VZV的唯一自然宿主,皮肤是病毒的主要靶细胞。传染源主要是水痘患者急性期的水痘内容物及上呼吸道分泌物或带状疱疹患者水疱内容物。病毒借飞沫经呼吸道或接触传播。入侵病毒首先在局部淋巴结增殖,进入血流到达单核吞噬细胞系统并大量增殖,再次入血后形成第2次病毒血症,随血流散布到全身。约经2周潜伏期全身皮肤出现丘疹、水疱,并可发展为脓疱疹。

(三)临床表现

水痘一般病情较轻，偶发并发症，如病毒性脑炎或肺炎。但在细胞免疫缺陷、白血病或长期使用免疫抑制药的儿童可表现为重症，甚至危及生命。成人患水痘时，20%～30%并发肺炎，一般病情较重，病死率亦高。孕妇患水痘的表现亦较严重，并可引起胎儿畸形、流产或死产。水痘潜伏期12～21d，平均14d。临床上可分为前驱期和出疹期，前驱期可无症状或仅有轻微症状，也可有低热或中等发热及头痛、全身不适、乏力、食欲缺乏、咽痛、咳嗽等，持续1～2d即迅速进入出疹期。带状疱疹多限于身体一侧，皮损很少超过躯干中线，5～8d后水疱内容物浑浊或部分破溃、糜烂、渗液，最后干燥结痂。第2周痂皮脱落，遗留暂时性淡红色斑或色素沉着，一般不留瘢痕，病程2～4周。

(四)鉴定和鉴别要点

1. **微生物诊断** 刮取病损皮肤基底部细胞涂片，检测嗜酸性核内包涵体。

2. **快速诊断** 用单克隆抗体免疫荧光染色法检测VZV抗原或电镜直接检查水疱液中的病毒颗粒。

3. **病毒分离** 用人胚成纤维细胞，出现CPE时用中和试验和免疫学手段进行鉴定。

(五)抗病毒药物的敏感性

目前研制的减毒活疫苗有一定的预防作用，可对免疫低下儿童进行接种，但尚未达到广泛应用的水平。应用含特异性病毒抗体的人免疫球蛋白给免疫抑制病人注射，对预防和减轻VZV感染有一定效果。无环鸟苷、阿昔洛韦及大剂量的干扰素，能限制水痘和带状疱疹的发展和缓解局部症状。

四、EB 病 毒

EB病毒是1964年Epstein和Barr最先从非洲儿童的恶性淋巴瘤(Burkitt lymphoma)体外培养的淋病瘤细胞系中，用电镜发现的一种新的疱疹病毒，并命名为EB病毒(Epstein-Barr virus，EBV)。属于γ亚科疱疹病毒。EBV与多种人类疾病相关，如传染性单核细胞增多症、Burkitt淋巴瘤、鼻咽癌等。

(一)生物学性状

1. **病原体** EBV是一种嗜淋巴细胞的DNA病毒，主要侵犯B细胞，电镜下呈球形，病毒颗粒直径为150～180nm，核心为DNA缠绕的核心蛋白，其外层是162个壳粒排列形成20面体的核衣壳，成分为168kD、47kD和28kD的蛋白质。核衣壳外的无定形球状物质称壳皮，最外层是外膜，是典型的类脂双层膜，来源于宿主细胞的核膜。外膜含有多种糖蛋白，以gp350为主。EB病毒有6种抗原成分：病毒衣壳抗原(viral capsid antigen，VCA)、膜抗原(membrane antigen，MA)、早期抗原(early antigen，EA)、补体结合抗原(即可溶性抗原)、EB病毒核抗原(EBV nuclear antigen，EBNA)、淋巴细胞检出的膜抗原(lymphocyte detected membrane antigen，LYDMA)等，并能够刺激机体产生相应的抗体。

2. **传染源** 人是EBV的储存宿主，病人和EBV携带者为传染源。EBV感染后长期携带病毒者，可持续或间断排毒达数年之久。

(二)致病机制

EBV在人群中广泛存在，感染非常普遍，主要通过唾液感染。输血也偶能感染，但未发现有垂直感染。EBV入口腔后可能先在咽部淋巴组织内增殖，导致渗出性咽扁桃体炎，局部淋巴管受累、淋巴结肿大，继而进入血液循环产生病毒血症，进一步累及淋巴系统的各组织和脏器。因B细胞表面有EBV受体，故EBV主要感染B细胞，导致B细胞表面抗原性改变，继而引起T细胞防御反应，形成细胞毒性效应而直接破坏感染EBV的B细胞。

(三)临床表现

潜伏期儿童9～11d，成人通常为4～7周。起病急缓不一，约40%有前驱症状，为期不超过1周，表现为全身不适、头痛、头晕、畏寒、鼻塞、食欲缺乏、恶心、呕吐、轻度腹泻等。该病病程长短悬殊，伴随症状多样化，典型表现为发热、咽痛、淋巴结肿大。

(四)鉴定和鉴别要点

1. **EBV特异性抗体检测** 多用免疫酶染色法或免疫荧光法，用于检测VCA或EA特异性抗体，可检测IgM、IgG、IgA抗体。对于VCA-IgA或EA-IgA抗体滴度≥1:5～1:10或滴度持续升高者，对鼻咽癌有辅助诊断意义，阳性符合率达93%。放射治疗后，病情好转者血清抗-VCA-IgA滴度下降，肿瘤复发时抗-VCA-IgA滴度再次上升，支气管肺癌、甲状腺癌、慢性鼻咽部炎症，也可见阳性，但其阳性率较低。

2. **异嗜性抗体检测** 主要用于辅助诊断传染性单核细胞增多症。该抗体滴度在1:224以上时有诊断意义。患者在发病早期，血清中出现一种能非特异性与绵羊红细胞发生凝集的异嗜性抗体。此抗体滴度在发病3～4周达到高峰，恢复期下降，不久即消失。

3. EBV核酸检测 用原位核酸杂交法或PCR方法检测标本中EBV的DNA。

(五)抗病毒药物的敏感性

国外试验研制的EBV疫苗,用于预防传染性单核细胞增多症,并考虑用于非洲儿童恶性淋巴瘤和鼻咽癌的免疫预防。国内构建的基因工程疫苗的免疫保护正在观察中,对EBV感染没有疗效肯定的药物,可采用对症治疗。

(毛卫林 陈 瑜)

第五节 HIV病毒检验——人类免疫缺陷病毒

1981年,美国疾病控制中心的流行病学家在美国首先发现获得性免疫缺陷综合征(Acquired immunodeficiency syndrome,AIDS)。1983—1984年,先后由法国巴斯德研究所的Montagnier、美国国立卫生研究院癌症研究所的Gallo和加州大学旧金山分校实验室的Levy从艾滋病病人中分离出一种新病毒,后统一由国际病毒分类委员会(International Committee on Taxonomy of Viruses,ICTV)命名为人类免疫缺陷病毒。

一、概 况

人类免疫缺陷病毒(human immunodeficiency virus,HIV),也称艾滋病病毒,属反转录病毒科(Retroviridae)慢病毒属中的灵长类免疫缺陷病毒亚属。

反转录病毒科的病毒因带有以RNA为模板合成DNA的反转录酶(reversetranscriptase,RT)而得名。已经发现人免疫缺陷病毒有HIV-1和HIV-2,两型病毒的核苷酸序列相差超过40%。其中HIV-1分为M、O、N亚型组。M亚型组包括A、A2、B、C、D、E、fl、F2、G、H、J、K亚型。O亚型和N亚型很少见。HIV-1是引起全球艾滋病流行的病原体,HIV-2主要局限于西部非洲,且毒力较弱,引起的艾滋病特点是症状轻,病程长。

二、病 毒 特 性

(一)形态结构

电镜下病毒颗粒呈球形,直径100~120nm。典型的HIV-1颗粒由包膜和核心两部分组成。其中包膜嵌有gp120(包膜表面的刺突)和gp41(跨膜蛋白)2种特异性糖蛋白;核心为棒状或截头状,包括病毒RNA、核衣壳蛋白和病毒复制所必需的酶类。病毒复制所必需的酶类有3种,分别是反转录酶(P66,P51)、整合酶(P32)及蛋白酶(P11)。核酸外面为病毒衣壳蛋白(P24,P17)。

(二)基因组

HIV基因组是由2条拷贝的单股正链RNA在5′端通过氢键结合而形成的二聚体。基因组全长约9.7kb,含有3个结构基因(gag、pol、env),2个调节基因即tat(反式激活因子)、rev(毒粒蛋白表达调节子)和4个辅助基因即nef(负调控因子)、vpr(病毒r蛋白)、vpu(病毒u蛋白)和vif(毒粒感染性因子)。其中,2个调节基因的表达不依赖于REV蛋白,为早期基因;而3个结构基因和4个辅助基因编码的mRNA需要REV蛋白帮助胞质定位和表达,为晚期基因。HIV无癌基因序列。

1. gag基因 编码病毒的核心蛋白(Gag蛋白),翻译时先形成前体蛋白(p55),然后在HIV蛋白酶的作用下裂解成内膜蛋白p17、衣壳蛋白p24、核衣壳蛋白p15。p15进一步裂解成与病毒RNA结合的核衣壳蛋白p9和p7。衣壳蛋白p24与多数的其他反转录病毒无交叉反应,特异性最高。

2. pol基因 编码Pol蛋白,该蛋白为病毒复制所需的酶类,包括反转录病毒(p66/p51)、蛋白水解酶(p10)和整合酶(p32)。其中p66/p51具有双酶的活性,包括RNA的DNA聚合酶(即反转录酶)和依赖DNA的DNA聚合酶活性。整合酶具有DNA外切酶、双链内切酶、连接酶3个活性。

3. env基因 编码Env蛋白,该蛋白包括包膜糖蛋白前体gp160、包膜糖蛋白gp120和gp41。gp160在蛋白酶的作用下分解为gp120和gp41,构成病毒表面糖蛋白突起。gp120为外膜蛋白,感染细胞时可与细胞的CD4受体蛋白结合。gp41称跨膜蛋白,镶嵌于病毒包膜脂质中。

4. tat基因 编码Tat蛋白(p14),是RNA结合蛋白。Tat蛋白是一种由86个氨基酸组成的反式激活因子,与长末端重复序列(long terminal repeat,LTR)的应答元件结合后能启动及促进病毒基因的mRNA转录,效率提高至少1000倍。

5. rev基因 编码Rev蛋白(regulator of expression of virion protein)。Rev蛋白(P19)也是

RNA结合蛋白,是一种重要的调节HIV基因复制的反式激活因子,对HIV调节蛋白有负调节作用,而对病毒颗粒蛋白有正调节作用,其主要功能是促进HIV基因表达由早期(转录调节蛋白mRNA)向晚期(转录HIV结构蛋白mRNA)的转化,并促进晚期转录的进行。另外,Rev蛋白还在转运结构蛋白mRNA进入细胞质过程中发挥作用,促进结构蛋白的合成。Rev蛋白的作用具有HIV-1特异性。

6. nef基因 编码负调节蛋白(Nef蛋白),Nef蛋白是一种负调控因子(negative regulation factor),并非HIV复制所必需,但在体内会影响病毒毒力。Nef可增强病毒感染性,干扰T细胞活化,抑制细胞凋亡及下调细胞表面CD4和MHC Ⅰ类分子的表达。

7. vpr基因 编码病毒r蛋白(Vpr)。Vpr蛋白是一种由96个氨基酸构成的反转录激活因子,非HIV复制所必需,但存在于病毒颗粒中。另外Vpr蛋白也具有反式激活功能。

8. vpu基因 编码病毒u蛋白(viral protein u,Vpu),为HIV-1特有基因。Vpu是由81个氨基酸构成的磷酸化蛋白,主要定位于细胞膜。vpu基因的表达非HIV复制所必需,但如果缺失vpu基因则可使感染性病毒颗粒的生成降低5~10倍。Vpu蛋白功能尚不清楚,可能是下调CD4的表达,促进病毒释放。

9. Vif基因 编码Vif蛋白,Vif蛋白是病毒颗粒感染性因子(virion infective factor)。其功能尚不清楚,可能是抑制细胞的抑制性蛋白的表达,促进反转录。

10. LTR 即长末端重复序列,在病毒基因组的5′段和3′端各有相同的一段核苷酸序列,含起始子、增强子、TATA序列及多个与病毒和细胞调节蛋白反应的区域,它们对病毒基因组转录的调控起关键作用。

(三)病毒在人体内的复制

1. 进入易感细胞的途径

(1)易感细胞:体外培养表明多种人类细胞对HIV易感,但不同病毒株感染范围不同。通常$CD4^+$细胞可以使HIV复制达到最高滴度。

(2)进入易感细胞的通道:HIV需借助于易感细胞(主要靶细胞是$CD4^+$ T淋巴细胞和单核-巨噬细胞)表面的受体方可进入,包括第1受体(CD4,主要受体)和第2受体(辅助受体)。现已发现CXCR4和CCR5两种辅助受体。HIV的外膜糖蛋白gp120首先与第1受体CD4分子结合,gp120的多个CD4结合决定簇在结合时互相影响,使gp120与CD4结合时发生构象改变。然后gp120再与第2受体(趋化因子)结合,从而使HIV与$CD4^+$细胞进一步靠拢,gp120构象进一步改变,并与gp41(gp36)分离,暴露出的gp41(gp36)插入$CD4^+$细包膜中,最终导致HIV与宿主细包膜的融合,并释放病毒内容物到$CD4^+$细胞中。HIV包膜是体液抗体反应的主要靶位,包膜糖蛋白gp120和gp41有很强的抗原性,与抗体中和作用有关,也是免疫疫苗研究的靶点之一。

(3)病毒-细胞融合:HIV-1主要通过与宿主胞膜直接融合进入细胞,而不是通过吞噬作用。

(4)病毒进入缺乏CD4表达的细胞的机制:没有CD4受体的人体细胞(脑、肠、阴道细胞)也可感染HIV,主要是通过这些细胞上半乳糖苷神经酰胺(GalC)受体介导。这个受体是一种糖脂,可结合在病毒gp120(V3环)的不同区域,从而使细胞被感染。另外,研究发现HIV还可能通过如MHC相关分子,淋巴细胞的功能抗原Ⅰ型(LFA-1),Fc和补体受体介导等其他机制进入细胞。

2. HIV在易感细胞内的复制

(1)吸附及穿入:HIV感染人体后,其病毒体的包膜糖蛋白刺突(gp120)首先与细胞上的CD4受体结合,在gp41的协助下发生细胞膜的融合,使病毒核衣壳穿入宿主细胞。

(2)脱衣壳和反转录:核衣壳进入胞质内脱壳,释放出核心RNA。然后,病毒RNA利用自身反转录酶的RNA依赖的DNA聚合酶和RNA酶活性进行反转录,最后合成病毒基因组的双链DNA分子(cDNA)。

(3)环化:cDNA在环化酶的作用下形成以共价或非共价结合的双链环状DNA分子。大多数新合成的病毒DNA以游离、非整合的共价结合的环状DNA形式保留在细胞质内,它没有转录作用,但有致病理变化作用,抗病毒药对以这种形式存在的病毒有效,可使病毒载量下降。而非共价结合的环状DNA是整合到宿主染色体上的形式,抗病毒药对此无效。

(4)整合:在整合酶的作用下,新形成的非共价结合的双股DNA整合入宿主细胞染色体DNA中。这种整合的病毒双股DNA即前病毒,这样感染就持续存在。前病毒DNA存在于宿主细胞DNA中,一般没有病毒蛋白的合成,成为潜伏状态,也可以免受宿主免疫系统的攻击。

(5)转录:当前病毒被活化而进行自身转录时,病毒 DNA 在转录酶的作用下形成 RNA,一些 RNA 经加帽加尾成为病毒的子代基因组 RNA;另一些 RNA 则拼接而成为病毒 mRNA。

(6)翻译与装配:病毒利用宿主细胞内的核蛋白体,依据 mRNA 上各个基因组的遗传信息翻译出所需要的各种病毒蛋白,然后在内质网核糖体进行糖化和加工,在蛋白酶作用下裂解,产生子代病毒的蛋白及酶类。病毒子代 RNA 与一些结构蛋白装配成核衣壳。

(7)病毒体成熟、出芽:病毒颗粒通过芽生方式从胞质膜释放时获得病毒体的包膜。

(四)病毒的变异

HIV 是一种高度变异的病毒,但其各基因间的变异程度不一样,多集中在 evu 基因和 nef 基因。HIV 的核心抗原和各种酶蛋白是很恒定的,即使在 HIV-1、HIV-2 以及猴免疫缺陷病毒(simian immunodeficiency virus,SIV)也有很高的同源性,其变异主要是糖蛋白。HIV 抗原的变异是病毒逃避宿主免疫反应的主要机制。

(五)抵抗力

HIV 对理化因素抵抗力较弱,对热很敏感,对低温的耐受性强于高温。因此,可以在低温条件下保存 HIV,在高温条件下灭活 HIV。HIV 于 56℃ 30min 可被灭活。但在室温(20~22℃)病毒活性可保持 7d。HIV 耐碱不耐酸,0.1% 漂白粉、70% 乙醇、0.3% H_2O_2 或 0.5% 来苏儿等对病毒均有灭活作用。但对紫外线或 γ 射线不敏感。

(六)培养特性

HIV 感染的宿主范围和细胞范围较窄。虽然黑猩猩和恒河猴可作为 HIV 感染的动物模型,但感染过程与产生的症状均与人不同。在体外仅感染表面有 CD4 分子的细胞,只能在激活细胞中才能发生产毒性感染,所以实验室常用新鲜分离的正常人 T 细胞或用病人自身分离的 T 细胞培养病毒。HIV 也可在某些 T 细胞株(如 CEM)中增殖。感染后细胞出现不同程度的病变,培养细胞中可检测到病毒的抗原,培养液中可检测到反转录酶活性。

三、致病机制

HIV 所攻击的正是人体免疫系统的中枢细胞——T4 淋巴细胞,致使人体丧失抵抗能力,不能抵抗那些对生命有威胁的病菌,从而使人体发生多种极为少见的、不可治愈的感染和肿瘤。值得一提的是,HIV 本身并不会引发疾病,而是当 HIV 破坏免疫系统后,使人体失去抵抗能力而感染其他的疾病,最终导致死亡。

HIV 进入人体,病毒表面的 gp120 与 $CD4^+$ T 细胞的受体结合,病毒包膜与细胞膜发生融合,使病毒核衣壳进入细胞质,随之 HIV 在细胞内大量复制而导致细胞溶解或破裂。致病机制目前主要有以下几种观点:HIV 直接或间接损伤 CD4 细胞;HIV 抑制抗原递呈细胞功能;HIV 诱发自身免疫性疾病及诱导细胞凋亡;HIV 导致 CD8 细胞丧失病毒活性等。

(一)HIV 直接或间接损伤 CD4 细胞

HIV 感染和致病主要是使 $CD4^+$ T 细胞在数量和功能上受损,从而引起机体免疫功能的全面障碍。$CD4^+$ T 淋巴细胞受损的方式。

1. 病毒直接损伤

2. 非感染细胞受累 受染 T 细胞表面的 gp120 与非感染细胞表面 CD4 分子结合,介导细胞融合而产生大量多核巨细胞,使 $CD4^+$ T 细胞死亡。

3. HIV 感染干细胞

4. 免疫损伤 受染细胞膜上表达的包膜糖蛋白抗原,通过激活特异性 CTL,介导毒性作用或与特异性抗体结合,介导 ADCC 作用而破坏 $CD4^+$ T 细胞。此外,HIV 的 gp120 与细胞膜上的 MHC-Ⅱ类分子有一个同源区,抗 gp120 抗体能与这类 T 细胞发生交叉反应,即病毒诱导的自身免疫使 T 细胞造成免疫病理损害或功能障碍。

(二)HIV 对其他细胞的损伤

1. 某些单核细胞亚群。HIV 包膜糖蛋白与某些单核细胞亚群表达的 CD4 分子结合,导致这些细胞的损伤。

2. B 细胞。HIV 感染后,B 细胞功能出现异常,表现为多克隆化,出现高丙种球蛋白血症,循环血中免疫复合物及自身抗体含量增高。

3. NK 细胞。HIV 患者 NK 细胞的计数正常,但功能缺陷,可能是由于 HIV 感染者细胞因子产生的障碍所致。

4. 淋巴结的微循环。HIV 感染的建立与播散的理想场所。HIV 感染后,淋巴结组织开始衰退,使病毒大量释放于外周血中而产生典型的病毒血症。

5. HIV 感染可致神经细胞损害。

四、临床意义

(一)流行病学

艾滋病传播迅速,病死率极高,对人类健康构成严重威胁,为全世界关注的热点问题。目前全球HIV/AIDS最多的地区为撒哈拉以南非洲,我国艾滋病的流行经过散发期、局部流行期已转入广泛流行期。

1. 传染源　包括艾滋病患者与无症状的HIV感染者。

2. HIV的传播途径主要有3个

(1)性接触传播:是最为常见的传播途径,包括阴道、肛门和口腔性交。

(2)血液传播:包括输入被HIV污染的血液或血制品,使用被HIV污染的注射工具、手术器械等以及移植被HIV污染的组织器官等。

(3)母婴传播:包括经胎盘、产道或哺乳等方式传播。

3. 人群易感性　人类对HIV普遍易感。流行病学研究发现,不同种族人群对不同亚型HIV的易感性可能有所不同。由于其感染与人们的行为密切相关,具有高危行为的人群感染的概率较大,例如,静脉吸毒成瘾者、男性同性恋者、暗娼以及与HIV携带者经常有性接触或血液接触的人都属高危人群。

(二)临床特征

HIV进入人体后,破坏T淋巴细胞,主要是辅助性T淋巴细胞,使患者体内免疫系统受到严重损害,容易发生条件致病性感染,并且还可以发生少见的恶性肿瘤而导致死亡。美国疾病控制中心(CDC)将从HIV感染发展为典型的艾滋病分为以下4期。

1. 急性期　50%~70%或以上的患者在感染后2周至2个月出现。主要表现为传染性单核细胞增多症样表现:发热、皮疹、关节痛、头痛、咽痛、乏力、淋巴结肿大、黏膜溃疡等自限性症状。数周后转入无症状期。

2. 无症状期　在此期间感染者处于临床潜伏期,不表现出临床症状,可以有持续性淋巴结肿大,此期可长达6个月至10年。淋巴结中病毒浓度很高而血中病毒载量不高,动态平衡。无症状感染者是传播HIV的最大危险因素。5%~15%的无症状期患者在2~3年发展为艾滋病称快速进展者。5%的无症状期患者可以维持正常免疫一般6~10年,维持12年以上称长期存活者。

3. 艾滋病相关综合征(AIDS-related complex,ARC)　持续性淋巴结肿大期,主要表现为除腹股沟淋巴结以外,全身其他部位两处或两处以上淋巴结肿大。其特点是淋巴结肿大直径在1cm以上,质地柔韧,无粘连能自由活动,无压痛,一般持续肿大3个月以上,除外其他病因。

4. 临床期(艾滋病期)　约50%的感染者在感染后7~8年发展为艾滋病。此期出现呼吸、消化、中枢神经系统等多器官多系统的损坏,合并各种寄生虫、条件致病菌及其他病毒感染或并发肿瘤。死亡多发生于临床症状出现后的2年之内,5年死亡率约为90%。

五、实验室检查

(一)分离培养与鉴定

取新鲜分离的正常人淋巴细胞或脐血淋巴细胞,用PHA刺激并培养3~4d,然后接种病人的血液单个核细胞、骨髓细胞、血浆或脑脊液等标本进行培养。培养过程中需要定期换液和补加经PHA处理的新鲜正常人淋巴细胞。培养2~4周后,若有病毒生长,则会出现不同程度的细胞病变,最明显的是出现融合的多核细胞。出现细胞病变后,可用间接免疫荧光法检测培养细胞中的病毒抗原,或用生化方法检测培养液中的反转录酶活性,以确定HIV的存活。

(二)血清学检测

1. HIV抗体检测

(1)HIV抗体的初筛检测:HIV抗体初筛检测的方法很多,如酶联免疫吸附试验(enzyme linked immunosorbent assay,ELISA)、明胶颗粒凝集试验(gelatine particle agglutination assay,PA)、乳胶凝集试验(latex agglutination assay,LA)、各种快速检测试验(rapid tests)、放射免疫试验(radio immunoassay)、免疫荧光试验(IFA)等。目前使用最多的方法是ELISA法,其中间接法和双抗原夹心法最为常用。快速试剂常见的有人类免疫缺陷病毒(HIV)1+2型抗体诊断试剂(胶体硒法)和InstantCHEKTM-HIV1+2金标快速诊断试剂。

(2)HIV确证试验:①HIV-1抗体免疫印迹试验(westernblot,WB)。WB的检测结果常常被作为鉴别其他检验方法优劣的"金标准"。WB的敏感性一般不低于初筛实验,但它的特异性很高。②放射免疫沉淀试验。

2. HIV 抗原检测　HIV 病毒抗原中最重要的成分是 P24 抗原，几乎所有的抗原检测都是针对 P24 设计的。检测方法多为 ELISA 法，其中间接法较为常用，但其检出率远比 HIV 抗体为低。

(1) 免疫复合物解离 P24 抗原测定法(ICD)：常用的方法是用热处理将血清中免疫复合物解离后，再进行测定，从而提高检测血清中 P24 抗原的敏感性和阳性检出率。

(2) 信号放大增强 ELISA 法：该方法是利用生物素标记的 Tyramide 扩增信号，然后使用偶合有荧光素的亲和素进行检测，其灵敏度远远高于普通 ELISA。

(3) 超敏感酶免测定法(VEI)：该方法基本原理是利用高亲和力抗体浓缩富集 P24 抗原，然后进行检测。该法灵敏度高、特异性强、操作简单、成本低廉，检测阈值为 0.24pg/ml，比 HIV 抗体的 ELISA 检测可提前 12~20d 检测到 P24 抗原。

(4) 免疫吸附电镜法(ISEM)：该法是将抗原抗体的特异性与电子显微镜的高分辨相结合，对病毒颗粒直接特异性检测的一种方法，灵敏度高，但需昂贵的仪器，且操作复杂，应用前景仍有一定距离。

(5) 纳米粒子生物条形码检测技术(BCA)：该法是根据免疫学原理，应用特异性抗 P24 单克隆抗体，特异性结合样本中的 P24 蛋白抗原，通过生物条形码 DNA 准确而特异性放大。

(三) 核酸检查

针对 HIV 核酸的检测包括对 HIV 病毒核酸 RNA 的检测和对 HIV 感染细胞核酸上整合的 HIV 核酸反转录片断(cDNA)的检测。

1. 原位杂交(in site hybridization)　HIV 感染者的体内组织和细胞中含有 HIV 的 RNA 或整合入细胞基因组中的原病毒，用放射性核素标记克隆的 HIV cDNA 片，与患者血细胞或组织切片进行核酸杂交，经放射性自显影，即可显示出病毒感染细胞的原始部位。

2. 多聚酶链反应(polymerase chain reaction, PCR)

(1) PCR-DNA：用于扩增前病毒 DNA，另外还可用于扩增病毒 DNA 的指定区段，进行序列分析，以研究序列变异和抗反转录病毒药物的耐药性。取外周血大单核细胞，溶解后用 gag 和 LTR 区段的引物进行扩增，然后用核酸探针杂交证实。在恰当的对照和避免污染情况下，可在 10 000 个细胞中检测到 1 个拷贝的 HIV 前病毒 DNA。

(2) PCR-RNA：用反转录 PCR(RT-PCR)法可检出血浆中 HIV 基因组的存在。当病例显示阳性或未决定的 ELISA 结果且免疫印迹法又显示出未决定的结果时，或病人由于低丙种球蛋白血症而导致血清检查结果不可靠时，PCR-RNA 对 HIV 诊断有着重要意义。

3. 病毒载量　是测定感染者体内游离病毒的 RNA 含量，使得 HIV 检测实现了从定性到定量的转变。通常使用血浆、体液及组织作为检测样品。目前使用的方法主要有 3 种，即反转录多聚酶连式反应(RT-PCR)、分支 DNA(bDNA)检测法及转录式的核酸序列扩增(nucleic acid sequence based amplification, NASBA)技术。

(四) T 淋巴细胞亚群($CD4^+$、$CD8^+$)测定

HIV 感染人体后，细胞免疫功能受损，出现 $CD4^+$ T 淋巴细胞进行性减少，$CD4^+/CD8^+$ T 细胞比值倒置现象。目前检测 $CD4^+$ 和 $CD8^+$ T 淋巴细胞常用的方法有 DY-NAL 磁珠法和流式细胞术。美国疾病控制中心(CDC)1993 年修订的青少年和成人 HIV 感染分类及艾滋病诊断标准，已采用了临床分型结合 $CD4^+$ T 淋巴细胞记数的分类方法，因此，$CD4^+$ T 淋巴细胞计数的测定对于 HIV/AIDS 的分类、诊断和进展都是非常重要的。

六、防治和治疗

(一) 预防与控制

艾滋病不能完全治愈但是可以预防，其控制的最有效的措施即开展宣传教育，普及艾滋病性病防治知识和无偿献血知识。

1. 控制传染源　病人及无症状携带者应注意隔离，此外 HIV 感染者的血，分泌物以及排泄物都应进行消毒。

2. 切断传播途径　加强宣传教育，保证血液及其制品安全，严禁毒品注射、嫖娼等危险行为。

3. 保护易感人群

(二) 治疗

1. 抗病毒治疗。又称高效抗反转录病毒治疗(HAART)。联合使用几种抗反转录病毒药物的疗法效果较好，也称"鸡尾酒疗法"，对于提高生活质量及降低发病率、病死率方面有明显作用。抗反转录病毒药物包括 3 大类化学治疗药物，即核苷类反转录酶抑制剂、非核苷类反转录酶抑制剂、蛋白酶抑制剂。但目前的治疗方法即使在急性期就开始使用，也不能根除 HIV。

2. 机会性感染和肿瘤的治疗。一般情况下，大多数机会性感染是可以治愈的，包括对症治疗和肿瘤的化疗。

3. 免疫治疗。增强感染者免疫功能，减缓疾病进展。常用药物有 IL-2、α-干扰素、丙种球蛋白等，此外，还有中药如丹参、香菇多糖、黄芪及甘草甜素等也有免疫调节作用。

4. 支持和对症治疗。

5. 预防性治疗。

（叶　波　陈　瑜）

第六节　人乳头瘤病毒检验——人乳头状病毒

人乳头瘤病毒（human papillomavirus，HPV）归类于乳多空病毒科（Papovaviridae）的乳头瘤病毒属，是一组嗜上皮组织的小双链 DNA 病毒。HPV 感染具有严格的种属特异性，仅感染人的皮肤和黏膜上皮，引起上皮的增生性改变，可引起皮肤、黏膜的寻常疣、扁平疣和尖锐湿疣（生殖器疣/性病疣），并与宫颈癌的发生有密切关系。

（一）病毒一般特性

1. 病毒颗粒结构　HPV 是一种小 DNA 病毒，直径 45～55nm，衣壳呈 20 面体立体对称，含 72 个壳微粒，没有囊膜，完整的病毒颗粒在氯化铯中浮密度为 1.34g/ml，在密度梯度离心时易与无 DNA 的空壳（密度 1.29g/ml）分开。

2. 基因组结构　HPV 基因组是一闭环双股 DNA，分子量为 5×10^6 kDa。按功能可分为早期区（E区）、晚期区（L区）和非编码区（NCR）3 个区域。E区分为 E1～E7 开放阅读框架，主要编码与病毒复制、转录、调控和细胞转化有关的蛋白。L 区分 L1 和 L2，分别编码主要衣壳蛋白和次要衣壳蛋白。NCR 负责转录和复制的调控。

3. 病毒基因分型　由于 HPV 的分离培养尚未成功，故其分类是基于 DNA 的同源性。根据 DNA 测序，HPV 已有 80 多个基因型，各型间的基因相似度小于 50%，若相似度大于 50%，而限制性内切酶谱不同者为 HPV 亚型。HPV 各型之间有共同抗原，即属特异性抗原，存在于 L1 蛋白，它与牛乳头病毒（BPV）有交叉反应。L2 蛋白为型特异性抗原，各型间不发生交叉反应。此外，HPV 感染具有明显的组织特异性，不同型别的 HPV 对身体不同部位的皮肤和黏膜的嗜向性不同，根据所感染的上皮不同可将 HPV 分为皮肤型和黏膜型。皮肤型如 HPV1 仅感染足底引起跖疣；HPV2、4、7 感染手部皮肤上皮；黏膜型 HPV 感染肛生殖器黏膜上皮。按照与生殖器肿瘤的关系，可将之分为低危型和高危型。低危型（HPV6，11）引起生殖器乳头状瘤或尖锐湿疣；高危型（HPV16，18，31，45，58 等）与宫颈上皮内瘤的发生和恶变及其他上皮性肿瘤的发生相关。

（二）致病机制

HPV 主要通过直接或间接接触污染物品或感染者病变部位进行传播。HPV 通过表皮的微小损伤进入组织，感染皮肤、黏膜的基底层细胞。病毒侵入人体后，停留于感染部位的皮肤和黏膜中，不产生病毒血症。是否存在 HPV 特异性受体仍未确定，到目前为止，仍不清楚介导 HPV 入侵的细胞蛋白是否与细胞类型特异性有关，或其他因子与转录调节序列发挥主要的调节作用。因而，对 HPV 感染上皮细胞的机制还有待进一步研究。HPV 增殖性生活周期与感染细胞的分化相偶联，HPV 可能首先感染上皮干细胞或位于复层上皮的近下层的过渡性增殖细胞。体外试验表明，HPV 基因组首先以细胞核染色体外附加体形式增加拷贝数，随着受感染细胞的分裂，病毒 DNA 分布于 2 个子细胞中，其中一个子细胞退出细胞周期，离开基底层启动分化程序。另一子细胞则在基底层继续分裂，作为病毒 DNA 的来源。随着感染细胞分化并向表层推移，晚期基因的转录和翻译在接近表层上皮细胞启动，在角化层细胞装配成病毒颗粒。嗜皮肤型 HPV 感染的细胞从上皮表层脱落，直接播散进入下一感染过程或在感染另一新的上皮表面之前持续存在于环境中。而生殖道 HPV 则在性交过程中直接播散。大多数研究发现生殖道 HPV 感染是一过性的，罕见同 HPV 型别的持续感染，持续性 HPV 感染通常与高危型 HPV 及病毒负荷有关。

如前所述，HPV 除了引起皮肤黏膜的良性增生性病变以外，最引人注目的是嗜黏膜性高危型 HPV 与下生殖道的恶性肿瘤有关，最常见的是宫颈癌。HPV 的分子流行病学研究证实，高危型 HPV 感染是宫颈癌发生的重要启动因子，在宫颈癌标本中 HPV DNA 检出率高达 80% 以上，其中 HPV16 约占 60%，其他高危型（如 HPV18，31，45，58 等）占其余的 25%～30%。虽然高危 HPV 感染在宫颈癌病因学中起主要作用,但仅有一小部分感染高危HPV的宫颈上皮内病变会进展为浸润性宫颈癌,一个重要因素是自然产生的HPV型内序列变异。HPV基因组中的E2、E4、E5、E6、E7蛋白决定HPV的病毒特性,如病毒DNA的复制、转录与细胞骨架的相互作用,永生化和转化。这些蛋白序列的一个或多个变异可能导致病毒生物学功能的改变,影响感染的临床结果。HPV感染后自然消退的趋势与宫颈内皮肉瘤(cervial intraepithelial neoplasia,CIN)分级呈负相关。半年至20年随访分析表明,只有一小部分CIN1、CIN2发展为浸润性宫颈癌(invasive cervical cancer,ICC),但由CIN3进展到ICC的危险性高达12%。流行病学研究证实,参与从CIN1到CIN3和ICC进展的危险因素有:①病毒因素,如HPV持续存在,E6、E7病毒基因持续表达于分裂周期的细胞,病毒DNA整合到宿主细胞染色体,失活的E2基因(由于病毒的整合或突变);②宿主因素,包括HLA基因型和p53多肽性及HPV蛋白其他细胞内靶点的多肽性。

除子宫颈癌外,高危型HPV感染还与其他人体器官的恶性肿瘤发生有关,如喉癌、膀胱癌、口腔癌、食管癌等。

(三)微生物学检查

1. **染色镜检** HPV感染后在细胞核内增殖,细胞核着色深,核周围有一不着色的空晕,此种病变细胞称为空泡细胞(Koilocytotic cell)。将疣状物作组织切片或生殖道局部黏液涂片,用帕尼科拉染剂染色后,光镜下观察到特征性空泡细胞或角化不良细胞和角化过度细胞,可初步进行HPV感染的诊断。

2. **检测HPV DNA** 根据不同标本采用点杂交或原位杂交检测HPV DNA。亦可选择适当的特异序列,合成引物做PCR后进行杂交。FDA已把HPV DNA检测作为不典型鳞状上皮细胞增生的必检项目。目前常用的检测HPV DNA的方法如下。

(1)Southern blot杂交:被认为是HPV DNA检测的"金标准",敏感性高,理论上可以发现每细胞一个拷贝的病毒基因,但费时且需要新鲜标本使其临床应用受到限制。

(2)打点杂交:是Southern杂交法的简化,有易开展、价廉、高敏感性等优点。

(3)杂交捕获DNA检测:该方法使用同位素标记的RNA探针,可报告HPV是否存在,HPV的型别及定量测定HPV的病毒负载。

(4)原位杂交:可用非同位素标记的HPV探针检测石蜡包埋的组织,但敏感性较低。

(5)多聚酶链反应:最方便成熟的HPV DNA检测方法是用L1共有引物进行PCR,敏感性高,且检测谱宽,可自动化,也可分型。其缺陷是假阳性率高。

(6)导流杂交法:主要原理是用标记了生物素的通用引物扩增后的产物用导流方式穿过预先固定有相应探针的纤维薄膜,发生快速杂交,再通过酶标显色后用肉眼判断感染的型别。

(7)流式荧光杂交法:也称为液相芯片技术或(微球)悬浮阵列技术,该方法速度较固相杂交快,灵敏度和特异性也比较好。

(8)基因芯片法:基因芯片法具有微型化、自动化、高度并行性和多样化的优点,可同时区分同一标本中的多种基因型,并判断多重感染。

(9)基因测序法:基因测序法可对每种已知序列的HPV基因型进行分型。

(10)mRNA检测法:最近临床已在检测HPV致癌基因表达水平,即基于HPV DNA的转录产物mRNA进行的检测。目前常见的是针对HPV的癌基因E6及E7的转录产物mRNA进行检测,目前有PreTect HPV-Proofer及APTIMA系统等,后者通过FDA认证。结果阳性反映的是病毒持续感染后出现整合感染,并处于活动期,提示有恶性转变风险。据报道,宫颈疾病中mRNA比DNA更具特异性,其表达率更能准确反映患宫颈癌的风险。

3. **血清学试验** 应用重组技术表达抗原检测患者血清中IgG抗体。或抗原免疫动物制备免疫血清或单克隆抗体检测组织或局部黏液中HPV抗原。有关HPV免疫反应研究较少。在感染病灶出现1~2个月,血清内出现抗体,阳性率为50%~90%,病灶消退后,抗体尚维持持续数月到数年,但无保护作用。

无论应用何种检测方法,HPV表达的概率受许多因素的影响,如年龄,月经周期,外源性激素的应用及宿主的免疫功能等。通常年轻妇女使用口服避孕药者,怀孕,免疫抑制的病人检出率较高。

(四)病毒感染的预防和治疗

目前尚无特异预防方法,根据HPV传染方式切断传播途径,是有效的预防措施。小的皮肤疣有自行消退的可能,一般无须处理。尖锐湿疣病损范围大,可施行手术,但常规外科切除有较高复发率。一些物理疗法如电烙术、激光治疗、液氮冷冻疗法,有较好的治疗效果。用干扰素治疗生殖器 HPV 感染,结合上述一些辅助疗法,认为有广阔前景。

(楼　滨　陈保德　陈　瑜)

■ 参考文献

洪秀华.2004.临床微生物检验.北京:中国医药科技出版社,466-533.

贾文祥.2005.医学微生物学.北京:人民卫生出版社,315-329.

李兰娟.2003.传染性非典型肺炎.杭州:浙江科学技术出版社,8-116.

李兰娟.2004.传染病学.北京:高等教育出版社,55-58.

李兰娟.2006.手足口病.杭州:科学技术出版社,9-22.

刘运德.2003.微生物学检验.2版.北京:人民卫生出版社,409-417.

彭文伟.2000.传染病学.5版.北京:人民卫生出版社,16-95.

王鸿利.2005.实验诊断学.北京:人民卫生出版社,313-315.

闻玉梅.1999.现代医学微生物学.上海:上海医科大学出版社,238-43.

许化溪.2003.病原生物学检验.北京:人民卫生出版社,231-237.

周正任.2003.医学微生物学.6版.北京:人民卫生出版社,310-320.

Clarke B.1997.Molecular virology of hepatitis C virus.J Gen Virol,78(10):2397.

Hildesheim A. 2001. Human papillomavirus type 16 variants and risks of cervical cancer.J Natl Cancer Inst,93:315-318.

Hopwood P, Crawford DH.2000.The role of EBV in post-transplant malignancies: a review.J Clin Pathol,53:248-254.

Kimura H, Hoshino Y, Kanegane H, et al. 2001.Clinic and virologic characteristics of chronic active EBV infection. Blood, 1998: 280-286.

Lukashev AN, Ivanova OE, Eremeeva TP, et al.2008.Analysis of echovirus 30 isolates from Russia and new independent states revealing frequent recombination and re-emergence of ancient lineages.J Clin Microbiol,46:665-670.

Volman MN, van Rossem MC, de Winter JP, et al.2008.Outbreak of Coxsackevirus infection in children. Ned Tijdschr Geneeskd,152:413-417.

第59章

临床真菌学检验

> **大　纲**
>
> **了解** 真菌的分类；曲霉菌的分类及生物学特性。
>
> **熟悉** 念珠菌常见种类及鉴别要点；新生隐球菌的生物学特性；曲霉菌常见菌种的形态特点；马内菲青霉的特点；卡氏肺孢子虫的生态学特征和临床意义。
>
> **掌握** 各菌种对抗真菌药物的敏感性特点和临床意义；新生隐球菌的鉴定、临床意义及抗真菌药物敏感性；曲霉菌的临床意义；病原学检查。

第一节　酵母样真菌检验

近年来，由于广谱抗菌药物、免疫抑制剂及皮质类固醇激素的应用，酵母样真菌感染日益增多，其中大多数由念珠菌属和隐球菌属引起。

一、念珠菌属

念珠菌属（Candida）约有200个种。在临床标本中常见的有白色念珠菌（C. albicans）、热带念珠菌（C. tropicalis）、光滑念珠菌（C. glabrata）、近平滑念珠菌（C. parapsilosis）、克柔念珠菌（C. krusei）、葡萄牙念珠菌（C. lusitaniae）。白色念珠菌致病力最强也最为常见，但由非白色念珠菌引起的感染正逐年增加。

（一）生物学特性

念珠菌属细胞呈圆形或卵圆形，直径3～6μm，革兰染色阳性，着色不均。以出芽方式繁殖，绝大多数可形成假菌丝，较长、分枝或弯曲，少数菌种产生真菌丝或厚膜孢子，不产生囊孢子、关节孢子，不能利用肌醇作为碳源。芽生孢子单个或簇状，形态从圆形、卵圆形到长形。大多数菌种需氧，在血平板或沙堡弱平板上，生长迅速，3d内即可成熟，菌落呈奶酪样白色至淡黄色，光滑或扁平干燥、皱褶、膜状，依菌种而异。

（二）鉴定与鉴别

念珠菌属需与临床上其他酵母样真菌，如芽生裂殖菌属、隐球菌属、地丝菌属、马拉色菌属、红酵母属、酵母菌属、毛孢子菌属区别。在玉米吐温-80琼脂上的形态，荚膜产生，尿素酶活性，在含放线菌酮培养基上生长能力，沙堡弱肉汤中的生长模式，对糖类的发酵同化作用，可以将念珠菌从别的酵母中区别开来。丰富的假菌丝和单细胞芽生孢子都是念珠菌属的常见特征，假菌丝可与隐球菌属区别。毛孢子菌属和地丝菌属产生大量的关节孢子，区别于念珠菌属。

1. 白色念珠菌

（1）菌落特征：在沙堡弱培养基上25℃孵育生长良好，24h可见菌落，菌落呈奶油样、光滑、柔软有光泽，陈旧性培养物有皱褶，42℃及含放线菌酮培养基上均能生长。在显色培养基上呈蓝绿色菌落。

（2）显微镜特征：沙堡弱培养基上25℃ 48h，多数可见芽生孢子；玉米吐温-80琼脂平板上25℃，72h可见丰富的假菌丝和真菌丝，假菌丝中隔部伴有成簇的葡萄状小分生孢子，菌丝顶端或侧支有厚壁孢子（在30℃以上，不产生厚膜孢子）。

(3)芽管试验:将待测菌接种于0.2~0.5ml的动物血清中(兔、人、小牛血清等),37℃(水浴箱)中孵育2~4h,镜下观察,绝大部分白色念珠菌可产生典型芽管,其形态中形成芽管的孢子呈圆形,芽管较细为孢子直径的1/3~1/2,芽管连接点不收缩。孵育时间不得超过4h,同时做对照试验。热带念珠菌孵育6h后也能形成芽管,但芽体较宽。

都柏林念珠菌芽管试验阳性,也可产生厚膜孢子,以前常误认为白色念珠菌,但其42℃培养几乎不长,显色培养基上呈深绿色,玉米吐温-80琼脂平板上厚膜孢子丰富,成单、成对、链状、簇状排列。分子生物学方法显示两者核糖体RNA基因序列有差异。

(4)生化特性:能同化葡萄糖、麦芽糖、蔗糖(少数例外)、半乳糖、木糖、海藻糖,不能利用乳糖、蜜二糖、纤维二糖、半乳糖,不还原硝酸盐,尿素酶阴性。

2. 热带念珠菌

(1)菌落特征:沙堡弱培养基上菌落呈奶油样、灰白色,柔软、光滑菌落,边缘或有皱褶。显色培养基上菌落暗蓝、蓝灰色。在沙氏肉汤管表面呈膜样生长。

(2)显微镜特征:在玉米吐温-80琼脂平板上可见大量假菌丝,上附芽生孢子,不产生厚膜孢子。极少的菌株可有泪滴状厚膜孢子。在血清中不产生典型的芽管,少数菌株圆形孢子出芽处明显狭窄,"芽管"较粗。

(3)生化特性:除能同化葡萄糖、麦芽糖、蔗糖、半乳糖、木糖、海藻糖外,尚可同化纤维二糖,不同化L-阿拉伯糖和鼠李糖,不利用硝酸盐,尿素酶阴性。

3. 光滑念珠菌

(1)菌落特征:在沙堡弱培养基上生长较慢,2~3d有小菌落出现,灰白色,表面光滑,有折光。42℃能生长,在含放线菌酮培养基上不能生长。在显色培养基上呈紫色菌落。沙氏肉汤表面无膜样生长。

(2)显微镜特征:在玉米吐温-80琼脂平板上25℃孵育72h,不产生真、假菌丝,只见卵圆形芽生孢子,菌体较小(2.5~4.0)μm×(3.0~6.0)μm[白色念珠菌(3.5~6.0)μm×(4.0~8.0)μm],排列成簇,居中者细胞比周围较大。不产生厚膜孢子,血清中不产生芽管。

(3)生化特性:能同化葡萄糖、麦芽糖、蔗糖和海藻糖,不发酵任何糖类,不利用硝酸盐,尿素酶阴性。

4. 近平滑念珠菌

(1)菌落特征:在沙堡弱培养基上菌落奶油样至淡黄色、柔软、光滑或有皱褶。显色培养基上呈白色、淡粉色菌落。沙氏肉汤表面无膜样生长。

(2)显微镜特征:在沙堡弱培养基上酵母细胞,卵圆形或长倒卵形。在玉米吐温-80琼脂平板上有丰富的假菌丝,分枝链状,附着芽生孢子,不产厚膜孢子。血清中不产芽管。

(3)生化特性:生化反应与热带念珠菌相似,但本菌可同化L-阿拉伯糖,不同化纤维二糖,热带念珠菌则相反。

5. 葡萄牙念珠菌

(1)菌落特征:在沙堡弱琼脂上菌落白色奶油样、光滑或皱褶、有光泽,边缘可出现假菌丝。42℃及含放线菌酮培养基上均能生长。沙氏肉汤表面无膜样生长。

(2)显微镜特征:在玉米吐温-80琼脂平板上,大量假菌丝,但也有部分菌株可不出现假菌丝。不产厚膜孢子及芽管。

(3)生化特性:可同化葡萄糖、麦芽糖、蔗糖、半乳糖、纤维二糖、木糖、海藻糖,不利用硝酸盐,尿素酶阴性。与热带念珠菌的区别是能同化鼠李糖,而热带念珠菌不同化。

6. 克柔念珠菌

(1)菌落特征:在沙堡弱琼脂上菌落灰白色,光滑无光泽,边缘可以成叶状。42℃能生长,在含放线菌酮培养基上不能生长。显色培养基上呈粉红色菌落。沙氏肉汤中呈表面生长。

(2)显微镜特征:在玉米吐温-80琼脂平板上有大量假菌丝,少量芽生孢子卵圆形,游离或沿假菌丝主轴平行排列。

(3)生化特性:同化葡萄糖,对许多常用糖、醇不能同化。不利用硝酸盐,部分菌株尿素酶阳性。本菌与解脂念珠菌生物学性状极为相似,可在43~45℃下生长、不同化赤藓醇;解脂念珠菌则相反。

(三)抗真菌药物敏感性

不同念珠菌对不同药物敏感性存在差异。大多数念珠菌对两性霉素B和棘白菌素类敏感,对三唑类药物如氟康唑、伊曲康唑、伏立康唑、泊沙康唑敏感。季也蒙念珠菌和葡萄牙念珠菌通常对两性霉素B耐药,克柔念珠菌对氟康唑天然耐药,对伏立康唑和泊沙康唑敏感。光滑念珠菌对氟康唑耐药或剂量依赖性敏感。热带念珠菌对氟康唑也可出现高MIC值,同时对其他唑类交叉耐药。白色念珠菌对氟康唑很少有耐药株,其耐药机制与泵出机制有关,细胞色素 P450 甾醇 14-去甲基化酶突变也可以导致唑类耐药。5-氟胞嘧啶对念珠菌敏感但很容易产生耐药。抗真菌药物对临床常见念珠菌的敏感性见表 59-1。

表 59-1 临床常见念珠菌对抗真菌药物的敏感性

菌种	两性霉素 B	氟康唑	伊曲康唑	酮类	5-氟胞嘧啶
白色念珠菌	S	S	S	S	S
热带念珠菌	S	S	S	S	S
近平滑念珠菌	S	S	S	S	S
光滑念珠菌	I	S-DD	S-DD		S
克柔念珠菌	I	R	S-DD to R		I-R
季也蒙念珠菌	R	S	S-DD		R

S:通常剂量下敏感;I:中度敏感;R:通常剂量下耐药;S-DD:剂量依赖性敏感

(四)临床意义

念珠菌广泛存在于自然环境中,蔬菜、水果、植物的汁液、动物粪便、土壤、医院环境中皆可存在,但实验室污染较为少见。正常人的皮肤、口腔、肠道、阴道都能分离出本菌,以消化道带菌率最高,住院患者的上述标本中可有 10%~20% 的分离率,因此单纯培养阳性并不能确定感染。病原体入侵机体后能否致病取决于其毒力、数量、入侵途经与机体的适应性,以及机体对病原体的抵抗力等。

白色念珠菌致病力最强,对颊黏膜和阴道黏膜上皮细胞有较强的黏附能力,产生水溶性的内毒素,还能产生多种水解酶如天冬酰胺蛋白酶、磷脂酶,损伤组织诱发病变。在白血病或淋巴系统恶性疾病患者中,热带念珠菌显示了比白色念珠菌更强的毒力。念珠菌酵母型一般不致病,但在体内转变成菌丝型有致病性,可以避免白细胞的吞噬作用。

宿主对病原菌的抵抗力,长期应用广谱抗菌药物、糖皮质激素、免疫抑制剂、长期放置导管等医源性因素均易导致念珠菌的感染。

念珠菌可侵犯皮肤、粘膜及内脏器官,引起皮肤/甲感染、鹅口疮、阴道炎,也可导致呼吸系统、泌尿系统感染,甚至可致败血症、心内膜炎、脑膜炎等严重的侵袭性感染,常危及生命。

对于皮肤念珠菌病、口腔念珠菌病和外生殖器念珠菌病根据临床表现,结合涂片镜检发现菌丝、假菌丝和孢子诊断不难,如标本直接涂片见大量菌丝,提示念珠菌为致病状态,对诊断有重大意义。深部念珠菌病或侵袭性念珠菌感染的诊断比较困难,临床表现无特异性且易被基础疾病掩盖,病原学结果难以解释。侵袭性念珠菌感染的确诊通常需要通过侵入性的组织标本,而侵入性的操作常因患者病情的所限而难以实施。血液分离到念珠菌是诊断侵袭性念珠菌病的重要依据,但回顾性研究数据表明尸检确诊的病例中血培养阳性率<50%。念珠菌尿在住院患者尤其是留置导尿管或接受抗菌药物治疗的患者中比较多见,但其临床意义很难确定。不同于普通细菌可通过菌落计数或是否存在白细胞来确诊,对于低风险患者来讲,无症状的念珠菌尿通常没有临床意义,但能增加侵袭性念珠菌感染的风险,另一方面念珠菌尿又可能是泌尿系统侵袭性念珠菌感染或剖腹术后腹膜炎的证据。痰液、气道吸取物、甚至肺泡灌洗液中分离的念珠菌也都不足以诊断念珠菌性肺炎。念珠菌性脑膜炎在儿童较为多见,但在成人脑脊液中分离到念珠菌较少见,需考虑是否标本污染。

二、隐球菌属

隐球菌(Cryptococcus)大约有 78 个种,与人类感染有关的菌种如下:新生隐球菌(C.neoformans)、白色隐球菌(C.albidus)、罗伦隐球菌(C.laurentii)、浅黄隐球菌(C.luteolus)、地生隐球菌(C.terreus)、指甲隐球菌(C.uniguttulatus)。

(一)生物学特性

隐球菌属菌种是含有荚膜的酵母样真菌,1894年意大利 Francesco Sanfelice 首次在桃子汁中检出。菌细胞为圆形、卵圆形,直径为 3.5~8μm 或以上。单个发芽,母体与子体细胞连结间有狭窄项颈,偶尔可见各种各样出芽,但假菌丝极少见,细胞壁易破碎,常成月牙形或缺陷细胞,尤其是在组织内染色后容易见到。在菌细胞周围存在荚膜,应用印度墨汁湿片法能证明荚膜的存在,经培养后得到的菌细胞一般无荚膜,但在 1% 蛋白胨水中培养可产生丰富的荚膜。

带有荚膜的典型菌落呈黏液状,随着菌龄的增长变成干燥、灰暗,伴有奶油、棕黄、粉红或黄色菌落。所有菌种皆能产生脲酶和同化各种糖类,但不发酵。根据同化各种糖类和硝酸钾的利用试验可以区别各个菌种。新生隐球菌的生化反应和 37℃ 生长可与其他菌种鉴别,但白色隐球菌和罗伦隐球菌亦可在37℃生长。

新生隐球菌按荚膜多糖抗原的不同有A、B、C、D及AD 5个血清型，我国以A型最多，未见C型。目前认为新生隐球菌有3个变种，新生变种（C.neoformans var.neoformans）相对应的荚膜血清型是D型，格鲁皮变种（C.neoformans var.grubii）对应的血清型为A型，格特变种（C.neoformans var.gatii）含B、C血清型。3个变种区别见表59-2。

（二）鉴定

隐球菌属是酵母样真菌，需与其他酵母样菌区别，见图59-1。隐球菌不形成假菌丝，可与念珠菌区别，隐球菌尿素酶阳性，而念珠菌只有解脂念珠菌和克柔念珠菌中的部分菌株阳性。与红色酵母菌的鉴别在于后者不同化肌醇，产生胡萝卜素。隐球菌不形成关节孢子，可与毛孢子菌和地丝菌区别。

表59-2 新生隐球菌和其变种的生态和生化学特性

特征	新生隐球菌新生变种	新生隐球菌格特变种	新生隐球菌格鲁皮变种
血清学分型（兔多克隆抗血清）	D型	B、C型	A型
主要地理学分布	北欧	热带和亚热带地区	全世界
有性繁殖状态	新生线黑粉菌	棒孢线黑粉菌	新生线黑粉菌
刀豆氨酸敏感性	S	R	S
同化甘氨酸	不同化	同化	不同化
同化胸腺嘧啶	同化（变成橙色）	同化（变成蓝绿色）	不同化（不变色）
与13FI IgM单克隆抗体免疫荧光结合模式	小斑点状	无资料	环形
通常被感染宿主的免疫状态	免疫低下	免疫正常	免疫低下

S 敏感；R 耐药

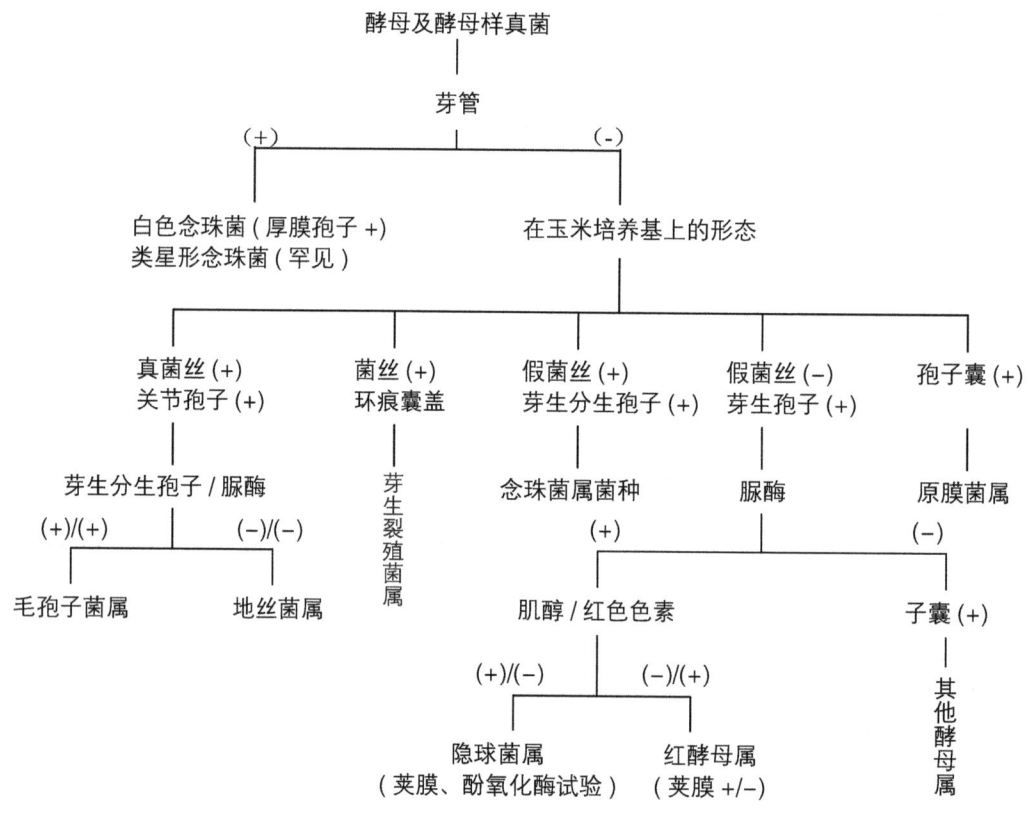

图59-1 临床上重要酵母及酵母样真菌鉴别

隐球菌属内各菌种的鉴别可利用37℃是否生长及糖同化试验。新生隐球菌酚氧化酶阳性,很易与其他菌种区别,属内鉴别见表59-3。

新生隐球菌

1. 菌落特征　在沙堡弱培养基25℃、37℃均能生长,3~5d就有菌落生长,少数2~3周方见生长。菌落奶油色,光滑,因产荚膜渐变黏液样,浅褐色,从长期维持剂量治疗的HIV患者中分离的部分菌株不产荚膜,菌落与念珠菌菌落相似。在含咖啡酸培养基如Bird seed琼脂上形成棕黑色菌落。40℃及在含放线菌酮的培养基上不生长。

2. 显微镜特征　在玉米吐温-80培养基25℃,球形或椭圆形酵母细胞,直径2.5~10μm,不产菌丝和厚膜孢子。第一代培养物有时可见小荚膜,继代培养不见荚膜。

3. 墨汁染色　如脑脊液标本比较浑浊,可直接进行墨汁染色,但离心沉淀可提高阳性率。用印度墨汁或优质绘图墨汁1滴,加脑脊液1滴,必要时加生理盐水1滴稀释,复盖片。稍待3min左右,先低倍再高倍镜检查。在黑色背景下可见圆形孢子周围绕以透光的厚荚膜,宽度与菌体直径相当。菌体的大小和荚膜的宽窄在同一张片子上可有较大差异。有时可看到出芽的孢子。注意切勿将白细胞等误认为隐球菌,新生隐球菌的特征为:①圆形或卵圆形的孢子,大小不一,胞壁厚,边缘清晰,微调观察有双圈;②孢子周围有透亮的厚荚膜,孢子与荚膜之间的界限和荚膜的外缘都非常整齐、清楚;③孢子内有反光颗粒;④有的孢子生芽,芽颈甚细;⑤加KOH液后,菌体不破坏。任何圆形物体边缘模糊,内部无反光颗粒,外部有较窄、内外界限不清的透亮环,加KOH后即消失者,不是隐球菌。但应注意新生隐球菌以外的其他隐球菌也有荚膜。

4. 血清学检查　乳胶凝集试验检测脑脊液或其他体液标本中新生隐球菌荚膜多糖抗原,简便快速,特异性和灵敏度均较高,对直接镜检和分离培养阴性者更有诊断价值。

假阳性与以下因素有关:①类风湿因子;②肿瘤患者也会出现假阳性但反应滴度很低;③毛孢子菌感染,该菌产生内荚膜,与隐球菌的荚膜多糖有交叉反应;④其他:如实验室移液管污染,反应板清洗中消毒剂或洗衣粉沾污,以及血管中代血浆之类等不明原因造成假阳性。

假阴性也可能出现在前带反应或者感染菌株荚膜贫乏。

5. 生化特征　新生隐球菌不发酵各种糖类,但能同化肌醇、葡萄糖、麦芽糖、蔗糖、蕈糖,不能同化乳糖,尿素酶阳性。酚氧化酶阳性,在bird seed琼脂上,室温2~5d菌落呈棕黑色,亦可用咖啡酸纸片试验(caffeic acid disk test),即将新鲜分离物涂布在咖啡酸纸片上,放湿处22~35℃,30min纸片变褐黑色。与人类感染有关的隐球菌菌种鉴别见表59-3。

(三) 抗真菌药物敏感性

两性霉素B对新生隐球菌具有杀菌活性,是治疗新生隐球菌脑膜炎和播散性隐球菌病的首选药物之一。氟康唑和伊曲康唑等唑类对大多数新生隐球菌都有抑菌作用,5-氟胞嘧啶通常是联合用药。棘球白素对新生隐球菌没有抗菌活性。

体外药敏试验表明,两性霉素B与氟康唑、伊曲康唑、泊沙康唑对新生隐球菌有协同作用,对两性霉素B治疗无反应的病例中分离的新生隐球菌,体外结果也显示两性霉素B和5-氟胞嘧啶或利福平有协同作用。

表59-3　与人类感染有关的隐球菌菌种鉴别

菌　种	37℃生长	荚膜	尿素	酚氧化酶	糖同化试验					
					蔗糖	乳糖	半乳糖	棉子糖	卫矛醇	蜜二糖
新生隐球菌	+	+	+	+	+	−	+	+	+	−
白色隐球菌	−	+	+	+	+	+	+	+	+	+
罗伦隐球菌	+	+	+	−	+	+	+	+	+	+
浅黄隐球菌	−	+	+	−	+	−	+	+	+	+
地生隐球菌	−	+	+	−	+	−	+	+	+	−
指甲隐球菌	−	+	+	−	+	−	+	+	+	−

值得注意的是体外药敏方法的不同,结果的解释可能会有较大的差异。Etest 法比 CLSI 推荐的微量稀释法更能检出两性霉素 B 的耐药株,但 Etest 法可能会把部分氟康唑、伊曲康唑和 5-氟胞嘧啶敏感的新生隐球菌归到耐药株,相反比色法会把部分氟康唑、5-氟胞嘧啶耐药株解释成敏感株。

新生隐球菌不同的变种对抗真菌药物的也有差异,格特变种对两性霉素 B 和 5-氟胞嘧啶的敏感性低于新生变种。

(四)临床意义

新生隐球菌是引起隐球菌病的主要病原菌,致病物质主要是荚膜、酚氧化酶,37℃生长也是其致病的重要因素,磷脂酶可能也是潜在的毒力因子。酚氧化酶参与黑色素的产生,其作用是防止有毒的羟自由基形成,保护菌细胞氧化应激。健康人对该菌具有有效的免疫力,只有机体免疫力下降时,病原菌才易引起人体感染,艾滋病、糖尿病、淋巴瘤、恶性肿瘤、系统性红斑狼疮、白血病、器官移植及大剂量使用糖皮质激素是隐球菌感染的危险因素,特别是艾滋病患者,隐球菌感染是最常见的并发症之一。

鸽粪被认为是最重要的传染源,但该鸟类不是自然感染者,分离出本菌的动物还有马、奶牛、狗、猫、山羚羊、猪等,但无证据说明该病从动物传播给人,人传播人亦非常罕见。

吸入空气当中的孢子,是感染的主要途径,引起肺部感染,可为一过性,也可引起严重的肺部感染。新生隐球菌具有嗜神经组织性,由肺经血行播散主要引起中枢神经系统(CNS)隐球菌病,约占隐球菌感染的 80%。起病常隐匿,表现为慢性或亚急性过程,起病前有上呼吸道感染史。少数患者急性起病,AIDS 患者最为常见,死亡率高。对于临床上出现 CNS 感染的症状、体征,脑脊液压力明显升高及糖含量明显下降的患者,应高度警惕隐球菌脑膜炎的可能,特别是免疫力低下,有养鸽史及鸽粪接触史者。

新生隐球菌还可侵犯皮肤、前列腺、泌尿道、心肌、眼睛、骨和关节,AIDS 患者隐球菌感染中,常见前列腺的无症状感染,而且在播散性隐球菌成功抗真菌治疗后,患者的尿液和前列腺液中隐球菌培养仍阳性,提示前列腺可能是隐球菌感染复发的重要储菌库。创伤性皮肤接种和吃进带菌食物,也会经肠道播散全身引起感染。

除新生隐球菌可引起感染外,现已发现白色隐球菌、罗伦隐球菌也有致病性,白色隐球菌引起皮肤、眼睛感染,罗伦隐球菌可引起中枢神经系统、皮肤感染及真菌血症。

三、毛孢子菌属

毛孢子菌属(Trichosporon)仅有少部分菌种可以引起人类感染,临床常见的菌种包括阿萨希毛孢子菌(T. asahii)、星状毛孢子菌(T. asteroides)、皮肤毛孢子菌(T. cutaneum)、皮瘤毛孢子菌(T. inkin)、黏性毛孢子菌(T. mucoides)和倒卵毛孢子菌(T. ovoides)。

(一)生物学特性

毛孢子菌在普通培养基上生长良好,SDA 培养基 27℃培养 3～7d,菌落呈奶油状或蜡状,湿润或干燥,光滑或皱褶、脑回状,中央凸起,表面附有粉状物或绒毛状,边缘有宽而深的裂隙。在科玛嘉显色培养基上形成粗糙、中央凸起的蓝色菌落。显微镜下可见多形态的芽生孢子、真假菌丝及关节孢子,在麦芽汁肉汤中培养 48～72h 可以刺激产孢。

毛孢子菌属尿素酶阳性,不发酵糖类,能同化多种糖类,不能利用硝酸盐。大多数菌种能在 37℃生长,皮肤毛孢子菌只能在 30℃生长。

毛孢子菌感染 G 试验通常阳性,与新生隐球菌荚膜多糖抗原存在交叉反应。

(二)鉴定

毛孢子菌直接镜检可见真假菌丝、关节孢子和芽生孢子,可多边芽生。地丝菌属和头状芽生裂殖菌也可以产生关节孢子,但其尿素酶阴性,地丝菌属不产生芽生孢子。属内各菌种鉴别主要根据生长温度、糖同化试验等进行鉴别。

(三)抗真菌药物敏感性

毛孢子菌对伏立康唑、泊沙康唑敏感,棘白菌素类对毛孢子菌体外无活性,但有报道与两性霉素 B 或氟康唑有协同作用。对 5-氟胞嘧啶耐药,对两性霉素 B、伊曲康唑敏感性不一,对氟康唑 MIC 较高。

(四)临床意义

毛孢子菌是皮肤正常菌群之一,可引起毛发、指甲、皮肤感染,也可以引起败血症、心内膜炎和腹膜炎。

第二节 丝状真菌

丝状真菌大多是条件致病菌,广泛分布于自然环境中,如空气、土壤,人类感染主要是由于免疫力低下,免疫功能不全及存在各种基础疾病所致。丝状真菌种类繁多,临床标本中以曲霉菌最为常见,已成为仅次于念珠菌感染的深部真菌病病原菌。

一、曲霉菌属

曲霉菌属(Aspergillus)大约有185个种,到目前为止报道了大约20种可作为人类机会感染中的致病因子。在临床标本中常见的有烟曲霉(A.fumigatus)、黄曲霉(A.flavus)、黑曲霉(A.niger)、土曲霉(A.terreus)、棒曲霉(A.clavatus)、灰绿曲霉(A.glaucus)、构巢曲霉(A.nidulans)、杂色曲霉(A.ersicolor)。

(一)生物学特性

曲霉菌菌丝体分隔、透明或含有颗粒,有分枝,一部分特化形成厚壁而膨大的足细胞,并在其垂直方向生长出直立的分生孢子梗。分生孢子梗一般不分枝,多数不分隔,无色或有色,除黄曲霉群外,多数致病曲霉梗壁光滑。分生孢子梗上端膨大形成顶囊,表面生出产孢细胞。顶囊是曲霉特有的结构,呈球形、烧瓶形、椭圆形、半球形、长棒形等,无色、透明或有颜色与分生孢子梗一致,其表面全部或部分产生产孢细胞。烟曲霉和土曲霉形成烧瓶样顶囊,产孢细胞仅出现于顶囊顶部,黑曲霉、黄曲霉等形成球形或放射状顶囊,产孢细胞覆盖充满顶囊表面。产孢细胞分单层和双层,单层是自顶囊表面同时生出一层安瓿形的细胞,称作瓶梗(phialide),在其上形成分生孢子,双层是顶囊表面先生出一层上大下小的柱形细胞,称作梗基(metula),自梗基上产生瓶梗,然后再形成分生孢子。烟曲霉只产生单层瓶梗,而黑曲霉、构巢曲霉和土曲霉有梗基和瓶梗双层结构,黄曲霉和米曲霉(A.oryzae)可同时具有单层或双层结构。瓶梗顶端形成圆形小分生孢子(直径2~5μm)排列呈链状,小分生孢子因菌种不同出现黄、绿、蓝、棕、黑等颜色。顶囊、产孢细胞、分生孢子链构成分生孢子头,其形状与顶囊,产孢细胞的着生方式有关,呈球形、放射状、圆柱形或棒形,并具不同颜色。

在沙堡弱琼脂上25℃及37℃生长良好。在曲霉菌种中,只有烟曲霉是一种耐温真菌,可以在20~50℃的环境下生长,40℃以上生长良好。构巢曲霉和灰绿曲霉生长速度慢,在Czapek-Dox琼脂上25℃孵育7d后才形成直径0.5~1.0cm的菌落,其余曲霉菌生长迅速,形成直径1~9cm菌落。大多数菌种早期为绒毛或絮状白色丝状菌落,渐呈黄色、褐色、灰绿、黑色,随着培养时间延长,曲霉菌落呈各种颜色霜状或粉末状。菌落颜色包括反面颜色依菌种而异,见表59-4。

(二)鉴定

检可见透明、分隔、45°分枝的菌丝,直径为3~6μm。若标本来自空气流通,供养充足的脓腔或空洞中有时可见到典型的分生孢子头。

曲霉的鉴定主要根据菌落形态、颜色、顶囊的形态和结构、小分生孢子的形状、颜色、大小等特点做出区分。曲霉属常见菌种鉴定要点见表59-4。

(三)抗真菌药物敏感性

2003年,CLSI推出了产孢丝状真菌的体外药敏试验方案,即M38-A,但没有批准丝状真菌药敏试验的解释折点。许多研究结果表明,不同的曲霉菌种得到的最小抑菌浓度(MIC)基本一致,两性霉素B、伊曲康唑、伏立康唑对大多数菌种的MIC都较低,高MIC往往提示耐药,如土曲霉对两性霉素B耐药,部分烟曲霉对伊曲康唑耐药。值得注意的是,在体外伏立康唑对伊曲康唑耐药的烟曲霉是有效的。

新型抗真菌药物剂如棘白菌素在体内和体外对曲霉菌均有活性,同时体外实验和动物模型表明两性霉素B和棘白菌素在抗曲霉中具有协同效应。

(四)临床意义

曲霉菌是自然界中分布广泛的一种丝状真菌,经常存在于土壤、植物和室内环境中,也是常见的实验室污染菌。曲霉菌属有100多种,某些种可引起皮肤、鼻窦、眼、耳、支气管、肺、中枢神经系统及播散性曲霉菌病,亦可导致变态反应或毒素中毒症等。这些感染可以是局部的,也可以是全身性的,统称为曲霉病。在所有的丝状真菌中,曲霉是侵袭性感染最常见的一种。在机会性真菌病中,检出率仅次于念珠菌。

表 59-4　曲霉属常见菌种鉴定要点

菌种	分生孢子梗	瓶梗	顶囊	菌核	闭囊壳	壳细胞	粉孢子	菌落颜色（正面）	菌落颜色（背面）
黄曲霉	400~850μm，无色、粗糙	单层或双层，布满顶囊	圆形或近圆形	+有些菌株，褐色	—	—	—	黄绿	无色或淡黄
烟曲霉	300μm，光滑，无色或绿色	单层，在顶囊上半部分	烧瓶形	—	—	—	—	青绿到灰色	白 色 到 黄褐色
构巢曲霉	7~150μm，光滑，褐色	双层，短	半球形或烧瓶形	—	+红色	+	—	绿色、浅黄到黄色	紫红色到橄榄色
黑曲霉	400~3000μm，长，光滑，无色	双层，密生于整个顶囊表面	圆形	—	—	—	—	黑色	白到黄色
土曲霉	100~200μm，光滑，无色	双层，顶囊的上1/3~1/2处	圆形	—	—	—	+孤立、圆形、直接从菌丝产生	肉桂色到棕色	白色到褐色
杂色曲霉	200~400μm，光滑，无色	双层，于顶囊4/5处	圆形	—	—	+有些菌株	—	开始白色，逐渐变黄色、褐色、淡绿色或粉红色	黄色或白到黄色或紫红色

1. **机会感染** 免疫抑制是机会感染最主要的易感因素,几乎人体的任何器官和系统都可以感染曲霉,如甲癣、鼻窦炎、脑曲霉病、脑(脊)膜炎、心内膜炎、心肌炎、肺曲霉病、骨髓炎、耳真菌病、眼内炎、皮肤曲霉病、肝脾曲霉病、曲霉菌菌血症、播散性曲霉病。导管或其他设备也可引发医源性曲霉感染。医院内感染是一个危险因素,尤其对中性白细胞减少症的病人。

(1)肺曲霉球:结核病、肉样瘤病、支气管扩张、尘肺病、强直性脊柱炎、肿瘤引起肺部空洞,曲霉可作为局部定植者,以曲霉球的形式存在肺部。胸部X线片检查具有特征性改变,可见圆形或卵圆形均匀不透明区,上部及周围有透光的环形或半月形,称新月征(Crescent征)。CT扫描对肺曲霉球有很高的诊断价值,典型图像为新月形的空气环包绕一团致密影,致密影可在空洞内随体位改变而移动。

(2)急性侵袭性肺曲霉病:常发生于免疫受损个体,常危及生命,分为局限型和播散型,临床表现为持续性发热,广谱抗生素无效,胸部CT扫描可见特征性的晕轮征(halo征)和新月征。晕轮征即在肺部CT上表现为结节样改变,其周边可见密度略低于结节密度,而又明显高于肺实质密度,呈毛玻璃样改变。其病理基础是肺曲菌破坏肺部小血管,导致肺实质出血性坏死,早期病灶中心坏死,结节被出血区围绕。晕轮征是IPA早期较有特征性的CT表现,见于40%~69%的早期病例。但CT检查仍不能作为确诊的依据,如念珠菌病、军团菌病、巨细胞病毒、Kaposi肉瘤等疾病也可见类似的"晕轮征",进一步可行支气管镜检查帮助确诊。

(3)脑曲霉病:多数有肺部感染血行播散所致,少数由鼻窦直接入侵,是骨髓移植患者脑部脓肿常见原因。

(4)曲霉性角膜炎:常有外伤史,裂隙灯检查可见隆起的角膜溃疡伴白色的边缘,界清,周围常有卫星状损害。

2. **变应性状态** 一些曲霉的抗原可以引起机体过敏性反应,尤其对有遗传性过敏症的患者。

(1)外源性过敏性肺泡炎:又称农民肺,为反复吸入发霉干草或谷物中的曲霉引起,表现为伴有肉芽肿病变的急性、亚急性或慢性间质性肺泡炎。

(2)过敏性肺支气管曲霉病:多见于儿童、青少年,吸入曲霉孢子或呼吸道定植的曲霉引起,主要是Ⅰ和Ⅲ型变态反应。

3. **中毒** 有些曲霉能产生不同的曲霉菌毒素,现已证实长期摄入这些霉菌毒素可致癌,尤其是在动物中。黄曲霉产生黄曲霉毒素可引发肝细胞癌。

侵袭性曲霉菌病(invasive aspergillosis,IA)的死亡率高达50%~100%,早期诊断、早期抗真菌治疗对降低死亡率非常重要。然而IA的早期诊断仍是临床上的难题,因为确诊标准需要组织活检、镜检或培养阳性,但真菌培养阳性率低且费时,即使培养阳性也不能区分是样本污染或是呼吸道定植,培养阴性也不能排除IA,而组织活检可行性差。

CT对于IA的早期诊断有较大的意义,且对于发现病情恶化,评估病情进展,评价治疗效果,帮助选择最佳的经皮肺活检位置有相当价值。

二、青霉菌属

青霉菌属(Penicillium)有多个种,最常见的有产黄青霉(P. chrysogenum)、桔青霉(P. citrinum)、微紫青霉(P. janthinellum)、马内菲青霉(P. marneffei)、产紫青霉(P. purpurogenum)。除马内菲青霉菌外的青霉菌常认为是污染菌但也可能引起感染,特别是在免疫缺陷患者中。

(一)生态学特性

青霉菌属除马内菲青霉是双相真菌外,其他种均是丝状真菌,广泛存在于土壤、腐烂植物和空气中。马内菲青霉与其他菌种明显的区别是它具有地方流行性的特点,特别是在东南亚地区马内菲青霉感染竹鼠,这可作为流行病学的标志和人类感染的宿主。

(二)鉴定

1. **菌落特征** 青霉菌除马内菲青霉菌外其菌落生长迅速,呈扁平、细丝状、柔软、绵状特点。菌落一开始是白色很快变为青绿、灰绿、黄灰、黄色或粉红色。菌落底部常由白色变为淡黄色。

马内菲青霉菌是双相真菌,在25℃下产生菌丝或扁平放射状菌落。这些菌落中心呈蓝绿色周围呈白色。菌落底部出现红色可溶性色素是典型特征。在37℃下马内菲青霉菌菌落呈奶酪色或淡粉红色。

2. **显微镜特征** 除马内菲青霉菌外,青霉菌具有无色透明分隔菌丝(直径1.5~5μm),单一或分支分生孢子梗,梗基及单个分生孢子。梗基来自分生孢子的第2个分支,梗基呈小瓶样。小瓶样结构在孢子的终端是很典型的。它们像刷子样成簇排列形成毛笔状(青霉头)。单个分生孢子直径在

2.5～5μm，圆形，单细胞，并且在瓶状梗基的终端可以看到不成支的条状。

马内菲青霉的菌丝相在显微镜的形态与青霉菌其他种很相似。不同的是马内菲青霉在发酵相可见经细胞分裂而形成的腊肠样长形酵母样菌体（直径3～5μm）。马内菲青霉在营养丰富培养基中很容易诱导产生酵母样节分生孢子。如在脑心浸液培养基中经35℃,1周培养后将形成酵母样菌丝和节分生孢子。

3. 与拟青霉属、胶枝霉属和帚霉属的鉴别 青霉菌与拟青霉属的不同是青霉菌有瓶形、球形或近球形的分生孢子，与胶枝霉菌的不同是青霉菌有链状的分生孢子，与帚霉菌的不同是青霉菌形成瓶状的梗基。马内菲青霉与其他属的区别是马内菲青霉是双相真菌。

(三) 抗真菌药物敏感性

体外药物敏感性实验数据很缺乏。对于产黄青霉菌，两性霉素、伊曲康唑、酮康唑和伏立康唑的MIC值较低，灰黄青霉菌的MIC值高于产黄青霉菌。值得注意的是，马内菲青霉对两性霉素B、5-氟胞嘧啶和氟康唑有相对高的MIC值而对伊曲康唑、酮康唑、伏立康唑和特比萘芬MIC值较低，但还需要更多的实验数据来了解青霉菌属不同种的药物敏感性。

目前，两性霉素B，口服的伊曲康唑和氟康唑用于治疗马内菲青霉病。口服伊曲康唑被用于预防马内菲青霉感染HIV患者。

(四) 致病性和临床意义

青霉菌偶尔会引起人类感染发生青霉病。它可引起角膜炎、外耳炎、食管坏死、肺炎、心内膜炎以及泌尿道感染。大部分青霉菌感染发生在免疫缺陷患者身上。角膜感染一般发生在创伤后。青霉菌除有潜伏感染性外，还可产生真菌毒素：赭曲毒素。此毒素有强的肾毒性和致癌性。毒素的产生通常发生在潮湿的谷物中。

马内菲青霉是致病性真菌，特别容易感染AIDS患者，东南亚地区（泰国及邻近国家印度等）发病率较高，被认为是以上地区的地方性流行病，从血液中单独分离出该菌是该区内有HIV患者的标记。马内菲青霉也可以感染非AIDS患者，如血液恶性肿瘤和接受免疫抑制剂治疗患者。马内菲青霉感染也称为马内菲青霉病，首先通过吸入引起肺部感染，随后引起真菌血症和播散性感染，累及淋巴系统、肝脾和骨，脸部、躯干和四肢皮肤可出现痤疮样丘疹。马内菲青霉感染通常是致命性的。

三、镰刀菌属

镰刀菌属（Fusarium）常见引起人类感染的菌种包括茄病镰刀菌（F. Solani）、轮状镰刀菌（F. Verticillioides，即串珠镰刀菌 F. moniliforme）、尖孢镰刀菌（F. Oxysporum）、水生镰刀菌（F. Aquaeductum）、厚垣镰刀菌（F. Chlamydosporum）、单隔镰刀菌（F. dimerum）、肉色镰刀菌（F. Incarnatum，即半裸镰刀菌 F. semitectum）、金合欢镰刀菌（F. Nygamai）、层生镰刀菌（F. Proliferatum）、胶孢镰刀菌（F. Subglutinans）等。

(一) 生物学特性

镰刀菌属在PDA培养基上，25℃生长迅速，菌落为白色绒毛或棉絮样或粉状，后期可为粉红、橙红、黄、紫等多种颜色，培养基背面可着同样颜色。显微镜下可见透明分枝分隔菌丝、分生孢子梗、瓶梗和大分生孢子。大分生孢子的形态不仅是镰刀菌属的特征，也是鉴别镰刀菌属菌种的特征。大分生孢子（生于气生菌丝上或典型地生于分生孢子座或粘孢团上）2～5个甚至7个分隔，呈纺锤状、镰刀状或线状，直或多呈不同程度地弯曲，远端尖。有或无小分生孢子是镰刀菌属分类的主要特征，小分生孢子（多生于气生菌丝上）多数无隔，少数1隔或2～3隔，卵形、椭圆形、棒状、球形、梨形至柠檬形，多数在产孢细胞顶端聚成假头状或连成串珠状，厚垣镰刀菌可产生厚壁孢子。镰刀菌属常见菌种的生物学特性见表59-5。

(二) 鉴定

直接镜检可见透明、分枝、分隔、成锐角分支的菌丝，在组织病理中与曲霉属的菌丝难以区分。大小分生孢子形态、厚垣孢子的有无等传统的形态学方法是镰刀菌分类鉴定的基础。

(三) 抗真菌药物敏感性

镰刀菌对多数抗真菌药物耐药性强，镰刀菌对氟康唑、伊曲康唑、氟胞嘧啶不敏感，对两性霉素B和三唑类MIC明显高于曲霉菌。特比萘芬、伏立康唑、泊沙康唑对镰刀菌有活性，伏立康唑单用或与多烯类联合应用治疗镰刀菌感染，泊沙康唑作为二线用药治疗难治性镰刀菌感染也有效。棘白菌素类对镰刀菌体外无活性，但有体外研究显示阿尼芬净与两性霉素B联合对镰刀菌有增效作用。

表 59-5 镰刀菌属常见菌种生物学特性

菌种	菌落特征	显微镜下特征		
		大分生孢子	小分生孢子	厚壁孢子
茄病镰刀菌	多数为奶油色,偶尔呈天蓝色、淡红色或淡紫色;生长迅速	有分隔,大量,壁厚,背部与腹部平行	数量多,多为0~1隔,呈假头状着生,卵圆形至肾形	有,顶生或间生,单个或成对出现
尖孢镰刀菌	菌落正面白色、淡紫色,背面淡紫色;絮状,生长迅速	有分隔,镰刀形,薄壁,细长	多无分隔,假头状着生,卵圆形至肾形	大量,顶生或间生,单个或成对出现
轮状镰刀菌	正面白色至淡紫色,背面淡紫色;絮状,生长迅速	多分隔,披针形	0~1分隔,卵圆形至肾形,呈假头状或串状着生	无
厚垣镰刀菌	白色至粉红色至卡红色,中间棕色并产生厚壁孢子;絮状,生长迅速	很少,位于分生孢子梗	0~2分隔,呈中间宽两头尖的纺锤形,在PDA上形成缓慢	大量,灰褐色,粗糙,呈串状或簇状
单隔镰刀菌	黏腻的酵母样菌落;气生菌丝稀疏或缺如;橙红色至淡橙色,反面相同或淡黄色;生长缓慢	大量;0~1个分隔,位于中央;形状稍弯	椭圆形至卵圆形,或弯曲状;多个同时出现	很少或缺如,由大分生孢子演变而来
肉色镰刀菌	浅黄至淡棕色,反面橙红色;絮状;生长迅速	由气生菌丝产生的多平直;由粘分生孢子团或分生孢子梗产生的为弯曲状	无分隔,稀疏或缺如	稀疏,单个或串状

(四)临床意义

镰刀菌广泛分布于植物和土壤中,可引起眼内炎、角膜溃疡、甲真菌病、皮肤感染、足菌肿、肺炎等,在免疫力低下或烧伤患者中可引起播散性感染。

四、赛多孢菌属

赛多孢属(Scedosporium)属于小囊菌科(Microascaceae),常见菌种包括尖端赛多孢(Scedosporium apiospermum)和多育赛多孢(Scedosporium prolificans)。

(一)生物学特性

该菌种具有透明分隔菌丝,菌丝较粗,分生孢子梗侧生或顶生,环痕产孢,单个或多个分生孢子。

1. 尖端赛多孢 在改良SDA25℃培养生长迅速,菌落初为白色、绒毛状,其后中心部分转变为淡褐色,背面为灰黑色。分生孢子梗可长可短,分生孢子单个着生于分生孢子梗顶端,有时可以产生数个孢子;陈旧培养物可见到粘束孢。耐受放线菌酮。

2. 多育赛多孢霉 生长缓慢,菌落形态及颜色多变,橄榄灰、绿色或黑色,绒面革样到绒毛样,有蜘蛛网样气生菌丝。与菌丝相连的分生孢子梗基部膨大,呈烧瓶形,分生孢子合轴成小堆,单细胞,透明到淡褐色,卵圆形到梨形,壁薄,光滑,不能同化核糖醇、木糖醇和L-阿拉伯糖醇,不能耐受放线菌酮。

(二)鉴定

直接镜检可见透明、分枝、分隔菌丝,与曲霉属和镰刀菌属菌丝相似。尖端赛多孢与多育赛多孢鉴别要点表 59-6。

(三)抗菌药物敏感性

两性霉素B对赛多孢无活性,米卡芬净对赛多孢有部分活性。伏立康唑、泊沙康唑对尖端赛多孢有抗菌活性,但对多育赛多孢霉感染无效,动物实验表明米卡芬净联合伏立康唑或两性霉素B有效,伏立康唑与特比萘芬联合使用有协同作用。

(四)临床意义

赛多孢是人类条件致病菌,引起足菌肿的主要病原菌之一,也可引起骨髓炎、皮下感染、外伤后关节炎、肺炎、脑膜炎和心内膜炎。

表59-6 尖端赛多孢与多育赛多孢鉴别要点

	尖端赛多孢霉	多育赛多孢霉
有性型	分赛多型和粘束孢型,有有性期	没有有性阶段及粘束孢阶段
菌落特征	白色至灰色羊毛样	可在黑色酵母样菌落与白色短绒样丝状菌落之间转变,体现在镜下形态是可以从菌丝相向厚壁孢子型转变
显微镜下特征	环痕孢子多以单个存在,分生孢子梗细长	环痕孢子成小堆,分生孢子梗基部膨大
生理生化	可以耐受放线菌酮	不能耐受放线菌酮

五、接 合 菌

接合菌是一大类菌丝不分隔或很少分隔的丝状真菌,种类复杂,其分类及命名也在不断变化。接合菌属于接合菌门(Zygomycota)接合菌纲(Zygomycetes),分为毛霉目(Mucorales)和虫霉目(Entomophthorales)。毛霉目包括毛霉属、根霉属、根毛霉属、小克银汉霉菌、共头霉属等。

(一)生态学特征

1. 毛霉目 25~30℃生长快速,2~4d后可见典型的絮状而致密的菌落,很快覆盖整个琼脂表面,形成丰富的气生菌丝体。根据菌种、生长时间不同菌落颜色可呈白色、黄色、灰色外观。显微镜下可有假根、囊托及匍匐菌丝,菌丝粗大、无隔,孢子梗发自菌丝或假根结节,孢子梗顶端可有孢子囊(直径50~300μm)。

2. 虫霉目 菌落通常呈波浪状或粉末状,呈放射状条纹,菌落颜色由奶油色变成灰色。其特征是存在初生孢子和次生孢子,在成熟期喷射状释放。

(二)鉴定

直接镜检可见直角分支的宽大(6~25μm)、透明、无分隔或极少分隔菌丝,薄壁带状,常可见扭曲或者折叠,可与曲霉菌、镰刀菌或者赛多孢区分。毛霉目真菌常根据菌落形态和显微镜下特征如囊托、假根、匍匐菌丝及孢子囊、孢囊孢子的形态等进行鉴定,毛霉属及相关菌属形态鉴别见表59-7。常需分子生物学技术鉴定至种。

(三)抗真菌药物的敏感性

体外试验和感染动物模型显示两性霉素B对大多数毛霉目菌株最有效。伏立康唑活性差,相比之下泊沙康唑具有相对较低的MIC,在动物模型体内泊沙康唑治疗和预防的疗效已被证实。棘白菌素在体外无活性。

(四)临床意义

毛霉目真菌广泛存在于土壤、植物中,也是实验室常见污染菌,培养阳性可能是由于标本采集过程中或者实验室处理过程中被污染。也可引起人类感染称为接合菌病,包括皮肤、黏膜、鼻、大脑、脓毒性关节炎、肾、血管和肺部等感染。

表59-7 毛霉属及相关菌属形态鉴别

特性	毛霉属	根霉属	犁头霉属	根毛霉	小克银汉霉属
匍匐菌丝和假根	无	明显,孢囊梗与假根相对	有,孢囊梗着生于匍匐菌丝间	有,孢囊梗由匍匐菌丝或气生菌丝生长,与假根不相对	偶见匍匐菌丝,假根指状分枝
囊轴	多形态	近球形	近球形,常凸起	棕色亚球形	
囊托	无	有,有时不明显	有,明显锥形	无或少数有	无
孢子囊	球形	球形,灰色或黄褐色	犁形	球形,灰色	球形,小
孢囊孢子	卵圆或椭圆形	近球形或不规则	球形或卵形	球形或卵形,较小	球形或卵形,较小
孢子囊梗	直接由菌丝长出,分枝或不分枝,多数无色	单根或呈串,分枝,多数棕色	分枝多呈匍匐串状或梳状,几乎无色	总状分枝或假单轴样分枝,深棕色	分枝,主干和分枝顶端均形成膨大囊泡
最高生长温度	<37℃	45℃	45℃	54℃	45℃

第三节 卡氏肺孢子虫

肺孢子菌属（Pneumocystis）原归属于原虫，现归属于真菌肺孢子菌科（Pneumocystis）。属内正式命名的有 5 个种：耶氏肺孢子菌（Pneumocystis jirovecii, Pj）、卡氏肺孢子菌（Pneumocystis carinii, Pc）、韦氏肺孢子菌（Pneumocystis wakefieldiae）、鼠型肺孢子菌（Pneumocystis murina）、奥氏肺孢子菌（Pneumocystis oryctolagi）。目前认为耶氏肺孢子菌只感染人类，而其他种只感染动物。因此，原有的卡氏肺孢子菌肺炎（Pneumocystis carinii, pneumonia）不再使用，但沿用肺孢子菌肺炎（PCP）的诊断，全称为耶氏肺孢子菌肺炎（Pneumocystis jirovecii pneumonia）。

（一）生态学特征

肺孢子菌广泛存在于自然界，动物宿主仅限于人和哺乳动物，尤其是鼠类带虫状态相当普遍，主要寄生在宿主肺部，附在肺上皮细胞表面，很少侵入细胞内。来源于人和动物的耶氏肺孢子菌从形态和致病性非常相似，但染色体核型、基因多态性方面的差异较大，DNA 测序分析显示不同哺乳动物来源的肺孢子菌的主要表面糖蛋白（MSG）基因具有明显宿主特异性。引起人类肺孢子菌肺炎者只在人体内发现，表明人类肺孢子菌不是来源于动物。

肺孢子菌生活史分为有性期和无性期，主要有两种型体，即滋养体和包囊。在姬氏染色标本中，滋养体呈多态形，大小为 2～5μm，胞质为浅蓝色，胞核 1 个，呈深紫色。电镜下，滋养体表面有许多微细的管形突起。包囊呈圆形或椭圆形，直径为 4～6μm，囊壁较厚，姬氏染色的标本中，囊壁不着色，透明似晕圈状或环状，成熟包囊内含有 8 个囊内小体，每个小体都呈香蕉形，横直径 1.0～1.5μm，各有一个核。囊内小体的胞质为浅蓝色，核为紫红色。动物实验证实，其在肺泡内发育的阶段有滋养体、囊前期和包囊期三个时期。滋养体从包囊逸出经二分裂、内出新芽和接合生殖等方式进行繁殖。滋养体细胞膜逐渐增厚形成囊壁，进入囊前期；随后囊内核进行分裂，每个核围以一团胞质，开始形成囊内小体。发育成熟的包囊含 8 个囊内小体，以后脱囊而出形成滋养体。

（二）鉴定

由于 PCP 临床症状无特异性，主要依靠病原学检查从病理组织学角度证明有病原体存在。病原学检查可取痰液、气管分泌物、支气管肺泡灌洗液（BAL）及肺组织活检等。痰液检查取材方便，且安全无损伤，可反复多次，易被患者接受，但检出率不高（50％左右），用 BAL 检查可提高阳性率。经支气管镜取肺组织标本检查，灵敏度较高，如患者能耐受纤维支气管镜检查时，应首先考虑采用。

染色方法最简单的有姬氏染色和改良瑞氏染色（Dif-Quik），这两种方法囊壁都不着色，但囊内小体清楚，便于与其他真菌鉴别。亚甲胺蓝和果氏六亚甲基四胺银（GMS）染色法可使其囊壁染成棕褐色或紫红色，对比度强，容易观察，但是囊内小体不能识别，可借助囊壁上特征性的圆括号状结构与其他真菌鉴别。

用荧光素标记单克隆抗体进行直接免疫荧光法或酶标记单克隆抗体进行免疫组织化学染色法检测痰液、BAL 和肺活检组织中的耶氏肺孢虫滋养体或包囊，阳性率很高，特异性也强。血清抗体检测常用酶联免疫吸附、间接荧光抗体或免疫印迹试验，由于肺孢子菌广泛存在，人群中抗体阳性率很高。因此，抗体检测对早期诊断无应用价值，可用于流行病学调查。

近年来 DNA 探针、rDNA 探针和 PCR 技术等已试用于肺孢子菌病诊断，显示有较高的敏感性和特异性，标本材料中检出率最高者为 BAL，痰液、咽喉分泌物等上呼吸道分泌物中因虫体少，选用巢式 PCR 更容易检出。

（三）抗真菌药物敏感性

由于肺孢子菌不能在人工培养基上生长，尚未有标准的体外药敏试验方法。有人应用微量肉汤定量稀释法和姬氏染色法，比较药物处理和不含药物的培养物中病原体的数量，发现粪壳菌素（sordarins）对肺孢子菌的活性明显高于喷他脒（pentamidine）、阿托喹酮（atovaquone）、复方新诺明（TMP-SMZ）。动物模型表明，棘球白素、粪壳菌素、特比萘芬治疗肺孢子菌病效果非常好。

复方新诺明是目前治疗与预防的首选药物，临床应用最广泛，甲氧磺胺嘧啶和磺胺甲基异噁唑分别作用于虫体的二氢叶酸还原酶和合成酶，双重阻断叶酸合成，抑制虫体蛋白质合成而杀虫。但有研究显示肺孢子菌的二氢叶酸合成酶基因发生突变可导致复方新诺明治疗失败,而二氢叶酸合成酶基因突变与预防性磺胺的使用有关。喷他脒是最早用于治疗耶氏肺孢子菌肺炎的药物,它能抑制核苷酸合成 DNA 和 RNA,同时抑制氧化磷酸化过程,作用迅速,疗效较好,副作用主要是对肝、肾功能的损害及注射局部硬结和脓肿。近年来采用喷他脒气雾剂吸入治疗效果较好,副作用减少。

(四)临床意义

健康人感染本虫多数为隐性感染,无症状,当宿主免疫力低下时,处于潜伏状态的本虫即进行大量繁殖,并在肺组织内扩散导致间质性浆细胞性肺炎,即耶氏肺孢子菌肺炎又称肺孢子菌病。肺泡腔内具有特征性的病理改变是肺泡间隔的细胞浸润。婴幼儿以浆细胞浸润为主,儿童或成人以淋巴细胞浸润为主,可见巨噬细胞和嗜酸性粒细胞,除非合并细菌感染,中性粒细胞甚少见。肺泡间隔上皮增生,部分脱落,肺泡腔扩大,其内充满泡沫状物质,内含耶氏肺孢子菌的滋养体和包囊等。病程后期,肺泡间质增厚造成肺泡-毛系血管阻滞,血气交换功能尤其是氧的弥散功能严重障碍,肺组织广泛受累。肺孢子菌一般只局限于肺组织内,向肺外扩散较罕见。

耶氏肺孢子菌肺炎潜伏期多数为 1~2 个月,多起病急,临床表现主要有发热、干咳、气促和呼吸困难,最终导致呼吸衰竭,未治疗者数日内死亡。体格检查肺部阳性体征少,或可闻及少量散在的干湿啰音,体征与疾病症状的严重程度往往不成比例。临床可分为两种类型:

婴儿型:或称流行型(间质性浆细胞性肺炎)。主要发生于早产儿及营养不良的虚弱婴儿。高发于出生后 6 个月内。

成人型:或称散发型。多与淋巴细胞白血病、恶性淋巴瘤、恶性淋巴瘤、器官移植术后、艾滋病、长期饥饿、恶性营养不良及原发性免疫缺陷等有关。患者包括成人和儿童,大量的免疫抑制剂、抗肿瘤药物的应用及放射线照射等易诱发本病。国外报道耶氏肺孢子菌肺炎是艾滋病患者最常见的并发症,其中艾滋病成人患者感染率为 59%,儿童患者为 81%,是艾滋病患者主要死亡原因之一。由于艾滋病的流行,全世界的本病发病率逐年明显上升。

本病传播途经尚未明了,一般认为是经空气飞沫传播。

(杨　青　陈　瑜)

■ 参考文献

陈东科,孙长贵.2011.实用临床微生物学检验与图谱.北京:人民卫生出版社.

陈瑜.2009.临床常见细菌、真菌鉴定手册.北京:人民卫生出版社.

戴晓东,崔昱,徐大刚.2005.卡氏肺孢子虫肺炎的病原、诊断和治疗药物.国外医学寄生虫病分册,32(1):34-37.

尚红,王毓三,申子瑜.全国临床检验操作规程.4版.北京:人民卫生出版社.

王端礼.2005.医学真菌学-实验室检验指南.北京:人民卫生出版社.

James H. Jorgensen, Michael A. 2015. Pfaller. Manual of Clinical Microbiology. 11th Edition Washington DC, ASM Press.

第 60 章

临床微生物不同类型感染标本的细菌学检验

> **大　纲**
>
> **了解**　血液中常见的病原体；脑脊液中常见的病原体；尿液中常见的病原体；痰液中常见的病原体；脓液、穿刺液及引流液中常见的病原体；粪便标本中常见的病原体；生殖道中常见的病原体。
>
> **熟悉**　血液标本检验程序；脑脊液标本的检验程序；尿液标本的检验程序；痰液标本的检验程序；脓液标本的检验程序；粪便标本的检验程序；生殖道标本的检验程序。
>
> **掌握**　血液标本的采集方法和时间，皮肤消毒方法；脑脊液标本的运送特点，接种和培养方法；尿液标本的运送特点，接种和培养方法；合格痰液的判定标准，痰液的前处理及接种和培养方法；脓液标本的采集方法，运送特点，接种和培养方法；粪便标本的运送特点，接种和培养方法；生殖道标本的运送特点，接种和培养方法。

正确采集运送临床标本进行细菌学检验，对明确临床感染的病原体是最重要的步骤之一，标本的采集和运送任一环节出现问题，都会导致病原体的分离失败。因此，正确采集和运送标本是细菌学检验质量保证的前提。而对合格的临床标本选择正确的细菌学检验方法，及时进行处理，不仅可以增加阳性率，而且还可缩短检验结果报告时间。本章主要对临床常见的各种临床标本的细菌学检验进行介绍。

第一节　血　液

血液是最重要的实验室标本之一，血液培养可检查血液中有无病原菌，即检测菌血症（bacteremia）或败血症是否存在。正常人的血液是无菌的，血液感染是一种危重的全身感染，对其进行病原菌的检验，提供病原学的诊断极为重要。血液培养是临床微生物检验中最重要的项目之一。血液培养可以帮助确定导致菌血症、败血症，先天性或置换性瓣膜感染，化脓性血栓性静脉炎，导管相关性血流感染和血液相关性感染的病原体。

一、标本中常见的病原体

血液标本中常见的病原体见表 60-1。

表 60-1　血液标本中常见的病原体

种　类	病　原　体
革兰阳性球菌	金黄色葡萄球菌、凝固酶阴性葡萄球菌、肺炎链球菌、化脓链球菌、草绿色链球菌、肠球菌
革兰阳性杆菌	结核分枝杆菌、产单核李斯特菌、阴道加特纳菌
革兰阴性球菌	脑膜炎奈瑟菌、淋病奈瑟菌、卡他布兰汉菌
革兰阴性杆菌	大肠埃希菌、铜绿假单胞菌、克雷伯杆菌、肠杆菌、变形杆菌、沙雷菌、沙门菌、不动杆菌、嗜肺军团菌、嗜血杆菌
真菌	念珠菌、曲霉菌、隐球菌、球孢子菌
厌氧菌	拟杆菌、产气荚膜梭菌

二、标本的采集和运送

1. 皮肤消毒程序 采血部位的消毒常被忽视,如消毒不当,将导致血液培养瓶的污染,常见的污染菌包括表皮葡萄球菌、类白喉棒状杆菌、枯草芽胞杆菌等,但这些细菌也常与临床感染有关。有调查表明,在正常进行皮肤消毒处理的情况下,血液培养瓶受上述细菌的污染率为2%,而感染有关的约占7%,因此如果同一病人连续2次分离出同样的上述细菌,在临床上可能有意义。血培养为防止皮肤寄生菌污染,使用消毒剂(碘伏或碘酊)对皮肤进行严格的消毒处理。严格执行以下3步法:①70%乙醇擦拭静脉穿刺部位待30s以上。②1%~2%碘酊作用30s或10%碘伏60s,从穿刺点向外画圈消毒,至消毒区域直径达3cm以上。③70%乙醇脱碘,对碘过敏的患者,用70%乙醇消毒60s,待乙醇挥发干燥后采血。

2. 采血部位 通常采血部位为肘静脉。疑似细菌性心内膜炎时,以肘动脉或股动脉采血为宜。对疑为细菌性骨髓炎或伤寒病人,在病灶或者髂前(后)上棘处严格消毒后抽取骨髓1ml做增菌培养。

3. 静脉穿刺和培养瓶接种程序 ①在穿刺前或穿刺期间,为防止静脉滑动,可戴乳胶手套固定静脉,不可接触穿刺点。②用注射器无菌穿刺取血后,勿换针头(如果行第2次穿刺,应换针头)直接注入血培养瓶或严格按厂商推荐的方法采血。③血标本接种到培养瓶后,轻轻颠倒混匀以防血液凝固。立即送检,切勿冷藏。

4. 采血量 自动化仪器要求成人采血量通常是每瓶8~10ml,儿童每瓶1~5ml。手工配制培养基要求血液和肉汤之比为1:5~1:10,以稀释血液中的抗生素,抗体等杀菌物质。若稀释比例不合适(过高或过低)会直接影响血液培养阳性检出率。

5. 血培养采血时间 发热(高于38℃);体温过低(低于36℃);白细胞过多(白细胞数目大于10 000/μl),并有核左移现象;中性粒细胞过少,小于1 000/μl。上述4项中一项或同时发生时应进行血液培养。对间歇性寒战或发热应在寒战或体温高峰到来之前0.5~1h采集血液或于寒战或发热后1h进行,且采血培养应该尽量在使用抗菌药物之前进行。如已经应用了抗菌药物应下次应用抗菌药物前采集样本。

6. 血液培养次数 研究表明,仅抽血液培养1次分离率约为80%,培养2次的分离率约为90%,而培养3次的分离率约为99%,因此在24h内采集2~3次做血培养(一次静脉采血注入多个培养瓶中应视为单份血培养)。仅抽血培养1次,除了分离率低外,且使临床微生物工作者和医生很难判断培养阳性的细菌是否与感染有关,如果抽血培养2次或3次生长同种细菌,可判定为感染菌,若为不同种细菌,则污染的可能性大。对全身性或局部性感染的菌血症患者,血液培养次数建议如下:①对怀疑患有脑膜炎、骨髓炎、关节炎、急性化脓性炎症及急性肺炎患者,开始用药前先进行2次血液培养;②对不明原因的发热(如:脓肿、伤寒或布氏病)则先进行2次血液培养,24h后,在预期病人体温上升(通常在下午)时刻,再进行2次血液培养;③对急性细菌性心内膜炎患者,治疗前先进行3次血液培养(1~2h操作完毕),若为亚急性患者,则第1天每隔15min左右收集血液,共进行3次血液培养,若无细菌生长,第2天再进行3次血液培养;④若2周内接受抗菌药物治疗的患者,连续3d,每天采集2份血液进行培养,可选用能中和或吸附抗菌药物的培养基。

7. 血液培养瓶的选择 用于血液培养的血液培养瓶种类很多,一般而言,分离需氧菌可选择TSB、布氏菌肉汤、释放真空的哥伦比亚肉汤、脑心浸液肉汤中的一种;若分离厌氧菌可选厌氧培养基和不释放真空的哥伦比亚肉汤中的一种。由于没有一种培养瓶同时适用于需氧菌和厌氧菌,因此应该使用两种目的不同的血液培养瓶。

8. 导管相关性血流感染(CRBSI)的血液培养 CRBSI是血流感染最常见的原因,死亡率高达12%~35%。由于局部无感染迹象,而且常常是皮肤正常菌及假菌血症常见的细菌,所以临床很难确诊。常用的CRBSI的诊断方法有2种。

(1)在不拔导管的情况下判断:经外周静脉穿刺采集2套血培养,从导管中心或静脉留置口隔膜采血1套,二者的采血时间应该接近,建议≤5min。若2套阳性血培养是同一菌,又没有任何其他部位感染的证据,提示为CRBSI;若2套阳性血培养是同一菌,从导管采血血培养报阳性的时间比上一套早≥120min,若没有任何其他部位感染的证据,提示为CRSBI;若两套血培养是阴性,只有导管采血的血培养是阳性,不能定位CRSBI,提示可能是导管的定植或采血过程中污染所致;若只有外周血的血培养是阳性,但分离菌为金黄色葡萄球菌或念珠菌,且没有任何其他部位感染的证据,提示高度可疑 CRSBI,见表 60-2。

(2)拔管的情况下判断:用静脉采血法采集 2 套外周血做血培养,用 Maki 半定量培养法(Maki 半定量培养法:取导管尖端 3～5cm 置于无菌空盒内送检,实验室只需将导管尖端在血琼脂平板上滚动 1 周,并将导管放在血琼脂平板上,35℃培养 24h,计数菌落数,若菌落计数≥15CFU 有意义)对导管尖端片断进行培养。若有≥1 套的血培养及导管片断培养是阳性,并为同一种菌,提示可能是 CRBSI;若有≥1 套血培养是阳性,导管片段的培养是阴性,但分离菌株是金葡菌或念珠菌,并且没有任何其他区部位感染的证据,提示可能为 CRBSI;若 2 套血培养均为阴性,但导管片断培养为阳性,提示可能是导管上的定植菌,不支持 CRBSI;若所有的血培养和导管片断的培养均为阴性,不太可能是 CRSBI。具体判定见表 60-3。

9. 标本运送 采血后应该立即送检,如不能立即送检,可室温保存,切勿冷藏。

三、标本的接种和培养

实验室收到血培养瓶后,应立即将血液培养瓶置 35～36℃孵育箱中孵育。应用传统手工方法进行血液培养,若当天上午 11 时以前送至检验室的血液培养,可于同日下班前 1h 进行第 1 次盲目次培养,并进行革兰染色涂片镜检,上午 11 时后送检者,第 2 天清晨再进行观察,盲目次培养及革兰染色涂片镜检。以后每天至少观察 1 次,连续观察至第 7 天,若培养液呈浑浊且有气泡生成,通常表示有肠杆菌科细菌生长;若在沉淀的细胞上层呈现出狭窄的溶血条纹或显著的溶血现象及浑浊时,则表示有 β-溶血链球菌、李斯特菌或其他溶血性病原菌存在。链球菌可能会在沉淀的红细胞上层产生"棉花球状的菌落"。酵母菌也可能在红细胞上层形成菌落。凝固酶阳性的葡萄球菌常于培养液中呈现胶状凝块,其菌落可能见于细胞层。布氏菌生长的早期征象可能出现血液变色或溶血。若肉眼观察时,似有生长物,但在显微镜下观察却无细菌或其他微生物存在时,则盲目次培养接种一个巧克力平板置 35℃的 CO_2 培养箱中培养,同时接种一个血平板置 35℃厌氧环境下培养 36～48h。若肉眼观察无混浊或其他生长迹象,则进行次培养并涂片革兰染色镜检,并将血培养瓶在置于培养箱中,若涂片中仅见少许微生物存在时,通常需要重新做一张涂片,以辨认这些微生物是否因玻片受到污染所致。应用自动化培养箱报警阳性的培养瓶用无菌技术取瓶内液体进行涂片,革兰染色检查,同时根据细菌的染色性状及形态选择不同培养基进行分离培养。无论是传统的手工方法还是应用自动化仪器,若有一个或以上血液培养瓶显示有微生物生长时,均需要将培养液分离培养至血平板、巧克力平板、麦康凯平板或厌氧平板上。

表 60-2 导管相关性血流感染的诊断

	静脉血			导管血		其他部位	CRBSI
	A 套	B 套	同一菌	C 套	导管血时间早于静脉血	感染特征	
1a	+	+	是	+	≥120min	无	是
1b	+	+	是	+	≤120min	无	可能是定植菌污染菌
2	−	−		+			
3	−	−		金黄色葡萄球菌、念珠菌			可能是,加 Maki 法证明或重做

表 60-3 导管相关性血流感染的诊断

血培养	导管 Maki 法		CRSBI	注解
	培养	菌落数		
1 或 2 套阳性	+	≥15	是	
1 或 2 套阳性	−		否	金黄色葡萄球菌、念珠菌时不能否认
2 套阴性	+	不论多少	否	导管定植菌
2 套阴性	−		否	

四、细菌学检验和报告

1. 对怀疑有细菌生长和自动化培养箱报警阳性的血液培养瓶,先进行涂片,革兰染色检查,发现细菌,根据细菌的染色性及形态特征发出初步报告。

2. 根据涂片结果选择相应的抗菌药物,直接从血培养瓶抽取适量液体做初步药敏试验,并于18～24h后报告初步药敏结果。

3. 如有发现培养液浑浊、溶血、绿色色素、表面菌膜生长、胶冻状凝固或细胞层颗粒状生长,均为细菌生长现象。用无菌技术取瓶内液体接种固体培养基。需氧培养瓶接种羊血琼脂平板、巧克力血琼脂平板,前者做普通需氧培养,后者放入5% CO_2 环境35℃孵育24h;厌氧培养瓶接种厌氧血琼脂平板和羊血琼脂平板,前者置厌氧环境进行35℃ 48h厌氧培养,后者做普通需氧培养。观察菌落生长情况。

4. 对细菌菌落涂片、革兰染色,观察细菌形态及染色性状,如为革兰阴性杆菌,进行氧化酶试验并接种KIA培养基,氧化酶阴性并发酵葡萄糖,初步判断为肠杆菌科细菌,KIA、MIU培养基上的生化结果符合沙门菌属者,用沙门菌属诊断血清做玻片凝集后确认血清型;KIA、MIU培养基上的生化结果符合肠杆菌科其他菌属,血液及骨髓中常见革兰阴性杆菌的初步鉴定见表60-4,全面鉴定参见第56章第三节进行鉴定。氧化酶试验阳性或阴性,不发酵或不利用葡萄糖者,疑为非发酵菌,参见第56章第四节进行鉴定。

5. 对细菌菌落涂片、革兰染色,发现革兰阳性球菌,葡萄串样或散在排列,触酶试验阳性,初步判断为葡萄球菌;触酶试验阴性,链状或散在排列或成双排列,初步判断为链球菌属或肠球菌属;参见第56章第一节进行鉴定。

6. 报告方式,在增菌过程中培养瓶中怀疑有细菌生长,经涂片、革兰染色证实,可报告"疑有××细菌生长";经分离培养,生化试验及血清学鉴定后,可报告"血液细菌培养×天,有××细菌生长",并同时报告体外抗菌药物敏感试验结果;如果增菌培养至7d,培养瓶中仍无细菌生长迹象,经盲目传代证实无细菌生长,可报告"血液细菌培养7d,无细菌生长"。

7. 检验程序,见图60-1。

表60-4 血液及骨髓中常见革兰阴性杆菌的初步鉴定

氧化酶	硝酸盐还原	O/F	KIA				MIU			可能归属
			斜面	底层	产气	H_2S	动力	靛基质	脲酶	
−	+	F	K	A	+	−/+	+	−	−	甲型副伤寒沙门菌
−	+	F	K	A	+	2+	+	−	−	乙型副伤寒沙门菌
−	+	F	K	A	−	+/−	+	−	−	伤寒沙门菌
−	+	F	K	A	+	+	+	−	−	其他沙门菌
−	+	F	A	A	+	−	+	+	−	大肠埃希菌
−	+	F	A	A	+	−	+/−	−	+	克雷伯菌属
−	+	F	A	A	+	−	+	−	−	肠杆菌属
−	+	F	K	A	+	+	+/−	−	+	枸橼酸杆菌属
+	+/产气	O	K	K	−	−	+	−	−	假单胞菌属
−	−	O	K	K	−	−	−	−	−	不动杆菌属

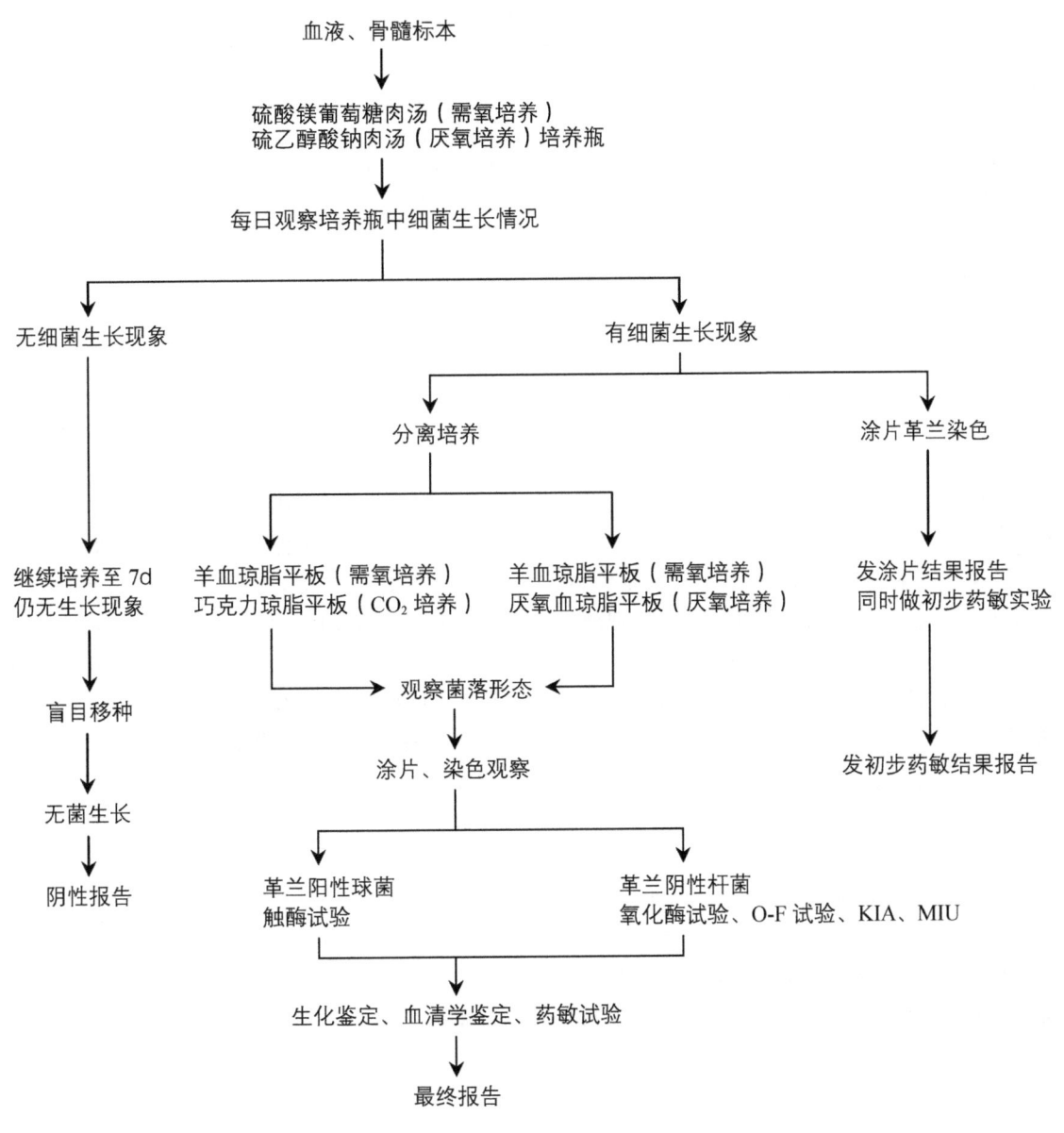

图 60-1 血液及骨髓标本的细菌学检验程序

第二节 脑 脊 液

正常人体脑脊液是无菌的。当病原体通过血-脑屏障进入中枢神经系统时可引起感染,常见细菌、真菌和病毒感染。

一、标本中常见的病原体

脑脊液培养常见病原体见表60-5。

二、标本的采集和运送

1. 采集脑脊液　一般用腰椎穿刺术获得,特殊情况可采用小脑延髓池或脑室穿刺术。

2. 标本采集后要立即送检　一般不能超过1h。因为放置时间过久,其性质可能发生改变,影响检验结果,同时应避免凝固和混入血液。

3. 腰椎穿刺法　无菌取脑脊液3～5ml,置无菌管内立即送检。培养脑膜炎奈瑟菌、流感嗜血杆菌等苛养菌时,应将标本置于35℃条件下保温送检,不可置冰箱保存。但做病毒检查的脑脊液标本应放置冰块,可在4℃保存72h。

表60-5　脑脊液培养常见病原体

革兰阳性菌	革兰阴性菌	病毒	真菌及其他
肺炎链球菌	脑膜炎奈瑟菌	乙型脑炎病毒	新生隐球菌
B群链球菌	大肠埃希菌	柯萨奇病毒A	白假丝酵母菌
A群链球菌	铜绿假单胞菌	柯萨奇病毒B	钩端螺旋体
消化链球菌	卡他布兰汉菌	脊髓灰质炎病毒	
结核分枝杆菌	拟杆菌	新肠道病毒68～71	
产单核细胞李斯特菌	不动杆菌	狂犬病毒	
炭疽芽胞杆菌	肺炎克雷伯杆菌		
葡萄球菌	流感嗜血杆菌		

三、标本的接种和培养

1. 涂片检查　将脑脊液3 000r/min离心10～15min,取沉淀涂片,进行革兰染色、墨汁染色及抗酸染色。

2. 培养　将脑脊液直接或经离心沉淀后,接种在血平板、巧克力平板和厌氧平板上,分别放置在普通培养箱,5%～10%CO_2培养箱和厌氧培养箱中,35℃孵育18～24h。观察菌落形态,并涂片染色观察。

四、细菌学检验和报告

1. 涂片镜检和结果报告

(1)革兰染色镜检:如查见革兰阴性、凹面相对的双球菌,分布在细胞内或外时,可报告"找到革兰阴性双球菌,位于细胞内(外),形似脑膜炎奈瑟菌";如查见革兰阳性、矛头状的双球菌,有明显的荚膜存在,可报告"找到革兰阳性双球菌,形似肺炎链球菌"。进一步用肺炎链球菌全价血清做荚膜肿胀试验,阳性者报告"荚膜肿胀试验检出肺炎链球菌"。

如查见其他革兰阳性、阴性细菌,则根据细菌形态和染色性,报告"找到革兰×性×菌"。

(2)墨汁染色:用墨汁负染,在黑暗的背景中见到折光性很强的菌体及周围透明的宽大荚膜,有时可见到长出的单芽,可报告"墨汁负染找到宽厚荚膜的单芽细胞,形似新型隐球菌"。也可用0.1%甲苯胺蓝染色法,新型隐球菌菌体呈红色,荚膜不着色,白细胞深蓝色,红细胞不着色。

(3)抗酸染色:取沉淀做小而集中的涂片,用抗酸染色后镜检,发现有红色的抗酸杆菌,可报告"找到抗酸杆菌"。

2. 培养结果报告　根据菌落、菌体形态最终鉴定结果报告"××细菌生长。"

需氧培养和5%～10%CO_2培养经3d培养,厌氧培养经5d培养未见细菌生长,可报告"经3d培养无细菌生长"。

3. 检验程序　见图60-2。

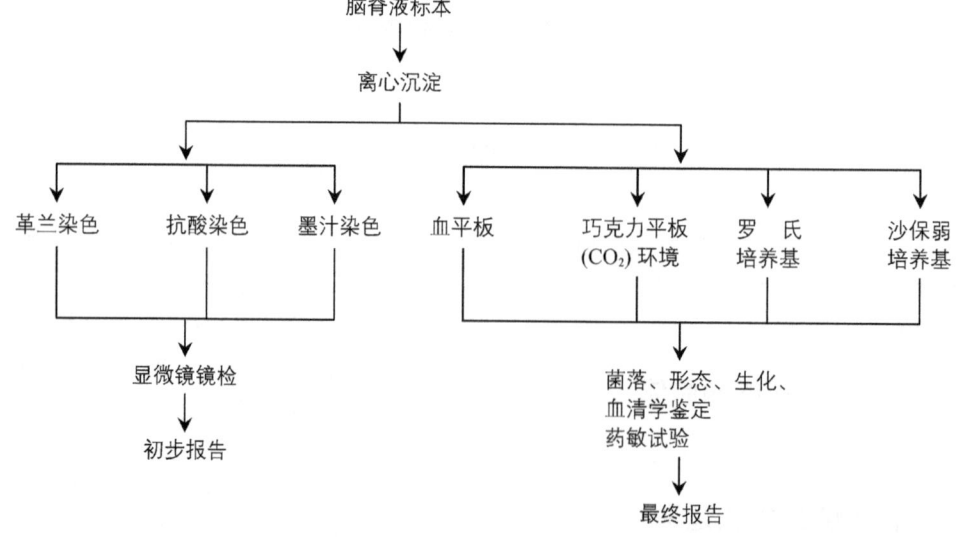

图60-2　脑脊液标本的细菌检验程序

第三节 尿 液

正常情况下,从肾脏分泌出来的尿液是无菌的,但尿液流经尿道及尿道口时会被尿道及尿道口的正常菌群污染,为了更好地从尿道发现细菌并减少可能的污染,必须要注意严格地收集尿液标本,并在培养时进行活菌计数。

一、标本中常见的病原体

尿道及尿道口存在正常菌群,包括草绿色链球菌、肠球菌、奈瑟菌(不包括淋病奈瑟菌)、分枝杆菌(不包括结核分枝杆菌)、类杆菌及一些常见菌。

尿液中常见病原体:细菌中80%为革兰阴性杆菌,其中以大肠埃希菌最为常见,占泌尿系感染的70%以上,其次为变形杆菌、铜绿假单胞菌、克雷伯杆菌、肠杆菌、沙雷菌、产气杆菌、沙门菌等;20%为革兰阳性菌,其中以肠球菌为多见,次为葡萄球菌、粪链球菌、结核分枝杆菌。其他病原体有支原体、衣原体、真菌等。

二、标本的采集和运送

1. 采集方法 采集清洁中段尿,最好留取早晨清洁中段尿标本,嘱患者睡前少饮水,清晨起床后用肥皂水清洗会阴部,女性应用手分开大阴唇,男性应翻上包皮,仔细清洗,再用清水冲洗尿道口周围;开始排尿,将前段尿排去,中段尿10~20ml直接排入专用的无菌容器中,立即送检,2h内接种。该方法简单、易行,是最常用的尿培养标本收集方法,但很容易受到会阴部细菌污染,应由医护人员采集或在医护人员指导下由患者正确留取。

2. 必要时导尿或膀胱穿刺留尿标本 但要注意导尿容易引起逆行性感染。

3. 采集容器的要求 洁净、无菌、加盖、封闭、防渗漏、广口容积应>50ml,盒盖易于开启,不含防腐剂和抑菌剂。

4. 标本运送 标本采集后应及时送检、及时接种,室温下保存时间不得超过2h(夏季保存时间应适当缩短或冷藏保存),4℃冷藏保存时间不得超过8h,但应注意淋病奈瑟菌培养时标本不能冷藏保存。

三、标本的接种和培养

1. 涂片革兰染色镜检 涂片做革兰染色镜检,对临床的初步鉴定极有帮助。若镜下见到大量鳞状上皮细胞,则表示受到污染,须重新送检标本。

2. 尿液活菌计数

(1)定量接种法:用校准的接种环直接划线接种法或用一校正过的0.001ml定量接种环(直径4mm白金制成,若病人已接受了抗菌药物治疗则用0.01ml定量接种环)。取尿液接种于血平板上,注意须先将接种环火焰灭菌(若为塑料的一次性接种环不必火焰灭菌),等冷却再接种,接种时以垂直方向持拿接种环,使接种环刚好浸入尿液表面,不可使尿液碰到接种环上的白金丝,尿液的接种量才是正确的;或用无菌移液器吸取0.1ml尿液标本用9.9ml无菌生理盐水稀释后,取0.1ml于血平板上涂布接种,35℃孵箱中孵育18~24h,计数平板上生长的菌落数。计算每毫升尿液中细菌数。

每毫升尿液中细菌数=平板上的菌落数×100×稀释倍数。

(2)倾注平板法:倾注平板接种法是计算尿液中细菌含量的最可靠方法,但由于过程烦琐,这种技术使用的很少。具体操作:①用一支无菌的吸管取1ml尿液至9ml无菌生理盐水中,即稀释10^{-1}倍。②然后再用同一支吸管接种一个血平板和一个麦康凯平板(或伊红亚甲蓝平板)各0.1ml。③再取一根吸管从10^{-1}倍稀释的尿液中取0.1ml至另一个含9ml生理盐水的试管中(即已稀释10^{-2}倍),且同时用这根吸管取0.1ml的10^{-1}倍稀释的尿液至一个无菌的培养皿上(标记10^{-2})。④再用第3根吸管取0.1ml的10^{-2}倍稀释的尿液至另一个无菌的培养皿上(标记10^{-3})。⑤取2根含20ml溶解的脑心浸液琼脂或tryptic soy agar(加热后置于且50℃的水槽中,使其温度达50℃),分别倒入所标记10^{-2}与10^{-3}培养皿上,小心地旋转培养皿使琼脂溶液与尿液混合。⑥上述与尿液混合的琼脂在培养皿中凝固后,将平板倒置,放在35~36℃的培养箱中进行培养18~24h,计数平板上生长的菌落数。乘上100即得每毫升尿液中的细菌数。

3. 普通需氧培养 将尿液标本离心,取沉淀接种于血琼脂和麦康凯平板,35℃孵育18~24h,观察有无菌落生长,根据菌落特征和革兰染色镜检结果。

四、细菌学检验和报告

1. 普通需氧培养的细菌学检验和报告

(1)如有细菌生长,计数菌落后报告"每毫升尿液中细菌数为××CFU/ml";如经48h培养后仍无细菌生长,报告"普通需氧培养48h无细菌生长"。尿液中的活菌计数的数量不但具有不同的临床意义,而且对进一步采取的检验操作有直接关系,见表60-6。

(2)细菌鉴定:生长的细菌如为革兰阴性杆菌,进行氧化酶试验并接种KIA培养基。氧化酶阴性并发酵葡萄糖者判断为肠杆菌科细菌。KIA、MIU培养基上的生化结果符合沙门菌属者,用沙门菌属诊断血清做玻片凝集后确认血清型;KIA、MIU培养基上的生化结果符合肠杆菌科其他菌属,参见第56章第三节进行鉴定;氧化酶试验阳性或阴性,不发酵或不利用葡萄糖者,疑为非发酵菌,参见第56章第四节进行鉴定。尿液中常见革兰阴性杆菌的初步生化鉴定见表60-7。

表60-6 尿液的活菌计数的临床意义及与检验操作的关系

尿液来源	菌落数×10³	检验操作	临床意义
消毒中段尿	50以下	仅报告菌落数及革兰染色特征	污染可能性大
	50~100	Pure culture进行鉴定及药敏试验	结合临床进行判断
	100以上	生长量"3+"的菌需进行鉴定及药敏试验	感染菌
导尿	1以上	若生长3种以内进行鉴定及药敏试验	感染菌
耻骨穿刺及透析	任意数	所有微生物均需进行鉴定及药敏试验	感染菌

表60-7 尿液中常见革兰阴性杆菌的初步生化鉴定

氧化酶	硝酸盐还原	O/F	KIA 斜面	KIA 底层	KIA 产气	KIA H_2S	MIU 动力	MIU 靛基质	MIU 脲酶	可能归属
−	+	F	A	A	+	+	+	+	−	大肠埃希菌
−	+	F	A	A	+	−	−	+/−	+	克雷伯菌属
−	+	F	A	A	+	−	+	+/−	−	肠杆菌属
−	+	F	K	A	+	−	+	+/−	−	枸橼酸杆菌属
−	+	F	K	A	−/+	+/−	+	−	−	沙门菌属
−	+	F	K	A	+	+	+	−	+	变形杆菌属
+	+/产气	O	K	K			+		−	假单胞菌属
−	−	O	K	K			−		−	不动杆菌属
−	+	F	A	A	+		+		−	弧菌科

细菌菌落涂片、革兰染色,发现革兰阳性球菌,葡萄样或散在排列,触酶试验阳性,初步判断为葡萄球菌;触酶试验阴性,链状或散在排列或成双排列,初步判断为链球菌属或肠球菌属,需观察血平板上菌落形态和溶血情况及麦康凯平板上是否生长。进一步进行胆汁七叶苷和6.5%NaCl生长试验,以确认肠球菌属。如为链球菌属则需进行杆菌肽敏感试验、CAMP试验、马尿酸钠试验等及血清分型试验鉴定之,参见第56章第一节进行鉴定。

2. 淋病奈瑟菌 接到标本后立即将尿液标本离心,取沉淀接种于置35℃预温的淋病奈瑟菌选择性培养基中,35℃中5%CO_2孵育18~24h观察结果,若无细菌生长则继续孵育至48h,若有小而隆起、透明、湿润的可疑菌落,参照第56章第二节"奈瑟菌属"进行鉴定。在接种同时取沉淀涂片革兰染色镜检,若发现有革兰阴性肾形双球菌,存在于脓细胞内外,则可报告"查见细胞内(外)革兰阴性双球菌,疑似淋病奈瑟菌"。

3. 结核分枝杆菌 将尿液标本4000r/min离心30min,取沉淀做涂片2张,分别进行萋-纳抗酸染色和潘本汉染色,在2张涂片上镜检均发现有红色杆菌,则可报告"查见抗酸杆菌",如萋-纳抗酸染色片上有红色杆菌而潘本汉染色片中无,则为耻垢分枝杆菌。结核分枝杆菌的培养参见第 56 章。

4. 细菌学检验程序 见图 60-3。

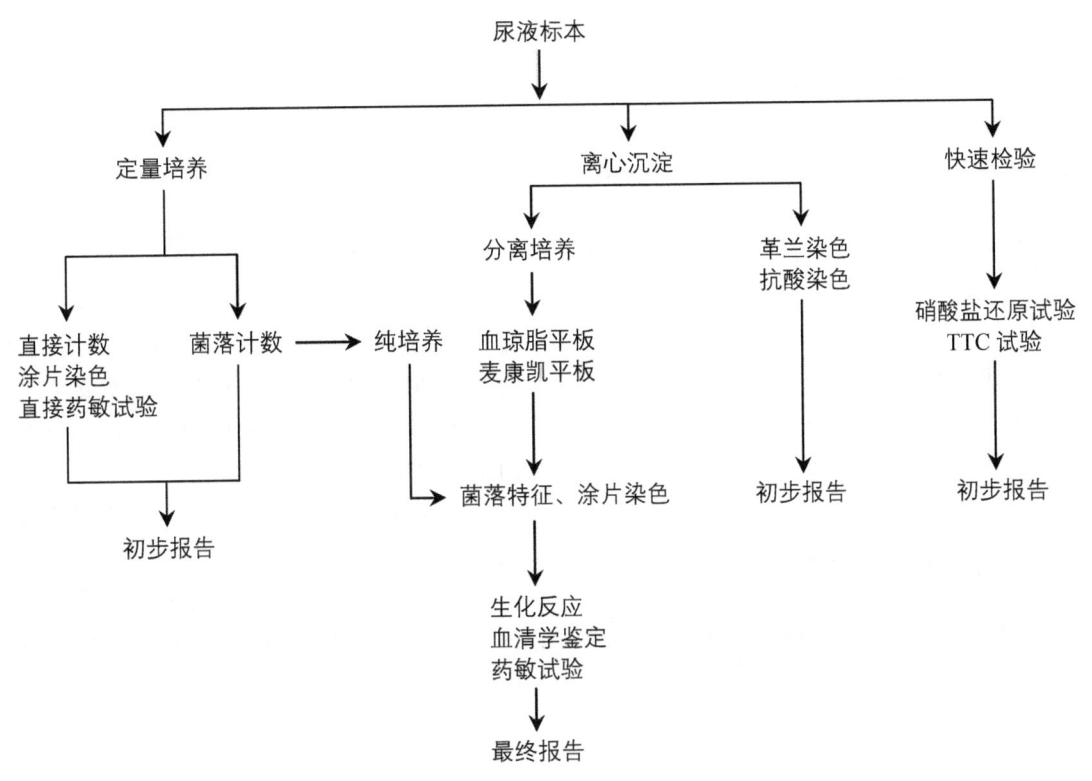

图 60-3 尿液标本的细菌学检验程序

第四节 痰 液

痰液是气管、支气管和肺泡所产生的分泌物。正常情况下,此种分泌物甚少,呼吸道黏膜受刺激时,分泌物增多,痰也增多,但多为清晰、水样,无临床意义。病理情况下如肺部炎症、肿瘤时,痰量增多,主要由分泌物和炎性渗出物所组成,且呈不透明并有性状改变。唾液和鼻咽分泌物虽可混入痰内,但并非痰的组成部分。

一、标本中常见的病原体

痰标本中常见的病原体种类较多,有细菌、真菌和病毒。常见的细菌有金黄色葡萄球菌、凝固酶阴性葡萄球菌、肺炎链球菌、A 群链球菌、肠球菌卡他莫拉菌、脑膜炎奈瑟菌、白喉棒状杆菌、类白喉棒状杆菌、结核分枝杆菌、炭疽芽胞杆菌、流感嗜血杆菌、克雷伯杆菌、铜绿假单胞菌、大肠埃希菌、百日咳杆菌、军团菌、支原体和衣原体等;常见的真菌主要为白假丝酵母菌、隐球菌、曲霉菌和毛霉菌等;常见的病毒有腺病毒、流感病毒、副流感病毒、呼吸道合胞病毒、巨细胞病毒、单纯疱疹病毒、冠状病毒和麻疹病毒等。

下呼吸道感染是最常见的呼吸道感染症,主要指肺实质性炎症的肺炎和支气管黏膜炎症的支气管炎,是我国常见病和病死率高的感染性疾病。近几年来,由于各种原因,革兰阴性杆菌、真菌、支原体、病毒等所致的下呼吸道感染仍呈上升趋势。

痰标本的细菌学检查对呼吸道感染的诊断有重要意义。下呼吸道的痰是无细菌的,但咳出需经口腔,常可带有上呼吸道的正常寄生菌,故采集痰液标本时要注意采取来自于下呼吸道合格的标本,提高检出率和阳性的正确率。

细菌性肺炎为下呼吸道感染最常见的类型。近年调查表明,原来由肺炎链球菌所致肺炎仍为常见。由流感嗜血杆菌、金黄色葡萄球菌、MRSA 和革兰阴性杆菌所致肺炎比例明显上升。军团菌肺炎引起了人们的重视。在医院感染中,革兰阴性杆菌占50%以上而成为主要病原体,一些条件致病菌和耐药菌成为医院内肺炎的主要致病菌。

支原体肺炎常以不典型肺炎表现,近几年发生率明显上升,占肺炎的10%～20%,临床上约80%的慢性气管炎病人合并有支原体感染。

真菌性肺炎是致病性真菌和条件致病性真菌所引起。目前以条件致病性真菌感染致病为主,并呈上升趋势,常见菌以白假丝酵母菌为主,曲霉、菌毛霉菌和隐球菌也常见。真菌性肺炎常合并其他多种细菌感染,患者常由于使用大量抗生素而发生双重感染,病情严重,给治疗带来困难。

病毒性肺炎常常是由呼吸道病毒引起,发病初期可有感冒症状,1周左右呼吸道感染加重,如促使气喘儿童的喘息发作或使成人慢性支气管炎加重,进而发展为肺炎。

二、标本的采集和运送

1. 自然咳痰法 以晨痰为佳,采集标本前应用清水漱口或用牙刷清洁口腔,有义齿者应取下义齿。尽可能在用抗菌药物之前采集标本。用力咳出呼吸道深部的痰,将痰液直接吐入无菌、清洁、干燥、不渗漏、不吸水的广口带盖的容器中,标本量应≥1ml。咳痰困难者可用雾化吸入45℃的100g/L NaCl水溶液,使痰液易于排出。对难于自然咳痰患者可用无菌吸痰管抽取气管深部分泌物。痰标本中鳞状上皮细胞<10个/低倍视野、白细胞>25个/低倍视野为合格标本,采集合格标本对疾病的诊断尤为重要。标本应尽快送检,对不能及时送检的标本,室温保存不超过2h。

2. 支气管镜采集法 防污染毛刷采集法、环甲膜穿刺经气管吸引法、经胸壁针穿刺吸引法和支气管肺泡灌洗法,均由临床医生按相应操作规程采集,但必须注意采集标本时尽可能避免咽喉部正常菌群的污染。

3. 支气管肺泡灌洗液 利用双层套刷培养技术,虽然可以减少口腔分泌物污染,但所采得标本少,且局限一个部位,代表性不足,因此,研究者发明了支气管肺泡灌洗液(bronchoalveolar lavage,BAL)的培养,利用支气管镜,将生理盐水灌入支气管和肺泡,再回收,重复数次,目的是将肺泡内的分泌物洗出来。这种采样方式理论上说可以采集到较大部位的标本,所以培养结果具有代表性。

4. 小儿取痰法 用弯压舌板向后压舌,将拭子伸入咽部,小儿经压舌刺激咳痰时,可喷出肺部或气管分泌物粘在拭子上送检。幼儿还可用手指轻叩胸骨柄上方,以诱发咳痰。

5. 标本的运送 标本应该尽可能快的运输和处理。痰标本在室温时可放置2～3h,时间延长可能引起革兰阴性菌的过度繁殖,嗜血杆菌和肺炎链球菌的死亡。若不能及时处理,可选择运送培养基运送和保存标本,但不应超过48h。

三、标本的接种和培养

1. 肉眼观察 下呼吸道标本为痰液,选取脓血性的痰液用于细菌学检验。异常恶臭的脓性痰,常见于肺脓肿患者,而且可能与厌氧菌有关。痰液中有颗粒状、菌块和干酪样物质可能与放线菌病和曲霉菌感染有关。

2. 显微镜检查 痰标本的显微镜检查常能提供快速的诊断资料,可为临床医生提供用药参考。一般选择痰标本中的呈血色或铁锈色化脓部分进行涂片,做革兰染色和抗酸染色,染色后首先计数白细胞及鳞状上皮细胞,判断痰标本是否合格及进一步应如何处理,建议按表60-8处理。

表60-8 痰标本中白细胞及鳞状上皮细胞计数评价痰标本

白细胞	鳞状上皮细胞	判断或处理
<25	<25	可接受
>25	<10	合格标本
>25	10～25	可接受
>25	>25	重送标本
10～25	>25	重送标本
<10	>25	重送标本

涂片检查抗酸杆菌有2种方法。

(1)直接涂片:用接种环取干酪样或脓性部分痰液标本制成涂片,自然干燥后固定,进行姜-纳抗酸染色后,用油镜观察。

(2)集菌涂片:①离心沉淀集菌法。在标本中加入等量2%NaOH,消化痰液。然后置高压蒸汽灭菌器103.43kPa,30min灭菌后,3000r/min离心30min,取沉淀涂片,进行抗酸染色;②漂浮集菌法。将2～3ml标本消化灭菌后,加入1ml的二甲苯或汽油,塞紧瓶口,每分钟240次振荡10min,加蒸馏水至瓶口,静置30min,取液体和油层间的油沫涂片,干后进行抗酸染色。

3. 痰标本培养 痰液标本在接种前,应进行前处理。

(1)均质化法:向痰标本内加入等量的pH7.6的1%胰酶溶液,放置35℃,90min使痰液均质化,降低痰液的黏度,方便取材和均匀接种。

(2)洗涤法:取无菌平皿4个,各加入无菌生理盐水20ml,将痰液标本放入第1个平皿中,用接种环用力振摇,将脓痰分散为小块悬浮于盐水内,将小块脓痰取出依次放入第2、3、4个平皿中重复以上操作。最后在第4个平皿收集脓痰小块,接种于平皿。同时接种未经洗涤的痰液标本,作为对照。

常规接种血平板、巧克力平板及麦康凯平板,35℃普通和二氧化碳培养箱孵育18~24h。

4. 结核杆菌培养痰标本的处理方法 应用N-乙酸-L半胱胺酸氢氧化钠(NALC-NaOH)溶液对痰标本进行前处理,具体方法如下。

(1)将NaOH和柠檬酸钠混合均匀(表60-9),放带有螺旋盖子的烧瓶中储存备用,当加入乙酰半胱胺酸后,此标本处理液应于24h内使用。

表60-9 NALC-NaOH消化处理液的配制

消化液体积(ml)	4%NaOH (ml)	柠檬酸钠 2H$_2$O(ml)	NALC (g)
50	25	25	0.25
100	50	50	0.5
200	100	100	1.0
500	250	250	2.5
1 000	500	500	5.0

NALC-NaOH消化处理液配制方法:配制4%NaOH 200ml(称8gNaOH干粉,加入200ml蒸馏水);将5.8g柠檬酸钠2H$_2$O加入到200ml蒸馏水中;将100ml 4%NaOH与100ml柠檬酸钠溶液混合,并加入1g NALC,即为NALC-NaOH消化处理液。

(2)将等体积的痰液与NALC-NaOH消化处理液置于50ml离心管中,充分混匀,不能剧烈的振动。

(3)将离心管放室温15min除菌。

(4)用无菌蒸馏水将已消化-除菌的标本稀释至离心管上50ml的标志处,在标本离心之前减少NaOH的继续作用,降低标本的特殊重量。

(5)盖紧盖子,颠倒混匀,3000g离心15min。

(6)离心后,将上清液倒入盛有消毒剂(含氯)的容器内,用浸过消毒剂的纱布擦净试管的边缘,再盖上试管盖子。

(7)重复(4)~(6)步。

(8)将沉淀溶解混匀,用无菌注射器取沉淀物,接种于结核培养瓶中,放于36℃培养箱中进行培养。

四、细菌学检验和报告

1. 直接涂片检查

(1)革兰染色:如发现形态典型,有特殊结构,初步可以确定所属菌属或种的细菌,可直接报告。如查见革兰阳性葡萄状排列的球菌,可报告"痰液涂片查见革兰阳性球菌,形似葡萄球菌";查见革兰阳性双球菌、矛头状,有明显荚膜时,可报告"痰液涂片查见革兰阳性双球菌,形似肺炎链球菌"。如果不能直接确定菌属或种的细菌,可报告"痰液涂片查见革兰×性×菌"。

白喉棒状杆菌检查:将咽拭子标本做2张涂片,干燥固定,一张进行阿尔伯特培异染颗粒染色。另一张革兰染色。如有革兰阳性棒状杆菌,呈X、V、Y等排列。异染颗粒染色菌体呈蓝绿色,异染颗粒蓝黑色,位于菌体一端或两端,即可做出"找到有异染颗粒的革兰阳性杆菌"的初步报告。

(2)抗酸染色:应至少检查300个视野或全片。记录发现的红色细菌的数量,按以下格式报告。

-:未发现抗酸杆菌/全片或300个油镜视野。

直接报告数量:1~2个抗酸菌/全片或300个油镜视野。

1+:3~9个抗酸菌/全片或300个油镜视野。

2+:10~99个抗酸菌/全片或300个油镜视野。

3+:1~10个抗酸菌/每个油镜视野。

4+:>10个抗酸菌/每个油镜视野。

2. 分离培养 常规培养如发现可疑致病菌落,则进行涂片染色观察,生化反应及血清学鉴定,得出报告"检出××细菌";如无致病菌落生长,则继续培养至48h,平板上均为咽部正常菌群生长,无可疑致病菌落生长,则报告"未检出致病菌";如虽在平板上未发现特定的致病菌,但某种常居菌比正常情况明显增多或近似纯培养,考虑可能菌群失调或菌群交替症,也应进行鉴定后报告"××菌纯培养"或"××菌生长茂盛"。

为了检出特定的致病菌,可以使用选择性培养基,如使用双抗平板选择脑膜炎奈瑟菌、流感嗜血杆菌选择性平板等,可以提高检出效率。

3. 特殊细菌的检验

(1)百日咳鲍特菌的培养:将标本直接接种在鲍-金培养基上,置有盖的玻璃缸(缸内加入少量水,并在水中加入少许硫酸铜,防止细菌及真菌生长)中,35℃孵育3~5d。48~72h后如有细小、隆起、灰白色、水银滴样、不透明、有狭窄溶血环的菌落,进行涂片染色观察。如为革兰阴性小杆菌、卵圆形,单个或成双排列,结合菌落特点,可做出初步结论。进一步进行血清学凝集、生化反应及荧光抗体染色确认。

(2)白喉棒状杆菌培养:将标本接种于血清斜面或鸡蛋培养基,35℃孵育8~10h后,如有灰白色或淡黄色的菌落或菌苔生长,即取菌落进行革兰染色和异染颗粒染色镜检。发现有典型的革兰阳性棒状杆菌,明显的异染颗粒,可初步报告"有异染颗粒的革兰阳性棒状杆菌生长"。进一步移种至亚碲酸钾血平板划线分离,取得纯培养进行各项鉴定试验和毒力试验,做出最后鉴定报告"有白喉棒状杆菌生长"。参见第56章第七节。

(3)流感嗜血杆菌培养:将标本接种于血平板和巧克力平板,并在平板中央接种一直线金黄色葡萄球菌(或在四角点种),35℃、5%~10%CO_2环境孵育18~24h。如有"卫星"现象,水滴样小菌落,革兰阴性小杆菌,根据对Ⅴ、Ⅹ因子的营养要求等进行鉴定,参见第56章第五节。

(4)脑膜炎奈瑟菌培养:将鼻咽拭子接种于已保温35℃的卵黄双抗平板上,35℃,5%~10%CO_2环境培养18~24h。挑选可疑菌落进行氧化酶试验,阳性菌落接种至另一培养基进行纯培养,进一步进行生化反应和血清学分型。参见第56章第二节。

(5)嗜肺军团菌培养:取气管分泌物接种于活性炭酵母琼脂(CYE)或费-高(F-G)平板,35℃,2.5%CO_2培养,每天用肉眼和显微镜观察,直至第14d。如有小的、灰白色菌落生长,在F-G上的菌落,360nm下可见黄色荧光。取已生长的菌落做涂片革兰染色,为不易着色的革兰阴性多形性杆菌,可用嗜肺军团菌的直接荧光抗体染色进行鉴定。参见第56章第四节。

(6)结核分枝杆菌:参见第56章。将痰液标本进行前处理后的悬液,用无菌吸管加2~3滴于罗-琴培养基或7H-10液体培养基中,35℃孵育至8周,每周观察一次。如有淡黄色、干燥、表面不平的菌落生长,则进行涂片抗酸染色,如为抗酸杆菌,结合菌落形态、生长时间、色泽及鉴定试验,可报告"结核分枝杆菌生长",也可结合菌落数量和生长时间进行报告。8周后未生长者报告"经8周培养无结核分枝杆菌生长"。

4. 检验程序 见图60-4。

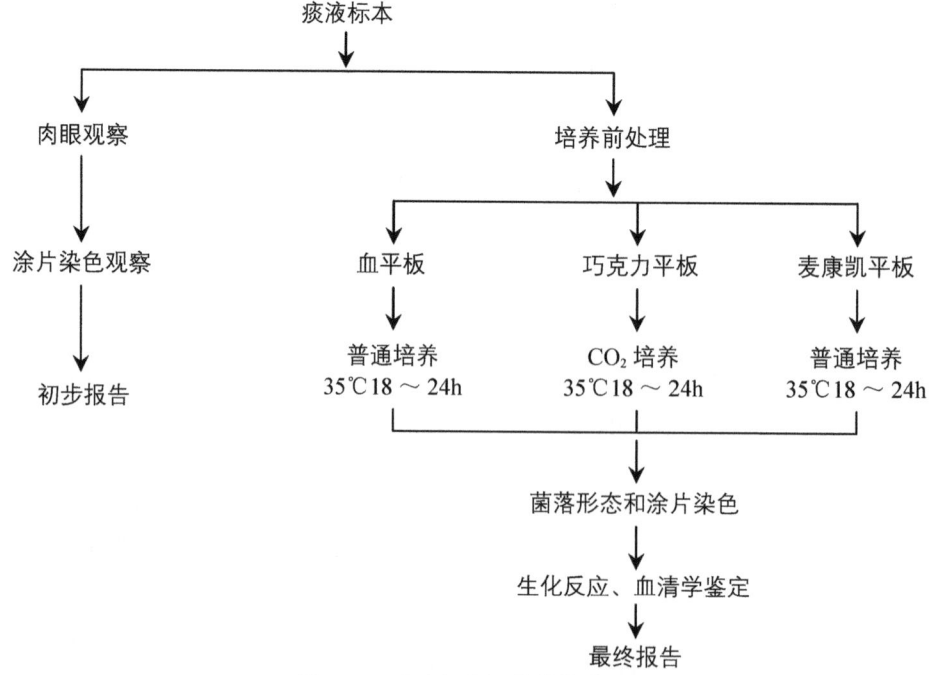

图60-4 痰液标本细菌学检验程序

第五节 脓液、穿刺液和引流液

脓液来自身体的多个部位,包括来自脓肿的脓汁,脓肿拭子,伤口渗出物,术后伤口拭子及深部感染的标本,通常是由各种病原菌感染产生的脓性渗出液。当上述部位发生感染时,液体量增加。

一、标本中常见的病原体

脓液、穿刺液和引流液中常见的病原体见表60-10。

一种细菌可引起多部位感染,同一感染可由多种细菌引起,临床常见的感染类型有以下几种:

1. 脓肿是脓汁在组织内聚积而形成的,若排除污染,任何被分离出来的病原菌都是有意义的。脓肿可发生于体内的任何部位,如痈疽或组织和器官的深部感染。许多脓肿是由金黄色葡萄球菌单独引起的,也有混合感染。腹腔内的脓肿和口腔及肛门部位的脓肿常常是由厌氧菌引起,米勒链球菌和肠杆菌科也经常存在于这些受损害的位置。

2. 脑脓肿能严重的威胁人的生命。脑脓肿形成的来源包括原因不明的,来自慢性耳部炎症或鼻窦感染的直接邻近传播,来自于一般的脓毒症或中等的慢性化脓性肺部疾病中任何一方的血液转移传播,贯通的伤口和外科手术等。从脑脓肿分离出的细菌通常既有需氧菌又有专性厌氧菌,常见的病原体包括厌氧链球菌、厌氧的革兰阴性杆菌、米勒链球菌、肠杆菌科、肺炎链球菌、溶血性链球菌、金黄色葡萄球菌等。有脑部不同部位分离出的病原体通常是不同的,如星形诺卡菌经常表现从肺到脑的迁徙传播。外伤以后引起脑脓肿的细菌可能来源于周围环境,如梭状芽胞杆菌,或皮肤衍生的,如葡萄球菌和丙酸菌属等。

由真菌引起的脑脓肿很少见,尖端足分支霉菌进入肺并传播到血液,毛霉菌病是由毛霉属及相关真菌引起的机会性感染。糖尿病和酮症酸中毒的病人,血液病学的恶性肿瘤,阿米巴病,烧伤或头部创伤及静脉药物滥用者是发生真菌性脑脓肿最危险的因素。

3. 乳房脓肿发生于分泌乳汁和不分泌乳汁的妇女,前者的感染通常由金黄色葡萄球菌引起,但是也可能是多种微生物,包括厌氧菌和链球菌。不分泌乳汁的妇女乳晕下脓肿,经常伴随倒垂或乳头内陷,常是厌氧菌的混合感染。一些全部导管切除手术的病人,脓肿也可能由铜绿假单胞菌和变形杆菌引起。

4. 痈、疖、皮肤和软组织脓肿

(1)痈是深部广泛的皮下脓肿包括若干个毛囊和皮脂腺,最常由金黄色葡萄球菌引起。

(2)疖是一种开始表现为毛囊变硬,继而出现触痛,有疼痛和波动的红色根瘤的脓肿,其病原菌与痈相同,再发的葡萄球菌疖病有强大的传染性并且可能是隐性疾病的第一信号,例如糖尿病。

(3)皮肤脓肿通常有疼痛、触痛、波动,红斑性结节经常伴随顶部的小脓疱。在一些病例中它们还伴随广泛的蜂窝织炎、淋巴管炎、淋巴结炎和发热,是由许多种病原体引起。脓肿的位置通常决定菌丛被分离的可能,如金黄色葡萄球菌经常从腋窝、四肢、躯干的表皮脓肿中被分离出来,然而表皮脓肿包括阴部和臀部,可能是粪便菌丛。

(4)软组织脓肿包括在真皮下面的一个或多个层面,通常在皮肤外伤之后产生。他们可能是由于动物咬伤。分离菌群包括巴斯德菌属、放线杆菌属、嗜血杆菌、心杆菌属、埃肯菌属和金氏杆菌属。

5. 脓性肌炎是骨骼肌的化脓性感染,是一种单独的或多发的肌肉脓肿。经常发生于热带地区和HIV感染或其他免疫功能缺陷的病人。主要的病原微生物是金黄色葡萄球菌。

6. 肝脓肿是由阿米巴或细菌引起的或罕见的两者的混合感染。化脓性肝脓肿通常存在多发性脓肿,而潜在性的则威胁生命,要求快速的诊断和

表60-10 脓液、穿刺液和引流液标本中常见的病原体

	革兰阳性细菌	革兰阴性细菌
球菌	金黄色葡萄球菌、化脓性链球菌、肠球菌	大肠埃希菌、铜绿假单胞菌
杆菌	结核分枝杆菌、炭疽芽胞杆菌、产气荚膜梭菌、破伤风梭菌、溃疡棒状杆菌	变形杆菌、肺炎克雷伯菌、腐败假单胞菌、阴沟肠杆菌、枸橼酸杆菌、粪产碱杆菌
其他	放线菌、诺卡菌、念珠菌	

治疗，通过引流法或抽吸脓性物质，尽可能应用抗菌药物单独的治疗肝脓肿。许多不同的细菌从化脓性肝脓肿中被分离出来，最常见的包括肠杆菌科、类杆菌属、梭状芽胞杆菌、厌氧链球菌、米勒链球菌、肠球菌和铜绿假单胞菌等。

7. 肺脓肿包括肺实质的破坏，胸部 X 线片显示大空洞存在于气液平。肺脓肿可能是由于医源性感染引起，医院感染包括金黄色葡萄球菌、肺炎球菌、克雷伯杆菌属和其他病原菌也可能引起。

8. 胰腺脓肿是潜在的急性胰腺炎的并发症，感染可能是多种微生物引起，常见的细菌包括大肠埃希菌、其他肠杆菌科、肠球菌和厌氧菌。

9. 肾脓肿：是由革兰阴性杆菌引起的，起因于上升的泌尿道感染，肾盂肾炎或败血病，金黄色葡萄球菌被报告感染肾皮质是经血传播的来自身体各处感染的结果。

二、标本的采集和运送

1. 最好在应用抗菌药物治疗前采集标本。首先用无菌生理盐水清洗脓液及病灶的杂菌，再采集标本，以免影响检验结果。

2. 脓性标本是用针和注射器抽吸采集，再移入无菌容器内，立即送往实验室。如果没有得到抽吸物，也可以用拭子在伤口深部采集渗出物。对于皮肤或表皮下的散播性感染，应收集病灶边缘处（接近肉芽组织的浓液）而非中央处的感染组织送检，应该避免表面的微生物的污染。

3. 脓肿标本以无菌注射器抽取为好，也可由排液法取得，先用70%乙醇擦拭病灶部位，待干燥后用一无菌刀片切开排脓，以无菌拭子采取，也可以将沾有脓汁的最内层敷料放入无菌平皿中送检。标本如不能及时送检，应将标本放在冰箱中冷藏，但是做厌氧菌培养的标本只能放于室温下。

4. 穿刺液及引流液采集，由临床医师无菌采集胸腔积液、腹水、关节液及心包积液等，置无菌试管中送检。

5. 厌氧菌感染的脓液常有腐臭应予注意。采集和运送标本是否合格，对厌氧培养是否成功至关重要，特别要注意避免正常菌群的污染以及由采集至接种前尽量避免接触空气。最好以针筒直接由病灶处抽取标本，抽取完毕应做床边接种或置于厌氧运送培养基内送检。

6. 标本的运送，应将脓汁放入无菌的不漏的容器中，并放在一个密封的塑料袋里，应该尽可能快的运送和处理。另外，无论是需氧菌还是厌氧菌培养均可采用运输拭子。运输拭子的特点是：采用人造纤维的拭子头，培养基为氮还原琼脂培养基（能够保持严格的厌氧环境），非营养培养基，试管中间狭窄能使培养基与空气交换降至最低，在将拭子插入管中时减少气泡产生，可在标本采集后24h内细菌的数量既不增加也不减少。

三、标本的接种和培养

1. 肉眼观察 观察标本的性状、颜色及有无硫磺颗粒。标本呈绿色，可能是铜绿假单胞菌感染；有恶臭的标本可能是厌氧菌或变形杆菌感染；脓液中有"硫磺颗粒"，提示放线菌感染。

2. 涂片检查 拭子标本培养后，在载玻片上制备一个薄的涂片做革兰染色；浓汁标本可利用一个无菌的移液管取一滴样本或离心沉淀物置于一个干净的载玻片上，用一个无菌的接种环涂布一个薄的涂片做革兰染色。硫磺颗粒的处理：取一部分包含硫磺颗粒的脓汁放在装有无菌生理盐水的无菌容器里轻轻地搅拌，将颗粒从脓汁中洗出，用无菌组织匀浆器或研棒和研钵在少量无菌生理盐水里研磨洗涤硫磺颗粒，使其变成小颗粒，小心压制洗过的硫磺颗粒在2个载玻片之间，制备一个薄的涂片做革兰染色。

3. 需氧及厌氧菌培养 拭子标本直接在血平板和麦康凯平板(或EMB平板)划一区，再用接种环进行三区划线；脓汁用一个无菌移液管接种血琼脂平板和麦康凯平板(或EMB平板)，再用接种环三区划线；硫磺颗粒在作上述处理后再接种血平板和麦康凯平板(或EMB平板)。所有平板放于35~36℃培养箱中培养。以上3种标本同时接种厌氧血平板，并放于35~36℃厌氧环境培养3~7d。见表60-11。

四、细菌学检验和报告

1. 直接涂片检查 将标本直接涂片，用革兰染色后镜检，根据镜下细菌的形态和染色特点，可报告"直接涂片找到革兰×性×菌"。

2. 培养 观察菌落形态，涂片染色观察。根据菌落形态，涂片染色的结果，初步判断细菌的种类，再按各类细菌的鉴定要点进行鉴定。

(1)金黄色葡萄球菌：血平板上中等大小，突起，湿润的圆形菌落，有β-溶血环，金黄色或白色菌落。涂片染色镜检为革兰阳性、葡萄状排列球菌；触酶阳性，发酵甘露醇，血浆凝固酶阳性，新生霉素敏感，耐热核

表 60-11 不同临床表现时脓液培养条件的选择

临床表现	标准培养基	孵育			培养观察	目标微生物
		温度	气压	时间		
所有标本	血平板	35～37℃	5%～10%二氧化碳	40～48h	每天	金黄色葡萄球菌 β-溶血性链球菌 肠球菌
	麦康凯平板或EMB平板	35～37℃	空气	16～24h	≥16h	肠杆菌科 假单胞菌
	厌氧菌琼脂平板	35～37℃	厌氧	5d	≥40h 和 5d	厌氧菌
放线菌病（或显微镜检查提示放线菌）	血琼脂培养基添加甲硝唑（10mg/L 和萘啶酸（30mg/L）	35～37℃	厌氧	10d	≥40h,7d 和 10d	放线菌属
诺卡菌属	血琼脂	35～37℃	空气	高达7d	3d 和 7d 时	诺卡菌属
免疫妥协的	沙堡弱琼脂	35～37℃	空气	40～48h	≥40h	真菌
前列腺脓肿、女性原发性腹膜炎	巧克力琼脂培养基	35～37℃	5%～10%二氧化碳	40～48h	≥40h	淋病奈瑟菌

酸酶阳性。可报告"检出金黄色葡萄球菌"。

（2）铜绿假单胞菌：在血平板上，菌落扁平，边缘不整齐，湿润，向四周扩散，培养基上常有水溶性的蓝绿色色素，有 β-溶血环和特殊气味。革兰染色为革兰阴性的直杆菌，两端钝圆。氧化酶阳性，氧化葡萄糖和木糖产酸不产气，还原硝酸盐为亚硝酸盐或产生氮气。利用柠檬酸盐、精氨酸双水解酶阳性，42℃生长。符合以上鉴定要求的可报告"检出铜绿假单胞菌"。

（3）变形杆菌：在血平板上，菌落扁平呈迁徙性弥漫生长，湿润，灰白色。由于细菌蛋白酶的作用，可见有类似溶血的现象，有恶臭。革兰染色为革兰阴性杆菌，多形性；氧化酶阴性，触酶阳性，苯丙氨酸脱氨酶阳性，KIA：K/A，H_2S：(＋)、产气；MIU：动力(＋)、靛基质(＋)、脲酶(＋)。符合以上要求可报告"检出普通变形杆菌"。

3.细菌检验程序 见图60-5。

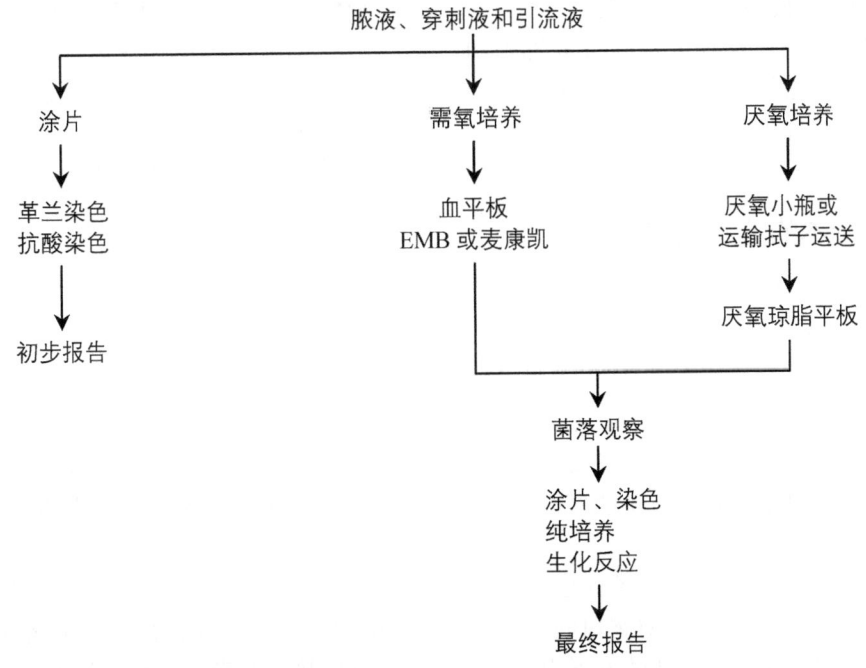

图 60-5 脓液、穿刺液和引流液的细菌学检验程序

第六节 粪 便

正常人粪便中含有大量细菌,包括大肠埃希菌、产气肠杆菌、肠球菌和各种厌氧菌。因此,粪便标本的检验必须在混有大量正常肠道菌中选出病原菌。作为检验的最低要求,必须检验志贺菌和沙门菌。流行季节应增加霍乱弧菌的检查。弯曲菌近年来已引起人们的重视,特别是婴幼儿中的检出率很高;病原性大肠埃希菌也是婴幼儿腹泻的病原菌,因此,这类细菌对于来自婴幼儿腹泻的粪便也应作为检查对象。

一、标本中常见的病原体

粪便中常见的病原体见表 60-12。

表 60-12 粪便中常见的病原体

肠毒素为主的病原菌	侵袭性为主的病原菌	病毒
霍乱弧菌、志贺菌(福氏、宋内)、大肠埃希菌(ETEC、EHEC、EAggEC)、金黄色葡萄球菌、难辨梭菌、产气荚膜梭菌	沙门菌、大肠埃希菌(EPEC、EIEC)、志贺菌(鲍氏、志贺)、弯曲菌、副溶血弧菌、小肠结肠炎耶尔森菌、结核分枝杆菌、白假丝酵母菌	轮状病毒、艾柯病毒、Norwolk 病毒、甲型肝炎病毒、戊型肝炎病毒、腺病毒

二、标本的采集和运送

1. 用药前自然排便,采集脓血、黏液部分 2~3g,外观无异常的粪便应从粪便的表面不同部位取材,液体便取絮状物 1~2ml,置无菌容器内送检。如排便困难或婴幼儿患者,可用直肠拭子法采集标本。

2. 粪便标本送检。对住院的腹泻成人患者,应采集住院 3d 内粪便标本送检,标本采集后应尽快送检,有条件的提倡使用运送培养基。

3. 消化道溃疡、幽门螺杆菌标本可取胃窦和胃体等部位各一块胃黏膜活检标本,置入无菌生理盐水中立即送检或将标本放于运送培养基,于 4℃ 保存,24h 内送检。

三、标本的接种和培养

1. 直接涂片镜检

(1)霍乱弧菌的涂片检查

①染色检查。将可疑患者的米泔水样便或絮状物制成涂片 2 张,干燥后用乙醇或甲醇固定,分别进行革兰染色和 1∶10 稀释的石炭酸复红染色,用油镜观察有无革兰阴性,呈鱼群样排列的弧菌。可做出初步报告。

②悬滴检查。取可疑粪便制成两份悬滴片或压滴片,在其中一份加入一滴不含防腐剂的霍乱弧菌多价诊断血清(效价 1∶64),在显微镜下观察,如发现不加抗血清的标本有穿梭样运动的细菌,加入抗血清的标本细菌停止运动并凝集成块为制动试验阳性。可报告"霍乱弧菌抗血清制动试验阳性",具有诊断意义。

(2)葡萄球菌的涂片检查:疑似葡萄球菌性伪膜性肠炎的患者,可取水样便或肠黏膜样物进行涂片,经革兰染色后镜检,常可发现大量革兰阳性呈葡萄状排列的球菌。

(3)结核分枝杆菌涂片检查:取蚕豆大小的大便块与饱和盐水 10~15ml 搅和,静置 1~2h,取浮面液体少许做涂片,行抗酸染色。

(4)难辨梭状芽胞杆菌:取疑似抗生素相关伪膜性肠炎的患者粪便涂片,若发现革兰阳性粗大杆菌,无荚膜,大多能形成卵圆形芽胞,位于菌体一端者,可报告"找到革兰阳性芽胞杆菌,形似难辨梭状芽胞杆菌"。

2. 培养

(1)培养志贺菌属和沙门菌属:将急性腹泻患者的粪便标本划线接种于 SS 平板和麦康凯平板,35℃培养 18~24h。对慢性腹泻可疑志贺菌感染的患者或携带者应接种 GN 增菌液,对可疑沙门菌感染的患者或携带者接种亚硒酸盐增菌液,35℃培养 6h,再转种至 SS 平板和麦康凯平板,35℃培养 18~24h。

(2)培养致病性大肠埃希菌:取可疑粪便接种于中国蓝蔷薇色酸平板,35℃培养 18~24h。

(3)培养弧菌:取疑为霍乱的患者的水样粪便标本 1ml 接种于 pH8.6~9.0 的碱性蛋白胨水中,

35℃培养4~6h后,取菌膜或培养液进行革兰染色和制动试验。并取菌膜或培养液接种于TCBS平板,35℃培养18~24h。其他弧菌可直接将粪便接种在TCBS平板上。

四、细菌学检验和报告

1. 志贺菌属和沙门菌属　观察SS平板上有无小的,透明或半透明,无色的可疑菌落生长,有时SS平板上可见黑色菌落(产H_2S)中心。

挑选2个可疑菌落,用接种针在可疑菌落的中心挑取细菌,分别接种2支KIA和MIU培养基中。35℃培养18~24h,观察反应结果。

如果KIA和MIU培养基上的生化反应结果与表60-13中的志贺菌属相符,则应初步认为该菌株属于志贺菌属,用志贺菌属诊断血清对KIA管生长的细菌进行凝集,先用多价血清进行凝集,再用分型血清进行玻片凝集,得出最后分型鉴定结果。参见第56章第三节"沙门菌属和志贺菌属"。

如果KIA和MIU上的结果符合表60-13中的沙门菌属的生化反应结果,则应初步认为该菌株属于沙门属,需与肠杆菌科的其他菌属进行鉴别,见表60-14,确定为沙门菌属细菌。然后参照第56章第三节"沙门菌属和志贺菌属",用沙门菌属诊断血清对KIA管生长的细菌进行凝集。

表60-13　志贺菌属和沙门菌属的初步生化反应

	KIA				MIU			硝酸盐还原试验	氧化酶触酶
	斜面	底层	H_2S	产气	动力	吲哚	脲酶		
志贺菌属	K	A	−	−/+	−	+/−	−	+	− +
甲型副伤寒沙门菌	K	A	−/+	+	+	−	−	+	− +
乙型副伤寒沙门菌	K	A	+	+	+	−	−	+	− +
伤寒沙门菌	K	A	+/−	−	+	−	−	+	− +
鼠伤寒沙门菌	K	A	+	+	+	−	−	+	− +

表60-14　沙门菌属与肠杆菌科其他细菌的鉴别

	沙门菌属	枸橼酸菌属	亚利桑那菌	爱德华菌属
赖氨酸脱羧酶	+	−	+	+
KCN生长试验	−	+	−	−
丙二酸盐利用试验	−	+/−	+	+
靛基质	−	−/+	−	+

(1)先用A-F多价O血清进行凝集,如果凝集,再用分群O血清进行玻片凝集,确定并记录O抗原型别。

(2)用H抗原第一相抗血清进行凝集,确认凝集后。记录H抗原的第一相抗原型别。

(3)根据记录的O、H抗原型别,查沙门菌属抗原组成表,确定菌株的血清型和菌名。

(4)如果沙门菌属抗原组成表有2种以上的血清型抗原组成与本实验的分离菌株相同,则需凝集H抗原的第二相。记录抗原型别并查沙门菌属抗原组成表,确定菌株的血清型和菌名。

(5)如果仍有2种以上的血清型抗原组成相同,则需参照抗原组成表中推荐的补充生化反应进行鉴定。

(6)A-F多价O血清进行凝集时,如果不凝集,则可能在菌株表面有Vi抗原存在,须100℃水浴30min钟处理后,重复以上(1)~(5)的实验步骤,确定型别。如果仍然与A-F多价O血清不凝集,则可能为非A-F群沙门菌,可以丢弃。

报告方式:如未检出志贺菌属和沙门菌属,则报告"未检出志贺菌属细菌""未检出沙门菌属细菌";如果检出的菌株生化反应与志贺菌属符合,且与志贺菌属的某个血清型抗血清凝集,则报告"检出××型志贺菌";如果检出的菌株生化反应与沙门菌属符合,且与沙门菌属的某个血清型抗血清凝集,则报告"检出××型沙门菌"。

2. 肠致病性大肠埃希菌 挑选中国蓝平板上蓝色的乳糖发酵菌落,移种于 KIA 和 MIU 管,35℃孵育过夜后观察结果,符合大肠埃希菌者进行以下鉴定。

(1)EPEC:取可疑菌落分别用 EPEC 多价 OK 血清Ⅰ、Ⅱ、Ⅲ组进行凝集试验,与某组多价血清发生凝集后,再与该组内的单价血清进行凝集试验,与某型血清凝集后,再通过 100℃水浴去除表面抗原,再用相应的单价血清进行凝集确认。

(2)EIEC:常为乳糖不发酵或迟缓发酵的菌落,动力阴性。醋酸钠和丙二酸盐利用试验阳性,可与志贺菌属区别。对以上可疑菌株,用 EIEC 多价 OK 血清Ⅰ、Ⅱ进行凝集,阳性者可通过侵袭性试验(豚鼠角膜划痕试验)确认。

(3)ETEC:通常为水样泻的患者,符合大肠埃希菌的生化反应。用改良的 Elek 法测定不耐热肠毒素(LT),用乳鼠灌胃试验测定耐热肠毒素(ST)。

3. 霍乱弧菌 观察 TCBS 平板上有无黄色菌落,用霍乱弧菌的多价抗血清进行凝集,同时须做生理盐水对照观察有无自凝现象。抗血清凝集者,而生理盐水无凝集,结合菌落及菌体形态,可初步判定为霍乱弧菌。报告"检出霍乱弧菌"。需将剩余的菌落及时送各级疾病控制中心进一步鉴定。

4. 副溶血性弧菌 将可疑标本接种于副溶血性弧菌选择性平板或 TCBS 平板,35℃培养 18～24h 后,观察生长的菌落形态。在副溶血性弧菌选择性平板上形成圆形、边缘整齐、隆起、混浊、绿色、湿润的菌落。在 TCBS 平板上为绿色或蓝绿色的菌落。

将可疑菌落接种在含 3.5%NaCl 的 KIA 和 MIU 中,并进行耐盐生长试验。若与表 60-15 副溶血性弧菌的初步生化反应结果相符,参照第 56 章第六节进行最终鉴定。则可报告"检出副溶血性弧菌"。

表 60-15 副溶血性弧菌的初步生化反应

KIA(加 3.5%NaCl)				MIU(加 3.5% NaCl)			蛋白胨水生长		
斜面	底层	气体	H_2S	动力	吲哚	脲酶	0% NaCl	7% NaCl	10% NaCl
−	+	−	−	+	+	−	−	+	−

5. 小肠结肠耶尔森菌培养 从粪便中分离小肠结肠耶尔森菌常与其他肠道致病菌同时划线接种于新耶尔森菌选择培养基(NYE)、麦康凯及 SS 琼脂平板,分别做 22～25℃及 35℃孵育,前者用于分离小肠结肠耶尔森菌,后者用于沙门菌和志贺菌属的分离。带菌者的粪便或肛拭子可在 1/15mol/L pH7.4～7.8 的 PBS 中,经 4℃增菌 21d。然后于第 7 天、14 天及 21 天,各取 0.1ml 移种于选择培养基上。各平板经孵育 48h 后,小肠结肠耶尔森菌在 NYE 及 MacConkey 平板上呈乳糖不发酵菌落,透明或半透明、较小、扁平、无色、稍隆起。在 SS 平板上生长较差。取此种菌落移种于 KIA/MIU,观察其生化反应。

6. 空肠弯曲菌培养 取叶状或带血粪便(或在卡-布 Cary-Bair 二氏运送培养基中的粪液)立即接种于弯曲菌选择培养基(Camp-BAP 血琼脂/Skirrow 氏血琼脂或 Butzler 氏血琼脂);或接种于 CEM 增菌液,经 43℃,微需氧培养 18～48h 后,再移种于上列选择培养基划线分离。在 43℃,微需氧条件下孵育。最好采用混合气(85% N_2、10% CO_2、5% O_2)的方法,孵育 42～48h 后观察生长情况及菌落。

弯曲菌形成直径 12mm,凸起,略带红色,有光泽的,半透明的菌落;培养基表面如不太干燥,空肠弯曲菌和大肠弯曲菌可扩增生长,形成扁平的大菌落。各型菌落均不溶血。取此类菌落做悬滴观察动力,可见呈摆动的投标样动力,革兰染色为阴性,细长,两端稍尖的弧形杆菌,亦有呈 S 形、螺旋形或纺锤形者。弯曲菌的鉴定必须结合多种试验加以确定。

7. 葡萄球菌培养 取绿色,海水样液状粪便划线接种于甘露醇食盐琼脂平板,35℃孵育过夜,观察菌落。挑取甘露醇食盐平板上的黄色菌落,涂片行革兰染色镜检,如查见为革兰阳性球菌,呈葡萄状排列,则做凝固酶及厌氧甘露醇发酵(金黄色葡萄球菌和腐生葡萄球菌能厌氧分解甘露醇,而表皮葡萄球菌则否)等试验加以鉴定,同时接种杜尔曼(Dolman)培养基,孵育于35℃,20% CO_2 环境中以备做肠毒素测定。

8. 艰难梭菌培养 取黄色,夹有假膜的新排出液状粪便立即分离接种于环丝氨酸、甲氧头孢霉素、果糖琼脂(简称 CCFA)平板上并将粪便做 $10^{-2} \sim 10^{-6}$ 稀释后定量接种。整个操作均应在无氧环境下进行,如无厌氧操作箱则应争取在 10~20min 内完成操作。所接种的平板孵育于 35℃ 含 $80\%N_2$、$10\%CO_2$、$5\%H_2$ 的厌氧环境中。48h 后,选择粗糙型,黄色,无乳光反应的菌落移种至葡萄糖疱肉培养基备毒素测定用。同时做涂片,做悬滴动力检查和革兰染色镜检及耐氧试验。如查见卵圆形或长方形芽胞,位于近端的革兰杆性,则作进一步鉴定。

9. 真菌培养 真菌性腹泻常继发于抗生素治疗后,常见者是白念珠菌。将标本接种于含抗生素的沙氏琼脂及血琼脂平板上,于室温或 35℃ 孵育 24~48h,根据菌落及涂片革兰染色所见结果决定鉴定方法。

10. 菌群失调及菌交替症 患有菌群失调及菌交替症的病人,粪便中的致病菌并非固定一种或两种,常为正常菌群的比例失调。因此,粪便培养需选用多种培养基。应选择的培养基包括强选择和弱选择性肠道菌培养基、需氧及厌氧血琼脂平板、甘露醇食盐琼脂平板、Camp-BAP 血琼脂、沙氏琼脂等。将粪便接种于上述各种培养基后,分别孵育 22℃、35℃、42℃,需氧、微需氧及厌氧环境中,生长后按各类细菌分别进行鉴定,并观察其数量变化。报告方式为"检出××菌××%;××菌××%……"

11. 细菌检验程序 见图 60-6。

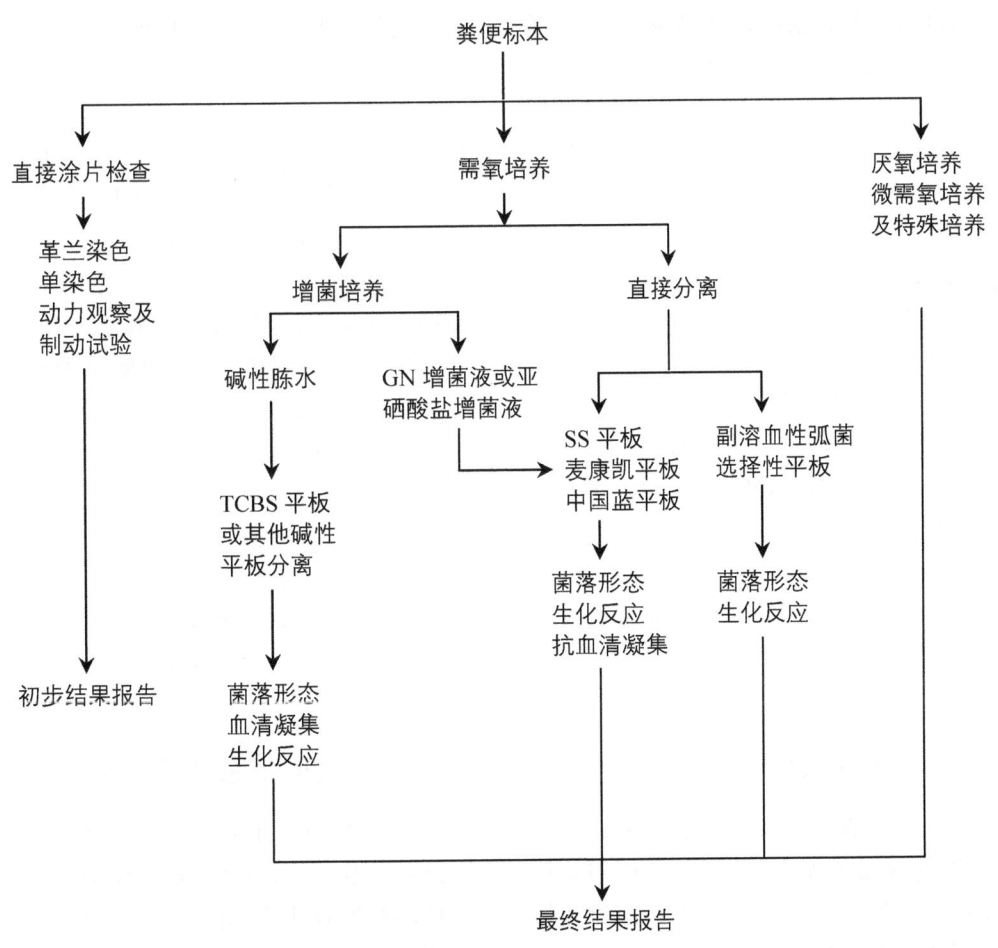

图 60-6 粪便标本的细菌学检验程序

第七节 生殖道标本

正常的内生殖器应是无菌的,但外生殖器,尤其是接触体表的部分,如男性的尿道口,女性的阴道,可有多种细菌,如葡萄球菌、链球菌、类白喉棒状杆菌、大肠埃希菌、变形杆菌、双歧杆菌及耻垢分枝杆菌等。

一、标本中常见的病原体

生殖道标本中常见的病原体见表60-16。

表60-16 生殖道标本中常见的病原体

	革兰阳性细菌	革兰阴性细菌	其他
球菌	葡萄球菌、肠球菌、化脓性链球菌、厌氧链球菌	淋病奈瑟菌	支原体、衣原体、螺旋体
杆菌	结核分枝杆菌	大肠埃希菌、类杆菌、变形杆菌、铜绿假单胞菌、杜克嗜血杆菌	

二、标本的采集和运送

1. 分泌物　用无菌生理盐水清洗尿道口,用无菌棉签清理自然溢出的脓液,然后从阴茎的腹面向龟头方向按摩,使脓液流出,另取一支无菌棉签采取脓液标本,置无菌试管中。采集前列腺液时,从肛门用手指按摩前列腺,使前列腺液流出,收集于无菌试管中。

2. 女性生殖道标本的采集　应使用窥阴器在明示下操作,用长的无菌棉签采集阴道后穹隆分泌物;或先用棉签擦去宫颈口及其周围的分泌物,另取一支棉签伸入宫颈内1~2cm,缓缓转动数次后取出。盆腔脓肿者,应消毒阴道后,进行后穹隆穿刺,由直肠子宫凹陷处抽取标本。子宫腔分泌物需要用无菌导管外包保护套的双重套管,伸入子宫后戳穿外套后抽取。

3. 怀疑梅毒的患者　从外生殖器的硬下疳处先以无菌生理盐水清理创面,再从溃疡底部挤出少许组织液,用清洁玻片直接蘸取,加盖玻片后送检。

三、标本的接种和培养

1. 涂片检查　一般细菌及淋病奈瑟菌涂片检查,进行革兰染色;梅毒螺旋体涂片检查,应用暗视野显微镜法或镀银染色镜检;杜克嗜血杆菌涂片检查,取分泌物涂片,进行革兰染色镜检。

2. 培养检查　普通细菌培养鉴定:将标本接种于血液琼脂平板做划线分离,根据菌落特征和细菌形态及菌群情况进行进一步鉴定。淋病奈瑟菌的分离培养鉴定:标本立即接种于淋病奈瑟菌培养基或巧克力琼脂平板上,3%~7% CO_2。溶脲脲原体分离培养鉴定:将标本接种在溶脲脲原体培养基中,置5% CO_2 温箱37℃孵育24~48h。衣原体分离培养鉴定:将标本拭子放入试管内,洗脱于运送培养基中猛烈振荡,使感染细胞破碎,释放出衣原体,立即接种或置-70℃冰箱保存(接种时在37℃水浴中迅速融化)。制备单层McCoy细胞管:McCoy细胞在组织培养瓶中生成致密单层,加入0.25%胰酶消化,并加入细胞生长液配成约含 1×10^5 细胞/ml的细胞悬液,细胞培养小瓶瓶底预先置一约 $12\times12mm^2$ 的盖玻片,加入细胞悬液,在5% CO_2 温箱中35℃孵育24~48h,使细胞在盖玻片上形成单层。接种标本:每管加入1ml细胞生长液及0.2ml标本悬液,2 000r/min离心1h。然后,置5% CO_2 温箱中35℃孵育24~72h。取出盖玻片,用PBS洗2~3次,冷风吹干,甲醇固定,吉姆萨染色或碘染色(包涵体呈棕褐色)或免疫荧光法检测包涵体,观察结果。

四、细菌学检验和报告

1. 分泌物涂片革兰染色　油镜观察一般细菌和淋病奈瑟菌,若发现在脓细胞内外有典型的革兰阴性的肾形双球菌,可报告:"查见细胞内(外)革兰阴性双球菌,疑似淋病奈瑟菌"。找到形态十分细小的革兰阴性杆菌,有时两极浓染,散在或成丛,可报告:"查见革兰阴性杆菌,形似杜克嗜血杆菌"。

检查梅毒螺旋体,需用暗视野显微镜或镀银染色法检查;若检查沙眼衣原体用吉姆萨染色检查包涵体(见第56章)。

2. 培养 普通细菌培养后,按相关章节要求进行鉴定。淋病奈瑟菌培养经35℃孵育24~48h,取可疑菌落涂片,革兰染色镜检,并做氧化酶试验、糖(葡萄糖、麦芽糖、蔗糖)发酵试验以鉴定报告:"检出淋病奈瑟菌"或"未检出淋病奈瑟菌"。

3. 阴道加特纳菌 此菌若发现于"不需作厌氧培养的检体"培养物中,则不用做生化试验去确定它的存在,仅需报告为"革兰阴性,类似阴道加特纳菌"。

4. 溶脲脲原体 经24~48h,若溶脲脲原体培养基培养液若清亮且呈紫红色,进一步鉴定溶脲脲原体。

(1)取此培养液0.05ml接种于溶脲脲原体固体培养基上,置5% CO_2 温箱37℃孵育24~48h,于低倍镜下观察,如发现"油煎蛋"样菌落为阳性。

(2)将溶脲脲原体阳性培养物接种于A7B鉴定培养基,在5% CO_2 温箱孵育24~48h,溶脲脲原体产生较小深棕色黄色菌落,其他支原体产生微琥珀色菌落且比溶脲脲原体菌落大。根据以上阳性结果,报告"检出溶脲脲原体";如孵育72h仍无菌落生长,报告"未检出溶脲脲原体",必要时可用PCR法鉴定或用代谢抑制试验(MIT)鉴定型别。

5. 细菌检验程序 见图60-7。

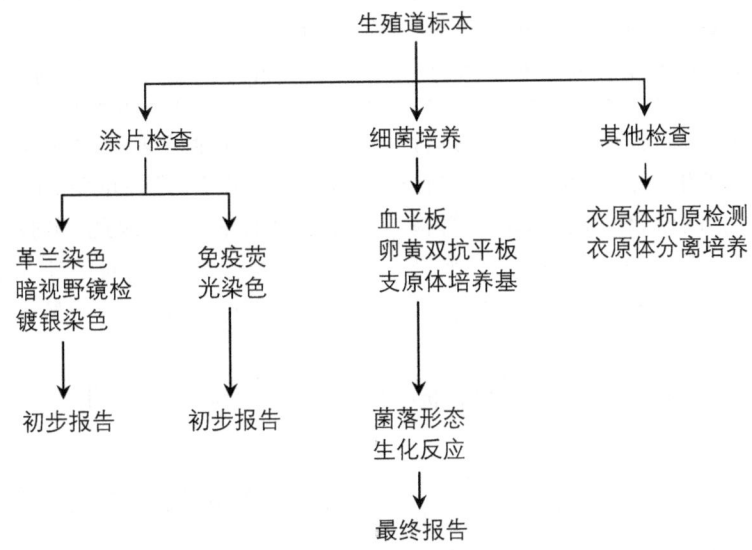

图60-7 生殖道标本的细菌学检验程序

(褚云卓)

参考文献

尚红.2014.王毓三申子瑜全国临床检验操作规程.3版.北京:人民卫生出版社.

王辉.2014.临床微生物学检验.北京:人民卫生出版社.

Patrick RM,Ellen JB,James HJ,et al.2003. Manual of Clinical Microbiology.8th Edition Washington DC,ASM Press.

第 61 章

临床微生物学实验室管理、生物安全及质量保证

> **大　纲**
> **了解**　临床微生物实验室的设施设备要求；**熟悉**微生物实验室的质量管理和信息管理；生物安全的概念；二级生物安全实验室安全防护设备和防护技术。
> **熟悉**　生物安全的防护水平分级和要求；微生物检验室内质量控制程序和内容。

临床微生物实验室应当建立健全并严格执行各项规章制度，严格遵守相关技术操作规范和标准，保证临床检验质量。同时，作为病原微生物检验的特定场所，实验室设施设备、防护措施必须符合生物安全要求，严格遵守生物安全的各项规定，完善生物安全管理制度和操作程序。在微生物学检验的过程中，定性试验、手工操作、主观判断仍是常见的工作方式，因此，实验室应该依据国家规定和自身特点建立全面的质量管理体系，包括分析前、分析中和分析后的质量管理。

第一节　临床微生物学实验室管理

临床微生物实验室是对病原微生物进行分离、培养和鉴定等工作的场所。为满足临床需要，微生物实验室当保证具备与其临床检验工作相适应的专业技术人员、场所、设施、设备等条件，应当有专(兼)职人员负责临床检验质量管理和临床实验室安全管理。

一、临床微生物学实验室的管理要求

1. 微生物学实验室建设应经相关主管部门审批或备案，符合生物安全及环境保护等规定。

2. 实验室所在单位应成立生物安全委员会，每个实验室应有专人负责生物安全管理工作，建立完善的生物安全管理体系文件和管理制度。

3. 建立健全并严格执行各项规章制度，严格遵守相关技术操作规范和标准，保证临床检验质量。

4. 临床微生物实验室应当承当医院感染的监测和预防控制工作，严格执行消毒灭菌制度，并加强对病原微生物菌(毒)种和样本的管理。

二、临床微生物学实验室的设施设备要求

临床微生物学实验室作为针对病原微生物检测分析的特定场所，总体设计应遵循安全、舒适、高效的原则。实验室所用设施、设备和材料(含防护屏障)均应符合国家相关的标准和要求。建设设计应以生物安全为核心，以确保实验室人员和实验室周围环境的安全为目的，同时还要满足实验对象(样本)对环境的要求。

1. **实验室设计要求**　临床微生物学实验室设计应符合以下基本要求：第一，临床微生物实验室的设施和布局一般要求符合"生物安全 2 级"标准，部分从事特殊病原微生物的实验室内应达到"生物安全 3 级"标准。第二，设计要考虑尽可能减少微生物对实验室内部及外部环境的污染。第三，实验室应有足够空间放置仪器设备。实验室建筑面积(包括实验用房、辅助用房)应与其职能要求相适应。在主实验室设置清洁区、半污染区和污染区。实验室应与办公室分开，具有与检验样品要求相适

应的专用或兼用的采样间。入口处贴有醒目的生物危险标志。

2. 实验室设施要求　实验室应该具备足够适合工作人员操作的台面,有足够的水槽供染色、废物处理和洗手等所用。实验室须安装能自动关闭带锁的门,门上有可视窗,有防节肢动物的设施,有火灾、停电报警设备。要求保持良好的自然通风,必要时应配备通风设备,窗上应有防虫纱窗。应依据生物安全要求和自身条件配备必要的生物安全设施和个人防护设备。实验室应有稳定可靠的电力供应,最好有双路供电或有备用电源,保证生物安全柜、培养箱、冰箱等重要设备的电源。有应急照明系统和在黑暗中能辨别方向的发光疏散指示标识。

3. 实验室设备要求　微生物学实验室的设备主要有实验检测设备、生物安全防护设备和个人防护装备3大类。实验设备包括温箱、显微镜、冰箱、CO_2培养设备、pH计、厌氧培养设备、离心机、接种器具、火焰灯、各种玻璃器皿及各种实验仪器。实验仪器的种类、数量、各种参数,应能满足所承担的检验、复核、仲裁等的要求,有必要的备品、备件和附件。仪器应有专人管理,定期校验检定,对不合格、待修、待检的仪器,要有明显的状态标志,并应及时进行相应的处理。实验室主要安全防护设备包括生物安全柜、高压灭菌器、负压通风柜及消毒喷雾装置。个人防护装备有手套、口罩、帽子、防护服、防护眼罩、高筒胶靴及防护面罩等。

4. 准入制度　非实验室人员和物品不得进入。实验室内不得进食和饮水,或者进行其他与实验无关的活动。实验室所从事的项目应与申报的内容相符并与生物安全等级一致。实验室工作人员、外来合作者、进修和学习人员在进入实验室及其岗位之前必须经过实验室负责人的批准。

三、临床微生物学实验室的管理制度

为保证实验室工作的有序进行,必须制订一系列的实验室管理制度,主要包括下列内容:①实验室工作制度。②实验室安全制度。③样本的接收、检验、留样制度。④科研工作管理制度。⑤标本管理与使用制度。⑥差错事故管理制度。⑦技术人员培训进修制度。⑧计算机管理制度。⑨实验室内务管理制度。⑩生物安全管理制度包括工作人员安全防护制度、实验室安全防护制度、菌毒株保管制度、尖锐器具安全使用制度、废弃物处理制度、安全事故应急处理预案等。

四、微生物检验的质量管理和措施

微生物实验室应当建立健全并严格执行各项规章制度,严格遵守相关技术操作规范和标准,保证临床检验质量。同时,质量保证体系中应有明确的分级责任制度,以确保检验的工作质量,保证检验、复核、科研结果等各项报告的准确、可靠。设立质量保证监督检查员。质保督查工作应制订年度计划,定期或不定期检查有关部门各项质量保证制度的执行情况,写出检查记录,包括日期、目的、内容,执行情况,建议和意见,检查者姓名等。发现重大问题及时报告。

1. 临床实验室文件管理体系　至少应包括规章制度、程序文件及仪器、项目标准操作规程和相关记录等3个层次。其中临床实验室的规章制度至少应包括以下方面:①人员管理制度包括各级各类人员的岗位职责、专业技术人员的继续教育以及定期考核制度等;②实验室的环境、设施、安全及感染管理制度;③标本的采集、运输、接收及保管制度;④仪器、设备的采购、验收、使用、维修、保养、校准制度;⑤检验试剂、检验用品的采购、验收、保管、领用及消耗制度。为提高检验工作质量,确保检验数据的可靠性,应制订各项检验项目和仪器的标准操作规程(SOP)。SOP内容应明确、详细。SOP的制定和修订,应按规定的程序进行,经实验室主任批准后实施,应保存原始制定和修订记录并存档。

2. 室内质量控制和室间质量控制　实验室要获得可靠的测定结果,需要建立一个全面的质量管理体系。在全面质量管理体系中,实验室内部质量控制和室间质量控制是两个重要的环节。它控制着从样本接收到获得测定结果并对结果进行分析的整个测定过程,是保证高质量操作的必要措施,所有临床微生物室向患者提供测定报告的检验项目,都应开展室内质量控制和室间质量控制。

3. 人员管理　实验室专业技术人员应当具有相应的专业学历,取得临床检验专业技术职务任职资格。实验室工作人员必须经过专业技术培训和岗位考核,经核准后上岗操作。非专业技术人员、无专业技术职称者不得从事检验的技术工作。在独立进行工作前还需在中高级实验室技术人员指导下进行上岗培训,达到合格标准,方可开始工作。

实验室应制订技术人员培养和业务进修计划,通过多渠道、多形式对各级技术人员培训和考核,注重点对业务技术骨干和学科带头人的培养。另外,实验室的工作人员必须被告知实验室工作的潜在危险并接受实验室安全教育,自愿从事实验室工作。实验室的工作人员必须遵守实验室的所有制度、规定和操作规程。实验室的工作人员在开始工作前必须留本底血清进行有关的检测,以后定期复检。如有疫苗必须进行免疫注射。

4. 检验记录与检验报告书　检验记录是出具检验报告书的原始依据。为保证微生物检验工作的科学性和规范化,检验原始记录最好用蓝黑墨水或碳素笔书写,做到记录原始、数据真实、字迹清晰、资料完整。原始检验记录应按页编号,按规定归档保存。检验报告应长期保存。检验人员应本着严肃负责、实事求是的态度认真书写检验卡、检验报告书,做到数据完整、字迹清晰、用语规范、结论明确。检验报告书应按统一的规范格式书写打印。

五、临床微生物实验室生物安全管理

临床微生物实验室应遵照国家颁布的实验室生物安全管理相关法规,根据自身特点,制定本实验室生物安全管理制度,并予以落实。我国现行的关于实验室生物安全管理规范主要有中国实验室国家认可委员会制定的 CNAL/AC30:2005《实验室生物安全认可准则》和中华人民共和国国务院发布的《病原微生物实验室生物安全管理条例》。实验室生物安全管理应做到:①实验室应制定标准化的操作程序和生物安全手册,实验室人员应经常接受有关生物安全知识的教育和培训。②实验室应具备必要的安全设施,如生物安全柜(BSC)、密闭容器和其他机械设备及个人防护物品,如手套、面罩和防护眼镜等。③实验室建筑布局应考虑病原微生物传播的危险性,防止感染性物质内部污染或泄漏造成周边环境污染。

六、微生物实验室信息管理

随着信息技术的不断发展,计算机科学日渐成熟,它已进入社会的各个领域,并发挥着重要的作用。实验室管理信息正在进入自动化、网络化时代。临床微生物实验室的主要任务是为临床提供快速、准确的病原学诊断,与临床保持密切联系,进行高效的信息交流,为保证实验结果的可靠性和及时性,有力促进临床诊疗水平提高,控制院内感染、防止感染蔓延和耐药性传播具有重要意义。

1. 检测前的信息交流　检测前实验室与临床的信息交流主要是为了保证送检标本的可靠性。建立标本接收制度,明确标本要求和拒收标准,并应以简洁明了的书面形式告知临床有关标本的留取、运送规则和注意事项。同时,临床送检单必须标明病人基本资料、初步诊断、留取部位、标本类型、检测项目、送检时间等重要信息,有特殊要求时必须注明,如需要直接涂片紧急报告等。实验室发现标本存在问题或不符合检验要求的,应及时通知临床。

2. 检测结果报告、解释和咨询　临床微生物检测结果报告包括直接报告和分段报告。直接报告用于一些可以较快地直接得出的结果,如抗原试验、核酸探针试验、阴性培养、某些显微镜检查法等。分段报告,例如阳性血培养应先初步报告革兰染色所见,后再报告鉴定和抗生素敏感试验结果。动态报告的目的是为了帮助临床提高诊断速度,赢得治疗时机。同时,为帮助临床采取正确的诊治措施,实验室在报告结果时可以给出解释性评论。例如:洁尿培养检出多种细菌,可以做"疑为污染"注解;检出产超广谱酶(ESBLs)菌株可以提示"头孢菌素耐药";检出耐甲氧西林金黄色葡萄球菌(MRSA),可以提示"β-内酰胺抗生素耐药"等。另外,临床微生物实验室应为临床提供实验结果的咨询服务;被动咨询是指临床医生对实验结果的解释请求帮助时,实验室主任和主管应作出的解答,提供建议;主动咨询要求实验室主任或主管参与临床讨论和会诊,并提出建议,给予帮助。

3. 临床微生物实验室信息系统　建立临床微生物实验室信息系统,是提高临床微生物实验室管理的最有效措施,也是临床微生物实验室发展的必由之路。有条件的实验室应建立信息化管理系统。临床微生物实验室信息系统应具有以下基本功能。

(1)信息系统涵盖整个检验流程,如①申请→②收费→③采样→④核收→⑤质控→⑥检测前处理→⑦检测过程→⑧检测后处理→⑨审核→⑩查询等。

(2)实验室和临床能实现数据共享,必要时可以向卫生主管部门、疾病控制机构传递数据。

(3)强大的数据处理能力,能提供累计、定期总结报告。

(4)好的操作界面,易于使用者掌握。

(5)性能稳定,安全、保密性能好,维护和维修方便。

第二节 临床微生物实验室生物安全

实验室生物安全(laboratory biosafety)是指在从事病原微生物实验活动的实验室中为避免病原微生物对工作人员、相关人员,公众的危害及对环境的污染,保证试验研究的科学性或保护被试验因子免受污染,而采取包括建立规范的管理体系,配备必要的物理,生物防护设施和设备,建立规范的微生物操作技术和方法等综合措施。

一、生物安全水平和要求

(一)生物安全危害程度分类

我国根据病原微生物危害等级将各种病原微生物分为四类:

第一类:能够引起人类或者动物非常严重疾病的微生物以及我国尚未发现或者已经宣布消灭的微生物。

第二类:能够引起人类或者动物严重疾病,比较容易直接或者间接在人与人、动物与人、动物与动物间传播的微生物。

第三类:能够引起人类或者动物疾病,但一般情况下对人、动物或者环境不构成严重危害,传播风险有限,实验室感染后很少引起严重疾病,并且具备有效治疗和预防措施的微生物。

第四类:在通常情况下不会引起人类或者动物疾病的微生物。

(二)生物安全的防护水平分级和要求

目前我国根据所操作的生物因子的危害程度和采取的防护措施,将生物安全实验室的防护水平(biosafety level,BSL)分为4级,Ⅰ级防护水平最低,Ⅳ级防护水平最高。以 BSL-1、BSL-2、BSL-3、BSL-4 表示实验室的相应生物安全防护水平。实验室所用设施、设备和材料(含防护屏障)均应符合国家相关的标准和要求。

BSL-1 为最低级别,依据标准的实验室程序可以进行开放操作。针对的微生物危害极少,对成人不会造成感染,如棒状杆菌等。也包括一些可能对幼儿、老年人或免疫缺陷患者造成感染的条件致病菌。

BSL-2 一般用于具有中等危险性,能引起人类不同程度感染的病原体,如沙门菌属、HBV 等。这些病原微生物可能通过不慎吞食以及皮肤、黏膜破损而发生感染。在具有一级屏障,如穿戴面罩、隔离衣和手套等防护下,可以在开放的实验台上进行标准化的操作。实验室应具备生物安全柜和密封的离心管,以防止泄漏和气溶胶产生。

BSL-3 用于具有明显危害的,可以通过空气传播的病原微生物,如结核分枝杆菌、伯氏立克次体等。BSL-3 对一级和二级安全设施具有严格要求,包括对设计的特殊规定,如需要具备合适的空气净化系统。所有 BSL-3 的微生物均须在生物安全柜内操作。

BSL-4 用于能引起人类致死性感染,可能通过空气传播或者目前尚无疫苗等有效治疗方法的病原微生物,如出血热病毒等。须在Ⅲ级生物柜内或全身穿戴特制的正压防护服进行操作。BSL-4 实验室须与其他实验室隔离,独立设置,并具备特殊的空气和废物处理系统。

临床微生物实验室一般要求达到 BSL-2 标准。根据《实验室生物安全认可准则》,各级生物安全实验室应具备和满足以下防护设施的条件和要求。

1. **BSL-1 实验室**

(1)无须特殊选址,普通建筑物即可,但应有防止节肢动物和啮齿动物进入的设计。

(2)每个实验室应设洗手池,宜设置在近出口处。

(3)在实验室门口处应设挂衣装置,个人便装与实验室工作服分开设置。

(4)实验室的墙壁、天花板和地面应平整,易清洁,不渗水,耐化学品和消毒剂的腐蚀。地面应防滑,不得铺设地毯。

(5)实验台面应防水,耐腐蚀、耐热。

(6)实验室中的橱柜和实验台应牢固。橱柜、实验台彼此之间应保持一定距离,以便于清洁。

(7)实验室如有可开启的窗户,应设置纱窗。

(8)实验室内应保证工作照明,避免不必要的反光和强光。

(9)应有适当的消毒设备。

2. **BSL-2 实验室**

(1)满足 BSL-1 实验室要求。

(2)实验室门应带锁并可自动关闭。实验室的门应有可视窗。

(3)应有足够的存储空间摆放物品以方便使用。在实验室工作区域外还应当有供长期使用的存储空间。

(4)在实验室内应使用专门的工作服,应戴乳胶手套。

(5)在实验室工作区域外应有存放个人衣物的条件。

(6)在实验室所在的建筑物内应配备高压蒸汽灭菌器,并按期检查和验证,以保证符合要求。

(7)应在实验室内配备生物安全柜。

(8)应设洗眼设施,必要时应有喷淋装置。

(9)应通风,如使用窗户自然通风,应有防虫纱窗。

(10)有稳定可靠的电力供应和应急照明,必要时,应设置重要设备如培养箱、生物安全柜、冰箱等设备用电源。

(11)实验室出口应有在黑暗中可明确辨认的标识。

3. BSL-3实验室　应在建筑物中自成隔离区(如出入控制)或为独立建筑物。

(1)布局:①由清洁区、半污染区和污染区组成。污染区和半污染区之间设缓冲间。必要时,半污染区和清洁区之间也应设缓冲间。②在半污染区应设供紧急撤离使用的安全门。③在污染区与半污染区之间,半污染区和清洁区之间设置传递窗。传递窗双门不能同时处于开启状态,传递窗内应设物理消毒装置。

(2)围护结构:①实验室围护结构内表面光滑、耐腐蚀、防水,以易于消毒清洁;所有缝隙应密封,防震、防火。②围护结构外围墙体应有适当的抗震和防火能力。③天花板、地板、墙间的交角均为圆弧形且密闭。④地面应防渗漏、无结缝、光洁、防滑。⑤实验室内所有的门应可自动关闭,实验室出口应有在黑暗中可明确辨认的标识。⑥外围结构不应有窗户;内设窗户应防破碎、防漏气及安全。⑦所有出入口处应采用防止节肢动物和啮齿动物进入的设计。

(3)送排风系统:①应安装独立的送排风系统以控制实验室气流方向和压力梯度。应确保实验室时气流由清洁区流向污染区,同时确保实验室空气只能通过高效过滤后经专用排风管道排出。②送风口和排风口的布置应该是对面分布,上送下排,应使污染区和半污染区内的气流死角和涡流降至最小程度。③送排风系统应为直排式,不得采用回风系统。④由生物安全柜排出的经内部高效过滤的空气可通过系统的排风管直接排出。应确保生物安全柜与排风系统的压力平衡。⑤实验室的送风应经初、中、高三级过滤,保证污染区的静态洁净度达到7~8级。⑥实验室的排风应经高效过滤后向空中排放。外部排风口应远离送风口并设置在主导风的下风向,应至少高出所在建筑2m,应有防雨、防鼠、防虫设计,但不应影响气体直接向上空排放。⑦高效空气过滤器应安装在送风管道的末端和排风管道的前端。⑧通风系统、高效空气过滤器的安装应牢固,符合气密性要求。高效过滤器在更换前应消毒或采用可在气密带袋中进行更换的过滤器,更换后应立即进行消毒或焚烧。每台高效过滤器安装、更换、维护都应按照经确认的方法进行检测,每年至少进行一次检测以确保其性能。⑨在送风和排风总管处应安装气密型密闭阀,不要时可完全关闭以进行室内化学熏蒸消毒。⑩安装风机和生物安全柜启动自动连锁装置,确保实验室内不出现正压和确保生物安全柜内气流不倒流。排风机一备一用。⑪在污染区和半污染区内不应另外安装分体空调、暖气和电风扇等。

(4)环境参数:①相对室外大气压,污染区为-40Pa(名义值),并与生物安全柜等装置内气压保持安全合理压差。保持定向气流并保持各区之间气压差均匀。②实验室内的温度、湿度符合工作要求且适合于人员工作。③实验室的人工照明应符合工作要求。④实验室内噪声水平应符合国家相关标准。

(5)特殊设备装置:①应有符合安全和工作要求的Ⅱ级和Ⅲ级生物安全柜,其安装位置应离开污染区入口和频繁走动区域。②低温高速离心机或其他可能产生气溶胶的设备,应置于负压罩或其他排风装置(通风橱、排气罩等)之中,应将其可能产生的气溶胶经高效过滤后排出。③污染区内应设置不排蒸汽的高压蒸汽灭菌器或其他消毒装置。④应在实验室入口处的显著位置设置带报警功能的室内压力显示装置,显示污染区、半污染区的负压状况。当负压值偏离控制区间时应通过声、光等手段向实验室内外的人员发出警报。还应设置高效过滤器气流阻力的显示。⑤应有备用电源以确保实验室工作期间有不间断的电力供应。⑥应在污染区和半污染区出口处设洗手装置。洗手装置的供水应为非手动开关。供水管应安装防回流装置。不得在实验室内设地漏。下水道应与建筑物的下水管线完全隔离,且有明显标识。下水应直接通往独立的液体消毒系统集中收集,经有效消毒后处置。

4.BSL-4 实验室 根据使用的生物安全柜的类型和穿着防护服的不同,可以分为安全柜型、正压服型和混合型实验室。

(1)安全柜型 BSL-4 实验室:实验室应建造在独立建筑物内或建筑物中独立的完全隔离区域内,该建筑物应远离城区。由清洁、半污染区和安放有Ⅲ级生物安全柜的污染区组成。清洁区包括外更衣室、淋浴室和内更衣室。相邻区由缓冲间连接。应在半污染区和清洁区墙上,半污染区和污染区墙上设置不排蒸汽的双扉高压灭菌器和浸泡消毒渡槽或熏蒸消毒室或带有消毒装置的通风互锁传递窗,以便传递和消毒不能从更衣室携带进出的材料、物品和器材。污染区和半污染区墙上设置不排蒸汽的双扉高压灭菌器应与Ⅲ级生物安全柜直接相连。半污染区应设紧急出口,紧急出口通道应设置缓冲间和紧急消毒处理室。应有符合安全和工作要求的Ⅲ级生物安全柜。

(2)正压服型 BSL-4 实验室:由 BSL-4 级实验设施、Ⅱ级生物安全柜和具有生命支持供气系统的正压防护服组成。清洁区、半污染区和安放有Ⅱ级生物安全柜的污染区组成,相邻区由缓冲间连接。清洁区包括外更衣室、淋浴室、内更衣室(可兼缓冲间),污染区、半污染区之间的缓冲间应设化学淋浴装置,工作人员离开实验室时,经化学淋浴对正压防护服表面进行消毒。应使用 E 级外排风型生物安全柜。进入污染区的工作人员应穿着正压防护服。生命支持系统包括提供超量清洁呼吸气体的正压供气装置,报警器和紧急支援气罐。工作服内气压相对周围环境应为持续正压,并符合要求。生命支持系统应有自动启动的紧急电源供应。

(3)混合型 BSL-4 实验室:在本级实验设施基础上,同时使用4级生物安全柜和具有生命支持供气系统(正压防护服)。

二、生物安全保障

要确保生物安全实验室的安全,既要有硬件设施和安全防护装备等硬件条件,同时还需要对实验人员进行必要的安全和专业培训及做好自身的防护,更重要的是必须有一套完善的安全管理制度和操作程序才能保证实验室的生物安全。生物安全防护应遵循的3个原则是配备安全防护设备,使用个体防护装置和措施(一级防护),对实验室的特殊设计和建设要求(二级防护)及严格的管理制度和标准化的操作程序和规程等。

实验室生物安全防护是一个综合性、系统性的过程,需要通过综合性措施来保障。既要求有硬件设施条件的保证,又要求通过管理来确保。生物安全防护的重点是保护实验人员和周围环境。

因此,生物安全实验室安全防护应从以下几方面进行规范和要求。

(一)生物安全实验室防护的基本要求

1. 二级生物安全实验室建设的防护要求 生物安全实验室安全防护的基本要求,要委托具有生物安全实验室设计资质的设计单位,进行科学合理的设计,并由具有生物安全实验室建设经验的单位承建。在平面布局上可通过分区物理隔离措施,将实验污染区和其他清洁区进行隔离,还有就是通过气流组织的方式,使实验室形成单向气流(负压梯度),即空气气流由清洁区向污染区方向流动,达到抑制感染性因子外泄的目的。

2. 二级生物安全实验室的设备要求 各种设备是实验室检测工作的基础条件,生物安全实验室中设备不同于一般实验室,要求较高,尤其是安全防护设备对保证实验室生物安全十分重要。因此,一般要求在配备与实验室检测工作所需的基本设备时要采用国际知名品牌,质量稳定,性能优良的产品,并且要求供应商提供相关的检测报告等其他相关的资质证明性资料。

3. 二级生物安全实验室的人员要求 对于从事生物安全实验室工作的人员要求有过硬的专业技术水平,娴熟的专业操作技能,还要求检测人员定期接受生物安全知识和防护技能的培训及专业技术的培训,并经考核合格后持证上岗等。

4. 二级生物安全实验室的管理要求 首先生物安全实验室建设应经相关主管部门审批或备案,符合生物安全及环境保护等规定。成立生物安全委员会,每个实验室应有专人负责生物安全管理工作。建立完善的生物安全管理体系文件和管理制度。落实各项管理规定,加强日常管理与监督。

5. 生物安全实验室实验人员的免疫预防要求 对于从事病原微生物实验室检测相关工作的实验人员,应根据接触的病原微生物的种类和危害等级,进行免疫预防接种或预防性服药,这是最为经济和有效的安全保护措施。特别是一些通过呼吸道传播的疾病,更应注意采取免疫预防接种或预防性服药等措施对实验室人员进行保护。

6. 生物安全实验室实验人员的健康监护要求

对从事病原微生物检测与研究的实验室人员应进行健康检测,定期进行体检,实验室人员一旦出现与所从事的病原微生物相关或疑似的体征时,应立即到指定的医疗机构进行诊视。

7. 生物安全实验室实验人员的岗位培训要求

对从事病原微生物实验室工作的各类人员上岗前,应进行系统的岗位培训。对实验人员的培训工作应每年进行一次,经考核合格后发给上岗证。特别要注意对实验人员的新技术和新知识的培训。

8. 实验废弃物或废水的处理要求 实验废弃物或废水的处理原则:一是所有实验室废弃物应经过消毒灭菌后才能带出实验室;二是实验室中污染或可能污染的废弃物均应当作被污染的来看待;三是用于实验室消毒灭菌的方法和消毒剂、消毒程序均应经过验证证明是有效可靠的。

(二)二级生物安全实验室安全防护设备

二级生物安全实验室中的生物安全防护设备主要有生物安全柜、负压罩(带高效过滤系统)等。消毒灭菌设备主要用于实验室空间的气体消毒和实验废弃物和污染物的无害化处理等,主要有高压灭菌系统,消毒喷雾装置等。个人防护装备的正确使用是防止实验人员感染最为关键和重要的措施和手段,所以,个人防护用品的选择和正确使用显得十分重要。用于生物安全实验室个人安全防护的装备和用品种类较多,型号也多种多样,但按照不同身体部位的防护用品大致有口罩、防护面罩、帽子、防护服、手套、眼罩、鞋套、胶靴及呼吸器等几类。

三、生物安全技术

二级生物安全实验室(BSL-2)是从事生物安全危害程度三、四类及部分第一、二类的病原微生物相关的实验活动的场所。按照国家发布的《人间传染的病原微生物名录》的分类规定,所有的实验活动及相关的标本的处理都有明确的规定。因此,BSL-2实验室必须有良好的操作技术规程才能保证其正常的运行,同时在BSL-2实验室使用的仪器设备应建立操作规程,相关的实验方法等都应该在建立标准操作规程的基础上,开展各项实验活动,防止病原微生物引起的实验室感染及疾病的传播。

BSL-2实验室按照国家有关的建筑技术要求及实验室必配设备要求,这些设施、设备和装备构成了生物安全实验室的硬件环境,但是光有这些设施、设备和装备还不足以保证实验室的生物安全,作为实验室活动主体的操作者必须履行良好的行为规范才能从最大限度上保证实验室的生物安全。良好的生物安全实验室技术规范要满足保护操作者和实验室环境的要求,必要时还要考虑对操作对象的保护。正确的生物安全意识来自于长期的训练及知识和经验的积累。无论何人,从事实验室活动都应遵循下列基本原则:①所有操作人员必须经过培训,通过考核,获得上岗证书。②在开始相关工作之前,应对所从事的病原微生物和其他危险物质及其相关操作进行危害评估。根据国家对于各种微生物操作的危害等级划分和防护要求及危险评估的结果,制定全面、细致的标准操作规程和程序文件,对于关键的危险步骤设计出可行的预防措施。③熟悉二级生物安全实验室运行的一般规则,掌握各种仪器、设备、装备的操作步骤和要点,进行正确的操作和使用。④掌握各种感染性物质和其他危险物质操作的一般准则和技术要点。BSL-2实验室生物安全技术规范包括以下几点。

1. 处理、检验和处置生物源性材料的规定和程序应利用良好微生物行为标准。

2. 如果样本在收到时有损坏或泄漏,应由穿着个人防护装备的受过培训的人员开启样本以防止漏出或产生气溶胶。应在生物安全柜内开启此类容器。如果污染过量或认为样本有不可接受的损坏,则应将样本安全地废弃而勿开启。

3. 禁止口吸移液,应使用助吸器具。

4. 禁止用手对任何利器剪、弯、折断,重新戴套或从注射器上移去针头。安全工作行为应尽可能减少使用利器和尽量使用替代品。包括针头、玻璃,一次性手术刀在内的利器应在使用后立即放在耐扎容器中。尖利物容器应在内容物达到2/3前置换。

5. 所有样本,培养物和废弃物应被假定含有传染性生物因子,应以安全方式处理和处置。所有有潜在传染性或毒性的质量控制和参考物质在存放、处理和使用时应按未知风险的样本对待。

6. 操作样本,血清或培养物的全过程应穿戴适当的且符合风险级别的个人防护装备。

7. 操作实验动物应穿戴耐抓咬,防水个人防护服和手套;应戴适当的面部、眼部防护装置,必要时增加呼吸防护;应在生物安全柜内操作。

8. 摘除手套后一定要彻底洗手。

9. 应最好采用电子灼烧灭菌装置对微生物接种环灭菌。

10. 样本只应在有盖安全罩内离心。所有进行涡流搅拌的样本应置于有盖容器内。

11. 在能产生气溶胶的大型分析设备上应使用局部通风防护,在操作小型仪器时使用定制的排气罩。在可能出现有害气体和生物源性气溶胶的地方应采取局部排风措施。

12. 有害气溶胶不得直接排放。

13. 对于新安装的生物安全柜和安全罩及其高效过滤器的安装与更换,应由有资格的人员进行,安装或更换后应按照经确认的方法进行现场生物和物理的检测,并每年进行验证。

14. 实验室应时常监测生物安全柜以确保其设计性能能够符合相关要求。应保存检查记录和任何功能性测试结果。在安全柜上应有作为检查证明的标记。

15. 所用生物安全柜的放置、设计和类型应符合安全工作所要求的风险防护级别。

16. 实验室工作人员在实际或可能接触了血液、体液或其他污染材料后,即使戴有手套也应立即洗手。

17. 摘除手套后,使用卫生间前后,离开实验室前,进食或吸烟前,接触每一位患者前后应例行洗手。

18. 实验室应为过敏或对某些消毒防腐剂中的特殊化合物有其他反应的工作人员提供洗手用的替代品。

19. 洗手池不得用于其他目的。在限制使用洗手池的地点,使用基于乙醇的"无水"手部清洁产品是可接受的替代方式。

第三节 临床微生物检验的质量控制

临床微生物检验是对人体的各种标本进行微生物学检查,为临床诊断和治疗提供依据。整个检验过程包括病人样品的采集、运送、处理,样品中致病微生物的分离、培养、鉴定,药物敏感试验,出具检验报告。在微生物学检验的过程中,定性试验、手工操作、主观判断是主要的工作方式,容易导致错误的结果。因此,质量保证工作必须贯穿于实验室工作的整个过程,包括分析前(标本的正确采集、运送等)、分析中(培养、分离、鉴定和药敏试验等)和分析后(结果报告、解释、临床反馈等)的质量管理。临床微生物实验室应该依据国家规定和自身特点建立质量管理体系,对实验室的一切活动进行全程监控和管理。实验室质量管理体系强调以服务对象(医生和患者等)为焦点,认真听取意见,及时收集反馈,及时发现问题,及时处理和纠正,做到质量的持续改进。

一、分析前质量保证

要想获得可靠的检验结果,首先要取得一份合格的标本,所以分析前的质量控制是保障检验结果准确性的关键。

1. 检验项目的申清。临床医师应准确把握检验项目的适用范围,标本采集时机和结果的临床意义,选择合理的检验项目和适当的标本送检。并正确书写检验申清单。

2. 标本的采集和运送。包括标本采集时间(时机)、采集方法与运送等。标本采集是否符合要求,直接影响检验质量。因此,微生物学实验室人员应向临床医师和护士讲解各种标本的采集要求和临床意义,有义务帮助和指导他们采集标本。标本的采集应遵循以下基本原则:①采集时间一般应在发病早期,应用抗生素前或下次用药前(血药浓度相对较低)。②盛装细菌培养标本必须使用密封、灭菌的容器,但容器不得使用消毒剂消毒灭菌。③标本留取完毕,尽快送至实验室,如有困难,可于冰箱保存,但也应在 2h 内送达(淋球菌、肺炎链球菌、嗜血杆菌培养则需尽快保温送达,血培养须室温保存)。④送检申请单上须提供相关临床资料,如诊断、标本类型、采集部位、检查目的等,以便实验室及时采取相应措施。⑤病人送检的标本都应按有潜在病原菌处理,在采集、包装及送检过程中都必须注意生物安全,防止污染传播和自身感染。标本装入试管或小瓶时,切勿污染其口部及外壁。容器必须盖紧和包好,防止送检过程中倒翻和碰破流出。

3. 微生物学实验室在收到标本后,核对申请单上内容和所送标本是否相符,送检的标本是否符合微生物学检验要求。如果不符,应注明理由退回。

二、分析中质量保证

分析中的质量控制是全面质量管理的重要部

分,通过采取各种措施来确保检验结果准确可靠。微生物检验的质量控制,包括室内质量控制和室间质量评价。室内质量控制是由实验室内部制定并实施的,是质量保证的核心和基础。室间质量评价是由实验室外部的组织或机构对实验室进行的质量评价。

(一)人员与组织管理

微生物实验室内应至少配有一名经严格训练并长期从事微生物检验的技术人员,全面负责实验室的工作,指导下级和新进的技术人员,进行培训和考核,并且与临床医师和护理人员经常性接触,向他们传输微生物学的新知识、新进展,随时了解微生物实验室的报告质量。

从事微生物检验的技术人员,必须经过广泛的基础训练教育,包括微生物学、医学基础临床医学知识的学习,专业化的实验技能培训。而且需要在实际工作中接受有经验的微生物学家监督下的日常严格训练。除了专业理论知识和操作技能外,特别需要的是技术人员高度的责任心和高尚的医德。

随着科学的发展,对微生物的认识也日益深入,新技术、新知识也不断涌现。为了及时更新知识,所有微生物检验的技术人员必须不断学习和接受继续教育。通过短期或长期的培训班,到设备先进、业务水平高的实验室进修,参加学术交流会,专题讨论会,及时研读近期专业期刊,都是获得新知识、新技术的有效途径。

(二)操作手册

实验室内必须要备有一本根据该实验室条件而编写的标准操作手册。包括所有检验项目操作方法与质控方法,由高年资人员编写。编写时尽可能参照国家标准、国际标准、国内外参考文献中的相应部分,使方法标准化、规范化。操作手册生成后应经科室主任批准签字,注明日期,并放置在工作场所,以便翻阅。手册中任何改变均应有科主任批准签字,注明日期。一旦科室领导更换应由现科室主任批准签字,注明日期。停止使用的操作手册副本应保留2年后再予销毁。作为临床微生物检验操作手册至少应包括以下内容:

1. 各级人员的职责和权限。
2. 标本采集和处理指南。
3. 本室开展的检验项目及最低鉴定要求。
4. 仪器操作手册。
5. 培养基和试剂的配制方法。
6. 质量控制方案。
7. 常用参考数据。
8. 实验室管理的各项规章制度(生物安全制度、内务管理制度、样品管理制度等)。

(三)培养基的质量控制

培养基是分离培养微生物的必需品。培养基质量的好坏,直接关系到分离培养的成败。目前大多数实验室都使用干粉培养基配制或使用成品培养基。对来自著名的微生物培养基生产公司的培养基,质量比较稳定。只要按照说明书的要求储存,在有效期内使用可获得满意效果。对自制的培养基应进行以下程序的质量控制。

1. **一般性状** 培养基的一般性状包括外观、厚度、pH等。刚配制的液体培养基,其外观应透明、清亮、无混浊、无沉淀,颜色符合要求。有浓度要求的培养基如1%马尿酸钠培养基应观察失水情况,使用时需补充失去的水分,最好使用螺旋盖试管。新鲜的固体培养基应具有特定的颜色,表面湿润但无水汽、平整、光洁无凹坑和气泡。培养基的量,一般而言,斜面培养基的长度不超过试管的2/3。双糖铁培养基,底层至少有1cm的直立段。MH平板的厚度应为4mm,即直径为90mm的平皿,注入25ml的培养基即可。其他平板厚度一般为3mm,在90mm直径的平皿中注入15~20ml的培养基。培养基的pH是细菌生长的重要条件之一,一般而言合格培养基的pH应在规定值上下0.2的范围内。一般平板培养基2~8℃可储存1~2周。用塑料袋密封,冷藏可使用1个月,兔血平板至多用1周。培养基与容器边缘分离则应弃去不用。

2. **无菌试验** 培养基制作完成灭菌后,应对每批培养基的灭菌效果进行检测。对于分装后进行灭菌的培养基一般随机抽取5%~10%的量,置35℃孵箱中24h,证明无菌生长为合格。对无菌手续分装的培养基则应对全部培养基置35℃孵箱中24h,进行无菌试验。对选择性培养基,应取部分培养基加入10~20倍无抑制性肉汤培养基如TSB,稀释抑制物质,置35℃孵箱中24h,证明无菌生长为合格。对有些无须高压灭菌只需煮沸消毒的选择性培养基要取部分琼脂,放入无菌肉汤管培养24h,上述试验证实无细菌生长时才算合格。若有细菌生长,说明培养基制备过程中已受杂菌污染,除了寻找原因外,应不再使用。

3. **性能试验** 每一批新配制的,新购入的培养基,无论是分离、选择和鉴别培养基,均应用已知性质的标准菌株进行预测。观察能否达到预期目标,合格者方可使用。用于测定各种培养基性能的菌种见表61-1。对于分离培养基应每周测试一次,鉴别培养基则需每批及每月测试一次。

用于测试分离培养基性能的菌株,原则上应使用预期最难生长的细菌菌种,并且应少量接种。将接种物制成0.5号McFarland标准浊度管的浓度,以1:10稀释后,接种0.001ml于培养基上。如需观察多项性能,可使用多种菌株来完成,如羊血琼脂平板,用乙型溶血性链球菌观察透明溶血情况,用草绿色链球菌观察草绿色溶血情况。

选择性分离培养基:应能使目的菌生长,而其他菌受抑制不生长。选择性增菌培养基可使用一定比例的目的菌与其他菌的混合菌液接种,观察目的菌是否增殖,而其他细菌则被抑制生长。

无论是厂家的成品培养基还是实验室自制的培养基,都应经过上述3方面的检验才能证实其质量是否合格。厂家应将所做的试验内容形成书面的质量鉴定送交客户保存。实验室自行配制过程中应对上述鉴定内容有明确记载。此外还应对培养基配制原料的性状、批号、失效期及配制过程各个环节的操作形成记录。

(四)试剂、染色液和抗血清的质量控制

1. 试剂及染色液　用于测定细菌各种生物学特性的试剂,必须注明配制或购入的日期,并须注意有效日期及储存条件。由于试剂的稳定性不一,有时须在测试同时进行阳性和阴性对照试验。各种试剂的监控菌种见表61-2。用金黄色葡萄球菌(ATCC25923)、大肠埃希菌(ATCC 25922)作革兰染色液的室内质控。用结核分枝杆菌H37Ra(ATCC 25177)对抗酸染色液进行质量鉴定。

表61-1　测定各种培养基性能的菌种

培养基名称	质控菌株	ATCC	鉴定标准
血平板	金黄色葡萄球菌	25923	中度到大量生长
	化脓性链球菌	19615	生长,β-溶血
	肺炎链球菌	6305	生长,α-溶血
	大肠埃希菌	25922	生长
巧克力平板	流感嗜血杆菌	10211	生长
	脑膜炎奈瑟菌	13090	生长
	淋病奈瑟菌	43096	生长
伊红亚甲蓝平板	鼠伤寒沙门菌	14028	生长,无色到琥珀色菌落
	大肠埃希菌	25922	生长,蓝黑菌落,金属光泽
	粪肠球菌	29212	部分抑制
麦康凯平板	大肠埃希菌	25922	生长,红色菌落
	奇异变形杆菌	12453	生长,无色菌落,迁徙现象部分抑制
	鼠伤寒沙门菌	14028	生长,无色菌落
	粪肠球菌	29212	部分抑制
SS平板	鼠伤寒沙门菌	14028	生长,无色菌落,有或无黑心
	福氏志贺菌	12022	生长,无色菌落
	粪肠球菌	29212	全部抑制
	大肠埃希菌	25922	部分或全部抑制
TCBS平板	霍乱弧菌	9459	生长,黄色菌落
	副溶血弧菌	17802	生长,蓝色菌落
	大肠埃希菌	25922	部分或全部抑制
营养琼脂平板	福氏志贺菌	12022	中度到大量生长
沙保弱平板	白色念珠菌	10231	生长
	大肠埃希菌	25922	部分或全部抑制
罗氏培养基	结核分枝杆菌H37Ra	25177	生长
	大肠埃希菌	25922	部分或全部抑制
淋病选择性培养基	淋病奈瑟菌	43096	生长
	奇异变形杆菌	43071	部分抑制
	表皮葡萄球菌	12228	部分抑制

表 61-2 常用试剂的质量鉴定

试剂名称	阳性对照菌种	阴性对照菌种	监控频率
凝固酶血浆	金黄色葡萄球菌	表皮葡萄球菌	每天
杆菌肽	A 群链球菌	B 群链球菌	每周
Optochin 纸片	肺炎链球菌		每周
10% 去氧胆酸钠	肺炎链球菌		每周
三氯化铁(马尿酸钠试验)	B 群链球菌	A 群链球菌	每次
过氧化氢	金黄色葡萄球菌	A 群链球菌	每天
氧化酶	铜绿假单胞菌	大肠埃希菌	每天
甲基红试剂	大肠埃希菌	产气肠杆菌	每周
VP 试剂	产气肠杆菌	大肠埃希菌	每周
三氯化铁(苯丙氨酸脱氢酶试验)	奇异变形杆菌	大肠埃希菌	每周
"X"因子	嗜沫嗜血杆菌	副流感嗜血杆菌	每周
"V"因子	副流感嗜血杆菌	流感嗜血杆菌	每周
"X+V"因子	流感嗜血杆菌、副流感嗜血杆菌		每周
芽管血清	白色念珠菌	热带念珠菌	每次

2. 抗血清的质量控制　抗血清的来源必须可靠，并根据制造者的使用说明，使用与保存。应在抗血清上注明购入的日期，如为冻干制品，则还应注明配成水溶液的日期。未使用的抗血清应澄清。任何混浊与颜色改变，应视为杂菌污染，不应使用。第 1 次使用时，应用已知菌株进行效价和特异性测定。合格者方可使用。以后每次使用时须观察是否澄清透明，每月用标准菌株进行一次测定。

(五) 体外抗菌药物敏感试验的质量控制

体外抗菌药物敏感试验是临床进行抗菌治疗的指导性实验，其结果的正确性直接关系到抗菌治疗的成败。影响药敏试验的因素很多，如 0.5 号麦氏浊度标准管未摇匀或变质；接种的菌悬液太淡或太浓；纸片在取用或储存的过程中失效；MH 培养基的质量不合格；平板孵育的时间、温度、气体偏离标准；操作人员的技术不够熟练等，这些影响因素均可通过药敏试验室内质控结果发现问题。

1. 培养基　应使用合格的 MH 琼脂，每批新购入的 MH 琼脂应使用标准菌株，已知在控的药敏纸片和标准方法进行测试，符合要求才可使用。

培养基的制作应按照规定执行，各平板厚度应一致为 4mm(相当于在直径为 150mm 的平皿倒 60～70ml，直径为 100mm 的平皿倒 25～30ml 培养基)，无菌试验合格。普通储存条件(2～8℃)下可使用 7d。使用前将平板放 35℃ 孵育箱 30min，使平板中培养基表面不残留多余的水分。保存过久或脱水严重的平板，不应使用。

室温下 MH 琼脂的 pH 应为 7.2～7.4，pH 过低，降低氨基糖苷类和大环内酯类抗生素的抗菌活性，增强青霉素类抗生素的抗菌活性，可使用表面电极来测量已制作完成的平板。

MH 培养基中的胸腺嘧啶核苷和胸腺嘧啶含量尽可能低，防止过量的胸腺嘧啶核苷和胸腺嘧啶抵消磺胺类和甲氧苄啶的抗菌效应，抑菌环缩小甚至消失，导致假耐药报告。可用磺胺甲基异噁唑/甲氧苄啶纸片对粪肠球菌 ATCC29212 或 ATCC33186 在 MH 平板上进行测试，如有清晰的抑菌环，直径≥20mm，则为胸腺嘧啶核苷和胸腺嘧啶含量合格。

Mg^{2+} 和 Ca^{2+} 等离子的含量将会影响氨基糖苷类和四环素对铜绿假单胞菌的药敏试验结果。含量过高，抑菌环变小，反之则扩大。

对于在 MH 培养基上不能生长的菌株则应使用改良的培养基，如嗜血杆菌属用 HTM 培养基，淋病奈瑟菌用 GC 琼脂基础加生长添加剂，肺炎链球菌和其他链球菌用 5% 脱纤维羊血 MH 培养基进行药敏试验。

2. 菌悬液浓度标准　常规用于纸片扩散法的菌悬液浓度为 $1.5×10^8$ CFU/ml，相当于 0.5 号麦氏浊度标准管或其他光学等同物(如乳胶颗粒悬液)。浊度标准管应按规定配制，并用分光光度计在 625nm 处测定吸光度值为 0.08～0.10，为符合标准。保质期 6 个月。使用前用旋涡混合仪剧烈振荡混匀(乳胶颗粒悬液只能用手振摇)后使用。

3. 含药纸片　纸片含药量高低是影响抑菌环大小的重要因素，纸片直径、密度、吸水性、纸片本身的酸碱度,金属离子等与纸片的含药量均有密切关系。以冷冻干燥法制备的质量最好,每张纸片的含药量一致。

含药纸片应冷冻保存,从药物制造日起在-20℃最多可保存1年。少量正在使用的纸片可在2～8℃保存1周,某些不稳定的抗生素如亚胺培南、头孢克洛、棒酸复合制剂等应冷冻保存至使用前,以尽量保持药物的稳定。保存过程中应保持干燥。使用前应置室温平衡1～2h,防止纸片表面产生冷凝水,用毕及时冷藏或冷冻保存。新购入的含药纸片每批用标准菌株和在控培养基,用标准方法进行测定,符合要求方可使用。

4. **实验过程及结果测量** 配制好的菌悬液应在15min内接种至MH平板,接种后的平板应在室温平放3～5min,使平板表面的多余水分被吸收。然后将预先确定的抗微生物药物纸片贴到平板上,在150mm直径的平皿上最多不能超过12张,100mm直径的平皿不能超过5张,以保证各纸片之间的中心距不少于24mm,与平皿边缘的距离不少于15mm。纸片一旦接触琼脂表面,则不应再移动位置。贴好纸片的平板应在15min内翻转,置35℃孵育箱中18～24h,平板最多2只叠放在一起,以保证整个平板受热均匀。结果的测量应使用带表卡尺或精确度达1/10mm的其他量具。

5. **质控菌株** 用于纸片扩散法的质控菌株有金黄色葡萄球菌 ATCC25923、大肠埃希菌 ATCC25922、大肠埃希菌 ATCC35218(用于β-内酰胺酶抑制剂复合制剂)、铜绿假单胞菌 ATCC27853、粪肠球菌 ATCC29212、流感嗜血杆菌(用于HTM培养基)ATCC49247、49766、淋病奈瑟菌(用于GC琼脂)ATCC49226、肺炎链球菌(用于5%羊血MH琼脂)ATCC49619。

6. **抑菌环的质控范围** 每一种含药纸片对标准质控菌株测定的结果应符合规定的范围。这些范围有95%的可信区间,亦即在连续20个试验的结果中只能有一个结果超出表中所列的范围,任何有一个以上的结果超出即认为是失控,需要寻找原因加以纠正。

7. **质控测定次数** 每批新的MH琼脂和含药纸片必须用质控菌株进行检测。继而每天与常规标本一起测定质控菌株以监控整个操作过程。只有在符合以下条件时才可减少测定次数。①与常规标本一起连续测定质控菌株30d;②每种药物与相应的每种细菌的30个抑菌环直径只有少于3个结果超出范围。

达到以上要求以后,可执行每周一次检测。如发现有一个不符合的结果,应立即寻找原因,如果发现诸如质控菌株错误,含药纸片种类错误或标准菌株被污染等明显的错误,加以纠正后重新测定。找到原因后连续做5d质控,若5d数据均在控,说明原因已找到,可改为每周质控;若连续5d数据中出现一个数据失控说明尚未找到真正的原因,应继续查找。在恢复每周质控前仍应有连续30d质控数据支持。如果不能发现原因,则须立即改为每日检测,直至问题解决。

8. **纸片扩散法常见的错误原因** 偶然一次质控结果错误,一般可认为是统计学上的随机变异。结果确实失控时常见的原因有:①质控结果记录错误;②量取抑菌环直径时读数错误;③标准菌株被污染或其他改变;④接种的菌悬液太浓或过淡;⑤0.5号麦氏浊度标准管未摇匀或已过期失效;⑥孵育温度或气体环境不正确;⑦MH培养基质量有无问题;⑧含药纸片失效。当发现有结果失控时,首先观察药敏平板,常可发现一些问题。前4条原因经重复实验后一般都能解决。如果重复试验后仍为失控,则必须恢复每日质控,直至找到原因,问题解决为止。

(六)仪器设备的质控

临床微生物实验室最常用的仪器设备是光学显微镜、温箱、二氧化碳培养箱、冰箱与低温冰箱、压力蒸汽灭菌器等。这些仪器设备的质量控制标准见表61-3。

随着医学检验学科的不断发展,许多自动化仪器和微量生化反应系统相继进入微生物实验室。给细菌、真菌的培养、鉴定与药敏试验带来快速准确的结果。对于这些仪器设备的质量控制,可根据厂商说明书推荐的方法去做,确保测试系统的灵敏度和精密度。

(七)标准菌株的来源和保存

1. **标准菌株的来源** 标准菌株是指具有典型的、稳定的生理生化特征,并被国际社会所认可的菌株。这些菌株可来源于专门的机构,如我国的卫生部药物生物制品鉴定所菌种保藏中心,美国菌种保藏中心(American Type Culture Collection, ATCC)等。各级临床检验中心下发的质控菌株也可作为实验室质控用的具有一定特征的标准菌株。

表 61-3 临床微生物实验室常用仪器设备的质量控制

仪器设备名称	控制标准	允许范围	监控方法和频率
光学显微镜			每年 4 次或需要时,做清洁与调试
培养箱	35℃	±1℃	每天观察记录温度
二氧化碳培养菌			每天观察记录温度和浓度
温度	35℃	±1℃	
气体	5%～10%	<10%	二氧化碳浓度,每天观察记录温度
冰箱			
冷藏室	4℃	±2℃	
冷冻室	−5℃	±1℃	
低温冰箱	−20℃	±5℃	
压力蒸汽灭菌器	121℃	≥121℃	使用时观察并记录温度、压力,每周用嗜热芽胞菌或每次用化学方法测试灭菌效果

2. 标准菌株的保存

(1) 一般保存法:此法是最简单的菌种保存方法,适用于大多数的实验室,将细菌种于半固体培养基中,35℃培养 18～24h 后封盖 1cm 厚的无菌液状石蜡,置 4℃保存。适用于肠杆菌科等细菌的保存;对链球菌、脑膜炎奈瑟菌等苛养菌在血平板上或血清培养基中移种培养。由于细菌经多次移种,性状可能发生变异。

(2) 冷冻干燥法:是最可靠的菌种保藏方法,它具有不改变菌种性状和保存时间长等优点,但需有专门的冷冻干燥设备。

三、分析后质量保证

微生物检验的分析后质量保证包括鉴定与药敏结果的报告、解释、复核及结果报告后的临床反馈。复核主要体现在两方面:一是菌种的复核,如肉眼大致对照原始平板上被鉴定的细菌菌落形态与仪器或手工编码鉴定出来的菌种是否相吻合。此外,对于呼吸道等与外界相通的标本如被鉴定菌是条件致病菌,也须再次确诊是否为优势菌,是否真的需要或值得鉴定与报告,以免误导临床用药。二是检查药敏结果与菌种是否吻合。即分析药敏结果与鉴定出来的菌种是否一致,有无矛盾。一般来说各种细菌对抗生素的敏感性有其特定的药敏谱,不同医院的分离株又有一些特定的表现。倘若发现药敏谱与菌种的普遍表现有异常时,就得分析这异常到底是来自于药敏实验差错或鉴定差错,还是源自于这株菌自身产生的变异或特殊表现。这时就得分析比较原始资料,看问题到底出自那一环节,弄清楚了再填写检验单和发报告。在配置有先进细菌鉴定仪的实验室可以通过仪器内设专家系统得到有关鉴定菌与药敏结果的分析与报告。微生物检验质量保证的最后一步是临床反馈。通过对一些重要病人或特殊感染病人报告单发出以后临床对结果的接受情况及病人治疗效果的监测与回顾分析,以最后验证检验结果的可靠性,这可以进一步改进我们的工作质量,密切联系临床,更好地为临床提供诊断、治疗的参考价值。

(孔海深　陈　瑜)

■ 参考文献

祁国明.2005.病原微生物实验室生物安全.北京:人民卫生出版社,39-69.

全国临床检验操作规程.3 版.中华人民共和国卫生部医政司.南京:东南大学出版社.

GB19489-2004 实验室生物安全通用要求.2004:1-16.

第六篇 临床免疫学和免疫检验

第62章

概 论

> **大纲**
> **了解** 胸腺、骨髓、淋巴结、脾及黏膜相关的淋巴组织的结构及功能；各类免疫细胞的特点及功能；抗原抗体反应的概念；影响临床免疫检验结果的因素。
> **熟悉** 自然杀伤细胞和抗原递呈细胞的功能；抗原定义和分类、抗体定义和结构、补体激活途径、T细胞受体结构、细胞因子定义和分类、人类主要组织相容性复合体定义；抗原抗体反应的基本原理和影响因素；如何做好临床免疫检验质量保证。
> **掌握** T淋巴细胞和B淋巴细胞的表面标志和功能；抗体的分类及意义；抗原抗体反应特点。

临床免疫学是将基础免疫学与临床医学相结合的一门边缘学科，主要是应用免疫学理论和技术研究疾病的病因、发病机制、诊断及治疗，是免疫学中重要的、应用性较强的分支学科，与医学微生物学、分子生物学、遗传学、生理学、病理学及临床流行病学等多种学科均有密切关系。

第一节 免疫学基本理论和重要概念

一、免疫器官

免疫器官是指实现免疫功能的器官或组织。根据其发生的时间顺序和功能差异分为中枢免疫器官和外周免疫器官两部分。

(一)中枢免疫器官

亦称为初级免疫器官，是免疫细胞产生、发育、分化、成熟的场所，并对外周免疫器官的发育和全身免疫功能起调控作用，包括胸腺和骨髓。

1. **胸腺** T细胞分化成熟的场所。胸腺可以产生细胞因子和胸腺激素，促进T细胞生成表达抗原受体和其他受体(如丝裂原受体、绵羊红细胞受体、细胞因子受体)、组织相容性复合体及一些簇分化抗原，促进T细胞生长、分化、发育，最终成熟为T细胞亚群，自胸腺输出定位于外周淋巴器官和组织，发挥细胞免疫功能，辅助调节体液免疫，建立与维持自身耐受。

2. **骨髓** 人和其他哺乳动物胚胎后期及成年期重要的造血器官，也是各种免疫细胞的发源地。骨髓基质细胞、多种免疫分子(细胞分子和黏附分子)、骨髓微血管系统及末梢神经构成骨髓微环境。多能造血干细胞在骨髓中增殖、分化、发育、成熟为各种血细胞、B淋巴细胞、淋巴样干细胞和淋巴样主细胞，后两种细胞进入胸腺，发育成功能性T细胞。此外，骨髓是再次免疫应答和产生抗体的场所。

(二)外周免疫器官

亦称为次级免疫器官，是成熟淋巴细胞定居的场所，免疫应答的主要部位，包括淋巴结、脾及黏膜相关淋巴组织等。

1. **淋巴结** 分为皮质区和髓质区。皮质区浅层为B淋巴细胞区，又称非胸腺依赖区；皮质区深层为副皮质区，为T淋巴细胞区。髓质区淋巴索即致密聚集的淋巴细胞，如B细胞、浆细胞、T细胞、巨噬细胞。淋巴结主要功能包括：免疫细胞栖息和增殖的场所，发生初次免疫应答的场所，参与淋巴细胞再循环，监视、清除病原体异物的过滤监控站。

2. **脾** 是人体最大的外周淋巴器官，也是血液循环的滤器，不含输入淋巴管，无淋巴窦，但有大量血窦，富含B细胞、T细胞、巨噬细胞和树突状细胞。侵入血液的病原体等异物在髓索内被巨噬细胞和树突状细胞捕捉、加工、递呈外来抗原信息，刺激B细胞、T细胞活化并产生免疫应答效应，这些B细胞、T细胞又随血液运出脾分布全身进行再循环。脾脏亦是血液通路中的滤过器官，血流进入脾，脾窦内外巨噬细胞负责清除血液中的外来抗原及突变和衰老的自身细胞。此外，脾还能合成吞噬细胞增强激素、干扰素、补体、细胞因子等免疫效应物质。

3. **黏膜相关的淋巴组织** 如扁桃体、小肠派氏集合淋巴小结、阑尾等淋巴组织。这些淋巴组织内有B细胞、T细胞、浆细胞、巨噬细胞，对局部侵入的病原体执行固有免疫应答，使B细胞分化为浆细胞，产生多种免疫球蛋白，其中主要是IgA及分泌型IgA，执行特异性局部免疫效应。

二、免疫细胞

凡参与免疫应答或与免疫应答有关的细胞皆为免疫细胞。依其作用不同分为三类：淋巴细胞、单核/巨噬细胞系统及参与免疫应答的其他细胞，如中性粒细胞、嗜酸性粒细胞、嗜碱性粒细胞、肥大细胞等。

(一)淋巴细胞

1. **T淋巴细胞** T淋巴细胞简称T细胞，是在胸腺中成熟的淋巴细胞，故称胸腺依赖性淋巴细胞。外周血T细胞占淋巴细胞总数的70%～75%。其主要功能有：抗原识别、细胞免疫和免疫调节。

T细胞表面标志分为表面受体及表面抗原两类：

(1)表面受体

T细胞受体(TCR)：表达于所有成熟T细胞表面，是T细胞识别外来抗原并与之结合的特异受体。参与免疫应答的多数T细胞表达TCRαβ，与CD3分子以非共价键结合，构成TCR-CD3复合物，共同执行对APC表面抗原肽-MHC分子复合物的识别和活化信号传递。

其他受体：如E受体、病毒受体、致有丝分裂原受体等，其中淋巴细胞表面的病毒受体，使某些病毒能选择性感染某个T细胞亚群引起免疫功能低下或导致疾病。如人类免疫缺陷病毒(HIV)选择性感染$CD4^+$T细胞，使$CD4^+$T细胞减少，细胞免疫功能受损。实验室常用植物凝聚素(PHA)和刀豆蛋白A(ConA)进行原淋巴细胞转化率的试验以了解细胞免疫功能状态。

(2)表面抗原：簇分化抗原(cluster differentiation,CD)是有核细胞在分化成熟过程中，不同的发育阶段和不同亚类的淋巴细胞所表达的不同分化抗原，是区别淋巴细胞的重要标志。T细胞主要的CD分子有CD2、CD3、CD4、CD8等。CD2表达于全部人T细胞和NK细胞表面，可与绵羊红细胞结合，故又称绵羊红细胞受体，据此利用E花环试验，可测定外周血T细胞总数。CD3表达于全部T细胞表面，是T细胞共同的表面标志，是TCR-CD3复合物的重要组成部分。CD4/CD8表达于外周血不同T细胞亚群表面，是区别T细胞亚群的重要标志，表达CD4主要是辅助性T细胞，表达CD8主要是细胞毒性T细胞。此外，T细胞还表达CTLA4(CD152)、CD28、CD40L(CD154)等CD抗原。

2. **B淋巴细胞** B淋巴细胞简称B细胞，是由哺乳动物骨髓或鸟类法氏囊中淋巴样前体细胞发育成熟的细胞。成熟B细胞主要定居于淋巴结皮质浅层的淋巴小结和脾脏红髓及白髓的淋巴小结内。外周血B细胞占淋巴细胞总数的10%～20%。B细胞受抗原刺激后，可分化为浆细胞，产生抗体。B细胞的主要功能有：产生抗体、递呈抗原、分泌细胞因子参与免疫调节。

B细胞表面标志包括表面受体和表面抗原，参与抗原识别、免疫细胞间以及免疫细胞与免疫分子间的相互作用，也是分离和鉴别B细胞的重要依据。

(1)表面受体

B细胞受体(BCR)：即膜免疫球蛋白(mIg)，表达于所有成熟B细胞和大多数B细胞瘤的细胞表面，是B细胞最具特异性的表面标志，主要作用是结合特异性抗原。成熟B细胞的mIg主要为mIgM和mIgD。

细胞因子受体(CKR)：多种细胞因子通过与B

细胞表面相应受体结合参与调节 B 细胞活化、增殖和分化。

补体受体：B 细胞表达补体受体 CR1 和 CR2，与相应配体结合后，可促进 B 细胞活化。CR2 亦是 EB 病毒受体，在体外可用 EB 病毒感染 B 细胞，使之转化为 B 淋巴母细胞系，从而达到永生化。

Fc 受体：B 细胞表面表达 IgG Fc 受体Ⅱb1，活化的 B 细胞表面此受体密度明显增高，分化晚期下降。

丝裂原受体：B 细胞表达 PWM、LPS、SPA 等丝裂原受体。

(2) 表面抗原：B 细胞表达多种 CD 分子，参与 B 细胞的活化、增殖和分化。

CD19/CD5：成熟 B 细胞均表达 CD19，根据有无 CD5 的表达，可将 B 细胞区分为 B1（有 CD5 表达）和 B2（无 CD5 表达）细胞。

CD20：B 细胞激活后逐渐丢失，不同条件下，抗 CD20 抗体可分别发挥促进或抑制 B 细胞活化的作用。

CD21：有两种不同的受体功能，即 C3d 受体（CR2）和 EB 病毒受体。

CD35：此分子与相应补体或分子结合后，可促使 B 细胞活化。

CD32：旧称 Fc 受体，此受体可与抗体包被的红细胞结合形成 EAC 玫瑰花环，可以鉴别 B 细胞。此外，尚有 CD40、CD80/CD86 等分子。

成熟 B 细胞表面还富含 MHC Ⅰ 和 Ⅱ 类抗原。B 细胞发育未成熟时已表达 MHC Ⅱ 类分子，活化 B 细胞表面 MHC Ⅱ 类分子表达明显增多。

3. 自然杀伤细胞　自然杀伤细胞（natural killer cell，NK）属于一类大颗粒淋巴细胞，无须刺激即可直接杀伤靶细胞。NK 细胞的活化是非抗原特异性的，丝裂原、干扰素等物质均可以活化 NK 细胞。NK 细胞表面表达两种受体，即 NKR-P1 和 KIR。前者是一种凝聚素型受体，识别靶细胞表面的糖类配体，引起杀伤效应。后者是一种抑制性受体，识别靶细胞表面的 MHC Ⅰ 类分子，抑制杀伤作用。NK 细胞在机体早期抗病毒反应和肿瘤的免疫监视中起重要作用，NK 细胞功能缺陷的个体发生肿瘤和病毒感染的概率明显增高。

(二) 单核-巨噬细胞

巨噬细胞是组织中的单核细胞，属于单核吞噬系统。单核细胞来源于骨髓干细胞，在血液中只存在几小时即进入组织，分化为成熟的巨噬细胞，可存活几周甚至几个月。正常巨噬细胞分布广泛，不同组织中表现形式不同，包括肺泡巨噬细胞、腹膜巨噬细胞、肝脏库普弗细胞等。单核吞噬系统的主要功能是吞噬异物。巨噬细胞含有大量的溶酶体颗粒，内含酸性水解酶和其他降解酶，用以消化吞噬物，包括各种微生物、死细胞、组织碎片等。巨噬细胞活化后具有更强的吞噬和杀伤活性，细胞因子、细胞表面受体或可溶性炎症介质等都能刺激巨噬细胞活化，释放细胞因子，进一步引起组织损伤。

(三) 其他免疫细胞

1. 抗原递呈细胞　抗原递呈细胞（antigen-presenting cell，APC）是指能表达被特异性 T 细胞识别的多肽－MHC 复合体的任何细胞。通常所认识的抗原递呈细胞指巨噬细胞、树突状细胞（DC）、B 淋巴细胞等表达 MHC Ⅱ 类分子的抗原递呈细胞，即所谓专职性 APC，其他抗原递呈细胞如内皮细胞、各种上皮及间皮细胞、纤维母细胞等为非专职性 APC。T 细胞不能直接识别可溶性的游离蛋白抗原，只能识别与 MHC 产物结合表达于细胞表面的多肽片段。$CD4^+$ T 细胞主要识别 APC 上与 MHC Ⅱ 类分子结合的多肽，而 $CD8^+$ T 细胞主要识别靶细胞表面 MHC Ⅰ 类分子结合的多肽。

APC 与 T 细胞的相互作用受表面共刺激分子对 CD80/CD28 和 CD86/CTLA-4 等的影响，功能性共刺激途径是 T 细胞活化所必需的，缺乏共刺激信号将导致 T 细胞无反应性。

各类 APC 如巨噬细胞、B 细胞、DC 等具有相似的加工处理内化抗原的能力，但也各有特点。巨噬细胞含有的蛋白酶比 B 细胞多，具有较强的主动吞噬功能，能更有效地内化、处理和递呈颗粒性抗原；DC 能刺激初始 T 细胞出现应答，但其加工处理及递呈抗原的确切机制尚不完全清楚；成纤维细胞、内皮细胞等既能通过 MHC Ⅰ 类分子呈递抗原，也能通过 MHC Ⅱ 类分子呈递抗原。

2. 中性粒细胞　中性粒细胞也属于一类吞噬细胞，在机体抵抗急性感染中发挥重要作用，通过表达黏附分子受体而黏附和移出血管，进入组织。中性粒细胞杀伤和降解吞噬物的作用需要短时间内耗氧量显著增加，即"呼吸爆发"，增加磷酸己糖旁路活性，产生超氧化物。

3. 其他细胞　红细胞、嗜酸性粒细胞、嗜碱性粒细胞、肥大细胞及血小板，均参与机体免疫反应和免疫调控，是机体免疫系统重要组成部分。

三、免疫分子

免疫分子是指一些免疫活性细胞或相关细胞分泌的参与机体免疫反应或免疫调节的蛋白质及多肽物质。通常包括免疫球蛋白、补体、细胞因子、细胞黏附分子和人类白细胞分化抗原等。

(一) 抗原

抗原是能诱导机体产生抗体和致敏淋巴细胞，并能在体内外与抗体或致敏淋巴细胞发生特异性反应的物质，通过结合 T 细胞受体或直接与抗体发生反应，其作用主要通过抗原决定簇（表位）完成。一个抗原分子有多个表位，每个表位结合一种抗体，因此一个抗原分子可与许多抗体发生反应。一些低分子量物质能与抗体结合，但本身却无法激活免疫反应，这类物质称为半抗原。半抗原需结合载体分子获得足够的表位，才能激活免疫反应。一些化学物质如药物即为半抗原，其载体可能是机体自身蛋白。抗原的氨基酸序列和空间结构决定抗原性质。

抗原分为胸腺依赖性和非胸腺依赖性两种。胸腺依赖性抗原需要 T 细胞参与才能诱导抗体产生。大多数蛋白质和外源性红细胞即为胸腺依赖性抗原。胸腺非依赖性抗原不需要 T 细胞介导即可诱导产生抗体。此类抗原可以通过交联 B 细胞表面受体而直接激活特异性 B 细胞产生抗体，主要是 IgM 和 IgG 两抗体，但诱导免疫记忆性较弱，如细菌细胞壁成分脂多糖。而另一种胸腺非依赖性抗原内毒素不仅可以引起特异性 B 细胞活化和抗体产生，亦可激活多克隆 B 细胞。

(二) 抗体

免疫球蛋白（Ig）是 B 细胞经抗原刺激，增殖分化为浆细胞后产生的、存在于血液和体液中能与相应抗原特异性结合，执行体液免疫功能的一组球蛋白，可分为分泌型（sIg）和膜型（mIg），前者主要存在于体液中，具有抗体的各种功能，后者作为抗原识别受体表达于 B 细胞膜表面，称为膜表面免疫球蛋白。抗体是机体在抗原刺激下，由浆细胞合成分泌产生的具有免疫功能的球蛋白。所有抗体均是免疫球蛋白，但并非所有免疫球蛋白都是抗体。

抗体分子由 4 条肽链，即两条相同的重链（H）和两条相同的轻链（L）通过二硫键连接而成。每条链均由含约 110 个氨基酸的结构域组成，链中半胱氨酸残基间靠二硫键形成环襻结构。

重链和轻链的 N 末端包含抗原结合位点，其氨基酸组成和排列顺序不同，可结合不同的抗体分子，称为可变区，尤其含 6~10 个氨基酸残基的高变区。每个抗体分子的该区结构都是独特的，因此称作个体独特型决定簇。10^3 个不同的重链可变区与 10^3 个不同的轻链可变区可产生 10^6~10^7 个抗体分子。

抗体恒定区由 1 个轻链结构域（C_L）和 3 或 4 个重链结构域（C_H）组成。轻链恒定区（C_L）分为 κ 和 λ 两种型，每个抗体分子含两条 κ 轻链或两条 λ 轻链。在每个个体所含有的抗体分子中，κ 轻链约占 60%，λ 轻链约占 40%。另一方面，重链（C_H）决定抗体的类别和功能，按重链抗原性将免疫球蛋白分为 IgG、IgA、IgM、IgD、IgE 五类。同一类免疫球蛋白分子按绞链区氨基酸组成和重链二硫键数目和位置差异又可分为不同亚类。IgG 可分为 IgG1、IgG2、IgG3、IgG4；IgM 可分为 IgM1、IgM2；IgA 可分为 IgA1、IgA2。

IgG 是血清中含量最高的免疫球蛋白，是再次免疫应答的主要抗体，也是唯一能通过胎盘的抗体。大多数抗菌抗体、抗病毒抗体都是 IgG，某些自身抗体及 II 型超敏反应抗体也是 IgG。IgG 有 4 种亚型，其中 IgG1 和 IgG3 能活化补体，清除大多数蛋白抗原，包括巨噬细胞吞噬的病原微生物；IgG2 和 IgG4 主要和糖类抗原反应，属于作用较弱的调理素。

IgA 分血清型及分泌型，大部分血清 IgA 为单体，其他为双聚体或多聚体。分泌型 IgA（SIgA）为二聚体，每一 SIgA 分子含一个 J 链和一个分泌片。SIgA 性能稳定，主要存在于胃肠道、支气管分泌物、初乳、唾液和泪液中，是参与黏膜局部免疫的主要抗体。IgA1 是血清 IgA 的主要亚型，对细菌蛋白酶敏感，具体作用尚不明确；IgA2 是分泌型 IgA 的主要亚型，中和通过黏膜途径进入的抗原。

IgM 为五聚体，是分子量最大的免疫球蛋白，主要存在于血液中，分子结构呈环形，是个体发育中最早合成的抗体，也是抗原刺激后体液免疫应答中最先产生的抗体。IgM 主要功能是中和血管内病原，尤其病毒，因此感染过程中血清 IgM 水平升高；IgM 含 5 个补体结合位点，活化补体，通过吞噬细胞表面的补体受体和补体介导的溶解效应清除抗原-抗体-补体复合物。

IgE 为单体结构，正常人血清中 IgE 水平在五类 Ig 中最低，仅为 0.1~0.9mg/L。IgE 由浆细胞产生，被肥大细胞和嗜碱性粒细胞上特异的 IgE 受体摄取,通过增加血管通透性,诱导肥大细胞脱颗粒产生趋化因子等方式清除寄生虫感染。因此IgE介导Ⅰ型超敏反应,在特异性过敏和寄生虫早期感染患者血液中可升高。

IgD在血清中含量很低,其作用尚不清楚,IgD由抗原敏感的B淋巴细胞合成,B细胞膜上的IgD可作为B细胞分化成熟的标志。

(三)补体

补体是存在于人和脊椎动物正常新鲜血清及组织液中的一组具有酶样活性的球蛋白,包括30余种可溶性蛋白和膜结合蛋白,故称补体系统。补体的主要功能是对微生物和免疫复合物的调理作用。正常情况下,补体以非活性的前体形式存在,一旦活化,出现各补体成分的级联反应。每种补体前体均被裂解为两种以上的片段,其中主要片段有两个生物学活性位点,一是结合细胞膜或复合物,二是具有裂解下级补体成分的酶活性。补体激活途径有三种,即经典途径、替代途径和MBL途径。

1. 经典途径　经典途径是以结合抗原后的IgG或IgM抗体为主要激活剂,由补体C1～C9全部参与的激活途径。除了抗原抗体复合物外,还有许多因子可激活此途径,如非特异性凝聚的Ig、细菌脂多糖、一些RNA肿瘤病毒、双链DNA等。

2. 替代途径　替代途径又称旁路途径。由病原微生物等细胞壁成分提供接触面直接激活补体C3,然后完成C5～C9的激活过程。替代途径的激活物主要是细胞壁成分,如脂多糖、肽糖苷及酵母多糖等。

3. MBL途径　由急性炎症期产生的甘露糖结合凝集素(MBL)与病原体结合启动激活。

三种激活途径形成的C5转化酶均可裂解C5,完成补体级联反应最后的酶促反应步骤。补体不论以何种途径激活,均会通过共同的末端通路,形成有嗜细胞作用的攻膜复合物,参与机体的特异性和非特异性免疫效应。补体系统对机体的作用是多方面的,既可参与机体的防御效应和自身稳定,也可引起免疫损伤。级联反应中产生的C3a片段能增加血管通透性,而C5a能趋化中性粒细胞至炎症部位,增加其黏附性,上调中性粒细胞及巨噬细胞补体受体CR1和CR3的表达,增强吞噬效应。补体级联反应主要受三种机制调控,以防止炎症介质的损伤。一是许多活化的补体是不稳定的,若下游蛋白缺失或活性低,则活化的补体减少或消失;二是存在许多特异的抑制剂,如Ⅰ和H因子;三是细胞膜上的蛋白增加了活化补体的降解。这些机制使得补体活化产生的不利效应不致于损伤自身细胞。补体途径与凝血、纤溶和激肽等途径还存在交叉作用。

正常血清中含量最高的补体成分为C3和C4。C3缺陷的个体不能调理病原或免疫复合物,从而易患细菌感染和免疫复合物性疾病。补体性质不稳定,易受各种理化因素影响,如:加热、机械振荡、酸碱、乙醇等均可使其失活;在0～10℃下活性可保存3～4d,冷冻干燥可较长时间保持其活性;加热56℃ 30min可使血清中绝大部分补体组分丧失活性。补体属于急性时相蛋白,损伤或感染几天内即可增加。实验室常进行单个补体血浆浓度或补体溶血活性的检测,以了解机体的补体系统功能。

(四)T细胞受体(TCR)

TCR是T细胞表面识别自身MHC-抗原肽复合物的受体,在同种异体移植中,TCR也识别单独的非己MHC抗原。T细胞有TCR1和TCR2两种受体,TCR1由γ和δ链组成,TCR2由α和β链组成。β和γ基因位于7号染色体,而α和δ基因位于14号染色体,每条链均由可变和恒定区组成,形成类似于免疫球蛋白的反应多样性,但TCR是非分泌的,不能作为单独的效应分子。TCR在细胞表面与CD3组成TCR-CD3复合物,其识别抗原后的信号通过CD3分子传递。TCR复合物识别MHCⅠ或Ⅱ类抗原肽,辅助性T细胞识别MHCⅡ类抗原,抑制性/细胞毒性T细胞识别MHCⅠ类抗原。

(五)细胞因子

细胞因子是由单核巨噬细胞、淋巴细胞等多种细胞合成并分泌的一大类具有多种生物活性的小分子蛋白质的总称,介导多种免疫细胞间的相互作用。细胞因子大都为低分子量的活性糖蛋白,半衰期短,以旁分泌、自分泌或内分泌的方式发挥作用;一种细胞可产生多种细胞因子,作用于多个组织器官,不同类型的细胞可产生一种或几种相同的细胞因子,通过作用靶细胞的特异性受体而表现其生物学活性,常表现为多效性、重叠性、拮抗效应和协同效应。

细胞因子按其生物学功能可分为白细胞介素、干扰素、生长因子、趋化因子家族、肿瘤坏死因子、集落刺激因子六大类;细胞因子受体分为免疫球蛋白基因超家族、Ⅰ型细胞因子受体、Ⅱ型细胞因子受体、Ⅲ型细胞因子受体家族、趋化性细胞因子受体家族五大家族。细胞因子和细胞因子受体的检测目前主要用于了解机体的免疫状态及免疫细胞功能。

(六)主要组织相容性复合体

人类主要组织相容性复合体(major histocompatibility complex,MHC)基因位于第6条染色体的短臂上,是目前已知最复杂的人类基因系统,包括Ⅰ、Ⅱ、Ⅲ三类基因。人类MHC抗原亦被称为人类白细胞抗原(HLA),在递呈抗原肽给T细胞的免疫反应中发挥重要作用。T细胞抗原的识别受MHC分子的限制,MHC抗原具有广泛的基因多态性,以清除各种病原。

MHCⅠ类抗原是一组由非共价键连接的异二聚体分子,包括经典的HLA-A、B、C,非经典的HLA-E、F、G、H、X等;MHCⅠ类抗原由45kDa的重链α和12kDa的$β_2$-微球链组成,不同的α链形成不同的MHCⅠ类抗原。MHCⅠ类分子递呈经内质网处理的内源性抗原(包括病毒抗原)给$CD8^+$T细胞。MHCⅠ类分子广泛表达于各种有核细胞表面,以白细胞表面的表达最高,成熟的红细胞、神经细胞及滋养层细胞不表达,血清及其他体液中少量存在,其表达受多种因素的调节,如IFN-α、β、γ等细胞因子可促进其表达;肿瘤细胞表面MHCⅠ类分子表达减少或缺失,即为肿瘤细胞逃避机体免疫监视的重要机制。

MHCⅡ类分子主要表达于B细胞、活化T细胞、单核巨噬细胞、树突状细胞和炎性血管内皮细胞等,血清、精液及乳汁等体液中也可检测到,胰岛B细胞和甲状腺细胞在病理情况下亦能表达。MHCⅡ类分子递呈经溶酶体处理的外源性抗原给$CD4^+$T细胞。胰岛素、甲状腺素、雄激素、TNF-α、IFN-γ、IL-1、IL-2、等,可促进MHCⅡ类分子表达,而前列腺素、糖皮质激素等则抑制其表达。MHCⅡ类分子包括经典的HLA-DP、DQ、DR,非经典的HLA-DN、DO、DM等抗原。

MHCⅢ类分子不是表达于细胞表面的膜分子,而是分布于血清及其他体液的可溶性分子,由一些与补体和某些炎症因子相关的基因编码。至少有36个基因定位于MHCⅢ类分子区内,表达产物主要包括两类,一类是与免疫应答相关的C4、C2、Bf、TNF、HSP70等蛋白分子,可参与炎症和应激反应,与内源性抗原的加工递呈相关。另一类是与免疫无明显关联的缬氨酰tRNA合成酶、类固醇21-羟化酶及一些富含脯氨酸的蛋白质分子。

第二节 抗原抗体反应原理和特点

抗原抗体反应是指由抗原物质刺激机体产生相应的抗体后,两者在体内或体外发生的特异性结合反应。此种反应在体内可以产生杀菌、溶菌、中和毒素及促进吞噬等免疫保护效应;但在某些情况下,也可引起超敏反应或其他免疫性疾病,对机体造成损伤。抗原与抗体在体外结合时,可因抗原的物理性状不同或参与反应的成分不同而出现各种反应,例如凝集、沉淀、补体结合及中和反应等。抗原与抗体的特异结合,主要是基于抗原和抗体分子结构及立体构型的互补,以及由多种因素造成两者分子间引力参与下发生的可逆性免疫化学反应。

一、抗原抗体反应基本原理

1. 抗原抗体的胶体特性与极性基的吸附作用 抗体和多数抗原在水溶液中具有胶体性质,带电荷,与水分子有很强的亲和力,在粒子外周构成水化膜,使之成为亲水胶体。同种胶体粒子在一定pH的水溶液中带有相同电荷,互相排斥。因此亲水胶体凭借其所带的水层和电荷,能均匀地分布于溶媒介质中,保持相对稳定,不发生凝集或沉淀。

抗原与抗体之间有相对应的极性基,当两者由于物理和化学特性相吻合互相吸引而结合后,不再与环境中水分子结合,因而失去亲水性能,成为疏水胶体系统。它们在水溶液中的稳定性,主要依赖其表面电荷。此时如有一定浓度的电解质存在,中和胶体粒子表面所带电荷,便会促使其发生凝集或沉淀。

2. 抗原抗体结合力 抗原与抗体分子由于立体构型互相吻合且所带电荷相对应即可互相吸引、结合。这主要依靠下列各种分子间引力。

(1)库伦吸引或静电力:抗原和抗体分子上带有相反电荷的氨基和羧基基团之间相互吸引而促进结合;抗原与抗体间所带的相反电荷产生的静电力,也可互相吸引而促进结合。

(2)范德华力:抗原与抗体分子的外层电子之间相互作用产生一种引力,即范德华力,使分子吸引而结合。抗原与抗体分子的空间互补关系有助于该引力作用,增加两种分子结合的倾向,形成特异性抗原抗体复合物。这种引力的能量小于静电引力。

(3)氢键:具有亲水基团的抗体与相应抗原相互接近,可形成相对微弱和可逆的氢键桥梁,通过氢键使抗原与抗体相互结合。氢键结合比范德华力强,更具有特异性。

(4)疏水作用:抗原与抗体分子侧链上的某些氨基酸(如亮氨酸、缬氨酸及苯丙氨酸等)具有疏水性,在水溶液中与水分子间不形成氢键。当抗原与抗体分子表面此种疏水基团密切接触时,可排斥水分子,在两者之间产生相互吸引力而结合。疏水作用力在抗原抗体反应中的作用最大,约占总结合力的 50%。

二、抗原抗体反应的特点

1. 特异性　抗原与抗体的结合具有高度特异性,即一种抗原分子只能与由它刺激产生的抗体结合而发生反应。抗原的特异性取决于抗原决定簇的数量、性质及其立体构型;而抗体的特异性则取决于 Ig Fab 段的高变区与相应抗原决定簇的结合能力。

2. 可逆性　抗原与抗体的结合是可逆的,在一定条件下,如低 pH、冻融、高浓度盐类等,结合物可以发生解离。解离后的抗原或抗体的化学结构、生物活性及特异性不变。

3. 最适比例性　抗原抗体只有比例合适时,才发生最强的结合反应。在免疫学检测中,如抗体浓度大于抗原当量浓度,形成的免疫复合物(IC)会减少。1977 年 Green 等根据反应曲线的形状提出了钩状效应(hook effect)。严格地说,前带现象系指抗体过剩时,使反应信号弱化,信号的剂量(浓度)曲线呈钩状的现象;后带现象是指抗原过剩时,使反应信号弱化,信号-剂量曲线亦呈钩状的现象。因此钩状效应概括了前、后带现象,在命名上较为确切。

4. 反应的阶段性　抗原抗体反应的过程可分为两个阶段。

(1)特异性结合阶段:抗原决定簇与相应抗体 Fab 段的高变区特异结合,反应进行较快,大多在几秒钟至数分钟内即可完成,但无可见反应出现。

(2)反应的可见阶段:抗原与抗体特异结合后,受电解质、温度、pH 等因素的影响,表现为凝集、沉淀、补体结合、细胞溶解等反应。此阶段较长,历时数分钟、数小时乃至数天。但若为单价抗体或半抗原,则仍不出现可见反应。

上述两个阶段并无严格界限,往往第一阶段反应还未完全完成,即开始第二阶段反应。

三、抗原抗体反应的影响因素

抗原抗体反应的影响因素很多,除了抗原和抗体本身的性质、活性及浓度(或效价)等之外,还受到下列环境条件的影响。

1. 电解质　电解质是抗原抗体反应系统中不可缺少的成分。如有适当浓度的电解质存在,可中和其表面电荷,使电势降低,出现可见的沉淀或凝集现象。一般用 0.85% NaCl 生理溶液作为抗原和抗体的稀释剂和反应溶液。

2. 酸碱度　适当 pH 是抗原抗体反应必要的条件之一。抗原抗体反应一般在 pH 6.0~8.0 的条件下进行,pH 过高或过低都将影响抗原和抗体的理化性质。

3. 温度　抗原抗体反应受温度的影响较大。在一定范围内,温度升高可促进分子运动,使抗原抗体分子碰撞机会增多,两者的结合反应加速。但温度过高(56℃以上),可导致抗原抗体变性或遭破坏,补体被灭活,已形成的免疫复合物亦将发生解离。一般试验常在 37℃ 恒温条件下进行。此外,适当振荡也可促进抗原与抗体分子的结合。利用微波,可使溶液中的有极分子剧烈运动,加速抗原抗体反应。

第三节　临床免疫检验的质量保证

临床免疫检验结果的可靠与否直接影响相关疾病的医疗质量,与其他医学检验相似,影响免疫检验结果质量的因素亦来自于分析前、分析中和分析后三个过程。只有严格做好这三个过程的质量控制,才能保证检验结果的质量。

一、分析前质量保证

分析前阶段又称检验前过程,按时间顺序该阶段始于临床医师的申请,至检验分析过程开始时结束。因此,分析前质量保证包括:保证检验项目申请的科学、合理;患者的正确准备;样本的正确采集及运送。

(一) 检验项目的正确选择

检验项目的选择应尽量遵循有针对性、有效性、时效性、经济性和项目的科学、合理组合等原则。当然,检验项目的选择主要由临床医师决定,但为使检验项目的选择更加正确、合理,临床实验室应做到以下几点:

1. 向临床提供本实验室开展检验项目的清单且不定期更新,必须保证所开展的项目均为临床准入项目。已淘汰、临床价值不明、技术不成熟的项目不应开展。

2. 本实验室尚未开展需要外送的项目,如有些实验室不能开展 HIV 检测、某些需用放免技术检测的项目等,必须明确委托实验室,并将外送项目同样列出清单。

3. 因临床诊治需要拟新开展的项目应有审批手续。对于新项目实验室人员应积极向临床医师介绍、推荐,使之在临床广泛应用。

(二) 患者的正确准备

患者状态是影响检验结果的重要生物因素,其影响因素很多,包括:

1. 生理和生活因素的影响　如年龄、性别、种族、饥饿、运动、应激、生物钟、生理周期、妊娠等对免疫检验结果均有影响。

2. 吸烟和药物的影响　吸烟会使血清 CEA 和 CRP 浓度明显增高,免疫球蛋白降低;药物一般通过直接参与检测反应、激活或抑制检测反应、颜色干扰等影响检测结果。

3. 异常生理物质的影响　异常生理物质一般包括类风湿因子、异嗜性抗体、高浓度的非特异免疫球蛋白、交叉反应物质、脂血、溶血等,对临床免疫各项检测的干扰范围广,极易产生假阳性或假阴性结果,因此应高度重视。

(三) 标本的正确采集和运送

免疫检测的标本包括血液、尿液及其他体液,其中血液标本最常用。标本的采集和运送过程是保证标本质量的重要环节,其影响因素包括采血时间、采血姿势、止血带使用时间、抗凝剂与血的比例等。

标本采集完成后,应尽量减少运输和储存时间,确保在规定时间内送达检测实验室。在运送过程中,应注意安全性,采用加盖容器,保证标本不受污染,特别是对怀疑有高生物危险性的标本应严密包装,防止传染他人。

(四) 标本的验收、储存和分析前处理

1. 标本验收　实验室收到标本后应立即核对患者资料,对不合格标本(如贴错条码、试管选择错误、严重溶血、标本量不足、标本类型错误、容器破裂等)应立即与相关科室医护人员说明原因,按程序退回,处理过程应有记录。

2. 标本储存和分析前处理　当标本不能及时送达实验室时,要注意标本的储存。不同项目的保存时间不同,标本储存时间和温度及处理过程都会引起分析前误差。

二、分析中质量保证

分析中的准确度(正确性)和精密度(重复性)是反映临床实验室检验结果可靠性与否和质量高低的两个重要指标,受多种因素的影响,如仪器和试剂的质量、仪器性能、检验人员的经验、素质等。通过室内质量控制(internal quality control, IQC)和室间质量评价(external quality assessment, EQA),可以有效控制分析中质量,获得可靠的实验室检验结果。要建立一套健全的室内质控系统,注意质控品、质控方法和计划的选择,质控结果的分析、处理,可能影响因素的分析,人员培训等。常规开展室内质控,检测和控制实验室常规工作的精密度,提高准确度。对于失控结果,要进行回顾、检查,重复测定或更换质控品分析,或检查仪器、试剂和操作等,以纠正失控。

在实验室质量管理中,EQA 越来越受到临床实验室的重视。EQA 是多家实验室分析同一标本并由外部独立机构收集和反馈实验室上报结果,评价实验室操作的过程。其目的是通过实验室间的比对,观察各实验室结果的准确性、一致性,并采取一定措施,使各实验室结果趋于一致。临床实验室应将 EQA 融入其质量改革计划中,提高临床检验质量水平。

三、分析后质量保证

分析后阶段又称检验后过程,包括授权者应系统评审检验结果,评价其与可利用的患者有关临床信息的符合程度,并授权发布;结果、原始样品及其他实验室样品的保存应符合经批准的政策;不再用于检验的样品安全处置应符合当地关于医疗废弃物处置法规和有关废弃物管理的建议。通过严格的分析前和分析中质量控制的检验结果,在传递和解释的过程中仍然会产生误差。这就要求做好分

析后质量保证,其主要工作有:

1. 检验结果的正确发出　要做到检验报告规范化管理,满足完整、正确、有效、及时的基本要求。所有检验结果必须是室内质控"在控"时,方可发出,同时建立严格的检验报告单签发审核制度,做好检验后标本的留验。

2. 提供查询和咨询服务　检验结果的查询亦是临床实验室服务内容之一。临床实验室应该与临床医师、护士及患者经常交流,开展咨询服务。

只有严格做好了临床免疫检验的质量保证,才能明显提高检验结果的可靠性和使用效率,全面提升临床免疫检验的水平。

(杨再兴　仲人前)

参考文献

金伯泉.2001.细胞和分子免疫学.第2版.北京:科学出版社,370-535.

全国卫生专业技术资格考试专家委员会编写.2001.卫生专业技术资格考试指导临床医学检验与技术(中级).北京:人民卫生出版社,896-988.

王鸿利.2001.实验诊断学.北京:人民卫生出版社,335-337.

王兰兰.许化溪.2012.临床免疫学检验.北京:人民卫生出版社.

第63章

免疫分析技术及应用

大　纲

了解　酶免疫技术的发展史；生物素、亲和素、链霉亲和素的理化性质与标记特性；放射免疫分析在医学检验中的应用；荧光的基础知识，免疫发光技术在医学检验中的应用；胶体金标记原理；自动化免疫分析仪的发展历史、基本设计原理、临床检测应用范围；流式细胞术分析分选原理及其数据分析方法；激光扫描共聚焦显微镜技术和免疫标记电镜技术的基本原理。

熟悉　酶免疫技术的技术要点，膜载体的酶免疫测定原理及主要类型；生物素、亲和素放大系统的特点，生物素-亲和素在酶免疫、荧光免疫、放射免疫分析、分子生物学分析技术中的应用；标记免疫技术的特点，标记物制备及鉴定、抗血清鉴定，竞争性RIA与非竞争性IRMA的定量分析原理；荧光抗体的制备；抗体与荧光素的结合、标记抗体的纯化、荧光抗体活性鉴定；免疫胶体金标记物制备；分析试剂中不同标记示踪物的作用原理及类型，抗原过量检测设计原理；流式细胞仪的基本组成结构和不同荧光染料的特点，样品制备，常用染料特性及荧光标记；免疫组织化学技术的基本原理、技术要点及影响因素。

掌握　酶免疫测定的原理及影响因素，免疫吸附、包被、封闭、酶结合物的特性，常用固相载体的种类和特点，各项酶免疫技术的原理及临床应用。ELISA的非特异性干扰因素；生物素-亲和素放大系统的基本类型和原理；放射免疫分析基本原理及实验方法，RIA和IRMA的基本区别，标记物、RIA、IRMA、亲和力、放射化学纯度、比放射性的概念；荧光显微技术、标本制作、荧光抗体技术的主要类型及原理，荧光色素、荧光效率、荧光抗体、荧光寿命的概念；免疫胶体金标记技术的应用；自动化免疫比浊分析原理及类型，化学发光自动化免疫分析原理及类型，荧光免疫自动化分析原理及类型，各类型分析法的特点；流式细胞仪免疫分析的基本原理及技术要求，流式细胞分析的质量控制要求，流式细胞术在免疫学分析中的应用及荧光素标记抗体的选择原则；酶免疫组织化学技术、荧光免疫组织化学技术、免疫金（银）组织化学技术的主要应用原则，免疫组织化学技术、荧光探针、免疫电镜技术的概念，免疫组化与免疫化学的区别。

第一节　酶免疫技术及应用

酶免疫技术是三大经典标记技术之一。1971年由Engvall和Penlmann及Vanweemen和Schuurs两组学者分别用酶代替放射性核素制备了酶标记试剂，创立了酶免疫技术（enzyme immunoassay，EIA）。在经典的三大标记技术中，它具有检测灵敏度高、特异性强、准确性好，酶标记试剂稳定期长，检测方法简便、安全、易行等特点。随着生物素-亲和素放大系统的应用及与化学发光和电化学发光技术的偶联等，酶免疫技术的灵敏度和自动化程度得到明显的提高，应用范围不断拓宽。

一、酶免疫技术的基本原理

酶免疫技术将抗原抗体反应的特异性和酶高效催化反应的专一性相结合,利用酶催化底物反应的生物放大作用,提高抗原抗体反应的敏感性。该技术将酶与抗体或抗原结合成酶标记抗体或抗原,此结合物既保留了抗体或抗原的免疫学活性,同时又保留了酶对底物的催化活性。在酶标抗体(抗原)与抗原(抗体)的特异性反应完成后,加入酶的相应底物,通过酶对底物的显色反应,可对抗原或抗体进行定位、定性或定量的测定分析。测定酶催化底物产生显色产物的量反映酶总活性,从而确定待检抗原或抗体的含量。

1. 标记酶的要求　酶的活性与纯度要高,且具有可与抗原、抗体相偶联的基团,标记后酶活性保持稳定,且不影响标记抗原与抗体的免疫反应性。对催化反应的转化率要高,酶催化底物后产生的信号易于测定,且测定方法应简单、敏感和重复性好。在反应过程中,酶作用专一性强,酶活性不受样品中其他成分的影响,受检组织或体液中不存在与标记酶相同的内源性酶或抑制物。用于均相酶免疫测定的酶还要求当抗体与酶标抗原结合后,酶活性可出现抑制或激活。酶、辅助因子及其底物均对人体无危害,理化性质稳定,且价廉易得。

2. 常用酶及其底物

(1)辣根过氧化物酶(horseradish peroxidase,HRP):HRP来源于蔬菜植物辣根中,分子量44kDa,由无色的糖蛋白(主酶)和亚铁血红素(辅基)结合而成的复合物。主酶则与酶活性无关,最大吸收峰为275nm,辅基是酶活性基团,最大吸收峰为波长403nm。HRP的纯度用纯度数(Reinheit Zahl,RZ)表示,它是以HRP分别在403nm和275nm处的吸光度比值来表示的。用于酶免疫技术的HRP,其RZ值应大于3.0。RZ值代表血红素基团在HRP中的含量,与酶活性无关。酶活性以单位U表示:即1min将1μmol底物转化为产物所需的酶量。酶变性后,RZ值不变但活性降低,因此使用酶制剂时,酶活性单位比RZ值更为重要。HRP是目前在ELISA中应用最为广泛的标记用酶,其易于提取、性质稳定、耐热,与抗原或抗体偶联后活性很少受损失。HRP的底物较多,常用的有:邻苯二胺(orthophenylenediamino,OPD)、四甲基联苯胺(3,3′,5,5′-tetramethylbenzidine,TMB)、5-氨基水杨酸(5-aminosalicyclic acid,5-ASA)、2,2′氨基-二(3-乙基-苯并噻唑啉磺酸-6)铵盐[2,2′-amino-di(2-ethylbenzothiazoline sulphonic acid-6)ammoniun salt,ABTS]。

(2)碱性磷酸酶(alkaline phosphatase,AP):AP是一种磷酸酯水解酶,可从大肠埃希菌或小牛肠黏膜提取。但两种来源的AP理化性质有所不同:菌源性AP分子量80kDa,酶作用最适pH为8.0;肠黏膜AP分子量为100kDa,最适pH为9.6;肠黏膜AP的活性高于前者。应用AP系统的ELISA测定敏感性高于HRP,但由于AP不易获得高纯制品,稳定性及酶标记物的得率低于HRP,且价格较高,故应用不如HRP普及。AP用于ELISA必须注意的是含磷酸盐的缓冲液对其酶活性的抑制作用,因为在ELISA中所使用的温育和洗涤缓冲液一般均为磷酸盐缓冲液(PBS),含有相对高浓度的磷离子(15mmol/L),对碱性磷酸酶有很强的抑制作用,尽管最后显色反应的底物在另一种缓冲液中,但PBS洗板所残留的PBS也足以抑制约50%的酶活性,AP常用底物是对硝基苯磷酸酯(p-nitrophenyl phosphate,p-NPP),p-NPP经AP作用后的产物为黄色对硝基酚,用NaOH终止反应后,最大吸收峰波长405nm。

(3)β-半乳糖苷酶(β-galactosidase,β-Gal):β-Gal源于大肠埃希菌,因人血中缺乏此酶,以其制备的酶标记物在测定时不易受到内源性酶的干扰,因此也常用于均相酶免疫测定。其常用底物为4-甲伞酮基-β-D-半乳糖苷(4-methylumbelliferyl-β-D-galactoside,4MUG),酶作用后,生成高强度荧光物,其敏感性较HRP高30～50倍,高强度荧光物的测量需用专业的荧光计。

3. 固相载体的要求　固相载体是游离抗体或抗原固相化的基础,对固相材料和固相化方法的选择是酶免疫测定的基础。理想的固相载体应与抗体(抗原)有较高、稳定的结合容量,抗体或抗原固定在其表面时经过长期保存和多次洗涤不易脱落,不影响所固定的抗体或抗原的免疫反应性。为有利于免疫反应充分进行,其活性基团最好朝向反应溶液。最常用的固相载体有:

(1)塑料制品:抗体或蛋白质抗原可通过非共价键或物理吸附机制结合到固相载体表面。因材料经济、方法简便、操作及测定易于自动化,用聚苯乙烯制成的微量反应板和小珠仍是异相酶免疫测定方法最常用的固相载体。其主要缺点是抗体(抗原)结合容量不高,测定反应过程中固相抗体(抗原)脱吸附率较高,且不均一,从而影响测定的灵敏度、精确性及检测范围等。目前,常采用预处理使塑料固相载体带有不同结合蛋白质的功能基团(如肼基或烷胺基),抗体(抗原)通过化学偶联方法与其结合,可较好地改进吸附稳定性。

(2)微粒(microparticle):由聚苯乙烯高分子单体聚合的微球颗粒,其直径多为微米或纳米数量级,带有能与蛋白质结合的功能基团,易与抗体(或抗原)形成化学偶联,固相微颗粒在反应时,可均匀地分散到反应溶液中,其结合容量大,反应速度快,检测灵敏度高。磁化的微颗粒核心为金属颗粒,中间层为均匀包裹的聚苯乙烯,最外层是含有结合基团(如氨基、羧基、羟基)的功能基团,可与抗体或抗原偶联,形成免疫磁性微球。磁化微球通常应用于自动化荧光酶免疫测定、化学发光酶免疫测定等新技术中。

(3)膜载体:主要有硝酸纤维素膜(nitrocellulose, NC)、玻璃纤维素膜及尼龙膜等微孔滤膜。它们通过非共价键吸附抗体(抗原),其吸附能力强,是定性或半定量斑点ELISA的固相载体。

4. 包被与封闭 将抗原或抗体结合在固相载体上的过程称为包被(coating)。多采用偏碱性(pH9.6)的碳酸盐溶液作抗原或抗体包被时的稀释液。包被反应温度和时间多选用4℃过夜或37℃ 2~6h,使抗体预先在pH2.5、50mmol/L的甘氨酸-盐酸缓冲液中室温反应10min,加入等体积6mol/L的尿素、室温过夜或70~80℃反应10min等方法可使抗体的部分结构发生变性而增加其疏水性,从而提高抗体在固相载体上的吸附能力。抗原或抗体包被后,固相载体表面常余少量未吸附位点,是导致实验本底升高的重要原因。用1%~5%牛血清白蛋白或5%~20%小牛血清等包被一次,此过程称为封闭(blocking),可以减少本底误差对实验的干扰。

二、酶免疫技术分类

酶免疫技术分为酶免疫测定(enzyme immunoassay, EIA)和酶免疫组化(见本章第八节)两大类。

EIA是用酶标记抗原或抗体作标记物,用于检测液体样品中可溶性抗原或抗体含量的微量分析技术。EIA反应系统中,酶标抗体(抗原)经反应后,可与相应的抗原(抗体)形成免疫复合物,通过测量复合物中标记酶催化底物水解呈色的颜色深浅,可以推算待测抗原或抗体含量。根据抗原抗体反应后是否需将结合和游离的酶标物分离,EIA一般可分为均相(homogenous)和异相(heterogeneous)两大类。

均相酶免疫测定属于竞争结合分析方法。其基本原理是利用Ab^{-E}结合Ag形成$AgAb^{-E}$复合物后,标记酶(E)的活性将会被减弱或增强,通过直接测定系统中总的标记酶活性改变,确定$AgAb^{-E}$的形成量,从而推算出样品中待测Ag浓度。主要有酶增强免疫测定技术和克隆酶供体免疫分析。

异相酶免疫测定为抗原抗体反应后,需先将$AgAb^{-E}$与Ab^{-E}分离,然后再测定$AgAb^{-E}$或Ab^{-E}催化底物显色的活性,最后推算样品中待测Ag的含量,是目前应用最广泛的一类标记免疫测定技术。依据测定方法是否采用固相材料吸附抗原或抗体,又分为异相液相和异相固相酶免疫测定两类。

1. 酶增强免疫测定技术 酶增强免疫测定技术(enzyme-mutiplied immunoassay technique, EMIT)是利用的酶活性反应特性与抗原抗体竞争性结合反应原理。当用酶标记小分子半抗原后,酶活性及小分子半抗原的免疫反应性均不受影响,而当酶标半抗原与相应特异性抗体结合后,由于半抗原分子量小,因而抗体与半抗原的结合使得抗体与半抗原上的标记酶也有密切接触,导致酶的活性中心受影响而使酶活性被抑制。在一个反应体系中(包括固定量的酶标记半抗原、特异性抗体、可能含有待测半抗原的标本),酶标记半抗原与待测半抗原将竞争性与特异性抗体结合,如待测标本中的特定半抗原(未标记)含量少,酶标记半抗原与抗体结合的比例就高,游离的具有酶活性的酶标记半抗原就少,加入底物后反应呈色较浅,因此反应后显色的深浅与标本中特定半抗原的含量呈正相关。该方法中最常用的酶是葡萄糖-6-磷酸脱氢酶和溶菌酶。

2. 异相固相酶免疫测定 固相酶免疫测定(solid phase enzyme immunoassay, SPEIA),是利用固相支持物作载体预先吸附抗原或抗体,通过测定固相载体上的酶标记物催化底物生成的有色产物,确定样品中抗原或抗体的含量。应用最广泛的是酶联免疫吸附试验(enzyme linked immunosorbent assay, ELISA)。

(1)双抗体夹心法:属非竞争结合测定。它是检测抗原最常用的ELISA,适用于检测分子中具有至少两个抗原决定簇的大分子多价抗原。其基本原理是利用固相抗体和酶标抗体，分别与样品中被检测抗原分子上两个不同抗原决定簇结合，形成固相抗体-抗原-酶标抗体免疫复合物。复合物的形成量与待检抗原的含量成正比，测定复合物中酶促底物反应生成的有色产物量（OD值），即可确定待检抗原含量。若标本中待测抗原浓度过高，抗原易分别与酶标抗体和固相抗体结合而不形成上述夹心复合物，使测定结果低于实际含量（钩状效应），因此对此类标本应适当稀释后再测定。

(2) 间接法：此法是测定抗体最常用的方法，属非竞争结合试验。其原理是将抗原联接到固相载体上，样品中待检抗体与之结合成固相抗原-受检抗体复合物，再用酶标二抗（针对受检抗体的抗体）与固相免疫复合物中的抗体结合，形成固相抗原-受检抗体-酶标二抗复合物，根据加底物后的显色程度，确定待检抗体含量。该法的突出优点是只需变换固相抗原，即可使用一种酶标二抗检测各种特定的抗体，具有试剂通用性。

(3) 竞争法：竞争法 ELISA 可用于抗原或抗体测定。其方法学特点是：①酶标抗原、样品中非标记抗原具有相同的与固相抗体结合的能力；②反应体系中，固相抗体和酶标抗原为限量，且结合位点少于酶标记和非标记抗原的分子数量的总和；③免疫反应后，结合于固相载体上复合物中酶标抗原的量（酶总活性）与样品抗原的浓度成反比。

(4) 捕获法：捕获法（亦称反向间接法），主要用于血清中某种 IgM 抗体成分的测定。其基本原理是：先将针对 IgM 的第二抗体（如羊抗人 IgMμ 链抗体）连接于固相载体，用以结合（"捕获"）样品中所有 IgM（特异或非特异），洗涤除去 IgG 等未结合物质，然后加入特异抗原与待检特异性 IgM 结合，再加入针对抗原特异的酶标抗体，最后形成固相二抗-IgM-抗原-酶标抗体复合物，加酶底物作用显色后，即可测定样品中待检 IgM 含量。

3. 亲和层析介导的免疫测定法　其只要求待测抗原有一个抗原结合位点即可被测定，所以可用于半抗原的检测。主要步骤是将过量的酶标记单价抗体与样品中的被测抗原反应，反应混合液通过含固相包被抗原的亲和层析柱，混合液中多余的酶标记抗体即滞留在柱子上，而酶标记抗体-待测抗原的复合物则可通过柱子并被收集和测定酶的活性，酶活性的大小与样本中抗体的浓度成正比。

4. 斑点酶免疫吸附试验　斑点-ELISA（dot-ELISA）试验原理与常规 ELISA 相同，其特点是以微孔膜作为固相载体，检测反应在膜上完成。斑点-ELISA 所用固相载体为对蛋白质具极强吸附力的硝酸纤维素（nitrocellulose，NC）膜，酶作用底物后形成有色的沉淀物，使 NC 膜染色（HRP 标记物，常用二氨基联苯胺）。斑点-ELISA 的优点：NC 膜对微量抗原吸附完全，故检出灵敏度可较普通 ELISA 高 6~8 倍；试剂用量较 ELISA 节约近 10 倍；操作简便，试验及结果判断不需特殊设备条件；吸附抗原（抗体）的 NC 膜可长期保存（-20℃可保存半年）。

5. 免疫印迹法　免疫印迹法（immunoblotting test，IBT）亦称酶联免疫电转移印迹法（enzyme linked immunoelectrotransfer blot，EITB），亦称为 Western blot。免疫印迹法是由十二烷基磺酸钠-聚苯烯酰胺凝胶电泳（SDS-PAGE）、蛋白质转运和酶免疫测定三项技术结合而成。基本原理是抗原等蛋白样品经 SDS 处理后带阴电荷，经聚丙烯酰胺凝胶（具分子筛作用）电泳分离不同分子量成分；然后分离的蛋白质条带在电场作用下转移至 NC 膜上（低电压和大电流）；最后将印有蛋白质条带的 NC 膜（相当于包被了抗原的固相载体）依次与特异性抗体和酶标第二抗体作用后，加入酶反应底物使区带染色。阳性反应的条带染色清晰，并可根据电泳时加入的分子量标准，确定各组分的分子量。本法综合了 SDS-PAGE 的高分辨力和 ELISA 法的高特异性和敏感性，广泛用于分析抗原组分及其免疫活性，也可用于疾病的诊断。

三、酶免疫测定方法的评价

酶免疫测定是目前临床免疫学检验领域的主流检测技术之一，其除具有高度的敏感性和特异性，酶标记试剂比较稳定，而且易与其他相关技术偶联，因此发展迅速。均相酶免疫测定主要用于小分子激素和半抗原（如药物）的测定。它操作简单，易于自动化分析。但其最大缺点是易受样品中非特异的内源性酶、酶抑制剂及交叉反应物的干扰，而且灵敏度不及异相酶免疫测定。异相液相酶免疫测定主要用于检测样品中微量的短肽激素和某些药物等小分子半抗原，其灵敏度可达 ng 至 pg 水平。市场上各种符合质量要求的商品试剂盒（提供有包被好的固相载体，酶标记物及其底物和洗涤液等全套试剂成分）和全自动或半自动检测仪不断研发问世，极大地促进了酶免疫测定技术的普及。通过全自动酶免疫分析系统,计算机对各种数据自动进行处理,室内质量控制在一定程度上将由分析系统本身自动完成,从而避免由于人为因素对各项工作造成的干扰,使实验室检测结果更加准确、可靠。

第二节 生物素-亲和素放大技术及应用

生物素-亲和素系统(biotin-avidin system,BAS)以生物素和亲和素具有的独特结合特性为基础,利用其结合特性与抗原或抗体偶联后可多级放大抗原抗体反应。BAS 的结合迅速、专一、稳定,利用 BAS 可被荧光素、酶、放射性核素等材料标记的特点发展和建立了许多新的检测方法和技术,特别是 BAS 与免疫标记技术的有机结合,极大地提高了免疫测定技术的灵敏度。BAS 技术已成为当今生物医学研究工作中最具实用价值和发展前途的技术之一。

一、生物素-亲和素免疫放大技术的基本原理

1. 生物素与亲和素理化特点　生物素(biotin,B)是在动植物中广泛分布的一种生长因子,常从含量较高的卵黄和肝组织中提取,分子量 244.31kDa。经化学修饰后,生物素可成为带有多种活性基团的衍生物——活化生物素。

亲和素(avidin,AV)亦称抗生物素蛋白、卵白素,是从卵清蛋白中提取的一种由四个相同亚基组成的碱性糖蛋白,分子量为 68kDa,等电点 pI=10.5。耐热并耐受多种蛋白水解酶的作用,尤其是与生物素结合后,稳定性更好。

链霉亲和素(streptavidin,SA)是由链霉菌属细菌 *streptomyces avidinii* 分泌的一种蛋白质,分子量为 65kDa。

2. 稳定性和结合特性　每个亲和素能结合 4 个分子的生物素,两者之间的亲和力极强,亲和常数(K)为 10^{15} L/mol,比抗原与抗体间的亲和力($K=10^{5\sim 11}$ L/mol)至少高 1 万倍,因此两者的结合特异性高和稳定性好。

亲和素是一种耐热并耐受多种蛋白水解酶作用的蛋白质,尤其是与生物素结合后,稳定性更好。亲和素在纯水中的溶解度类似于球蛋白,而在 50% 硫酸铵溶液中的溶解度又与清蛋白相似。生物素与亲和素结合形成的复合物呈不可逆反应,酸、碱、变性剂、蛋白溶解酶及有机溶剂均不影响其结合。生物素和亲和素可与酶、荧光素和放射性核素等各类标记技术结合,用于检测抗原-抗体、激素-受体和核酸系统等多种反应体系;还可制成亲和介质,用于分离提纯上述各反应体系中的反应物。

3. 生物素的标记特性　生物素通过噻吩环戊酸侧链上的羧基与多种大分子偶联活化后,可用于标记各种蛋白质形成生物素化蛋白质衍生物。而且一个蛋白质分子可联结多个生物素分子,在与亲和素的反应中成为多价,此是 BAS 多级放大效用的基础。生物素化蛋白质衍生物有两种,一种是生物素化的大分子活性物质(如抗原、抗体),另一种是标记材料(如酶)结合生物素后制成的标记物。其酶标物的制备除可用普通酶标记蛋白质分子的直接标记法外,由于其特有的与生物素结合的性能,还可以通过与生物素化酶复合物中的生物素结合,间接地与酶形成结合物。

几乎所有用于标记的物质均可同亲和素(AV)或链霉亲和素(SA)结合,小分子的有 ^{125}I、胶体金、荧光素和化学发光物,大分子物质有酶、抗原或抗体、铁蛋白和荧光蛋白等,其中最常用的是酶、异硫氰酸荧光素(FITC)和胶体金。

亲和素与生物素间的结合具有极高的亲和力,其反应呈高度专一性。BAS 的多层次放大作用在提高抗原抗体反应灵敏度的同时,并不增加非特异性干扰。BAS 结合特性不会因反应试剂的高度稀释而受影响,使其在实际应用中可最大限度地降低反应试剂的非特异作用。

二、生物素-亲和素标记的基本类型及技术特点

由于生物素与亲和素间的结合亲和力高、特异性强,且具有多级放大作用及易与多种生物分子偶联等优越性。因此,生物素-亲和素系统(BAS)目前在多种免疫分析技术等领域中应用广泛,特别是在核酸探针标记、细胞和生物活性物质分离提纯等方面也显示了明显的优越性。

1. BAB 法(biotin-avidin biotin,BAB)　BAB 法也称为桥联亲和素-标记生物素法(bridged avidin-biotin technique,BRAB),是以游离的亲和素(或链霉亲和素)作为桥联剂,将检测反应体系中

抗原-生物素化抗体复合物与标记生物素（如酶标生物素）连接起来，达到检测反应分子的目的。由于生物素化抗体分子上连有多个生物素，最终形成的抗原-生物素化抗体-亲和素-酶标生物素复合物可积聚大量的酶分子，具强烈的酶促反应能力，从而显著提高检测灵敏度，在其基础上发展了亲和素-生物素化酶复合物技术（avidin-biotin-peroxidase complex，ABC）。

2. 标记亲和素-生物素法（labeled avidin-biotin，LAB）或称 BA 法　本法直接以标记亲和素（或链霉亲和素）与免疫复合物中的生物素化抗体连接进行检测。该法有相当高的灵敏度，由于省略了加标记生物素步骤，操作较 BAB 法简便。

依据待检反应体系中所用的是生物素化第一抗体或生物素化第二抗体，又分为直接法 BAS 和间接法 BAS。间接 BA（或 LAB）法是采用生物素化的第二抗体，可进一步提高检测灵敏度。

3. 亲和素-生物素化酶复合物（avidin-biotin-peroxidase complex，ABC）法　ABC 法是预先将亲和素（或链霉亲和素）与酶标生物素结合，形成亲和素（或链霉亲和素）-生物素-过氧化物酶复合物（ABC or SABC）。由于一个标记了酶的生物素分子可连接多个亲和素（或链霉亲和素），而一个亲和素（或链霉亲和素）分子又可桥联多个酶标生物素分子。经过这种依次的相互作用连接，可形成一种具多级放大作用的晶格样网状结构，其中网络了大量酶分子。将 ABC（或 SABC）复合体应用于免疫检测体系时，可极大地提高检测灵敏度。

三、生物素-亲和素放大技术的应用评价

1. BAS 在酶免疫测定中的应用　BAS 可用于 ELISA 固相化抗体或抗原的制备是先将亲和素（或链霉亲和素）包被于固相载体，抗体或抗原先与生物素结合，然后通过亲和素-生物素反应而使生物素化的抗体或抗原固相化；BAS 亦可用于 ELISA 终反应的放大：用生物素化的抗体替代常规 ELISA 中的酶标抗体，然后连接酶标亲和素（BA-ELISA）、或亲和素及酶标生物素（BAB-ELISA）或 ABC 试剂（ABC-ELISA），从而使反应信号放大，提高检测灵敏度。BAS 与 ELISA 偶联，用小分子生物素代替酶标记抗体，还可减少反应中的空间位阻。

2. 生物素-亲和素在均相酶免疫测定　BAS 除了作为免疫测定的放大系统外，还可作为均相酶免疫测定（HEI）中高效的酶活性调变系统。在 BAS-HEI 系统中，预先将作为配体的生物素与酶偶联，形成的生物素-酶复合物具有完整的酶活性，制备亲和素-抗原，当其与生物素-酶结合后，可使酶活性中心因空间位阻而失活。HEI 反应中待测抗原浓度越高，则游离的亲和素-抗原越多，使测得的酶活性越低，酶活性的变化与待测标本中抗原浓度负相关。

3. 生物素-亲和素在荧光免疫技术中的应用　生物素-亲和素放大技术在荧光抗体技术中通常采用 BA 法，即用荧光素直接标记亲和素（或链霉亲和素）；也可采用游离亲和素（或链霉亲和素）搭桥，两端分别连接生物素化抗体和荧光素标记的生物素。其与常规免疫荧光法相比，引入 BAS 的荧光抗体技术可明显地提高方法的灵敏度和特异性。

4. 生物素-亲和素在放射免疫测定中的应用　生物素-亲和素放大技术与免疫放射分析（IRMA）检测体系偶联，用于对放射免疫测定终反应的放大（BA 法），先将针对不同抗原决定簇的固相抗体和生物素化抗体与抗原同时反应，形成双抗体夹心免疫复合物，再加入 ^{125}I 标记的亲和素（或链霉亲和素），其与复合物中的生物素结合，最终使反应信号放大，进一步提高了 IRMA 的灵敏度。

5. 生物素-亲和素在分子生物学中的应用　生物素-亲和素放大技术在分子生物学领域中的应用目前主要集中在以生物素标记核酸探针进行的定位检测，用 BAS 制备的亲和吸附剂进行基因的分离纯化以及将免疫测定技术与 PCR 结合建立免疫-PCR（immuno-PCR）用于抗原的检测等三方面。

免疫-PCR 是将 PCR 技术的高度敏感性与抗原-抗体反应的高度特异性相结合建立的敏感的分析方法，其检测灵敏度可达 10^{-21} mol/L 水平。免疫-PCR 的技术关键在于用一个连接分子将一段特定的 DNA 连接到抗体上，在抗原和 DNA 间建立对应关系，从而将对蛋白质的检测转变为对核酸的检测。此外，为解决传统 PCR 扩增产物检测方法的不足，现又有用 ELISA 方法来定量检测免疫-PCR 扩增产物，称为 PCR-ELISA。

第三节 放射免疫技术及应用

放射免疫技术是利用放射性核素与抗原抗体反应相结合而创建的一类免疫测定技术。基于体外竞争性或非竞争性放射结合的免疫分析原理，放射免疫技术分为放射免疫分析（radioimmunoassay，RIA）和免疫放射分析（immunoradiometric assay，IRMA）。

一、放射免疫技术概述

放射免疫技术运用放射示踪原理，基于抗原抗体结合反应，利用现代放射性测量技术的高敏感性和精确性，通过检测放射性计数分析待测物浓度，是一种超微量分析技术。

1. *放射免疫分析（RIA）* 是放射免疫技术最经典的模式，以放射核素标记的抗原与反应系统中未标记抗原竞争性结合特异性抗体为基本原理来测定待检样品中抗原量的分析法。

2. *免疫放射分析（IRMA）* 是用放射性核素标记过量抗体与待测抗原直接结合，采用固相免疫吸附载体分离结合部分（B）与游离部分（F）的非竞争性放射免疫分析。

放射免疫技术的基本分析试剂主要包括了放射性核素标记的示踪剂、标准品、特异性结合物质（抗体）及分离剂，其与放射免疫技术的准确性、精确性、特异性和灵敏度等质量控制指标的优劣密切相关。

3. *常用的放射性核素* 放射免疫技术中，常用的放射性核素有 ^{125}I、^{131}I、^3H 和 ^{14}C 等。使用最广泛的是 ^{125}I，其具有以下特点：① ^{125}I 的化学性质较活泼，容易用较简便的方法制备标记物；②其衰变过程不产生电离辐射强的 β 射线，对标记多肽、蛋白抗原分子的免疫活性影响小；③ ^{125}I 释放的 γ 射线测量方法简便，易于推广应用；④ ^{125}I 的半衰期（60d）、核素丰度（>95%）及计数率较 ^{131}I（半衰期8d，核素丰度仅20%）更为适用。

二、放射免疫分析

放射免疫分析（RIA）是以放射性核素作示踪剂的标记免疫分析方法，具有高灵敏性、特异性和精确性，特别适用于激素、多肽等含量微少物质的超微量分析。

(一)基本原理

经典放射免疫分析（RIA）是采用标记抗原（Ag*）和非标记抗原（Ag）竞争性结合有限量特异性抗体（Ab）的反应。该反应体系中随着 Ag 的增加则反应体系中 Ag* 分子与 Ab 结合的机会减少，形成 Ag*Ab 复合物少及测定时的放射量也降低。若以未结合的 Ag* 为 F，Ag*Ab 复合物为 B，则 B/F 或 B/(B+F) 与 Ag 的量变存在着函数关系。RIA 设计为用定量的 Ag*，限量的 Ab 及一系列已知浓度的 Ag（标准抗原）共同反应平衡后，将 Ag*-Ab 复合物（B）与游离的 Ag*（F）分离，测定各自放射性强度并计算出相应反应参数 B/F 比值或 B/(B+F) 结合率；以标准抗原浓度为横坐标，反应参数作纵坐标，绘制成标准曲线（也称剂量－反应或竞争－抑制曲线）。待测样品同条件进行反应，可在标准曲线上对应查得待测抗原含量。样品中待测抗原的含量与所测放射性成反比。

(二)选择适当的反应条件

放射免疫分析的反应温度和时间可根据具体待检抗原的特性和所用抗体亲和力（Ka 值）高低等条件选择。抗原性质稳定且含量高，可选室温或 37℃短时间（数小时）反应；抗原性质不稳定（如某些小分子肽）或含量甚微、或抗体的 Ka 较低，则应选低温（4℃）长时间（20～24h）反应。

(三)有效的分离结合与游离标记物

RIA 反应中 B、F 分离步骤所致误差是 RIA 实验误差的重要组成部分，可影响方法的灵敏度和测定的准确性。理想的分离方法应是 B、F 分离完全迅速，分离剂和分离过程不影响反应平衡，分离过程经济、操作简单、重复性好。

三、免疫放射分析

免疫放射分析（immunoradiometric assay，IRMA）是在 RIA 的基础上发展的核素标记免疫分析。与经典 RIA 不同，IRMA 是以过量 ^{125}I 标记抗体与待测抗原进行非竞争性免疫结合反应，用固相免疫吸附载体对 B 或 F 进行分离，其灵敏度和可测范围均优于 RIA，操作程序较 RIA 简单。

四、放射免疫分析技术的质量控制

要获得准确可靠的测定结果，必须建立严格的质量控制。一般包括测定前的质量控制,样品的前处理——加样、分离等操作过程;测定后质量控制,测定流程、试剂和仪器的质量控制,建立完善的室内质控和室间质评以实现对该测定技术的监控。

五、放射免疫分析技术的应用

放射免疫分析技术的灵敏度高,特异性强,精密度好,对抗原和半抗原的测定及仪器设备条件要求不高,因此广泛用于生物医学检验。常用于各种激素、微量蛋白质、肿瘤标志物和药物等微量物质的测定。由于大多数检验项目均有 RIA 或 IRMA 试剂盒提供,目前仍是基层单位对超微量物质测定的主要手段。但由于放射性污染和危害,常用核素半衰期短,试剂盒稳定期不长以及具有不易快速、灵活的自动化分析等诸多不足,特别是近年来其他非放射标记免疫测定技术及其自动化分析的飞速发展和普及,RIA 将逐渐被这些优秀的标记免疫分析方法所取代。

第四节 荧光免疫技术及应用

荧光免疫技术(fluorescence immunoassay,FIA)是将抗原抗体反应与荧光技术相结合,具有高特异性和高敏感性的免疫标记技术。主要包括了荧光免疫显微技术(也称荧光免疫组织化学技术或荧光抗体检测技术)和荧光免疫测定技术。前者借助荧光显微镜可实现对特异性抗原或抗体的定位分析,后者通过荧光检测器实现微量或超微量物质的定量检测。

一、荧光免疫技术基本原理

(一)荧光免疫显微技术

荧光素标记抗体与标本切片中组织或细胞表面的抗原结合,洗涤除去游离的荧光抗体后,于荧光显微镜下观察特异荧光的抗原抗体复合物及其部位,对组织切片或细胞抗原进行定性和定位检测,或对自身抗体进行定性和滴度测定。该技术主要包括直接标记法、间接标记法和双标记法。

1. 直接标记法 荧光素标记抗体与相应抗原特异性结合,洗涤后荧光显微镜下观察特异性荧光以检测未知抗原。常用于病原体检测和肾炎活检、皮肤活检的免疫病理检查。

2. 间接标记法 未标记荧光素的特异性抗体(第一抗体)与相应抗原反应,再用荧光素标记的第二抗体与抗原抗体复合物中的第一抗体反应,洗涤后荧光显微镜下观察特异性荧光以检测未知抗原或抗体。常用于血液和体液中自身抗体检测。

3. 双标记法 两种荧光素分别标记两种不同的特异性抗体,与同一组织或细胞抗原反应,洗涤后荧光显微镜下观察特异性荧光,当存在两种相应的抗原,则可见到两种颜色的荧光。该方法可用于同时检测同一标本内的两种抗原。

(二)荧光免疫测定技术

常用的荧光免疫测定技术主要有流式细胞分析技术、时间分辨荧光免疫测定、荧光偏振免疫测定和荧光酶免疫测定等(详见本章第六节和第七节)。

二、技 术 要 点

(一)荧光免疫显微技术

荧光素、荧光素标记抗体、荧光显微镜是荧光免疫显微技术的基本要素。

1. 荧光素 常用的荧光物质有:①异硫氰酸荧光素(fluorescein isothiocyanate,FITC)最大吸收光波长为 490~495nm,最大发射光波长 520~530nm,可呈现明亮的黄绿色荧光,是应用最广泛的荧光素。②四乙基罗丹明(rhodamine,RB200)最大吸收光波长为 570nm,最大发射光波长为 595~600nm,呈橘红色荧光。可与 FITC 的翠绿色荧光形成鲜明的对比,常用于双重标记或对比染色。③四甲基异硫氰酸罗丹明(tetramethylrhodamine isothiocyanate,TRITC)最大吸收光波长为 550nm,最大发射光波长为 620nm,呈橙红色荧光。④藻红蛋白最大吸收光波长为 565nm,最大发射光波长为 578nm,可与 FITC 一起用于双色免疫荧光染色。

2. 荧光技术相关概念

(1)荧光效率:指荧光物质将吸收的光能转变成为荧光的百分率。在一定范围内,荧光强度与激发光强度呈正相关,即激发光越强,荧光越强,但过强的激发光会使荧光很快褪去。

(2)荧光寿命:指荧光物质被一瞬时光脉冲激发后产生的荧光随时间而衰减到一定程度时所用的时间。

(3) 荧光淬灭：指荧光物质在某些理化因素作用下使荧光减弱的现象，包括物理因素，如紫外线照射、高温和化学因素，如苯胺、酚、间苯二酚、硝基苯、溴化物、碘化物和 Cl^-、Fe^{3+}、Ag^+ 等。荧光免疫技术中可使用淬灭剂消除不需要的荧光，常用的荧光淬灭物质有亚甲蓝、碱性复红、伊文思蓝及低浓度的过锰酸钾和碘溶液等。

3. 标本的制备 标本制作过程中应力求保持抗原的完整性，并在染色、洗涤和封埋过程中抗原应尽量不发生溶解和变性，也不扩散至邻近细胞或组织间隙中去。标本切片要求尽量薄，以利抗原抗体接触和镜检。常见的临床标本主要有：组织、细胞和细菌三大类。不同标本可制作成涂片、印片或切片，组织材料可制备成石蜡切片或冷冻切片。石蜡切片因操作烦琐、结果不稳定、非特异反应强等原因已很少在荧光显微技术中应用。组织材料也可制成印片，细胞或细菌一般制成涂片，要求薄而均匀。

4. 荧光显微镜检查 荧光抗体染色的标本需在荧光显微镜下观察。荧光显微镜是荧光显微技术的基本工具。其主要结构与普通光学显微镜基本相同，但不同之处在于光源、滤板、不吸收紫外线的聚光器和镜头等，根据光路可分为透射光及落射光两种形式。荧光显微镜检查要求选择好光源和滤光片。一般观察 FITC 标记物可选用激发滤片 BG12，配以吸收滤光片 OG4 或 GG9；观察 RB200 标记物时，可选用 BG12 与 OG5 配合。

5. 荧光强度的影响因素

(1) 激发光源：荧光强度与激发光强度成正比，增加激发光强度可提高荧光分析的灵敏度，但值得注意的是，激发光增强也加剧荧光物质的分解作用。

(2) 温度：温度对荧光染色有明显影响。温度≥20℃时，开始出现温度对荧光的淬灭作用，温度越高淬灭作用越强；在 20℃ 以下时，温度对荧光强度的影响不明显。

(3) 溶液 pH：H^+ 离子浓度对荧光强度的影响很大，每种荧光素在其合适的 pH 下，可有最高的发光强度。因此，了解 pH 与荧光的关系，有利于确定检测中最佳的 pH 范围。

(4) 细胞固定剂：某些细胞固定剂，如戊二醛、甲醛等，可减弱荧光强度。

(二) 荧光免疫测定技术

详见本章第六节、第七节。

三、方法学评价

(一) 荧光免疫显微技术

荧光免疫显微技术的直接标记法，具有操作简便、检测特异性高、非特异性荧光染色少的优点，但检测敏感性偏低，且每检查一种抗原就需要制备一种荧光抗体，检测费用高。

间接标记法由于第二抗体的使用，提高了检测敏感性，其敏感性较直接标记法增加 5~10 倍，且一种荧光素标记抗体可检测多种抗原或抗体，但非特异性荧光、荧光背景较高，技术程序相对复杂。

(二) 荧光免疫测定技术

详见本章第六节。

四、荧光免疫技术质量保证

要获得准确可靠的测定结果，必须建立严格的质量控制。选择荧光素合适的 pH、温度、离子强度和固定剂等能防止荧光淬灭，保证荧光免疫显微技术检测结果的正确性；建立完善的室内质控和室间质评有利于该测定技术的监控。

五、荧光免疫技术的临床应用

临床检验中荧光免疫显微技术已用于细菌、病毒和寄生虫的检验及自身免疫病的诊断等方面。细菌学检验中主要用于细菌的鉴定，标本材料可以是培养物、感染组织、病人分泌排泄物等。与其他鉴定细菌的血清学方法比较，荧光免疫技术操作简单、敏感性高、检测速度较快，但一般只能作为补充手段，而不能代替常规诊断。在自身免疫病的实验诊断中可用于测定血清中的抗体，用于流行病学调查和临床回顾诊断。

荧光免疫测定技术的临床应用详见本章第六节和第七节。

第五节 金标记免疫技术及应用

金标记免疫技术（Immunogold labelling techique）是一种以胶体金作为示踪物，利用抗原抗体反应进行定性或半定量的非放射性免疫标记测定技术。免疫金银染色（immunogold silver staining, IGSS）

是金标记免疫技术反应经银颗粒沉积而放大的反应。目前,金标记技术主要用于免疫组织化学染色、斑点免疫渗滤试验和斑点免疫层析试验等,涉及免疫学、组织学、病理学和细胞生物学等众多领域。

一、免疫胶体金标记的原理

胶体金(colloidal gold)是氯金酸($HAuCl_4$)在还原剂作用下,聚合成特定大小的金颗粒,并由于静电作用形成稳定的胶体状态。胶体金颗粒大小在1~100nm,不同大小的胶体金呈色不同。最小的胶体金(2~5nm)为橙黄色,中等大小的胶体金(10~20nm)为酒红色,较大颗粒的胶体金(30~80nm)为紫红色。在可见光范围内,胶体金的吸收峰波长不同,胶体金颗粒越大其吸收峰波长越长。

免疫金(immunogold)是胶体金与免疫活性物质(抗原或抗体)的结合物,又称胶体金标记物或金探针。金颗粒表面负电荷与蛋白质正电荷之间因非共价键的静电引力相互吸引,当作用力达到范德华引力半径范围内时,蛋白质与金颗粒表面牢固结合,粗糙的胶体金颗粒表面也利于蛋白质吸附而实现蛋白质的胶体金标记。标记过程主要是物理吸附作用,因此蛋白质的生物活性和免疫活性不受影响。胶体金常用于标记葡萄球菌A蛋白、免疫球蛋白、糖蛋白、酶、激素和多肽及其他生物大分子如SPA、PHA、ConA等。

二、免疫胶体金标记技术特点

(一)免疫胶体金的制备

制备胶体金最常用的化学方法为还原四氯金酸法。四氯金酸($HAuCl_4$)在白磷、枸橼酸三钠等还原剂的作用下,还原成胶体金。不同还原剂及其用量可制备直径大小不同的胶体金颗粒,而胶体金颗粒大小的不同又具有不同的特点与用途:5nm以下胶体金颗粒适用于标记抗原或组织化学法检测;5~20nm的颗粒适用于液相免疫检测;而20nm以上的颗粒多用于免疫沉淀试验。免疫金(银)试验中,小颗粒胶体金较大颗粒能吸附更多银离子,可提高标记物的稳定性和敏感性。

(二)免疫胶体金标记的技术要点

1. 标记效果的影响因素 ①pH影响胶体金对蛋白质的吸附,调整胶体金pH至标记蛋白质的等电点略偏碱时易形成牢固的结合物。②待标记物的电解质、胶体金颗粒大小、蛋白质及其分子量等因素影响标记效果。③胶体金与待标记物用量的比例,需经预试验确定最适比例。④为使标记物稳定,常加入BSA溶液或聚乙二醇(PEG)等稳定剂。

2. 胶体金标记物的纯化和鉴定 主要采用超速离心法和凝胶过滤法分离纯化胶体金标记物;采用有支持膜的镍网沾取金标记蛋白,在电镜下测量颗粒的平均直径或采用免疫组化滤纸模型鉴定胶体金标记物特异性和敏感性。

三、金标记免疫技术的应用

近些年来,金标记免疫技术进一步发展应用于免疫转印、流式细胞术、固相斑点法金(银)染色(dot IGS/IGSS)及斑点金免疫渗滤测定法(dot immunogold filtration assay,DIGFA)等多种标记免疫检测方法。

(一)免疫金(银)组织化学染色法

1. 原理 免疫金(银)组化染色技术是金颗粒标记的抗原(抗体)与相应的抗体(抗原)特异性结合后,在银显色剂的作用下,标记物上的金颗粒起液化作用,使显影液中的硝酸银离子还原成银原子沉淀,在抗原抗体复合物的金颗粒周围形成一个逐步增大的黑色"银壳",由于金颗粒的液化作用,更多的银离子被还原,最后使抗原位置放大,从而提高镜下的可见度。

2. 方法评价 该方法染色程序简便,操作简单,无须显色就能检测细胞表面或细胞内抗原,利用抗原抗体反应使检测方法具有高特异性、高敏感性,由于银离子的放大作用,使弱信号得以放大。该方法应用范围广,并可用于双重或多重标记等优点,是一种新型的免疫标记技术。

(二)斑点金免疫渗滤试验(dot immunogold filtration assay,DIGFA)

斑点金免疫渗滤试验是以硝酸纤维素薄膜为固相载体,基于免疫斑点法和胶体金标记技术实现抗原或抗体定性分析的一种胶体金免疫标记技术。该实验可用于各种传染病的抗体、尿液HCG和肿瘤标志物等检测。

1. 基本原理 点加于固相载体硝酸纤维素薄膜上的抗原或抗体,与依次加入的标本、免疫胶体金及洗涤液等反应,形成固相抗体-抗原-胶体金标记抗体复合物,由于胶体金为红色,阳性反应即在膜上呈红色斑点。包括了检测抗原的双抗体夹心法和检测特异性抗体的间接法。

2. 方法评价　DIGFA除试剂盒本身外，不需要任何仪器设备。间接法由于易受血清标本中非目的IgG的干扰，易导致假阳性结果，临床上现较少使用。

（三）斑点金免疫层析试验（dot immunogold chromatographic assay，DICA）

斑点金免疫层析试验是胶体金标记技术和蛋白质层析技术相结合的以硝酸纤维素薄膜为固相载体的快速固相膜分析技术。

1. 基本原理　以硝酸纤维素薄膜为固相载体，各反应试剂分点固定在载体膜上，滴加于膜一端的样本在微孔滤膜的毛细管作用下，向另一端慢慢移动，移动过程中被分析物与层析材料中的反应试剂发生特异性结合反应，形成的复合物固定在层析条上的特定区域，通过胶体金的显色条带判定结果。

2. 方法学评价　该方法操作简便、快速，不需任何仪器设备，试剂稳定且便于保存，因此该检测方法特别适合用于床旁检测。但本方法的灵敏度不及酶标法和酶发光免疫测定法，且只能用于定性或半定量分析。目前主要用于正常体液中不存在物质（病原体及其抗体、毒品类药物等）和正常含量极低而在特殊情况下异常升高的物质（HCG等）的检测。

（四）胶体金标记免疫电镜技术

胶体金标记免疫电镜技术是将胶体金标记技术和电镜检测技术相结合的免疫标记检测技术。该技术包括透射电镜（TEM）和扫描电镜（SEM）检测，其最大优点就是可通过应用不同大小颗粒或结合酶标进行双重或多重标记，方法的检测敏感性和特异性均较好，结果判定容易，但由于需要特殊仪器，影响了其应用范围。

胶体金标记免疫电镜技术主要用于细胞表面成分、细胞膜不同膜蛋白颗粒或细胞膜表面成分的精细定位及细胞超微结构水平上基因位点精确定位等分析。细胞表面抗原或细胞亚微结构抗原的检测常采用包埋前金标染色或包埋后金标染色。

第六节　自动化免疫分析技术

免疫检验自动化（automation of immunoassays）是将免疫学检验过程中的取样、加试剂、混合、温育、固相载体分离、信号检测、数据处理和检测后的仪器清洗等步骤由计算机控制，实现仪器自动化检测分析，提高检测分析效率，增加测定精密度。

自动化免疫分析技术一般使用一种或两种免疫分析技术，包括酶联免疫分析技术、生物素-亲和素技术、化学发光分析技术、荧光偏振免疫测定技术、时间分辨荧光免疫测定技术、电化学发光技术等，实现自动化检测同时，保障了检测结果的可靠性、精确性和准确性。自动化免疫分析可应用于免疫球蛋白及其片段、单个补体成分、细胞因子及其受体、细胞黏附分子及其配体、微生物抗原成分及相应抗体、血液中多种凝血因子、酶及同工酶、小分子激素及多肽、肿瘤标志物、药物及成瘾性药品（毒品）等检测。

自动化仪器的设计中主要采用五点技术指标来保证检测微量样本、小分子多肽或蛋白质的敏感性及准确性。①检测抗体必须具有高特异性和高亲和力；②通常采用磁性微球作为固相载体，增加反应面积；③通常使用生物素-亲和素包被、酶-发光底物、酶-荧光底物、元素-化学发光和元素-荧光系统等放大抗原抗体的反应信号；④结合计算机软件系统自动处理分析信号及数据转换；⑤人工智能化的设计，自动检测及校对功能。

一、自动化免疫比浊分析技术

免疫浊度分析属液相沉淀反应，其基本原理是可溶性抗原、抗体在特定的电解质溶液中特异结合，形成小分子免疫复合物（<19S），在增浊剂（如PEG、NaF等）的作用下，迅速形成免疫复合物微粒（>19S），使反应液出现浊度，当一定波长的光线照射这些免疫复合物颗粒时，光线强度发生改变。根据检测器的位置及其所检测光信号的性质差异，免疫浊度分析可分为散射比浊法（nephelometry）和透射比浊法（turbidimetry）。

（一）散射免疫比浊分析

1. 基本原理　散射比浊法（nephelometry）是将免疫测定和散射比浊原理相结合的一种微量、快速、自动化分析体液中特定蛋白质的免疫化学分析技术。其基本原理是一定波长的发射光通过溶液时遇到抗原-抗体复合物粒子，光线被粒子颗粒折射，发生偏转，在发射光5°~96°方向上所检测的散射光强度与复合物的含量成正比,且光线偏转的角度与发射光的波长及抗原抗体复合物颗粒大小和多少密切相关。散射比浊分析法是免疫比浊分析中最常用的方法。

2. 方法技术要点

(1)散射颗粒与散射光:悬浮在反应溶液中固体或胶体粒子都是散射中心,当入射光通过时,如果颗粒直径小于入射光波长的1/10,散射光强度在各个方向的分布均匀一致,称为 Rayleigh 散射;颗粒直径大于入射光波长的1/10到接近入射光波长,随着颗粒直径增大,向前散射光强于向后散射光,称为 Debye 散射;当颗粒直径等于或大于入射光波长,向前散射光远远大于向后散射光,称为 Mile 散射。在自动散射检测过程中,形成颗粒大小不等的抗原-抗体不溶性复合物,但大多数蛋白质分子的波长比光的波长要小得多(5～10nm),因此只产生 Rayleigh 散射,在散射比浊分析检测中多采用 Rayleigh 原理。该原理下提示所用的光源功率和波长,及光线折射后的散射夹角的最佳搭配是提高检测敏感性的关键。

(2)反应物含量与散射浊度:抗原-抗体结合反应中,遵守典型的 Heidelberger 曲线,即当抗体量恒定时,抗原与抗体结合,形成免疫复合物的反应与散射信号响应值的上升成正比。当抗原量与响应值上升至一极限值时,若再增加抗原量,已形成的抗原-抗体复合物会发生溶解而使散射响应值迅速下降。因此,基于抗原-抗体结合反应进行散射浊度分析时,一定要保持抗体过量,维持抗原-抗体复合物的相对不溶解性,保证测定的散射信号值在散射信号响应值曲线的上升臂部位。

3. 定时散射比浊分析

(1)基本原理:定时散射比浊分析(fixed time nephelometry)基于免疫沉淀反应,由于抗原抗体反应开始后的极短时间内,反应介质中散射信号变动很大,此时根据获取的峰值信号计算出的结果会产生一定的误差,因此在测定散射信号时推迟几秒钟用以扣除抗原抗体反应的不稳定阶段,从而将这种误差影响降至最低。故在抗原-抗体反应时,给出预反应时间,即抗原抗体反应开始 7.5～120s 第一次读取散射光信号,而大多数情况下于 120s 后再测定第二次读数,将第二次测定信号值扣除第一次信号值为待测抗原的信号值,并通过计算机处理转换为待测抗原浓度。

(2)方法技术要点:抗原过量检测,定时散射比浊分析中采用了两项措施以保证检测所获信号峰值是由被检抗原产生。①抗体过量:确保每一检测项中抗体结合抗原的能力达到相应待测样本正常血清浓度的 50 倍以上,以保证在异常状态下的高浓度抗原均能与抗体形成复合物而产生特异性散射光信号;②对抗原过量进行阈值限定:在预反应时间段中先加入检测患者的 1/10 的样本与抗体反应,当预反应时间段内抗原-抗体复合物的光散射信号超过预设阈值,提示该待测样本浓度过高,反应不再继续进行,将待检样本进一步稀释后重做,如散射光信号未超过预设阈值,提示该样本浓度符合设计要求,继续进行第二时间段的全量样本测定,以避免检测中出现因抗原过量导致的不准确检测。

(3)定时散射比浊分析的局限性:尽管定时散射比浊分析是目前应用中一种较为先进的方法,但该反应仍然存在一些检测准确性的问题:①预反应阶段与抗体反应的仅为少量抗原,因此预反应阶段的信号变动仅占全反应阶段的信号变动的极少部分,此信号值的扣减对最终的结果计算影响不大;②该方法是采用间接抗原过量检测,实际上在反应末端并没有进行真正的抗原过量检测。在实际检测中,如遇到特殊样本或含量较低的样品时,可能会有一些不准确的结果出现。

4. 速率散射比浊分析

(1)基本原理:速率散射比浊分析(rate nephelometry)是抗原-抗体结合反应的动态测定法。速率是指在抗原-抗体结合反应过程中,每一单位时间内两者结合的速度。其基本原理是将各单位时间内抗原-抗体复合物的形成速率与复合物颗粒产生的散射信号联系起来,在确保检测体系抗体过量的情况下,抗原抗体反应速率峰值大小与抗原浓度呈正相关。

(2)方法技术要点:为确保整个反应过程中抗体过量,以准确检测样本中抗原含量,必须进行抗原过量检测。抗原过量检测的基本原理是,抗原抗体反应过程中,在规定时间内反应介质中的抗体应将待测抗原全部结合,无游离抗原存在,此时再次加入已知的相应抗原,该抗原与剩余游离抗体结合再形成复合物,而出现第二个速率峰值信号,由此可证明第一次速率峰值信号全部由待测抗原产生;若再加入已知相应抗原后不出现第二速率峰值信号,则说明反应介质中已无游离抗体存在,可能因待测标本中抗原浓度过高,致反应介质中抗原量大于抗体量,第一速率峰值信号可能仅由部分的待测抗原产生,其测定结果有不准确因素,提示应将待测样本进一步稀释,重新进行检测,以获取全部抗原的真实浓度,保证检测的准确性。

5. 散射比浊分析方法学评价　免疫浊度法操作简便,易于自动化,无放射性污染,适于大批量样本检测。散射比浊法是目前临床应用较多的一种方法,本法自动化程度高,具有快速、灵敏、准确、精密等优点,精密度以速率散射比浊法最佳,为1%~5%,批内不准确度小于3%,批间不精密度小于6%,其检测可达到μg级。散射比浊分析中采用抗原过量检测方法,保证了结果的准确性。但仪器和试剂价格比较贵,对抗体的质量要求很高。目前在特定蛋白测定领域中最具代表性的系统有以下两种:①自动速率散射比浊法:Beckman-Coulter 公司 ARRAY360 特定蛋白系统和 IMMAGE 特定蛋白分析系统。速率散射比浊测定的是抗原-抗体反应的第一阶段,其最大优点是快速、灵敏度高,不易受本底散射信号干扰,可检测微量样品。②定时散射比浊法:Dade Behing 公司的 BN-100,BN-Prospec,BN-Ⅱ特定蛋白系统。以上两测定系统是目前检测体液中特定蛋白的首选推荐系统,其特异性、敏感性都符合临床检测的要求,且检测范围较宽。

(二)免疫透射比浊分析

透射比浊法(turbidimetry)是一定波长的发射光通过一定体积溶液时,由于溶液中抗原抗体复合物粒子对光线的反射和吸收,引起透射光的减少,在抗体过量的情况下,测定的光通量和抗原抗体复合物的量成反比。透射比浊中,测量的是透过不溶性复合物到达探测器而未被散射或吸收的光线,其反应的是光路方向(0°)透射光强度和被测溶液中微粒浓度的关系。

1. 基本原理　检测体系中抗体过量的情况下,待测样品中的抗原在反应介质中与相应的检测抗体发生抗原抗体反应,形成可溶性复合物,在PEG的作用下,抗原抗体复合物形成加速,且稳定性增加,反应介质的浊度发生改变,利用分光光度计测定光线被吸收的量,而待测样本的抗原含量与吸光度成正比,与光通量成反比。

2. 方法技术要点

(1)溶液中存在的抗原抗体复合物分子应足够大。

(2)溶液中抗原抗体复合物的数量要足够多。

(3)透射比浊是通过溶液中免疫复合物颗粒使透射光减弱的原理来定量检测抗原,检测时间较长。

(4)检测抗体一般为亲和力高的抗体,且要求检测中抗体过量。

3. 方法学评价　透射比浊法灵敏度比单扩法高5~10倍,CV小于10%,操作简便,结果准确,且能用全自动或半自动生化分析仪进行检测,常用于生化指标的测定。本法的不足在于:①抗体用量较大。②溶液中存在的抗原-抗体复合物分子应足够大,分子太小则阻挡不了光线的通过;数量要足够多,如果数量太少,溶液浊度变化太小,对光通量影响不大;若光度计的灵敏度不高,微小的浊度变化不易影响透光率的改变,因此灵敏度较散射比浊法低。③透射比浊测定在抗原-抗体反应的第二阶段,检测需在抗原抗体反应达到平衡后进行,耗时较长。

(三)免疫浊度分析的临床应用

免疫浊度分析法主要用于检测血浆、体液中的特定蛋白系列,如免疫球蛋白 IgG、IgA、IgM、κ链、λ链、免疫球蛋白亚类;补体3、补体4;血浆蛋白如前白蛋白(PA)、白蛋白(ALB)、α_1-抗胰蛋白酶(α_1-AT)、β_2-微球蛋白(β_2-MG)、转铁蛋白(TRF)、铜蓝蛋白(CER)、结合珠蛋白(HP)、C反应蛋白(CRP)、载脂蛋白 ApoAI、ApoB、脂蛋白(a)、类风湿因子(RF)、尿微量蛋白系列和某些治疗性药物浓度等。特定蛋白成分的定量检测,可为临床诊断、疗效观察和预后分析提供依据。

二、化学发光自动免疫分析

(一)化学发光免疫分析原理

化学发光是指伴随化学反应过程产生光的发射现象,其发光反应绝大多数属于氧化反应。化学发光免疫分析(chemiluminescence immunoassay,CLIA)是一种化学发光反应与免疫反应相结合的非放射标记测定技术。化学发光免疫分析根据所采用的标记物的不同可分为发光物标记、酶标记和元素标记化学发光免疫分析三大类。

CLIA是以发光物质代替放射性核素或酶作为标记物,如吖啶酯,发光物质在碱性反应体系中氧化并释放大量自由能,产生激发态的中间体,该激发态的中间体由最低振动能级回到稳定的基态的各个振动能级时产生辐射和能量,能量则形成发射光子(hγ),产生发光现象。检测发光信号,通过计算机分析系统获得被测物质浓度。CLIA分析系统中包含了化学发光反应和免疫反应两个系统,即在抗原抗体特异性反应过程中,伴随有化学反应过程而产生光的发射现象。化学反应系统中以化学反应为基础,化学发光的首要条件是吸收了化学能而处于激发态的分子或原子必须能释放出光子或者能将能量转移到另一个物质的分子上并使这种分子激发,当这种分子回到基态时释放出光子。化学发光是化学反应过程中所产生的化学能使分子激发产生的发射光。因此,化学发光反应过程中产生足够的激发能是产生发光效应的重要条件。

化学发光反应可在气相、液相或固相反应体系中进行,以液相发光在免疫学检测中最常应用。液相化学发光反应主要包括三个反应过程,即反应生成中间体;化学能转化为电子激发能,使中间体变成电子激发态;激发分子辐射跃迁回基态。在自动化化学发光免疫分析仪的设计中,最常采用的是化学发光物质的氧化发光,其光量子的强弱直接代表氧化反应强弱的程度。

(二) 化学发光免疫分析中的标记物及类型

化学发光免疫分析所使用的标记物根据其参与的化学反应不同分为三类:

1. 直接参与发光反应的标记物 这类标记物在化学结构上有产生发光的特殊基团,在发光免疫分析过程中直接参与发光反应。通常这类物质没有本底发光,在反应中能用于检测低浓度或微量浓度的样品。最常用的标记物主要有吖啶酯类,包括吖啶酯Ⅰ、吖啶酯Ⅱ和吖啶酰胺Ⅲ,是一类发光效率很高的发光剂。

2. 以催化反应或能量传递参与发光的酶标记物 这类酶标记物一方面催化发光反应或作为一种能量传递过程中的受体,另一方面其本身又直接参与发光反应。通常使用的是酶标记抗体。由于检测反应中形成的抗原-酶标记抗体复合物上的标记酶作用于其反应底物,反应产物进一步作用于发光物质产生化学发光。被测样品的含量和发光效率的强弱与酶催化反应后形成产物的量密切相关。

(1) 辣根过氧化物酶(HRP):碱性环境下,HRP对鲁米诺和过氧化氢的反应起催化作用。HRP标记的抗原或抗体与被测样品结合成抗原-抗体复合物后,再加入鲁米诺作为发光底物,在HRP和H_2O_2的作用下,鲁米诺发光,其发光强度取决于酶标记抗原-抗体复合物含量的多少。

(2) 碱性磷酸酶(AP):化学发光反应中,经免疫反应形成抗原-AP标记抗体复合物后,AP作用于其发光底物环1,2-二氧乙烷衍生物-AMPPD,AMPPD是AP的直接化学发光底物,其分子中发光基团为芳香基团和酶作用的基团。在AP的作用下,AMPPD的磷酸酯基发生水解,脱去一个磷酸基而生成不稳定的中间体AMPD-,此中间体经分子内电子转移生成为一分子的金刚烷酮和一分子处于激发态的间氧苯甲酸甲酯阴离子而产生化学发光,在这种二级动力学反应的一定时间内,AMPPD的生成与分解达到动态平衡时,可产生持续稳定的发光。

3. 以能量传递参与氧化反应的非酶标记物 这类标记物作为化学发光反应的催化剂或能量传递过程中的中间体(或受体),不直接参与化学发光反应。这类反应中参与能量传递反应的标记物含量与免疫反应中抗原-抗体复合物形成的量成正比关系,并直接与反应底物产生的光子强度相关,该体系中的发光物质在激发态与基态的活动越强,产生的光子就越多,其发射光的强度与被检测物的浓度呈正相关。最常用的有三联吡啶钌标记物。该系统由三丙胺(TPA)和三联吡啶钌[$Ru(bpy)^{2+}$]N羟基琥珀酰胺酯(NHS)组成,吡啶钌标记抗体,TPA参与氧化还原反应。其发生氧化还原反应产生光子的过程需在电极表面进行,其光子信号的强弱与免疫反应中形成的吡啶钌标记抗原-抗体复合物的量呈正相关,复合物越多,参与氧化还原反应的吡啶钌越多,光子信号越强。

(三) 化学发光免疫分析的类型

根据发光免疫分析中所采用的发光反应体系的不同和标记物不同,可将发光免疫分析分为:①直接化学发光免疫分析(CLIA),其标记物为吖啶酯类;②化学发光酶免疫分析(CLEIA),反应中使用辣根过氧化物酶(HRP)标记Ag或Ab,在反应终点再加入鲁米诺类物质产生发光反应;③微粒子化学发光免疫分析(MLIA),反应中使用碱性磷酸酶(AP)标记Ag或Ab,其作用于发光底物三氧乙烷,由其在激发态与基态的动力学变化中产生发光反应;④电化学发光免疫分析(ECLIA),采用三联吡啶钌NHS酯在电极表面发生氧化还原反应产生发光。

1. 基本原理

(1) 直接化学发光免疫分析:是用化学发光剂(如吖啶酯)直接标记抗体(抗原),在与待测标本中相应的抗原(抗体)发生免疫反应后,形成固相包被抗体-待测抗原-吖啶酯标记抗体复合物,这时只需加入氧化剂(H_2O_2)和pH纠正液(NaOH)使溶液成碱性环境,吖啶酯在不需要催化剂的情况下分解、发光。由集光器和光电倍增管接收,记录单位时间内所产生的光能,光信号与待测抗原的量成正比,可从标准曲线上计算出待测抗原的含量。

(2) 化学发光酶免疫分析(chemiluminescence enzyme immunoassay, CLEIA):是用参与催化某一化学发光反应的酶,如辣根过氧化物酶(HRP)或碱性磷酸酶(AP)来标记抗体(或抗原),在与待测标本中相应的抗原(抗体)发生免疫反应后,形成固相包被抗体-待测抗原-酶标记抗体复合物,洗涤后,加入底物(发光剂),经酶催化和分解底物发光。由光量子阅读系统接收,光电倍增管将光信号转变为电信号并加以放大,再把它们传送至计算机数据处理系统,计算出测定物的浓度。根据标记物不同,临床常见的化学发光酶免疫分析系统主要有辣根过氧化物酶标记的化学发光免疫分析和碱性磷酸酶标记的微粒子化学发光免疫分析。

微粒子化学发光免疫分析(microparticle chemicluminescence immunoassay, MLIA)最常用的是双抗体夹心法,标记酶为碱性磷酸酶(AP),以顺磁性微球作为载体包被第一抗体,利用磁性微球能被磁场吸引,在磁力的作用下发生力学移动的特性,迅速捕捉到被测抗原。当加入待测标本后,标本中的抗原与磁珠抗体形成复合物,在磁力作用下,促使该复合物快速地与其他非特异性物质分离,使抗原-抗体结合反应的时间缩短,测定时间减少,降低了交叉污染的概率,此时再加入碱性磷酸酶标记的第二抗体,形成磁珠包被抗体-抗原-酶标记抗体复合物,经洗涤去掉未结合的抗体后,加入 AP 的发光底物 AMPPD,AMPPD 被复合物上 AP 催化,迅速地去磷酸基团,生成不稳定的中间体 AMPD,AMPD 快速分解,从高能激发态回到低能稳定态时,持续稳定地发射出光子($h\gamma$),发射光所释放的光子能量被光量子阅读系统记录,通过计算机处理系统将光能量强度在标准曲线上转换为待测抗原的浓度。

(3) 电化学发光免疫分析(electrochemiluminescence immunoassay, ECLIA):是化学发光免疫分析中的新一代标记免疫分析技术,其原理是在电极表面由电化学引发的特异性化学发光反应。分析中常用双抗体夹心法,反应中生物素标记的抗体与标本中抗原结合形成抗原-抗体复合物,再与三联吡啶钌或其衍生物 N-羟基琥珀酰胺(NHS)酯标记的二抗结合形成生物素抗体-抗原-钌标记抗体复合物,加入亲和素化的顺磁性微粒后,形成亲和素微粒-生物素化抗体-抗原-钌标记抗体复合物,生物素-亲和素微粒双抗体夹心复合物在检测反应池中,与碱性溶液中的三丙胺(TPA)反应,该反应中磁性微粒被电极板下的磁铁吸附而留在电极板表面。在加压的阳性电场条件下,复合物上的吡啶钌与 TPA 发生氧化还原反应,NHS 与 TPA 两种电化学活性物质可同时失去电子发生氧化反应,由激发态回到基态的过程中发射光子($h\gamma$),这一过程中在电极表面的循环反应产生多个光子,使光信号增强。由于该技术中使用了"链霉素亲和素-生物素"放大系统,使检测的灵敏度更高。因此 ECLIA 的检测范围很广泛,检测灵敏度达 pg/ml 水平。

2. 技术要点

(1) 标记物的制备:通常以直接偶联和间接偶联两种方法制备标记结合物。直接偶联是标记物与被标记物直接偶联,包括碳二亚胺法、过碘酸盐氧化法和重氮盐偶联法等。间接偶联是标记物与被标记物之间通过"桥"联结成结合物,包括琥珀酰亚胺活化法、O-(羧甲基)羧胺法和戊二醛法等。

(2) 发光剂的选择:根据实际需要和客观条件限制选择发光剂,由发光剂的结构性质选择相应的标记方法。

(四) 发光分析技术评价

发光分析技术具有自动化程度高、敏感性高、特异性强的特点,且其精密度和准确性也均可高于 RIA。由于发光分析技术的检测灵活、快速,检测试剂稳定并易于质量控制,目前已趋于替代 RIA 而成为免疫检测中最广泛使用的分析技术。

1. 直接化学发光免疫分析:吖啶酯直接化学发光免疫分析简单快速,发光迅速,不需催化剂,只要在碱性环境中即可进行;背景噪声低,保证了测定的敏感性;但吖啶酯发光为瞬间发光,持续时间短,因此,对信号检测仪的灵敏度要求比较高。

2. 化学发光酶免疫分析属酶免疫测定范畴,其通过酶促反应增加了发光信号,提高了检测方法的灵敏度,其检测水平可达 pg/ml 水平,且重复性好。微粒子化学发光技术较酶免疫分析法有更高的灵敏度,更宽的线性测定范围,更快的检测速度,因此更利于对微量样本的临床分析。

3. 电化学发光免疫分析由于三联吡啶钌在电场中因不断得到三丙胺提供的电子,可周而复始地发光,持续时间长,信号强度高,容易测定,容易控制,也确保了该方法的高检测灵敏度和稳定性。

(五)发光分析技术在临床免疫检测中的应用

发光分析技术目前已广泛用于内分泌激素、肿瘤标志物、心肌标志物、病毒标志物、治疗性药物浓度、骨代谢指标等微量物质的检测。

三、荧光免疫自动化分析

荧光免疫自动化分析是将抗原-抗体结合反应与荧光物质发光分析及计算机技术有机结合的一项自动化免疫分析技术。该发光反应体系中,存在不同波长的激发光和发射光,其波长的Stokes位移越大,发射光的特异性越强。根据抗原-抗体反应后是否需要进行固相分离,分为均相和非均相两类。非均相荧光免疫测定主要有时间分辨荧光免疫测定;均相荧光免疫测定主要有荧光偏振免疫测定。

(一)时间分辨荧光免疫测定

时间分辨荧光免疫测定(time resolved fluorescence immunoassay,TRFIA)是以抗原-抗体反应与荧光物质发光和时间分辨技术相结合的近代荧光光谱技术。采用镧系元素铕等标记抗体或抗原,利用时间分辨荧光计测量法排除样品中非特异荧光的干扰,提高检测方法的特异性和灵敏度。

1. **基本原理** TRFIA技术利用镧系元素螯合物的荧光寿命长,Stokes位移大,荧光强度高等独特的荧光特性,在背景荧光已经降到很低时再开始检测特异的阳性信号,确保检测信号特异性的同时,应用解离-增强原理进一步增加了该检测的灵敏度。

(1)非特异性荧光与镧系元素荧光:检测样品中含有的各种蛋白质和化合物通常可产生非特异荧光(自发荧光),但这些荧光寿命短,一般为1~10ns,最长不超过20ns,它们与普通荧光素发射的荧光均属于短寿命荧光,构成了TRFIA分析中的背景荧光。

镧系离子铕(Eu^{3+})、钐(Sm^{3+})、镝(Dy^{3+})等荧光具有寿命长($10\mu s \sim 1.0ms$)、荧光强度高等特点,其荧光寿命比背景荧光长3~4个数量级。所以应用荧光的时间分辨技术很容易将稀土螯合物的荧光与背景荧光进行区分。TRFIA中多用Eu^{3+}和Tb^{3+}为示踪物,尤以Eu^{3+}最为常用。目前通常利用具有双功能基团结构的螯合剂连接抗原/抗体分子与镧系元素,形成稀土离子-螯合剂-抗原/抗体复合物。待测抗原与固相载体上包被的抗体结合后,加入铕螯合抗体,形成双抗体夹心复合物,在酸性增强剂的作用下,复合物上的铕解离形成新的微粒,于340nm激发光照射下,游离出的铕螯合体可发射613nm的荧光,经时间分辨荧光信号接收仪接受其信号强度,由计算机系统换算成待测物质的浓度单位。

(2)时间分辨信号原理:普通物质荧光光谱分为激发光谱和发射光谱,在选择荧光物质作为标记物时,必须考虑激发光谱和发射光谱之间的波长差,即Stokes位移的大小,如果Stokes位移小,激发光谱和发射光谱常有重叠,相互干扰,影响检测结果的准确性,而镧系元素的荧光光谱有较大的Stokes位移,最大可达290nm,激发光谱和发射光谱间不会相互重叠,加上其发射的光谱信号峰很窄,荧光寿命长,铕的荧光寿命可达$730\mu s$,在每个激发光脉冲过后采用延缓测量时间的方式进行检测,提高了检测的精密度。

(3)解离增强原理:被镧系元素标记的抗体或抗原形成的复合物在弱碱性反应液中经激发后的荧光信号较弱,必须再加入一种增强液(enhancement solution)使其形成具有高强度荧光的稳定螯合物,该增强液使Eu^{3+}抗体-抗原复合物的pH降低至2~3,以利于Eu^{3+}从复合物上完全解离下来,游离的Eu^{3+}被增强液中的另一种螯合剂所螯合,在协同剂等其他成分的作用下,与增强液中的β-二酮体生成一个Eu^{3+}在其内部的保护性胶态分子团,这是一个新的具有高强度荧光的稳定螯合物,它在紫外光的激发下发射很强的荧光,信号的增强效果可达上百万倍,该步骤称为解离增强技术。该技术又称为解离增强镧系元素荧光免疫分析(dissociation-enhanced lanthanide fluoroimmunoassay,DELFIA),这是目前在时间分辨荧光免疫分析中应用最多的一种分析系统。通过该技术的应用,使TRFIA的检测下限可达5×10^{-14} mol/L,大大提高了检测灵敏度。

2. **方法技术要点**

(1)抗体的纯化:高特异性和高纯度的抗体是制备高质量荧光抗体的前提。

(2)荧光素的标记:选择适当的标记方法,标记过程中尤其需要注意温度和pH的设定。

(3)荧光标记抗体的纯化和鉴定:可采用透析法或凝胶过滤法去除游离荧光素,采用离子交换法去除过度标记蛋白。对于荧光标记抗体一般要求抗体效价在1:16~1:32;要求荧光素(F)和蛋白质(P)结合比率的重量比(即每毫升标记抗体中荧光色素的微克数与抗体蛋白毫克数的比值)在1~3.5为宜,摩尔比(每毫升标记抗体中荧光色素的摩尔数与抗体蛋白的摩尔数比值)在1~3最合适,且一定范围内,F/P比值越大其荧光强度越大,但非特异性荧光增加;吸光度比以0.3~0.95为宜,该值越高,提示抗体上结合的荧光素分子越多。

(二)荧光偏振免疫测定

荧光偏振免疫分析(flourescence polarizalion immunoassay,FPIA)是一种均相荧光免疫测定方法,采用抗原抗体竞争反应原理,利用荧光物质在溶液中被单一平面的偏振光(波长485nm)照射后,可吸收光能而产生另一单一平面的偏振发射荧光(波长525nm),该荧光强度与荧光标记物质在溶液中旋转的速度成反比,分子越大,转动速度越慢,荧光强度越强。

1. 基本原理　FPIA分析体系采用均相竞争法,以荧光素标记的已知Ag(药物分子)与标本中的待测Ag共同竞争相应抗体,形成标记抗原-抗体复合物,待测抗原-抗体复合物,游离标记抗原。标记抗原-抗体复合物分子量大,旋转比游离标记抗原慢。在激发光照射下,大分子复合物吸收的偏振光最多,发出的偏振荧光强;小分子游离抗原旋转快,其偏振荧光弱。标本中抗原浓度愈低,形成的标记抗原-抗体复合物愈多,游离的标记抗原越少,偏振荧光越强;标本中抗原浓度越高,形成的标记抗原-抗体复合物越少,游离的标记抗原越多,偏振荧光越弱,偏振荧光强度与待测标本中抗原浓度成反比。

2. 方法技术要点　FPIA分析中需要注意:①FPIA的结果好坏取决于荧光素标记的好坏、激发态荧光的平均寿命、抗原的相对分子量和复合物的特性等因素。②用空白校正或除蛋白剂对标本进行预处理,除去干扰成分,可提高FPIA灵敏度。

(三)荧光酶免疫分析

荧光酶免疫分析(fluorescence enzyme immunoassay)是以碱性磷酸酶为标记酶,以反应管作为固相载体,以4-甲基伞型酮磷酸盐(4-MUP)为酶反应荧光基质,4-MUP在碱性磷酸酶的作用下分解,脱磷酸基团生成4-甲基伞型酮,其在360nm激发光的照射下,发出448nm荧光,最终根据经荧光计数仪记录所产生的荧光强度来计算所测物质的浓度。

(四)荧光免疫分析评价

TRFIA可排除检测体系中的非特异性荧光干扰,具有高的检测特异性和敏感性,但由于检测的特殊性,需要注意:①TRFIA中用的酸性增强液易受环境、试剂、容器等镧系元素污染,使本底升高,故所用试剂和器材应尽量防尘。②TRFIA所用载体最常用的是聚苯乙烯96微孔板,但不同厂家生产的微孔板,所产生的荧光有很大差异,应选择应用。

FPIA技术是简便的均相测定方案,易于实现自动化快速分析,具有灵敏度高、线性范围广和精确度好等特点,是目前临床治疗药物监测(therapatic drug monitoring,TDM)中最常采用的方法之一,其检测灵敏度低于非均相时间分辨荧光免疫分析法,为μmol/L或ng/L,但通常不适宜分析大分子物质,最适合用于分析血清或尿液中小分子药物浓度。

荧光酶免疫分析使用AP和4-MUP的化学反应作为放大系统,故其灵敏度达到或超过RIA水平,可用于各种抗原抗体的检测,如病毒抗体、细菌及毒素抗原、激素、肿瘤标志物、过敏原、心肌损伤指标和凝血因子等多项指标。

(五)荧光免疫分析在临床免疫检测中的应用

由于TRFIA的高特异性和高敏感性,环境的低污染性,自20世纪70年代以来,特别是随着对镧系稀土元素离子的认识和了解,使DELFIA检测的应用范围越来越广,蛋白质多肽类激素、肿瘤标志物,如IgE、HBsAg、HBsAb、铁蛋白、甲状腺素、促甲状腺素、催乳素、卵泡激素、CEA、AFP等均可用该法进行测定。但由于其反应在固相载体上进行,检测时需在反应板上集中进行,不能随机急诊检测是其唯一的不足。

FPIA作为一种定量免疫分析技术,常用于小分子物质,如药物的检测。其最早用于测定抗生素(如庆大霉素)、抗癫痫药苯妥英钠、类固醇激素、儿茶酚胺、5-羟-3-吲哚乙酸、地高辛等浓度。近年来也用于对血清或尿液中抗原药物,如叶酸、维生素B_{12}、成瘾性药物大麻、可卡因、利多卡因、阿片、免疫抑制剂FK506、环孢素、新抗生素类等定量分析。

四、发光免疫分析技术的质量保证

1. 校准程序　仪器在使用前,均应按各仪器制造厂的标准对光路通道、流路通道、采样针探测界面等进行校准以保证仪器处于正常的工作状态。

2. 定标程序　每个检测项目在进行临床标本检测之前,必须通过用校正品的定标测试程序,以保证检测使用的试剂药盒具有可靠性,从而保证检测结果的准确性。

3. 自动控制　仪器能自动识别按照程序设置的检测标本的倍数稀释,以保证检测时反应管中保持最佳抗原-抗体反应浓度,操作者应按照最佳标准选择参数。

4. 自动系统　仪器能对试剂缺少、样品耗材缺少或仪器故障等情况进行监测并及时报警,对操作者进行提示,操作者应注意观察提示,及时补充耗材。

5. 正确采集标本　自动化免疫分析中应较全面地了解这些指标的临床应用价值与疾病发生发展间的关系和标本采集中的影响因素等,以更好的利用这些病理生理指标为疾病诊断和协助治疗提供服务。

第七节　流式细胞分析术原理及应用

流式细胞术(flow cytometry,FCM)是以流式细胞仪为检测手段,实现高通量、快速、精确检测单个细胞理化特性的多参数定量分析和分选新技术。流式细胞术最大的特点是能在保持细胞及细胞器或微粒的结构及功能不被破坏的状态下,通过荧光探针的协助,从分子水平上获取多种信号对细胞进行定量分析或纯化分选。目前FCM广泛应用在免疫学、细胞遗传学、细胞生物学、肿瘤生物学和血液学等多个学科领域中,本节中仅简介FCM在免疫学检验中的应用。

一、流式细胞仪的分析和分选原理

流式细胞仪是一种将电子技术、计算机技术、激光技术和流体理论结合于一体的先进的检测仪器,由液流系统、光学与信号转换测试系统和信号处理及放大的计算机系统三大基本结构组成。其可实现单个细胞或其超微结构的高通量、多参数的快速分析,带分选系统的流式细胞仪还可在分析过程中根据实验设计要求对特定细胞进行分选,分选后的细胞可用于进一步的培养或研究。

流式细胞仪分析基本原理:流式细胞仪借鉴了荧光显微镜技术,将荧光显微镜的激发光源改为激光,使其具有更好的单色性与激发效率,同时利用荧光染料与单克隆抗体技术提高了检测的灵敏度和特异性,并将固定的标本台改为流动的单细胞悬液,用计算机进行光信号的数据处理分析,提高了检测速度与统计分析的精确性,实现了单细胞的高效、特异性分析。

(一)基本组成结构

1. 液流系统　由样本和鞘液组成。待测细胞被制备成单个细胞悬液,经荧光染料标记的单克隆抗体经染色后置入样品管中,在一定气体压力作用下进入流动室形成样本流;鞘液于一定压力下由鞘液管喷出,其方向与细胞流成一定角度,根据液流聚焦原理,鞘液包裹在样本流的周围,形成单细胞液流柱。鞘流原理确保了样本流处于喷嘴中心位置,防止喷孔堵塞,保证了检测的精确性。

2. 光学系统　主要由光源、一系列的光学透镜、分光镜、光学滤片和光电倍增管构成,复杂的光路系统实现了多种荧光和散射光的同步检测。

(1)激光光源:常用的激光光源为氩离子激光器,其激发光波长为488nm,能形成不散焦,容易聚焦成有高斯能量分布的光斑;氦氖激光器,其激发光波长为633nm,另外也可见紫外激光器,激发光波长可为355nm或405nm。

(2)分色反光镜:主要用于反射较长波长的光,通过较短波长的光,达到分离不同波长荧光发射光,使其在各自的检测器收集信号时,实现多种荧光的同步分析。

(3)光束成形器:将激光器发射的激光束聚焦成高$15\mu m$,宽$57\mu m$的椭圆光斑。光斑的直径可与细胞直径相近,保证测量数据精确性。

(4)透镜组:其作用是将激光和荧光变成平行光,同时除去离散的室内光。

(5)滤片:①长通滤片:允许长于设定波长的光通过;②短通滤片:允许短于设定波长的光通过;③带通滤片:允许一定带宽的波长通过,其他波长的光不能通过。各种不同作用的滤片一般置于信号检测器前,以实现各荧光的特异性检测。

(6)光电倍增管(Photomultiplier tube,PMT):由SS、FL1、FL2、FL3、FL4组成,主要作用是检测荧光和散射光,同时将光学信号转换成电脉冲(数字数据)信号。调整PMT电压后,其脉冲信号也发生改变。

3. 数据处理系统　主要由计算机及其软件组成。能使实验分析数据的存储、显示和分析更加智能化和自动化,是流式细胞仪组成部件中的重要内容。

(二)基本工作原理

标记了特异性荧光染料的单细胞悬液和鞘液,根据液流聚焦原理形成鞘液包裹细胞悬液的稳态单细胞液柱,液柱与水平方向的高度聚焦的激光束垂直相交,激光光斑照射单个细胞,细胞上标记的荧光染料被激发而产生特异性荧光,同时,不同的散射光也反映了混合细胞群中细胞的大小和其胞内颗粒多少。在与入射光束平行和垂直的方向分别有前向散射光感受器和荧光检测系统(收集荧光信号和侧向散射光信号)。PMT进一步转换接收的光电信号为电压脉冲和积分脉冲,使信号放大,放大的信号进入计算机系统进行数据转换、储存、分析、处理,按不同的检测设计采用相应软件程序对结果进行综合分析,以图像和数据显示于荧光屏上,包括单参数和二维或三维图像资料、阳性细胞百分率、斜率、峰值、峰面积等多参数资料。

(三)散射光的测定

散射光信号是细胞液柱与激光束相交时向周围360°立体角方向散射的光线信号,散射光的强弱与细胞的大小、形状、光学同性、胞内颗粒折射有关,与接收散射光的方向也有关。流式细胞仪中涉及的散射光信号分为前向散射光(forward scatter,FS)和侧向散射光(side scatter,SS)。

1. 前向散射光 又称为小角散射,由激光束正前方的前向散射光检测器收集信号。对同一个细胞群体,FS信号的强弱与细胞的体积成正比。

2. 侧向散射光 由激光束垂直方向的90°散射光检测器收集的信号。该信号主要由细胞的致密性及粒度折射产生,因此,SS信号的强弱与细胞或其他颗粒的粒度成正比,可用于检测细胞内部结构属性,获得有关细胞内超微结构和颗粒性质的参数。

(四)荧光测量

荧光信号由被检细胞上标记的特异性荧光染料受激光激发后产生,发射的荧光波长与激发光长不同。每种荧光染料都有特定的激发波长,激发后又会产生特定波长的荧光和颜色,如绿色、黄色、红色等。不同波长的散射光和荧光信号通过一些波长选择通透性滤光片分开,经光电增倍管进行信号转换、放大、数字化处理后,可用计算机软件系统直观地得到分析图及数据结果。流式细胞仪的检测原理中最重要的一点就是采用荧光检测器检测特定荧光的特定发射波长。

1. 荧光信号测量 荧光信号的放大测定通常使用线性放大器和对数放大器。线性放大器对信号的输出与输入是线性关系,即输出信号和输入信号放大相同倍数;而对数放大器对信号的输入与输出是对数关系,即输入信号增加10倍时,其输出信号由1转变为2。

线性放大器用于测量信号强度变化范围较少时的信号或代表生物学线性过程的信号,如前向散射光的测量与$CD3^+$细胞DNA指数的测量。

对数放大器用于测量信号强度变化范围较大且光谱信号较复杂的信号,在免疫测量中最常使用。对数信号可使超出线性测定范围的强信号落在可测量的范围内,并使线性中不易区分的弱讯号放大而被区分。

目前使用的流式细胞仪通常是单激发光源,可同时检测三种或四种荧光发射信号。最常用于单克隆抗体标记的三种荧光染料分别是FITC、PE、ECD或PE-Cy5,其均能在488nm激光下发出525nm、575nm、620nm或675nm的绿色、橙色、橙红色或红色荧光。

2. 荧光补偿 实际检测中,仅依靠滤光片是不能完全阻挡干扰信号的。两种荧光的发射光信号中仍有不可避免的重叠现象,重叠区越大,信号检测的准确性越差,通常采用荧光补偿的方法来消除重叠信号,即从被检测荧光信号中去除其他干扰荧光信号,保证检测信号的准确性。同时测定的不同波长的荧光信号越多,荧光补偿的校正就越复杂。当补偿处理不完全时,样品检测获得的结果是不完全准确的,可造成实验的错误分析,甚至无可挽回的资料损失。

(五)细胞分选原理

1. 分选的基本原理 需用带有分选装置的流式细胞仪才能进行分选工作。实验中设定了被分选细胞的特性参数后,此类细胞在形成液滴时会被充电,使其带有正电荷或负电荷,未被设定分选参数的细胞及空白液滴不带电荷。带电荷的液滴在落入电极偏转板的高压静电场中,依所带电荷是正或是负而发生向右或向左道偏转,落入指定的收集器中,完成细胞分选的目的。

2. 分选的技术要求 细胞分选对仪器的性能要求较高,整个分选过程是在计算机控制下完成。为保证分选细胞的活性及纯度,应考虑分选速度、分选收获得率和得率对分选结果的影响。

(1)分选速度:进行细胞分选,一般要求分选速度至少达 5000 个/s 左右,以保证被分选细胞的生物学活性不受影响。

(2)分选纯度:分选纯度与仪器的精密度直接相关,同时与被分选细胞与细胞悬液中其他细胞有无相互重叠的生物学特性密切相关,也与实验设计的选择密切相关。

(3)分选收获率:收获率是指设定通过测量点的分选细胞与实际收获的分选细胞之间的比率。收获率的高低同样与被分选细胞和不分选细胞间的生物学特性是否重叠有一定关系。收获率与纯度之间有相对应关系。当被要求分选细胞纯度高,收获率相对低,其纯度就相对降低。

(4)分选得率:是指从一群体细胞悬液中分辨出目的细胞的总量,再经分选后获得目的细胞的实际得率。该得率与分选的速度密切相关,当分选速度过高,细胞信号通过检测,会使有的目的细胞漏检,使得率下降,分选速度降低,目的细胞信号被检时间增加,得率增加。

二、流式细胞术的技术参数

流式细胞仪对细胞产生各种信号的收集,最终将以数字及图示形式表示,形成流式细胞仪的实验资料。各种图形资料可用于显示各个参数间的相互关系,只有在理解图形资料的基础上,才能对实验结果进行正确的分析了解。

(一)流式细胞仪的数据参数

流式细胞仪的数据参数是指仪器采集后用于分析的信号,包括前向散射光(线性、对数)FS,反映颗粒的大小;侧向散射光(线性、对数)SS,反映颗粒的内部结构复杂程度、表面的光滑程度;荧光(线性、对数、峰值)FL,反映颗粒上结合荧光部分数量的多少,由于检测器的多样性,可实现同一颗粒上的多种荧光信号同时检测。

(二)数据显示方式

流式细胞仪的数据显示通常有以下几种方式:

1. 单参数直方图　单参数直方图,由一维参数(荧光或散射光)与颗粒计数(count)构成,反映同样荧光强度的颗粒数量的多少,可用于定性、定量资料的分析。纵坐标表示被测细胞的相对数量,横坐标表示荧光信号或散射光信号的表达强度。单参数直方图只能表明一个参数与细胞数量间的关系,一般通过线性门进行测量(图 63-1)。

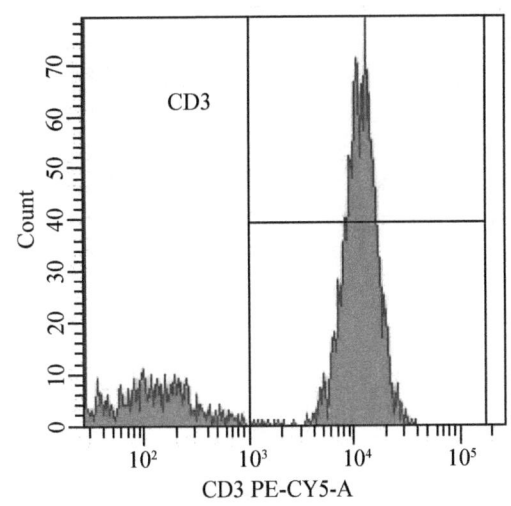

图 63-1　单参数直方图

2. 双参数直方图　双参数直方图是一种细胞数与双测量参数的图形,纵轴与横轴分别代表被测细胞的两个测量参数,根据这两个测量参数,就可确定细胞在双参数直方图上的表达位置。双参数信号通常采用的是对数信号,最常用的基本表示法是用点密图显示。在图示中,每一个点代表一个细胞,通常采用设置十字门分析,以清晰了解每一区域的细胞表达情况。

(1)点图:点图由两维参数构成,利用颗粒密度反映同样荧光强度的颗粒数量的多少(图 63-2,图 63-3)。

双参数散点图 63-2——X 轴反映红色荧光信

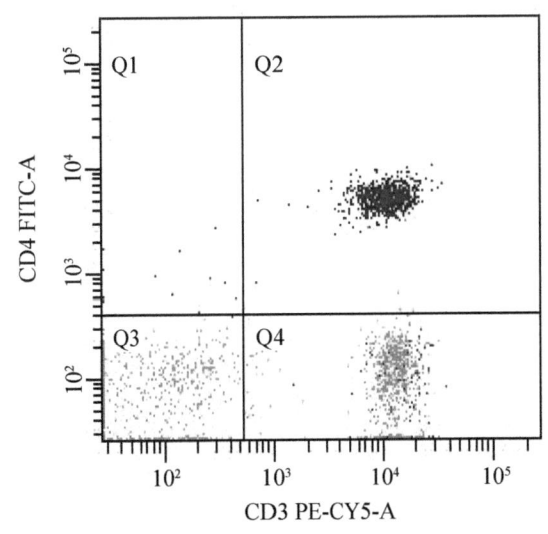

图 63-2　双参数散点图

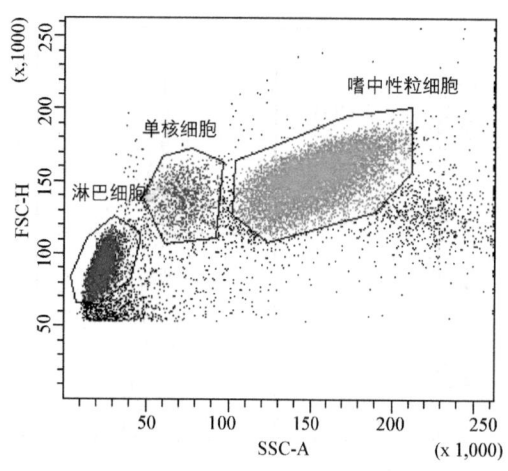

图 63-3 双参数散点图

号(CD3)的强弱,y 轴反映绿色荧光信号(CD4)的强弱。

双参数散点图 63-3——X 轴反映 SS 的强弱,y 轴反映 FS 的强弱。根据细胞大小和结构的不同,外周血白细胞在本图上被明显地区分为淋巴细胞、单核细胞和中性粒细胞。

(2)二维等高图:该图由类似地图上的等高线组成,其本质也是双参数直方图。一条等高线连接相同细胞数的点,不同的等高线代表不同的细胞数量,越往里面的线上的点代表的细胞数越多,等高线越密集,细胞数变化越快(图 63-4)。

(3)假三维等高图:计算机软件在二维等高图基础上做出的三维立体图,由于图中的一维不是参数,而是细胞数,因而称为假三维图。该立体图可以做全方位的旋转或倾斜,以观察细节。

3. 三参数直方图 这类直方图的三维坐标均为参数(散射光或荧光)而非细胞数,以点图方式显示,可进行全方位旋转观察。

4. 流式细胞仪的多参数分析 标记了多色荧光的细胞在流式细胞仪上被激光激发后,所得到的荧光信号和散射光信号可以根据需要进行组合分析以获得所需的信息,即流式细胞仪的多参数分析。这类多参数分析一般都基于双参数直方图或单参数直方图,利用所得参数的两两组合并利用设门(gating)技术,体现参数间的相互关系。

(三)设门分析技术

流式细胞术分析中目的细胞群的选定与设门(gating)分析技术密切相关。只有在最佳的设门方式下,才能进行准确分析。

门(gate,G)的设置是在某一选定参数图上,根据该图的细胞群分布选定其中想要分析的特定细胞群,并要求该样本所有其他参数组合的直方图只体现这群细胞特征性的表达分布情况。

根据设门的方式又可以分为在线设门、离线设门。在线设门即在收集信号时,获取数据,若出现设置不正确或信号有偏离,则要重新收集样本才能获取相应数据,因此该设门方式的选择要谨慎。例如,阈值设门(threshold gating)——即设定数据收集时的相关指标,如荧光信号或散射光信号的最低水平,已去除过多的无意义细胞群,如细胞碎片等。离线设门即在数据采集后,通过软件设定不同的分析细胞群进行分析,此时可对已采集数据的任何兴趣细胞群设门分析,不需要进行数据的再收集。

与门(G)同时存在的另一个概念是区域(region,R)。区域可与门对应,但是也可包含于门中。区域和门的设置都是多参数分析的基础。

三、流式细胞仪分析的技术要求

流式细胞分析中应根据不同的检测分析要求,严格掌握样品的制备、特定荧光染料的选择、阴性对照的设置和质量控制等方面,以保证获取正确可靠的实验分析资料。

(一)免疫检测样品的制备

单细胞悬液的制备是进行流式细胞分析最关键的基本步骤。主要包括外周血淋巴细胞样品、培养细胞样品和新鲜实体组织的单细胞悬液制备。

1. 外周血淋巴细胞样品的制备 新鲜获取的

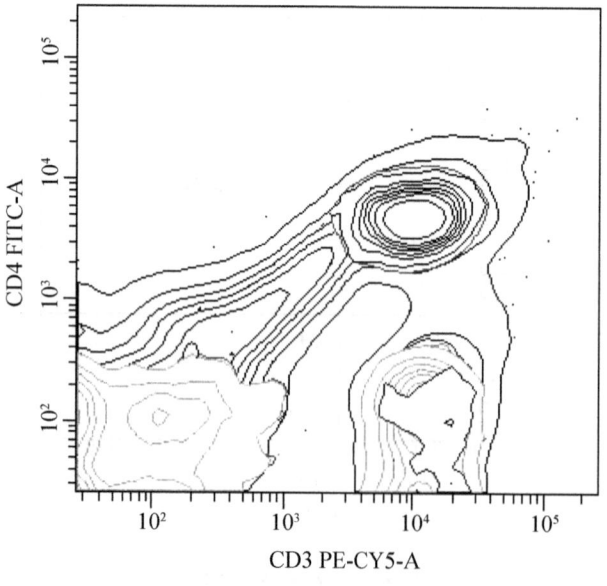

图 63-4 二维等高图

外周血是天然的单细胞悬液,为减少干扰因素,通常在测定前需将待分析成分,如单个核细胞或血小板从血液中分离出来,制成目的单细胞悬液并进行标记染色。

单个核细胞的分离制备最常用的方法是单次密度梯度离心法。采用淋巴细胞分离液(聚蔗糖-泛影葡胺溶液,商品名为 Ficoll,比重 1.077 ± 0.001),利用相同密度的细胞与液体分布于同一层的原理,分离外周血中单个核细胞。此法分离的单核淋巴细胞占 90%~95%。制备好的单个核细胞悬液可直接用于荧光标记染色。

2. 培养细胞样品的制备　培养细胞一般是贴壁生长的单层细胞,因此需要先加蛋白酶消化后用机械吹打的方法使生长细胞从玻璃壁上脱落,吹打时应用力均一,避免使细胞损伤破裂。采用 400 目尼龙网过滤该细胞悬液以除去残留的粘连细胞,调整细胞数后,用显微镜进一步观察细胞是否为单细胞悬液。如培养细胞是悬浮生长,则直接吹打制备单细胞悬液。

3. 单细胞悬液的保存　不能立即上机检测的单细胞悬液,需采用一些特殊的方法处理和保存,以保持细胞原有的特性,不影响检测结果。最常用的处理方法有三种:深低温保存法、乙醇或甲醇保存法、甲醛或多聚甲醛保存法。

(1)深低温保存法:即采用速冻速溶的方式,实现单细胞的有效保存。将已制备好的单细胞悬液装入有盖塑料管中,再放入装有无水乙醇与干冰混合物的盒子里,并将该盒子放入低温冰箱内保存,使细胞在新鲜状态快速冷冻。需上机检测时将塑料管取出,使其在 37℃ 迅速复融,恢复成新鲜状态的单细胞悬液,该方法可使单细胞悬液保存至少一年。

(2)乙醇或甲醇保存法:即冷藏保存。将 70% 的冷乙醇或 75% 的甲醇置入有盖塑料管中,然后将待保存的单细胞悬液缓慢加入冷乙醇或冷甲醇液中,边加边振荡以避免细胞膜表面蛋白被凝结。盖上塑料管后置 4℃ 冰箱保存,该方法可较好地保持细胞形态和生物学特性均不发生改变,但保存时间最好不超过 2 周。

(3)甲醛或多聚甲醛固定法:即细胞固定后保存。甲醛或多聚甲醛固定后的单细胞不再具有生物学活性,但不影响细胞表面分子的免疫荧光染色分析。该方法固定处理的细胞保存时间可达 2 个月。

(二)流式细胞免疫分析中常用的荧光染料与标记染色

流式细胞免疫分析中,单细胞悬液必须经过与荧光染料结合的特异性抗体标记染色后才能上机检测。因此,荧光染料的选择和标记染色都是保证荧光信号产生的非常关键的技术。

1. 免疫荧光标记最常用的荧光染料　最常用的染料有异硫氰酸荧光素(FITC)、藻红蛋白(phycoerythrin,PE)和罗丹明(rhodamine)(表 63-1)。

表 63-1　常用荧光染料的特性

荧光染料	分子量	激发波长(nm)	发射波长(nm)	颜色	用途
FITC	390	488	525	绿色	免疫荧光抗体标记荧光探针
PE(RDI)	240 000	488	575	橙色	免疫荧光抗体标记荧光探针
ECD		488	620	橙红色	免疫荧光抗体标记荧光探针
PE-Cy5	224 000	488	670	红色	免疫荧光抗体标记荧光探针
PE-Cy7	224 000	488	755	深红色	免疫荧光抗体标记荧光探针
PI		488	620	橙红色	DNA 染色
EB		488	610	橙红色	DNA 染色
Hoechst		355	460	蓝色	DNA 染色
APC	104 000	633	670	红色	免疫荧光抗体标记荧光探针

（1）异硫氰酸荧光素（fluorescein isolhiocyanate，FITC）：为酸性荧光染料，易溶于水，在488nm氯离子激光激发下，可产生亮绿色荧光。FITC是免疫荧光标记最常用的荧光探针，因FITC与抗体的结合不影响抗体自身特异性发生改变而被广泛用于标记各种特异性抗体，如抗CD抗原类，抗膜糖蛋白类，抗细胞表面受体类等，其每个结合物上可结合3～5个FITC分子。但FITC的发射光强度易受溶液的pH影响，当溶液pH偏酸性时，荧光强度降低，因此FITC工作环境的pH最常偏中性，以保证发射荧光的稳定性。

（2）德州红：德州红（texas red）和异硫氰酸基罗丹明X（rhodamine X，X-RITc）都是罗丹明的衍生物，其激发波长为568nm，发射波长为615nm，产生红色荧光。因其与生物素偶联的抗体有很强的亲和力，故也是单克隆抗体标记常用的荧光染料。德州红的稳定性较好，对pH变化不敏感，其荧光受细胞的自发荧光干扰小，但缺点是不易溶于水，当其与抗体偶联后荧光的量子产额较FITC低。

（3）藻胆蛋白类（family of phycobili proteins）：抗体标记的最常用荧光染料之一，主要包括藻红蛋白（phyloerythrin，PE），藻青蛋白（phylocyamin，PC），别藻青蛋白（allophycocyanin，APC）三类。不同类型的藻胆蛋白染料可被不同波长的激发光激发，但其发射因其具有较多的发光基团，消光系统和光量子产量较高，荧光产生强而稳定，不易淬灭，对环境pH变化不太敏感，适应性强。这类染料中最常用的是藻红蛋白（PE），其荧光发射强度比FITC强19倍，是目前与FITC双参数免疫荧光标记中使用最多的两类免疫荧光染料。别藻青蛋白只能由633nm的激发光激发，产生670nm的红色荧光，因此常用于双激光管的分析仪器检测。

（4）多甲藻叶绿素蛋白（peridinin chlorophyll protein，PerCP）：一种蛋白复合物，分子量约为35kDa，可被488nm激光激发，发射光峰值约为677nm。使用PerCP与FITC、PE进行多色荧光染色时，荧光光谱重叠补偿很小，但其量子产量并不太高，因此最好用于表达较高的抗原检测。

（5）能量传递复合染料：为减少两荧光发射光谱交叉重叠，用化学法将两种不同激发波长的染料结合一起，在488nm波长激发光照射下，通过一个荧光染料被激发后产生的发射光激发另一荧光染料产生荧光信号，从而检测到该特定荧光信号。最常用的能量复合型染料主要有藻红蛋白花青苷5（phycoerythrin cyanin 5，PE-Cy5），藻红蛋白花青苷7（phycoerythrin cyanin 7，PE-Cy7），藻红蛋白-德州红（energy coupled dye，ECD）。其中PE-Cy7与APC之间荧光补偿较小，与FITC间几乎无重叠，他们是荧光抗体选择时的理想搭配。但PE-Cy5与APC、PerCP之间可出现荧光补偿不可调的情况，故应尽量避免它们之间的联合使用。

2. 免疫荧光标记 免疫荧光标记是流式细胞仪免疫检测的基础。荧光染料与细胞成分的结合主要为四种方式，分别为结构亲和式、嵌入结合式、共价键结合式和荧光标记抗体特异性结合方式。前三种染色方式常用于细胞内核酸成分的染色分析，第四种方式为流式免疫荧光分析所常用。通常应用的标记染色为直接免疫荧光染色和间接免疫荧光染色两种方法。

（1）直接免疫荧光染色法：直接免疫荧光染色法多用于对细胞表面标志的染色分析，直接免疫荧光分析特异性强，荧光标记干扰因素少，但需购买多种荧光标记单抗。

（2）间接免疫荧光染色法：是选用特异性单抗（一抗）与待测淋巴细胞结合后，再用荧光素标记的第二抗体（针对一抗的第二抗体）进行标记染色，形成抗原-抗体-荧光抗体复合物后待上机分析。间接免疫荧光染色法目前应用较广泛，最适用对一些新的未知抗原的检测，该方法不需要标记多种荧光抗体，只要标记几类种属特异性不相同的二抗即可，但选择二抗时应特别注意其与一抗间的特异性以保证特异荧光信号不被减弱。间接免疫荧光分析因操作步骤和干扰因素多于直接法，故其检测特异性低于直接法。

（3）双参数或多参数分析时荧光抗体的组合标记：临床检测工作中对免疫细胞分析多希望获取双参数或多参数数据资料，目前多采用二色标记或三色甚至四色标记。选择组合时应考虑到免疫荧光染料与激发光源及荧光染料之间的补偿问题，即注意避免同一激发光下，两种荧光染料的发射光谱间出现较大重叠及交叉，而影响细胞亚群结果的分析，注意使用的荧光素必须与所用激发光相匹配，以保证获得有效地检测数据。最常用的免疫荧光染料组合试剂（表63-2）。

3. 细胞自发荧光 大部分哺乳动物细胞内的吡啶或黄素类核苷酸都存在自发荧光，在紫外光或蓝光激发下可出现蓝色荧光或绿色荧光。免疫检

表 63-2　最常用的免疫荧光染料组合试剂

荧光染料	激发波长(nm)	发射波长(nm)	颜色
FITC+PE(双色)	488	525、575	绿色、橙色
FITC+TexasRed	488	525	绿色
	568	615	红色
FITC+PE-Cy5(双色)	488	525、675	绿色、红色
FITC+ECD	488	525、625	绿色、橙红色
FITC+PE+PE-Cy5(三色)	488	525、575、675	绿色、橙色、红色
FITC+ECD+PE-Cy5(三色)	488	525、625、675	绿色、橙红色、红色
FITC+PE+APC	488	525	绿色
	633	575、670	橙色、红色

测中,淋巴细胞的自发荧光强度易引起信号干扰,出现假阳性结果,特别是用 FITC 标记染色时,因 FITC 的发射波长处于自发荧光的光谱区内,因此 FITC 荧光易受自发荧光的干扰。

(三)流式细胞免疫学技术的质量控制

临床检测过程中,应对各项工作环节和仪器性能进行严格的规范化操作和质量控制,以保证各项检测数据和指标的可靠性,为临床分析提供可靠的质量保障,为科学研究提供准确的数据资料。

1. **单细胞悬液制备的质量控制**　单细胞悬液的制备是流式细胞分析的基础,制备合格的单细胞悬液是保证分析成功的关键。制备中的质量控制要点主要包括:①适当的制备方式:首先应保证被检材料的新鲜,根据样本类型选择适当的制备方法,要求在制备过程中应避免因高速而致细胞膜结构损伤,保证待检细胞的抗原性。对实体组织标本制备单细胞悬液时,最好采用机械法,有效地控制机械力强度可保证获取更多单细胞。而一定含量的完整单细胞才能保证检测的准确性和代表性。②溶血处理:血液标本在分离过程中,用溶血剂处理红细胞比用低渗液处理更易保证淋巴细胞膜不被破坏。当使用低渗液处理时,需严格掌握破坏时间,使待检细胞尽快恢复等渗,保证待测细胞的完整性。③温度与 pH:处理或洗涤细胞时,溶液温度应在 25~37℃,pH 为 7.0~7.2,以维持其与体内的生理条件相似,使其在体外环境中不会因条件改变而发生细胞形态及结构的改变。

2. **细胞悬液免疫荧光染色的质量控制**　单细胞悬液荧光染色对流式免疫分析的精度非常重要。应特别注意染料的特性及量效关系,由于免疫荧光染色中还涉及抗体特异性及效价问题,都应严格按实验操作的要求进行。

(1)温度对荧光染色的影响:环境温度的升高对荧光染色有明显的影响,可使溶液的黏滞性增加,荧光染料分子的动力增大,荧光淬灭的可能性增大,荧光分子的光量子产额降低。如保持温度在 20℃ 以下,荧光分子光量子产额的变化不受影响。因此,当样品染色后应在低温下避光保存,最好是工作环境与保存环境温度相对恒定,尽量减少染色样品的光照射时间,使检测时的荧光强度不受影响。

(2)pH 对荧光发射强度的影响:不同的荧光染料对工作环境的 pH 要求各不相同,每一种荧光分子在溶液中均以离子化状态存在,而溶液中的氢离子浓度对荧光强度影响最大,每种荧光染料的光量子产额与其最适 pH 密切相关。

(3)荧光染料浓度的控制:合适的荧光染料浓度是荧光定量检测产生最佳信号的重要技术指标。在溶液浓度较稀时,荧光强度与浓度成正比关系,荧光强度随溶液中染料浓度加大而增强,但当达到一定浓度时,会因溶液中荧光染料分子的增加而增加了相互碰撞使荧光发生淬灭,致光量子产额降低,使荧光强度减弱。因此在染色时应以最适浓度为最佳选择,以产生最大荧光光量子产额,减少干扰因素。

(4)固定剂对免疫荧光染色的影响:细胞染色前后的固定方法要求对细胞的体积大小、细胞内分子结构的特异性、抗体生物学特性和荧光强度均无较大影响。常用 1%~4% 的多聚甲醛缓冲液(pH 7.4)或 0.37%~1.5% 的甲醛缓冲液(pH 7.4)固定样本后置 4℃ 保存。

3. **仪器操作的质量控制**　流式细胞仪检测的荧光与散射光的灵敏度、精密度和分辨率是影响流式细胞分析的重要因素。为保证流式细胞分析结果准确可靠及各实验室间结果的可比性，避免在测量过程中因仪器条件的漂移而引起的检测误差，必须在使用前对仪器进行校准，使仪器达到标准化。

(1) 光路与流路校正：此操作的主要目的在于确保激光光路与样品流处于正交状态，使仪器在检测时的变异减少到最小，从而控制仪器各光路信号检测的变异系数(coefficient of variation, CV)值。该校正过程通常使用散射光和荧光均一的颗粒或微球进行校正，常用的校正物有 Flow-check Fluoropheres、nile red、blue beads。光路校正时，要求在 PMT 的线性放大条件下，确保 FSC 峰越窄越好，各荧光通道的 CV<5%，否则提示可能存在光路漂移或需要清洁仪器。流式细胞仪校准过程中所获得的荧光强度的 CV 值越小，说明仪器工作的精密度越高，一般要求 CV 值控制在 2%～3%，不超过 5%～10%。

(2) PMT 校准：光电倍增管的校正是流式细胞仪的一项重要质控指标。流式细胞仪在使用过程中，光电倍增管随时间的增加，其放大功率会有所改变，对样品检测的灵敏度会受到影响，为保证样品检测时仪器处于最佳灵敏度工作状态，采用 Flow-Set Fluoropheres 进行 PMT 校准，必要时进行电压补偿，确保仪器检测灵敏度不会因 PMT 的放大功率降低而改变。

(3) 绝对计数校准：免疫学检测时，常需对测定细胞进行绝对计数，为保证仪器在计数时的准确性，仪器应采用绝对计数校准品 Flow count 建立绝对计数标准。Flow count 是已标定好的颗粒，在进行检测时，如以计算 1000 个颗粒为 1ml 作为设定标准，则样本测定时，以此为标准进行绝对计数，从而获得绝对计数的标准值。

4. 免疫检测的质量控制 免疫测定过程中，除了需对仪器工作状态进行质控，也应该对检测流程建立质量控制，以保证测定结果的准确性，其中最重要的是设置同型对照和全程质控。

(1) 同型对照：同型对照为免疫荧光标记中的阴性对照，即选用相同荧光素标记的相同种属源性的非特异性抗体作为同型对照，调整及设置样本的分析电压，在此基础上再进行样本检测，以确保获取有效的特异性信号。如果检测中不设置同型对照，则可影响测定结果的可靠性。

(2) 全程质控：流式细胞检测中，样品标记、溶血、洗涤、仪器质控和上机检测是流式细胞检测的一个连贯过程，该过程的准确性与操作标准化与否都会对检测结果造成直接影响，因此在测定临床样本的同时，进行全程质控非常必要和重要，可采用质控物 Immuno-Trol Cells(Beckman Coulter 公司的全血质控品)，该质控物与待测标本进行同样的标记、洗涤和检测，所得结果若在质控范围内，提示本次实验结果可靠。同时可用该质控结果建立质控曲线，通过计算机对每次实验的质控数据进行比较，可了解实验质量及建立失控报警。也可与国内外其他同类实验室建立质控比对，对本室的质控进行考核评判。室间考评的结果同样可以作为实验室流式细胞仪分析的质量控制体系中的重要监测指标。

四、流式细胞术的应用评价

流式细胞术具有高通量、快速、单细胞、多参数分析的检测优势，可实现对细胞表面抗原或胞内分子和可溶性物质检测。该方法应用广泛，但技术要求较高，包括样本的前处理、分析方案的建立、荧光标记抗体的选择、检测质量控制等。

五、流式细胞术在免疫学检查中的应用

流式细胞术已广泛地应用于免疫学基础研究，并逐步进入临床检测，用流式细胞仪对细胞表面的抗原成分进行标记分析，可区别多种细胞的特性，为细胞免疫功能的研究增加了有效的手段和帮助。

(一) 淋巴细胞及其亚群的分析

在各种疾病的发生发展过程中对不同淋巴细胞的 CD 抗原进行测定，可了解外周血中各类淋巴细胞及其功能亚群的比例及动态变化，以辅助了解各种与免疫有关疾病的发病机制和细胞在参与免疫异常调节中的作用。同时，由于不同淋巴细胞亚群细胞在激活、分化、成熟过程中表达的 CD 抗原有各自的抗原特性，通过单克隆抗体可将淋巴细胞分为不同种类及亚群，并能区分不同的活化状态，成为细胞免疫检测的一项重要指标。

1. 淋巴细胞及亚群分析 CD3 是外周成熟 T 细胞重要的表面抗原，按 CD 分子表达的不同 T 细胞又分为 $CD4^+$ 和 $CD8^+$ 两大亚群(subset)，又称为辅助性 T 细胞(helper T cell)和细胞毒性 T 细胞(cytotoxic T cell, Tc)。采用三色标记单克隆荧光抗体(CD3/CD4/CD8)，用 FCM 检测，可对 T 细胞及亚群作出精确分类。通过分析 $CD3^+$ T 细胞、$CD3^+CD4^+$ T 细胞、$CD3^+CD8^+$ T 细胞表达情况，可初步探讨体内细胞免疫状况，进一步进行胞内细

胞因子分析或使用 ELISPOT 检测可了解体内 Th 细胞的亚群(Th1 或 Th2 细胞)表达情况。

2.B 淋巴细胞及亚群分析　外周血中成熟的 B 细胞为 5%～15%,其特有的重要标志为 BCR,即膜表面免疫球蛋白(SmIg),属于 B 细胞特有或涉及 B 细胞的 CD 分子有 29 种。成熟的 B 细胞主要表达 CD19、CD20、CD21、CD22 分子。目前临床通过双荧光素标记检测 CD5 和 CD19 分子,将外周血 B 细胞分为 B1 细胞($CD5^+ CD19^+$) 和 B2 细胞($CD5^- CD19^+$)。正常人外周血中以 B2 细胞为主,B2 细胞通常在接受多数外来抗原的刺激后,经活化、增殖、分化及伴随的体细胞突变和亲和力成熟过程,产生高亲和力抗体。B1 细胞在个体发生、表型、分布和自我更新能力上均明显区别于 B2 细胞,构成一个独特的 B 细胞功能亚群,与免疫调节、自身免疫性疾病及 B 细胞源性肿瘤密切相关。

3.NK 细胞分析　自然杀伤细胞(natural kill cell,NK 细胞)为一组大颗粒的淋巴细胞,正常人外周血中成熟的 NK 细胞为 10% 左右,其主要的表面标志包括 CD16、CD56、CD2 (LFA-2)、CD11a/CD18(LFA-1)。临床上常用双色荧光抗体(CD3/$CD16^+ CD56$)标记将 $CD3^- CD16^+ CD56^+$ 淋巴细胞确定为 NK 细胞。NK 细胞在机体的抗感染和抗肿瘤免疫中发挥重要作用,产生由穿孔素、颗粒酶等介导的细胞毒性杀伤效应,致靶细胞死亡,也可通过 ADCC 效应,杀伤溶解被特异性 IgG 包被的肿瘤细胞。

(二)淋巴细胞功能分析

淋巴细胞功能检测通过细胞内细胞因子测定或经体外培养后细胞的标记染色进行流式细胞分析。

1.细胞介导细胞毒性试验　体外培养的淋巴细胞在与靶细胞共同培养后,对靶细胞有杀伤功能,其杀伤活性强弱的测定可利用碘化丙啶(PI)的死细胞渗透性和核染色特性,用 FCM 分析死亡靶细胞的比例,了解淋巴细胞的细胞毒活性。也可利用 FDA 穿过活细胞胞膜进入细胞内,其在细胞内受胞内脂酶水解而产生荧光物质,当细胞受损伤时,荧光染料随细胞破裂而释放于基质液中,通过 FCM 测定残留活细胞比例,了解淋巴细胞的细胞毒活性。

2.细胞内细胞因子测定　采用 FCM 荧光免疫技术可从单细胞水平检测不同细胞亚群的胞内细胞因子。如用两种不同荧光素分别标记不同单抗,采用皂角蛋白试剂对细胞膜穿孔后,标记荧光抗体可对细胞内合成的细胞因子进行染色,通过 FCM 可在同一细胞内同时测定两种不同的细胞因子,甚至可用多参数流式细胞术对胞内多种细胞因子进行测定。此法测定的细胞因子能进行细胞定位,有更好的免疫功能分析意义,但其分析技术要求高,实验试剂较贵。

(三)淋巴造血系统分化抗原及白血病免疫分型

FCM 在淋巴瘤及血液病的发病机制的研究、诊断、治疗和预后判断方面都具有重要的价值。对淋巴细胞表面抗原进行连续检测可明确淋巴细胞分化过程中各阶段表面抗原的表达,由此可检出具有异常表型的淋巴细胞,而这类淋巴细胞往往是恶性肿瘤细胞。针对血细胞分化的不同阶段所表达的抗原不同,利用单克隆抗体对白血病细胞进行免疫分型,通过分型可以对导向性治疗和判断预后提供帮助。

多色免疫分型对淋巴瘤和白血病的肿瘤细胞进行分析时,至少有 5 个参数参加分析血液中的肿瘤细胞,如前向和侧向散射光和至少三个荧光参数。这些荧光参数中有些是用于设门细胞标记,有些是特异性目标细胞标记参数。但需注意在进行多色分析时需考虑防止多荧光色素之间的相互干扰(如荧光光谱叠加或荧光淬灭)。进行多色免疫分型时应选择国际单抗委员会认证的用于实验诊断的单克隆抗体组合,以保证结果准确性。

白血病和淋巴瘤标本除进行多参数标记分析外,也同时测定细胞膜抗原,胞质抗原和 DNA 含量。重要的胞质内抗原有 TdT、MPO、胞质内免疫球蛋白、CD3、CD22。检测胞质内抗原需用破膜剂,一般先进行细胞膜抗原染色,然后固定和破膜标记胞质内抗原,最后标记 DNA。在进行膜内外双染色过程中,需注意的是抗胞膜抗体上的荧光素效能不被破膜剂损坏,对胞质内抗原染色时要保证选择荧光素分子足够小到能透过细胞膜进入细胞内与胞质内抗原结合,又不破坏细胞结构的完整性。对某些胞膜和胞质内同时表达的抗原,要检测其在胞膜和胞质内表达情况,必须把标本分作两份分别作表面和胞质内染色,在检测胞质内抗原时,表面表达的抗原必须被控制为阴性,只有在这样的参比下,阳性结果才能被视为胞质抗原阳性。

白血病的分类研究是选择化疗方案和判断预后的重要依据,根据白血病细胞所表达的相关细胞种系的 CD 抗原不同,可对白血病进行分类和分期,如将其分为 T 细胞系、B 细胞系、髓细胞系、红细胞系和巨核细胞系，并可对慢性粒细胞性白血病急性发作时的主要病变细胞进行进一步分析，因此FCM结合单克隆抗体的应用可以提高白血病分类诊断的符合率，同时FCM对白血病复发的主要根源，微小残留病变（MRD）的检出具有高特异性和敏感性，可以对患者在缓解期进行检测，早期检出MRD避免疾病复发。

（四）肿瘤耐药基因分析

MDR是由多药耐药基因编码的P糖蛋白（P-gp）亲脂化合物，包括多种抗癌药物和荧光染料的跨膜性排出泵。与人淋巴细胞排出荧光染料与细胞内P-gp的含量直接相关。当患者外周的淋巴细胞表达MDR阳性细胞时，说明患者对化疗药物开始出现耐药性。

（五）在AIDS病检测中的分析

艾滋病又称获得性免疫缺陷综合征（acquired immune deficiency syndrome，AIDS），是人类免疫缺陷病毒（HIV）感染人体后，选择性侵入人类T淋巴细胞亚群中的$CD4^+$ T辅助细胞，使Th细胞群体受到破坏，T细胞亚群比例失衡，T淋巴细胞功能降低，进一步导致全身免疫功能受损。

流式细胞术用于AIDS病免疫功能的检测是最重要的检测手段，采用三参数荧光标记计数可对T淋巴细胞及亚群进行分析，AIDS患者的特征性免疫诊断指标表现为：T淋巴细胞总数减少，T细胞亚群CD4Th/CD8Tc比例倒置，Th/Tc＜1.0，Th细胞数量显著下降甚至测不出，而Tc细胞数量可正常或增加，NK细胞减少或活力下降，B淋巴细胞群则处于正常范围。并通过动态监测T细胞亚群可对HIV感染者或AIDS发病者进行区别。仅为HIV携带者，病毒未复制时，其Th细胞下降不明显，当发展为AIDS时，Th细胞水平明显下降，如Th1细胞＜Th2细胞时，HIV在细胞间的传播和感染更敏感，更易发生AIDS。当HIV阳性而无症状的患者，其Tc对Tc激活剂不反应者，其体内$CD4^+$ Th细胞水平下降迅速，条件致病微生物的感染率也同时增加；对Tc激活剂反应敏感者，$CD4^+$ Th细胞水平降低较慢或不降低，发生AIDS的概率减少。

（六）自身免疫性疾病相关HLA抗原分析

某些疾病的HLA抗原检出率较正常人群高，最典型的疾病是强直性脊柱炎，其外周的HLA-B27的表达及表达程度与疾病的发生有很高的相关性。利用FCM可进行HLA-B27/HLA-B7双标记抗体或HLA-B27/CD3双标记抗体等检测HLA-B27阳性细胞，同时排除交叉反应，通常58%～97%的强直性脊柱炎患者该检测可为阳性，而在正常人仅为2%～7%，FCM为该疾病的临床诊断提供了有力的帮助。

（七）移植免疫中的应用

移植排斥反应是移植成功的主要障碍，也是移植受者发生的主要免疫反应，其主要靶抗原为HLA。因此，HLA组织配型成为影响器官存活的主要因素。移植术前的交叉配型、抗体检测和移植术后免疫状况的监测对移植受者有重要的临床意义。

FCM作为一个强大的技术平台，已应用于多个领域，其在移植免疫分析中的应用也越来越广泛。目前移植免疫中的FCM应用主要包括流式细胞术的交叉配型（flow cytometry cross-matching，FCXM）和群体反应性抗体（panel reactive antibody，PRA）检测。

FCM分析交叉配型，比传统方法更灵敏、操作时间更短，并同时检测细胞亚型、分辨出IgG和IgM抗体。FCXM技术现已成为一种快速、灵敏和特异的检测方法，用于移植前供者淋巴细胞反应性同种抗体的检测。FCXM结果决定着免疫抑制药的应用、临床治疗、HLA分型等，如阳性FCXM结果预示移植效果不良，而移植排斥的危险性同HLA特异性抗体的存在有关。FCM对群体反应性抗体（PRA）检测，可系统地了解移植患者体内的抗体水平，有助于选择器官和决定移植时机，对降低超急性排斥反应、急性排斥反应的发生，提高移植物存活率有重要意义。

免疫学检测指标可早于临床排斥反应或器官功能改变发生之前，因此移植后患者的免疫监测（如T淋巴细胞亚群检测、受者HLA抗体检测、细胞因子测定等）对于尽早发现和控制移植排斥反应，延长移植物存活具有重要意义。

（八）可溶性物质的检测——液相芯片技术

通过液相芯片技术，利用荧光微球为载体，捕捉样品中的可溶性物质，实现可溶性物质如血清内细胞因子、抗体等的检测。

液相芯片分析时，微球成单列通过激光束，一方面通过分析微球的颜色判定被测物的特异性（定性）；另一方面通过测定微球上的荧光强度决定被测物的量（定量）。该技术实现了样本分析时的低样本量、多参数检测，具有更高的检测效率。

第八节 免疫组织化学技术

免疫组织化学技术（immunohistochemistry technique, IHCT）又称免疫细胞化学技术，是指用标记的特异性抗体在组织细胞原位通过抗原抗体反应和组织化学的呈色反应，对相应抗原进行定性、定位、定量测定的一项免疫检测方法。实现将形态学改变与功能代谢分析相结合以及在细胞、亚细胞水平检测各种抗原物质（如蛋白质、多肽、酶、激素、病原体及受体等），使微观世界形态学研究从单一静止的形态学描述，上升到结构、功能和代谢为一体的动态观察，为疾病的诊断、鉴别诊断和发病机制的研究提供了强有力的手段。

一、免疫组织化学技术的基本原理

不同的免疫组织化学技术，具有各自独特的试剂和方法，但其基本技术方法相似。根据标记物的不同，免疫组织化学技术可分为酶免疫组织化学技术、荧光免疫组织化学技术、亲和免疫组织化学技术、免疫金（银）细胞染色组织化学技术和免疫标记电镜技术等。近年来，核酸分子杂交技术采用生物素、地高辛等非放射性物质标记探针和免疫组织化学技术密切结合，发展为杂交免疫组织化学技术。原位端粒重复序列扩增法、组织芯片、冷冻细胞芯片、显微切割技术、活细胞原位荧光杂交等技术的成熟与免疫组织化学相结合，使免疫细胞化学定量分析技术更加精确。

（一）标本的处理

1. 制片方法　冷冻切片和石蜡切片是免疫组化中最常用的制片方法。冷冻片可避免石蜡切片因固定、脱水、浸蜡等步骤造成的抗原损失。迅速冷冻可防止冰晶的形成，避免组织细胞结构的破坏。石蜡切片是观察组织细胞结构的理想方法，其切片薄，有连续性，蜡块可长期保存，但不足之处是抗原的保存量不如冷冻切片。石蜡包埋材料可用于回顾性免疫组化研究。

2. 标本的固定与保存　组织细胞内抗原物质的完整性对免疫组织化学检测至关重要。标本固定可使细胞内蛋白质凝固，终止胞内酶的活化反应，防止细胞自溶，保持细胞固有形态与结构，防止细胞脱落，去除干扰反应的类脂，最重要的是保存组织细胞的抗原性，在染色和反复清洗的过程中使抗原不致释放。

3. 抗原的保存与修复　在免疫组化操作过程中，广泛的蛋白交联可使组织中某些抗原决定簇发生遮蔽，致使抗原信号减弱或消失。因此，使组织抗原决定簇重新暴露，即抗原修复是免疫组织化学技术中的重要步骤。常用的抗原暴露、修复方法有：酶消化法、盐酸水解法、加热法。由于待检样本的抗原类别有差异，应选择最适合的抗原修复方法。

4. 抗体的处理与保存　抗体是免疫组化技术的首要试剂，通常选用高特异性、高效价和稳定的优质抗体，根据需要决定采用单克隆或多克隆抗体。为保证恰当的抗体抗原反应，抗体的稀释原则应保证阳性（抗原）物质着色鲜明，背景浅或不着色。为保持抗体的生物活性，防止抗体蛋白质变性，可对抗体分装后低温保存，且避免反复冻融。

5. 免疫染色　免疫荧光直接法染色的主要程序为标记抗体与标本中抗原反应并形成抗原抗体复合物，用缓冲液冲洗去未结合的成分，直接在显微镜下观察结果。免疫酶直接法染色的主要程序同上，待标本显色后再用显微镜观察结果。特殊标本需进行预处理来增加检测的敏感性和特异性，减少非特异性干扰。

常采用蛋白酶消化法暴露抗原，增加细胞和组织的通透性，以利抗体与抗原最大限度地结合，常用的蛋白酶有胰蛋白酶、胃蛋白酶及链霉蛋白酶等。免疫组化技术中非抗原抗体反应出现的阳性染色称为非特异性染色。防止非特异性染色的有效方法是采用与第二抗体相同的动物源血清（非免疫血清）吸附封闭底物组织上的带电荷物质，然后再进行抗原-抗体结合反应，必要时也可采用2%左右的牛或人清蛋白封片，减少非特异性染色。

（二）免疫组化的结果分析

免疫组织化学的结果判断非常严谨，阳性细胞显色深浅可反映出抗原的浓度，并以此作为定性、定量和定位的依据。

1. 阳性细胞染色的特征　①阳性细胞染色分布在胞质、细胞核和细胞膜表面；②阳性细胞染色可分为灶性和弥漫性；③由于细胞内含抗原不同，染色强度不一，如果细胞之间染色强度深，常提示其为非特异性；④阳性细胞的染色常定位于细胞，并与阴性细胞间有明显间隔，而非特异性染色常不限于单个细胞,而是累及一片细胞,两者可有显著区别;⑤切片边缘、刀痕或皱褶区域,坏死或挤压的细胞区域或胶原结缔组织等,常表现为相同的阳性染色强度,不能判断阳性。

免疫组织细胞化学染色中,绝大多数是检测阳性细胞。但有时也检测间质的定位或表达情况,如检测胶原的定位和表达情况。由于间质组织更易着色,实验时应更加小心,除要设立对照外,应结合具体情况进行判断。

2. 染色失败的原因 全部切片均为阴性的原因可能是:①染色未严格按操作程序进行;②漏加抗体或抗体失效;③缓冲液内含叠氮钠,抑制了酶的活性;④过氧化物酶底物中加 H_2O_2 量少或失效;⑤复染或脱水剂使用不当。全部切片为阳性的原因可能是:①在染色过程中切片干燥或洗涤不彻底;②加入抗体浓度过高;③缓冲液中未加叠氮钠或 pH 不准确;④抗体孵育时间过长;⑤黏附剂太厚;⑥过氧化物酶显色时 H_2O_2 浓度过高,显色速度过快;⑦使用已变色的显色底物或显色时间过长。

3. 切片背景过深原因 可能是:①未用酶消化切片;②切片或涂片过厚;③漂洗不充分;④底物显色时间过长;⑤封闭不够或所用血清溶血;⑥用全血清抗体时稀释不够。

二、酶免疫组织化学技术

酶免疫组织化学分为酶标记抗体免疫组化技术和非标记抗体酶免疫组化技术两种类型。

(一)酶标记抗体免疫组化染色法

酶标记抗体免疫组化染色是利用酶标记已知抗体(或抗原),与组织标本中相应抗原(或抗体)在一定条件下相互结合,通过酶显色对细胞或组织中的抗原(抗体)进行定位和定性检测。其常用的分析标本包括组织切片、组织印片和细胞涂片等,最常用的酶有辣根过氧化物酶(HRP)、碱性磷酸酶(AP)及葡萄糖氧化酶(GOD)等。根据酶标记抗体的差异分为直接法和间接法。直接法即是酶直接标记于第 1 抗体(特异性抗体),间接法则是酶标记于第 2 抗体。

1. 直接染色法(一步法)的原理是用酶标抗体直接与处理过的组织标本中相应抗原反应,用底物二氨基联苯胺(diaminobenzidine,DAB)和 H_2O_2 进行显色,产生的有色物质沉积在抗原抗体反应部位,从而对组织或细胞抗原定位、定性和定量。

2. 间接染色法(二步法)的原理是在直接法的基础上,为了增加敏感性和实用性而在酶标抗体与组织内抗原之间增加抗体反应层次,即先用未标记的已知抗体与标本中相应抗原反应,再用酶标抗抗体与之反应,形成抗原-抗体-酶标抗抗体复合物,加底物显色。根据底物显色反应对抗原定位、定性和定量。

(二)非标记抗体免疫酶组化染色法

非标记抗体酶法是先用酶免疫动物(与待测抗体的动物种属相同)制备抗酶抗体,再将酶与抗酶抗体结合形成复合物,通过酶的底物显色而检测抗原,避免了使用酶标记抗体,提高了检测敏感性。该染色法包括了酶桥染色法和过氧化物酶-抗过氧化物酶法(PAP 法)。

1. 酶桥染色法的基本原理是利用酶、抗酶抗体(第三抗体)和底物形成显色系统,抗原和特异性抗体(第一抗体)形成免疫反应系统,用抗抗体(第二抗体,又称桥抗体)将抗酶抗体结合在与组织抗原结合的第一抗体上,再将酶结合在抗酶抗体上,经显色显示抗原的分布。在此过程中,任何抗体均未被酶标记,酶是应用免疫反应原理与抗酶抗体结合的,从而避免了标记时对抗体和酶活性的损伤;同时由于二抗在抗种属动物上与一抗和三抗存在免疫学反应,故既能连接特异性抗体,又能连接抗酶抗体,同时它对特异性抗体是过量的,有足够的抗原结合位点与抗酶抗体结合,提高了方法的敏感性,又节省第一抗体的用量。该法主要用于检测抗原,也可用于检测抗体。

该法所用的桥抗体(二抗)必须对一抗和三抗都有高亲和性和特异性,所以要求一抗和三抗由同种动物产生。通常一抗和三抗均为抗原和酶免疫兔后的免疫应答产物,二抗为羊抗兔 IgG。由于酶不是标记在抗体上,而是与抗酶抗体结合,因而避免了酶标抗体的缺点,提高了方法的敏感性。

2. 过氧化物酶-抗过氧化物酶法的基本原理与酶桥法相似,将第三抗体(抗酶抗体)与酶形成可溶性复合物(PAP 复合物)代替酶桥法中的抗酶抗体和酶,用 PAP 复合物孵育切片。PAP 的特点是由 2 个抗酶抗体和 3 个过氧化物酶分子组成复合物,相对分子量为 432kDa,直径 20.5μm,结构非常稳定,在染色冲洗过程中酶分子不易脱落。

PAP 法中不存在游离的免疫球蛋白,不易产生非特异性染色,因而特异性、敏感性和重复性良好。由于常用于石蜡切片分析,故可用于回顾性研究。

(三) 酶免疫组织化学技术方法学评价

与荧光免疫技术相比，酶免疫组织化学技术具有染色标本可长期保存、可用普通光镜观察结果、可观察组织细胞的细微结构等优点，尤其是非标记抗体酶法的敏感性更优于荧光免疫技术。一定条件下（锇酸处理后），可用于电镜观察。

酶标记抗体免疫组化直接染色法，简便、快速、特异性强、非特异性背景反应低、结果可靠、可精确定位抗原、切片保存时间较长，常用于检测肾组织活检标本中的免疫球蛋白、补体等免疫复合物成分。但不同抗原检测需分别制备相应的酶标抗体，且敏感性不及间接法。

酶标记抗体免疫组化间接染色法，用一种酶标抗抗体即可与多种特异性抗体匹配，检查多种抗原，应用范围更广，其敏感性较直接法高，但低于酶桥法和PAP法。

非标记抗体免疫酶组化PAP法比直接法、间接法和酶桥法更敏感，特别适用于石蜡切片中的微量抗原或抗原性减弱抗原的检测。但该法步骤较繁，且费时，故不适用于临床常规检查。目前PAP主要用于肿瘤（低分化癌和转移性肿瘤）的鉴别诊断。

三、亲和组织化学染色

亲和组织化学是基于某种物质，如生物素、葡萄球菌A蛋白和凝集素，对某种组织成分具有高度亲和力，结合免疫细胞化学分析而建立的检测技术。酶标记亲和素-生物素技术利用各自的特性将亲和组织化学与抗原抗体免疫反应结合起来即构成了亲和素-生物素免疫组织（细胞）化学技术——亲和组织化学染色中最常用的方法。

1. 亲和素-生物素-过氧化物酶技术（avidin biotin-peroxidase complex technique，ABC）是将亲和素作为"桥"，通过"桥"的作用将生物素化的抗体与生物素结合的酶（如HRP）连接。由于ABC复合物的分子量较PAP小，更易于渗透，使检测方法的敏感性及特异性均较LAB法和BRAB法更高。

2. 酶标记链霉亲和素-生物素技术（labelled streptavidin biotin method，LSAB）是利用生物素结合的二抗与酶标记的链霉亲和素蛋白具有高度亲合力的特性。LSAB法与ABC法比较最大的优点在于链霉亲和素等电点（PI）为6.0～6.5，而亲和素的等电点为10，使LSAB法所带负电荷比ABC法少得多，染色时组织片中的结缔组织成分所带正电荷的静电吸引就少，由此可使非特异性着色减少，背景更加清晰。

3. 亲和组织化学染色的方法学评价是亲和素-生物素免疫组织（细胞）化学技术运用生物素-亲和素的放大作用增加了检测敏感性、确保了检测特异性，目前广泛应用于酶免疫组化、荧光免疫组化、胶体金（银）组化及免疫电镜技术。

四、荧光免疫组织化学技术

荧光免疫组织化学技术是采用荧光素标记已知抗体（或抗原）作为探针，检测组织与细胞标本中的靶抗原（或抗体）。由于所形成的抗原抗体复合物上带有荧光素，在荧光显微镜下受高压汞灯的紫外光照射发出荧光，从而对待测抗原（抗体）进行定位、定性检测，并可利用荧光定量技术达到定量测定的目的。

1. 直接法是利用标有荧光素的特异性抗体（或抗原）直接与标本中相应抗原（或抗体）结合来检测未知抗原（或抗体）的方法。主要用于病原体的检测。

2. 间接法即先用未标记的已知抗体与切片中相应的抗原反应，形成复合物后此抗体被固定，已固定的抗体再与荧光素标记的抗抗体反应，形成抗原-抗体-荧光抗抗体复合物，此时第一抗体起双重作用，它对切片中的靶抗原来说是抗体，对荧光标记抗体来讲又属于抗原。本法增加了一个未标记的中间层抗体，当一个抗原分子结合3～5个抗体分子，而每个未标记抗体分子作为抗原又可结合3～5个荧光抗抗体分子，故间接法比直接法免疫荧光增强2～4倍，提高了敏感性，一种荧光抗体可检测多种抗原或抗体。主要用于自身抗体检测及分析淋巴细胞表面标志等。

3. 双标记荧光免疫法即是当同一组织标本上同时检测两种抗原时，采用双标记荧光染色法。荧光显微镜下如两种荧光染料的激发波长相同或相近，可在同一视野中根据橘红色和黄绿色荧光鉴别细胞表达的不同抗原成分，如果荧光染料的激发波长不同，需用滤色片调节补偿或用两种激发光分别进行观察。

4. 荧光免疫组织化学技术的方法学评价是直接法操作简便、省时、特异性强，但敏感性不及间接法，且一种荧光抗体只能检测一种抗原；间接法则具有高敏感性，一种荧光抗体可以检测多种抗原或抗体；双荧光抗体标记则可实现两种抗原的同步检测。但荧光标记抗体质量是荧光免疫组织化学技术的关键因素。

五、免疫金(银)组织化学技术

详见第63章第五节。

六、免疫标记电镜技术

免疫电镜技术(immune electron microscope, IEM)是将抗原抗体反应的特异性与电子显微镜的高分辨力相结合的在亚细胞和超微结构水平上对抗原进行定位分析的一种高度精确、灵敏的技术。如将抗原或抗体进行示踪标记即为免疫标记电镜技术。

(一)免疫标记电镜技术的原理

免疫标记电镜技术的基本原理是利用电镜下可见的示踪标记物，如铁蛋白、胶体金等电子致密物质标记特异性抗体(或抗原)，使之与组织超薄切片中的相应抗原(或抗体)反应，形成不溶性免疫复合物，用电子显微镜观察可见的标记物，间接证实免疫反应的发生。标记物所在位置即为抗原抗体反应的部位。同时，由于电子显微镜的高分辨力，可以对组织细胞进行超微结构水平上的分析，所以免疫标记电镜技术是一种高度精确、灵敏的技术。

(二)常用的免疫标记电镜技术

1. 铁蛋白标记免疫电镜技术　铁蛋白(ferritin,Fn)是一种含铁25%，相对分子量为650~900kDa，直径为12~14nm的球形蛋白。铁原子具有强大的电子散射力，在电镜下有很大的反差，排列成菱形或方形的电子致密区，呈现明显的胶粒状结构，当与抗体结合后仍保持该特征，显像清晰，容易辨认。

2. 酶标记免疫电镜技术　免疫电镜中常用的标记酶是辣根过氧化物酶(horseradish peroxidase,HRP)。这是因为它具有稳定性强、反应特异性高和分子量小(约40kDa)、能有效穿透组化剂等优点。因其易穿透细胞膜，可用于细胞内抗原定位。HRP底物为H_2O_2/DAB，被酶分解后的产物为不溶性棕色吩嗪衍生物，经OsO_4处理后变为锇黑，具高电子密度，适合电镜观察。

3. 胶体金标记免疫电镜技术　胶体金是当前免疫电镜技术中应用最广的标记物。具体检测技术详见本章第五节。

(三)免疫标记电镜技术的方法学评价

该技术可实现对组织细胞超微结构的精确、灵敏检测。铁蛋白标记免疫电镜技术由于铁蛋白分子量较大，难以透过细胞膜和组织，只适用于病毒和细胞表面抗原的定位，而且只适合于电镜检查，不能用普通光学显微镜观察。酶标记免疫电镜技术特异性强，敏感性好，但酶反应产物的分辨力不及颗粒性标记物(铁蛋白、胶体金)。胶体金标记免疫电镜技术其最大优点就是可以通过应用不同大小的颗粒或结合酶标进行双重或多重标记。

七、激光扫描共聚焦显微镜技术

激光扫描共聚焦显微镜(laser scanning confocal microscope,LSCM)是将光学显微镜技术、激光扫描技术和计算机处理技术结合起来的高技术设备，与电子显微镜不同的是它依靠光学系统及光路反射的基本原理完成显微观察。

(一)工作原理

激光扫描共聚焦显微镜主要部件有激光器、扫描头、显微镜和计算机。计算机控制着整个设备的操作，并配有不同的应用软件，以完成LSCM的多项功能。

共聚焦成像原理是当激光器发射的激光束经过扩束透镜和光束整形镜，变成一束直径较大的平行光束，通过长通分色反光镜(long pass dichronic)使光束偏转90°，经过物镜后会聚于物镜焦点。样品中的荧光物质在激光的激发下沿各个方向发出荧光，一部分荧光经过物镜、长通分色反射镜、聚焦透镜，汇聚在聚焦物镜的焦点处，再通过焦点处的探测针孔成像，被检测器所接收并传送电脑储存。由于照明孔与探测孔相对于物镜焦平面是共轭的，因此探测焦平面以外的点不会在探测针孔成像，所得到的是被测标本光学横断面的图像，不会受到不同焦平面图像的干扰，这也是"共聚焦"(confocal)的原理所在，故以这种方式成像的显微镜叫作共聚焦显微镜。在成像过程中针孔起关键作用，针孔的设置是其与普通光学显微镜的主要区别所在，由于它阻挡了被检样品中除焦点处外其他位置发出的荧光，因而LSCM图像质量远远优于普通显微镜。

共聚焦光学系统由于照明点和探测点光路共轭这一独特结构，使共聚焦光路具有深度(纵向)分辨力；同时高灵敏度的电荷耦合器(charge-couple device,CCD)可同时接受多点光信号，适合快速成像，克服了普通光学显微镜不能对快速运动变化的样品进行观察的缺陷，因而具备了时间分辨力。故激光扫描共聚焦显微镜技术可对样品进行立体、断层扫描和动态观察。

(二)激光扫描共聚焦显微镜技术的技术要点

1. **样品基本要求** 由于共聚焦显微镜观察的是活细胞,故以贴壁生长细胞为宜。细胞培养方法与传统的培养方法相同,但培养必须采用专用塑料器皿,一般玻璃培养皿不适合该仪器的观察。如果细胞不是贴壁细胞,如肌纤维细胞、神经细胞、红细胞等不易进行单层黏附培养,又如有些淋巴细胞采取悬浮培养,则必须作细胞黏附处理,才能制备成观察样品。

2. **荧光探针的选择** 选择荧光探针时应综合考虑:①荧光显微镜的激发光源和荧光滤玻片,所选择的荧光探针吸收峰和发射峰波长要与仪器参数匹配。②荧光探针的光稳定性与光漂白性(高强度脉冲式激光照射而造成的荧光淬灭)的选择与被分析细胞的状态有关,测量细胞内荧光标记物时,光稳定性越高越好;测量膜流动性时既要有一定光稳定性,又要有一定的光漂白性。③若对细胞仅作定性测量,无须制定工作曲线,如要进行定量测量,最好选用比率法探针,制定标准工作曲线。④同时选择标记细胞内多种细胞器探针时要考虑探针的特异性和对细胞生理状态的可能影响。

(三)LSCM的功能与应用

由于LSCM可获得高分辨率的图像,同时又具有深层识别能力及纵向分辨率。因此LSCM具备一些普通光学显微镜不具有的特殊功能,在科研中应用广泛。能对活的或固定的细胞或组织进行无损伤的"光学切片",利于进行超细结构分析;可获取"真三维"图像,从而观察组织细胞的立体形态和空间关系;通过"光学切片"功能,可观察收集到细胞内部各细胞器、核酸、蛋白分子的表达及活动信息,分析亚细胞结构;标有荧光探针的细胞膜因其荧光分子发射光的极性作用而发生有序的旋转,借荧光探针极性可反映细胞膜的流动性;利用专业软件,可在细胞膜的磷脂酸组成分析、药物效应和靶向作用位点等方面的研究具有重要作用。

(四)方法学评价

LSCM克服了普通光学显微镜的诸多缺点,具备明显优势,是当今最为先进的光学显微镜。其利用激光光束照明孔形成点光源,对样品中任一位点清晰成像,对细胞内部的光学断层(optical section)扫描成像。由于其高灵敏度和可观察细胞空间结构的特点,使对样品的观察由细胞表面、单层、静态发展到立体、断层、动态的全面观察。LSCM同时具备普通光学显微镜和荧光显微镜的功能,配有摄像与图像处理系统,结合特异的荧光抗体可进行亚细胞水平的结构和功能研究,为活细胞功能研究开辟了新途径。

八、免疫组织化学技术的应用

免疫组织化学技术检测标本为各种细胞涂片、印片和组织切片;检测成分包括各种组织、蛋白质、酶类、自身抗体、补体、免疫复合物、激素、肿瘤标志物及细菌、病毒、寄生虫等病原体,即组织、细胞中凡能发生抗原抗体反应的物质均可用免疫组化方法进行检测;常用检测技术有荧光免疫组化技术、酶免疫组化技术、胶体金、铁蛋白标记组织化学技术和免疫电镜技术等;免疫组织化学技术广泛应用于生物学、组织学、胚胎学和病理学等学科的基础研究和临床诊断中。

(一)荧光免疫组织化学技术

荧光免疫组织化学技术用荧光色素作标记示踪物,主要用于病原体感染的早期诊断,自身抗体检测,分析淋巴细胞表面标记物质及抗原、抗体的免疫组化定位等。在病原生物学方面,主要用于菌种的鉴定和抗原结构的分析。荧光免疫技术是病理学的有效手段,对自身免疫病的研究和临床诊断很有帮助。在细胞免疫学检测中,用以检测淋巴细胞表面的各种CD抗原、免疫球蛋白受体、HLA抗原和各种膜受体等。

(二)酶免疫组织化学技术

酶免疫组织化学技术用酶及底物作标记示踪物,主要用于组织切片或其他抗原的定位检测。组织切片中的各类抗原性物质,如各类蛋白质、酶、激素、细胞、病毒、肿瘤抗原、浆细胞中的免疫球蛋白、各种多肽、细胞表面标志等均可检测。

(三)其他

免疫标记电镜技术利用胶体金、铁蛋白等标记抗原或抗体,与组织细胞内部相应的抗体或抗原形成不溶性复合物,借助电子显微镜进行观察。由于电镜的高分辨力,标记物容易辨认,故对组织细胞中的抗原或抗体成分,如病毒和细胞表面抗原等可进行准确的定位检测。但该技术需电子显微镜,一般实验室不易做到,目前仍较多用于科研分析。

激光扫描共聚焦显微镜技术可得到细胞的形态学及多种动力学参数,可对细胞进行断层扫描,能满足细胞的解剖定位研究及时间和空间上的定量测定,具有分辨率高、灵敏性好、扫描速度快、范围大、图像存取方便等诸多优点,对荧光样品的观察较一般荧光免疫法具有明显的优越性。只要能用荧光探针进行标记就可用于形态观察和定位、定量分析,可广泛应用于细胞形态学、细胞生理学、分子生物学等领域的研究,如研究肿瘤细胞骨架变化及其侵袭转移,研究细胞跨膜电位、膜受体的流动性、胞内 Ca^{2+} 等。

(蔡 蓓 王兰兰)

■参考文献

巴德年.1998.当代免疫学技术与应用.北京:北京医科大学中国协和医科大学联合出版社.

李金明.2005.临床酶免疫测定技术.北京:人民军医出版社.

彭黎明、王兰兰.2003.检验医学自动化及临床应用.北京:人民卫生出版社.

王兰兰.2003.临床免疫学与免疫学检验.第3版.北京:人民卫生出版社.

王兰兰.2004.临床免疫学与检验.北京:科学技术文献出版社.

王兰兰.许化溪.2012.临床免疫学检验.第5版.北京:人民卫生出版社.

王兰兰、吴建民.2007.临床免疫学与检验.第4版.北京:人民卫生出版社.

叶应妩、王毓三、申子瑜.2006.全国临床检验操作规程.北京:东南大学出版社.

Tristram G.Parslow.2002.Medical Immunology(英文影印版).北京:科学出版社.

第64章

体液免疫检验

大　纲

了解 免疫球蛋白的基本概念和各类免疫球蛋白的生物学特点;血清蛋白电泳和免疫固定电泳在鉴定M蛋白方面的应用;补体的定义;临床常用特定蛋白的生物学特性。

熟悉 M蛋白的概念;补体的成分组成、性质与活化途径。

掌握 免疫球蛋白检测的临床意义;M蛋白鉴定的临床意义;补体C3、C4、C1q及B因子检测的临床应用及意义;常用特定蛋白检测的临床意义。

第一节　免疫球蛋白检测

一、IgG、IgA、IgM测定

(一)概况

免疫球蛋白(immunoglobulin,Ig)是一组具有抗体活性的球蛋白,由浆细胞合成和分泌,一般认为抗体就是免疫球蛋白,但并非所有的免疫球蛋白都是抗体。免疫球蛋白由4条肽链组成,2条轻链和2条重链中间经二硫键连接而成,电泳时主要处于γ区,少数在β区,因此免疫球蛋白又称为γ球蛋白。免疫球蛋白又可分为不同的类、亚类、型和亚型:类指同种系所有个体内的免疫球蛋白,根据其重链恒定区抗原特异性的差异,可分为γ、α、μ、δ、及ε五类(class),相应的Ig分别称为IgG、IgA、IgM、IgD及IgE。同一类免疫球蛋白,因其重链分子结构稍有差异及二硫键的位置和数目不同,又可分为亚类(subclass)。IgG有IgG1、IgG2、IgG3和IgG4四个亚类;IgA有IgA1、IgA2,可能还有第三个亚类;IgM有IgM1和IgM2;IgD和IgE未发现有亚类。各类免疫球蛋白的轻链根据其恒定区的抗原性不同分为κ(Kappa)和λ(Lamda)两个型(type)。免疫球蛋白轻链N端恒定区氨基酸排列有差异,按此可分为亚型(subtype)。

IgG是血清免疫球蛋白的主要成分,含量最高,占血清Ig总量的75%～80%,多以单体形式存在,相对分子量约为150kDa。IgG主要由脾和淋巴结中的浆细胞合成,是机体重要的抗菌、抗病毒和抗毒素抗体,半衰期约为23d,故临床上使用丙种球蛋白(主要含IgG)作治疗时,以2～3周注射一次为宜。IgG是唯一能通过胎盘的抗体,对防止新生儿感染起重要作用。通常婴儿出生后3个月已能合成IgG,3～5岁时达成人水平,40岁后逐渐下降。IgG分四个亚类,其中$IgG_{1\sim3}$与相应抗原结合后可经经典途径激活补体,但各亚类与补体结合的能力不同,一般认为IgG3>IgG1>IgG2。IgG4不能结合固定补体(C1q),但其凝集物可经旁路途径激活补体。IgG可通过其Fc与吞噬细胞、NK细胞等表面的Fc受体结合,从而对细菌等颗粒抗原发挥调理作用,促进吞噬,或产生ADCC,有效杀伤破坏肿瘤和病毒感染的靶细胞。此外,还可通过与葡萄球菌蛋白A(SPA)结合,此种生物学特性已在免疫学诊断中得到应用。一些自身抗体如抗核抗体、抗甲状腺球蛋白抗体及引起Ⅱ、Ⅲ型变态反应的抗体也属于IgG。

IgA有血清型和分泌型两种类型。血清型

IgA主要为单体，相对分子量约为159kDa，有两种亚类，即IgA_1和IgA_2，它们占Ig总量的85%左右，占血清Ig总量的5%~15%，具有一定的抗感染免疫作用。分泌型IgA(sIgA)为双体，广泛分布于黏膜表面(呼吸道，胃肠道，生殖道)及分泌液(唾液，初乳等)中，由两个单体IgA、一条连接链(J链)和一个分泌片借二硫键连接组成，相对分子量约389kDa。IgA单体和J链均是由呼吸道、胃肠道、泌尿生殖道黏膜固有层的浆细胞合成的，在分泌出浆细胞之前两个单体IgA和一个J链连接在一起，形成双体IgA。而分泌片则由黏膜上皮细胞合成，当IgA双体经过黏膜上皮细胞时，与分泌片通过二硫键相连组成完整的分泌型IgA，随分泌液排出至黏膜表面。分泌片则由黏膜上皮细胞合成，当IgA双体经过黏膜上皮细胞时，与分泌片通过二硫键相连组成完整的分泌型IgA，随分泌液排出至黏膜表面。分泌片本身无免疫活性，但能保护分泌型IgA，使之不被分泌液中各种蛋白酶裂解灭活。分泌型IgA是机体防御感染的重要因素，它能阻止病原微生物对黏膜上皮细胞的黏附，具有抗菌、抗病毒和中和毒素等多种作用。血清型IgA和分泌型IgA不能通过胎盘。婴儿在出生后4~6个月才能产生IgA，但可从母亲乳汁中获得分泌型IgA，这对婴儿抵抗呼吸道和消化道感染具有重要意义，因此应大力提倡母乳喂养。

IgM是相对分子量最大的Ig(900kDa)，故又称巨球蛋白。它是由五个IgM单体经J链连接组成的五聚体大分子Ig。这种多聚体结构赋予IgM较高的抗原结合价，在补体和吞噬细胞参与下，其杀菌、溶菌、激活补体和促进吞噬等作用均显著强于IgG。IgM促进吞噬的作用比IgG大500~1000倍，杀菌作用亦大100倍，凝集作用大20倍，但中和毒素、中和病毒的作用低于IgG。脾是IgM的主要合成部位。IgM主要分布于血液中，占血清Ig总量的5%~10%，因此，它在防止发生菌血症方面起重要作用，若IgM缺乏往往容易发生败血症。此外，单体IgM也是B细胞膜表面的主要标志，作为抗原受体(mIgM)，能与相应抗原作用，引发体液免疫应答。IgM是种系进化过程中最早出现的Ig，也是个体发育过程中最早出现的Ig。IgM不能通过胎盘，如果脐带血或新生儿血清中IgM水平升高，表明胎儿曾发生过宫内感染。风疹、巨细胞病毒等感染都能使胎儿产生IgM。机体感染后，最早产生的仍是IgM，其在血清中的半衰期(5d左右)比IgG短，所以血清中特异性IgM含量增高，提示近期有感染，临床上测定血清特异性IgM含量有助于早期诊断。目前已知天然血型抗体、冷凝集素和类风湿因子等自身抗体均为IgM类抗体。引起Ⅱ、Ⅲ型变态反应的抗体有的也属于IgM类抗体。

(二)检测方法

免疫球蛋白是机体的正常生理成分，机体保持一定水平。当这种正常水平打破时，则属于疾病，增多或减少则意味着免疫增殖病或免疫缺陷病。检测免疫球蛋白的方法包括醋纤膜电泳法、免疫电泳法、免疫固定电泳法、免疫单向扩散法、免疫双扩散法、免疫比浊法、高分辨双向电泳、对流免疫电泳、放射免疫分析法、酶免疫分析法和双缩脲法(测总蛋白)等。目前定量测定免疫球蛋白最常用的主要为免疫比浊法、免疫电泳法、免疫单向扩散法、放射免疫法和酶免疫法。其中血清中含量较高的IgG、IgA、IgM多采用前面三种方法，而标本中含量极微的IgD和IgE则采用敏感度较高的放射免疫法和酶免疫法等进行定量测量。免疫比浊法参考值：IgG 8~15 g/L；IgA 0.9~3 g/L；IgM 0.5~2.5 g/L。

(三)临床意义

1. **高免疫球蛋白血症** ①多细胞株蛋白血症，可见于慢性感染、肝病、自身免疫病、恶性肿瘤等多种疾病。如化脓性脑膜炎可见IgG与IgA均增加；疟疾可见IgG与IgM均增加；慢性活动性肝炎和胆汁性肝硬化可见IgG、IgA及IgM均增加。②单细胞株蛋白血症，主要见于浆细胞恶性变，包括各类Ig多发性骨髓瘤、巨球蛋白血症和浆细胞瘤。

(1)IgG增高：见于各种感染性疾病和自身免疫性疾病，如慢性活动性肝炎、传染性单核细胞增多症、麻疹、结核病、麻风病、全身念珠菌感染、血吸虫病、黑热病、系统性红斑狼疮、类风湿关节炎、亚急性甲状腺炎、多发性肌炎及原发性肾上腺皮质功能减退症等。某些恶性肿瘤亦可见IgG增高。

(2)IgA增高：主要为黏膜炎症和皮肤病变，如溃疡性结肠炎、酒精性肝炎、类风湿性脊椎炎、曲菌病、组织胞质菌病、过敏性紫癜、前列腺癌、皮肌炎及其他皮肤疾病，且皮肤病变范围愈大，IgA愈高。

(3)IgM增高：多见于毒血症和感染性疾病早期，如原发性胆汁性肝硬化和急性肝炎的发病初期、传染性单核细胞增多症、婴儿肺囊虫肺炎、锥虫病、曲菌病、旋毛虫病、类风湿关节炎、湿疹、肾小球肾炎、肾病综合征等。

2. 低免疫球蛋白血症　①先天性低Ig血症，主要见于体液免疫缺陷和联合免疫缺陷病。一种是Ig全缺，如Bruton型无Ig血症。另一种是三种Ig中缺一或缺二（减少或无功能），其中以IgA缺乏为多见，患者呼吸道易反复感染；缺乏IgG者易患化脓性感染；缺乏IgM者易患革兰阴性菌败血症。②获得性低Ig血症，可能与下列疾病有关，严重胃肠道疾病、肾病综合征、恶性肿瘤骨转移、重症传染病（如先天性梅毒感染等）及一些原发性肿瘤（如白血病、淋巴肉瘤等）。

3. 尿IgG升高　IgG是一种大分子蛋白，正常情况下，由于肾小球基底膜的选择性功能，不易透过。当尿中大量出现IgG等大分子蛋白时，说明肾小球基底膜已丧失选择功能。尿IgG主要用于肾功能恶化和预后的指标。

4. 脑脊液（CSF）免疫球蛋白　①正常人CSF内IgG含量<100mg/L；②CSF IgG升高常见于急性化脓性脑膜炎[可达（43±58）mg/L]、结核性脑膜炎、亚急性硬化性全脑炎、多发性硬化症、种痘后脑炎、麻疹脑炎、神经性梅毒、急性病毒性脑炎、骨髓腔梗阻、SLE、巨人症、Arnold-Chiari畸形等；③CSF IgG减少见于癫痫、X线照射、服用类固醇药物等；④CSF IgA增加见于脑血管病、Jacob-Crentzfeldt病、各种类型脑膜炎；⑤CSF IgA减少见于支原体脑脊髓膜炎、癫痫、小脑共济失调等；⑥CSF IgM轻度增高是急性病毒性脑膜炎的特征，如超过30mg/L则可排除病毒感染的可能。化脓性脑膜炎时CSF IgM明显升高。

5. 脑脊液IgG指数测定（IgG index of CSF）　脑脊液IgG指数是反映鞘内IgG产生速度的指标，其计算方法为：脑脊液IgG(mg/L)/血清IgG(g/L)。正常情况下中枢系统每天可产生3mg左右的IgG。脑脊液IgG指数对多发性硬化症具有较好的敏感性。此外，在神经系统感染、HIV-1中枢感染、隐球菌性脑炎等疾病时均有明显变化（表64-1）。

(四) 注意事项

免疫球蛋白的测定目前在大多数实验室均采用免疫浊度法，单向免疫扩散法由于影响因素多，实验时间长，结果重复性差，目前已基本被自动化分析仪取代。在实际工作当中，应用免疫浊度法测定免疫球蛋白要注意抗原过量引起的钩状效应，这也是引起测量误差的最大因素。若测量过程中检测到抗原过量，必须对样品进一步稀释后再进行测定。

二、血清IgD测定

(一) 概况

IgD系1965年从骨髓瘤患者血清中发现的一种Ig，目前对其结构和功能仍了解不多。血清中IgD的功能尚不能清楚，可能与变态反应及自身免疫性疾病有关。B细胞膜上带有的IgD，为B细胞表面的抗原识别受体，可接受相应抗原的刺激，有调节B细胞的活化、增生和分化的作用。出现在B细胞表面的IgD（mIgD）是成熟B细胞的重要表

表64-1　血清IgG、IgA、IgM在各种疾病状态下的变化

IgG	IgA	IgM	疾病
↑↑	↑↑	↑↑	感染、亚急性细菌性心内膜炎、慢活肝、肝硬化等
↑↑	N	N	多发性骨髓瘤（IgG型）、系统性红斑狼疮、慢活肝、高丙球蛋白血症性紫癜、艾迪生病、多发性肌炎等
N	↑↑	N	多发性骨髓瘤（IgA型）、急性肾炎、肾盂肾炎、结核性支气管扩张、内源性哮喘、肺气肿、皮肌炎、溃疡性结肠炎等
N	N	↑↑	巨球蛋白血症，先天性风疹、寄生虫病、原发性胆汁性肝硬化急性期等
↑↑	N	↑	慢活肝、系统性红斑狼疮、硬皮病、疟疾、麻风等
↑	↑↑	↑	急性肾盂肾炎、酒精性肝炎、风湿热、干燥综合征、小结节性肝硬化等
↑	↑	↑↑	肝炎、寄生虫病、支原体感染、斑疹伤寒、MCV感染、风疹、传染性单核细胞增多症等
↓	↓	↓	低丙球血症、肾病、失蛋白性肠病、骨髓功能低下等

N表示正常；↑表示升高；↑↑表示明显升高；↓表示下降

面标志,这些B细胞都难以产生免疫耐受性。B细胞膜上只有IgM而无IgD时,容易因相应抗原作用而形成免疫耐受性。有证据表明,有些抗核抗体、抗基底膜抗体、抗甲状腺球蛋白抗体、抗青霉素抗体及抗白喉类毒素抗体均可为IgD类免疫球蛋白。

(二)检测方法

IgD在血清中以单体形式存在,含量很低,占血清中Ig总量的1%,相对分子量约为184kDa,不能通过胎盘,也不能激活补体。目前定量测定免疫球蛋白最常用的主要为免疫比浊法、免疫电泳法、免疫单向扩散法、放射免疫法和酶免疫法。ELISA法参考值范围0.001~0.004g/L。

(三)临床意义

1. IgD升高　主要见于IgD型骨髓瘤、慢性骨髓炎、皮肤感染、流行性出血热、甲状腺炎及吸烟者。

2. IgD降低　见于原发性无丙种球蛋白血症、矽肺、细胞毒药物治疗后。

(四)注意事项

标本中含量极微的IgD和IgE常采用敏感度较高的放射免疫法和酶免疫法等进行定量测量。酶联免疫法(ELISA)测IgD含量时必须使用两种不同动物的特异性第一抗体,目的是避免酶标记抗体直接与固相抗体起反应形成假阳性。

三、血清IgE测定

详见相关章节。

四、轻链测定

(一)概况

正常Ig由两条H链、两条L链组成,根据重链分子的不同可将Ig分为五类,即IgG(γ)、IgA(α)、IgM(μ)、IgD(δ)、IgE(ε)。所有的轻链只有两种即κ和λ两型,κ型免疫球蛋白和λ型免疫球蛋白两者的总量之比是恒定的。κ/λ比值对于判断免疫球蛋白的增生是属于多克隆增殖还是单克隆增殖至关重要,无论免疫球蛋白升高多少,只要κ/λ比值正常,大部分情况是属于多克隆增殖,反之为单克隆增殖。

(二)检测方法

目前免疫球蛋白轻链的测定多采用免疫比浊法,免疫比浊法的正常参考值范围κ为1.72~3.83g/L;λ为0.81~1.92g/L;κ/λ为1.47~2.95。

(三)临床意义

1. κ和λ轻链水平均升高,κ/λ比值正常,见于多克隆增殖性疾病,如慢性感染、肝病、自身免疫病等。

2. κ或λ轻链水平均升高,κ/λ比值异常,见于单克隆增殖性疾病,如各类Ig多发性骨髓瘤、轻链病、巨球蛋白血症、淀粉样变和浆细胞瘤等。

3. κ和λ轻链水平均减低,κ/λ比值正常,常见于低免疫球蛋白血症。

(四)注意事项

轻链的测定目前在大多数实验室均采用免疫浊度法,在实际工作当中,应用免疫浊度法测定轻链与测定免疫球蛋白一样,要注意抗原过量引起的钩状效应,这也是引起测量误差的最大因素。若测量过程中检测到抗原过量,必须对样品进一步稀释后再进行测定。

五、M蛋白的检测与鉴定

(一)概况

M蛋白是一种单克隆B淋巴细胞异常增殖时产生的、具有相同结构和电泳迁移率的免疫球蛋白分子或其分子片段(如轻链、重链等),一般不具有抗体活性。M蛋白的实验室鉴定要综合血尿免疫球蛋白和轻链片段定量、血清蛋白电泳和免疫固定电泳的结果进行分析判断。

(二)检测方法

1. 免疫球蛋白定量和轻链定量测定　较常用的方法是单向琼脂扩散法与免疫比浊法,后者更为准确迅速。免疫比浊法是根据抗原和抗体形成的复合物粒子对光的散射和吸收度来判断待测抗原的量。测定散射光强度的方法称为散射比浊(nephelometry),测定吸收光强度的方法称透射比浊(turbidimetry)。速率法(rate assay)即反应开始第1分钟内的光散射或吸收度;终点法(end-point assay),即反应终止时(一般为30min)的光散射度或吸收总量。通过微电脑对数据进行处理,即可知道被检蛋白质(Ig)的含量。当发生免疫球蛋白异常增殖时,会出现以下三个结果:①免疫球蛋白大量合成,血中含量大大增加,数倍到数十倍于正常人含量;②大量异常成分是同一个型别,即一个型、一个亚型、一个基因型;③正常成分减少,亦即多样性免疫球蛋白减少,正常免疫功能下降。恶性单克隆增殖时常是某一种免疫球蛋白显著升高,伴随某一种轻链升高,κ/λ比例失调。而良性免疫球蛋白多克隆增殖时免疫球蛋白一种或全面升高,κ 和 λ 轻链水平均升高,κ/λ 比值正常。M 蛋白的含量多少可以反映病情的轻重,特别是对于同一患者,M 蛋白含量明显升高预示着病情恶化,而经过治疗后,M 蛋白含量会逐渐下降,正常免疫球蛋白含量逐渐趋于正常。

2. **血清蛋白电泳** 目前较常用的是琼脂糖凝胶区带电泳,即将血清蛋白质按分子量、所带电荷和分子形状以梯度形式拉开,再按区带逐个分析。根据在电场中移动速度之快慢将血清蛋白分为白蛋白,α_1-球蛋白,α_2-球蛋白,β-球蛋白及 γ-球蛋白。M 蛋白带为狭窄浓集的异常区带,其区带宽度与 Alb 带大致相等或较其狭窄,常分布在 α_2 至慢 γ-G 部位。M 区带的电泳位置可大致反映出免疫球蛋白的类型,一般 IgG 型 M 蛋白带多位于 γ 区,IgA 型多位于快 γ 区与 β 区,IgM 型多位于 β_2 区或快 γ 区,IgD 型多位于 β 区或快 γ 区。不能单凭 M 蛋白带的位置判断 M 蛋白的类型,具体的分型要通过免疫固定电泳来最终鉴定。特别是对于轻链病患者,有时血清蛋白电泳未显示 M 带,但免疫固定电泳显示出轻链带,因此必须通过免疫固定电泳才能最终确诊是否有 M 蛋白。

3. **免疫固定电泳** 免疫固定电泳是应用电泳分离效果和免疫特异性相结合的一种特殊诊断方法,包括琼脂糖凝胶电泳和免疫沉淀两个过程:首先是琼脂糖凝胶电泳,将待检的含混合抗原的血清蛋白质在琼脂糖凝胶介质上进行区带电泳,使不同蛋白质由于所带净电荷不同,不同带电微粒或分子的电泳迁移率也各异而进行分离;然后是免疫沉淀过程,应用固定剂和 IgG、IgA、IgM 等各型免疫球蛋白及 κ 和 λ 轻链抗血清,加于凝胶表面的泳道上,经孵育让固定剂和抗血清在凝胶内渗透并扩散后,若有对应的抗原存在,则在适当位置形成抗原抗体复合物。理论上来讲,免疫固定电泳用抗轻链血清测出的免疫球蛋白包括了所有类别(IgG-κ、IgG-λ、IgA-κ、IgA-λ、IgM-κ、IgM-λ、IgD-κ、IgD-λ、IgE-κ、IgE-λ)。所以根据免疫固定电泳不同泳道出现相应的异常条带,可以对多发性骨髓瘤进行鉴定和分型。

(三)临床意义

血清中检测到 M 蛋白,提示单克隆免疫球蛋白增殖病,见于:

1. **多发性骨髓瘤(multiple myeloma)** 占 M 蛋白血症的 35%~65%,血清蛋白电泳中出现异常浓集区带,即 M 蛋白带,扫描后出现单克隆免疫球蛋白形成的尖峰。应用敏感度较高的免疫固定电泳出现相应的异常条带,对多发性骨髓瘤进一步鉴定和分型,一般多发性骨髓瘤根据其分泌的 M 蛋白不同分为:①IgG 型:约占多发性骨髓瘤的 55%,易发生感染;②IgA 型:约占多发性骨髓瘤的 20%,高钙和高黏滞血症多见;③轻链型:约占多发性骨髓瘤的 20%,溶骨性病变、肾功能不全、高钙及淀粉样变发生率高,预后差;④IgD 型:约占多发性骨髓瘤的 2%,轻链蛋白尿严重、肾衰竭、贫血、高钙及淀粉样变发生率高,生存期短;⑤无分泌型:约占多发性骨髓瘤的 1%,血清及尿中不能检出 M 蛋白;⑥IgE 型:极为罕见。

2. **巨球蛋白血症(macroglobulinemia)** 占 M 蛋白血症的 9%~14%。血清蛋白电泳在 γ 区带内可见高而窄的尖峰或密集带;免疫电泳证实为单克隆 IgM(19s)。75% 的 IgM 为 κ 轻链,亦可有低分子量 IgM(7s)存在。

3. **意义不明的单克隆丙种球蛋白血症(monoclonal gammopathy of undertermined significance, MGUS)** 指患者血清或尿液中出现单克隆免疫球蛋白或轻链,但能排除恶性浆细胞病,其自然病程、预后和转归暂时无法确定的疾病,约占有 M 蛋白病患者的 50% 或以上,发病率随年龄增长而增高。50 岁以上约有 1%,70 岁以上 3%,90 岁以上可高达 15%。在 γ 区带内可见高而窄的尖峰或密集带,免疫电泳证实为单克隆 M 带,M 蛋白成分以 IgG 型最多,约占 60%,IgA 和 IgM 型各占 20%,未见 IgD 和 IgE 型 MGUS 的报道。

4. **重链病(heavy chain diseases)** 其 M 蛋白的实质为免疫球蛋白重链的合成异常增多,现发现有 α 重链病、γ 重链病和 μ 重链病,δ 重链病罕见,ε 重链病至今还未发现。

(四)注意事项

M 蛋白的实验室鉴定最好综合血尿免疫球蛋白和轻链片段定量、血清蛋白电泳和免疫固定电泳的结果进行综合分析判断。进行免疫球蛋白和轻链定量测定时要注意抗原过量的钩状效应;血清蛋白电泳时要注意抗凝血血浆中纤维蛋白造成的假阳性条带;免疫固定电泳敏感度较高,可以对 M 蛋白带进行免疫分型,要注意抗血清的质量,以及抗原抗体的最佳比例。

第二节 补体检测

一、总补体溶血活性测定

(一)概况

补体(complement)是由存在于人和动物新鲜血清中具有潜在酶活力且不耐热的一组球蛋白以及多种具有精确调节作用的蛋白成分所组成的一个复杂系统。目前已发现该系统有30多种成分,其中大部分成分由肝、脾中的巨噬细胞合成,少数成分在机体其他部位合成,如C1由肠上皮细胞合成。补体的合成速率为$0.5\sim1.5mg/(kg\cdot h)$,代谢速度很快,每天约有1/2的补体成分更新。补体具有溶解靶细胞、促进吞噬、参与炎症反应等功能,同时补体还在免疫调节、清除免疫复合物、稳定机体内环境、参与变态反应及自身免疫性疾病等方面起重要作用。

补体系统激活是由某种启动因素的作用,使补体各固有成分按一定顺序,以连锁反应的方式依次活化而产生生物效应的过程。补体系统的激活途径主要有两种,一条是经典(传统)途径(classic pathway, CP),另一条是旁路(替代)途径(alternative pathway, AP)。另外通过甘露聚糖结合凝集素(mannan binding lectin, MBL)糖基识别的凝集素激活途径(MBL pathway),上述3条途径具有共同的末端通路,即膜攻击复合物的形成及其溶解细胞效应。

补体激活的经典途径(classical pathway)指主要由C1q与激活物(IC)结合后,顺序活化C1r、C1s、C2、C4、C3,形成C3转化酶(C4b 2b)与C5转化酶(C4b2b3b)的级联酶促反应过程。它是抗体介导的体液免疫应答的主要效应方式。

1. **激活剂** 主要是免疫复合物,特别是与抗原结合的IgG、IgM分子。另外,C反应蛋白、细菌脂多糖(LPS)、髓鞘脂和某些病毒蛋白(如HIV的gp120等)等也可作为激活物。

2. **激活条件** 每个C1q分子必须与两个以上Ig分子的Fc段结合;游离的或可溶性抗体不能激活补体。

3. **参与成分** 激活过程从C1q开始,补体C1~C9共11种成分全部参与活化途径。

4. **激活过程** 经典途径的激活过程大致可分为识别、活化、膜攻击三个阶段。

(二)检测方法

利用补体的免疫溶细胞反应,当补体与靶细胞膜结合时,可引起靶细胞损伤、溶解。将绵羊红细胞(SRBC)用特异性抗体包被(致敏),此致敏SRBC与被测血清在体外混合时,通过使C1活化而激活补体经典途径,导致SRBC溶解。被测血清中的补体含量与溶血程度呈正相关,但并非直线关系,而是成一条S形曲线。在溶血率小于20%或大于80%时,补体量变化即使很大,溶血程度变化也不显著,故测定补体溶血活性时,均以50%溶血为终点,以CH_{50}单位/ml表示。1个CH_{50}单位是指在标准条件下裂解5×10^7个致敏SRBC的补体量。C1~C9任何一个成分缺陷均可使CH_{50}水平降低。但单个补体成分的蛋白含量下降到正常水平的50%~80%,CH_{50}不一定表现变化。参考值范围:50~100KU/L(平皿法)。

(三)临床意义

1. CH_{50}**活性增高** 常见于各种急性期反应,如急性炎症(风湿热急性期、结节性动脉炎、皮肌炎、伤寒、天花、麻疹、黄热病、肺炎、急性心肌梗死、甲状腺炎、阻塞性黄疸等)、组织损伤、肿瘤特别是肝癌等。

2. CH_{50}**活性减低** 可由先天性和后天性因素引起,先天性补体缺乏症比较少见,可由补体基因缺损或基因突变引起,主要导致补体成分或调节成分缺陷。后天因素主要由消耗增多、合成减少等因素引起,见于急性肾小球肾炎、系统性红斑狼疮、大面积烧伤、冷球蛋白血症、严重感染、肝炎、肝硬化、组织损伤缺血等。

(四)注意事项

在致敏绵羊红细胞时,应将细胞悬液放在烧杯或烧瓶中,以等体积适当浓度的溶血素加于细胞悬液内,随加随摇。反之,如将细胞悬液加于溶血素,则细胞不能均等地受到抗体的敏化。为了防止补体效价的降低,各种试剂应在冰水中预先冷却。全部操作也应在冰水浴内进行。被检血清必须新鲜,如室温放置2h以上则补体活性明显下降。

二、旁路途径的溶血活性测定($AP\text{-}CH_{50}$)

(一)概况

补体激活的旁路(替代)途径与经典途径不同之处在于不经C1、C4、C2活化,而是在B因子、D因子和P因子(备解素)参与下,直接由C3b与激活物结合而启动补体酶促连锁反应,产生一系列生物学效应,最终导致细胞溶解破坏的补体活化途径,称为补体激活的旁路途径,又称为替代或第二途径。引起旁路途径激活的物质与经典途径不同,不是抗原抗体复合物,而是主要包括革兰阴性菌的内毒素即脂多糖(LPS)、革兰阳性菌的肽聚糖和磷壁酸、酵母多糖、葡聚糖及IgG4、IgA或IgE凝集物等。C3b结合于此类物质上不易被灭活,从而使后续反应得以进行。旁路途径的激活,在机体受到感染的早期起着重要的抗感染作用。在尚未产生相应的抗体难以激活经典途径的情况下,旁路途径的激活有利于及早消灭入侵的病原菌。

(二)检测方法

用含Mg^{2+}的EDTA稀释被测血清,螯合Ca^{2+},阻断经典活化途径;再用未致敏家兔红细胞(RE)激活旁路途径。RE使旁路途径活化的机制不明,可能与其细胞膜上鞣酸含量低有关。将眼镜蛇毒因子包被于鞣酸处理的红细胞上,可激活旁路途径。C5~C9附着于细胞膜上,导致溶血。溶血程度也与血清中旁路途径的活性呈正相关,但不是直线关系,也是S形曲线关系。故也用50%溶血判定终点,以$Ap\text{-}H_{50}$单位/ml表示。参考值范围:(21.7 ± 2.7)KU/L(试管法)。

(三)临床意义

1. 增高 多见于某些自身免疫性疾病、甲状腺功能亢进、感染、肾病综合征、慢性肾炎、肿瘤等。
2. 降低 急性肾炎、肝硬化、慢性活动性肝炎等。

(四)注意事项

对于应用丙种球蛋白和肾上腺皮质素等药物治疗的患者,采血应在用药前进行,以免影响结果的准确性。用于补体检测的血清必须新鲜,最好在2h之内检测。超过2h则补体活性明显下降。测定应联合检查单个补体组分,有助于提高敏感性。溶血试验中的各个环节均应严格控制,严格操作,否则结果不可靠。检测结果应与患者性别、年龄、疾病状态结合。

三、单个补体成分的测定

(一)概况

补体系统按其功能不同,可将其30余种蛋白分子分为三类:①补体固有成分,它存在于体液中参与补体激活酶促连锁反应,包括C1~C9(其中C1由三种亚组分C1q、C1r、C1s组成)及B因子、D因子和P因子(备解素)。共12种蛋白分子。其中C1、C4、C2仅参与经典途径的活化;B因子、D因子、P因子仅参与替代(旁路)途径的活化;C3、C5~C9则为两种活化途径的共同成分。②调节和控制补体活化的蛋白分子,其中存在于体液中属于可溶性蛋白分子的有C1抑制剂、C4结合蛋白、H因子、I因子、S蛋白和血清羧肽酶N等,存在于细胞表面属于膜结合蛋白分子的有膜辅助因子蛋白、促衰变因子和同种限制因子等。在补体激活过程中,每种补体分子和每个活化阶段的反应程度,都受到第二类补体分子即各种调节分子的严格控制,借以维持体内补体水平稳定,达到既能有效清除病原微生物等抗原性异物,又能防止补体对正常自身细胞攻击破坏的作用。③补体受体,如C1q受体、C3b/C4b受体(CR I)、C3d(CR II)、H因子受体、C3a和C5a受体等。

补体系统活化后,其主要生物学功能为:促吞噬(调理)作用和病毒中和作用,参与的成分为C4b、C3b及C3d(较弱);类炎症介质(白细胞趋化、过敏毒素、增加血管渗透性),参与的成分为C4a、C2b(激肽样作用)和C3a、C5a;溶细胞反应,参与成分为C5~C9;调控免疫反应,参与成分为C3b,可能还有C3d。

(二)检测方法

在30多种补体成分中,主要检测C3、C4、B因子和C1酯酶抑制物,测定方法可分为溶血法检测单个补体成分的溶血活性,免疫化学法测定其含量。检测单个补体成分的溶血活性时,需在致敏SRBC(EA)上结合补体成分,制成媒介细胞(intermediate cell),再进行溶血活性测定。而单个补体成分的免疫化学定量是将单个补体成分分离、纯化、免疫动物,制成单相抗血清,再用单向(环状)免疫扩散、火箭免疫电泳、免疫比浊法测定。C1~C9、B、D、H、I、P因子等均可进行定量检测,目前常用的是免疫比浊测定法。C3是补体各成分中含量最高的一种,通常用免疫比浊法测定,参考值范围0.85~1.70g/L;C4含量测定通常采用单向免疫扩散和免疫比浊法进行,免疫比浊法参考值范围 0.22~0.34 g/L;C1q 系 C1 的三个亚单位中的一个(另为 C1r、C1s),分子量 385kDa,单向免疫扩散法测定参考值范围(0.197±0.04)g/L;B 因子是替代激活途径中的重要成分,在 Mg^{2+} 存在的情况下,B 因子可与 C3b 结合形成 C3bB,被血清中的 D 因子裂解为分子量为 33kDa 的 Ba 和 63kDa 的 Bb 两个片段。后者再与 C3b 结合形成替代途径的 C3 转化酶(C3bBb)和 C5 转化酶(C3bnBb)。单向免疫扩散法测定参考值范围 0.1~0.4g/L。

(三)临床意义

1. **血清补体 C3 测定** 补体 C3 主要由巨噬细胞和肝脏合成,在 C3 转化酶的作用下,裂解成 C3a 和 C3b 两个片段,是补体激活途径中最重要的环节,故其含量的测定非常重要。

(1) 增高:补体 C3 作为急性时相反应蛋白,多见于某些急性炎症或传染病早期,如风湿热急性期、心肌炎、心肌梗死、关节炎等。

(2) 降低:①补体合成能力下降,如慢性活动性肝炎、肝硬化、肝坏死等;②补体消耗或丢失过多,如活动性红斑狼疮、急性肾小球肾炎早期及晚期、基底膜增生型肾小球肾炎、冷球蛋白血症、严重类风湿关节炎、大面积烧伤等;③补体合成原料不足,如儿童营养不良性疾病;④先天性补体缺乏。

2. **血清补体 C4 测定** C4 是补体经典激活途径的一个重要组分,是由巨噬细胞和肝合成,参与补体的经典激活途径,其临床意义基本与 C3 相似。

(1) C4 含量升高常见于风湿热的急性期、结节性动脉周围炎、皮肌炎、心肌梗死、Reiter 综合征和各种类型的多关节炎等。

(2) C4 含量降低则常见于自身免疫性慢性活动性肝炎、系统性红斑狼疮、多发性硬化症、类风湿关节炎、IgA 肾病、亚急性硬化性全脑炎等。在系统性红斑狼疮,C4 的降低常早于其他补体成分,且缓解时较其他成分回升快。狼疮性肾炎较非狼疮性肾炎 C4 值显著低下。

3. **血清补体 C1q 测定** 补体 C1q 由肠上皮细胞合成,主要作用为参与补体的经典激活途径。

(1) C1q 含量增高见于骨髓炎、类风湿关节炎、系统性红斑狼疮、血管炎、硬皮病、痛风、活动性过敏性紫癜。

(2) C1q 含量降低见于活动性混合性结缔组织病。

4. **B 因子测定**

(1) 血清 B 因子含量减低的疾病有:系统性红斑狼疮、肾病综合征、急或慢性肾炎、混合结缔组织病、急或慢性肝炎、肝硬化、荨麻疹、风湿性心脏病等,在这些疾病中,由于补体旁路被激活,使 B 因子消耗。

(2) 各种肿瘤病人血清中 B 因子含量则显著高于正常人,这可能是由于肿瘤病人体内的单抗-巨噬细胞系统活力增强、合成 B 因子的能力也增强所致,是机体一种抗肿瘤的非特异性免疫应答反应。另外反复呼吸道感染的急性阶段,B 因子也明显升高。

(四)注意事项

补体系统在参与机体的各种生理、病理状态中发挥重要的生物学效应,检测补体的单个成分及补体的活性测定对于机体免疫系统的功能评价,疾病的诊治等均有重要作用。另外,根据补体具有的溶细胞活性和级联反应的性质,还可利用补体作为一种试剂,参与很多试验反应,用以鉴定抗原、抗体和各种病原体。补体的检测技术已成为免疫试验技术中的重要组成部分。补体检测技术可应用于下述情况:

1. **补体相关试验** HLA 分型的补体依赖性细胞毒试验;抗原抗体检测的脂质体免疫试验、免疫粘连血凝试验;抗体形成细胞定量检测的溶血空白斑技术;免疫复合物测定的胶固素结合试验和 C1q 结合试验。

2. **应用于补体含量和活性检测的试验** AP-CH_{50} 和 AP-H_{50} 试验反映总补体活性;溶血试验、免疫化学试验检测补体单个成分及其裂解产物(C1q、C3SP、C3、C4、B 因子等)和补体受体。

3. **补体含量和活性相关疾病**

(1) 免疫相关性疾病:如自身免疫性疾病时,C1、C2、C3、C4 和 Hf 等缺陷;超敏反应时(Ⅲ型超敏反应),C3a、C5a 等过敏毒素的产生。

(2) 与补体有关的遗传性疾病:①C2、C3 缺陷导致的严重感染;②与 C1 抑制物缺陷相关的遗传性血管神经性水肿;③SLE 患者出现的细胞表面 CR1 缺陷与 C1C 清除障碍;④涉及 I 因子、H 因子缺陷的肾小球肾炎;⑤DAF 缺陷引起的阵发性血红蛋白尿;⑥C1q 缺陷表现的严重顽固性皮肤损害,以及 C1q、C1r、C4、C2 缺陷造成的免疫复合物性血管炎(包括肾炎)等。

(3) 补体含量显著降低的疾病:①消耗增多:免疫复合物形成导致的补体活化和消耗增多,如

SLE；②补体的大量丢失：主要见于大面积烧伤、失血及肾病患者；③补体合成不足：常见于肝疾病患者或营养不良的病人。

（4）高补体血症：偶见于感染恢复期和某些恶性肿瘤患者，正常妊娠时，也可观察到补体值的增高。

第三节　特定蛋白检测

所谓特定蛋白是指机体内具有某种生理功能，当疾病状态时又起着重要病理意义的那些特殊蛋白质。目前临床常用的检测项目包括急性时相反应蛋白如 C 反应蛋白、铜蓝蛋白、α_1 酸性糖蛋白，风湿病相关蛋白如抗链球菌溶血素 O、类风湿因子，贫血相关蛋白如转铁蛋白和触珠蛋白，蛋白酶抑制剂如 α_2 巨球蛋白和 α_1 抗胰蛋白酶，肾病相关蛋白如尿微量白蛋白、α_1 微球蛋白和 β_2 微球蛋白等。

一、C 反应蛋白

（一）概况

C 反应蛋白（C reactive protein，CRP）首先是在急性炎症病人血清中发现的，是一种急性期蛋白，它是可以结合肺炎球菌细胞壁 C-多糖的蛋白质。分子量约 11.8kDa，含五个多肽链亚单位。CRP 主要在肝脏合成，不耐热，65℃ 30 分钟即破坏。CRP 主要的生物学特性有：①通过经典途径激活补体，消耗补体，释放炎症介质，促进黏附和吞噬细胞反应，使细胞溶解；②作用于淋巴细胞和单核细胞的受体，导致淋巴细胞活化、增生，促进淋巴因子生长，并促进抑制性 T 淋巴细胞增生，也增强了吞噬细胞的吞噬作用；③抑制血小板的聚集和释放反应，还能妨碍血小板引起血块收缩。在急性创伤和感染时，CRP 的血浓度会急剧升高，可达到正常水平的 200 倍，病变好转时又迅速降至正常。CRP 与其他炎症因子如白细胞总数、红细胞沉降率和多形核白细胞等具有密切相关性。CRP 与白细胞存在正相关。在炎症反应中起着积极作用，使人体具有非特异性抵抗力。在患者疾病发作时，CRP 可早于白细胞而上升，恢复正常也很快，故具有极高的敏感性。

（二）检测方法

CRP 的检测方法有单向免疫扩散法、胶乳凝集法、酶联吸附法、速率散射比浊法等，其原理都是利用特异抗 CRP 抗体与检样中 CRP 反应，根据形成的沉淀环直径、沉淀峰高度、凝集程度或呈色程度，判定检样中 CRP 含量。目前常用的免疫比浊法参考值为 <10mg/L。

（三）临床意义

1. CRP 作为急性时相蛋白在各种急性炎症、组织损伤、心肌梗死、手术创伤、放射性损伤等疾病发作后数小时迅速升高，并有成倍增长之势。病变好转时，又迅速降至正常，其升高幅度与感染的程度成正相关。

2. CRP 可用于细菌和病毒感染的鉴别诊断。一旦发生炎症，CRP 水平即升高，而病毒性感染 CRP 大都正常。脓毒血症 CRP 迅速升高，而依赖血培养则至少需要 48h，且其阳性率不高。又如 CRP 能快速有效地检测细菌性脑膜炎，其阳性率达 99%。

3. 恶性肿瘤患者 CRP 大都升高。如 CRP 与 AFP 的联合检测，可用于肝癌与肝良性疾病的鉴别诊断。手术前 CRP 上升，手术后则下降，且其反应不受放疗、化疗和皮质激素治疗的影响，有助于临床估价肿瘤的进程。

4. CRP 用于评估急性胰腺炎的严重程度。当 CRP 高于 250mg/L 时，则可提示为广泛坏死性胰腺炎。

5. CRP 浓度升高与心血管事件发生率增加相关，是动脉粥样化的血栓形成疾病的标志物。CRP 对心绞痛和急性冠状动脉综合征患者，具有预测心肌缺血复发危险和死亡危险的作用。

（四）注意事项

应用免疫比浊法检测时注意试剂从冰箱取出后要平衡到室温，另外注意瓶口有否液膜，以免探针测定液面错误。C 反应蛋白、铜蓝蛋白、α_1 酸性糖蛋白同属急性时相蛋白，不同发病时间和采血时间对实验结果影响较大。

二、铜蓝蛋白

（一）概况

铜蓝蛋白（ceruloplasmin，CER）也属于一种急性时相反应蛋白，是一种含铜的 α_2 糖蛋白，分子量为 120~160kDa，不易纯化。目前所知为一个单链多肽，每分子含 6~7 个铜原子，由于含铜而呈蓝色,含糖约10%,末端唾液酸与多肽链连接,具有遗传上的基因多形性。CER具有氧化酶的活性,对多酚及多胺类底物有催化其氧化的能力,可催化亚铁原子氧化为高铁原子。CER起着抗氧化剂的作用,在血液循环中CER的抗氧化活力可以防止组织中脂质过氧化物和自由基的生成,特别在炎症时具有重要意义。血清中铜的含量虽有95%以非扩散状态处于CER,而有5%呈可透析状态由肠管吸收而运输到肝的,在肝中渗入CER载体蛋白(apoprotein)后又经唾液酸结合,最后释入血液循环。在血液循环中CER可视为铜的无毒代谢库。细胞可以利用CER分子中的铜来合成含铜的酶蛋白,例如单胺氧化酶、抗坏血酸氧化酶等。

(二)检测方法

铜蓝蛋白的测定方法有免疫扩散法、化学法、免疫比浊法等。目前常用的免疫比浊法参考值为0.15~0.6 g/L。

(三)临床意义

1. CER升高　见于①炎性疾病:包括肝炎、骨膜炎、肾盂肾炎、结核等;②恶性肿瘤:包括白血病、恶性淋巴瘤、肝癌等;③胆汁淤滞:原发性胆汁淤滞型肝硬化、肝外阻塞性黄疸、急性肝炎、慢性肝炎、酒精性肝硬化等;④其他:运动分裂症、高胱氨酸尿症、妊娠、口服避孕药等。

2. CER降低　见于①Wilson病(肝豆状核变性);②营养不良:肾病综合征、吸收不良综合征、蛋白漏出性胃肠症等;③新生儿、未成熟儿。

(四)注意事项

同CRP注意事项。

三、α_1酸性糖蛋白

(一)概况

α_1酸性糖蛋白(α_1-acid glycoprotein, AAG)分子量近40kDa,含糖约45%,pI为2.7~3.5,包括等分子的己糖、己糖胺和唾液酸。AAG是主要的急性时相反应蛋白,在急性炎症时增高,显然与免疫防御功能有关。早期工作认为肝是合成α_1-糖蛋白的唯一器官,近年有证据认为某些肿瘤组织亦可以合成。分解代谢首先经过唾液酸的分子降解而后蛋白质部分很快在肝中消失。AAG能干扰类固醇和碱性药物浓度。

(二)检测方法

α_1酸性糖蛋白主要用免疫学方法进行测定。目前常用的免疫比浊法参考值为0.47~1.25 g/L。

(三)临床意义

1. AAG升高　见于各种急性时相反应时,在风湿病、恶性肿瘤及心肌梗死患者亦常增高。

2. AAG降低　见于营养不良、严重肝损害。

(四)注意事项

同CRP注意事项。

四、抗链球菌溶血素"O"

(一)概况

链球菌溶血素"O"(Anti-Streptolysin"O", ASO)是A群菌产生的一种代谢产物,具有溶血活性,能溶解红细胞。人体感染了A群溶血性链球菌后,"O"溶血素在体内作为一种抗原物质存在,能刺激机体产生对应的抗体,为了测定这种能中和链球菌溶血素"O"的抗体含量,就称为抗链球菌溶血素"O"试验。

(二)检测方法

实验室常用乳胶凝集法、免疫比浊法测定ASO。目前常用的免疫比浊法参考值为<200U/ml。

(三)临床意义

1. ASO升高常见于A群溶血性链球菌感染引起的疾病,风湿热、急性肾小球肾炎、结节性红斑、猩红热、急性扁桃体炎等ASO明显升高。

2. ASO测定对于诊断A群链球菌感染很有价值,A群链球菌感染后1周,ASO即开始升高,4~6周可达高峰,并能持续数月。因此ASO阳性并不一定是近期感染的指标,应多次动态观察。

3. 少数肝炎、肾病综合征、结缔组织病、结核病及多发性骨髓瘤病人亦可使ASO增高。

(四)注意事项

应用免疫比浊法检测时注意试剂从冰箱取出后要平衡到室温,另外注意瓶口有否液膜,以免探针测定液面错误。抗链球菌溶血素O、类风湿因子同属于风湿病相关蛋白,但并不特异,不同试剂仪器检测临界值有所不同,临床判断结果时应根据各仪器试剂自己的参考值范围。

五、类风湿因子

(一)概况

类风湿因子(rheumatoid factor, RF)是在类风湿关节炎(RA)病人血清中发现,是一种以变性IgG为靶抗原的自身抗体,主要存在于类风湿关节炎患者的血清和关节液中,它是一种抗变性IgG的

抗体，RF 主要为 IgM 类自身抗体，但也有 IgG 类、IgA 类、IgD 类和 IgE 类，可与 IgG Fc 段结合。近年来对 IgM 型类风湿因子的生物作用已有所了解，这些生物作用包括：①调节体内免疫反应；②激活补体，加快清除微生物感染；③清除免疫复合物使机体免受循环复合物的损伤。RA 病人和约 50% 的健康人体内都存在有产生 RF 的 B 细胞克隆，在变性 IgG（或与抗原结合的 IgG）或 EB 病毒直接作用下，可大量合成 RF。

(二) 检测方法

健康人产生 RF 的细胞克隆较少，且单核细胞分泌的可溶性因子可抑制 RF 的产生，故一般不易测出。由于 IgM 型类风湿因子是类风湿因子的主要类型，而且具有高凝集的特点，易于沉淀，故临床上主要测定 IgM 型类风湿因子，测定方法为乳胶凝集法、酶联免疫吸附法以及免疫比浊法。目前常用的免疫比浊法参考值为 <15U/ml。

(三) 临床意义

1. 类风湿关节炎（RA）患者 RF 的阳性率为 70%～80%，其中尤以病变广泛、病情严重、病程长、活动期及有关节外病变者的阳性率高，滴度高，并长久存在。因此，国际上通常将 RF 作为诊断类风湿关节炎的标准之一。

2. 各种感染性疾病的人，像乙肝、结核病、亚急性细菌性心内膜炎和慢性支气管炎患者及患有结缔组织病，如系统性红斑狼疮、干燥综合征、皮肌炎、血管炎、硬皮病、预防接种后以及某些恶性疾病的人，RF 阳性率可达 10%～70%。

3. RF 还见于正常人尤其是老年人，阳性率可达 5%～10%。

(四) 注意事项

同 ASO 注意事项。

六、转 铁 蛋 白

(一) 概况

转铁蛋白（transferrin，TRF）是血浆中主要的含铁蛋白质，负责运载由消化管吸收的铁和由红细胞降解释放的铁。以 TRF-Fe^{3+} 的复合物形式进入骨髓中，供成熟红细胞的生成。TRF 分子量约 77kDa，为单链糖蛋白，含糖量约 6%。TRF 可逆地结合多价离子，包括铁、铜、锌、钴等。每一分子 TRF 可结合两个三价铁原子。TRF 主要由肝细胞合成，半衰期为 7d。血浆中 TRF 的浓度受铁供应的调节，在缺铁状态时，血浆 TRF 浓度上升，经铁有效治疗后恢复到正常水平。

(二) 检测方法

转铁蛋白的实验室测定多采用免疫比浊法，目前常用的免疫比浊法参考值为 2.0～4.0 g/L（血），<0.2 mg/dl（尿液）。

(三) 临床意义

1. 生理性增高　妊娠及口服避孕药或雌激素注射可使血浆 TRF 升高。

2. 病理性增高　在缺铁性的低血色素贫血中 TRF 的水平增高（由于其合成增加），但其铁的饱和度很低（正常值在 30%～38%）。相反，如果贫血是由于红细胞对铁的利用障碍（如再生障碍性贫血），则血浆中 TRF 正常或低下，但铁的饱和度增高。在铁负荷过量时，TRF 水平正常，但饱和度可超过 50%，甚至达 90%。

3. 病理性降低　①蛋白质丢失性疾病，如肾病综合征、慢性肾衰竭、严重烧伤和蛋白质丢失性胃肠病；②严重肝病（如肝硬化）显著下降；③新任何感染状态和严重疾病时。

4. 尿转铁蛋白　微量转铁蛋白尿即尿总蛋白尚处于正常范围内，尿微量转铁蛋白排泄量已高出正常上限的 95%。是反映早期肾损害的敏感指标。

(四) 注意事项

应用免疫比浊法检测时注意试剂从冰箱取出后要平衡到室温，另外注意瓶口有无液膜，以免探针测定液面错误。转铁蛋白和触珠蛋白同属于贫血相关蛋白，应注意区别妊娠及口服避孕药或雌激素注射引起的血浆 TRF 生理性升高和病理性升高。

七、触 珠 蛋 白

(一) 概况

触珠蛋白（serum haptoglobin，HP）也称为结合珠蛋白，是一种分子量 85kDa 的糖蛋白，主要由肝脏合成，半衰期为 3.5～4d。其主要功能是与游离血红蛋白结合成稳定的复合物，并很快被单核-巨噬细胞系统处理掉，阻止了血红蛋白从肾小球滤过，避免游离血红蛋白对肾小管的损害。同时结合珠蛋白也是一种急性时相蛋白。

(二) 检测方法

触珠蛋白的测定常用免疫比浊法，标本应使用新鲜无溶血血清或 −20℃ 下放置 2 周以内的血清标本。目前常用的免疫比浊法参考值为 0.5～1.6g/L。

(三)临床意义

1. 临床上测定 HP 主要用于诊断溶血性贫血。各种溶血性贫血 HP 含量都明显减低,甚至低到测不出的程度。轻度溶血时,血浆中游离血红蛋白全部与 HP 结合而被清除,此时血浆中测不出游离血红蛋白,仅见 HP 减少。当游离血红蛋白量超过 HP 结合能力时方被查出。因此,HP 降低可作为诊断轻度溶血的一项敏感指标。

2. 急、慢性肝细胞疾病 HP 降低,而肝外阻塞性黄疸 HP 含量正常或提高。

3. 传染性单核细胞增多症、先天性结合珠蛋白血症等 HP 可下降或缺如。

4. 急、慢性感染,组织损伤,恶性疾病等也可增高。

(四)注意事项

同 TRF 注意事项。

八、α_2-巨球蛋白

(一)概况

α_2-巨球蛋白(α_2-macroglobulin,α_2-MG)是血浆中分子量最大的蛋白质,合成于肝细胞和单核-巨噬细胞系。半衰期约 5d,具有酶抑制剂的作用,能抑制纤溶和增强正常人外周血促凝活性,能与胰岛素结合并起活化作用,也是锌的主要转运蛋白之一。由 4 个亚基组成,是血清蛋白电泳 α_2-球蛋白区带中两种主要成分之一。

(二)检测方法

α_2-巨球蛋白主要用免疫学方法检测。目前常用的免疫比浊法参考值为 1.75～4.20 g/L。

(三)临床意义

1. 血清水平升高常见于肝病(肝硬化,急、慢性肝炎)、糖尿病、雌激素药物治疗和肾病综合征等。对于肾病综合征患者,α_2-MG 升高程度与肾小球损害丢失蛋白的严重程度成比例,严重时可达血清总蛋白的 1/2,成为 α_2-球蛋白部分唯一增高的成分。

2. 血清水平降低见于严重急性胰腺炎、胃溃疡患者、大量丢失蛋白质的胃肠道疾病、营养不良、弥散性血管内凝血、心脏手术后。

3. α_2-MG 是临床评价肾病综合征、蛋白酶水解状态(如胰腺炎、胃溃疡)与分析判断血清蛋白电泳 α_2-球蛋白区带(另一种主要成分为结合珠蛋白)变化的定量指标。

4. 妊娠 10 周胎儿血清 α_2-MG 浓度为非孕正常妇女的 15%,以后继续升高至成人水平。1～3 岁水平最高(约为 4.5g/L),以后逐渐下降,至 25 岁稳定至成人水平。

(四)注意事项

应用免疫比浊法检测时注意试剂从冰箱取出后要平衡到室温,另外注意瓶口有无液膜,以免探针测定液面错误。α_2-巨球蛋白和 α_1 抗胰蛋白酶同属于蛋白酶抑制剂,注意雌激素及其衍生物、口服避孕药可使血清 α_2-MG 含量增高;右旋糖酐、链激酶可使其降低。

九、α_1-抗胰蛋白酶

(一)概况

α_1-抗胰蛋白酶(α-Antiryposin;α_1-AT)为一种肝脏合成的、分子量 54kDa 的糖蛋白,半衰期 4～5d。蛋白电泳时 α_1-AT 位于 α_1 球蛋白带内。血清中有对胰蛋白酶活性起抑制作用的物质,其中 α_1-AT 起 90% 的作用。除抑制胰蛋白酶活性外,α_1-AT 还可抑制糜蛋白酶、凝血因子Ⅶ辅助因子及中性粒细胞的中性蛋白水解酶作用。α_1-AT 存在于泪液、十二指肠液、唾液、鼻腔分泌物、脑脊液、肺分泌物及乳汁中,羊水中 α_1-AT 浓度相当于血清的 10%。正常人体内常存在外源性和内源性蛋白酶,如细菌毒素和白细胞崩解出的蛋白酶对肝及其他脏器有破坏作用,α_1-AT 可拮抗这些酶类,以维持组织细胞的完整性,α_1-AT 缺乏时,这些酶均可侵蚀肝细胞,尤其是新生儿肠腔消化吸收功能不完善,大分子物质进入血液更多,α_1-AT 缺乏的婴儿肝更易受损害。此外,α_1-AT 还具有调节免疫应答、影响抗原-抗体免疫复合物清除、补体激活及炎症反应的作用,并可抑制血小板的凝聚和纤溶的发生。α_1-AT 缺乏时上述机体平衡的机制失调,导致组织损伤。

(二)检测方法

α_1-AT 主要用免疫学方法检测。目前常用的免疫比浊法参考值为 1.9～3.5 g/L。

(三)临床意义

1. α_1-AT 也是一种急性时相蛋白,在恶性肿瘤、外伤、感染、炎症等状况下,迅速升高。

2. α_1-AT 在妊娠和激素治疗时也会增加。

3. α_1-AT 减低见于 α_1-AT 缺乏症、重症肝炎肝硬化、严重哮喘发作、新生儿呼吸窘迫综合征、慢性阻塞性肺病等。

(四)注意事项

同 α_2-MG 注意事项。

十、尿微量清蛋白

(一)概况

微量清蛋白尿(microalbunminuria,MAU)是指尿中清蛋白含量超出健康人参考区间,但不能用常规的方法检测出这种微量的变化。为了使这一检测指标标准化,国际上采用清蛋白分泌率表示尿中清蛋白的排出量。健康人 MAU 在 <20~30mg/24h(或 <20~30mg/min)的范围内;MAU 在 20~300mg/24h 或 20~200mg/L 时称为 MAU;MAU>300mg/24h 时称为大量清蛋白尿。清蛋白(Albumin)占血浆总蛋白量的 60%,分子量为 69kDa,是一种带有负电荷的大分子蛋白。肾小球毛细血管基底膜具有滤过功能,膜孔直径为 5.5nm。清蛋白半径为 3.6 nm。正常状态下清蛋白很难通过肾小球基底膜。任何能够引起肾小球基底膜通透性增高的病变,均可导致清蛋白的排出。糖尿病性肾病清蛋白的排出是由于肾小球滤过膜电荷的丢失,尤其是基底膜孔径的改变,导致 Albumin 排出。MAU 排出增加的机制可能与膜上的硫酸肝素合成异常相关。硫酸肝素分子带有许多阴离子侧链,对于维持基底膜电荷和孔径的大小起重要作用。肾血流动力学的改变也是诱发微量清蛋白尿的重要原因。糖尿病患者常伴有肾小球血管调节功能障碍,肾素-血管紧张素(RAS)的变化,引起肾小球通透性改变。糖尿病伴有高血压时更容易导致肾小球血管损伤,从而产生微量清蛋白尿。

(二)检测方法

目前可用免疫比浊法定量测定尿微量白蛋白含量。免疫比浊法参考值为 <1.9mg/L。

(三)临床意义

1. MAU 与肾病 蛋白尿是肾病的主要临床症状,微量白蛋白的检测对于判断疾病程度及预后有更大的临床参考价值,MAU 检测对提示肾功能改变更具有敏感性,可联合尿常规作为监测早期肾损害的常规检查项目。

2. MAU 与糖尿病肾病 糖尿病肾病起病隐匿,早期阶段常规检查方法难以发现尿蛋白的阳性结果。糖尿病患者出现 MAU 增高是出现早期肾损伤的指标,对预测糖尿病肾病发生有重要参考价值。

3. MAU 与高血压肾病 MAU 是高血压肾脏损害的指标,MAU 阳性者血压的增高程度与靶器官损伤有密切关系,对 MAU 阳性者必须强化高血压的治疗,其血压最好控制在 130/80mmHg 以下。

4. MAU 与心血管疾病 MAU 阳性患者心血管疾病的发病率较高、发病时间较早、且病变程度较严重。MAU 阳性患者的心血管事件死亡率比 MAU 阴性患者高 2~8 倍。MAU 不仅与糖尿病、高血压人群的死亡率相关,与心血管事件的死亡率也有良好的相关性。临床上对 MAU 阳性者,应给予足够的重视,加强对原发病的治疗。

(四)注意事项

应用免疫比浊法检测时,注意试剂从冰箱取出后要平衡到室温,另外注意瓶口有无液膜,以免探针测定液面错误。尿微量白蛋白、α_1-微球蛋白和 β_2 微球蛋白等同属于肾病相关蛋白,采集标本时最好是晨尿,注意正常人群 MAU 随着年龄增长,排出有增高倾向,但是这种改变还在健康人范围之内。

十一、α_1-微球蛋白

(一)概况

α_1-微球蛋白(α_1-microglobulin,α_1-MG)属糖蛋白,分子量 27kDa,主要在肝脏和淋巴组织中合成,α_1-MG 有游离型和结合型两种。游离型可被肾小管滤过,结合型不能通过肾小管。血液中游离的 α_1-MG 可自由通过肾小球滤过,并在近曲小管被重吸收,因此尿中含量极微。

(二)检测方法

α_1-MG 可用其特异性抗体以免疫学方法定量检测。免疫比浊法参考值为 <1.25 mg/dl。

(三)临床意义

1. 血清 α_1-MG 升高主要由于肾小球滤过率下降所致,如肾小球肾炎、糖尿病性肾病、狼疮性肾病、间质性肾炎、急/慢性肾衰竭等。

2. 血清 α_1-MG 降低见于肝炎、肝硬化等。

3. 尿 α_1-MG 升高见小肾小球、肾小管发生病变时。而且认为 α_1-MG 是肾近曲小管损害的标志蛋白。β_2-MG 测定也是肾功能受损的早期敏感指标,但是恶性肿瘤时 β_2-MG 也升高,因此 α_1-MG 与 β_2-MG 相比,α_1-MG 升高在鉴别诊断早期肾功能受损方面更具价值。

(四)注意事项

应用免疫比浊法检测时注意试剂从冰箱取出

后要平衡到室温,另外注意瓶口有无液膜,以免探针测定液面错误。尿微量清蛋白、α_1微球蛋白和β_2微球蛋白等同属于肾病相关蛋白,采集标本时最好是晨尿。

十二、β_2-微球蛋白

(一)概况

β_2-微球蛋白(β_2-microglobulin,BMG)分子量为11.8kDa,存在于所有有核细胞的表面,特别是淋巴细胞和肿瘤细胞,并由此释放入血液循环。它是细胞表面人类淋巴细胞抗原(HLA)的β链(轻链)部分(为一条单链多肽),分子内含一对二硫键,不含糖。半衰期约107min,可透过肾小球,但尿仅有滤过量的1%,几乎完全可由肾小管回收。

(二)检测方法

生理情况下,BMG低浓度存在于血浆、尿液、脑脊液、唾液、初乳和羊水等多种体液内。BMG可用其特异性抗体以免疫学方法定量检测。免疫比浊法参考值为成人血清$1\sim2$mg/L,尿低于0.3mg/L。

(三)临床意义

1. 反映肾小球的滤过功能:血β_2-微球蛋白升高而尿β_2-微球蛋白正常,主要由于肾小球滤过功能下降,常见于急、慢性肾炎,肾衰竭等。

2. 判断肾小管的损伤:血β_2-微球蛋白正常而尿β_2-微球蛋白升高主要由于肾小管重吸收功能明显受损,见于先天性近曲小管功能缺陷、范科尼综合征、慢性镉中毒、Wilson病、肾移植排斥反应等。

3. 鉴别上、下尿路感染:上尿路感染时,尿液BMG升高,下尿路感染BMG正常。

4. 血、尿β_2-微球蛋白均升高主要由于体内某些部位产生过多或肾小球和肾小管都受到损伤,常见于恶性肿瘤(如原发性肝癌、肺癌、骨髓瘤等)、自身免疫性疾病(如系统性红斑狼疮、溶血性贫血)、慢性肝炎、糖尿病肾病等。

(四)注意事项

应用免疫比浊法检测时注意试剂从冰箱取出后要平衡到室温,另外注意瓶口有无液膜,以免探针测定液面错误。尿微量白蛋白、α_1微球蛋白和β_2-微球蛋白等同属于肾脏病相关蛋白,注意测定β_2-微球蛋白时最好是血尿同时检测,以利于鉴别和判断病情。另外老年人也可见血、尿β_2-微球蛋白升高。使用卡那霉素、庆大霉素、多黏菌素等药也可增高,应注意与疾病状态相鉴别。

(耿红莲　仲人前)

■ 参考文献

吕元,沈霞,陈铭生,等.2004.编译.临床实验诊断学:实验结果的应用和评估.上海:上海科学技术出版社,844-859.

沈关心,周汝麟.2002.现代免疫学实验技术.武汉:湖北科学技术出版社.

王鸿利,仲人前,陈丽梅,等.2001.实验诊断学.北京:人民卫生出版社.

朱忠勇.1992.实用医学检验学.北京:人民军医出版社.

Alexanian R, Weber D, Liu F.1999.Differential diagnosis of monoclonal gammopathies. Arch Pathol Lab Med.123(2):108-113.

Lothar Thomas ed. 1998.Clinical laboratory diagnostics: Use and assessment of clinical laboratory results.Frankfurt.

Pacheco SE, Shearer WT. 1994. Laboratory aspects of immunology.Pediatr Clin North Am.41:623-55.

第65章

细胞免疫检验及应用

大　纲

了解　不同性质和功能的淋巴细胞的特性;吞噬细胞的基本概念及分类;细胞因子的生物学特点及功能、细胞因子测定的临床应用;细胞黏附分子的生物学特点、功能及检测的临床应用,细胞黏附分子基因及基因表达的测定。

熟悉　免疫细胞检测的临床意义;中性粒细胞、巨噬细胞功能检测的实验原理;细胞因子在集体的免疫调节和炎症应答、肿瘤转移过程中所起的作用,生物学测定方法、免疫测定方法和分子生物学测定方法的特点;细胞黏附分子在机体的免疫调节和炎症应答、肿瘤转移过程中所起的作用。

掌握　T细胞、B细胞、NK细胞的表面标志及不同检测方法的原理,淋巴细胞功能测定的目的,表面标志、T细胞亚群、溶血空斑试验、ADCC效应的概念;吞噬率、杀菌率、溶菌率、巨噬细胞促凝血活性的概念;细胞因子共同的基本特征、检测细胞因子常用的方法(ELISA、流式细胞分析法、酶免疫斑点法),Th1细胞和Th2细胞主要产生的细胞因子;细胞黏附分子共同的基本特征、检测细胞表面黏附分子常用的方法,可溶性黏附分子的概念及测定,细胞黏附分子、ICAM、VCAM、选择素的概念。

参与机体特异性和非特异性免疫反应的细胞均为免疫细胞,包括淋巴细胞(T淋巴细胞和B淋巴细胞)、抗原提呈细胞(单核-巨噬细胞、树突状细胞和郎汉斯细胞)和NK细胞三大类及各种粒细胞。在免疫应答中,免疫细胞相互协作,共同影响着免疫应答的发生、发展和结局。用体外试验的方法(有时在体内)对各种免疫细胞进行计数和功能测定,研究其在免疫应答中的作用及相互关系,是了解机体免疫功能状态的重要手段,并直接关系到疾病的诊断、疗效观察和预后判断。

第一节　免疫细胞表面标志检测及应用

淋巴细胞是具有特异免疫识别功能的细胞系,淋巴细胞在机体免疫应答过程中起核心作用。在外周血白细胞中淋巴细胞占20%~50%,绝对值(1~3.3)×10^9/L。淋巴细胞是不均一的细胞群体,包括许多具有不同免疫功能的亚群。按其个体发生、表面分子和功能的不同,循环血液中淋巴细胞主要包括T细胞、B细胞和NK细胞。T细胞主要具有辅助或诱导免疫应答、杀伤靶细胞和抑制免疫应答的功能,对介导细胞免疫和局部炎症反应,清除细胞内病原体起重要作用。B细胞的主要功能是产生特异性抗体,介导体液免疫。NK细胞的主要功能是识别和杀伤某些肿瘤细胞和病毒感染的细胞。人体内的淋巴细胞各有其特异的表面标志和功能,据此建立许多相应的检测方法。临床上各种类型的免疫缺陷症、自身免疫病及肿瘤等均可出现不同群淋巴细胞数量和功能的变化。因此计数外周血和组织内淋巴细胞及其亚群的数目或比例,以及它们所显示的功能强弱,可以此判断机体的细胞免疫水平,对临床认识疾病,探讨其发病机制、观察病情、判断预后、考核疗效及防治疾病等方面可提供极为有用的信息。

一、T淋巴细胞表面标志的检测

T细胞表面标志

1. 概况　T细胞是参与机体细胞免疫反应和在免疫应答中起主导调节作用的一组免疫细胞。T细胞是由一群功能不同的异质性淋巴细胞组成，由于它在胸腺内分化成熟故称为T细胞。成熟T细胞由胸腺迁出，移居于周围淋巴组织中淋巴结的副皮质区和脾白髓小动脉的周围。不同功能成熟的T细胞均属小淋巴细胞，在形态学上不能区分，但可以借其细胞膜表面分子的不同加以鉴别。在T细胞发育不同阶段及成熟T细胞所处的静止期和活化期，其细胞膜表面分子表达的种类和数量均不相同。这些分子为抗原性不同的糖蛋白。它们与T细胞对抗原的识别、细胞的活化、信息的传递、细胞的增殖和分化及T细胞的功能表达相关。它们也与T细胞在周围淋巴组织中的定位相关。由于这些分子在T细胞表面相当稳定，故可视为T细胞的表面标志，可用以分离、鉴定不同功能的T细胞。这些分子的单克隆抗体对临床相关疾病的诊断和治疗也具有重要应用价值。

所有的T细胞均有共同的标志性抗原，不同功能的T细胞亚群又具有各自的标志性抗原。检测人T细胞的特异性抗原，曾采用抗人脑、抗人胸腺细胞和抗人T细胞等抗血清，通过细胞毒试验或免疫荧光染色加以鉴定。自抗白细胞分化抗原的单克隆抗体问世以来，上述诸多方法均被新方法取而代之。常用以鉴定和计数T细胞的表面分化抗原，最常用单克隆抗体来鉴定和检测T细胞及亚群的表面标志，如表65-1所示。

表65-1　T细胞表面主要CD抗原及其特异性

CD抗原	特异性
CD2	E受体、全部T细胞和部分NK细胞
CD3	成熟T细胞
CD4	T辅助/诱导细胞
CD8	T抑制细胞/细胞毒性T淋巴细胞
CD25	活化T细胞、IL-2受体
CD28	活化T细胞

2. 检测方法

(1)抗体致敏细胞花环法：用相应的抗CD3单克隆抗体吸附于醛化的红细胞(致敏)，当其与受检细胞混匀后，结合有红细胞的单抗与待测细胞上的CD3抗原结合形成桥联，由于加入的红细胞多于受检细胞，阳性的受检细胞能与致敏的红细胞结合而形成玫瑰花样的花环，凡受检细胞周围黏附3个或3个以上红细胞者为花环形成细胞，计算花环形成细胞与总淋巴细胞之比进行定量分析。本法需要有相应的致敏红细胞试剂，受影响的因素较多。

(2)免疫细胞化学法：通常以酶作为抗体标记物，采用细胞酶免疫化学技术完成，并常采用生物素-链霉亲和素放大系统提高灵敏度。该方法可采用普通显微镜观察，凡着色的细胞即为相应CD抗原阳性的细胞，计算阳性细胞占总计数细胞的百分率进行定量分析。本法简便易行，不需要特殊仪器，一般实验室均可采用。

(3)免疫荧光法：应用荧光素标记的抗CD单克隆抗体与分离得到的外周血单个核细胞(PBMC)结合(直接免疫荧光法)或荧光素标记的羊(或兔)抗小鼠IgG抗体(二抗)与已结合了抗CD抗体的PBMC结合(间接免疫荧光法)，在荧光显微镜下观察并计数。一般计数200个淋巴细胞，求出荧光阳性细胞与计数细胞总数之比，即为相应CD抗原阳性T细胞的百分含量。

(4)特异性受体的检测：T细胞表面有特异性绵羊红细胞(E)受体和T细胞抗原识别受体(TCR)，其中E受体曾被广泛用作鉴定和计数T细胞的标志。当人T细胞与绵羊红细胞悬液按一定比例混匀后，置4℃至少2h或过夜，T细胞表面的E受体能与绵羊红细胞结合而形成玫瑰花样的花环，取样涂片染色、镜检计数可得总花环形成比例，亦即T细胞的百分率。如减少淋巴细胞与绵羊红细胞的比例，两者混合后，经短时间的温育即行取样涂片镜检计数，仍可见部分淋巴细胞形成花环，称为活性E(Ea)花环，它可能代表T细胞的一个亚群，正常值仅为总E花环的$1/3 \sim 1/2$，为$20\% \sim 40\%$。检测Ea花环形成细胞比检测总E花环形成细胞更能反映受检者的细胞免疫水平。类花环试验多种多样，因操作简便易行，曾被广泛使用，但影响因素较多，操作稍有不同，所得结果差异较大，因此渐被检测CD抗原方法所取代。

(5)流式细胞术免疫分析方法检测T细胞亚群：目前，检测T淋巴细胞最简便的方法是用流式细胞免疫学技术测定其表面标志物。T细胞主要测定细胞膜上的分化抗原簇(cluster of differentiation, CD)CD3、CD4、CD8。CD3 为所有 T 细胞的特有标志,CD4 是辅助性 T 细胞(Th)的标志,CD8 是杀伤性 T 细胞(Tc)的标志。

采用多参数标记的单克隆荧光抗体标记单个核细胞悬液,根据 T、B、NK 细胞的表面标志,用适当的荧光素标记特异性单克隆抗体与淋巴细胞反应,通过流式细胞仪测定,首先在淋巴细胞中识别出 $CD3^+$ T 细胞,然后在 CD3 细胞中再区分 $CD4^+$ T 细胞和 $CD8^+$ T 细胞,可分别得出 $CD4^+$ T 细胞和 $CD8^+$ T 细胞占淋巴细胞的百分比和荧光强度,在应用绝对计数管时,还可得到待测样本中的细胞浓度。一般 $CD3^+CD4^+$ 细胞为 Th,$CD3^+CD8^+$ 为 Tc,$CD3^-CD19^+$ 为 B 细胞,$CD3^-CD56^+CD16^+$ 为 NK 细胞。购买专用的商品试剂,由于流式细胞仪机型不同,能够同时检测的荧光染料数目不同,选择试剂及分析软件亦不尽相同。流式细胞仪分析和荧光显微镜检测的 T 细胞亚群结果基本一致。

$CD3^+$ T 细胞　　$(69.40±4.86)\%$

$CD4^+$ T 细胞　　$(41.17±5.28)\%$

$CD8^+$ T 细胞　　$(24.58±4.02)\%$

3. 临床意义

(1)淋巴细胞亚群的测定:主要用于了解恶性肿瘤、遗传性免疫缺陷、重症病毒感染、自身免疫病等患者机体的免疫功能是否处于平衡状态。某种细胞亚群所占百分比过高或过低,都提示存在免疫功能紊乱,但一般情况下对疾病的诊断和鉴别无特异性。

(2)总的 $CD3^+$ T 淋巴细胞百分数可以用来判断某些免疫缺陷和自身免疫性疾病;T 淋巴细胞上升多见于慢性活动性肝炎或慢性迁延性肝炎;器官移植排斥反应;重症肌无力;甲状腺功能亢进与甲状腺炎患者;霍奇金病。T 淋巴细胞下降多见于恶性肿瘤;自身免疫性疾病,如系统性红斑狼疮、类风湿关节炎等;原发性免疫缺陷病,如先天性胸腺发育不全等、艾滋病;接受放疗、化疗或者使用肾上腺皮质激素等免疫抑制药。

(3)$CD3^+CD4^+$ 细胞百分比和绝对数、$CD4^+/CD8^+$ 细胞比值在获得性免疫缺陷综合征(AIDS)患者显著下降,常作为该病诊断、病情观察和预后判断的重要指标。应注意,$CD4^+$ 细胞数和 CD4/CD8 比值的降低也见于一些恶性肿瘤、遗传性免疫缺陷、器官移植后发生排斥反应以及应用免疫抑制药治疗的患者。

(4)用于白血病细胞免疫表型分析:在某些白血病,如 T 系急性淋巴细胞白血病,细胞 CD2、CD3、CD4、CD5、CD8 特异性表达。

(5)了解 Th 和 Tc 淋巴细胞的百分数:有助于监测患有免疫缺陷疾病、自身免疫性疾病或有免疫反应的病人的免疫状态,而 Th/Tc 的比值可以用来评价那些自身免疫失调或被怀疑是免疫失调或已知患有免疫缺陷的病人的免疫状态,此外,这一比值还可用来监测骨髓移植病人以免受到急性移植物抗宿主疾病(GVHD)的攻击。CD4/CD8 比值增高可由于 CD4 增高或 CD8 减少所致,见于某些自身免疫性疾病,如 SLE、器官移植排斥反应;CD4/CD8 比值下降是由于 CD4 细胞减少或 CD8 细胞增多所致,常见于:免疫缺陷病,如艾滋病的比值常小于 0.5;使用免疫抑制药;恶性肿瘤;再生障碍性贫血、某些白血病;系统性红斑狼疮;某些病毒感染。

(6)器官移植后免疫监测:CD4/CD8 比值下降提示并发凶险感染,当 <0.2 时,必须停用免疫抑制药;$CD2^+$ $HLA-DR^+$ 增加 $5\%\sim10\%$,且不伴有 CD25 的增加,提示巨细胞病毒感染;CD25 高于正常值 $5\%\sim10\%$,表明即将或已发生排斥。在同种异体器官移植以后,肾功能稳定的患者可出现 Th 淋巴细胞下降,Tc 淋巴细胞上升,而 Th/Tc 比值无明显变化。净化自身骨髓移植后表型重建期间可有 Th 细胞下降,Th/Tc 比值下降。

4. 注意事项

(1)对荧光素标记抗体用量应做预试验,找到最佳抗体使用浓度。

(2)每份样品检测的同时必须设置同型对照,即用荧光素标记的正常小鼠 Ig(Ig 亚类与荧光抗体相同)与荧光素标记的抗 CD 单抗同时检测。在分析待测血样结果时应减去同型对照的阳性结果,或以同型对照管为阴性管。

(3)有生物危害的标本在样品处理时应在生物安全柜内进行,上样前要用固定剂灭活危害因子或采用物理防护手段。

二、B 淋巴细胞表面标志的检测

1. 概况　　成熟的 B 细胞经外周血迁出,受抗原刺激后分化增殖为浆细胞,合成和分泌抗体,主要执行机体的体液免疫。B 细胞的表面标志主要为膜免疫球蛋白或表面免疫球蛋白(membrane immunoglobulin 或 surface immunoglobulin, mIg 或 sIg) IgM 和 IgD,以及 CD 抗原 CD19、CD20、

CD22。B细胞表面有CD19、CD20、CD21(CR2)、CD22和CD23等分化抗原,其中有些系全体B细胞所共有,而有些仅为活化B细胞所特有。据此可采用针对相应抗原的CD系列单克隆抗体,通过间接荧光免疫法、酶免疫组化法或流式细胞计数对外周血B细胞进行检测。健康成人外周血CD19、CD20阳性B淋巴细胞占淋巴细胞总数的8%~15%。B细胞表面有膜免疫球蛋白(mIg)、Fc受体、补体受体、EB病毒受体和小鼠红细胞受体,其中以mIg为B细胞所特有,是鉴定B细胞可靠的指标。

目前,将外周成熟B淋巴细胞分为B1细胞和B2细胞两个亚群,B2细胞主要是外周成熟的常规检测的B细胞,是执行体液免疫的主要细胞,B1细胞与机体的免疫调节、自身免疫病及B细胞源性肿瘤密切相关;对B细胞及亚群的检测是研究自身免疫性疾病及疾病中免疫调节紊乱的重要指标。B1和B2的表面标志列于表65-2。

表65-2 B1和B2细胞亚群的表面标志

表面标志	B1	B2
IgM	+++	+
IgD	+/-	+++
CD5	+	-
CD11	+	-
CD19	+	+
CD23	-	+
CD44	+	-
MHC-Ⅱ	+++	++

2. 检测方法

(1)mIg的检测:采用间接荧光免疫法或包括ABC法在内的酶免疫组化法,关键是选用高效价、高特异性和高亲和力的荧光或酶标记的多价抗人Ig抗体,也可分别用各种类型的Ig,即IgM、IgG、IgA、IgE等抗血清,检测带有各种类型Ig的B细胞,在人外周血中以带有mIgM的细胞数为最多。

B细胞经荧光标记的抗Ig抗体染色,细胞膜表面呈现的荧光着色可有不同的形式,开始均匀分布呈环状,其后集中在某些部位呈斑点状,然后又可集在一部位呈帽状,最后可被吞饮入胞质直至荧光消失。这一现象是由于淋巴细胞膜由双层类脂组成,上嵌有蛋白分子,在体温条件下,膜呈半液体状,而镶嵌物能在其中移动。当mIg抗体发生结合时,由于抗血清为双价,使mIg出现交联现象,这种抗原与抗体结合物可连成斑点和帽状,时间过长,帽状结合物可脱落或被吞饮而消失。

(2)Fc受体和补体受体的检测:B细胞表面具有与IgG Fc段结合的受体,极易与抗原抗体复合物中抗体Fc段牢固结合,故用相应抗体致敏的红细胞(EA)作指示物,在一定条件下,它能与带Fc受体的B细胞形成EA花环,故称EA花环试验。而细胞表面的补体受体,则能与红细胞(E)-抗红细胞抗体(A)-补体(C)复合物(EAC)中的补体相结合,从而建立EAC花环试验。但由于单核细胞、巨噬细胞、NK及部分T细胞也带有Fc或补体受体。因此形成EA和EAC花环并非B细胞所特有,加上该类试验需制备新鲜指示物,操作麻烦,基本上已被其他试验所取代,甚少应用。

(3)小鼠红细胞受体的检测:部分B细胞能与小鼠红细胞形成花环,慢性B细胞白血病外周血淋巴细胞形成小鼠红细胞花环率高达60%~85%,但健康人该花环率仅占总淋巴细胞的5%~10%,据此推知形成该花环的性能是某些B细胞亚群的标志,由于方法简便,临床可用作鉴定不同型淋巴细胞白血病。

(4)流式细胞术检测B细胞亚群:采用多参数标记的单克隆荧光抗体标记单个核细胞悬液,根据B细胞的表面标志,将外周血单个核细胞悬液经计数后,加入经FITC标记的CD19与PE标记的CD5单克隆抗体,然后在流式细胞仪上进行计数检测,可准确获得外周血中B淋巴细胞总数及B1、B2细胞亚群的表达。在应用绝对计数管时,还可得到待测样本中的细胞浓度。一般$CD3^-CD19^+$为B细胞。

3. 临床意义

(1)总的B淋巴细胞百分数可以用来判断某些免疫缺陷和自身免疫性疾病:B淋巴细胞上升多见于:多发性骨髓瘤、巨球蛋白血症、淋巴瘤、艾滋病;B淋巴细胞下降多见于:原发性免疫缺陷病,如性联无丙种球蛋白血症等、恶性肿瘤;T淋巴细胞与B淋巴细胞同时下降多见于:联合免疫缺陷病,如重症联合免疫缺陷病等。

(2)B淋巴细胞表面标志的检测在临床上可以对淋巴细胞白血病进行分型:用于白血病细胞免疫表型分析,在某些白血病如B系急性淋巴细胞性白血病 CD19、CD20、CD24 阳性表达；慢性淋巴细胞性白血病细胞多表达 CD5、CD19、CD20；毛细胞性白血病患者 CD19、CD 20、CD 22 呈阳性。B 细胞慢性淋巴细胞白血病患者的 EAC、mIg、小鼠红细胞花环阳性率明显上升。

(3) 某些疾病时 T、B 细胞数量和比例发生改变：传染性单核细胞增多症初期 B 细胞比例可以升高，以后下降。先天性胸腺发育不良的患者，外周血淋巴细胞水平一般正常，但 mIg 阳性细胞比例异常增多。

4. 注意事项

(1) mIg 检测时，染色后观察时间不能超过 30min，或在染色时加叠氮钠防止帽状物形成或被吞饮。

(2) 对荧光素标记抗体用量应做预试验，找到最佳抗体使用浓度。

(3) 每份样品检测的同时必须设置同型对照，即用荧光素标记的正常小鼠 Ig（Ig 亚类与荧光抗体相同）与荧光素标记的抗 CD 单抗同时检测。在分析待测血样结果时应减去同型对照的阳性结果，或以同型对照管为阴性管。

(4) 有生物危害的标本在样品处理时应在生物安全柜内进行，上样前要用固定剂灭活危害因子或采用物理防护手段。

三、自然杀伤细胞表面标志的检测

1. 概况　自然杀伤细胞（natural killer cell, NK）是参与机体免疫应答反应特别是肿瘤免疫应答的重要免疫细胞。不仅与抗肿瘤和免疫调节有关，而且在某些情况下参与超敏反应和自身免疫的发生。与 T 细胞、B 细胞相比，NK 细胞表面标志的特异性是相对的。人 NK 细胞 mIg 阴性，部分 NK 细胞 CD2、CD3 和 CD8 阳性，表达 IL-2 受体 β 链（P75，CD122），CD11b/CD18 阳性。NK 细胞表面至少存在 CD2、CD16、CD56、CD69、CD94、CD158a、CD159a、CD161 和 CD244 等多种抗原，但均非 NK 细胞所特有，目前常用检测 NK 细胞的标记有 CD16、CD56、CD57、CD59、CD11b、CD94 和 LAK-1。目前临床检测中多以 $CD3^-$、$CD16^+$、$CD56^+$ 作为 NK 细胞的典型标志。

2. 检测方法　目前临床上常采用多参数荧光标记的单克隆抗体标记 NK 细胞，在流式细胞仪上进行计数分析。采用多参数标记的单克隆荧光抗体标记单个核细胞悬液，根据 NK 细胞的表面标志，将外周血单个核细胞悬液经计数后，加入经 FITC 标记的 CD3 与 PE 标记的 CD56 和 CD16 单克隆抗体，然后在流式细胞仪上进行计数检测，可准确获得外周血中 NK 细胞占淋巴细胞的百分比。在应用绝对计数管时，还可得到待测样本中的细胞浓度。一般 $CD3^-$ $CD16^+$ $CD56^+$ 为 NK 细胞。购买专用的商品试剂。由于流式细胞仪机型不同，能够同时检测的荧光染料数目不同，选择试剂及分析软件亦不尽相同。健康成年人外周血 NK 细胞占淋巴细胞总数的 8%～15%。

3. 临床意义

(1) NK 细胞最主要的功能特征：是对肿瘤细胞及其他靶细胞具有非特异的杀伤力，这种杀伤效应不依赖抗体与补体。体外检测 NK 细胞活性是了解 NK 细胞功能以及其与某些疾病关系的一个重要手段。

(2) NK 细胞增高：常见于某些病毒感染性疾病的早期；长期使用干扰素或使用干扰素的诱导物；骨髓移植后；习惯性流产。

(3) NK 细胞降低：常见于恶性肿瘤，特别是中晚期或伴有转移的肿瘤；免疫缺陷病及使用肾上腺激素等免疫抑制药；部分病毒感染、细菌感染及真菌感染；某些白血病及白血病前期。

(4) 在某些白血病：如 NK 细胞白血病细胞 80%～90% CD16 阳性，95% CD56 阳性。

4. 注意事项

(1) 对荧光素标记抗体用量应做预试验，找到最佳抗体使用浓度。

(2) 每份样品检测的同时必须设置同型对照，即用荧光素标记的正常小鼠 Ig（Ig 亚类与荧光抗体相同）与荧光素标记的抗 CD 单抗同时检测。在分析待测血样结果时应减去同型对照的阳性结果，或以同型对照管为阴性管。

(3) 有生物危害的标本在样品处理时应在生物安全柜内进行，上样前要用固定剂灭活危害因子或采用物理防护手段。

（袁向亮　沈立松）

第二节 免疫细胞功能检测及应用

一、淋巴细胞功能的检测

淋巴细胞功能测定可分为体内试验和体外实验。体内试验主要是进行迟发型超敏反应，借此间接了解淋巴细胞对抗原、半抗原或有丝分裂原的应答反应；体外试验主要包括淋巴细胞对抗原或有丝分裂原刺激后的增殖反应、细胞毒性试验及淋巴细胞分泌产物的测定。

淋巴细胞功能测定是免疫缺陷病诊断的主要依据，也是探讨淋巴细胞在参与机体多种疾病的发病机制、疗效判断、免疫治疗及预后的重要依据。

(一)T细胞功能的检测

1.T细胞增殖试验 又称淋巴细胞转化试验，是检测细胞免疫功能的经典试验。能刺激淋巴细胞增殖的物质可分为两大类，一类为非抗原性刺激物；一类为抗原性刺激物。

非抗原性刺激物可引起正常人外周血中淋巴细胞的转化，与机体是否被某种抗原致敏无关，主要有植物血凝素(PHA)、刀豆素A(ConA)和美洲商陆(PWM)等；抗原性刺激物是指针对已被相应抗原致敏并再次被该刺激物刺激后的淋巴细胞发生的转化。

T淋巴细胞增殖试验的基本原理是采用T细胞敏感的刺激物在体外刺激T细胞，T细胞受到刺激后将发生增殖、转化，细胞的代谢和形态均发生变化，主要表现为细胞体积变大、胞质增多、出现空泡、染色质疏松、核仁明显，淋巴细胞转变为淋巴母细胞，根据其增殖转化能力评定相应的细胞功能。淋巴细胞增殖试验是一项常用的判断T细胞功能的非特异性体外免疫学检测指标。在细胞增殖的过程中，细胞代谢旺盛，细胞个体的DNA、蛋白质合成增加。因此，可通过检测细胞增殖后的数量和测定细胞DNA、蛋白质合成代谢来了解细胞增殖状况。目前，用于检测细胞增殖的方法主要有形态法、核素法、MTT比色法和流式细胞术等。

(1)形态法：将外周血或已分离的PBMC与适量的植物血凝素(PHA)混合，置于37℃培养72h后，取培养细胞涂片染色镜检。依据淋巴母细胞转化的形态学特征，借助光学显微镜，计数200个淋巴细胞，按下式算出转化率。

$$淋巴细胞转化率\% = \frac{转化的淋巴细胞数}{淋巴细胞总数(200)} \times 100\%$$

本法不需要特殊仪器设备，简单易行，便于基层实验室推广使用，但结果的判读依靠肉眼进行，有些细胞形态难以确认，因而重复性和可靠性较差。

(2)核素法：将PBMC与PHA共同培养，淋巴细胞受刺激发生增殖，其胞内新合成的DNA量明显增加，需摄取核酸原料。此时若加入放射性核素标记的胸腺嘧啶(^{3}H-TdR)或尿嘧啶(^{125}I-UdR)核苷参与反应，新合成的DNA中就会掺入已标记的核苷酸，并且掺入的量与细胞的增殖程度呈正相关。收集已培养的细胞，用液体闪烁仪测定样品的β射线放射活性，就反映出淋巴细胞增殖水平。本方法灵敏度高，可自动操作；但需要特殊仪器，并且存在放射性核素污染的危险。

(3)MTT比色法：MTT是一种噻唑盐，化学名为3-(4,5-二甲基-2-噻唑)-2,5-二苯基溴化四唑。将PBMC与PHA共同培养，在细胞培养终止前数小时加入MTT，活细胞内线粒体中的琥珀酸脱氢酶作用于MTT，可生成蓝黑色的颗粒并沉积于细胞内或细胞周围，其生成量与活细胞数成正比；死细胞中酶的活性丧失，不能使MTT还原。因此，通过特定波长下的分光光度测定，可对细胞存活及生长情况进行定量测定和分析。此法无放射性污染，重复性好，且敏感性与放射性核素掺入法大致相当，比较适宜临床使用。

(4)流式细胞术：二醋酸盐琥珀酰亚胺脂(carboxyfluorescein diacetate, succinimidyl ester, CFSE)荧光染料是一种良好的细胞标记物，可穿透细胞膜与细胞特异性结合。当细胞分裂时，CFSE标记荧光可平均分配至两个子代细胞中，因此其荧光强度是亲代细胞的一半。这样，在一个增殖的细胞群中，各连续代细胞的荧光强度呈对递减，利用流式细胞仪在488nm激发光和荧光检测通道可对其进行分析。当前利用流式细胞仪和染料CFSE结合来分析淋巴细胞的增殖已经被广泛应用，这项技术能够实现对体外或体内8~10个不同细胞分裂周期的可视化。H^3-TdR方法虽然客观、精确，但是该检测方法所反映的细胞增殖情况是一个细胞群分裂的总体水平,而单个细胞的分裂状况则无法得到。MTT 比色法和 ^{3}H-TdR 掺入法,都只能对活细胞进行检测,忽视了某些细胞已经分裂又发生死亡的可能性;而使用 CFSE 标记,死亡的细胞将在几天内保持荧光强度基本不变,同时可使用其他染料将其区分开来,为增殖分析提供了更加全面的资料。

2. T 细胞介导的细胞毒试验　细胞毒性 T 淋巴细胞(cytotoxic T cell,CTL 或 Tc)的主要作用是特异性直接杀伤靶细胞。凡致敏的 T 细胞再次遇到相应的靶细胞抗原,就表现出对靶细胞的破坏和溶解作用,这是评价机体细胞免疫水平的一种常用指标。临床上,测定肿瘤患者 CTL 杀伤肿瘤细胞的能力,常作为判断预后和观察疗效的指标之一。

试验的原理是选用适当的靶细胞,常用可传代的已建株的人肿瘤细胞如人肝癌、食管癌、胃癌等细胞株,经培养后制成单个细胞悬液,按一定比例与待检的淋巴细胞混合,共育一定时间,观察肿瘤细胞被杀伤情况,常用检测方法如下。

(1)形态学检查法:实验组将淋巴细胞与肿瘤细胞混合共育,同时以瑞氏染液着色,用光学显微镜计数残留的肿瘤细胞数,依照下式推算出淋巴细胞抑制肿瘤细胞生长的抑制率。

$$抑制率\% = \frac{(对照组平均残留肿瘤细胞数 - 实验组平均残留肿瘤细胞数)}{对照组平均残留肿瘤细胞数} \times 100\%$$

(2)放射性核素释放法

①胞质释放法:常用 ^{51}Cr 释放法。其原理为: ^{51}Cr 可透过细胞膜与胞质中的小分子蛋白质结合,一旦细胞膜遭到破坏, ^{51}Cr 会随蛋白质一起溢出细胞,并且不会被完整的细胞再度摄入。因此,释放的 ^{51}Cr 量与被杀死的靶细胞的数目成正比,通过检测 ^{51}Cr 的释放率可获知 CTL 的细胞毒活性。本法操作简便、快速且能定量;缺点是所需靶细胞数量多, ^{51}Cr 的自然释放率高且半衰期短。

②胞核释放法:常用 ^{3}H-TdR 或 ^{125}I-UdR 作为 DNA 合成的前体物,可被摄入靶细胞核内。当效应细胞和靶细胞共温育后,用胰酶和 DNA 酶处理可使遭破坏的胞核内容物释放。本法所用核素自然释放率比 ^{51}Cr 低,半衰期较长,方法的敏感性高,故被大多数实验室所采用。

(3)四聚体技术:通常 T 细胞的识别是通过 TCR 与抗原递呈细胞表面的 MHC-肽复合物的结合来实现的。因此 TCR 与 MHC-肽的特异性相互作用,可以用来检测抗原特异的 T 细胞。目前,通过将四聚体染色与流式细胞仪为基础的 T 细胞功能分析技术的结合,使抗原特异的 $CD8^+$ T 细胞的效应器功能可以被直接评估。利用该技术可以分析病毒或肿瘤特异的 $CD8^+$ T 细胞是否处于功能状态。

3. 体内试验　临床上常用的主要方法有:接触性超敏反应、移植物抗宿主反应(GVHR)和迟发型超敏反应(DTH)。

4. T 细胞亚群功能检测　T 细胞亚群的功能检测对于了解机体的免疫状态和探讨免疫调节与自身免疫性疾病和肿瘤发生发展的关系有重要的临床意义。目前对体外 T 细胞亚群功能检测主要有三种方法:①缓和淋巴细胞培养后检测淋巴细胞分泌于上清中的相关细胞因子水平,根据不同类型细胞因子的浓度,了解 T 细胞亚群的功能;②淋巴细胞培养后,采用荧光素标记的单克隆抗体标记淋巴细胞,通过流式细胞仪检测培养后淋巴细胞内细胞因子合成状况,了解 T 细胞亚群功能;③检测外周的细胞因子水平,通过检测各 T 细胞亚群所代表的细胞因子水平,了解不同 T 细胞亚群的功能。表65-3 列出细胞因子与 T 细胞亚群的关系。

表65-3　与 Th0、Th1 和 Th2 细胞有关代表性细胞因子

细胞因子	Th0	Th1	Th2
IFN-γ	+	++++	-
IFN-β	+	++++	-
IL-2	+	++++	++
IL-4	+	-	++
IL-5	+	-	++++
IL-6	+	-	++++
IL-10	+	-	++++
IL-13	+	-	++++

(二)B 细胞功能的检测

B 细胞的主要功能是产生各类抗体。检测血清中各类抗体的水平实际是对 B 细胞的功能进行判定。

1. 反向溶血空斑试验　反向溶血空斑试验(reverse hemolytic plaque assay,RHPA)是一种体外检测人类 Ig 分泌细胞的方法。该方法将待测细胞、抗 Ig 抗体、SPA-SRBC 和补体 4 种成分与琼脂

糖凝胶混合，注入小室内；经温育后，抗体生成细胞产生的 Ig 与抗 Ig 抗体结合形成复合物，复合物中的 IgG Fc 片断又与连接在 SRBC 上的 SPA 结合，激活补体，导致 SRBC 溶解；在 Ig 分泌细胞周围形成溶血空斑。在实验中，每一个空斑中央含一个抗体形成细胞，这样，每个溶血空斑就代表一个抗体形成细胞（Ig 分泌细胞），空斑大小表示抗体生成细胞产生抗体的多少，因而可对抗体形成细胞进行计数并对其产生抗体的能力进行评估。反向溶血空斑试验可用于检测人类外周血中的 IgG 产生细胞以及该细胞产生 IgG 的能力，并且与抗体的特异性无关；当用抗 IgA、IgG 或 IgM 抗体包被 SRBC 时，可测定相应 Ig 的产生细胞；因而，提高了实验的敏感度和应用范围。

2. 酶联免疫斑点试验　酶联免疫斑点试验（enzyme-linked immunospot test，ELISPOT）的基本步骤为：用已知抗原包被固相载体，再加入待检测的抗体形成细胞（B 细胞），即可诱导相应抗体的分泌；分泌的抗体与已包被抗原结合，在抗体分泌细胞周围形成抗原抗体复合物，这样细胞吸附于载体上；再加入酶标记的第二抗体与细胞上的抗体（一抗）结合，通过底物显色反应的深浅，就可检测出生成的抗体量，并可在显微镜下计数着色的斑点形成细胞。该方法可同时定量检测不同抗原诱导的抗体分泌，稳定性好，特异性高。

（三）NK 细胞功能的检测

NK 细胞活性是一种细胞介导的细胞毒作用，它不需特异性抗体参与，也无 MHC 限制性，不经抗原活化即能直接杀伤靶细胞。因此可用传代培养的肿瘤细胞作为靶细胞，将 PBMC 与肿瘤细胞共同培养，肿瘤细胞的存活情况可以反映 NK 细胞的活性，肿瘤细胞存活率低，NK 细胞的活性则高。测定人 NK 细胞活性多以 K562 细胞株作为靶细胞，而测小鼠 NK 细胞活性则用 YAC 细胞株作为靶细胞。常用的方法有酶释法、核素法、荧光分析法和流式细胞术等。

1. 酶释法　将已制备的效应细胞（人的 PBMC 或已提纯的 NK 细胞，小鼠的脾细胞）和靶细胞按一定比例混合反应并离心，比色法测定上清中因靶细胞膜受损从胞质内释出的乳酸脱氢酶（LDH）活性。本方法经济、快速、简便，并可做定量测定；但 LDH 分子较大，须靶细胞膜严重破损时才能被释出，故此法敏感性较低。

2. 核素法　其方法是将效应细胞和放射性核素标记的靶细胞按一定比例混合温育后，直接检测靶细胞。分为胞质释放法和胞核释放法，分别采用 ^{51}Cr 和 ^{3}H-TdR 或 ^{125}I-UdR 做标记物，^{51}Cr 释放法因自然释放率高，半衰期短，已逐渐淘汰；目前临床上更多地采用胞核释放法。

3. 荧光分析法　检测原理是用荧光标记靶细胞，经与效应细胞共育后，离心去上清，用荧光计检测剩余活的靶细胞的荧光，其强度与 NK 细胞的活性成反比。

4. 流式细胞术　实验选用 K562 细胞为测定人 NK 细胞活性的靶细胞，利用碘化丙啶染料排斥法，这种染料具有只渗透到死亡细胞内的特点，用流式细胞仪检测靶细胞受 NK 细胞作用后的死亡率来反映 NK 细胞的活性。

（四）中性粒细胞功能的检测

1. 中性粒细胞趋化功能的测定　中性粒细胞的运动分为随机运动和定向运动，可根据其细胞面积判断中性粒细胞活动的强度。随机运动类似于布朗运动，其定向运动能表现为趋化运动。

（1）体内试验法（皮肤窗法）：染色观察中性粒细胞聚集的开始时间、程度和形态变化。健康人白细胞在皮窗处 2～3h 开始聚集，细胞数达 50～100 个，6h 可达 1000 个以上。初期以中性粒细胞为主，以后单核细胞逐渐增多。

（2）体外试验法

①Boyden 小室法（滤膜渗透法）：分离出的 PMN 穿过一个限定孔径大小的滤膜向一种趋化刺激物迁移。所用小室被滤膜（孔径 $3\mu m$）隔成两部分。PMN 被加入到上游小室（$1\times 10^6/ml$），趋化刺激物置于下游小室。酵母激活血浆用作补体 C5a 的来源或趋化性多肽甲酸基-蛋氨酸-亮氨酸-苯丙氨酸用来产生一种趋化刺激物。

小室在 37℃孵育 2h，使 PMN 迁移入滤膜中。然后取出滤膜，将滤膜上的细胞固定、染色，显微镜观察滤膜。每一份待检样本必须检测两次，并且每一次检测需包括健康对照。

通过显微镜分析滤膜表面的细胞总数及不同水平数目。根据每一水平的细胞数目及距顶点的距离做直方图。计算所获曲线下面的面积，称为"趋化指数"。这种方法只有当显微镜与影像分析仪相连并能自动计数细胞时适用。如果不能这样，可以用确定的细胞数和其所达到的滤膜顶部的距离来表示如（5 个/平面），即所谓的"leading-front"；或计数穿过滤膜，出现于滤膜底部的细胞。

②琼脂糖凝胶平板法:在琼脂糖凝胶平板上打孔,在中央孔内加白细胞悬液,两侧孔内分别加趋化因子或对照液,经温育后(37℃,2~3 h),用 2%戊二醛固定,然后染色,观察并测定细胞运动的距离,以评估细胞的定向移动能力。可采用以下公式来计算移动指数:

$$移动指数 = \frac{趋化移动距离}{任意移动距离}$$

2. 中性粒细胞吞噬、杀菌功能的测定

(1)细胞内杀菌功能的检测:将待检细胞与葡萄球菌或活的白色念珠菌悬液按一定比例混合、温育、取样制片、固定、染色;在油镜下计数 200 个细胞并观察多核白细胞对细菌的吞噬情况,计算其吞噬率(%)和吞噬指数。如果用亚甲蓝溶液做活体染色,还可根据被吞噬的白色念珠菌是否着色测定杀菌率,若胞内白色念珠菌呈蓝色,则表示该菌已被杀死。计算公式分别如下:

$$吞噬率(\%) = \frac{吞噬细菌的细胞数}{计数细胞总数(200)} \times 100\%$$

$$吞噬率(\%) = \frac{胞内含着染菌体的细胞数}{计数细胞总数(200)} \times 100\%$$

$$吞噬率(\%) = \frac{200 个粒细胞的吞噬总数}{计数细胞总数(200)} \times 100\%$$

(2)NBT(硝基四氮唑蓝)还原试验:临床上常用本法来检测中性粒细胞的胞内杀菌能力。其原理为:中性粒细胞在吞噬、杀菌过程中,能量消耗骤增,其氧的需要量也相应增加,己糖磷酸旁路糖代谢的活性增强;葡萄糖分解的中间产物 6-磷酸葡萄糖在转变为戊糖的过程中氧化脱氢,所释放出的氢被已摄入吞噬体的 NBT 染料所接受,使其由淡黄色被还原成蓝黑色的点状或块状甲臢颗粒,沉积于中性粒细胞的胞质内。这种有甲臢颗粒沉积的细胞称为 NBT 阳性细胞,一般阳性细胞数超过 10%即可判定为 NBT 试验阳性。儿童慢性肉芽肿时NBT 试验阳性率明显下降。另外,临床上可把NBT 试验作为发热反应的鉴别试验。

(3)化学发光测定法:中性粒细胞在吞噬过程中出现呼吸爆发,激活细胞膜上的还原性辅酶(NADH 氧化酶和 NADPH 氧化酶),使分子氧活化,产生大量的活性氧自由基(oxygen radicals);它们参与胞内杀菌作用,同时能激发胞内某些物质产生化学发光。由于中性粒细胞的氧代谢活性与对细菌的吞噬率密切相关,杀菌能力与发光强度相平行,当应用鲁米诺作为发光增强剂,用光度计测量发光强度时,可同时对中性粒细胞的吞噬、杀菌功能及血清的调理活性进行直观、快速的检测,并且其敏感性要高于 NBT 还原试验。

(五)巨噬细胞功能的检测

1. 吞噬功能的检测 将受检细胞与适量的颗粒抗原(一般选用鸡红细胞)混合,振荡温育(37℃、0.5~1h)后,离心取待测细胞制成涂片,染色镜检,计数 200 个细胞,分别计算出吞噬细胞的吞噬率和吞噬指数。该方法可在一定程度上反映吞噬细胞的吞噬功能,但影响因素较多。

2. 巨噬细胞溶酶体酶的测定 巨噬细胞富含溶酶体酶,如溶菌酶、非特异性酯酶等,测定这些酶的活性也是衡量巨噬细胞功能的实用指标之一。现仅介绍非特异性酯酶中的 α-醋酸萘酚酯酶($\alpha_1$pha-naphtholactateesterase,α-NAE)染色法。α-醋酸萘酚酯酶染色法的原理如下:巨噬细胞内 α-NAE 可将 α-醋酸萘酚分解成 α-萘酚和醋酸,萘酚再迅速与坚牢蓝-B 偶联,形成不溶性灰黑色或棕黑色沉淀,定位于胞质内。α-NAE 比较稳定,酶活性丧失较慢,细胞经涂片干燥后,置室温至少可保存 0.5~1d,非常适用于临床。但在镜检阅片判读结果时,受主观因素影响较大,需要操作者积累一定的经验方能准确报告结果。

3. 巨噬细胞促凝血活性的测定 激活巨噬细胞可产生一种与膜结合的凝血活性因子,能加速正常血浆的凝固。取已经 37℃预温的正常兔血浆和 $CaCl_2$ 的混合液,加入黏附有单层巨噬细胞的试管中,移置 37℃,即时记录血浆凝固时间。实验证明当巨噬细胞先与 LPS、肿瘤相关抗原或 HBsAg 等温育时,血浆凝固时间明显缩短。本方法无须特殊的仪器设备,操作简单、快速,重复性好,也是检测不同疾病患者巨噬细胞功能的指标之一。

二、免疫细胞检测的临床意义

免疫细胞是免疫功能的物质基础,所以对免疫细胞的数量和功能的检测是评价免疫功能的重要手段和途径。

1. 淋巴细胞功能检测的临床意义 对淋巴细胞计数和功能检测是评价免疫功能的重要指标。对抗体的检测基本可以代表 B 细胞的功能,其检测方法相对成熟。对 T 淋巴细胞功能检测的试验大多是以各活化阶段的淋巴细胞亚群计数并结合对各种细胞因子的测定作为综合评价指标。

2. NK 细胞功能检测的临床意义 NK 细胞活

性下降见于大多数肿瘤患者,特别是中晚期或伴有转移的癌症患者;某些白血病和白血病前期患者,NK细胞活性随病情进展而逐渐降低,以急性期降低最为明显,缓解期患者的NK细胞活性也仍低于正常健康对照;柯萨奇病毒、心肌炎病毒、流感病毒等感染性疾病NK细胞活性下降;某些细菌和真菌感染疾病患者也见NK细胞活性低下;免疫缺陷症Chediak-Higashi综合征患者伴有先天性NK细胞缺陷;重症联合免疫缺陷征患者体内T细胞、B细胞、NK细胞的功能同时缺陷。NK细胞活性增高见于多发性骨髓瘤、肺结核等疾病。

3. 中性粒细胞功能检测的临床意义　趋化能力显著下降鉴于Chediak-Higashi综合征、Lasy白细胞综合征、慢性皮肤黏膜白色念珠菌感染、糖尿病、烧伤等。正常新生儿中性粒细胞趋化能力亦明显低下。吞噬能力明显低下者见于补体或抗体缺陷症时。酶代谢能力显著降低见于慢性肉芽肿、6-磷酸葡萄糖脱氢酶(G-6-PD)高度缺陷。NBT试验不仅是检测中性粒细胞的胞内杀菌能力的试验,还作为疾病的鉴别指标。正常人外周血中性粒细胞NBT阳性率约为10%,全身性细菌性感染在NBT试验阳性率明显增高;病毒性感染或无感染的低热患者阳性率一般在10%以下。器官移植病人术后因细菌感染伴发热时,NBT阳性率升高;而因排斥反应发热者,NBT则正常。

4. 巨噬细胞功能检测的临床意义　单核巨噬细胞系统具有直接吞噬和杀伤病原体和肿瘤细胞的功能,还具有参与抗原加工、递呈和免疫调节的重要作用,检测巨噬细胞吞噬功能对于判断巨噬细胞的功能,了解机体的特异性和非特异性免疫状态有重要作用。巨噬细胞吞噬功能低下,主要见于原发和继发的吞噬细胞功能缺陷、胃癌、肠癌等多种肿瘤病人。肿瘤病灶中浸润的巨噬细胞与肿瘤的扩散和转移呈负相关,检测这两个指标有助于判断机体抗肿瘤的能力。

（王　剑　沈立松）

第三节　细胞因子与细胞黏附分子检测及应用

细胞因子和细胞黏附分子均在机体的免疫调节、炎症应答、肿瘤转移等生理和病理过程中起重要作用。检测这类因子不仅是基础免疫研究的有效手段,亦是临床上探索疾病发病机制、判断预后和考核疗效的指标。

一、细胞因子

免疫细胞之间的信息传递可以通过细胞表面的受体与配体的相互作用,也可以通过细胞产生的可溶性分子。这些可溶性细胞因子可以由多种细胞产生,通常单核细胞、淋巴细胞、内皮细胞、成纤维细胞及角朊细胞等都可以产生,统称为细胞因子(cytokine,CK),能影响这些细胞和其他细胞的行为和特征。细胞因子是除激素和神经递质外,人类细胞之间传递信息的重要信使。

(一)概况

1. 定义及生物学特征　细胞因子(CK)是由机体的免疫细胞和非免疫细胞合成和分泌的具有生物学活性的小分子可溶性蛋白。细胞因子多为糖蛋白,分子量在10~25 kDa。一般以单体形式存在,少数以二聚体、三聚体或四聚体的形式发挥生物学功能。细胞因子主要调节机体的免疫应答、造血功能和炎症反应等,其虽然种类很多,归纳起来其主要有如下共同特征:

(1)通常以自分泌或旁分泌的形式作用于自身及附近细胞,在局部以高浓度短暂地发挥作用。在某些炎症情况下,也可以内分泌的形式作用于远处靶器官,引发全身效应。

(2)与细胞膜表面的特异性受体高亲和力结合后,通过受体介导的信号转导高效能的行使调节和效应功能。他们相互作用使细胞内级联信号激活,最终导致转录因子的激活。这些转录因子与相应DNA片段结合而影响许多基因的活性。

(3)一种细胞因子可以由多种不同细胞在不同的条件下产生;而一种细胞也可以产生多种细胞因子;一种细胞因子可以对多种类型细胞发挥多效作用;多种不同的细胞因子也可以发挥相似或重叠的作用。

(4)细胞因子以网络形式发挥相互作用。一种细胞因子可以诱导或抑制另一种细胞因子的产生和功能发挥;不同细胞因子可以显示相同的活性,调节同一细胞因子受体的表达;不同细胞因子发挥作用可以互相协同,对同一目标产生相同的效应;不同的细胞因子的作用相互拮抗,可对同一目标产生相反的效应。

细胞因子能促进和调节天然免疫(IL-1、IL-6、

IL-8、IL-12、TNF-α、IFN-α、IFN-β 等抗病毒因子、炎性因子和调节因子）；参与适应性免疫（IL-2、IL-4、IL-5、IFN-γ、TGF、IL-10）和造血细胞的生长分化（IL-3、IL-6、IL-7、IL-9、IL11、GM-CSF、G-CSF）。

2. 细胞因子分类（Th1、Th2 细胞来源）　细胞因子可以分为白细胞介素、集落刺激因子、干扰素、肿瘤坏死因子、转化生长因子、趋化因子及其他细胞因子（如表皮生长因子、血小板衍生生长因子等）。

作为细胞间的信使分子，细胞因子的功能是通过与靶分子上的受体结合，产生特定的生物学效应。T 细胞在免疫应答中起关键作用，其分泌的细胞因子与细胞免疫、体液免疫和免疫抑制及炎症反应相关。随着对 Th 细胞分化及调节功能研究的深入，Th1、Th2 的概念提出后，对细胞因子进行了重新分类，下面介绍 Th1/Th2 细胞因子的主要功能。

(1) Th1 型细胞主要产生的细胞因子：Th1 细胞是一类辅助性 $CD4^+$ T 细胞，主要分泌 IFN-γ、IL-2，此外还包括 IL-12、IL-18、GM-CSF 等。Th1 型细胞因子与 CTL 细胞的增殖、分化和成熟有关，促进细胞介导的免疫应答。

①IFN-γ：由激活的 $CD4^+$ T 细胞、$CD8^+$ T 细胞和 NK 细胞产生。这些细胞经抗原刺激后直接启动该基因转录激活。其免疫调节作用主要有：激活单核/巨噬细胞，诱导和增强 MHC 分子的表达、促进 T 细胞分化（Th0 向 Th1 分化）、促进 IgG2a 和 IgG3 类别转换而抑制 IgG1 和 IgE 类别转换，并能激活中性粒细胞和上调 NK 细胞杀伤作用。

②IL-2：主要由 $CD4^+$ T 细胞产生，$CD8^+$ T 细胞产生少量 IL-2。也称 T 细胞生长因子，主要生物学功能是促进 T 细胞增殖（由 G1 期至 S 期）和细胞因子生成，增强 NK 细胞活性和增强介导的细胞凋亡。既是自分泌生长因子也是旁分泌生长因子，IL-2 与 T 淋巴细胞受体结合后驱动 T 细胞发挥细胞免疫应答。IL-2 是 T 细胞活化经进入细胞分裂的关键成分，而 T 细胞活化直接影响整个特异性免疫应答的发生。

③IL-12：其激活形式是由 p35 和 p40 两个亚单位形成的异二聚体。其作用的靶细胞主要是 T 细胞和 NK 细胞：刺激 T 细胞和 NK 细胞分泌 IFN-γ，促进 $CD4^+$ T 细胞向 Th1 细胞分化，有利于提高 Mφ 细胞活性，增强 NK 细胞和 $CD8^+$ T 细胞杀伤功能。是连接天然免疫和获得性免疫的一个重要纽带，能有效提高机体的细胞免疫防御功能。

(2) Th2 型细胞主要产生的细胞因子：Th2 型细胞能分泌 IL-4、IL-5 等细胞因子，与 B 细胞增殖、分化、成熟有关，能促进抗体生成，增强抗体介导的体液免疫应答。还分泌 IL-10、IL-13 及 CCL-7 等一些趋化因子。

①IL-4：主要由 Th2 细胞产生，激活的肥大细胞、嗜碱粒细胞也能产生，此外一部分 γδT 细胞也可以大量分泌 IL-4。其生理功能是调节 IgE 和肥大细胞或嗜酸粒细胞介导的免疫应答。其功能也包括诱导 Th2 细胞生长和分化，诱导 B 细胞发生抗体类别转换产生 IgE，但抑制向 IgG2a 和 IgG3 的类别转换，以及刺激内皮细胞分泌趋化因子和黏附分子等。IL-4 是肥大细胞生长因子，与 IL-13 协同作用刺激肥大细胞增殖。

②IL-5：主要由 Th2 细胞和激活的肥大细胞产生。功能是刺激嗜酸粒细胞生长和分化，激活成熟嗜酸粒细胞，增强其杀伤寄生虫的能力。与 IL-4 作用互补，共同促进 Th2 细胞介导的过敏反应，协同刺激 B 细胞生长和分化，并能增强成熟 B 细胞合成 IgA 的能力。

③IL-10：一种公认的介导免疫抑制的细胞因子，一般将其归为免疫调节细胞因子。以同源二聚体形式发挥作用，可抑制 Th1 细胞应答及其细胞因子合成，选择性抑制单核-巨噬细胞的某些功能，抑制 Mφ 的抗原提呈功能及其细胞因子合成，促进 B 细胞增殖分化和抗体产生。

（二）细胞因子的检测方法

细胞因子检测是判断机体免疫功能的一个重要指标，无论是对免疫学、分子生物学的基础研究，还是对阐明某些疾病的发病机制，指导临床治疗均有重要意义，包括许多疾病的诊断、病程观察、疗效判断及细胞因子治疗监测等。

特异的生物活性和免疫化学特性，是鉴别细胞因子的重要指标。目前细胞因子的主要检测方法包括三大类：①生物活性检测法；②免疫学检测法；③分子生物学检测法。

生物学测定法是根据细胞因子对特定的依赖性细胞株（即靶细胞）的促进增殖作用，以增殖细胞中的 DNA 合成或酶活性为指标，间接推算出细胞因子的活性单位，一般以 U/ml 表示。

免疫学检测法是将细胞因子作为抗原进行定量检测。

分子生物学检测法是对细胞因子的 DNA 及 mRNA 直接检测，反映细胞因子的基因有无缺失、扩增或对某些细胞因子的多态性进行分析。

1. **生物活性测定法** 细胞因子的发现依赖于其生物学活性,由于生物活性测定法提供的是细胞生物功能信息,故本法依然是一种基本的和必需的测定法。本法是基于测定细胞因子的生物活性,常用的方法有2种:①依赖性细胞株增殖实验。一些肿瘤细胞株依赖于细胞因子方能在体外增殖,如DTLL细胞株依赖IL-2;FDC-PL细胞株依赖于小鼠IL-3;TF-1细胞株依赖于GM-CSF和IL-3,TTD-1细胞株依赖于IL-6。可利用这些依赖株检测相应的细胞因子。虽然这种方法敏感性高,特异性也不错,但并非所有细胞因子均有相应的依赖株,因此限制了此法的应用。②功能检测实验。利用一些细胞因子的功能特性而建立相应的活性测定方法。如干扰素的抑制病毒感染效应,肿瘤坏死因子对L929细胞的杀伤作用等。这样的方法敏感性高,但特异性不够,容易受一些干扰因素的影响。此外,生物分析法还有骨髓集落形成实验、细胞毒或细胞抑制实验、次级分子分泌的诱导化学趋化和细胞因子分泌性的抑制实验等。

细胞因子的受体亲和性高,细胞因子浓度在 $10^{-10} \sim 10^{-15}$ mol/L时就可显示生物作用,所以其测定的灵敏度高,一般在免疫化学测定法之上。但准确地、可重复地测定细胞因子具有一定困难,主要原因是细胞因子的含量极低(大部分都是以pmol/L计),同时存在的细胞因子受体拮抗物、细胞因子的天然抗体和一些病毒编码的类细胞因子能干扰测定。生物活性测定法测定的是有生物活性的细胞因子,前体分子、降解片断、与结合蛋白或可溶性受体结合的细胞因子、细胞因子聚合物均不能用此法测定。检验样品中是否有干扰,可将被测样品稀释,做样品剂量-反应曲线,看其是否与细胞因子标准品的剂量-反应曲线平行。

2. **免疫学检测法** 细胞因子均为蛋白或多肽,具有较强的抗原性。因此可利用抗原抗体特异性反应的特性定量检测细胞因子。免疫分析法利用抗体对抗原表位识别的原理,制备出抗细胞因子的单抗或多抗,测定的是可溶性细胞因子的抗原性。基本原理是细胞因子与相应的特异性抗体(单克隆抗体或多克隆抗体)结合,通过核素、荧光或酶等标记技术加以放大和显示,从而定性或定量显示细胞因子的水平。

常用的方法包括:酶联免疫吸附法(ELISA)、流式细胞分析法(FCM)及酶联免疫斑点法(ELIS-POT)、放射免疫法(RIA)、及免疫印迹法(Western Blot)等。

(1) ELISA法:检测细胞因子时绝大多数ELISA法使用以下3种策略,试验中选用何种形式取决于试验的目的,特别是待测标本的类型。

①间接ELISA(Indirect ELISA):用于筛检抗体(抗特定抗原成分的特异性抗体)。此法是测定抗体最常用的方法。

②夹心ELISA(Sandwich ELISA):用于检测目的抗原。其优点是避免了对特异性抗体的直接标记,但增加了操作步骤和测定时间。

③竞争ELISA(Competitive ELISA)用于确定抗原特异性或待检标本中含交叉反应成分时为提高实验的特异性而使用的一种方法。根据标记抗原和同种未标记待测抗原与抗体间发生竞争性结合的原理,主要用于测定小分子抗原。

特异性检测可溶性细胞因子一般采用夹心ELISA技术,该试验方法是用高纯度的抗细胞因子的抗体(捕获抗体)非共价吸附在塑料微孔板上。板子经过洗涤后,固定的抗体可特异性捕获样本中存在的可溶性细胞因子蛋白。洗涤未结合的物质,通过加生物素联接的抗细胞因子抗体(检测抗体)来检测被捕获的细胞因子,然后再加酶标记的亲和素或链亲和素。最后加显色底物溶液,显色的程度通过ELISA酶标检测仪测定光密度(OD)记录。通过细胞因子的标准蛋白做已知浓度系列稀释,测出OD值后绘制出标准曲线,根据标准曲线可推算出标本中细胞因子的含量,一般使用计算机软件可以很快得到结果。

由于细胞因子的高效性,在pmol/L的浓度下已经可以发挥生物学效应,所以对分析方法的灵敏性要求很高,细胞因子检测的一个重要限制就是血清中细胞因子的半衰期很短,受刺激后几小时内大量产生,而且只是局部而不是全身产生。用ELISA检测细胞因子时,首先要弄清所测细胞因子的性质和其存在形式与部位,正确解决标本选择、标本收集时间、污染防止和减少干扰等问题,才能获得满意结果。生物素、亲和素放大系统引入酶标测定系统后,大大提高了酶联免疫吸附测定(ELISA)法的灵敏度。目前多数细胞因子的ELISA试剂盒可测至5~10 ng/L,已接近生理浓度,也达到放射免疫法的灵敏水平,因此,目前细胞因子检测绝大多数都是采用ELISA法。

(2) 酶联免疫斑点法:酶联免疫斑点法(ELIS-

POT）是从单细胞水平检测分泌细胞因子细胞（计数）的一项细胞免疫学检测技术。由于该方法敏感性高、易操作、成本相对流式细胞分析术也较低，已被广泛用于分泌细胞因子细胞的检测中。

ELISPOT 就其原理很简单，从本质上说和 ELISA 的原理是一样的。细胞受到刺激后局部分泌细胞因子，此细胞因子被特异单克隆抗体捕获。细胞分解后，被捕获的细胞因子与生物素标记的二抗结合，其后再与碱性磷酸酶标记的亲和素结合。BCIP/NBT 底物孵育后，PVDF 孔板出现"紫色"的斑点表明细胞分泌了细胞因子，通过 ELISPOT 酶联斑点分析系统对斑点的分析得出结果。传统的 ELISA 与 ELISPOT 都是根据酶免疫学检测原理，通过酶的高催化频率，放大反应效果，从而达到很高敏感度的检测效果。

ELISA 通过显色反应，在酶标仪上测定吸光度，与标准曲线比较得出可溶性蛋白总量。ELISPOT 也是通过显色反应，在细胞分泌这种可溶性蛋白的相应位置上显现清晰可辨的斑点，可直接在显微镜下人工计数斑点或通过计算机辅助的分析系统对斑点进行计数，1 个斑点代表 1 个细胞，从而计算出分泌该蛋白的细胞的频率（某些研究不仅要测细胞因子生成量，还需检测分泌此细胞因子的细胞频率）。由于是单细胞水平检测，ELISPOT 比 ELISA 更灵敏，能从 20 万～30 万细胞中检出 1 个分泌该蛋白的细胞。捕获抗体是具有高亲和力、高特异性、低内毒素的单抗，在研究者以刺激剂激活细胞时，不会影响活化细胞分泌细胞因子。

目前，ELISPOT 已被用于检测药物、化学制剂及其他细胞因子复合物的特性及功能等方面，因此为体内免疫功能的调节效应提供了检测依据。近几年来，ELISPOT 技术在肿瘤疫苗评价试验、免疫监测及免疫学研究中越来越被广泛地使用。如用 ELISPOT 方法评价由 HIV-1 感染引起黏膜的 $CD4^+$ T 细胞免疫应答以及 HIVgp 120g 与霍乱毒素共表达的 DNA 疫苗的免疫源性。如果 ELISPOT 要进一步推广应用，特别是临床应用，其标准化将是一个十分重要的问题。美国 FDA 和 NIH 等已经开始建立 ELISPOT 的标准化流程，相信随着 ELISPOT 技术的成熟、标准化程序的建立，它的应用将会更加广泛。

（3）流式细胞分析法：细胞因子可以调节多种细胞产生生理效应，在异常情况下也可导致病理反应，是机体免疫应答的重要元素。对于细胞因子网络的了解有助于对疾病免疫机制的深入研究，使用流式细胞仪检测细胞因子网络，精确性高、重复性好，具有其他实验方法无法比拟的精确度和灵敏度，有科研及临床推广价值。

①胞内细胞因子测定法（intra-cellular CK staining，ICS）：细胞因子产生过程中，有一个从胞质到胞膜，再释放到体液或培养上清中的动态变化。活化免疫细胞内的细胞因子检测，对研究分泌细胞因子的细胞类型、产量、所产生细胞因子的种类、细胞免疫功能等有重要作用，但测定活化细胞内产生的细胞因子极为困难，目前，应用流式细胞术检测可以从单细胞水平检测不同细胞亚群所分泌的细胞因子，不但了解细胞中细胞因子的量和分泌细胞因子的细胞类型，而且能了解细胞内细胞因子产生的动力学。应用多种单克隆抗体可在一种细胞内同时测定多种不同的细胞因子。

ICS 是应用细胞内累积细胞因子的染色和多色参数的 FACS 法，其操作的大体步骤是：分离制备细胞、活化细胞、封闭细胞表面 Fc 受体、细胞表面抗原染色、固定和通透、细胞内细胞因子染色、流式细胞仪测定和结果分析。若用外周血测定，活化起始细胞一般用单个核细胞。活化 T 细胞除用抗原外，主要植物血凝素（PHA）、巴豆酯（PMA）、离子霉素（ionomycin）、钙离子载体 A23187、T 细胞受体抗体或 CD3 的抗体等；活化 B 细胞除抗原外，多用脂多糖（LPS）、金黄色葡萄球菌肠内毒素 A 及 B 细胞受体抗体；活化单核细胞用 LPS 和某些细胞因子。由于抗原活化效率低，多用多价活化剂或几种合用活化细胞，要根据测定目的选择。

本法测定的是细胞因子的前体分子，测定的是单一细胞行为。如前所述，除测经常表达和病理情况下亢进表达的细胞因子可直接取样品细胞测定外，一般要在适当活化条件先活化细胞，使之合成欲测细胞因子。由于活化过程中加入蛋白质运输抑制物，如莫能菌素（monensin）和布雷菲尔德菌素 A，阻止了细胞因子分泌，提高了阳性率。

T 淋巴细胞是细胞免疫反应的主要免疫细胞，对各种抗原刺激后合成细胞因子的种类及数量研究最多，对检测疾病过程中机体的免疫状态、评价各种疫苗的临床应用效果、辅助性 T 细胞亚群分析等有重要意义。

与 ELISPOT 法相比较，胞内细胞因子染色法是检测循环淋巴细胞中抗原特异性 T 淋巴细胞的可行方法，而 ELISPOT 法却可以检测所有分泌细胞因子的CTL。

②流式细胞小球微阵列术(cytometric bead array,CBA)检测法：流式细胞小球微阵列术(CBA)即微量样本多指标流式液相蛋白定量技术，是一个基于流式细胞检测系统的多重蛋白定量检测方法，它能够同时对单个样品中的多个指标进行检测。CBA系统对应受检系统中的每一个检测指标都设有不同的捕获微球，不同的捕获微球上包被有特异的捕获抗体，并具有不同的荧光强度，通过捕获微球与待测样品溶液混合后，微球上的特异性抗体就与样品(血清、血浆或细胞培养液)中的相应抗原或蛋白结合，最后，加入荧光的检测抗体以形成"三明治"夹心复合物，通过流式细胞仪进行荧光检测，通过对应各种不同检测物的特异微球上所带有荧光强度不同，同时测定分析样本中多种可溶性成分的数量。

日常检测中，常需对溶液体系中的可溶性蛋白进行定量检测，如细胞培养上清或血清中的细胞因子含量的定量分析，由于这些细胞因子的含量较少，低于一般常规方法的检测下限，很难检测。利用流式细胞仪可对荧光信号的高敏感性及级数放大的特性，只需使受检的可溶性因子附着于一些具有近似细胞直径的微粒上，即可对受检样品中的各种可溶性因子进行检测。相对于传统的ELISA技术，荧光信号显色的灵敏度比一般化学发光的灵敏度高，加上利用流式细胞仪对于荧光信号放大的作用，使这种技术检测未知样品中的指标所需要的样品浓度更低，实验时间更短；而且CBA可同时对一个样品中的多个指标进行检测，这为一些ELISA技术无法满足的实验提供了新的检测手段。

虽然液相蛋白定量检测的技术很多，但是大多数的技术仅能对样本进行单一指标的检测。检测多个指标时则需要提供大量的样本分批检测，操作烦琐。且各指标间差异性较大。对于样本量较少或需要对比各指标的用户，传统的技术无法满足需要。这种先进的技术代替传统的ELISA检测，具有标本用量少，需50ml样品量即可进行分析，灵敏度高、特异性高、可同时检测多种细胞因子等多种优点，尤其适合标本来源困难的临床病人的检测，可广泛应用于免疫相关疾病的发病机制和判断疗效的观察。

3.分子生物学测定法 这是一类利用细胞因子的基因探针检测特定细胞因子基因表达的技术。通过核酸标记技术可将细胞因子cDNA作为基因探针检测细胞内细胞因子基因组DNA或mRNA，主要有以下几种方法。

(1)分子杂交实验：应用核素(或非核素)标记的cDNA探针，通过分子杂交检测细胞内细胞因子DNA或mRNA的表达，包括Southern Blot、Northern Blot方法。这是一种高度敏感和高度特异的检测技术，目前在实验室研究中使用较广，其缺点是操作较为烦琐，测定结果只能代表细胞因子基因的表达，而不能代表活性细胞因子的水平。

(2)细胞或组织原位杂交：应用标记cDNA探针/RNA探针与细胞或组织切片进行原位杂交，然后进行放射自显影。

实验的关键在于制备高质量的核酸探针和获得合格的待测物(提取的mRNA样品或细胞/组织标本)。核酸探针是指一段用放射性核素或其他标记物(如生物素、地高辛等)标记并与目的基因互补的DNA片段或单链DNA、RNA。根据其来源可分为cDNA探针、寡核核苷酸探针、基因组基因探针及DNA探针等。其中cDNA探针和人工合成寡核苷酸探针常用于斑点杂交及Northern blot，而RNA探针因穿透性好更适用于原位杂交。

(3)反转录-聚合酶链反应(RT-PCR)法：细胞因子mRNA经反转录为cDNA，用特异性细胞因子引物经聚合酶链反应(PCR)扩增细胞因子cDNA，可快速、灵敏地检测表达很低的细胞因子mRNA的表达水平，并可同时测定同一样本中多种细胞因子mRNA水平。由于细胞因子mRNA半衰期短和拷贝数少，这种方法灵敏性高和操作简便，比Northern印迹法和原位杂交法更有临床应用前景。

RT-PCR法的扩增技术日趋成熟，目前的主要问题是如何防止假阳性，假阳性困扰所有PCR操作，这个问题的克服有赖于对操作环境和操作规程的规范及严格限制，有赖于简化及合并操作流程。随着PCR技术的发展和完善，随着细胞因子引物和对照模板的标准化，细胞因子的分子生物学测定方法将会应用于临床。

上述三种方法，各有优缺点，可互相弥补，在实际应用中，应根据各自的实验目的和实验室条件进行选择。生物学检测法比较敏感，其优点是只有具有生物活性的细胞因子才能被检测，是最可靠的方法。然而由于该方法本身的要求(需要长期培养依赖性细胞株)和细胞因子效应的冗余性，严重限制了生物测定方法的特异性，所以生物学方法目前已经几乎完全被酶免疫测定取代。免疫学检测法其优点是操作简便、迅速,重复性好,高特异性、高灵敏度、易标准化,缺点是所测定的只代表相应细胞因子的量而不代表活性,因此要了解细胞因子的生物学效应,必须结合生物学检测法。分子生物学法只能检测基因表达情况,不能直接提供有关细胞因子的浓度及活性等资料,主要用于机制探讨。

(三) 细胞因子测定的临床应用

细胞因子测定的临床应用主要有:特定疾病的辅助诊断、评估机体的免疫状态、判断治疗效果及预后、细胞因子临床治疗应用的监测、病理变化和损伤机制研究。

1. 细胞因子测定的临床应用原则　细胞因子的一个最大特点就是功能的多样性和组织细胞的非特异性,这也就决定了其测定的临床应用必须考虑细胞因子的来源以及测定方法的应用。

(1) 要全面了解一种细胞因子在特定疾病中的意义,应使用多种方法综合分析。由于细胞因子在体内的含量甚微,给细胞因子的检测带来困难,同时由于细胞因子种类繁多,生物学效应表现为多效性、重叠性、拮抗效应和协同效应,形成十分复杂的细胞因子网络。因此,在检测细胞因子时,常采用多种方法综合分析。

(2) 测定标本的适当选择。正常的生理情况下,血液循环和体液中各种细胞因子的浓度极低,只有在特定的病理状态下,如炎症、肿瘤等,某些细胞因子才能出现大量分泌,此时可用血液或体液标本直接检测。如想了解局部炎症下细胞因子的分泌情况,则应以局部分泌液作为检测标本。要对细胞因子进行细胞内定位或检测细胞因子的基因,可以相应的细胞作为标本。

(3) 同时测定多种细胞因子,为了解 T 细胞、巨噬细胞和上皮样细胞分泌相应细胞因子的功能,应同时测定多种细胞因子。

2. 作为特定疾病诊断的辅助指标　正常情况下,细胞因子表达和分泌受机体严格的调控,在病理状态下,细胞因子会出现异常性表达,表现为细胞因子及其受体的缺陷,细胞因子表达过高等。在特定的疾病情况下,某种细胞因子的定性和(或)定量测定可作为疾病诊断和鉴别诊断的辅助指标。如慢性乙肝和慢性丙肝患者外周血单核细胞用 LPS 刺激后,其 IL-1 和 IL-2 分泌能力低于正常人,其他非病毒性肝病如酒精性肝硬化和原发性胆汁性肝硬化患者则无变化。

在炎症、自身免疫病、变态反应、休克等疾病时,某些细胞因子的表达量可成百上千倍地增加,例如为风湿性关节炎的滑膜液中可发现 IL-1、IL-6、IL-8 水平明显高于正常人,而这些细胞因子均可促进炎症过程,使病情加重。应用细胞因子的抑制剂有可能治疗这类炎性细胞因子水平升高的疾病。

3. 评估机体的免疫状态判断治疗效果及预后　细胞因子的产生分泌与机体的免疫状态密切相关。HIV 感染患者发病前,机体免疫功能尚处于正常。监测如 TNF-α 等细胞因子的水平,有助于了解机体的免疫功能状态、预测病情发展。

细胞因子的继发性缺陷往往发生在感染、肿瘤等疾病以后,如人类免疫缺陷病毒(HIV)感染并破坏 TH 后,可导致 TH 细胞产生的各种细胞因子缺陷,免疫功能全面下降,从而表现出获得性免疫缺陷综合征(AIDS)的一系列症状。

但是由于细胞因子的多效性和作用的复杂网络,没有任何疾病可以将细胞因子作为疾病特异性标志。细胞因子的体内检测不适合以鉴定诊断为目的,只适合于对一些过程活动程度的检测,比如一些不应出现的免疫反应如移植排斥反应、自身免疫性疾病或与感染相关的发病机制。

4. 细胞因子临床治疗应用时的监测　在进行特定疾病的治疗时,可采用补加细胞因子和阻断细胞因子作用两种方法进行特定疾病的治疗,治疗时进行相应细胞因子的胞内和(或)胞外测定,对于治疗效果的监测及指导用药具有重要意义。目前,细胞因子已广泛应用于临床的已有 EPO、IFN-α、G-CSF、GM-CSF 及试用于临床的白细胞介素等。为了研究细胞因子在生理系统的作用及了解细胞因子产品用于临床治疗的效果,进行细胞因子的检测就必不可少。

综上所述,应认识到在检测细胞因子时,必须考虑到细胞因子的作用具有网络性的特点和上述问题。人们需明确检测方法所测定的细胞因子成分,并考虑其抑制剂和可溶性受体的水平,将生物分析法和免疫分析法结合使用,有可能得到较为可靠的结果。当然,准确、灵敏的检测方法是进行细胞因子研究的首要条件,临床诊断需要相对容易的操作。随着细胞因子在治疗中应用的逐步增加,其检测必将被广泛地使用。

二、细胞黏附分子

(一) 概况

1. 定义及分类　细胞黏附分子(cell adhesion

molecules,CAM)是指由细胞产生、介导细胞与细胞间或细胞与基质间相互接触和结合的分子。黏附分子大多为糖蛋白,分布于细胞表面,以配体-受体结合形式发挥作用,也可以可溶性形式存在,具有广泛的生物学作用。

细胞黏附分子主要介导细胞与细胞间、细胞与基质或细胞-机制-细胞间的黏附,参与细胞的信号转导与活化、细胞的伸展和移动、细胞的生长及分化、炎症、血栓形成、肿瘤转移、创伤愈合等一系列重要生理和病理过程。

白细胞和血管内皮细胞、巨噬细胞和上皮细胞等及血液中均存在细胞黏附分子。目前发现的黏附分子基因有近百种,形成一个庞大的黏附分子大家族。按其结构特点分为整合素家族、免疫球蛋白超家族、钙黏蛋白家族、选择素家族及黏蛋白样血管地址素,此外还有一些尚未归类的黏附分子。常见的黏附分子有:

(1) ICAM:ICAM 属于免疫球蛋白超家族成员,ICAM-1(CD54)、ICAM-2(CD102)、ICAM-3(CD50)是细胞间黏附分子,是整合素的配体,参与白细胞到达炎症部位、淋巴细胞再循环、白细胞之间及 T 细胞与 APC 细胞之间的黏附,诱导 T 细胞早期活化、黏附和增殖。

(2) VCAM:VCAM(CD106),即血管黏附分子,属于免疫球蛋白超家族成员,主要表达于血管内皮细胞,炎症因子和细胞因子均可上调其表达,结合整合素成员 $\alpha4\beta7$,参与淋巴细胞、单核细胞等穿越血管壁到达炎症部位的过程。

(3) 选择素家族:包括 E-选择素、L-选择素和 P-选择素三个成员,分别表达于内皮细胞、白细胞和血小板。E-选择素,又称内皮细胞白细胞黏附分子-1,主要介导白细胞在内皮细胞表面最初的滞留和滚动及随后迁移至炎症组织;L-选择素又称白细胞内皮细胞黏附分子-1、淋巴细胞归巢受体,除去参与白细胞在内皮细胞表面最初的滞留和滚动,还在未致敏淋巴细胞经 HEV 归巢到外周淋巴结和派氏结合淋巴结过程中起重要作用;P-选择素参与淋巴细胞和血小板沿血管壁的滚动,从而间接介导淋巴细胞和 T 细胞在 HEV 的归巢。

2. 细胞黏附分子的功能 在炎症过程中参与白细胞与血管内皮细胞的黏附;参与淋巴细胞的归巢与再循环;参与免疫细胞的识别作用;参与细胞的发育、分化、附着及移动;参与免疫应答;参与肿瘤的浸润和转移、影响杀伤细胞对肿瘤细胞的杀伤、有助肿瘤的诊断;参与血栓的形成,与临床疾病的关系非常密切。

(1) 黏附分子与肿瘤浸润和转移:黏附分子与肿瘤的关系主要包括对肿瘤浸润和转移的影响,对杀伤细胞杀伤肿瘤的调节,以及临床上提供肿瘤诊断的辅助手段。

恶性肿瘤一个重要生物学特征是其对邻近正常组织的浸润及远处转移,目前已知肿瘤的浸润和转移与其黏附分子(钙黏附素、整合素等)表达水平的变化有关。一方面肿瘤细胞某些黏附分子表达的减少可以使细胞间的附着减弱,肿瘤细胞与细胞外基质成分的黏附性增强,并导致肿瘤细胞游离出基底膜,这是肿瘤浸润性生长和远处转移的始动步骤;另一方面,肿瘤细胞表达的某些黏附分子使进入血中的肿瘤细胞得以和血管内皮细胞黏附,造成血行转移。

(2) 黏附分子与炎症:白细胞表面黏附分子介导白细胞与血管内皮细胞的黏附,在炎症发生时,白细胞沿血管壁滚动,并通过黏附分子与之发生紧密黏附,随后穿越血管内皮细胞,进入炎症局部。

(二) 细胞黏附分子的检测

正常情况下血液循环中可溶性黏附分子含量低,某些病理情况下黏附分子在各种细胞因子、内毒素、凝血酶等作用下,细胞黏附分子由细胞内储存池转移至细胞膜或合成增加,导致细胞表面的黏附分子数量增多。因此在某些疾病中细胞黏附分子的数量有改变。此外,细胞黏附分子经磷酸化、糖基化等修饰作用可发生构象改变,表达黏附分子的基因改变,导致其亲和力和扩散速率改变而影响其功能,因此定量检测细胞黏附分子的数量、亲和力、扩散速率及基因结构对探索某些疾病的发病机制、监视疾病的发生、发展过程和指导临床治疗有重要意义。目前的检测方法,大多限于用免疫学技术检测其数量,而有关分子的亲和力及扩散速率的检测正在建立中。

1. 细胞黏附分子基因及基因表达的测定

(1) 细胞黏附分子基因的多态性测定:为阐明某些涉及内皮功能低下的疾病的遗传学特性,可测定特定黏附分子的基因多态性。

①PCR-SSCP 方法:基本原理是特定的 PCR 产物经变性处理后,聚丙烯酰胺凝胶电泳,根据单链 DNA 在凝胶中迁移的位置确定突变的存在。本法具有操作简便、快速、灵敏及适用于大样本及未知的基因多态性检测的优点。其缺点是:测定点突

变时,不能排除假阳性,测定特异性必须由DNA测序来证实;PCR-SSCP的测定操作难以标准化。

②PCR-RFLP方法:本法是最为常用的基因多态性测定方法。原理是不少DNA多态性发生在限制性内切酶的识别位点上,酶解该DNA片断,就会产生长度不同的片断,称为限制性片断长度多态性。因此特定DNA被水解后的长度变化可反映DNA中特定区域的结构改变。

方法是特定的PCR扩增产物用特异的限制性内切酶消化。将酶切消化后的DNA片断在凝胶中电泳,经Southern转移到硝酸纤维素膜上,与放射性核素或非放射性核素标记的DNA或单链RNA探针杂交,进行放射自显影测定或加酶底物显色。

③实时荧光PCR方法:常用的实时荧光PCR方法有TaqMan探针方法、分子信标探针方法和荧光标记双探针方法等。这些方法可用于基因多态性的测定,针对靶核酸中可能出现点突变、缺失、插入和重排等的区域设计的探针,从而证实多态性的存在。

(2)细胞黏附分子基因表达的测定:细胞黏附分子mRNA的测定,可使用Northern-blot和(或)RT-PCR方法进行。

2. 细胞表面黏附分子的检测 由于黏附分子细胞表面表达极微,需要非常灵敏的方法才能检测到。目前检测细胞表面黏附分子常用的方法有:酶免疫组化法、ELISA、RIA、免疫荧光法、流式细胞仪测定法、时间分辨荧光免疫测定法、免疫印迹法等。

(1)酶免疫组织化学测定:酶免疫组织化学方法是最常用的特定组织细胞表面黏附分子的测定方法,其基本原理是,酶标的抗特定黏附分子的抗体与处理好的组织切片标本反应后,如组织细胞表面存在相应的黏附分子,则酶标抗体即可与其结合,再加入底物显色,显微镜下观察结果。可以在测定中引入二抗和生物素-亲和素系统,以提高测定的灵敏度。

(2)放射免疫测定法:通常用抗细胞黏附分子抗体包被载体,加受检样品后,继加相应单克隆抗体和核素标记的二抗作非竞争性固相放射免疫测定法。

(3)酶免疫方法

1)酶免疫显色测定方法:本法与酶免疫组织化学的区别就在于标本的不同,是最常用的特定组织细胞表面黏附分子的测定方法,基本原理是:吸附于固相载体上的靶细胞,其表面的黏附分子可与加入的酶标抗体结合,再加酶显色底物进行显色反应,显色的深浅与细胞表面的特定黏附分子的含量成正比,又被称为细胞-ELISA。本法应用最广,但仅能检出一群细胞的表面黏附分子数量,而不能反映单个细胞黏附分子数量的变化。

2)酶免疫化学发光测定:方法与酶免疫显色测定基本相似,不同的是显色反应,加入的是酶的发光或荧光底物。

酶免疫方法用于细胞黏附分子测定简单方便,测定灵敏度也高。其缺点是:①内源性酶的干扰;②将细胞固定在固相表面时,固定剂的使用可以破坏细胞表面抗原物质,同样会增加非特异性染色。

(4)免疫荧光测定法。

1)组织细胞免疫荧光法:免疫荧光方法也可以用于特定组织细胞表面黏附分子的测定,其测定的基本原理和基本操作步骤也类似,其最大的区别是标记物不同,本方法用的标记物是荧光素。标本可以是切片或细胞。

2)流式细胞仪测定方法:除常规的间接免疫荧光法外,用不同激发波长的荧光素染色受检细胞,在FACS仪上可同时检测有两种不同的细胞黏附分子。本法可用于内皮细胞、淋巴细胞等细胞表面的黏附分子的测定。

①流式细胞术检测上皮黏附分子。上皮细胞黏附分子(ECAM),也称上皮表面抗原(ESA)及上皮细胞糖蛋白(EGP-2)。表达于呼吸道及胃肠道,在肾小管、卵巢上皮细胞表面以及非鳞状上皮细胞及其来源的肿瘤上面均表达,在表皮细胞上无表达。直接应用流式细胞术进行标记检测。

②流式细胞术检测整合素家族成员。PAC-1识别活化血小板上血小板纤维蛋白受体或其附近的糖蛋白GPⅡb/Ⅲa复合物位点,GPⅡb/Ⅲa是异二聚体黏附分子蛋白受体家族的成员,存在于各种类型的细胞上,属于整合素黏附分子家族。活化血小板通过构型改变暴露出配体结合位点。PAC-1仅与活化的血小板结合,识别具有特异性。PAC-1用于临床出血和血栓紊乱、血管损伤的研究;血小板表面变化的代谢反应;抑制血小板活化的治疗方法的研究。

3)时间分辨免疫荧光测定方法:本法也可用于内皮细胞、淋巴细胞等细胞表面的黏附分子的测定。其特点是:不受非特异荧光的干扰,可同时用于多种黏附分子的测定,没有放射性污物的处理问题。

由于黏附分子的异质性、功能交叉性和多样性、来源的复杂性和组织细胞的非特异性,决定了在进行这些分子检测时,必须对方法选择和结果判断做出综合考虑。

(三)可溶性黏附分子

1. 可溶性黏附分子的概念　白细胞、血管内皮细胞或其他细胞表面的黏附分子可以被内吞进入细胞,也可以脱落下来进入血液成为可溶性黏附分子(sAM)。此外,某些黏附分子的 mRNA 存在着不同的剪接形式,有的 mRNA 翻译后的产物直接分泌进入血液成为可溶性黏附分子的另一个重要来源。某些可溶性黏附分子还可在脑脊液、肺灌洗液、尿、滑膜液及腹水中出现,反映了局部黏附分子的表达和代谢状况。

多数黏附分子都有其相对应的可溶性黏附分子存在,目前研究较多的有可溶性 E、L、P 选择素、VCAM-1、ICAM-1、CD44、NCAM 分子等。可溶性黏附分子可以显示黏附分子的结合活性,因此可以作为调节细胞黏附作用的一个途径。

2. 可溶性黏附分子的测定

(1)酶联免疫吸附试验:可溶性黏附分子的测定标本为血清或其他体液,检测可溶性黏附分子一般用酶免疫测定法,主要为双抗体夹心 ELISA。

(2)其他免疫测定方法:由于免疫测定方法对蛋白和多肽类抗原测定的通用性,从理论上说,任一种免疫测定方法均可用于可溶性黏附分子的测定,在实际应用中,可根据检测标本种类、检测目的及可得到的检测手段而采用具体的测定模式。

(四)细胞(可溶性)黏附分子测定的临床应用

机体免疫应答的强弱可通过细胞因子或黏附分子的表达水平来反映,其过高或过低表达均系免疫调节异常的结果。细胞黏附分子测定的临床意义主要有:

1. 探讨疾病发生发展机制　黏附分子有可溶性和膜结合性两种形式,均与机体的免疫状态和疾病的发生有关,在炎症、肿瘤转移和器官移植排斥反应中发挥着重要的作用。许多疾病过程均可出现黏附分子和细胞因子表达的异常改变,高表达、低表达或是缺陷均可与某些特定疾病密切关联,同时还可反映疾病的进程。

选择素是炎症早期最早起作用的黏附分子,也与肿瘤细胞浸润及转移相关。血清中选择素水平可反映体内血管内皮细胞的活化状态,感染、肿瘤、糖尿病及多种疾病患者体内水平可明显增高。在尿毒症和血小板减少性紫癜患者血液中,溶血性 P 选择素明显增高;而败血症、HIV 感染和艾滋病患者血液中 L 选择素比正常人高 2~3 倍。

2. 疾病早期诊断　血液循环中可以为疾病辅助诊断的可溶性细胞黏附分子主要有免疫球蛋白超家族的 VCAM-1 和 ICAM-1 和选择性家族。ICAM-1 在肝病、寄生虫病如阿米巴病、贾第虫病和弓形虫病等、转移癌、溃疡性结肠炎等的患者血循环中浓度明显增高,其测定可作为血管内皮损伤及疾病严重程度的诊断指标。VCAM-1 在肾功能损害、自身免疫病如系统性红斑狼疮和风湿性关节炎等,器官移植排斥、深静脉栓塞等的患者栓症的早期诊断增高。在深静脉栓塞手术后的病人血清中检测 VCAM-1,可作为静脉血栓症的早期诊断指标。在器官移植病人,在移植器官发生排斥反应前数天,即可测出病人血液中 VCAM-1 有明显升高,可以作为器官移植后监测早期排斥发生的非侵入性指标。

3. 相关黏附分子的检测有助于疾病肿瘤的临床诊断　组织细胞活检标本的特定细胞黏附分子测定,可作为恶性肿瘤诊断和预后的指标。LI-钙黏素是肠道特异的细胞黏附分子,胃活检组织标本的 LI-钙黏素免疫化测定可作为胃发生和肿瘤形成及分化较好的腺癌的一个重要的早期辅助诊断指标。对组织标本的 E-钙黏素的免疫组化测定为阴性,可能预后不良,如 E-钙黏素测定可作为分化的甲状腺癌的一个独立预后指标。有些黏附分子可作为肿瘤标志物,如癌胚抗原(CEA/CD66)、上皮细胞黏附分子(EpCAM/CD362)等。

4. 黏附分子提示疾病进展　肝炎、肝硬化等患者血液中超免疫球蛋白家族中 ICAM-1 水平增高,与肝功能损害指标相关。在神经系统炎症患者脑脊液、类风湿关节炎的滑膜积液及癌症腹水中均可检测到 sICAM-1。在体内,sICAM-1 水平升高与黑色素瘤病情的发展及其他肿瘤的肝脏转移相平行。肿瘤患者与炎症患者血清中 sVCAM-1 高于正常水平,而全身性红斑狼疮患者血清中 sVCAM-1 与其病情活动程度相吻合。

5. 黏附分子的水平作为观察治疗效果和判断预后的重要指标　血液中可溶性 L-选择素的增高可见于败血症、HIV 感染和 AIDS 患者,L-选择素具有抑制白细胞对内皮细胞黏附的功能,因此,血中可溶性 L-选择素的增高可作为疾病预后的辅助诊断指标。感染、肿瘤、糖尿病等多种疾病患者血液中可溶性 E-选择素水平高于正常人,其中以脓毒败血症患者最高,并与疾病的严重程度和预后相关,可溶性 E-选择素水平持续升高的患者往往死亡率高。

在疾病状态下,黏附分子的表达往往增加,可致血清中可溶型黏附分子的水平显著升高,因此检测可溶型黏附分子的水平已成为监测某些疾病状态的手段。接受治疗的患者进行细胞因子水平的监测,对保证治疗效果具有指导意义。

(李美星　沈立松)

■ 参考文献

全国临床检验操作规程.2006.第 3 版.南京:东南大学出版社.

谭锦泉,邓涛.2004.临床免疫学.北京:科学出版社.

王建中.2005.临床流式细胞术.上海:上海科学技术出版社.

周光炎.2007.免疫学原理.上海:上海科学技术出版社.

朱汉民,沈霞.2004.临床实验诊断学:实验结果的应用和评估.上海:上海科学技术出版社.

第 66 章

感染性疾病的免疫学检验

> **大　纲**
>
> **了解**　病毒性肝炎病毒的类型，传播途径及致病机制；人类免疫缺陷病毒的生物学特性、传播途径及其致病机制；沙眼衣原体、肺炎衣原体、支原体、腺病毒的临床意义与检测方法；
>
> **熟悉**　检测肝炎病毒血清标志物的主要技术及其临床意义；TORCH 实验的项目组合及临床意义；
>
> **掌握**　检测人类免疫缺陷病毒的主要技术及其临床意义；TORCH 的检测方法与临床分析；轮状病毒、梅毒螺旋体的检测方法与临床分析。

第一节　肝炎病毒的免疫学检验

病毒性肝炎是由多种肝炎病毒引起的，以肝脏炎症和坏死病变为主的一组传染病。主要通过粪-口、血液或体液而传播。临床上以疲乏、食欲缺乏、肝大、肝功能异常为主要表现，部分病例出现黄疸，无症状感染常见。按病原分类，目前已确定的病毒性肝炎共有 5 型，其中甲型和戊型主要表现为急性肝炎。乙、丙、丁型主要表现为慢性肝炎并可发展为肝硬化和肝细胞癌。此外，最近还发现第 6 型和第 7 型肝炎病毒，暂定名为庚型肝炎病毒和输血传播病毒，但其致病性尚未明确。我国是病毒性肝炎的高发区，尤以 HAV、HBV、HCV 的感染较为突出。因此快速准确地检测肝炎病毒的标志物，对于病毒性肝炎的防治具有重要的意义。目前有各种不同的技术如化学发光技术、放射免疫技术、酶标免疫，以及金标记免疫技术等来检测肝炎病毒的标志物，从不同视角满足不同层次的需求，获得较好的效果。

一、甲型肝炎病毒

甲型肝炎病毒（hepatitis A virus，HAV）是小核糖核酸病毒科的一员，1981 年归类为肠道病毒属 72 型，最近由于它在生化、生物物理和分子生物学的特征与肠道病毒有所不同而归为人嗜肝 RNA 病毒属，该属只有 1 个种，即 HAV。HAV 病毒为一直径 27～32nm 的 20 面体立体对称圆球形颗粒，无包膜，核心为单链的 RNA 病毒。此病毒引起急性肝炎。病毒的感染是通过粪-口途径实现的。

甲型肝炎 HAV 经口进入体内后，经肠道进入血流，引起病毒血症，约过 1 周后才到达肝脏。随即通过胆汁排入肠道并出现于粪便之中。HAV 在肝内复制的同时亦进入血循环引起低浓度的病毒血症。HAV 引起肝细胞损伤的机制尚未充分阐明。HAV 与其他肠道病毒不同，它并不引起细胞病变。另外，HAV 大量复制并从粪便中排出之后，肝细胞损伤才开始出现，提示 HAV 可能通过免疫介导而不是直接引起肝细胞损伤的。在甲型肝炎患者血液和动物实验感染 HAV 的动物血中均可检出含有 HAV-Ag 和抗-HAV-IgM 的循环免疫复合物，提示免疫复合物可能参与发病机制。

HAV 的血清标记物检测

HAV 的试验室诊断可进行抗原检测、核酸检测及抗体检测。免疫电镜可用于检测 HAV 颗粒，但临床上很少用于诊断。放免法和酶免法均可用于查 HAV-Ag，PCR 法和核酸杂交法可用于查 HAV 核酸。但由于甲肝的病毒毒血症期短，较难得到合适的标本，从粪便中提取抗原也较烦琐，故临床上也较少用。临床上用的最多的是用 ELISA 方法查抗-HAV 抗体。

1. 抗-HAV-IgM 的酶联免疫吸附(ELISA)法和放射免疫(RIA)法检测

(1) 原理：采用捕捉 ELISA 法即包被抗-人 μ 链单克隆抗体，捕捉待检血清中 IgM 抗体，同时加入 HAV-Ag 和酶标记抗-HAV-IgG，加底物显色，亦有加入待检血清后，再加酶标记 HAV-Ag，加底物显色，用肉眼、分光光度计观察结果。RIA 法与上述原理相同，只不过固相载体一般用小球，且不是酶标记，而是用 ^{125}I 标记抗-HAV-IgG，用 γ 计数器测定放射性 cpm 值判断结果。

(2) 临床意义：抗-HAV-IgM 在 HAV 感染后亚临床期即已出现，其滴度迅速上升，感染 1~3 周达到高峰，3~6 个月后消失，1 年后检测不到。抗-HAV-IgM 测定可以用作甲肝的早期诊断和近期感染的标志。而且用单份血清即可做出诊断，是目前甲肝病原学诊断最常用的方法。

2. 抗-HAV 总抗体 ELISA 法和 RIA 法检测

(1) 原理：采用竞争 ELISA 法，即在板上包被 HAV-Ag，然后同时加入待检血清和酶标记抗-HAV，这样待检血清中如有抗-HAV 抗体，则与加入的酶标记抗-HAV 竞争与包被的 HAV-Ag 结合，加底物后显浅色或无色，为阳性。待检血清中如无抗-HAV 抗体，则酶标记抗-HAV 与包被的 HAV-Ag 结合，加底物后显深色，为阴性。测得的光密度值与抗-HAV 含量成反比。

RIA 法与上述原理基本相同，亦用竞争法。

(2) 临床意义：抗-HAV 为甲肝的总抗体，包括抗-HAV-IgM 和 IgG，主要是 IgG。它产生于感染的早期，在发病时，血清中的滴度已相当高，2~3 个月达高峰。抗-HAV-IgG 可维持很长时间，终身可检测到。抗-HAV-IgG 是保护性抗体，获得后一般不会再感染。出现抗-HAV-IgG 本身不能诊断为甲肝，同时存在抗-HAV-IgM 抗体才能做出诊断。出现抗-HAV-IgG 而无抗-HAV-IgM 是既往感染 HAV 并获得免疫力的一个标志。抗-HAV-IgG 检测可用于对甲肝的流行病调查和接种疫苗效果的观察。母亲感染过 HAV 的新生儿亦可检测到抗-HAV-IgG 达 8 个月。

二、乙型肝炎病毒

乙型肝炎病毒(hepatitis B virus，HBV)是嗜肝脱氧核糖核酸病毒科中哺乳动物病毒属的一员，此病毒是一种 DNA 病毒。又称 Dane 颗粒。完整的 Dane 颗粒分为包膜与核心两部分：包膜为脂蛋白，含乙型肝炎表面抗原(HBsAg)、糖蛋白与细胞脂肪。包膜内为 28 nm 直径的核心或核壳体。核心部分含有环状双股 DNA，DNA 聚合酶和核心抗原，是病毒复制的主体。

HBV 基因组又称 HBV-DNA，由 3200 碱基对组成，为环状部分双股 DNA，分为长的负链 L 和短的正链 S 两股。L 链有 4 个开放读码区(S,C,P,X 区)。

S 区又分为前 S_1、前 S_2 两区及 S 区，分别编码包膜上的前 S_1，前 S_2 蛋白和 HBsAg，三者合称为大分子蛋白；前 S_2 蛋白与 HBsAg 合称为中分子蛋白；HBsAg 又称为主蛋白或小分子蛋白。前 S_2 区还编码多聚人血清白蛋白受体(PHSA-R)。

C 区又分为前 C 区与 C 基因，编码 HBeAg 和 HBcAg。HBeAg 是可溶性多肽，分子量 17.5 kDa；HBcAg 是核心(核衣壳)多肽，分子量 21 kDa。前 C 区含有起始密码子，当前 C 区发生突变时，在 1896 位的核苷酸鸟嘌呤被腺嘌呤所取代，结果 TGG 密码子被 TA（终止密码子所取代。这时 HBV 仍有感染性，因为仍可表达 HBcAg 而不能表达 HBeAg）。

P 区编码一个碱性多肽，分子量约为 90 kDa，称为 DNA 聚合酶(DNAP)，具有反转录酶活性。

X 区编码 X 抗原(HBxAg)，内含 154 个氨基酸，具有反式激活作用。可反式激活其他病毒和细胞的转录。

HBV 病毒既可引起急性肝炎，也可引起慢性肝炎。感染途径是血液传播、性接触传播、母婴传播及输血或血液制品传播。此外在唾液、胃液、汗液、尿液、精液、阴道分泌物、月经、羊水中均检得 HBsAg。

乙型肝炎 HBV 通过注射或破损的皮肤、黏膜进入机体后，迅速通过血流到达肝脏和其他器官，并可在肝外组织中潜伏下来并导致相应病理改变和免疫功能的改变。

虽然 HBV 引起肝细胞损伤的确切机制还不清楚，但是免疫复合物引起的肝外损伤却比较肯定。急性乙型肝炎早期偶尔出现的血清病样表现很可能是循环免疫复合物沉积在血管壁和关节腔滑膜并激活补体所致。此时血清补体滴度通常显著下降。在慢性乙型肝炎时循环免疫复合物也可沉积在血管壁，导致膜性肾小球性肾炎伴发肾病综合征，在肾小球基底膜上可检出HBsAg、免疫球蛋白和补体C3。免疫复合物也可导致结节性多动脉炎。

乙型肝炎慢性化的发生机制还未充分明了，但有证据表明，免疫耐受是关键因素之一。由于HBeAg是一种可溶性抗原，HBeAg的大量产生可能导致免疫耐受。免疫抑制与慢性化有明显关系，如慢性肾炎长期接受血液透析治疗者、唐氏(Down)综合征、麻风病患者等，HBV感染多呈慢性。近年来注意到各种细胞因子在乙型肝炎发病机制中的作用。在严重肝损害的乙型或丙型肝炎患者血清中，肿瘤坏死因子(TNF)及白细胞介素1、6(IL-1、IL-6)水平均显著高于健康人及慢性迁延性乙型或丙型肝炎患者。这些细胞因子的产生可能与T细胞与抗原之间的相互作用有关，也可能是机体清除病毒的手段之一。

HBV实验室检测，临床上最常用的是用血清学方法检测HBsAg、抗-HBs、抗-HBc IgM、抗-HBc IgG、HBeAg及抗-HBe，亦有检测Pre-S_1及Pre-S_2和相应抗体者。方法最常用的为ELISA、微粒子酶免法，也有用RIA。还有检测HBV-DNA，主要用PCR方法和斑点杂交。此外，用化学发光法及时间分辨免疫荧光法等检测HBV的抗原和抗体也越来越普遍。

乙肝病毒血清标志物检测

1. HBsAg的检测 血清HBsAg的检测可采用固相放射免疫法、ELISA法、反向间接血凝试验等方法，是乙型肝炎病人早期诊断的重要指标。目前可采用化学发光法对血清中的HBsAg进行定量检测，这对肝炎病人动态疗效观察很有价值。

(1)原理：ELISA法采用双抗体夹心法。即在酶联反应板上包被抗-HBs，然后加入待检血清，再加入酶标记的抗-HBs，若血清中有HBsAg，则与抗-HBs结合，洗涤、加底物、显色，用酶标仪检测光密度，判断阴阳性结果。

RIA法与ELISA法原理相同，也采用双抗体夹心法。只不过是将抗-HBs包被在小球载体上，标记抗-HBs不是用酶，而是用^{125}I标记，测定结果用γ计数器测定放射性cpm值来判定。

微粒子酶免疫分析法(MEIA)采用双抗体夹心法。以抗-HBs包被于微粒子，加入待检标本和生物素标记的抗-HBs。若待检标本内有HBsAg，则结合形成抗-HBs·HBsAg·抗-HBs复合物，然后将含有微粒子液体移至玻璃纤维上，则微粒子与玻璃纤维结合，再加入标记有碱性磷酸酶(ALP)的抗生物素抗体，与生物素化的抗-HBs结合形成复合物。复合物不可逆地被纤维杯底部的玻璃纤维捕获，并在表面富集。再加入底物，即荧光底物4-甲基磷酸伞形酮(MUP)，被碱性磷酸酶催化分解形成MU，在360nm激发光照射下产生荧光。根据荧光强度计算待测血清中乙肝表面抗原(HBsAg)的含量。

(2)临床意义：HBsAg是HBV感染的标志，可作为乙肝的早期诊断和普查。在急性肝炎潜伏期即可出现阳性，先于临床症状及肝功能试验异常1～7周。由于HBsAg常和HBV同时存在，故血清中HBsAg阳性，常被看作有传染性。但严格来说，HBsAg本身不是传染性的标记，因此，乙型肝炎病毒体HBsAg阳性者，应同时检测血清中HBV-DNA，如HBV-DNA阳性，应被视为病人有传染性。HBsAg的检测目前普遍用作献血员的筛选方法。如献血员血清中HBsAg阳性，应禁止献血。HBsAg的检测还被用于孕妇的产前检查。对HBsAg阳性产妇所生新生儿进行乙肝疫苗接种，防止发生母婴传播。

同时出现HBsAg和抗-HBs，可能是不同亚型重复感染，即原先存在的抗-HBs不能对另一型HBsAg起中和作用。

2. HBeAg检测 多存在与HBsAg阳性的标本中，很少有HBeAg单独阳性者。

(1)原理：采用双抗体夹心ELISA法，MEIA和RIA法亦采用双抗体夹心法。

(2)临床意义：HBeAg是构成HBV的核心部分，因此，HBeAg的检测阳性标志有HBV复制，并有传染性。HBeAg在HBV感染的早期出现，在血清中和HBsAg同时存在。而在恢复期先于HBsAg消失。如HBeAg和HBsAg持续阳性，则成为慢性HBV感染(慢性乙肝或慢性HBV携带者)。HBeAg的测定还用于HBV母婴传播的检测。HBsAg和HBeAg均为阳性的母亲，所生婴儿90%以上于产后成为慢性HBV携带者。此类婴儿应于出生后即刻注射高价乙肝免疫球蛋白和乙肝疫苗预防。HBeAg的检测可用于抗病毒药物的疗效考核指标。如抗病毒药物治疗后，HBeAg转阴提示此类药物有抗 HBV 的疗效。但近年来发现有 HBV 前 C 区基因变异株感染，表现 HBeAg 阴性而抗-HBe 阳性及 HBV-DNA 阳性，故 HBeAg 阴性不能代表 HBV 复制受到抑制，对此类病人进行药效考核时，须同时检测 HBV-DNA 是否转阴，才能正确评估药物疗效。

3. 抗-HBe 检测

(1)原理：采用中和抑制 ELISA 法。即在酶联反应板上包被纯化的抗-HBe，然后加入待检血清和中和用 HBeAg，再加酶标记的抗-HBe。如果血清中有抗-HBe，则与中和用的 HBeAg 结合，从而抑制了 HBeAg 与板上包被的抗-HBe 结合，洗涤后再加入底物后不显色，视之为阳性。反之，若待测血清内无抗-HBe，则中和作用的 HBeAg 与包被的抗-HBe 及酶标记抗-HBe 结合，加底物后显色，视为阴性。

MEIA 和 RIA 法与上述 ELISA 法中和抑制法原理相似。

(2)临床意义：抗-HBe 是抗 HBeAg 的特异性抗体。抗-HBe 多出现于急性肝炎恢复期的病人中，比抗-HBs 转阳要早，出现于 HBeAg 消失后。当 HBeAg 转阴，抗-HBe 转阳，常提示 HBV 复制减弱，传染性减小，病情出现好转。

4. 抗-HBc 检测

(1)原理：采用竞争抑制 ELISA 法。即在酶联反应板上包被纯化的 HBcAg，同时与待检血清中的抗-HBc 和酶标记的抗-HBc 竞争结合，如果血清中有抗-HBc，则与包被的 HBcAg 结合，形成 HBcAg-抗-HBc 复合物，洗涤后再加入底物后不显色，视之为阳性。反之，若待测血清内无抗-HBc，则板上的 HBcAg 与酶标记抗-HBc 结合，加底物后显色，视为阴性。

MEIA 和 RIA 法与上述 ELISA 法竞争抑制法原理相似。

(2)临床意义：抗-HBc 是抗 HBcAg 的特异性抗体。它不是 HBV 感染的保护性抗体。抗-HBc 的出现是感染过 HBV 的标志，提示现在正在感染 HBV 或以往感染过 HBV。在窗口期，即 HBsAg 已消失，而抗-HBs 尚未出现时，只有抗-HBc 可检出。在流行区，约 20% 的人群可发生单独抗-HBc 阳性。

5. 抗-HBc IgM 检测

(1)原理：采用捕捉 ELISA 法，即包被抗-人 μ 链单克隆抗体，然后加入待检血清，再加 HBcAg，再加入酶标记抗-HBc，若待测血清内含有抗-HBc IgM，则形成抗-人 μ 链·抗-HBc IgM·HBcAg·酶标记抗-HBc 的复合物，加入底物显色，若待测血清内无抗-HBc IgM，则不形成上述复合物，加入底物不显色。

MEIA 和 RIA 法与上述 ELISA 法捕捉法基本相似。

(2)临床意义：抗-HBc IgM 是早期 HBV 感染的特异性血清学标志。在急性乙型肝炎时，抗-HBc IgM 常在 HBV 感染早期出现，且抗体的滴度很高。而慢性乙型肝炎和慢性 HBV 携带者，血清抗-HBc IgM 可持续阳性，但呈低滴度。因此，血清抗-HBc IgM 的检测可作为急性乙肝的早期病原学诊断方法，并有助于区分慢性活动性或非活动性肝炎。由于人体内有 HBV 存在和复制时，血清中可持续出现抗-HBc IgM，而 HBV 消失后，血清抗-HBc IgM 亦在短期内逐渐消失，因此血清抗-HBc IgM 阳性常为体内有 HBV 存在及复制的标志。抗-HBc IgM 对 HBsAg 阴性的急性重型肝炎有早期的诊断价值。在急性重型肝炎时，肝细胞大量坏死，可能影响 HBsAg 生成，血清中 HBsAg 浓度较低，HBsAg 检测成阴性，有时抗-HBs 以及抗 HBe 也呈阴性，因此抗-HBc IgM 阳性对 HBsAg 阴性的急性重型肝炎有早期的诊断价值。

6. 抗-HBs 检测

(1)原理：采用双抗原夹心 ELISA 法。即在酶联反应板上包被纯化的 HBsAg，然后加入待检血清，如果血清中有抗-HBs，则与包被的 HBsAg 结合，洗涤后再加入酶标记的 HBsAg，洗涤、加底物、显色，用酶标仪检测光密度，判断阴阳性结果。

MEIA 和 RIA 法与 ELISA 法原理相同，也采用双抗原夹心法。

(2)临床意义：抗-HBs 是抗 HBsAg 的特异性抗体。它是 HBV 感染的保护性抗体。抗-HBs 的出现是人体对 HBV 感染有免疫力的标志，提示过去曾感染过 HBV，现已恢复，体内 HBV 已被消除，无传染性。此外接种乙肝疫苗后，血清中出现抗-HBs，提示疫苗接种后已产生对 HBV 的免疫力。抗-HBs 的检测，可用于选择乙肝疫苗的接种对象。如接种乙肝疫苗前，检测血清抗-HBs 阴性，提示机体对 HBV 感染无免疫力，如血清 HBsAg 检测亦阴性，应该规则地接种乙肝疫苗。如抗-HBs 阳性，尤其是抗-HBs 水平在 10 mU/ml 以上，提示机体对 HBV 感染有足够免疫力，可以不接种乙肝疫苗。此外,抗-HBs 的检测还可以用作乙肝疫苗接种是否成功的考核指标。抗-HBs 的检测还可用于流行病学调查,检测人群中 HBV 的感染率及对 HBV 感染的免疫水平。此外,还可用抗-HBs 的检测来筛选抗-HBs 滴度高的人血清,制备高效价的乙肝免疫球蛋白,用于阻断母婴传播或暴露于 HBV 感染者血液及分泌物后的被动免疫。抗-HBs 和 HBsAg 同时阳性可见于急性重型肝炎或慢性活动性肝炎患者,此类病人为免疫功能低下或不同亚型感染,如同时抗-HBc 阳性则应注意预后及发展。

7. Pre S_1 的检测

(1)原理:采用双抗体夹心 ELISA 法。即在酶联反应板上包被抗-Pre S_1,然后加入待检血清,再加入酶标记抗-HBs,若血清中有 Pre S_1,则形成抗-Pre S_1·Pre S_1·酶标记抗-HBs 复合物,洗涤后,加底物、显色为阳性。反之,若待测血清内无 Pre S_1,则不形成上述复合物,加入底物不显色,为阴性。

(2)临床意义:Pre S_1 是 HBV 的外膜蛋白,是 HBV 复制和具有传染性的标志,与 HBV-DNA 的消失一致,仅存在于 HBsAg 阳性的血清中,在急性乙肝中检出率最高,随病情恢复逐渐下降。它可出现在急性乙肝早期和慢性乙肝患者的血清中。在急性期 Pre S_1 很快转阴即提示病情好转,若持续阳性则提示病情的慢性化。与 HBeAg 一样可用来评价药物疗效。

8. 抗-Pre S_1 的检测 抗-Pre S_1 尚未在临床上作为一项常规诊断指标广泛应用,国内也未见有试剂盒供应。

临床意义:抗-Pre S_1 是一种保护性抗体,可作为病毒清除、康复的一种标志。抗-Pre S_1 较早出现,提示病毒正在或已经被清除,预后良好。抗-Pre S_1 阳性,见于急性乙肝恢复早期,常表示 HBV 正在或已经被清除,是观察乙肝病情,了解预后及乙肝疫苗接种后是否有效的指标。

9. Pre S_2 检测

(1)原理:采用双抗体夹心 ELISA 法。同 Pre S_1 检测,只是将包被的抗体改成抗-Pre S_2。

(2)临床意义:Pre S_2 阳性提示是 HBV 复制,具有较强的传染性,仅存在于 HBsAg 阳性的血清中,在急性乙肝中检出率最高,随病情恢复逐渐下降。在急性乙肝恢复期 Pre S_2 先转阴,随后 HBeAg 消失,Pre S_2 的消失可预示 HBeAg 即将转阴。在慢性乙肝急性发作时,常在转氨酶升高前 Pre S_2 就明显升高,提示对预测慢性乙肝急性发作可能有临床价值,也可作为急性 HBV 感染慢性化指标。Pre S_2 蛋白的检出与 HBV-DNA 活动呈正相关。因此,Pre S_2 蛋白的检测不仅对判断 HBV 感染有价值,而且对观测病情预后,药物选择及疗效观察也有一定的作用,但与疾病的严重程度无关。

10. 抗-Pre S_2 检测

(1)原理:采用中和抑制 ELISA 法。即在酶联反应板上包被抗-Pre S_2,加入中和血清,再加入待检血清,最后加酶标记抗-Pre S2。若血清中有 Pre S_2,则形成抗-Pre S_2·Pre S_2·抗-Pre S_2 复合物,不能与酶标记抗-PreS_2 结合,加底物后不显色,视之为阳性。反之则显色,视为阴性。

(2)临床意义:目前认为抗-Pre S_2 是 HBV 的中和抗体,有清除病毒作用。抗-Pre S_2 在急性乙肝恢复早期出现,并发挥其保护性抗体的作用。在急性乙肝中,Pre S_2 在病毒被清除前转换成抗-Pre S_2,而在趋向慢性的病程中,则检测不到这种抗体。故抗-Pre S_2 是观察乙型肝炎进展、预后的观察指标。

三、丙型肝炎病毒

丙型肝炎病毒(hepatitis C virus,HCV)过去称为输血后或体液传播型非甲非乙型肝炎病毒。1959 年 Chop 等从受感染的黑猩猩血液标本中建立 cDNA 文库,从约 100 万个克隆中找到一个与本病恢复期血清起阳性反应的克隆,后者在酵母中表达的蛋白称为 C-100,用于检测非甲非乙型肝炎恢复期血清中特异性抗体取得成功。同年在东京国际非甲非乙型肝炎会议正式命名为 HCV。

序列分析比较,HCV 与黄病毒、瘟病毒基因结构极其相似,因而 1991 年国际病毒命名委员会将 HCV 归入黄病毒科丙型肝炎病毒属。

HCV 为 55nm 直径的球形颗粒,去包膜后为 33nm 直径的核壳蛋白包被的核心部分,内含全长约 9400 个核苷酸的单股正链 RNA 基因组。

HCV 病毒主要引起慢性肝炎,感染途径是血液传播、性接触传播、母婴传播及输血或血液制品传播。

丙型肝炎病毒通过注射或非注射途径进入体内之后,首先引起病毒血症,血浆中 HCV 的浓度为 $10^2 \sim 10^8/ml$。病毒血症间断地出现于整个病程。虽然细胞免疫所起的作用还不清楚,但在慢性丙型肝炎患者肝组织中可检出病毒特异性细胞毒性 T 细胞。

至于引起肝损害的机制,目前认为可能和乙型肝炎相似,即由免疫应答所介导。可能通过激活病毒特异性细胞毒性 T 细胞而引起肝损伤,也可能通过非特异性炎症细胞释放细胞因子,特别是 γ 干扰素而引起肝损伤。

超过 50% 的 HCV 感染转为慢性,由于 HCV 的变异能力很强,在 HCV 感染过程,新的突变株不断出现以逃避宿主的免疫清除作用,可能是导致血清 ALT 波浪式升高与慢性化原因之一。

HCV 与 HCC 的关系也很密切。现在认为慢性炎症可能是转变为 HCC 的重要因素。炎症细胞中的单核-吞噬细胞所分泌的自由羟基能破坏细胞 DNA,成为恶性转化的直接因素。

HCV 的实验室检测可用 PCR 方法检测病毒的 RNA,也可检测抗体。检测 HCV 所用的抗原多为重组多肽,根据包被抗原不同可分为第 1 代试剂(抗原为 C100-3)、第 2 代试剂(抗原包括 C 抗原和 NS_3、NS_4)和第 3 代试剂(抗原又加上 NS_5)。第 1 代检测抗-HCV 的抗原试剂。检出的抗-HCV,出现较晚,不能作为早期诊断 HCV 感染的方法。而且敏感性较差,尚可出现假阳性反应,患有高球蛋白血症和自身免疫性疾病的病人,如自身免疫性慢性活动性肝炎、原发性胆汁性肝硬化、类风湿关节炎、疟疾及有超氧化物歧化酶(SOD)抗体的病人或经长期储存、反复冻融或加热灭活的血清,均可出现假阳性反应。第 2 代测定抗-HCV 的抗原试剂抗-HCV 检出率较第 1 代抗原试剂明显升高;抗-HCV 检出时间较第 1 代提前,假阳性反应减少,特异性提高。第 3 代试剂盒检出 HCV 的阳性率更高,可达 99%。

用 ELISA 法检测抗-HCV 是目前用得最多的一种方法,此外还可用放射免疫法(RIA)和微粒子酶免法、化学发光法等。抗-HCV 可检测 IgG,也可测 IgM。一般认为 IgM 可诊断丙肝的急性感染,IgG 为非中和抗体。一般抗-HCV 阳性就代表 HCV 感染。

(一)抗-HCV 的检测

1. 原理

(1) ELISA 方法:采用间接法,即包被板上的重组多肽抗原先与待测血清中的抗-HCV 结合,再与酶标记的抗-人 IgG 结合,则形成 HCVAg·抗 HCV·酶标记抗-人 IgG 复合物,加入底物反应显色为阳性。如待测血清无抗-HCV 则不显色,为阴性。

(2) RIA 法与 ELISA 法原理相同,也采用间接法。只是用 ^{125}I 标记抗体,测定结果用 γ 计数器测定放射性 cpm 值来测定抗-HCV 的含量。

(3) 微粒子酶免疫分析法(MEIA):也是间接法,主要不同是将抗原或抗体包被在微粒子上,采用标记抗体的酶是碱性磷酸酶,底物为 4-甲基磷酸伞形酮(MUP),分解后测定荧光强度的变化率,从而测定抗-HCV 的浓度。在 AxSYM 自动免疫分析仪上做,准确、可靠。

2. 临床意义 抗-HCV 是 HCV 感染后产生的特异性抗体。因此,抗-HCV 的测定可以作为 HCV 感染的标记。检测血清抗-HCV 阳性,标志 HCV 的现正感染或以往感染过 HCV。一般来说,感染 HCV 后,抗-HCV 出现较迟,在临床发病 3~6 个月才阳性,亦可在 12 个月时才转阳,所以不能用于发现早期患者,而且一次阴性也不能否定丙肝的诊断。抗体的升高可和转氨酶峰值一致或在其后。抗-HCV 一般在感染发展成慢性的患者中持续下去。在缓解病例中,抗体在 6~12 个月消失,然而,抗-HCV 也可能在长达 4 年的时间内被检测到。在慢性感染时阳性率高于急性感染。抗-HCV 检测可用于丙肝病原学诊断、流行病学调查,筛选献血员和血液制品等。

由于丙肝患者血清中病毒含量很低,检测很困难。但最近国外已有检测 HCV 抗原的试剂盒。用 PCR 法检测血清和血浆内的 HCV RNA 提示 HCV 存在是早期诊断的最有效的实用方法。在检测抗-HCV 的同时能检测 HCV RNA,则能更好地判断感染状态。如 HCV-RNA 阳性,抗-HCV 阴性,则为早期急性 HCV 感染;HCV-RNA 和抗-HCV 均为阳性,提示为晚期急性 HCV 感染或慢性 HCV 感染;当 HCV-RNA 阴性,抗-HCV 阳性,则提示为丙型肝炎恢复期或以往感染过 HCV,目前体内 HCV 已被消除,已无传染性。

(二)抗-HCV IgM 的检测

1. 原理 与抗-HCV 检测基本相同,只是将酶标记抗人 IgG 改为抗人 IgM(或抗-人 μ 链)。

2. 临床意义 抗-HCV IgM 阳性表示 HCV 急性感染,在发病时或 ALT 上升 4 周呈阳性,是诊断丙肝的早期敏感指标。在慢性 HCV 感染时,若抗-HCV IgM 阳性提示病变活动,常伴有 ALT 升高。抗-HCV IgM 亦是判断 HCV 传染性的指标。

(三) 重组免疫印迹试验

1. 原理 将HCV各区基因编码的重组蛋白或合成多肽如C_{200}、C_{22-3}、C_{100-3}、$C_{33}C$及NS_5与SOD等固定在硝酸纤维素试纸条上,加上待测血清,再加酶标记抗人IgG,用来检测相应抗原区带的抗体。该试验能帮助区别特异性HCV抗体和非特异性抗体反应,是一确证试验。如果标本能和代表至少两个基因区的两条和两条以上的区带反应,且反应的强度等于或大于低水平的IgG对照区带的反应强度(≥1+),而与SOD带无反应,则为阳性。若标本只与来自1个基因区域的区带反应,则该标本被认为不确定标本。能与SOD区带反应,也能与HCV抗原反应且反应性≥1+的标本也被认为是不确定标本。HCV抗原区带的反应性≥1+,或试纸条上仅有SOD带则是阴性。

2. 临床意义 重组免疫印迹试验主要用于ELISA检测可疑者,能帮助区别特异性HCV抗体和非特异性抗体反应,是一确证试验。另外,有报道认为不同区带反应也代表着不同的意义,如C_{22-3}、$C_{33}C$和NS_5一般是急性期最早检测到的抗体,C_{100-3}出现较晚,经常与发展成慢性相关,而C_{22}、C_{33}则长期持续下去。

四、丁型肝炎病毒

丁型肝炎病毒(hepatitis D virus, HDV)是一种缺陷的RNA病毒。所谓缺陷就是指它不能单独寄生于肝细胞,一定要依赖HBV的协助,是乙型肝炎病毒的专性供体。HDV定位于肝细胞核和细胞质内,在血液中由HBsAg所包被,形成35～37nm颗粒。HDV呈球形,基因组由一条单股环状闭合负链RNA组成,内含1780个核苷酸。黑猩猩和美洲土拨鼠为易感动物。HDV可与HBV同时感染人体,也可以在HBV感染的基础上引起重叠感染。当HBV感染结束时,HDV感染亦随之而结束。这种病毒会造成严重的肝脏疾病,对HBsAg携带者是致命的。当HDV与HBV同时感染时,HDV更严重,会使乙型肝炎恶化。这种病毒感染是非肠道的,流行于发展中国家和发达国家的高危人群中。HDV感染主要引起慢性肝炎,感染途径是血液传播、性接触传播、母婴传播及输血或血液制品传播。

丁型肝炎病毒(HDV)感染可以通过检测HDV标记物进行病原学诊断。目前可以检测丁肝抗原(HDVAg)、HDV核糖核酸(HDV-RNA)、抗-HD IgM和抗-HD IgG。HDV的试验室检测可用核酸杂交和PCR方法,也可用ELISA法和RIA法检测HDVAg、抗-HD IgM、抗-HDV总抗体。

(一) 抗-HD IgM的检测

1. 原理 采用捕获ELISA法,即包被抗-人μ链单克隆抗体,然后加入待检血清,再加入HDVAg,再加入酶标记抗-HD IgG,若待测血清内含抗-HD IgM,则形成抗-人μ链·抗-HD IgM·HDVAg·酶标记抗-HD的复合物,加入底物显色,视为阳性,反之不显色则视为阴性。

2. 临床意义 抗-HD IgM在急性HDV感染的早期出现,一般持续2～20周可逐渐消失。慢性HDV感染时,抗-HD IgM可持续升高,因此,抗-HD IgM的检测可作为HDV感染的早期诊断方法。并可判断预后,如抗-HD IgM持续不转阴,提示为慢性HDV感染;而且抗-HD IgM测定可以鉴别是HDV的现症感染还是继往感染,现症感染常表现血清抗-HD IgM阳性,而继往感染则抗-HD IgM阴性而抗-HD阳性。因此,血清抗-HD IgM的检测对HDV感染的诊断意义很大。

(二) 抗-HDV总抗体的检测

1. 原理 可用ELISA间接法或阻断法。间接法的原理为包被板上包被的HDVAg与待测血清中的抗-HDV结合,再与酶标记的抗-人IgG结合,则形成HDVAg·抗-HDV·酶标记抗-人IgG复合物,加入底物反应显色为阳性。如待测血清无抗-HDV,则不显色,为阴性。

阻断法的原理为在酶联反应板上包被纯化的抗-HDV,然后加入待检血清和HDVAg,再加酶标记的抗-HDV。若待测血清内无抗-HDV,则HDVAg与包被的抗-HDV及酶标记抗-HDV结合,加底物后显色,视为阴性。反之,如果血清中有抗-HDV,则与HDVAg结合,从而抑制了HDVAg与板上包被的抗-HDV结合,洗涤后再加入底物后不显色,视之为阳性。

2. 临床意义 HDV感染后可出现抗-HDV。抗-HDV出现较晚,多在发病后3～8周出现,而且可呈低滴度持续多年。因此,抗-HDV是HDV感染的标志,但因出现较晚,不能作为早期诊断HDV感染的方法。当有急性或慢性活动性感染时,抗-HDV常呈高滴度。因此,持续出现高滴度抗-HDV,标志体内有HDV活动性感染。在诊断HDV感染时,抗-HD IgM的测定较抗-HD的意义更大。

(三)丁肝抗原(HDVAg)测定

1. 原理 采用双抗体夹心 ELISA 法。即在酶联反应板上包被抗-HDV,然后加入待检血清,再加入酶标记的抗-HDV,若血清中有 HDVAg,则与抗-HDV 结合,洗涤、加底物、显色,用酶标仪检测光密度,判断阴阳性结果。RIA 法与 ELISA 法原理相同。

2. 临床意义 HDVAg 是 HDV 的特异性抗原,是 HDV 的核心成分。HDVAg 可作为 HDV 活动性感染和有传染性的指标,在 HDV 感染早期血清中可出现 HDVAg,因此 HDVAg 的检测可作为 HDV 感染的早期诊断。血清 HDVAg 持续阳性或反复出现者,常提示为慢性 HDV 感染。急性 HDV 感染的病人有较高的血清 HDVAg 的阳性率,一般可达 78%~100%。但慢性 HDV 感染病人,因血清中存在抗-HDV,可和 HDVAg 形成免疫复合物,不易检出 HDVAg,故阳性率较低。HDVAg 可从血清及肝组织中检出,血清 HDVAg 的检测方法常用酶联免疫法和放射免疫法。肝组织检测方法可用免疫荧光法、免疫组织化学法,均有较高的阳性率。

五、戊型肝炎病毒

戊型肝炎病毒(hepatitis E virus, HEV)又名肠道传播型非甲非乙型肝炎病毒。1983 年 Salayan 等用免疫电镜技术从粪便中检出 27~38nm 病毒颗粒,1989 年 Reyes 等获得本病毒基因克隆,同年东京国际肝炎会议正式命名为 HEV。目前仍属于未分类病毒。HEV 呈球状,无包膜,直径平均 32~34nm,HEV 基因组为单股正链 RNA,分为结构区和非结构区。有 3 个部分重叠的开放读码框(ORF),ORF-1 编码非结构蛋白,ORF-2 编码核壳蛋白,可能是中和抗体的作用靶位,ORF-3 与 ORF-2 部分重叠,可能编码部分核壳蛋白。此病毒引起急性肝炎。病毒的感染是通过粪-口途径实现的。

戊型肝炎的病原学诊断可以通过检测戊肝 IgM 抗体(抗-HEV IgM)、戊肝抗体(抗-HEV)和急性期病人粪便中戊肝病毒(HEV)颗粒及 HEV 抗原,亦可检测肝组织中的 HEV Ag。

(一)抗-HEV IgM 的检测

1. 原理 采用间接法,即包被板上的重组多肽抗原先与待测血清中的抗-HEV 结合,再与酶标记的抗-人 IgM 结合,则形成 HEVAg·抗-HEV·酶标记抗-人 IgM 复合物,加入底物反应显色为阳性。如待测血清无抗-HEV,则不显色,为阴性。

2. 临床意义 在 HEV 感染的早期即可出现抗-HEV IgM,在恢复期逐渐消失,维持时间较短。抗-HEV IgM 的检测方法一般用酶联免疫法,有较高的敏感性和特异性。急性期病人抗-HEV IgM 的阳性率可达 95%。抗-HEV IgM 阳性,表示 HEV 感染急性期。但也有患者并不出现抗-HEV IgM 抗体,故未检出抗-HEV IgM 抗体并不能排除 HEV 感染。

(二)抗-HEV IgG 的检测

1. 原理 同抗-HEV IgM 的检测,采用间接法,只是将酶标记的抗-人 IgM 改为抗-人 IgG。

2. 临床意义 抗-HEV IgG 是 HEV 感染的血清学标志,紧随 IgM 出现。在急性感染期其效价最高,恢复期时可下降。目前倾向于 IgM 和 IgG 同时检测,有利于临床诊断,如两者同时存在,则表明正在感染。抗-HEV IgG 亦可作为 HEV 的急性感染的诊断指标,如果急性期第 1 份血清抗-HEV IgG>1:40,以后随着时间下降;或抗-HEV IgG 动态升高,则可诊断为 HEV 急性感染。抗-HEV IgG 是保护性抗体,感染 HEV 后可获得保护力。如检不出抗-HEV IgG,也不能排除 HEV 感染。

六、庚型肝炎病毒

庚型肝炎病毒(hepatitis G virus, HGV)是一种单股正链 RNA 病毒,其基因结构与 HCV 相似,属于黄病毒科。HGV 病毒的感染途径主要是经血传播。其致病性仍不清楚,尚需进一步研究。HGV 感染诊断可用 ELISA 方法检测抗-HGV,阳性表示感染或曾经感染过 HGV,但此方法还不很成熟。

七、输血传播病毒

1997 年 Nishixawa 等采用代表性差异分析法从 1 例输血后肝炎病人血清中分离到一种新的 RNA 病毒,暂称为输血传播病毒(transfusion trarsmittted virus, TTV)。TTV 为单股 DNA 病毒,可经血传播,在非甲至庚型肝炎病人中 TTV 感染率达 47%,并存在于病人肝组织中,提示 TTV 可能与部分非甲至庚型肝炎相关。

第二节 HIV 免疫学检测

人类获得性免疫缺陷综合征又称艾滋病（acquired immune deficiency syndrome，AIDS），是一种由人类免疫缺陷病毒（human immunodefiency virus，HIV）感染引起的慢性传染性疾病。病毒感染后导致机体免疫功能部分或完全丧失，$CD4^+$ T 淋巴细胞数目减少，继而出现机会感染、肿瘤等多种多样的临床表现。

HIV 是单链 RNA 反转录病毒，分 1 型和 2 型，AIDS 主要由 HIV-1 型引起，HIV-2 型仅呈地方性流行。HIV 能耐低温，对高温敏感，煮沸可迅速灭活，室温液体环境中可存活 15d，液体（即使含 10% 血清）中的 HIV 56℃ 10min 即可灭活。37℃时，经 70% 乙醇、10% 含氯石灰、2% 戊二醛、4% 甲醛溶液、35% 异丙醇、0.5% 来苏水和 0.3% 过氧化氢处理 10min 均可灭活 HIV。

HIV 病毒是单链 RNA 病毒，外有核壳蛋白，此外还有一种特殊的反转录酶，能以单链 RNA 作为样板，转录为双链 DNA，该双链 DNA 可与宿主细胞的 DNA 结合然后反转录为病毒的双链 RNA，因此感染艾滋病毒后，病毒的核酸永远与宿主细胞结合在一起，使感染不消失，机体无法清除病毒。艾滋病病毒由皮肤破口或黏膜进入人体血液，主要攻击和破坏的细胞是辅助性 T 细胞（Th），Th 具有协助体液免疫和细胞免疫应答功能。抑制 T 细胞（suppressive Tcell，Ts），具有抑制体液和细胞免疫功能。Th 和 Ts 互相协调与制约，形成 T 细胞网络。HIV 对 Th 细胞有亲和力，穿入这种细胞后可使之破裂、溶解、消失，从而使机体的 Th 减少，Th/Ts 倒置，细胞免疫功能缺损，呈免疫抑制状态，无限的繁殖使 Th 不可逆的损伤，致发生各种条件致病性感染及肿瘤（Kaposi 肉瘤）等，致死于免疫缺损的多发性疾病。艾滋病毒的寄生细胞是 $CD4^+$ T 淋巴细胞，当进入 $CD4^+$ T 淋巴细后即脱外衣壳体，露遗传物质"核酸"，与宿主遗传物质结合在一起，宿主细胞分裂繁殖时艾滋病病毒获得复制，后代细胞具有传染性。当条件适宜，病毒大量复制而置宿主细胞于死地。$CD4^+$ T 淋巴细胞是免疫反应的指挥者，当被艾滋病病毒大量破坏后，B 淋巴细胞和 TK 淋巴细胞由于收不到信号，就不能随需要增殖以杀灭外来的病原体或抑制体内某些肿瘤细胞的增殖。此外，在 T_4 淋巴细胞减少的同时，对免疫反应起抑制作用的 T_8 淋巴细胞亦有所减少，但不如 T_4 淋巴细胞减少得那样多。健康人的血液中，T_4 淋巴细胞与 T_8 淋巴细胞的比例是 2:1，但艾滋病病人则是 1:2 倒过来了，使免疫功能紊乱，防御阵线彻底崩溃。

一、HIV 感染导致的人体变化

人体感染 HIV 后，即开始了病毒在体内生存与机体免疫反应清除病毒的两种力量的持续较量。在没有任何有效治疗的情况下，数年或十数年后病毒将战胜机体，病人死亡。

病毒在体内的复制

HIV 在人体内的半衰期为 2d，每天产生或清除的病毒量平均约为 10^9。病毒在体内快速复制、播散、破坏细胞，最终战胜免疫系统的抵抗，使机体衰竭。按照病毒复制过程和各个阶段的主要特征将病毒在体内的动态分为以下几个期。

1. **体内播散期** 病毒进入体内在 2d 内到达局部淋巴结，5d 内进入血液循环。其结果是导致全身性播散，到达脑部和淋巴组织。

2. **原发 HIV 感染期** 从暴露于 HIV 到出现症状的时间一般是 2~4 周，但是在少数病例可长达 10 个月。在急性感染的数天内，淋巴结内被激活的淋巴细胞中出现高水平的病毒复制，在很短的几天内出现 P_{24} 抗原血症和高滴度病毒血症，每毫升血浆中可检出 10^7 个病毒 RNA 分子。$CD8^+$ T 细胞计数上升，并伴有短暂的 $CD4^+$ T 细胞计数下降。随着特异性体液免疫应答的出现，病毒血症减轻，突变病毒出现，病毒成为异质群体。免疫应答出现后，血浆中 HIV RNA 的滴度会下降 2~3 个对数级，急性 HIV 感染的症状也会消失。

3. **血清转换期** 用标准第三代 EIA 试剂检测，通常 3 周发生 HIV 抗体阳转。从 HIV 感染到产生抗体（或血清抗体阳转）称为"窗口期"，>95% 的 HIV 抗体都发生在感染后的 5~8 个月，故一般认为窗口期为 6 个月。"HIV 感染早期"的定义为血清抗体阳转和 HIV 感染 6 个月之间的阶段。6 个月时病毒载量达到一个"固定值"，如果不进行抗病毒治疗，几年内不会有很大变化。这个固定值和预后有很大关系。早期治疗的目标之一是重新设定固定值，使固定值保持较低水平。

4. **无症状感染期** 这个时期病人无临床症

状,体检时无异常,少数可查到"持续性全身性淋巴腺病"(persistent generalized lymphadenopathy,PGL),定义为至少有两处不相邻部位的淋巴结肿大,直径大于1cm,以颈部和腋下淋巴结肿大多见。这个时期由于细胞外的病毒被滤泡树突状细胞(FDC)捕捉而进入生发中心,细胞内的病毒大部分处于潜伏状态,所以淋巴结中病毒浓度很高。这个时期淋巴组织是病毒的主要藏身处,外周血中的病毒载量相对不高,$CD4^+T$细胞数呈进行性减少,随着疾病的进程,淋巴结结构被破坏,更多的病毒释放出来。此期相当于临床病程的潜伏期,上述的不典型症状很快消失,患者无临床症状出现。

5. 艾滋病前期("ARC"或"B期") B期症状包括被HIV感染后更常见更严重的症状,但还不是艾滋病的典型症状。此期也即临床的艾滋病相关综合征期,常见并发症包括鹅口疮、口腔毛状黏膜白斑病、末梢神经紊乱、子宫颈上皮肿瘤、全身性症状(发热、体重减轻)、复发性带状疱疹、特发性血小板减少性紫癜和李斯特菌病。感染者病毒载量开始上升,$CD4^+T$淋巴细胞减少速度明显加快。

6. 艾滋病期 当患者出现典型症状时,$CD4^+$细胞计数通常降至每微升200个以下,血和淋巴结中的病毒载量又上升到相当高的水平,同时抗病毒$CD8^+T$细胞反应减弱。

7. 艾滋病晚期 这个时期指$CD4^+T$计数小于每微升50个的病人,若不经治疗平均存活期是12~18个月。此即真正意义上的艾滋病(AIDS)期,此期一系列的指征性疾病会在不同的患者身上出现,包括:浸润性宫颈癌、食管、气管、支气管或肺念珠菌病、弥漫性或肺外球孢子菌病、肺外隐球菌病、HIV相关痴呆症、伯基特淋巴瘤、HIV相关的消瘦等,最后的结局是患者死于并发症。

二、HIV感染的三种临床结局

(一)典型进展者

在感染早期,其免疫功能未受损害,但在8~10年免疫控制能力逐渐下降,最后发展成为艾滋病。

(二)快速进展者

这个群体的$CD4^+T$细胞计数在2~5年迅速下降,抗HIV的抗体水平很低,而且该抗体中和HIV的能力也较差,也可能有增强抗体。快速进展者中最显著的特征是HIV感染后一直维持较高的病毒载量,而且分离的HIV有均一性。

(三)长期存活者(又称长期不进展者)

这些感染者能维持健康状态12年以上,并且$CD4^+T$细胞计数维持正常。这些长期存活者在所有感染者中的比例一般在8%~10%,目前最长已达17年。这些无症状者可在血友病患者、静脉吸毒者、异性接触者和新生儿中发现。长期存活者常常具有如下特征:病毒载量低(血浆和PBMC)、HIV毒株是相对非致病性毒株、针对个体中现存HIV毒株的抗体不会加重感染、PBMC产生Ⅰ型细胞因子、$CD8^+T$细胞抗病毒反应很强。

艾滋病的传染源是艾滋病患者、艾滋病相关综合征(AIDS-related complex,ARC)病人及无症状而携带病毒的艾滋病感染者。性接触、输注污染的血及血制品、感染艾滋病的母亲传给小儿以及共同用未消毒的注射器及针头等是主要的传播途径。由携带HIV演变为AIDS患者需要10年时间,期间病魔摧毁患者的免疫系统,使之失去对病菌的免疫能力。

目前作为诊断手段使用的检测主要包括抗HIV病毒抗体检测、病毒培养、核酸检测和抗原检测。其中对病毒抗体的检测是最常规使用的方法,这不但是由于这类检测特异性、敏感性较高,方法相对简便、成熟,更重要的原因是HIV抗体在病毒感染后除早期短暂的窗口期外的整个生命期间长期稳定地存在并可被检测到。在一些特殊情况下,当抗体检测无法满足HIV感染诊断的需要时,病毒分离及测定、核酸检测、抗原检测可作为辅助手段使用,这包括对非典型血清学反应样品的诊断、HIV感染的窗口期诊断、新生儿早期诊断和对特殊样品的诊断。在这一章节主要介绍检测HIV的免疫学方法。

HIV抗体一般在人感染后几周逐渐出现,可延续至终身,血清学试验分为初筛和确认试验。最常用的初筛试验和确认试验分别是酶联免疫吸附试验(ELISA)和免疫印迹试验(western blot,WB)。

三、HIV血清学检测

(一) HIV抗体初筛检查

检测HIV抗体是常规使用的HIV病原学诊断方法。为了使检测结果达到尽可能高的准确性,HIV检测使用特殊的策略,即先用敏感性高的方法进行初筛,初筛阳性的标本再用特异性强的方法进行确认。HIV抗体初筛检测的方法很多,如酶联免疫吸附试验(enzyme linked immunosorbent assay,ELISA)、明胶颗粒凝集试验(gelatine particle agglutination assay,PA)、乳胶凝集试验(latex agglutination assay,LA)、各种快速检测试验（rapid tests）、放射免疫试验（radio immunoassay,RIA)等。目前使用最多的方法是ELISA法。

1. 酶联免疫吸附试验 酶联免疫吸附试验(ELISA)基本原理是免疫反应物通过化学或免疫学的方法形成酶结合物,酶结合物能与待检样品中相应的抗原或抗体结合成为免疫复合物,然后加入酶底物,经酶的催化或水解作用,无色底物产生颜色,用肉眼、分光光度计观察结果。初筛用的HIV ELISA试剂目前已经发展到第四代检测试剂。第一代试剂主要以病毒裂解物或部分纯化的病毒抗原包被反应板,以检测血清中的抗体。由于包被的抗原不很纯,假阳性率较高。第二代试剂使用基因工程方法得到的重组抗原和合成肽包被反应板,由于纯化抗原的使用,特异性有了很大提高。第三代试剂使用双抗原夹心法检测抗体,进一步提高了敏感性。第四代试剂则在第三代的基础上进一步增加了P_{24}抗原的检测,把HIV抗原和抗P_{24}的抗体同时包被反应板,可同时检测血清中的HIV抗体和P_{24}抗原。

2. 快速法试剂

(1)人类免疫缺陷病毒(HIV)1+2型抗体诊断试剂(胶体硒法):人类免疫缺陷病毒抗体诊断试剂(胶体硒法)是用于体外,肉眼观察,定性的免疫分析,检测血清或血浆中的HIV-1和HIV-2抗体,用于帮助受感染个体的HIV-1和HIV-2抗体。本品仅用于无偿献血员现场初筛及临床紧急情况的使用,本品检测阳性者,需进行进一步确认。

(2)Instant CHEKTM-HIV 1+2金标快速诊断试剂:Instant CHEKTM-HIV 1+2是一种快速、简单、灵敏的检验方法,用以检测艾滋病病毒(HIV-1和HIV-2)的抗体。该方法适用于初筛检测,凡由该试剂测定为阳性者,需用另一种方法检测,如ELISA或用蛋白印记法确定。

(3)斑点印迹试验[或免疫层析(或)渗滤]:斑点印迹试验一般采用硝酸纤维素膜作固相载体,用HIV抗原包被于固相载体,加入待测标本(可为血清、血浆、尿液和其他体液),一定温度反应后洗去未结合于固相载体上的标本,包被抗原和被检血清中抗体结合,用胶体金(或胶体硒)代替底物连接在葡萄球菌蛋白A上,金标记蛋白A具有与人Ig结合的能力,因而可与被捕获的HIV抗体结合。若样品中有HIV抗体,则薄膜上就会产生一橘红色斑点(或线条),一般3～10 min出结果,特异性较好,较为适宜于偏远地区临床用血检测,但不适于城市地区的献血员筛查。

(4)明胶颗粒凝集试验:明胶颗粒凝集试验(PA)的基本过程是先将样品稀释,然后分别加入经抗原致敏的和未致敏的明胶颗粒,混匀后保温(一般为室温)。当血清中有HIV抗体存在时,经抗原致敏的明胶颗粒与抗体发生抗原抗体反应,根据明胶颗粒在孔中的凝集情况判读结果。PA操作简便,无需特殊仪器设备,适合对少量标本的检测。

(二)HIV-1抗体确认试验

1. 免疫印迹试验 免疫印迹试验(WB)是广泛用于许多传染病诊断的试验方法,就HIV的病原学诊断而言,它是首选的用以确认HIV抗体的确认试验方法,WB的检测结果常被作为鉴别其他检验方法优劣的"金标准"。基本原理是HIV全病毒抗原经过SDS-PAGE电泳,将分子量大小不等的蛋白带分离开来,然后再把这些已经分离的不同蛋白带电转移到硝酸纤维素膜上。将此膜切割成条状,每一条硝酸纤维素膜上均含有经电泳分离过的HIV病毒抗原。将待检血清样品用稀释液稀释成1/100,再把它直接加到硝酸纤维素膜上,恒温振荡,使其充分接触反应,血清中若含有抗HIV抗体,就会与膜条上的抗原带相结合。加入抗人IgG酶结合物和底物后,即可使有反应的抗原-抗体结合带呈现紫褐色,根据出现条带情况判定结果。WB的敏感性一般不低于初筛试验,但它的特异性很高,这主要是基于HIV不同抗原组分的分离以及浓缩和纯化,能够检测针对不同抗原成分的抗体,因而能够用WB方法鉴别初筛试验的准确性。

2. 免疫荧光试验 免疫荧光试验的基本原理为应用H-9或HUT-78培养细胞作为载体,用HIV感染细胞,该细胞内就会含有HIV抗原,将HIV感染的淋巴细胞涂于玻片上,固定,制备为抗原片,加入待检血清,待检血清中的抗HIV抗体与抗原结合后,再与荧光素标记的抗人IgG结合,在荧光显微镜下可见到细胞内有黄绿色荧光。IFA法经济、简便、快速,曾被FDA推荐用于WB不确定样品的诊断。但需要昂贵的荧光显微镜,需要受过良好训练的技术人员、观察和解释结果易受主观因素的影响,结果不宜长期保存,IFA不宜在一般的实验室开展和应用。

3. 条带免疫试验　原理同WB,区别仅在于条带膜上的抗原是重组或合成多肽抗原,且是人工固定在条膜上的。一些报道证实其准确性与WB相似。

(三) HIV抗原检测

1. 双抗体夹心法ELISA检测P_{24}抗原　原理:主要是包被抗P_{24}抗体,加含有去垢剂的稀释待检标本,再加酶标记抗P_{24}抗体进行抗原反应,通过对酶催化显色的强度测定判断结果。抗原检测试验可进行定量或定性检测,定量检测与定性检测的不同之处在于在定量检测时需要使用试剂盒给定的标准品进行梯度稀释,从而根据稀释度和检测结果(吸光度值)绘出定量曲线,将待测样品的检测值带入此曲线,进行定量。定量检测值通常用来作为表示病毒水平的指标。

2. P_{24}抗原的确认试验——中和试验　作为辅助诊断进行定性检测时,阳性结果通常需要进行中和实验的确认。原理是通过加入中和试剂对标本进行前处理后再进行抗原检测,当处理后样品检测值下降到一定程度时(标准因试剂而异,常为50%),可认为检测结果阳性成立。

体内抗原检测方法敏感性较低,检出率较差,目前在无症状期的感染者中检出率为10%,相关症状期的感染者检出率30%～40%,在发病期的病人中检出率也只有50%～60%。为提高检测敏感度,一些试剂使用了生物素-亲和素等信号放大系统,虽然使检测灵敏度有了一定提高,但检出率仍不尽人意。这是由于在通常情况下抗原会与体内的抗体结合形成复合物,使得可被体外捕获的抗原量减少,大大降低标准方法对抗原的检测率,因此发展了一类免疫复合物裂解测定试剂。使用调节酸碱度或加热的方法使复合物裂解,从而使得部分原来不可检测的P_{24}抗原能够被检测出来。即使将复合物解离,敏感性提高,也只能在50%无症状感染者中检出P_{24}抗原。

3. 临床意义

(1)检测早期HIV感染:一般筛选方法窗口期为6～12周,第3代抗原可缩短至3～4周,用P_{24}抗原检测试验可再缩短1周,但不是所有的人都可检测出P_{24}抗原。在急性感染期抗体阴性的窗口期,检测P_{24}抗原可发现88.7%的HIV感染者,本法的特异性为100%。

(2)血液筛选:可用将窗口期内抗体阴性的血液制品中P_{24}抗原阳性的筛选出来,增加安全性。

(3)新生儿HIV感染的诊断:新生儿出生12个月后,从母体获得的抗体逐渐消失,但必须到18个月,婴儿的免疫系统才能发育完善,方可用检测抗体的方法进行诊断HIV感染。病毒分离或病毒DNA的检测可以诊断90%以上出生1个月和97%以上出生3个月的婴儿。检测P_{24}抗原的敏感性是50%～80%,但6个月后可得到相似的敏感性。婴儿出生前通过胎盘和出生后乳汁都可能被动获得母体IgG,因此检出HIV抗体,不一定表明感染HIV。可动态观察,未感染者过一段时间将会转阴。如过了18个月,婴儿的血清又出现HIV抗体阳性,表明婴儿真正感染了HIV。用查抗原和核酸的方法有助于HIV感染的早期诊断。

(4)检测治疗的效果和病程的进展:P_{24}抗原检测可用于评估是否有高滴度的病毒学症,从而判断是否为AIDS快速进展者。

(四) HIV-2和HIV-1O群的检测

1. HIV-2的初筛和免疫印迹检测　HIV-1和HIV-2两者在比较保守的gag和pol基因有60%同源性,env基因和LTR序列有30%～40%同源性。HIV-2抗原与HIV-1相似。HIV-2的gag蛋白是P56、P26、P16;pol蛋白是P68和P34;env蛋白是gP140、gP105、gP36。两者抗原差异较大,针对HIV-1的初筛和确认试验往往不能很好的检测出HIV-2,因此专门针对HIV-2设计了筛选试验和确认试验,其方法学的原理与HIV-1相同,只是抗原不同。最常用的是联合筛选试验和联合确认试验。在联合筛选试验中用的是HIV-1和HIV-2混合抗原,一般在HIV-1筛选抗原中加HIV-2跨膜蛋白gP36,这样可同时筛选出两型HIV抗体。联合确认试验是在HIV-1病毒裂解抗原的转印条膜上喷上人工合成的HIV-2多肽抗原,这样同一条膜上含有多个HIV-1抗原和1个HIV-2抗原。如不能确定又怀疑HIV-2感染者,应进行HIV-2的WB。

2. HIV-1 O群的出筛和确认试验　方法同HIV-2的检测和确认试验基本相似,不同的是要加入O群特异性抗原。实际工作中最好能同时检测HIV-1O群。

第三节 TORCH 的免疫学检验

TORCH 是引起围产期感染的一组病原体英文名称的字头组合,T 即 toxoplasma(弓形虫),O 指其他微生物(others,如梅毒螺旋体等),R 即 rubivirus(风疹病毒),C 即 cytomegalovirus(巨细胞病毒),H 即 herpesvirus hominis(人疱疹病毒,或 herpes simplex virus Ⅰ Ⅱ,单纯疱疹病毒Ⅰ,Ⅱ型)。这组病原体感染孕妇后常致胎儿宫内感染,导致流产、早产、死胎、畸胎。为引起围生医学家和优生优育学家的关注,日本学者片山诚将这四种病原体组合在一起,以 TORCH(torch:火炬)命名。TORCH 感染在全世界普遍存在,母体感染后临床症状明显,如果胎儿未受到感染,则孕期进展顺利、分娩正常,婴儿健全。但若胎儿受到 TORCH 感染,则可致流产、早产、死产、畸形及生长迟缓、智力低下等不良病症。由于胎盘感染 TORCH 后引起胎盘炎、附件炎、子宫内膜炎、宫颈炎等导致胎盘功能低下,供血不足导致胎儿发育受阻。如妊娠期间免疫功能下降,既往感染 TORCH 者,妊娠期间易复发感染,导致病毒大量复制,因此,在孕前、孕早期进行 TORCH 筛查是必要的,是提高生殖健康水平,阻断母婴传播的有效措施。

一、弓形虫感染

1. 概况 由刚地弓形虫(toxoplasma gondii)引起的弓形虫病(toxoplasmosis),是一种全球分布的人兽共患传染病。弓形虫可通过多种途径进入机体,其发育分 5 个阶段,即速殖子(滋养体),包囊(内含缓殖子),裂殖体(内含裂殖子),雌、雄配子体,卵囊(内含子孢子)。速殖子常见于疾病的急性期。速殖子、包囊见于人、猪、牛、羊等哺乳动物和鸟类(中间宿主),裂殖体、配子体和卵囊仅见于猫科动物(终宿主)。

人类可通过食入含有弓形虫(包囊)而未充分加热的肉类、蛋类食品,误食被猫粪便中卵囊污染的食物以及输血等多种途径感染弓形虫。弓形虫病一般分为先天性和获得性两类。孕妇感染了弓形虫可通过胎盘垂直感染胎儿,引起流产、早产、死产,或增加妊娠并发症。虫体还可经羊水进入胎儿胃肠道使其感染。患先天性弓形虫病的新生儿常有智力低下和先天性畸形。

人体感染弓形虫后,一般可产生保护性免疫。1976 年 Voller 等首次应用 ELISA 检测抗弓形虫特异性抗体,此法敏感性高,特异性强,能检测抗弓形虫 IgM、IgG 类抗体。目前,临床已将检测抗弓形虫特异性抗体作为诊断弓形虫感染的常用指标。检测抗弓形虫抗体的方法目前广泛应用的为 ELISA 法、荧光免疫学技术、免疫胶体金技术和荧光定量聚合酶链反应(PCR)等。

2. 检测方法

(1)ELISA 法测定抗弓形虫抗体(IgM IgG):基本原理是将弓形虫虫体抗原包被固相载体,待测血清中若含有 IgM 抗体可与之结合,再加 HRP-抗人 IgM 和酶底物/色原呈色。根据吸光度值(A)即可判定抗弓形虫 IgM 抗体有无及水平高低。如用 HRP-抗人 IgG 取代 HRP-抗人 IgM,则所测为抗弓形虫 IgG 抗体。结果以 $P/N \geqslant 2.1$ 或 $S/CO \geqslant 1.0$ 为阳性。

(2)弓形虫的荧光定量 PCR 检测:PCR 和实时荧光 PCR 方法原理详见分子生物学篇。

引物设计:PCR 引物的设计采用核酸序列保守区内设计并具有特异性。大多采用高度保守的 B1 基因和高度重复的非编码 529by 序列。

例如根据引物和探针设计的原则,设计高度重复的非编码 529bp 序列实时荧光 PCR 引物和探针。

正向:5'-CGAGAGTCGGAGAGGGAGAA-3';反向:5'-TCCACCCTCCAGCAAAAGC-3'。

TaqMan-MGB 探针:FAM5'-TGTITCCGGCTTGGC-MGB3'。

例如根据引物和探针设计的原则,设计高度保守的基因 B1 基因实时荧光 PCR 引物和探针。

B1 正向:5'-TCCCCTCTGCTGGCGAAAAGT-3'。

B1 反向:5'-AGCGTTCGTGGTCAACTATCGATTG-3'。

探针:FAM5'-TCTGTGCAACTITGGTGTATTCGCAG-3'TAMRA。

另外,不同虫株的毒力和 P30 基因密切相关,因此,在许多实验室还采用 P30 基因的引物进行弓形虫的诊断,但是多采用限制性长度多态性分析技术来区分不同的虫株。

标本的采集和处理:可用于弓形虫 DNA PCR 检测的临床标本很多,包括血细胞、活检组织、羊水、脑脊液等。最常用的是血细胞标本,取材较为方便。标本采集时应注意以下几点:①采用无菌的真空采血管或无菌试管。②使用抗凝剂时可以使用 EDTA 或枸橼酸钠,不能使用肝素。③采集羊水和脑脊液时一定要按照操作程序注意受试者的安全。标本核酸的提取常采用蛋白酶 K 消化,酚氯仿抽提方法和碱裂解法等。样本的提取应在样本制备区完成。

3. 临床意义

(1)抗弓形虫 IgM 抗体阳性提示近期感染:由于母体 IgM 类抗体不能通过胎盘,故在新生儿体内查到抗弓形虫特异性 IgM 抗体则提示其有先天性感染。IgG 抗体阳性提示有弓形虫既往感染。

(2)鉴于技术上的原因和生物学上的交叉反应:对阳性结果的意义应结合临床综合判断,不能仅以此结果作为孕妇终止妊娠的依据。

(3)对阻断母婴传播的监测:弓形虫可以通过宫内感染影响胚胎和胎儿的发育,导致流产死胎或胎儿生长迟缓、畸形,新生儿感染可导致青春期发育障碍等严重后果。通过对羊水中弓形虫的 PCR 检测可以判断婴儿的感染状况。

(4)对弓形虫近期或远期感染的判定:弓形虫可以在人或动物细胞内持久寄生,通过 PCR 方法可以检测不同生活周期病原体核酸,判断感染的时间。

(5)对免疫抑制和免疫缺陷患者和新生儿的检测:在免疫抑制和免疫缺陷患者和新生儿中,采用酶免疫方法检测比较困难,采用 PCR 方法很好地解决了弓形虫的检测问题。

4. 注意事项

(1)不同试剂盒所用抗原可能存在差异,检测敏感性亦有差别,应参照阳性、阴性对照设定临界值(cut-off value)。

(2)试剂盒自冰箱取出后应恢复至室温(18~25℃)再开封。

(3)不同厂家、不同批号试剂不可混用,不得使用过期试剂。

(4)溶血、脂血、细菌污染血清不宜使用。

(5)洗涤微孔板时应彻底,孔内残留液体应在吸水纸上拍干,否则会影响测试结果。

二、风疹病毒感染

1. 概况 风疹病毒(ruhella virus)是披膜病毒科风疹病毒属(Rubivirus)的惟一成员,为单股正链 RNA 病毒,只有一个血清型,是风疹的病原体。病毒结构为不规则球形,直径约 60nm,核壳体直径约 30nm,呈 20 面体,外有脂蛋白双层包膜,表面有短刺突,含血凝素,能凝集禽类及人"O"型红细胞。风疹病毒不耐热,56℃ 30min,37℃ 1h 可被大部分灭活,对有机溶剂和紫外线敏感,1∶4 000 甲醛 37℃ 1h 可使病毒灭活。

风疹病毒可由感染者的分泌物经呼吸道传播给易感人群。妊娠 4 个月内的妇女若被感染,病毒可通过胎盘感染胎儿,引起先天性风疹综合征(congenital rubella syndromes, CRS),导致胎儿器官缺损或畸形,如新生儿先天性白内障、先天性心脏病、先天性耳聋等。人体感染风疹病毒后能产生特异性抗体,获免疫力。

2. 检测方法 ELISA 法测定抗风疹病毒抗体(IgM)。基本原理是将纯化风疹病毒抗原包被微孔板,加入待测血清,若其中含有抗风疹病毒 IgM 类抗体则与载体上的抗原结合,再加入辣根过氧化物酶(HRP)标记的抗人 IgM 抗体,加酶底物/色原显色,所测即为抗风疹病毒 IgM 类抗体。显色程度与抗体水平成正比。如用 HRP-抗人 IgG 取代 HRP-抗人 IgM,所检测为抗风疹病毒 IgG 类抗体。阴性:$S/CO \leqslant 0.90$。此处 CO 是以 cut-off 校正液之平均 A 值 x 校正因子(在校正液标签上)。可疑:S/CO 为 $0.91 \sim 0.99$,需重新测试。阳性:$S/CO \geqslant 1.00$。

3. 临床意义

(1)抗风疹病毒 IgM 抗体在发病 2~5d 即可测出,6~25d 检出率可达高峰,常用于风疹急性期或新近感染的诊断,抗风疹病毒 IgG 抗体用于既往感染的调查。

(2)鉴于技术上的原因和生物学上的交叉反应,对阳性结果的意义应结合临床综合判断,孕妇不能仅以此抗体阳性作为终止妊娠的依据

4. 注意事项

(1)试剂盒保存在 2~8℃,在有效期内使用。微孔条密封、干燥保存。检测前试剂盒恢复到室温(18~25℃)。

(2)试剂盒勿于高温、阳光照射环境中使用。

(3)标本 2~8℃ 可保存 7d,−20℃ 冷冻保存可至 6 个月。避免反复冻融标本。

三、巨细胞病毒感染

1. 概况　巨细胞病毒（cytomegalovirus，CMV）又称巨细胞包涵体病毒，是人类病毒性疾病的常见病原体之一。CMV 在形态上和基因结构上与其他疱疹病毒相似。成熟病毒颗粒直径 180～250nm，病毒体有包膜，衣壳为 20 面对称状，表面有壳微粒。感染了 CMV 的细胞变肿大，形成巨大细胞，核内有大的嗜酸性包涵体，可释放出三类病毒颗粒，即典型病毒、致密体（非感染病毒颗粒，无衣壳）和非感染性包膜颗粒。CMV 对宿主或培养的组织细胞有高度的种属特异性，人类 CMV 只感染人且只能在人的成纤维细胞中复制。CMV 易被脂溶剂、酸（pH5.0 以下）、热（37℃ 1h）、紫外线照射（5min）灭活。

人类对 CMV 普遍易感，初次感染多在 2 岁以下，常呈隐性感染，但可长期带毒成为潜伏感染。病毒主要潜伏在唾液腺、肾脏、乳腺、白细胞及其他腺体处，且可长期或间歇性的自各种分泌液中排出。CMV 可通过多种途径传播，如性接触、输血、器官移植等。密切接触的人群，免疫力低下或经免疫抑制剂治疗的病人 CMV 感染率较高。妊娠妇女感染 CMV 可通过胎盘感染胎儿，引起胎儿先天性畸形，重者导致流产或死胎。通过产道或母乳感染的新生儿，一般无临床症状或症状较轻。

检测抗人巨细胞病毒（HCMV）抗体的方法较多，包括补体结合试验、间接血凝试验、免疫荧光试验、免疫印迹试验、ELISA、荧光定量 PCR 技术和放射免疫分析等。最常用方法为 ELISA，可检测抗 HCMV-IgM、IgA、IgG 类抗体。目前临床主要检测抗 HCMV-IgM 类抗体，也可检测 CMV pp65 抗原。

2. 检测方法

(1) 免疫荧光法测定 CMV pp65 抗原：pp65 是 CMV 复制早期产生的被膜蛋白，位于 CMV 衣壳与包膜之间。CMV 活动性感染时外周血多形核白细胞中 CMV 复制活跃，出现 pp65 抗原。本法原理是将患者外周血多形核白细胞制成涂片，用抗 CMV pp65 单克隆抗体为一抗，异硫氰酸荧光素（FITC）标记的羊抗鼠 IgG 为二抗进行检测。结果判定：多形核白细胞胞质中出现典型黄绿色荧光为 pp65 阳性细胞。以全片出现≥5 个 pp65 阳性细胞为阳性。

(2) ELISA 法测定抗 HCMV-IgM 类抗体：采用 ELISA 间接法。用重组的 HCMV 抗原包被微孔板，加待测血清，如有抗 HCMV 抗体即可与包被抗原结合，再依次加酶标记的抗人 IgM（如检测抗 HCMV-IgG，IgA 类抗体，则加酶标记抗人 IgG、人 IgA）和酶底物/色原，产生呈色反应，根据吸光度（A）判定抗体是否存在和水平。结果判定：①阴性对照平均 A 值必须＜0.2，弱阳性对照平均 A 值在 0.20～0.65；弱阳性对照与阴性对照平均 A 值之比值必须≥2。符合以上 3 个条件，本次试验结果可信，否则须重复检测。②若待测血清孔呈色，较弱阳性对照孔深，则判为阳性，反之为阴性。但在弱阳性对照 A 值±10％范围内应复测一次，如确实高于弱阳性对照则判为阳性。

(3) 荧光定量 PCR 技术检测巨细胞病毒：巨细胞病毒（cytomegalovirus，CMV）属于疱疹病毒科，病毒核心为双股线状 DNA，核衣壳是由 162 个壳微粒组成的立体对称的 20 面体。核衣壳的周围包有一层脂蛋白包膜。应用分子生物学技术研究 CMV 株之间的变异，显示 CMV 株之间相互密切相关，比 HSV-1 和 HSV-2 更同源。

引物设计：扩增 CMVDNA 扩增区的选择主要集中在 DNA 聚合酶基因区，胸腺嘧啶核苷激酶（TK）基因区和糖蛋白基因区，单纯的 PCR 法检测 HCMV，灵敏度为 0.15fg，敏感性，特异性均为 100％。检测时只需 $5\mu l$ 的临床尿样标本和血液标本。

①代表性的引物（以 LightCycler PCR 为例）扩增 CMV 包膜糖蛋白 B 基因。

引物：引物名称　　引物序列　　　　　　　　扩增长度
　sense　　　5'-taccccctatcgcgtgtgttc-3'
　antisense　5'-ataggaggcgccacgtattc-3'　254bp

探针：引物名称　　　　　　　引物序列
　Donor fluorophore probe　　5'-cgtttcgtcgtagctacgcrtacat-3'
　Acceptor fluorophore probe　5'-acaccacttatctyctgggcagc-3'

②扩增条件

95℃ for 10 min,
95℃ for 10 s,
58℃ for 15s, 45 circles
72℃ for 12 s,

标本的采集和处理：a. 可采集患者尿、口腔或宫颈阴道拭子、外周血白细胞、血清、活检或尸检标本等。标本采集尽可能在发病初期，或在患者住院的当天进行，越早越好。一般这一时期标本含病毒量多，病毒的检出率高。采样时严格无菌操作，采样容器必须为可密闭的一次性无菌容器。所有采集标本必须注明患者姓名、年龄、采集日期、科室或病房、标本名称和采集部位、临床诊断、检验项目，并有病程及治疗情况等说明。标本采集时应尽量从感染部位选取。b. 标本的运送必须认真负责，争取尽快送达实验室。临床实验室应记录收到样本的时间。对不符合要求或超过时间的标本可以拒绝接受。运送时应注意这些标本的性质和特点，保持采集时的标本状态，保证标本的质和量均无变化，也没有外源污染。c. 标本的处理：血和尿等标本DNA提取可利用QIAamp DNA minikits(QIAGEN,GmbH)试剂盒，按操作说明进行DNA提取。d. 标本的保存：未提取DNA的样本可在4℃暂时保存，但时间不要太长。提取的DNA可在-20℃长期保存。

3. 临床意义

(1) 血清中抗HCMV-IgM抗体阳性有助于对急性或活动性HCMV感染的诊断，以及对移植器官供体和献血员的筛查。脐带血查出抗HCMV-IgM抗体说明胎儿宫内感染，若同时检测抗HCMV-IgA抗体可提高诊断的准确性。抗HCMV-IgG抗体阳性对诊断既往感染和流行病学调查有意义，若间隔3周后抽取血清该抗体阳性滴度升高4倍以上（双份血清进行对比），则对判断HCMV近期复发感染有意义。由于技术原因和生物学交叉反应，对阳性结果的意义应结合临床综合分析。尤其是孕妇，不应仅将抗HCMV-IgM抗体阳性作为终止妊娠的依据。

(2) 人群中感染CMV非常广泛，通常呈隐性感染，少数有临床症状。CMV感染可发生在产前、产时、产后。先天感染妊娠时，母体发生CMV感染时，病毒可经过胎盘传至胎儿，引起宫内感染。在查到引起先天感染的病因当中，CMV最常见。有症状新生儿可在出生后第一个月之内死于并发症。而幸存儿常有神经系统损伤，可能在数月或至数年后出现听力缺陷或智力低下。产时感染新生儿出生时，在经过产道时与病毒接触，也可被感染。但通常不出现症状或后遗症。产后感染由于CMV可存在于血液、精液、宫颈阴道分泌物、尿液、乳汁、唾液、泪液等体液中，病毒通过口腔、生殖道、输血或骨髓移植等多种途径传播。经输血而感染早产儿死亡率较高。

(3) PCR具有高度的敏感性，能检测出临床标本中少量的特异核酸，既可检出活动CMV感染，又可检出潜伏的感染。

(4) 研究CMV与肿瘤的关系有资料显示CMV与宫颈癌、睾丸癌、前列腺癌、成纤维细胞癌及结肠癌等肿瘤的发生有关。CMV引起肿瘤发生可能通过：①激活细胞，使细胞转化；②诱导细胞染色体畸变；③激活细胞癌基因。三者在肿瘤发生过程中可能相互促进，并研究其转化细胞的功能及据这些区域设计PCR引物对上述肿瘤进行流行病学调查，研究CMV与肿瘤发生关系及机制具有重大意义。

4. 注意事项

(1) 每批试验均应设阳性与阴性对照，同时进行测定。

PCR抑制物的存在于PCR检测过程中，抑制物种类很多，如未去除干净的标本中的蛋白、尿素、核酸酶及标本提取过程中可能混入的有机溶剂等。首先，避免反复冻融，反复冻融后的CMV样本检测时敏感性降低，其原因可能是由于细胞经过反复冻融后释放出了DNase的抑制物造成的。其次，核酸提取对于尿液标本的PCR检测效率是至关重要的，尿液标本在扩增前进行核酸提取可以消除样本中的抑制物。此外，在检测期间还可应用内标来监测扩增过程中的抑制现象，排除假阴性结果，提高检测敏感性。

(2) 不同核酸提取方法效率的差异由于PCR方法其检测的靶物质即为核酸(DNA或RNA)，核酸提取效率对扩增结果至关重要，因此就需要寻找适合的提取方法并严格按照操作说明进行，以尽可能提高PCR扩增效率。

(3) 为保证检测有效性，病原体基因突变也不容忽视。目前PCR检测结果得出，单用一对PCR引物可引起假阴性，主要原因可能是临床标本中HCMV毒株的不同或病毒基因组中极微小变异（及病毒拷贝数太低）所致。此外，即使引物设计所选的序列针对HCMV同一基因的不同部位，其PCR扩增结果也有明显差异。

(4) 内标(internal control,IC)的应用。内标技术来排除假阴性结果非常有效，使PCR检测方法变得更加精确、可靠。内标分为竞争性和非竞争性两种。竞争性的内标与靶核酸具有相同的靶序列，在扩增时共享相同的引物序列，只是在大小或内标顺序上与靶核酸有所不同。非竞争性的内标则不含靶序列，其扩增需要一组不同的引物。如果样品和内标不出现扩增，则可能有扩增抑制物的存在。

在PCR反应体系中加入1,10,100拷贝的内标并不会影响靶DNA的检测信号,而只有在内标拷贝数过高时竞争性影响才会被察觉到。因此,这种竞争性不会导致假阴性结果。内标方法的应用可及时发现由于抑制物存在而造成的假阴性现象。

四、单纯疱疹病毒感染

1. **概况** 单纯疱疹病毒(herpesvirus,HSV)属单纯疱疹病毒属,是DNA病毒,有两个血清型,HSV-1和HSV-2。两型间有不同的型抗原。HSV常存在于感染者唾液中,主要通过分泌物、密切接触及性接触而传染,器官移植、输血或血液制品也可传播。

HSV在人群中感染较普遍,通常是隐性感染,但也可造成全身性严重感染。感染分原发性感染和复发性感染,前者临床表现有:疱疹性口龈炎、疱疹病毒性外阴阴道炎、疱疹性角膜结膜炎、湿疹性疱疹、疱疹性脑膜炎、新生儿疱疹等。HSV-1主要引起生殖器以外皮肤、黏膜和器官感染,也可引起原发性生殖器疱疹。HSV-2则主要引起生殖器疱疹,与子宫颈癌发生有关。HSV可通过胎盘感染胎儿,导致胎儿畸形、流产等。孕妇生殖道疱疹可由分娩时传染胎儿,引起新生儿疱疹。

人体感染HSV后能产生特异性免疫中和抗体,灭活细胞外的病毒,但少数病毒可长期潜伏在神经细胞内,在某些因素使机体免疫力降低时再次激活。

HSV对高温及脂溶剂如乙醚、氯仿等敏感,对乙醇、甲醛及各种氧化剂较敏感。紫外线照射可灭活病毒。

目前诊断HSV感染的免疫学试验方法有补体结合试验、中和试验、免疫荧光试验、ELISA、荧光定量PCR技术和放射免疫试验等。

2. **检测方法** ELISA法检测抗HSV-IgM抗体:用纯化HSV抗原包被反应板微孔,加待测血清,若存在抗HSV-IgM类抗体则可与微孔上抗原结合,洗去未结合物质,加入酶标记的抗人IgM抗体,再加酶底物/色原溶液显色。根据吸光度(A)值判定抗体有无及水平。S/CO≤0.90为阴性;S/CO≤0.91~0.99为可疑(灰区),需重复测试或随访;S/CO≥1.00为阳性。其中S为待测血清平均A值,CO为cut-off值。

3. **临床意义** 人群中HSV感染十分普遍。抗HSV-IgM抗体阳性提示有近期感染,但应结合临床综合分析,怀孕妇女不能仅以抗HSV-IgM阳性作为终止妊娠的依据。很多人血清中抗HSV-IgG抗体阳性,且其滴度不随疾病复发而升高,故无重要的临床意义。

4. **注意事项**

(1)试剂盒保存在2~8℃。微孔条密封、干燥保存。检测前试剂盒恢复到室温(18~25℃)。

(2)试剂盒防止过热、暴晒或强光。不可过期使用。不同厂家、不同批号试剂不可混用。

(3)标本2~8℃可保存7d,冷冻保存可至6个月。避免反复冻融标本。

(4)原发感染中,采样过早可能检测不出抗体。阴性结果不能排除既往感染的可能性。

第四节 其他病原体的免疫学检验

一、沙眼衣原体感染

1. **概况** 衣原体是一类能通过细菌滤器、具有独特发育周期、严格细胞内寄生的原核细胞型微生物,包括沙眼衣原体(chlamydia trachomatis,Ct)、鹦鹉热衣原体、肺炎衣原体和牲畜衣原体。前三种引起人类致病。

沙眼衣原体依据主要外膜蛋白抗原的差异可分为18个血清型。其中L1,L2,L2a,L3血清型是性病淋巴肉芽肿的病原体;A,B,Ba,C血清型为人类沙眼病原体;D~K血清型引起泌尿生殖系统感染和婴儿感染。

沙眼衣原体由原体(又称基本小体)和始体(又称网织体)构成。原体呈细小圆形颗粒,直径为300nm,在细胞外较为稳定,有较强的感染性。始体呈较大的圆形颗粒,直径为800~1200nm,外层为两层囊膜,无感染性,是衣原体在宿主细胞内发育周期的繁殖型。衣原体原体被人体易感细胞吞饮后,细胞膜包围原体形成空泡,增大发育为始体。始体以二分裂的形式增殖形成大量的子代原体,从而构成多种形态的包涵体。成熟的子代衣原体从寄生细胞内释放出来,又可感染其他细胞。

衣原体对热敏感,56~60℃10min即灭活,但其耐低温,-70℃可生存数年。0.5%苯酚,75%乙醇可迅速杀死衣原体。

沙眼衣原体通过直接接触、间接触摸污染物或性接触传播，感染了衣原体的母亲生产时可经产道感染新生儿，其中25%～50%可发生结膜炎（出生后3～10d），10%～20%发生肺炎（出生后4～8周）。人体感染衣原体后可以产生特异性体液免疫和细胞免疫，但维持时间短。沙眼衣原体感染的血清学检查方法主要有ELISA法、补体结合试验、间接免疫荧光试验和胶体标记免疫渗滤试验等。目前临床最常用ELISA法和间接免疫荧光法。

2. 检测方法

(1) ELISA法检测抗沙眼衣原体抗体：将沙眼衣原体抗原包被于固相载体，加待测样本，样本中若含有抗沙眼衣原体抗体，可与载体上的抗原结合成复合物，再加入辣根过氧化物酶（HRP）标记抗人IgG（或抗人IgA或抗人IgM）抗体与之反应，最后加酶底物/色原呈色，呈色强度与抗体水平呈正相关。S/CO≤0.9为阴性；S/CO 0.91～1.09为可疑（灰区），需重复测试或随访；S/CO≥1.10为阳性。

注意事项：在450nm波长，试剂空白孔的A值应<0.15；阴性对照孔A值应<0.25；阳性对照孔A值应>0.50；校准血清A值应≥0.25。

(2) 间接免疫荧光法检测抗沙眼衣原体抗体：固定在载片反应区上的沙眼衣原体感染细胞与稀释后的待检血清温育，如果血清中含有抗沙眼衣原体特异性抗体，可与细胞内衣原体抗原结合，结合的抗体与荧光素标记的抗人IgG或IgA、IgM抗体反应，在荧光显微镜下细胞内可出现典型荧光。抗沙眼衣原体抗体可与感染细胞质内的包涵体（含有原体和始体）结合，产生特异荧光。细胞外的原体和始体也可呈现荧光。视野中部分未感染细胞则不产生荧光。

(3) 荧光定量PCR技术检测：方法原理见分子生物学篇。

引物设计：在沙眼衣原体PCR检测中，主要扩增的靶序列包括外膜主蛋白（Major Outer Membrane Protein, MOMP）基因（ompl）、隐蔽性质粒（cryptic plasmid）和rRNA。

标本采集和处理

①标本采集

阴道或宫颈分泌物：细胞标本应在患处采用拭子或刮片的方法获取。a.由于沙眼衣原体易感染柱状上皮细胞，所以宫颈标本的采集应在宫颈口或移行处进行，操作时，应先用1个拭子将宫颈口揩干净，然后再用一个拭子伸到宫颈管内转动或用一个刮勺取细胞。b.由于此种病原体还可以感染尿道，男性尿道炎患者，拭子应深入尿道2～4cm，并转动，以获取细胞。c.阴道标本不适用于此项检查。d.对于女性输卵管炎的样本采集，需在输卵管处进行针刺吸取。e.子宫内膜标本也可用于衣原体的检测。f.脓性分泌物由于其缺少感染的上皮细胞而不适用于此项检测，应该在对患处进行清洗后采取标本。

尿液标本采集：在Ct PCR检测中，应用尿液标本替代拭子标本具有同样高特异性和敏感性，对于女性采用尿液标本检测的敏感性和特异性分别为83.3%和99.5%，而检测宫颈标本的敏感性和特异性分别为：85.5%和99.6%；对于男性，尿液标本的敏感性和特异性分别为84.0%和99.3%；尿道拭子标本分别为87.5和99.2%。由于尿液标本其病原体的含量要低于宫颈标本，而且若近时间内曾经排尿，或采样曾擦拭过患处都可能影响到检测的准确性，因此，应采集前10～30ml尿液，并与上次排尿间隔至少2h，不必采集清晨首次尿。

以上样本均须采用无菌试管保存。

②标本的运送和保存：对于此类标本可在室温情况下运送或在-20℃长期保存，使检测更加简单易行。

③标本的处理：临床标本的预处理先离心，然后取沉淀进一步提取核酸用于扩增，核酸提取方法见分子生物学篇。

3. 临床意义与注意事项　抗沙眼衣原体抗体阳性提示有沙眼衣原体感染，但不确定为当前感染。一般IgM类抗体阳性与初次近期感染有关，IgG类抗体阳性与反复再次感染有关，IgA类抗体阳性与泌尿生殖道黏膜感染有关。此法不仅适于血清检查，且可测定泪液或泌尿生殖道分泌物中的抗体。阳性结果应结合临床表现和其他检查结果综合分析。

当沙眼衣原体PCR检测结果呈现阳性时，表示存在沙眼衣原体相关基因，在排除以下几种因素后可确诊为沙眼衣原体感染：①由于PCR方法所检测的靶物质为病原体核酸，已经死亡的病原体仍可被检测出来，即感染后药物治疗有效的情况下，患处仍会有少量已死亡的病原体存在。应在停药2周后进行检测，以避免"临床假阳性"。若在用药期间进行病情监测，则应与临床症状相结合，必要时应用培养方法进行确诊。②假阳性结果的出现：PCR反应检测的靶物质为核酸，如果操作不慎造成样本之间的污染，则可能出现假阳性的情况。因此需要样本的运送和操作都要严格按照规程进行。

当检测结果呈阴性，表示无沙眼衣原体感染，但仍需要排除以下几种因素：①排除PCR抑制物导致的假阴性，在结果的认定上需要注意。②耐药引起的基因突变也会导致扩增失败，出现假阴性结果。在临床体征和症状很明显而多次PCR检测均阴性情况下，要考虑到此种情况。

二、轮状病毒感染

1. 概况　轮状病毒（rotavirus，RV）是全球范围婴幼儿腹泻的主要病因，也可引起较大儿童和成人腹泻。RV为双股RNA病毒，属呼肠孤病毒科，有11个RNA片段。直径65nm。分A～G 7个组，A、B、C组引起人兽共患病，其他4组引起动物患病。仅A，B组引起人类严重发病，A组致婴幼儿腹泻，B组与成年人腹泻有关，C组虽可引起人类腹泻但较少。根据A组中和抗原VP7的多态性，至少可分为14个血清型。

2. 检测方法

（1）胶体金标记免疫层析试验测定轮状病毒抗原。

（2）ELISA法测定轮状病毒抗原。

（3）反向间接血凝法测定轮状病毒抗原。

3. 临床意义　轮状病毒是造成婴幼儿传染性胃肠炎的主要原因，在儿童及成年人也可引发感染。轮状病毒引发的肠胃炎可导致婴儿、老年人及免疫缺陷患者（如艾滋病患者）死亡。轮状病毒感染主要发生在冬季，但一年四季均有散在发病。患急性肠道疾病的住院儿童50%为轮状病毒引起。轮状病毒很容易随粪便排泄而传播，新生儿区及新生儿护理区应严防轮状病毒引发的医院内感染。

4. 注意事项

（1）粪便标本应在症状出现后3～5d（粪便中排毒高峰期）收集。

（2）稀释后粪便标本于2～8℃可储存3d，在−20℃条件下可长期储存，避免反复冻融。

（3）粪便标本不应接触动物血清或洗涤剂，否则将干扰实验。

（4）轮状病毒易引起新生儿病区院内感染，对送检粪便及试验废弃物均应视作生物危险品妥善处理。

三、腺病毒感染

1. 概况　腺病毒（adenovirus）是一种重要的呼吸道病毒，属于腺病毒科（adenoviridae）人腺病毒属。病毒颗粒呈球形，直径60～90nm，为典型的20面体立体对称的DNA病毒。有40多个血清型，其中3、4、7型最易暴发流行。可引起临床多种疾病。经上呼吸道、眼结膜和消化道感染，致鼻、咽、喉、支气管炎和肺炎，眼结膜炎或角膜结膜炎，胃肠炎，脑炎，多发性关节炎等。腺病毒感染的实验室诊断有病毒分离，用荧光素标记的抗腺病毒抗体检查鼻咽部脱落细胞，用ELISA法、间接免疫荧光法测定抗体等。

2. 检测方法　间接免疫荧光法测定抗腺病毒抗体。

3. 临床意义　腺病毒能够引起多种疾病，1～39型腺病毒感染约占呼吸道感染6%。40、41型能引起胃肠炎，在幼儿病毒感染中，仅次于轮状病毒，位居第二位。通过空气和污染物传播，在感染后数天传染性最强。抗腺病毒不同血清型的抗体有交叉反应。

四、肺炎衣原体感染

1. 概况　衣原体（chlamydiae）是介于病毒和细菌之间的一类独立微生物，需在活细胞内繁殖，不能在人工合成的培养基中生长。现有沙眼、肺炎、鹦鹉热和牲畜衣原体4个属。肺炎衣原体（clamydiae pneumoniae）代表株为TW-183（1965年从我国台湾省的一儿童眼部分离）和AR-39（1983年从美国一患肺炎的大学生咽部分离），1989年正式定名。

2. 检测方法

（1）间接ELISA法检测抗肺炎衣原体抗体。

定性试验：以待测血清与阴性对照吸光度比值（P/N）≥2.1判为阳性。

定量试验：以抗肺炎衣原体抗体标准品浓度（2;20;200RU/ml）为横坐标，相应的吸光度为纵坐标制作标准曲线。待测血清中肺炎衣原体抗体水平可根据所测吸光度值从标准曲线得出。

（2）间接免疫荧光法测定抗肺炎衣原体抗体：抗肺炎衣原体抗体可引起感染细胞的胞质内包涵体（内为原体和分裂增殖的始体）荧光。细胞间游离的原体也可呈现荧光。视野中未感染细胞，无荧光。

正常人血清抗肺炎衣原体抗体阴性。

3. 临床意义　肺炎衣原体可引起急、慢性上呼吸道感染,肺炎(占肺炎发病率的 10%),心内膜炎、脑膜炎、结节性红斑,也参与动脉粥样硬化的发病。抗肺炎衣原体抗体阳性提示有肺炎衣原体感染,但其确切意义尚缺乏严格的临床评价。

4. 注意事项

(1)试剂盒 2～8℃有效期 6 个月,不宜冻结储存。

(2)不同厂家、不同批号试剂不可混用。

(3)待测血清最好新鲜采集,不可有溶血、脂血或细菌污染。2～8℃可保存 1 周,-20℃可保存较长时间,但应避免反复冻融。

(4)待测血清中存在抗肺炎衣原体抗体,应出现与阳性对照相同的荧光模型(细胞质内包涵体荧光)。如果所有细胞核或细胞质都有荧光,包括那些没有感染的细胞,提示存在抗核抗体或抗线粒体抗体及其他细胞抗原抗体。

(5)检测特异性 IgA,IgM 类抗体前,必须用专用吸附剂除去待测血清中的 IgG 类抗体以及类风湿因子,以防血清中类风湿因子引起假阳性结果,也可避免因特异性的 IgG 与 IgM 或 IgA 竞争抗原结合位点,导致假阴性结果。

五、肺炎支原体感染

1. 概况　支原体(mycoplasma)是 1898 年 Nocard 等发现的一种类似细菌但不具胞壁的原核微生物,能在人工培养基上生长繁殖,直径 50～300nm,能通过细菌滤器。支原体种类甚多,对人致病的有肺炎支原体、人型支原体、解脲脲原体等。肺炎支原体(mycoplasma pneumoniae)引起的主要疾病有原发性非典型肺炎(细支气管炎、支气管周围间质性肺炎)、咽炎和支气管炎。肺炎支原体主要在气管、支气管和细支气管的上皮细胞内增殖,经过 10～20d 的潜伏期,患者发生一些非特异性症状如头痛和发热,常伴有乏力和干咳。在年轻人和较大的儿童中,有 15%～20% 的社区获得性肺炎(community-acquired pneumonias)是由肺炎支原体引起。

血清学检查应用冷凝集试验,患者血清在 4℃可凝集人 O 型红细胞,滴度>128 有诊断价值,但其阳性率仅 50% 左右。

2. 检测方法　ELISA 法测定抗肺炎支原体抗体。

3. 临床意义　肺炎支原体感染并出现症状后的第 7 天即可检测到 IgM 抗体,于第 10～30 天 IgM 抗体浓度即可达高峰,12～26 周后 IgM 抗体滴度逐渐降低直至检测不到。IgM 抗体多在初发感染时检测到,因此,高浓度的 IgM 抗体多频繁地发现于年轻人身上。年龄较大的人因为通常经历了重复感染,其 IgM 抗体浓度常常很低或检测不到。

在初次感染肺炎支原体时,IgA 抗体在发生症状后 3 周内出现并达到峰值。但于发生症状的 5 周后该类抗体滴度即开始下降。

抗肺炎支原体 IgG 抗体较 IgA 和 IgM 抗体出现迟,其浓度峰值出现在肺炎支原体感染症状发生后的第 5 周。少数情况下,肺炎支原体的急性感染并不伴有 IgM 和 IgA 抗体的出现,惟有依靠 IgG 抗体滴度的上升方可做出诊断。

六、梅毒螺旋体感染

1. 概况　梅毒(syphilis)属于一种性传播疾病,病原体为苍白密螺旋体(treponema pallidum,TP)苍白亚种,又称梅毒螺旋体,其形态呈柔软纤细的螺旋状,体长 6～20μm,宽 0.15～0.25μm,螺旋 8～20 个,运动特征为弯曲移动、绕轴转动和前后伸缩运动。在体外不易生存,煮沸、干燥、常用的消毒剂均可致其死亡,但对潮湿、寒冷环境的耐受力较强。

梅毒螺旋体主要通过性接触直接传染,手术、哺乳、输血、接触污染物也可被传染。患梅毒孕妇可通过胎盘感染胎儿,早期可致胎儿流产、早产,晚期感染的成活胎儿可患先天梅毒。

人体感染梅毒螺旋体后,可产生多种抗体,主要有 IgM,IgG 两种特异性抗梅毒螺旋体抗体。IgM 抗体持续时间短,IgG 抗体可终身存在,但抗体浓度一般较低,不能预防再感染。非特异性抗体又称反应素,是由螺旋体破坏的组织细胞所释放的类脂样物质以及螺旋体自身的类脂和脂蛋白刺激机体产生的 IgM 和 IgG 抗体。这种抗体也可在非梅毒螺旋体感染的多种急、慢性疾病患者的血中检出。

2. 检测方法　梅毒的血清学检测根据抗原不同分为以下两类。

(1)非特异性类脂质抗原试验:试验使用的抗原由从牛心肌中提取的心磷脂、胆固醇和纯化的卵磷脂组成,即类脂质抗原,用于对梅毒筛查。方法主要有性病研究实验室试验(venereal disease research laboratory test,VDRL)、不加热血清反应素试验(unheated serum reagin test,USR)、甲苯胺红不加热血清试验(toluidine red unheated-serum test,TRUST)。

(2)梅毒螺旋体抗体试验:应用的抗原是梅毒螺旋体的特异成分。这类试验有多种,国际上通用的试验是梅毒螺旋体血凝试验(TPHA)和荧光密螺旋体抗体吸收试验(FTA-ABS)。

近来在研制高纯度TP抗原的基础上,又建立了一些新的方法。本节介绍TRUST、ELISA、TPPA(treponema pallidum particle agglutination test)和胶体金标记免疫层析法。

①甲苯胺红不加热血清试验(TRUST)

原理:试剂中的心磷脂作为抗原与抗体发生反应,卵磷脂可加强心磷脂的抗原性,胆固醇可增强抗体的敏感性。这些成分溶于无水乙醇中,在加入水后,胆固醇析出形成载体,心磷脂和卵磷脂在水中形成胶体状包裹在其周围,形成胶体微粒。将此抗原微粒混悬于甲苯胺红溶液中,加入待测血清,血清中的抗体与之反应,可出现眼可见的凝集块。

结果判定

阴性:呈粉红色均匀分散沉淀物。

阳性:出现粉红色凝集块,根据凝集块大小记录1+～4+。

阳性反应若需定量检测,可将待测血清用生理盐水倍比稀释后,按定性方法进行。

注意事项:

a.试验需在室温中操作,结果稳定性、重复性较好。

b.待测血清须新鲜、无污染,否则可能出现假阳性或假阴性结果。

c.在规定的时间内及时观察结果。

d.标本及废弃物应视为生物危险品。

e.本法仅为非特异性血清学过筛试验,阴性结果不能排除梅毒感染,阳性结果需进一步做抗梅毒螺旋体抗体试验确认。

②ELISA法测定抗梅毒螺旋体(TP)抗体

原理:采用双抗原夹心ELISA法。将高纯度特异抗原(通常含相对分子质量为15 500,17 000,44 500,47 000的蛋白质)包被于微孔反应板(条),待测血清中如存在抗TP抗体,即可与之结合;再加入酶标记的高纯度TP抗原,在固相上形成TP抗原-抗TP抗体-酶标记TP抗原夹心复合物,待加入酶底物/色原(过氧化脲/TMB)液时即产生呈色反应,呈色强度与抗TP抗体水平成正比。

注意事项

a.各种试剂均需用加样器加样,结果测定应以酶标仪读数为准,以保证准确。

b.洗涤时每个孔应注满洗液,注意不要发生孔间交叉污染,每次洗涤应浸泡60s。

c.不同批号或不同厂家试剂不能混用,试剂应在有效期内使用。

d.试剂、标本及废弃物应按传染性物品处理。

e.结果阳性的血清应以Reiter株螺旋体制成的吸收剂吸收后复查。

③密螺旋体颗粒凝集试验(TPPA)测定抗梅毒螺旋体抗体。

原理:将梅毒螺旋体Nichols株的精制菌体成分包被于明胶颗粒上,此种致敏颗粒与标本中抗TP抗体结合时可产生凝集反应。

注意事项:

a.此类患者血清等标本中,可存在HBV,HGV,HIV等病原体,因此,标本、用过的器具、废弃液体等均应按传染性物品处理。

b.试剂盒中的试剂配制后仅限当天使用;如在2～8℃保存,7d内稳定。

c.试剂盒储存于2～8℃,切勿冷冻保存。

d.不同批号的试剂不可混用。

e.结果为阳性或可疑时,应进行随访并结合临床综合考虑。结果可疑时还需用其他方法(如FTA-ABS)复查。对未致敏颗粒和致敏颗粒均出现(±)以上的标本,应参照试剂盒说明书用非梅毒螺旋体Reiter株制成的吸收液进行吸收试验后再复查。

f.定性测定时,如抗TP抗体浓度过高,可能会因前带现象出现假阴性结果。

④金标记免疫层析试验检测抗梅毒螺旋体抗体。

原理:在膜(如硝酸纤维素膜)上测试区(T)预先用重组梅毒螺旋体(TP)抗原包被,质控区(C)预先用正常人IgG包被。测试时将待测血清滴在试剂盒预先包被有金标记SPA(葡萄球菌A蛋白)的加样孔中,检样中抗TP抗体可与金标记SPA结合,由于硝酸纤维素膜时毛细管效应,混合物层析进入测试区和质控区。抗TP抗体与TP抗原结合,在T处出现紫红色条带;混合物中金标SPA与正常人IgG结合,在C处出现另一条紫红色条带。

如果标本中无抗体存在,则只在 C 处出现一条紫红色带。

注意事项:

a.应尽量使用新鲜标本。溶血标本会影响结果判定。标本在 2~8℃可保存 3d,长期保存需置－20℃,忌反复冻融。

b.读取结果应在加样后 15min,30min 后读取的结果无效。结果阳性的血清应以吸收剂吸收后复查。

c.测试区出现紫红色条带的深浅,不代表抗 TP 抗体的滴度。

d.标本及废弃物应作为生物危险品对待。

3.临床意义

(1)TRUST 适于筛查和治疗效果的监测,梅毒螺旋体抗体试验(ELISA,TPPA 等),在待测血清用含 Reiter 株螺旋体提取物吸收后可作为确认试验,对潜伏期和晚期梅毒敏感性更高。

(2)梅毒的血清学试验阳性,只提示所测标本中有抗类脂抗体或抗 TP 抗体存在,不能作为患者感染梅毒螺旋体的绝对依据,阴性结果也不可排除梅毒螺旋体感染,检测结果应结合临床综合分析。

(3)由于各种梅毒血清学检测方法,并不都能在梅毒的不同病期检测出抗类脂质抗体或抗 TP 抗体,为提高检出率,最好每次用 2 种以上的方法学检测。

(陈保德 胡志东)

参考文献

丁振若.2007.现代检验医学.北京:人民军医出版社.

李天星.2001.现代临床免疫学检验.北京:军事医学科学出版社.

沈霞.2003.艾滋病的实验室诊断.中华医学检验杂志,26(5):327-328.

王宏利.2005.实验诊断学.北京:人民卫生出版社.

王兰兰.2007.临床免疫学与检验.北京:人民卫生出版社.

第 67 章

变态反应的免疫学检验

> **大纲**
>
> **了解** Ⅰ～Ⅳ型变态反应的特点；Ⅰ型变态反应皮肤试验；斑贴试验及其临床价值。
>
> **熟悉** Ⅰ～Ⅳ变态反应的发生机制；熟悉Ⅰ型变态反应的常见疾病；Ⅱ型变态反应的常见疾病；Ⅲ型变态反应的常见疾病；Ⅳ型变态反应的常见疾病。
>
> **掌握** 变态反应概念、分型；Ⅰ型变态反应实验室检测方法，总 IgE 和 sIgE 检测方法及临床价值；Ⅱ型变态反应实验室检测方法，新生儿溶血症不完全抗体检测方法；循环免疫复合物检测方法及其优、缺点。

第一节 变态反应的基础

变态反应(allergy)又称为超敏反应(hypersensitivity)是指已被抗原致敏的机体，当再次接触相同抗原时所发生的一种异常或病理性免疫应答，表现为生理功能紊乱和(或)组织损伤。引起变态反应的抗原称为变应原(allergen)。变态反应造成组织损伤或功能紊乱引起临床表现、病理症状，此类疾病称为变态反应性疾病。变态反应性疾病涉及过敏反应、各种溶血反应、自身免疫性疾病和传染性变态反应等诸多领域。

Coombs 和 Gell 依据变态反应的发生机制及所致疾病临床特征，将其分成四型，即Ⅰ型变态反应、Ⅱ型变态反应、Ⅲ型变态反应和Ⅳ型变态反应。Ⅰ～Ⅲ型属于体液免疫应答，可经血清被动转移；Ⅳ型属于细胞免疫应答，可经 T 细胞被动转移。

一、Ⅰ型变态反应的发生机制

Ⅰ型变态反应又称为过敏反应(anaphylaxis)，引起过敏反应的抗原又称为过敏原。此型变态反应由 IgE(或 IgG4)介导，肥大细胞和嗜碱性粒细胞参与，以机体生理功能紊乱为主要特征的病理性免疫应答。引起Ⅰ型变态反应的变应原极其复杂，主要涉及药品(抗生素、麻醉药品等)、吸入性过敏原(植物花粉、真菌、屋尘、螨、昆虫、羽毛等)、食入性过敏原(牛奶、鸡蛋、海产品、大豆、花生等)。

过敏反应表现为明显个体差异性，有遗传倾向，机体常表现为对多种过敏原过敏，这种体质称为过敏体质或特应性体质。过敏原初次进入过敏体质机体内，诱导免疫应答发生。首先，B 淋巴细胞通过特异性受体识别相应过敏原，在 Th 细胞的帮助下，B 淋巴细胞经活化、增殖并分化为分泌 IgE 的浆细胞，最终分泌 IgE，部分个体分泌 IgG4。特异性 IgE 通过 Fc 段与带有 FcR 的肥大细胞、嗜碱性粒细胞结合，使机体致敏。处于致敏状态的机体再次接触过敏原时，过敏原与肥大细胞或嗜碱性粒细胞表面 IgE 结合，激活肥大细胞或嗜碱性粒细胞，导致细胞脱颗粒，释放血管活性介质(组胺、白三烯、前列腺素等)；这些介质可引起毛细血管扩张、血管壁通透性增强，平滑肌收缩和腺体分泌增多等生物学效应。全身毛细血管扩张导致过敏性休克，局部毛细血管扩张引起局部皮肤水肿；支气管平滑肌收缩、痉挛会导致支气管哮喘；呼吸道分泌液增多、局部水肿引起过敏性鼻炎；食入过敏原会引起消化道症状,如呕吐、腹痛、腹泻为特征过敏性肠胃炎。

二、Ⅱ型变态反应的发生机制

Ⅱ型变态反应的病理表现是造成靶细胞溶解或破坏,据此Ⅱ型变态反应也称为细胞毒型变态反应。Ⅱ型变态反应的变应原多位于细胞表面,它可以是细胞膜本身的成分,也可以是吸附在细胞膜上的外来半抗原。不论是细胞表面的自身抗原(同种异型抗原、异嗜性抗原)、还是经修饰的自身抗原或外来的药物性半抗原,它们均能刺激机体发生免疫应答,诱导抗体产生。抗原特异性 IgG、IgM 类抗体,与细胞膜表面的抗原结合,形成免疫复合物。单独抗体与靶细胞作用尚不能将其杀伤,还需有补体系统、巨噬细胞或 NK 细胞的参与。其主要机制为:①免疫复合物激活补体系统介导的细胞溶解作用;②通过抗体或补体分子,活化巨噬细胞介导的调理吞噬效应;③巨噬细胞、NK 细胞通过抗体依赖性细胞介导的细胞毒作用。此外,某些特殊抗体与受体类抗原结合,不但未造成耗细胞溶解,反而导致细胞被激活,引起细胞功能增强。

血细胞表面抗原(血型抗原和组织型抗原)导致的Ⅱ型变态反应,引起血细胞破坏,造成一系列血细胞减少症。血型不符输血会导致严重输血反应;多次输血者会导致非溶血性血细胞减少症;母子血型不符,导致新生儿溶血症;某些药物会导致血细胞减少症或自身免疫性血细胞减少症;抗细胞表面受体自身抗体产生会导致受体病。

三、Ⅲ型变态反应的发生机制

Ⅲ型变态反应由免疫复合物(immune complex,IC)沉积造成,又称为免疫复合物型变态反应。免疫复合物沉积毛细血管基底膜,导致以中性粒细胞浸润为主的炎症,表现组织液渗出、水肿、组织损伤、坏死等症状。

形成免疫复合物是免疫应答常见的现象,多数情况被免疫系统清除,无致病作用,只有在特定的情况下,才出现病理反应。大量形成的可溶性免疫复合物或免疫复合物在体内持续存在,免疫系统未及时清除,造成免疫复合物随血液流动,形成循环免疫复合物(circulating immune complex,CIC)。循环免疫复合物沉积是Ⅲ型变态反应的重要环节,受诸多因素的影响。血液流变学和特殊解剖结构,导致血流缓慢、形成漩涡,可促进循环免疫复合物沉积;炎症发生、补体系统活化、均可造成过敏毒素和血管胺类物质释放,造成毛细血管扩张,进一步促进循环免疫复合物的沉积。免疫复合物沉积导致组织病理损伤的机制包括:①免疫复合物活化补体系统,释放趋化因子吸引中性粒细胞,造成中性粒细胞浸润;②沉积免疫复合物激活血小板,释放过敏毒素,作用于肥大细胞和嗜碱性粒细胞,两者释放血管胺类物质,增强通透性引起组织液渗出、水肿;③血小板激活造成凝血机制障碍,形成微血栓,局部组织缺血、缺氧引起组织坏死;④中性粒细胞吞噬免疫复合物过程中,释放溶酶体酶,溶解周围组织、导致坏死。

Ⅲ型变态反应表现血管炎症变化,称为血管炎症型变态反应。一次大量使用抗毒素血清,形成过量免疫复合物未被及时清除导致血清病;胰岛素反复多次注射,引起局部红肿、坏死;某些自身免疫性疾病,自身免疫应答持续发生,免疫复合物持续形成,引起慢性Ⅲ型变态反应性疾病(如类风湿关节炎/系统性红斑狼疮);溶血性链球菌感染,免疫复合物一过性增多,导致急性肾小球肾炎。

四、Ⅳ型变态反应的发生机制

Ⅳ型变态反应的发生机制与上述三种变态反应不同,与抗体和补体无关。Ⅳ型变态反应一般是由胞内寄生菌、病毒、寄生虫和化学物质等抗原诱发。这些抗原经抗原提呈细胞摄取、加工处理成抗原肽-MHC 分子复合物,表达于提呈细胞表面,经 T 细胞表面的特异性抗原受体识别后,T 细胞活化、分化为效应性 T 细胞。$CD4^+$ Th1 介导炎症反应,导致组织损伤;$CD8^+$ CTL 介导细胞毒作用,导致靶细胞溶解或凋亡。

常见Ⅳ型变态反应疾病有感染性迟发型超敏性疾病,包括结核病等;接触性迟发型超敏反应性疾病,包括接触性皮炎等;此外,移植排斥反应、有些自身免疫病(胰岛素依赖型糖尿病)同样有Ⅳ型变态反应参与。

第二节　Ⅰ型变态反应性疾病及其相关检验

一、Ⅰ型变态反应性疾病

(一)过敏性休克

1. **药物过敏性休克**　最常见为青霉素引起的过敏性休克。青霉素本身无免疫原性，但其降解产物(青霉噻唑醛酸、青霉烯酸等)可与体内蛋白质的氨基或巯基结合成为完全抗原，刺激机体产生 IgE 抗体，使肥大细胞和嗜碱粒细胞致敏。当再次接触青霉素，即可触发过敏性休克。少数个体在初次接触青霉素时也可发生过敏性休克，可能是由于曾使用被青霉素污染的医疗器材或吸入空气中的青霉菌孢子而引起致敏所致。

2. **抗毒素血清过敏性休克**　临床上用动物免疫血清(如破伤风抗血清、白喉抗毒素)进行治疗或紧急预防时，可能会发生过敏性休克。因为这些个体曾经注射相同的血清制品而被致敏。近年来由于抗毒素血清的纯化，并经胃蛋白酶水解，形成 $F(ab')_2$ 分子量降低，免疫原性变弱，临床上此类过敏反应已不多见。

(二)呼吸道过敏反应

1. **过敏性哮喘**　过敏性哮喘是最常见的呼吸道过敏反应，多因吸入花粉、真菌、尘螨、动物皮毛等变应原后触发的支气管平滑肌痉挛、气道变应性炎症。过敏性哮喘有速发相和迟发相反应两种类型，前者发生快，消失也快；后者发生慢(急性发作 48h 后)、持续时间长，多表现为典型的气道炎症特征。嗜酸粒细胞及其他炎症细胞释放细胞因子及其他炎症介质，可引起呼吸道上皮细胞的强烈损伤，加重临床症状。

2. **过敏性鼻炎**　变应原吸入引起鼻黏膜水肿、分泌增加，患者表现为流涕、打喷嚏等。

(三)食物过敏反应

食物过敏反应为过敏患者进食鱼、虾、蟹、蛋等食物后引起消化道过敏，表现为恶心、呕吐、腹痛、腹泻等。此类患者胃肠道蛋白水解酶缺乏，分泌型 IgA 明显低下，局部黏膜防御功能下降，食物中异种蛋白不能完全分解而通过黏膜吸收或经损伤的胃肠道黏膜进入机体，未经改造的蛋白是一种变应原，诱导胃肠道局部过敏反应。

二、Ⅰ型变态反应性疾病的相关检验

一般情况下，Ⅰ型变态反应性疾病的诊断应包括三个部分，询问详细的病史、体内试验和体外试验。

(一)体内试验

以患者为观察对象，给受试者变应原刺激，观察受试者临床症状。主要包括皮肤试验和激发试验等。

体内试验的适应证包括：①外源性变应原并属于接触过敏者；②患者为处于强烈变态反应发作期；③近期未使用糖皮质激素、抗组胺药物、肾上腺素等治疗；④如为皮肤试验，则受试部位无湿疹、荨麻疹等其他皮疹。

1. **皮内试验**　皮内试验(intracutaneous test)是一种最常用的皮肤试验，操作简便，应用广泛。

(1)原理：当将过敏原注射于皮内后，与组织中致敏细胞表面的 IgE 结合，激活肥大细胞导致血管活性介质释放，局部毛细血管扩张、组织液渗出形成风团和红晕，借以测定患者是否对某项物质过敏。

(2)适应证：主要用于使用药物前观察患者是否对该药物过敏，确定能否使用此药物；同时也用于吸入过敏原和食入过敏原筛查，寻找过敏原，最终为进行特异性脱敏治疗奠定基础。

(3)方法

药品、用具的准备：药品包括皮试过敏原浸液、组胺阳性对照液、阴性对照液等，要确定浓度合适的皮试液；用具包括注射器、消毒棉棒等。此外，应准备皮质肾上腺素、氧气等急救药品。

操作方法：抽取皮试用的各种过敏原浸液及阳性、阴性对照液，按皮试单上项目顺序依次排列于消毒皮试盒内；令受试者将上臂外侧完全暴露，用 75% 乙醇消毒皮肤；用左手将患者皮试部位的皮肤绷紧，然后自上臂左侧开始由上而下按排列顺序进行皮试。每种皮试液量为 0.01～0.02ml。药液注入皮内后，局部皮肤呈苍白色圆形隆起，直径应为 3～4mm，不应有出血。注意，各皮试点相距应大于 2.5cm。

阳性对照采用组胺，阴性对照采用不含药物的稀释液。

(4)结果：皮试液注射于受试者皮内。15～20

min后观察,根据风团、红晕的大小判定结果(表67-1)。

表67-1 皮内试验的结果分级标准

分级	风团直径(mm)	红晕直径(mm)
−	<5	<5
+	5～10	10～20
++	10～15	20～30
+++	15～20	30～40
++++	≥20	>40

1. 风团的平均直径是分级的主要依据,红晕大小仅作参考;阳性皮试反应在风团周围多存在红晕。由于影响红晕的因素较多,故多数学者认为,应以风团面积为准,红晕只能作为参考。

2. 皮试风团若有伪足,其结果判定可向上调一级,但最多为(++++)级

Ⅰ型变态反应的效应阶段可表现为速发相反应和迟发相反应。因此,如条件允许,还应观察皮试几小时后发生的迟发相反应。某些患者,如超敏性支气管肺曲菌病,可先出现速发反应,消退后出现迟发反应,这些对临床诊断颇有帮助。

(5)评价:皮内试验属于经典方法,是国内应用最为广泛的试验方法。目前,皮内试验已有标准化皮试液供应,并有规范化操作方法和评定标准。

皮内试验阳性率往往大于临床症状发生率,易受操作者熟练程度及主观性影响;皮肤试验阳性程度可能依皮肤部位不同而异;变应原浸液质量和标准不统一,不易标准化;结果易受患者用药影响,如使用糖皮质激素、抗组胺药、拟交感药等均可影响其结果;易受皮肤条件影响,如黑色人种或伴有皮肤病的患者评价困难;婴幼儿、年老体弱或处于急性发作期者不宜操作,有一定危险性,有时可诱发、加重原超敏反应性疾病,甚至有生命危险。

皮试试验并非绝对安全,高度敏感者有时会出现全身反应,甚至发生过敏性休克。患者表现为面部潮红,手心发痒,随即出现全身血管神经性水肿,很快波及眼、喉部及鼻黏膜,出现气喘、咳嗽及呼吸困难等,此时应立即采取必要措施。

2. 点刺试验 点刺试验(prick test)可视为一种特殊的皮内试验。与皮内试验不同,点刺试验是将皮试液刺入表皮而不进入真皮。点刺试验的原理和适应证同皮内试验。

(1)方法

点刺药品、用具的准备:药品包括各种点刺液,组胺阳性对照液,阴性对照液等,要确定浓度合适的皮试液;用具包括点刺针,消毒棉棒等。此外,急救药品同上述皮内试验。

操作方法:将受试者前臂内侧或背部皮肤用75%乙醇消毒,再用蒸馏水或生理盐水将受试部位皮肤擦干净;待皮肤干燥后,滴上皮试液,用点刺针做一直排点刺。点刺时要掌握一定深度(只挑破表皮层,勿进入皮内),严防出血现象发生,影响试验结果;如皮试物为粉状,可在点刺部位滴一滴生理盐水并混匀,再进行点刺。

与皮内试验相同,应做好阴性对照和阳性对照。

(2)结果:点刺试验需20～30 min后观察,结果判定标准见表67-2。

表67-2 点刺试验的结果分级标准

分级	反应情况
−	与对照试验相同
+	点刺部位稍隆起,周围伴有轻度红晕
++	隆起面积0.3cm以上,周围有较大红晕但无伪足
+++	有极明显的红晕区,伴有明显伪足
++++	丘疹处有2个以上伪足,发痒、皮肤红肿明显

(3)评价:点刺试验不如皮试试验敏感,但安全无痛,皮肤损伤小,较适合儿童。点刺反应30min达到高峰,此时应经常观察反应情况,如出现较大反应时可用棉球擦去点刺液,避免继续吸收而引起全身反应。

3. 激发试验

(1)原理:激发试验就是模拟自然途径,使变应原进入体内,引起一次轻微症状。如支气管激发试验:将可疑过敏原经喷雾器喷出,受试者吸入进入呼吸道。过敏原与气管附近致敏肥大细胞或嗜碱性粒细胞表面IgE分子结合,细胞被激活脱颗粒释放血管活性介质。血管活性介质作用于呼吸道平滑肌,引起收缩、痉挛,最终导致呼气障碍。观察吸入过敏原前后呼气量的变化,判断机体是否对吸入过敏原过敏。

(2)适应证:用于寻找过敏原,如支气管激发试验用于引起支气管哮喘过敏原的确认,为进行特异性脱敏治疗奠定基础。

(3)方法与结果:激发试验可分为鼻黏膜激发试验、支气管激发试验、食物和药物激发试验及现场激发试验等。

1）支气管激发试验：包括非特异性激发试验和变应原特异性激发试验。

①非特异性激发试验：试验前先测定肺通气功能，常用指标为第一秒用力呼气量（FEV-1）和肺活量；然后用喷雾器将非特异性刺激剂（如组胺或甲基胆碱）输出，患者直接经口或用面罩吸入；15～20min复查FEV-1。阳性结果的判定标准为：a.明显自觉症状，如胸部紧迫感和喘息等；b.肺部闻及哮鸣音；c.FEV-1下降20％以上。本试验目的是测定气道对吸入化学物质的反应性，而非查找变应原。应在常规的变应原激发试验前先做此测定，以便对患者的气道反应性做到心中有数。如患者的气道反应性甚高，在进行变应原激发试验时则应特别小心，以免发生危险。

②变应原特异性激发试验：试验方法与上述基本相同，但吸入的是浓度倍增的变应原溶液。此法对明确变应原有帮助，但有一定的风险性，必须做好安全防范工作。

支气管激发试验较皮肤试验的特异性高，与患者的病史、症状和过敏原吸附试验的相关性较强。常用于了解支气管的反应性、确定支气管哮喘的变应原、检验新制剂的抗原性、评价平喘药疗效以及观察脱敏治疗的效果等方面。本法的缺点是每次只能测试一种抗原，要求有一定专门设备和技术，并需取得病人的配合。

2）鼻黏膜激发试验：受试者将过敏原吸入（粉剂）或滴入（液体）鼻腔内，15～20min观察患者反应。如出现黏膜水肿和苍白，病人出现鼻痒、流涕、喷嚏等症状，即可判为阳性反应。主要用于变应性鼻炎（特别是花粉症）过敏原的确认。

3）口服激发试验：口服激发试验采用一种双盲安慰剂对照食物激发试验（double-blind placebo control food challenge, DBPCFC），以减少干扰。受试者将外观和口味相同的安慰剂和（或）可疑食物装入胶囊中并服用，观察临床症状是否出现。试验时的起始量10～50 mg，无反应则按每30 min加倍量，直至最大剂量为10g。当出现临床症状（包括呼吸道、消化道和皮肤）时即可判定阳性。目前，此种激发试验是诊断食物过敏的金标准，其阳性和阴性预测值均大于95％。但此法需在激发试验前一周回避可疑食物，试验前16h停用抗组胺药。这需花费医生和患者（包括家属）数小时，且费用高，在激发试验时会使患者产生超敏症状，甚至发生危及生命的严重休克反应，为了安全最好住院检测。

4）结膜激发试验：将适当浓度的过敏原浸液滴入患者一侧眼结膜，另一侧滴入生理盐水作对照，15～20min观察结果。试验侧结膜充血、水肿、分泌物增加、痒感，甚至出现眼睑红肿等现象为阳性反应。主要用于眼部变应反应病的过敏原检查。

5）现场激发试验：将患者置于易发生过敏反应的现场，观察症状出现的情况，并建立一定的指标。此方法有许多未知因素，危险性更强，必须做好必要的防范措施。本试验的目的是为了研究和诊断职业性哮喘的过敏原。

试验于患者缓解期进行。试验前应对患者进行全面体检，测定其呼气量，取其最大值。然后由医务人员陪同患者进入现场，观察并记录体征和症状，同时定时测定肺通气功能。一般现场暴露时间为1h，但如出现明显症状应立即停止试验，采取必要措施。

6）评价：与皮肤试验不同，激发试验直接观察靶器官上的反应，具备较高的敏感度，规范的激发试验是较为有效的特异性诊断方法。激发试验操作较皮肤试验复杂，需相关设备，影响因素较多，有时会导致严重症状，存在一定危险。同时，激发试验会给病人带来痛苦。

（二）体外试验

体外试验是一种安全的过敏反应检测手段，试验影响因素较少，患者无痛苦。体外试验为免疫化学测定，一般是检测血清中总IgE水平作为过敏反应性疾病的初筛，检测血清中特异性IgE用于确定或寻找过敏原。随着免疫学检测技术及变态反应性疾病研究不断深入，许多新的检测指标和技术正逐渐被临床接受并应用。

体外试验的适应证包括：①皮肤病变广泛，无法进行皮试；②有过敏原诱发严重过敏反应史，皮试有一定危险者；③服抗组胺药后皮肤反应受抑制，皮试结果不准确；④有些变应原不能做皮试，如化工原料等。

1. 总IgE水平测定　IgE是介导Ⅰ型超敏反应的主要抗体，总IgE水平是针对各种变态原IgE的总和。正常情况下血清或血浆总IgE含量很低，仅在ng/ml水平，血清或血浆总IgE升高提示可能患有过敏反应性疾病。

（1）方法与原理：目前检测总IgE水平的试验方法比较成熟并有商品化试剂盒出售，一般采用双抗体夹心法。具体方法有放射免疫标记、酶免疫标记和发光免疫标记，其中以酶免疫标记较为普及。

其基本原理如下:两种不同的抗体,分别包被微孔板和标记辣根过氧化物酶(或碱性磷酸酶)。先加入待测血清,血清中IgE与固相表面抗-IgE结合。再加入酶标记抗人-IgE抗体,形成固相抗体-待测IgE-酶标抗体复合物并吸附于固相材料表面。未结合的物质通过洗涤去除。加入显色底物显色,通过测量吸光度的变化来判断标本中IgE的浓度。

(2)应用与评价:总IgE测定作为过敏反应性疾病的初筛试验。测定总IgE虽不能说明对何种物质过敏,但在鉴别过敏与非过敏的问题上有一定价值。资料显示,在变态反应性疾病中,78%的患者总IgE高于110 kU/L,而非变态反应性疾病中84%低于25 kU/L。另有20%~30%的变态反应性疾病患者特异性IgE高而总IgE正常。总IgE升高也可见于寄生虫感染,其他一些疾病如选择性IgA缺乏症、骨髓瘤、霍奇金病、肾病综合征、肝脏疾病等。所以,总IgE升高不等于过敏;相反,过敏者不一定出现总IgE升高。但是,总IgE升高提示过敏的可能性大,这在患者皮试阴性时决定是否进行进一步检测时有重要意义。一般情况下,患者先进行皮试如果皮试均阴性或结果不确定,可根据病情检测总IgE。常见吸入变应原、常见食入变应原筛选,如果这些试验仍阴性,则可初步排除IgE介导的速发型变态反应。

2. 特异性IgE检测 特异性IgE(specific IgE,sIgE)指针对某一种特定变应原的IgE。变应原进入机体,激活带有相应受体的B细胞克隆。在Th细胞辅助下,B细胞发生活化、增殖并分化为浆细胞,浆细胞分泌IgE分子。如机体对某一种过敏原不存在过敏,不会诱导免疫应答反应,血清中不会出现特异性IgE。反之,如血清中检出特异性IgE,便可推测该机体一定对相应过敏原过敏。如对牛奶过敏者则有针对牛奶变应原的sIgE,对尘螨过敏者则有针对尘螨的sIgE。

(1)方法与原理:与总IgE相似,特异性IgE同样采用免疫化学法。通常包被已知过敏原,加入待检血清。如血清中存在相应的IgE分子,会与固相材料表面的变应原结合形成免疫复合物,其他非特异IgE分子通过洗涤方式去除。再加入标记第二抗体(抗人IgE),标记抗体与复合物中IgE结合,形成固相变应原-特异性IgE-抗人IgE标记抗体。游离标记物通过洗涤方式除去,最终通过检测标记物,实现对抗原-抗体反应的检测。用于特异性IgE检测方法较多,主要包括放射性过敏原吸附试验、间接酶联免疫吸附试验、斑点免疫印迹试验和荧光酶标法。多数情况下,检测前并不知道患者究竟对哪一过敏原过敏,因此,一次试验最好能同时检测多种特异性IgE,以便提高检测效率。这里我们介绍三种较为常用的检测方法。

1)放射变应原吸附试验:放射变应原吸附试验是一种传统方法。将纯化的变应原吸附于固相载体上,加待测血清及参考标准品,再与用放射性核素标记的抗-IgE抗体反应,最后测定固相的放射活性。利用参考标准品做出标准曲线,求出待测血清中变应原特异性IgE含量。

2)酶免疫斑点印迹试验:以硝酸纤维素膜(NC)为固相载体,将多种变应原(如食入过敏原:鱼、虾、蛋、奶、大豆、花生等)分点固定在测试条不同区域,用脱脂奶封闭其余位点,防止非特异结合。将待检血清稀释合适浓度,加入反应槽内并将包被有过敏原的测试条浸于待检血清中。此时,血清中特异性IgE与固相载体表面的相应变应原结合。孵育一段时间后,将测试条带取出,冲洗去掉非结合物并放入反应槽内,再加入酶标记抗人IgG标记复合物,继续孵育反应一段时间,标记抗体与特异性IgE结合。取出测试条带,反复冲洗去掉游离标记物,最终加入酶底物显色,通过NC膜表面的显色带,判断血清中存在哪一种特异性IgE抗体。

3)荧光酶免疫试验:荧光酶免疫试验是一种组合特异性IgE测定试验,基本原理同放射变应原吸附试验。利用一个称为CAP的"帽状"结构塑料材料作为固相载体,材料内置多孔性、弹性和亲水性纤维素颗粒。颗粒表面吸附常见的多种变应原,形成包被抗原。检测时加待测血清及不同浓度的标准品,血清中特异性抗体与相应变应原结合。通过冲洗去除其他非特异性成分,再加上β半乳糖苷酶标记的抗人IgE,使之与固相纤维素颗粒表面特异性IgE结合(变应原-特异性IgE-标记抗体)。加入的底物4-甲基伞形酮-β-半乳糖苷使之产生荧光。用荧光分光光度计读取吸光值,荧光强度与sIgE呈线性关系。据此可绘出标准曲线,得出待测血清中sIgE的量。CAP变应原检测系统是由瑞典Pharmacia公司推出全自动检测血清特异性IgE的荧光固相免疫检测系统,该法有计算机软件可全自动控制整个检测步骤,简便、快速,有较高的敏感性和特异性。

(2)应用与评价:IgE和sIgE是目前Ⅰ型变态反应常用的实验室检测项目,IgE可作为初筛试验,而 sIgE 用于寻找和确定变应原。sIgE 用于:①当临床病史非常典型或不适宜做皮试时,可直接进行过筛试验或 sIgE 检测。②常规吸入或食物变应原皮肤试验阳性,测定相应变应原 sIgE,如病史、皮试和 sIgE 均相符,则可确定变应原。

关于检测方法本身均基本成熟,sIgE 检测特异性依赖于变应原的质量。虽然目前多种变应原均已标准化并有商品出售,但由于变应原有明确的地域性,国内所使用的检测试剂多数为进口,而生产国变应原与国内变应原不一定完全符合,从而导致检测结果和临床不相符合。

3. **嗜酸性粒细胞阳离子蛋白测定** 嗜酸性粒细胞阳离子蛋白(eosinophilia cationic protein,ECP)是一种相对分子量 21kDa 的碱性蛋白,近年研究结果表明,血 ECP 水平与过敏性疾病的发生发展密切相关,被认为是疾病诊断、病情监测的较好指标。各种体液,包括血液、尿液、鼻腔分泌物、痰液、支气管肺泡灌洗液、脑脊液、胃液等的 ECP 都可以被检测。

(1)方法与原理:血清 ECP 测定可分为免疫荧光分析法、电化学发光分析法、酶联免疫吸附法及放射免疫分析法。以酶联免疫吸附法为例,选择针对 ECP 不同表位两种抗体,分别包被微孔板和标记辣根过氧化物酶(或碱性磷酸酶)。当标本中含有相应的抗原(ECP)时,会形成固相抗体-抗原-酶标抗体复合物并吸附于固相材料表面。未结合的物质通过洗涤去除。加入显色底物显色,通过测量颜色的变化来判断标本中抗原(ECP)的浓度。

(2)应用与评价:检测 ECP 水平不仅对过敏性皮肤病及鼻炎的诊疗具有重要意义,对其他过敏性疾病也有很强的临床意义。研究表明 ECP 作为反映嗜酸性粒细胞活化程度的指标,可用于哮喘气道炎症的辅助诊断和哮喘炎症治疗的效果评价。

4. **特异性过敏原嗜碱粒性细胞激活试验** 特异性过敏原嗜碱性粒细胞激活试验(basophil activation tests,BATs)是用特异性过敏原激发外周血,使已致敏的嗜碱性粒细胞发生活化,采用流式细胞仪(Flow cytometry,FCM),通过荧光标记特异性抗体来鉴别嗜碱性粒细胞及其活化标志物,从而定量分析活化嗜碱性粒细胞的数量,可反映嗜碱性粒细胞的活化程度和功能状态,对诊断过敏性疾病有重要价值。

1)方法与原理:过敏患者体内嗜碱性粒细胞处于致敏状态,即嗜碱性粒细胞表面已结合特异性 IgE 分子;此时,致敏细胞如遇到相应过敏原,细胞表面的抗体与过敏原即可结合形成"抗原桥",并激发致敏细胞活化,细胞表面高度表达 CD63 分子。以"牛奶过敏"为例:将待检患者的外周血细胞与牛奶过敏原溶液混合温育。如患者对牛奶过敏,则嗜碱性粒细胞活化并表达 CD63 分子;加入抗 CD63-FITC/抗 CD123-PE/抗 HLA-DRPerCP 荧光标记抗体并温育。随后离心弃上清,用流式细胞仪分析,通过设门选定嗜碱性粒细胞(CD123+、HLA-DR-),再根据嗜碱性粒细胞是否表达 CD63 分子,即可判断待检患者嗜碱性粒细胞被牛奶过敏原活化的百分比,并做出评价是否对牛奶过敏。

2)应用与评价:特异性过敏原嗜碱性粒细胞激活试验主要用于:确定过敏原,特别是吸入过敏原和食入过敏原;通过鉴定已知过敏原对嗜碱性粒细胞的激活程度,可判断患者接触过敏原的发病风险;动态观察嗜碱性粒细胞的活化程度,观察脱敏治疗效果,判断预后。特异性过敏原嗜碱性粒细胞激活试验采用流式细胞分析技术,定量检测表达有特异性标志物的嗜碱性粒细胞,可精确反映嗜碱性粒细胞的活化程度和功能状态,是一种高特异性的过敏原诊断方法。同时,此种检测过敏原的方式具有很高的诊断特异性,隶属细胞生物学试验,与临床表现具有较高的一致性。但是,此方法的诊断敏感性仍有待提高,部分人群对嗜碱性粒细胞活化呈非应答状态,临床应用此方法需结合 SPT 和血清特异性 IgE 抗体检测结果,以便更全面的诊断过敏性疾病。

第三节 Ⅱ型变态反应性疾病及其相关检验

一、Ⅱ型变态反应性疾病

(一)输血反应

输血反应包括溶血性和非溶血性两种。

1. **溶血性输血反应** 溶血性输血反应发生在 ABO 血型不符的输血,可导致红细胞大量破坏。由于 ABO 血型抗原的抗体为天然抗体,属于 IgM 类,具有较强活化补体性能。血型抗体(IgM)与红细胞表面抗原结合,形成抗原抗体复合物,激活补体系统造成红细胞大量溶解。

2. 非溶血性输血反应　在 ABO 血型相符合的情况下,如患者曾进行多次输血,便可导致一种以白细胞、血小板损伤的输血反应称为非溶血性输血反应。患者多次输入同种异体血液,由于同种异体之间 HLA 抗原特异性不同,受血者体内淋巴细胞接受异体 HLA 刺激,诱导免疫应答产生相应抗体。当再次输血时,受血者体内的抗体与供血者 HLA 相对应,此时必然发生抗原抗体反应,导致非溶血性输血反应。

(二) 新生儿溶血症

1. 母胎 Rh 血型不符　母胎 Rh 血型不符发生于孕妇为 Rh$^-$ 血型,胎儿为 Rh$^+$ 血型。母亲初次妊娠时因流产、胎盘出血或分娩时胎盘剥离出血,胎儿少量 Rh$^+$ 红细胞进入母体,刺激母体产生抗 Rh 抗体(IgG)。若再次妊娠胎儿仍为 Rh$^+$ 时,母体内的 IgG 抗体可通过胎盘进入胎儿体内,与胎儿 Rh$^+$ 红细胞结合,激活补体导致红细胞破坏,引起流产、死产或新生儿溶血症。

2. 母胎 ABO 血型不符　母胎 ABO 血型不符发生于母亲为 O 型,胎儿为 A 型、B 型或 AB 型。进入母体的少量胎儿红细胞能诱生 IgG 类抗体。此种抗体虽能通过胎盘进入胎儿体内,但胎儿血浆及其他组织中存在的 A 型或 B 型抗原物质能够吸收此类抗体,使进入胎儿的抗体不能全部作用于胎儿红细胞。此外,母亲体内存在的天然血型抗体为 IgM 类,虽不能通过胎盘进入胎儿体内,但可与进入母体的胎儿红细胞结合(初次分娩),破坏红细胞,从而减轻对母体的致敏程度(减少 IgG 类抗体产生)。基于上述原因,虽然此型新生儿溶血症的发生率高于 Rh 血型不符,但胎儿的症状较轻。

以上讨论的是单一血型不相符的简单情况,实际上可能存在 ABO 血型和 Rh 血型同时不相符合,此时应具体分析。

(三) 免疫性血细胞减少症

药物半抗原与血细胞膜表面蛋白结合后成为完全抗原,可刺激产生针对药物的特异性抗体。此抗体与吸附于血细胞表面的相应药物结合,通过激活补体、调理吞噬及 ADCC 效应,导致血细胞溶解。如青霉素易吸附于红细胞,导致溶血性贫血;喹宁易吸附于血小板导致血小板减少性紫癜;匹拉米酮易吸附于粒细胞,导致粒细胞减少症。

此外,甲基多巴、吲哚美辛(消炎痛)等药物或病毒感染可导致红细胞膜成分改变,进而诱发自身抗体而引起自身免疫性溶血性贫血。

(四) 肾小球肾炎和风湿性心肌炎

某些乙型溶血性链球菌与人肾小球基底膜有共同抗原成分,故链球菌感染后产生的抗体可与肾小球基底膜发生交叉反应,激活补体系统,产生趋化因子,吸引白细胞聚集,释放溶酶体酶,导致肾小球肾炎。此类肾炎又称"肾毒性肾炎",占肾小球肾炎的 15% 左右,它与Ⅲ型超敏反应中"免疫复合物型肾小球肾炎"发病机制不同。A 族链球菌蛋白质与心肌细胞有共同抗原,链球菌感染后产生的抗体可与心肌细胞发生交叉反应,引起风湿性心肌炎。此类疾病属于自身免疫性疾病,详细内容可参考本教材相应章节。

(五) 甲状腺功能亢进

某些甲状腺功能亢进由自身免疫应答引起,称为自身免疫性甲亢,又称 Graves 病。该病患者血清中可检出抗甲状腺刺激素(thyroid stimulating hormone, TSH)受体的 IgG 类自身抗体,此抗体能高亲和力结合并持续激活甲状腺细胞表面的 TSH 受体,使甲状腺细胞合成分泌大量的甲状腺素,从而导致甲状腺功能亢进。此疾病属于自身免疫性疾病,详细内容可参考本教材相应章节。

二、Ⅱ型变态反应性疾病的相关检验

Ⅱ型变态反应性疾病的检验主要检测细胞毒性抗体。属于自身免疫病的疾病,主要检测自身抗体,自身抗体检测详见自身免疫性疾病的实验室检验。本章只介绍新生儿溶血症的实验室检验。

(一) Rh 血型抗体的检测

如前文所述 Rh 抗体为非天然抗体。Rh$^-$ 血型个体接受 Rh$^+$ 血型红细胞后,诱导产生 IgG 类抗体。多数沉降系数为 7S,虽能与红细胞(颗粒性抗原)牢固结合,但一般条件下不出现凝集反应,习惯称之为不完全抗体。1945 年建立一种抗人球蛋白参与的凝集反应,使检测此类抗体成为可能。

1. 方法与原理　Rh 血型抗体采用抗人球蛋白试验(Coombs test)进行测定。抗人球蛋白试验是一种特殊形式的间接凝集试验。Coombs 首先以人免疫球蛋白作为免疫原,制备抗人球蛋白抗体(第二抗体),利用抗球蛋白抗体连接与红细胞表面抗原结合的 Rh 抗体,使红细胞凝集出现凝集现象。

(1) 直接 Coombs 试验:如 Rh$^+$ 患者曾接触抗 Rh 抗体,此抗体必与 Rh$^+$ 红细胞结合。但由于此抗体分子小,不能出现凝集现象。将待检血球经盐水充分洗涤,加入抗人球蛋白抗体,抗人球蛋白抗体与红细胞表面的抗 Rh 抗体结合,间接连接红细胞即可见细胞凝集。

(2)间接 Coombs 试验:用于检测血清中游离的不完全抗体。Rh^- 血型个体接受 Rh^+ 血型红细胞后,诱导产生抗 Rh,此抗体游离于血清中。首先准备 O 型 Rh^+ 红细胞悬液,将受检血清和 Rh^+ 红细胞共同孵育,洗涤去除未结合成分。再加入抗球蛋白抗体,此抗体与红细胞表面待检 Rh 抗体结合,出现可见的红细胞凝集。

2. 应用与评价　Coombs 试验主要应用于新生儿溶血症不完全抗体检测,直接法检测新生儿结合状态抗 Rh 抗体,用于新生儿溶血症确诊;间接法检测孕妇血清中游离状态抗体,用于孕妇体内抗体水平监测,预防新生儿溶血症的发生。

(二)ABO 血型抗体的检测

IgG 是唯一能通过胎盘的免疫球蛋白,故引起新生儿溶血症抗-A 或抗-B 为 IgG 类。O 型个体体内存在天然血型抗体(IgM),检测 IgG 抗-A 或抗-B 时必将产生干扰。因此,试验前需将血清用二巯基乙醇溶液(0.2M)处理,以充分破坏血清中 IgM 类抗体。

1. 方法与原理

(1)红细胞直接抗球蛋白试验:采集取新生儿脐带血细胞,用缓冲盐水充分洗涤,直接加入抗人球蛋白抗体。如出现凝集说明红细胞表面存在 IgG 类抗-A 或抗-B。

(2)不完全抗体释放试验:采集新生儿静脉血样,EDTA 抗凝,用缓冲盐水充分洗涤血球;将血球悬浮液缓冲盐水溶液中,使结合于细胞表面抗体充分解离,离心取上清液;将上清液与 A 型或 B 型标准红细胞混合并孵育,再加抗人球蛋白。如出现凝集说明待检红细胞表面存在 IgG 类抗-A 或抗-B。

(3)游离不完全抗体试验:抽取静脉血凝固后分离血清,用二巯基乙醇溶液(0.2M)处理,以充分破坏血清中 IgM 类抗体。将中和后血清与 A 型或 B 型标准红细胞混合并孵育,再加抗人球蛋白。如出现凝集说明待检血清中存在 IgG 类抗-A 或抗-B。

2. 应用与评价　直接抗球蛋白试验和抗体释放试验用于检测新生儿结合状态抗-A 或抗-B(IgG 类),用于新生儿溶血症确诊;游离不完全抗体试验检测孕妇血清中游离状态抗体,用于孕妇体内抗体水平监测,预防新生儿溶血症的发生。

备注:新生溶血症检测的基本程序

(1)确定夫妇二人血型,预测胎儿可能会出现的血型,判断是否与母亲血型相符合。如妻子为 Rh^-,丈夫为 Rh^+;妻子为 O 型,丈夫为 A 型、B 型或 AB 型;此时,胎儿血型均会与母亲不相符合,有可能发生新生儿溶血症。

(2)对于有可能出现母-胎血型不符的孕妇,均应检测抗-Rh、抗-A 或抗-B(IgG 类),一旦抗体阳性应测定抗体效价并动态观察。

(3)对于 ABO 血型抗体检测,由于胎儿红细胞抗原均来自父母,故检测孕妇血清中抗体时,可使用丈夫红细胞作为已知抗原。如出现凝集说明妻子血清中已经存在抗体。此外,还需用其他标准红细胞作为已知抗原,检测是否存在除 ABO 血型抗原外的抗体。

附:新生儿溶血症血型血清学检查报告

父母姓名	性别	血型		抗体(IgG)类别	抗体效价
		ABO	Rho(D)		
	女				
	男			----------	----------
患儿姓名	性别	血型		直接试验	释放试验	游离试验
		ABO	ABO			

第四节 Ⅲ型变态反应性疾病及其相关检验

一、Ⅲ型变态反应性疾病

(一)局部免疫复合物病

1903年由Arthus发现并首次报道,用马血清给家兔皮下多次注射后,局部出现剧烈的炎症反应,被称为Arthus现象。动物反复注射马血清后,机体受到异种蛋白的刺激产生了大量抗体,过量的抗体与局部注射的抗原结合形成免疫复合物并沉积在局部血管基底膜,导致病理损伤。胰岛素依赖型糖尿病患者,由于反复注射胰岛素后体内产生了过量抗胰岛素抗体,此时再注射胰岛素时,注射局部可出现类似的Arthus反应。

(二)血清病

血清病通常发生在初次使用大量异种血清(如抗毒素)后的7~14d。此时体内已产生了相应的抗体,而血中的抗原(异种血清)尚未被清除,两者结合形成中等大小免疫复合物,不能及时清除,随血液循环运行至全身各处并沉积,引起发热、关节疼痛、皮疹、蛋白尿及淋巴结肿大等临床症状。血清病为自限性疾病,随着免疫复合物清除,症状减轻并消退。此外,大剂量使用青霉素、磺胺药等也可出现血清病样反应。

(三)急性肾小球肾炎

急性肾小球肾炎(免疫复合物型)一般发生于A族溶血性链球菌感染后2~3周。链球菌感染诱导机体产生抗链球菌抗体,他们与链球菌可溶性抗原结合成中等大小免疫复合物。免疫复合物随血流至肾小球,沉积在肾小球基底膜引起炎症。免疫复合物型肾炎占肾小球肾炎的80%以上,除溶血性链球菌外,葡萄球菌、肺炎球菌、乙型肝炎、疟原虫等感染也能诱发此型急性肾小球肾炎。

(四)类风湿关节炎

类风湿关节炎(rheumatoid arthritis,RA)是一种以关节滑膜炎为特征的、慢性全身性自身免疫性疾病。滑膜炎反复发作,导致关节内软骨和骨组织的破坏,关节功能障碍,最终造成关节畸形和强直。类风湿关节炎发生机制为:在病毒、细菌、支原体持续感染的情况下,体内IgG分子发生了变性,从而刺激机体产生了抗变性IgG的IgM类或IgG类抗体,即类风湿因子(rheumatoid factor,RF)。RF与变性IgG结合,形成免疫复合物沉积于关节滑膜后引起炎症损害。此外,T细胞异常激活,同样与关节炎症密切相关。

(五)系统性红斑狼疮

系统性红斑狼疮(systemic lupus erythematosus,SLE)是一种病因不明,青年女性多发、免疫调节功能紊乱而出现多种自身抗体为基本特征的自身免疫性疾病。该病可累及多系统、多脏器,临床表现多种多样,病程漫长、迁延不愈。肾脏损伤、感染、神经系统损伤是SLE死亡的主要原因。多种自身抗体持续产生,并与自身抗原形成免疫复合物难于被免疫系统清除,此复合物沉积全身各系统的相应组织器官,诱导Ⅲ型变态反应造成组织炎症和损伤。

二、Ⅲ型变态反应性疾病的相关检验

Ⅲ型变态反应性疾病的原因为免疫复合物沉积、活化补体系统所致,检测免疫复合物及补体活性和含量可帮助临床判断疾病的进程和转归。关于补体系统的检测见第64章体液免疫检测;关于类风湿关节炎和系统性红斑狼疮的实验室检测见本教材自身免疫病及检测一章。血浆中存在的免疫复合物称为循环免疫复合物(CIC),组织中免疫复合物为沉积免疫复合物。后者检测主要通过免疫组化技术,见免疫分析技术及其应用一章,本章重点介绍循环免疫复合物检测。

循环免疫复合物的检测方法大致可分为两类,即抗原特异性方法和抗原非特异性方法。前者通过区别游离的抗原和与抗体结合的抗原,选择性测定含有某种特定抗原的免疫复合物。在已知由某种抗原引起的免疫病理反应的疾病中,可应用此类方法。抗原非特异性方法,则不考虑形成免疫复合物抗原的种类,根据免疫球蛋白分子在结合抗原后发生的物理学和生物学特性的改变进行检测。由于体内形成的CIC可能涉及多种抗原-抗体系统,所以临床上多测定抗原非特异性免疫复合物。

(一)聚乙二醇(PEG)沉淀法

1. 原理 聚乙二醇是一种不带电荷的直链大分子结构的多糖,有强脱水作用,不同浓度和分子量的聚乙二醇可沉淀蛋白质分子量不同。如血清中加入3%~4%的聚乙二醇(分子量6kDa)可选择性沉淀免疫复合物,免疫复合物沉积使溶液形成浊度,浊度与血清中免疫复合物的含量相关。用分光光度计测定其 A495nm 值,代表免疫复合物的相对含量或以不同浓度的热聚合 IgG 为参考标准品绘制出标准曲线,可得出免疫复合物相当于热聚合 IgG 的含量。

2. 方法

(1)试剂:0.1M pH 8.4 硼酸盐缓冲液(BBS),PEG-NaF 稀释液,热聚合人 IgG。

(2)操作:取血清 0.15ml,加 BBS 0.3ml(1:3稀释);按表 67-3 加入各种试剂,37℃水浴 60min;用分光光度计测定 A495nm,对照组用于调零。

表 67-3　PEG 沉淀法操作步骤

试剂	测定管	对照管
硼酸盐缓冲液(ml)	—	2.0
PEG-NaF 稀释液(ml)	2.0	—
1:3稀释血清(ml)	0.2	0.2

待测血清浊度值 =(测定管吸光度值－对照管吸光度值)×100,以大于正常人浊度值的均值加上两个标准差为阳性结果。

同样,可制备不同浓度的热聚合 IgG 为参考标准品,然后绘制出标准曲线,通过吸光度值获得免疫复合物相当于热聚合 IgG 的含量。

3. 评价　PEG 沉淀法简便、易行,敏感度 20mg/L 热聚合 IgG,被临床广泛采用。但此方法不能反映小分子免疫复合物的情况,其结果易受多种大分子蛋白质的干扰,特异性差;此外,试验受温度影响大,室温每升高 1℃,A 值就下降 0.02,重复性较差;低密度脂蛋白可引起浊度增加,故应空腹采血;高丙球血症或血脂含量过高及标本反复冻融,均可导致假阳性。

(二)C1q 固相法

1. 原理　IgG 或 IgM 类抗体与抗原结合形成免疫复合物,抗体构象改变,重链 CH_2 区或 CH_3 区的补体结合点暴露,可以与 C1q 结合。据此原理,先将 C1q 吸附于固相载体表面,加入待测血清使 CIC 与 C1q 结合;加入酶标记的抗人 Ig,标记抗体与免疫复合物分子中 Ig 结合;洗涤去除游离标记物,加入底物测定酶活性来判断免疫复合物含量。

2. 方法

(1)试剂:制备 C1q 酶标反应板,热聚合人 IgG 参照品,酶标记抗人 Ig 结合物,酶底物等。

(2)操作:同经典酶联免疫吸附试验。

3. 评价　C1q 固相法具有较好特异性和敏感性,最低检测值达 0.1 mg/L 人热聚合 IgG。酶联免疫吸附试验操作简单、具备良好重复性。但是,C1q 不易精制,且纯品不稳定,目前没有商品化试剂盒供应。此外,需注意的是,待检血清需先 56℃ 30min 处理,以灭活其中的补体和破坏已与 CIC 结合的 C1q,空出补体结合点。

(三)抑制补体活性法

1. 原理　血清中免疫复合物,可活化补体系统从而消耗补体。将待检血清 56℃ 30min 灭活内源性补体;此时,加入外源性补体(豚鼠血清),待检血清中免疫复合物活化并消耗外源性补体;剩余补体活性通过加入指示系统(绵羊红细胞和溶血素)测定,绵羊红细胞的溶血程度与血清中循环免疫复合物含量成反比。

2. 方法

(1)试剂:绵羊红细胞,溶血素;混合豚鼠血清等。

(2)操作:将待检血清加热至 56℃ 30min 灭活补体;对照组和试验组按表 67-4 所示加入不同试剂。

试验组各管加待检血清 0.1ml,对照组各管不加待检血清,用缓冲盐水代替。37℃水浴 10min。

各管加入 2%已致敏 SRBC(2%SRBC＋溶血素,37℃水浴 10 min)0.4ml,充分混匀,37℃水浴 30min。

离心测定溶血程度,找到达到 50%溶血豚鼠血清用量。

实验结果:以 50%溶血管作为判定终点,凡试验组比对照组溶血活性低 1 管或 1 管以上(豚鼠血清用量多),说明待检血清中存在的免疫复合物高于正常对照组。因为,过多循环免疫复合物中和外源性补体,需要增加外源性补体量,才能使指示系统达到同样溶血程度。此时,认为抗补体试验阳性。

3. 评价　溶血反应具有较好敏感度;同时,只有免疫复合物才能活化补体,因此,本方法也具有很好的特异性。外源性补体使用豚鼠血清,为减少差异须采用混合血清;血清应避免反复冻融,以免使补体活性降低;待检血清应新鲜且未发生溶血,以免影响结果准确性;本试验操作复杂,血球需要新鲜配制。

(四)Raji 细胞法

1. 原理　Raji 细胞是从 Burkitt 淋巴瘤患者分离的 B 细胞株,可在体外传代培养。细胞膜表面有大量 C1q、C3b、C3d 受体,故能吸附已结合补体的免疫复合物。将待测血清与 Raji 细胞混合、孵育、洗涤后,加入核素标记的抗人 IgG,离心洗涤后测沉淀细胞的放射活性,以热聚合 IgG 作参考标准,可绘制出标准曲线,查出待测血清中 CIC 的含量。

2. 方法 取对数生长期细胞,洗涤后配成细胞悬液(10^7/ml);试管中加入 50μl 细胞悬液和 25μl 1:4 稀释的待检血清,混匀后 37℃ 水浴 45 min;洗涤细胞,最后一次弃上清液;细胞沉淀加入 ^{125}I 标记抗人球蛋白 4℃ 水浴 30 min;充分洗涤细胞后用 γ 计数器测定细胞沉淀 cpm。

以热聚合 IgG 的含量为横坐标,cpm 为纵坐标绘制标准参考曲线,待测血清值通过标准曲线得出。

3. 评价 Raji 细胞检测法敏感性高,特异性强,但需具备 Raji 细胞培养设备与技术,操作烦琐,此外,Raji 细胞表面尚有 Fc 受体,故待测血清中游离的 IgG 可通过 Fc 段与 Raji 细胞结合,造成假阳性。

总之,测定循环免疫复合物的方法虽然很多,但是,由于循环免疫复合物的复杂性和异质性,目前仍然没有一种方法满足临床需要。

表 67-4 抑制补体活性法操作步骤

试剂	试管编号				
	1	2	3	4	5
1:100 豚鼠血清(ml)	0.10	0.15	0.20	0.25	0.30
缓冲盐水(ml)	0.40	0.35	0.30	0.25	0.20

第五节 Ⅳ型变态反应性疾病及其相关检验

一、Ⅳ型变态反应性疾病

(一)传染性变态反应

当机体受到胞内寄生的病原体感染时,免疫系统抵抗病原体的同时,也造成组织损伤所引起的一类疾病。机体对胞内寄生虫、病毒和真菌等病原体的感染主要产生细胞免疫应答。被抗原激活的 $CD4^+$ Th 细胞释放细胞因子,活化巨噬细胞和淋巴细胞,造成单个核细胞浸润;$CD8^+$ Tc 细胞直接杀伤宿主细胞。巨噬细胞进一步活化,分泌一些炎症因子及 T 细胞异常活化,均会导致这种炎症反应被加强或形成慢性炎症,组织液渗出、水肿、组织纤维化,形成干酪样坏死。例如肺结核患者在对结核杆菌产生细胞免疫应答、限制病灶扩散的同时,也可产生Ⅳ型变态反应,使病人出现肺空洞、液化、干酪样坏死等。

(二)接触性皮炎

某些人皮肤接触油漆、染料、农药、化妆品、药物或某些化学物质后可发生接触性皮炎。接触性皮炎为典型Ⅳ型变态反应。由于这些小分子半抗原可与表皮细胞内的角蛋白结合成为完全抗原,刺激 T 细胞分化增殖成致敏的淋巴细胞,当再次接触此类物质时,即诱发Ⅳ型变态反应,多在 24h 后局部出现红斑、丘疹、水疱等皮肤损害,甚至发生剥脱性皮炎。

二、Ⅳ型变态反应性疾病的相关检验

Ⅳ型变态反应性疾病检测项目较少,这里只介绍一种体内检测项目:斑贴试验。

1. 原理 多数化学类半抗原一旦与表皮蛋白接触,即能结合成完全抗原,从而激活体内已致敏的淋巴细胞。经 24h 后,试验部位产生迟发型炎症反应,显示出机体对该类物质呈Ⅳ型变态反应,借此判断患者病因。

2. 适应证 斑贴试验适用于接触性皮炎、湿疹,职业性因接触引起、发生在皮肤上的变态反应性皮肤病的过敏原筛查。

3. 方法

(1)准备试验物:液体试验物以不具刺激性为原则,配制成适当浓度;粉状物可直接放于被蒸馏水或人工汗液浸湿的纱布上;不溶于水的固状物应选择适当溶剂溶解,在配制成适当浓度;纺织品可先剪碎,再放置浸湿的纱布上。

(2)操作方法:先将 $0.6\sim0.9 cm^2$ 四层纱布浸入配制好的皮试液中,放在前臂正常皮肤表面,上面盖 $1.5 cm^2$ 不吸水的塑料薄膜,最后用一块较大纱布固定。如测试物非液体可直接撒在浸湿的纱布表面,再按上述方法固定。如同时进行多种测试物检测，两个测试物之间应保持 4～5cm。

4. 结果 通常在 24h、48h、72h 观察结果。如在任何时候感到皮肤刺激发痒、或其他不适，应嘱患者立即将斑贴去除，并记录发生不适的时间。

斑贴试验分级见表 67-5。

表 67-5 斑贴试验分级标准

级别	斑贴试验结果
－	敷贴部位无反应
±	微痒，轻微红晕
＋	剧痒，红斑，丘疹
＋＋	红肿，丘疹，有疱疹
＋＋＋	水疱密集，渗出，糜烂

5. 评价 斑贴试验广泛应用于接触性皮炎患者过敏原确认，国内已有斑贴试剂盒出售，但也可直接用可疑物进行试验，如染发膏、化妆品等，均可采用这种方法检测对其是否过敏。阳性反应显示患者对试验物过敏，并且真正过敏反应会在试验物去除后的 24～48h，反应增强。选择斑贴试验的试验品是一个重要问题，每个接触性皮炎的患者，均应根据接触的详细病史，供给相应材料进行试验。许多因素可以使斑贴试验结果发生偏差。真正斑贴试验阳性结果应与非特异性化学刺激所引起的皮炎相鉴别。

（李会强）

■ 参考文献

李金明，刘辉主编.2015.临床免疫检验技术.人民卫生出版社,1.

吕世静，李会强主编.2015.临床免疫学检验（第 3 版）.医药科技出版社,8.

乔秉善编著.2002.变态反应学试验技术.中国协和医科大学出版社,6.

谭锦泉，章晓联主编.2006.诊断免疫学.科学出版社,6.

第 68 章

自身免疫性疾病的免疫学检验

> **大　纲**
> **了解**　自身免疫性疾病的种类、发病机制和临床表现。
> **熟悉**　各系统自身免疫性疾病的特点、自身抗体、检测项目与方法。
> **掌握**　系统性红斑狼疮、类风湿关节炎、混合性结缔组织病、原发性胆汁性肝硬化、溶血性贫血、特发性血小板减少性紫癜、1 型糖尿病、免疫性不育等自身免疫性疾病的实验室检测与分析。

第一节　自身免疫性疾病的基础

自身免疫性疾病(autoimmune disease,AID)是指由于某些原因造成免疫系统对自身成分的免疫耐受减低或破坏,致使自身抗体和(或)致敏淋巴细胞损伤自身器官组织而引起的疾病,表现为相应组织器官的功能障碍。

一、发病机制

1. **遗传因素**　自身免疫性疾病的遗传因素包括多种基因,而在人体及实验动物模型中很多单一基因的缺陷亦会导致自身免疫。如在某些家族中,AIRE 基因表达异常的个体出现皮肤黏膜念珠菌病及皮肤/牙齿病变,该综合征称为 APECED(自身免疫性多内分泌腺病念珠菌病外胚层发育不良综合征)。各类基因均参与自身免疫的发生,其中 HLA 基因最为重要,其与多种自身免疫性疾病的相关性已精确到 HLA 特定位置的一个或多个氨基酸。

2. **环境因素**　与自身免疫性疾病发生相关的环境因素包括激素、感染、治疗药物和其他因素,如紫外线。

(1) 激素:流行病学调查显示,多数自身免疫性疾病好发于女性,特别是处于生育年龄,研究证实雌激素能刺激某些免疫反应,是多种自身免疫性疾病的促发因素。泌乳素亦具有免疫刺激功能,尤其对于 T 细胞。泌乳素水平在怀孕后明显增加,可能与一些自身免疫性疾病的发生有关,尤其是类风湿关节炎。

(2) 感染:感染与自身免疫的关系最为清楚的是分子模拟机制,但也存在其他可能机制。靶器官的感染可能上调局部共刺激分子,改变抗原降解及递呈方式,从而导致非分子模拟机制的自身免疫。

(3) 药物:机体可能存在针对某些药物成分的自身免疫反应。药物诱导的自身免疫机制尚不明确,可能包括分子模拟,即药物或药物-自身分子复合物与自身结构具有相似性,打破外周耐受。药物介导的自身免疫影响小部分人群,这种易感性的差异可能主要由遗传决定。MHC 的异常变异可能影响 T 细胞对药物-自身成分复合物的识别,也可能直接影响药物与 MHC 的结合。药物也可能具有佐剂或免疫调节作用,干扰正常的耐受机制。

(4) 其他因素:紫外线辐射会引起自由基介导的自身抗原结构改变,增强其免疫原性,诱发 SLE 的皮肤炎症甚至系统性疾病。此外,生理损伤形成的物质可以改变自身抗原的免疫原性,特别是炎症过程中形成的氧自由基对自身分子的损伤。其他还包括精神应激和饮食因素。

3. **组织损伤机制** 自身免疫性疾病的组织损伤是由抗体(如Ⅱ型和Ⅲ型超敏反应)或活化的CD4⁺T细胞、巨噬细胞及细胞毒T细胞(如Ⅳ型超敏反应)介导的。虽然多种自身免疫性疾病都以某种超敏反应形式为主,但也存在重叠。

除了由通常的超敏反应机制介导的器官损伤外,自身抗体也可以通过结合自身抗原的功能位点引起疾病,如激素受体、神经递质受体和胞质蛋白。这些抗体可以模拟或封闭内源性配体的活性,从而引起功能异常,造成炎症或组织损伤。这一现象最典型的是内分泌系统的自身免疫,自身抗体模拟或封闭激素的活性,例如促甲状腺激素,导致甲状腺功能亢进或低下。

二、分 类

自身免疫性疾病按自身抗原分布的范围可分为器官特异性和非器官特异性两类。前者指自身抗原为某一器官的特定成分,病变也严格局限于该器官,如桥本甲状腺炎(Hanshimoto's thyroiditis)。后者是指自身抗原为细胞核成分或细胞质成分等,病变可遍及全身各组织器官,如系统性红斑狼疮(systemic lupus erythematosus,SLE)。此外,还有一类中间型的自身免疫性疾病,其损伤局限于一个器官而自身抗体却是非器官特异性的,如原发性胆汁性肝硬化(primary biliary cirrhosis)。一般而言,器官特异性自身免疫性疾病预后较好,而非器官特异性的自身免疫性疾病病变广泛,预后不良。

三、检测方法与项目

自身抗体是诊断自身免疫性疾病的重要指标,在某些疾病的临床指南中已将自身抗体作为一项诊断标准。但有些自身抗体仍然缺乏疾病诊断的特异性和敏感性,因而,在选择和应用自身抗体检查时应注意。

1. **检测方法** 对多数自身抗体来说,间接免疫荧光法是理想的筛选试验,ELISA、免疫印迹法及放射免疫检测法等可进一步区分特异性抗原。

随着对自身免疫病流行病学的调研和对自身抗体本身的不断研究,目前已知,相当多的自身抗体与某些特定的疾病相关联,有些自身抗体则是某种疾病的标志抗体。因此,自身抗体的检测已成为诊断自身免疫性疾病乃至某些肿瘤的重要工具。自身抗体的检测技术方法发展很快,已从简单的凝集反应,发展到对流免疫电泳(CIE)、免疫扩散分析(IDA)、酶标、金标、免疫荧光测定法(IFA)、化学发光免疫标记(CTT-A)、核素标记等新技术。

(1)免疫荧光测定法(immunofluorescence assays,IFA):免疫荧光法分为直接免疫荧光法(DIFA)和间接免疫荧光法(IIFA或IIF)。间接免疫荧光法最为常用,在临床上主要用于对自身抗体进行初筛。

(2)对流免疫电泳(CIE)及免疫双向扩散法(ID):在实际工作中,在用间接免疫荧光法对自身抗体进行初筛后,针对可溶性核抗原相应的自身抗体,往往采用这两种方法进行进一步的确认或鉴定。

(3)酶联免疫吸附测定法(ELISA):该法检测自身抗体快速、敏感、特异性高。

(4)免疫印迹法(IB):已得到广泛应用,在自身抗体的研究中发挥着重要作用;但其检测结果有时依赖所选用试剂盒的质量。

(5)放射免疫法:自身抗体的测定可采用直接结合法,即待测标本直接与放射性核素标记的抗原进行反应;也可使用间接或竞争性测定法。尽管此法不作为测定自身抗体的首选方法,但在有些试验中仍然用它来检测自身抗体(如抗内因子抗体等)的相对水平。

(6)免疫沉淀法:该法高度敏感、特异,可用于Sm、U1-RNP、SS-A、SS-B等检测。

(7)胶乳颗粒凝集试验:该法极为简便快速,最常用于类风湿因子的检测,但只能半定量测定IgM型的类风湿因子。

2. **项目选择** 对于自身免疫性疾病患者,应同时做抗核抗体和器官特异性自身抗体检测;自身抗体阳性标本,应继续做滴度或定量检测,有助于对疾病进程和疗效的观察。表68-1列出不同自身免疫性疾病中自身抗体相对应的自身抗原。

表 68-1 自身抗原与相关疾病

自身抗原	自身免疫性疾病
激素受体	
TSH 受体	甲状腺功能亢进/减退
胰岛素受体	高/低糖血症
神经递质受体	
乙酰胆碱受体	重症肌无力
细胞黏附分子	
表皮细胞黏附分子	水疱样皮肤病
血浆蛋白	
Ⅷ因子	获得性血友病
$β_2$-糖蛋白Ⅰ及其他抗凝蛋白	抗磷脂综合征
其他细胞表面抗原	
红细胞（多种抗原）	溶血性贫血
血小板	原发性血小板减少症
细胞内酶	
甲状腺过氧化物酶	甲状腺功能减退
类固醇 21-羟化酶（肾上腺皮质）	肾上腺皮质功能衰竭（Addison病）
谷氨酸脱羧酶（胰岛 B 细胞）	自身免疫性糖尿病
溶酶体酶（吞噬细胞）	系统性血管炎
线粒体酶（尤其丙酮酸脱氢酶）	原发性胆汁性肝硬化
转录翻译相关的细胞内分子	
双链 DNA	SLE
组蛋白	SLE
拓扑异构酶Ⅰ	弥散性硬皮病
氨基酰 tRNA 合成酶	多发性肌炎
中心粒蛋白	限制性硬皮病

（梁 艳 仲人前）

第二节 系统性自身免疫性疾病

一、系统性红斑狼疮

1. 疾病概况 系统性红斑狼疮（systemic lupus erythematosus，SLE）是以多系统、多脏器受累为临床特点，产生抗核抗体（anti-nuclear antibody，ANA）等多种自身抗体为免疫学特点的一种慢性、炎性结缔组织疾病。SLE 发病高峰在 15～40 岁，以育龄期妇女多见，男女之比为 1:(5～10)。

2. 发病机制与临床表现 SLE 病因和发病机制尚不完全清楚，可能与遗传及环境有关。临床表现为全身乏力不适、发热、体重下降、厌食、精神委靡，出现颊部红斑、盘状红斑、鳞屑性斑丘疹等特征性皮损；关节痛/关节炎是 SLE 最常见表现，几乎所有关节均可累及，多表现为游走性关节痛；肾脏受累也是 SLE 常见临床表现，影响 SLE 的远期预后；胸膜炎/胸腔积液是 SLE 肺部最常见的临床表现，常为小量至中量，极少出现大量胸腔积液；心脏受累包括心包炎、心肌炎、心内膜炎、冠状动脉病变。心包炎为心脏受累常见表现，可为 SLE 首诊症状。SLE 神经精神系统受累临床较广泛，几乎囊括了所有神经精神系统表现；血液系统可表现为贫血、白细胞减少、血小板减少。

3. 实验室检测与分析

（1）一般实验室检查：血常规检查可有贫血、白细胞减少、血小板减少；尿液分析可提示蛋白尿、血尿和细胞、颗粒管型；病情活动期红细胞沉降率可增快，CRP 在 SLE 中一般正常。

（2）蛋白电泳和补体：50%患者有低白蛋白血症，30%球蛋白升高，尤其 γ 球蛋白。疾病活动期，补体水平常降低,与补体消耗和肝脏合成能力降低有关,单补体成分C3、C4和总补体溶血活性在疾病活动期均可降低,检测补体裂解产物更能反应补体消耗情况。

(3) 自身抗体

1) ANA:临床上所说ANA检测实际上是指用间接免疫荧光法进行总抗核抗体的检测,SLE患者ANA阳性率高达100%,常见荧光图型有五种:①均质型;②核膜型;③颗粒型;④核仁型;⑤着丝点型。

2) 抗DNA抗体:包括抗单链DNA抗体和抗ds-DNA抗体。抗ds-DNA抗体检测采用IIF、放射免疫分析法(RIA)、酶联免疫吸附试验(ELISA)、胶体金法。以马疫锥虫或短膜虫为底物的IIF法是目前国内外临床常规检测抗ds-DNA抗体最常用的方法;RIA法重复性好,可定量,敏感性较高,但特异性差。SLE患者抗ds-DNA抗体阳性率为60%~90%,抗单链DNA(ss-DNA)抗体阳性率为70%~95%。

3) 抗ENA抗体:包括抗Sm抗体、抗u1RNP抗体、抗SSA抗体、抗SSB抗体等,检测方法有对流免疫电泳、免疫双向扩散、免疫印迹和免疫沉淀等。其中抗RNP(u1RNP)抗体阳性率30%~40%,抗Sm抗体阳性率20%~40%,抗SSA抗体阳性率20%~60%,抗SSB抗体阳性率10%~20%,抗核糖体RNP(rRNP)抗体阳性率10%。

4) 抗磷脂抗体:抗磷脂抗体是一组与含有磷脂结构的抗原物质发生反应的抗体,如抗心磷脂抗体。抗心磷脂抗体是以心磷脂为靶抗原的一种自身抗体,能干扰磷脂依赖性的凝血过程,抑制内皮细胞释放前列环素,与血栓形成、血小板减少、反复自然流产、系统性红斑狼疮、心脑血管缺血性疾病都有密切关系。抗磷脂抗体目前检测方法:①ELISA法检测抗心磷脂抗体,阳性率为40%~60%;②凝血试验检测狼疮抗凝物质;③梅毒血清学凝集试验。

二、干燥综合征

1. **疾病概况** 干燥综合征(Sjogren's syndrome,SS)是一种以淋巴细胞浸润外分泌腺造成的慢性外分泌腺炎,多累及泪腺。伴有类风湿关节炎(RA)、系统性红斑狼疮(SLE)、系统性硬化症(SSc)等疾病的称为继发性干燥综合征;没有潜在疾病的称为原发性干燥综合征。

2. **发病机制与临床表现** SS发病与遗传、环境因素、神经免疫内分泌网络均有关系。临床表现包括口腔症状,即颊黏膜干燥,食物下咽困难。此类患者往往有猖獗龋齿。腺体外系统性表现分为非内脏(皮肤、关节痛、肌痛)和内脏表现(肺、心脏、肾、胃肠道、内分泌、中枢和周围神经系统)。皮肤表现包括与冷球蛋白血症或者高球蛋白血症相关的紫癜。关节炎呈对称性分布,类似于RA和SLE。肌痛及肌无力也常出现。间质性肺炎和气管、支气管干燥是SS累及的最常见的表现。SS患者可以出现心包炎和肺动脉高压。肾损害常见间质性肾炎,常通过激发试验可以检出。间质性膀胱炎症状在SS患者中常见,亦很严重。胃肠道表现包括由于口干和食管功能障碍造成的消化不良。SS患者常出现甲状腺功能减退。SS患者出现淋巴瘤的概率是普通人群的40倍。神经系统表现见于20%SS患者,包括中枢神经系统累及、脑神经损伤、脊髓病变和外周神经病变。

3. **实验室检测与分析** SS患者血清中可检出ANA和类风湿因子(rheumatoid factor,RF),多克隆免疫球蛋白亦增高。约90%SS患者可以出现ANA,其核型包括均质型和斑点型。斑点型ANA最常见的靶抗原是SSA和SSB。检测SSA和SSB抗体的方法主要为免疫印迹法,还有对流免疫扩散法。对流免疫扩散法是检测抗SSA和抗SSB抗体最特异的方法,但阳性率低,且无法区分60kDa和52kDa的抗SSA抗体。免疫印迹法检测抗SSA抗体,可以区分60kDa和52kDa;有文献认为,52kDa主要见于SS,而60kDa主要见于SLE;免疫印迹法检测抗SSB抗体,可以区分45kDa、47kDa和48kDa。RF是针对免疫球蛋白IgG Fc段的抗体,检测方法包括乳胶凝集法和酶联免疫吸附法。

三、类风湿关节炎

1. **疾病概况** 类风湿关节炎(RA)是一种经典的自身免疫应答介导的慢性炎性关节疾病,造成对称性、破坏性小关节为主的关节炎症,最终导致关节变形和残疾。关节炎病理的显著特点是滑膜关节炎;而关节外病理特点是血管炎。RA的危险因素包括女性、高龄和阳性家族史。

2. **发病机制与临床表现** RA发病和HLA-DRB1特定的亚型有关,如HLA-DRB10401、0405、0404等。一般认为其发病机制是,致病抗原被抗原提呈细胞表面的HLA-DR分子提呈,结合T细胞受体,形成 HLA-抗原－T 细胞受体三分子复合物,激活 T 细胞,从而活化下游的细胞因子,导致类风湿关节炎发病。近年研究表明,B 细胞在类风湿关节炎发病中亦有重要作用,它不仅产生致病性自身抗体,还提呈抗原,活化 T 细胞。

类风湿关节炎的主要临床表现包括关节系统:RA 患者可以有多发性、对称性关节肿胀、疼痛。患者典型的关节表现包括近端指间关节的纺锤样软组织肿胀,掌指关节半脱位,手指尺侧偏斜,PIP 过伸,远端指间关节 DIP 过屈的天鹅颈畸形,PIP 过屈、DIP 过伸的钮扣花样畸形。RA 患者可以出现皮肤、眼、肺、肾、神经系统等多系统累及。

3. 实验室检测与分析

(1) 类风湿因子:类风湿因子(RF)是 RA 的诊断标准之一。RF 是抗人 IgG 分子 Fc 片段上抗原决定簇的特异抗体,为抗 IgG 的自身抗体,与变性 IgG、热聚合 IgG 和免疫复合物(IC)都有较强的亲和力,主要为 19S 的 IgM,也可见 7S 的 IgG 及 IgA,分为 IgM-RF、IgG-RF 和 IgA-RF 等。如同时存在二种类型 RF,一般仅见于 RA。高滴度的 IgA-RF 常与关节外表现有关。RF 能与人或动物的变性 IgG 结合,而不与正常 IgG 发生凝集反应。

RF 的检测目前最常采用 IgG 吸附的胶乳颗粒凝集试验、比浊法,但此法的灵敏度和特异性均不高,而且只能检出血清中的 IgM 类 RF。IgG 类和 IgA 类 RF 则需要用放免(RIA)或 ELISA 等方法检测。RA 中 RF 的灵敏度约为 70%,特异性 88.5%。持续高滴度 RF 常提示 RA 疾病活动,且骨侵蚀发生率高,常可伴有皮下结节或血管炎等全身并发症,提示预后不佳。

(2) 抗角蛋白抗体:1979 年 Young 等发现 RA 血清中有一种能与鼠食管角质层反应的抗体,并对 RA 具有特异性,命名为抗角蛋白抗体(anti-keratin antibody,AKA)。AKA 可以在 RA 发病以前若干年出现,所以有早期诊断价值。

(3) 抗核周因子:抗核周因子(anti-perinuclear factor,APF)是 1964 年 Nienhuis 在 RA 血清中发现的一种抗人颊黏膜细胞质内角质蛋白颗粒的抗体,荧光显微镜下在胞质内呈一个或多个大小不等的圆形或椭圆形颗粒,其对 RA 的特异性随血清稀释倍数的增加而增加。

(4) 抗 Sa 抗体:抗 Sa 抗体可出现于 RA 未确诊前。主要采用免疫印迹法检测,凡在蛋白质分子量为 50kDa 和(或)55kDa 区带出现条带者为阳性。

抗 Sa 抗体的灵敏度和特异度分别为 48.7% 和 90%。2004 年,有学者证实,抗 Sa 抗体的靶抗原是胍氨酸化的波形蛋白。

(5) 抗环状胍氨酸多肽抗体:以 ELISA 法检测抗环胍氨酸抗体(anti-cyclic citrullinated peptide antibody,anti-CCP)在类风湿关节炎的敏感度为 75%～87.6%,特异度高达 94%～99%,同时抗环瓜氨酸抗体阳性也可预测 RA 的关节破坏。Anti-CCP 具有早期诊断 RA、评估病情及预后的价值。

(6) 异质性胞核核糖核蛋白(RA33/36):运用免疫印迹法检测,凡在蛋白质分子量为 33kDa 和(或)36 kDa 区带出现条带者为阳性。亦可采用酶联免疫吸附法进行检测。抗 RA33/36 抗体诊断 RA 灵敏度为 35%～45%,特异度为 87%。此外,RA 的疾病活动性指标还包括红细胞沉降率、C 反应蛋白、血清淀粉样蛋白 A(SAA)、IL-6 等。

四、系统性血管炎

1. 疾病概况　系统性血管炎是以血管坏死和炎症为主要病理特征的一组疾病,其临床表现多样,因受累血管类型、部位、大小及病理特点等不同而各异。本病有几种不同的分类方法,多以受累血管大小、类型、分布、临床特点及原发或继发等特点为依据。其中按照受累血管的大小进行分类目前较为广泛接受,较常用的为 1993 年 Chapel Hill 会议对系统性血管炎进行的定义和分类方法:①累及大、中血管的血管炎:包括大动脉炎、颞动脉炎(巨细胞动脉炎);②累及中、小血管的血管炎:包括结节性动脉炎、川崎病、孤立性中枢性血管炎;③累及小血管的血管炎:包括韦格纳肉芽肿、变应性肉芽肿性血管炎(Churg-Strauss 综合征)、显微镜下多血管炎、过敏性紫癜、皮肤白细胞破碎性血管炎。

2. 发病机制与临床表现　系统性血管炎目前病因不明,研究认为主要为感染原对血管的直接损害和免疫异常介导的炎症反应所致。临床表现复杂多样,容易误诊漏诊。如出现无法解释的下列情况时,应考虑血管炎的可能:①多系统损害;②进行性肾脏损害,蛋白尿、血尿或血肌酐、尿素进行性升高;③肺部受累出现游移性或固定性阴影、空洞;④合并周围神经病变;⑤不明原因发热;⑥缺血或淤血症状;⑦紫癜样皮疹或网状青斑;⑧结节性坏死性皮疹;⑨无脉或血压增高;⑩不明原因合并耳鼻喉或眼部病变。

3. 实验室检测与分析

(1)一般实验室检查:白细胞及血小板正常或轻度增高,根据病程及病情不同可有不同程度的贫血。尿常规提示蛋白尿、血尿和(或)白细胞尿。粪便常规检测无特异性,粪便隐血提示继发性消化道出血、消化道黏膜病变或肠系膜血管病变。

(2)炎症指标:包括红细胞沉降率、C反应蛋白等,也可见到血清纤维蛋白原、补体等炎症分子非特异性增高,见于疾病活动期。

(3)自身抗体:其中抗中性粒细胞胞质抗体(anti-neutrophil cytoplasmic antibody, ANCA)及抗内皮细胞抗体(anti-endothelial antibody, AECA)是最重要的血管炎相关自身抗体。前者多见于韦格纳肉芽肿、显微镜下多血管炎、变应性肉芽肿性血管炎,统称为 ANCA 相关性血管炎。后者可见于大中小血管受累的各类血管炎疾病,其中以川崎病阳性率最高。

1)抗中性粒细胞胞质抗体:抗中性粒细胞胞质抗体(ANCA)已成为系统性血管炎的血清学诊断工具。以乙醇固定的中性粒细胞为底物的间接免疫荧光法(IIF)检测发现其胞质内特异性荧光着染,称为胞质性 ANCA(cANCA),其靶抗原主要为丝氨酸蛋白酶 3(PR3),同时发现与 cANCA 胞质着染型别不同的荧光染色图形,主要表现为环绕于中性粒细胞核周的着染图形,被称为核周型 ANCA(pANCA),主要靶抗原为髓过氧化物酶(MPO)。目前发现 ANCA 的抗原除 PR3 及 MPO 外,还有弹性蛋白、乳铁蛋白、组织蛋白酶 G、杀菌/通透性增高蛋白(BPI)、溶酶体、β-葡萄糖醛酸酶、α-烯醇化酶、防御素、以及人溶酶体相关膜蛋白等,这些不同于 cANCA 及 pANCA 型别的 ANCA 称为不典型 ANCA(xANCA)。临床上用于检测 ANCA 的方法主要有2种,间接免疫荧光法(IIF)是最常用的方法,但不能区分出上述各种特异性抗原,常作为筛选检测。酶联免疫吸附试验(ELISA)用以作为确证试验,进一步区分 ANCA 不同特异性靶抗原,常用直接法或夹心法检测。

ANCA 不同型别在疾病诊治中的临床意义一直都是近年研究的热点。不同疾病中 ANCA 抗体谱见表 68-2。

2)抗内皮细胞抗体:抗内皮细胞抗体(AECA)有 IgG、IgM 及 IgA 多种亚型,临床上多以检测 IgM 型为主。AECA 有多种检测方法,ELISA、免疫荧光法、流式细胞仪、免疫印迹法及补体介导的细胞毒试验等检测,目前常用 ELISA。由于特异性较差,临床意义稍逊于 ANCA。

3)其他自身抗体:系统性血管炎还可在血清中出现其他类型自身抗体,但较少见,如抗核抗体、抗心磷脂抗体,后者提示可能合并抗磷脂综合征。

表 68-2 不同疾病 ANCA 抗体谱

相关疾病	IIF 荧光染色模型	特异性靶抗原抗体
韦格纳肉芽肿(WG)	cANCA,pANCA(少见)	PR3(85%),MPO(10%)
显微型多脉炎(MPA)	cANCA,pANCA	PR3(45%),MPO(45%)
结节性多动脉炎(PAN)	ANCA(低阳性率)	PR3(5%),MPO(15%)
过敏性肉芽肿性血管炎(CSS)	pANCA,cANCA(少见)	PR3(10%),MPO(60%)
坏死性新月体型肾小球肾炎(NCGN)	pANCA,cANCA(少见)	PR3(25%),MPO(65%)
抗肾小球基底膜疾病(抗 GBM 病)	pANCA	MPO(30%)
系统性红斑狼疮(SLE)	pANCA	LF,HEL,MPO(少见)
类风湿关节炎(RA)	pANCA,aANCA	LF,MPO(少见)
药物性狼疮(DLE)	pANCA	MPO(常见),LF,HEL
Felty 结合征	pANCA,aANCA	LF,MPO(少见)
溃疡性结肠炎(UC)(50%~80%)	pANCA,aANCA	LF,Cath G,LYS 其他
克隆(Crohn)病(10%~20%)	pANCA,aANCA	LF,Cath G,LYS 其他
原发性硬化性胆管炎(60%~80%)	pANCA,aANCA	LF,Cath G,其他
原发性胆汁性肝硬化(PBC)(30%)	pANCA,aANCA	LF,Cath G,LYS HEL 其他
自身免疫性肝炎(AIH)	pANCA,aANCA	LF,Cath G,LYS HEL 其他
囊性纤维化(CF)	pANCA,aANCA	BPI(91%)
其他急性/慢性感染(HIV、阿米巴、细菌等)	pANCA,aANCA	PR3,MPO,BPI,其他

五、抗磷脂综合征

1. 疾病概况　抗磷脂综合征（anti-phospholipid syndrome，APS）是一种以反复动脉、静脉血栓形成，习惯性流产和（或）血小板减少，以及抗磷脂抗体（anti-phospholipid antibody，APL）阳性为主要特征的自身免疫性疾病。临床上将单独出现的 APS 称为原发性抗磷脂综合征（primary antiphospholipid syndrome，PAPS），而伴发于系统性红斑狼疮（SLE）或其他自身免疫性疾病、肿瘤、感染等疾病者称为继发性抗磷脂综合征（secondary antiphospholipid syndrome，SAPS）。APS 多见于成年人，儿童亦可出现。女性发病明显高于男性，60%～80% 的 PAPS 是女性。

2. 发病机制与临床表现　在动物模型中，用病毒多肽、细菌多肽和异质性 β_2 糖蛋白 1（β_2 GP1）进行主动或被动免疫，均可诱发多克隆的 APL、LA 以及和 APS 相关的临床事件，但仍缺乏直接证据。高滴度 APL 在无症状患者可持续多年，因此推测血栓形成与即刻的血管损伤或内皮细胞激活有关。在体外，APL 促进白细胞黏附到内皮细胞上；在体内，APL 可导致胚胎吸收，增加创伤诱导的实验性动脉血栓的体积和持续时间。APL 与胎盘中的天然抗凝剂-附加因子V（胎盘抗凝蛋白Ⅰ）竞争磷脂，促进胎盘内血栓形成。蛋白 C、蛋白 S 以及抗凝血酶Ⅲ先天性缺乏或因子V基因突变可以增加 APL 阳性患者血栓形成的危险。

APS 的主要表现是反复静脉或动脉血栓形成所致的各种临床症状以及习惯性流产、早产、死胎等病态妊娠的发生。

（1）血栓形成及其表现：APS 血管性血栓形成的临床表现，取决于受累血管的种类、部位和大小，缺血性脑卒中是动脉血栓最常见的表现，静脉血栓形成以下肢深静脉血栓和肺栓塞最常见，还可表现为肾静脉、下腔静脉、肝静脉、视网膜和颅内静脉窦（矢状窦、海绵窦等）血栓形成。微血管受累可出现肾衰竭和皮肤坏死。

（2）习惯性流产：习惯性流产和胎死宫内是 APS 的主要特征，以妊娠 10 周后最多，但也可见于妊娠早期。

3. 实验室检测与分析

（1）一般检查：血小板轻、中度减少，APS 患者出现肾小球血栓形成时可有血尿和蛋白尿，严重时可有肾功能改变。血补体减低、红细胞管型尿和脓尿提示狼疮肾炎。如果肝脏出现血栓形成，血转氨酶升高。急性期患者 ESR 和 CRP 可以不同程度的升高。

（2）自身抗体

1）抗心磷脂抗体：抗心磷脂抗体（anti-cardiolipin antibody，ACA）常见 IgG 型和 IgM 型，而单独的 IgA 型很少见。目前多应用标准化的酶联免疫吸附法（ELISA）进行定量或半定量测定。国外大多数实验室检测结果：正常值：IgG 型<16U/ml，IgM 型<5U/ml；国内多用阴性（－）、低滴度（+）、中等滴度（++）及高滴度阳性（+++～++++)来表示检测结果。ELISA 法敏感性较高，特异性相对低，常用作筛选试验。有条件可以进一步检测 IgG 抗体的亚型，其中高滴度 IgG2 ACA 提示病情严重，预后差。

2）狼疮抗凝物：因首先在 SLE 患者中发现，且在体外具有抗凝作用而得名。实际上约 50% 狼疮抗凝物（lupus anticoagulant material，LA）阳性患者无 SLE；LA 在体内与血栓形成密切相关，而罕有出血倾向。LA 是一种 IgG 或 IgM 型免疫球蛋白，抑制磷脂依赖的凝血反应而延长凝血时间。LA 有异质性，没有一种试验能测定全部的 LA。检测 LA 的筛选试验有活化部分凝血活酶时间（activated partial thromboplastin time，APTT）、白陶土凝血时间（kaolin clotting time，KCT）及 Russell 蛇毒凝血时间（Russell's viper venom time，RVVT）等。鉴定 LA 需要 4 步处理过程：①磷脂依赖的凝血筛选试验（APTT、KCT 或 RVVT）延长；②加入正常缺乏血小板的血浆不能纠正上述筛选试验中延长的凝血时间；③加入过量磷脂可以缩短或纠正上述筛选试验中延长的凝血时间；④排除其他凝血疾患，如Ⅷ因子抑制剂或肝素。

此外，对静脉血栓闭塞患者应视情况检测蛋白 C、蛋白 S、抗凝血酶Ⅲ和因子V和凝血酶原基因突变等。对反复动脉血栓形成患者应检测血浆同型半胱氨酸。

3）抗核抗体、抗 DNA 抗体和抗 ENA 抗体：抗磷脂综合征患者可有 ANA 和抗 ds-DNA 抗体阳性。因为新生儿狼疮是所有自身免疫性疾病的一个潜在的并发症，APS 妊娠妇女应常规检测抗 Ro/SSA 和抗 La/SSB 抗体。

六、系统性硬化

1. 疾病概况　系统性硬化（systemic sclerosis，SSc）是以皮肤硬化、纤维化为特征的系统性结缔组织疾病,除皮肤受累外,还可出现消化道、肺、肾、心脏等内脏器官受累。SSc见于世界各区域、各种族,高发年龄为30～50岁,男女比为1:(3～4),许多病例呈散发性。

2. 发病机制与临床表现　SSc病因及发病机制尚不十分清楚,可能是外源性因素如化学物质(硅石粉尘、硅胶置入物、环氧树脂、芳香烃化合物)、药物食物(平阳霉素、L-色氨酸),作用于机体免疫系统,导致淋巴细胞活化,释放淋巴因子,产生自身抗体,通过免疫复合物、抗体依赖性细胞介导细胞毒作用、淋巴因子活化杀伤细胞等多种机制损伤内皮细胞,导致内源性血管舒张介质(一氧化氮)和血管收缩活性介质(内皮素)失衡而微血管舒缩不稳定,微血管结构破坏,内皮下抗原暴露,进而血小板活化、血小板衍生生长因子、淋巴因子直接作用于纤维母细胞,或通过激活组织中的单核细胞、肥大细胞分泌细胞因子作用于纤维母细胞,使其增生合成大量细胞外基质,在皮肤和其他组织器官过量沉积。

SSc临床表现为患者出现疲乏、无力、体重下降等慢性疾病特征,发热少见。寒冷或情绪等因素诱发双手、鼻尖等部位苍白、发绀、潮红三相反应。几乎所有SSc患者皮肤受累均从手指开始,前臂、面部、前胸、躯体等部位逐渐受累。早期可出现关节肿痛,后期由于关节表面皮肤硬化、导致关节挛缩活动受限。食管运动障碍和食管下端括约肌功能受损。肺脏受累以肺间质纤维化和肺动脉高压多见,表现为进行性活动呼吸困难、胸痛和干咳。肾受累表现为蛋白尿(24h常小于0.5g)、氮质血症及肾性高血压。约25%患者伴有甲状腺功能减退,20%～30%患者并发口干、眼干症状。

3. 实验室检测与分析

(1)一般检查:血常规可见缺铁性贫血、嗜酸细胞增多,部分患者白细胞减少;尿常规可有尿蛋白或镜下血尿、管型尿。病情活动期红细胞沉降率增快。

(2)蛋白电泳和补体:蛋白电泳显示球蛋白增高,补体水平一般正常。

(3)自身抗体

1)抗核抗体:以Hep-2细胞为底片,ANA阳性率达95%,荧光图型多为核仁型、着丝点型和斑点型。

2)抗ENA抗体:抗Scl-70抗体对弥漫性皮肤SSc特异,阳性率为30%～70%。抗RNP抗体(抗u1RNP抗体)见于20% SSc患者。其他少见的抗ENA抗体包括抗PM/Scl抗体、抗Ku抗体、抗JO-1抗体、抗SSA抗体、抗SSB抗体等。

3)其他自身抗体:见表68-3。

表68-3　系统性硬化病部分自身抗体

抗体	SSc阳性率
ANA	90%
抗Scl-70(DNA拓扑异构酶Ⅰ)抗体	25%～70%(弥漫性)
抗着丝点抗体	80%～95%(局限性)
抗原纤维蛋白抗体	5%～10%(弥漫性)
抗PM-Scl抗体	5%～10%(弥漫性) 50%～70%(皮肌炎/SSc重叠综合征)
抗Ku抗体	50%
抗RNA多聚酶Ⅰ抗体	4%(弥漫性)
抗NOR-90(核仁形成中心)抗体	偶见
抗RNP抗体(抗u1RNP抗体)	20%
类风湿因子	30%

七、多发性肌炎和皮肌炎

1. 疾病概况　炎性肌病是一组异质性疾病,分为亚急性、急性、慢性的肌肉疾病,表现为不同程度的肌无力和肌肉炎症。根据其独特的临床、组织病理学、免疫学特征分为皮肌炎(Dermatomyositis,DM)、多发性肌炎(Polymyositis,PM)和包涵体肌炎(Inclusion-body mysositis,IBM)。DM患者女性比男性更多见。PM多见于18岁之后。IBM更多见于50岁之后的男性。炎性肌病的患病率为每10万人群中有0.6～1个患者。

2. 发病机制与临床表现　炎性肌病的发病机制是在一定的遗传易感性基础上,某些病毒感染作为诱因,诱使发病。DM中浸润肌肉的炎性细胞主要是B淋巴细胞和$CD4^+$ T细胞。而在多发性肌炎和包涵体肌炎中,主要是$CD8^+$ T细胞攻击MHC Ⅰ类抗原阳性的肌纤维。

PM和DM患者都有不同程度的肌肉无力,进展比较缓慢,早期累及股四头肌和踝背屈肌,是散发性IBM的常见特点。颈伸肌群受累可以造成抬头困难(垂头)。严重患者可以出现吞咽障碍伴间断呛咳、呼吸肌无力。

DM 常出现特征性皮疹,手指背侧和侧面变得粗糙。在儿童患者,DM 表现类似成年人,只是肌外累及更常见。儿童 DM 的常见表现是易激惹、面部发红,易疲劳,有不同程度的近端肌无力。

3. 实验室检测与分析

(1) 生化检查:最敏感的肌酶是肌酸磷酸激酶,活动性肌炎水平升高可以达到 50 倍。天冬氨酸和丙氨酸氨基转移酶、乳酸脱氢酶醛缩酶水平也可以升高。轻度白细胞和血小板升高也提示病情活动。

(2) 自身抗体:针对细胞核和胞质抗原、参与蛋白合成(抗合成酶)或者翻译转运(抗信号识别颗粒)的核糖核蛋白的自身抗体可见于 20%炎性肌病患者。这些抗体是有用的临床标记,因为它们常常和间质性肺病相关。抗组氨酰信使 RNA 合成酶的抗体,抗 Jo-1 抗体,占所有抗合成酶抗体中的 80%。这些自身抗体在 PM 和 DM 发病机制中的的重要性和特异性尚未阐明,因为他们不是组织或者疾病亚型特异的,仅仅见于少于 25%患者,而且它们确实见于没有肌炎的间质性肺炎患者中。有报道称,抗信号识别颗粒抗体是伴有心肌累及的侵袭性疾病和治疗反应较差疾病的标记抗体,没有得到证实。其他自身抗体,包括抗 Mi-2,抗 PM-Scl 可见于 DM 合并硬皮病者,抗 KL-6 抗体和间质性肺病相关。

常用的这些抗体的检测方法包括:对流免疫扩散法、免疫印迹法、欧盟点印迹法、酶联免疫吸附法。对流免疫扩散法是最特异的方法,但是灵敏度相对低,而且对检测人员的培训、试剂、设备的要求较高。免疫印迹法是相对灵敏的方法,但是特异度相对低。欧盟点印迹法与之类似。而酶联免疫吸附法则是最灵敏的方法,但是对于试剂的纯度要求比较高,检测需要的设备较少,易于在基层医院普及。

八、混合性结缔组织病

1. 疾病概况 混合性结缔组织病(mixed connective tissue disease,MCTD)是一种临床上有系统性红斑狼疮(SLE)、系统性硬化症(SSc)、多发性肌炎、皮肌炎(PM、DM)及类风湿关节炎(RA)等疾病特征,血清中有极高滴度的斑点型抗核抗体和抗 U1RNP(snRNP)抗体的临床综合征。MCTD 发病年龄在 4~80 岁,大多数患者在 30~40 岁出现症状,女性多见,约占 80%。

2. 发病机制与临床表现 该病病因及发病机制尚不明确,与体液免疫和细胞免疫功能异常、环境因素、病毒感染及遗传背景等多因素有关。患者可表现出 SLE、SSc、PM\DM 或 RA 的任何临床症状,但是 MCTD 具有的多种临床表现并非同时出现,重叠的特征可以相继出现,不同患者表现亦不尽相同。典型的临床表现是多关节炎、雷诺现象、手指肿胀或硬化、肺部炎性改变、肌痛和肌无力、食管功能障碍、淋巴结肿大、脱发、颧部皮疹以及浆膜炎等。

3. 实验室检测与分析 大部分患者抗 U1RNP 抗体早期即可出现,并贯穿病程始终。抗体滴度可以波动,但和病情活动无关。约 30%的患者 RF 和抗 RA33 抗体阳性。15%患者的抗心磷脂抗体和狼疮抗凝物阳性,但其抗心磷脂抗体是非 β_2GP1 依赖性的。此外,抗单链 DNA 抗体、抗组蛋白抗体、抗内皮细胞抗体也可阳性。抗内皮细胞抗体可能与患者肺动脉高压的发生发展、血管闭塞有关。

有研究发现,MCTD 患者的抗凋亡 U1-70K 抗体在抗 U1RNP 抗体中尤为重要。有学者认为抗 hnRNP-A2 抗体(抗异质的核内核糖核蛋白抗体 A2)也是 MCTD 的特异性抗体。HLA-DR4 与 MCTD 相关联,这亦有别于 SLE 和 SSc。抗 TS1-RNA 抗体可能与 MCTD 的狼疮样表现有关。

(梁 艳 仲人前)

第三节 消化系统自身免疫性疾病

一、自身免疫性胃炎

1. 疾病概况 自身免疫性胃炎的描述,最早可以追溯到 1849 年 Thomas Addison 发现恶性贫血(pernicious anemia,PA)。Thomas 发现这类胃炎患者均存在巨细胞性贫血,缺乏维生素 B_{12} 和内因子,予以维生素 B_{12} 治疗有效,考虑其胃黏膜损伤可能与营养缺乏相关。20 世纪后期,随着技术进步,人们先后发现了针对内因子和胃壁细胞的自身抗体,才进一步明确了萎缩性胃炎与自身免疫之间的关系。

1973年，Strickland等根据胃炎血清免疫学检查及胃内病变的分布，将慢性萎缩性胃炎分为A型（自身免疫型）与B型（细菌引起）两个独立的类型。一般常说的自身免疫型胃炎即指A型慢性萎缩性胃炎。

2. 发病机制与临床表现　自身免疫性胃炎北欧多见（2006年荷兰初级医疗中心血清学证明的萎缩性胃体炎约为3.4%），我国只有少数病例报道。可同时伴有其他自身免疫性疾病，如桥本甲状腺炎、1型糖尿病等（此三者同时发生时为自身免疫性疾病3型）。患者血清中往往存在自身抗体：壁细胞抗体（parietal cell antibody, PCA）和内因子抗体（intrinsic factor antibody, IFA）。PCA存在于血液及胃液中，其相应抗原为壁细胞分泌小管微绒毛上的质子泵H^+、K^+-ATP酶。其亦见于一些不伴恶性贫血的萎缩性胃炎和极少数健康人，在其他自身免疫性疾病中PCA的阳性率也较高。主要导致胃壁细胞总数减少，胃酸分泌减少或缺乏。

内因子由胃壁细胞分泌，食物中的维生素B_{12}必须与内因子结合才被末端回肠吸收。IFA存在于患者血清及胃液中，使内因子缺乏，引起维生素B_{12}吸收不良，与恶性贫血发病有关，仅见于A型慢性萎缩性胃炎伴恶性贫血患者中。

恶性贫血具有遗传背景，家庭成员中萎缩性胃炎、低酸或无酸、维生素B_{12}吸收不良的患病率及PCA、IFA检测阳性率均较高。

近年还发现H. pylori感染患者中也存在自身免疫反应，其血清抗体能与宿主胃黏膜上皮起交叉反应，其机制主要与H. pylori抗原模拟有关，不过欧洲学者通过地区流行病学调查认为H. pylori感染导致免疫性胃炎的比例可以忽略不计。

另外有报道胃H^+、K^+-ATP酶特异性Th1 T细胞的激活在自身免疫性/萎缩性胃炎的发生中起至关重大的作用。通过实验动物模型的建立，目前也提出自身免疫性疾病的产生，除了机体产生具有抗某一特异抗原的抗体外，去除产生免疫细胞的器官也是原因之一。

临床表现为一般消化道症状较少，体征多不明显，有时可有上腹轻压痛。恶性贫血患者常有疲软、舌炎及轻微黄疸。

3. 实验室检测与分析

（1）胃液分析：自身免疫性胃炎患者胃酸降低，重度者可无酸。

（2）血清胃泌素分析：正常者<100ng/L。胃体黏膜萎缩时可中度升高，伴有恶性贫血者显著升高，可达1000ng/L或以上。

（3）自身抗体：血清PCA常呈阳性，IFA阳性率比PCA低，但如胃液中检查出IFA，对诊断恶性贫血帮助较大。

（4）血清维生素B_{12}浓度及维生素B_{12}吸收试验：正常人空腹血清维生素B_{12}浓度为300~900ng/L，<200ng/L肯定存在血清维生素B_{12}缺乏。Schilling试验能检测维生素B_{12}吸收情况，维生素B_{12}缺乏和内因子缺乏所致的吸收障碍有助于恶性贫血的诊断。

二、自身免疫性肝炎

1. 疾病概况　自身免疫性肝炎（autoimmune hepatitis, AIH）是一种较少见的原因不明的慢性进展性肝疾病，以高丙种球蛋白血症、血清自身抗体阳性及组织学表现为界面性肝炎为特征表现。确诊需除外其他慢性肝病，包括Wilson病、慢性病毒性肝炎、药物性肝病、非酒精性脂肪肝及其他自身免疫性肝病，如原发性胆汁性肝硬化、原发性硬化性胆管炎等。若未予有效治疗，可逐渐进展为肝硬化，最终导致肝功能失代偿。

2. 发病机制与临床表现　AIH的发病机制尚不明确，可能与多种因素的共同作用有关，包括遗传基础、诱发因素、多种抗原决定簇的暴露、免疫细胞的激活、效应细胞的扩增等。

AIH大多隐匿起病，大部分患者临床症状及体征不典型，部分患者甚至首诊时即已出现肝硬化症状。乏力是最常见的症状，其他常见症状包括食欲缺乏、上腹部不适或疼痛、多肌痛等。肝大是最常见的体征，其他体征包括黄疸、脾大等。部分患者无明显临床症状和体征，只是在生化检查出肝功能异常后才诊断。少数患者表现为急性、亚急性甚至暴发性发作。40%~50%的患者伴发其他自身免疫性疾病，其中以自身免疫性甲状腺炎、Grave's病以及类风湿关节炎最为常见。已经进展至肝硬化的患者亦可并发肝细胞癌，但发病率较低。

3. 实验室检测与分析

（1）生化指标：最常见为血清转氨酶升高；高胆红素血症亦常见（83%），但一般小于3倍正常值；碱性磷酸酶升高常见，但一般小于2倍正常值，大于2倍正常值者仅占33%左右；高丙种球蛋白血症为多克隆性，以IgG水平升高为主。

(2)免疫学指标：AIH 患者血清中可检测到多种自身抗体，包括抗核抗体（ANA）、抗平滑肌抗体（SMA）、抗肝肾微粒体抗体（抗 LKM1）、抗可溶性肝抗原/肝胰抗体（抗 SLA/LP）、核周型抗中性粒细胞胞质抗体（pANCA）、抗去唾液酸糖蛋白受体抗体（抗 ASGPR）、抗肝特异性胞质抗体（抗 LC1）、抗肌动蛋白抗体等。

根据血清自身抗体谱将 AIH 分为 2 个亚型：

1）1 型 AIH：标志性抗体为 ANA 和 SMA，但二者均非 AIH 的特异性抗体，与之相比，抗肌动蛋白抗体对 1 型 AIH 的诊断特异性更高；另外，其他自身抗体，包括 pANCA、抗 SLA/LP 亦有助于 1 型 AIH 的诊断。

2）2 型 AIH：标志性抗体是抗 LKM1 和抗 LC1，在诊断和鉴别诊断中起着非常重要的作用。抗 LKM1 的靶抗原为 CYP2D6（P450IID6），是一种药物代谢酶，在少数丙型肝炎患者血清中亦可出现。

三、原发性胆汁性胆管炎

1. **疾病概况** 原发性胆汁性胆管炎（primary biliary cholangitis，PBC）是一种慢性进行性胆汁淤积性肝疾病，其发病率为 40～400/百万，北欧地区发病率最高，国内尚无明确的发病率统计。主要受累人群为中年女性，占 90%，发病高峰在 50 岁左右，25 岁以下发病者少见。

2. **发病机制与临床表现** PBC 病因尚不明确。可能为在一定遗传背景下，由于持续性感染（细菌、病毒、真菌等）、环境毒理因素或毒物作用等，导致免疫调节紊乱或自身免疫反应，最终造成胆管损伤。其组织病理学特点为汇管区炎症及免疫介导的肝内胆管的破坏，最终导致肝纤维化、肝硬化及肝衰竭。

50%～60% 的患者在诊断时并无症状，但其中大多数在 2～4 年会进展至出现明显临床表现。乏力和皮肤瘙痒是最常见的症状。皮肤瘙痒常发生在黄疸出现之前数月至数年，可为局灶性或弥漫性，通常夜间明显，接触毛织品、其他织物或高温可使症状加重。部分患者有可以自行缓解的右上腹不适。长期淤胆使胆汁酸分泌和排泄减少，可出现脂肪泻、皮肤粗糙和夜盲症（维生素 A 缺乏）、骨软化和骨质疏松（维生素 D 缺乏）、出血倾向（维生素 K 缺乏）等症状。疾病晚期可出现腹水、水肿、食管静脉曲张等门脉高压表现。部分患者伴有其他自身免疫性疾病。PBC 患者肝胆系统恶性肿瘤的发病率增高。

体征往往与疾病的分期有关，无症状患者查体无异常发现，随着疾病的进展可出现皮肤色素沉着、蜘蛛痣、瘙痒和搔抓引起的表皮脱落、黄色瘤、黄疸、腹水、水肿等表现。近 70% 患者有肝大，约 35% 患者可有脾大。

3. **实验室检测与分析**

（1）抗线粒体抗体（Anti-mitochondrial Antibodies，AMA）：诊断 PBC 的敏感性为 95%，特异性为 98%。在线粒体膜上共存在 9 种自身抗原（M1～M9），其中 M2 为位于线粒体内膜的丙酮酸脱氢酶复合物的 E2 亚基，M2 亚型 AMA 诊断 PBC 的特异性最高。AMA 的滴度水平及抗原亚型和 PBC 的临床病情无关，在临床症状出现之前数年即可呈阳性，应用药物治疗或肝移植成功后，血清 AMA 亦不消失。有极少数患者（<5%）临床表现、生化及组织学均符合 PBC 的诊断，但 AMA 检测阴性，称为 AMA 阴性的 PBC，其自然病程与 AMA 阳性的 PBC 患者并没有显著差异。

（2）抗核抗体：包括抗核心蛋白 gp210 抗体、抗核心蛋白 p62 抗体等。其最常见的核型为核周型和核点型，对 PBC 的诊断特异性很高。AMA 阳性的 PBC 患者中约 25% 抗 gp210 抗体阳性，AMA 阴性患者中该抗体阳性率可达 50%。抗 gp210 抗体诊断 PBC 的特异性达 99%，并且可作为 PBC 患者的预后指标，阳性提示预后不良。抗 p62 抗体是 PBC 的另一特异性抗体，在 PBC 患者中阳性率约为 25%。

（3）其他自身抗体：除上述特异性抗体外，PBC 患者还可出现抗平滑肌抗体、抗甲状腺抗体、抗 DNA 抗体等。

（4）免疫球蛋白：几乎所有 PBC 患者均有血清 IgM 水平的升高。

（5）生化指标：大多数 PBC 患者血清生化指标呈胆汁淤积性改变。在疾病早期及无症状期即可出现 ALP 升高，且通常是最为明显的实验室异常。GGT 的升高与之平行。血清 ALT 和 AST 水平多正常或仅轻度升高，一般不超过正常值上限的 5 倍。如果血清 ALT 和 AST 水平明显升高，则需进一步检查以除外合并其他原因所致的肝病。在疾病的较晚期可出现胆红素（以直接胆红素升高为主）、胆汁酸的升高及血脂异常等。

四、原发性硬化性胆管炎

1. 疾病概况　原发性硬化性胆管炎(primary sclerosing cholangitis,PSC)是一种病因不明的慢性胆汁淤积综合征。在西方国家其发病率为6～8/10万,男性患者多见,约占70%。约80%的PSC患者合并炎症性肠病,其中绝大部分为溃疡性结肠炎(约占90%)。相反,炎症性肠病患者合并PSC的情况并不多见,发生率仅为1.2%～5.6%。PSC的发病年龄多在25～45岁,亦有新生儿及高龄者发病的报道。男性多见,男女比例为(1.5～2):1。

2. 发病机制与临床表现　PSC的病因和发病机制尚不明确。目前较公认的观点是在遗传易感的基础上,环境因素诱发了免疫应答的异常,从而导致胆管上皮或同时累及结肠上皮的慢性炎症,最终导致胆汁淤积。感染和毒素是否致病尚存在争议。

PSC多起病隐匿,20%～44%患者可无临床症状,或因溃疡性结肠炎筛查肝功能异常而诊断,或因碱性磷酸酶升高行ERCP而诊断。最常见的临床症状为黄疸、皮肤瘙痒及右上腹痛。体重下降及乏力亦较常见,多与厌食及小肠吸收不良有关。但对于病情稳定的患者,短期内体重下降应警惕恶性肿瘤,如胆管癌等。因PSC发展至胆管癌的概率高于普通人群,为10%～30%,所以其发生胰腺癌和结肠癌的概率亦高于普通人群。少数患者(10%)可有寒战、高热、右上腹痛、黄疸以及肝功能损害等细菌性胆管炎的表现。随着病情的进展,可出现终末期肝病的表现。

病程早期的体格检查通常是正常的。随着病情的进展,可以出现黄疸、肝脾大以及肝掌、蜘蛛痣等终末期肝病的体征。

3. 实验室检测与分析　PSC患者典型的生化指标异常为ALP升高,GGT及5'-核苷酸酶也可相应升高。ALT及AST水平通常也会升高,但很少超过3～4倍正常值。胆红素水平可正常,随着病情的进展而升高,以结合胆红素升高为主。晚期患者可以有清蛋白降低及PT延长。

PSC患者血清中免疫球蛋白水平通常升高,以IgM升高为主。65%～84%的患者ANCA阳性,35%的患者抗内皮细胞抗体阳性,其他常见的抗体包括抗心磷脂抗体及ANA,AMA通常阴性。

五、炎性肠病

1. 疾病概况　炎性肠病(inflammatory bowel disease,IBD)分为溃疡性结肠炎(Ulcerative colitis,UC)和克罗恩病(Crohn's disease,CD)。

2. 发病机制

(1)基因机制

1)CARD15:CARD15是第一个发现与CD相关的基因,此基因变异后不能有效下调针对肠道黏附细菌的天然免疫反应及对胞内菌的清除,导致肠道菌群过度生长,尤其是隐窝。

2)DLG5:DLG5编码细胞连接蛋白,有助于保持肠上皮的完整,DLG5与CD的相关性已被研究所证实。

3)MDR1:多重耐药基因,编码糖蛋白P-170,可将药物泵出细胞外。该基因变异与CD及UC相关。

4)PPARG:一种抑制NFκB活性的核受体,UC患者中该基因的表达下降,而在CD患者中少见。

到目前为止发现有四个基因与CD相关,一个与UC相关。另有一些基因目前仍不能明确。

(2)免疫反应:IBD中都有激活的天然免疫(巨噬细胞、中性粒细胞)和获得性免疫(T、B细胞),并失去对肠道共生菌的耐受。抗中性粒细胞抗体研究提示TNF和IL-12 p40在CD发病中起作用,T细胞清除治疗、环孢菌素及他克莫司治疗UC有效证实了T细胞在UC发病中的作用。

IBD突出特点是炎症肠段内效应细胞(如巨噬细胞、中性粒细胞及T细胞)的募集和存活时间延长。CD以Th1和Th17介导的途径为主,而UC以非典型的Th2途径为主。

(3)共生菌刺激:肠内细菌以两种方式激活免疫反应,作为佐剂激活天然免疫反应,包括树突状细胞或其他的APC细胞。作为抗原可刺激T细胞克隆性增殖,通过T细胞受体选择性识别抗原。

大量证据支持共生菌与人类IBD及实验性结肠炎的发病有关。至少11个不同的动物实验中,如果不存在共生菌则不会发生结肠炎和免疫反应,多种结肠炎动物模型对抗生素和肠道益生菌群的治疗有效。

(4)环境影响因素:研究发现IBD有几个环境危险因素,包括吸烟、饮食、抗生素、非甾体类抗炎药服药史、精神压力以及感染,吸烟对UC具有保护作用,但可使 CD 加重。这些因素导致疾病发生或复发的机制仍未明确,可能是改变了肠黏膜的完整性、免疫反应或肠道微生态环境,从而增加了机体对炎症的易感性。

(一)溃疡性结肠炎

1. **疾病概况** UC 又称慢性非特异性溃疡性结肠炎,系原因不清的大肠黏膜的慢性炎症和溃疡性病变,主要累及直肠黏膜、乙状结肠黏膜,也可逆行向上扩展至左半、右半结肠,甚至全结肠和末端回肠。

2. **临床表现** 起病缓慢、隐匿,往往发病数周甚至数月才就诊;少数可急性起病,常误诊为急性肠道感染性疾病(如急性细菌性痢疾)。多数患者(60%~70%)病程反复发作,发作间期症状可缓解;少数患者(5%~10%)首次发作后病情可长期缓解,可持续 10 余年之久;也有少数患者(5%~15%)症状持续,病情活动而不缓解。部分患者在发作间期,可因饮食不节、劳累、感染、精神刺激等而诱发或加重临床症状。根据病变范围,分为溃疡性直肠炎(E1)、左侧溃疡性结肠炎(E2)(亦称远端溃疡性结肠炎)、广泛的溃疡性结肠炎(E3)(亦称全结肠炎)。按照疾病的活动度,UC 可大致分为四型:临床缓解期 UC(S0);轻度 UC(S1);中度 UC(S2);重度 UC(S3)。根据病程经过可分四型:初发型;慢性复发型;慢性持续型;急性暴发型。

3. **实验室检测与分析**

(1)血常规检查:可有贫血,白细胞和血小板增加。

(2)粪便检查

1)粪常规:以糊状黏液脓血便最常见,少数患者以血便为主,伴有少量黏液或无黏液。镜检可见大量红细胞、脓细胞,还可见嗜酸性粒细胞;急性发作期粪便涂片常见有大量多核的巨噬细胞。

2)病原学检查:除外感染性结肠炎。

(3)炎性指标:CRP 及血沉是代表急性炎症反应的标准实验室指标。高水平的 CRP 提示疾病活动或合并细菌感染,CRP 水平可用于指导治疗和随访。ESR 精确度较低,随疾病活动而升高,但与结肠病变的相关性优于与回肠病变的相关性。

(4)免疫学检查:60%~70% 的 UC 患者抗中性粒细胞核周胞质抗体(pANCA)呈阳性,约 40% CD 患者也可为阳性,循证医学发现,结合 pANCA 和抗酿酒酵母抗体(ASCA)有利于鉴别 CD 和 UC。

(二)克罗恩病

1. **疾病概况** 克罗恩病(Crohn's disease, CD)是一种病因尚不十分清楚的胃肠道慢性炎性肉芽肿性疾病。病变多见于末段回肠和邻近结肠。临床上以腹痛、腹泻、腹部包块、瘘管形成和肠梗阻为特点,可伴有发热、营养障碍等全身表现以及关节、皮肤、眼、口腔黏膜、肝等肠外损害。本病有终生复发倾向,重症患者迁延不愈,预后不良。

西方 CD 的发病率为 0.7~12/10 万,患病率为 34~106/10 万,男女之比为 1:1.4,30 岁以下青年多发。亚洲 CD 的发病率为 0.5~1.0/10 万,患病率为 3.6~7.7/10 万,发病高峰年龄有所不同。

2. **临床表现** 克罗恩病起病大多隐匿、缓渐,从发病至确诊往往需数月至数年。病程呈慢性,长短不等的活动期与缓解期交替。少数急性起病,可表现为急腹症,酷似急性阑尾炎或急性肠梗阻。本病临床表现在不同病例差异较大,多与病变部位、病期及并发症有关。

(1)消化道表现

1)腹痛:以右下腹及耻骨上区多见,多数呈慢性间歇性疼痛。

2)腹泻:每日腹泻 2~5 次,或更多,粪质糊状或半流体,亦可为黏液便,常伴有肛门出血,脓血便少见。

3)腹部包块:腹部可触及质地柔软、膨胀的肠襻包块,多位于右下腹部。

4)便血:结肠受累时侵及血管可引起便血。

5)瘘管形成:是 CD 临床特征之一,是与 UC 相鉴别的依据。

6)肛门直肠周围病变:肛门直肠周围瘘管、脓肿形成及肛裂。

7)消化道其他部位受累的表现:可累及食管、胃、十二指肠,引起相应症状。

8)其他症状:如食欲减退、厌食油腻、腹胀等。

(2)全身表现:包括发热,消瘦,贫血等,多见于中、重度患者。

(3)肠外表现:本病可有全身多个系统损害。

(4)并发症:肠梗阻最常见,其次是腹腔内脓肿,脂肪肝。

3. **实验室检测与分析**

(1)血液学检查:贫血常见;活动期白细胞计数增高,当并发脓肿时可明显升高,以中性粒细胞为主。血小板计数可升高。

(2)粪便检查:粪便呈糊状或稀水样,镜检一般无红细胞、白细胞及黏液。隐血试验常为阳性,病原学检查阴性。

(3)炎症指标:血沉明显加快,CRP与CD活动性密切相关,可先是炎症活动性连续性变化,研究表明CRP升高的患者复发率高于CRP正常的患者,CRP>20mg/L,和ESR>15mm/h,可作为复发的预测指标。异常升高的CRP提示合并细菌感染(如脓肿)。其他如α_2球蛋白、α_1糖蛋白亦可预测复发风险。粪便标志物,如钙蛋白、乳铁蛋白或肿瘤坏死因子与肠面溃疡范围和炎症程度相关,可能对回肠结肠的炎症的存在和随后的临床复发有很高的预测价值。

(4)免疫学检查:ASCA对CD有较高的特异性,但敏感性不强,ASCA阳性也可见于白塞病、原发性硬化性胆管炎、自身免疫性肝炎和乳糜泻等,这些疾病的患者ASCA阳性率可达43%。CD患者ASCA表达水平较稳定,与疾病严重程度、病程无关。

(梁 艳 仲人前)

第四节 血液系统自身免疫性疾病

一、自身免疫溶血性贫血

1. 疾病概况　自身免疫溶血性贫血(autoimmune hemolytic anemia,AIHA)系各种原因刺激引起患者免疫功能调节紊乱,产生自身抗体和(或)补体吸附于红细胞表面并造成其破坏的一种获得性溶血性贫血。其临床特点主要有:贫血、黄疸、网织红细胞增高,直接抗人球蛋白试验(direct antiglobulin test,Coombs test,DAT)阳性。临床上根据发病原因把自身免疫性溶血性贫血分为原发性和继发性两类。原发性自身免疫性溶血性贫血原因不明确,占60%左右;继发性者伴发于淋巴系统恶性肿瘤及与免疫有关的疾病,如淋巴瘤、慢性淋巴细胞性白血病、多发性骨髓瘤及系统性红斑狼疮、类风湿关节炎、某些细菌病毒感染等,占40%左右。而根据自身红细胞抗体作用于红细胞所需温度的不同可分为3大类:温抗体型、冷抗体型和温冷双抗体型。

(1)温抗体型:与红细胞最适反应温度为35~40℃的自身抗体称为温抗体。此型在自身免疫性溶血性贫血中最为常见。依据自身抗体分子结构的不同分为IgG、IgM、IgA三类,其中绝大多数为IgG。

(2)冷抗体型:最适反应温度在30℃以下特别是4℃的自身抗体称冷抗体。有3个亚型:冷凝集素、双向溶血素抗体、冷凝集素和双向溶血素抗体混合型。冷凝集素多为IgM抗体,可结合补体,在28~31℃即可与红细胞反应,0~5℃表现出最大的反应活性。而双向溶血素抗体则多为IgG抗体。这两种可分别引起冷凝素综合征(cold agglutinin syndrome,CAS)和阵发性冷性血红蛋白尿症(paroxysmal cold hemoglubinuria,PCH)。

(3)温冷双抗体型:患者体内同时存在以上两种抗体类型。

2. 发病机制与临床表现

(1)发病机制:虽然对自身免疫性溶血性贫血(AIHA)的认识已经很久,但其发病机制迄今为止尚未完全阐明。近年来的研究认为AIHA产生的抗体能与正常红细胞表面抗原结合破坏自身正常红细胞,这种针对自身抗原的免疫反应与机体免疫耐受、免疫调节、抗体后调节等环节的异常有关。研究认为,AIHA自身抗体可能通过以下几种形式产生:①病人红细胞表面发生了某些改变,而机体不能识别,当作"外来"抗原,随之产生特异性抗体,特别值得注意的是温抗体时常与红细胞的Rh抗原发生免疫反应;②某些疾病,如慢性淋巴细胞白血病等淋巴系统疾病,或如红斑狼疮等自身免疫性疾病,可能与AIHA是由同一种外来原因(如病毒)所引起的免疫反应紊乱;③可能在对外来抗原发生正常免疫反应时,自体组织的某些成分也发生交叉免疫反应,从而产生自身抗体。

(2)临床表现:本病的临床表现多样,轻重不一,以慢性为多。不同类型自身抗体引起的溶血其临床表现也不尽相同。

1)温抗体型自身免疫性溶血性贫血:原发性AIHA者多见于女性,年龄不限。病情程度变化颇大。多数患者起病较慢,表现为头晕、乏力、活动后气短和其他贫血的伴发症状以及不明原因的发热等。偶见急性发病,有寒战、高热、腰背痛等。溶血性贫血严重时,可有休克及神经系统表现如头痛、烦躁以至昏迷。半数以上轻重度脾大,1/3患者有肝大和黄疸。继发性AIHA常伴有原发性疾病的临床表现。

2)冷抗体型自身免疫性溶血性贫血:包括冷凝集素综合征(CAS)与阵发性冷性血红蛋白尿症(PCH)两类。冷凝集素综合征患者以中老年为多,寒冷环境有耳郭、鼻尖、手指发绀,但一经加温即见消失。除贫血和黄疸外,其他体征很少。在天气温暖时贫血可存在,在冬季可有急性发作或加重,甚至出现血红蛋白尿。阵发性冷性血红蛋白尿症(PCH)是一种罕见的以全身或局部受寒后突然发生的急性溶血和血红蛋白尿为特征的疾病。发病数在全部 AIHA 中仅占 1.7%～5.1%。患者多数受寒后即有急性发作,表现为寒战、高热(体温可高达 40℃),全身乏力,腰背及下肢疼痛,腹部不适或恶心呕吐。在寒战后数分钟至 8h,即有 1 次暗红色或酱油色血红蛋白尿。急性全身反应及血红蛋白尿可在几小时后消失,也有持续数天者。反复发作者可有含铁血黄素尿。患者可有脾大和黄疸。

3. 实验室检查与分析

(1)血象:AIHA 典型血象为正常细胞、正常色素性贫血。冷凝集素综合征(CAS)患者贫血程度与寒冷接触密切与否有关,多数为相当稳定的轻中度贫血。静脉取血时,在室温下呈现红细胞自身凝集现象为 CAS 所特有。周围血片可见红细胞碎片、嗜碱性点彩及多染性红细胞,球形细胞多见,有时可见幼红细胞。因红细胞大小不均而致红细胞容积分布宽度(RDW)增高。网织红细胞计数升高,个别高至 50% 以上(再障危象时可明显降低)。血小板计数多正常,但也可有增多者。

(2)骨髓象:骨髓多呈增生性贫血(红系以中幼红为主)骨髓象;再障危象时可呈再生障碍性贫血的骨髓改变。

(3)生化检查:血清总胆红素(TBIL)升高,其中以间接胆红素(IBIL)升高为主;尿胆原和粪胆原排出增多;血浆游离血红蛋白明显升高(主要为血管内溶血),严重时可高达 1000mg/L 以上;血清结合珠蛋白降低;血浆中游离血红蛋白很易氧化为高铁血红蛋白,接着分解为血红素,后者与血浆清蛋白结合形成高铁血红素清蛋白,血浆高铁血红素清蛋白升高;血结素与游离血红素结合,血中含量下降或缺如;慢性溶血者,急性血管内溶血数天后,可出现含铁血黄素尿。

上述检查特异性不高,目的在于明确患者是否存在贫血和溶血。

(4)抗人球蛋白(Coombs)试验:分直接抗人球蛋白试验(DAT)和间接抗人球蛋白试验(IAT)两种,为现今检测免疫性溶血性贫血的经典方法。血清中 Coombs 抗体的检测和溶血非常相关,根据引进凝胶技术以前的报道,99% 左右的患者直接 Coombs 结果呈现阳性。①DAT:是测定吸附在红细胞膜上的不完全抗体和(或)补体的较敏感的方法。根据单价特异抗血清的测定结果,温抗体型 AIHA 可分为 3 种亚型:IgG 型、IgG+C3 型、C3 型。CAS 可分为 IgG+C3 型和 C3 型两个亚型。而 PCH 则均为 C3 型。②IAT:当体内自体抗体大量合成,红细胞上抗原位点都被占用,抗体不能再吸附时,或是致敏红细胞在体内大量崩解时,血清中出现游离抗体。IAT 的检查方法是以正常人 Rh 基因型的 O 型标准试剂细胞,与患者血清一起孵育,然后将吸附过的 O 型红细胞做 DAT 试验。阳性结果表明患者血清中存在有游离抗体和(或)补体。IAT 阳性者,可将患者血清分别在 20℃ 及 37℃ 与胰蛋白酶或菠萝蛋白酶处理的红细胞进行溶血及凝集试验。温抗体型 AIHA 仅在 37℃ 时溶血试验呈弱阳性反应,而凝集试验则为强阳性反应;而 CAS 者仅在 20℃ 时溶血及凝集试验均呈现强阳性反应。所以温抗体可经 IAT 及酶处理红细胞的凝集及溶血试验与冷抗体相鉴别。

(5)冷凝集素试验:是诊断冷凝集素综合征(CAS)的重要手段和主要方法。主要是抗 I 抗体,而不抗 i,呈单向反应。在 20～25℃ 抗 I 抗体使红细胞直接溶血,但遇冷不会使抗体活性增强,溶血程度也不增加。正常人效价小于 1:64,CAS 时效价可增至 1:(1000～16 000)。Lawrence 认为在 4℃ 时冷凝集素效价增高并不一定提示有溶血反应;如在 30℃ 时,在白蛋白或生理盐水内,凝集素效价仍然增高,则具有 CAS 的诊断价值。

(6)冷热溶血试验(D-L 试验):是诊断双向溶血素抗体诱导的阵发性冷性血红蛋白尿症(PCH)的重要手段和主要方法。主要是抗 P 抗体,呈双向反应。模拟病人发病的体外试验,将病人的血液置于冰箱中一些时候,再置于室温中。在低于 20℃ 时,双向溶血素抗体结合于红细胞膜上,并部分激活补体,复温至 37℃ 时,抗体脱落,但补体按序全部激活,发生溶血。

(7)抗体的特异性测定:即测定自身抗体所对应的红细胞膜上的特异性血型抗原。大多数温型抗体显示 Rh 特异性,而冷性自身抗体具有 I 抗原的特异性。

(8) 其他免疫指标：丙种球蛋白量可升高，C3水平下降，可出现抗O、红细胞沉降率、类风湿因子、抗核抗体、抗DNA抗体等指标的异常。

近年来，一些更敏感的方法开始应用，使得目前Coombs试验阴性的自身免疫性溶血的检出率显著提高。

(9) 红细胞相关免疫球蛋白检测（EAIgG）：所用检测方法有：①抗人球蛋白消耗试验，可取得EAIgG的实际值；②^{125}I葡萄球菌蛋白A（SPA）试验，可以间接反映EAIgG的量，但不能与IgG3起反应；③单克隆抗IgG抗体试验，特异性和敏感性均高。应用上述方法可以检出低致敏状态的红细胞，其敏感性比血清学抗人球蛋白法高出20倍；应用上述方法还可以定量检测EAIgG，对于反映病情变化，尤其是Coombs测验阴性的AIHA更具实用价值；但某些非免疫介导的溶血病，如疟疾、镰状细胞病等，Coombs试验阳性率极低，但EAIgG则增高，故在分析EAIgG的临床意义时必须密切结合临床。

(10) 红细胞相关C3d（EAC3d）检测：方法与EAIgG检测相同。本试验常用于制备标准的C3致敏红细胞，用于鉴定抗鞭抗血清；也用于冷凝集素致敏红细胞，EAC3d可高达数万分子/红细胞。Merry用核素标识的单克隆抗C3d抗体研究，测得EAC3d正常值是(420±140)分子/红细胞，达到1250分子/红细胞则是Coombs试验的最高凝集状态。

二、特发性血小板减少性紫癜

1. **疾病概况** 特发性血小板减少性紫癜（idiopathic thrombocytopenic purpura，ITP）是一类临床上较常见的自身免疫性出血性疾病，以血小板减少，骨髓巨核细胞数正常或增加伴成熟障碍为主要表现。大多数患者血液中可检出抗血小板抗体，但缺乏明确的外源性致病因子，因此又称为特发性自身免疫性血小板减少性紫癜（idiopathic autoimmune thrombocytopenic purpura，IATP）。

2. **发病机制与临床表现**

(1) 发病机制：ITP确切的发病机制尚不清楚，可能与细胞和体液免疫异常及感染密切相关。

1) 感染：急性型特发性血小板减少性紫癜多发生在病毒感染或上呼吸道感染的恢复期，如风疹、麻疹、水痘、腮腺炎等。传染性单核细胞增多症、肝炎、巨细胞病毒感染也可有短暂的血小板减少。1998年，Gasbarrini等还首先提出幽门螺杆菌（Hp）感染与ITP发病有关。

2) 自身免疫系统异常：①体液免疫异常——血小板抗体介导血小板的破坏。目前的研究认为，病毒感染引起的ITP不是由于病毒的直接作用，而是由免疫机制参与，发病与血小板特异性自身抗体有关。在ITP患者中，约75%可以检测出血小板相关性自体抗体，其免疫学类型多为IgG或IgA型抗体。这类抗体与血小板膜糖蛋白结合，结合了自身抗体的血小板通过与单核-巨噬细胞表面的受体结合而易被吞噬。在一些难治性ITP中，抗血小板抗体对巨核细胞分化抑制作用会影响血小板的生成。而近年来的研究认为ITP患者自身抗体的产生机制包括了血小板、抗原递呈细胞（antigen-presenting cells，APCs）、T细胞和B细胞之间的相互作用。②细胞免疫异常：包括T、B淋巴细胞的异常、细胞毒T细胞介导的血小板破坏、T细胞凋亡异常等都参与ITP的发病。

3) 血小板生存期缩短：用放射性核素标志ITP病人的血小板，发现在这些病人中，血小板的生存时间明显缩短至2~3d甚或数分钟。究其原因，主要在于脾对包裹抗体血小板的"扣押"：①脾产生抗血小板抗体；②巨噬细胞介导血小板的破坏。

(2) 临床表现：急性ITP多见于儿童，在出血症状发作前常有1~3周的感染病史。常发病突然，可有畏寒、发热等前驱症状。慢性ITP则起病隐匿，出血症状较轻，以中青年女性多见。约10%病人是由急性转为慢性。

ITP出血的特点是皮肤、黏膜广泛出血，多为散在性针头大小的皮内或皮下出血点，形成瘀点或瘀斑；四肢较多，但也可为全身性出血斑或血肿；有些患者以大量鼻出血（占20%~30%）或齿龈出血为主诉。常见呕血或黑粪，多为口鼻出血时咽下所致，发生真正胃肠道大出血者并不多见。球结膜下出血也是常见症状。偶见肉眼血尿。约1%患者发生颅内出血，成为ITP致死的主要原因。青春期女孩可见月经过多。其他部位出血如胸腔、腹腔、关节等处，极为少见。

除了皮肤、黏膜出血外，仅10%~20%患者有轻度脾大。出血严重者可有失血性贫血，甚至可发生失血性休克。常伴有局部血肿的相应症状，颅内出血时表现为头痛、嗜睡、昏迷、抽搐、麻痹等症状。

3. **实验室检查与分析**

(1) 血象：出血不重者多无红、白细胞的改变，偶见异常淋巴细胞,提示由于病毒感染所致。急性出血时期或反复多次出血之后,可有程度不等的正常细胞或小细胞低色素性贫血。外周血中最主要的是改变是血小板减少,急性型血小板多在 $20\times10^9/L$ 以下,慢性型血小板常在 $50\times10^9/L$ 左右;此外,血小板平均体积偏大,易见大型血小板。

(2) 骨髓象:为了确诊此病而排除白血病或再生障碍性贫血时须进行骨髓检查。①急性型骨髓巨核细胞数量轻度增加或正常,慢性型骨髓象巨核细胞显著增加;②巨核细胞发育成熟障碍,急性型者尤为明显,表现为巨核细胞体积变小,胞质内颗粒减少,幼稚巨核细胞增加;③血小板形成的巨核细胞显著减少(<30%);④红系及粒、单核系正常。

(3) 血小板相关抗体(PAIg)检测:主要是应用更精确的方法测定血小板糖蛋白(GP)特异性抗体,即检测血小板表面的 IgG,包括血小板抗原固相单克隆法(MAIPA)和免疫微珠分析法。检测结果主要是定性和定量的,参考值一般由实验室自己建立。ITP 患者其血小板表面 IgG(PA IgG)增高,阳性率为 66%~100%。同时检测 PAIgG、PAIgM、PAIgA 可提高检测阳性率。PAIgG 增高并非本病特异性改变,在其他免疫性疾病亦可增高。但非免疫性血小板减少性紫癜 PAIgG 不增高。此外,系统观察 PAIgG 变化对 ITP 的预后有指导意义。一般在 PAIgG 下降时血小板才上升,有报道显示每个血小板 PAIgG 量 $>1.1\times10^{-12}g$ 的病例用激素治疗无效,而每个血小板 PAIgG 量为 $(0.5\sim1.0)\times10^{-12}g$ 的病例激素疗效好。切脾前如果 PAIgG 极高亦预示手术效果不好。如激素治疗或切脾手术后 PAIgG 恢复正常则预后好。如 PAIgG 持续增高则提示治疗无效。

(4) 血小板生存时间:90% 以上患者血小板生存时间明显缩短。

(5) 其他:少数可发现溶血证据(Evans 综合征),血浆中血小板 GPIb 裂解片段检测,有助于本病与血小板生成障碍性血小板减少症的鉴别。

三、特发性中性粒细胞减少症

1. 疾病概况 特发性中性粒细胞减少症(idiopathic neutropenia syndrome, IN)是一类病因未明,以外周白细胞(主要是中性粒细胞)减少和由其所致的对细菌易感性升高为特征的疾病。当白细胞计数少于 $2.0\times10^9/L$ 时,中性粒细胞绝对计数(ANC)$\leq 0.5\times10^9/L$,甚或消失,发病急、症状重,就称为粒细胞缺乏症。

2. 发病机制与临床表现

(1) 发病机制:目前,本病的确切的病因和发病机制尚不清楚,许多研究显示,部分特发性粒细胞减少症与自身免疫有关。这类特发性粒细胞减少症被称为特发性自身免疫性粒细胞减少症(autoimmune idiopathic neutropenia syndrome, AIN)

1) 抗中性粒期胞自身抗体(AAGA)介导的 AIN:AAGA 具有特异性,以抗中性粒细胞特异抗原 NA_2 最常见,抗 NA_1 次之,多为 IgG。除了针对成熟粒细胞抗体外,尚有抗粒系前体细胞的自身抗体,后者则可引起粒细胞生成障碍。一般认为,AAGA 的靶细胞越幼稚,粒细胞减少越严重。AAGA 的作用机制为抑制粒系前体细胞的增殖或直接破坏外周中性粒细胞,可依赖补体也可不依赖补体。

2) T 淋巴细胞介导的 AIN:除破坏外周粒细胞外,也可抑制 CFU-GM 增殖。Bagby 等去除骨髓 T 淋巴细胞后再测定 CFU-GM,发现 234 例中有 49 例存在抑制 CFU-GM 增殖的淋巴细胞,泼尼松可消除这种抑制作用。

3) 另外,研究还发现患者血清中存在循环免疫复合物(CIC),CIC 可能通过补体激活或促进单核-巨噬细胞系统的吞噬而破坏粒细胞。

(2) 临床表现:粒细胞减少的临床症状主要是反复感染。肺、泌尿系、口腔和皮肤是最常见的感染部位,黏膜可有坏死性溃疡。由于介导炎症反应的粒细胞缺乏,所以感染的局部表现可不明显。如严重的肺炎在 X 线胸片上仅见轻微浸润,亦无脓痰;严重的皮肤感染部形成脓液;肾盂肾炎不出现脓尿等。若不及时救治病死率极高。原发性自身免疫性粒细胞减少症通常发生在新生儿,发病率约 1/10 万。尽管在发病时有严重的粒缺[$(5\sim10)\times10^5/L$],但是通常感染症状不是很严重,并且 95% 的病例在 2~3 岁时会自愈。

3. 实验室检查与分析

(1) 一般检查:白细胞减少,中性粒细胞减少,淋巴细胞百分率相对增加。根据中性粒细胞减少的程度可分为轻度、中度和重度。骨髓多呈增生性贫血(红系以中幼红为主)骨髓象;再障危象时可呈再生障碍性贫血的骨髓改变。

(2) 骨髓粒细胞贮备功能检测:通过静脉注射氢化可的松,观察中性粒细胞变化,可测定骨髓粒细胞储备功能,对特发性和药物性粒细胞减少进行鉴别。

(3) 粒细胞边缘池功能检测：用肾上腺皮质激素后可使骨髓粒细胞释放，以了解骨髓贮备粒细胞的量及释放功能。皮下注射 0.1% 肾上腺素 0.1～0.3ml 后，粒细胞增加至原来水平的 2 倍或达到正常范围，提示"假性粒细胞减少症"。

(4) 白细胞凝集素或中性粒细胞抗体检测：免疫性粒细胞减少者的粒细胞表面和血清中可测得粒细胞抗体，通常采用粒细胞凝集试验或粒细胞免疫荧光试验。但多次输血者或经产妇亦可阳性。

(5) 体外骨髓细胞培养：骨髓 CFU-GM 培养基粒细胞集落刺激活性测定可鉴别细胞缺陷或体液因素异常。

四、恶性贫血

1. **疾病概述** 恶性贫血(pernicious anemia)是由于胃黏膜萎缩，胃液中缺乏内因子使维生素 B_{12} 不能被吸收而发生的一种巨幼细胞贫血。1885 年爱迪生(Addison)最先描述本病，称之为"特发性贫血"。1972 年贝尔曼(Biermer)称之为恶性贫血。恶性贫血多发于北欧的斯堪的那维亚人、英格兰和爱尔兰人，在南欧、亚洲和非洲人中则很少见。在我国本病也极少见。患者年龄大多在 40 岁以上。

2. **发病机制与临床表现**

(1) 发病机制：恶性贫血的发病机制目前多认为是遗传因素和自体免疫因素复杂的相互作用的结果。

1) 遗传因素：恶性贫血的发生与种族和遗传显然有关。诸如①本病最多见于北欧的斯堪的那维亚人，特别是瑞典中部的人；②恶性贫血患者血型属于 A 型者比其他型者多；③约有 10% 病人，其同一代或不同代的家族中患有同病者超过 1 人；在家族中有血清维生素 B_{12} 浓度低于正常，血清或胃液中有自抗体及患有其他自体免疫疾病的发病数都比一般人高。

2) 免疫因素：恶性贫血患者，90% 患者具有抗壁细胞及其成分的抗体，包括抗内因子和质子泵 H^+，K^+-ATP 酶抗体，而在其他类型的萎缩性胃炎中，存在这些抗体的患者少于 20%。50% 恶性贫血的患者同时有甲状腺抗体，反之壁细胞抗体也可见于 30% 的甲状腺炎患者。这些抗体可直接引起胃黏膜萎缩和维生素 B_{12} 吸收障碍。

(2) 临床表现：典型病例有下列三组特征：①由于 DNA 和血红素合成障碍引起巨幼细胞性贫血、白细胞、血小板减少，产生乏力、头晕、疲倦等贫血表现。②缺乏维生素 B_{12} 引起如食欲减退、腹胀、腹泻及舌炎等消化道症状，尤其以舌炎最为突出，舌质红、舌乳头萎缩、表面光滑，俗称"牛肉舌"，伴疼痛。③周围神经变性与脊髓联合变性。神经系统症状主要有：周围神经变性引起肢体麻木感或感觉异常；脊髓后索变性引起腱反射消失，肌张力减弱，位置觉紊乱；反射亢进与肌张力增强等。

3. **实验室检查与分析**

(1) 血象：红细胞与血红蛋白不成比例下降，红细胞下降的程度超过血红蛋白，常呈大细胞、正常色素型贫血。红细胞平均体积(MCV)大多在 110～140fl，平均血红蛋白浓度(MCHC)30%～35%。由于大红细胞较多，平均血红蛋白量(MCH)多增高至 33～38pg，但如同时缺铁，则可以较低。血片中红细胞大小不均，但以大者居多；形状很不规则，很多细胞呈卵圆形或不规则形。白细胞计数常减少至 3000～4000/μl。中性粒细胞分叶增多，4 叶以上者多见。血小板计数减少，血小板可变大或形状不规则。

(2) 骨髓检查：骨髓有核细胞增生活跃，呈巨幼细胞性增生。粒、红比值明显下降。最突出的变化为巨幼红细胞的出现，幼红细胞比例常大于 40%。可以见到较多畸形的有丝分裂。粒系细胞和巨核细胞也都有巨幼样变化。需要注意的是这类细胞在用维生素 B_{12} 治疗 24h 后即可消失。

(3) 一般生化检查：血清铁浓度及转铁蛋白饱和度均增高，治疗后很快降低。血清乳酸脱氢酶(LDH)常增高，血清间接胆红素常轻度增高，血清结合珠蛋白浓度降低。

通过上述检查能够确定患者是否存在贫血，对贫血的类型(巨幼细胞性)也能进行判断。

国外诊断本病主要依靠下述的血清维生素 B_{12} 测定，核素标记的维生素 B_{12} 吸收试验及自身抗体测定。

(4) 血清维生素 B_{12} 浓度测定：恶性贫血患者血清维生素 B_{12} 水平明显降低。测定方法常用微生物法及放射免疫法，后者的敏感度和特异度均高于前者，且测定方便。正常值为 200～900pg/ml，低于 100pg/ml 诊断为缺乏。

(5) 维生素 B_{12} 吸收试验(Schilling 试验)：空腹口服 [57] 钴标记的维生素 B_{12} 0.5μg，2h 后肌内注射未标记的维生素 B_{12} 1mg，收集 24h 尿测定排出的放射性。正常人应超过 7%，低于 7% 表示维生素 B_{12}

吸收不良,恶性贫血常在4%以下。如吸收不良,间隔5d重复上述试验,且同时口服60mg内因子,如排泄转为正常,则证实为内因子缺乏,否则为肠道吸收不良。如给病人服用抗生素后吸收有改善,提示肠菌过度繁殖与宿主竞争维生素B_{12}所致。

(6)自身抗体测定:血清或胃液壁细胞抗体可采用间接免疫荧光法测定。取经过处理的健康大白鼠胃体组织黏膜腺体做抗原标本,用兔抗人γ-球蛋白或IgG标记的异硫氰酸盐荧光素做荧光抗体。正常人阴性,阳性主要见于恶性贫血(90%~100%)和A型萎缩性胃炎(B型阴性)。甲状腺疾病、糖尿病、肾上腺皮质功能减退症及缺铁性贫血亦常呈阳性。

(7)其他检查:①尿及粪中尿胆原的排泄量增多。尿内甲基丙二酸的排出量显著增多。②胃液分析显示游离盐酸消失,即使在注射组胺或倍他唑后亦不出现。胃液分泌量及所含酶均减少。③维生素B_{12}治疗性试验:用生理剂量的叶酸(0.2mg/d)或维生素B_{12}(1μg/d)治疗10d,观察用药后患者是否有临床症状改善,网织红细胞升高,巨幼红细胞形态迅速好转以及血红蛋白上升,从而达到诊断目的。由于应用生理剂量故有助于鉴别叶酸或维生素B_{12}缺乏。

(邓　琳　沈立松)

第五节　心血管系统自身免疫性疾病

一、自身免疫性心肌炎

1. **疾病概述**　心肌炎是以心肌细胞坏死、纤维化和心肌组织内炎细胞浸润为特征的临床常见病。心肌炎分为3类:特发性、自身免疫性和感染性。其中以柯萨奇B组病毒和艾柯病毒感染所致的病毒性心肌炎在临床上最为多见。在病毒清除后的迁延期或慢性期,机体产生抗心肌组织成分(如肌球蛋白、线粒体ADP/ATP载体蛋白等)的抗体,引起病毒感染后期针对心肌细胞的自身免疫反应,这种感染后心肌持续的免疫损伤就称为自身免疫性心肌炎(autoimmune myocarditis)。

2. **发病机制和临床表现**

(1)发病机制:心肌感染后期的持续免疫应答可能的机制是分子模拟,即外来抗原与人体某些组织有着相似的抗原决定簇,由外来抗原激发人体产生抗体,可以与这些组织产生交叉免疫反应而介导免疫损伤。40%心肌炎患者可检测到抗心肌组织的自身抗体,许多临床和实验表明,心肌炎和扩张型心肌病均可检测到抗心肌肌凝蛋白、抗心肌多肽自身抗体(抗ANT抗体)和抗β肾上腺素受体的抗体。心肌肌凝蛋白是一种隐蔽抗原,其α重链是自身免疫细胞识别的主要部位,采用心肌肌凝蛋白在小鼠体内可诱导出与柯萨奇病毒感染病理类似的心肌炎。近来的研究提出,T细胞通过体液免疫和细胞免疫启动心肌炎的后期阶段。Th2亚群与B细胞相互作用,产生IgG肌凝蛋白特异性抗体;对心肌肌凝蛋白的细胞反应,由Th1亚群介导。病毒诱导的心肌炎和心肌肌凝蛋白诱导的小鼠心肌炎血流中IL-1和TNF-α水平增高,这些细胞因子单独或共同在产生心肌损害过程中起作用。而肌凝蛋白诱导的自身免疫性心肌炎后期,心肌内开始有IL-10、TGF-β的表达,IL-10是Th2细胞分泌的细胞因子,促进Th1细胞介导的免疫向Th2介导的免疫偏离,TGF-β作为一种免疫调节因子可能抑制Th1介导的免疫反应,两者在自身免疫性心肌炎的好转过程中起重要作用。这些研究进一步证实了自身免疫在疾病进展中起到重要的作用。

(2)临床表现:起病前1~4周有上呼吸道和消化道感染病史,暴发性和隐匿性起病者,前驱感染史可不明显。乏力、活动耐力下降、面色苍白、心悸、心前区不适和胸痛为常见症状。重症患者出现充血性心力衰竭和心源性休克时可有呼吸急促、呼吸困难、四肢发凉和厥冷等。有三度房室传导阻滞时,可出现意识丧失和阿-斯综合征。

3. **实验室检查与分析**

(1)血液生化检查:约50%病例红细胞沉降率加快。白细胞可轻度增高,但核左移不明显。急性期或心肌炎活动期可有CK、CK-MB、AST、LDH增高。此外,血清肌红蛋白、肌钙蛋白、心肌肌凝蛋白轻链亦可增高。肌钙蛋白检测对于心肌损伤的诊断具有较高的特异性和敏感性,且检测的时间窗较宽,其定量检查有助于心肌损伤范围和预后的判断。

(2)外周血病原学检查:正如前文所述,大多数自身免疫性心肌炎患者在疾病早期是由病毒感染引起的,因此,早期检测血清中的病原体有助于疾病的早期诊断和治疗。应用间接酶联免疫吸附试验可以检测血清柯萨奇病毒 IgM 抗体。用反转录-多聚酶链式反应（PT-PCR）技术检测外周血肠病毒 RNA。肝炎病毒血清学检查也有临床价值。

（3）免疫学检查：T 细胞减少，补体 C3 及 CH50 降低，NK 细胞活性下降，IFN-α 效价增高，IFN-γ 效价降低；抗核抗体、类风湿因子阳性率高于正常。有条件者可应用 ELISA 等方法检测血清中抗心肌肽类抗体如抗心肌线粒体 ADP/ATP 载体抗体、抗肌球蛋白抗体、抗 β_1-受体抗体、抗 M_2 胆碱能受体抗体，作为本病的辅助诊断。但是心肌特异性抗体检测的临床意义较差。这些自身抗体大多数的临床特异性均不足以证实自身免疫性心肌炎；此外临床灵敏度低而且产生的阳性结果对于心脏病，就基础病因学而论，不能获得可靠的分类。

二、扩张型心肌病

1. 疾病概述　扩张型心肌病（dilated cardiomyopathy，DCM）是一种以心腔[心室和（或）右心室]扩大、心肌收缩功能障碍为主要特征的原因不明的心肌疾病，也是除冠心病和高血压以外导致心力衰竭的主要病因之一。其临床表现以进行性心力衰竭、心律失常、血栓栓塞或猝死为基本特征，可见于病程中任何阶段，至今尚无特异性治疗方法，预后极差，5 年生存率少于 50%。发病年龄为 20～50 岁，男性多于女性。

2. 发病机制与临床表现

（1）发病机制：扩张型心肌病的病因可以是特发性、家族性/遗传性、病毒性和（或）免疫性、乙醇/中毒性及特异性心肌病。尽 10 余年来的研究证实，大多数心肌病的发生与持续性病毒感染和自身免疫反应有关。目前，扩张型心肌病患者中发现的与自身免疫有关的主要表现为：①在心内膜心肌细胞表面有异常的主要组织相容性复合体-Ⅱ（MHC-Ⅱ）类抗原分子表达；②患者体内循环的自身抗体（如抗 ADP/ATP 抗体，抗 β_1-受体抗体）与细胞因子水平（TNF-α、IL-6、IL-2 等）明显升高；③患者自然杀伤细胞活性减低，减弱机体的防御能力，抑制性 T 淋巴细胞数量及功能减低。此外，DCM 的发生和发展中有细胞凋亡机制参与。启动细胞凋亡的因素可能有病毒感染，一氧化氮高水平表达可抑制细胞保护系统启动细胞凋亡。在 DCM 中病毒导致的细胞凋亡可能是机体抗病毒的自然机制，也可能是免疫系统无效的机制之一。

（2）临床表现：本病通常起病缓慢，可在任何年龄发病，但以 30～50 岁多见。Brandenburg 将扩张型心肌病的病程分三个阶段：①无症状期，体检可以正常，X 线检查心脏可以轻度增大，心超测量左心室舒张末期内径为 5～6.5cm，射血分数为 40%～60%。②有症状期，表现为疲劳、乏力、气促、心悸等症状，舒张早期奔马律，心超测量左心室舒张末期内径为 6.5～7.5cm，射血分数为 20%～40%。③病情晚期，肝大，水肿，腹水等充血性心力衰竭的表现，病程长短不一。多数患者合并各种心律失常，部分病人发生血栓栓塞（18%）或猝死（30%）。

3. 实验室检查与分析

（1）生化检查：①血清肌钙蛋白水平的升高提示存在心肌细胞的坏死。据报道，晚期扩张型心肌病。患者心肌存在心肌细胞的凋亡，而心肌细胞的坏死与凋亡是心力衰竭进行性恶化的一个重要因素。②脑纳肽（BNP）是慢性心力衰竭的敏感指标，可用于判断病情严重程度和疗效观察。③心肌纤维化指标。病理学和组织学上已证实 DCM 患者心肌内有大量的纤维瘢痕组织形成，这些纤维瘢痕不但影响心肌的舒缩功能，而且影响心肌电兴奋的传导而引起心律失常，是导致 DCM 患者常发生心力衰竭并且疗效很差的原因之一。血清中一些指标可反映心肌纤维化，因其检验方法简单无创，较心肌活检更易于被患者接受。有报道显示 DCM 患者血清中Ⅲ型前胶原（PCⅢ）、层黏连蛋白（LN）、透明质酸（HA）含量可间接反应心肌纤维化程度。

（2）免疫学检查：扩张型心肌病的诊断必须排除其他特异性（继发性）心肌病和地方性心肌病（克山病），主要通过病史、X 线检查见心室扩大，心室收缩功能减退等方面加以综合判断。若有病毒性心肌炎病史，可以分离心肌天然蛋白或者合成肽作抗原，采用 ELISA 方法检测患者血清中的自身抗体（抗 ADP/ATP 载体抗体、抗 β_1 肾上腺能受体抗体、抗 M_2 胆碱能受体抗体、抗肌球蛋白重链抗体），作为 DCM 的辅助诊断指标。

（邓　琳　沈立松）

第六节　神经系统自身免疫性疾病

一、重症肌无力

重症肌无力(myasthenia gravis,MG)是乙酰胆碱受体抗体(acetylcholine receptor antibody,AchR-Ab)介导的、细胞免疫依赖的及补体参与的一种神经-肌肉接头(neuromuscular junction,NMJ)处传递障碍的自身免疫性疾病。

病变主要累及 NMJ 突触后膜上的乙酰胆碱受体(acytylcholine receptor,AChR)。临床特征为部分或全身骨骼肌易于疲劳,呈波动性肌无力,常具有活动后加重、休息后减轻和晨轻暮重等特点。

1. 病因及发病机制　MG 的发病机制可能为体内产生的 AChR-Ab,在补体参与下与 AChR 发生应答,足够的循环抗体能使 80% 的肌肉 AChR 达到饱和,经由补体介导的细胞膜溶解作用使 AChR 大量破坏,导致突触后膜传递障碍而产生肌无力。

MG 患者中,胸腺几乎都有异常,10%~15% 的 MG 患者合并胸腺瘤,约 70% 的患者有胸腺肥大,淋巴滤泡增生。正常的胸腺是 T 细胞成熟的场所,T 细胞可介导免疫耐受以免发生自身免疫反应,而 AChR-Ab 由 B 细胞在增生的胸腺中产生。在胸腺中已检测到 AChR 亚单位的 mRNA,在正常和增生的胸腺中都能发现"肌样细胞",具有横纹并载有 AChR,因此推测在一些特定遗传素质的个体中,由于病毒或其他非特异性因子感染胸腺后,导致"肌样细胞"表面的 AChR 构型发生变化,刺激机体的免疫系统产生 AChR-Ab,并与 AChR 抗原肽序列(抗原决定簇)结合而引起自身免疫。

2. 临床表现　本病大多起病隐匿,首发症状多为一侧或双侧眼外肌麻痹。主要临床特征是受累肌肉呈病态疲劳,连续收缩后发生严重无力甚至瘫痪,经短期休息后又可好转;有较规律的晨轻暮重波动性变化。呼吸肌、膈肌受累可出现咳嗽无力、呼吸困难,重症可因呼吸麻痹或继发吸入性肺炎而死亡。心肌偶可受累,常引起突然死亡。患者如急骤发生延髓支配肌肉和呼吸肌严重无力,以致不能维持换气功能即为危象。发生危象后如不及时抢救可危及病人生命,危象是 MG 死亡的常见原因。

3. 实验室检查

(1) 一般检查:血、尿和脑脊液常规检查均正常。

(2) 血清抗体:至少 74% 全身型和 54% 眼肌型 MG 患者有 AChR 的血清抗体。全身型 MG 患者肌肉 AChR-Ab 检测阳性率为 85%~90%。一般无假阳性。一些眼肌型、胸腺瘤切除后缓解期患者,甚至有严重症状者可能测不出抗体,抗体滴度与临床症状不一致,临床完全缓解的患者其抗体滴度可能很高。

多数患者可测到肌肉特异性受体酪氨酸激酶(MuSK)抗体。抗 MuSK 抗体,可达 50% AChR 抗体血清反应阴性的患者可检测到。

抗核抗体、类风湿因子、甲状腺抗体也较正常者多见。

二、多发性硬化

多发性硬化(multiple sclerosis,MS)是以中枢神经系统白质脱髓鞘病变为特征的自身免疫病,可能是遗传易感个体与环境因素作用而发生的自身免疫过程。由于其发病率较高,呈慢性病程和倾向于年轻人易患病成为最重要的神经系统疾病之一。

1. 病因及发病机制

(1) 病毒感染与自身免疫反应:MS 的确切病因及发病机制迄今不明。目前认为 MS 可能是中枢神经系统病毒感染引起的自身免疫病,一种假设认为病因是由潜伏性病毒(可能是人疱疹病毒或反转录病毒)的感染所引起,病毒性感染与表达激发了一种继发的免疫反应。分子模拟(molecular mimic)学说可解释 MS 的发病机制。

(2) 遗传因素:MS 具有明显的家族性倾向。

(3) 环境因素:MS 发病率与高纬度寒冷地区有关。

2. 临床表现　本病的特征是中枢神经系统功能障碍的症状和体征的多样化,配合反复的缓解与复发。最常见的发病症状为感觉异常,出现在一个或几个肢体、躯干或一侧的面部;腿或手的无力或笨拙;或视觉障碍;眼肌瘫痪造成的复视,一个或多个肢体的短暂无力,步态障碍,肢体轻度僵硬与异常的易疲乏等。所有这些症状反映中枢神经系统内播散病变。

3. 实验室检查　脑脊液检查为 MS 临床诊断提供的重要证据有可能是其他方法无法取代的。

(1) 脑脊液常规：MS 患者 CSF-MNC 数正常或轻度增高，一般在 $15 \times 10^6/L$ 以内；约 1/3 急性起病或恶化的病例可有轻到中度增多，但通常不超过 $50 \times 10^6/L$，如超过此值则应考虑为其他疾病而不是 MS。约 40% MS 患者 CSF 蛋白轻度增高。

(2) 检测 IgG 鞘内合成：①检测 CSF-IgG 指数：约 70% 以上 MS 患者 IgG 指数增高。CSF-IgG 指数表示为：[CSF-IgG/S(血清)-IgG]/LCSF-A1b(白蛋白)/S-A1b。IgG 指数>0.7 提示有 CNS 内的 IgG 合成及 MS 可能。也可计算 CNS 24hIgG 合成率，其意义与 IgG 指数相似。②CSF 寡克隆 IgG 带(oligoclonal bands, OB)：MS 患者 CSF 中 IgG 是 CNS 内合成的，是诊断 MS 的 CSF 免疫学常规检查。采用琼脂糖等电聚焦和免疫印迹(immunoblot)技术，并用双抗体过氧化物酶标记及亲和素-生物素(avidin-biotin)放大系统，可使 OB 阳性检出率达 95% 以上。应注意检测 CSF 和血浆必须并行，只有 CSF 中存在寡克隆 IgG 带而血浆中缺如才支持 MS 的诊断。CSF-OB 并非 MS 的特异性改变，Ivme 病、神经梅毒、亚急性硬化性全脑炎、人类免疫缺陷病毒感染和多种结缔组织病患者 CSF 也可检出。

(3) MS 患者 CSF 可检出 MBP、PLP、MAG 和 MOG 等抗体或抗体生成细胞数明显增多。

三、急性炎性脱髓鞘性多发性神经病

急性炎症性脱髓鞘性多发性神经病又称吉兰-巴雷综合征(Guillain-Barre syndrome, GBS)，是以周围神经和神经根的脱髓鞘及小血管周围淋巴细胞及巨噬细胞的炎性反应为病理特点的自身免疫病。

1. 病因及发病机制　GBS 患者病前多有非特异性病毒感染或疫苗接种史，最常见为空肠弯曲菌，约占 30%，此外还有巨细胞病毒、EB 病毒、肺炎支原体、乙型肝炎病毒和人类免疫缺陷病毒等。以腹泻为前驱感染的 GBS 患者空肠弯曲菌感染率可高达 85%，空肠弯曲菌感染常与急性运动轴索型神经病有关。

2. 临床表现　多数患者可追溯到病前 1~4 周有胃肠道或呼吸道感染症状或有疫苗接种史。多为急性或亚急性起病，部分患者在 1~2d 迅速加重，出现四肢完全性瘫痪及呼吸肌麻痹。发病时多有肢体感觉异常如烧灼感、麻木、刺痛和不适感，可先于瘫痪或与之同时出现。有的患者以脑神经麻痹为首发症状，双侧周围性面瘫最常见，其次是延髓麻痹。自主神经症状常见皮肤潮红、出汗增多、手足肿胀及营养障碍。所有类型 GBS 均为单相病程(monophase course)。

3. 实验室检查

(1) 脑脊液检查：脑脊液蛋白细胞分离，即蛋白含量增高而细胞数正常，是本病的特征之一；起病之初蛋白含量正常，病后第 3 周蛋白增高最明显，少数病例 CSF 细胞数可达 $(20~30) \times 10^6/L$。约 20% 的病例在整个病程中脑脊液蛋白一直正常，无蛋白细胞分离现象，尤其见于轴索损害为主的病例。此外，脑脊液和血液的免疫常有异常，脑脊液中可见寡克隆区带，24hIgG 合成率增高。

(2) 自身抗体检测：血清和脑脊液中可以测到多种髓鞘抗原的抗体，如抗神经节苷脂抗体、抗硫脂抗体、抗微管蛋白抗体等。血清抗神经节苷脂抗体检测在 GBS 诊断中有重要意义。抗 GM1 抗体、抗 GM1b 抗体、抗 GQ1b 抗体、抗 GD1a 抗体、抗 GalNAc-GD1a 抗体均可在轴索型 GBS 中检测到。高滴度 GM1 IgG 抗体支持 GBS 诊断，相对特异的为抗 GD1a IgG 抗体。抗 GQ1b 抗体与 MFS 关系肯定，可在大多数 MFS 患者血清内检测到，特异性较高，在 MFS 急性期此抗体增高，缓解后，其滴度明显下降，对 MFS 的患者具有重要辅助诊断价值。

1) 抗神经节苷脂抗体：各种亚型存在不同的抗糖脂抗体。20% AIDP 患者有巨细胞病毒感染，感染者 GM2 阳性率约 20%。感染后的 AMAN 患者血清中发现高滴度的抗 GM1-IgG 抗体，多有轴索损伤。抗 GM1b 抗体阳性的病例，特别是 IgG 型阳性者，病前多有空肠弯曲菌感染，呈暴发性病程，有严重的远端肢体无力，恢复很慢，脑神经和感觉受累少见。

2) 抗硫脂抗体：25% 的 GBS 病人的血清中有高滴度的 IgG 和 IgM 型抗 SGPG 抗体。硫脂阳性的患者大多有感觉障碍。

3) 抗微管蛋白抗体：抗 β-微管蛋白抗体可以影响微管蛋白的聚合和分离，但它导致的神经病可能代表一种继发的免疫反应，而不是明显的因果关系。20% 的 GBS 患者血清中 20% 出现抗 β-微管蛋白抗体。但微管蛋白抗体在 GBS 的发病中作用的特异性仍不清楚，因为抗微管蛋白抗体在 CIDP 患者中阳性比例更高。

四、副肿瘤综合征

机体各系统的恶性肿瘤或潜在肿瘤非转移或

浸润所导致的神经系统疾病称为副肿瘤综合征(paraneoplastic synndrome,PS),包括中枢神经系统、周围神经、神经肌肉接头或肌肉病变,病变部位无癌肿细胞,也称癌性神经肌肉病变或恶性肿瘤的远隔效应(remote effect)。该组疾病在临床、病理上不同于其他常见的癌症所致非转移性疾病如条件致病菌感染、放疗或化疗引起的副作用,营养及血管性疾病等。

1. 病因及发病机制 各种副肿瘤综合征并不局限于神经系统,但往往都累及神经系统。目前病因学尚不明确。在有些病例中发现血液循环中存在对抗神经系统组织的抗体,因此有学者提出副肿瘤综合征的发生与自身免疫机制有关。

2. 临床表现 副肿瘤综合征是恶性肿瘤的破坏性远隔效应,它可影响神经系统的任何一个部位。神经系统异常通常在肿瘤之前出现,症状和体征多种多样,取决于受损的部位。癌肿远隔作用对中枢神经系统的影响可表现为进展性痴呆,情绪变化,癫痫发作以及比较少见的局灶性运动或感觉体征。某些病例在内侧颞叶内有淋巴细胞集结(边缘系统脑炎)。对周围神经系统的影响可表现为无力(有时出现 Eaton-Lambert 综合征)与周围神经病变。

3. 实验室检查 抗神经组织抗体的检测有利于神经系统副肿瘤综合征的诊断,同时也有利于癌肿的早期发现。目前已经明确的神经系统副肿瘤综合征相关抗神经组织抗体有:抗 Hu、Yo、Ri、CV2、Ma、Ta、Amphiphysin 抗体。最新副肿瘤综合征诊断标准指出,有神经系统综合征表现,具有肿瘤相关抗体,在神经系统症状出现 5 年内发现肿瘤,即可诊断神经系统副肿瘤综合征;或者有神经系统综合征表现,已经明确的肿瘤相关抗体阳性即使无相关肿瘤,亦可诊断副肿瘤综合征。由此可见,神经系统自身抗体在副肿瘤综合征诊断中具有重要意义。

(1)抗 Hu 抗体:1985 年首次报道两例亚急性感觉神经病伴小细胞肺癌患者体内存在一种神经元抗核抗体,命名为抗 Hu 抗体。40% 的小细胞肺癌患者抗 Hu 抗体阳性,其中 16% 仅有低滴度的抗 Hu 抗体而无副肿瘤综合征。合并副肿瘤综合征的小细胞肺癌患者,70%~100% 抗 Hu 抗体阳性。85% 抗 Hu 抗体阳性的副肿瘤综合征患者,潜在的肿瘤为小细胞肺癌,其余 15% 为成神经细胞瘤和前列腺癌。抗 Hu 抗体主要与副肿瘤性脑脊髓炎、亚急性感觉神经病、边缘叶脑炎、脑干脑炎相关。

(2)抗 Yo 抗体:1983 年首次在两个卵巢癌相关性副肿瘤性小脑变性患者体内发现了一种与蒲肯野细胞反应的循环抗体,称之为抗 Yo 抗体。抗 Yo 抗体几乎毫无例外地都存在于女性患者体内。如果遇到小脑性共济失调的女性患者,抗 Yo 抗体阳性,需重点行妇科或乳腺方面检查。

(3)抗 Ri 抗体:1988 年首次在一组乳腺癌相关的斜视眼阵挛患者发现抗 Ri 抗体。抗 Ri 抗体是乳腺癌和小细胞肺癌的肿瘤标志物。抗 Ri 抗体主要存在于有小脑性共济失调、脊髓病、斜视眼阵挛-肌阵挛及其他脑干体征(包括颚痉挛、喉痉挛)的女性患者体内。

(4)抗 Ma 抗体:1999 年报道,抗 Ma 抗体与副肿瘤性脑干脑炎或小脑变性相关,常见肿瘤为肺癌,亦可见于乳腺癌、腮腺癌、结肠癌。抗 Ma 抗体阳性的患者预后要比抗 Ta 抗体阳性的患者差。

(5)Ta 抗体:1999 年在 13 例睾丸癌合并副肿瘤性边缘叶脑炎及脑干脑炎患者体内发现,有边缘叶脑炎或脑干脑炎症状的男性患者抗 Ta 抗体阳性,应首先考虑睾丸癌可能性大。

(6)抗 Amphiphysin 抗体:1993 年首先在乳腺癌相关的僵人综合征(stiff-man syndrome)患者血清及脑脊液中发现,但抗 Amphiphysin 抗体可以存在于各种副肿瘤综合征中,所以该抗体阳性,只能提示肿瘤的存在,尚不能进一步划分肿瘤种类,但如果患者表现出骨骼肌强直伴痉挛样疼痛等症状时,则应考虑副肿瘤性僵人综合征,并高度怀疑乳腺癌,其次为小细胞肺癌。

(周韵斓 沈立松)

第七节 内分泌系统自身免疫性疾病

一、Graves 病

Graves 病(Graves Disease,GD)又称毒性弥漫性甲状腺肿,是一种伴甲状腺激素(thyroid hormone,TH)分泌增多的器官特异性自身免疫疾病。Graves 病是导致甲状腺功能亢进症最常见的原因。

人群患病率2%左右,青壮年多见,女性为主。

1. **病因及发病机制** 由于遗传和环境因素共同作用导致T细胞对甲状腺内自身抗原敏感性增加,刺激B细胞产生针对甲状腺抗原的自身抗体,特别是促甲状腺素受体抗体(thyrotrophin receptor antibodies,TRAbs)。TRAbs与甲状腺上促甲状腺素受体结合,刺激甲状腺,引发甲状腺细胞增生、甲状腺激素合成、分泌过量导致甲状腺功能亢进症。

2. **临床表现** 临床上以弥漫性甲状腺肿、甲状腺毒症、浸润性眼病和浸润性皮肤改变为特征。表现为TH分泌过多引起的高代谢症候群:产热、散热明显增多,乏力多汗,紧张焦虑,多食消瘦,快速性心律失常等。绝大多数患者有中度弥漫性、对称性甲状腺肿大、质软、无压痛;肿大程度与甲亢轻重无明显关系。有25%～50%伴有突眼,突眼多与甲亢同时发生,但亦可在甲亢症状出现前或甲亢经药物治疗后出现,少数仅有突眼而缺乏其他临床表现。

3. **实验室检查** Graves病相关实验室检查包括甲状腺毒症相关实验室检查和甲状腺自身抗体测定。甲状腺毒症相关实验室检查又包括下丘脑-垂体-甲状腺轴功能状态评估;血清甲状腺激素,特别是FT_4或FT_3水平测定和甲状腺激素生理功能测定。

(1)甲状腺激素生理功能测定:甲状腺激素过多对全身各种组织、器官功能均可产生不同程度影响。对常规和生化检测结果的影响包括:血白细胞总数和中性粒细胞数轻度减少;肝功能异常,多数轻度损害,如ALT、TBIL和ALP升高;血脂紊乱,CHO、TG和LDL-C水平降低;糖耐量异常等。

(2)血清甲状腺激素测定

1)总甲状腺素(total thyroxine,TT_4):循环中T_4全部来自甲状腺,循环中99.9%以上T_4与血浆蛋白,特别是甲状腺结合球蛋白(thyroid binding globulin,TBG)结合。血清TT_4为血清游离和结合甲状腺素的总和。凡是能引起血清TBG水平变化的因素均可影响TT_4测定结果。如妊娠、病毒性肝炎、遗传性TBG增多症和雌激素、口服避孕药、吩噻嗪、他莫昔芬等药物使TBG增高,TT_4增高;而低蛋白血症、遗传性TBG缺乏症和雄激素、糖皮质激素、生长激素、利福平等药物则可降低TBG,TT_4减低。

当血中甲状腺素结合蛋白水平正常时,血清TT_4测定结果超过正常范围,则符合甲状腺毒症。

2)总三碘甲状腺原氨酸(total triiodothyronine,TT_3):与T_4不同,循环中T_3 1/5来自甲状腺,其余4/5均由甲状腺外组织T_4脱碘而成。而与T_4相同的是循环中99%以上T_3与血浆蛋白,特别是TBG结合。血清TT_3同样为血清游离和结合三碘甲腺原氨酸的总和,凡是能引起血清TBG水平变化的因素同样能影响TT_3测定结果。同样,当血中TBG水平正常时,血清TT_3测定结果超过正常范围,则符合甲状腺毒症。

3)血清T_3摄取试验(T_3 uptake,T_3U):通过测定血清中未与T_4、T_3结合的血清TBG位点数目,评价血清TBG与T_4、T_3结合的饱和程度。导致血清TBG水平增加或减少的因素可引起血清T_3U水平变化。血清T_4水平升高,未与T_4结合的TBG减少,血清T_3U升高。当血中TBG水平正常时,T_3U水平高于正常时,提示甲状腺毒症。

4)游离T_4(free T4,FT_4):血清FT_4为不与血清TBG结合部分,不足TT_4的1%。为真正发挥生理作用的部分。血清FT_4水平超过正常范围,可确诊甲状腺毒症。

5)游离T_3(free T_3,FT_3):与FT_4同样,血清FT_3为不与血清TBG结合部分,不足TT_3的1%。为真正发挥生理作用的部分。血清FT_3水平超过正常范围,可确诊甲状腺毒症。

6)反T_3(reverse T_3,rT_3):血清rT_3为外周组织T_4脱碘产生的代谢产物,本身生物活性低或无生物活性。Graves病时,甲状腺激素合成、分泌和代谢增加,血清rT_3水平高于正常范围。

(3)下丘脑-垂体-甲状腺轴功能状态评估:甲状腺激素的合成和分泌受下丘脑-垂体调节,同时甲状腺激素对下丘脑-垂体也存在负反馈调节。垂体促甲状腺素(thyroid stimulating hormone,TSH)分泌对血游离甲状腺激素浓度变化十分敏感,甲状腺疾病最先影响垂体TSH分泌。因此,评估下丘脑-垂体-甲状腺轴的功能状态对甲状腺毒症诊断起极为关键作用。下丘脑-垂体-甲状腺轴功能评价指标包括血清TSH水平测定、促甲状腺素释放激素(thyrotropinreleasing hormone,TRH)兴奋试验、T_3抑制试验。目前血清TSH测定是评价甲状腺功能状态最敏感指标。Graves病时,血清TSH水平都最先出现改变,血清TSH水平低于正常范围,后两者临床很少应用。

(4)甲状腺自身抗体测定:甲状腺自身抗体有

多种,最常见为 TRAbs、TPOAb 和 TgAb 三种。

1)血清 TRAbs 测定:TRAbs 是一组异质性甲状腺自身抗体,为自身免疫性甲状腺疾病特有,也为人类所特有。它不但是自身免疫性甲状腺疾病标志性自身抗体,而且本身就具有直接的致病作用。TRAbs 通过刺激或抑制 TSH 受体,促进或抑制甲状腺的生长,影响甲状腺激素的合成和释放,引发 Graves 病或萎缩性自身免疫性甲状腺炎。

血清 TRAbs 测定方法分竞争测定法和生物分析法两类。竞争测定法是评估病人血清 TRAbs 竞争抑制放射性标记 TSH 或人重组 TSH 与 TSH 受体结合能力。这种方法测定的 TRAbs 称为 TSH 结合抑制免疫球蛋白(TBII)。该法准确性好,费用低,为大多数临床实验室采用。但本法仅能检测到 TBII 与 TSH 受体的结合,而不能区分这些抗体的生物活性,即不能区分是刺激性 TRAbs 还是阻断性 TRAbs 还是中性 TRAbs。生物分析法是利用细胞来检测刺激性 TRAbs 或抑制性 TRAbs 对细胞 cAMP 产生的影响。本法能区分 TRAbs 的生物活性和功能,但操作复杂,国内外仅有少数实验室能完成,通常仅用于研究工作中。

90%以上的 Graves 病及甲状腺功能正常的 Graves 眼病患者血清 TRAbs(TBII)阳性。测定血清 TRAb 对预测抗甲状腺药物治疗后甲状腺功能亢进(甲亢)复发、胎儿或新生儿甲状腺功能亢进(甲亢)有一定意义。

2)血清甲状腺过氧化物酶抗体(thyroid peroxidase antibody,TPOAb)和甲状腺球蛋白抗体(thyroglobulin antibody,TgAb)测定:

血清 TgAb 和 TPOAb 水平高低与甲状腺内淋巴细胞浸润程度呈正相关。Graves 病患者血清 TgAb 和 TPOAb 阳性率也可达 50%~80%。

二、慢性淋巴细胞性甲状腺炎

慢性淋巴细胞性甲状腺炎,又称桥本甲状腺炎、桥本病(Hashimoto's disease)或自身免疫性甲状腺炎。是指大量淋巴细胞浸润甲状腺内,形成淋巴滤泡及生发中心,甲状腺滤泡遭到破坏。本病是常见自身免疫性甲状腺疾病。人群发病率在 1%~2%,女性发病是男性 10 倍,中、老年女性更常见。

1. 病因及发病机制 患者的甲状腺组织中有大量的浆细胞与淋巴细胞浸润,并可形成淋巴滤泡;淋巴细胞与甲状腺抗原接触后,可形成淋巴母细胞,并产生移动抑制因子和淋巴细胞毒素,提示患者的 T 细胞有致敏活性,其相应的抗原是甲状腺细胞成分;患者本人或其亲属易罹患其他脏器或组织的自身免疫性疾病,如 Graves 病、自身免疫性 Addison 病、恶性贫血、萎缩性胃炎、胰岛素依赖型糖尿病、系统性红斑狼疮等。

2. 临床表现 起病隐匿而缓慢,常在无意间发现甲状腺肿大,多呈对称性,伴有锥体叶的肿大,腺体表面可呈分叶状,质坚韧如橡皮,少数患者可有局部不适甚至疼痛。甲状腺功能多正常,但有的患者可伴有甲亢,见于年轻患者,后期可出现甲减症,少数呈黏液性水肿。

3. 实验室检查

(1)甲状腺激素相关生理功能检查:慢性淋巴细胞性甲状腺炎患者合并甲状腺功能减退时,可出现贫血;血清胆固醇、三酰甘油水平升高;血尿酸水平升高。血肌酸激酶、乳酸脱氢酶水平升高。合并甲状腺功能亢进时则相反,可出现血清胆固醇、三酰甘油水平下降。

(2)血清甲状腺激素水平测定:慢性淋巴细胞性甲状腺炎患者合并甲状腺功能减退时,TT_4 和(或)TT_3 低于正常范围,血清 FT_4 和(或)FT_3 水平低于正常范围。

慢性淋巴细胞性甲状腺炎合并甲状腺功能亢进时,TT_4 和(或)TT_3 可高于正常范围,血清 FT_4 和(或)FT_3 水平高于正常范围。

(3)血清 TSH 水平测定:血清 TSH 测定是评价甲状腺功能状态最敏感指标。甲状腺功能异常时,血清 TSH 水平最先出现改变,甲状腺功能减退时,血清 TSH 水平高于正常范围。

(4)TRH 兴奋试验:甲状腺功能减退时,注射 TRH 后,TSH 反应超强,TSH 增加值为>30mU/L。由于超敏 TSH 测定和 TRH 实验相关性好,临床上多用超敏 TSH 测定代替了 TRH 兴奋试验。目前 TRH 兴奋试验临床上极少使用。

(5)血清甲状腺过氧化物酶抗体(TPOAb)和甲状腺球蛋白抗体(TgAb)测定:TgAb 和 TPOAb 是自身免疫性甲状腺疾病最常见的甲状腺自身抗体,对诊断桥本甲状腺炎有特殊意义。90%~100%桥本甲状腺炎患者血清 TPOAb 阳性,80%~90%患者 TgAb 阳性。其血清水平的高低与甲状腺内淋巴细胞浸润程度呈正相关。甲状腺微粒体抗体(thyroid microsomal antibody,TMAb)就是 TPOAb(甲状腺过氧化物酶是甲状腺微粒体的主要成分,是甲状腺微粒体的主要抗原)。

目前测定 TPOAb 多应用高度纯化的天然或重组的人甲状腺过氧化物酶(TPO)作为抗原,采用放射免疫法(RIA)、酶联免疫吸附法(ELISA)、免疫化学发光法(ICMA)等方法进行测定,敏感性和特异性都明显提高。

其他甲状腺疾病也可出现两种抗体阳性,如 Graves 病患者血清 TgAb 和 TPOAb 阳性率可达 50%～80%,亚急性甲状腺炎、散发性甲状腺肿、多结节性甲状腺肿、孤立性甲状腺结节和甲状腺癌患者 TgAb 和 TPOAb 较一般人群常见。其他自身免疫性疾病和正常人群也有 TgAb 5%～20% 和 TPOAb 8%～27% 阳性存在。但血清水平显著低于桥本甲状腺患者,持续时间显著短于桥本甲状腺患者。

三、1 型糖尿病

1 型糖尿病的特征为胰岛 B 细胞破坏,胰岛素绝对缺乏。可发生于任何年龄,但以儿童和青少年为多。患者血糖水平明显高于正常,易发生酮症酸中毒,临床上均需依赖外源性胰岛素,过去亦称为胰岛素依赖型糖尿病(insulin-dependent diabetes mellitus,IDDM)。

1. 病因及发病机制 1 型糖尿病的病因和发病机制仍未完全阐明。目前认为是某些外界因素(如病毒感染)作用于有遗传易感性的个体,激活了 T 淋巴细胞介导的一系列自身免疫反应,导致缓慢的、进行性的胰岛 B 细胞破坏和功能衰竭,体内胰岛素分泌不足进行性加重,最终导致临床 1 型糖尿病的发生。

2. 临床表现 通常有典型的多尿、多饮、多食和体重减轻,易出现酮症酸中毒。有些患者首发起病即为症状性高血糖或酮症酸中毒。胰腺分泌胰岛素很少或不分泌。

3. 实验室检查

(1)尿糖测定:尿糖阳性是诊断糖尿病的重要线索,但尿糖阴性不能排除糖尿病的可能。4/d 尿糖定性检查(三餐餐前和晚上 9～10 时或分段检查),和 24h 尿糖定量可作判断疗效指标,并供调整降糖药物剂量的参考。

(2)血葡萄糖(血糖)测定:血糖升高是目前诊断糖尿病的主要依据。用于患者做诊断时主张用静脉血浆测定,正常范围为 3.9～5.6mmol/L。血糖测定又是判断糖尿病病情和控制情况的主要指标。在身体不适、剧烈运动前后及可能发生低血糖时应增加检测次数。

(3)口服葡萄糖耐量试验(oral glucose tolerance test,OGTT):目前 OGTT 仍被视为针对糖尿病诊断不明确患者最可行的确定诊断的检测方法。OGTT 试验方法:3d 无限制的、富含糖类的饮食,适当活动,检测当天不服药,禁食 8～14h,禁烟;75g 无水葡萄糖(儿童 1.75g/kg,最多至 75g)溶解于 250ml 水中;受试者在检测期间安静端坐;在口服葡萄糖试验开始前(0 min)和试验开始后 120min,采血进行血糖检测,取血时间不超过 5min;仅在怀疑肾糖阈明显改变时,才有必要每隔 30min 进行尿检。

(4)糖化血红蛋白 A1 和糖化血清蛋白测定:HbA1 有 a、b、c 三种,HbA1c 为主要,正常人 HbA1c 为 3%～6%。HbA1c 测定可反映取血前 4～12 周血糖的总水平,以补空腹血糖只反映瞬时血糖值之不足。由于需要长期控制血糖,因此可将 HbA1c 含量接近正常作为控制目标。糖化血清蛋白可反映糖尿病患者近 2～3 周血糖总的水平,亦为糖尿病患者近期病情监测的指标,正常值为 1.7～2.8mmol/L。但一般认为,不能把糖化血红蛋白 A1 和糖化血清蛋白作为诊断糖尿病的依据。

(5)血浆胰岛素和 C 肽测定:血胰岛素水平测定对评价胰岛 B 细胞功能有重要意义,其检测可采用放射免疫法和酶联免疫吸附法,正常人空腹基础血浆胰岛素水平为 35～145pmol/L(5～20mU/L)。正常人基础血浆 C 肽水平约为 0.4nmol/L。

(6)自身抗体:1 型糖尿病由细胞介导的自身免疫反应破坏胰岛 B 细胞所致。反映这一损伤的血清标志物有胰岛细胞抗体(insular cellular antibody,ICA)、胰岛素自身抗体(insulin autoantibody,IAA)、谷氨酸脱羧酶自身抗体(GAD_{65})等。用免疫荧光法检测胰腺组织切片中的胰岛细胞抗体,其他抗体用酶免疫法检测。85%～90% 新诊断的 1 型糖尿病患者的血清中可出现其中一种或多种自身抗体。在 1 型糖尿病的一级亲属中筛查 GAD_{65}、ICA、IAA 等抗体,结合 HLA 易感基因筛查,可预测 1 型糖尿病的发生和发展。

(7)其他:糖尿病患者应监测血脂,血压,肝肾功能等,以早期发现和治疗并发症。合并酮症,酮症酸中毒时,血酮体升高,出现酮尿,并引起电解质、酸碱平衡失调,二氧化碳结合力改变。

四、Addison病

Addison病即原发性慢性肾上腺皮质功能减退症,指由于自身免疫、结核、真菌等感染或肿瘤、白血病等原因破坏双侧肾上腺的绝大部分导致肾上腺皮质激素分泌不足所造成的疾病。Addison病多见于成年人,老年和幼年较少见。结核性者男性多见,自身免疫所致"特发性"者女性多见。

1. 病因及发病机制 多由于自身免疫、结核、感染、白血病细胞浸润、血管病变等引起慢性肾上腺皮质破坏,60%患者可有肾上腺抗体。先天性缺乏 21-羟化酶、11-羟化酶或 17-羟化酶者,为常染色体隐性遗传。

2. 临床表现 无力、疲劳和直立性低血压是早期症状,通常伴有色素沉着增加,厌食、恶心、呕吐、腹泻常见。有怕冷伴代谢降低,可以出现眩晕和昏厥等。疾病进展可发生肾上腺危象。

3. 实验室检查

(1) 一般检查:常有正细胞型正色素性贫血,少数患者合并有恶性贫血。白细胞分类提示中性粒细胞减少,淋巴细胞相对增多,嗜酸性粒细胞明显增多。可有低血钠、高血钾。少数患者可有轻度或中度高血钙(糖皮质激素有促进肾、肠排钙作用)。脱水明显时有氮质血症,可有空腹低血糖,糖耐量试验示低平曲线。

(2) 基础血皮质醇:一般认为血清皮质醇水平低于 $3\mu g/dl$ 则病人可诊断肾上腺皮质功能减退;如果高于 $20\mu g/dl$ 且下丘脑-垂体-肾上腺轴正常则可排除诊断。但通常患者基础皮质醇水平在正常范围内。急性应激时,与之不平行的低皮质醇水平高度提示该病。

(3) 血 ACTH 水平:正常人 ACTH 低于 18pmol/L。Addison病患者血 ACTH 明显增高,超过 55pmol/L,常介于 88~440pmol/L。上午 9 时同时测皮质醇和 ACTH,与皮质醇水平相比,ACTH 明显升高,此方法对诊断 Addison病敏感。而继发性肾上腺皮质功能减退者,血 ACTH 水平下降。故可用以鉴别原发性和继发性肾上腺功能减退。

(4) ACTH 兴奋试验:ACTH 兴奋试验是肾上腺功能减退最可靠的筛选试验。快速 ACTH 兴奋试验,静脉注射 $250\mu g$ $ACTH_{1\sim24}$,分别于 0min、30min 和(或)60min 时采血测定血清皮质醇水平。正常人基础或兴奋后血清皮质醇大于 $20\mu g/dl$(550nmol/L),原发性肾上腺皮质功能减退症患者刺激后血皮质醇很少或不上升。为鉴别原发性及继发性肾上腺皮质功能减退,需连续静脉滴注 ACTH 3d,前者尿 17-羟皮质类固醇和(或)皮质醇无明显变化,后者逐日增加。

(5) 抗肾上腺抗体:存在于接近 70%自身免疫引起的 Addison病患者,但抗体浓度逐渐下降。抗 21-羟化酶抗体是肾上腺皮质抗体的主要组成部分。测定自身抗体最经典的方法是用牛或人肾上腺切片做间接免疫荧光染色。其他自身免疫性内分泌病患者中抗肾上腺抗体的检出率小于 2%。另外,自身免疫性肾上腺功能减退症患者中常存在针对其他内分泌腺的抗体,如甲状腺微粒体抗体,抗胃壁细胞抗体等。

五、自身免疫性多内分泌腺综合征

自身免疫性多内分泌腺综合征(autoimmune polyglandular syndrome,APGS)指由自身免疫引起的、以多个内分泌功能受损为主要表现的一系列综合征,亦可累及其他非内分泌腺组织。

1. 病因和发病机制 APGS属于自身免疫病,根据病因和发病机制的不同,可将 APGS 分为Ⅰ型和Ⅱ型。

APGS-Ⅰ是一种罕见的常染色体隐性遗传病,是目前惟一与人白细胞抗原(HLA)无关的自身免疫病。APGS-Ⅰ为单基因遗传,是由位于 21 号染色体(21q22.3)的自身免疫调节基因(AIRE)突变引起的。APGS-Ⅱ确切的发病机制还不清楚。目前认为该病可能与遗传因素和环境因素(如病毒感染)有关。

2. 临床表现 APGS-Ⅰ表现为四联症,即:慢性黏膜皮肤念菌病,甲状旁腺功能减低,特发性慢性肾上腺皮质功能减低,性功能减低。APGS-Ⅱ为 Addison病、自身免疫性甲状腺病、自身免疫性糖尿病、性腺功能减退等病的组合。

3. 实验室检查 主要为检测特异性自身抗体。

(1) 肾上腺抗体:在特发性 Addison病病人中阳性率为 12%,在一般人群中的阳性率为 1/1000。肾上腺抗体在女性病人中的发生率高,发病 1~5 年后逐渐消失。肾上腺抗体阳性的 Addison病病人中,其他组织特异性抗体的阳性率也高,包括甲状旁腺抗体、胰岛细胞抗体、甲状腺抗体。肾上腺抗体阳性的 Addison病病人的甲状腺抗体和胃壁细胞抗体阳性率为同年龄同性别正常人的 6 倍和

10倍。

(2) 胰岛细胞相关抗体：1型糖尿病病人血清中可检出一组自身抗体，主要有三种：GAD_{65}、ICA、IAA，其中ICA在发病6个月到3年后滴定度逐渐降低或消失，GAD持续时间长，敏感性更高、特异性更强。

(3) 甲状腺相关抗体：自身免疫性甲状腺疾病病人血清中可检出Tg-Ab、TPO-Ab和TRAb，与慢性淋巴细胞性甲状腺炎、Graves病的发生有肯定关系。

此外，在APGS病人血清中还可以检测到乙酰胆碱抗体、甲状旁腺抗体、抗壁细胞抗体、性腺抗体等。

（周韵斓　沈立松）

第八节　生殖系统自身免疫性疾病

一、免疫性不育

因免疫性因素造成不育的原因可能来自于男女双方。研究早已发现，精子具有抗原性，与机体免疫系统接触后可引起自身或同种免疫反应，在男性或女性不育者体内均可发现抗精子抗体（antisperm antibody, AsAb）的存在，并可导致不育，这类情况占不育患者的10%～30%。

1. 病因及发病机制

(1) 与精子有关的免疫性不育机制：男性生殖系统中的抗原主要来自于精液内的精浆和精子，还可以来源于睾丸、精囊和前列腺，其中对精子抗原的研究最为广泛和深入，抗精子免疫成为免疫性不育的主要病因。正常情况下，机体具有防止精子发生免疫反应的机制，因此不会对精子产生免疫应答反应，一旦这种免疫保护机制被破坏，则引起自身免疫反应，并可引起免疫性不育。主要包括：①机体的血-睾屏障遭到破坏，例如睾丸活检、炎症、损伤、感染等；②局部的免疫抑制功能障碍，例如精液中抗补体物质的活性下降，精浆免疫抑制物的含量或活性下降；③个别患者的抗精子自身免疫可能与遗传及其他原因有关。

机体的抗精子免疫反应包括细胞免疫和体液免疫，其中对体液免疫的研究较多。血液内的B淋巴细胞在受到精子抗原的刺激下转化为浆细胞，产生AsAb。人体内的AsAb主要为IgG、IgM、IgA和IgE，血清中主要有IgG和IgM，而精浆中主要有IgA（主要为分泌型IgA）。

(2) 卵巢自身免疫：卵巢功能的改变与自身免疫性疾病之间有关联，将卵巢组织作为抗原而引起的自身免疫反应定义为自身免疫性卵巢炎（autoimmune oophoritis, AO），AO患者可表现为体液免疫和细胞免疫反应过强。

(3) 子宫内膜异位症：子宫内膜异位症与女性不孕密切相关，具有自身免疫性疾病的特征，表现在具有免疫监视和免疫杀伤功能的细胞（NK细胞、巨噬细胞等）的细胞毒性作用减弱，黏附分子协同促进异位内膜的移植和定位，免疫活性细胞释放的细胞因子促进异位内膜的存活和增殖。

(4) 透明带免疫与不育：透明带（zona pellucida, ZP）是围绕哺乳动物卵细胞外的一层细胞外结构，是精子与卵子结合前必须首先与之结合并穿透的结构，精子与ZP特异受体位点结合在精-卵相互作用中起重要作用。

(5) ABO血型不合：研究发现，不明原因的不育夫妇中，ABO血型不合的发生率明显高于正常生育力和有原因的不育夫妇。ABO血型抗体滴度增高可以使精子表面吸附这类抗体，对精子活力特性有不良影响，表明ABO血型因素可能参与不育的病因和发病机制。

2. 实验室检查

(1) 新鲜精液精子表面抗体的检测：能够进入精浆的免疫球蛋白主要为IgG和IgA。IgA类精子抗体极少单独存在，对新鲜精液必须同时检测IgG和IgA类抗精子抗体。主要检测方法包括：①混合抗球蛋白反应试验，又称混合凝集试验（mixed agglutination test, MAT），以有10%以上活动精子表面附着标记颗粒作为阳性；②免疫珠试验（immunobead test, IBT），以10%以上活动精子与免疫珠结合，并一起游动者为阳性；③精子宫颈黏液接触试验（sperm-cervical mucus contact test, SCMC），以50%以上活动精子与正常育龄妇女排卵期宫颈黏液作用后表现为原位震颤，考虑精子表面带有精子抗体。

(2) 体液标本精子抗体的检测：由于对精浆标本检测的阴性结果并不排除男性免疫性不育的诊断，因而实际价值不大。以下介绍的检测方法，主要是针对血清标本的检测方法，主要包括：①血清凝集试验(SAT)，常用方法包括明胶凝集试验(GAT)、试管凝集试验(TSAT)、浅盘凝集试验(TAT)和毛细管凝集试验(CAT)等；②血清制动试验(SIT)；③间接免疫珠试验(IIBT)和间接混合抗球蛋白反应试验(MART)；④放射标记的抗球蛋白反应试验。

(3) 卵巢自身免疫：外周血测得抗卵巢抗体(antiovarian-antibodies, AOA)升高，血清 FSH、LH 升高。

(4) 子宫内膜异位症：外周血和腹腔液中可出现多种非器官特异性抗体(抗多核苷酸类、抗组蛋白、抗磷脂、心脂类抗体等)和器官特异性抗体(抗子宫内膜和卵巢抗体)。

(5) 透明带免疫异常：由于透明带的抗原含量甚少，故多用卵巢组织作为制备抗原的免疫原，测定对卵巢组织的异种或同种异体抗体。

二、免疫性流产

自然流产连续发生 3 次或 3 次以上者，称为复发性自然流产(recurrent or repetitive spontaneous abortion, RSA)，或习惯性流产(habitual abortion, HA)。在可识别的妊娠中，早孕期约 15% 发生自发性流产，其中 1%～2% 为复发性自然流产(RSA)，又称习惯性流产。60%～70% 可以查到明确的原因，如遗传因素、内分泌因素、解剖因素、感染、免疫因素及环境等。30%～40% RSA 原因不明。

1. 病因及发病机制　免疫因素引起的复发性自然流产分为两型：一种为自身免疫性疾病，患者有甲亢、系统性红斑狼疮(SLE)等免疫性疾病，体内可检出多种自身抗体，阳性率为 18.4%。抗磷脂抗体(主要是狼疮抗凝因子(LAC)和抗心磷脂抗体(ACL))多见，为 13.5%，抗核抗体(ANA)为 6.9%，抗核可抽提抗原抗体(抗 ENA 抗体)为 2.9%。其他：如抗甲状腺抗体、甲状腺 TPO 抗体阳性率在复发性流产患者中较高。另外，常见母-胎间血型不合，如 ABO 血型及 RH 血型不合抗体。另一种为同种免疫病型，胎儿有 1/2 基因来自父系，正常妊娠可认为是一种成功的半同种移植。如孕妇对胚胎半同种抗原识别低下和反应性低下，孕期无法产生适当的封闭抗体和保护性抗体，则可使胚胎遭受排斥、流产。

2. 实验室检查

(1) 自身免疫病型：狼疮抗凝因子(LAC)检测目前主要采用白陶土部分凝血酶试验；抗心磷脂抗体(ACL)检测采用酶联免疫吸附试验(ELISA)，鉴于抗磷脂抗体水平在体内处于波动状态，可出现假阴性，而在发热、感染等情况下可出现假阳性，所以临床确诊要求是连续两次试验结果均为阳性，且时间间隔为 3 个月。

(2) 同种免疫病型(原因不明性型)：抗父系细胞毒抗体试验、混合淋巴细胞培养反应性试验、胚胎毒性判断、免疫细胞表型、外周血细胞因子表型和 HLA 谱等。上述实验在临床上已开展，但没有一项是在临床上被证实完全有效。

(潘秀军　沈立松)

第九节　皮肤自身免疫性疾病

一、天　疱　疮

天疱疮(pemphigus)是一组少见的自身免疫性皮肤病，以皮肤黏膜反复发生松弛性水疱、大疱为特征。这组疾病包括以下几种类型：寻常型(PV)、增殖型(PVE)、落叶型(PF)、红斑型(PE)、副肿瘤性天疱疮(PNP)、IgA 天疱疮、药物诱发的天疱疮(DIP)、疱疹样天疱疮等。

1. 病因及发病机制　天疱疮被认为是一种自身免疫性疾病，其抗原主要集中在角质形成细胞的桥粒。桥粒的细胞间成分包括桥粒芯糖蛋白(desmoglein, Dsg)及桥黏素(desmocollin, Dsc)，前者又分为 dsg1、dsg2、dsg3 和 dsg4。桥粒的细胞内成分是桥斑蛋白(desmoplakin)和桥斑珠蛋白(plakoglobin)。自身抗体破坏桥粒导致细胞间连接破坏，产生棘层松解及表皮内水疱，各种类型的天疱疮其抗原各不相同，如 PV 与 PVE 主要以 dsg3 (130kDa) 为主，而 PF 和 PE 则主要以 dsg1 (160kDa) 为主。自身抗体产生的机制目前还不清楚。有些药物也可诱发天疱疮，如青霉胺及苯巴比妥等，肿瘤也可导致天疱疮，称为副肿瘤性天疱疮。

2. 实验室检查

(1) 间接免疫荧光法(IIF)：可用于检测患者血清中的抗棘细胞间抗体，且其滴度和疾病严重程度和活动性相关，可用来判断病情与预后。

最常用的底物为猴或豚鼠食管及兔唇，猴食管对 PV 的诊断更敏感,而兔唇对 PF 的诊断更敏感,可能与其分别表达较高的 dsg3 和 dsg1 有关。人的新鲜皮肤(如包皮,头部,颈部,前腹部皮肤)也可用于 PV 及 PF 的诊断,却不如猴食管敏感;对于巴西天疱疮,以皮肤作底物较猴食管,鼠食管,牛舌等更敏感。PNP 患者的血清中含有多种抗体,不仅能与鳞状上皮反应,也能与移行上皮、单层或柱状上皮、心肌、肝细胞反应。

1) PV 及 PVE: 其 IgG 型自身抗体主要识别 dsg3,有 97.5% 的 PV 患者血清中可检测到抗 dsg3 抗体,但有 1/2~2/3 的患者血清中有抗 dsg1 及 dsg4 的抗体,抗体识别的其他抗原包括桥斑珠蛋白、桥黏素、桥斑蛋白、BP180、角质细胞乙酰胆碱受体膜联蛋白 α9、膜联蛋白样分子 pemphaxin 及高亲和力 IgE 受体的 α 链。IIF 中以猴食管上皮为底物表现为特征性的鸡爪样外观,以棘层下部为主。IIF 是诊断 PV 敏感性很高的技术。

2) PF 及 PE: IgG 型自身抗体主要识别 dsg1,97.9% 患者血清可检测到抗 dsg1 抗体,在上皮基质中表现为鸡爪样外观,主要位于棘层上部,与上层 dsg1 表达更多有关。可能由于含有更丰富的 dsg1,用豚鼠食管、正常人皮肤为底物检测 PF 较猴食管更为敏感。Ng PP 等却研究发现猴食管较正常人皮肤检测 PF 更敏感,其解释为可能由种族差异引起。

3) PNP: 血清中有多种 IgG 型自身抗体,分别识别 dsg1、dsg3、非特征性的 170kd 蛋白、plakin 家族蛋白(desmoplakin1、desmoplakin 2、BPAG1、envoplakin、periplakin 和 plectin)。抗原多样性亦可用来解释临床表现多样性,有观念认为 PNP 血清中自身抗体先与桥粒芯糖蛋白反应,损伤细胞膜并暴露出 plakin 家族蛋白。患者血清不仅能与复层鳞状上皮(如猴食管)反应,还能与单层、柱状和移行上皮及心肌、肝细胞反应。用来筛查 PNP 的最好底物为膀胱上皮,因为其含有丰富的桥斑蛋白,而不含有能与 PV 及 PF 反应的 dsg;其荧光模式表现为棘细胞间着色或基底膜带着色或两者同时着色,亦可有棘细胞胞质着色。因此,确诊还得依赖敏感性及特异性更高的方法如免疫沉淀。

4) IgA 天疱疮: 这种少见疾病包括 2 型: 角层下脓疱性皮病(SPD),表皮内嗜中性皮病(IEN),SPD 型 IgA 自身抗体主要识别 dsc1; IEN 型自身抗体识别的抗原尚不清楚,虽有部分病例可检测到 dsg1 和 dsg3,但在有些不典型病例中能检测到 Dsc1、Dsc2、Dsc3,极少数可检测到 IgG 型自身抗体。以猴食管及人皮肤为底物加入荧光标记的抗 IgA 抗体,约有 50% 为阳性。IEN 患者表现为表皮全层着色,而 SPD 表现为表皮上方着色。

5) 疱疹样天疱疮: 血清中可检测到 IgG 型抗 dsg1 和 dsg3 抗体,IIF 表现为棘细胞间荧光。

(2) 直接免疫荧光检查(DIF): 取水疱周围红斑或外观正常皮肤作直接免疫荧光,可见表皮棘细胞间荧光,为 IgG、C3 的沉积。寻常型和增殖型天疱疮 IgG、C3 沉积于棘层下方,而红斑型及落叶型天疱疮则沉积于棘层上方。

二、类 天 疱 疮

类天疱疮包含三种疾病: ①大疱性类天疱疮(BP); ②妊娠性类天疱疮(PG); ③瘢痕性类天疱疮(CP)。这三种疾病在临床上都有疱壁紧张的水疱、大疱、尼氏征阴性,组织病理改变为表皮下水疱不伴棘刺松解,免疫病理均表现为表皮基底膜带 IgG 和 C3 呈线状沉积。

(一) 大疱性类天疱疮

大疱性类天疱疮(bullous pemphigoid,BP)多见于 60 岁以上老人,很少发生于儿童,发病无明显种族、地域及性别差异,在法国与德国年发病率约为 7/100 万,在亚洲则相对较低。

1. 病因及发病机制　大疱性类天疱疮抗原(BPAG)有两种,即 BPAG1(230kDa)和 BPAG2(180kDa),BPAG1 位于胞质内,为 plakin 家族成员,而 BPAG2 即 XⅦ 型胶原为跨膜蛋白,胞外区能产生胶原。其自身抗体主要为 IgG4,IgG1 亚型相对少见。类天疱疮自身抗体与 BPAG1 表位终末端的-COOH,或 BPAG2 的非胶原样区(NC16A)结合,激活补体,形成过敏毒素 C3a 和 C5a,引起肥大细胞脱颗粒,释放嗜酸性细胞趋化因子,吸引嗜酸性粒细胞并黏附到基底膜上,释放溶酶体酶,导致基底细胞膜半桥粒和锚丝等断裂及消失,基底膜在透明板分离,形成水疱。

2. 实验室检查

(1) 间接免疫荧光法(IIF): 可用于检测患者血清或疱液中的抗基底膜带抗体,其滴度与皮损严重程度和病情活动性之间无平行关系,因此抗体的滴度不能预示疾病的严重性。常用底物为猴食管、完整的正常人皮肤或盐裂皮肤。

IIF 表现为基底膜连续线状荧光,以盐裂皮肤为底物敏感性高于完整人皮肤或其他底物如猴食管,阳性率可达92%,其中92%的阳性病例出现表皮侧着色,表皮侧真皮侧均着色的占4%,单纯真皮侧着色的占4%;儿童或采血困难的患者可直接抽疱液行IIF检查,敏感性可达92%,且与血清检查结果无显著性差异,而在某些血清检查为阴性的患者疱液亦可能为阳性,联合检测可进一步提高敏感性。有约40%患者血清中能检测到IgA型自身抗体。

(2)直接免疫荧光法(DIF):取水疱周围红斑或外观正常皮肤做直接免疫荧光,可见基底膜带IgG、C3线状沉积的荧光。盐裂皮肤表现为表皮侧IgG和(或)C3线状沉积。

(3)免疫印迹及免疫沉淀法:60%~100%患者血清中能检测到分子量分别为180kDa(BPAG2)和230kDa(BPAG1)的抗原。根据不同的研究,患者血清识别BPAG1或BPAG2或两者分别占35%~50%、25%~30%、17%~25%。

(4)酶联免疫吸附试验(ELISA):利用重组BP180或BP180蛋白的不同片断(如NC16A区,COOH端或整个外功能区)进行检测具有高度敏感性及特异性。

(5)常规化验50%患者有外周血嗜酸性粒细胞增高,1/2~2/3患者血清IgE增高。

(二)瘢痕性类天疱疮

1. 病因及发病机制 瘢痕性类天疱疮(Cicatricial Pemphigoid)抗原有多种,包括BP180、BP230、Laminin-5、integrin的β_4亚基、M168、Ⅶ型胶原等。其自身抗体为IgG4、IgG1和IgA亚型,众多自身抗体中抗BP180抗体是最主要的,既能与BP180的NC16A区结合,也能与其胞外远端区结合。其他抗体则分别与BP230、Laminin-5、laminin-6、integrin的β_4亚基、M168、Ⅶ型胶原、LABD1结合,形成对基底膜不同层次的破坏。

2. 实验室检查

(1)间接免疫荧光检查(IIF):以正常人表皮为底物只能在很少患者中检测到抗基底膜的循环抗体。传统IIF阳性率仅为10%,而以盐裂皮肤为底物则可达到80%的阳性率,主要表现为表皮侧着色。

(2)直接免疫荧光检查(DIF):大多数患者口腔黏膜损害基底膜带补体和免疫球蛋白呈线状沉积,最常见的为C3和IgG(以IgG4为主),有些病例只见C3,25%~57%病例可见IgA沉积,少数病例见IgM沉积以及C1q、C4、备解素和B因子,显示补体的两种途径均被活化。

(三)妊娠性类天疱疮

1. 病因及发病机制 妊娠性类天疱疮(pemphigoid gestations)发生于妊娠或产褥期,自妊娠2周至产褥期均可发病,但最常见为妊娠4~7个月,也可发生在妊娠早期和晚期,极少患者在分娩后发病,多见于第一次或第二次妊娠。妊娠性类天疱疮与大疱性类天疱疮具有相同抗原BP180,少数情况下为BP230,在75%患者血清中能检测到一种补体结合抗体IgG,称为妊娠疱疹因子(HG因子),以IgG1和IgG3为主,是一种IgG抗基底膜抗体,并能结合补体C3。抗体可与BP180胞外段靠近跨膜区相结合,激活补体级联反应进而产生广泛的炎症反应,出现相应的皮肤表现。妊娠因子能通过胎盘,使出生1~2个月的婴儿皮肤发生水疱。

2. 实验室检查

(1)间接免疫荧光检查(IIF):常规间接免疫荧光法以正常人皮肤为底物,只能在20%患者血清中检测出抗基底膜带抗体(ELISA及免疫沉淀检测阳性率可达71%),当应用单克隆抗体时,几乎所有患者血清中均可检测到IgG1型抗基底膜带自身抗体。PG循环的IgG1和IgG3型自身抗体(即HG因子)能使正常人的补体固定到正常人皮肤基底膜,可用补体固定间接免疫荧光法来检测,检测IgG自身抗体的阳性率达91%。

(2)直接免疫荧光检查(DIF):取红斑及周围皮肤检查,可见表皮基底膜带C3和IgG呈线状沉积,并几乎都有C3,30%~40%患者伴有IgG沉积,当以IgG1单克隆抗体检查时可见于所有患者基底膜带,偶有IgA和IgM。另外可见备解素和B因子以及C1q、C4和C5。取婴儿病变和正常皮肤检查,亦可见表皮基底膜带C3沉积,或有C4和C5,而无IgG。

(3)免疫遗传学检查:HLA-B8、HLA-DR3、HLA-DR4尤其是DRB1*0301和DRB1*0401/040X阳性率增高。

(潘秀军 沈立松)

■ 参考文献

陈灏珠.2007.实用内科学.12版.北京:人民卫生出版社.

王维治,罗祖明.2004.神经病学.5版.北京:人民卫生出版社.

杨期东.2006.神经病学.北京:人民卫生出版社.

叶任高,陆再英.2004.内科学.6版.北京:人民卫生出版社.

余宗颐.2003.神经内科学.北京:北京大学医学出版社.

第69章

免疫增殖性疾病的免疫学检验

> **大纲**
>
> **了解** 免疫增殖性疾病的概念、发病原因、免疫损伤机制及分类。
> **熟悉** 免疫增殖性疾病的常用检验方法、原理及方法选择的基本原则。
> **掌握** 常见的免疫增殖性疾病的临床特征、实验方法和项目应用及分析。

第一节 免疫增殖性疾病的概述

免疫增殖性疾病（immunoproliferative disease）是指免疫细胞在分化、发育过程中出现的失控性增生和恶变。病变可涉及免疫器官、免疫组织和免疫细胞。既可以是良性增生，又可以是恶性增生，以恶性增生多见。这类疾病的共同特征是免疫细胞的失控性增殖，临床表现为机体免疫功能异常或免疫球蛋白数量及功能的异常改变。

一、免疫增殖病的发病机制

目前免疫增殖病的发病原因大多尚不明确，但在免疫细胞分化、发育、成熟的任何一个阶段，都有可能在各种内外因素作用下引起免疫细胞的增殖失控或恶性改变。这些易患因素主要包括以下几点。

1. **感染因素** 研究表明，反转录病毒与免疫增殖病的发病关系密切。反转录病毒可通过反转录作用合成DNA，整合到宿主细胞DNA中，改变宿主细胞的生物学特性，使正常免疫细胞发生恶变。

2. **理化因素** 电离辐射、大剂量放射线、某些化学物质等都能够导致白血病发生。

3. **遗传因素** 免疫增殖病可能与遗传易感性有关，例如白血病就有较强的遗传易感倾向，在同卵双生子中，如有一人患白血病，另一人患此病的概率比正常人高25%左右。

4. **免疫因素** 免疫功能紊乱，尤其是免疫功能低下，与免疫增殖病有一定关系，例如，动物胸腺切除、接受免疫抑制药物处理、老年人胸腺萎缩，多发性骨髓瘤的发生也显著增多，提示其发生与机体免疫因素有关。

5. **原癌基因表达异常** 原癌基因对细胞的增殖、分化起调控作用，其表达产物参与调节细胞分裂周期的某些环节。当原癌基因受到某些致癌因素的刺激后可被激活，表达出量或质上异常的癌蛋白，由此引起细胞增殖分化失控，而产生恶性肿瘤。

6. **染色体异常** 免疫增殖病常伴有染色体异常，例如霍奇金病患者染色体常有3倍体或4倍体，Burkitt淋巴瘤和滤泡性淋巴瘤也常有染色体改变。

二、免疫增殖病的免疫损伤机制

恶性增生的免疫细胞同其他的恶性肿瘤细胞一样具有侵蚀性，能够造成局部浸润性损伤或全身性疾病。此外，由于这种恶性增生的免疫细胞不具有正常免疫细胞的功能，并且其分泌产物会进一步损害正常免疫细胞和其他组织，导致机体免疫功能缺陷。下面主要阐述由于异常免疫增殖造成免疫损伤的机制。

1. **免疫细胞异常增殖及抑制正常免疫** 在免疫增殖病中，由于恶性免疫细胞异常增生，使正常免疫细胞的功能受抑制或干扰,导致不同程度的免疫缺陷。例如,浆细胞异常增殖产生的浆细胞瘤,虽然可以产生大量均一的免疫球蛋白,但缺乏抗体活性。这些无活性的免疫球蛋白可以通过其 Fc 段与一些具有 Fc 受体的免疫细胞结合,封闭其表面抗体结合位点,影响正常抗体的作用。

2. 异常免疫产物的损伤作用　异常增殖的免疫细胞不仅在数量上占据优势,而且还分泌大量的异常产物,导致机体组织器官的继发性损伤和功能紊乱。例如,浆细胞的异常增殖产生大量的单克隆免疫球蛋白或片段,沉积在组织器官中,造成组织变性和炎性细胞浸润,导致相应器官功能障碍。此外,由于血中含有大量免疫球蛋白,血液黏滞度增高,导致机体一系列病理损伤。

3. 局部侵蚀性病变　异常增殖的免疫细胞可直接侵蚀正常的组织器官,导致相应的功能损害。例如,浆细胞瘤可以向骨髓浸润生长,引起溶骨性破坏;在急性淋巴细胞性白血病中,幼稚的淋巴细胞浸润淋巴结、肝、脾,甚至是大脑,引起相应的临床症状。

三、免疫增殖病的分类

免疫增殖病按异常增高的免疫球蛋白性质可分为单克隆丙种球蛋白病和多克隆丙种球蛋白病两类,见表 69-1;按增殖细胞表面标志可分为 T 细胞、B 细胞、裸细胞、组织单核细胞等,见表 69-2;按病因和疾病性质可分为原发性和继发性两类,原发性又有良性和恶性之分。

四、免疫增殖病的检测方法与项目

对免疫增殖病的检测,其目的是早期发现疾病、监控病情和判断预后,常用的检测方法如下。

1. 蛋白区带电泳

（1）检测指征:蛋白电泳是单株 γ 免疫球蛋白病的过筛方法,因为骨髓瘤组分为单克隆免疫球蛋白,通常见于多发性骨髓瘤和巨球蛋白血症。对单克隆免疫球蛋白可进一步用免疫电泳或免疫固定电泳法检定。如有疑为多发性骨髓瘤时,必须送检血清和尿液做免疫电泳或免疫固定电泳。而尿蛋白区带电泳呈阴性结果时也应选免疫电泳或免疫固定电泳,尿蛋白电泳不作为 MC 过筛测定的一种方法而是对 IE 和 IFE 的一个补充。因为在本周蛋白、IgA、IgD 和 IgE 类和非分泌型 IgA 类的骨髓瘤中血清蛋白电泳检测通常不见单克隆免疫球蛋

表 69-1　单克隆丙种球蛋白病分类

原发性恶性单克隆丙种球蛋白病	多发性骨髓瘤
	原发性巨球蛋白血症
	孤立性浆细胞瘤
	淀粉样变性
	重链病
	轻链病
	半分子病
	恶性淋巴瘤
	慢性淋巴细胞白血病
继发性单克隆丙种球蛋白病	非淋巴网状系统肿瘤
	单核细胞白血病
	风湿性疾病
	慢性炎症
	冷球蛋白血症
	原发性巨球蛋白血症性紫癜
	丘疹性黏蛋白沉积症
	家族性脾性贫血
原发性良性单克隆丙种球蛋白病	一过性单克隆丙种球蛋白病
	持续性单克隆丙种球蛋白病

表 69-2　按增殖细胞表面标志分类的免疫增殖性疾病

细胞表面标志	疾病
T 细胞	急性淋巴细胞白血病（20%）
	淋巴母细胞淋巴瘤
	部分非霍奇金淋巴瘤
	Sezary 综合征
	蕈样真菌病
B 细胞	浆细胞病（多发性骨髓瘤、原发性巨球蛋白血症、重链病、轻链病）
	Burkitt 淋巴瘤及其他多数淋巴细胞淋巴瘤
裸细胞	急性淋巴细胞白血病（80%）
组织单核细胞	急性单核细胞白血病
	急性组织细胞增多症
其他	霍奇金病
	毛细胞白血病

白的出现,在轻链型和上述提及的其他型骨髓瘤中血清蛋白电泳往往出现低 γ 球蛋白血症,系一种继发性抗体缺陷的反映。

（2）检测原理:血清蛋白区带电泳是指蛋白质在载体（醋酸纤维薄膜或凝胶）的电场中,在一定 pH 条件下,根据各种蛋白质所带电荷多少以及分子量大小,其泳动速度不同,从而区分出不同的区带,一般正常情况下分为白蛋白（Alb）、α_1 球蛋白、α_2 球蛋白、β 球蛋白及 γ 球蛋白 5 条区带（图 69-1）。目前,其标本点样、电泳、染色、定量扫描均可由设

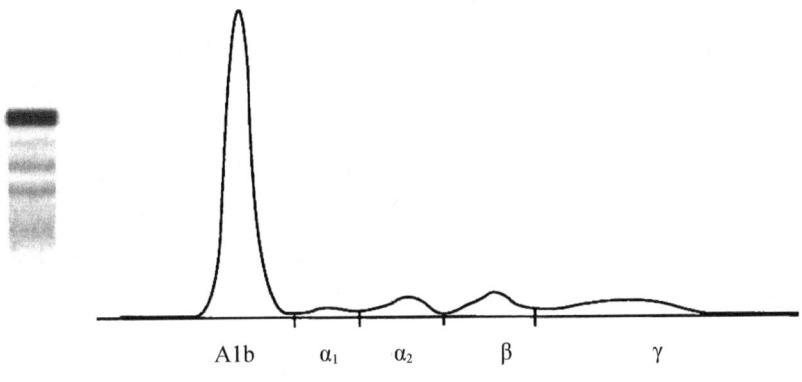

图 69-1　血清蛋白区带电泳

备自动完成，集成为自动电泳分析仪，具有较高的稳定性。

（3）结果判定：血清单克隆免疫球蛋白不能以电泳的移动位置所在而定其所属类别。单克隆免疫球蛋白常表现为密集而分立的蛋白带，用光密度扫描法可显示一个狭长的峰，这种单克隆免疫球蛋白通常位于 γ 部分，少见位于 β 部分和罕见位于 $α_2$ 的位置；在多克隆 γ 球蛋白病中，可见一个 γ 部分宽而高的图形，有时成为 β 和 γ 部分的肩膀；在寡克隆 γ 球蛋白病中，可见几个分立带为特征的图形，其光密度扫描见有 γ 部分的不规则形状。

（4）灵敏度分析：单克隆免疫球蛋白增至 > 2g/L 可检出，其检出低限取决于单克隆免疫球蛋白的位置和多克隆 γ 球蛋白的浓度。根据其蛋白电泳的位置，低浓度单克隆免疫球蛋白可能被忽视，尤其是它们属于 IgD、IgE、或本周蛋白类型时，虽有可见的蛋白区带，但蛋白的电泳百分率仍在参考区间以内。

（5）评价和问题：在伴随肾病综合征、急性时相反应或高脂蛋白血症时，在 $α_2$ 球蛋白位置上可出现假性单克隆免疫球蛋白区带；结合珠蛋白大量增高、血红蛋白复合物的增多，可使 $α_2 \sim β$ 部位出现假性单克隆免疫球蛋白区带；用血浆做电泳（含纤维蛋白原）或细菌污染样本时，在 $β \sim γ$ 部位可出现假性单克隆免疫球蛋白区带；而类风湿因子阳性血清、陈旧的样本或尿素症患者血清以及溶菌酶增高者均可引起在 γ 部位出现额外区带；在冷球蛋白血症时，则可能出现假阴性结果。对尿液样本，在测定前尿液必须浓缩是检测的先决条件，在此过程中本周蛋白和单克隆免疫球蛋白可能丧失。尿液保存的结果可能形成二聚体和其他多聚体而使蛋白图谱解释困难。因此要正确理解蛋白区带电泳的结果和作用。

2. 免疫电泳

（1）检测指征：免疫电泳（immunoelectrophoresis，IEP）是一种定性的方法，它不仅能够通过检测而确定单克隆免疫球蛋白的类别（异型鉴定）和 Ig 的定型（轻链鉴定），而且也能鉴别与假单克隆免疫球蛋白有关血清蛋白电泳检查。

（2）检测原理：是区带电泳与免疫双向扩散相结合的一种免疫分析技术。是先用区带电泳技术将蛋白质抗原按其所带电荷、分子量和构型不同在凝胶中电泳分成肉眼不可见的若干区带，电泳停止后，沿电泳方向挖一与之平行的抗体槽，加入相应抗血清，置室温或 37℃ 做双向扩散，经 18～24h 后，已分离成区带的各种抗原成分与抗体槽中相应抗体在两者比例适合处形成弧形沉淀线。根据沉淀线的数量、位置和形态与已知正常人抗原抗体生成的弧形沉淀线进行比较，可分析待测样品中所含成分的种类和性质（图 69-2），分析灵敏度为 1～2g/L。

（3）结果判定：用病人样本的免疫沉淀线与正常对照者做比较。沉淀线的强度及其与抗体小孔间的距离与抗原分子的浓度有关。抗原分子移动越均匀，沉淀的曲度越大。具体判定如下：在健康人中由于 Ig 克隆的多株性，出现了 IgG、IgA、IgM 的沉淀线，IgD 和 IgE 因其浓度低故不易出现可见沉淀线；在多克隆免疫球蛋白病时沉淀线出现增强形状；单克隆免疫球蛋白血症时可见在相应抗体位出现明显的弓状变形的沉淀线；本周蛋白尿或本周蛋白血症用类似的反应鉴定，但仅涉及轻链抗血清。游离轻链是否存在可用针对轻链的抗血清予以证实(抗游离轻链血清);重链病时,唯独使用特异抗血清才能检出变形沉淀线,若用抗轻链血清不会出现相关的变形沉淀线。

(4)评价和问题:如第一次检测出游离轻链,须对 IgD 和 IgE 进行测定,以免忽略 IgD 和 IgE 型骨髓瘤。若遇有 IgM 型的单克隆免疫球蛋白情况时,通常在加样点范围可见有沉淀,此种沉淀可用 β-疏基乙醇(最终浓度 5%)或二硫苏糖醇(最终浓度 20mmol/L)加温 20min,以及遇有冷球蛋白时使用预温血清除去。

3. 免疫固定电泳

(1)检测指征:免疫固定电泳(immuno fixation electrophoresis,IFE)IFE 是一种定性方法,其灵敏度比 IEP 高 50 倍。此法亦用于证实单克隆免疫球蛋白的存在以及分类和定型。特别是在血清中检测出少量单克隆免疫球蛋白时尤为适用,如骨髓瘤的轻链型、IgD、IgE 型、淀粉样变性、单体浆细胞瘤和骨髓移植后复发的诊断等。此外,IFE 还可用于单克隆、双克隆和寡克隆 γ-球蛋白病的鉴别诊断。

(2)检测原理:IFE 是 Alper 和 Johnson 在 1969 年推荐的一项具有实用价值的电泳加沉淀反应技术,可用于各种蛋白质的鉴定。该方法原理类似免疫电泳,血清蛋白质在琼脂糖凝胶介质上经电泳分离后,固定剂和各型免疫球蛋白及轻链抗血清加于凝胶表面的泳道上,经孵育让固定剂和抗血清的在凝胶内渗透并扩散,抗原抗体直接发生沉淀反应,若有对应的抗原存在,则在适当位置形成抗原抗体复合物。经染色后蛋白质电泳参考泳道和抗原抗体沉淀区带被氨基黑着色,根据电泳移动距离分离出单克隆组分,可对各类免疫球蛋白及其轻链进行分型(图 69-3)。分析灵敏度为 20~30mg/L。

(3)结果判定:多克隆合成的免疫球蛋白经染色后沉淀呈弥散形态。具体判定如下:用一种或几种重链和轻链的抗血清可检出多克隆 γ 球蛋白病的弥散形的沉淀增高;单克隆免疫球蛋白可在多克隆免疫球蛋白沉淀区域内出现一条狭而深的染色带。IgG、IgA 或 IgM 等的 Ig 及其相关的重链抗血清和两种轻链中的一种抗血清在同一水平上形成一条带;轻链蛋白血症用两种轻链抗血清之一时是以窄形带沉淀为特征,采用重链抗血清之一时所见重链 γ 球蛋白病,见有一浓集、均匀的染色区,然而当使用抗轻链血清时就不发生相当的反应;单克隆

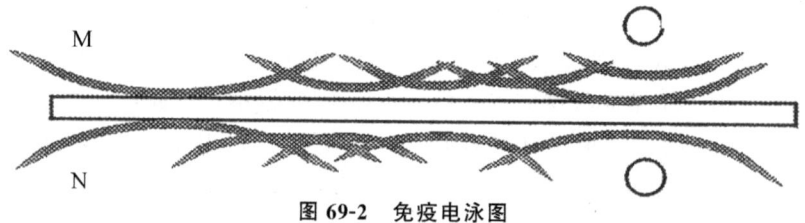

图 69-2 免疫电泳图

注:M.骨髓瘤患者血清免疫电泳图;N.正常人血清免疫电泳图

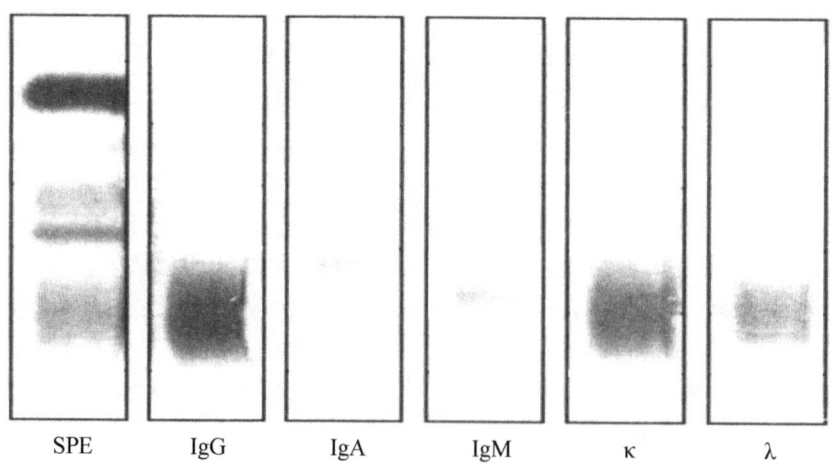

图 69-3 免疫固定电泳图

γ球蛋白病可出现至少三种窄形带。用重链或轻链抗血清能见重链和两种轻链沉淀区一条分立带或出现几条带。尿中排出单克隆免疫球蛋白是在抗重链和两种轻链的一种抗血清沉淀反应区，出现狭窄而浓集的沉淀带为特征。有多克隆、单克隆免疫球蛋白排出时，用几种抗重链中的一种血清和两种抗轻链血清的沉淀区出现弥散形沉淀带。多克隆轻链的排出，在使用抗内侧和外围抗原决定簇的κ和λ型轻链血清沉淀后，可见弥散形条带。

（4）评价和问题：为了防止出现不正确的解释，应当注意如下几点：在IgD及IgE抗血清的沉淀区见有一条可能为游离轻链时，必须进一步检测，以免漏诊IgD和IgE骨髓瘤；必须注意双重单克隆免疫球蛋白，因可被前带现象掩盖而不生成沉淀，在抗原高度过量时在沉淀带中央不显免疫沉淀反应，即最高抗原浓度区。为避免前带现象发生，必须将样本稀释成不同浓度重复测定；若病人血清中免疫复合物停留在加样位置，并出现窄带沉淀，可用两种抗轻链血清鉴别是否为外来物质；单克隆免疫球蛋白可发生不同形式和程度的聚合，如IgA单体、IgA二聚体、折叠形IgA二聚体，它们与血清蛋白复合以及自身的聚集而形成。在此情况下，将血清加入0.5%~1%疏基乙醇加温30min以后再测。IFE与IEP比较，IFE比IEP灵敏、快捷和易于解释。相反，IE的技术要求相对不高，成本比IFE低。IFE的高分析灵敏度会导致发现与临床不相关的较高比例的结果，从而引发再做更多的诊断试验，可能对病人有所负担。另一方面，轻度的单克隆γ球蛋白病用IEP无法检出。为此有可能重要的临床信息被掩盖，如疑有淀粉样变的病例。

4. 血清免疫球蛋白定量　是将现代光学测量仪器与自动分析检测系统相结合应用于沉淀反应，可对各种液体介质中的微量抗原、抗体和药物及其他小分子半抗原物质进行定量测定。当可溶性抗原与相应抗体特异结合，在两者比例合适时，在特殊的缓冲液中它们快速形成一定大小的抗原抗体复合物，使反应液体出现浊度。1959年Schultze等根据抗原抗体结合后形成的复合物能引起液体介质出现浊度改变的原理，建立了透射比浊法，形成的浊度使光线的透过量减少，则光线被吸收的量与免疫复合物（immune complex，IC）形成量呈正相关，从而根据所测吸光度值即可推算出待测抗原的量。1967年Ritchie等利用激光照射在液相中的IC微粒上时部分光线发生散射的原理，通过测量散射光的强度来求得待测抗原的量，这种比浊测定称为散射比浊法。1977年Sternberg进一步发展建立了速率散射比浊法，成为目前定量测定微量抗原物质并广泛使用的一种高灵敏度、快速的自动化免疫比浊测定法。免疫浊度测定可分为速率比浊法和终点比浊法两种。免疫球蛋白的定量测定主要包括：IgG、IgA、IgM、κ、λ等。

综合上述蛋白区带电泳、免疫电泳、免疫固定电泳及免疫球蛋白定量检测单克隆免疫球蛋白的方法介绍，其主要诊断意义见表69-3。

表69-3　检测单克隆免疫球蛋白病的方法及其诊断意义

检查方法	诊断意义
血清蛋白电泳	检测单克隆免疫球蛋白病的筛选试验
	单克隆免疫球蛋白的检测与定量
	轻链骨髓瘤中疑有抗体缺陷时作为筛选方法
血清κ/λ	比值>4及<1为疑有单克隆免疫球蛋白的存在
	血清蛋白电泳有疑似结果后的检测方法
血清免疫电泳	确定单克隆免疫球蛋白病
	单克隆免疫球蛋白分类及定型
	血清蛋白电泳有疑似结果后的检测方法
血清免疫固定电泳	确定单克隆免疫球蛋白病
	单克隆免疫球蛋白的分类和定型，不仅在疑似轻链、IgD、IgE型骨髓瘤，也在单克隆免疫球蛋白少量出现时（诊断骨髓移植后复发）特别有用，因为此法比免疫电泳法敏感50倍
	鉴别单克隆、双克隆及寡克隆免疫球蛋白病
	单克隆免疫球蛋白检测
免疫球蛋白类定量	抗体缺陷的定量测定
尿蛋白电泳	浓缩尿中定量测定本周蛋白
尿免疫电泳	检测尿中本周蛋白及单克隆免疫球蛋白
尿免疫固定电泳	检测本周蛋白尿和尿中单克隆免疫球蛋白
尿中κ/λ比值	检测本周蛋白尿相对不灵敏的方法

5. 其他检验方法　流式细胞分析技术,主要测定细胞表面的抗原表达量;细胞遗传学检验,主要对细胞染色体的结构和数目分析;分子生物学检验,主要应用有聚合酶链反应技术和芯片技术,来测定基因结构和表达量多少。这些检验方法的开展为免疫增殖性疾病的诊断、治疗发挥了一定作用。

第二节　多发性骨髓瘤

一、疾病概况

多发性骨髓瘤(multiple myeloma,MM)是一种浆细胞克隆性增生的恶性肿瘤。骨髓内恶性浆细胞(骨髓瘤细胞)的增殖与聚集,引起溶骨性骨骼破坏;骨髓瘤细胞分泌单克隆免疫球蛋白(M蛋白),使正常的多克隆免疫球蛋白合成受抑,尿内出现本周蛋白。常伴有贫血、出血、肾衰竭以及骨髓瘤细胞浸润机体所造成的各种损害。我国MM的发病率约为1/10万,低于西方国家(约4/10万)。发病年龄多在50~60岁,40岁以下发病较少见,男性与女性比例为3:2。

二、发病机制

MM的发病机制至今尚未明确,可能与下列因素有关。

1. 造血干细胞的异常　有研究认为,患者的骨髓及外周血中存在骨髓瘤祖细胞,表型是 $CD10^+$、$HLA-DR^+$、TDT^-、Sig^-、CIg^-。骨髓瘤祖细胞经刺激可分化为骨髓瘤细胞,提示骨髓瘤起病于造血干细胞。

2. 细胞因子的异常　骨髓瘤细胞起源于B记忆细胞或幼浆细胞。细胞因子中白介素6(IL-6)是促进B细胞分化成浆细胞的调节因子。在MM患者的骨髓中IL-6表现出异常升高,提示以IL-6为中心的细胞因子网络失调可导致骨髓瘤细胞增生。

3. 遗传学改变　在骨髓瘤患者中,发现有明显的细胞和分子遗传学改变。染色体常出现多形变化、断裂,染色体基因有点突变发。

三、临床特征

1. 骨骼破坏　大多患者存在骨质疏松和溶骨性破坏,因而骨痛多为早期的主要症状,以骶部疼痛多见,其次是胸廓和肢体疼痛,疼痛部位与病灶部位相一致。

2. 贫血　90%以上患者在病程中出现不同程度的贫血,临床表现为头晕、疲乏无力、心悸、气短。

3. 出血　主要为鼻出血、牙龈出血和皮肤紫癜。

4. 感染　反复感染是最常见临床表现之一,也是最主要的致死原因之一。细菌感染多见,也可见病毒感染和真菌感染。

5. 高黏滞综合征　血清中异常M蛋白增多,导致血液黏滞度增高,血流缓慢,组织淤血和缺氧。表现为头晕、眼花、耳鸣、肢体麻木、视力障碍,严重者可引起意识障碍和充血性心力衰竭。

6. 肾功能损害　为该病的重要表现之一。临床以蛋白尿、管型尿多见,甚至发生急慢性肾衰竭。

7. 高钙血症　主要是由于多种细胞因子引起广泛的溶骨性破坏,导致大量钙进入血液循环所致。1/3患者可因高钙血症表现为全身不适、恶心、呕吐、食欲缺乏、便秘、多饮、多尿、头痛、嗜睡等症状。

8. 神经病变　神经系统症状多种多样,既可表现为周围神经病变,也可表现为中枢神经系统受损害。早期常表现为神经根痛,疼痛部位以胸、腰椎多见。随病情进展逐渐出现感觉和运动障碍,最终导致括约肌功能丧失或截瘫。周围神经病变主要表现为双侧对称性、进行性四肢远端感觉与运动障碍。

9. 髓外浸润　约70%MM患者伴有髓外骨髓瘤细胞浸润。约50%患者有肝、脾大。

10. 淀粉样变性　主要见于舌、心脏、骨骼肌、皮肤、外周神经以及其他内脏,临床表现取决于淀粉样物质沉积的部位,主要有巨舌、心肌病、肾病综合征等。

四、实验室检测与分析

MM的实验室诊断主要依靠免疫学和血液学等技术,其中免疫学检测尤为重要。

(一)血清蛋白区带电泳

当临床上怀疑MM时,应首先进行血清蛋白区带电泳检测。M蛋白血症的血清蛋白区带电泳图常可出现如下几种类型。

1. M蛋白出现在γ球蛋白区　见图69-4、图69-5、图69-6、图69-7。

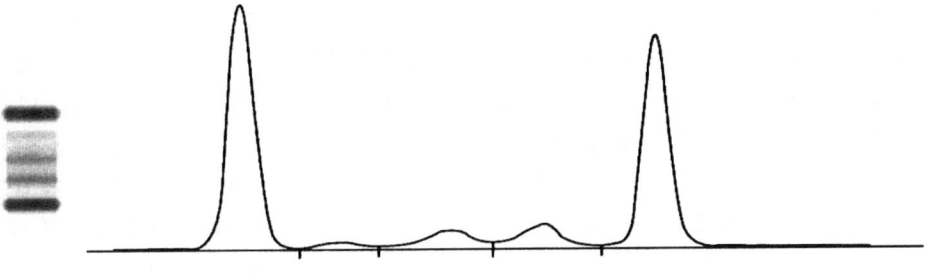

图 69-4　M 蛋白血症电泳图

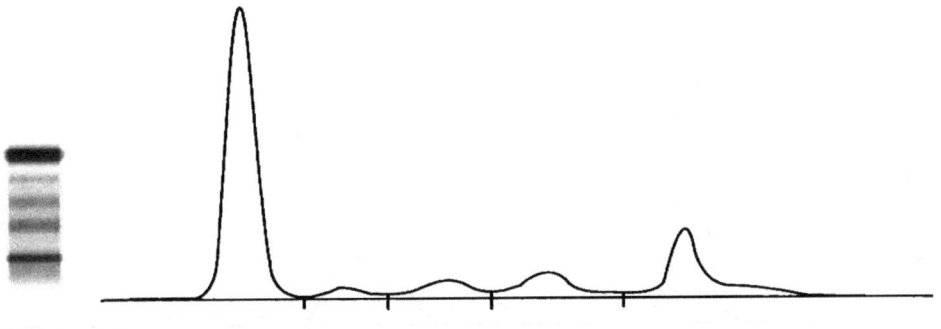

图 69-5　M 蛋白血症电泳图

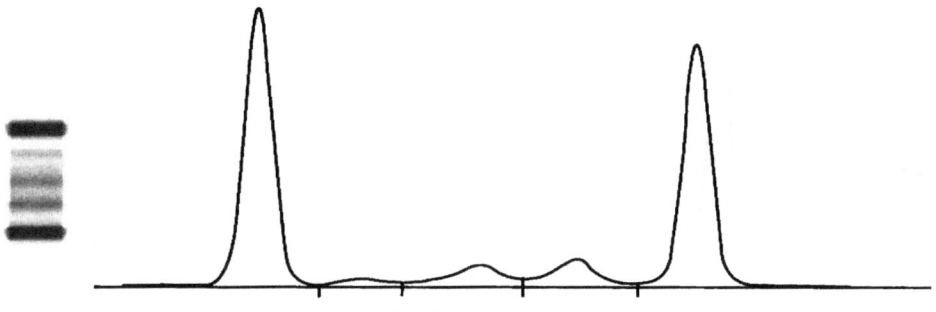

图 69-6　M 蛋白血症电泳图

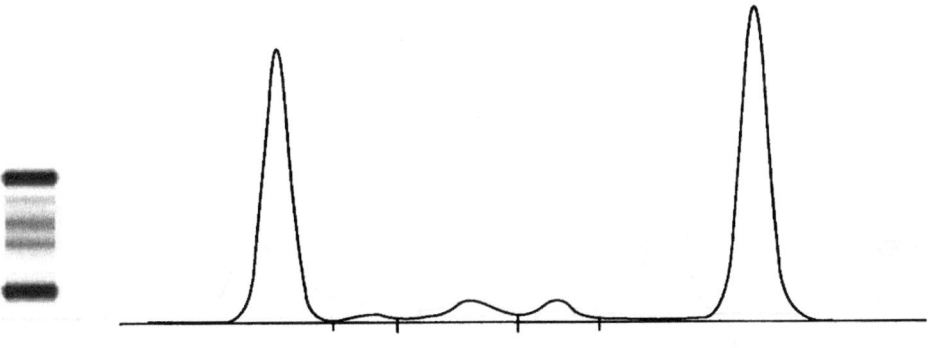

图 69-7　M 蛋白血症电泳图

2. M 蛋白出现在 β～γ 球蛋白区　见图 69-8。
3. M 蛋白出现在 α₂～β 球蛋白区　见图 69-9。
4. M 蛋白出现在多克隆区　见图 69-10。

通过上面血清蛋白区带电泳图分析可见，M 蛋白可出现在区带中的不同位置，因此不能根据 M 蛋白在电泳图中的位置来判定是免疫球蛋白 IgG、IgA、IgM、IgD、IgE，或是免疫球蛋白轻链 κ、λ，或是免疫球蛋白重链。血清蛋白区带电泳对 M 蛋白的检出有一定特异性和敏感性，可作为早期发现 MM 的初筛方法。同时该法有操作简单、价格低廉，易于推广。

(二)免疫固定电泳

免疫固定电泳可以鉴别不同种类的免疫球蛋白或其多肽链亚单位(单克隆免疫球蛋白或单克隆轻链或重链)，根据血清中 M 蛋白特点，MM 在免疫固定电泳图谱上可表现出不同类型。

1. IgG 型　此型最常见，占全部多发性骨髓瘤的 50%～60%。血清中单克隆 IgG 明显升高，一般＞35g/L 且常伴有一种免疫球蛋白轻链的异常增高常为 κ 链，κ:λ 为 3:1。其他免疫球蛋白减低或缺如。血清蛋白电泳可见 M 蛋白，多出现在 β～γ 区，见图 69-11，图 69-12，图 69-13。

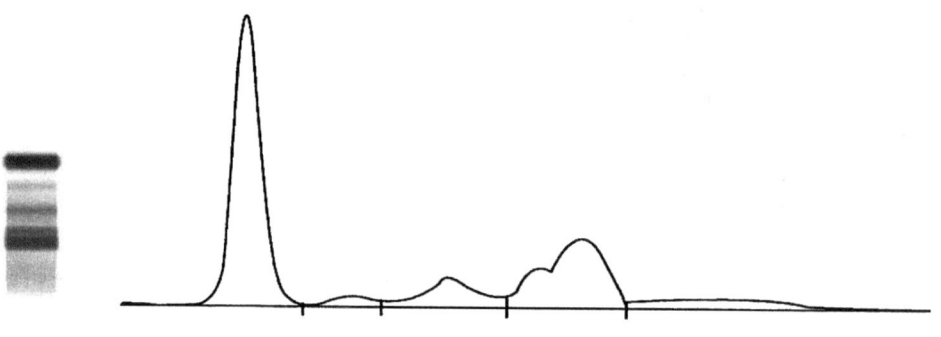

图 69-8　M 蛋白血症电泳图

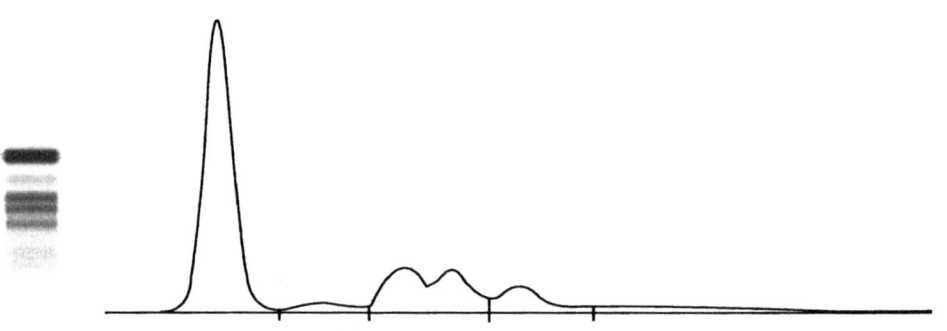

图 69-9　M 蛋白血症电泳图

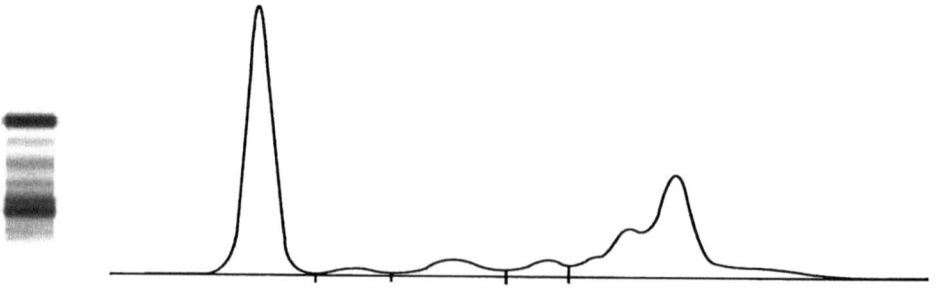

图 69-10　M 蛋白血症电泳图

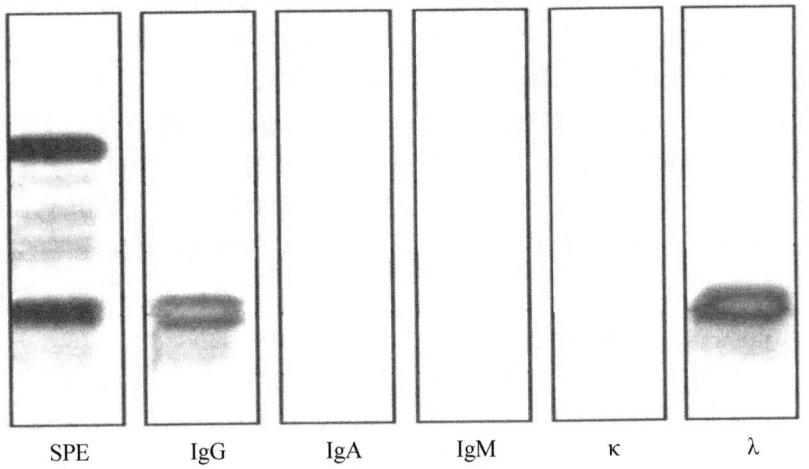

图 69-11　IgGλ 型 MM

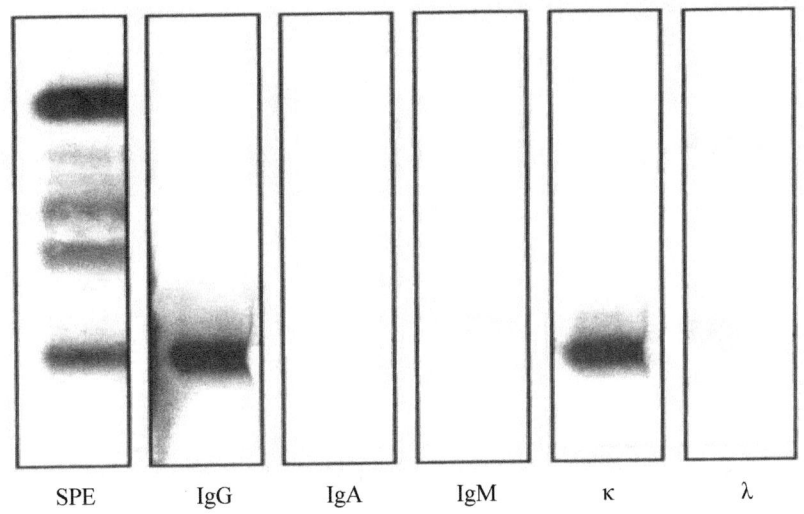

图 69-12　IgGκ 型 MM

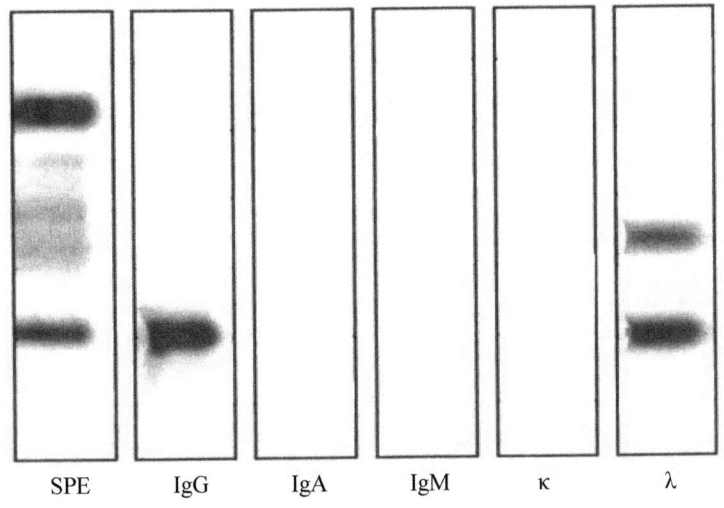

图 69-13　IgGλ 伴游离轻链型 MM

2. IgA 型　此型占 15%～20%。血清中单克隆 IgA 明显升高,一般>20g/L。多见 M 蛋白出现在 $\alpha_2 \sim \beta$ 区,轻链 κ:λ 为 1:1,见图 69-14、图 69-15。

3. 轻链型　此型占 15%～20%。瘤细胞仅合成和分泌单克隆轻链,不合成相应的重链。轻链相对分子量仅为 23kDa,远小于血清蛋白分子量,所以在血清蛋白电泳上往往不出现 M 蛋白,而尿中排出大量轻链(本周蛋白)一般>1g/24h。免疫固定电泳显示血清标本只与轻链 κ 或 λ 型抗血清有反应,而与相应 IgG、IgA、IgM、IgD、IgE 抗血清均无反应,见图 69-16,图 69-17。

4. IgD 型　此型占 8%～10%。由于正常血清中 IgD 含量很低,即使 IgD 含量升高至正常水平的 200 倍(600g/L)时,血清蛋白电泳上也常不显示明显的 M 蛋白,因此 IgD 型多发性骨髓瘤的诊断主要依据 IgD 定量和免疫固定电泳,一般血清中单克隆 IgD>2g/L,本周蛋白尿多见,常为 λ 型,轻链 κ:λ 为 1:6,见图 69-18。

5. IgE 型　此型极为罕见,至今国际上仅有少数病例报道。血清中单克隆 IgE>2g/L,有些病例血清中单克隆 IgE 含量达 45～60g/L,轻链多为 λ 型。尿中本周蛋白常阴性。外周血中浆细胞增多,可呈现浆细胞白血病图像。诊断依靠 IgE 定量和免疫固定电泳。

6. IgM 型　此型在国内少见。血清中单克隆 IgM>15g/L。由于 IgM 相对分子量巨大,易引起高黏滞综合征。但应注意此型与巨球蛋白血症的鉴别诊断,单克隆 IgM 升高患者有多发性骨髓瘤的临床表现和骨髓瘤细胞特征者,方可诊断此型。

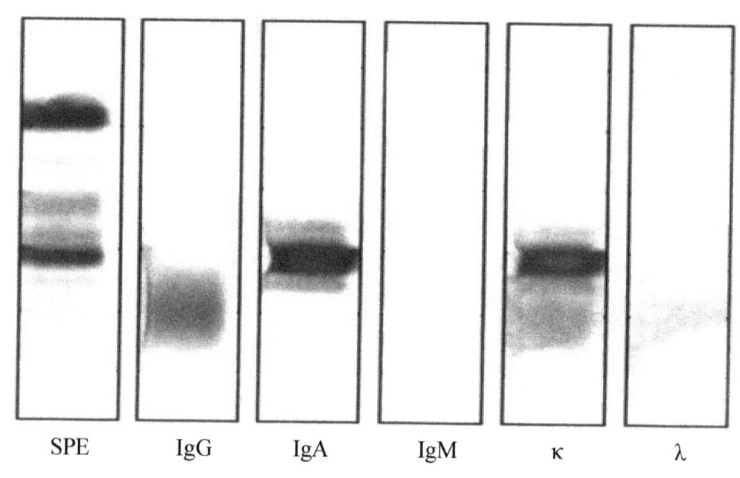

图 69-14　IgAκ 型 MM

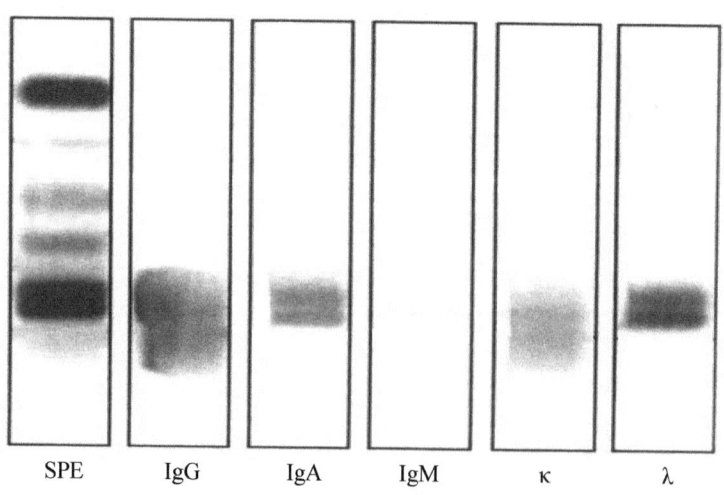

图 69-15　双组分单克隆 IgAκ 型 MM

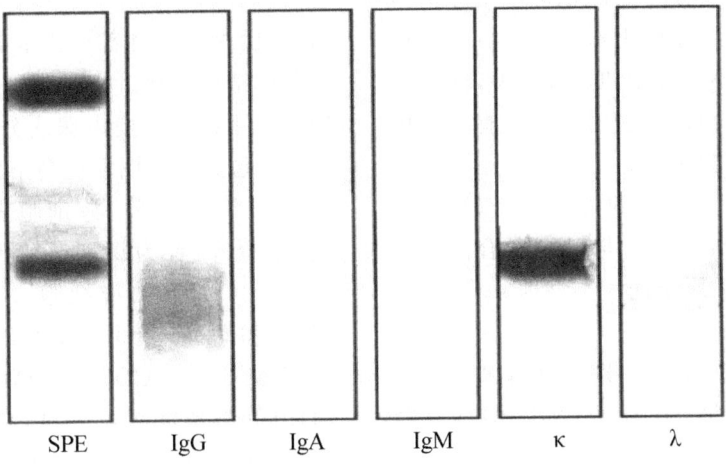

图 69-16　轻链 κ 型 MM

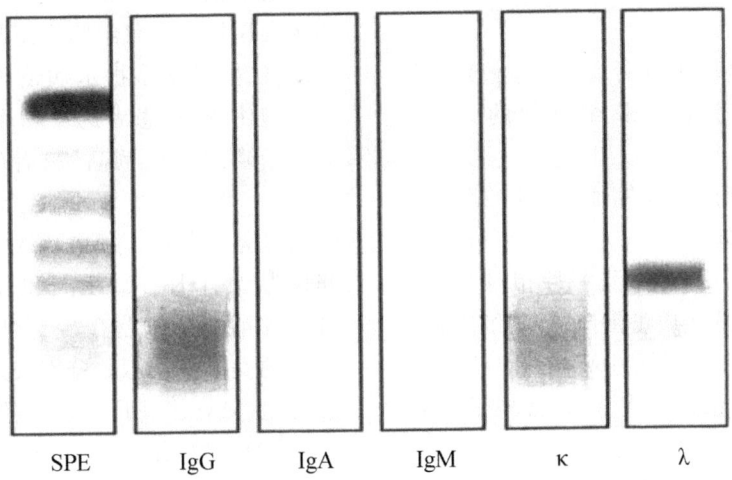

图 69-17　轻链 λ 型 MM

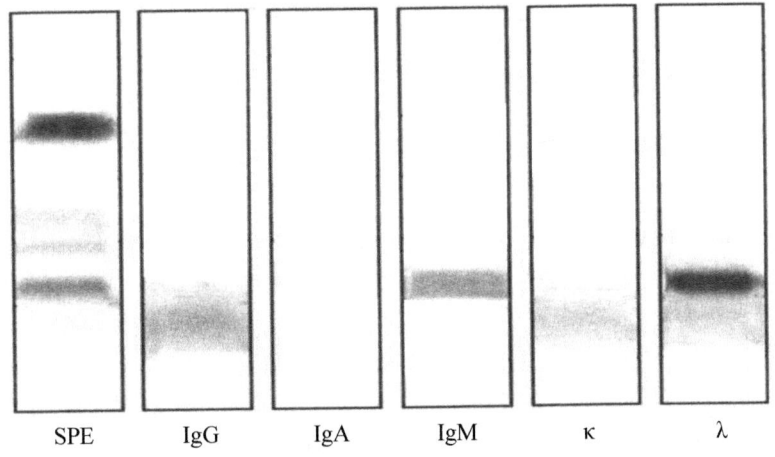

图 69-18　IgDλ 型 MM

7. 不分泌型 此型约占1%,正常免疫球蛋白减少、血清中无M蛋白,尿中无本周蛋白。用免疫荧光法可将此型分为不合成型和不分泌型,前者瘤细胞内无免疫球蛋白合成,后者瘤细胞内有免疫球蛋白合成,但不能分泌出来。

8. 双克隆型 此型少见,约为1%。双克隆型常为IgG与IgM联合,或IgG与IgA联合。双克隆免疫球蛋白的轻链多属于同一类型即κ或λ型,但可偶为两种轻链,既有κ链又有λ链。双克隆既可来自单一克隆浆(瘤)细胞的分泌,又可来自两个克隆浆(瘤)细胞的分泌。多个克隆者(即寡克隆者)罕见,见图69-19。

(三)其他检测

1. 血常规 中到重度贫血,常为正细胞正色素性贫血,红细胞呈缗钱状排列。白细胞和血小板正常或轻度减低。

2. 骨髓象 多呈增生性骨髓象,骨髓浆细胞异常增生,骨髓瘤细胞占有核细胞数的>30%以上。

3. 血液生化 可出现高钙血症,乳酸脱氢酶增高,白蛋白减低,球蛋白增高。

4. β_2-微球蛋白(β_2-MG) 是一种相对分子质量仅为11.8kDa的低分子质量蛋白质,是细胞膜上Ⅰ型组织相容性抗原的轻链,主要由淋巴细胞产生。MM患者β_2-MG由浆细胞分泌,常高于正常,与全身骨髓瘤细胞总数有显著相关性。

5. 细胞遗传学 可出现数量和结构改变的复杂核型异常,所有24条染色体均有受累。绝大多数MM为非整倍体核型,其中超二倍体最为常见(30%~70%)。最多见的染色体结构异常为14q32易位、13号染色体部分或全部缺失(13q-/-13)、1号染色体结构异常(1p/1q)、11q和17p缺失等。采用CD138甲抗的免疫磁珠法分选的浆细胞进行间期荧光原位杂交可明显提高染色体异常检出率。

6. 免疫表型 浆细胞表面表达CD138、高表达CD38(两者为识别浆细胞的最佳标志),存在$CD45^+$、$CD45^-$两群细胞,$CD45^+$浆细胞更幼稚;CD19和CD56鉴别正常浆细胞和MM细胞:正常浆细胞$CD19^+CD56^-$,MM细胞$CD19^+CD56^+$。CD20和髓系抗原表达预后差。CD10、CD28阳性提示疾病进展。CD11a、CD56表达下降和CD44表达增高与髓外侵犯相关。

7. 判断预后指标 下列指标的测定对判断MM患者的预后和治疗效果有重要意义,有一定的临床实用性。①浆细胞形态与数量检测,浆细胞形态幼稚、数量增多提示病情严重、预后不良。原始浆细胞比例高,患者的平均生存时间约为1.9年。非原始浆细胞比例高,患者的平均生存时间约为3.7年。骨髓移植后原始浆细胞高的患者的生存时间仅为5个月,非原始浆细胞高的患者的生存时间仅为24个月。②IL-6和可溶性IL-6受体(sIL-6Rα)是骨髓瘤细胞存活、生长和发育的重要因子。IL-6的受体(IL-6Rα)分别表达在α链gp80和β链gp130。MM患者产生过量的IL-6,sIL-6Rα与IL-6形成复合物,结合于膜gp130上。血清IL-6浓度持续升高,反映病情进展或对治疗有抗药性。IL-6和sIL-6Rα均增高,反映患者预后不良。③β_2-微球蛋白(β_2-MG)测定,β_2-MG水平的高低对判断患者

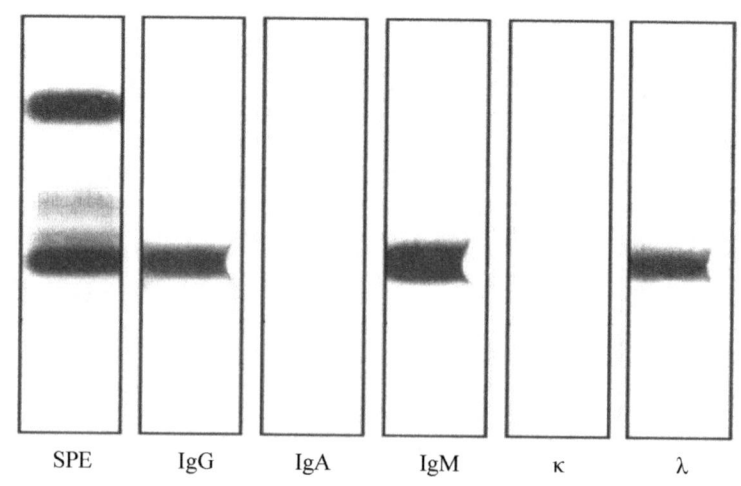

图69-19 IgG与IgM双克隆型

治疗效果和预后有重要意义。若 β_2-MG＜4mg/L 则预后相对较好,若＞6mg/L 则生存期相对较短。缓解期患者的 β_2-MG 会很快下降,复发后则 β_2-MG 很快升高。但约 10% 患者的预后与 β_2-MG 无关,尤其是不分泌型和 IgA 型。若 MM 伴肾损害患者 β_2-MG 也升高。④C 反应蛋白(CRP)测定,CRP 是由肝脏产生的一种急性反应相蛋白。在 MM 血清中,CRP 与 IL-6 有直接关系,CRP 可以反映 IL-6 的活性,两者呈正相关关系。CRP 水平与 MM 病情进展和预后有关。⑤浆细胞标记指数(PCLI)与 β_2-MG 结合判断预后。低危组,血清 β_2-MG＜4.0 mg/L,PCLI＜0.4%,中位生存期为 48 个月。中危组,血清 β_2-MG＜4.0 mg/L,PCLI0.4%～1.0%,中位生存期为 29 个月。高危组,血清 β_2-MG＞0.4 mg/L,PCLI＞1.0%,中位生存期为 12 个月。⑥细胞遗传学检测,对判断 MM 患者的预后和疗效有一定价值。在接受干细胞移植的患者中,有细胞遗传学异常者的生存率为 29 个月,无细胞遗传学异常者的生存率为 55 个月,两组患者的无病生存时间分别为 19 个月和 36 个月。MM 患者常见的细胞遗传学异常是 13 号染色体单体和 13q 缺失,t(4;14)(p16;q32) 以及 IgH 基因易位等。⑦分子生物学标记检测,MM 初诊病例中,RAS 基因的突变率为 39%,其中 K-RAS 突变患者的生存期为 2 年,N-RAS 突变患者的生存期为 3.7 年。新诊断 MM 患者的 p53 基因突变率为 33%,复发 MM 患者的突变率为 55%,化疗患者的 p53 基因的缺失是一项独立的预后因素。

第三节　意义未明单克隆丙种球蛋白病

一、疾病概况

意义未明单克隆丙种球蛋白病(monoclonal gammopathy of undetermined significance, MGUS)是指血液和(或)尿液中出现单克隆免疫球蛋白或轻链,而临床上无恶性浆细胞病表现的一组疾病。本病可发生于任何年龄,但好发于老年人,发病率随年龄增长而增高。西方国家发病率＞50 岁为 3%、＞70 岁为 5%、＞80 岁为 10%。

二、发病机制

本病病因未明,可能与细菌、病毒、肿瘤、自身抗体等反复刺激下,导致 B 淋巴细胞和浆细胞呈现单克隆性增殖,合成并分泌单克隆免疫球蛋白。MGUS 可分为原发性和继发性,继发性 MGUS 可继发于自身免疫性疾病、皮肤病、内分泌疾病、代谢性疾病、慢性肝病、慢性感染、神经系统疾病、器官移植和非 B 细胞-浆细胞性肿瘤等。

三、临床特征

由于 MGUS 患者血液中单克隆免疫球蛋白仅有轻度增高,故通常一般无贫血、高钙、骨损和肾功能损害等特异性临床表现,临床表现主要是原发病所致。少数患者可出现多元神经病变,表现为感觉缺失、共济失调、神经传导异常等。

四、实验室检测与分析

1. 血清 M 蛋白检测　血清蛋白区带电泳时可见 M 蛋白。根据免疫固定电泳图可以确定单克隆免疫球蛋白类型,少数病例系双克隆(IgG+IgA 或 IgG+IgM)或三克隆(IgG+IgA+IgM)型。免疫球蛋白定量 IgG＜30g/L,IgA＜15g/L,IgM＜15g/L,轻链尿本周蛋白＜1.0g/24h。

2. 骨髓象　骨髓中浆细胞＜10%,形态正常,不出现幼稚和多核浆细胞。

3. 血沉　由于单克隆免疫球蛋白增高,常增快。

4. 流式细胞仪检测　浆细胞标记指数＜0.2%,浆细胞表面可不表达 CD56,约 50% 患者流式细胞仪测定有 DNA 含量异常。

5. 细胞遗传学　约 50% MGUS 为非超二倍体,同时伴有 14q32 位点的免疫球蛋白重链基因(IgH)易位(发生 IgH 易位的 MGUS)。MGUS IgH 易位伴随的最常见的异常染色体位点和基因是 11q13(CCND1,细胞周期素 D1 基因)、4p16.3、6p21、16q23 和 20q11。40%～50% 核型为超二倍体,主要为 5、7、9、11、15、19 和 21 号染色体三体,常常不伴有 IgH 易位,用间期荧光原位杂交在近 50% 的 MGUS 有 13 号染色体的缺失,因此,13 号染色体的缺失不能鉴别 MGUS 和 MM。

第四节 巨球蛋白血症

一、疾病概况

巨球蛋白血症又名华氏巨球蛋白血症（waldenstrom's macroglobulinemia，WM），系合成和分泌大量单克隆 IgM 蛋白（巨球蛋白）的淋巴样浆细胞恶性增生性疾病，年发病率约为 3/100 万，占血液系统肿瘤的 1%～2%，多见于老年人，男性略多于女性，临床上以贫血、肝、脾、淋巴结肿大、高黏滞血症、出血倾向、中枢和周围神经系统症状为特征。

二、发病机制

WM 发病机制迄今不明，可能与职业接触有关，但尚不能肯定。本病有一定遗传倾向，有些家族中有多例 WM 患者。部分患者由 MGUS 进展而来。尚有部分报道 WM 与丙型肝炎病毒感染有关。

三、临床特征

多数 WM 患者没有任何症状，病程进展缓慢。

1. 贫血　为最常见症状。贫血与多种因素有关，包括骨髓淋巴样浆细胞浸润红系受抑制生成减少、红细胞寿命缩短、溶血和出血等。

2. 出血　40% 患者临床发现有皮肤紫癜、口腔、鼻腔和胃肠道黏膜出血、视网膜出血。出血原因主要为异常 IgM 参与了蛋白之间的相互作用。血小板计数大多正常，但巨球蛋白包裹血小板，干扰了血小板因子释放，影响了血小板功能。异常 IgM 可与 Ⅱ、Ⅴ、Ⅶ、Ⅷ、Ⅸ、Ⅹ、Ⅺ 等凝血因子相互作用而抑制了凝血功能，凝血酶时间延长，导致出血。血清黏滞度增高、冷沉淀物和免疫复合物的形成等造成血管壁损伤导致出血倾向。

3. 感染　WM 患者由于正常免疫球蛋白减低致免疫缺陷，易发生反复感染，如呼吸道、泌尿道细菌、真菌及病毒感染，但不如 MM 患者严重。

4. 高黏滞综合征　大部分 WM 患者血清黏滞度升高，但仅有 15%～20% 出现相关的症状，是否出现症状与血清黏滞度有关，血清相对黏滞度 2～4 时罕有症状，5～8 时很多有症状，8～10 时几乎都有症状，>10 全部有症状。主要表现为眼视网膜病变引起视力障碍；头痛、头晕、眼花、耳鸣、肢体麻木等神经精神症状，严重者出现嗜睡、昏迷；皮肤黏膜出血及视网膜出血；血清黏滞度升高导致血浆容量增加和血管阻力增加，可引起充血性心力衰竭。

5. 冷球蛋白血症　部分异常 IgM 蛋白是冷球蛋白质，表现为冷球蛋白血症的特点。主要特征为：雷诺现象、寒冷诱发的周围血管闭塞、肢端发绀、关节疼痛等。

6. 组织器官浸润　约 50% 患者发生不同程度肝、脾、淋巴结肿大；10%～30% 患者有蛋白尿，但很少超过 1g/24h；约 20% 累及周围神经，起病缓慢，主要表现为对称性末梢感觉障碍，下肢较上肢严重；中枢神经系统受累及主要表现为头痛、眩晕、听力障碍、眼震、复视、癫痫样发作，甚至昏迷；2% 有溶骨性损害，表现为弥漫性骨质疏松；眼部浸润可引起眼眶肿瘤、眼球突出和孤立性眼神经麻痹；肺、胃肠道浸润罕见。淀粉样变性发生率不足 5%，主要侵及心、肾、肝和肺。

四、实验室检测与分析

1. 血清单克隆 IgM 蛋白检测　可出现异常增高的相对分子质量较大的单克隆 IgM，血清免疫球蛋白测定 IgM 蛋白>10g/L，有症状者常>30g/L。其他类型免疫球蛋白往往正常或减少。本周蛋白尿少见。血清蛋白电泳显示 γ 区出现明显的 M 蛋白，免疫固定电泳可进一步鉴定为单克隆 IgM。在免疫固定电泳时 IgM 的高聚合分子会陷溶在加样点处的凝胶中，从而导致五种抗血清均在凝胶上发生反应，结果在所有路径上均形成沉淀反应。此种情况要将标本进行特殊处理，解聚合，消除非特异性反应。处理方法：10μl 标本中加 10μl 的 10% 的 β-2 巯基乙醇还原剂，之后再行免疫固定电泳结果清晰可见。见图 69-20，图 69-21。

2. 免疫表型分析　此类细胞表达部分 B 细胞相关抗原，如 CD19、CD20、CD22 和 CD79a，且胞质 IgM 强阳性，大部分不表达 CD5、CD10 和 CD23。但 CD5 阳性不能除外 WM，5%～20% WM 可表达 CD5。

3. 骨髓象分析　骨髓穿刺常"干抽"，有核细胞增生活跃，常见淋巴样浆细胞、淋巴细胞、浆细胞增多。骨髓病理见弥漫型或结节型淋巴样细胞浸润。

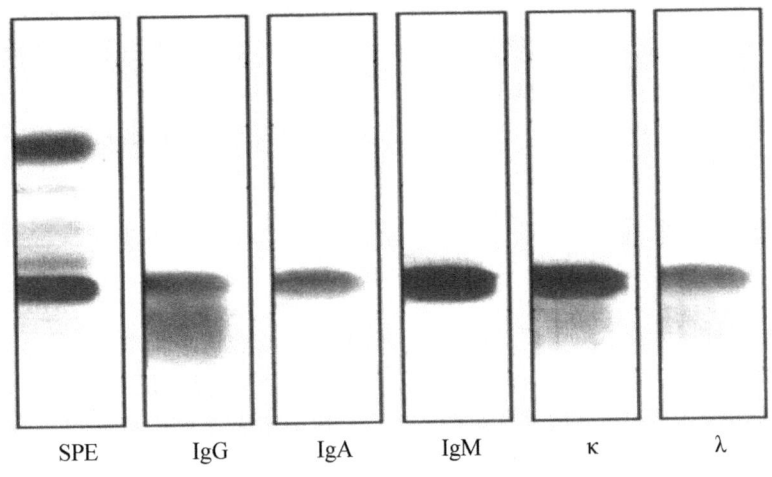

图 69-20　样本未经处理的巨球蛋白血症

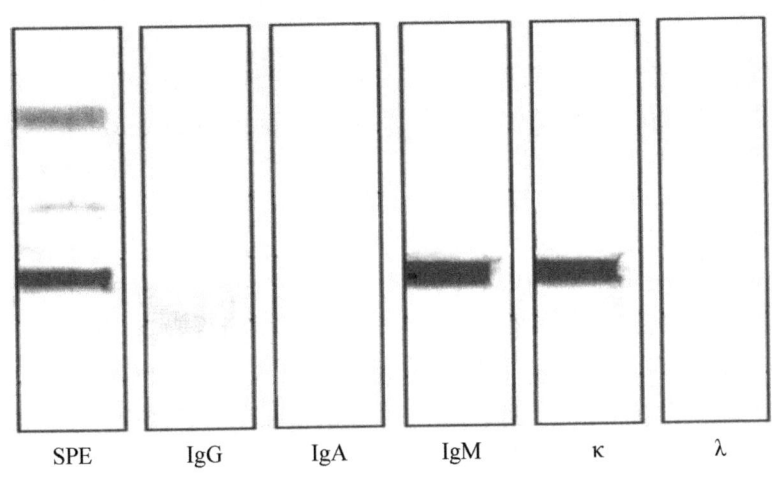

图 69-21　样本经处理的巨球蛋白血症

4. 细胞遗传学检测　80%以上 WM 患者常发生异常和复杂核型改变,6q 缺失最多见,此外结构异常尚可见 20q 缺失;数量异常主要为 4 号和 5 号三体及 8 号单体。

5. 其他检测　血常规常呈现正细胞正色素性贫血,红细胞呈缗钱状排列。白细胞和血小板正常或轻度减低。血沉增快。冷凝集素滴度检测常＞1:1000。多数患者血清黏滞度增高。β_2-MG 常常增高。

第五节　慢性淋巴细胞性白血病

一、疾病概况

慢性淋巴细胞白血病(chronic lymphocytic leukemia,CLL)是一种以体积小而形态成熟的淋巴细胞在血液、骨髓和淋巴组织中克隆性增殖为特点的恶性疾病。其中 98% 为 B 细胞型,不到 2% 为 T 细胞型。CLL 在西方国家为最常见的成人白血病,占所有成人白血病的 30%,年发病率为 2.7/10万;我国及亚洲其他地区该病较少见,在我国仅占所有白血病的 4.6%,CLL 发病率随年龄的增长而增加,60~80 岁达高峰。本病男性多见,男女性患者比例约为 2:1。

二、发病机制

发病机制尚不明确。有研究认为在慢性淋巴细胞白血病中大部分慢淋细胞处于非增殖期,细胞表达多种抗凋亡蛋白,具有较高的抗凋亡能力,细胞寿命较长而在外周血内聚积。

三、临床特征

90%以上的CLL患者年龄>50岁,大多>60岁。约25%的患者无任何临床症状,因淋巴结肿大或体检血常规示淋巴细胞增多而怀疑本病。

1. **一般症状** 起病缓慢隐袭,早期可无症状。可有疲乏无力、体力下降、盗汗、食欲减退和虚弱等一般症状,多在发生贫血或淋巴结、肝脾肿大前发生。疾病晚期可出现体重减轻、反复感染、出血和严重的贫血症状。

2. **淋巴结肿大** 80%以上有无压痛性淋巴结肿大,一般为中度肿大、表面光滑、中等硬度、无粘连,随病程进展可增大并出现融合;肿大淋巴结最常见于颈部、腋窝和锁骨上,其他如腹股沟及滑车上等处亦多见高度淋巴结肿大可引起局部压迫症状和影响器官功能,如口咽部淋巴结肿大可引起上呼吸道梗阻,肿大的纵隔淋巴结可压迫气管引起刺激性咳嗽及反复肺感染,也可压迫上腔静脉而致上腔静脉综合征;腹膜后淋巴结肿大可导致下背痛、下肢水肿及压迫输尿管引起肾盂肾炎或肾衰竭。

3. **肝、脾大** 50%的患者有轻到中度的脾大,引起腹胀和饱满感,多出现于淋巴结肿大之后。部分患者于疾病晚期可有肝脏明显增大,引起肝功能损害,多不伴黄疸,唯胆道受肿大淋巴结压迫或肿瘤细胞浸润者例外,后者可有梗阻性黄疸。

4. **结外浸润** 淋巴细胞可浸润咽部、表皮、前列腺、性腺及淋巴组织,浸润可引起上呼吸道阻塞、头皮结节、尿道梗阻等相应症状。胸膜浸润可产生血性或乳糜性胸腔积液。肺间质浸润可致肺功能障碍。淋巴细胞浸润可致消化道黏膜增厚,产生吸收不良、溃疡、出血。中枢神经系统浸润少见,可产生头痛、反应迟钝、脑神经麻痹、脑膜炎、昏迷等症状。

5. **其他** 50%的患者出现皮肤损害,包括瘙痒、色素沉着、红斑、丘疹、结节等,远较其他类型白血病多见,为超敏反应或白血病细胞浸润所致。20%的患者抗人球蛋白试验(Coombs'试验)阳性,其中近50%有自身免疫性溶血性贫血表现;2%的患者存在免疫性血小板减少症。10%~15%患者转化为侵袭性淋巴瘤(白血病),最常见转化为大细胞淋巴瘤,称为Richter综合征,表现为发热、腹痛、体重下降、进行性肝脾和淋巴结增大,进行性贫血和血小板减少,外周淋巴细胞迅速增多。CLL患者合并纯红细胞再生障碍性贫血可达6%。

四、实验室检测与分析

1. **免疫学检测** 应用流式细胞分析仪可以检测细胞的表面分化抗原、膜表面免疫球蛋白(SIg)和κ、λ轻链,以提供进一步分型。CLL B细胞型:可表达细胞表面免疫球蛋白IgM和IgD及κ或λ单克隆轻链型。表达CD5、CD19、CD79a、CD23、CD43阳性。CD20、CD22、CD11c弱阳性;不表达CD10、CD103。CLL T细胞型:表达CD2、CD3、CD7,不表达TdT和CD1a。膜CD3表达弱阳性。有60% $CD4^+/CD8^-$、25% $CD^+/CD8^+$、15% $CD4^-/CD8^+$。有50%~75%的患者表现出低γ球蛋白血症,尤以IgM减少为著。5%患者可出现单克隆免疫球蛋白增高,少数患者可出现轻链型蛋白尿。

2. **骨髓象分析** 骨髓涂片增生明显活跃或极度活跃,淋巴细胞明显增多,成熟淋巴细胞>40%,以成熟小淋巴细胞为主,可见一定数量的大淋巴细胞,原始及幼稚淋巴细胞少见。红系、巨核系细胞至疾病晚期明显减少。活检淋巴细胞浸润情况可分3种类型:结节型、间质型、弥漫型。

3. **细胞遗传学检测** 约80%的患者有克隆性核型异常。由于CLL白血病细胞有丝分裂活性低下,常规染色体核型分析,染色体数目和结构异常检出率40%~50%。CLL B细胞型可出现下列染色体畸变:13q14、11q22-23、6q21、17p13缺失,三体12。p53基因突变(占15%),多为晚期或临床进展患者。CLL T细胞型可出现下列染色体畸变:14q11-32间断裂倒位。T(11;14)(q11;q32);idic(8p11),t(8;8)(P11-12;q12)、三体8,12P13缺失,少数人Xat(X;14)(q28;q11)、TCL1、TCL1b、ATM基因突变。

4. **其他检测** 外周血白细胞计数常>10×10^9/L,淋巴细胞比例>50%,淋巴细胞绝对值>5×10^9/L,形态以成熟淋巴细胞为主,可见幼稚淋巴细胞或不典型淋巴细胞。Coombs'试验20%患者直接抗人球蛋白试验阳性。

第六节 霍奇金病

一、疾病概况

霍奇金病（Hodgkin lymphoma，HL）是一种淋巴系统恶性增殖性疾病，在淋巴组织中具有特征性的Reed-Sternberg细胞（R-S细胞）。HL在世界各地的发病情况差异较大，在欧美国家多发，可占淋巴瘤的45%左右，我国HL占淋巴瘤的8%。欧美地区，男性发病多于女性，白种人多于黑种人，发病年龄呈双峰性，好发于15～34岁的年轻人和大于50岁的老年人；我国发病年龄则呈单峰性。

二、发病机制

发病机制仍不清楚，其发病和下列因素有关。感染，主要是病毒，部分病人血清中有高滴度的抗EB病毒抗体；免疫缺陷，有先天性或后天性免疫缺陷者发病率增高；另外还与遗传、射线照射、种族等因素有关。近来认为，在诱因的刺激下，使免疫功能异常机体中肿瘤基因的活化（如核因子-κB）或正常基因突变而致发病。

三、临床特征

1. 淋巴结肿大　大多以无痛性浅表淋巴结肿大为首发症状，颈部、锁骨上（占60%～80%）最常见，其次为腋下、腹股沟淋巴结肿大。肿大的淋巴结质硬，早期活动不粘连，以后可粘连、融合成块，触诊如具有弹性的橡皮感。深部淋巴结肿大主要引起压迫症状，其表现与被压迫的器官和程度有关。肿大的纵隔淋巴结压迫食管、气管、上腔静脉等引起纵隔肿瘤综合征。肺浸润、肺不张、胸腔积液，导致吞咽困难、呼吸困难、声音嘶哑和上腔静脉综合征，腹腔淋巴结肿大，可引起腹痛、腹部包块、恶心、腹泻、肠梗阻等症状，后腹膜淋巴结肿大，如压迫输尿管可引起肾盂积水，如果淋巴结压迫脊髓或脊神经根，可引起下肢软弱乏力、大小便困难，甚至截瘫。

2. 肝、脾大　约1/3患者脾脏病变。肝大占10%左右，肝侵犯主要来自脾转移，为血源性播散，见于晚期患者。肝、脾大不能作为受累证据，需行剖腹探查术或活检才能诊断。严重者可发生黄疸、腹水、肝衰竭。

3. 淋巴结外器官侵犯　HL可侵犯全身各组织器官。胸腔积液提示胸部广泛病变、预后不良。胃肠道病变常继发于腹膜后淋巴结转移，病变好发顺序为回肠、盲肠、直肠、空肠、十二指肠和结肠，表现为腹痛、腹部包块、恶心、呕吐、黑粪等。皮肤病变有特异性和非特异性两种。特异性病变表现为皮内结节、剥脱性红皮病等，皮肤活检可以证实。非特异性病变仅表现为丘疹样病变。神经系统病变多发生在晚期，以脊髓压迫症状最常见。脑膜浸润少见，表现为头痛、颅内压增高、癫痫样发作、脑神经麻痹等，脑实质病变极少见。骨骼受侵少见，以溶骨性为多，多见于胸椎、腰椎、骨盆，肋骨与颅骨次之，表现为骨骼疼痛、压痛、病理性骨折，甚至截瘫等。其他如扁桃体肿大、鼻咽部肿块等。

4. 全身症状　30%～50%以原因不明的持续或周期性发热为主要起病症状。部分患者还有盗汗、乏力、消瘦和全身皮肤瘙痒，后者多为年轻女性患者，可为HL的唯一全身症状。晚期常有贫血和恶病质等，这类患者一般年龄稍大。

四、实验室检测与分析

1. 病理组织检查　HL的诊断通常经淋巴结活组织检查证实，典型或不典型的R-S细胞是本病特有的细胞。典型的R-S细胞对本病的诊断有很重要的意义，故又称诊断性R-S细胞（Reed-Sternberg）。应选取合适的取材部位，病理组织选取较大的（最好直径，1cm）完整淋巴结，避免挤压，迅速置固定液中送检。典型的R-S细胞为巨大多核细胞，直径25～30μm，核仁巨大而明显，形态不规则，胞质嗜双色，核外形不规则，可呈"镜影"状，若为单核者，则称为Hodgkin细胞。在肿瘤细胞周围有大量小淋巴细胞、浆细胞、组织细胞等炎性细胞浸润。

2. 免疫病理及相关因子检查　HL的瘤细胞进行了大量抗原表达研究，到目前找到较理想的是anti-Leu-M1（CD15）和anti-Ki-1（CD30）单克隆抗体，而anti-Leu-M1特异性最强，被认为是鉴别HL与其他反应性或肿瘤性病例的常用单抗。Ree等还介绍一种用于石蜡切片的Lewis X antigen（anti-Le）试剂，用于R-S细胞的标记。有学者提出HL病人的SIL-2R（Soluble interleukin-2 receptor）的水平可作为判断预后的一个指标，因为有研究证实：未经治疗的HL病人的SIL-2R水平高于健康对照组。

还有类似的研究是关于 HL 病人的血浆中肿瘤坏死因子(Tumour necrosis factor, TNF)及其可溶性受体的浓度,认为其浓度的升高预示着 HL 治疗有效率低,生存期短。Pei-Ling Hsu 等通过研究发现在 HL 的 R-S 细胞中有丰富的热休克蛋白(Heat shock protein, Hsp)表达,而其他类型淋巴瘤细胞中无表达,因此认为 Hsp 可能在 HL 的发病机制中起重要作用。Ohshima K 发现 R-S 细胞中缺乏钙黏附蛋白 E 的表达,还发现 R-S 细胞中端粒延长,并有 NF-kappaB 的表达,故提出前者可能使细胞具有永生化的潜能,而后者抑制细胞的凋亡。

3. 骨髓检查　在本病较晚期,骨髓穿刺涂片找到典型 R-S 细胞提示 HL 骨髓浸润。骨髓浸润大多由血源播散而来,骨髓穿刺涂片阳性率为 3%,但骨髓活检的阳性率较骨髓涂片高,为 9%～22%。

4. 遗传学检查　HL 的染色体数目多见超二倍体及伴有结构异常的高倍体,常见 2、7、8、16、19 号染色体增多,16q(21,23)的缺失。染色体 8、11、18 多发易位。HL 的 R-S 细胞中 bcl-2 常为阴性,而 bcl-X 常强阳性表达。在 HL 的 R-S 细胞中 bcl-XL 异常表达。

5. 外周血检测　常有轻中度贫血,可有中性粒细胞增多及不同程度的嗜酸性粒细胞增多,骨髓被广泛浸润或发生脾功能亢进时可有全血细胞减少。少数患者可并发自身免疫性溶血性贫血。疾病活动期有血沉增快,缓解期正常。

6. 血液生化检测　血清乳酸脱氢酶水平升高可作为预后不良的指标。血清碱性磷酸酶增高可能为非特异性或提示骨、肝受累。血清 β_2-微球蛋白水平与肿瘤负荷相关,广泛病变者 β_2-微球蛋白水平高于局限性病变者,且 β_2-微球蛋白水平升高预后不良。有症状者血清铁蛋白高于无症状者,同时血清铁蛋白与病情活动有关。活动期患者血清铁蛋白增高,缓解期血清铁蛋白下降,复发时又增高,提示对 HL 患者进行血清铁蛋白测定有助于了解疾病的活动情况。

第七节　非霍奇金淋巴瘤

一、疾病概况

非霍奇金淋巴瘤(non-Hodgkin lymphoma, NHL)是一种淋巴系统恶性增殖性疾病,包括多种具有不同临床特点的疾病,多累及 1 组至多组淋巴结区。见于各年龄组,随年龄增长发病率增高,男性多于女性。成年人 NHL 以西欧、美国和中东的发生率为高,而东欧和亚洲较低;儿童 NHL 以非洲和中东的发病率为高,欧洲和美国较低。我国 NHL 占淋巴瘤的 92%,以中、高度恶性 NHL 和结外原发 NHL 多见。

二、发病机制

近来为研究非霍奇金淋巴瘤发病机制,有学者用基因表达谱芯片(包括 8 398 个人类基因)分别比较 B、T 细胞 NHL 与非肿瘤性淋巴结组织的基因表达情况,筛选出 2 组共同有差异表达的基因进行聚类分析,探讨该基因群与 NHL 可能的内在联系。结果,以表达相差 2 倍以上为标准,筛选出 2 组均有差异表达的基因 248 条,其中已知基因 173 条,上调 104 条,下调 69 条。在这些基因中,细胞周期相关蛋白基因 PCNA、CDC2、CCB1 均上调,提示淋巴瘤细胞处于高增殖状态,G2/M 交界处关键调控蛋白 CDC2、CCB1 和纺锤体组装检查点 MAD2、BUBIB 基因上调,提示它们的异常可能是淋巴瘤重要的发病环节。p53 基因和 Erk3/cPLA2 基因下调,提示它们介导的凋亡途径受到抑制。结论,增殖和凋亡之间的失平衡是淋巴瘤的可能发病机制之一,细胞周期中 G2/M 交界点 CDC2/CCB1 复合物和纺锤体装配检查点调控蛋白活性异常可能是这种失平衡的重要作用环节。

三、临床特征

病变部位、范围不同,临床表现多样。

1. 淋巴结肿大　大多以无痛性颈部及锁骨上淋巴结肿大为首发症状,但较 HL 为少,肿大淋巴结的性质同 HL。20% 的患者淋巴结肿大曾有短时自发性部分或全部消退,易误诊为淋巴结炎,深部淋巴结肿大主要引起压迫症状,其表现同 HL。

2. 肝、脾大　脾受累为 30%～40%,严重者可导致脾功能亢进,全血细胞减少,原发于脾的 NHL 较少见。肝受累 25%～50%。

3. 结外病变　NHL 较 HL 更有侵犯倾向,结外淋巴组织原发病多于 HL。咽淋巴环病变占 NHL 的 10%～15%,其中最多见于软腭、扁桃体,其次为鼻腔及鼻窦,临床表现为吞咽困难、鼻塞、鼻出血及颌下淋巴结肿大。5%～16%患者以胃肠道症状为首发症状，临床有腹痛、腹部包块、厌食、恶心、呕吐、腹泻、肠梗阻或消化道出血等，胃肠道累及部位以小肠多见，其中50%以上为回肠，其次为胃，直肠、结肠很少受累。约10%中枢神经系统受累，常见于疾病进展期，主要侵犯脑膜和脊髓。骨骼病变甚少见，为4%，以胸椎和腰椎最常见，股骨、肋骨、骨盆及头颅骨次之；病变多为溶骨性病变；临床表现为骨骼疼痛、压痛、病理性骨折，甚至截瘫等。皮肤病变较HL常见，多为特异性损害，如肿块、皮下结节、浸润性斑块、溃疡、剥脱性红皮病、蕈样真菌病等，皮肤活检可以证实。约40%有骨髓侵犯，晚期可发展为淋巴瘤细胞白血病，后者治疗反应差，生存期短，一般不超过1年。

4. 全身症状 20%～30%的患者可出现发热、盗汗、体重减轻等全身症状。

四、实验室检测与分析

1. 免疫学检测 从NHL的细胞来源为基础的免疫功能来看，可将NHL分为B细胞型、T细胞型和组织细胞型三大类及不同的亚型。其中，B细胞型最多见，T细胞型次之，组织细胞型罕见。通过细胞表面系列抗原表达的检测，不但可确定T细胞或B细胞，尚可以确定其亚型。B淋巴细胞存在细胞表面免疫球蛋白及细胞内免疫球蛋白，利用这两者作为抗原可制成许多标记抗体。①分化抗原是NHL的重要分类标志，通常利用流式细胞分析技术，检测到肿瘤细胞表面的某些抗原，当抗原表达大于一定比例时即可认为是阳性。其中CD3、CD5、CD19、CM20、CD23、CD10、κ、λ测定是非常重要的。在样本制作中，需新鲜组织单细胞悬液。而L26、LN21、LN22、LN23、MB21、MB22和4KB5等用石蜡切片标记抗体，用免疫组化测定，称全B抗体测定。②用酶免疫法测定各种细胞因子，在霍奇金病细胞株、NHL和白血病患者外周血的细胞培养上清液中用ELISA法测出细胞间黏附分子Ⅰ、血管细胞黏附分子Ⅰ、选择素L和SCD44标准型。这些可溶性物质的来源与肿瘤细胞的自分泌与释放有关。有学者认为血管细胞黏附分子Ⅰ的升高与NHL的病理类型、分期、IPI、疗效和预后密切相关。SCD44标准型高表达的NHL患者治疗效果和预后差，选择素L和SCD44标准型与肿瘤负荷、增殖活动和侵袭倾向密切相关。

2. 细胞遗传学检测 近80%的NHL有某种染色体结构和数目的异常，50%左右有某种染色体易位，因此染色体的检测是很好的诊断标志。染色体核型或荧光原位杂交（fluoressence in situ hybridization，FISH）分析可提供诊断依据。FISH对染色体核型的分辨和鉴别有很大帮助作用，因此大大提高了异常染色体核型的鉴别能力。FISH应用荧光物质标记染色体上特异的基因作探针来识别染色体易位和易位细胞数量。用此技术发现B细胞主要基因改变为：13q14、14q32、2q11及22q13；并发现有诊断意义的染色体异型，如滤泡型NHL中t(14；18)(q32；q21)，边缘带型NHLt(11；14)(q13；q32)；若有t(8；14)(q24；q32)，则是Burkit淋巴瘤的特异性诊断。T细胞的主要异型为14q11、7p或7q。

3. 分子生物学检测 ①Southern印迹法，用Southern印迹法检测NHL的IgH和T细胞受体（T cell receptor，TCR）β基因。该技术是用限制性内切酶消化患者基因组DNA后电泳，然后将DNA片段转移到尼龙膜上，再与有标记的重链(IgH)和TCRβ基因探针杂交，NHL在电泳的某个位置会出现异常的DNA片段。Southern印迹法可以检测D-J重排或V-D-J重排，也可检测免疫球蛋白(Ig)或TCR的染色体易位，但是不能区分出太复杂的重排。②聚合酶链反应（polymerase chain reaction，PCR）分析技术，用PCR技术来分析DNA片段。由于Ig或TCR的V-D-J基因是重排后产生的，与抗原结合的部位主要是互补决定区3（complementary determining region 3，CDR3）。不同淋巴细胞克隆的CDR3区在长度和序列上都互不相同，是克隆特异性的。使用V区和J区特异性引物或某种共同引物做PCR，根据获得的片段大小就能区分出克隆性或反应性的增生。单克隆的NHL细胞扩增电泳后会产生一条分泌带，而多克隆的电泳后产生一片模糊的分泌带。与Southern印迹法相比，PCR法敏感、简便、快速，仅需较少量DNA作模板，无论新鲜标本，或长期保存的石蜡包埋组织及骨髓、外周血涂片均可进行检测。Noriega等用巢式PCR法研究了NHL的基因重排，发现滤泡型和弥漫大B细胞型NHL在主要断裂区和次要聚集区均有很高的断裂频率。Survivin是凋亡蛋白抑制药（inhibitor of apoptosis protein，IAP）家族的成员，在胚胎组织、转化细胞及多种肿瘤组织中表达，而在正常人组织不表达或低表达，在基因诊断和靶向治疗中具有较大的研究价值。

Shinozawa 等应用反转录 PCR 测定 NHL 患者 Survivin mRNA 表达,阳性率为 100%。随着 NHL 组织学恶性度的增高,Survivin 的阳性表达细胞比例增高,Survivin 表达与 NHL 恶性度呈正相关。③癌蛋白检测,在 NHL 分组中,癌基因和癌蛋白的检测越来越重要。Stokke 等提出按 p53 基因突变或缺失、p53 蛋白高表达对 B 细胞 NHL 分组,结果是有其中一种因素与三种因素均阴性者比较,前者生存期短。因此,NHL p53 蛋白表达与其恶性度、疗效、预后高度相关。研究发现 bcl-2、C-myc 蛋白对细胞凋亡的调控起重要作用,其表达可使 DNA 受损的细胞持续生长,增加基因变异的概率,促使肿瘤发生。所以突变型 p53、bcl22、c-myc 高表达是 NHL 发病机制之一,且三者表达阳性率、表达强度及分布可作为 NHL 增生淋巴结炎鉴别诊断依据之一。

4. 其他检测　NHL 患者血清乳酸脱氢酶(serum lactate dehydrogenase,S-LD)活性增高,可能与肿瘤细胞糖酵解作用有关。恶性程度高的患者,病程进展更快,S-LD 明显高于恶性程度较低的患者。血清 β_2 微球蛋白(serum beta2 microglobulin,S-β_2M)是一种和 HLA 抗原相关的细胞膜蛋白,主要由淋巴细胞产生,NHL 患者的 S-β_2M 浓度常升高,且与肿瘤负荷有关,广泛病变者 S-β_2M 高于局限病变者,国际预后指数(international prognostic index,IPI)采用 NHL 初诊患者 S-LD 和 S-β_2M 大于参考值作为预后不佳的指标。有学者报道血清铁蛋白(serum feritin,SF)在 NHL 患者中显著增高。SF 是一种贮藏铁的蛋白质,它的升高与体内铁贮量无关,一般认为与肿瘤细胞合成和分泌 SF 能力增强、释放速度加快及网状内皮系统的非特异性反应有关。目前认为,NHL 最重要的血清学标志物中,β_2M 反映肿瘤负荷,S-LD 反映肿瘤增殖活性,而 CA125 则反映肿瘤侵袭潜能。确诊 NHL 需要活体组织病理检查,一般应选择肿大最明显的淋巴结整个或部分切取。

(唐　中)

参考文献

陈灏珠.2005.实用内科学.第 12 版.北京:人民卫生出版社,2401-2421.

陈慰峰.2005.医学免疫学.第 4 版.北京:人民卫生出版社,241-252.

康熙雄.2006.临床电泳.北京:人民卫生出版社,345-353.

李影林.1996.中华医学检验全书.北京:人民卫生出版社,2105-2109.

陆再英.2007.内科学.第 7 版.北京:人民卫生出版社,627-631.

马军.2007.白血病.北京:北京大学医学出版社,89-132.

托马斯.2004.临床实验诊断学.上海:上海科学技术出版社,719-733.

王鸿利.2007.多发性骨髓瘤实验诊断的进展.临床内科杂志,24(9):581-583.

王兰兰.2007.临床免疫学与检验.第 4 版.北京:人民卫生出版社,345-353.

许以平.1999.现代免疫学检验与临床实践.上海:上海科学技术文献出版社,27-41.

郁知非.1984.中国医学百科全书.上海:上海科学技术出版社,99-118.

第70章

免疫缺陷性疾病的免疫学检测

> **大　纲**
> **了解**　免疫缺陷性疾病的概念、分类、感染特征、共同临床特征。
> **熟悉**　常见各种免疫缺陷性疾病的发病机制、临床特征。
> **掌握**　常见各种免疫缺陷性疾病的实验方法和项目的选择及应用分析。

第一节　免疫缺陷性疾病概述

免疫缺陷性疾病（immunodeficiency disease，IDD）是指在某些体内外因素影响下，免疫系统中一种或多种成分的缺失或功能不全而导致免疫功能障碍所引起的疾病，涉及免疫细胞、免疫分子或信号传导的缺陷，常伴发自身免疫病。

一、免疫缺陷性疾病的分类

根据诱发 IDD 的病因，可将其分为原发性免疫缺陷病（primary immunodeficiency disease，PIDD）和继发性免疫缺陷病（secondary immunodeficiency disease，SIDD）两类。根据主要累及的免疫系统的成分不同，可分为原发性体液（B 细胞）免疫缺陷病、原发性细胞（T 细胞）免疫缺陷病、原发性联合（T、B 细胞）免疫缺陷病、原发性吞噬细胞功能免疫缺陷病和原发性补体免疫缺陷病共五类。

二、免疫缺陷性疾病的共同临床特征

1. **感染**　IDD 患者对各种病原微生物的易感性升高，出现反复、持久、严重的外源性感染。感染的性质和严重程序取决于免疫缺陷的类型和程度，如体液免疫、吞噬细胞功能及补体缺陷时，易发生以化脓性细菌为主的感染。而细胞免疫缺陷则引起病毒、真菌、胞内寄生菌及原虫等的感染，见表 70-1。

表 70-1　免疫缺陷性疾病的感染特征

IDD 类型	病原体类别	感染部位
B 细胞免疫缺陷	化脓性细菌为主的感染	呼吸道
T 细胞免疫缺陷	病毒、真菌、原虫	全身（非特异）
吞噬细胞功能免疫缺陷	化脓性细菌为主的感染	呼吸道
补体免疫缺陷	脑膜炎链球菌	中枢神经系统
联合免疫缺陷	以上均可	全身（非特异）

2. **肿瘤**　PIDD 患者的肿瘤发生率比正常人高 100～300 倍，尤其以细胞免疫缺陷者为著，以白血病和淋巴系统肿瘤居多。

3. **自身免疫病**　PIDD 患者易发生系统性红斑狼疮、类风湿关节炎等自身免疫病，常高达 14%。

4. **遗传倾向**　多数 PIDD 具有遗传倾向性，约 1/3 为常染色体遗传，1/5 为性染色体隐性遗传，15 岁以下 PIDD 患者多为男性。

5. **多种临床表现**　IDD 患者因其免疫系统受损的组分不同，并可同时累及多系统、多器官，从而出现复杂的功能障碍和症状。另外，患同一种免疫缺陷病的不同患者，也可有不同临床表现。

三、免疫缺陷性疾病的检验

免疫缺陷病的病因及临床表现多种多样,因此其检测也是多方面、综合性的,主要涉及体液免疫、细胞免疫、补体和吞噬细胞等方面的检测,除了采用免疫学方法外,一些常规的和特殊的检测手段,如血液检查、胸腺、皮肤、淋巴结活检等对确诊和明确分型也极为重要。

第二节 原发性B细胞免疫缺陷病

原发性B细胞免疫缺陷病是由于B细胞先天性发育不全,或由于B细胞不能接受T细胞传递的信号,从而导致抗体产生减少的一类疾病。该病以患者体内Ig水平降低或缺失为主要特征,外周血B细胞可减少或缺陷,T细胞数量正常。主要临床表现为反复化脓性细菌感染及对某些病毒的易感性增加。下列阐述其中几种常见原发性B细胞免疫缺陷病。

一、X连锁无丙种球蛋白血症

1. **疾病概况** X连锁无丙种球蛋白血症(X-linked agammaglobulinemia,XLA)于1952年由Bruton首先报道,故又称Bruton病,为最常见的先天性B细胞免疫缺陷病。XLA为X连锁隐性遗传,女性为携带者,男性发病。

2. **发病机制** 是位于X染色体上的Bruton酪氨酸激酶(Bruton's tyrosine kinase,Btk)基因缺陷导致B细胞成熟障碍。Btk为一种信号分子,主要表达在所有B细胞(包括前B细胞)及中性粒细胞上。在B细胞正常发育过程中,前B细胞受体(由μ链、替代轻链Igα、Igβ组成)与BtK耦联,传导信号,使前B细胞发育为成熟B细胞。患儿前B细胞因Btk缺陷,不能传导信号,使B细胞发育过程停滞于前B细胞阶段而不能继续发育,导致成熟B细胞数目减少或缺失,不能合成免疫球蛋白。

3. **临床特征** 患儿于生后6~9个月时才出现症状,此时从母体获得IgG基本已降解和消耗。临床上以反复发生化脓性细菌感染为特征。对抗原刺激不能产生抗体应答,外周血循环中成熟B细胞数目减少,血清中各类Ig明显降低或缺失。淋巴结及淋巴组织缺乏生发中心和淋巴滤泡,外周组织及骨髓内缺乏浆细胞。患者T细胞的成熟过程、数量及功能均正常。

二、选择性IgA缺陷

1. **疾病概况** 选择性IgA缺陷是最常见的一种选择性Ig缺陷,在白种人中发病率较高,部分有遗传家族史,为常染色体显性或隐性遗传。

2. **发病机制** 可能由于B细胞发育停滞,不能分化成分泌IgA的浆细胞。确切基因缺陷仍不清楚。

3. **临床特征** 患者血清IgA<50mg/L,SIgA也极低,IgG、IgM水平正常或略高,细胞免疫功能正常。患者大多数可无临床症状,或仅表现为呼吸道、消化道和泌尿道反复感染,病程较轻。少数患者可出现严重感染,可伴有自身免疫病和超敏反应。

三、X性连锁高IgM综合征

1. **疾病概况** X性连锁高IgM综合征(X-linked hyperimmunoglobulin M syndrome,HIM)患者多为男性,为一种罕见的免疫球蛋白缺陷病,为性染色体隐性遗传。

2. **发病机制** HIM的发病机制是X染色体上的CD40L基因突变,活化的$CD4^+$T细胞不表达CD40L,T细胞与B细胞协同作用受阻,不能诱导B细胞进入增殖,导致Ig类别转换障碍,不能产生除IgM以外的IgG、IgA、IgE类抗体。

3. **临床表现** 主要为反复胞外细菌感染和某些机会感染。外周血和淋巴组织中有大量分泌IgM的浆细胞,血清中含大量抗中性粒细胞、血小板和红细胞的自身抗体。血清IgM增高或正常,IgG、IgA、IgE均明显降低或缺乏,IgD正常或增高。患者B细胞和T细胞发育正常。

主要的原发性B细胞免疫缺陷病的区别见表70-2。

表 70-2 几种主要的原发性 B 细胞免疫缺陷病

病名	发病机制	免疫缺陷	遗传方式	临床特征
XLA	Btk 基因缺陷	无 B 细胞	性联隐性遗传	反复感染
选择性 IgA 缺陷	B 细胞发育停滞	无 IgA 合成	部分有家族史	呼吸道感染
HIM	CD40L 基因突变	IgM↑ IgG、IgA、IgE↓	性联隐性遗传	胞外细菌感染

四、实验室检测与分析

原发性 B 细胞免疫缺陷病主要表现为 B 细胞数量减少或缺陷以及功能障碍，导致体内 Ig 水平降低或缺陷。因此，对 B 细胞缺陷的检测主要包括 B 细胞数量和功能检测，以及 B 细胞产物 Ig 检测等。

1. **血清免疫球蛋白测定** 由于免疫球蛋白总量的生理范围较宽，各种检测方法测得的数值差异较大，因而判定体液免疫缺陷时应做反复检测。测定免疫球蛋白的方法很多，如单向免疫扩散、火箭电泳和免疫浊度法等。IgD 和 IgE 由于含量甚微，可采用 RIA 和 ELISA 等技术测定。免疫球蛋白缺陷主要有两种：一是所有免疫球蛋白都减少，例如 SCID、Nezelof 综合征、Bruton 综合征等，IgG、IgA、IgM 和 IgE 含量均减少，IgD 可正常或稍有升高，IgG 水平通常低于 100mg/dl；二是选择性免疫球蛋白缺陷，只有一类或几个亚类的免疫球蛋白缺陷，最常见的是选择性 IgA 缺陷，患者血清中 IgA <5mg/dl。

判断体液免疫缺陷病时应注意以下几个问题：①患者多为婴幼儿，应该注意其生理水平及变化规律；②对成年人的选择性免疫球蛋白缺乏症，应注意与恶性单克隆丙种球蛋白病相区别；③免疫球蛋白生理范围宽，测定误差大，对于免疫球蛋白水平低于正常值下限者，应在一段时间内反复测定，无大的变化时才能判断有无体液免疫缺陷。

2. **免疫球蛋白亚类测定** 为了确定体液免疫缺陷的类型，有时需要做免疫球蛋白亚类的测定。目前多采用免疫浊度和 ELISA 方法，用各亚类单克隆抗体进行测定，主要对选择性 IgG 亚类缺乏症的诊断有价值。

3. **同种血型凝集素测定** 即 ABO 血型抗体，是出生后对红细胞 A 物质或 B 物质的抗体应答，因此检测同种血型凝集素滴度是判定体液免疫应答能力的简单而有效的方法。通常，除婴儿和 AB 血型外，其他所有人均有 1∶8（抗 A）或 1∶4（抗 B）或更高的天然抗体滴度，这种天然抗体属 IgM。对 Bruton 症、SCID 和选择性 IgM 缺陷症可用此法进行判定。

4. **特异性抗体产生功能测定** 正常人接种疫苗或菌苗后 5~7d 可产生特异性抗体（IgM），若再次免疫会使抗体滴度更高（IgG）。因此，在接种疫苗后检测抗体产生情况也是判断体液免疫缺陷的一种有效方法。常用的抗原为伤寒疫苗和白喉类毒素，前者可用直接凝集反应来测定抗体产生，后者可在接种后 4 周做锡克试验。

5. **抗 IgA 抗体测定** 选择性 IgA 缺陷的患者体内存在一种抗 IgA 自身抗体（很可能是致病原因），检测这种抗体可以作为该病的诊断依据之一。测定方法可用间接血凝技术，患者滴度可在 1∶10 以上，而正常人无此抗体。

6. **噬菌体试验** 观察人体清除噬菌体的能力被认为是目前检测抗体应答能力的最敏感技术之一。正常人甚至新生儿，均可在注入噬菌体后 5d 内将其全部清除；而在抗体形成缺陷者，清除噬菌体的时间明显延长。

7. **B 细胞表面膜免疫球蛋白（SmIg）检测** SmIg 是 B 细胞最具特征性的表面标志。检测 SmIg 不但可以测算 B 细胞的数量，还可根据 SmIg 的类别判断 B 细胞的成熟情况。所有体液免疫缺陷患者皆有一定程度的 B 细胞数量或成熟比例方面的异常。

8. **CD 抗原检测** B 细胞表面存在着 CD10、CD19、CD20、CD22 等抗原。CD10 只出现在前 B 细胞，CD19、CD20 从原始至成熟的 B 细胞都存在，而 CD22 只在成熟 B 细胞表达。故检测这些 B 细胞标志可了解 B 细胞数量、亚型和分化情况。

第三节 原发性T细胞免疫缺陷病

原发性T细胞免疫缺陷(primary T lymphocytes deficiency)是指T细胞的发生、分化和功能障碍的遗传性缺陷,其中包括T细胞及其前体。T细胞缺陷不仅影响T效应细胞(如TCL),也会间接影响单核-吞噬细胞和B细胞。因此,多数T细胞功能缺陷者常伴体液免疫功能缺陷,虽然某些患者血清Ig水平正常,但机体并不能对抗原刺激产生特异性抗体。以T细胞缺陷为主的疾病主要包括先天性胸腺发育不全综合征、X连锁淋巴组织增生病、T细胞活化和功能缺陷等。

一、先天性胸腺发育不全

1. 疾病概况　先天性胸腺发育不全(congenital thymic hypoplasia,CTH)又称DiGeorge综合征,为典型的T细胞缺陷性疾病,并伴有甲状腺功能减退。患儿T细胞功能缺陷、外周血T细胞数减少或正常,B细胞和抗体功能正常或偏低。

2. 发病机制　该综合征起因于22号染色体某区域缺失,致使6～8周胎儿的第三和第四对咽囊管的分化发育障碍。导致起源于该部位的器官如胸腺、甲状旁腺、主动脉弓、唇和耳等发育不全。

3. 临床特征　主要临床特征有心脏和大血管畸形以及由低钙引起的新生儿24h内出现手足抽搐;易发生病毒、真菌、原虫及胞内寄生菌反复感染;接种卡介苗、牛痘、麻疹等减毒活疫苗可发生严重不良反应,甚至导致死亡;对移植器官不产生排异反应。

二、X连锁淋巴组织增生病

1. 疾病概况　X连锁淋巴组织增生病(X-linked lymphoproliferative disease,XLP)于1975年由Purtilo等先描述,又被称作Duncan病,是一种少见的遗传性免疫缺陷病。该病平均发病年龄<5岁。

2. 发病机制　XLP的缺陷基因定位于Xq26～q27区,研究认为EB病毒的感染可能是引起XLP的潜在诱因。

3. 临床特征　血中免疫球蛋白IgA或IgM浓度增高,IgG、IgG1、IgG3有不同程度的缺乏,可出现单核细胞增多症。

三、T细胞活化和功能缺陷

T细胞膜分子表达异常或缺失可导致T细胞活化和功能缺陷。如CD3复合分子(γ-、δ-、ϵ-、ξ-链)基因变异引起TCR-CD3复合物表达或功能受损;ZAP-70(一种酪氨酸激酶)基因变异,不能产生ZAP-70蛋白,导致TCR信号向下游转导障碍,T细胞不能增殖及不能分化为效应细胞。

几种主要的原发性T细胞免疫缺陷病的区别见表70-3。

四、实验室检测与分析

T细胞免疫缺陷主要表现在T细胞的数量减少和功能缺陷,导致细胞免疫功能缺陷并伴有体液免疫功能的缺陷。因此,对T细胞缺陷的检验主要包括T细胞功能和数量的检测。

1. T细胞功能检测　主要包括T细胞体内和体外功能试验。①体内试验:皮肤试验显示有迟发型变态反应能力。皮肤试验常用的抗原是易于在自然环境中接触而致敏的抗原物质,包括白色念珠菌素、链激酶-链道酶(SK-SD双链酶)、结核菌素、毛发癣菌素和腮腺炎病毒等抗原。由于个体的差异,接触某种抗原的有无或多少,试剂本身的质量和操作误差等,应该数种抗原同时试验(至少2～3种),凡是3种以上抗原皮试阳性者为正常,如少于两种阳性或在48 h反应直径小于10 mm,则提示免疫缺陷或反应性降低。由于小儿天然致敏不充分,因此用以上抗原评价小儿的免疫功能并不合

表70-3　几种主要的T细胞免疫缺陷病

病名	发病机制	免疫缺陷	遗传方式	临床特征
DiGeorge综合征	胸腺发育不全	T细胞数↓	不明确	反复感染
XLP	Xq26-q27基因缺陷	TH1和TH2免疫应答失衡	性连隐性遗传	表现形式多样
T细胞活化和功能缺陷	ZAP-70基因突变	T细胞活性↓	常染色体隐性遗传	易感染

适，必须人为地造成抗原致敏。常用的人工致敏抗原有二硝基氯苯和钥孔蜮血蓝素。90%以上的健康人为阳性反应，但二硝基氯苯为终身致敏，且对患儿有皮肤灼伤，因此应慎用。②T细胞体外功能试验：通常用PHA刺激淋巴细胞的增殖、转化试验来判断T细胞的功能。T细胞缺陷患者存在着与免疫受损程度一致的增殖应答低下，甚至消失现象。新生儿出生后不久即可表现出对PHA的反应性，因而出生一周后若出现PHA刺激反应，即可排除严重细胞免疫缺陷的可能。

2. T细胞数量及其亚群检测　①E受体(CD2)为T细胞表面的特有标志，因此，用E花环形成试验的结果可代表T细胞数量的变化，并可粗略地判定有无T细胞免疫缺陷或联合免疫缺陷病。花环形成试验由于受许多因素干扰，加之无标准品对照，因而对轻微的T细胞动态变化较难判定，现多改用CD2测定代替烦琐的E花环试验。胸腺发育不全(DiGeorge综合征)可出现外周血E受体阳性细胞减少，一般可减少正常值的1/2~2/3。有的病例T细胞虽有其他标志，但不能形成E花环，这表明T细胞分化成熟不完善。②T细胞及其亚群检测：应用CD系统单克隆抗体，使用荧光抗体技术或流式细胞分析技术进行测定，不但可以检测T细胞总数，而且可以检测其亚群；不但能用于细胞免疫缺陷病的诊断，还可研究其发病机制。最常检测的CD标志有CD3、CD4、CD8、CD14、CD16、CD19、CD45、CD56等。

3. 外周血淋巴细胞计数　当 $<1.2\times10^9/L$ 时，提示有细胞免疫缺陷可能。

第四节　原发性联合免疫缺陷病

原发性联合免疫缺陷病通常指T细胞和B细胞均缺陷导致的体液免疫和细胞免疫联合缺陷，机体不能产生细胞免疫和体液免疫应答。发病机制复杂、临床表现多样、病情严重、疗效不佳、婴幼儿为主。

一、重症联合免疫缺陷病

重症联合免疫缺陷病(severe combined immunodeficiency disease, SCID)包括一组临床表现和发病机制各异的疾病，一般是由于T细胞和B细胞均发育缺陷所致。患者多为新生儿和婴幼儿。此类疾病可以是常染色体隐性遗传或X连锁隐性遗传，发病率约为1/10万。

1. X-性连锁重症联合免疫缺陷病(X-linked SCID, X-SCID)　X-SCID是最常见的一类SCID，约占SCID的50%，呈X连锁隐性遗传。该病发生机制是X染色体的基因缺陷所致。编码IL-2受体γ链(IL-2Rγ)基因发生缺陷，导致多种细胞因子受体表达导常，使T细胞和B细胞成熟受阻和功能障碍，从而发生X-SCID。患者临床表现生长发育迟缓，反复感染，外周血T细胞和NK细胞数减少或显著减少，B细胞数量正常但功能异常，导致Ig生成减少和类型转换障碍。

2. 腺苷脱氨酶缺乏症　腺苷脱氨酶(adenosine deaminase, ADA)缺陷引起的SCID为常染色体隐性遗传，约占SCID的20%。发病机制是定位于第20对染色体的ADA基因突变导致ADA缺乏，使腺苷和脱氧腺苷分解障碍，造成核苷酸代谢产物dATP和dGTP在细胞内大量蓄积，对早期T、B细胞有毒性作用，影响RNA、DNA、蛋白质和磷脂合成，使之发育成熟受阻。临床表现为T细胞和B细胞缺陷，功能异常，血清Ig下降，红细胞腺苷脱氨酶缺乏。

3. MHC Ⅰ类分子缺陷　该病为常染色体隐性遗传，由于TAP-1和TAP-2基因突变，不能将抗原肽转运至内质网，未结合抗原肽的MHC Ⅰ类分子难以表达于细胞表面，导致CD8$^+$T细胞介导的细胞免疫应答缺乏。患者常表现为慢性呼吸道病毒感染。

4. MHC Ⅱ类分子缺陷　该病为常染色体隐性遗传，又称为Ⅱ型裸淋巴细胞综合征(type Ⅱ bare lymphocyte syndrome)。由于胸腺基质细胞MHC Ⅱ类分子(CIITA或RFX5、RFXAP)表达缺陷，T细胞阳性选择受阻，导致CD4$^+$T细胞分化障碍。APC表面MHC Ⅱ类分子表达缺陷，可致其提呈抗原功能发生障碍。患者体细胞MHC Ⅰ类分子表达正常，CD8$^+$T细胞发育正常，B细胞数正常，临床表现为迟发型超敏反应以及对TD-Ag的抗体应答缺陷，对病毒的易感性增高。该病的发生并非由于MHC Ⅱ类基因本身缺陷，而是由于调节MHC Ⅱ类分子表达的基因发生缺陷所致。

二、毛细血管扩张共济失调综合征

毛细血管扩张共济失调综合征（ataxia telangi-ectasia syndrome, ATS）属常染色体隐性遗传，其特点是：进行性小脑共济失调；毛细血管扩张，主要表现在眼结膜和面部；反复呼吸道感染（如鼻窦炎、肺炎）；对电离辐射极其敏感；部分病例并发恶性肿瘤。发病机制可能为 DNA 修复缺陷，特别是 TCR 基因和编码 Ig 重链的基因，可同时伴有信号传导相关的基因（如磷脂酰肌醇激酶基因）异常，因此 ATS 患者有不同程度的 T 细胞缺陷，70% 的患者有 IgA 缺陷，有些患者有 IgG4 缺陷。

三、伴湿疹血小板减少的免疫缺陷病

伴湿疹血小板减少的免疫缺陷病（Wiskott-Aldrich syndrome, WAS）属性连锁隐性遗传，是一种 T 细胞、B 细胞和血小板均受影响的疾病，临床上以湿疹、血小板减少和极易感染化脓性细菌三联征为特点，也容易伴发自身免疫病及恶性肿瘤。患者的免疫学异常表现为 T 细胞数目及功能缺陷，对多糖抗原的抗体应答明显降低，血清 IgM 水平降低，IgG 正常。WAS 发病机制的分子基础是位于 X 染色体上编码 WAS 蛋白（WASP）的基因缺陷。WASP 结合蛋白，能调节细胞骨架的组成，并在 T 细胞和 B 细胞相互协同效应中具有重要作用。WASP 也能与胞内信号传导蛋白的 SH3 功能区结合。

几种主要的原发性联合免疫缺陷病的区别见表 70-4。

四、实验室检测与分析

1. 联合免疫缺陷病的实验室检测可采用 B 细胞免疫缺陷和 T 细胞免疫缺陷的检测方法和项目。

2. 应用流式细胞分析技术对淋巴细胞及其亚群进行检测，T 细胞和 B 细胞都缺乏提示联合免疫缺陷。以 T 细胞减少为主者提示细胞免疫缺陷，伴有不同程度的体液免疫缺陷；以 B 细胞减少为主者提示体液免疫缺陷。

表 70-4 几种主要的原发性联合免疫缺陷病

病名	发病机制	免疫缺陷	遗传方式	临床特征
X-SCID	IL-2Rγ 基因缺陷	T 细胞数↓ B 细胞数正常或↓	性连隐性遗传	反复感染
ADA	ADA 缺乏	T-B 细胞数、Ig↓	常染色体隐性遗传	呼吸道感染
MHC I 类分子缺陷	TAP 基因突变	无 $CD8^+$ T 细胞	常染色体隐性遗传	病毒
MHC II 类分子缺陷	C II TA 或 RFX5、RFXAP 缺陷	无 $CD4^+$ T 细胞	常染色体隐性遗传	普遍
ATS	DNA 修复缺陷	IgA、IgG4 缺乏	常染色体隐性遗传	呼吸道感染
WAS	WASP 基因缺陷	IgM↓	性连隐性遗传	化脓性细菌

第五节　原发性吞噬细胞缺陷病

原发性吞噬细胞缺陷病是由于遗传等原因使吞噬细胞先天发育不全，导致其吞噬细胞数量减少和免疫功能障碍。多见于中性粒细胞和单核巨噬细胞。临床表现为反复化脓性细菌或真菌感染，轻者仅累及皮肤，重者感染重要器官而危及生命。

一、中性粒细胞数量减少

按中性粒细胞数量减少的程度，临床上可分为粒细胞减少症（granulocytopenia）和粒细胞缺乏症（agranulocytosis），为常染色体隐性遗传。前者外周血中性粒细胞数低于 1.5×10^9/L，后者几乎无此类细胞。发病机制是由于 G-CSF（粒细胞集落刺激因子）基因突变导致粒细胞分化受阻。患儿多在出生后 1 个月内即开始发生各种细菌的反复感染，常出现严重咽炎，重症者可死于败血症或脑膜炎。

二、白细胞黏附缺陷

白细胞黏附缺陷（leukocyte adhesion deficiency, LAD）为常染色体隐性遗传，包括 LAD-1 和 LAD-2 两种。LAD-1 是由于整合素 β_2 亚单位（CD18）基因突变，使中性粒细胞、巨噬细胞、T 细胞、NK 细胞表面整合素家族成员表达缺陷，导致中性粒细胞不能与内皮细胞黏附、移行并穿过血管壁到达感染部位。LAD-2是一种岩藻糖转移酶基因突变,使得白细胞和内皮细胞表面缺乏能与选择素家族成员结合的寡糖配体,导致白细胞与内皮细胞间的黏附障碍。两种类型的LAD均表现为反复的化脓性细菌感染。

三、慢性肉芽肿病

慢性肉芽肿病(chronic granulomatous disease,CGD)多属性连隐性遗传,少数为常染色体隐性遗传。发病机制是由于编码还原型辅酶Ⅱ(NADPH)氧化酶系统的基因缺陷,呼吸爆发受阻,吞噬细胞不能产生足量的超氧离子、过氧化氢及单态氧离子,使得吞入细胞内的微生物,特别是能产生过氧化氢酶的微生物非但不能杀死,反而继续存活、繁殖,并随吞噬细胞游走播散,造成反复的慢性感染。持续的感染可刺激$CD4^+$ T细胞形成肉芽肿。临床表现为反复的化脓性感染,淋巴结、皮肤、肝、肺、骨髓等器官有慢性化脓性肉芽肿的形成。

几种主要的原发性吞噬细胞免疫缺陷病的区别见表70-5。

四、实验室检测与分析

吞噬细胞指单核-巨噬细胞和中性粒细胞两大类,其缺陷表现为趋化、调理、吞噬和杀伤功能减弱或丧失。检测吞噬细胞免疫缺陷有如下几种方法。

1. **趋化功能检测**　如Boyden小室法。用于判断白细胞的趋化功能,对于家族性白细胞趋化症和吞噬细胞功能缺陷等疾病有诊断价值。

2. **吞噬和杀伤试验**　是一种经典的免疫学试验。此法将白细胞悬液与一定量的细菌或胶乳粒子温育一定时间后,取样涂片、染色、镜检。可根据其吞噬和杀菌情况判断白细胞的功能,如慢性肉芽肿病患者由于吞噬细胞缺少过氧化物酶而无法杀菌,故其吞噬率基本正常,但杀菌率显著降低。

3. **NBT还原试验**　是一种简便、敏感的检测吞噬细胞还原杀伤能力的定性试验。可用于检测儿童慢性肉芽肿病和严重的6-磷酸葡萄糖脱氢酶缺乏症。正常参考值为5%~10%。

4. **黏附分子检测**　用单克隆抗体检测细胞表面的黏附分子(如CD18、CD116、CD11c、CD621等),可更精确的研究吞噬细胞的功能。

表70-5　几种主要的原发性吞噬细胞免疫缺陷病

病名	发病机制	免疫缺陷	遗传方式	临床特征
中性粒细胞缺乏症	G-CSF基因突变	中性粒细胞数量↓	常染色体隐性遗传	反复感染
LAD	ADA缺乏	白细胞黏附力↓	常染色体隐性遗传	反复感染
CGD	NADPH氧化酶基因缺陷	不能杀死微生物	性连锁隐性遗传/常染色体隐性遗传	反复感染

第六节　原发性补体系统缺陷病

原发性补体系统缺陷病(primary complement system deficiency)多数为常染色体隐性遗传,少数为常染色体显性遗传,属最少见的原发性免疫缺陷病。在补体系统中,几乎所有的补体固有成分、补体调控蛋白及补体受体都可发生缺陷。临床表现为反复化脓性细菌感染。

一、遗传性血管神经性水肿

遗传性血管神经性水肿是C1抑制分子(C1 inhibitor,C1INH)基因缺陷所致。属于常染色体显性遗传病。C1INH缺乏,则不能控制C2的裂解,产生过多的C2a,使血管通透性增高,发生遗传性血管神经性水肿。临床表现为反复发作的皮下组织和黏膜水肿,若水肿发生于喉头可导致窒息死亡。同时患者易患化脓菌感染、自身免疫性疾病,血清补体含量减少。

二、阵发性夜间血红蛋白尿

阵发性夜间血红蛋白尿是由衰变加速因子(decay accelerating factor,DAF)即CD55和膜反应性溶解抑制物(membrane inhibitor of reactive lysis,MIRL)即CD59缺陷引起的疾病。DAF和MIRL通过与细胞糖基化磷脂酰肌醇(glycosyl phosphatidylinositol,GPI)形成的共价键锚定在红

细胞、内皮细胞等细胞表面。阵发性夜间血红蛋白尿患者由于编码 N-乙酰葡萄糖胺转移酶的 pig-α 基因突变,不能合成 GPI,致使 DAF 和 CD59 不能锚定在红细胞表面,导致在红细胞表面形成膜攻击复合物及红细胞被溶解。临床表现为慢性溶血性贫血、全血细胞减少和静脉血栓形成,晨尿中出现血红蛋白。

三、实验室检测与分析

补体系统免疫缺陷的检测包括总补体活性和单个成分的测定。补体缺陷涉及面广,牵涉两条激活途径近 20 种组分,故分析极为困难。不过一般认为 CH50、C1q、C4、C3 和 B 因子等几项检测即可大致反映补体缺陷的情况。原发性补体缺陷的发病率较低,且往往与一些自身免疫病相关,应注意鉴别。

(唐 中)

■参考文献

毕胜利.2007.临床检验免疫学.北京:高等教育出版社,90-112.

陈灏珠.2005.实用内科学.12 版.北京:人民卫生出版社,2515-2525.

陈慰峰.2005.医学免疫学.4 版.北京:人民卫生出版社,208-213.

何维.2005.医学免疫学.北京:人民卫生出版社,327-335.

唐恩洁.2007.医学免疫学.北京:人民卫生出版社,290-295.

托马斯.2004.临床实验诊断学.上海:上海科学技术出版社,707-711.

王兰兰.2007.临床免疫学与检验.4 版.北京:人民卫生出版社,355-364.

Ivan Roitt.2002.IMMUNOLOGY.SIXTH EDITION.北京:人民卫生出版社,303-309.

第71章

肿瘤标志物检验与临床

> **大纲**
>
> **了解** 胚胎抗原(胰胚胎抗原、胚胎硫糖蛋白)概况与临床应用;受体类肿瘤标志物(ER、PR、EGFR、erbB-2受体、TfR)概况与临床应用;基因类肿瘤标志物(ras基因、myc基因、C-erbB-2基因、EGFR基因、Rb基因、p53基因、PCA3、端粒酶)概况与临床应用。
>
> **熟悉** 肿瘤标志物分类;理想的肿瘤标志物应具备条件;糖类抗原(CA50、CA242、CA549、CA27-29、DU-PAN-2)概况与临床应用;酶类肿瘤标志物(PAP、MMPS)概况与临床应用;激素类肿瘤标志物(ACTH、PRL、儿茶酚胺)概况与临床应用;蛋白质类肿瘤标志物(Fer、β_2-MG、CYFRA21-1、TPA、TPS、PG、NMP22)概况与临床应用。
>
> **掌握** 肿瘤标志物概念;胚胎抗原概念和常见胚胎抗原(AFP、CEA)概况和临床意义及注意事项;糖类抗原肿瘤标志物概念和常见糖类抗原(CA125、CA15-3、CA19-9、CA72-4、SCC)概况和临床意义及注意事项;常用酶类肿瘤标志物(PSA、AFU、NSE)概况和临床意义及注意事项;激素类肿瘤标志物概念及常用肿瘤标志物(HCG、CT)概况和临床意义及注意事项;影响血清/血浆肿瘤标志物免疫学测定结果因素;肿瘤标志物的临床应用;血清/血浆肿瘤标志物应用需要注意的问题;肿瘤标志物联合检测。

从1846年Bence-Jones发现本周蛋白作为多发性骨髓瘤的肿瘤标志物以来,肿瘤标志物研究与临床应用已有160多年历史。近年来随着现代科学技术的不断发展,许多特异性较强、有一定临床应用价值的肿瘤标志物不断地被发现,并在临床实验室推广应用,使肿瘤标志物在肿瘤早期诊断、治疗监测与预后判断等方面作用越来越受到临床医护工作者重视。

第一节 肿瘤标志物的基础

一、肿瘤标志物概念

肿瘤标志物(tumor marker)是指存在肿瘤细胞内或肿瘤细胞表达及脱落的物质,或者是宿主对体内肿瘤反应而产生的物质。其存在于细胞胞质、胞核中或细胞表面,也可见于血液、其他体液或组织中。这些物质存在可证实肿瘤存在,分析病程、监测疗效和复发以及判断预后。

理想的肿瘤标志物应该具备:①其在正常人体内无表达,一旦微小肿瘤出现便具有足够量可从体液中被检出,应具有高度敏感性,能早期测出所有肿瘤患者;②特异性好,鉴别肿瘤和非肿瘤患者应100%准确;③有器官特异性,不同类型肿瘤应表达相关特异的肿瘤标志物,对肿瘤进行准确定位;④体液中肿瘤标志物浓度应与瘤体大小、临床分期相关,可用于判断预后;⑤肿瘤标志物的半衰期应短,能反映体内肿瘤的动态变化,监测治疗效果、复发和转移。但由于肿瘤发生、发展的原因至今尚未完全明了,预示肿瘤发生的标志物亦不明确,所以还尚未发现理想的肿瘤标志物。

二、肿瘤标志物的分类

至今可供临床应用的肿瘤标志物已有100多种,对肿瘤标志物的分类尚未见一个统一的、全面的标准。通常根据肿瘤标志物的特异性可将其分为肿瘤特异性标志物和肿瘤相关标志物,但本文则从实验室检测的角度,将肿瘤标志物分为血清(血浆)肿瘤标志物(serum/plasma tumor marker)与组织细胞肿瘤标志物(tissue and cell tumor marker)来进行描述。

(一)血清(血浆)肿瘤标志物

血清(血浆)肿瘤标志物是指正常情况下血中无表达或仅有少量存在,而肿瘤存在时可在血中出现或血中含量明显升高的一种物质。目前临床上使用的这些肿瘤标志物实际上是与肿瘤相关的抗原,属于肿瘤相关标志物,大致可分为:

1. **胚胎抗原** 胚胎期表达,正常成年人不表达,伴随肿瘤发生重新表达的抗原,如 AFP 和 CEA。

2. **糖类抗原** 肿瘤发生导致细胞膜蛋白翻译后修饰(如糖基化等)异常所形成的抗原,如 CA50、CA19-9、CA72-4、CA15-3、CA125、SCC 等。

3. **激素肽、酶及蛋白类抗原** 正常组织中有表达,但在肿瘤组织中过量表达,肿瘤细胞分裂及破溃时排出的抗原。激素肽抗原有 HCG、GH、PTH 和 ACTH 等;酶类抗原有 PSA 和 NSE 等;蛋白类抗原有 β_2-MG、TPA 和 CYFRA21-1 等。

(二)组织细胞肿瘤标志物

组织细胞肿瘤标志物(tissue and cell tumor marker)是指组织细胞发生恶性变时,细胞或组织内发生标志性变化的蛋白质或基因,这些标志物很大程度反映了肿瘤生物学特性,主要应用于肿瘤发病机制研究、临床治疗方案选择和预后判断。

组织细胞肿瘤标志物主要涉及:①分化标志,如雌激素受体(ER)和孕激素受体(PR)等;②增殖标志,如生长因子及其受体和端粒酶(telomerase)等;③转移潜在性标志,如 nm23 基因产物、整合素(integrin)和血管内皮生长因子(vascular endothelial growth factor,VEGF)等;④癌基因与抑制癌基因,如 myc、H-ras、HER-2/neu、p53、p16 和视网膜母细胞瘤(retinoblastoma,Rb)基因等。

以下主要阐述临床上常用肿瘤标志物的概况、检测方法、临床意义和注意事项以及肿瘤标志物临床应用的原则。

第二节 胚胎抗原类肿瘤标志物

胚胎抗原(fetal antigen)是在胚胎发育阶段由胚胎组织产生的正常成分,在胚胎后期减少,出生后逐渐消失,或仅存留极微量。而当细胞发生癌变时,出现返祖现象,此类抗原可重新合成。它可表达于肿瘤细胞表面,也可分泌到血液中,成为诊断肿瘤的重要标志。

常见的胚胎抗原有甲胎蛋白(alpha-fetoprotein,AFP)、癌胚抗原(carcinoembryonic antigen,CEA)、胚胎硫糖蛋白抗原(fetal sulfoslycoprotein antigen,FSA)等。胚胎抗原虽然与肿瘤组织不一定都有特定的相关性,但与肿瘤的发生存在着内在联系,是最早用于肿瘤免疫学诊断的肿瘤标志物。

以下主要介绍临床上常用的胚胎抗原类肿瘤标志物。

一、甲胎蛋白

(一)概况

甲胎蛋白(alpha-fetoprotein,AFP)是一种由卵黄囊及胚胎肝脏产生,在电场中泳动于 α-球蛋白区的单一多聚体肽链的糖蛋白,其分子量为70kDa,含糖4%,AFP 的编码基因位于 4 号染色体4q11-12。1963年 G. I. Abelev 首先发现 AFP 主要在胚胎期由肝细胞和卵黄囊合成,存在于胎儿血清中,其浓度以胎龄4~5个月的胎儿血清含量最高,以后随胎龄增长而逐渐下降,出生后迅速下降几乎消失,胎儿出生后1年,血清 AFP 应降至正常成年人水平。正常成人血清中仅有极微量的 AFP($<25\mu g/L$)。

(二)检测方法

目前广泛用于 AFP 的检测方法主要有:酶免疫分析(EIA)、时间分辨荧光免疫分析(TFIA)和化学发光免疫分析(CLIA)。

(三)临床意义

1. **AFP 是诊断原发性肝癌较敏感和特异的肿瘤标志物** 当发生原发性肝癌时,约80%的病人血清中 AFP 含量增高($>300\mu g/L$),并且比临床症状出现早3~8个月。

2. AFP 是筛选和诊断无临床症状小肝癌的最

主要方法 AFP含量显著升高,大于500μg/L,持续4周,或大于200μg/L,持续8周,或由低浓度逐渐升高不降,在排除妊娠和生殖腺胚胎瘤基础上,一般提示原发性肝细胞癌。

3. AFP是肝癌治疗效果和预后判断的一项敏感指标 AFP水平在一定程度上反映肿瘤的大小,其动态变化与病情有一定的关系。70%~95%原发性肝癌患者越是晚期,AFP含量越高,但阴性并不能排除原发性肝癌。AFP值异常高者一般提示预后不佳,其含量上升则提示病情恶化。通常手术切除肝癌后2个月,AFP值应降至20μg/L以下,若降得不多或降而复升,提示切除不彻底或有复发、转移的可能。

4. 血清AFP含量的检测对其他肿瘤的监测亦有重要临床价值

(1) 某些消化道癌如胃癌、胰腺癌等患者会出现血清AFP升高现象。

(2) 睾丸癌、畸胎瘤、生殖腺胚胎癌、卵巢内胚窦癌等生殖腺肿瘤AFP也会明显升高。

(3) 部分转移性肝癌,某些非恶性肝病变,如病毒性肝炎、肝硬化,AFP水平亦可升高,但AFP水平升高的程度和幅度往往不如肝细胞癌,故必须通过动态观察AFP含量和ALT酶活性的变化予以鉴别诊断。

① ALT酶活性数倍于正常者多为活动性肝炎,如ALT>200单位以上者,以肝炎可能性为大,而ALT<100单位,AFP持续阳性者,则肝癌出现的机会较多,AFP>500μg/L者多为肝癌。

② 肝癌AFP定量呈上升曲线,肝病则随病情稳定AFP降至正常。

③ AFP与ALT动态曲线呈同步或跟随关系者肝病可能性大。肝病AFP增高常为一过性,且含量多呈低水平(50~200μg/L,个别高达1000μg/L或以上),急性病毒性肝炎、慢性肝炎活动期、肝硬化及药物诱导性肝病者AFP含量高峰多在ALT的升高阶段,两者下降也一致,其AFP升高是由肝细胞再生引起。如两者分离即ALT逐渐下降和AFP进行性上升,则有患肝癌的可能。这种"AFP与ALT曲线分离"的现象,对诊断肝癌和肝炎、肝硬化活动期是一个十分重要的鉴别指标。

(四)注意事项

1. AFP用于原发性肝癌诊断时会发现,少部分(约10%)的原发性肝癌患者AFP检测始终为阴性,或测定值升高不显著。AFP与其他标志物联合检测可提高诊断的准确性,如与α-L-岩藻糖苷酶(AFU)联用。

2. 妊娠妇女从妊娠第10周开始,AFP水平的升高取决于妊娠周数。血清AFP在妊娠第32~36周达到峰值(最高400~500μg/L);直到分娩时才降低(妊娠第40周AFP值为40~250μg/L),分娩后进一步降低。

3. 新生儿脐带血清AFP从浓度70mg/L水平开始生理性下降。出生后2~3周达到500~4000μg/L,出生后约10个月达正常成年人水平。

二、癌 胚 抗 原

(一)概况

癌胚抗原(carcinoembryonic antigen, CEA)是一种存在于结肠癌及胚胎结肠黏膜上皮细胞,分子量为180 kDa的糖蛋白。一般情况下,CEA是由胎儿胃肠道上皮组织、胰和肝的细胞所合成,经胃肠道代谢,在正常成年人的血液中很难测出。通常在妊娠前6个月内CEA含量增高,出生后血清中含量已降至很低水平,健康成年人血清中CEA浓度小于2.5μg/L。细胞发生恶变时,肿瘤细胞异常合成CEA,进入血和淋巴循环,引起血清CEA异常增高。

(二)检测方法

目前广泛用于CEA的检测方法主要有:酶免疫分析(EIA)、时间分辨荧光免疫分析(TFIA)和化学发光免疫分析(CLIA)。

(三)临床意义

CEA是一种广谱肿瘤标志物,虽然不能作为诊断某种恶性肿瘤的特异性指标,但在恶性肿瘤的鉴别诊断、病情监测、疗效评价等方面,仍有重要临床价值。

1. 用于消化系统恶性肿瘤的诊断 CEA是一种重要的非器官特异性肿瘤相关抗原,分泌CEA的肿瘤大多位于空腔脏器,如胃肠道、呼吸道、泌尿道等,故CEA主要用于消化系统恶性肿瘤如结肠直肠癌、胰腺癌、胆管癌、肝癌、胃癌等的诊断。70%~90%的结肠腺癌患者CEA高度阳性,在其他恶性肿瘤中的阳性率从高到低依次为胃癌(60%~90%)、胰腺癌(70%~80%)、小肠腺癌(60%~83%)、肺癌(56%~80%)、肝癌(62%~75%)、乳腺癌(40%~68%)、泌尿系肿瘤(31%~46%)。甲状腺髓样癌和多种妇科恶性肿瘤等亦有一定的阳性检出率。当肿瘤发生肝转移时,CEA

的升高尤为明显。

2. 用于指导各种肿瘤的治疗及随访　CEA含量与肿瘤大小、有无转移存在一定关系,对肿瘤患者血液或其他体液中的CEA浓度进行连续观察,能为病情判断、预后及疗效观察提供重要的依据。

在对恶性肿瘤进行手术切除时,连续测定CEA将有助于疗效观察。手术完全切除者,一般术后6周CEA恢复正常;术后有残留或微转移者,可见下降,但不恢复正常;无法切除而做姑息手术者,一般呈持续上升。CEA浓度的检测也能较好地反映放疗和化疗疗效。其疗效不一定与肿瘤体积成正比,只要CEA浓度能随治疗而下降,则说明有效;若经治疗其浓度不变,甚至上升,则需更换治疗方案。

在临床上,CEA水平升高,表明有病变残存或进展。如肺癌、乳腺癌、膀胱癌和卵巢癌患者血清CEA含量明显升高,大多显示肿瘤浸润,其中约70%为转移性癌。一般来说,手术切除后6周,CEA水平恢复正常,否则提示有残存肿瘤,若CEA浓度持续不断升高,或其数值超过正常5~6倍者均提示预后不良。连续随访定量检测血清CEA含量,对肿瘤病情判断更具有意义。

CEA检测还可对经手术或其他方法治疗使CEA恢复正常的病人,进行长期随访,监测其复发和转移。通常采用以下方案:术后第6周1次;术后3年内,每月1次;3~5年每3个月1次;5~7年每6个月1次;7年后1年1次。若发现升高,2周后再测1次,两次都升高则提示复发和转移。

(四)注意事项

1. 消化系统的某些良性病变如慢性萎缩性胃炎、溃疡病、结肠息肉、阻塞性黄疸、慢性肝炎和肝硬化以及肾功能不全等可使CEA升高,但其升高的程度不及恶性病变。

2. 血浆/血清CEA浓度与年龄和吸烟习惯有关,长期吸烟者中约有3.9%的人CEA>5μg/L。另外妊娠者CEA也可升高。

3. 正常血清或血浆中存在交叉反应性抗原,不同厂家试剂检测同一标本CEA可能会得到不同的值。

4. 为了治疗或者诊断而注射鼠免疫球蛋白的病人血清中会存在抗鼠免疫球蛋白抗体,从而影响以鼠单抗为基础的测定方法的结果。

三、胰胚胎抗原

(一)概况

胰胚胎抗原(pancreatic oncofetal antigen,POA)是1974年Banwo等自胎儿胰腺抽提出的抗原,1979年被国际癌症生物学和医学会正式命名。POA是一种分子量为40kDa,在血清中以分子量900kDa复合形式存在,但可降解为40kDa的糖蛋白。

(二)检测方法

目前用于POA的检测方法主要有:放射免疫分析(RIA)和酶免疫分析(EIA)。

(三)临床意义

POA是胰腺癌的又一新型、敏感、特异的标志物,正常人群血清中RIA法测定小于7U/ml。胰腺癌的POA的阳性率为95%,其血清含量大于20U/ml。

肝癌、大肠癌、胃癌等恶性肿瘤也会使POA升高,但阳性率较低。

四、胚胎硫糖蛋白抗原

(一)概况

胚胎硫糖蛋白抗原(fetal sulfoglycoprotein antigen,FSA)是一种存在于胎儿消化道上皮细胞内含硫的酸性糖蛋白。

(二)检测方法

目前用于FSA的检测方法主要是酶联免疫吸附试验(ELISA)。

(三)临床意义

FSA的检查对排除胃癌有一定帮助。在胃癌病人的癌性胃液或血清中FSA阳性率高达98%。

FSA并非胃癌的特异性抗原,胃溃疡患者的胃液阳性率为14%,其他胃病阳性率9.4%。

第三节　糖类抗原肿瘤标志物

糖类抗原(carbohydrate antigen,CA)是肿瘤细胞膜的结构成分,是肿瘤细胞表面的抗原物质或者由肿瘤细胞所分泌的糖蛋白或糖脂。这类抗原是用单克隆抗体技术从肿瘤细胞系(株)中鉴定出来的,所以在特定肿瘤的诊断方面具有较高的准确性。这类标志物的出现为临床肿瘤的诊断带来方便,糖类抗原标志物产生又可分为两大类:高分子黏蛋白类(表71-1)和血型类抗原(表71-2)。

表 71-1　糖类高分子黏蛋白抗原肿瘤标志物

名称	性质	肿瘤	常用单克隆抗体
CA125	糖蛋白＞200kDa	卵巢、子宫内膜	OC125
CA15-3	糖蛋白 400kDa	乳腺、卵巢	DF3 和 115D8
CA549	高分子量糖蛋白	乳腺、卵巢	BC4E 549 和 BC4N 154
CA27-29	高分子量糖蛋白	乳腺	B27.29
DU-PAN-2	黏蛋白 100-500kDa	胰腺、卵巢、胃	DU-PAN-2

表 71-2　血型类抗原肿瘤标志物

名称	性质	肿瘤	常用单克隆抗体
CA19-9	唾液酸化 Lexa	胰腺、胃肠、肝	1116-NS19-9
CA19-5	唾液酸化 Lea 和 Leag	胃肠、卵巢	1116-NS19-5
CA50	唾液酸化 Lea	胰腺、胃肠、结肠	Colo-50
CA72-4	唾液酸化 Tn	卵巢、乳腺、胃肠、结肠	B27.3.cc49
CA242	唾液酸化 CHO	结肠、直肠、胰腺	C242
鳞状细胞癌抗原	糖蛋白	子宫颈、肺、皮肤、头颈部	SCC

这类抗原标志物的命名是没有规律的，有些是肿瘤细胞株的编号，有些是抗体的物质编号。常用检测方法是利用单克隆抗体的标记免疫学技术进行检测；而对一些糖类抗原的异质体，则通常用不同的植物凝集素来进行分离检测。

下面主要介绍临床上常用的糖类抗原。

一、糖类抗原125

(一)概况

糖类抗原 125（carbohydrate antigen 125，CA125）是 1981 年首次报道从上皮性卵巢癌中检测出可被单克隆抗体 OC125 结合的一种糖蛋白，分子量为 200kDa，存在于上皮性卵巢癌组织和病人的血清中。正常人血清中小于 35 U/ml。

(二)检测方法

目前广泛用于 CA125 的检测方法主要有：酶免疫分析(EIA)、时间分辨荧光免疫分析(TFIA)和化学发光免疫分析(CLIA)。

(三)临床意义

CA125 是上皮性卵巢癌和子宫内膜癌的首选标志物。用于卵巢癌的早期诊断、疗效观察、预后判断、复发及转移监测，如果以 65U/ml 为阳性界限，Ⅲ～Ⅳ期癌变准确率可达 100%。浆液性子宫内膜样癌、透明细胞癌、输卵管癌及未分化卵巢癌患者的 CA125 含量亦可明显升高。

动态观察血清 CA125 浓度有助于卵巢癌的预后评价和治疗控制，治疗后动态随访血清 CA125 水平非常有利于预后的判断和复发的预测。经治疗后，CA125 含量可明显下降，若不能恢复至正常范围，应考虑有残存肿瘤的可能。95% 的残存肿瘤患者的血清 CA125 浓度大于 35U/ml。当卵巢癌复发时，在临床确诊前几个月便可呈现 CA125 增高，卵巢癌发生转移的患者血清中 CA125 更明显高于正常参考值。

CA125 升高也可见于多种妇科良性疾病，如卵巢囊肿、子宫内膜病、宫颈炎及子宫肌瘤。各种恶性肿瘤引起的腹水中也可见 CA125 升高。胃肠道癌、胰腺癌、肝癌、乳腺癌和子宫内膜炎，急性胰腺炎、腹膜炎、肝炎、肝硬化腹水也可见 CA125 升高。CA125 升高还与肿瘤复发有关。

CA125 血清浓度轻微上升还见于 1% 健康妇女，3%～6% 良性卵巢疾患或非肿瘤患者，包括孕期起始 3 个月、行经期、子宫内膜异位、子宫纤维变性、急性输卵管炎、肝病、胸腹膜和心包感染等。

(四)注意事项

1. CA125 水平与性别、年龄、月经周期、妊娠、是否吸烟等因素有关。

2. 含糖的血清肿瘤标志物一般在常规实验室室温条件下有一定程度的稳定性。然而样本的快速处理对于减少分解是十分必要的。新鲜分离的血清应该立即进行 CA125 的测定。血清样本应于 4℃ 下存放或冻存于 -20℃(短期)或 -70℃(长期)，以备重复测试时使用。

3. 即使使用相同的单克隆抗体和相似的检测技术，不同厂家的检测试剂盒没有相关性。

4. 肿瘤病人血清中的 CA125 水平可能很高。

为了避免高剂量钩状效应,CA125 大于 350～400U/ml 时应将血清以 1∶10 稀释重新检测分析(一些厂商提供特殊稀释剂)。

二、糖类抗原 15-3

(一)概况

糖类抗原 15-3(carbohydrate antigen 15-3,CA15-3)是同时用 1984 年 Hilkens 等从人乳脂肪球膜上糖蛋白 MAM-6 制成的小鼠单克隆抗体(115D8)和 Kufu 等自肝转移乳腺癌细胞膜制成单克隆抗体(DF3)所证实的糖类抗原,它们识别同一抗原上的不同表位,故被命名为 CA15-3。CA15-3 分子量为 400kDa,分子结构尚未清楚,由分泌性上皮细胞(如乳腺、肺、胃肠道、子宫)分泌,属乳腺细胞膜表面糖蛋白的变异体,正常健康者血清 CA15-3 含量(RIA 法)小于 28 U/ml。此抗原虽然没有器官和肿瘤特异性,在乳腺癌、肺癌、前列腺癌、卵巢癌和胃肠道癌中指标均有升高(大于 30 U/ml),但可作为监测乳腺癌患者术后复发的指标,在其他乳腺疾病和部分孕妇(约 8%)中 CA15-3 也有升高。

(二)检测方法

目前广泛用于 CA15-3 的检测方法主要有:酶免疫分析(EIA)、时间分辨荧光免疫分析(TFIA)和化学发光免疫分析(CLIA)。

(三)临床意义

CA15-3 是乳腺癌最重要的标志物。30%～50%的乳腺癌患者的 CA15-3 明显升高,其含量的变化与治疗效果密切相关,血清 CA15-3 异常增高往往比临床发现术后复发(如扪及包块、影像学检查发现肿块)早 3～4 个月,是乳腺癌患者诊断和监测术后复发,观察疗效的最佳指标。CA15-3 动态测定有助于Ⅱ期和Ⅲ期乳腺癌病人治疗后复发的早期发现;当 CA15-3 大于 100U/ml 时,可认为有转移性病变。

肺癌、胃肠癌、子宫内膜癌、卵巢癌及宫颈癌患者的血清 CA15-3 也可升高,少数良性乳腺疾病、肝硬化患者也有轻度升高,故应予以鉴别,特别要排除部分妊娠引起的含量升高。

(四)注意事项

1. CA15-3 的检测可以采用新鲜分离的血清样本。CA15-3 在 4℃下可以稳定 24h。建议将血清储存于 -20℃(短期)或 -70℃(长期),以备重复检测时使用。若需长期储存,则不能使用变性胶(CA15-3 在变性胶的存在下表现出明显的不稳定)。

2. 尽管使用抗体相同和方法相似,不同厂商的试剂盒显示结果不同。所以对随访监测的标本尽量应用同一个厂家试剂盒进行检测。

3. 4%的哺乳期妇女血清 CA15-3 水平大于 25U/ml,8% 妊娠妇女 CA15-3 水平大于 30U/ml,但其值在羊水中则不升高。

三、糖类抗原 19-9

(一)概况

糖类抗原 19-9(carbohydrate antigen 19-9,CA19-9)是一种能与结肠癌细胞免疫小鼠所得单克隆抗体 1116-NS-19-9 反应的低聚糖类肿瘤相关糖类抗原,分子量为 5000kDa,其结构为 Le^a 血型抗原物质与唾液酸 Le^{xa} 的结合物。正常人血清中含量小于 37U/ml。

(二)检测方法

目前广泛用于 CA19-9 的检测方法主要有:酶免疫分析(EIA)、时间分辨荧光免疫分析(TFIA)和化学发光免疫分析(CLIA)。

(三)临床意义

CA19-9 是胰腺癌、胃癌、结直肠癌、胆囊癌的相关标志物,85%～95% 胰腺癌患者为阳性,CA19-9 测定有助于胰腺癌的鉴别诊断和病情监测。当 CA19-9 小于 1000U/ml 时,有一定的手术意义,肿瘤切除后 CA19-9 浓度会下降,如再上升,则可表示复发。CA19-9 对胰腺癌转移的诊断也有较高的阳性率,当血清 CA19-9 水平高于 10 000U/ml 时,几乎均存在外周转移。

胃癌、结直肠癌、胆囊癌、胆管癌、肝癌患者 CA19-9 的阳性率也会很高,若同时检测 CEA 和 AFP 可进一步提高阳性检测率,而对于胃癌,建议做 CA72-4 和 CEA 联合检测。

(四)注意事项

1. 胃肠道和肝的多种良性和炎症病变,如胰腺炎、轻微的胆汁淤积和黄疸,CA19-9 浓度也可增高,但往往呈"一过性",而且其浓度多低于 120U/ml,必须加以鉴别。

2. 唾液污染可使 CA19-9 升高。

四、糖类抗原 50

(一)概况

糖类抗原 50(carbohydrate antigen 50,CA50)是一种由 1983 年 Lindholm 等从抗人结、直肠癌 COLD205 细胞株的一系列单克隆抗体中筛选出的一株对结、直肠癌有强烈反应但不与骨髓瘤细胞及血淋巴细胞反应的单克隆抗体COLD-50所能识别的糖类抗原。CA50存在于细胞膜内,其抗原决定簇为唾液酸Lea血型物质与唾液酸-N-四氧神经酰胺。在正常人群,CA50血清浓度(RIA法)小于20kU/L。

(二)检测方法

目前用于CA50的检测方法主要是时间分辨荧光免疫分析法(TFIA)与放射免疫分析(RIA)。

(三)临床意义

CA50是胰腺和结直肠癌的标志物,CA50广泛存在胰腺、胆囊、肝、胃、结直肠、膀胱、子宫。当细胞恶变时,由于糖基转化酶的失活或胚胎期才能活跃的某些转化酶被激活,造成细胞表面糖类结构性质改变而形成CA50,是一种普遍的肿瘤标志相关抗原,而不是特指某个器官的肿瘤标志物。CA50在多种恶性肿瘤中可检出不同的阳性率。对胰腺癌和胆囊癌的阳性检出率居首位,占94.4%;其他依次为肝癌(88%)、卵巢与子宫癌(88%)和恶性胸腔积液(80%)等。可用于胰腺癌、胆囊癌等肿瘤的早期诊断,对肝癌、胃癌、结直肠癌及卵巢肿瘤诊断亦有较高价值。

值得指出的是,CA50在80%AFP阴性的肝细胞癌中呈阳性结果,作为手术治疗彻底与否的指标也有较大的准确性。另外,CA50对恶性胸腔积液有很高的阳性检出率,而良性胸腔积液尚无阳性报道,故CA50的检测对鉴别良、恶性胸腔积液亦有较大的应用价值。

另有报道萎缩性胃炎患者胃液CA50的浓度与正常人比较有显著改变。通常认为萎缩性胃炎是癌前高危期,因此CA50可作为癌前诊断指标之一。

在胰腺炎、结肠炎和肺炎发病时,CA50也会升高,但随炎症消除而下降。

五、糖类抗原72-4

(一)概况

糖类抗原72-4(carbohydrate antigen 72-4,CA72-4)是1981年国立癌症研究所从乳腺癌的肝转移灶中得到的肿瘤相关糖蛋白TAG-72。它是一种高分子(相对分子量>10^6kDa)的黏蛋白,其抗原决定簇是二糖,由乳腺癌肝转移细胞为免疫原制备的单克隆抗体B72.3和从结肠癌培养细胞产生的TAG-72抗原为免疫原制备的单克隆抗体CC49识别的糖链抗原。

(二)检测方法

目前广泛用于CA72-4的检测方法主要有:酶免疫分析(EIA)、时间分辨荧光免疫分析(TFIA)和化学发光免疫分析(CLIA)。

(三)临床意义

CA72-4是目前诊断胃癌的最佳肿瘤标志物之一,对胃癌具有较高的特异性,其敏感性可达28%~80%,若与CA19-9及CEA联合检测可以监测70%以上的胃癌。CA72-4水平与胃癌的分期有明显的相关性,一般在胃癌的Ⅲ~Ⅳ期增高,对伴有转移的胃癌病人,CA72-4的阳性率更远远高于非转移者。CA72-4水平在术后可迅速下降至正常。在70%的复发病例中,CA72-4浓度首先升高。与其他标志物相比,CA72-4最主要的优势是其对良性病变的鉴别诊断有极高的特异性,在众多的良性胃病患者中,其检出率仅0.7%。

CA72-4在其他胃肠道癌、乳腺癌、肺癌、卵巢癌中也有不同程度的检出率。

CA72-4与CA125联合检测,作为诊断原发性及复发性卵巢肿瘤的标志,特异性可达100%。

六、糖类抗原242

(一)概况

糖类抗原242(carbohydrate antigen 242,CA242)是一个近年来应用于临床较新型的肿瘤标志物,也是被人结直肠癌细胞系COLD205免疫所获单克隆抗体所识别的一种具有唾液酸化的糖类结构的黏蛋白。当消化道发生肿瘤时,其含量升高,临床用途及效率相似于CA19-9及CA50。

(二)检测方法

目前广泛用于CA242的检测方法主要有:放射免疫分析(RIA)和酶联免疫吸附试验(ELISA)。

(三)临床意义

临床上常用于胰腺癌、直肠癌的诊断分析;胰腺癌和良性肝胆疾病的鉴别诊断及预后;也用于结直肠癌病人术后预后判断及复发鉴别。

CA242在消化道恶性肿瘤患者中常异常增高,而在许多良性疾病如胰腺炎、结肠炎、慢性肝炎、肝硬化等中很少升高或升高甚微,故对消化道恶性肿瘤(如胰腺癌、肝癌、胃癌等)特别是对胰腺癌诊断的特异性高(90%)。在胰腺癌、结直肠癌分别有86%和62%的阳性检出率,对肺癌、乳腺癌也有一定的阳性检出率。

CEA 与 CA242 联合检测可提高 25%～40% 的敏感性,与单独采用 CEA 检测相比,对结肠癌可提高 40%～70%,对直肠癌提高达到 47%～62%。CEA 与 CA242 无相关性,具有独立的诊断价值,且二者之间具有互补性。CA19-9 和 CA242 联合检查已被证实对胰腺癌的诊断和预后判断有一定的作用。有资料显示,对胰腺癌的诊断,CA242 优于 CA19-9,敏感度可达 66%～100%,对大肠癌诊断的敏感度也达 60%～72%。

CA242 诊断食管癌的敏感性仅为 9.1%,表明该项标志物检测不适用于鳞状细胞癌的检测。

七、糖类抗原 549

(一)概况

糖类抗原 549(carbohydrate antigen 549,CA549)是由两种单克隆抗体(针对乳腺癌细胞株的单克隆抗体 BC4E 549 和针对乳脂肪球膜的单克隆抗体 BC4N 154)所识别的大分子量酸性糖蛋白,用 SDS-PAGE 电泳,可分离出分子量分别为 400kDa 和 512kDa 的两条带。CA549 和 CA15-3 是来自相同复合物分子中的不同抗原决定簇,所以两者特性有许多相似之处。95% 健康女性血清 CA549 水平<12U/ml。

(二)检测方法

目前广泛用于 CA549 的检测方法主要有:放射免疫分析(RIA)、酶免疫分析(EIA)和时间分辨荧光免疫分析(TFIA)。

(三)临床意义

CA549 也是乳腺癌的标志物,在肿瘤早期阳性率较低,阴性预测值仅为 0.51,所以它和 CA15-3 一样都不宜作为普查指标。但 CA549 有很高的特异性,阳性预测值达 0.93。

怀孕妇女和良性乳腺瘤、肝病患者 CA549 略微升高,非乳腺癌患者如卵巢癌、前列腺癌、肺癌患者 CA549 也可上升。

八、糖类抗原 27-29

(一)概况

糖类抗原 27-29(carbohydrate antigen 27-29,CA27-29)是由乳腺癌转移至腹水中的细胞作为抗原所诱导的抗体(B27.29)所识别的糖类黏蛋白,其抗原决定簇是黏蛋白核心中的 8 个氨基酸。在竞争抑制试验中,B27.29 抗体和 DF3 抗体均可与 CA27-29 及 CA15-3 抗原结合,因此,CA27-29 及 CA15-3 抗原具有同源性。

(二)检测方法

目前广泛用于 CA27-29 的检测方法主要有:放射免疫分析(RIA)、酶免疫分析(EIA)和时间分辨荧光免疫分析(TFIA)。

(三)临床意义

CA27-29 的临床用途和 CA15-3 一样,其诊断转移性乳腺癌的特异性和敏感性略有差别,美国 FDA 认为 CA27-29 判断转移的敏感度为 81%。美国临床肿瘤协会关于乳腺癌应用指南上提出:CA27-29 发现复发的敏感性高于 CA15-3。

九、鳞状细胞癌抗原

(一)概况

鳞状细胞癌抗原(squamous cell carcinoma antigen,SCC)是 1977 年由 Kato 等从宫颈上皮细胞癌中分离出的一种分子量为 48 kDa 的糖蛋白,是肿瘤相关抗原 TA-4 的一个亚片段。SCC 广泛存在于不同器官的正常组织(含量极微)和恶性病变的上皮细胞中,在正常的鳞状上皮细胞中抑制细胞凋亡和参与鳞状上皮层的分化,在肿瘤细胞中参与肿瘤的生长。最初从宫颈癌组织中分离获得,后来发现在子宫、肺、口腔、头颈等鳞状上皮癌细胞的胞质中均有存在。就生物活性而言属于丝氨酸蛋白酶抑制剂家族,它包括两个基因 SCC1 和 SCC2。在血清中至少有四种形式的 SCC:游离 SCC1、游离 SCC2 及与其相对应的丝氨酸蛋白酶结合物。

(二)检测方法

目前广泛用于 SCC 的检测方法主要有:酶联免疫吸附试验(ELISA)和化学发光免疫分析(CLIA)。

(三)临床意义

SCC 是一种最早用于诊断鳞癌的肿瘤标志物,特异性高,但灵敏度低。临床上有助于所有鳞状上皮细胞起源癌的诊断和监测这些肿瘤的疗效、复发和转移以及预后评价。

1. 对子宫颈癌有较高的诊断价值 对原发性宫颈鳞癌敏感度为 44%～69%;复发癌敏感度为 67%～100%,特异度 90%～96%;其血清学水平与肿瘤发展、侵犯程度及有否转移相关。在宫颈癌根治术后 SCC 浓度显著下降;可及早提示复发,50% 患者的 SCC 浓度升高先于临床诊断复发 2～5 个月,它可以作为独立风险因子加以应用。

2. 辅助诊断肺鳞癌 肺鳞癌阳性率为

46.5%,其水平与肿瘤的进展程度相关,它配合CA125、CYFRA21-1和CEA联合检测可提高肺癌患者诊断的灵敏性。

3. 食管鳞癌、鼻咽癌的预测　阳性率随病情发展而上升,对于晚期患者,其灵敏性可达73%,联合检测CYFRA21-1和SCC可以提高检测的灵敏性。

4. 其他鳞癌的诊断和监测　头颈癌、外阴癌、膀胱癌、肛管癌、皮肤癌等。Ⅲ期头颈部癌阳性率为40%,Ⅳ期时阳性率增至60%。

(四)注意事项

1. 银屑病、肾功能不全或肺、乳、肝的良性疾病病人,SCC也可出现升高。

2. SCC在皮肤、头皮、汗液以及唾液中广泛存在,且容易通过空气传播,故应尽量避免操作过程的污染,以免造成假阳性结果。

3. 要动态观察肿瘤标志物浓度的变化,同时为了保证结果的可靠性,当测得的浓度增加时,应进行重复测定。

十、DU-PAN-2

(一)概况

DU-PAN-2是被人胰腺癌细胞所制备的单克隆抗体所识别的一种糖蛋白,分子量>200 kDa。DU-PAN-2在胎儿多种组织中如支气管、胰、食管、胃、小肠、结肠等均有分泌,而成年人仅在胰腺癌及部分胃、结肠、肺或乳腺癌等时方有大量合成。

(二)检测方法

目前广泛用于DU-PAN-2的检测方法主要有:放射免疫分析(RIA)、酶免疫分析(EIA)和时间分辨荧光免疫分析(TFIA)。

(三)临床意义

胰腺癌时DU-PAN-2可达正常值50倍以上,对胰腺癌的诊断有相对特异性,以100U/ml为正常上限,DU-PAN-2对胰腺癌诊断的敏感性为72%~82%。但其在消化道良性肿瘤时亦有30%~81%的阳性率,可达200U/ml。在消化道其他肿瘤也有10%~44%的阳性率,胃、结肠癌时DU-PAN-2为正常值5~10倍。

DU-PAN-2与CA19-9联合检测可使其灵敏度增加至95%,但其在早期胰腺癌的诊断中价值不高。或以400U/ml为正常上限,提高诊断的特异性,有助于临床上鉴别诊断胰腺癌。

第四节　酶类肿瘤标志物

酶类肿瘤标志物是最早发现的肿瘤标志物之一,当机体某个部位发生肿瘤时,肿瘤细胞代谢异常,使某些酶或同工酶合成增加;或由于肿瘤组织的压迫和浸润,导致某些酶的排泄受阻,使肿瘤患者血清中酶活性异常升高。近年来,由于免疫技术的发展,各种先进的免疫定量检测方法的应用,使血清酶类肿瘤标志物检测的灵敏度和特异性大大提高。下面介绍临床上常用酶类肿瘤标志物。

一、前列腺特异性抗原

(一)概况

前列腺特异性抗原(prostate-specific antigen,PSA)是一种由前列腺上皮细胞分泌的蛋白酶,是由240个氨基酸组成的单链糖蛋白,分子量为33 kDa,半衰期为2~3d。正常人血清中PSA含量极微,主要存在于精液中,精液PSA浓度约为血清中的100万倍,当前列腺腺管组织遭到破坏时,可见血清中的PSA含量升高。血中的总PSA包括两种形式:约20%为游离PSA(f-PSA),约80%为与α_1-抗糜蛋白酶(ACT)或α_2-巨球蛋白结合的复合PSA(c-PSA)。正常人参考值:t-PSA:<4.0μg/L;f-PSA:<0.8μg/L;f-PSA/t-PSA:>0.25。

(二)检测方法

大多采用放射免疫分析、酶免疫分析以及化学发光免疫分析法进行检测。

(三)临床意义

1. PSA可作为前列腺癌筛查的标志物。以血清PSA>4.0μg/L判断为阳性,前列腺癌阳性率为50%~80%。

2. PSA可作为监测前列腺癌病情变化和疗效的重要指标。PSA的血清浓度和阳性率随病程的进展而增高,并与前列腺癌的恶性程度及转移有关。当前列腺癌手术后,PSA浓度可逐渐下降,若再次升高,应考虑为肿瘤转移或复发。

3. 前列腺肥大、前列腺炎、肾脏和泌尿生殖系统疾病时,血清PSA也可轻度升高。PSA在4.0~10μg/L时,需进行f-PSA/t-PSA比值的测定,当比值小于0.15时,前列腺癌的可能性大。因此,目前临床上大多应用血清 f-PSA/t-PSA 比值来鉴别良、恶性前列腺肿瘤。

4. 约有少部分前列腺癌患者,其前列腺酸性磷酸酶(PAP)升高而 PSA 在正常范围,因此两者同时测定,可提高前列腺癌的阳性检出率。

(四)注意事项

1. 患者若在采集血标本前进行前列腺按摩,可导致血清 PSA 升高,因此应在进行前列腺按摩前或按摩一周后采血。

2. 大便硬结的情况下,也会导致血清 PSA 升高;女性乳腺癌患者血清 PSA 也可见升高。

二、前列腺酸性磷酸酶

(一)概况

前列腺酸性磷酸酶(prostatic acid phosphatase,PAP)是前列腺分泌的一种分子量 102kDa,由两个相同亚单位组成的糖蛋白的酶类,半衰期为 1.1~2.6h,在酸性条件下,具有水解磷酸酯的能力。1936 年 Gutmann 等在前列腺癌患者及骨转移患者中发现血清酸性磷酸酶活性升高,而前列腺组织中酸性磷酸酶活性较其他组织高1000倍。PAP 是酸性磷酸酶的同工酶,具有被酒石酸抑制的特征。

(二)检测方法

以往常采用生化方法测定 PAP,但灵敏度低;现大多采用放射免疫分析法、酶免疫分析以及化学发光免疫分析进行检测。

(三)临床意义

1. 前列腺癌时可见血清 PAP 浓度升高,特别在第Ⅲ、Ⅳ期前列腺癌时,PAP 诊断前列腺癌的特异性比 PSA 高,但灵敏度低于 PSA。因此,联合检测 PSA 和 PAP 可提高对前列腺癌诊断的阳性率。

2. 前列腺肥大、前列腺炎和泌尿生殖系统疾病时,也可见 PAP 升高。

(四)注意事项

前列腺按摩后血清 PAP 可一过性增高,在判断测定结果时要予以考虑。

三、α-L-岩藻糖苷酶

(一)概况

α-L-岩藻糖苷酶(α-L-fucosidase,AFU)又称α-L-岩藻糖甙水解酶,是一种溶酶体酸性水解酶,分子量 220~240kDa,存在于许多哺乳动物细胞的溶酶体内以及血液和体液中,参与体内糖脂、糖蛋白和寡糖的生化代谢。以往主要用于遗传性 AFU 缺乏引起的岩藻糖贮积病的诊断。Deugnier 等首先报道原发肝癌患者血清 AFU 活力增高,且具有较高的特异性和敏感性,认为是原发肝癌的新血清标志物。

(二)检测方法

采用生化连续监测法进行检测。

(三)临床意义

1. 原发性肝癌患者血清中 AFU 活性明显升高,AFP 阴性的肝癌患者血清中 AFU 活性也可升高。特别对小细胞肝癌,其阳性率显著高于 AFP。因此,AFP 与 AFU 联合检测可提高原发性肝癌的阳性诊断率。

2. 血清 AFU 活性的动态观察对判断肝癌治疗效果、预后评估和复发监测有极其重要的意义。

3. 其他肿瘤。如子宫癌、胃癌、胰腺癌等也可见血清 AFU 活性的升高。

4. 急性病毒性肝炎、酒精性肝病、肝硬化、糖尿病患者中也可见 AFU 活性升高。

5. 孕妇血清 AFU 活力升高(因胎肝、胎肠富含 AFU),分娩后迅速下降。

四、神经元特异性烯醇化酶

(一)概况

神经元特异性烯醇化酶(neuron-specific enolase,NSE)是烯醇化酶的一种同工酶,又称磷酸烯醇化酶,为分子量 78kDa 的酸性蛋白酶,存在于神经组织和神经内分泌系统。烯醇化酶同工酶根据 α、β、γ 三个亚基的不同可分为 αα、ββ、γγ、αβ、αγ 五种二聚体同工酶。γγ 亚基组成的同工酶属神经元和神经内分泌细胞特有,故命名为神经元特异性烯醇化酶(NSE)。NSE 在正常人脑组织中含量最高。NSE 参与糖酵解,参与甘油的分解,使 2-磷酸甘油酸向烯醇式磷酸丙酮酸转化。肺癌组织糖酵解作用加强,细胞增殖周期加快,细胞内 NSE 释放入血液,导致 NSE 在血清中含量增高。

(二)检测方法

目前多采用 RIA、ELISA 以及化学发光免疫分析技术测定。

(三)临床意义

1. 小细胞肺癌(SCLC)患者 NSE 水平明显高于肺腺癌、肺鳞癌、大细胞肺癌等非小细胞肺癌(NSCLC),因此,NSE 可用于肺癌不同类型的鉴别诊断。

2. 神经母细胞瘤患者 NSE 水平异常升高，而 Wilms 瘤则升高不明显，因此测定 NSE 的水平可用于上述疾病的诊断和鉴别诊断。NSE 也可用来监测神经母细胞瘤的病情变化，评价疗效和预报肿瘤的复发。

3. NSE 可用作小细胞肺癌放疗、化疗后治疗效果的监测指标，治疗有效时 NSE 浓度逐渐降低至正常，复发时血清 NSE 升高。资料表明用 NSE 升高来监测复发要比临床确定复发早 4~12 周。

4. 神经内分泌细胞肿瘤，如嗜铬细胞瘤、胰岛细胞瘤、甲状腺髓样癌、黑色素瘤、视网膜细胞瘤等，血清 NSE 也可升高。

（四）注意事项

1. NSE 可存在于正常红细胞中，标本溶血会影响测定结果，因此采血时要特别注意，避免溶血。

2. 用血浆进行检测时，要注意离心速度，过高离心速度会导致血小板中 NSE 释放，导致测定结果人为偏高。

五、基质金属蛋白酶

（一）概况

基质金属蛋白酶（matrix metalloproteinases, MMPs）是一类结构相似的锌依赖性内肽酶家族，目前已发现有 23 个酶，MMPs 是具有高度同源性的能降解基底膜的水解酶类，构成 MMPs 超家族。大多数基质金属蛋白酶以酶原的形式分泌，通过去除一个 10kDa 的氨基酸末端结构被激活。依据 MMPs 降解基底膜特异性的不同，可分为四个亚群：胶原酶、明胶酶、基质降解酶和膜型基质金属蛋白酶。MMPs 在许多生理性过程中发挥一定作用，比如骨再生、创伤愈合等，很多资料表明，与肿瘤生长、浸润与转移相关。

（二）检测方法

基质金属蛋白酶目前多采用 ELISA 法进行检测。组织中 MMP 可应用免疫组化技术检测。

（三）临床意义

1. MMP-2 和 MMP-9 水平升高与口腔癌、肺腺癌、膀胱癌、卵巢癌等癌症的进展相关。MMP-3 和 MMP-9 水平在恶性程度较高的子宫内膜肉瘤中比恶性程度较低的肿瘤要高。在食管癌中 MMP-7 水平与肿瘤侵袭性相关。

2. MMPs 还可用于评估肿瘤的复发和转移，晚期膀胱癌患者血清 MMP-2 或 MMP-3 水平可预测复发。此外，MMP-2 水平可以预测卵巢癌的复发。MMP-1 水平的升高与胃癌腹膜和颈部淋巴结转移相关。

第五节 激素类肿瘤标志物

激素类肿瘤标志物是指正常情况下不产生激素的组织，当发生癌变时能产生和释放一些肽类激素，这些肽类激素升高可作为肿瘤相关标志物。肿瘤产生肽类激素包括两条独立的途径：一条是原来产生正常激素的内分泌组织器官发生恶性变后，过度生成激素；另一条是正常情况下产生激素的非内分泌组织在远距离产生激素，即异位激素分泌，在临床上即称"副肿瘤综合征"或"异位激素综合征"。下面主要介绍临床上常用激素类肿瘤标志物。

一、人绒毛膜促性腺激素

（一）概况

人绒毛膜促性腺激素（human chorionic gonadotropin, HCG）是由胎盘滋养层细胞产生的一种糖蛋白类激素，含 145 个氨基酸，分子量为 45 kDa，由两个独立的氨基酸肽链 α 及 β 亚单位组成。由于 α 链的组成和结构与垂体激素促黄体生成素（LH）、促卵泡生成激素（FSH）和促甲状腺激素（TSH）有一定的交叉反应，而 β 链为特异性链，因此，采用单克隆抗体测定 β-HCG 具有更好的特异性。HCG 是监测早孕的重要指标，在正常妇女受孕 9~13d 即可明显升高；恶性肿瘤也可产生 HCG。

（二）检测方法

目前多采用 RIA、ELISA 以及化学发光免疫分析技术测定。

（三）临床意义

1. 胎盘滋养细胞和生殖细胞肿瘤如葡萄胎、绒毛膜上皮细胞癌、精原细胞睾丸癌等 HCG 明显升高。HCG 可作为诊断或辅助诊断的标志物，主要用于治疗效果判断和随访。

2. 乳腺癌、肝毛细胆管癌、卵巢癌、胰腺癌等其他肿瘤也可见 HCG 升高。

3. 子宫内膜异位症、卵巢囊肿、肝硬化、胃十二指肠疾病等非恶性肿瘤也可见 HCG 升高。

(四)注意事项

1. 肿瘤细胞会分泌一些肽链异常的HCG,使一些分析方法检测不到异常HCG,会导致测定结果偏低。

2. HCG浓度很高时,在一些分析方法中会出现"钩状效应"(Hook effect),导致结果假性偏低,应将标本稀释后重测。

3. 在一些肾功能不全接受血液透析的绝经妇女中,在没有潜在肿瘤的情况下,血清中HCG值可能超过正常值10倍,因为肾功能不全可导致肾对HCG排泄率降低。

二、促肾上腺皮质激素

(一)概况

促肾上腺皮质激素(adrenocorticotropic hormone,ACTH)是垂体前叶激素之一,由39个氨基酸组成,分子量为4.5kDa,其1~26氨基片段有生物活性,而27~39羧基段无活性。前13个氨基酸是维持最低活性所必需。

ACTH分泌呈昼夜节律变化,上午8~9时最高,晚上12时最低,是肾上腺皮质生长和分泌的主要调节者,可促进肾上腺皮质合成皮质醇,也促进分泌雄激素和雌激素,对醛固酮作用较弱,可促进脂肪细胞脂解。

(二)检测方法

目前多采用RIA及化学发光免疫分析技术测定。

(三)临床意义

1. 血清ACTH>200ng/L提示异位分泌,主要见于小细胞性肺癌。

2. 先天性肾上腺皮质增生、原发性肾上腺皮质功能减退、肾上腺切除、垂体性皮质醇增多症、休克、低血糖、手术及创伤等疾病时可见血清ACTH升高。

3. 乳腺、胃、结肠癌等肿瘤也可见血清ACTH升高。

三、降钙素

(一)概况

降钙素(calcitonin,CT)主要是由甲状腺滤泡旁细胞(C细胞)分泌的多肽激素,由32个氨基酸组成,分子量3.5 kDa;血中钙、磷、镁升高可刺激C细胞分泌;胃泌素、胰高血糖素、肠促胰酶素也可促进分泌,主要生理作用是抑制破骨细胞活性,减少溶骨作用,从而降低血钙、磷的浓度,影响骨代谢。

(二)检测方法

目前多采用RIA、ELISA以及化学发光免疫分析技术测定。

(三)临床意义

1. 甲状腺髓样癌,降钙素水平可明显升高,对诊断家族性甲状腺髓样癌极有价值。

2. 其他肿瘤,如乳腺癌、肺癌、胃肠道癌、胰癌、嗜铬细胞瘤及肝癌,CT也可见增高,可作为疗效和癌症复发的监测指标。

3. 非肿瘤性疾病:甲状旁腺功能亢进、高胃泌素血症、胰腺炎等,CT也可见增高。

4. 新生儿、儿童和孕妇因骨骼更新快,血清中CT水平也可升高。

5. 肾衰竭患者CT也常升高。

6. 成年妇女CT水平一般较男性低,且随年龄增长而下降,绝经期妇女降低更明显,CT下降也可能与妇女骨质疏松有关。

(四)注意事项

1. 降钙素在血液中的半衰期短,因此标本收集后应及时检测,当小于1h不能检测应在-20℃冷冻保存。

2. 在所有检测方法中,女性的CT检测值均较男性低,胃泌素刺激后女性CT增加值同样比男性低。

3. 肾功能不全的病人血清CT基础水平较高。

四、儿茶酚胺类

(一)概况

儿茶酚胺(catecholamines)包括肾上腺素(E),去甲肾上腺素(NE)和多巴胺(D),因其结构上均含有儿茶酚,又属于胺类,故而得名。肾上腺髓质分泌去甲肾上腺素和肾上腺素,交感神经主要产生去甲肾上腺素,多巴胺主要集中在锥体外系,均为神经递质。

儿茶酚胺类是含有邻苯二酚基本结构的生物胺,由酪氨酸衍生而来,酪氨酸羟化形成多巴,多巴脱羧形成多巴胺,多巴胺羟化形成去甲肾上腺素,后者甲基化形成肾上腺素。儿茶酚胺的代谢产物变成肾上腺素、香草扁桃酸(VWA)和高香草酸(HVA),以硫酸盐或葡萄糖酸苷结合物的形式从尿中排出。

(二) 检测方法

血、尿儿茶酚胺的测定方法有荧光比色法,包括三羟基吲哚法和乙烯二胺法,近年来,放射免疫分析法、高效液相色谱(HPLC)、化学发光免疫分析等技术逐渐应用于临床。

(三) 临床意义

1. 儿茶酚胺的测定主要用于嗜铬细胞瘤的诊断,以多巴胺增高最为常见。

2. 神经母细胞瘤、儿童交感神经肿瘤、源于胚胎神经脊组织的肿瘤如视网膜母细胞瘤等疾病可见儿茶酚胺增高。HVA 增高是神经母细胞瘤、儿童交感神经组织肿瘤诊断、随访的主要标志。VWA 增高是儿童患神经母细胞瘤、神经节瘤的主要标志,也是嗜铬细胞瘤首选标志。

3. 非肿瘤性疾病:如原发性高血压等也可见儿茶酚胺增高。E 增高可见于肝性脑病、急性心肌梗死、心力衰竭、败血症、低血糖症。NE 增高可见于肝性脑病、晚期肾病、心力衰竭、肢端肥大症。D 增高可见于晚期肾病患者。

五、催 乳 素

(一) 概况

催乳素(prolactin,PRL)在正常情况时由垂体前叶嗜酸性细胞分泌;分子量约 23 kDa,由 198 个氨基酸组成,主要作用是促乳汁分泌,PRL 分泌有节律:入睡后 1~1.5h 逐渐升高,至晨 5 时达分泌高峰,清晨醒后逐渐降低,至中午降为最低水平。良性或恶性垂体肿瘤是催乳素增高的最常见病理情况;异位分泌可见于肺、泌尿系的燕麦细胞瘤。

(二) 检测方法

目前多采用 RIA 和化学发光免疫分析技术测定。

(三) 临床意义

1. 催乳素分泌瘤 可见血清 PRL 明显升高,往往可达 200ng/ml 以上。

2. 其他恶性肿瘤 如肺和泌尿系燕麦细胞瘤,乳腺癌也可见血清 PRL 升高。

3. 非恶性疾病 青春期下丘脑综合征、垂体增生等情况也可见血清 PRL 升高。

第六节 蛋白质类肿瘤标志物

蛋白质类肿瘤标志物属于整体组织细胞正常蛋白或结构蛋白,只是当细胞发生恶变时,合成异常增加,释放入血,导致血清/血浆含量增加。下面主要介绍临床常用的蛋白类肿瘤标志物。

一、铁 蛋 白

(一) 概况

铁蛋白(ferritin,Fer)是一种分子量为 43~45kDa 的大分子蛋白,是一种铁结合蛋白,主要在肝合成,其量的多少是判断体内是否缺铁的敏感指标。血清铁蛋白升高还与肿瘤有关,癌细胞具有较强合成铁蛋白的能力,因此也是一种肿瘤标志物,可协助对肿瘤的诊断和预后估计。

(二) 检测方法

目前多采用 RIA、ELISA 以及化学发光免疫分析技术测定。

(三) 临床意义

血清铁蛋白升高见于:①各种恶性肿瘤,如白血病、淋巴瘤、胰腺、肺或肝的实体肿瘤及乳腺癌复发或转移时;②各种炎症感染、急性心肌梗死、反复缺血等情况,血液内铁蛋白增加,肝硬化、肝坏死及其他慢性肝病由于组织内铁蛋白释放增加,血液内铁蛋白也增加;③当铁蛋白<12pg/L 时即可诊断为缺铁,隐性缺铁时,一般生化指标往往正常,而铁蛋白已出现降低,因此铁蛋白也是诊断隐性缺铁性贫血的可靠指标。

食管、胃、肠、鼻咽部、乳腺等处的肿瘤若转移至肝、骨髓、淋巴结等处,铁蛋白可显著升高,提示预后不佳。铁蛋白对恶性肿瘤的疗效观察、复发转移及预后判断均有一定价值。

(四) 注意事项

1. 轻度血管内溶血对测定结果没有影响,但标本溶血会导致测定结果偏高。

2. 血清铁蛋白的个体间差异非常小,且不受昼夜节律或其他生物学变异影响。

二、β_2-微球蛋白

(一) 概况

β_2-微球蛋白(β_2-microglobulin,β_2-MG)是 100 个氨基酸组成的分子量为 11.8kDa 的低分子蛋白。人体除成熟红细胞和胎盘滋养层细胞以外,所有的有核细胞都有 β_2-MG,淋巴细胞表面尤为丰富。β_2-MG 是细胞表面 HLA 的轻链,排列顺序与免疫球蛋白恒定区结构相似,机体每天产生的量约为

150mg。因为 $β_2$-MG 分子量小,易于由肾小球滤过,但几乎全部由近曲小管重吸收,因此正常人血和尿中 $β_2$-MG 含量很低。在恶性肿瘤,骨髓瘤,淋巴瘤以及肾疾病时,血和尿中 $β_2$-MG 常升高,可作为评价肾功能和肿瘤病情变化的监测指标。

(二)检测方法

采用免疫测定法,如放射免疫测定、发光免疫测定、胶乳增强散射免疫测定等。

(三)临床意义

$β_2$-MG 虽然不是肿瘤特异性指标,但在某些肿瘤可显著升高。临床上多用 $β_2$-MG 证实淋巴增殖性疾病,如白血病、淋巴瘤及多发性骨髓瘤,其水平与肿瘤生长情况、预后及活动性等有关。如骨髓瘤患者 $β_2$-MG 水平高于 4.0mg/L 时,预示生存期短;若高于 6.0mg/L,则可能对化疗不敏感。

$β_2$-MG 在白血病患者脑脊液中升高,是白血病患者中枢神经系统(CNS)累及的指征。

另外,在肝癌、肺癌、胃癌及乳腺癌患者,也可见 $β_2$-MG 升高。

(四)注意事项

当 pH<6 时,$β_2$-MG 在 2h 内发生变性,即使在膀胱内也是同样的。采用免疫学测定会检测不到变性 $β_2$-MG,因此,送检尿液不应是清晨第一次尿(晨尿往往 pH<6),而通常收集在白天任何时间的尿标本,必要时在盛器内加几滴(2mol/L)NaOH 使其碱性化。

三、细胞角蛋白 19 片断

(一)概况

细胞角蛋白 19 片断(cytokeratin fragment 19, CYFRA21-1)是由抗细胞角蛋白 19 片段单克隆抗体 BM19-21 及 Ks19-1 识别的糖类抗原片段,是辅助诊断非小细胞肺癌的首选肿瘤标志物,由于敏感性不高,不能作为筛选及阳性诊断的工具,但其与肿瘤生长趋势有关,所以与临床及放射诊断结合,可较准确地推测肿瘤的进展情况,作为制定治疗策略、判断疗效和监测复发的参考。

(二)检测方法

采用免疫测定法,如放射免疫测定、发光免疫测定、胶乳增强散射免疫测定等。

(三)临床意义

1. CYFRA21-1 对鉴别肺恶性和良性病变有一定价值。肺鳞癌、大细胞肺癌和腺癌血清 CYFRA21-1 的阳性率分别为 55%、35% 和 28%,肺良性病变的阳性率仅 4.4%。

2. CYFRA21-1 可作为判断疗效和监测复发的有效指标。化疗的肺癌患者血清 CYFRA21-1 水平与疗效相关,CYFRA21-1 水平下降提示疗效较好,病情稳定,CYFRA21-1 含量升高提示病情进展。

(四)注意事项

1. 血清 CYFRA21-1 不会受机体生物学因素影响,如年龄、性别、月经周期及吸烟习惯等。

2. 气管插管和长期的正压通气可能会导致血清 CYFRA21-1 浓度升高;严重外伤累及富含细胞角蛋白的组织时都可能引起血清 CYFRA21-1 浓度明显升高,例如手术和意外擦伤及肺压伤;另外,慢性肾功能不全的患者血清 CYFRA21-1 也会显著升高。

3. 唾液污染的标本可以测出 CYFRA21-1 水平的假性升高。溶血、黄疸,高脂血症并不干扰 CYFRA21-1 的测定。

4. 全血中 CYFRA21-1 室温可稳定一周,但通常建议尽早分离血清进行检测;−20℃或−80℃条件下,血清中的 CYFRA21-1 可稳定数年。

四、组织多肽抗原

(一)概况

组织多肽抗原(tissue polypeptide antigen, TPA)是一种包含细胞角蛋白 8、18 和 19 的组织相关抗原。80%~100% 肿瘤(如乳腺癌、卵巢癌、膀胱癌等)患者血清/血浆 TPA 水平与肿瘤发展进程密切相关。但是其作为一种非特异性标志,良性肝疾病包括肝炎等患者均会出现 TPA 水平升高。

(二)检测方法

临床上采用放射免疫分析法进行检测。

(三)临床意义

TPA 是一种非特异性的肿瘤标志物,常与其他肿瘤标志物联合检测,早期发现多发性肿瘤。TPA 升高主要见于膀胱癌、前列腺癌、乳腺癌、卵巢癌和消化道恶性肿瘤。特别对膀胱转移癌的诊断敏感性高。与 CEA 同时检测,可明显提高乳腺癌诊断的准确率。

另外,TPA 在循环血液中的半衰期为 7d,肿瘤切除后 34 周降至正常水平。由于 TPA 水平与肿瘤细胞的增殖分化相关,如 TPA 水平降至正常,则肿瘤治疗有效。肿瘤患者术前 TPA 显著增高,提示预后不良。动态观察 TPA 水平变化,可以检测肿瘤复发及疗效。若手术后一度下降的 TPA 水平急剧升高,则预示肿瘤复发或转移;若治疗过程中 TPA 持续升高,则提示预后不良。

五、组织特异性多肽抗原

(一)概况

组织多肽特异性抗原(tissue polypeptide specific antigen,TPS)是细胞角蛋白 18 片段上的 M3 抗原决定簇,在上皮来源的恶性肿瘤细胞分裂过程中的 S 晚期至 M 期,TPS 被合成并释放入血和其他体液中,TPS 是"肿瘤活性依赖型"的,血清中 TPS 含量的高低是衡量肿瘤细胞分裂和增殖活性的一个较为特异的指标。虽然 TPS 也是非特异性的肿瘤标志物,但比 TPA 更能提供肿瘤复发、转移和进展的信号,对于很多肿瘤患者的诊断有效率远远高于 TPA 及其他肿瘤标志物。

(二)检测方法

目前广泛用于 TPS 的检测方法主要有:放射免疫分析(RIA)和酶联免疫吸附试验(ELISA)。

(三)临床意义

1. TPS 与 CA15-3、CA125、CA19-9、CEA、PSA 等联用,既可以反映肿瘤增殖活性,也可以反映肿瘤负荷大小,在乳腺癌、卵巢癌、肺癌、前列腺癌、膀胱癌、肝癌和胃肠道肿瘤均可增高。

2. TPS 与 CA15-3 联合检测是监测转移性乳腺癌(尤其是骨转移)的最佳组合。研究表明,TPS 对于转移性乳腺癌的诊断灵敏度高(可达 81.3%),高于 CA15-3,但特异度却低于 CA15-3。

3. TPS 也是结直肠癌较新的肿瘤标志物。TPS 与结直肠癌的分期、转移和浸润程度相关,对于结直肠癌的诊断、预后判断和复发监测均有一定应用价值。

(四)注意事项

影响血清 TPS 水平的因素如下。

1. 年龄 婴幼儿的血清 TPS 水平要较成年人高些。在老年人,TPS 水平似乎随年龄增长而有所增高,但在肿瘤患者,并未发现年龄与 TPS 有任何关系。

2. 妊娠 妊娠早期(5~14 周)血清 TPS 水平与常人无异,从妊娠 15 周开始,TPS 浓度随孕龄的增加而进行性增高,尤其在妊娠 28~37 周和分娩时显著增高。因此在对孕妇用 TPS 诊断恶性肿瘤时,在监测乳腺癌术后怀孕的患者时,均应考虑到妊娠的影响。

3. 肾功能状况 TPS 属低分子量蛋白质,经肾排泄,故肾小球滤过率(GFR)直接影响血清水平的高低。在临床应用 TPS 判别良恶性肿瘤时,应考虑到患者的肾功能状况。

4. 肿瘤血管形态 血管腔的直径、周长、横截面积的大小与血清 TPS 浓度成正比。

六、胃蛋白酶原

(一)概况

胃蛋白酶原(Pepsinogens,PG)为胃腺分泌的天冬氨酸蛋白酶,依其免疫原性不同分为两型:胃蛋白酶原 I 型和 II 型。PG I 和 PG II 分别由主细胞和颈黏液细胞分泌。胃蛋白酶原可转化为具有分解蛋白能力的胃蛋白酶,为胃蛋白酶的前身。胃几乎是 PG 的唯一来源,因而 PG 变化可作为反映胃黏膜病变的指标。当胃恶性肿瘤存在时,PG 检测水平可发生改变,患者血清 PG I、PG I/II 比值明显下降。

(二)检测方法

常用测定方法有:放射免疫测定法、酶免疫测定和时间分辨荧光免疫测定法。

(三)临床意义

胃癌是最常见的恶性肿瘤之一,全世界胃癌死亡率高居常见恶性肿瘤死亡率的第二位。降低胃癌死亡率的关键是胃癌的早期发现、早期诊断和早期治疗,早期胃癌筛检则是实现胃癌早期发现的重要手段。血清 PG I 降低(<50ng/ml)对中、重度萎缩性胃炎最为敏感和特异,PG I 和 PG I/II 比值与胃底黏膜表面积密切相关,两者在萎缩性胃炎/肠上皮化生和胃癌患者中随胃黏膜萎缩病变加重呈进行性降低,联合测定血清 PG I 和 PG I/II 比值是判定正常胃底黏膜或慢性萎缩性胃炎/肠化乃至胃癌的合适、可靠的试验。

七、核基质蛋白 22

核基质蛋白(nuclear matrix protein NMP)是核基质的重要组成部分,其结构和功能多种多样,且有较强的组织器官特异性。核基质蛋白 22(nuclear matrix protein 22,NMP22)为核有丝分裂装置蛋白(nuclear mitotic apparatus protein NuMAP 238kDa)的一个亚单位。NuMAP 与有丝分裂期间纺锤体的形成有关。其主要功能为协调核有丝分裂期间染色体正确、均等地分配到子代细胞。故 NMP22 多分布于细胞有丝分裂较为活跃的组织,如上皮细胞,尤其尿路上皮细胞。细胞发生恶变时,核内遗传物质在有丝分裂末期分配极度异常,NuMAP 合成激增,并在细胞的凋亡过程中从细胞核中释放出来。因此,NMP22 被认为是一种尿路上皮特异性肿瘤标志物。

(一)检测方法

世界上通用检测尿液中 NMP 含量的方法为基于 NMP22 检测试剂盒(NMP22 test kit, Matritech,USA)的免疫酶标记法(ELISA)。此法可检出尿液中 NuMAP 复合物(>1000kDa)和其片段(约 30kDa)的存在和含量。临床应用具有快速、方便以及可定量等特点。标本为尿液,且血尿对检测无影响。

(二)临床意义

1. **对血尿病人的膀胱癌筛选作用** 血尿为尿路膀胱癌最为常见的症状,但它也多见于许多其他泌尿系疾病。因而,对血尿病人的鉴别诊断是尿 NMP22 检测临床应用的一项重要内容。核基质蛋白 22(NMP22)在膀胱移行上皮癌患者尿液中明显高于正常人,有 80%的特异性和准确性。但尿路损伤时可短暂、轻微升高。

2. **对膀胱癌复发的预测** 膀胱癌有高复发的生物学特性,其防治和对复发的早期诊断对改善其预后至关重要。传统监测膀胱癌复发的方法是按计划进行膀胱镜检并辅以脱落细胞学检查,两者均有不可克服的缺点,如膀胱镜具有侵入性,细胞学对低级肿瘤诊断敏感性过低等,而尿 NMP22 的监测有望弥补两者的不足。尿液标本采集为非侵入性操作,对上尿路肿瘤的筛选有优势,特别适合复发患者的随访。

第七节 受体类肿瘤标志物

受体类肿瘤标志物主要是指细胞发生恶变,肿瘤细胞上受体变化,主要用于指导肿瘤治疗方案制定和监测治疗效果和判断预后。目前临床应用有激素受体(如 ER 和 PR)和细胞膜受体等。

一、雌激素受体和孕激素受体

(一)概况

雌激素受体(estrogen receptor,ER)与孕激素受体(progesterone,PR)是属于核受体大家族的成员,具有转录因子功能的蛋白,都属于甾体激素受体。其氨基酸序列从 N-末端到 C-末端分为 A、B、C、D、E、F 区域。在妇科肿瘤的发生中起着极其重要的作用。ER 和 PR 具有部分共同的结构和功能区,只是配体结合及转录激活区(A~F 区)不同。

雌激素是一种作用广泛的类固醇类激素,对众多靶组织如生殖道、乳腺、骨骼及心血管系统生长发育功能有调节作用。雌激素的活性失调可导致乳腺癌、卵巢癌及心血管系统疾病等。雌激素的作用是通过具有高度亲和力的雌激素受体(ER)实现的。ER 是类固醇受体超家族中的一员,位于核内,分为 ERα 和 ERβ 两种亚型。在正常乳腺组织内 ER 含量较少,约有 7%的乳腺细胞中含有 ER。在月经周期前半期 ER 处于封闭状态。

乳腺细胞癌变时,一部分含有 ER 的细胞在大量增殖后仍保留了 ER,依赖雌激素水平调节,属雌激素依赖细胞。一部分含有 ER 的乳腺细胞在恶变后 ER 丧失,不受雌激素水平的调节,其他不含 ER 的乳腺细胞恶变后形成的乳腺癌细胞也不受雌激素水平的调节,属雌激素非依赖细胞。

(二)测定方法

目前临床最常用的测定方法是免疫组化法(受体单抗+免疫酶检测系统),其次是生化法(放射性配体结合分析法或活性炭饱和分析法)。

(三)临床意义

1. **作为评估乳腺癌预后判断的指标** ER 阳性或 PR 阳性乳腺癌常常细胞分化良好,肿瘤生物学行为相对良好,临床预后优于 ER 阴性和 PR 阴性的乳腺癌。大型临床试验结果表明,ER 阳性或 PR 阳性乳腺癌与 ER 阴性或 PR 阴性乳腺癌相比有 10%的远期生存优势。

2. **作为乳腺癌选择内分泌治疗的客观指标** ER 和 PR 的测定在乳腺癌的治疗决策方面占有重要的地位。临床医生常把它视为制定乳腺癌治疗方案的一个重要参考因素。其临床意义主要是:

(1)ER 阳性的乳腺癌病人接受内分泌治疗,其有效率可达 50%~60%,而 ER 阴性者其有效率很低,只有 10%左右。ER、PR 同时阳性者,其内分泌治疗的疗效更高,据报道可达 70%~80%。

(2)ER、PR 阳性者乳腺癌细胞分化较好,阴性者则分化较差,提示受体阴性者手术后易出现复发,阳性者预后较病程相同的阴性者为好。受体阴性者出现转移时多向内脏转移,而阳性多向皮肤、软组织和骨骼转移。

(3) 激素受体的测定可作为手术后制订治疗方案的一个重要参考因素。对于绝经前或激素受体阴性的病人及肿瘤发展较快的病人，以辅助性化疗为主，而激素受体阳性者特别是绝经后的乳腺癌患者激素受体阳性者宜同时采取内分泌治疗。

(4) ER 还可指导复发或转移性乳腺癌病人的内分泌治疗。对于复发或转移性乳腺癌，ER 阳性者仍可采取内分泌药物治疗，且疗效好，有效率可达 50%~80%。可长期服用，不影响化疗，且疗效与化疗相当。

二、表皮生长因子受体

(一) 概况

表皮生长因子受体 (epidermal growth factor receptor, EGFR) 是一分子量为 170kDa 的膜结合糖蛋白，属于受体型酪氨酸蛋白激酶，包括 3 个结构域：胞内段具有酪氨酸激酶活性，跨膜段和胞外段含配体结合位点，能够与表皮生长因子及其他配基结合。其胞外段可作为肿瘤标志物用于血清学检测。

(二) 测定方法

可采用酶联免疫吸附试验 (ELISA)、竞争配基结合分析 (competitive ligand-binding assay) 及免疫组织化学染色技术。

(三) 临床意义

EGFR 是传递细胞外信号到细胞核内的重要途径蛋白。这一通路在肿瘤细胞中往往是被过度激活的。已经证实在大部分实体肿瘤中如非小细胞肺癌、头颈部肿瘤、乳腺癌、食管癌及神经胶质细胞瘤等存在 EGFR 过度表达。在大部分人类脑肿瘤中，EGFR 的基因都被扩增和重排，因此而产生 EGFR 过度表达有可能在这些肿瘤的发生和发展中起到重要作用。另外，在某些肿瘤中，EGFR 的过度表达还预示着预后不良。

迄今为止，乳腺癌是与 EGFR 有关研究最深入的人类肿瘤之一，在乳腺癌中，EGFR 的高表达已被证实与预后差和内分泌治疗失败有很大的关系。在乳腺癌肿瘤和细胞系中，EGFR 的表达量与雌激素受体 (ER) 的表达量呈负相关，并且转移的乳腺癌中 EGFR 的表达量往往高于其在原发性乳腺癌中的表达量。乳腺癌中 EGFR 的过度表达与 ER 功能丧失、对激素治疗无效以及预后差有关。在某些乳腺癌中，EGFR 的过度表达可能代表肿瘤发展的较晚期阶段。

研究表明，EGFR 在胃癌患者及健康对照人群血清中浓度存在明显差异，且发现在Ⅰ期胃癌患者的血清中亦可检测到 EGFR，提示可能将其作为高危人群筛选指标。

三、erbB-2 受体

(一) 概况

erbB-2 受体 (HER-2/neu 基因产物) 为具有酪氨酸激酶活性的细胞膜糖蛋白，分子量 185kDa，是 erbB 家族中的一员，erbB 家族包括了 erbB-1、erbB-2、erbB-3 和 erbB-4。过量表达 erbB 家族的某些成员尤其是 erbB-2 与人体肿瘤的高侵袭性和预后不良有密切关系。erbB-2 受体具有转化细胞功能，其过度表达的肿瘤细胞对化疗不敏感，erbB-2 受体还能下调黏附分子 E-cadherin 和整合素亚单位，促进细胞的侵袭。并且 erbB-2 受体能促进在血管生成中起重要作用的 VEGF 的产生。

(二) 测定方法

1. 免疫组化法 (IHC)　适用于肿瘤组织冷冻切片及石蜡切片标本的检测，将组织切片用酶或荧光标记的抗 HER-2 蛋白单克隆抗体做组化染色，细胞膜出现相应颜色或荧光颗粒者为阳性。

2. 酶联免疫吸附试验 (ELISA)　用于检测血清中的可溶性 erbB-2 受体胞外段 (ECD)，测定时采用双抗体夹心法。

3. 化学发光免疫测定 (CLIA)　直接检测血清中的 erbB-2 受体胞外段 p105 蛋白。

上述方法检测对象为 erbB-2 基因的蛋白产物，与基因水平的检测结果具有一定差异。

(三) 临床意义

erbB-2 受体在许多上皮肿瘤，尤其是乳腺癌、卵巢癌、前列腺癌和鼻咽癌中过度表达。约 30% 的乳腺癌有 erbB-2 基因的扩增和过度表达，erbB-2 受体的过度表达与肿瘤的分级、大小、淋巴结转移以及肿瘤的治疗和转归密切相关。

四、转铁蛋白受体

(一) 概况

铁是生命细胞生长增殖及功能活动所必需的元素之一。绝大多数细胞包括肿瘤细胞摄取铁主要通过转铁蛋白受体 (transferrin receptor, TFR) 介导。肿瘤细胞 TFR 高表达，且 TFR 表达的调节对肿瘤细胞的增殖分化及对肿瘤诊治有重要影响。

TFR 包括细胞 TFR 和血清 TFR。细胞 TFR 是存在于细胞膜上的一种跨膜糖蛋白,由两个相同的亚单位构成,每个亚单位由三部分组成:胞内段、胞外段和跨膜段,结合一分子转铁蛋白,将铁运送至细胞内。血清 TFR,又称可溶性 TFR 或循环 TFR,是临床上反映组织铁缺乏的重要和敏感的指标。

(二)测定方法

血清 TFR 一般采用酶联免疫吸附试验(ELISA)、散射比浊法测定,而细胞 TFR 常用受体放射分析法定量。

(三)临床意义

大多数研究发现,血液系统肿瘤时肿瘤细胞出现细胞 TFR 的高表达,而静止期细胞和停止分化的细胞表面有很少或没有 TFR 表达。研究发现 TFR 表达与各种白血病细胞增殖活性关系密切,且与细胞的分化、临床分期密切相关,同时对判定疗效及预后也有重要参考价值。而血清 TFR 与肿瘤的关系尚无定论,相关研究较少且结果不一:比如在肝癌时血清 TFR 可增高而在浸润性乳腺癌时没有改变,在肺癌时比正常人低,且与细胞 TFR 无相关性。推测虽然这些肿瘤细胞表面表达很高的 TFR,但是可能由于受体直到疾病最后阶段才达到血循环中,或这些肿瘤细胞与血管系统的黏附作用比其他肿瘤差而导致血清 TFR 下降,或肿瘤时导致慢性病贫血致使红细胞生成减少导致血清 TFR 下降。

第八节 基因类肿瘤标志物

20 世纪 90 年代以来,随着分子生物学及其相关学科的研究进展,人们已经充分认识到肿瘤的发生是一个多基因、多阶段的过程,恶性肿瘤的发生与癌基因激活、抑癌基因的失活等因素有关,而转移则与转移相关基因的突变有关。癌基因、抑癌基因和转移相关基因等基因的检测,不仅有助于肿瘤的发生机制研究,而且将肿瘤的分类、恶性程度、转移和预后等方面与肿瘤临床密切结合起来,并正逐渐应用于肿瘤诊断、鉴别诊断和治疗。

一、ras 基 因

(一)概况

ras 基因家族包括 K-ras、H-ras 和 N-ras 等,分别定位于第 12、11 和 1 号染色体上。它们具有相似的内含子-外显子结构,基因编码产物为分子量 21kDa 的 p21 蛋白。p21 分布于细胞膜的内表面,为膜相关的 G 蛋白,具有 GTP 酶活性,参与信号传导。ras 基因属于癌基因,当其发生突变时,ras 基因被激活,不断传导生长信号,造成细胞生长紊乱和肿瘤的发生。

(二)检测方法

常可采用 PCR-SSCP(single strand conformation polymorphism,单链构象多态性)、DGGE(denatured gradient gel electrophoresis,变性梯度凝胶电泳)、PCR-ASO(allele specific oligonucleotide,等位基因特异性寡核苷酸杂交)和测序(sequencing)等方法探测点突变。

(三)临床意义

人类实体瘤中最常被识别的癌基因即是 ras 基因,它可能存在于至少 30% 的人类肿瘤中。当 ras 基因发生突变时,ras 基因被激活,不断传导生长信号,造成细胞生长紊乱和肿瘤的发生。肺癌中的 ras 基因被激活的主要方式是点突变;宫颈癌组织中 H-ras 基因的部分 DNA 有突变;胰腺癌中 K-ras 突变率高达 90%;甲状腺癌和结直肠癌中 K-ras 的突变率为 50% 左右;胃癌中 H-ras 突变率达 40%;另外,乳腺癌、髓性白血病及膀胱癌的肿瘤组织中也有 ras 基因突变的存在。

肿瘤类型与 ras 基因突变之间也具有相关性。血液系统恶性肿瘤与 N-ras 基因突变关系较大,腺癌常与 K-ras 相关,H-ras 基因活化与宫颈癌的发生有关。

二、myc 基 因

(一)概况

myc 基因家族共有 6 个成员:C-myc、N-myc、L-myc、P-myc、R-myc 及 B-myc,其中 C-myc、N-myc 及 L-myc 与一些人类肿瘤相关。C-myc 定位于 8 号染色体的 8q24 区,编码 439 个氨基酸残基的蛋白质;N-myc 定位于 2 号染色体的 2p23~p24 区,其产物为 456 个氨基酸残基的蛋白质;L-myc 定位于 1 号染色体的 1p32 区,编码产物为 364 个氨基酸残基的蛋白质。以上蛋白产物定位于核内,为核转录调节因子,能够与特殊的 DNA 顺序结合,

(二) 测定方法

可以采用 RT-PCR 法、Southern 印迹法及 Northern 印迹法检测,标准细胞核型分析可检测基因易位。

(三) 临床意义

当机体发生肿瘤时,myc 基因家族成员可以发生染色体基因易位、基因扩增以及表达过度。在 20% 的神经母细胞瘤中有 N-myc 基因扩增;几乎 100% 的 Burkitt 淋巴瘤及部分急性 T 淋巴细胞性白血病中均可见 C-myc 基因易位;6%~57% 的乳腺癌,10%~20% 的结直肠癌有 C-myc 基因扩增;30% 的小细胞肺癌中有 L-myc 基因的过度表达。

三、C-erbB-2 基因

(一) 概况

C-erbB-2 基因又称 neu 基因或 HER-2 基因,定位于 17 号染色体 q21 区带上,与上皮细胞生长因子具有同源性,编码具有酪氨酸激酶活性的细胞膜糖蛋白,分子量 185kDa。它可以磷酸化靶蛋白中的酪氨酸,从而提供持续的细胞内促有丝分裂的刺激信号。细胞恶变时,其出现异常表达。

(二) 测定方法

可以采用 FISH (fluorescence in situ hybridization, 荧光原位杂交) 和 Southern 印迹法进行基因水平检测, RT-PCR 法定量测定和 Northern 印迹法进行 mRNA 水平的检测。

(三) 临床意义

C-erbB-2 基因在多种肿瘤时有表达。如:大肠癌的 C-erbB-2 阳性表达率为 61.5%,乳腺癌为 62.0%,黑色素瘤为 61.0%。C-erbB-2 基因在肿瘤中的过度表达还与癌细胞的分化、组织学类型和患者的预后等因素有关。

四、表皮生长因子受体基因

(一) 概况

表皮生长因子受体 (epidermal growth factor receptor, EGFR) 基因又称 C-erbB-1 基因或 HER-1 基因,定位于 7 号染色体上,编码产物为 170kDa 的糖蛋白,属于受体型酪氨酸蛋白激酶,能够与表皮生长因子及其他配基结合。

(二) 测定方法

可采用 RT-PCR、Northern 印迹法等方法检测。

(三) 临床意义

EGFR 基因的过度表达与许多临床肿瘤密切相关,87% 的侵袭性膀胱癌,52%~80% 的非小细胞性肺癌,49%~64% 的卵巢癌及 38%~47% 的食管癌中均有 EGFR 的过度表达。另外,尚有研究表明其与部分肿瘤的预后也有一定关系。

五、Rb 基 因

(一) 概况

Rb 基因是最早发现的定位于人类 13 号染色体的 q14 区上的与视网膜母细胞瘤 (RB) 易感性有关的抑癌基因。约含 27 个外显子,编码产物为一由 928 个氨基酸组成的磷酸蛋白,定位于细胞核内。由于 Rb 蛋白在细胞内以不同形式的磷酸化状态存在,故其分子量在 105~115kDa。

(二) 测定方法

常采用 PCR-SSCP、DGGE、PCR-ASO 及测序技术,检测点突变。

(三) 临床意义

Rb 基因是一个具有 DNA 结合活性的细胞生长调节因子,它在细胞内具有抑制细胞增殖和控制细胞分化等功能,起着维持细胞正常生长的作用。Rb 蛋白的磷酸化是其调节细胞生长分化的主要形式,当 Rb 基因发生突变时,Rb 蛋白失去了同核配体结合的功能,易导致肿瘤的发生。Rb 基因突变约见于 40% 的视网膜母细胞瘤;还与成骨细胞肉瘤、软组织肉瘤、小细胞肺癌、乳腺癌、前列腺癌、食管癌及膀胱癌等有关;近期研究表明 Rb 基因还与卵巢癌有关。

六、p53 基 因

(一) 概况

p53 基因及其编码产物:p53 基因是继 Rb 基因后确认的又一个抑癌基因,位于 17 号染色体上,由 11 个外显子和 10 个内含子组成,编码产生一个由 393 个氨基酸组成的分子量为 53kDa 的核磷酸蛋白 (p53 蛋白)。p53 蛋白是细胞生长重要的负调节因子,与细胞周期调控、DNA 修复和合成、细胞分化及细胞的程序死亡 (细胞凋亡) 有关。

(二) 测定方法

常采用 PCR-SSCP、DHPLC、PCR-ASO 及测序方法检测点突变,也可应用 PCR-RFLP (restriction fragment length polymorphism, 限制片段长度多态性) 分析。

(三)临床意义

p53 基因突变是人类肿瘤中检测到的最常见的基因变化,约 50% 的人类肿瘤与 p53 基因突变有关。研究表明,p53 基因至少与 50 多种肿瘤的发生有关,它的结构改变是许多恶性肿瘤常见的共同基因损伤靶位,其表达异常可能是相关肿瘤发生的重要环节。p53 基因突变发生的频率与肿瘤类型有关(表 71-3)。

七、前列腺癌抗原 3

(一)概况

前列腺癌抗原 3(prostate cancer antigen,PCA3)又称差异显示编码 3(differential display code 3,DD3)基因,是 1999 年 Bussemakers MJ 等发现的一种功能为非编码 RNA 的基因,定位于人类染色体 9q21~22,全长约 25kb,由 4 个外显子和 3 个内含子组成。DD3 mRNA 为前列腺癌特异性标志,在几乎所有前列腺癌组织和转移灶中均可见 DD3 mRNA 特异性表达,而在正常前列腺和良性前列腺增生中极低表达或无表达,在前列腺癌组织外的其他正常组织和癌组织均无表达。

(二)检测方法

荧光实时定量 PCR 方法检测。

(三)临床意义

1. 可作为前列腺癌诊断敏感和特异的指标 不仅组织和外周血 DD3 基因检测对前列腺癌诊断意义重大,而且尿液 DD3 mRNA 也有助于前列腺癌的早期诊断和预后判断,是一种新的很有应用前景的非创伤性诊断指标。

2. 可作为前列腺癌微转移的指标 外周血 DD3 基因检测在前列腺癌血道转移诊断中具有重要意义。

八、端 粒 酶

(一)概况

端粒酶是由蛋白质和 RNA 构成的核蛋白,其功能是合成染色体末端的端粒。端粒 DNA 的合成依赖于端粒酶中的 RNA 模板,通过反转录进行。其中的蛋白质具有反转录酶活性,还与端粒酶的调控相关。

正常细胞的分裂次数是有限的。端粒酶的激活是细胞走向永生化的必要途径,而永生化又被认为是肿瘤恶化的必要步骤。肿瘤细胞的端粒长度很短,其继续缩短将导致染色体融合、细胞死亡,而端粒酶的激活可以维持端粒的长度,从而维持肿瘤的继续分裂、增殖和生存。端粒酶的表达,可能是肿瘤形成和发展的共同途径。

(二)检测方法

采用两类方法,一是活性检测,二是测定其组分。端粒酶活性检测目前常采用端粒重复扩增法(TRAP),利用端粒酶的反转录功能合成端粒,再通过 PCR 扩增 cDNA(即端粒 DNA)后检测产物定量的方法;组分测定主要检测人端粒酶反转录酶(hTERT)mRNA 水平,方法包括 RT-PCR 及原位杂交法,此法可以进行冷冻切片和石蜡包埋标本的检测,适用于回顾性分析,应用范围广。

(三)临床意义

至今已在大多数人类恶性肿瘤中测到了端粒酶的活性。有些实验表明,端粒酶的活性与某些肿瘤的恶性程度和预后相关。端粒酶可以出现在某些肿瘤的早期甚至癌前病变,在分化低有转移倾向的肿瘤中高度表达,使其在诊断及评价预后方面,具有一定价值。

表 71-3 *p53* 基因与肿瘤的关系

肿瘤类型	临床意义
乳腺癌	40% 存在 *p53* 基因突变,9% 的患者血清可检测到 p53 蛋白
结肠癌	50%~86% 表现 *p53* 基因突变
肺癌	45%~70% 可见 p53 水平升高,57% 的小细胞肺癌过度表达 p53
肝癌	50% 有 *p53* 的突变
膀胱癌	61% 有 *p53* 基因突变
胃癌	37% 的肿瘤有 *p53* 基因突变
卵巢癌	50% 的肿瘤有 *p53* 基因突变
非霍奇金淋巴瘤	61% 病例有 p53 蛋白增加

第九节　肿瘤标志物的临床应用及其注意事项

近年来,我国恶性肿瘤防治面临着更加严峻的形势,多种恶性肿瘤在我国呈现高发区和高危人群的特点。临床常见恶性肿瘤有肺癌、胃癌、食管癌、肠癌、肝癌、宫颈癌、乳腺癌、前列腺癌、白血病、恶性淋巴瘤和鼻咽癌等。在这类恶性肿瘤的辅助诊断、治疗检测和预后判断中,肿瘤标志物的作用越来越重要。但如何正确地认识,准确地测定,科学地应用肿瘤标志物是临床实验室人员和临床医生所共同面临的问题。为了使血清/血浆肿瘤标志物更好地为临床服务,下面就血清/血浆肿瘤标志物临床应用,肿瘤标志物免疫学测定注意事项和质量保证等进行阐述。

一、肿瘤标志物在常见肿瘤中的临床应用

(一)肺癌

肺癌是人类发病率最高的恶性肿瘤,在我国肺癌呈逐年上升趋势,已成为我国男性癌症的第一位死因,女性癌症的第二位死因。

一般将肺癌分为小细胞肺癌(SCLC)和非小细胞肺癌(NSCLC)两大类,NSCLC又可分为鳞癌、腺癌、大细胞癌等。肺癌相关肿瘤标志物主要有两个用途:一是鉴别诊断,二是治疗监测。

NSE多用于SCLC鉴别诊断,虽然其早期诊断的价值有限,但却是很好的治疗监测指标。NSE水平与肿瘤的大小有很好的相关性,术后复发者NSE升高的时间在临床症状出现前4~12周。

CYFRA21-1是诊断NSCLC的首选肿瘤标志物,尤其对鳞状细胞癌患者的早期诊断和治疗监测有重要意义。

SCC用于肺鳞癌的辅助诊断和治疗监测。SCC水平与肺鳞癌的进展程度相关,术后复发者,SCC的升高早于临床表现。

胃泌素前体释放肽(progastrin releasing peptide,ProGRP)是近几年发现的一种新的SCLC标志物,其特异性和敏感性比NSE高,可望用于SCLC的早期诊断。

(二)原发性肝癌(PHC)

我国是肝癌大国,发病率在10/10万左右,并有缓慢上升趋势。癌症人群中,肝癌发病率位居第二。PHC早期症状隐匿,出现临床症状多为中晚期,除影像检查外,肿瘤标志物检测是早期发现肿瘤的主要手段。

AFP是肝癌辅助诊断的首选指标,阳性率在60%~70%。临床上一般以≥500μg/L作为PHC的诊断临界值,一般认为AFP含量与肿瘤的分化程度有关。另有研究表明,AFP对胆管细胞癌和纤维板层型细胞癌没有诊断价值。

用LCA分型的AFP异质体可提高PHC的检出敏感性和特异性,尤其适用于AFP阴性或持续低值(20~200ng/ml)的人群的早期筛查;而用Con A分型的AFP异质体可用于PHC与继发性肝癌及生殖系统胚胎性恶性肿瘤的鉴别诊断。

血清γ-GT活性在多种肝胆疾病中都会升高,对PHC的诊断特异性差。γ-GT同工酶中的γ-GT-Ⅱ对PHC有着高度的特异性和敏感性,具有早期诊断价值,但是现有的检测方法限制了它在临床的普及应用。

异常凝血酶原(des-γ-carboxy prothrombin,DCP)对PHC有较高的特异性且与AFP水平无关,特别是对AFP阴性和AFP低浓度的肝癌和小肝癌的早期诊断有积极意义。

多种标志物联合检测对PHC的诊断价值是肯定的,通常是AFP联合1~2项其他标志物如γ-GT-Ⅱ、DCP等。

(三)胃癌

胃癌是源自胃黏膜上皮细胞的恶性肿瘤。能用于胃癌辅助诊断的肿瘤标志物不多,主要有CA72-4、PGⅠ及PGⅠ/PGⅡ比值、GPDA等。CA72-4对胃癌的敏感性为40%~50%,在良性疾病患者阳性率极低,是目前诊断胃癌的首选标志物。CA72-4在胃癌的治疗监测方面也有一定的价值,其水平与胃癌的分期有明显相关性,对伴有转移的胃癌患者CA72-4的阳性率高于非转移者,CA72-4水平在术后可迅速下降,如发生复发,CA72-4多会首先升高。CA19-9在胃癌的阳性率为30%~40%,术后出现转移时显著升高,亦可作为复发指标。CEA诊断胃癌的阳性率为20%~30%,仅用于胃癌的辅助诊断或疗效观察。

萎缩性胃炎、胃癌患者PGⅠ及PGⅠ/PGⅡ比值均明显降低,提示其可用于胃癌癌前病变的早期预警。

胃癌患者血清中甘氨酰脯氨酰二肽氨基肽酶

(glycylproline dipeptidyl amminopeptidase,GPDA)明显降低,与正常人及胃肠良性病变相比,差异显著,而发生肝转移时,GDPA 则升高。因此,GPDA 可用于胃癌的鉴别诊断及肝转移的监测。

(四)肠癌

肠癌包括结肠癌和直肠癌,其发病率在消化系统肿瘤中仅次于胃癌、食管癌和原发性肝癌,并有逐年上升趋势。尽管目前尚无特异性指标用于肠癌诊断,但肠癌早期往往有出血症状,一些常规项目如粪隐血、血红蛋白等就成为肠癌早期诊断的有效指标,而 CEA 的价值更多体现在治疗监测。

粪隐血虽不是真正意义上的肿瘤标志物,但却在肠癌的早期诊断中发挥着积极的作用,随着方法学的改进,粪隐血检测的特异性和敏感性都有了很大提高,进一步显示了其在肠癌早期诊断中的价值,成为一种经济有效的肠癌普查项目。血红蛋白是检查贫血的常用指标,方法简便可靠,对肠癌(常可导致贫血)有辅助诊断价值。

CEA 是胃肠道肿瘤的非特异性标志物,单独测定 CEA 的早期诊断价值有限,而 CA242 对直肠癌的阳性率较高,两者联合检测可显著提高肠癌诊断的敏感性和特异性。CEA 对术后复发的敏感性很高,可早于影像检查 5 个月出现异常。肠癌发生肝转移时 CEA 也会明显升高。

CEA 与 CA19-9、CA50 的联合检测也有一定的辅助诊断价值。

(五)膀胱癌

膀胱癌是泌尿系统最常见的恶性肿瘤,发病率居泌尿系统恶性肿瘤首位。膀胱癌最早的症状是突然出现肉眼血尿,但绝大多数患者在早期并无尿痛、尿频,且血尿是间歇性的,容易被误诊和忽略。尿常规对肿瘤性血尿的检出敏感性很高但特异性很低。现具应用价值的指标有尿核基质蛋白 22(nuclear matrix protein 22,NMP22)、纤维蛋白原/纤维蛋白降解产物(fibrin/fibrin degradation product FB/FDP)及膀胱肿瘤抗原(bladder tumour antigen,BTA)。

NMP22 对膀胱移行细胞癌具高度敏感性(68%～100%),数倍于尿液脱落细胞检查(20%～40%)。排除了尿路结石、良性前列腺增生等后该试验的特异性达到 95.6%。肿瘤的不同阶段和分级不影响 NMP22 的敏感性和特异性。

恶性膀胱肿瘤时尿液中 FDP 增加,产生机制是由于肿瘤血管通透性增加使纤维蛋白原大量渗透到血管外形成纤维团块,尿液中尿激酶激活后降解纤维蛋白形成 FDP。

BTA 是膀胱肿瘤生长过程中释放进入膀胱中的复合物,与肿瘤的阶段和分级有关。在肿瘤早期时,BTA 测定的敏感性(50%)高于细胞学检查(20%～40%),但中晚期时敏感性则较低(G2 期 27%～66%,G3 期 40%～83%,细胞学为 70%～100%)。

(六)乳腺癌

乳腺癌是我国女性的第一大恶性肿瘤,严重威胁妇女的身心健康。可用于乳腺癌诊疗的肿瘤标志物有不少,但还没有一个指标可用于乳腺癌的早期诊断。

CA15-3 是最常用的乳腺癌辅助诊断指标,对乳腺癌有较高的特异性,但早期患者的阳性率较低,最适用于乳腺癌的治疗监测,对术后复发的监测有较高敏感性,可早于其他方法 5 个月提示复发。

CEA 对乳腺癌的早期诊断无价值,但可作为评价疗效与预后的良好指标,治疗有效时 CEA 降低,若治疗后 CEA 升高,则 100% 复发;CEA 阴性患者的生存期明显长于 CEA 阳性者。

CA125 对乳腺癌的敏感性较低,但当乳腺癌肺转移时 CA125 可显著升高。

(七)宫颈癌

宫颈癌是严重危害妇女健康的恶性肿瘤,早期时可无明显症状,也无特殊体征,往往出现最早的症状是阴道出血,一般为少量的接触性出血,容易被忽略。当症状出现后就诊者有 2/3 为癌症中晚期。因此,早期诊断对降低死亡率有积极意义。

人乳头状瘤病毒(human papilloma virus,HPV)是一种肿瘤相关病毒,因此也可视为肿瘤标志物。HPV 感染已被流行病学和生物学证明是引起宫颈癌及其癌前病变的必要因素,几乎所有的宫颈癌组织均可检测到 HPV-DNA。95% 以上的宫颈癌由高危型 HPV 感染引起,是人类肿瘤发病中唯一得到完全确认的致癌病毒。

所有 HPV 阳性的高危人群,均应定期做子宫颈刮片细胞学检查。子宫颈刮片细胞学检查是发现宫颈癌前期病变和早期宫颈癌的主要方法。作为筛查手段,宫颈早期癌的诊断阳性率可达 90% 以上。

SCC 对宫颈鳞癌较为特异但因敏感性低不适于早期诊断。在治疗监测上,可作为宫颈鳞癌复发的独立危险因子。

(八) 食管癌

食管癌是发生在食管上皮组织的恶性肿瘤,占所有恶性肿瘤的2%。全世界每年约有20万人死于食管癌,我国是食管癌高发区,食管癌死亡者仅次于胃癌居第三位,发病年龄多在40岁以上,男性多于女性。但近年来40岁以下发病者有增长趋势。

食管癌的临床诊断以X线钡剂造影和胃镜检查为主,实验室检查没有特异性指标,SCC是鳞状上皮癌诊断指标,特异性较好,但敏感性较低,与Cyfra21-1联合检测可将敏感性从70%提高到90%。

对于有CEA增高的食管癌患者监测CEA变化有助于判断疗效及监测复发。

近年来,许多国家的专业组织相继制定了常用肿瘤标志物的应用指南,来指导和规范肿瘤标志物的临床应用,我国于2004年由"中华医学会检验医学分会肿瘤标志物专家委员会"制定并颁布了《肿瘤标志物临床检测的基本原则(建议稿)》,对我国实验室正确开展肿瘤标志物的检测具有重要的指导意义。

表71-4是美国临床生化国立研究院(National Academy of Clinical Biochemistry,NACB)于2005年制定的应用指南,对我们在医疗实践中合理应用肿瘤标志物具有一定参考价值。

当然,表中的指导意见也不是一成不变的,随着医学技术的进步,新的有价值的肿瘤标志物还会不断地充实到临床实践中。应当指出的是,不同组织机构对肿瘤标志物的推荐是有差异的,有时甚至相差甚远。一方面,有检测方法学不统一造成的检测数据差异;另一方面,不同机构所研究人群的局限性和肿瘤治疗观念的不同也是造成肿瘤标志物推荐指南差异的一个重要原因。因此,各个实验室应根据自己的检测能力,立足本地区肿瘤流行病学特点及本单位对肿瘤治疗监测的特殊要求,建立适合本单位的肿瘤标志物推荐方案。

表71-4 NACB肿瘤标志物临床应用指南(节选)

	筛查/早期诊断	辅助诊断	分期/预后	复发检测	疗效监测
肝癌	AFP(高危人群)	AFP	AFP	AFP	AFP
前列腺癌	PSA、cPSA、fPSA(结合直肠指检,适用>50岁人群)	PSA、cPSA、fPSA(结合直肠指检)	PSA、cPSA、(结合直肠指检和活检Gleason分级)	PSA、cPSA	PSA、cPSA
结、直肠癌	FOBa(适用>50岁人群;有家族史者)	无推荐TM	CEA	CEA	CEA
胰腺癌	无推荐TM	CA19-9(根据临床需要联合CT检查)	CA19-9	无推荐TM	CA19-9
卵巢癌	CA125(仅用于联合B超,早期检测有遗传史的高危人群)	CA125(仅用于绝经后妇女)	CA125	CA125	CA125
乳腺癌	无推荐TM	无推荐TM	ERb、PRc、HER-2、uPAd、PAI-1e	无推荐TM	CA15-3、CEA(监测病情进展)
宫颈癌	无推荐TM	SCCA(限于鳞状细胞癌)	SCCA(限于鳞状细胞癌)	SCCA(限于鳞状细胞癌)	SCCA(限于鳞状细胞癌)
肺癌	无推荐TM	必要时选择针对小细胞肺癌或非小细胞肺癌的TM			
胃癌	无推荐TM	无推荐TM	无推荐TM	无推荐TM	无推荐TM
膀胱癌	无推荐TM	无推荐TM	无推荐TM	无推荐TM	无推荐TM

注:a.粪隐血;b.雌激素受体;c.孕激素受体;d.尿激酶-血纤维蛋白激活因子;e.纤溶酶原激活抑制物

二、肿瘤标志物应用的注意事项

(一)正确认识肿瘤标志物在肿瘤筛查和治疗监测中的作用

肿瘤早期诊断的重要性不言而喻。因血清肿瘤标志物取材简便,许多体检中心和医疗机构都将肿瘤标志物列入常规检测目录。应该说这对肿瘤的早期诊断具有积极意义,但必须充分认识到肿瘤标志物在肿瘤早期筛查中的局限性:现有肿瘤标志物在敏感性和特异性两方面都无法满足早期诊断要求。

理论上,肿瘤标志物可以发现亚临床期的肿瘤,但因肿瘤生物学特性,在其未突破基膜、侵犯黏膜层之前(原位癌),其抗原尚未进入血液循环,即便有少量逸入血中,现有方法学的检测敏感性也无法将其检测出来;另一方面,真正肿瘤特异的标志物极少,因此,即使肿瘤标志物阳性,也无法断定是肿瘤所致,即便如 PSA,虽然具有较高器官特异性但也不具肿瘤特异性,许多良性前列腺疾病也会升高。因此,不提倡对无症状人群进行普查。但对特定肿瘤的高危人群或高发地区,选择有针对性的标志物进行筛查是可行也是有效的。如对慢性乙型肝炎和丙型肝炎患者定期检测 AFP 以筛查肝癌;在鼻咽癌高发区进行 VCA/IgA 检测筛查鼻咽癌。

目前,学术界对肿瘤标志物临床应用的基本共识是:肿瘤标志物的临床应用价值主要是对疗效判断和复发监测。一般情况下,恶性肿瘤治疗后肿瘤标志物浓度的变化与疗效之间有一定相关性。治疗后肿瘤标志物浓度变化,常有三种情况:①肿瘤标志物浓度下降到参考区间,提示肿瘤治疗有效;②肿瘤标志物浓度下降但仍持续在参考区间以上,提示有肿瘤残留和(或)肿瘤转移;③肿瘤标志物浓度下降到参考区间一段时间后,又重新升高,提示肿瘤复发或转移。

(二)选择最佳的肿瘤标志物组合

受现有肿瘤标志物生物学特性限制,单独检测一种肿瘤标志物诊断肿瘤存在阳性率不高、特异性不强等问题。目前,在临床上多采用肿瘤标志物的联合检测,以提高阳性率及特异性;另外,为了确定何种肿瘤标志物可作为治疗后的随访监测指标,也需进行多项肿瘤标志物的联合检测,以便筛选。但联合检测的指标必须经科学分析、严格筛选,合理选择几项敏感性、特异性能够互补的肿瘤标志物构成最佳组合,进行联合检测。经过临床应用,以循证医学的观点来评价和修改联合检测的肿瘤标志物组合。不经选择就进行多种标志物联合检测既达不到提高检测效率,还会增加患者经济负担。常用的联合检测推荐方案见表71-5。

(三)建立肿瘤标志物测定的质量保证体系

当前,在人们普遍谈"癌"色变的情形下,肿瘤标志物就成为一类十分特殊的检验项目,其结果直接关系到受检者的生存状态。正确的结果可以让患者受益,而错误的结果或是让人虚惊一场(假阳性),或是延误病情(假阴性),严重的还可引发医疗

表71-5 肿瘤标志物联合检测推荐方案

肿瘤类型	肿瘤标志物(按检测顺序排列,如已确诊,不测括号内的项目)
肝癌	AFP+CEA+(AFU)
结、直肠癌	CEA+CA19-9+(CA50)
胰腺癌	CEA+CA19-9+CA242+(CA50)
胃癌	CEA+CA19-9+CA72-4
食管癌	CEA+SCC(CYFRA21-1)
肺癌	NSE+CYFRA21-1+CEA+CA125+(CA50+CA19-9/SCC)
乳腺癌	CA15-3+CEA+CA125
卵巢癌	CA125+β-HCG+CEA+(AFP+CA724)
宫颈癌	CEA+CA72-4+SCC+(CA125)
子宫癌	CEA+β-HCG+SCC+(SF)
肾癌	CEA+β_2-MG
前列腺癌	fPSA/tPSA+PAP
甲状腺癌	CEA+TGA+TPOA(TMA)+T_3,T_4,FT_3,FT_4,TSH+(CA19-9)
鼻咽癌	CEA+SCC+EBV

纠纷甚至造成医疗事故。因此,临床实验室应采取各种有效措施建立完善的质量保证体系,力求检测结果的准确与稳定。

和其他检验项目一样,肿瘤标志物的质量保证体系也包括分析前、分析中和分析后三个不同阶段,每个阶段都有相应的质量要求。

1. 分析前的质量要求　研究表明,分析前误差是整个分析误差的主要来源,同时也是实验室最难控制的误差来源。分析前误差主要有以下几个方面:

(1)生物学变异:包括年龄、性别、生理周期甚至种族等造成的个体间差异。

1)年龄:年龄对肿瘤标志物有显著影响,一些肿瘤标志物如糖类抗原、CEA、AFP、PSA等随年龄增长而升高,ALP、Fer在不同的年龄段参考值也不相同。

2)性别:有些肿瘤标志物如激素类、CK、Fer等因性别而异。

3)生理周期:妇女在月经期和妊娠期CA125及CA19-9可升高,妊娠期AFP明显升高,皮质醇有昼夜节律的变化等。

(2)标本采集过程:包括标本类别、采血时患者状态等。

1)标本类别:血清和血浆适用于大多数肿瘤标志物检测,但有些项目不能选用塑料管,有些不能用EDTA抗凝,而促凝剂对某些指标也会有干扰。

2)患者状态:一些治疗如前列腺按摩、前列腺穿刺、导尿及直肠镜检查后,患者血液中PSA和前列腺酸性磷酸酶(PAP)可升高;一些药物也会影响肿瘤标志物的测定,如抗雄激素治疗前列腺癌则抑制PSA产生,而丝裂霉素、顺铂等抗肿瘤药物可导致PSA假阳性;化疗会导致一些肿瘤标志物一过性升高;吸烟会使CEA轻度升高。

(3)标本处理过程:包括放置离心时间、溶血等。

1)酶类和激素类肿瘤标志物不稳定:如fPSA和HCG,半衰期短,易降解,应及时测定。不能及时测定的标本,应低温(-20℃)保存并防止反复冻融。

2)溶血对许多指标有影响:如溶血可导致NSE、LDH等指标假性升高,而严重溶血甚至会干扰测定而无法得出结果。

2. 分析中的质量要求　目前,各个临床实验室使用的肿瘤标志物检测方法各不相同,加之缺乏可靠的通用标准品进行校正,使得各个实验室的结果缺乏可比性。在这种情形下,保证各个实验室检测的稳定性成为当务之急。

(1)分析方法与分析过程的质量要求

1)分析方法要求:应选择业界公认或通过权威认证的方法,如FDA认证、CE认证等,明确所用方法的检测限、可报告范围、干扰因素等,并保证批内、批间的检测精密度要求。

2)建立完善的室内质控体系:①采用第三方来源的人基质质控品;②多点质控,涵盖各个医学决定水平;③多规则质控判读,如应用Westgard规则判读质控数据,以保证质控过程的可靠性。

3)积极参加室间质评:上述两点是保证结果的稳定性,而室间质评则是保证结果准确性的有效手段。通过室间质评可以及时发现本检测体系存在的系统误差并加以纠正。良好的室间质评体系也是达成实验室间结果互认的前提。

(2)影响肿瘤标志物检测的干扰因素

1)交叉反应:某些肿瘤标志物有多种亚型,了解交叉反应有助于对检验结果准确性的判断。

2)钩状效应:肿瘤标志物的浓度范围跨度大,有的会跨越几个数量级,出现"钩状效应"的机会很多,审定结果时应结合病史及历史数据进行综合分析,以避免假性偏低结果的报出。

3)携带污染:全自动发光免疫分析仪一般都采用一次性耗材(吸头、反应杯等),杜绝了携带污染。而一些半自动分析方法如ELISA法、放免法等发生携带污染的机会就比较多。应对检测系统进行携带污染评估,做到心中有数。

4)嗜异性抗体:当结果与临床不一致又无法解释(排除上述3种因素)时,应考虑患者标本中含有嗜异性抗体(抗IgG抗体或抗鼠抗体),这种抗体能与检测试剂发生反应导致结果异常,出现假阳性。

3. 分析后的质量要求　结合临床,对检测数据进行分析审核并及时反馈临床是分析后的主要工作,这阶段的质量要求就是确保所提供的数据能有效地为临床所应用。

(陶志华　陈　敏)

参考文献

陶志华,张奕荣.2007.泌尿系统疾病的检验诊断.北京:人民卫生出版社,01.

托马斯(Lothar Thomas)主编.吕元,朱汉民,沈霞,等.主译.2004.临床实验诊断学——实验结果的应用和评估.上海:上海科学技术出版社.

万文徽.2007.肿瘤标记临床应用与研究.北京:北京大学出版社,ISBN978-7-81071-949-0.

王兰兰,吴健民.2007.临床免疫学与检验.北京:人民卫生出版社.

吴健民.2003.免疫学检验-理论与临床.北京:人民卫生出版社.

Francesco Dati, Erwin Metzmanin(主编),潘柏申(主译).2008.蛋白质实验室检测项目临床应用指南.上海:上海科学技术出版社.

第72章

移植免疫学检验

> **大　纲**
>
> **了解**　如何通过免疫耐受机制延长器官移植的存活时间,排斥反应的免疫监测包括哪些方面。免疫抑制剂的主要作用,有哪些常用的化学免疫抑制剂,有哪些生物免疫抑制剂。
>
> **熟悉**　影响移植物存活的主要因素;器官移植、骨髓移植各需进行哪些实验室检查;HLA是诱导移植排斥反应的主要靶抗原,此外还有哪些组织特异性抗原,如何认识器官移植时的HLA配型。
>
> **掌握**　移植及移植的分类;移植排斥反应的本质;器官移植的免疫学基础;CDC的原理及在器官、组织和细胞移植中的作用,如何判断结果;HLA等位基因分型技术;HLA交叉配型的方法,交叉配型的意义;群体反应性抗体的意义及检测方法。

移植(transplantation)是指将健康细胞、组织或器官从原部位移植到自体或异体的一定部位,用以替代或补偿机体所丧失的结构和(或)功能的现代医疗手段。被移植的细胞、组织或器官称为移植物(graft),提供移植物的个体称为供体(dornor),接受移植物的个体称为受体(recipient)或宿主(host)。根据移植物来源的不同,可将移植分为自体移植(autograft)、同系移植(isograft)、同种异体移植(allograft)、异种移植(xenograft);根据移植部位的不同,可分为原位移植(orthotopic transplantation)和异位移植(heterotopic transplantation);视移植物种类的不同,又可分为器官移植、组织移植和细胞移植。

移植免疫是人体免疫反应的一种,发生在移植术后。移植排斥反应(transplant rejection)是移植能否成功的因素之一,随着免疫学和遗传学的发展,对此反应的机制研究有了很大进展,人类白细胞抗原系统以及细胞免疫与体液免疫的作用是移植排斥的重要因素。移植免疫学是研究与排斥反应相关的抗原及其诱导的免疫应答机制的学科,移植免疫学的研究促进了临床移植的发展。

第一节　移植免疫和组织配型基础

1944年Medawar等以周密的试验证明,移植排斥反应的本质是宿主和移植物之间产生了免疫应答,此后相继发现了许多种与排斥反应相关的抗原。由主要组织相容性复合体(major histocompatibility complex MHC)编码的人类白细胞抗原(human leukocyte antigen HLA),是不同个体间进行器官或组织细胞移植时发生排斥反应的主要成分,这种代表个体特异性的同种抗原又称为组织相容性抗原(histocompatibility antigen)或移植抗原(transplantation antigen)。除HLA外,至少还存在以下与移植排斥反应相关的同种抗原:一是其他血细胞抗原,如红细胞血型抗原ABO、Lewis、Ii、Kidd等和白细胞的特有抗原等;二是组织特异性抗原,即特异地表达于构成某一组织器官的细胞表面抗原;三是次要组织相容性抗原(minor histocompatibility antigen,mHA)等。

一、主要组织相容性抗原

人类和哺乳动物除红细胞有不同的血型抗原外,白细胞及一切组织的细胞表面都有由遗传基因控制的特异性抗原,称为"组织相容性抗原",也叫"移植抗原"。HLA 是人类主要组织相容性抗原,是决定移植手术是否成功的主要因素。如果移植物表达受者所不具有的 HLA 抗原,受者将会对移植物产生急性排斥反应,甚至导致移植失败。

每一个基因在染色体上都有特定的位置,叫作"位点"(locus)。人类与组织相容性抗原有关的位点很多,但主要是 A 位点,形成了"人类白细胞抗原系统"(human leukocyte antigen system),简称 HLA 系统。人类白细胞抗原是由 HLA 基因复合体所编码的产物,是一个十分复杂的系统。HLA 复合体位于人第 6 对染色体的短臂上,共有 6 个座位,即 HLA-A、HLA-B、HLA-C、HLA-DR、HLA-DQ、HLA-DP。每个座位上均有很多等位基因,为共显性复等位基因。目前已确定 HLA 复合体共有 372 个等位基因,每个基因编码一种特异性抗原,主要表达在细胞膜上,或以游离状态存在于血液和体液中。HLA-A、B、C 座位上的基因编码的抗原成分称为 I 类抗原。I 类抗原是一种膜糖蛋白,存在于所有有核细胞的膜上,以淋巴细胞上的密度最大,是组织排斥反应的主要抗原。II 类抗原是由 HLA-DR、DQ、DP 座位基因所编码的抗原。它是由两条糖基化的跨膜多肽链构成,分别称为 α 链和 β 链,其抗原特异性主要与 β 链有关。II 类抗原主要表达在 B 淋巴细胞、巨噬细胞和其他抗原递呈细胞上,与免疫应答及免疫调节有关。

受体与供体抗原型的异同决定了组织配合性的程度,抗原型越接近,组织配合性就越良好。组织配合性与移植手术的效果有相当的关系,但不是绝对的,如有些移植物虽配合良好,但仍被排斥,其原因可能是有些组织相容性抗原还没有被发现,需要用更敏感的方法才能测出。此外,与机体的反应性也有很大关系。T 细胞介导的排斥反应在人体和实验性组织/器官移植中证实,T 细胞介导的免疫反应对移植物的排斥起着重要的作用,其中涉及 IV 型变态反应与 T 细胞介导的毒性作用。

移植排斥反应发生在受体的淋巴细胞与移植细胞表面的特异性 HLA(I、II 类)抗原相遇之后。移植物中供体的淋巴细胞(过路淋巴细胞)、树突细胞等具有丰富的 HLA I、II 抗原,是主要的致敏原,它们一旦被受体的 T 杀伤细胞(CTL 细胞)及 T 辅助细胞(Th 细胞)识别,即可引起以下系列变化。①TK(TS)前细胞具有 HLA I 受体,与 HLA I 抗原结合后可发生分化,成为成熟的细胞毒性 T 淋巴细胞(CTL),溶解移植组织。②Tx(Ta)细胞能识别 IL 并与之发生作用,引起移植物中抗原表达细胞释放白细胞介素 1(IL-1),后者可促进细胞增生和释放白细胞介素 2(IL-2),而 IL-2 可进而促进急性细胞性排斥。急性体液型排斥即急性排斥中的血管炎,见大量的中性白细胞浸润并有免疫球蛋白、补体及纤维蛋白沉积和血栓形成。常在移植后 1~2 个月,导致肾小球坏死和细动脉血栓形成。③慢性排斥反应:其特征为血管内膜纤维化,可能是急性或亚急性期增生性动脉炎的终末期变化。

HLA 能激活 T 淋巴细胞增殖和(或)细胞溶解产生移植排斥反应或移植物抗宿主反应(GVHD),导致移植失败。各种器官移植引起排斥的免疫效应机制基本相同。移植物存活率,尤其是长期存活率在很大程度上取决于供者和受者之间 HLA 配型是否相符以及相符的程度,人类的脏器移植一开始就与 HLA 的研究相依相存。

目前,临床配型常规检测的 HLA 抗原达 100 种左右。在这 100 种左右的抗原中,供者与受者 HLA 抗原相同的概率很低。但研究发现,许多 HLA 抗原在分子结构上具有相同部分,称为公共抗原决定簇。这些抗原分子结构相近,故均可与某一抗体发生反应,称为交叉反应。这些抗原被称为交叉反应组(cross reactive group,CREG)。

根据 CREG 的不同,可将目前常规检测的 100 多种 HLA 抗原划分为 10 个 CREG。大量临床数据表明,在同一 CREG 中,虽然供者和受者的抗原不同,其发生移植后免疫排斥反应的概率明显低于非同一 CREG 中的 HLA 抗原错配;而移植器官的存活率也明显高于随机 HLA 抗原错配者。

20 世纪 80 年代后,由于"环孢素时代"的到来,新一代抗排斥药 CsA 大大地改善了器官移植的效果。HLA 配型曾一度受到冷落,近年来由于各种器官移植在数量上的剧增以及大量长期存活病例的涌现,使大样本的各种脏器移植与 HLA 配型关系之间的回顾性研究成为可能。毫无疑问,器官移植发展到今天,HLA 配型是移植物存活,尤其是长期存活的关键因素。

二、次要组织相容性抗原

自从认识同种异体器官移植发生排斥反应取决于个体间的 MHC 抗原是否相符以来，大量实验及临床验证发现即使 MHC 完全配合时，仍然会发生排斥反应，但这种排斥反应的强度轻、速度慢，提示个体间另外存在着一些抗原参与了排斥反应，这类抗原称为次要组织相容性抗原。

次要组织相容性抗原不符，在某些组织移植的排斥反应中甚至起到更重要的作用，用 MHC 同基因而次要组织相容性复合物（mHC）不同的实验证实了这点，排斥反应的强弱决定于编码的 mHC 抗原性的强弱。若 MHC 与 mHC 均不同时，排斥反应显然更强。

体内移植物抗宿主反应和宿主抗移植物反应主要由 T 淋巴细胞介导，B 细胞也产生针对 MHC 抗原的排斥反应。早期针对 MHC 遗传学特征和其抗原化学结构（晶体结构）特点的血清学研究具有重要意义，在体外也能观察到 T 细胞对组织相容性抗原的免疫应答，研究 MHC 常用的一个方法是混合淋巴细胞反应试验（MLR）。但只有通过 T 效应细胞才能用 MLR 测定 mHC。这些 T 效应细胞是在体内被移植物和表达相应抗原的脾细胞免疫致敏的，它们的增生情况即可反映 mHC 的相容性。

机体内不存在针对 mHC 抗原的抗体，但针对 mHC 抗原的特异性 T 细胞克隆可以从次级 MLR 中分离出来，这些由 T 细胞克隆确定的 mHC 抗原的特点与体内由移植物确定的编码 mHC 抗原的座位相一致。mHC 抗原特异性 T 细胞也有 MHC 限制性，识别 mHC 抗原与识别自身 MHC 分子相联系，无论是 $CD8^+$ T 细胞对与 I 类抗原相联系的 mHC 抗原，还是 $CD4^+$ T 细胞对与 II 类抗原相联系的 mHC 抗原都是这样，这些 T 细胞可以用于确定染色体上编码次要组织相容性抗原基因的位置。

三、其他相容性抗原

（一）ABO 抗原系统

血型物质 A 和 B 在人类移植中的作用已肯定。ABO 血型物质在组织中分布广泛，几乎所有组织的血管内皮中均有。ABO 抗原在血管内皮细胞内是一种重要的移植抗原，可影响移植的临床过程，所以移植时必须合理组合。即：①安全组合，除了血型相同外，它还包括 O 型给予非 O 型受者或 A、B 型给予 AB 型受者，这种 ABO 血型相容的组合只会有一些小的反应；②非安全组合，如 A 型给非 A 型，B 型给非 B 型，AB 型给非 AB 型，这些 ABO 血型不相容的组合常会引起术后不可逆的急性血管排斥，导致移植失败。

在 ABO 血型不相容的移植中，若移植物的抗 A、抗 B 或抗 AB 抗体滴度高，则可以出现急性的体液免疫反应的排斥损伤，另一方面移植物中的 A、B 抗原可刺激受体引起溶血性贫血和血小板减少。此外，更常见的是受体内血液循环中抗 A 和（或）抗 B 抗体与表达于移植物毛细血管内皮的 A 和（或）B 抗原结合介导移植物损伤。这种抗原抗体复合物引起一系列的补体反应，补体系统被激活后，可在靶细胞表面形成攻膜复合体，导致移植物血管内皮细胞损伤，移植物微循环内血栓形成，炎性细胞浸润。由于破坏的血小板可以释放许多化学趋化因子以及缩血管物质如血栓素 A-2（TxA-2），引起微循环血管强烈收缩，进一步加大移植物的损伤。

毫无疑问，对 ABO 血型不相容的供受体间的移植必须对受体做一定的预处理。目前，已经形成了一种能逾越 ABO 屏障而施行活体肾移植的方法，此法包括术前给受体输注供体特异性的血小板和通过血浆置换术去除受体内的天然抗 A、抗 B 凝集素，受体的脾切除和免疫抑制。

（二）组织特异性抗原

组织特异性抗原是指特异性地表达于某一器官、组织、细胞上的抗原，是独立于 HLA、ABO 抗原系统之外的另一种抗原系统。广泛分布于全身的所有组织中，组织特异性抗原亦有多态性。

组织特异性抗原在器官移植中的重要意义是基于以下事实：①不同器官的同种移植有不同的存活率，Calne 于 1969 年首次描述来自同一供者的多个器官存活率明显不同，当皮肤和肾被排斥后，其肝仍可以维持功能并存活较长时间。不同器官同种排斥反应由强到弱依次为皮肤、肾、心、胰和肝。这一现象可能的解释之一是不同组织的抗原引起的免疫应答效果不同。②形态学和免疫学均有充分的证据说明移植器官的微血管床是排斥反应攻击的主要靶组织。③HLA 相符的活体亲属供肾者仍有 10% 发生不可逆的排斥。HLA 配型作为衡量供受者组织器官相容性的标准已使用 20 多年，即使是 HLA 相符的同胞间的移植且术后使用免疫抑制治疗，仍可能发生排斥反应。HLA 不符的器官移植也可能长期存活，所有的这些均说明有与

HLA无关的组织特异性抗原系统存在。

现在,组织特异性抗原在移植排斥中的作用越来越受到重视,然而对组织特异性抗原的研究远没有HLA抗原系统深入,主要是因为研究组织特异性抗原存在技术上的困难。首先是分离纯化某一组织细胞的困难性,其次是它在组织上的有限表达和分布不利于获得针对它的特异性抗体,从而使用于研究组织特异性抗原的相应抗体来源有限。

第二节 组织配型与器官移植

临床器官移植术的建立至今已有50多年的历史。从肾移植到心肺移植、肝移植;从完整的器官移植到部分组织器官甚至是细胞移植;从单一的器官移植到器官联合移植。经历了理论、伦理、技术等考验,逐步走向成熟并越来越多地被人们所接受,成为临床治疗不可逆器官的终末期衰竭性疾病的惟一手段。临床上开展较多的移植有:角膜移植、皮肤移植、胰腺移植、肾移植、心脏移植、肺移植、肝移植和骨髓移植等。本节以肾、肝、心脏等单器官移植,心肺联合移植和干细胞移植为例,就相关移植免疫学问题做简要介绍。

一、组织配型与肾移植

组织配型是肾移植前选择供者的重要手段,包括ABO血型配型、HLA配型和交叉配型。HLA-Ⅰ类抗原在肾的所有组织上均有表达,而HLA-Ⅱ类抗原只在肾小球、肾小管、内皮等部分组织表达。早在20世纪60年代就发现HLA-A,B相合的肾移植存活率高,而且HLA-B比HLA-A更重要。20世纪70年代中期HLA-D及HLA-DR位点被发现,针对HLA-D和HLA-DR与肾移植效果的研究备受青睐。1987年10月美国器官分配联合网(UNOS)制定的强制性HLA六抗原相配肾脏分享政策,1995年修改为HLA六抗原无错配标准(Zero HLA-A, B, DR antigen mismatch, 0 AgMM)。在临床实际工作中,供肾的选择应遵循以下原则:①以ABO血型完全相同者为好,至少能够相容。比较ABO配型与HLA配型在移植中的作用时发现,非O型血受者,HLA相配程度与移植肾脏的存活率呈正相关,这在O型血受者则不明显。如果无合适的肾脏选择,而且ABO血型不合时,可采用血浆交换或免疫吸附法清除受者体内预存的ABO血型抗体。②选择最佳HLA配型的供者器官。由于复杂的HLA抗原系统,难以选择到完全匹配的肾。"可允许的不相容匹配法则"的提出,使供者的选择范围得以扩大。该法则规定的必须匹配位点,包括10个Ⅰ类和5个Ⅱ类HLA位点,其余的位点均为"可允许的不相容配型位点"。总之,在器官无可选择的情况下,不强调HLA配型,但ABO血型最好相容,预存的细胞毒抗体必须阴性。Terasaki提出了新的配型策略,HLA氨基酸残基配型(Amino acid residue matching, ResM)。

肾移植中,急性、超急性排斥反应和慢性排斥反应均可出现。同时,因免疫抑制药的应用,导致病毒等细胞内寄生的微生物感染,也将影响移植物的存活和受者的健康。肾移植的疗效监测主要依赖于受者免疫状态的检测,以帮助判断排斥反应的发生和评价免疫抑制药治疗效果;组织活检观察肾组织炎症细胞的浸润或CsA中毒情况,以预测排斥反应的发生和调整用药剂量;根据条件,选用RIA或HPLC法动态测定CsA血药浓度,以指导合理用药,减少肾毒性。

二、组织配型与肝移植

HLA-Ⅰ类抗原在肝的胆管上皮细胞、静脉上皮细胞及间质上皮细胞上密度高,在肝细胞上密度低。HLA-Ⅱ类抗原不见于正常肝细胞,但表达于肝门静脉上皮细胞、间质细胞及血窦细胞。在急性排斥期,肝细胞上的HLA-Ⅰ类抗原及胆管上皮细胞和门静脉上皮细胞上的HLA-Ⅱ类抗原的表达均增加。肝移植为急诊手术,因此在受者选择时主要要求ABO血型相符,供肝与受区大小相配,较难要求HLA相配,但肝移植的排斥反应发生概率较肾移植少得多,程度也较轻。一般说来,受者体内如有针对供者的HLA抗原的抗体,即交叉淋巴毒试验阳性,被认为是心、肾和骨髓移植的禁忌,但对肝移植危险性不大,这可能与下列因素有关:①肝可释放可溶性的HLAⅠ类抗原"中和"HLA抗体。②肝由肝动脉和门静脉双重供血,微血管呈窦状,内皮细胞空隙大,没有损伤后引起血小板聚集的基底膜,故移植物的损伤多局限于胆管,而不扩散至广泛的肝细胞,不导致肝衰竭。③血窦的枯否细胞能吸附及灭活免疫复合物、纤维蛋白原和凝集的血小板，从一定意义上来说肝在排斥反应中处于所谓的"特惠器官"。

但这并不是说肝移植的效果与HLA配型无关，或HLA配型在肝移植受者选择时不重要，相反HLA配型肯定可以改善肝移植的效果，减少与免疫应答无关的其他术后并发症。

总之，可以认为肝移植的排斥反应虽然较轻，但肝移植的效果与HLA配型的程度，尤其是HLA-Ⅱ类抗原相符的程度亦有较明确的关系，因此，肝移植时仍应尽可能进行HLA配型。

三、组织配型与心脏移植及心肺联合移植

HLA-Ⅰ类抗原分布于心脏间质组织，心肌细胞上只有少量，而HLA-Ⅱ类抗原分布只限于内皮细胞上，这种抗原的不同分布与组织相容性和移植心的存活关系尚不明确。

心脏移植和心肺联合移植时，应进行ABO血型鉴定、HLA配型、淋巴细胞毒交叉配合和群体反应性抗体检测。器官移植的研究表明，ABO血型检测是避免急性排斥反应的首要条件，供、受体间HLA Ⅰ、Ⅱ类分子匹配则是移植器官长期存活的重要因素。由于供体来源的局限性，HLA配型并未在多数心脏移植中心作为必做项目，其意义尚有争议。

心脏移植或心肺联合移植的效果，除可根据患者的临床表现或移入器官的功能指征做出判断外，对受者机体进行免疫监测有助于评估和预测排斥反应发生的情况。免疫监测主要包括：外周血淋巴细胞总数；T、B细胞的转化能力；T细胞亚类百分数及比值；CTL细胞毒作用；NK、K细胞数及其介导的自然杀伤或ADCC效应；细胞因子及其受体表达或转录水平；黏附分子及其配体在各类细胞表达情况等，可选择性进行。转化生长因子在移植物免疫耐受、急性和慢性排斥反应中的作用也在引起人们的关注。

四、内皮细胞特异性抗原与移植

血管内皮细胞（vascular endothelial cell, VEC）处于移植物实质细胞与含有免疫细胞的受体血液之间，组成一交界面，这使VEC在急性和慢性排斥反应中起关键性作用。VEC在移植中有重要作用，它充当移植物的"屏障"，且有内分泌样器官的功能，可合成凝血因子以及灭活激素，充当抗原递呈细胞，转变为吞噬细胞以及维持血小板正常功能等。

Vetto和Burger首次于1970年发现VEC表面存在受体，并且具有移植免疫原性，针对VEC的特异性抗原的研究，提示受者对移植物的识别首先发生在VEC表面，VEC在激活受者免疫系统方面起着重要的作用。

内皮细胞和单核细胞表面有90%的抗原是一致的，在一定条件下单核细胞和内皮细胞可以相互转化，这一点在移植免疫中非常重要，但在单核细胞仍有10%的单核细胞特异性抗原，VEC表面也有不同于单核细胞的VEC特异性抗原，VEC特异性抗原在移植排斥中有重要意义。

回顾性和前瞻性研究均表明，在肾移植病人中，不管HLA配型的情况如何，若受体中存在针对供肾VEC的特异抗体，则有较高的排斥反应发生率，96%的急性排斥和94%的慢性排斥均有VEC特异性抗体的产生，但在移植早期即出现良好效果的病人中VEC抗体检出率很低。78%的HLA相符的活体供肾移植中出现排斥时可检出VEC抗体，而此时大部分病例不能检出HLA抗体，VEC抗原系统在HLA不符的肾移植中同样起重要作用，在心脏移植中，VEC抗体较肾移植显得更为重要。越来越多的证据表明：无论在肾移植还是心脏移植中，针对供体的VEC抗体较之HLA抗体与移植物的排斥有更为密切的关系。

五、器官移植的免疫检验技术

为了提高器官移植的存活率，在移植术前，必须尽量对供、受体进行免疫学选配。常规的检测方法如下所述。

(一) 红细胞血型鉴定

人类红细胞血型抗原是一重要的组织相容性抗原。供、受者的ABO及Rh血型必须相同或相容。如同输血原则，即O型供者可提供器官或组织给任何血型的受者，而AB血型受者可接受任何血型供者的移植物。

(二) HLA配型与HLA交叉反应组

确定不同个体所拥有的等位基因及其产物的特异性称为HLA分型，目前HLA分型技术常用于器官移植、骨髓移植时供者和受者组织相容性的配型，HLA与某些疾病关联性，成分输血时HLA抗体所致的输血副作用等的研究。HLA Ⅰ类抗原、HLA-DR和HLA-DQ抗原可用血清学方法分型，HLA-DP抗原亦用细胞学分型方法。目前应用

分子生物学技术,已能在基因水平对HLA Ⅱ类抗原的等位基因进行精细的分型。HLA分型技术也成为亲子鉴定和犯罪法医学鉴定,以及遗传学方面研究人类进化的重要手段。

1. HLA DNA分型　近来已将HLA分型技术由经典的血清学和细胞学技术转向分子生物学技术。目前常用的DNA分型方法有序列特异性引物-PCR（sequence specific primer PCR, PCR-SSP），限制性片段长度多态性聚合酶链反应（restriction fragment length polymophism-PCR, PCR-RFLP），单链构象多态性-聚合酶链反应（single strand conformation polymophism-PCR, PCR-SSCP），序列特异性寡核苷酸-聚合酶链反应（sequence specifc oligonucleotide-PCR, PCR-SSO）等。

编码各种HLA抗原表型的等位基因均可用相应的序列特异性引物进行扩增,扩增产物可通过琼脂糖凝胶电泳检出（PCR-SSP）;或将扩增产物再用多种内切酶消化切割成不同大小片段,直接在凝胶电泳上分辨（PCR-RFLP）;或将扩增产物在不含变性剂的中性聚丙烯酰胺凝胶电泳时,分析单链DNA因碱基顺序不同所形成的不同构象,不同的电泳迁移率（PCR-SSCP）;或将扩增产物用标记的人工合成序列特异性寡核苷酸探针进行杂交分析（PCR-SSO）。

根据以上HLA DNA分型技术,可分析器官移植的供体和受体之间HLA位点的差异。例如：位点及碱基顺序完全相同;位点相同但单个或数个碱基顺序不同;位点不同等。供体和受体之间HLA位点及碱基顺序是否一致,决定着移植器官是否能长期成活。位点不同可导致急性排斥反应,位点相同但单个或数个碱基顺序不同可导致慢性排斥反应或急性排斥反应。

2. HLA细胞学分型

（1）HLA-D抗原的检测:已知型别的HLA-D纯合子分型细胞经过适当处理如放射线照射或丝裂霉素C干预后,失去免疫应答能力但仍保持刺激能力,将该细胞和受检细胞进行混合淋巴细胞培养。如受检细胞受到刺激后不发生增殖反应,表明它具有与纯合子分型细胞相同的HLA-D抗原。以反应细胞对刺激细胞反应低下者为阳性。首先以各反应细胞（对照组）的计数（横列3个复孔的平均cpm）的25%数值作为100,算出各反应细胞的RNV（responder nomalized value）;再以纵列刺激细胞的RNV的75%数值为100,计算出各DNV（double nomalized value）,通常以DNV小于30%为HLA-D抗原阳性。

RNV=试验组cpm×100/25% cpm;DNV=试验组RNV×100/75% RNV。

HLA-D纯合子分型细胞可以鉴定供、受体的HLA-D抗原,而供、受体的HLA-D抗原是否一致,影响着器官移植的是否成功。

（2）HLA-DP抗原的检测:以被检者淋巴细胞为刺激细胞,以预致敏的淋巴细胞为反应细胞,进行混合淋巴细胞培养,用3H-TdR掺入法观察反应细胞的增殖情况。反应细胞对刺激细胞反应升高者为阳性。以RRR（relative reference response）为60%～80%为阳性。RRR的计算方法为:

[（试验组cpm-自身细胞cpm）/（参考组cpm-自身细胞cpm）]×100。选择相同HLA-DP抗原的供、受体,是器官移植成功的前提。

(三)淋巴细胞毒交叉配合试验和群体反应抗体检测

淋巴细胞毒交叉配合实验是器官移植必不可少的一项检查,主要用于测定受体血清中是否有抗供体HLA抗原的抗体。结果一般以死细胞占细胞总数百分率来表示,其中死细胞＜10%为阴性。如果结果＞10%,说明受体血清中有抗供体T细胞的抗体,肾移植后将迅速发生超急性排斥反应,故被认为是肾移植的禁忌。但如果受体血清内存在抗B细胞抗体,不论是冷抗体还是温抗体,对肾移植的存活无不良影响。有学者认为,存在抗B细胞冷抗体时,还有可能提高移植物的存活率。

群体反应性抗体（panel reactive antibody, PRA）检测可系统地、特异性地了解患者体内抗体的水平、抗体的性质和致敏的程度,以帮助临床医师选择合适的供体及移植手术的时机,以有效地避免超急性排斥反应的发生。

1. 补体依赖的微量细胞毒试验（complement dependent cytotoxicity, CDC）　HLA-A,B,C,DR,DQ抗原分型,目前国际上统一采用Terasaki改良的微量细胞毒试验。该方法的原理为取已知HLA分型的血清,加入被检者淋巴细胞,在补体的参与下充分作用,根据淋巴细胞的生存状态判定其表面是否具有与分型血清中抗体相对应的抗原。

分型板用倒置相差显微镜观察。阳性细胞（死细胞）呈红色、肿大、不折光;阴性细胞（活细胞）不着色、不肿大、有折光性。判定标准（不同作者略有不同)。

8分:81%～100%或76%～100%阳性细胞。
6分:41%～80%或51%～75%阳性细胞。
4分:21%～40%或26%～50%阳性细胞。
2分:11%～20%或11%～25%阳性细胞。
1分:0～10%或0～10%阳性细胞。

通常以大于50%(即大于6分)为阳性;大于80%为强阳性。供受体具有相同的HLA,B,C,DR,DQ抗原是防止移植器官排斥反应的基本条件。

2. 群体反应性抗体检验　群体反应性抗体(panel reactive antibody,PRA)的判定是将已知抗原的淋巴细胞与患者血清及补体共同孵育,如患者血清中含有能与淋巴细胞表面特异性结合的抗体,在补体存在的情况下,可发生细胞溶解作用,从而判断患者的免疫状态及HLA抗体的特异性。

PRA值＝阳性孔数目/样品孔数目×100,如:细胞群包括了反映绝大部分HLA抗原的58个人的细胞,抗原抗体反应后有18个人的细胞溶解。其PRA为:18/58×100＝31%。正常应小于10%。器官移植前应检测受体血清是否存在PRA及其致敏程度。PRA＝11%～50%时为轻度致敏,PRA大于50%时为高度致敏。PRA越高,移植器官的存活率越低。

3. 淋巴细胞毒交叉配型试验　将分离纯化的供者淋巴细胞,加入受者的血清及兔补体,观察淋巴细胞死亡百分率。只有当阳性者死细胞百分率比对照血清高出30%,加入受者的血清的死细胞百分率小于30%时,才可判定存在淋巴细胞毒反应。在移植前检查受者血清中是否存在抗供者抗原的抗体极为重要,这种抗HLA抗体具有细胞毒性,能引起移植体的超急性排斥。

第三节　组织配型与骨髓移植

骨髓移植系非实质性器官移植,是移植中独具特性的移植类型,与其他器官移植不同。此类移植可被应用于造血系统疾病和原发性免疫缺陷病的治疗,尤其在这些疾病危及生命而一般方法难以治愈时。移植的骨髓和受者之间可同时存在宿主抗移植物反应(HVGR)和移植物抗宿主反应(GVHR)。

一、组织配型与骨髓移植

骨髓移植开展得较早,而干细胞移植正日益受到临床工作者的重视。根据被移植骨髓的来源,骨髓移植分为自体骨髓移植、同基因骨髓移植和同种异基因骨髓移植三种类型。同基因骨髓移植的病例较少,但成功率高。同种异基因骨髓移植较为多见,GVHR和HVGR均发生于异基因骨髓移植者,然而GVHR也可视作移植成功的间接证据。为了提高移植的成功率,应进行HLA和红细胞血型配型。对配型不理想者,可通过适当减少供体骨髓中的T细胞,以减轻GVHR。皮疹活检、血清总胆红素及直接胆红素测定、腹泻症状等,均有助于判断GVHR的发生。患者造血功能的恢复可看成是移植成功的关键指标。

骨髓移植实际上是造血干细胞移植,因此,骨髓中造血干细胞的质和量对移植的成败至关重要。对造血干细胞的测定可选用FCM、细胞培养、免疫标记分析及细胞因子(CSF,IL-3等)刺激等方法。造血干细胞的特征性表面标记是$CD34^+$,其中多能干细胞为$CD34^+/CD38^-$,$CD34^+/HLA^-DR^-$等;而定向干细胞则为$CD34^+/CD38^+$,$CD34^+/HLA^--DR^+$等。在骨髓移植中,$CD34^+$细胞占单个核细胞的1%～4%,外周血的$CD34^+$细胞仅为0.01%～0.1%。当受到肾上腺皮质激素、抗肿瘤药及某些重要细胞因子等作用后,外周血$CD34^+$细胞可大幅增高,此为干细胞移植提供了另一条可能的途径。

二、组织配型与干细胞移植

使用药物动员剂促使造血干细胞从骨髓释放到外周血,从中获取足量的干细胞用于移植,可获得与骨髓移植同样的治疗目的。与骨髓移植相比,具有采集方便、供者不需麻醉、移植后造血恢复快、GVHR发生率和严重程度不高等优点。

脐带血经GCF、IL-3等刺激后,$CD34^+$细胞含量可高出成年人外周血近20倍,与其他来源的干细胞相比,免疫原性弱、来源广泛、获取的方法简便、易于储存,备受临床工作者的青睐。1989年首次在同胞之间进行脐血干细胞移植,此后脐血干细胞移植逐步在无血缘关系者之间展开,并应用冷冻保存技术建立了脐血库,为接受脐血移植的患者提供了方便,是一项很有发展潜力的临床移植项目。

在进行外周血和脐血干细胞移植时,应进行相同于骨髓移植的一系列实验室检查,包括:HLA和ABO血型配型、血常规与骨髓检验、性染色体测定、造血干细胞鉴定和GVHR征象追踪等。此外,近年来的研究表明,应用不同的细胞因子体外诱导来自骨髓、脐血和胚胎的多能干细胞定向分化,以获得具有不同功能和分化干细胞的研究,已在心肌修复、神经再生以及组织工程等领域展现了良好的应用前景。然而肿瘤干细胞的发现,提示人们在进行干细胞应用时应该注意生物安全性。

三、骨髓特异性抗原

骨髓移植(BMT)中移植物抗宿主反应(GVHR)较其他任何器官移植强烈,急性GVHR是由移植骨髓内的成熟T淋巴细胞所介导的,可作用于宿主的皮肤、肝、小肠等组织上的抗原,引起移植物抗宿主病,慢性GVHR也认为是由细胞介导的。

HLA相符的BMT仍可发生排斥,提示除MHC之外还有其他抗原系统参与,如mH系统、骨髓细胞特异性抗原系统、骨髓特异性抗原系统。研究的困难在于,排斥反应时受攻击的靶细胞既有血液中成熟的血细胞,也有早期的骨髓成分,表达于骨髓来源的细胞表面的抗原系统也有多态性。研究较多而较重要的是单核细胞特异性抗原。单核细胞与VEC有相同的抗原,它与粒细胞表面亦有相同的抗原。单核细胞特异性抗体先于BMT而存在于受者体内,若不是供者骨髓单核细胞特异性的,则对BMT结果无影响;若是在BMT后产生的针对供者单核细胞特异性的,则排斥很容易发生。

成熟及不成熟的粒细胞及单核细胞表达的抗原在BMT中有重要作用,尽管其命名不同。HGA1,HMC2,HMA1,HMA2以及9a,也许都是指同一抗原,实际上HMA1和9a具有相同的特异性并且和相同的分子相连。有些报道认为粒细胞和单核细胞产生的抗体对BMT有明显影响,另一些报道认为其意义不大。

总之,BMT术后的确可以产生针对骨髓成分的抗体,尤其是抗单核细胞抗体与排斥相关联,但这一类型的体液免疫应答是否对移植骨髓的存活有影响,尚无充足证据,对有限的已知的几种抗原配型证实无多大实用价值。

目前,临床上对骨髓移植的HLA配型要求最高,认为供受体HLA-Ⅰ类和Ⅱ类基因各位点完全一致是异基因骨髓移植成功的重要前提,否则将发生严重的GVHD。

第四节 移植药物检验

器官移植成功的最大障碍是排斥反应。移植术后,人工调节受者机体的免疫状态是控制排斥反应发生的主要途径。目前常使用免疫抑制药控制受者的免疫应答,降低对移植物的排斥能力。应用免疫抑制药防治移植排斥反应,大大推动了临床器官移植的进展。由于参与移植排斥反应的免疫细胞以T细胞为主,因此免疫抑制药物主要是抑制T细胞的作用,常用的有:化学免疫抑制药与生物免疫抑制药。

一、化学免疫抑制药

常用的免疫抑制药有:①环孢素(Cyclosporin,环孢菌素,环孢霉素A,Cyclosporin A,CsA):近20年来,在移植领域已取代了抗代谢药的地位。作为主要的免疫抑制药,其作用机制是抑制T细胞活化过程中IL-2、IL-3和IFN-γ等淋巴因子基因的转录,抑制IL-2的生成及其受体的表达。②糖皮质激素:其药理作用是诱导活化的T细胞凋亡,抑制APC表面的HLA的表达,从而干扰其抗原递呈作用。③硫唑嘌呤:是一种抗代谢药,主要通过抑制次黄嘌呤核苷代谢,影响DNA合成,干扰T细胞的增殖,从而抑制自身免疫、HVGR、GVHR以及DTH。此外也抑制抗体生成,但对T细胞的抑制强于B细胞。此类药物的主要副作用是对骨髓和肝的毒性作用,为减少毒性作用,自环孢素问世后,常与之联合应用。④环磷酰胺:是一种烷化剂,用于不能耐受硫唑嘌呤的病人,也是最早使用的免疫抑制药之一。主要作用于细胞分裂周期的G2期,分裂速度快的B细胞比T细胞对其更为敏感。⑤他克莫司(Tacrolimus):又名FK506,商品名为普乐可复(Prograf),是1984年日本藤泽制药公司从放线菌中分离出的23环大环内酯类抗生素。1989年首次用于肝移植,取得良好效果。FK506的免疫抑制作用机制与CsA相似,通过抑制多种相关细胞因子的产生和表达来抑制T细胞的活化,其对T细胞的抑制作用比CsA强10~100倍。

⑥麦考酚吗乙酯（Mycophenolate Mofetil，MMF，霉酚酸酯）：是20世纪90年代问世的一种强力而有效的新型免疫抑制药，它在体内转化为活性成分霉酚酸（MPA），通过选择性抑制T、B细胞的次黄嘌呤单磷酸脱氢酶，阻断了细胞DNA和RNA的合成，抑制T、B细胞的分化、增殖。近年来还发现，MMF还能通过抑制细胞黏附分子的合成，影响白细胞和内皮细胞的黏附，从而阻止炎症细胞在局部聚集。其他新型的免疫抑制药还包括西罗莫司（Sirolimus，雷帕霉素，Rapamycin）、环孢素G、胍立莫司（Gusperimus，脱氧精胍素，Deoxyspergualin，DSG）等。

二、生物免疫抑制药

临床上已使用的生物免疫抑制药及其作用机制：①抗淋巴细胞蛋白（anti-lymphocyte globulin，ALG）或抗胸腺细胞球蛋白（anti-thymocyte globulin，ATG）：可与相应的细胞特异性结合，发挥抗体的生物学效应而破坏相应细胞，以达到免疫抑制作用。②细胞性单克隆抗体：只针对单一细胞发挥作用，其作用更加特异。如CD3、CD4以及树突状细胞等单克隆抗体，可分别针对总T细胞、Th细胞、CTL和树突状细胞等介导免疫抑制。应该指出的是，足量的多克隆抗体（ALG/ATG）免疫抑制作用较单克隆抗体强，这与其同时作用于多种免疫细胞有关，据此，两种以上单克隆抗体的联合应用也许能增强其免疫抑制效果。单克隆抗体的人源化研究，将促进此类制剂在临床的应用。③某些融合蛋白：如可杀伤过客细胞的CD45单克隆抗体与蓖麻毒素的融合蛋白；能特异性杀伤IL-2R阳性T细胞的IL-2与白喉毒素的融合蛋白；阻断B7与CTLA4-Ig融合蛋白等。④反义寡核苷酸（Antisence Oligonucleotide），可阻断相应细胞因子、黏附分子和细胞分化抗原的表达。

三、免疫抑制药体内药物浓度检测的临床意义

移植术后的患者，常规应用CsA、FK506、MMF等免疫抑制药，这些药物的治疗面窄、效用强度大，加上患者的个体差异、状态、用药时间和次数、合并用药等因素影响，致使不同患者甚至是同一患者不同时期的血药浓度都会有很大差异。因此移植患者需在常规监测血药浓度的情况下随时调整用药情况。

免疫抑制药用于移植排斥反应的防治，也将对机体的正常免疫功能造成影响。不同的免疫抑制药对机体的肝肾功能产生一定程度的损伤。因此，在免疫抑制药应用时，通过对血药浓度的监测以及掌握药动学的情况，对充分发挥其防治器官排斥作用和减少毒副作用具有重要意义。

（范 剑 陈 瑜）

参考文献

陈实.1998.移植免疫学.武汉：湖北科学技术出版社.

何维.2005.医学免疫学.北京：人民卫生出版社.

王兰兰，吴健民.2007.临床免疫学与检验.4版.北京：人民卫生出版社.

Cicciarelli J, Lwaki Y, McLalmon R, et al. 1995.Renal Transplant Graft survival Results and HLA A, B, DR Mismatching. Transplant Proc.

Davies S M, Shu X O, Blazar B R, et al.1995. Unrelated Donor Bone Marrow Transplant: Influence of HLA A and B Incompatibility on Outcome.Blood.

第七篇 展望

第73章

检验医学现状与发展趋势

21世纪以来,人类在基因、转录、代谢和蛋白质等各分子组学的基础研究不断取得重大突破,使得癌症、心脏病、糖尿病、神经性疾病等许多疾病的致病机制已被破解。由于临床与科研的融合、微观到宏观的贯通,使干细胞、脑科学、合成生物学、超高分辨率活体成像、纳米级细胞内定位等前沿技术有了重大突破,实现了疾病诊断的划时代变革。特别是国家经济腾飞、惠民政策落实、大健康概念形成以及循证医学的发展、转化医学的深入和精准诊治的兴起,为医学实验室的建设提出了新的思路、新的理念、新的模式,为检验医学的高速发展提供了难得的机遇。

第一节 医学检验技术

在当今时代,新理论、新技术、新方法不断催生,新学科、边缘学科、交叉学科蓬勃涌现,这极大地促进了具有高度交叉与综合特点的医学检验技术的飞速发展。特别是随着分子生物医学、计算机技术、芯片技术、信息科学、材料科学的大量渗入,使医学检验技术在自动化、便捷化和信息化诸方面发生了显著的进步。

一、自动化检测

现今,以"技术新、功能多、操作易、速度快、精度高、结果准、标准化"为标志的自动化模式已成为医学检验技术发展的主要趋势,为临床需求提供了准确有效的检测数据,对疾病诊断与治疗有着重要的临床意义。在医学实验室建立计算机网络,收集各自动化单元产生的数据和各节点流入的信息,形成实验室信息管理系统(Laboratory Information System,LIS),有利于工作流程控制和内部质量保证。因此,实现自动化和信息化是医学实验室运行的基础。

(一)血液学体液学检验

1. 血液分析技术 迄今,在临床常用的检验手段中,最直接、最有效、最廉价、最具价值的仍然是细胞数量和细胞形态、膜标记的分析。在常规血液分析中,应用最多、发展最快的是血细胞分析仪。除红(白)细胞、血小板计数外,还可提供传统手工方法不能获得的有诊断价值的指标;如红细胞体积分布宽度(RDW)用于贫血的鉴别诊断、血小板平均体积(MPV)用于血小板减少的病因分析、网织红细胞血红蛋白含量(CHr)用于贫血治疗有效的最早期信息、网织红细胞"分群"对化疗给药和停药的指导作用,而用于细胞膜表面标记分析、DNA定量的流式细胞仪在免疫学、肿瘤学、病毒学的临床医疗和实验研究等方面成为不可替代的工具。血细胞分析仪和制片染色设备整合流式细胞术已得到应用;机器视觉识别技术成为细胞形态学检验发展的新阶段,其具有与人类相似的视觉处理,协助以至代替人的工作,机器代替人眼测量产生大数据后以神经网络系统模式判断。综合上述多项技术的自动化流水线现已问世,正式服役在医学实验室。

2. 止血与血栓检测技术 自21世纪初,国家卫计委颁发文件"废除DUKE法出血时间测定、玻片法凝血时间测定,建议用出血时间测定器测出血时间,用血浆凝血酶原时间(PT)、部分凝血活酶生成时间(APTT)法检测判断凝血时间异常"以来,自动化仪器应用于手术前出血倾向的筛查、抗凝治疗用药的监测迅速在全国普及,临床科室要求有更多的凝血因子、纤溶因子、血小板功能、血管内皮功能和药物靶点的检测手段。例如血小板功能分析(PFA100/200)技术观察抗血小板药物(ASA/P2Y12)抑制的效果。血栓弹力图(TEG)技术可用于出血原因判断,指导合理成分输血以及药物治疗。TEG通过检测总体血块强度和纤维蛋白凝块强度,从而指导纤维蛋白原和凝血酶原复合物(PCC)输注;在心脏搭桥、原位肝移植等复杂手术中,可应用基于TEG的输血公式制定输血方案和指导止血治疗,同时还能参与外科手术并发缺血与出血事件风险评估等。

3. 体液自动化　现有多个厂家利用血液分析和细胞图像分析技术辨别体液细胞;尿液和粪便检测自动化也取得了长足的进步。

(1)尿液分析:20世纪50年代,Free开创了尿液葡萄糖"浸入即读"的干化试带(Clinistix)学方法新纪元,从80年代中期起,尿液分析自动化由半自动发展到全自动,由独立的干化学分析、有形成分检测组合成一体化流水线。当前尿液有形成分分析仪细分为3类:①影像式分析仪通过尿沉渣直接镜检再进行数字化影像分析,得出相应有形成分结果,如iQ200和UriSed等;②流式细胞术结合电阻抗技术分析,得出有形成分及相关参数的结果,如UF系列;③尿液沉渣分析工作站模拟手工显微镜检查方法,由标本处理系统、双通道光学计数池、显微摄像系统、计算机和打印输出系统组成,如DiaSys R/S 2003尿液沉渣分析工作站。

(2)粪便分析:粪便自动化分析系统的应用在国内已初见端倪,可替代人工进行粪便理学、化学、显微镜细胞学检测以及利用免疫学技术进行肠道细菌、病毒等的检测,较大程度上提高了粪便分析的检测效率和生物安全防护水平。其操作标准规范,报告图文并举。目前我国粪便自动化分析系统生产处于世界前列,已有10余个厂家获得国家药监部门的认证。可分为:直接涂片式粪便分析系统、过滤式粪便自动分析系统和离心浓缩式粪便工作站等3大类。有学者曾对国内7家粪便分析仪进行初步比对,其阳性检出率为58%～71%,阴性检出率为74%～94%,部分仪器可获得清晰易辨的细胞图像、性状图像和免疫学定性试验结果。仪器性能有待进一步实验证实和更多的数据支持,在提高检测效率和检出效能、降低仪器故障发生率和仪器使用成本等方面还有较大的提升空间。然而粪便自动化分析是临床检验发展历程中又一次技术革命,有极强大的、越来越受欢迎市场需求。

4. 尿液和粪便有形成分自动化分析专家共识　针对国内日新月异的尿液和粪便自动化进展,2016年12月,中国医学装备协会检验分会形态学自动化分析学组讨论发布了专家共识(苏州会议):

(1)尿液有形成分形态学检查是尿液常规检验不可缺少的组成部分,其中红细胞、白细胞、管型、上皮细胞、肿瘤细胞、结晶、细菌和真菌及寄生虫等有形成分的识别对疾病的鉴别诊断、疗效观察、预后判断及科研与临床教学有重要价值,应在常规检验工作中予以重视。

(2)研究表明,尿红细胞形态学分析对肾性血尿和非肾性血尿的鉴别有重要参考价值,而红细胞形态的变化特征和分类对不同类型肾疾病的鉴别诊断有不同的提示作用。以往,由人工通过普通光学显微镜或相差显微镜对尿红细胞的形态进行鉴别,随着数字图像分析技术的成熟,为不同类型肾疾病的鉴别诊断提供更丰富、更客观和更精确的指标。鉴于该检验项目的重要临床价值,建议加强此方面的研发和推广。

(3)应重视尿液有形成分分析仪检测结果的复检及审核问题。尿液有形成分复杂且多变,规范的显微镜检查是尿液有形成分检测的金标准。使用非数字图像技术检测的结果为阳性时,必须用尿液有形成分检测的参考方法进行镜检;当利用数字图像技术检测的结果为阳性时,需要对仪器拍摄的实景图像进行人工审核并确认。注:有形成分结果阳性(超出实验室设定的参考区间),特指红细胞、白细胞、管型、细菌、真菌及寄生虫等。

1)干化学检测结果中,若红细胞(潜血)、白细胞(粒细胞酯酶)、蛋白均为阴性时,有形成分红细胞、白细胞和管型结果在参考区间内,可免除样本图像审核。

2)若有形成分红细胞、白细胞、管型、真菌等结果呈阳性,均需进行图像审核;不能提供图像审核的仪器,需显微镜镜检。

3)当干化学检查的隐血、粒细胞酯酶检测结果与有形成分检查结果出现不符时,需进行图像审核;不能提供图像审核的仪器,需显微镜镜检。

4)干化学蛋白检测结果阳性,需进行尿沉渣图像审核;不能提供图像的仪器需显微镜镜检。

5)当有形成分分析仪的图像审核依然不能满足鉴别要求时,应使用标准的尿沉渣检查方法进行显微镜镜检,甚至采用染色法进行鉴别。

6)临床医师要求镜检的样本(如免疫抑制药使用、肾病、泌尿系统疾病、孕妇、糖尿病等),需进行样本图像审核或显微镜镜检。

(4)粪便检验对消化系统的炎症、出血、细菌或寄生虫感染、肿瘤等疾病的筛查有一定的参考价值。近年来,结直肠癌的发病率及死亡率逐渐上升,粪便隐血试验是结直肠癌无创筛查的重要手段。而随着粪便检验自动化技术的发展和日趋成熟,粪便检验工作效率得到提升,检出率逐步提高,生物安全性也得到更好的保障。呼吁临床重视粪便检验,建议将粪便隐血试验作为一定年龄组的粪便常规检验指标。

(5)粪便检验自动化方法可提高检验的工作效率,有助于实验室生物安全管理,有些设备可提高病理有形成分检出阳性率。要求粪便自动化有形成分分析仪对有临床意义的有形成分检出率不低于标准人工方法检出率的90%。即同时使用待测仪器与标准粪便显微镜检查方法检查1000份标本(有病理意义的标本不应小于30%),与粪便标准镜检方法比较,仪器筛检阳性率应大于90%。

(6)无论任何原理的粪便自动化分析设备,其阳性有形成分的发现均应对仪器拍摄的实景图像进行人工审核确认后方可发出阳性报告。在肠道寄生虫卵和虫体检验方面,粪便分析自动化设备的检验和识别技术有待进一步提高。

(7)鉴于尿液、粪便乃至其他体液(胸腔积液、腹水、脑脊液、精液、分泌物)涂片中可出现形态变异的成分、少见罕见病例中的难于辨认的细胞,甚至可能是肿瘤细胞等情况,而目前我国高水平形态学检验医师或技师匮乏,使得我国细胞形态学检验面临新的课题。与会专家一致认为研发各类形态学检验数字图像技术的设备,应逐步增加使用互联网+云技术、大数据分析与处理的功能,远程会诊功能,在线质量管理和帮助服务功能,促进我国IVD事业的发展,为提高我国检验医学形态学诊断水平多做贡献。

(丛玉隆 向代军 王昌富)

(二)临床微生物学检验

当前,由于抗生素滥用和耐药倾向不断加剧,对微生物耐药机制研究水平不断深入,生物安全管理理念不断增强,预防医院交叉感染意识不断提高,同时也迅速提高了微生物检验技术水平和自动化程度。

1. **临床微生物检验所需要的自动化设备** 2008年国家卫计委(原卫生部)出台了一系列管理政策、法规,包括《抗菌药物临床应用管理办法》,促进二级以上医疗机构临床微生物专业的建设和发展。2016年,为了规范临床微生物学实验室硬件和软件建设,中华医学会检验分会微生物学组委员和国家卫计委临床检验中心专家共同讨论制定了"临床微生物学实验室建设基本要求专家共识",指出实验室有条件或标本量较多的二级医院应配备血培养仪、半自动/全自动微生物分析仪;三级医院还需要浊度仪、CO_2培养箱、细胞离心机、荧光显微镜等,根据标本量和所开展的检验项目,可配备(但不限于):自动染片机、标本自动接种仪、基质辅助激光解吸电离-飞行时间质谱仪(MALDI-TOF)、基因诊断平台(包括扩增仪、测序仪等)、冷冻干燥机、化学发光仪、酶标仪、洗板机等设备。

2. **临床微生物检验自动化分析技术**

(1)病原微生物培养、鉴定和药敏试验是临床微生物实验室最基本的工作,这三者中最重要的是自动化血培养技术。血流感染或脓毒症病死率高,为最重要感染性疾病之一。迄今为止,血培养仍然是诊断血流感染的金标准。因此,临床微生物室应该高度重视血培养技术培训。全自动血培养仪相对于半自动血培养仪和手工血培养敏感性更高,它不仅能够进行血培养,同时还能检测脑脊液、胸腔积液、关节液等无菌体液。同时,应该积极推进血培养标准化操作,尤其是让"双抽四瓶"的理念深入临床医生、检验、护士等相关人员,以提高阳性检出率,辨识标本污染状况。对于三级医院,还应该具备提供厌氧气体的培养系统,以便为血液、无菌体液、组织等标本进行厌氧菌的培养和鉴定提供气体环境。

(2)病原微生物鉴定和药敏试验是临床微生物实验室最基本的两项工作。手工法微生物鉴定技术基本能够满足日常工作需要,然而高质量的自动化细菌鉴定及药敏仪能够辅助微生物工作人员准确、快速鉴定细菌和真菌等病原菌。对于药敏试验,临床微生物实验室应建立规范的仪器MIC法,仪器药敏卡上没有而对临床治疗药物选择极具重要意义的药物,可以用K-B法补充这些药物,对于矛盾药敏结果和罕见耐药表型,可以用 E-test 法复核。

(3) 临床微生物检验的现代技术:MALDI-TOF 可以直接从提示阳性的血培养、脑脊液、胸腔积液、腹水、尿液中直接鉴定细菌,因此大大缩短了细菌、真菌鉴定的时间,从而使患者受益。分子生物学技术的应用是未来的发展方向,尤其是在难以培养的病原菌(如病毒、支原体、衣原体等)检测方面具有优势,各种 PCR、基因芯片、基因组测序、液相蛋白芯片、PNA-FISH 等将越来越广泛地应用于临床微生物学。全自动流水线已在国内应用,包括自动化微生物分离系统(前处理系统)、全自动血液细菌培养分析仪、全自动微生物鉴定和药敏分析系统。可从模式库中选择或自行设计多种样本处理方案,包括平皿装载架、样本装载、接种、条码、革兰染色涂片。使用自动化流水线后,报告时间从常规 3d 以上缩短至 2d。

(三) 生物化学和免疫化学检验

随着卫生改革的深入和医疗保险政策的不断变化,在当今更加注意消耗与支出的环境中,实验全过程的控制、生产力的提高已成为临床检验科成功运作的必要条件。由于整个检验过程是由分析前、中、后所构成,现今分析中的仪器自动化凸现了分析前样本运行人为差错和分析后数据结果烦琐处理的尴尬。鉴于工业制造领域以机器人或流水线方式,从原材料经过一系列操作过程产生出标准化终产品而进行过程控制,于是实验室自动化系统(Laboratory Automation system,LAS)日益受到重视。

1. 生物化学、免疫化学检测系统集成模式

(1) 模块自动化(Modular Automation):当前生化分析仪兼有多种原理(离子电极、化学成分、特种蛋白质、治疗药物等)项目检测,形成高速且分体组合结构。它由自动化的分析前处理系统、分析后数据分析系统作为骨干,与其互连标准(软件)相符合的若干分析仪器或独立的工作单元组成。这些仪器或单元既可单独工作,又能不断地添加到骨干系统中,具有高效性和灵活性。

(2) 全实验室自动化(Total Laboratory Automation,TLA):TLA 始于 20 世纪 80 年代,这一系统是由样本处理单元、检测仪器单元和数据分析单元经轨道(或机器人)连接构成,由计算机程序控制运行。

2. 生物化学与免疫化学自动化建设策略 当今全球性的发展趋势就是鼓励实验室标准化和简化实验室的工作流程,更加注重于流水线式的测试流程来提高检验质量,以此来促进病人和工作人员的安全,加速周转时间,并利用计算机化的实验室数据来提醒实验室人员注意异常的测试结果,因此医学实验室必将采用或重新设计实验室自动化纳入议程。

(1) 配置分析:由于每一个实验室都有其独特的需要,在确定适当的自动化系统配置时,首先要对目前的功能进行研究,以提示改进实验室流程的特定方法。一旦决定采用自动化系统,便应根据其个体的需要,设计最有效的实验室自动化配置。评价实验室自动化配置要素包括:① 系统效益分析。确定该实验室自动化系统的效益,定义能被自动化处理并完全符合客户要求的工作比例。② 系统可变性分析。量化实验室目前测试流程以及将建立的自动化系统的扩充程度。③ 工作量分析。确定实验室能够有效地处理样本的数量,以确定配置规模。④ 目标分析。将实验室目前的人员、项目和收入同实验室自动化系统实施后的期望值相比较,确定目标,通过实验室自动化系统运行而实现。

(2) 重新设计工作流程:实验室自动化的核心部分是实验室测试流程本身,显然应对于以往的工作习惯进行流程再造。例如,在过去分析前阶段有许多麻烦的手工步骤,包括样本登记、样本分类、分杯、开盖和离心,而当今的实验室实现分析前自动化能够显著地减少许多手工步骤以及由于疲劳或缺乏精力集中引起的错误,减少潜在的样本试管的混乱和贴标错误的危险等。于是将解救出执行这些单调乏味的任务的人员转移至更需要有判断分析能力的工作岗位,例如病人测试结果的解释。

(3) 生化免疫检测自动化模式的选用:应该指出,自动化设计的哲学体系已从基于硬件应用向软件应用发展,以病人为中心,使相关的病人信息和实验室过程都处于程序(软件)和控制之下。仪器自动化、模块自动化和全自动化与其说是医学检验技术的自动化进程,不如说是不同级别医院检验科的三种选择。选择何种模式要量力而行,最重要的是具有自动化的过程控制理念,它能使工作流程更加简单、测试速度更加快捷、以最低的人为错误使实验过程更加高效和准确。

勿庸置疑,虽然 LAS 系统需要高昂的初装费用,但通过减少检验过程的可变因素,使检验操作的误差减到最小;加快检测过程和发出报告时间倍受客户欢迎；简化和标准化检验技术而方便了实验室管理；改善服务水平，赢得更多检验样本。越来越多的实验室目睹了它的成功，并在减少误差和测试效率的提高上取得显著的改进。如全实验室自动化帮助一家拥有900张床位的美国医院减少了70%的人为出错的机会和分析前和分析后测试流程中的23个步骤。实验室自动化不仅对大型实验室有益，一个在美国拥有248张床位的社区医院的实验室，采用分析前自动化，消除了手工步骤的出错，减少了79%的滥用药物测试周转时间，减少了50%的流程步骤，减少了20%贴标错误和每个测试17%的成本；同时，测试量增加了113%，并且在同一时间内增加了152%的收入。国内北京协和医院和西京医院等也进行了系统总结。LAS特点：①通过减少大量人员从而明显降低运作费用；②确定最少的技术人员来对于大量样本快速运作；③由于减少人为误差从而改善试验的精密度；④整个试验步骤和报告系统便于管理；⑤建立安全和清洁的工作环境。然而其也有负效应：①设备功能或许不能充分利用；②丧失检验人员的某些基本技能；③急诊检测可能扰乱普通检测通道；④再引进新仪器时，与骨干系统的连接的费用；⑤TLA不兼容性。

3. 免疫学检测技术的发展特点 随着免疫学的整体进步，边缘学科（如计算机科学、材料科学等）的丰富，免疫学检测的发展步伐从未停歇，可以预见免疫学技术在医学检验技术中的地位将日益凸显。

（1）提高检测的灵敏度：免疫学检测主要是针对一些含量极低的蛋白质，因此如果检测灵敏度不够高，检测结果往往不甚理想。例如，在心肌发生缺血或梗死时，细胞内的肌钙蛋白会释放入外周血，因此外周血肌钙蛋白被广泛用于急性心肌梗死的诊断和预后评估。但是长期以来肌钙蛋白检测面临的一个难题就是检测方法的灵敏度不够高，很多心肌梗死患者外周血的肌钙蛋白仍然无法检出。新一代的高敏肌钙蛋白采用将免疫反应的条件进行了优化，提高了检测灵敏度，极大地改善了急性心肌梗死的早期诊断能力。除了高敏肌钙蛋白外，在临床上广泛应用的检测项目还有高敏C反应蛋白、高敏降钙素原等。研究显示，与常规检测方法相比，这些高敏检测方法的临床价值更为丰富。

（2）提高检测通量：传统的免疫学检测技术每次只能检测一种抗原/抗体，而在临床实践中，经常需要同时检测多种抗原/抗体分子，以便对疾病的诊断、风险和预后评估做出更为精确的判断，这一临床工作中的现实需要也催生了人们研究高通量免疫学检测技术的热情。在此大背景下，液相芯片技术应运而生，其有机地整和了编码微球技术、激光分析技术、流式细胞术和高速数字信号处理技术，具有检测通量高、速度快、成本低、准确性高、灵敏度高、操作简便等特点该技术。

（丛玉隆 马筱玲 仲人前 王昌富）

二、即时即地检测

医学检验技术的又一个发展趋势就是即时即地检测（又称"床旁检验"。Point of Care Testing，POCT，），即采用一些便捷的检验方式，在临床实验室以外（内）对患者的标本进行检测，具有无需大型仪器、操作简单快速、报告即时准确的特点。POCT作为体外诊断（In Vitro Diagnostic，IVD）产业的细分领域，其核心要素在于满足临床治疗或家用监护所需的快速诊断需求，以快速、即时得到可信赖的诊断结果为最终目标。多种因素驱动POCT产业的发展，如新技术融合；医学模式的改变；健康意识加强及人口老龄化加剧等都促进了POCT应用的广度和深度。

（一）POCT检测技术的发展特点

POCT技术始于20世纪40年代，最早面世的POCT产品为检测尿糖的干化学纸片。紧接着第一代血气分析仪、血氧定量计及电解质分析仪等产品问世，短短几十年的时间，POCT实现了快速、高效的发展。

1. 医学模式变化 近几年蓬勃发展的医疗改革，逐步减少了患者对医院的依赖，医疗活动也由医院扩大到了社区和家庭。移动健康概念的形成、云数据在医学的应用，使社会和患者对医疗服务的需求发生了新的变化，也对检验方法及检验方式提出了新的要求。

（1）国家政策推动POCT发展：2011年12月科技部《医疗器械科技产业"十二五"专项规划》中提出积极发展生物芯片、现场快速检测仪器（POCT）等新产品……2014年2月，中国医学装备协会成立现场快速检测（POCT）装备技术专委会，并以其为起点，积极开展各项活动，努力开创工作新局面。

（2）集成移动医疗、云计算，搭建健康数据云服务平台：利用包括POCT在内的可穿戴、可配置的个人移动健康与穿戴式医疗设备、健康家居设备、家庭传感网络，收集健康参数，实现家庭 生理生化参数监测的新医疗模式已经在全球范围内获得认可及推进。在中国，利用公共接入网实现数据共享，对于社区医院，建立电子健康档案、远程健康信息化、多模态数据挖掘、社区常见慢性病预警，实现健康数据集成是一种趋势。

2. 技术平台融合创新　近年来，生物化学、免疫学、微电子及光电分析技术的进步及其在医学领域的成熟应用不但推动了胶体金免疫标记、免疫层析、免疫斑点渗滤、干化学技术等传统POCT技术，还催生出各种传感器、生物芯片、无创检测和无线传输技术等新颖快速检测方法迅速发展。

(1)微流控技术及其应用：20世纪80年代兴起的微流控芯片技术，结合了医学领域中的化学技术、免疫层析技术、色谱、光谱、生物传感器及光电分析技术、计算机芯片技术和自动化技术等，在核酸、蛋白和细胞等POCT检测中得到了广泛的应用。微流体的芯片集成技术代表POCT设备技术发展的一次革命，适用于肿瘤标志物、传染病、登革热、森林脑炎、TORCH、呼吸道病原体组合、过敏原、自身免疫、心脏标志物、激素、骨代谢及脑垂体瘤相关激素检测。

(2)生物传感器芯片技术及其应用：传感器作为获取信息的重要元件，与通信技术和计算机技术共同构成信息技术的三大支柱。其作用是利用物理效应、化学效应和生物效应，将被测的物理量、化学量、生物量等转换成符合需要的电量。在纳米生物传感器的基础上，结合基因组和蛋白质组学技术，使用电化学方法，将新一代的生物传感器用于超灵敏的DNA和RNA检测。

(3)微创和无创POCT技术：微创POCT是指通过最小的皮肤切口实现POCT检测，无创POCT则是指不出现任何伤口而实现诊断测试。这些技术的应用有助于解决取样过程中的患者疼痛不适感，目前已经有非侵入性POCT设备用于临床，如连续监测及控制患者血糖水平的设备。非侵入性装置多使用近红外和远红外光谱、无线电波阻抗和光学相干断层扫描技术。

(4)新的基因检测技术：在传染病诊断方面，可通过POCT芯片上的非等温或等温基因扩增技术检测。如流行性感冒、呼吸道合胞病毒、艾滋病毒、耐甲氧西林金黄色葡萄球菌、艰难梭菌和疟疾等。有学者采用POCT芯片检测骨髓增殖性肿瘤相关的JAK2V617F突变基因等，将对肿瘤的筛查、诊断、癌症患者的分类、药物治疗的最优化作用显著。

(5)无线技术：无线技术已经成为信息管理和通信技术进化过程中的重要组成部分，其彻底改变了数据的输入方式，可使测试结果从医院、家庭和社区的位置立即传送至中央数据库，加快了记录信息的及时性，增强了数据的可视性，并最终改善患者管理。其可实现一个给定医疗机构的授权人员在条件允许的任何地方都可以输入或看到患者信息。

(二)POCT检测技术的临床应用进展

目前POCT的范围已经涵盖了心血管疾病、感染性疾病、肿瘤、糖尿病、血栓性疾病和消化道疾病等许多病种的数百种参数。这些指标多是具有重要临床意义的筛查指标，比如特异性早期心肌标志物测试结果异常可以明确心肌损伤，使急性心肌梗死或心力衰竭患者得到及时治疗。快速血糖和糖化血红蛋白检测帮助糖尿病患者实现自我检测。POCT筛查感染性疾病可以使不具备细菌培养条件的基层医院、社区诊所甚至乡村卫生院能够快速检测病原微生物，推广使用后大大减轻了医院的负担，缓解了就医难的社会问题。POCT还能在出入境检疫、海关和缉毒中实现对于违禁物品的快速甄别，在民用领域如食品卫生和环境监测，刑事侦察和法医检验等行业中充分发挥现场检测、即时报告的特长，有效地提高了工作效率。POCT迅速定性筛查的特点顺应了医院紧张高效的工作方式，缩短了检验周期(TAT)，使患者尽早得到诊断治疗，节约了就医成本，产生了巨大的社会和经济效益。患者出院后，POCT还可以作为临床医生随访时判断病情、调整医嘱的辅助工具。因此，POCT不仅方便了临床医生，医生的快速决策也为患者赢得了康复的最大机遇。

(丛玉隆　马筱玲　李文美　王昌富)

第二节　分子诊断技术

分子诊断(Moleculardiagnosis)是指采用分子生物学方法(核酸扩增、测序、杂交、蛋白质组分析等)检测个体基因或蛋白质水平生物标记物的结构或表达水平的变化而做出的诊断。当今基因组学、蛋白质组学、代谢组学、生物信息学等分子诊断技术的飞速发展给医学检验技术带来革命性的变化。PCR技术由定性、定量走向单细胞、数字化；多种体外基因扩增技术，如连接酶反应（LCR）、链置换扩增系统（SDA）、转录扩增系统（TAS）等技术正由科研走向临床；芯片的出现使DNA检测和蛋白质组分析进入了新阶段。各种质谱技术逐步进入常规代谢产物分析和发病机制的探讨，逐步形成的分子诊断学这一交叉学科，对临床医学的发展产生了巨大影响。

一、纳米材料和纳米技术

纳米技术是一种综合了纳米材料、医学、设备、制造、电子、通讯和能源等多种学科的现代科学技术。纳米材料由于其特殊的结构而表现出许多独特的性质，如表面效应、体积效应、量子尺寸效应、宏观量子隧道效应等，这些独特的性质使得纳米材料既往在光学、电学、磁学、热力学等方面表现出很多优异的性能，现正渗透在分子诊断技术领域发挥着重大的作用。

1. 金纳米颗粒（Gold nanoparticles，AuNPs）其又称为胶体金。由于具有良好的生物相容性、较强的催化活性、长期稳定性、光学可调性和大小可控性等独特的性能而广泛应用于临床试验。AuNPs表面的等离子共振效应使该体系具有较强的吸收光谱和散射光谱，为其在免疫检测的应用提供了良好的光学性质。经化学修饰的AuNPs表面具有各种功能基团，能与多种离子或分子相互作用，使AuNPs的SPR吸收峰发生变化，AuNPs溶液颜色发生改变，实现可视化检测。有学者建立了一种通过适配体与靶向物质特异性结合，使得AuNPs从聚集到分散，而产生肉眼可见的颜色变化的检测方法（Aptamer-target binding readout，ATBR），用于ATP的高灵敏、特异性检测。蒋兴宇课题组利用纳米CuO标记的抗体催化分别修饰有炔基和叠氮基团的AuNPs间的Click反应的进行，实现了基于AuNPs的可视化信号读出的免疫检测。

2. 量子点（Quantum dots，QDs） 由一种零维纳米材料，由Ⅱ-Ⅵ族或Ⅲ-Ⅴ族元素如CdSe、CdTe、ZnSe、InP、InAs等组成的纳米颗粒。量子点作为新型的光谱探针，具有许多优越的光学性质：①荧光强度稳定，抗光漂白性强；②荧光颜色取决于量子点的组成和粒径大小，并且在同一个激发波长下，可以同时激发多种量子点的荧光/磷光；③激发谱带宽、发射谱对称而狭窄，且发射波长与其粒径相关，能有效克服有机荧光探针发射光谱较宽和易与受体的发射光谱重叠的弱点。由于量子点具有一元激发，多元发射的优势，因此和微流控芯片结合起来，具有很大的优势，目前，有研究者构建微流控芯片-量子点免疫分析系统，应用于多种肿瘤标志物的检测。

3. 磁性纳米颗粒（Magnetic nanopartics，MNPs） 因同时具备纳米材料的特性和超顺磁性，在医学检验的应用方面展现出独特的优势。MNPs在其表面修饰上功能基团以后，可用于偶联生物活性物质，去捕获待测样中的靶向物质。由于MNPs具有超顺磁性，在外加磁场作用下，可以通过磁分离对靶向物质进行富集，从而提高检测的灵敏度。目前，临床应用的磁免疫技术主要是将MNPs和酶联免疫技术、化学发光免疫技术、荧光免疫技术等结合起来，借助磁分离和磁富集的作用，可有更好的灵敏度和特异性，在一些重大疾病，特别是传染性疾病的早期诊断方面有明显优势。

其他如碳基纳米材料（Carbon nano material）和具有聚集诱导发光（Aggregation Induced Emission，AIE）性质材料和共轭高分子荧光材料也在分子诊断领域应用中初显成效。

（丛玉隆　蒋兴宇　王昌富）

二、微流控技术及其检测应用

微流控技术（Microfluidics）是指在微尺度空间中操控微升到纳升体积流体的科学、技术与工程。微流控技术的主要平台--芯片实验室（Lab on a Chip）即以微加工技术为基础，通过操纵贯穿微通道中的可控流体，将常规化学和生物操作单元在整体可控的微小平台上灵活组合、规模集成，大幅度提高样品处理和反应效率，同时大幅降低样品和试剂消耗。近年来，微流控芯片技术研究发展迅速，技术创新层出不穷，应用领域不断拓宽，已逐渐成为生命科学与分析化学研究的重要发展方向之一，在分析微型化、集成化和便携化方面具有巨大潜力。

1. 微流控超微量免疫分析 该方法以分析化学为主，结合生物化学、物理化学、免疫学等相关学科的成果，在微米级结构中操控纳升至皮升体积流体，进行免疫反应检测，具有体积小、比表面积大、反应时间短、分析速度快、试剂和样品用量少、多样品多指标同时检测等优点。对临床疾病蛋白质组学研究中有关疾病标志物的发现及疾病早期诊断具有重要实用价值。常规的免疫分析需要比较长的分析时间,液体处理过程也比较麻烦,通量比较小(每次只能检测一个或者几个样品),而且需要比较多的抗体试剂。而微流控分析芯片则可以有效地克服这些缺点。例如,在分析样本量非常少的样品时,微流控技术表现出极强的优势,通常需要样品量为几毫升的实验在采用微流控技术后,仅需要几微升的样品量,大大节省了样本和试剂的消耗量。而且,微流控分析技术与免疫分析的结合,还可以在一定程度上克服传统免疫分析的其他缺点,因此,近几年来已引起研究者的广泛关注。

传统的蛋白免疫印迹分析方法常涉及烦琐的操作步骤和多种仪器的使用,且有限的样品分析通量易增大批间差异对样品间定量比较的影响,引入误差。利用矩形波结构的并行微流控通道,可对单一样品条带中的不同蛋白质进行分别检测。利用并行的微流控管道,可同时检测条带中的7种蛋白质,并且,通过在管道中通入梯度稀释的抗体,还可实现对蛋白质的定量分析。该方法同时实现了对单一条带的多靶标分析和对多样品的并行分析,在增加分析检测通量的同时减少了批间差异带来的误差。利用微流控技术,通过精心设计微通道图案,还可以使蛋白免疫分析的结果以条码的形式呈现。使用便携式条码扫描仪结合笔记本电脑或者使用智能手机的图像扫描功能即可完成结果的快速读出。该方法将免疫分析检测以颜色显示的复杂读出方式转换为条码图案,只需简单的扫描,即可直接给出结果的阳性/阴性,真正实现了免疫分析高通量检测结果的快速简便读出。

2. 微流控核酸检测 传统的核酸检测方法多涉及烦琐的样本前处理操作和多项仪器的使用。因而,常常只有受过专业训练的医学检验人员和配备足够仪器的相关检验机构可以完成检测工作。而在野外等资源匮乏地区以及用户家庭等日常生活区,由普通人完成核酸检测则几乎不可能。为了实现对核酸指标的实时检测,开发简便易用、不需复杂仪器的分析检测方法非常必要。微流控芯片由于其高度的集成性和可控性,有望实现核酸检测中多步反应的集成化,从而在保证分析准确、检测灵敏的前提下建立易学易用的用户友好型的分析检测元件。

基于微毛细管的核酸等温扩增反应(cLAMP)方法,可以实现直观、稳定、多重和即时的核酸分析。该方法集成了玻璃微毛细管或塑料微毛细管,可引入样品和反应试剂液滴,并利用水滴来隔离不同样品和防止污染,通过使用微型加热器提供热量完成反应,并利用手持式手电筒进行荧光信号的可视读出。该系统可实现多个血浆样品中人类免疫缺陷病毒(HIV)的两个靶标RNA的同时检测,对质粒样品的检测灵敏度可达两个拷贝。该核酸检测方法完全独立于外部电源和设备,在资源贫乏地区的即时检测方面具有广阔的应用前景。在此基础上,建立了基于毛细管的核酸提取、扩增、检测的方法,通过在微毛细管中预装试剂和DNA提取卡,150 min内即可在单根毛细管中完成样品预处理和核酸检测,全程完全不需要大型仪器。该方法可直接对未经处理的血液样品进行分析,不需复杂操作即可完成CYP2C19基因单核苷酸多态性的快速测定,该测定是临床医生选择药物剂量的重要参考。方法具有操作简便、成本低、交叉污染和生物危害的风险少等优点,是潜在的即时核酸检测工具。

国外著名的临床检测公司也在积极开展将微流控芯片应用于核酸检测。美国Nanosphere公司致力于个体化医疗诊断领域,该公司采用微流控技术从检测样品中分离出DNA及目标蛋白,进行基因突变的检测从而为采取更加有效的治疗方案提供依据。其核心技术是金纳米交联化学分子进行样品中蛋白和核酸的捕获,再进行后续的检测。Osmetech公司积极发展在微流控芯片上完成多重DNA检测的技术,当互补的DNA链形成时,标记物上的二茂铁与DNA结合,从而实现报告分子的检测。这种方法不需要洗涤步骤,杂交之后即可进行数据的读取,已经获得美国食品和药物管理局的批准用于基因诊断。

3. 微流控循环肿瘤细胞检测 癌症是严重威胁人类生命健康的重大疾病之一,肿瘤细胞脱落、侵袭并进入血液循环,到达全身组织,从而影响器官功能是造成癌症相关死亡的主要原因。特异、敏感地检测血液中极微量的循环肿瘤细胞有助于肿瘤早期诊断和复发转移监控,并为肿瘤治疗提供新的靶点和策略。然而,由于循环肿瘤细胞在外周血的含量极少(每毫升血液可能仅含有少数几个循环肿瘤细胞)以及肿瘤细胞蛋白/基因表达的不稳定性和其他正常细胞的非法表达,使得传统细胞分析技术并不能准确检测标定外周血中的循环肿瘤细胞。因此,对血液样品进行前处理,通过必要的细胞筛选/富集手段提高肿瘤细胞的浓度,是循环肿瘤细胞检测的必要环节。目前的检测方法中,循环肿瘤细胞筛选/富集过程和鉴定分析检测相互脱节,受人工操作、样品转移的影响大,极大降低了检测方法的灵敏性和可靠性。因此,建立一种实时分选、富集、检测循环肿瘤细胞的分析技术,已成为当前癌症早期检测及预后的研究热点。

微流控细胞分选芯片作为目前微流控技术领域一个重要的研究热点,利用微尺度中的多场(力场、磁场、电场等)耦合,实现芯片中细胞的无标记输运、分选、聚集等操作。研究显示:循环肿瘤细胞的直径范围在 $15\sim25\mu m$,大于外周血中的红细胞(直径 $8\mu m$)和大部分淋巴细胞(直径为 $7\sim10\mu m$),适用于微流控细胞分选技术。通过巧妙设计双螺旋结构的微流控芯片,可以在高流速下使微流控芯片中的细胞受到惯性力和拉力的相互作用,这两个力的比与细胞的体积成正比。不同大小的循环肿瘤细胞和血细胞在双螺旋通道中的流体力作用下,会逐渐汇聚至不同的横向平衡位置,并从不同的出口流出,实现较大肿瘤细胞和较小血细胞的快速分离。基于双螺旋微流控芯片的肺癌患者外周血中的循环肿瘤细胞的检测结果与CT肿瘤成像结果一致,可用于癌症的早期诊断及精确预后。

综上所述,基于微流控芯片的医学检验和分子检测,已获得国内外公司及研究机构的高度认可。但是,由于目前微流控检测的操作过程较为烦琐,需要大量的人工操作等,背离了微流控芯片技术简便易行的初衷,因此,开发配套微流控检测的自动化仪器,减少人工操作产生的误差,使操作更加规范化,分析结果更加稳定可靠,使数据更具可比性,提高实验的通量和效率,则是该技术在相关体外诊断领域的发展方向。

(孙佳姝　丛玉隆)

三、基因组学的基本技术

人类基因组学是一项关于个人基因组的研究——染色体、基因及其功能,主要关注于寻找遗传物质中的变异,这些变异的检测对于疾病的诊断、预防和控制都非常有用。基因组学推动的创新中,最引人瞩目的领域是医学。基因组医学的真正价值在于理解、分析个体的基因组信息,并将这些基因信息应用于个体的健康管理中。目前,对常见疾病,如癌症、糖尿病、心血管疾病和肥胖等相关的基因组识别研究已开始让医生能够利用患者DNA信息来指导临床治疗。研究者正在识别影响药物对人体作用的基因变异,让更安全、更有效的用药管理来遏制病痛和治疗某些癌症以及心血管和精神疾病。

(一)基本方法

以PCR为主的核酸检测技术已成为疾病诊断的常规方法,基因芯片和测序技术的进一步发展也有力地保障了"转化医学"应用于临床。近些年,在国家政策的大力扶持下,分子诊断技术和相关产品已形成了产业。在相关领域专家学者的自主创新努力下,分子诊断技术正经历日新月异的发展,多种分子诊断技术应用于临床,为快速和准确诊断疾病,提高国民健康提供技术支撑。

1. 核酸分子杂交　核酸分子杂交主要包括荧光原位杂交技术(FISH)和基因芯片(gene chip)技术,其中FISH技术是最早应用于临床的分子诊断技术,在国外已有数十年的应用;国内过去受限于FISH探针合成和标记的技术瓶颈,而进口试剂的价格昂贵,限制了其在临床上的应用。近几年,国人通过技术创新已经逐步实现FISH探针和配套试剂盒的国产化,并应用于染色体异常、肿瘤等诊断。基因芯片(gene chip)技术又称DNA芯片(DNA chip)、DNA微阵列芯片(DNA microarray),其将寡聚核苷酸、基因组DNA或cDNA等作为探针,共价固定于经表面化学处理的硅片、玻璃片或塑料片等硬性介质上,制备芯片,再结合核酸靶标扩增体系、杂交体系、荧光扫描和结果分析体系形成的基因检测分析系统。基因芯片在我国已应用数年,现正朝向小型化、微流控技术方向发展。其主要有用于肝炎病毒基因分型、耐药以及人乳头瘤病毒分型检测的低密度膜条芯片(即反向斑点杂交技术,Reverse dot blotting,RDB)及用于结核耐药、肿瘤个体化用药变异位点检测的固态芯片(一般是玻璃芯片),近年来,从国外引进的液态芯片(liquid array)或液相芯片(liquid chip),也称悬浮芯片(suspension array)已开始用于人乳头瘤病毒分型等项目的检测。

2. 实时荧光PCR技术　实时荧光PCR技术是目前临床分子诊断最常用的技术,主要包括:探针法荧光定量PCR技术、染料法荧光PCR技术、等位基因特异性扩增技术及数字PCR技术等。

(1)近年来,数字PCR技术(Digital PCR,dPCR)通过将一个反应体系分成几千到数万个反应单元,并尽可能让每个单元包含一个拷贝靶分子,进行PCR扩增后对各个反应单元的荧光信号进行统计学分析,以期达到绝对定量的目标。数字PCR技术的最大优势是不再依赖Ct值或内参基因,可以对待测样本进行精确或绝对定量,已有在癌症早期诊断、产前诊断、病毒检测和单细胞分析等研究领域的应用。

(2)等温扩增技术是指核酸在恒温条件下对靶基因进行扩增的技术,通过在反应体系中加入染料(如羟基萘酚蓝)可实现颜色快速判定结果;也可以加入荧光基团或荧光探针,实现实时荧光检测。与每个循环都需要进行升温和降温的PCR技术相比,等温扩增技术对温控设备要求不高,因而检测速度快,适合于定性检测和快速诊断。当前,已应用于细菌、病毒诊断研究的等温扩增技术有:环介导等温扩增技术(Loop-mediated isothermal amplification,LAMP)、转录介导的扩增技术(Transcription mediated amplification,TMA)和重组酶聚合酶扩增技术(Recombinase polymerase amplification,RPA)等。

3. 基因测序技术 也叫DNA测序(DNA sequencing),为分子生物学研究中最常用和最基本的技术,也是其他分子诊断技术发展的基础。通过对基因组核酸序列进行测定,不仅为遗传信息的揭示和基因表达调控等基础生物学研究提供原始数据,为其他分子诊断技术提供序列信息参考,而且在新物种发现、基因诊断和基因治疗中也发挥着重要作用。随着人类基因组计划的完成以及后基因组时代的快速发展,测序技术及其设备的发展得到革命性的技术突破,正成为分子诊断行业发展最为快速的技术。第一代测序技术即Sanger测序,其基本原理是聚丙烯酰胺凝胶电泳,能够把长度只差一个核苷酸的单链DNA分子区分开来,具有高度的准确性,目前仍然是基因检测的"金标准",现在该技术主要应用于病原体耐药、肿瘤基因变异等方面的临床诊断。近几年在后基因组、功能基因组时代,促使了新一代测序技术的诞生,也称为第二代测序技术,主要包括Illumina公司的Solexa Genome Analyzer及HiSeq测序平台和ABI公司的SOLiD测序平台。第二代测序技术最显著的特征是高通量,一次能对几十万到几百万条DNA分子进行序列测序,使得对一个物种的转录组测序或基因组深度测序变得方便易行。当前,新一代测序技术主要用于肿瘤筛查、个体化用药、产前诊断以及新生儿筛查等方面,其中应用最成熟的是肿瘤靶向药物变异位点检测和产前筛查(染色体非整倍体诊断)。

(二)发展趋势

1. 高精度 定量PCR检测主要集中在肝炎、性病等传染病领域,其中HBV-DNA和HCV-RNA定量诊断产品占据60%以上的市场。2009年以前,我国HBV-DNA和HCV-RNA定量诊断产品的灵敏度一般在500U/ml和1000U/ml,距离美国和欧洲等肝病指导原则的灵敏度要求存在较大差距,与国外Roche等公司同类产品相比,灵敏度相差50倍左右。其主要原因在于样本核酸提取技术的落后。其后在国内首次出现基于自主创新的磁珠法提取技术平台开发的国产HBV-DNA、HCV-RNA荧光定量诊断产品,灵敏度分别达到10U/ml和25U/ml。特别是国家食品药品监督管理总局医疗器械技术审评中心在2013年5月17日发布的《乙型肝炎病毒脱氧核糖核酸定量检测试剂注册技术审查指导原则》提出,HBV-DNA最低检测限不可高于30U/ml,引领我国临床分子定量诊断技术和产品朝高灵敏度、高精度方向发展。

2. 自动化与一体化 临床常用的分子诊断是实时荧光PCR扩增技术,从样本处理到结果报告主要包括样本核酸提取、扩增反应和信号检测与数据分析等3个主要环节,目前后面2个环节一般是通过实时荧光PCR仪来自动完成,但传统的核酸提取技术因需要加热、离心等操作步骤,过程复杂,大多为手工操作,近年来样本处理环节向自动化方向发展,自动化样本处理和核酸提取平台得到引进和开发,不少国产自动化仪器已经上市并在临床推广应用。

发达国家在生化和免疫全自动化方面具有扎实的基础和明显的优势,已经转向分子诊断全自动化系统开发。其共同特点是:①高度自动化。所有操作均由仪器自动完成,无需人为干预;②一体化。样本处理、扩增反应和信号检测与分析三个环节集成到一个系统内;③标准化。系统具备封闭性,仅运行经过制造商认可的程序。上述特点使得这些产品能够最大程度的排除运行过程中的外部干扰,能稳定地实现其预期性能,从而形成分子诊断系统。

3. 快速简便化 "快速化"即多用"一步法"的核酸定量快速诊断系列产品,提取过程简单,只需要将裂解液与血清、分泌物等待测物样本进行混匀,再与核酸扩增溶液混匀即可用于定量PCR诊断,省去加热、离心、去液等过程。"简便化"即可POCT,在现场对结果迅速反馈和有效沟通以指导临床决策。

4. **高通量测序** 基因测序技术经过30年的创新和发展,已从包含繁杂手工加样操作的Sanger技术发展到现在基于大规模阵列的高通量、自动化的新一代测序技术,完成一个人的全基因组测序及数据分析在一周内即可完成,而最新推出的HiSeq X Ten测序系统,更是宣称可以实现1000美元测一个完整人类基因组的目标。以高通量为特点的第二代测序技术逐步成熟并商业化,已广泛应用于产前筛查和肿瘤诊断。以第二代测序为基础发展的单细胞测序技术解决了样本稀缺、组织样本异质性等问题,成为研究热点。随着测序技术的不断革新,以基于纳米孔(nanopore)的单分子为代表的第三代测序技术能够实现更长的序列读取、更高的样本通量,将引领基因测序技术进入更广泛的应用。快速、廉价、高通量的测序能力将引领人们开辟比较基因组学分析疾病诊断以及精准医疗的新时代。

基因检测技术有助医学检验发展,但毋庸讳言,须加强监管,应规范应用,适宜应用。

(丛玉隆 戴立忠 王昌富)

四、其他组学的基本技术

20世纪基因检测技术实现了突破,基本阐明人体基因的主要框架,明确了人体有20 000～30 000个基因(2000年Celera公司公布数据)。研究目标从单个基因扩展到一群基因(基因组学)和功能基因,包括转录组学、蛋白组学和代谢组学等方面。

(一)转录组学研究技术

人类基因组计划大规模测序工作的完成和后基因组计划研究的深入,发现人类只有3万个基因,在数量远远少于10万种蛋白质。由此对"一个基因一个酶(蛋白质)"的认识提出了质疑。难道一个基因可以转录出多个mRNA?或是一个mRNA可以翻译成多个蛋白质?研究的焦点很快集中到基因转录的产物,提出了转录组(transcriptome)的概念。从广义上讲,转录组就是由基因组转录出来的所有RNA的总和,包括mRNA和非编码RNA(如siRNA、microRNA等)。

在整体水平上研究细胞在某一特定环境或某一功能状态或疾病状态下转录组的差异及其调控规律,就是所谓的转录组学(transcriptomics)。转录组学可以研究不同环境、不同生理状态及不同生长阶段的细胞和组织表达图谱构建,对不同状态下基因表达水平进行定量或定性比较,特别是对疾病组织与正常组织的差异比较方面发展迅速,对于疾病诊断(甚至早期诊断)、判断疾病预后、评估疾病复发风险以及药物疗效及不良反应方面有着良好的应用。

1. **基本方法** 转录组学研究最直接的技术就是将mRNA反转录成cDNA,然后对构建好的cDNA文库中的每个cDNA测序,再将其与基因组序列对比,即可获得指导mRNA转录的基因信息。主要有RNA的种类鉴定和RNA的相对丰度测定两类。RNA种类鉴定主要方法有:RT-PCR、差异显示反转录PCR(DDRT-PCR)、微阵列技术、基因表达系列分析、Northern杂交、RNA测序、抑制性消减杂交(SSH)等。RNA相对丰度测定方法主要有:光谱分析和定量、Northern杂交、定量RT-PCR、核糖核酸酶保护、RNA测序、基因表达系列分析等。

微阵列分析(microarray)是目前用于大规模快速检测基因表达、基因组表达谱、DNA序列多态性、致病基因或疾病相关基因的研究技术。构建含有代表全部基因的DNA克隆样本的芯片。转录组mRNA被特异的反转录成cDNA,标记cDNA,制于芯片上。杂交位点显示代表相应的DNA克隆样本,这些DNA的转录产物组成该转录组。将不同转录组的cDNA与同种芯片杂交,对比两个相关的转录组,每个转录组的标记物依次与微阵列上的cDNA杂交,根据发出杂交信号的强度差异来判断mRNA组成的区别。

2. **发展趋势** 基因表达系列分析(SAGE)是近年来发展的一种以测序为基础,采用数字化分析手段,在转录物水平上研究细胞或组织基因表达模式的有效工具。它不需要研究完整cDNA,以构建能特异代表基因转录本序列的标签为宗旨,标签长度为9～12 bp,同一标签在某组织中出现的频率反映了该标签所代表基因在该组织中的表达丰度。SAGE其显著特点不仅可以快速、高效、接近完整的获得基因组表达的类别与丰度,而且可比较不同组织、不同时间空间条件下基因表达的差异。在病理条件下,如癌细胞等差异表达谱的研究中,检测基因表达谱的改变,有助于获得完整转录组学图谱,发现疾病相关新基因及其功能和作用机制,特别是对低表达量致病基因的研究。该技术已成功地应用于特异组织或细胞的转录组研究和 mRNA 群体间差异表达基因的鉴定。目前 NCBI 提供了多种来源的肿瘤组织、细胞系及相应正常组织近 100 个 SAGE 文库数据,为转录组学研究提供资源共享。

大规模平行信号测序系统(massively parallel signature sequencing,MPSS)是对 SAGE 的改进,它能在短时间内检测细胞或组织内全部基因的表达情况,通过与已知基因数据库进行比对,定量显示出基因在细胞或组织内的表达状况,为基因发现和转录组研究提供更有力的工具。MPSS 具有能测定表达水平较低、差异较小的基因,且符合基因组时代基因功能分析高通量、自动化、微型化的要求,但因其需要配套的软件和硬件较为昂贵,目前国内外的相关应用报道不多。

此外 DDRT-PCR 是一种新的显示 mRNA 差异表达的技术;RNA-Seq 是利用深度测序(deep sequencing)技术进行转录分析的方法,这种技术已经改变了人们对真核转录认知的程度和复杂性,可以对全转录组进行系统的研究。

(二)蛋白组学研究技术

蛋白组学的基本技术是把目前分离蛋白质较好的几种方法组合起来检测低丰度蛋白,其目的在于:①将混合蛋白质分离成单一蛋白质或蛋白质组群,使复杂的蛋白质混合物简化,减少蛋白质间互相干扰,提高检测的灵敏度;②由于很难分离和检测到大量的低丰度蛋白,可行方法是比较健康人群组和病人组两组蛋白质的不同表达,通过差异蛋白寻找疾病标志物。由此可见,蛋白质组学是发现疾病标志的新途径。

1. **基本方法** 目前主要应用的技术有双向电泳、高效液相色谱、毛细管电泳蛋白芯片和质谱技术等。

(1)双向电泳是传统的蛋白质分离方法,其基本原理是根据:①荷电蛋白质在电泳槽中泳动;②在普通电泳的凝胶中加入 SDS,使凝胶内部形成大小不同的网眼,制成 SDS-PAGE 胶。不同的蛋白质有各自的形状和大小,这时不同大小的分子将会有不同的泳动速率,在第一次电泳后,转向 90°,再行 SDS-PAGE 就可以使蛋白得以细分,形成蛋白指纹图谱。最近,提出了荧光双向差示凝胶电泳技术(fluorescence two-dimensional differential gel electrophoresis,2-D DIGE),在同一凝胶上分别加入不同荧光染料标记的样品,其中每个蛋白点都有自己的内标,并由软件根据内标表达量进行校准,这一技术可使尚未完全分离的少数蛋白因不同荧光而分别显示,使表达差异<10%,统计学可信度达 95%以上。

(2)表面增强激光解吸电离飞行时间质谱技术(surface-enhancedlaser desorption ionization time of flight mass spectrometry,SELDI-TOF-MS),国内常简称其为飞行时间质谱(Time of Flight Mass Spectrometer,TOF)。其首先使样本在离子源中发生电离,生成不同质荷比(m/z)的离子,并以恒定速度飞向离子接收器;离子质量越大,到达接收器所用时间越长,离子质量越小,到达接收器所用时间越短,根据这一原理,可以把不同质量的离子按 m/z 值大小进行分离。这一技术整合集成了色谱超微化、多样化、快速等优点,增强了分离能力。近 10 年来,飞行质谱在国内外应用日渐广泛,且取得了较好的实验结果。

2. **发展趋势** 为了在全国乃至世界各地共同利用蛋白组学研究技术发现疾病标志进行临床诊断和治疗,关键在于建立方法,统一仪器、试剂、规范化操作标准。使得结果在不同条件下可重复,有可比性,才能实现推广应用。因此,美国国立肿瘤研究所(NCI)组织的早期疾病探测研究机构(EDRN)2004 年在多中心(6 大机构)统一了血清及仪器标准化质控。在中国,我们还必须建立自己的标准数据和图谱库。目前国内已初步完成此类肿瘤数据库,该数据库可逐渐发展成为中国癌症早期检测的数据平台。已有研究证实,前列腺癌的蛋白指纹较 PSA 增高提前出现 3~5 年,当发现受检者有这类生物标志出现即进行严密追踪观察,早期诊断并实施治疗,可能会提高治愈率。

在基础研究方面,近两年来蛋白质组研究技术已被应用到各种生命科学领域,如细胞生物学、神经生物学等。在研究对象上覆盖了原核微生物、真核微生物、植物和动物等范围,涉及到各种重要的生物学现象,如信号转导、细胞分化、蛋白质折叠等。在应用研究方面,蛋白质组学将成为寻找疾病分子标记和药物靶标最有效的方法之一。在对癌症、老年性痴呆等人类重大疾病的临床诊断和治疗方面,蛋白质组技术也有十分诱人的前景。目前国际上许多大型药物公司正投入大量的人力和物力进行蛋白质组学方面的应用性研究。因此,蛋白质组学研究不仅是探索生命奥秘的必须工作,也能为人类健康事业带来巨大的利益。

(三) 代谢组学研究技术

代谢组学是指对某一生物、组织或细胞中所有低分子量代谢产物进行定性和定量分析，并寻找代谢物与生理病理变化的相关关系的一门科学。代谢组学研究的对象为相对分子质量1000以下的小分子代谢物，包括初生代谢物和次生代谢物。初生代谢物包括糖类、氨基酸、脂肪酸等；次生代谢物包括酚类、萜类、黄酮类、生物碱、含硫化合物等。在人体及模式动物疾病研究中，代谢物相对于基因表达与蛋白表达，反应疾病状态的速度要更快，研究完整的生物体中代谢物随时间变化的情况，更能反映出疾病生理特征。因此代谢组学在寻找疾病生物学标志物、阐明疾病发生重要代谢通路、揭示复杂疾病致病基因与易感基因、药物研发等领域有着潜在的重要作用。

1. **基本方法** 基于磁共振（nuclear magnetic resonance，NMR）、波谱分析技术和质谱（mass spectrometry，MS）分析技术的代谢组学研究现今已经取得了突飞猛进的发展。

(1) NMR是代谢组学研究中的经典方法，能够对样品实行非破坏性、无偏向性分析，但灵敏度低、分辨率不高，有可能形成信号重叠，低丰度的代谢产物容易被高丰度的代谢产物所影响的普遍缺点。由于NMR方法本身对标本无破坏，因此目前有研究者标本采用NMR方法检测后再结合质谱检测，将两者结合起来用于代谢组学分析研究。

(2) MS技术是目前应用广泛的代谢组学分析方法之一，可分为气相色谱-质谱联用技术（gas chromatography MS, GC-MS）以及高效液相色谱-质谱联用技术。超高效液相色谱分析法（ultra-performance liquid chromatography, UPLC）在高噪音背景下提高了对于信号的检测效率。毛细管电泳对于极性代谢产物具有很好的分离效果，耗费的溶剂少，成本较低，与质谱联用在代谢组学研究中得到了广泛应用，例如对于核苷酸合成、修饰等的分析。但是毛细管电泳稳定性较差，且电泳分离缓冲液不一定适合质谱检测的要求，因此并不是所有的毛细管电泳分离模式都能与质谱联用。

2. **发展趋势** 与基因组学和蛋白质组学相比，代谢组学研究信息将更接近反映人体表型特征，在临床上发挥更大的作用。代谢组学研究分为两类：①非靶向代谢组学，又称代谢全谱，是在组学水平检测生物体所有的代谢物，并比较不同样本代谢产物的差异。该方法通量高，但灵敏度低，定性和定量都不太准确，难以检测低丰度的代谢物。②靶向代谢组学，指对单个或少量目标代谢物进行检测，用适当内标可做到绝对定量，检测灵敏度高、定量准确、特异性强，但通量低，需要使用标准品。非靶向代谢组学与靶向代谢组学的关系就如全基因组测序与目标区域测序，前者关注整个组学水平上的变化，后者关注某几个特定目标。近年来发展起来一种叫作"广泛靶向代谢组（widely targeted metabolomics）"的技术，既可获得样本代谢全谱，也可准确定量单个目标代谢物。广泛靶向代谢组能够同时对超过1000个代谢物进行定性与定量分析，灵敏度高，能够批量准确鉴定代谢物，更能发现低丰度代谢物。代谢组学研究还会与基因组、转录组等联合分析，深入解释功能基因、表达调控等问题。

（丛玉隆　陈　瑜　王昌富）

第三节　检验医学诊断

采用实验室试验以解决临床问题的学科即检验医学（laboratory medicine）。19世纪末，获得病人的信息几乎全靠病史询问和体格检查。百年巨变，沧海桑田。进入21世纪，随着生命科学中基础理论和先进技术的深入研究，极大地推动了检验医学的进步，从而对人类疾病的诊断确定、治疗观察、预后判断提供了大量新方法、新指标，在防病治病中起着越来越重要的作用。同时，凭借以循证医学与个体化精准医疗为手段，以计算机信息系统和生物样本库为基础，使检验医师、研究学者和检验大数据在患者、临床医师、社区保健和病案记录等方面保持在线联系，使医学检验诊断学的临床实践产生更为深远的意义。

一、循证医学与个体化精准医疗

(一) 循证检验医学

1. **树立循证医学理念** 从"循证医学（evidence-based medicine）"术语首次在医学期刊上公开发表至今，已走过25个年头。当前，由于生命科学和基础医学众多分析技术的建立，实验实验诊断指标日益剧增，可达1000余项。检验医学面临一个重大课题，包括①在病程中，难以选择最合理有效检验诊断和观察项目,并减轻病人的检验费用。②难以选择有效检测方法。新旧方法、定性定量法、具有不同灵敏度和特异性。③难以判断新的检验诊断临床应用价值。新检验诊断项目或方法,是否与当时的"金标准"进行过真正科学的比较,是否比旧项目、老方法更好等。

循证检验医学(evidence-based laboratory medicine,EBLM)就是按照循证医学"以当前最佳证据为基础"的原则,采用系统性综述和荟萃分析等方法评价诊断试验技术质量,如试验方法的灵敏度、特异性等;以及评价诊断试验临床诊断准确性,如用于疾病诊断的检验项目的灵敏度、特异性、似然比(1ikelihood ratio,LR)、机会比(odds ratio,QR)等,从而规范检验医学的研究、设计和文献评价,向临床提供有效检验的证据、提供最有利于医患双方的诊断试验的诊断效能、成本-效果分析等信息。检验医师不仅要向临床医师解释检验项目的意义,而且要帮助他们合理地选择检验项目,弄清疾病的病因和发病危险因素的证据,为疾病诊断和预防提供最为可靠的依据,精选临床检查和治疗方案,提高疾病的早期诊断率和治愈率;提高医学资源的利用率,降低医患双方的医疗费用,使患者得到最合理的临床医疗服务。显而易见,坚持树立循证检验医学理念是检验学科发展的长期策略。

循证医学的出现对传统医学有一定的系统性修正,但在治疗过程中,对某一疾病所采用的药物和相应的治疗方法并不一定具有"普适性",如风湿性关节炎的药物有效率为50%,而癌症的药物有效率仅为25%,同一药物在不同个体内的效果差异最高可达300倍。患者之所以会有个体化的药物反应表现,主要是因人类基因修饰的多样性所致,此外年龄、体重、并发症等其他因素也均有不同程度的影响。因此针对不同个体的个体精准化医疗理论逐步兴起。

2. 临床路径 值得注意的是2013年以来,国家卫生与计划生育委员会已经针对各级各类医疗机构发布了150余个病种的临床路径。临床路径是近年来才发展起来的诊疗标准化方法,针对某一单病种的诊断、治疗、康复和护理所制定诊疗标准化模式,有着严格工作顺序、有准确时间要求的规范化的医疗护理照顾计划,以缩短平均住院日,合理支付医疗费用为特征。按病种设计最佳的医疗和护理方案,根据病情合理安排住院时间和费用,不仅可以规范诊疗过程所应常规进行的诊疗操作,减少一些不必要、不合理的诊疗行为,而且还可以规范诊疗行为应完成的时间等,增强了诊疗活动的计划性。临床路径提供了多专业(包括检验医学学科)协作的工作模式,并保证医疗护理等措施在既定时间内实现并达到预期的效果;促使了医疗资源的有效利用。临床路径符合目前提倡高效率、高品质、低费用的医疗服务要求,因此在实施EBLM过程中有指导意义。

(二)个体化精准医疗

相较于循证医学,个体化医疗更为强调病患个体在治疗过程中的作用,如循证医学在判效指标上注重群体病人最终结果,而个体化医学则更为重视单体病人最终结果等。个体化医疗(individualized drug therapy)的概念最早出现于20世纪70年代,以每个患者的信息为基础决定治疗方针,从基因组成或表达变化的差异来把握治疗效果或毒副作用等应答的个性,对每个患者进行最适宜药物疗法的治疗。美国国家科学院国家研究委员会于2011年出版的《走向精准医学》(Toward Precision Medicine:Building a Knowledge Network for Biomedical Research and a New Taxonomy of Disease)指出,精准医学不但要根据传统的症状和体征对疾病进行分类,还要根据疾病的分子基础来进行分类,并在分子层面,找到最适合的药物或治疗手段。2015年1月20日,美国总统奥巴马在国会发表的国情咨文中宣布了一项预算为2.15亿美元的精准医疗计划,推动了全球的精准医疗的发展。精准医疗还将通过建立新的数据网络,使得医学科学家能够在不侵犯患者权益的情况下,使分子研究与临床数据在患者的诊疗层面结合起来,以此来推动个体化医学的进步。大体而言,个体化医疗的与精准医学两者的定义几乎完全相同,或者说"精准医疗"为升级版的"个体化医疗",姑且称之为"个体化精准医疗"。

1. 技术现状 个体化精准医疗是以每个患者的信息为基础决定治疗方针,从基因组成或表达变化的差异来把握治疗效果或毒副作用等应答的个性,对每个患者进行最适宜药物疗法治疗。其可分为前端个体化诊断与后端个体化治疗两个步骤。个体化诊断是基于基因序列的分子诊断技术,主要应用为基因测序和大数据应用;个体化治疗包括针对一对一病症癌症治疗的各种方案治疗、一对多病症的干细胞治疗以及整体培育移植的组织工程等。

近年来由于基因组学和分子生物学的快速发

展,包括发展最显著的人类基因组测序,使得医生能够按照临床有效的方式对同一疾病的患者个体化诊断。例如基因突变可导致恶性肿瘤的发生,因此也是分子检测的基础。首先肿瘤由传统的组织学分型充实了分子分型,每一种驱动基因可能构成一种独特的分子类型;其二通过发现一系列新的驱动基因和组合分析基因表达谱,确定对某些治疗方法和治疗药物敏感的特定疾病亚型,评估患者的疾病风险。除了基因诊断检测,靶向药物的研发也推动了个体化精准医疗的发展,形成药物基因组学。研究者们通过肿瘤信号传导途径和驱动基因的研究确定了许多关键分子,据此进行靶向药物的开发,以保证最大疗效的同时将不良反应降到最低,优化药物治疗方案。

医疗费用不足一直是困扰各国政府医疗支出的一个重要难题。例如,随着我国医疗服务改革的深入,医药支出占比有所缓和,但其整体的医院支出仍占国民支出比例的30%以上。医疗费用不足其中一个重要的原因即为过度医疗。过度医疗是指医疗机构或医务人员因主观或客观原因,不能为患者真正提高诊治价值,只是徒增医疗资源耗费的诊治行为。而针对单体病人的个体化诊疗能有效减少病患过度治疗的尴尬,可达到节省国家医保费用的目的。由于去过度治疗化迫在眉睫,因此个体化精准医疗势在必行。

2. 发展趋势 个体化精准医疗在中国的发展才刚刚起步,受制于上游的技术能力薄弱和整个医疗服务体系的缺陷,精准医疗在全产业链发力仍需较长的时日。中国在制定"十三五"规划过程中,专家形成了7个共识,包括基因组技术的大规模应用已经趋向成熟,蛋白质组学将会取得重大突破,干细胞和再生医学已经进入临床应用和产业化阶段,疫苗和抗体将成为生物医药重点突破的领域,生物治疗、个性化诊疗技术成为现代医学重要方向,医疗器械成为与药物齐头并进的新型产业以及生物信息学向海量数据产出和广泛应用两个方向发展。

(1)市场趋势不容乐观:首先,中国市场的技术研发能力仍不乐观,中短期内仍将受制于国外上游厂商。而且,随着上游厂商进入下游,整个市场都将面临很大的挑战。重资产和重运营最后拼的就是资金实力和服务能力,这也意味着精准医疗尤其是集中在早期筛查行业的服务将是一个快速消耗资本的产业。既然技术在市场上不是主导因素,谁能快速的建立一个庞大而有价值的基因数据库并基于这个数据库开发出有效的评估患者风险和药物疗效的产品,谁就能在市场上领先。其次,中国医疗服务体系的变革还暂时无法满足精准医疗的需求。目前中国的医疗服务体系还是围绕着公立三甲医院来展开的,资源的错配相当严重,不仅无法形成多层次多机构的有效协同,而且反向也压制了向立体服务演变的可能。在这种情况下,原本应当解决疑难杂症和重症的大医院每天面对的都是小病,这占用了医生大量的时间,对需要个性化医生服务的精准医疗来说是巨大的制约。最后,以自费为主的精准医疗将形成自身的产业特色。正如上文分析的,支付方目前还难以覆盖精准医疗,精准医疗的用户主要还是集中在自费人群,这就大大限制了其服务的客户群体。从正常的付费习惯来看,精准医疗的主要用户主要来自刚需强烈的用户。尽管精准医疗商用的前提是价格大幅下降,但与普通的治疗相比仍属于非常高昂,特别是在中国整体诊疗价格相对较低的市场上,这一问题更为突出。在高价的精准医疗面前,由于缺乏支付方的支持,很多即使有需求的用户也可能因为无法承受而被迫放弃。因此,精准医疗整体服务规模仍将有限,不排除商业保险会添加部分项目进入赔付范围,但这无补于大局。

个性化精准医疗由于不仅能够给患者提供最佳的治疗方案,延长患者的生存期,还可以通过更精确的诊断,预测潜在疾病的风险,提供更有效、更有针对性的治疗,预防某种疾病的发生,节约大量的社会医疗成本。因此,虽然"路漫漫其修远兮",但一定要"上下求索"而造福于广大民众。

(2)技术发展任重道远:以肿瘤诊治为例,①尽管许多疾病诊治指南的检测方案往往是序贯的,但鉴于诊治工作的时间紧迫性,越来越趋向于多基因同时检测。美国肺癌基因突变联盟(LCMC)项目研究结果说明分子靶点的多基因筛查有助于临床实践和临床试验,能够显著提高疗效;还有一些大样本的多基因检测和筛查项目研究均得到类似的结果。②静态组织检测过渡到动态液体检测。单次、静态的组织活检并不能全面地反映肿瘤的基因突变状态,且肿瘤基因不是一成不变的,它们能够根据外界药物的选择压力,发生相应的基因突变,来逃逸药物的抑制作用。动态液体检测实时跟踪检测肿瘤的基因是否发生了耐药突变,从而及时地转换治疗方案,尽最大可能地延长患者的生存期。③由于肿瘤细胞具有逃避免疫应答的能力,而激活

T细胞的抗肿瘤活性可保持其发现和攻击癌细胞的能力,因而免疫治疗为目前肿瘤治疗的热点领域。

在个体化精准医疗临床研究领域中,①非人类物种仍然是以改善人类健康为目的的确定数据的主要模型,但人类自身的研究应该是获得人类疾病和药物反应相关数据的主要手段。人类和动物模型研究中均得到准确结果将是今后主要发展战略。②研究个体基因并阐明细胞如何表达基因蛋白,可用于诊断和监测疾病,发现危险并决定哪种治疗方案最适合患者的个体化诊断与治疗,包括传染性疾病、肿瘤学、人类白细胞抗原配型、凝血和药物基因组学等方面。③当今时代的分层医学和生物标志物驱动疗法,关注的焦点已经从传统的基于解剖学的分期系统的预测,转移到使用基因组学和其他"组学"技术分析分层生物标记物特征来针对性选择单个患者的综合疗法。④用于预测疾病概率并制定预防措施,以防止这种疾病发生,或显著减少其对病人影响。其包括新生儿筛查、诊断测试,产前、携带者、孕前检测和社区老年疾病跟踪等,掌握这些特定人群(如肥胖、血栓、失明失聪等)中疾病、健康状况的分布及其决定因素,可研究防治疾病及促进健康的策略和措施,如通过生活方式干预进而对疾病进行治疗和管理。

(丛玉隆 王昌富)

二、生物标本库有助于大数据荟萃分析

标本库建设是循证医学、个体化精准医疗发展的要求。高质量的标本库是高水平临床诊治和研究的基础。标本库包含海量的生物样本及其所对应的一系列复杂的临床信息。样本的质量、数据资料的真实性和及时性是标本库质量的核心。标本库持续健康的应用离不开高效的信息系统和科学的管理。

(一)医学病例信息管理系统

医学病例信息管理系统是一种以病例信息与样本管理为核心的医学信息管理系统,因此建设系统时尽量涵盖临床诊治和医学研究涉及的各个方面(表73-1)。医学病例信息管理系统主要实现对病例资料及相关样品信息的录入、浏览、查询选择、分类统计、样品管理和生成病例信息文档等功能。同时,它还兼有数据备份、恢复及权限分配管理功能。

表73-1 医学病例信息管理系统数据库内容

数据表	主要字段
患者基本信息	患者编号、姓名、性别、出生日期、籍贯、民族、联系方法、家族史、治疗情况、随访信息
临床诊断	诊断日期、疾病系统、疾病性质、疾病名称、分期分级
病理诊断	病理片号、技术类型、病理诊断、送检及诊断日期
影像诊断	影像片号、技术类型、影像诊断、送检及诊断日期
样本信息	样本编号、样本类型、分装量、来源、保存位置和条件、存放人员
检验信息	检验项目、检验结果、检验人员、检验日期
出库信息	样本编号、出库量、出库人、出库日期

1. **系统组成** 系统主要包括:①数据库服务器,用于存储病例信息、样本信息以及用户数据;②样本库,用于存储样本;③客户端应用程序,用于管理数据库和样本库。

2. **系统实施平台** 服务器采用Window Server作为操作平台,数据库采用MS SQL Server提供的可伸缩数据平台,保障了数据管理与分析的灵活性。以Visual C++开发基于Client/Server模式的客户端应用程序。

3. **数据库结构** 将病例号和样本号作为主线,围绕病例信息与样品管理设计数据库表,覆盖患者基本信息、临床诊断、影像诊断、病理诊断、样品基本信息、样本出入库、检验结果、用户日志、数据维护等方面。

4. **客户端应用程序** 根据临床应用和样本库管理的需求,开发针对科研工作同时面向临床应用的客户端应用程序,主要包括:信息录入、查询选择、样本库管理、系统维护等功能模块。信息录入包括:①信息采集;②信息提交。查询选择包括:①数据库、样品库的信息浏览;②病例及样品的选择和输出;③分级统计。样本库管理包括:样本的采集、处理、存取和样本存放地的维护等操作的记

录。系统维护包括：①数据备份及恢复；②用户日志管理；③字库维护。

5. **权限与安全** ①用户权限：对用户分配账户及密码，分等级设置访问权限以实现用户对系统的不同权限的操作与管理。②用户日志：用户访问系统时，用户名、登录时间、退出时间被客户端应用程序自动生成日志文件。

（二）标本库运行与管理

标本库的运行包括标本收集处理、信息采集录入、数据统计备份和标本库维护与核查等诸多环节，任何环节都与最终的库质量息息相关。

1. **样本收集与处理** 样本收集处理管理包括：①样本的收集流程及管理；②样本的处理流程及管理；③样本入盒存放及转运流程及管理。

2. **样本收集** 根据科研需要，在知情同意的前提下，主要选取医院患者的临床样本，主要包括血液样本和组织样本。样本收集流程：①登录医院的电子病例系统查询患者信息，包括病区床号，手术日期以及诊断结果，如有变动及时更新。②在信息系统中查询当天所有符合收集要求的患者的血浆和对应的血清编号，按照编号收集样本。③组织样本同时做好所属患者信息的登记工作，记录姓名和患者就诊卡号以便在电子病历系统中查询患者的详细信息。④参照收集样本的患者基本信息登录医院电子病历系统查询患者基本信息，在与患者签订知情同意书后，每份样本都要严格按照样本的保存条件进行分装运输。

3. **样本处理** 严格按照实验室规范的操作流程进行，对样本分装管理采用标注条形码的管理方式。每份样本的条形码编号保证唯一性，在容器的盖子上标注样本类型和该样本所属人的姓氏。每份样本按要求分装多管，分装管数相同，单管样本量均一。组织样本按要求切割分装保存，样本信息同样记录在登记表中。最后样本处理完成后在《样本处理登记本》上记录样本处理基本信息，主要内容包括：日期、处理人员姓名、样本分类及样本数。

4. **样本存放** ①样本入盒。样本处理完毕后，由两位实验人员按照同一份的样本就近存放的原则进行入盒。样本盒未装满之前存放于临时存放超低温冰箱内。②样本入库，样本盒存放于带锁的 $-70℃$ 的超低温冰箱中，样本的存放位置具体到冰箱编号＋架子编号＋盒号。样本盒入库之后存放人员在《样本入库登记本》上做好登记，登记信息包括：日期、样本盒编号、样本盒数量、存放人姓名及在备注栏中注明冰箱运行情况是否良好。

（三）样本信息录入与查询及出入库管理

管理流程包括：①信息录入流程及管理；②信息查询流程及管理；③样本出入库管理流程。

（四）样本库系统管理员数据统计与备份管理

1. **数据管理** 包括①系统管理员授权及账户管理；②定期分类统计样本库中信息；③定期备份样本库信息并记录。

2. **账户权限管理** 用户账户由系统管理员统一设置，根据用户功能不同设置不同的权限。账户分为：①信息录入账户，只对病例及样品信息的录入浏览功能；②高级用户，在信息录入账户功能之上增加对病例及样品管理功能；③系统管理员账户，具有最高权限，负责系统的维护操作。系统中所有的数据都保存在数据库服务器中，普通用户无法拷贝数据，可保障系统安全。每个账户都有各自的用户名和密码方便管理。

3. **系统信息分类统计及备份管理** 系统管理员定期将系统信息进行分类统计备份保存，并自动生成备份文件用于保存和恢复数据的功能。备份文件按照日期排序保存在指定的硬盘内存储，保障系统出现问题后数据可以恢复。

生物标本库的持续健康的应用不仅有赖于信息系统本身的性能，更离不开科学有效的管理方式。针对样本的采集、样本处理存放、临床资料收集整理、信息录入、信息查询、样本出入库管理及系统维护等方面都有标准化操作规程，还要有一系列的维护、监管和核查制度，以保障系统长期良好的运行状态。样本的质量、数据资料的真实性和及时性是保障实验样本选择的根本。

（丛玉隆　潘世扬　王昌富）

三、借助互联网和云技术构建智慧实验室

互联网和云技术结合现代检验医学的创新性实践将诞生智慧实验室，这将是由现代通信与信息技术、计算机网络技术、检验医学行业技术、自动化技术、物联网技术、数据和云计算以及智能控制技术汇集而成的针对检验医学诊断的具体应用。显微镜的发明，延伸了人的视觉，自动化机械的发明，解放了人的肢体，而智能化时代的到来，正在延伸人类最高级的思维功能—意识的技术模拟。智能化拓展人的意识，将人的意识通过计算机神经网络和深度学习技术等途径变成诊治决策信息。

过去认为，若将 LIS 连入医院信息管理系统

(Hospital Information System,HIS),即可实现检验申请自动化传输,检验结果即时共享;医学检验智能化和互联网化又一次提升,可实现检验医学在线诊断、咨询服务以及更为广泛的交流与合作。

(一)智慧实验室的构建

智慧实验室以智能化检验设备为依托,以智慧云数据分析平台为核心,结合专家服务提供线上线下的专业医学检验技术服务。以组织与细胞形态学诊断智慧实验室为例进行阐述。

1. 显微镜技术的支撑策略

(1)远程显微镜技术:远程显微镜技术可以将显微图像通过远程连接设备实现共享,用于异地会诊、专家咨询和病例讨论,质量保证或者教学。一方面,当远程通讯资源有限时或者试图不让远程阅片者没有限度地了解样本的情形下使用采用静态远程显微镜技术,即选择疑难病例的一些静态数码照片,通过互联网传送。更为复杂的方法则是运行交互式的动态图象传递,显微镜可以被远程的专家或顾问所控制;动态的远程显微镜技术是很昂贵的,并且需要高带宽的远程连接设备。混合的远程显微镜系统允许同时传递所有的实时显微图像和静态的照片。

(2)虚拟显微镜技术:将标本片置于显微镜载物台上,通过计算机控制显微镜移动,逐幅自动采集数字化的显微图像;再自动拼接成一幅完整的数字图像;然后再将其存入网络服务器或者其他的计算机中,通过看图软件能方便地仿真模拟光学显微镜的功能,对这张数字图像进行4、10、20、40、100倍物镜倍率的改变显示和任意方向移动观察。这台能够观察虚拟标本片图像的计算机就称为虚拟显微镜。虚拟显微镜技术集成了光学显微镜、机电、自动化控制、计算机图像处理、数码成像等方面的技术,因而它可以完成以往人工显微镜操作不可能完成的许多工作:①全景自动拼图:虚拟显微镜将镜下视野图像从单幅肉眼观察升级为计算机控制高速全景自动拼图。在计算机显示器显示细胞和组织的图像,操作者不必频繁地通过更换物镜观察样品情况,同时自动图文处理软件将全景图像传递替代单视野图,用连续图像替代分列图像,并支持显微图像同步浏览。②支持显微镜景深图像融合技术:普通显微镜都有固定的景深,在纵向变化范围较大的情况下,难以各个层面都清晰显示,在高倍率下由于景深小这种现象更加明显。虚拟显微镜技术可以将各层面聚焦清晰的图像进行图像融合处理,可以得到各层都清晰聚焦的整幅图像。③多个特征点记忆自动回放:在普通显微镜下对有用的观察点进行标记比较麻烦,虚拟显微镜技术可以把切片中特定的点标记存储下来,以备日后查阅使用。当需要重新查阅这些特征点时,只需要单击屏幕上的特征点快捷按钮,计算机随即将该位置的图像移动到屏幕上,十分快捷方便。利用虚拟显微镜技术进行远程会诊时,可以事先将需要会诊的虚拟标本片发送到会诊方的计算机中,专家们在进行远程会诊的时候,能够任意、快速和全面的浏览,与通过网络进行的显微镜实时控制相比,这样的远程会诊有其明显的优点:①远程显微镜技术在某一时间只能提供一幅图像,而虚拟显微镜技术能够同时提供数字切片的低放大倍数和高放大倍数的图像。②在用远程显微镜技术进行远程会诊的时候,如果不借助一个专用的宽带网络,远程显微镜的图像实时传送会是一个很大的障碍,而利用虚拟显微镜技术不会出现这样的问题。③远程显微镜技术是一个点对点的系统,不能由一个以上的人同时观察和控制远程的显微镜,而虚拟显微镜技术是基于客户-服务器端的技术,允许多个用户同时共享虚拟标本片的图像。

2. 形态学诊断的决策系统

(1)自动化样本分析:基于我们提取海量的形态学检验图像数据,采用现代人工智能技术,以模式识别算法进行特征分析,模拟检验医师的识别过程进行自动化分析,自动得出检验结果。

(2)自动化样本信息云平台存储:设备自动将样本信息汇集到云端,并进行分类存储构建形态学在线图库,通过这个图库可以使检验医师自由的在线学习、自助考试,不断的强化形态学检验知识。同时通过这个云平台可以加强检验医师相互间的自由学术交流,打破形态学"权威"的主观垄断,有利于形态学检验技术的创新性发现。

(3)构建完善的在线质控系统,提高形态学检验质量:有大量实验室参与的数据传送,克服了地域物理空间的障碍,客观上为实验室比对创造了实时质量控制的良好条件,智慧云数据分析平台每天可以将所有在线形态学检验设备上传的质控数据进行统计分析比对,并将第一时间反馈给各个实验室,让这些实验室在毫无监管压力下进行"室间比对",真正为实验室提供实时质量控制服务。

(4)构建诊断标准模型:汇集医学专家经验并转换为数字模型,根据量化的数据模型整理出多种标准诊断组合以供临床医师的诊断参考。同时智慧云数据分析平台智能化分析检验数据,结合大数据及诊断模型,智能化给出诊断建议和相关药物选择及治疗方案。这种临床诊断标准模型的建立可以提高极大地提高医疗工作效率和诊疗质量。

(5)构建智能化决策支持系统:利用设备互联互通的特性,智慧云数据分析平台通过监测、评价和预测,主动提供统计信息,充分发挥统计信息在医院管理中的辅助决策支持作用和信息保障作用,为医院管理的创新举措提供科学依据。同时医疗设备联网上传的数据都是标准化、标签化、结构化的信息,结合疾病分析模型、人工智能以及模式算法,智慧云数据分析平台还可以对医院和区域疾病情况进行综合分析,预测一个地区一定时期内某种疾病的发生概率,为公共卫生管理与处置提供依据和参考。

(二)构建智慧实验室的意义

1. 智慧实验室通过互联网云平台把各个医院、各个医生散落的、碎片的知识发现连接在一起,形成巨大的形态学检验知识平台,通过对临床数据的持续检测以及对大数据分析,从而自动识别疾病类型。同时,还能为医疗机构及政府公共卫生提供辅助决策服务,根据疾病排名及趋势变化,预测某种疾病大规模暴发的可能性,及时掌握疫情信息并采取有效的应对措施,降低其对人类公共卫生健康的危害。Foran等曾利用混合远程显微镜系统和一个智能的图像数据库,能够十分便利地完成白血病和淋巴瘤的诊断。欧盟的一个实验研究中心建立了血液病恶性肿瘤患者的数据和图像网上数据库,包括病例介绍、细胞学、病理学、细胞遗传学、原位荧光杂交等信息,用于评价远程病理学在血液学研究、临床会诊和教学方面的意义。

2. 医学检验设备本身就是一种媒介,可以用来收集、保存和分享医疗信息。以前专家凭借自身的才华和魅力成为业内权威,每年要集中召集很多次交流会议,大家才能分享各自的经验和研究成果;但这种聚集会议的召开是有限的,并且要花费大量人力、物力、财力。现在智慧实验室互联网云平台是医学检验工作者和学生的培训和教学、科研的平台。大量专家上传的海量信息和图片,各类专业教材持续更新,让专业人士及时获取最为专业和新鲜的来自全球各个角落的资讯和智慧。在这个无垠的平台上检验医师根据各种关系,比如同学、地域、朋友、体系等建立广泛的自媒体圈子,随时随地进行检验医学的研究和成果分享。

(丛玉隆 陈 悦 王昌富)

第四节 检验医学学科管理与文化

当前,随着生命科学和临床医学的深入研究,各类先进技术和自动化仪器的不断开发、许多高学历和新技术人才的热情参与,极大地推动了检验医学的发展,提高了检验医学在现代医学中的地位。同时,借助电子通讯手段,检验医师和检验数据在患者、临床医师、社区保健和病案记录等方面保持在线联系,使检验医学有着更为广泛的影响。因此所有医学实验室管理者以及检验技术人员都在努力探索如何最大限度地发挥检验医学在临床诊疗中的作用、如何推动检验医学进一步走向现代化;并且已经清醒地认识到客观地研究检验医学的发展规律,科学地实施医学实验室的管理和文化建设与是亟待解决的问题。

一、国际化质量管理和现代化人文服务

1. 国际化质量管理体系 质量管理是检验学科技术第一要素、是学科建设永恒的主题,也是近10余年来国际检验医学发展的热点。为了标准化、规范化医学实验室质量管理,国际标准化组织(ISO)陆续颁布了《ISO15189 医学实验室质量和能力的专用要求》,迄今已至第3版(ISO15189:2011)。同样,我国政府于2001年9月实施GB/T15481-2000(等同ISO/ISE17025,检测和校准实验室能力的通用要求),2008年我国国家标准委员会将ISO15189:2007(第2版)等同转化为国家标准(GB/T22576,下称国标),CNAS认可版本为现行CL_{O2};2012年实施对加强医院质量管理力度,提高医学实验室检验质量、学术水平和管理水平起着重要的推动作用。成为我国检验医学发展的又一里程碑。

质量的定义是指"满足客户要求的程度",不同专业对质量要求内涵不同。换言之检验科的质量就是指满足临床和患者需求程度。管理概念的核心就是建立全面质量管理体系实质是实施过程控制,方法是运用流程管理。

所谓全面质量管理体系是用系统学的理论对

实验的全过程进行分析,找出影响检验结果质量的各个环节,并制定措施加以控制。为满足用户的要求,把实验室的组织机构、工作程序、职责、质量活动过程和各类资源、信息等协调统一起来形成有机整体。过程控制是用程序文件设定的规则对可影响实验结果的每个环节加以控制进而保证结果准确。根据在实验全过程各种影响因素的性质和表现形式,《国标》将过程控制分成3个部分,即分析前质量管理、分析中质量管理、分析后质量管理。流程管理就是对实验室日常遇到的每个事件、每个试验全过程建立流程和程序文件,以此来操作、检查、监督、评价质量活动管理模式。

先进管理理念的引入使医学实验室增强了在检测系统建立、量值溯源、测量不确定度、系统比对等方面的意识,强化了在固定范围内同一类型设备检验结果的可比性,为实现医院间检验结果互认、解决患者看病贵看病难问题奠定了坚实基础。目前,国内大部分三级甲等医院正在用国标的要求强化检验过程质量管理,许多医院(包括一些中小医院)检验科主任将学习ISO15189作为必修课,将文件作为实验室标准化、规范化的法则和指南。目前全国已有200余家医院检验科获得国际认可,大大提高了检验结果的质量和检验人员的素质,使我国医学实验室质量管理进入国际化行列。

2. 现代化人文服务风格　现代医学模式由生物-医学的单纯形式向生物-心理-社会医学整体形式转变,使社会和病人对医疗服务的需求发生了新的变化,同时对检验科建设与管理提出了新的要求。"坐堂行医"的被动传统应转化为"以病人为关注焦点"的主动服务,医学实验室的服务水平要在内涵中不断深化、外延上逐步拓展,包括亲情意识与法规观念、院检环境与接待设施、样本采集方法、危急检验结果与报告发出时间等。

同时,国家医疗保障制度改革的逐步深入和相关政策的不断完善,将会要求给予病人设计最合适的项目、最低廉的费用、最便捷的服务。"检验结果互认"、开发病人直接检验通道,即是惠民的有用举措;建立网络信息服务,推介检验在线咨询是便民的有效平台;检验中心接收外来检验样本、统一所属社区医学检验质量标准则是利民的有力趋势。现代医学实验室要处处耸立高度人性化服务的标志,不仅在诊断与治疗,而且在预防和保健诸方面的服务都要得到社会的认同,为促进人民群众的身体健康起到积极作用。

二、"大检验"视界

当前,生命科学呈现多点突破、交叉汇聚的态势,正处于革命性突破的前夕,无疑给检验医学带来难得的发展机会。从医学检验到检验医学学科发展里程碑的变化、检验与临床结合是发展必由之路的理念日益为业界所认同;ISO15189内涵已成为实验室标准化、规范化、国际化的行为指南,更提出了建立完整的质量管理体系和有效的检测系统建立是保证检验结果的基础理念;这一切孕育"大检验"视界的到来。

1. 从医学检验到检验医学　从医学检验到检验医学观念的转变是发展的里程碑。20世纪80年代以前,医疗机构检验科只是以实验室技术为主的科室,做标本、出数据,不参与临床、不接触患者。这种以标本为中心、以检验数据为目的、封闭而孤立的操作方式即是传统意义的医学检验。这种模式只认标本不管患者,不考虑标本实际上是患者的一部分;不考虑患者的饮食、药物、生活方式、精神状态对检验结果的影响,更不考虑医师对检验结果是否能准确的分析、合理的使用。在这一层面上来考虑如何把标本检测准确,显然有时很难得到真实的检验结果,医生也很难对检验报告做出正确的判读。

20世纪末期,基础医学与临床医学飞速发展且日益密切结合,新技术、新参数的应用使得检验科在疾病诊治中的地位日益提高,当然也要求检验工作模式转向以患者为中心,并参与临床诊断和治疗,这就是现代检验医学理念。从医学检验到检验医学,虽然只是两个词组顺序的变换,却是一个革命性、里程碑式的理念变革。这就要求检验工作者能透过试管里的标本想到患者,积极了解患者的情况,主动告知患者留取标本程序、分析检验所得数据的真伪,才可能将相对准确的信息提供给临床,帮助医生诊断和治疗。检验人员也不再只是"化验匠",既要参与检验全过程,控制可能导致检验结果出现差错的每个环节,又要走出实验室与临床医生配合,尽可能对临床诊治起到指导性的作用。从医学检验到检验医学理念的转变是医学发展的必然趋势,这一变化使得医院检验科的临床作用、管理模式、学科建设、队伍培养均发生了质的变化。

检验医师就是在这种大变革中孕育而生。检验医师是国家定编的专科医师的类别之一,是在检验科具有资质的临床医师,具有临床医学和实验医学复合型知识和技能,其主要职责包括:检验项目选择咨询、检验结果解释、临床查房及会诊、新项目评估与推广、分析前质量管理、解决医护人员和患者的投诉,一言以蔽之,架起实验室与临床科室的桥梁,搭建相互交流的平台。检验医师的出现是从医学检验到检验医学发展的必然。目前全国已有40多所检验医师培训基地,具有规范的检验医师培训教材和系统的培训计划,取得执照的临床医师,可经过培训基地3年培训取得资质后参与检验医师的工作。他们必将对未来检验医学乃至临床医学的发展起着重要的作用。

2. "大检验" 概念根据体外诊断(IVD)产业、实验室诊断、临床治疗相互依存、相互促进的内在联系和规律,各自领域、各自作用形成的科学、系统、融合、全新的发展理念,组成"大检验"要素分成了3个单元,即检测体系的研发与生产单元(上游)、医学实验室单元(中游)和临床医疗科室单元(下游),三者的发展是互为因果的。没有先进的设备和检测手段,实验室就很难发展;没有实验室积极推广使用新技术,IVD产品就没有市场;没有临床科室对检验科室的需求,再好的实验室也无用武之地。只有三者密切结合,搭起产学研用平台,相互促进才能共同发展。近10年来,中华医学会检验医学分会、中国医师协会检验医师分会每次全国性学术会议都邀请了临床医生参与主题报告、专题论坛,报告临床医疗、科研成果的同时,同时还要举办规模可观的展示会,宣传新理论、新技术、新方法、新设备,真可谓"大检验"的具体体现。在这种趋势感召下,一个体现大检验模式的新生事物、综合IVD企业、生物医学工程的院校及科研单位、医学实验室、临床医疗科室为班底的新行业学术组织——中国医学装备协会检验分会于2013年诞生了,并得到了企业界、检验医学、临床医学专家的认可和好评。相信随着大检验理念为越来越多的同道所认识,必将促进精准医学的更快发展。

三、开拓创新与理性发展

近些年来,我国卫生事业虽然取得了重大成就,在新形势和新问题面前,卫生改革与发展仍面临严峻挑战。深化医改的灵魂是以公益性为主线,遵循公益性原则,医改方案强调把基本医疗卫生制度作为公共产品向全民提供,实现人人享有基本医疗卫生服务。这是我国医疗卫生事业发展从理念到体制的重大变革,是贯彻落实科学发展观的本质要求。

1. **优选适宜技术** 公立医院检验科在过去体制的影响下,确实存在一些偏重经济效益,忽视患者经济负担现象。比如不管病情是否需要,所有患者来院后都需要一系列的血液学、生化学、免疫学多项目大组合检查,甚至有的患者已明确诊断或术后仍然持续反复这些检查;一些未经临床验证有明显诊断价值的高收费项目任意作为常规项目(组合)等;比如酶免法乙型肝炎病原学检查(两对半)用于临床检验已30多年了,经过多年不断改进和完善,作为体检、入院检查、术前筛查,检验质量已能满足临床要求;其试验成本收费低,可作为健康体检和临床常规"适宜技术"。发光技术引入到两对半检查后,灵敏度大大增加,甚至可达到抗原定量,对肝病治疗有重要价值。许多医院将发光法作为治疗监测的"适宜技术"另立收费价格,以发光法代替酶免法作为"两对半"的常规检查,有失妥当。又如血细胞分析技术发展,可向临床提供几十个试验指标,有重要的临床意义,但也有些参数成本很高但临床价值很局限,不宜用于规范使用范围。诸如网织红细胞分群既需高档仪器,又需昂贵试剂,所得高荧光网红%(HFR)、中荧光网红%(MFR)、低荧光网红%(LFR)的临床意义仅限于在肿瘤放(化)疗、骨髓移植等患者或贫血首次治疗时观察疗效反应。而目前有些实验室将网织红细胞分群计数与血常规检验捆绑一起作为门诊和入院患者必查项目,使检验收费增加了5倍,这种行为显然是不妥当的。医疗工作发生的类似情况,诸如某些肿瘤标志物检查、免疫性疾病的诊断试验,不顾试验结果,无循证医学基础的盲目项目大组合均应给与关注和制止。

适宜技术的发展和高新技术的应用,精准诊治的方案制定提供了有效的实验手段和海量的信息数据,为检验医学的发展提供了新思路。检验医学诊断在疾病预防、疾病诊断、治疗监测、预后评价、健康管理监测与评价诸方面都越来越发挥着无以替代的作用。

2. **注重基本技能培训** 目前,大量自动化、智能化高技术分析仪器普遍应用于临床检验科,为检验医学学术水平和整体技术水平的提高起到了重要的推动作用。但也应注意,先进的仪器是由人来操作的,必须得到合理的使用;再先进的设备也有其局限性和不足的一面,有些检测项目要靠经典的方法(特别是手工法)去验证、校准和补充。当前,在国内医院检验科普遍存在着一些不可忽视的问题,那就是有些检验技术人员过度完全依靠自动化仪器,而忽略了人工技能的培训。这一点在以细胞形态学为主的检查项目(血细胞形态学、寄生虫检查、微生物检验)中尤为突出。由于有经验的形态学检查人员的匮乏和对仪器错误的、过分的依赖,导致报告错误、贻误诊断甚至发生医疗事故,造成不良后果。因此,我们急切的强调和呼吁我国检验医学界的同仁,在应用先进仪器的同时,继承老一辈专家在多年临床实践中积累的经验,注重经典的形态学检查应用和总结,为临床诊断提供更可靠、及时、价廉的检验结果。与此同时要加紧技术队伍的培植,目前,老一辈有经验的医(技)师逐步退居二线,对仪器功能范围错误的理解,忽视形态学的状况越演越烈。许多高学历青年人才兴奋点在分子生物学、免疫学上。笔者曾做过调查,在我国年轻的科主任中,从事形态学检验者的比例不超过10%。其原因是形态学检查需要基本理论、实践经验、临床知识,且工作强度大、费工费时、出文章难,但化验费却很低,与仪器收费反差太大,这与国际上重视人工操作、重视经验技能的理念大相径庭。疑难的骨髓涂片(或血涂片)检查、微生物检查收费仅几十元,也是造成这一倾向的另一原因。在国外,根据技术难度将检验科的工作分成3类第一类为POCT;第二类是自动化仪器应用;第三类难度最大的是细胞形态学和病原诊断。因此要从政策上支持形态学检验,加大宣传力度,鼓励更多、更高学历的人员从事这项工作。

3. 提升实验室与临床交流内涵　临床实验室提供的诊断信息量约占各医技科室总量的70%以上,如何正确使用巨大的信息量至关重要。然而,目前我国部分医护人员对现代检验医学内涵、价值、进展缺乏深入的了解,而实验室技术人员存在知识结构的"短板"、临床诊疗实践经验缺乏,使交流过程中出现了许多问题,影响了医疗质量。具体表现为临床方面有关检验质量问题没能及时反馈和解决,各种疾病诊断检验项目没能及时开展,检验科开展项目难于在临床推广使用和被临床认可,临床医师对检验方法学、适用范围、结果解读存在诸多问题,检验科对异常结果缺乏分析和建议。因此,迫切要求加强检验科与临床的结合、对话与沟通,共同建立全面质量管理体系,建立实验室与临床科室交流的长效机制。①开展新项目前的沟通与论证:检验科每开展1项诊断项目应首先并主动征求临床医师的意见,熟悉和了解临床需求程度和对疾病诊断的实用价值及患者对检验费用的承受能力,掌握临床对开展新项目的具体要求和期望,根据临床信息决定开展新项目的范围和实施的措施;②临床选择检验项目时的相互沟通:在对临床各种疾病的诊治过程中,就诊者需要做哪些检验、何时做检验是由临床医师根据就诊者的主诉、症状或病情变化来做出决定的,但有时检验医师提供的咨询服务对医师选择合理、实用、经济的检验项目是很有用处的。一般在选择检验项目时要兼顾有效性、时效性和经济性;③检验报告解读的沟通:每项检验有其不同的敏感度,而且受生物变异因素影响的程度也不尽相同,在发病不同时间,结果差异很大。另外,各项检验项目参考区间的建立,检验指标位于"正常"和"病态"之间的"灰区"范围以及某些检验项目危急报告值范围,都需要临床医师与检验医师相互沟通。

4. 加强检验医师的定位与培养　21世纪初,国家有关单位在专科医师分类中,设立了检验医师。在卫生部医学实验室管理办法中,规定在医院检验科设立检验医师岗位。其实,在一些西方国家,早就有一种类似检验医师的技术人员,称作临床病理学家。什么样的人才能成为病理学家呢?一般来讲,病理学家应该毕业于临床医学的本科专业,在从事一段临床工作之后或在从事临床工作的同时,修完关于病理学家的全部必修课并在临床实验室从事过专业的实验研究工作,通过有关考试,即可获得病理学家的资格证书。然而,由于我国教育体制和学科的设置原因,常年没有检验医师岗位和培训体系。达到国际检验医师的标准与作用还要有相当长的路要走。但20世纪80年代建立检验医学系以来,培养了大批学员,已成为学科主要的技术骨干力量,他们也学习过部分与检验密切相关的临床课程,有的还可能参加过临床实习,虽不是临床医疗系毕业,但也具备较扎实的临床医学的基础理论,他们现在是我国检验科技术力量的主体,成为专业学科的带头人、科主任,甚至取得较高水平的科技成果。如何有的放矢地加强这部分人的培训和考核,从中选出优秀的复合型人才是多快好省地组建检验医师队伍的重要措施。

(丛玉隆　王昌富)

索　引

1,2-二恶二酮(dioxetane) 740
1型DM(type 1 diabetes) 595
2,2'氨基-二(3-乙基-苯并噻唑啉磺酸-6)铵盐[2,2'-amino-di (2-ethylbenzothiazoline sulphonic acid-6)ammoniun salt,ABTS] 954
24h尿液 63
2型糖尿病(type 2 diabetes) 596
3-磷酸甘油醛脱氢酶(glyceraldehyde-3-phosphate-dehydrogenase,GAPDH) 548
5'-核苷酸酶(5'-nucleotidase,5'-NT) 668
5-氨基水杨酸(5-aminosalicyclic acid, 5-ASA) 954
ATP结合盒(ATP-binding cassette,ABC) 821
A群为痢疾志贺菌(S. dysenteriae) 845
BAB法(biotin-avidin biotin,BAB) 957
BRCA基因(breast cancer gene) 554
Bruton酪氨酸激酶(Bruton's tyrosine kinase,Btk) 1107
B钠尿肽(brain natriuretic peptide,BNP) 701
B群为福氏志贺菌(S. flexnefi) 845
C1抑制分子(C1 inhibitor,C1INH) 1112
cDNA(complementary DNA) 534
C反应蛋白(C-reactive protein,CRP) 416,620,680,994
C群为鲍特志贺菌(S. boydii) 845
C肽(connecting-peptide,CP) 593
DGGE(denatured gradient gel electrophoresis,变性梯度凝胶电泳) 1131
DNA测序(DNA sequencing) 547
DNA多聚糖(ganciclovir,GCV) 884
DNA聚合酶(DNA polymerase) 519
DNA连接酶(DNA ligase) 519
DNA模板(DNA template) 544
DNA熔点曲线(melting curve) 547
DNA重组技术(DNA recombination technology) 517
D群为宋内志贺菌(S. sonnel) 845
EB病毒(Epstein-Barr virus,EBV) 886
EB病毒核抗原(EBV nuclear antigen,EBNA) 886
e抗原(hepatitis B e antigen,HBeAg) 876
FISH(fluorescence in situ hybridization,荧光原位杂交) 1132
Graves病(Graves Disease, GD) 1076
HELLP综合征(hemolysis,elevated liver enzymes and low platelet count in association with pre-eclampsia) 731
HLA氨基酸残基配型(Amino acid residue matching, Res M) 1143
HLA六抗原无错配标准(Zero HLA-A,B,DR antigen mismatch,0 AgMM) 1143
JAK2V617F基因 303
M蛋白(monoclonal protein) 621
Northern blot 766
P1噬菌体人工染色体(p1-derived artificial chromosome,PAC) 524
PCR-ASO(allele specific oligonucleotide,等位基因特异性寡核苷酸杂交) 1131
PCR-ELISA 548
PCR-SSCP(single strand conformation polymorphism,单链构象多态性) 1131
PCR-反向点杂交法(PCR reverse dot blot,PCR-RDB) 741
RNA病毒科(Picornaviridae) 875
rpoB基因点突变检测法(inno-lipa rif TB) 746
Russell蛇毒凝血时间(Russell's viper venom time,RVVT) 1060
SASR冠状病毒(SARS coronavirus, SARS-Cov) 869
SNP(single nucleotide polymorphism) 756
Southern blot 766
STR复合扩增技术(multiplex PCR) 758
T4多核苷酸激酶(polynucleotide kinase,PNK) 537
T4多聚核苷酸激酶(T4 polynucleotide kinase) 520
Trinder反应(Trinder's reaction) 454
Trinder反应(trinder reaction) 485

TSH 受体抗体（thyrotropin-receptor antibodies，TRAb） 708
T 细胞受体（T cell receptor，TCR） 1104
X-性连锁重症联合免疫缺陷病（X-linked SCID，X-SCID） 1110
X 蛋白（hepatitis B X antigen，HBxAg） 877
X 连锁淋巴组织增生病（X-linked lymphoproliferative disease，XLP） 1109
X-连锁无丙种球蛋白血症（X-linked agammaglobulinemia，XLA） 1107
X 性连锁高 IgM 综合征（X-linked hyperimmunoglobulin M syndrome，HIM） 1107
Y 连锁遗传（Y-linked inheritance） 755
Ⅰ型酪氨酸血症（tyrosinemia Ⅰ） 625
Ⅰ型糖原积累病（Von Gierke 病） 628
Ⅱ型酪氨酸血症（tyrosinemia Ⅱ） 625
Ⅲ型前胶原（procollagen type Ⅲ，PCⅢ） 663
Ⅳ型胶原（collagen type Ⅳ，CⅣ） 663
α_2-巨球蛋白（α_2-macroglobulin，α_2-MG） 997
α_1-抗胰蛋白酶（α_1-antitrypsin，α_1-AT） 618,660
α_1-酸性糖蛋白（α_1-acid glycoprotein，AAG） 618
α_1-微球蛋白（α_1-microglobulin，α_1-MG） 684
α_1 酸性糖蛋白（α_1-acidglycoprotein，AAG） 995
α_2-巨球蛋白（α_2-macroglobulin，α_2-MG） 619,997
α-L-岩藻糖苷酶（α-L-fucosidase，AFU） 665
α-L-岩藻糖苷酶（α-L-fucosidase，AFU） 1123
α-淀粉酶（α-amylase，AMY） 457
β_2 微球蛋白（β_2-microglobulin，β_2-M） 620,684
β-半乳糖苷酶（β-galactosidase，β-Gal） 954
β-肌动蛋白（β-actin） 548
γ-氨基丁酸（gamma-amino-butyric acid，GABA） 667
γ-谷氨酰氨基转移酶（L-γ-glutamyltransferase，GGT） 458
γ-谷氨酰氨基转移酶（γ-glutamyltransferase，GGT） 660
δ 病毒属（Deltavirus） 880

A

阿萨希毛孢子菌（T. asahii） 900
癌基因（oncogene） 766
癌胚抗原（carcinoembryonic antigen，CEA） 1115
艾迪生病（Addison's disease） 710
艾柯病毒（Enteric Cytopathogenic Human Orphan virus，ECHO） 862
艾滋病（acquired immune deficiency syndrome，AIDS） 1027
艾滋病相关综合征（AIDS-related complex，ARC） 890,1028
氨基酸（amino acid，AA） 623
奥氏肺孢子菌（Pneumocystis oryctolagi） 907

B

白化病（albinism） 625
白陶土凝血时间（kaolin clotting time，KCT） 1060
白细胞介素（interleukin，IL） 652
白细胞黏附缺陷（leukocyte adhesion deficiency，LAD） 1111
斑点-ELISA（dot-ELISA） 956
斑点金免疫层析试验（dot immunogold chromatographic assay，DICA） 963
斑点金免疫渗滤测定法（dot immunogold filtration assay，DIGFA） 962
斑点金免疫渗滤试验（dot immunogold filtration assay，DIGFA） 962
斑点杂交（dot blotting） 540
半定量 PCR（semi-quantitative PCR） 547
半胱氨酸（cysteine，Cys） 625
伴湿疹血小板减少的免疫缺陷病（Wiskott-Aldrich syndrome，WAS） 1111
膀胱肿瘤抗原（bladder tumour antigen，BTA） 1135
包涵体肌炎（Inclusion-body mysositis，IBM） 1061
胞内细胞因子测定法（intra-cellular CK staining，ICS） 1012
保留值（retention value） 419
苯丙氨酸羟化酶（phenylalanine hydroxylase，PHA） 623
苯丙酮尿症（phenylketonuria，PKU） 553
苯丙酮尿症（phenyl ketonuria，PKU） 623
比尔定律（Beer's law） 408
比色杯（cuvettes） 463

比移值（retardation factor，retention factor，R_f）419

吡啶啉（pyridinoline，PYD）652

壁细胞抗体（parietal cell antibody，PCA）和内因子抗体（intrinsic factor antibody，IFA）1063

壁细胞抗体（parietal cell antibody，PCA）678

变性（denaturation）543

变性高效液相色谱技术（denaturing high performance liquid chromatography，DHPLC）760

变性高压液相色谱（denaturing high pressure liquid chromatography，DHPLC）439

变性梯度凝胶电泳（denaturing gradient gel electrophoresis，DGGE）439，546，760

变异系数（coefficient of variation，CV）584，977

标记亲和素-生物素法（labeled avidin-biotin，LAB）958

标准操作程序（standard operation procedures，SOP）589

标准差（standard deviation，SD）584

表观分布容积（apparent volume of distribution，V）718

表观遗传学（epigenetics）767

表面等离子体共振（surface plasmon resonance，SPR）480

表皮生长因子（epidermal growth factor，EGF）663

表皮生长因子受体（epidermal growth factor receptor，EGFR）1130，1132

别构酶（allosteric enzyme）448

别嘌醇（allopurinol）629

别藻青蛋白（allophycocyanin，APC）975

丙氨酸氨基转移酶（alanine aminotransferase，ALT）457，660

丙酮酸（pyruvate）487

丙型肝炎病毒（hepatitis C virus，HCV）741，875，879，1023

病毒 u 蛋白（viral protein u，Vpu）888

病毒衣壳抗原（viral capsidantigen，VCA）886

播散肿瘤细胞（dis-seminated tumor cell，DTC）769

薄层层析法（thin-layer chromatography，TLC）419

薄层扫描法（quantitation by TLC scanning）420

补救合成途径（salvage pathway）627

补体结合抗原（即可溶性抗原）886

补体依赖的微量细胞毒试验（complement dependent cytotoxicity，CDC）1145

不加热血清反应素试验（unheated serum reagin test，USR）1039

不可逆性抑制作用（irreversible inhibition）451

不稳定型心绞痛（unstable angina pectoris，UAP）696

部分抑菌浓度（fractional inhibitory concentration，FIC）819

C

参考测量程序（reference measurement procedure，RMP）503

参考物质（reference material，RM）503

苍白密螺旋体（treponema pallidum，TP）1038

侧向散射光（side scatter，SS）971

侧翼序列（flanking region）757

测量不确定度（measurement uncertainty，MU）504

测量复现性（measurement reproducibility）503

测量精密度（measurement precision）502

测量偏移（measurement bias）502

测量正确度（measurement trueness，trueness of measurement）502

测量重复性（measurement repeatability）503

测量准确度（measurement accuracy）503

测序（sequencing）760

测序酶（sequenase）557

层黏蛋白（laminin，LN）663

插入突变（insertion mutation）553

差示电位法（differential potentiometry）471

差异显示编码 3（differential display code 3，DD3）1133

长末端重复序列（long terminal repeat，LTR）887

肠出血性大肠埃希菌（enterohemorrhagic E. Coil，EHEC）844

肠道病毒 71 型（enterovirus 71，EV71）862

肠毒素型大肠埃希菌（Enterotoxigenic E. coli，ETEC）844

肠凝聚型大肠埃希菌(enteroaggregattveLColi,EaggEC) 844
肠侵袭型大肠埃希菌(Enteroinvasive E. coli,EIEC) 844
肠致病性大肠埃希菌(Enteropathogenic E. coli,EPEC) 844
巢式PCR(nested PCR,N-PCR) 548
称置换(排代)电泳(displacement electrophoresis) 437
成骨细胞(osteoblast) 651
持续性全身性淋巴腺病(persistent generalized lymphadenopathy,PGL) 1028
尺寸排阻色谱法(size exclusion chromatography,SEC) 421
触酶(catalase) 454
触珠蛋白(haptoglobin,Hp) 618
触珠蛋白(serum haptoglobin,HP) 996
串联质谱法(tandem mass spectrometry) 431
床边检验(bedside testing) 201
床旁检验(point of care test,POCT) 405
垂体促甲状腺素(thyroid stimulating hormone,TSH) 1077
纯度数(Reinheit Zahl,RZ) 954
雌激素受体(estrogen receptor,ER) 1129
次黄嘌呤-鸟嘌呤磷酸核苷转移酶(hypoxanthine-guanine phosphoribosyl transferase,HGPRT) 627
次要组织相容性抗原(minor histocompatibility antigen,mHA) 1140
从头测序(de novo sequencing) 556
促甲状腺激素释放激素(thyrotropin-releasing hormone,TRH) 707
促甲状腺素(thyroid stimuating hormone,TSH) 707
促甲状腺素释放激素(thyrotropinreleasing hormone,TRH) 1077
促甲状腺素受体抗体(thyrotrophin receptor antibodies,TRAbs) 1077
促肾上腺皮质激素(adrenocorticotropic hormone,ACTH) 1125
簇分化抗原(cluster differentiation,CD) 945
催乳素(prolactin,PRL) 1126
催乳素瘤(prolactinoma) 706
淬火(quench) 533
淬灭(quenching) 549

D

达峰时间(time of the peak concentration,t_p) 719
大气压化学电离源(atmospheric pressure chemical ionization,APCI) 427
代谢综合征(metabolism syndrome,MS) 597
带状疱疹(zoster) 885
单纯疱疹(Herpes simplex) 885
单纯疱疹病毒(Herpes simplex virus,HSV) 885,1035
单分子测序技术(single molecule sequencing) 562
单股正链RNA(+ssRNA) 882
单核苷酸多态性(single nucleotide polymorphism,SNP) 758,776
单聚焦分析器(single focusing analyzer) 428
单链构象多态性(single strand conformation polymorphism,SSCP) 760
单链构象多态性(single strand conformation polymorphism,SSCP) 546,766
单链构象多态性-聚合酶链反应(single strand conformation polymophism-PCR,PCR-SSCP) 1145
胆碱酯酶(cholinesterase,CHE) 457,660
胆酸(cholic acid,CA) 659
胆汁酸(bile acids,BA) 659
蛋白质分析专家系统(expert of protein analysis system,ExPASy) 574
蛋白质数据库(protein data bank,PDB) 575
蛋白质信息资源(protein information resource,PIR) 573
等电聚焦(isoectric focusing,IEF)的基本原理 439
等速电泳(isotachophoresis) 440
等位基因(alleles) 762
等位基因特异的寡核苷酸探针杂交(allele-specific oligonucleotide,ASO) 766
等位基因特异性单核苷酸片段分析(allele specific oligo nucleotide,ASO) 760
等位基因特异性寡核苷酸(allele specific oligonucleotide,ASO) 546
等位基因特异性聚合酶链反应(allele specific am-

plification mutation assay,ARMS) 760
低钙血症(hypocalcemia) 650
低磷血症(hypophosphatemia) 650
低镁血症(hypomagnesemia) 651
低密度脂蛋白(low-density lipoprotein,LDL) 693
低频限制性切割位点PCR(infrequent restriction site PCR,IRS-PCR) 780
低血糖症(hypoglycemia) 604
地高辛(digoxin) 722
地塞米松(dexamethasone,DMT) 712
点突变(point mutation) 553
电(离子)喷雾源(electron/ion spray ionization,ESI) 425
电穿孔法(electroporation) 527
电荷耦合器(charge-couple device,CCD) 983
电化学发光免疫分析(electrochemiluminescence immunoassay,ECLIA) 967
电化学生物传感器(Electrochemical biosensor) 477
电离源(atmospheric pressure chemical ionization,APCI) 425
电喷雾源(electron spray ionization,ESI) 427
电泳(electrophoresis) 436
电子电离源(electron ionization,EI) 426
电子轰击源(electron Bombardment Ionization,EBI) 425
凋亡蛋白抑制剂(inhibitor of apoptosis protein,IAP) 1104
丁型肝炎病毒(hepatitis D virus,HDV) 875,880,1025
定量检出限(limit of quantitation,LoQ) 515
定时法(fixed time assay) 452
定向测序法(directed sequencing) 556
动脉粥样硬化(atherosclerosis,AS) 693
动态功能试验(dynamic function test) 704
毒性休克综合征毒素-Ⅰ(Toxic shock syndrome toxin1,TSST-Ⅰ) 833
短串联重复(short tandem repeat,STR) 756
短串联重复序列(short tandem repeats,STR) 777
对数优势记分法(lod Score method,lOD) 762
多巴胺(dopamine,DA) 709
多发性骨髓瘤(multiple myeloma,MM) 322

多发性肌炎(Polymyositis,PM) 1061
多发性硬化(multiple sclerosis,MS) 1074
多甲藻叶绿素蛋白(peridinin chlorophyll protein,PerCP) 975
多聚酶链反应(polymerase chain reaction,PCR) 891
多克隆位点(multiple cloning sites,MCS) 522
多位点酶电泳(multilocus enzyme electrophoresis,MLEE) 780
多药和毒物排除(multi-drug and toxic efflux,MATE) 821
多育赛多孢(Scedosporium prolificans) 905
多重PCR(multiple PCR) 548

E

鹅脱氧胆酸(chenodeoxycholic acid,CDCA) 659
恶性贫血(pernicious anemia,PA) 1062
恶性肿瘤体液性高钙血症(humoral hypercalcemia of malignancy,HHM) 650
二氨基联苯胺(diaminobenzidine,DAB) 981
二醋酸盐琥珀酰亚胺脂(carboxyfluorescein diacetate,succinimidyl ester,CFSE) 1005
二相性真菌(dimorphic fungus) 793

F

反T_3(reverse triiodothyou-nine,rT_3) 707,1077
反射光度法(reflectance spectroscopy) 471
反向溶血空斑试验(reverse hemolytic plaque assay,RHPA) 1006
反向遗传学(reverse genetics) 579
反转录PCR(reverse transcription PCR,RT-PCR) 547
反转录PCR(RT-PCR) 766
反转录酶(reversetranscriptase,RT) 887
范科尼综合征(Fanconi syndrome) 650
方法学性能评价(evaluation of performance of methodology) 510
芳香族氨基酸(aromatic amino acids,AAA) 626
防护水平(biosafety level,BSL) 934
房室模型(compartment model) 717
放射免疫分析(radioimmunoassay,RIA) 959

放射免疫试验(radio immunoassay,RIA) 1029
飞行时间质量分析器(time of flight analyzer) 429
非发酵菌(nonfermentating bacilli,NFB) 852
非霍奇金淋巴瘤(non-Hodgkin lymphoma,NHL) 321,1103
非甲非乙型肝炎(par-enterally transmitted non-A, non-B hepatitis,PT-NANBH) 879
非结构区(Non Structure region,NS) 879
非竞争内标定量PCR(quantitative PCR with non-competitive intenal standands) 551
非线性动力学消除(nonlinear elimination kinetics) 717
非线性期(non linear phase) 452
肺孢子菌肺炎(PCP) 907
肺孢子菌属(Pneumocystis) 907
肺表面活性物质(pulmonary surfactant,PS) 733,734
分配色谱法(partition chromatography) 421
分配系数(distribution coefficient) 419
分析测量范围(analytical measurement range,AMR) 515
分析范围(analytical range) 584
分析后质量控制(postanalytical quality control) 588
分析前质量控制(preanalytic quality control) 582
分析中质量控制(analytical quality control) 585
分型(genotyping) 762
分子建模数据库(molecular modeling database,MMDB) 573
分子克隆(molecular clone) 517
分子信标(molecular beacons) 550
分子杂交(molecular hybridization) 531,766
分子诊断(molecular diagnosis) 765
分子诊断学(molecular diagnostics) 403
酚试剂法(phenol reagent method) 622
峰高(peak height) 419
峰面积(peak area) 419
峰浓度(maximum concentration,C_{max}) 719
辅基(prosthetic group) 447
辅酶(coenzyme) 447
辅助性T细胞(helper T cell) 977
辅助性T细胞(Th) 1027
辅助因子(cofactor) 447
负荷剂量(loading dose,D) 718
复发性自然流产(recurrent or repetitive spontaneous abortion,RSA) 1082
复性(renaturation) 533
副流感病毒(parainfluenza virus,PIV) 872
副肿瘤综合征(paraneoplastic synndrome,PS) 1076
傅立叶变换离子回旋共振分析器(fourier transform ion cyclotron resonance analyzer,FTICR) 429
傅立叶变换离子回旋共振质谱仪(fourier transform ion cyclotron resonance mass spectrometer,FT-MS) 430

G

钙镁试剂(calmegite) 656
干化学(dry chemistry) 470
干扰(interference) 584
干燥综合征(Sjogren's syndrome,SS) 1057
甘氨酰脯氨酰二肽氨基肽酶(glycylproline dipeptidyl amminopeptidase,GPDA) 1135
甘露聚糖结合凝集素(mannan binding lectin,MBL) 991
肝细胞癌(hepatocellular carinoma,HCC) 665
肝细胞肝癌(hepatocarcinoma,HCC) 877
肝纤维化(hepatic fibrosis) 662
肝星状细胞(hepatic stellate cell,HSC) 662
肝性脑病(hepatic encephalopathy,HE) 666
肝硬化(liver cirrhosis,LC) 662
高峰胃酸分泌量(peak acid output,PAO) 675
高钙血症(hypercalcemia) 650
高磷血症(hyperphosphatemia) 651
高镁血症(hypermagnesemia) 651
高密度脂蛋白(high density lipoprotein,HDL) 694
高敏C反应蛋白(high sensitivity C-reaction protein,hs-CRP) 695
高尿酸血症(hyperuricemia) 627
高水平耐药(high-level resistance,HLR) 839
高效薄层色谱法(high performance thin-layer chromatography,HPTLC) 419
高效毛细管电泳(high performance capillary elec-

trophoresis,HPCE) 440

高效液相色谱法(high performance liquid chromatography,HPLC) 421

高效液相色谱法(HPLC) 626

高血压(hypertension) 699

个人识别(personal identification) 777

个体化医疗(personalized medicine) 200

各种快速检测试验(rapid tests) 1029

庚型肝炎病毒(hepatitis G virus,HGV) 875,1026

功能灵敏度(function sensitivity,FS) 515

宫颈内皮肉瘤(cervial intraepithelial neoplasia,CIN) 893

佝偻病(rickets) 654

谷氨酸脱氢酶(glutamate dehydrogenase,GLD) 460

谷氨酸脱氢酶(glutamate dehydrogenase,GLDH) 664

谷氨酸脱羧酶抗体(glutamate acid decarboxylase autoantibodies,GADA) 604

谷氨酸脱羧酶自身抗体(GAD_{65}) 1079

谷胺酰胺磷酸核糖焦磷酸胺转移酶(glutamine phosphoribosyl pyrophosphate amine transferase,GPR-PPAT) 628

谷胱甘肽还原酶(glutathion reductase,GR) 628

骨谷氨酰基蛋白(bone glutamyl protein,BGP) 653

骨髓检查(bone marrow examination) 323

骨髓增生异常综合征(myelodysplastic syndrome,MDS) 319

骨再造单元(bone remodeling units) 651

骨质软化症(osteomalacia) 654

骨质疏松症(osteoporosis) 654

固定相(stationary phase) 417

固相斑点法金(银)染色(dot IGS/IGSS) 962

固相化学(solid phase chemistry) 470

寡核苷酸(oligonucleotide) 544

冠状动脉性心脏病(coronary heart disease,CHD) 696

管家基因(housekeeping gene) 548

光电倍增管(Photomultiplier tube,PMT) 970

胱氨酸(cystine) 625

胱硫醚-β-合成酶(cystathionine-β-synthase,CBS) 625

胱抑素 C(cystatin C,cys C) 686

归一化法(normalization method) 423

国际病毒分类委员会(International Committee on Taxonomy of Viruses,ICTV) 887

国际动脉粥样硬化学会(international atherosclerosis society,IAS) 694

国际临床化学学会(international federation of clinical Chemistry,IFCC) 403

国际生物化学联合会(International Union of Biochemistry,IUB) 447

国际预后指数(international prognostic index,IPI) 1105

果糖胺(fructosamine) 488

过氧化物酶(peroxidase,POD) 454

过氧化物酶(peroxydase,POD) 485

H

核苷酸(nucleotide) 531

核基质蛋白(nuclear matrix protein NMP) 1128

核基质蛋白 22(nuclear matrix protein 22,NMP22) 1128,1135

核素稀释质谱法(isotope dilution-mass spectrometry,ID-MS) 655

核酸(nucleic acid) 531,627

核酸分子杂交(nucleic acid hybridization) 533

核酸数据库(nucleic acid database,NDB) 575

核酸探针(nucleic acid probes) 533

核酸序列扩增(nucleic acid sequence based amplification,NASBA) 891

核糖核苷蛋白(ribonucleoprotein,RNP) 868

核糖核酸(ribonucleic acid,RNA) 531

核有丝分裂装置蛋白(nuclear mitotic apparatus protein NuMAP 238kDa) 1128

核转录因子-κB(nuclear factor-κB,NF-κB) 693

猴免疫缺陷病毒(simian immunodeficiency virus,SIV) 889

后基因组(post-genome) 576

呼吸道合胞病毒(Respiratory Syncytical Virus,RSV) 873

互补 DNA(complementary DNA,cDNA) 520

互补决定区 3(complementary determining region 3,CDR3) 1104

化学电离源(chemical ionization，CI) 427
化学发光酶免疫分析(chemiluminescence enzyme immunoassay,CLEIA) 967
化学发光免疫分析(chemiluminescence immunoassay,CLIA) 414,965
环孢素(cyclosporine A) 724
环孢素(Ciclosporin,环孢菌素,环孢霉素 A,Cyclosporin A,CsA) 1147
患病率(prevalence,PREV) 58
黄病毒科(Flavivirdae) 879
黄疸(jaundice) 667
黄嘌呤氧化酶(xanthine oxidase,XO) 628
黄曲霉毒素(aflatoxin,AFT) 665
荟萃分析(Meta-analysis) 55
混合凝集试验(mixed agglutination test,MAT) 1081
混合性结缔组织病(mixed connective tissue disease,MCTD) 1062
混合装置(mixing unit) 464
活化部分凝血活酶时间(activated partial thromboplastin time,APTT) 1060
火焰分光光度法(flame emission spectrophotometry,FES) 411
获得性免疫缺陷综合征(acquired immune deficiency syndrome,AIDS) 887,979
霍奇金淋巴瘤(Hodgkin lymphoma,HL) 321, 1102

J

肌酐(creatinine,Cr) 684
肌红蛋白(myoglobin,Mb) 697
基础胃酸分泌量(basic acid output,BAO) 675
基线(base line) 419
基因编码区(coding region) 758
基因定位(gene mapping) 760
基因工程(genetic engineering) 517
基因敲除(gene knockout) 529
基因芯片(gene chip) 774
基因芯片技术(gene chips) 760
基因诊断(gene diagnosis) 529
基因治疗(gene therapy) 529
基因组扫描(genome scan) 761
基质(matrix) 584
基质(matrix) 505

基质辅助激光解吸电离(matrix assisted laser description ionization，MALDI) 427
基质辅助激光解吸电离飞行时间质谱法(matrix-assisted laser desorption/ionization time-of-fight mass spectrometry,MALDI-MS) 561
基质辅助激光解析离子源(matrix assistant laser desorption ionization,MALDI) 425
基质金属蛋白酶(matrix metalloproteinases,MMPs) 1124
基质效应(matrix effect) 584
激光解吸源(laser description,LD) 427
激光扫描共聚焦显微镜(laser scanning confocal microscope,LSCM) 983
激素(hormone) 703
吉兰-巴雷综合征(Guillain-Barre syndrome,GBS) 1075
即时检验(point-of-caretesting,POCT) 201
急进性肾小球肾炎(rapidly progressive glomerulonephritis, RPGN) 688
急性白血病(acute leukemia,AL) 315
急性冠状动脉综合征(acute coronary syndrome, ACS) 697
急性肾小管坏死(acute tubular necrosis,ATN) 691
急性肾小球肾炎(acute glomerulonephritis,AGN) 687
急性心肌梗死(acute myocardial infarction,AMI) 694
急性心力衰竭(acute heart failure,AHF) 700
急性胰腺炎(acute pancreatitis,AP) 680
己糖激酶(hexokinase,HK) 485
计量溯源链(metrological traceability chain) 504
计量溯源性(metrological traceability) 504
继发性高血压(secondary hypertension,SH) 699
继发性抗磷脂综合征(secondary antiphospholipid syndrome,SAPS) 1060
继发性免疫缺陷病(secondary immunodeficiency disease,SIDD) 1106
家用检验(home use testing) 201
家族性腺瘤样息肉病(familial adenomatous polyposis,FAP) 767
甲膳染料(formazan dye) 656

甲苯胺红不加热血清试验(toluidine red unheated-serum test,TRUST) 1039
甲基化(methylation) 767
甲基化特异性序列分析(methylation specific sequencing,MSS) 768
甲基化特异性引物基因扩增(methylation specific PCR,MSP) 768
甲基麝香草酚蓝(methylthymol blue) 656
甲硫氨酸(methionine,Met) 625
甲胎蛋白(alpha fetoprotein,AFP) 661,1115
甲型肝炎病毒(hepatitis A virus,HAV) 875,1019
甲状旁腺激素相关蛋白(parathyroid hormone-related protein,PTHrP) 650
甲状旁腺素(parathyoid hormone,PTH) 648
甲状旁腺素原(proPTH) 648
甲状腺功能减退症(hypothyroidism) 707
甲状腺功能亢进症(hyperthyroidism) 707
甲状腺激素(thyroid hormone,TH) 1076
甲状腺激素抗体(thyroid peroxidase antibody,TPOAb) 708
甲状腺结合球蛋白(thyroid binding globulin,TBG) 1077
甲状腺球蛋白抗体(thyroglobulin antibody,TgAb) 1078
甲状腺素结合球蛋白(thyroxine binding globulin,TBG) 707
甲状腺微粒体抗体(thyroid microsomal antibody,TMAb) 1078
假阳性(false positive FP) 57
假阳性率(false positive rate,FPR) 57
假阴性(false negative,FN) 57
尖端赛多孢(Scedosporium apiospermum) 905
检出限(limit of detection,LoD) 513,514,584
检验医学(laboratory medicine) 405
碱基局部比对查询工具(basic local alignment search tool,BLAST) 573
碱基序列为基础的HLA分型(sequence based typing,SBT) 774
碱性磷酸酶(alkaline phosphatase,ALP) 456,521,538,662,954
浆细胞病(plasma cell dyscrasia) 621
降钙蛋白(katacalcin) 650
降钙素(calcitonin,CT) 650,1125

交叉反应组(cross reactive group,CREG) 1141
胶束电动毛细管色谱(micellar electrokinetic capillary chromatography,MECC) 441
焦磷酸测序技术(pyrosequencing) 561
酵母人工染色体(yeast artificial chromosome,YAC) 524
结缔组织生长因子(connective tissue growth factor,CTGF) 663
结构(structure) 573
结构区(structure region,S) 879
结构生物信息学研究联合实验室(the research collaboratory for structural bioinformatics,RCSB) 575
结核分枝杆菌(mycobacterium tuberculosis,MTb) 745
解离增强镧系元素荧光免疫(dissociation-enhanced lanthanide fluoroimmunoassay, DELFIA) 968
解链温度或熔解温度(melting temperature,Tm) 532
解脲脲原体(ureaplasma urealyticum,UU) 750
金标记免疫技术(Immunogold labelling techique) 961
金标准(gold standard) 55
浸润性宫颈癌(invasive cervical cancer,ICC) 893
经典(传统)途径(classic pathway,CP) 991
精密度(precision) 584
精准医疗(precision medicine) 200
精子宫颈黏液接触试验(sperm-cervical mucus contact test,SCMC) 1081
竞争定量PCR(competitive quantitative PCR) 551
静脉葡萄糖耐量试验(intravenous glucose tolerance test,IGTT) 601
酒精性肝病(alcoholic liver disease,ALD) 663
巨球蛋白血症又名华氏巨球蛋白血症(waldenstrom's macroglobulinemia,WM) 1099
巨人症(gigantism) 706
巨细胞包涵体病(cytomegalic inclusion disease,CID) 883

巨细胞病毒(cytomegalovirus,CMV) 883,744,1033

聚丙烯酰胺凝胶电泳(polyacrylamide gel electrophoresis,PAGE) 438

聚合酶链反应(polymerase chain reaction,PCR) 1104

聚合酶链反应—序列特异性单核苷酸探针杂交技术(PCR-sequence specific oligonucleotide probe hybridization,PCR-SSO) 773

聚合酶链反应(polymerase chain reaction,PCR) 543,766

聚合酶链反应-单链构象多态性技术(PCR-single strand conformational polymorphism,PCR-SSCP) 774

聚合酶链反应-序列特异性引物技术(PCR-sequence specific primer,PCR-SSP) 774

绝对生物利用度(absolute bioavailability,F_{abs}) 719

均相酶免疫分析(homogeneouse enzyme immunoassay) 465

菌落原位杂交(colony in situ hybridization) 541

K

卡氏肺孢子菌(Pneumocystis carinii,Pc) 907

卡氏肺孢子菌肺炎(Pneumocystis carinii,pneumonia) 907

开放读码框架(open reading frame,ORF) 739

开放阅读框(open reading frame,ORF) 575

凯氏定氮法(Kjeldahl method) 622

抗肝-肾微粒体1型抗体(antiliver-kidney microsomal antibody type 1,抗 LKM1) 661

抗肝细胞胞质抗原1型抗体(antiliver cytosol antigen antibody type 1,抗 LC1) 661

抗核抗体(antinuclear antibody,ANA) 661

抗核周因子(anti-perinuclear factor,APF) 1058

抗环瓜氨酸抗体(anti-cyclic citrullinated peptide antibody,anti-CCP) 1058

抗甲状球蛋白抗体(thyroglobulin antibody,TGAb) 708

抗甲状腺刺激素(thyroid stimulating hormone,TSH) 1048

抗甲状腺过氧化酶抗体(thyroid peroxidase antibody,TPOAb) 708

抗甲状腺微粒体抗体(thyroid microsomal antibody,TmAb) 708

抗角蛋白抗体(anti-keratin antibody,AKA) 1058

抗精子抗体(antisperm antibody,AsAb) 1081

抗可溶性肝/肝-胰抗原抗体(antisoluble liver/liver-pancreas antigen antibody,抗 SLA/LP) 661

抗淋巴细胞蛋白(anti-lymphocyte globulin,ALG) 1148

抗磷脂抗体(anti-phospholipid antibody,APL) 1060

抗磷脂综合征(anti-phospholipid syndrome,APS) 1060

抗卵巢抗体(antiovarian-antibodies,AOA) 1082

抗内皮细胞抗体(anti-endothelial antibody,AECA) 1059

抗生素相关性结肠炎(antibiotic associated colitis,AAC) 829

抗微生物药物敏感性试验(antimicrobial susceptibility test,AST) 814

抗线粒体抗体(Anti-mitochondrial Antibodies,AMA) 1064

抗心磷脂抗体(anti-cardiolipin antibody,ACA) 1060

抗胸腺细胞球蛋白(anti-thymocyte globulin,ATG) 1148

抗胰蛋白酶(α_1-antitrypsin,AAT) 416

抗原递呈细胞(antigen-presenting cells,APCs) 946,1069

抗中性粒细胞胞质抗体(anti-neutrophil cytoplasmic antibody,ANCA) 1059

柯萨奇病毒(Coxsackie virus,CoxV) 860,862

柯斯质粒(cosmid) 523

可报告范围(reportable range) 515

可变数目串联重复(variable number of tandem repeat,VNTR) 756

可逆性抑制作用(reversible inhibition) 451

克罗恩病(Crohn's disease,CD) 1065

空白限(limit of blank,LoB) 513

空腹血糖(fasting plasma glucose,FPG) 600

空腹血糖损害(impaired fasting glucose,IFG)

600

口服葡萄糖耐量-胰岛素释放试验（oral glucose tolerance-insulin releasing test，OGT-IRT）602

口服葡萄糖耐量试验（oral glucose tolerance test，OGTT）601

口服葡萄糖耐量试验（oral glucose tolerance test，OGTT）1079

库欣综合征（Cushing's syndrome）710

快原子（快离子）轰击源（fast atomlion bombardment，FAB）425

快原子轰击源（fast atomic bombardment，FAB）427

溃疡性结肠炎（Ulcerative colitis，UC）1065

扩增控制品（amplification controls）585

扩张型心肌病（dilated cardiomyopathy，DCM）1073

L

辣根过氧化物酶（horseradish peroxidase，HRP）538,954,983

狼疮抗凝物（lupus anticoagulant material，LA）1060

朗伯定律（Lambert's law）408

类风湿关节炎（rheumatoid arthritis，RA）1050

类风湿因子（rheumatoid factor，RF）995,1050,1057

冷凝素综合征（cold agglutinin syndrome，CAS）1067

厘摩（centimorgan，cm）762

离子交换色谱法（ion chromatography，IC）421

离子阱（ion trap）428

离子校正的 M-H 肉汤（cation-adjusted mueller-hinton broth，CAMHB）818

离子延迟引出（ion delayed extraction，DE）435

离子源（ion source）426

粒细胞/巨噬细胞集落刺激因子（granulocyte/macrophage colony-stimulating factor α，GMCSF）652

粒芯糖蛋白（desmoglein，Dsg）1082

连接酶类（ligases）447

连接酶链式反应（ligase chain reaction，LCR）747

连锁（linkage）762

连锁不平衡（linkage disequilibrium，LD）762

连锁分析（linkage analysis）761

连锁平衡（linkage equilibrium）762

连续多通道自动分析仪（sequential multiple analyzer，SAM）461

连续监测法（continuous monitoring assay）452,467

链霉亲和素（streptavidin，SA）是由链霉菌属细菌 *streptomyces avidinii* 957

链球菌溶血素"O"（Anti-Streptolysin"O"，ASO）836,995

两点法（two-point assay）452

亮氨酸氨基肽酶（leucine aminopeptidase，LAP）668

裂解酶类（lyases）447

邻苯二胺（orthophenylenediamino，OPD）954

邻甲酚酞络合酮（o-cresolphthalein complexone，CPC）655

临床可报告范围（clinical reportable range，CRR）515

临床实验室标准化委员会（The National Committee for Clinical Laboratory Standards，NCCLS）655

临床实验室标准化研究所（clinical and laboratory standard institute，CLSI）815

临床药物代谢动力学（clinical pharmacokinetics）717

淋巴细胞检出的膜抗原（lymphocyte detected membrane antigen，LYDMA）886

淋病奈瑟菌（neisseria gonorrhoeae，NG）746

磷酸核糖焦磷酸（phosphoribosyl pyrophosphate，PRPP）628

鳞状细胞癌抗原（squamous cell carcinoma antigen，SCC）1121

膦甲酸（Foscarnet）884

灵敏度（sensitivity）584

零级消除动力学（zero order elimination kinetics）717

流动相（mobile phase）417

流式细胞术（flow cytometry，FCM）970

流式细胞术-SSO 分型技术（flow cytometry-sequence specific oligonucleotide probe hybridization，FCM-SSO）774

流式细胞术的交叉配型（flow cytometry cross-matching,FCXM） 979
流式细胞小球微阵列术（cytometric bead array,CBA） 1013
六核苷酸混合物（hexanucleotide mix） 547
卵磷脂胆固醇酰基转移酶（lecithin-cholesterol acyltransferase,LCAT） 660
轮状病毒（rotavirus,RV） 1037
罗丹明（rhodamine） 974

M

麦考酚吗乙酯（Mycophenolate Mofetil,MMF,霉酚酸酯） 1148
脉冲场电泳（pulsed-field electrophoresis,PFGE） 440
脉冲场凝胶电泳（pulsed field gel electrophoresis,PFGE） 798
慢性肝炎（chronic hepatitis,CH） 660
慢性淋巴细胞白血病（chronic lymphocytic leukemia,CLL） 1100
慢性肉芽肿病（chronic granulomatous disease,CGD） 1112
慢性肾病（chronic kidney diseases,CKD） 691
慢性肾上腺皮质功能减退症（chronic adrenocortical insufficiency） 710
慢性肾衰竭（chronic renal failure,CRF） 691
慢性心力衰竭（chronic heart failure,CHF） 700
慢性胰腺炎（chronic pancreatitis,CP） 680
毛孢子菌属（Trichosporon） 900
毛细管等电聚焦电泳（capillary isoelectric focusing,CIEF） 441
毛细管等速电泳（capillary isotachophoresis,CITP） 441
毛细管电色谱（capillary electrochromatography,CEC） 441
毛细管电泳（capillary electrophoresis,CE） 440
毛细管区带电泳（capillary zone electrophoresis,CZE） 441
毛细管筛分电泳（capillary screening electrophoresis,CSE） 441
毛细血管扩张共济失调综合征（ataxia telangiectasia syndrome,ATS） 1111
酶（enzyme） 446

酶标记链霉亲和素-生物素技术（labelled streptavidin biotin method,LSAB） 982
酶蛋白（apoenzyme） 447
酶联免疫斑点试验（enzyme-linked immunospot test,ELISPOT） 1007
酶联免疫电转移印斑法（enzyme linked immunoelectrotransfer blot,EITB） 956
酶联免疫吸附试验（enzyme linked immunosorbent assay,ELISA） 890
酶联免疫吸附试验（enzyme linked immunosorbent assay,ELISA） 1029
酶免疫测定（enzymei mmunoassay,EIA） 955
酶免疫技术（enzyme immunoassay,EIA） 953
酶原（zymogen 或 proenzyme） 447
霉菌（mold） 793
美国国家生物技术信息中心（national center for biotechnology information,NCBI） 573
美国疾病预防控制中心/国立卫生研究院（Centers for Disease Control and Prevention/National Institutes of Health,CDC/NIH） 89
美国菌种保藏中心（American Type Culture Collection,ATCC） 942
美国临床和实验室标准研究院（Clinical and Laboratory Standards Institute,CLSI） 505
美国器官分配联合网（united network for organ sharing,UNOS） 775
米-曼（Michaelis-Menten） 448
嘧啶核苷酸（pyrimidine nucleotide） 629
免疫电镜技术（immune electron microscope,IEM） 983
免疫电泳（immunoelectrophoresis,IEP） 1088
免疫放射分析（immunoradiometric assay,IRMA） 959
免疫复合物（immune complex,IC） 1042,1090
免疫固定电泳（immuno fixation electrophoresis,IFE） 443,1089
免疫固定电泳技术（immunofixation electrophoresis,IFE） 623
免疫检验自动化（automation of immunoassays） 963
免疫金银染色（immunogold silver staining,IGSS） 961
免疫球蛋白（immunoglobulin,Ig） 621
免疫缺陷性疾病（immunodeficiency disease,IDD）

1106
免疫印迹法(immunoblotting test,IBT) 956
免疫印迹试验(westernblot,WB) 890,1028
免疫荧光测定法（immunofluorescence assays,IFA) 1055
免疫珠试验(immunobead test,IBT) 1081
免疫组织化学技术(immunohistochemistry technique,IHCT) 980
敏感度(sensitivity,SEN) 57
敏感性质控品(sensitivity controls) 585
明胶颗粒凝集试验(gelatine particle agglutination assay,PA) 890
明胶颗粒凝集试验(gelatine particle agglutination assay,PA) 1029
膜反应性溶解抑制物(membrane inhibitor of reactive lysis,MIRL) 1112
膜抗原(membrane antigen,MA) 886
末端脱氧核苷酸转移酶(terminal deoxynucleotide transferase) 521

N

耐甲氧西林金黄色葡萄球菌(methicilin resistant Staphylococcus aureus ,MRSA) 834
耐甲氧西林葡萄球菌(methicillin resistant staphylococci,MRS) 823
耐酒石酸酸性磷酸酶(tartrate-resistant acid phosphatase TRACP-5a、TRACP-5b) 652
耐药结节细胞分化(resistance-nodulation-division,RND) 821
耐药性监测（antibiotic resistance surveillance) 814
内标(internal control,IC) 585,1034
内标法(internal standard method) 424
内分泌(endocrine) 703
内生肌酐清除率(endogenous creatinine clearance,Ccr) 685
内因子(intrinsic factor,IF) 672
内因子抗体（intrinsic factor antibody,IFA) 678
内引物(inter primer) 548
能力验证(proficiency testing,PT) 509
黏性毛孢子菌(T. mucoides) 900
鸟苷酸(guanosine monophosphate,GMP) 627
鸟枪法(shotgun strategy) 556

鸟枪克隆法(shotgun approach) 525
尿蛋白选择性指数(selective proteinuria index,SPI) 686
尿苷二磷酸葡萄糖醛酸(uridine diphosphate glucuronate,UDPGA) 659
尿嘧啶糖苷酶（uracil DNA glycosylase,UNG) 588
尿渗量(urine osmolarity,Uosm) 687
尿酸(uric acid，UA) 686
尿酸(uric acid) 627
尿糖(glucosuria) 601
凝固酶阴性葡萄球菌(coagulase negative staphylococcus,CoNS) 832
凝血酶原时间(prothrombin time,PT) 661
凝血酶原时间活性（prothrombin time activity,PTA) 660
纽约心脏学会（New York heart association,NYHA) 701

O

欧洲分子生物学实验室（european molecular biology laboratory,EMBL) 573
欧洲生物信息学研究所(european bioinformations institute,EBI) 574
偶氮砷Ⅲ(arsenazo Ⅲ) 655

P

旁路（替代）途径（alternative pathway,AP) 991
泡沫细胞(foamy cell,FC) 693
疱疹(Herpes) 885
疱疹病毒科(Herpesviridae) 883
胚胎硫糖蛋白抗原（fetal sulfoglycoprotein antigen,FSA) 1117
胚胎硫糖蛋白抗原（fetal sulfoslycoprotein antigen,FSA) 1115
皮肤毛孢子菌(T. cutaneum) 900
皮肌炎(Dermatomyositis,DM) 1061
皮瘤毛孢子菌(T. inkin) 900
皮质醇(cortisol) 594
皮质醇(cortisol) 708
皮质酮(coicosterone) 708
嘌呤核苷酸(purine nucleotide) 627
平滑肌抗体（smooth-muscle antibody,SMA）

661

苹果酸脱氢酶(malate dehydrogenase,MD) 457

破骨细胞(osteoclast) 651

葡萄球菌 mec 基因盒(staphylococcal cassette chromosome mec,SCCmec) 835

葡萄球菌烫伤样皮肤综合征(staphylococcal scalded skin syndrome,SSSS) 833

葡萄糖(glucose,Glu) 63,484

葡萄糖(glucose,Glu) 592

葡萄糖-6-磷酸酶(G6pase) 628

葡萄糖激酶(glucokinase,GCK) 771

葡萄糖氧化酶(glucose oxidase,GOD) 485

Q

期间测量精密度(intermediate measurement precision) 503

气相色谱-质谱联用仪(gas chromatography-mass spectrometer,GC-MS) 431

气相色谱法(gas chromatography,GC) 417,422

前甲状旁腺素原(per-proPTH) 648

前列腺癌抗原 3(prostate cancer antigen,PCA3) 1133

前列腺酸性磷酸酶(prostatic acid phosphatase,PAP) 1123

前列腺特异性抗原(prostate-specific antigen,PSA) 1122

前清蛋白(Prealbumin,PA) 416,617

前向散射光(forward scatter,FS) 971

嵌杯病毒科(Caliciviridae) 882

嵌套缺失法(nested deletion) 556

桥联亲和素-标记生物素法(bridged avidin-biotin technique,BRAB) 957

桥黏素(desmocollin,Dsc) 1082

侵袭性曲霉菌病(invasive aspergillosis,IA) 903

亲和毛细管电泳(affinity capillary electrochromatography,AEC) 441

亲和色谱法(affinity chromatography) 421

亲和素(avidin,AV) 957

亲和素-生物素-过氧化物酶技术(avidin biotin-peroxidase complex technique,ABC) 982

亲和素-生物素化酶复合物(avidin-biotin-peroxidase complex,ABC) 958

亲和素-生物素化酶复合物技术(avidin-biotin-peroxidase complex,ABC) 958

青年人成年型糖尿病(maturity onset diabetes of the young,MODY) 597

清除率试验(clearance,C) 684

清蛋白(albumin,Alb,A) 660

清蛋白(albumin,Alb) 617,621,622

球蛋白(globulin,G) 660

区带电泳(zone electrophoresis) 437

去甲肾上腺素(norerinephrine,NE) 709

全酶(holoenzyme) 447

全实验室自动化(total laboratory automation,TLA) 473

醛固酮(aldosterone) 708

缺失突变(deletion mutation) 553

缺血性心脏病(ischemic heart disease,IHD) 696

缺血修饰性清蛋白(ischemia modified albumin,IMA) 698

确认(validation) 503

确证性测序(confirmatory sequencing) 555

群体反应性抗体(panel reactive antibody,PRA) 1145,1146

群体反应性抗体(panel reactive antibody,PRA)检测 979

R

染料结合法(dye-binding method) 622

染色体病(chromosome disease) 763

染色体核型(chromosomal karyotype) 342

热生物传感器(calorimetric biosensor 或 thermal biosensor) 481

热休克蛋白(Heat Shock Protein,Hsp) 1103

人肠道致细胞病变孤儿病毒(简称艾柯病毒)(Enteric Cytopathogenic Human Orphan virus,ECHO) 860

人工转座子法(artificial transposon sequencing) 556

人巨细胞病毒(human cytomegalovirus,HCMV) 884

人类白细胞抗原(human leukocyte antigen HLA) 772,1140

人类肌酸激酶(creatine kinase,CK) 458

人类基因组数据库(genome database,GDB) 573

人类淋巴细胞抗原(human leukocyte antigen,HLA) 620

人类免疫缺陷病毒(human immunodefiency virus,HIV) 887,1027

人类绒毛膜促乳腺生长激素(human chorionic somatomammotropin,hCS) 727

人类绒毛膜促性腺激素(human chorionic gonadotropin,hCG) 727

人类乳头瘤病毒(human papillomavirus,HPV) 743

人类胎盘催乳素(human placental lactogen,hPL) 727

人类牙釉质蛋白基因(amelogenin,Amel) 778

人类主要组织相容性复合体(major histocompatibility complex,MHC) 949

人绒毛膜促性腺激素(human chorionic gonadotropin,hCG) 713,1124

人乳头状瘤病毒(human papilloma virus,HPV) 892,1135

任意引物 PCR(arbitrarily primed PCR,AP-PCR) 548

妊娠(pregnancy) 726

妊娠合并糖尿病(gestational diabetes mellitus,GDM) 730

妊娠期高血压综合征(pregancy induced hypertension,PIH) 730

妊娠期糖尿病(gravidity diabetes mellitus,GDM) 597

日本 DNA 数据库(DNA data bank of japan,DDBJ) 573

日本国立遗传学研究所(national institute of genetics,NIG) 574

溶血素"S"(Streptolysin S,SLS) 836

熔解曲线(melting curve) 549

融点温度(melting temperature,T_m) 543

乳胶凝集试验(1atex agglutination assay,LA) 890,1029

乳清酸磷酸核糖转移酶(orotate phosphoribosyl transferase) 629

乳清酸尿症(orotic acduria) 627,629

乳酸(lactic acid) 601

乳酸脱氢酶(lactate dehydrogenase,LD) 458,486,660

乳酸氧化酶(lactic acid oxidase,LOD) 486

乳铁蛋白(lactoferin) 682

瑞士蛋白数据库(SWISS-PROT) 573

S

赛多孢属(Scedosporium) 905

三维结构数据库(protein data bank,PDB) 573

散射比浊法(nephelometry) 414

扫描隧道显微镜(scanning tunneling microscopy,STM) 562

色谱法(chromatography) 417

色谱峰(chromatographic peak) 419

色谱图(chromatogram) 418

色谱柱(chromatographic column) 417

沙粒病毒科(Arenaviridae) 880

沙眼衣原体(chlamydia trachomatis,Ct) 749,1035

少量石胆酸(lithocholic acid,LCA) 659

社区相关耐甲氧西林金黄色葡萄球菌(community associated methicilin resistant Staphylococcus aureus,CA-MRSA) 833

神经—肌肉接头(neuromuscular junction,NMJ) 1074

神经氨酸酶(neuraminidase,NA) 867

神经氨酸酶抑制药(neuraminidase inhibitor,NAI) 868

神经元特异性烯醇化酶(neuron-specific enolase,NSE) 1123

肾病综合征(nephrotic syndrome,NS) 689

肾上腺皮质功能亢进症(hyperadrenocorticism) 710

肾上腺素(epinephrine,E) 594,709

肾小管性酸中毒(renal tubular acidosis,RTA) 690

肾小球滤过率(glomerular filtration rate,GFR) 684

肾性骨营养不良(renal osteodystrophy) 654

生长激缺乏症(GH deficiency,GHD) 705

生长激素(growth hormone,GH) 594,705

生长抑素(somatostatin,SS) 679

生物催化剂(biocatalyst) 446

生物分类学(taxbrowser) 573

生物利用度(bioavailability,f) 715

生物素(biotin,B) 957
生物素-亲和素系统(biotin-avidin system,BAS) 957
生物芯片(biochip) 404
湿化学(wet chemistry) 470
十二烷基磺酸钠-聚苯烯酰胺凝胶电泳(SDS-PAGE) 623,956
时间分辨荧光免疫测定(time resolved fluorescence immunoassay,TRFIA) 968
实时 PCR(real time PCR) 549
实验室信息系统(laboratory information system,LIS) 472,588
世界卫生组织(World Health organization,WHO) 88
视黄醇结合蛋白(retinol binding protein,RBP) 617
室间质量评价(external quality assessment,EQA) 509,586
室内质量控制(internal quality control,IQC) 505,585
嗜肝 RNA 病毒属(Hepatovirus) 875
嗜铬细胞瘤(pheochromocytoma) 709
嗜酸性粒细胞阳离子蛋白(eosinophilia cationic protein,ECP) 1047
噬菌体(bacteriophage) 522,523
受试者工作特征曲线(receiver operating characteristic curve,ROC 曲线) 58
输血传播病毒(transfusion transmitted virus,TTV) 875,1026
鼠型肺孢子菌(Pneumocystis murina) 907
衰变加速因子(decay accelerating factor,DAF) 1112
双聚焦质量分析器(double focusing analyzer) 428
双链 DNA 染料结合(dsDNA binding dyes)法 549
双盲安慰剂对照食物激发试验(double-blind placebo control food challenge. DBPCFC) 1045
双脱氧核苷三磷酸(dideoxyribonucleoside triphosphate,ddNTP) 556
水痘(Varicella) 885
水痘-带状疱疹病毒(Varicella-Zoster virus,VZV) 885

水解酶类(hydrolases) 447
水解探针(hydrolysis probes) 549
水栖噬热菌(thermus aquaticus) 545
丝状菌(filamentous fungus) 793
四极杆分析器(quadrupole analyzer) 428
四甲基联苯胺(3,3′,5,5′-tetramethylbenzidine,TMB) 954
四甲基异硫氰酸罗丹明(tetramethylrhodamine isothiocyanate,TRITC) 960
四乙基罗丹明(rhodamine,RB200) 960
松弛型质粒(relaxed plasmid) 521
速率法(rate assay) 467
酸性磷酸酶(acid phosphatase,ACP) 460
随机扩增多态性 DNA(random amplification polymorphism DNA,RAPD) 760,798
随机引物法(random priming) 536
随机引物扩增多态性 DNA 分析(random amplification of polymorphic DNA,RAPD) 748

T

他克莫司(tacrolimus,FK560) 724
胎儿肺成熟度(fetal lung maturity,FLM) 732
胎儿纤维连接素(fetal fibronectin) 732
胎盘 LAP(P2LAP) 730
胎盘催乳素(placental lactogen,PL) 727
肽指纹图谱(peptide mass fingerprinting,PMF) 434
探针(probe) 533
糖化蛋白(glycated protein) 599
糖化血红蛋白(glycated hemoglobin,GHb) 487,599
糖化血清蛋白(glycated serum albumin,GA) 602
糖化血清蛋白(glycated serum protein,GSP) 488
糖基化磷脂酰肌醇(glycosyl phosphatidylinositol,GPI) 1112
糖类抗原 125(carbohydrate antigen 125,CA125) 1118
糖类抗原 15-3(carbohydrate antigen 15-3,CA15-3) 1119
糖类抗原 19-9(carbohydrate antigen 19-9,CA19-9) 1119
糖类抗原 242(carbohydrate antigen 242,CA242)

糖类抗原 27-29（carbohydrate antigen 27-29，CA27-29） 1121

糖类抗原 50（carbohydrate antigen 50，CA50） 1119

糖类抗原 549（carbohydrate antigen 549，CA549） 1121

糖类抗原 72-4（carbohydrate antigen 72-4，CA72-4） 1120

糖类抗原（carbohydrate antigen，CA） 1117

糖耐量损害（impaired glucose tolerance，IGT） 600

糖尿病（diabetes mellitus，DM） 594,770

糖尿病乳酸酸中毒（lactic acidosis diabetic coma） 599

糖尿病肾病（diabetic nephropathy，DN） 598

糖尿病酮症酸中毒（diabetic ketoacidosis） 598

糖尿病性高渗性非酮症昏迷（hyperosmolar nonketotic diabetic coma） 599

糖皮质激素（glcocorti-coids，GC） 708

糖原磷酸化酶同工酶 BB（glycogen phosphorylase BB，GPBB） 698

特发性血小板减少性紫癜（idiopathic thrombocytopenic purpura，ITP） 1069

特发性中性粒细胞减少症（idiopathic neutropenia syndrome，IN） 1070

特发性自身免疫性粒细胞减少症（autoimmune idiopathic neutropenia syndrome，AIN） 1070

特发性自身免疫性血小板减少性紫癜（idiopathic autoimmune thrombocytopenic purpura，IATP） 1069

特异度（specificity，SPE） 57

特异性（specificity） 584

特异性 IgE（specific IgE，sIgE） 1046

体外诊断体系（产业）（in-vitro-diagnostics IVD） 200

天冬氨酸氨基转移酶（aspartate aminotransferase，AST） 457

天冬氨酸氨基转移酶（aspartate aminotransferase，AST） 660

条带免疫法（strip immunoassay，SIA） 880

铁蛋白（ferritin，Fn） 983

铁蛋白（ferritin，Fer） 1126

同工酶（isoenzyme） 448

同工铁蛋白（isoferritin，IF） 665

同裂酶（isoschizomers） 518

同尾酶（isocaudamers） 519

同型半胱氨酸（homocysteine，HCY） 625

铜蓝蛋白（ceruloplasmin，CER） 994

铜蓝蛋白（ceruloplasmin，Cp） 619

酮体（ketone bodies） 485

痛风（gout） 627

头合成途径（denovo pathway） 627

透明带（zona pellucida，ZP） 1081

透明质酸（hyaluronic acid，HA） 663

透射比浊法（turbidimetry） 414

图距（map unit） 762

退火（annealing） 533,543

脱氢异雄酮（dehydroepiandrosterone） 708

脱氧吡啶啉（deoxypyridinolin，DPD） 652

脱氧胆酸（deoxycholic acid，DCA） 659

脱氧核酶（deoxyribozyme，DNAzyme） 446

脱氧核糖核酸（deoxyribonucleic acid，DNA） 531

脱氧皮质醇（deoxycorticosterone） 708

W

外标法（external standard method） 424

外膜主蛋白（Major Outer Membrane Protein，MOMP） 1036

外引物（outer primer） 548

外诊断产业（in-vitro，diagnostics，IVD） 200

万古霉素中介金黄色葡萄球菌（vancomycin-intermediate staphylococcus aureus，VISA） 818

微电子机械系统（mcro electro mechanical system，MEMS） 481

微粒子化学发光免疫分析（microparticle chemicluminescence immunoassay，MLIA） 967

微全分析系统（miniaturized total analysis system，μ-TAS） 442

微卫星（simple sequence repeats，SSR） 756

微卫星多态性（microsatellite polymorphism） 756

微小残留病（minimal residual disease，MRD） 769

微阵列（microarray） 481

微转移（micrometastasis） 769

韦氏肺孢子菌（Pneumocystis wakefieldiae

907

为真阳性(true positive,TP) 57

维生素 D 结合蛋白(vitamine D binding protein, DBP) 649

卫生技术评估(health technology assessment, HTA) 54

未羧基化凝血酶原(decarboxylation prothrombin, DCP) 665

胃蛋白酶(pepsin) 672

胃蛋白酶原(Pepsinogens,PG) 1128

胃蛋白酶原(pepsinogen,PG) 675

胃泌素前体释放肽(progastrin releasing peptide, ProGRP) 1134

胃黏液(mucus) 672

胃酸(gastric acid) 672

温度梯度凝胶电泳(temperature gradient gel electrophoresis,TGGE) 439

温度梯度凝胶电泳(temperature gradient gel electrophoresis,TGGE) 760

稳定型心绞痛:稳定型心绞痛(stable angina pectoris,SAP) 696

稳态电泳(steady state electrophoresis) 437

稳态血药浓度(steady state plasma concentration, C_{ss}) 718

无环鸟苷(acyclovir,ACV) 885

戊型肝炎病毒(hepatitis E virus,HEV) 1026

戊型肝炎病毒(hepatitis E virus, HEV) 882

戊型肝炎病毒(hepatitis E virus,HEV) 875

物质量 63

X

吸附色谱法(adsorption chromatography) 421

吸收分数(absorption fraction,F) 719

吸收速率常数(absorption rate constant,k_a) 719

习惯性流产(habitual abortion,HA) 1082

系统性红斑狼疮(systemic lupus erythematosus, SLE) 1050,1055,1056

系统性硬化(systemic sclerosis,SSc) 1060

细胞病变效应(cytopathic effect,CPE) 861,883

细胞毒性 T 细胞(cytotoxic T cell,Tc) 977

细胞角蛋白 19 片断(cytokeratin fragment 19,CYFRA21-1) 1127

细胞内钙结合蛋白(calcium binding protein,CBP) 647

细胞黏附分子(cell adhesion molecules,CAM) 1015

细胞外基质(extracellular matrix,ECM) 662

细胞因子(cytokine,CK) 1009

细菌人工染色体(bacterial artificial chromosome, BAC) 524

狭缝杂交(slot blotting) 540

先天性风疹综合征(congenital rubellasyndromes, CRS) 1032

先天性肾上腺皮增生症(congenital adrenal cortical hyperplasia,CAH) 710

先天性胸腺发育不全(congenital thymic hypoplasia,CTH) 1109

纤维蛋白原/纤维蛋白降解产物(fibrin/fibrin degradation product FB/FDP) 1135

纤维性骨炎(osteitis fibrosa) 654

显性负效应(dominant negative effect) 767

限雄遗传(holandric inheritance) 755

限制性核酸内切酶(restriction endonuclease) 517

限制性核酸内切酶分析(restriction endonuclease assay,REA) 779

限制性酶切图谱指纹(restriction enzyme finger polymorphism) 756

限制性片段长度多态性(restriction fragment length polymorphism,RFLP) 546,756,766,797

限制性片段长度多态性技术(restriction fragment length polymorphism,RFLP) 748,773

限制性片段长度多态性聚合酶链反应(restriction fragment length polymophism-PCR, PCR-RFLP) 1145

线粒体 DNA(mitochondrial,mtDNA) 778

线性期(linear phase) 452

腺苷酸(adenosine monophosphate,AMP) 627

腺苷脱氨酶(adenosine deaminase,ADA) 668, 1110

腺嘌呤磷酸核糖转移酶(adenine phosphoribosyl transferase,APRT) 628

相对生物利用度(relative bioavailability,F_{rel}) 719

相对危险度(relative risk,RR) 694

消除半衰期(elimination half-life, $t_{1/2}$) 718
消除动力学(elimination kinetics) 717
消除速率常数(elimination rate constant, k) 718
消化性溃疡(peptic ulcer, PU) 678
硝酸纤维素膜(nitrocellulose, NC) 955,956
小多重耐药(small multi-drug resistance) 821
小而密 LDL(small dense LDL, sd-LDL) 694
小囊菌科(Microascaceae) 905
校正总钙(corrected total calcium) 655
携带污染(carry over) 552
心力衰竭(heart failure, HF) 700
芯片电泳(chip electrophoresis or microfluidic chip electrophoresis) 441
星状毛孢子菌(T. asteroides) 900
形成氧化 LDL(ox-LDL) 693
性病研究实验室试验(venereal disease research laboratory test, VDRL) 1039
雄烯二酮(adrostenedione) 708
熊脱氧胆酸(ursodeoxycholic acid, UDCA) 659
溴甲酚绿(bromcresol green, BCG) 622
溴甲酚紫(bromcresol purple, BCP) 622
序列特异性寡核苷酸-聚合酶链反应(sequence specifc oligonucleotide-PCR, PCR-SSO) 1145
序列特异性引物-PCR(sequence specific primer PCR, PCR-SSP) 1145
血(清)尿素氮(blood urea nitrogen, BUN) 685
血-脑屏障(blood-brain barrier, BBB) 659
血管紧张素原(angiotensinogen, ATG) 769
血管紧张素转化酶(angiotensin-converting enzyme, ACE) 770
血管内皮生长因子(vascular endothelial growth factor, VEGF) 1115
血管内皮细胞(vascular endothelial cell, VEC) 1144
血浆渗量(plasma osmolarity, Posm) 687
血浆胰岛素(insulin) 602
血凝素(hemagglutinin, HA) 867
血凝素-神经氨酸酶(hemagglutinin neuraminidase, HN) 872
血清 T_3 摄取试验(T_3 uptake, T_3U) 1077
血清 $β_2$-微球蛋白(serum beta2 microglobulin, S-$β_2$M) 1105
血清甲状腺过氧化物酶抗体(thyroid peroxidase antibody, TPOAb) 1078
血清尿素(serum urea, SU) 685
血清乳酸脱氢酶(serum lactate dehydrogenase, S-LD) 1105
血清铁蛋白(serum feritin, SF) 1105
血小板衍生生长因子(platelet-derived growth factor, PDGF) 652
循环 DNA(circulating DNA) 765
循环测序法(PCR cycle sequencing) 557
循环免疫复合物(circulating immune complex, CIC) 1042
循环阈值(cycle threshold, Ct) 550
循环肿瘤细胞(circulating tumor cell, CTC) 769
循证购买(evidence-based purchashing) 54
循证护理学(evidence-based nursing) 54
循证检验医学(evidence-based laboratory medicine, EBLM) 54,200,405
循证决策(evidence-based desision-making) 54
循证内科学(evidence-based internal medicine) 54
循证外科学(evidence-based surgery) 54
循证心血脏病学(evidence-based cariology) 54
循证医疗(evidence-based health care) 54
循证医学(evidence based medicine, EBM) 53
循证诊断(evidence-based diagnosis) 54

Y

延伸(extension) 543
延滞期(lag phase) 452
严格度(stringency) 533
严紧型质粒(stringent plasmid) 521
严重急性呼吸综合征(Severe acute respiratory syndrome, SARS) 869
盐皮质激素(mineralocorticoid) 708
验证(verification) 503
阳性似然比(positive likelihood ratio) 57
阳性预测值(positive predictive value) 58
氧化还原酶类(oxidoreductases) 447
样品(sample) 463
样品盘(sample disk) 463
药-时曲线下面积(area under the c-t curve, AUC)

718
药物代谢(drug metabolism) 716
药物代谢动力学(pharmacokinetics) 717
药物排泄(drug excretion) 716
药物生物转化(drug biotransformation) 716
药物消除率(drug clearance,DC) 718
耶氏肺孢子菌(Pneumocystis jirovecii,Pj) 907
耶氏肺孢子菌肺炎(Pneumocystis jirovecii pneumonia) 907
液固色谱法(liquid-solid chromatography,LSC) 421
液相色谱-质谱联用仪(liquid chromatography-mass spectrometer,LC-MS) 431
液相色谱法(liquid chromatography,LC) 417
液液色谱法(liquid-liquid chromatography,LLC) 421
一点法(one point) 466
一级消除动力学(first order elimination kinetics) 717
医院感染(nosocomial infection,NI) 825
医院获得性感染(hospital-acquired infection,HAI) 779,825
胰岛瘤相关抗原-2(insulinoma associated antigens-2,IA-2)和胰岛瘤相关抗原-2β(IA-2β) 604
胰岛素(insulin) 592
胰岛素抵抗(insulin resistance,IR) 594
胰岛素抵抗综合征(insulin resistance syndrome,IRS) 597
胰岛素抗体(insulin antibody,IA) 489
胰岛素样生长因子Ⅰ(insulin-like growth hormone,IGF-Ⅰ) 652
胰岛素依赖型糖尿病(insulin-dependent diabetes mellitus,IDDM) 1079
胰岛素原(proinsulin) 489,593
胰岛素自身抗体(insulin autoantibodies,IAA) 604,1079
胰岛细胞胞质抗体(islet cell cytoplasmic antibodies,ICA) 604
胰岛细胞抗体(insular cellular antibody,ICA) 1079
胰高血糖素(glucagon) 489,594,603
胰胚胎抗原(pancreatic oncofetal antigen,POA) 1117
移动界面电泳(moving boundary electrophoresis) 437
遗传标记物(marker) 762
乙二醇四乙酸(ethylene glycol tetraacetic acid,EGTA) 655
乙肝病毒表面抗原(hepatitis B surface antigen,HBsAg) 876
乙肝病毒核心抗原(hepatitis B core antigen,HBcAg) 876
乙酰胆碱受体(acytylcholine receptor,AChR) 1074
乙酰胆碱受体抗体(acetylcholine receptor antibody,AchR-Ab) 1074
乙型肝炎病毒(hepatitis b virus,HBV) 739,875,876,1020
已型肝炎病毒(hepatitis F virus,HFV) 875
异常凝血酶原(des-γ-carboxy prothrombin,DCP) 1134
异构酶类(isomerases) 447
异硫氰酸胍盐(guanidine isothiocyanate,GITC) 583
异硫氰酸基罗丹明 X(rhodamine X,X-RITc) 975
异硫氰酸荧光素(fluorescein isolhiocyanate,FITC) 960,975
抑制T细胞(suppressive Tcell,Ts) 1027
抑制剂(inhibitor) 451
意义未明单克隆丙种球蛋白病(monoclonal gammopathy of undetermined significance,MGUS) 1098
阴性似然比(negative likelihood ratio) 58
阴性预测值(negative predictive value) 58
引物(primer) 544
引物步入法(primer walking) 556
荧光标记探针(fluorescently labeled probes) 549
荧光标记引物(fluorescently labeled primers) 549
荧光定量 PCR(fluorescent quantitative PCR,FQ-PCR) 549
荧光分析法(fluorometry) 411
荧光共振能量转移(fluorescence energy transfer,FRET) 549
荧光酶免疫分析(fluorescence enzyme immunoassay) 969

荧光免疫技术(fluorescence immunoassay,FIA) 960

荧光偏振免疫分析(flourescence polarizalion immunoassay,FPIA) 626,969

荧光原位杂交(fluoressence in situ hybridization, FISH) 541,1104

幽门螺杆菌(Helicobacter pylori,Hp) 679

游离 T_3(free T_3,FT_3) 1077

游离 T_4(free T4,FT_4) 1077

有证参考物质(certified reference material,CRM) 503

诱导契合(induced fit) 448

与丙酮酸(pyruvate) 601

原发性 T 细胞免疫缺陷(primary T lymphocytes deficiency) 1109

原发性补体系统缺陷病(primary complement system deficiency) 1112

原发性胆汁性胆管炎(primary biliary cholangitis, PBC) 1064

原发性胆汁性肝硬化(primary biliary cirrhosis, PBC) 660

原发性肝癌(primary hepatic carcinoma,PHC) 665

原发性高血压(essential hypertension,EH) 699,769

原发性抗磷脂综合征(primary antiphospholipid syndrome,PAPS) 1060

原发性免疫缺陷病(primary immunodeficiency disease,PIDD) 1106

原发性血小板增多症(essential thrombocythemia, ET) 292

原发性硬化性胆管炎(primary sclerosing cholangitis,PSC) 660,1065

原始髓细胞(myeloblasts) 316

原位 PCR(in situ PCR) 548

原位杂交(in situ hybridization,ISH) 540

原子力显微镜(atomic force microscopy,AFM) 562

原子吸收分光光度法(atomic absorption spectrophotometry,AAS) 410,655

原子吸收光谱法(atomic absorption spectrometry, atomic absorption spectroscopy) 410

允许总误差(allowable total error,TEa) 505

允许作用(permissive action) 709

孕激素受体(progesterone,PR) 1129

Z

杂交测序法(sequencing by hybridization,SBH) 561

杂交探针(hybridization probes) 550

载体(vector) 521

载脂蛋白(apolipoprotein, apoprotein, Apo) 492

在线孟德尔人类遗传(online mendelian inheritance in man,OMIM) 573

早期抗原(early antigen,EA) 886

藻胆蛋白类(family of phycobili proteins) 975

藻红蛋白(phycoerythrin,PE) 974,975,960

藻红蛋白-德州红(energy coupled dye,ECD) 975

藻红蛋白花青苷 5(phycoerythrin cyanin 5,PE-Cy5) 975

藻红蛋白花青苷 7(phycoerythrin cyanin 7,PE-Cy7) 975

造血微环境(hematopoietic microenvironment) 281

增色效应(hyperchromic effect) 532

阵发性冷性血红蛋白尿症(paroxysmal cold hemoglubinuria,PCH) 1067

诊断检验(physicians-office testing) 201

诊断性试验(diagnostic test) 56

真核翻译起始因子-4G(eukaryote initiation factor 4G,EIF-4G) 864

真菌肺孢子菌科(Pneumocystis) 907

真性红细胞增多症(polycythemia vera,PV) 290

真阳性率(true positive rate,TPR) 57

真阴性(true negative,TN) 57

真阴性率(true negative rate,TNR) 57

支链 DNA 技术(branched DNA,bDNA) 740

支链氨基酸(branched chain amino acids,BCAA) 626

支气管肺泡灌洗液(bronchoalveolar lavage,BAL) 918

肢端肥大症(acromegaly) 706

脂蛋白(a)[lipoprotein(a),Lp(a)] 694

脂蛋白 X(lipoprotein X,LP-X) 668

脂蛋白脂肪酶(lipoprotein lipase,LPL) 597

脂肪酶(lipase,LPS) 459
脂肪酸结合蛋白(fatty acid binding protein, FABP) 697
脂质体(liposome) 527
直接抗人球蛋白试验(direct antiglobulin test, Coombs test,DAT) 1067
直接重复序列(direct repeat,DR) 876
质粒(plasmid) 521
质谱(mass spectrometry,MS) 425
治疗药物监测(therapic drug monitoring,TDM) 715,969
中国合格评定国家认可委员会(CNAS) 509
终点法(end-point assay) 452
终点分析法(end point method) 466
肿瘤多药耐药基因(multi-drugs resistance gene, MDR gene) 554
肿瘤坏死因子(Tumour necrosis factor,TNF) 652,1103
肿瘤生长因子-α(tumor necrosis factor-α,TNF-α) 663
重症肌无力(myasthenia gravis,MG) 1074
重症联合免疫缺陷病(severe combined immunodeficiency disease,SCID) 1110
重组免疫印迹法(recombinant immunoblot assay, RIBA) 880
周转时间(turnaround time,TAT) 588
主要易化子超家族(major facilitator superfamily, MFS) 821
主要组织相容性复合体(major histocompatibility complex MHC) 772,1140
转导(transduction) 527
转化(transformation) 527
转化生长因子β(transforming growth factor β, TGF-β) 652,663
转化医学(translational medicine) 200
转换(transition) 758
转基因技术(transgenic technique) 529
转录介导的扩增系统(transcription mediated amplification,TMA) 742
转染(transfection) 527
转铁蛋白(transferrin,TRF) 416,619,996
转铁蛋白受体(transferrin receptor,TFR) 1130
转移酶类(transferases) 447
准确度(accuracy,ACC) 58,584
紫外分光光度法(visible and ultraviolet spectrophotometry) 464
自毁容貌综合征(Lesch-Nyhan syndrome) 628
自然杀伤细胞(natural kill cell,NK 细胞) 946,978
自身免疫溶血性贫血(autoimmune hemolytic anemia,AIHA) 1067
自身免疫性多内分泌腺综合征(autoimmune polyglandular syndrome,APGS) 1080
自身免疫性肝炎(autoimmune hepatitis,AIH) 660,1063
自身免疫性卵巢炎(autoimmune oophoritis,AO) 1081
自由水清除率(free water clearance,C_{H_2O}) 687
总补体溶血活性(50% hemolytic unit of complement,CH_{50})测定 991
总胆红素(total bilirubin,TB) 668
总胆汁酸(total bile acids,TBA) 669
总甲状腺素(total thyroxine,TT_4) 1077
总三碘甲状腺原氨酸(total triiodothyronine,TT_3) 1077
总误差(total error,TE) 505
组织多肽抗原(tissue polypeptide antigen,TPA) 1127
组织多肽特异性抗原(tissue polypeptide specific antigen,TPS) 1128
组织原位杂交(tissue in situ hybridization) 541
最大胃酸分泌量(maximal acid output,MAO) 675

附件一

卫生系列高级专业技术资格考试(临床医学检验)检验医师系列考试大纲

大纲 A　卫生系列高级专业技术资格考试(临床医学检验)临床基础检验专业考试大纲(正高)

一、专业知识

(一)本专业知识

1. 掌握临床检验基础专业的基础理论,掌握临床检验基础项目所涉及的生理学、病理学、生物化学、免疫学、微生物学、医学统计学的基本理论。

2. 熟练掌握临床血液一般检验、尿液检验、粪便检验、体液(脑脊液、浆膜腔积液、关节腔积液、精液、前列腺液、阴道分泌物、痰液、羊水等)检验的专业理论知识。

(二)相关专业知识

1. 熟悉临床生物化学和生物化学检验、临床血液学和血液检验、临床微生物学和微生物学检验、临床免疫学和免疫检验、临床寄生虫学和寄生虫检验、临床实验室管理、检验仪器学、计算机科学的相关知识。

2. 熟悉与本专业密切相关学科的理论,如细胞生物学、临床流行病学等。

二、学科新进展

熟悉临床检验基础国内外现状及发展趋势,不断吸取新理论、新知识、新技术,如血液分析仪技术、尿液分析仪技术、计算机辅助精液分析技术和体液检测的进展。

三、专业实践能力

1. 熟练掌握毛细血管采血、静脉采血的方法学评价及临床应用;常用抗凝剂种类、抗凝原理和临床应用;血细胞(红细胞、白细胞、血小板)检测技术(数量、形态)、参考区间、临床应用及注意事项。

熟练掌握血液分析仪检测原理、检测参数、校准与性能评价、标准操作及注意事项。

2. 熟练掌握尿液标本采集、保存的方法学评价;尿液理学、化学,尿沉渣显微镜检查的内容、参考区间、临床应用及注意事项。熟练掌握尿液干化学分析仪和试带检测原理、分析参数、标准操作、临床应用及注意事项。熟悉尿液有形成分检测原理、检测参数及临床应用。熟练掌握尿液干化学分析仪、有形成分分析仪检测结果异常时进行显微镜复查的标准。掌握尿液人绒毛膜促性腺激素检查的方法学评价及临床应用。

3. 熟练掌握粪便采集与送检的方法学评价;理学检查及显微镜检查内容;隐血试验的原理、方法学评价、临床应用及注意事项。

4. 掌握体液检查标本采集与送检的特点、理学检查的临床应用。

掌握脑脊液检查适应证、禁忌证、化学检查、显微镜检查的内容、参考区间及临床应用;常见中枢神经系统疾病的脑脊液检查特点。

掌握浆膜腔积液化学、显微镜检查内容、参考区间及临床应用;漏出液与渗出液的鉴别要点;常见良、恶性浆膜腔积液检测特点。

熟悉关节腔积液显微镜检查特点、参考区间及临床应用。

掌握精液显微镜检查内容、参考区间及临床应用。

掌握前列腺液检查显微镜检查内容、参考范围与临床应用。

掌握阴道分泌物清洁度检查、病原学检查内容、参考范围及临床应用。

5. 熟练掌握临床检验基础分析前、中、后的质量管理。

6. 掌握临床检验基础的实验室生物安全基本要求。

7. 熟练掌握临床检验基础的结果分析与临床沟通的技能。

8. 熟悉寄生虫检验方法评价和质量保证;掌握寄生虫检验临床应用。

附:本专业检验项目

1. 血液标本的采集与血液涂片的制备。
2. 红细胞检查。
3. 白细胞检查。
4. 血小板检查。
5. 血液分析仪的临床应用。
6. 血栓与止血一般检验。
7. 尿液标本的采集与处理。
8. 尿液理学和化学检查。
9. 尿液沉渣显微镜检查。
10. 尿液有形成分仪器分析。
11. 脑脊液检验。
12. 浆膜腔积液检验。
13. 粪便检验。
14. 精液检查。
15. 前列腺液检查。
16. 阴道分泌物检查。
17. 寄生虫检验。

大纲 B　卫生系列高级专业技术资格考试(临床医学检验)临床基础检验专业考试大纲(副高)

一、专业知识

(一)本专业知识

1. 熟悉临床检验基础专业的基础理论,熟悉临床检验基础项目所涉及的生理学、病理学、生物化学、免疫学、微生物学、医学统计学的基本理论。

2. 掌握临床血液一般检验、尿液检验、粪便检验、体液(脑脊液、浆膜腔积液、关节腔积液、精液、前列腺液、阴道分泌物)检验的专业理论知识。

(二)相关专业知识

熟悉临床生物化学和生物化学检验、临床血液学和血液检验、临床微生物学和微生物学检验、临床免疫学和免疫检验、临床寄生虫学和寄生虫检验、临床实验室管理、检验仪器学、计算机科学的相关知识。

二、学科新进展

熟悉临床检验基础国内外现状及发展趋势,不断吸取新理论、新知识、新技术,如血液分析仪技术、尿液分析仪技术和体液检测的进展。

三、专业实践能力

1. 熟练掌握毛细血管采血、静脉采血的方法学评价及临床应用;常用抗凝剂种类、抗凝原理和临床应用;血细胞(红细胞、白细胞、血小板)检测技术(数量、形态)、参考区间、临床应用及注意事项。

熟练掌握血液分析仪检测原理、检测参数、校准与性能评价、标准操作及注意事项。

2. 熟练掌握尿液标本采集、保存的方法学评价;尿液理学、化学、尿沉渣显微镜检查的内容、参考区间、临床应用及注意事项。熟练掌握尿液干化学分析仪和试带检测原理、分析参数、标准操作、临床应用及注意事项。熟悉尿液有形成分检测原理、检测参数。熟练掌握尿液干化学分析仪、有形成分分析仪检测结果异常时进行显微镜复查的标准。熟悉尿液人绒毛膜促性腺激素检查的临床应用。

3. 熟练掌握粪便采集与送检的方法学评价;理学检查及显微镜检查内容;隐血试验的原理、方法学评价、临床应用及注意事项。

4. 掌握体液检查标本采集与送检的特点、理学检查的临床应用。

掌握脑脊液检查适应证、禁忌证、化学检查、显微镜检查的内容、参考及临床应用;常见中枢神经系统疾病的脑脊液检查特点。

掌握浆膜腔积液化学、显微镜检查内容、参考及临床应用;漏出液与渗出液的鉴别要点;常见良、恶性浆膜腔积液检测特点。

熟悉关节腔积液显微镜检查特点、参考范围及临床应用。

熟悉精液显微镜检查内容、参考及临床应用。

熟悉前列腺液检查显微镜检查内容、参考与临床应用。

熟悉阴道分泌物清洁度检查、病原学检查内容、参考及临床应用。

5. 掌握临床检验基础分析前、中、后的质量管理。

6. 熟悉临床检验基础的实验室生物安全基本要求。

7. 掌握临床检验基础的结果分析与临床沟通的技能。

8. 了解寄生虫检验方法评价和质量保证;熟悉寄生虫检验临床应用。

附:本专业检验项目

1. 血液标本的采集与血涂片的制备。
2. 红细胞检查。
3. 白细胞检查。
4. 血小板检查。
5. 血液分析仪的临床应用。
6. 血栓与止血一般检验。
7. 尿液标本的采集与处理。
8. 尿液理学和化学检查。
9. 尿液沉渣显微镜检查。
10. 尿液有形成分仪器分析。
11. 脑脊液检验。
12. 浆膜腔积液检验。
13. 粪便检验。
14. 精液检查。
15. 前列腺液检查。
16. 阴道分泌物检查。
17. 寄生虫检验。

大纲 C　卫生系列高级专业技术资格考试(临床医学检验)临床血液学专业考试大纲(正高)

一、专业知识

(一)本专业知识

1. 熟练掌握造血系统的基本理论；熟练掌握各类血细胞的基本结构和形态；熟练掌握血液病的各种实验诊断技术及临床意义。

2. 掌握血液学检查项目的室内质量控制及室间质量评价，掌握实验数据的统计分析，掌握实验室信息系统的使用和管理。

(二)相关专业知识

1. 掌握血液系统的生理，熟练掌握血液病的病理学、病理生理学、临床生化、临床血液免疫、血液遗传学等相关知识。

2. 熟练掌握血液病的临床特征、诊断标准和治疗原则。

3. 掌握血液学及相关实验室检测项目、原理和临床意义。

二、学科新进展

1. 熟练掌握本专业国内外现状及发展趋势，不断吸取新理论、新知识、新技术。如血液病的遗传学和分子生物学研究的新进展、新技术；止血血栓相关疾病的分子基础的进展和新技术方法及其在医疗实践和科学研究中的应用；造血和淋巴组织肿瘤的 WHO 分型标准。

2. 掌握血液学及相关学科新的实验室检查项目的应用。

三、专业实践能力

1. 熟练掌握血常规中各项指标的检测原理和临床意义。

2. 熟练掌握血细胞形态学特点及分化与发育规律，熟练掌握各系、各阶段血细胞的正常与异常骨髓形态学特征；熟练掌握血细胞的化学染色的原理和临床意义。

3. 掌握红细胞的结构、生理特征和功能、生化代谢特点；熟练掌握各种贫血的基本特点和发病机制；熟练掌握各种贫血的实验诊断及鉴别诊断；掌握红细胞检查在贫血中的正确选择、应用评价。

4. 熟练掌握白细胞计数、分类计数及临床意义；掌握白细胞病理性形态变化；熟悉白细胞功能检查的技术方法与临床意义。

5. 熟练掌握各类白血病的骨髓细胞形态学诊断、形态学分型及细胞化学鉴别技术方法；熟练掌握白血病免疫分型，熟悉白血病的细胞遗传学和分子生物学检测。

6. 熟练掌握其他血液系统疾病的骨髓象分析与报告，掌握常见骨髓转移性肿瘤的细胞形态学特征。

7. 熟练掌握出血和血栓性疾病的筛查及确诊实验原理和临床意义，掌握其实验诊断的技术方法。

8. 熟练掌握常见出血性和血栓性疾病的诊断与鉴别诊断；熟练掌握抗凝和溶栓治疗监测指标的选择和临床应用。

9. 熟悉血液分析仪和止血血栓分析仪的检测原理、程序设置、分析参数；掌握临床应用及临床咨询。

10. 熟悉临床血液学检查项目的标准操作规程，掌握其室内质量控制和室间质量评价的程序；掌握生物安全知识；熟练掌握实验数据的统计分析、实验室信息系统的使用与管理；熟悉各种临床血液学专业仪器的校准、常见故障的处理。

附:本专业疾病及相关实验室检查项目

一、常见血液病

1. 缺铁性贫血。
2. 巨幼细胞性贫血。
3. 再生障碍性贫血。
4. 溶血性贫血。
5. 白血病。
6. 骨髓增生异常综合征。
7. 骨髓增殖性肿瘤。
8. 淋巴瘤。
9. 其他白细胞疾病。
10. 血小板减少症。
11. 血友病和血管性血友病。
12. 易栓症。

二、相关实验室检查项目

1. 血液一般检查。

2. 溶血性贫血的筛查检测。
3. 免疫性溶血性贫血查检测。
4. 红细胞膜缺陷的检测。
5. 红细胞酶缺陷的检测。
6. 血红蛋白分析及珠蛋白生成异常的检测。
7. 阵发性睡眠性血红蛋白尿症检测。
8. 骨髓细胞学检查及其适应证和禁忌证。
9. 血细胞的细胞化学染色。
10. 血细胞免疫分型。
11. 细胞遗传学分析。
12. 白血病分子生物学检验。
13. 白血病的疗效标准。
14. 血管壁的检测。
15. 血小板的检测。
16. 凝血因子的测定。
17. 纤维蛋白溶解检测。
18. DIC 的实验室诊断。
19. 抗栓治疗监测。
20. 血栓形成的实验室检测。

大纲 D 卫生系列高级专业技术资格考试(临床医学检验) 临床血液学专业考试大纲(副高)

一、专业知识

(一)本专业知识

1. 掌握造血系统的基本理论;熟练掌握各类血细胞的基本结构和形态;熟练掌握血液病的各种实验诊断技术及临床意义。

2. 熟悉血液学检查项目的室内质量控制及室间质量评价,掌握实验数据的统计分析,熟悉实验室信息系统的使用和管理。

(二)相关理论知识

1. 掌握血液系统的生理,掌握血液病的病理学、病理生理学、临床生化、临床血液免疫、血液遗传学等相关知识。

2. 掌握血液病的临床特征及诊断标准。

3. 掌握血液学及相关实验室检测项目、原理和临床意义。

二、学科新进展

1. 掌握本专业国内外现状及发展趋势,不断吸取新理论、新知识、新技术,如血液病的遗传学和分子生物学研究的新进展、新技术;止血血栓相关疾病的分子基础的进展和新技术方法,及其在医疗实践和科学研究中的应用。

2. 熟悉血液学及相关学科新的实验室检查项目的应用。

三、专业实践能力

1. 熟练掌握血常规中各项指标的检测原理和临床意义。

2. 熟练掌握血细胞形态学特点及分化与发育规律,掌握各系、各阶段血细胞的正常与异常骨髓形态学特征;熟练掌握血细胞的化学染色的原理和临床意义。

3. 熟悉红细胞的结构、生理特征和功能、生化代谢特点;掌握各种贫血的基本特点和发病机制;熟练掌握各种贫血的实验诊断及鉴别诊断;熟悉红细胞检查在贫血中的正确选择、应用评价。

4. 熟练掌握白细胞计数、分类计数及临床意义;掌握白细胞病理性形态变化;熟悉白细胞功能检查的技术方法与临床意义。

5. 熟练掌握各类白血病的骨髓细胞形态学诊断、形态学分型及细胞化学鉴别技术方法;掌握白血病免疫分型,熟悉白血病的细胞遗传学和分子生物学检测。

6. 熟练掌握其他血液系统疾病的骨髓象分析与报告,掌握常见骨髓转移性肿瘤的细胞形态学特征。

7. 熟练掌握出血和血栓性疾病的筛查及确诊实验原理和临床意义,掌握其实验诊断的技术方法。

8. 掌握常见出血性和血栓性疾病的诊断与鉴别诊断;掌握抗凝和溶栓治疗监测指标的选择和临床应用。

9. 熟悉血液分析仪和止血血栓分析仪的检测原理、程序设置、分析参数与应用。

10. 熟悉临床血液学检查项目的标准操作规程,掌握其室内质量控制和室间质量评价的程序;掌握生物安全知识;掌握实验数据的统计分析、实验室信息系统的使用与管理。

附:本专业疾病及相关实验室检查项目

一、常见血液病

1. 缺铁性贫血。
2. 巨幼细胞性贫血。
3. 再生障碍性贫血。
4. 溶血性贫血。
5. 白血病(不包括特殊类型白血病)。
6. 骨髓增生异常综合征。
7. 骨髓增殖性肿瘤。
8. 淋巴瘤。
9. 其他白细胞疾病。
10. 特发性血小板减少性紫癜。
11. 血友病。
12. 易栓症。

二、相关实验室检查项目

1. 血液一般检查。
2. 溶血性贫血的筛查检测。
3. 免疫性溶血性贫血检测。
4. 红细胞膜缺陷的检测。
5. 红细胞酶缺陷的检测。
6. 血红蛋白分析及珠蛋白生成异常的检测。

7. 阵发性睡眠性血红蛋白尿症检测。
8. 骨髓细胞学检查及其适应证和禁忌证。
9. 血细胞的细胞化学染色。
10. 血细胞免疫分型。
11. 细胞遗传学分析。
12. 白血病分子生物学检验。
13. 白血病的疗效标准。
14. 血管壁的检测。
15. 血小板的检测。
16. 凝血因子的测定。
17. 纤维蛋白溶解检测。
18. DIC 的实验室诊断。
19. 抗栓治疗监测。
20. 血栓形成的实验室检测。

大纲 E 卫生系列高级专业技术资格考试(临床医学检验) 临床生化专业考试大纲(正高)

一、专业知识

(一)本专业知识

熟练掌握有关临床生物化学的基础知识,重点掌握肝胆、心脏、肾、骨、内分泌及胃肠胰等疾病的病理生理学及检验项目,掌握蛋白质、糖、脂蛋白代谢异常和水-电解质平衡紊乱的病因学与发病机制及其相关的实验室检查。

(二)相关专业知识

1. 熟悉相关临床学科的基础理论知识,包括内科学、儿科学和传染病学等。

2. 掌握临床医学检验相关学科的基本知识,包括临床免疫学、临床微生物学、临床血液学、临床基础检验等。

3. 掌握本专业密切相关的基础学科的理论,包括生理学、病理生理学、细胞生物学和遗传学等。

4. 掌握医学统计学、实验室质量控制的基本知识。

二、学科新进展

1. 熟悉常见病的临床生物化学诊断新进展,不断吸取新理论、新知识、新技术。

2. 掌握临床生物化学检验技术的新进展。

三、专业实践能力

1. 结合临床病例正确分析检验结果。

2. 了解血浆蛋白的功能及分类。掌握血浆蛋白质的测定、血清蛋白电泳分析的基本技术及其临床应用。

3. 熟悉血糖调节机制。掌握糖尿病的诊断标准、分型。掌握糖尿病相关生化指标的检测方法及临床应用。

4. 掌握血浆脂蛋白代谢的基本知识、高脂血症的分型及临床特点。熟悉三酰甘油、胆固醇、载脂蛋白、脂蛋白(a)等检测的方法。

5. 了解心脏疾病的类型及临床特点。掌握心肌损伤、心力衰竭的生物化学标志物的实验室检查及其临床应用。熟悉炎性标志物实验室检查的临床意义。

6. 了解肝胆疾病的类型及临床特点。掌握肝胆疾病相关的各类生化指标的特点及临床应用。掌握肝功能检查项目的选择原则与评价。

7. 了解肾疾病的类型及临床特点。熟悉肾疾病的生物化学实验室检查各项技术并熟练掌握其临床应用。

8. 了解常见内分泌疾病的类型。熟悉内分泌疾病的生物化学实验室检查技术并熟练掌握其临床应用。

9. 掌握主要肿瘤标志物测定的临床意义。熟悉各项肿瘤标志物测定的方法学。

10. 熟悉治疗药物的基本概念及其检测技术。了解需进行血药浓度监测的常见药物的代谢特点。

11. 熟悉胃肠功能的实验室检查技术。掌握胰腺炎实验室检查项目的临床应用。

12. 了解电解质平衡紊乱的实验室检查技术。掌握血气分析的注意事项及各种酸碱平衡失调的判定。

13. 熟悉自动生化分析的检查技术,如自动生化分析仪的分类、结构;主要分析参数及其设置的原则;熟悉酶催化活性浓度的测定和代谢物浓度酶促法测定的基本理论等。

14. 掌握实验室分析前、中、后的质量控制。

附:本专业主要业务内容

1. **糖代谢检查** 糖尿病的诊断与分型,糖尿病的主要代谢紊乱,糖尿病的生物化学检测。

2. **血浆脂蛋白及其代谢紊乱** 血浆脂蛋白的分类、组成与结构,脂蛋白代谢紊乱与动脉粥样硬化。

3. **心脏疾病的生物化学标志物** 心肌酶谱,心肌损伤的蛋白标志物,急性冠状动脉综合征时如何应用心脏标志物。

4. **肝胆疾病的生物化学诊断** 血清酶学检查、胆红素和胆汁酸代谢检查,血清蛋白电泳的分析及蛋白质代谢的检查。

5. **肾疾病的生物化学诊断** 常见肾疾病的生物化学检查,肾小球滤过功能的检查,远曲肾小管及近曲肾小管功能的检查,早期肾损伤的检查与监测,肾病实验室检验项目的选择与应用。

6. **内分泌疾病的生物化学诊断** 下丘脑-垂体内分泌功能紊乱的临床生物化学,甲状腺功能紊乱的临床生物化学,肾上腺功能紊乱的临床生物化学,性激素紊乱的临床生物化学。

7. 肿瘤标志物　肿瘤标志物的分类,肿瘤标志物的临床应用范围,肿瘤标志物的检测方法和质量控制。

8. 治疗药物浓度监测　药动学基础及有关参数的应用,治疗药物监测依据,药物浓度测定常用技术,进行药物浓度监测的主要药物,治疗药物浓度监测的临床应用。

9. 胃肠胰疾病的临床生物化学　胰腺外分泌功能的酶学检查,胃肠功能检测及临床意义。

10. 体液平衡和酸碱平衡紊乱　钾、钠、氯测定及方法学评价,血液气体的特性,酸碱平衡紊乱的判断。

11. 诊断酶学　酶促反应动力学,酶活性浓度的测定技术。

12. 自动生物化学分析仪的应用与原理　自动生化分析仪的类型、性能及评价,自动生化分析仪常用分析方法。

13. 临床生物化学检验质量控制　控制物的种类及其应用,室内质量控制的主要方法,室间质量评价的统计方法。

14. 临床生物化学实验室基本技术　常用临床生物化学分析技术,常用免疫分析技术,生物芯片和生物传感技术,酶蛋白分离纯化技术。

大纲 F 卫生系列高级专业技术资格考试(临床医学检验)临床生化专业考试大纲(副高)

一、专业知识

(一)本专业知识

掌握有关临床生物化学的基础知识,重点掌握肝胆、心脏、肾、骨、内分泌及胃肠胰等疾病的病理生理学及检验项目,熟悉蛋白质、糖、脂蛋白代谢异常和水-电解质平衡紊乱的病因学与发病机制及其相关的实验室检验项目。

(二)相关专业知识

1. 熟悉相关临床学科的基础理论知识,包括内科学、儿科学和传染病学等。
2. 了解临床医学检验相关学科的基本知识,包括临床免疫学、临床微生物学、临床血液学、临床基础检验等。
3. 熟悉本专业密切相关的基础学科的理论,包括生理学、病生理学、细胞生物学和遗传学等。
4. 掌握医学统计学、实验室质量控制的基本知识。

二、学科新进展

1. 了解常见病的临床生物化学诊断新进展,不断吸取新理论、新知识、新技术。
2. 熟悉临床生物化学检验技术的新进展。

三、专业实践能力

1. 结合临床病例正确分析检验结果。
2. 了解血浆蛋白的功能及分类。掌握血浆蛋白质的测定、血清蛋白电泳分析的基本技术及其临床应用。
3. 熟悉血糖调节机制。掌握糖尿病的诊断标准、分型。掌握糖尿病相关生化指标的检测方法及临床应用。
4. 熟悉血浆脂蛋白代谢的基本知识、高脂血症的分型及临床特点。掌握三酰甘油、胆固醇、载脂蛋白、脂蛋白(a)等的检测方法。
5. 了解心脏疾病的类型及临床特点;掌握心肌损伤、心力衰竭的生物化学标志物的实验室检查及其临床应用。熟悉炎性标志物实验室检查的临床意义。
6. 了解肝胆疾病的类型及临床特点;掌握肝胆疾病相关的各类生化指标的特点及临床应用。掌握肝功能检查项目的选择原则与评价。
7. 了解肾疾病的类型及临床特点;掌握肾疾病的生物化学实验室检查各项技术并掌握其临床应用。
8. 了解常见内分泌疾病的类型;了解内分泌疾病的生物化学实验室检查技术并掌握其临床应用。
9. 熟悉主要肿瘤标志物测定的临床意义,掌握各项肿瘤标志物测定的方法学。
10. 熟悉治疗药物的基本概念及其检测技术,了解需进行血药浓度监测的常见药物的代谢特点。
11. 熟悉胃肠功能的实验室检查技术;掌握胰腺炎实验室检查项目的临床应用。
12. 了解电解质平衡紊乱的实验室检查技术;熟悉血气分析的注意事项及各种酸碱平衡失调的判定。
13. 熟悉自动生化分析的检查技术;如自动生化分析仪的分类、结构;主要分析参数及其设置的原则;了解酶催化活性浓度的测定和代谢物浓度酶促法测定的基本理论等。
14. 熟悉实验室分析前、中、后的质量控制。

附:本专业主要业务内容

1. **糖代谢检查** 糖尿病的诊断与分型,糖尿病的主要代谢紊乱,糖尿病的生物化学检测。
2. **血浆脂蛋白及其代谢紊乱** 血浆脂蛋白的分类、组成与结构,脂蛋白代谢紊乱与动脉粥样硬化。
3. **心脏疾病的生物化学标志物** 心肌酶谱,心肌损伤的蛋白标志物,急性冠状动脉综合征时如何应用心脏标志物。
4. **肝胆疾病的生物化学诊断** 血清酶学检查、胆红素和胆汁酸代谢检查,血清蛋白电泳的分析及蛋白质代谢的检查。
5. **肾疾病的生物化学诊断** 常见肾疾病的生物化学检查,肾小球滤过功能的检查,远曲肾小管及近曲肾小管功能的检查,早期肾损伤的检查与监测,肾病实验室诊断项目的选择与应用。
6. **内分泌疾病的生物化学诊断** 下丘脑-垂体内分泌功能紊乱的临床生物化学,甲状腺功能紊乱的临床生物化学,肾上腺功能紊乱的临床生物化学,性激素紊乱的临床生物化学。

7. **肿瘤标志物** 肿瘤标志物的分类,肿瘤标志物的临床应用范围,肿瘤标志物的检测方法和质量控制。

8. **治疗药物浓度监测** 药动学基础及有关参数的应用,治疗药物监测依据,药物浓度测定常用技术,进行药物浓度监测的主要药物,治疗药物浓度监测的临床应用。

9. **胃肠胰疾病的临床生物化学** 胰腺外分泌功能的酶学检查,胃肠功能检测及临床意义。

10. **体液平衡和酸碱平衡紊乱** 钾、钠、氯测定及方法学评价,血液气体的特性,酸碱平衡紊乱的判断。

11. **诊断酶学** 酶促反应动力学,酶活性浓度的测定技术。

12. **自动生物化学分析仪的应用与原理** 自动生化分析仪的类型、性能及评价,自动生化分析仪常用分析方法。

13. **临床生物化学检验质量控制** 控制物的种类及其应用,室内质量控制的主要方法,室间质量评价的统计方法。

14. **临床生物化学实验室基本技术** 常用临床生物化学分析技术,常用免疫分析技术,生物芯片和生物传感技术,酶蛋白分离纯化技术。

大纲G 卫生系列高级专业技术资格考试(临床医学检验)临床微生物专业考试大纲(正高)

一、专业知识

(一)本专业知识

1. 熟练掌握临床微生物专业的基础理论,掌握细菌、真菌、病毒等微生物的形态与结构、生理特性、遗传与变异、感染与免疫、微生物感染的防治原则、分类与命名等基本理论。

2. 掌握微生物专业相关的仪器分析、免疫学、质量管理、医学统计学等专业技术知识。

(二)相关专业知识

1. 掌握感染性疾病的相关临床知识。
2. 掌握临床药理学的相关知识。
3. 熟悉与本专业密切相关的专业知识如细胞生物学。

二、学科新进展

1. 熟悉新发现微生物及其所致感染性疾病的主要特点,如严重急性呼吸综合征(SARS)相关冠状病毒、禽流感病毒和猪链球菌等。

2. 熟悉临床微生物检验的新方法和新技术,如蛋白质或核酸的检测芯片等;及时掌握美国CLSI/NCCLS颁布的体外药物敏感试验指南。

3. 熟悉新发现的细菌耐药机制及耐药菌检测方法的新进展。

4. 了解微生物分类与命名的新进展。

三、专业实践能力

1. 熟练掌握微生物学基本检验技术试验方法的原理、操作方法、相关试剂的配制及应用。

(1)细菌形态学检查。
(2)细菌的培养与分离技术。
(3)细菌的生化反应试验。
(4)细菌的免疫学检测技术。
(5)分子生物学技术。
(6)数码分类鉴定系统及自动化检测系统(微生物鉴定、药敏系统、血培养系统)。
(7)动物实验。
(8)菌种的保存与管理。
(9)真菌感染、病毒感染的实验诊断。

2. 熟练掌握临床微生物学检验常见微生物的生物学性状、鉴定分离技术、生化反应原理和结果及其他相关检验技术,对少见的微生物也应有一定的了解。

3. 熟练掌握各种细菌和真菌的药敏试验的原理、结果解释、影响因素。掌握常见耐药菌的耐药机制及其检测方法。熟悉联合药敏试验的适应证、结果类型。了解体液中抗菌药物浓度测定的适应证及方法。

4. 熟练掌握各类临床标本的送检指征、采集和运送的方法及注意事项,掌握不同标本的常见病原菌种类、临床意义、不同标本的实验室处理方法、检验流程、结果的报告方式及解释。

5. 熟练掌握室内质控、室间质控、质量控制失控的分析及处理。

6. 掌握临床微生物实验室的安全与防护,各项措施及规章制度。各种消毒灭菌的方法、原理、应用及效果监测。

7. 掌握各种常见的感染性疾病、病因、发病机制、诊断、鉴别诊断及治疗方法。熟悉本专业危重病人的诊断,治疗及并发症处理工作。对本专业的一些少见疾病应有一定的了解,能对其进行诊断、鉴别诊断和治疗。

8. 熟练掌握医院感染的诊断标准及医院感染的特点。引起医院感染的常见菌、细菌的耐药趋势、当前临床重点监测的多重耐药菌。控制医院感染的意义及对策。医院感染的监测内容。

9. 对各种抗菌、抗病毒药物的分类、作用、副作用、药理及药动学和药效学应有较深的了解。

附:本专业病种

1. 菌血症。
2. 细菌性脑膜炎。
3. 流行性乙型脑炎。
4. 真菌性脑膜炎。
5. 外伤性创伤感染。
6. 化脓性骨关节炎。
7. 慢性骨髓炎。
8. 上呼吸道感染。
9. 肺炎。
10. 支气管炎。
11. 细菌性食物中毒。

12. 感染性胃肠炎和腹泻。
13. 胆道感染。
14. 腹腔感染。
15. 肾盂肾炎。
16. 膀胱炎。
17. 尿道炎。
18. 前列腺炎。
19. 梅毒。
20. 细菌性、真菌性阴道病。
21. 淋病。
22. 脊髓灰质炎。
23. 病毒性肝炎。
24. 获得性免疫缺陷综合征。
25. 肾综合征出血热。
26. 汉坦病毒肺综合征。
27. 皮肤及软组织感染。

附录

1. 细菌、真菌、病毒等微生物的基础理论。
2. 微生物基本检验技术
   (1) 细菌形态学检查。
   (2) 细菌的培养与分离技术。
   (3) 细菌的生化反应试验。
   (4) 细菌的免疫学检测技术。
   (5) 数码分类鉴定系统及自动化检测系统（微生物鉴定、药敏系统、血培养系统）。
   (6) 分子生物学技术。
   (7) 动物实验。
   (8) 菌种的保存与管理。
   (9) 真菌感染、病毒感染的实验诊断。
3. 常见微生物的生物学性状及检验技术：主要是球菌、肠杆菌科、弧菌科、非发酵菌、苛养菌及人兽共患病原菌、革兰阳性杆菌、分枝杆菌、厌氧菌、螺杆菌、螺旋体、支原体、衣原体、立克次体、细菌L型、真菌、病毒概述、肝炎病毒、出血热病毒、人类免疫缺陷病毒、SARS冠状病毒、禽流感病毒等。
4. 药敏试验。
5. 各类临床标本微生物检验。
6. 质控。
7. 实验室的安全与防护。
8. 消毒灭菌。
9. 医院感染。
10. 抗菌、抗病毒药物。

大纲 H 卫生系列高级专业技术资格考试(临床医学检验) 临床微生物专业考试大纲(副高)

一、专业知识

(一)本专业知识

1. 掌握临床微生物专业的基础理论,包括细菌、真菌、病毒等微生物的形态与结构、生理特性、遗传与变异、感染与免疫。熟悉微生物感染的防治原则、分类与命名等基本理论。

2. 掌握微生物专业相关的仪器分析、免疫学、质量管理、医学统计学等专业技术知识。

(二)相关专业知识

1. 熟悉感染性疾病的相关临床知识。

2. 熟悉临床药理学的相关知识。

3. 了解与本专业密切相关的专业知识如细胞生物学。

二、学科新进展

1. 熟悉新发现微生物及其所致感染性疾病的主要特点,如严重急性呼吸综合征(SARS)相关冠状病毒、禽流感病毒和猪链球菌等。

2. 了解临床微生物检验的新方法和新技术,如蛋白质或核酸的检测芯片等;及时掌握美国CLSI/NCCLS颁布的体外药物敏感试验指南。

3. 熟悉新发现的细菌耐药机制及耐药菌检测方法的新进展。

4. 了解微生物分类与命名的新进展。

5. 了解本专业相关的国内外专家共识和应用指南。

三、专业实践能力

1. 微生物学基本检验技术试验方法的原理、操作方法、相关试剂的配制及应用。

(1)熟练掌握:①细菌形态学检查;②细菌的培养与分离技术;③细菌的生化反应试验;④细菌的免疫学检测技术;⑤数码分类鉴定系统及自动化检测系统(微生物鉴定、药敏系统、血培养系统)。

(2)掌握:①分子生物学技术;②动物实验;③菌种的保存与管理;④真菌感染、病毒感染的实验诊断。

2. 熟练掌握临床微生物学检验常见微生物的生物学性状、鉴定分离技术、生化反应原理和结果及其他相关检验技术,对少见的微生物也应有一定的了解。

3. 熟练掌握各种细菌和真菌的药敏试验的原理、结果解释、影响因素。熟悉常见耐药菌的耐药机制及其检测方法。熟悉联合药敏试验的适应证、结果类型。了解体液中抗菌药物浓度测定的适应证及方法。

4. 熟练掌握各类临床标本的送检指征、采集和运送的方法及注意事项,掌握不同标本的常见病原菌种类、临床意义、不同标本的实验室处理方法、检验流程、结果的报告方式及解释。

5. 掌握室内质控、室间质控、质量控制失控的分析及处理。

6. 熟悉临床微生物实验室的安全与防护,各项措施及规章制度。各种消毒灭菌的方法、原理、应用及效果监测。

7. 熟悉各种常见的感染性疾病、病因、发病机制、诊断、鉴别诊断及治疗方法。了解本专业危重病人的诊断,治疗及并发症处理工作。

8. 熟练掌握医院感染的诊断标准及医院感染的特点。引起医院感染的常见菌、细菌的耐药趋势、当前临床重点监测的多重耐药菌。控制医院感染的意义及对策。医院感染的监测内容。

9. 对各种抗菌、抗病毒药物的分类、作用、副作用、药理及药动学和药效学应有一定的了解。

附:本专业病种

1. 菌血症。
2. 细菌性脑膜炎。
3. 流行性乙型脑炎。
4. 真菌性脑膜炎。
5. 外伤性创伤感染。
6. 化脓性骨关节炎。
7. 慢性骨髓炎。
8. 上呼吸道感染。
9. 肺炎。
10. 支气管炎。
11. 细菌性食物中毒。
12. 感染性胃肠炎和腹泻。
13. 胆道感染。
14. 腹腔感染。

15. 肾盂肾炎。
16. 膀胱炎。
17. 尿道炎。
18. 前列腺炎。
19. 梅毒。
20. 细菌性、真菌性阴道病。
21. 淋病。
22. 脊髓灰质炎。
23. 病毒性肝炎。
24. 获得性免疫缺陷综合征。
25. 肾综合征出血热。
26. 汉坦病毒肺综合征。
27. 皮肤及软组织感染。

附录

1. 细菌、真菌、病毒等微生物的基础理论。
2. 微生物基本检验技术。
(1)细菌形态学检查。
(2)细菌的培养与分离技术。
(3)细菌的生化反应试验。
(4)细菌的免疫学检测技术。
(5)数码分类鉴定系统及自动化检测系统(微生物鉴定、药敏系统、血培养系统)。
(6)分子生物学技术。
(7)动物实验。
(8)菌种的保存与管理。
(9)真菌感染、病毒感染的实验诊断。
3. 常见微生物的生物学性状及检验技术:主要是球菌、肠杆菌科、弧菌科、非发酵菌、苛养菌及人兽共患病原菌、革兰阳性杆菌、分枝杆菌、厌氧菌、螺杆菌、螺旋体、支原体、衣原体、立克次体、细菌L型、真菌、病毒概述、肝炎病毒、出血热病毒、人类免疫缺陷病毒、SARS冠状病毒、禽流感病毒等。
4. 药敏试验。
5. 各类临床标本微生物检验。
6. 质控。
7. 实验室的安全与防护。
8. 消毒灭菌。
9. 医院感染。
10. 抗菌、抗病毒药物。

大纲 I 卫生系列高级专业技术资格考试(临床医学检验) 临床免疫学专业考试大纲(正高)

一、专业知识

(一)本专业知识

1. 熟练掌握医学免疫学的基础理论知识,并掌握临床免疫学的基础理论知识。
2. 掌握临床免疫学的基本技术知识。

(二)相关专业知识

1. 掌握内科学、传染病学、免疫预防和免疫治疗的相关知识。
2. 掌握临床检验诊断学、临床微生物学、分子生物学、医学统计学等学科的相关知识。
3. 熟悉与本专业密切相关的学科理论,如细胞生物学、遗传学、仪器分析学和医学科研与实验设计等相关知识。
4. 掌握本专业相关的国内外专家共识和应用指南。

二、学科新进展

1. 熟悉本专业国内外现状及发展趋势,不断吸收新理论、新知识、新技术,如实验室全面质量管理、免疫遗传学、免疫耐受、循证检验医学等检验医学进展与实践。
2. 对相关学科,如临床微生物学、临床生物化学、分子生物学、免疫病理学等学科的近年进展有较深的了解。

三、专业实践能力

1. 了解免疫原和抗血清的制备技术。
2. 了解单克隆抗体和基因工程抗体的制备技术。
3. 掌握凝集反应、沉淀反应等免疫检测技术。
4. 掌握免疫标记技术。
5. 掌握免疫电泳技术并熟悉临床应用。
6. 掌握免疫组织化学技术。
7. 熟练掌握免疫细胞、免疫分子,如CK、Ig、自身抗体和HLA检测技术及应用。
8. 熟悉免疫仪器的常规应用与保养。
9. 熟悉流式细胞仪、化学发光等分析技术。
10. 熟悉PCR、细胞培养、动物实验等技术。

附:本专业病种
1. 自身免疫性疾病。
2. 超敏反应性疾病。
3. 免疫增殖性疾病。
4. 免疫缺陷性疾病。
5. 肿瘤及免疫。
6. 移植免疫。
7. 感染免疫。

掌握以上有关疾病的实验诊断技术。

熟练掌握以上有关疾病的免疫检测的应用原则,熟悉常见疾病的临床表现及实验室诊断。

了解免疫学检测的质量控制。

主要临床免疫学及检验技术如下所述。

1. 免疫原和抗血清的制备。
2. 单克隆抗体及基因工程抗体的制备。
3. 凝集反应和沉淀反应。
4. 免疫电泳技术。
5. 放射免疫技术、荧光免疫技术、酶标记免疫技术。
6. 生物素-亲和素免疫测定技术。
7. 免疫组化和金标免疫技术。
8. 免疫细胞的分离和淋巴细胞功能检测。
9. 吞噬细胞检测及应用。
10. 细胞因子、细胞黏附分子测定及应用。
11. 免疫球蛋白、免疫复合物和补体测定及应用。
12. 主要组织相容性复合体和HLA检测及应用。
13. 免疫学检验的质量控制和实验室管理。
14. 免疫自动化仪器分析。
15. 流式细胞仪分析技术及应用。
16. 超敏反应性疾病及其免疫检测。
17. 自身免疫性疾病及其免疫检测。
18. 免疫增殖性疾病及其免疫检测。
19. 免疫缺陷性疾病及其免疫检测。
20. 肿瘤免疫及其免疫检测。
21. 移植免疫及其免疫检测。
22. 感染性疾病的免疫学检测。

大纲 J 卫生系列高级专业技术资格考试(临床医学检验) 临床免疫学专业考试大纲(副高)

一、专业知识

（一）本专业知识

1. 熟练掌握医学免疫学的基础理论知识，并掌握临床免疫学的基础理论知识。
2. 掌握临床免疫学的基本技术知识。

（二）相关专业知识

1. 熟悉内科学、传染病学、免疫预防和免疫治疗的相关知识。
2. 掌握临床检验诊断学、临床微生物学、分子生物学、医学统计学等学科的相关知识。
3. 熟悉与本专业密切相关的学科理论，如细胞生物学、遗传学、仪器分析学和医学科研与实验设计等相关知识。

二、学科新进展

1. 熟悉本专业国内外现状及发展趋势，不断吸收新理论、新知识、新技术，如实验室全面质量管理、免疫遗传学、免疫耐受、循证检验医学等检验医学进展与实践。
2. 了解本专业相关的国内外专家共识和应用指南。
3. 对相关学科，如临床微生物学、临床生物化学、分子生物学、免疫病理学等学科的近年进展有一定的了解。

三、专业实践能力

1. 了解免疫原和抗血清的制备技术。
2. 了解单克隆抗体和基因工程抗体的制备技术。
3. 掌握凝集反应、沉淀反应等免疫检测技术。
4. 掌握免疫标记技术。
5. 掌握免疫电泳技术并熟悉临床应用。
6. 掌握免疫组织化学技术。
7. 熟悉免疫细胞、免疫分子，如CK、Ig、自身抗体和HLA检测技术及应用。
8. 熟悉免疫仪器的常规应用与保养。
9. 熟悉流式细胞仪、化学发光等分析技术。
10. 熟悉PCR、细胞培养、动物实验等技术。

附：本专业病种

1. 自身免疫性疾病。
2. 超敏反应性疾病。
3. 免疫增殖性疾病。
4. 免疫缺陷性疾病。
5. 肿瘤及免疫。
6. 移植免疫。
7. 感染免疫。

掌握以上有关疾病的实验诊断技术。

熟练掌握以上有关疾病的免疫检测的应用原则，了解常见疾病的临床表现及实验室诊断。

熟悉免疫学检测的质量控制。

主要临床免疫学及检验技术如下所述：

1. 免疫原和抗血清的制备。
2. 单克隆抗体及基因工程抗体的制备。
3. 凝集反应和沉淀反应。
4. 免疫电泳技术。
5. 放射免疫技术、荧光免疫技术、酶标记免疫技术。
6. 生物素-亲和素免疫测定技术。
7. 免疫组化和金标免疫技术。
8. 免疫细胞的分离和淋巴细胞功能检测。
9. 吞噬细胞检测及应用。
10. 细胞因子、细胞黏附分子测定及应用。
11. 免疫球蛋白、免疫复合物和补体测定及应用。
12. 主要组织相容性复合体和HLA检测及应用。
13. 免疫学检验的质量控制和实验室管理。
14. 免疫自动化仪器分析。
15. 流式细胞仪分析技术及应用。
16. 超敏反应性疾病及其免疫检测。
17. 自身免疫性疾病及其免疫检测。
18. 免疫增殖性疾病及其免疫检测。
19. 免疫缺陷性疾病及其免疫检测。
20. 肿瘤免疫及其免疫检测。
21. 移植免疫及其免疫检测。
22. 感染性疾病的免疫学检测。

附件二

卫生系列高级专业技术资格考试 检验技师系列考试大纲

大纲 K 卫生系列高级专业技术资格考试(临床医学检验) 临床医学检验专业综合考试大纲(正高)

一、专业知识

(一)本专业知识

1. 掌握临床基础检验学、临床血液学和血液学检验、临床生物化学检验、临床免疫学检验、临床微生物学检验、医学分子生物学检验等专业的基础理论、专业技术理论及相关进展。

2. 掌握临床实验室质量管理、临床实验室信息化等相关理论知识和专业技能。

3. 熟悉微生物学、免疫学、生物化学、分析化学、生理学、病理生理学、分子生物学、寄生虫学、遗传学、药理学、医学工程学等与临床检验医学有关的各学科基础理论知识。

(二)相关专业知识

1. 掌握本专业的技术规范、技术规程和标准;掌握与本专业相关的法律和法规。

2. 熟悉医学检验相关的临床学科的基础理论知识(包括:内科学、外科学、妇产科学、儿科学等)。

3. 了解统计学、循证医学、循证检验医学、临床流行病学研究的基本方法和实践应用。

二、专业实践能力

(一)临床化学专业

1. 熟练掌握影响检测结果可靠性的分析前、中、后的各种因素及应对措施。

2. 掌握蛋白质代谢、糖代谢、脂类代谢、骨代谢、水电解质平衡等基本知识;熟练掌握肝胆疾病、肾疾病、心血管疾病、胰腺疾病、内分泌疾病等各项检查指标的原理、临床意义,并能够就检验结果与临床医师沟通及提供咨询服务。

3. 熟练掌握室内质控、室间质评的基本理论知识和实践。

4. 熟练掌握临床生化检验方法学评价,包括量值溯源。

5. 熟练掌握各种生化分析仪(自动生化分析仪、电泳分析仪、电解质分析仪等)的分析原理、操作、维护和评价方法。

6. 掌握常用的生化分析技术(离心技术、电泳技术、PCR 等技术)的原理和技能。

7. 了解肿瘤标志物、药物检测等检测指标的检测原理及临床意义。

8. 了解实验室能力比对、实验室认可和认证。

(二)血液学专业(临检专业)

1. 熟练掌握血液及骨髓检查、血栓、止血及凝血检查、各种血液病检查的原理和技术。

2. 熟练掌握大小便、胸腔积液、腹水、脑脊液、前列腺液等各种体液及分泌物标本的检查技术和试验原理。

3. 熟练掌握各类血液分析仪、尿液分析仪、尿沉渣分析仪、血沉测定仪、光学显微镜等仪器的工作原理、操作方法、日常保养和维护常识。

4. 熟练掌握标本分析前、中、后的各种影响因素,并能采取恰当的防范措施,优化分析流程。

5. 熟练掌握本专业各检验项目室内质量控制、室间质评的基本理论和方法,掌握误差分析方法和失控处理程序。

6. 熟练掌握本专业各检验项目的临床意义。

7. 掌握血液流变学、流式细胞分析术的原理、操作和应用。

8. 了解本专业检验技术新进展,部分检验项目的方法学替代状况。

(三)临床微生物专业

1. 熟练掌握临床微生物的常规检验技术、仪器操作,以及影响结果分析前、中、后质量的各种因素。

2. 熟练掌握微生物药物和敏感试验的理论和技术,能对检验报告提出治疗建议或评论,为临床提供咨询和服务指导。

3. 熟练掌握室内质量控制技术和室间质评结果的分析。

4. 掌握医院感染监测和控制的常用技术以及医院感染常见细菌的耐药现状。

5. 掌握实验室生物安全防护的基本知识。

6. 了解分子生物学实验方法原理及技术。

7. 了解疑难病原微生物的检测技术。

8. 了解临床微生物检验的新进展。

(四)免疫学专业

1. 熟练掌握临床免疫学分析的理论知识:抗原、抗体、补体、备解素等的概念、理化性质、种类、制备及体外反应的条件、影响因素。

2. 熟练掌握特异性免疫反应的步骤、条件及控制方法。

3. 熟练掌握酶标记、核素标记、荧光标记、电化学免疫发光技术的分析原理及设备工作原理。

4. 掌握体液免疫、细胞免疫、感染免疫、自身免疫、肿瘤免疫等各检验项目的分析原理、分析方法及分析仪器的操作技术。

5. 掌握免疫检验前、中、分析结果产生时各关键步骤及易出现的偏差,判断方法及纠正措施。

6. 熟练掌握室内质控、室间质评的基本理论及操作程序。

7. 熟练掌握各项免疫分析技术的评价及仪器、试剂、结果的评价知识。

8. 掌握分析结果在辅助诊断及健康评估时的临床意义,并向临床医护人员提供咨询服务。

附:医学检验技术(综合)

1. 蛋白质代谢。
2. 糖代谢。
3. 脂类代谢。
4. 骨代谢。
5. 水、电解质平衡。
6. 肝、胆疾病诊断指标。
7. 肾疾病诊断指标。
8. 心血管疾病诊断指标。
9. 胰腺疾病诊断指标。
10. 内分泌疾病诊断指标。
11. 离心技术。
12. 电泳技术。
13. PCR技术。
14. 自动生化分析仪。
15. 电泳仪。
16. 电解质分析仪。
17. 抗原。
18. 抗体。
19. 补体。
20. 备解素。
21. 免疫体外反应。
22. 特异免疫反应。
23. 酶标记。
24. 核素标记。
25. 荧光标记。
26. 电化学免疫发光技术。
27. 体液免疫。
28. 细胞免疫。
29. 感染免疫。
30. 自身免疫。
31. 肿瘤免疫。
32. 免疫分析仪。
33. 血液检查。
34. 骨髓检查。
35. 血栓止血及凝血检查。
36. 各种血液病检查。
37. 粪便检查。
38. 尿液检查。
39. 胸腔积液、腹水检查。
40. 脑脊液检查。
41. 前列腺液检查。
42. 血液流变学分析。
43. 血液分析仪。
44. 尿液分析仪。
45. 尿沉渣测定仪。
46. 血沉测定仪。
47. 普通光学显微镜。
48. 微生物常规检查技术。
49. 药物敏感试验。
50. 医院感染。
51. 生物安全防护。

52. 质量控制。

大纲 L 卫生系列高级专业技术资格考试(临床医学检验) 临床医学检验专业综合考试大纲(副高)

一、专业知识

(一)本专业知识

1. 掌握临床基础检验学、临床血液学和血液学检验、临床生物化学检验、临床免疫学检验、临床微生物学检验、医学分子生物学检验等专业的基础理论、专业技术理论及相关进展。

2. 掌握临床实验室质量管理、临床实验室信息化等相关理论知识和专业技能。

3. 熟悉微生物学、免疫学、生物化学、分析化学、生理学、病理生理学、分子生物学、寄生虫学、遗传学、药理学、医学工程学等与临床检验医学有关的各学科基础理论知识。

(二)相关专业知识

1. 掌握本专业的技术规范、技术规程和标准;掌握与本专业相关的法律和法规。

2. 熟悉医学检验相关的临床学科的基础理论知识(包括:内科学、外科学、妇产科学、儿科学等)。

3. 了解统计学、循证医学、循证检验医学、临床流行病学研究的基本方法和实践应用。

二、专业实践能力

(一)临床化学专业

1. 熟练掌握影响检测结果可靠性的分析前、中、后的各种因素及应对措施。

2. 掌握蛋白质代谢、糖代谢、脂类代谢、骨代谢、水电解质平衡等基本知识;熟练掌握肝胆疾病、肾疾病、心血管疾病、胰腺疾病、内分泌疾病等各项检查指标的原理、临床意义,并能够就检验结果与临床医师沟通及提供咨询服务。

3. 熟练掌握室内质控、室间质评的基本理论知识和实践。

4. 掌握临床生化检验方法学评价,包括量值溯源。

5. 掌握各种生化分析仪(自动生化分析仪、电泳分析仪、电解质分析仪等)的分析原理、操作、维护和评价方法。

6. 掌握常用的生化分析技术(离心技术、电泳技术、PCR等技术)的原理和技能。

7. 了解肿瘤标志物、药物检测等检测指标的原理及临床意义。

8. 了解实验室能力比对、实验室认可和认证。

(二)血液学专业(临检专业)

1. 熟练掌握血液及骨髓检查、血栓、止血及凝血检查、各种血液病检查的原理和技术。

2. 熟练掌握大小便、胸腔积液、腹水、脑脊液、前列腺液等各种体液及分泌物标本的检查技术和试验原理。

3. 熟练掌握各类血液分析仪、尿液分析仪、尿沉渣分析仪、血沉测定仪、光学显微镜等仪器的工作原理、操作方法、日常保养和维护常识。

4. 熟练掌握标本分析前、中、后的各种影响因素,并能采取恰当的防范措施,优化分析流程。

5. 熟练掌握本专业各检验项目室内质量控制、室间质评的基本理论和方法,掌握误差分析方法和失控处理程序。

6. 熟练掌握本专业各检验项目的临床意义。

7. 了解血液流变学、流式细胞分析的原理、操作和应用。

8. 掌握本专业试验分析系统的性能评价方法。

9. 了解本专业检验技术的新进展,部分检验项目的方法学替代状况。

(三)临床微生物专业

1. 熟练掌握临床微生物的常规检验技术、仪器操作,以及影响结果分析前、中、后质量的各种因素。

2. 熟练掌握微生物药物和敏感试验的理论和技术,能对检验报告提出治疗建议或评论,为临床提供咨询和服务指导。

3. 熟练掌握医院感染监测和控制的常用技术以及医院感染常见细菌的耐药现状。

4. 熟练掌握室内质量控制技术和室间质评结果的分析。

5. 掌握实验室生物安全防护的基本知识。

6. 了解分子生物学实验方法原理及技术。

7. 了解疑难病原微生物的检测技术。

8. 了解临床微生物检验的新进展。

(四)免疫学专业

1. 熟练掌握临床免疫学分析的基础理论知识:抗原、抗体、补体、备解素等的概念及体外反应的条件、影响因素。

2. 掌握特异性免疫反应的步骤、条件及控制方法。

3. 掌握酶标记、核素标记、荧光标记、电化学免疫发光技术的分析原理及设备工作原理。

4. 掌握体液免疫、细胞免疫、感染免疫、自身免疫、肿瘤免疫等各检验项目的分析原理、分析方法及分析仪器的操作技术。

5. 掌握免疫检验前、中、分析结果产生时各关键步骤及易出现的偏差,判断方法及纠正措施。

6. 掌握室内质控、室间质评的基本理论及操作程序。

7. 掌握各项免疫分析技术及仪器、试剂、结果的评价知识。

8. 掌握分析结果在辅助诊断及健康评估时的临床意义。

附:医学检验技术(综合)

1. 蛋白质代谢。
2. 糖代谢。
3. 脂类代谢。
4. 骨代谢。
5. 水、电解质平衡。
6. 肝、胆疾病诊断指标。
7. 肾疾病诊断指标。
8. 心血管疾病诊断指标。
9. 胰腺疾病诊断指标。
10. 内分泌疾病诊断指标。
11. 肿瘤标志物检查。
12. 药物浓度监测。
13. 离心技术。
14. 电泳技术。
15. PCR技术。
16. 自动生化分析仪。
17. 电泳仪。
18. 电解质分析仪。
19. 抗原。
20. 抗体。
21. 补体。
22. 备解素。
23. 免疫体外反应。
24. 特异免疫反应。
25. 酶标记。
26. 核素标记。
27. 荧光标记。
28. 电化学免疫发光技术。
29. 体液免疫。
30. 细胞免疫。
31. 感染免疫。
32. 自身免疫。
33. 肿瘤免疫。
34. 免疫分析仪。
35. 血液检查。
36. 骨髓检查。
37. 血栓止血及凝血检查。
38. 各种血液病检查。
39. 粪便检查。
40. 尿液检查。
41. 胸腔积液、腹水检查。
42. 脑脊液检查。
43. 前列腺液检查。
44. 血液流变学分析。
45. 流式细胞分析。
46. 血液分析仪。
47. 尿液分析仪。
48. 尿沉渣测定仪。
49. 血沉测定仪。
50. 普通光学显微镜。
51. 微生物常规检查技术。
52. 药物敏感试验。
53. 医院感染。
54. 生物安全防护。
55. 质量控制。

大纲 M 卫生系列高级专业技术资格考试（临床医学检验）临床基础检验专业考试大纲（正高）

一、专业知识

（一）本专业知识

1. 掌握临床检验基础的检验技术理论，包括检验项目涉及的生理学、病理学、生物化学、免疫学、微生物学、医学统计学的基本理论。

2. 熟练掌握临床血液一般检验、尿液检验、粪便检验、体液（脑脊液、浆膜腔积液、关节腔积液、精液、前列腺液、阴道分泌物）检验的专业检验技术理论知识。

（二）相关专业知识

熟悉临床生物化学、临床血液、临床微生物、临床免疫、临床寄生虫检验技术、临床实验室管理、检验仪器学、计算机科学的相关知识。

二、学科新进展

熟悉临床检验基础国内外现状及发展趋势，不断吸取新理论、新知识、新技术，如血液分析仪技术、尿液分析仪技术、计算机辅助精液分析技术和体液检测的进展。

三、专业实践能力

1. 熟练掌握毛细血管采血、静脉采血技术及方法学评价；常用抗凝剂种类、配制方法；血细胞（红细胞、白细胞、血小板）检测技术（数量、形态）、参考区间、临床应用及注意事项。

熟练掌握血液分析仪检测原理、检测参数、校准与性能评价、标准操作技术及注意事项。

2. 熟练掌握尿液标本采集、保存的方法及方法学评价；尿液理学、化学、尿沉渣显微镜检查的内容、参考区间、临床应用及注意事项。熟练掌握尿液干化学分析仪和试带检测原理、分析参数、标准操作技术、临床应用及注意事项。熟悉尿液有形成分检测原理、检测参数。熟练掌握尿液干化学分析仪、有形成分分析仪检测结果异常时进行显微镜复查的标准。掌握尿液人绒毛膜促性腺激素检查方法及方法学评价。

3. 熟练掌握粪便采集与送检方法及方法学评价；理学检查及显微镜检查内容；隐血试验的原理、方法、方法学评价、临床应用及注意事项。

4. 掌握体液检查标本采集与送检的方法、理学检查的临床应用。

掌握脑脊液化学检查、显微镜检查的内容及方法、参考区间；常见中枢神经系统疾病的脑脊液检查特点。

掌握浆膜腔积液化学、显微镜检查内容及方法、参考区间；漏出液与渗出液的鉴别要点；常见良、恶性浆膜腔积液检测特点。

熟悉关节腔积液显微镜检查内容及方法、参考区间。

掌握显微镜检查内容及方法、参考区间。

掌握前列腺液检查显微镜检查内容及方法、参考区间。

掌握阴道分泌物清洁度检查、病原学检查内容及方法、参考区间。

5. 熟练掌握临床检验基础分析前、中、后的质量管理。

6. 掌握临床检验基础的实验室生物安全基本要求。

7. 熟练掌握临床检验基础的检验结果的临床分析。

8. 掌握寄生虫检验方法评价和质量保证；熟悉寄生虫检验临床应用。

附：本专业检验项目

1. 血液标本的采集与血涂片的制备。
2. 红细胞检查。
3. 白细胞检查。
4. 血小板检查。
5. 血液分析仪的临床应用。
6. 血栓与止血一般检验。
7. 尿液标本的采集与处理。
8. 尿液理学和化学检查。
9. 尿液沉渣显微镜检查。
10. 尿液有形成分仪器分析。
11. 脑脊液检验。
12. 浆膜腔积液检验。
13. 粪便检验。
14. 精液检查。
15. 前列腺液检查。
16. 阴道分泌物检查。
17. 寄生虫检验。

大纲 N 卫生系列高级专业技术资格考试（临床医学检验）临床基础检验专业考试大纲（副高）

一、专业知识

（一）本专业知识

1. 熟悉临床检验基础的检验技术理论，包括检验项目涉及的生理学、病理学、生物化学、免疫学、微生物学、医学统计学的基本理论。
2. 掌握临床血液一般检验、尿液检验、粪便检验、体液（脑脊液、浆膜腔积液、关节腔积液、精液、前列腺液、阴道分泌物）检验的专业检验技术理论知识。

（二）相关专业知识

熟悉临床生物化学、临床血液、临床微生物、临床免疫、临床寄生虫检验技术、临床实验室管理、检验仪器学、计算机科学的相关知识。

二、学科新进展

熟悉临床检验基础国内外现状及发展趋势，不断吸取新理论、新知识、新技术，如血液分析仪技术、尿液分析仪技术、计算机辅助精液分析技术和体液检测的进展。

三、专业实践能力

1. 熟练掌握毛细血管采血、静脉采血技术及方法学评价；常用抗凝剂种类、配制方法；血细胞（红细胞、白细胞、血小板）检测技术（数量、形态）、参考区间、临床应用及注意事项。

    熟练掌握血液分析仪检测原理、检测参数、校准与性能评价、标准操作技术及注意事项。

2. 熟练掌握尿液标本采集、保存的方法及方法学评价；尿液理学、化学，尿沉渣显微镜检查的内容、参考区间、临床应用及注意事项。熟练掌握尿液干化学分析仪和试带检测原理、分析参数、标准操作技术、临床应用及注意事项。熟悉尿液有形成分检测原理、检测参数。掌握尿液干化学分析仪、有形成分分析仪检测结果异常时进行显微镜复查的标准。熟悉尿液人绒毛膜促性腺激素检查方法及方法学评价。

3. 熟练掌握粪便采集与送检方法及方法学评价；理学检查及显微镜检查内容；隐血试验的原理、方法、方法学评价、临床应用及注意事项。

4. 熟悉体液检查标本采集与送检的方法、理学检查的临床应用。

    掌握脑脊液化学检查、显微镜检查的内容及方法、参考区间；常见中枢神经系统疾病的脑脊液检查特点。

    掌握浆膜腔积液化学、显微镜检查内容及方法、参考区间；漏出液与渗出液的鉴别要点；常见良、恶性浆膜腔积液检测特点。

    熟悉关节腔积液显微镜检查内容及方法、参考区间。

    熟悉精液化学、免疫学及显微镜检查内容及方法、参考区间。

    熟悉前列腺液检查显微镜检查内容及方法、参考区间。

    熟悉阴道分泌物清洁度检查、病原学检查内容及方法、参考区间。

5. 掌握临床检验基础分析前、中、后的质量管理。
6. 熟悉临床检验基础的实验室生物安全基本要求。
7. 掌握临床检验基础的检验结果的临床分析。

附：本专业检验项目

1. 血液标本的采集与血涂片的制备。
2. 红细胞检查。
3. 白细胞检查。
4. 血小板检查。
5. 血液分析仪的临床应用。
6. 血栓与止血一般检验？
7. 尿液标本的采集与处理。
8. 尿液理学和化学检查。
9. 尿液沉渣显微镜检查。
10. 尿液有形成分仪器分析。
11. 脑脊液检验。
12. 浆膜腔积液检验。
13. 粪便检验。
14. 精液检查。
15. 前列腺液检查。
16. 阴道分泌物检查。
17. 寄生虫检验。

大纲 O　卫生系列高级专业技术资格考试(临床医学检验)临床血液学专业考试大纲(正高)

一、专业知识

(一)本专业知识

1. 掌握造血系统的基本理论；熟练掌握各类血细胞的基本结构和形态；熟练掌握血液病的各种实验诊断技术及临床意义。

2. 熟练掌握血液学检查项目的室内质量控制及室间质量评价，掌握实验数据的统计分析，掌握实验室信息系统的使用和管理。

(二)相关专业知识

1. 掌握血液系统的生理，掌握血液病的病理学、病理生理学、临床生化、临床血液免疫、血液遗传学等相关知识；掌握血液病的临床特征。

2. 掌握血液学及相关实验室检测项目、原理和临床意义。

二、学科新进展

1. 掌握本专业国内外现状及发展趋势，不断吸取新理论、新知识、新技术，如血液病的遗传学和分子生物学研究的新进展、新技术；止血血栓相关疾病的分子基础的进展和新技术方法及其在医疗实践和科学研究中的应用。

2. 掌握血液学及相关学科新的实验室检查项目的应用。

三、专业实践能力

1. 熟练掌握血液一般检查中各项指标的检测原理、技术方法、临床意义和注意事项。

2. 熟练掌握血细胞形态学特点及分化与发育规律，掌握各系、各阶段血细胞的正常与异常骨髓形态学特征；熟练掌握血细胞的化学染色的原理和临床意义。

3. 熟悉红细胞的结构、生理特征和功能、生化代谢特点；掌握各种贫血的基本特点和发病机制；熟练掌握各种贫血的实验诊断。

4. 熟练掌握白细胞计数、分类计数的临床意义和注意事项；掌握白细胞病理性形态变化；掌握白细胞功能检查的技术方法与临床意义。

5. 熟练掌握各类白血病的骨髓细胞形态学诊断、形态学分型及细胞化学鉴别技术方法；熟练掌握白血病免疫分型，掌握白血病的细胞遗传学和分子生物学检测。

6. 熟练掌握其他血液系统疾病的骨髓象分析，掌握常见骨髓转移性肿瘤的细胞形态学特征。

7. 熟练掌握出血和血栓性疾病的筛查及确诊实验原理、技术方法、临床意义和注意事项。

8. 掌握常见出血性和血栓性疾病的诊断与鉴别诊断；掌握抗凝和溶栓治疗监测指标的选择和临床应用。

9. 熟练掌握血液分析仪和止血血栓分析仪的检测原理、程序设置、分析参数与应用。

10. 熟练掌握临床血液学检查项目的标准操作规程，掌握其室内质量控制和室间质量评价的程序；掌握生物安全知识；掌握实验数据的统计分析、实验室信息系统的使用与管理。

附：本专业疾病及相关实验室检查项目

一、常见血液病

1. 缺铁性贫血。
2. 巨幼细胞性贫血。
3. 再生障碍性贫血。
4. 溶血性贫血。
5. 白血病(不包括特殊类型白血病)。
6. 骨髓增生异常综合征。
7. 其他白细胞疾病。
8. 特发性血小板减少性紫癜。
9. 血友病和血管性血友病。

二、相关实验室检查项目

1. 血液一般检查。
2. 溶血性贫血的筛查检测。
3. 免疫性溶血性贫血检测。
4. 红细胞膜缺陷的检测。
5. 红细胞酶缺陷的检测。
6. 血红蛋白分析及珠蛋白生成异常的检测。
7. 阵发性睡眠性血红蛋白尿症检测。
8. 骨髓细胞学检查及其适应证和禁忌证。
9. 血细胞的细胞化学染色。
10. 血细胞免疫分型。
11. 细胞遗传学分析。
12. 白血病分子生物学检验。
13. 血管壁的检测。

14. 血小板的检测。
15. 凝血因子的测定。
16. 纤维蛋白溶解检测。
17. DIC 的实验室诊断。
18. 抗栓治疗监测。

大纲 P 卫生系列高级专业技术资格考试(临床医学检验)临床血液学专业考试大纲(副高)

一、专业知识

(一)本专业知识

1. 掌握造血系统的基本理论;熟练掌握各类血细胞的基本结构和形态;熟练掌握血液病的各种实验诊断技术及临床意义。

2. 熟练掌握血液学检查项目的室内质量控制及室间质量评价,熟悉实验数据的统计分析,掌握实验室信息系统的使用和管理。

(二)相关专业知识

1. 掌握血液系统的生理,掌握血液病的病理学、病理生理学、临床生化、临床血液免疫、血液遗传学等相关知识;熟悉血液病的临床特征。

2. 熟悉血液学及相关实验室检测项目、原理和临床意义。

二、学科新进展

1. 熟悉本专业国内外现状及发展趋势,不断汲取新理论、新知识、新技术,如血液病的遗传学和分子生物学研究的新进展、新技术;止血血栓相关疾病的分子基础的进展和新技术方法及其在医疗实践和科学研究中的应用。

2. 熟悉血液学及相关学科新的实验室检查项目的应用。

三、专业实践能力

1. 熟练掌握血液一般检查中各项指标的检测原理、技术方法、临床意义和注意事项。

2. 熟练掌握血细胞形态学特点及分化与发育规律,掌握各系、各阶段血细胞的正常与异常骨髓形态学特征;熟练掌握血细胞的化学染色的原理和临床意义。

3. 熟悉红细胞的结构、生理特征和功能、生化代谢特点;掌握各种贫血的基本特点和发病机制;掌握各种贫血的实验诊断。

4. 熟练掌握白细胞计数、分类计数的临床意义和注意事项;掌握白细胞病理性形态变化;熟悉白细胞功能检查的技术方法与临床意义。

5. 熟练掌握各类白血病的骨髓细胞形态学诊断、形态学分型及细胞化学鉴别技术方法;掌握白血病免疫分型,熟悉白血病的细胞遗传学和分子生物学检测。

6. 熟练掌握其他血液系统疾病的骨髓象分析,熟悉常见骨髓转移性肿瘤的细胞形态学特征。

7. 熟练掌握出血和血栓性疾病的筛查及确诊实验原理、技术方法、临床意义和注意事项。

8. 熟悉常见出血性和血栓性疾病的诊断与鉴别诊断;掌握抗凝和溶栓治疗监测指标的选择和临床应用。

9. 熟练掌握血液分析仪和止血血栓分析仪的检测原理、程序设置、分析参数与应用。

10. 熟练掌握临床血液学检查项目的标准操作规程,掌握其室内质量控制和室间质量评价的程序;掌握生物安全知识;掌握实验数据的统计分析、实验室信息系统的使用与管理。

附:本专业疾病及相关实验室检查项目

一、常见血液病

1. 缺铁性贫血。
2. 巨幼细胞性贫血。
3. 再生障碍性贫血。
4. 溶血性贫血。
5. 白血病(不包括特殊类型白血病)。
6. 骨髓增生异常综合征。
7. 其他白细胞疾病。
8. 特发性血小板减少性紫癜。
9. 血友病。

二、相关实验室检查项目

1. 血液一般检查。
2. 溶血性贫血的筛查检测。
3. 免疫性溶血性贫血检测。
4. 红细胞膜缺陷的检测。
5. 红细胞酶缺陷的检测异常的检测。
6. 血红蛋白分析。
7. 阵发性睡眠性血红蛋白尿症检测。
8. 骨髓细胞学检查及其适应证和禁忌证。
9. 血细胞的细胞化学染色。
10. 血细胞免疫分型。
11. 细胞遗传学分析。
12. 白血病分子生物学检验。
13. 血管壁的检测。

14. 血小板的检测。

15. 凝血因子的测定。

16. 纤维蛋白溶解检测。

17. DIC 的实验室诊断。

18. 抗栓治疗监测。

大纲 Q 卫生系列高级专业技术资格考试(临床医学检验)临床生化专业考试大纲(正高)

一、专业知识

(一)本专业知识

1. 熟练掌握临床生物化学相关技术的基础理论并掌握肝、肾、心脏、胃、肠、胰和内分泌等常见疾病的生物化学检验项目及检测技术。

2. 掌握临床酶学糖代谢、脂代谢、蛋白质、体液平衡检验项目及检测技术。

3. 了解钙磷代谢异常的实验室检查技术和微量元素测定技术。

(二)相关专业知识

1. 掌握临床医学检验相关学科的基本知识,包括临床微生物学、临床免疫学、临床血液学及临床基础检验等。

2. 掌握与本专业密切相关基础学科的理论,包括生物化学、分析化学、分子生物学、免疫学、病生理学等。

3. 掌握有关的医学统计学、实验室质量控制的基本知识。

二、学科新进展

1. 熟悉本专业国内外现状及发展趋势,掌握常见病的临床生物化学诊断新技术。

2. 了解相关学科近年来的新进展。

三、专业实践能力

1. 掌握肝疾病常见的实验室检查技术,如肝病的酶学检查、血浆蛋白检测、胆红素与胆汁酸代谢等。

2. 掌握肾疾病常见的实验室检测技术,如肾小球滤过率测定,尿浓缩-稀释试验,血、尿渗量测定,尿微量清蛋白与尿 α_1-微球蛋白测定。了解慢性肾病分期和肾病实验诊断项目的选择等。

3. 掌握心肌蛋白标志物和心肌酶学标志物的实验室检查技术。

4. 掌握胰腺炎的实验室检查技术。了解胃肠功能的实验室检查技术。

5. 掌握糖代谢的实验室检查技术,如胰岛素与C肽测定、β-羟基丁酸测定、空腹血糖测定、OGTT、糖化血清蛋白测定、糖化血红蛋白测定和血糖标本采集与测定及其影响因素等。

6. 掌握血脂的实验室检查技术及血脂测定的标准化。了解高脂蛋白血症分型。了解同型半胱氨酸测定的基本技术及其临床应用。

7. 掌握电解质的实验室测定技术。了解血气分析的注意事项和各种酸碱平衡失调的判定。

8. 掌握内分泌疾病的实验室诊断技术及各项检测的注意事项等。

9. 了解主要肿瘤标志物测定的临床意义。掌握各项肿瘤标志物检测技术。

10. 掌握治疗药物检测的实验室检查技术,血药浓度测定的方法学及评价、治疗药物检测的临床应用等。

11. 掌握自动生化分析的检查技术,如自动生化分析仪的分类、结构;主要分析参数及其设置的原则;掌握酶催化活性浓度的测定和代谢物浓度酶促法测定的基本理论等。

12. 掌握临床化学常用分析技术,如各种光谱分析、层析技术、离心技术、电泳技术和PCR技术的基本原理、分类及其在临床检验中的应用等。

13. 掌握临床生物化学检验的基本理论和质量控制的技术;掌握本专业的技术规范、技术规程和标准。

14. 掌握临床检验方法学评价的方法。掌握方法学的分级及选择步骤、方法学性能判断、标准品的分级及校正物的量值溯源等。

15. 掌握实验室生物安全防护的相关基本知识。

附:本专业主要业务内容

1. *肝胆疾病的生物化学诊断* 血清酶学检查、胆红素和胆汁酸代谢检查及蛋白质代谢的检查。

2. *血浆脂蛋白及其代谢紊乱* 血浆脂蛋白的分类、组成与结构,脂蛋白代谢紊乱与动脉粥样硬化。

3. *肾疾病的生物化学诊断* 常见肾疾病的生物化学检查,肾小球滤过功能的检查,远曲肾小管及近曲肾小管功能的检查,早期肾损伤的检查与监测,肾病实验室诊断项目的选择与应用。

4. *心脏疾病的生物化学标志物* 心肌酶谱,

心肌损伤的蛋白标志物,急性冠状动脉综合征时如何应用心脏标志物。

5. 胃肠胰疾病的临床生物化学　胰腺外分泌功能的酶学检查,胃肠功能检测及临床意义。

6. 糖代谢检查　糖尿病的分型,糖尿病的主要代谢紊乱,糖尿病的生物化学检测。

7. 体液平衡和酸碱平衡紊乱　钾、钠、氯测定及方法学评价,血液气体的特性,酸碱平衡紊乱的判断。

8. 内分泌疾病的生物化学诊断　下丘脑-垂体内分泌功能紊乱的临床生物化学,甲状腺功能紊乱的临床生物化学,肾上腺功能紊乱的临床生物化学,性激素紊乱的临床生物化学。

9. 肿瘤标志物　肿瘤标志物的分类,肿瘤标志物的临床应用范围,肿瘤标志物的检测方法和质量控制。

10. 诊断酶学　酶促反应动力学,酶活性浓度的测定技术。

11. 治疗药物浓度监测　药物动学基础及有关参数的应用,治疗药物监测依据,药物浓度测定常用技术,需进行药物浓度监测的主要药物,治疗药物浓度监测的临床应用。

12. 骨代谢异常的生物化学诊断　钙和磷的代谢及调节,钙和磷代谢紊乱,骨代谢的标志物及其实验室检查。

13. 自动生物化学分析仪的应用与原理　自动生化分析仪的类型、性能及评价,自动生化分析仪常用分析方法。

14. 临床生物化学实验室基本技术　常用临床生物化学分析技术,常用免疫分析技术,生物芯片和生物传感技术,酶蛋白分离纯化技术。

15. 临床生物化学检验质量控制　控制物的种类及其应用,室内质量控制的主要方法,室间质量评价的统计方法。

16. 临床生物化学方法的选择、建立和评价　实验方法和标准品的分级,实验方法的评价,临床生化方法学性能判断。

17. 实验室生物安全　生物安全的定义,生物安全防护的分级,实验室生物安全防护的基本要求。

大纲 R 卫生系列高级专业技术资格考试(临床医学检验)临床生化专业考试大纲(副高)

一、专业知识

(一)本专业知识

1. 掌握临床生物化学相关技术的基础理论并掌握肝、肾、心脏、胃、肠、胰和内分泌等常见疾病的生物化学检验项目及检测技术。

2. 掌握糖代谢、脂代谢、蛋白质、体液平衡及临床酶学检验项目及检测技术。

3. 了解钙磷代谢异常的实验室检查技术和微量元素测定技术。

(二)相关专业知识

1. 了解临床医学检验相关学科的基本知识,包括临床微生物学、临床免疫学、临床血液学及临床基础检验等。

2. 掌握与本专业密切相关基础学科的理论,包括生物化学、分析化学、分子生物学、免疫学、病生理学等。

3. 掌握有关的医学统计学、实验室质量控制的基本知识。

二、学科新进展

1. 熟悉本专业国内外现状及发展趋势,掌握常见病的临床生物化学诊断新技术。

2. 了解相关学科近年来的新进展。

三、专业实践能力

1. 掌握肝疾病常见的实验室检查技术,如肝病的酶学检查、血浆蛋白检测、胆红素与胆汁酸代谢检测等。

2. 掌握肾疾病常见的实验室检验项目及技术,如肾小球滤过率测定,尿浓缩-稀释试验,血、尿渗量测定,尿微量清蛋白与尿 α_1-微球蛋白测定。了解慢性肾病分期和肾病实验诊断项目的选择等。

3. 掌握心肌蛋白标志物和心肌酶学标志物的实验室检验项目及检测技术。

4. 掌握胰腺炎的实验室检验项目及检查技术。了解胃肠功能的实验室检查技术。

5. 掌握糖代谢的实验室检验项目及检查技术,如胰岛素与C肽测定、β-羟基丁酸测定、空腹血糖测定、OGTT、糖化血清蛋白测定、糖化血红蛋白测定和血糖标本采集与测定及其影响因素等。

6. 掌握血脂的实验室检验项目及检查技术,血脂测定的标准化;了解高脂蛋白血症分型;了解同型半胱氨酸测定的基本技术及其临床应用。

7. 掌握电解质的实验室检验项目及测定技术,了解血气分析的注意事项及各种酸碱平衡失调的判定。

8. 熟悉内分泌疾病的实验室检验项目、测定的方法学及注意事项等。

9. 了解主要肿瘤标志物测定的临床意义,熟悉各项肿瘤标志物检验项目及测定的方法学。

10. 熟悉治疗药物的基本概念及其检测技术,了解需进行血药浓度监测的常见药物的代谢特点。

11. 熟悉自动生化分析的检测技术,如自动生化分析仪的分类、结构,主要分析参数及其设置的原则。熟悉酶催化活性浓度的测定和代谢物浓度酶促法测定的基本理论。

12. 熟悉临床化学常用分析技术,如各种光谱分析、层析技术、离心技术、电泳技术和PCR技术的基本原理及其在临床检验中的应用等。

13. 掌握临床生物化学检验质量控制的基本知识,掌握本专业的技术操作规范。

14. 熟悉临床检验方法学评价的方法,熟悉方法学的分级及选择步骤、方法学性能判断、标准品的分级及校准物的量值溯源等。

15. 熟悉实验室生物安全防护的相关基本知识。

附:本专业主要业务内容

1. *肝胆疾病的生物化学诊断* 血清酶学检查、胆红素和胆汁酸代谢检查及蛋白质代谢的检查。

2. *血浆脂蛋白及其代谢紊乱* 血浆脂蛋白的分类、组成与结构,脂蛋白代谢紊乱与动脉粥样硬化。

3. *肾疾病的生物化学诊断* 常见肾疾病的生物化学检查,肾小球滤过功能的检查,远曲肾小管及近曲肾小管功能的检查,早期肾损伤的检查与监测,肾病实验室诊断项目的选择与应用。

4. *心脏疾病的生物化学标志物* 心肌酶谱,心肌损伤的蛋白标志物,急性冠状动脉综合征时如何应用心脏标志物。

5. 胃肠胰疾病的临床生物化学　胰腺外分泌功能的酶学检查,胃肠功能检测及临床意义。

6. 糖代谢检查　糖尿病的分型,糖尿病的主要代谢紊乱,糖尿病的生物化学检测。

7. 体液平衡和酸碱平衡紊乱　钾、钠、氯测定及方法学评价,血液气体的特性,酸碱平衡紊乱的判断。

8. 内分泌疾病的生物化学诊断　下丘脑-垂体内分泌功能紊乱的临床生物化学,甲状腺功能紊乱的临床生物化学,肾上腺功能紊乱的临床生物化学,性激素紊乱的临床生物化学。

9. 肿瘤标志物　肿瘤标志物的分类,肿瘤标志物的临床应用范围,肿瘤标志物的检测方法和质量控制。

10. 诊断酶学　酶促反应动力学,酶活性浓度的测定技术。

11. 治疗药物浓度监测　药物代谢动力学基础及有关参数的应用,治疗药物监测依据,药物浓度测定常用技术,需进行药物浓度监测的主要药物,治疗药物浓度监测的临床应用。

12. 骨代谢异常的生物化学诊断　钙和磷的代谢及调节,钙和磷代谢紊乱,骨代谢的标志物及其实验室检查。

13. 自动生物化学分析仪的应用与原理　自动生化分析仪的类型、性能及评价,自动生化分析仪常用分析方法。

14. 临床生物化学实验室基本技术　常用临床生物化学分析技术,常用免疫分析技术,生物芯片和生物传感技术,酶蛋白分离纯化技术。

15. 临床生物化学检验质量控制　控制物的种类及其应用,室内质量控制的主要方法,室间质量评价的统计方法。

16. 临床生物化学方法的选择、建立和评价　实验方法和标准品的分级,实验方法的评价,临床生化方法学性能判断。

17. 实验室生物安全　生物安全的定义,生物安全防护的分级,实验室生物安全防护的基本要求。

大纲 S 卫生系列高级专业技术资格考试(临床医学检验)临床微生物专业考试大纲(正高)

一、专业知识

(一)本专业知识

1. 熟练掌握临床微生物专业的基础理论,包括细菌、真菌、病毒等微生物的形态与结构、生理特性、遗传与变异、感染与免疫。熟悉微生物感染的防治原则、分类与命名等基本理论。

2. 掌握微生物专业相关的仪器分析、免疫学、质量管理、医学统计学等专业技术知识。

(二)相关专业知识

1. 了解感染性疾病的相关临床知识。

2. 熟悉临床药理学的相关知识。

二、学科新进展

1. 掌握新发现微生物的主要特点,如严重急性呼吸综合征(SARS)相关冠状病毒、禽流感病毒和猪链球菌等。

2. 熟悉临床微生物检验的新方法和新技术,如蛋白质或核酸的检测芯片等;及时掌握美国CLSI/NCCLS颁布的体外药物敏感试验指南。

3. 熟悉新发现的细菌耐药机制及耐药菌检测方法的新进展。

4. 了解微生物分类与命名的新进展。

5. 掌握本专业相关的国内外专家共识和应用指南。

三、专业实践能力

1. 微生物学基本检验技术试验方法的原理、操作方法、相关试剂的配制及应用。

熟练掌握:①细菌形态学检查;②细菌的培养与分离技术;③细菌的生化反应试验;④细菌的免疫学检测技术;⑤数码分类鉴定系统及自动化检测系统(微生物鉴定、药敏系统、血培养系统)。

掌握:①分子生物学技术;②动物实验;③菌种的保存与管理;④真菌感染、病毒感染的实验诊断。

2. 熟练掌握临床微生物学检验常见微生物的生物学性状、鉴定分离技术、生化反应原理和结果及其他相关检验技术,对少见的微生物也应有一定的了解。

3. 熟练掌握各种细菌和真菌的药敏试验的原理、结果解释、影响因素。掌握常见耐药菌的耐药机制及其检测方法。熟悉联合药敏试验的适应证、结果类型。了解体液中抗菌药物浓度测定的适应证及方法。

4. 熟练掌握各类临床标本的送检指征、采集和运送的方法及注意事项,掌握不同标本的常见病原菌种类、临床意义,不同标本的实验室处理方法、检验流程、结果的报告方式及解释。

5. 熟练掌握室内质控、室间质控、质量控制失控的分析及处理。

6. 熟悉临床微生物实验室的安全与防护,各项措施及规章制度。各种消毒灭菌的方法、原理、应用及效果监测。

7. 了解各种常见的感染性疾病、病因、发病机制、诊断、鉴别诊断及治疗方法。

8. 掌握医院感染的诊断标准及医院感染的特点。引起医院感染的常见菌、细菌的耐药趋势、当前临床重点监测的多重耐药菌。控制医院感染的意义及对策。医院感染的监测内容。

9. 对各种抗菌、抗病毒药物的分类、作用、副作用、药理及药动学和药效学应有一定的了解。

附:本专业病种

1. 菌血症。
2. 细菌性脑膜炎。
3. 流行性乙型脑炎。
4. 真菌性脑膜炎。
5. 外伤性创伤感染。
6. 化脓性骨关节炎。
7. 慢性骨髓炎。
8. 上呼吸道感染。
9. 肺炎。
10. 支气管炎。
11. 细菌性食物中毒。
12. 感染性胃肠炎和腹泻。
13. 胆道感染。
14. 腹腔感染。
15. 肾盂肾炎。
16. 膀胱炎。

17. 尿道炎。
18. 前列腺炎。
19. 梅毒。
20. 细菌性、真菌性阴道病。
21. 淋病。
22. 脊髓灰质炎。
23. 病毒性肝炎。
24. 获得性免疫缺陷综合征。
25. 肾综合征出血热。
26. 汉坦病毒肺综合征。
27. 皮肤及软组织感染。

附录

1. 细菌、真菌、病毒等微生物的基础理论。
2. 微生物基本检验技术。
（1）细菌形态学检查。
（2）细菌的培养与分离技术。
（3）细菌的生化反应试验。
（4）细菌的免疫学检测技术。
（5）数码分类鉴定系统及自动化检测系统（微生物鉴定、药敏系统、血培养系统）。
（6）分子生物学技术。
（7）动物实验。
（8）菌种的保存与管理。
（9）真菌感染、病毒感染的实验诊断。
3. 常见微生物的生物学性状及检验技术：主要是球菌、肠杆菌科、弧菌科、非发酵菌、苛养菌及人兽共患病原菌、革兰阳性杆菌、分枝杆菌、厌氧菌、螺杆菌、螺旋体、支原体、衣原体、立克次体、细菌L型、真菌、病毒概述、肝炎病毒、出血热病毒、人类免疫缺陷病毒、SARS冠状病毒、禽流感病毒等。
4. 药敏试验。
5. 各类临床标本微生物检验。
6. 质控。
7. 实验室的安全与防护。
8. 消毒灭菌。
9. 医院感染。
10. 抗菌、抗病毒药物。

大纲 T 卫生系列高级专业技术资格考试(临床医学检验) 临床微生物专业考试大纲(副高)

一、专业知识

(一)本专业知识

1. 掌握临床微生物专业的基础理论,包括细菌、真菌、病毒等微生物的形态与结构、生理特性、遗传与变异、感染与免疫。熟悉微生物感染的防治原则、分类与命名等基本理论。

2. 熟悉微生物专业相关的仪器分析、免疫学、质量管理、医学统计学等专业技术知识。

(二)相关专业知识

1. 了解感染性疾病的相关临床知识。
2. 了解临床药理学的相关知识。

二、学科新进展

1. 熟悉新发现微生物的主要特点,如严重急性呼吸综合征(SARS)相关冠状病毒、禽流感病毒和猪链球菌等。

2. 了解临床微生物检验的新方法和新技术,如蛋白质或核酸的检测芯片等;及时掌握美国CLSI/NCCLS颁布的体外药物敏感试验指南。

3. 了解新发现的细菌耐药机制及耐药菌检测方法的新进展。

4. 了解微生物分类与命名的新进展。

三、专业实践能力

1. 微生物学基本检验技术试验方法的原理、操作方法、相关试剂的配制及应用。

熟练掌握:①细菌形态学检查;②细菌的培养与分离技术;③细菌的生化反应试验;④细菌的免疫学检测技术;⑤数码分类鉴定系统及自动化检测系统(微生物鉴定、药敏系统、血培养系统)。

熟悉:①分子生物学技术;②动物实验;③菌种的保存与管理;④真菌感染、病毒感染的实验诊断。

2. 熟练掌握临床微生物学检验常见微生物的生物学性状、鉴定分离技术、生化反应原理和结果及其他相关检验技术,对少见的微生物也应有一定的了解。

3. 熟练掌握各种细菌和真菌的药敏试验的原理、结果解释、影响因素。熟悉常见耐药菌的耐药机制及其检测方法。了解联合药敏试验的适应证、结果类型。了解体液中抗菌药物浓度测定的适应证及方法。

4. 熟练掌握各类临床标本的送检指征、采集和运送的方法及注意事项,掌握不同标本的常见病原菌种类、临床意义、不同标本的实验室处理方法、检验流程、结果的报告方式及解释。

5. 掌握室内质控、室间质控、质量控制失控的分析及处理。

6. 熟悉临床微生物实验室的安全与防护,各项措施及规章制度。各种消毒灭菌的方法、原理、应用及效果监测。

7. 了解各种常见的感染性疾病、病因、发病机制、诊断、鉴别诊断及治疗方法。

8. 熟悉医院感染的诊断标准及医院感染的特点。引起医院感染的常见菌、细菌的耐药趋势、当前临床重点监测的多重耐药菌。控制医院感染的意义及对策。医院感染的监测内容。

9. 对各种抗菌、抗病毒药物的分类、作用、副作用、药理及药代动力学和药效学应有一定的了解。

附:本专业病种

1. 菌血症。
2. 细菌性脑膜炎。
3. 流行性乙型脑炎。
4. 真菌性脑膜炎。
5. 外伤性创伤感染。
6. 化脓性骨关节炎。
7. 慢性骨髓炎。
8. 上呼吸道感染。
9. 肺炎。
10. 支气管炎。
11. 细菌性食物中毒。
12. 感染性胃肠炎和腹泻。
13. 胆道感染。
14. 腹腔感染。
15. 肾盂肾炎。
16. 膀胱炎。
17. 尿道炎。
18. 前列腺炎。
19. 梅毒。

20. 细菌性、真菌性阴道病。
21. 淋病。
22. 脊髓灰质炎。
23. 病毒性肝炎。
24. 获得性免疫缺陷综合征。
25. 肾综合征出血热。
26. 汉坦病毒肺综合征。
27. 皮肤及软组织感染。

附录

1. 细菌、真菌、病毒等微生物的基础理论。
2. 微生物基本检验技术。
(1)细菌形态学检查。
(2)细菌的培养与分离技术。
(3)细菌的生化反应试验。
(4)细菌的免疫学检测技术。
(5)数码分类鉴定系统及自动化检测系统(微生物鉴定、药敏系统、血培养系统)。
(6)分子生物学技术。
(7)动物实验。
(8)菌种的保存与管理。
(9)真菌感染、病毒感染的实验诊断。

3. 常见微生物的生物学性状及检验技术：主要是球菌、肠杆菌科、弧菌科、非发酵菌、苛氧菌及人兽共患病原菌、革兰阳性杆菌、分枝杆菌、厌氧菌、螺杆菌、螺旋体、支原体、衣原体、立克次体、细菌L型、真菌、病毒概述、肝炎病毒、出血热病毒、人类免疫缺陷病毒、SARS冠状病毒、禽流感病毒等。

4. 药敏试验。
5. 各类临床标本微生物检验。
6. 质控。
7. 实验室的安全与防护。
8. 消毒灭菌。
9. 医院感染。
10. 抗菌、抗病毒药物。

大纲 U 卫生系列高级专业技术资格考试(临床医学检验) 临床免疫技术专业考试大纲(正高)

一、专业知识

(一)本专业知识

1. 熟练掌握医学免疫学的基础理论知识,并掌握临床免疫学的基本理论知识。
2. 掌握临床免疫学的基本技术知识。

(二)相关专业知识

1. 熟悉内科学、传染病学、免疫预防及免疫治疗的相关知识。
2. 掌握临床检验诊断学、临床微生物学、分子生物学、医学统计学等学科的相关知识。
3. 熟悉与本专业密切相关学科的理论,如细胞生物学、遗传学、仪器分析学等学科的相关知识。

二、学科新进展

1. 熟练掌握本专业国内外现状及发展趋势,不断吸收新理论、新知识、新技术,如实验室全面质量管理、循证检验医学、HLA 分型技术等的研究及其实践。
2. 熟悉相关学科,如临床微生物学、临床生物化学、分子生物学等近年的进展。

三、专业实践能力

1. 了解免疫原和抗血清的制备技术。
2. 了解单克隆抗体及基因工程抗体的制备技术。
3. 熟练掌握凝集反应、沉淀反应、中和反应等免疫检验技术。
4. 熟练掌握免疫标记技术,包括酶免疫标记、放射免疫标记、荧光免疫标记、生物素-亲和素标记、化学发光免疫分析等技术。
5. 掌握免疫电泳技术。
6. 掌握免疫组织化学技术。
7. 掌握免疫细胞、Ig 和补体、自身抗体和 HLA 检测技术及应用。了解细胞因子、细胞黏附分子的检测技术。
8. 熟练掌握免疫仪器的常规应用与保养。
9. 了解流式细胞仪分析技术。
10. 熟悉 PCR、细胞培养、动物实验等技术。

附:本专业主要业务内容

1. 熟练掌握临床免疫学有关疾病的实验诊断技术。
2. 掌握临床免疫学有关疾病的免疫检测的应用原则。
3. 熟悉免疫学检测的质量控制。

主要临床免疫学及检验技术。

(1)免疫原和抗血清的制备。
(2)单克隆抗体及基因工程抗体的制备。
(3)凝集反应和沉淀反应。
(4)免疫电泳技术。
(5)放射免疫技术、荧光免疫技术、酶标记免疫技术。
(6)生物素-亲和素免疫测定技术。
(7)免疫组化和金标免疫技术。
(8)免疫细胞的分离和淋巴细胞功能检测。
(9)吞噬细胞检测及应用。
(10)细胞因子、细胞黏附分子测定及应用。
(11)免疫球蛋白、免疫复合物和补体测定及应用。
(12)主要组织相容性复合体和 HLA 检测及应用。
(13)免疫学检验的质量控制和实验室管理。
(14)免疫自动化仪器分析。
(15)流式细胞仪分析技术及应用。
(16)超敏反应性疾病及其免疫检测。
(17)自身免疫性疾病及其免疫检测。
(18)免疫增殖性疾病及其免疫检测。
(19)免疫缺陷性疾病及其免疫检测。
(20)肿瘤免疫及其免疫检测。
(21)移植免疫及其免疫检测。
(22)感染性疾病的免疫学检测。

大纲Ⅴ 卫生系列高级专业技术资格考试(临床医学检验) 临床免疫技术专业考试大纲(副高)

一、专业知识

(一)本专业知识

1. 熟练掌握医学免疫学的基础理论知识,并掌握临床免疫学的基本理论知识。
2. 掌握临床免疫学的基本技术知识。

(二)相关专业知识

1. 熟悉内科学、传染病学、免疫预防及免疫治疗的相关知识。
2. 掌握临床检验诊断学、临床微生物学、分子生物学、医学统计学等学科的相关知识。
3. 熟悉与本专业密切相关学科的理论,如细胞生物学、遗传学、仪器分析学等学科的相关知识。

二、学科新进展

1. 熟悉本专业国内外现状及发展趋势,不断吸收新理论、新知识、新技术,如实验室全面质量管理、循证检验医学、HLA分型技术等的研究及其实践。
2. 对相关学科,如临床微生物学、临床生物化学、分子生物学等近年的进展有一定的了解。

三、专业实践能力

1. 了解免疫原和抗血清的制备技术。
2. 了解单克隆抗体及基因工程抗体的制备技术。
3. 熟练掌握凝集反应、沉淀反应、中和反应等免疫检验技术。
4. 熟练掌握免疫标记技术,包括酶免疫标记、放射免疫标记、荧光免疫标记、生物素-亲和素免疫标记、化学发光免疫分析等技术。
5. 掌握免疫电泳技术。
6. 掌握免疫组织化学技术。
7. 掌握免疫细胞、Ig和补体、自身抗体和HLA检测技术及应用。了解细胞因子、细胞黏附分子的检测技术。
8. 熟练掌握免疫自动化仪器的常规应用与保养。
9. 了解流式细胞仪分析技术。
10. 熟悉PCR、细胞培养、动物实验等技术。

附:本专业主要业务内容

1. 熟练掌握临床免疫学有关疾病的实验诊断技术。
2. 了解临床免疫学有关疾病的免疫检测的应用原则。
3. 熟悉免疫学检测的质量控制。

主要临床免疫学及检验技术如下:

(1)免疫原和抗血清的制备。
(2)单克隆抗体及基因工程抗体的制备。
(3)凝集反应和沉淀反应。
(4)免疫电泳技术。
(5)放射免疫技术、荧光免疫技术、酶标记免疫技术。
(6)生物素-亲和素免疫测定技术。
(7)免疫组化和金标免疫技术。
(8)免疫细胞的分离和淋巴细胞功能检测。
(9)吞噬细胞检测及应用。
(10)细胞因子、细胞黏附分子测定及应用。
(11)免疫球蛋白、免疫复合物和补体测定及应用。
(12)主要组织相容性复合体和HLA检测及应用。
(13)免疫学检验的质量控制和实验室管理。
(14)免疫自动化仪器分析。
(15)流式细胞仪分析技术及应用。
(16)超敏反应性疾病及其免疫检测。
(17)自身免疫性疾病及其免疫检测。
(18)免疫增殖性疾病及其免疫检测。
(19)免疫缺陷性疾病及其免疫检测。
(20)肿瘤免疫及其免疫检测。
(21)移植免疫及其免疫检测。
(22)感染性疾病的免疫学检测。